Harrison's™
Infectious Diseases

哈里森感染病学

英文第 3 版 · 中文第 1 版

主编

Dennis L. Kasper | Anthony S. Fauci

主译

胡必杰　潘　珏　高晓东

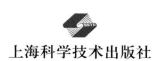

上海科学技术出版社

图书在版编目(CIP)数据

哈里森感染病学 /(美)丹尼斯·L.卡斯珀
(Dennis L. Kasper),(美)安东尼·S. 福西
(Anthony S. Fauci)主编;胡必杰,潘珏,高晓东主译.
—上海:上海科学技术出版社,2019.5(2024.5重印)
ISBN 978 - 7 - 5478 - 4427 - 4

Ⅰ.①哈… Ⅱ.①丹… ②安… ③胡… ④潘… ⑤高
… Ⅲ.①感染-疾病学 Ⅳ.①R4

中国版本图书馆 CIP 数据核字(2019)第 074750 号

上海市版权局著作权合同登记号   图字:09 - 2019 - 055 号

哈里森感染病学

主编 Dennis L. Kasper   Anthony S. Fauci
主译 胡必杰   潘 珏   高晓东

上海世纪出版(集团)有限公司   出版、发行
上 海 科 学 技 术 出 版 社
(上海市闵行区号景路 159 弄 A 座 9F - 10F)
邮政编码 201101   www.sstp.cn
上海雅昌艺术印刷有限公司印刷
开本 889×1194 1/16 印张 70.5
字数 2 750 千字
2019 年 5 月第 1 版 2024 年 5 月第 8 次印刷
ISBN 978 - 7 - 5478 - 4427 - 4/R·1837
定价:268.00 元

本书如有缺页、错装或坏损等严重质量问题,请向印刷厂联系调换

注　意

医学是一门不断变化的科学。新研究和新临床经验会拓宽我们的知识面，治疗和药物选择也需要改变。本书的作者和出版商核对了可靠的资料来源，认为本书所提供的信息完整，总体符合出版时的标准。然而，鉴于可能存在人为错误，以及医学科学会发生变化，因此，无论是作者、出版商还是参与本书编写或出版的任何其他人员，均无法保证本书所包含的信息在各方面均正确无误或完整，并且均不对任何错误、遗漏或因使用本书所包含信息而产生的结果承担任何责任。我们鼓励读者通过其他渠道确认本书包含的信息。例如，尤其建议读者检查计划使用的每一种药品的包装、阅读其内的产品说明书，以确保本著作中包含的信息准确无误、所推荐剂量或用药禁忌证无须更改。本建议对于新药或不常用的药物特别重要。

《哈里森感染病学》
复习和自评问题（Review and Assessment）在线阅读指南

使用微信"扫一扫"，扫描下方二维码 ➡ 点击关注"上海科学技术出版社有限公司" ➡ 点击"哈里森感染病学 Review and Assessment"图文信息，即可在线阅读。

复习和自评问题与答案摘自 Wiener CM, Brown CD, Houston B (eds). Harrison's Self-Assessment and Board Review, 19th ed. New York, McGraw-Hill, 2017, ISBN 978-1-259-64288-3。

 地球图标提示需更为关注全球医学实践中的关键流行病学与临床差异。

 遗传学图标提示具有明确遗传学关系的临床问题。

内容提要

《哈里森感染病学》译自在全球医学界享有盛誉的哈里森医学系列之感染病学分册 *Harrison's™ Infectious Diseases*（3rd Edition），原著由 Dennis L. Kasper 教授、Anthony S. Fauci 博士主编，197 位感染病学及微生物学、免疫学等感染病学相关领域知名专家共同编写。

本书分为 9 篇，从 3 个不同角度对感染病进行分类介绍：首先是感染病总体论述，包括人体微生物组、感染机制、环境和人类行为与感染病的关系、疫苗等；其次为感染病相关症状及系统、器官相关感染；最后论述了不同病原体导致的感染病，包括各种常见及罕见的细菌、病毒、真菌、朊病毒、原生动物、蠕虫、节肢动物所致感染病，以及动物所致毒伤、咬伤等。全书从临床诊断及治疗的角度，从流行病学、病理生理学、遗传因素、诊断、治疗、预防、预后等多角度阐述了各种感染病。同时配有典型的临床病例图片、表格及诊断和治疗流程图等，帮助读者更好地理解内容，是一部内容丰富、全面、实用的感染病学高级工具书。

本书可供各级各类医疗机构感染病科医生及其他临床科室医生学习，同时也可以作为从事疾病预防控制、卫生监督等工作人员的参考资料。

中文版译者

主译

胡必杰　潘　珏　高晓东

学术秘书

姚雨濛　王萌冉

译者（按姓氏拼音排序）

鲍　容
复旦大学附属中山医院检验科微生物实验室

蔡思诗
复旦大学附属中山医院感染病科

陈　翔
复旦大学附属中山医院医院感染管理科

陈璋璋
复旦大学附属中山医院药剂科

冯国栋
复旦大学附属中山医院神经内科

高晓东
复旦大学附属中山医院医院感染管理科

耿　阳
复旦大学附属中山医院神经内科

郭　岑
复旦大学附属中山医院神经内科

贺　旻
复旦大学附属中山医院神经内科

胡必杰
复旦大学附属中山医院感染病科、医院感染管理科

胡东艳
复旦大学附属中山医院皮肤科

黄英男
复旦大学附属中山医院感染病科

金文婷
复旦大学附属中山医院感染病科

李　冰
复旦大学附属中山医院感染病科

李　娜
复旦大学附属中山医院感染病科

李　鑫
复旦大学附属中山医院神经内科

林佳冰
复旦大学附属中山医院医院感染管理科

罗雯怡
复旦大学附属中山医院神经内科

骆　煜
复旦大学附属中山医院感染病科

马玉燕
复旦大学附属中山医院感染病科

米宏霏
复旦大学附属中山医院厦门医院院感质控科

缪　青
复旦大学附属中山医院感染病科

潘　珏
复旦大学附属中山医院感染病科

史庆丰
复旦大学附属中山医院医院感染管理科

苏　逸
复旦大学附属中山医院感染病科

王　京
复旦大学附属中山医院神经内科

王　婷
复旦大学附属中山医院重症医学科

王萌冉
复旦大学附属中山医院感染病科

王青青
复旦大学附属中山医院感染病科

辛崇美
复旦大学附属中山医院皮肤科

姚雨濛
复旦大学附属中山医院感染病科

张　尧
复旦大学附属中山医院感染病科

英文版作者

主编

Dennis L. Kasper, MD
William Ellery Channing Professor of Medicine and
Professor of Microbiology and Immunobiology,
Division of Immunology, Department of Microbiology
and Immunobiology, Harvard Medical School,
Boston, Massachusetts

Anthony S. Fauci, MD
Chief, Laboratory of Immunoregulation;
Director, National Institute of Allergy and Infectious Diseases,
National Institutes of Health,
Bethesda, Maryland

编者

括号中数字为该作者所写或合写的章序号。

Neil M. Ampel, MD
Professor of Medicine, University of Arizona; Staff Physician, Southern Arizona
Veterans Affairs Health Care System, Tucson, Arizona [112]

Rosa M. Andrade, MD
Department of Medicine, Division of Infectious Diseases, University of California,
San Diego, San Diego, California [122]

Cesar A. Arias, MD, PhD, MSc
Associate Professor of Medicine, Microbiology and Molecular Genetics; Director,
Laboratory for Antimicrobial Research, University of Texas Medical School at
Houston, Houston, Texas; Director, Molecular Genetics and Antimicrobial Unit;
Co-Director, International Center for Microbial Genomics, Universidad, El Bosque,
Bogota, Colombia [45]

Andrew W. Artenstein, MD
Professor of Medicine, Tufts University School of Medicine, Boston,
Massachusetts; Adjunct Professor of Medicine and Health Services, Policy and
Practice, Alpert Medical School, Brown University, Providence, Rhode Island;
Chair, Department of Medicine, Baystate Health, Springfield, Massachusetts [9]

John C. Atherton, MD, FRCP
Professor of Gastroenterology and Dean of the School of Medicine, University of
Nottingham, Nottingham, United Kingdom [60]

Paul S. Auerbach, MD, MS, FACEP, FAWM
Redich Family Professor of Surgery, Division of Emergency Medicine, Stanford
University School of Medicine, Stanford, California [136]

Lindsey R. Baden, MD
Associate Professor of Medicine, Harvard Medical School; Dana-Farber Cancer
Institute, Brigham and Women's Hospital, Boston, Massachusetts [87]

Natalie J. Badowski, MD
Division of Emergency Medicine, Stanford University School of Medicine,
Stanford, California [136]

Alan G. Barbour, MD
Professor of Medicine and Microbiology and Molecular Genetics, University of
California Irvine, Irvine, California [81]

Tamar F. Barlam, MD, MSc
Associate Professor of Medicine, Infectious Disease Section, Boston University
School of Medicine, Boston, Massachusetts [18, 55]

Rebecca M. Baron, MD
Assistant Professor of Medicine, Harvard Medical School; Associate Physician,
Brigham and Women's Hospital, Division of Pulmonary and Critical Care
Medicine, Department of Medicine, Boston, Massachusetts [22, 23]

Miriam Baron Barshak, MD
Assistant Professor, Harvard Medical School; Associate Physician, Massachusetts
General Hospital, Boston, Massachusetts [22, 23, 29]

Robert C. Basner, MD
Professor of Clinical Medicine, Division of Pulmonary, Allergy, and Critical Care
Medicine, Columbia University College of Physicians and Surgeons, New York,
New York [Appendix]

**Nicholas J. Beeching, MA, BM BCh, FRCP, FRACP, FFTM RCPS(Glasg),
DCH, DTM & H**
Senior Lecturer (Clinical) in Infectious Diseases, Liverpool School of Tropical
Medicine; Clinical Director, Tropical and Infectious Disease Unit, Royal Liverpool
University Hospital; NIHR Health Protection Research Unit in Emerging and
Zoonotic Infections, Liverpool; Honorary Consultant, Public Health England and
Honorary Civilian Consultant in Infectious Diseases, Army Medical Directorate,
United Kingdom [66]

Jean Bergounioux, MD, PhD, PhC
Pediatric Intensive Care Unit, Hôpital Raymond-Poincaré, Université de Versailles-
Saint Quentin, Garches, France [63]

Aaron S. Bernstein, MD, MPH
Instructor, Harvard Medical School; Associate Director, Center for Health and the
Global Environment, Harvard School of Public Health; Pediatric Hospitalist,
Boston Children's Hospital, Boston, Massachusetts [8]

Roby P. Bhattacharyya, MD, PhD
Instructor in Medicine, Harvard Medical School; Assistant in Medicine, Division of
Infectious Disease, Massachusetts General Hospital, Boston, Massachusetts [4]

William R. Bishai, MD, PhD
Professor and Co-Director, Center for Tuberculosis Research, Department of
Medicine, Division of Infectious Diseases, Johns Hopkins University School of
Medicine, Baltimore, Maryland [47]

Martin J. Blaser, MD
Muriel and George Singer Professor of Medicine; Professor of Microbiology;
Director, Human Microbiome Program, New York University Langone Medical
Center, New York, New York [60, 64]

Chantal P. Bleeker-Rovers, MD, PhD
Department of Internal Medicine, Radboud University Nijmegen Medical Center, Nijmegen, The Netherlands [13]

Gijs Bleijenberg, PhD
Professor Emeritus, Expert Centre for Chronic Fatigue, Radboud University Medical Centre, Nijmegen, The Netherlands [38]

Eugene Braunwald, MD, MA (Hon), ScD (Hon), FRCP
Distinguished Hersey Professor of Medicine, Harvard Medical School; Founding Chairman, TIMI Study Group, Brigham and Women's Hospital, Boston, Massachusetts [25]

Joel G. Breman, MD, DTPH
Senior Scientific Advisor, Fogarty International Center, National Institutes of Health, Bethesda, Maryland [123, 125]

Cynthia D. Brown, MD
Associate Professor of Clinical Medicine, Division of Pulmonary, Critical Care, Sleep and Occupational Medicine Indiana University, Indianapolis, Indiana [Review and Self-Assessment]

Darron R. Brown, MD
Professor of Medicine, Microbiology and Immunology, Division of Infectious Diseases, Simon Cancer Center, Indiana University School of Medicine, Indianapolis, Indiana [94]

Kevin E. Brown, MD, MRCp, FRCPath
Virus Reference Department, Public Health England, London, United Kingdom [93]

Amy E. Bryant, PhD
Affiliate Assistant Professor, University of Washington School of Medicine, Seattle, Washington; Research Scientist, Veterans Affairs Medical Center, Boise, Idaho [51]

Stephen B. Calderwood, MD
Morton N. Swartz, MD Academy Professor of Medicine (Microbiology and Immunobiology), Harvard Medical School; Chief, Division of Infectious Diseases, Massachusetts General Hospital, Boston, Massachusetts [30]

Jonathan R. Carapetis, MBBS, PhD, FRACP, FAFPHM
Director, Telethon Kids Institute, The University of Western Australia, Crawley, Western Australia [46]

Kathryn M. Carbone, MD
Deputy Scientific Director, Division of Intramural Research, National Institute of Dental and Craniofacial Research, Bethesda, Maryland [104]

Arturo Casadevall, MD, PhD
Chair, Department of Microbiology and Immunology, Albert Einstein College of Medicine, Bronx, New York [114]

Jeffrey I. Cohen, MD
Chief, Laboratory of Infectious Diseases, National institute of Allergy and Infectious Diseases, National Institutes of Health, Bethesda, Maryland [90, 101]

Yehuda Z. Cohen, MD
Clinical Fellow, Department of Medicine, Division of Infectious Diseases and Center for Virology and Vaccine Research, Beth Israel Deaconess Medical Center; Harvard Medical School, Boston, Massachusetts [96]

Ronit Cohen-Poradosu, MD
Senior Physician, Infectious Diseases Unit, Tel Aviv Sourasky Medical Center, Tel Aviv, Israel [73]

Michael J. Corbel, PhD, DSc, FRCPath
Retired (previously Head, Division of Bacteriology, National Institute for Biological Standards and Control, Hertfordshire, United Kingdom) [66]

Lawrence Corey, MD
Professor, Medicine and Laboratory Medicine, University of Washington; President Emeritus, Fred Hutchinson Cancer Research Center; Member, Vaccine and Infectious Disease Division; Principal Investigator, HIV Vaccine Trials Network, Fred Hutchinson Cancer Research Center, Seattle, Washington [88]

Charles E. Davis, MD
Professor of Pathology and Medicine, Emeritus, University of California, San Diego School of Medicine; Director Emeritus, Microbiology, University of California, San Diego Medical Center, San Diego, California [120]

David W. Denning, MBBS, FRCP, FRCPath, FMedSci
Professor of Medicine and Medical Mycology; Director, National Aspergillosis Centre, The University of Manchester and Wythenshawe Hospital, Manchester, United Kingdom [116]

Jules L. Dienstag, MD
Carl W. Walter Professor of Medicine and Dean for Medical Education, Harvard Medical School; Physician, Gastrointestinal Unit, Department of Medicine, Massachusetts General Hospital, Boston, Massachusetts [99, 100]

Charles A. Dinarello, MD
Professor of Medicine and Immunology, University of Colorado Denver, Aurora, Colorado; Professor of Experimental Medicine, Radboud University Medical Center, Nijmegen, The Netherlands [11]

Raphael Dolin, MD
Maxwell Finland Professor of Medicine (Microbiology and Molecular Genetics), Harvard Medical School; Beth Israel Deaconess Medical Center; Brigham and Women's Hospital, Boston, Massachusetts [87, 95, 96]

J. Stephen Dumler, MD
Professor, Division of Medical Microbiology, Department of Pathology, Johns Hopkins University School of Medicine, Baltimore, Maryland [83]

John E. Edwards, Jr., MD
Professor of Medicine, David Geffen School of Medicine, University of California, Los Angeles (UCLA), Los Angeles, California; Chief, Division of Infectious Diseases, Harbor/UCLA Medical Center, Torrance, California [110, 115]

Andrew J. Einstein, MD, PhD
Victoria and Esther Aboodi Assistant Professor of Medicine; Director, Cardiac CT Research; Co-Director, Cardiac CT and MRI, Department of Medicine, Cardiology Division, Department of Radiology, Columbia University College of Physicians and Surgeons, New York-Presbyterian Hospital, New York, New York [Appendix]

Moshe Ephros, MD
Clinical Associate Professor, Faculty of Medicine, Technion-Israel Institute of Technology; Pediatric Infectious Disease Unit, Carmel Medical Center; Haifa, Israel [69]

Aaron C. Ermel, MD
Assistant Research Professor; Assistant Professor of Clinical Medicine, Department of Internal Medicine, Division of Infectious Disease, Indiana University School of Medicine, Indianapolis, Indiana [94]

Anthony S. Fauci, MD
Chief, Laboratory of Immunoregulation; Director, National Institute of Allergy and Infectious Diseases, National Institutes of Health, Bethesda, Maryland [10, 97, 108]

Gregory A. Filice, MD
Professor of Medicine, Medical School, and Adjunct Professor of Epidemiology and Community Health, School of Public Health, University of Minnesota; Chief, Infectious Disease Section, Veterans Affairs Healthcare System, Minneapolis, Minnesota [71]

Robert W. Finberg, MD
Chair, Department of Medicine, University of Massachusetts Medical School, Worcester, Massachusetts [15, 16]

Joyce Fingeroth, MD
Professor of Medicine and MAPS, Division of Infectious Disease, University of Massachusetts Medical School, Worcester, Massachusetts [16]

Larry C. Ford, MD
Clinical Infectious Diseases, Intermountain Healthcare, Provo, Utah [20]

Charlotte A. Gaydos, DrPh
Professor of Medicine, Johns Hopkins University, Division of Infectious Diseases, Baltimore, Maryland [85]

Robert H. Gelber, MD
Clinical Professor of Medicine and Dermatology, University of California, San Francisco, San Francisco, California [75]

Dale N. Gerding, MD
Professor of Medicine, Department of Medicine, Loyola University Chicago Stritch School of Medicine, Maywood, Illinois; Research Physician, Edward Hines Jr. Veterans Affairs Hospital, Hines, Illinois [31]

Michael Giladi, MD, MSc
Associate Professor of Medicine, Sackler Faculty of Medicine, Tel Aviv University; The Infectious Disease Unit and the Bernard Pridan Laboratory for Molecular Biology of Infectious Diseases, Tel Aviv Medical Center, Tel Aviv, Israel [69]

Roger I. Glass, MD, PhD
Director, Fogarty International Center, Bethesda, Maryland [98]

David Goldblatt, MB, ChB, PhD
Professor of Vaccinology and Immunology; Consultant in Paediatric Immunology; Director of Clinical Research and Development; Director, NIHR Biomedical Research Centre, Institute of Child Health; University College London; Great Ormond Street Hospital for Children NHS Trust, London, United Kingdom [42]

Ralph Gonzales, MD, MSPH
Professor of Medicine, University of California, San Francisco, San Francisco, California [20]

Jeffrey I. Gordon, MD
Dr. Robert J. Glaser Distinguished University Professor and Director, Center for Genome Sciences and Systems Biology, Washington University School of Medicine, St. Louis, Missouri [3]

Yonatan H. Grad, MD, PhD
Assistant Professor of Immunology and Infectious Diseases, Harvard School of Public Health; Associate Physician, Division of Infectious Diseases, Brigham and Women's Hospital, Boston, Massachusetts [4]

Kalpana Gupta, MD, MPH
Associate Professor, Department of Medicine, Boston University School of Medicine; Chief, Section of Infectious Diseases, VA Boston Healthcare System, Boston, Massachusetts [33]

Chadi A. Hage, MD
Assistant Professor of Medicine, Thoracic Transplant Program, Indiana University Health, Indianapolis, Indiana [111]

Scott A. Halperin, MD
Professor of Pediatrics and Microbiology and Immunology Head, Pediatric Infectious Diseases, Director, Canadian Center for Vaccinology, Dalhousie University, Halifax, Nova Scotia, Canada [57]

R. Doug Hardy, MD
Infectious Diseases Specialists, PA; Medical City Dallas Hospital and Medical City Children's Hospital, Dallas; Baylor Regional Medical Center, Plano, Texas [84]

Rudy A. Hartskeerl, PhD
Director WHO/FAO/OIE and National Leptospirosis Reference Centre, KIT Biomedical Research, KIT (Royal Tropical Institute), Amsterdam, The Netherlands [80]

Martin S. Hirsch, MD
Professor of Medicine, Harvard Medical School; Professor of Immunology and Infectious Diseases, Harvard School of Public Health; Physician, Massachusetts General Hospital, Boston, Massachusetts [91]

Elizabeth L. Hohmann, MD
Associate Professor of Medicine and Infectious Diseases, Harvard Medical School; Massachusetts General Hospital, Boston, Massachusetts [48]

Steven M. Holland, MD
Chief, Laboratory of Clinical Infectious Diseases, National Institute of Allergy and Infectious Diseases, National Institutes of Health, Bethesda, Maryland [76]

King K. Holmes, MD, PhD
Chair, Global Health; Professor of Medicine and Global Health; Adjunct Professor, Epidemiology; Director, Center for AIDS and STD; University of Washington School of Medicine; Head, Infectious Diseases Section, Harborview Medical Center, Seattle, Washington [35]

David C. Hooper, MD
Professor, Harvard Medical School; Chief, Infection Control Unit; Associate Chief, Division of Infectious Diseases, Massachusetts General Hospital, Boston, Massachusetts [41]

Brian Houston, MD
Division of Cardiology, Department of Medicine, Johns Hopkins Hospital, Baltimore, Maryland [Review and Self-Assessment]

Deborah T. Hung, MD, PhD
Associate Professor of Microbiology and Molecular Genetics, Assistant Professor of Medicine, Harvard Medical School; Brigham and Women's Hospital; Massachusetts General Hospital, Boston, Massachusetts; Co-director, Infectious Disease Initiative, Broad Institute of Harvard University and Massachusetts Institute of Technology, Cambridge, Massachusetts [4]

Ashraf S. Ibrahim, PhD
Professor, Department of Medicine, Geffen School of Medicine, University of California, Los Angeles (UCLA); Division of Infectious Diseases, Los Angeles Biomedical Research Institute at Harbor – UCLA Medical Center, Torrance, California [117]

Alan C. Jackson, MD, FRCPC
Professor of Medicine (Neurology) and of Medical Microbiology, University of Manitoba; Section Head of Neurology, Winnipeg Regional Health Authority, Winnipeg, Manitoba, Canada [105]

Lisa A. Jackson, MD, MPH
Senior Investigator, Group Health Research Institute, Seattle, Washington [5]

Danny O. Jacobs, MD, MPH, FACS
Executive Vice President, Provost, and Dean of the School of Medicine; Thomas N. and Gleaves T. James Distinguished Chair, The University of Texas Medical Branch at Galveston, Galveston, Texas [32]

Richard F. Jacobs, MD
Robert H. Fiser, Jr., MD Endowed Chair in Pediatrics; Professor and Chairman, Department of Pediatrics, University of Arkansas for Medical Sciences; President, Arkansas Children's Hospital Research Institute, Little Rock, Arkansas [67]

James R. Johnson, MD
Professor of Medicine, University of Minnesota, Minneapolis, Minnesota [58]

Stuart Johnson, MD
Associate Professor of Medicine, Loyola University Chicago Stritch School of Medicine; Staff Physician, Edward Hines Jr. VA Hospital, Hines, Illinois [31]

Adolf W. Karchmer, MD
Professor of Medicine, Harvard Medical School, Division of Infectious Diseases, Beth Israel Deaconess Medical Center, Boston, Massachusetts [24]

Dennis L. Kasper, MD
William Ellery Channing Professor of Medicine and Professor of Microbiology and Immunology, Division of Immunology, Department of Microbiology and Immunobiology, Harvard Medical School, Boston, Massachusetts [1, 18, 29, 55, 73]

Lloyd H. Kasper, MD
Professor of Microbiology/Immunology and Medicine, Geisel School of Medicine, Dartmouth College, Hanover, New Hampshire [128]

Carol A. Kauffman, MD
Professor of Internal Medicine, University of Michigan Medical School; Chief, Infectious Diseases Section, Veterans Affairs Ann Arbor Healthcare System, Ann Arbor, Michigan [118]

Elaine T. Kaye, MD
Assistant Clinical Professor of Dermatology, Harvard Medical School; Boston Children's Hospital, Boston, Massachusetts [12, 14]

Kenneth M. Kaye, MD
Associate Professor of Medicine, Harvard Medical School; Division of Infectious Diseases, Brigham and Women's Hospital, Boston, Massachusetts [12, 14]

Jay S. Keystone, MD, FRCPC, MSc(CTM)
Professor of Medicine, University of Toronto, Toronto, Ontario, Canada [6]

Elliott Kieff, MD, PhD
Harriet Ryan Albee Professor of Medicine, Harvard Medical School; Brigham and Women's Hospital, Boston, Massachusetts [86]

Kami Kim, MD
Professor, Departments of Medicine, Pathology, and Microbiology and Immunology, Albert Einstein College of Medicine, Bronx, New York [128]

Charles H. King, MD, MS
Professor, Center for Global Health and Diseases, School of Medicine, Case Western Reserve University, Cleveland, Ohio [134]

Louis V. Kirchhoff, MD, MPH
Professor, Departments of Internal Medicine (Infectious Diseases) and Epidemiology, University of Iowa; Staff Physician, Department of Veterans Affairs Medical Center, Iowa City, Iowa [127]

Rob Knight, PhD
Professor, Howard Hughes Medical Institute; Departments of Chemistry and Biochemistry and Computer Science, Biofrontiers Institute, University of Colorado, Boulder, Colorado [3]

Walter J. Koroshetz, MD
National Institute of Neurological Disorders and Stroke, National Institutes of Health, Bethesda, Maryland [37]

Camille Nelson Kotton, MD, FIDSA
Clinical Director, Transplant and Immunocompromised Host Infectious Diseases, Infectious Diseases Division, Massachusetts General Hospital; Harvard Medical School, Boston, Massachusetts [91]

Phyllis E. Kozarsky, MD
Professor of Medicine and Infectious Diseases, Emory University School of Medicine, Atlanta, Georgia [6]

Alexander Kratz, MD, MPH, PhD
Associate Professor of Clinical Pathology and Cell Biology, Columbia University College of Physicians and Surgeons; Director, Core Laboratory, Columbia University Medical Center and the New York Presbyterian Hospital; Director, the Allen Hospital Laboratory, New York, New York [Appendix]

Peter J. Krause, MD
Senior Research Scientist, Yale School of Public Health; Yale School of Medicine, New Haven, Connecticut [124]

Jens H. Kuhn, MD, PhD, MS
Principal, Tunnell Government Services (TGS), Inc.; Lead Virologist, Integrated Research Facility at Fort Detrick (IRF-Frederick); TGS IRF-Frederick Team Leader, NIH/NIAID/DCR, Fort Detrick, Frederick, Maryland [106, 107]

H. Clifford Lane, MD
Clinical Director, National Institute of Allergy and Infectious Diseases, National Institutes of Health, Bethesda, Maryland [10, 97]

Regina C. LaRocque, MD, MPH
Assistant Professor of Medicine, Harvard Medical School; Assistant Physician, Massachusetts General Hospital, Boston, Massachusetts [30]

Charles Lei, MD
Assistant Professor, Department of Emergency Medicine, Vanderbilt University Medical Center, Nashville, Tennessee [136]

Yusen E. Lin, PhD, MBA
Professor and Director, Center for Environmental Laboratory Services; National Kaohsiung Normal University, Kaohsiung, Taiwan [56]

Franklin D. Lowy, MD
Professor of Medicine and Pathology, Columbia University College of Physicians and Surgeons, New York, New York [43]

Sheila A. Lukehart, PhD
Professor, Departments of Medicine and Global Health, University of Washington, Seattle, Washington [78, 79]

Lawrence C. Madoff, MD
Professor of Medicine, University of Massachusetts Medical School, Worcester, Massachusetts; Director, Division of Epidemiology and Immunization, Massachusetts Department of Public Health, Jamaica Plain, Massachusetts [27, 39, 40]

Adel A. F. Mahmoud, MD, PhD
Professor in Molecular Biology and Public Policy, Princeton University, Princeton, New Jersey [134]

Lionel A. Mandell, MD, FRCPC
Professor of Medicine, McMaster University, Hamilton, Ontario, Canada [21]

Jeanne M. Marrazzo, MD, MPH
Professor of Medicine, Division of Allergy and Infectious Diseases, University of Washington, Seattle, Washington [35]

Thomas Marrie, MD
Dean, Faculty of Medicine; Professor, Department of Medicine, Dalhousie University, Halifax, Nova Scotia, Canada [83]

Susan Maslanka, PhD
Enteric Diseases Laboratory Branch, Centers for Disease Control and Prevention, Atlanta, Georgia [50]

Henry Masur, MD
Chief, Critical Care Medicine Department, Clinical Center, National Institutes of Health, Bethesda, Maryland [119]

Alexander J. McAdam, MD, PhD
Associate Professor of Pathology, Harvard Medical School; Medical Director, Infectious Diseases Diagnostic Laboratory, Children's Hospital of Boston, Boston, Massachusetts [7]

Bruce L. Miller, MD
A. W. and Mary Margaret Clausen Distinguished Professor of Neurology, University of California, San Francisco School of Medicine, San Francisco, California r [109]

Samuel I. Miller, MD
Professor, Departments of Microbiology, Medicine and Genome Sciences, University of Washington, Seattle, Washington [62]

Thomas A. Moore, MD, FACP, FIDSA
Chairman, Department of Infectious Diseases, Ochsner Health System, New Orleans, Louisiana [121]

David M. Morens, MD
Office of the Director, National Institute of Allergy and Infectious Diseases, National Institutes of Health, Bethesda, Maryland [108]

Alison Morris, MD, MS
Associate Professor, Departments of Medicine and Immunology; Director, University of Pittsburgh HIV Lung Research Center, Division of Pulmonary, Allergy, and Critical Care Medicine, University of Pittsburgh School of Medicine, Pittsburgh, Pennsylvania [119]

William J. Moss, MD, MPH
Professor, Departments of Epidemiology, International Health, and Molecular Microbiology and Immunology, Johns Hopkins Bloomberg School of Public Health, Baltimore, Maryland [102]

Robert S. Munford, MD
Senior Clinician, Laboratory of Clinical Infectious Diseases, National Institute of Allergy and Infectious Diseases, National Institutes of Health, Bethesda, Maryland [19]

John R. Murphy, PhD
Professor of Medicine and Microbiology; Director ad interim, National Emerging Infectious Diseases Laboratories Institute, Boston University School of Medicine, Boston, Massachusetts [47]

Timothy F. Murphy, MD
SUNY Distinguished Professor; Director, Clinical and Translational Research Center, University at Buffalo, the State University of New York, Buffalo, New York [54]

Barbara E. Murray, MD
J. Ralph Meadows Professor and Director, Division of Infectious Diseases, University of Texas Medical School, Houston, Texas [45]

Avindra Nath, MD
Chief, Section of Infections of the Nervous System; Clinical Director, National Institute of Neurological Disorders and Stroke (NINDS), National Institutes of Health, Bethesda, Maryland [37]

Rathel L. Nolan, III, MD
Professor, Department of Medicine, Division of Infectious Diseases, University of Mississippi Medical Center, Jackson, Mississippi [113]

Robert L. Norris, MD
Professor, Department of Surgery; Chief, Division of Emergency Medicine, Stanford University School of Medicine, Stanford, California [136]

Scott A. Norton, MD, MPH, MSc
Chief of Dermatology, Children's National Health Systems, Washington, DC [137]

Thomas B. Nutman, MD
Head, Helminth Immunology Section, Head, Clinical Parasitology Unit, Laboratory of Parasitic Diseases, National Institute of Allergy and Infectious Diseases, National Institutes of Health, Bethesda, Maryland [132, 133]

Katherine L. O'Brien, MD, MPH
Professor, Department of International Health, Bloomberg School of Public Health, Johns Hopkins University, Baltimore, Maryland [42]

Max R. O'Donnell, MD, MPH
Assistant Professor of Medicine and Epidemiology, Division of Pulmonary, Allergy, and Critical Care Medicine, Columbia University Medical Center, New York, New York [77]

Nigel O'Farrell, MD, MSc, FRCP
Ealing Hospital, London, United Kingdom [70]

Andrew B. Onderdonk, PhD
Professor of Pathology, Harvard Medical School; Brigham and Women's Hospital, Boston, Massachusetts [7]

Umesh D. Parashar, MBBS, MPH
Lead, Viral Gastroenteritis Epidemiology Team, Division of Viral Diseases, National Center for Immunization and Respiratory Diseases, Centers for Disease Control and Prevention, Atlanta, Georgia [98]

David L. Paterson, MD, PhD
Professor of Medicine, University of Queensland Centre for Clinical Research; Royal Brisbane and Women's Hospital, Brisbane, Australia [59]

M. Luisa Pedro-Botet, MD, PhD
Professor of Medicine, Autonomous University of Barcelona; Infectious Diseases Section (Senior Consultant), Germans Trias i Pujol University Hospital, Badalona, Barcelona, Spain [56]

David A. Pegues, MD
Professor of Medicine, Division of Infectious Diseases, Perelman School of Medicine, University of Pennsylvania, Philadelphia, Pennsylvania [62]

Anton Y. Peleg, MBBS, PhD, MPH, FRACP
Associate Professor, Department of Infectious Diseases and Microbiology, The Alfred Hospital and Monash University, Melbourne, Victoria, Australia [59]

Florencia Pereyra, MD
Instructor in Medicine, Harvard Medical School; Associate Physician, Infectious Disease Division, Brigham and Women's Hospital, Boston, Massachusetts [39, 40]

Michael A. Pesce, PhD
Professor Emeritus of Pathology and Cell Biology, Columbia University College of Physicians and Surgeons; Director, Biochemical Genetics Laboratory, Columbia University Medical Center, New York Presbyterian Hospital, New York, New York [Appendix]

Clarence J. Peters, MD
John Sealy Distinguished University Chair in Tropical and Emerging Virology; Professor, Department of Microbiology and Immunology; Department of Pathology; Director for Biodefense, Center for Biodefense and Emerging Infectious Diseases, University of Texas Medical Branch, Galveston, Texas [106]

Gerald B. Pier, PhD
Professor of Medicine (Microbiology and Immunobiology), Harvard Medical School; Brigham and Women's Hospital, Division of Infectious Diseases, Boston, Massachusetts [2]

Richard J. Pollack, PhD
Instructor, Department of Immunology and Infectious Disease, Harvard School of Public Health, Boston, Massachusetts; Senior Environmental Public Health Officer, Department of Environmental Health and Safety, Harvard University, Cambridge, Massachusetts; President and Chief Scientific Officer, IdentifyUS LLC, Newton, Massachusetts [137]

Andrew J. Pollard, PhD, FRCPCH
Professor of Paediatric Infection and Immunity, Department of Paediatrics, University of Oxford, Oxford, United Kingdom [52]

Reuven Porat, MD
Professor of Medicine, Department of Internal Medicine, Tel Aviv Souarsky Medical Center; Sackler Faculty of Medicine, Tel Aviv University, Tel Aviv, Israel [11]

Daniel A. Portnoy, PhD
Professor, Department of Molecular and Cell Biology and the School of Public Health, University of California, Berkeley, Berkeley, California [48]

Michael B. Prentice, MB ChB, PhD, MRCP(UK), FRCPath, FFPRCPI
Professor of Medical Microbiology, Departments of Microbiology and Pathology, University College Cork, Cork, Ireland [68]

Stanley B. Prusiner, MD
Director, Institute for Neurodegenerative Diseases; Professor, Department of Neurology, University of California, San Francisco, San Francisco, California [109]

Thomas C. Quinn, MD
Professor of Medicine, Johns Hopkins University, Baltimore, Maryland; Senior Investigator, National Institute of Allergy and Infectious Diseases, National Institutes of Health, Bethesda, Maryland [85]

Kaitlin Rainwater-Lovett, PhD, MPH
Research Fellow, Division of Infectious Diseases, Department of Pediatrics, Johns Hopkins University School of Medicine, Baltimore, Maryland [102]

Sanjay Ram, MBBS
Associate Professor of Medicine, Division of Infectious Diseases and Immunology, University of Massachusetts Medical School, Worcester, Massachusetts [53]

Reuben Ramphal, MD
Adjunct Professor of Medicine, Division of Infectious Diseases and Global Medicine, University of Florida College of Medicine, Gainesville, Florida [61]

Agam K. Rao, MD
Medical Officer, Division of Foodborne, Waterborne, and Environmental Diseases, Centers for Disease Control and Prevention, Atlanta, Georgia [50]

Anis Rassi, Jr., MD, PhD, FACC, FACP, FAHA
Scientific Director, Anis Rassi Hospital, Goiânia, Brazil [127]

Mario C. Raviglione, MD
Director, Global TB Programme, World Health Organization, Geneva, Switzerland [74]

Divya Reddy, MBBS, MPH
Faculty, Department of Medicine, Pulmonary Division, Albert Einstein College of Medicine; Montefiore Medical Center, Bronx, New York [77]

Sharon L. Reed, MD, MSCTM, D(ABMM)
Professor of Pathology and Medicine; Director, Microbiology Laboratory, University of California, San Diego School of Medicine, La Jolla, California [120, 122]

Susan E. Reef, MD
Medical Epidemiologist, Centers for Disease Control and Prevention, Atlanta, Georgia [103]

Peter A. Rice, MD
Professor of Medicine, Division of Infectious Diseases and Immunology, University of Massachusetts Medical School, Worcester, Massachusetts [53]

Karen L. Roos, MD
John and Nancy Nelson Professor of Neurology; Professor of Neurological Surgery, Indiana University School of Medicine, Indianapolis, Indiana [36]

Michael A. Rubin, MD, PhD
Assistant Professor of Medicine, University of Utah School of Medicine, Salt Lake City, Utah [20]

Steven A. Rubin, PhD
Acting Principal Investigator, Center for Biologics Evaluation and Research, Food and Drug Administration, Bethesda, Maryland [104]

Thomas A. Russo, MD, CM
Staff Physician, Western New York VA Healthcare System; Professor of Medicine and Microbiology and Immunology; Vice Chair of Medicine; Head, Division of Infectious Disease, University at Buffalo, State University of New York, Buffalo, New York [58, 72]

Edward T. Ryan, MD, FACP, FIDSA, FASTMH
Professor of Medicine, Harvard Medical School; Professor of Immunology and Infectious Diseases, Harvard School of Public Health; Director, Global Infectious Diseases, Division of Infectious Diseases, Massachusetts General Hospital, Boston, Massachusetts [30, 65]

Philippe J. Sansonetti, MD
Professor, Collège de France; Institut Pasteur, Paris, France [63]

Jussi J. Saukkonen, MD
Associate Professor of Medicine, Section of Pulmonary, Allergy, and Critical Care Medicine, Boston University School of Medicine, Boston, Massachusetts [77]

Anne Schuchat, MD
RADM, U.S. Public Health Service; Assistant Surgeon General, National Center for Immunization and Respiratory Diseases, Centers for Disease Control and Prevention, Atlanta, Georgia [5]

Gordon E. Schutze, MD, FAAP
Professor of Pediatrics; Vice-Chairman for Educational Affairs; Martin I. Lorin, MD Chair in Medical Education, Department of Pediatrics, Section of Retrovirology, Vice President, Baylor International Pediatric AIDS Initiative at Texas Children's Hospital, Baylor College of Medicine, Texas Children's Hospital, Houston, Texas [67]

Erica S. Shenoy, MD, PhD
Instructor in Medicine, Harvard Medical School; Assistant Chief, Infection Control Unit, Massachusetts General Hospital, Boston, Massachusetts [41]

Brad Spellberg, MD
Professor of Medicine; Associate Medical Director for Inpatient Services, Harbor – UCLA Medical Center and Los Angeles Biomedical Research Institute, Torrance, California [117]

Allen C. Steere, MD
Professor of Medicine, Harvard Medical School; Massachusetts General Hospital, Boston, Massachusetts [82]

Dennis L. Stevens, MD, PhD
Professor of Medicine, University of Washington School of Medicine, Seattle, Washington [26, 51]

Donna C. Sullivan, PhD
Professor, Department of Medicine, Division of Infectious Diseases, University of Mississippi Medical School, Jackson, Mississippi [113]

Shyam Sundar, MD, FRCP, FNA
Professor of Medicine, Institute of Medical Sciences, Banaras Hindu University, Varanasi, India [126]

Neeraj K. Surana, MD, PhD
Instructor in Pediatrics, Harvard Medical School; Assistant in Medicine, Boston Children's Hospital, Boston, Massachusetts [1]

C. Louise Thwaites, MD, MBBS
Oxford University Clinical Research Unit, Hospital for Tropical Diseases, Ho Chi Minh City, Vietnam [49]

Karina A. Top, MD, MS
Assistant Professor of Pediatrics, Dalhousie University, Halifax, Nova Scotia, Canada [57]

Barbara W. Trautner, MD, PhD
Assistant Professor, Section of Infectious Diseases, Department of Medicine, Baylor College of Medicine; Houston VA Health Services Research and Development Center of Excellence, Houston, Texas [33]

Kenneth L. Tyler, MD
Reuler-Lewin Family Professor and Chair of Neurology; Professor of Medicine, Immunology, and Microbiology, University of Colorado School of Medicine, Aurora, Colorado; Neurologist, Denver Veterans Affairs Medical Center, Denver, Colorado [36]

Jos W. M. van der Meer, MD, PhD
Professor of Medicine; Head, Department of General Internal Medicine, Radboud University Nijmegen Medical Centre, Nijmegen, The Netherlands [13, 38]

Edouard G. Vannier, PharmD, PhD
Assistant Professor, Division of Geographic Medicine and Infectious Diseases, Department of Medicine, Tufts Medical Center and Tufts University School of Medicine, Boston, Massachusetts [124]

Christy A. Varughese, PharmD
Infectious Disease Specialist, Department of Pharmacy, Massachusetts General Hospital, Boston, Massachusetts [41]

Jiri F. P. Wagenaar, MD, PhD
Senior Scientist, WHO/FAO/OIE and National Leptospirosis Reference Centre, KIT Biomedical Research, KIT (Royal Tropical Institute), Amsterdam, The Netherlands [80]

Matthew K. Waldor, MD, PhD
Edward H. Kass Professor of Medicine, Channing Laboratory, Brigham and Women's Hospital; Harvard Medical School and Howard Hughes Medical Institute, Boston, Massachusetts [65]

David H. Walker, MD
The Carmage and Martha Walls Distinguished University Chair in Tropical Diseases; Professor and Chairman, Department of Pathology; Executive Director, Center for Biodefense and Emerging Infectious Diseases, University of Texas Medical Branch, Galveston, Texas [83]

Fred Wang, MD
Professor of Medicine, Harvard Medical School and Brigham and Women's Hospital, Boston, Massachusetts [86, 92]

John W. Warren, MD
Professor of Medicine, University of Maryland School of Medicine, Baltimore, Maryland [34]

Robert A. Weinstein, MD
The C. Anderson Hedberg, MD Professor of Internal Medicine, Rush Medical College; Chief Academic Officer, Cook County Health and Hospitals System, Chicago, Illinois [17]

Peter F. Weller, MD
Chief, Infectious Disease Division; Chief, Allergy and Inflammation Division; Beth Israel Deaconess Medical Center, Boston, Massachusetts [129 – 133, 135]

Michael R. Wessels, MD
John F. Enders Professor of Pediatrics; Professor of Medicine, Harvard Medical School; Chief, Division of Infectious Diseases, Boston Children's Hospital, Boston, Massachusetts [44]

L. Joseph Wheat, MD
President and Medical Director, MiraVista Diagnostics, LLC, Indianapolis, Indiana [111]

A. Clinton White, Jr., MD
Paul R. Stalnaker Distinguished Professor; Director, Infectious Disease Division, Department of Internal Medicine, University of Texas Medical Branch, Galveston, Texas [135]

Nicholas J. White, DSc, MD, FRCP, F Med Sci, FRS
Professor of Tropical Medicine, Faculty of Tropical Medicine, Mahidol University, Mahidol-Oxford Research Unit, Bangkok, Thailand [123, 125]

Richard J. Whitley, MD
Distinguished Professor of Pediatrics; Loeb Eminent Scholar Chair in Pediatrics; Professor of Microbiology, Medicine and Neurosurgery, The University of Alabama at Birmingham, Birmingham, Alabama [89]

Charles M. Wiener, MD
Vice President of Academic Affairs, Johns Hopkins Medicine International, Professor of Medicine and Physiology, Johns Hopkins School of Medicine, Baltimore, Maryland [Review and Self-Assessment]

Richard G. Wunderink, MD
Professor, Pulmonary and Critical Care, Northwestern University Feinberg School of Medicine, Chicago, Illinois [21]

Lam Minh Yen, MD
Director, Tetanus Intensive Care Unit, Hospital for Tropical Diseases, Ho Chi Minh City, Vietnam [49]

Victor L. Yu, MD
Professor of Medicine, Department of Medicine, University of Pittsburgh Medical Center, Pittsburgh, Pennsylvania [56]

Werner Zimmerli, MD
Professor of Medicine, Basel University; Interdisciplinary Unit of Orthopaedic Infection, Kantonspital Baselland, Liestal, Switzerland [28]

Laura A. Zimmerman, MPH
Epidemiologist, Centers for Disease Control and Prevention, Atlanta, Georgia [103]

本书内容源自 *Harrison's Principles of Internal Medicine*，19th Edition

主编

Dennis L. Kasper, MD
William Ellery Channing Professor of Medicine and Professor of Microbiology and Immunobiology, Division of Immunology, Department of Microbiology and Immunobiology, Harvard Medical School, Boston, Massachusetts

Anthony S. Fauci, MD
Chief, Laboratory of Immunoregulation; Director, National Institute of Allergy and Infectious Diseases, National Institutes of Health, Bethesda, Maryland

Stephen L. Hauser, MD
Robert A. Fishman Distinguished Professor and Chairman, Department of Neurology, University of California, San Francisco, San Francisco, California

Dan L. Longo, MD
Professor of Medicine, Harvard Medical School; Senior Physician, Brigham and Women's Hospital; Deputy Editor, New England Journal of Medicine, Boston, Massachusetts

J. Larry Jameson, MD, PhD
Robert G. Dunlop Professor of Medicine; Dean, Perelman School of Medicine at the University of Pennsylvania; Executive Vice-President, University of Pennsylvania for the Health System, Philadelphia, Pennsylvania

Joseph Loscalzo, MD, PhD
Hersey Professor of the Theory and Practice of Medicine, Harvard Medical School; Chairman, Department of Medicine, and Physician-in-Chief, Brigham and Women's Hospital, Boston, Massachusetts

Victor L. Yu, MD
Professor of Medicine, Department of Medicine, University of Pittsburgh;
Medical Center, Pittsburgh, Pennsylvania [58]

Werner Zimmerli, MD
Professor of Medicine, Basel University, Interdisciplinary Unit of
Orthopaedic Infection, Kantonsspital Baselland, Liestal, Switzerland [64]

Dennis L. Kasper, MD
William Ellery Channing Professor of Medicine and
Professor of Microbiology and Immunobiology,
Division of Immunology, Department of Microbiology and
Immunobiology, Harvard Medical School, Boston, Massachusetts

Anthony S. Fauci, MD
Chief, Laboratory of Immunoregulation; Director,
National Institute of Allergy and Infectious Diseases,
National Institutes of Health, Bethesda, Maryland

Stephen L. Hauser, MD
Robert A. Fishman Distinguished Professor and Chairman,
Department of Neurology, University of California,
San Francisco, San Francisco, California

Dan L. Longo, MD
Professor of Medicine, Harvard Medical School;
Senior Physician, Brigham and Women's Hospital;
Deputy Editor, New England
Journal of Medicine, Boston, Massachusetts

J. Larry Jameson, MD, PhD
Robert G. Dunlop Professor of Medicine;
Dean, Perelman School of Medicine at the
University of Pennsylvania;
Executive Vice-President, University of Pennsylvania for the
Health System, Philadelphia, Pennsylvania

Joseph Loscalzo, MD, PhD
Hersey Professor of the Theory and Practice of Medicine,
Harvard Medical School;
Chairman, Department of Medicine, and Physician-in-Chief,
Brigham and Women's Hospital, Boston, Massachusetts

Laura A. Zimmerman, MPH
Epidemiologist, Centers for Disease Control and Prevention, Atlanta,
Georgia

中文版序言

由胡必杰教授等主译的《哈里森感染病学》（*Harrison's™ Infectious Diseases*, 3rd Edition）中文版的出版，为我国感染病学及其相关专业医师提供了最新的权威参考工具书，是临床医师的福音，也是感染病学术界的一大幸事！

本书是《哈里森内科学》（*Harrison's Principles of Internal Medicine*）派生的专业书之一。《哈里森内科学》于 1945 年由著名心脏电生理学家、现代内科学奠基人之一的廷斯利·伦道夫·哈里森（Tinsley Randolph Harrison，1900—1978 年）发起并组织编写，第 1 版于 1950 年出版，此后每 4 年更新一次，并派生出包括《哈里森内科手册》及细分的各专业分册在内的系列图书。在世界四大内科学经典著作（其他 3 部是 *Goldman-Cecil Medicine*，*Davidson's Principles and Practice of Medicine*，*Oxford Textbook of Medicine*）中声誉最高，先后被译为 30 多种文字，在全球影响深广。1991 年第 12 版 *Harrison's Principles of Internal Medicine* 曾由同济医科大学（现华中科技大学同济医学院）王德炳教授等翻译，由人民卫生出版社出版。《哈里森感染病学》英文版第 1 版出版于 2010 年，如今的第 3 版对应于《哈里森内科学》第 19 版，为国内首次翻译。相较于《哈里森内科学》，本书在感染病专业方面有许多拓展和补充。第一主编丹尼斯·L.卡斯珀（Dennis L. Kasper）也是多版《哈里森内科学》和《哈里森内科手册》的第一主编。他于 1967 年在伊利诺伊大学获得医学博士学位，1973 年起任职于哈佛医学院，曾先后担任钱宁实验室（为纪念哈佛校友，美国著名宗教思想家、社会改革者、废奴主义者、作家 William Ellery Channig 而命名）主任、哈佛医学院院长，并在多个国际感染与微生物学学术组织担任主席，现在是哈佛医学院内科学"钱宁教授"以及微生物学与免疫学教授、美国医学科学院院士。他主要从事 B 型链球菌和脆弱拟杆菌致病机制研究，发表论文 300 余篇，他的一系列开创性研究为机体免疫系统调控机制、微生物组学及相关临床治疗研究开辟了全新的领域。2015 年卡斯珀教授曾来华访问，并在中科院生物物理研究所作演讲和学术交流。

全球面临感染病的严峻挑战。首先，人类生存环境恶化，生态破坏、气候变化、自然灾害、局部战争和社会动乱及其衍生的大批难民，不发达地区和国家的长期贫困饥荒和卫生资源缺乏以及生物恐怖等社会和政治困扰，均成为感染病原体孳生、演变、传播和疾病流行的重要推动力，而社会应对乏力，人道主义援助也往往是杯水车薪。其次，人类活动如人口流动、旅游和国际贸易等也给病原体（包括耐药菌）传播增加了新的途径和机会。最后，生物医学本身也有许多宏观和微观难题尚待解决，如基础研究不足，新病原体出现、某些已经控制的传染病死灰复燃，新医疗技术和免疫抑制药物的发展与使用，人类免疫缺陷病毒（HIV）流行带来数量可观的感染病高度易感人群，病原微生物临床诊断技术发展滞后不能满足临床需要，抗菌药物耐药愈趋严峻并已导致全球公共卫生危机，渐趋增加的病毒性感染多数仍然无药可治，抗感染新药开发遭遇瓶颈,疫苗研发迟缓而推广不力,等等。但是,人们总是在与疾病(包括感染病)的斗争中前行。本书第1篇"感染病介绍"中对上述挑战与问题均有不同程度的涉及和讨论,反映了目前最新的研究水平。在以器官系统和以病原体为纲阐述的感染病各论中,作者对每一种感染的病原学、流行病学、发病机制、临床表现、诊断、治疗和预防进行了全面而深入的论述,吸收了最新研究成果。不同读者可以抱着不同需求与目的阅读本书,初学者和非感染病专业读者自然可获取知识,资深读者则不仅可以充实专业知识,还可以针对我们面临的感染病的挑战与难题,从本书了解其相关发展现状和动态,从而启发思维,激发灵感,探索方向,寻找钥匙。

我以对本书的了解和对感染病的粗浅认识,写下以上文字,作为中文版序言,既是向广大读者介绍和推荐本书,也是诚意求教!

复旦大学附属中山医院呼吸病学教授、博士生导师,呼吸科原主任

复旦大学呼吸病研究所原所长

上海市院内感染质控中心原主任

中华预防医学会医院感染控制分会"中国感控终身成就奖"获得者

中华医学会结核病学分会"中国结核病防治工作终身成就奖"获得者

何礼贤　谨识

2019 年 2 月

中文版前言

由于医疗技术的进步和发展、抗菌药物的广泛应用、人口老龄化、免疫受损宿主的积累、国际旅行日益便捷等因素，我国感染病的种类和流行病学、易感人群、诊断技术、治疗手段和防控策略已经发生了较大变化。在为病毒性肝炎防治领域取得巨大成功而欢欣鼓舞的时候，越来越多的临床医生感受到从未有过的来自感染病的巨大挑战和压力：仍在不断增加的艾滋病患者人数及艾滋病的各种继发感染、传染性急性呼吸道感染如严重急性呼吸综合征（SARS）和流感、不典型结核和耐多种药物结核问题、跨国境传染病，尤其是各个临床科室的非传染性耐药细菌和真菌感染，包括复杂难治的移植感染、接受肿瘤综合治疗和其他免疫抑制治疗的患者合并感染、骨科和血管科的内植物感染等。

近年来，不断推广应用于临床的新的炎症标志物、新的病原学诊断技术如基因检测技术，通过提供先进的病原学诊断相关检测方法而提升感染病病原学诊断水平的同时，也给临床医生提出了更多、更高的知识学习和能力培训的要求。此外，不断恶化的临床常见细菌的耐药性问题，如碳青霉烯类耐药肠杆菌科细菌（CRE）、碳青霉烯类耐药鲍曼不动杆菌（CRAB）数量的不断攀升，严重威胁到了外科手术、侵入性操作、肿瘤化疗和重症监护治疗病房（ICU）患者继发感染后的生命安全，这也要求临床医生不断了解当地耐药菌的流行病学情况及其动态变化，提升经验性抗菌药物使用能力以及对耐药菌的科学防控能力。

由于抗感染治疗的引入，不少感染病被认为是现代医学中为数不多的可以真正"治愈"的内科疾病，但若诊治不当或延误诊治，则预后不佳。2016 年世界卫生组织资料显示，感染病仍是人类的重要死亡原因，占全球十大死亡原因中的 3 项，包括下呼吸道感染、腹泻和结核。重症感染和耐药菌感染猛于虎，我们对感染病要心存敬畏，更要有专业支撑。为拓展我国医务人员对感染病的知识面，方便大家系统学习感染病知识，我们组织有关人员翻译了 2017 年出版的国际权威著作 *Harrison's Infectious Diseases*（3rd Edition）。希望通过原著精致独特的图文编排和译者精准的翻译工作，向读者清晰地展示临床常见和少见感染病的最新学术观点。

本书内容非常丰富，可以作为感染病专业医生精读的参考书，帮助读者全面、系统地更新感染病知识，使之与国际同步，实现"让我国复杂难治感染患者，能与肿瘤或心肺疾病等一样，得到专业对口的感染病科的病区收治，得到与国际水平同步的感染病专家的诊疗"的目标。目前，国家卫生健康委员会再次发文，要求做好抗菌药物管理工作(国卫办医发〔2019〕12 号),要求落实二级以上综合医院感染病科的建设要求,在 2020 年前设立以收治细菌真菌感染为主要疾病的感染病区或医疗组。相信本书也非常适合住院医生、全科医生、实习医生,经常与感染病接触的呼吸科、急诊科、重症医学科、风湿科、血液科、儿科和手术科室的医生,以及感控医护人员、微生物检验人员、抗菌药物专业的临床药师等相关人员,作为其每天使用的重要工具书,帮助提升其感染病诊治能力和抗菌药物应用能力。

胡必杰,潘珏,高晓东

2019 年 4 月 26 日

英文版第 3 版前言

在 20 世纪,感染病的诊断、治疗和预防取得了巨大进展。然而,临床医生在处理感染病患者时仍然不得不面对新的、超乎寻常的挑战,包括不断涌现的大量新信息、各种致病微生物的快速演变以及可怕的时间及成本制约等。在医学的其他任何一个领域中,疾病的鉴别诊断都不像感染病那样广泛。如何缩小鉴别范围,使诊断精确到由某种具体的、有某种抗感染药物敏感性的微生物引起的感染,是非常紧迫的问题。

关于患者处置的重要决策信息,如今的医疗工作者通常会参考不同的来源,包括印刷出版物和网络资料等。我们将《哈里森感染病学》单独出版的目的是为了给广大医疗从业者和医学生提供方便的资源,在更广泛的流行病学、病理生理学与遗传因素背景下,提供可以快速获取的最准确、前沿的信息,以随时满足临床需要。本书各章的作者均为各自领域的专家,其观点代表了几十年的临床经验和对相关文献的全面掌握。其中关于诊断选择和治疗方案(包括所选药物、剂量、给药时间和替代方案)的具体建议不仅考虑了当前的趋势和关注点,还将各种造成当前情形以及将继续影响未来发展的长期因素纳入考量,这些因素包括世界不同地区不断变化的疾病流行率、分布、特征和备选治疗方案等。因此,这些内容均是从国际视角进行讨论的。

本书所包括的 137 章中,Anthony S. Fauci 和 H. Clifford Lane 所著的"人类免疫缺陷病毒感染:AIDS 及相关疾病"(第 97 章)被广泛视为该领域的经典之作。它以临床实用为重点,结合对艾滋病发病机制的全面分析,已成为医学院校 HIV/AIDS 领域唯一完整的参考资料。此外,"结核病"(第 74 章,Mario C. Raviglione 著)和"疟疾"(第 123 章,Nicholas J. White 和 Joel G. Breman 著)的经典章节内容也十分全面。在新增加的关于寨卡病毒感染和寨卡相关先天畸形的章节(第 108 章)中,David M. Morens 和 Anthony S. Fauci 提供了寨卡病毒感染在历史、广泛流行传播、发病机制、临床表现和严重生殖并发症等方面的关键信息。Aaron S. Bernstein 在所著有关气候变化对感染病影响的新章节(第 8 章)中,提供了气候变化这个对目前和未来的全球人口都有影响的重要信息。另一个新章节中,Andrew W. Artenstein 介绍了从国外战争返回的退伍军人中与感染相关的问题(第 9 章)。在大量更新的"人体微生物组"(第 3 章)中,Jeffrey I. Gordon 和 Rob Knight 总结了最近的革命性信息,并提供了专家观点,以阐明人体与其数万亿共生微生物及其相关微生物基因之间错综复杂的关系。在最新且高度实用的章节(第 17 章)中,Robert A. Weinstein 论述了医疗保健相关感染这一在患者综合照护方面(特别是微生物耐药方面)具有重大意义的主题。

　　《哈里森感染病学》既有纸质版也有电子版，读者可通过 McGraw-Hill 出版社或苹果 iBook Store 买到英文版的电子版。本书采用全彩印刷，插图丰富，以易于理解的形式提供关键信息。其中两章包含了在临床评估中非常有价值的图集：第 14 章展示了与发热相关的皮疹，第 125 章展示了引起疟疾和巴贝虫病的不同阶段寄生虫的血涂片。感谢各位作者在将其经验和相关文献提炼为本书内容过程中所付出的努力，希望本书可以成为当前感染病信息的权威来源。

Dennis L. Kasper，MD

Anthony S. Fauci，MD

（胡必杰　王萌冉　姚雨濛　译）

目 录

第 5 篇
病毒感染

第 6 篇
朊病毒

第 7 篇
真菌感染

第 8 篇
原生动物和蠕虫感染

第 9 篇
毒伤、虫袭、咬伤和蜇伤

第 1 篇
感染病介绍

第 1 章
感染病患者的处理方法

Chapter 1
Approach to the Patient with
an Infectious Disease

Neeraj K. Surana, Dennis L. Kasper · 著 | 胡必杰, 苏逸 · 译

■ 历史视角

感染病（infectious diseases）的起源很简单。传染病（communicable diseases）是由瘴气（"坏空气"）引起的这一概念，至少可以追溯到 16 世纪中叶。直到 19 世纪末，路易斯·巴斯德（Louis Pasteur）和罗伯特·科赫（Robert Koch）的工作，才提供了可靠的证据支持疾病的微生物理论，即微生物是感染的直接原因。与这一相对缓慢开端形成鲜明对比的是，20 世纪感染病领域取得了显著的进展，许多感染病的病原体很快被确定。与此同时，针对一些最致命和最能引起人体衰竭的感染的抗生素的发现和疫苗的问世，极大地改变了人类的健康面貌。20 世纪甚至消灭了天花这个人类历史上最大的灾难之一。这些显著的成就促使著名学者艾丹·考克伯恩（Aidan Cockburn）在 1963 年出版的《感染病的演变和消灭》一书中写道："似乎有理由预计，在可预见的时间内……所有重大感染病都将消失。"持这种观点的考克伯恩教授并不孤单。罗伯特·彼得斯多夫（Robert Petersdorf），一位著名的感染病专家，也是这本教科书的前任编者，在 1978 年写道："即使我个人对感染病非常忠诚，我也无法想象需要超过 309 名（感染病专业的毕业生），除非他们利用个人时间互相培训。"考虑到过去 5 年人们对微生物群（microbiome）的兴趣极大地增长，彼得斯多夫博士的声明可能是具有讽刺意味的洞察，他可能没有意识到在新的、新现和再现感染病的冲击下，如何为人类做好准备。

显然，即使 20 世纪取得诸多进步，感染病仍是患者和医生面临的一个巨大挑战。而且在后半世纪，几种慢性疾病被证明是直接或间接由感染性微生物引起的，最著名的例子也许是幽门螺杆菌与消化性溃疡和胃癌、人乳头瘤病毒与宫颈癌、乙型肝炎和丙型肝炎与肝癌之间的关联。其实，已知多达 16% 的恶性肿瘤与感染性病因相关。此外，许多新现和再现的感染病继续对全球健康产生严重影响：人类免疫缺陷病毒（HIV）/艾滋病、流感大流行和严重急性呼吸综合征（SARS）只是几个例子。对生物恐怖主义的武器化病原体的恐惧一直存在，其对公众健康构成潜在的巨大威胁。而且，临床相关微生物（如结核分枝杆菌、金黄色葡萄球菌、肺炎链球菌、疟原虫

和 HIV）不断增加的对抗微生物药物的耐药性，意味着曾经被认为是灵丹妙药的抗微生物制剂，需要合理管理。由于所有这些原因，感染病继续对患者个体以及国际公共卫生产生严重影响。即使 20 世纪取得了很大成功，医生仍必须像 20 世纪初那样对感染病予以全面关注。

■ 全球考虑

感染病仍是全球第二大死因。尽管过去 20 年与感染病相关的死亡率大幅下降，但死亡人数的绝对值仍保持相对恒定，2010 年的总数为 1 200 多万（图 1-1）。2010 年这些死亡对低收入和中等收入国家的影响不成比例，全世界 23% 的死亡与感染病有关，其中超过 60% 病例发生在撒哈拉以南非洲的绝大多数国家。

鉴于感染病仍然是全球死亡的主要原因，了解当地疾病流行病学对于评估患者至关重要。部分疾病如 HIV/艾滋病在撒哈拉以南非洲仍在肆虐，在津巴布韦、博茨瓦纳和斯威士兰等国家，HIV 感染的成年人占总人口的 15%～26%。此外，耐药结核病在原苏联地区、印度、中国和南非十分猖獗。这些现成可用的信息，使医生能够为患者制订合适的鉴别诊断和治疗方案。"全球疾病负担"之类的项目寻求根据年龄、性别和国家随时间来量化疾病造成的人身损失（例如死亡、伤残调整生命年），这些数据不仅有助于形成地方、国家和国际卫生政策，而且有助于指导当地的医疗决策。尽管一些疾病（如流感大流行、SARS）似乎在地理上受到限制，但日益增加的全球旅行的便利性，也引起了人们对它们在全球迅速传播的关注。世界日益紧密的相互联系，不仅对全球经济，而且对医学和感染病的传播，都有着深远的影响。

■ 了解微生物群

正常健康人体定植有超过 100 万亿的细菌，以及无数的病毒、真菌和古细菌。合起来，这些微生物的数量超过人类细胞的 10～100 倍（参见第 3 章）。这些微生物的主要储集库是胃肠道，但相当数量的微生物生活在女性生殖道以及口腔和鼻咽部。人们越来越感兴趣的是皮肤甚至肺部作为微生物定植部位，可能与宿主的生物学和疾病易感性高度相关。这些

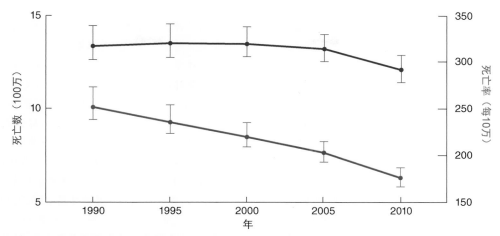

图 1-1 全球感染病相关死亡的数据。1990 年以来全球感染病相关死亡的绝对数(蓝线;左轴)和率(红线;右轴)(来源:全球疾病负担研究,卫生计量和评价研究所)。

共生生物为宿主提供了极大的便利,从帮助其新陈代谢到塑造其免疫系统。在感染病方面,绝大多数感染是由属于正常菌群的微生物(如金黄色葡萄球菌、肺炎链球菌、铜绿假单胞菌)引起的,少数感染是由绝对病原体(如淋病奈瑟菌、狂犬病病毒)引起。全面了解微生物群,对于评估感染病至关重要,也许这并不奇怪。体内微生物群对个体对感染病的易感性,甚至对疫苗的反应,可能有重大影响。对部位相关的自然菌群的认知,有助于对培养结果进行恰当的解释,有助于根据可能的致病菌经验性选择抗菌治疗,并促进合理使用抗生素,减少对定植于体内的益生菌造成的不良影响。

■ 何时考虑感染性病因

本章的标题似乎是假定临床医师已知道患者何时患有感染病。实际上,这一章只是指导评估患者是否可能患有感染病。一旦作出明确的诊断,读者应该阅读后续章节,其有针对特定微生物的详细讨论。临床医师面临的挑战是识别哪些患者可能患有感染病而不是其他基础疾病。感染病的表现各式各样,从急性危及生命的疾病(如脑膜炎球菌血症),到严重程度不同的慢性疾病(如幽门螺杆菌相关的消化性溃疡病),再到完全没有症状(如潜伏结核分枝杆菌感染),使得这项任务非常复杂。虽然不可能概括所有感染的表现,但病史、体格检查和基本的实验室检查经常提示患者患有感染病或者应该对某一疾病进行更仔细的评估。本章重点介绍这些常见表现以及如何根据这些表现对患者持续进行评估。

患者诊治方法·感染病

另见第 18 章。

病史

与所有医学一样,在评估一个可能的感染病患者时,获得完整、详尽的病史是最重要的。病史对进行鉴别诊断及指导体格检查和初步诊断试验非常关键。尽管详细描述病史的所有要素超出了本章的范围,但与感染病相关的特定部分需要特别关注。一般来说,主要集中在两个方面:① 患者可能接触到某种微生物的暴露史;② 可能易患某种感染的宿主因素。

暴露史

感染或接触耐药菌史 · 了解患者以前的感染,以及相关的微生物敏感性特征,对于确定可能的病原菌非常有帮助。具体来说,了解患者是否有耐药菌(例如,耐甲氧西林金黄色葡萄球菌、耐万古霉素肠球菌、产超广谱 β-内酰胺酶或碳青霉烯酶的肠道细菌)感染史或是否可能接触过耐药菌(例如近期有住医院、护理院或长期急症护理机构史),可影响经验性抗生素的选择。例如,一名脓毒症患者,已知其有多重耐药铜绿假单胞菌侵袭性感染史,经验性抗菌治疗应覆盖铜绿假单胞菌。

个人史 · 尽管医生采集个人史通常仅限于询问患者饮酒和吸烟情况,但完整的个人史可以为潜在诊断提供许多线索。了解患者是否有高风险行为(例如不安全的性行为、静脉注射毒品)、与爱好相关的可能暴露(例如,热衷园艺者可能有申克孢子丝菌暴露)或职业暴露(例如,丧葬服务人员结核分枝杆菌暴露的风险增加)有助于疾病诊断。2009 年,一位实验室研究人员因工作期间感染鼠疫耶尔森菌而死亡,这一案例说明个人史的重要性。尽管这位患者曾就诊于门诊部和急诊科,但这两个部门均未采集其职业信息,这个信息本可快速指导给予适当的治疗和感染控制措施。

饮食习惯 · 由于某些病原体与特定的饮食习惯有关,询问患者的饮食有助于对可能的暴露做出判断。

例如,产志贺毒素的大肠埃希菌和刚地弓形虫与进食生的或未煮熟的肉类有关;鼠伤寒沙门菌、单核细胞增多性李斯特菌和牛分枝杆菌与饮用未经巴氏消毒的牛奶有关;钩端螺旋体、寄生虫和肠道细菌与饮用未经净化的水有关;弧菌、诺如病毒、蠕虫、原虫与进食生海鲜有关。

动物暴露·由于动物经常是感染病的重要媒介,因此应询问患者的动物接触情况,包括与自己的宠物接触、参观宠物动物园或偶尔接触(如家鼠的侵扰)。例如,狗可以携带虱子而成为几种感染病的传染媒介,这些感染病包括莱姆病、落基山斑疹热和埃立克病;猫与汉氏巴尔通体感染有关;爬行动物与沙门菌感染有关;啮齿动物与钩端螺旋体病有关;兔子与兔热病有关(**参见第40章**)。

旅游史·国际旅行和国内旅行均应关注。对最近从国外回来的发热患者,鉴别诊断的范围需要明显拓宽(**参见第6章**);即使是远期的国际旅行史,也可能反映患者曾有诸如结核分枝杆菌或粪类圆线虫等病原体的暴露史。同样,国内旅行可能使患者接触当地环境中不能见到的病原体,这些病原体在鉴别诊断中可能不会常规予以考虑。例如,最近访问过加利福尼亚或玛莎葡萄园的患者可能分别有粗球孢子菌或土拉热弗朗西斯菌的暴露。除了简单地确定患者可能到过的地方外,医生还需要更深入地了解患者在旅行期间从事的活动和行为(例如食物种类和饮用水来源、淡水游泳、动物接触),以及患者是否进行了必要的免疫和/或在旅行前服用必要的预防药物。在没有特别提示时,患者可能认为无须报告这些额外的暴露,但其实这些暴露与患者日常生活中的暴露同样重要。

宿主因素

由于许多机会性感染(例如耶氏肺孢子菌、曲霉或JC病毒感染)只影响免疫功能低下患者,因此确定患者的免疫状态至关重要。免疫系统缺陷可能是由于基础疾病(如恶性肿瘤、HIV感染、营养不良)、药物(如化疗药物、糖皮质激素、针对免疫系统组分的单克隆抗体)、治疗方式(如全身照射、脾切除术)或原发性免疫缺陷所致。不同类型的免疫缺陷导致不同类型的感染风险增加。在确定患者是否存在免疫损害的同时,医生应评估其免疫功能状态,确保患者得到充分保护,以免罹患疫苗能预防的疾病(**参见第5章**)。

体格检查

与病史相似,彻底的体格检查对评估感染病患者至关重要。体格检查的一些要素(如皮肤、淋巴系统)可能有助于确定潜在的诊断,然而,由于医疗实践步伐不断加快,体格检查常常进行得比较草率。此外,后续随访的体格检查也至关重要,因为随着疾病的进展,新的体征可能会出现。对体格检查中所有要素的描述超出了本章的范围,但以下要素与感染病特别相关。

生命体征·由于体温升高通常是感染的标志,密切关注体温可能对诊断感染病具有价值。37℃(98.6°F)是人体正常体温的观点可以追溯到19世纪,最初体温是在腋下测量的。直肠温度能更准确地反映核心体温,其比口腔和腋窝温度分别高0.4℃(0.7°F)和0.8℃(1.4°F)。尽管在整个医学文献中对发热的定义差异很大,但最常见的定义是体温≥38.3℃(101°F),这种定义基于界定什么是不明原因发热的研究(**参见第13章**)。尽管发热与感染相关非常常见,但在许多其他疾病中也有记载(**参见第11章**)。核心体温每升高1℃(1.8°F),心率通常会加快15~20次/分。表1-1列出了与相对心动过缓相关的感染(Faget's征),这些患者发热时心率低于给定体温下的预期。尽管这种脉搏-体温相关性对诊断并不具有较高的敏感性或特异性,但由于其现成的可用性和简单性,它在资源不足的医疗机构中可能有用。

表1-1 相对心动过缓的原因	
感染性原因	
细胞内病原体	
革兰阴性细菌	伤寒沙门菌 土拉热弗朗西斯菌 布鲁菌属 贝氏柯克斯体(Q热) 钩端螺旋体 嗜肺军团菌 肺炎支原体
蜱传播病原体	立克次体属 恙虫病东方体(恙虫病) 巴贝虫属
其他	白喉棒状杆菌 疟原虫属(疟疾)
病毒感染	黄热病病毒 登革热病毒 病毒性出血热[a] 病毒性心肌炎
非感染性原因	
	药物热 使用β受体阻滞剂 中枢神经系统病变 恶性淋巴瘤 伪装热

[a] 主要在马尔堡病毒或埃博拉病毒感染早期。

	表 1-2　引起嗜酸性粒细胞增多的主要感染性原因[a]			
受累器官	病原体	暴露方式	地区分布	嗜酸性粒细胞增多程度[b]
中枢神经系统	管圆线虫	生食海鲜	亚洲	轻度
	颚口线虫	生食家禽肉和海鲜	亚洲	中至重度
眼部	罗阿丝虫	虫咬伤	非洲	中度(外来人员) 轻度(生活在流行地区的患者)
	盘尾丝虫	虫咬伤	非洲	中度(外来人员) 轻度(生活在流行地区的患者)
肺部	沙眼衣原体	性传播	全球	轻度
	类圆线虫	土壤	热带	中度(急性),轻度(慢性)
	犬弓蛔虫猫弓蛔虫[c]	狗,土壤	全球	中至重度
	并殖吸虫	螃蟹和小龙虾	亚洲	中度(急性),轻度(慢性)
	粗球孢子菌	土壤	美国西南部	轻度(急性),重度(播散性)
	马来丝虫	虫咬伤	亚洲	轻至中度
	耶氏肺孢子虫	空气	全球	轻度
肝脏	日本血吸虫	淡水游泳	亚洲	中度(急性),轻度(慢性)
	曼氏血吸虫	淡水游泳	非洲,中东,拉丁美洲	中度(急性),轻度(慢性)
	片形吸虫	西洋菜	全球	中度
	支睾吸虫	生食海鲜	亚洲	轻至中度
	后睾吸虫	生食海鲜	亚洲	轻至中度
肠道	蛔虫[d]	生食水果和蔬菜,污染的水	全球	轻至重度
	钩虫	土壤	全球	轻至中度
	鞭虫	生食水果和蔬菜,污染的水	热带	轻度
	贝氏囊等孢球虫	污染的水和食物	全球	轻度
	脆弱双核阿米巴	不清楚,粪-口途径传播	全球	轻度
	毛细线虫	生食海鲜	亚洲	重度
	异形吸虫	生食海鲜	亚洲,中东	轻度
	异尖线虫	生食海鲜	全球	轻度
	原肠贝蛔虫[e]	土壤	北美	中至重度
	短膜壳绦虫	污染的水,土壤	全球	轻度
胆道	埃及血吸虫	淡水游泳	非洲,中东	中度(急性),轻度(慢性)
肌肉	旋毛虫	猪肉	全球	中至重度
淋巴结	班氏丝虫[d]	虫咬伤	热带	中至重度[f]
	巴尔通体	猫	全球	轻度
其他	细菌或病毒感染后康复	—	—	轻度
	人类免疫缺陷病毒	污染的体液	全球	轻度
	新生隐球菌	土壤	全球	中至重度(播散性)

[a] 引起嗜酸性粒细胞增多的非感染性原因有许多,如反应性疾病、DRESS 综合征(伴有嗜酸性粒细胞增多和全身症状的药物反应)、恶性贫血,均可引起轻度嗜酸性粒细胞增多;药物过敏和血清病可引起轻度至中度嗜酸性粒细胞增多;胶原血管疾病可引起中度嗜酸性粒细胞增多;恶性肿瘤、变应性肉芽肿性血管炎(Churg-Strauss 综合征)和高 IgE 综合征,可引起中度至重度嗜酸性粒细胞增多。[b] 轻度：500～1 500 cells/μL；中度：1 500～5 000 cells/μL；重度：>5 000 cells/μL。[c] 也可累及肝脏和眼部。[d] 也可累及肺部。[e] 也可累及眼部和中枢。[f] 肺部感染时程度加重。

淋巴系统 · 全身有多达 600 个淋巴结,感染是淋巴结肿大的重要原因。体格检查应包括对多个区域(如腘窝、腹股沟、肱骨内上髁、腋窝、多个颈部区域)的淋巴结进行评估,并注明位置、大小(正常直径<1 cm)、是否有压痛、硬度(柔软、坚实或坚硬)以及淋巴结是否互相缠结(即是否互相连接、一起移动)。值得注意的是,眼球外淋巴结若可触及则总是病理性的。在出现淋巴结肿大的患者中,75% 有局部表现,25% 有全身性淋巴结肿大(即涉及多个解剖区域)。淋巴结肿大中,头颈部占 55%,腹股沟占 14%,腋窝占 5%。确定患者是否有全身性和局部性淋巴结病,有助于缩小鉴别诊断范围,因为各种感染的表现不同。

皮肤 · 许多感染都有皮肤表现,这一事实使皮肤检查在评估患者时显得尤为重要(**参见第 12、14 和 26 章**)。进行一次全面的皮肤检查很重要,身体前面和后面都要关注。特异性皮疹往往对缩小感染鉴别诊断的范围很有帮助(**参见第 12 和 14 章**)。在许多奇特病例中,重症监护治疗病房患者的"不明原因发热"实际上是由未被发现的压疮所致。此外,仔细检查远端肢体是否有裂片状出血、Janeway 斑或 Osler 结节,可能会发现心内膜炎或其他脓毒性栓塞病因的证据。

异物 · 如前所述,许多感染是由人体固有的菌群引起的。这些感染通常在菌群离开正常定植部位进入新的部位时发生。因此,维持皮肤屏障完整是预防感染最重要的机制之一。然而,住院患者这些屏障常遭破坏。例如,留置静脉导管、外科引流管或插管(如气管内导管和 Foley 导尿管)使微生物能够定植在正常情况下无法到达的地方(**参见第 17 章**)。因此,了解静脉导管、插管和引流管留置情况,有助于确定身体哪些部位可能受到感染。

诊断试验

过去几十年实验室和影像学检查取得了很大的进步,已成为患者评估的重要组成部分。医生能用的血清学诊断、抗原检测和分子诊断的数量急剧增加,它们事实上彻底改变了医疗服务。然而,所有这些检查都应该被视为病史和体格检查的补充,而非替代品。初始检查种类应根据病史和体格检查情况来选择。此外,诊断性检查通常应限于以下情况:具有合理性和可治性,在公共卫生方面具有重要性,和/或能够提供明确诊断而不需要其他检查。

白细胞计数 · 白细胞计数升高通常与感染有关,尽管许多病毒感染与白细胞减少有关。考虑到不同种类的微生物与不同类型的白细胞有关,因此评估白细胞分类很重要。例如,细菌与多形核中性粒细胞的增

加有关,通常与早期发育形式如带状中性粒细胞的水平升高有关;病毒与淋巴细胞的增加有关;某些寄生虫与嗜酸性粒细胞增加有关。表 1−2 列出了嗜酸性粒细胞增多的主要感染原因。

炎症标志物 · 红细胞沉降率(ESR)和 C 反应蛋白(CRP)水平分别是急性期反应的间接和直接指标,可用于评估患者炎症的总体程度。此外,这些标记可以连续追踪,以监控疾病随时间的发展/好转。值得注意的是,ESR 变化相对缓慢,其测试频率比每周监测一次更频繁通常是没有用处的;相反,CRP 浓度变化迅速,在适当的情况下每天监测是有用的。尽管这些标志物是炎症的敏感指标,但两者都不是非常特异的。极高的 ESR(>100 mm/h)对严重的潜在疾病具有 90% 的预测价值(表 1−3)。正在进行的工作是确定其他潜在有用的炎症标志物(如降钙素原、血清淀粉样蛋白 A),然而,它们的临床效用尚需进一步验证。

脑脊液(CSF)分析 · 对疑似脑膜炎或脑炎的患者,脑脊液评估至关重要。应经常记录脑脊液压力,并常规将脑脊液送检做细胞计数、革兰染色和培养,以及测定葡萄糖和蛋白质水平。通常,脑脊液革兰染色检查细菌>10^5/mL 才是较可靠的阳性,其特异性接近100%。表 1−4 列出了各种感染的典型脑脊液特征。总的来说,脑脊液淋巴细胞性细胞增多、葡萄糖浓度降低,提示感染(如李斯特菌、结核分枝杆菌或真菌感染)或非感染病(如肿瘤性脑膜炎、结节病)。不建议将脑脊液的细菌抗原性试验(如 B 型流感嗜血杆菌、B 组链球菌、肺炎链球菌和脑膜炎奈瑟菌的乳胶凝集试验)

表 1−3 导致红细胞沉降率极高(>100 mm/h)的原因	
病因分类(占病例数的比例,%)	**具体原因**
感染病(35~40)	亚急性心内膜炎 脓肿 骨髓炎 结核 尿路感染
炎症性疾病(15~20)	巨细胞动脉炎 类风湿性关节炎 系统性红斑狼疮
恶性肿瘤(15~20)	多发性骨髓瘤 白血病 淋巴瘤 肿瘤
其他(20~35)	药物过敏反应(药物热) 缺血性组织损伤/创伤 肾脏疾病

表 1-4　脑膜炎和脑炎典型脑脊液特征[a]

	正常	细菌性脑膜炎	病毒性脑膜炎	真菌性脑膜炎[b]	寄生虫性脑膜炎	结核性脑膜炎	脑炎
WBC 数（每 μL）	<5	>1 000	25~500	40~600	150~2 000	25~100	50~500
WBC 分类	淋巴细胞 60%~70%，单核细胞/巨噬细胞 30%	PMN↑↑（≥80%）	主要为淋巴细胞[c]	淋巴细胞或 PMN，取决于病原体	嗜酸性粒细胞↑↑（≥50%）[d]	主要为淋巴细胞[c]	主要为淋巴细胞[c]
革兰染色	阴性	阳性（>60%病例）	阴性	很少阳性	阴性	偶尔阳性[e]	阴性
葡萄糖（mg/dL）	40~85	<40	正常	↓至正常	正常	在 75% 病例中<50%	正常
蛋白质（mg/dL）	15~45	>100	20~80	150~300	50~200	100~200	50~100
压力（mmH₂O）	50~180	>300	100~350	160~340	正常	150~280	正常至↑
常见原因	—	肺炎链球菌、脑膜炎奈瑟菌	肠道病毒	念珠菌、隐球菌、曲霉属	广州管圆线虫、棘颚口线虫、原肠贝蛔虫	结核分枝杆菌	疱疹病毒、肠道病毒、流感病毒、狂犬病病毒

压力（mmHsub₂O）

[a] 数据表示典型结果，但实际结果可能有所不同。[b] 脑脊液特点在很大程度上取决于病原体。[c] 在疾病早期中性粒细胞可占主导地位。[d] 患者通常也有明显的嗜酸性粒细胞增多。[e] 通过对蛋白质凝块（菌膜）涂片和使用抗酸染色可以提高灵敏度。

注：PMN：多核中性粒细胞；WBC：白细胞。

作为筛选试验，因为这些试验并不比革兰染色更敏感；但是，这些试验可能有助于假定性地鉴定革兰染色发现的微生物。相比之下，其他抗原测试（鉴定如隐球菌的）和一些脑脊液血清学测试（如鉴定梅毒螺旋体、球孢子菌的）敏感性高，可用于选择患者。此外，脑脊液的聚合酶链反应（PCR）分析越来越多地被用于细菌（如脑膜炎球菌、肺炎链球菌、分枝杆菌）和病毒（如单纯疱疹病毒、肠道病毒）感染的诊断，这些分子检测能快速诊断，具有高度的敏感性和特异性，但通常无法测定对抗微生物药物的耐药性。

培养·感染病诊断的主要手段包括对受感染组织（如外科标本）或液体（如血液、尿液、痰、伤口脓液）的培养。标本可以送细菌（需氧或厌氧）、真菌或病毒培养。最好在进行抗菌治疗之前采集标本，临床上如果不能按此次序执行，标本的显微镜检查[如革兰染色或氢氧化钾（KOH）处理]则尤为重要。微生物培养可以确定病原体，确定其对抗菌药物的敏感性，以及何时需要对暴发菌株进行分型。虽然培养在评估患者时非常有用，但确定培养结果是否具有临床意义或是否代表污染（例如，血培养生长出非金黄色葡萄球菌、非路邓葡萄球菌的葡萄球菌）有时很具挑战性，需要了解患者的免疫状态、接触史和微生物群。在某些情况下，连续培养可能有助于证明微生物已被清除。

病原体特异性检测·许多病原体特异性检测（如血清学、抗原检测、聚合酶链反应检测）已有商品供应，许多医院内部现在也提供这些检测以加快周转，最终是提高了对患者的医疗水平。读者可参阅所感兴趣的病原体的相关章节，以了解具体细节。其中一些测试（如通用 PCR）可以鉴定一些目前尚不可培养、与疾病的关系尚不明确的微生物，这些微生物因其上述原因而使诊断复杂化。随着这些测试变得越来越普遍，以及人类微生物组项目工作不断进展，一些以前未被识别的细菌与人类健康的关系可能会变得更加清楚。

影像学·影像是体格检查的重要辅助手段，可以评估外部无法触及区域（如纵隔、腹腔）的淋巴结肿大，评估内部器官是否有感染迹象，且影像引导下经皮穿刺有助于对深部区域进行采样。最好向放射科医生咨询应选择何种影像学检查方法（如 CT、MRI、超声、核医学、造影剂的使用），以确保检查结果能够解决医生关注的具体问题。

治疗

医师通常必须综合分析经验性抗生素治疗的需求和患者的临床状况。因为抗生素治疗通常会使后续诊断更加困难，在临床可行的情况下，最好在使用抗生素之前获取相关标本（如血液、脑脊液、组织、脓性分泌物)进行培养。虽然抗生素治疗的基本原则是尽可能使用窄谱的治疗方案(**参见第41章**),但鉴于尚未作出具体诊断,经验性治疗方案需要比较宽泛。**表1-5**列出了常见感染病的经验性抗生素治疗方案。一旦获得特定的诊断,治疗方案的抗菌谱应适当缩窄。除抗生素外,有时辅助治疗也起到作用,如从健康成人采集的静脉注射免疫球蛋白G(IVIG)或采集对特定病原体(如巨细胞病毒、乙肝病毒、狂犬病病毒、牛痘病毒、破伤风梭菌、水痘-带状疱疹病毒、肉毒梭菌毒素)有高滴度特异性抗体的个体的血液所制备的超免疫球蛋白。尽管资料提示疗效有限,但IVIG常用于疑似葡萄球菌或链球菌引起的中毒性休克综合征患者。

表1-5 常见感染病的初始经验性抗感染治疗方案[a]				
临床综合征	常见原因	抗生素	备注	相关章节
感染性休克	金黄色葡萄球菌、肺炎链球菌、肠道革兰阴性杆菌	万古霉素,15 mg/kg q12h[b];加 1种广谱的抗假单胞菌 β-内酰胺类(哌拉西林-他唑巴坦,4.5 g q6h;亚胺培南,1 g q8h;美罗培南,1 g q8h;或头孢吡肟,1~2 g q8~12h)	—	**19**
脑膜炎	肺炎链球菌、脑膜炎奈瑟菌	万古霉素,15 mg/kg q12h[b];加 头孢曲松,2 g q12h	应对疑似或确诊为肺炎球菌性脑膜炎的患者使用地塞米松(0.15 mg/kg IV q6h 2~4 d),在第1次使用抗生素前10~20分钟给予第1剂	**36**和病原体特定章节
CNS脓肿	链球菌、葡萄球菌、厌氧菌、革兰阴性杆菌	万古霉素,15 mg/kg q12h[b];加 头孢曲松,2 g q12h;加 甲硝唑,500 mg q8h	—	**36**
心内膜炎	金黄色葡萄球菌、链球菌属、凝固酶阴性葡萄球菌	万古霉素,15 mg/kg q12h[b];加 头孢曲松,2 g q12h	—	**24**
社区获得性肺炎,门诊	肺炎链球菌、肺炎支原体、流感嗜血杆菌、肺炎衣原体	阿奇霉素,500 mg PO×1天,然后250 mg qd PO×4天	如考虑MRSA,加万古霉素(15 mg/kg q12h[b])或利奈唑胺(600 mg q12h);达托霉素不应用于肺炎患者	**21**和病原体特定章节
社区获得性肺炎,住院,非ICU	以上病原体加军团菌	1种呼吸喹诺酮(莫西沙星,400 mg IV/PO QD;吉西沙星,320 mg PO QD;或左氧氟沙星,750 mg IV/PO QD);或 1种β-内酰胺类(头孢噻肟,头孢曲松或氨苄西林舒巴坦)加阿奇霉素		
社区获得性肺炎,住院,ICU	以上病原体加金黄色葡萄球菌	1种β-内酰胺类;加 阿奇霉素或呼吸喹诺酮		
医院获得性肺炎[d]	肺炎链球菌、流感嗜血杆菌、金黄色葡萄球菌、革兰阴性杆菌(如铜绿假单胞菌、肺炎克雷伯菌、不动杆菌属)	1种抗假单胞菌 β-内酰胺类(头孢吡肟,1~2 g q8~12h;头孢他啶,2 g q8h;亚胺培南,1 g q8h;美罗培南,1 g q8h;或哌拉西林-他唑巴坦,4.5 g q6h);加 1种抗假单胞菌喹诺酮(左氟沙星或环丙沙星,400 mg q8h)或氨基糖苷类(阿米卡星,20 mg/kg q24h[c];庆大霉素,7 mg/kg q24h[c];或妥布霉素,7 mg/kg q24h[c])		
复杂腹腔感染			如考虑MRSA,添加万古霉素(15 mg/kg q12h[b])	**29、73**和病原体特定章节

（续表）

临床综合征	常见原因	抗生素	备注	相关章节
轻至中度	厌氧菌(拟杆菌属、梭菌属)、革兰阴性杆菌(大肠埃希菌)、链球菌属	头孢西丁,2 g q6h; **或** 联合用药甲硝唑(500 mg q8～12h)加头孢唑啉(1～2 g q8h)或头孢呋辛(1.5 g q8h)或头孢曲松(1～2 g q12～24h)或头孢噻肟(1～2 g q6～8h)		
高风险患者或疾病严重	同上	碳青霉烯类(亚胺培南,1 g q8h;美罗培南,1 g q8h;多利培南,500 mg q8h); **或** 哌拉西林-他唑巴坦,3.375 g q6h[f]; **或** 联合用药,甲硝唑(500 mg q8～12h)加1种抗假单胞菌头孢菌素(头孢吡肟,2 g q8～12h;头孢他啶,2 g q8h)或1种抗假单胞菌喹诺酮类(环丙沙星,400 mg q12h;左氧氟沙星,750 mg q24h)		
皮肤和软组织感染	金黄色葡萄球菌,化脓性链球菌	双氯西林,250～500 mg PO QID; **或** 头孢氨苄,250～500 mg PO QID; **或** 克林霉素,300～450 mg PO TID; **或** 萘夫西林/苯唑西林,1～2 g q4h	如考虑 MRSA,可使用克林霉素、万古霉素(15 mg/kg q12h[b])、利奈唑胺(600 mg IV/PO q12h)或 TMP-SMX(复合片剂1～2 片 PO BID[g])。	26 及病原体特定章节

[a] 本表针对肾、肝功能正常的免疫功能正常成人患者。除非另有说明,否则所列所有剂量均用于非肠道给药。当地抗菌药敏谱可影响抗生素的选择。一旦确定了病原体及药敏结果,应制订治疗方案。[b] 万古霉素的谷浓度应为 15～20 μg/mL。[c] 阿米卡星的谷浓度应小于 4 μg/mL。[d] 迟发患者(如住院 5 天后)或具有多重耐药危险因素。[e] 庆大霉素和妥布霉素的谷浓度应小于 1 μg/mL。[f] 若考虑铜绿假单胞菌,剂量可增加到 3.375 g IV q4h 或 4.5 g IV q6h。[g] TMP-SMX 治疗皮肤和软组织感染疗效的数据有限。

注:CNS:中枢神经系统;ICU:重症监护治疗病房;MRSA:耐甲氧西林金黄色葡萄球菌;TMP-SMX:甲氧苄啶-磺胺甲噁唑。

感染控制

在对疑似感染病患者进行评估时,医生必须考虑,为预防将任何可能的感染传播给其他人,哪些感染控制的方法是必要的。2007 年,美国疾病控制和预防中心发布了隔离预防措施指南,该指南可从 www.cdc.gov/hicpac/2007IP/2007isolationprecautions.html 下载。接触某些病原体(如脑膜炎奈瑟菌、HIV、炭疽杆菌)的人应接受暴露后预防,以防患病(具体病原体详见相关章节)。

何时需要获取感染病咨询

有时,初诊医师处理患者时需要从诊断和/或治疗角度获得帮助。多项研究表明,感染病会诊与多种疾病患者的良好结局相关。例如,在金黄色葡萄球菌菌血症患者的前瞻性队列研究中,感染病会诊是 28 天死亡率降低 56% 的独立相关因素。此外,感染病专家还提供其他服务(如感染控制、抗菌药物管理、门诊抗生素治疗管理、职业暴露处置),这已经被证明有益于患者。当这种支持对可能感染的患者有利时,初诊医师应选择感染病会诊。可能需要会诊的具体情况包括:

① 疑似感染但难以诊断的患者;② 对治疗没有预期反应的患者;③ 有复杂病史的患者(如器官移植受者、自身免疫或炎症引起的免疫抑制患者);④"外来"疾病(即本区域内通常见不到的疾病)患者。

■ 展望

感染病的研究实际上是对宿主-细菌相互作用的研究,代表着宿主和细菌两者的进化,是一场无休止的斗争,而微生物通常更具创造性和适应性。鉴于全世界近 1/4 的死亡仍与感染病有关,很明显,对抗感染病的战争还没有取得胜利。例如,对 HIV 感染的治疗方法仍然缺乏;经过半个多世纪的研究,结核病的检测和治疗方法只有轻微的改进;新的感染病(如大流行性流感、病毒性出血热)持续出现;微生物的生物恐怖威胁仍然很大。第 1 篇的后续章节将既按综合征又按微生物来详细介绍感染病的医学知识现状。所有章节的核心都有一个类似的信息:尽管感染病的诊断、治疗和预防取得了许多进展,但在自信地宣称"重大感染病都消失了"之前,还需要做大量的工作和研究。实际上,由于微生物具有快速适应能力,这一目标将永远无法实现。

第 2 章
微生物致病的分子机制

Chapter 2
Molecular Mechanism of
Microbial Pathogenesis

Gerald B. Pier·著 | 史庆丰·译

在过去的40年间,对微生物发病机制的分子研究已产生了大量有关各种微生物和宿主之间作用的信息,这有助于感染和疾病的进程研究。这些进程可分为几个阶段:微生物接触与进入宿主;微生物进入后的复制;逃避宿主的先天性免疫;组织的定向侵袭;组织损伤;传播至新的宿主。毒力是衡量一种微生物致病能力的指标,也是阐明微生物致病机制的关键因素。这些因素促使微生物定植(宿主体内/体外存在的潜在致病的微生物)、感染(病原菌的黏附和生长、逃避宿主免疫)和疾病(通常主要由分泌的毒素或毒素代谢引起)。此外,宿主对感染的炎症应答也影响着疾病及其伴随的临床症状和体征。近年来,人们对微生物及其相关微生物群——寄居在哺乳动物体内及表面的微生物基因组的生理学、易感性、免疫应答和免疫系统发展的兴趣激增,对我们理解宿主-病原体的相互作用有着巨大的影响。

■ 微生物群

(参见第3章)我们现在知道,与几乎所有动物密切相关的固有微生物是由复杂的菌落群组成的,并具有调节病原微生物在宿主表面或体内形成的强大能力。这些微生物的数量及其基因组的变异性远远超过宿主自身细胞和基因的数量。目前,以高通量DNA测序技术和生物信息学分析为特征的研究显示,个体之间微生物群的变化和差异影响着免疫系统的发育和控制,并与肥胖、Ⅰ型糖尿病、个体认知、神经系统疾病、自身免疫性疾病,以及皮肤、消化道、呼吸道、阴道等的感染有关。然而,很难将特定类型的微生物与感染的病理生理学状态直接联系起来,同时也很难评估人类和动物的保守或可变的微生物种群是如何进化的。随着研究数据的不断增多,明确与疾病相关的微生物种群将变得更加可行。然而人类微生物组计划的结果显示,尽管许多人在其一生中似乎都存在相当保守的微生物群,但不同个体之间的微生物存在高度的差异性,这使得这项研究变得复杂。在一些感染病中,固有微生物种群的明显改变或破坏对疾病的进展具有强大而根本性的影响。这些改变可能与抗生素和免疫抑制药物的使用对正常菌群的影响、环境的改变以及微生物毒力因子的影响有关,这促使病原菌大量繁殖而取代固有菌群。随着现有微

生物组学检测技术的发展,毫无疑问,所获取的数据将显著影响微生物发病机制和感染病治疗的概念和方法。

■ 微生物的进入与黏附
进入部位

病原微生物可以进入宿主的任何部位。一般而言,由特定微生物引起的疾病通常是其进入人体途径的直接后果。最常见的进入部位是黏膜表面(呼吸、消化和泌尿生殖道)和皮肤。微生物进入的主要方式包括摄入、吸入和性接触,其他进入途径还包括皮肤损伤(伤口、咬伤、烧伤、外伤)部位以及通过自然(如载体传播)或人工(如针刺伤)途径的注射。一些病原体,如日本血吸虫可以穿透未破损皮肤。结膜也可成为眼睛病原体的入口,并偶尔由该部位致系统性传播。

微生物的进入通常依赖于在组织中持续存在和生长所需的特定因素。通过消化道而进行粪-口传播的细菌需要有能在胃肠道环境(包括胃的低 pH 和肠道的高胆汁含量)中存活的生物学特性以及受污染的食物或水。通过呼吸道进入的微生物可在打喷嚏和咳嗽产生的小水滴中很好地生存。而通过性途径进入的病原体通常在泌尿生殖道黏膜温暖潮湿的环境中存活,并且宿主范围有限[如淋病奈瑟菌、梅毒螺旋体和人类免疫缺陷病毒(HIV)]。

通过皮肤进入的微生物的生物学特性是高度多样的。其中一些微生物可广泛存在于环境中,如节肢动物的唾液腺或消化道、大型动物的口腔、土壤和水。生物学的复杂性允许原生动物寄生虫,如疟原虫、利什曼原虫和锥虫等物种发生形态学变化,并在以昆虫为食的哺乳动物间传播。疟原虫可通过蚊虫进食时由唾液腺注入而成为感染性孢子。利什曼原虫主要通过前鞭毛体从沙蝇的消化道反流,然后通过后者的叮咬而入侵至易感宿主体内。锥虫首先被猪蜷虫从受感染的宿主体内摄取,然后病原体在昆虫的胃肠道内繁殖,并在随后的进食过程中通过粪便释放到宿主皮肤上。直接落在完整皮肤表面的大多数微生物很快会死亡,而在皮肤或毛囊中存活的微生物需要对脂肪酸、低 pH 和皮肤上其他抗菌因子有抵抗力。一旦皮肤表面发生破坏(尤其是当它坏死时),就可以成为病原体进入和生长的主要入口,且它们可以制造有毒产物。烧

伤感染和破伤风是比较典型的例子。动物咬伤后,动物唾液中的病原体可通过受损皮肤进入受害者的组织中。狂犬病是这种致病过程的范例,狂犬病病毒在咬伤部位的横纹肌细胞中生长。

微生物的黏附

一旦进入宿主体内或在宿主体表上,大多数微生物必须将自己锚定在组织或组织因子上,较为特殊的是直接进入血流并进行繁殖的病原体。宿主受体特异性配体或黏附素是微生物发病机制研究的重要领域。黏附素含有大量表面结构,它不仅将微生物锚定在组织上并促使细菌在适当情况下进入,而且对致病过程中引起的宿主免疫至关重要(表 2−1)。大多数微生物可产生多种对多数宿主受体有特异性的黏附素。这些黏附素通常足量,依赖血清变化并与其他微生物因子共同作用或协同作用,以促使微生物黏附在宿主组织上。此外,一些微生物将宿主蛋白吸附到其表面,利用天然宿主蛋白受体进行微生物结合并进入靶细胞。

病毒黏附素 · 所有的病毒病原体必须与宿主细胞结合、进入细胞并在宿主细胞内复制。病毒衣壳蛋白作为进入细胞的配体,可能需要一种以上的配体-受体相互作用,例如 HIV 利用其包膜糖蛋白 120,通过与 CD4 和趋化因子的两个受体(CCR5 和 CXCR4)之一结合。同样,麻疹病毒 H 糖蛋白与宿主细胞上 CD46 和膜组织刺突蛋白结合。单纯疱疹病毒上 gB 和 gC 蛋白可与硫酸肝素结合,尽管这种黏附对于病毒的进入并不重要,但可将其集中在细胞表面;这一步骤之后,病毒 gD 蛋白介导与哺乳动物细胞黏附,随后形成病毒 gB 蛋白的同型三聚体或病毒 gH 和 gL 蛋白的异二聚体,并使得病毒包膜与宿主细胞膜融合。单纯疱疹病毒可利用多种真核细胞表面受体进入,包括疱疹病毒进入介质(与肿瘤坏死因子受体有关)、免疫球蛋白超家族成员、蛋白连接素 1、蛋白连接素 2 以及修饰的硫酸乙酰肝素。

细菌黏附素 · 细菌菌毛和鞭毛是目前研究最为详细的微生物黏附素(图 2−1)。革兰阴性细菌主要通过菌毛黏附在宿主细胞和组织上,研究已经证实革兰阳性细菌,如 B 组链球菌,也可产生类似的因子。在电子显微照片中,这些毛状突起(每个细胞可达几百个)可能局限于生物体的一端(极性菌毛)或者均匀地分布在表面。单个细胞可能具有多种功能的菌毛。大多数菌毛是由一个菌毛蛋白亚单位(分子量 17 000~30 000)聚合形成。许多从尿路感染灶分离的大肠埃希菌菌株可表达甘露糖结合 1 型菌毛,并结合到膀胱上皮细胞尿路斑块蛋白的完整膜糖蛋白上,但可被 D−甘露糖抑制。其他菌株可产生 PAP(肾盂肾炎相关)或 P 菌毛黏附素,介导人 P 血型球蛋白上地高辛(gal-gal)残基的结合。这两种类型的菌毛都有位于主要菌毛单元顶端的蛋白质,且对整个菌毛单元的特异性结合至关重要。尽管用 I 型菌毛甘露糖结合端蛋白(FimH)进行免疫可预防小鼠和猴子的膀胱被实验性大肠埃希菌感染,但针对人类的这种疫苗实验并不成功。引起腹泻

表 2−1 微生物配体−受体相互作用的例子		
微生物	**微生物配体类型**	**宿主受体类型**
病毒病原体		
流感病毒	血凝素	唾液酸
麻疹病毒		
疫苗菌株	血凝素	CD46/moesin
野生型菌株	血凝素	信号淋巴细胞激活分子
人疱疹病毒 6 型		CD46
单纯疱疹病毒	糖蛋白 C	硫酸乙酰肝素
HIV	表面糖蛋白	CD4 和趋化因子受体(CCR5 和 CXCR4)
Epstein−Barr 病毒	包膜蛋白	CD21(CR2)
腺病毒	纤维蛋白	柯萨奇腺病毒受体
柯萨奇病毒	病毒衣壳蛋白	CAR 和主要组织相容性 I 类抗原
细菌病原体		
奈瑟菌属	菌毛	膜辅因子蛋白 CD46
铜绿假单胞菌	菌毛和鞭毛	Asial−GM1
	脂多糖	囊性纤维化跨膜传导调节因子
大肠埃希菌	菌毛	神经酰胺类/甘露糖和二乳糖残基
化脓性链球菌	透明质酸荚膜	CD44
耶尔森菌	入侵/副入侵蛋白位点	β_1 整合素
百日咳博德特菌	丝状血凝素	CR3
嗜肺军团菌	C3bi 吸附	CR3
结核分枝杆菌	C3bi 吸附	CR3;DC−SIGN[a]
真菌病原体		
皮炎芽生菌	WI−1	可能是基质蛋白和整合素
白念珠菌	Int1p	细胞外基质蛋白
原生动物病原体		
间日疟原虫	裂殖子形式	Duffy Fy 抗原
恶性疟原虫	红细胞结合蛋白 175	糖蛋白 A
溶组织内阿米巴	表面凝集素	N−乙酰葡糖胺

[a] 一种新型树突状细胞 C 型特异凝集素。

的大肠埃希菌可表达小肠上皮细胞的菌毛样受体,同时也可表达其他被称为定植因子的受体。

Ⅳ型菌毛是一种常见的菌毛类型,见于奈瑟菌、莫拉菌、霍乱弧菌、嗜肺军团菌、伤寒沙门菌、肠道致病性大肠埃希菌和铜绿假单胞菌,主要介导微生物黏附在目标表面。Ⅳ型菌

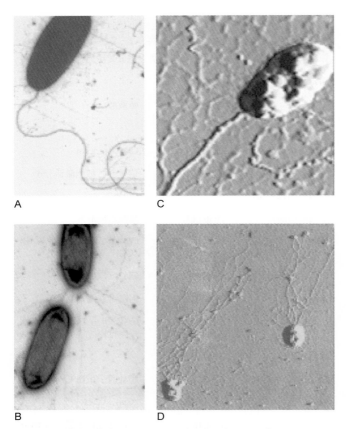

图 2-1 细菌表面结构。A、B. 铜绿假单胞菌固定细胞的传统电子显微图像,鞭毛(A)和菌毛(B)从细菌两端伸出。C、D. 原子力显微图像下新鲜活铜绿假单胞菌种植到光滑的云母表面,这项技术揭示了细菌表面精细三维结构(经授权许可,引自:Drs. Martin Lee and Milan Bajmoczi, Harvard Medical School)。

毛有一个相对保守的氨基酸末端和一个高度可变的羧基末端区。对于某些物种(如淋病奈瑟菌、脑膜炎奈瑟菌和肠致病性大肠埃希菌),菌毛对于黏附至黏膜上皮细胞至关重要。对于其他物种,如铜绿假单胞菌,只有部分菌毛介导细菌对宿主组织的黏附,在某些情况下可能会抑制定植。例如,最新的一项关于铜绿假单胞菌在小鼠胃肠道定植的研究评估了所有非必需基因都被中断的一组突变体,那些不能产生Ⅳ型菌毛的突变体实际上能够更好地定植在小鼠的胃肠黏膜,虽然这一观察结果的原因尚未明确。霍乱弧菌细胞主要使用两种不同类型的菌毛进行胃肠道定植。尽管对这个定植阶段的干预似乎是一种有效的抗菌策略,但迄今为止基于霍乱弧菌菌毛开发的疫苗并不十分成功。

鞭毛是黏附在细菌细胞一端或两端(端生鞭毛)或分布在整个细胞表面的(周生鞭毛)长的附属物。鞭毛和菌毛一样,由聚合或聚集的碱性蛋白质组成。一些螺旋体,如苍白螺旋体和伯氏疏螺旋体沿着细胞中心的长轴延伸的轴丝类似于鞭毛,通过这些轴丝旋转而"游泳"。一些没有明显运动结构的细菌也可在表面上滑行。

与宿主组织黏附相关的其他细菌结构,包括特异性葡萄球菌和链球菌蛋白,它们结合到人类细胞外基质蛋白,如纤维蛋白、纤维连接蛋白、纤维蛋白原、层粘连蛋白和胶原蛋白。纤维连接蛋白是各种病原体最常结合的受体,其特定氨基酸序列 Arg-Gly-Asp 或 RGD 是细菌用来与宿主组织结合的关键靶点。金黄色葡萄球菌的一种高度保守的表面蛋白——凝集因子 A(Clf A)与纤维蛋白的结合与多种发病机制有关。一项临床研究曾尝试对低体重婴儿静脉注射从 Clf A 高抗体的个体血清中提取的 IgG 来阻断这种作用并预防金黄色葡萄球菌败血症,但未能证明其有效;然而,这一方法在一些特定的疫苗配方中被采用。铜绿假单胞菌脂多糖的外核保守部分与气管上皮细胞囊性纤维化电导调节器(CFTR)结合,而宿主通过启动肺黏膜中多形核中性粒细胞(PMN)的招募和调理吞噬作用杀死细胞而起到关键的抗感染作用。包括主要革兰阳性菌(葡萄球菌和链球菌)、革兰阴性菌(大多数肠球菌和球杆菌)、真菌(念珠菌、梭杆菌、曲霉)甚至真核生物(阴道毛滴虫和恶性疟原虫)在内的微生物病原体可表达由 β-1-6-聚 N-乙酰葡糖胺(PNAG)组成的表面多糖。PNAG 主要作用之一是促进与导管和其他类型植入装置中使用的材料相结合。这种多菌混合感染,例如葡萄球菌和大肠埃希菌等病原体引起的多菌混合感染,是导致设备相关感染的关键因素。利用高功率成像技术(例如原子力显微镜),已经揭示细菌的细胞表面并非均匀一致,这可能归因于细胞表面特定位置的黏附素等表面分子浓度不同。

真菌黏附素。一些真菌黏附素介导上皮细胞表面的定植,特别是具有黏附结构的蛋白,如纤维连接蛋白、层粘连蛋白和胶原。念珠菌 INT1 基因表达的 Int1p 产物与哺乳动物整合素相似,因而可以与细胞外基质蛋白结合。凝集素样序列(agglutinin-like sequence, ALS)黏附素是介导致病性念珠菌黏附于宿主组织的大细胞表面糖蛋白。这些黏附素通过 N 端结构域组成的三域结构介导对宿主组织受体的黏附,其中心基序是由 36 个氨基酸所组成的若干重复保守序列和长度、排序不同的 C 端域组成,并包含糖基磷脂酰肌醇(glycosylphosphatidylinositol, GPI)锚定位点,允许黏附素与真菌细胞壁结合。不同 ALS 蛋白中心区数目的变异代表了不同的黏附素,对不同的宿主受体有特异性。ALS 黏附素在特定环境条件下表达,对真菌感染的发病机制至关重要。

几种吸入后引起感染的真菌性病原体,被肺泡巨噬细胞摄取后转化为致病表型。与白念珠菌一样,皮炎芽生菌与整合素 CD11b/CD18 及巨噬细胞上的 CD14 结合。皮炎芽生菌可产生一种分子量在 120 kDa 的表面蛋白 WI-1,介导真菌的黏附。组织胞浆膜上的一种未知因子也介导这种真菌病原体与整合素表面蛋白的结合。

真核病原体黏附素。真核寄生虫使用复杂的表面糖蛋白作为黏附素,其中一些是凝集素(与宿主细胞上特定碳水化合物结合的蛋白质)。例如,间日疟原虫是引起疟疾的六种疟原虫之一,通过 Duffy 结合蛋白与红细胞上 Duffy 血型系统 Fy 碳水化合物抗原结合。溶组织内阿米巴是导致患寄生虫病死亡的第三大病因,它可表达两种与双糖半乳糖/N-乙酰半乳糖胺结合的蛋白质。研究表明,黏膜具有 IgA 抗体的儿童对这些凝集素中的一种具有抵抗力,可避免再次感染有毒的组织溶解性大肠埃希菌。利什曼原虫的主要表面糖蛋白 gp63 是这类寄生虫进入人体巨噬细胞(感染的主要靶细胞)所必需的。这种糖蛋白可促进补体结合,但抑制补体溶解酶活性,使寄生虫利用补体受体进入巨噬细胞;gp63 也可与巨噬细胞上的纤维连接蛋白受体结合。此外,寄生虫病原体可以表达、调节一种与宿主细胞结合的碳水化合物。有证据表明,肝肉芽肿形成的原因之一是曼氏血吸虫表达一种与 Lewis X 血型抗原相关的碳水化合物表位,该抗原在炎症条件下促进蠕虫卵黏附到血管内皮细胞。

宿主受体

宿主受体既存在于靶细胞(如黏膜表面的上皮细胞)上,也存在于覆盖这些细胞的黏液层内。微生物病原体可以与多种宿主受体结合以引起感染(表 2-1)。对病原体宿主受体的选择性丧失可能会使易感人群产生自然抵抗力。例如,70% 的西非人缺乏 FY 抗原,对间日疟原虫感染有抵抗力。伤寒的病原菌——伤寒肠杆菌产生一种菌毛蛋白,在被肠细胞摄入后与 CFTR 结合进入胃肠黏膜下层。由于 CTFR 纯合子突变是导致可缩短寿命的疾病——囊性纤维化的原因,杂合子携带者(如 4%～5% 的欧洲血统者)可能由于对伤寒的易感性降低而具有选择性优势。

许多病毒-靶细胞的相互作用已有描述,现在已明确不同的病毒可以使用相似的宿主细胞受体进入。唾液酸、神经节苷脂、糖胺聚糖、整合素和免疫球蛋白超家族的其他成员、组织相容性抗原以及补体成分的调节器和受体等可作为病毒受体的宿主膜成分。通过比较表达血凝素的 H5N1 型禽流感与 H1 型甲型流感的结合情况,发现宿主受体显著影响感染发病机制。H1 亚型血凝素往往具有很高的致病性,可在人际传播,并与一个由两个糖分子组成的受体(α-2-6 唾液酸半乳糖)结合。这种受体在气道上皮高水平表达,当病毒从这个表面脱落时,它通过咳嗽和气溶胶而进行传播。相比之下,H5N1 禽流感病毒与 α-2-3 唾液酸半乳糖受体结合,这种受体在肺泡上皮细胞高水平表达。肺泡感染是造成禽流感高死亡率的元凶,也是造成这种病毒在人际低传染性的原因——这种病毒不容易排放到呼吸道,因而不易通过咳嗽将其排出。尽管如此,最近有研究表明,H5 型血凝素可以获得突变,在不影响其高致死性的情况下增强其传染能力。

微生物进入后的生长

一旦定植在黏膜或皮肤部位,致病微生物必须通过复制才能引起全面感染和疾病。细胞内病毒颗粒释放其核酸,这些核酸可直接转录为病毒蛋白质(正链 RNA 病毒),或负链 RNA 转录为互补的 mRNA(负链 RNA 病毒),或转录为互补的 DNA 链(逆转录病毒);对于 DNA 病毒而言,可以在细胞核或细胞质中直接转录为 mRNA。为了生长,细菌必须获取

特定的营养物质或从宿主组织的前体合成它们。许多感染过程通常局限于特定的上皮表面,例如,H1 型流感在呼吸道黏膜,淋病在泌尿生殖上皮,志贺菌病在胃肠上皮。虽然导致这种特异性的原因有多种,但最主要的一个因素是这些病原体可从这些特定环境中获得生长和生存所需的营养物质。

温度这个制约因素也起到了限制某些病原体进入特定组织的作用。鼻病毒是普通感冒的病原体之一,33℃ 时生长最佳,主要在较冷的鼻部繁殖,但在肺中很少繁殖。引起麻风病变的麻风分枝杆菌主要被发现于身体相对凉爽的部位。感染皮肤、毛囊和指甲(皮肤癣菌感染)的真菌病原体也局限于较冷的表皮角质层。

目前研究较为热门的是许多细菌、真菌和原生动物可通过生物膜而形成多细胞团。这些细胞团在生物化学和形态学上与非寄生的单个浮游细胞截然不同。生物膜的形成导致微生物代谢改变,产生细胞外毒力因子,并降低对杀菌剂、抗菌剂和宿主防御分子/细胞的易感性。慢性感染时铜绿假单胞菌在支气管黏膜上生长,葡萄球菌和其他病原体可在植入的医疗器械上生长,牙科病原体在牙齿表面生长形成菌斑,这几个微生物导致生物膜生长的例子均与人类疾病密切相关。许多其他病原体在体外生长过程中也会形成生物膜。人们越来越认识到,生物膜的形成可能是宿主外微生物存活的一个重要因素,它有利于微生物的毒力和疾病的诱导,促进微生物向其他易感个体传播。

逃避先天性宿主防御

由于微生物与黏膜/上皮表面不断相互作用,多细胞宿主自出现以来有多种先天性表面防御机制,能够感知病原体的存在并消灭它们。皮肤呈酸性,可产生对许多微生物而言有毒的脂肪酸。葡萄球菌等皮肤病原体必须能耐受这些不利条件。黏膜表面覆盖着一层由厚黏液层组成的屏障,通过黏液纤毛清除、咳嗽和排尿等过程将微生物截留并促使其从体内运输出去。黏液、唾液和眼泪中含有溶菌酶和抗菌肽等抗菌因子以及干扰素等抗病毒因子。胃酸和胆盐对许多摄入的病原体生存是有害的,大多数黏膜表面,特别是鼻咽部、阴道和胃肠道含有共生菌群,这些共生菌群干扰了病原体定植和感染宿主的能力。核酸测序可对微生物群中大量共生生物体进行广泛的鉴定和特征描述。除了对黏膜定植发挥作用外,正常微生物群影响着免疫系统的正常发育、先天性和获得性免疫各成分的成熟和分化。

存活于局部抗菌因子的病原体必须与宿主内吞、吞噬和炎症反应以及决定病原体存活和生长程度的宿主遗传因子相抗衡。可影响宿主易感性和抗感染性的变异基因(通常是单核苷酸多态性)列表正在不断扩大。一个经典例子是 HIV-1 中趋化因子受体 5(chemokine receptor 5,CCR5)基因发生 32 bp 的缺失且为纯合状态时,会对 HIV-1 感染产生高水平抵抗。进入皮肤或黏膜上皮细胞的病毒生长可受到多种宿主遗传因素(包括干扰素的产生、病毒进入受体的调节以及与年

龄和激素相关的易感性因素)、营养状况甚至吸烟和锻炼等个人习惯的限制。

上皮细胞的防御机制

在过去的20年里,许多病原体已被证实可进入上皮细胞(图2-2);它们主要通过特殊表面结构与受体结合,并随之内化。然而,对于大多数病原体而言,这个过程在感染和疾病中的确切作用和重要性还没有得到很好的界定。例如,志贺菌进入上皮细胞是引起痢疾的重要原因。

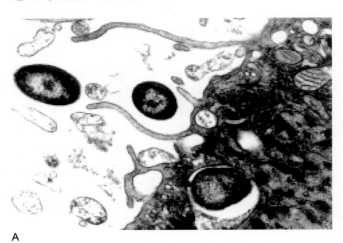

A

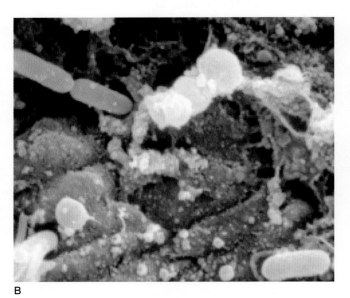

B

图2-2　**细菌进入上皮细胞。** A. 表达野生型包囊纤维化跨膜传导调节因子的气道上皮细胞内化铜绿假单胞菌。B. 小鼠鼻腔内接种后,铜绿假单胞菌进入小鼠气管上皮细胞。

奇怪的是,许多低毒力的病原菌株比高毒力的菌株更容易进入上皮细胞。例如,缺乏表面多糖包膜的病原体可引起严重的疾病。因此,对于流感嗜血杆菌、肺炎链球菌、无乳酸链球菌(B组链球菌)和化脓性链球菌,缺乏包膜的等基因突变体比引起播散性疾病的野生型有包膜亲本更容易进入上皮细胞。这些观察结果表明,上皮细胞的进入可能主要是宿主防御的表现,通过含有内化细菌的上皮细胞脱落和启动保护

性、非致病性炎症反应而清除细菌。然而,这一过程可能导致的结果是上皮细胞中开放一个孔,允许未被消化的微生物进入黏膜下层。这种情况已在鼠肠溶性血清型斑疹伤寒感染和实验性致病大肠埃希菌感染膀胱中得到了验证。在后一种系统中,细菌菌毛介导的尿路斑块蛋白附着诱导细胞脱落。随后,由侵入膀胱浅表上皮的残余细菌引起感染,并在膀胱浅表上皮形成生物膜状团块,包裹在富含多糖的细胞外基质中,并被尿路斑块蛋白包围。这种生长方式产生的结构被称为细菌荚。在细菌接种量较低时,上皮细胞的摄入和亚临床炎症可能是消除病原体的有效手段;而在较高接种量下,部分存活的细菌通过受损的黏膜表面进入宿主组织并繁殖,导致疾病。另外,上皮细胞对病原体的清除失败也可能导致其在黏膜表面存活,如果逃避了其他宿主防御,它将繁殖并引起局部感染。如上所述,铜绿假单胞菌通过 CFTR 蛋白(囊性纤维化重症病例中缺失这种蛋白或其无功能)沿着这些路径进入上皮细胞。这种疾病的主要临床结局是 80%~90% 的慢性患者气道表面感染铜绿假单胞菌。呼吸道上皮细胞不能通过调节适当的炎症反应摄取并促进铜绿假单胞菌清除,已被证实是导致囊性纤维化患者对慢性气道感染高敏的关键原因。

巨噬细胞的防御机制

吞噬与炎症· 对微生物的吞噬是宿主主要的先天防御机制,它限制了病原体的生长和传播。吞噬细胞在感染部位迅速出现,同时引起炎症。大多数微生物致病的能力有限的原因之一是固定的组织巨噬细胞和移行巨噬细胞对微生物的摄取。在血液(甘露糖结合凝集素)、肺(表面活性剂蛋白 A 和 D)以及其他组织中发现了一个被称为集合蛋白、可溶性防御胶原或模式识别分子的分子家族,其可与微生物表面的碳水化合物结合以促进吞噬细胞清除病原体。细菌病原体主要通过中性粒细胞摄入,而嗜酸性粒细胞多见于原生动物或多细胞寄生虫引起的感染。根据定义,感染成功的病原体必须避免被专门的吞噬细胞清除。细菌和新型隐球菌病原体采用的抗吞噬策略是产生大分子量的表面多糖抗原,通常以包裹细胞表面的荚膜形式存在。大多数病原菌可产生这种抗吞噬荚膜。A 组链球菌和炭疽杆菌的蛋白质或多肽有时也可形成荚膜样包衣。

由于组织中局部吞噬细胞的激活是引起炎症反应和额外吞噬细胞迁移至感染部位的关键步骤,因此引起炎症的微生物因素得到了广泛关注。这些通常对微生物生存至关重要的保守因子被称为病原体相关分子模式(pathogen-associated molecular patterns,PAMP)。微生物与吞噬细胞接触的细胞反应主要受引起炎症的微生物 PAMP 结构控制,对这些细菌病原体结构的详细了解有助于我们理解宿主细胞分子(如 TLR)活化和介导的微生物致病机制(图2-3)。目前研究最好的体系之一包括革兰阴性菌的脂多糖与吞噬细胞(包括移行、组织固定巨噬细胞和中性粒细胞)表面的 GPI 锚定膜蛋白 CD14 的相互作用。血浆和黏膜表面也发现 CD14 的可溶形式。一种血浆蛋白——脂多糖结合蛋白,可将脂多糖转移

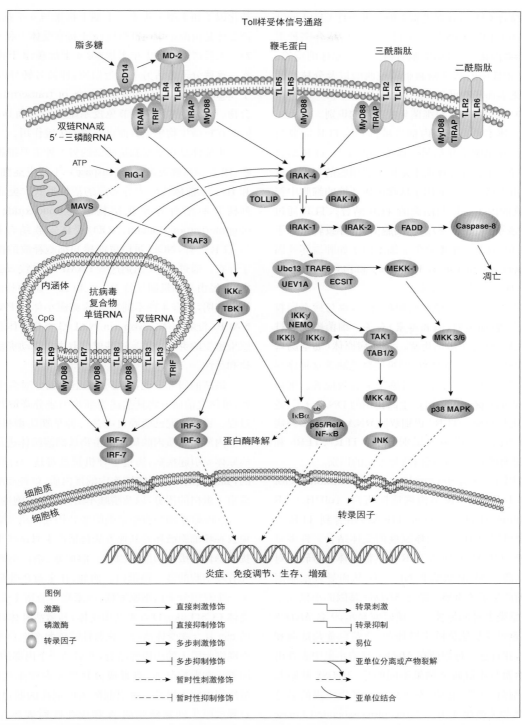

图 2-3 **炎症细胞因子对微生物产物应答的细胞信号转导通路**。微生物细胞表面成分与 Toll 样受体（TLR）相互作用，有时需要额外因素（如 MD-2），便于通过 TLR4 对脂多糖应答。尽管这些成分可与细胞表面的 TLR 相互作用，细菌被吸附时这些胞外富含亮氨酸结构域的 TLR 将被固定在吞噬体腔内。内化的 TLR 可以与微生物产物结合。TLR 寡聚化，通常形成同源二聚体，然后通过 C 端 Toll/IL-1R（TIR）结构域结合到总结合蛋白 MyD88，该结构域也可结合到 TIRAP（包含结合蛋白的 TIR 结构域）并参与 TLR1、2、4 和 6 信号转导。MyD88/TIRAP 复合物激活信号转导分子，如 IRAK-4（IL-1RC 相关激酶 4），进而激活 IRAK-1。这种激活方式可以被 IRAK-M 和 Toll 相互作用蛋白（TOLLIP）阻断。IRAK-1 激活 TRAF6（肿瘤坏死因子受体相关因子 6）、TAK1（转化生长因子 β 激活激酶 1）和 TAB1/2（TAK1 结合蛋白 1/2）。这种信号复合物与泛素结合酶 Ubc13 和 Ubc 样蛋白 UEV1A 结合，催化多泛素链上 TRAF6 的形成。多泛素链上 TRAF6 激活 TAK1 与 TAB1/2（一种通过保守的锌指域结合多泛素链中赖氨酸残基 63 的蛋白质），并磷酸化诱导激酶复合物：IKKα、IKKβ 及 IKKγ。IKKγ 也被称为核因子 κB 必需调节剂。该复合物磷酸化了 NF-κB、IκBα 的抑制成分，导致 IκBα 从 NF-κB 释放。磷酸化的 IκB 随后被泛素化和降解，NF-κB 的两个成分（p50/Rel，p65）转移到细胞核并编码炎症蛋白的靶基因调节转录位点结合。除了诱导 NF-κB 易位外，TAK1 与 TAB1/2 复合物还激活了 MKK 4/7 和 MKK 3/6 等 MAP 激酶转录子，从而导致 AP1 等转录因子的核易位。TLR4 还可以通过 MyD88 独立的 TRIF（包含 TIR 结构域的适配器诱导 IFN-β）和 TRAM（t TRIF 相关适配器分子）转录因子激活 NF-κB 核易位。细胞内 TLRs 3、7、8 和 9 通过 MyD88 和 TRIF 激活 IFN 反应因子 3 和 7（IRF-3 和 IRF-7），后者也在细胞核中起转录的作用［通路图复制自：Cell Signaling Technology，Inc.（www.cellsignal.com）］。

至骨髓细胞膜结合 CD14,并促进脂多糖与可溶性 CD14 的结合。可溶性 CD14/LPS/LPS 结合蛋白复合物可结合多种类型细胞,并可能被内化,以启动细胞对微生物病原体的应答。结果表明,革兰阳性菌的肽聚糖和脂磷酰肌酸以及分枝杆菌和螺旋体的细胞表面产物可与 CD14 相互作用(图 2 - 3)。其他分子,如 MD - 2 也参与了对细菌炎症激活的识别。

GPI 锚定受体不具有细胞内信号域;因此,TLR 需要与脂多糖结合而传递细胞活化信号。微生物因子与 TLR 结合并激活信号转导发生在吞噬体而不是树突状细胞的表面。这种结合可能是由于微生物表面因子从噬菌体环境的细胞中释放出来,被释放的因子可以与同源的 TLR 结合。TLR 通过一系列信号转导分子(图 2 - 3)启动细胞活化,导致转录因子 NF - κB 的核易位,这是产生重要炎症细胞因子如肿瘤坏死因子 α(tumor necrosis factor α,TNF - α)和白细胞介素 1(interleukin 1,IL - 1)的关键开关。

炎症的发生不仅与脂多糖和肽聚糖有关,也与病毒颗粒和其他微生物产物(如多糖、酶和毒素)有关。细菌鞭毛通过保守序列与 TLR5 结合而激活炎症。一些病原体(如空肠弯曲杆菌、幽门螺杆菌和巴尔通体杆菌)可使鞭毛缺乏这种序列而不与 TLR5 结合,从而阻止宿主对感染的有效应答。细菌若含有非甲基化的 CpG 残基,可产生高比例的 DNA 分子,通过 TLR9 激活炎症反应。TLR3 识别双链 RNA——由多种病毒在其复制周期内产生的模式识别分子。TLR1、TLR6 和 TLR2 主要促进对酰化微生物蛋白质和多肽的识别。

髓系分化因子 88 分子(myeloid differentiation factor 88,MyD88)和 Toll/IL - 1R 结构域适配蛋白(Toll/IL - 1R domain-containing adapter protein,TIRAP)结合到 TLR 的胞质结构域,也可以与 IL - 1 受体家族的受体结合。许多研究表明,MyD88/TIRAP 介导的 TLR 和其他受体信号转导对先天性抗感染、激活 MAP 激酶和 NF - κB,从而导致细胞因子/趋化因子的产生至关重要。缺乏 *MyD88* 基因的小鼠比正常小鼠更容易感染多种病原体。一项研究显示,9 名 *MyD88* 基因缺陷的儿童可反复感染肺炎链球菌、金黄色葡萄球菌和铜绿假单胞菌,并且这三种细菌在 *MyD88* 缺陷小鼠中表现出更强的毒性;然而与小鼠研究结果不同的是,*MyD88* 缺陷儿童似乎对其他细菌、病毒、真菌、寄生虫没有产生更强的易感性。IL - 1 受体相关激酶 4(IL - 1 receptor-associated kinase 4,IRAK - 4)是另一个依赖 MyD88 信号通路的复合物。个体若缺乏编码这种蛋白的纯合基因,其感染肺炎链球菌、金黄色葡萄球菌和铜绿假单胞菌的风险较高。

除了依赖 MyD88 介导的信号传导外,一些 TLR(例如,TLR3 和 TLR4)还可以通过 β 干扰素 TIR 结构域衔接蛋白(TIR domain-containing, adapter-inducing IFN - β,TRIF)和 TRIF 相关适配器分子(TRIF-related adapter molecule,TRAM)等非依赖 MyD88 途径激活信号转导。通过 TRIF 和 TRAM 信号转导途径激活和产生依赖 NF - κB 的细胞因子/

趋化因子和 I 型干扰素。I 型干扰素与 α 干扰素受体结合,该受体是由两条蛋白链组成(α 干扰素受体 1 和 α 干扰素受体 2)。人类产生三种 I 型干扰素:α 干扰素、β 干扰素和 γ 干扰素。这些分子激活另一类蛋白质,即信号转导及转录激活因子(signal transducer and activator of transcription,STAT)复合物。STAT 因子在调节免疫系统基因方面具有重要作用,同时在抗微生物感染方面也发挥着关键作用。

炎症体是宿主细胞抗感染的另一种主要细胞内蛋白复合物(图 2 - 4),胱天蛋白酶(caspase) - 1 将炎症细胞因子 IL - 1 和 IL - 18 前体转变为分泌前的活性形式。炎症小体是一系列核苷酸结合寡聚化结构域样(nucleotide binding and oligomerization domain,NOD)受体家族结合补充蛋白质。与 TLR 一样,NOD 蛋白也能感知细胞释放的微生物保守因子存在。通过 NLR 识别这些 PAMP 可导致 caspase - 1 的激活,并经由未知机制导致 IL - 1 和 IL - 18 的分泌。对小鼠的研究表明,共有 4 种不同成分的炎症小体:IPAF 炎症小体、NALP1 炎症小体、cryopyrin/NALP3 炎症小体和假鼻疽杆菌感染触发的炎症小体。这些成分取决于驱动炎症刺激物的结构和活性。

最新的研究发现,自噬是细胞内成分对微生物感染的应答,虽然之前研究将其描述为细胞内成分降解和循环利用的过程。目前研究已明确自噬是一种早期防御机制,它主要将液泡内或细胞质内的病原微生物送到溶酶体进行降解。如果病原体要引起疾病,通过多种机制逃避这一过程是至关重要的,如志贺菌抑制自噬液泡内的蛋白质,单核细胞李斯特菌掩盖宿主蛋白的招募,以及嗜肺军团菌抑制液泡的形成。

病原微生物与吞噬细胞的额外相互作用 · 病原微生物避免被吞噬细胞破坏的其他方法包括产生对这些细胞有毒或干扰其趋化和摄取功能的因子。溶血素、杀白细胞素等是能杀死吞噬细胞的微生物蛋白。例如,在金黄色葡萄球菌中发现了一个双组分杀白细胞素家族,该家族可与宿主受体如 HIV 共受体 CC5(Luke/D 毒素共用受体)和激活补体(lukF/S 共用)的 c5a 复合物受体结合。化脓性链球菌产生 O 型溶血素可与吞噬细胞膜上的胆固醇结合,并启动一个内部的去颗粒过程,随着正常颗粒分离,有毒成分释放至吞噬细胞的细胞质中。溶组织内阿米巴是一种引起阿米巴痢疾的肠道原生动物,通过释放原生动物磷脂酶 A 和成孔肽而破坏吞噬细胞的细胞膜。

微生物在吞噬细胞内的生存 · 许多病原微生物被吞噬细胞(特别是巨噬细胞)摄入后使用多种策略生存。抑制吞噬泡(吞噬体)与含有抗菌物质(溶酶体)的溶酶体颗粒融合,可使结核分枝杆菌、伤寒肠杆菌和弓形虫在巨噬细胞内存活。一些病原体,如单核李斯特菌可逃避至吞噬细胞的细胞质中生长,并最终扩散到其他细胞。抗巨噬细胞内杀灭和随后的生长对疱疹病毒、麻疹病毒、痘病毒、沙门菌、耶尔森菌、军团菌、分枝杆菌、锥虫、诺卡菌、组织胞浆菌、弓形虫和立克次体的成

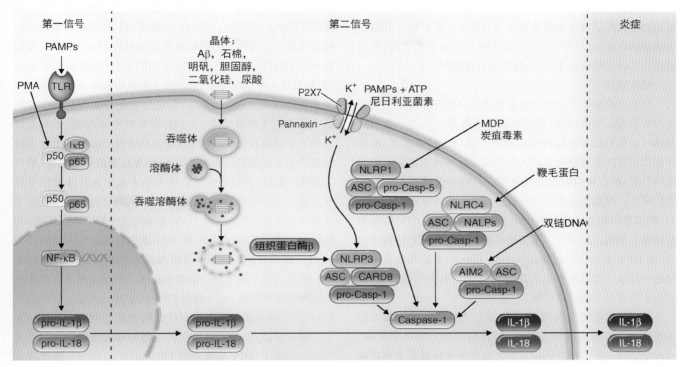

图 2-4　炎症小体。蛋白质的核苷酸结合寡聚化域样受体(NLR)家族参与先天免疫反应的调节。这些蛋白质感应胞质溶胶中的病原体相关分子模式(PAMP)以及被称为损伤相关分子模式(DAMP)的宿主衍生信号。某些 NLR 诱导大型胱天蛋白酶-1 激活复合物(又称炎症小体)的组装。通过自身蛋白水解成熟激活胱天蛋白酶-1 导致促炎细胞因子白细胞介素 1β(IL-1β)和 IL-18 的加工和分泌。到目前为止,已经鉴定出 4 种炎症小体,并由它们所含的 NLR 蛋白进行定义:NLRP1/NALP1B 炎症小体、NLRC4/IPAF 炎症小体、NLRP3/NALP3 炎症小体以及含有 AIM2 的炎症小体(黑色素瘤 2 中不存在)(通路图经 Invivogen 许可复制自:www.invivogen.com/review-inflammasome)。

功感染至关重要。沙门菌属使用一个主调控系统——*PHoP/PHoQ* 基因调控其他基因进入细胞,并通过改变细胞包膜脂多糖结构在细胞内存活。

■ **组织浸润与组织嗜性**

组织浸润

大多数病毒性病原体通过皮肤或黏膜部位进入并复制而引起疾病,但有些病原体可从最初感染部位播散至深部组织。病毒可通过神经(狂犬病病毒)、血浆(小 RNA 病毒)或迁移血细胞(脊髓灰质炎病毒、Epstein-Barr 病毒和许多其他病毒)侵袭。特定的病毒基因决定了单个病毒株的传播路径和方式。

细菌可通过上皮细胞的细胞内摄取、穿过上皮细胞连接处或穿透裸露的上皮表面,侵入至更深的黏膜组织层。在致病性志贺菌菌株和侵袭性大肠埃希菌菌株中,外膜蛋白对上皮细胞侵袭和细菌增殖至关重要。奈瑟菌和嗜血杆菌在扩散到血流前通过不太清楚的机制穿透黏膜细胞。葡萄球菌和链球菌产生各种细胞外酶,如透明质酸酶、脂肪酶、核酸酶和溶血素。这些酶在分解细胞和基质结构,以及允许细菌进入深部组织和血液时起着重要作用。例如,葡萄球菌 α 溶血素与 α 去整合素和金属蛋白酶 10(A-disintegrin and metalloprotease 10,ADAM-10)受体结合,导致内皮细胞损伤和血管屏障功能的破坏,这对金黄色葡萄球菌从最初感染部位播散到全身

至关重要。寄生在胃肠道的微生物通常会通过黏膜转移到血液中,在宿主防御能力不足的情况下引起菌血症。小肠结肠炎耶尔森菌可通过激活侵袭蛋白进入黏膜。含有锚定在黏膜表面上层细胞层粘连蛋白和胶原蛋白等复杂结构的基底膜经常遭到破坏。许多微生物可以表达识别粘连基质分子的微生物表面成分(microbial surface components recognizing adhesive matrix molecules,MSCRAMM)。这些 MSCRAMM 促进细菌附着于宿主细胞外基质,如层粘连蛋白、胶原和纤维连接蛋白。其他微生物蛋白酶,连同宿主自身表面结合型纤溶酶原和宿主基质金属蛋白酶,结合起来降解细胞外基质并促进微生物传播。一些细菌(如布鲁菌)可以被吞噬细胞从黏膜部位携带至远处,因为吞噬细胞只能摄取但不能杀死细菌。

真菌病原体主要利用宿主免疫抑制的特点向深部组织进行血源性播散。艾滋病的流行充分说明了这一原则:许多艾滋病患者由于免疫缺陷使得致命性真菌感染在肺部、血液和大脑快速进展。除了新生隐球菌荚膜外,很难在感染组织中找到与侵袭有关的特异性真菌抗原。在宿主体内传播时,真菌病原体和原生动物病原体(如疟原虫属和溶组织内阿米巴)都发生了形态学变化。白念珠菌可发生酵母-菌丝转化:渗入组织黏膜屏障则为菌丝形态,渗入组织上皮细胞表面及菌丝顶端则为酵母形态。疟原虫以裂殖子的形式在肝细胞中生长,并通过进入血液而入侵红细胞,成为滋养体。溶组织内阿

米巴通过肠腔进入宿主并存在包囊和滋养体两种形式,但只有原虫形式可以发生全身播散并导致阿米巴肝脓肿。其他原生动物病原体,如弓形虫、蓝氏贾第鞭毛虫和隐孢子虫,在初始感染后经多种形态学改变,传播至其他组织。

组织嗜性

早期细菌学研究已经知道某些微生物具有通过感染特定组织而引起疾病的倾向,通过病毒病原体而非其他感染病病原体可以更好地理解这种倾向的分子基础。特定受体-配体相互作用显然是某些病毒进入组织内细胞并破坏正常组织功能的基础,但在靶向组织上仅存有一种病毒受体不足以解释组织嗜性。细胞中的因子、病毒进入途径、病毒穿透细胞的能力、调节基因表达的病毒遗传因子以及病毒在组织中传播的途径都会影响组织嗜性。某些病毒基因只在特定靶细胞中转录,如 HBV 基因在肝细胞、Epstein‑Barr 病毒基因在 B 淋巴细胞中转录。脊髓灰质炎病毒的接种途径决定其神经嗜性,但尚不清楚其中的分子机制。

与病毒组织嗜性相比,细菌和寄生虫感染的组织嗜性尚未得到明确的描述,但一些对奈瑟菌属的研究提供了见解。两种奈瑟菌——定植并感染人类生殖道的淋病奈瑟菌和在鼻咽部定植而感染人类大脑的脑膜炎奈瑟菌,均可产生 IV 型菌毛介导宿主组织的黏附。淋病奈瑟菌 IV 型菌毛与宫颈和尿道细胞表面含有黏附素的氨基葡萄糖半乳糖结合;脑膜炎奈瑟菌 IV 型菌毛结合在人脑膜细胞上,从而穿过血脑屏障。虽然脑膜炎奈瑟菌可表达包膜多糖而淋病奈瑟菌不表达相关产物,然而没有迹象表明这一特性影响这两种细菌的组织嗜性。淋病奈瑟菌可利用宿主组织中的单磷酸胞苷 N‑乙酰神经氨酸,将 N‑乙酰神经氨酸(唾液酸)添加到其脂多糖 O 侧链中,使其对宿主防御产生抵抗。乳酸存在于生殖器黏膜表面,刺激淋病奈瑟菌脂多糖的唾液酸化。脑膜炎奈瑟菌、大肠埃希菌 K1 和 B 组链球菌等荚膜中含有唾液酸糖的细菌可引起脑膜炎,但也存在例外情况。例如,所有已知血清型的 B 组链球菌荚膜中都含有唾液酸,但大多数 B 组链球菌性脑膜炎病例仅由一种 III 型血清型引起。此外,流感嗜血杆菌和肺炎链球菌也容易引起脑膜炎,但这些微生物的荚膜中没有唾液酸。

组织损伤和疾病

疾病是一种由组织入侵和破坏、毒素合成和宿主反应所引起的复杂现象。病毒通过对宿主细胞施加病变作用和抑制宿主防御而引起大多数损伤。细菌、真菌和寄生虫在组织中的生长(可能伴随或不伴随毒素的合成),会损害组织功能并导致疾病。对于某些细菌或真菌性病原体,毒素的产生是其发病机制中最具特征的分子机制之一,而宿主因素如 IL‑1、TNF‑α、激肽、炎症蛋白、补体激活产物、花生四烯酸代谢产物(白三烯)和细胞脱颗粒(组胺)等也影响疾病的严重程度。

病毒性疾病

病毒病原体通过多种机制抑制宿主的免疫反应。减少大多数主要组织相容性复合物分子(腺病毒 E3 蛋白)的产生、减少细胞毒性 T 细胞对病毒感染细胞的识别(Epstein‑Barr 病毒的 EBNA1 抗原和巨细胞病毒 IE 蛋白)、产生病毒编码的补体受体蛋白以保护受感染细胞免受补体介导的溶解(疱疹病毒和牛痘病毒)、产生抗干扰素作用的蛋白(流感病毒和痘病毒)以及产生超抗原样蛋白(小鼠乳腺肿瘤病毒及其相关逆转录病毒和狂犬病病毒核衣壳)均会影响免疫应答。超抗原激活大量表达 T 细胞受体 β 蛋白特殊亚群的 T 细胞,导致大量细胞因子释放和随后的宿主反应。病毒毒力的另一个分子机制是产生宿主细胞的肽生长因子,破坏正常的细胞生长、增殖和分化。此外,病毒因子可以结合并干扰宿主受体的信号分子功能。病毒感染期间细胞因子产生的调节可通过细胞因子受体刺激细胞内的病毒生长,病毒编码的细胞因子同系物(如 Epstein‑Barr 病毒编码的 BCRF1 蛋白与具有免疫抑制功能的 IL‑10 分子高度同源)可能阻止免疫介导的病毒颗粒清除。病毒可以不破坏神经细胞而只通过干扰神经递质水平来引起神经细胞疾病,或者通过诱导程序性细胞死亡(凋亡)而破坏组织,或抑制细胞凋亡而使细胞长期受到病毒感染。为了使感染播散,许多病毒必须从细胞中释放出来。在一个新发现的功能中,HIV 病毒蛋白 U(Vpu)促进病毒的释放且该过程限定于特定细胞中。哺乳动物细胞产生一种参与抑制病毒释放的限制因子;对于 HIV,该因子被命名为骨髓基质抗原 2(bone marrow stromal antigen 2,BST‑2)/HM1.24/CD317 或 tetherin。HIV 病毒蛋白 U 与 tetherin 相互作用,促进病毒的释放。总的来说,病毒感染、复制和释放而破坏正常的细胞和组织功能,导致临床疾病。

细菌毒素

首先要明确,感染病是由产毒素的细菌引起的。白喉、肉毒杆菌中毒和破伤风分别与白喉棒状杆菌、肉毒梭菌和破伤风梭菌引起的局部感染有关。艰难梭菌是一种厌氧的革兰阳性微生物,具有两种毒素:A 和 B。肠道内艰难梭菌数量增加时导致肠黏膜破裂,引起抗生素相关腹泻,并可能导致假膜性结肠炎。大肠埃希菌、沙门菌、志贺菌、葡萄球菌和霍乱弧菌产生的肠毒素会导致相关腹泻。葡萄球菌、链球菌、铜绿假单胞菌和博德特菌可产生引起疾病的各种毒素,包括中毒休克综合征毒素 1,红斑毒素,外毒素 A、S、T 和 U,以及百日咳毒素。许多细菌毒素(如霍乱毒素、百日咳毒素、大肠埃希菌耐热毒素和铜绿假单胞菌外毒素)具有腺苷二磷酸核糖转移酶活性;也就是说,毒素酶催化烟酰胺腺嘌呤二磷酸腺苷核糖基部分转移到靶蛋白并使其失活。葡萄球菌肠毒素、中毒休克综合征毒素 1 和链球菌化脓性外毒素作为超抗原刺激特定 T 细胞增殖而发挥作用,此过程不通过抗原呈递细胞处理蛋白毒素。这一过程涉及刺激抗原呈递细胞产生 IL‑1 和 TNF‑α,这一特征与中毒性休克综合征和猩红热等多种临床疾病有关。许多革兰阴性致病菌(如沙门菌、耶尔森菌和铜绿假单胞菌)可以通过一组复杂的蛋白质(统称为 III 型分泌系统)直接将毒素注入宿主靶细胞。毒力系统若丧失或失活将极大地降低病原体的致病能力。

内毒素

部分革兰阴性细菌的脂多糖具有强大的生物学活性,可引起革兰阴性细菌性败血症和发热、肌肉蛋白水解、血管内凝血和休克等临床表现。脂类 A 的作用为脂多糖与 CD14 结合并通过 TLR(特别是 TLR4)介导的信号转导产生有效的细胞因子。细胞因子通过对下丘脑的作用而表现有效的低温活性;它们还增加血管通透性,改变内皮细胞的活性,并诱导内皮细胞促凝活性。许多旨在中和内毒素的治疗策略不断被研发,但迄今为止无满意结果。有研究认为,导致失败的可能为小鼠和人类对内毒素等的炎症反应存在实质性差异,因此,小鼠感染模型中开发的药物可能不适用于人类的炎症反应。

侵袭

许多疾病通常主要由生长在无菌组织部位的病原体引起。肺炎链球菌性肺炎主要是由肺炎链球菌在肺部生长和伴随的宿主炎症反应所致,尽管一些特定因素(如溶血素可加重炎症反应)可能是肺炎链球菌的潜在致病因子。血流感染和由脑膜炎链球菌、流感嗜血杆菌、大肠埃希菌 K1 和 B 组链球菌等脑膜炎致病菌引起的疾病提示这些微生物具有路径进入这些组织,在它们中繁殖并激活细胞因子的产生,导致宿主组织损伤性炎症。

真菌和原生动物病原体侵袭组织的具体分子机制尚未完全明确。除了一些研究指出新型隐球菌的荚膜和黑色素以及某些致病真菌细胞壁的葡聚糖含量较高外,真菌感染和侵袭的分子机制尚未完全明确。黑色素被证实能保护真菌细胞避免吞噬细胞因子,如一氧化氮、超氧化物和次氯酸盐等引起的死亡。而形态变异和产蛋白酶(如念珠菌天门冬氨酸蛋白酶)则与真菌侵袭宿主组织有关。

如果病原体要有效地侵入宿主组织(尤其是血液),它们必须能避免以补体和吞噬细胞为代表的宿主防御。细菌主要通过其表面多糖(荚膜多糖或长链 O 抗原,革兰阴性菌光滑脂多糖的特性)来逃避这些防御。这些分子可以阻止补体 opsonins 的活化和沉积,或可以限制吞噬细胞与补体 opsonins 受体对这些分子的访问。某些微生物通过分子模拟将自身抗原表现为荚膜,这可能是微生物毒力的另一个潜在机制。例如,B 组脑膜炎奈瑟菌的多唾液酸荚膜化学成分与人脑细胞中发现的一种低聚糖相同。

对荚膜多糖的免疫化学研究加深了对几种单糖结合所产生的化学多样性的认知。例如,3 个己糖可以结合 300 多种血清型,而 3 个氨基酸只有 6 种可能的肽组合。荚膜多糖已被开发为有效疫苗来预防脑膜炎奈瑟菌性脑膜炎、肺炎链球菌和流感嗜血杆菌感染,且这种可表达无毒免疫原性荚膜多糖的微生物可能具有疫苗价值。此外,当荚膜的产生因基因因素中断时,大多数含荚膜的病原体变得几乎无毒;这一研究结果强调了荚膜结构在微生物致病中的作用。值得注意的是,荚膜表面多糖 PNAG 是大多数微生物共有的保守结构,然而大多数人和动物具有产生非保护性抗体的倾向,因而这并不是抗体介导免疫的良好靶位点。通过去除 N-乙酰葡糖胺单体上的乙酸取代基可改变 PNAG 的结构,产生去乙酰化 PNAG 这种免疫原性形式并可诱导产生抗体,保护动物免受多种病原微生物的侵害。

宿主应答

宿主的炎症反应对于感染进程的中断和发展至关重要,而且也与疾病的症状和体征密切相关。感染促进一系列复杂的宿主反应,包括补体、激肽和凝血途径。细胞因子如 IL-1、IL-18、TNF-α、IFN-γ 和部分受 NF-κB 转录因子调节的因子的产生,可导致发热、肌肉蛋白水解和其他效应。微生物若不能被有效杀死或控制,通常会因炎症和感染的进展而导致进一步的损伤。例如,在许多慢性感染中,宿主炎症细胞的脱颗粒可导致宿主蛋白酶、弹性蛋白酶、组胺和其他可降解宿主组织的有毒物质释放。任何组织中的慢性炎症都可能导致该组织的损伤,并导致与器官功能丧失相关的临床疾病,例如淋病奈瑟菌慢性感染引起的盆腔炎可导致不孕。

由病原体引起的宿主反应的特性通常决定特定感染的病理特点。局部炎症会造成局部组织损伤,而全身炎症,如败血症时出现的炎症,则会导致感染性休克的体征和症状。感染性休克的严重程度与宿主应答程度有关。胞内寄生虫可导致肉芽肿性病变,其中宿主试图将寄生虫隔离在由融合上皮细胞包围的纤维化病变内。特别是厌氧菌、葡萄球菌和链球菌等病原体会引起脓肿的形成,这很可能与其存在两性表面多糖有关,如脆弱类杆菌的荚膜多糖。感染的结局取决于消除病原体的宿主有效反应和与无法消除病原体时过度炎症反应之间的平衡,以及导致疾病的组织损伤之间的平衡。

■ 传播至新宿主

作为致病过程的一部分,大多数微生物可从宿主脱落出来,并对易感人群具有感染性。然而,即使受感染者病情很严重,其传播率也可能不高,因为这两者并不相关。大多数病原体通过同一途径进入:呼吸道病原体主要通过喷嚏、咳嗽产生的气溶胶或飞沫传播,胃肠道病原体经粪-口途径传播,性传播疾病经性行为传播,媒介生物通过经吸血而与载体直接接触或与环境来源(如水)的微生物间接接触而传播。促进传播的微生物因素不具有特异性特征。黏液分泌过多可促进呼吸道细胞的脱落,从而促发喷嚏和咳嗽。感染期间,霍乱毒素,大肠埃希菌不耐热毒素和志贺菌毒素等腹泻毒素可产生大量腹泻液,有利于这些致病菌通过粪-口途径进行传播。微生物产生变异表型以抵抗恶劣环境因素是与传播相关的另一种致病机制,如粪便中脱落的溶组织内阿米巴具有高抗性包囊。疟原虫等血液寄生虫在被蚊子摄入后会改变表型,这是其继续传播的先决条件。性传播病原体可能由于特定因子的产生而发生表型变异,以促进传播;但这些病原体脱落至环境时,不会导致感染病灶的形成。

■ 总结

总之,病原体定植、侵袭、感染和破坏宿主的分子机制是多种多样的。感染过程的每个阶段都涉及微生物和宿主的多种因素,它们以一种可能导致疾病的方式相互作用。认识到微生物从自然环境进入哺乳动物宿主时毒力因子表达的协调遗传调控强调了宿主-寄生相互作用的复杂性。幸运的是,感染和疾病的成功需要不同的因素,这意味着可以制订各种治疗策略来中断这一过程,从而预防和治疗微生物感染。

第 3 章
人体微生物组 | Chapter 3
The Human Microbiome

Jeffrey I. Gordon, Rob Knight · 著 | 缪青 · 译

检测人类基因组的技术颠覆了我们对体内定植微生物群落组成及功能的理解。人体内包括皮肤、鼻腔、口腔、呼吸道、胃肠道、阴道,都定植着具有相对特异性的微生物群落。了解我们的微生物群落及基因组信息,会改变我们对自我的认识,加深我们对生理、代谢、免疫功能以及个体差异性的理解。另外,此领域的研究能为一些微生物"触发"的疾病提供前所未有的见解,并且能提示新的治疗及预防措施。本章的关键短语见表 3-1。

我们是人类及微生物细胞的集合(holobionts),它们在人体内通过复杂的共生机制共同发挥功能。微生物群落细胞的总和超过人类自身细胞的 10 倍,一个健康的成年人包含 $10^5 \sim 10^6$ 个微生物基因,而人类基因数量则不足 20 000 个。我们的菌群成员有时互惠共生(比如,宿主及微生物双方获益),有时共生(一方获益,另一方无影响),有时如同潜在病原体(一方获益,另一方受害)。很多临床工作者认为病原体是导致宿主疾病的单一菌株或菌种。目前出现的生态学观点认为,病原体的入侵、出现、致病并不是独自完成的,而是与其他菌群共同作用的结果。一个更为流行的观点认为,菌群中的多种微生物共同作用,对宿主或环境产生致病力(致病群落)。

使用非培养方法研究微生物群落的组成特点,这是宏基因组学的主要范畴(表 3-1)。宏基因组结合了基因学的基础实验及计算机分析,从而对医学微生物学有了生态学方面的理解,也就是一个已知病原体的功能及对机体的影响依赖于同一群落中其他微生物的组成特点。传统的微生物学依赖于某一种病原体的培养,但是,宏基因组学跳过了这一步骤,而是对来自特定微生物群落的 DNA 进行分离及测序。得到的数据可用于功能性研究,如 RNA 及蛋白产物的分析,或代谢特征的分析。

在与人类健康相关的各种情况中,菌群如何发生变化,对

于相关问题,宏基因组学提供了思路。比如,出生后的菌群如何形成? 如何随着时间发挥特定功能,包括对各种变化刺激的调节反应功能? 为何器官、年龄、生理状态、生活方式、地理环境、性别等不同,菌群的特点也有所差异? 为何菌群随着疾病类型的变化而变化,这种变化是否有规律? 微生物组是否为疾病状态提供了新的分类方式? 更重要的是,菌群的结构及功能学特征是否是疾病的病因或结果?

对我们微生物组的分析也提出了基因学领域一个最基本的问题之一:环境是如何选择我们的基因并直接影响了它们的功能? 每个人在一生当中都会遇到一个特定的环境,部分环境被整合进人类微生物组及基因,因此,这些微生物组扩展了我们关于"人类"基因的概念。"人类"基因不只是出生时的一套特定的基因,受到家庭及生活经历的影响后,还形成了拥有额外基因的微生物组,赋予我们更多的能力,包括对饮食等可调节的生活选择。对我们微生物组的研究也提出了关于个人界定的重要问题:我们如何确定健康状况不一致及个体差异的根本原因。并且,疾病的预防及治疗可能会出现全新的方法,包括新药的出现,比如为菌群发育不足及功能不全的个体提供益生菌,或者为菌群受到外界影响而变化的个体提供缺失的成分以帮助其重建功能。

本章将全面概述如何分析人类菌群,介绍生态学原则以便我们理解健康及疾病状态的菌群,总结目前关于微生物组与疾病关系的研究,讨论将这些成果转化为新的治疗措施时所面临的挑战。

■ 用于人类菌群宏基因组分析的工具

地球上的生命分为三种(域):细菌、古生菌、真核生物。这三类生命体及病毒均定植于人体表面的暴露部分。在很大程度上,培养方法无法揭示微生物多样性,部分原因是我们不知道如何重新创造这些菌群的天然代谢环境,另一部分原因是有些微生物呈现优势生长。非培养方法可以直接鉴定菌群中

表 3–1　用于讨论人类微生物组的术语表	
术语	定义
非培养检测	一种不需要培养微生物而直接从环境样品中提取信息的分析方法
多样性(α 和 β)	α 多样性衡量在单个生境、地点或样本水平上物种(生物种类)的有效数量。β 多样性衡量的是不同生境、不同地点或不同样本的生物种类的数量差异
生命的域	地球上生命的三大分支：真核生物(包括人类)、细菌和古生菌
生态失调	由宿主微生物群落的结构和/或功能失常引起的任何有害状况
实验动物学	在无菌条件下饲养动物。这些动物随后可以在生命周期的不同阶段被确定的微生物群定植
共生功能体	由寄主及其所有内外共生体、基因库及功能组成的生物实体
人类微生物组	在生态学中，biome 指的是栖息地和其中的生物。从这个意义上说，人类微生物组将被定义为与人体相关的微生物的集合。然而，"微生物组"一词也用来指某一特定微生物群(见下文"微生物群")成员中存在的集体基因组和基因，而人类元基因组是人类基因组和微生物基因(微生物组)的总和。一个核心的人类微生物组被定义为所有或绝大多数的人类微生物群落在一个给定的身体栖息地共享的一切。微生物基因在不同的人身上有不同的表现形式，这可能导致不同的生理、代谢表型
宏基因组	这是一个新兴的领域，包括不依赖培养的微生物群落结构和功能的研究，以及这些群落与它们所占生境的相互作用。宏基因组学包括：① 直接从给定环境中分离的微生物 DNA 的鸟枪测序；② 从克隆群落 DNA 构建的表达文库的高通量筛选，以确定特定的功能，如抗生素耐药性(功能宏基因组学)。DNA 水平的分析为分析微生物组产生的 mRNA 和蛋白质提供了基础
微生物源示踪	微生物起源环境评估方法的集合。其中一种方法，SourceTracker，使用贝叶斯方法来识别每个细菌分类单元的起源，并估计由来自不同环境的细菌组成的每个群落的比例
微生物群	占据了给定的栖息地的一个微生物群落，包括细菌、古生菌、真核生物和病毒
泛基因组	基因组中的一组基因，它们组成一个给定的微生物系统类型，包括在所有基因组中发现的核心基因和在该系统类型的基因组子集中发现的可变代表基因
进化分析	描述生物体及其基因产物之间的进化关系
进化树	一种"树"，其中生物根据它们与假想的共同祖先的关系而被显示出来。当从分子序列构建时，分支长度与分离每个祖先-后代对应的进化变化量成正比
种系型	一群系统的微生物，目前通过小亚单位 RNA 基因间共享的阈值百分比来定义(例如，种水平≥97%)
主成分分析	一种基于被测实体的相似性/差异性来可视化多元数据的排序方法(例如，基于单压裂距离的细菌群落可视化；请参阅下面的"UniFrac 分析")
随机森林分析/机器学习	机器学习是一种方法的集合，它允许计算机在不完全依赖编程的情况下学习。随机森林是一种用于分类和回归的机器学习方法，在训练过程中使用多个决策树
稀释	一种采用子抽样的方法，用以评估给定样本或一组样本中存在的所有多样性是否已在给定的抽样深度上被观察到，并由此推断需要多少额外的抽样才能观察到所有的多样性
恢复性	群落在扰动后恢复其初始状态的能力
鸟枪测序	对大的 DNA 区域或区域集合进行测序的方法
演替(原生、次生)	演替(在生态环境中)指的是群落结构随时间的变化。原生演替描述了在新生境中发生的定植和灭绝的顺序。次生演替是指受扰动后群落结构的变化
UniFrac 分析	对两个群落之间系统发育差异的量度，计算为包含两个群落中所有生物体的系统发育树的未共享比例

存在的微生物以及相对定量关系。编码核糖体小亚基(small subunit, SSU)的主要 RNA 组分的基因可用于鉴定某种微生物及进化关系。在生命的各个领域，核糖体 SSU 是高度保守序列，通过准确聚集不同微生物的 SSU 基因，可以鉴定核酸的可变区域。对来自不同微生物 SSU 核糖体 RNA 基因的成对比较，可构建一个代表进化地图的系统发育树组成，此地图上以前未知的生物可以被分配在相应位置。这种方法被称为种系遗传学，依据各种微生物相互之间的距离远近进行归类。不同的基因型可视为进化树上的分支。

细菌的特征

因为细菌占我们微生物组的大多数，大部分研究通过对编码 16S rRNA 的 SSU 基因进行测序，从而定义栖息在体内的菌群。此类基因具有镶嵌结构，具有高度的保守区域，连接更多可变区域。定义细菌分类群最直接的方法是对菌群 16S rRNA 基因的聚合酶链反应(PCR)产物(扩增子)进行测序，针对保守区域进行 PCR 的扩增子可包含 9 个可变区域中的一个或多个区域。PCR 引物设计至关重要：针对不同可变区域的引物对结合不同的退火条件，可造成特定聚类的高表达或低表达,16S rRNA 基因的不同区域可以有不同的进化方式。因此,由于方法学差异可造成明显可感知到的聚类差异,在比较不同研究标本中各聚类的相对丰度时需格外谨慎。

一个关键的创新是多重测序。采集自每个微生物群落样本的扩增子通过唯一寡核苷酸编码融入 PCR 引物进行标记,拥有这些标记的扩增子可以汇在一起进行测序(图 3 - 1)。一个重要的选择是在样本的数量和每个样本序列产量之间权衡。个体之间的微生物的组成差异巨大,同一个体不同部位间的微生物组成亦有差异(见下文)。因此,区分菌群类型所需的 16S rRNA 序列数不到 1 000 个。但是,菌群构成与生理及疾病状态息息相关,并且由于大量个体间正常变异的存在,使得菌群的差异难以鉴定。

16S rRNA 基因测序为医学微生物学带来了一个挑战:如何系统及全面地定义每一群落中的各聚类单元,使得不同群落之间具有可比性。在各种生命类型中,微生物被分为门、纲、目、科、属、种。为了鉴定聚类单元,16S rRNA 序列根据它们的相似性进行归类——一种提取操作聚类单元(OTU)的过程。把来自可变区域的 16S rRNA 序列分类在各个"箱子"里,每个"箱子"里的核酸序列具有大于 97% 的相似性,这种定义尽管具有随意性,但是目前公认的定义菌种的方法。

除了 16S rRNA 之外,我们发现一个已知菌种的不同菌株具有相互重叠但不完全已知的基因序列。所有菌株的基因信息的集合代表了菌种水平的全基因组信息。大部分菌种都包含多种菌株,有时候功能方面差异很大(比如大肠埃希菌致病或共生)。各菌株基因组信息的不同反映了菌群中构成的

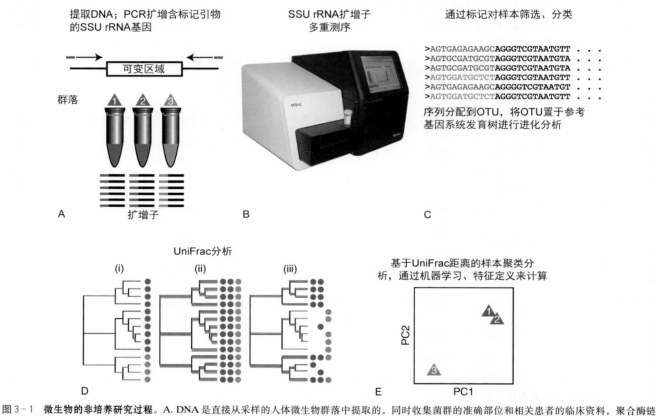

图 3 - 1　**微生物的非培养研究过程。**A. DNA 是直接从采样的人体微生物群落中提取的。同时收集菌群的准确部位和相关患者的临床资料。聚合酶链反应(PCR)用于扩增包含一个或多个可变区域的小亚基(SSU)rRNA 基因(例如编码细菌 16S rRNA 的基因)。设计带有样本特异性、错误纠正条码的引物来识别 16S rRNA 基因靶向可变区域侧面的保守区域。B. 来自多个样本(1～3 个群落)的标记扩增子汇集在一起,在高度平行的二代测序仪中分批测序。C. 对结果序列进行处理,条码表示序列的样本来源。在程序去除标记序列后,按照指定的相似级别对序列进行归类和分组,例如,具有≥97% 的核苷酸序列相似性的序列被视为代表一个物种。一旦序列以这种方式汇聚到 OTU 中,它们就被放置在保护所有已知细菌的系统发育树上,并推断出它们的系统发育信息。D. 群落可以通过两种方法进行比较,一种是基于分类的方法,不考虑系统发育,只对共享群的数量进行评分;另一种是基于进化的方法,考虑群落相似性成员的关系。通常使用的 UniFrac 指标进行基于进化的比较。在程式化的例子(i)、(ii)和(iii)中,显示不同程度的群落相似性。每个圆代表一个基于它的起源群落而着色的 OTU,并放置在包括所有群落谱系的主系统发育树上。分支(水平线)使用包含该分支成员的每个群落进行着色。这三个示例在每个群落的 OTU 之间共享的分支长度数量上有所不同。(i)中没有共享的分支长度,三个群落的相似度得分为 0。在(ii)中,群落是相同的,相似性得分为 1。在(iii)中,存在一个中级相似度:用红色和绿色表示的群落具有更多的分支长度,因此其相似度得分高于红色与蓝色或绿色与蓝色。每个成对群落比较中共享的分支长度的大小提供了一个距离矩阵。E. 基于分类单元或系统系的距离矩阵的结果可以通过主坐标分析(PCoA)显示,主坐标分析(PCoA)对每个群落进行空间绘制,使 x 轴(PC1)捕捉到最大的方差分量,y 轴(PC2)捕捉到第二大的方差分量。在所示的示例中,比较了来自 D 图的示例(iii)中的三个群落。注意,对于全群落 DNA 的鸟枪检测测序(微生物组分析),序列被与培养到并且已测的微生物基因组进行比较,和/或与各种分级功能分类数据库[例如《京都基因与基因组百科全书》(KEGG)]中注释的基因进行比较。然后,可以根据微生物群落中功能团的分布情况(类似于分类方法或基于 16S rRNA 的比较方法)对群落进行比较,并利用 PCoA 绘制结果。

不同,以及相同或不同定植区域间选择压力的不同。微生物组间基因的水平传播(由质粒、吞噬或其他机制介导)是这种菌株水平间变异的主要原因。

菌株水平多样性在菌群的个体差异及适应性方面是非常重要的概念。比如,我们的胃肠道菌群暴露在摄入多种复杂物质的环境中,为了适应变化的环境,不是依赖某一菌株来填补及发挥功能,而是通过保持菌株多样性来应对。不同环境的生态学研究表明,草地、森林、礁石等环境中,多样性与适应外界及自身重建的水平呈正相关,微生物生态亦是如此。在研究某一菌种影响人体的机制时,检测菌株信息很重要,菌株多样性对发现及改进新一代益生菌的研究具有深远影响,可用于保健或治疗。

古菌和真核生物的鉴定

基于 SSU rRNA 的基因测序大部分聚焦于细菌,但是,在筛查“什么”定植于人体的过程中,必须包括另外两类生命:古菌及真核生物。Carl Woese 于 1977 年最早发现古菌及细菌 16S rRNA 的差异,并将两者区分开来。对人体菌群中古菌的研究远不如细菌详细,部分原因是特异性针对古菌保守区域的 PCR 引物不够优化。古菌的鉴定对我们研究微生物组的功能很重要。比如,菌群分解多糖(地球上最复杂的生物聚合物)面临的主要挑战是在最大产能过程中保持氧化还原平衡。许多微生物物种都有分支发酵途径,使它们能够处理再生当量(例如,通过生产高效能的 H_2)。然而,需说明的是,氢必须被除去,否则它将抑制吡啶核苷酸的再氧化。因此,消耗氢(氢营养)菌种是最大限度地提高最初发酵热量提取能力的关键。

在人类肠道中,氢基因营养包括一组系统遗传学上不同的细菌乙酰原,一组更有限的产生硫化氢的硫酸盐还原细菌,一种产甲烷的古生菌(产甲烷菌),古生菌可以代表某些人类粪便中多达 10% 的厌氧菌。然而,健康个体肠道菌群的古菌多样性程度似乎较低。

针对真核生物 SSU 基因(18S rRNA)以及 rRNA 操作子内部转录间隔区域的 PCR 引物设计的挑战,也使对真核生物多样性的独立培养研究陷入困境。对生活在有着不同文化传统、地理特征和地理位置的国家的健康成人进行的宏基因学研究表明,真核生物多样性程度低于细菌多样性程度。肠道比其他任何身体栖息地都含有更多的微生物,生活在西方社会的个体中的真菌比例明显低于生活在非西方社会的个体中的。最丰富的真菌序列属于子囊菌门和微孢子虫。子囊菌门和担子菌门似乎是相互排斥的,念珠菌的存在尤其与最近碳水化合物的消耗有关。

阐明病毒动力学

病毒是地球上最丰富的生物实体。在大多数环境中,病毒颗粒与微生物细胞之比为 10:1。人类在病毒定植方面也不例外,我们的粪便每克含有 $10^8 \sim 10^9$ 个病毒颗粒。尽管如此丰富,许多真核病毒群落仍未完全确定特征,部分原因是在

元基因组测序数据集中识别病毒本身就非常具有挑战性。描述病毒多样性需要固有的方法:因为在所有病毒中没有发现单个基因,所以没有与 SSU rRNA 基因相同的通用系统发育“生命条形码”存在。一种解决方法是从群落生物标本中选择性地纯化病毒样颗粒,扩增回收少量 DNA,并随机地将 DNA 片段按片段序列进行打断(鸟枪测序)。得到的序列可以被组装成更大的连续体,其功能可以从同源性到已知基因进行计算预测,获得的信息可以用来填充、扩展非冗余病毒数据库。这些标注的非冗余数据库可以用于更有针对性地挖掘迅速增长的已知或假定的 DNA 病毒的全群体 DNA 的鸟枪测序数据集。

鉴于细菌在肠道微生物群中占据主导地位,噬菌体(感染细菌的病毒)主宰肠道 DNA 病毒组中可识别的成分也就不足为奇了。噬菌体是温和的病毒-细菌宿主动态关系的一种表现形式,噬菌体被整合到宿主细菌的基因组中。这种温和的动态提供了一种通过水平基因转移不断重塑细菌基因组的方法。由原噬菌体基因组编码的基因可以扩大其细菌宿主的适应度,例如,使以前无法获得的营养来源得以进行新陈代谢。原噬菌体整合也可以通过密切相关的噬菌体“免疫”菌株的感染,保护宿主菌株免受重复感染。温和的原噬菌体生命周期允许病毒与细菌宿主以 1:1 的比例扩张。如果整合病毒传递的适应度增加,细菌宿主及其噬菌体在微生物区系中的占比将会增加。接下来可能会出现溶菌循环,即噬菌体复制杀死宿主。溶菌循环会导致细菌的高周转率。裂解碎片(如包膜成分)可作为存活细菌的营养来源,这种群落能量动态的变化被称为噬菌体分流。一个正在经历溶解诱导的细菌亚群可能会清除群落中存在的其他敏感物种,从而增加可用的生态位空间或幸存细菌(即这些细菌已经有一个整合噬菌体)。对噬菌体的周期性诱导导致了一种有助于维持群落结构功能的“恒定多样性动态”。

近年来,人们对病毒群落的兴趣越来越大,特别是考虑到噬菌体作为抗生素的替代或辅助物具有潜在的治疗作用。病毒组成员进化出优雅的生存机制,使它们能够逃避宿主的防御,得以多样化,并与宿主建立复杂和互惠互利的共生关系。最近的一些研究试图为了治疗目的而改变这些机制(例如,使用合成噬菌体治疗烧伤患者或其他环境中的铜绿假单胞菌感染)。噬菌体疗法并不是一个新想法,噬菌体的共同发现者 Felixd' Herelle,在近一个世纪前就认识到它们的潜在医学应用。然而,直到最近,我们的技术能力和对人类微生物群的了解才使噬菌体疗法在我们的有生之年成为现实。

■ 比较微生物群落的生态学原理和参数

在许多层面上,不同的人是非常相似的:我们的基因组 99% 以上是相同的,我们有相似的人类细胞集合。然而,我们的微生物群落却存在着巨大的差异,无论是人与人之间,还是同一个人体内不同的器官之间。最大的差异(β多样性,描述见下文)是身体部位之间的差异。例如,同一个人口腔内与肠道内的微生物群落的差异就好比土壤与海水中微生物群落的

差异。即使是在同一个人体部位，人与人之间的差异也很明显：肠道、皮肤和口腔的差异都有80%～90%，即使从细菌种类的角度来看也是如此。英国诗人约翰·多恩(John Donne)曾说"没有人是一座孤岛"，然而，从微生物学的角度来看，我们每个人不只是由一个孤立的岛屿组成，而是由一整个群岛组成，这些群岛某种程度上相互交换微生物，并与外部环境交换微生物。在讨论这些差异并了解它们与人类疾病的相关性之前，了解一些基本术语和生态学原理是很重要的。

α 多样性

α多样性被定义为在给定样本中存在的可选物种数量。组成更多样化的群落(例如更多OTU)或者系统遗传学上更多样化者，被定义为拥有更大的α多样性。α多样性可以通过绘制在给定系统发育水平(物种、属等)上识别的不同类型的SSU rRNA序列的数量来测量，作为收集到的SSU rRNA基因读取量的函数。最常使用的度量α多样性的参数是S_{obs}(在给定数量的观察序列中的物种数量)、Chao1(只观察一次物种数量的测量)、Shannon指数(揭示随机群落成分的性质以衡量信息的数量)以及系统发育多样性(其测量一个样本系统发育树的分支总长度)。多样性估计器对PCR及测序过程中引入的错误特别敏感。

β 多样性

β多样性是指群落之间的差异，可以用系统发育距离或非系统发育距离来定义。UniFrac是一种常用的系统发育指标，它比较了不同微生物群落的进化历史，指出了任何两个群落在一棵树上共享微生物生命分支长度的程度：彼此越相似，它们共享的分支长度就越长(图3-1)。基于UniFrac的群落间距离测量可以通过聚类分析或其他将多维数据集本身投射到少维上的几何技术，以更可行的分析来直观地表示(图3-1)。聚类分析也可以应用于非系统发育方法比较群落，如欧几里得距离、Jensen-Shannon分化或Bray-Curtis差异，这些方法独立于进化树数据运行，但会使生物模式更难识别。分类数据或距离矩阵也可以用作机器学习算法(如随机森林)的输入，这些算法使用监督分类来识别标记样本组之间的差异。监督分类有助于识别病例和对照组之间的差异，但可能模糊数据固有的重要模式，包括可变变量，如不同的测序批次或患者群体。

如上所述，最大的β多样性发生在身体部位之间。这一事实突出表明，有必要在任何类型的微生物区系分析中具体说明人体环境，这些分析包括用以检查正常和病原微生物在患者及其卫生保健提供者体内不同部位传入传出情况的微生物监测研究。人类相关微生物菌群特别是β多样性研究发现了以下几点：① 到目前为止，不同个体间各器官菌群差异水平高；② 个体内部给定器官的差异不太明显；③ 家庭成员之间比生活在不同家庭的个人之间有更多的相似性。因此，一个人是其自己最好的对照，研究个人随着时间推移的疾病状态或治疗干预的功能是可取的。同样，家庭成员是合乎逻辑的对照，但是年龄是影响微生物群落结构的主要协变量。

对双胞胎粪便样本的长期研究表明，细菌群落的系统发育相似性在单卵双生者和双卵双生者之间没有显著差异，尽管在一些早期群体中，单卵双生者可能更相似。这些结果，连同对小鼠的干预研究和对人类的流行病学观察，强调早期环境暴露是成年人肠道微生物生态学的一个非常重要的决定因素。在人类中，最初的接触取决于分娩方式：在出生后20分钟内取样检查时，婴儿的口腔、皮肤和肠道中有相对未分化的微生物群落。对于阴道分娩的婴儿，这些群落类似于在母亲阴道中发现的特定微生物群落。对于剖宫产的婴儿，这些群落类似于母亲皮肤上的群落。虽然对大一点的儿童和成人进行的按分娩方式分层的研究在文献中仍很少见，但这些差异已被证明至少持续到4个月大，甚至可能持续到7岁。婴儿肠道微生物群在生命的前3年发生变化，发展到与成人肠道菌群相似。类似的研究还没有在其他身体器官进行过。

暴露于环境中的微生物储集库可以继续影响群落结构。例如，与非共同生活的成年人相比，共同生活的成年人在他们所有的身体器官内都有更多相似的微生物群，而且人类与和其生活在一起的狗的微生物群很相似，至少在皮肤微生物群方面如此。性别和性成熟也可能影响微生物区系结构，尽管分离这些变量的过程因许多混杂因素而复杂化；与饮食等其他变量相比，任何性别影响都是很小的(除了女性尿道受到阴道微生物群的影响)。

阴道微生物群说明了另一个有趣的方面，即在给定的身体器官内，多种因素导致了微生物群落结构的人际差异。对性生活活跃女性的阴道中段微生物群的16S RNA研究表明，在我们选取的族群中，白种人、黑种人、西班牙裔和亚洲人的群落结构存在显著差异。与大多数其他已被研究的身体器官不同，这个生态系统是由一个单一的属——乳酸菌主导的。在多数阴道细菌群落中，这个属的4种细菌加在一起占细菌的一半以上。已经确定了5个菌群类别：四个菌群分别由 *L. iners*、*L. crispatus*、*L. gasseri*、*an L. jensenii* 主导，第五个菌群的乳酸菌比例减少，厌氧菌增多。这些群落类别在4个族群中的表现是不同的，它们与阴道pH和Nugent评分相关(后者是一种细菌性阴道病的生物学标志)。目前正在进行个体纵向研究，以确定决定这些不同菌群聚集的因素，包括种族内部和种族之间的聚集，以及影响其在受各种生理或病理干扰后的抵抗力或恢复力的因素。例如，月经周期和怀孕与性活动相比，是令人惊讶的重要因素(导致更大的变化)。

另一个影响β多样性的因素是器官的空间位置。几项调查显示，皮肤中含有细菌群落，其生物地理相关特征虽然复杂，但却是可以预测的。为了确定这些差异是由于当地环境因素的差异所致，还是由于某一区域微生物暴露的差异所致，抑或是由于两者的结合，互惠共生微生物群移植已经进行了。使用杀菌剂处理皮肤，某一区域的微生物群落会耗尽，在该区域(小区)接种"外来"微生物群，这些微生物群采集自皮肤不同区域或相同或另一个个体的另一个栖息地。然后对移植部位的菌群进行跟踪。值得注意的是,在不同的部位,菌群集合过程是不同的:接受舌菌群的前臂区域在组成多样性上,与原生前臂区域相比,与舌菌群更相似;而接种舌菌的前额区域,与原生前额区域在组成多样性上更相似。因此,除了接触舌菌的因素外,环境因素在前额的作用也可能形成群落聚集。有趣的是,塑造真菌皮肤群落的因素似乎与塑造细菌皮肤群落的因素完全不同。手掌和前臂的细菌多样性高、真菌多样性低,而足的细菌多样性则相反。此外,真菌群落一般由位置(脚、躯干、头部)决定,而细菌群落一般由水分表型(干燥、潮湿或皮脂腺)决定。

共现分析

共现分析旨在确定在给定的个体器官和/或不同器官之间哪些系统类型是共分布的,以及确定可以用以解释所观察到的共分布模式的因素。正相关往往反映共同的偏好或某些环境特征,而负相关通常反映不同的偏好或竞争关系。互养(交叉喂养)关系反映了基于营养共享策略的相互依赖的相互作用。例如,在食物网中,一种生物的代谢产物可以被另一种生物利用,或者被其自身独特的代谢能力利用(如发酵生物与产甲烷菌之间的相互作用)。

肠型分析

肠型分析试图根据微生物群的结构将个体分类为离散的群体,本质上是在由聚类分析或其他排序技术定义的地图上绘制边界。第一个肠型分析通过三个不同的人类研究,使用监督聚类来定义三种主要类型的人类肠道微生物结构,并提供一个假定三个集群的微生物集群图。随后的工作表明,儿童和非西方人群肠道菌群的变异性范围大大超过了在用于定义原始肠型的人群中所捕获的变异性;此外,即使在西方种群中,这种变异也更多地遵循一个以普雷沃特杆菌拟杆菌属丰度梯度为主导的连续统一性。肠型分析的另一个考虑是,由健康人类变异定义的地图上的位置是否与疾病易感性有关,或者具有特殊功能的稀有物种是否更有判别意义。

功能冗余

当许多细菌类群执行功能时,就会产生功能冗余。这种人与人之间细菌多样性(即存在哪些细菌)的差异并不一定与功能多样性(即这些细菌能做什么)的差异相互匹配。使用鸟枪测序对微生物组进行特征分析是很重要的,因为鸟枪测序与 SSU rRNA 分析不同,它能够对给定群落中的基因(以及通过基因组学及其功能的比较)进行直接测序。一个基本的问题是,定植在特定身体器官的物种变异在多大程度上与群落功能能力的变异有关。例如,宏观生态学家提出的群落构成中性理论认为,如果物种不考虑功能而添加到群落中,会自动赋予群落功能冗余。如果用于微生物界,中性群落构成可以预测不同个体特定器官的微生物谱系类型的高度变异程度,但这些微生物群落具有的功能可能非常相似。

鸟枪测序所得的粪便微生物组表明不同的微生物群落可汇聚成相同的功能状态,换句话说,存在一组微生物基因,在相关以及不相关个体的肠道内均存在。同样的原理也适用于其他器官(图3-2)。"核心"肠道微生物群具有丰富的与微生物生存相关的功能(如翻译,核苷酸、碳水化合物、氨基酸的代谢),以及对宿主有益的功能(营养物质,从食物到微生物和宿主的能量分配)。后者的功能包括上述食物网,其中一种微生物的产物成为其他微生物的底物。这些网络可能非常复杂,并由于营养变化导致基因表达和代谢模式变化,微生物网络也在不断变化。因此,微生物群落所有成分的所有活动的总和可以被看作一种临时的而不是固定的属性。

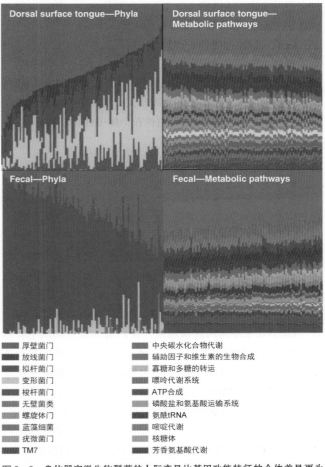

图3-2 **身体器官微生物群落的人际变异比基因功能特征的个体差异更为广泛。**上图比较的是107个口腔微生物样本的细菌分类和代谢功能,下图为139个粪便微生物样本的比较。样本代表了从242名生活在美国的健康年轻人中任意选择的一个子集,男女人数相等。使用同一样品中提取的DNA分别进行生物学分类和功能分类;每个样本采用细菌16S rRNA扩增子测序(平均每个样本5 400个序列)和鸟枪测序(平均每个样本29亿个碱基)进行分析。不同的样本分类学组的表现差异很大,口腔和粪便微生物的特征性细菌门不同,比如,放线菌和梭菌成分在口腔中比在肠道中更常见,而拟杆菌成分在粪便样本中更常见。相比之下,代谢途径在不同的样本中表现得相对一致,而导致这些代谢途径的微生物物种完全不同。这些结果表明,微生物生态系统中存在着高度的功能冗余——与宏观生态系统中观察到的情况类似,在宏观生态系统中,许多根本不同的生物谱系可以扮演相同的生态角色(如传粉者或顶级捕食者)(改编自:Human Microbiome project Consortium;Nature 486:207, 2012; and CA Lozupone et al;Nature 489: 220, 2012)。

值得注意的是,两两对比表明,家庭成员之间的肠道微生物群在功能上比没有血缘关系的个体更相似。因此,肠道微生物组在某一代和多代之间的家族内传播可以塑造亲缘关系下人类的生物学特征,调节或介导多种疾病的发病风险高低。

稳定

与其他生态系统一样,人类器官的微生物群落也会随着时间的推移而变化,了解这种变化,对于了解微生物群功能是必不可少的。到目前为止,很少有关于健康成年人的精细时间轴,但是一个可用的日常时间轴表明,在6~15个月的时间里,个体在微生物构成上倾向于每天都与自己相似,在其间保持各自的成分。低误差扩增子测序方法的发展提供了一种比过去更可靠的方法以定义应变水平上的稳定性。随着时间的推移,这些方法在健康个体样本肠道研究中的应用表明,一个健康的成人肠道包含了一个大约100种菌种和几百种菌株的稳定集合。细菌成分的稳定性遵循幂律:在生命早期获得的细菌菌株可以在肠道中存活数十年,尽管它们的比例随着包括饮食在内的众多因素的作用而改变。参与研究的微生物培养菌株的全基因组测序证实,菌株在个体中保留较长时间,并在家庭成员中共同存在。

恢复力

微生物群或微生物组从短期干扰(如抗生素使用或感染)中恢复的能力被定义为恢复力。这种能力可以想象成一个球滚过一个局部区域的微缩态。从本质上说,菌群进入了一个新的状态,要想恢复,就必须经历另一个不稳定的状态。在某些情况下,恢复会导致菌群回到原来的稳定状态,或者它将形成一个新的稳定状态,这可能是健康的或不健康的。例如,饮食或宿主生理状态的变化可能会给局部区域本身带来变化,使其更容易从最初的状态转移到许多其他状态中的任何一种,可能会带来不同的健康后果。我们身体器官的微生物群落在恢复力方面有很大的差异。例如,洗手导致微生物群落的显著变化,大大增加了多样性(大概是因为优先清除了大量的、占主导地位的细菌,如丙酸杆菌)。在6小时内,手部微生物群恢复,与原先手部菌群相似。反复洗手的效果仍需确定,例如,皮肤表面微生物组(用刮片活检测量)由每平方厘米约50 000个微生物细胞组成,而皮下微生物(用穿刺活检测量)由每平方厘米约1 000 000个微生物细胞组成。

在一项研究中给3名健康的成年志愿者短疗程的环丙沙星(500 mg BID×5天,非复杂尿路感染的常用方案),总体肠道菌落结构在停药6个月内恢复,但仍有些类群未能恢复。然而,抗生素干扰的影响是高度个体化的。几个月后对3名志愿者进行第二疗程的治疗,导致群落状态相对于基线发生改变,同样,改变的程度因人而异。至关重要的是,正如本研究和其他研究所显示的,在不同的个体中,既定的细菌分类单元对同一种抗生素的反应是不同的,这一观察表明,微生物群落的其他单元在决定抗生素对个体的影响方面发挥着重要作用。

在任何器官中,干扰后的微生物群落状态都可能发生退化。然而,这种退化状态本身可能是一种恢复,因此很难重建更有功能的状态。例如,艰难梭菌感染可以持续数年。发展及恢复状态可能是由正反馈驱使的,如涉及宿主巨噬细胞的反应性氧级联反应,促进变形菌门的进一步促炎反应;同时发生负反馈,如促进肠道上皮屏障完整及有益微生物群组成的丁酸盐不断损耗。因此,基于微生物组的疗法可能需要:① 消除反馈回路,避免建立一个新的菌群;② 识别变化的方向,给予足够的刺激(例如,通过粪便移植或根据培养或测序到的肠道微生物群植入及建立微生物,见下文),以克服退化状态中固有的恢复机制。一个与婴儿(微生物群变化迅速)有关并且未解决的关键问题是,在快速变化期间或在相对稳定期间进行干预哪个更有效。

■ 建立肠道菌群与正常生理、代谢、免疫表型及疾病状态之间的因果关系

无菌动物在没有细菌的环境中饲养——没有接触微生物,然后在特定的生命阶段植入特定的微生物群落。无菌小鼠提供了一个优良的系统,可以控制宿主基因型、微生物群落组成、饮食和居住条件。从供体小鼠获得的微生物群落具有明确的基因型和表型,可用来确定供体微生物群落如何影响以前无菌受体的特性。受体也可能影响移植的微生物及其微生物组。因此,无菌小鼠为研究人员提供了一个机会,将对供体群落的比较研究与对群落特性的功能性分析相结合,并确定这些功能如何(或多长时间)影响宿主生物学。

心血管系统

肠道微生物群影响小肠上皮下复杂的微血管:在无菌的成年动物中,毛细血管网络密度显著降低,但在肠道微生物群移植后2周内可以恢复到正常水平。机制研究表明,微生物通过影响一种新的血管外组织因子——蛋白酶激活受体(PAR1)信号通路,促进肠道血管重构。无菌小鼠超声心动图测量出的湿块心脏重量显著减少,这种差异在肠道菌群定植后2周内消除。在禁食期间,依赖肠道微生物生成的肝酮(由过氧化物酶体增殖活化受体α调节)含量增加,心肌代谢转为酮体的利用途径。对无菌和定植动物中分离的灌注心脏分析以及体内评估表明,通过增加葡萄糖利用率,无菌小鼠心肌性能得以维持。然而,禁食和喂食的小鼠的心脏重量都显著降低,在无菌生酮饮食小鼠中,这种心脏表型完全相反。这些发现阐明了肠道微生物群如何在营养缺乏期间对宿主有益,并代表了肠道微生物与心血管代谢健康之间的一种联系。

传统饲养的 *apoE* 缺陷小鼠在喂食高纤维食物时,动脉粥样硬化的严重程度要低于无菌小鼠。当动物以低纤维、高单糖和高脂肪的饮食喂养时,这种微生物群的保护作用就消除了。全谷物、水果和蔬菜比例高的饮食具有许多有益的影响,人们认为这些影响是由微生物代谢的食物混合物的最终产物介导的,这些混合物包括短链脂肪酸和黄酮类化合物代谢产物。相反,微生物可以将原本无害的食物混合物转化为

代谢产物,从而增加患心血管疾病的风险。对小鼠和人类志愿者的研究显示,膳食中含有大量的左旋肉碱,肠道微生物代谢会产生三甲胺,通过抑制胆固醇反向运输,可以加速小鼠的动脉粥样硬化。

对 Olfr78(肾小球旁器表达的 G 蛋白受体,它针对短链脂肪酸调节肾素分泌)或 Gpr41(另一个短链脂肪酸受体,同 Olfr78 一起存在于小阻力血管平滑肌细胞)缺乏老鼠的研究,揭示了微生物对心血管生理学的另一个方面的影响。本研究表明,微生物群可以通过微生物发酵产生的短链脂肪酸来调节宿主血压。

骨

成年无菌小鼠的骨量比常规饲养的小鼠大。这种骨量增加与单位骨表面积破骨细胞数量减少、骨髓中 CD11b$^+$/GR1 破骨细胞前体数量减少、CD4$^+$ T 细胞数量减少、溶骨性细胞因子肿瘤坏死因子 TNF-α 的表达水平降低有关。正常肠道菌群的定植可以弥补无菌动物和常规饲养动物之间观察到的差异。

大脑

在 196 个已鉴定的脑代谢物中,有 38 个在成年无菌小鼠和常规饲养的小鼠中存在显著差异,其中 10 个已知在脑功能中起作用,包括乙酰基天冬氨酸(神经元健康或衰减的标记)、哌啶酸(γ氨基丁酸水平突触前调制器)和丝氨酸(一个天冬氨酸受体甘氨酸位点的协同激动剂)。丙酸盐是膳食纤维经肠道微生物群落代谢而得的短链脂肪酸产物,影响肠道糖异生相关基因的表达(通过游离脂肪酸受体 3 参与的内脏-脑神经回路),这一效应为文献报道的膳食纤维在增强胰岛素敏感性以及减少体重和脂肪方面的有益影响提供了一种机制上的解释。

对刻板/重复性和焦虑样行为小鼠模型(母体免疫激活)的研究表明,用人体肠道微生物群脆弱拟杆菌进行治疗,可纠正肠道屏障(渗透性)功能,降低升高的 4-乙基苯基硫酸盐(母体免疫激活模型中发现的一种代谢物)水平,与动物的行为表型有因果关系,可改善一些行为效果。这些观察结果进一步突出了探索微生物群和宿主行为之间潜在的共同进化关系的重要性。

免疫功能

许多基础研究表明,肠道菌群在先天性和适应性免疫系统成分的成熟过程中起着关键作用。肠上皮是由我们的主要细胞系(肠细胞加杯状细胞、杯状细胞、肠内分泌细胞)组成的,是微生物渗透的物理和功能屏障。杯状细胞产生的黏液覆盖在上皮细胞上,在上皮细胞上形成两层:外层(管状)松散的层容纳微生物,下层更密集的层通常排斥微生物。潘氏细胞系位于 Lieberkühn 隐窝基部,分泌抗菌肽。在小鼠中进行的研究表明,帕内特细胞通过信号转接蛋白 MyD88 的表达直接感知微生物的存在。MyD88 通过 toll 样受体(TLR)识别微生物产物,将信号转导给宿主细胞,从而驱动抗菌产物的表达(例如凝集素 RegⅢ-γ),防止微生物在肠道黏膜屏障易位。

肠内富集产 IgA 的 B 细胞,IgA 被分泌到管腔内,防止微生物通过黏膜屏障并限制食物抗原的传播。微生物群在 IgA 反应的发生中起着关键作用:无菌小鼠 IgA$^+$ B 细胞明显减少,缺乏正常的 IgA 反应会导致细菌负荷的大量增加。针对肠道菌群特定成员的 B 细胞衍生 IgA 在阻止菌群特异性 T 细胞活化方面起着重要作用。

肠道细菌引起 T$_H$17 和 T$_H$1 的保护性反应,帮助抵御病原体的攻击。微生物群的成分也促进特定 CD4$^+$ 细胞群体的发展,从而防止无效的炎症反应。这些调控细胞(Treg)的特征是转录因子 FOXP3 的表达以及其他细胞表面标记物的表达。无菌小鼠结肠固有层 Treg 缺乏。该微生物的特定成分——包括从小鼠和人体肠道中分离出的梭状芽孢杆菌菌株以及几种人体肠道拟杆菌,扩大了 Treg 范围并增强了免疫抑制功能。

微生物群是小鼠炎症性肠病(IBD)发生发展的关键触发因素,炎症性肠病的基因突变与人类的 IBD 风险有关。此外,肠道微生物群的组成可以改变免疫系统的活性,以改善或预防 IBD。含有与克罗恩病相关的 ATG16L1 突变等位基因的老鼠特别容易发生 IBD。小鼠在诸如病毒感染和右旋糖酐硫酸钠处理后,ATG16L1 低形态等位基因的表达会对小肠帕内特细胞产生影响,使小鼠明显比野生型对照动物更易患肠炎。这一过程依赖于肠道菌群,并强调宿主遗传、感染因子和菌群的交叉如何导致严重的免疫病理,比如,微生物群的致病潜力可能与环境有关,需要多种因素的汇合。一个重要的观察结果是,肠道微生物群的成分,包括脆弱菌或梭菌,可以预防 IBD 小鼠模型中的严重炎症反应。

肠道微生物群与促进肠外免疫病理有关。多发性硬化通常在正常饲养的小鼠中发生,这类小鼠的 CD4$^+$ T 细胞对髓磷脂少突胶质细胞蛋白有反应,它们的无菌对照物完全不会出现多发性硬化样症状。植入正常饲养动物肠道微生物群,可逆转这种保护作用。

炎性小体是一种细胞质多蛋白质复合物,能够感知压力和损伤相关反应。缺乏 NLRP6 的小鼠(NLRP6 是炎性小体的一种成分)更容易感染葡聚糖硫酸钠所致的结肠炎,这种易感性的增强与野生型对照小鼠肠道菌群变化相关。NLRP6 缺失小鼠为粪食型,NLRP6 缺失小鼠与野生型小鼠共居足以改变增强的右旋糖酐硫酸钠诱导的结肠炎易感性。在炎性小体适配器 ASC(细胞凋亡相关斑点样蛋白,包含胱天酶募集区域)缺乏的小鼠中也有类似的发现,缺乏 ASC 的小鼠更容易发展为非酒精性脂肪性肝炎模型,这种易感性与肠道菌群结构的改变有关,可通过共居转移到野生型动物体内。

肥胖症和糖尿病

无菌小鼠对饮食诱导的肥胖具有抵抗力。遗传上肥胖的 ob/ob 小鼠的肠道微生物群落结构与瘦型野生型(+/+)和杂合型 +/ob 同窝小鼠相比发生了明显的变化。将 ob/ob 小鼠的微生物群移植到野生无菌动物中,会传递一种增加脂肪的表型,这种表型在接受+/+和+/ob同窝的微生物群移植的小鼠中未观察到。这种差异不是由食物摄入的差异造成的,而是与微生物群落代谢的差异有关。Roux-en-Y胃旁路术能显著减轻体重和脂肪,改善葡萄糖代谢变化,而这些变化不能简单地归因于营养吸收减少导致热量摄入减少。16S rRNA分析表明,这种手术对小鼠、大鼠和人类肠道微生物群的改变是保守的,动物研究已经证明这些变化沿着肠的长度而改变,但最突出的是手术操作的肠道的下游部位。值得注意的是,将接受Roux-en-Y胃旁路术的小鼠体内的肠道微生物群移植到没有做过这种手术的无菌小鼠体内,可以减轻小鼠体重和脂肪,这在假手术组小鼠的微生物群中未观察到。

在非肥胖型糖尿病(NOD)小鼠模型中,肠道微生物群可以保护机体不受1型糖尿病的影响。正常饲养的雄性NOD小鼠的发病率明显低于雌性NOD小鼠,而无菌的雄性与雌性NOD小鼠一样容易受到感染。雄性小鼠去势可增加疾病发生率,而雌性的雄激素治疗提供保护。相对于接受成年或未处理雌性鼠的微生物群,接受雄性小鼠肠道微生物群足以降低疾病的严重程度。氟他胺的保护性治疗强调了睾丸激素信号介导微生物预防1型糖尿病的功能。

缺乏MyD88(TLR信号通路的关键成分)的NOD小鼠不会发展为糖尿病,而且乳杆菌科家族的活性丰度也有所增加。与这些发现相一致,研究人员发现1型糖尿病儿童中乳酸菌属成分低于健康对照组。乳酸菌的成分已经被证明可以促进肠道屏障的完整性。在各种动物模型中进行的研究表明,细菌成分的易位,即细菌脂糖的输入,通过不完整的肠道屏障触发低级别炎症反应,从而导致胰岛素抵抗。TLR5缺乏的小鼠肠道微生物群发生改变,出现多食症、高血压、血脂异常、胰岛素抵抗、脂肪增多等代谢综合征特征。

肠道微生物群可调控宿主源性产物的生物合成和代谢,这些产物可以通过宿主受体发出信号,塑造宿主的生理结构。胆汁酸就是这种共生关系的一个例子。它主要通过法尼赛X受体(FXR,也被称为NR1H4)介导代谢作用,在瘦素缺乏的小鼠中,FXR缺乏可防止肥胖并提高胰岛素敏感性。在采用垂直袖状胃切除术的饮食相关肥胖小鼠中,循环胆汁酸水平升高,肠道微生物群发生变化,体重减轻,葡萄糖稳态改善。然而,在FXR基因缺陷的动物中,体重减轻和胰岛素敏感性的改善程度减轻了。

外源性物质代谢

越来越多的证据表明,药物基因组学研究需要了解人类基因图谱和微生物图谱。例如,地高辛是由人肠道细菌迟缓埃格特菌灭活的,但只能由含有细胞色素操纵子的菌株灭活。该操纵子的表达受地高辛诱导、精氨酸抑制。在无菌小鼠中进行的研究证实,饮食中的蛋白质会影响(降低)地高辛的微生物代谢,从而导致血清和尿液中地高辛的水平发生相应的变化。这些发现加强了在研究口服药物代谢的人际变化时考

虑肠道微生物群应变水平多样性的必要性。

人体内微生物群在小鼠和人体内的作用特征

关于人类微生物群落与健康状况之间关系的问题可以在以下通则中提出:在给定疾病状态的研究人群中,是否存在可确定的微生物组结构?缓解/复发或治疗如何影响结构?如果在治疗过程中确实发生了重构,它是持久的吗?宿主生物学如何与结构或重构相关?效应大小是多少?来自不同家庭、年龄、地理环境和生活方式的群落是否具有很强的相关性?

与所有涉及人类微生物生态学的研究一样,什么构成适当的参考极为重要。我们应该选择自己、家庭成员,还是年龄或性别匹配的生活在同一个地方、代表着相似的文化传统的个人?关键的是,微生物群落结构和表达功能之间的关系是对疾病状态的反应吗?或者它们是一个促成因素?从这个意义上说,我们面临的挑战是发展一套科赫假设,这些假设可以应用于整个微生物群落或群落结构的组成部分,而不仅仅是一个纯化的微生物。在其他环境中,确定人类疾病因果关系的实验是困难的或不道德的。Hill's标准可检验流行病学数据的强度、一致性和生物学合理性,可能是有用的。

单卵双生子和双卵双生子及其家庭成员构成了一种有价值的资源,可以初步理清环境暴露、基因型和我们自己的微生物生态学之间的关系。类似地,单卵双生子在不同的疾病状态下表现出的不一致,有助于更好地判断各种疾病是否与一个人的微生物组成和微生物功能有关。由于微生物组成分的家族间显著差异,以及与疾病有关的群落可能出现多种状态,因此双对抽样设计比传统的病例对照设计具有优势。从合适的对照供体中移植一种微生物群到无菌小鼠身上,这种微生物群代表了不同的疾病状态和群落(例如,疾病状态有差异的双胞胎),有助于为该群落在发病机制中建立因果关系,并提供与潜在机制相关的观点。此外,移植为识别新一代益生菌、益生元或两者的结合(合生菌)提供了一个前临床平台。肥胖和肥胖相关的代谢功能障碍说明了这一点。

肥胖者的肠道微生物群落(和微生物组)的多样性明显低于瘦者,其影响是,可能存在一些未被填补的生态位(未表达的功能),这些生态位可导致肥胖及其异常的代谢。Le Chatelier及其同事在对292个粪便微生物群落的分析中发现了基因丰度的双峰分布:低基因计数(LGC)个体平均每个肠道微生物组有38万个微生物基因,而高基因计数(HGC)个体平均有64万个基因。LGC个体患2型糖尿病和其他代谢异常的风险增加,而HGC组新陈代谢健康。当基因含量被用来鉴定区分HGC和LGC个体的分类单元时,结果表明,抗炎菌种如柔嫩梭菌群与HGC组、促炎菌种如活泼瘤胃球菌与LGC组之间存在相关性。LGC微生物群落中三羧酸循环模块、过氧化酶和过氧化氢酶的基因表达显著增加,一项研究表明过氧化氢酶具有更好地处理氧气暴露和氧化应激的能力;HGC微生物群落在与有机酸(包括乳酸、丙酸、丁酸酯)产

生有关的基因中富集,可能使得发酵能力增加。

给受体无菌小鼠移植来自有肥胖差异的双胞胎的未培养粪便微生物群或细菌培养群,以传递其不一致的肥胖表型以及与肥胖相关的代谢异常。与受体无菌粪食小鼠共住,会导致移植的瘦双胞胎"培养集"中的特定细菌物种入侵到拥有肥胖双胞胎"培养集"的同笼小鼠的肠道(但不是反过来),从而防止后者发展为肥胖及其相关代谢异常。值得注意的是,肥胖和代谢表型的入侵和预防取决于人类喂养动物的饮食类型,低饱和脂肪、高水果和蔬菜含量的饮食可预防肥胖,但不要吃饱和脂肪含量高、水果和蔬菜含量低的食物。

这种方法为肥胖及其代谢异常中微生物的因果作用提供了证据。它还提供了一种方法来确定与疾病相关的微生物群落中未占领的生态位,饮食成分如何帮助人肠道的细菌分类单元填充生态位,以及这种填充对微生物和宿主代谢的影响。它还提供了一种方法来识别促进健康的饮食和新一代益生菌,这些益生菌代表了我们微生物群落天然产生的成分,它们能够很好地适应特定的身体器官。

这种方法的关键是能够从代表生理、疾病状态、生活方式或感兴趣的地理位置的供者那里获得微生物群落,冻结捐赠人的菌群以保存捐赠人的菌群,然后在多个无菌动物中进行再生和复制,这些动物可以保证饲养环境和宿主变量可以控制,这种可控性临床研究无法达到。因为这些小鼠可以作为移植前后时间的函数进行随访,因此本质上,供者菌群的"快照"可以转换成"电影"。从代表感兴趣表型的多个供体中移植完整的未培养的人(粪便)微观生物样本,对不同组的老鼠喂养供体的饮食(或饮食衍生品),来评估微生物群是可传播的或具有高度供体特异性。下一步是确定具有代表性的微生物群落样品的可培养组分或未培养的完整样品是否能够传递表型。拥有一组在特定供体的身体中共同进化的人工培养的微生物,为选择该集合的子集用于无菌小鼠实验奠定了基础,同时可确定哪些成分可影响表型,并阐明这些影响的机制。选择个体和人群的微生物群来创建模型,所使用的此模型可以为临床研究的设计和解释提供信息。

人-人粪便微生物群移植(FMT)是目前建立微生物群以在疾病发病机制中因果作用进行概念验证最直接的方法。人体供体的粪便通过鼻胃管或其他技术提供给受体。许多小型试验记录了 FMT 从健康供体到受体的效果,这些受体的疾病范围从艰难梭菌感染到克罗恩病、溃疡性结肠炎,还有 2 型糖尿病。只有少数研究使用了双盲、安慰剂对照的设计。

在一个双盲实验中,对照试验对象为 21~65 岁、体重指数 >30 kg/m²、有胰岛素抵抗记录的男性,FMT 使用来自代谢健康的瘦供体或来自参与者自身的微生物群进行的。与对照组相比,来自瘦供体的微生物群显著提高了外周胰岛素敏感性,这种变化与产丁酸盐细菌的相对丰度增加有关,这些细菌与肠红布里亚菌(在粪便中)和霍氏真杆菌(在小肠中)有关。

FMT 治疗复发性艰难梭菌感染的疗效已在一些小型试验中得到评估。一个安慰剂对照试验评估了 42 例复发性艰难梭菌感染患者使用 FMT(定义为使用万古霉素或甲硝唑治疗 10 天以上之后复发),患者经口服万古霉素预处理。实验组受健康志愿者(<60 岁)菌群,经鼻十二指肠管行 FMT 治疗;对照组接受无菌灌洗或单独口服万古霉素。在 10 周的随访中,FMT 组的患者中 81%(16 例中有 13 例)感染被治愈(治愈定义为艰难梭菌毒素的三次粪便测试阴性),但在灌肠对照组中只有 23%(13 例中有 3 例)、万古霉素组仅为 31%(13 例)被治愈。在处理前和处理后收集的样品的微生物宏基因组分析显示,拟杆菌和 Ⅳ、ⅩⅣa 梭菌的含量增加。在 FMT 组中,变形杆菌的相对丰度降低了 100 倍。

一项关于播散艰难梭菌感染的 FMT 荟萃分析了 20 篇病例系列报道、15 篇病例报告以及上面描述的一项非盲研究。除了一项研究外,所有的研究都使用了新鲜(而非冷冻)的粪便样本。供体的选择各不相同,大多数供体是家庭成员或亲属,而且大多数研究都排除了最近接受过抗生素治疗的供体。值得注意的是,注入供体粪便的浓度差异很大(即从 5 g 到 200 g,重新悬浮成 10~500 mL),这些粪便悬浮液沿胃肠道不同部位引流,进入胃,贯穿小肠和结肠。在 536 名接受治疗的患者中,87%(467 名)的患者记录了感染的消退情况,而感染的消退情况通常是根据症状消退情况(每组患者很少接受艰难梭菌毒素检测)来评估的。最常见的不良事件报告是腹泻(94% 的病例)和输液当天腹部绞痛(31%)。这项荟萃分析局限于临床结果,没有明确说明微生物群在疾病解决中的作用(比如,供体菌群入侵程度、持续时间或移植对宿主生物学各个方面的长期影响,这些方面通常尚未得到评价)。

需要对使用 FMI 的治疗进行清醒和深思熟虑的考虑,FMI 代表了一种早期和初步的微生物群落操作方法,很可能被另一种方法取代,即植入人类微生物群落(益生菌群)中测序或培养到的缺失成分。关于 FMT 的一些已发表的报告引起了公众的极大关注。这种关注,再加上公众越来越认识到我们与微生物相互作用的有益本质,需要遵守预防原则,谨慎评估此类干预措施的风险与益处。

迄今为止,大多数 FMT 试验未能定义(或有不同语言学)重要的混杂因素,包括:① 用于捐赠的标准样本选择;② 供体样本的处理、分类,以及决定是否要为供体和受体标本创建一个存储库,用于回顾性分析(和荟萃分析特定疾病状态);③ 制定最低限度标准,以评估供体微生物群的分类单元(使用微生物源追踪方法)对受体肠道群落的入侵,受体移植的时机、持续时间、性质及取样范围;④ 采用最低标准收集患者的临床资料(如年龄);⑤ 制定知情同意的标准,有助于对该计划的长期影响的了解。监管格局正在演变。美国食品药品监督管理局最近颁布了一项执法政策,特别针对 FMT 治疗艰难梭菌复发的问题,制定了一项专门针对 FMT 治疗艰难梭菌感染的执法政策,该政策表明,FDA 打算"就使用 FMT 治疗对标准疗法无效的艰难梭菌感染的研究新药（IND）要求行使执法裁量权"，但并不免除其他 FMT 研究的 IND 要求。

■ 前景

人类微生物学研究的设计正在迅速发展，部分原因是这些数据是多变量的、组成性的，不符合标准统计测试（如方差分析）的分布假设。因此，合适的受试者人数和目标人群仍有待确立。一种有用的方法是回顾已发表的研究，探讨是否可以通过减少 SSU rRNA 基因的子对象（样本稀疏化），以及减少每个样本来自 SSU rRNA 基因、全群落 DNA（微生物组）或表达群落 mRNA（宏转录组）的序列数（序列稀释）来得出结论。要避免的一个常见但关键的问题是对研究对象类型的采样不足。例如，如果目标是比较适用于个人的因素（例如，个人饮食），那么每个临床类别可能需要几十个人；如果目标是比较应用于总体的因素（例如人口特征），那么可能需要大样本人群。

另一个关键问题是要研究的效应大小，尤其是在荟萃分析中，是否大于或小于技术效应。如上所述，不同的 PCR 引物将导致不同的微生物群落分类，例如，这些差异大于瘦者与肥胖者粪便微生物群的差异，但小于新生儿与成人粪便群落的差异。

人类微生物组研究的一个核心挑战是确定诊断测试和治疗方法的可推广程度，肠道微生物对口服药物代谢能力的研究说明了这是一种挑战。这一结果将为制药行业提供非常丰富的信息，因为制药行业正在寻找新的、更准确的方法来预测生物利用度和毒性。然而，这些研究应促使人们考虑这样一个事实，即许多临床试验都外包给了那些试验参与者的饮食和微生物群落结构与（已上市）药物最初预期接受者不同的国家。捕获和保存不同人类的具广泛多样性的微生物组，捕获微生物催化的能力，以及在许多方面无特征性生物转化代表了潜在的新药的发现过程（和社会价值的新工业过程）。我们的微生物群落通过进化合成来支持它们的互利关系，这些化学类型的影响可能分别成为新药的新类别和药物发现的新靶

点。因此，生活在正在经历文化和社会经济条件迅速转变国家的人群，出现了日益增多的与西方生活方式（全球化）相关的各种疾病，对此群体进行定性是一个挑战。这些国家每 10 年开展一次出生队列研究（对双胞胎的调查研究），可能能够捕捉到全球化（包括饮食变化）对人类微生物生态学的影响。

尽管微生物相关的诊断和治疗为个性化医疗提供了新的和令人兴奋的方面，这些信息可以帮助我们理解不明原因的健康差异的起源，但必须注意潜在的广泛社会影响。比如，研究人类肠道微生物组的技术可能会摧毁当前人类营养观点，而重点强调食品及微生物群落相关代谢产物如何与人类生物学相互关联。为了阐明食品、微生物群和人类营养之间的关系，需要积极拓展叙述方式和词汇材料，以便教育推广，这些材料应满足不同文化传统和科学素养、不同消费者群体的广泛要求。此结果有可能促进整合农业政策和实践、粮食生产以及针对不同年龄、地理位置和健康状况人群的营养建议。

定义宏基因（人类基因组加上我们体内的微生物基因组）可能会对自我、基因进化、出生后发展、家族所遗留下来的微生物以及个人生活方式的后果等产生全新的描述。这些信息可以帮助我们理解一些无法解释的健康差异的来源，同时要注意避免对不同文化、信仰或行为的污名化。与人类微生物学研究者合作，人类学家需要探索人类微生物学研究对参与者的影响，评估该领域和参与者的文化传统如何影响这些人对自然界的认知、影响他们生活的因素，以及他们在家庭和社区中彼此之间的联系。

■ 总结

人类微生物生态学的研究是基因组科学进步的重要表现，是我们为更好地了解自己在自然界中的地位而努力的步骤，反映了 20 世纪医学的演变，包括疾病预防、健康的新定义、确定个体生物差异起源的新方法、评估我们生活方式和生物学变更的新方法。随着微生物组为导向的诊断和治疗的出现，我们必须对这项工作的社会影响保持敏感。

第 4 章
基因组学和感染病
Chapter 4
Genomics and
Infectious Disease

Roby P. Bhattacharyya, Yonatan H. Grad, Deborah T. Hung · 著 | 黄英男 · 译

正如显微镜使微生物可见而打开了微生物学世界的大门，当今基因组学的技术进步为微生物学家提供了强有力的新方法，能

以前所未有的分辨率表征所有微生物背后的遗传图谱，从而阐明它们彼此之间、它们与环境以及人类健康之间的复杂和动态的相

互作用。感染病基因组学领域包含了广阔的、研究活跃的前沿领域,有可能改变与感染病相关的临床实践。虽然遗传学在阐明感染过程和管理临床感染病方面一直发挥着关键作用,但基因组学将我们的思维和方法从单基因研究扩展到整个基因组序列、结构和功能,正在发现研究的新的可能性及改变临床实践的机会。既有以前所未有的敏感性、特异性和速度的研发诊断方法,又有设计新颖的公共卫生干预措施,基因组学的技术和统计创新正在重塑我们对微生物世界对人类健康影响的认识,并提供新的工具来对抗感染。本章探讨基因组学方法在微生物病原体及其引起的感染中的应用(表 4 - 1)。本章讨论推动诊断方法发展和新病原体发现的创新,对新的治疗方法和范式的洞见,以及推动感染病流行病学和病原体进化研究方法的创新,这些方法可为感染控制措施、公共卫生应对疫情和疫苗开发提供素材。我们引用当前实践中的例子和最近的科学文献,指出其病原体基因组学的见解可能在短期和长期影响感染病的方式。表 4 - 2 提供了基因组学中使用的一些重要术语的定义。

微生物诊断

临床微生物学实验室的基本目标是在临床样本中确定并识别病原体,并在可能的情况下提供有助于指导临床管理基

至预后的其他信息,例如抗生素敏感性或有无毒力因子。到目前为止,临床微生物学实验室主要通过基于生长的检测和生化测试来达到这些目标。例如,细菌根据其特有的微观形态、生长所需的营养和催化某些反应的能力,被划分为不同的物种。在大多数情况下,抗生素敏感性是通过评估抗生素存在情况下微生物的生长情况来确定的。

测序革命为方便地获得完整的病原体基因组铺平了道路(图 4 - 1),我们现在能够更系统地阐明这些可观察到的表型的遗传基础。与临床微生物实验室中以生长为基础的传统诊断方法相比,基于核酸的诊断有望提高速度、敏感性、特异性和信息广度。在临床和研究实验室之间架起桥梁,基因组技术已经开始兑现这一承诺。

■ 基因方法的历史局限性和进展

临床微生物学实验室正进行着分子诊断革命,这是鉴定传统培养方法难以识别的微生物所必需的。从历史上看,许多所谓的不可培养病原体的诊断在很大程度上依赖于血清学和抗原检测。但这些方法提供的临床信息有限,由于敏感性和特异性差强人意,并且诊断有较长时间的延迟,降低了它们在实时患者管理中的效用。迄今为止,基于核酸含量检测病原体的较新的检测方法已经在特定病例中展示出进步之处。

表 4 - 1 目前感染病基因组学的临床应用		
应用	**技术**	**示例**
鉴定微生物		
病毒	PCR	鉴定 HIV、HBV、HCV、呼吸道病毒(包括流感)和其他病毒,用于诊断和观察治疗反应
结核	PCR	结核分枝杆菌 rpoB 基因扩增及种特异性鉴定
细菌	PCR,NAAT	鉴定衣原体、淋病奈瑟菌、艰难梭菌、埃立克体、无形体等细菌
细菌	16S rRNA PCR	16S rRNA 高度保守区靶向鉴定常规方法未诊断的可疑细菌感染
发现病原体		
细菌	序列宏基因组组装	对患者样本中分离的核酸进行无偏鸟枪法测序,以确定相关病原体;概念证明:与结肠炎相关的新的慢根瘤菌种,与 2011 年德国腹泻暴发相关的大肠埃希菌 O104:H4;目前仅用于研究
病毒	微阵列测序	临床样本与不同系统发育的已知病毒微阵列的杂交发现了 SARS 冠状病毒和其他病毒。直接测序鉴定了西尼罗病毒和 MERS 冠状病毒等。主要用于研究
抗菌药物耐药		
MRSA	PCR	检测金黄色葡萄球菌耐甲氧西林的责任基因 mecA 基因
VRE	PCR	检测肠球菌对万古霉素耐药的责任基因 vanA 或 vanB 基因
MDR - TB	PCR,NAAT	检测结核分枝杆菌 rpoB 基因多态性,该因素占利福平耐药的 95%;针对 inhA 和 katG 基因的其他探针可以检测到高达 85% 的异烟肼耐药
碳青霉烯酶	PCR	检测编码水解碳青霉烯类抗生素的两种酶之一的基因;NDM - 1 或 KPC;目前在美国的使用限于 CDC
HIV 耐药	靶向测序	对已知导致耐药突变的特定基因进行靶向测序;目前美国和欧洲在初始治疗之前常规进行
流行病学		
疫情暴发与跟踪	测序	应用于跟踪当地和国际范围的暴发和流行,包括产碳青霉烯酶的克雷伯菌、金黄色葡萄球菌、结核分枝杆菌、大肠埃希菌、霍乱弧菌和流感病毒的扩散
病原体进化和传播	测序	病原体序列收集,以揭示其传播、毒力因子和抗菌药物耐药决定因素

缩略词:HBV:乙型肝炎病毒;HCV:丙型肝炎病毒;MDR:多重耐药;MERS:中东呼吸综合征;MRSA:耐甲氧西林金黄色葡萄球菌;NAAT:核酸扩增试验;PCR:聚合酶链反应;SARS:严重急性呼吸综合征;TB:结核病;VRE:万古霉素耐药肠球菌。

条目	定义
重叠序列	代表一个基因组连续片段的DNA序列，由重叠的序列组合而成；与序列数据的重新组装有关，这些序列数据与先前测序的基因组不一致
基因组	有机体内的一整套可遗传物质
水平基因转移	在有机体之间进行基因转移的、与克隆性下传不同的机制，如转化、接合或转导
宏基因组学	不需事先培养步骤而直接分析来自原始样本的多个物种的遗传物质
微阵列	在固体表面空间排列的DNA寡核苷酸集合，用于检测或定量样品中的序列，这些序列与一个或多个排列好的寡核苷酸DNA元件互补（因此可互相结合）
可移动遗传元件	可以在基因组内移动的元件，并可以通过水平基因转移在基因组之间转移（如质粒、噬菌体和转座子）
多位点序列分型	基于预先指定的一组基因的DNA序列片段对生物体进行分型的方法学
二代测序	使用并行测序过程的高通量测序，可同时产生数百万个序列，远远超出了现有的染料终止剂方法的能力
核酸扩增试验（NAAT）	通过几种方法中的一种进行扩增的生化检测，评估是否存在特定的核酸序列，几种方法包括聚合酶和连接酶链式反应
聚合酶链反应（PCR）	用于扩增特定序列的NAAT的一个子集，使用特定寡核苷酸引物和DNA聚合酶
转录组	来自细胞或生物体的一整套信使RNA（mRNA）转录本的目录，通常通过RNA测序过程、使用微阵列或二代互补DNA（cDNA）测序来测量这些转录本
全基因组测序	确定一个有机体基因组完整DNA序列的过程。二代测序技术极大地促进了这一过程

表4-2 基因组学术语选集

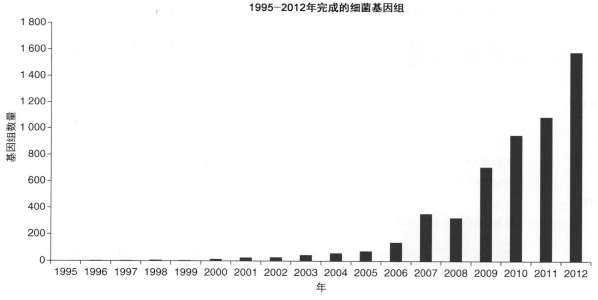

图4-1 到2012年为止每年完成的细菌基因组序列（数据汇编自www.genomesonline.org）。

与直接病原体检测不同的是，血清学诊断——检测宿主对病原体暴露的反应，通常只能在回顾时进行，需要急性和恢复期血清。对于慢性感染而言，区分活动性感染和潜伏感染，或识别重复感染，仅靠血清学检查可能很困难或不可能，这取决于病情。此外，血清学诊断的敏感性随机体和患者免疫状态不同而不同。众所周知，结核病很难用血清学方法来鉴别：使用纯化蛋白衍生物（PPD）进行结核菌素皮肤试验对活动性疾病尤其不敏感，并且可能与疫苗或其他分枝杆菌发生交叉反应；即使是较新的干扰素γ释放试验（IGRA），在体外检测T淋巴细胞对结核分枝杆菌特异性抗原的反应时释放的细胞因子，在免疫缺陷宿主中的敏感性也有限。PPD试验和IGRA均不能区分潜伏感染和活动性感染。血清学诊断莱姆病也有类似的局限性：流行区的患者中，存在对伯氏疏螺旋体的IgG抗体可能反映了以前的接触情况，而不是活动性疾病，而IgM抗体敏感性和特异性不佳（在早期疾病中分别为50%和80%）。这些检测的复杂性，特别是考虑到可能伴随莱姆病的非特异性症状，使公众对莱姆病的看法以及流行地区的抗生素滥用产生了重大影响。同样，梅毒是一种由梅毒螺旋体引起的慢性感染，仅靠血清学检查很难分期，需要使用多种不同的非梅毒螺旋体（如快速蛋白反应素）和梅毒螺旋体（如荧光梅毒抗体）检测与临床考虑相结合。作为血清学的补充,抗原检测可以提高某些病例的敏感性和特异性,但仅限于对一些感染进行验证。通常检测病原体的结构成分,包括病毒包膜成分(如乙型肝炎表面抗原、HIV p24 抗原)、某些细菌(如肺炎链球菌、嗜肺军团菌血清型 1 型)或真菌(如隐球菌、组织胞浆菌)中的细胞表面标记,以及特异性较低的真菌细胞壁成分,如半乳甘露聚糖和 β-葡聚糖(如曲霉和其他双相真菌)。

由于培养的不实用性,血清学和抗原检测方法缺乏敏感性与充分的临床信息,以及对病毒和苛养菌的要求,推动了基于核酸的诊断,其正在成为美国医院对特定微生物管理标准的一部分。这类检测包括聚合酶链反应(PCR)和其他核酸扩增试验(NAAT),目前广泛用于许多病毒感染,包括慢性感染(如 HIV 感染)和急性感染(如流感)。这项技术提供了关于最初诊断和治疗反应的基本信息,在某些情况下,基因型可预测耐药。事实上,从抗原检测到 PCR 的进展改变了我们对 HIV 感染自然过程的理解,对治疗具有深远的影响(图 4-2)。在艾滋病流行的最初几年,急性 HIV 感染者中可检测到 p24 抗原血症,但随后消失了数年,当进展到艾滋病时可再次出现(图 4-2B)。如果没有病毒血症的标志物,在疾病发展至临床艾滋病之前,治疗的作用是不确定的,而且监测治疗效果也很有挑战性。随着 PCR 作为一种越来越敏感的检测方法(现在每毫升血液能检测到最少 20 个拷贝的病毒)的出现,病毒血症被认为是 HIV 感染的一种近乎普遍的特征。这一认识在指导治疗启动以及调整方面起到了革命性的作用,并与开发毒性较低的疗法一道,帮助制定了现在的艾滋病治疗指导方针,该指导方针倾向更早采用抗逆转录病毒治疗。

与病毒一样,基于核酸的检测已经成为苛养菌的首选诊断检测方法,包括常见的性传播细胞内细菌病原体如淋病奈瑟菌和沙眼衣原体,以及蜱携带的查菲埃立克体和嗜吞噬细胞无形体。最近,基于核酸扩增的检测显示了诊断重要的医院获得性感染病原体艰难梭菌的更高的敏感性;NAAT 可以提供有关细胞毒素 A 和 B 的临床相关信息,以及超强毒力的分子标记如最近发现的北美野毒株 11 型(NAP1)的分子标记,这种分子标记在严重疾病中更常见。最近瑞典出现了一种新的沙眼衣原体变异株,其中含有一种缺失的基因,包括一组商用 NAAT 所针对的基因,这突出了基因组学在选择诊断分析位点和检测敏感性方面的重要性。这种菌株通过这种缺失逃避检测(本来检测阳性则启动治疗),故而在瑞典的一些地区非常普遍。尽管基于核酸的检测仍然是苛养菌的首选诊断方法,但这个例子提醒人们:分子诊断需要仔细开发和持续监测。

相比之下,对于培养方法成熟的典型细菌病原体,基于生长的检测和随后的生化检测仍然在临床实验室中占主导地位,这些检测为临床医生提供了良好的帮助,但基于生长的检测的局限性——特别是与等待生长相关的延迟,仍有改进的

空间。近年来出现的大量微生物基因组序列为分子诊断提供了巨量的信息,为感染领域提供了一条前进的道路。首先,测序研究可以识别关键基因(或非编码核酸),这些基因可以发展为 PCR 或杂交平台临床检测的靶标。其次,测序本身可能最终变得廉价和快速,足以对临床标本进行常规检查,从而对病原体进行无偏的检测。

■ 微生物识别

为使核酸检测适应诊断试验,从而在广泛的范围内识别病原体,必须在一个属中确定足够保守的序列,以期发现不同临床环境中可能遇到的各种菌株;但又要具有足够的差异以区别不同的种。最近已通过靶向细菌基因组最保守的元素——16S核糖体 RNA(rRNA)亚单位解决了这个问题。目前,组织标本的 16S PCR 扩增可以由专业实验室进行,但其灵敏度和临床应用仍有一定局限性:临床组织样本中常有抑制性分子,阻碍了 PCR 扩增的可靠性和敏感性。由于这些障碍可通过技术进步而减少,随着培养阴性感染的原因被澄清(也许部分是通过测序工作),这些检测可能更容易获取,也会发挥更大的作用。

现在有了丰富的测序数据,16S rRNA 以外的其他区域可以作为细菌物种鉴定的目标。这些其他基因组位点可提供与患者管理相关的临床分离株的额外信息。如检测到毒素基因甚至潜在表达毒素基因,例如艰难梭菌毒素 A 和 B 或志贺毒素的基因,可为临床医生提供更多的信息,帮助区分共生或定植微生物与致病病原体,从而有助于病情预测和诊断。

PCR 等扩增试验是核酸检测的一种方法,但还有其他方法如杂交检测等。通过微阵列杂交检测和鉴定病原体的技术虽然目前尚未应用于临床领域,但正在开发用于其他目的。值得注意的是,这些不同的检测技术需要不同程度的保护。高度灵敏的扩增方法要求 PCR 引物与其短的、特异的目标序列高度一致,即使单个碱基对不匹配(特别是在引物的 3′ 末端附近)也可能干扰检测。相比之下,基于杂交的测试更能容忍错配,因此可以用来检测某一物种内的可能不太精确的重要区域,从而可检测特定物种中更具多样性的临床菌株。这种分析利用了核酸之间可预测的相互作用。基于杂交的方法适用于 DNA 或 RNA,可从核酸含量中揭示表型信息,使表达谱分析成为可能。

PCR 和杂交法都是针对特定的、已知的生物体。在另一个极端,随着测序成本和周转时间的下降,将患者样本直接进行宏基因组测序变得越来越可行。这种鸟枪法是无偏的,即能够检测出任何微生物序列,无论其多么不同或意外。然而这种新方法也带来了一系列挑战,包括需要在预期宿主和共生序列的背景下识别致病序列,并将真正的病原体与定植微生物或实验室污染微生物区分开来。基于测序的临床诊断这一新的前沿领域有一个强有力的例子:研究人员通过在患者的脑脊液中发现与钩端螺旋体属相对应的序列,诊断了一名患有不明原因脑炎综合征的儿童的神经钩端螺旋体病。快速

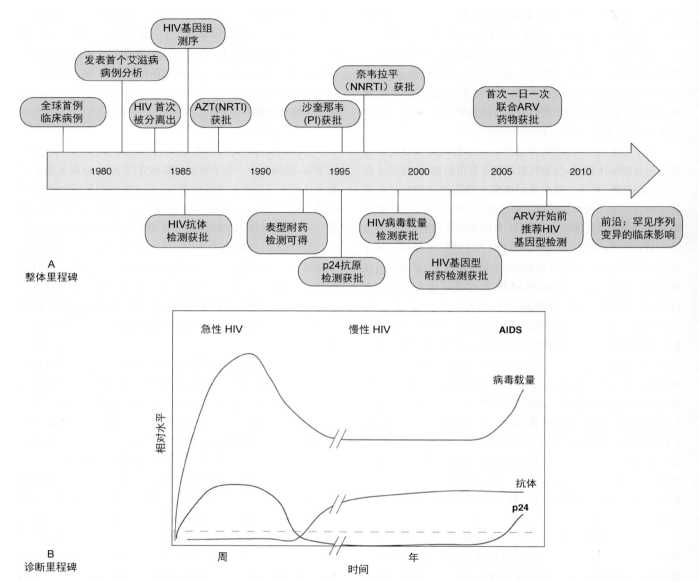

A 整体里程碑

B 诊断里程碑

图 4-2　A. HIV 管理特定里程碑时间表。所示的批准和建议适用于美国。ARV：抗逆转录病毒；AZT：齐多夫定；NRTI：核苷逆转录酶（RT）抑制剂；NNRTI：非核苷 RT 抑制剂；PI：蛋白酶抑制剂。B. HIV 感染自然史中的病毒动态变化。显示三项诊断指标：HIV 抗体（Ab）、p24 抗原（p24）和病毒载量。灰色虚线表示检测极限（汇编自：HH Fiebig et al：Dynamics of HIV viremia and antibody seroconversion in plasma donors：implications for diagnosis and staging of primary HIV infection. AIDS 17：1871,2003）。

测序和分析（<48 h）为患者管理提供了实时信息，从而为无法通过标准实验室检测做出的意外诊断提供了挽救生命的针对性抗感染治疗。该诊断是通过恢复期血清学和根据测序数据设计引物的 PCR 来回顾确认的。

■ **识别病原体**

除临床诊断应用外，新的基因组技术，包括全基因组测序，正在应用于临床标本，目的是在各种情况下识别新的病原体。测序的高度敏感性和无偏的性质使其成为寻找临床样本中未知或意外病原体的理想选择。

自科赫时代以来，感染病中的因果推理取得了进展，科赫的历史假设为将疾病归因于微生物提供了一个严格的框架。根据科赫假设的最新版本，一种微生物不管能否被培养，若作为病原体引入一个健康的宿主中，则应该在被引入时就会诱发疾病。目前的测序技术对于推进科赫假设的现代版本较为理想，因为它们能够以前所未有的敏感性和无偏的方式识别候选病原体，不受诸如可培养性等的限制。然而，由于对原始患者样本的直接测序大大扩展了我们识别微生物和疾病状态之间联系的能力，批判性思维和实验对确定因果关系仍将持续起到至关重要的作用。

新的核酸技术极大地促进了病毒的发现。这些前沿领域首先用高密度微阵列进行探索，这些微阵列包含了来自不同种系发生的病毒集合的空间排列序列。虽然偏向于那些与已知病毒同源的病毒，但临床样本中的新病毒是根据它们与这些预先指定的序列杂交的能力而鉴定的。这种方法的著名成功案例在于鉴定了引起严重急性呼吸综合征（SARS）的冠状病毒。这种 SARS 冠状病毒一经发现即被迅速测序：2003 年 4 月，在第一例病例被确认不到 6 个月，其全基因组即被组装起来。这一成就说明了新诊断技术的发展动力和速度。

随着二代测序技术的出现，通过宏基因组组装的过程，无偏检测病原体成为可能（图 4-3）。随机核苷酸片段的序列来自临床标本，而无须事先知道病原体，这一过程被称为鸟枪法测序。然后将这些序列集合与宿主（即人类）序列进行计算比对，删除已匹配的序列，剩余序列与其他已知基因组进行比较，以检测已知微生物的存在。仍未匹配的序列片段表明存在一个不能与已知的、具有特征性的基因组相匹配的额外有机体；这些序列可以组装成相邻的核酸片段并与已知序列进行比对，从而构建一个潜在的新有机体的基因组。组装的基因组（或基因组的一部分）可以与已知的基因组进行比较，以推断新生物体的种系发生情况，并确定相关的类别或特征。因此这一过程不仅可以识别意料之外的病原体，还可以识别未被发现的微生物。对临床样本进行测序的早期应用主要是发现新的病毒，包括引起健康成人严重呼吸道疾病的西尼罗病毒、SARS 冠状病毒和中东呼吸综合征冠状病毒（MERS-CoV）等新出现的病原体，以及引起从热带出血热到新生儿腹泻等多种其他疾病的责任病毒。

最近，宏基因组组装已成功地扩展到细菌性病原体的发现。研究人员通过对受累患者和对照组的结肠活检样本进行测序，发现了一种与"脐索结肠炎"相关的新细菌——一种罕见的对抗生素反应敏感但培养阴性的脐带血干细胞结肠炎。患者样本中的宏基因组组装中出现一个单一的优势种，而在对照样本中则没有。PCR 和荧光原位杂交也证实了该种的存在。

根据其与其他已知种的相似性，该菌被命名为缓根瘤菌（*Bradyrhizobium enterica*），属于一个很难培养的新种，因此很难用其他方法鉴定出来。相关性与因果关系仍然是一个悬而未决的问题，因此需要进一步的努力来建立这种联系。

随着宏基因组测序和组装技术的发展，这项技术在临床上鉴定不明病原方面具有很大的潜力。传统的方法已经出人意料地将许多疾病与特定的感染因子联系在一起，例如宫颈癌和口咽癌与人乳头状瘤病毒、卡波西肉瘤与人类疱疹病毒 8 以及某些淋巴瘤与 EB 病毒。测序技术在识别外来核酸序列方面提供了前所未有的敏感性和特异性，这些序列在恶性肿瘤、炎症、发热待查或其他临床综合征中可能提示与病毒、细菌或寄生虫等相关的其他疾病。随着以测序为基础的发现不断增多，人们可能会发现微生物并非与传统意义上的传染性有关。对实验动物甚至人类肠道菌群的研究已经开始表明微生物组成与代谢和心血管健康各个方面之间的关系。改进的病原检测方法将继续发现微生物与疾病状态之间的意外关联，但仅仅存在微生物并不能确定因果关系。幸运的是，一旦经相对艰苦和计算密集的宏基因组测序和组装确定了病原体，则易于采取有针对性的方法如 PCR 或杂交来进一步检测，这些方法更为直接且可拓展。这种能力有助于进行更多的细致研究，而这将是超越相关关系而得出因果推论所必需的。

■ 抗微生物药物耐药

目前，细菌、真菌的抗菌药物耐药情况是通过在临床标本培养中分离出单个菌落并使用药物来检测其生长情况而确定的。在这些常规分析中，对多个生长步骤均有要求可导致几个后果。首先，只有可培养的病原体才容易处理；其次，这一过程需要大量基础设施以支持无菌环境——这对于不同生物

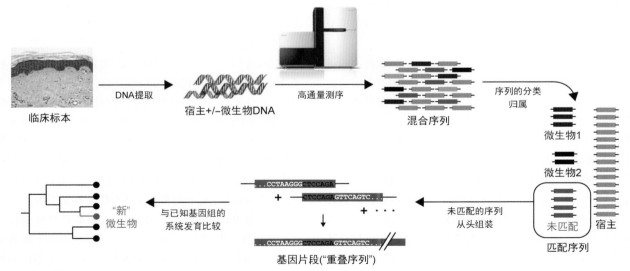

图 4-3　病原体的宏基因组组装工作流程。 从标本（如组织、体液）中提取 DNA，其中含有宿主 DNA 和共存微生物（无论是共生的还是致病的）的核酸的混合物。所有的 DNA（如果添加了逆转录步骤则还有 RNA）进行测序，产生混合的 DNA 序列片段。然后将这些片段与宿主或任何已知微生物的现有参考基因组匹配，留下与已知序列不匹配的序列。这些未匹配的序列被重新计算组装成可能的最大的连续 DNA 片段（重叠片段），代表预先未测序的基因组的片段。这些基因组片段根据它们的序列被映射到一个系统发育树上。有些可能代表已知但尚未测序的生物体，而另一些则代表新物种（上图根据 Ami S. Bhatt 博士的宝贵意见编写，来自个人通信）。

体基于培养的检测是必需的；最后也许也是最重要的，即使生长最快的生物也需要 1～2 天鉴定，2～3 天才能确定其敏感性，生长较慢的微生物则需要更长的时间——如耐药结核分枝杆菌通过生长进行表型鉴定需要几周的时间。临床上的重症需要尽早开始有效治疗，因此这种敏感性测定的固有延迟对经验性抗菌药物的使用有明显的影响：在原本可使用窄谱药物，甚至不适合使用抗生素的情况下（比如在病毒感染时），通常必须先选择广谱抗生素。有了这一策略，经验性的选择可能是不正确的，而且往往后果严重。实时识别感染病原体及其药敏将指导初始治疗、支持最优的抗感染使用、改善患者预后，同时在真正需要广谱药物情况下保留广谱药物的使用，以对抗不断升级的抗感染药物耐药。

分子诊断和测序提供了快速检测病原体药敏情况的方法。如果能鉴定出耐药基因，则该基因可作为分子检测的靶标。在感染病方面，这种方法用于 HIV 的治疗取得了最令人信服的成果（**图 4 - 2A**）（在基因组分析概念上的平行应用中，对癌症中某些耐药决定因素的分子检测开始用于指导化疗）。对 HIV 毒株的广泛测序以及病毒基因型和表型耐药性之间的相关性，揭示了 HIV 关键基因（如逆转录酶、蛋白酶和整合酶基因）的主要突变，这些基因突变赋予了针对这些蛋白的抗逆转录药物的耐药性。例如，HIV 逆转录酶基因中的单个氨基酸取代物 K103N 提示对一线非核苷类逆转录酶抑制剂依非韦伦（efavirenz）耐药，提示临床医生应选择其他药物。这些常见突变对 HIV 对药物敏感性的影响以及对病毒本身的影响都可在公共数据库中检索到。因此，由于表型耐药检测比靶向测序麻烦得多，病毒基因型现在被常规用于预测 HIV 耐药性，事实上美国目前的建议是，在开始抗逆转录病毒治疗之前，将患者血液中的病毒进行测序，然后根据预测的耐药表型量身定做抗病毒方案。随着新的靶向治疗方法的引入，这种基于靶向测序的耐药性检测方法很可能在其他病毒感染（如丙型肝炎）中发挥重要作用。

由于种种原因，在细菌中根据基因型预测抗菌药物的敏感性还未达到 HIV 这样的程度。一般来说，细菌对大多数抗菌药物都有不同的耐药机制，因此这一预测不能简单地归结为探索单一的遗传缺陷、靶向基因或某种机制。例如已知至少有 5 种不同的对氟喹诺酮类耐药的模式：减少药物进入、增加药物外排、药物作用位点突变、药物修饰和表达另一种蛋白质以屏蔽药物作用位点。此外，我们对产生耐药性的遗传因素尚缺乏全面认识，而且抗菌药物应用常可促使新的耐药机制和基因的出现。由于细菌的基因组远比病毒复杂得多，它们的染色体上有数千个基因，而且可通过质粒和可移动基因元件在物种内部甚至物种之间水平转移以获得更多基因，因此在基因水平上定义所有当前机制和预测所有未来机制很难，或许是不可能实现的。

尽管这些挑战真实存在，但在某些耐药基因型基础已被阐明的情况下，抗菌药物耐药基因型检测已被引入临床实践。一个重要的例子是检测耐甲氧西林金黄色葡萄球菌（methicillin-resistant *Staphylococcus aureus*，MRSA）。金黄色葡萄球菌是人类最常见和最严重的细菌病原体之一，尤其是在医疗机构中更是如此。最有效的抗葡萄球菌抗生素甲氧西林，对其耐药的情况甚至在社区获得的菌株中也已非常普遍。甲氧西林的替代药物万古霉素对 MRSA 有效，但其对甲氧西林敏感性金黄色葡萄球菌（methicillin-susceptible *S. aureus*，MSSA）的疗效明显低于甲氧西林。对临床 MRSA 分离株的分析表明，本质上甲氧西林耐药的分子基础是由 *mecA* 基因编码的另一种青霉素结合蛋白（PBP2a）的表达，其编码基因位于名为 *mec* 的可移动基因元件中。这种可移动元件通过基因横向转移和抗菌药物广泛使用的筛选而在金黄色葡萄球菌群体中迅速传播。由于耐药性本质上是由于 *mec* 基因盒的存在，因此 MRSA 适用于分子检测。近年来，美国食品和药品管理局（FDA）批准了一种 PCR 方法，用以检测是否存在 *mec* 基因盒，与标准的培养方法相比，这种方法可以节省几个小时到几天的时间。

在细菌耐药性的评估中有更多的分子诊断正在应用。耐万古霉素肠球菌（Vancomycin-resistant enterococci，VRE）具有对这种重要抗生素耐药的数量有限的 *van* 基因之一，可通过改变万古霉素抑制细胞壁交联的机制而表现为耐药。PCR 检测到其中一个基因即表明存在耐药性。编码碳青霉烯酶的两个质粒——NDM - 1 和 KPC 是大部分碳青霉烯类抗生素耐药（尽管不是所有耐药）的重要机制，目前已开发出一种多重 PCR 方法来检测这些重要的耐药元件。由于碳青霉烯类抗生素是针对多重耐药菌（尤其是肠道革兰阴性杆菌）常用的广谱抗生素，常被作为最后一招，故其耐药性的最初出现和之后的日益普遍，引发了极大关注。尽管存在其他碳青霉烯类耐药机制，快速 PCR 检测这两种质粒的方法已被研发出并用于诊断和感染控制。目前正将这一多重 PCR 方法应用到其他质粒携带的碳青霉烯酶类编码基因，从而实现更全面的检测。

分子遗传学测试的效力和应用并不局限于高收入环境。随着发展中国家耐药结核分枝杆菌的增加，现已开发出一种分子诊断方法以检测对利福平耐药的结核分枝杆菌。利福平耐药的遗传学基础已经通过靶向测序而得以明确：利福平分子靶点 RNA 聚合酶的特征性突变解释了绝大多数的利福平耐药结核分枝杆菌。一种能同时检测结核分枝杆菌及其 RNA 聚合酶的利福平耐药等位基因的 PCR 方法最近获批。由于利福平耐药常伴随对其他抗菌药物的耐药，这个检测可以在几小时内而不是几周内报告结核分枝杆菌是否存在多药耐药性。

尽管在基因组复杂性方面存在差异，但针对抗逆转录病毒耐药性的 HIV 基因型筛选为扩大对非抗病毒类抗微生物药物耐药基因型检测提供了一个框架。病原体全基因组测序已越来越易得和廉价（**图 4 - 1**），人们正致力于对特定病原体的数百至数千个抗微生物药物敏感和耐药菌株进行测序，以期更全面地界定耐药性产生的遗传因素。在推进测序技术的同时，人们还需要在计算技术、生物信息学和统计学、数据存储以及对假设的实验确证测试方面取得进展，以实现全面汇编抗微生物药物耐药决定因素的宏伟目标。新的序列信息的开放共享和谨慎管理将至关重要。

然而不管这样一个基因型-表型数据库如何透彻和细致，历史表明：随着新机制的不断出现，对非病毒病原体的耐药性进行全面编目充满挑战。即使仅仅识别和编目当前的耐药突变就令人望而生畏：非病毒基因组比病毒基因组大得多，它们的丰富性和多样性使得临床分离株之间经常存在成百上千的遗传差异，其中可能只有一种可导致耐药。例如对青蒿素——治疗疟疾最有效的新制剂之一——的抗药性增加，促使人们对确定抗药性的基础研究投入大量努力。虽然这样的研究已经确定了有希望的线索，但还没有出现明确的机制。事实上，单一的遗传损害可能不能完全解释耐药性的原因。由于某一药物有多种可能的耐药机制，以及不断的进化压力导致病原体发展出和获得新的耐药模式，诊断药物耐药的基因型方法很可能是不完善的。

我们已经观察到临床上抗菌药物广泛使用所造成的持续的进化压力，新的或未预料到的耐药模式正在积累。即使是MRSA——它可能是研究最多的抗菌药物耐药案例，也是一个相对简单的单基因耐药决定因子（*MecA*）模型，其基于基因型的耐药检测方法也被证明是有缺陷的。第一个例子：最初用于鉴定 MRSA 的商用基因型耐药检测试剂盒已被召回，原因是比利时出现了一种临床分离的金黄色葡萄球菌，而该菌株表达一种检测引物未检测到的 *mec* 基因盒的突变体，后来试剂盒添加了新的引物来检测这一新的突变体并重新获批。最近又新发现了一种更不同但功能上类似的基因 *mecC*，它可导致甲氧西林耐药但不能被这种 PCR 方法检测出来。这一系列事件说明了对任何基因型耐药性检测的持续监测的必要性。第二个例子：耐药基因型证据和非基因型证据之间可能存在矛盾。高达 5% 的 MSSA 菌株携带 *mecA* 基因拷贝，但该基因要么无功能，要么不表达。因此通过基因型检测将这些菌株错误地鉴定为 MRSA，将导致临床使用次选药物万古霉素而不是首选的 β-内酰胺类。

这些例子说明了超越基于生长的检测的主要挑战之一：基因型仅仅是耐药性表型的代用品，而耐药性表型直接影响患者的治疗。目前正在开发的另一种方法试图通过回到表型的方法来绕过基因型耐药性检测的局限，尽管这种方法是通过基因组方法获得的：转录谱是抗菌药物反应的一种快速表型特征。从概念上讲，由于死亡细胞在转录上不同于存活的细胞，敏感细菌和耐药菌株在接触抗菌药物后会产生不同的转录谱，而与耐药机制无关。这些差异可被测量，而且由于转录是细胞对应激最快速的反应之一（几分钟到几小时），因此用其来确定耐药或敏感比在抗菌药物环境下等待生长（以日记）的方法要快得多。就像 DNA 一样，RNA 可通过可预测的规则通过扩增或杂交方法来检测碱基配对。一组精心挑选的转录本中的变化形成了一种表达特征，它可以代表细胞对抗微生物药物的总体反应，而不需要对整个转录组进行全面的表征。初步的概念验证研究表明，这种方法可以根据转录表型来鉴定抗生素的敏感性，比以生长为基础的分析要快得多。

测序在检测核酸片段（即使是非常罕见的核酸片段）方面具有高度敏感性，可以对复杂的细胞和组织群体进行前所未有的深度研究。这种深度和灵敏度不仅可以在宿主庞杂的信号中检测出罕见的新型病原体，而且可用于单一宿主中异质性病原体亚群，比如应用于耐药谱或发病决定因素的研究当中。即使深度测序现已提供了该群体多数和少数成员前所未有的详细信息，仍需进一步阐明这些可变亚群的临床意义。

■ 基于宿主的诊断

虽然基于病原体的诊断仍然是诊断感染的主要依据，但血清学检测一直是通过检测宿主反应来诊断感染的策略的基础。考虑到先前描述的血清学检测的局限，基因组学在这个领域的应用正在探索中，以期改进这种方法。最近的探索方向不是将抗体反应用作感染的反向生物标志物，而是将重点放在宿主反应的转录组学分析上，将之作为对人类疾病具有诊断意义的新方向。举个例子：基于病原体的诊断试验难以区分活动性和潜伏性结核感染，但最近的研究表明，循环白细胞的转录谱表现出近 400 种转录物的表达差异模式，可用于区分活动性和潜伏性结核病。这种表达模式部分是由骨髓谱系中干扰素诱导基因的变化驱动的。在验证队列中，根据该转录特征能够区分病情活动和尚处于潜伏期的患者、区分结核感染与其他肺部炎症状态或感染，并能在短短 2 周内跟踪治疗反应，对于没有活动性疾病的患者，需经过 6 个月的有效治疗其表达方可正常。这种检测不仅可以在患者管理中发挥重要作用，而且可以作为新药临床试验的疗效标志。类似地，其他研究人员一直在试图确定循环血细胞中的宿主转录信号，这些信号在甲型流感病毒感染中与某些其他病毒或细菌引起的上呼吸道感染中是不同的。这些特征也因感染阶段的不同而不同，并且有希望用以区分暴露对象中哪些会出现症状、哪些不会。这些结果表明，分析宿主的转录动力学可以增加病原体研究中获得的信息，既能加强诊断能力，又能监测疾病的进展和对治疗的反应。

在这个全基因组关联研究和个体化用药趋势的时代，基因组方法也被应用于鉴定宿主的遗传位点和助长感染易感性的因素。在这种疾病流行的人群中，这样的位点将有很强的选择性。通过识别在该环境中存活的个体之间有益的遗传等位基因，可发现易感性或抗性标记；这些标记可以转化为诊断测试，用以识别易感个体，以便实施预防或预防性干预。此外，这些研究可能为深入了解感染的发病机制提供帮助，并为治疗干预提供新的方法。这种有益的遗传关联在基因组学出现很久以前就已经被认识到了，如 Duffy 血型阴性或杂合血红蛋白异常对疟原虫感染的保护作用。基因组学方法有助于对宿主进行更系统、更广泛的研究，不仅能识别出易受多种疾病（例如 HIV 感染、结核和霍乱）影响的人，也能识别出影响并因此可能预测疾病严重程度的宿主因素。

治疗

基因组学通过两种可能的方式影响感染病治疗：通过改变诊断信息获取的速度以及所能获得的诊断信息的类型，它可以影响治疗决策；通过开辟新的途径来理解发病机制、提供新的方法来破坏感染、描绘新的抗微生物药物研发方法，它可以促进新药开发。

■ 基因组诊断助力治疗

人们在研发抗微生物药物方面的努力正在减少，几乎没有新的药物处于研发过程中，进入市场的甚至更少。这一现象的部分原因是缺乏对私人的经济激励，也有部分原因是药物发现和研发所涉及的巨大挑战。由于市场因素，几乎所有的努力都集中在广谱药物上；研发一种适用于极其多样化的生物体（彼此之间的差异比人类与阿米巴的差异更大）的化合物要比开发一种专门针对单一细菌的制剂挑战性更大。因为缺乏早期诊断信息来指导窄谱抗微生物药物的使用，这一概念到目前为止一直被拒绝。因此，若有快速诊断能够提供药敏信息以实时指导药物选择，则可能通过从广谱药物向窄谱药物的范式转变来改变和简化用药策略。这种转变显然会对目前的耐药性升级产生额外的影响。

在另一种可能影响治疗干预的诊断范式中，基因组学也正在开辟新的途径，以便更好地了解不同宿主对感染的易感性和对治疗的反应。从某种意义上说，"个性化医疗"的承诺一直是一个诱人的圣杯。现在有一些迹象表明这一目标已经实现。例如，糖皮质激素在结核性脑膜炎中的作用一直是争论的焦点，最近发现编码白三烯修饰酶的人类基因位点 *LTA4H* 多态性对结核病的炎症反应有调节作用。结核性脑膜炎患者中，促炎因子 *LTA4H* 等位基因纯合子的患者激素辅助治疗效果较好，而抗炎等位基因纯合子的患者则受影响较小。这种抗炎辅助治疗已经成为结核性脑膜炎的标准治疗，但这项研究表明也许只有一部分患者受益，并进一步提出了一种前瞻性鉴定这一亚群的遗传方法。因此，通过揭示微生物的致病潜能和检测宿主对感染和治疗的反应，基因组诊断测试可能最终为诊断、预后和治疗决策提供信息。

■ 基因组学在药物和疫苗开发中的应用

基因组学技术已经极大地改变了对宿主-病原体相互作用的研究，目的是越来越多地影响治疗方法的发现和研发的过程。测序为抗微生物治疗方法的发现提供了几条可能的途径。首先，基因组规模的分子方法为全面识别病原体基因组中编码的所有必需基因铺平了道路，从而可系统地识别病原体中潜在治疗靶点的脆弱性。其次，转录分析有助于洞察新候选药物的作用机制。例如，细胞壁干扰物（如 β-内酰胺类）的转录特征不同于 DNA 损伤剂（如氟喹诺酮类）或蛋白质合成抑制剂（如氨基糖苷类）。因此对病原体对一种新药反应的转录分析可以提示一种作用机制或标记化合物的优先级。在确定作用机制的另一种基因组策略中，RNA 干扰方法和靶向

测序被用来鉴定抗锥虫药物显效所需的基因，这一方法对治疗非洲锥虫病已使用了几十年的药物的作用机制提出了新的见解。第三，测序可以很容易地确定病原体基因组中最保守区域和相应的基因产物，这些信息对于缩小疫苗开发的候选抗原范围非常宝贵。这些表面蛋白可被重组表达并检测其诱导血清学反应和保护性免疫的能力。这一过程被称为反向疫苗学，已被证明对难以培养或免疫原性差的病原体特别有用，研制 B 群脑膜炎奈瑟菌疫苗就是这样一个例子。

基于测序或表达谱的大规模基因内容分析可以提供新的研究方向，为病原体和宿主在感染或定植过程中的相互作用提供新的见解。这类研究的一个重要目标是提出新的治疗方法来破坏这种相互作用，从而有利于宿主。事实上，二代测序技术最直接的应用之一就是简单地描述人类病原体和相关的共生或环境菌株，然后找到与致病性相关的基因组。例如，从简单的非致病性、实验室适应性菌株（K-12）到产志贺毒素的肠出血性胃肠道病原体（O157：H7），大肠埃希菌即使其种系发生分类保持不变，它在基因含量上的差异也高达 25%。这是一个虽然极端但并非孤立的例子。一些肠球菌分离株——因对常见抗生素（如氨苄西林、万古霉素和氨基糖苷类药物）的耐药性增加而臭名昭著——也含有最近获得的遗传物质，占基因组的 25%。这一事实表明，横向基因转移可能在微生物作为院内病原体的适应过程中起着重要作用。更仔细的研究已经证明这种基因组扩展与被称为 CRISPR（clustered，聚集的；regularly，规则的；interspaced，间隔的；short palindromic repeats，短回文重复序列）的调控元件丢失有关。CRISPR 元件的缺失可保护细菌基因组免受某些外来遗传物质的侵袭，从而促进耐药基因元件的获得。虽然这一缺失似乎在无抗生素环境中带来了一种竞争劣势，但这些耐药菌株即使在一些最有用的抗肠球菌药物存在的情况下也会成长良好。除了从基因组测序中获得的见解之外，无偏全转录组测序（RNA-Seq）正在许多不同的物种中发现意想不到的调控的、非编码 RNA。虽然这些新转录本的功能尚不清楚，但这些特征（在许多细菌物种中都是保守的）的存在暗示了其在进化中的重要性，并指出了未来研究的领域和可能的新治疗途径。

因此，基因组研究已经开始改变我们对感染的理解，为我们提供毒力因子或毒素的证据，并对理解致病性和耐药性的持续演变提供了思路。这类研究的目标之一是找出能够扰乱致病过程的治疗药物，目前人们对抗毒力药物（抑制毒力因子而不是直接杀死病原体作为干预感染的手段）的理论概念很感兴趣。此外，随着测序变得越来越容易和高效，具有前所未有的统计能力的大规模研究正在启动，以便将临床结果与病原体和宿主基因型联系起来，从而进一步揭示感染过程中可能受到破坏的脆弱性。尽管这些研究只是一个开始，但指出了一个诱人的未来：用感染结果和治疗反应的基因组预测因子武装临床医生以指导临床决策。

感染病的流行病学

感染病的流行病学研究有几个主要目标：确定暴发特

征,描述感染病在人群中传播的模式和动态,以及确定可限制或减轻疾病负担的干预措施。一个典型的范例是约翰·斯诺对 1854 年伦敦霍乱暴发的起源的阐释。斯诺对病例进行了仔细的地理测绘,确定疫情的可能来源是宽街水泵受污染的水,并通过移除水泵手柄而中止了疫情暴发。这种干预是在不了解霍乱致病因素的情况下进行的,微生物学和基因组学的进展扩大了流行病学的范围:不仅考虑疾病,还要考虑病原体及其毒力因素以及微生物与宿主之间的复杂关系。

通过使用全新的基因组工具如高通量测序,现在人们可以用前所未有的分辨率快速描述微生物种群多样性,在整个基因组中存在单核苷酸差异的分离株之间进行区分,并在依赖表型(如抗菌药物耐药测试)或遗传标记(如多位点序列分型)的先前方法基础上取得进展。基于分子遗传学和进化理论的统计方法的发展建立了分析方法,将对微生物种群多样性和结构的描述转化为对病原体传播的起源和历史的了解。通过将种系发生重建与流行病学和人口学数据联系起来,基因组流行病学为跟踪人与人之间的传播、推断病原体和序列元素的传播模式以及评估暴发的传播动力学提供了机会。

■ 破解人际传播

利用全基因组测序的比较来推断人际传播并确定病原体的点源暴发可用于医院感染控制。2010 年一篇开创性论文指出,泰国一家医院对 MRSA 的研究表明,通过将突变随时间的累积分析与感染的日期和医院位置相结合,全基因组测序可用于推断医院环境中病原体从一个患者到另一个患者的传播。此后常有报道利用全基因组测序确定和促使旨在中断传播链的干预措施的实例。传统的感染控制分析有赖于根据药敏对微生物分型,在英国剑桥一家特殊婴儿护理病房暴发的另一起 MRSA 疫情中,全基因组测序扩展了这种传统的感染控制分析,将临床分离出的菌株进行测序。该方法确定了一种特定 MRSA 菌株在其他情况下未被确认的暴发,该暴发是在不同循环人口引起普通感染模式的背景下发生的。分析显示,特殊护理婴儿病房和社区中的母亲之间存在传播,并显示了 MRSA 携带在单一保健场所中持续暴发的关键作用。卫生保健场所的 MRSA 去定植终止了疫情。在另一个例子中,美国国立卫生研究院临床研究中心观察了 18 例产碳青霉烯酶肺炎克雷伯菌感染病例,对这些菌株的基因组测序,以区分这些病例是由多个独立的源头传入卫生保健系统的,还是由单一源头引入、随后传播的。在对基因组和流行病学数据进行网络和种系发生分析的基础上,重新构建分离株之间可能存在的相互关系,证明了耐药克雷伯菌感染的传播实际上是单一菌株在医院内传播的结果。

基因组流行病学研究发现了突发的传播事件,促使人们对病原体生态学和传播方式提出了新的质疑。例如,在囊性纤维化(CF)患者中,包括脓肿分枝杆菌在内的非结核分枝杆菌感染率上升,导致人们对 CF 患者之间的传播进行了猜测;然而传统的分型方法缺乏准确定义种群结构的分辨率,而这是推断传播

的关键组成部分。过去的感染控制指南忽略了在卫生保健环境中获得非结核分枝杆菌的可能性,因为没有强有力的证据表明这种传播是有可能的。在一项来自 CF 患者的脓肿分枝杆菌全基因组测序研究中,使用基因组测序、流行病学和贝叶斯建模的分析方法检验了 CF 中心内患者之间传播的可能性;作者在一些患者中发现了几乎相同的菌株,并观察到这些菌株的多样性低于来自单个个体的菌株。由于没有明确的流行病学联系提示这些感染患者同时处于同一地点,这一发现表明有必要探讨现有的传播所需环境的概念,并需要重新修订脓肿分枝杆菌感染控制指南。对其他病原体的类似研究,特别是那些针对人类、其他动物宿主和环境共有的病原体的研究,将继续促进我们了解传染源以及通过人口传播方式的相对作用和重要性,从而确立循证的预防和干预策略。

随着越来越多的研究致力于利用全基因组测序的高分辨率来精确确定传染性病原体的起源和传播,我们在对单个个体感染和单个传播事件过程的理解方面出现了一些基本问题。例如,更好地理解单个感染者体内病原体种群的多样性,是解释来自不同患者分离物之间关系的一个关键部分。虽然传统上认为个体感染了单一的菌株,但最近对来自单个个体的多个金黄色葡萄球菌菌落的测序研究显示了多样性的"云"。这一发现提出了一系列随着这一领域发展而需要解决的重要问题:这种多样性的临床意义是什么?产生和限制多样性的过程是什么?在不同的传播条件和路径下,多样性传播的数量是多少?随着感染微生物、感染类型以及宿主和对治疗反应的不同,这些问题的答案有何不同?更全面地描述多样性、种群动态、传播瓶颈,以及塑造和影响微生物种群增长和扩散的动力,将是今后研究的一个极为重要的焦点。

■ 重建病原体传播的起源和动态

基于基因组学的流行病学方法除用以重建局部突变点的传播链外,也能对病原体在地理和时间上的广泛传播提供洞察。一个典型的例子是对霍乱的研究。霍乱是一种由霍乱弧菌感染引起的导致脱水的腹泻性疾病。在 19 世纪,霍乱首次从印度次大陆蔓延到世界各地,此后已造成 7 次大流行;自 20 世纪 60 年代以来,第七次大流行一直持续到现在。科学家使用收集自全球的、代表 1957—2010 年分离株的 154 株霍乱弧菌基因组序列对第七次大流行期间霍乱传播的地理模式进行调查。调查显示,第七次大流行至少包括蔓延自印度次大陆的 3 个重叠的波。此外,对 2010 年海地暴发的霍乱的霍乱弧菌分离株基因组分析表明,该株霍乱弧菌与南亚的霍乱弧菌的基因组关系,比与邻近的拉丁美洲霍乱弧菌的基因组关系更密切。这一结果支持这样一种假设:霍乱弧菌是通过人类旅行(可能来自尼泊尔)传入海地的,而不是通过环境或地理上更近的来源传入海地的。随后的一项研究追溯了从海地分离的霍乱弧菌种群的最新共同祖先,为从尼泊尔引进单一点源霍乱弧菌这种观点提供了进一步的支持。

对许多病原体(包括金黄色葡萄球菌、肺炎链球菌、衣原

体、沙门菌、志贺菌、大肠埃希菌、艰难梭菌、西尼罗病毒、狂犬病病毒和登革热病毒)的传播进行的越来越多的调查,有助于绘制越来越多的地图,以描述微生物多样化和传播的途径、模式和节奏。大规模的探索,如10万食源性病原体基因组计划,因为测序技术的进步而成为可能,该探索旨在对从食物、环境和农场动物等来源收集的10万株食源性病原体的基因组进行测序。这类研究将产生大量数据,可用于调查不同生态位内的多样性和微生物学联系,以及从一个生态位到另一个生态位的传播模式。随着卫生保健和公共卫生机构越来越广泛地采用基因组测序,可利用的基因组序列目录和相关的流行病学数据将迅速增长。通过对微生物多样性及其随时间的动态变化的更高分辨率的描述,跨越流行病学和人口学边界以及进化生态位,我们将更深入地了解历史上传播的途径和模式之间的关系。

■ 预测流行潜力

关于病原体可传播性的信息有助于预测突发事件的流行潜力,因此确定这一信息是制订公共卫生监测和干预策略的关键一步。可传播性可通过各种方法估计,包括从流行病的增长率以及感染的发生时间(指数病例与该指数病例感染者之间的平均时间间隔)推断。对取样良好的群体进行基因组测序和分析为获得类似的基本流行病学参数提供了另一种方法。衡量可传播性的一个关键指标是基本繁殖数($R0$),其定义为单个原发感染病例所产生继发性感染的数量。当基本繁殖数大于1($R0>1$)时,暴发具有流行潜力;当基本繁殖数小于1($R0<1$)时,暴发将消失。根据2009年H1N1流感大流行早期从受感染患者身上获得的流感样本序列进行的人口基因组分析,估计基本繁殖数为1.2;这与根据若干流行病学分析得出的1.4~1.6的估计数相仿。此外,在分子钟模型的假设下,H1N1样本的序列以及获得样本的时间和地点信息被用来估计大流行病起源的日期和地点,从而得以深入了解疾病的起源和动态。由于公共卫生反应的规模和强度取决于预测的暴发规模,基因组方法阐明病原体来源和流行潜力的能力使得这些方法对感染病流行病学的贡献增加了一个重要维度。

■ 洞察病原体进化

除了描述传播和动力学之外,病原体基因组学还可以深入了解病原体的进化以及选择性压力、宿主和病原体种群之间的相互作用,这可能对疫苗或治疗的发展产生影响。从临床角度看,这一过程是获得抗菌药物耐药性、产生增强的致病性或新的毒力特征、逃避宿主免疫和清除(导致慢性感染)及疫苗效力的关键。

微生物基因组通过多种机制进化,这些机制包括突变、复制、插入、缺失、重组和水平基因转移。分段病毒(例如流感病毒)可以在多个感染细胞中重组基因片段。例如2009年大流行的甲型H1N1流感病毒似乎是通过几种禽流感、猪流感和人流感毒株的重新组合而产生的。这种进化成新的大流行株的潜力,引发了人们对高死亡率但尚未表现出有效的人类传

染性的强毒株可能向可传播性演变的关注。针对H5N1禽流感病毒的有争议的实验确定了其5种变异,这些变异使病毒至少能在雪貂-人类流感的动物模型系统中传播。

季节性流感的持续抗原进化提供了病原体进化研究如何影响监测和疫苗开发的例子。流感疫苗需要经常更新,以确保对主要毒株的防护。这些更新的依据是在即将到来的季节里,从诸多地方和全球不同的流通病毒中预测哪些种群将占主导地位。为此,基于序列的流感病毒动力学研究揭示了流感在全球的传播,提供了有关传播模式的具体数据,并有助于阐明新毒株的起源、出现和传播。通过对2002—2007年流感季节中1 000多个甲型H3N2流感病毒分离株的分析,人们确定了病毒通常在东南亚产生多样性并在世界范围内传播。对全球分离病毒的进一步研究揭示了传播中病毒的多样性,表明一些病毒株持续存在,并在亚洲以外的地区传播了多个季节。

基因组流行病学研究不仅具有帮助指导疫苗选择和研发的潜力,还有助于跟踪在人群中传播的病原体在接种疫苗后会发生什么情况。通过描述在接种人群的选择性压力下病原体的进化,这类研究可以在监测和鉴定毒力决定因素方面发挥关键作用,甚至可能有助于预测逃避疫苗保护的未来演变。7价肺炎球菌综合疫苗(PCV-7)的目标是7种血清型的肺炎链球菌,这些血清型在2000年出现时导致了大多数侵袭性病例。之后,PCV-7大大降低了肺炎球菌疾病的发病率和死亡率。对马萨诸塞州2001—2007年600多株肺炎球菌分离株的群体基因组分析表明,先前存在的稀有非疫苗血清型正在取代疫苗血清型,一些菌株将疫苗靶向的荚膜位点与非疫苗靶向血清型的荚膜基因盒重新组合在一起,因此尽管接种了疫苗,这些菌株感染仍然持续存在。

全球战略

🌐 虽然先进的基因组技术在很大程度上是在发达国家实施的,但在感染负担最大的较不发达地区,这些技术在感染病方面的应用可能产生最大的潜在影响。基因组技术的全球化及其扩展已经开始于本章所强调的每一个重点领域,这既是通过将先进技术应用于在发展中国家收集的标本,同时,随着技术在全球范围内更易获得,也是通过直接调整、进口技术,使之用于发展中国家现场。重要的全球疾病如结核、疟疾、锥虫病和霍乱等病原体的基因组特征已为其诊断、治疗和感染控制提供了深刻见解。例如为快速诊断结核分枝杆菌感染和检测利福平耐药性而开发的核酸检测正在定价,以便在结核病最流行的非洲和亚洲的实地环境中应用。在数小时内而不是在数周或几个月内诊断出多药耐药结核病的潜力,可能真正改变对这一常见的毁灭性疾病的治疗和控制。对霍乱传播的高分辨率基因组跟踪使人们认识到哪些公共卫生措施在控制当地流行方面最有效。总的来说,测序变得越来越便宜。随着这些技术与全球化信息技术资源相互配合,在全球实施基因组方法,有望将最先进的感染诊断、治疗和流行病跟踪方法

推广到最需要这些的地区。

总结

基因组技术通过阐明编码生命最基本过程的遗传信息，正在改变医学的许多方面。在感染病中，二代测序和基因组规模的表达分析等方法提供了关于单个微生物和微生物群落的前所未有的深度信息。这一信息正在扩大我们对这些微生物和群落相互之间、与它们的人类宿主之间以及与环境之间的相互作用的了解。尽管基因组技术已取得了重大进展，而且现在已有大量的基因组数据，但技术和财政障碍持续阻碍着大规模病原体测序在临床、公共卫生和研究环境中的广泛

采用。由于基因组技术产生了更多的数据，因此需要在存储、管理数据的生物信息学工具的研发、方法的标准化以及在研究和临床领域对终端用户进行培训等方面进行创新。全基因组测序的成本-效益和适用性，特别是临床成本-效益和适用性，仍有待研究。还需研究基因组测序对患者结局的影响，以明确这些新方法在哪些情况下可对患者福祉作出最大贡献。应该鼓励、促进目前通过合作、教学和减少财务障碍来克服局限性的努力。随着基因组技术和计算分析技术的进步，最近几年我们检测、表征、治疗、监测、预防和控制感染的能力正在迅速发展并将继续发展。希望基因组技术预示着一个新的时代：临床医生有更好的装备来对抗感染并促进人类健康。

第 5 章
免疫原则与疫苗使用

Chapter 5
Immunization Principles
and Vaccine Use

Anne Schuchat, Lisa A. Jackson · 著 | 史庆丰 · 译

在过去的一个世纪里，很少有医疗干预措施能与免疫接种在长寿、节约经济和提高生活质量方面相提并论。在美国，现在有 17 种疾病可以通过向儿童和成人常规接种疫苗来预防（表 5-1），而且大多数可用疫苗预防的儿童疾病处于历史最低水平（表 5-2）。在美国，卫生保健提供者在提供常规卫生服务的过程中提供绝大多数疫苗，因此在美国公共卫生系统中发挥着不可或缺的作用。

疫苗效应

直接和间接作用

针对特定感染病的免疫接种可保护个人不受感染，从而预防有症状的疾病。特定疫苗可减轻临床疾病的严重程度（如轮状病毒疫苗和严重胃肠炎）或减少并发症（如带状疱疹疫苗和带状疱疹后神经痛）。一些免疫接种还减少了感染病病原从免疫人群向其他人的传播，从而减少了感染传播所产生的影响，这种间接影响被称为群体免疫。对非免疫人群进行间接保护所需的免疫水平随特定疫苗差异很大。

自从儿童疫苗在美国广泛使用以来，儿童和成人中可用疫苗预防的疾病发病率明显下降（表 5-2）。例如，对 5 岁以下儿童接种 7 价肺炎链球菌疫苗，可减少 90% 以上相关侵袭性疾病。一项针对 13 价儿童疫苗的单一出生队列研究显示，该疫苗的接种减少了 4.2 万例过早死亡并预防了 2 000 万例疾病，节省近 700 亿美元（美国）。

表 5-1	美国儿童和／或成人常规接种疫苗可预防的疾病
疾病	常规使用的目标人群
百日咳	儿童、青少年、成人
白喉	儿童、青少年、成人
破伤风	儿童、青少年、成人
脊髓灰质炎	儿童
麻疹	儿童
腮腺炎	儿童
风疹、先天性风疹综合征	儿童
乙型肝炎	儿童
B 型流感嗜血杆菌	儿童
甲型肝炎	儿童
流行性感冒	儿童、青少年、成人
水痘	儿童
侵袭性肺炎球菌病	儿童、老年人
流行性脑脊髓膜炎	青少年
轮状病毒感染	婴儿
人乳头瘤病毒感染、宫颈癌和生殖器癌	青少年、青年
带状疱疹	老人

表5-2 美国实施广泛国家疫苗接种后可预防疾病减少情况

疾病类型	每年可预防 例数(平均)	2012 年疾 病上报数[a]	广泛疫苗接种后 病例减少率(%)
天花	29 005	0	100
白喉	21 053	1	≥99
麻疹	530 217	55	≥99
流行性腮腺炎	162 344	229	≥99
百日咳	200 752	48 277	76
小儿麻痹症(瘫痪)	16 316	0	100
风疹	47 745	9	>99
先天性风疹综合征	152	2	99
破伤风	580	37	94
B 型流感嗜血杆菌[b]	20 000	30[b]	99
甲型肝炎	117 333	2 890[c]	98
乙型肝炎(急性)	66 232	18 800[c]	72
侵袭性肺炎球菌感 染:所有年龄	63 067	31 600[d]	50
侵袭性肺炎球菌感 染:<5 岁	16 069	1 800[d]	89
水痘	4 085 120	216 511	95

[a] 除显示 2011 年数字的甲型肝炎和乙型肝炎病例外。[b] 据估计,在 210 例类型
不明的流感嗜血杆菌感染报告中,在 5 岁以下儿童中又发生了 13 例 B 型感染。
[c] 数据来自 CDC 2011 年的病毒性肝炎监测。[d] 数据来自 CDC 的《2012 年细菌
核心监测活动临时报告》。
资料来源:改编自:SW Roush et al;JAMA 298:2155,2007;MMWR 62(33):
669,2013。

控制、消除和根除可用疫苗预防的疾病

免疫计划与控制、消除或根除疾病这个目标有关。对疫苗可预防疾病的控制可减少不良的疾病后果,并可限制疾病在社区、学校和机构暴发而引起的破坏性影响。控制计划还可以减少患者和照顾患病儿童的父母的缺勤,减少旷课,并控制与治疗访问相关的医疗保健费用。

消除疾病比控制更为苛刻,通常需要在一个确定的地理区域内将病例减少到零,但有时可定义为在一个地理区域内减少本土持续传播的感染。截至 2013 年,美国已经消除麻疹、风疹、小儿麻痹症和白喉的本地传播。从世界其他地区输入病原体仍然很重要,公共卫生工作的目的是迅速应对这种情况,并限制传染源的向前传播。

当一种疾病的消除能够持久且不需要持续干预时,才可以认为根除了该疾病。到目前为止,全球范围内用疫苗根除的唯一人类疾病是天花。虽然天花疫苗已不再常规接种,但由于早期的疫苗接种工作中断了人类传播的所有环节,而且人类是该病毒唯一的自然储集库,因此该疾病并没有再度出现。目前,一项重要的卫生倡议目标是在全球根除脊髓灰质炎。大多数国家已经消除了脊髓灰质炎的持续传播,但在阿富汗、尼日利亚和巴基斯坦这三个国家的传播从未中断,而叙利亚和非洲之角最近暴发的疫情再次说明这些储集库得到解决之前,其他国家仍有被输入的风险。发现以根除或消除为目标的疾病的病例,被认为是前哨事件,因为它可导致传染源在社区或地区重新复发。因此,必须及时向公共卫生当局报告此类事件。

暴发检测和控制

在机构、医疗实践或社区中发现一系列疫苗可预防疾病的病例群,可能预示着病原体、疫苗或环境的重要变化。有几个因素可以导致疫苗可预防疾病的增加,包括:① 免疫接种率低,导致易感人群的累积(例如,麻疹在不接种疫苗的人中死灰复燃);② 逃避疫苗诱导保护的传染因子变化(例如,非疫苗型肺炎球菌);③ 疫苗诱导的免疫力减弱(例如,在儿童早期接种百日咳疫苗的青少年和成人);④ 大接种疫苗的点源接种(例如,食源性接触甲型肝炎病毒)。向公共卫生机构报告容易暴发的疾病,有助于识别需要进一步干预的群体。

公共卫生报告·识别以消除或根除为目标的疑似病例以及其他需要紧急公共卫生干预的疾病,如接触追踪、化疗或免疫预防的管理,或公共源暴露的流行病学调查,通常与特殊报告要求有关。许多常规使用疫苗预防的疾病,包括麻疹、百日咳、B 型流感嗜血杆菌侵入性疾病和水痘,应是全国范围内必须报告的疾病。临床医生和实验室工作人员有责任根据具体的病例定义标准,向地方或州公共卫生当局报告一些可用疫苗预防的疾病的发生情况。所有提供者都应了解州或城市报告疾病的要求以及与公共卫生当局联系的最佳方式。对可用疫苗预防的疾病暴发迅速做出反应,可大大提高控制措施的效力。

🌐 **全球考虑·**目前,一些国际卫生倡议侧重于全球范围内减少疫苗可预防的疾病。这些努力包括改善获得新的和未充分利用的疫苗的途径,如肺炎球菌结合疫苗、轮状病毒疫苗、人类乳头瘤病毒(human papillomavirus,HPV)疫苗和 A 型脑膜炎球菌结合物疫苗。美国红十字会、世界卫生组织(World Health Organization,WHO)、联合国基金会、联合国儿童基金会(United Nations Children's Fund,UNICEF)以及疾病控制和预防中心(Centers for Disease Control and Prevention,CDC)是麻疹和风疹倡议的合作伙伴,其目标是从 2000 年至 2015 年,将全世界麻疹死亡人数减少 95%。2000—2011 年期间,全球麻疹死亡率下降了 71%,即死亡人数从 2000 年估计的 54.8 万人降至 2011 年的 15.8 万人。国际扶轮社、UNICEF、CDC 和 WHO 是全球根除脊髓灰质炎的主要合作伙伴,其努力将每年脊髓灰质炎瘫痪病例数从 1988 年的 35 万例减少至 2012 年的 250 例以下。免疫联盟和比尔及梅林达·盖茨基金会为减少全球可用疫苗预防的疾病带来了巨大的动力,扩大了 WHO、UNICEF 以及发达国家和发展中国家政府早期的努力。

加强成人免疫接种

尽管免疫接种已成为儿科常规就诊的核心内容,但它还没有很好地融入成人的常规医疗访问中。本章重点介绍成人的免疫原则和疫苗的使用。越来越多的证据表明,免疫接种覆盖率可以通过针对消费者、提供者、机构和系统层面的因素的努力来提高。文献表明,多策略的应用在提高覆盖率方面比任何单一策略更有效。

成人免疫接种的推荐 · CDC 的免疫实践咨询委员会(Advisory Committee on Immunization Practices,ACIP)是美国食品和药品监督管理局(Food and Drug Administration,FDA)批准用于美国平民儿童和成人疫苗管理建议的主要来源。ACIP 是一个联邦咨询委员会,由美国卫生和公众服务部部长任命的 15 名有投票权的成员(免疫相关领域的专家)、8 名代表联邦机构的特定成员和 26 名无投票权的各联络组织代表组成,并包含主要的医学会和管理护理组织。ACIP 的建议可在 www.cdc.gov/vaccines/hcp/acip-recs/上查阅。这些建议与其他组织(包括美国妇产科学院、美国家庭医师学会和美国医师学会)提出的疫苗建议尽可能一致。

成人免疫计划表 · 美国成人的免疫计划表每年更新一次,可通过网址 www.cdc.gov/vaccines/schedules/hcp/adult.html 进行查询。每年一月,该计划表发表在《美国家庭医生》《内科年鉴》和《发病率和死亡率周报》(www.cdc.gov/mmwr)上。**图 5-1** 总结了 2013 年成人免疫计划表。其他信息和规范包含在这些附表的脚注中。在每年出版物发布的间隔期间,计划表的增加和改动会发布在《发病率和死亡率周报》上并通知读者。

■ 免疫实践标准

对成人进行免疫接种涉及许多过程,例如决定给谁接种疫苗、评估疫苗禁忌证和预防措施、提供疫苗信息声明(vaccine information statements,VIS)、确保适当储存和保存疫苗处理、接种和维护记录。此外,疫苗接种后不良事件的提供者报告是疫苗安全监测系统的重要组成部分。

决定给谁接种疫苗

应尽一切努力确保成人尽快接种所有指定疫苗。当成人接受护理时,应评估和记录其免疫史,并应根据成人免疫计划的最新版本确定所需接种的疫苗。纳入电子健康记录的决策支持工具可以为所需的疫苗接种提供提示。经常用于常规指示疫苗(如流感和肺炎链球菌疫苗)的常规指令允许护士或其他经批准的执业医师在没有特定医师指令的情况下接种疫苗,从而降低成人免疫接种的障碍。

禁忌证和警示的评估

在接种疫苗之前,所有患者都应进行禁忌证和警示的筛查。禁忌证是指会增加疫苗接种严重不良反应风险的疾病。当记录有禁忌证时,不应接种疫苗。例如,对疫苗剂量或具有某种疫苗成分过敏反应史是接种的禁忌证。

警示代表可能增加不良事件风险或影响疫苗免疫功能的情形(例如,给最近输血的人接种麻疹疫苗,可能暂时会对麻疹病毒产生被动免疫)。通常情况下,当注意到警示时,不接种疫苗。然而,当接种疫苗的收益超过不良事件评估风险时,尽管可能会出现警示,接种者仍可决定给患者进行接种。

在某些情况下,禁忌证和警示是暂时的,可能推迟疫苗接种的时间。例如,有发热或无发热的中度或重度急性疾病通常被认为是疫苗接种的暂时警示,导致疫苗接种推迟到急性期结束;应避免将疫苗接种对潜在疾病的不良影响叠加在一起,并错误地将潜在疾病的表现归因于疫苗。**表 5-3** 汇总了在美国许可用于普通成人疫苗的禁忌证和警示。重要的是要认识到非禁忌的情形,以免错失疫苗接种的机会。例如,在大多数情况下,轻度急性疾病(有或无发热)、对先前剂量的疫苗有轻度至中度局部反应的病史以及母乳喂养并不是疫苗接种的禁忌证。

对疫苗成分有急性过敏史 · 对先前剂量的疫苗或其某一成分的严重过敏反应是疫苗接种的禁忌证。虽然大多数疫苗都有许多成分,但卵蛋白、明胶和酵母是最可能导致严重过敏反应的物质。此外,虽然天然橡胶(胶乳)不是疫苗的组成部分,但有些疫苗被装在天然橡胶/乳胶的小瓶或注射器中。这些疫苗可以通过产品说明书来识别,不应报告对乳胶有严重过敏的人使用,除非疫苗接种的益处明显大于潜在过敏反应的风险。更常见的是对乳胶的局部或接触性过敏,如对医用手套(含有与过敏反应无关的合成乳胶)过敏,并不是用含有天然橡胶乳胶的小瓶或注射器注射疫苗的禁忌证。截至2012 年 12 月,以含有天然橡胶的小瓶或注射器的形式为成年人供应的疫苗包括:Havrix 甲型肝炎疫苗(注射器)、Vaqta甲型肝炎疫苗(小瓶和注射器)、Engerix-B 乙型肝炎疫苗(注射器)、重组乙型肝炎疫苗(注射器)、Cervarix HPV 疫苗(注射器)、Fluarix、Fluvirin、Agriflu 和 Flucelvax 流感疫苗(注射器)、Adacel 和 Boostrix Tdap 破伤风和白喉类毒素和无细胞百日咳疫苗(注射器)、破伤风和白喉类毒素疫苗(注射器)、Twinrix 甲型和乙型肝炎疫苗(注射器),以及 Menomune 脑膜炎球菌多糖疫苗(小瓶)。

怀孕 · 由于理论上活病毒疫苗中病毒复制会引起生殖器感染或对胎儿有其他不利影响,因此在怀孕期间禁止使用活病毒疫苗。包括水痘疫苗在内的大多数活病毒疫苗不在母乳中分泌,因此母乳喂养不是活病毒或其他疫苗的禁忌证。怀孕并不是注射灭活疫苗的禁忌证,但应尽量避免在怀孕期间接种,因为相关的安全数据有限。Tdap 疫苗和流感灭活疫苗这两种灭活疫苗通常推荐给美国孕妇使用。无论先前的疫苗接种情况如何,在每次怀孕期间都推荐使用 Tdap 疫苗,预防新生儿出现百日咳。无论是否怀孕,建议所有 6 个月及以上的人每年接种流感疫苗。有些其他疫苗,如脑膜炎球菌疫苗,可能在特定情况下给予孕妇。

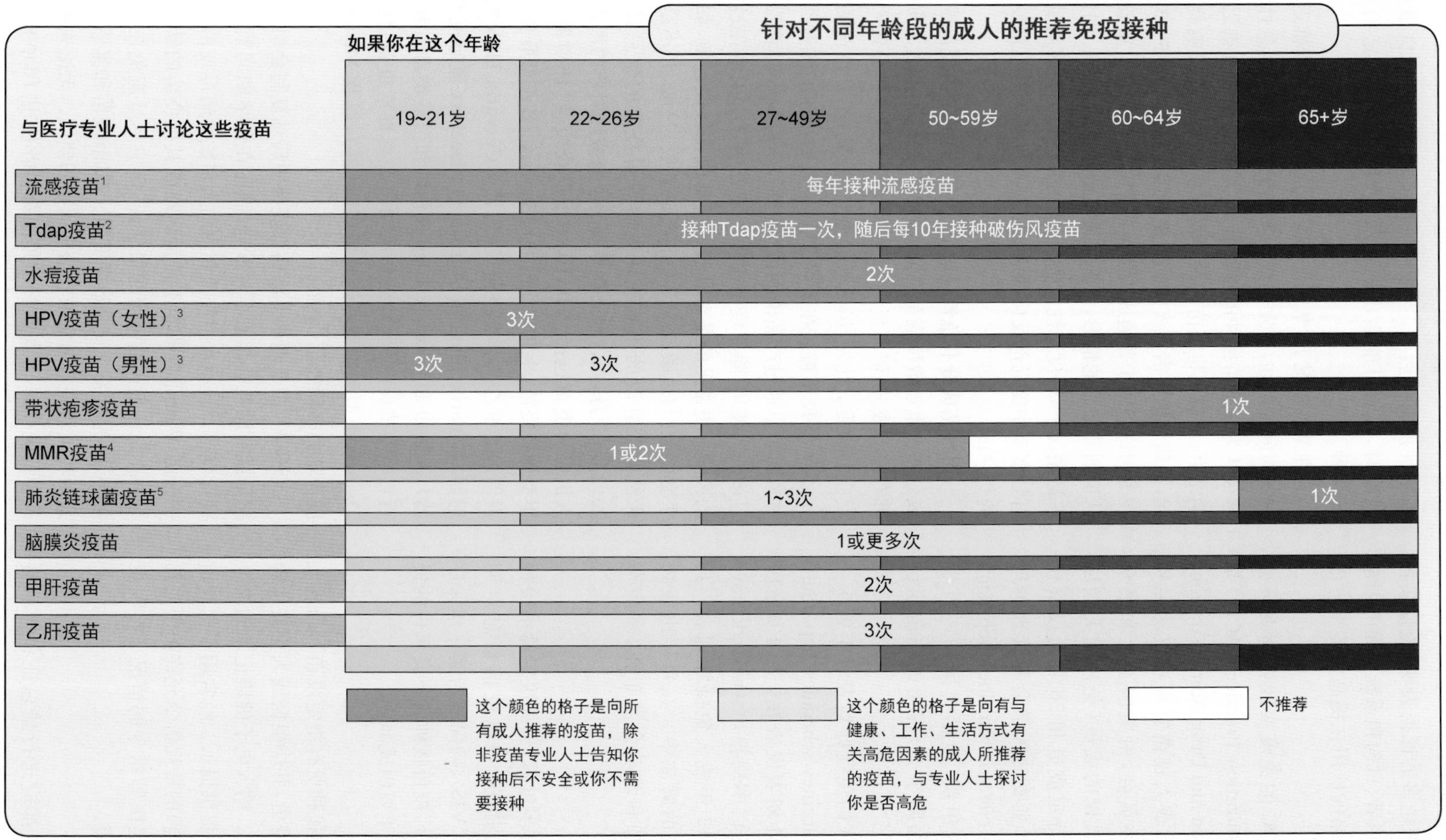

针对不同年龄段的成人的推荐免疫接种

如果你在这个年龄

与医疗专业人士讨论这些疫苗	19~21岁	22~26岁	27~49岁	50~59岁	60~64岁	65+岁
流感疫苗[1]			每年接种流感疫苗			
Tdap疫苗[2]			接种Tdap疫苗一次，随后每10年接种破伤风疫苗			
水痘疫苗			2次			
HPV疫苗（女性）[3]	3次					
HPV疫苗（男性）[3]	3次	3次				
带状疱疹疫苗					1次	
MMR疫苗[4]		1或2次				
肺炎链球菌疫苗			1或更多次			1次
脑膜炎疫苗			1~3次			
甲肝疫苗			2次			
乙肝疫苗			3次			

图例：
- 这个颜色的格子是向所有成人推荐的疫苗，除非疫苗专业人士告知你接种后不安全或你不需要接种
- 这个颜色的格子是向与健康、工作、生活方式有关高危因素的成人所推荐的疫苗，与专业人士探讨你是否高危
- 不推荐

图5-1 2013年美国成人免疫推荐计划。有关免疫接种实践咨询专业人士谈哪种疫苗适合你。有关免疫接种实践咨询委员会（ACIP）的完整声明，请访问 www.cdc.gov/vaccines/hcp/acip-recs/。

注：
[1] 有几种流感疫苗可供使用。与你的医疗专业人士谈哪种流感疫苗适合你。[2] 建议孕妇在每次怀孕时均接种Tdap疫苗，以加强对幼小婴儿的保护。这类不能接种疫苗，但百日咳引起严重疾病和死亡风险最高。[3] 有两种HPV疫苗，但只有一种HPV疫苗（Gardasil®）应接种于男性。男同性恋或与22~26岁的男性发生性关系的男性。如果其他们还没有开始或完成这一系列，就应该接种HPV疫苗。[4] 如果你晚于1957年出生，且没有接种过这些感染的记录，或与你的医疗保健专业人员需要接种的剂量。[5] 有两种不同类型的肺炎球菌疫苗：PCV13和PPSV23。与你的医疗保健专业人员交流，了解是否应接种一种或两种肺炎球菌疫苗。

如果你在美国境外旅行，你可能需要额外的疫苗。询问您的医疗专业人员，你可能需要哪些疫苗。

如需更多信息，请拨打免费电话1-800-CDC-INFO(1-800-232-4636)或访问 http://www.cdc.gov/vaccines。

按健康状况推荐的成人免疫接种

如果你有这样健康状况

与医疗专业人士讨论这些疫苗	怀孕	免疫功能低下，非HIV	HIV感染 CD4计数<200	HIV感染 CD4计数>200	肾病或肾脏功能低下	无脾（缺脾或无功能）	心脏病，慢性肺病，长期酗酒	糖尿病（I型和II型）	慢性肝病
流感疫苗[1]	每年接种流感疫苗								
Tdap疫苗	每次怀孕接种一次	接种Tdap疫苗一次，随后每10年接种破伤风疫苗							
水痘疫苗	不应接种疫苗	不应接种疫苗	不应接种疫苗	2次	2次	2次	2次	2次	2次
HPV疫苗（女性）[2]	26岁之前3次	26岁之前3次	26岁之前3次	26岁之前3次	26岁之前3次	26岁之前3次	26岁之前3次	21岁之前3次	21岁之前3次
HPV疫苗（男性）[2]		26岁之前3次							
带状疱疹疫苗[3]	不应接种疫苗	不应接种疫苗	不应接种疫苗	60岁及以上者接种1次	60岁及以上者接种1次	60岁及以上者接种1次	60岁及以上者接种1次	60岁及以上者接种1次	60岁及以上者接种1次
MMR疫苗[4]	不应接种疫苗	不应接种疫苗	不应接种疫苗	1或2次	1或2次	1或2次	1或2次	1或2次	1或2次
23价肺炎链球菌疫苗		1或2次	1或2次	1或2次	1或2次	1或2次	1或2次	1或2次	1或2次
13价肺炎链球菌疫苗		1次	1次	1次	1次	1次	1次	1次	1次
脑膜炎疫苗	1或更多次	1或更多次	1或更多次	1或更多次	1或更多次	1或更多次	1或更多次	1或更多次	1或更多次
甲肝疫苗	2次	2次	2次	2次	2次	2次	2次	2次	2次
乙肝疫苗	3次	3次	3次	3次	3次	3次	3次	3次	3次

图例：

- 这个颜色的格子是向所有成人推荐的疫苗，除非疫苗专业人士告知你接种后不安全或你不需要接种
- 这个颜色的格子是向有与健康、工作、生活方式有关危险因素的成人所推荐的疫苗，与专业人士探讨你是否高危
- 这个颜色格子指示成人不应接种疫苗
- 不推荐

图 5－1（续）

[1] 有几种流感疫苗可供使用，与你的保健专业人员谈谈哪种流感疫苗适合你。[2] 有两种 HPV 疫苗，但只有一种 HPV 疫苗（Gardasil®）应接种于男性。男同性恋或与 22～26 岁的男性发生性关系的男性，如果他们还没有开始或完成这一系列，就应该接种 HPV 疫苗。[3] 即使你以前得过带状疱疹，你也应该接种该疫苗。[4] 如果你晚于 1957 年出生，且没有接种疫苗或有过这些感染的记录，请与你的医疗保健专业人员咨询你可能需要接种的剂量。

表 5 - 3　人常用疫苗的禁忌证及警示

疫苗制剂	禁忌证和警示
所有疫苗	**禁忌证** 先前接种疫苗后或对疫苗成分严重过敏反应（如过敏反应） **警示** 中度或重度急性疾病伴或不伴发热。推迟接种直到疾病消失
白喉类毒素	**警示** 按照先前剂量接种含破伤风的疫苗后 6 周内出现 Guillain - Barre 综合征 先前剂量的含 TD 或 DT 疫苗（包括 MCV4）后的 ARTH 型过敏反应史。将疫苗接种推迟到上一次接种后至少 10 年
白喉、破伤风、百日咳	**禁忌证** 在接种含有百日咳成分（如 DTaP 或 Tdap）的疫苗后 7 天内不能归因于另一可确定原因的脑病病史（例如昏迷或癫痫持续发作） **警示** 按照先前剂量接种含破伤风的疫苗后 6 周内出现 Guillain - Barre 综合征 进展性或不稳定的神经紊乱，无法控制的抽搐或进展性脑病。推迟疫苗接种，直到确定了治疗方案并使病情稳定为止 先前剂量的含 TD 或 DT 疫苗（包括 MCV4）后的 ARTH 型过敏反应史。将疫苗接种推迟到上一次接种后至少 10 年
HPV	**禁忌证** 酵母菌过敏史（Gardasil） **警示** 怀孕。如果一名妇女在开始接种疫苗后发现怀孕，3 剂方案的其余部分应推迟到怀孕结束后。如果在怀孕期间接种了疫苗，则无须干预。妊娠期暴露于 Gardasil 应报告给默克公司（800 - 986 - 8999）；妊娠期暴露于 Cervarix 应报告给葛兰素史克公司（888 - 452 - 9622）
麻疹、腮腺炎和风疹	**禁忌证** 对明胶[a]或新霉素的急性过敏反应史 孕妇 已知的严重免疫缺陷（如血液肿瘤和实体瘤、化疗、先天性免疫缺陷、长期免疫抑制疗法、HIV 感染引起的严重免疫损害） **警示** 最近（11 个月内）接受含抗体血液制品 血小板减少或血小板减少性紫癜病史
水痘	**禁忌证** 孕妇 已知的严重免疫缺陷 对明胶[a]或新霉素的急性过敏反应史 **警示** 最近（11 个月内）接受含抗体血液制品
流感，灭活，可注射	**警示** 鸡蛋蛋白质[b]的严重过敏反应的历史（注：不需对 Flublok 重组流感疫苗采取预防措施，该疫苗不使用鸡蛋生产） 在前一次流感疫苗接种后 6 周内的出现 Guillain - Barre 综合征历史
流感，减毒鼻喷雾剂	**禁忌证** 对鸡蛋蛋白质[b]有严重过敏反应史（如过敏反应）[b] 年龄≥50 岁 孕妇 免疫抑制，包括药物或人类免疫缺陷病毒（HIV）感染引起的免疫抑制；已知的严重免疫缺陷（如血液肿瘤和实体肿瘤、化疗、先天性免疫缺陷、长期免疫抑制疗法、HIV 感染引起的严重免疫损害） 某些慢性疾病，如糖尿病、慢性肺病（包括哮喘）、慢性心血管疾病（高血压除外），以及肾、肝、神经/神经肌肉、血液或代谢疾病 与需要环境保护的严重免疫抑制者（如在骨髓移植病房）密切接触 与免疫抑制程度较低的人（例如没有在保护性环境中得到照顾的接受化疗或放射治疗的人，感染 HIV 的人）密切接触不是禁忌证，也不是预防措施。新生儿重症监护治疗病房或肿瘤科门诊的医护人员可接种流感减毒活疫苗 **警示** 前一次流感疫苗接种后 6 周内出现 Guillain - Barre 综合征史 接种前 48 小时接受特定的抗病毒药物（金刚烷胺、金刚乙胺、扎那米韦或奥司他韦）
肺炎球菌多糖疫苗	无，除列出的所有疫苗外
肺炎球菌结合疫苗	无，除列出的所有疫苗外
甲型肝炎	**警示** 怀孕
乙型肝炎	**禁忌证** 酵母菌过敏史

（续表）

疫苗制剂	禁忌证和警示
脑膜炎球菌结合疫苗	**禁忌证** 对干燥天然橡胶（乳胶）（某些疫苗的配方，见正文）的严重过敏反应史
脑膜炎球菌多糖疫苗	**禁忌证** 对干燥天然橡胶（胶乳）的严重过敏反应史
带状疱疹	**禁忌证** 年龄＜50 岁 怀孕 已知的严重免疫抑制 对明胶[a]或新霉素的急性过敏反应史 **警示** 在接种疫苗前 24 小时内接受特定的抗病毒药物（即阿昔洛韦、泛昔洛韦或伐昔洛韦）

[a] 对有明胶或含明胶产品过敏反应史的人使用 MMR、水痘或带状疱疹疫苗时必须格外小心。给药前，可以考虑通过皮肤试验测试对明胶的敏感性。但是，还没有为此目的的发布任何特定的说明。[b] APIC 关于流感疫苗接种的年度建议中报告了对鸡蛋过敏患者安全接种流感疫苗的建议（www.cdc.gov/vaccines/hcp/acip-recs/vacc-specific/flu.html）。

免疫抑制·活病毒疫苗主要通过减毒（弱毒）疫苗的病毒复制而引起免疫反应。个人免疫功能受损导致疫苗病毒复制增强可能导致病毒的传播而感染。因此，对严重免疫抑制者禁用活病毒疫苗，其定义可能因疫苗而异。严重的免疫抑制可能由许多疾病引起，包括 HIV 感染和血液或全身恶性肿瘤。在某些情况下，所有受感染者都有严重免疫受损。在其他疾病中（如 HIV 感染），免疫系统受损程度取决于病情的严重程度，而病情的严重程度又取决于疾病或治疗的阶段。例如，麻疹-腮腺炎-风疹（MMR）疫苗可接种给免疫功能未受到严重损害的 HIV 感染者。严重的免疫抑制也可能是由于使用免疫抑制剂，包括大剂量糖皮质激素。在这种情况下，给药剂量、给药时间和给药途径可能会影响免疫抑制的程度。

疫苗信息声明

VIS 是由疾病预防控制中心制作的一页（双面）信息表，用于告知疫苗接种者（或其父母或法定代表人）疫苗的益处和风险。VIS 由 1986 年《国家儿童疫苗伤害法案》（National Childhood Vaccine Injury Act，NCVIA）规定，无论疫苗接种者是儿童还是成人，都必须为所涵盖的疫苗提供疫苗伤害赔偿计划。截至 2011 年 7 月，NCVIA 覆盖并授权成人使用的疫苗包括白喉类毒素、Tdap、甲型肝炎、乙型肝炎、HPV、3 价灭活流感、三价鼻内流感、MMR、13 价肺炎球菌结合物、脑膜炎球菌、小儿麻痹症和水痘疫苗。如果联合疫苗没有单独的 VIS（如甲肝和乙肝联合疫苗），则应提供所有相关的 VIS。对于 NCVIA 未涵盖的一些疫苗，如肺炎球菌多糖、日本脑炎、狂犬病、带状疱疹、伤寒和黄热病疫苗，也存在 VIS。鼓励但不强制使用这些 VIS。目前的所有 VIS 均可在两个网站上查阅：CDC 的疫苗和免疫接种网站（www.cdc.gov/vaccines/hcp/vis/）和免疫行动联盟的网站（www.Immunize.org/vis/），可以下载和打印这些站点的 VIS。

存储和处理

可注射疫苗包装在多剂量瓶、单剂量瓶或制造商填充的单剂量注射器中。流感减毒活疫苗被包装在单剂喷雾器中。口服伤寒疫苗用胶囊包装。一些疫苗，如 MMR 疫苗、水痘疫苗、带状疱疹疫苗和脑膜炎球菌多糖疫苗，都是冻干粉末，在使用前必须重新组配（即与液体稀释剂混合）。冻干粉和稀释剂分别装在小瓶中。稀释剂不能互换，因为是为每种疫苗专门配制的；每一种疫苗只应使用制造商提供的特定稀释剂。冻干疫苗一旦复溶，其保存期就会受到限制，因而必须在适当的温度和光照条件下储存。例如，水痘和带状疱疹疫苗必须避光，并在复溶后 30 分钟内接种；MMR 疫苗同样必须避光，但可在复溶后 8 小时内使用。单一剂量的脑膜炎球菌多糖疫苗必须在复溶后 30 分钟内使用，而多剂量的小瓶必须在 35 天内使用。

疫苗应在冰箱温度（2～8℃）或冷冻温度（−15℃及以下）下存储。一般而言，灭活疫苗（如灭活流感疫苗、肺炎球菌多糖疫苗和脑膜炎球菌结合疫苗）可在冰箱温度下储存，而小瓶冻干粉活病毒疫苗（如水痘、带状疱疹和 MMR 疫苗）应在冷冻温度下储存。冻干疫苗的稀释剂可以在冰箱或室温下储存。减毒活流感疫苗（鼻喷雾剂活病毒液体制剂）可在冰箱温度下存储。

疫苗储存和处理错误会导致价值数百万美元的疫苗损失，而不当储存的疫苗可能会导致患者免疫反应不足。为改善疫苗贮存和处理方法的标准，CDC 已发表详细指引（网址：www.cdc.gov/vaccines/recs/storage/toolkit/storage-handling-toolkit. pdf）。对于疫苗储存，CDC 建议使用独立装置（可以冷藏或冷冻但不能同时进行冷藏和冷冻），因为这些装置比组合式冰箱/冷冻装置保持所需的温度更好。家庭式组合式冰箱/冷冻装置不得用于疫苗储存。

必须监测储存疫苗的冰箱和冷冻室的温度，并且每天至少记录两次温度。理想情况下，可以连续测量和记录白天和晚上的温度，每个工作日读取和记录最低和最高温度。CDC 建议使用带探针的校准数字温度计，该温度计装在充满乙二醇的瓶子中；有关存储单元和温度监测装置规格的更多详细信息,请参见上述链接。

疫苗的管理

在美国,大多数成人非肠道疫苗主要通过肌内注射或皮下注射接种。一种经批准用于 18～64 岁成人的流感疫苗通过皮内注射。水痘、带状疱疹和 MMR 等活病毒疫苗为皮下注射。大多数灭活疫苗为肌内注射,脑膜炎球菌多糖疫苗除外,后者为皮下注射。23 价肺炎球菌多糖疫苗可肌内注射或皮下注射,但最好肌内注射,因为它引起的注射部位风险较低。

成人需通过皮下注射途径接种疫苗时,需用 5/8 in 的针头在外侧三头肌区域注射。成人需通过肌内注射途径接种疫苗时,用针注射到三角肌(**图 5-2**),针的长度应根据受者的性别和体重来选择,以确保充分穿刺至肌肉中。目前的规范表明,对于体重<152 lb(<70 kg)的男性和女性,1 in 的针头就足够了;对于体重 152～200 lb(70～90 kg)的女性和体重 152～260 lb(70～118 kg)的男性,需要 1～1.5 in 的针头;对于体重>200 lb(>90 kg)的女性和体重>260 lb(>118 kg)的男性,需要 1.5 in 的针头。有关疫苗注射位置和技术的更多说明,请访问 www.immunize.org/catg.d/p2020a.pdf。

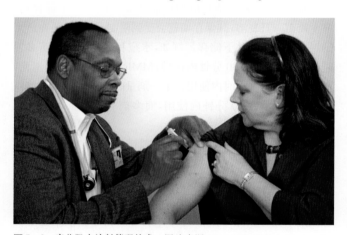

图 5-2　疫苗肌内注射管理技术。图片来源：James Gathany, Centers for Disease Control and Prevention; accessible at Public Health Image Library, www.cdc.gov. PHIL ID♯9420.

没有必要抽吸(即穿透皮肤后回拉注射器柱塞的过程),因为已推荐的疫苗注射部位没有大血管。

同一次就诊可以同时接种多种疫苗,鼓励一次就诊时接种所有需要的疫苗。研究表明,同时接种疫苗和单独接种疫苗一样有效,同时接种多种疫苗不会增加不良反应的风险。如果必须在同一肢体内注射多种疫苗,注射部位应相隔 1～2 in,以便区分局部反应。如果同时注射疫苗和免疫球蛋白制剂(如破伤风疫苗和破伤风免疫球蛋白),则每次注射应使用单独的解剖部位。

对于某些疫苗(例如,HPV 疫苗和乙型肝炎疫苗),需要多剂才能获得足够和持久的抗体反应。推荐的疫苗接种计划表规定了两剂之间的间隔。许多在多剂疫苗系列中接受第一

剂的成人没有完成该系列,或者没有在推荐的间隔内完成后续接种。例如,在乙肝疫苗三剂系列中,至少三分之一接受第一剂的成人没有完成后续接种。在这种情况下,疫苗效力和/或保护期可能会受到影响。接种者应被召回,以促使患者在适当的时间内回来完成后续接种。除口服伤寒疫苗外,若计划中断,不需要重新开始接种或增加额外接种。

接种疫苗后可能会出现晕厥,特别是青少年和年轻人,容易发生包括颅骨骨折和脑出血在内的严重损伤。青少年和成人接种疫苗时应坐下或躺下。大多数接种后晕厥发作发生在 15 分钟内。ACIP 强烈建议疫苗接种人员观察接种疫苗后就座或躺下 15 分钟的患者,特别是青少年。如果发生晕厥,应观察患者直至症状消失。

过敏反应是一种罕见的疫苗接种并发症。所有提供免疫接种的设施都应配备一个含肾上腺素的应急药盒,以便在发生全身过敏反应时使用。

疫苗保存记录

所有疫苗的注射应完全记录在患者的永久性医疗文件中。文件应包括给药日期、疫苗名称或常用缩略词、疫苗批号和制造商、给药地点、VIS 版本、VIS 的日期以及给药人员的姓名、地址和头衔。二维条形码越来越多地应用在疫苗瓶和注射器上,可以扫描这些条形码,以便将数据输入兼容的电子病历和免疫信息系统,这有助于更完整和准确地记录所需信息。

疫苗安全监测和不良事件报告
疫苗安全性的许可前评估

在疫苗获得 FDA 许可之前,将在志愿者中进行临床试验对其进行评估。这些试验分三个阶段进行:第一阶段的试验规模较小,通常需要不到 100 名志愿者参与。其目标是对安全性进行基本评估,并确定常见的不良事件。第二阶段的试验规模较大,可能涉及数百名参与者,收集更多关于安全性的信息,通常也用于免疫原性的评估。从第二阶段试验中获得的数据可用于确定疫苗的组成、所需剂量和常见不良事件的概况。第三阶段的试验评估有前景的疫苗,试验通常涉及数百到数千名志愿者,通常旨在证明疫苗的有效性,并为疫苗的安全性提供更多信息。

疫苗安全的许可后评估

在获得许可后,疫苗的安全性由几种机制进行评估。1986 年 NCVIA 要求卫生保健提供者报告接种疫苗后的某些不良事件发生。疫苗不良事件报告系统(Vaccine Adverse Event Reporting System, VAERS)作为一种报告机制于 1990 年建立,由 CDC 和 FDA 共同管理。这个安全监测系统收集与目前在美国获得许可的疫苗有关不良事件的报告。不良事件是指免疫后发生的可能由疫苗产品或免疫过程引起的不良事件。虽然 VAER 是针对 NCVIA 建立的,无论是儿童还是成人,任何被认为由接种疫苗引起的不良事件都可以通过 VAERS 报告。医疗保健提供者需要上报的不良事件列在

VAERS（网址：vaers.hhs.gov/reportable.htm）的可报告事件表中。每年提交的 VAERS 报告约为 30 000 例，其中多达 13% 的报告涉及住院、危及生命的疾病、残疾或死亡等严重事件。

包括医疗保健提供者、制造商和疫苗接种者及其父母或监护人在内的任何人都可以提交 VARES 报告。VAERS 报告可在线提交（网址：vaers.hhs.gov/esub/step 1），或填写电子邮件（info@ vaers.org）、电话（800 - 822 - 7967）或传真（877 -721 - 0366）。VAERS 表需要提供以下信息：接种疫苗的类型、接种时间、不良事件发生的时间、受者当前的疾病或药物、接种后不良事件的历史以及人口统计学特征（如年龄和性别）。这些信息被输入数据库。报告不良事件的个人随后通过邮件收到一封确认函，并附有 VAERS 识别号，如果以后再提交其他信息，则可以使用该识别号。在特定的严重不良反应病例中，可在接种疫苗后 60 天和 1 年对患者的康复状况进行随访。FDA 和 CDC 可以访问 VAERS 数据，并使用这些信息来监测疫苗的安全性并进行研究。VAERS 数据（隐去个人信息）也可供公众使用。

虽然 VAERS 提供了疫苗安全性的有用信息，但这种被动报告系统具有严重的局限性。一种是疫苗接种后的事件只是报告，系统无法评估特定类型的事件是否比疫苗接种后的预期发生的频率更高。第二个问题是，事件报告不完整，则更倾向这一事件更有可能是由于接种疫苗所致，并且在接种疫苗后不久发生。为了更系统地了解疫苗接种和未接种人的不良事件发生，1991 年启动了疫苗安全数据链接项目。在 CDC 的指导下，该项目包括美国的 9 个管理型护理组织；成员数据库包括免疫、医疗条件、人口统计、实验室结果和药物处方。国防部监督一个类似的系统，监测现役军人免疫的安全性。此外，疫苗制造商可对疫苗的许可后安全性进行评估。事实上，FDA 通常要求这种评估作为疫苗许可证的必备条件。

■ 消费者获得免疫接种的机会和需求

通过消除对消费者或患者的障碍，提供者和医疗机构可以促进疫苗的使用。金融壁垒历来是重要的制约因素，尤其是在未投保的成年人中。即使对于投保的成年人，与最新的、更昂贵的成人疫苗（如带状疱疹疫苗）相关的费用支付也是一个需要克服的壁垒。1993 年将流感疫苗纳入全民医疗保险后，65 岁以上人群接种的覆盖率翻了一番（从 1989 年的约 30% 到 1997 年的＞60%）。提高患者接种疫苗的其他策略包括延长办公时间（例如晚上和周末时间）和安排仅进行疫苗接种的诊所（在此等待接种的时间得以缩短）。在"医疗之家"之外提供疫苗（例如，通过职业诊所、大学、药店和零售店）可以扩大不经常去医疗机构的成年人的接种途径。在这种环境下，越来越多的成年人接种疫苗。

最常见的健康促进旨在提高免疫需求。制药公司直接面向消费者的广告已应用于一些新型青少年和成人疫苗。提高

消费者对疫苗需求的工作并没有提高人群免疫率，除非与旨在增进疫苗提供者实践或减少消费者壁垒的其他战略一起实施。与疫苗接种有关的态度和信念可能对消费者需求构成相当大的障碍。许多成年人认为疫苗对儿童很重要，但不太熟悉针对成人疾病预防的疫苗接种。一些疫苗需推荐给具有一定医疗风险因素的成人，但高危个体的自我识别相对较少。交流研究表明，许多患有慢性病的成年人可能更愿意接受疫苗，因为他们希望保护自己的家庭成员，而不是降低自己的风险。一些疫苗明确推荐给并发症风险相对较低的人，目的是减少向高危接触者传播的风险。例如，为了保护新生儿，建议孕妇和婴儿周围的其他人接种流感和百日咳疫苗。

■ 接种者和医疗保健设施的战略
接种者的建议

卫生保健提供者在免疫接种方面对患者有很大的影响。医生或护士的推荐比专业团体的推荐或名人的认可更重要。接种者应充分了解疫苗的风险和益处，以便能够解决患者的共同问题。CDC、美国医师学会和美国国家家庭医师学会每年审查和更新成人免疫计划表，并印发教育材料，以促进提供者与患者关于疫苗接种的讨论（www.cdc.gov/vaccines/hcp.htm）。

系统支持

医务室可以采用各种方法，以确保提供者始终为有特定疫苗适应证的患者提供特定的免疫接种。决策支持工具已被纳入一些电子健康记录中，以在提示特定疫苗时向提供者发出警报。人工或自动提醒和常规命令已在上文进行了讨论（见上文"决定给谁接种疫苗"部分），它们已在办公室和医院环境中不断地提高疫苗接种覆盖率。大多数临床医生对此的估计与对患者免疫覆盖率的客观测量结果不同；定量评估和反馈已在儿童和青少年实践中进行，以显著提高免疫效果。一些卫生计划对免疫覆盖率高的提供者实行了激励。专业接种者，包括妇产科医生，可能是为某些高危患者提供特定疫苗（如 Tdap、流感或肺炎球菌多糖疫苗）的唯一接种者。

免疫接种需求

许多大学和学院，以及美国军队或某些职业环境（例如儿童护理、实验室、兽医和医疗保健）中的工作人员需要接种特定传染病的疫苗。必要时，推荐去特定国家旅行接种（**参见第 6 章**）。

卫生保健人员的疫苗接种

医疗环境中一个受到特别关注的领域是卫生保健工作者（包括那些有或没有直接护理患者责任的人）的疫苗接种。联合委员会、CDC 的卫生感染控制实践咨询委员会和 ACIP 都建议所有卫生保健人员接种流感疫苗；建议还侧重于要求不接受年度流感疫苗接种者提供授权文件。作为参与医疗保险和医疗补助服务中心住院患者质量报告计划的一部分，重症护理医院需要报告接受季节性流感疫苗的医护人员比例。一些机构和司法管辖区增加了卫生保健工作者流感疫苗接种的

规定,并拓展了关于这些人员接种乙型肝炎、麻疹、腮腺炎、风疹和水痘的疫苗或提供接种证明的规定。

非医疗环境下的疫苗接种

在医务室接种疫苗最常见人群为儿童和年龄大于 65 岁的老年人。与大龄儿童、青少年和青中年人相比,这些年龄段的人更常去就诊。在医院外接种疫苗可以促进与那些不常去就诊的人的接触,并减轻临床实践负担。在某些地区,与库存和储存要求相关的财务限制将导致接种者缺乏库存或没有疫苗。在私人办公室和医院之外,也可在卫生部门场所、工作场所、零售场所(包括药店和超市)和学校或学院接种疫苗。

在非医疗环境中接种疫苗,遵守免疫实践标准依然很重要。应向消费者提供关于如何报告不良事件的信息(例如,通过 VIS),处置流程应确保将疫苗管理的文件转交给初级保健接种者和州或市公共卫生免疫登记处。就业、上学和旅行可能需要详细的文件。个性化的健康记录可以帮助消费者追踪他们的免疫接种情况,一些职业健康诊所已经整合了主动免疫报告,帮助员工了解最新的推荐疫苗接种情况。一些连锁药房正使用自动化系统向州或地方免疫信息系统报告相关免疫信息。

性能监测

在国家、州、机构和实践层面追踪免疫接种覆盖率可以向从业人员提供反馈,促进计划和质量改进。与健康计划相比,医疗有效性数据和信息集(healthcare effectiveness data and information set,HEDIS)措施有助于实施成人免疫。CDC 的国家免疫调查和国家健康访谈调查提供特定成人免疫覆盖率信息,并追踪 2020 年健康人免疫覆盖率计划的进展情况。65 岁以上人群的流感和肺炎球菌疫苗覆盖率(60%~70%)已高于 18~64 岁高危人群。肺炎球菌多糖和流感疫苗的各州免疫覆盖率指标(通过 CDC 的行为风险因素监测系统进行测量)揭示存在地域差异。白种人与少数种族和民族之间的成人免疫覆盖率一直存在差异。相比之下,过去的 20 年间学前儿童因种族和经济差异而致的接种差距逐渐减少。这在很大程度上归因于儿童疫苗计划,自 1994 年以来该计划使未投保儿童能免费接种疫苗。

未来趋势

尽管 20 世纪开发的大多数疫苗主要针对儿童常见的急性感染病,最近开发的疫苗可预防成人中普遍存在的慢性疾病。乙肝疫苗可预防乙型肝炎相关的肝硬化和肝细胞癌,带状疱疹疫苗可预防带状疱疹和带状疱疹后神经痛,HPV 疫苗可预防某些类型的宫颈癌、生殖器疣和生殖道癌,还可预防某些口咽癌(尽管 I 期随机对照试验未对这一结果进行研究)。疫苗开发和研究的新目标可能进一步拓宽疫苗可预防疾病的定义。目前正在研究预防胰岛素依赖型糖尿病、尼古丁成瘾和阿尔茨海默病的疫苗。扩大疫苗研发的策略包括结合分子生物学方法,如 DNA、载体和多肽疫苗。一些新技术(如使用经皮给药和其他无针给药途径)正应用于疫苗业。

第 6 章
国际旅行健康建议
Chapter 6
Health Recommendations for International Travel

Jay S. Keystone, Phyllis E. Kozarsky·著 | 陈翔·译

根据世界旅游组织的统计,国际游客数量从 1950 年的 2 500 万急剧增加到 2012 年的 10 亿以上。不仅旅行的人数在增加,旅行者也在寻找更加奇特和偏远的目的地。从工业化地区到发展中地区的旅行不断增加,亚太地区、非洲和中东现在成为新的目的地。图 6-1 总结了在发展中国家旅行期间发生的健康问题的月发病率。研究还表明,50%~75% 的热带和亚热带地区短期旅行者报告了健康损害。这些健康问题大多数不太严重:只有 5% 需要医疗护理,<1% 需要住院治疗。虽然传染性病原体对旅行者的发病率有很大影响,但这些病原体引起的死亡只占该人群死亡的 1%。在美国,心血管疾病和意外伤害是旅行者最常见的死亡原因,分别占死亡人数的 49% 和 22%。由心血管疾病导致的特定年龄的死亡率在旅行者和非旅行者之间是相似的。相比之下,由于受伤(大多数来自机动车、溺水或飞机事故)造成的死亡率在旅行者中要高出几倍。在排除心血管疾病和既往疾病后,机动车事故占旅行者死亡 40% 以上。

一般性建议

健康建议不仅要根据旅行者的目的地,还要根据风险评估,风险评估由健康状况、具体行程、旅行目的、季节和旅行期

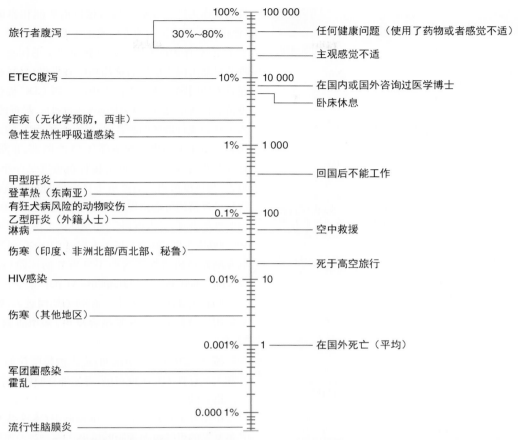

图 6-1 **在发展中国家逗留期间健康问题的月发病率**。ETEC, enterotoxigenic *Escherichia coli*，产肠毒性大肠埃希菌
（引自：R Steffen et al：Int J Antimicrob Agents 21：89，2003）。

间的生活方式等变量决定。有关特定国家风险和建议的详细信息参见（美国）疾病控制和预防中心（CDC）出版的《国际旅行健康信息》（可从 www.cdc.gov/travel 下载）。

鉴于出境旅行的老年人和慢性病患者不断增多（见下文"特殊人群和旅行"），旅行健康问题日益受到关注。由于大多数商用飞机密封加压至海拔 2 500 m（8 000 ft）（相当于氧分压约 55 mmHg），患有严重心肺疾病或贫血的人应在旅行前进行健康评估。此外，最近接受过手术或患过心肌梗死、脑血管意外或深静脉血栓形成的患者在飞行中发生不良事件的风险很高。美国航空航天医学协会航空运输医学委员会发布了有关飞行健康的最新建议摘要（www.asma.org/publications/medical-publications-for-airline-travel）。对于考虑极限运动（如爬山和潜水）的人来说，建议进行旅行前健康评估。

旅行免疫接种

旅行免疫分为三大类：常规疫苗（儿童/成人加强免疫，无论是否出行都是必需的）、强制疫苗（国际条例规定的进入或过境某些地区的疫苗）和推荐疫苗（因旅行相关风险而需要的疫苗）。表 6-1 列出了通常给予旅行者的强制疫苗和推荐疫苗。

常规疫苗

白喉、破伤风和脊髓灰质炎 · 白喉（**参见第 47 章**）仍然是世界性的问题。在没有严格的计划免疫或减少其计划免疫范围的国家发生了大规模暴发疫情。血清学调查显示，许多北美洲人，尤其是 50 岁以上的妇女，缺乏破伤风（**参见第 49 章**）抗体。脊髓灰质炎（**参见第 101 章**）对国际旅行者的风险极低，野生型脊髓灰质炎病毒已从西半球和欧洲根除。然而，美国的研究表明，12% 的成年旅客对至少一种脊髓灰质炎病毒血清型不具备免疫力。此外，根除脊髓灰质炎计划仍面临挑战。国际旅行提供了更新免疫接种的理想机会。随着成人中百日咳的增加，现在建议成人使用百白破（TDAP）组合疫苗作为 10 年破伤风-白喉（TD）加强针的唯一替代品。

麻疹 · 麻疹仍然是发展中国家发病和死亡的主要原因（**参见第 102 章**）。美国和加拿大发生的几起麻疹疫情与输入性病例有关，特别是源自最近发生了大规模麻疹疫情的欧洲。高危人群包括 1956 年后出生、1980 年前接种疫苗的人，其中许多人的基础疫苗接种失败。麻疹免疫一般使用麻疹-腮腺炎-风疹（MMR）疫苗，它对风疹的覆盖谱也解决了东欧和亚洲一些地区日益增长的问题。

流感 · 流感（**参见第 96 章**），可能是旅行者最常见的可经疫苗预防的感染，热带地区全年高发，南半球夏季（即北半球的冬季）高发。一项前瞻性研究显示，在东南亚的游客中，每月有 1% 的人患上了流感。所有没有禁忌证的旅行者都应该

表 6-1 成人旅行常用疫苗		
疫苗	基础免疫	免疫加强周期
霍乱（Dukoral[a] 灭活全细胞重组亚单位；加拿大、欧洲可接种）	1 次	2 年
甲型肝炎（Havrix），1 440 U/mL（酶联免疫法，EIA）	2 次，间隔 6～12 个月，肌内注射	不需要
甲型肝炎（VAQTA，AVAXIM，EPAXAL）	2 次，间隔 6～18 个月，肌内注射	不需要
甲型/乙型肝炎联合疫苗（Twinrix）	3 次，分别在 0 月、1 月、6 月，或 0 天、7 天、21～30 天，1 年时加强免疫，肌内注射	不需要（快速免疫程序需要在 12 个月时加强 1 次）
乙型肝炎（Engerix B）：快速免疫程序	3 次，分别在 0 月、1 月、2 月，或 0 天、7 天、21 天，1 年时加强免疫，肌内注射	12 个月，仅一次
乙型肝炎（Engerix B 或 Recombivax）：标准免疫程序	3 次，分别在 0 月、1 月和 6 月，肌内注射	不需要
免疫球蛋白（预防甲型肝炎）	1 次，肌内注射	间隔 3～5 个月，取决于初始剂量
日本脑炎（Ixiaro）	2 次，分别在 0 天、28 天，肌内注射	＞1 年（尚无确切的最佳免疫加强周期）
脑膜炎球菌，四价[Menomune（多糖），Menactra，Menveo（结合）]	1 次（Menactra/Menveo，肌内注射；Menomune，皮下注射）	＞3 年（尚无确切的最佳免疫加强周期）
狂犬病患者二倍体细胞疫苗（Imovax），狂犬病吸收疫苗（RVA），或纯化鸡胚细胞疫苗（RabAvert）	3 次，分别在 0 天、7 天、21/28 天，肌内注射	不需要，但暴露后需加强
伤寒 Ty21a，口服减毒活疫苗（Vivotif）	每 2 天 1 粒，共 4 次	5 年
伤寒六号荚膜多糖，可注射（Typhim Vi）	1 次，肌内注射	2 年
黄热病	1 次，皮下注射	10 年

[a] 交叉预防产肠毒素大肠埃希菌，并可预防 30%～50% 的旅行者腹泻。

考虑每年接种流感疫苗。在阿拉斯加和加拿大西北部地区的游轮乘客和工作人员中，夏季持续出现与旅行有关的流感。全球流行性 H1N1 病毒的传播速度再一次证明了为什么流感疫苗对旅行者如此重要。

肺炎链球菌感染·无论是否出行，肺炎链球菌疫苗（**参见第 42 章**）都应定期给大于 65 岁的人群和重症感染高危人群接种，包括慢性心脏病、肺病、肾病、脾切除和镰刀型红细胞贫血症患者。

强制性疫苗

黄热病·黄热病（**参见第 106 章**）疫苗接种文件可能需要或建议作为进入或通过撒哈拉以南非洲和赤道南美洲国家（该疾病在该地区为地方病或正在流行）的条件，或（根据国际卫生条例）作为进入有输入性感染风险的国家的条件。这种疫苗只能由国家授权的黄热病中心提供，且接种后必须记录在官方的国际疫苗接种证书中。美国 CDC 提供了可接种该疫苗的诊所信息（www.cdc.gov/travel）。最近的数据表明，进入黄热病流行地区的游客中，只有不到 50% 的人进行了免疫接种。由于美洲中部和南部有 13 个国家，非洲有 30 个国家存在黄热病，如此低的疫苗接种覆盖度是一个严重的问题。最近，与该疫苗相关的严重不良事件的发生率有所增加。首次接种疫苗的可能出现神经性综合征（每 125 000 次 1 例）和内脏性综合征（总人群，每 250 000 次 1 例；60～69 岁人群，每 100 000 次 1 例；70 岁及以上人群，每 40 000 剂 1 例）。免疫抑制和胸腺疾病增加了这些不良事件的风险（www.cdc.gov/vaccines/hcp/vis/vis statements/yf.pdf）。

脑膜炎球菌性脑膜炎·在朝圣期间进入沙特阿拉伯，需要使用四价疫苗（最好是结合疫苗）来预防脑膜炎（**参见第 52 章**）。

流感·2013 年朝圣期间，进入沙特阿拉伯需要接种季节性和大流行性 H1N1 疫苗（后者如果有的话）。

推荐的疫苗

甲型肝炎和乙型肝炎·甲型肝炎（**参见第 99 章**）是旅行者最常见的可经疫苗预防的感染之一。对于那些选择非常规旅游路线的游客来说，患病风险要高 6 倍。甲肝的病死率随着年龄的增长而增加，50 岁以上的人群病死率接近 2%。在北美目前可接种的四种甲肝疫苗中（美国有两种），所有疫苗都是可以互换的，其保护率大于 95%。目前美国所有儿童都必须接种甲肝疫苗。由于在美国最常见的甲肝危险因素是国际旅行，而且发病率和病死率随着年龄的增长而增加，所以建议所有成年人在旅行前都接受免疫接种。

长期驻外工作人员似乎有相当大的乙肝病毒感染（**参见第 99 章**）风险。建议所有旅行者在出行前接种乙肝疫苗，有两项研究结果支持这个观点，因为研究显示 17% 的旅行者在国外进行当地医疗保健时接受了某种类型的注射；而根据世界卫生组织的说法，一些发展中国家的部分地区，有高达 75% 的注射使用的设备是不灭菌的。美国已经批准了一项为期 3 周的甲肝和乙肝联合疫苗加速接种计划。虽然没有美国旅行者感染乙肝病毒的具体风险的相关数据，但全世界有约 2.4 亿人患有慢性感染。美国所有的儿童和青少年都必须接受乙肝免疫接种。所有旅行者都应考虑接种乙肝疫苗。

伤寒·在北美，大多数伤寒病例是由旅行引起的，在美国每年约有 300 例伤寒病例。伤寒（**参见第 62 章**）的罹患率是每 30 000 名前往发展中国家旅行的旅行者中每月就有 1 例伤寒病例。然而，印度、塞内加尔和北非的罹患率比美国高出 10 倍；前往相对偏远地区的旅行者和返乡探亲（VFR）的移民及其家人的罹患率尤其高。1999—2006 年,在美国,66% 的输入性病例涉及后者。不幸的是,数据显示该致病微生物对氟喹诺酮类抗菌药物的耐药性越来越强(尤其是在印度次大陆感染的那些病例)。现有的疫苗有两种,一种是口服(活)疫苗,一种是注射(多糖)疫苗,保护率约 70%。在一些国家,还有甲肝/伤寒联合疫苗可供选用。

脑膜炎球菌性脑膜炎·虽然旅行者中脑膜炎球菌的感染风险尚没有量化,但旅行者若与人口过多的贫困当地居民一同居住,患病的风险可能增高(参见第 52 章)。由于四价结合疫苗预防鼻腔定植的能力更强(与老的多糖疫苗相比),对于旱季到撒哈拉以南非洲地区和到脑膜炎球菌病流行地区的旅行者,建议选择四价结合疫苗(任何年龄)。该疫苗对 A、C、Y 和 W-135 血清型都具有保护作用,保护率>90%。

日本脑炎·日本脑炎(参见第 106 章)是一种由蚊子在亚洲农村和东南亚地区传播的疾病,在流行地区,感染风险可高达每月每 5 000 名旅行者中约有 1 例。大多数感染是无症状的,只有极少部分感染者会出现症状。然而,在有症状的患者群中,严重的神经后遗症是很常见的。美国居民中,大多数有症状的感染都和军人及其家属有关。疫苗保护率>90%。如果旅行者在农村流行地区停留 1 个月以上,或时间虽短但在这些地区的活动(如野营、骑行、徒步旅行)会增加暴露风险,建议接种疫苗。

霍乱·霍乱的发病风险极低(参见第 65 章),流行地区的旅行者每 50 万人约少 1 例。目前美国没有霍乱疫苗,仅推荐难民营、受灾/战乱地区的援助人员和卫生工作者接种。在其他国家有更有效的口服霍乱疫苗。

狂犬病·家畜,主要是狗,是发展中国家狂犬病(参见第 105 章)的主要传播者。几项研究表明,在流行地区,狗咬伤引起的狂犬病发病风险为每月每 1 000 名旅行者 1~3.6 例。犬狂犬病高度流行的国家包括墨西哥、菲律宾、斯里兰卡、印度、泰国、中国和越南。美国现有的两种疫苗保护率>90%。建议长期停留的旅行者接种狂犬病疫苗,尤其是儿童(他们喜欢与动物一起玩耍,而且可能不会报告被咬伤),以及在流行地区可能发生狂犬病职业暴露的人。然而,在一项大规模研究中,几乎 50% 的潜在暴露发生在旅行的第一个月里。即使接受了完整的狂犬病基础免疫,暴露后也需要再接种两次。接受了完整基础免疫的旅行者暴露后,不需要使用狂犬病免疫球蛋白(发展中国家经常没有这种免疫球蛋白)。

■ 疟疾和其他虫媒疾病的预防

据估计,每年有超过 30 000 名美国和欧洲游客患疟疾(参见第 123 章)。在大洋洲和撒哈拉以南非洲,旅行者的患病风险最高(估计在不使用药物预防措施的人群中,分别为每月 1∶5 和 1∶50);在印度次大陆和东南亚的疟疾流行地区,游客的患病风险中等(每月 1∶250~1∶1 000);在南美洲和中美洲,游客的患病风险较低(每月 1∶2 500~1∶10 000)。在美国 2011 年报告的 1 925 例疟疾病例中(40 年来最高的数字),

90% 是由恶性疟原虫引起的,这些病例主要是从非洲和大洋洲返回的旅行者或移民。VFR 感染疟疾的风险最高,如果他们在流行区以外生活多年后免疫力下降,可能会死于疟疾。根据(美国)CDC 的数据,在 2011 年美国重症疟疾病例中,VFR 占 59%。随着世界范围内抗氯喹和多重耐药恶性疟的增加,有关药物预防的决策变得更加困难。在美国,恶性疟的病死率为 4%;然而,只有 1/3 的死亡患者在死亡前被诊断为疟疾。

几项研究显示,只有不到 50% 的旅行者遵循疟疾预防的基本建议。预防疟疾的关键是防止蚊虫叮咬的个人防护措施(尤其是在黄昏和黎明之间)和疟疾药物预防。前一项措施包括使用含有 DEET 的驱虫剂、浸有氯菊酯的蚊帐和衣物、经过筛选的住宿条件和防护服。因此,在疟疾等感染传播的地区,即使是儿童和新生儿,也推荐使用含 DEET 的产品(25%~50%)。研究表明,DEET 浓度超过 50%,驱蚊时长并没有明显增加。(美国)CDC 还推荐苦皮藤素、柠檬桉油(PMD,对-3,8-二醇)和 IR3535[3-(N-丁基-N-乙酰基)-氨基丙酸乙酯]。一般来说,活性成分的浓度越高,保护时间越长。个人防护措施还有助于预防其他虫媒疾病,如登革热(参见第 106 章)。在过去 10 年中,登革热的发病率显著增加,特别是在加勒比地区、拉丁美洲、东南亚和非洲(最近)。登革热和基孔肯雅病毒都是由一种存在于城市中的蚊子传播的,这种蚊子主要在黎明和黄昏时叮咬。

表 6-2 根据目的地列出了当前预防疟疾的首选药物。

表6-2　疟疾药物预防方案(根据地理区域划分)[a]		
地理区域	药物选择[b]	替代方案
中美洲(巴拿马以北)、伊拉克、土耳其、阿根廷北部、巴拉圭	氯喹	阿托喹酮-盐酸氯胍 多西环素 甲氟喹 伯氨喹
南美洲(但不包括阿根廷北部和巴拉圭,在那里可以使用氯喹)、中美洲(仅限于运河以东的巴拿马)、亚洲(包括东南亚)、非洲、大洋洲	多西环素 阿托喹酮-盐酸氯胍[c] 甲氟喹	
泰国-缅甸和泰国-柬埔寨边境、越南中部	阿托喹酮-盐酸氯胍[c] 多西环素	

[a] 见 2014 年(美国)CDC《国际旅行健康信息》(www.cdc.gov/travel)。[b] 在仍可以使用氯喹的地区,列表中的其他药物可作为替代品。[c] Malarone,马拉隆。
注:参见第 123 章。

■ 胃肠道疾病的预防

腹泻是旅行者患病的主要原因(参见第 30 章),通常是一种短暂的、自限性疾病。然而,40% 的患者需要改变他们的活动行程,另外 20% 的人需要卧床休息。目的地的不同决定了患病风险的高低。据报道,工业化国家每 2 周逗留期间的发病率低至 8%,非洲、中美洲、南美洲和东南亚部分地区则高达 55%。婴儿和年轻成人患胃肠道疾病和脱水等并发症的风险特别高。最近的研究表明,饮食不谨慎与发生旅行者腹泻之间几乎没有相关性。对在墨西哥的美国学生的早期研究表明,在餐馆和自助餐厅吃饭或从街头摊贩那里购买食物都会增加风险。有关进一步的讨论,请参阅下文的"预防措施"。

病原学

(参见表 30 - 3)引起旅行者腹泻的最常见病原体是产肠毒素性大肠埃希菌和肠聚集性大肠埃希菌(参见第 58 章),尽管在世界某些地区(尤其是北非和东南亚),弯曲杆菌感染(参见第 64 章)似乎占主导地位。其他常见的致病微生物包括沙门菌属(参见第 62 章)、志贺菌属(参见第 63 章)、轮状病毒(参见第 98 章)和诺如病毒(参见第 98 章)。后一种病毒在游轮上引起了多次暴发。除了贾第鞭毛虫病(参见第 129 章),寄生虫感染是短途旅行者腹泻的罕见原因。旅行者面临的一个日益严重的问题是许多细菌性病原体的耐药性增强。例如,耐喹诺酮类的弯曲杆菌和耐甲氧苄啶/磺胺甲噁唑的大肠埃希菌、志贺菌和沙门菌。大肠埃希菌 O157 型很少引起旅行者腹泻。

预防措施

一些专家认为,对旅行者来说,吃什么和在哪里吃都会影响他们的患病风险。街头摊贩出售的食品风险很高,餐馆卫生是主要问题,但旅行者无法掌握。在选择食物和水的来源时,除了谨慎之外,一般的预防措施还包括:吃滚烫的食物、避免吃生的和半生的食物;只喝煮沸的水或商业瓶装的饮料,尤其是碳酸饮料。加热可以杀死引起腹泻的病原微生物,但冷冻不行,因此,应该避免使用未经净化的水制作冰块。尽管有诸多建议,但文献中反复记录了 98% 的旅行者在抵达目的地后 72 小时内的饮食不慎。"煮沸,煮熟,剥皮,否则就不吃!"这句话很容易记住,但显然很难落实到行动上。

自我治疗

(参见表 30 - 5)尽管采取了严格的食物和水预防措施,但旅行者腹泻仍是常常发生,故旅行者应携带药物进行自我治疗。抗菌药物对降低中重度腹泻患者的排便频率和缩短病程很有帮助。标准方案是每天服用两次喹诺酮类药物,3 天为一个疗程(对于某些新药,每天服用一次即可)。另外,研究表明,双倍剂量的喹诺酮药效并没有增强。对于泰国等地的腹泻,90% 以上的弯曲杆菌感染对喹诺酮耐药,阿奇霉素是更好的选择。利福昔明是一种胃肠道吸收不良的利福平衍生物,对产肠毒素性和肠聚集性大肠埃希菌等非侵入性细菌病原体有很好的疗效。对于典型的短期旅行者来说,目前旅行者腹泻自我治疗的方法是至少携带 3 剂(每日服用一剂的)抗菌药物,并根据实际情况尽可能延长疗程直至治愈。如果腹泻既不伴高热也不伴便血,则应将洛哌丁胺与抗菌药物联用,研究表明,联用比单独使用抗菌药物效果更好,并且不会延长病程。

预防用药

用次水杨酸铋预防旅行者腹泻被广泛使用,但只有 60%

有效。对于特定人群(如运动员、有反复腹泻病史的人和慢性病患者),在 1 个月以内的旅行中,服用一天剂量的喹诺酮、阿奇霉素或利福昔明对预防旅行者腹泻有效率为 75%～90%。益生菌的预防效果只有约 20%。在欧洲和加拿大,一种口服亚单位霍乱疫苗(Dukoral)可以交叉预防产肠毒素性大肠埃希菌,对预防旅行者腹泻有效率为 30%～50%。

返程后的疾病

尽管非常常见,但急性旅行者腹泻通常是自限性的,而且可以接受抗菌药物治疗。旅行者回家后出现的持续性肠道问题的病因不太明确,而且可能需要接受医疗专家的治疗。感染性病原体(如蓝氏贾第鞭毛虫、环孢子虫、溶组织内阿米巴)似乎只引起小部分患者的持续性肠道症状。到目前为止,旅行后持续性腹泻最常见的原因是感染的后遗症,如乳糖不耐受和肠易激综合征。一项 meta 分析显示,感染后肠易激综合征能持续数月至数年,可能发生在多达 4%～13% 的病例中。当不能确定感染病因时,可尝试使用治疗贾第虫病的甲硝唑、1 周的严格无乳糖饮食、几周大剂量亲水性胶浆剂(交替腹泻和便秘者需再加上渗透性泻药,如乳果糖、PEG 3350)来缓解大多数患者的症状。

■ 其他旅行相关问题的预防

旅行者患性传播疾病(参见第 35 章)的风险很高。调查显示,大量的旅行者会滥交,而且不愿意一直使用避孕套。越来越多的旅行者被诊断患有诸如血吸虫病(参见第 134 章)、登革热(参见第 106 章)、基孔肯雅热(参见第 106 章)和蜱传播立克次体病(参见第 83 章)等疾病。在南美洲东北部、加勒比地区、非洲和东南亚部分地区,应提醒旅行者不要在淡水湖、溪流和河流中洗澡、游泳以及涉水。驱虫剂不仅对预防疟疾很重要,而且对预防其他媒介传播疾病也很重要。旅行相关意外伤害的预防主要有赖于常识性预防措施。不建议骑摩托车(尤其是不戴头盔)和乘坐过于拥挤的公共交通工具;在发展中国家,天黑后不要在偏僻的道路上活动。在旅行中死亡的人中,因感染死亡的比例还不到 1%,而因机动车事故死亡的比例高达 40%。过量饮酒是机动车事故、溺水、袭击和意外伤害的重要因素。由于存在钩虫病和类圆线虫病感染(参见第 132 章)及蛇咬伤(参见第 136 章)的风险,旅行者应避免赤脚行走。

■ 旅行者的医疗箱

强烈建议旅行者携带医疗箱。根据行程、停留时间、旅行方式和当地医疗设施条件的不同,医疗箱内容可能会大不相同。虽然许多药物在国外可以买到(通常是非处方药),但可能没有使用说明或使用说明是外语,也可能买到过期和假冒/仿制的药物。例如,东南亚的一项跨国多中心研究表明,平均 53%(范围 21%～92%)的抗疟产品是假冒/仿制的或活性药物含量不足。这种药物的销售和营销不断发展而形成一个产业。在医疗箱中,短期旅行者应考虑携带止痛药、止泻药和抗菌药物(用于旅行者腹泻的自我治疗)、抗组胺药、泻药、口服补液盐、广谱防晒霜（UVA 和 UVB，UVB 至少达到 SPF 30）、皮肤用驱虫剂（含有 DEEP 或同等作用的驱虫成分）、衣物用杀虫剂（氯菊酯）以及抗疟药物（如有必要）。除了这些药物，长期旅行者还需要增加广谱抗菌药物（左氧氟沙星或阿奇霉素）、抗菌眼用和皮肤用软膏以及局部抗真菌药。无论旅行时间长短，都需要准备急救箱，包括剪刀、镊子、绷带等物品。长期旅行者如果携带了每天只需使用一次的抗生素（如左氧氟沙星），那么感染后自我治疗的一个实用方法是"腰部以下"（肠道和膀胱感染）用 3 片，"腰部以上"（皮肤和呼吸道感染）用 6 片。

特殊人群和旅行

■ 妊娠和旅行

妇女的病史、行程、目的地的医疗质量和她的灵活度决定了怀孕期间旅行是否明智。根据美国妇产科学会的说法，怀孕期间最安全的出行时间是孕 18～24 周，此时最不容易出现自然流产和早产。一些产科医生更建议女性在怀孕 28 周后待在离家不超过几百英里的地方，以免出现问题。不过总的来说，健康的妊娠妇女出门旅行是可以的。

妊娠期间国际旅行的相关禁忌证包括流产、早产、子宫颈闭锁不全和毒血症病史。患有糖尿病、心力衰竭、严重贫血等基础疾病和有血栓栓塞病史也提示孕妇应推迟出行。最后，在妊娠期任何阶段都不推荐去会使孕妇及其胎儿处于高度危险的地区（例如，高海拔地区、需要强制接种活疫苗的地区和多重耐药疟疾流行的地区）。

疟疾

妊娠期疟疾有很高的发病和死亡风险。初产妇的寄生虫血症水平最高，且治疗后无法完全清除寄生虫的情况最为常见。妊娠期患病更容易进展成重症疾病，并伴有如脑疟疾、大量溶血和肾衰竭等并发症。胎儿后遗症包括自然流产、死产、早产和先天性感染。氯喹和甲氟喹在整个妊娠期都是可以安全使用的。

肠道感染

孕妇在饮食方面必须非常谨慎。旅行者腹泻引起的脱水可导致胎盘血流不足。弓形虫病、戊型肝炎和李斯特菌病等感染也可导致严重的妊娠后遗症。

旅行者腹泻的主要治疗方法是补液。必要时可使用洛哌丁胺。对于自我治疗，阿奇霉素是最好的选择。尽管喹诺酮类药物在怀孕期间被越来越多地安全使用，利福昔明在胃肠道的吸收率也很低，但这些药物并没有被批准用于这种适应证。

由于给婴儿提供当地饮食可能出现严重的问题，故在与新生儿一起旅行时，强烈建议妇女母乳喂养。患有旅行者腹泻的哺乳妇女不应停止母乳喂养，而应增加液体摄入量。

航空旅行和高海拔目的地

商业航空旅行对健康孕妇和胎儿没有风险。在海拔＞10 500 m（＞35 000 ft）时报告的较高辐射水平对健康的妊娠妇女应该没有问题。由于每家航空公司都有关于妊娠妇女飞行的政策，所以最好在预订时与航空公司联系。国内航空旅行通常允许到孕 36 周以内，而国际航空旅行一般缩减至 32 周以内。

对于前往高海拔地区并短期停留的孕妇来说，尚无明确风险。不过，也没有关于海拔＞4 500 m（15 000 ft）孕妇安全性的数据。

■ HIV 感染者的旅行

（参见第 97 章）由于一些病原体在旅行目的地比在家更为流行，HIV 感染旅行者具有严重感染的特殊风险。当然，风险程度主要取决于旅行时免疫系统的状态。对于 CD4$^+$ T 细胞计数正常或＞500/μL 的患者，数据显示，在旅行期间，不会比未感染 HIV 的人有更大的风险。已患艾滋病（CD4$^+$ T 细胞计数＜200/μL）和其他有症状的 HIV 感染者需要特别的医疗咨询，最好在出发前咨询旅行医学执业医师，尤其是准备到发展中国家旅行时。

一些国家常规拒绝 HIV 阳性人群长期停留，尽管这些限制似乎并没有降低 HIV 病毒的传播率。一般来说，对于准备在国外停留 3 个月以上或打算在国外工作和学习的人，需要进行 HIV 病毒检测。一些国家接受在出发前 6 个月内进行的 HIV 血清学检测，而其他国家则不接受旅行者在母国任何时候进行的血液检测。边境官员通常有权询问入境人员，并检查他们携带的药物。如果发现抗逆转录病毒药物，则可能被禁止入境。有关特定国家的检测要求经常会发生变化，相关信息可从领事馆获得。

免疫接种

所有感染 HIV 的旅行者的常规免疫接种都应是最新的（参见第 5 章）。当 CD4$^+$ T 细胞计数＜200/μL 时（在某些情况下，计数可能更高时），免疫反应可能受损。因此，HIV 感染者应尽早接种疫苗，以确保充分的免疫反应。对于接受抗逆转录病毒治疗的患者，必须至少过 3 个月才能认为再生的 CD4$^+$ T 细胞具有完全的免疫功能，因此，这些患者的疫苗接种应推迟。但是，当患病风险较高或后遗症严重时，建议进行免疫接种。在某些情况下，在出发前检查血清抗体反应的充分性是明智的。

由于流感后，肺炎链球菌和其他细菌性病原体感染引起肺炎的风险增加，应接种结合肺炎球菌疫苗（Prevnar 13），然后接种 23 价多糖疫苗（Pneumovax）以及流感疫苗。流感疫苗的估计应答率在无症状的 HIV 感染者中＞80%，在艾滋病患者中＜50%。

一般来说，减毒活疫苗对免疫功能障碍的人是禁忌的。由于麻疹对 HIV 阳性患者会很严重甚至致命，故 HIV 阳性患者应接种麻疹疫苗（或联合 MMR 疫苗），除非 CD4$^+$ T 细胞计数＜200/μL。18%～58% 有症状的 HIV 感染者、50%～100% 无症状的 HIV 感染者接种疫苗后产生了足够的麻疹抗体。

不建议对 HIV 感染的旅行者接种黄热病活疫苗。尽管对 HIV 感染者进行活疫苗接种后的潜在不利影响一直是一个慎重考虑的因素，但目前尚没有无意中接种疫苗后发病的病例报告。然而，如果 CD4$^+$ T 细胞计数＜200/μL，则建议选取不存在黄热病暴露风险的旅行路线。如果旅客途径或前往的地区要求强制接种该疫苗但疾病感染风险很低,应出示医生开具的豁免书。

在接种流感、肺炎球菌和破伤风疫苗(第 97 章)后,HIV感染者的病毒血症出现瞬间升高(持续数天至数周)。但是,在这一点上,没有证据表明这种瞬间升高是有害的。

胃肠道疾病

胃酸水平下降、胃肠道黏膜免疫异常、HIV 感染的其他并发症以及 HIV 感染患者服用的药物使旅行者腹泻在这些人身上尤其严重。旅行者腹泻可能更频繁,更严重,伴有菌血症,更难治疗。隐孢子虫、贝氏等孢球虫和微孢子虫感染虽然不常见,但在艾滋病患者中的发病率和病死率有所增加。

HIV 感染的旅行者饮食必须十分谨慎,务必保证饮食是足够妥帖的,还可以预防性使用抗菌药物来预防旅行者腹泻。磺胺类药物(用于预防肺孢子虫病)由于广泛的耐药性而无效。

其他旅行相关感染

目前尚缺乏关于 HIV 感染者中多种媒介传播疾病的严重程度的大数据。疟疾在无脾患者和艾滋病患者中尤为严重。在疟疾期间,HIV 载量会增加一倍,在约 8~9 周内下降。这种病毒载量增加的意义尚不清楚。

内脏利什曼病(参见第 126 章)已在许多 HIV 感染的旅行者中报告。由于脾肿大和高球蛋白血症常常不显著,血清学结果也往往是阴性,因此诊断可能很困难。晚上使用驱虫剂可以防止白蛉叮咬。

某些呼吸道疾病,如组织胞浆菌病和球孢子菌病,在艾滋病患者中发病率和病死率较高。虽然结核在 HIV 感染者中很常见(特别是在发展中国家),但据报告,HIV 感染者短期旅途中感染结核并不常见。根据一项前瞻性研究,据估计,对于不从事卫生保健的旅行者,结核感染的风险约为每年 3%。

药物治疗

药物和药物相互作用引起的不良事件是常见的,对 HIV感染者来说,会引发复杂的问题。艾滋病患者的皮肤过敏反应(例如,皮肤对磺胺类药物的敏感性增加)异常高。由于齐多夫定(叠氮胸苷)通过肝葡萄糖醛酸化代谢,因此该过程的抑制剂可能会提高药物的血清水平。同时服用抗疟药物甲氟喹和抗逆转录病毒药物利托那韦可能导致利托那韦的血浆水平降低;甲氟喹也可能与许多其他蛋白酶抑制剂相互作用。相比之下,在两名感染 HIV 的旅行者中,未检测到同时服用甲氟喹对印地那韦或那非那韦血浆水平的显著影响。依非韦仑和奈韦拉平可降低甲氟喹的血清水平。阿托喹酮-盐酸氯胍(Malarone,一种抗疟药)和许多蛋白酶抑制剂、Malarone和非核苷逆转录酶抑制剂(NNRTI)之间都存在潜在的相互作用。由于抗逆转录病毒药物的种类增加以及缺乏与抗疟药物相互作用的累积数据,关于 HIV 感染者的疟疾药物预防策略目前仍然难有定论;如果旅行时间比较短,这种相互作用可能是无关紧要的。不过,多西环素与蛋白酶抑制剂和 NNRTI

之间都不存在有临床意义的相互作用。关于疟疾治疗,一个很大的假设问题是抗疟药物本芴醇(Coartem 成分之一,Coartem 是含蒿甲醚和本芴醇的复方抗疟药)和卤方特瑞可能与 HIV 蛋白酶抑制剂和 NNRTI 存在相互作用,因为已知后两类药物都是细胞色素 P450 的有效抑制剂。若想了解更多抗逆转录病毒药物相互作用的最新研究进展,可关注利物浦大学的网站(www.hiv-drugintractions.org)。

慢性疾病、残疾和旅行

慢性健康问题并不妨碍出门旅行,但一些特殊措施可以使旅行更安全、更舒适。

心脏病

心血管问题是旅客死亡和商业飞行中紧急情况的主要原因。所有药物都应在随身行李中有额外的备份,并附上一份最近的心电图以及旅行者的家庭医生的姓名和电话号码。起搏器不受机场安全设备的影响,尽管检查起搏器功能的电子电话无法经国际卫星传输。携带电子除颤器的旅客应携带一张说明,并要求进行手动安检。吸氧会使旅行者获益良多,但由于飞机上的氧气输送系统并不标准,因此需要旅行者的医生在飞行前预定好额外的补充氧气。旅客最好选择靠过道的座位,以便行程中可以在过道来回走动,进行伸展和弯曲运动,另外可考虑穿弹力护腿袜,并在飞行中保持充足的水分摄入,以防止静脉血栓和肺栓塞。

慢性肺病

慢性肺病中的慢性阻塞性肺病(COPD)是患者在航空公司班机上出现症状后需要急诊部门进行评估的最常见的诊断之一。飞行中健康问题进展的最佳预测因素是海平面 PaO_2。当机舱加压至 2 500 m(8 000 ft)时,PaO_2 至少 72 mmHg 才相当于飞行中动脉 PaO_2 约 55 mmHg。如果旅客基线 PaO_2 < 72 mmHg,则应考虑提供补充氧气。飞行禁忌证包括活动性支气管痉挛、下呼吸道感染、下肢深静脉炎、肺动脉高压、近期(3 周内)行过胸部手术和气胸。如果目的地空气污染过重,应考虑减少室外活动。

糖尿病

血糖控制和胰岛素需求量的改变是糖尿病患者旅行中常见的问题。时区的变化,食物摄入的数量和时间的变化,以及身体活动量的变化,都需要对代谢控制进行仔细的评估。由于存在足部溃疡的风险,旅行者应该穿着舒适的封闭的鞋子。患有糖尿病的旅行者应将药物(包括一瓶应急的普通胰岛素)、胰岛素注射器和针头、血糖监测设备和用品以及零食打包在随身行李中。胰岛素在室温下可稳定保存约 3 个月,但应尽可能在较低的温度保存。旅行者应随身携带家庭医生的姓名和电话号码、记录患者医疗问题的卡片和手环以及所用胰岛素的类型和剂量。为了方便过境,旅客应携带医师授权携带针头和注射器的文件。在向东飞行(例如从美国到欧洲)时,到达时的晨间胰岛素剂量可能需要减少。然后在白天检测血糖,以确定是否需要额外的胰岛素。对于向西飞行的航班,由于白天时间延长,可能需要额外剂量的胰岛素。

其他特殊人群

其他鼓励采取特殊旅行措施的人群包括透析患者、移植患者和其他残疾患者。高达 13% 的旅行者存在或多或少的残疾,但很少有组织和旅游公司致力于为这一不断增长的人群服务。药物相互作用是这些旅行者需要着重关注的,应该随身携带自己准确的医疗信息,以及家庭医生的姓名和电话号码。服用糖皮质激素的旅行者应携带应激剂量的糖皮质激素来应对意外生病。免疫功能受损的旅行者免疫接种后产生的保护可能不足,因此,旅行者和医生必须仔细考虑哪些目的地是合适的。

旅行医疗保险

如今,越来越多的老年人和慢性病患者出门旅行,而且越来越多地前往偏远地区,并享受冒险活动。在国外生病和受伤的情况并不少见,最好在旅行前考虑清楚。在国外出现健康问题可能会造成巨大的金钱支出。因此,准备出境的旅行者应考虑购买额外的旅行医疗保险,并与保险公司核实在境外出现疾病和意外伤害是否在保险范围内。如果是游客原本的基础疾病导致了游客行程被取消或途中发病,很不幸,许多保险公司不将这种情况纳入保险范围。大多数国家不接受来自其他国家的常规医疗保险,除非有特殊的旅行补充条款。在大多数情况下,急诊服务需要旅行者用现金支付,无论是在医生的诊室、急救中心还是医院。旅行保险有几种类型。购买行程取消险是明智的,尤其是当旅行者患有潜在的慢性病,可能由于疾病恶化而需要取消行程。旅行医疗险将覆盖在国外进行的必要的医疗保健的费用。撤离险将包括紧急医疗运输,通常是到另外的医疗中心,在那里,患者可以接受与母国医疗条件接近的医疗服务。紧急医疗运输费用动辄超过 10 万美元。提供旅行保险的公司众多,仔细阅读保险细则并弄清楚每家公司提供的具体服务是非常重要的,这样才能确保适合个人的特定情况。美国国务院网站列出了可提供旅行医疗保险的公司名称(http://travel. state. gov/travel/tips/emergencies/emergencies_5981.html)。

医疗旅行

以获得国外医疗保健服务为目的的旅行在医学文献和媒体上受到了极大的关注。根据美国商务部年度飞行调查,2006 年有约 50 万次跨境旅行是以健康治疗为目的(至少是目的之一)。低成本通常被认为是这种类型旅游的主要动机,这种现象催生了新的产业,而且正在蓬勃发展。然而,医疗设施、援助服务和护理的质量既不一致,也不符合规定;因此,在大多数情况下,对于评估治疗方案和医疗设备对个体的适用性,所有责任由旅行者一方承担。考虑这一选择的人必须认识到,在国外接受治疗时,他们几乎总是处于劣势,特别是在出现并发症的情况下。需要解决的问题包括:医疗保健机构

及其工作人员的素质;可能妨碍口语和非口语准确交流的语言和文化差异;可能在维持生命和临终关怀等问题上遇到的宗教和伦理问题;对当地医疗体制缺乏了解;医护人员对患者病史的了解有限;使用不常见的药物;在美国安排后续护理相对困难;如果出现并发症,这种后续护理可能会充满问题。如果出现严重问题,将难以或不可能诉诸法律。计划出国寻求医疗保健的患者,尤其是涉及外科手术者,应接种乙肝疫苗,并应考虑在术前进行丙肝和 HIV 筛查。世界各地乙肝、丙肝和 HIV 感染的患病率差异很大,发展中国家的流行程度普遍高于美国和西欧。关于美国境外血液供应安全的最新信息是 WHO 全球血液安全数据库(www. who. int/bloodsafety/global_database/en)2011 年的数据。调查境外医疗机构认证状态的人应注意,尽管有的医疗机构是连锁的,但各个分支机构是单独调查和认证的。认证机构包括:① 国际联合委员会(JCI)(www.jointcommissioninternational.org);② 澳大利亚国际医疗照护标准委员会(ACHSi)(www.achs.org.au/achs-international/);③ 加拿大卫生服务委员会(CCHS)(www.cchsa.ca)。美国医学会还提供医疗旅行指南(http://www. ama-assn.org/ama)。

返回后的问题

旅行者回家后最常见的健康问题是腹泻、发热、呼吸道疾病和皮肤病(**图 6 - 2**)。经常被忽视的问题是疲劳和情绪压力,特别是在长期停留的旅行者中。诊断时需要一些地理医学知识,特别是传染性疾病的流行病学和临床表现的知识。地理相关史应关注旅行者的确切行程,包括:到达和离开的日期;接触史(进食不慎、饮用水源、淡水接触、性生活、动物接触、昆虫叮咬);旅行地点和方式(城市与农村、一流酒店住宿与露营);免疫接种史;抗疟药物的使用。最近,一些已在国外住院的旅客返回后被证实存在多重耐药菌定植,如产超广谱 β-内酰胺酶(ESBL)的肠杆菌科细菌和产新德里金属-β-内酰胺酶 1(NDM-1)的细菌。

■ 腹泻

见上文"胃肠道疾病的预防"。

■ 发热

从疟疾流行区返回的旅行者发热应被视为医疗紧急情况,因为恶性疟患者只有几天的病程就会死亡。尽管"热带发热"并不总是由热带引起,但疟疾应该是第一个被考虑的诊断。从非洲和大洋洲返回的旅行者以及返回后 2 个月内出现症状者,患恶性疟的风险最高。旅行后发热的其他重要原因包括病毒性肝炎(甲型和戊型)、伤寒和副伤寒、细菌性肠炎、虫媒病毒感染(例如登革热)、立克次体感染(包括蜱传斑疹伤寒、恙虫病和 Q 热),在极少数情况下还包括钩端螺旋体病、急性 HIV 感染和阿米巴肝脓肿。由 GeoSentinel(一个由美国 CDC 和国际旅行医学协会建立的新发感染病监测组织)进行的一项合作研究表明,在 3 907 名返回后发热的旅客中,非洲的疟疾、

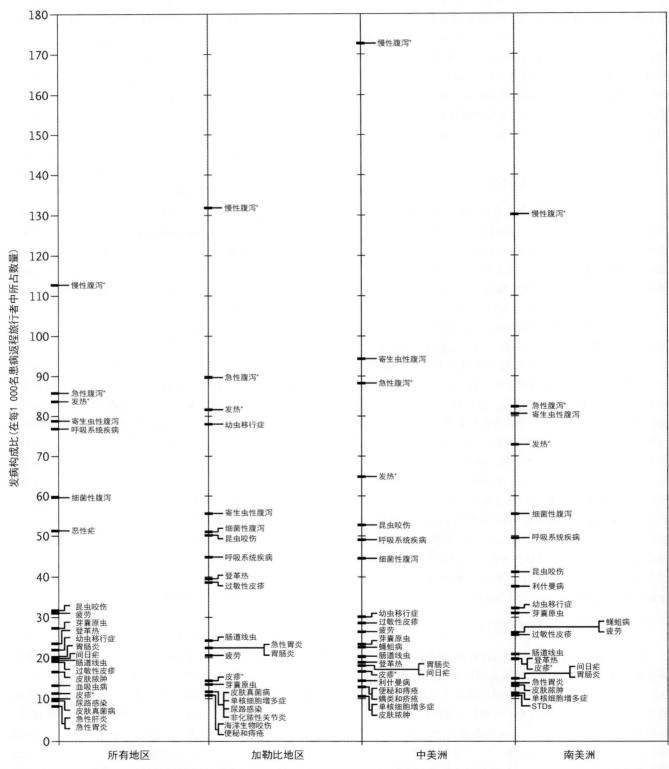

图 6-2 根据旅行地区,从发展中国家返回的患病旅行者的发病构成比。 在每个地区所有患病的返程旅行者中排名前 22 的诊断构成比(不是发病率)都罗列了出来。STD,性传播疾病。＊表示不能明确病因的综合征诊断(转载自:DO Freedman et al:N Engl J Med 354:119,2006)。

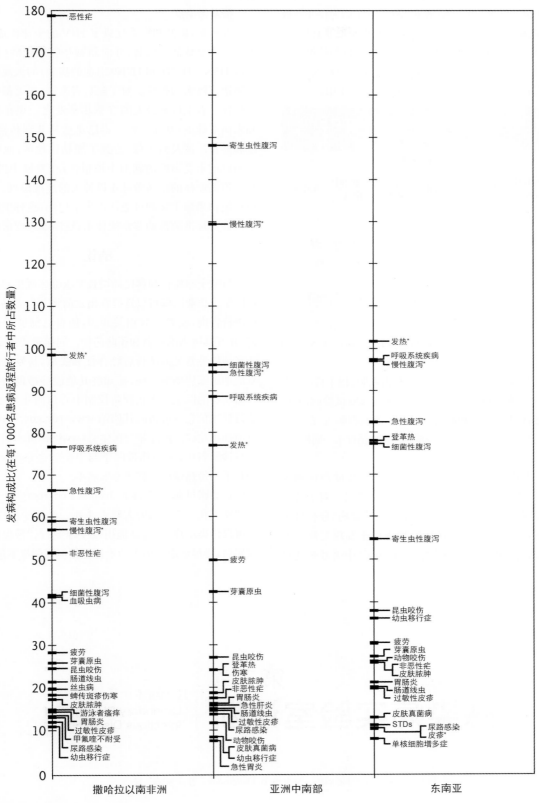

图 6 - 2(续)

东南亚和加勒比地区的登革热、南亚的伤寒和南非的立克次体感染(蜱传斑疹伤寒)最常见(表6-3)。以往认为在非洲极罕见的登革热暴发,最近在安哥拉、肯尼亚和坦桑尼亚有报告。至少25%的病例,没有发现发热的病因,并且会自动消退。临床医生应谨记,目前没有抗疟药物能完全保证预防疟疾,而且一些疫苗(特别是伤寒疫苗)也只能起到部分保护作用。

表6-3 返程旅行者系统性发热的病因及地理分布(N=3 907)						
病因	构成比[a]					
	加勒比地区	中美洲	南美洲	撒哈拉以南非洲	亚洲中南部	东南亚
疟疾	<1	13	13	**62**	14	13
登革热	**23**	12	14	<1	14	**32**
单核细胞增多症	7	7	8	1	2	3
立克次体	0	0	0	**6**	1	2
沙门菌	2	3	2	<1	**14**	3

[a] 粗体只是为了突出。来源:改编自:Table 2 in DO Freedman et al: N Engl J Med 354: 119, 2006.

如果没有明确的诊断,条件允许的话建议进行以下检查:全血细胞计数、肝功能、血厚/薄涂片或疟疾快速诊断试验(必要时重复几次)、尿常规、尿培养和血培养(重复一次)、胸部X光,并保存急性期血清样本,以备后续与对应的恢复期血清样本一同检测。

■ 皮肤病

脓皮病(皮肤细菌感染)、晒伤、昆虫叮咬、皮肤溃疡和皮肤幼虫移行症是旅行者返回后最常见的皮肤状况。对于持续性皮肤溃疡患者,应考虑的诊断包括皮肤利什曼病、分枝杆菌感染和真菌感染。仔细、全面的皮肤检查对于发现发热患者的立克次体恙虫病焦痂和蝇蛆病导致的"疖子"中央呼吸孔很重要。

■ 新发传染病

近年来,旅游和商业促进了HIV的全球传播,导致霍乱再次成为全球健康威胁,并对新型呼吸道疾病(包括由流感病毒H5N1、H1N1和H7N9引起的疾病)的大规模传播可能性制造了巨大的恐慌。对于旅行者来说,每天都有更为普遍的担忧。有史以来最大的登革热暴发之一现在在拉丁美洲和东南亚肆虐;基孔肯雅病毒已迅速从非洲传播到南亚、南欧和并首次波及西半球,传到了加勒比地区;血吸虫病也在非洲以前未受影响的湖泊中被报告;在发展中国家,性传播和肠道病原体的耐药菌株正以惊人的速度出现。此外,人们还对生物恐怖主义的可能性提出了担忧,这种生物恐怖主义不仅涉及标准菌株的非常规使用,还涉及突变菌株。

结论

目前全球旅行和移民的增长要求临床医生尽可能熟悉旅行医学。执业医师可以选择在出发前将其患者转诊到旅行诊所进行咨询,或者获取相关知识,使自己能够提供出行前咨询,并开具适当的疫苗和预防药物。同样重要的是,执业医师还必须熟悉常见的旅行后综合征和疾病,特别是那些可能在发展中国家感染的疾病,并知晓其他能够帮助治疗复杂的旅行后疾病的医生。疾病预防控制中心每两年发布一次《国际旅行健康信息》(可访问其网站 www.cdc.gov/travel),提供旅行前健康建议。国际旅行医学会(www.istm.org)公布了一份旅行诊所名单,美国热带医学与卫生学会(www.astmh.org)公布了一份热带医学临床专家名单。

正如诺贝尔奖获得者 Joshua Lederberg 博士指出的那样:"昨天在一个遥远的大陆上杀死一个孩子的微生物,今天就可以传染给你,明天就能引发全球流行。"警惕的临床医生应明白,详尽的旅行历史的重要性如何强调都不过分。

第7章
感染病实验室诊断

Chapter 7
Laboratory Diagnosis of
Infectious Diseases

Alexander J. McAdam, Andrew B. Onderdonk · 著 | 鲍容 · 译

实验室对感染的诊断需要直接或间接地证明宿主组织、体液或排泄物中病毒、细菌、真菌或寄生虫的存在。临床微生物学实验室负责处理这些标本,并确定细菌和真菌这些病原体的抗生素敏感性。传统上,病原体的检测主要依赖于临床材料中病原体的显微镜观察或实验室微生物的生长。病原体鉴定通常基于表型特征,如细菌的发酵情况、病毒在组织培养中的细

胞病变效应以及真菌和寄生虫的显微形态。这些技术可靠但耗时。核酸探针的使用越来越成为临床微生物实验室用于检测、定量和/或鉴定的标准方法,逐渐取代了表型特征鉴别和显微镜观察的方法。本章主要讨论诊断试验的基本概念,重点讨论细菌检测。病毒、真菌和寄生虫的检测在单独的章节中有更详细的讨论(分别参见第86章、第110章和第120章)。

检测方法

临床微生物学实验室所用检测方法的重新评估,使得用非视觉的生物信号检测系统检测病原体的方法策略得到发展。生物信号通过检测一种可与样本中的其他物质进行重复性区分的物质产生。使用生物信号的关键问题是区分背景噪声,并将其转化为有意义的信息。用于临床微生物学生物信号检测的有用物质包括细菌、真菌和病毒的结构成分,特异性抗原,代谢终产物,独特的 DNA 或 RNA 碱基序列,酶,毒素或其他蛋白质,以及表面多糖。

探测器用来感应信号并区分背景噪声。检测系统的范围从能评估形态变化的训练有素的技术人员眼睛到气-液相色谱仪或质谱仪之类的电子仪器。检测信号的灵敏度差别很大。必须使用即使存在生物背景噪声,也能够识别少量信号的检测系统,即敏感性和特异性并存。常见的检测系统包括免疫荧光法、DNA/RNA 探针的化学发光法、短链或长链脂肪酸的火焰电离检测、底物利用或最终产物形成的颜色变化检测、酶活性的检测(如光吸收的变化)、浑浊度的检测(如生长的测量)、细胞系中的细胞病变效应检测、作为检测抗原存在方法的颗粒凝集法。

扩增技术提高了微弱信号的检测灵敏度。最常见的微生物学扩增技术是使单个细菌在琼脂平板上生长成一个离散可见的菌落,或成为含有许多相同细菌的悬浮液。作为一种扩增方法,孵育生长的优点是只需要一种合适的生长介质;缺点是需要一定时间。以病原体的 DNA/RNA 为靶点的聚合酶链反应(PCR)、连接酶链式反应(LCR)和转录介导的扩增技术(TMA)、酶免疫分析(EIA)、电子扩增(用于气-液相色谱分析)、抗体捕获方法(用于浓缩和/或分离)以及选择性过滤或离心等技术,都可以更快速地扩增生物信号。

直接检测

直接检测是指不使用培养方法检测病原体。直接检测的分子方法讨论如下。

■ 显微镜和染色

微生物学的领域主要由显微镜的发展和使用来界定。用显微镜检查标本能迅速提供有用的诊断信息。染色技术可使病原体更清晰易见。

最简单的显微镜评价方法是湿片法。例如,用于检查脑脊液(CSF)中是否存在新型隐球菌,以印度墨汁为背景,用湿片法观察宽大荚膜的酵母细胞。暗视野集光器也用于检测生殖器病变中的螺旋体和血液中的疏螺旋体或钩端螺旋体。皮肤碎屑和头发样本,可用 10%氢氧化钾制成湿片镜检,或者用钙氟白法和紫外线照射检测真菌的荧光结果。湿片染色,例如用乳酸酚棉蓝对真菌进行染色,通常用于形态鉴定。

用光学显微镜很难看到未染色的细菌。虽然可以使用简单的一步单染色法,但复染色法更常见。

革兰染色

革兰染色区分了具有厚肽聚糖细胞壁(革兰阳性)的细菌和具有薄肽聚糖细胞壁且外膜可被酒精或丙酮溶解(革兰阴性)的细菌。根据形态和革兰染色通常可将染色的细菌分为链球菌、葡萄球菌和梭状芽孢杆菌(表7-1)。革兰染色特别适用于检查痰标本中的多形核白细胞(PMN)和细菌。免疫活性患者,每个低倍视野下 PMN≥25 且上皮细胞<10 的痰标本通常能提供临床有用的信息。而每个低倍视野>10 个上皮细胞和存在多种类型细菌的"痰"样本则表明该样本受口腔微生物群污染。尽管很难区分正常微生物群和病原体,但如果使用有效的生物标记(信号),革兰染色可能对有大量微生物定植菌群的标本有用。阴道拭子样本的革兰染色可用于在没有乳酸杆菌和革兰阴性杆菌的情况下检测被革兰阳性细菌覆盖的上皮细胞——其被认为是细菌性阴道病的症状。同样,在检测艰难梭菌毒素或其他肠道病原体之前,粪便样本染色检查白细胞是一种有效的筛选法。

表7-1 革兰染色解释[a]		
形态学	其他特点	细菌种类
革兰阴性细菌		
杆菌	规则杆菌	肠杆菌科(大肠埃希菌、沙门菌、志贺菌、其他)铜绿假单胞菌鲍曼不动杆菌嗜麦芽窄食单胞菌
	多形性小球杆菌	流感嗜血杆菌,其他嗜血杆菌
球菌	双球菌	脑膜炎奈瑟菌、淋病奈瑟菌、卡他莫拉菌
弧菌	逗号形逗号或 S 形	弧菌弯曲菌
革兰阳性细菌		
杆菌	规则小杆菌	李斯特菌
	不规则栅栏(围栏)样排列的多形小杆菌	棒状杆菌
	规则的大杆菌,有时有孢子	芽孢杆菌,梭菌
	呈分支链排列的杆菌	诺卡菌,放线菌
	淡紫色或不着色的耐酸"影细胞"	分枝杆菌
球菌	短双短链排列的球菌	肺炎链球菌,肠球菌
	呈长链排列的球菌	化脓性链球菌,无乳链球菌,其他链球菌
	成簇排列的球菌	葡萄球菌,微球菌

[a] 一些重要的细菌由于太小或太细或不能保留染色剂而导致革兰染色不可见。这些细菌包括梅毒螺旋体、伯氏疏螺旋体、衣原体、支原体和脲原体。

用革兰染色法对正常人体无菌部位（如脑脊液或关节液、胸膜液或腹膜液）的样本进行检查有助于确定是否存在细菌和/或 PMN。其灵敏度应大于每毫升 10^4 个细菌。通常含菌量少的样本在染色前先进行离心以浓缩细菌。这个简单的方法尤其适用于 CSF 样本细菌和白细胞检查，以及痰液中分枝杆菌的检查。

抗酸染色

抗酸染色通过染色过程中细菌被酸或有机溶剂破坏后保留石炭酸复红染料来鉴定抗酸细菌（AFB，分枝杆菌）。此过程所致改变使放线菌从诺卡菌或其他弱（或部分）抗酸细菌中得以区别。当怀疑有分枝杆菌时，可对痰液、其他体液和组织样本进行抗酸染色。由于整个涂片中可能存在少量的 AFB，即使通过离心法浓缩标本，在蓝色的复染剂背景下识别粉红色或红色 AFB 仍需要"火眼金睛"。另一种检测 AFB 的方法是金胺-罗丹明荧光染色法。

荧光染色

荧光染色，如吖啶橙，用于鉴别体液中的白细胞、酵母菌和细菌。荚膜、鞭毛和孢子染色用于鉴定或展示特征结构。

免疫荧光染色

直接免疫荧光抗体技术指使用与荧光化合物（例如荧光素）耦合的抗体，针对特定抗原靶位来观察生物体。在适当条件下检查样本时，荧光化合物吸收紫外线并以人类肉眼可见的更长波长重新发光。在间接免疫荧光抗体技术中，一个未标记（靶）抗体结合一个特定抗原。然后用针对目标抗体的荧光标记抗体对标本进行染色。由于每一个附着在适当抗原上的未标记的靶抗体具有多个位点可附着第二抗体，因此视觉信号被放大。免疫荧光法用于检测培养细胞或临床标本中的病毒抗原（如巨细胞病毒、单纯疱疹病毒和呼吸道病毒）以及临床标本中许多难以生长的细菌（如嗜肺军团菌）。

宏观抗原检测

乳胶凝集试验和 EIA 是通过蛋白质和多糖抗原鉴定细菌、细胞外毒素和病毒的快速、廉价的方法。这种检测可以直接在临床标本上进行，也可以在细菌生长的琼脂平板或病毒细胞培养中进行。与信号结合的抗体（如乳胶粒子或酶）一般用于抗原-抗体结合反应的检测。

用特异性抗体直接凝集细菌细胞的方法简单，但相对于乳胶凝集和 EIA 而言，后两者更敏感。一些细胞相关抗原，如荚膜多糖和脂多糖，可通过加入抗体时细菌细胞悬液的凝集反应来检测；这种方法对志贺菌和沙门菌的体细胞抗原分型很有用。EIA 使用与酶结合的抗体，通过抗原抗体反应致使无色底物转化为有色产物。这类分析大多数可提供抗原是否存在的信息，但无法量化抗原。EIA 还可用于检测细菌毒素，例如由产志贺毒素的大肠埃希菌产生的毒素。

A 群链球菌、流感病毒和呼吸道合胞病毒的快速简单抗原免疫测定可直接用于临床而无需专用的诊断实验室。这些测试通常具有合理可信的特异性，但敏感性一般。

血清学方法检测致病菌

血清抗体的测定为既往或现在感染的特定病毒或其他病原体（包括布鲁菌、军团菌、立克次体和幽门螺杆菌）提供了间接标记。血清学方法可用于确定个体是否具有保护性抗体水平或是否被特定病原体感染。抗体水平的测定作为当前免疫状态的一种测量方法，对于检测有相应疫苗的病毒（如风疹病毒和水痘带状疱疹病毒）而言非常重要；为此，检测分析通常使用一种或两种稀释度的血清定性测定保护性抗体水平。检测抗体滴度升高的定量血清学分析通常采用发病时和发病 $10 \sim 14$ 天后获得的配对血清样本（即急性期和恢复期样本）。由于症状出现前的潜伏期可能足够长，从而产生抗体反应，因此单凭急性期抗体往往不足以确诊为主动感染而非既往暴露。急性期和恢复期样本的总抗体滴度增加 4 倍可作为主动感染的证据。此外，IgM 检测可作为早期急性期抗体反应的测量方法。对于某些病毒，如 EB 病毒，产生的抗体可能在不同感染阶段针对不同抗原。因此，大多数实验室针对病毒衣壳抗原和与最近感染的宿主细胞相关的抗原进行抗体检测，以确定感染的阶段。

病原菌培养检测

标本采集和运送

细菌、真菌或病毒的生长培养，必须将适当的样本放入适合的培养基中进行。特定病原体的成功鉴定通常取决于与实验室流程规则相结合的、适合于特定样品/试剂的标本采集和运送过程。在某些情况下，标本采集时最好进行接种，而不是首先运送到实验室（例如，淋病奈瑟菌培养检测用的尿道拭子）。一般来说，越及时将样本接种到适当的培养基，分离病原菌的机会就越大。与表面拭子样本相比，深层组织或液体（脓液）样本更有可能提供有用的培养结果。表 7-2 列出了常见样本的采集和运送规程。由于这些规程有许多特定病原体的范例，因此当遇特殊情况有疑问时，向微生物实验室寻求建议非常重要。

细菌性病原体的分离

从临床样本中分离病原体依赖于支持细菌生长的人工培养基。这种培养基是由琼脂、营养物质，有时还有抑制其他菌生长的物质组成的。肉汤可用于对细菌量少的标本（如腹膜透析液或脑脊液）或可能存在厌氧菌或其他苛养菌的标本进行细菌培养。一旦检测到细菌生长，可将允许少量微生物生长的肉汤传代接种到固体培养基。但对所有样本都进行液体培养没有价值。

分离病原菌的基本方法有两种。第一种方法是使用增菌培养基，以支持可能存在于正常无菌部位的任何细菌的生长，如血液或脑脊液。第二种方法是使用选择性培养基，从正常情况下含有多种细菌的样本（例如粪便或生殖道分泌物）中分离出特定细菌。在琼脂培养基中加入抗菌药物或其他物质，以抑制除目的菌以外的所有细菌的生长。经培养，将这些培养基上生长的细菌进行进一步鉴定，以确定它们是否是病原体（图 7-1）。

表 7-2 待培养样本采集和运送说明

注意：必须通知微生物实验室待培养样本的来源部位和疑似感染类型，据此决定培养基的选择和培养时间。

培养类型 （同义词）	样本	最小采样量	容器	其他注意事项
血液				
血，常规（需氧菌、厌氧菌和酵母菌的血培养）	全血	成人和儿童,2瓶各 10 mL；婴儿,尽可能 5 mL,需氧瓶；新生儿,更少	见下文[a]	见下文[b]
真菌（非酵母菌）/分枝杆菌的血	全血	两瓶各 10 mL,用于常规血液检查,或实验室要求的 Isolator 管	与常规血培养相同	真菌需 4 周才能生长,故需明确提出"延长培养"
血，隔离（溶解离心）	全血	10 mL	Isolator 管	主要用于分离真菌、分枝杆菌和其他苛养的需氧菌,并可用于清除培养血液中的抗生素,通过离心浓缩病原体
呼吸道				
鼻	鼻拭子	1 份拭子	无菌培养基或类似含培养基的输送系统	可以使用海藻酸钙制成的拭子
咽喉	咽后部、溃疡或疑似脓毒区的拭子	1 份拭子	无菌培养基或类似含培养基的输送系统	见下文[c]
痰液	新鲜痰液（非唾液）	2 mL	商用痰液收集系统或带螺旋盖的类似无菌容器	拒收原因：必须注意确保标本是痰而不是唾液。革兰染色检查上皮细胞和多形核白细胞的数量,是痰标本评估过程的一个重要部分。但不应拒收诱导痰标本
灌洗液	气管抽吸、支气管镜检查标本,或灌洗液	1 mL 抽吸物或刷子置于运送培养基	无菌吸引物或支气管镜导管,支气管镜刷置于单独的无菌容器	可能需要特别的预防措施,具体取决于诊断注意事项（如肺孢子虫）
粪便				
粪便常规培养；粪便沙门菌、志贺菌和弯曲菌培养	新鲜、随机收集的粪便（最佳）,或者直肠拭子	1 g 粪便或 2 份直肠拭子	带塑料涂层的纸杯或带紧盖的塑料杯。亦接受其他防漏容器	如疑似弧菌属,必须通知实验室,并使用适当的样本采集/运送方法
粪便耶尔森菌、大肠埃希菌 O157 培养	新鲜,随机收集的粪便	1 g	带塑料涂层的纸杯或带紧盖的塑料杯	限制：过程中需要浓缩技术
粪便气单胞菌、毗邻单胞菌培养	新鲜,随机收集的粪便	1 g	带塑料涂层的纸杯或带紧盖的塑料杯	限制：粪便不应培养这些病原体,除非也培养其他肠道病原体
泌尿生殖道				
尿液	清洁中段尿或导尿管尿	0.5 mL	带螺旋盖的无菌防漏容器或专用尿液输送管	见下文[d]
泌尿生殖道分泌物	阴道或尿道分泌物、宫颈拭子、子宫液、前列腺液等	1 份拭子或 0.5 mL 液体	B 群链球菌用 Amies 运送培养基或类似的保存培养基运送的阴道和直肠拭子；淋病奈瑟菌首选直接接种	除非怀疑某种特定病原体,否则尽可能不要使用阴道拭子做"常规培养"。若检测多个病原体（如 B 群链球菌、滴虫、衣原体或念珠菌）,每个检测应采样 1 份拭子
体液、抽吸物和组织				
脑脊液（腰椎穿刺）	脊髓液	1 mL 常规培养；≥5 mL 分枝杆菌培养	带紧盖的无菌管	不要冷藏；尽快送至实验室
体液	无菌吸取的体液	1 mL 常规培养	带紧盖的无菌管。若在运输前已加盖的,注射器可用于收集样本	对于某些体液（如腹腔灌洗液）,增加样本量有助于少量细菌的分离

（续表）

培养类型 （同义词）	样本	最小采样量	容器	其他注意事项
活检和抽吸物	手术时切除的组织、骨骼、抗凝骨髓、活检样本或其他正常无菌部位的样本	1 mL 体液或 1 g 组织块	无菌培养型拭子或含有培养基的类似输送系统。组织标本应使用无菌瓶或罐	准确鉴别样本和来源至关重要。应收集足够的组织用于微生物学和组织病理学评估
伤口	从伤口或脓肿中获得的未被正菌群污染的化脓物质或脓肿内容物	2 份拭子或 0.5 mL 抽吸脓液	培养拭子或类似输送系统或带紧盖的无菌螺帽管。同时进行厌氧培养时，将样本放入厌氧输送装置或密闭注射器中	采样：如可能，脓肿内容物或其他液体尽可能用注射器（而不是用拭子）采集，以提供足够的样本量和厌氧环境

特别推荐

真菌	上述所列样本类型皆可使用。当尿液或痰培养真菌时，首选晨尿或晨痰	1 mL 或如上所述单独列出的样本。大体积的样本用于泌尿系统真菌培养	带紧盖的无菌防漏容器	采样：标本应在采集后 1 小时内送至微生物实验室。应避免皮肤、直肠、阴道或其他身体表面的正常菌群污染
分枝杆菌 （抗酸杆菌）	痰、组织、尿液、体液	10 mL 液体或小块组织，不应使用拭子	带紧盖的无菌容器	浓缩技术提高了分枝杆菌的检出率。胸腔积液、腹腔积液和心包积液的涂片和培养的分枝杆菌量通常较低，因此鼓励同一患者多次采样培养。液体培养基可缩短培养检测时间
军团菌	胸腔积液、肺活检、支气管肺泡灌洗液、支气管/经支气管活检	1 mL 液体；任何大小的组织样本，尽管应尽可能获取 0.5 g 样本	—	快速运送至实验室至关重要
厌氧菌	脓肿或体液的抽吸样本	1 mL 抽吸液体，1 g 组织，或 2 份拭子	需要合适的厌氧输送装置[e]	样本应能培养专性厌氧菌，也能培养兼性细菌。液体和组织样本更优于拭子
病毒[f]	呼吸道分泌物、呼吸道冲洗液、鼻拭子、血样（包括血沉棕黄层）、阴道和直肠拭子、可疑皮肤损伤处拭子样本、粪便样本（在某些情况下）	1 mL 液体、1 份拭子或 1 g 粪便，置于适当的运送培养基中	无菌容器中的液体或粪便样本以及拭子样本通常可置于病毒培养装置内（保存在冰上，但不冷冻）。无菌采样管中的血浆和血沉棕黄层应保持在 4～8℃。如果样本需要运输或保存很长时间，则 −80℃ 冷冻即可	大多数待培养样本都是在含有抗生素的培养基中储存运输，以防止细菌过度生长和病毒失活。如果及时送检实验室，则许多样本应保持冷却而不需冷冻。运送程序和运送培养基因培养目的和运输时限而异

[a] 对于成人，应采样两瓶（小瓶用于儿童样本）：一瓶使用磷酸葡萄糖、胰蛋白酶大豆或另一种合适的肉汤，另一瓶使用硫乙醇酸盐或另一种还原剂的肉汤，该还原剂适用于分离专性厌氧菌。对于只能获得有限血液量的儿童，除非特别考虑厌氧败血症（如腹部感染），否则只需进行需氧培养。特殊情况（如疑似真菌感染、培养阴性的心内膜炎或菌血症），可使用不同的采血系统（隔离系统；见表）。[b] 采样：瓶隔和患者均应使用适当的消毒技术。不要让气泡进入厌氧肉汤瓶。特别注意：没有比检测血源性病原体更重要的临床微生物学检查了。细菌和真菌的快速鉴定是决定患者生存的主要因素。细菌可持续（如心内膜炎、严重脓毒症、沙门菌和布鲁菌病的早期阶段）或间歇性存在于血液中（如大多数其他细菌感染，细菌零星地流入血液）。多数血培养系统使用两个单独的包含肉汤培养基的瓶：一个放在实验室中用于培养兼性或需氧菌，另一个用于培养厌氧菌。疑似持续性菌血症、真菌血症的病例，应在开始治疗前抽取 2～3 份样本，以及要求挑剔的细菌时，则应额外采样。对于间歇性菌血症，应在最初 24 小时内采集 2 个或 3 个样本，每次采样至少间隔 1 小时。[c] 喉部的正常微生物群包括 α 溶血性链球菌、腐生奈瑟菌属、双球菌和葡萄球菌。喉部需氧培养（"常规"）包括 β 溶血性链球菌和其他潜在致病菌的筛查和鉴定。尽管被认为是正常菌群的组成部分，大多数实验室仍会根据要求鉴定诸如金黄色葡萄球菌、流感嗜血杆菌和肺炎链球菌等细菌。当怀疑有淋病奈瑟菌或白喉棒状杆菌时，建议要求使用特殊培养。[d] ① 当清洁自解取标本、中段尿标本或留置导管尿标本细菌产量为每毫升 50 000 个细菌，且所分离菌种不超过 3 种时，应鉴定细菌。留置导尿管尖端和插管患者尿袋中的尿都不应做培养。② 直接插管、膀胱穿刺和类似的尿液标本，无论菌落数多少，都应进行所有潜在致病菌检查（细菌鉴定和敏感性试验）。③ 临床问题（如妇女急性排尿困难）也可能需要对分离菌浓度大于每毫升 50 000 个细菌的样本的细菌进行鉴定和敏感性试验。[e] 带帽注射器或设计用于限制氧气暴露的其他运输装置中的抽吸样本适合专性厌氧菌的培养。各种商用运送设备可供使用。应避免标本被皮肤、直肠、阴道穹窿或其他身体部位正常菌群的污染。用于需氧培养的采样容器（如干拭子）和不合适的样本（如冷冻样本、咳痰、粪便、胃吸物，以及阴道、咽喉、鼻和直肠拭子）应视为不合适而予以拒收。[f] 实验室通常使用不同的方法来检测病毒，故在样本送检前，应检查每个样本的具体送检要求。

■ 血培养

由于样本中存在的细菌数量往往很少，且体液防御机制或抗菌药物可能会破坏其完整性和复制能力，故血液中病原微生物的检测较为困难。自动血培养系统通过血培养瓶内细菌或酵母菌在培养液中生长时产生的气体（主要是二氧化碳）来进行检测。由于实时监测血培养瓶，与手工技术相比血培养能更快检测到阳性培养结果，并更快获取包括革兰染色结果和初步药物敏感性分析在内的重要信息。一些因素可影响菌血症患者的血培养结果。增加血液检测量会增加阳性培养的机会。例如，血液样本量从 10 mL 增加到 20 mL，阳性血培养的比例可增加约 30%，尽管这种作用在细菌性心内膜炎患者中不太明显。获取多份样本进行培养（每 24 小时最多 3 份）也可增加细菌性病原体的检出机会。自动血培养系统不需要延长培养和盲种就能检测多数苛养菌（如 HACEK 细菌）。

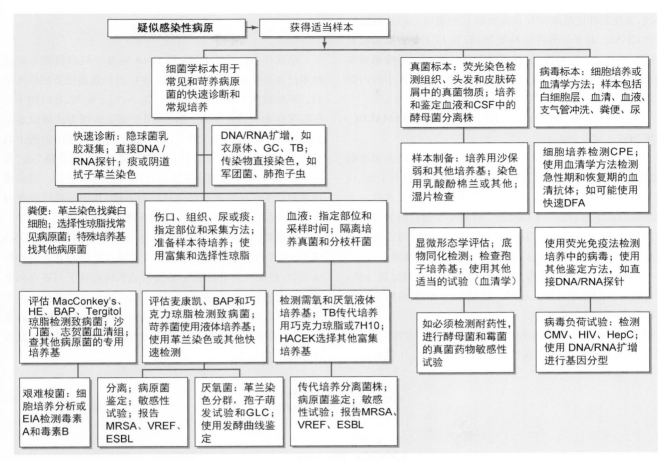

图 7-1　临床微生物学实验室常用样本处理流程。BAP,血琼脂平板;CMV,巨细胞病毒;CPE,细胞病变效应;CSF,脑脊液;DFA,直接荧光抗体;EIA,酶免疫分析;ESBL,超广谱β-内酰胺酶;GBS,B群链球菌;GC,淋病奈瑟菌;GLC,气-液相色谱;HACEK,嗜泡沫噬血杆菌/副流感嗜血杆菌/副嗜泡沫嗜血杆菌,放线共生放线杆菌,人心杆菌,侵蚀艾肯菌,金氏菌属;HE,HE 琼脂培养基;Hepc,丙型肝炎病毒;HIV,人免疫缺陷病毒;MRSA,耐甲氧西林金黄色葡萄球菌;TB,结核分枝杆菌;VREF,耐万古霉素屎肠球菌。

自动化系统也可用于血液以外的样本的微生物生长检测,如腹膜液和其他无菌液体。如果使用适合的液体培养基进行培养,某些自动化系统可以检测分枝杆菌。虽然自动化血培养系统检测酵母菌和大多数细菌比溶解离心法(如隔离)更敏感,但仍建议对丝状真菌、组织胞浆菌和一些苛养菌(军团菌和巴尔通体)进行溶解离心培养。

鉴定方法

细菌一旦被分离,其在琼脂培养基上的生长特征(菌落大小、颜色、溶血反应、气味、显微镜下外观)就易于检测,这些特征可能提示其细菌种类,但最终鉴定需要额外的检测。鉴定方法包括经典的生化表型(该方法仍是最常见的方法),以及更复杂的方法,如质谱、气相色谱和核酸测试(见下文)。

生化表型

细菌的典型生化鉴定需要对蛋白质或碳水化合物抗原、特定酶的产生、特定底物和碳源(如碳水化合物)的代谢能力或特定代谢产物进行检测。其中一些检测有快速检测法可用,许多常见细菌在生长第一天即可鉴定。其他细菌,特别是革兰阴性菌,无论是手工或自动都需要更广泛的检测。

自动化系统可以快速识别致病菌的表型。这些系统大多数基于细菌生物分型技术,使分离株在多个底物上生长,将其反应模式与各细菌种类的已知模式进行比较。这个过程相对较快。商用系统包括小型发酵设备、简化结果记录的编码和最可能病原体的概率计算。如果生物分型方法是自动化的,并且读取过程与基于计算机的数据分析相结合,快速生长的细菌(如肠杆菌科)可在其于琼脂板上发现后数小时内被鉴定。

一些系统使用预成型细菌酶底物在 2~3 小时内进行细菌鉴定。这些系统本身并不依赖于细菌的生长来确定是否使用底物。它们使用了一种重型接种物,其中特定的细菌酶含量足以将底物迅速转化为产物。此外,一些系统使用荧光基质/最终产物检测方法,通过信号放大提高敏感性。

气-液相色谱法

气-液相色谱常用于检测细菌发酵代谢的最终产物。普遍应用于鉴别专性厌氧菌在葡萄糖发酵过程中产生的短链脂肪酸。由于挥发性酸的类型和相对浓度在组成这类细菌的各类种属之间各有不同,这些信息可作为特定菌株的代谢指纹。

气液相色谱可以耦合到一个复杂的信号识别和分析软件系统,去鉴别和定量细菌和真菌外膜和细胞壁中的长链脂肪酸(LCFA)。对于任何特定种类细菌,其 LCFA 类型和相对浓度都具有足够独特性,能与近缘种类相鉴别。当检测到细菌在适当培养基上生长后,其明确的菌种鉴定在几小时内即可完成。

基质辅助激光解吸/电离飞行时间飞行质谱法(MALDI-TOF MS)

MALDI-TOF 质谱是一种通过蛋白质分析快速和准确鉴定微生物的方法。细菌与化学基质混合,在靶板上干燥后,进行激光脉冲。激光电离并蒸发微生物蛋白,使其通过一个充满电的真空室到达一个探测器。针对单个蛋白质测量到达探测器的飞行时间,将所得的结果模式(或指纹)与已知的实验室各种微生物的模式进行比较,即可鉴定被测细菌。

MALDI-TOF 主要临床优势在于鉴定细菌只需数分钟,而传统的表型鉴定需要几小时。MALDI-TOF 高精度鉴别固体琼脂或血培养肉汤中生长的多数细菌和酵母菌。其他潜在用途包括直接从临床标本(如尿液)鉴定细菌和酵母菌、检测 β-内酰胺酶活性、细菌菌株分型,然而,这些应用仍在研发阶段。

核酸检测

临床样本特异性 DNA 和 RNA 碱基序列的检测与定量技术已成为临床诊断细菌、病毒、寄生虫和真菌感染的强大工具。核酸检测主要有 4 个用途。第一,用于检测、有时用于定量临床样本中的病原体。第二,用于鉴定传统方法难以鉴定的病原体(常为细菌)。第三,用于确定同一病原体的两个或更多分离株是否有亲缘性(即是否属于同一"克隆"或"菌株")。第四,用于预测病原体对化疗药物的敏感性。目前该技术包括了广泛的扩增和信号检测方法,其中一些已经美国食品和药品监督管理局(FDA)批准用于临床诊断。

核酸检测一般涉及完整的细胞或病毒的溶解以及 DNA 或 RNA 变性形成单链。与病原体特异性靶序列互补的探针或引物,根据所采用的系统,在溶液或固体载体上与靶序列杂交。也可进行探针与靶点的原位杂交,并允许在组织标本中使用带有试剂的探针。一旦探针或引物与靶位(生物信号)杂交,可以采用多种策略来检测、放大和/或量化目标探针复合体(图 7-2)。

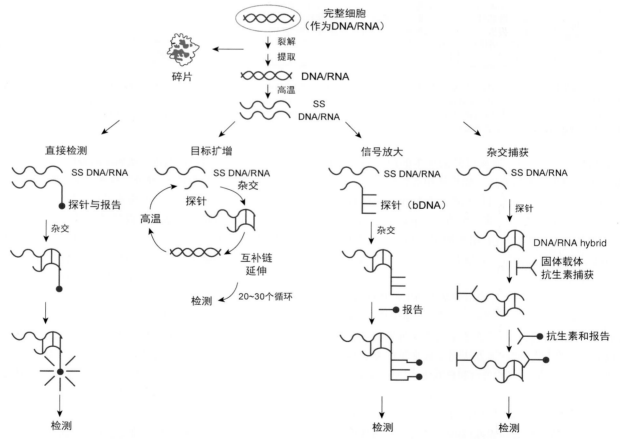

图 7-2 放大和/或检测目标探针复合体的流程。加热从微生物中提取的 DNA 或 RNA,生成含有合适靶序列的单链(SS)DNA/RNA。这些靶序列可以直接(直接检测)与连接到报告分子上的探针进行杂交;它们可以在连接报告探针之前通过重复循环互补链延伸(聚合酶链反应)进行扩增;或者原始靶-探针信号可以通过与额外的探针杂交进行扩增。该探针包含多个二级报告靶序列拷贝的探针(支链 DNA 或 bDNA)。也可以在一个固体载体上"捕获"DNA/RNA 杂交(杂交捕获),用 DNA/RNA 杂交体抗体将其浓缩,第二个抗体耦合到与捕获的杂交相连的报告分子上。

临床标本病原体探针直接检测

核酸探针用于直接检测临床标本中的病原体,而不用扩增 DNA 或 RNA 的靶链。这种检测通过与作为检测信号的报告系统耦合的互补碱基序列(探针)的杂交,在单链 DNA 或 RNA 上检测特定病原体的相对较短碱基序列。商品化核酸探针可用于直接检测各种细菌和寄生虫,包括沙眼衣原体、淋病奈瑟菌和 A 群链球菌。用于检测和鉴别阴道炎/阴道病(阴道加德纳菌、阴道毛滴虫和念珠菌)的联合试验也已获得批准。有多种探针可供选择用于确认鉴定所培养的病原体,包括一些双相霉菌、分枝杆菌和其他细菌(如弯曲菌、链球菌和金黄色葡萄球菌)。用于直接检测细菌病原体的探针通常针对高度保守的 16S rRNA 序列,该序列拷贝数比细菌细胞中任何单个基因组 DNA 序列更多。探针法直接检测的灵敏度和特异性与更传统的检测方法(包括 EIA 和培养方法)相当。

在一种称为杂交捕获的替代探针分析中,可将 RNA 探针退火到 DNA 靶位,所产生的 DNA/RNA 杂交在固体载体上被 DNA/RNA 杂交特异性抗体(浓度/扩增)捕获,再由化学发光标记的特异性抗体对 DNA/RNA 杂交进行检测。杂交捕获分析可用于检测沙眼衣原体、淋病奈瑟菌和人乳头瘤病毒。

许多实验室都自主研发病原体探针;然而,除非已经履行了诊断试验的方法验证协议,否则美国联邦法律限制使用此类探针进行研究。

核酸扩增试验(NAAT)策略

有诸多方法可将少量的核酸分子扩增(复制)到易于检测的水平。这些 NAAT 包括 PCR、LCR、链置换扩增和自持序列复制。在任何情况下,病原体特异性 DNA 或 RNA 序列的指数式扩增都依赖于退火到目标序列的引物。扩增后的核酸可以在反应完成后检测,也可以在扩增过程中(实时检测)检测。NAAT 的灵敏度远远高于培养法等传统检测方法。PCR 作为第一个也是最常见的 NAAT,它需要重复加热 DNA 来分离双螺旋的两条互补链,将引物序列杂交到合适的靶序列,使用 PCR 扩增互补链,并通过标记探针进行信号检测。在引物延伸过程中,通过荧光染料与 DNA 结合或使用荧光共振能传递的荧光探针来监测每个扩增周期后的聚合酶链反应,减少了检测特定靶点所需的时间。一种替代 NAAT 则采用转录介导的扩增,即将其中的 RNA 靶序列转化为 DNA,然后指数式转录成 RNA。这种方法的优点是只需要一个加热/退火步骤就可以达到扩增。对其他难以识别的细菌的鉴定则涉及通过 PCR 对高度保守的 16S rRNA 区域进行初始扩增,然后对数百个碱基进行自动测序,并将序列信息与包含数千种不同细菌序列信息的大型数据库进行比较。尽管 16S 测序不如其他方法快速,且在临床微生物实验室中常规使用费用相对昂贵,但它正成为鉴定异常或难以培养的细菌的最终方法。

定量核酸检测策略

随着艾滋病相关疾病、巨细胞病毒感染以及乙型和丙型肝炎病毒感染的新治疗方案的出现,在治疗开始后的不同时间需通过确定基因型和病毒载量来监测对治疗的反应。定量 NAAT 可用于检测 HIV(PCR)、巨细胞病毒(PCR)、乙型肝炎病毒(PCR)和丙型肝炎病毒(PCR 和 TMA)。许多实验室已经通过 NATT 的分析物专用试剂对这些病原体和其他病原体(如 EB 病毒)进行了验证和定量分析。

支链 DNA(bDNA)检测是核酸定量检测的一种 NAAT 替代方法。该方法中,bDNA 附着于与原始探针的目标绑定序列不同的位点,随后化学发光标记的寡核苷酸可以结合在 bDNA 上的多个重复序列上,再用化学发光法检测放大后的 bDNA 信号。bDNA 检测 HIV、乙型肝炎病毒和丙型肝炎病毒载量已获得 FDA 批准。与 PCR 相比,bDNA 分析的优势在于只需要一个加热/退火步骤,就可以将靶结合探针与靶序列杂交进行扩增。

核酸检测的应用

目前,获 FDA 批准的 NAAT 数量大幅增加,包括结核分枝杆菌、淋病奈瑟菌、沙眼衣原体、B 群链球菌和耐甲氧西林金黄色葡萄球菌的检测。FDA 批准的多种 NAAT 面板也可用于检测一些呼吸道或胃肠道病原体。同样,许多实验室已经使用市售试剂和分析物特定试剂来创建实验室研发的诊断用试验。核酸测试有助于检测和鉴定难生长或不可培养的致病菌,如军团菌、埃立克体、立克次体、巴贝虫、疏螺旋体和惠普尔养障体。此外,对涉及公共卫生问题的病原体,如图拉菌、炭疽杆菌、天花病毒和鼠疫耶尔森菌的快速检测方法,也已建立并可在区域(州)实验室和疾病控制和预防中心检测。

核酸检测也被用来确定同一种致病菌的不同分离株之间的亲缘关系。核酸检测对一个克隆株细菌在可能的传播源(如医护人员)的背景下感染多个患者的事实验证为暴发提供了确凿的证据。脉冲场凝胶电泳是菌株分析的金标准。这种方法使用识别罕见核苷酸序列的限制酶来消化细菌 DNA,从而产生大量的 DNA 片段。这些片段通过凝胶电泳分离,具有可变极性的电泳电流,然后被可视化。相似的条带图型(即条带差异≤3 个)表明不同的细菌分离株是密切相关或为克隆。更简单的菌株分型方法包括单基因或多基因测序和基于 PCR 的细菌染色体重复 DNA 序列扩增。全细菌基因组测序已被用于一些感染暴发的调查,但这种方法仍处在研究阶段。

未来核酸检测的应用可能包括用附加的多重 NAAT 和固态 DNA/RNA 芯片技术替换培养来鉴定许多病原体,即在一个硅芯片上可以检测数千个独特的核酸序列。

细菌敏感性试验

临床微生物学实验室的主要职责是确定哪些抗生素能抑

制特定的细菌分离株。这种检测用于患者护理和感控问题的监测,如耐甲氧西林金黄色葡萄球菌或耐万古霉素的粪肠球菌。有效检测方法有两种。第一种是对敏感性的定性评估,反应分为敏感、耐药或中介。这种方法可以包括将含有抗生素的纸片放在接种了待测菌株的琼脂表面(KB法或平板扩散法),测量培养后的生长抑制圈;或者使用含有一组抗生素浓度(折点法)的肉汤培养基。这些方法已根据每种抗生素的定量方法和临床经验进行了仔细校准,并根据不同种类确定了抑制圈大小和折点。

第二种方法是将待测菌株接种到一系列含有递增抗生素浓度的培养基中。抑制细菌可见微生物生长的最低抗生素浓度被称为最低抑菌浓度(MIC)。如果未发现生长的试管被传代培养,也可以确定杀死99.9%初始接种物所需的最低抗生素浓度(最小杀菌浓度,或MBC)。MIC值可以对敏感、耐药或中介进行分类解释,因此比MBC使用更广泛。在微孔板或其他小型测试平台上使用微量肉汤稀释法进行定量敏感性测试已经自动化,并在临床实验室中广泛使用。Epsilometer测试(E-test)是一种新的测定MIC的方法,使用一个长度上具有已知的抗生素浓度梯度的塑料条。当条被带置于接种有待

测菌株的琼脂平板表面时,抗生素扩散到培养基中,从而抑制细菌生长。对于某些细菌,例如专性厌氧菌和一些β溶血性链球菌,由于细菌难生长或大多数分离株对特定抗生素具有可预测敏感性,通常不进行常规敏感性试验。

真菌敏感性试验

随着许多治疗酵母菌和系统性真菌的新试剂的出现,对测试单个菌株对特异性抗真菌药物敏感度的试验需求增加。在过去,因为缺乏像细菌药物检测试验那样的标准方法,很少有实验室进行该试验。然而,一些系统已被批准用于抗真菌药敏试验。这些测定最低杀真菌浓度(MFC)的方法类似测定细菌MIC的肉汤微量稀释法。E-test法可用于检测酵母菌对氟康唑、伊曲康唑和氟胞嘧啶的敏感性,平板扩散法可用于检测念珠菌对氟康唑和伏立康唑的敏感性。例如曲霉的抗真菌药物的MFC测定方法存在技术困难,大多数临床实验室将此类检测的要求提交给参考实验室。

抗病毒测试

参见第86章和第87章。

第 8 章
气候变化与感染病 | Chapter 8
Climate Change and Infectious Disease

Aaron S. Bernstein · 著 | 林佳冰 · 译

自19世纪末以来,以二氧化碳为主的温室气体释放到地球大气中,形成了人类所不熟悉的气候。这种新的气候已经改变了一些感染病的流行病学。同时大气中持续累积的温室气体还将进一步改变地球的气候。在某些情况下,气候变化可能为感染病的出现创造条件,但同时它也可能使目前适合某些疾病的地区变得不再适合。本章介绍了与气候变化有关的已知和潜在感染病现状。

概述

气候变化是指温度、降水、风、湿度和其他天气成分的长期变化。在过去的250万年里,地球在冰川期和间冰期之间循环变暖与变冷,在这两个时期全球气温平均上升和下降了4~7℃。在最后一个冰川期(大约在12 000年前结束),全球平均气温比20世纪中叶低了5℃(图8-1)。

目前的气候时期,也被称为全新世,因其稳定性而引人注目:整体温度变化基本上保持在2~3℃的范围内。这种稳定性使人类成功地在地球的大部分土地上繁衍生息。当前的气候变化不同于过去,不仅因为受人类活动的影响,也因为变化速度更快。在上一个冰期结束时发生的5℃的变暖大约需要5 000年时间,而除非在未来几十年内温室气体释放有实质性的减少,否则升高同样的温度在未来150年内就可能实现。目前地球变暖的速度在过去的5 000万年里是史无前例的。气候科学虽然仍是一门相对较新的学科,但它更清晰地描绘了大气化学变化将如何持续影响全球气候的。

温室气体

温室气体(表8-1和图8-2)是地球大气中的一组吸收红外辐射从而能让大气保存热量的气体。在没有温室气体的

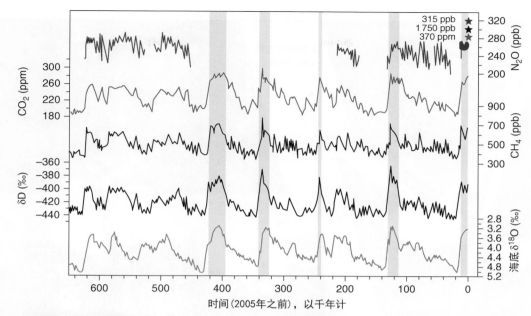

图 8-1 过去 60 万年来地球温度和主要温室气体概况。 氘(δD；黑色)的变化可以作为温度变化的代表。大气中的温室气体浓度数据[CO_2(红色)、CH_4(蓝色)和 N_2O(绿色)]来自南极冰芯内的空气和近期大气监测数据。阴影区域代表间冰期。海底记录到的 $δ^{18}O$(深灰色)代表全球冰量波动，可以与冰芯内数据进行比较。海底 $δ^{18}O$ 曲线的下降趋势反映了陆地上冰量的增加。星标显示了 2000 年的大气浓度：截至 2013 年，二氧化碳含量超过 400 ppm，并以每年 2～2.5 ppm 的速度上升(摘自：Intergovernmental Panel on Climate Change Fourth Assessment Report. Working Group I, Chapter 6, Figure 6.3. Cambridge University Press，2007)。

表 8-1 温室气体：来源、蓄积和辐射力			
大气	与人类行为相关的来源	蓄积[a]	辐射力[b](95%置信区间)
二氧化碳(CO_2)	化石燃料燃烧、森林砍伐	海洋(约 30%)、植物的吸收	1.68(1.33～2.03)
甲烷(CH_4)	化石燃料生产、反刍动物、垃圾分解	对流层中的羟基自由基	0.97(0.74～1.20)
氧化亚氮(N_2O)	肥料、化石燃料燃烧、生物质燃烧、畜禽粪便	平流层光解	0.17(0.14～0.23)
卤化碳	制冷剂、电绝缘体、铝生产	对流层中的羟基自由基、平流层中的阳光	0.18(0.01～0.35)

[a] 蓄积是指温室气体或其前体的一个或多个组成部分自然储存的地方。[b] 辐射力，以 W/m² 为单位，是指一个物体能改变进出地球大气层辐射平衡的程度。它是相对于工业前(即 1750 年)的基线进行测量的。温室气体有一个积极的"辐射力"即在平衡时会增加留在地球大气中的辐射量(特别是红外辐射)(资料来源：Intergovernmental Panel on Climate Change Fifth Assessment Report，Working Group 1，Chapter 8；American Chemical Society "Greenhouse gas sources and sinks," available at www.acs.org/content/acs/en/climatescience/greenhousegases/sourcesandsinks.html)。

情况下，地球的平均温度会降低 33℃。自工业革命以来，二氧化碳增多主要原因是化石燃料燃烧后释放到大气中和砍伐

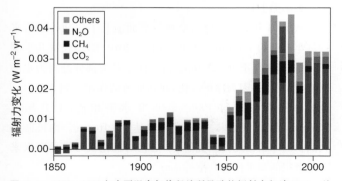

图 8-2 1850—2011 年主要温室气体释放所导致的辐射力加速(RF)。 关于辐射力的定义，见表 8-1 脚注 b(摘自：Intergovernmental Panel on Climate Change Fifth Assessment Report，Working Group 1，Chapter 8，Figure 8.6，p.677)。

森林。瑞典科学家 Svante Arrhe-Nius 在 19 世纪晚期首次提出，地球大气二氧化碳增多会导致地球表面温度上升。水蒸气是最丰富的温室气体，也是一种高效力的温室气体，但由于其大气寿命短且对温度敏感，因此不是近年来气候变化的主要因素。

大气层是一些悬浮的气溶胶，其中的云层反射了一部分进入太空的太阳辐射，其余的太阳辐射到达地球表面并被吸收，一些则被反射回大气层。地球以更长的波长(主要是红外线)发射吸收的太阳能量，温室气体能够吸收这些波长的能量。当太阳辐射被吸收并从地球表面重新发射时波长的变化是温室效应的基础(**图 8-3**)。

■ 气温

气候变化已几乎成为全球变暖的同义词，因为自 1880 年以来，温室气体浓度上升的一个明显信号就是全球平均表面温度上升了约 0.85℃。然而，这种平均变暖数据掩盖了某些

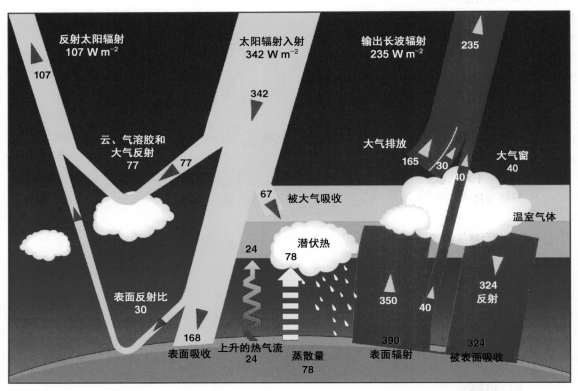

图8-3　地球能量平衡(由 NASA CERES 项目提供。数据来源：Trenberth KE et al：Earth's global energy budget. Bull Am Meteor Soc 90：311，2009)。

地区高于平均水平的变暖速度，例如整个北极圈的变暖速度是原来的2倍，冬天的变暖速度比夏天快，夜间最低气温的上升速度也快于白天。这些细微差别都与感染病的发病率有关，特别是经媒介传播的疾病。

基于现有最佳科学证据的适度预测，与1986—2005年相比，到2100年全球平均温度将增加1.4～3.1℃。由于气候变化，极端热浪已经变得更加普遍，并且预计在21世纪后期更加频繁。这种现象除了直接影响人类的发病率和死亡率外，热浪还会使作物枯萎，农业将出现巨大损失。例如俄罗斯2010年出现的严重程度前所未有的热浪，导致数百次森林火灾，产生大量的空气污染，造成约5.6万人死亡，烧毁了30万英亩的庄稼，其中包括大约25%的国有小麦田，而营养缺乏是许多感染病全球负担的重要原因。

■ **降水量**

除了温度的变化，温室气体的排放以及随之而来的地球大气能量的增加也影响了地球的水循环。自1950年以来，在欧洲和北美观测到严重的降水事件（即高于95百分位数以上的降水）大幅增加。有限数据显示，其他地区在同一时间段内的变化趋势不太明显，但东南亚和南美洲的地区也可能经历了强降水的增加。其他地区则出现了更严重的干旱，特别是澳大利亚南部和美国西南部。

较热的大气中含有更多的水蒸气，具体而言，较低气温的大气中每升高1℃，就会增加6%～7.5%的水蒸气，对于以往

平均降水量较高的地区，变暖往往会导致降水量增加；但在易发生干旱的地区，气候变暖往往导致降雨间隔时间延长，并增加干旱的风险。

■ **飓风**

自20世纪60年代以来，全球海洋吸收了地球大气中90%的过剩热量。海洋热量为飓风提供能量，气温较高的年份往往有更多的飓风。关于大西洋飓风的研究及数据最多。对1983—2005年的卫星观测结果的分析表明，尽管大西洋飓风的频率有所下降，但其严重程度仍有增加的趋势。对未来热带气旋的模拟表明，到2100年，它们的强度可能增加2%～11%，一般的风暴将带来20%以上的降雨量。

■ **海平面上升**

从1901年到2010年，全球海平面上升了约200 mm，平均每年上升1.7 mm。从1993年到2010年，增长率几乎翻了一番，即每年上升3.2 mm。海平面上升大部分是因为水的热膨胀，其次是因为冰川融化，起到加速的作用。到2100年，全球海平面可能与1986—2005年水平相比，上升超过500 mm，到21世纪末，年上升率将达8～16 mm。南极西部大面积的冰盖已经开始瓦解，单是它的融化就可能导致未来几个世纪的海平面上升超过3 m。

海平面的上升是不均匀的。北美东海板块的上升速度大约是全球上升速度的2倍。人类定居引起的沿海地区的沉降导致了复合海平面上升。由于地面沉降、侵蚀和海平面上升

的综合影响,在堤防没有升级的情况下,预估在 2100 年,生活在世界各地的海岸沿线的 1.7 亿人将面临洪水的危险。

随着极端风暴和沿海含水层的过度使用,上升的海洋也导致了沿海地下水的盐碱化。目前约 10 亿人依靠沿海含水层获得饮用水。

■ 厄尔尼诺-南方涛动

厄尔尼诺-南方涛动(ENSO)是指东太平洋水温的周期性变化,大约每 5 年发生一次。ENSO 周期对全球天气有着显著的影响。东太平洋的水温高于平均值被定义为厄尔尼诺现象(见下文),而水温低于平均值被定义为拉尼诺周期。越来越多的证据表明,气候变化可能增加厄尔尼诺事件的频率和严重程度。

厄尔尼诺事件导致全球气候变化(图 8 - 4),并与极端事件有关,从而使得发病率和死亡率都更高。米奇飓风是有史以来最强的飓风之一,风速达 290 km/h,导致洪都拉斯和尼加拉瓜的部分地区 72 小时内降雨量达 1～1.8 m(3～6 英尺)。由于这场风暴,1.1 万人死亡,270 万人流离失所。随后还暴发了霍乱、钩端螺旋体病和登革热。

■ 人口迁移与冲突

所有气候变化影响都将导致人口迁移。海平面上升、酷热和降水、干旱和自来水的盐碱化,都使一些地区(包括几千年来人类一直居住的一些地区)无法居住。在不久的将来,因气候变化发生移民的,可能是南太平洋低洼岛屿上易受海平面上升影响的居民,以及阿拉斯加群岛因永久冻土的融化使传统的冷藏食品储存方式变得困难的居民。

气候变化也可能导致人道主义危机和冲突。2011 年东

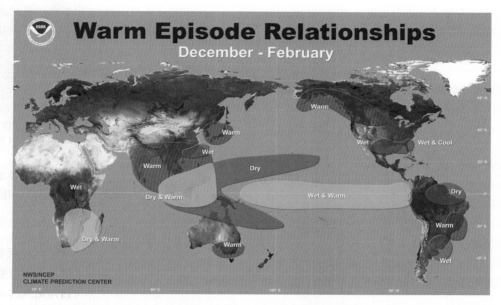

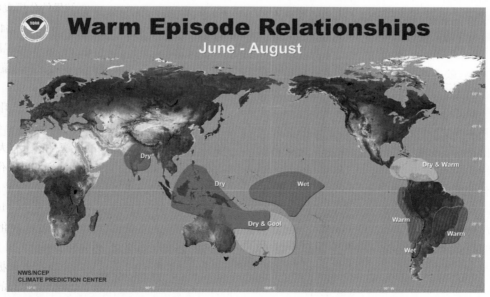

图 8 - 4 厄尔尼诺事件期间各季节的特征性天气异常(来源:http://www.cpc.ncep.noaa.gov/products/precip/CWlink/MJO/enso.shtml)。

非的严重干旱引发的索马里饥荒,导致100万难民;一些难民营的死亡率达到7.4/10 000。2010年俄罗斯热浪造成的农作物减产导致俄罗斯停止粮食出口,导致世界市场粮食价格上涨和发展中国家的粮食相关暴动。

气候变化对感染病的影响

大多数感染病的发病率与气候密切相关。然而,对于某一特定的感染,气候变化只是决定其疾病流行病学的众多因素之一,而且往往不是最主要的因素。即使在气候变化创造有利于感染病传播的条件的情况下,也可以通过控制媒介或抗菌药物治疗等干预措施来控制疾病。

检测气候变化对新出现的人类疾病的影响是有挑战性的。与人类病原体相比,对动物病原体的监测和干预较少,但大部分对动物病原体的研究可以提示气候变化是如何影响疾病传播的。例如,驯鹿和麝香牛的线虫寄生虫的生命周期随着温度的升高而缩短。随着北极气候变暖,线虫负担增加,发病率和死亡率也随之提高。动物身上的其他例子,如原生动物寄生虫 *Perkinsus marinus* 在牡蛎中的传播,证明了变暖如何使以前被较冷温度抑制的病原体的范围扩大。

正如这些动物研究的例子所显示的那样,气候变化对感染病的影响是明显的。以下章节讨论了气候变化是如何影响感染病的。

■ 媒介传播疾病

昆虫是冷血动物,环境温度决定了它们的地理分布。随着温度的升高(特别是夜间最低温度的升高),昆虫可以自由地向极地和山顶移动。同时,随着新地区气候变得适宜,蚊子目前的栖息地因气温升高后而会变得不适宜。

此外,昆虫对水的可利用性也很敏感。传播疟疾、登革热和其他感染病的蚊子可能在大雨形成的水池中繁殖。正如在亚马孙河中观察到的那样,在干旱时期,河流后退留下的死水,也会出现按蚊繁殖池。这些情况引起了人们对加强水循环来预防蚊媒疾病传播的关注。

疟疾

温度·温度越高,蚊虫叮咬率越高,寄生虫繁殖周期越短,疟原虫感染的蚊虫媒介在以往太冷的地方存活的可能性就越大。最近的模拟实验表明,东非和南美洲的高地地区可能最容易因气温升高而使得疟疾发病率升高。此外,最近对厄瓜多尔和哥伦比亚的年际疟疾进行的分析表明,在较温暖的年份,较高海拔地区的疟疾发病率更高。高地人群可能更容易感染疟疾,因为他们缺乏免疫力。

尽管气温升高有可能扩大疾病的发生范围,但疟疾的发病率与气温没有严格的线性关系。虽然蚊子和寄生虫可能适应变暖的气候,但目前疟疾传播的最佳温度为25℃左右,传播温度范围为16～34℃。温度升高也会对外部孵化期间的寄生虫发育和蚊子的无营养循环产生不同的影响。已证明这两种温度敏感过程之间的异步性会降低蚊子的矢量能力[①]。

降水量·按蚊的数量与地面水池的可利用性密切相关,蚊虫叮咬率与土壤水分(替代繁殖池)有关。东非高地的研究表明,随着时间的推移,降雨量的变化增加,加强了降雨量和疾病发病率之间的联系。但过度降雨还会冲洗繁殖地蚊子幼虫,从而抵消一定的降水对疾病的促进作用。

预测·气候模型已开始在区域范围内提供服务,允许在气候适宜的区域协助国家和地方卫生机构进行预测。气候模型说明了疟疾传播所需的温度和降水范围,但不能,也做不到制订疟疾控制计划来阻止疾病传播。过去一个世纪全球疟疾分布的减少清楚地表明,虽然气候发生了变化,但由于公共卫生干预,疟疾的发生在不断减少。

尽管付出了大量的努力,疟疾仍然是世界上发病率和死亡率最高的一种媒介传播疾病。特别是在受疟疾影响最严重的地区以及公共卫生基础设施不足以控制疟疾的地区,气候模型可成为确定疾病可能在哪里传播的有用工具。最近在撒哈拉以南非洲进行的建模研究表明,21世纪以来,相比西非国家而言,东非国家可能成为更易发疟疾的地区。到2100年,西非的温度可能大大超过疟疾传播的最佳温度,而且气候可能变得更加干燥;与此同时,高温和降水量的变化可能会使疟疾向东非国家的山坡上移动。气候变化可能促进了美洲、欧洲和亚洲的亚热带和温带地区的疟疾发生。

登革热

与疟疾流行一样,登革热流行也取决于温度(**图8-5**)。温度越高,幼虫的发育速度越快,成年伊蚊的出现也越快。每天的温度波动范围也可能影响登革热病毒的传播,范围越小,传播潜力越大。温度<15℃或>36℃会大大减少蚊子的进食。在恒河猴登革热模型中,温度大于32～35℃时,病毒复制可在7天内发生;温度在30℃时,复制时间大于12天;26℃时复制不稳定。新喀里多尼亚登革热研究显示,在约32℃时传播到达峰值,反映了较短的外在潜伏期、更高的摄食频率和更快的蚊子发育所产生的综合影响。随着温度的升高,相对湿度峰值是登革热暴发的一个强有力的预测因子。

在同一领域的文献中,登革热与降水之间的流行病联系不太一致,可能是因为蚊子媒介对家用水池的依赖大于对天然水池的依赖。例如,在一些研究中,增加自来水供应的途径与登革热流行有关,这可能是因为增加自来水供应的途径会导致生活储水量增加。尽管如此,一些研究已将降雨量确定为登革热季节性流行时间的预测指标。

目前登革热的全球分布在很大程度上与伊蚊的地理传播重叠(**图8-6**)。在北美、南美和非洲的大部分区域,存在伊蚊

---

① rVc 是相对于媒介与人类人口比率的矢量能力,$rVc = a^2 b_h b_m e^{-\mu m n}/\mu_m$,其中 a 是媒介叮咬率;$b_h$ 是每咬一口导致从媒介向人类传播的概率;b_m 是每咬一口致媒介与人类感染的概率;n 是外部潜伏期的持续时间;μ_m 是媒介死亡率。

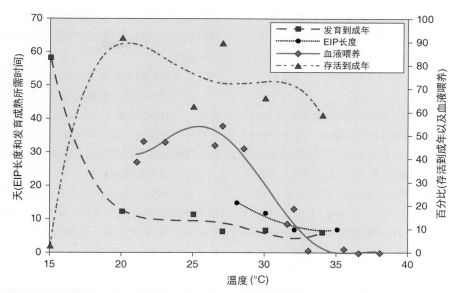

图 8-5 温度对登革热传播相关变量的影响。 所示为未成熟埃及伊蚊发育成熟所需的天数、登革热病毒 2 型外在潜伏期（EIP）的长度、在找到吸血源后 30 分钟内完成吸血的埃及伊蚊的百分比以及孵化的埃及伊蚊存活到成年的百分比（摘自：CW Morin et al：Climate and dengue transmission：evidence and implications. Environ Health Perspect 121：1264，2013）。

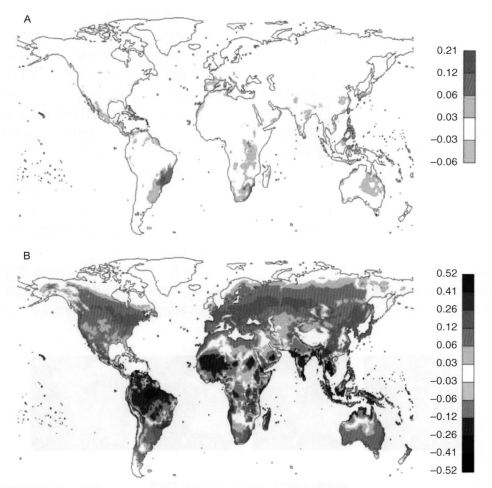

图 8-6 年平均全球登革热流行潜力（rVc）趋势。 rVc 的差异基于 30 年的温度平均值和日常温度波动范围。A. 1980—2009 年和 1901—1930 年之间的差异。B. 2070—2099 年和 1980—2009 年之间的差异。rVc 的平均值是根据 5 个全球气候模型在 RCP8.5 下的平均值，其条件是高温室气体排放。颜色条描述了 rVc 的值［摘自：J Liu-Helmersson et al：Vectorial capacity of Aedes aegypti：effects of temperature and implications for global dengue epidemic potential. PLoS ONE 9：e89783，2014（doi：10.1371/journal. pone.0089783）］。

但不存在登革热流行,说明存在除气候以外的与疾病发病有关的变量。然而,气候-流行病学耦合模型表明,到21世纪末,如果温室气体排放很少或根本没有缓解,登革热的相对矢量能力将发生显著变化。

其他虫媒病毒感染

气候变化可能有利于其他虫媒病毒病的地理传播,包括基孔肯雅病毒病、西尼罗病毒病和东部马脑炎。基孔肯雅病毒病于2007年在意大利出现,以前主要存在于非洲国家。气候模型预测,如果存在合适的媒介,在21世纪上半叶,基孔肯雅病毒将在西欧,特别是法国进行传播。在北美,有利于西尼罗病毒暴发的地区预计将在21世纪向北移动,目前北美洲的高发地区是加利福尼亚中部山谷、亚利桑那州西南部、得克萨斯州南部和路易斯安那州,这两个地区都有相应的气候和禽流感。到21世纪中叶,中西部和新英格兰地区上游将更加适合西尼罗病毒,到21世纪末,传播区域可能会进一步向北移动到加拿大南部。这种疾病最终是否会向北移动,将取决于宿主数量和蚊子控制计划等因素。

莱姆病

在过去的几十年里,由于气温升高,蜱虫是新西兰莱姆病以及无形体病和巴西虫病的主要蜱虫载体。随着气候变化,预计蜱虫的范围将进一步扩大(图8-7)。

莱姆病由伯氏螺旋体引起,是北美最常见的媒介传播疾病,每年约有3万例。图8-7中使用的模型在预测当前蜱虫分布方面具有95%的准确度,并显示了到2080年蜱虫栖息地的扩张以及借由蜱虫传播的疾病风险的群体,特别是魁北克省、艾奥瓦州和阿肯色州。值得注意的是,到21世纪末,墨西哥湾沿岸的一些地区可能不再适合蜱虫生存。

■ 水传播疾病

水传播疾病的暴发与暴雨事件有关。对美国548起水传播疾病暴发的回顾发现,51%的水传播疾病在降水量超过90百分位数之前暴发。自1900年以来,美国除西南部和夏威夷外的大部分地区都经历了暴雨的增加(图8-8),新英格兰地区和阿拉斯加的水循环强度最大。气候模型表明,到2100年,强降水事件(定义为现在每20年发生一次的累积日降水量)将在全国范围内增加(图8-9)。这种情况的可能性将根据21世纪早期温室气体减排的程度在2~5倍增量之间波动。

大部分疾病是在大量降水后通过污染饮用水供应而暴发的。虽然与地表水污染有关的暴发通常发生在降水事件发生后的一个月内,但地下水污染引起的疾病暴发往往发生在2个月后。根据对已发表的水传播疾病暴发报告的回顾,弧菌和钩端螺旋体是在强降水后最常见的病原体。

综合污水处理系统

在美国大约有4 000万人,同时世界上还有数百万人依赖于综合污水处理系统,其中雨水和生活污水通过同一管道输送至处理设施。这些系统是根据19世纪的气候设计的,当时暴雨的频率比今天少。在世界各地的城市中,污水管合并导致未经处理的污水排放溢出(通常会排入淡水水体)的频率一直在增加。溢出的污水中包含了重金属和其他化学污染物以及各种病原体。在美国,甲型肝炎、大肠埃希菌O157:H7感染和隐孢子虫病的暴发与下水道溢流有关。

温度上升和弧菌种类

如波罗的海、智利、以色列、西班牙西北部和美国太平洋西北部周边国家所显示的那样,气温升高有利于弧菌物种的扩散和疾病暴发。在波罗的海附近,由于极地附近的升温速度更快,海水中的盐含量相对较低,因此可能特别容易暴发弧菌感染。2004年,阿拉斯加牡蛎引起副溶血性弧菌暴发。在这起事件发生之前,阿拉斯加牡蛎中的这种病原体是未知的,这种病原体将已知的疾病地理范围向北扩展了1 000公里。

■ 厄尔尼诺相关暴发

过去,厄尔尼诺事件被用作一个调查与气候变化有关的极端天气相关感染病流行病的模型。最近的研究表明,气候变化本身可能也在加强厄尔尼诺事件,这些变化往往会促进某些地区的流行病感染。

自20世纪50年代以来,人们就知道厄尔尼诺现象与东非和南部非洲裂谷热暴发有关。厄尔尼诺现象有利于形成这些地区疾病的昆虫媒介所需的潮湿条件。鉴于厄尔尼诺现象

预计蜱栖息地的变化

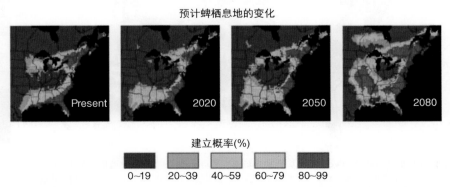

建立概率(%)

0~19 20~39 40~59 60~79 80~99

图8-7 **蜱虫分布现状及其迁移概率**(摘自:U.S. National Climate Assessment 2014,adapted from JS Brownstein et al:Effect of climate change on Lyme disease risk in North America. Ecohealth 2:38,2005)。

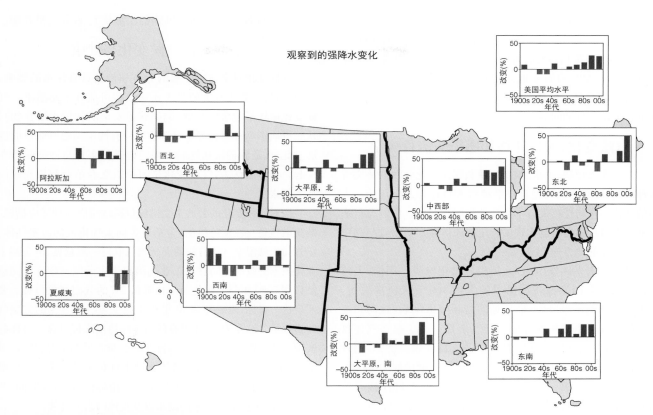

图 8-8 在极端事件中,年降水量的百分比变化。 极端事件定义为每个地区 1901—2012 年所有日常事件中最严重的 1%。除阿拉斯加和夏威夷外,所有地区的变化都纳入 1901—1960 年的平均值计算,而阿拉斯加和夏威夷的变化纳入 1951—1980 年的平均值计算(摘自:U.S. National Climate Assessment 2014,NOAA National Climate Data Center/Cooperative Institute for Climate and Satellites,North Carolina)。

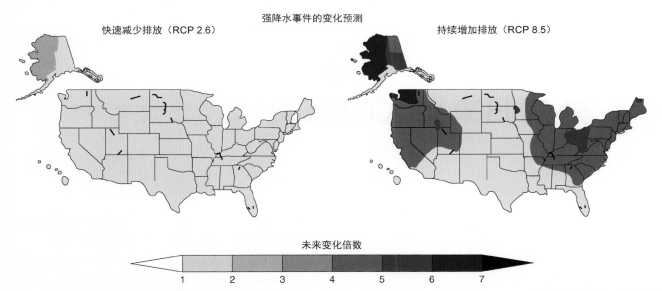

图 8-9 21 世纪后半叶(2081—2100 年)极端日降水事件(定义为现在每 20 年发生一次)的频率比 20 世纪后半叶(1981—2000 年)的频率增加。 代表性浓度路径(RCP)描述了基于 2100 年净辐射力(例如 2.6 或 8.5)的合理未来气候(摘自 U.S. National Climate Assessment 2014,NOAA National Climate Data Center/Cooperative Institute for Climate and Satellites,North Carolina)。

与疾病发病率之间存在密切关联,模型已成功预测了人类和动物的裂谷热流行病。例如,在 2006—2007 年厄尔尼诺季节,在索马里、肯尼亚和坦桑尼亚流行病发生前 2~6 周准确预测了裂谷热的暴发。

厄尔尼诺现象与非洲国家的疟疾发病率研究出现了不匹配的结果。在南非和斯威士兰已经确定了厄尔尼诺现象与疟疾之间最强有力的联系,其中有关发病率的数据非常可靠,然而,即便如此,观察到的风险增加也没有达到统计学意义。而南美进行的一些研究中发现了疟疾与厄尔尼诺现象有强联系因素,对 1960—2006 年哥伦比亚疟疾发病率的研究发现,温度每升高 1℃将导致发病率增加 20%。

厄尔尼诺年通常与登革热发病率增加有关。对 1996—2005 年泰国登革热暴发的研究表明,登革热月发病率的变化中有 15%～22%归因于厄尔尼诺现象。在南美洲,1995—2010 年登革热暴发的数据显示,1997—1998 年和 2006—2007 年厄尔尼诺事件期间的发病率有所增加。

气候变化,人口迁移和感染病流行病学

由于淡水短缺、洪水、粮食短缺和气候变化驱动的冲突等多种原因,气候变化已经且将继续对人口迁移产生压力。人类的迁移一直与迁移人口本身和他们居住的社区中的流行病有关。人口迁移后可能出现的特定病原体和疾病模式与移民人口中存在的地方病有关。

极端降水事件发生后,大规模迁徙很常见。例如,卡特里娜飓风使美国墨西哥湾沿岸的大约 100 万人流离失所。在卡特里娜飓风难民中,最常见的是呼吸道疾病、腹泻和皮肤病的暴发。虽然很难将单一天气事件归因于温室气体排放的增加,但也有研究可以提供相关支持证据。例如,预计 1℃的变暖会使飓风强度如卡特里娜飓风强度增加 2～7 倍。

在发展中国家,与极端天气事件造成的人口迁移有关的感染病暴发可能特别难以发现和应对。减少疾病风险

需要将与气候有关的移民风险与疾病流行的重点相叠加。

宏观看待气候变化与健康

气候变化对全球感染病的分布和传播具有深远的影响。然而,与气候变化有关的最大疾病负担可能并不是感染。气候变化破坏了健康的基础(例如获得安全的饮用水和食物),从而可能影响针对营养不良等主要现有健康问题所取得的进展。此外,资源稀缺和气候不稳定越来越多地与冲突联系在一起。有学者认为,气候变化是阿拉伯之春革命和叙利亚内战的因素之一。

应对气候变化的公共卫生措施包括减缓措施和适应措施。减缓措施是一级预防措施,包括减少向大气排放的温室气体。尽管尚未就温室气体排放的安全阈值取得一致意见,但主要工业化国家的政府已同意以工业化国家为主的国家政府已同意制订到 2050 年与工业化前相比降低 2℃的气温变化目标。要实现这一目标,需要与 2010 年相比减少 40%～70%的温室气体排放量。迄今为止,还没有任何国际协议来促进这一目标的实现。适应措施是二级预防,旨在减少与海平面上升、热浪、洪水、干旱、野火和其他温室气体驱动事件相关的危害。适应措施的效果面临着预测极端天气事件的精确位置、持续时间、严重程度、海平面上升带来的洪水以及其他因素的挑战。

第 9 章
外战归来军人的感染
Chapter 9
Infectious in Veterans Return from Foreign Wars

Andrew W. Artenstein·著 | 苏逸·译

战争是人类社会化过程中的一个不幸但仍然不可避免的结果。仅在过去 25 年中,全世界就发生了几十次重大武装冲突。这些战争中有几场是多国战争,需要从本国部署大量地面部队到不同的发生冲突的发展中国家,如亚洲西南部、中部(例如伊拉克、阿富汗)和非洲。

由于与当地密集的人群接触、环境暴露及对当地地方性疾病缺乏免疫力,部队人员(包括战斗人员及以其他军事身份部署在国外地区的人员)有可能罹患该地区特有的感染病。大规模的部队部署、基础设施的破坏和人口流离失所造成的社会拥挤加剧了这种风险;公共卫生知识的缺乏(武装冲突相关环境卫生学知识的缺失)进一步加剧了这种风险。此类情况下感染病的范围包括战区急性感染、具有延迟症状的急性

感染以及慢性或复发性感染。军人从国外战争返回后可能发生具有延迟症状的急性感染以及慢性或复发性感染。

战争中的急性感染病曾经是非战斗性死亡的主要原因,如今,由于预防性疫苗的使用和早期的抗感染治疗,其影响在现代战争中已显著减少。然而,这些急性感染病仍然是军事人员发病的重要原因(表 9 - 1)。许多急性感染病,如流感、流行性脑脊髓膜炎、甲型肝炎和呼吸系统腺病毒感染,都可以通过常规接种疫苗来预防。其他疾病如细菌性胃肠炎和呼吸系统病毒感染等低发病率疾病,仍然是军事人员感染的常见原因。其他急性感染病如疟疾和登革热等,可通过化学预防、个人保护措施和病媒控制(虽然不能完全消除)显著降低其发病率。极少的情况下,军人在离开战区前几天获得的潜伏期较

表 9-1 战争中的急性感染病因潜伏期较短，易在军队部署期间表现出明显的症状

细菌性

流行性脑脊髓膜炎
胃肠炎（产毒性或侵袭性大肠埃希菌、志贺菌、沙门菌、弯曲菌）
伤寒
霍乱
斑疹伤寒（流行性、鼠、丛林）
非洲钩端螺旋体病
细螺旋体病
性传播疾病（淋病、衣原体感染、软性下疳）
战争创伤
Q 热

病毒

诺如病毒胃肠炎
西尼罗河病毒感染
克里米亚-刚果出血热
流感
性传播疾病（生殖器疱疹、生殖器疣）
呼吸系统腺病毒感染
上呼吸道病毒感染
登革热
α 病毒感染（如基孔肯雅病毒，O'nyong - nyong 病毒，辛德毕斯病毒）
蜱媒脑炎
白蛉热
汉坦病毒综合征

寄生虫

疟疾
胃肠炎（隐孢子虫、贾第虫、阿米巴）
眼蛆病

短的感染病，会在军人回国后才出现临床症状。比如 20 世纪 90 年代初，美国军队在索马里和博茨瓦纳短期部署后，一群人员感染非洲蜱类斑疹伤寒。由于大多数临床潜伏期较短的急性感染病具有自限性或对治疗反应敏感，外战归来军人临床表现往往不典型，在此章节不再讨论。

一部分军人在军事行动中获得感染病，临床表现可能在回国后才表现出来。兵役感染病的并发症，临床表现为急性或慢性症状和体征，尽管本身的发生概率尚不明确，但其发病率可以在被感染的外战军人中显著升高，且在某些情况下还可能会通过二次传播或血制品污染危害公共卫生。在近 5.3 万名参加波斯湾战争（1990—1991 年）的美国外战军人中，7%的军人在战后被诊断出患有感染病；在随后 6 年的随访中，未观察到外战军人与非外战军人相比有更高的死亡风险。

本章重点介绍在过去 25 年中已经出现的或被关注的外战归来军人的感染病。一些与该类人群疾病有关的病原体将在以下提及。在外战军人中，有些病原体只被很少的病例报告报道，但是根据它们的流行病学，这些病原体可能在未来的战争中构成危险。一般而言，根据临床表现为急性疾病或慢性/复发性疾病的可能性，将有延迟体征和症状的感染归类为潜伏期延长或显著临床潜伏期相关的感染是可行的。**表 9-2** 详细介绍了外战军人感染病的流行病学、临床特征、诊断、治疗和预防。**图 9-1** 说明了基于主要症状或体征来考虑此类人群感染的另一种诊断方法。

■ 临床表现延迟的急性传染病

疟疾

（**参见第 123 章**）疟疾是由疟原虫感染引起的，从历史上看，它在战场中发病率显著升高，并使能参加战斗的时间受损，这一现象在最近美国对非洲和中亚的军事事件中得到了证实。由于疟疾在世界范围内的流行及其病理生理机制，它仍然是军事行动人员和外战军人感染的重要原因。

表 9-2 与迟发性临床表现相关的感染病，表现为近期从国外战争归来军人的急性、慢性或复发性病程

疾病	病原体	全球流行病学	传播途径	临床潜伏期	临床症状	诊断	治疗	预防	参见章节
急性病程									
疟疾	恶性疟 三日疟 间日疟 卵形疟	亚洲、非洲、南美洲和中美洲地区 限于非洲	媒介（蚊子）	7～339 天；罕见恶性疟暴露后 2 年，间日疟暴露后 5 年	发热（可能是周期性的，每48 或 72 小时）、寒战、头痛、盗汗、虚弱、精神状态改变	吉姆萨染色显示红细胞内疟疾的血涂片；快速抗原捕获分析	氯喹（对氯喹敏感的地区）；甲氟喹或阿托伐喹+普罗瓜尼或奎宁+多西环素；间日疟用伯氨喹	蚊帐、驱虫剂、媒介控制、化学预防	123
甲肝	甲肝病毒（HAV）	全球性，发展中国家最为流行	粪-口	15～50 天	发热、不适、厌食、恶心、腹痛、黄疸、转氨酶升高	血清学：抗甲肝病毒 IgM	支持治疗；无特殊治疗	食品和水卫生；混合免疫球蛋白进行被动免疫；灭活疫苗进行主动免疫	99

（续表）

疾病	病原体	全球流行病学	传播途径	临床潜伏期	临床症状	诊断	治疗	预防	参见章节
乙肝	乙肝病毒（HBV）	全球性，发展中国家最为流行	经皮或性接触感染体液	45～180天	不适±发热、厌食、恶心、呕吐、腹部疼痛、黄疸、转氨酶升高	血清学：HBV表面抗原阳性，抗HBV核心抗体IgM	支持治疗；急性期无特殊治疗	个人防护措施；血液供应筛选；无菌针头的使用；重组疫苗免疫	99
戊型	戊肝病毒（HEV）	亚洲、北非和西非、墨西哥	粪-口	15～64天	发热、委靡、厌食、恶心、腹部疼痛、黄疸、转氨酶升高	血清学：抗HEV-IgM	支持治疗；急性病无特殊治疗	食品和水卫生	99
狂犬病	棒状病毒（狂犬病毒属成员）	世界范围：发展中国家为家畜和野生动物；发达国家为野生动物	暴露于受感染动物的唾液；很少在蝙蝠栖息的洞穴中经空气传播	9天到1年以上（罕见）	头痛、发热、忧虑、暴露部位附近的感觉异常；进展为轻瘫、肌肉痉挛、吞咽困难、恐水症、谵妄、癫痫	脑组织（动物或人）或颈部皮肤的直接荧光抗体染色；脑脊液、唾液、组织的RT-PCR	支持治疗；急性病无特殊治疗	接触前：主动接种疫苗。接触后：预防疾病活动（伤口护理；用人狂犬病免疫球蛋白渗透到接触部位的被动免疫；用疫苗主动免疫）	105
钩端螺旋体	钩端螺旋体	全球范围	皮肤接触或接触被感染动物尿液污染的水或土壤	10～21天	发热、头痛、肌痛、结膜充血，可能与黄疸、脑膜炎、精神状态改变、溶血、肝炎、心肌炎和肺炎有关。疾病可以两个阶段，并且会变成慢性	血清学：IgM抗体；疾病急性期血液、尿液或脑脊液培养分离出病原体	对于轻症疾病，口服多西霉素；对于严重疾病，注射用头孢曲松或青霉素	暴露时的个人防护措施不可避免；多西环素在高风险暴露中具有预防作用	80
恙虫病	恙虫病东方体	中亚、东南亚和东亚	媒介（恙螨幼虫）	6～21天	发热、头痛、肌痛、关节痛、结膜充血、精神委靡、咳嗽、短暂性斑丘疹、恙螨附着部位焦痂	血清学：Weil-Felix试验检测对奇异变形杆菌OX-K的交叉反应	多西环素或氯霉素	个人防护措施；多西环素预防	83

慢性或复发性病程

疾病	病原体	全球流行病学	传播途径	临床潜伏期	临床症状	诊断	治疗	预防	参见章节
皮肤利什曼病	旧世界：硕大利什曼、热带利什曼、婴儿利什曼、杜氏利什曼。新世界：墨西哥利什曼复合体，巴西利什曼复合体	亚洲西南部、中部、中国、非洲、中美洲和南美洲	媒介（白蛉属）	2～8周（最多18个月）	单次或多次慢性、无疼痛、结节性或溃疡性皮肤损伤±头部和四肢叮咬部位附近的焦痂，5～12个月后自发性愈合和瘢痕形成；罕见慢性或复发形式	瑞氏-吉姆萨染色的皮肤刮片、切开皮肤涂片或活检标本检测出寄生虫；培养或PCR检测出病原体	谨慎地监控自发消退；五价锑；口服唑类药物	个人防护措施（沙蝇能穿透蚊帐；氯菊酯涂层能提高功效）；媒介和动物宿主控制	126
内脏利什曼病（黑热病）	杜氏利什曼原虫	南亚和中亚、巴西、印度、中国、非洲	媒介（白蛉属）	2～14个月（很少长达2年）	慢性发热、恶病质、厌食、体重减轻、全血细胞减少、肝脾肿大	组织病理学染色、培养或PCR（骨髓、肝脏、淋巴结、脾脏）检测出寄生虫；RK39血清学分析	脂质体两性霉素B，五价锑，米替福新	个人防护措施、媒介和动物宿主控制	126
结核	结核分枝杆菌	全球	吸入活动性肺结核患者呼出的气溶胶	1月至数年	发热、体重降低、盗汗、恶病质、咳嗽、血肿、肺浸润	痰抗酸涂片，结核杆菌培养，核酸扩增	多药治疗（数量取决于耐药性风险），包括异烟肼、利福平、吡嗪酰胺、乙胺丁醇和其他药物的联合治疗	个人防护措施；皮肤试验的化学预防	74

（续表）

疾病	病原体	全球流行病学	传播途径	临床潜伏期	临床症状	诊断	治疗	预防	参见章节
Q 热	伯纳特立克次体	全球	吸入来自受感染的畜群或分娩动物分泌物的气溶胶；生乳的摄入	急性病 2～5 周；慢性症状可持续多年	急性：未分类的发热性疾病，非典型肺炎 慢性：肉芽肿性肝炎、培养阴性心内膜炎、骨髓炎（包括椎体）、不明原因发热	血清学：Ⅰ期抗原补体结合抗体效价	多西环素（联合羟氯喹治疗心内膜炎）	避免未经高温消毒的产品	83
布鲁菌	流产布鲁菌，马耳他布鲁菌，猪布鲁菌	在世界范围内；尤其是在西南和中亚、印度盛行	吸入受感染的动物材料、摄入生乳、直接接触动物	5 天至数月	骨骼、泌尿生殖系统或肺部疾病；慢性脑膜炎	血液、骨髓中分离出病原体；布鲁菌特异性抗体	多西环素＋利福平或链霉素	个人防护措施，避免未经高温消毒的乳制品	66
类鼻疽	类鼻疽伯克霍尔德菌	东南亚	经皮接种自环境来源；呼吸道，包括可能吸入军事行动中直升机引起的扬尘	1～21 天；暴露数年后可能会出现临床症状或复发	慢性化脓性皮肤和软组织感染；骨髓炎；慢性空洞性肺炎；血流感染	培养出病原体	头孢他啶或碳青霉烯；可能使用甲氧苄啶－磺胺甲噁唑作为根除疗法	个人防护措施及伤口卫生	61
棘球蚴病	细粒棘球蚴；多房棘球蚴	全球（细粒）；北亚（多房）	摄入被粪便污染的虫卵	几个月到几年	肝、肺、脑、骨囊性病变逐渐增大并出现相关症状	图像与系统分析（ELZSA）一致	手术切除后的阿苯达唑治疗（伴或不伴囊性病灶内药物灌输）	动物卫生与控制措施	135
血吸虫病	埃及血吸虫（尿路）；曼氏血吸虫、日本血吸虫（胆道）；湄公血吸虫	曼氏血吸虫：非洲、南亚、南美；日本血吸虫：远东；湄公血吸虫：东南亚；埃及血吸虫：非洲，亚洲西南部	暴露于有中间宿主蜗牛的淡水	14～84 天急性表现（片山热）；慢性表现持续多年	片山热：发热、头痛、不适、干咳、呼吸困难、短暂性荨麻疹 慢性：终末期血尿、排尿困难、尿频（埃及血吸虫）；腹痛、嗜酸性粒细胞增多、肝脾肿大、门脉高压后遗症（曼氏血吸虫、日本血吸虫）	尿液或粪便检查；膀胱活检；血吸虫抗体血清学	吡喹酮	淡水中的个人防护措施；通过杀软体动物来控制蜗牛	134
组织胞浆菌病	荚膜组织胞浆菌	非洲、美洲、远东	吸入空气传播环境中的分生孢子	3～17 天的急性表现；数月至数年的慢性表现	慢性全身性疾病，伴有发热、体重减轻、疲劳、细胞减少、肝脾肿大；类似结核的慢性肺病	组织标本染色提示真菌；血清或血液检测出抗原	伊曲康唑或酮康唑	在特定的高风险环境（如洞穴、鸽子窝、鸡舍）中采取个人防护措施	111
肠外阿比巴病	溶组织内阿米巴	全球	粪-口	11～21 天	发热、腹痛、水样腹泻、右上腹压痛、肝大	粪便抗原测定，肝脓肿中检测出血清阿米巴抗体	甲硝唑＋巴龙霉素或二氯尼特；去氢依米丁＋巴龙霉素或二氯尼特	食品和水卫生	122
贾第虫病	蓝氏贾第鞭毛虫	全球	粪-口	7～10 天	慢性腹泻、腹痛、腹胀、恶心、感染后肠易激综合征或蛋白丢失性肠病引起的肠胃胀气；感染后疲劳	显微镜检查粪便、拉丝试验或十二指肠吸引物；粪便抗原测定	甲硝唑用于持续感染；对感染后综合征无需特异性抗寄生虫治疗	食品和水卫生	129
隐孢子虫病	隐孢子虫属	全球	粪-口	3～6 天	症状如上；免疫受损宿主慢性水样腹泻，伴或不伴发热、腹痛、恶心	粪便显微镜检查或肠道活检；粪便抗原测定	感染后综合征无需特异性抗寄生虫治疗	食品和水卫生	129

（续表）

疾病	病原体	全球流行病学	传播途径	临床潜伏期	临床症状	诊断	治疗	预防	参见章节
类圆线虫病	粪类圆线虫	热带和亚热带气候	以粪-口为初始途径；人类宿主的自身感染可导致持续感染	11～28天	腹部疼痛、持续性腹泻、荨麻疹、播散性疾病所致消耗症状、肺部症状、嗜酸性粒细胞增多（偏爱免疫受损宿主）	粪便抗原检测；血清学	伊维菌素；噻苯达唑或阿苯达唑作为二线替代品	个人防护措施，包括在流行区穿鞋子（感染性幼虫可穿透完整皮肤）	132
白蛉热（恢复期）	白蛉热病毒	非洲、亚洲、南美洲和中美洲	媒介（白蛉）	恢复期症状为数周至数月	抑郁、疲劳、全身无力	血清学	无特殊治疗	个人防护措施；病媒控制	106
回归热	回归热螺旋体（虱传播），疏螺旋体（蜱传播）	全球	媒介（体虱、软体蜱）	最初4～18天，间隔7～10天复发	反复发作发热、僵硬、发汗、头痛、肌痛、关节痛、乏力，持续3～6天，之后转为无症状期	发热期外周血涂片查及的螺旋体	四环素或红霉素；抗生素治疗可导致赫氏反应，2小时内出现发热、僵硬、低血压	个人防护措施；病媒控制	81
复发性斑疹伤寒	普氏立克次体	全球	媒介（体虱）	流行性斑疹伤寒初发几年后发生的复发性疾病	轻度发热性疾病，全身症状和斑疹	血清学	多西环素或氯霉素	病媒控制；个人防护措施；初期斑疹伤寒的适当治疗	83
慢性伤口感染	不动杆菌属；其他革兰阴性菌；金黄色葡萄球菌，包括耐甲氧西林金黄色葡萄球菌；侵袭性真菌（曲霉属、镰刀菌属、毛霉属、梨头霉属）；与鼻窦引流相关的非典型分枝杆菌（龟分枝杆菌、脓肿分枝杆菌）	全球	通过战斗伤和穿透伤进行种植传播	数周至数月；急性感染进展	慢性疼痛、肿胀、±感染部位血液渗出或脓液引流，有或无症状/体征	组织培养	在培养结果和体外抗生素敏感性试验的指导下；碳青霉烯类±阿米卡星作为多重耐药不动杆菌的经验疗法；若广泛耐药，使用黏菌素	适当的初始伤口清创和急性软组织感染的治疗；切除异物；严格遵守感染控制预防措施，防止医院获得性感染	多章
慢性骨髓炎	鲍曼不动杆菌和其他革兰阴性病原体；金黄色葡萄球菌，包括耐甲氧西林金黄色葡萄球菌	全球	异物（射弹）；软组织感染的持续播散	数周至数月	慢性疼痛、感染部位肿胀，有或无症状/体征	骨活检培养	治疗同上	对软组织感染进行充分的初期伤口清创和治疗；清除异物；严格遵守感染控制预防措施，防止医院获得性感染	28
麻风	麻风分枝杆菌	东南亚和南亚、热带非洲、巴西	皮肤、黏膜或污染物接触	4～10年	皮肤损伤，皮肤感觉减退，周围神经病变	皮肤活检出抗酸杆菌	氨苯砜+利福平±氯法齐明	多药治疗以预防慢性后遗症	75
丝虫病	班氏线虫，马来丝虫，帝汶丝虫	班氏线虫：非洲、亚洲、美洲的热带和亚热带地区；马来丝虫：东南亚和南亚	媒介（蚊子）	5～18个月	手臂、腿、生殖器疼痛和肿胀、头痛、恶心、疲劳、嗜酸性粒细胞增多	夜间对外周血涂片行吉姆萨染色进行丝虫体的鉴定	乙胺嗪或伊维菌素可能减少血液中的微丝蚴计数，尚未证实对淋巴系统疾病有效的药物	病媒控制、个人防护措施	133

（续表）

疾病	病原体	全球流行病学	传播途径	临床潜伏期	临床症状	诊断	治疗	预防	参见章节
内脏幼虫移行症	犬弓蛔虫	全球	从粪便污染土壤中摄取虫卵	数周到数月	嗜酸性细胞增多、皮疹、发热、肺炎、慢性腹痛	血清学	没有有效的治疗方法；通常是自限性	食品和个人卫生	131
丙型肝炎	丙型肝炎病毒（HCV）	全球	血液传播，性传播效率低	数年	慢性肝炎导致少数人肝硬化	血清学：丙型肝炎病毒抗体	联合抗病毒治疗	血液传播预防措施；避孕套的使用	100
HIV-1感染	人类免疫缺陷病毒1型	全球	血液传播，性传播	数年	全身症状和体征，机会性感染	血清学：病毒PCR	联合高效抗逆转录病毒治疗	血液传播预防措施；避孕套的使用	97
HTLV-I感染	人T细胞嗜淋巴细胞病毒Ⅰ型	中美洲和南美洲、撒哈拉以南非洲的感染区域	血液传播，性传播	数年	T细胞白血病/淋巴瘤，慢性进展性脊髓病/热带痉挛性截瘫	血清学：病毒PCR	无特定抗病毒治疗	血液传播预防措施；避孕套的使用	略

缩略词：CSF：脑脊液；MRSA：耐甲氧西林金黄色葡萄球菌；PCR：聚合酶链反应；RT-PCR：逆转录PCR。

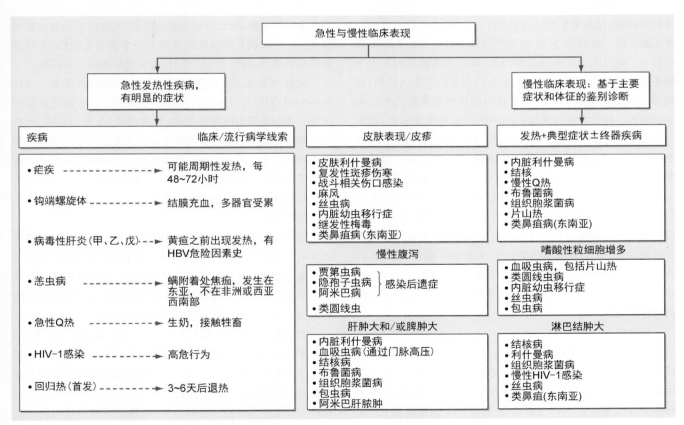

图9-1 采用综合的方法对疑似感染进行鉴别诊断，外战军人在出现临床表现时已从亚洲西南部、中亚或非洲的外战中归来至少2周。HBV：乙肝病毒。

疟疾的感染风险因以下几个战争因素而加剧：收容所不足导致部队人员更多地接触病媒、政府项目或病媒控制计划暂停、生态变化所致病媒在拥挤环境中数量增加。由于疟原虫的复杂生命周期，间日疟（P. vivax）和卵形疟（P. ovale）在肝细胞期持续潜伏或延长周期，驻外部队人员的疟疾感染只有回国后才能在临床上表现出来。在越南战争之后，有13 000多例疟疾病例被输入美国，其中绝大多数是由间日疟引起的。在20世纪80年代苏联在阿富汗战争期间被诊断为间日疟感染的7 683名苏联士兵中，76%的士兵在回到苏联后1个月以后才出现临床表现，有些病例甚至在3年后出现症状。

潜伏期延长的输入性疟疾感染是从流行地区归来外战军

人感染的一个问题。1993 年部署到索马里的美国海军陆战队归国军人中发生的 112 例输入性疟疾感染病例中,最迟发病的军人在回国后 12 周被诊断出恶性疟感染,一些感染间日疟的病例在回国 2 个月后被诊断。另一次输入性间日疟感染暴发(2002 年美国陆军突击队员部署到阿富汗)诊断的中位数时间是回国后近 8 个月。

虽然疟疾在很大程度上可以通过联合使用病媒控制、个人防护措施(如蚊帐、驱虫剂、长袖、经氯菊酯处理的衣服)和化学预防措施来预防,但未遵守这些物理和/或化学预防措施(包括最终使用伯氨喹预防以根除间日疟肝细胞期感染)仍是美国近期军事事件中疟疾感染的最主要原因。然而也有证据表明,在美国部署军队到索马里期间,小部分恶性疟(*P. falciparum*)和间日疟感染的化学预防失败。因此,尽管采取了适当的化学预防措施,外战归来军人仍有可能患上输入性疟疾。

病毒性肝炎

(**参见第 99 章**)病毒性肝炎曾经是军事行动后感染的主要原因,但在过去半个世纪的军事行动中,病毒性肝炎的发病率大幅下降。虽然 20 世纪 80 年代在阿富汗服役的苏联军队中报告了超过 11.5 万例病毒性肝炎,其中大多数是由于甲型肝炎病毒引起的,但在 20 世纪 90 年代初美国军队大规模、短期部署到波斯湾期间,只发现了极少的甲型肝炎和乙型肝炎病例报告。在发展中国家流行的甲型肝炎和戊型肝炎,临床上表现为通过粪-口途径传播的急性感染,在很大程度上可以通过工业化国家在军事部署期间实施广泛的干预而加以控制:如注意食品和水的卫生以及军事部署前预防性进行甲型肝炎疫苗接种。在第二次世界大战期间,被乙肝病毒污染的黄热病疫苗在美国军队中引起了大规模的疾病暴发;由于在疫苗制造过程中使用了现代病毒灭活技术,如今这种事件不再可能发生。乙肝临床潜伏期较长,可导致外战军人患病,但由于风险因素的缓解,在战区内获得乙肝和丙肝的可能性相对较小:现代军队可以常规通过药物测试和对血制品进行筛选来排除病毒污染。

狂犬病

(**参见第 105 章**)无论在城市还是偏远地区的作战环境中,部署的士兵经常与野狗和其他可能患有狂犬病的动物密切接触。在 2001—2010 年期间,美国军队在西南部和中亚作战期间的医疗文件中记录了 643 例动物咬伤,其中最主要的职业暴露是狗咬伤。在被咬伤人员中,18% 的人在暴露后接受了狂犬病预防。近期一名美国加纳士兵被狗咬伤 8 个月后,迅速出现狂犬病的症状和体征,并在发病 17 天内死亡。这一病例是近 40 年来美国军人第一次在海外感染狂犬病并死于狂犬病,这一事件警示了狂犬病的杀伤力,提高了军事部署人员对预防暴露的警惕性,加强了高风险地区军事人员对被动物咬伤后积极实施暴露后预防的需求。

■ 在战区获得的慢性或复发性感染病

利什曼病

(**参见第 126 章**)军事部署期间士兵可能获得各种形式的利什曼病,并在外战军人中出现各种各样的临床表现。由于利什曼原虫在亚洲西南部和中部的大部分地区流行,从这些地区武装冲突中返回的外战军人会发生与此类病原体感染相关的疾病。由于各种种类的利什曼原虫在其他的发展中国家也广泛分布,利什曼病也可能使未来的武装冲突复杂化。

利什曼病在临床上可以表现为皮肤、皮肤黏膜或内脏疾病;所有形式的利什曼病都是通过被白蛉(由于叮咬动物宿主而被感染)叮咬而感染。在极少数情况下,感染可能通过输血传播。在密集流动的人群中的生活、生态环境的破坏以及基础设施的破坏等以上所有战争所致的后果都会促使士兵向动物宿主靠近,引起疾病的传播。

在过去十年中,部署在伊拉克和加纳的美国士兵中至少诊断出 1 300 例由硕大利什曼原虫(*L. major*)或热带利什曼原虫(*L. tropica*)引起的皮肤利什曼病;因为许多情况下损伤病灶会自行缓解,因此存在漏报的情况,实际的感染病例数可能更高。皮肤利什曼病临床表现为一个或多个慢性、无痛皮肤溃疡或结节,持续 6～12 个月,很少会局部或全身扩散。

内脏利什曼病(黑热病)通常由杜氏利什曼原虫(*L. donovani*)引起并可能危及生命。近期至少有 5 份已证实的美国外战归来军人因慢性发热、体重减轻、全血细胞减少、高丙种球蛋白血症和器官肿大而被诊断为典型内脏利什曼病的病例报告。由于系统性利什曼原虫感染在暴露后数年才会在临床表现出来,并且随着宿主免疫力减弱可能会复发,因此实际感染利什曼原虫的病例可能更多。

慢性腹泻

虽然急性细菌性胃肠炎是部队部署期间发病和缺勤的主要非战斗原因,但慢性疾病不常见。然而,特定的细菌和肠道寄生虫可能导致外战军人患慢性感染病。尽管这些感染在最近的军事部署中已经很少见,但由于它们在世界范围内的流行,它们在未来的战争中仍会构成潜在的威胁。

贾第虫病(**参见第 129 章**)、阿米巴病(**参见第 122 章**)和隐孢子虫病(**参见第 129 章**)通常在免疫功能正常宿主中引起自限性原生动物性胃肠炎,在免疫功能低下人群中或患者合并继发性疾病时出现持续症状。贾第鞭毛虫感染与感染后肠易激综合征引起的慢性腹泻有关,与感染后疲劳或蛋白质丢失性肠病所致的全身性疾病的慢性症状和体征有关。隐孢子虫病也可能导致免疫功能低下个体的慢性腹泻或吸收不良综合征。结肠阿米巴感染可能与几个严重的并发症相关,包括穿孔、瘘管和梗阻;阿米巴病的肠外播散可能导致肝脏侵犯、脓肿形成。

肠道病原体引起的全身性疾病

某些蠕虫感染是发展中国家许多地方的地方病,在军人返回后可能对他们造成持续的感染风险。肠道线虫粪类圆线虫（*Strongyloides stercoralis*）的幼虫（**参见第 132 章**）可以通过在外部环境的粪便进入有感染性的阶段，也可在人体小肠中持续存在，并在称为"自身感染"的过程中开始新的感染周期。类圆线虫（*Strongyloides*）的自身感染可导致慢性临床症状，如瘙痒、皮疹、腹痛、体重减轻、腹泻和嗜酸性粒细胞增多等。在免疫功能受损的宿主中，慢性类圆线虫感染，可以由于寄生虫的高负荷而导致危及生命的重度传染综合征，并导致伴有严重的炎症反应综合征的多器官、全身性疾病。在某些情况下，类圆线虫重度传染综合征可能会并发革兰阴性杆菌败血症或由于寄生虫从肺部或胃肠道播散而引起相关脑膜炎。尽管类圆线虫感染与近期战争没有关联，仍有少部分参加二战和越南战争的外战军人感染了此类病原体；一项研究估计，仍有多达 400 名受感染的军人生活在英国。在热带和亚热带地区，这类寄生虫是地方性的，这种病原体可能对将来部署到这些地区的部队人员构成危险。

慢性血吸虫病（**参见第 134 章**）是由血吸虫所致的血管内感染，吸虫的幼虫通过人类与中间宿主蜗牛所在的淡水接触而经皮肤进入人体，导致人群发病。此类病原体广泛分布在发展中国家的大部分地区。门静脉循环对曼氏血吸虫卵（*S. mansoni*）和日本血吸虫卵（*S. japonicum*）的慢性炎症反应导致肝脏纤维化，最终导致肝硬化。泌尿生殖道的血管丛对慢性埃及血吸虫（*S. haematobium*）感染也会产生类似的病理生理反应，导致膀胱和输尿管纤维化改变，这类纤维化的改变是膀胱癌的前兆。在少数情况下，慢性血吸虫病患者出现持续性或复发性伤寒沙门菌（*Salmonella typhi*）菌血症，慢性血吸虫病是伤寒发热的病因，这也是引起外战军人慢性疾病的典型感染性因素。

其他慢性感染/综合征

过去 20 年来，伊拉克 1990 年代国家资助的化学武器计划、已知的此类技术的广泛可及性、全球和地区冲突的升级以及国际恐怖主义行为等的披露，使得对部队暴露于生物武器的潜在威胁的认识（**参见第 10 章**）得到了加强。大多数导致生物恐怖主义威胁的高风险病原体会引起急性临床表现；然而某些特定的病原体，如引起 Q 热和布鲁菌病的病原体，无论是自然接触还是蓄意导致的接触，都可导致慢性疾病。最近报告了参加伊拉克和阿富汗战争的美国外战军人中自然获得性 Q 热和布鲁菌病的个案。到目前为止，还没有确凿的证据表明外战军人接触生物武器后发生的感染。

在世界各地普遍存在的人免疫缺陷病毒 1 型感染（**参见第 97 章**）继续对在高流行地区进行武装战斗的士兵构成潜在的血源性和性传播风险。已有几份报告描述了外战军人携带人免疫缺陷病毒 1 型返回国；在其中一些案例中，新的病毒基因型已经被输入人群。结核感染（**参见第 74 章**）在许多发展中国家流行，并且在最近的几个多国冲突地区普遍流行。尽管没有证据表明慢性结核感染会影响近期参加战争的外战军人，但 2000 年代初部署到亚洲西南部的美国军事人员中，结

核菌素试验阳性率为 2.5%，这表明存在新发结核感染。

对外战军人构成危险的一些慢性感染往往在免疫功能低下的个体中复发或变得活跃，并且对这类人群中特别具有攻击性。从战争中归来的健康外战军人的潜伏性感染，如利什曼病、结核病、组织胞浆菌病、布鲁菌病、Q 热和类圆线虫病等，只有在长期使用糖皮质激素、单克隆抗体治疗、器官移植、细胞毒药物治疗、晚期艾滋病、血液恶性肿瘤或其他免疫抑制状态下才可能在临床上表现出来。因此，医生应该保持警觉，这些外战军人可能在几年前服役时就感染了这种疾病，因为免疫功能受损而出现相应的临床表现。

最近从战争归来的外战军人中发现了一些可能由于感染性原因引起的综合征，其中一些表现为慢性临床症状。1990—1991 年海湾战争之后，多个国家的许多外战军人表现出各种常见的、非特异性的症状，包括疲劳、肌肉骨骼疼痛、睡眠障碍和注意力不集中。尽管进行了详尽的调查，并对慢性多系统疾病的潜在病因及传染源进行了一些假设，但尚未确定为何种联合的或单一的病因。在一项随机对照试验中，多西环素延长疗程 1 年后仍未能缓解此类症状。2003 年，美国在亚洲西南部服役的军队中报告了一次小规模的急性特发性嗜酸细胞性肺炎暴发。虽然彻底的调查未能排除感染病的病因，但值得注意的是，士兵的临床症状在抵达战区后的 11 个月出现，这一时间框架表明这些病例可能在返回后方后表现出临床症状。

慢性伤口感染和骨髓炎

战争创伤是所有武装冲突中致病的一个重要原因。由于受到环境中细菌的污染和体内残留异物的存在，战争创伤具有很高的感染风险。在最近的冲突中，由于加强和加快了对战斗伤亡人员的护理，战斗人员生存率得到了提高，这也导致潜在的感染性并发症增加，并且由于反复和延长暴露于医疗环境和医疗环境相关感染性病原体中，此种情况会加剧。在最近的战争中，许多伤口是由穿透性软组织创伤和四肢开放性骨折造成的，这些创伤是由作为杀伤武器的简易爆炸装置以及无四肢保护的防弹衣造成的。在伊拉克的一家战斗支援医院在受伤时采集的样本培养结果表明，大多数受污染的伤口都含有革兰阳性共生皮肤细菌；然而，其他研究人员注意到，革兰阴性细菌包括多重耐药菌（MDR）为早期优势菌。

2003—2009 年美国在伊拉克和阿富汗的军事行动中，有近 17 000 起战斗伤，其中约有 3% 涉及软组织感染。虽然目前尚不清楚有多少感染发展成慢性或进展成累及更深的组织的感染，但有相当一部分是在三级医疗机构进行治疗的，并有许多回到了后方。创伤感染的细菌主要包括革兰阴性杆菌和多重耐药菌。在受伤时预防性使用广谱抗生素是后续感染的一个危险因素，医院内获得的医疗保健相关的 MDR 病原体也可能造成感染。侵袭性真菌感染最近已成为战斗创伤中致病和死亡的重要原因。

在伊拉克和阿富汗战争的过去十年中，多重耐药的鲍曼

不动杆菌（*Acinetobacter baumannii*）（**参见第 59 章**）已成为在美国医疗机构接受治疗的外战军人伤口和血流感染的重要病原体。大多数鲍曼不动杆菌在体外对阿米卡星和碳青霉烯类药物敏感，但对其他常用的抗菌药物耐药。抗菌治疗应以体外药敏数据为指导；危重患者、免疫功能受损患者或有明显临床并发症的患者可从联合用药中获益。黏菌素（多黏菌素 E）已被证明对氨基糖苷类和碳青霉烯类耐药的不动杆菌（*Acinetobacter*）感染有效。接受适当抗菌治疗和清创治疗的免疫功能正常的宿主死亡率较低，而免疫功能低下患者的不动杆菌（*Acinetobacter*）感染会引起较高的死亡率。严格遵守洗手和其他感染控制程序对于控制多重耐药菌的院内传播很重要。

慢性骨髓炎与邻近软组织感染的扩散或假体感染相关，也是最近迅速发展的受伤外战军人面临的问题。有限的微生物学数据表明，在骨髓炎的最初发生中，革兰阴性病原体占优势，最常见的是不动杆菌（*Acinetobacter*）和铜绿假单胞菌（*Pseudomonas aeruginosa*），但在大多数复发病例中，病原菌转变为葡萄球菌，这可能与医院获得性感染有关。复发往往在初次感染治疗后 1 个月至 1 年内出现。

在最近的伊拉克和阿富汗战争中，发生创伤性脑损伤的外战军人占美国伤亡人数的 22%，由于以下因素，其存在发生感染相关并发症的风险：创伤相关的异物或假体持续存在；在反复治疗期间发生医院获得性感染；损害引起的认知变化可能导致冲动和冒险行为的增加。根据最后提到的因素，这一群体的外战军人可能更易发生吸毒和使他们感染各种血源性和性传播疾病的其他行为。此外，他们可能有发生神经外科术后并发症，如多重耐药不动杆菌（*Acinetobacter*）引起的化脓性脑膜炎。

第 10 章
微生物恐怖主义 | Chapter 10
Microbial Bioterrorism

H. Clifford Lane, Anthony S. Fauci · 著 | 陈翔 · 译

关于使用微生物病原体作为潜在战争或恐怖主义武器的描述，可以追溯到古代。其中最著名的是：公元前 6 世纪，亚述人（Assyrian）使用麦角菌（*Claviceps purpurea*）（黑麦麦角）污染水源；1346 年，鞑靼（Tartar）军队将鼠疫患者的尸体投进卡法（Kaffa）城的城墙；1763 年，英国人通过被污染的毯子，使天花在效忠于法国的美洲原住民（印第安人）中肆虐。2001 年 9 月 11 日，（美国）世贸中心和五角大楼遭受了惨痛袭击，紧接着又发生了通过美国邮政局向媒体和国会办公室邮寄含有炭疽孢子的信件的事情，这极大地改变了美国公众的认知，开始明白我们易受到微生物恐怖袭击的弱点，并理解联邦政府保护公民未来免受袭击的意图和严肃性。现代科学揭示了一些故意传播或加重疾病的方法，这些方法是我们的祖先所不了解的。要防范此类袭击，需要将基础研究、良好的医疗实践和时刻保持警惕充分结合在一起。

虽然生物恐怖袭击的潜在影响可能是巨大的，会导致数千人死亡和高发病率，但生物恐怖行为最大的影响是其催生的人群恐慌。生物恐怖主义与细菌战（又称生物战）不同，细菌战的主要目标是通过大规模伤亡来摧毁敌人，而生物恐怖主义则重在通过恐惧和不确定性来摧毁一个社会的士气。虽然单个恐怖行为的实际生物影响可能很小，但意识到这种攻击可能发生而造成的破坏可能是巨大的。这一点很明显，因为上述炭疽袭击事件就造成了美国邮政局的巨大影响以及美国政府立法部门的活动功能中断。因此，防御此类攻击的关键是建立一个功能强大的公共卫生监测和教育系统，以便快速识别并有效遏制此类攻击。此外，还需要保障以诊断、治疗和疫苗为形式的适当对策，以应对和预测生物恐怖袭击。

美国民用生物防御工作组（the Working Group for Civilian Biodefense）列出了病原之所以被选用为生物武器的一些关键特征（表 10-1）。其中包括了传播的便捷性和病原的传染性，以及一个足够完善的数据库，使新手能够快速地将他人的好科学应用到他们自己的坏意图上。生物恐怖病原可以使用其自然株，也可以通过蓄意的修改来产生更大的影响。最大限度地发挥病原的有害作用的方法之一是对病原进行遗传修饰，使其产生耐药性或免疫逃逸、产生微粒气溶胶、对化学制剂稳定并延长传染性以及通过改变表面蛋白来改变宿主范围。其中某些方法属于"武器化"（weaponization）范畴。"武器化"是一个术语，通常是描述微生物和毒素被加工成确保其释放后可产生破坏性影响的形式的过程。例如，苏联对

表 10-1 被用作生物武器的病原的特点

1. 高发病率和高病死率
2. 具有人际传播的潜力
3. 感染剂量低,通过气溶胶感染能力强
4. 难以快速诊断
5. 缺乏普遍有效的疫苗
6. 能引起焦虑
7. 具有病原菌的可获得性和批量生产的可行性
8. 具有环境中的稳定性
9. 具有前期研究与开发的资料库
10. 具有"武器化"的潜力

经许可引自: L Borio et al; JAMA 287; 2391, 2002。

表 10-2 (美国)CDC 划分的 A 类、B 类和 C 类病原

A 类

炭疽[炭疽杆菌(*Bacillus anthracis*)]
肉毒中毒[肉毒梭菌毒素(*Clostridium botulinum* toxin)]
鼠疫[鼠疫耶尔森菌(*Yersinia pestis*)]
天花[重型天花(*Variola major*)]
兔热病[土拉热弗朗西斯菌(*Francisella tularensis*)]
病毒性出血热
    沙粒病毒: 拉沙(Lassa)病毒、新大陆病毒[马秋波(Machupo)病毒、胡宁(Junin)病毒、关纳里托(Guanarito)病毒和萨比亚(Sabia)病毒]
    布尼亚病毒: 克里米亚-刚果(Crimean-Congo)出血热病毒、裂谷热(Rift Valley)病毒
    丝状病毒: 埃博拉(Ebola)病毒、马尔堡(Marburg)病毒

B 类

布鲁菌病(*Brucella* spp.)
产气荚膜梭菌(*Clostridium perfringens*)的 ε 毒素
食品安全威胁[如沙门菌属(*Salmonella* spp.)、大肠埃希菌(*Escherichia coli*)O157: H7、志贺菌(*Shigella*)]
鼻疽[鼻疽伯克霍尔德菌(*Burkholderia mallei*)]
类鼻疽[类鼻疽伯克霍尔德菌(*Burkholderia pseudomallei*)]
鹦鹉热[鹦鹉热衣原体(*Chlamydophila psittaci*)]
Q 热[贝氏立克次体(*Coxiella burnetii*)]
蓖麻毒素(来自蓖麻,*Ricinus communis*)
葡萄球菌肠毒素 B
斑疹伤寒[普氏立克次体(*Rickettsia prowazekii*)]
病毒性脑炎[甲病毒,如委内瑞拉马脑炎(Venezuelan equine encephalitis)病毒、东方型马脑炎(eastern equine encephalitis)病毒、西方型马脑炎(western equine encephalitis)病毒]
水安全威胁[如霍乱弧菌(*Vibrio cholerae*)、小隐孢子虫(*Cryptosporidium parvum*)]

C 类

新发感染病威胁,如尼帕(Nipah)病毒、汉坦(hantavirus)病毒、SARS 和 MERS 冠状病毒、大流行性流感(pandemic influenza)病毒

缩略词: MERS, Middle East respiratory syndrome, 中东呼吸综合征; SARS, severe acute respiratory syndrome, 严重急性呼吸综合征,俗称"非典"。
资料来源: Centers for Disease Control and Prevention and the National Institute of Allergy and Infectious Diseases.

炭疽的武器化过程,主要是筛选出大小合适的孢子并大量生产,这些孢子很容易进入下呼吸道,而且能在空气中长时间保持雾化状态,易于进行大量的释放和传播(如借助炸弹进行播散)。

美国疾病控制和预防中心(CDC)将潜在的生物威胁分为三类: A、B 和 C 类(表 10-2)。A 类病原是最高优先级的,它们对国家安全构成的风险最大,因为它们: ① 很容易发生人际传播; ② 高病死率,并可能对公共卫生产生重大影响; ③ 可能导致公众恐慌和社会混乱; ④ 需要采取特殊行动做好公共卫生准备。B 类病原是第二优先级的,包括那些中度易传播、导致中度发病率和低病死率、需要特别增强诊断能力的病原菌。C 类病原是第三优先级的,其中包括某些新出现的病原,人群普遍对之缺乏免疫力;由于易获得性、易生产性和易传播性,这些病原将来可能被设计成适合大规模传播的形式;这些病原对公共卫生有重大影响,并可能导致高发病率和病死率。然而,需要特别说明的是,这些 A、B 和 C 的分类是经验上的,并且,根据不断变化的情况(如基于情报的威胁评估),任何微生物和毒素的优先等级都可能发生改变。CDC 的分类系统也在很大程度上反映了某一特定病原所致疾病的严重程度,而不是潜在恐怖分子便于利用的程度。

A 类病原

炭疽

炭疽杆菌(*Bacillus anthracis*)作为生物武器

炭疽可以说是生物恐怖主义的典型疾病。尽管这种疾病很少发生人际传播,但它体现了表 10-1 所述的生物恐怖所致疾病的其他主要特征。美国和英国政府的科学家研究可作为潜在生物武器的炭疽,大约始于第二次世界大战。1969 年,美国尼克松总统发布两项政令,叫停了包括对微生物和毒素生物武器在内的所有攻击性生物武器活动的研究。尽管 1972 年的《生物和毒素武器公约》在世界范围内禁止进行此类研究,但苏联直到 20 世纪 80 年代后期还生产和储存了数吨的炭疽孢子,作为潜在的生物武器。目前,部分国家和恐怖组织仍有在进行将炭疽作为生物恐怖病原体研究的嫌疑。其中一个例子就是 1993 年奥姆真理教(Aum Shinrikyo cult)的狂热分子在东京释放炭疽孢子。幸运的是,由于恐怖分子无意中使用了一种非致病性炭疽毒株,没有出现与这一事件有关的人员伤亡。

炭疽孢子作为生物武器的潜在影响,在 1979 年俄罗斯斯维尔德洛夫斯克州的苏联生物武器设施意外将炭疽孢子释放到大气中后,得到了明确的证明。虽然不清楚总数,但至少有 77 例炭疽确诊病例,其中 66 例是致命的。这些受害者暴露在该设施下风处 4 km 以内的地区,在下风处 50 km 以内的牲畜中也发现炭疽死亡病例。根据记录的风型,暴露与出现临床疾病之间的时间间隔为 2~43 天。大多数病例发生在前 2 周内。死亡通常发生在症状出现后 1~4 天内。暴露后青霉素预防的广泛使用有效限制了病例总数。非人类灵长类动物研究的数据表明,炭疽孢子可以在呼吸道中休眠至少 4~6 周,而不会引起免疫反应;在一些病例中,暴露与疾病之间的时间间隔延长支持了这些数据。暴露后微生物潜伏期的延长对暴露后的受害者管理提出了重大挑战。

2001 年 9 月,美国陆军感染病医学研究所(USAMRIID)的一名工作人员通过美国邮政局使美国公众暴露于作为生物

武器的炭疽孢子中,该工作人员有权接触到这些材料,其在被指控犯此罪之前自杀。CDC确认此次袭击导致了22例确诊或疑似炭疽病例。这些病例包括11例吸入型炭疽,其中5例死亡;11例皮肤型炭疽(7例确诊),均存活(**图10-1**)。打开受污染信件的人和参与处理邮件的邮政工作人员中都出现了病例。至少有5封信作为此次袭击的媒介从新泽西州特伦顿寄出。据报道,其中一封信含有2g生物材料,相当于1000~10000

亿武器级的孢子。20世纪50年代对暴露于炭疽气溶胶的猴子所做的研究证明,约10 000个孢子就可以使50%暴露于这种剂量的动物发生致命疾病(LD50),在理想条件下,一封信件的孢子量在理论上可导致5 000万人发病或死亡。这次袭击中使用的菌株是炭疽Ames株。虽然发现它具有诱导型β-内酰胺酶并表达头孢菌素酶,但它对炭疽杆菌所有的标准抗菌药物都敏感。

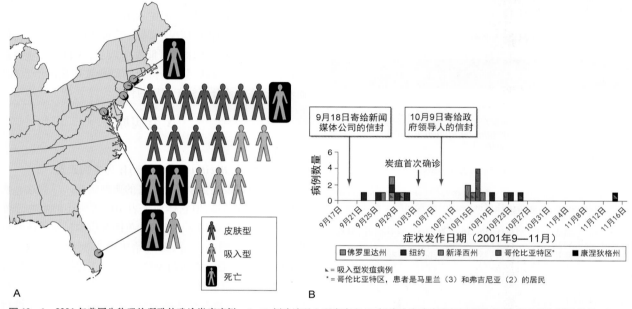

图10-1 **2001年美国生物恐怖所致的确诊炭疽病例。**A. 11例确诊吸入型炭疽和11例确诊皮肤炭疽的地理位置、临床表现和预后结局。B. 22例炭疽流行曲线(经许可引自:DB Jernigan et al:Emerg Infect Dis 8:1019,2002)。

微生物学和临床特征

炭疽是由炭疽杆菌(*B. anthracis*)引起的,这是一种革兰阳性、无动力、产芽孢的杆菌,存在于土壤中,主要引起牛、山羊和绵羊等食草动物的疾病。炭疽孢子可以存活数十年。炭疽孢子的显著稳定性使它成为理想的生物武器,而且想要完全净化清除之也是一个挑战。自然发生的人类感染通常是由于接触了被炭疽感染的动物或动物制品,如纺织厂的山羊毛和用于制造鼓面的动物皮。虽然公认LD50是10 000个孢子,但也有人认为,在某些环境中,只需1~3个孢子便足以引起疾病。要生产一种生物武器,使之包含最佳尺寸(1~5 μm)的孢子,以便传播到肺泡腔,需要先进的技术。

炭疽的三种主要临床形式是胃肠道型、皮肤型和吸入型。胃肠道炭疽通常是由于食用受污染的肉类所致,不过这种情况很罕见,不太可能是生物恐怖事件导致的。皮肤型炭疽的病变通常是在孢子侵入破损皮肤后开始出现丘疹。然后,丘疹进展成无痛的水疱,接着进展成煤黑色坏死的焦痂(**图10-2**)。这种病原体和疾病正是用希腊语中的"煤"(anthrax)一词命名的。在还无法使用抗菌药物的时候,皮肤型炭疽的致死率约为20%。吸入型炭疽是生物恐怖袭击

中最可能导致死亡的类型。主要发生在吸入孢子后,孢子沉积在肺泡腔中。这些孢子被巨噬细胞吞噬并运输到纵隔和支气管周围淋巴结,在那里它们可以生长,导致细菌大量繁殖并合成水肿毒素和致命毒素。随后细菌血行播散,致心血管衰竭和死亡。最早的症状通常是一种病毒样前驱症状,伴随着发热、委靡、腹部和/或胸部症状,在几天内进展到垂死状态。胸部X线检查的特征性表现包括纵隔增宽和胸腔积液(**图10-3**)。虽然最初被认为是100%致命的,但在1979年斯维尔德洛夫斯克和2001年美国的经历(见下文)表明,及时使用抗菌药物治疗方案,患者是有可能存活的。2001年9月18日、10月9日的污染信件暴露后,在美国确诊的11例吸入型炭疽,都遵循为这种疾病建立的经典模式,患者表现出以发热、疲劳或委靡、恶心或呕吐、咳嗽和呼吸短促为典型特征的快速进展病程。据报告,患者白细胞总数为约10 000/μL,转氨酶有升高趋势,所有11例病例在胸部X线检查和计算机断层扫描(CT)上均有异常表现。放射学检查结果包括浸润、纵隔增宽和出血性胸腔积液。对于已知暴露日期的病例,症状在4~6天内出现。5例死亡病例在确诊后7天内死亡(总病死率55%)。快速诊断和及时开始抗菌药物治疗是生存的关键。

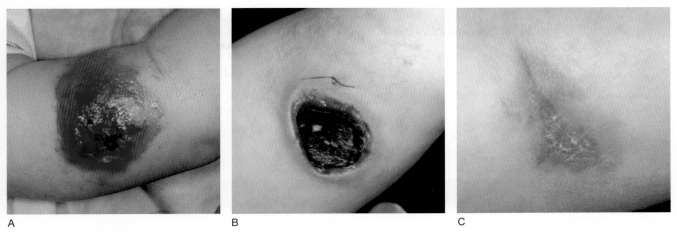

图 10-2 **2001 年生物恐怖袭击所致儿童皮肤型炭疽的临床表现**。病变从第 5 天的水疱(A)到第 12 天的典型的黑色焦痂坏死(B),2 个月后愈合(C)(图片由 Dr. Mary Wu Chang 提供。A:KJ Roche et al:N Engl J Med 345:1611,2001,经许可复制。B 和 C:A Freedman et al:JAMA 287:869,2002,经许可复制)。

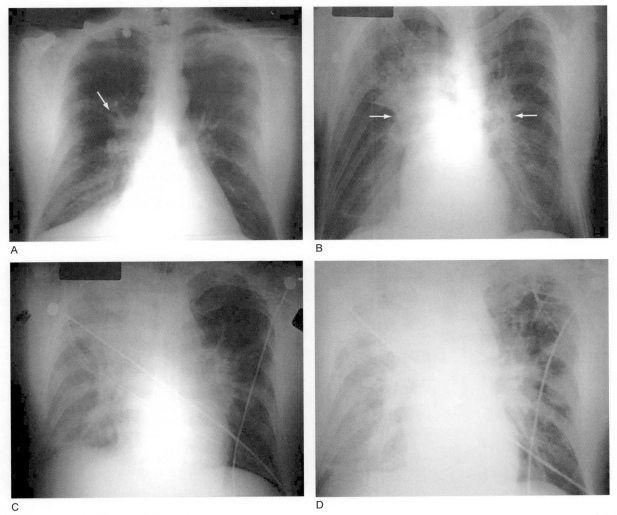

图 10-3 **吸入型炭疽患者胸部 X 线检查的进展**。从肺门影稍大、右肺门周围浸润发展到纵隔逐渐增宽、明显的肺门周围浸润、支气管袖套征和支气管充气征(经许可引自:L Borio et al:JAMA 286:2554,2001)。

治疗·炭疽

如果能及时识别炭疽病，尽早用抗菌药物和抗毒素进行恰当的治疗，炭疽就能成功治愈。尽管青霉素、环丙沙星和多西环素是目前该适应证获得许可的抗菌药物，但克林霉素和利福平对该病原体也有体外活性，并已作为治疗方案的一部分。在取得药敏结果前，最有效的方法是联合用药、广谱抗菌（表10-3）。炭疽毒素致死因子和水肿因子共享一种称为保护性抗原的成分。Raxibacumab是一种针对保护性抗原的单克隆抗体，根据动物试验规则（见下文），于2012年获得许可，用于联合抗菌药物治疗成人和儿童的吸入型炭疽患者。吸入型炭疽患者不具有传染性，不需要特殊的隔离措施。

表10-3　A类病原所致疾病的临床综合征、防治策略

病原	临床综合征	潜伏期	诊断	治疗	预防用药
炭疽杆菌（炭疽）	皮肤病变： 丘疹至焦痂 吸入性疾病： 发热、委靡、胸部和腹部不适 胸腔积液、胸部X线检查示纵隔增宽	1～12天 1～60天	培养、革兰染色、PCR、外周血涂片瑞特染色	暴露后： 环丙沙星，500 mg PO BID×60天；或： 多西环素，100 mg PO BID×60天；或： 阿莫西林，500 mg PO q8h×60天，如果菌株对青霉素敏感，很可能有效 活动性疾病： 环丙沙星，400 mg IV q12h；或联用多西环素，100 mg IV q12h，加： 克林霉素，900 mg IV q8h；和/或：利福平，300 mg IV q12h，稳定后改 PO×60天，加： Raxibacumab 抗毒素，40 mg/kg IV，间隔至少2.25 h；可使用苯海拉明减少药物反应	接种炭疽疫苗 重组保护性抗原疫苗尚在研究当中 当替代方案不可用或不合适时，可选择 Raxibacumab
鼠疫耶尔森菌（肺鼠疫）	发热、咳嗽、呼吸困难、咯血、胸部X线检查显示浸润和实变	1～6天	培养、革兰染色、直接荧光抗体试验、PCR	庆大霉素，2.0 mg/kg IV 提升血药浓度，然后改1.7 mg/kg q8h IV；或： 链霉素，1.0 g q12h IM/IV 替代药物包括：多西环素，100 mg BID PO/IV；氯霉素，500 mg QID PO/IV	多西环素，100 mg PO BID 或左氧氟沙星，500 mg PO QD 鼠疫活疫苗（获 FDA 批准；已停产）
重型天花病毒（天花）	发热、委靡、头痛、背痛、呕吐，斑丘疹、水泡到脓疱皮肤病变	7～17天	培养、PCR、电子显微镜镜检	支持治疗措施；考虑使用西多福韦、特考韦瑞、抗牛痘免疫球蛋白	免疫接种（牛痘疫苗）
土拉热弗朗西斯菌（兔热病）	发热、寒战、委靡、肌痛、胸部不适、呼吸困难、头痛、皮疹、咽炎、结膜炎，胸部X线检查显示肺门部腺病	1～14天	革兰染色、培养、免疫组化、PCR	链霉素，1 g IM BID；或： 庆大霉素，日剂量 5 mg/kg，分次给药，q8h IV×14天；或： 多西环素，100 mg IV BID；或： 氯霉素，15 mg/kg（不超过1 g）IV QID；或： 环丙沙星，400 mg IV BID	多西环素，100 mg PO BID×14天；或： 环丙沙星，500 mg PO BID×14天
病毒性出血热	发热、肌痛、皮疹、脑炎、虚脱	2～21天	RT-PCR，抗原或抗体血清学检测 CDC或美国陆军感染病医学研究所（USAMRIID）的病毒分离	支持性治疗 利巴韦林30 mg/kg（不超过2 g）用1次，然后16 mg/kg IV（不超过1 g）q6h×4天，然后8 mg/kg IV（不超过0.5 g）q8h×6天	尚无已知的化学预防措施 高危情况下可考虑利巴韦林和单克隆抗体
肉毒毒素（肉毒梭菌）	口干、视力模糊、上睑下垂、虚弱、构音障碍、吞咽困难、头晕、呼吸衰竭、进行性麻痹、瞳孔扩大	12～72小时	小鼠生物检测法，毒素免疫分析	支持治疗措施包括机械通气，CDC应急运行中心（770-488-7100）可提供 HBAT 马抗毒素	使用抗毒素

缩略词：CDC，美国疾病控制和预防中心；FDA，美国食品与药品监督管理局；HBAT，7价肉毒抗毒素；PCR，聚合酶链反应；RT-PCR，逆转录酶聚合酶链反应。

疫苗接种与预防

1881 年，Louis Pasteur 成功研制出第一支动物用炭疽疫苗。目前，人用的单一疫苗是由一种减毒的、无包膜的炭疽杆菌(Stern 株)的无细胞培养上清液生产的产品，称为炭疽吸附疫苗(AVA)。目前正在进行人体安全性和动物保护率的临床试验，以评估重组保护性抗原作为 AVA 替代物的作用。非人类灵长类动物暴露后，2 周的 AVA 联合环丙沙星治疗在阻止疾病进展和死亡方面优于单用环丙沙星治疗。尽管目前对暴露后预防用药的建议是使用 60 天的抗菌药物，但如果可以的话，建议接种炭疽疫苗。鉴于炭疽杆菌可能被设计成青霉素耐药株，因此，经验性治疗方案主要选择环丙沙星或多西环素。在这些方法不可用或不适用的情况下，可以考虑使用抗毒素单克隆抗体 Raxibacumab。

■ 鼠疫

参见第 68 章。

鼠疫耶尔森菌(Yersinia pestis)作为生物武器

虽然鼠疫缺乏炭疽的环境稳定性，但由于它具有强传染性和高病死率，故也是生物恐怖主义的理想病原体，尤其是以武器形式传播时。鼠疫在历史上占有独特的地位，据说长达几个世纪一直被用作生物武器。有史记载以来，首次将鼠疫作为生物武器是在 1346 年，操蒙古语的鞑靼人(Mongolian Tartar)袭击克里米亚半岛的卡法城时，将受鼠疫感染的尸体弹射到被围困的城墙堡垒中。虽然这种做法不太可能导致疾病传播，但一些人认为，这一事件可能在欧洲 14 世纪和 15 世纪黑死病(the Black Death)大流行开始时起到了重要作用。鉴于当时鼠疫已经从亚洲蔓延到欧洲，所以并不清楚这种说法是否准确。据记载，二战期间，臭名昭著的日军 731 部队在包括中国东北在内的一些地区不断投放携带鼠疫的跳蚤。这些投放与随后在目标地区暴发的鼠疫有关。二战后，美国和苏联开展了研究项目，研究如何制造可作为生物武器导致原发性肺鼠疫的气溶胶鼠疫耶尔森菌。如前文所述，鼠疫很适合作为生物武器，因为除了引起吸入气溶胶的人感染之外，由于该疾病具有传染性，人与人之间可通过气溶胶传播，所以还会引发大量继发病例。在那段时间内进行的继发病例相关研究表明，病原体的存活时间长达 1 小时，且传播距离长达 10 km。尽管美国的攻击性生物武器研究计划在生产足够数量的可用作生物武器的鼠疫之前就终止了，但人们相信苏联科学家确实制造了足够数量的用作生物武器的鼠疫。据记载，苏联有超过 10 个研究所和超过 1 000 名科学家致力于将鼠疫作为生物武器的研发。令人担忧的是，1995 年俄亥俄州的一位微生物学家因使用信用卡和假职务，获取来自美国模式培养物集存库(American Type Culture Collection)含有鼠疫耶尔森菌的邮件而被捕。在这起事件发生后，美国国会于 1997 年通过了一项法律，要求需要发送或接收 42 种可能被用作生物武器的病原体的人，首先要向 CDC 登记。

微生物学和临床特征

鼠疫是由鼠疫耶尔森菌($Y. pestis$)引起的，这是一种无动力、革兰阴性的杆菌，双头浓染，似"安全别针"样，可用瑞特染色(Wright stain)、吉姆萨染色(Giemsa stain)和魏森染色(Wayson stain)。它在历史上产生的重大影响增加了它的恐怖色彩。最早记载的鼠疫流行是在公元前 224 年的中国。最臭名昭著的流行则始于 14 世纪的欧洲，造成了欧洲 1/3～1/2 的人口死亡。在 1994 年印度的一次鼠疫暴发期间，尽管确诊的病例数量相对较少，但估计有 50 万人因畏惧这种疾病而逃离家园。在 21 世纪的头十年，世界卫生组织(WHO)共收到了 21 725 例鼠疫病例报告。超过 90% 的病例来自非洲，总病死率为 7.4%。

鼠疫的临床症状一般能反映鼠疫的感染方式。腺鼠疫(bubonic plague)是昆虫叮咬的结果，原发性肺鼠疫(primary pneumonic plague)是通过吸入细菌产生的。如今世界上大多数的鼠疫是腺鼠疫，是被鼠疫感染的跳蚤叮咬所致。某种程度上受过去的大流行影响，啮齿动物的鼠疫感染在自然界广泛存在，包括美国西南部，而且世界各地每年有数千例鼠疫是通过与受感染的动物和跳蚤接触所致。通过跳蚤叮咬将反流细菌接种到皮肤后，病原体通过淋巴管到达局部淋巴结，在那里它们被吞噬但并未被破坏。在细胞内，它们迅速增殖，导致炎症、伴有坏死的疼痛型淋巴结病、发热、菌血症、败血症和死亡。其特征性的淋巴结肿大发炎，或者说腹股沟淋巴结炎(bubo)，使这种形式的鼠疫得以命名。在某些情况下，患者感染后出现菌血症而无淋巴结病，这种情况称为原发性败血症型鼠疫(primary septicemic plague)。弥漫性血管内凝血(DIC)可导致广泛的瘀斑，晚期败血症型鼠疫患者可出现手指、脚趾和/或鼻坏疽。人们认为，患者的这种症状产生了"黑死病"(Black Death)一词，该词指的是 14 世纪和 15 世纪流行的鼠疫。一些患者可能会进展成肺炎(继发性肺鼠疫)，为腺鼠疫和败血症型鼠疫的一种并发症。然后，这些患者可以通过呼吸道将病原体传播给其他人，引起原发性肺鼠疫。原发性肺鼠疫是最有可能用于生物恐怖袭击的类型，细菌可通过气溶胶广泛扩散，或投放到人口密度高的特定环境中。这种情况下，患者在暴露后 1～6 天内可能会出现发热、咳嗽伴咯血、呼吸困难和胃肠道症状。这些肺炎的临床表现还伴有胸部 X 线检查示肺部浸润和实变。在没有抗菌药物的情况下，这种类型的鼠疫病死率约为 85%，通常在 2～6 天内死亡。

治疗 · 鼠疫

链霉素、四环素、多西环素和左氧氟沙星被美国食品和药品监督管理局(FDA)批准用于治疗鼠疫。左氧氟沙星在 2012 年通过动物试验规则(见下文)而被批准用于该适应证。与多种许可用于其他感染的抗菌药物联用是常见的,而且很可能是有效的。这些药物包括氨基糖苷类抗菌药物(如庆大霉素)、头孢菌素类抗菌药物、甲氧苄啶/磺胺甲噁唑、氯霉素和环丙沙星(表 10-3)。1995 年,马达加斯加的一名腺鼠疫患者身上分离出一株多重耐药鼠疫耶尔森菌。虽然该菌对链霉素、氨苄西林、氯霉素、磺胺类抗菌药物和四环素有抵抗力,但它仍然对其他氨基糖苷类和头孢菌素类抗菌药物敏感。考虑到 1997 年分离出了一株类似的病原体,再加上这种耐药性是质粒介导的,那么似乎使用基因编辑将鼠疫耶尔森菌改造成多重耐药株是有可能的。与吸入型炭疽患者不同(见上文),肺鼠疫患者应在严格的空气隔离条件下接受治疗,与用于多重耐药结核病患者的隔离措施相同。

疫苗接种与预防

一种福尔马林固定全菌疫苗被 FDA 批准用于预防鼠疫。该疫苗现在已不再生产,但作为当时对抗生物恐怖主义的对策,其潜在价值充其量也只是平平,因为它对原发性肺鼠疫的动物模型无效。目前正在努力开发第二代疫苗,来应对气溶胶的挑战,其中的候选成分有鼠疫耶尔森菌 F1 抗原的重组形式和 V 抗原的毒力成分。在药物预防时,多西环素和左氧氟沙星可提供保护。与炭疽不同,人们必须关注呼吸道中未复性的孢子的持久性,鼠疫暴露后预防用药只需延长至 7 天。

■ 天花

天花病毒作为生物武器

鉴于世界上大部分人口曾经接种过天花疫苗,30 年前天花病毒就不可能被考虑用作生物武器。然而,由于全球已成功消灭天花,1972 年美国、1980 年在世界范围停止了免疫计划,如今,近 50% 的美国人口对天花易感。鉴于其传染性和未免疫个体 10%～30% 的病死率,这种病毒的蓄意传播可能对我们的社会产生毁灭性的影响,并使已被征服的致命疾病复燃。据估计,在没有任何有效遏制措施的情况下,初代感染 50～100 人时,每一代都有可能会扩大 10～20 倍。虽然目前有效的公共卫生应对措施使这种情况不太可能发生,但它确实说明了天花暴发可能造成的潜在伤害和破坏。

1980 年,WHO 建议终止所有天花免疫计划,并将有代表性的天花病毒样本转移到两个地点,一个在美国佐治亚州亚特兰大 CDC,另一个在苏联的病毒制剂研究所(Institute of Virus Preparations),并销毁其他所有天花病毒储备。几年后,有人建议销毁这两个授权的天花病毒储备。然而,由于人们越来越担心使用天花病毒作为生物武器,因此需要保持一个积极的防御研究项目,故后一种建议被搁置。这些担忧许多是基于苏联官员的指控,即该国已为生产和武器化大量天花病毒制订好广泛的计划。随着苏联的解体,这些计划被取消。但随着安全措施的削弱,人们担心重型天花(Variola major)病毒的库存可能已经流向其他国家和恐怖组织。此外,据记载,已经有人致力于研发比野生株具有更强毒力和传染性的天花重组株,因此人们需要越来越警惕这种致命感染病的再次发生。

微生物学和临床特征

天花病毒有两个变种,重型天花(V. major)和轻型天花(V. minor),天花(smallpox)就是前者引起的。天花病毒是一种双链 DNA 病毒,属于痘病毒科(Poxviridae)正痘病毒属(Orthopoxvirus)。轻型天花病毒感染的严重程度一般低于重型天花病毒,全身症状较轻,病死率较低;因此只有重型天花病毒可被用作生物武器。重型天花病毒感染通常发生在与感染者接触后。从皮肤和口咽出现斑丘疹到脓疱病变消退和结痂期间,患者均具有传染性。感染主要发生在密切接触时,通过吸入含病毒的飞沫(来自患者口咽部的疹)传播。受污染的衣服和亚麻布上的气溶胶也能传染。暴露几天后,患者会出现原发性病毒血症,导致病毒播散到淋巴组织。约 4 天后出现继发性病毒血症,使感染局限在真皮层。初次暴露后 12～14 天,患者出现高热、委靡、呕吐、头痛、背痛和斑丘疹,斑丘疹始于面部和四肢,并逐渐蔓延至躯干(向心),各部位的皮疹进展阶段相同。这与水痘(varicella, chickenpox)皮疹完全不同,水痘皮疹始于躯干和面部,并扩散到四肢(远心),各个阶段的皮疹都有。皮肤病变进展依次是斑丘疹、疱疹、脓疱,最后结痂。口腔黏膜也会出现斑丘疹病变,并进展成溃疡。病变通常在 1～2 天内出现,并以相同的速度进展。虽然病毒可以从皮肤上的结痂中分离出来,但按照传统的观点,一旦结痂,患者就不再具有传染性。天花的病死率为 10%～30%,患者通常在症状出现的第二周死于严重的全身性疾病。从历史上看,约 5%～10% 的自然发生的天花病例具有两种高毒力的非典型形式,分为出血性天花和恶性天花。由于其临床表现不典型,很难诊断。出血性天花是绝对致命的,病发始于突然发作的使人严重虚弱的症状,主要特征为高热、剧烈头痛、背痛和腹痛。这种疾病类似于严重的全身炎症反应综合征,患者有高病毒血症,但死亡时没有出现特征性的皮疹。皮肤红斑的进展通常伴有皮肤和黏膜瘀斑和出血。死亡通常发生在 5～6 天内。恶性天花,又叫"扁平型"(flat)天花,通常是致命的,其发病与出血性天花相似,但融合的皮肤病变进展比较缓慢,且不会进展到脓疱期。

治疗·天花

鉴于天花的传染性和当代社会的高度易感性,疑似病例应严格隔离。尽管通过培养、聚合酶链反应

（PCR）和电子显微镜镜检对疑似病例进行实验室确诊
是很有必要的，但同样重要的是，在采集用于培养和实
验室检测的样本时，应采取适当的防护措施。所有相
关医护人员和实验室工作人员应已经完成疫苗接种，
所有样本应在双层密封容器中运输。患者应安置在负
压病房，并采取严格的隔离措施。

目前还没有针对天花的特定疗法，而且历史
上的治疗也只专注于支持性治疗。尽管一些抗病
毒药物，包括西多福韦（cidofovir），已获得用于其他
疾病的许可，对重型天花病毒有体外活性，但从未
进行过临床试验。因此，很难预测它们是否对天花
有效，即使有效的话，也不知道它们是否对晚期患
者有价值。目前正在研究的抗病毒化合物主要包
括病毒释放抑制剂（tecovirimat，ST–246，又叫
Arestvyr）和脂质联合形式的西多福韦（brincidofovir，
CMX001）。

表 10-4　2002 年 12 月美国国防部（DOD）发起的天花免疫接种运动期间共有 438 134 次免疫接种的并发症

并发症	病例数量	DOD 运动期间每 100 万接种者发生率（95% 置信区间）	历史上每 100 万接种者发生率
轻微的、暂时的			
全身性牛痘，轻微	35	67（52,85）	45～212[a]
继发性种痘疹，自限性	62	119（98,142）	606[a]
搔抓皮疹	28	53（40,69）	8～27[a]
中等的和严重的			
脑炎	1	2.2（0.6,7.2）	2.6～8.7[a]
急性心肌心包炎	69	131（110,155）	100[b]
牛痘湿疹	0	0（0,3.7）	2～35[a]
进行性牛痘疹	0	0（0,3.7）	1～7[a]
死亡	1[c]	1.9（0.2,5.6）	1～2[a]

[a] 基于 1968 年关于青少年和成人天花疫苗接种的研究，包括初次接种和再接种。[b] 根据芬兰军队新兵接种天花疫苗的病例系列。[c] 可能归因于疫苗接种；狼疮样疾病后。
资料来源：JD Grabenstein and W Winkenwerder：http://www.smallpox.mil/event/SPSafetySum.asp.

疫苗接种与预防

1796 年，Edward Jenner 证明有意感染牛痘病毒后可以
预防天花。如今，天花是一种可通过免疫接种预防的疾病。
目前，社会在评估天花疫苗接种的风险和效益方面面临的两
难困境是，人们蓄意并有效地将天花释放到社会中的风险程
度是未知的。鉴于与疫苗接种有关的风险已有详细记载，一
般人群的风险/获益程度不偏向免疫接种。然而，作为应对天
花攻击的谨慎的第一步，在 1990 年之前和 2002 年之后，美国
武装部队成员接受了天花基础免疫和加强免疫。此外，一些
由州和地方公共卫生层面的天花反应小组组成的平民卫生保
健工作者也接种了疫苗。

由于接受免疫抑制剂治疗的人和免疫功能低下的人越来
越多，最初有相当一部分美国人对免疫接种存在顾虑，但随后
就被 2002—2004 年的军人和市民的免疫接种运动的数据打
消了。最初接种的 45 万人次中，不良事件发生率与先前的历
史数据接近，某些类别甚至比历史数据更低，其中最严重的接
种后遗症（表 10-4）发生在婴幼儿身上。此外，11 名早期
HIV 感染者在无意中接受了免疫接种，没有出现问题。然
而，在免疫接种运动期间，一个重要的问题是心肌心包炎综合
征，这在以往的免疫接种运动中没有出现过。为了提供一种
更安全的预防天花的疫苗，组织培养的一种克隆病毒 ACAM
2000 被开发出来，成为第一个获得许可的第二代天花疫苗。
这种疫苗目前是美国唯一获得许可的天花疫苗产品，自 2008
年以来一直被美国军方使用。它是美国政府储备的一部分。
对减毒形式的牛痘疫苗（如 MVA，modified vaccinia Ankara）
的相关研究还在继续，牛痘免疫球蛋白可用于治疗对疫苗免
疫产生严重反应的人。

兔热病

参见第 67 章。

土拉弗朗西斯菌（*Francisella tularensis*）作为生物武器

兔热病（tularemia，又叫 rabbit fever 和 deer fly fever）自
20 世纪中叶以来一直被研究用于生物恐怖主义。有人推测，
二战期间，德国和苏联士兵在东线战场（the Eastern Front）作
战期间兔热病暴发是蓄意释放病原体的结果。日本 731 部队
在二战期间致力于把兔热病作为生物武器进行研究。美国为
大量生产土拉热弗朗西斯菌（*F. Tularensis*）做了充分的准
备，但最终没有付诸行动。据传 20 世纪 50 年代中期，土拉热
弗朗西斯菌的库存主要是苏联生产的。也有人认为苏联的计
划扩展到了分子生物学时代，一些菌株被设计成对常见抗菌
药物耐药。土拉热弗朗西斯菌是一种极易传染的病原体，人
类仅仅通过查看一个有菌落生长的未加盖的培养皿就可以感
染。鉴于这些事实，我们有理由得出这样的结论：这种病原
体可通过气溶胶和食物或饮用水污染而被用作生物武器。

微生物学和临床特征

虽然在许多方面与炭疽和鼠疫相似，但兔热病并不像这
两种 A 类病原那样具有致命性和暴发性。不过，它具有极强
的传染性，10 个细菌就能引起感染。但是，它不存在人际传
播。兔热病是由土拉热弗朗西斯菌引起的，它是一种小的、无
动力的革兰阴性球菌。虽然它不产芽孢，但它是一种耐寒的
细菌，能在环境中存活数周。感染通常来自昆虫叮咬或接触
环境中的病原体。研究这种病原体的实验室工作人员曾发生
过感染。已有大规模水传播疫情的相关记录。在二战期间，
上文提到的德国和俄罗斯士兵以及俄罗斯平民的兔热病暴
发，最有可能是土拉热弗朗西斯菌的地方性动物病疫源地受
战争破坏后，大规模通过水传播造成的。

人类可以通过各种环境来源受到感染。感染最常见于农村地区，那里有各种小型哺乳动物可作为细菌储集库。人类在夏天的感染通常是被叮咬过受感染动物的虱子、苍蝇和蚊子叮咬所致。在寒冷的月份，感染最有可能是与受感染的哺乳动物直接接触导致的，这在狩猎者中最常见。在这些情况下，感染通常表现为全身性疾病，在病原体入侵部位的组织有炎症和坏死。饮用受污染的水可导致口咽型兔热病，其特征是咽炎伴有颈部和/或咽后淋巴结病（参见第67章）。作为一种生物武器，兔热病最有可能传播的方式是气溶胶传播，正如发生在农村地区（包括美国的玛莎葡萄园岛）的一些自然暴发一样。通过这种途径暴露后1～14天，患者会出现气道炎症反应，包括咽炎、胸膜炎和支气管肺炎。典型症状包括突然发热、疲劳、寒战、头痛和委靡（表10-3）。有些患者可能患有结膜炎，伴有溃疡、咽炎和/或皮疹。可能出现脉搏-体温分离（pulse-temperature dissociation）。约50%的患者胸部X线检查示肺部浸润。患者还可能出现肺门部腺病，其中少数患者可能无浸润。由于临床表现差异大，快速识别气溶胶传播的兔热病非常困难。免疫组化、分子技术、感染部位组织培养和血培养可辅助诊断。未经治疗，皮肤接触感染的病死率为5%～15%，吸入感染的病死率为30%～60%。自从抗菌药物治疗出现后，病死率已降至2%以下。

治疗·兔热病

链霉素和多西环素都被许可用于治疗兔热病。其他可能有效的药物包括庆大霉素、氯霉素和环丙沙星（表10-3）。考虑到这种病原体的基因改造可能产生耐药菌株，在确定药物敏感性之前，原则上应该广谱覆盖。如上文所述，不需要对患者进行特殊隔离。

疫苗接种与预防

目前没有许可用于预防兔热病的疫苗。虽然过去曾使用过一种减毒活疫苗且取得了一些成功，但目前还没有足够的数据来支持该疫苗的广泛使用。研制这种病原体的疫苗是当前生物防御研究议程的重要组成部分。在缺乏有效疫苗的情况下，暴露后的药物预防可选择多西环素和环丙沙星（表10-3）。

■ 病毒性出血热

参见第106、107章。

出血热病毒作为生物武器

据报道，苏联和美国已经将数种出血热病毒武器化。对非人类灵长类动物的研究表明，极少量的病毒就可以引起感染，并且可以制成传染性气溶胶制剂。据报道，1992年，日本奥姆真理教成员以援助埃博拉疫情为幌子前往中非，试图获得可用于生物恐怖袭击的埃博拉病毒。因此，尽管没有证据表明这些病毒曾被用于生物恐怖袭击，但人们对其用于这一目的的潜力明显有着浓厚的兴趣。

微生物学和临床特征

病毒性出血热（viral hemorrhagic fevers）是由出血热病毒引起的一组疾病，出血热病毒是多种相似的病毒，任何一种都能引起病毒性出血热（表10-2）。这些病毒都是有囊膜的单链RNA病毒，它们依赖寄生宿主才能长期生存。尽管啮齿动物和昆虫已经确定是其中部分病毒的宿主，但还有一部分病毒的宿主尚未明确。这些病毒的地理分布受到宿主的迁徙模式的限制。类人猿不是埃博拉病毒的自然宿主，但在过去的十年里，撒哈拉以南非洲有大量的类人猿死于埃博拉病毒感染。如果人类与感染宿主或其他受感染的动物接触，就会感染出血热病毒。埃博拉病毒、马尔堡病毒和拉沙病毒已有人际传播的记录，主要是通过直接接触含病毒的体液传播，新大陆沙粒病毒则没有。虽然没有明确的证据表明病毒在人与人之间通过呼吸道传播，但在动物模型中，这些病毒的气溶胶形式具有高度传染性。再加上高达90%的病死率，这使它们成为生物恐怖主义的最佳候选病原体。

病毒性出血热的临床特征因病原体而异（表10-3）。首发的体征和症状通常包括发热、肌痛、虚脱和弥漫性血管内凝血伴血小板减少和毛细血管出血。这些症状与细胞因子介导的全身炎症反应综合征一致。可以看到各种不同的斑丘疹和红斑皮疹，还可能出现白细胞减少、脉搏-体温分离、肾衰竭和癫痫。

这些疾病大部分的暴发是比较分散、不可预测的。因此，大多数关于发病机制的研究都是用动物实验进行的。患者体温高于38.3℃且3周内至少表现出以下症状中的两种，应怀疑该诊断：不明原因的出血性或紫癜性皮疹、鼻出血、呕血、咯血和便血。在这种情况下，会诊后应将血液样本送往CDC或USAMRIID，进行出血热病毒的抗原和抗体的血清学检测以及RT-PCR（逆转录酶聚合酶链反应）。所有样本应采用双层包装。考虑到人们对这些病毒在人与人之间的传播知之甚少，恰当的隔离措施应包括全面的屏障防护措施、负压病房、电动空气净化呼吸器（PAPR）。某些出血热病毒（如埃博拉病毒）的传播涉及皮肤未受保护地接触尸体，因此建议对疑似病例进行尸检时，采取最严格的个人防护措施，并立即埋葬或火化，而不进行防腐处理。

治疗·病毒性出血热

目前还没有针对这类病毒的获批准和有效的抗病毒治疗方法（表10-3）。尽管有关于利巴韦林、α干扰素和免疫球蛋白疗效的传闻，但缺乏确切的数据支持。利巴韦林疗效较好的是沙粒病毒（拉沙病毒和新大陆病毒）感染。在一些体外模型中，已报道特异性免疫球蛋白可增强病毒传染性，因此对待这些潜在的治疗方法必须格外谨慎。

疫苗接种与预防

这些病原体没有已获许可的、有效的疫苗。目前正在进行的研究,以检验重组 DNA 病毒和减毒病毒作为疫苗的潜力。目前最有前景的是阿根廷出血热、埃博拉出血热、裂谷热和科萨努尔森林病病毒的相关疫苗。针对埃博拉病毒包膜糖蛋白的一系列单克隆抗体已证明在非人类灵长类动物暴露后使用可防止感染,并正在进一步开发以供人类使用。

■ 肉毒毒素(肉毒梭菌)

参见第 50 章。

肉毒毒素作为生物武器

在生物恐怖袭击中,肉毒毒素(botulinum toxin)可以通过气溶胶或食物污染的形式散播。虽然污染水源是可行的,但净化饮用水的氯会使毒素迅速灭活。同样地,食物中的毒素可以通过加热到 85℃ 以上 5 分钟来灭活。在没有外力助长的情况下,环境衰变率约为每分钟 1%,因此,从武器释放到吞食或吸入毒素之间的时间间隔需要相当短。据报道,日本生物战组织 731 部队在 20 世纪 30 年代对囚犯进行了肉毒中毒实验。美国和苏联都承认制造了肉毒毒素,而且有证据表明苏联试图制造含有肉毒毒素基因的重组细菌。在提交给联合国的记录中,伊拉克承认已经生产了 19 000 L 的浓缩毒素,足够杀死全世界 3 倍多的人口。许多报告显示,肉毒毒素是 1991 年前伊拉克生物武器计划的重点。除了这些国家支持的研究肉毒毒素作为生物武器的例子外,奥姆真理教至少三次尝试将肉毒毒素播散到东京的平民中,所幸都没有成功。

微生物学和临床特征

肉毒毒素是迄今为止最具毒力的毒素之一,在 A 类病原中,肉毒毒素是唯一的非活体微生物病原,有人认为它是现有的毒性最强的物质。据估计,如果传播充分,1 g 肉毒毒素足以杀死 100 万人。肉毒毒素由革兰阳性、产芽孢、厌氧的肉毒梭菌(*C. botulinum*)产生(*参见第 50 章*)。它的自然栖息地是土壤。肉毒毒素有 7 种抗原类型,即 A~G 型。大多数自然感染的人类病例是 A 型、B 型和 E 型。针对其中一种型的抗毒素对其他型几乎没有作用。肉毒毒素是一种 150 kDa 的含锌蛋白酶,可阻止乙酰胆碱囊泡与运动神经元细胞膜的融合,从而阻止乙酰胆碱的释放。肌纤维在缺乏胆碱能神经传导的情况下,出现松弛性麻痹。尽管肉毒中毒不会在人际传播,但这种毒素的易生产性加上其高发病率和 60%~100% 的病死率,使其成为近乎理想的生物武器。

肉毒中毒可由伤口或肠道感染中肉毒梭菌的生长、被污染食物的摄入或吸入雾化毒素引起。后两种形式是生物恐怖主义最可能利用的传播方式。肉毒毒素一旦进入血液,它会与神经元细胞膜结合,进入神经元细胞,并切割突触小泡与细胞膜在胞内结合所需的一种蛋白质,从而阻止神经递质释放到邻近肌肉细胞的细胞膜上。患者最初出现多发性颅神经麻痹,随后出现松弛性麻痹。神经肌肉损害的范围取决于毒血症的程度。大多数患者出现复视、吞咽困难、构音障碍、口干、上睑下垂、瞳孔扩大、疲劳和四肢无力。真正的中枢神经系统影响很小,患者极少出现明显的精神状态改变。重症患者可能出现完全性肌肉萎缩、咽反射消失和呼吸衰竭。中毒恢复需要重建新的运动神经元与肌肉细胞的突触,这一过程可能需要数周至数月的时间。如果没有继发感染(由于恢复时间长,继发感染比较多见),患者是不发热的。临床上怀疑该诊断时,可通过小鼠生物检测法或毒素免疫分析证实。

治疗 · 肉毒中毒

肉毒中毒的治疗主要是支持性的,可能需要插管、机械通气和肠外营养(表 10-3)。如果及早诊断,服用马抗毒素可以减少神经损伤的范围,降低疾病的严重程度。目前,CDC 可提供一种七价肉毒抗毒素(HBAT)作为试验药治疗非婴儿、自然感染的肉毒中毒。HBAT 含有所有七种已知肉毒毒素(A~G)的马血清源抗体片段。由 <2% 的完整免疫球蛋白和 ≥90% 的 Fab 和 F(ab')2 免疫球蛋白片段组成。一剂抗毒素通常足以中和循环中的毒素。在毒素持续暴露的情况下,可能需要重复给药。鉴于本品来源于马血清,使用后需注意超敏反应,包括血清病和过敏反应。然而,一旦对神经轴突造成损伤,就几乎不再有特异治疗的可能了。因此,对继发的并发症保持警惕是至关重要的,如在较长的恢复期间发生的感染。由于氨基糖苷类和克林霉素会加重神经肌肉阻滞,在治疗这些感染时应避免使用。

疫苗接种与预防

肉毒类毒素制剂已被用作高暴露风险的实验室工作人员和某些军事情况下的疫苗接种;但是,目前还没有大批量生产,无法满足普通人群的需求。目前,临床早期识别和适当的马抗毒素的使用是预防暴露者全身性疾病的主要手段。人单克隆抗体作为马抗毒素抗体的替代品,目前是一个活跃的研究领域。

B 类和 C 类病原

B 类病原包括容易或中度容易传播并导致中度发病率和低病死率的病原。表 10-2 列出了当前的 B 类病原。可以看出,它包括了各种各样的微生物和微生物的产物。其中一些已被用于生物恐怖袭击,但产生的影响远不及前文所述的 A 类病原。其中最臭名昭著的是 1984 年,在俄勒冈州,拉杰尼希(Rajneeshee)邪教用鼠伤寒沙门菌(*Salmonella typhimurium*)污染沙拉自助柜。在这次暴发中,超过 750 人中毒,40人住院,许多人认为这是对美国公民的第一次生物恐怖袭击,目的是影响当地选举。人们长达十多年来都没有认识到此次暴发的蓄意性。

C类病原是生物防护议程中第三优先级病原。这些病原包括新发病原体,人群普遍很少或没有免疫力,如SARS和MERS冠状病毒,及其他可能从自然界获得并蓄意传播的大流行性流感毒株。这些病原体的特点是相对容易产生和传播,具有较高的发病率和病死率,并具有显著的公共卫生影响。目前还没有C类病原的具体清单。

预防和准备

如上所述,大量多种多样的病原体有用于生物恐怖袭击的潜力。与细菌战的军事情况不同(细菌战的主要目标是使健康和有准备的民兵遭受大规模伤亡),生物恐怖主义的目标是伤害平民,并在平民中制造恐慌和动荡。军方只需为其部队做好准备,以应对种类有限、对细菌战构成威胁的病原体;而公共卫生系统需要为整个平民群体做好准备,以应对可能用于生物恐怖袭击的众多病原体和特定情况,包括应对非常年幼和非常老的人、孕妇和免疫功能低下人群的特殊问题,这方面的挑战是巨大和紧迫的。军事准备强调对有限种类的病原体进行疫苗接种,而平民准备需要依靠对各种情况的快速诊断和治疗。

医学界必须保持高度怀疑,即不寻常的临床表现和罕见病例的聚集可能不是偶然发生,而是生物恐怖事件的第一征兆。当疾病发生在健康人群中、令人惊讶的大量罕见疾病发生以及农村地区常见的疾病出现在城市人群中时,尤为可能。鉴于快速诊断和早期治疗对许多此类疾病的重要性,医疗团队必须立即向当地和州卫生局和/或CDC(888-246-2675)报告任何疑似生物恐怖主义的病例。2001年炭疽袭击事件后,美国公共卫生监测网的改进极大地促进了公共卫生机构之间信息的快速共享。

为了确保美国平民的生物医学安全,一系列的努力已经到位。公共卫生服务部门拥有一支训练有素、可充分部署的部队。由CDC维护的国家战略储备(SNS)提供了大量药物、解毒剂、疫苗和其他可能在生物或化学恐怖主义时有价值的医疗用品的快速获取途径。SNS有两个基本组成部分。第一个是"快速推送包"(push packages),可以在12小时内部署到美国的任何地方。这些快速推送包是预先组装好的一套物资、药品和医疗设备,可以立即运送到现场。考虑到在部署物资时可能还没有准确识别出实际的威胁,一套快速推送包可为各种情况提供处理方法。快速推送包的内容不断更新,以确保其反映国家安全风险评估确定的当前需求,其中包括用于治疗炭疽、鼠疫和兔热病的抗菌药物,以及用于应对天花威胁的疫苗贮存。SNS的第二个组成部分是由特定供应商管理的库存,包括提供额外的药品、物资和/或为特定攻击量身定制的产品。

目前,FDA批准和许可的A类和B类病原的药物和疫苗的数量有限,不反映当今的用药情况。为了加快防治这些疾病的其他药物和疫苗的许可证发放速度,FDA制定了一条规则,规定了在人类不能进行充分和良好控制的临床疗效研究时用于批准针对生物恐怖主义病原体的应对对策,称为"动物试验规则"。因此,对于那些对自然感染的疾病进行预防或治疗的临床试验不可行的适应证,FDA将仅依靠实验室动物研究的证据。要应用这一规则,必须证明:① 对这种情况及其治疗的病理生理机制有相当充分的了解;② 干预的效果在至少两种动物物种中得到独立证实,其中包括预期反应与人类比较相似物种;③ 动物试验的终点取决于预期期望;④ 动物的数据有助于确定人类的有效剂量。如上文提到,左氧氟沙星治疗鼠疫和Raxibacumab治疗吸入型炭疽已通过这一规则而获得许可。

最后,美国卫生与公众服务部于2006年成立了生物医学高级研究与发展局(BARDA),以提供一种综合、系统的方法来开发和购买紧急公共卫生事件必需的疫苗、药物、疗法和诊断工具。根据2013年《公众危害准备再授权法》以及2006年《生物防护工程法》和2006年《流行病与公众危害法》的授权,BARDA管理着一系列旨在促进联邦政府内生物防护研究的举措,为应对生物恐怖措施创造稳定的资金来源,并创建了一个"紧急使用授权",允许FDA在非常时期批准使用未满足条件的对策,如生物恐怖袭击。

尽管蓄意用病原体攻击平民是一种不可理喻的邪恶行为,但历史告诉我们,这是过去发生的事情,将来可能还会发生。卫生保健提供者有责任意识到这种可能性,能够识别潜在生物恐怖袭击的早期迹象,向公共卫生系统发出警报,并迅速作出反应,为患者提供医疗救助。关于微生物生物恐怖主义最新信息的网站有www.bt.cdc.gov、www.niaid.nih.gov和www.cidrap.umn.edu。

第 2 篇
发热及处置发热患者的方法

第 11 章

发热 | Chapter 11
Fever

Charles A. Dinarello, Reuven Porat · 著 | 金文婷 · 译

体温由下丘脑控制,下丘脑视前区和视后区的神经元接受两种信号:一种来自周围神经,通过皮肤上的冷热感受器传递信息,另一种来自血液温度的信号传递。这两种信号由下丘脑的体温调节中枢整合,以维持人体正常体温。在适宜的温度环境中,人体代谢产热超过维持核心体温在 36.5~37.5℃(97.7~99.5℉)范围内所需的热量。

尽管环境温度会变化,但人体仍能维持正常的体温,因为下丘脑体温调节中枢通过肌肉和肝脏代谢活动产生的多余热量来平衡皮肤和肺部散发的热量。根据对 18~40 岁健康人群的研究,人体平均口腔温度为 36.8±0.4℃(98.2±0.7℉),早上 6 点体温最低,下午 4~6 点体温最高。正常口腔最高温度上午 6 点为 37.2℃(98.9℉),下午 4 点为 37.7℃(99.9℉),这些数值定义了 99 百分位数健康人群口腔最高温度。根据这些研究,上午体温>37.2℃(98.9℉)或下午体温>37.7℃(99.9℉)会被定义为发热。正常情况下,日体温波动通常为 0.5℃(0.9℉),但对于发热刚好转的人,日体温波动可达 1.0℃。发热期间,体温通常维持昼夜变化,但整体体温较高。儿童日体温波动相对固定,相反,老年人可能表现出发热的能力降低,即使在严重感染时也只有低热。

直肠温度通常比口腔温度高 0.4℃(0.7℉)。口腔温度较低可能是因为张口呼吸,这也是呼吸道感染时呼吸会增快的原因。食管下段温度密切反映核心温度。鼓膜温度计测量鼓膜和附近耳道的辐射热量并显示绝对值(未调整模式),或根据测量的辐射温度与临床研究中获得的实际核心温度之间的列线图,按照绝对值自动计算出数值(调整模式)。这些检测方式虽然方便,但可能比直接测口腔温度或直肠温度更不稳定。在成人研究中显示,鼓膜温度计未调整模式的读数低于调整模式,未调整模式的鼓膜温度计检测值比直肠温度低 0.8℃(1.6℉)。

有月经周期的妇女,排卵前 2 周体温通常较低,排卵后上升 0.6℃(1℉)并保持在该水平直到月经来潮。餐后体温可升高,妊娠和内分泌紊乱也会影响体温。

发热与过热

发热是体温升高超过日体温正常波动,与下丘脑体温调定点升高同时出现(如从 37℃ 升至 39℃)。体温调定点从"正常"到"发热"的原理与将家用恒温器设置到更高温度以便升高房间环境温度非常类似。一旦下丘脑体温调定点升高,将刺激血管收缩中心的神经元并开始收缩血管。人体通常先感受到手和脚的血管收缩。血液从外周回流到内脏器官,减少了皮肤的热量丢失,并且使人有冷感。大多数发热体温会升高 1~2℃,此时可能会通过肌肉增加产热,并出现寒战。但如果储热机制能充分升高血液温度,则不需要通过寒战来产热。肝脏产生的非寒战性热量也可提高核心温度。行为改变(例如穿上更多的衣服或盖更厚被子)有助通过减少热量损失来提高体温。

储热(血管收缩)和产热(寒战性和非寒战性产热增加)的过程一直持续到下丘脑血液温度与新的调定点相匹配。一旦达到调定点,下丘脑将通过与非发热状态相同的热平衡机制将体温维持在发热水平。当调定点再次向下复位时(致热原浓度降低或使用退热药),下丘脑开始通过血管舒张和出汗达到散热的目的。出汗和血管扩张导致热量持续下降,直至下丘脑血液温度与下降的调定点匹配。行为改变(例如脱衣服)有助散热。

发热时体温>41.5℃(106.7℉)称为高热。严重感染患者可发生这种异常高热,但这最常见于中枢神经系统(CNS)出血患者。在抗生素前时代,各种感染病引起的发热的体温很少超过 41℃(106℉),并且有人猜测这种天然的"发热天花板效应"是由中枢退热药神经肽作用所致。

在极少数情况下,由于局部创伤、出血、肿瘤或内在的下丘脑功能障碍可使下丘脑体温调定点升高。"下丘脑热"有时用于描述由下丘脑功能异常引起的体温升高。但是大多数情况下,下丘脑损伤患者的体温低于而不是高于正常。

虽然大多数体温升高患者都有发热,但有些情况下体温升高不是发热而是过热(中暑)。过热的特点是体温不受控制地升高,超过人体散热能力,而下丘脑体温调定点没有改变。与感染性发热不同,过热不存在致热原。外源性热暴露和内源性热量生成是发生过热的两种机制,它们可导致危险性体温过高。尽管可对体温进行生理和行为控制,但过多热量的产生很容易引起体温过高。例如,在炎热环境中工作或锻炼

时,产生热量的速度可比外周散热更快。

鉴别发热和过热很重要,因为过热可能会迅速致命,并且退热药无效。但在紧急情况下,鉴别存在困难。例如,全身性脓毒症时,发热(过热)急性起病,体温可以超过 40.5℃(104.9°F)。通常过热的诊断是基于核心温度迅速上升基础上的,例如,热暴露或使用影响体温调节的药物。在中暑患者和服用抑制出汗的药物的患者中,皮肤是干热的,但在发热时,由于血管收缩,皮肤应该是冷的。退热药不能降低过热患者的体温,但在发热患者,甚至是高热患者,足量阿司匹林或对乙酰氨基酚通常会使体温下降。

发热的发病机制

致热原

致热原的英语 pyrogen(pyro 是希腊语,表示"火")用于形容任何发热的物质。外源性致热原来自外界,最常见的是微生物产物、毒素或整个微生物(包括病毒)。最经典的外源性致热原是由革兰阴性菌产生的脂多糖(内毒素)。革兰阳性菌的致热原包括金黄色葡萄球菌的肠毒素和 A 组、B 组链球菌毒素,也称为超级抗原。一种临床上重要的葡萄球菌毒素与金黄色葡萄球菌引起中毒性休克相关。实验动物静脉注射 $1\sim10\ \mu g/kg$ 葡萄球菌和链球菌产物,可引起动物发热。内毒素是人体中高度致热的分子,健康志愿者静脉注射 $2\sim3\ ng/kg$ 内毒素后会产生发热、白细胞升高、急性期蛋白升高和全身不适症状。

致热细胞因子

细胞因子是调节免疫、炎症和造血过程的小分子蛋白质(分子量 $10\ 000\sim20\ 000$ Da)。例如,在多种感染中可有白细胞升高、中性粒细胞绝对值升高,这与白细胞介素(IL)-1 和 IL-6 有关。有些细胞因子也可引起发热,以前称为内源性致热原,现在称为致热细胞因子。致热细胞因子包括 IL-1、IL-6、肿瘤坏死因子(TNF)和 IL-6 家族的成员睫状神经营养因子。干扰素(IFN),特别是 IFN-α,也是致热细胞因子,发热是 IFN-α 治疗肝炎的主要不良反应。每种致热细胞因子由单独的基因编码,并且已经显示每种致热细胞因子在实验动物和人类中均可引起发热。当人体注射低剂量($10\sim100$ ng/kg)IL-1 和 TNF 会发热,但对于 IL-6,引起发热需要 $1\sim10\ \mu g/kg$ 的剂量。

大量细菌和真菌产物诱导致热细胞因子的合成和释放。然而,在没有微生物感染的情况下,发热也可以是疾病的一种临床表现。例如炎症、创伤、组织坏死和抗原-抗体复合物诱导产生 IL-1、TNF 和/或 IL-6,这些因子可以单独或者联合触发下丘脑将体温调定点提高到发热水平。

细胞因子提高下丘脑体温调定点

在发热期间,下丘脑组织和第三脑室前列腺素 E₂(PGE₂)的浓度升高。第三脑室周围(终板血管器)PGE₂浓度最高,也就是下丘脑体温调定点周围扩张的毛细血管网络。这些器官

的破坏会减少致热原引起的发热。但是大多数动物研究未能证明致热细胞因子会从外周循环进入大脑。因此,似乎外源性致热原和致热细胞因子都与这些毛细血管内皮相互作用,并且这种相互作用是发热的始发因素,例如将体温调定点调整到发热水平。

图 11-1 是发热机制图。髓样细胞和内皮细胞是产生致热细胞因子的主要细胞。致热细胞因子如 IL-1、IL-6 和 TNF 从这些细胞中释放并进入体循环。尽管这些循环细胞因子通过诱导 PGE₂ 的合成而导致发热,但它们也能诱导外周组织生成 PGE₂。外周 PGE 的增加是非特异性发热的伴随症状(如肌痛和关节痛)的原因。有研究认为一部分全身性 PGE₂ 通过颈内动脉进入下丘脑,避免了肺对其的破坏。然而,大脑中 PGE₂升高促使下丘脑体温调定点升高,核心体温上升。

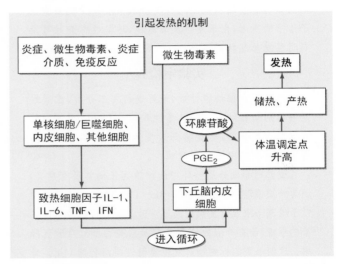

图 11-1 **发热机制图**。AMP,腺苷一磷酸;IFN,干扰素;IL,白细胞介素;PGE₂,前列腺素 E₂;TNF,肿瘤坏死因子。

PGE₂ 有 4 种受体,每种受体信号通路不同。在 4 种受体中,受体 3(EP-3)是发热必需受体:若小鼠敲除该受体基因,注射 IL-1 或内毒素后不发热;敲除其他 PGE₂ 受体基因时发热机制保持完整。虽然 PGE₂ 对发热至关重要,但它不是神经递质。相反,下丘脑释放的 PGE₂ 会刺激神经胶质细胞上的 PGE₂ 受体,导致环腺苷酸(cAMP)的快速释放。cAMP 是一种神经递质。如图 11-1 所示,从神经胶质细胞释放的 cAMP激活了延伸到该区域的体温调节中枢的神经末梢。cAMP 的升高被认为直接或间接地解释了下丘脑体温调定点的变化(通过诱导神经递质释放)。微生物产物的不同受体位于下丘脑内皮上,这些受体被称为 Toll 样受体,与 IL-1 受体相似。IL-1 受体和 Toll 样受体有相同的信号传导机制。因此,直接激活 Toll 样受体或 IL-1 受体会导致 PGE₂ 产生,从而出现发热。

中枢神经系统细胞因子的产生

大脑中产生的细胞因子可以解释中枢神经系统(CNS)出血、创伤或感染引起的高热。中枢神经系统病毒感染诱导小胶质细胞以及可能诱导神经元产生 IL-1、TNF 和 IL-6。

在动物实验中,直接全身注射致热细胞因子引起发热时的浓度比致热细胞因子直接注入脑实质或脑室引起发热时的浓度高几个数量级。因此,中枢神经系统中产生的细胞因子可以绕过脑室周围器官提高下丘脑体温调定点。中枢神经系统细胞因子可以解释中枢神经系统出血、创伤或感染引起的高热。

患者诊治方法 · 发热

体格检查

应询问发热前的接触史,包括有无接触其他感染者或感染媒介。测量口腔、鼓膜或直肠温度的电子设备是可靠的,但应每次测量相同部位来监测发热情况。此外,医生应该意识到新生儿、老年人、慢性肝功能衰竭或肾功能衰竭以及服用糖皮质激素或接受抗细胞因子治疗的患者,由于发热反应迟钝,活动性感染时可没有明显发热症状的情况。

实验室检查

应包括全血细胞计数,最好进行人工分类,或通过能够鉴别幼稚细胞、带型、毒性颗粒或 Döhle 小体的敏感仪器进行分类,这些特殊改变都提示细菌感染。病毒感染可引起中性粒细胞减少。

发热时检测外周循环中的细胞因子通常没有意义,因为外周循环中细胞因子(如 IL-1 和 TNF)的水平通常低于检测下限或与发热时间不一致。对于低热或可能感染的患者,最有价值的检测是 C 反应蛋白和红细胞沉降率。这两个炎症标志物对发现隐匿性疾病特别有用。检测外周循环中 IL-6 水平是有用的,因为 IL-6 诱导 C 反应蛋白产生。急性期反应物**参见第 19 章**中的讨论。

接受抗细胞因子治疗的患者的发热

长期接受抗细胞因子治疗存在弊端,因其降低宿主对感染的防御。即使潜伏结核感染试验结果为阴性,接受抗 TNF 治疗的患者也可能有活动性结核。为了降低克罗恩病、类风湿性关节炎或银屑病患者 IL-1、IL-6、IL-12 或 TNF 的活跃而随之使用越来越多的抗细胞因子的同时,需时刻牢记抗细胞因子治疗可能引起发热反应减弱。

阻断细胞因子活性存在明显的弊端,即降低宿主对抗细菌和机会性感染的防御水平。在使用 TNF-α 抑制剂的患者中,机会性感染发生概率与 HIV-1 感染人群中报道的相似(例如结核分枝杆菌新发感染或再激活,且呈播散性结核的特点)。

几乎所有抗细胞因子治疗相关的感染病例报告中,发热都是临床表现之一。但是这些患者发热反应迟钝的程度仍然未知。在接受高剂量糖皮质激素治疗的患者或诸如布洛芬治疗的患者中也观察到类似的情况。因此,接受抗细胞因子治疗的患者若出现低热是一个值得关注的问题。医生应对这些患者进行早期严格的诊断评估。

治疗 · 发热

治疗发热的决策

大多数情况下发热由自限性疾病引起,例如常见病毒感染。使用退热药物并没有禁忌证,即没有重要的临床证据表明退热药物可以使病毒或细菌感染缓解,也没有证据证明发热促进感染恢复或增强免疫。简而言之,用常规退热药物治疗发热及其症状不会造成伤害,也不会减缓常见病毒和细菌感染。

然而,在细菌感染中,不用退热治疗可能有助评估抗生素的疗效,特别是阳性培养结果的情况下,并且常规使用退热药物会掩盖细菌感染治疗不当。在某些情况下,不用退热药物可能有助诊断特殊的发热性疾病。缓脉(相对心动过缓)可见于伤寒、布鲁菌病、钩端螺旋体病、部分药物热和伪装热。如前所述,新生儿、老年人、慢性肝脏或肾功能衰竭以及服用糖皮质激素的患者,尽管存在感染,但可能不会发热。感染性休克患者可出现低体温。

有些感染具有特征性间断发热,也就是 2 次发热之间的体温是正常的,例如间日疟原虫每 3 日发热 1 次,而三日疟每 4 日发热。另一种回归热与螺旋体感染有关,体温常急骤上升并持续数日后又骤然下降至正常,高热期与无热期各持续若干天。在 Pel-Ebstein 模式中,发热持续 3~10 日,然后是 3~10 日的无热期,这是霍奇金病和其他淋巴瘤的典型热型。在周期性中性粒细胞减少中,发热每 21 天发生并伴随中性粒细胞减少。家族性地中海热患者发热没有周期性。但这些热型与特定的快速实验室检测相比诊断价值有限,甚至没有诊断价值。

抗细胞因子治疗自身免疫性疾病和自身炎症性疾病引起的发热

大多数自身免疫性疾病和几乎所有的自身炎症性疾病被证明在某些时候表现为反复发热。虽然发热可以是自身免疫性疾病的临床表现,但反复发热是自身炎症性疾病的特征(表 11-1),包括成人和青少年 Still 病、家族性地中海热和高 IgD 综合征。除反复发热外,中性粒细胞增多和浆膜炎也是自身炎症性疾病的特征。这些疾病相关的发热通过阻断 IL-1β 活性就可使体温明显下降。因此,抗

表 11-1 以发热为特点的自身炎症性疾病

成人和青少年 Still 病
冷吡啶相关周期性综合征(CAPS)
家族性地中海热
高 IgD 综合征
贝赫切特综合征(白塞综合征)
巨噬细胞活化综合征
补体正常的荨麻疹性血管炎
抗合成酶抗体综合征
PAPA 综合征[a]
布劳综合征
痛风性关节炎

[a] 化脓性关节炎、坏疽性脓皮病和痤疮。

细胞因子治疗可减少自身免疫性疾病和自身炎症性疾病引起的发热。虽然自身炎症性疾病的发热是由 IL-1β 介导的,但退热药也有效。

退热药的作用机制

已经增高的下丘脑体温调定点下降是由体温调节中枢 PGE_2 水平降低直接引发的,这样发热就可以缓解。PGE_2 的合成取决于组成表达的环加氧酶,环加氧酶的底物是从细胞膜释放的花生四烯酸,花生四烯酸的释放是 PGE_2 合成的限速步骤。因此,环加氧酶(COX)抑制剂是有效的退热药,各种退热药的退热作用与脑环加氧酶的抑制直接相关。对乙酰氨基酚是外周组织中较弱的环加氧酶抑制剂,抗炎活性较弱。然而,大脑中对乙酰氨基酚被细胞色素 P450 氧化,其氧化形式抑制环加氧酶活性。此外,对乙酰氨基酚在大脑中引起另一种酶(COX-3)抑制可能是该药物解热作用的原因。但是,在中枢神经系统外没有发现 COX-3。

口服阿司匹林和对乙酰氨基酚退热作用相当。非甾体类抗炎药(NSAID),如布洛芬和 COX-2 特异性抑制剂,也是非常好的退热药。使用阿司匹林或任何 NSAID 不会降低正常的核心体温。因此,PGE_2 似乎在正常体温调节中不起作用。

作为有效的退热药,糖皮质激素在两个水平起作用。首先,类似于环加氧酶抑制剂,糖皮质激素通过抑制磷脂酶 A_2 的活性来减少 PGE_2 合成,磷脂酶 A_2 是细胞膜释放花生四烯酸所需要的。其次,糖皮质激素阻断致热细胞因子 mRNA 转录。有限的实验证据表明,布洛芬和 COX-2 抑制剂可降低 IL-1 诱导的 IL-6 产生,也就是 NSAID 的解热活性。

治疗发热的方案

治疗发热的目标首先是降低升高的下丘脑体温调定点,其次是促进散热。退热药可降低体温,也可以缓解全身症状如头痛、肌痛和关节痛。

口服阿司匹林和 NSAID 可有效退热,但可对血小板和胃肠道产生不良反应。因此,对乙酰氨基酚是优选的解热药。儿童必须使用对乙酰氨基酚或口服布洛芬,因为阿司匹林会增加 Reye 综合征的风险。如果患者不能使用口服退热药,可以使用 NSAID 的胃肠外制剂和各种直肠退热栓剂。

强烈建议对某些患者治疗发热。发热增加了对氧的需求(例如体温≥37℃ 以上时,每增加 1℃,氧消耗增加 13%)并且可以加重已经存在的心肺或中枢神经系统功能不全。有热性惊厥或非热性惊厥病史的儿童应积极治疗,减少发热。然而,引起热性惊厥的原因尚不清楚,并且体温升高与易感儿童热性惊厥发作之间没有相关性。

过热时,使用冰毯有助降低体温,但如果没有口服退热药就不应使用冰毯。中枢神经系统疾病或创伤(中枢神经系统出血)引起过热的患者,降低核心温度可减轻高热对大脑的影响。

第 12 章
发热与皮疹 | Chapter 12 Fever and Rash

Elaine T. Kaye, Kenneth M. Kaye·著 | 金文婷·译

重症发热与皮疹的诊断对内科医生是极大的挑战。然而,与临床综合征一起出现的独特形态的皮疹可及时帮助诊断,并启动挽救生命的治疗或感染控制措施。本章讨论的许多皮疹的代表性图片**参见第 14 章**。

患者诊治方法·发热与皮疹

发热与皮疹患者的详尽病史包括以下相关内容：免疫状态、既往几个月服用的药物、特殊旅行史、疫苗接种情况、家养宠物和其他动物接触史、动物（包括节肢动物）叮咬史、最近的饮食暴露、心脏异常的存在、有无人工假体植入、近期相关疾病暴露史以及接触性传播疾病。病史还应包括皮疹的部位、皮疹进展情况和速度。

全身体格检查需密切关注皮疹，并对其显著特征进行评估和精确定义。首先，确定皮疹类型，这是进展的重要原因。斑疹是皮肤皮色改变，通常不高于皮面也不凹于皮面（即不发白的红斑）；丘疹是隆起性、直径<5 mm的皮肤实质病变；斑块是直径>5 mm的病灶，表面平坦，凹于皮面；结节是直径>5 mm圆形的病变；风团（荨麻疹）是浅粉红色的丘疹或斑块，当它们变大时可能呈环状（类环状）；经典荨麻疹（非血管炎性）是一过性的，在任何区域仅持续24小时；囊泡（<5 mm）和大疱（>5 mm）为边界清楚、凸起性、含有液体的病变；脓疱是含有脓性渗出物的凸起性病变，如水痘单纯疱疹的水疱可能进展为脓疱；不可触及的紫癜是由皮肤出血引起的，直径<3 mm的紫癜性病变称为瘀点，直径>3 mm的称为瘀斑；可触及的紫癜是由于血管壁的炎症（血管炎）和随后的出血引起的凸起性病变；溃疡是皮肤上的缺损，至少延伸到真皮浅层；焦痂是覆盖有黑色外壳的坏死病变。

皮疹的其他相关特征包括它们的外形（即环形或靶形），病灶的排列形式和分布（即中央或外周型）。

进一步讨论**参见第18章**。

■ 皮疹的分类

本章回顾了反映全身性疾病的皮疹，但不包括可能与发热有关的局部皮疹（如蜂窝织炎、脓疱病）（**参见第26章**）。本章并非旨在包罗万象，但涵盖了和发热与皮疹相关的最重要及最常见的疾病。本章根据病变形态和分布将皮疹分类。考虑可行性问题，该分类系统基于疾病最典型的表现。然而随着皮疹的进展，其形态可能会有所变化，并且表现为皮疹的疾病受很多因素影响。例如，落基山斑疹热的典型皮疹（**参见第83章**）最初可能是分布于外周的可褪色红斑疹为主；但有时候，该病相关的皮疹可能不是主要表现，或者根本不会出现皮疹。

发热与皮疹相关疾病可根据分布进行分类：中心分布的斑丘疹、外周分布的斑丘疹、融合性脱屑性红斑、水疱性、荨麻疹样、结节性、紫癜样、溃疡性或伴焦痂等。表12-1中的疾病按这些类别列出，书中突出提到了许多疾病。为了更详细地讨论与皮疹相关的每种疾病，读者可参考涉及该特定疾病的章节（参考章节及在文中的引用一并列于表12-1中）。

表12-1 发热与皮疹有关的疾病

疾病	病因	描述	易感人群/流行病学因素	临床症状	相关章节
中心分布的斑丘疹					
急性脑膜炎症[a]	—	—	—	—	52
药物反应性嗜酸性粒细胞增多和全身症状（DRESS；也称为药物诱导的超敏综合征，DIHS）[b]	—	—	—	—	
风疹（麻疹，第一病）	副黏病毒	皮疹沿发际线向下发展，从非融合性病灶逐渐融合，通常不累及手掌和脚底；一般皮疹持续3日以上；麻疹黏膜斑	非免疫个体	咳嗽、结膜炎、鼻炎、严重虚脱	102
风疹（德国麻疹，第三病）	披膜病毒	皮疹沿发际线向下发展，按出疹顺序逐渐消退；Forschheimer斑	非免疫个体	淋巴结肿大、关节炎	103
传染性红斑（第五病）	人细小病毒B19	花边网状斑丘疹后发展为特征性"拍红性面颊"，光亮如酒醉样，3周后逐渐消退；手和脚出血性丘疹少见，称为"手套袜子征"	最常见于3~12岁儿童，好发于冬季和春季	低热、成人关节炎、热退疹出	93
幼儿急疹（玫瑰疹，第六病）	人疱疹病毒6	躯干和颈部弥漫性斑丘疹，2天内消退	好发于3岁以下婴幼儿	热退疹出，与肠病毒疹热相似（埃可病毒16），可出现热性惊厥	91

疾病	病因	描述	易感人群/流行病学因素	临床症状	相关章节
原发性 HIV 感染	HIV 病毒	非特异性弥漫性斑疹和丘疹,荨麻疹、口腔或生殖器水疱性溃疡少见	新感染 HIV 病毒者	咽炎、淋巴结肿大、关节痛	97
传染性单核细胞增多症	Epstein - Barr（EB）病毒	弥漫性斑丘疹（5% 可出现;使用氨苄西林者,高达 90%）;荨麻疹,有时有瘀点;眶周水肿（50%）;腭瘀点（25%）	青少年,年轻人	肝脾肿大、咽炎、颈淋巴结肿大、非典型淋巴细胞增多症、嗜异性抗体	90
其他病毒性皮疹	埃可病毒 2、4、9、11、16、19、25;柯萨奇病毒 A9、B1、B5;其他	广泛皮疹,可模仿风疹和麻疹	儿童比成人更常见	非特异性病毒综合征	101
药疹	抗生素、抗惊厥药、利尿剂等药物	瘙痒明显,鲜红色斑点或丘疹,躯干和四肢对称性分布;可融合成片	曾致敏个体用药后 2～3 日发生;未致敏者用药后 2～3 周发生（但用药后可随时发生,甚至停药后不久）	不同程度发热和嗜酸性粒细胞增多	
流行性斑疹伤寒	普氏立克次体	腋下斑丘疹,扩散到躯干,再扩散到四肢;一般不累及脸部、手掌、脚底;从苍白斑点演变为融合性瘀点;复发性斑疹伤寒皮疹易消退（Brill - Zinsser 病）	有体虱暴露史,复发性斑疹伤寒 30～50 年后可复发	头痛、肌痛,若不治疗死亡率为 10%～40%,复发者临床症状轻微	83
地方性斑疹伤寒（鼠斑疹伤寒）	伤寒立克次体	斑丘疹,常累及手掌、脚底	有大鼠或猫跳蚤暴露史	头痛、肌痛	83
丛林斑疹伤寒	恙虫病东方体	弥漫性黄斑疹,从躯干开始;螨虫咬伤部位有焦痂	南太平洋、澳大利亚、亚洲的地方性流行病,由螨虫传播	头痛、肌痛、局部淋巴结肿大,若不治疗死亡率高达 30%	83
立克次体斑点热	康氏立克次体（南欧斑疹热）、澳洲立克次体（北昆士兰蜱斑疹伤寒）、西伯利亚立克次体（西伯利亚蜱斑疹伤寒）及其他	蜱咬处可见焦痂;斑丘疹从近端四肢,蔓延到躯干和面部（水疱和瘀点少见）	蜱暴露,康氏立克次体见于地中海地区、印度、非洲地区,澳洲立克次体见于澳大利亚,西伯利亚立克次体见于西伯利亚、蒙古	头痛、肌痛、局部淋巴结肿大	83
人类单核细胞热带埃希病[c]	查菲埃立克次体	斑丘疹（40% 病例出现）,累及躯干和四肢,可有瘀点	蜱传播,在美国东南部、中西部的南部和大西洋中部地区最常见	头痛、肌痛、白细胞减少	83
钩端螺旋体病	肾脏钩端螺旋体	斑丘疹,结膜炎,有时有巩膜出血	接触受动物尿液污染的水	肌痛;无菌性脑膜炎;暴发型:黄疸出血热（Weil's 病）	80
莱姆病	伯式疏螺旋体（美国唯一的致病原体）、埃氏疏螺旋体、伽氏疏螺旋体	丘疹发展为环形红斑,中央正常皮肤（红斑状边缘,平均直径 15 cm）,时有同心环,时有硬化或囊泡中心;有些出现多发继发性游走性红斑	携带螺旋体的硬蜱叮咬	急性头痛、肌痛、寒战、畏光,有时数周或数月后出现中枢神经系统疾病、心肌疾病、关节炎	82
南方蜱相关出疹性疾病（STARI）	未知（可能是 Borrelia lonestari 或 Borrelia spirochetes）	与莱姆病的游走性红斑相似,但有以下不同:多发继发性病变可能小、病变直径略小（平均直径 8 cm）、中央更常为正常皮肤	蜱叮咬,美洲花蜱（孤星蜱）;莱姆病少见地区通常较多见,包括美国南部	与莱姆病相比原发症状少,更易回忆起蜱叮咬史,无其他莱姆病后遗症	82
伤寒	伤寒沙门菌	一过性、blanchable 红色斑疹和丘疹,2～4 mm,躯干常见（玫瑰疹）	进食污染的食物或水（美国少见）	不同程度的腹痛、腹泻、头痛、肌痛、肝脾大	62
登革热[d]	登革热病毒（4 种血清型;黄病毒）	50% 出现皮疹;最初为弥漫性变红;疾病中期表现为斑丘疹,从躯干开始,蔓延到四肢和脸;瘙痒,有些出现感觉过敏;热退后有些病例四肢出现瘀点	热带、亚热带常见,由蚊子传播	头痛、肌肉骨骼疼痛（断骨热）,白细胞减少,偶见双峰热（鞍型热）	106

（续表）

疾病	病因	描述	易感人群/流行病学因素	临床症状	相关章节
鼠咬热（sodoku）	微小螺旋杆菌	咬伤处可见焦痂，然后躯干和四肢出现紫斑或红棕色皮疹	鼠咬；主要在亚洲，美国很少见	区域性淋巴结肿大，若不治疗会反复发热	40
回归热	疏螺旋体属	发热结束时出现中心性皮疹，有时有瘀点	接触蜱或体虱	反复发热、头痛、肌痛、肝脾肿大	81
环形红斑（风湿热）	A 组链球菌	环形红斑性丘疹和斑点，躯干和近端四肢表现为波浪样多环形病变；几小时内皮疹即可进展或消退	风湿热患者	咽炎，后续出现多发性关节炎、心脏炎症、皮下结节、舞蹈病	46
系统性红斑狼疮（SLE）	自身免疫性疾病	红斑性丘疹，见于光照部位；盘状红斑（局部萎缩、瘢痕化、色素减退）；甲周毛细血管扩张；蝶形红斑；血管炎优势会引起荨麻疹、明显紫癜；有时有口腔溃疡	最常见于中青年女性；光敏现象	关节炎、心脏、肺、肾脏、血液系统和血管炎性病变	
Still 病	自身免疫性疾病	在热峰时出现躯干部、近端肢体一过性 2～5 mm 红斑性丘疹，皮疹易消退	儿童和年轻人	高热、关节炎、脾肿大，红细胞沉降率＞100 mm/h	
非洲锥虫病	布氏锥虫/冈比亚锥虫	斑点状或环状红斑性黄斑和丘疹（锥虫），主要位于躯干；瘙痒；采采蝇叮咬后数周，叮咬处下疳可进展为皮疹	采采蝇叮咬，东部（布氏锥虫）或西部（冈比亚锥虫）	血液系统疾病，随后出现脑膜脑炎；Winterbottom 征（颈后三角区淋巴结肿大，布氏锥虫引起）	127
隐秘杆菌咽峡炎	溶血隐秘杆菌（棒状杆菌）	弥漫性红斑、斑丘疹，累及躯干和近端四肢；可蜕皮	儿童和年轻人	渗出性咽炎、淋巴结肿大	47
西尼罗热	西尼罗病毒	累及躯干、四肢和头颈部的斑丘疹，20%～50%出现皮疹	蚊虫叮咬，输血或器官移植引起者少见	头痛、虚弱、不适、肌痛、神经侵袭性疾病（脑炎、脑膜炎、迟缓性麻痹）	106

外周分布的皮疹

疾病	病因	描述	易感人群/流行病学因素	临床症状	相关章节
慢性脑膜炎奈瑟菌血症、播散性淋病奈瑟菌感染[a]、人细小病毒 B19 感染[c]	—	—	—	—	52、53、93
落基山斑疹热	落基山立克次体	皮疹从手腕和脚踝开始并向心性蔓延，疾病晚期出现在手掌和脚底，皮疹从斑点到瘀点	蜱传播；广泛分布，在美国东南部和中西部更常见	头痛、肌痛、腹痛；若不治疗，死亡率高达 40%	83
二期梅毒	梅毒螺旋体	以下症状 10% 与硬下疳同时出现：铜红色、鳞状丘疹，弥漫性分布但主要在手掌和脚掌；成人皮疹不引起水疱；某些情况下有尖锐湿疣、黏膜斑和脱发	性传播	发热、全身症状	78
基孔肯雅热	基孔肯雅病毒	斑丘疹；上肢和面部突出，也可在躯干和下肢	埃及伊蚊和白纹伊蚊叮咬，主要在非洲和印度洋地区	严重的、多关节迁徙性关节炎，特别是小关节（如手、手腕、脚踝）	106
手足口病	柯萨奇病毒 A16 最常见	软的囊泡、口腔溃疡；手脚上 0.25 cm 大小丘疹，红斑边缘进展成软的囊泡	夏天和秋天常见，主要于 10 岁以下的孩子，可多个家庭成员同时发病	一过性发热	101
多形红斑（EM）	感染、药物、特发性原因	靶形损害（中央红斑边界清晰，外面为红斑边缘）长达 2 cm；膝盖、肘部、手掌、脚底对称性、向心性蔓延；丘疹，时有水疱；当损害广泛并累及黏膜时，称为 EM major	单纯疱疹病毒或肺炎支原体感染，药物摄入（如磺胺类、苯妥英类、青霉素）	50%患者小于 20 岁；重症，EM major 常见发热，易与 Stevens - Johnson 综合征混淆（但 EM major 缺乏明显的蜕皮）	—[f]

（续表）

疾病	病因	描述	易感人群/流行病学因素	临床症状	相关章节
鼠咬热（流行性关节红斑）	念珠状链杆菌	手掌、足底和四肢斑丘疹；关节受累更严重；皮疹广发性；可有紫癜；可有蜕皮	大鼠咬伤、摄入受污染的食物	肌痛，关节炎（50%），时有反复发热	40
细菌性心内膜炎	链球菌、葡萄球菌等	亚急性过程：Osler 结节（指或趾端肉质部位红粉色质地柔软结节）、皮肤和黏膜瘀点、裂片状出血；急性过程（如金黄色葡萄球菌引起的）：Janeway 损害（无痛性红斑或出血性斑点，常位于手掌和足底）	瓣膜结构异常（如草绿色链球菌引起的），静脉吸毒者	新发或变化的心脏杂音	24

融合性脱屑性红斑

疾病	病因	描述	易感人群/流行病学因素	临床症状	相关章节
猩红热（第二病）	A 组链球菌（致热外毒素 A、B、C）	弥漫 blanchable 红斑，从脸部逐渐向躯干和四肢蔓延；口周苍白圈、"砂纸"质地的皮肤；皮肤皱褶处线形红斑（帕氏线）；黏膜疹发展为草莓舌；第二周蜕皮	最常见于 2～10 岁的儿童；常与 A 组链球菌性咽炎同时发生	发热、咽痛、头痛	44
川崎病	特发性原因	皮疹类似于猩红热（猩红色）或 EM，嘴唇皲裂、草莓舌，结膜炎，手脚肿胀，疾病后期脱屑	8 岁以下的儿童	颈前三角淋巴结肿大、咽炎、冠状动脉血管炎	
链球菌中毒性休克综合征	A 组链球菌（与致热外毒素 A 和/或外毒素 B 或某些外毒素 M 有关）	若出现，皮疹通常呈猩红热样	重症 A 组链球菌感染（如坏死性筋膜炎、血流感染、肺炎）	多脏器功能衰竭、低血压，死亡率 30%	44
葡萄球菌中毒性休克综合征	金黄色葡萄球菌（中毒性休克综合征毒素 1、肠毒素 B 等）	手掌弥漫性红斑，黏膜表面红斑明显，结膜炎，病程 7～10 日后蜕皮	产毒金黄色葡萄球菌定植	发热＞39℃（＞102℉）、低血压、多脏器功能衰竭	43
葡萄球菌性烫伤样皮肤综合征	金黄色葡萄球菌、噬菌体 Ⅱ 组	弥漫性红斑，常伴大疱和剥脱；Nikolsky 征	产毒金黄色葡萄球菌定植；常见于 10 岁以下儿童（新生儿称为 Ritter 病）或肾功能不全的成年人	易激惹；鼻或结膜分泌物	43
剥脱性红细胞综合征	基础疾病：牛皮癣、湿疹、药疹、真菌病	弥漫性红斑（通常脱屑）与基础疾病相互作用	通常发生在 50 岁以上的成年人，男性更常见	发热、寒战（如体温调节困难）；淋巴结肿大	
DRESS（DIHS）	芳香族抗惊厥药物；其他药物包括磺胺类、四环素	斑丘疹（类似发疹性药疹）；有时进展为剥脱性红皮病；水肿明显，特别是面部；脓疱可能发生	无法解毒芳烃氧化物（抗惊厥药）的个体；N-乙酰化慢的个体	淋巴结肿大、多脏器功能衰竭（尤其是肝脏）；嗜酸性粒细胞增多；异形淋巴细胞；类似败血症	
Stevens-Johnson 综合征（SJS）；中毒性表皮坏死松解症（TEN）	药物（占 80%，常为别嘌醇、抗癫痫药、抗生素）、感染、特发性	红斑和紫癜性斑，有时呈靶形或弥漫性红斑进展至大疱，整个表皮脱落和坏死；Nikolsky 征；累及黏膜表面；TEN（累及＞30% 表皮坏死）是最常见的类型；SJS 累及＜10% 表皮；SJS/TEN 重叠累及 10%～30% 表皮	儿童不常见；HIV 感染、SLE、某些 HLA 类型或慢乙酰化者更常见	脱水，败血症有时是由于缺乏正常、完整的皮肤造成的；死亡率高达 30%	

水疱型或脓疱型皮疹

疾病	病因	描述	易感人群/流行病学因素	临床症状	相关章节
手足口病[g]、葡萄球菌性烫伤样皮肤综合征、TEN[b]、DRESS[b]	—	—	—	—	—[f]
水痘（chickenpox）	VZV	2～3 mm 斑疹，进展为丘疹，随后在红斑底部演变成水疱（有时呈脐形），称为"玫瑰花瓣上的露珠"；随后形成脓疱和结痂；可成批出现；可累及头皮、口腔；瘙痒明显	常感染儿童，10% 成年人易感，常见于冬末和春季，水痘疫苗接种后美国发病率下降 90%	全身乏力，健康儿童症状轻微，有并发症的成人和免疫功能低下儿童常病情严重	89

（续表）

疾病	病因	描述	易感人群/流行病学因素	临床症状	相关章节
假单胞菌"热水浴"毛囊炎	铜绿假单胞菌	瘙痒性红斑性囊泡、丘疹、水疱或脓疱性病变，可累及腋窝、臀部、腹部，尤其是浴袍遮挡的区域；可以表现为手掌或足底表面的质软的孤立结节（后者称为"铜绿假单胞菌 hot-foot 综合征"）	热水浴的浴客或游泳池的泳客，通常呈暴发性	耳痛、眼和/或喉咙疼痛，可能无发热，通常自限性	61
天花（smallpox）	天花病毒	舌和腭上的红斑演变为丘疹和水疱；皮肤斑疹演变成丘疹，然后为水疱，脓疱超过 1 周，随后结痂；病变最初出现在面部，并从躯干到四肢离心扩散；不同于水痘的原因在于：① 任何特定区域的皮肤病变处于同一阶段，② 面部和四肢的病变分布最多（包括手掌和脚掌）	非免疫且有暴露史者	发热、头痛、背痛、肌痛等前驱症状，50% 有呕吐	10
原发性单纯疱疹病毒（HSV）感染	HSV	红斑迅速进展为特征性、簇集水疱群，可演变为溃疡性脓疱，特别是黏膜表面；疫苗接种部位；HSV-1 常见于牙龈口腔炎，HSV-2 常见于生殖器病变；复发性感染通常病情轻微（例如阴唇疱疹不会累及口腔）	儿童和年轻人原发感染常见 HSV-1，性生活活跃常见 HSV-2，复发性感染无发热	区域淋巴结肿大	88
播散性疱疹病毒感染	VZV 或 HSV	可发展成脓疱和溃疡的广泛囊泡；单个病灶类似 VZV 和 HSV；带状疱疹皮肤播散：>25 个病灶向外延伸累及皮肤；HSV：广泛、进行性黏膜皮损，常无播散，有时播散于湿疹处皮肤（湿疹性疱疹）；单纯局限性黏膜皮肤疾病可发生 HSV 内脏播散；在弥散性新生儿疾病中，皮损出现时对诊断有帮助，但皮疹大部分情况不出现	免疫抑制、湿疹患者、新生儿	时有内脏受累（如肝、肺），新生儿疾病特别严重	36、88、89
立克次体痘疹	小蛛立克次体	螨虫叮咬处有焦痂；全身性皮疹累及面部、躯干和四肢；可累及手掌和脚底；<10 mm 丘疹和斑块（2～10 mm）；病变顶部可形成小疱，可演变为脓疱	在城市多见，由鼠螨传播	头痛、肌痛、局部淋巴结肿大，疾病轻微	83
急性全身暴发性脓疱病	药物（主要是抗惊厥药或抗菌药），也可为病毒	红斑、水肿皮肤上微小的无菌性、非囊泡性脓疱；从脸部和身体皱褶开始，然后发展到全身	药物治疗开始后 2～21 日出现，取决于患者是否已经过致敏	急性发热、瘙痒、白细胞升高	
播散性创伤弧菌感染	创伤弧菌	红斑病变演变为出血性大疱，然后演变为坏死性溃疡	肝硬化、糖尿病、肾功能衰竭的患者，摄入受污染的海水、海鲜	低血压，死亡率 50%	65
坏死性脓疱	铜绿假单胞菌、其他革兰阴性杆菌、真菌	硬化斑块演变为出血性大疱或脓疱，形成焦痂；红斑晕；最常见于腋窝、腹股沟、肛周	通常感染中性粒细胞减少患者，在 28% 的假单胞菌血症患者中发生	脓毒症的临床症状	61

荨麻疹样皮疹

疾病	病因	描述	易感人群/流行病学因素	临床症状	相关章节
荨麻疹性血管炎	血清病，通常由感染（包括乙型肝炎病毒、肠道病毒、寄生虫）、药物引起；结缔组织病	红斑、水肿性"荨麻疹样"斑块，有瘙痒或灼热感；与荨麻疹不同的是典型的病变持续时间>24 小时（最多 5 天）并且由于出血压迫缺乏完全性变白病灶	血清病（包括乙型肝炎）、结缔组织病的患者	不同程度发热，关节痛/关节炎	

结节样皮疹

疾病	病因	描述	易感人群/流行病学因素	临床症状	相关章节
播散性感染	真菌感染（念珠菌病、组织胞浆菌病、隐球菌病、孢子丝菌病、球孢子虫病），分枝杆菌	皮下结节（最长 3 cm）；有波动，与分枝杆菌一起排出；坏死结节（四肢、眶周或鼻腔）：曲霉、毛霉常见	免疫功能低下的宿主（如骨髓移植受体、接受化疗的患者、HIV 感染者、酗酒者）	特点因病原体而异	—

(续表)

疾病	病因	描述	易感人群/流行病学因素	临床症状	相关章节
结节性红斑（间隔性脂膜炎）	感染（如链球菌、真菌、分枝杆菌、耶尔森菌）、药物（如磺胺类、青霉素、口服避孕药）、结节病、特发性原因	大的、紫红色、非溃疡性皮下结节；质地柔软；常见于小腿，也可见于上肢	15～30 岁女性更常见	关节痛（50%），特点因相关条件而异	—[f]
Sweet 综合征（急性发热性中性粒细胞性皮肤病）	耶尔森菌、上呼吸道感染、炎症性肠病、怀孕、肿瘤（通常是血液系统肿瘤）、药物（G-CSF）	柔软的红色或蓝色水肿结节，看上去像水疱，通常在脸部、颈部、上肢，下肢病灶类似结节性红斑	妇女和 30～60 岁人群中更为常见，20% 的病例与恶性肿瘤相关（肿瘤性疾病引起的男女比例相同）	头痛、关节炎、白细胞增多	
杆菌性血管瘤病	汉氏巴尔通体、五日热巴尔通体	多种形式的皮疹，包括红斑、光滑的血管结节；质脆的、外生性病变；红斑斑块（可能是干的、鳞片状的）；皮下结节（可能是红斑性的）	免疫抑制个体，特别是那些晚期 HIV 感染者	部分病例肝脾紫癜，病变有时涉及多个器官，菌血症	69

紫癜样皮疹

疾病	病因	描述	易感人群/流行病学因素	临床症状	相关章节
落基山斑疹热、鼠咬热、心内膜炎[g]，流行性斑疹伤寒[e]、登革热[d,e]，人细小病毒 B19 感染[e]	—	—	—	—	—[f]
急性脑膜炎奈瑟菌血症	脑膜炎奈瑟菌	初期粉红色斑丘疹演变成瘀点；瘀点迅速变成无数，时有扩大的水疱；躯干、四肢最常见；可出现在脸、手、脚；可能包括反映 DIC 的暴发性紫癜（见下文）	儿童中最常见的，无脾或末端补体缺失者（C5～C8）	低血压、脑膜炎（时有上呼吸道感染的前驱症状）	52
暴发性紫癜	严重 DIC	极不规则形状的大型瘀斑，形成出血性大疱，然后形成黑色坏死病灶	败血症（如，包括脑膜炎奈瑟菌）、恶性肿瘤或大面积创伤的个体，无脾者是脓毒症高风险人群	低血压	19、52
慢性脑膜炎奈瑟菌血症	脑膜炎奈瑟菌	各种复发性皮疹（包括粉红色斑丘疹）、结节（通常在下肢）、瘀点（有时发展为囊泡中心）、中心为淡蓝灰色的紫癜区	补体缺陷者	发热，有时为间歇性；关节炎、肌痛、头痛	52
播散性淋病奈瑟菌感染	淋病奈瑟菌	丘疹（1～5 mm）在 1～2 日内发展成出血性脓疱，中心灰色坏死；出血性大疱很少发生；病变（通常<40 mm）分布在关节周围（上肢更常见）	性活跃者（女性更常见），一些补体缺陷者	低热、腱鞘炎、关节炎	53
肠病毒瘀点样皮疹	通常是埃可病毒 9 或柯萨奇病毒 A9	弥漫性瘀点样病变（也可以是斑丘疹、水疱或荨麻疹）	通常呈暴发性	咽炎、头痛，埃可病毒 9 引起的无菌性脑膜炎	101
病毒性出血热	虫媒病毒（包括登革热）和砂粒病毒	瘀点样病变	居住在流行地区或有旅游史者，其他病毒暴露	三联征：发热、休克、胃肠黏膜出血	106、107
血栓性血小板减少性紫癜/溶血性尿毒症综合征	由产生志贺毒素的细菌（例如，大肠埃希菌 O157：H7）引起的特发性、出血性腹泻，ADAMTS13 缺乏（切割 vWF 因子），药物（如奎宁、化疗药、免疫抑制剂）	瘀斑	大肠埃希菌 O157：H7 胃肠炎者（特别是儿童）、肿瘤化疗者、HIV 感染者、自身免疫性疾病患者、孕产妇	发热（并非总是存在）、微血管病性溶血性贫血、血小板减少、肾功能不全、神经功能障碍、凝血指标正常	58、63
皮肤小血管炎（白细胞破碎性血管炎）	感染（包括由 A 组链球菌引起的感染、病毒性肝炎）、药物、特发性原因	可触及的紫癜性病变批出现在腿部或其他邻近区域，可能会变成水疱或溃疡	发生在多种疾病中，包括结缔组织病、冷球蛋白血症、恶性肿瘤、过敏性紫癜（HSP）；在儿童中更常见	发热（并非总是存在）、不适、关节痛、肌痛，时有系统性血管炎，HSP 患者常累及肾脏、关节和胃肠道	

（续表）

疾病	病因	描述	易感人群/流行病学因素	临床症状	相关章节
溃疡和/或焦痂					
丛林斑疹伤寒、立克次体斑点热、鼠咬热、立克次体痘疹、坏死性脓疮[h]	—	—	—	—	—[f]
兔热病	土拉热弗朗西斯菌	溃疡形式：红斑、柔软的丘疹演变成坏死、软溃疡，边缘凸起；35%的病例可发生皮疹（斑丘疹、水疱、痤疮或荨麻疹、结节性红斑或EM）	暴露于蜱、苍蝇叮咬，感染的动物	发热、头痛、淋巴结肿大	67
炭疽	炭疽芽孢杆菌	瘙痒性丘疹扩大并演变为由囊泡包围的1 cm×3 cm无痛性溃疡，然后发展为中央焦痂，伴水肿；残留瘢痕	接触受污染的动物或动物产品，其他炭疽孢子暴露	淋巴结肿大、头痛	10

[a] 见紫癜样皮疹。[b] 见融合性脱屑性红斑。[c] 见人粒细胞无形体病或无形体病（由嗜粒细胞无形体引起，最常见于美国中西部和东北部），皮疹少见。[d] 见"病毒性出血热"下的"紫癜样皮疹"，适用于登革热出血热/登革热休克综合征。[e] 见中心分布的斑丘疹。[f] 见具体病因章节。[g] 见外周分布的皮疹。[h] 见水疱型或脓疱型皮疹。

缩略词：CNS，中枢神经系统；DIC，弥漫性血管内凝血；G-CSF，粒细胞集落刺激因子；HLA，人类白细胞抗原。

■ 中心分布的斑丘疹

中心分布的皮疹，其病变主要在躯干，是最常见的皮疹类型。麻疹（风疹）的皮疹在发病后2~3日从发际线开始向下发展，通常不累及手掌和脚底（**参见第102章**）。初期为非连续性红斑病变，随着皮疹发展而融合。麻疹黏膜斑（颊黏膜上，直径1~2 mm白色或蓝色皮损，周围有红斑晕）是麻疹的特征性体征，通常在症状的前2日出现。它们不应与Fordyce斑（异位皮脂腺）混淆，后者没有红斑晕，并且存在于健康个体。麻疹黏膜斑可能与麻疹症状短暂重叠。

风疹（德国麻疹）也从发际线向下发展。但与麻疹相比，风疹的皮疹发展时往往最早的病灶已开始好转，并且皮疹可能伴瘙痒（**参见第103章**）。本病可能伴有Forchheimer斑（腭瘀点），但非特异性，因为传染性单核细胞增多症（**参见第90章**）和猩红热（**参见第44章**）也可有Forchheimer斑。耳后和枕下淋巴结肿大及关节炎在成人风疹中很常见。孕妇应避免与风疹患者接触，因为风疹会导致严重先天异常。许多肠道病毒（**参见第101章**），主要是埃可病毒和柯萨奇病毒，可模仿风疹或麻疹的非特异性发热和皮疹综合征。由EB病毒（**参见第90章**）或原发性HIV感染（**参见第97章**）引起的传染性单核细胞增多症患者可表现为咽炎、淋巴结肿大和非特异性斑丘疹。

传染性红斑（第五病）由人细小病毒B19引起，主要感染3~12岁儿童，热退后光亮的面颊出现blanchable红斑（"拍红性面颊"）、口周苍白（**参见第93章**）。次日常在躯干和四肢出现更多的弥漫性皮疹（通常有瘙痒），然后迅速发展成花边网状皮疹，3周内可能波动（特别是随体温变化）。患第五病的成年人通常有关节炎，孕妇患病可出现胎儿水肿。

幼儿急疹（玫瑰疹）由人疱疹病毒6引起，3岁以下儿童中最常见（**参见第91章**）。和传染性红斑一样，热退疹出。皮疹为2~3 mm的玫瑰粉色斑点和丘疹，很少融合，最初见于躯干，有时见于四肢（面部不累及），并在2日内褪色。

尽管药物反应有荨麻疹等多种表现，但最常见的皮疹通常难与病毒疹鉴别。药疹与病毒疹相比，红斑和瘙痒更明显，但这种鉴别并不可靠。新的药物治疗史和没有衰弱有助鉴别药疹和其他原因引起的皮疹。药疹可持续至停用致过敏药物后2周。某些人群比其他人群更容易出现药疹。在HIV感染的患者中，50%~60%患者因磺胺类药物而出现皮疹，EB病毒引起传染性单核细胞增多症的患者给予氨苄青霉素后，90%可出现皮疹。

中心分布的斑丘疹需考虑评估立克次体病的可能（**参见第83章**）。流行性斑疹伤寒最常见于战场或自然灾害地区，易有体虱暴露的地方。啮齿动物繁殖的城市可见到地方性斑疹伤寒或钩端螺旋体病（后者由螺旋体引起；**参见第80章**）。在美国以外，流行地区的居民或旅行者应该考虑其他立克次体病引起斑疹热综合征。伤寒是由伤寒沙门菌引起的非立克次体疾病（**参见第62章**），通常在美国境外旅行时获得。登革热是由蚊子传播的黄病毒引起，发生在热带和亚热带地区（**参见第106章**）。

一些中心分布的斑丘疹各具特色。游走性红斑是莱姆病的典型皮疹（**参见第82章**），通常为单个或多个环形红斑，若未经治疗通常在一个月内消退，但也可能持续超过一年。南方蜱相关出疹性疾病（STARI；**参见第82章**）具有类似游走性红斑的皮疹，但没有莱姆病严重，并且通常发生在非莱姆病流行地区。急性风湿热皮疹（**参见第46章**）的环形红斑为一过性、特征性扩大和转移的环形病变。

胶原血管病可引起发热与皮疹。系统性红斑狼疮患者的典型皮疹为脸颊上的边界清晰、蝴蝶形状的红斑疹（蝶形斑）以及许多其他皮肤表现。Still病表现为躯干和近端四肢易消退的橙红色皮疹，皮疹在热峰时最明显。

■ 外周分布的皮疹

外周皮疹相似，因为它们在外周最突出或向心蔓延之前由外周（肢端）开始。对落基山斑疹热来说，早期诊断和治疗至关重要（**参见第 83 章**），若不及时治疗则预后极差。通常其皮疹从黄斑疹发展为瘀点，从手腕和脚踝开始并向心性蔓延，晚期出现在手掌和脚底。二期梅毒疹（**参见第 78 章**）可以是全身性皮疹，但在手掌和脚底上最明显，玫瑰糠疹的鉴别诊断需考虑本病，特别是性活跃者。基孔肯雅热（**参见第 106 章**）由非洲和印度洋地区的蚊虫叮咬传播，有斑丘疹和严重多发小关节炎。手足口病（**参见第 101 章**）最常由柯萨奇病毒 A16 引起，其特征是周围软囊泡和口腔溃疡，通常在家庭内暴发。多形红斑的典型皮疹分布于肘部、膝盖、手掌、脚底和面部，并对称性出现。病情严重时，病变弥漫性蔓延并累及黏膜表面。心内膜炎可在手脚处有特别的皮肤表现（**参见第 24 章**）。

■ 融合性脱屑性红斑

该类皮疹表现为弥漫性红斑，随后出现蜕皮。A 组链球菌或金黄色葡萄球菌引起的皮疹是由毒素介导的。猩红热（**参见第 44 章**）通常伴有咽炎、面部潮红、草莓舌、皮肤皱褶处瘀点更多（称为帕氏线）。川崎病在儿童中表现为嘴唇皲裂、草莓舌、结膜炎和淋巴结肿大，有时还有心脏异常。链球菌中毒性休克综合征（**参见第 44 章**）表现为低血压、多器官衰竭，并且通常是严重的 A 组链球菌感染（如坏死性筋膜炎）。葡萄球菌中毒性休克综合征（**参见第 43 章**）也表现为低血压和多器官衰竭，但通常只有金黄色葡萄球菌定植，而不是严重的金黄色葡萄球菌感染。葡萄球菌性烫伤样皮肤综合征（**参见第 43 章**）主要见于儿童和免疫功能低下的成人。在发热和不适的前驱期，通常会出现明显的全身红斑，皮疹柔软与众不同。表皮剥脱阶段，轻微侧压可致皮肤形成大疱（Nikolsky 征）。皮疹轻微时，猩红热样皮疹与猩红热相似，但患者无草莓舌或口周苍白圈。Stevens - Johnson 综合征与葡萄球菌烫伤样皮肤综合征最大的不同是松解位于表皮，Stevens - Johnson 综合征最严重的表现是中毒性表皮坏死溶解，整个表皮可脱落，导致严重疾病。剥脱性红细胞综合征是全身性中毒相关的严重反应，通常由湿疹、牛皮癣、药物反应或蕈样真菌病引起。药物反应性嗜酸性粒细胞增多和全身症状（DRESS）通常由抗癫痫药和抗生素引起，最初类似发疹性药物反应，但可能发展为剥脱性红斑，常伴有多器官功能衰竭，相关死亡率约为 10%。

■ 水疱型或脓疱型皮疹

水痘（**参见第 89 章**）具有高度传染性，通常发生在冬季或春季。在任何时间点，身体的特定区域，水痘病变均处于不同的发展阶段。在免疫功能低下宿主中，水疱可能缺乏特征性的红斑基础或可能出现出血。假单胞菌"热水浴"毛囊炎（**参见第 61 章**）可能看起来与水痘相似，也有瘙痒，但"热水浴"毛囊炎通常在热水浴池沐浴后或游泳池中游泳后暴发，尤其是

浴袍遮挡的区域。天花的皮疹（**参见第 10 章**）也与水痘相似，但在身体每个区域都处于同一发展阶段。天花在面部和四肢最显著，而水痘病变在躯干上最显著。单纯疱疹病毒感染（**参见第 88 章**）的特点是红斑基础上，出现标志性簇集的囊泡。原发性感染伴有发热和中毒症状，而复发性感染则较轻微。立克次体痘疹（**参见第 83 章**）通常在城市多见，其特征是水疱进展为脓疱。可通过鼠螨咬合部位的焦痂和每个囊泡的丘疹/斑块基础与水痘区别。对于急性发热并且正在服用新药，尤其是抗惊厥药或抗菌药者，应考虑急性全身暴发性脓疱病。在患有败血症和出血性大疱的免疫抑制者中应考虑播散性创伤弧菌感染（**参见第 65 章**）或由铜绿假单胞菌引起的坏死性脓疮（**参见第 61 章**）。

■ 荨麻疹样皮疹

典型荨麻疹的个体通常有过敏反应而没有发热。发热的情况下的荨麻疹样皮疹最常见于荨麻疹性血管炎。与经典荨麻疹持续时间为 24 小时不同，荨麻疹性血管炎可持续 3～5 日。病因包括血清病（通常由青霉素、磺胺、水杨酸盐或巴比妥酸盐等药物诱发）、结缔组织病（如系统性红斑狼疮或干燥综合征）和感染（如乙型肝炎病毒、肠道病毒或寄生虫）。恶性肿瘤，特别是淋巴瘤，可能与发热和慢性荨麻疹有关。

■ 结节样皮疹

免疫功能低下宿主中，结节性病变通常代表播散性感染。播散性念珠菌病（通常为热带假丝酵母）的患者可能有发热、肌痛、结节样皮疹三联征（**参见第 115 章**）。播散性隐球菌病（**参见第 114 章**）可能类似传染性软疣（**参见第 92 章**）。结节坏死应怀疑曲霉病（**参见第 116 章**）或毛霉病（**参见第 117 章**）。结节性红斑在下肢有非常柔软的结节。对于多发结节和斑块者，应考虑 Sweet 综合征，通常表现为水肿，后期出现囊泡或大疱。Sweet 综合征可能发生在感染、炎症性肠病或恶性肿瘤中，也可能由药物诱导。

■ 紫癜样皮疹

急性脑膜炎奈瑟菌血症（**参见第 52 章**）在儿童中的典型表现为瘀点样皮疹，但最初的病变可能表现为 blanchable 斑或荨麻疹。急性脑膜炎奈瑟菌血症的鉴别诊断应考虑落基山斑疹热。埃可病毒 9 感染（**参见第 101 章**）可能与急性脑膜炎奈瑟菌血症类似，患者应先按细菌性败血症处理，因为很难快速区分这些疾病。暴发性紫癜的大面积瘀斑（**参见第 19 章和第 52 章**）反映严重而潜在的 DIC，DIC 可以是感染性或非感染性原因引起。慢性脑膜炎奈瑟菌血症的皮疹（**参见第 52 章**）可有各种形态，包括瘀点。紫癜性结节可出现在腿部并发展，类似于结节性红斑，但缺乏细腻的触感。播散性淋病奈瑟菌血症（**参见第 53 章**）皮疹很具有特点，并比较稀疏，少见的出血性脓疱通常位于关节附近。慢性脑膜炎奈瑟菌血症和淋病奈瑟菌血症的病变在外观和分布方面可能难以区分。有旅行史且出现瘀点的患者，

应考虑病毒性出血热（参见第 106 章和第 107 章）。血栓性血小板减少性紫癜和溶血性尿毒症综合征（参见第 58 章和第 63 章）密切相关，是发热和瘀点的非传染性原因。皮肤小血管炎（白细胞碎屑性血管炎）通常表现为可触及的紫癜，并且有多种原因。

■ 溃疡或焦痂

溃疡或焦痂存在于更广泛的皮疹，可以为诊断提供重要线索。如焦痂可提示恙虫病或立克次体痘疹的诊断（参见第 83 章）。在其他疾病，如炭疽（参见第 10 章），溃疡或焦痂可能是唯一的皮肤表现。

第 13 章
不明原因发热 | Chapter 13
Fever of Unknown Origin

Chantal P. Bleeker-Rovers, Jos W. M. van der Meer·著 ｜ 金文婷·译

■ 定义

临床医生通常将没有明确病因的发热性疾病称为不明原因的发热（FUO）。大多数发热性疾病要么在诊断前缓解，要么病情进展，然后表现出特有的临床特征而最终被诊断。尽管进行了密集的评估和诊断测试，FUO 这一术语仍应保留，用于长期发热但没有病因的疾病。本章重点介绍成人经典型 FUO。

1961 年 Petersdorf 和 Beeson 最先给出 FUO 定义，即持续时间＞3 周，至少 2 次发热≥38.3℃（101°F），门诊经过 1 周病情评估，诊断仍不明确者。目前，大多数 FUO 患者如果临床情况需要可以进行住院治疗，而不仅仅为了诊断目的，因此，FUO 已从定义中取消了住院评估的要求。因免疫功能低下患者需要完全不同的诊断和治疗方法，所以为了除外免疫功能低下患者，FUO 的定义进一步进行了修改。为了在不同地区对 FUO 诊断有最优比较，现已经提出将定量标准（评估 1 周后诊断仍不确定）改为需要特定列表的定性标准。因此，现在 FUO 定义为：

1. 至少 2 次发热＞38.3℃（101°F）；

2. 病程持续时间≥3 周；

3. 无已知的免疫功能低下；

4. 经过彻底的病史采集、体格检查和以下必要检查后仍然不确定诊断。检查包括：红细胞沉降率（ESR）和 C 反应蛋白（CRP）水平、血小板计数、白细胞计数和分类、血红蛋白、电解质、肌酐、总蛋白、碱性磷酸酶、丙氨酸氨基转移酶（ALT）、天冬氨酸氨基转移酶（AST）、乳酸脱氢酶、肌酸激酶、铁蛋白、抗核抗体和类风湿因子水平、蛋白电泳、尿液分析、血培养（$n=3$）、尿培养、胸部 X 片、腹部超声检查和结核菌素皮肤试验（TST）。

■ 病因学和流行病学

因为引起 FUO 的疾病谱不同、抗生素的广泛使用以及新诊断技术的不同，FUO 的病因随着时间推移而有所改变。例如由于早期 CT 和超声检查的应用，由腹腔内脓肿和肿瘤引起的 FUO 比例已经减少。另外，由于血培养和超声心动图技术的进步，感染性心内膜炎已成为一种不太常见的 FUO 病因。相反，一些疾病，如急性 HIV 感染在四十年前尚属未知，现在诊断增多。

🌐 表 13-1 总结了过去 20 年来进行的几项 FUO 大型研究的结果。一般来说，感染占西方国家 FUO 的 20%～25%；按频率分布排在后两位的是肿瘤和非感染性炎症性疾病（noninfectious inflammatory disease，NIID），后者包括"胶原或风湿性疾病"、血管炎综合征和肉芽肿性疾病。在西方国家以外的地区，感染是 FUO 更常见原因（西方国家以外地区 43%，西方国家 22%），而由 NIID 和肿瘤引起的比例相似。西方国家以外地区的感染引起 FUO 患者中高达 50% 是由结核病引起的，结核病在美国和西欧并不常见。被诊断为 NIID 的 FUO 的数量近些年可能不会减少，因为在这些疾病中发热症状可能先于更典型的临床表现或血清学证据出现。此外，许多 NIID 只有在长时间观察和排除其他疾病后才能被诊断。

在西方，最近的研究中未确诊的 FUO 比例有所增加。导致诊断失败率看似很高的重要因素是发热患者往往更早就医，而且 CT 和 MRI 等更好的诊断技术已广泛应用，因此 FUO 更常在 3 周之内确诊；因此，只有更难以诊断的病例才符合 FUO 的标准。此外，大多数没有确诊的 FUO 情况良好，一旦在合理范围内排除了具有直接治疗或预后后果的疾病，就可以对临床稳定的患者使用不那么激进的诊断方法。这一因素可能特别适用在发热间期无症状的反复发热患者。对于反复发热的患者（反复发热定义为至少间隔 2 周无发热，基础疾病明显缓解），通常获得病因诊断的概率＜50%。

表 13-1 过去 20 年不明原因发热(FUO)的病因:大型 FUO 研究结果

第一作者 (国家和地区,发表年份)	病例数(招募周期)	指定原因引起的病例百分比(%)				
		感染	非感染性炎 症性疾病	肿瘤	其他	原因不明
西方国家						
De Kleijn,等 (荷兰,1997 年)	167 (1992—1994 年)	26	24	13	8	30
Vanderschueren,等 (比利时,2003 年)	185 (1990—1999 年)	11	18	10	8	53
Zenone,等 (法国,2006 年)	144 (1999—2005 年)	23	24	10	15	26
Bleeker–Rovers (荷兰,2007 年)	73 (2003—2005 年)	16	22	7	4	51
Mansueto,等 (意大利,2008 年)	91 (1991—2002 年)	32	12	14	10	32
Efstathiou,等 (希腊,2010 年)	112 (2001—2007 年)	30	33	11	5	21
总数	772	22	23	11	9	36
其他国家和地区						
Tabak,等 (土耳其,2003 年)	117 (1984—2001 年)	34	29	19	4	14
Saltoglu,等 (土耳其,2004 年)	87 (1994—2002 年)	59	18	14	2	7
Ergonul,等 (土耳其,2005 年)	80 (1993—1999 年)	52	16	18	3	11
Chin,等 (中国台湾,2006 年)	94 (2001—2002 年)	57	7	9	9	18
Colpan,等 (土耳其,2007 年)	71 (2001—2004 年)	45	27	14	6	9
Hu,等 (中国,2008 年)	142 (2002—2003 年)	36	32	13	5	14
Kucukardali,等 (土耳其,2008 年)	154 (2003—2004 年)	34	31	14	5	16
Ali-Eldin,等 (埃及,2011 年)	93 (2009—2010 年)	42	15	30	0	12
总数	838	43	23	16	4	13

■ 鉴别诊断

FUO 的鉴别诊断广泛,但重要的是要记住,FUO 通常更多是常见病的非典型表现而非罕见疾病引起。表 13-2 概述了 FUO 的可能原因。心内膜炎、憩室炎、椎骨骨髓炎和肺外结核的非典型表现是更常见引起的 FUO 的感染病。Q 热和惠普尔病(Whipple disease)非常罕见,应始终牢记这两种疾病是 FUO 的原因,即使出现的症状可能是非特异性的。住在农村地区的患者或有心脏瓣膜病、主动脉瘤或人工血管病史者,因暴露于动物或动物制品而需进行 Q 热的血清学检测。对于局限于中枢神经系统(CNS)、胃肠道或关节的不明原因症状的患者,应进行惠普尔养障体的聚合酶链反应(PCR)检测。前往热带或美国西南部地区或曾居住在那些地方的患者,应考虑疟疾、利什曼病、组织胞浆菌病或球孢子菌病等感染病。有心内膜炎症状但血培养阴性的发热患者是特殊问题。培养阴性心内膜炎可能是由苛养菌引起的,如营养变种细菌、HACEK 家族[副流感嗜血杆菌、副嗜沫嗜血杆菌、放线杆菌属(放线共生放线杆菌、嗜沫放线杆菌)、心杆菌属(人心杆菌、Cardiobacteriaceae Valvarum)、侵蚀艾肯菌和金氏金菌,详见下文]、伯纳特立克次体(如前所述)、惠普尔养障体和巴尔通体属。消耗性心内膜炎是一种无菌性血栓性疾病,以副肿瘤现象形式出现,尤其是腺癌。系统性红斑狼疮和抗磷脂综合征也可见无菌性心内膜炎。

（续表）

表 13-2　所有报道的 FUO[a]

感染

细菌性、非特异性	腹腔脓肿、子宫附件炎、根尖肉芽肿、阑尾炎、胆管炎、胆囊炎、憩室炎、心内膜炎、子宫内膜炎、硬膜外脓肿、血管导管感染、人工关节假体感染、人工血管感染、感染性关节炎、感染性肌坏死、颅内脓肿、肝脓肿、肺脓肿、软斑病、乳突炎、纵隔炎、霉菌性动脉瘤、骨髓炎、盆腔炎、前列腺炎、肾盂肾炎、门静脉炎、肾脓肿、脓毒性静脉炎、鼻窦炎、椎间盘炎、黄色肉芽肿性尿路感染
细菌性、特异性	放线菌病、非典型分枝杆菌感染、巴尔通体病、布鲁菌病、弯曲菌感染、肺炎衣原体感染、慢性脑膜炎奈瑟菌病、埃里克体病、淋病奈瑟菌血症、军团菌病、钩端螺旋体病、李斯特菌病、虱传播回归热（回归热螺旋体病）、莱姆病、类鼻疽病（类鼻疽假单胞菌）、支原体感染、诺卡菌病、鹦鹉热、Q 热（伯纳特立克次体）、立克次体病、小螺菌感染、链球菌感染、梅毒、蜱传播回归热（达氏疏螺旋体）、结核病、兔热病、伤寒和其他沙门菌病、惠普尔病（惠普尔养障体）、耶尔森菌病
真菌	曲霉病、芽生菌病、念珠菌病、球孢子菌病、隐球菌病、组织胞浆菌病、马拉色菌感染、副球孢子菌病、耶氏肺孢子菌肺炎、孢子丝菌病、接合菌病
寄生虫	阿米巴病、巴贝虫病、棘球蚴病、肝吸虫病、疟疾、血吸虫病、类圆线虫病、弓蛔虫病、弓形虫病、旋毛虫病、锥虫病、内脏利什曼病
病毒	科罗拉多蜱热、柯萨奇病毒感染、巨细胞病毒感染、登革热、EB 病毒感染、汉坦病毒感染、肝炎（A、B、C、D、E）、单纯疱疹病毒感染、HIV 感染、人疱疹病毒 6 感染、细小病毒感染、西尼罗病毒感染

非感染性炎症性疾病

全身风湿性和自身免疫性疾病	强直性脊柱炎、抗磷脂综合征、自身免疫性溶血性贫血、自身免疫性肝炎、白塞病、冷球蛋白血症、皮肌炎、Felty 综合征、痛风、混合性结缔组织病、多发性肌炎、假性痛风、反应性关节炎、复发性多软骨炎、风湿热、类风湿性关节炎、Sjögren 综合征、系统性红斑狼疮、Vogt-Koyanagi-Harada 综合征
血管炎	过敏性血管炎、Churg-Strauss 综合征、巨细胞动脉炎/风湿性多肌痛、肉芽肿伴多血管炎、过敏性血管炎、川崎病、结节性多动脉炎、大动脉炎、荨麻疹性血管炎
肉芽肿性疾病	特发性肉芽肿性肝炎、结节病
自身炎症综合征	成人 Still 病、布劳综合征、CAPS[b]（冷吡啉相关周期性综合征）、克罗恩病、DIRA（白细胞介素 1 受体拮抗剂缺乏症）、家族性地中海热、噬血细胞综合征、高 IgD 综合征（HIDS，也称为甲羟戊酸激酶缺乏症）、幼年特发性关节炎、PAPA 综合征（化脓性无菌性关节炎、坏疽性脓皮病和痤疮）、PFAPA 综合征（周期性发热、口腔炎、咽炎、淋巴结炎）、复发性特发性心包炎、SAPHO 综合征（滑膜炎、痤疮、脓疱病、骨质增生、骨髓炎）、Schnitzler 综合征、TRAPS（肿瘤坏死因子受体相关周期热综合征）

肿瘤

血液系统恶性肿瘤	淀粉样变性、血管免疫母细胞性淋巴瘤、Castleman 病、霍奇金病、嗜酸性粒细胞增多症、白血病、淋巴瘤样肉芽肿病、恶性组织细胞增多症、多发性骨髓瘤、骨髓增生异常综合征、骨髓纤维化、非霍奇金淋巴瘤、浆细胞瘤、系统性肥大细胞增多症、镰状细胞病引起的血管闭塞危象
实体肿瘤	大多数实体瘤和转移瘤可引起发热，最常引起 FUO 的是乳腺癌、结肠癌、肝细胞癌、肺癌、胰腺癌和肾细胞癌
良性肿瘤	血管平滑肌脂肪瘤、肝海绵状血管瘤、颅咽管瘤、加德纳综合征皮样肿瘤坏死

其他

	ADEM（急性播散性脑脊髓炎）、肾上腺皮质功能不全、动脉瘤、胸导管异常、主动脉夹层、主动脉-肠瘘、无菌性脑膜炎（Mollaret 综合征）、心房黏液瘤、啤酒酵母摄入、Caroli 病、胆固醇栓塞、肝硬化、复杂部分性癫痫持续状态、周期性中性粒细胞减少症、药物热、Erdheim-Chester 病、外源性过敏性肺泡炎、Fabry 病、癔症、吞火者肺、伪装热、戈谢病、Hamman-Rich 综合征（急性间质性肺炎）、桥本脑病、血肿、过敏性肺炎、高甘油三酯血症、下丘脑垂体功能减退、特发性正常压力脑积水、炎性假瘤、菊池病、线性 IgA 皮肤病、肠系膜纤维瘤、金属烟雾热、乳蛋白过敏、强直性肌营养不良、无菌性骨炎、有机粉尘中毒综合征、脂膜炎、POEMS 综合征（多发性神经病、器官肿大、内分泌障碍、M 蛋白、皮肤改变）、聚合物烟雾热、心脏损伤后综合征、原发性胆汁性肝硬化、原发性甲状旁腺功能亢进、肺栓塞、坏疽性脓皮病、腹膜后纤维化、Rosai-Dorfman 病、硬化性肠系膜炎、硅胶栓塞、亚急性甲状腺炎（de Quervain's）、Sweet 综合征（急性发热性中性粒细胞性皮肤病）、血栓形成、肾小管间质性肾炎和葡萄膜炎综合征（TINU）、溃疡性结肠炎

体温调节障碍

中枢性	脑肿瘤、脑血管意外、脑炎、下丘脑功能障碍
周围性	无汗性外胚层发育异常、运动诱导的过热、甲状腺功能亢进、嗜铬细胞瘤

[a] 该表包括文献中描述的所有 FUO 原因。[b] CAPS 包括慢性婴儿神经性皮肤和关节综合征（CINCA，也称为新生儿发病的多系统炎症性疾病，或 NOMID）、家族性寒冷性自身炎症综合征（FCAS）和 Muckle-Wells 综合征。

　　NIID 患者中，大血管炎、风湿性多肌痛、结节病、家族性地中海热和成人 Still 病是 FUO 相当常见的诊断。遗传性自身炎症综合征非常罕见，通常年轻人多见。Schnitzler 综合征少见，但可出现在任何年龄段，表现为荨麻疹、骨痛和单克隆丙种球蛋白病的 FUO 常很容易被早期诊断该病。

　　虽然大多数肿瘤都出现发热，但迄今为止最常见的 FUO 肿瘤相关诊断是恶性淋巴瘤，有时发热比体检触及淋巴结肿大更早出现。

　　其他 FUO 原因中除了药物引起的发热和运动引起的过热外都不常见。事实上，所有药物都会引起发热，即使长时间使用后也会发生。药物引起的发热，包括 DRESS（药物反应性嗜酸性粒细胞增多和全身症状,[图 14－49],常伴有嗜酸性粒细胞增多和广泛淋巴结肿大。最常引起发热的药物是别嘌呤醇、卡马西平、拉莫三嗪、苯妥英、柳氮磺胺吡啶、呋塞米、抗菌药物(特别是磺胺类药物、米诺环素、万古霉素、β-内酰胺类抗生素和异烟肼)、部分心血管药物(如奎尼丁)以及部分抗逆转录病毒药物(如奈韦拉平)。运动诱导的过热的特点是体温升高与中度至剧烈运动持续半小时至数小时相关,而 CRP 或 ESR 水平不升高;通常,这些患者在体温升高时会出汗。所有患者都应考虑伪装热(由患者人为制造的发热,例如静脉注射污染的水),且在医疗保健专业的年轻女性中更为常见。伪装热患者体温正常,但人为的改变体温计读数,在不同身体部位(直肠、耳、口腔)同时测量体温可快速识别该类患者。伪装热的另一个线索是脉率和温度分离。

以往对 FUO 的研究表明老年患者比年轻患者更容易确诊。在许多情况下,老年人的 FUO 是常见病的非典型表现,其中最常见的是巨细胞动脉炎和风湿性多肌痛。结核病是老年患者最常见的 FUO 相关感染病,其发生率远高于年轻患者。由于许多疾病可以治疗,因此探讨老年患者发热的原因很有价值。

患者诊治方法 · 不明原因发热

第一阶段诊断测试

图 13－1 为 FUO 临床路径。最重要的一步是通过完整、重复的病史采集、体格检查和必要检查来寻找潜在诊断线索(PDC)。PDC 定义为所有可能指向诊断的局部体征、症状和异常。尽管 PDC 通常具有误导性,但只有在它们的帮助下,才能得出简明的可能诊断列表。病史应包括热型(持续性或复发性)和持续时间、既往病史、目前和近期的药物使用情况、家族史、性生活史、原国籍、近期和远程旅行史、与旅行相关的异常环境暴露史或爱好、动物接触史。应进行完整的体格检查,特别注意眼、淋巴结、颞动脉、肝脏、脾脏、既往手术部位、整个皮肤表面和黏膜。在开始进一步的诊断测试之前,应该停用可能掩盖许多疾病的抗生素和糖皮质激素治疗。例如抗菌药物治疗期间血液和其他培养结果不可靠,并且糖皮质激素治疗期间,无论淋巴结病的原因是什么,肿大的淋巴结通常都会缩小。尽管超声的假阳性率高、胸部 X 线的灵敏度相对较低,但所有 FUO 进行这些简单、低成本的诊断测试仍是必不可少的,以便将易诊断疾病从那些不易诊断的疾病中区分开。腹部超声作为必要的诊断试验优于腹部 CT,因为其成本相对较低、没有辐射负担、无副作用。

没有 PDC 的情况下,很少有生化测试能直接得出明确的诊断(除了将患者的发热归类为 FUO 所必需的检测之外)。必须检查列表外的免疫血清学结果得到诊断的概率相对较低。这些测试往往产生假阳性结果而不是真阳性结果,并且对没有指向特定免疫疾病的 PDC 几乎没有用。鉴于许多患者没有特异性症状并且测试成本相对较低,冷球蛋白似乎是 FUO 患者的有价值的筛查试验。

应将多份血样在实验室中培养足够长的时间,以确保任何苛养菌(如 HACEK 家族)有充足的生长时间。与实验室沟通一些非常规微生物倾向非常重要。如果病史提示非常规病原体如组织胞浆菌或军团菌时,应使用特殊培养基。缺乏 PDC 的情况下,FUO 患者即使送 3 次以上血培养或 1 次以上尿培养也没有用(如临床上高度怀疑心内膜炎)。只有既往送检标本是在抗生素治疗期间或停药后 1 周内采样的,重复血液或尿液培养才有用。伴头痛的 FUO 应进行脑脊液(CSF)的微生物学检查,包括单纯疱疹病毒(HSV,特别是 HSV－2)、新型隐球菌和结核分枝杆菌。在中枢神经系统结核患者中,CSF 通常呈现蛋白质升高、葡萄糖降低、单核细胞增多。大多数患者的 CSF 蛋白水平范围为 100～500 mg/dL,80% 的病例中 CSF 葡萄糖浓度＜45 mg/dL,CSF 细胞计数在 100～500/μL。

对于没有特定感染 PDC 的患者,不应将微生物血清学检查纳入诊断检查。TST 包含在必须检查中,但在粟粒性结核、营养不良或免疫抑制患者中会出现假阴性结果。虽然 γ 干扰素释放试验受卡介苗接种或非结核分枝杆菌感染的影响较小,但其敏感性与 TST 相似;因此,TST 阴性或 γ 干扰素释放试验不能排除结核病的诊断。粟粒性结核特别难诊断,若肝脏或骨髓活检中提示肉芽肿应该(重新)考虑该诊断。如果怀疑粟粒性结核,活检肝组织抗酸染色、结核菌培养和 PCR 诊断价值仍最高;但也可考虑淋巴结或其他相关器官的活组织检查。

没有 PDC 的情况下,超声心动图、鼻窦摄片、胃肠道放射学或内镜评估以及支气管镜检查的诊断率非常低。因此,这些检查不应用作筛查检测。

从病史、体格检查和必需的检查中得到所有 PDC 后,应作出最可能诊断的列表。由于大多数调查只对有 PDC 的患者有帮助,因此进一步诊断检查应限于旨在确认或排除这些疾病的具体检查。在 FUO 中,诊断指向是多种多样的,但在初始检查时可能会没有方向,需通过随后进行的非常仔细的检查来确认。在没有 PDC 的情况下,应定期重复病史和体格检查。第一步应该是排除伪装热,特别是在实验室检查中没有炎症迹象的患者。所有药物,包括非处方药和营养补充剂,

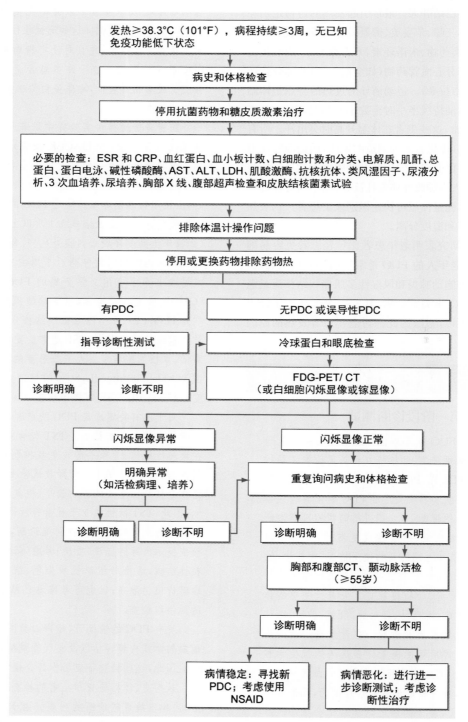

图13-1 FUO 的临床路径。ALT,丙氨酸氨基转移酶;AST,天冬氨酸氨基转移酶;CRP,C 反应蛋白;ESR,红细胞沉降率;FDG-PET/CT,¹⁸ F-氟代脱氧葡萄糖 PET/CT;LDH,乳酸脱氢酶;PDC,潜在诊断线索(所有指向诊断的局部症状、体征和异常);NSAID,非甾体抗炎药。

应在评估的早期停用,以排除药物热。如果在停止使用疑似药物后72小时内发热仍然存在,则该药物不太可能是引起发热的原因。在没有 PDC 或仅具有误导性 PDC 的患者中,眼科医生的眼底检查在诊断检查的早期阶段可能是有用的。当第一阶段诊断测试未得出诊断时,特别是当 ESR 或 CRP 水平升高时应进行闪烁显像。

表 13-3　所有报道的反复发热的原因[a]	
感染	
细菌性、非特异性	根尖肉芽肿、憩室炎、前列腺炎、结肠肿瘤或持续性局部感染引起的复发性菌血症、复发性蜂窝织炎、复发性胆管炎或胆囊炎、复发性肺炎、复发性鼻窦炎、复发性尿路感染
细菌性、特异性	巴尔通体病、布鲁菌病、慢性淋病奈瑟菌血症、慢性脑膜炎奈瑟菌血症、虱传播回归热（回归热螺旋体）、类鼻疽病（类鼻疽假单胞菌）、Q 热（伯纳特立克次体）、沙门菌病、小螺菌感染、念珠状链杆菌感染、梅毒、蜱传播回归热（达氏疏螺旋体）、兔热病、惠普尔病（惠普尔养障体）、耶尔森菌病
真菌	球孢子菌病、副球孢子菌病
寄生虫	巴贝虫病、疟疾、弓形虫病、锥虫病、内脏利什曼病
病毒	巨细胞病毒感染、EB 病毒感染、单纯疱疹病毒感染
非感染性炎症性疾病	
全身风湿性和自身免疫性疾病	强直性脊柱炎、抗磷脂综合征、自身免疫性溶血性贫血、自身免疫性肝炎、白塞病、冷球蛋白血症、痛风、多发性肌炎、假性痛风、反应性关节炎、复发性多软骨炎、系统性红斑狼疮
血管炎	Churg-Strauss 综合征、巨细胞动脉炎/风湿性多肌痛、过敏性血管炎、结节性多动脉炎、荨麻疹性血管炎
肉芽肿性疾病	特发性肉芽肿性肝炎、结节病
自身炎症综合征	成人 Still 病、布劳综合征、CAPS[b]（冷吡啉相关周期性综合征）、克罗恩病、DIRA（IL-1 受体拮抗剂缺乏症）、家族性地中海热、噬血细胞综合征、高 IgD 综合征（HIDS，也称为甲羟戊酸激酶缺乏症）、幼年特发性关节炎、PAPA 综合征（化脓性无菌性关节炎、坏疽性脓皮病和痤疮）、PFAPA 综合征（周期性发热、口腔炎、咽炎、淋巴结炎）、复发性特发性心包炎、SAPHO 综合征（滑膜炎、痤疮、脓疱病、骨质增生、骨髓炎）、Schnitzler 综合征、TRAPS（肿瘤坏死因子受体相关周期热综合征）
肿瘤	
	血管免疫母细胞性淋巴瘤、Castleman 病、结肠癌、颅咽管瘤、霍奇金病、非霍奇金淋巴瘤、恶性组织细胞增生症、间皮瘤
其他	
	肾上腺皮质功能不全、主动脉-肠瘘、无菌性脑膜炎（Mollaret 综合征）、心房黏液瘤、啤酒酵母摄入、胆固醇栓塞、周期性中性粒细胞减少症、药物热、外源性过敏性肺泡炎、Fabry 病、癔症、伪装热、戈谢病、过敏性肺炎、高甘油三酯血症、下丘脑垂体功能减退、炎性假瘤、金属烟雾热、乳蛋白过敏、聚合物烟雾热、肺栓塞、硬化性肠系膜炎
体温调节障碍	
中枢性	下丘脑功能障碍
外周性	无汗性外胚层发育异常、运动诱导的过热、嗜铬细胞瘤

[a] 该表包括文献中描述的所有反复发热原因。[b] CAPS 包括慢性婴儿神经性皮肤和关节综合征（CINCA，也称为新生儿发病的多系统炎症性疾病，或 NOMID）、家族性寒冷性自身炎症综合征（FCAS）和 Muckle-Wells 综合征。

反复发热

反复发热患者的诊断检查应包括彻底的病史采集、体格检查和必需的检查。搜索 PDC 应指向与已知复发综合征相匹配的线索（表 13-3）。应该要求患者在发热时到医院就诊，以便在有症状阶段进行重复病史采集、体格检查和实验室检查。进一步的诊断测试，例如闪烁显像（见下文），应仅在发热时进行，因为发热间期可能不存在异常。反复发热持续＞2 年的患者不太可能由感染或恶性肿瘤引起。只有存在感染、血管炎综合征或恶性肿瘤的 PDC 或患者的临床状况恶化时，才应考虑进行该方面的进一步诊断测试。

闪烁显像

闪烁显像是一种无创性检查方法，可以根据组织的功能变化描绘出身体各个部位的病灶。该方法在临床实践中对 FUO 患者的诊断具有重要作用。临床实践中使用的常规闪烁显像法是[67]Ga-柠檬酸盐闪烁显像和[111]In 或[99m]Tc 标记的白细胞闪烁显像。此外还可以通过几种放射学技术检测焦点感染和炎症过程，例如 CT、MRI 和超声。然而，由于早期缺乏实质性病理变化，此时无法检测到感染性和炎症性病灶。此外，区分活动性的感染性或炎症性病变与治愈过程或手术造成的残留变化仍然至关重要。最后，CT 和 MRI 通常仅提供身体局部信息,而闪烁显像术可以全身显像。

氟代脱氧葡萄糖正电子发射断层扫描

^{18}F-氟代脱氧葡萄糖(FDG)正电子发射断层扫描(PET)已成为FUO公认的成像程序。FDG在具有高糖酵解速率的组织中蓄积,这不仅发生在恶性细胞中,而且发生在活化的白细胞中,因此急性和慢性炎症也可成像。正常摄取可能会掩盖大脑、心脏、肠道、肾脏和膀胱中的病理灶。在有发热的患者中,由于细胞因子激活,骨髓摄取经常以非特异性方式增加,这是由于其上调骨髓细胞中的葡萄糖转运蛋白。与传统的闪烁显像相比,FDG-PET具有分辨率高、对慢性低度感染灵敏度高、中枢骨骼准确度高的优点。此外,血管炎患者的血管FDG摄取增加。FDG摄取的机制在感染、无菌性炎症和恶性肿瘤之间无法区分。然而,由于所有这些疾病都是FUO的原因,FDG-PET可用于指导可能产生最终诊断的额外诊断测试(例如靶向组织活检)。通过将FDG-PET与CT直接结合(FDG-PET/CT),提高了解剖分辨率,进一步提高了FDG-PET的准确性。

FUO最终诊断的总体有效率在FDG-PET为40%,而FDG-PET/CT为54%。一项研究显示FDG-PET对于诊断正常CRP和ESR的FUO患者没有帮助。FUO患者的两项前瞻性研究显示FDG-PET优于^{67}Ga-柠檬酸盐闪烁显像,具有相似或更好的诊断率,并且结果可在数小时而非数日内获得。在另一项研究中,FUO患者FDG-PET的敏感性(80%)高于^{111}In-颗粒细胞闪烁显像(20%)。

虽然闪烁显像技术不能直接提供明确的诊断,但通常能确定特定代谢的解剖部位,并在活检和培养等其他技术的帮助下,促进及时诊断和治疗。许多疾病应用糖皮质激素治疗,包括血管炎和淋巴瘤,可迅速降低病理性FDG摄取;因此做FDG-PET之前应停止使用糖皮质激素或考虑推迟使用。文献报道的结果和FDG-PET提供的优势表明,对有条件做FDG-PET/CT的机构,建议在FUO诊断调查中使用FDG-PET/CT替代常规闪烁显像。FDG-PET/CT是一种相对昂贵的检查,与CT和常规闪烁显像相比,其应用仍有限。尽管如此,在FUO诊断检查早期使用FDG-PET/CT是具有成本效益的,有助早期明确诊断,减少用于诊断的住院天数以及避免不必要和无用的测试。

第二阶段诊断测试

在某些情况下,更多的有创性检查是合理的。用闪烁显像发现的异常需要通过病理学和/或活检标本培养来确认。如果发现淋巴结肿大,即使受累的淋巴结很难获得,淋巴结活检也是必要的。有皮肤病变的病例应进行皮肤活检。一项研究显示根据PDC或异常FDG-PET结果进行肺楔形切除、扁桃体切除及组织学检查、腹膜活检,最终可获得诊断结果。

如果闪烁显像和PDC指导的组织学检查或培养仍未能明确诊断,则应考虑进行第二阶段诊断测试(**图13-1**)。在三项研究中,FUO患者的胸部和腹部CT的筛查诊断率约为20%。胸部CT的特异性为80%,而腹部CT的特异性为63%～80%。尽管FDG-PET正常患者腹部CT的特异性相对有限,胸部CT的附加值可能有限,但这两个部位的CT可以在后期诊断方案中用作筛选检查,因为CT是无创的,且灵敏度高。如果没有骨髓异常PDC的情况下,骨髓穿刺很少有助诊断。除了FDG-PET对检测淋巴瘤、实体肿瘤和骨髓炎非常敏感外,骨髓活检作为筛查手段的价值可能会进一步降低。一些研究表明,FUO患者中巨细胞动脉炎的患病率很高,老年患者的发生率高达17%。巨细胞动脉炎通常涉及大动脉,并且在大多数情况下可以通过FDG-PET诊断。然而,后期诊断方案仍然建议对≥55岁的患者进行颞动脉活检;FDG-PET在局限于颞动脉的血管炎中不起作用,因为颞动脉的直径较细,而且覆盖在颞动脉上的大脑对FDG的摄取超过颞动脉。过去,肝脏穿刺活检通常作为FUO患者的筛查程序。在最近的两项研究中显示肝脏活检作为后期筛查诊断方案的一部分,仅对一名患者有帮助。此外,肝功能异常不能预测肝脏活检对FUO的诊断帮助。肝脏活检是一种有创性手术,可能出现并发症甚至死亡。因此,它不应用于FUO患者的筛查检查,除非是有肝脏疾病PDC的患者。

不明原因发热的患者,经过上述所有检查后(也是诊断程序的最后一步,能得到的额外诊断率非常有限),不管是从费用还是患者的不适来说都要付出极高的代价。建议重复进行彻底病史采集、体格检查以及实验室检查和影像学检查(包括其他医院的检查)。诊断延迟通常是由于无法在可用信息中识别PDC而导致的。在持续FUO的患者中,等待新的PDC出现可能比安排更多的筛查更好。只有当患者的病情恶化而提供新的PDC时,才应进行进一步的诊断检查。

治疗·不明原因发热

FUO应避免进行抗菌药物、糖皮质激素或抗结核药物的经验性治疗,除非在上述诊断试验未能明确诊断或患者的病情迅速恶化时。

抗菌药物和抗结核治疗

抗菌药物或抗结核治疗可能不可逆转地削弱苛养菌或分枝杆菌。但是血流动力学不稳定或中性粒细胞减少是经验性抗生素治疗的指征。如果 TST 阳性或存在肉芽肿性疾病但 TST 无反应并且结节病可能性较小时,则应开始进行诊断性抗结核治疗。特别是粟粒性肺结核可能很难获得快速诊断。如果经过 6 周的诊断性抗结核治疗后发热无好转,应该考虑其他诊断。

秋水仙碱、非甾体抗炎药和糖皮质激素

秋水仙碱在预防家族性地中海热发作方面非常有效,但一旦发作就不一定有效。当怀疑家族性地中海热时,急性期对秋水仙碱的反应并不是完全可靠的诊断工具,但通过秋水仙碱治疗,大多数患者在数周至数月内发热频率和严重程度均有显著改善。如果后阶段检查后,发热持续且诊断仍不明确,使用非甾体抗炎药(NSAID)进行支持性治疗可能会有帮助。某些情况下,成人 Still 病对 NSAID 反应显著。糖皮质激素对巨细胞动脉炎和风湿性多肌痛的作用同样明显。但是早期使用糖皮质激素经验性治疗会降低诊断的机会,而对诊断来说,更具体,有时甚至是挽救生命的治疗可能更合适,比如恶性淋巴瘤。NSAID 和糖皮质激素在感染或淋巴瘤扩散的同时会掩盖发热症状,因此应该避免使用,除非可以很大程度上排除感染和恶性淋巴瘤,考虑炎症性疾病可能大并且患者病情可能恶化危及生命。

阿那白滞素

白细胞介素(IL)1 是局部和全身炎症及发热反应中的关键细胞因子。特异性 IL-1 靶向剂的应用揭示了 IL-1 介导的炎症反应在越来越多疾病中的病理作用。阿那白滞素是天然存在的 IL-1 受体拮抗剂(IL-1Ra)的重组形式,可阻断 IL-1α 和 IL-1β 的活性。阿那白滞素在许多自身炎症综合征治疗方面非常有效,例如家族性地中海热、冷吡啉相关周期性综合征、肿瘤坏死因子受体相关周期热综合征、高 IgD 综合征和 Schnitzler 综合征。在越来越多的其他慢性炎症性疾病中降低 IL-1 活性可能是非常有疗效的。对于在后期诊断测试后仍未确诊的 FUO,可考虑使用阿那白滞素进行治疗性试验。虽然大多数无已知基础的慢性炎症可以用糖皮质激素控制,但 IL-1 阻断剂单药治疗可避免使用糖皮质激素对代谢、免疫和胃肠道的副作用。

■ 预后

近几十年来,FUO 相关的死亡率持续下降。大多数发热是由可治疗的疾病引起的,当然与 FUO 相关的死亡风险取决于潜在的疾病。在笔者小组的一项研究中(表 13-1),在至少 6 个月的随访期间,37 例没有诊断的 FUO 患者中没有一例死亡;36 例诊断患者中有 4 例因感染($n = 1$)或恶性肿瘤($n = 3$)而在随访期间死亡。其他研究也表明,恶性肿瘤是大多数 FUO 相关的死亡原因。非霍奇金淋巴瘤的死亡率非常高。良性 FUO 死亡率非常低。没有诊断的患者预后良好证实了潜在的致命性隐匿性疾病可能性非常小,而稳定的患者很少需要抗生素、抗结核药物或糖皮质激素的经验治疗。在不太富裕的地区,感染病仍然是导致 FUO 的主要原因,预后也可不同。

第 14 章
发热相关皮疹图谱 | Chapter 14
Atlas of Rashes Associated with Fever

Kenneth M. Kaye, Elaine T. Kaye · 著 | 金文婷 · 译

因为发热伴皮疹的鉴别诊断很多,即使对于最精明和最有经验的临床医生而言通常也是一个棘手的诊断挑战。通过迅速识别皮疹的主要特征快速缩小可能的鉴别诊断范围,医生可以给予适当的治疗,有时甚至是挽救生命的治疗。本章图谱提供了各种皮疹的高质量图像,这些皮疹都是感染引起的,通常与发热有关。

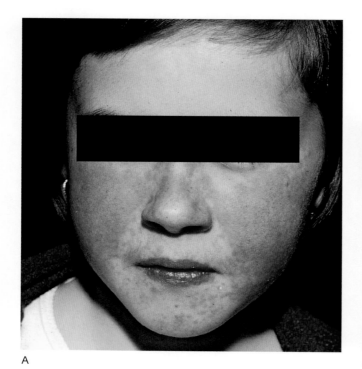

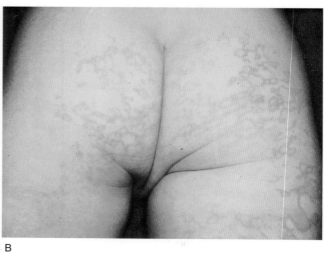

A

B

图 14-1 A. 由细小病毒 B19 引起的传染性红斑（第五病）中出现的红斑导致的"拍红性面颊"。B.传染性红斑的花边网状斑（A 图经授权许可，引自：K Wolff，RA Johnson：Fitzpatrick's Color Atlas and Synopsis of Clinical Dermatology，6th ed. New York，McGraw-Hill，2009）。

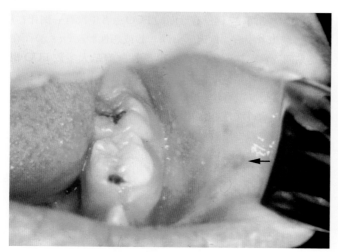

图 14-2 **麻疹黏膜斑**。颊黏膜上白色或蓝色皮损，周围有红斑晕，通常发生在麻疹症状的前 2 日，可能短暂与麻疹症状重叠出现。红斑晕的存在（箭头所指是麻疹黏膜斑）区分了麻疹黏膜斑与健康个体口腔中出现的 Fordyce 斑（异位皮脂腺）（经授权许可，引自：CDC）。

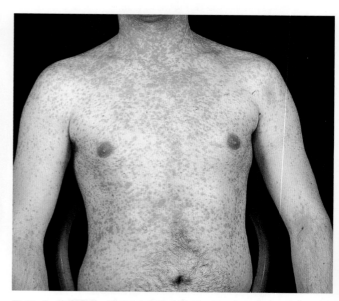

图 14-3 **麻疹患者**。脸部和颈部的非融合红斑 2～3 日后逐渐融合，随后皮疹向下发展至躯干和手臂，这些地方的病灶还是非融合的（经授权许可，引自：K Wolff，RA Johnson：Fitzpatrick's Color Atlas and Synopsis of Clinical Dermatology，5th ed. New York，McGraw-Hill，2005）。

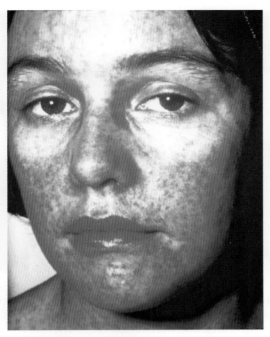

图 14-4 风疹(麻疹)患者。红斑性皮疹从发际线向下蔓延,按出疹顺序逐渐消退(经授权许可,引自:Stephen E. Gellis, MD)。

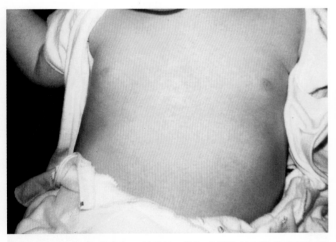

图 14-5 幼儿急疹(玫瑰疹)。最常见于幼儿,弥漫性斑丘疹,热退疹出(经授权许可,引自:Stephen E. Gellis, MD)。

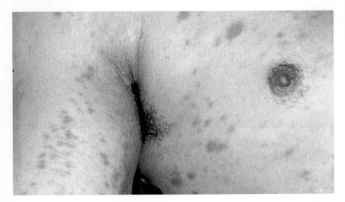

图 14-6 明显的红斑丘疹。位于原发性 HIV 感染患者的躯干和手臂上(经授权许可,引自:K Wolff, RA Johnson:Color Atlas and Synopsis of Clinical Dermatology, 5th ed. New York, McGraw-Hill, 2005)。

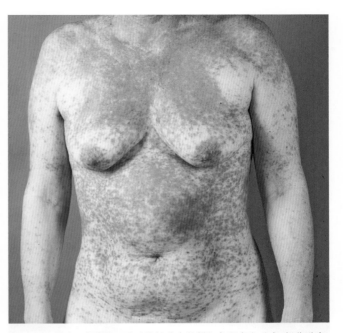

图 14-7 药疹。躯干和四肢对称性分布的鲜红色斑点和丘疹,部分融合,此图为氨苄西林引起的皮疹(经授权许可,引自:K Wolff, RA Johnson:Color Atlas and Synopsis of Clinical Dermatology, 5th ed. New York, McGraw-Hill, 2005)。

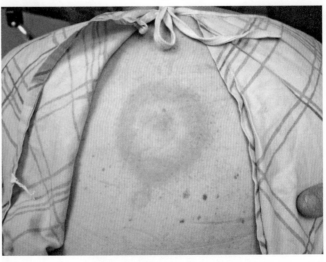

图 14-8 游走性红斑。莱姆病的早期皮肤表现,其特征是环形红斑,通常在蜱咬部位有中心红斑(经 Thomas Corson, MD 授权许可,引自:RP Usatine et al:Color Atals of Family Medicine, 2nd ed. New York, McGraw-Hill, 2013)。

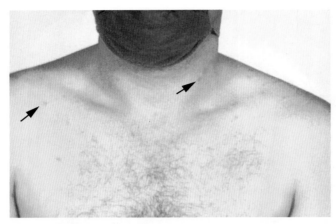

图 14-9 **玫瑰疹**。伤寒患者躯干上的红斑(经授权许可,引自:CDC)。

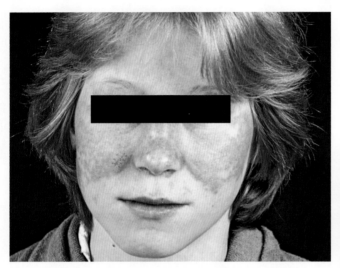

图 14-10 **蝶形红斑**。系统性红斑狼疮表现出明显的蝶形红斑,鳞屑最少。其他光照部位也常见(经授权许可,引自:K Wolff, RA Johnson: Fitzpatrick's Color Atlas and Synopsis of Clinical Dermatology, 6th ed. New York, McGraw-Hill, 2009)。

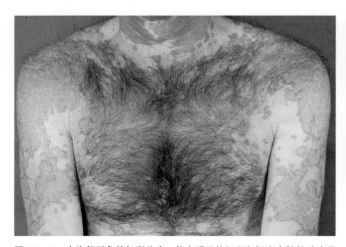

图 14-11 **上胸部亚急性红斑狼疮**。伴有明显的红斑和轻度水肿的丘疹及斑块(经授权许可,引自:K Wolff, RA Johnson: Fitzpatrick's Color Atlas and Synopsis of Clinical Dermatology, 6th ed. New York, McGraw-Hill, 2009)。

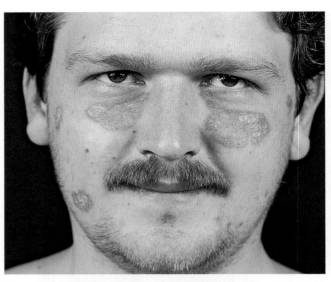

图 14-12 **慢性盘状红斑**。特征为紫红色、色素沉着、萎缩性斑块,通常有滤泡阻塞证据(可能导致瘢痕形成)(经授权许可,引自:K Wolff, RA Johnson, AP Saavedra: Fitzpatrick's Color Atlas and Synopsis of Clinical Dermatology, 7th ed. New York, McGraw-Hill, 2013)。

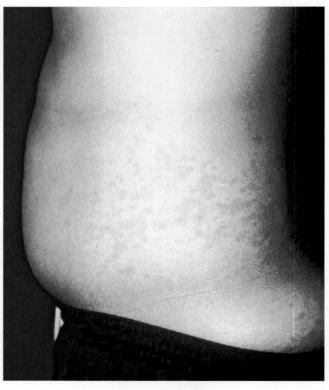

图 14-13 **Still 病的皮疹**。通常表现为易消退的红斑丘疹,在热峰时出现在躯干和近端(经授权许可,引自:Stephen E. Gellis, MD)。

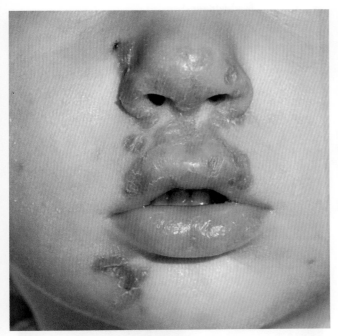

图 14 - 14 **脓疱病**。一种 A 群链球菌或金黄色葡萄球菌浅表皮肤感染,蜜糖色厚痂和红斑性水疱已排除(经授权许可,引自:K Wolff, RA Johnson: Fitzpatrick's Color Atlas and Synopsis of Clinical Dermatology, 6th ed. New York, McGraw-Hill, 2009)。

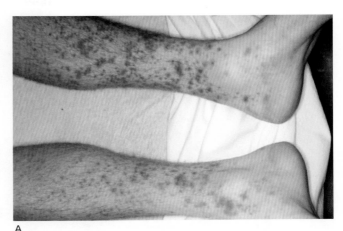

A

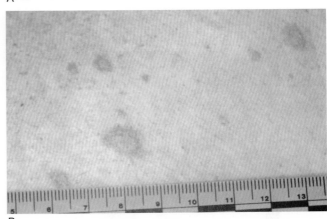

B

图 14 - 16 **落基山斑疹热**。A. 年轻、健康患者小腿和脚底的瘀点性病变。B. A 图患者的病变特写(经授权许可,引自:Lindsey Baden, MD)。

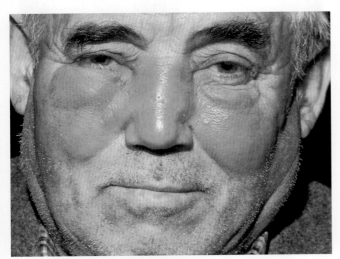

图 14 - 15 **丹毒**。A 群链球菌引起的浅层真皮感染,由界限分明的红斑性、水肿性、皮温升高的斑块组成(经授权许可,引自:K Wolff, RA Johnson, AP Saavedra: Fitzpatrick's Color Atlas and Synopsis of Clinical Dermatology, 7th ed. New York, McGraw-Hill, 2013)。

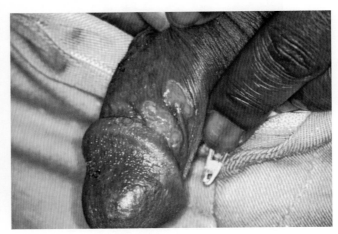

图 14 - 17 **一期梅毒**。坚硬的硬下疳(经授权许可,引自:M. Rein 和 CDC)。

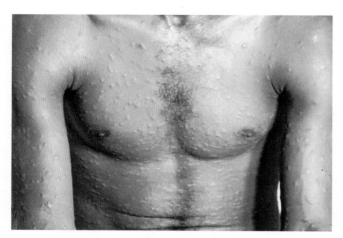

图 14-18　**二期梅毒**。躯干丘疹鳞屑性皮疹。

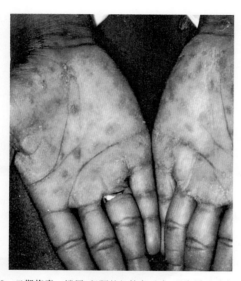

图 14-19　**二期梅毒**。鳞屑、坚硬的红棕色丘疹,通常累及手掌和足底。

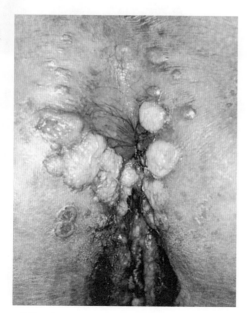

图 14-20　**尖锐湿疣**。二期梅毒中看到的湿润、有点疣状的、摩擦引起的斑块。

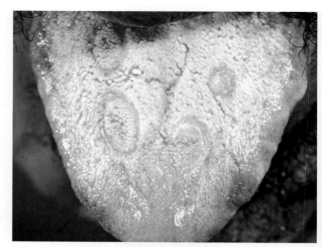

图 14-21　**舌黏膜斑**。二期梅毒的患者舌头上的黏膜斑(经授权许可,引自:Ron Roddy)。

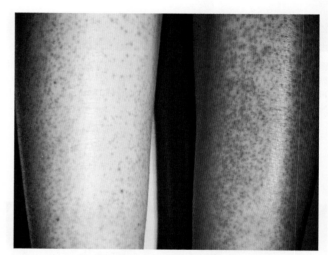

图 14-22　**瘀点病变**。非典型麻疹患者的瘀点病变(经授权许可,引自:Stephen E. Gellis,MD)。

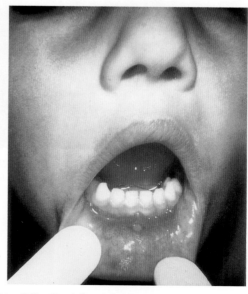

图 14-23　**手足口病**。患者口腔中质软的囊泡和糜烂(经授权许可,引自:Stephen E. Gellis,MD)。

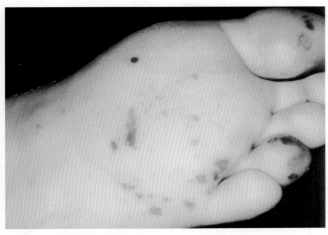

图 14-24 **化脓性栓子**。急性金黄色葡萄球菌心内膜炎的化脓性栓子引起的出血和梗死(经授权许可,引自: Lindsey Baden, MD)。

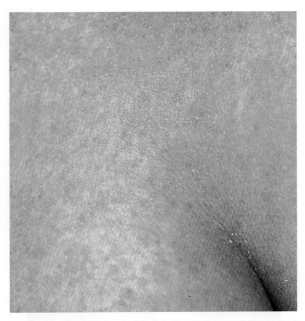

图 14-26 **猩红热皮疹**。细小点状红斑已融合(猩红热样),皮肤皱褶处线形红斑加重(帕氏线)(经授权许可,引自: K Wolff, RA Johnson: Fitzpatrick's Color Atlas and Synopsis of Clinical Dermatology, 6th ed. New York, McGraw-Hill, 2009)。

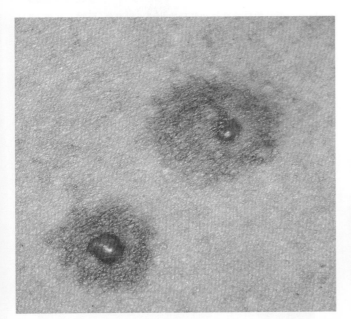

图 14-25 **多形红斑**。特征是靶形损害,即虹膜状皮疹,有时在红斑中心有水疱。常见于对感染(特别是单纯疱疹病毒或肺炎支原体)或药物的超敏反应(经授权许可,引自: K Wolff, RA Johnson: Fitzpatrick's Color Atlas and Synopsis of Clinical Dermatology, 6th ed. New York, McGraw-Hill, 2009)。

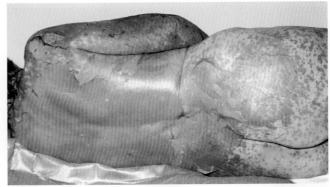

图 14-27 **中毒性表皮坏死松解症**。红斑进展为大疱,导致整个表皮层脱落。该反应是由磺胺引起的(经授权许可,引自: K Wolff, RA Johnson: Color Atlas and Synopsis of Clinical Dermatology, 5th ed. New York, McGraw-Hill, 2005)。

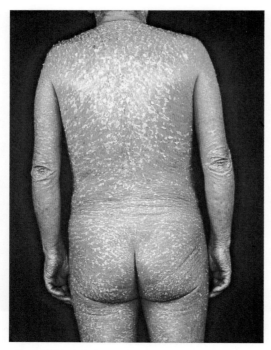

图 14-28　**弥漫性红斑和脱屑**。银屑病和剥脱性红皮病综合征（经授权许可，引自：K Wolff，RA Johnson：Color Atlas and Synopsis of Clinical Dermatology，6th ed. New York，McGraw-Hill，2009）。

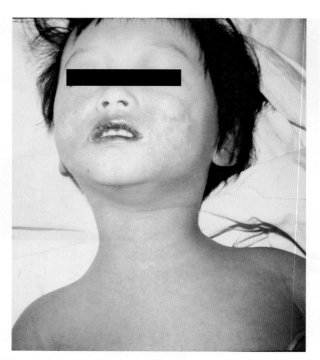

图 14-30　**明显的口唇皲裂和红斑性出血**。川崎病（经授权许可，引自：Stephen E. Gellis，MD）。

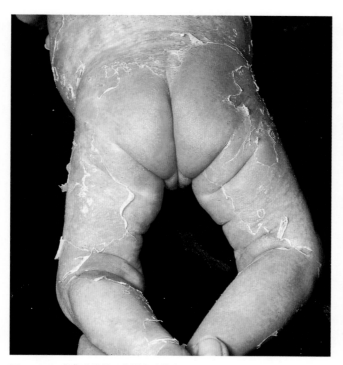

图 14-29　**葡萄球菌性烫伤样皮肤综合征的婴儿**。全身脱屑（经授权许可，引自：K Wolff，RA Johnson：Color Atlas and Synopsis of Clinical Dermatology，6th ed. New York，McGraw-Hill，2009）。

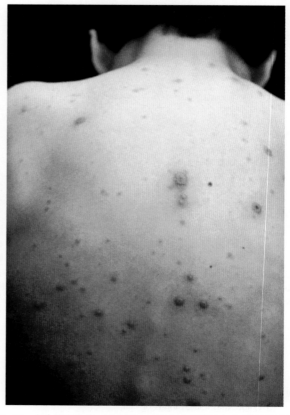

图 14-31　**各个阶段水痘**。红斑基底上的水疱和脐型水疱，随后形成结痂（经授权许可，引自：CDC）。

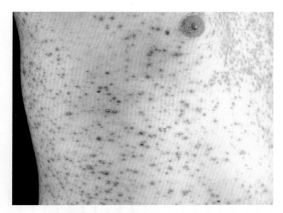

图 14-32　**不同阶段播散性疱疹病毒感染**。与水痘类似,有脓疱和结痂,与单纯疱疹或带状疱疹不同,病变非聚集性(经授权许可,引自:K Wolff,RA Johnson AP Saavedra:Color Atlas and Synopsis of Clinical Dermatology,7th ed. New York,McGraw-Hill,2013)。

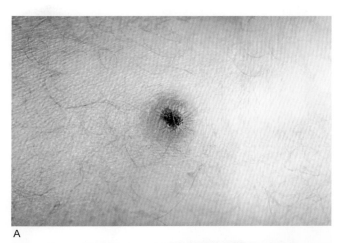

A

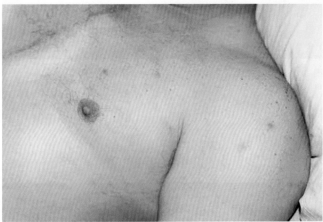

B

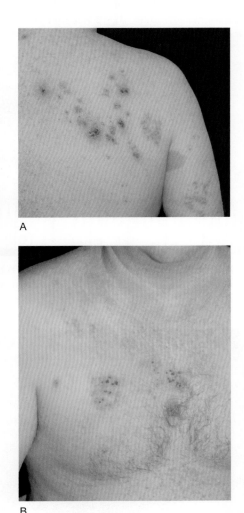

图 14-33　**带状疱疹**。服用泼尼松患者,背部和手臂(A)以及胸部右侧(B)可见 T2 皮肤聚集性囊泡和结痂(经授权许可,引自:K Wolff,RA Johnson:Color Atlas and Synopsis of Clinical Dermatology, 6th ed. New York,McGraw-Hill,2009)。

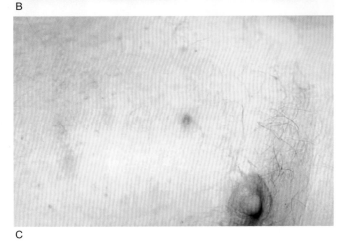

C

图 14-34　A. 立克次体病患者螨虫叮咬部位的焦痂。B. 同一患者躯干上的丘疹水疱性病变。C. B 图病变特写(经授权许可,引自:A Krusell et al:Emerg Infect Dis 8:727,2002)。

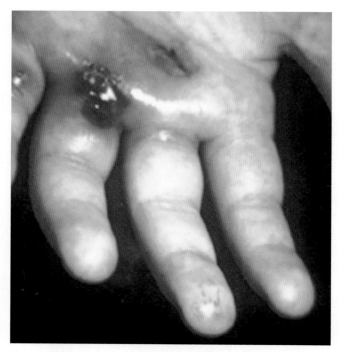

图 14-35　**坏死性脓疮**。中性粒细胞减少患者的坏死性脓疮,伴有铜绿假单胞菌血症。

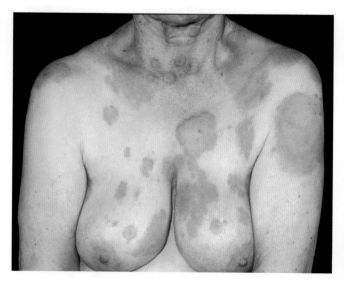

图 14-36　**荨麻疹**。表现为特征性离散及汇合性、水肿性红斑丘疹和斑块(经授权许可,引自:K Wolff,RA Johnson,AP Saavedra:Color Atlas and Synopsis of Clinical Dermatology,7th ed. New York,McGraw-Hill,2013)。

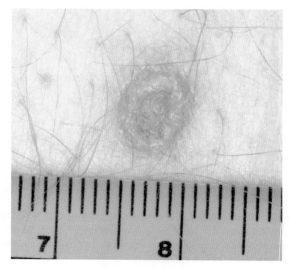

图 14-37　**播散性隐球菌感染**。肝移植受者出现 6 个类似本图的皮肤病变。活检和血清抗原证实为隐球菌。特征性病变包括:良性肉质丘疹,中央脐状突起,类似传染性软疣(经授权许可,引自:Lindsey Baden,MD)。

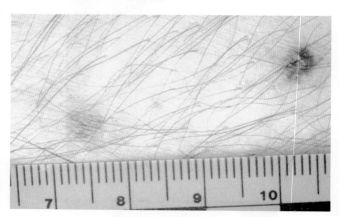

图 14-38　**播散性念珠菌病**。正在接受诱导化疗的白血病、中性粒细胞减少患者:皮肤质软、红斑性结节病变(经授权许可,引自:Lindsey Baden,MD)。

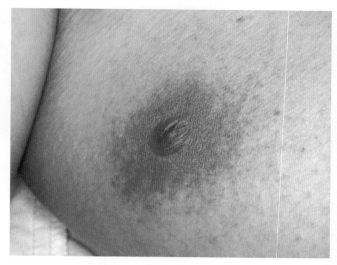

图 14-39　**播散性曲霉病**。造血干细胞移植患者,中性粒细胞减少时出现的多发坏死病变,照片中的病变位于大腿内侧,直径为数厘米。组织活检提示烟曲霉引起的梗死(经授权许可,引自:Lindsey Baden,MD)。

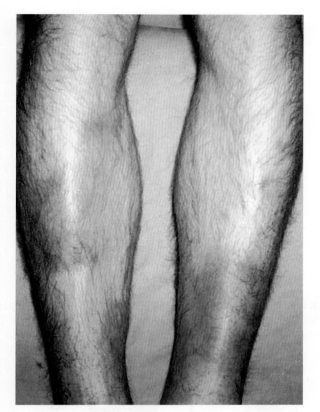

图 14-40　**结节性红斑**。一种脂膜炎，其特征是质软、深层结节和斑块，通常位于下肢（经授权许可，引自：Robert Swerlick，MD）。

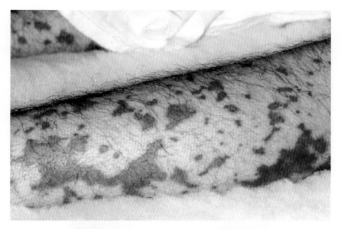

图 14-42　**暴发性脑膜炎奈瑟菌血症**。广泛的紫癜斑，边界不规则（经授权许可，引自：Stephen E. Gellis，MD）。

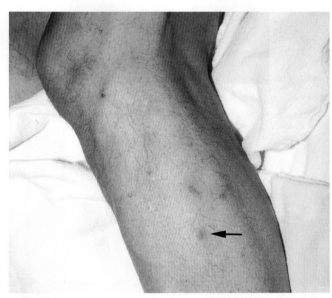

图 14-43　**红斑性丘疹病变**。慢性脑膜炎奈瑟菌血症患者腿上可见红斑性丘疹病变（箭头处）。

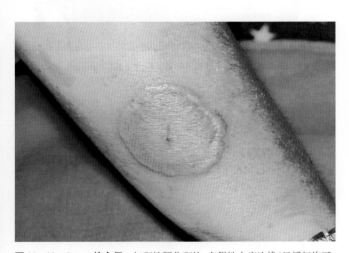

图 14-41　**Sweet 综合征**。红斑性硬化斑块，有假性水疱边缘（经授权许可，引自：Robert Swerlick，MD）。

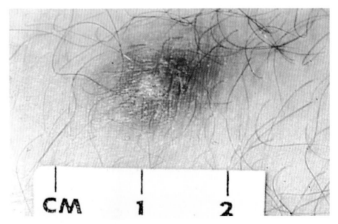

图 14-44　**播散性淋病奈瑟菌感染**。出血性丘疹和脓疱，伴离心性分布的紫癜中心（经授权许可，引自：Daniel M. Musher，MD）。

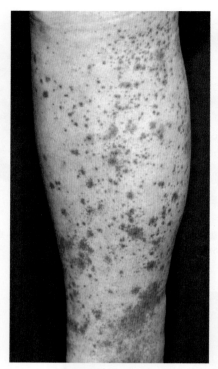

图 14 - 45　**皮肤小血管超敏性血管炎。**明显的小腿紫癜样丘疹（经授权许可，引自：K Wolff，RA Johnson：Color Atlas and Synopsis of Clinical Dermatology，6th ed. New York，McGraw-Hill，2009）。

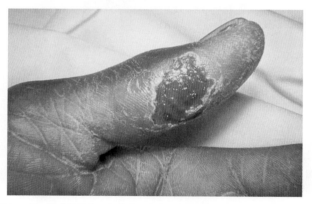

图 14 - 46　**患者的拇指。**兔热病引起拇指的坏死性溃疡（经授权许可，引自：CDC）。

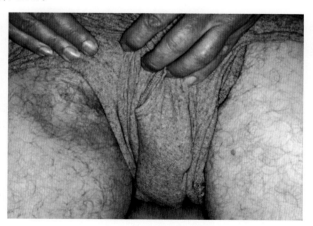

图 14 - 47　**50 岁男性高热。**小脚溃疡愈合后出现高热和巨大腹股沟淋巴结病，最后诊断兔热病（经授权许可，引自：Lindsey Baden，MD）。

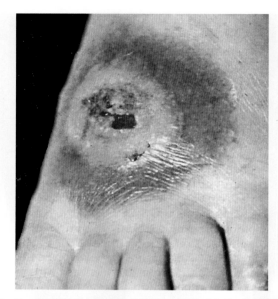

图 14 - 48　**伴疼痛的锥虫硬下疳。**脚背采采蝇叮咬后出现。从溃疡的吸出物中诊断出布氏锥虫（*Trypanosoma brucei*）（经授权许可，引自：Edward T. Ryan，MD. N Engl J Med 346：2069，2002）。

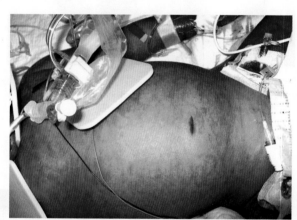

图 14 - 49　**药物反应性嗜酸性粒细胞增多和全身症状／药物诱导的超敏综合征（DRESS／DIHS）。**使用苯巴比妥后出现了暴发，早期表现为脱屑。还有相关淋巴结肿大和肝大（经授权许可，引自：Peter Lio，MD）。

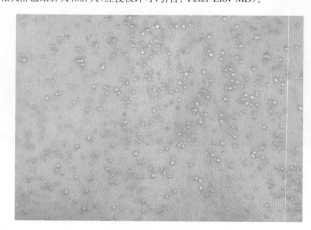

图 14 - 50　**众多小的非水疱性脓疱。**急性全身暴发性脓疱病（AGEP）患者红斑背景下许多小的非水疱性脓疱，皮疹始于身体褶皱并且进展覆盖躯干和面部（经授权许可，引自：K Wolff，RA Johnson：Color Atlas and Synopsis of Clinical Dermatology，6th ed. New York，McGraw-Hill，2009）。

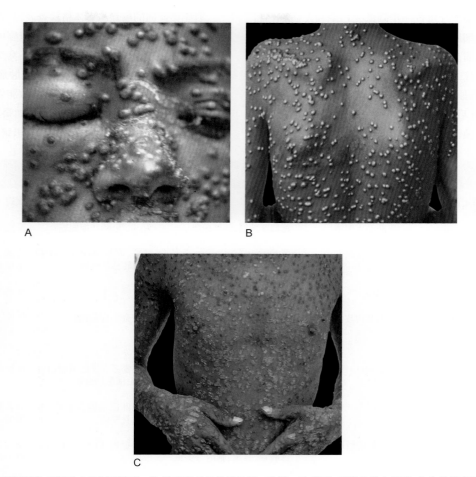

图 14-51 天花。A. 面部脓疱,病灶融合和躯干脓疱。B. 脓疱都处于发展的同一阶段。C. 躯干、手臂和手上结痂、愈合的病变(经授权许可,引自:K Wolff,RA Johnson:Color Atlas and Synopsis of Clinical Dermatology, 6th ed. New York,McGraw-Hill, 2009)。

第 15 章
癌症患者的感染 | Chapter 15
Infections in Patients with Cancer

Robert W. Finberg · 著 | 张尧 · 译

在多种恶性肿瘤中,感染不仅是常见的死亡原因,也是更常见的并发症之一。尸检研究表明,大多数急性白血病和半数淋巴瘤患者的死亡是由感染直接造成的。随着化疗的加强,实体肿瘤患者也更容易死于感染。幸运的是,预防和治疗癌症患者感染并发症的新方法已经降低了与感染相关的死亡率,并可能持续下去。这一成效主要与以下三个方面有关。

1. "早期经验性"使用抗生素使白血病和血流感染患者的死亡率从 1965 年的 84% 降低到 1972 年的 44%。最近的研

究表明,到 2013 年,出现发热的中性粒细胞减少患者中感染相关死亡率下降到<10%。死亡率的显著下降归功于使用适当的抗菌药物早期干预。

2. "经验性"抗真菌治疗也降低了播散性真菌感染的发生率,并且明显降低死亡率。对于中性粒细胞减少的患者,在给予抗生素治疗 4~7 日后仍有发热,但没有阳性培养结果时,可根据可能的真菌感染情况使用抗真菌药物。

3. 对于没有发热的中性粒细胞减少患者,使用广谱抗生

素进行预防性抗感染治疗可进一步降低死亡率和发病率。目前治疗严重中性粒细胞减少患者(例如接受高剂量化疗的白血病或高级别淋巴瘤患者)的策略是最初出现中性粒细胞减少时采用预防性治疗方案,然后根据体格检查(多数情况下仅发热)针对可能的病原体进行"经验性"抗菌治疗,最后,在广谱抗菌治疗 4~7 日后,基于真菌感染可能成为严重的问题,给予"经验性"抗真菌治疗。

有感染倾向的癌症患者体格检查表现(表 15-1)之一是肿瘤增殖引起的皮肤破溃。例如,鳞状细胞癌可引起表皮的局部浸润,从而使细菌进入皮下组织并导致蜂窝织炎的发生。人工关闭正常的腔道也容易引发感染,例如,肿瘤引起输尿管阻塞可导致泌尿道感染,引起胆管阻塞可导致胆管炎。宿主对感染的正常防御部分依赖内脏的持续排空,如果不能及时排空,由血流感染或局部播散产生的少量细菌可以繁殖并引起疾病。

表 15-1　癌症患者正常屏障破坏后易发生的感染

屏障类型	特定部位	受累细胞	病原体	相关癌症	疾病
物理屏障	皮肤破损	皮肤上皮细胞	葡萄球菌属、链球菌属	头、颈部,鳞状细胞癌	蜂窝织炎、皮肤广泛感染
体液排空	腔道闭塞:尿道、胆道、结肠	腔道上皮细胞	革兰阴性杆菌	肾脏、卵巢、胆道,多种癌症的转移性疾病	快速、致死性血流感染;泌尿道感染
淋巴管功能	淋巴结清扫术	淋巴结	葡萄球菌属、链球菌属	乳腺癌手术	蜂窝织炎
脾对病原体的清除	脾切除术	脾网状内皮细胞	肺炎链球菌、流感嗜血杆菌、脑膜炎奈瑟菌、巴贝虫、犬咬二氧化碳嗜纤维菌	霍奇金病、白血病	快速、致死性脓毒血症
吞噬功能	粒细胞缺乏	粒细胞(中性粒细胞)	葡萄球菌属、链球菌属、肠道病原体、真菌	急性髓系和淋巴细胞白血病、毛细胞白血病	血流感染
体液免疫	抗体缺乏	B 细胞	肺炎链球菌、流感嗜血杆菌、脑膜炎奈瑟菌	慢性淋巴细胞白血病、多发性骨髓瘤	有荚膜的病原体感染、鼻窦炎、肺炎
细胞免疫	T 细胞缺乏	T 细胞和巨噬细胞	结核分枝杆菌、李斯特菌、疱疹病毒、真菌、胞内寄生虫	霍奇金病、白血病、T 细胞淋巴瘤	胞内细菌、真菌、寄生虫感染;病毒的再活化

类似的问题也会影响淋巴结完整性被根治性手术破坏的患者,尤其是根治性淋巴结清扫的患者。根治性乳腺切除术后常见的临床问题之一是由于淋巴水肿和/或淋巴引流不畅导致蜂窝织炎(通常由链球菌或葡萄球菌引起)。在大多数情况下,这个问题可以通过防止积液和皮肤破裂的局部措施来解决,但在难治性病例中预防性使用抗生素治疗是必要的。

许多癌症患者常面临的危及生命的问题之一是脾切除术后网状内皮细胞清除微生物的能力丧失,这可能是毛细胞白血病、慢性淋巴细胞白血病(CLL)、慢性粒细胞白血病(CML)以及霍奇金病(Hodgkin's disease)治疗的一部分。即使在基础疾病进行了有效治疗后,脾的缺失也会使这类患者发生迅速致命的感染。同样的,外伤导致的脾缺失也会使正常宿主的一生都容易受到致命感染的威胁。脾脏切除的患者应被告知感染某些病原体的风险,如原虫中的巴贝虫(参见第 124 章)和犬咬二氧化碳嗜纤维菌,一种动物口腔中携带的细菌(参见第 40 章和第 55 章)。由于有荚膜的细菌(肺炎链球菌、流感嗜血杆菌和脑膜炎奈瑟菌)是脾切除术后脓毒症最常见的相关病原体,脾切除术后的患者应当接种/重新接种(表 15-2,参见第 5 章)针对这些病原体的荚膜多糖疫苗。许多临床医生建议给脾切除的患者提供少量可有效对抗肺炎链球菌、脑膜炎奈瑟菌和流感嗜血杆菌的抗生素,以避免患者在出现发热或其他细菌感染的体征或症状后,不能立即就医的情况下发生快速、致命的血流感染。为了达到这个目的,阿莫西林/克拉维酸(若肺炎链球菌耐药菌株在当地流行,可选择左氧氟沙星)是合理的选择。

表 15-2　接受化疗的癌症患者的疫苗接种[a]

疫苗	相关患者中的应用		
	强化化疗	霍奇金病	造血干细胞移植
白喉-破伤风疫苗[b]	基础免疫,必要时加强免疫	无特别推荐	移植后 3~6 个月给予 3 剂
脊髓灰质炎疫苗[c]	完成基础免疫和加强免疫	无特别推荐	移植后 3~6 个月给予 3 剂
b 型流感嗜血杆菌结合物	基础免疫,儿童中完成加强免疫	成人单剂	移植后 3~6 个月给予 3 剂(间隔 1 个月)

（续表）

疫苗	相关患者中的应用		
	强化化疗	霍奇金病	造血干细胞移植
人乳头瘤病毒（HPV）疫苗	四价人乳头瘤病毒疫苗被批准用于 9～26 岁的男性和女性，查看美国疾病控制和预防中心（CDC）网站（www.cdc.gov/vaccines）以获取最新建议	四价人乳头瘤病毒疫苗被批准用于 9～26 岁的男性和女性。查看 CDC 网站（www.cdc.gov/vaccines）以获取最新建议	四价人乳头瘤病毒疫苗被批准用于 9～26 岁的男性和女性。查看 CDC 网站（www.cdc.gov/vaccines）以获取最新建议
甲型肝炎疫苗	在职业和生活方式的基础上参考正常宿主的推荐	在职业和生活方式的基础上参考正常宿主的推荐	在职业和生活方式的基础上参考正常宿主的推荐
乙型肝炎疫苗	与正常宿主相同	在职业和生活方式的基础上参考正常宿主的推荐	移植后 3～6 个月给予 3 剂
肺炎链球菌结合疫苗（PCV13）、肺炎链球菌多糖疫苗（PPSV23）[d]	尽可能完成基础免疫	脾切除患者应当接种 PPSV23	移植后 3～6 个月给予 3 剂 PCV13，至少 8 周后给予 PPSV23，5 年后给予第 2 剂 PPSV23
四价脑膜炎奈瑟菌疫苗[e]	脾切除患者和流行地区的患者，包括住宿的大学生，均应接种	脾切除患者和流行地区的患者，包括住宿的大学生，均应接种；5 年后可给予第 2 剂	脾切除患者和流行地区的患者，包括住宿的大学生，均应接种；5 年后可给予第 2 剂
流感疫苗	季节性接种	季节性接种	季节性接种（建议在移植后 4 个月即给予季节性剂量；如果在移植后 6 个月以内，建议增加剂量）
麻疹/腮腺炎/疱疹	禁用	化疗期间禁用	移植 24 个月后且无移植物抗宿主病
水痘-带状疱疹疫苗[f]	禁用[g]	禁用	禁用（CDC 建议个体化评估）

a 关于免疫实践的最新专家建议和 CDC 指南请参见：http://www.cdc.gov/vaccines。b 对于成人，建议接种单剂 TDaP（破伤风-白喉-百日咳），随后每 10 年接种 1 次 TD 加强针（破伤风-白喉）。c 活疫苗是禁忌；灭活疫苗可以使用。d 用于预防肺炎链球菌肺炎的疫苗有两种类型。一种是对 13 种血清型有效的结合疫苗（13 价肺炎链球菌结合疫苗，PCV13），以三种不同的剂量给予所有儿童。另一种是对 23 种血清型有效的多糖疫苗（23 价肺炎链球菌多糖疫苗，PPSV23），其抗体效价低于结合疫苗的效价，免疫功能可能下降更快。由于造血干细胞移植（HSCT）受者接受的消融化疗可消除免疫记忆，因此建议所有患者重新接种疫苗。一旦发生免疫重建，疫苗接种的效果更佳；然而，由于预防严重疾病的需要，大多数情况下应在移植后 6～12 个月内接种。由于 PPSV23 包括 PCV13 中不存在的血清型，所以 HSCT 受者应在最后一次使用 PCV13 至少 8 周后接种 PPSV23。尽管 PPSV23 的抗体滴度下降明显，但使用多剂量的 PPSV23 的经验有限，有关该方案的安全性、毒性或有效性的数据也很有限。因此，美国 CDC 建议在最后一次给药后至少 5 年再给免疫受损患者接种一剂 PPSV23，包括移植受者、霍奇金病、多发性骨髓瘤、淋巴瘤或全身恶性肿瘤患者。除此单次额外剂量外，不建议额外剂量。e 脑膜炎奈瑟菌结合疫苗（MenACWY）推荐用于≤55 岁的成人，脑膜炎奈瑟菌多糖疫苗推荐用于≥56 岁的成人。f 包括儿童疫苗和成人带状疱疹疫苗。g 有关更多该疫苗在儿童急性淋巴细胞白血病中的应用信息请联系生产商。

对某些特定微生物感染的怀疑程度应取决于癌症的类型（表 15-3）。诊断多发性骨髓瘤或 CLL 的患者应警惕低丙种球蛋白血症的可能性。在低丙种球蛋白血症的 CLL 患者中，虽然免疫球蛋白替代疗法有效，但在大多数情况下，预防性使用抗生素是消除细菌感染价格更低廉且更方便的方法。对于急性淋巴细胞白血病（ALL）、非霍奇金淋巴瘤以及所有接受高剂量糖皮质激素或含糖皮质激素化疗方案治疗的癌症患者，均应在化疗期间给予预防性抗肺孢子虫治疗（表 15-3）。癌症患者除了对某些感染性病原体表现出易感性外，还可能出现特征性的感染表现。例如，发热（通常是正常宿主感染的表现）在中性粒细胞减少患者中仍然是一个可靠的指标。相反，接受糖皮质激素以及影响 T 细胞功能和细胞因子分泌的药物治疗的患者，在不发热的情况下仍可能出现严重的感染。类似的，中性粒细胞减少的患者通常表现为非化脓性蜂窝织炎、无咳痰甚至无 X 线表现的肺炎（见下文）。

表 15-3 特定类型癌症相关的感染

癌症	潜在的免疫紊乱	引起感染的病原体
多发性骨髓瘤	低丙种球蛋白血症	肺炎链球菌、流感嗜血杆菌、脑膜炎奈瑟菌
慢性淋巴细胞白血病	低丙种球蛋白血症	肺炎链球菌、流感嗜血杆菌、脑膜炎奈瑟菌
急性髓系或淋巴细胞白血病	粒细胞减少，皮肤和黏膜损伤	胞外革兰阳性和革兰阴性菌、真菌
霍奇金病	T 细胞功能异常	胞内病原体（结核分枝杆菌、李斯特菌、沙门菌、隐球菌、鸟分枝杆菌）、疱疹病毒
非霍奇金淋巴瘤和急性髓系白血病	糖皮质激素化疗，T 细胞和 B 细胞功能异常	肺孢子虫
结肠和直肠肿瘤	局部异常[a]	牛链球菌 1 型（血流感染）
毛细胞白血病	T 细胞功能异常	胞内病原体（结核分枝杆菌、李斯特菌、隐球菌、鸟分枝杆菌）

a 原因尚不明确。

使用以 B 淋巴细胞和 T 淋巴细胞为靶点的单克隆抗体以及干扰淋巴细胞信号传导的药物与潜伏感染的重新激活有关。利妥昔单抗是 CD20（一种 B 淋巴细胞表面蛋白）抗体，它的使用与结核病的复发以及其他潜在病毒感染的激活有关，包括乙肝病毒和巨细胞病毒（CMV）感染。与器官移植受者一样（**参见第 16 章**），对于有细菌（如结核分枝杆菌）和病毒（如单纯疱疹或带状疱疹）潜伏的患者应密切监测是否存在疾病的再激活。

系统特异性综合征

■ 皮肤特异性综合征

皮肤病变在癌症患者中很常见，这些病变的出现可以支持全身细菌或真菌感染的诊断。虽然由皮肤微生物（如链球

菌或葡萄球菌）引起的蜂窝织炎很常见，但中性粒细胞减少的患者［如有功能的多形核白细胞（中性粒细胞）＜500/μL］以及血液或淋巴引流功能受损的患者可能会出现少见病原体的感染。在免疫功能缺陷的患者中，看似无害的斑疹或丘疹可能是细菌或真菌脓毒症的第一个表现（**图 15-1**）。在中性粒细胞减少的宿主中，斑疹迅速发展为坏疽性深脓疱（**图 14-35**），后者通常是由中央黑色或灰黑色的焦痂和周围的红斑组成的无痛的圆形坏死性病变。坏死性脓疱位于非受压部位（与循环障碍引起的坏死性病灶不同），通常与铜绿假单胞菌血流感染（**参见第 61 章**）有关，但也可能由其他细菌引起。

念珠菌血症（**参见第 115 章**）也可有多种皮肤表现（**图 14-38**），通常表现为斑丘疹。皮肤穿刺活检可能是最好的诊断方法。

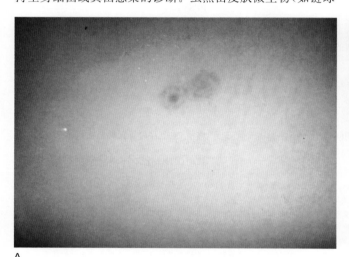
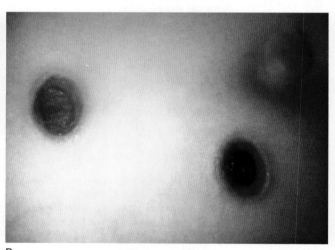

图 15-1　A. 急性淋巴细胞白血病患者大肠埃希菌血流感染相关的丘疹。B. 第 2 日，同一病灶。

蜂窝织炎是一种急性皮肤播散性炎症，最常由 A 组链球菌或金黄色葡萄球菌引起，通常可以在皮肤上检测到强毒力病原体（**参见第 26 章**）。虽然蜂窝织炎在正常宿主中有局限性，但在中性粒细胞减少的患者中可迅速播散。皮肤上的微小伤口就可能导致蜂窝织炎扩散，其特征是疼痛和红斑，在受感染的患者中通常缺乏感染的体征（如化脓）。正常宿主中的疖在白血病患者中发生时可能因为感染失控而需要截肢。对在正常宿主中也许微不足道的感染表现出剧烈的反应，可能是白血病的第一个症状。幸运的是，粒细胞减少患者可能会感染某些特定的病原体（**表 15-4**）；因此，抗生素治疗方案的选择要容易一些（见下文"抗菌治疗"）。早期发现蜂窝织炎并积极治疗是非常必要的。中性粒细胞减少或因其他原因接受过抗生素治疗的患者，可能会出现少见病原体（如大肠埃希菌、假单胞菌或真菌）引起的蜂窝织炎。早期治疗即使是看似无害的皮肤病变对于防止组织坏死和缺失是必不可少的。在疾病早期，有时可能需要行清创术以防止感染播散，但当中性粒细胞增加时，通常可以在化疗后进行清创术。

表 15-4　可能引起粒细胞减少患者感染的病原体	
革兰阳性球菌	
表皮葡萄球菌	金黄色葡萄球菌
草绿色链球菌	粪肠球菌
肺炎链球菌	
革兰阴性杆菌	
大肠埃希菌	沙门菌属
克雷伯菌属	不动杆菌属[a]
铜绿假单胞菌	窄食单胞菌属
肠杆菌属	柠檬酸杆菌属
其他假单胞菌属（不包括铜绿假单胞菌）[a]	
革兰阳性杆菌	
类白喉杆菌	JK 芽孢杆菌[a]
真菌	
念珠菌属	毛霉属/根霉属
曲霉属	

[a] 通常与静脉导管有关。

Sweet 综合征,或称急性发热性嗜中性皮肤病,最初见于白细胞计数升高的女性。该病的特点是真皮下层出现白细胞,真皮乳头水肿。具有讽刺意味的是,这种疾病现在常见于中性粒细胞减少的癌症患者中,常与急性髓系白血病(AML)有关,但也与其他各种恶性肿瘤有关。Sweet 综合征通常表现为红色或蓝红色丘疹或结节,可融合并形成边缘明显的斑块(**图 14 - 41**)。水肿可能提示水疱,但在触诊时病灶是实性的,并且在这种疾病中可能永远不会出现水疱。这种病变最常见于面部、颈部和手臂。腿部病灶可能与结节红斑混淆(**图 14 - 40**)。病灶的发展常伴有高热和红细胞沉降率升高。糖皮质激素治疗对病灶和体温升高均有显著效果。治疗初期使用高剂量的糖皮质激素(泼尼松,60mg/d),在随后的 2~3 周逐渐减量。

数据显示,多形红斑(**图 14 - 25**)伴黏膜受累通常与单纯疱疹病毒(HSV)感染有关,不同于 Stevens - Johnson 综合征,后者与药物有关且皮疹分布更广泛。癌症患者都处于免疫抑制状态(因此容易感染疱疹病毒)以及接受大量的药物治疗(因此易患 Stevens - Johnson 综合征),这两种情况在这一群体中都很常见。

作为癌症辅助治疗或主要治疗方法的细胞因子,本身可引起特征性皮疹,进一步增加了鉴别诊断的复杂性。这一现象在骨髓移植受者中是一个特殊的问题(**参见第 16 章**),他们除了因接受常规化疗、抗生素和细胞因子治疗而引起皮疹外,还受到移植物抗宿主病的困扰。

■ 导管相关感染

由于静脉导管在癌症化疗中使用广泛,且容易引起感染(**参见第 17 章**),因此在癌症患者的护理中成为主要问题之一。一些导管相关感染可以使用抗生素治疗,而另一些则必须拔除导管(**表 15 - 5**)。如果患者有"隧道式"导管(包括入口、皮下隧道和出口),在管道(隧道)对应的皮下部分出现红色条纹,应立即拔除导管。在这种情况下,如果未能拔除导管,可能会导致广泛的蜂窝织炎和组织坏死。

表 15 - 5	免疫抑制患者导管感染的处理		
临床表现或分离到病原体	拔除导管	抗生素	总结
感染的证据、血培养阴性			
出口部位红斑	若对治疗有反应可以不拔除	通常初始治疗针对革兰阳性球菌	凝固酶阴性的葡萄球菌最常见
隧道部位红斑	要求拔除	治疗革兰阳性球菌直至有培养结果	若不能拔除导管会导致皮肤坏死,后期需要皮肤移植
血培养阳性的感染			
凝固酶阴性的葡萄球菌	最好拔除导管,但若患者病情稳定且对抗生素治疗有反应,拔除导管可能是不必要的	治疗通常首选万古霉素、利奈唑胺、奎奴普丁/达福普丁和达托霉素也可使用	若没有拔除导管的禁忌证,最好拔除导管;拔除导管后可能不需要抗生素治疗
其他革兰阳性球菌(如:金黄色葡萄球菌、肠球菌)、革兰阳性杆菌(芽孢杆菌、棒状杆菌属)	建议拔除	选择敏感的抗生素治疗,治疗疗程根据临床情况决定	金黄色葡萄球菌感染引起的播散性感染和肠球菌感染的难治性使得拔除导管成为推荐建议;此外,革兰阳性杆菌对单纯的抗生素治疗无反应
革兰阴性菌	建议拔除	选择敏感的抗生素治疗	窄食单胞菌、铜绿假单胞菌和伯克霍尔德菌是公认的难以治疗的病原体,与碳青霉烯类耐药的病原体类似
真菌	建议拔除	—	导管真菌感染的治疗极为困难

比隧道感染更常见的是出口部位感染,通常在导管穿透皮肤的部位出现红斑。大多数权威机构(**参见第 43 章**)建议对凝固酶阴性的葡萄球菌引起的出口部位感染进行治疗(通常联合万古霉素)。凝固酶阳性的葡萄球菌感染的治疗效果较差,如果可以建议尽可能拔除导管。同样的,大多数临床医生会拔除铜绿假单胞菌和念珠菌感染的导管,因为这类感染很难治疗,而且这些病原体引起的血流感染很可能是致命的。由洋葱伯克霍尔德菌、窄食单胞菌属、农杆菌属、鲍曼不动杆菌、铜绿假单胞菌以外的假单胞菌属和碳青霉烯耐药的肠杆菌科细菌引起的感染很难单独靠抗生素治疗予以根除。类似的,分离到芽孢杆菌、棒状杆菌和分枝杆菌属时应及时

拔除导管。

■ 胃肠道特异性综合征

上消化道疾病

口腔感染 · 口腔中富含需氧和厌氧细菌(**参见第 73 章**),这些细菌通常与宿主存在共生关系。由于化疗药物的抗代谢作用导致宿主黏膜防御系统破坏,造成口腔溃疡和共生菌入侵的可能。大多数接受细胞毒药物化疗的患者会遭受口腔溃疡的折磨,并与草绿色链球菌血流感染有关。口腔念珠菌感染很常见。氟康唑对白色念珠菌引起的局部感染(鹅口疮)和全身感染(食管炎)均有明显疗效。其他唑类药物(如伏立康唑)以及棘白菌素对慢性氟康唑治疗相关的氟康唑耐药病原

体引起的感染具有类似的疗效和活性（**参见第 115 章**）。

坏疽性口炎（Noma，cancrum oris，又称走马疳）常见于营养不良的儿童，是一种口腔软组织、硬组织及其邻近部位的穿透性疾病，可导致坏死和坏疽。在免疫功能低下的患者中有相当一部分的患者发病，本病是由拟杆菌属、梭杆菌属和其他口腔正常定植菌的入侵引起的。坏疽性口炎与虚弱、口腔卫生差和免疫抑制有关。

病毒，尤其是单纯疱疹病毒（HSV），是免疫功能低下患者口腔感染发病的主要原因，这与患者有严重的黏膜炎有关。预防性或治疗性使用阿昔洛韦是有意义的。

食管感染·食管炎的鉴别诊断（通常表现为吞咽时胸骨后疼痛）包括单纯疱疹感染和念珠菌病，这两种疾病都是容易治疗的。

下消化道疾病

肝脏念珠菌病（**参见第 115 章**）是念珠菌在中性粒细胞减少患者肝脏中播散引起的（念珠菌通常来自胃肠道）。本病在接受治疗的 AML 患者中最为常见，常在中性粒细胞减少好转时出现症状。典型表现为在有中性粒细胞减少但之后中性粒细胞计数已恢复正常的血液系统恶性肿瘤患者中，出现对抗生素无效的持续性发热、腹痛、恶心或腹部压痛，血清碱性磷酸酶水平升高。疾病（可能表现为慢性感染并持续数月）的确诊依赖于在肉芽肿改变中发现酵母菌或假菌丝。肝脏超声或 CT 检查可见牛眼征。MRI 检查可以显示其他影像学检查不能发现的小的病灶。病理（肉芽肿改变）和发病时间（在中性粒细胞减少好转、中性粒细胞计数升高时）表明宿主对念珠菌的反应是疾病表现的重要组成部分。尽管病原体是明确的，但许多患者活检组织培养可能是阴性的。将疾病命名为肝脾念珠菌病或肝脏念珠菌病并不恰当，因为该病还常累及肾脏和其他组织；慢性播散性念珠菌病一词可能更合适。由于肝穿刺活检有出血的风险，诊断通常基于影像学检查（MRI、CT）。治疗应针对病原体进行（通常是白色念珠菌，有时是热带念珠菌或其他不太常见的念珠菌）。

盲肠炎

盲肠炎（也称坏死性结肠炎、中性粒细胞减少性结肠炎、坏死性肺炎、回肠盲肠综合征）是发生在免疫抑制患者中的一种表现为发热和右下腹（或全腹）压痛的临床综合征，典型者见于细胞毒药物化疗后的中性粒细胞减少患者中。它在儿童中比成人更为常见，在 AML 或 ALL 患者中比其他类型的癌症患者中更为常见。体格检查表现为右下腹压痛，伴或不伴有反跳痛。与本病相关的腹泻（通常是血便）很常见，CT、MRI 或超声显示盲肠壁增厚可明确诊断。腹部平片可显示右下腹肿块，增强 CT 或 MRI 是更为敏感的诊断手段。虽然有时为了避免缺血穿孔会尝试手术治疗，但大多数病例仅靠药物治疗就能治愈。该疾病有时与血培养阳性（通常是需氧革兰阴性杆菌）有关，建议使用广谱抗菌药物治疗（特别是可在肠道菌群中发现的革兰阴性杆菌）。如有穿孔，建议手术

治疗。

艰难梭菌引起的腹泻

癌症患者易由于化疗出现艰难梭菌引起的腹泻（**参见第 31 章**）。因此，即使未接受抗生素治疗，他们也可能被检测出艰难梭菌阳性。当然，由于抗生素选择压力，这些患者也容易出现艰难梭菌引起的腹泻。对于接受化疗或抗生素治疗的癌症患者，艰难梭菌应始终被视为导致腹泻的可能原因。

■ **中枢神经系统特异性综合征**

脑膜炎

淋巴瘤或 CLL 患者以及接受化疗（尤其使用糖皮质激素）的实体肿瘤患者出现脑膜炎提示为隐球菌或李斯特菌感染。如前所述，脾切除的患者易遭受有荚膜细菌（包括肺炎链球菌、流感嗜血杆菌和脑膜炎奈瑟菌）的快速、致命感染。同样，抗体缺乏的患者（如 CLL、接受强化化疗或骨髓移植的患者）也容易受到这些细菌的感染。其他癌症患者由于自身细胞免疫功能缺陷，很可能感染其他病原体（表 15-3）。医生应该考虑到中枢神经系统（CNS）结核病，特别是来自结核病高流行国家的患者。

脑炎

病毒性脑炎引起的疾病范围在免疫功能缺陷的患者中扩大。在接受以下治疗的癌症患者中，可以出现与艾滋病患者类似的胞内病原体感染倾向（**参见第 97 章**）：① 高剂量细胞毒药物化疗；② 影响 T 细胞功能的药物化疗（如氟达拉滨）；③ 拮抗 T 细胞（如抗 CD3、阿仑单抗、抗 CD52）或细胞因子活性的抗体（抗肿瘤坏死因子制剂或白细胞介素 1 受体拮抗剂）。水痘带状疱疹病毒（varicella-zoster virus，VZV）感染可能与 VZV 相关性血管炎引起的脑炎有关。慢性病毒感染可能也与痴呆和脑炎表现有关。当接受化疗（尤其是利妥昔单抗）的患者出现痴呆时，应考虑进行性多灶性白质脑病的诊断（**表 15-6，参见第 36 章**）。其他可能与感染相混淆的中枢神经系统异常包括放疗引起的中枢神经系统正常压力脑积水和血管炎。通过 MRI 可以予以鉴别。

表 15-6 癌症患者中枢神经系统感染的鉴别诊断

CT 或 MRI 表现	潜在感染倾向	
	长期中性粒细胞减少	细胞免疫缺陷[a]
肿块样病灶	曲霉、诺卡菌或隐球菌性脑脓肿	弓形虫、EB 病毒淋巴瘤（罕见）
弥漫性脑炎	进行性多灶性白质脑病（JC 病毒）	水痘带状疱疹病毒、巨细胞病毒、单纯疱疹病毒、人疱疹病毒 6 型、JC 病毒、李斯特菌

[a] 高剂量糖皮质激素治疗，细胞毒药物化疗。

脑占位

脑部大的占位性病变常表现为头痛，伴或不伴有发热或神经系统异常。与占位性病变相关的感染可能由细菌（尤其

是诺卡菌)、真菌(尤其是隐球菌或曲霉)或寄生虫(如弓形虫)引起。EB 病毒(Epstein-Barr virus,EBV)相关淋巴瘤也可表现为单一或多发的脑部占位性病变。

■ 肺部感染

免疫功能缺陷患者的肺炎(参见第 21 章)可能难以诊断,因为传统的诊断方法依赖于中性粒细胞的存在。中性粒细胞减少患者的细菌性肺炎可能没有化脓性痰液,或者根本没有痰液,也可能不出现提示肺部实变的体征(啰音或哮鸣音)。

对于持续或反复发热的粒细胞减少患者,胸部 X 线检查可能有助确定感染部位,从而确定采取哪些诊断措施以及应考虑哪些治疗方案(表 15-7)。这种情况下,简单的胸部 X 线检查是一种筛查方式;由于宿主免疫功能受损导致肺实变或渗出减少,因此推荐高分辨率 CT 用于肺部感染的诊断。在肺浸润的治疗过程中所遇到的困难,部分与诊断困难有关。通过输注血小板使血小板计数增加到足够的水平,此时通过内镜获得的支气管灌洗液的显微镜和微生物学检查往往具有诊断价值。灌洗液应当进行支原体、衣原体、军团菌、诺卡菌、常见的细菌、真菌和病毒培养。此外,还应考虑肺孢子菌肺炎的可能性,尤其是对未接受预防性甲氧苄啶-磺胺甲噁唑(TMP-SMX)治疗的 ALL 或淋巴瘤患者。肺浸润的特征可能有助决定进一步的诊断和治疗。结节样浸润提示真菌性肺炎(如曲霉或毛霉)。这种病变最好采用直视下的活检。值得注意的是,虽然细菌性肺炎在免疫功能正常患者中的典型表现为肺叶浸润,但在粒细胞减少的患者中,细菌性肺炎缺乏症状、体征或影像学异常表现;因此很难诊断。

表 15-7 免疫抑制患者肺部浸润的鉴别诊断

浸润类型	肺炎的病因	
	感染性	非感染性
局灶性	细菌(包括军团菌、分枝杆菌)	局部出血或栓塞、肿瘤
结节	真菌(如曲霉、毛霉菌),诺卡菌	肿瘤复发
弥漫性	病毒(特别是巨细胞病毒)、衣原体、肺孢子虫、刚地弓形虫、分枝杆菌	充血性心力衰竭、放射性肺炎、药物引起的肺损伤、肿瘤播散引起的淋巴管炎

曲霉属(参见第 116 章)可定植于皮肤和呼吸道,或引起致命的全身性疾病。虽然这种真菌可能在既往存在的空洞内形成曲霉球,也可能在一些患者中产生过敏性支气管肺曲霉病,但在中性粒细胞减少的患者引起的主要是侵袭性疾病,这主要由烟曲霉或黄曲霉引起。病原体在呼吸道定植后进入宿主,随后侵入血管。由于真菌具有侵入血管的能力,这种疾病很可能表现为血栓或栓塞事件。曲霉感染的风险与中性粒细胞减少的持续时间直接相关。在长时间中性粒细胞减少的患者中,鼻咽部曲霉定植的监测培养阳性可预测疾病的发展。

曲霉感染的患者常伴有胸痛和发热,有时伴有咳嗽。咯血

可能是一个不好的表现。胸部 X 线可显示新的浸润或结节。胸部 CT 可以表现典型的晕征,由低密度区包绕肿块样渗出组成。胸部 X 线或 CT 上出现"新月征"、肿块中央出现空洞是侵袭性曲霉感染的特征,但可能随着病灶的消退而变化。

曲霉除了引起肺部疾病外,还可通过鼻或上腭侵入,并穿透鼻窦。在鼻腔或硬腭出现变色区域提示应寻找侵袭性曲霉感染。这种情况可能需要手术清创。曲霉的导管感染通常需要拔除导管和抗真菌治疗。

弥漫性间质浸润提示病毒性肺炎、寄生虫肺炎或肺孢子菌肺炎。如果患者在胸部 X 线上表现为弥漫性间质浸润,在考虑侵入性诊断操作的同时,经验性的使用 TMP-SMX 治疗肺孢子菌,喹诺酮类或阿奇霉素治疗衣原体、支原体、军团菌可能是合理的。非侵入性的诊断方法,如痰涂片染色找肺孢子菌、血清隐球菌抗原检测以及尿军团菌抗原检测,可能会有帮助。血清半乳甘露聚糖和β-D-葡聚糖检测可能在诊断曲霉感染中有一定的价值,但它们的使用受到敏感性和特异性的限制。在未接受预防性抗肺孢子菌治疗的癌症患者中,血清β-D-葡聚糖水平的升高提示肺孢子菌肺炎的诊断。在免疫功能正常的宿主中仅引起上呼吸道症状的病毒,如呼吸道合胞病毒(RSV)、流感病毒和副流感病毒,与免疫功能低下宿主的致命性肺炎有关。在接受化疗的癌症患者中,CMV 会再次激活,但 CMV 肺炎在接受造血干细胞移植(HSCT)的患者中最为常见(参见第 16 章)。现在,聚合酶链反应检测可以快速诊断病毒性肺炎,并指导某些病例(如流感)的治疗。目前,可以检测肺和上呼吸道中大量病毒的多重研究已经出现,将得以实现病毒性肺炎的特异性诊断。

博来霉素是引起化疗所致肺部疾病最常见的药物。其他药物包括烷化剂(如环磷酰胺、苯丁酸氮芥和美法仑)、亚硝基脲[卡莫司汀(BCNU)、洛莫司汀(CCNU)和甲基-洛莫司汀]、白消安、甲基苄肼、甲氨蝶呤和羟基脲等。感染性和非感染性(药物和/或放疗诱导的)肺炎均可引起发热和胸部 X 线异常;因此,对接受化疗患者肺部浸润的鉴别诊断应包括多种情况(表 15-7)。放射性肺炎(对糖皮质激素有显著反应)或药物性肺炎的治疗不同于感染性肺炎,活检在诊断中可能很重要。遗憾的是,约 30% 的病例即使在支气管镜检查后仍然无法明确诊断。

开胸肺活检是诊断的金标准。在许多病例中,胸腔镜直视下活检可以取代开胸手术。当不能进行活检时,可进行经验性治疗;对于弥漫性浸润的患者可以使用喹诺酮或红霉素衍生物(阿奇霉素)和 TMP-SMX 进行经验性治疗,对于结节样浸润的患者应使用抗真菌药物治疗。在这些患者中,应该仔细权衡风险。如果用药不当,经验性治疗可能是有毒或无效的,这两种结果都可能比活检更危险。

■ 心血管感染

霍奇金病患者容易受到沙门菌的持续感染,有时(尤其是老年患者)会影响心血管系统。留置于右心房的静脉导管

的应用与细菌性心内膜炎的高发生率有关,可能与血流感染后的瓣膜损伤有关。非细菌性血栓性心内膜炎(消耗性心内膜炎)已被报道与多种恶性肿瘤(多数为实体肿瘤)有关,也可能发生在骨髓移植之后。伴有新的心脏杂音的栓塞事件提示此诊断。血培养在这种发病机制不明的疾病中呈阴性。

■ 内分泌综合征

已有报道在免疫功能受损的患者中存在内分泌系统感染。在中性粒细胞减少期间,甲状腺念珠菌感染可能难以诊断。它可以在中性粒细胞计数增加后,通过铟标记的白细胞扫描或镓扫描来诊断。巨细胞病毒感染可导致肾上腺炎,伴或不伴肾上腺功能不全。免疫功能受损的患者突然出现内分泌异常可能是相关器官感染的征象。

■ 肌肉骨骼感染

当肿瘤限制肌肉、骨骼或关节的血液供应时,由血管受损引起的感染可导致坏疽。这种感染的诊断和治疗过程与正常宿主相似,但有以下几点需要注意。

1. 在诊断方面,由于粒细胞减少患者缺乏粒细胞而导致临床体征缺乏,临床医生应当更积极地获取组织,而不是更依赖于体征。

2. 在治疗方面,可能需要对感染的组织进行积极的清创。然而,由于缺乏血小板(可导致出血)和白细胞(可能导致继发性感染),通常很难对最近接受化疗的患者进行手术。产气荚膜梭菌(一种通常与气性坏疽有关的病原体)血培养阳性有多种意义(**参见第51章**)。梭状芽孢杆菌血流感染与潜在恶性肿瘤的存在有关。肠道病原体的血流感染,如牛链球菌1型和产气荚膜梭菌,可自发于下消化道病变(肿瘤或息肉);或者,这些病变可能是侵袭性疾病的先兆。必须考虑临床环境,以便为每个病例确定适当的治疗方法。

■ 肾脏和输尿管感染

尿路感染常见于输尿管排泄功能受损的患者(**表15-1**)。念珠菌对肾脏有一定的偏爱,在免疫功能受损的患者中,念珠菌可以通过血流或逆行(通过输尿管或膀胱)侵入肾脏。"真菌球"或持续性念珠菌尿提示侵袭性疾病。持续性真菌尿(包括曲霉和念珠菌)提示应寻找肾脏感染病灶。

某些病毒通常只出现在免疫受损的患者中。BK病毒(人多瘤病毒1型)已在骨髓移植受者的尿液中被发现,并且与腺病毒一样,可能与出血性膀胱炎有关。

易发生感染的异常表现

■ 淋巴系统

详细描述由癌症或癌症化疗引发的所有免疫异常如何导致感染超出了本章的范围(**表15-1**)。免疫系统紊乱在本书的其他部分讨论。如前所述,抗体缺乏的患者易发生有荚膜细菌(包括肺炎链球菌、流感嗜血杆菌和脑膜炎奈瑟菌)引起的致死性感染。**第97章**描述了由于细胞免疫功能缺乏而引起的感染。然而,值得一提的是,因癌症接受强化化疗的患

者,不仅会出现粒细胞减少,还会出现淋巴细胞功能障碍,这可能是严重的问题。因此,这些患者,尤其是接受含糖皮质激素方案或抑制T细胞活化(钙调磷酸酶抑制剂或药物如氟达拉滨,影响淋巴细胞功能)或细胞因子诱导的药物治疗的患者,应该给予预防性抗肺孢子菌肺炎治疗。

接受消除B细胞治疗的患者(如使用抗CD20抗体或利妥昔单抗)尤其容易受到病毒感染。这些患者出现进展性多灶性白质脑病(由JC病毒引起)的概率升高。

■ 造血系统

🌐 始于20世纪60年代的研究发现,在粒细胞计数<500/μL的癌症患者中,感染(致命的和非致命的)的发病率显著增加。预防性抗菌药物的使用降低了细菌感染的数量,但是35%~78%因血液系统恶性肿瘤接受化疗并发热的粒细胞减少患者在化疗期间出现感染。需氧病原体(革兰阳性菌和革兰阴性菌)在所有病原体中占主要地位,但不同机构分离出的确切病原体各不相同。厌氧菌感染不常见。地理分布会影响分离的真菌种类。结核病和疟疾是发展中国家常见的发热原因,在这种情况下也可能发生。

中性粒细胞减少患者容易受到多种细菌的感染;因此,如果怀疑感染,应立即开始抗生素治疗以覆盖可能的病原体。事实上,尽早使用抗菌药物是防止死亡的关键。与大多数免疫功能受损患者一样,中性粒细胞减少的患者也受到自身微生物群的威胁,包括常见皮肤、黏膜以及肠道的革兰阳性菌和革兰阴性菌(**表15-4**)。由于使用窄谱药物治疗会导致抗菌药物未覆盖的病原体感染,因此初始方案应针对所有可能的病原体。如**图15-2**所示,抗菌药物的使用一直持续到中性

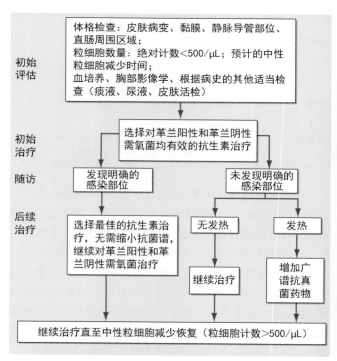

图 15-2　发热和中性粒细胞减少患者的诊断和治疗流程。

粒细胞减少好转,即粒细胞计数持续超过 $500/\mu L$ 至少 2 日。在某些情况下,患者在中性粒细胞减少好转后仍有发热,此时,因严重血流感染而引起猝死的风险大大降低,应认真考虑以下诊断:① 真菌感染;② 细菌性脓肿或感染灶未引流;③ 药物热(包括对抗菌药物以及化疗药物或细胞因子的反应)。在某些情况下,应考虑病毒感染或移植物抗宿主病。在临床实践中,当患者中性粒细胞减少好转且所有细菌感染的证据已经消除时,通常停止抗菌治疗。如果没有真菌感染的证据,则停用抗真菌药物。如果患者仍有发热,则需要考虑病毒或不典型病原体感染的可能,同时系统地从治疗方案中剔除不必要的细胞因子和其他药物。

治疗 · 癌症患者的感染

抗菌治疗

数百种抗菌治疗方案已被用于癌症患者以进行临床测试。感染的主要风险与疾病或治疗导致的中性粒细胞减少程度有关。许多涉及小群体的相关研究发现预后总体上良好,但大多数研究对于不同治疗方案之间的比较都缺乏统计学差异。每一个发热的中性粒细胞减少患者都应该作为一个独特的个体问题来对待,尤其要注意既往的感染和最近的抗生素暴露。一些通用指南对于发热的中性粒细胞减少患者的初始治疗是有指导意义的(图 15-2)。

1. 在初始治疗方案中,需要使用对革兰阴性菌和革兰阳性菌均有效的抗生素(表 15-4)。

2. 单纯使用氨基糖苷类或对革兰阳性菌缺乏良好活性的抗生素(如环丙沙星或氨曲南)治疗是不够的。

3. 使用的药物应反映医院的流行病学和抗生素耐药情况。

4. 如果药敏试验证实使用头孢菌素是合理的,那么在许多医院,单一的第三代头孢菌素是合适的初始治疗方案。

5. 大多数标准治疗方案是为既往未接受预防性抗生素治疗的患者设计的。接受抗生素治疗的患者出现发热会影响后续治疗的选择,应当针对耐药的病原体以及已知的在接受抗生素治疗的患者中引起感染的病原体选择治疗方案。

6. 随机试验已经证实口服抗生素治疗"低风险"的发热和中性粒细胞减少患者的安全性。预期中性粒细胞减少少于 10 日,且无并发的医疗问题(如低血压、肺损害或腹痛)的门诊患者,可归类为低风险,可采用广谱的口服治疗方案进行治疗。

7. 几项大规模研究表明,预防性使用氟喹诺酮(环丙沙星或左氧氟沙星)治疗可降低预期有长期中性粒

细胞减少的无发热患者的感染发病率和死亡率。

对于长期中性粒细胞减少(>7 日)的发热患者,常用的抗生素治疗方案包括:① 头孢他啶或头孢吡肟;② 哌拉西林/他唑巴坦;③ 亚胺培南/西司他丁或美罗培南。在大型试验中,这三种治疗方案的疗效相当。这三种治疗方案都可以有效治疗铜绿假单胞菌以及广谱的需氧革兰阳性和革兰阴性病原体。亚胺培南/西司他丁与艰难梭菌腹泻的发生率升高有关,并且许多医疗机构储备碳青霉烯类抗生素用于治疗产超广谱 β-内酰胺酶的革兰阴性菌,这些限制使得碳青霉烯类药物作为初始治疗方案的吸引力降低。尽管凝固酶阴性葡萄球菌感染的发生率较高,但最初使用万古霉素治疗或将其自动添加至初始治疗方案中并未改善预后,且抗生素确实产生毒性作用。基于这些原因,建议谨慎使用万古霉素治疗——例如,在有充分理由怀疑凝固酶阴性葡萄球菌(如导管出口部位出现红斑或耐甲氧西林金黄色葡萄球菌培养阳性或凝固酶阴性葡萄球菌培养阳性)感染的情况下。由于不同医院细菌的敏感性不同,临床医生应该根据当地的药物敏感性,并意识到耐药性可以迅速发生改变,从而对发热和粒细胞减少患者的治疗方案进行调整。同样,感染监测系统应监测基本的抗生素耐药情况和真菌感染。特别是,大量曲霉感染的出现表明环境来源可能,需要进一步调查和补救。

初始的治疗方案应根据培养结果进行调整(图 15-2)。血培养是选择治疗最重要的依据;皮肤和黏膜表面的培养可能具有误导性。在革兰阳性菌血流感染或其他革兰阳性菌感染病例中,选择对分离出的病原体最佳的抗生素是重要的。一旦开始使用广谱抗生素进行治疗,由于存在无法治疗潜在的致命细菌所致感染的风险,不建议停止所有抗生素;同时,在治疗方案中加入越来越多的抗菌药物是不合理的,除非有临床或微生物学证据。在大多数情况下,有计划的渐进性治疗(在没有培养数据的情况下,连续、经验性地增加药物)是无效的,且可能会产生不良后果。仅因为担心出现革兰阴性菌感染而增加另一种抗生素的做法是值得怀疑的。β-内酰胺类和氨基糖苷类抗生素对某些革兰阴性菌(尤其是铜绿假单胞菌)有协同作用,是两种抗生素共同使用的基本原理,但最近的研究显示,增加氨基糖苷类抗生素在增加毒性的同时并不能增强疗效。仅单纯的"双重覆盖",加用喹诺酮类或其他不太可能产生协同作用的抗生素,尚未被证实是有益的,并可能导致额外的毒性和副作用。头孢菌素可以引起骨髓抑制,万古霉素与一些健康者的中

性粒细胞减少有关。此外,使用多种头孢菌素可以诱导某些病原体产生β-内酰胺酶,在肠杆菌属感染中,应避免头孢菌素和双β-内酰胺类药物的联合使用。

抗真菌治疗

癌症患者的真菌感染通常与中性粒细胞减少有关。中性粒细胞减少的患者易发生侵袭性真菌感染,最常见的是念珠菌属和曲霉属,偶尔可由毛霉属、根霉属、镰刀菌属、毛孢子菌属、双极霉属及其他真菌引起。隐球菌感染在使用免疫抑制剂的患者中很常见,但在接受化疗的急性髓系白血病伴中性粒细胞减少的患者中并不常见。侵袭性念珠菌病通常由白念珠菌或热带念珠菌引起,但也可由克柔念珠菌、近平滑念珠菌和光滑念珠菌引起。

几十年来,若中性粒细胞减少的患者经过4~7日的抗菌治疗后仍有发热,那么在抗菌治疗方案中加入两性霉素B是临床常见的做法。这一经验性治疗的理论基础是,在真菌引起播散性疾病之前难以培养,并且在粒细胞减少的患者中播散性真菌感染的死亡率很高。在新型唑类药物应用于临床之前,两性霉素B是抗真菌的主要药物。两性霉素B的不溶性导致了比两性霉素B脱氧胆酸盐毒性更小的脂质制剂的上市。棘白菌素(如卡泊芬净)可用于治疗唑类耐药的念珠菌引起的感染和曲霉病,并且在长期发热和中性粒细胞减少患者的经验性治疗中与两性霉素B脂质体疗效相当。新型唑类药物也被证实在这种情况下是有效的。虽然氟康唑对多种念珠菌感染有效,但其在免疫缺陷患者的严重真菌感染中的作用受到其窄谱的限制:对曲霉属或几种非白念珠菌无抗菌活性。广谱唑类药物(如伏立康唑和泊沙康唑)为曲霉感染的治疗提供了另一种选择(**参见第116章**),包括中枢神经系统感染。临床医生应注意到每种唑类药物的抗菌谱均有所不同,没有一种药物可以对所有的真菌有效。土曲霉对两性霉素B天然耐药;伏立康唑对波氏假阿利菌有活性,而两性霉素B没有;伏立康唑对毛霉没有活性。口服泊沙康唑可作为长期中性粒细胞减少患者的预防性治疗。相关的研究正在评估这些药物的联合使用情况。有关抗真菌治疗的详细讨论,请**参见第110章**。

抗病毒治疗

对疱疹病毒有效的各种药物,包括一些抗病毒活性更广的新药的使用,使人们更加重视对病毒感染的治疗,这是癌症患者面临的主要问题之一。疱疹病毒引起的病毒性疾病是比较重要的感染。已证实在接受化疗的患者中,HSV和VZV可引起严重的(有时是致

命的)感染。CMV也可导致严重的疾病,但CMV感染引起死亡在HSCT受者中更为常见。人疱疹病毒(human herpesvirus, HHV)-6、HHV-7和HHV-8(卡波西肉瘤相关的疱疹病毒)在癌症患者中的作用仍在研究中(**参见第91章**)。EBV淋巴增殖性疾病(lymphoproliferative disease, LPD)可发生在接受化疗的患者中,但在移植受者中更为常见(**参见第16章**)。虽然阿昔洛韦用于治疗或预防病毒感染的临床经验最广泛,但一些衍生物比这种药物更具有优势(**参见第87章**)。

除疱疹病毒外,一些呼吸道病毒(尤其是RSV)也可在癌症患者中导致严重的疾病。虽然建议接种流感疫苗(参见下文),但这在该类患者中可能无效。对流感病毒有活性的抗病毒药物的应用为临床医生提供了预防和治疗的额外选择(**参见第87章和第96章**)。

其他治疗方法

治疗中性粒细胞减少相关发热的另一种方法是中性粒细胞输注。虽然粒细胞输注在治疗难治性革兰阴性菌血流感染中可能有效,但在预防方面没有被证实有效。由于费用高昂、白细胞凝集素反应的风险(可能通过改进细胞分离程序而降低)以及未筛查的供体传播CMV的风险(通过使用过滤器而降低),粒细胞输注仅用于对抗生素治疗没有反应的患者。这种治疗对于有记录的抗生素难治性革兰阴性菌血流感染是有效的,特别是在粒细胞数量只在短时间内下降的情况下。粒细胞集落刺激因子在动员中性粒细胞方面的有效性和保存技术的进步可能使这一治疗方法比过去更加有用。

多种细胞因子,包括粒细胞集落刺激因子和粒细胞-巨噬细胞集落刺激因子,可促进化疗后粒细胞的恢复,从而缩短致死性感染的最大易感期。在常规临床实践中,这些细胞因子的作用仍存在争议。大多数专家建议,只有当中性粒细胞严重减少且持续存在时才使用上述药物。细胞因子本身可能有副作用,包括发热、低氧血症、胸腔积液或其他部位的浆膜腔积液。

一旦中性粒细胞减少好转,感染的风险就会大大降低。然而,这取决于他们所接受的治疗药物,继续接受化疗的患者仍存在某些疾病的高风险。任何接受超过维持剂量的糖皮质激素治疗(例如,在许多治疗弥漫性淋巴瘤的方案中)的患者,因为存在肺孢子虫感染的风险,应当接受预防性TMP-SMX治疗;ALL患者均应在化疗期间接受此类预防性治疗。

癌症患者感染的预防

■ 环境作用

在某些医院,致命性曲霉感染的暴发与建筑项目和材料有关。孢子数量与感染风险之间的关系表明,治疗大量中性粒细胞减少患者的医院需要高效的空气处理系统。层流室和预防性抗生素的使用减少了中性粒细胞严重减少患者的感染发生。然而,由于这个项目的费用和未能证明其明显地降低死亡率,大多数中心不常规使用层流室来护理中性粒细胞减少患者。部分中心使用"反向隔离法",即医护人员和患者的访客都穿隔离衣、戴手套。由于大多数患者的感染是由定植在其自身皮肤和肠道内的微生物引起的,因此这种方案的有效性值得怀疑,而且有限的临床数据不支持使用这种方法。所有照顾和治疗中性粒细胞减少患者的工作人员均应进行手卫生,以防止耐药病原体的传播。

在某些食物中,尤其是新鲜蔬菜中,存在大量的细菌(特别是铜绿假单胞菌),这使得一些专家建议特殊的"低细菌"饮食。由煮熟的和罐装的食物组成的饮食对大多数中性粒细胞减少患者来说是令人满意的,并且不涉及复杂的消毒或灭菌程序。然而,目前没有研究支持这种饮食限制。建议患者应避免剩菜、熟食、未煮熟的肉和未经巴氏消毒的奶制品。

■ 保健措施

尽管很少有研究涉及这一问题,但癌症患者易因解剖损伤而感染(例如,根治性乳房切除术后的淋巴结清扫导致淋巴水肿)。从事癌症手术的外科医生可以为这类患者提供特定的护理指南,患者也可以从易感部位感染预防的常识性建议中受益。

■ 免疫球蛋白替代治疗

许多多发性骨髓瘤或 CLL 患者由于自身疾病而导致免疫球蛋白缺乏,所有接受同种异体骨髓移植的患者在移植后一段时间内都处于低丙种球蛋白血症状态。目前的建议是,对于严重(总 IgG<400 mg/dL)、长期低丙种球蛋白血症和有反复感染史的患者,应采用静脉注射免疫球蛋白替代治疗。在大多数慢性淋巴细胞白血病伴低丙种球蛋白血症的患者中,抗生素预防治疗已被证明是费用更低廉和有效的治疗方案,不建议常规使用免疫球蛋白替代治疗。

■ 性行为

对于严重免疫功能低下的患者,建议使用避孕套。不推荐任何导致口腔接触粪便的性行为。中性粒细胞减少患者应避免任何导致外伤的行为,因为即使是微小的伤口也可能导致细菌入侵和致命的血流感染。

■ 抗生素预防性治疗

多项研究表明,口服氟喹诺酮可预防中性粒细胞严重减少患者的感染,降低死亡率。所有 ALL 患者和所有接受含糖皮质激素化疗方案的癌症患者都必须预防性治疗肺孢子虫。

■ 癌症患者的疫苗接种

一般而言,接受化疗的患者对疫苗的反应不如正常宿主。因此,他们对疫苗的更大需求导致了管理上的困境。纯化蛋白和灭活疫苗几乎没有禁忌,甚至在化疗期间也可以给患者使用。例如,所有人均应在指定时间接受白喉-破伤风类毒素加强免疫以及季节性流感疫苗。但是,如果可能的话,疫苗接种不应与细胞毒性药物化疗同时进行。如果预期患者要接受几个月的化疗,并且需要进行疫苗接种(例如秋季流感疫苗接种),则应在化疗中期接种疫苗——与预防免疫反应的抗代谢药物保持尽可能长的间隔时间以避免免疫反应。如有可能,在脾切除术前应接种脑膜炎奈瑟菌和肺炎链球菌多糖疫苗。b 型流感嗜血杆菌结合疫苗适用于所有脾切除患者。

一般而言,在强化化疗期间不应给患者接种活病毒(或活细菌)疫苗,因为存在播散性感染的风险。关于疫苗接种的建议总结在表 15－2 中(有关的更新建议,参见 www.cdc.gov/vaccine)。

第 16 章
移植受者的感染

Chapter 16
Infections in Transplant Recipients

Robert W. Finberg, Joyce Fingeroth · 著 | 王婷 · 译

本章讨论接受移植组织的患者(移植受者)所特有的感染相关的内容。对移植受者感染的评估涉及供者和接受移植细胞或器官的受者。两个方面都至关重要:① 供者可以将传染源(尤其是病毒,还有细菌、真菌和寄生虫)引入受者体内;② 受者接受药物治疗以防止排斥反应,可以抑制受者正常的免疫反应,大大增加了其对感染的易感性。因此,当受者受到

免疫抑制时,免疫功能正常的供者或受者在治疗前的潜在或无症状感染可能成为危及生命的问题。每位患者的移植前评估应以以下两方面的分析为指导:首先,由于术前处于潜伏期或休眠状态的微生物在受者接受免疫抑制治疗时可能导致致命疾病,因此目前受者所携带的感染是什么;其次,何种微生物可能通过供体进行传播,特别是对那些没有获得免疫力的受者。

■ 移植前评估

供者

通过器官移植可以传播各种微生物。在供者中可能潜伏的或临床不明显的感染的传播决定了特定供者筛选方案的制定。来自常规血库的研究结果,包括梅毒螺旋体(梅毒)抗体、克氏锥虫、乙型和丙型肝炎病毒、HIV-1 和 HIV-2、人类嗜 T 淋巴细胞病毒 1 型和 2 型(HTLV-1 和 HTLV-2)以及西尼罗病毒(WNV)应记录在案。应进行血清学检测,以确定潜在的病毒感染,如单纯疱疹病毒 1 型和 2 型(HSV-1、HSV-2)、水痘带状疱疹病毒(VZV)、巨细胞病毒(CMV)、EB 病毒(EBV)、卡波西肉瘤相关疱疹病毒(KSHV)、甲型肝炎病毒的急性感染和常见寄生虫如刚氏弓形虫感染。应在有关情况下对供者进行筛选,以确定是否存在狂犬病病毒和淋巴细胞性脉络丛脑膜炎病毒等,以及是否存在粪类圆线虫和血吸虫等寄生虫。临床医生对于预期进行器官捐赠的供者应予以胸片检查,以寻找肉芽肿性疾病的证据(例如,由分枝杆菌或真菌引起),并应进行皮肤试验或采血以进行基于免疫细胞的检测,以便发现活动性或潜伏性结核分枝杆菌感染。应对供者的饮食习惯(如进食生肉、鱼或未经高温消毒的乳制品)、职业或爱好(如园艺或洞穴探险)以及旅行史(如前往有地方性真菌病的地区)进行调查并可能要求其进行额外的检测。克-雅脑病可以通过角膜移植传播;它是否能通过输血传播尚不清楚。变异型克-雅脑病可通过输注非白细胞去除的血液而传播,对移植受者构成理论上的风险。

受者

受者将比供者预期得到更全面的评估。推荐受者的其他检测包括在移植前立即评估急性呼吸道病毒和胃肠道病原体。重要的告诫是,由于化疗或潜在的慢性疾病导致的免疫功能障碍使得对受者的血清学检测可能不像通常那样可靠。

供者的细胞/器官

仔细关注用于处理供体器官的灌注液的无菌性,结合细致的微生物学评估,可降低可能存在于或生长在器官保存液中的细菌(或很少是酵母菌)的传播率。据估计,有 2%~20% 以上的供体肾脏被细菌污染——在大多数情况下,这些细菌寄生在皮肤上或生长在组织培养基中,而组织培养基用于等待移植时器官的冲洗灌注。据报道,移植干细胞(骨髓、外周血、脐血)受细菌污染的发生率可高达 17%,但最常见的

是 <1%。使用富集柱和单克隆抗体耗竭程序可导致更高的污染发生率。在一系列接受污染干细胞治疗的患者中,14% 出现发热或菌血症,但无一人死亡。冷冻保存和解冻时的培养结果对受者的治疗有指导作用。

造血干细胞移植受者的感染

对于癌症、免疫缺陷或自身免疫性疾病,进行骨髓、外周血或脐血的造血干细胞(HSC)移植常常导致短暂的完全免疫功能不全状态。清髓化疗和骨髓移植后即刻就可出现固有免疫细胞(吞噬细胞、树突细胞、自然杀伤细胞)和适应性免疫细胞(T 细胞及 B 细胞)的缺失,宿主极易发生感染。移植后的免疫系统重建被比作新生儿免疫系统成熟的过程。然而,这个类比并不能预测 HSC 移植受者的感染情况,因为干细胞在旧宿主体内成熟,而旧宿主本身已经存在一些潜在的感染。目前各种干细胞获取方法的选择取决于可用性和优化单个受体治愈机会的需要。策略之一是自体 HSC 移植,供者和受者相同。化疗后,收集干细胞并清除残留的肿瘤细胞(体外)。异体 HSC 移植具有移植物抗肿瘤的优势。在这种情况下,受者与相关或不相关的供者在不同程度上匹配人类白细胞抗原(HLA)。在一些个体中,采用非清髓性治疗(微异体移植),允许受体细胞在移植后存活一段时间,同时保留移植物抗肿瘤效果,免去受者的清髓治疗。脐血移植越来越多地应用于成人;在移植后早期合适的中性粒细胞植入通常需要两个独立的脐血单位,即使只有一个单位也有可能提供长期的植入存活率。在每种情况下,不同的平衡可能因条件反射疗法的毒性、对最大移植物抗靶效应的需要、短期和长期感染并发症以及移植物抗宿主病(GVHD,急性和慢性)而被打破。不同的方法在重建速度、细胞谱系引入和发生 GVHD 的可能性上各不相同,所有因素都能对移植后的感染风险产生不同的影响(表 16-1)。尽管有这些警示,大多数感染发生在移植后可预测的时间范围内(表 16-2)。

■ 细菌感染

在 HSC 移植后的第 1 个月,感染并发症与接受急性白血病化疗的粒细胞减少的患者相似(参见第 15 章)。在该人群中,由于预期中性粒细胞减少的持续时间为 1~4 周,且细菌感染率高,许多中心在患者清髓治疗启动后给予预防性抗生素。喹诺酮类药物可降低这些患者革兰阴性菌血症的发生率。在造血干细胞移植后的最初几天,细菌感染很常见。所涉及的微生物主要存在于皮肤、黏膜或静脉导管上(金黄色葡萄球菌、凝固酶阴性葡萄球菌、链球菌)或是在肠道内定植的需氧细菌(大肠埃希菌、克雷伯菌、假单胞菌)。蜡样芽孢杆菌尽管罕见,但在移植后早期可以作为病原体出现并引起在这些患者中并不常见的脑膜炎。化疗、广谱抗生素的使用以及体液免疫重建的延迟使得接受造血干细胞移植的患者面临艰难梭菌过度生长以及毒素产生从而导致腹泻和结肠炎的风险。

表 16-1　按造血干细胞移植类型划分的感染风险

造血干细胞移植类型	干细胞的来源	早期感染风险(中性粒细胞耗竭)	晚期感染风险(T 和 B 细胞功能受损)	持续感染风险(GVHD 和医源性免疫抑制)	移植物抗肿瘤效应
自体	受者(自身)	高风险,中性粒细胞恢复有时延长	0～1 年	发生 GVHD 和迟发性严重感染的风险很低或无风险	无(－)
同源(基因孪生)	同卵双生	低风险,中性粒细胞恢复 1～2 周	0～1 年	发生 GVHD 和迟发性严重感染的风险很低	＋/－
同种异体亲属	同胞	低风险,中性粒细胞恢复 1～2 周	0～1 年	发生 GVHD 和迟发性严重感染的风险很低～中等风险	＋＋
同种异体亲属	儿童/父母(单倍体相合)	中等风险,中性粒细胞恢复 2～3 周	1～2 年	发生 GVHD 和迟发性严重感染的风险中等	＋＋＋＋
同种异体非亲属,成人	非亲属供者	中等风险,中性粒细胞恢复 2～3 周	1～2 年	发生 GVHD 和迟发性严重感染的风险高	＋＋＋
同种异体非亲属,脐血	非亲属脐血单位(×2)	中～高风险,中性粒细胞恢复有时延长	持久	发生 GVHD 和迟发性严重感染的风险很低～中等风险	＋＋＋＋
同种异体微移植(非清髓)	供者(与受体细胞暂时共存)	低风险,中性粒细胞计数接近正常	1～2 年以上	存在发生 GVHD 和迟发性严重感染的各种风险[a]	＋＋＋＋(但是发展缓慢)

a 根据匹配(主要和次要组织相容性抗原)不同,GVHD 可能严重或轻微,对免疫抑制的要求强烈或轻微,严重晚期感染的风险与免疫抑制的程度相一致。
缩略词:GVHD,移植物抗宿主病。

表 16-2　造血干细胞移植后常见的感染源

感染部位	移植后的时期		
	早期(<1 个月)	中期(1～4 个月)	晚期(>6 个月)
播散性	需氧菌(革兰阴性、革兰阳性)	念珠菌、曲霉、EBV	有荚膜的细菌(肺炎链球菌、流感嗜血杆菌、脑膜炎奈瑟菌)
皮肤和黏膜	HSV	HHV-6	VZV、HPV(疣)
肺	需氧菌(革兰阴性、革兰阳性)、念珠菌、曲霉、其他霉菌、HSV	CMV、季节性呼吸道病毒、肺孢子虫、弓形虫	肺孢子虫、诺卡菌、肺炎链球菌
胃肠道	艰难梭菌	CMV、腺病毒、肠道慢生根瘤菌(脐血细胞)	EBV、CMV、肠杆菌(脐血细胞)
肾脏		BK 病毒、腺病毒	
脑		HHV-6、弓形虫	弓形虫、JC 病毒(罕见)
骨髓		CMV、HHV-6	CMV、HHV-6

缩略词:CMV,巨细胞病毒;EBV,Epstein-Barr 病毒;HHV-6,人类疱疹病毒 6 型;HPV,人乳头瘤病毒;HSV,单纯疱疹病毒;VZV,水痘带状疱疹病毒。

在中性粒细胞减少的最初几天之后,医院内病原菌(如耐万古霉素肠球菌、嗜麦芽窄食单胞菌、不动杆菌和产超广谱 β-内酰胺酶革兰阴性菌)以及丝状细菌(如诺卡菌)感染变得更为常见。特别是对于既往有过活动性结核或已知潜伏性结核的患者,即使已给予适当的预防性治疗,也要时刻保持警惕。脐血受者在移植后 90～300 日发生对甲硝唑等抗菌剂有反应的细菌性结肠炎,根据活检标本的聚合酶链反应(PCR)

测定,这可能是由于肠道慢性根瘤菌(与日本血吸虫有关)所致。含荚膜的微生物引起菌血症发作标志着这是移植后期(造血干细胞重建后 6 个月以上);接受过脾切除术的患者和持续低丙种球蛋白血症的患者尤其危险。

■ 真菌感染

在移植后第 1 周后,真菌感染变得越来越普遍,尤其是在接受广谱抗生素治疗的患者中。对大多数粒细胞减少患者而言,念珠菌感染在这种情况下最为常见。然而,随着预防性氟康唑应用的增加,特别是耐药真菌、曲霉和其他非曲霉(根霉、镰刀菌、梭状芽孢杆菌、青霉)感染变得更为常见,促使一些中心使用米卡芬净、伏立康唑或泊沙康唑等取代氟康唑。对比基于 β-D-葡聚糖试验或半乳甘露聚糖抗原试验阳性的疑似感染的经验治疗,上述不同的药物预防性抗真菌的作用仍然存在争议(**参见第 15 章**)。明确的感染应该予以积极的治疗,理想情况下应使用具有活性的药物。对于需要长期使用或不确定疗程的糖皮质激素和其他免疫抑制剂[如环孢素、他克莫司(FK506,普乐可复)、吗替麦考酚酯(骁悉)、雷帕霉素(西罗莫司,雷帕鸣)、抗胸腺细胞球蛋白或抗 CD52 抗体(阿仑珠单抗,坎帕斯,一种抗淋巴细胞和抗单核细胞的单克隆抗体)]的 GVHD 患者,即使在移植后和中性粒细胞减少消退后,真菌感染(通常是念珠菌或曲霉)的风险也很高。对于地方性真菌病发生地区的居民和参与诸如园艺或洞穴探险活动后的患者,潜伏真菌感染(组织胞浆菌病、球孢子菌病或芽生菌病)再激活的发生风险也是很高的。长期使用中心静脉导管进行肠外营养(脂类)会增加马拉色菌血症发生的风险。一些中心给这些患者服用预防性抗真菌药。由于耶氏肺孢子虫肺炎的高发生风险和长期风险(尤其是在接受治疗的血液系统恶性肿瘤患者中),大多数患者在移植后 1 个月开始接受甲氧苄啶-

磺胺甲噁唑(TMP-SMX)的维持性预防性治疗,并持续至少1年。

寄生虫感染

前述的针对真菌病原体肺孢子虫的治疗方案也可用于保护弓形虫血清学阳性的患者,弓形虫可导致肺炎、内脏疾病(偶尔)和中枢神经系统(CNS)病变(更常见)。HSC移植受者移植后每日服用TMP-SMX,持续1年,对于预防单核细胞增多李斯特菌、诺卡菌病以及后期的肺炎链球菌、流感嗜血杆菌感染具有一定的保护作用,这主要是由于不成熟的免疫系统无法对多糖抗原做出反应。

随着国际旅行的增多,通常局限于特定环境下的寄生虫病可能会在某些患者HSC移植后有重新激活的风险。因此,对于有相关病史但在移植前未筛查和/或治疗的受者,或近期有过暴露的患者,评估是否感染类圆线虫、利什曼原虫、血吸虫、锥虫或各种引起腹泻的寄生虫(贾第鞭毛虫、内阿米巴、隐孢子虫、微孢子虫)可能是必要的。

病毒感染

HSC移植受者易受多种病毒感染,包括由大部分人疱疹病毒引起的原发性和再激活综合征(表16-3)及由社区内传播的病毒引起的急性感染。

表16-3 移植受者疱疹病毒综合征

病毒	再激活疾病
单纯疱疹病毒1型	口腔病变 食管病变 肺炎(主要是HSC移植受者) 肝炎(罕见)
单纯疱疹病毒2型	肛门-生殖器病变 肝炎(罕见)
水痘带状疱疹病毒	带状疱疹(可传播)
巨细胞病毒	伴有移植物排斥反应 发热和不适 骨髓抑制 肺炎 胃肠疾病
Epstein-Barr病毒	B细胞淋巴增生性疾病/淋巴瘤 口腔毛状白斑(罕见)
人疱疹病毒6型	发热 单核细胞/血小板延迟植入 脑炎(罕见)
人疱疹病毒7型	不明确
卡波西肉瘤相关病毒	卡波西肉瘤 原发性渗出性淋巴瘤(罕见) 多中心Castleman病(罕见) 骨髓发育不全(罕见)

缩略词:HSC,造血干细胞。

单纯疱疹病毒

在移植后的最初2周,大多数HSV-1血清学阳性的患者可以从口咽部分离到该病毒。随着时间的推移,分离阳性率下降。对血清阳性的HSC移植受者预防性给予阿昔洛韦(或伐昔洛韦)已被证明可减少黏膜炎的发生,并且预防HSV肺炎(这种罕见的情况几乎只在异体HSC移植受者中有报道)。预防性给予阿昔洛韦可防止食管炎(通常由HSV-1引起)和肛门及生殖器疾病(通常由HSV-2引起)的发生。相关进一步讨论**参见第88章**。

水痘带状疱疹病毒

VZV的再激活表现为带状疱疹,可在移植后的第1个月内发生,但更常见的是在移植后的几个月发生。对于同种异体HSC移植受者,VZV的再激活率<40%,而自体移植受者的再激活率为25%。免疫抑制患者的局部带状疱疹可迅速播散。幸运的是,这种播散性疾病通常可以通过高剂量阿昔洛韦来控制。由于有皮肤病变的患者之间存在频繁的传播,一些中心预防性使用阿昔洛韦以防止发生这种严重情况。低剂量的阿昔洛韦似乎可以有效防止VZV再激活。然而,阿昔洛韦也可以抑制VZV特异性免疫的发展。因此,仅在移植后6个月给药并不能阻止停止治疗时发生的带状疱疹。低剂量的阿昔洛韦在移植后使用一整年是有效的,可以消除大多数移植后带状疱疹,即使是在脐血受者中。相关的进一步讨论**参见第89章**。

巨细胞病毒

CMV病(间质性肺炎、骨髓抑制、移植失败、肝炎/结肠炎)通常在造血干细胞移植后30~90日开始发病,此时粒细胞计数正常,但尚未发生免疫重建。CMV病很少在移植后14日前发生,但可能在移植后4个月才出现。这是移植后第2个月最值得关注的问题,尤其对异体HSC移植受者。对于供体骨髓T细胞耗竭(以防止GVHD的发生或消除T细胞肿瘤)及脐血受者,这种疾病可能更早出现。非清髓性移植中使用阿仑单抗来预防GVHD的患者,则伴随着CMV病的发生增加。接受更昔洛韦预防、抢先治疗或疾病治疗(参见下文)的患者可能会在移植4个月后出现CMV感染的复发,因为治疗似乎会延迟CMV感染的正常免疫反应的发展。尽管CMV病可能表现为单纯的发热、粒细胞减少、血小板减少或胃肠道疾病,但在HSC移植中,CMV感染导致死亡的最主要原因是肺炎。

随着CMV阴性或滤过血液制品的规范使用,只有当受者为CMV血清学阳性,供者为CMV血清学阴性时,CMV感染才是同种异体移植的主要风险。这种情况与实体器官移植受者的情况相反。当供者T细胞(尤其是脐血T细胞)未完全成熟而无法控制CMV复制时,CMV从受者的潜在存储部位被重新激活。如果供者的T细胞从未遭遇过CMV,而受者携带病毒,那么患者患上严重疾病的风险最大。CMV阳性受者也可能发生病毒的再活化或与另一种供体菌株发生双重感染,但临床表现通常不那么严重,这可能是因为移植供者T细胞具有CMV特异性记忆所致。无论有无临床表现,大多数接受HSC移植的巨细胞病毒感染者都会有病毒排出。严重的 CMV 病在异体移植受者中比自体移植受者更常见,通常伴有 GVHD 的发生。除了肺炎和骨髓抑制(以及较不常见的移植失败)外,HSC 移植受者的 CMV 病表现包括发热,伴或不伴关节痛、肌痛、肝炎和食管炎。上消化道和下消化道均可以发生 CMV 溃疡,而 GVHD 所致腹泻与 CMV 感染所致腹泻可能难以区分。在 GVHD 患者肝脏中发现 CMV 存在并不一定意味着 CMV 是肝酶异常的原因。有趣的是,CMV 感染引起的眼部和神经系统表现在艾滋病患者中很常见,但在移植后感染的患者中并不常见。

在 HSC 移植受者中,CMV 病的管理包括预防策略、抢先治疗(抑制静止状态的复制)和疾病治疗。预防策略可以降低疾病的发病率,但代价是治疗许多本来不需要治疗的患者。由于在这些患者中 CMV 肺炎的高死亡率和早期诊断 CMV 感染存在困难,预防性静脉注射更昔洛韦(或口服缬更昔洛韦)已在一些中心开展,并已被证明在最易感染期(从植入到移植后第 120 日)可预防 CMV 病的发生。更昔洛韦也可以防止 HSV 再激活,降低 VZV 再激活的风险;因此,在使用更昔洛韦时应停止阿昔洛韦的预防性应用。应用更昔洛韦的首要问题与不良反应有关,包括剂量相关的骨髓抑制(血小板减少、白细胞减少、贫血和全血细胞减少)。由于自体 HSC 移植受者的 CMV 肺炎发生率(2%~7%)低于同种异体 HSC 移植受者(10%~40%),因此,在获得毒性较低的口服抗病毒药物之前,前者 CMV 肺炎的预防性治疗不会成为常规。与之有关的一些研究正在进行。

大多数中心采用 CMV 的抢先治疗,也就是说,通过核酸扩增试验(NAAT)检测到血中存在 CMV 后才启动药物治疗。为了限制检测间的差异,世界卫生组织(WHO)制定了一项基于 NAAT 测定巨细胞病毒载量的国际参考标准。由于药物的毒副作用(如中性粒细胞减少和骨髓抑制),抢先治疗已取代了预防性治疗;抢先治疗还使用抗病毒药物(通常是更昔洛韦)替代了所有血清阳性 HSC 移植(受者和/或供者)的治疗。阳性试验结果(或病毒载量的增加)提示开始用更昔洛韦进行抢先治疗。以具有 CMV 感染定量 NAAT 证据的患者为目标的抢先治疗仍然可能导致在实验室检测结果不能高度预测疾病的基础上使用具有副作用的药物进行不必要的治疗;然而,侵入性 CMV 疾病,尤其是肺部感染,治疗困难且死亡率高。当停止预防性或抢先治疗时,虽然此刻 HSC 移植患者的移植物功能往往得到改善且抗病能力更强,但仍可能出现 CMV 复制的晚期表现。脐血移植的受者尤其容易感染包括巨细胞病毒在内的人疱疹病毒家族成员并引起疾病。实施 WHO 有关 CMV 病毒载量测量的标准将有助大规模对比研究的开展,从而为不同的患者亚群建立最佳的指南。

HSC 移植患者 CMV 肺炎(与其他临床情况不同)通常同时使用静脉免疫球蛋白(IVIg)和更昔洛韦治疗。对于不能耐受更昔洛韦的患者,膦甲酸是可用的替代药物,尽管其可产生肾毒性和电解质失衡。当更昔洛韦和膦甲酸临床均不耐受

时,可以使用西多福韦;但其疗效尚不明确,且副作用包括肾毒性。脂质结合形式的西多福韦和口服抗病毒剂马立巴韦正在进行临床试验。有病例报告表明免疫抑制剂来氟米特可能在这种情况下有活性,但缺乏对照研究。供者来源的 CMV 特异性 T 细胞的输注降低了一小部分患者的病毒载量;这一结果表明,免疫治疗(如储存的 T 细胞)未来可能在该疾病的治疗中发挥作用。相关进一步讨论**参见第 91 章**。

人疱疹病毒 6 型和 7 型

人疱疹病毒 6 型(HHV-6)是引起儿童急疹的一种普遍存在的疱疹病毒,在移植后 2~4 周,50% 以下的 HSC 移植受者的 HHV-6 可以被再激活(通过定量血浆 PCR 来测定)。在需要使用糖皮质激素进行治疗的 GVHD 患者和接受第 2 次移植的患者中,再激活更为常见。HHV-6(主要是 B 型)的再激活可能与单核细胞和血小板植入延迟有关。移植后发生的边缘性脑炎可伴有脑脊液(CSF)中 HHV-6 的存在。此种关联是否存在因果关系并不明确;在一些病例中,早在脑炎发生之前就发现有病毒血症。大多数脑炎患者在发生中枢神经系统疾病时血浆中的病毒载量非常高,并且在海马星形胶质细胞中可检测到病毒抗原。HHV-6 的 DNA 有时在移植后的肺标本中被发现。然而,它在肺炎中的作用还不清楚,因为共同病原体经常存在。虽然 HHV 在体外对膦甲酸或西多福韦敏感(且可能对更昔洛韦敏感),但抗病毒治疗的效果尚未得到充分的研究。目前对于相关的疱疹病毒 HHV-7 及其在移植后感染中的作用还知之甚少。相关进一步讨论**参见第 91 章**。

Epstein-Barr 病毒

原发性 EBV 感染对 HSC 移植受者而言是致命的;EBV 再激活可引起 EBV B 淋巴细胞增生性疾病(EBV-LPD),这一疾病对服用免疫抑制剂的患者而言也可以是致命的。B 细胞潜伏性的 EBV 感染导致 HSC 移植受者出现一些有趣的现象。作为 HSC 移植过程一部分的髓腔冲洗有时可从宿主体内消除潜伏的 EBV。移植后,通过转移感染的供体 B 细胞立即再次感染。罕见的是,血清学阴性的供体移植可导致治愈。然后,受者面临第 2 次原发性感染的风险。

EBV-LPD 可以在受者的 B 细胞中发生(如果髓腔冲洗后有存活的话),但更可能是受感染的供体细胞自然发展的结果。在免疫抑制过程中,EBV 的裂解复制和潜伏复制可能性更大(例如,它们与 GVHD 和 T 细胞抗体的使用有关)。虽然在自体移植中不太可能发生,但在 T 细胞耗竭的自体移植受者中(例如,伴有骨髓耗竭的 T 细胞淋巴瘤患者接受 T 细胞抗体治疗)可以发生再激活。EBV-LPD 最早可在移植后 1~3 个月出现,可引起高热和颈淋巴结肿大,类似于传染性单核细胞增多症的症状,但更常见的表现是淋巴结外肿块。同种异体 HSC 移植受者 EBV-LPD 的发病率为 0.6%~1%,与之相比,肾移植受者的 EBV-LPD 发病率<5%,心脏移植受者 EBV-LPD 发病率可达 20%。在所有情况下,EBV-

LPD 更容易发生在高剂量、长期免疫抑制的情况下,特别是使用 T 细胞抗体、糖皮质激素和钙调磷酸酶抑制剂(如环孢素、他克莫司)。由于 T 细胞功能恢复延迟,脐血受者构成了另一个高风险组。用于抢先治疗 CMV 疾病的更昔洛韦可减少 EBV 裂解复制,从而减少可以发生重新感染并产生 LPD 的 B 细胞数量。越来越多的证据表明,用 mTOR 抑制剂(如雷帕霉素)替代钙调磷酸酶抑制剂,对 EBV 感染的 B 细胞具有抗增殖作用,可以降低 LPD 或与移植相关的免疫抑制非增生性疾病发生的可能性。

PCR 可用于监测 HSC 移植术后 EBV 的产生。病毒载量的增高或增长预示着 EBV-LPD 发生的可能性增加,并促使迅速减少免疫抑制和寻找淋巴结或淋巴结外疾病。降低免疫抑制并没有达到预期效果,治疗表达该表面蛋白的 B 细胞淋巴瘤的 CD20 单克隆抗体(如利妥昔单抗),其应用则引起了显著的反应,目前这成为 CD20$^+$ 的 EBV-LPD 的一线治疗。然而,伴随治疗产生的新抗体反应的长期抑制和复发并不罕见。额外的 B 细胞定向抗体,包括抗 CD22,正在研究中。抗病毒药物的作用并不确切,因为没有可用药物被证明对不同形式的潜伏性 EBV 感染具有活性。理论上,减少患者的病毒产生和裂解复制会减少可能导致额外感染的病毒数量,从而使潜在疾病的发生率下降。在病例报告和动物研究中,更昔洛韦和/或高剂量齐多夫定与其他药物联合用于根除 EBV-LPD 和中枢神经系统淋巴瘤,后者是另一种与 EBV 相关的移植并发症。干扰素、维甲酸和 IVIg 被用于治疗 EBV-LPD,但没有大规模的前瞻性研究评估这些药物的疗效。除以上药物外,其他一些药物正在进行临床应用前的评估。如果在减少免疫抑制剂和注射抗体后疾病仍然存在,则应使用标准的化疗方案。可使用产生于供体的 EBV 特异性 T 细胞对同种异体移植受者进行 EBV-LPD 预防和治疗;目前相关工作者正在努力提高体外产生的 T 细胞的活性和特异性。相关进一步讨论参见第 90 章。

人类疱疹病毒8(KSHV)

与 EBV 相关的 γ-疱疹病毒 KSHV,与卡波西肉瘤、原发性渗出性淋巴瘤和多中心 Castleman 病有因果关系,在 HSC 移植受者中很少会引起疾病,尽管在移植围术期已有一些与病毒相关的骨髓发育不全的病例报道。与实体器官移植受者和 HIV 感染患者相比,HSC 移植后人群中 KSHV 的相对低血清阳性率和有限持续的深度 T 细胞抑制,为目前 KSHV 疾病的低发病率提供了一个合理的解释。相关进一步讨论参见第 91 章。

其他(非疱疹)病毒

HSC 受者肺炎的诊断存在特异性问题。由于患者接受了多种化疗药物的治疗,有时还接受了放射治疗,其鉴别诊断应包括除细菌性和真菌性肺炎以外的 CMV 肺炎、其他病毒性肺炎、寄生虫性肺炎、弥漫性肺泡出血和化疗或放疗相关性肺炎。由于真菌和病毒[如甲型和乙型流感病毒、呼吸道合胞病毒(RSV)、副流感病毒(1~4 型)、腺病毒、肠道病毒、博卡病毒、人偏肺病毒、冠状病毒和鼻病毒(通过多重 PCR 越来越多地检测到)]也可在这种情况下引起肺炎,因此获得特异性诊断是很重要的。诊断方法包括革兰染色、微生物培养、抗原检测以及越来越多的多病原体 PCR 和质谱分析。结核分枝杆菌(M. tuberculosis)在西方国家的 HSC 移植受者中是不常见的引起肺炎的病因(所占病例比例 0.1%~0.2% 以下),但在香港(5.5%)和结核病高发国家和地区则很常见。在评估移植后感染时,受者的暴露史显然是至关重要的。

在 HSC 移植受者中,RSV 和副流感病毒,特别是 3 型副流感病毒,可引起严重的,甚至致命性的肺炎。这两种病原体的感染有时会引起灾难性的院内暴发。用帕利珠单抗或利巴韦林治疗 RSV 感染仍然存在争议。有些以宿主为导向的新药正在研究中。流感也可发生在 HSC 移植受者中,这通常反映了社区感染的存在。当感染发生在移植后早期和受体淋巴细胞减少时,进展为肺炎则更为常见。神经氨酸酶抑制剂奥司他韦(口服)和扎那米韦(雾化)对甲型流感病毒及乙型流感病毒都有活性,且是一种合理的治疗选择。胃肠道外给药形式的神经氨酸酶抑制剂,如帕拉米韦(静脉注射)和几种新的口服药物仍处于试验阶段。重要的预防措施是对家庭成员、医院工作人员和其他的经常接触者进行免疫接种。腺病毒可从 HSC 移植受者中分离到,分离率从 5%~18% 不等。与 CMV 感染一样,腺病毒感染通常发生在移植后 1~3 个月,尽管有肺炎、出血性膀胱炎/肾炎、严重的伴有出血的胃肠炎和致命的播散性感染的报道,但其常常无明显临床症状,这可能具有菌株特异性。人们提到了西多福韦的治疗作用,但这种药物在腺病毒感染中的疗效仍有待确定。目前正在研究针对腺病毒感染的病毒库特异性 T 细胞疗法(和 CMV 及 EBV 感染一样)。

尽管不同的呼吸道病毒有时会导致 HSC 移植受者发生重症肺炎和呼吸衰竭,但轻度甚至无症状的感染可能更常见。例如,在 HSC 移植受者中,鼻病毒和冠状病毒是常见的共同病原体;然而,它们是否能单独导致严重的肺部感染尚不清楚。目前,这些呼吸道病毒对 HSC 移植受者下呼吸道疾病所造成的总体影响尚须进一步研究。此外还可能发生细小病毒 B19 感染(表现为贫血,偶尔表现为全血细胞减少)和传播性肠道病毒引起的感染(有时致命)。细小病毒 B19 的感染可用 IVIg 进行治疗(参见第 93 章)。

轮状病毒是 HSC 移植受者发生胃肠炎的原因之一,在儿童中更为常见。诺如病毒是引起呕吐和腹泻的常见原因之一,并且在 HSC 受者中症状持续时间更长。多瘤病毒(BK 病毒)在严重免疫抑制患者的尿液中滴度很高。在此类患者中,这可能与出血性膀胱炎有关。与 AIDS 导致 T 细胞功能受损患者的发病率(4.5%)相比,由 JC 病毒引起的进行性多灶性白质脑病在 HSC 移植受者中相对罕见(参见第 36 章)。当通过蚊子或输血传播时,西尼罗病毒(WNV)可造成 HSC 移植后的脑炎和死亡。

实体器官移植受者的感染

使用有效的抗生素可降低实体器官移植（SOT）受者感染的发病率和死亡率。引起 SOT 受者急性感染的微生物不同于 HSC 移植受者，因为 SOT 受者并没有经历中性粒细胞减少。然而，由于移植涉及大手术，SOT 受者易发生吻合部位和伤口的感染。与 HSC 移植受者相比，SOT 患者免疫抑制时间更长（通常是永久性的）。因此，他们与慢性 T 细胞免疫受损的患者一样，容易受到许多相同微生物的影响（**参见第 15 章，表 15-1**）。此外，受体免疫细胞（如效应 T 细胞）和供体器官（同种异体移植物）之间持续存在的 HLA 不匹配使器官感染的风险永久性增加。

早期（移植后 1 个月内，表 16-4）感染最常由细胞外细菌（葡萄球菌、链球菌、肠球菌、大肠埃希菌和其他革兰阴性菌，包括对广谱抗生素耐药的院内微生物）引起，这些细菌往往源于手术伤口或吻合口。移植的类型在很大程度上决定了感染的范围。在随后的几周内，应用抑制细胞免疫的药物会产生明显的后果，可能发生病毒、分枝杆菌、地方性真菌和寄生虫（受者或移植器官来源）的获得性感染，或者更常被称为再激活感染。巨细胞病毒感染通常是一个问题，尤其是在移植后的最初 6 个月，可能表现为严重的全身性疾病或移植器官的感染。HHV-6 的再激活（通过血浆 PCR 进行评估）发生在移植后的最初 2~4 周内，可伴有发热、白细胞减少，且有极少数脑炎病例的报道。数据表明，HHV-6 和 HHV-7 的复制可能加重 CMV 相关疾病。巨细胞病毒不仅与全身免疫抑制有关，而且与器官特异性、排斥相关综合征有关，后者包括肾移植受者的肾小球病变、肺移植受者的闭塞性细支气管炎、心脏移植受者的血管病变以及肝移植受者的胆管消失综合征等。CMV 复制增加和移植物排斥反应增强之间复杂的相互作用已得到充分证实：加强免疫抑制可导致 CMV 复制增加，这与移植物排斥反应相关。因此，应广泛关注 SOT 受者 CMV 感染的诊断、预防和治疗。早期曾有从捐献的器官或输血过程中将 WNV 传播给移植受者的报道；但是，通过实施筛查程序，获得 WNV 的风险已降低。在这种背景下，还有极少数情况下发生狂犬病病毒和淋巴细胞性脉络丛脑膜炎病毒的急性传播；尽管伴有不同的临床症状，但两种病毒感染都可导致致命的脑炎。由于对非常见病毒的筛查不属于常规，只有对潜在捐赠者进行警惕性评估才有可能阻止使用受感染的器官。

移植后 6 个月以上，存在细胞免疫缺陷的患者可能发生如李斯特菌、诺卡菌、红球菌、分枝杆菌、各种真菌等细胞内病原菌感染。全球患者和旅行者可能会经历锥虫、利什曼原虫、疟原虫、类圆线虫和其他寄生虫隐匿性感染的再激活。潜在结核分枝杆菌感染的再激活在西方国家很少见，但在发展中国家的人群中很常见。通常受体是来源，尽管也可以从供体器官重新激活和传播。虽然肺部疾病仍然最常见，但也可能涉及非典型部位且死亡率可能很高（可达 30%）。保持警惕、

表 16-4 实体器官移植后不同部位常见感染

感染部位	移植后时期		
	早期（<1 个月）	中期（1~4 个月）	晚期（>6 个月）
供体器官	移植物、吻合部位和手术切口的细菌和真菌感染	CMV 感染	EBV 感染（可存在于异体移植器官）
全身	菌血症和念珠菌血症（通常由中心静脉导管定植引起）	CMV 感染（发热、骨髓抑制）	巨细胞病毒感染，尤其是移植后早期予以预防的患者；EBV 增殖综合征（可发生于供体器官）
肺	与插管和镇静有关的常见院内病原菌引起的细菌性吸入性肺炎（肺移植风险最高）	肺孢子菌感染、CMV 肺炎（肺移植风险最高）、曲霉感染（肺移植风险最高）	肺孢子菌感染、肉芽肿性肺病（诺卡菌、再激活的真菌和分枝杆菌病）
肾脏	与导尿管相关的细菌和真菌（念珠菌）感染（膀胱炎、肾盂肾炎）（肾移植风险最高）	肾移植：BK 病毒感染（伴有肾病）；JC 病毒感染	肾移植：细菌感染（晚期尿路感染通常与菌血症无关）；BK 病毒感染（肾病、移植物衰竭、全身性血管病变）
肝脏和胆道	胆管炎	CMV 肝炎	CMV 肝炎
心脏		弓形虫感染（心脏移植风险最高）、心内膜炎（曲霉和革兰阴性菌比一般人群更常见）	弓形虫（心脏移植风险最高）
胃肠道	腹膜炎，尤其是肝移植后	艰难梭菌感染继发的结肠炎（风险可能持续存在）	艰难梭菌感染继发的结肠炎（风险可能持续存在）
中枢神经系统		李斯特菌感染（脑膜炎）、弓形虫感染、CMV 感染	李斯特菌性脑膜炎、隐球菌性脑膜炎、诺卡菌脓肿、JC 病毒相关 PML

缩略词：CMV，巨细胞病毒；EBV，Epstein-Barr 病毒；PML，进行性多灶性白质脑病。

预防/抢先治疗（如有表现）和快速诊断与治疗可以挽救 SOT 受者的生命；与大多数 HSC 移植受者不同的是，SOT 受者持续受到免疫抑制。

从移植后 2 个月到移植后数年，SOT 受者易发生 EBV-LPD。有效而持久使用 T 细胞抑制药物使得这种并发症的发生率增加。在某些情况下，降低免疫抑制程度可能会逆转这种情况。在 SOT 患者中，接受最强化免疫抑制方案的心肺移植患者最有可能出现 EBV-LPD，尤其是在肺部。虽然该病通常起源于受者 B 细胞，但已有几个供者来源的病例报道，特别是在移植器官中。B 淋巴细胞组织（如肺内支气管相关的淋巴组织）具有高度器官特异性，解剖因素（如淋巴管紊乱导致宿主 T 细胞无法进入移植器官）及宿主 T 细胞与器官主要

组织相容性位点的差异(如缺乏细胞迁移或者缺乏有效的T细胞/巨噬细胞/树突细胞的协作)可能导致EBV感染的B细胞清除缺陷。SOT受者也对卡波西肉瘤高度易感,但较少发生与KSHV相关的B细胞增殖性疾病,如原发性渗出性淋巴瘤和多中心Castleman病。卡波西肉瘤在SOT受者中的发病率是普通人群的550~1 000倍,移植后病情可迅速进展,也可以发生在同种异体移植物中。然而,由于在西方国家KSHV的血清阳性率很低,卡波西肉瘤并不常见。来自冰岛、中东、地中海国家和非洲的受体(或供体)患病风险最高。资料表明在适当的伤口愈合后,将免疫抑制剂从钙调磷酸酶抑制剂(环孢素、他克莫司)转换为mTOR通路激活剂(西罗莫司、依维莫司)可能会显著降低卡波西肉瘤发展和EBV-LPD以及某些其他移植后恶性肿瘤发生的可能性。

■ 肾脏移植

参见表16-4。

早期感染

肾移植后通常即刻会发生细菌感染。围术期抗生素预防有一定的作用,许多移植中心会给予头孢菌素以降低术后并发症的风险。移植后不久发生的尿路感染通常与手术引起的解剖改变有关。这种早期感染可能需要延长治疗疗程(例如,肾盂肾炎的抗生素应用疗程需要6周)。移植后6个月以上发生的尿路感染的治疗疗程可能要短一些,因为其似乎与移植后的前3个月的肾盂肾炎高发病率或复发无相关性。

移植后最初4~6个月给予预防性TMP-SMX可降低早期和中期感染的发生率(见表16-4和表16-5)。

表16-5　降低移植受者感染风险的常用预防方案[a]

危险因素	病原体	预防用药	检查[b]
前往或居住在已知有地方性真菌感染风险的地区	组织胞浆菌、芽生菌、球孢子菌	在临床和实验室评估情况下考虑三唑类药物	胸片、抗原检测、血清学检测
潜在的疱疹病毒	HSV、VZV、CMV、EBV	HSC移植后阿昔洛韦预防HSV和VZV感染或再激活;更昔洛韦预防CMV感染,在某些情况下可能对EBV、KSHV、HHV-6感染有作用	HSV、VZV、CMV、HHV-6、EBV、KSHV的血清学检查、PCR检测
潜在的真菌和寄生虫	耶氏肺孢子菌、刚地弓形虫	甲氧苄啶-磺胺甲噁唑(或其替代品)	弓形虫血清学检查
接触过活动性或潜伏性结核的病史	结核分枝杆菌	在近期血清阳性转阴性或胸部影像学阳性和/或既往未治疗的患者中应用异烟肼	胸部影像学检查、TST和/或细胞分析

[a] 有关乙型或丙型肝炎病毒潜在感染的信息,请参见第100章。[b] 血清学检查、结核菌素皮肤试验和干扰素检测在移植后可能不太可靠。
缩略词:CMV,巨细胞病毒;EBV,Epstein-Barr病毒;HHV-6,人疱疹病毒6型;HSC,造血干细胞;HSV,单纯疱疹病毒;KSHV,卡波西肉瘤相关疱疹病毒;PCR,聚合酶链反应;TST,结核菌素皮肤试验;VZV,水痘带状疱疹病毒。

中期感染

由于持续免疫抑制,肾移植受者易患肺部感染,这是T细胞缺乏患者的特征(即易患细胞内细菌、分枝杆菌、诺卡菌、真菌、病毒和寄生虫感染)。由于嗜肺军团菌感染所致的高死亡率(参见第56章),需要关闭存在地方性军团菌病的医院的肾移植病房。

移植术后1~4个月伴有发热的肾移植受者,大约有50%有CMV疾病的证据;而CMV本身就占2/3以上的发热病例,因此,CMV也是这一时期的主要病原体。CMV感染(参见第91章)也可表现为关节痛、肌痛或器官特异性症状。在此期间,这种感染可能是原发性疾病(在血清阴性受体接受血清阳性供体肾的情况下),也可能是病毒再激活或双重感染。患者可能有非典型的淋巴细胞增多。然而,与存在免疫力的患者不同,他们很少有淋巴结病变或脾肿大。因此,对临床表现有怀疑并进行实验室确诊是诊断所必需的。临床症状可能伴有骨髓抑制(特别是白细胞减少)。巨细胞病毒也可引起肾小球疾病,并与其他机会性感染发生率增加有关。由于其发生频次及严重性,目前对肾移植受者的CMV感染防治已做了大量努力。一种富含针对CMV抗体的免疫球蛋白制剂过去曾被许多中心用于严重感染高危人群(血清学阳性的肾脏供给血清学阴性的受者)的预防。然而,随着有效口服抗病毒药物的开发,CMV免疫球蛋白不再使用。更昔洛韦(或者缬更昔洛韦)有利于预防(有指征时)和治疗严重的CMV疾病。缬更昔洛韦的有效性使得大多数中心对于移植受者转为口服预防。其他疱疹病毒(HSV)的感染在移植后6个月内或者更晚变得明显。移植后早期,HSV可引起口腔或肛门生殖器损害,应用阿昔洛韦治疗通常有效。肛门生殖器区域大的溃疡性病变可能导致膀胱和直肠功能障碍,并可能使患者易受细菌的感染。VZV可能会引起无免疫力的肾移植受者发生致命性的播散性感染,但对于有免疫力的患者而言,带状疱疹病毒的再激活通常不会引起皮肤外的播散;因此,与HSC移植相比,播散性VZV感染在肾移植中是一种少见但可怕的并发症。HHV-6可能发生再激活,并且可能与发热、皮疹、骨髓抑制或罕见的肾损害、肝炎、结肠炎或脑炎有关(尽管通常无症状)。

EBV疾病更严重;它可能表现为B细胞的淋巴结外增殖,侵入中枢神经系统、鼻咽部、肝脏、小肠、心脏和其他器官,包括移植肾。该病是通过发现大量增殖的EBV阳性B细胞来诊断的。在从供者获得EBV感染的患者和服用高剂量环孢素、他克莫司、糖皮质激素和抗T细胞抗体的患者中,EBV-LPD的发病率升高。一旦免疫能力恢复,疾病也会康复。KSHV感染可通过供体肾脏传播,并导致卡波西肉瘤进展,尽管它更常代表受者潜在感染的再激活。卡波西肉瘤通常在移植后1年内发生,尽管其出现时间范围广泛(1个月~20年)。避免使用抑制钙调磷酸酶的免疫抑制剂可较少发生卡波西肉瘤、EBV疾病甚至较少发生CMV复制。雷帕霉素(西罗莫司）可以独立导致卡波西肉瘤的消退。

在重度免疫抑制的情况下，可以从肾移植受者（如同从 HSC 移植受者）的尿液中培养出多瘤病毒（BK 病毒）和 JC 病毒（人型多瘤病毒 1 型和 2 型）。尿液和血液中 PCR 检测到的 BK 病毒高水平复制可以预测其病理变化，尤其是在肾移植的情况下。JC 病毒在肾移植中很少引起类似的疾病。BK 病毒的尿排泄和 BK 病毒血症与输尿管狭窄、多瘤病毒相关性肾病（1%～10% 的肾移植受者）和全身性血管病变（较少见的）的发生有关。及时检测和早期降低免疫抑制至关重要，可以将与多瘤病毒相关肾病有关的移植物丢失率从 90% 降低到 10%～30%。IVIg、喹诺酮类、来氟米特和西多福韦的治疗反应已有报道，但这些药物的疗效尚未通过充分的临床研究得到证实。大多数中心通过减少免疫抑制来提高宿主免疫力、降低病毒滴度来解决这一问题。JC 病毒与罕见的进行性多灶性白质脑病有关。在这些患者中，腺病毒可能会持续存在并导致出血性肾炎/膀胱炎，并伴有持续的免疫抑制，但像 HSC 移植受者那样的播散性疾病并不常见。

肾移植受者也容易受到其他细胞内生物的感染。这些患者可能出现分枝杆菌、曲霉、毛霉以及其他病原体引起的肺部感染，其中 T 细胞/巨噬细胞轴发挥重要作用。单核细胞增多李斯特菌是肾移植术后 1 个月以上菌血症的常见原因，肾移植受者出现发热和头痛时应认真考虑此种疾病的可能。肾移植受者可能出现沙门菌血症，这可能导致血管内感染，需要长期治疗。肺孢子虫引起的肺部感染常见，除非患者维持 TMP - SMX 预防治疗。由 TMP - SMX 引起的急性间质性肾炎罕见。然而，由于肌酐的短暂增加（人为引起）和高钾血症可能（可控制），一些治疗小组建议尽早停止预防，特别是在肾移植后。尽管需要额外的监测，但 TMP - SMX 对肾移植受者的益处可能大于风险；否则应使用二线药物进行预防。诺卡菌感染（参见第 71 章）可出现在皮肤、骨骼、肺或中枢神经系统，通常以单发或多发脑脓肿的形式出现。诺卡菌病常发生于移植后 1 个月以后，可能在排异反应出现并进行免疫抑制治疗后发生。最常见的肺部表现是有或无空洞的局限性病变，但这种疾病还可能发生播散。诊断可通过痰培养或相关结节的微生物培养。事实上因为耶氏肺孢子虫而用 TMP - SMX 进行预防时，TMP - SMX 对于预防诺卡菌病通常也有效。

弓形虫病可发生在血清学阳性的患者身上，但在其他移植情况下并不常见，通常发生在肾移植后的前几个月。同样，TMP - SMX 有助预防。在流行地区，组织胞浆菌病、球孢子菌病和芽生菌病可引起肺部浸润或播散性疾病。

后期感染

后期感染（肾移植后 6 个月以上）可能涉及中枢神经系统，包括 CMV 视网膜炎以及其他 CMV 疾病的中枢神经系统表现。患者（尤其是免疫抑制增强的患者）可能存在新型隐球菌引发的亚急性脑膜炎的风险。隐球菌病可能以隐蔽的方式出现（有时在明确的中枢神经系统表现出现之前被认为是皮肤感染）。李斯特菌脑膜炎可能有急性表现，需要及时治疗以避免致命后果。TMP - SMX 预防可降低李斯特菌感染的发生率。

持续服用糖皮质激素的患者易发生持续的感染。"移植肘"，一种在肘部及其周围反复发生的细菌感染，目前认为是由类固醇治疗患者的皮肤抗张力强度差及类固醇诱导的近端肌病共同造成的，患者需要用肘部向上推，才能从椅子上站起来。蜂窝织炎（通常由金黄色葡萄球菌引起）反复发作，直到患者肘部得到保护。

肾移植受者易受侵袭性真菌的感染，包括曲霉和根霉引起的感染，在发生播散前可能表现为浅表的病变。分枝杆菌感染（尤其是海洋分枝杆菌感染）可以通过皮肤检查进行诊断。魏氏原壁菌（一种无叶绿素藻类）可以通过皮肤活检进行诊断。由人乳头瘤病毒（HPV）引起的疣是持续免疫抑制的晚期结果；咪喹莫特或其他形式的局部治疗结果通常令人满意。梅克尔细胞癌是一种罕见的侵袭性神经内分泌皮肤肿瘤，发病率在老年 SOT（尤其是肾脏）患者中增加了 5 倍，其与一种新的多瘤病毒——梅克尔细胞多瘤病毒有关。

值得注意的是，虽然 BK 病毒复制和病毒相关疾病可以更早地检测到，但多瘤病毒相关肾病的临床诊断中位数为 300 日，因此可以认定为迟发性疾病。随着更好的筛查程序（如尿液细胞学检测、尿液核酸负荷、血浆 PCR）的建立，疾病也被更早地检测到（参见上文"中期感染"），虽然抗病毒治疗的有效性并没有被很好地确定，但抢先治疗策略（减少或修正免疫抑制状态）正被更迅速地制订。

■ 心脏移植

早期感染

胸骨伤口感染和纵隔炎是心脏移植的早期并发症。在发展到局部压痛或有引流渗出之前，伴有发热或轻度白细胞计数升高是常见表现。根据胸骨不稳定和未能愈合的证据产生临床怀疑可考虑该诊断。可能涉及的病原菌包括皮肤上常见的病原微生物[如金黄色葡萄球菌（包括耐甲氧西林菌株）表皮葡萄球菌]、革兰阴性菌（如铜绿假单胞菌）和真菌（如念珠菌）。在极少数情况下，心脏移植受者的纵隔炎也可能是由人型支原体引起的（参见第 84 章）；由于这种生物体需要厌氧环境来生长，在常规培养基上很难看到，当怀疑其感染时应提醒实验室引起注意。人型支原体纵隔炎通过外科清创（有时需要放置肌肉瓣）、克林霉素及四环素的联合应用得以治愈。与纵隔炎有关的病原体有时可以从心包积液中进行培养。

中期感染

弓形虫（参见第 128 章）血清学阳性的供体心脏，可将感染传播给血清学阴性的受者。因此，对弓形虫感染的血清学筛查无论是在心脏移植前还是心脏移植后的几个月内都是非常重要的。通常很少在移植时有活动性感染出现。心脏移植时弓形虫感染的总发病率很高，采取一些预防措施是必须的。尽管有替代方案，但最常用的药物是 TMP - SMX，该药物可以防止肺孢子虫、诺卡菌和其他几种细菌病原体感染。心脏移植也可以发生 CMV 的传播。弓形虫、诺卡菌和曲霉可引起中枢神经系统感染。心脏移植受者出现发热和头痛时应考虑李斯特菌脑膜炎可能。

CMV 感染与心脏移植后预后不良相关。病毒通常在移植后 1～2 个月被检测出来，在 2～3 个月时引起早期体征和实验室检查的异常（通常表现为发热和非典型的淋巴细胞增多或白细胞减少和血小板减少），在 3～4 个月时可产生严重的疾病（如肺炎）。有趣的是，血清学阳性的受者通常比因移植而导致原发性 CMV 感染患者的病毒血症发展得更快。40%～70% 的患者出现症状性 CMV 疾病，表现为：① CMV 肺炎，最有可能致命；② CMV 食管炎和胃炎，有时伴有腹痛，伴或不伴溃疡和出血；③ CMV 综合征，包括血液中检测到 CMV 并伴有发热、白细胞减少、血小板减少和肝酶异常。CMV 感染应用更昔洛韦治疗有效；正如肾移植所描述的那样，用更昔洛韦或其他抗病毒药物预防可能会降低 CMV 相关疾病的总发病率。

后期感染

心脏移植后期的 EBV 感染通常表现为 B 细胞淋巴瘤样增生，尤其对于持续接受高强度免疫抑制治疗的患者。有一部分心脏和心肺联合移植受者可能会发生早期暴发性 EBV-LPD（在 2 个月内）。治疗包括减少免疫抑制（如果可能）、使用糖皮质激素和保留钙调磷酸酶抑制剂，以及考虑使用抗 B 细胞的抗体（利妥昔单抗和可能的其他药物）进行治疗。免疫调节和抗病毒药物仍在不断地研究开发中。应用更昔洛韦预防 CMV 疾病可通过减少 EBV 复制到幼稚 B 细胞的播散，间接降低 EBV-LPD 的风险。正如前文所讨论的，对于 HSC 移植的受者而言，积极的化疗是最后的手段。KSHV 相关疾病，包括卡波西肉瘤和原发性渗出性淋巴瘤，在心脏移植受者中已有报道。用西罗莫司预防 GVHD 可降低 KSHV 感染细胞的生长和排异的风险。对于这些患者需要进行肺孢子虫的预防（见下文"肺移植，后期感染"）。

■ 肺移植

早期感染

肺移植受者易患肺炎并不奇怪。缺血和由此引起的黏膜损伤以及伴随的去神经支配和淋巴引流缺乏可能导致肺炎的高发病率（在一系列报道中可达 66%）。术后最初 3～4 日预防性使用高剂量广谱抗生素可降低肺炎的发生率。革兰阴性病原菌（肠杆菌科和假单胞菌属）在术后最初 2 周（最易感期）是主要病原菌。肺炎也可以由念珠菌（可能是供体肺定植的结果）、曲霉和隐球菌引起。许多移植中心在术后最初 1～2 周使用抗真菌药进行预防（通常是氟康唑或两性霉素 B 脂质体）。

在肺移植受者中，纵隔炎的发生率甚至高于心脏移植受者，最常见的是在术后 2 周内发生。在没有预防治疗的情况下，CMV 引起的肺炎（可能因移植而引起传播）通常在术后 2周～3 个月内出现，原发性感染的发生时间要晚于病毒的再激活。

中期感染

如果供者或受者 CMV 血清学呈阳性，无论是再激活还是原发性感染，CMV 感染的发生率为 75%～100%。实体器官移植术后 CMV 诱发的疾病在肺移植和心肺联合移植受者中表现得最为严重。这种严重程度与肺抗原呈递和宿主免疫细胞不匹配有关还是与非免疫因素有关尚不清楚。一半以上伴有症状性 CMV 疾病的肺移植受者患有肺炎。很难将 CMV 感染的影像学表现与其他感染的影像学表现或器官排斥反应区分开，这使治疗更加复杂。在肺移植中 CMV 也可导致闭塞性细支气管炎。HSV 相关肺炎的发生使得阿昔洛韦用于预防性治疗。这种预防措施也可能降低 CMV 的发病率，但更昔洛韦对 CMV 更有效且对 HSV 也有效。静脉注射更昔洛韦或者越来越多地使用缬更昔洛韦（一种口服替代用药）预防 CMV 感染推荐用于肺移植受者。HSC 移植中讨论了抗病毒的可选择方案。虽然在预防期间严重疾病的总发病率有所下降，但当停止预防治疗，可能会发生后期感染——这是近年来越来越多观察到的一种情形。随着移植围术期并发症的恢复，在许多情况下，免疫抑制减少，受者往往能更好地对抗后期感染。

后期感染

肺移植和心肺联合移植受者中肺孢子虫感染的发生率很高（可能很少发现）。对所有的器官移植而言，针对肺孢子菌肺炎都应采取某种形式的预防措施（表 16-5）。移植术后预防使用 TMP-SMX 12 个月足以防止免疫抑制没有增强的患者发生肺孢子菌病。

与其他移植受者一样，肺移植和心肺联合移植受者的 EBV 感染可导致单核细胞增多症样综合征或 EBV-LPD。肺移植后 B 淋巴母细胞在肺中的表达趋势似乎比其他器官移植后更明显，可能是因为支气管相关淋巴组织中富含 B 细胞。如前所述，减少免疫抑制和改变治疗方案在某些情况下会导致病情缓解，但 mTOR 抑制剂，如雷帕霉素，可能会导致肺毒性。气道压迫可能致命，因此可能需要迅速干预。EBV-LPD 的治疗方法与其他章节中描述的方法类似。

■ 肝移植

早期感染

和其他移植一样，早期细菌感染是肝移植术后的一个主要问题。许多中心在术后 24 小时甚至更长时间内使用全身广谱抗生素，即使在没有明确感染的情况下。然而，尽管采取了预防措施，感染性并发症仍然常见，并与手术时间和胆道引流类型相关。手术持续时间超过 12 小时会增加感染的可能性。胆总管空肠吻合术将胆管引流至 Roux-en-Y 空肠袢比通过供体胆总管与受体胆总管吻合引流胆汁发生真菌感染更多。总的来说，肝移植患者真菌感染的发生率很高，并且在胆总管空肠吻合的情况下，发生真菌感染（通常是念珠菌）与再移植、肌酐水平升高、长时间手术、输注超过 40 U 血制品、再次手术、术前使用糖皮质激素、抗菌药物延长治疗时间及术前 2 日和术后 3 日有真菌定植有关。在这种情况下,许多中心都给予抗真菌药物预防。

腹膜炎和腹腔脓肿是肝移植常见的并发症。细菌性腹膜炎或局部脓肿可由胆漏引起。早期胆漏尤其常见于活体供肝移植。肝移植受者腹膜炎通常为多种微生物感染,常涉及肠球菌、需氧革兰阴性菌、葡萄球菌、厌氧菌或念珠菌,有时涉及其他侵袭性真菌。只有 1/3 的腹腔脓肿患者有菌血症。术后 1 个月内脓肿不仅可发生在肝内及脏器周围,还可发生在脾、结肠周围区域和盆腔。治疗包括使用抗生素和必要的引流。

中期感染

术后胆道狭窄易导致胆管炎。活体供肝移植术后狭窄发生率增加。发生胆管炎的移植受者可能会出现高热和寒战,但通常缺乏胆管炎的典型症状和体征,包括腹痛和黄疸。尽管这些发现可能提示移植物排斥反应,但排斥反应通常伴随着肝酶的显著升高。与此相反,在移植受者发生胆管炎时,肝功能检查结果通常在正常范围内(碱性磷酸酶水平可能除外)。肝移植受者胆管炎的确诊需要在胆管活检标本中显示聚集的中性粒细胞。遗憾的是,胆道的侵入性操作(T 管胆道造影或内镜逆行胰胆管造影)本身可能导致胆管炎。因此,许多临床医生推荐在进行这些操作前予以覆盖革兰阴性菌和厌氧菌的抗生素进行经验性治疗,如果最终要进行这些操作,也同样要进行抗生素的覆盖。

肝炎病毒的再激活是肝移植的常见并发症(**参见第 99 章**)。乙型肝炎和丙型肝炎复发可以进行移植,但这会带来问题。为了预防乙型肝炎病毒的再次感染,目前推荐使用最佳抗病毒药物或联合用药(拉米夫定、阿德福韦、恩替卡韦)和抗乙型肝炎免疫球蛋白进行预防,尽管最佳治疗剂量、途径和持续时间仍存在争议。近年来,预防乙型肝炎病毒再感染的成功率有所上升。在美国,丙型肝炎病毒感染相关并发症是进行肝移植最常见的原因。伴有丙型肝炎病毒的移植物再次感染可以发生在所有患者身上,时间长短不一。有关采用抗病毒药物和预防/抢先方案对选定受体进行积极的移植前治疗的研究正在进行中。移植后早期开始使用经典的利巴韦林和聚乙二醇干扰素联合方案治疗组织学明确证实的丙型肝炎病毒感染疾病已经产生了 25% ~ 40% 的持续应答率。一些阻断丙型肝炎病毒产生蛋白酶和聚合酶的抑制剂、备用干扰素和针对该病毒的单克隆抗体治疗方案正在进行临床前期研究和临床试验,以预防和/或控制移植后感染(**参见第 99 章**)。

与其他移植一样,疱疹病毒的再激活也很常见(表 16 - 3)。疱疹病毒可以在供体器官中传播。然而,CMV 肝炎在肝移植受者中的发生率<4%,通常并不严重到需要再次移植。没有进行预防的情况下,大多数接受 CMV 阳性供体器官的 CMV 阴性受者会发生 CMV 疾病,但在肝移植受者中的死亡率要

低于肺移植或心肺联合移植受者。CMV 引起的疾病也可能与肝移植后胆管消失综合征有关。患者对更昔洛韦治疗有应答;口服更昔洛韦或高剂量阿昔洛韦进行预防可降低疾病的发生率。HHV - 6 再激活在移植后早期发热和白细胞减少中的作用已被提及,尽管在 HSC 移植中更严重的后遗症并不常见。在这种情况下,HHV - 6 和 HHV - 7 似乎会加重 CMV 疾病。肝移植后 EBV - LPD 表现出肝脏受累的倾向,这种疾病可能是供体来源。关于实体器官移植中 EBV 感染的讨论,请参阅前述相关内容。

胰腺移植

尽管可以单独实施,胰腺移植最常与肾移植同时或在肾移植后进行。胰腺移植可能因早期细菌和酵母菌感染而变得复杂。大多数胰腺移植引流至肠道,其余的可引流至膀胱。十二指肠袢用于胰腺移植物与肠道或膀胱之间的吻合。肠道引流有早期腹腔内和同种异体移植物感染肠道细菌和酵母菌的风险。这些感染可导致移植物的丢失。膀胱引流可引起尿路感染、无菌性膀胱炎的高发病率;然而,这种感染通常给予合适的抗菌药物就可以治愈。在这两种引流手术中,预防性抗菌药物通常在手术时给予。尤其是当患者从不同的供者获得肾脏和胰腺时,积极的免疫抑制治疗与迟发性全身性真菌和病毒感染有关;因此,许多中心使用抗真菌药物和抗病毒药物(更昔洛韦或同类药物)进行长期预防。

在接受胰腺移植的患者中,CMV 感染、EBV - LPD 和机会性病原体感染引发的相关问题与其他 SOT 受者相似。

复合组织移植

复合组织同种异体移植(CTA)是新的移植领域,它不是单一器官移植,而是由多种组织类型组成的主体器官移植。涉及的部位包括上肢、面部、气管、膝部和腹壁。受者的数量有限。不同的手术过程和相关的感染并发症各不相同。然而,一些与感染并发症相关的早期趋势已经变得明显,因为通常需要非常强烈、持续的免疫抑制来防止排斥反应。例如,在术后早期,细菌感染在面部移植受者中尤其常见。围手术期的预防措施是针对可能使手术过程复杂化的生物体而制定的。与 SOT 受者一样,在 CTA 时可观察到复杂的 CMV 感染,特别是当受者为血清学阴性而供者为血清学阳性时。在一些患者中,除了更昔洛韦(用于伴有 CMV 肺炎的 HSC 移植受者)外,还需要抗 CMV 免疫球蛋白来控制疾病,一些患者因为更昔洛韦耐药需要进行替代治疗。人疱疹病毒家族其他成员和其他潜伏病毒再激活引起的感染并发症也有显著的发病率,正如在 SOT 受者部分所讨论的那样。基于目前可获得的有限研究,对 CMV、耶氏肺孢子菌、弓形虫和真菌感染应进行数月的预防。

实体器官移植中的其他感染

留置静脉导管感染

长期使用留置静脉导管进行药物、血制品和营养治疗在各种移植情况下很常见,并有局部和血流感染的风险。穿刺

部位感染最常由葡萄球菌引起。血流感染最常见于导管置入后1周内或见于中性粒细胞减少患者。凝固酶阴性葡萄球菌是最常见的血培养菌株。尽管HSC移植受者感染性心内膜炎并不常见,但在SOT受者中心内膜炎的发生率据估计可高达1%,并且这种感染与该人群的死亡率过高有关。虽然葡萄球菌占优势,但真菌和革兰阴性菌的感染可能比普通人群更常见。

关于鉴别诊断和治疗方案的进一步讨论,请**参见第15章**。

结核病

实体器官移植后前12个月内结核病的发病率高于HSC移植后的发病率(0.23%～0.79%),在全世界范围内分布广泛(1.2%～15%),反映了当地人群结核病的患病率。胸部平片提示既往有结核病灶、老年、糖尿病、慢性肝病、GVHD和强烈的免疫抑制可预测伴潜伏性疾病宿主中结核病的复发和播散性疾病的发展。结核病很少由供体器官传播。与HSC移植受者的低死亡率相比,SOT受者的死亡率据报道可高达30%。需要警惕的是,因为疾病的表现往往在肺外(胃肠道、泌尿生殖道、中枢神经、内分泌、肌肉骨骼、喉部)并呈非典型,在这种情况下,结核病有时表现为不明原因的发热。在移植前仔细收集病史并对受者和供者进行直接评估是最理想的。由于慢性疾病和/或免疫抑制,用纯化蛋白衍生物对受者进行皮肤检测可能不可靠。以细胞为基础的干扰素γ和/或细胞因子检测在将来可能会更加敏感。除了在肝移植的情况下,异烟肼的毒性并不是一个重要的问题。因此,应采取适当的预防措施[参见美国疾病控制和预防中心(CDC)的推荐,网址:www.cdc.gov/tb/topic/treatment/ltbi.htm]。对治疗潜伏性疾病进行的评估应包括仔细考虑假阴性检测结果的可能性。在疑似结核病最终确认之前,根据CDC、美国感染病学会(Infectious Diseases Society of America)和美国胸科学会(American Thoracic Society)的指导方针,需要进行积极的药物联合治疗,因为这些患者的死亡率很高。药物代谢的改变(例如,在联合使用抗结核药物和某些免疫抑制剂后)可以通过仔细监测药物浓度和适当的剂量调整加以管理。密切随访肝功能变化是必要的。耐药结核病在这些患者中尤其突出(**参见第74章**)。

病毒相关的恶性肿瘤

除了与γ-疱疹病毒(EBV、KSHV)和单纯疣(HPV)相关的恶性肿瘤外,与普通人群相比,其他与病毒相关或疑似与病毒相关的肿瘤更容易在移植受者中进展,特别是需要长期免疫抑制的受者中发展。肿瘤的发展间隔通常大于1年。移植受者发展为皮肤或唇非黑色素瘤,与新生皮肤癌相比,前者鳞状细胞与基底细胞的比例较高。HPV可能在这些病变中起主要作用。子宫颈癌和外阴癌与HPV明显相关,在女性移植受者中发病率增加。在移植受者中,与梅克尔细胞多瘤病毒相关的梅克尔细胞癌的发生率也有所增加;然而,目前还不清楚感染HTLV-1的受者是否会增加患白血病的风险。在肾

移植受者中,黑色素瘤的发病率略有增加,肾癌和膀胱癌的发病率也有所增加。

移植受者的疫苗接种

除了接受抗生素预防外,移植受者还应接种疫苗以预防可能的病原体(表16-6,也可**参见第5章**)。就HSC移植受者而言,尽管供者和受者之前都进行了免疫接种,但要等到免疫重建后才能获得最佳反应。异体HSC移植的受者如果想要抵抗病原体,就必须重新免疫。自体移植的情况相对不那么明显。如果外周血中的T细胞和B细胞数量足够,它们可以重建免疫反应。然而,正在接受化疗的癌症患者(特别是那些已有广泛疫苗接种研究的霍奇金病患者)对疫苗接种没有正常反应,而且病原体抗体滴度下降得比健康人更快。因此,即使没有接受HSC移植的免疫抑制患者也可能需要加强疫苗注射。如果记忆细胞作为干细胞"清理"的一部分被特别清除,就有必要用新基础免疫对受体进行重新免疫。目前正在评估不同移植人群的最佳免疫接种时间。每年对家庭成员和其他接触者(包括卫生保健人员)进行流感免疫接种可通过预防局部传播使患者受益。

表16-6	造血干细胞移植(HSCT)和实体器官移植(SOT)受者的疫苗接种	
疫苗	**移植类型**	
	造血干细胞移植	实体器官移植[a]
肺炎链球菌、流感嗜血杆菌、脑膜炎奈瑟菌	移植后免疫接种;参见CDC-ACIP推荐意见(对于肺炎链球菌,可能需要重新基础免疫)	移植前免疫接种;参见CDC-ACIP推荐意见(对于肺炎链球菌,建议5年后予以多糖疫苗加强免疫)
流行性感冒	秋季接种疫苗,密切接触者接种疫苗	秋季接种疫苗,密切接触者接种疫苗
脊髓灰质炎	使用灭活疫苗	使用灭活疫苗
麻疹/腮腺炎/风疹	如果没有GVHD,移植后24个月免疫接种	移植前免疫接种
白喉、百日咳、破伤风	移植后用DTaP基础免疫,参见IDSA 2013推荐意见(www.idsociety.org/Other_Guidelines/#immunizationFortheCompromisedHost)	移植前予以Tdap免疫或加强免疫,每隔10年或根据需要加强免疫
乙型肝炎和甲型肝炎	移植后重新免疫接种,参见推荐意见	移植前免疫接种
人乳头瘤病毒	推荐意见未定(www.cdc.gov/std/hpv/stdfact-hpv-vaccine-hcp.htm)	推荐意见未定

a 尽可能在实体器官移植前进行免疫接种。

缩略词: CDC,疾病控制和预防中心;ACIP,免疫实施咨询委员会;DTaP,全水平白喉、破伤风类毒素和吸附无细胞百日咳疫苗;GVHD,移植物抗宿主病;Tdap,破伤风类毒素减活白喉类毒素和无细胞百日咳疫苗;IDSA,美国感染病学会。

注意: 应定期核对CDC推荐意见,因为CDC的推荐意见在收到新的临床信息和特定疫苗的新配方后经常发生变化。

在缺乏关于免疫最佳时机的令人信服的数据情况下,从移植后 12 个月开始,对自体和同种异体 HSC 移植受者使用肺炎链球菌和 b 型流感嗜血杆菌结合疫苗是合理的。目前推荐的(根据 CDC 指南)一系列疫苗包括 13 价肺炎链球菌结合疫苗(Prevnar)和 23 价肺炎链球菌多糖疫苗(Pneumovax)。肺炎链球菌和 b 型流感嗜血杆菌疫苗对脾切除患者尤为重要。脑膜炎奈瑟菌多糖结合疫苗(Menactra 或 Menveo)也被推荐使用。此外,白喉、破伤风、无细胞百日咳和灭活脊髓灰质炎疫苗都可以在相同的时间间隔(12 个月、根据需要和移植后 24 个月)接种。有官方建议在移植后 12 个月开始予以破伤风/白喉/百日咳和灭活脊髓灰质炎病毒疫苗的新基础免疫。乙型肝炎和甲型肝炎的疫苗接种(两者都是灭活疫苗)也是可取的。关于 HSC 移植后接种 4 价 HPV 病毒样颗粒疫苗(Gardasil)的正式建议尚未发布。然而,对于既往没有接种过疫苗或没有接受过全系列疫苗的 26 岁以下的健康年轻人,推荐接种 HPV 疫苗以预防尖锐湿疣和特定癌症。活病毒麻疹/腮腺炎/风疹(MMR)疫苗可在移植后 24 个月接种给自体 HSC 移植受者,同时也可接种给大多数异基因 HSC 移植受者,在他们没有接受免疫抑制药物维持治疗,且没有发生 GVHD 的情况下。对于 MMR 疫苗而言,通过家庭接触传播的风险很低。在使用活脊髓灰质炎病毒疫苗的部分地区,应建议患者以及接触者只接受灭活疫苗。在供、受者均为 VZV 无抵抗力,且受者不再接受阿昔洛韦或更昔洛韦预防的罕见情况下,建议患者应在与水痘或带状疱疹者接触最多 10 日内进行水痘带状疱疹免疫球蛋白(VariZIG)治疗;此类患者应避免与最近接种了水痘疫苗的人密切接触。目前还没有关于此类患者接种水痘疫苗的正式建议。患者及其家庭接触者都不应该接种牛痘疫苗,除非他们接触过天花病毒。在有活动性 GVHD 和/或正在服用高维持剂量糖皮质激素的患者中,应谨慎地避免使用所有活病毒疫苗。

对于 SOT 受者,如有可能,应在免疫抑制前完成所有常规疫苗和指定的加强剂量的注射,以便最大限度地发挥效应。服用免疫抑制剂的患者,应每 5 年重复接种 1 次肺炎链球菌疫苗。目前还没有关于脑膜炎奈瑟菌疫苗的数据,但将其与肺炎链球菌疫苗一起使用可能是合理的。流感嗜血杆菌结合疫苗在该人群中应用是安全有效的,因此建议在移植前给药。成人不建议使用这种疫苗的加强剂量。继续使用免疫抑制药物的 SOT 受者不应接种活病毒疫苗。该人群接触麻疹者应给予麻疹免疫球蛋白。同样,对水痘带状疱疹病毒呈血清阴性且与水痘患者有过接触的免疫缺陷患者,应尽快给予水痘带状疱疹免疫球蛋白治疗(接触后最多 10 日内,最好在 96 小时内);如果无法完成,应立即开始 10~14 日疗程的阿昔洛韦治疗。停止治疗后,少数患者仍可能发病,因此必须保持警惕。阿昔洛韦的快速再治疗应能限制疾病症状。移植受者的家庭接触者可以接种 VZV 减毒活疫苗,但如果出现皮疹,接种者应避免与患者直接接触。病毒样颗粒疫苗已获许可用于预防几种 HPV 血清型的感染,最常见的是宫颈癌,肛门癌以及肛门、生殖器、喉部疣。这些不是活疫苗;但是,目前还没有资料显示其在移植受者中的免疫原性或有效性。

外出旅行的免疫功能受损患者可从部分(但并非所有的)疫苗中获益(**参见第 5 章和第 6 章**)。一般而言,这些患者应接受适合其所访问地区的任何死疫苗或灭活疫苗制剂;该推荐包括流行性乙型脑炎疫苗、甲型和乙型肝炎疫苗、脊髓灰质炎疫苗、脑膜炎奈瑟菌疫苗和伤寒疫苗。大多数免疫功能受损患者不推荐使用活的伤寒疫苗,但可以使用灭活或纯化的多糖伤寒疫苗。不应接种黄热病活疫苗。另一方面,应该用纯化蛋白乙肝疫苗进行基础免疫或加强免疫。灭活的甲型肝炎疫苗也应在适当的情况下使用(**参见第 5 章**)。现在有一种疫苗可以对甲型肝炎和乙型肝炎提供双重保护。如果不接种甲型肝炎疫苗,旅行者应该考虑接受免疫球蛋白的被动保护(剂量取决于在高危地区的旅行时间)。

第 17 章
医疗机构获得性感染

Chapter 17
Infections Acquired in Health Care Facilities

Robert A. Weinstein·著 | 林佳冰·译

医院获得性(院内)以及其他与医疗相关的感染的成本很高。在美国,这些感染每年影响多达 170 万患者,费用约为 28~33 亿美元,同时导致 9.9 万人住院。尽管在降低感染风险的努力中会受到免疫功能低下的患者数量,耐药细菌、真菌和病毒的超级感染以及侵入性设备和操作的挑战,但普遍认为通过严格遵循基于循证的预防指南,几乎所有与医疗保健相关的感染都应该是可以避免的（表17-1），即所谓的"零容忍"。事实上，历史上与医疗中高风险的医疗器械相关感染，在过去几年中其感染率在稳步下降。但不幸的是，与此同时，抗菌药物耐药性病原体数量增加并预计每年导致医院内外约2.3万人死亡。本章回顾了与医疗保健及医疗设备相关的感染，及其基本的监测、预防、控制和治疗措施。

组织、责任和改进医疗保健相关感染程序的可行性

联合委员会的标准中要求所有经认可的医院都需有积极预防和控制医院感染的计划或监督方案。在感染病奖励计划中，需要对医生进行感染控制和医疗保健流行病学方面的教育，同时也要能为其提供在线课程。对"患者安全"的担忧导致联邦立法阻止美国医院将医疗保险费用升级至覆盖14项以上特定医院事件引起的医疗费用（表17-2），并促使国家尽量公开报告对患者采取的护理流程（例如，及时给药和围术期抗生素预防的适当使用情况）及患者预后情况（例如，手术部位感染率）。"胡萝卜"奖励（给予绩效）和"大棒"惩罚（不支付可预防性感染的费用）似乎都没有影响感染率。与此同时，公众关注所带来的影响可能更大：2009年，美国卫生和公共服务部发布了一项重要的防止医疗保健相关感染的医疗机构间行动计划，包括一份美国五年预防目标清单，这些目标大部分都在按计划进行（表17-3）。

表17-1 感染控制指南和监督的来源

机构	角色	主要对象	网址
联合委员会	监管	医院、长期护理机构、实验室	www.jointcommission.org
CAP	监管	实验室	www.cap.org
OSHA	监管	工作人员	www.osha.gov
CMS	监管	医疗保险/医疗补助提供者	www.cms.hhs.gov
PQRI	监管和咨询	符合条件的专家	www.cms.hhs.gov/pqri/
HHS行动计划	监管和咨询	医疗保健和感染预防人员	www.hhs.gov/ash/initiatives/hai/actionplan/
CDC			
DHQP	咨询	医疗机构和人员	www.cdc.gov/ncezid/dhqp/
HICPAC	咨询	医疗机构和人员	www.cdc.gov/hicpac/
NIOSH	咨询	工作人员	www.cdc.gov/niosh/
AHRQ	咨询	广泛（例如医护人员）	www.ahrq.gov
NQF	咨询	广泛（例如医护人员）	www.qualityforum.org
IOM	咨询	广泛（例如医护人员）	www.iom.edu
联邦流感规划项目	咨询	卫生保健和公共卫生人员	www.flu.gov/planning-preparedness/hospital#
信任美国健康项目	咨询	广泛（例如，公众）	healthyamericans.org
CSTE	咨询和专业团体	公共卫生人员	www.cste.org
IDSA	专业团体	感染病医师/研究人员	www.idsociety.org
SHEA	专业团体	卫生保健流行病学家	www.shea-online.org
HIS	专业团体	卫生保健流行病学家	www.his.org.uk
APIC	专业团体	感染预防人员	www.apic.org
MedQIC	质量改进	广泛（例如医护人员）	www.qualitynet.org
IHI	质量改进	广泛（例如医护人员）	www.ihi.org
Leapfrog集团	质量改进	广泛（付款者、消费者、雇主和医疗保健人员）	www.leapfroggroup.org
NSQIP	质量改进	手术相关服务	www.acsnsqip.org

缩略词：AHRQ，美国医疗健康研究与质量机构；APIC，感染控制和流行病学专业人员协会；CAP，美国病理学家协会；CDC，疾病控制和预防中心；CMS，医疗保健和医疗补助服务中心；CSTE，国家和国土流行病学家委员会；DHQP，医疗保健质量促进部门；HHS，美国卫生与公众服务部；HICPAC，医疗感染管理咨询委员会；HIS，医院感染学会；IDSA，美国感染病学会；IHI，美国医疗照护改进研究所；IOM，医学研究所；MedQIC，医疗质量改善共同体；NIOSH，美国国家职业安全与卫生研究所；NQF，国家认证体系；NSQIP，国家外科质量改进计划；OSHA，职业安全与健康管理局；PQRI，医师质量报告倡议；SHEA，美国医师保健流行病学学会。

表 17-2 联邦不进行赔付的医疗机构获得性疾病[a]

术后遗留异物
空气栓塞
血型不合
褥疮（Ⅲ和Ⅳ期）
跌倒或创伤引起的骨折/其他损伤
导管相关尿路感染
导管相关血流感染
血糖控制不良
冠状动脉旁路移植术后手术部位感染或纵隔炎
某些骨科术后的手术部位感染
肥胖患者术后的手术部位感染
心脏起搏器植入后手术部位感染
静脉血栓栓塞（髋关节或膝关节置换术后）
医源性气胸伴静脉置管

[a] 基于 2005 年《美国联邦赤字削减法》。截至 2012 年 10 月，医疗保健停止向医院赔付对于治疗这 14 种医疗保健获得性疾病。详见 www.cms.gov/HospitalAcqCond/（最后访问时间：2014 年 11 月 13 日）。

表 17-3 美国卫生及公众服务部 9 项消除医疗保健相关感染目标的进展总结：中期评估

指标	数据来源	国家五年目标	完成 2013 年目标
血流感染	NHSN	减少 50%	是[a]
遵循中心静脉置管	NHSN	100% 使用	退出
为艰难梭菌院内诊断	HCUP	减少 30%	否
艰难梭菌感染	NHSN	减少 30%	否[a]
尿路感染	NHSN	减少 25%	是[a]
MRSA 侵入性感染（人群）	EIP	减少 50%	是[a]
MRSA 菌血症（医院）	NHSN	减少 25%	是
手术部位感染	NHSN	减少 25%	是
外科护理改善项目	SCIP	95% 使用	是

[a] 改变举例：导管相关血流感染减少到约 1.7/1 000 插管日；艰难梭菌感染增加至约 11.2 例/1 万出院人数；导管相关的尿路感染减少至约 3.1/1 000 插管日；医疗机构相关感染中 MRSA 感染减少约 4.5/10 万人。

缩略词：EIP，CDC 的新兴感染项目；HCUP，医疗研究和治疗管理局的医疗成本和利用项目；MRSA，耐甲氧西林金黄色葡萄球菌；NHSN，CDC 的国家医疗安全网络；SCIP，外科护理改进项目。

改编引用自：www.hhs.gov/ash/initiatives/hai/nationaltargets/，最近更新：November 13，2014。

监测

依照惯例，感染预防专家会对住院患者或医院获得性感染（即入院时既不存在也非潜伏期的感染）进行调查。监测通常需要审查微生物学实验室结果、护理病房的流行病学"鞋底成本"以及标准化感染定义的应用情况。越来越多感控过程使用了医院电子数据库或基于计算机算法的电子监控（例如，血管导管和外科伤口感染），这样一来可以消除观察者偏移，从而得到更可靠的数据以及便于进行机构间比较。虽然一些

疗养院和长期急诊医院（LTACH）的感染监测仍处于建设阶段，但这些医疗机构往往需要在抗菌药物耐药病原体的传播中进行更多的感染监测和控制。

大多数医院的监测重点都在于高发病率或高治疗费用相关的感染。感染控制的质量改进活动加强了对医务人员遵守感染控制政策的监督（例如，遵循流感疫苗接种建议）。本着"能被监测到的改进"的精神，大多数州现在要求公开报告预防医疗保健相关感染和/或患者预后所采取的措施。因此，在一些地方，随机监视回归到"全范围"监视，许多州现在要求医院使用美国疾病控制和预防中心（CDC）国家医疗保健安全网（NHSN）报告系统所提供的统一的相关定义用以上传数据。各州越来越依赖 NHSN 来促进公开报告，已有超过 12 000 个医疗机构参与其中（4 700～5 700 个美国急救医院，约 540 个 LTACH，约 270 个康复机构，约 6 000 个门诊透析机构，约 300 个门诊手术中心，约 150 个长期护理机构）。这种参与提供了全国范围内医疗保健相关感染的数据，并且还可获得全国抗菌药物使用率和耐药率。

监测的结果通常用率来表示，例如，有 5%～10% 的患者发生医院获得性感染。然而，除非暴露持续时间、感染部位、患病人群以及暴露的危险因素都一致，否则这些粗略的统计数据价值很低。为了解释其中一些变量，CDC 现在使用标准化的感染率（SIR；www.cdc.gov/hai/national-annual-sir/）作为 NHSN 率进行报告。感染率的分母包括暴露于特定危险因素的患者数量（例如，使用呼吸机的患者）或干预天数（例如，1 000 住院天数中使用呼吸机的天数）。由于留置导尿管等侵入性设备的使用在有意识地减少，其分母变得越来越小，因此仍使用这些设备的患者很可能是真正高风险的人（潜在的分子），所以当用使用天数作为分母时，结果易被高估。因此建议应监测率的时间趋势，并将率与纳入 SIR 的区域和国家进行比较。由于危险因素以及患者疾病的严重程度各不相同，医院间的比较仍可能具有误导性。过程措施（例如，遵循手卫生）通常不需要进行风险调整，同时结局评估（例如，心脏手术部位感染率）可以识别具有异常感染率的医院（例如，感染率在前十位）以便进一步的评估。此外，对医院感染率的时间趋势分析有助确定干预措施是否成功以及应该继续加强哪些干预措施。

防控的流行病学基础和一般措施

医院获得性感染遵循基本的流行病学模式，可以帮助指导预防和控制措施。医院获得性感染的病原体同样需要传染源、易感人群以及很大程度上可预测的途径传播。病原体可储存在无生命或者是有生命的个体上（例如，在病房高频接触的物体表面上残留的梭状芽孢杆菌孢子或者是感染/定植的医护人员、患者和探视者）。传播方式通常是交叉传播（如，通过未充分清洁的手将病原体从一名患者交叉感染到另一名患者）或自主播散（例如，沿着气管插管将口咽部菌群吸入肺

部）。少见情况下，病原体（例如，A组链球菌和许多呼吸道病毒）通过咳嗽或打喷嚏释放的大量感染性气溶胶在人际传播。更罕见的，但在流行风险方面往往具有破坏性的，是经空气的飞沫传播（如院内水痘）或有共同来源的传播（例如，被污染的静脉输液）。增加宿主易感性的因素包括先天免疫机制的异常（例如，遗传多样性引起的先天免疫机制异常）以及影响宿主免疫功能的医疗操作。

医院的感染控制计划必须确定一般和特殊的控制措施。鉴于交叉感染的严重性，手卫生普遍被认为是最重要的预防措施。医护人员遵循手卫生的比例非常低（通常＜50%），反馈的原因包括不方便、没时间和频繁洗手造成的皮肤损伤。无酒精洗手液含有润肤剂，可以保留因反复洗手而丢失的手部天然油脂，同时仍可以快速、高效地减少手部病原体。对于所有医护人员，建议在接触不同患者之间使用酒精擦手，如果双手被明显弄脏，或者是接触了院内艰难梭菌暴发的感染患者之后，需使用皂液和流动水冲洗去除，因为酒精对艰难梭菌的孢子无效。许多用来实时跟踪与反馈手卫生依从性的系统已被开发，虽然这是个好消息，但能起到的作用仍有待观察。

院内和装置相关感染

超过25%～50%的医院获得性感染源于患者自身的定植菌和侵入性医疗设备的共同作用，因此对使用和设计此类设备进行改进是十分重要的。强化教育、使用基于证据的"集束化"（bundling）的干预措施（表17-4）、使用检查表来改进无菌操作和尽早移除侵入性设备可增加依从性，可降低感染率（表17-3）。特别值得注意的是，受过培训的人员的更替或短缺会影响对患者的良好护理，并且与感染率增加有关。

尿路感染

尿路感染（UTI）约占医院获得性感染的30%～40%；高达3%的菌尿患者会出现菌血症。虽然UTI所导致的延长住院的比例最多只有15%，增加医疗费用仅1 300美元，但这些感染是耐药细菌传播和储集的来源。大多数院内尿路感染都与之前使用医疗设备或留置导尿管有关，每日会增加3%～7%的感染风险。尿路感染通常是因为患者会阴或胃肠道的病原体传播到尿道引起的，这在女性中常见，同时冲洗导尿管或排空引流袋的护理人员交叉感染所导致的导尿管腔内污染也会引起尿路感染。病原体偶尔来自未充分消毒的泌尿系统设备，很少来自受污染的设备。

医院应监测预防院内UTI的基本指标（表17-4），提醒临床医生评估患者留置导尿管，及时移除导尿管可以提高移除率并降低UTI的风险，术后尿潴留的相关指南（例如，使用膀胱扫描）也可限制插管的使用或持续时间。预防UTI的其他方法包括局部使用抗菌药物、引流袋消毒和预防导管感染，但这三种都不是常规措施。

表17-4	预防常见医疗保健相关感染和其他不良事件的"集束措施"循证实例

预防中心静脉导管感染

导管插入集束措施
　　对相关医护人员进行导管插管和护理教育
　　洗必泰消毒插管部位
　　在插管时，采取最大无菌屏障和无菌操作
　　将插管所需工具打包（例如，使用插管工具包或集中放在推车中）
　　使用检查表加强对"插管集束措施"的遵守
　　如果违反无菌操作，护士应及时制止操作
导管维护集束措施
　　每天用氯己定擦浴患者
　　敷料保持干净、干燥
　　加强医护人员手卫生
　　每日进行拔管评估

预防呼吸机相关事件

床头抬高30°～45°
定期使用氯己定清洁口腔（有争议）
采取"镇静剂间歇期"并每日进行拔管评估
预防消化道溃疡
预防深静脉血栓（除非有禁忌证）

预防手术部位感染

谨慎地选择外科医生
手术前1小时内预防性使用抗菌药物且在24小时内停用
直至手术前才进行备皮，使用剪刀或者不去除毛发
用含酒精的洗必泰消毒手术部位
维持良好的围术期血糖水平（心脏手术患者）[a]
维持围术期正常体温（结直肠手术患者）[a]

预防尿路感染

仅在患者需要（例如：防止尿潴留）时放置导尿管，而不是为了方便
导尿管插入时需严格执行无菌操作
尽量减少操作排尿开关
每日进行移除导尿管评估

预防病原体的交叉感染

在接触患者或其周围环境之前和之后，用酒精揉搓清洁双手

[a] 该建议有特定人群的临床试验和实验证据的支持；同时也可为其他外科患者提供参考。
摘取自以下网站：www.cdc.gov/hicpac/pubs.html，www.cdc.gov/HAI/prevent/prevention.html，www.ihi.org。

用于其他目的的全身性抗菌药物降低了在插入导尿管的前4日内UTI的风险，但之后可能会出现耐药菌。据报道，在导管拔除时预防性使用抗菌药物可降低UTI的风险。肠道的选择性去污也与降低UTI风险相关，但这些都不是常规措施。

对带或不带抗菌剂的导管进行冲管均可能会增加感染的风险。对于没有膀胱梗阻的男性，避孕套导尿可能比留置导尿管更容易接受，并且如果仔细维护也可以降低UTI的风

险。耻骨上导尿管在预防感染中的作用尚未明确。

UTI 的治疗基于定量尿培养的结果(**参见第 33 章**),最常见的病原体是大肠埃希菌、医院革兰阴性杆菌、肠球菌和念珠菌。治疗医院获得性感染需要注意的几点如下:① 对于长期留置膀胱导尿管的患者,"导管菌群",即附着在导管腔内壁的微生物,可能与实际的尿路病原体不同,因此,对于长期留置导尿管的疑似 UTI 患者(特别是在女性中),需要更换导管并获得新鲜尿液样本。② 与所有鼻腔感染一样,当在阳性培养结果的基础上开始治疗时,重复培养以追踪感染的持续性是有帮助的。③ 对于发热患者,多次出现 UTI 可能会引起"UTI 是其单独感染源"的误判。④ 尿培养到金黄色葡萄球菌可能是由于血源性接种引起的,并且可能代表隐匿性的全身性感染。⑤ 尽管念珠菌现在是医院 ICU 患者中 UTI 最常见的病原体,但除非是在膀胱上端或膀胱壁受到侵袭、梗阻,或是中性粒细胞减少或免疫抑制时才推荐治疗且治疗通常是不成功的。

■ 肺炎

从以往数据上看,肺炎约占医院获得性感染的 10%～15%;呼吸机相关性肺炎(VAP)发生率约为 1～4 人/1 000 呼吸机日,据报道这些感染导致平均增加 10 个住院天数和 23 000 美元的额外费用。大多数院内细菌性肺炎是由内源性或医院获得性口咽(偶尔是胃)菌群吸入引起的,医院获得性肺炎与其他感染相比,死亡人数更多。然而,归因死亡率表明,死于医院获得性肺炎受到其他因素的影响很大,包括合并症、抗菌药物使用不足以及特定病原体的感染(特别是铜绿假单胞菌或不动杆菌)。肺炎的监测和准确诊断在医院中是比较困难的问题,因为许多患者,尤其是 ICU 患者,胸部 X 线异常、发热和白细胞升高可能是多种原因引起。这种诊断不确定性导致将关注重点从 VAP 转移到"呼吸机相关事件(VAE)"上,引起病情和生理指标变差的并发症是关键指标。先前的数据表明,5%～10% 使用机械呼吸机的患者会发生 VAE。病毒性肺炎在儿科和免疫功能低下的患者中尤为重要,这将在病毒学部分和第 21 章中讨论。

医院获得性肺炎的危险因素包括那些增加潜在病原体定植的事件(例如先前的抗菌治疗、污染的呼吸机回路或设备、胃酸度降低)或是促进口咽内容物进入下呼吸道的事件(例如插管、昏迷或存在鼻胃管)以及减少宿主肺部防御机制并能让吸入病原体过度生长的机制(例如慢性阻塞性肺病、高龄或上腹部手术)。

肺炎的控制措施(表 17 - 4)主要是经常进行拔管评估以及对患者护理中的危险因素进行补救(例如尽量减少有吸入倾向的仰卧位)以及呼吸设备的无菌管理(例如对所有重复使用的设备如喷雾器进行消毒或灭菌;仅在需要时更换气道/呼吸回路,如故障或可见的污染时,而不是使用的持续时间或教授无菌抽吸技术时)。使用局部表皮抗菌药物选择性去除口咽及肠道细菌和/或插管后使用短程抗菌药物的益处一直存在争议,一项随机多中心试验表明,接受口咽去污的机械通气 ICU 患者死亡率降低。

下列预防措施仍需进一步验证:放置气管导管为声门下引流分泌物提供通道以及在可能的情况下进行无创机械通气,这与短期术后使用中感染风险降低有关;使用镀银气管导管可降低 VAP 的风险,但也不常规使用。值得注意的是,降低 VAP 的发生率通常并不代表能降低 ICU 的总体死亡率,这也说明,VAP 感染只是易出现在高死亡风险的患者中。

医院获得性肺炎最可能的病原体及其治疗**参见第 21 章**。关于诊断和治疗有几点需要强调:① 临床诊断灵敏度高但特异性相对较低(例如,发热、白细胞增多、脓性分泌物增多、病灶浸润、需氧增加),对于能通过支气管镜或非支气管镜获得无污染的下呼吸道样本的患者,标本的定量培养具有 80% 的诊断灵敏度。② 在住院 4 日内出现的早发性医院获得性肺炎,最常由社区获得性病原体如肺炎链球菌和嗜血杆菌引起,但也有研究对此提出质疑。迟发性肺炎最常见的原因是金黄色葡萄球菌、铜绿假单胞菌、肠杆菌属、肺炎克雷伯菌或不动杆菌。当侵入性诊断技术用于诊断 VAP 时,革兰阴性杆菌占分离株的比例从 50%～70% 降低至 35%～45%。在多达 20%～40% 的病例中,多是多种病原体的复合感染。厌氧菌在 VAP 中的作用尚未明确。③ 一项多中心研究表明,8 日是医院获得性肺炎建议的治疗时间,当病原体为不动杆菌或铜绿假单胞菌时治疗需延长(在该研究中为 15 日)。④ 在发热患者(特别是经鼻插管的患者)中,应考虑隐匿性呼吸道感染,尤其是细菌性鼻窦炎和中耳炎。

■ 手术部位感染

每年约有 50 万名患者发生手术部位感染,约占医院获得性感染的 15%～20%,根据手术类别以及感染病原体的不同,将增加 7～10 个术后住院日以及额外的 3 000～29 000 美元费用。手术部位感染平均潜伏期为 5～7 日,比许多手术的术后住院日还长,同时许多手术是在门诊进行的,使手术部位感染的发生率越来越难以评估。感染通常是由患者的内源性或医院获得性皮肤和黏膜菌群引起的,偶尔因进行手术的医务人员皮肤表面定植菌空气传播而引起的。除非有真正的"传播者",否则在手术室中的空气传播感染很少见(例如,A 组链球菌或葡萄球菌)。一般而言,手术部位感染的常见风险与医生的技术、患者的基础疾病(如糖尿病、肥胖)或高龄以及不恰当地预防性使用抗菌药物有关。其他风险还包括存在引流管、术前住院时间延长、手术前 1 日备皮时刮伤手术部位、长手术时间以及远端部位感染(如未经治疗的 UTI)。

有关手术部位感染危险因素的大量文献、公认的发病率和成本已迫使美国采取预防措施和"干预组合"(表 17 - 4)。其他措施还包括注意手术操作选择(例如,避免开放或预防性引流)、手术室无菌以及活动性感染的术前治疗。及时向外科医生反馈监测结果也与感染率的降低有关。对于金黄色葡萄球菌定植的患者,术前鼻内给予莫匹罗星、消毒沐浴,术中和术后补充氧气一直是有争议的,虽然有许多不一致的研究结果,但其中大部分结果表示支持这些干预措施。

诊断和治疗手术部位感染,首先要对术后发热患者的手术部位仔细评估。对于深部伤口、器官间隙或膈下脓肿的诊断需要更加慎重并借助 CT 或 MRI。假体装置(例如整形外科植入物)感染的诊断更加困难并且通常需要使用射线照相检测技术来获得假体周围标本以供培养。在手术中获得的关节假体周围组织的培养物可能会丢失黏附在假体生物膜中的病原体,而来自关节假体的超声波震荡培养物效果更好,特别是对于在手术后 2 周内接受过抗菌药物治疗的患者。

手术部位感染最常见的病原体是金黄色葡萄球菌、凝固酶阴性葡萄球菌、肠道细菌和厌氧菌。在术后 24～48 小时内出现快速进展的手术部位感染时,应高度怀疑 A 组链球菌或梭菌感染(**参见第 44 章和第 51 章**)。手术部位感染的治疗需要引流或手术切除感染或坏死组织以及针对实验室结果进行抗菌药物治疗。

■ 与血管通路有关的感染及其监测

与血管内装置相关的菌血症引起约 10%～15% 的医院获得性感染,其中中心静脉导管(CVC)感染占大多数。在美国,每年发生多达 20 万例与 CVC 相关的血流感染,其归因死亡率为 12%～25% 且超过平均住院时间 12 日,每位患者治疗成本为 3 700～29 000 美元,其中有 1/3～1/2 为 ICU 住院患者。自 2002 年医疗感染控制实践咨询委员会(HICPAC)发布指南以来,感染率稳步下降(**表 17 - 3**)。随着社区重症患者的护理增加,门诊患者发生血管导管相关血流感染变得越来越频繁。因此,需要对 ICU 以外甚至医院外的感染进行更广泛的监测。

导管相关血流感染很大程度上来自插管部位皮肤的微生物,病原体通常在插管后的第 1 周内通过体表污染导管尖端。此外,CVC 接口或"无针"设施管口的污染可能导致更长时间的腔内感染,特别是手术植入的或带套的导管。虽然概率很低,但内在(在物品制造过程中)或外在(在医院)污染的注射物是导管相关血流感染的最常见原因。与动脉注射有关的外源性污染最高可占菌血症的一半。从血管导管相关的菌血症中分离出的最常见病原体包括凝固酶阴性葡萄球菌、金黄色葡萄球菌(在美国有≥50% 的分离株对甲氧西林耐药)、肠球菌、医院内革兰阴性杆菌和念珠菌。许多病原体,尤其是葡萄球菌,产生细胞外多糖生物膜,促进其附着于导管并提供其对抗菌药物的庇护。"群体感应"蛋白是未来干预的重点,其有助细菌细胞在生物膜发育过程中进行交流。

有循证依据的集束控制措施(**表 17 - 4**)非常有效,在一项 ICU 研究中消除了几乎所有与 CVC 相关的感染。血管导管相关感染的其他控制措施包括在皮肤与导管连接处使用氯己定浸润的敷贴、每日用氯己定擦拭 ICU 患者、使用半透明敷料(便于洗澡和查房时检查并提供保护免受渗出物影响)、尽量避免选择股静脉穿刺(考虑与皮肤菌群密度有关)、外部导管定期(如每 72～96 小时)旋转到新的位置(可借助负责注射的护士完成)、当检查压力传感器或其他血管端口时应注意无菌操作。

尚未解决的问题包括免疫功能低下患者中,肠道菌群易位(而非血管通路部位感染)所导致的菌血症及其对监测的影响,CVC 部位旋转的最佳频率(在同一部位使用导丝辅助型导管不会减轻、甚至可能增加感染风险),莫匹罗星软膏(一种具有优异抗葡萄球菌活性的局部抗生素)在护理中的适当应用,外周中心静脉导管(PICC)的风险程度以及对高危患者预防性使用肝素(避免导管血栓,可能与感染风险增加有关)、万古霉素或酒精[导管冲洗或"封闭"(即浓缩的抗感染溶液灌注到导管内腔)]。

导管部位外观变化或留置血管导管的患者无其他原因发热或菌血症时需怀疑导管相关感染。可通过外周血培养(最好是两个独立的外周静脉穿刺样本)和从血管导管尖端的半定量或定量培养中培养到相同种类的微生物来确诊。不常用的诊断措施包括:① 通过血管导管抽取的血液比从外周静脉抽取的样本的阳性时间更快(＞2 小时);② 对于从外周静脉和 CVC 同时抽取的血液样本定量培养的差异(3 倍或以上"增高"),如果感染,应显示升高。当考虑输液相关败血症时(例如与输液治疗相关的突然发热或休克),应保留所输液体或血液制品的样品进行培养。

血管导管相关感染的治疗应针对从血液和/或感染部位检测到的病原体进行。治疗中需要重点考虑进行超声心动图检查(以评估患者是否患有心内膜炎)、治疗持续时间以及及时拔出可能有潜在感染的导管。在一项报道中,大约 1/4 血管导管相关金黄色葡萄球菌血症患者通过超声心动图发现有心内膜炎,因此这一检测可能会有助治疗。

已发布的血管导管相关感染管理共识指南建议在大多数细菌血症或真菌血症病例中移除导管(无通道 CVC)。在试图挽救可能受感染的导管时,一些临床医生使用"抗生素封闭"技术,除了进行全身抗菌治疗外,还可以促进抗菌药物对感染生物膜的渗透(参见 www.idsociety.org/Other_Guidelines/)。

治疗共识指南的作者建议,作出移除怀疑菌血症或真菌血症的导管或植入装置的决定应基于患者疾病的严重程度、该装置感染的证据强度、是否存在局部或全身并发症、有特定的病原体以及若保留导管或装置患者抗菌治疗的可能效果。对于有位点感染的患者,不拔除导管是无法成功治疗的。对于化脓性静脉血栓性静脉炎患者,通常需要切除受累静脉。

隔离技术

制定感染病患者隔离政策是感染控制标准预防的组成部分。为了取代其先前针对病原体的特异性指南,美国疾病控制和预防中心于 2006 年发布了关于控制医疗保健机构中多重耐药微生物的建议;2007 年,美国疾病控制和预防中心公布了基本隔离指南的修订版,为包括急诊医院和长期护理机构、门诊和家庭护理机构在内的所有医疗保健机构提供最新建议(参见 www.cdc.gov/hicpac/pdf/isolation/Isolation2007.pdf)。

标准预防措施涵盖院内所有患者,旨在降低已识别或未识别的微生物的传播风险。这些预防措施包括戴手套以及手部清洁,当可能接触:① 血液;② 其他体液、分泌物和排泄物,无论是否有肉眼可见的血液;③ 患者破损的皮肤;④ 患者黏膜。根据暴露风险,标准预防措施还包括戴口罩、护目镜和穿隔离衣。

对可能具有传染性的临床症状(例如急性腹泻)或为怀疑/诊断为可传播病原体定植或感染的患者进行护理时的预防措施,需考虑病原体可能的传播途径:经空气、水源或接触传播,根据不同情况选择佩戴 N95 口罩、外科口罩、戴手套及穿隔离衣。对于具有多种传播途径的疾病,可以结合多种预防措施(例如水痘有接触和空气传播隔离)。

一些常见的耐药病原体,特别是那些在胃肠道定植的病原体[例如耐万古霉素的肠球菌(VRE)、多重耐药的革兰阴性杆菌如产碳青霉烯酶的肺炎克雷伯菌(KPC)],可能存在于院内患者的完整皮肤上("粪便铜绿")。因此专家建议与患有急性病和/或高风险的患者(例如 ICU 或 LTACH)进行接触时戴上手套。戴手套并不能取代手卫生,因为在佩戴或摘除手套时,手仍有机会受到污染(高达 20% 的交互作用)。

流行病学和新发问题

医院获得性感染暴发总是成为重大新闻,但可能只占到医院感染的 5% 以下。医院流行病学调查和控制需要感染控制人员进行以下工作:① 确认院感病例;② 对医院获得性感染暴发进行确认(因为有些疾病的流行实际上可能是由于人工监测或实验室检测导致的伪暴发);③ 检查无菌操作和消毒剂的使用;④ 确定暴发的程度;⑤ 进行流行病学调查以确定传播方式;⑥ 与微生物实验室人员密切沟通,进行共同病原体来源患者或携带者的病原体培养与分离;⑦ 加强监督及对控制措施进行效果评价。控制措施通常包括加强常规无菌操作和手卫生,确保患者隔离(如果需要,建立专门的隔离和护理团队),并根据调查结果进行进一步控制。下面是一些新出现和潜在的流行病学问题的范例。

■ 病毒呼吸道感染:流感大流行

🌐 2003 年严重急性呼吸综合征(SARS)相关冠状病毒引起的感染对全球卫生保健系统形成挑战(参见第 95 章),2012 年中东呼吸综合征冠状病毒(MERS‐CoV)则是地理位置相对局限的感染问题(参见第 95 章)。对于 SARS,尽管有明显的违反实验室安全的操作,基本的感染控制措施有助使全球患病和死亡人数分别保持在 8 000 人和 800 人左右。SARS 的流行病学主要发生在患者生病或住院时的家庭成员中,这与流感(参见第 96 章)形成鲜明对比,后者在症状出现前 1 日通常具有传染性,可以在社区非免疫人群中迅速传播。即使是季节性出现的流感,每年在美国也会造成多达 35 000 人死亡。

控制季节性流感取决于以下几点:① 为儿童、普通人群和医务人员提供疫苗接种;② 将抗病毒药物早期治疗和预防纳入暴发控制措施的一部分,特别是在高风险患者和高风险环境中,如疗养院或医院;③ 对有症状患者进行感染控制(监测和预防飞沫传播)。有争议的感染控制措施包括流感空气传播的风险以及医护人员进行流感疫苗接种的必要性,因为医务人员的疫苗接种率太低。

随着过去几年亚洲禽流感(H5N1)的局部暴发,对潜在流感大流行的担忧导致:① 建议普及如美国疾病控制和预防中心 2007 年隔离预防措施指南中的"呼吸道卫生和咳嗽礼仪",以及针对可能感染呼吸道疾病的门诊患者进行"来源遏制"(例如使用口罩和空间隔离);② 重新审视 1918—1919 年流感大流行中非药物干预的价值,如"社会距离"(如关闭学校和社区场所);③ 关于医护人员所需呼吸系统防护程度的讨论(即是否使用推荐用于空气隔离的 N95 口罩,而不是用于预防飞沫传播的外科口罩)。

2009 年春天,一种新的流感病毒株 H1N1,或称为"猪流感"病毒,引发了 40 年来第 1 次流感大流行。新菌株(如 H7N9)的重组事件继续在全球对感染控制和疫苗开发方面形成挑战(参见第 96 章)。

■ 院内腹泻

在北美出现了一种新的、更具毒力的艰难梭菌:NAP1/BI/027 菌株,并且在过去的几年里,美国院内艰难梭菌相关腹泻的总体发病率在持续增加(参见第 31 章),特别是在老年患者中。艰难梭菌控制措施包括恰当地使用抗生素,尤其是使用与促使菌株变化有关的抗菌药物如氟喹诺酮类。同时也需要重视早期诊断、治疗和接触预防措施。为了改善诊断,建议使用更灵敏的、基于聚合酶链反应而不是基于酶免疫测定的腹泻粪便测试,但这也可能使感染率人为地增加。初步数据表明益生菌在预防全身抗生素治疗患者的艰难梭菌相关性腹泻中发挥作用。粪便移植治疗复发性艰难梭菌相关性腹泻病例有显著效果(参见第 31 章)。粪便移植和益生菌的成功使人们注意到调控肠道微生物群的潜在作用是新的感染控制策略。

美国和欧洲医疗保健机构的诺如病毒感染(参见第 98 页)似乎在暴发频率上或至少在报告中持续增加,这类病毒通常由患者或医务人员带来。当细菌培养阴性而恶心和呕吐明显时,应该怀疑这种病原体。接触预防可能需要通过加强环境清洁(诺如病毒可在物体表面上持续存在)、重视个人防护和手卫生并禁止带菌者探视以预防清洁人员再次感染。

■ 水痘

感染控制人员应在医务人员接触水痘(参见第 89 章)患者、在患水痘期间或在患水痘前 24 小时内开展工作,制定水痘接触调查和控制计划。具体收集暴露对象姓名、对病史进行审查、必要时进行免疫血清学检测、将疑似暴露患者告知医生、对于免疫功能低下或怀孕的接触者尽快给予暴露后接种水痘带状疱疹免疫球蛋白(VZIG,在暴露后 10 日内给予,表 89‐1)、在其他易感人群中推荐使用水痘疫苗或优先使用阿昔洛韦作为替代策略、易感员工在患病风险期(8～21 日,如果使用了 VZIG 则为 28 日)内被隔离。对儿童和易感医务人员进行常规水痘疫苗接种,可降低院内传播风险。

肺结核

控制结核病的重要措施(**参见第 74 章**)包括病例快速识别、隔离和治疗,识别非典型表现(例如没有空洞的下肺叶浸润),使用负压,100% 排气,带门的单独隔离房间且每小时至少换气 6~12 次,护理人员进入隔离房间时使用 N95 口罩,当其他制措施无法实施时可以使用高效微粒空气过滤器和/或紫外线灯对空气进行消毒,对接触传染患者的易感人员进行监测。为了达到控制感染的目的,使用血清学检测而不是皮肤试验来诊断潜伏性结核病变得更为普遍。虽然结核病在美国再次有所降低,但我们应当牢记此种情景下来自传染病的自由的代价是永远保持警惕。

A 组链球菌感染

即使只有一两个病例,也应考虑 A 组链球菌感染暴发的可能性(**参见第 44 章**)。大多数暴发与手术伤口有关,并且是由手术室中无症状携带者造成的。在诸如直肠和阴道等咽外部位的菌群转移会混淆调查。与医院内传播有关的携带 A 组链球菌的医务人员在抗微生物治疗消除病原体之前不允许返回医院。

真菌感染

真菌孢子在环境中很常见,特别是在很多有灰尘的物体表面。医院整修过程中尘土飞扬的区域受到外界介入时,孢子就会在空气中传播。免疫抑制(特别是中性粒细胞减少)的患者吸入孢子会增加肺部和/或鼻窦感染及播散性曲霉病的风险(**参见第 116 章**)。对中性粒细胞减少患者的丝状真菌感染(如曲霉和镰刀菌)的常规监测有助确定患者是否处于环境带来的风险中。医院应常规检查和清洁空气过滤设备,与感染控制人员一起审查所有施工计划,并建立适当的防护屏障,将免疫抑制患者从施工现场移除,并考虑在安置免疫抑制患者的房间中使用高效微粒空气过滤器。

2012 年曾暴发了一系列的位于脊柱或脊柱旁的医源性脑膜炎感染以及前列腺前血清引起的关节炎,其原因为一种单一配方药房生产的无防腐剂注射类固醇产品的污染。

军团菌感染

医院获得性军团菌肺炎(**参见第 56 章**)最常见的原因是饮用水污染,主要影响免疫抑制患者,尤其是接受糖皮质激素治疗的患者。根据医院水污染的程度和医院具体操作的不同(例如在呼吸机设备中不恰当的使用未消毒的水),不同地理区域内和不同地理区域之间的风险差异很大。因此应该对医院内的军团菌进行基于实验室的监测,诊断时增加考虑军团菌病的频率。如果发现医院病例,应培养环境样本(如水)。如果培养到军团菌,并且临床和环境分离株的分型显示出相关性,则应采取根除措施。另一种监测方法是定期在高危患者病房中对水进行培养。如果发现军团菌,应集中对医院所有肺炎患者的样本进行军团菌培养。

耐药细菌

像 KPC 这样的新出现的多重耐药基因是潜在的"后抗生素"时代的预兆。控制抗生素耐药性取决于密切的实验室监测以及早发现问题、积极加强常规无菌措施、对所有定植和/或感染患者实施隔离、利用监测培养更充分地确定患者定植的程度、加强抗菌药物管理以减少生态压力、当发病率增加时及时开展流行病学调查。分子分型(例如脉冲场凝胶电泳以及最近的全基因组测序)可以帮助区分由单一菌株引起的暴发(需要强调手卫生和潜在共同来源的评估)或是多菌株暴发(需要强调慎用抗生素和干预组合,表 17-4)。多重耐药菌的不断出现表明控制工作存在不足,迫切需要区域性或更广泛的(国家和全球)战略和干预措施(参见 www.cdc.gov/drugresistance/threat-report-2013/以及 www.gov.uk/government/publications/uk-5-year-antimicrobial-resistance-strategy-2013-to-2018/)。

目前,抗菌药物耐药问题尤其令人担忧。首先,在过去十年左右的时间里,许多国家出现了与社区相关的耐甲氧西林金黄色葡萄球菌(CA-MRSA),在美国,有多达 50% 城市的社区获得性"葡萄球菌感染"是由抗 β-内酰胺抗生素菌株所引起的(**参见第 43 章**)。CA-MRSA 逐渐侵入医院,影响了院内 MRSA 感染的监测和控制。

其次,当前全球范围内院内多重耐药革兰阴性杆菌重现,新的问题包括质粒介导的氟喹诺酮耐药、金属-β-内酰胺酶介导的碳青霉烯类耐药、KPC 和泛耐药菌株。新德里金属-β-内酰胺酶(NDM)是质粒介导的,容易在种间传播,从而迅速成为全球威胁(参见 www.nc.cdc.gov/eid/article/17/10/11-0655_article.htm)。几年来,KPC 在美国只是部分地区的问题(主要在纽约布鲁克林),但最近这些菌株已成为全国性的威胁。许多多重耐药的革兰阴性杆菌只对多黏菌素敏感,这种药物因此被"重新认识",抑或因为是根本没有可用的药物。

再次,人们重新认识到疗养院和现在的 LTACH 在耐药革兰阴性杆菌(如 KPC)传播中的作用。在一些 LTACH 患者中,多达 30%~50% 的患者可能存在 KPC 定植。

此外,含有一种 CTX-M 酶的大肠埃希菌菌株在社区的传播越来越多,这使得它们对 β-内酰胺类抗菌药物具有广泛的耐药性。考虑到社区传播的特点,这些菌株可能被视为一种革兰阴性的 CA-MRSA。

最后,在使用万古霉素和/或因 VRE 定植进行长期或反复治疗的情况下,部分患者(其中大部分在美国,多数在密歇根州)报告了由于 VRE 衍生质粒而表现出高水平万古霉素耐药性的 MRSA 菌株的临床感染。更常见的是万古霉素"MIC蠕变":对万古霉素具有上限易感性的 MRSA 菌株的流行率增加。

与多重耐药病原体院内传播有关的定植人员和构成威胁的患者可以根据病原体进行净化。在少数 ICU 中,用于胃肠道去污的非吸收性抗菌药物已被成功用作革兰阴性杆菌感染暴发的临时应急控制措施。因此，调控患者的肠道微生物群可能是一种更持久的策略，以控制具有胃肠道储集库的多重耐药病原体的暴发。

在过去 10 年的几项试验中，源头控制，即每日用洗必泰洗脱患者粪便中的细菌，降低了 ICU 患者发生菌血症的风险。在荷兰和丹麦，"搜索和破坏"法，即在非暴发环境中检测和分离耐甲氧西林金黄色葡萄球菌（MRSA）定植患者的"抵抗冰山"的主动监测培养，用以消除院内 MRSA。在美国最近的一项多中心试验中，使用氯己定和鼻部莫匹罗星的源头控制对于控制 MRSA 的效果显著高于"搜索和破坏"法，并对其他病原体的控制提供了广泛的（"水平"）而不是狭窄（"垂直"）的干预（参见 www.ahrq.gov/professionals/systems/hospital/universal_icu_decolonization/）。对于某些病原体，如 VRE，实施环境清洁也降低了交叉传播的风险。

由于广谱抗菌药物的过度使用导致了许多耐药性问题，"抗生素管理"得到了积极推进，管理的主要原则是严格控制适应证来限制使用特定的药物，以限制医院菌群的选择性压力；同时当对危重病患者进行经验性的广谱治疗时，尽快根据培养和敏感试验的结果，逐步取消不必要的抗菌药物治疗。

■ 生物多样性和其他"冲击事件"的准备

2001 年 9 月 11 日对纽约市世界贸易中心的可怕袭击、对美国邮寄炭疽孢子、2013 年波士顿马拉松爆炸事件等，许多国家的恐怖主义计划和活动不断被曝光，使生物恐怖主义成为医院感染控制项目的主要关注点。医院需要准备的基本内容包括教育、内部和外部沟通以及风险评估。最新信息参见 CDC 提供的资料（www.bt.cdc.gov）。

为医疗机构员工提供健康服务

医疗机构为其员工提供的健康服务是感染控制工作的重要组成部分。新员工均应通过该部门审批。在该部门中，可以采集传染病病史，收集包括乙肝、水痘、麻疹、腮腺炎和风疹等多种疾病的免疫证据，可以按需给予乙肝、麻疹、腮腺炎、水痘和百日咳（美国唯一发病率上升的疫苗可预防性儿童疾病）的免疫接种，可以实施结核的基线检测并开展个人感染控制责任的教育。

员工健康服务部门必须制定接触传染病（如流感）以及接触人类免疫缺陷病毒、乙型或丙型肝炎病毒感染者血液的医务人员的管理规定。例如，建议使用联合抗逆转录病毒药物进行暴露后 HIV 预防（PEP），可从美国 CDC 资助的 PEP 热线（888 - HIV - 4911）进行免费咨询。对于患有常见传染病（如水痘、A 组链球菌感染、流感或其他呼吸道感染及感染性腹泻），以及那些不太常见但具有高识别性的公共卫生问题（如慢性乙型肝炎、丙型肝炎或人类免疫缺陷病毒感染）的医务人员，也需要制定相应的治疗方案。美国 CDC 和医师保健流行病学学会发布了相关的暴露控制指南。

第 18 章
急性感染性发热患者的诊治方法

Chapter 18
Approach to the Acutely Ill Infected Febrile Patient

Tamar F. Barlam, Dennis L. Kasper · 著 | 金文婷 · 译

治疗急性发热患者的医生必须能够识别需要紧急注意的感染。如果这类感染初发起病时没有得到充分评估和治疗，就可能错过改变不良预后的机会。本章讨论了常见的急性感染病的临床表现和处置方法。感染过程及其治疗方法将在其他章节中详细讨论。

患者诊治方法 · 急性发热性疾病

在询问病史并进行体格检查之前，立即评估患者一般情况可获得有价值的信息。敏锐的医生对患者有脓毒症或中毒表现的主观感觉常常是准确的。发热患者出现明显躁动或焦虑可能是病情加重的先兆。

病史

症状通常是非特异性的。应详细询问有关症状的发作和持续时间以及严重程度或进展速度。宿主因素和共存疾病可能增加某些生物感染的风险或与常见表现比较病情更激烈。脾功能缺失、酒精中毒伴严重肝肺疾病、静脉吸毒、HIV 感染、糖尿病、恶性肿瘤、器官

移植和化疗都易发生特殊感染，并且常更严重。应询问患者可能有助确定侵袭性感染病灶的因素，如近期上呼吸道感染、流感或水痘，既往创伤史，皮肤屏障因撕裂、烧伤、手术、身体穿孔或褥疮而破坏，存在异物如鼻整形术的鼻腔填塞物、卫生棉条或人工关节植入。旅行、与宠物或其他动物接触，或其他可导致蝉或蚊子暴露的行为等需考虑特殊的诊断。近期饮食和药物应用、患者的社会或职业接触、疫苗接种史、近期性接触史和月经史都可能相关。应系统关注神经系统体征或感知异常、皮疹或皮肤病变、局部疼痛或压痛，以及呼吸系统、胃肠道或泌尿生殖系统症状等。

体格检查

应该进行全面的体格检查，特别注意常规检查中有时会被忽视的几个方面。患者的一般情况和生命体征、皮肤和软组织检查以及神经系统评估特别重要。

患者可出现焦虑、激动或嗜睡、精神萎靡。发热症状常见，但老年患者和免疫受损宿主（如尿毒症、肝硬化以及服用糖皮质激素或非甾体抗炎药物的患者）即使存在严重的潜在感染，也可能无发热症状。监测血压、心率和呼吸频率有助确定血流动力学和代谢损伤的程度。必须评估患者气道以排除侵袭性口咽部感染梗阻的风险。

通过彻底的皮肤检查可能发现明显病因（**参见第12章**）。瘀点样皮疹通常见于脑膜炎奈瑟菌血症或落基山斑疹热（RMSF；**图14-16**）；红皮病与中毒性休克综合征（TSS）和药物热有关。软组织和肌肉检查至关重要。红斑、皮色变深、水肿和局部压痛可能提示潜在的坏死性筋膜炎、肌炎或肌坏死。神经系统检查必须包括仔细评估早期脑病精神状态相关的征兆。应寻找颈强直或局灶性神经病学表现的证据。

诊断检查

快速临床评估后，应迅速获得诊断资料并开始抗感染和支持治疗。应在静脉通路开放且抗生素使用前抽血化验（包括血培养、全血细胞计数与分类情况、血清电解质、尿素氮、肌酐、葡萄糖和肝功能检测）。还应检测血液乳酸水平。可能存在急性心内膜炎的患者应抽取3套血培养。无脾症患者应行血沉棕黄层细菌检测，患者每毫升血液可能含有 >10^6 个微生物（正常有脾脏的患者为 10^4/mL）。有严重寄生虫病风险的患者，如疟疾或巴贝虫病（**参见第125章**），必须检查血涂片以便诊断寄生虫血症和定量。血涂片也可能在埃立克体病和无形体病中起诊断作用。

可能有脑膜炎的患者应在开始抗生素治疗前留取脑脊液（CSF）。腰椎穿刺前应通过脑成像评估有无局灶性病灶、精神状态低下或视乳头水肿，以免腰椎穿刺诱发脑疝。抗生素使用应在血培养抽取后、影像学检查前。若脑脊液培养阴性，50%～70%病例的血培养将提供诊断依据。分子诊断技术（如细菌性脑膜炎病原体的广谱16S rRNA PCR检测）在快速诊断危及生命的感染中具有越来越重要的意义。

局灶性脓肿需要立即进行CT或MRI，作为外科手术干预指征评估的一部分。其他诊断程序，如伤口培养，开始治疗时间不应有任何延迟。一旦完成紧急评估、诊断程序和（如果需要）外科会诊（参见下文），就可以进行其他实验室检查。适当的X线检查、CT、MRI、尿液分析、ESR和CRP检测，以及经胸或经食管心脏超声都可能有重要意义。

治疗·急性患者

在急性病患者中，经验性抗生素治疗至关重要，应立即给药。选择抗生素时必须考虑社区获得性细菌抗生素耐药上升的情况。**表18-1**列出了一线的经验性抗感染方案。除了快速启动抗生素治疗外，其中一些感染需要紧急外科手术治疗。硬膜下脓肿的神经外科评估、疑似毛霉病的耳鼻喉科手术以及急性心内膜炎危重患者的心胸外科手术与抗生素治疗同样重要。对于诸如坏死性筋膜炎和梭菌感染性肌坏死，快速手术干预需取代其他诊断或治疗操作。

辅助治疗可降低发病率和死亡率，包括地塞米松用于细菌性脑膜炎或IVIG用于TSS和A组链球菌引起的坏死性筋膜炎。应在治疗最初几小时内开始辅助治疗，但用于治疗细菌性脑膜炎的地塞米松必须在第1剂抗生素之前或同时使用。糖皮质激素也会有不良作用，有时可引起疾病恶化，如脑疟疾或病毒性肝炎时使用糖皮质激素病情会迅速进展。

特殊表现

以下根据常见临床表现考虑的感染可迅速进展并发生致命后果，因此立即识别和治疗这些感染可挽救生命。推荐的经验性治疗方案见表18-1。

■ 没有明确原发感染灶的脓毒症

患者最初出现短暂的非特异性症状和体征，并迅速进展出现血流动力学不稳定，表现为低血压、心动过速、呼吸急促、呼吸窘迫和意识改变。表现为出血特点的弥散性血管内凝血（DIC）是预后不良的信号。

		表 18-1 常见感染急症的经验性治疗[a]		
临床综合征	可能的病因	治疗	评价	参见章节
没有明确病灶的脓毒症				
感染性休克	假单胞菌属、革兰阴性肠杆菌、葡萄球菌属、链球菌属	万古霉素(15 mg/kg q12h)[b]和庆大霉素[5 mg/(kg·d)] **再加上** 哌拉西林/他唑巴坦(3.375 g q4h) 或头孢吡肟(2 g q8h)[c]	根据培养结果调整方案	19、43、44、58、61
脾切除后极重度脓毒症	肺炎链球菌、流感嗜血杆菌、脑膜炎奈瑟菌	头孢曲松(2 g q12h) 加万古霉素(15 mg/kg q12h)[b]	如果分离出 β-内酰胺敏感菌株,可停用万古霉素	19
巴贝虫病	田鼠巴贝虫(美国)、分歧焦虫(欧洲)	克林霉素(600 mg q8h) 加奎宁(650 mg q8h)	阿托伐醌和阿奇霉素可用于非重症患者,且副作用较少;用多西环素(100 mg bid)治疗与伯氏疏螺旋体或无形体属可能的共感染时需谨慎	121、124
脓毒症伴皮肤表现				
脑膜炎奈瑟菌血症	脑膜炎奈瑟菌	青霉素(4 mU q4h) 或头孢曲松(2 g q12h)	暴发性脑膜炎奈瑟菌血症考虑进行蛋白 C 置换(如果有的话),不再产生活性的重组活化的蛋白(drotrecogin-α)	52
落基山斑疹热(RMSF)	落基山立克次体	多西环素(100 mg BID)	如果同时考虑脑膜炎奈瑟菌血症和 RMSF,应使用头孢曲松(2 g q12h)加多西环素(100 mg BID);如确诊 RMSF,多西环素疗效更佳	83
暴发性紫癜	肺炎链球菌、流感嗜血杆菌、脑膜炎奈瑟菌	头孢曲松(2 g q12h) 加万古霉素(15 mg/kg q12h)[b]	如果分离出 β-内酰胺敏感菌株,可停用万古霉素	19、42、52、54
红皮病:中毒性休克综合征	A 组链球菌、金黄色葡萄球菌	万古霉素(15 mg/kg q12h)[b] 加克林霉素(600 mg q8h)	如果分离出对青霉素或苯唑西林敏感的菌株,敏感药物优于万古霉素(青霉素 2 mU q4h 或苯唑西林 2 g 静脉注射 q4h);应该清除产毒菌的部位;IVIG 可用于严重病例[d]	43、44
脓毒症伴软组织表现				
坏死性筋膜炎	A 组链球菌、混合需氧/厌氧菌、CA-MRSA[e]	万古霉素(15 mg/kg q12h)[b] 加克林霉素(600 mg q8h) 加庆大霉素(5 mg q8h)	紧急手术评估至关重要;得到培养数据时调整用药	26、43、44
梭菌性肌坏死	产气荚膜梭菌	青霉素(2 mU q4h) 加克林霉素(600 mg q8h)	紧急手术评估至关重要	51
神经系统感染				
细菌性脑膜炎	肺炎链球菌、脑膜炎奈瑟菌	头孢曲松(2 g q12h) 加万古霉素(15 mg/kg q12h)[b]	如果鉴定出 β-内酰胺敏感菌株,可以停用万古霉素;若患者>50 岁或有合并症,建议加用氨苄青霉素(2 g q4h)覆盖李斯特菌;地塞米松(10 mg q6h×4 日)可改善成人脑膜炎(尤其是肺炎球菌引起的),CSF 浑浊、CSF 革兰染色阳性或 CSF 白细胞计数>1 000/mL 患者的预后	36
脑脓肿,化脓性颅内感染	链球菌属、金黄色葡萄球菌、厌氧菌、革兰阴性杆菌	万古霉素(15 mg/kg q12h)[b] 加甲硝唑(500 mg q8h) 加头孢曲松(2 g q12h)	紧急手术评估至关重要;如果分离出对青霉素或苯唑西林敏感的菌株,敏感药物优于万古霉素(青霉素 4 mU q4h 或苯唑西林 2 g q4h)	36

（续表）

临床综合征	可能的病因	治疗	评价	参见章节
脑型疟疾	恶性疟	青蒿琥酯（静脉滴注 2.4 mg/kg，首日第 0、12 h、24 h 给药；然后每日 1 次）[f] **或**奎宁（静脉负荷剂量 20 mg/kg，然后 10 mg/kg q8h）	不要使用糖皮质激素；如果没有静脉用奎宁，可使用静脉用奎尼丁；在静脉用奎尼丁治疗期间，应连续监测血压和心脏功能并定期监测血糖	**121、123**
脊髓硬膜外脓肿	葡萄球菌属、革兰阴性杆菌	万古霉素（15 mg/kg q12h）[b] **加**头孢曲松（2 g q24h）	手术评估至关重要；如果分离出对青霉素或苯唑西林敏感的菌株，敏感药物优于万古霉素（青霉素 4 mU q4h 或苯唑西林 2 g q4h）	
局灶性感染				
急性细菌性心内膜炎	金黄色葡萄球菌、β-溶血性链球菌、HACEK 家族[g]、淋病奈瑟菌、肺炎链球菌	头孢曲松（2 g q12h）**加**万古霉素（15 mg/kg q12h）[b]	获得培养结果后调整治疗，手术评估至关重要	24

[a] 这些经验方案包括对 β-内酰胺类抗生素耐药的革兰阳性病原体的报道；应考虑局部耐药模式，并可能改变对经验性万古霉素的需求。[b] 重症患者可考虑万古霉素负荷剂量为 20～25 mg/kg。[c] β-内酰胺抗生素可能在脓毒症中表现出不可预料的药效学，可以考虑延长输注时间。[d] 尚未确定 IVIg 的最佳剂量，但观察性研究中的中位剂量为 2 g/kg（总疗程为 1～5 日）。[e] 社区获得性耐甲氧西林金黄色葡萄球菌。[f] 在美国，青蒿琥酯必须通过 CDC 获得；对于被诊断患有严重疟疾的患者，应首先使用任意一种能够获得的推荐药物，进行全剂量的肠外抗疟疾治疗。[g] 嗜血杆菌、放线共生放线杆菌、人心杆菌、侵蚀艾肯菌和金氏金菌。

感染性休克

（参见第 19 章） 导致脓毒性休克的血流感染可能有原发感染部位，但起病初始表现不明显（如肺炎、肾盂肾炎或胆管炎）。有合并症的老年患者、恶性肿瘤和中性粒细胞减少等免疫抑制患者以及最近接受过外科手术或住院治疗的患者，其不良后果的风险增加。革兰阴性菌血流感染（如铜绿假单胞菌或大肠埃希菌），以及革兰阳性菌血流感染［如金黄色葡萄球菌（包括耐甲氧西林金黄色葡萄球菌，MRSA）或 A 组链球菌］可表现为难治性低血压和多器官衰竭。可根据临床表现、宿主因素**（参见第 19 章）** 和该地区耐药模式情况，给予经验性抗感染治疗。初始抗感染延迟或致病原体对初始抗菌药物耐药可导致预后不良。因此，推荐尽快使用广谱抗菌药物，最好在症状出现后的第 1 个小时内使用。因为真菌感染性休克的发生率正在增加，应评估真菌感染的危险因素。炎症标志物如 C 反应蛋白和降钙素原在诊断上未被证实其可靠性，但是通过动态随访，可以作为抗菌药物合理降级的依据。糖皮质激素仅建议用于液体复苏和血管活性药物治疗无反应的严重脓毒症。

脾切除后极重度脓毒症

（参见第 19 章） 脾功能缺乏的患者存在极大的细菌性脓毒症风险。成人无脾败血症患者死亡率是普通人群的 58 倍。大多数感染被认为是在脾切除术后的前 2 年内发生，死亡率约为 50%，但在患者整个生命过程中持续存在高风险。在无脾患者中，大多数感染由胞内菌引起。成人更有可能对微生物产生抗体，他们的患病风险低于儿童。肺炎链球菌是最常分离到的病原体，占 50%～70%，流感嗜血杆菌或脑膜炎奈瑟菌感染的风险也很高。由大肠埃希菌、金黄色葡萄球菌、B 组链球菌、铜绿假单胞菌、霍氏鲍特菌、嗜二氧化碳噬细胞菌

属、巴贝虫和疟原虫引起的感染的严重临床表现本书相关部分已描述。

巴贝虫病

（参见第 124 章） 最近前往流行地区可增加巴贝虫感染的可能性。蜱叮咬后 1～4 周，患者可出现寒战、乏力、厌食、肌痛、关节痛、呼吸短促、恶心和头痛等症状，偶有瘀斑和/或瘀点。硬蜱最常传播巴贝虫，黑脚硬蜱也可传播伯氏疏螺旋体（莱姆病的病原体）和无形体；也可出现同时感染，通常更严重。与美洲巴贝虫（田鼠巴贝虫）相比，欧洲巴贝虫（分歧巴贝虫）引起暴发性疾病的风险更高。分歧巴贝虫可引起发热综合征，即溶血、黄疸、血红蛋白尿症和肾功能衰竭，死亡率 > 40%。严重的巴贝虫病在无脾宿主中尤为常见，但在正常脾功能的宿主中也有发生，特别是 60 岁以上和具有潜在免疫抑制的患者，如 HIV 感染或恶性肿瘤。并发症包括肾衰竭、急性呼吸衰竭和 DIC。

其他脓毒症症状

兔热病（参见第 67 章） 在美国各地都可见，但主要发生在阿肯色州、密苏里州，南达科他州和俄克拉何马州。这种疾病与野兔、蜱和虻蝇接触有关。它可通过节肢动物咬伤、处理受感染动物尸体、食用受污染的食物和水或吸入传播。伤寒样症状可与革兰阴性菌引起的脓毒性休克相关，死亡率 > 30%，特别是在有合并症或免疫抑制的患者中。鼠疫在美国很少发生**（参见第 68 章）**，主要发生在接触地松鼠、土拨鼠或花栗鼠之后，但其在世界其他地区流行，其中 90% 以上在非洲。脓毒症型尤其罕见，并且与休克、多器官衰竭和 30% 死亡率相关。在适当的流行病学环境中应考虑这些感染。美国 CDC 将土拉热弗朗西斯菌和鼠疫耶尔森菌（分别是兔热病和鼠疫的病原体）以及炭疽芽孢杆菌（炭疽的病原体）列为生物恐怖

主义重要生物（参见第 10 章）。

■ 脓毒症伴皮肤表现

（参见第 12 章）斑丘疹可能反映早期脑膜炎或立克次体病，但通常与非感染急症有关。皮疹通常见于病毒感染。原发性 HIV 感染通常表现为皮疹，典型者呈斑丘疹，累及上半身，但也蔓延至手掌和脚底。患者通常有发热，可出现淋巴结肿大、严重头痛、吞咽困难、腹泻、肌痛和关节痛。对此病的鉴别为预防传播、尽早开展治疗和监测提供了机会。

由病毒引起的瘀点很少与低血压或中毒表现相关，但也可能有例外（如严重的麻疹或虫媒病毒感染）。局限于上腔静脉分布的瘀点很少与严重疾病相关。其他情况下，瘀点需要更紧急的关注。

脑膜炎奈瑟菌血症

（参见第 52 章）几乎 3/4 的脑膜炎奈瑟菌血流感染患者会出现皮疹。脑膜炎奈瑟菌血流感染最常见于幼儿（即 6 个月～5 岁）。在撒哈拉以南的非洲地区，血清 A 群脑膜炎奈瑟菌相关疾病的高流行已经威胁公共卫生一个多世纪。该地区每年有数千人死亡，称为"脑膜炎带"，每 8～12 年就会发生大规模流行。W135 和 X 两个血清群也是非洲重要的新兴病原体。在美国，日托中心、学校（小学到大学，特别是住在大学的新生）和军营中发生了散发病例和暴发。感染病例的家庭接触者发病风险是普通人群的 400～800 倍。患者可能表现为发热、头痛、恶心、呕吐、肌痛、意识改变和脑膜炎。然而，疾病快速进展通常与脑膜炎无关。皮疹最初呈粉红色、苍白的斑丘疹，出现在躯干和四肢，随后出血形成瘀点。瘀点首先出现在脚踝、手腕、腋窝、黏膜表面、眼睑和球结膜上，随后蔓延到下肢和躯干。受压部位可以看到簇集瘀点，如量血压袖带膨胀时。在快速进展的脑膜炎奈瑟菌血流感染中（10%～20%），瘀点很快变成紫癜，并出现 DIC、多器官衰竭和休克；这些患者中有 50%～60% 死亡，幸存者经常需要大面积清创或因坏疽而截肢。低血压伴瘀点 <12 h 与死亡率显著相关。发绀、昏迷、少尿、代谢性酸中毒和部分凝血酶原时间升高也与致命结果有关。纠正蛋白 C 缺乏可能会改善预后。初级医疗保健服务提供者在医院评估和入院前给予的抗生素可以改善预后；这一观察结果表明，早期开始治疗可能会挽救生命。脑膜炎奈瑟菌结合疫苗对血清群 A、C、Y 和 W135 具有保护作用，推荐用于 11～18 岁的儿童和其他高风险患者。

落基山斑疹热

（参见第 83 章）RMSF 是一种由立氏立克次体引起的蜱传性疾病，发生在整个北美和南美洲。高达 40% 的患者没有明确的蜱叮咬史，但通常可有确定的旅行或户外活动史（如在蜱感染区域露营）。前 3 日可出现头痛、发热、不适、肌痛、恶心、呕吐和厌食。到第 3 日，半数患者有皮肤表现。伴灼热的斑点最初出现在手腕和脚踝，然后在腿部和躯干蔓延并出血，经常表现为瘀点。皮疹在此过程中蔓延到手掌和脚底。向心扩展是 RMSF 的典型特征，但只发生在少数患者中。此外，

10%～15% 的 RMSF 从未出现皮疹。患者表现为低血压，并且发展为非心源性肺水肿、咳嗽、嗜睡和脑炎，进一步进展为昏迷。CSF 常规细胞计数 10～100/μL，通常单核细胞占优势。CSF 生化中葡萄糖浓度通常正常，蛋白质可略有升高。肾损伤、肝损伤以及继发于血管损伤的出血值得注意。未经治疗的感染者，死亡率为 20%～30%。延迟诊断和治疗死亡风险更大；美洲原住民，5～9 岁儿童、70 岁以上的成年人以及潜在免疫抑制患者的死亡风险同样增加。

其他立克次体病在全世界有显著的发病率和死亡率。由康氏立克次体引起的地中海斑疹热见于非洲、南亚中部和西南部以及欧洲南部。患者可出现发热、流感样症状，并在蜱叮咬部位发现焦痂。在 1～7 日内发生斑丘疹，包括手掌和脚底，但面部不累及。老年或患有糖尿病、酗酒、尿毒症或充血性心力衰竭的患者存在以神经系统受累、呼吸窘迫和指/趾坏疽为特征的严重疾病的风险。与这种严重疾病相关的死亡率接近 50%。由普氏立克次氏体引起的流行性斑疹伤寒在虱感染的环境中传播，并易在极端贫困、战争和自然灾害的条件下发生。患者可表现为突然高热、严重头痛、咳嗽、肌痛和腹痛。一半以上的患者出现斑丘疹（主要发生在躯干），并可能发展为瘀斑和紫癜。严重的体征包括谵妄、昏迷、癫痫发作、非心源性肺水肿、皮肤坏疽和外周坏疽。抗生素前时代，死亡率接近 60%，并且在当代疫情中死亡率仍持续超过 10%～15%。由恙虫病东方体（独立的立克次体属）引起的丛林斑疹伤寒由幼螨或恙螨传播，是东南亚和西太平洋最常见的感染之一。该生物体存在于灌木丛生的区域（如沿河地区）。患者可能有焦痂，并可能有斑丘疹。严重病例发展为肺炎、脑膜脑炎、DIC 和肾功能衰竭。死亡率 1%～35% 不等。

如果及时诊断，立克次体病对治疗非常敏感。多西环素（100 mg BID，持续 3～14 日）是成人和儿童的首选治疗方法。新型大环内酯类和氯霉素可能是较好的替代药物，但是若没有给予基于四环素的治疗时，死亡率会更高。

暴发性紫癜

（参见第 19 章和第 52 章）暴发性紫癜是 DIC 的皮肤表现，呈现大片瘀斑和出血性大疱。瘀点进展为紫癜、瘀斑和坏疽，与充血性心力衰竭、脓毒症休克、急性肾衰竭、酸中毒、缺氧、低血压和死亡有关。暴发性紫癜主要与脑膜炎奈瑟菌相关，但在脾切除的患者中，可能与肺炎链球菌、流感嗜血杆菌和金黄色葡萄球菌有关。

坏死性脓疮

由铜绿假单胞菌或嗜水气单胞菌引起的感染性休克可与坏死性脓疮相关（图 14 - 35 和图 61 - 1），后者表现为出血囊泡周围有红斑边缘、中央坏死和溃疡。这些革兰阴性菌血流感染最常见于中性粒细胞减少症、广泛烧伤和低丙种球蛋白血症的患者。

其他与皮疹相关的急性感染

创伤弧菌和其他非霍乱弧菌血流感染（参见第 65 章）可

导致患有慢性肝脏疾病、铁代谢障碍、糖尿病、肾功能不全或其他免疫抑制宿主的局灶性皮肤损伤和凶险的败血症。在摄入生的受污染贝类（通常为来自墨西哥湾沿岸的牡蛎）后，可突然出现不适、寒战、发热和低血压。患者通常在下肢出现大疱性或出血性皮肤损害，75%患者出现腿部疼痛。死亡率可高达50%～60%，特别是表现为低血压时。接受含四环素的治疗方案的患者预后会有所改善。由气单胞菌、克雷伯菌和大肠埃希菌等病原体引起的其他感染可导致肝硬化患者出现出血性大疱，并因凶险的脓毒症而死亡。犬咬嗜二氧化碳嗜细胞菌可以在无脾患者中引起脓毒性休克，特别是犬咬后。患者可出现发热、畏寒、肌痛、呕吐、腹泻、呼吸困难、意识障碍和头痛。皮肤表现包括皮疹或多形红斑（图14-25）、紫斑或周围性发绀、瘀点和瘀斑。大约30%暴发形式的患者死于凶险的脓毒症和DIC，并且幸存者可能因坏疽而需要截肢。

红皮病

中毒性休克综合征（TSS，**参见第43章和第44章**）通常与红皮病有关。患者表现为发热、不适、肌痛、恶心、呕吐、腹泻和意识障碍。患者表现为晒伤型皮疹，可能呈轻微斑片状，但通常为弥漫性，见于面部、躯干和四肢。红皮病在1～2周后脱皮，在葡萄球菌相关TSS中比在链球菌相关TSS中更常见。症状出现后数小时内迅速发展为低血压，并出现多器官衰竭。早期肾衰竭可能先于低血压出现，并可鉴别该综合征与其他败血症性休克。原发局灶性感染可无明确迹象，仔细采集病史可能获得皮肤或黏膜侵入的病原体途径信息。例如，葡萄球菌相关TSS的典型特征是阴道或创伤术后伤口定植而非明显感染，黏膜区域充血但无感染。链球菌相关TSS更常与皮肤或软组织感染（包括坏死性筋膜炎）有关，患者更易出现血流感染。由梭菌属（索式梭状芽孢杆菌）引起的TSS与分娩或皮肤注射黑焦油海洛因有关。TSS诊断定义为发热、皮疹、低血压和多器官受累。月经相关TSS的死亡率为5%，非经期TSS的死亡率为10%～15%，链球菌相关TSS的死亡率为30%～70%，产科索式梭状芽孢杆菌相关TSS的死亡率高达90%。

病毒性出血热

病毒性出血热（**参见第106章和第107章**）是由动物宿主或节肢动物体内病毒引起的人畜共患疾病。这些疾病在全世界范围内发生，并且仅限于宿主物种所居住的地区。主要由四大类病毒引起的：沙粒病毒科（如非洲的拉沙热）、布尼亚病毒科（如非洲的裂谷热、亚洲的汉坦病毒性肾综合征出血热、克里米亚-刚果出血热，布尼亚病毒科地理分布广）、丝状病毒科（如非洲的埃博拉病毒和马尔堡病毒）以及黄病毒科（如非洲和南美洲的黄热病以及亚洲、非洲和美洲的登革热）。拉沙热、埃博拉出血热和马尔堡病也可在人际传播。大多数病毒性出血热的载体在农村地区，登革热和黄热病是重要的例外。发热、肌痛和不适的前驱症状后，患者出现血管损伤、瘀斑和局部出血的表现。休克、多灶性出血和神经系统体征

（如癫痫发作或昏迷）预示预后不良。登革热（**参见第106章**）是世界上最常见的虫媒病毒病。每年有超过50万例登革出血热，至少有1.2万例死亡。患者有三重症状：出血、血浆渗漏、血小板计数<100 000/μL，死亡率为10%～20%。如果出现登革热休克综合征，死亡率可达40%。通过谨慎的扩容治疗来维持血压和血容量的支持性护理是生存的关键。利巴韦林可用于对抗沙粒病毒科和布尼亚病毒科。

■ 原发软组织或肌肉感染的脓毒血症

参见第26章。

坏死性筋膜炎

坏死性筋膜炎的特征是皮下组织和筋膜的广泛坏死。它可能出现在创伤最小处或术后切口部位，也可能与最近的水痘发病、分娩或肌肉拉伤有关。坏死性筋膜炎的最常见病因是A组链球菌单一病原体感染（**参见第44章**），其发病率在过去二十年中持续增加，但也可以与兼性厌氧菌群（**参见第26章**）合并感染。糖尿病、静脉吸毒、慢性肝脏或肾脏疾病和恶性肿瘤是相关的危险因素。与疼痛的严重程度和发热程度相比，最初的体格检查全体征最轻。除软组织水肿和红斑外，体检通常无明显异常。感染部位通常红、肿、热、皮肤有光泽，并且特别软。感染36小时以上未处理，病变处皮肤出现蓝灰色斑块，3～5日后出现皮肤大疱坏死。由混合菌群而不是A群链球菌引起的坏死性筋膜炎可产气。如果不进行治疗，由于小血管血栓形成和周围神经破坏，疼痛会减轻，这是一种不祥的征兆。总体死亡率为15%～34%，>70%与TSS相关，未经外科手术干预的死亡率接近100%。坏死性筋膜炎也可由产气荚膜梭菌引起（**参见第51章**），这种菌毒性极强，死亡率极高。48小时内，该菌快速侵袭组织，全身毒性症状迅速进展为溶血，甚至死亡。可通过肌肉活检鉴别坏死性筋膜炎与梭菌性肌坏死。据报道，社区获得性MRSA引起的坏死性筋膜炎也有报道。

梭菌性肌坏死

（**参见第51章**）肌坏死通常与创伤或手术有关，但可以自发发展。潜伏期通常为12～24小时，大量坏疽在发病后数小时内进展。12小时内可发生全身中毒症状、休克和死亡。患者疼痛和毒性外观与体格检查结果不符合。在检查时，患者有发热、精神萎靡、心动过速和痉挛，可能提示即将到来的不良进展。低血压和肾功能衰竭发展较晚，并且应引起极度警觉。受影响区域的皮肤呈青铜色、斑驳和水肿。可形成浆液性引流并呈发霉或甜味的大疱性病变。捻发音可以继发于肌肉组织中的气体产生。自发性肌坏死的死亡率>65%，这通常与败血症梭菌或 C. tertium 及恶性肿瘤有关。与躯干和肢体感染相关的死亡率分别为63%和12%，并且任何外科治疗的延迟都会增加死亡风险。

■ 伴或不伴脓毒性休克的神经系统感染

细菌性脑膜炎

（**参见第36章**）细菌性脑膜炎是最常累及中枢神经系统

的感染性急症之一。尽管伴细胞免疫缺陷的宿主(包括移植受者、糖尿病、老年和接受特定化疗的癌症患者)对单核细胞增多李斯特菌脑膜炎具有特别的风险,但成人中大多数病例是由肺炎链球菌(30%~60%)和脑膜炎奈瑟菌(10%~35%)引起。只有半数至 2/3 的患者出现发热、脑膜炎和精神状态改变的典型表现。老年人可没有发热或脑膜刺激征。脑功能障碍可由意识不清、谵妄和嗜睡进展为昏迷。某些情况下病情表现为暴发性,伴有败血症和脑水肿;视乳头水肿不常见,并提示其他诊断(如颅内病变)。10%~20%的病例可以看到包括脑神经(Ⅳ、Ⅵ、Ⅶ)麻痹在内的局灶性体征;50%~70%的患者有血流感染。昏迷、低血压、致病菌为肺炎球菌、呼吸窘迫、CSF 葡萄糖水平<0.6 mmol/L(≪0 mg/dL)、CSF 蛋白水平>2.5 g/L、外周血白细胞计数<5 000/μL、血清钠水平<135 mmol/L 与预后不佳有关。快速启动治疗至关重要,每延迟 1 小时治疗,出现不良结果的概率可能会增加 30%。随着患者年龄增长,死亡率也呈线性升高。

化脓性颅内感染

(参见第 36 章)化脓性颅内感染中,罕见的颅内病变常伴随败血症和血流动力学不稳定。快速识别伴有中枢神经系统体征的中毒患者对于改善其不良预后至关重要。在 60%~70%的病例中,硬膜下脓肿源于鼻旁窦。微需氧链球菌和葡萄球菌是主要的病原微生物。患者有中毒症状、发热、头痛和颈强直。所有患者中,75%有局部体征,6%~20%死亡。尽管存活率提高,但仍有 15%~44%的患者出现永久性神经功能缺损。脓毒性海绵窦血栓继发于面部或蝶窦感染;70%病例由葡萄球菌(包括 MRSA)引起,其余主要由需氧或厌氧链球菌引起。单侧或眶后头痛在几日内可发展成中毒症状和发热。3/4 患者有单侧眶周水肿,然后发展为双侧,继而发展为上睑下垂、突眼、眼肌麻痹和视乳头水肿。死亡率高达 30%。上矢状窦化脓性血栓从筛窦或上颌窦扩散,由肺炎链球菌、其他链球菌和葡萄球菌引起。暴发性病程的特征是头痛、恶心、呕吐,快速进展至昏迷、颈强直和脑干相关体征。如果上矢状窦完全血栓形成,死亡率超过 80%。

脑脓肿

(参见第 36 章)脑脓肿常无全身体征。几乎一半的患者无发热症状,其表现更符合大脑占位性病变;70%患者有头痛和/或精神状态改变,50%有局灶性神经体征,25%有视乳头水肿。脓肿可以表现为单个或多个病灶,由邻近病灶或血源性感染引起,如心内膜炎。感染数日可从脑炎发展为有成熟脓腔的脓肿。超过一半的感染由多种病原体感染引起,其病因包括需氧菌(主要是链球菌)和厌氧菌。血源性脓肿特别容易破裂进入心室,导致临床状态突然严重恶化,死亡率高。非血源性脓肿死亡率很低,但发病率很高(30%~55%)。出现脑卒中并伴有鼻窦炎或中耳炎等脑膜外感染灶的患者可能有脑脓肿,医生必须保持高度警惕。暴发性病程、诊断延迟、脑

室脓肿破裂、多发脓肿或出现异常神经系统症状的患者预后更差。

脑型疟疾

(参见第 123 章)如果近期前往疟疾流行地区的患者出现发热性疾病、嗜睡或其他神经系统症状,应立即考虑该疾病。重型疟疾是由恶性疟原虫引起的,通常表现为体温>40℃(>104℉)、低血压、黄疸、成人呼吸窘迫综合征、出血。根据脑型疟疾的定义,任何在暴发性疟疾环境中出现精神状态改变或反复癫痫的患者均为脑型疟疾。在成人中,这种非特异性发热性疾病可在数日内发展为昏迷;偶尔可在数小时内发生昏迷,并在 24 小时内死亡。颈强直和畏光罕见。体格检查中对称性脑病是典型表现,晚期出现上运动神经元功能障碍,表现为去皮层僵直和去大脑僵直。未识别的感染导致 20%~30%的死亡率。

颅内和脊髓硬膜外脓肿

脊髓和颅内硬膜外脓肿(SEA 和 ICEA)可导致永久性神经缺陷、败血症和死亡。高危患者包括糖尿病、静脉吸毒、慢性酗酒、近期脊柱外伤,手术或硬膜外麻醉以及其他合并症如人类免疫缺陷病毒感染。真菌硬膜外脓肿和脑膜炎可以伴随硬膜外或椎旁感染。在美国和加拿大,中耳炎和鼻窦炎早期就得到治疗,ICEA 很少见,但 SEA 病例数正在增加。在非洲和医疗保健条件有限的地区,SEA 和 ICEA 有较高的发病率和死亡率。ICEA 通常表现为发热、意识改变和颈部疼痛,而 SEA 通常表现为发热、局部脊柱压痛和背痛。ICEA 通常是多种病原体混合感染,而 SEA 最常见血液播散,葡萄球菌是最常见的病原体。早期诊断和治疗,包括手术引流,能最大限度地降低死亡率和永久性神经系统后遗症。MRSA 引起的感染、病变椎体水平较高、表现为神经系统状态受损以及背侧脓肿而不是腹侧脓肿时,SEA 预后更差。老年、肾功能衰竭、恶性肿瘤和其他合并症患者的预后也不理想。

伴有暴发性病程的其他局部综合征

几乎任何原发病灶的感染(如骨髓炎、肺炎、肾盂肾炎或胆管炎)都可导致血流感染和脓毒症。由坏死性梭状杆菌引起的 Lemierre 综合征(颈静脉脓毒性血栓性静脉炎)与转移性感染性栓子(主要是肺部)和脓毒症相关,死亡率>15%。TSS 与局灶性感染相关,例如感染性关节炎、腹膜炎、鼻窦炎和伤口感染。快速的临床恶化和死亡(如心内膜炎和口咽感染中所见)可能与感染主要部位的破坏有关(如 Ludwig 心绞痛或会厌炎时水肿突然危及气道)。

鼻-脑型毛霉病

(参见第 117 章)糖尿病或免疫抑制的个体有侵袭性鼻-脑型真菌病的风险。患者表现为低热、钝痛、复视、精神状态下降、眼球运动减少、球结膜水肿、突眼、鼻甲暗黑色或坏死以及中线坏死性硬腭病变。如果没有得到快速识别和干预,这一过程将不可避免地发展下去,死亡率很高。

急性细菌性心内膜炎

（参见第 24 章）该病与亚急性心内膜炎相比，更具有侵袭性。如金黄色葡萄球菌，肺炎链球菌，单核细胞增生李斯特菌，嗜血杆菌属，A、B 和 G 组链球菌等病原菌攻击天然瓣膜。由金黄色葡萄球菌（包括 MRSA）引起的天然瓣膜心内膜炎正在增多，特别是在卫生保健机构中。死亡率从 10%～40%不等。宿主可能存在合并症，如潜在的恶性肿瘤、糖尿病、静脉吸毒或酗酒。患者在感染发作后 2 周内出现发热、疲劳和不适。体格检查时可发现杂音改变和充血性心力衰竭。手掌或脚底出血性斑疹（Janeway 损害）有时会进展。瘀点、Roth 斑、碎片性出血和脾肿大不常见。快速的瓣膜破坏，特别是主动脉瓣的破坏，导致肺水肿和低血压。也可形成心肌脓肿，通过隔膜侵袭进入传导系统，引起危及生命的心律失常或高度传导阻滞。大块易碎的赘生物可导致大动脉栓塞、转移性感染或组织梗死。老年金黄色葡萄球菌心内膜炎患者尤其容易出现非特异性症状，这种情况会延迟诊断并使预后变差。快速干预对成功治疗至关重要。

吸入性炭疽

（参见第 10 章）吸入性炭疽是由炭疽芽孢杆菌引起的最严重的疾病形式，在美国已经有 25 年余没有报道过这种疾病，直到 2001 年这种微生物仍被用作生物恐怖主义的媒介。患者可出现不适、发热、咳嗽、恶心、大汗淋漓、呼吸急促和头痛。流涕不常见。所有患者胸部 X 线均异常。肺部浸润、纵隔扩大和胸腔积液是最常见的表现。其中 38%表现为出血性脑膜炎。在前驱期使用抗菌药物和多药联合方案，存活率更高。在缺乏抗菌药物和支持治疗的紧急干预情况下，吸入性炭疽可迅速进展为低血压、发绀和死亡。

禽流感和猪流感

（参见第 96 章）人禽流感病例主要发生在东南亚，特别是越南（H5N1）和中国（H7N9）。患有严重呼吸道疾病的患者应考虑禽流感，特别是如果有家禽暴露史时。有高热、流感样疾病和下呼吸道症状的患者，病情可迅速发展为双侧肺炎、急性呼吸窘迫综合征、多器官衰竭和死亡。应尽早使用神经氨酸酶抑制剂抗病毒治疗以及积极支持治疗。迄今为止禽流感很少在人际传播，并且没有持续下去。与禽流感不同的是，一种与猪有关的新型甲型 H1N1 流感病毒在世界各地迅速传播。高风险人群包括＜5 岁的儿童、老年人、潜在的慢性病患者和孕妇。肥胖也被认为是严重疾病的危险因素。

汉坦病毒肺综合征

（参见第 106 章）汉坦病毒肺综合征在美国（主要是西南部各州）、加拿大和南美洲都有文献记载。大多数病例发生在农村地区，与接触啮齿动物有关。患者出现非特异性病毒性前驱症状，包括发热、不适、肌痛、恶心、呕吐和头晕，可能会导致肺水肿和呼吸衰竭。汉坦病毒肺综合征导致心肌抑制和肺血管通透性增加；因此，谨慎的液体复苏和血管活性药物使用至关重要。在疾病的最初几个小时内，积极的心肺支持可以挽救生命。血小板减少早期发生可能有助在适当的流行病学环境中将该综合征与其他发热性疾病区分开。

总结

本章讨论的严重的急性发热性疾病患者需要密切观察，采取积极的支持措施，并且在大多数情况下需要进入 ICU。医生最重要的任务是将这些患者与其他感染性发热患者区分开，因为其他感染病不会发展为暴发性疾病。有警觉性的医生必须认识到感染性疾病急症，然后采取适当的紧急措施。

第 19 章
重症脓毒症和脓毒性休克

Chapter 19
Severe Sepsis and
Septic Shock

Robert S. Munford · 著 ｜ 黄英男，金文婷，张尧，蔡思诗 · 译

■ 定义

（表 19-1）动物对穿过其上皮屏障并进入底层组织的微生物发生局部和系统性反应。体温升高或过低、白细胞增多或减少、呼吸急促和心动过速是全身反应的主要征象。因缺乏特异性，对抵御感染的系统性反应（"脓毒症"）无法精确定义，系统对感染、创伤和其他主要应激的反应可能极为相似。在一般情况下，当证实或强烈怀疑感染，并且导致未感染器官功能低下时，应使用脓毒症（或严重脓毒症）一词。脓毒性休克是指伴有低血压的脓毒症，且这种低血压不能通过输注液体来纠正。

表 19-1　用于描述脓毒症患者病情的定义

菌血症	血中存在细菌,经血培养阳性证实
可能有害的系统性反应征象	以下情况存在两种或两种以上:① 发热[口腔温度]>38℃(>100.4℉)或低体温[<36℃(<96℉)];② 呼吸急促(>24 次/分);③ 心动过速(心率>90 次/分);④ 白细胞增多(>12 000/μL)、白细胞减少(<4 000/μL)或杆状核>10%
脓毒症(或严重脓毒症)	宿主对感染的有害反应:已证实或怀疑感染的全身反应以及某种程度的器官功能减退 1. 心血管系统:动脉收缩压≤90 mmHg 或平均动脉压≤70 mmHg,对静脉输液有反应 2. 肾脏:尿量<0.5 mL/(kg · h),持续 1 小时,尽管有足够的液体复苏 3. 呼吸系统:PaO_2/FiO_2≤250 或≤200(如果肺是唯一功能障碍的器官) 4. 血液系统:血小板计数<80 000/μL 或血小板计数从前 3 日的最高值下降 50% 5. 不明原因代谢性酸中毒:pH≤7.30 或碱缺乏≥5.0 mEq/L,血乳酸水平高于实验室正常上限的 1.5 倍
脓毒性休克	脓毒症伴低血压(动脉收缩压<90 mmHg 或比患者正常血压低 40 mmHg)至少持续 1 小时,尽管已有足够的液体复苏[a] **或** 需要血管活性药以维持收缩压≥90 mmHg 或平均动脉压≥70 mmHg
难治性脓毒性休克	持续时间>1 小时且对液体或升压药无效的脓毒性休克

[a] 当肺动脉压≥12 mmHg 或中心静脉压≥8 mmHg 时,认为液体复苏足够。

■ 病原学

　　🌐 系统对任何一类微生物的反应都可能是有害的。除微生物入侵血流之外,局部炎症也会引起远处的器官功能障碍和低血压。事实上,只有 20%～40% 的严重脓毒症和 40%～70% 的脓毒性休克血培养检出细菌或真菌。2007 年,一项对来自 75 个国家的 14 414 名重症监护病房(ICU)患者进行的流行病学研究显示,51% 的患者被认为存在感染。最常见的是呼吸道感染(64%)。70% 的感染者微生物学结果为阳性,其中革兰阴性菌占 62%(以假单胞菌和大肠埃希菌为主),革兰阳性菌占 47%(以金黄色葡萄球菌为主),真菌占 19%(念珠菌属)。这一分布与十年前美国 8 个学术中心的报告相似(表 19-2)。血培养阴性的患者中,通常通过局部感染组织培养或镜检来确定病原体;也有使用血液或组织样本中微生物 DNA 或 RNA 进行病原体特异性鉴定。在一些系列病例分析中,大多数严重脓毒症或脓毒性休克临床表现的患者,其微生物学检测均为阴性。

■ 流行病学

　　在美国,严重脓毒症是导致每年超过 20 万人死亡的一个促成因素。在过去的 30 年中,严重脓毒症和脓毒性休克的发病率不断上升,每年的病例数已超过 75 万(每 1 000 人口约 3 例)。大约 2/3 的病例发生在病情严重的患者身上。脓毒症

表 19-2　8 个学术医疗中心研究中参与严重脓毒症的微生物

微生物	血流感染数,%($n=436$)	有记录感染但无血流感染事件,%($n=430$)	总例数,%($n=866$)
G$^-$ 细菌[a]	35	44	40
G$^+$ 细菌[b]	40	24	31
真菌	7	5	6
多种微生物	11	21	16
经典病原体[c]	<5	<5	<5

[a] 肠杆菌科细菌、假单胞菌、嗜血杆菌属、其他革兰阴性细菌。[b] 金黄色葡萄球菌、凝固酶阴性葡萄球菌、肠球菌、肺炎链球菌、其他链球菌、其他革兰阳性菌。[c] 例如脑膜炎奈瑟菌、肺炎链球菌、流感嗜血杆菌和化脓性链球菌。
来源:KE Sands et al: JAMA 278:234, 1997。

相关的发病率和死亡率随着年龄和基础疾病而增加。美国严重脓毒症发病率不断上升,主要是由于人口老龄化、慢性病患者寿命延长以及艾滋病患者脓毒症的发生率较高等因素所致。免疫抑制药物、留置导管和机械装置的广泛应用也起到了一定作用。在上述国际 ICU 流行病学研究中,感染患者的病死率(33%)远高于未感染患者的病死率(15%)。

　　🌐 侵袭性细菌感染是世界各地,特别是幼儿死亡的主要原因。例如在撒哈拉以南的非洲,对血培养阳性患者仔细筛查发现社区获得性菌血症至少占 1 岁以上儿童死亡人数的 1/4。非伤寒沙门菌、肺炎链球菌、流感嗜血杆菌和大肠埃希菌是最常见的致病菌。菌血症患儿通常存在 HIV 感染或严重营养不良的情况。

■ 病理生理学

　　脓毒症通常由那些在免疫功能正常宿主中一般不能引起全身疾病的细菌或真菌诱发(表 19-2)。这些微生物为了在人体内生存,经常利用宿主的获得性防御缺陷、留置导管或其他异物,或引流管道阻塞等情况。微生物病原体可以绕过先天防御,因为它们:① 缺乏能够被宿主受体识别的分子(见下文)或② 具有特殊毒素或其他毒力因子。在这两种情况下,人体都会产生强烈的炎症反应,导致脓毒症或脓毒性休克,但不能杀灭入侵者。作为超抗原的微生物外毒素以及许多致病毒(如毒性休克综合征毒素 1,**参见第 43 章**)也可引起脓毒症反应。

宿主感知微生物的机制

　　动物具有识别和响应某些高度保守的微生物分子的灵敏机制。对脂多糖脂质 A 部分(LPS,又称内毒素;**参见第 2 章**)识别的研究最多。宿主蛋白(LPS 结合蛋白)结合脂质 A 并将 LPS 传递到单核细胞、巨噬细胞和中性粒细胞表面的 CD14 上。LPS 随后被传递给 MD-2,MD-2 是一种小受体蛋白,与 Toll 样受体(TLR)4 结合形成一种分子复合物,可将 LPS 识别信号传递到细胞内部。这一信号迅速触发了如肿瘤坏死因子(TNF,见下文)等介质的产生和释放,将 LPS 信号放大并传递给其他细胞和组织。尽管细菌肽聚糖和脂肽在动物中与不同的 TLR 相互作用,但引起的反应通常类似于 LPS 诱导的

反应。许多基于 TLR 的受体复合物（在人类中已鉴定出 10 种不同的 TLR）使动物能够识别许多保守的微生物分子；其他包括脂肽（TLR2/1、TLR2/6）、鞭毛蛋白（TLR5）、未甲基化的 DNA CpG 序列（TLR9）、单链 RNA（TLR7、8）和双链 RNA（TLR3）。一些 TLR 具有作为宿主配体（如透明质酸、硫酸乙酰肝素、饱和脂肪酸、高迁移率族蛋白 B1）的受体的能力，增加了它们在非感染性脓毒症样状态中发挥作用的可能性。其他重要的宿主模式识别蛋白包括识别细菌肽聚糖离散片段的胞内 NOD1 和 NOD2 蛋白、识别某些病原体并产生白细胞介素（IL）1β 和 IL-18 的炎症小体、早期补体成分（主要在替代途径中）、激活经典补体途径的甘露糖结合凝集素和 C 反应蛋白以及感知真菌 β-葡聚糖的 Dectin-1 和补体受体 3。

宿主识别某些微生物分子的能力可能会影响其自身防御能力和严重脓毒症的发病。例如，MD-2-TLR4 最能感知到具有 1 个双磷酸化的六酰基脂质 A 部分（即 1 个含有 2 个磷酸酯和 6 个脂肪酰基链）的脂多糖（LPS）。大多数引起严重败血症和休克的共生需氧菌和革兰阴性兼性厌氧菌（包括大肠埃希菌、克雷伯菌和肠杆菌）具有该脂质 A 结构。当入侵人类宿主时（通常通过被破坏的上皮屏障），它们通过产生局部炎症反应而典型局限于皮下组织。由于表达 TLR4 的 Kupffer 细胞和脾脏巨噬细胞可以有效地清除血液中的细菌，即使发生菌血症也是间歇性且程度较低的。这些黏膜共生菌似乎是通过触发严重的局部组织炎症来引起严重的脓毒症，而不是通过进入血液循环。脑膜炎奈瑟菌是一个例外，它似乎通过多糖荚膜屏蔽了宿主识别六酰基 LPS。这可能使脑膜炎奈瑟菌能够从鼻咽黏膜进入血流，于此处它们可以感染血管内皮细胞并释放大量的内毒素和 DNA。尽管如此，宿主对脂质 A 的识别仍可能影响发病机制，因为从血液中分离到的脑膜炎奈瑟菌，产生五酰基 LPS 者的凝血障碍严重程度低于产生六酰基 LPS 者；酰基化不足的脑膜炎奈瑟菌 LPS 也见于许多慢性脑膜炎奈瑟菌菌血症的患者。相比之下，MD-2-TLR4 对产生少于六酰基 LPS 的革兰阴性菌（鼠疫耶尔森菌、土拉热弗朗西斯菌、创伤弧菌、铜绿假单胞菌和类鼻疽伯克霍尔德菌等）的识别很差。当这些细菌进入体内时，最初可引起相对较轻的炎症；通常在组织和血液中增殖到高密度之后可引发严重的脓毒症。在 37℃ 下使一株产生四酰基 LPS 的鼠疫耶尔森菌的强毒菌株产生六酰基 LPS 时，与其强毒力亲本不同的是，突变菌株刺激了局部炎症，并被迅速从组织中清除，证明了 LPS 识别在疾病发病机制中的重要性。这些研究结果随后在土拉热弗朗西斯菌（F. tularensis）中得到了复制。至少一大类微生物（革兰阴性需氧菌）败血症的发病机制在一定程度上取决于宿主是否能感知到细菌的主要信号分子 LPS。

宿主对入侵微生物的局部和全身反应

组织吞噬细胞识别微生物分子触发产生和/或释放大量宿主分子（细胞因子、趋化因子、前列腺素、白三烯和其他因子），以增加感染组织的血流（红），增加局部血管渗透性（肿），募集中性粒细胞和其他细胞至感染部位（热），而引起疼痛（痛）。这些反应是局部炎症的常见表现，是人体消除微生物入侵的第一道防线：先天免疫机制。全身反应是由下丘脑和脑干的神经和/或体液交流激活；这些反应通过增加感染部位血流及循环中性粒细胞的数量并提高许多抗炎分子的水平（如上述的微生物识别蛋白），从而增强局部防御。

细胞因子和其他介质·细胞因子可以发挥内分泌、旁分泌和自分泌作用。TNF-α 可刺激白细胞和血管内皮细胞释放其他细胞因子（以及更多的 TNF-α）并表达细胞表面分子，增强感染部位的中性粒细胞内皮黏附，TNF-α 也可增加前列腺素和白三烯生成。局部感染时血液中的 TNF-α 不升高，而在大多数严重脓毒症或脓毒性休克时会明显升高。此外，静脉输注 TNF-α 可以引起发热、心动过速、低血压和其他反应。动物实验中，高剂量的 TNF-α 诱导休克和死亡。

TNF-α 虽然是中间递质，但它仅是先天免疫机制的众多促炎因子中的一员。趋化因子，最主要的是 IL-8 和 IL-17，能吸引循环中性粒细胞移行到感染部位。IL-1β 与 TNF-α 有很多相似的作用。TNF-α、IL-1β、γ 干扰素、IL-12、IL-17 和其他促炎因子可互相或与其他介质相互协同。这些相互作用具有非线性和多样性的特点，故很难了解单个介质在组织和血液中所起的作用。

凝血因子·血管内血栓形成是局部炎症反应的一个标志，有助阻挡入侵的微生物，防止感染和炎症扩散。IL-6 和其他介质最初通过诱导单核细胞和血管内皮细胞表达组织因子，从而促进血管内凝血。当组织因子在细胞表面表达时，它与Ⅶa 因子结合形成一种活性复合物，可将 X 因子和Ⅸ因子转化为活性形式，从而激活外源性和内源性凝血途径，最终生成纤维蛋白。蛋白 C-蛋白 S 抑制通路功能受损以及抗凝血酶、蛋白 C 和蛋白 S 消耗均会促进凝血，而血浆中纤溶酶原激活物抑制剂-1 升高可导致纤溶降低。因此，此时可能存在明显的血管内纤维蛋白沉积、血栓形成和出血倾向；血管内皮染（如脑膜炎奈瑟菌血症）患者中最为明显（**参见第 52 章**）。有证据表明，从白细胞中提取的组织因子表达微粒可能是血管内凝血的触发因素。这个触发因素在脓毒症时被激活，但其对弥散性血管内凝血（DIC）的影响大于对低血压的影响。

中性粒细胞在微生物激动剂或 IL-8 的刺激下可释放颗粒蛋白和核染色质形成细胞外纤维基质，这时就形成了胞外菌杀菌网络（neutrophil extracellular trap，NET）。NET 用抗菌颗粒蛋白（如弹性酶）和组蛋白杀死细菌和真菌。据报道，注射大量脂多糖的动物中，肝窦内可形成 NET，并且血小板可在不杀死中性粒细胞的情况下诱导 NET 形成。NET 在脓毒症患者器官功能能低下中所起的作用已被提出，但尚未确定。

调控机制·局部炎症和全身反应均由精确的调控机制所调控。

（1）局部控制机制：宿主对皮下组织入侵微生物的识别，通常会引发免疫反应，迅速杀死入侵者，然后免疫反应减弱使组织修复。减弱免疫反应并促进组织修复包括使微生物分子减弱或失活。这些分子包括细胞内因子(如细胞因子信号转导因子抑制因子-3和IL-1受体相关激酶-3),这些因子可减少中性粒细胞和巨噬细胞产生促炎介质;此外还包括抗炎细胞因子(IL-10、IL-4)以及从必需的促进组织修复的多不饱和脂肪酸(脂酶、分解素和保护素)中提取的分子。恢复内环境稳态可能需要微生物信号分子(如LPS)酶的失活;酰基氧酰基水解酶是一种白细胞酶,已经被证实可以通过灭活LPS来防止小鼠的持续炎症反应。

(2)全身控制机制:连接微生物识别和组织细胞反应的信号装置在血液中并不活跃。例如LPS结合蛋白在识别LPS方面发挥作用,但在血浆中可通过将LPS分子转移到血浆脂蛋白颗粒中,从而阻止LPS的信号传递,与脂质A部分螯合使其不能与细胞相互作用。在血液中发现的高浓度LPS结合蛋白也抑制单核细胞对LPS的反应,可溶性(循环)CD14可竞争性拮抗已结合到单核细胞表面的LPS。

对感染的全身反应也会减少细胞对微生物分子的反应。即使轻微感染,循环中皮质醇和抗炎细胞因子(如IL-6和IL-10)水平也会升高。糖皮质激素可抑制单核细胞体外合成细胞因子;在全身反应早期出现的血液皮质醇水平升高,想必也起到了类似的抑制作用。肾上腺素可增加和加速释放IL-10而抑制TNF-α对内毒素进入人体的反应;前列腺素E₂具有与循环单核细胞对LPS和其他细菌激动剂的反应类似的"重编程"效应。皮质醇、肾上腺素、IL-10和C反应蛋白降低了中性粒细胞在血管内皮细胞的附着能力,使它们去黏附,从而促进循环中白细胞增多,同时防止未发生炎症的器官中性粒细胞与内皮细胞间的黏附。在啮齿动物的研究中发现,巨噬细胞因子的合成受到乙酰胆碱的抑制,乙酰胆碱乙酰转移酶在去甲肾上腺素刺激下分泌CD4⁺T细胞产生乙酰胆碱,而产生乙酰胆碱的B细胞减少了中性粒细胞在组织的浸润。因此,有些证据表明,人体对损伤和感染的神经内分泌反应通常可以防止远处感染部位的器官发生炎症反应。也有证据表明这些反应可能具有免疫抑制作用。

IL-6在系统腔室中起重要作用。IL-6由多种不同类型的细胞释放,对下丘脑-垂体-肾上腺轴有重要刺激作用,是主要的促凝细胞因子,是急性期反应的主要诱导因子,可增加许多具有抗感染、促凝或抗炎作用的分子的浓度。血液中IL-1受体拮抗剂浓度往往远远超过循环中IL-1β的浓度,这可能抑制多余IL-1β与其受体的结合。高水平的可溶性肿瘤坏死因子受体中和TNF-α进入循环。其他急性期蛋白是蛋白酶抑制剂或抗氧化剂;这些物质可以中和中性粒细胞和其他炎症细胞释放的潜在有害分子。肝铁调素(主要由IL-6刺激)生成增多可促进肝细胞、肠上皮细胞和红细胞铁调素中铁的储存;这降低了入侵微生物对铁的吸收,同时有助改善炎症相关的正常细胞正色素贫血。

因此,局部和全身对感染源的反应对宿主都是非常有益

的。在动物进化过程中,这些反应及其分子大多高度保守,因此具有适应性。阐明它们改变不适应性并导致致命性结果仍是脓毒症研究的主要挑战。

器官功能障碍和休克

随着人体对感染反应加剧,循环中细胞因子和其他因子变得非常复杂:感染性休克患者血液中有60多种因子水平升高。虽然发现高浓度的促炎和抗炎因子,但这些重症患者血液介质的平衡似乎是抗炎因子。例如,严重脓毒症患者的白细胞往往对LPS等激动剂反应迟钝,这种白细胞持续低反应与死亡风险增加有关;此时,最具预测性的生物标志物是循环单核细胞表面HLA-DR(Ⅱ类)分子表达的减少,这是皮质醇和/或IL-10引起的。B细胞、滤泡树突状细胞和CD4⁺T淋巴细胞的凋亡也可能对免疫抑制状态起重要作用。

内皮细胞损伤·鉴于血管内皮在调节血管张力、血管通透性和凝血方面的重要作用,许多学者认为血管内皮广泛损伤是导致多器官功能障碍的主要机制。为了证明这一观点,一项研究发现脓毒症患者外周血中有大量的血管内皮细胞。白细胞衍生介质和血小板-白细胞-纤维蛋白血栓可能导致血管损伤,但血管内皮细胞似乎也发挥了积极作用。例如TNF-α刺激可诱导血管内皮细胞产生和释放细胞因子、促凝血因子、血小板活化因子、一氧化氮等介质。此外,TNF-α调节细胞黏附分子,促进中性粒细胞黏附到上皮内细胞。尽管这些反应可以吸引吞噬细胞到达感染部位并激活其抗菌能力,但内皮细胞的激活也可以促进血管通透性增加、微血管血栓形成、DIC和低血压。

由于内皮细胞肿胀、循环红细胞变形能力下降、白细胞-血小板-纤维蛋白血栓形成或水肿液压迫引起腔内梗阻,功能性毛细血管数量减少,从而降低组织氧合。另一方面,采用正交偏振光谱法研究舌微循环的研究结果发现,舌表面应用乙酰胆碱或静脉注射硝普钠可逆转脓毒症所致毛细血管血流紊乱;这提示毛细血管充盈下降是神经内分泌原因引起的。组织对氧的利用也可能受到影响(可能是由一氧化氮引起),这种变化在增加糖酵解的同时降低了氧化磷酸化和ATP的产生。糖酵解的增加导致乳酸的局部积累,可能会降低细胞外pH,并导致受感染组织内细胞代谢减缓。

值得注意的是,功能异常的"感染性"器官通常尸检结果正常。通常很少有坏死或血栓,细胞凋亡主要局限于淋巴器官和胃肠道。另外如果患者康复,器官功能通常会恢复正常。这些观点表明,严重脓毒症时器官功能障碍的基础主要是化学性的,而不是结构性的。

脓毒性休克·感染性休克的特点是尽管血管活性药物儿茶酚胺水平升高,但周围血管阻力却降低。在血管舒张期之前,许多患者经历了一段由心肌抑制、低血容量和其他因素导致的组织供氧损伤期。在这一"衰弱期",血乳酸浓度升高,中心静脉血氧饱和度低。液体复苏后通常是高动态血管舒张期,此时心排血量正常(甚至增加),氧气输送充足,但耗氧量

下降。血乳酸水平可正常或升高,中心静脉血氧饱和度的正常可反映氧输送改善、组织摄氧量降低或左向右分流。

引起低血压的主要分子包括一氧化氮、β-脑内啡肽、血小板活化因子、前列环素。抑制这些分子合成或作用的药物可以预防或逆转动物内毒素休克。然而,在临床试验中,血小板活化因子受体拮抗剂和缓激肽拮抗剂都无法提高感染性休克的生存率,一氧化氮合酶抑制剂、L-NG 甲基精氨酸盐酸实际上也没有提高死亡率。

脓毒性休克:简单的发病机制?

在某些情况下,循环细菌及其产物通过直接刺激血管内的炎症反应,几乎肯定会引起多器官功能障碍和低血压。例如暴发性脑膜炎奈瑟菌菌血症的患者中,死亡率高低与内毒素和细菌 DNA 水平以及 DIC 的发生直接相关(**参见第 52章**)。相反,在大多数感染其他革兰阴性菌的患者中,循环细菌或细菌分子可能反映局部组织感染失控,但对远处器官几乎无影响或无直接影响;这些患者中,炎症介质或从局部发出的神经信号似乎是严重脓毒症和脓毒性休克的关键诱因。在一系列血培养阳性患者的研究中发现,严重脓毒症的风险与原发感染灶密切相关;肺或腹部病灶与尿路感染相比,引起血流感染发生脓毒症的概率是后者的 8 倍,即使研究人员对年龄、分离到的菌种和其他因素进行限制,结果也相似。第三种发病可能出现在由产生超级抗原的金黄色葡萄球菌或化脓性链球菌引起的严重脓毒症;这些毒素诱导的 T 细胞活化所产生的细胞因子谱与革兰阳性菌诱导的细胞因子谱有很大不同。来自不同的致病途径的进一步观察研究表明,脓毒症儿童外周血白细胞的 mRNA 表达模式在革兰阳性菌、革兰阴性菌和病毒中是不一致的。

因此,严重脓毒症的发病机制可能因感染微生物、宿主的先天防御机制(其感知和反应的能力)、原发感染的部位、是否存在免疫缺陷以及宿主先前的身体状态而异。遗传因素可能也很重要,尽管进行了许多研究,但很少在同一个或两个分析中有等位基因多态性与脓毒症的严重程度相关的内容。在这方面尚需进行进一步的研究。

■ 临床表现

脓毒症反应的表现叠加于基础疾病和原发感染的症状及体征。严重脓毒症的发展速度可因患者而异,并且表现上有高度的个体差异。例如,败血症患者体温可正常或过低;新生儿、老年患者和尿毒症或酒精中毒患者经常无发热。

过度通气、发生呼吸性碱中毒往往是脓毒症反应的早期迹象。定向障碍、意识混乱和其他脑病表现也可能在早期出现,特别是在老年人和有神经系统损伤的个体中。尽管先前存在的局灶性损伤可能会变得更加突出,但局灶性神经系统体征并不常见。

低血压和 DIC 易导致外周组织发绀和缺血性坏死,最常见于末梢。当血源性细菌或真菌播散到皮肤或皮下软组织时,可能会发生蜂窝织炎、脓疱、大疱或出血性病变。细菌毒素也

可随血液播散,引起弥漫性皮肤反应。有时皮肤损伤可能提示特定的病原体。当败血症伴有皮肤瘀点或紫癜时,应怀疑感染脑膜炎奈瑟菌(或较少见的流感嗜血杆菌;**图 14-42**);在流行地区被蜱叮咬的患者,其瘀点病变也提示落基山斑疹热(**图83-1**)。坏死性脓疱是几乎只在中性粒细胞减少患者出现的皮肤损害,通常由铜绿假单胞菌引起。水肿周围的大疱性病变发生中央出血和坏死(**图 61-1**)。组织病理学检查显示小血管壁及周围有细菌,很少或几乎没有中性粒细胞反应。有近期进食生牡蛎史的脓毒症患者若出现出血性或大疱性病变提示创伤弧菌血症,而近期有犬咬史的患者可能提示由犬棘球蚴或棘球蚴引起感染。脓毒症患者全身红斑皮炎提示由金黄色葡萄球菌或化脓性链球菌引起的中毒性休克综合征。

胃肠道表现如恶心、呕吐、腹泻和肠梗阻可能提示急性肠胃炎。应激性溃疡可致上消化道出血。胆汁淤积性黄疸先于其他脓毒症的症状出现,表现为血清胆红素(主要是结合胆红素)和碱性磷酸酶水平升高。大多数病例有肝功能或肾小管功能异常,随着感染缓解,肝功能可恢复正常。长期或重度低血压可引起急性肝损伤或缺血性肠坏死。

尽管混合静脉血氧饱和度接近正常,但许多组织无法从外周血获得足够氧气,所以仍会发生无氧代谢。由于糖酵解增加以及肝脏和肾脏清除乳酸和丙酮酸的能力受损,血乳酸水平会先升高。尽管糖异生受损和胰岛素过度释放有时会导致低血糖,但更常出现高血糖,尤其是糖尿病患者。细胞因子驱动的急性期反应抑制了甲状腺素运载蛋白合成,同时 C 反应蛋白、纤维蛋白原和补体成分生成增加。蛋白质分解代谢常显著加快。血清白蛋白水平下降的原因是肝脏合成减少和白蛋白进入组织间隙。

■ 主要并发症

心肺并发症

在病程早期,肺通气-灌注比下降导致 PaO_2 下降。肺泡上皮损伤和毛细血管通透性增加导致肺含水量增加、肺顺应性下降、氧气交换异常而致低氧。若无肺炎或心力衰竭,一周内发生的进行性弥漫性肺浸润和低氧血症提示 ARDS,根据氧和指数(PaO_2/FiO_2)情况分为:轻度 ARDS(200 mmHg<氧和指数≤300 mmHg)、中度 ARDS(100 mmHg<氧和指数≤200 mmHg)或重度 ARDS(氧和指数≤100 mmHg)。一半的严重脓毒症或感染性休克患者会发生急性肺损伤或 ARDS。呼吸肌疲劳会加重低氧血症和高碳酸血症。肺毛细血管楔压升高(>18 mmHg)提示容量负荷过多或心力衰竭,而不是 ARDS。病毒性肺炎或肺孢子虫肺炎在临床上可能与 ARDS 难以鉴别。

脓毒症引起的低血压(见上文"感染性休克")通常最初是由于全身血流分布不均和低血容量引起的,低血容量至少部分是由于血管内液体经毛细血管弥漫性渗漏而造成的。导致有效血管内容量不足的其他因素包括:前驱疾病或不显性体液丢失引起的脱水、呕吐或腹泻以及多尿。在感染性休克早

期,全身血管阻力通常比较高,心排血量可能较低。液体复苏后,心排血量增加,全身血管阻力下降。心排血量正常或增加和全身血管阻力降低可将感染性休克与心源性、心外梗阻性及低血容量性休克区分开;其他可能引起这一过程的原因包括过敏反应、脚气病、肝硬化以及过量服用硝普钠或麻醉剂。

大多数严重脓毒症患者在 24 小时内出现心肌功能下降,表现为舒张末期和收缩期心室容积增加,射血分数下降。射血分数较低但心排血量仍能维持正常是因为心室扩张。脓毒症存活者的心肌功能在几日后恢复正常。虽然心肌功能障碍可能导致低血压,但难治性低血压通常是由于全身血管阻力低,死亡最常见的原因是难治性休克或多个器官衰竭,而不是心脏功能障碍本身。

肾上腺功能不全

在危重患者中,肾上腺功能不全的诊断可能非常困难。当血浆皮质醇水平≤15 μg/mL 时(若血浆白蛋白浓度<2.5 mg/dL时,皮质醇≤10 μg/mL)提示肾上腺功能不全(皮质醇产生不足),现在许多专家认为促肾上腺皮质激素(CoSyntropin®)刺激试验对于诊断危重患者的轻度皮质类固醇缺乏没有意义。危重病相关皮质类固醇缺乏(critical illness-related corticosteroid insufficiency,CIRCI)概念的提出包括了产生皮质类固醇活性不足的机制,以及其不足以应对患者的疾病严重程度。虽然 CIRCI 可能是由于肾上腺结构受损所致,但更常见的是由于下丘脑-垂体轴的可逆性功能障碍,或由于糖皮质激素受体异常或皮质醇向可的松转化增加引起的组织皮质类固醇抵抗。CIRCI 的主要临床表现为对液体替代治疗无效的低血压,需要升压治疗。通常没有肾上腺功能不全的典型特征,如低钠血症和高钾血症;其他的表现,如嗜酸性粒细胞增多和轻度低血糖,有时会出现。特殊的病因包括暴发性脑膜炎奈瑟菌血流感染、播散性结核病、艾滋病(伴巨细胞病毒、鸟胞分枝杆菌或组织胞浆菌病)或先前使用抑制糖皮质激素产生的药物,如糖皮质激素、甲地孕酮、依托咪酯或酮康唑。

肾脏并发症

常出现少尿、氮质血症、蛋白尿和非特异性尿路管型。许多患者会出现不适当的多尿;高血糖可能会加重这种趋势。大多数肾功能衰竭是由低血容量、低血压或毒性药物引起的急性肾小管坏死导致的,但也有一些患者会出现肾小球肾炎、肾皮质坏死或间质性肾炎。药物引起的肾损伤可能使治疗变得非常复杂,尤其是当低血压患者使用氨基糖苷类药物时。急性肾损伤后的医院获得性脓毒症与高死亡率相关。

凝血障碍

虽然在 10%~30% 的患者中会出现血小板减少,但其潜在机制尚不清楚。在 DIC 患者中血小板计数通常很低(<50 000/μL);这可能反映了弥漫性血管内皮损伤或微血管血栓形成,但在化脓性器官的活检中很少发现血栓。

神经并发症

谵妄(急性脑病)通常是脓毒症的早期表现。按照所使用的诊断标准,10%~70% 的脓毒症患者在住院期间的某个时间点会出现这种情况。当感染病持续数周或数月时,"危重病"多发性神经病变可能会妨碍通气支持治疗的脱机并产生远端运动无力。电生理学检查有助诊断。必须排除格林-巴利综合征、代谢紊乱和毒素作用。最近有研究报道了严重脓毒症幸存者的长期认知能力丧失。

免疫抑制

严重脓毒症患者往往会出现严重的免疫抑制。其表现包括对常见抗原失去迟发型过敏反应、无法控制原发性感染以及继发性感染(如嗜麦芽窄食单胞菌、鲍曼不动杆菌和白念珠菌等的机会感染)的风险增加。大约 1/3 的患者会出现单纯疱疹病毒、水痘带状疱疹病毒或巨细胞病毒感染的再激活;后者被认为在某些情况下会导致预后不良。

■ 实验室表现

在脓毒症早期出现的异常包括白细胞增多伴核左移、血小板减少、高胆红素血症和蛋白尿。可能出现白细胞减少。中性粒细胞可能含有毒性颗粒、杜勒小体或胞浆空泡。随着脓毒症的加重,血小板减少加重(通常伴有凝血酶时间延长、纤维蛋白原降低以及 D-二聚体升高,提示 DIC),氮质血症和高胆红素血症变得更加明显,转氨酶水平升高。活动性溶血提示梭菌血流感染、疟疾、药物反应或 DIC;DIC 时在血涂片上可以看到微血管病变。

在脓毒症早期,过度通气可引起呼吸性碱中毒。随着呼吸肌疲劳和乳酸的积累,通常会发生代谢性酸中毒(阴离子间隙增大)。对动脉血气的评估显示,低氧血症最初可通过补充氧气纠正,但后期即使吸入浓度 100% 的氧气也无法纠正,提示右向左的分流。胸片可能正常,也可能显示潜在的肺炎、容量超负荷或 ARDS 的弥漫性浸润。心电图可能只表现为窦性心动过速或非特异性 ST-T 异常。

大多数糖尿病脓毒症患者会出现高血糖。严重感染可诱发糖尿病酮症酸中毒,从而加重低血压。低血糖很少发生,可能提示肾上腺功能不全。随着脓毒症的持续,血浆白蛋白水平下降。低钙血症很罕见。

■ 诊断

对于脓毒症,目前没有特异性的诊断试验。疑似或确诊感染患者的敏感性诊断表现包括发热或低体温、呼吸急促、心动过速、白细胞增多或白细胞减少(表 19-1);急性精神状态改变、血小板减少、血乳酸水平升高、呼吸性碱中毒或低血压也提示诊断。然而,系统性反应可能是相当多变的。在一项研究中,36% 的严重脓毒症患者体温正常,40% 的患者呼吸频率正常,10% 的患者脉率正常,33% 的患者白细胞计数正常。此外,未感染患者对其他情况的全身反应可能与脓毒症的表现相似,如胰腺炎、烧伤、创伤、肾上腺功能不全、肺栓塞、主动脉夹层或主动脉瘤破裂、心肌梗死、隐匿性出血、心脏压塞、体外循环后综合征、过敏、肿瘤相关乳酸酸中毒和药物过量。

明确的病原学诊断需要从血液或局部感染部位鉴定到致

病微生物。应至少采集2份血液标本(来自2个不同的静脉穿刺部位)进行培养;对于留置导管的患者,应通过导管的每个管腔采集一个样本,然后通过静脉穿刺采集另一个样本。许多患者血培养呈阴性;这一结果可能意味着先前使用过抗生素、存在慢生长或苛养病原体或血液中没有病原体入侵。在这些患者中,原发感染部位或感染的皮肤病变标本进行革兰染色和培养可能有助病原体的诊断。通过聚合酶链反应鉴定外周血或组织样本中的微生物DNA可能有助明确病原体。

应当仔细检查皮肤和黏膜,反复检查有无可能提供诊断信息的病变。致命性的血流感染(如:脾脏除患者的肺炎链球菌血流感染、暴发性脑膜炎奈瑟菌血流感染或创伤弧菌、类鼻疽伯克霍尔德菌或鼠疫杆菌感染)有时可在外周血的白细胞涂片上看到病原体。

治疗 · 严重脓毒症和脓毒性休克

怀疑有脓毒症的患者必须迅速治疗。这项工作最好由有护理危重患者经验的人员完成。成功的治疗需要紧急措施来控制感染、提供血流动力学和呼吸支持以及清除或引流感染的组织。这些措施应在患者出现严重脓毒症或感染性休克后1小时内开始实施。因此,快速评估和诊断至关重要。

抗菌药物

一旦获得血液和其他相关部位标本进行培养,应立即开始进行抗菌治疗。一项对脓毒性休克患者的大型回顾性研究发现,低血压的发生、恰当的抗菌药物治疗与发病间的时间间隔是预后的主要决定因素;只要延迟1小时治疗,存活率就会降低。使用"不恰当的"(根据当地病原体敏感性和已发表的经验性治疗指南进行定义,见下文)抗生素治疗,生存率会降低5倍,即使在培养阴性的患者中也是如此。

因此,及时开始对革兰阳性菌和革兰阴性菌均有效的经验性抗菌治疗非常重要(**表19-3**)。应静脉使用抗菌药物的最大推荐剂量,必要时根据肾功能调整剂量。应综合考虑现有的来自社区、医院和不同患者细菌分离株的抗菌药物敏感性信息。当有培养结果时,通常可以简化治疗方案,因为一种抗菌药物通常足以治疗已知的病原体。meta分析表明,对于革兰阴性菌血流感染,抗菌药物联合治疗并不优于单一药物治疗;唯一的例外是铜绿假单胞菌血流感染,氨基糖苷类单药治疗的效果低于一种氨基糖苷类与抗假单胞菌的β-内酰胺类联合使用。如果脓毒症患者已经接受广谱抗生素或肠外营养、中性粒细胞减少≥5日、长期留置中央静脉导管或已入住ICU较长时间,应强烈考虑

表19-3	肾功能正常的严重脓毒症(无明确来源)成人患者的初始抗菌治疗
临床情况	**抗菌治疗方案(静脉治疗)**
免疫功能正常的成人	可选用的方案包括: (1)哌拉西林/他唑巴坦(3.375 g q4～6h) (2)亚胺培南西司他丁(0.5 g q6h)或厄他培南(1 g q24h)或美罗培南(1 g q8h) (3)头孢吡肟(2 g q12h) 若患者对β-内酰胺类药物过敏,可选用环丙沙星(400 mg q12h)或左氧氟沙星(500～750 mg q12h)+克林霉素(600 mg q8h) 上述方案中均应加用万古霉素(15 mg/kg q12h)治疗
中性粒细胞减少(中性粒细胞<500/μL)	治疗方案包括: (1)亚胺培南西司他丁(0.5 g q6h)或美罗培南(1 g q8h)或头孢吡肟(2 g q8h)或 (2)哌拉西林/他唑巴坦(3.375 g q4h)+妥布霉素(5～7 mg/kg q24h) 以下情况应加用万古霉素(15 mg/kg q12h)治疗:①患者有留置血管导管、接受喹诺酮类药物预防性治疗、接受强化化疗引起黏膜损伤;②怀疑葡萄球菌感染;③MRSA感染率较高医疗机构;④社区中MRSA的流行率较高 若患者有低血压、已接受广谱抗菌药物治疗、在接受经验性抗菌治疗5日后仍发热,应加用棘白菌素类(卡泊芬净,负荷剂量70 mg,维持剂量50 mg QD)、伏立康唑(6 mg/kg q12h 2剂,维持剂量3 mg/kg q12h)或两性霉素B脂质体经验性抗真菌治疗
脾切除术	可使用头孢噻肟(2 g q6～8h)或头孢曲松(2 g q12h);若当地头孢菌素耐药的肺炎链球菌流行率高,加用万古霉素;若患者对β-内酰胺类药物过敏,可使用万古霉素(15 mg/kg q12h)+莫西沙星(400 mg QD)或左氧氟沙星(750 mg QD)
静脉注射吸毒者	万古霉素(15 mg/kg q12h)是必须的
AIDS	单用头孢吡肟(2 g q8h)或哌拉西林/他唑巴坦(3.375 g q4h)+妥布霉素(5～7 mg/kg q24h);若患者对β-内酰胺类药物过敏,可使用环丙沙星(400 mg q12h)或左氧氟沙星(750 mg q12h)+万古霉素(15 mg/kg q12h)+妥布霉素

缩略词:MRSA,methicillin-resistant *Staphylococcus aureus*,耐甲氧西林金黄色葡萄球菌。

来源:部分改编自:DN Gilbert et al: The Sanford Guide to Antimicrobial Therapy, 43rd ed, 2013。

经验性抗真菌治疗。应每日重新考虑所选择的抗菌方案,以提供最大的疗效、最小的耐药性、毒性和成本。

大多数患者需要抗菌治疗至少1周。治疗疗程通常受以下因素影响:感染组织的部位、外科引流的充分性、患者的潜在疾病以及分离到的病原体对抗菌药物的敏感性。由于"恰当的"抗菌治疗方案在培养阴性和培养阳性的患者中似乎都是有益的,因此,没有确定的病原微生物并不一定是停止抗菌治疗的指征。

清除感染源

清除或引流局部感染源至关重要。一个系列病例报道提示,在死于严重败血症或脓毒性休克的外科 ICU 患者中,约 80% 有持续性感染。应仔细寻找隐匿的感染部位,尤其是肺、腹腔和尿路感染。留置的静脉导管或动脉导管应被取出,导管尖端应置于血琼脂板上进行定量培养;开始抗生素治疗后,应在患者的其他部位重新置入导管。应定期更换引流导管。如患者进行了经鼻插管或留置有鼻胃管,应考虑发生鼻窦炎(通常由革兰阴性菌引起)的可能。即使胸片无异常的患者,胸部 CT 也可能识别出之前未被怀疑的肺实质、纵隔或胸膜病变。对中性粒细胞减少的患者,应仔细寻找是否有皮肤压痛和红斑,特别是肛周区域。对骶骨或坐骨褥疮患者,使用 CT 或 MRI 排查是否有盆腔或其他软组织脓肿是很重要的。对于尿源性脓毒症患者,应使用超声或 CT 排查有无输尿管梗阻、肾周脓肿或肾脓肿。上腹部超声或 CT 可显示胆囊炎、胆管扩张和肝脓肿、膈下积脓或脾脓肿的证据。

血流动力学、呼吸和代谢支持

治疗的首要目标是尽快将足够的氧气和代谢底物输送到器官组织,并提高组织氧利用率以及细胞代谢率。因此,充分的器官灌注至关重要。可通过测量动脉血压,监测神志、尿量和皮肤灌注等参数来评估患者的循环情况。监测氧供和氧耗的一些间接指标可能有用,如中心静脉氧饱和度。低血压的初始治疗主要包括静脉输液,通常从 1～2 L 生理盐水开始,持续 1～2 小时。为避免肺水肿,中心静脉压应维持在 8～12 cmH$_2$O。通过持续输液,尿量应保持 >0.5 ml/(kg·h);必要时可使用利尿剂,如呋塞米(速尿)。在大约 1/3 的患者中,低血压和器官灌注不足对液体复苏均可有反应;合理的目标是维持平均动脉压 >65 mmHg(收缩压 >90 mmHg)。如果扩容后仍无法达到上述目标值,则需使用血管加压药物治疗。去甲肾上腺素可通过中心导管按滴定剂量给药。如果心肌功能不全导致心脏充盈压升高、心排血量降低,建议使用多巴酚丁胺进行正性肌力治疗。而多巴胺则很少使用。

脓毒性休克患者血浆升压素水平短暂升高,但随后显著降低。早期研究发现,输注升压素可逆转某些患者的脓毒性休克,降低或摆脱对儿茶酚胺类升压药的需要。尽管对于需要较少肾上腺素治疗的患者来说,升压素可能产生获益,但整体上看,升压素在脓毒性休克治疗中并不产生主要作用。

对于液体替代疗法无反应的低血压患者,必须考虑是否发生了危重病相关皮质类固醇缺乏(critical illness-related corticosteroid insufficiency,CIRCL,参见上文"肾上腺功能不全")。应使用氢化可的松(50 mg 静脉注射,q6h),如果在 24～48 小时后出现临床情况改善,大多数专家会继续氢化可的松治疗 5～7 日,然后慢慢减量并逐步停药。近期临床试验荟萃分析得出结论,氢化可的松治疗可以加速恢复败血症引起的低血压,但不会增加长期存活率。

呼吸机治疗适用于进行性低氧血症、高二氧化碳血症、神志情况恶化或呼吸衰竭的患者。持续性呼吸急促(呼吸频率 >30 次/分)通常是呼吸衰竭将要来临的预兆;通常启动机械通气是为了确保充分的氧合、从呼吸肌中转移出血液、防止口咽部内容物吸入并减少心脏后负荷。最近的研究结果支持使用低潮气量通气(按理想体重计算,6 mL/kg;如果状态稳定时压力超过 30 cmH$_2$O,通气量可调低至 4 mL/kg)。接受机械通气的患者需要小心镇静,每日中断镇静一次;床头应摇高以预防医院获得性肺炎。使用 H$_2$ 受体拮抗剂预防应激性溃疡可降低机械通气患者消化道出血的风险。

当血红蛋白水平降至 ≤7 g/dL 时,建议进行红细胞输注,成人的目标水平为 9 g/dL。促红细胞生成素不用于治疗脓毒症相关的贫血。双碳酸盐有时用于严重的代谢性酸中毒(动脉血 pH <7.2),但几乎没有证据表明它可以改善血流动力学或增加对血管升压素的反应。如果弥漫性血管内凝血并发大出血,应输注新鲜冰冻血浆和血小板。成功治疗潜在的感染灶对能否逆转酸中毒和弥漫性血管内凝血至关重要。处于高凝状态和急性肾衰竭的患者可从间歇性血液透析或持续性静脉-静脉血液滤过中获益。

基础支持

处于严重脓毒症状态时间较长的患者(持续 2～3 日或以上),适当补充营养可减少蛋白质的过度分解代谢;现有的证据倾向于肠内营养。对于没有活动性出血或凝血功能障碍的患者,预防性使用肝素可预防深静脉血栓形成;当肝素使用禁忌时,应使用加压弹力袜或间歇加压装置。预防皮肤破裂、医院获得性感染和应激性溃疡也有助患者的恢复。

严格控制血糖在危重病患者恢复中的作用已在许多临床试验中得到证实。对这些试验的荟萃分析得出结论,使用胰岛素将血糖水平降低到 100～120 mg/dL 是潜在有害的,不会提高存活率。大多数专家现在建议只在必要时使用胰岛素,控制血糖的目标值为 180 mg/dL 以下。接受静脉注射胰岛素的患者必须经常(每 1～2 小时)监测血糖,以避免低血糖发生。

其他措施

尽管进行了积极治疗,许多严重脓毒症或脓毒性休克的患者仍会死亡。已有多种干预措施被检测是否能提高严重脓毒症患者的生存率,包括内毒素中和蛋白、环氧合酶或一氧化氮合酶抑制剂、抗凝剂、多克隆免疫球蛋白、糖皮质激素、磷脂乳剂以及 TNF - α、IL - 1、血小板活化因子和缓激肽拮抗剂。不幸的是,不止一项大型随机与安慰剂对照的临床试验表明,上述药物中没有一个能提高严重脓毒症/脓毒性休克患者的生存率。许多因素导致上述结果,包括:① 所研究的患者群体、原发感染部位、先前存在的基础疾病和所感染的微生物均存在异质性;② 与其同时使用的"标准"疗法的性质。能说明这一问题的一个戏剧性例子是:在组织因子途径抑制剂的试验中发现,试验药物能够改善最初的 722 例患者的生存率($p = 0.006$),但接下来的 1 032 例患者生存率并未改善,总体研究结果也为阴性。这种前后的不一致性表明,临床试验的结果可能不适用于每个患者个体,即便是对于精心挑选的研究对象。它还提示,脓毒症的某一种干预治疗至少应在一个或以上与安慰剂对照的随机临床试验中体现出更大获益,而后才可被接受为常规临床实践。为了减少临床试验中患者群体的异质性,专家们呼吁应改良这些试验设计,将临床试验局限于某些有类似潜在疾病(如严重创伤)或患有类似感染(如肺炎)的患者身上。另一些研究者建议使用特定的生物标志物,如血液中的 IL - 6 水平或外周血单核细胞的 HLA - DR 表达水平,以明确最有可能从某项干预中获益的患者。

重组活化蛋白 C(aPC)是美国食品药品监督管理局(FDA)批准的第一种治疗严重脓毒症或脓毒性休克的免疫调节药物。批准是基于一项单中心随机对照试验的结果,该试验在患者发生脓毒症相关器官功能障碍的最初 24 小时内给予该药物,研究对象均为病情非常严重的患者(APACHE Ⅱ 评分≥25 分),使用该药物治疗的患者 28 日生存率明显高于安慰剂治疗组。随后的试验未能证明 aPC 治疗对病情较轻的患者(APACHE Ⅱ 评分＜25 分)或儿童患者有益;并且,在被 FDA 批准十年后,由于欧洲的一项临床试验未能证实 aPC 在成人脓毒症中有效,该药物被迫退市。正在进行或计划进行临床试验的药物包括静脉免疫球蛋白、多黏菌素 B 血液滤过柱、粒细胞-巨噬细胞集落刺激因子,据报道,这些药物可恢复脓毒症相关免疫抑制患者的单核细胞免疫功能。

一项仔细的回顾性分析发现,迄今为止所研究的所有脓毒症治疗方法的疗效在治疗前死亡风险最大的患者中是最显著的;相反,对病情较轻的患者,使用这些药物往往和死亡率增加有关。这种现象可能是因为对病情严重的患者,中和各种不同的炎症调节递质可能有所帮助,而轻症患者的适应性免疫功能完好,破坏炎症调节递质的平衡可能有害。这项分析表明,如果更积极的早期液体复苏能提高高危重患者的生存率,则将更难从其他治疗中增加额外的获益;也就是说,如果某种干预已改善了患者的高危状态、将其转变为"较轻症的患者",就更难证明另一种药物对治疗方案是有益的。

脓毒症生存率之战

国际联盟提倡将多种治疗策略"捆绑"成一种统一的疗法,这将成为严重脓毒症的标准治疗。理论上,这种策略应通过强制实施可能带来获益的治疗来改善现有疗法,例如尽快给予合适的抗菌治疗、予以液体复苏及血压支持。值得注意的是,由于缺乏证据,这种捆绑治疗策略的 3 个关键要素最终被撤回;此外,目前的脓毒症捆绑治疗策略的获益尚未在随机对照临床试验中被证实。

■ 预后

20%～35% 的严重脓毒症患者和 40%～60% 的脓毒性休克患者在发病 30 日内死亡。其他人则在接下来的 6 个月内死亡。晚期死亡通常由感染控制不良、免疫抑制、重症监护

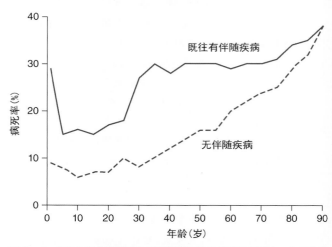

图 19 - 1 **年龄和既往健康状况对严重脓毒症患者结局的影响。**在现代疗法中,既往健康的年轻人(35 岁以下)中不到 10% 死于严重脓毒症,病死率在中老年患者中缓慢增加。在死亡患者中最常见的致病菌是金黄色葡萄球菌、化脓性链球菌、肺炎链球菌、脑膜炎奈瑟菌。既往有合并症的患者死于严重脓毒症的风险无论在哪个年龄阶段都是明显升高的。这些病例的致病菌可能是金黄色葡萄球菌、铜绿假单胞菌、肠杆菌科、肠球菌或真菌(摘自:DC Angus et al: Crit Care Med 29: 1303, 2001)。

室并发症、多器官衰竭或患者的潜在基础疾病引起。培养阳性和培养阴性严重脓毒症患者的病死率相似。APACHE Ⅱ等预后评分系统表明,将患者的年龄、一般情况和各种生理变量因素考虑在内,可对严重脓毒症的死亡风险做出有效评估。年龄和既往健康状况可能是最重要的危险因素(**图 19 - 1**)。在既往没有脓毒症发病史的患者中,年龄 40 岁以下的,脓毒症病死率<10%,在高龄患者中病死率逐渐增加到 35%以上。有基础疾病的严重脓毒症患者死亡风险明显升高。脓毒性休克也是短期和长期死亡率的一个强有力的预测因子。在幸存者中,认知障碍可能很普遍,尤其是老年人。

■ **预防**

预防提供了减少严重脓毒症发病率和死亡率的最佳机会。在发达国家,大多数严重脓毒症和脓毒性休克是医院获得性感染的并发症。通过减少侵入性操作的数量、限制留置血管导管和膀胱导管(及其使用时间)、降低严重中性粒细胞减少(中性粒细胞<500/μL)的发生率和持续时间以及更积极地治疗局部医院获得性感染,可有效预防脓毒症和脓毒性休克的发生。应避免滥用抗菌药物和糖皮质激素,并应采取最佳的感染控制措施(**参见第 17 章**)。研究表明,50%～70%的医院获得性严重脓毒症或脓毒性休克患者在进展为严重脓毒症或脓毒性休克前都至少经历了 1 日或以上较不严重的脓毒性反应阶段。需要进行更多研究以早期识别严重脓毒症高风险的患者,并开发出辅助药物,在发生器官功能障碍或低血压前调节脓毒性反应。

第3篇
器官系统感染

第 20 章

咽喉痛、耳痛和上呼吸道症状

Chapter 20
Sore Throat, Earache, and
Upper Respiratory Symptoms

Michael A. Rubin, Larry C. Ford, Ralph Gonzales · 著 | 张尧 · 译

上呼吸道感染（infection of the upper respiratory tract，URI）对公共卫生有着巨大的影响。这些疾病是初级医疗保健就诊的最常见原因之一，尽管通常较轻，但高发病率和传播率使其成为工作或求学时间损失的主要原因之一。在美国，尽管只有少数（约 25%）病例是由细菌引起，但 URI 是门诊开具抗生素的主要诊断。这些疾病对抗生素的巨大消费导致了常见社区获得性病原体，如肺炎链球菌，对抗生素耐药性的上升，这一趋势本身就对公共卫生有着巨大的影响。

虽然大多数 URI 由病毒引起，但是很难区分原发性病毒感染和原发性细菌感染。细菌性和病毒性 URI 的症状和体征通常难以区分。在稳定、廉价、快速的检测变得可行并得到广泛应用之前，急性感染的诊断主要以临床为依据。在这种情况下，合理使用抗生素和滥用抗生素的可能性构成了巨大的挑战。

非特异性上呼吸道感染

非特异性 URI 是一组广泛定义的疾病，共同构成了美国门诊就诊的主要原因。根据定义，非特异性 URI 没有显著的本地化特性。它们由多种描述性名称进行定义，包括急性感染性鼻炎、急性鼻咽炎、急性鼻炎、急性鼻黏膜炎以及普通感冒。

■ 病因学

大量的 URI 分类反映了病原体的广泛多样性和常见病原体的不同临床表现。几乎所有非特异性 URI 都是由跨多个病毒家族和许多抗原类型的病毒引起的。例如，至少有 100 种免疫表型的鼻病毒（参见第 95 章），这是 URI 最常见的病因（占病例的 30%～40%）；其他原因包括流感病毒（3 种免疫表型，参见第 96 章）、副流感病毒（4 种免疫表型）、冠状病毒（至少 3 种免疫表型）和腺病毒（47 种免疫表型，参见第 95章）。呼吸道合胞病毒（RSV）是儿科公认的病原体，也是老年人和免疫抑制患者重要的疾病病原体。许多其他病毒，包括一些通常与 URI 无关的病毒（如肠道病毒、风疹病毒和水痘带状疱疹病毒），占成年人感染的一小部分。虽然新的诊断方法［如鼻咽拭子聚合酶链反应（PCR）］可以确定病毒性病原体，但很少有特异性的治疗方案，并且在相当大比例的病例中

并没有发现病原体。对于健康成人，除了临床诊断之外特定的诊断性检查通常是不必要的。

■ 临床表现

非特异性 URI 的症状和体征与其他 URI 相似，但缺乏对特定解剖部位（如鼻窦、咽或下呼吸道）的明确定位。非特异性 URI 通常表现为急性、轻度自限性卡他症状，中位持续时间约 1 周（2～10 日）。即使是由同一种病毒引起的，患者的症状和体征也各不相同，而且常常变化多端。非特异性 URI 的主要症状包括流涕（伴或不伴脓性）、鼻塞、咳嗽和咽痛。其他临床表现，如发热、乏力、打喷嚏、淋巴结肿大和声音嘶哑等更为多变，婴幼儿发热更为常见。不同的表现可能反映了不同的宿主反应以及感染病原体的差异；例如，肌痛和乏力多见于流感和副流感病毒感染，而结膜炎则提示可能是腺病毒或肠道病毒感染。体格检查结果通常呈非特异性且不引人注意。0.5%～2% 的感冒常并发继发性细菌感染（如鼻-鼻窦炎、中耳炎和肺炎），特别是在婴儿、老年人、慢性病患者或免疫抑制等高危人群中。继发性细菌感染通常与病程延长、病情加重以及局部症状和体征有关，通常在临床初步改善后出现反弹（"双次"症状）。鼻腔或喉的脓性分泌物常常被误解为细菌性鼻窦炎或咽炎的表现。然而，这些分泌物可以出现在非特异性 URI 中，并且其在缺乏其他临床特征的情况下是细菌感染预后较差的预测因子。

治疗 · 非特异性上呼吸道感染

对于无症状非特异性 URI 的治疗不需要使用抗生素，滥用抗生素会促进耐药性的出现；在健康志愿者中，使用单一疗程的常用抗生素，如阿奇霉素，可以在几个月后导致口腔链球菌对大环内酯类产生耐药性。在没有细菌感染临床证据的情况下，治疗应完全以减充血剂和非甾体消炎药控制症状为主。有关锌、维生素 C、紫锥菊和其他替代疗法的临床试验表明，这些方法在治疗非特异性 URI 方面没有一致的获益。

鼻窦感染

鼻-鼻窦炎是一种累及鼻窦的炎症。虽然大多数鼻窦炎病例涉及多个鼻窦,但以上颌窦受累最为常见;其余依次为筛窦、额窦和蝶窦。每个鼻窦都有一层分泌黏液的呼吸上皮细胞,这些黏液借助纤毛作用通过鼻窦口输送到鼻腔。正常情况下,黏液不会积聚在鼻窦中,尽管鼻窦与充满细菌的鼻腔相邻,但大部分仍是无菌的。当鼻窦口阻塞或纤毛清除功能受损或缺失时,分泌物积聚产生鼻窦炎的典型症状和体征。当这些分泌物因阻塞积聚时,它们更容易受到各种病原体的感染,包括病毒、细菌和真菌。鼻窦炎影响着相当大比例的人群,每年有数百万人次至初级保健机构就诊,并且是开具抗生素的第五大主要诊断。本病通常按病程(急性和慢性)、病因学(传染性与非传染性)、感染的致病病原体类型(病毒、细菌或真菌)进行分类。

■ 急性鼻-鼻窦炎

急性鼻-鼻窦炎(定义为持续时间<4 周的鼻窦炎)占鼻窦炎的绝大多数。大多数病例在门诊诊断,主要由先前的病毒性 URI 引起。在临床上很难区分急性细菌性鼻窦炎和病毒性鼻窦炎。因此,对于这种情况经常开具抗生素(在所有病例中占 85%~98%)也许并不奇怪。

病因学

在鼻-鼻窦炎中,鼻窦口的阻塞可由感染性和非感染性原因引起。非感染性病因包括过敏性鼻炎(黏膜水肿或息肉梗阻)、气压伤(如深海潜水或航空旅行)和接触化学刺激物。鼻腔和鼻窦肿瘤(如鳞状细胞癌)或肉芽肿性疾病(如肉芽肿性多血管炎、鼻硬结病)也可发生梗阻,导致黏液成分改变的情况(如囊性纤维化)可通过黏液清除受损引起鼻窦炎。在 ICU 中,经鼻气管插管和鼻胃管是医院获得性鼻窦炎的主要危险因素。

病毒性鼻-鼻窦炎比细菌性鼻窦炎更为常见,尽管对不同病毒性鼻窦炎的鼻窦抽吸样本的研究相对较少。研究表明,最常见的分离病毒是鼻病毒、副流感病毒和流感病毒,无论是单独分离还是与细菌同时分离。细菌性鼻窦炎的病原体已得到较好的分析。在社区获得性病例中,肺炎链球菌和不可分型的流感嗜血杆菌是最常见的病原体,占病例的 50%~60%。卡他莫拉菌引起的疾病在儿童中占很大比例(20%),但在成人中所占比例较小。其他链球菌属和金黄色葡萄球菌仅引起一小部分感染,尽管人们越来越担心耐甲氧西林金黄色葡萄球菌(MRSA)是一种新出现的病原体。很难评估培养到的细菌是否是真正的感染病原体,因其很可能是由于样本深度不够(不应该认为是无菌的),或是定植微生物(特别是在既往有鼻窦手术的患者中)。厌氧菌偶尔与前磨牙根的感染有关,并扩散至邻近的上颌窦。肺炎衣原体和肺炎支原体等不典型病原体在急性鼻窦炎发病机制中的作用尚不清楚。医院获得性病例通常与医院环境中流行的细菌有关,包括金黄色葡萄球菌、铜绿假单胞菌、沙雷菌、肺炎克雷伯菌和肠杆菌。通常,这些感染是多种病原体的混合感染,并且可能涉及对多种抗生素具有高度耐药性的病原体。真菌也是鼻窦炎的已知病原体,大多数急性病例是免疫抑制患者,并且表现为侵袭性、危及生命的感染。最典型的是由毛霉目真菌引起的鼻脑型毛霉病,前者包括根霉、根毛霉、毛霉、横梗霉(以前是支链菌属、犁头霉属)和短刺小克银汉霉菌(参见第 117 章)。这些感染通常发生在酮症酸中毒的糖尿病患者中,但也可发生在移植受者、血液系统恶性肿瘤患者以及接受慢性糖皮质激素治疗或去铁胺治疗的患者中。其他丝状真菌,如曲霉属和镰刀菌属,是这种疾病的少见病原体。

临床表现

大多数急性鼻窦炎都是在病毒性 URI 之后或与病毒性 URI 同时出现,很难区分两者的临床特征,因此发病时间在诊断中变得非常重要(参见下文)。大部分感冒患者有鼻窦炎症,尽管如此,如前文所述,仅有 0.2%~2% 的病毒性感染伴有真正的细菌性鼻窦炎。鼻窦炎的常见症状包括流涕和鼻部充血、面部疼痛或压迫感、头痛。稠厚、脓性或变色的鼻腔分泌物通常被认为是细菌性鼻窦炎,但这并非是细菌性感染特异性表现,也可能发生在病毒感染如普通感冒的早期。其他非特异性临床表现包括咳嗽、打喷嚏、发热、牙痛(最常累及上磨牙)以及口臭(偶尔与细菌性鼻窦炎有关)。

在急性鼻窦炎中,鼻窦疼痛或压迫感常局限于所累及的鼻窦(尤其是上颌窦),当患者弯腰或仰卧时症状可能加重。罕见情况下,晚期蝶窦或筛窦感染的临床表现可以很严重,包括严重的额部或眶后疼痛并向枕骨放射、海绵窦血栓形成和眼眶蜂窝织炎。急性局灶性鼻窦炎并不常见,但无论病程长短,均应考虑包括上颌窦和发热等在内的严重症状。同样,晚期额窦炎患者也会出现一种叫作“波特头皮肿块”(Pott's puffy tumor)的表现,即额骨骨膜下脓肿引起的额骨软组织肿胀和凹陷性水肿。危及生命的鼻窦炎并发症包括脑膜炎、硬膜外脓肿和脑脓肿。

急性真菌性鼻窦炎(如毛霉病,参见第 117 章)经常出现与压力有关的症状,特别是当感染扩散到眼眶和海绵窦时。眼眶肿胀、蜂窝织炎、眼球突出、上睑下垂、眼球外展活动减少等体征很常见,眶后或眶周疼痛也很常见。鼻咽溃疡、鼻出血和头痛也很常见,在较晚期的病例中也可累及第 Ⅴ、Ⅶ 对脑神经。体格检查或内镜检查可以看到骨破坏。尽管感染具有迅速恶化的特点,但患者通常不会出现严重疾病。

急性医院获得性鼻窦炎患者往往病情危重,因此不会出现急性鼻窦炎的典型临床表现。然而,当有相关危险因素(如经鼻气管插管)的住院患者在没有其他明显原因的情况下出现发热时,应怀疑该诊断。

诊断

由于常见的临床表现的敏感性和特异性相对较低,门诊对于病毒性鼻-鼻窦炎和细菌性鼻-鼻窦炎往往难以鉴别。用于指导诊断和治疗决策的临床特征是疾病病程。由于急性细菌性鼻窦炎在症状持续时间<10 日的患者中并不常见,专家小组现在建议将这种诊断保留给有“持续性”症状的患者(成人>10 日或儿童>10~14 日),3 个主要症状指脓性鼻液、鼻塞和面部疼痛(表20-1)。即使在符合这些标准的患者中,也只有40%~50%的患者真正患有细菌性鼻窦炎。急性疾病不建议使用CT或鼻窦X线检查,尤其是在疾病早期(如发病<10日),因为在急性病毒性鼻窦炎中类似的表现也很常见。在评估持续性鼻窦炎、复发性鼻窦炎或慢性鼻窦炎时,鼻窦CT是首选的影像学检查。

临床病史和/或背景通常可以确定急性厌氧菌性鼻窦炎、急性真菌性鼻窦炎或非感染性鼻窦炎(如过敏性鼻-鼻窦炎)。对于免疫抑制的急性真菌性鼻窦炎患者,需要立即接受耳鼻喉科医生的检查。受累部位的活检标本应由病理学家检查,以确定是否有真菌菌丝成分和组织浸润的证据。疑似急性医院获得性鼻窦炎的病例应行鼻窦CT确诊。因为治疗的目标是致病病原体,所以在开始抗菌治疗前,应尽可能进行鼻窦抽吸培养和药物敏感试验。

表20-1 成人急性鼻窦炎的诊断和治疗建议	
诊断标准	治疗推荐[a]
中度症状(如鼻腔脓性分泌物/充血或咳嗽)持续>10日**或** 重度症状(不论持续时间)包括单侧/局部面部肿胀或牙痛	**初始治疗** 阿莫西林500 mg口服TID,**或** 阿莫西林/克拉维酸500/125 mg口服TID或875/125 mg口服BID[b] **青霉素过敏** 多西环素100 mg口服BID,**或** 克林霉素300 mg口服TID **30日内有抗生素暴露或青霉素耐药的肺炎链球菌流行率>30%** 阿莫西林/克拉维酸(缓释制剂)2 000/125 mg口服BID,**或** 抗肺炎球菌的氟喹诺酮类(如莫西沙星400 mg口服daily) **近期治疗失败** 阿莫西林/克拉维酸(缓释制剂)2 000口服BID,**或** 抗肺炎球菌的氟喹诺酮类(如莫西沙星400 mg口服daily)

[a] 治疗疗程通常7~10日(5日疗程可以考虑),后续适当随访;严重患者可能需要静脉使用抗生素并考虑住院治疗。[b] 尽管证据不强,阿莫西林/克拉维酸可作为初始治疗,特别是在青霉素耐药率高或产β-内酰胺酶高的地区。

治疗·急性鼻-鼻窦炎

大多数临床诊断为急性鼻-鼻窦炎的患者在没有抗生素治疗的情况下病情可有好转。对于短期病程症状轻至中度的患者,首选的初始治疗方法是缓解症状和促进鼻窦引流,如口服和局部使用减充血剂、鼻腔盐水灌洗以及鼻腔局部使用糖皮质激素(至少对有慢性鼻窦炎或过敏性鼻窦炎的患者)。最新的研究对抗生素和局部糖皮质激素在急性鼻窦炎中的作用提出了质疑。在一项值得注意的双盲随机安慰对照试验中,抗生素和局部糖皮质激素均对疾病的治愈无显著影响,其中大多数患者的症状持续时间<7日。与之类似,另一项比较抗生素和安慰剂对急性鼻-鼻窦炎效果的随机对照试验表明,在治疗的第3日症状并没有明显改善。尽管如此,对于病情在10日后仍未好转的成人患者,可以考虑使用抗生素治疗,对于症状较严重的患者(无论病程长短),均应使用抗生素治疗(表20-1)。然而,在许多情况下,谨慎观察仍然是可行的选择。

成人社区获得性鼻窦炎的经验性抗生素治疗应包括对最常见的细菌病原体(包括肺炎链球菌和流感嗜血杆菌)具有活性的窄谱药物,如阿莫西林、阿莫西林/克拉维酸(根据当地产β-内酰胺酶流感嗜血杆菌的比例决定)。对常规细菌性鼻窦炎的患者没有临床试验支持使用广谱药物,即使是在目前耐药肺炎链球菌流行的时代。对于初始抗菌治疗无效的患者,应考虑鼻窦穿刺和/或耳鼻喉科冲洗。不推荐使用抗生素预防急性细菌性鼻窦炎的复发。

手术治疗和静脉使用抗生素治疗通常用于重症患者或有颅内并发症如脓肿和眼眶受累的患者。患有急性侵袭性真菌性鼻窦炎的免疫抑制患者通常需要广泛的手术清创和静脉使用对真菌菌丝有活性的抗真菌药物治疗,如两性霉素B。具体治疗应根据真菌种类及敏感性以及患者的特点个体化。

对医院获得性鼻窦炎的治疗应从广谱抗生素开始,以覆盖常见和经常耐药的病原体,如金黄色葡萄球菌和革兰阴性杆菌。治疗应根据鼻窦抽吸物的培养和药敏试验结果进行调整。

■ 慢性鼻窦炎

慢性鼻窦炎的特点是鼻窦炎症状持续时间>12周。这种疾病通常与细菌或真菌有关,且在大多数情况下临床治疗非常困难。许多患者反复使用抗菌药物和多次鼻窦手术治疗,增加了耐药病原体定植和手术并发症的风险。这些患者的发病率通常很高,有时病程超过多年。

慢性细菌性鼻窦炎的病因被认为是由于反复感染导致黏膜纤毛清除功能受损,而非持续性的细菌感染。然而,这种情况的具体发病机制却尚不明确。虽然某些情况(如囊性纤维化)会使患者易患慢性细菌性鼻窦炎,但大多数慢性鼻-鼻窦炎患者并无明显导致鼻窦引流受阻、纤毛功能受损或免疫功能异常的基础疾病。患者经常出现间歇性加重的鼻腔充血和鼻窦压迫感,症状可能持续数年。CT有助确定疾病的程度,发现潜在的解剖缺陷或梗阻原因(如息肉),并评估治疗反应。治疗应包括耳鼻喉科内镜检查和获取组织标本进行组织学检查和培养。内镜下活检标本培养不仅具有较高的阳性率,而且可以直接发现解剖异常。

慢性真菌性鼻窦炎是发生在免疫功能正常宿主中的一种疾病,通常是非侵袭性的,尽管有时可见缓缓进展的侵袭性。非侵袭性疾病通常与丝状真菌(如曲霉属)或暗色真菌(如弯孢菌属或双极霉属)有关,可表现为各种临床类型。在轻度、惰性的疾病中,通常在反复抗菌药物治疗失败时,在鼻窦 CT 上只能看到非特异性的黏膜改变。虽然在这一点上存在一些争议,但内镜手术在这些病例中通常是有效的,不需要抗真菌治疗。另一种疾病的表现形式为长期的,通常为单侧,在影像学上表现为单个鼻窦由于窦内的菌丝瘤(真菌球)而密度增高。这种情况的治疗也是外科手术,尽管发生骨累及的情况罕见,但此时系统的抗真菌治疗可能是必要的。第三种疾病表现是过敏性真菌性鼻窦炎,常见于有鼻息肉和哮喘的患者,这些患者往往有过多次鼻窦手术史。在组织病理学检查中,这种疾病的患者会产生一种稠厚的、富含嗜酸性粒细胞的黏液,黏稠的黏液就像花生酱一样,含有稀疏的真菌菌丝。这些患者常表现为全鼻窦炎。

治疗·慢性鼻窦炎

慢性细菌性鼻窦炎的治疗具有挑战性,主要包括重复培养指导下的抗生素治疗(有时 3～4 周 1 次或间隔更长时间)、鼻腔内糖皮质激素的应用以及使用无菌生理盐水冲洗鼻窦。当上述治疗方法失败时,鼻窦手术可能是必要的,有时可以显著缓解症状,尽管这只是短期的。慢性真菌性鼻窦炎的治疗包括手术切除阻塞性黏液。慢性鼻窦炎复发很常见。

耳和乳突感染

耳及其相关结构的感染可累及中耳和外耳,包括皮肤、软骨、骨膜、耳道、鼓室和乳突腔。病毒和细菌都是感染的已知原因,如果治疗不当,其中一些会导致严重疾病。

■ 外耳结构感染

涉及外耳结构的感染通常很难与临床表现类似的非感染性炎症相鉴别。临床医生应考虑到炎症性疾病作为外耳刺激症状的可能,特别是在没有局部或区域淋巴结肿大的情况下。除了明显的炎症原因以及外伤、昆虫咬伤、过度暴露于阳光或极度寒冷之外,鉴别诊断还应包括不太常见的疾病,如自身免疫性疾病(如狼疮或复发性多软骨炎)和血管炎(如肉芽肿性多血管炎)。

耳郭蜂窝织炎

耳郭蜂窝织炎是覆盖外耳皮肤的感染,通常伴随轻微的局部创伤。表现为蜂窝织炎的典型症状和体征,如压痛、红斑、肿胀和外耳(尤其是耳垂)皮温升高,但不明显累及耳道或内部结构。治疗包括热敷和口服对典型皮肤和软组织病原体(特别是金黄色葡萄球菌和链球菌)敏感的抗生素,如头孢氨苄或双氯西林。对于更严重的病例,偶尔需要静脉使用抗生素,如第一代头孢菌素(如头孢唑林)或耐青霉素酶青霉素(如萘夫西林),如果有 MRSA 感染的危险因素或治疗失败则需考虑 MRSA。

软骨膜炎

软骨膜炎是耳郭软骨的软骨膜感染,通常继发于局部创伤(如穿孔、烧伤或撕裂伤)之后。偶尔当感染扩散到耳郭软骨本身时,患者可能会发展成软骨炎。感染可能与耳郭蜂窝织炎非常相似,伴有红斑、肿胀和耳郭严重压痛,但是耳垂很少受到软骨膜炎的累及。最常见的病原体是铜绿假单胞菌和金黄色葡萄球菌,但偶尔也有其他革兰阴性和革兰阳性病原体。治疗包括全身使用对铜绿假单胞菌和金黄色葡萄球菌都有活性的抗生素。通常选用抗假单胞菌青霉素(如派拉西林)或联合使用耐青霉素酶的青霉素和抗链球菌的喹诺酮类(如萘夫西林和环丙沙星)。切开引流可能有助培养和治疗感染,这通常需要数周时间。当软骨膜炎对适当的抗菌治疗无效时,临床医生应考虑非感染性炎症病因,如复发性多软骨炎。

外耳炎

外耳炎是指主要累及听道的一系列疾病。外耳炎通常是由温暖和潮湿共同作用,伴有外耳道浸渍处上皮细胞脱落引起的。这种疾病有多种临床形式:局限性、弥漫性、慢性和侵袭性。所有的类型都主要由细菌引起,铜绿假单胞菌和金黄色葡萄球菌是最常见的病原体。

急性局限性外耳炎(疖病)可发生在耳道外 1/3 处,该处皮肤覆盖在软骨上并且有丰富的毛囊。就像身体其他部位的疖病一样,金黄色葡萄球菌是常见的病原体,治疗通常包括口服抗葡萄球菌青霉素(如双氯西林或头孢氨苄),脓肿形成时切开引流。

急性弥漫性外耳炎也被称为游泳者耳病,尽管也可能发生在最近没有游泳的患者中。温暖、潮湿和保护性耵聍的丧失会导致耳道中水分过多和 pH 升高,进而导致皮肤浸渍和刺激,随后可能发生感染。最主要的病原体是铜绿假单胞菌,尽管其他革兰阴性和革兰阳性病原体(很少有酵母菌)也已从这些患者中分离出来。本病常以瘙痒起病并逐渐发展为严重的疼痛,通常由按压耳郭或耳屏引起。疼痛出现时通常伴随着严重的耳道发红、肿胀,经常伴有少量白色块状分泌物。治疗包括清洁外耳道、清除碎屑,增强局部治疗药物的活性(通常是高渗盐水或酒精和醋酸的混合物)。在治疗方案中添加糖皮质激素或使用布罗夫溶液(醋酸铝溶液)可以减轻炎症。抗生素局部给药最有效。耳道混合物足够覆盖病原体;这些制剂通常将新霉素与多黏菌素联合使用,联用或不联用糖皮质激素。全身性抗菌药物通常用于免疫抑制宿主的严重疾病或感染。

慢性外耳炎主要由局部反复刺激引起,最常见的是慢性中耳感染持续引流。其他反复刺激的原因,如将棉签或其他异物插入耳道可能导致这种情况,梅毒、结核和麻风等罕见的慢性感染也可导致这种情况。慢性外耳炎典型表现为红斑、鳞屑性皮炎,主要症状为瘙痒而非疼痛;这种情况必须与其他几种有类似临床症状的疾病区分开来,如特异性皮炎、脂溢性皮炎、银屑病和皮肤真菌病。治疗包括识别、治疗或移除刺激性因素,尽管成功解决问题往往很困难。

侵袭性外耳炎,又被称为恶性或坏死性外耳炎,是一种侵袭性和潜在威胁生命的疾病,主要发生在老年糖尿病患者和其他免疫功能低下者。该病始于外耳道软组织感染,进展缓慢,长达数周至数月,由于出现化脓性耳漏、耳和外耳道的红斑及水肿,通常很难与严重的慢性外耳炎区分。常常可以发现与检查结果不符的严重、剧烈的耳痛,这可以帮助区分侵袭性外耳炎和慢性外耳炎。特征性表现为外耳道后下壁肉芽组织,位于骨和软骨交界处。如果不加以控制,感染会扩散到颅底(导致颅底骨髓炎)并进入脑膜和大脑,死亡率很高。偶尔可见脑神经受累,面神经通常最先且最常受累。如果感染扩展到乙状窦区域可形成乙状窦血栓。CT可以显示颞骨和颅底的骨侵蚀,可以用来帮助确定疾病的程度,镓和锝-99显像也可以协助诊断。目前为止铜绿假单胞菌是最常见的病原体,但金黄色葡萄球菌、表皮葡萄球菌、曲霉、放线菌和一些革兰阴性菌也与该疾病有关。在所有病例中,应清洁外耳道,并对耳道内肉芽组织(或更深的组织)进行穿刺活检,用于培养致病病原体。应针对重新获得的病原体延长静脉使用抗生素治疗的疗程(6～8周)。治疗方案要包括抗假单胞菌青霉素或头孢菌素(如哌拉西林或头孢吡肟),对于铜绿假单胞菌,通常联用氨基糖苷类或氟喹诺酮,后者由于具有良好的口服生物利用度,甚至可以采用口服治疗。此外,通常还会使用具有抗假单胞菌活性的抗生素(如环丙沙星)滴剂,并与糖皮质激素联合使用以减轻炎症。早期发现的侵袭性外耳假单胞菌感染病例,有时可单独使用口服和耳部使用氟喹诺酮类药物治疗,但需密切随访。广泛外科清创曾经是治疗方案的重要组成部分,现在则很少被提及。

坏死性外耳炎的复发率高达20%。糖尿病患者积极控制血糖不仅对有效治疗很重要,而且对预防复发也很重要。高压氧的作用尚未明确。

■ 中耳结构感染

中耳炎是中耳的一种炎症状态,是由咽鼓管功能障碍引起的与许多疾病相关的疾病,包括URI和慢性鼻-鼻窦炎。这些情况下的炎症反应导致中耳和乳突腔内无菌渗出液的积聚。如果来自鼻咽部的细菌或病毒污染了该液体就会发生感染,引起急性(有时是慢性)疾病。

急性中耳炎

急性中耳炎是由来自鼻咽部的病原体的炎性积液(如在URI期间擤鼻涕)进入中耳而引起的。病原体在这一空腔内增殖导致出现急性中耳感染的典型症状和体征。急性中耳炎的诊断需要中耳液体的证实[伴鼓膜(tympanic membrane, TM)固定]及伴随的局部或全身疾病症状或体征(表20-2)。

表20-2 急性中耳炎的诊断和治疗建议

疾病严重程度	诊断标准	治疗推荐
轻至中度	>2岁或6个月～2岁且不伴有中耳积液	观察(推迟抗生素使用48～72小时,若症状缓解则限制使用)
	<6个月或 6个月～2岁,伴有中耳积液(中耳液体通过TM运动下降、TM后气液平、TM膨胀、化脓性耳漏证实)和急性中耳炎症状和体征,包括发热、耳痛、听力下降、耳鸣、眩晕、TM红斑或 >2岁,双侧疾病,TM穿孔、高热、免疫抑制、呕吐	初始治疗[a] 　阿莫西林80～90 mg/kg每日(最高剂量2 g)口服分次服用(BID或TID)或 　头孢地尼14 mg/kg每日口服单次或分次服用(BID)或 　头孢呋辛30 mg/kg每日口服分次服用(BID)或 　阿奇霉素10 mg/kg每日口服第1日,后续5 mg/kg QD口服×4日。 近30日内有抗生素暴露或近期治疗失败[a,b] 　阿莫西林90 mg/kg每日(最高剂量2 g)口服分次服用(BID),加用克拉维酸6.4 mg/kg每日口服分次服用(BID)或 　头孢曲松50 mg/kg静脉注射/肌内注射QD×3日或 　克林霉素30～40 mg/kg每日口服分次服用(TID)
重度	上述患者体温≥39.0℃(102°F)或中到重度耳痛	初始治疗[a] 　阿莫西林90 mg/kg每日(最高剂量2 g)口服分次服用(BID),加用克拉维酸6.4 mg/kg每日口服分次服用(BID)或 　头孢曲松50 mg/kg静脉注射/肌内注射QD×3日 近30日内有抗生素暴露或近期治疗失败[a,b] 　头孢曲松50 mg/kg静脉注射/肌内注射QD×3日或 　克林霉素30～40 mg/kg每日口服分次服用(TID)或 　考虑鼓膜穿刺术进行培养

[a] 疗程(除了其他特殊情况):<6岁的重度患者为10日;≥6岁的患者为5～7日(既往健康的轻度患者可考虑观察)。[b] 观察或治疗48～72小时后临床无改善或恶化。
缩略词:TM,tympanic membrane,鼓膜。
来源:American Academy of Pediatrics Subcommittee on Management of Acute Otitis Media,2004。

病因学·急性中耳炎通常继发于病毒性 URI。致病病毒（最常见的是 RSV、流感病毒、鼻病毒和肠道病毒）本身可导致随后的急性中耳炎；更常见的是，它们使患者更易患细菌性中耳炎。关于鼓膜穿刺术的研究一致发现肺炎链球菌是最重要的细菌病原体，可在高达 35% 的病例中被分离出来。流感嗜血杆菌（不可分型流感嗜血杆菌）和卡他莫拉菌也是急性中耳炎的常见细菌病原体，MRSA 作为一种新兴的病原体也越来越受到关注。上述病毒在 17%～40% 的病例中，单独或与其他细菌一起被发现。

临床表现·中耳积液通常通过鼓气耳镜检查证实。在没有液体的情况下，TM 在正压和负压作用下运动明显，但在有液体的情况下，这种运动会受到抑制。在细菌感染的情况下，TM 也会出现红斑、肿胀或收缩，偶尔会自发性穿孔。感染伴随的症状和体征可以是局部或全身的，包括耳痛、耳漏、听力减退和发热。TM 的红斑通常很明显，但不是特异性的，因为它经常与上呼吸道黏膜的炎症有关。其他少见的症状和体征包括眩晕、眼球震颤和耳鸣。

治疗·急性中耳炎

关于抗生素治疗急性中耳炎的有效性一直存在相当大的争议。在确诊后 3～5 日内，接受治疗的患者比未接受治疗的患者治愈比例更高。不同的方法被用来预测哪些患者将受益于抗生素治疗。例如，在荷兰，医生通常通过初步观察来管理急性中耳炎，对于进展性疼痛使用抗炎药物治疗，对于高危患者、有基础疾病的患者或 48～72 小时后病情没有好转的患者则使用抗生素。相比之下，美国的许多专家建议对<6 个月的儿童进行抗生素治疗，因为在年幼且功能性免疫功能低下的人群中，并发症的发生率较高。然而，对于≥2 岁的儿童急性中耳炎和 6 个月～2 岁无积液的轻至中度儿童中耳炎，目前在美国推荐不使用抗生素治疗，而建议观察。对于<6 个月的患者，6 个月～2 岁有中耳积液及中耳炎症状的儿童，所有 2 岁以上患有双侧疾病、TM 穿孔、免疫抑制或者呕吐的患者和任何有严重症状的患者，包括发热≥39℃ 或中至重度耳痛（**表 20-2**）者通常建议进行治疗。

由于大多数有关急性中耳炎病原体的研究报道了相似的病原谱，因此治疗通常是经验性的，在少数情况下鼓膜穿刺是必要的，如难治性患者、病情严重或有免疫缺陷的患者。尽管大约有 1/4 肺炎链球菌、1/3 流感嗜血杆菌和几乎所有的卡他莫拉菌对青霉素和阿莫西林耐药，有关预后的研究仍发现阿莫西林与其他药物一样有效，在多个指南建议中仍然是首选的药物（**表 20-2**）。对于≥6 岁的无并发症急性中耳炎患者，通常疗程为 5～7 日；对于病情严重、短期治疗可能不充分的患者应给予较长的疗程（如 10 日）。

如果在治疗的第 3 日没有临床改善，应考虑感染产 β-内酰胺酶的流感嗜血杆菌或卡他莫拉菌或青霉素耐药的肺炎链球菌的可能性，建议更改治疗方案。减充血剂和抗组胺药常被用作辅助药物，以减少耳咽管充血和缓解梗阻，但临床试验未发现这两种药物中的任何一种有效。

复发性急性中耳炎

复发性急性中耳炎（6 个月内独立发作 3 次以上或 12 个月内独立发作 4 次以上）一般是由于复发或再感染所致，尽管研究数据显示，大多数的早期复发多为新发感染。一般来说，是由引起急性中耳炎的相同病原体引起疾病复发；尽管如此，推荐的治疗方案包括对产 β-内酰胺酶的病原体具有活性的抗生素。抗生素预防治疗［如甲氧苄啶-磺胺甲噁唑（TMP-SMX）或阿莫西林］可减少复发性急性中耳炎的复发，平均每年减少 1 次复发，但与引起耐药病原体定植的高风险相比，这种获益很小。其他方法，包括放置鼓膜造口管、腺样体切除术、扁桃体切除术加腺样体切除术，相对于潜在并发症的总体获益不大，临床价值值得怀疑。

浆液性中耳炎

浆液性中耳炎（分泌性中耳炎）是指中耳长期积液而无感染症状和体征的疾病。一般来说，急性积液具有自限性，大多数会在 2～4 周内吸收。然而，在某些情况下（特别是急性中耳炎发作后）积液可持续数月。这些慢性积液通常与患耳严重的听力损失有关。绝大多数合并积液的中耳炎患者可在 3 个月内自行吸收，无需抗生素治疗。对于双侧积液：① 持续至少 3 个月；② 伴有明显双耳听力损失的，通常需要抗生素治疗或鼓室切开置管。这种保守的治疗方法以及对急性中耳炎和浆液性中耳炎严格诊断标准的应用，估计在美国每年可避免使用 600～800 万个疗程的抗生素。

慢性中耳炎

慢性化脓性中耳炎以 TM 穿孔伴中耳持续性或复发性化脓性耳漏为特征。通常有一定程度的传导性听力损失。可分为活动性和非活动性两种。非活动性疾病的特点是 TM 中央穿孔，可从中耳排出脓性液体。当穿孔多为外周型时，耳道的鳞状上皮可通过穿孔侵入中耳腔，在侵袭部位形成一团角质碎屑（胆脂瘤）。此肿块可扩大，并有侵蚀骨和促进感染进一步加重的可能性，可导致脑膜炎、脑脓肿或第Ⅶ对脑神经麻痹。慢性活动性中耳炎的治疗依靠外科手术；乳突切除术、鼓膜成形术、鼓室成形术可作为门诊手术进行，总成功率约 80%。慢性非活动性中耳炎更难治愈，通常需要在引流期间重复使用外用抗生素滴剂。全身性使用抗生素可能提供更好的治愈率，但在这种疾病中的治疗作用尚不清楚。

乳突炎

在发明抗生素之前,急性乳突炎在儿童中相对常见。由于乳突气房与中耳相连,所以乳突积液和感染过程通常与中耳相同。在急性中耳炎处方率较高的国家,早期和频繁治疗急性中耳炎很可能是急性乳突炎发病率下降到 1.2～2.0/10 万人年的原因。

🌐 在荷兰等很少使用抗生素治疗急性中耳炎的国家,急性乳突炎的发病率大约是美国等国家的两倍。然而,邻国丹麦的急性乳突炎发病率与荷兰相似,且急性中耳炎的抗生素处方率与美国相似。

在典型的急性乳突炎中,脓性渗出物积聚在乳突气房内(**图 20-1**),产生的压力可以导致周围骨侵蚀和 CT 上脓肿样空腔形成。患者典型的表现为乳突疼痛、红斑、肿胀以及耳郭移位,通常伴有急性中耳感染的典型症状和体征。罕见情况下,患者可发生严重的并发症,如感染扩散到颞骨骨膜下引起骨膜下脓肿,或通过乳突尖端侵蚀引起颈深部脓肿,或向后扩散引起横窦感染性血栓形成,患者很少发生严重并发症。

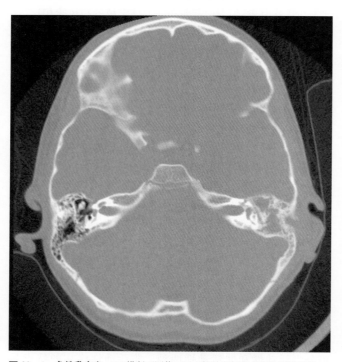

图 20-1　急性乳突炎。 CT 横断面图像显示左侧乳突气房内急性液体积聚。

应尽可能行脓液培养以帮助指导抗菌治疗。最初的经验治疗通常针对与急性中耳炎相关的典型病原体,如肺炎链球菌、流感嗜血杆菌和卡他莫拉菌。病情较重或病程较长的患者应给予抗金黄色葡萄球菌和革兰阴性杆菌(包括假单胞菌)的药物治疗。一旦有培养结果,广谱的经验性治疗应缩小抗菌谱。大多数患者可采用保守的静脉抗生素治疗;对于保守治疗失败或有并发症的患者需要手术治疗(乳突皮质切除术)。

口腔和咽部的感染

口咽部感染的范畴从轻微自限性病毒性疾病到严重的、危及生命的细菌性感染。最常见的症状是咽痛,这是成人和儿童门诊最常见的就诊原因之一。虽然咽痛也是许多非传染性疾病的症状,但绝大多数新发咽痛的患者都有急性病毒性或细菌性咽炎。

■ 急性咽炎

每年有数以百万计的患者因咽痛至初级保健机构就诊;大多数急性咽炎病例是由典型的呼吸道病毒引起的。最重要的关注来源是 A 组 β-溶血性链球菌感染(化脓性链球菌),其与急性肾小球肾炎和急性风湿热有关。及时使用青霉素治疗可降低风湿热的风险。

病因学

许多微生物均可引起急性咽炎。由于很大一部分患者(约 30%)没有明确的病原体,因此只能估计不同病原体的相对重要性。总体来说,呼吸道病毒是急性咽炎最常见的病原体,鼻病毒和冠状病毒占很大的比例(分别为约 20% 和至少5%)。流感病毒、副流感病毒和腺病毒在可统计患者中也占相当大的比例,前两种是季节性的,后一种可引起临床上较为严重的咽结膜热综合征。其他重要但不常见的病毒包括单纯疱疹病毒(HSV)1 型和 2 型、柯萨奇病毒 A 型、巨细胞病毒(CMV)和 EB 病毒。急性 HIV 感染可表现为急性咽炎,在高危人群中应予以考虑。

急性细菌性咽炎通常由化脓性链球菌引起,占成人急性咽炎病例的 5%～15%;发病率随季节和卫生保健系统的使用情况而变化。A 组链球菌咽炎是 5～15 岁儿童的主要病因,在＜3 岁的儿童中很少见,风湿热也是如此。C 组和 G 组链球菌仅占少数病例,尽管其血清型是非风湿性的。坏死梭杆菌已越来越被认为是青少年和年轻人咽炎的病因之一,并且被分离的概率几乎与 A 组链球菌一致。这种病原体很重要,因为罕见但危及生命的 Lemierre 综合征通常与坏死梭杆菌感染有关,并且通常发生在咽炎之前(参见下文"口腔感染")。急性咽炎的其他细菌性病原体并不常见(各占比例＜1%),但应在相关的暴露组中予以考虑和治疗,否则会引起严重病情;这些病原体包括淋病奈瑟菌、白喉棒状杆菌、溃疡棒状杆菌、结肠炎耶尔森菌和梅毒螺旋体(在继发性梅毒中)。厌氧菌也可引起急性咽炎(Vincent 咽峡炎),并可导致更严重的多种病原体感染,如扁桃体周围或咽后脓肿(见下文)。已从急性咽炎患者中发现肺炎支原体和肺炎衣原体等非典型病原体;这些病原体是定植还是急性感染的原因尚存争议。

临床表现

虽然急性咽炎伴随的症状和体征不能可靠地预测病因,但临床表现偶尔会提示不同的病因。由呼吸道病毒(如鼻病毒或冠状病毒)引起的急性咽炎通常不严重,常与一系列的卡他症状有关,更贴切的定义是非特异性 URI。体格检查阳性结果不常见;发热罕见,有轻微的颈淋巴结肿大,无咽部渗出物。相比之下,流感病毒引起的急性咽炎可能很严重,而且与发热、肌肉疼痛、头痛和咳嗽相关性更大。腺病毒感染引起的咽结膜热的表现类似。由于检查时可发现咽渗出物,这种情况很难与链球菌咽炎相鉴别。然而,腺病毒咽炎的特点是有1/3~1/2的患者存在结膜炎,可与链球菌咽炎相鉴别。在某些情况下,原发性 HSV 感染引起的急性咽炎也可类似于链球菌咽炎,伴有咽部炎症和渗出物,但上腭出现囊泡和浅溃疡有助区分这两种疾病。HSV 综合征不同于柯萨奇病毒引起的咽炎,后者与软腭和腭垂上形成的小囊泡有关,小囊泡破裂后形成浅的白色溃疡。急性渗出性咽炎伴发热、疲劳、全身淋巴结肿大以及(有时)脾肿大是 EBV 或 CMV 所致的传染性单核细胞增多症的特征。急性原发性 HIV 感染常伴有发热、急性咽炎、肌痛、关节痛和乏力,偶尔伴有非瘙痒性斑丘疹,可继发淋巴结肿大和无渗出的黏膜溃疡。

A、C、G 组链球菌引起的急性咽炎的临床特征相似,从症状较轻、无伴随症状,到临床上表现为严重的咽痛、发热、寒战、腹痛。常可见咽部充血伴扁桃体肿大、渗出物,伴有颈前淋巴结肿大。包括咳嗽在内的卡他症状通常不存在;当出现时提示病毒性病因。可以产生红斑毒素的化脓性链球菌也可引起猩红热,表现为鲜红色皮疹和草莓舌。其他类型的急性细菌性咽炎(如淋病奈瑟菌、白喉棒状杆菌和耶尔森菌)通常表现为渗出性咽炎,伴或不伴其他临床表现。其病因往往只能由临床病史提示。

诊断

诊断试验的主要目的是鉴别急性链球菌咽炎与其他咽炎(尤其是病毒性咽炎),以便对可能获益的患者更有效的使用抗生素治疗。然而,对于链球菌咽炎最佳的诊断标准尚未确定。咽拭子培养通常被认为是最合理的方法,但无法区分感染和定植,并且需要 24~48 小时才能得到结果,可能会因技术和培养条件不同而有所变化。快速抗原检测具有良好的特异性(>90%),但敏感性较低。敏感性也被证实在不同的临床疾病之间存在差异(65%~90%)。在可控的条件下,一些临床预测系统(图 20 - 2)可以将快速抗原检测的敏感性提高到 90% 以上。由于快速抗原检测在常规临床实践中的敏感性往往较低,一些医学和专业协会建议,对于儿童中的阴性快速抗原检测试验都应通过咽部培养加以确认,以限制 A 组链球菌引起的疾病传播和并发症。美国 CDC、美国感染病学会(Infectious Diseases Society of America,IDSA)和美国家庭医师学会(American Academy of Family Physicians)不建议对成人的阴性快速抗原检测结果进行培养,因为这一年龄段的患病率较低,受益也较小。

急性咽炎其他病原体的培养和快速诊断试验,如流感病毒、腺病毒、HSV、EBV、CMV 和肺炎支原体,可在许多地方获得,并可在怀疑感染时使用。急性 EBV 感染的诊断主要依赖异嗜性凝集试验(单斑点试验)或酶联免疫吸附试验检测病毒抗体。当怀疑发生急性原发性 HIV 感染时,应进行 HIV - RNA 或抗原(p24)检测。如果怀疑其他细菌病原体(特别是淋病奈瑟菌、白喉棒状杆菌或肠结炎耶尔森菌),应进行特殊培养,因为常规咽拭子培养可能会遗漏这些病原体。

治疗·急性咽炎

抗生素治疗化脓性链球菌咽炎有许多好处,包括减少风湿热的风险,这是治疗的主要焦点。由于目前风湿热是一种罕见疾病,即使是在未经治疗的患者中也是如此,因此这种获益相当小。虽然如此,在发病 48 小时内开始治疗,可适当减少症状持续时间。治疗的另一个益处是可能减少链球菌咽炎的传播,特别是在过度拥挤或密切接触的地区。因此对于经快速抗原检测试验或咽拭子培养证实为化脓性链球菌感染的急性咽炎患者,推荐采用抗生素治疗。否则,在常规病例中,只有在明确了其他细菌原因后才使用抗生素治疗。链球菌咽炎的有效治疗包括单剂量肌内注射苄星青霉素或口服疗程 10 日的青霉素(图 20 - 2)。

🌐 阿奇霉素可以用来代替青霉素,尽管在世界某些地区(特别是欧洲)化脓性链球菌对阿奇霉素的耐药性可能阻止使用这种药物。更新(和更昂贵)的抗生素也对链球菌有效,但并不比上述药物更有效。对于是否治愈不需要进行检测,结果可能只能显示慢性定植。没有证据支持对 C 组或 G 组链球菌咽炎或已恢复的支原体或衣原体咽炎使用抗生素治疗。培养可能是有益的,因为坏死梭杆菌是年轻人细菌性咽炎的一种越来越常见的病原体,而大环内酯治疗并没有覆盖该病原体。长期青霉素预防(青霉素 G,120 万单位肌内注射每 3~4 周 1 次;或青霉素 VK,250 mg 口服 BID)可用于有风湿热复发风险的患者。

除流感病毒或 HSV 感染之外,病毒性咽炎的治疗完全以控制症状为主。对于流感病毒,药物包括金刚烷胺、金刚乙胺以及神经氨酸酶抑制剂奥司他韦和扎那米韦。所有这些药物均需要在症状出现后 48 小时内开始给药,以有效地缩短病程。在这些药物中,只有奥司他韦和扎那米韦对甲型流感和乙型流感病毒具有活性,因此在当地感染类型和病毒耐药性未知时可以使用。口咽 HSV 感染有时对抗病毒药物(如阿昔洛韦)治疗有反应,尽管这些药物通常用于免疫抑制的患者。

并发症

虽然风湿热是急性链球菌咽炎众所周知的并发症,但其在急性感染后的风险仍然很低。其他并发症包括急性肾小

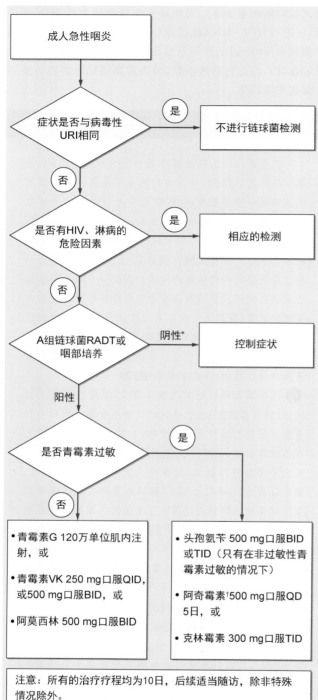

成人急性咽炎

症状是否与病毒性URI相同 —是→ 不进行链球菌检测

↓否

是否有HIV、淋病的危险因素 —是→ 相应的检测

↓否

A组链球菌RADT或咽部培养 —阴性*→ 控制症状

↓阳性

是否青霉素过敏 —是→

↓否

• 青霉素G 120万单位肌内注射，或

• 青霉素VK 250 mg口服QID，或500 mg口服BID，或

• 阿莫西林 500 mg口服BID

• 头孢氨苄 500 mg口服BID或TID（只有在非过敏性青霉素过敏的情况下）

• 阿奇霉素†500 mg口服QD 5日，或

• 克林霉素 300 mg口服TID

注意：所有的治疗疗程均为10日，后续适当随访，除非特殊情况除外。

*在成人中，对于快速抗原检测试验阴性不需要再采用咽拭子培养进行证实。

†大环内酯类不能治疗坏死梭杆菌，后者是引起年轻人咽炎的一种病原体（见正文）。

缩略词：URI，上呼吸道感染；RADT，快速抗原检测试验。

图20-2 急性咽炎的诊断和治疗流程。

球肾炎和许多化脓性疾病，如扁桃体周围脓肿、中耳炎、乳突炎、鼻窦炎、血流感染和肺炎，所有这些疾病的发生率都很低。虽然抗生素治疗急性链球菌咽炎可以预防风湿热的发展，但没有证据表明其可以预防急性肾小球肾炎。一些证据

支持使用抗生素来预防链球菌咽炎的化脓性并发症，特别是扁桃体周围脓肿，其同样可能涉及口腔厌氧菌，如梭杆菌。脓肿通常伴有严重的咽痛、吞咽困难、发热和脱水；此外，体格检查常可以看到明显的扁桃体内侧移位和腭垂外侧移位。虽然早期静脉使用抗生素（如克林霉素、青霉素G联合甲硝唑）在某些情况下可避免手术引流，但治疗通常应包括细针穿刺或切开引流。

口腔感染

除了牙龈炎等牙周病外，口腔感染最常见的病原体是HSV或念珠菌属。HSV除了会引起口唇疼痛性冷疮（唇疱疹），还会引起舌和口腔黏膜的感染，形成刺激性水疱。虽然局部抗病毒药物（如阿昔洛韦和喷昔洛韦）可外用治疗唇疱疹，但口服或静脉注射阿昔洛韦常用于治疗原发感染、广泛的口腔感染和免疫抑制患者的感染。口咽念珠菌病（鹅口疮）是由多种念珠菌属引起的，最常见的是白念珠菌。鹅口疮主要发生在新生儿、免疫抑制的患者（尤其是艾滋病患者）以及长期接受抗生素或糖皮质激素治疗的患者中。除咽痛外，患者常诉有舌灼烧感，体格检查发现牙龈、舌和口腔黏膜上有易碎的白色或灰色斑。治疗通常包括口服抗真菌溶液（制霉菌素或克霉唑）或口服氟康唑，往往可以成功治疗。在一些HIV/AIDS患者中，罕见情况下可以出现氟康唑难治性鹅口疮，其他治疗方案包括口服伊曲康唑或伏立康唑，如果需要的话可以静脉注射棘白菌素类（卡泊芬净、米卡芬净或阿尼芬净）或两性霉素B脱氧胆酸盐。在这些患者中，基于培养和药敏试验结果的治疗是理想的。

Vincent咽峡炎，又被称为急性坏死性溃疡性龈炎，是一种独特的、戏剧性的牙龈炎形式，特征性表现为疼痛、牙龈炎症、牙尖乳头溃疡、牙龈出血。由于其病因是口腔厌氧菌感染，患者通常有口臭，经常出现发热、乏力和淋巴结肿大。治疗包括清创和口服青霉素联合甲硝唑，单用克林霉素或多西环素可作为替代疗法。

Ludwig咽峡炎是一种进展迅速、可能累及双侧舌下间隙和下颌下间隙的暴发性蜂窝织炎，通常源于牙源性感染或近期的拔牙史，最常见的是第二和第三下颌磨牙。改进的牙科护理大大减少了这种疾病的发病率。这些部位的感染会导致吞咽困难、吞咽疼痛和舌下区域的"木板状"水肿，迫使舌头上下移动并伴有气道阻塞的风险。患者可能会出现发热、构音困难和流涎，可能会用含糊不清的嗓音（通常被形容为"热土豆"嗓音）说话。由于窒息是最常见的死亡原因，可能需要插管或气管切开来确保气道安全。应密切监测患者，及时使用针对链球菌和口腔厌氧菌的静脉抗生素进行治疗。推荐的药物包括氨苄西林/舒巴坦、克林霉素或高剂量青霉素联合甲硝唑。

咽峡后脓毒症（Lemierre综合征）是一种罕见的口咽厌氧菌感染，主要由坏死梭杆菌引起。该病通常以咽痛起病（最常见于青少年和年轻人），可表现为渗出性扁桃体炎或扁

桃体周围脓肿。深部咽组织的感染使病原体进入包含颈动脉和颈内静脉的咽旁间隙。颈静脉化脓性血栓性静脉炎可导致疼痛、吞咽困难、颈部肿胀和僵硬。脓毒症通常发生在咽痛出现后 3～10 日，通常伴有播散性肺部感染和其他远处感染。偶尔感染可沿颈动脉鞘扩散进入后纵隔，引起纵隔炎，也可侵蚀颈动脉，早期表现为反复少量出血进入口腔。这些侵袭性感染的死亡率可高达 50%。治疗包括静脉使用抗生素（克林霉素或氨苄西林/舒巴坦）和外科脓肿引流。同时使用抗凝药物预防栓塞仍存在争议，建议谨慎考虑其风险和好处。

喉部和会厌的感染

■ 喉炎

喉炎是指任何涉及喉部的炎症过程，可由多种感染性和非感染性过程引起。在发达国家的临床实践中发现，绝大多数喉炎病例是急性的。急性喉炎是一种常见的综合征，主要由引起多种 URI 的相同种病毒引起。事实上，大多数急性喉炎病例发生在病毒性 URI 的患者中。

病因学

几乎所有主要的呼吸道病毒都与急性病毒性喉炎有关，包括鼻病毒、流感病毒、副流感病毒、腺病毒、柯萨奇病毒、冠状病毒和 RSV。急性喉炎也可能与急性细菌性呼吸道感染有关，如由 A 组链球菌或白喉棒状杆菌引起的呼吸道感染（尽管白喉在美国已基本被消灭）。另一种被认为在急性喉炎发病机制中起作用（尽管尚不清楚）的细菌性病原体是卡他莫拉菌，其在很大一部分病例中已从鼻咽培养中分离到。

🌐 与发展中国家相比，发达国家慢性感染性喉炎的发病率要低得多。结核分枝杆菌引起的喉炎通常很难与喉癌区别，部分原因是缺乏典型的症状、体征和肺部疾病的影像学表现。组织胞浆菌和芽生菌可引起喉炎，通常是全身感染的并发症。念珠菌属也可引起喉炎，通常与鹅口疮或食管炎有关，尤其是在免疫抑制患者中。罕见的慢性喉炎可由球孢子菌和隐球菌引起。

临床表现

喉炎的特点是声音嘶哑，也可以与音调降低或失声有关。急性喉炎主要由呼吸道病毒引起，这些症状通常与 URI 的其他症状和体征同时出现，包括流涕、鼻塞、咳嗽和咽痛。直接喉镜检查常发现喉部弥漫性红斑水肿，伴有声带血管充盈。此外，慢性疾病（如结核性喉炎）通常表现为喉镜下可见的黏膜结节和溃疡；这些病变有时被误认为是喉癌。

治疗・喉炎

急性喉炎的治疗通常是加湿和声带休息。不推荐使用抗生素，除非 A 组链球菌培养阳性，在这种情况下青霉素是首选药物。慢性喉炎的治疗取决于病原

体，其鉴别通常需要组织活检和培养。喉结核患者具有高度传染性，因为有大量易于雾化的病原体。这些患者的治疗与活动性肺结核相同。

■ 哮吼

哮吼一词实际上指的是一组统称为"哮吼综合征"的疾病，所有这些疾病都是急性的和以病毒性呼吸道疾病为主的，其特征是喉部声门以下区域明显肿胀。哮吼主要发生在 <6 岁的儿童。对于这个群体的详细讨论，读者可查阅相关儿科学教科书。

■ 会厌炎

急性会厌炎（声门上炎）是一种急性、快速进展的会厌及其邻近结构的蜂窝织炎，可导致儿童和成人气道完全阻塞甚至致命。在 b 型流感嗜血杆菌（Hib）疫苗广泛使用之前，这种疾病在儿童中更为常见，发病率在 3.5 岁左右的儿童中最高。在一些国家，大规模接种 Hib 疫苗使儿童急性会厌炎的年发病率降低了 90%；相比之下，自采用 Hib 疫苗以来，成人的年发病率几乎没有变化。由于具有气道阻塞的危险，急性会厌炎是一种医疗急症，尤其是儿童，及时诊断和保护气道是最重要的。

病因学

自 20 世纪 80 年代中期 Hib 疫苗问世以来，美国儿童的发病率急剧下降。然而，由于缺乏疫苗接种或疫苗接种失败使得今天遇到的许多儿童病例仍然是由 Hib 引起的。在成人和（最近的）儿童中，多种其他细菌病原体与会厌炎有关，最常见的是 A 组链球菌。其他少见的病原体包括肺炎链球菌、副流感嗜血杆菌和金黄色葡萄球菌（包括 MRSA）。尚未明确病毒是否引起急性会厌炎的原因。

临床表现与诊断

会厌炎在儿童中比在青少年或成人中表现得更为严重。据报道，出现症状时，大多数儿童的症状持续时间 <24 小时，包括高热、严重的咽痛、心动过速、全身毒性反应以及（在许多情况下）前倾体位流涎。呼吸道阻塞的症状和体征也可能存在，并且进展迅速。青少年和成人中个别轻症会厌炎通常有 1～2 日的严重咽痛，并常伴有呼吸困难、流涎和喘鸣。急性会厌炎患者体格检查可表现为中度或重度呼吸窘迫，伴吸气相哮鸣音和胸壁收缩。这些表现随着疾病进展和患者疲劳而减少。相反，口咽检查显示感染的严重程度远远低于症状的预测，这一发现使临床医生应警惕扁桃体以外的症状和梗阻的原因。诊断常以临床为依据，虽然直接纤维喉镜检查常在可控的环境下（如手术室）进行，以对典型的水肿性"樱桃红"会厌进行观察和培养，并放置气管内导管。由于存在即刻喉痉挛和气道完全阻塞的风险，因此不建议在检查室直接观察（如使用压舌板或直接喉镜检查）。颈部软组织侧位片和实验室检查可以帮助诊断，但可能延迟气道保护，导致患者搬动或

重新定位时超过必要的位置，从而进一步增加气道受损的风险。颈部X线片通常会显示增大的水肿性会厌（"拇指征"，**图20-3**），通常伴有下咽部扩张和声门下结构正常。实验室检查的特点是轻到中度白细胞增多，中性粒细胞占大多数。血培养在很大一部分病例中呈阳性。

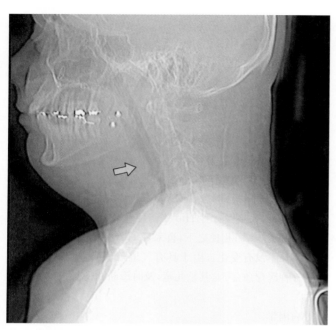

图20-3　急性会厌炎。在颈部软组织侧位片上，箭头所指为增大肿胀的会厌（"拇指征"）。

治疗·会厌炎

在急性会厌炎中，气道的安全性一直是首要考虑的问题，即使只是怀疑诊断。仅仅观察即将发生的气道阻塞征象是不推荐的，尤其是在儿童中。许多成年人只有在某一年龄段认为病情较轻时才进行观察，但一些数据表明，这种方法可能存在风险，可能仅适用于尚未出现呼吸困难或喘鸣的成年患者。一旦气道得到保护，血液和会厌组织标本进行培养后，应静脉使用抗生素治疗，以覆盖最可能的病原体，特别是流感嗜血杆菌。近年来，该病原体对氨苄西林的耐药率明显上升，因此建议使用β-内酰胺类/β-内酰胺酶抑制剂合剂或第二代或第三代头孢菌素。通常情况下，建议使用氨苄西林/舒巴坦、头孢呋辛、头孢噻肟或头孢曲松，对β-内酰胺类过敏的患者可选用克林霉素和TMP-SMX。抗生素治疗疗程应持续7～10日，并应根据培养到的病原体进行调整。如果流感嗜血杆菌会厌炎患者的家庭接触者包括4岁以下未接种疫苗的儿童，该家庭所有成员（包括该患者）应接受利福平预防性治疗4天，以消除流感嗜血杆菌的传播。

颈深部感染

颈深部感染通常是其他原发部位感染的延伸，最常发生在咽部或口腔内。这些感染中有许多是危及生命的，但在早期阶段很难发现，因为它们在早期可能很容易控制。颈部三个临床上最相关的间隙是下颌下（和舌下）间隙、咽外侧（或咽旁）间隙和咽后间隙。这些间隙相互连通，并与头部、颈部和胸部的其他重要结构相连通，为病原体进入纵隔、颈动脉鞘、颅底和脑膜等区域提供便利。一旦感染到达这些敏感地区，死亡率可高达20%～50%。

下颌下间隙和/或舌下间隙的感染通常是由受感染的或最近拔除的下牙引起的。其后果是严重致命的Ludwig咽峡炎（参见上文"口腔感染"）。咽外侧（或咽旁）间隙感染通常是口腔和上呼吸道常见感染的一种并发症，包括扁桃体炎、扁桃体周围脓肿、咽炎、乳突炎和牙周感染。这个间隙位于咽侧壁深处，包含许多敏感结构，如颈动脉、颈内静脉、颈交感神经和部分脑神经（Ⅸ～Ⅻ），向后通入后纵隔。因此，累及这个间隙的感染可迅速致命。体格检查可发现部分扁桃体移位、牙关紧闭和颈强直，但易忽略咽侧壁肿胀。诊断可通过CT证实。治疗包括气道管理、术中积液引流以及至少10日的静脉注射抗生素治疗，应使用对链球菌和口腔厌氧菌有效（如氨苄西林/舒巴坦）的抗生素。这种感染中特别严重的类型会累及颈动脉鞘的组成部分（咽峡后脓毒症，Lemierre综合征），见上文所述（参见"口腔感染"）。咽后间隙的感染也是非常危险的，因为这个间隙在咽后一直从颅底延伸到上纵隔。这个区域的感染在＜5岁的儿童中更为常见，因为存在几个小的咽后淋巴结，这些淋巴结通常在4岁时萎缩。感染通常是由另一个部位的感染（最常见的是急性咽炎）扩散所致。其他来源包括中耳炎、扁桃体炎、牙齿感染、Ludwig咽峡炎和椎体骨髓炎的向前扩散。咽后间隙感染也可继发于后咽部的穿透性创伤（如内镜手术）。感染通常是多种病原体的混合感染，包括需氧菌和厌氧菌的混合感染；A组β-溶血性链球菌和金黄色葡萄球菌是最常见的病原体。在过去，结核分枝杆菌是一种常见的病原体，但现在在美国已经很少见。

咽后脓肿的患者通常表现为咽痛、发热、吞咽困难和颈部疼痛，吞咽困难和疼痛常使患者出现流涎。体格检查可发现颈部淋巴结压痛、颈部肿胀、后咽弥漫性红斑、水肿及后咽壁肿胀。软组织肿块通常可以通过颈部侧位片或CT证实。由于存在气道阻塞的风险，治疗首先要确保气道安全，然后结合手术引流和静脉使用抗生素。初始的经验性治疗应覆盖链球菌、口腔厌氧菌和金黄色葡萄球菌；氨苄西林/舒巴坦、克林霉素加头孢曲松或美罗培南通常有效。并发症主要由感染扩散到其他部位引起（如后咽部破裂可导致吸入性肺炎和脓胸）。也可能向咽外侧间隙和纵隔扩散，导致纵隔炎和心包炎，或进入邻近的主要血管。所有这些事件都与高死亡率有关。

第 21 章
肺炎 | Chapter 21
Pneumonia

Lionel A. Mandell, Richard G. Wunderink · 著 | 潘珏 · 译

定义

肺炎是肺实质的炎症。尽管有高发病率及高死亡率,但仍常被误诊、误治及低估。既往将肺炎分为社区获得性肺炎(CAP)、医院获得性肺炎(HAP)或呼吸机相关肺炎(VAP)。在过去 20 年门诊患者出现多重耐药菌(MDR)感染,往往和既往患 HAP 有关。究其原因包括强有效的口服抗菌药物的发展及广泛使用、过早将患者从急性期治疗的医院出院或者转到不同的下级医疗机构、门诊患者静脉使用抗菌药物增加、人口老龄化以及强有效免疫调节治疗的不断增多。这些社区出现的 MDR 病原体促使另一种与 CAP 截然不同的新的肺炎类型,即医疗保健相关肺炎(HCAP)出现。**表 21 - 1** 罗列与 HCAP 相关的情况及可能的病原体。

表 21 - 1　医疗保健相关肺炎的临床情况及其可能的病原体

临床状况	病原体			
	MRSA	**铜绿假单胞菌**	**不动杆菌属**	**MDR 肠杆菌科**
住院时间≥48 小时	√	√	√	√
前 3 个月内住院≥2 日	√	√	√	√
家庭护理或延续护理机构	√	√	√	√
前 3 个月抗生素治疗		√	√	√
慢性透析	√			
家庭输液治疗	√			
家庭伤口护理	√			
家庭成员 MDR 感染	√			√

缩略词:MDR,多重耐药;MRSA,耐甲氧西林金黄色葡萄球菌。

新的分类方法对经验性抗菌治疗有一定的参考意义,但有局限性。不是所有的 MDR 病原体与**表 21 - 1** 罗列的危险因素相关,HCAP 多重危险因素需个体化评估。如护理机构的轻度痴呆患者(能独自穿衣、走动和进食)与植物状态的患者(气管切开、经皮插管喂养)MDR 的危险因素截然不同。而

且,MDR 感染的危险因素不能预测普通 CAP 感染的病原体。

本章所述肺炎不包括免疫抑制患者的肺炎。严重免疫抑制患者的肺炎可参见相关章节(**参见第 15、16 和 97 章**)。

病理生理

肺炎发生机制是病原微生物感染引起的肺泡炎症反应。感染的途径众多,最常见的是口咽部吸入,见于睡眠时(尤其是老年人)或者意识下降的患者,吸入病原体包括污染的飞沫。其他少见的途径有血源性播散(如三尖瓣心内膜炎)、胸腔或纵隔感染的扩散。

机体的防御机制在肺炎发生中起着重要作用。鼻毛和鼻甲阻拦吸入物中的大颗粒,分叉的气管支气管树阻拦进入气道的颗粒,黏膜纤毛和局部的抗菌因子能清除或杀灭病原微生物。呕吐反射和咳嗽机制对阻止吸入物进入肺泡起着重要的保护作用,黏附在口咽黏膜细胞上的正常菌群,其成分非常稳定,可防止病原菌的黏附,大大降低众多致病力更强的病原体感染的风险。

当这些机体防御机制均不能阻挡病原体的侵入或者病原体足够小而直接被吸入肺泡,此时肺泡巨噬细胞对病原体的清除及杀灭起着重要作用。巨噬细胞在肺泡上皮细胞产生的蛋白(如肺泡表面蛋白 A 和 D)的作用下具有内在的调理特性和抗菌和抗病毒活性。一旦被巨噬细胞吞噬,病原体即使未被杀灭,也会通过黏膜纤毛系统或淋巴作用机制被清除,因而不再会出现感染征象。只有当肺泡巨噬细胞吞噬或杀灭微生物的能力被超越,临床肺炎才会显现。如出现这种情况,肺泡巨噬细胞即启动炎症反应加强下呼吸道防御。肺炎的临床表现由机体的炎症反应(而不是病原微生物繁殖)引起。炎症介质如白细胞介素(IL)1 和肿瘤坏死因子的释放会导致发热;趋化因子,如 IL - 8 和中性粒细胞集落刺激因子,刺激中性粒细胞的释放及其肺内聚集,产生外周白细胞增多和脓性分泌物的增多。巨噬细胞和新聚集的中性粒细胞释放炎症介质使得肺泡毛细血管渗出,临床表现与急性呼吸窘迫综合征(ARDS)相似,但肺炎毛细血管渗出比较局限(尤其在发病初期)。红细胞亦从肺泡毛细血管渗出,造成肺泡出血。毛细血

管渗出导致影像学相应部位的浸润灶,听诊时可闻及啰音,肺泡充盈导致低氧血症。此外,细菌与血管相互作用造成血管收缩,导致肺泡充满液体,进而加重缺氧。系统炎症反应综合征(**参见第19章**)中呼吸驱动力增加导致呼吸性碱中毒。毛细血管渗出、低氧血症、呼吸频率加快、分泌物增多以及某些感染相关支气管痉挛导致的肺顺应性下降均会加重呼吸困难。如进一步恶化,造成肺容量和顺应性下降及肺内分流增加,最终导致呼吸衰竭和患者死亡。

病理学

典型的肺炎包括一系列病理变化。第一期水肿期,伴随着蛋白渗出,此阶段肺泡内常常有细菌,因此阶段很快进入红色肝变期,在临床或尸检标本中很少见到;第二期因红细胞渗出故称红色肝变期,但对于机体防御机制而言,白细胞渗出更重要,细菌很少在此阶段病理样本中出现;第三期灰色肝变期,红细胞不再从血管中渗出,有些病灶已吸收,中性粒细胞是主要的炎症细胞,肺内有丰富的纤维蛋白沉着,细菌已被清除,此阶段感染已有效控制,气体交换得到改善;第四期消散期,肺泡内以巨噬细胞为主,中性粒细胞、细菌和纤维蛋白残渣在炎症应答反应过程中被清除。

上述过程以肺炎链球菌引起的大叶性肺炎最典型,而其他病原体引起的肺炎尤其是病毒和肺囊虫肺炎并无此典型病理表现。在VAP呼吸性细支气管炎往往早于影像学上出现的持续进展渗出。由于微吸效应的存在,医院获得性肺炎中最常见的为支气管肺炎,而细菌性肺炎中较常见的为大叶性肺炎。病毒和肺囊虫肺炎在影像学上表现为肺泡渗出而非间质改变。

社区获得性肺炎

■ 病原学

CAP的病原范围非常广,包括细菌、真菌、病毒和原虫。新发的病原体包括嗜肺病毒、引起急性呼吸窘迫综合征(SARS)和中东呼吸综合征的冠状病毒以及社区获得性耐甲氧西林金黄色葡萄球菌(MRSA)。绝大多数CAP是由一些常见病原体引起(表21-2)。肺炎链球菌肺炎最常见,但有危险因素及重症患者仍需考虑其他病原体。通常将病原体分为"典型病原体"及"非典型病原体","典型病原体"包括肺炎链球菌、流感嗜血杆菌、金黄色葡萄球菌(某些患者)和革兰阴性杆菌如肺炎克雷伯菌和铜绿假单胞菌。"非典型病原体"指支原体、衣原体和军团菌(在住院患者中)以及呼吸道病毒如流感病毒、腺病毒、嗜肺病毒和呼吸道合胞病毒。即使在成人,病毒也是引起相当一部分CAP住院的病因。非典型病原体不能在常规培养基上生长,革兰染色未能发现。非典型病原体对治疗具有重要的意义,β-内酰胺类对这类病原体天然无效,治疗需要大环内酯类、氟喹诺酮类或者四环素类。10%～15%的CAP为混合感染,病原体通常包括典型及非典型病原体。

表 21-2　社区获得性肺炎病原微生物(根据治疗场所)

门诊患者	住院患者	
	普通病房	ICU
肺炎链球菌	肺炎链球菌	肺炎链球菌
肺炎支原体	肺炎支原体	金黄色葡萄球菌
流感嗜血杆菌	肺炎衣原体	军团菌属
肺炎衣原体	流感嗜血杆菌	革兰阴性杆菌
呼吸道病毒[a]	军团菌属	流感嗜血杆菌
	呼吸道病毒[a]	

[a] 流感病毒A和B、人嗜肺病毒、腺病毒、呼吸道合胞病毒、副流感病毒。
注:病原体按频率降序排列;ICU,重症监护病房。

如存在吸入性因素,且持续数日或数周,需考虑厌氧菌引起的肺炎。主要危险因素有气道防御功能减弱(如过量饮酒和服药或癫痫发作)和显著的齿龈炎。厌氧菌肺炎通常有脓肿形成和脓胸或肺炎旁胸腔积液。

众所周知,金黄色葡萄球菌肺炎使流感病毒感染复杂化,而且MRSA也是CAP的病原体之一。尽管相对少见,但临床医生需认识这种病原体感染潜在的严重后果,其可发生坏死性肺炎。导致此种情况发生有2个重要趋势:MRSA由医院向社区传播以及社区新出现的特异性基因菌株。前一种情况极有可能导致HCAP,而新发的社区获得性MRSA(CA-MRSA)菌株可以感染卫生保健机构以外的健康人群。

尽管有详尽的病史、体格检查以及常规影像学检查,CAP的病原学诊断仍难以预测,一半以上的病例不能推测病原体,然而仍能从流行病学及危险因素推测某些可能的病原体(表21-3)。

表 21-3　流行病学因素提示社区获得性肺炎可能的病原体

流行病学因素	可能的病原体
酗酒	肺炎链球菌、口腔厌氧菌、肺炎克雷伯菌、不动杆菌属、结核分枝杆菌
慢性阻塞性肺病和/或吸烟	流感嗜血杆菌、铜绿假单胞菌、军团菌属、肺炎链球菌、卡他莫拉菌、肺炎衣原体
结构性肺病(如支气管扩张)	铜绿假单胞菌、洋葱伯克霍尔德菌、金黄色葡萄球菌
痴呆、脑卒中、意识模糊	口腔厌氧菌、革兰阴性肠道细菌
肺脓肿	CA-MRSA、口腔厌氧菌、地方性真菌病、结核分枝杆菌、不典型分枝杆菌
俄亥俄州或圣劳伦斯河谷旅游	荚膜组织胞浆菌
美国西南部旅游	汉坦病毒、球孢子菌属
东南亚旅游	类鼻疽伯克霍尔德菌、禽流感病毒
前2周入住酒店或游轮	军团菌属

（续表）

流行病学因素	可能的病原体
地方流感流行	流感病毒、肺炎链球菌、金黄色葡萄球菌
蝙蝠或鸟类接触史	荚膜组织胞浆菌
鸟类接触史	鹦鹉热衣原体
兔子接触史	土拉热弗朗西斯菌
绵羊、山羊、分娩猫接触史	贝纳特立克次体

缩略词：CA‐MRSA，社区获得性耐甲氧西林金黄色葡萄球菌；COPD，慢性阻塞性肺病。

■ 流行病学

在美国每年有 500 万肺炎患者，其中 80% 门诊治疗，20% 需住院治疗。门诊患者的病死率≤1%，而住院患者病死率从 12%～40% 不等，取决于患者入住 ICU 或者普通病房。超过 120 万 CAP 患者需住院治疗，每年有超过 5.5 万患者死亡。每年因 CAP 花费 120 亿美元。其发病率在某些年龄段特别高。美国每年各年龄段平均发病率为 12/1 000 人年，但＜4 岁儿童发病率为 12～18/1 000 人年，而＞60 岁的老年人高达 20/1 000 人年。

通常 CAP 的危险因素，尤其是肺炎链球菌肺炎，对治疗方案的选择有一定的提示性。CAP 的危险因素有酗酒、哮喘、免疫抑制、住院以及年龄＞70 岁的老年人。老年人咳嗽、呕吐反射减弱，抗体产生减少，Toll 样受体反应减弱均增加患肺炎的可能性。肺炎链球菌肺炎的危险因素包括痴呆、癫痫、心力衰竭、脑血管疾病、酗酒、吸烟、慢性阻塞性肺病以及 HIV 感染。CA‐MRSA 肺炎患者通常有皮肤定植或已有 MRSA 感染；肠杆菌科细菌感染倾向发生在下列患者中：最近刚住过院和/或用过抗生素或有并发症，如酗酒、心力衰竭或肾功能衰竭；铜绿假单胞菌往往发生在有结构性肺病的患者，如支气管扩张、肺囊性纤维化或重度慢性阻塞性肺病；军团菌肺炎的危险因素有糖尿病、血液系统恶性肿瘤、癌症、重度肾功能衰竭、HIV 感染、吸烟、男性以及近期有住宾馆或乘船史（目前很多危险因子在 HCAP 中被重新分类，而既往只在 CAP 中被定义）。

■ 临床表现

CAP 临床表现从隐匿到暴发，疾病严重程度不等，从轻微到死亡。疾病的进展及严重性包括系统全身性表现和局限于肺及其结构的临床表现。按照病理学特点，很多临床表现还是可以预测的。

CAP 临床表现有发热、心动过速或有寒战和/或出汗；可以干咳或咳黏液痰、脓痰或痰中带血；大咯血提示 CA‐MRSA 肺炎可能。根据疾病的严重程度，患者可以无气促到呼吸困难不等。如累及胸膜，患者可有胸痛；超过 20% 的患者有胃肠道症状如恶心、呕吐和/或腹泻，其他症状有乏力、头痛、肌痛和关节痛。

体格检查各异，取决于肺实变的程度及有无胸腔积液。通常可见呼吸频率加快及呼吸辅助肌做功。触诊可及触觉语颤增加或减弱，听诊根据实变及胸腔积液的程度可闻及轻音、浊音、爆裂音、支气管呼吸音以及胸膜摩擦音。老年患者临床表现隐匿，早期可表现为意识不清或原有意识障碍加重和其他少见的临床表现。严重的患者可有脓毒性休克和器官功能衰竭的表现。

■ 诊断

临床医生遇到疑似肺炎的患者，必需判断 2 个问题：是否肺炎；如果是，可能的病原体是什么。第一个问题常依据临床和影像学方法明确，第二个问题需借助实验室检查明确诊断。

临床诊断

鉴别诊断包括感染病和非感染病，急性支气管炎、慢性支气管炎急性发作、心力衰竭、肺栓塞、过敏性肺炎和放射性肺炎。详细的病史询问非常重要，如有心脏疾病史则提示肺水肿加重，有肿瘤病史提示继发于放疗的肺损伤。

体格检查的敏感性和特异性很不理想，各为 58% 和 67%，因而常常借助胸部影像学检查进行鉴别诊断。影像学检查可提示疾病进展的危险因素（如空洞性和多叶段病变）；有些影像学表现可以直接提示病原体，如有囊状影提示金黄色葡萄球菌感染，上叶空洞提示结核感染。CT 对肿瘤或异物造成的阻塞性肺炎，或者怀疑空洞性病灶有一定的价值。门诊 CAP 经验性治疗前通常只有临床和影像学评估，实验室诊断结果尚未获得。对于有些门诊病例，快速针对性诊断检测非常重要，如快速诊断流感病毒感染可以尽快启动抗流感病毒治疗及二级预防。

病原学诊断

肺炎的病原学诊断通常不能仅依据临床表现。除了入住 ICU 的 CAP，没有统计学证据证明单一针对某个特殊病原体治疗优于经验治疗。因而病原微生物的诊断价值被质疑，尤其考虑到检验费用，但尝试病原学诊断的依据不断更新。鉴别未能预料的病原体可以使初始经验治疗更窄谱，因而降低抗生素选择压力和减少耐药；有些可发现影响公共卫生安全的重要病原体，如结核分枝杆菌和流感病毒；最后，如果没有培养和疑似的信息，不能准确追踪耐药趋势，恰当的经验治疗很难实施。

革兰染色和痰培养 • 革兰染色的主要目的是确保痰标本合格，同时也可以通过某些病原体的特殊表现加以鉴别（如肺炎链球菌、金黄色葡萄球菌和革兰阴性杆菌）。适合培养的痰标本及合格痰标本中性粒细胞应＞25/单个低倍视野，鳞状上皮细胞＜10/单个低倍视野。痰标本革兰染色和培养的敏感性及特异性差异很大，即使在已证实的肺炎链球菌肺炎，痰培养的阳性率仍≤50%。

影响痰培养结果的因素有：患者，尤其是老年人，无力咳合格的痰；留取痰标本前已开始抗菌治疗；全身脱水使得痰不能咳出,进而导致痰量增加和胸部影像学上可见更多的渗出病灶。患者转入 ICU 行气管插管,深部吸出的痰液和肺泡灌洗液(通过支气管镜或直接吸出)应尽快送微生物检验,以获得高阳性培养率。重症 CAP 的病原体与轻症不同(表 21-2),呼吸道分泌物涂片染色和培养可以让临床医生发现未能预测的和/或耐药菌,从而调整合适的治疗方案。另外,对部分病原体,染色和培养同样有意义(如结核分枝杆菌和真菌的特殊染色)。

血培养 · 即使在抗生素治疗前采血,血培养阳性率也不高。CAP 的住院患者只有 5%～14% 的阳性率,分离到的菌株大多是肺炎链球菌。自从推荐广谱肺炎链球菌的经验性治疗方案以来,血培养的阳性率更低,但对临床影响不大。尽管如此,对一些病例血培养结果仍可使抗生素更窄谱。因血培养的低阳性率及对临床帮助不大,其在住院 CAP 中不是必需的。有高危因素的患者,包括中性粒细胞减少继发肺炎、无脾、补体缺陷、慢性肝病或重症 CAP,需行血培养检测。

尿抗原检测 · 有 2 种商业化的尿肺炎链球菌和军团菌抗原的检测试剂盒。嗜肺军团菌检测盒只测血清型 1,在美国,绝大多数社区获得性军团菌肺炎是由该血清型引起。尿军团菌抗原检测的敏感性和特异性分别为 90% 和 99%。尿肺炎链球菌抗原检测的敏感性和特异性亦相当高(分别为 80% 和 >90%)。尽管儿童定植患者可有假阳性,但此检验总体比较可靠。即使先期抗生素治疗,仍可行尿肺炎链球菌和军团菌抗原检测。

聚合酶链反应 · 聚合酶链反应(PCR)通过扩增病原体的 DNA 或 RNA 检测出病原体。鼻咽拭子的 PCR 检测是诊断呼吸道病毒感染的标准方法。另外,PCR 也可以检测军团菌、肺炎支原体、肺炎衣原体和分枝杆菌。肺炎链球菌肺炎患者,PCR 检测到血液中细菌负荷持续上升,往往提示脓毒性休克、需要机械通气以及与死亡的风险增加有关。临床可利用此种检测手段帮助甄别哪些患者更需入住 ICU 治疗。

血清学检查 · 病原特异性 IgM 抗体滴度恢复期较发病初 4 倍升高被认为是该病原体的感染。既往借助此血清学的检测鉴别诊断非典型病原体和某些特定病原体如贝纳特立克次体。因需获得恢复期血清标本才能获得诊断,近年来渐渐被废用。

生物标记物 · 有些因子可以作为重度炎症的标记物。目前应用较多的有 C 反应蛋白(CRP)和降钙素原(PCT)。这些急性炎症标记物在炎症反应中升高,尤其是细菌性感染。CRP 可监测疾病恶化或治疗的有效性;PCT 可以决策抗生素的应用。在重症 CAP 中,这些炎症标记物不能单用,需结合病史、体检、影像学及实验室检查综合考虑来协助抗生素管理及制定合适的治疗方案。

治疗 · 社区获得性肺炎

治疗场所

住院治疗费用远远高于门诊,约高出 20 倍,住院花费占 CAP 费用的大部分。因此,CAP 患者是否入院治疗对费用有相当大的影响。某些患者显然可以门诊治疗,而另一些患者必需住院治疗,但有时做此决定比较困难。客观评估包括疾病严重性和死亡在内的不良后果及风险的方法可以最大限度减少不必要的住院治疗。目前有 2 套评估标准:肺炎严重指数(PSI)用于识别低死亡风险患者的预后模型;以及 CURB-65 标准用于评估重症患者。

PSI 有 20 个变量,包括年龄、基础疾病、异常体格检查和实验室结果。根据得出的分数,患者被分为 5 类,一类死亡率为 0.1%、二类死亡率为 0.6%、三类死亡率为 2.8%、四类死亡率为 8.2%、五类死亡率为 29.2%。由于评估的变量众多,PSI 在繁忙的急诊室通常没有可操作性。然而,临床试验表明,常规使用 PSI 可降低一类和二类患者的入院率,三类患者最好能被收治到观察室直至最终决定是否入院。

CURB-65 标准包括 5 个变量:意识障碍(C);尿素氮(U)>7 mmol/L;呼吸频率≥30(R)/min;血压(B),收缩压≤90 mmHg 或舒张压≤60 mmHg;年龄≥65 岁。评分为 0 分的患者,30 日死亡率为 1.5%,可门诊治疗;评分为 2 分,30 日死亡率为 9.2%,患者需住院治疗;评分≥3 分的患者,总死亡率为 22%,这些患者可能需要入住 ICU。

目前尚不清楚哪种评估方法更优越。无论使用哪种系统,这些客观标准都必须仔细评估个体化因素加以调整,包括口服抗生素的依从性以及院外患者可获得的医疗资源。

PSI 和 CURB-65 标准均不能准确判断是否需要入住 ICU。急症患者如有败血症休克或呼吸衰竭显然是入住 ICU 的指征。然而,那些被送入院的看似轻症的患者随即病情恶化,其死亡率远远高于相同程度入住 ICU 的患者。已有各种指标用来识别最可能出现早期恶化的患者(表 21-4)。这些指标罗列的大多数危险因素与美国感染病学会(IDSA)和美国胸科协会(ATS)CAP 指南中的次要重症标准相似。

抗生素耐药

抗生素耐药是一个严重的问题,直接影响治疗效果,使得可用的有效治疗药物减少。滥用抗生素导致抗生素选择压力增加,可通过克隆传播影响地方甚至全球的耐药性。目前 CAP 主要的耐药问题涉及耐药肺炎链球菌和 CA-MRSA。

表 21-4 CAP 早期恶化的危险因素	
多肺叶浸润	低白蛋白血症
严重低氧血症(动脉氧饱和度<90%)	中性粒细胞减少
严重酸中毒(pH<7.30)	血小板减少
意识障碍	低钠血症
严重呼吸困难(>30 次/分)	低血糖

肺炎链球菌·肺炎链球菌耐药通常通过以下途径获得:① 接触与口腔密切相关的寄生菌,直接整合和重塑 DNA;② 自然转化过程;③ 某些基因的突变。

肺炎时青霉素的最低抑菌浓度(MIC)折点如下:敏感性≤2 μg/mL,中介>2～4 μg/mL,耐药≥8 μg/mL。敏感性阈值的改变导致被认为不敏感的肺炎链球菌分离株比例急剧下降。脑膜炎时 MIC 阈值保持在既往较高水平,且在 MIC 阈值改变之前,对青霉素的耐药也较平稳。肺炎链球菌对 β-内酰胺类药物的耐药是与青霉素结合蛋白亲和力降低所致。耐青霉素肺炎链球菌感染的危险因素包括近期抗菌治疗、年龄<2 岁或>65 岁、在日托中心就诊、近期住院史和人类免疫缺陷病毒感染。

与青霉素耐药相比,大环内酯类药物耐药性增加是通过多种机制所致。由 *ermB* 基因编码的 23S rRNA 中核糖体甲基化引起的靶位修饰导致对大环内酯类、林可酰胺类和 B 型链霉素等抗生素的高水平耐药(MIC≥64 μg/mL)。由 *mef* 基因(M 表型)编码的外排泵出机制通常与低水平耐药(MIC 1～32 μg/mL)相关。在美国,这两种机制分别占耐药肺炎链球菌分离株的 0～45% 和 0～65%。大环内酯类高水平耐药在欧洲更常见,而低水平耐药在北美占主导地位。

已有报道肺炎链球菌对氟喹诺酮类(如环丙沙星和左氧氟沙星)耐药。*gyrA* 和 *parC* 基因突变的一个或两个靶位(拓扑异构酶Ⅱ、Ⅳ)可能分别发生改变。此外,外排泵出机制可能在肺炎链球菌耐氟喹诺酮药物中起作用。

多重耐药菌株(MDR)是指通过不同的机制对 3 种或 3 种以上抗生素耐药的菌株。值得关注的是耐青霉素的肺炎链球菌亦有对其他药物(如大环内酯、四环素和甲氧苄啶-磺胺甲噁唑)敏感性降低的趋势。在美国,58.9% 血液中分离出的青霉素耐药肺炎链球菌也同时对大环内酯类药物耐药。

耐药肺炎链球菌感染最重要的危险因素是过去 3 个月内使用特定的抗生素。因此,既往患者的抗生素治疗史是避免不合理抗生素使用的关键。

CA-MRSA·MRSA 引起的 CAP 可能是由传统的医院获得菌株引起,也可能是由新近发现的遗传型和表型不同的社区获得菌株引起。前者是大多数患者直接或间接与卫生保健环境接触,目前将此归类为 HCAP。然而,在一些医院,CA-MRSA 菌株正在取代传统的医院获得菌株——这一趋势表明,新的菌株致病力可能更强,亦使两者界限更模糊。

金黄色葡萄球菌对甲氧西林耐药由 *mecA* 基因决定,*mecA* 基因编码对所有 β-内酰胺类药物的耐药。至少有 5 种葡萄球菌染色体 mec 盒(SCC*mec*)。典型的医院获得性菌株通常为Ⅱ型或Ⅲ型,而 CA-MRSA 具有Ⅳ型 SCC*mec* 成分。CA-MRSA 菌株的耐药性往往低于医院获得性菌株,并且除了万古霉素和利奈唑胺外,通常对甲氧苄啶-磺胺甲噁唑、克林霉素和四环素敏感。然而,两者最重要的区别是,CA-MRSA 菌株还携带超抗原基因,如肠毒素 B、C 和杀白细胞素,这种杀白细胞素是能在多核中性粒细胞、单核细胞和巨噬细胞中形成细胞溶解孔的膜嗜性毒素。

革兰阴性杆菌

革兰阴性杆菌耐药不是本章讨论的范畴,具体内容请**参见第 58 章**。社区分离的大肠埃希菌对氟喹诺酮的耐药持续增加。肠杆菌属常常对头孢菌素类耐药,首选的药物通常是氟喹诺酮类或碳青霉烯类。当药敏提示或怀疑产超广谱 β-内酰胺酶细菌引起感染时,同样应选择氟喹诺酮或碳青霉烯类药物;这些 MDR 菌株更可能与 HCAP 有关。

初始抗生素策略

在 CAP 治疗初期很少能明确病原体,最初的治疗通常是经验性治疗,需覆盖最可能的病原体(**表 21-5**),所有病例均应尽早开始抗生素治疗。美国 CAP 治疗指南(**表 21-5**)代表 IDSA 和 ATS 的联合声明;加拿大指南来自加拿大感染病学会和加拿大胸科学会。所有这些指南中,治疗均覆盖了肺炎链球菌和非典型病原体。而一些欧洲国家的指南依据当地的流行病学资料并不总是覆盖非典型病原体。美国/加拿大的指南获得了源自包括数千名患者在内的管理数据库的回顾性资料的支持。治疗方案中加入大环内酯或单用氟喹诺酮类药物覆盖不典型病原体与仅 β-内酰胺覆盖相比,肺炎的死亡率明显降低。

过去 3 个月内使用大环内酯或氟喹诺酮类药物治疗,其感染肺炎链球菌耐药株的可能性增加。因此,近期服用大环内酯的患者应使用氟喹诺酮类药物,反之亦然(**表 21-5**)。

一旦明确病原体及药物的敏感性,抗生素治疗应转变成针对靶向病原体的治疗。然而,决策通常不那

表21-5 社区获得性肺炎经验性抗生素治疗

门诊患者

1. 既往健康且过去3个月内未使用抗生素
   - 一种大环内酯类[克拉霉素（500 mg 口服 **BID**）或阿奇霉素（500 mg口服第一日，随后 250 mg **QD**）]或
   - 多西环素（100 mg 口服 **BID**）
2. 有基础疾病或过去3个月有抗生素应用史：不同种类选择一种
   - 一种呼吸道氟喹诺酮[莫西沙星（400 mg 口服 **QD**）、加替沙星（320 mg 口服 **QD**）、左氧氟沙星（750 mg 口服 **QD**）]或
   - 一种β-内酰胺类[首选高剂量阿莫西林（1 g **TID**）或阿莫西林/克拉维酸（2 g **BID**），其他选项包括头孢曲松（1～2 g 静脉注射 **QD**）、头孢泊肟（200 mg 口服 **BID**）、头孢呋辛（500 mg 口服 **BID**）]加大环内酯类[c]
3. "高水平"大环内酯耐药肺炎链球菌流行地区[b]，有基础疾病的患者考虑上述替代方案

普通病房住院患者

- 一种呼吸氟喹诺酮[如莫西沙星（400 mg 口服或静脉注射 **QD**）或左氧氟沙星（750 mg 口服或静脉注射 **QD**）]
- 一种β-内酰胺类[如头孢曲松（1～2 g 静脉注射 **QD**）、氨苄西林（1～2 g 静脉注射 q4～6h）、头孢噻肟（1～2 g 静脉注射 **QD**）、厄他培南（1 g 静脉注射 **QD**）]加大环内酯[d][如口服克拉维酸或阿奇霉素（如上所述）或静脉滴注阿奇霉素（1 g 第1日，随后 500 mg **QD**）]

ICU 住院患者

- 一种β-内酰胺类[e][如头孢曲松（2 g 静脉注射 **QD**）、氨苄西林/舒巴坦（2 g 静脉注射 q8h）或头孢噻肟（1～2 g 静脉注射 q8h）]加阿奇霉素或氟喹诺酮类（如上非 ICU 住院患者所述）

特别提醒

如考虑假单胞菌
- 一种抗假单胞菌的β-内酰胺类[如哌拉西林/他唑巴坦（4.5 g 静脉注射 q6h）、头孢吡肟（1～2 g 静脉注射 q12h）、亚胺培南（500 mg 静脉注射 q6h）、美罗培南（1 g 静脉注射 q8h）]加丙沙星（400 mg 静脉注射 q12h）或左氧氟沙星（750 mg 静脉注射 **QD**）
- 上述β-内酰胺类加一种氨基糖苷类[阿米卡星（15 mg/kg **QD**）或妥布霉素（1.7 mg/kg **QD**）]加阿奇霉素
- 上述β-内酰胺类[f]加一种氨基糖苷加一种抗肺炎链球菌氟喹诺酮

如考虑 CA-MRSA
- 加用利奈唑胺（600 mg 静脉注射 q12h）或万古霉素（15 mg/kg q12h 首剂，随后调整剂量）

[a] 多西环素（100 mg po bid）是大环内酯的替代药物。[b] 25%分离株 MIC>16 μg/mL。[c] 呼吸氟喹诺酮类药物用于青霉素过敏患者。[d] 多西环素（100 mg 静脉注射 q12h）是大环内酯的替代药物。[e] 青霉素过敏患者，用呼吸性氟喹诺酮和氨曲南（2 g 静脉注射 q8h）。[f] 青霉素过敏患者，用氨曲南替代。

缩略词：CA-MRSA，社区获得性耐甲氧西林金黄色葡萄球菌；ICU，重症监护病房。

么容易。例如血培养结果提示对青霉素敏感的肺炎链球菌，而此时已用大环内酯联合β-内酰胺类或氟喹诺酮单药治疗2日，需要将治疗改为青霉素单用吗？值得关注的是，β-内酰胺类单用对15%潜在的合并非典型病原体感染病例无效。没有所谓的标准治疗方案，任何治疗均需考虑患者的个体差异以及各种危险因素。

肺炎链球菌肺炎菌血症的治疗尚存争议。来自非随机研究数据表明，联合治疗（特别是大环内酯/β-内酰胺）比单药治疗更能降低发病率，在重病患者尤为突出。确切原因尚不清楚，但可能的解释包括抗生素叠加或协同作用、抗菌药物耐药、非典型病原体感染或大环内酯类药物的免疫调节作用。

需入住 ICU 的 CAP 患者感染铜绿假单胞菌或 CA-MRSA 的风险增加。如果患者有危险因素或者革兰染色提示上述病原体，经验性治疗需覆盖此类病原体。初始经验治疗方案可加万古霉素或利奈唑胺；然而，万古霉素对 MRSA 的作用不断减弱，而利奈唑胺对上皮细胞穿透性差，不能对毒素产生发挥作用。

CAP 的疗程一直是关注的焦点。既往患者需接受 10～14 日的治疗，但对氟喹诺酮和泰利霉素的研究表明，CAP 一般 5 日疗程已足够。即使是单剂量的头孢曲松也有显著的治愈率。菌血症、播散性感染或感染毒力强的病原体如铜绿假单胞菌或 CA-MRSA，可能需要更长的疗程。

一般治疗

CAP、HCAP 或 HAP/VAP 除适当的抗菌治疗还需综合治疗，维持水电解质平衡、改善缺氧和必要的辅助通气是成功治疗的关键。重症 CAP 液体复苏后仍持续低血压状态，提示肾上腺功能不全的可能，此时对糖皮质激素治疗反应较好。糖皮质激素、他汀类药物和血管紧张素转换酶抑制剂等辅助治疗在 CAP 治疗中的价值尚未证实。

治疗无反应

对治疗反应慢的患者应 3 日左右重新评估（如病情恶化应尽快评估，而不应机械等待），并应考虑可能出现的情况。许多非感染病的临床表现类似肺炎，如肺水肿、肺栓塞、肺癌、放射性肺炎和过敏性肺炎以及结缔组织病肺累及。如 CAP 诊断明确，并且经验性治疗针对明确的病原体，则治疗无反应可能有以下几种情况：病原微生物可能对所选药物耐药，或者可能有局部病灶（如肺脓肿或脓胸）阻止抗生素渗入；用药的剂量或用药的频率错误，甚至选择错误的用药。另一种情况是 CAP 诊断明确，但未能覆盖病原体（如 CA-MRSA、结核分枝杆菌或真菌）；肺部和肺外的院内二重感染也是患者未能改善或恶化的可能原因之一。所有治疗反应差或病情恶化的患者，均需重新详细评估探讨，包括采用 CT 或支气管镜等不同的诊断方法。

并发症

与其他重症感染相同，重症 CAP 常见的并发症包括呼吸衰竭、休克和多脏器功能衰竭、凝血障碍以及原有基础疾病的恶化。3 种特殊情况尤其值得重视：播散性感染、肺脓肿和复杂性胸腔积液。播散性感染（如脑脓肿或心内膜炎）比较罕见，需要高度警惕和详尽的检查以便予以合适的治疗；肺脓肿可能与吸入因素有关或与单一的病原体感染有关，如 CA‐MRSA、铜绿假单胞菌或肺炎链球菌（很少）。吸入性肺炎通常是需氧和厌氧多种病原体混合感染；胸腔穿刺既可诊断又可治疗，如胸腔积液 pH<7，葡萄糖<2.2 mmol/L，乳酸脱氢酶>1 000 U/L，或发现或培养到细菌，则胸腔积液需通过胸腔引流管彻底引流；对一些疑难病例可能需可视胸腔镜检查和治疗。

随访

无基础疾病的 CAP 患者发热和白细胞增多通常在 2～4 日恢复正常，实验室检查可能会持续稍长时间。胸部影像学恢复最慢（4～12 周），时间长短取决于患者的年龄和肺部基础疾病。一旦患者的临床状况（包括并发症）稳定，可考虑出院。出院后的居住地点（养老院、与家人共居、独居）是出院时机的重要考虑因素，尤其是老年患者。对住院患者，建议 4～6 周后随访影像学。如反复发生肺炎，尤其是同一部位的肺炎，需考虑肿瘤的可能。

■ 预后

CAP 的预后取决于患者的年龄、并发症和治疗场所（住院或门诊）。无并发症的年轻患者通常 2 周后即完全康复。老年患者和有并发症的患者可能需要数周时间才能完全康复。门诊患者总死亡率<1%；住院患者总死亡率约为 10%，其中约 50% 的死亡直接归因于肺炎。

■ 预防

主要预防措施是接种疫苗（参见第 5 章）。流感和肺炎链球菌疫苗的接种应遵循免疫实践咨询委员会的建议。

在美国有肺炎链球菌多糖疫苗（PPV23）和肺炎链球菌蛋白结合疫苗（PCV13）2 种疫苗供应。前者含有 23 种肺炎链球菌血清型的包膜物质；后者是 13 种最常见引起儿童感染的肺炎链球菌的包膜多糖与免疫原性蛋白结合体。PCV13 产生 T 细胞依赖性抗原，形成长期免疫记忆。儿童注射 PCV13 疫苗已使耐药肺炎链球菌的患病率及儿童和成人侵袭性肺炎链球菌病的发病率全面下降。然而，疫苗接种后，可出现非疫苗血清型替代疫苗血清型，如接种最初的 7 价结合疫苗后，出现血清型 19A 和 35B。目前 PCV13 也被推荐用于老年人和年轻的免疫受损患者接种。由于肺炎链球菌感染的风险增加，即使无阻塞性肺病的患者，也强烈鼓励吸烟者戒烟。

流感疫苗有 2 种：肌内注射的灭活疫苗和鼻内减毒冷适应疫苗。后者禁用于免疫功能低下的患者。在流感暴发情况下，有并发症风险的未受保护患者应立即接种疫苗，并用奥司他韦或扎那米韦进行 2 周的预防治疗，直到疫苗诱导的抗体出现足够高的水平。

医疗保健相关肺炎

HCAP 介于经典 CAP 和 HAP 之间。由于缺乏一致性的大规模研究，HCAP 的定义尚未固定。一些早期研究局限于培养阳性的肺炎，这些研究发现，HCAP 中 MDR 病原菌的发生率高于或等同于 HAP/VAP，特别是 MRSA 在 HCAP 中比在传统 HAP/VAP 中更常见。而来自非终末期照护中心的前瞻性研究发现，HCAP 中 MDR 病原体的发生率较低。

HCAP 高危患者的定义不明确。来自疗养院的患者感染多重耐药菌的风险并不是很高。对在疗养院的肺炎患者的详细评估表明，如果近期没有接受抗生素治疗，并且日常生活大部分能自理，患 MDR 感染的风险很低。近期住院（90 日内）是 MDR 病原体感染的主要危险因素。但疗养院患者感染流感病毒和其他非典型肺炎病原体的风险增加。过度关注疗养院患者的 MDR 病原体有时会导致治疗未能及时覆盖非典型病原体。此外，接受家庭输液治疗或接受慢性透析的患者可能特有 MRSA 肺炎的风险，但与其他 CAP 患者相比，感染假单胞菌或不动杆菌的风险相对较低。

总体上，MDR 病原体引起的 HCAP 管理与 MDR HAP/VAP 相似。因此，本主题将在有关 HAP 和 VAP 的后续章节中介绍。HCAP 的预后介于 CAP 和 VAP 之间，接近 HAP。

■ 呼吸机相关性肺炎

医院获得性肺炎的研究大多聚焦在 VAP 上。然而，基于这些研究的数据和原则也可应用于非 ICU 的 HAP 和 HCAP。VAP 与 HCAP/HAP 研究最大区别在于，VAP 的微生物学诊断依赖于咳痰（CAP 类似），而对于 HAP 或 HCAP，由于病原菌的频繁定植，使其更复杂化。因此，大多数文献都集中在插管的 HCAP 或 HAP 上，通过插管进入下呼吸道采集标本行病原学诊断。

病原学

VAP 可能的病原菌包括 MDR 和非 MDR（表 21‐6）。非 MDR 组与重症 CAP 的病原菌几乎相同（表 21‐2）；入院 5～7 日的 VAP，此类病原菌亦占优势。然而，如 HCAP 患者有其他危险因素，即使入院早期亦应考虑 MDR 病原菌。不同医院，甚至同一医疗机构内不同的重症监护病房，MDR 病原菌显著不同。绝大多数医院都有铜绿假单胞菌和 MRSA，而其他 MDR 病原菌往往是某些医疗机构特有的。真菌和病毒引起 VAP 较少见，常见于免疫功能低下的患者。少见情况下，社区相关病毒引起小型流行，通常是由患病的卫生保健工作者传播引起的。

表 21-6 呼吸机相关性肺炎的病原微生物	
非 MDR 病原体	**MDR 病原体**
肺炎链球菌	铜绿假单胞菌
其他链球菌属	MRSA
流感嗜血杆菌	不动杆菌属
MSSA	抗生素耐药
抗生素敏感	肠杆菌科
肠杆菌科	肠杆菌属
大肠埃希菌	ESBL 阳性菌株
肺炎克雷伯菌	克雷伯菌属
变形杆菌属	嗜肺军团菌
肠杆菌属	洋葱伯克霍尔德菌
黏质沙雷菌	曲霉属

缩略词：ESBL，超广谱β-内酰胺酶；MDR，多重耐药；MRSA，耐甲氧西林金黄色葡萄球菌；MSSA，甲氧西林敏感金黄色葡萄球菌。

流行病学

肺炎是机械通气患者常见的并发症。患病率根据研究人群不同大约在每 100 例患者中有 6～52 例不等。绝大多数 ICU 平均有 10% 的患者得肺炎。肺炎的诊断是个动态过程，会随着机械通气时间的延长而变化，前 5 日危险率最高，2 周后病例的增加出现平台期（1% 每日）。然而，30 日仍行机械通气的患者累计得肺炎概率高达 70%。这些发病率通常不影响同一患者的 VAP 复发。一旦机械通气患者被转送到慢性病护理机构或家中，肺炎的发病率即显著下降，尤其是无其他肺炎危险因素的患者。然而，在慢性呼吸机机械通气中，化脓性气管支气管炎成为一个重要的问题，常常干扰患者脱离呼吸机。

以下 3 个因素在 VAP 的发病机制中至关重要：口咽部病原微生物定植、口咽部病原微生物吸入后进入下呼吸道、宿主正常的防御功能下降。大多数危险因素及其相应的防控措施着重于此（表 21-7）。

最大的危险因素是气管插管，它绕过了正常防止吸入的机械因素。尽管气管插管可能阻止大容量吸入，但袖带上方的分泌物聚集实际上会加剧微吸入。气管插管及同时抽吸痰液可损伤气管黏膜，从而促进气管病原微生物的定植。此外，致病微生物可在插管表面形成一层生物膜，抵抗抗生素和宿主防御。细菌也可以在吸痰过程中被吸除，并可以重新定植气管，或者生物膜的微小碎片携带细菌至远端气道。

大多数重症患者口咽部正常菌群被致病微生物所取代。抗生素选择压力、其他感染/定植患者或受污染设备的交叉感染以及营养不良是其最主要的危险因素，其中，抗生素暴露的风险是最大的危险因子，例如铜绿假单胞菌，如既往未接触抗生素几乎不会引起感染。近年来对手卫生的重视降低了交叉感染率。

下呼吸道防御系统如何被突破目前尚不清楚。几乎所有的插管患者都有微吸入，并且至少有病原微生物的短暂定植，但只有约 1/3 定植者发展为 VAP。有时在临床肺炎发生前

表 21-7 呼吸机相关性肺炎的发病机制及防治措施	
发病机制	**预防策略**
病原菌的口咽定植	
正常菌群失调	避免延长抗生素疗程
插管时大范围的口咽吸入	昏迷患者短期预防性抗生素治疗[a]
胃食管反流	幽门下肠内营养[b]；避免胃高位残留，促胃肠动力药
胃细菌过度生长	避免使用提高胃酸 pH 的预防药物[b]、用胃肠道不吸收的抗生素选择性消化道脱污染[b]
其他定植患者的交叉感染	手卫生，尤其用含有酒精的洗手液；强化感染控制培训[a]；隔离；正确清洁重复使用的设备
大量误吸	气管插管、一系列快速插管技术、避免镇静、小肠梗阻减压
气管插管周围微吸入	
气管插管	无创通气[a]
插管时间延长	每日减少镇静剂，使患者苏醒[a]；撤机策略[a]
吞咽功能异常	早期经皮气管造口术[a]
气管导管上方分泌物聚集	床头抬高[a]、通过特殊的气管套管持续声门下分泌物吸引[a]、避免再次插管、尽量减少镇静和患者转运
宿主下呼吸道防御功能改变	严格的血糖控制[b]、下调血红蛋白输注阈值

[a] 至少一项随机对照试验证实有效。[b] 随机试验提示阴性结果或有矛盾的结果。

几日菌落计数就已增加至高水平，这些菌落计数的升高提示进展成 VAP 的最后一步不单依赖吸入和口咽部的定植因素，而是宿主防御功能被突破。脓毒症和创伤的重症患者在入住 ICU 后几日表现为免疫麻痹状态，此时是进展成 VAP 的最大风险期。有些因素已引起关注，但造成这种免疫抑制的机制尚不清楚。高血糖会影响中性粒细胞的功能，临床试验提示，使用外源性胰岛素使血糖水平接近正常可能有效，包括降低感染风险。频繁输血也会对免疫应答产生不利影响。

临床表现

VAP 的临床表现与所有其他类型的肺炎基本相同：发热、白细胞升高、呼吸道分泌物增多、体检可表现肺实变的体征同时有新的浸润或影像学的改变。对于插管患者肺炎，因其发作前影像学异常的变异性以及床旁胸片的局限性，使得对胸片结果的解释远比非插管患者更困难。其他临床特征为呼吸急促、心动过速、氧合恶化和每分通气量的增加。

诊断

机械通气相关肺炎没有可靠的诊断标准。未及时识别此类患者的肺炎将直接影响 VAP 的预防和治疗，甚至涉及 VAP 对死亡率影响的估计。

长久以来通过临床标准诊断 VAP 导致其过度诊断，很多情况是源于重危患者的 3 个共同特点：① 气管插管患者致病

菌的气道定植;② 机械通气患者其他多种可引起影像学浸润的病因;③ 危重患者其他原因引起发热的高概率性。VAP 的鉴别诊断包括非典型肺水肿、肺挫伤、肺泡出血、过敏性肺炎、急性呼吸窘迫综合征和肺栓塞。机械通气患者发热和/或白细胞增多可能有其他原因,包括抗生素相关腹泻、鼻窦炎、尿路感染、胰腺炎和药物热。精准诊断技术常常可鉴别 VAP 的类肺炎。大多数被鉴别诊断为类肺炎的患者无需抗生素治疗、需要不同于 VAP 的抗生素治疗方案或者需要一些其他的干预措施,如外科引流或拔管以达到最佳治疗效果。

这种诊断困境引发了讨论和争议。主要的问题是,消除临床诊断假阳性的定量培养方法是否优于改进的临床方法,而后者又源于定量培养研究的理论。最近 IDSA/ATS 的 HAP/VAP 指南提示这两种方法均有效。

定量培养法 · 定量培养方法的本质是通过确定细菌负荷来区分定植和感染。越接近呼吸道远端取样,越具有特异性,诊断肺炎和排除定植所需的阈值越低。如,接近气管的吸引液,定量诊断阈值为 10^6 CFU/mL,防污染毛刷获得的远端气道样本,阈值为 10^3 CFU/mL。而随着获得更多的远端分泌物,其敏感性下降,尤其是盲检(即通过支气管镜以外的技术)。其他提高诊断率的方法包括革兰染色、细胞计数分类、细胞内微生物染色以及检测感染后局部蛋白水平的升高。

定量方法的致命弱点是抗生素治疗对其结果的影响。单次抗生素剂量即可将敏感微生物的菌落数降低到诊断阈值以下。近期抗生素治疗影响尤为显著。3 日后,该方法的特性几乎与未行抗生素治疗时相同。相反,在抗生素治疗过程中,菌落计数仍高于诊断阈值提示当前的抗生素治疗无效。如采样延迟,正常的宿主反应也足以将定量培养计数降低到诊断阈值以下。简言之,定量培养技术的采样时机至关重要,一旦疑似肺炎,在开始或改变抗生素治疗方案前即应获得样本。

在一项比较定量培养和临床方法的研究中,支气管镜定量培养的使用显著减少 14 日抗生素的使用量,28 日死亡率和严重程度校正死亡率更低。此外,随机入组定量培养策略的患者中发现更多感染部位。该研究的关键点是抗生素治疗仅应用在呼吸道样本革兰染色阳性或出现血流动力学不稳定迹象的患者。不到一半的支气管镜定量培养组患者因诊断肺炎得到治疗,只有 1/3 有微生物培养。

临床方法 · VAP 临床诊断缺乏特异性,诊断标准尚待改进。临床肺部感染评分(CPIS)通过评估常用于 VAP 诊断的各种临床指标得出分数(表 21-8)。使用 CPIS 可以筛选出低风险患者,这些患者可能只需要短期抗生素治疗或无须治疗。此外,有研究表明,气管内吸引液革兰染色无细菌,临床表现很少有发热或肺部浸润。这些发现,再加上对疑似 VAP 患者的鉴别诊断意识增强,可以防止不恰当的过度治疗。此外有资料提示,如在气管抽吸液中未培养到 MDR 病原体,经验抗生素治疗应窄谱,无需覆盖 MDR。由于支气管镜定量培养对死亡率益处的最可能解释是抗生素选择压力的降低(这降低

了随后感染多重耐药菌的风险)和鉴别其他感染灶,临床诊断方法结合这些原则同样获益。

表 21-8 临床肺部感染评分(CPIS)	
标准	分值
发热(℃) 　≥38.5 但≤38.9 　>39 或<36	1 2
白细胞 　<4 000/μL 或>11 000/μL 　带状核>50%	1 +1(额外)
氧合(mmHg) 　PaO_2/FiO_2<250 和无 ARDS	2
胸片 　局部浸润 　斑片状或弥漫性浸润 　浸润进展(无 ARDS 或 CHF)	2 1
气管分泌物 　中度或重度 　革兰染色形态相同	1 +1(额外)
最大分值[a]	12

[a] 初始初诊断时,浸润的进展尚不清楚,往往无法获得气管抽吸培养的结果,因此,最初诊断的最大评分是 8~10 分。

缩略词:ARDS,急性呼吸窘迫综合征;CHF,充血性心力衰竭。

其他大型随机研究未证明定量培养有类似获益,而且此类研究并未将抗生素治疗与定量培养结果以及其他试验结果紧密联系起来。鉴于结果冲突,仅部分可由方法学解释,因此 IDSA/ATS 指南建议上述诊断方法的选择取决于可操作性和当地专家的建议。

治疗 · 呼吸机相关肺炎

众多研究表明,高死亡率与最初不恰当的经验性抗生素治疗相关。VAP 恰当抗生素治疗的关键是明确个体患者最可能的病原体以及耐药情况。

抗生素耐药

如果无 MDR 病原体感染的高风险(表 21-1),VAP 的治疗与重症 CAP 相同。然而,抗生素选择压力导致 MDR 病原体的频繁出现,这些 MDR 病原体既有常见的耐药菌株(MRSA 和产超广谱 β-内酰胺酶或碳青霉烯酶肠杆菌科)又有内源性耐药病原体(铜绿假单胞菌和不动杆菌)。频繁使用 β-内酰胺类药物,尤其是头孢菌素类药物,是感染 MRSA 和超广谱 β-内酰胺酶阳性菌株的主要危险因素。

铜绿假单胞菌已被证实具有对所有常规使用的抗生素产生耐药的能力,即使最初是敏感的菌株,其分离株在治疗过程中有产生耐药的倾向。大多数与肺炎相

关的细菌中,抑制抗耐药基因和选择耐药克隆均有可能导致耐药。不动杆菌、嗜麦芽窄食单胞菌和洋葱伯克霍尔德菌对许多经验抗生素方案都有天然耐药(见本章下文)。由这些病原体引起的VAP可在其他感染的治疗中出现,最初的诊断显然要加以考虑。

经验性治疗

经验治疗的推荐方案见**表21-9**。一旦获取诊断标本,就应开始治疗。选择药物的主要依据是MDR病原体的危险因素。各种治疗选择取决于当地的耐药情况和患者先前抗生素的暴露,后者是非常重要的耐药危险因素。

大多数无MDR感染危险因素的患者可用单药治疗。与CAP的主要区别在于VAP非典型病原体的发病率明显降低;但军团菌例外,它可能是医院获得性感染的病原体,尤其是医院饮用水出现故障时。有MDR感染危险因素患者常规治疗推荐使用3种抗生素:2种针对铜绿假单胞菌,1种针对MRSA。β-内酰胺类药物的选择在覆盖面上有最大的差异,然而使用最广谱的药物——碳青霉烯,即使是联合用药,在10%~15%的病例中仍然属于不恰当的初始治疗方案。

特殊处理

一旦明确病原体,广谱经验治疗即改为针对已知病原体的靶向治疗。如有MDR危险因素的患者,超过一半的患者抗生素方案改为单药治疗,超过1/4的患者减少为2种药物的联合。只有少数患者需要3种药物全程治疗。气管抽吸液培养阴性或生长低于定量培养的阈值,尤其是样本在抗生素改换之前获得的,强烈建议停用抗生素。确认或疑似其他部位感染可能需要继续抗生素治疗,但病原谱(以及相应的抗生素选择)可能与VAP不同。如果治疗后CPIS在前3日即下降,8日后应停用抗生素。8日疗程和2周疗程疗效相同,且减少耐药菌株出现的概率。

关于VAP靶向治疗的主要争议是,是否需要联合应用抗假单胞菌感染的药物。目前没有随机对照试验证明β-内酰胺和氨基糖苷联合治疗获益,其他试验的亚组分析也没有发现这种联合治疗方案对患者生存获益。尽管有联合治疗(见下文"治疗失败"),但铜绿假单胞菌引起的VAP临床失败率和死亡率仍然居高不下,急需更合理的治疗方案,包括雾化吸入抗生素。MRSA引起的VAP用常规剂量万古霉素治疗临床失败率40%,建议的解决方案是使用高剂量万古霉素个体化治疗,但肾毒性的风险随之增加。此外,万古霉素的MIC值持续升高,当MIC在敏感值上限(即1.5~

表21-9 医疗保健相关肺炎的经验性抗生素治疗

无MDR病原体危险因素的患者

头孢曲松(2 g 静脉注射 q24h)或头孢噻肟(2 g 静脉注射q6~8h)或

莫西沙星(400 mg 静脉注射 q24h)、环丙沙星(400 mg 静脉注射q8h)或左氧氟沙星(750 mg 静脉注射 q24h)或

氨苄西林/舒巴坦(3 g 静脉注射 q6h)或

厄他培南(1 g 静脉注射 q24h)

具有MDR病原体危险因素的患者

1. 1种β-内酰胺类

头孢他啶(2 g 静脉注射 q8h)或头孢吡肟(2 g 静脉注射q8~12h)或

哌拉西林/他唑巴坦(4.5 g 静脉注射 q6h)或

亚胺培南(500 mg 静脉注射 q6h 或 1 g 静脉注射 q8h)或美罗培南(1 g 静脉注射 q8h)

加

2. 对革兰阴性病原体有活性的第2种药

庆大霉素或妥布霉素(7 mg/kg 静脉注射 q24h)或阿米卡星(20 mg/kg 静脉注射 q24h)或

环丙沙星(400 mg 静脉注射 q8h)或左氧氟沙星(750 mg 静脉注射 q24h)

加

3. 1种对革兰阳性病原体有活性的药物

利奈唑胺(600 mg 静脉注射 q12h)或

万古霉素(15 mg/kg q12h 首剂,随后调整剂量)

缩略词:MDR,多重耐药。

2 μg/mL)时,临床失败率很高。利奈唑胺的有效性高于调整剂量后万古霉素15%,更倾向用于肾功能不全和万古霉素高MIC的MRSA患者。

治疗失败

治疗失败在VAP中并不少见,尤其是由MDR病原体引起的肺炎。除万古霉素治疗MRSA感染的失败率为40%外,假单胞菌引起的VAP无论采用何种治疗方案其失败率为50%。临床失败的原因因病原体和抗生素而异。不适当的治疗通常可以通过使用推荐的三联药物方案最低限度减少失败率(**表21-9**)。但严重的情况是在治疗过程中出现的β-内酰胺耐药,尤其假单胞菌和肠杆菌感染。由于气管内管上的生物膜使得微生物反复释放,可造成由同一病原体引起的VAP反复发作。然而,对假单胞菌引起的VAP研究表明,约一半的复发病例是由新的菌株感染引起。局部万古霉素浓度不足可能是MRSA引起的VAP治疗失败的原因。

治疗失败很难诊断。治疗失败鉴别诊断需考虑新的超级感染引起的肺炎、肺外的感染灶和药物毒性。一系列的CPIS积分可准确地跟踪临床反应,而反复的

定量培养可以区分微生物反应。治疗 3 日持续升高的 CPIS 可能提示治疗失败。CPIS 最敏感的指标是氧合的改善。

并发症

除死亡外,VAP 的主要并发症是机械通气时间的延长,伴随 ICU 和医院的住院时间延长。大多数研究常见的是 VAP 导致额外 1 周的机械通气。这种并发症的额外费用往往需要在感控措施上付出昂贵和积极的努力。

极少数情况下,某些类型的坏死性肺炎(如铜绿假单胞菌引起)会造成严重的肺出血;更常见的坏死性感染导致支气管扩张和实质瘢痕形成等长期并发症,从而导致复发性肺炎。肺炎的长期并发症被低估。肺炎导致患者体内分解代谢状态,而该患者往往有营养风险的问题;VAP 发作导致肌肉丧失和全身虚弱往往需要长时间的康复,在老年患者常常导致无法恢复自理能力并需要安置护理院。

随访

临床症状的改善通常在开始抗菌治疗后 48～72 小时内。胸部影像学检查结果在治疗初期通常会恶化,因而其在重症肺炎中不如临床指标敏感。患有肺炎的重症患者通常每日都要进行胸片检查,直至撤机。

预后

VAP 与显著的死亡率相关。据报道,粗死亡率为 50%～70%,但关键是归因死亡率。许多 VAP 患者有潜在的基础疾病,即使没有发生 VAP 也会导致死亡。在一项匹配队列研究中,归因死亡率超过了 25%,而最近的研究提示归因死亡率要低得多。VAP 患者死亡率至少 2 倍于非 VAP 患者。有些 VAP 死亡率变异性显然与所研究的患者类型以及 ICU 有关。创伤患者的 VAP 与归因死亡率无关,可能是因为许多患者在受伤前都是体健的。然而,病原菌也起着重要作用,总体上,多重耐药病原体相对于非耐药病原体有更高的归因死亡率。由某些病原体(如嗜麦芽芽孢杆菌)引起的肺炎标志着患者免疫系统严重受损,死亡几乎不可避免。

预防

由于气管插管是 VAP 重要的危险因素,因而最重要的预防性干预是避免气管插管或缩短机械通气时间(表 21 - 7)。通过鼻腔或口鼻面罩无创机械通气可避免许多与气管内导管相关的疾病。通过每日合理的镇静控制和撤机锻炼来缩短通气时间,此策略在预防 VAP 方面非常有效。

尽早撤机需要权衡风险。积极尝试提前拔管可能会导致再次插管和增加吸入,从而造成 VAP 的风险。过度持续镇静会增加风险,但由于镇静剂不足而自行拔管也会增加风险。抗生素治疗也须权衡利弊。在需要插管的昏迷患者中,短期抗生素预防使用可降低 VAP 的风险,文献提示抗生素应用通常会降低 VAP 的发生率。短期应用抗生素一般使早发性 VAP 的发病率下降,而早发性 VAP 通常是由致病力较弱的非 MDR 病原菌引起。而延长抗生素疗程会持续增加致命性 MDR 病原菌引起 VAP 的风险。假单胞菌的毒性和相关死亡率高,但近期没有接受抗生素治疗的患者假单胞菌引起的 VAP 罕见。

预防 VAP 的另一种策略是尽量减少气管插管套管周围的微吸入。只需简单地抬高床头(至少比水平面高 30°,最好 45°)即可降低 VAP 发生率。特殊改良的气管内插管可以清除套管上方的分泌物,也可以预防 VAP。需仔细考虑将患者运送到 ICU 外进行诊断检查或手术的风险获益比,因转运过程中,VAP 发生率增加。

由于近期临床试验的结果模棱两可且相互矛盾,人们对避免提高胃 pH 和口咽卫生药物的重视有所减弱。另外,对胃部的肠道菌群过度生长在 VAP 发病机制中所起的作用的重视亦有减弱。MRSA、非发酵铜绿假单胞菌和不动杆菌通常不是肠道菌群的组成部分,而主要分布在鼻和皮肤。因此,强调控制肠道菌群的过度生长可能只与某些特定的人群有关,如肝移植受者和接受过其他腹部手术或有肠梗阻的患者。

在特定病原体引起的 VAP 暴发中,应调查感染控制措施(尤其是可重复使用设备的污染)不到位的可能。在特定 ICU 常见的高发病率病原菌也可能是交叉感染的结果。教育和提醒人们需要执行手卫生和其他感染控制措施,可以将这种风险降至最低。

■ 医院获得性肺炎

HAP 的研究与 VAP 相比明显少,其在 ICU 内/外未插管患者发病情况与 VAP 相似。两者之间的主要差异是 HAP 非 MDR 病原菌感染率较高,且宿主免疫功能相对健全。因 MDR 病原菌的感染率较低,HAP 单药治疗的比例高于 VAP。

在非 VAP 患者中唯一更常见的病原菌是厌氧菌。厌氧菌感染的发生可能与未插管患者大量吸入的高风险因素及其下呼吸道的缺氧状态有关。除非有大量吸入或肠梗阻,厌氧菌感染通常是 HAP 混合感染的一部分。目前许多推荐的抗生素治疗方案均覆盖厌氧菌,故与 CAP 的治疗相同,不需要特别针对厌氧菌治疗(除非考虑有严重的吸入因素)。

诊断未插管患者 HAP 比 VAP 更难。合格下呼吸道的样本很难从未插管患者采样获得。许多潜在易患 HAP 的疾病同样亦使患者无力咳嗽。血培养阳性率低(<15%),大多数 HAP 患者没有可供调整抗生素参考的培养资料。因此具有 MDR 病原菌危险因素的患者抗生素降级治疗的可能性很小,但因非 ICU 患者的宿主防御能力较健全,其死亡率仍低于 VAP,且抗生素治疗失败的风险在 HAP 更低。

第 22 章
肺脓肿 | Chapter 22
Lung Abscess

Rebecca M. Baron, Miriam Baron Barshak · 著 | 潘珏 · 译

肺脓肿是由病原微生物引起的肺组织化脓性坏死灶及空洞性改变。肺脓肿可以是单个或多个,但通常以直径>2 cm 的单个空洞多见。

■ 病原学

肺脓肿患病率低,较难进行随机对照临床试验。尽管抗生素后时代肺脓肿的发病率有所下降,但仍有显著的发病率和死亡率。

肺脓肿通常分为原发性(约 80%病例)和继发性两大类。原发性肺脓肿通常发生在无基础肺病或全身系统性疾病的患者,由吸入引起,主要病原体为厌氧菌。继发性肺脓肿发生在有潜在疾病因素,如支气管腔内阻塞(支气管异物或肿瘤)或有系统性疾病(如人类免疫缺陷病毒感染或其他免疫功能受损)时。肺脓肿也可以根据病程分为急性(4~6 周以内)或慢性(约 40%的病例)。

■ 流行病学

目前大多数流行病学资料为原发性肺脓肿。总体中年男性比中年女性更易患病。原发性肺脓肿的主要危险因素是吸入。吸入的主要特殊危险因素有精神状态改变、酗酒、药物过量、癫痫发作、延髓功能障碍、既往脑血管或心血管疾病或神经肌肉疾病,有此类危险因素的患者最易患肺脓肿。此外,患有食管运动障碍或食管病变(狭窄或肿瘤)和胃扩张和/或胃食管反流的患者,尤其是长期卧床的患者,均有吸入的风险。

通常认为,厌氧菌或微需氧链球菌(尤其是牙龈炎和牙周病患者)在牙龈缝隙中的定植,加上吸入风险,对肺脓肿的发生具有重要意义。事实上,许多医生均认为如果没有牙槽的细菌定植,肺脓肿很少形成。

鉴于这些危险因素在肺脓肿发生中的重要性,20 世纪 40 年代末,随着口腔外科技术的进展,脓肿发生率显著降低;从那时起,如果没有带套管的气管插管,坐位患者即避免手术,围术期吸入事件的频率因此降低。此外,青霉素广泛的应用降低了肺脓肿的发病率和死亡率。

■ 发病机制

原发性肺脓肿

原发性肺脓肿的发生被认为是源于牙龈缝隙中的厌氧菌

(以及微需氧链球菌)在易感宿主中被吸入肺实质(表 22-1)所致。原发性肺脓肿患者通常吸入大量的吸入物或者无能力清除细菌负荷。发病初期为肺泡炎(部分由胃酸引起的组织损伤加剧);随后 7~14 日,厌氧菌产生肺实质的坏死和空洞,其程度取决于宿主-病原体的相互作用(图 22-1)。厌氧菌在多种微生物感染中更易产生广泛的组织坏死,而各种细菌释放的毒力因子可以起协同作用,导致肺组织进一步的破坏。

表 22-1　可导致肺脓肿的微生物病原体

临床条件	致病菌
原发性肺脓肿(通常有吸入的危险因素)	厌氧菌(如消化链球菌属、普氏菌属、拟杆菌属、米勒链球菌)、微需氧链球菌
继发性肺脓肿(通常有免疫抑制)	金黄色葡萄球菌、革兰阴性杆菌(如铜绿假单胞菌、肠杆菌科)、诺卡菌属、曲霉属、毛霉目、隐球菌属、军团菌属、马红球菌、耶氏肺孢子虫
栓子损伤	金黄色葡萄球菌(通常来自心内膜炎)、坏死梭杆菌(Lemierre 综合征,详见正文)
地方性疾病(有或没有免疫抑制)	结核分枝杆菌(以及鸟分枝杆菌和堪萨斯分枝杆菌)、球虫属、组织胞浆菌属、芽生菌属、寄生虫(如组织内阿米巴、卫氏肺吸虫、粪类圆线虫)
其他病因	细菌性病原体(通常金黄色葡萄球菌)、流感病毒或其他病毒感染后、放线菌属

继发肺脓肿

继发性脓肿的发病机制取决于诱发因素。例如恶性肿瘤或异物引起的支气管阻塞,因阻塞物的存在导致口咽分泌物难以清除,继而发生肺脓肿。有基础疾病的患者(如骨髓或实体器官移植后免疫抑制),其防御机制受损导致肺脓肿发生的概率增加,病原体范围较广,包括条件致病菌(表 22-1)。

肺脓肿也由脓毒栓子引起,可能是三尖瓣心内膜炎(常常有金黄色葡萄球菌)或 Lemierre 综合征,感染始于咽部(典型的病例有坏死梭杆菌),随即扩散至颈部和颈动脉鞘(含颈静脉),导致脓毒性血栓静脉炎。

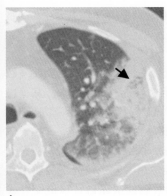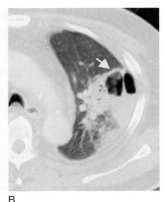

图 22-1 典型的胸部 CT 扫描显示肺脓肿的过程。此为淋巴瘤患者,免疫功能受损,出现严重的铜绿假单胞菌肺炎,表现为左肺浸润,并伴有中心坏死区域(A. 黑箭头)。两周后,该区域可见液态空洞,并与肺脓肿的进展一致(B. 白色箭头)(经授权许可,引自: Dr. Ritu Gill, Division of Chest Radiology, Brigham and Women's Hospital, Boston)。

病理学和微生物学

原发性肺脓肿

原发性肺脓肿好发部位为上叶的后段和下叶的背段(后上叶和上下叶),吸入物易沉积在这些区域。总体上右肺比左肺好发,因右主支气管较陡直。继发性脓肿发生的位置可能因潜在的基础疾病而异。

原发性肺脓肿通常由多种微生物引起,主要包括厌氧菌和微需氧链球菌(表 22-1)。厌氧菌的获取和培养比较复杂,原因在于样本被口腔微生物污染,需要迅速将培养物运送到实验室,用特殊的培养技术快速接种,延长培养时间,以及在抗生素使用之前采样。据报道,如果上述因素均能关注,其分离株的阳性率可高达 78%。

分离鉴定出致病厌氧菌对原发性肺脓肿治疗的作用尚不明了,因此,临床上已不再使用专门的技术,如经气管抽吸和用防污染毛刷行支气管肺泡灌洗来获得样本以避免口腔细菌的污染。如从原发性肺脓肿中未能分离出病原体(这种情况通常概率为 40%),该脓肿被称为非特异性肺脓肿,通常仍认为厌氧菌是感染的病原体。腐败性肺脓肿通常有脓臭的呼出气味、痰或脓液,如有此症状基本上可诊断肺脓肿有厌氧菌感染。

继发肺脓肿

相比之下,继发性肺脓肿的微生物细菌谱非常广,其中最常见的是铜绿假单胞菌和其他革兰阴性杆菌。各种病原体均可出现,特别是某些地方病患者和特殊临床群体(如骨髓或实体器官移植后免疫抑制患者真菌感染发生率显著上升)。由于免疫功能低下,患者未能出现原发性肺脓肿的典型表现,且可感染大量不常见的病原体(表 22-1),此时为了行靶向治疗,获得培养物具有特殊重要的意义。

临床表现

临床表现最初可与肺炎相似,有发热、咳嗽、咳痰和胸痛;厌氧菌肺脓肿常呈慢性和精神不振的表现,包括盗汗、乏力和贫血。一部分腐败性肺脓肿,患者可有变色痰和腥臭痰。非

厌氧菌如金黄色葡萄球菌引起的肺脓肿,患者可出现高热和快速进展为特征的临床表现。

体检可有发热、口腔卫生差和/或牙龈疾病,肺部听诊可有空瓮音和/或空泡呼吸音。其他体征尚有杵状指和吞咽反射消失。

鉴别诊断

肺脓肿的鉴别诊断包括导致空洞性肺损伤的其他非感染病,如肺梗死、恶性肿瘤、肺隔离症、血管炎(如肉芽肿伴多血管炎)、肺囊肿或含液体的肺大疱和脓毒性栓塞(如三尖瓣心内膜炎)。

诊断

有无肺脓肿取决于胸部影像学。尽管胸部 X 线通常检测到具有气液相的厚壁空洞,计算机断层扫描(CT)更清晰,并能诊断早期的空洞。CT 还可以提示肺脓肿的潜在病因(如恶性肿瘤),并能区分周围肺脓肿和胸膜感染。这种鉴别对治疗具有重要意义,胸膜腔感染(如脓胸)需紧急引流。

如上所述(参见上文"病理学和微生物学"),以往对原发性肺脓肿进行更具侵入性的诊断(如经气管抽吸),而目前包括抗厌氧菌药物在内的经验治疗则更常用。无创痰标本可用于革兰染色和培养,并出现病原体生长,但感染可能是混合感染,培养结果可能不提示有厌氧菌感染。许多医生认为,恶臭的痰实际上可以临床诊断厌氧菌感染。

当出现继发性肺脓肿或经验性治疗无反应时,除了对条件致病菌(如病毒和真菌引起免疫受损宿主感染)进行血清学检查外,还建议进行痰和血培养。其他诊断措施包括支气管镜肺泡灌洗采集灌洗液或防污染毛刷采集标本和 CT 引导经皮肺穿刺抽吸。这些更具侵入创伤性的诊断措施可能的风险包括脓肿内容物溢出至另一个肺(通过支气管镜)、气胸和支气管胸膜瘘(通过 CT 引导穿刺)。继发性脓肿的早期诊断尤为重要,特别是免疫受损宿主,因此类患者异常虚弱,有众多类型病原体感染的风险,而相对于其他患者此类患者对经验性治疗的反应更差。

治疗·肺脓肿

20 世纪 40 年代和 50 年代抗生素的出现确立了以抗生素作为肺脓肿治疗的主要方法。既往治疗以外科手术为主。由于可以覆盖厌氧菌,几十年来,青霉素是原发性肺脓肿的首选抗生素;然而,因口腔厌氧菌能产生 β-内酰胺酶,克林霉素在临床试验中已被证实优于青霉素。原发性肺脓肿推荐治疗方案:① 克林霉素(600 mg 静脉注射,每日 3 次;热退和临床改善,每日 4 次 300 mg 口服)或 ② 静脉注射 β-内酰胺/β-内酰胺酶复合制剂,一旦患者病情稳定,口服阿莫西林/克拉维酸。治疗持续直至影像学显示肺脓肿已经清除或变

成纤维瘢痕灶。疗程 3～4 周到 14 周不等。小样本的临床研究表明,莫西沙星(400 mg/d 口服)与氨苄西林舒巴坦同样有效且耐受性良好。值得注意的是,甲硝唑单药治疗无效;它能覆盖厌氧菌,但不能覆盖原发性肺脓肿混合菌群中常见的微需氧链球菌。

继发性肺脓肿的治疗中,抗生素的治疗应覆盖已确诊的病原体,且通常需要延长疗程(直到脓肿消散)。治疗的方案和疗程差异很大,取决于宿主的免疫状态和感染的病原体,同时其他干预措施也是必要的,例如缓解阻塞性病变或针对易导致患者肺脓肿的基础疾病进行治疗。同样,如原发性肺脓肿患者经治疗无效,则需要进一步排除有无诱因引起继发性肺脓肿的可能。

接受恰当治疗的患者可能需要长达 7 日的时间退热,但多达 10%～20% 的患者可能根本无反应,仍有发热及影像学提示脓腔病灶的进展。直径 6～8 cm以上的脓肿在不行额外干预的情况下对抗生素治疗反应较差。对抗生素治疗无反应以及其他诊断措施未能获得其他病原体的患者,可以选择包括手术切除和脓肿经皮引流治疗措施(外科手术不能耐受的患者)。经皮引流的并发症包括胸膜腔细菌感染、气胸和血胸。

■ 并发症

较大的空腔可能与持续性囊性改变(囊状影)或支气管扩张的发生有关。其他可能的并发症包括:尽管进行了适当的治疗,但仍有脓肿复发;扩散至胸膜腔形成脓胸;危及生命的咯血以及肺脓肿内容物的大量吸入。

■ 预后与预防

有报道原发性肺脓肿的死亡率低至 2%,而继发性肺脓肿的死亡率通常较高,在某些病例分析中高达 75%。其他提示不良预后的因素包括:年龄>60 岁,合并需氧菌感染,出现脓毒症,症状持续时间>8 周,脓肿直径>6 cm。

预防肺脓肿的最佳方法是减少潜在的危险因素,注意气道保护、口腔卫生,有吸入危险的患者减少镇静剂的使用和抬高床头。可对高危患者(如骨髓或实体器官移植受者或HIV 感染的免疫受损患者)的某些病原体进行预防性抗生素使用。

患者处理方法 · 肺脓肿

经验治疗对于那些恶性肿瘤可能性较低(如<45岁吸烟者)且有吸入危险因素的肺脓肿患者是合理的,如果治疗无反应,则应进一步评估。然而,一些临床医生即使对原发性肺脓肿也会选择预先留取标本培养。对于有恶性肿瘤或其他基础疾病危险因素(尤其是免疫功能受损的宿主)或临床表现非典型的患者,应考虑早期诊断,如支气管镜活检或 CT 引导下穿刺。对于病史、症状或影像学检查结果怀疑有支气管阻塞的患者,应尽早行支气管镜检查。对于来自结核病流行地区或具有其他结核病危险因素的患者(如有人类免疫缺陷病毒感染基础),应在检查的早期即诱导痰标本,以排除结核病的可能。

第 23 章
支气管扩张症 | Chapter 23
Bronchiectasis

Rebecca M. Baron, Miriam Baron Barshak · 著 | 潘珏 · 译

支气管扩张症是指气道不可逆的扩张,常以局灶性或弥漫性方式累及肺部,经典的分为圆柱状或管状(最常见的形式)、静脉曲张状或囊状支气管扩张。

■ 病原学

支气管扩张症可由感染性或非感染性因素引起(表23-1)。肺部受累模式往往提示潜在的病因。局灶性支气管扩张症指由气道阻塞造成肺局部区域的支气管扩张改变,气道阻塞可以是外源性(如邻近淋巴结肿大或实质性肿瘤肿块的压迫)或内源性(如由于气道肿瘤或吸入异物、瘢痕/狭窄的气道或支气管先天性气道发育不全引起的闭锁)。弥漫性支气管扩张症的特点是肺部广泛分布的支气管扩张改变,往往起源于潜在的系统性疾病或感染病。

表 23-1	支气管扩张的主要病因及建议措施	
肺受损范围	病因学分类（举例）	检查
局灶性损害	阻塞（吸入异物、肿瘤）	胸部影像学（胸部 X 线和/或胸部计算机断层扫描）、支气管镜
弥漫性损害	感染（细菌、非结核分枝杆菌）	痰革兰染色/培养、抗酸杆菌和真菌染色/培养；如无阳性发现，考虑支气管镜支气管肺泡灌洗检查
	免疫缺陷（低丙种球蛋白血症、HIV 感染、肺移植术后闭塞性细支气管炎）	全血细胞计数及分类、免疫球蛋白测定、HIV 检测
	遗传疾病（囊性纤维化、Kartagener 综合征、α_1 抗胰蛋白酶缺乏）	汗液氯含量测定（囊性纤维化）、α_1 抗胰蛋白酶水平检测、鼻腔或呼吸道刷检/活检（针对纤毛运动障碍/不动综合征）、基因检测
	自身免疫或风湿性疾病（类风湿性关节炎、干燥综合征、炎症性肠病）、免疫介导的疾病（过敏性支气管肺曲霉病）	临床检查包括详尽的关节检查、血清学检查（如类风湿因子）；有复发顽固性哮喘患者应行过敏性支气管肺曲霉病相应检查[a]
	反复吸入	吞咽功能及一般神经肌力检测
	其他（黄甲综合征、放射后纤维化或特发性肺纤维化引起的牵拉性支气管扩张症）	临床指导
	特发性	排除其他原因

[a] 皮肤曲霉反应性测试，血清曲霉沉淀素测定，血清 IgE 水平，血清嗜酸细胞等。

上肺野受累最常见于囊性纤维化（CF），也见于放疗后肺纤维化，与放射线照射的肺野相一致；主要累及下肺野的支气管扩张症通常源于慢性复发性吸入（如硬皮病造成的食管运动障碍）、终末期肺纤维化（如特发性肺间质纤维化引起的牵拉性支气管扩张症）或复发性免疫功能障碍相关感染（如低丙种球蛋白血症）。由非结核性分枝杆菌（NTM）感染引起的支气管扩张症，最常见的是鸟胞分枝杆菌复合物（MAC），通常好发于中肺野；先天性原因引起的支气管扩张症主要累及中肺野，包括原发纤毛运动失调/不动综合征；过敏性支气管肺曲霉病（ABPA）主要累及中央气道，其发病机制是机体对曲霉的免疫介导反应损害支气管壁；由软骨缺乏引起的先天性中央气道支气管扩张症包括气管支气管扩张症（Mounier-Kuhn 综合征）和 Williams-Campbell 综合征。

许多支气管扩张症的病因尚不清楚。在病例分析中，多达 25%～50% 的支气管扩张症患有特发性疾病。

流行病学

在美国，总体上支气管扩张症报告的发病率近年有所增加，但支气管扩张症因其潜在病因流行病学差异很大。例如，一出生就患有 CF 的患者通常在青春期晚期或成年早期即出现明显支气管扩张症的临床表现，尽管不典型 CF 临床表现也可能出现在 30 岁和 40 岁的成人；而 MAC 感染引起的支气管扩张症典型的表现通常出现在 50 岁以上的不吸烟女性。总体上，支气管扩张症的发生率随着年龄的增长而增加，女性多于男性。

🌐 肺结核流行的地区，支气管扩张症更常作为肉芽肿感染的后遗症出现。局灶性支气管扩张症可由扩张的肉芽肿淋巴结对气道的压迫和/或因钙化淋巴结侵蚀气道壁（如支气管结石）引起内源性阻塞造成。尤其是肺结核反复处于活动期，感染引起的实质破坏可导致更广泛的支气管扩张症。除了与肺结核相关的支气管扩张症，据报道，发展中国家非 CF 支气管扩张症的发病率增加，其潜在机制尚不清楚，成为发展中国家的一个重大问题。有学者认为，某些地区的营养不良高发病率可能导致免疫功能紊乱从而促使支气管扩张症的发生。

发病机制与病理学

感染性支气管扩张症最广为引用的机制是"恶性循环假说"，即对感染的易感性及黏膜纤毛清除功能减弱导致支气管树微生物的定植。有些病原体，如铜绿假单胞菌具有特有的通过定植破坏气道和逃避宿主防御机制的功能。黏液纤毛清除功能受损可由遗传性疾病如 CF 或原发纤毛不动综合征引起，有学者认为一次严重感染（如百日咳博德特菌或肺炎支原体）即可导致显著的气道损伤和气道分泌物的清除障碍。微生物的存在会引发持续的慢性炎症，进而破坏气道壁，继续影响分泌物和微生物的清除，并导致感染/炎症循环延续。此外，有报道，直接从细菌释放的介质可以干扰黏液纤毛清除功能。

20 世纪 50 年代经典的支气管扩张症病理学研究显示小气道壁有明显炎症，大气道壁破坏和扩张，弹性蛋白、平滑肌和软骨结构的丢失。有学者提出，小气道中的炎症细胞释放蛋白酶和其他介质，如活性氧和促炎细胞因子，破坏较大的气道壁，与此同时，较小气道持续的炎症反应导致气流阻塞。目前认为，抗蛋白酶，如 α_1 抗胰蛋白酶，在中和中性粒细胞弹性蛋白酶的破坏作用和增强杀菌中起着重要作用。已观察到支气管扩张症和肺气肿患者有 α_1 抗胰蛋白酶的缺乏。

非感染性支气管扩张症的机制包括免疫介导损伤支气管壁的反应[如与系统性自身免疫疾病相关的疾病，如干燥综合征（Sjögren's syndrome）和类风湿性关节炎]。牵拉性支气管扩张指由肺纤维化（如放射后纤维化或特发性肺纤维化）引起肺实质变形造成的气道扩张。

临床表现

最常见的临床表现是持续咳嗽、咳浓稠痰。体格检查肺部听诊通常可闻及爆裂音和哮鸣音，有些患者可有杵状指。肺功能检查有轻度到中度的气流阻塞，可与其他疾病重叠如慢性阻塞性肺病（COPD）。支气管扩张症的急性加重通常以痰的性质改变为特征，痰量增加并且变脓，通常无典型肺炎的症状和体征，如发热和新的浸润病灶。

■ 诊断

诊断通常基于其反复慢性咳嗽、咳痰的临床表现,且有相吻合的影像学特征性表现。胸片敏感性不高,如有"车轨"征提示有气道扩张,与支气管扩张症相吻合。胸部计算机断层扫描(CT)诊断支气管扩张症特异性好,可以此方法确诊。CT表现包括气道扩张(表现为平行的"车轨"或"印戒征"——气道横断面的直径至少为相邻血管1.5倍)、周边支气管未变细(距离胸膜表面1 cm内出现管状结构)、扩张气道的支气管壁增厚、浓缩的分泌物(例如"树芽"征)或从支气管壁发出的囊肿(囊性支气管扩张特别明显,图23-1)。

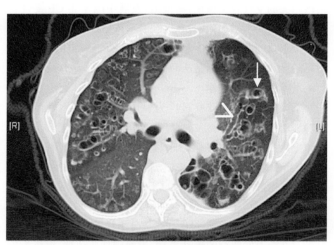

图23-1　严重支气管扩张症的典型胸部计算机断层扫描(CT)图像。 此患者的CT显示众多严重扩张的气道,纵向(三角)和横断面(箭头)均可见。

患者处理方法·支气管扩张症

对支气管扩张症患者的评估需结合病史、胸部影像学和确定潜在病因的检查结果。局灶性支气管扩张症大多需要支气管镜检查以排除引起气道阻塞的肿块或异物。弥漫性支气管扩张症的检查包括主要病因排查(表23-1),最先排除CF。肺功能测试是对患者功能评估的重要组成部分。

治疗·支气管扩张症

感染性支气管扩张症的治疗旨在控制感染,改善分泌物清除和支气管卫生环境,从而减少气道内微生物的高负荷量,降低反复感染的风险。

抗生素治疗

急性加重期应使用针对靶向病原体或疑似病原体的抗生素(常见分离株为流感嗜血杆菌和铜绿假单胞菌),疗程通常至少7~10日,可能长达14日。抗

NTM感染的治疗决策较棘手,因NTM可以是定植,而且治疗疗程长,患者往往不能耐受。指南一致建议NTM感染的诊断标准须符合有临床症状和肺部疾病的影像学表现的同时至少2次痰培养阳性,或至少有1次支气管肺泡灌洗液(BAL)培养阳性,或1次活检标本NTM感染的组织病理学依据(如肉芽肿或抗酸杆菌染色阳性)且同时1次痰培养阳性,或一次胸水(或另一种肺外无菌部位的样本)培养呈阳性。MAC复合体是最常见的NTM病原体,对HIV阴性患者推荐的治疗方案包括大环内酯联合利福平和乙胺丁醇。共识指南还推荐对临床意义较大的MAC分离株行大环内酯类药物的敏感性测试。

支气管卫生

有许多用于改善支气管扩张症气道分泌物清除的方法,包括水合作用和溶解黏液的药物、支气管扩张剂和高渗剂的雾化作用(如高渗生理盐水)以及胸部物理治疗(如体位引流、通过手拍打胸部的传统机械性胸部叩击法,或使用器械如振荡正压呼气扑动阀或高频胸壁振荡背心)。肺康复和定期的运动可能有助清除分泌物以及改善支气管扩张症患者的其他功能,包括提高运动能力和提高生活质量。黏膜溶解酶(DNase)常规被推荐用于与CF相关的支气管扩张症,但不推荐用于治疗非CF支气管扩张症,因在非CF人群缺乏疗效并有潜在危险。

抗炎疗法

有人提出,控制炎症反应可能对支气管扩张症有益。小规模的临床试验已经证明吸入糖皮质激素后可缓解呼吸困难,减少β-激动剂的吸入,痰液减少。但是,肺功能或支气管扩张症急性加重时无显著差异。如有免疫抑制和肾上腺功能抑制风险的感染性支气管扩张症患者用抗炎治疗需慎重考虑。而在某些病因引起的支气管扩张症,如ABPA,或因潜在疾病引起的非感染性支气管扩张症,尤其是活动性自身免疫性疾病(如类风湿性关节炎或干燥综合征),口服/全身糖皮质激素对治疗很重要。口服抗真菌药伊曲康唑长疗程治疗也能使ABPA患者受益。

难治性病例

在某些情况下,可以考虑手术切除局部化脓灶。在持续进展的患者可以考虑肺移植。

■ 并发症

严重的感染性支气管扩张症,反复感染和反复使用抗生素可导致微生物对抗生素产生耐药。某些情况下,联合应用抗生素是

治疗耐药致病菌所必需的,而各种抗生素有各自的药物毒性。

反复感染可导致浅表黏膜血管损伤出血,严重时可危及生命的咯血。大咯血的处理通常需要气管插管维持生命体征,鉴别出血源,保护健肺。控制出血通常需要支气管动脉栓塞术,严重时需要手术治疗。

■ 预后

支气管扩张症的预后因其不同的病因而大不相同,同时也受急性加重频率和(感染病例)所感染的病原体影响。在一项研究中,非 CF 支气管扩张症患者的肺功能下降与慢性阻塞性肺病患者相似,1 秒用力呼气量(FEV$_1$)每年下降 50～55 mL,而健康对照组每年下降 20～30 mL。

■ 预防

逆转患者潜在的免疫缺陷状态(如免疫球蛋白缺陷的患者予以注射丙种球蛋白)和慢性呼吸系统疾病的患者接种疫苗(如流感和肺炎球菌疫苗)可以降低复发感染的风险。吸烟患者应接受戒烟咨询治疗。

已有学者提出在控制复发患者的急性感染(每年至少 3 次发作)后,使用抑菌剂以减少微生物负荷和减少急性发作,但此方法在非 CF 相关性支气管扩张患者中达成的共识级别低于 CF 患者。抑菌治疗包括:① 每日口服抗生素(如环丙沙星)1～2 周/月;② 轮换使用口服抗生素(尽量降低药物耐药的风险);③ 每日或每周 3 次使用大环内酯抗生素(参见下文,利用此类药物的非抗菌相关的可能益处,如抗炎作用和减少革兰阴性杆菌生物膜);④ 特定患者间断使用(如用 30 日,停 30 日)雾化吸入抗生素(如妥布霉素吸入溶液),以减少微生物负荷,避免注射药物的全身副作用;⑤ 对患有更严重的支气管扩张症和/或耐药病原体的患者间歇静脉使用抗生素("清除")。关于大环内酯疗法(上文第③点),最近发表了一系列随机双盲安慰剂对照试验,支持在非 CF 支气管扩张症患者中长期使用大环内酯(阿奇霉素或红霉素的 6～12 个月疗程)降低支气管扩张症急性发作频率、减少黏液产生和延缓肺功能下降。然而,其中两项研究也提出了普遍使用大环内酯的顾虑,因他们的研究报道了共栖病原体对大环内酯类耐药性增加,并提出选择发病率较高的非 CF 支气管扩张症患者长期应用大环内酯的益处可能大于抗生素耐药性出现的弊端。而且,NTM 对大环内酯类药物耐药的上升是一个严重的问题,使 NTM 的治疗更加困难。因此,建议在考虑大环内酯长期治疗前先排除 NTM 感染的可能。

此外,持续关注支气管卫生可以促使气道分泌物清除和减少微生物的定植。

第 24 章
感染性心内膜炎 | Chapter 24
Infective Endocarditis

Adolf W. Karchmer · 著 | 蔡思诗 · 译

感染性心内膜炎的典型病理表现是赘生物(图 24-1),即一种由血小板、纤维蛋白、微生物菌落及少量炎症细胞组成的团块。感染通常累及心脏瓣膜,但也可发生于室间隔缺损处、被异常血流或异物损伤的心内膜或心脏内植入物上。与感染性心内膜炎发病过程类似,发生于动-静脉分流、动脉-动脉分流(动脉导管未闭)或主动脉狭窄处的病变,称为感染性动脉内膜炎。

感染性心内膜炎的分类,可根据疾病急慢性进程、感染累及部位、病原体、易感危险因素(例如静脉注射毒品)进行划分。虽然每种分类对于治疗和预后都有一定提示,但没有一种分类是完美的。急性心内膜炎是一种急性发热性疾病,可迅速破坏心脏结构,病原体在心脏内定植、播撒,如得不到合理治疗,在数周内即可导致患者死亡。亚急性心内膜炎病程

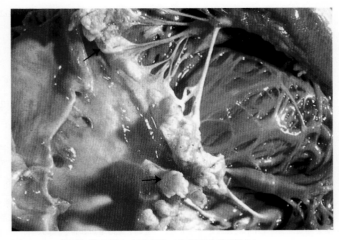

图 24-1 草绿色链球菌心内膜炎的二尖瓣赘生物(箭头)。

相对惰性,缓慢引起心脏结构破坏,除非发生栓塞性并发症或感染性动脉瘤破裂,否则亚急性心内膜炎的病程是缓慢进展的。

在发达国家,心内膜炎每年的发病率在4～7/10万人年,在最近的数十年中没有明显变化。发达国家中,心内膜炎的主要易感因素从慢性风湿性心脏病逐步转变为静脉使用毒品、退行性心脏瓣膜病、心脏内植入设备,而先天性心脏病在易感危险因素中所占比例保持恒定。心内膜炎在老年人中的发病率显著上升。在发达国家,自然瓣膜心内膜炎中25%～35%与医疗卫生机构相关,而所有心内膜炎中,有16%～30%涉及心脏假体瓣膜。心脏假体瓣膜发生感染的风险在瓣膜置换术后6～12个月最高,此后风险逐步下降。生物瓣膜和机械瓣膜发生感染的概率是相同的。植入式心脏电生理设备的感染,尤其是永久起搏器和植入式心脏电除颤仪的感染,发病率为每1 000个设备中0.5～1.14例;植入式心脏电除颤仪发生感染的风险高于永久起搏器。

■ **病原学**

虽然导致心内膜炎的细菌和真菌有很多种,但仍有一小部分细菌可引起大多数心内膜炎(表24-1)。口腔、皮肤、下呼吸道相对来说是草绿色链球菌、葡萄球菌、HACEK菌群(嗜血杆菌、放线共生放线杆菌、心杆菌、艾肯菌、金氏菌)入侵

人体的门户。解没食子酸链球菌(牛链球菌1型)来自胃肠道,这种微生物的感染和结肠癌相关。而肠球菌常从泌尿生殖道入侵,引起血流感染。医疗保健相关的自然瓣膜心内膜炎,主要由金黄色葡萄球菌、凝固酶阴性葡萄球菌、肠球菌引起;其中大约55%在医院发病,45%在社区发病,社区发病者往往是发生在既往90日内与医疗保健机构有密切接触的患者。导管相关的金黄色葡萄球菌血症中有6%～25%会并发心内膜炎,而经食道超声心动图(TEE)这一检查对心内膜炎的检出率较高(见下文"超声心动图")。

心脏瓣膜手术后2月内发生的人工瓣膜心内膜炎大多是医院获得性的,往往是手术中假体瓣膜被污染导致,或者是菌血症的术后并发症。这类心内膜炎属于医院获得性感染的本质体现在其病原体:主要为金黄色葡萄球菌、凝固酶阴性葡萄球菌、苛养革兰阴性杆菌、类白喉杆菌、真菌。对于心脏瓣膜手术后12月以后发生的心内膜炎,病原体的种类及其入侵人体、引起感染的致病途径类似于社区发病的自然瓣膜心内膜炎。心脏瓣膜手术后2～12个月内发生的凝固酶阴性葡萄球菌心内膜炎大多是医院获得的,且其临床发病相对延迟。无论瓣膜手术进行的时间为何,引起人工瓣膜心内膜炎的凝固酶阴性葡萄球菌至少有68%～85%对甲氧西林耐药。

表24-1 临床引起感染性心内膜炎的主要病原体

病原体	病例数							
	自然瓣膜心内膜炎		瓣膜手术后(数月内发作的)人工瓣膜心内膜炎			静脉吸毒者的心内膜炎		
	社区获得性心内膜炎 (n=1 718)	医疗保健机构相关心内膜炎 (n=1 110)	<2个月 (n=144)	2～12个月 (n=31)	>12个月 (n=194)	累及右心 (n=346)	累及左心 (n=204)	合计 (n=675)[a]
链球菌[b]	40	13	1	9	31	5	15	12
肺炎链球菌	2	—	—	—	—	—	—	—
肠球菌[c]	9	16	8	12	11	2	24	9
金黄色葡萄球菌	28	52[d]	22	12	18	77	23	57
凝固酶阴性葡萄球菌	5	11	33	32	11	—	—	—
苛养革兰阴性球杆菌(HACEK菌群)[e]	3	—	—	—	6	—	—	—
革兰阴性杆菌	1	1	13	3	6	5	13	7
假丝酵母菌	<1	1	8	12	1	—	12	4
多种微生物/混合感染	3	3	3	6	5	8	10	7
类白喉杆菌	—	<1	6	—	3	—	—	0.1
培养阴性	9	3	5	6	8	3	3	3

[a] 总病例数大于累及左心和右心的心内膜炎病例数的总和,因为部分病例中感染累及的部位不确切。 [b] 包括草绿色链球菌,解没食子酸链球菌,其他非A组的、无法分组的链球菌,缺陷乏养菌和颗粒链球菌(营养变异性、需要吡哆醛的链球菌)。 [c] 主要是粪肠球菌或未确定菌种的肠球菌,偶尔为尿肠球菌或其他少见菌种。 [d] 在这些金黄色葡萄球菌中,对甲氧西林耐药很常见。 [e] 包括:流感嗜血杆菌、嗜沫聚集杆菌、放线共生放线杆菌、人心杆菌、艾肯菌、金菌。
注:该数据从多项研究中编辑而成。

与永久起搏器或植入式心脏电除颤仪相关的心内膜炎往往累及设备以及与设备接触的心内膜或血管内皮,偶尔也会同时发生主动脉瓣和二尖瓣感染。植入式心脏电生理设备相关的心内膜炎有 1/3 发生在设备植入后的 3 个月内,1/3 发生在植入后 4～12 个月内,1/3 发生在植入 1 年以后。主要的病原体是金黄色葡萄球菌和凝固酶阴性葡萄球菌,大多都对甲氧西林耐药。

静脉使用毒品相关的心内膜炎大多累及三尖瓣,主要由金黄色葡萄球菌引起,其中很大一部分都对甲氧西林耐药。吸毒者左心瓣膜心内膜炎的病原体更加复杂多变,除了引起心内膜炎的常见病原体外,还可以是一些少见病原体,比如假单胞菌、假丝酵母菌,甚至更罕见的芽孢杆菌、乳酸菌、棒状杆菌,并且可以发生多种病原体混合感染。合并 HIV 感染的静脉吸毒者心内膜炎病原体和非 HIV 感染者无明显差异。

5%～15% 的心内膜炎患者血培养阴性,而这其中有 1/3～1/2 是由于抗生素的预先使用导致了血培养阴性,而其余的则是由于苛养病原体感染,例如营养变异性微生物(颗粒链球菌、缺陷乏养菌等)、HACEK 菌群、伯氏柯克斯体、巴尔通体。一些苛养菌呈特征性地理分布,例如伯氏柯克斯体和巴尔通体感染主要发生于欧洲,布鲁菌感染主要发生在中东。惠普尔养障体引起的心内膜炎往往缓慢起病,血培养阴性,无发热。

发病机制

未受损的内皮对大多数细菌感染和血栓形成具有抵抗力。内皮损伤(如在高速血流冲击的部位或心脏内结构性损伤的低压侧)可导致致病微生物直接感染或血小板-纤维蛋白血栓的形成,后一种情况称为非细菌性血栓性心内膜炎(NBTE)。在一过性菌血症中,这种血栓为细菌提供附着位点。导致非细菌性血栓性心内膜炎最常见的心脏病是二尖瓣反流、主动脉瓣狭窄、主动脉瓣反流、室间隔缺损和复杂的先天性心脏病。非细菌性血栓性心内膜炎也可继发于高凝状态而出现;这可导致恶病质性心内膜炎(恶性肿瘤和慢性病患者的非感染性赘生物)以及系统性红斑狼疮和抗磷脂抗体综合征并发的惰性赘生物。

引起心内膜炎的微生物从黏膜表面、皮肤或局部感染灶进入血流。除了部分毒力强的病原体(如金黄色葡萄球菌)能直接黏附在完整的血管内皮或已暴露的内皮下组织,血流中的微生物一般先附着于非细菌性血栓上。引起心内膜炎的病原体通常有表面黏附分子,这些分子被统称为微生物表面成分识别黏附素基质分子(MSCRAMM),可介导微生物黏附于非细菌性血栓或受损的内皮。纤连蛋白结合蛋白表达在很多革兰阳性菌表面;金黄色葡萄球菌表面有凝集因子(一种纤维蛋白原/纤维蛋白-结合表面蛋白);粪肠球菌表面有纤维蛋白原结合表面蛋白(Fss2)、胶原结合表面蛋白(Ace)、Ebp 菌毛(后者介导血小板黏附);链球菌表面有葡聚糖或 FimA(口腔黏膜黏附素家族中的一种);上述多个过程均可易化致病菌的黏附过程。金黄色葡萄球菌侵袭完整的内皮时,需要纤连蛋

白结合蛋白的协助;因此这些表面蛋白可以易化既往正常的瓣膜的感染。如果致病菌能耐受血清杀菌活性药物及血小板局部释放杀灭微生物的多肽,需考虑这些黏附的微生物已在局部增殖、形成密集的菌落。致病菌可诱导血小板沉积,刺激血管内皮细胞释放组织因子、引起局部促凝状态,而金黄色葡萄球菌可同时诱导血管内皮细胞和巨噬细胞释放组织因子、进而促凝。纤维蛋白沉积、血小板聚集、致病菌增殖,最终形成感染性赘生物。在赘生物深部的病原微生物大多代谢活性低(非增殖性),故相对能耐受抗微生物药物的杀灭作用。赘生物表面处于增殖状态的微生物持续不断地被冲入血流。

感染性心内膜炎的临床表现主要源自心脏内结构破坏,赘生物碎片栓塞引起远隔器官组织的感染及梗死,菌血症造成血源性多部位感染,以及感染后产生循环免疫复合物沉积于全身或机体对沉积的细菌抗原产生免疫反应,从而引起组织损伤(不是心脏构成性改变带来的症状,构成性改变可能是细胞因子的产生所引起的)。

临床表现

心内膜炎的临床表现具有很大的异质性,急性期至亚急性期是逐步过渡的。自然瓣膜心内膜炎、人工瓣膜心内膜炎、静脉吸毒者心内膜炎的临床表现及实验室检查特征见**表 24-2**。

表 24-2　感染性心内膜炎的临床和实验室检查特点	
特点	**发生率(%)**
发热	80～90
寒战、出汗	40～75
厌食、消瘦、萎靡	25～50
肌痛、关节痛	15～30
背痛	7～15
心脏杂音	80～85
新发/加重的反流杂音	20～50
动脉栓塞	20～50
脾肿大	15～50
杵状指	10～20
神经系统表现	20～40
外周表现(Osler 结节、甲床下出血、Janeway 损害、Roth 斑)	2～15
瘀点	10～40
实验室检查	
贫血	70～90
白细胞增多	20～30
镜下血尿	30～50
血沉升高	60～90
C 反应蛋白升高	>90
类风湿因子阳性	50
循环免疫复合物阳性	65～100
血清补体下降	5～40

引起心内膜炎的病原体种类是影响其病程的最主要因素。β-溶血性链球菌、金黄色葡萄球菌、肺炎链球菌大多急性起病，不过金黄色葡萄球菌偶尔也可呈亚急性病程。路邓葡萄球菌（一种凝固酶阴性葡萄球菌）及肠球菌心内膜炎起病急。而草绿色链球菌、部分肠球菌、凝固酶阴性葡萄球菌和HACEK菌群往往引起亚急性心内膜炎。巴尔通体、惠普尔养障体、伯氏柯克斯体引起的心内膜炎病程尤其缓慢。

亚急性起病的患者很少发生超过39.4℃的高热，而急性心内膜炎时患者体温可上升至39.4～40℃。老年、极度虚弱以及肾功能衰竭的患者，发热可不明显。

心脏的临床表现

虽然感染性心内膜炎易感患者本身的心脏结构病变就可以产生杂音，但心内膜炎的瓣膜损伤和腱索断裂可引起新发反流性杂音。自然瓣膜心内膜炎发病急性期，心脏杂音最初可能不明显，但85%的患者最终都会产生心脏杂音。由于瓣膜功能不全，30%～40%的患者会发生充血性心力衰竭，此外，心内膜炎相关的心肌炎以及心脏内瘘也会引起充血性心衰。相比于二尖瓣，主动脉瓣功能障碍引起的心功能衰竭进展更快。感染灶从瓣叶间向其周围的瓣环及心肌蔓延，可导致瓣周脓肿，继而引起心脏内瘘形成，产生新发杂音。脓肿可以从主动脉瓣环下蔓延至心包，导致心包炎；也可蔓延至室间隔上段，损伤传导束，导致心脏传导阻滞。由于二尖瓣瓣周脓肿离传导束较远，很少引起传导阻滞，即便偶尔发生，一般也是累及房室结或希氏束近段。2%的心内膜炎患者会发生冠状动脉栓塞，继而导致心肌梗死。

非心脏临床表现

亚急性心内膜炎典型的非化脓性外周表现（Janeway损害，**图24-2A**）大多和慢性感染相关，在早期诊断和治疗逐渐普及化后，这些表现越来越少见。相反的，感染性栓塞引起的表现（甲床下出血，Osler结节）在金黄色葡萄球菌心内膜炎中较常见（**图24-2B**）。肌肉骨骼疼痛往往在有效治疗后可缓解，但这必须和局部感染播散（如椎间盘炎）相鉴别，后者在10%～15%的心内膜炎病例中都会发生。血行播散的感染灶经常种植在皮肤、脾、肾、骨骼系统、脑膜。动脉栓塞在50%心内膜炎患者中可发生，而这其中的半数发生在心内膜炎得到诊断前。金黄色葡萄球菌引起的心内膜炎、（经超声心动图测量）直径＞10 mm的赘生物、累及二尖瓣的心内膜炎（尤其累及二尖瓣前叶者）是发生栓塞事件的独立高危因

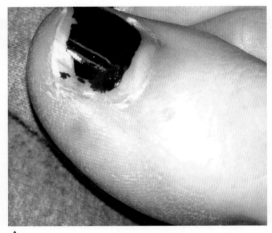
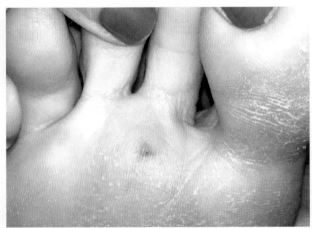

A

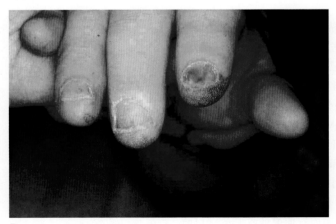

B

图24-2 A. 黏液奈瑟菌亚急性心内膜炎患者脚部，脚趾的Janeway损害（左图）和跖面的皮下出血点（右图）（经授权许可，引自：Rachel Baden，MD）；B. 急性金黄色葡萄球菌心内膜炎患者手指菌栓伴出血、梗死。

素。肾、脾、小肠、肢端缺血症状（疼痛或功能障碍）主要是由于动脉被菌栓阻塞引起的。15%～36%的心内膜炎会并发脑血管栓塞，多数表现为脑梗死，少数表现为脑病。同样的，一半的脑血管栓塞并发症在心内膜炎得到诊断前就已发生。在心内膜炎得到诊断前 1 周内，脑梗死并发症的发生率是 8/1 000 个患者住院日；而在心内膜炎得到诊断并予有效抗感染治疗后的第 1 周内，脑梗死的发生率下降至 4.8/1 000 个患者住院日，有效抗感染后的第 2 周内，该数据可进一步下降至 1.7/1 000 个患者住院日。这种脑梗死发生率的下降除归因于赘生物体积的缩小外还有其他因素。在有效抗感染 1 周以后，只有 3%心内膜炎会并发脑梗死。在抗感染治疗过程中或治疗后发生的栓塞事件并不意味着抗感染治疗的失败。

其他神经系统并发症包括无菌性或化脓性脑膜炎，出血性脑梗死或感染性动脉瘤破裂（感染性动脉瘤是指动脉的局部扩张，一般发生在动脉壁滋养血管被感染累及的部位或菌栓栓塞处）继发的颅内出血，以及癫痫。脑内和脑膜的微脓肿灶在金黄色葡萄球菌心内膜炎很常见，但需外科引流的颅内脓肿较少见。

循环免疫复合物在肾小球基底膜的沉积引起弥漫性低补体性肾小球肾炎及肾功能不全，而这在有效抗感染治疗后大多可好转。菌栓性肾梗死可引起肋腰部疼痛和血尿，但很少引起肾功能不全。

特定易感因素情况下的临床表现

50%静脉吸毒相关心内膜炎病灶局限于三尖瓣，表现为发热、心脏杂音轻微或缺如，可缺乏外周血管栓塞表现。三尖瓣心内膜炎中常见的肺动脉菌栓栓塞可引起咳嗽、胸痛、结节性肺部浸润，偶尔可有脓胸。主动脉瓣或二尖瓣心内膜炎大多有典型的心内膜炎临床特征，包括外周血管栓塞表现。

除非和永久性心脏内植入设备相关或受合并症影响，医疗机构相关心内膜炎大多具有典型的临床表现。心脏植入式电子设备相关心内膜炎一般都会有明显或隐匿的囊袋感染，引起发热、轻度心脏杂音以及菌栓继发的肺部表现。晚发的假体瓣膜心内膜炎具有典型的临床特征。瓣膜术后 60 日内（早发）的心内膜炎由于受近期手术影响，临床表现可能不典型。无论是早发还是晚发的假体瓣膜心内膜炎，瓣周感染都很常见，可引起部分瓣膜破裂、反流性杂音、充血性心力衰竭、传导系统受损。

■ 诊断

为避免延误诊断，对有心内膜炎易感因素、临床特征或有符合心内膜炎微生物学检查结果的发热患者（例如发生脑梗死、脾梗死，多次血培养提示心内膜炎相关病原体），均应充分进行临床、微生物学、超声心动图检查。

Duke 标准

只有通过组织病理学或微生物学方法明确有赘生物时，

感染性心内膜炎的诊断才能确立。而 Duke 标准基于临床、实验室检查、超声心动图表现，临床应用广泛，对感染性心内膜炎的诊断有较好的灵敏度和特异度（**表 24 - 3**）。临床上，这个标准主要是作为诊断工具而非治疗指导。如需进一步完善、准确评估患者的疾病情况，更多、更详尽的临床资料需要被收集。符合 2 个主要标准，或 1 个主要标准和 3 个次要标准，或 5 个次要标准者可被明确临床诊断为感染性心内膜炎。当以下任一情况发生时，则明确不能被诊断为感染性心内膜炎：① 已明确为其他诊断；② 抗生素应用 4 日内临床症状缓解，未再发热；③ 手术或活检病理未发现感染性心内膜炎的组织病理学证据。符合 1 个主要标准和 1 个次要标准，或 3 个次要标准者，则可被疑似诊断为感染性心内膜炎。疑似诊断中的临床特征内容增加了这一诊断标准的敏感度，且未降低其特异度。除非特殊情况，明确或疑似诊断为感染性心内膜炎患者的治疗措施是相似的。

Duke 标准强调，菌血症和超声心动图的特异性表现是感染性心内膜炎的特征。多次血培养阳性的诊断要求和感染性心内膜炎持续性、低量菌血症的病理生理特点是一致的。对于血培养阳性的感染性心内膜炎患者，在抗感染治疗前进行的血培养可有 95%呈阳性。Duke 主要标准之一就是，易引起感染性心内膜炎和菌血症（不合并感染性心内膜炎时）的病原体（如金黄色葡萄球菌、肠球菌）至少 2 次血培养阳性，且没有原发感染灶。不易引起感染性心内膜炎、反而易污染血培养标本的病原体（如类白喉杆菌、凝固酶阴性葡萄球菌）则应反复多次血培养阳性，才可作为感染性心内膜炎临床诊断的主要标准。

血培养

血培养分离得到致病微生物是心内膜炎诊断和治疗决策的关键。对于疑似为自然瓣膜心内膜炎、人工瓣膜心内膜炎、心脏植入式电子设备心内膜炎的患者，如近 2 周内未接受过抗生素治疗，应抽 3 套血培养，每 2 套血培养的时间间隔至少为 2 小时，每套血培养应分别在 2 处不同部位获取。如 48～72 小时后血培养仍为阴性，应再抽 2～3 套血培养，且实验室应在培养技术方面寻求帮助和建议。在血培养未出结果时，对疑似亚急性感染性心内膜炎且血流动力学稳定的患者，应先暂缓经验性抗感染治疗，尤其是近 2 周内使用过抗生素的；如有需要，可再抽血培养，不会受到经验性抗感染用药的影响。对急性感染性心内膜炎或血流动力学不稳定、需急诊手术的患者，在最初的 3 套血培养取得之后，应尽早开始经验性抗感染治疗。

血培养以外的技术

一些难以培养的病原体，如布鲁菌、巴尔通体、军团菌、衣原体、柯克次体，可使用血清学方法检测。赘生物可行微生物培养，也可行组织病理学检查、特殊染色（如惠普尔养障体 PAS 染色阳性），还可做免疫荧光染色或 PCR，以明确病原体。

表 24 - 3 感染性心内膜炎临床诊断：修正的 DUKE 标准[a]

主要标准

1. 血培养阳性
     如为感染性心内膜炎的典型病原体,需 2 次血培养均为阳性
         草绿色链球菌、解没食子酸链球菌、HACEK 菌群、金黄色葡萄球菌、社区获得性肠球菌(无原发感染灶时)
     或
     血培养持续阳性,如符合以下情况,则考虑血培养的病原体和感染性心内膜炎的病原体一致
         血培养抽取间隔时间＞12 小时,或
         3 次分别抽取的血培养均为阳性,或 4 次分别抽取的血培养中的大部分为阳性,第 1 次和最后 1 次血培养抽取时间间隔至少 1 小时
     或
     伯纳特柯克次体单次血培养阳性,或血清 IgG 抗体滴度＞1∶800
2. 心内膜受累的证据
     超声心动图结果阳性[b]
         在心脏瓣膜上、其他支撑结构上、反流血流束中或植入物上见到摆动的团块,或
         脓肿,或
         假体瓣膜新发的瓣周漏
     或
     新发的瓣膜反流(对先前已有心脏杂音的情况,仅有杂音增强或变化不足以作为诊断标准)

次要标准

1. 有易感因素：有易感的心脏基础疾病[c]或静脉吸毒
2. 发热,体温≥38.0℃(≥100.4°F)
3. 外周血管表现：主要动脉栓塞、细菌性肺梗死、霉菌性动脉瘤、颅内出血、结膜出血、Janeway 损害
4. 免疫反应表现：肾小球肾炎、Osler 结节、Roth 斑、类风湿因子阳性
5. 微生物学证据：血培养阳性但未符合主要标准,见上文[d],或有急性感染的血清学证据且病原体与感染性心内膜炎相符

[a] 心内膜炎的明确诊断必须符合 2 个主要标准,或 1 个主要标准＋3 个次要标准,或 5 个次要标准。详细内容见正文。[b] 对于假体瓣膜心内膜炎或有合并症的心内膜炎,需行经食管超声心动图检查以获得最佳评估。[c] 易感的心脏基础疾病：有狭窄或反流等的瓣膜病、有假体瓣膜、先天性心脏病(包括修补后或部分修补后的先天性心脏病,除外单纯的房间隔缺损、修补术后的室间隔缺损、封闭术后的动脉导管未闭)、既往有心内膜炎病史、肥厚性心肌病。[d] 对凝固酶阴性葡萄球菌、类白喉杆菌、不常见引起心内膜炎的病原体如革兰阴性杆菌,仅 1 次血培养阳性不能算入诊断标准,凝固酶阴性葡萄球菌、类白喉杆菌是常见的污染菌。

来源：经授权许可,引自：JS Li et al：Clin Infect Dis 30：633，2000. Oxford University Press。

超声心动图

超声心动图可发现赘生物并测量其大小,查见心脏内发症,评估心脏功能(图 24 - 3)。经胸超声心动图无创且特异性高,但无法检测到直径在 2 mm 以下的赘生物;20% 的患者由于肺气肿、体位等影响因素,经胸超声心动图有一定的技术局限性。经胸超声心动图可检测到 65%～80% 感染性心内膜炎患者的赘生物,但在评估假体瓣膜情况并查看心脏内并发症时,经胸超声心动图并不是最理想的。经食道超声心动图安全且能检测到 90% 感染性心内膜炎患者的赘生物,但仍有 6%～18% 的假阴性率,所以经食道超声心动图的阴性结果并不能排除感染性心内膜炎的诊断,应在 7～10 日后重复该检查。对诊断人工瓣膜心内膜炎、心脏植入式电子设备心内膜炎,发现心肌脓肿、瓣膜穿孔以及心脏内瘘,经食道超声心动图是最理想的方法。心脏植入式电子设备心内膜炎患者

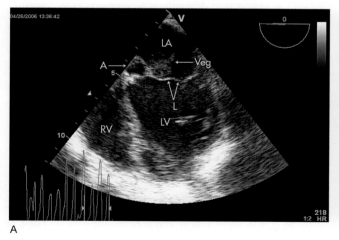
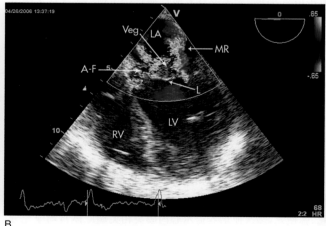

图 24 - 3 金黄色葡萄球菌心内膜炎病例,二尖瓣受累,经食管超声心动图四腔心层面。 A. 二维超声心动图示巨大赘生物,其邻近的无回声区为脓肿灶;B. 彩色多普勒示二尖瓣在中央瓣口和脓肿瘘管处均有重度反流。A,脓肿;A - F,脓肿瘘管;L,瓣叶;LA,左心房;LV,左心室;MR,二尖瓣中央反流;RV,右心室;veg,赘生物(经授权许可,引自 Andrew Burger,MD)。

如果血培养阴性,导线上附着的团块状物很可能是血栓而不是赘生物。

由于金黄色葡萄球菌血症很容易引起感染性心内膜炎,推荐对金黄色葡萄球菌血症患者例行超声心动图检查(经食道超声心动图优于经胸超声心动图)。以下 1 种及以上情况发生时,医院获得性金黄色葡萄球菌血症患者发生感染性心内膜炎风险增高:血培养阳性持续 2~4 日、持续血液透析、有永久性心脏内植入设备、合并脊柱感染、非脊柱性骨髓炎、有心内膜炎易感的原发性瓣膜异常。上述患者建议行经食道超声心动图检查,如无上述情况,可行经胸超声心动图检查。

专家们偏爱使用超声心动图去评估感染性心内膜炎患者的情况,但超声心动图不应被用于感染性心内膜炎低危患者的筛查(如不明原因发热的患者)。美国心脏病学会对疑似感染性心内膜炎患者的超声心动图评估方法见**图 24-4**。

其他研究

很多非诊断性的检查,如血常规、肌酐、肝功能、胸片、心电图等,对感染性心内膜炎患者的整体评估都是有意义的。感染性心内膜炎患者的红细胞沉降率、C 反应蛋白、循环免疫复合物滴度通常是升高的(**表 24-2**)。对需外科手术的感染性心内膜炎老年患者,心导管检查用于评估冠状动脉狭窄病变最有效。

治疗·感染性心内膜炎

抗微生物治疗

为了治愈感染性心内膜炎,赘生物中所有的细菌必须都被杀死。然而,由于心脏局部的宿主抵抗能力不足,且细菌大多处于休眠状态,代谢不活跃,很难被抗菌药物杀死,所以清除局部感染灶很困难。因此,抗感染治疗必须使用杀菌剂,疗程须延长。抗菌药物需静脉使用,达到一定的血药浓度,在心脏局部通过被动扩散,弥散进入赘生物深部并达到有效的抗菌浓度。要选择有效的抗菌药物,就必须了解致病微生物的药敏情况。启动经验性抗感染治疗的决策必须在获得病原学诊断的需求和疾病进展乃至需紧急手术的风险之间取得平衡(详见前述部分"血培养")。在选择抗感染治疗方案时,必须综合考虑合并的其他部位感染(如脑膜炎)、药物过敏反应、靶器官损害、药物相互作用、不良反应等。

尽管人工瓣膜心内膜炎的推荐疗程更长,但其治疗方案(除了葡萄球菌假体瓣膜心内膜炎)和自然瓣膜心内膜炎相似(**表 24-4**),应按照推荐剂量及疗程进行抗感染治疗,除非出现靶器官损害或其他严重不良反应,可考虑更换方案。

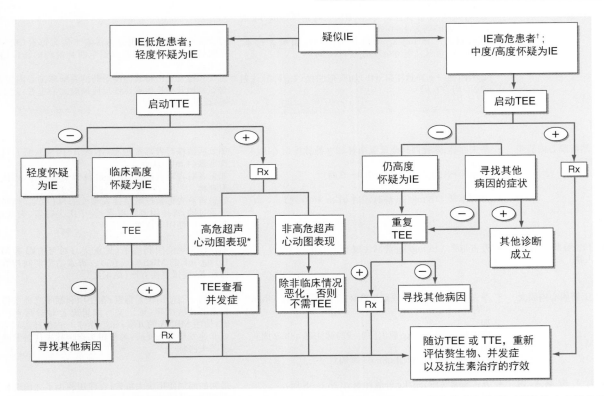

图 24-4　通过经食管超声心动图和经胸超声心动图诊断心内膜炎(TEE:经食道超声心动图,TTE:经胸超声心动图)。† 感染性心内膜炎(infective endocarditis,IE)高危患者,如表 24-8 中所列,或有心脏内并发症的证据(新发的反流杂音、新发的电生理传导病变或充血性心力衰竭)。* 高危超声心动图表现包括:巨大赘生物、瓣膜关闭不全、瓣周感染、心室功能不全。Rx 指启动抗生素治疗(经授权许可,引自:Diagnosis and Management of Infective Endocarditis and Its Complications. Circulation 98; 2936, 1998. © 1998 American Heart Association)。

表 24 – 4   常见病原体引起的感染性心内膜炎的抗生素治疗[a]

病原体	药物(剂量,疗程)	注释
链球菌		
青霉素敏感的链球菌[b] 解没食子酸链球菌	• 青霉素 G(2～3 mU 静脉注射 q4h 4 周) • 头孢曲松(2 g/d 静脉注射每日单次给药,4 周) • 万古霉素[c](15 mg/kg 静脉注射 q12h 4 周) • 青霉素 G(2～3 mU 静脉注射 q4h)或头孢曲松(2 g 静脉注射 QD 2 周) 加 庆大霉素[d](3 mg/kg QD 静脉注射或肌内注射,每日单次给药[e]或平均剂量 q8h 分次给药,2 周)	— 对青霉素过敏者,如非速发型变态反应,可以使用头孢曲松 如患者有严重或速发型β-内酰胺类过敏,建议使用万古霉素 如患者发生氨基糖苷类毒性反应风险大,或为人工瓣膜心内膜炎、有合并症的心内膜炎,不应使用 2 周方案
青霉素相对耐药的链球菌[f]	• 青霉素 G(4 mU 静脉注射 q4h)或头孢曲松(2 g 静脉注射 QD)4 周 加 庆大霉素[d](3 mg/kg QD 静脉注射或肌内注射,每日单次给药[e]或平均剂量 q8h 分次给药,2 周) • 万古霉素[c],用法同上,4 周	对链球菌人工瓣膜心内膜炎,如链球菌对青霉素 MIC≤0.1 μg/mL,建议按该剂量的青霉素治疗 6 周或最初 2 周加用庆大霉素 —
青霉素中度耐药的链球菌[g]、营养变异性微生物或孪生球菌	• 青霉素 G(4～5 mU 静脉注射 q4h)或头孢曲松(2 g 静脉注射 QD)6 周 加 庆大霉素[d](3 mg/kg QD 静脉注射或肌内注射,每日单次给药[e]或平均剂量 q8h 分次给药,6 周) • 万古霉素[c],用法同上,4 周	对链球菌人工瓣膜心内膜炎,如链球菌对青霉素 MIC>0.1 μg/mL,建议该方案 部分患者建议该方案
肠球菌[h]		
	• 青霉素 G(4～5 mU 静脉注射 q4h)加庆大霉素[d](1 mg/kg 静脉注射 q8h),均为 4～6 周 • 氨苄西林(2 g 静脉注射 q4h)加庆大霉素[d](1 mg/kg 静脉注射 q8h)均为 4～6 周 • 万古霉素[c](15 mg/kg 静脉注射 q12h)加庆大霉素[d](1 mg/kg 静脉注射 q8h),均为 4～6 周 • 氨苄西林(2 g 静脉注射 q4h)加头孢曲松(2 g 静脉注射 q12h)均为 6 周	可使用链霉素(7.5 mg/kg q12h)代替庆大霉素,如对庆大霉素无高度耐药 — 对青霉素过敏者,使用万古霉素＋庆大霉素(或对青霉素脱敏治疗);对青霉素或氨苄西林耐药的肠球菌也可使用该方案 对庆大霉素或链霉素高度耐药的粪肠球菌心内膜炎,或对氨基糖苷类抗生素毒性反应风险大的患者,建议该方案(详见正文)
葡萄球菌		
MSSA 自然瓣膜心内膜炎(无植入物)	• 萘夫西林、苯唑西林或氟氯西林(2 g 静脉注射 q4h,4～6 周) • 头孢唑林(2 g 静脉注射 q8h 4～6 周) • 万古霉素[c](15 mg/kg 静脉注射 q12h 4～6 周)	如致病菌株对青霉素敏感(不产β-内酰胺酶),可使用青霉素(4 mU q4h) 如患者对青霉素过敏,但非速发型变态反应,可使用头孢唑林 如患者对青霉素过敏呈速发型变态反应(如荨麻疹)或严重过敏,可使用万古霉素;关于庆大霉素、夫西地酸、利福平的使用见正文
MRSA 自然瓣膜心内膜炎(无植入物)	• 万古霉素[c](15 mg/kg 静脉注射 q8～12h 4～6 周)	不建议常规使用利福平(见正文);对万古霉素 MIC>1.0 μg/mL 的 MRSA,或在万古霉素治疗期间持续性菌血症者,建议更换方案(见正文)
MSSA 人工瓣膜心内膜炎	• 萘夫西林、苯唑西林或氟氯西林(2 g 静脉注射 q4h,6～8 周) 加 庆大霉素[d](1 mg/kg 肌内注射或静脉注射 q8h,2 周) 加 利福平[i](300 mg 口服 q8h 6～8 周)	最初的 2 周使用庆大霉素;在使用利福平之前要做庆大霉素的药敏试验(见正文);如果患者对青霉素严重过敏,使用 MRSA 的方案;如患者对β-内酰胺类轻微过敏或非速发型变态反应,可使用头孢唑林来代替苯唑西林或萘夫西林
MRSA 人工瓣膜心内膜炎	• 万古霉素[c](15 mg/kg 静脉注射 q12h 6～8 周) 加 庆大霉素[d](1 mg/kg 肌内注射或静脉注射 q8h,2 周) 加 利福平[i](300 mg 口服 q8h 6～8 周)	最初的两周使用庆大霉素;在使用利福平之前要检测庆大霉素的药敏情况(见正文)

（续表）

病原体	药物（剂量，疗程）	注释
HACEK 菌群		
	· 头孢曲松（2 g/d 静脉注射 QD，4 周） · 氨苄西林舒巴坦（3 g 静脉注射 q6h，4 周）	可以使用其他三代头孢菌素，以同等剂量 —
伯氏柯克斯体		
	· 多西环素（100 mg 口服 q12h）**加**羟氯喹（200 mg 口服 q8h），均使用 18（自然瓣膜）或 24（假体瓣膜）个月	治疗期间随访血清抗体，监测疗效以及是否复发（IgG 和 IgA 水平下降 4 倍，IgM 转阴）
巴尔通体		
	· 头孢曲松（2 g 静脉注射 q24h）**或**氨苄西林（2 g 静脉注射 q4h）**或**多西环素（100 mg q12h 口服），6 周 **加** 庆大霉素（1 mg/kg 静脉注射 q8h 3 周）	如果患者对青霉素过敏，使用多西环素

a 该剂量是针对肾功能正常的成人。对肾功能不全患者，庆大霉素、链霉素、万古霉素剂量需调整。根据理想体重计算庆大霉素、链霉素剂量（男性理想体重 = 50 kg + 2.3 kg/超过 5 尺的每英寸身高；女性理想体重 = 45.5 kg + 2.3 kg/超过 5 尺的每英寸身高）。b MIC≤0.1 μg/mL。c 万古霉素剂量根据实际体重决定。对于链球菌和肠球菌感染，血清药物谷浓度应为 10～15 μg/mL，对葡萄球菌感染，血清药物浓度应为 15～20 μg/mL。d 对于肠球菌心内膜炎，氨基糖苷类不应一日一次给药，且在初始治疗方案中就应包含该药物。庆大霉素分次给药（静脉注射 20～30 分钟或肌内注射），每次给药 1 小时后的血清药物峰浓度和谷浓度分别为 3.5 μg/mL 和≤1 μg/mL。链霉素的血清药物峰浓度和谷浓度（测量时间和庆大霉素相同）分别为 20～35 μg/mL 和<10 μg/mL。e 萘替米星（4 mg/kg QD，每日一次给药）可作为庆大霉素的替代用药。f MIC>0.1 μg/mL 和<0.5 μg/mL。g MIC≥0.5 μg/mL 和<8 μg/mL。h 必须评估抗菌药物敏感性；参考正文。i 利福平增加了华法林和双香豆素的抗凝需求。

缩略词：MIC, minimal inhibitory concentration，最低抑菌浓度；MRSA, methicillin-resistant *S. aureus*，耐甲氧西林金黄色葡萄球菌；MSSA, methicillin-sensitive *S. aureus*，甲氧西林敏感金黄色葡萄球菌。

针对病原体的治疗

链球菌 · 链球菌心内膜炎最佳治疗方案的制定基于致病株对青霉素的 MIC 值（**表 24 - 4**）。对人工瓣膜心内膜炎或出现并发症的自然瓣膜心内膜炎，不推荐青霉素联合庆大霉素，或头孢曲松联合庆大霉素治疗 2 周的短程方案。对氨基糖苷类药物毒性反应的高危患者，如需使用庆大霉素等氨基糖苷类药物，应特别注意并密切随访。B、C、G 组链球菌心内膜炎的推荐治疗方案等同于对青霉素中介敏感的链球菌心内膜炎。营养变异性微生物（颗粒链球菌属、缺陷乏养菌属）、孪生球菌属心内膜炎的推荐治疗方案等同于对青霉素中介敏感的链球菌心内膜炎，类似的方案还被推荐用于上述病原体以及青霉素 MIC>0.1 μg/mL 的链球菌引起的假体瓣膜心内膜炎。

肠球菌 · 肠球菌对苯唑西林、萘夫西林、头孢菌素类耐药，可被青霉素、氨苄西林、替考拉宁、万古霉素抑制（而不是杀灭）。杀灭肠球菌需联合用药：作用于细菌胞壁且在可达的血药浓度下在赘生物局部能起到有效抗菌作用的药物（如青霉素、氨苄西林、万古霉素、替考拉宁）联合氨基糖苷类药物（庆大霉素、链霉素），对非耐药肠球菌可起到杀菌作用。如致病株对作用于细菌胞壁的抗菌药物耐药，或在庆大霉素浓度≥500 μg/mL，链霉素浓度 1 000～2 000 μg/mL 时仍能复制（该现象被称为对氨基糖苷类药物高度耐药），则表明上述

无效的抗菌药物即便联合使用，也无法对致病株产生杀菌作用。如致病株对庆大霉素高度耐药，则表明妥布霉素、奈替米星、阿米卡星、卡那霉素也均无效。事实上，即便是对庆大霉素非高度耐药的肠球菌，除了庆大霉素以外的其他氨基糖苷类药物的协同杀菌效果也有待商榷，所以它们一般不应该被用于治疗肠球菌心内膜炎。高浓度氨苄西林联合头孢曲松或头孢噻肟在体外试验及心内膜炎动物模型中可通过增强青霉素结合蛋白（PBP）的结合作用来杀灭粪肠球菌。

肠球菌必须检测其是否对链霉素、庆大霉素高度耐药，是否产 β-内酰胺酶，是否对青霉素/氨苄西林敏感（MIC≤8 μg/mL）、对万古霉素敏感（MIC≤4 μg/mL）以及对替考拉宁敏感（MIC≤2 μg/mL）。如致病株产 β-内酰胺酶，可考虑使用氨苄西林舒巴坦或万古霉素，作用于细菌胞壁，产生杀菌作用。如致病株对青霉素/氨苄西林 MIC>8 μg/mL，应考虑使用万古霉素。如致病株对万古霉素 MIC>8 μg/mL，应考虑使用青霉素/氨苄西林。氨基糖苷类药物中推荐使用庆大霉素或链霉素（**表 24 - 4**），除非耐药。虽然在治疗肠球菌心内膜炎时庆大霉素主要起协同杀菌作用，其剂量比标准剂量要小，但其肾毒性损伤（或链霉素的前庭神经毒性损伤）在长达 4～6 周的抗感染疗程中并非少见。含氨基糖苷类药物的联合抗感染疗法如疗程缩短为 2～3 周，依然被证实是有效的，且相比于长程疗法

有较小的肾毒性,所以部分学者更愿意使用含氨基糖苷类药物联合抗感染2～3周。

如致病株对庆大霉素和链霉素都高度耐药,则表明合用氨基糖苷类药物无法起到协同杀菌作用,因此,不应再使用氨基糖苷类药物。取而代之的是可考虑作用于细菌胞壁的抗生素单药治疗8～12周;而对于粪肠球菌心内膜炎,建议使用高剂量氨苄西林联合头孢曲松或头孢噻肟(表24-4)。有非随机对照试验表明,氨苄西林联合头孢曲松治疗粪肠球菌心内膜炎和青霉素/氨苄西林联合氨基糖苷类药物的疗法同样有效,且肾毒性较小。考虑到氨苄西林联合头孢曲松的疗法肾毒性减小,对肾损伤高危患者,可考虑使用该疗法。

如粪肠球菌致病株对所有常见的杀菌剂均耐药,应考虑抑菌治疗后外科手术。可能对多耐药肠球菌有效的新型药物[奎奴普丁/达福普丁(仅用于屎肠球菌)、利奈唑胺、达托霉素]在心内膜炎中的疗效尚未得到证实。

葡萄球菌·葡萄球菌心内膜炎抗菌药物的选择(表24-4)不是基于致病菌是否产凝固酶,而是根据是否有人工瓣膜或其他异物植入,受累及的是哪(几)个瓣膜,以及致病菌对青霉素、甲氧西林、万古霉素的药敏情况。除非被证明不产青霉素酶,否则所有葡萄球菌都应被视为对青霉素耐药。同理,由于葡萄球菌对甲氧西林的耐药情况太普遍,初始的经验性治疗就应覆盖甲氧西林耐药菌株;如后续分离得到的致病株被证实对甲氧西林敏感,则再修正治疗方案。(译者注:美国和中国葡萄球菌对甲氧西林的耐药情况不一样,读者需加以判断。)治疗自然瓣膜(二尖瓣或主动脉瓣)心内膜炎时,在β-内酰胺类抗生素或万古霉素外添加使用庆大霉素3～5日的强化抗感染方案并不能提高生存率,反而可能会增加肾毒性,所以这种疗法不被推荐;也不推荐添加使用夫西地酸或利福平。

使用万古霉素治疗甲氧西林耐药的金黄色葡萄球菌(MRSA)心内膜炎时,推荐万古霉素血药浓度维持在15～20 μg/mL;需警戒的是,该药物具有肾毒性。虽然对万古霉素耐药的葡萄球菌较罕见,但MRSA中对万古霉素低敏感的菌株正逐步增多。万古霉素MIC在4～16 μg/mL的MRSA呈中介敏感,被称为万古霉素中介的金黄色葡萄球菌(VISA)。万古霉素MIC为2 μg/mL的MRSA中可能含有更高MIC值的亚群。这些异质性耐药的VISA(hVISA)无法被常规药敏试验检测出来。由于其药代动力学/药效学特征,难以预估是否可用万古霉素杀灭对其MIC>1 mg/mL的MRSA,即便增加了药物剂量。虽然达托霉素治疗

感染性心内膜炎的适应证未被美国FDA批准,但达托霉素[6 mg/kg(部分专家建议8～10 mg/kg)静脉注射QD]已被推荐作为万古霉素的替代药物用于感染性心内膜炎,尤其是VISA、hVISA及万古霉素MIC>1 mg/mL的MRSA引起的左心系统心内膜炎。上述菌株应行达托霉素药敏试验。达托霉素对MRSA(即便是部分对达托霉素欠敏感的MRSA)的杀菌活性可被萘夫西林及头孢洛林加强。有一些病例报道提示达托霉素联合头孢洛林或头孢洛林单药(600 mg静脉注射q8h)可能对顽固性MRSA心内膜炎有效。虽然如此,难治性MRSA心内膜炎的治疗策略已超出了本章的讨论范畴,需咨询感染病学专家。利奈唑胺对MRSA左心系统心内膜炎的疗效尚未被证实。虽然未被其他学术团体广泛接受,英国抗微生物药学会推荐对于MRSA引起的自然瓣膜心内膜炎,在万古霉素或达托霉素外应增加药物,联合治疗(万古霉素联合利福平,达托霉素联合利福平、庆大霉素或利奈唑胺)。

对甲氧西林敏感的金黄色葡萄球菌心内膜炎,如未发生合并症且感染灶局限于三尖瓣和肺动脉瓣,则可使用苯唑西林/萘夫西林联合庆大霉素治疗2周。但如果抗感染后患者仍有发热超过5日,或发生多发性肺动脉菌栓,则必须接受标准疗程治疗。万古霉素联合庆大霉素2周治疗MRSA右心系统心内膜炎疗效欠佳,所以这一类情况仍使用万古霉素或达托霉素(每日剂量6 mg/kg,QD)治疗4周。

葡萄球菌假体瓣膜心内膜炎应使用多药联合方案治疗6～8周。联合药物方案中必须包含利福平,因为该药物可以杀灭植入物表面生物膜深部的葡萄球菌。另外两种药物(根据药敏结果选择)联合利福平一起用,以避免产生致病菌体内耐药。因为很多葡萄球菌(MRSA或表皮葡萄球菌)对庆大霉素耐药,所以必须在利福平应用之前进行致病株对庆大霉素或其他同类药物的药敏试验。如果致病株对庆大霉素耐药,则应使用另一种氨基糖苷类药物或氟喹诺酮类或其他有效杀菌剂,来取代庆大霉素。

其他病原体·在不合并脑膜炎时,肺炎链球菌引起的心内膜炎,如果致病菌对青霉素的MIC≤1 μg/mL,可使用青霉素V(400万U,q4h)、头孢曲松(每日剂量2 g,QD)或头孢噻肟(对应头孢曲松的相应剂量)。如果致病的肺炎链球菌对青霉素的MIC≥2 μg/mL,应该使用万古霉素。如果患者疑似或已发生脑膜炎,应该先经验性使用万古霉素联合头孢曲松(按照脑膜炎的推荐剂量),直到得到药敏试验结果,再根据药敏调整用药。目标治疗方案应根据脑膜炎药敏折点决

定(青霉素 MIC 0.06 μg/mL，头孢曲松 MIC 0.5 μg/mL)。铜绿假单胞菌心内膜炎应使用能抗假单胞菌的青霉素(替卡西林或哌拉西林)和高剂量的妥布霉素(每日剂量 8 mg/kg，分 3 次给药)。肠杆菌心内膜炎应使用 1 种强效 β-内酰胺类抗生素联合 1 种氨基糖苷类药物。棒状杆菌心内膜炎应使用青霉素联合 1 种氨基糖苷类药物(如果该致病株对氨基糖苷类敏感)或使用万古霉素，因为万古霉素对大多数棒状杆菌都有很强的杀菌作用。假丝酵母菌心内膜炎的治疗应包含两性霉素 B 和氟胞嘧啶以及早期手术；推荐长期口服一种唑类药物抑菌治疗。有一些病例报道提示棘白菌素治疗假丝酵母菌心内膜炎有效，但是棘白菌素在这一类心内膜炎中的作用尚未被完全证实。

经验性治疗

在微生物培养尚未有结果或培养阴性时，制定心内膜炎抗感染方案(大多数可按表 24-4 的推荐药物及剂量)应考虑临床特征(急性或亚急性起病、感染部位、患者的易感因素)以及病原体的流行病学线索。对静脉吸毒者急性心内膜炎的治疗必须覆盖 MRSA 以及革兰阴性杆菌。在获取血培养标本后经验性使用万古霉素和庆大霉素，可覆盖上述病原体以及很多其他可能的病原体。同样，医疗保健机构相关的心内膜炎也应覆盖 MRSA。在血培养结果为阴性时，必须除外消耗性心内膜炎(又称为恶病质性心内膜炎、非细菌性血栓性心内膜炎)；而苛养微生物可使用血清学方法进行检测。在未使用抗生素时，金黄色葡萄球菌、表皮葡萄球菌、肠球菌心内膜炎很少血培养阴性，所以当血培养阴性时，经验性治疗应覆盖上述细菌以外的病原体，例如营养变异性微生物，HACEK 菌群，巴尔通体等。在等待进一步的临床线索有结果之前，血培养阴性的亚急性自然瓣膜心内膜炎可使用庆大霉素联合氨苄西林舒巴坦(每日剂量 12 g)或头孢曲松。多西环素可用于加强治疗巴尔通体感染。对于血培养阴性的假体瓣膜心内膜炎，如果感染发生在瓣膜植入后 1 年以内，应使用万古霉素、庆大霉素、头孢吡肟、利福平；如果感染发生在瓣膜植入后 1 年以后，经验性抗感染方案等同于血培养阴性的自然瓣膜心内膜炎。如果血培养因为先前的抗生素使用而呈阴性，则经验性用药需更广谱，特别要考虑覆盖可能会被先前抗生素抑制的病原体。

心脏植入式电子设备(CIED)相关心内膜炎

心脏植入式电子设备(CIED)相关心内膜炎的治疗首要是移除植入设备，其次是抗感染。抗感染药物应根据致病病原体选择，推荐与自然瓣膜心内膜炎相同(表 24-4)。心脏植入式电子设备(CIED)相关的菌血症可能同时合并自然瓣膜心内膜炎及远隔部位感染(如骨髓炎)。对于 CIED 相关心内膜炎，以及在移除设备后、已在使用抗生素时仍有持续性菌血症的患者，均推荐 4～6 周目标性抗感染疗程。虽然对有 CIED 植入的患者来说，金黄色葡萄球菌或表皮葡萄球菌血症很容易导致心内膜炎，但并不意味着这些患者的血流感染全都等同于心内膜炎。如有明确证据显示未发生心内膜炎，那么革兰阴性杆菌、链球菌、肠球菌、假丝酵母菌等引起的血流感染可能并不意味着 CIED 感染。然而，如未找到其他部位的感染灶，在抗菌治疗后菌血症复发表明发生 CIED 相关心内膜炎的可能性增加，建议按心内膜炎治疗。

门诊患者抗感染治疗

依从性良好、临床病情稳定的患者，如果未再发生菌血症、无发热、无临床或超声心动图证据表明已有或将有并发症发生，则可考虑门诊治疗。应保证有密切的随访、稳定的家庭治疗环境、规范的静脉输液条件、确保静脉使用的抗感染药物在溶媒中充分溶解并保持稳定。既定的抗感染治疗不应为了适应门诊治疗需要而改变乃至削弱抗感染力度。

监测抗感染治疗

测量血清杀菌滴度(能够杀灭 99.9% 标准培养液中致病菌的患者血清稀释倍数)不被推荐用于评估标准疗法，但也许可以有效评估少见病原体心内膜炎的治疗。血清万古霉素及氨基糖苷类药物浓度应被监测，根据浓度调整剂量，以避免毒性反应。

抗生素毒性反应(包括过敏反应)可发生于 25%～40% 心内膜炎患者治疗过程中，尤其易发生于抗感染数周后。应该定期验血以评估肾毒性、肝毒性及造血系统毒性反应。

对于金黄色葡萄球菌或其他难治性病原体引起的心内膜炎，血培养应重复进行，直到转阴，如再次发热应立即复查，在疗程结束后 4～6 周也应复查血培养以确保治愈。当致病菌为草绿色链球菌、肠球菌、HACEK 菌群时，有效抗感染 2 日后血培养可转阴。对金黄色葡萄球菌心内膜炎，使用 β-内酰胺抗生素 3～5 日后血培养可转阴。而 MRSA 心内膜炎即便使用万古霉素或达托霉素 7～9 日后，血培养仍可以持续呈阳性。在足量使用万古霉素治疗时，持续性 MRSA 菌血症表明致病的菌株可能对万古霉素敏感性下降，可能需要更换治疗方案。规范抗感染 7 日后仍有发热的患者应评估是否合并有瓣周脓肿、心脏外脓肿（脾、肾脏）或其他并发症（栓塞事件）。反复发热表明这些并发症发生的可能性增加，但也可能是药物不良反应或是其他部位的院内获得性感染。有效抗感染后赘生物可缩小，但在疗程结束3个月后，50%赘生物大小较前无变化，25%仅轻度缩小。

外科治疗

心脏内及中枢神经系统并发症是感染性心内膜炎最重要的致死、致残原因。在一些病例中，这些并发症的有效治疗往往需要外科手术。感染性心内膜炎外科手术治疗的适应证（**表24-5**）是根据观察性研究和专家共识制定的。对每个患者来说，手术的风险、获益以及时机都是个体化的。25%～40%左心系统心内膜炎患者在感染急性期接受了心脏手术，其中人工瓣膜心内膜炎手术比例稍高于自然瓣膜心内膜炎。心脏内并发症（最佳检测方法为经食道超声心动图）及充血性心力衰竭是最常被引用的外科手术适应证。有一些临床研究比较了内科保守治疗和外科手术治疗感染性心内膜炎的患者，以评估外科手术的获益。虽然不同研究的结果有差异，但按目前心内膜炎适应证进行的手术干预总体较内科保守治疗在6个月的随访时间内有更大的生存率获益（27%～55%）。然而，在外科手术后最初的几周内，死亡风险会上升（疾病本身导致及手术相关的死亡）。

适应证

充血性心力衰竭·由新发或加重的瓣膜功能障碍引起的中重度顽固性充血性心力衰竭是心脏外科手术的主要适应证。左心系统心内膜炎、瓣膜功能障碍引起中重度心力衰竭的患者中，内科药物治疗者在随访至6个月时病死率为50%，而手术治疗者病死率为15%。无论是自然瓣膜心内膜炎还是假体瓣膜心内膜炎，手术治疗的适应证力度越强（如心力衰竭越严重），则手术获益越大。手术可以缓解巨大赘生物引起的功能性瓣膜狭窄，通过修复或更换瓣膜治疗瓣膜反流，重获正常的瓣膜功能。

瓣周感染·瓣周感染这一并发症发生于10%～15%的自然瓣膜心内膜炎和45%～60%的假体瓣膜心内膜炎，其中在主动脉瓣最常见。如规范抗感染治疗条件下仍有反复发热，或心电图提示新发传导阻滞，或发生心包炎，则提示可能有瓣周感染。彩色多普勒经食道超声心动图是检测瓣周脓肿的最佳方法（敏感性＞85%）。为达到较好疗效，一般需要手术治疗，尤其是当发热持续不退、心脏内瘘进一步加重、假体瓣膜

表24-5 感染性心内膜炎患者心外科手术干预的指征

为获得最佳预后而进行的手术

瓣膜功能障碍导致的中度到重度充血性心力衰竭
人工瓣膜部分不稳定、开裂
最佳抗生素治疗下依然持续性菌血症
缺乏有效抗微生物治疗（例如，真菌或布鲁菌心内膜炎）
有心脏内并发症的金黄色葡萄球菌假体瓣膜心内膜炎
抗感染后假体瓣膜心内膜炎复发

为改善预后而强烈考虑进行的手术[a]

感染在瓣膜周围扩散
累及主动脉瓣或二尖瓣，对金黄色葡萄球菌心内膜炎治疗反应差
巨大（直径＞10 mm）活动性赘生物、栓塞风险高，尤其对于既往有栓塞史者以及单个瓣膜功能不全者
自然瓣膜心内膜炎血培养阴性，持续性无法解释的高热（≥10日）
高度耐药的肠球菌或革兰阴性杆菌引起的心内膜炎，内科治疗反应差或治疗后感染复发的

[a] 手术必须谨慎考虑，应结合其他因素综合考虑决定手术的适合时机。

破裂或不稳定、规范抗菌治疗后感染复发等情况时。另外，应密切监测心脏电节律活动，因为继发的高度传导阻滞可能会需要起搏器治疗。

无法控制的感染·最佳抗感染治疗后仍持续性血培养阳性或无法解释的持续性高热（无论是血培养阳性还是阴性的心内膜炎）表明感染难以控制，需要手术。此外，缺乏有效抗感染药物的病原体引起的心内膜炎，如真菌、铜绿假单胞菌、高度耐药的革兰阴性杆菌、布鲁菌，也建议外科手术。

金黄色葡萄球菌心内膜炎·金黄色葡萄球菌引起的假体瓣膜心内膜炎如仅药物治疗，病死率超过50%，但经手术治疗后，病死率可降至25%。对于有心脏内并发症的金黄色葡萄球菌假体瓣膜心内膜炎，手术可将病死率降低20倍。对金黄色葡萄球菌自然瓣膜心内膜炎（主动脉瓣或二尖瓣受累），如经胸超声心动图可查见赘生物且在抗感染1周后仍有持续性菌血症，则也可考虑外科手术治疗。单纯三尖瓣受累的心内膜炎即便有持续的发热，也很少需要手术。

预防系统性栓塞·心内膜炎患者的死亡很多是由脑栓塞或冠状动脉栓塞引起的。超声心动图观测赘生物大小及形态从而预测栓塞风险本身并不能预估手术治疗的获益。对那些为预防栓塞而手术的患者来说，获益最大的人群还是同时能取得预防栓塞以外的其他获益的，如修复功能不全的瓣膜、清除瓣周脓肿。只有3.5%的患者会仅仅为了预防栓塞事件而手术。在疾病早期就积极手术来修复瓣膜从而避免疾病进展后期

时机	外科干预的适应证	
	强烈支持手术的证据	有争议的证据,但主流观念倾向支持手术
紧急手术(当日)	急性主动脉瓣反流且二尖瓣提前关闭 Valsalva 脓肿破入右心 脓肿破入心包	
尽早手术(1~2 日内)	赘生物导致瓣膜活动受阻 假体瓣膜不稳定或开裂 急性主动脉瓣或二尖瓣反流伴心力衰竭(NYHA 心功能分级 Ⅲ或Ⅳ) 室间隔、房间隔穿孔 瓣周感染扩散,伴或不伴新发的心脏电传导变化 缺乏有效的抗生素治疗	发生主要栓塞事件且巨大赘生物持续存在(直径>10 mm)
择期手术(尽早手术通常更好)	直径>10 mm 的赘生物,且有严重的主动脉瓣或二尖瓣功能不全[a] 人工瓣膜进行性加重的瓣周反流 瓣膜功能不全且抗感染 7~10 日以上仍有持续性感染 真菌性(霉菌性)心内膜炎	葡萄球菌人工瓣膜心内膜炎 早发的人工瓣膜心内膜炎(瓣膜术后≤2 个月) 真菌性心内膜炎(假丝酵母菌) 耐药菌引起的心内膜炎

表 24-6 心内膜炎患者心外科手术干预的时机

[a] 单中心随机对照临床试验显示早期手术获益更大。具体实施时需结合临床作出决策。

来源:摘自:L Olaison, G Pettersson:Infect Dis Clin North Am 16:453, 2002。

不得不置换瓣膜、植入假体瓣膜,提高了在处理赘生物这一问题上的手术风险获益比。

心脏植入式电子设备(CIED)相关心内膜炎· 对于确诊心脏植入式电子设备(CIED)相关心内膜炎的患者,无论是囊袋感染还是心脏内导线感染,都建议移除植入设备。建议经皮拔除导线。如果导线的赘生物大小超过 3 cm,继而经皮拔除导线引起肺动脉栓塞的风险较大,或可能导致植入设备移除不完全(可能有残留),则应考虑外科手术移除设备。对于 CIED 相关心内膜炎,一经确诊、住院就立即移除设备的患者 30 日和 1 年生存率显著高于先使用药物抗感染、保留 CIED 的患者。在有效抗感染 10~14 日后,如有必要,可经体表另一部位再次经皮或外科手术植入 CIED。如患者要进行心内膜炎瓣膜手术,则应术中移除 CIED、继而植入新的 CIED。

心脏手术的时机选择

如果心内膜炎的手术适应证是危及生命的(如瓣膜功能不全、严重充血性心衰、瓣周脓肿、假体瓣膜破裂),早期手术(如在治疗的第 1 周)的生存率高于延期手术。如手术适应证并非很危急,手术可适当延迟,以便进一步药物控制感染、改善患者整体状况(**表 24-6**)。在推荐的抗感染治疗 14 日后,99%链球菌心内膜炎患者的手术切除瓣膜培养为阴性,50%金黄色葡萄球菌心内膜炎患者的手术切除瓣膜培养为阴性。

在自然瓣膜心内膜炎行瓣膜置换后,2%会在植入的人工瓣膜上再次发生心内膜炎;对于假体瓣膜心内膜炎,再次更换瓣膜术后再发感染的概率为 6%~15%。术后再发感染的风险是肯定存在的,但这并不意味着推迟手术是合理的,尤其对于严重心力衰竭、瓣膜功能障碍、病情无法控制的葡萄球菌心内膜炎患者。只有当感染已控制、心力衰竭经药物治疗已缓解时,才可考虑延迟手术。

心脏外科手术后,感染性心内膜炎的神经系统并发症有可能会加重,其发生的风险取决于神经系统并发症的种类,以及从并发症发生到手术的时间间隔。如果可行,建议心脏手术推迟到非出血性脑梗死后 2~3 周、脑出血后 4 周进行。如有感染性颅内动脉瘤破裂,则应先处理动脉瘤,再行心脏手术。

外科手术后抗生素治疗

在已完成标准推荐抗感染疗程的感染性心内膜炎患者中,45%在其手术切除瓣膜上经涂片革兰染色或 PCR 检测到了病原体;而这部分患者中 7%瓣膜培养阳性。瓣膜标本中检测到病原体 DNA 并不意味着抗感染失败,事实上外科切除赘生物后再发感染并不常见。因此,对于敏感菌引起的无并发症的自然瓣膜心内膜炎,如果手术切除的瓣膜培养阴性,术前、术后抗感染疗程的总和应该等同于推荐疗程,除此以外,术后抗感染疗程再额外增加2周。对于伴发瓣周脓肿的心内膜炎、药物治疗不充分的假体瓣膜心内膜炎、手术切除的瓣膜培养阳性的心内膜炎，手术后应足疗程抗感染。

心脏外并发症

脾梗死发生于3%～5%心内膜炎患者，治疗包括经皮穿刺感染灶引流或脾切除。感染性动脉瘤发生于2%～15%霉菌性心内膜炎患者，其中一半累及颅内动脉，表现为头痛、局灶性神经症状、脑出血。应使用血管造影检查颅内动脉瘤。一部分动脉瘤经有效抗感染后会缩小、吸收，但那些持续增大乃至渗血者应尽可能手术治疗。颅外动脉瘤主要表现为局部疼痛、肿块、缺血、出血，也建议手术治疗。

■ 预后

预后差的主要因素包括：年龄大、有严重合并症、糖尿病、延迟诊断、人工瓣膜或主动脉瓣受累、强毒力的致病菌（如金黄色葡萄球菌）或耐药菌（例如铜绿假单胞菌、真菌）、有心脏内或神经系统并发症、发病与医疗保健机构相关。导致死亡或较差预后的主要因素并不是抗感染失败，而是其他合并症或发生了心内膜炎相关的靶器官损害。在发达国家，感染性心内膜炎总体生存率为82%～85%，然而，在不同心内膜炎亚群患者之间生存率差异较大。草绿色链球菌、HACEK菌群、肠球菌（对联合药物治疗敏感）引起的自然瓣膜心内膜炎生存率为85%～90%。对于金黄色葡萄球菌引起的自然瓣膜心内膜炎，如果患者未静脉吸毒，生存率为55%～70%；如果患者是静脉吸毒的（右心系统受累较多），其生存率为85%～90%。瓣膜置换术后2个月内发生的人工瓣膜心内膜炎病死率高达40%～50%，但晚发的假体瓣膜心内膜炎病死率仅10%～20%。

■ 预防

为了预防心内膜炎，过去一些专家共识建议在易引起菌血症的操作之前全身性使用抗生素。但是近些年美国心脏病学会（AHA）和欧洲心脏病学会（ESC）的一些研究回顾分析并重新评价了心内膜炎预防性使用抗生素的证据等级，在其更新的指南中均进一步限制了抗生素的预防性使用。即便在适应证最强的条件下，预防性使用抗生素的获益也是有限的。大多数心内膜炎病例并不是在易引起菌血症的操作之后发病的。虽然牙科操作被认为易引起心内膜炎，但研究显示，牙科操作后患者的心内膜炎发病率相比于无牙科操作者并无明显增加。此外，牙科操作引起的菌血症的发生频率及程度（菌量）和日常生活中的一些活动（如刷牙、使用牙线）相比是相似的，由于牙科操作并不经常发生，所以口腔定植菌引起菌血症，进而使心脏内结构暴露于菌血症的风险在日常生活中更

高，而非在牙科操作中。胃肠道、泌尿生殖道操作引起心内膜炎的相关性则更小。另外，如大力推行心内膜炎的抗生素预防性使用，成本-效益预算显示其会造成极大的医疗资源浪费。

虽然如此，动物模型研究显示抗生素预防性使用确实是有效的。我们可以认为通过预防性使用抗生素，可遏制极少量心内膜炎病例的发生。在权衡了可能的获益、潜在的不良反应以及成本预算后，美国心脏病学会（AHA）和欧洲心脏病学会（ESC）现推荐预防性抗生素使用仅适用于心内膜炎发病极高危或发病后病死率极高的患者（表24-7和表24-8）。维持良好的口腔卫生是至关重要的。只有极高危患者进行了牙龈、牙根尖周有创操作或口腔黏膜穿孔操作（包括呼吸道外科手术）后，才建议预防性使用抗生素。胃肠道、泌尿生殖道操作后不建议预防性使用抗生素。高危患者如已有泌尿生殖道或皮肤软组织原发感染灶，应预防性治疗感染灶，然后再进行后续有创操作。

表 24-7 有高危心脏疾病的成人心内膜炎预防性使用抗生素方案[a,b]

A. 标准口服方案
　　阿莫西林：操作前1小时2g口服
B. 无法口服药物时
　　氨苄西林：操作前1小时内2g静脉注射或肌内注射
C. 青霉素过敏时
　　1. 克拉霉素或阿奇霉素：操作前1小时500mg口服
　　2. 头孢氨苄[c]：操作前1小时2g口服
　　3. 克林霉素：操作前1小时600mg口服
D. 青霉素过敏，无法口服药物时
　　1. 头孢唑林或头孢曲松[c]：操作前半小时1g静脉注射或肌内注射
　　2. 克林霉素：操作前1小时600mg静脉注射或肌内注射

[a] 儿童剂量：阿莫西林、氨苄西林、头孢氨苄、头孢羟氨，50mg/kg口服；头孢唑林，25mg/kg静脉注射；克林霉素，20mg/kg口服或25mg/kg静脉注射；克拉霉素，15mg/kg口服；万古霉素，20mg/kg静脉注射。[b] 高危心脏疾病见表24-8，其他情况不建议预防性使用抗生素。[c] 如患者对青霉素有速发型变态反应（如荨麻疹、过敏性休克），不能使用头孢菌素类。

来源：表格根据美国心脏病学会（AHA）和欧洲心脏病学会（ESC）指南制定（W Wilson et al: Circulation 116: 1736, 2007; and G Habib et al: Eur Heart J 30: 2369, 2009）。

表 24-8 建议牙科操作前预防性使用抗生素的高危心脏疾病

人工瓣膜
既往有心内膜炎病史
未经修补的发绀型先天性心脏病，包括姑息性分流手术或导管未闭
完全修补的先天性心脏病，修补手术后6个月内
未完全修复的先天性心脏病，假体周围有残余分流
心脏移植后的瓣膜病[a]

[a] 不是欧洲心脏病学会ESC推荐的高危人群。

来源：表格根据美国心脏病学会（AHA）和欧洲心脏病学会（ESC）指南制定（W Wilson et al: Circulation 116: 1736, 2007; and G Habib et al: Eur Heart J 30: 2369, 2009）。

对于有主动脉瓣或二尖瓣反流的患者或有人工瓣膜植入的患者,使用多西环素联合羟氯喹治疗急性 Q 热(剂量见表 24 - 4)12 个月可有效预防伯氏柯克次体心内膜炎。

英国国家健康及临床医疗促进学会建议,对于感染性心内膜炎,所有的抗生素预防性使用都应被废止。相应的指南颁布之后(严格限制抗生素预防性使用或建议不使用),目前有限的一些观察研究并未发现草绿色链球菌心内膜炎发病率增加。

第 25 章
心包疾病 | Chapter 25 Pericardial Disease

Eugene Braunwald · 著 | 王萌冉 · 译

■ 心包正常功能

正常的心包由双层结构组成,内层为浆膜层,外层为纤维层。其中浆膜层又可以分为脏层以及壁层,脏层覆于心包外面,又称心外膜,壁层在脏层外围,两者在大血管根部相移行,之间的腔隙成为心包腔,正常情况下,心包腔内含有少量(15～50 mL)液体,由血浆超滤形成,起到润滑作用。正常的心包组织可以在心脏活动时,通过适当的阻力阻止房室壁(尤其是右心房及心室)突然扩张及过高的容量负荷。同时,心包也是一层天然的解剖屏障,可以防止肺部及胸膜腔内的感染播散到心脏。尽管如此,即使心包缺损,不论是先天性或后天手术切除,一般也不会导致明显的临床疾病,但在部分左心包缺损的患者中,有时可以见到左心房以及肺动脉因心包局部缺损而向外突出,极少数情况下,可因左心房的绞窄而引起猝死。

急性心包炎

急性心包炎是目前心包疾病中最常见的类型(表 25 - 1),具有 4 个主要诊断要点。

表 25 - 1 急性心包炎的分类

临床分类

Ⅰ. 急性心包炎(病程＜6 周)
  A. 纤维素性心包炎
  B. 渗出性心包炎(血性或非血性)
Ⅱ. 亚急性心包炎(病程 6 周～6 个月)
  A. 积液缩窄性心包炎
  B. 缩窄性心包炎
Ⅲ. 慢性心包炎(病程＞6 个月)
  A. 缩窄性心包炎
  B. 心包积液
  C. 粘连性心包炎(非缩窄)

(续表)

病因学分类

Ⅰ. 感染性心包炎
  A. 病毒性(柯萨奇病毒 A 和 B、埃可病毒、腮腺炎病毒、腺病毒、肝炎病毒、人类免疫缺陷病毒)
  B. 化脓性(肺炎链球菌、链球菌、葡萄球菌、奈瑟菌、军团菌)
  C. 结核性
  D. 真菌性(组织胞浆菌病、球孢子菌病、念珠菌病、芽生菌病)
  E. 其他感染(梅毒、原生动物、寄生虫)
Ⅱ. 非感染性心包炎
  A. 急性心肌梗死
  B. 尿毒症
  C. 肿瘤性
    1. 原发性肿瘤(良性或恶性、间皮瘤)
    2. 转移至心包的肿瘤(肺癌、乳腺癌、淋巴瘤、白血病)
  D. 黏液性水肿
  E. 胆固醇性
  F. 乳糜胸
  G. 外伤性
    1. 胸壁穿透伤
    2. 未穿透胸壁
  H. 主动脉夹层(破入心包)
  I. 放射治疗后
  J. 家族性地中海热
  K. 家族性心包炎 肌肝脑眼侏儒症[a]
  L. 急性特发性心包炎
  M. 惠普尔病(Whipple's disease)
  N. 结节病
Ⅲ. 与高敏反应或自身免疫反应相关的心包炎
  A. 风湿热
  B. 结缔组织病(系统性红斑狼疮、类风湿关节炎、强直性脊柱炎、硬皮病、急性风湿热、肉芽肿伴多血管炎)
  C. 药物相关(如普鲁卡因胺、肼嗪、苯妥英钠、异烟肼、米诺地尔、抗凝剂、二甲麦角新碱)
  D. 心脏损伤后综合征
    1. 心梗后综合征(Dressler 综合征)
    2. 心包切开术后
    3. 创伤后

[a] 一种常染色体隐性综合征,以生长不足、肌张力减退、肝大、眼部变化、脑室扩张、智力低下为特征,通常伴有心室肥厚及慢性缩窄性心包炎。

1. 胸痛通常出现在急性感染性心包炎和其他与超敏反应或自身免疫反应相关的某些心包疾病中。急性心包炎的疼痛通常较为严重,主要位于胸骨后和左侧胸前,可同时累及颈部、上臂或左肩。通常情况下,疼痛的出现往往是由于伴随胸膜炎症(疼痛较为剧烈,吸气或咳嗽时有加重),但有时也可以仅表现为一侧或双侧上臂的局限性放射痛,类似于心肌缺血表现;因此本病常与急性心肌梗死(AMI)混淆。但是,心包炎引起的疼痛特征是可以通过坐位或前倾位缓解,仰卧位加重。然而,在部分缓慢发展的结核相关、放疗肿瘤相关、尿毒症相关心包炎以及缩窄性心包炎和放射性心包炎中,疼痛常常消失。

急性心包炎时,心肌损害相关的血清生化标志物,如肌钙蛋白和肌酸激酶,可以出现升高,可能是由于心外膜参与炎症过程(心外膜炎)并导致心肌坏死,因此急性心肌梗死与急性心包炎的鉴别变得复杂。然而,急性心包炎通常具有广泛导联 ST 段抬高的心电图表现,这可能有助鉴别上述两种疾病。

2. 约85%的急性心包炎患者病程中可听到心包摩擦音,呈高调、类似搔抓或摩擦性质的声音。在呼气末,患者立位并向前倾时,最常听到这种声音。

3. 没有大量心包积液的急性心包炎,心电图(ECG)通常呈继发于急性心外膜下炎症的相关变化(图25-1)。心电图变化一般分为 4 个阶段。在第 1 阶段,ST 段广泛抬高,通常呈弓背向下型抬高,涉及 2 或 3 个标准肢体导联以及 $V_2 \sim V_6$ 导联,仅在 aVR 和 V_1 导联(有时)有对应性压低。此外,TP 段之后的 PR 段存在压低,常反映心房受累。通常,QRS 波群没有明显的变化。几日后,ST 段恢复正常(第 2 阶段),在此之后出现 T 波倒立(第 3 阶段)。急性心包炎发病数周或数月后,心电图恢复正常(第 4 阶段)。相比之下,在急性心肌梗死患者中,ST 段抬高呈弓背向上型,对应导联的压低通常更为明显;这些变化可能在 1~2 日内恢复正常,Q 波可能出现,R 波振幅降低,T 波倒立通常在 ST 段回到基线之前几个小时内出现。

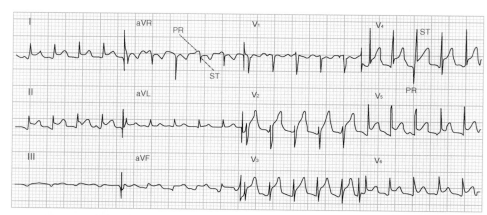

图 25-1 **急性心包炎心电图表现**。广泛 ST 段抬高(本例中可见 I、II、aVF 和 $V_2 \sim V_6$ 导联的 ST 段均有抬高);由于伴随心房损伤,存在 PR 段压低(与 ST 段极性相反)。

4. 心包积液通常与疼痛和/或上述 ECG 改变以及电交替有关。短时间内出现的心包积液更需要引起重视,因为它可能导致心脏压塞(见下文)。体格检查可能很难区分心脏扩大和心包积液,但心音可能因心包积液而减弱。心包摩擦音和心尖搏动可能消失。左肺底可能因心包积液压迫而产生 Ewart 征(左下肺斑片影,左侧肩胛下出现浊音)。胸片显示心界扩大,可呈烧瓶样,但也可能正常。

诊断

超声心动图是应用最广泛的成像技术。它敏感、特异、简单、无创,可以在床边进行,并且可以识别并发的心脏压塞(见下文,**图25-2**)。通过二维经胸超声心动图可记录心包积液的存在,超声表现为胸壁下方的无回声区,在少量心包积液的患者中,积液通常位于左心室后方与心包之间以及右心室前方和心包之间的间隙。对于大量心包积液的患者,心脏可以在心包腔内来回摆动,当心包摆动明显时,可能导致心电图中出现电交替现象(**图25-3**)。此外,超声心动图还可以定位和估算心包积液的量。

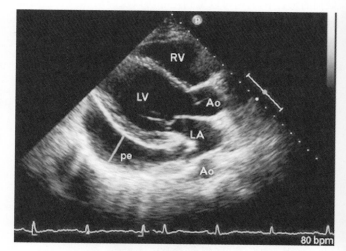

图 25-2 **大量心包积液患者的二维超声心动图**。Ao,主动脉;LV,左心室;pe,心包积液;RV,右心室(来源: M Imazio: Curr Opin Cardiol, 27: 308, 2012)。

心包积液或心包增厚的诊断还可通过计算机断层像(CT)或磁共振成像(MRI)证实。这些技术在心包积液、心包

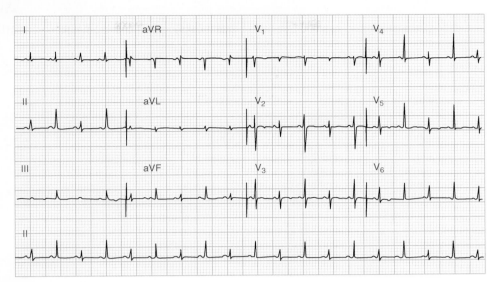

图 25-3　**电交替现象**。这种现象在一位大量心包积液并且出现心脏压塞的患者身上发现［引自 DM Mirvis，AL Goldberger：Electrocigraphy，in RO Bonow et al（eds）：Braunwald's Heart Disease，9th ed. Philadelphia：Elsevier，2012］。

增厚和心包肿块的鉴别上可能优于超声心动图。

治疗·急性心包炎

目前急性心包炎尚无特异性治疗，但可卧床休息和给予阿司匹林（2～4 g/d）抗炎治疗，并给予胃黏膜保护（例如奥美拉唑 20 mg/d）。如果上述治疗无效，可尝试非甾体抗炎药（NSAID）如布洛芬（400～600 mg TID）或吲哚美辛（25～50 mg TID）治疗。对于治疗有效的患者，药物及剂量应维持 1～2 周，然后在几周内逐渐减量。对于治疗效果不佳的患者，可以选择秋水仙碱（0.5 mg，4～8 周），不仅对急性心包炎有效，而且可以降低复发性心包炎的风险。秋水仙碱主要作用于中性粒细胞，可以减少中性粒细胞迁移，但是在肝或肾功能不全的患者中禁用，并可能引起腹泻或其他胃肠道副作用。糖皮质激素［例如泼尼松 1 mg/（kg·d）］通常用于治疗上述抗炎疗法失败的急性心包炎患者，但可能增加复发风险。因此，全剂量糖皮质激素应该只给予 2～4 日，然后逐渐减量。应避免使用抗凝剂，因为它们可能导致出血破入心包腔引起心脏压塞。

对于反复复发患者，治疗应持续超过 2 年。如秋水仙碱和其他非甾体抗炎药不能预防，并且糖皮质激素不能控制病情时，可能需要心包剥离来治疗。

■ 心脏压塞

当心包腔内积聚一定量的积液后，可能引起心室舒张受限，从而减少血液回流入心室，严重时可导致心脏压塞。如果不及时发现和治疗，这种并发症可能是致命的。常见的病因包括特发性心包炎、继发于肿瘤性疾病的心包炎、主动脉夹层破裂入心包、心脏手术、外伤或急性心包炎患者抗凝治疗后。

心脏压塞的 3 个主要特征是低血压、心音低钝或消失以及颈静脉怒张。心室充盈受限是导致心排血量降低的原因。当心包腔内积液快速积聚（短时间内超过 200 mL），或随着心包膜缓慢伸展（以逐渐适应增多的积液），心包腔内积液缓慢积聚达 2 000 mL，就有可能发生心脏压塞。心脏压塞也可以缓慢出现，临床表现可能类似于心力衰竭，包括呼吸困难、端坐呼吸和肝脏淤血等。

在许多情况下，心包疾病的诱因或表现不明显，所以对于任何情况下出现的不明原因的心影增大、低血压和颈静脉压力升高的患者，均需要高度怀疑心脏压塞。心电图中可能表现为 QRS 波群的振幅降低，P 波、QRS 波或 T 波的电交替现象尤其应该引起对心脏压塞的怀疑（**图 25-3**）。

表 25-2 列举了急性心脏压塞与缩窄性心包炎的区别。

奇脉

心脏压塞存在的重要线索为吸气相时较平时下降更明显的收缩压（10 mmHg）。当情况严重时，可通过在吸气期间触诊动脉脉搏减弱或消失来估测，但通常主要通过缓慢呼吸期间血压计测量收缩压来检测。

两个心室表面均有紧密的不可压缩的心包囊覆盖，心脏压塞发生时，右心室容积在吸气相时增加会压缩并减少左心室容积；与此同时，左心室间隔左侧凸起会进一步减少左心室容积。因此，在心脏压塞中，右心室容积的正常吸气性增加导致左心室容积、心排血量和收缩压的明显降低。约 1/3 的缩

特征	心脏压塞	缩窄性心包炎	限制型心肌病	右心室心肌梗死	渗出性缩窄性心包炎
临床特征					
奇脉	+++	+	+	+	+++
颈静脉怒张					
显著的 Y 下降	−	++	+	+	−
显著的 X 下降	+++	++	+++	+	+++
Kussmaul 征	−	++	+	+++	−
第三心音	−	−	+	+	+
心包叩击音	−	++			
心电图					
低电压	++	++	++	−	++
电交替	++				
超声心动图					
心包增厚	−	+++			++
心包钙化	−	++			
心包积液	+++			++	
右心室大小	通常减小	通常正常	通常正常	扩大	
右心房和右心室	+++				
呼吸流速增大	+++	+++	−	+++	
CT /MRI					
心包增厚	−	+++		++	
心包穿刺术					
舒张压平衡	+++	+++	−	++	

表 25 - 2　心脏压塞与缩窄性心包炎及类似临床疾病的鉴别

缩略词：＋＋＋，始终存在；＋＋，通常存在；＋，罕见；−，不存在；DC，舒张期塌陷；ECG，心电图；RA，右心房；RV，右心室；RVMI，右心室心肌梗死。
来源：经授权，改编自 GM Brockington et al：Cardiol Clin 8：645，1990。

窄性心包炎患者(见下文)以及某些低血容量性休克、急性和慢性阻塞性气道疾病和肺栓塞患者也可以发生反常性脉搏(奇脉)。右心室心肌梗死亦可能出现类似于心脏压塞，伴低血压、颈静脉压升高，偶尔还有奇脉(表 25 - 2)。

低压心包填塞是指轻度心包填塞，心包内压从稍微低于大气压的水平增加到＋5～＋10 mmHg；在某些情况下低血容量并存。中心静脉压正常或仅轻度升高，而动脉压不受影响，并且没有奇脉。这些患者无症状，或仅表现为轻度虚弱或呼吸困难。超声心动图有助诊断，心包穿刺后血流动力学和临床表现均有改善。

诊断

由于心脏压塞发生时即刻治疗可能挽救生命，因此应立即采取措施通过超声心动图确定诊断。当心包积液引起心脏压塞时，多普勒超声显示三尖瓣和肺动脉瓣在吸气期间流速显著增加，而肺静脉、二尖瓣和主动脉流速减少(如缩窄性心包炎，见下文；图 25 - 4)。在心脏压塞中，右心室游离壁和右

心房有舒张末期内向运动(塌陷)。经食管超声心动图、CT 或心脏 MRI 对诊断心包积液或心脏压塞也具有一定价值。

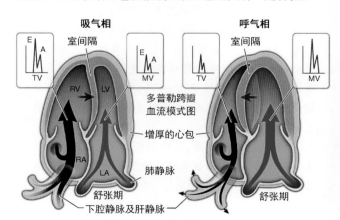

图 25 - 4　缩窄性心包炎。二尖瓣和三尖瓣血流中呼吸相位变化多普勒图。用脉冲多普勒检查二尖瓣(MV)和三尖瓣(TV)血流来评价心室充盈的相互关系。IVC，下腔静脉；LA，左心房；LV，左心室；RA，右心房；RV，右心室(来源：经 Bernard E. Bulwer，MD 授权使用)。

治疗·心脏压塞

急性心包炎患者应定期评估心包积液情况；如果有大量心包积液，应进行心包穿刺或密切观察患者是否有心脏压塞的迹象，同时监测动脉、静脉压力以及超声心动图检查。

心包穿刺术

如果出现心脏压塞的表现，超声引导下经心尖部、胸骨旁或经剑突下（最常见）心包穿刺必须立即进行，因为尽快降低心包压力可能挽救生命。当患者准备手术时，可以开放静脉通路，但不能延误心包穿刺。如有可能，应在引流液体前测量心包内压力，并尽可能完全排空心包腔。可以留置有多处间断开口的引流管于心包腔内，以便在再次心包积液时引流。复发性心脏压塞患者需要清除心包积液，或需要获得部分心包组织以明确诊断时，必要时可考虑选择经剑突下部分开胸手术引流。

心包积液通常为渗出液，血性心包积液在美国最常见于肿瘤相关、肾衰竭或透析相关心包疾病；在发展中国家常见于结核感染，但也可出现在急性风湿热、心脏损伤或心肌梗死后的患者中。心功能不全时的心包积液多为漏出液。

应当对心包积液进行红细胞、白细胞及相关细胞学检查，并且应当进行微生物学的培养检测。聚合酶链反应检测结核分枝杆菌 DNA 的存在有力地支持了结核性心包炎的诊断（参见第 74 章）。

■ 病毒性或特发性急性心包炎

在许多情况下，急性心包炎与某些病毒感染相关。通常起病前多有上呼吸道感染史，但病毒血清学检测可能呈阴性。在某些患者中，可以从心包积液中分离出柯萨奇病毒 A 或 B、流感病毒、埃可病毒、腮腺炎病毒、单纯疱疹病毒、水痘带状疱疹病毒、腺病毒或巨细胞病毒等，或发现相应病毒抗体滴度升高。心包积液是人类免疫缺陷病毒感染的一种常见心脏表现，常继发于感染（多为分枝杆菌）或肿瘤（最常见的是淋巴瘤）。因为大多数情况下病毒感染无法被确诊，因此特发性急性心包炎一词更适用。

病毒性或特发性急性心包炎可发生在所有年龄段，但在年轻人中更常见，常与胸腔积液和肺炎有关。在急性心包炎患者中，通常发热和心前区疼痛几乎同时发生，常为病毒感染后的 10～12 日，而在急性心肌梗死患者中，通常胸痛先于发热发生，这是两者鉴别中一个重要的特征。急性心包炎的体征通常呈轻度至中度，心包摩擦音经常可以听到。病程从几日到 4 周不等。心电图 ST 段改变通常在 1 周或更长时间后消失，但异常 T 波可能会持续数年。病毒性或特发性急性心包炎常伴有胸膜炎和肺炎，心包积液较为常见，心脏压塞和缩窄性心包炎也都有可能发生，但较少发生并发症。

最常见的并发症是复发性心包炎，发生在约 1/4 急性特发性心包炎患者中。极少数患者可出现反复多次复发。

心脏损伤后综合征

急性心包炎可能出现在多种情况下，这些情况有一个共同的特征：心包腔中出血伴前驱心肌损伤。心脏手术后（心包切开术后综合征）、钝性或穿透性心脏创伤后或导管穿孔后均可能出现这种综合征。极少数情况下，它也可以继发于急性心肌梗死。

临床特征类似于急性病毒性或特发性心包炎。主要症状是急性心包炎引起的疼痛，通常在心脏损伤后 1～4 周出现，但对于急性心肌梗死，可在 1～3 日后出现。复发很常见，可能在损伤后 2 年或更长时间内发生。发热、胸膜炎和肺炎是最突出的特征，通常在 1～2 周内消退。心包炎可能表现为纤维蛋白素样渗出，也可表现为心包积液，常为血性心包积液，但很少引起心脏压塞。急性心包炎的典型心电图变化也可能发生。这类疾病可能是受损心肌组织或心包产生自身抗原的高敏反应的结果。

除阿司匹林和止痛药外，通常不需要治疗。当病情严重或反复复发时，可使用非甾体抗炎药、秋水仙碱或糖皮质激素（如前所述）治疗。

■ 鉴别诊断

由于对急性特发性心包炎没有针对性检查，因此多为排除性诊断，必须考虑与急性纤维蛋白性心包炎相关的所有其他疾病。常见的是将急性病毒性或特发性心包炎误诊为急性心肌梗死，反之亦然。当急性纤维蛋白性心包炎与心肌梗死相关时，其特征是在梗死发生后的前 4 日出现发热、心前区疼痛和心包摩擦音。心电图异常（如急性心肌梗死中 Q 波的出现、ST 段抬高、早期 T 波改变）和心肌坏死标志物的升高程度（通常急性心肌梗死患者升高程度更高）有助区分心肌梗死与急性心包炎。

继发于心脏损伤的心包炎与急性特发性心包炎的鉴别主要在于发病时间。如果心包炎出现在急性心肌梗死、胸部外伤、心脏穿孔或心脏手术后的几日或几周内，那么高度怀疑为心脏损伤后继发的心包炎。

将结缔组织病引起的心包炎与急性特发性心包炎区分是非常重要的。在鉴别诊断中最重要的是由系统性红斑狼疮（SLE）或药物性（普鲁卡因胺或肼拉嗪）狼疮引起的心包炎。当心包炎在没有任何明显的潜在疾病的情况下发生时，抗核抗体滴度升高可提示 SLE 的诊断。而类风湿关节炎、硬皮病和结节性多动脉炎等较少出现心包炎的表现。

化脓性心包炎通常继发于心胸手术、肺部或胸膜腔感染、食管破裂进入心包或感染性心内膜炎患者脓肿破裂。本病也可能使艾滋病患者病毒感染、化脓性感染、分枝杆菌感染和真菌感染的情况复杂化。该病通常伴有发热、寒战、败血症和其他部位感染的证据，通常预后不良。可通过检查心包积液进行诊断。化脓性心包炎需要引流以及强有力的抗生素治疗。

在尿毒症患者中，可有将近 1/3 患者出现心包炎表现（尿毒症心包炎），同时心包炎表现也出现在接受长期透析的患者中，后者的血尿素氮和肌酐水平可以正常（透析相关心包炎）。这两种心包炎可能是纤维蛋白性的，通常与血管渗出有关。心包摩擦音常见，但通常没有疼痛或疼痛较为轻微。用非甾体抗炎药治疗和强化透析通常是足够的。偶尔会出现心脏压塞，需要进行心包穿刺。当尿毒症心包炎持续或反复发作时，应考虑心包开窗减压或心包切除术。

肿瘤引起的心包炎是转移性肿瘤（最常见的是肺癌、乳腺癌、恶性黑色素瘤、淋巴瘤和白血病）向心包进展或侵袭所致；疼痛、房性心律失常和心脏压塞是偶尔发生的并发症。通过心包积液细胞学检测或行心包活检可明确诊断。纵隔肿瘤的放疗也可引起急性心包炎或慢性缩窄性心包炎。此外，急性心包炎的少见原因还包括梅毒、真菌感染（组织胞浆菌病、芽生菌病、曲霉病和念珠菌病）和寄生虫感染（阿米巴病、弓形虫病、包虫病和旋毛虫病）等。

■ 慢性心包积液

无急性心包炎病史的患者有时会出现慢性心包积液。本病本身可能很少出现症状，在胸片上仅表现为扩大的心影。结核病是常见的原因。黏液性水肿也可能导致慢性心包积液，表现为大量心包积液，但很少引起心脏压塞。心脏轮廓明显扩大，超声心动图可区分心脏肥大和心包积液。黏液水肿的诊断可以通过甲状腺功能测试来证实。黏液水肿性心包积液对甲状腺激素替代治疗的反应较好。肿瘤、系统性红斑狼疮、类风湿性关节炎、真菌感染、胸部放射治疗、化脓性感染和乳糜胸等也可能引起慢性心包积液，这些患者主要针对原发病进行治疗。

心包积液的引流和分析通常有助诊断。心包积液应如心包穿刺术中所述进行分析。大量血性心包积液最常见于肿瘤、肺结核、尿毒症或主动脉夹层缓慢渗漏。心包穿刺可以解决大量积液，但复发患者可能需要心包切除术。心包腔内硬化剂注射可能可以用来防止液体再次积聚。

慢性缩窄性心包炎

当急性纤维蛋白性心包炎或浆液性纤维蛋白性心包炎愈合或慢性心包积液吸收后，心包腔内粘连或形成肉芽组织时，心包组织逐渐增厚缩窄，形成坚固的瘢痕组织包裹心脏，并可能出现钙化，导致缩窄性心包炎的发生。发展中国家的缩窄性心包炎大部分是结核性的，但现在这在北美洲是不常见的原因。慢性缩窄性心包炎可继发于急性或复发病毒性或特发性心包炎、有血栓机化的外伤、任何类型的心脏手术或纵隔放疗、化脓性感染、组织胞浆菌病、肿瘤性疾病（尤其是乳腺癌、肺癌和淋巴瘤）、类风湿关节炎、系统性红斑狼疮或长期透析治疗的尿毒症患者。在许多患者中，心包疾病的原因不明，某些无症状的急性或特发性病毒性心包炎可能是基础诱因。

慢性缩窄性心包炎患者的基本生理异常是心包膜增厚所造成的限制，使得心室无法充盈。在舒张早期，心室充盈不受阻碍，但在达到心包弹性极限时，心室充盈突然减少，而在心脏压塞时，心室充盈在整个舒张过程中受阻。在这种情况下，心室舒张末期容积和心排血量都会减小，心室舒张末期压力和心房、肺静脉及全身静脉的平均压力都会升高到相似的水平（即彼此之间的压力差在 5 mmHg 内），但收缩功能可能是正常的或只是轻微受损。然而，在晚期病例中，纤维化过程可能累心肌并引起心肌瘢痕和萎缩，静脉充血则可能是由于心包和心肌病变的综合作用所致。

在缩窄性心包炎中，左、右心房压力脉冲呈 M 形轮廓，有明显的 X、Y 下降。心脏压塞时 Y 下降是缩窄性心包炎最显著的表现，它反映了早期心室快速充盈情况。当心包膜阻碍心室充盈时，舒张早期心房压力迅速升高，从而中断 Y 下降。这些特征性变化被传递到颈静脉，可以在那里通过检查来识别。在缩窄性心包炎中，左右心室的心室压力脉冲在舒张期间呈现典型的"平方根"征。这些血流动力学变化虽然具有特征性，但并非缩窄性心包炎的特异病理学特征，也可在限制性心肌病中观察到。

■ 临床表现及实验室检查

虚弱、疲劳、体重增加、腹围增大、腹部不适和水肿是常见症状。患者通常表现为慢性病程，在晚期病例中，也可出现全身水肿、骨骼肌萎缩和恶病质。劳力性呼吸困难常见，尽管通常情况下不严重，但也可能发生端坐呼吸。急性左心功能衰竭（急性肺水肿）非常罕见。颈静脉可出现怒张，即使经过大量的利尿治疗，仍可能保持怒张状态，在吸气过程中，静脉压力可能不会下降（Kussmaul 征），后者常见于慢性心包炎，但也可发生于三尖瓣狭窄、右心室梗死和限制性心肌病。

脉压多正常或降低。大约 1/3 的病例可以出现奇脉。淤血性肝大很明显，可能损害肝功能并引起黄疸；腹水很常见，通常比坠积性水肿更为突出。心尖波动减弱，收缩期时还可能出现回缩（Broadbent 征）。心音可能遥远；早期第三心音（即心包敲击声），发生在主动脉瓣关闭后 0.09～0.12 秒的心尖处）伴随着心室充盈而突然停止通常很明显。

心电图通常表现为 QRS 波群低电压和 T 波平坦或倒置。约 1/3 的患者出现心房颤动。胸片显示心脏正常或稍大。心包钙化最常见于结核性心包炎。然而，心包钙化可以不发生心包缩窄，反之，心包缩窄也可以没有心包钙化。

由于心脏相关体征（杂音、心脏增大）可能不明显或心包慢性缩窄不明显,肝脏增大、黄疸和顽固性腹水等相关的功能障碍可能导致肝硬化被错误诊断。如果体格检查发现颈静脉怒张,可以避免这种错误。

经胸超声心动图显示心包增厚,下腔静脉和肝静脉扩张,舒张早期心室充盈突然停止,心室收缩功能正常,左心室后壁变平。在多普勒超声心动图上有独特的跨瓣血流速度模式。吸气时,肺静脉和二尖瓣血流速度急剧下降,室间隔向左移位;呼气时则相反。下腔静脉流入右心房和三尖瓣的舒张流速在吸气时明显增加,在呼气时下降(**图 25-4**)。然而,超声心动图不能明确排除缩窄性心包炎的诊断。CT 和 MRI 扫描(**图 25-5**)对于确定或排除心包增厚可能比超声心动图更准确。

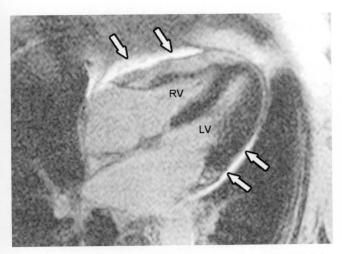

图 25-5 慢性缩窄性心包炎核磁共振影像。箭头所指部分为增厚的心包,MRI 上表现为钆造影剂晚期增强,具有强烈炎症特征。LV,左心室;RV,右心室[引自 Ry Kwong: Cardiovascular magnetic resonance imaging, in RO Bonow et al(eds): Braunwald's Heart Disease, 9th ed. Philadelphia: Elsevier, 2012]。

■ 鉴别诊断

与慢性缩窄性心包炎一样,肺源性心脏病可能与严重的全身静脉高压有关,但很少出现肺充血;心脏通常不扩大,可能出现奇脉。然而,在肺源性心脏病中,晚期实质性肺病通常很明显,吸气时静脉压下降(即 Kussmaul 征阴性)。三尖瓣狭窄也可出现类似慢性缩窄性心包炎表现;充血性肝肿大、脾肿大、腹水和静脉扩张可能同样显著。然而,在三尖瓣狭窄中,通常可以出现特征性杂音,并伴随二尖瓣狭窄的杂音。

由于缩窄性心包炎可以通过手术矫正,因此必须区分慢性缩窄性心包炎和限制性心肌病,后者具有相似的生理异常(即心室充盈受限)。**表 25-2** 总结了鉴别要点。当患者有进行性、致残性和无反应性充血性心力衰竭,并表现出缩窄性心脏病的任何特征时,应进行多普勒超声心动图以记录呼吸对瓣膜血流的影响,并应进行 MRI 或 CT 扫描以检测或排除缩窄性心包炎。

治疗·缩窄性心包炎

心包切除术是治疗缩窄性心包炎的唯一有效方法,应尽可能完整切除心包。在术前准备期间,限制饮食中的钠和利尿剂应用是有用的。对于 50 岁以上的患者,术前应进行冠状动脉造影,以排除不可预测的伴随性冠状动脉疾病。心包切除术的益处通常在几个月内逐步显现。手术的风险取决于纤维化和钙化过程对心肌的累及程度、心肌萎缩的严重程度、肝和/或肾功能的继发性损害程度以及患者的一般情况。即使在经验丰富的医疗场所,手术死亡率也在 5%~10% 之间;具有严重疾病的患者风险最高。因此,如果可能的话,手术治疗应尽早进行。

亚急性积液性缩窄性心包炎

这种类型心包疾病的特点是心包腔积液和心包增厚导致的心脏缩窄相结合。它与慢性心包积液产生心脏压迫及心包缩窄有许多共同特征。它可能由结核病(见下文)、急性特发性心包炎多次发作、辐射、创伤性心包炎、肾衰竭、硬皮病和肿瘤引起。心脏通常增大,心房和颈静脉搏动方面可表现为奇脉和显著的 X 下降(没有显著的 Y 下降)。心包穿刺术后,检查结果可能由心脏压塞变为心包缩窄,心包内压和中心静脉压可能下降,但无法降至正常。诊断可通过心包穿刺术和心包活检来确定。广泛切除脏层及壁层心包通常是有效的治疗方法。

结核性心包疾病

这种慢性感染是慢性心包积液的常见原因,尽管与活动性结核病流行的发展中国家相比,北美发生要少。临床表现为慢性、全身系统性的疾病合并心包积液。对于已知患有结核病、艾滋病以及具有发热、胸痛、体重减轻、心脏增大(原因不明)的患者,考虑这种诊断是很重要的。如果对心包积液进行分析后慢性心包积液的病因仍然不明,应进行心包活检,最好进行有限的开胸手术。如果标本显示有干酪样肉芽肿,则应进行抗结核治疗(**参见第 74 章**)。

如果活检标本在 2~4 周的抗结核治疗后显示心包增厚,则应进行心包切除术以防止发生缩窄。结核性心包缩窄应在患者接受抗结核治疗同时进行手术治疗。

■ 心包的其他疾病

心包囊肿表现为心脏轮廓的圆形或分叶状畸形,最常见于右心膈角。通常不会引起症状,主要临床意义在于可能与肿瘤、心室壁瘤或大面积心脏扩大混淆。累及心包的肿瘤通常继发于纵隔起源或侵入纵隔的恶性肿瘤,包括支气管肺癌、乳腺癌、淋巴瘤和黑色素瘤。心包间皮瘤是最常见的原发性恶性肿瘤。通常心包恶性肿瘤发展较为缓慢,往往具有血性心包积液。往往需要进行外科手术,建立明确的诊断以及进行姑息治疗。

第 26 章
皮肤、肌肉和软组织感染 | Chapter 26 Infections of the Skin, Muscles, and Soft Tissues

Dennis L. Stevens · 著 | 王青青 · 译

皮肤软组织感染可发生在各种族及各地域,即使在一些地理位置独特的地方。目前有些皮肤软组织感染的发生率及严重程度逐渐增加,这包括以下几个原因:首先,微生物在世界范围内通过有效的空气传播,并获得毒力及抗生素耐药的基因;其次,自然灾害,如地震、海啸、龙卷风和飓风,似乎在频繁发生,人们在这些灾难中受到的伤害通常会导致皮肤和组织损伤,并容易感染;再次,战斗和恐怖袭击活动中造成的创伤和伤亡可以导致明显损伤或破坏组织,从而使内源性和外源性病原体随时侵袭入更深层的组织。不幸的是,在人为灾难和自然灾害中并没有出现现代医学奇迹,最初的治疗可能被耽误,从而增加了严重感染和死亡的可能性。

解剖学联系:诊断皮肤软组织感染的线索

几个世纪以来,皮肤软组织感染一直是人类常见的疾病。然而,在 2000—2004 年间,其住院率增加了 27%,这一显著增加,主要归因于出现了克隆 USA300 基因的耐甲氧西林金黄色葡萄球菌(MRSA)。本章参照解剖学方法讲述,以便理解软组织感染的类型和不同相关的微生物。

因为表皮层缺乏血供,主要依靠角质层提供的机械屏障防止感染(图 26 - 1)。表皮层因烧伤或咬伤、擦伤、异物、原发性皮肤病(例如单纯疱疹、水痘、坏疽性结肠炎)、手术、血管性或压力性溃疡被破坏后,细菌侵入至更深的组织结构。同样,毛囊是看守正常菌群(例如葡萄球菌)或外源细菌(例如热水浴毛囊炎中的假单胞菌)的门户。鳞状上皮细胞内感染并形成囊泡的原因可能来自皮肤,如感染单纯疱疹病毒(HSV)1型;也可能来自皮肤毛细血管丛,如水痘和其他可以引起病毒血症的病毒感染;或来自皮肤神经根,如带状疱疹。感染表皮的细菌,如化脓性链球菌,可以通过淋巴管移位到邻近更深的组织,导致丹毒快速在表面扩散。之后,淋巴管充血或阻塞导致表皮水肿,这是丹毒的另一个特征。

真皮乳头下丰富的毛细血管丛为生发层提供营养,这种血管丛的生理反应可以引起重要的临床症状和体征。例如,感染性血管炎导致瘀点、Osler 结节、Janeway 损害和可触及的紫癜,这些都是心内膜炎重要诊断线索(参见第 24 章)。此外,这种血管丛的播散性感染可以导致各种皮肤表现,比如播散性真菌感染(参见第 115 章)、淋病奈瑟菌感染(参见第 53 章)、沙门菌

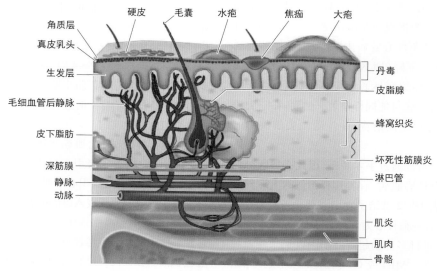

图 26 - 1 **皮肤和软组织的结构组成,表面感染和深层结构感染**。真皮乳头下丰富的毛细血管在感染的定位和急性炎症反应的发生中起着关键作用。

感染（参见第 62 章）、假单胞菌感染（即坏死性脓疮，参见第 61 章）、脑膜炎奈瑟菌血症（参见第 52 章）和葡萄球菌感染（参见第 43 章）。毛细血管从还为细菌提供进入血液循环的途径，从而促进局部扩散或菌血症。毛细血管后微静脉是皮肤感染部位发生多形核白细胞、血细胞渗出和化学趋化的主要场所。

过量的细胞因子或细菌毒素导致这些生理变化放大，从而导致白细胞郁积、静脉闭塞和凹陷性水肿。伴有紫色大疱、瘀斑和感觉缺失的皮肤水肿表明血管完整性丧失，需要查找更深层结构有无感染或坏死性筋膜炎或肌坏死的证据。即使尚未出现皮下炎症表现，但当软组织出现不明原因的发热、疼痛和压痛时仍需要高度怀疑早期软组织感染。

表 26-1 显示了在本书将要详细描述的各感染章节，在众多引用该图表的章节及在第 14 章中都对这些类型的感染进行了说明。

表 26-1	皮肤及软组织感染	
皮肤改变及临床症状	感染病原体	相关章节
水疱		
天花	天花病毒	10
水痘	水痘带状疱疹病毒	89
带状疱疹	水痘带状疱疹病毒	89
口唇疱疹、摔跤手疱疹	单纯疱疹病毒	88
手足口病	柯萨奇病毒 A16 型	101
羊口疮	副痘病毒	92
传染性软疣	传染性软疣病毒	92
立克次体疹	小蛛立克次体	83
远端指炎伴水疱	金黄色葡萄球菌或化脓性链球菌	43、44
大疱		
金黄色葡萄球菌烫伤样综合征	金黄色葡萄球菌	43
坏死性筋膜炎	化脓性链球菌、梭状芽孢杆菌、混合需氧菌和厌氧菌	44、51、73
气性坏疽	梭状芽孢杆菌	51
嗜盐弧菌感染	创伤弧菌	65
结痂		
大疱性脓疱病/脓疮	金黄色葡萄球菌	43
传染性脓疮	链球菌	44
皮癣	表皮真菌	118
孢子丝菌病	申克孢子丝菌	118
组织胞浆菌病	组织胞浆菌	111
球孢子菌病	粗球孢子菌	112
酵母菌病	皮炎芽生菌	113
皮肤利什曼病	利什曼原虫	126
皮肤结核	结核分枝杆菌	74
诺卡菌病	星状诺卡菌	71

（续表）

皮肤改变及临床症状	感染病原体	相关章节
毛囊炎		
疖	金黄色葡萄球菌	43
热水浴毛囊炎	铜绿假单胞菌	61
游泳运动员瘙痒病	血吸虫	134
寻常性痤疮	痤疮丙酸杆菌	
丘疹和结节病变		
鱼缸或游泳池相关肉芽肿	脓肿分枝杆菌	76
匐行疹（皮肤幼虫迁移）	巴西钩虫	131
麦地那龙线虫病	麦地那龙线虫	133
尾蚴性皮炎	曼氏裂体吸虫	134
寻常疣	人乳头瘤病毒 1、2、4	94
尖锐湿疣（肛门生殖器疣）	人乳头瘤病毒 6、11、16、18	94
盘尾丝虫病结节	盘尾丝虫	133
皮蝇蛆病	人型皮蝇	137
秘鲁疣	杆菌状巴尔通体	69
猫爪病	汉氏巴尔通体	69
瘤型麻风	麻风分枝杆菌	75
二期梅毒（鳞屑性丘疹和结节病变，尖锐湿疣）	梅毒螺旋体	78
三期梅毒（结节性梅毒瘤）	梅毒螺旋体	78
溃疡伴或不伴焦痂		
炭疽	炭疽杆菌	10
溃疡淋巴结型兔热病	土拉热弗朗西斯菌	10、67
黑死病	鼠疫耶尔森菌	10、68
Buruli 溃疡	溃疡分枝杆菌	76
麻风	麻风分枝杆菌	75
皮肤结核	结核分枝杆菌	74
软下疳	杜克嗜血杆菌	54
一期梅毒	梅毒螺旋体	78
丹毒	链球菌	44
蜂窝织炎	葡萄球菌、链球菌等多种细菌	多个章节
坏死性筋膜炎		
链球菌坏疽	链球菌	44
福尼尔坏疽	需氧厌氧菌混合感染	73
葡萄球菌坏死性筋膜炎	耐甲氧西林葡萄球菌	43
肌炎和肌坏死		
化脓性肌炎	金黄色葡萄球菌	43
链球菌坏死性肌炎	链球菌	44
气性坏疽	梭状芽孢杆菌	51
非梭状芽孢杆菌肌炎	需氧厌氧菌混合感染	73
协同性非梭状芽孢杆菌厌氧性肌坏死	需氧厌氧菌混合感染	73

感染相关水疱

由感染引起的水疱是由表皮内的病毒增殖导致（表26-1）。在水痘和天花中，病毒血症先于弥漫性向心性皮疹发生，这种皮疹在1～2周内从斑疹发展到水疱，然后发展到脓疱，最后发展成痂。水痘的水疱有"露珠"外观，随机生长在躯干、四肢和面部，持续3～4日以上。带状疱疹发生在单一的皮肤组织中，并发生在疼痛出现前几日。带状疱疹可能发生在任何年龄的人身上，但在免疫抑制患者和老年患者中最常见，而大多数水痘病例发生在幼儿中。人疱疹病毒（HSV）引起的水疱可发生在嘴唇周围（HSV-1引起）或生殖器周围（HSV-2引起），但也可能出现在年轻摔跤运动员的颈部（摔跤手疱疹）或医护人员的手指上（疱疹性甲沟炎）。复发性唇疱疹（HSV-1）和生殖器疱疹通常继发于原发性感染。柯萨奇病毒A16特征性地引起儿童手、足和口唇水疱。羊口疮病毒是一种与天花病毒相关的DNA病毒，可以导致与牛羊接触工作的个体出现手指炎。传染性软疣病毒可导致健康和免疫缺陷的个体皮肤上出现松弛的水疱。虽然自1977年起天花已经被消除，但转眼间恐怖事件的发生重新燃起人们对这种毁灭性感染的关注（参见第10章）。病毒血症始于12日的潜伏期之后，随后是弥漫性斑丘疹，迅速演变为水疱、脓疱，然后是痂。继发感染发生在密切接触者之间。

立克次体通过螨虫叮咬皮肤而种植于皮肤，从而引起立克次体疹。带有中央小泡的丘疹演变成直径1～2.5 cm无痛的黑色焦痂，带有红斑晕和近端腺病。1940—1950年，立克次体在美国东北部和乌克兰更为常见，但最近在俄亥俄州、亚利桑那州和犹他州才被描述为立克次体。指/趾炎的水疱伴有疼痛，并伴有局部金黄色葡萄球菌或A组溶血性链球菌感染，后者引起手指远端指腹炎。

感染相关大疱

（表26-1）新生儿葡萄球菌烫伤样皮肤综合征（SSSS）是由噬菌体Ⅱ组金黄色葡萄球菌的毒素（去角质素）引起的。SSSS必须与中毒性表皮坏死松解症（TEN）区别，后者主要发生在成年人身上，药物诱导产生，死亡率较高。用冰冻切片打孔活检有助区分，因为解离面在SSSS中是角质层，在TEN中是生发层（图26-1）。静脉注射γ-球蛋白是一种很有前景的治疗方法。坏死性筋膜炎和气体性坏疽也会导致大疱形成（见下文"坏死性筋膜炎"）。嗜盐性弧菌感染可以和坏死性筋膜炎一样具有攻击性和暴发性；其诊断中的有用线索是有暴露于墨西哥湾或大西洋沿岸水域或（肝硬化患者）摄入生海鲜的病史。其病原体（创伤弧菌）对四环素高度敏感。

感染相关结痂

（表26-1）传染性脓疱病是由脓杆菌引起的，而大疱性脓疱病是由金黄色葡萄球菌引起的。这两个皮肤损伤都可能存在早期的大疱阶段，随后出现金褐色厚壳。目前已有关于耐甲氧西林金黄色葡萄球菌（MRSA）引起脓疱的流行病学报道。链球菌引起的感染在2～5岁儿童中最常见，可能较多出现在卫生条件差的地区，特别是在热带气候且社会经济条件较差的地区。由于传染性脓疱病与链球菌感染后肾小球肾炎发生相关，所以能够识别传染性脓疱病十分重要。风湿热不是由化脓性链球菌感染皮肤引起的并发症。任何皮肤表面都可能发生浅表皮肤真菌感染（癣），皮屑行KOH染色可以协助诊断。双相型真菌初发感染时，如皮炎芽生菌和申克孢子丝菌感染，最初表现为皮肤结痂性病变，与癣类似。粗球孢子菌播散感染时也可能涉及皮肤，对病灶处皮损进行活检和培养可协助诊断。有报道，在HIV血清阳性患者中龟分枝杆菌可引起皮肤陈旧性结节性病变，并且克拉霉素治疗似乎有效。

毛囊炎

（表26-1）毛囊是许多细菌的入口，虽然金黄色葡萄球菌是引起局部毛囊炎最常见的原因，毛囊仍是很多细菌感染的入口。皮脂腺分泌液一般流入毛囊和导管中，如果这些毛囊阻塞，会形成皮脂腺囊肿，可能发展为类似葡萄球菌脓肿，也可能继发感染。汗腺感染（化脓性汗腺炎）也类似于毛囊感染，特别是腋窝感染。除寻常痤疮外，其他类型的慢性毛囊炎不多见，可能由正常菌群的病原体（如丙酸杆菌）感染引起。

弥漫性毛囊炎发生在以下两种情况。① 热水浴性毛囊炎是由水中的铜绿假单胞菌引起的，这些假单胞菌在37～40℃的温度下没有充分的氯化，尽管有过菌血症和休克的报道，但通常是自限性的；② 当游泳者皮肤表面暴露于充满淡水鸟类血吸虫的水中时会发生皮肤瘙痒，对鸟类和人类中间宿主的软体动物来说，水温条件和碱性环境更适宜血吸虫生存，自由游动的血吸虫尾蚴很容易穿透人的毛囊或毛孔，但很快会死亡并引起强烈的过敏反应，从而引起强烈的瘙痒和红斑。

丘疹和结节性病变

（表26-1）皮肤隆起病变可以多种不同形式出现。海分枝杆菌感染引起的皮肤病变可表现为蜂窝织炎或突起的红斑结节，接受激光整形手术和文身的患者中脓肿分枝杆菌感染和龟分枝杆菌感染时也可引起此类皮肤病变。红斑性丘疹是猫抓病（病变出现在接种汉氏巴尔通体的主要部位）和细菌性血管瘤病（也由汉氏巴尔通体引起）的早期表现。上升的突起或线形喷射状表现是皮肤幼虫迁移的特征，是由狗或猫钩虫（巴西钩虫）的穴居幼虫引起的，人类通过接触被狗或猫粪便污染的土壤而获得。由于麦地那龙线虫雌性成虫的迁移，使该类丝虫也存在类似的隆起病变。盘尾丝虫病引起的结节直径为 1～10 cm,主要发生在非洲被蚋叮咬的人身上。结节中含有被纤维组织包裹的成虫。微丝蚴进入眼睛可能导致失明。秘鲁疣是由杆菌状巴尔通体引起的,并通过白蛉传播给人类,可以引起单个巨大损伤(直径几厘米)或多个小损伤(直径几毫米)。猪肉绦虫幼虫引起的囊尾蚴病也可出现大量皮下结节。血吸虫病可表现为多个红斑丘疹,即尾蚴侵入部位。皮肤结节和皮下组织增厚是麻风的突出特征。大结节或象皮肿是三期梅毒的特征,而扁平丘疹样病变是二期梅毒的特征。人乳头瘤病毒可引起单一的疣(寻常疣)或在肛门和生殖器区域引起多疣(尖锐湿疣)。后者多见于人类免疫缺陷病毒感染者。

溃疡伴或不伴痂

(表 26-1)皮肤炭疽最初为瘙痒性丘疹,在数日内发展成溃疡,周围有囊泡和水肿,然后溃疡扩大并有黑色焦痂。皮肤炭疽病变可能类似于牛皮癣、湿疹或脓疱,也可导致慢性溃疡,溃疡上覆灰色的膜,同时溃疡腺型兔热病可能与溃疡性皮肤病变伴局部疼痛性腺病有关。虽然腹股沟淋巴结炎是鼠疫的主要皮肤表现,但 25% 的病例中也有溃疡伴脓疱、丘疹或脓疱。

溃疡分枝杆菌通常导致生活在热带地区的个体四肢出现慢性皮肤溃疡。在发生 Lucio 现象的麻风患者中,麻风分枝杆菌可能与其皮肤溃疡有关。麻风患者通常在最初有效治疗数月后出现 Lucio 现象,即具有高浓度麻风分枝杆菌的组织在免疫介导下被破坏。无论在免疫功能低下还是免疫功能正常的患者中,结核分枝杆菌都可引起溃疡、丘疹或皮肤的红斑病变。

褥疮继发于压力性血管供血不足所导致的组织缺氧,并可能出现包括厌氧菌在内的皮肤和胃肠道菌群的继发感染。前胫部溃疡性病变可能是由坏疽性脓皮病引起的,必须通过活检部位的组织学检查与可以引起类似皮肤病变的感染病原体相区别。生殖器皮肤上的溃疡病变可能是疼痛的(下疳)或无痛的(原发性梅毒)。

丹毒

(表 26-1)丹毒是由化脓性葡萄球菌引起的,其特征是面部或四肢皮肤突发鲜红肿胀,尤其可见与正常皮肤界限清楚的硬结,特别是沿鼻唇沟,而且进展迅速、疼痛剧烈。松弛大疱可能出现在发病第 2～3 日,但较少延伸到更深的软组织。青霉素治疗有效;尽管接受了适当的治疗,发热、皮肤疼痛和发红逐渐消失,但肿胀仍可能进展。受累皮肤在发病 5～10 日内脱落。婴儿和老年人最常受累,全身毒性的严重程度也各不相同。

蜂窝织炎

(表 26-1)蜂窝织炎是一种急性皮肤病,以局部疼痛、红斑、肿胀和发热为特征。可能是由寄生在皮肤和附属器上的定植菌群(例如金黄色葡萄球菌和化脓性葡萄球菌)或多种外源性细菌引起。由于与蜂窝织炎有关的外源性细菌在自然界中占据独特的位置,完整的病史(包括流行病学数据)为查明病因提供了重要线索。当有引流、开放性伤口或明显的入口时,可使用革兰染色和培养协助明确诊断。如果没有这些发现,很难确定蜂窝织炎的细菌病因。在某些情况下,葡萄球菌和链球菌蜂窝织炎可能具有类似的特征表现。即使对病灶边缘进行细针抽吸或对组织本身进行穿刺活检,其培养阳性率仅为 20%。这一观察表明,仅少量细菌可能引起蜂窝织炎,皮肤红斑的扩大可能由细胞外毒素或宿主引起的炎症可溶介质直接导致。细菌可能通过皮肤缝隙、擦伤、割伤、烧伤、虫咬、手术切口和静脉导管进入表皮。由金黄色葡萄球菌引起的蜂窝织炎从局部感染传播,如疖肿、毛囊炎或受感染的异物(如碎片、假体或静脉导管)。MRSA 正在迅速取代对甲氧西林敏感的金黄色葡萄球菌(MSSA),成为住院患者和门诊患者蜂窝织炎的病因。由 MSSA 或 MRSA 引起的蜂窝织炎多表现为局部感染,如疖、痈、手术部位感染或脓肿;美国食品和药物管理局将这些类型的感染统称为化脓性蜂窝织炎。相反,化脓性葡萄球菌引起的蜂窝织炎扩散更快,通常与淋巴管炎和发热相关,应称之为非化脓性蜂窝织炎。复发性下肢链球菌性蜂窝织炎可由 A、C 或 G 组链球菌感染引起,并且其复发与慢性静脉淤滞或因冠状动脉搭桥手术行隐静脉切除术有关。链球菌也会导致慢性淋巴水肿患者蜂窝织炎反复发作,这些慢性淋巴水肿是由象皮病、淋巴结清除术或 Milroy 病引起的。葡萄球菌引起的皮肤感染复发在嗜酸性粒细胞增多、血清 IgE(Job 综合征)水平升高以及葡萄球菌鼻腔携带者中更常见。无乳链球菌(B 组)引起的蜂窝织炎主要发生在老年患者、糖尿病或周围血管疾病的患者中。流感嗜血杆菌通常会引起儿童眶周蜂窝织炎,并伴有鼻窦炎、中耳炎或会厌炎。由于 b 型流感嗜血杆菌疫苗的显著疗效,这种形式的蜂窝织炎(如脑膜炎)是否会变得少见,目前尚不清楚。

还有其他许多细菌也会引起蜂窝织炎。幸运的是,这些病原体多出现在某些特别的环境中,所以既往接触史可以为诊断提供有用线索。巴斯德菌引起的蜂窝织炎与猫咬伤相关,也有小部分与狗咬伤相关。此外,狗咬伤引起的蜂窝织炎应同时考虑到中间葡萄球菌和犬咬二氧化碳嗜细胞菌感染。狗咬伤和人咬伤部位相关的蜂窝织炎及脓肿也包括多种厌氧菌感染,包括梭杆菌、拟杆菌、需氧和厌氧链球菌以及啮蚀艾肯菌。

众所周知,巴斯德菌对双氯西林和萘夫西林耐药,但对其他 β-内酰胺抗菌剂以及喹诺酮类、四环素和红霉素都敏感。氨苄西林/克拉维酸盐、氨苄西林/舒巴坦和头孢西丁是治疗动物或人类咬伤相关感染的较好选择。对在淡水(湖泊、河流和溪流)中造成的皮肤伤口,嗜水气单胞菌感染可引起周围组织侵袭性蜂窝织炎。该病原体对氨基糖苷类、氟喹诺酮、氯霉素、甲氧苄啶-磺胺甲噁唑片和第三代头孢菌素敏感,但对氨苄西林耐药。

铜绿假单胞菌引起 3 种类型的软组织感染:中性粒细胞减少患者的坏死性脓疮、热水浴毛囊炎和穿透性损伤后蜂窝织炎。最常见的情况是,人们踩到钉子时,铜绿假单胞菌常会被带入深层组织。该类软组织感染的治疗包括手术检查和引流,尤其在累及骨或关节腔时。当未确定药敏结果时,首选的经验性用药包括氨基糖苷类、第三代头孢菌素(头孢他啶、头孢哌酮或头孢噻肟)、半合成青霉素(替卡西林、美洛西林或哌拉西林)或氟喹诺酮类(后者不用于 13 岁以下的未成年)。

在住院的免疫功能受损患者中,革兰阴性杆菌引起的蜂窝织炎最多见,包括铜绿假单胞菌感染。由于多重耐药,培养和药物敏感性试验对该类感染诊治至关重要(**参见第 61 章**)。

革兰阳性需氧棒状猪丹毒杆菌通常与鱼类和家猪有关,并主要在骨融合患者和鱼贩中引起蜂窝织炎。猪丹毒杆菌对大多数 β-内酰胺类抗生素(包括青霉素)、红霉素、克林霉素、四环素和头孢菌素仍然敏感,但对磺胺类、氯霉素和万古霉素耐药。该菌对万古霉素耐药,在革兰阳性菌中是罕见的。由于这种药物在皮肤感染时常用于经验性治疗,所以这一耐药情况对临床有潜在指导意义。含有水蚤的鱼食有时会被脓肿分枝杆菌感染,当皮肤暴露于水缸里或皮肤在泳池破损时,该菌可以引起蜂窝织炎或皮肤肉芽肿。尽管还未进行全面的研究,利福平联合乙胺丁醇对部分感染患者有效。此外,有些脓肿分枝杆菌菌株对四环素或甲氧苄啶-磺胺甲噁唑敏感。

坏死性筋膜炎

(**表 26-1**)坏死性筋膜炎,以前称为链球菌性坏疽,可能与 A 组链球菌或需氧/厌氧菌混合感染有关,也可能作为产气荚膜梭菌引起的气性坏疽的一部分发生。据报道,产杀白细胞素(PVL)的耐甲氧西林金黄色葡萄球菌(MRSA)菌株可引起坏死性筋膜炎。当疼痛或不明原因的发热是唯一症状时,早期诊断可能很困难。随后出现肿胀,肌肉水肿和压痛。随着病情的发展,表皮出现深红色硬结,大疱内充满蓝色或紫色液体。随后,皮肤变得脆弱,呈现蓝色、褐红色或黑色。在这个阶段,真皮乳头(**图 26-1**)中血管内广泛形成血栓。感染延伸到深筋膜时,该组织呈现棕灰色外观。病变通过静脉通道和淋巴管沿着筋膜层快速进展。晚期患者表现出脓毒血症,常表现为休克和多器官衰竭。

当黏膜屏障(如胃肠道或泌尿生殖道的黏膜)的完整性破坏时,需氧/厌氧菌混合感染引起坏死性筋膜炎。黏膜破坏的原因可以是恶性肿瘤、憩室、痔疮、肛裂或尿道撕裂。其他诱因包括周围血管疾病、糖尿病、手术和腹部穿透性损伤。感

染侵袭至会阴区时可导致福尼尔坏疽(Fournier's gangrene),其特征是阴囊和阴茎大面积肿胀,并延伸至会阴或腹壁,还有腿部。

自 1985 年以来,化脓性链球菌引起的坏死性筋膜炎发生率及严重程度均有所增加。其有两类不同的感染表现:无黏膜破坏表现和有明显黏膜破坏表现。第一类感染通常从非穿透性小创伤(如瘀伤或肌肉拉伤)部位开始深入。虽然大多数患者否认先前有链球菌感染,但可能通过暂时性菌血症播散至该部位。这类患者仅仅表现为严重的疼痛和发热。晚期出现坏死性筋膜炎的典型症状,如紫罗兰色大疱、皮肤脱落和渐进性全身中毒反应。在第二种类型的感染表现中,化脓性链球菌可从皮肤感染或穿透性创伤部位到达深筋膜。这些患者有进展为坏死性筋膜炎的早期体表感染迹象。在这两种情况下,毒性都很严重,肾损害可能先于休克发生。在 20%~40% 的病例中,可伴随发生肌炎;此外,在气性坏疽(见下文)中,血清肌酸激酶水平可能显著升高。需氧/厌氧菌混合感染引起的坏死性筋膜炎可能与深部组织中的气体有关,但当化脓性链球菌或 MRSA 感染时,通常不存在气体。及时手术探查到深筋膜和肌肉层是必不可少的。必须通过手术去除坏死组织,并且通过组织革兰染色和培养确定是否存在 A 组链球菌、混合需氧/厌氧细菌、MRSA 或梭菌(见下文"治疗")。

肌炎和肌坏死

(**表 26-1**)肌肉受累可能与病毒感染(如流感、登革热或柯萨奇病毒 B 感染)或寄生虫入侵(如旋毛虫、囊虫或弓形虫)有关。虽然肌痛在大多数感染中都会发生,但严重的肌肉疼痛是胸膜痛(柯萨奇病毒 B 感染)、旋毛虫病和细菌感染的标志。急性横纹肌溶解可能提示发生梭状芽孢杆菌和链球菌性肌炎,但也可能与流感病毒、埃可病毒、柯萨奇病毒、EB 病毒和军团菌感染有关。

化脓性肌炎通常是由金黄色葡萄球菌引起的,在热带地区很常见,一般没有直接侵入的伤口。在美国儿童中,已有关于产 PVL 的 MRSA 感染引起化脓性肌炎的病例。肌肉感染最初源于钝性损伤或肌肉拉伤的部位。呈局部感染时不会发生休克,除非病原体产生中毒性休克综合征毒素 1 或某些肠毒素,并且患者缺乏对相应毒素的抗体。相比之下,化脓性链球菌可导致原发性肌炎(称为链球菌坏死性肌炎),并伴有严重的全身毒性。约 50% 的病例发生肌坏死并伴有坏死性筋膜炎,两者都是链球菌中毒性休克综合征的一部分。

严重的穿透性损伤引起血液供应中断,并将土壤带入伤口,通常伴有气性坏疽,这种创伤性坏疽通常是由产气荚膜梭菌、腐败梭菌和溶组织梭菌引起的。在穿透伤后数年发生潜伏性或复发性坏疽罕见,很可能是由位于先前损伤部位的休眠孢子引起的。中性粒细胞减少、胃肠道恶性

肿瘤、憩室病或近期接受腹部放射治疗的患者发生的自发性非创伤性坏疽是由几种梭状芽孢杆菌引起的，其中败血症芽孢杆菌最常见。这种厌氧菌对氧气的耐受性可能解释了为什么它能在身体任何部位的正常组织中自发地引起感染。

子宫的气性坏疽，特别是由索氏梭状芽孢杆菌引起的，过去由非法或自行流产导致，现在也可由自然流产、阴道分娩和剖宫产导致。索氏梭状芽孢杆菌还与药物流产有关。年轻健康产后妇女感染索氏梭状芽孢杆菌具有独特的临床表现：低热或无发热、没有化脓性分泌物、难治性低血压、周围组织广泛水肿和渗出、血液浓缩、白细胞计数明显升高。这种感染几乎都是致命的，可使患者迅速死亡。索氏梭状芽孢杆菌和诺维梭菌也与经皮注射黑焦油海洛因有关；其死亡率较低，可能是因为注射部位的感染很容易被发现，并很快诊断。

协同性非梭状芽孢杆菌厌氧性肌坏死，也称为坏死性皮肌炎和协同性坏死性蜂窝织炎，是坏死性筋膜炎的一种变体，由除梭状芽孢杆菌（见上文"坏死性筋膜炎"）以外的混合需氧/厌氧菌感染引起。

诊断

本章强调，软组织病变的外观表现和部位是重要的诊断线索。缩小鉴别诊断范围的其他重要考虑因素包括病变随时间进展特点以及患者的旅行史、动物暴露或咬伤史、年龄、潜在疾病状态和生活方式。然而，即使是机敏的临床医生也可能发现，仅凭病史和检查就能诊断软组织感染是一项挑战。软组织 X 线、CT（图 26-2）和 MRI 可能有助确定感染深度，并且应在患者出现迅速进展的病变或有系统性炎症反应综合征时进行。这些检查对于确定局部脓肿或检测组织中的气体有独特的价值。不幸的是，它们可能只显示软组织肿胀，因此对暴发性感染不具有特异性，如不伴有气体产生的坏死性筋膜炎或由 A 组链球菌引起的肌坏死（图 26-2）。

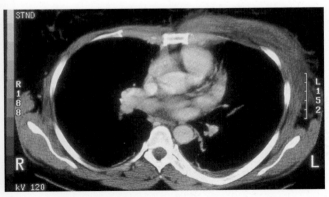

图 26-2　A 组链球菌引起的坏死性筋膜炎、肌炎的患者 CT 显示左胸壁水肿、炎症反应。

如果影像学检查结果阳性，则采用细针抽吸或组织活检行冷冻切片可能会有所帮助，但大约 80% 的病例会出现假阴性结果。有证据表明，单独抽吸可能优于生理盐水抽吸。冷冻切片特别有助区分葡萄球菌烫伤样皮肤综合征与中毒性表皮坏死松解症，并且在坏死性筋膜炎的病例中非常有价值。开放性外科检查和清创术显然是确定感染程度和严重程度并获得革兰染色和培养材料的最佳方法。这种有创检查很重要，如果在有全身中毒表现的暴发性感染的早期进行，可能会挽救生命。

治疗·皮肤、肌肉和软组织感染

所有临床治疗的完整描述超出了本章的范围。作为临床医生应选择合适的关于治疗方法的指南，**表 26-2** 列出了在最常见和最有暴发性皮肤感染中有用的抗菌药物。

由 MRSA 和 MSSA 引起的疖、痈和脓肿常见，治疗方案取决于病变的大小。直径 <2.5 cm 的疖通常用湿热处理。较大的病灶（4.5 cm 的红斑和硬结）需要手术引流，而伴有发热、寒战或白细胞增多的较大病变需要引流和抗生素治疗。一项对儿童的研究表明，单独使用手术引流脓肿（平均直径 3.8 cm）与联合甲氧苄啶-磺胺甲噁唑治疗同样有效。然而，在接受引流和抗生素治疗的一组中，感染复发率较低。

对于疑似坏死性筋膜炎、肌炎或坏疽的病例，早期和积极的手术探查是必要的，以便于：① 探查组织深层结构；② 清除坏死组织；③ 降低分隔腔压力；④ 获取组织进行革兰染色和需氧、厌氧培养。对需氧/厌氧混合感染进行适当的经验性抗生素治疗可包括氨苄西林/舒巴坦、头孢西丁或以下组合：① 克林霉素（600～900 mg 静脉注射 q8h）或甲硝唑（500 mg q6h）加 ② 氨苄西林或氨苄西林/舒巴坦（1.5～3 g 静脉注射 q6h）加 ③ 庆大霉素（1～1.5 mg q8h）。A 组链球菌和梭状芽孢杆菌感染筋膜和/或肌肉时，青霉素治疗死亡率为 20%～50%。在链球菌和梭状芽孢杆菌感染引起坏死性筋膜炎/肌炎的实验模型中，克林霉素表现出明显的优越性，但尚未进行临床试验进行比较。一项关于侵袭性 A 组链球菌感染儿童的回顾性研究表明，克林霉素治疗组的存活率高于 β-内酰胺类抗生素治疗组。高压氧治疗可能对梭状杆菌引起的气性坏疽有效。抗生素治疗应持续到所有全身毒性症状消失、所有坏死和分离组织被清除及肉芽组织形成（**参见第 44、51 和 73 章**）。

总之，皮肤软组织感染表现和严重程度各不相同，给临床医生带来了巨大的挑战。本章提供了诊断和理解这些感染的病理生理机制的方法。在一些关于特定感染的章节中可以找到更深入的信息。

皮肤感染类型	首选治疗	备选治疗	相关章节
动物咬伤(预防或早期感染)[a]	阿莫西林-克拉维酸盐,875/125 mg 口服 BID	多西环素,100 mg 口服 BID	**40**
动物咬伤[a](已发生感染)	氨苄西林/舒巴坦,1.5~3 g 静脉注射 q6h	克林霉素,600~900 mg 静脉注射 q8h 加 环丙沙星,400 mg 静脉注射 q12h,或头孢西丁,2 g 静脉注射 q6h	**40**
杆菌性血管瘤病	红霉素,500 mg 口服 QID	多西环素,100 mg 口服 BID	**69**
单纯疱疹(生殖器原发感染)	阿昔洛韦,400 mg 口服 TID 10 日	泛昔洛韦,250 mg 口服 TID,5~10 日 或 伐昔洛韦,1 000 mg 口服 BID 10 日	**88**
带状疱疹(免疫功能正常者,年龄>50 岁)	阿昔洛韦 800 mg 口服每日 5 次,7~10 日	泛昔洛韦,500 mg 口服 TID 7~10 日 或 伐昔洛韦,1 000 mg 口服 TID 7 日	**89**
蜂窝织炎(葡萄球菌或链球菌[b,c])	萘夫西林或苯唑西林,2 g 静脉注射q4~6h	头孢唑林 1~2 g q8h 或 氨苄西林/舒巴坦,1.5~3 g 静脉注射 q6h 或 红霉素,0.5~1 g 静脉注射 q6h 或 克林霉素,600~900 mg 静脉注射 q8h	**43,44**
MRSA 引起的皮肤感染[d]	万古霉素,1 g 静脉注射 q12h	利奈唑胺,600 mg 静脉注射 q12h	**43**
坏死性筋膜炎(A 组链球菌[b])	克林霉素,600~900 mg 静脉注射 q6~8h 加 青霉素 G,400 万 U 静脉注射 q4h	克林霉素,600~900 mg 静脉注射 q6~8h 加 头孢菌素(一代或二代)	**44**
坏死性筋膜炎(需氧厌氧菌混合感染)	氨苄西林,2 g 静脉注射 q4h 加 克林霉素,600~900 mg 静脉注射 q6~8h 加 环丙沙星,400 mg 静脉注射 q6~8h	万古霉素,1 g 静脉注射 q6h 加 甲硝唑,500 mg 静脉注射 q6h 加 环丙沙星,400 mg 静脉注射 q6~8h	**73**
气性坏疽	克林霉素,600~900 mg 静脉注射 q6~8h 加 青霉素 G,400 万 U 静脉注射 q4~6h	克林霉素,600~900 mg 静脉注射 q6~8h 加 头孢西丁,2 g 静脉注射 q6h	**51**

表 26-2 常见皮肤感染的治疗

[a] 巴斯德菌:与狗咬伤和猫咬伤相关的病原体,对头孢氨苄、双氯西林、克林霉素和红霉素耐药。啮蚀艾肯菌是一种通常与人咬伤有关的细菌,对克林霉素、耐青霉素酶青霉素类和甲硝唑耐药,但对甲氧苄啶-磺胺甲噁唑和喹诺酮类敏感。[b] 目前在美国 A 组链球菌对红霉素的耐药率约为 5%,但在其他一些国家已达到 70%~100%。大多数(但不是全部)红霉素耐药 A 组链球菌对克林霉素敏感。约 90% 的金黄色葡萄球菌菌株对克林霉素敏感,但耐药性(固有的和诱导的)都在增加。[c] 医院获得性金黄色葡萄球菌严重感染或社区获得性金黄色葡萄球菌感染对本表推荐的 β-内酰胺类抗生素没有反应,可能是由耐甲氧西林菌株引起的,需要换用万古霉素、达托霉素或利奈唑胺。[d] 一些 MRSA 菌株对四环素和甲氧苄啶-磺胺甲噁唑敏感。达托霉素(4 mg/kg 静脉注射 q24h)或替加环素(负荷剂量 100 mg,后 50 mg 静脉注射 q12h)是治疗 MRSA 的备选抗生素。

第 27 章
感染性关节炎 | Chapter 27 Infectious Arthritis

Lawrence C. Madoff · 著 | 黄英男 · 译

感染性关节炎最常见原因是金黄色葡萄球菌、淋病奈瑟菌和其他细菌,但各种分枝杆菌、螺旋体、真菌和病毒也会感染关节(**表 27-1**)。急性细菌感染可迅速破坏关节软骨,因此必须尽快评估所有关节炎症,以排除非感染性过程、确定适当的抗菌治疗和引流。有关特定生物引起的感染性关节炎的更多详细信息,可参考有关章节。

表 27-1　关节炎性综合征的鉴别诊断

急性单关节炎	慢性单关节炎	多关节炎
金黄色葡萄球菌	结核分枝杆菌	脑膜炎奈瑟菌
肺炎链球菌	非结核分枝杆菌	淋病奈瑟菌
β-溶血性链球菌	伯氏包柔螺旋体	非淋菌性细菌性关节炎
革兰阴性杆菌	梅毒螺旋体	细菌性心内膜炎
淋病奈瑟菌	念珠菌属	念珠菌属
念珠菌属	申克孢子丝菌	Poncet 病(结核性风湿病)
晶体诱发的关节炎	粗球孢子菌	乙型肝炎病毒
骨折	皮炎芽生菌	细小病毒 B19
关节积液	曲霉属	HIV
异物	新型隐球菌	人嗜 T 淋巴细胞病毒 I 型
骨关节炎	诺卡菌属	风疹病毒
缺血性坏死	布鲁菌属	节肢动物传播的病毒
单关节类风湿关节炎	Legg-Calvé-Perthes 病	镰状细胞病发作
	骨关节炎	反应性关节炎
		血清病
		急性风湿热
		炎症性肠病
		系统性红斑狼疮
		类风湿关节炎/Still 病
		其他血管炎
		结节病

急性细菌感染通常涉及单个关节或少数关节。亚急性或慢性单关节炎或少关节炎提示分枝杆菌或真菌感染;在梅毒、莱姆病、肠道感染和衣原体尿道炎后的反应性关节炎中可见发作性炎症。急性多关节炎可在心脏病、风湿热、播散性奈瑟菌感染和急性乙型肝炎病程中作为免疫反应发生。细菌和病毒偶尔感染多个关节,前者最常见于类风湿关节炎患者。

患者诊治方法·感染性关节炎

滑液穿刺是评估潜在关节感染的基本要素之一,在大多数情况下较易实现,在波动感最强或压痛部位或通过最容易进入的途径使用粗针进行穿刺。超声或射线透视可用于引导难以定位的关节渗出以及髋关节、肩关节或其他关节穿刺。正常的滑液细胞<180/μL(主要是单核细胞)。滑膜细胞计数平均 100 000/μL(范围 25 000~250 000/μL),中性粒细胞>90%,这是急性细菌感染的特征。晶体诱导、类风湿性和其他非感染性炎症性关节炎细胞数通常低于 30 000~50 000/μL;细胞计数 10 000~30 000/μL,中性粒细胞 50%~70%,其余为淋巴细胞,在分枝杆菌和真菌感染中常见。感染诊断依赖滑液涂片染色,滑液、血液培养或通过基于核酸扩增(NAA)和免疫技术测定微生物核酸和蛋白质。

急性细菌性关节炎

■ 发病机制

细菌从血液进入关节,病原体来自邻近部位的骨骼或软组织感染,或手术、注射中直接接种,或经动物、人咬伤或创伤感染。在血源性感染中,由于滑膜毛细血管没有限制性基底膜,细菌可从滑膜毛细血管中逸出,并且在数小时内引起滑膜中性粒细胞浸润。中性粒细胞和细菌进入关节腔,之后黏附在关节软骨上。由于关节腔内压升高,软骨细胞和滑膜巨噬细胞释放蛋白酶和细胞因子,细菌和炎症细胞侵入软骨,软骨在 48 小时内出现退化。组织学研究显示,细菌内衬于滑膜和软骨,脓肿延伸至滑膜和软骨,在严重情况下甚至延伸至软骨下骨组织。滑膜增生导致在软骨上形成血管,进而导致炎症滑膜血管血栓形成。在感染性关节炎的发病机制中较为重要的细菌因素包括金黄色葡萄球菌中的各种表面相关黏附素及内毒素,前者允许软骨黏附,后者促进软骨细胞介导的软骨破坏。

■ 微生物学

血源性感染途径是所有年龄组中最常见的感染途径,并且几乎每种细菌性病原体都能够引起化脓性关节炎。在幼儿中,B 组链球菌、革兰阴性肠杆菌和金黄色葡萄球菌是最常见的病原体。自流感嗜血杆菌疫苗出现以来,5 岁以下儿童的主要病原已转变为金黄色葡萄球菌、化脓性链球菌(A 组链球菌)和金氏金菌(在部分医疗机构)。在年轻人和青少年中,淋病奈瑟菌是最常见的病原体。金黄色葡萄球菌在所有年龄段的成人中占非淋病奈瑟菌分离株的首位;革兰阴性杆菌、肺炎球菌和 β-溶血性链球菌(尤其是 A 组、B 组,同时也有 C 组、G 组和 F 组)导致老年人中多达 1/3 的病例发病,尤其是那些患有潜在基础疾病的患者。

外科术后或穿透性损伤后的感染中,金黄色葡萄球菌最常见,偶有其他革兰阳性菌或革兰阴性杆菌。除关节假体植入或关节镜检查外,凝固酶阴性葡萄球菌感染不常见。人咬伤后、褥疮溃疡或腹腔脓肿扩散到邻近关节时,可发现厌氧菌,其通常与需氧或兼性厌氧菌发生混合感染。多种微生物感染使创伤复杂化并伴有更加严重的污染。猫和其他动物的咬伤及抓伤可能直接或经血流引入多杀巴斯德菌或汉氏巴尔通体,人咬伤可能引入啮蚀艾肯菌或口腔菌群中的其他细菌。穿透鞋子的尖锐物体可导致足关节的铜绿假单胞菌关节炎。

■ 非淋病奈瑟菌性细菌性关节炎

流行病学

尽管金黄色葡萄球菌、流感嗜血杆菌和化脓性链球菌等毒性微生物的血源性感染可发生在健康人群中,但在许多化脓性关节炎病例中存在潜在的宿主易感性。在类风湿关节炎患者中,由于关节的长期慢性炎症,糖皮质激素治疗,以及类风湿结节、血管炎性溃疡和覆盖变形关节处皮肤的频繁破坏,感染性关节炎发病率最高(常由金黄色葡萄球菌引起)。糖尿病、糖皮质激素治疗、血液透析和恶性肿瘤都会增加金黄色葡萄球菌和革兰阴性杆菌的感染风险。随着新型坏死因子抑制剂(例如依那西普、英夫利昔单抗)越来越多地用于类风湿关节炎,这类患者可能易感分枝杆菌以及其他化脓性细菌,这可能与该群体中的化脓性关节炎相关。肺炎链球菌感染使酒精中毒、体液免疫缺陷和血红蛋白病复杂化。肺炎链球菌、沙门菌属和流感嗜血杆菌可在 HIV 感染者中引起化脓性关节炎。原发性免疫球蛋白缺乏症患者易患支原体关节炎,若不能及时使用四环素和静脉免疫球蛋白封闭治疗等,可导致永久性关节损伤。静脉药瘾者葡萄球菌和链球菌感染来自自身菌群,假单胞菌和其他革兰阴性菌感染来自药物和注射用具。

临床表现

大约90%患者表现为单关节受累,最常见的是膝关节,其次是髋关节,肩、腕及肘关节最少。手足小关节关节炎多在直接接种或咬伤后出现。静脉药瘾者中,脊柱关节、踝关节和胸锁关节的感染(图27-1)比附肢骨关节感染更常见。多关节感染在类风湿关节炎患者中最常见,可能表现为基础疾病发作。

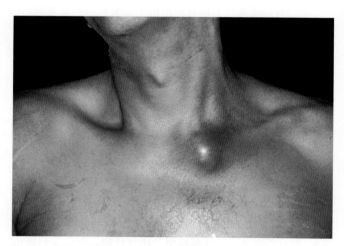

图 27-1 胸锁关节急性化脓性关节炎。男性,40余岁,肝硬化病史,新发发热和下颈部疼痛;无静脉药瘾史或既往导管留置史;体检见黄疸,左胸锁关节区疼痛肿胀明显;入院血培养示 B 组链球菌;静脉用青霉素治疗后恢复(来源:由 Brigham and Women's Hospital, Boston 和 Francisco M. Marty, MD 提供并授权使用)。

常见表现包括关节周围均匀分布的中至重度疼痛、积液、肌肉痉挛和运动受限。发热,体温 38.3~38.9℃(101~102℉),有时可更高,但也可能不发热,尤其是在患有类风湿关节炎、肝肾功能不全或需要免疫抑制治疗的人群中。除髋关节、肩关节或踝关节等深关节外,体检时一般会发现关节肿胀、炎症表现。蜂窝织炎、滑囊炎和急性骨髓炎临床表现可能类似,但活动常不受限,肿胀也不呈环状,可以此与化脓性关节炎鉴别。应注意关节外感染,如疖或肺炎的存在。实验室检查常见外周血白细胞核左移,红细胞沉降率或 C 反应蛋白升高。

平片显示软组织肿胀、关节间隙增宽,由于关节囊扩张导致关节平面移位。关节间隙狭窄和骨质侵蚀提示严重感染和

预后不良。超声可用于检测髋关节积液,CT 或 MRI 可用于检查踝关节、胸锁关节和脊柱感染征象。

实验室检查

抗菌药物应在留取外周血和关节液标本后使用。金黄色葡萄球菌感染中,血培养阳性率可高达 50%~70%,但在其他病原体的感染中阳性率较此为低。患者滑液混浊,呈血性、浆液性或脓性。革兰染色涂片见大量中性粒细胞。滑液中总蛋白和乳酸脱氢酶升高,葡萄糖降低;然而这些并无感染特异性,对于诊断也并非必需。滑液应检测结晶,因为痛风和假性痛风可能在临床上与化脓性关节炎相似,且偶有感染和晶体诱发疾病同时发生。金黄色葡萄球菌和链球菌感染中,近 3/4 患者的关节滑液涂片可见病原体,革兰阴性和其他细菌感染中,这一比例为 30%~50%。90%以上患者的滑液培养阳性。使用血培养的液体培养基接种滑液可提高阳性率,尤其是对于苛养病原体或正在服用抗生素的患者。若有基于 NAA 的细菌 DNA 检测,可用于诊断经治疗或培养阴性的细菌性关节炎。

治疗·非淋病奈瑟菌性细菌性关节炎

及时给予全身性抗感染治疗及受累关节引流,可以防止软骨破坏、感染后退行性关节炎、关节不稳或畸形。一经留取血液和滑液培养标本,应立即针对涂片可见细菌或根据患者年龄及危险因素推测可能病原体,给予经验性抗感染治疗。初始治疗应包括静脉杀菌剂;不必为使滑液和组织达到足够的药物浓度而进行关节腔注射给药。若涂片阴性,则第三代头孢菌素如头孢噻肟(1 g q8h)或头孢曲松(1~2 g q24h)可对大多数社区获得性感染提供足够的经验性覆盖。涂片见革兰阳性球菌可静脉用万古霉素(1 g q12h)。若甲氧西林耐药金黄色葡萄球菌可能性小(例如当它在社区中不普遍存在时),应给予苯唑西林或萘夫西林(2 g q4h)。此外,静脉药瘾者和疑似铜绿假单胞菌感染者,应给予氨基糖苷类或有效的第三代头孢菌素。

针对性治疗基于明确的分离株和药敏。葡萄球菌引起的感染使用苯唑西林、萘夫西林或万古霉素治疗 4 周。青霉素敏感的肺炎链球菌和链球菌感染使用青霉素 G 治疗(200 万 U q4h,静脉注射)2 周可有反应;流感嗜血杆菌和青霉素耐药的肺炎链球菌使用头孢噻肟或头孢曲松治疗 2 周。大多数肠道革兰阴性菌感染通过 1 种第三或第四代头孢菌素或 1 种氟喹诺酮类如左氧氟沙星(500 mg q24h 静脉注射或口服)治疗 3~4 周治愈。铜绿假单胞菌感染应采用氨基糖苷类 + 广谱青霉素如美洛西林(3 g q4h 静脉注射)/抗假单胞菌头孢菌素如头孢他啶(1 g q8h 静脉注射)联合方案治疗

至少 2 周。若可耐受,该方案可延长 2 周;或者氟喹诺酮类如环丙沙星(750 mg BID 口服)单用,或联合青霉素/头孢菌素代替氨基糖苷类。

从关节腔中及时引流出脓液和坏死组织非常重要。若形成小室或其中的颗粒物不影响彻底减压,对容易穿刺的关节(例如膝关节)行针吸穿刺已足够。若重复针吸穿刺不能缓解症状、减少积液量和滑膜白细胞数以及使涂片和培养转阴,则在疾病初期或数日内可行关节镜引流和灌洗。在某些情况下,有必要进行关节切开术以清除分隔和感染坏死的滑膜、软骨或骨组织。化脓性髋关节炎最好行关节切开术治疗,特别是在幼儿患者,因感染可影响股骨头发育。化脓性关节炎不需要制动,除非在治疗缓解前为控制疼痛而制动。应避免承重直至炎症消退,但应进行关节被动运动以保持关节活动度。尽管在实验动物中,抗感染治疗外加用糖皮质激素可改善金黄色葡萄球菌关节炎的结局,但尚无临床试验评估该方法在人类中的效果。

■ 淋病奈瑟菌关节炎
流行病学

尽管近年来淋病奈瑟菌关节炎发病率有所下降,但在美国 40 岁以下的人群中,淋病奈瑟菌关节炎(参见第 53 章)在传染性关节炎发作中的占比高达 70%。由淋病奈瑟菌引起的关节炎是由淋病奈瑟菌感染或者更常见的是由尿道、宫颈或咽部的无症状淋病奈瑟菌黏膜定植引起的菌血症的结果。女性在月经期间和怀孕期间的风险最大,总体而言,发生播散性淋病奈瑟菌感染(disseminated gonococcal infection,DGI)和关节炎的概率是男性的 2~3 倍。补体缺乏,特别是终末成分缺乏的患者,淋病奈瑟菌病易复发。最可能引起 DGI 的淋病奈瑟菌株包括在培养物中产生透明菌落,具有ⅠA 型外膜蛋白或 AUH-营养缺陷型的菌株。

临床表现和实验室检查

DGI 最常见的临床表现是发热、寒战、皮疹和关节症状。躯干和四肢远端伸侧可出现少量丘疹,并进展为出血性脓疱。膝、手、腕、足和踝关节的游走性关节炎和腱鞘炎较为突出。皮损和关节表现被认为是对血淋病奈瑟菌和组织中免疫复合物沉积的免疫反应的结果。因此,滑液培养常为持续阴性,而血培养阳性比例不足 45%。病变的关节中较难获得滑液,且通常白细胞数仅为 10 000~20 000/μL。

化脓性关节炎较 DGI 综合征少,且常伴随在 DGI 之后,1/3 的患者中未被识别。常为单个关节受累如髋、膝、踝或腕关节。滑液较易获得,白细胞数>50 000/μL;淋病奈瑟菌在革兰染色涂片中仅为偶见,滑液培养阳性率不足 40%。血培养一般为阴性。

因为很难从滑液和血液中分离出淋病奈瑟菌,所以应从潜在感染的黏膜部位获得标本用于培养。基于 NAA 的尿液检查也可呈阳性。皮损处革兰染色和培养偶呈阳性。所有培养标本应直接接种到 Tayer‑Martin 培养基或床边接种至转运培养基上,在含 5%CO_2 环境下迅速送至微生物实验室。基于 NAA 的检测对于检测滑液中的淋病奈瑟菌 DNA 非常敏感。若培养阴性,开始适当抗感染治疗后 12~24 小时内症状明显缓解支持 DGI 临床诊断。

治疗 · 淋病奈瑟菌性关节炎

初始治疗包括头孢曲松(1 g q24h 静脉注射或肌内注射),以覆盖可能存在的青霉素耐药淋病奈瑟菌。一旦局部和全身体征明显减轻且药敏提示敏感,可换用氟喹诺酮如环丙沙星(500 mg BID)完成整体的 7 日疗程。若分离株青霉素敏感,可使用阿莫西林(500 mg TID)。经过对受累关节行针吸穿刺和 7~14 日抗感染,化脓性关节炎通常有好转。很少需要关节镜下灌洗或关节切开术。除非通过适当检测排除沙眼衣原体感染,否则 DGI 患者应接受针对沙眼衣原体的治疗。

值得注意的是,类似于 DGI 中出现的关节炎症状也发生在脑膜炎奈瑟菌血症患者中。已有研究描述了皮炎‑关节炎综合征、化脓性单关节炎和反应性多关节炎。这些患者对静脉青霉素治疗均有反应。

螺旋体关节炎

■ 莱姆病

伯氏包柔螺旋体感染导致的莱姆病(参见第 82 章)导致高达 60% 未治疗患者出现关节炎。通过硬蜱属蜱接种获得螺旋体的数日或数周内发生间歇性关节痛和肌痛,但并非关节炎。之后有 3 种关节病变模式:① 50% 未经治疗的患者出现间歇性、累及膝关节和/或其他大关节的单关节炎或少关节炎,若不经治疗,这些症状将在数月内波动,且每年有 10%~20% 的患者关节症状缓解;② 20% 未经治疗的患者关节疼痛程度呈波动状态;③ 10% 未治疗的患者发展成慢性炎症性滑膜炎,导致侵蚀性病变和关节破坏。莱姆病相关关节炎患者中,伯氏包柔螺旋体 IgG 抗体的血清学检测阳性率>90%,而基于 NAA 的检测包柔螺旋体 DNA 阳性率约 85%。

治疗 · 莱姆病相关关节炎

莱姆病相关关节炎通常对治疗反应良好。建议使用口服多西环素(100 mg BID 30 日),口服阿莫西林(500 mg QID 30 日)或肠外头孢曲松(2 g/d 2~4 周)。2 个月的口服治疗或 1 个月的肠外治疗无反应的患者不太可能从进一步抗感染治疗中受益,可使用抗炎药或滑膜切除术治疗。治疗失败与人白细胞抗原 DR4(HLA-DR4)基因型、对 OspA(外鞘乙酰蛋白 A)的持续反应性和与 OspA 有交叉反应的 hLFA-1(人白细胞功能相关抗原 1)的存在有关。

■ 梅毒性关节炎

在梅毒(参见第 78 章)的不同阶段均可出现梅毒性关节炎表现。在早期先天性梅毒中,关节周围肿胀和相关肢体活动受限(梅毒性假性麻痹)使长骨的骨软骨炎复杂化。Clutton 关节病是晚期先天性梅毒的表现,通常在 8~15 岁之间,发生在大关节,尤其是膝和肘关节,由慢性无痛性滑膜炎引起,伴有渗出。二期梅毒可伴关节痛;膝、踝关节,偶有肩和腕关节对称性关节炎及骶髂关节炎。关节炎伴随亚急性至慢性病程,伴有同时发生的单核细胞和中性粒细胞滑液细胞增多症(典型细胞计数 5 000~15 000/μL)。免疫机制在关节炎中可能有作用,青霉素治疗后症状通常会迅速改善。在三期梅毒中,Charcot 关节病是由于脊髓病引起。此种情况下青霉素无效。

分枝杆菌关节炎

结核性关节炎(参见第 74 章)约占所有结核病例的 1%,占肺外病例的 10%。最常见的表现是慢性肉芽肿性单关节炎。罕见的 Poncet 病,是一种反应性、对称性的多关节炎,常见于内脏或播散性结核患者,关节中未发现分枝杆菌,抗结核治疗可缓解症状。

与通常累及胸椎和腰椎的结核性骨髓炎(占比 50%;参见第 28 章)不同,结核性关节炎主要涉及大的负重关节,特别是髋、膝和踝关节,偶尔累及较小的非负重关节。进行性单关节肿胀和疼痛在数月或数年内发展,所有病例中仅半数出现全身症状。结核性关节炎是 HIV 感染者或其他免疫受损宿主中的播散性原发感染或晚期再激活的一部分。合并活动性肺结核并不常见。

受累关节穿刺液细胞计数平均为 20 000/μL,中性粒细胞约占 50%。穿刺液抗酸染色阳性率不足 1/3,培养阳性率为 80%。滑膜组织活检培养阳性率约为 90%,多提示肉芽肿性炎。NAA 方法可将诊断时间缩短至 1 或 2 日。放射性检查显示滑膜附着点周围侵蚀,关节周围骨质减少,最终关节间隙狭窄。结核性关节炎的治疗与肺结核相同,需要多药联用 6~9 个月。免疫抑制个体(如 HIV 感染者)的治疗时间更长。

水和土壤中的各种非典型分枝杆菌(参见第 76 章)可能引起慢性惰性关节炎。这种疾病通常由耕种、园艺或水上活动相关的创伤和直接接种导致。通常累及较小的关节,如指、腕和膝关节等。典型病变涉及腱鞘和滑囊。涉及的分枝杆菌菌种包括海分枝杆菌、鸟-胞内分枝杆菌、土壤分枝杆菌、堪萨斯分枝杆菌、偶发分枝杆菌和龟分枝杆菌。在人类免疫缺陷病毒感染者或正在接受免疫抑制治疗的人群中,已有堪萨斯分枝杆菌、鸟-胞内分枝杆菌复合体和嗜血分枝杆菌血行播散至关节的报道,诊断通常需要活检和培养,治疗基于药敏结果。

真菌性关节炎

真菌是慢性单关节炎的常见原因。地方性双相性真菌、粗球孢子菌、皮炎芽生菌和(较少见的)组织胞浆菌(图 27-2)的肉芽肿性关节炎常由播散性疾病患者的骨质破损处微生物种植或直接扩散导致。在园丁以及其他工作中接触土壤或泥炭藓的人群中,关节受累是孢子丝菌病(申克孢子丝菌感染)的一种少见并发症。男性的孢子丝菌病发生率比女性高 6 倍,酗酒者和其他体质较差的宿主有多关节感染的风险。

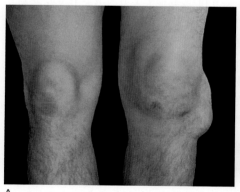
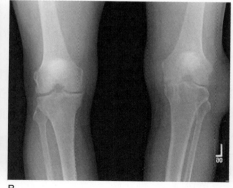
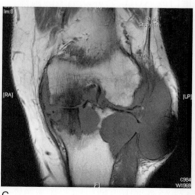

图 27-2 组织胞浆菌引起的左膝慢性关节炎。A. 男,60 余岁,来自萨尔瓦多,进行性膝关节疼痛和行走困难数年,发病 7 年前因半月板撕裂行关节镜检查(无缓解),并接受数次关节内注射糖皮质激素;之后患者出现明显膝关节畸形,包括外侧大量积液。B. 膝关节 X 线片示多处异常,包括严重的内侧股骨、胫骨关节间隙狭窄,胫骨和髌股关节内的数个大的软骨下囊肿,一处大的髌上关节积液,以及膝上横向突出的大的软组织肿块。C. MRI 进一步明确这些异常并证实了膝关节外侧异常囊性灶;滑膜活检示慢性炎症,巨细胞浸润,3 周后培养提示荚膜组织胞浆菌;伊曲康唑治疗 1 年后,所有临床囊性病变和积液均消退;患者行左侧全膝关节置换术以根治(来源:由 Brigham and Women's Hospital 和 Francisco M. Marty,MD 提供并授权使用)。

涉及单一关节的念珠菌感染(通常是膝关节、髋关节或肩关节)由外科手术、关节内注射或(在患有糖尿病或肝肾功能不全等严重疾病的危重患者和接受免疫抑制治疗的患者中)血源性传播导致。静脉药瘾者的感染通常可能涉及脊柱、骶髂关节或其他纤维软骨关节。由曲霉属、新型隐球菌、波氏假阿利什菌和暗色真菌引起的免疫抑制者关节炎也是由直接接种或播散性血源性感染引起的。2012 年全美暴发的由喙状明脐菌引起的真菌性关节炎(和脑膜炎),与鞘内/关节内注射受污染的甲泼尼龙琥珀酸钠(甲强龙)有关。

真菌性关节炎中的关节滑液细胞数通常为 10 000～40 000/μL,中性粒细胞约占 70%。当滑液检验呈阴性时,滑膜组织染色和培养通常可证实真菌性关节炎诊断。治疗包括关节液引流、灌洗以及针对特定病原体的抗真菌剂系统性给药。治疗的剂量和持续时间与播散性疾病相同(参见第 7 篇)。除静脉治疗外,还使用关节内注入两性霉素 B。

病毒性关节炎

病毒通过在系统性感染期间感染滑膜组织或通过引发涉及关节的免疫反应来产生关节炎。多达 50% 的女性持续存在关节痛,10% 在感染风疹病毒后 3 日内和接种活病毒疫苗后 2～6 周内出现明显关节炎。手指、腕和膝关节对称性炎症在 1 年后复发较为罕见,但慢性疲劳、低热、头痛和肌痛的症状可持续数月或数年。在特定病例中,静脉免疫球蛋白或有帮助。腮腺炎可在 2 周内发生自限性单关节或游走性多关节炎;这种后遗症在男性中比在女性中更常见。细小病毒 B19 感染后,约有 10% 的儿童和 60% 的女性发生关节炎。在成人中,关节病变有时不伴发热或者皮疹。疼痛、僵硬以及不明显的肿胀(主要为手部,但也有膝、腕和踝关节)通常会在数周内消退;小部分患者可发生慢性关节病变。

急性乙型肝炎患者黄疸出现约 2 周之前,高达 10% 的患者会发生免疫复合物介导的血清病样反应,伴有斑丘疹、荨麻疹、发热和关节痛。较为少见的包括涉及手、腕、肘或踝关节的对称性关节炎和类似于类风湿关节炎发作的晨僵。黄疸出现时,上述症状缓解。许多慢性丙型肝炎病毒感染的患者,无论冷球蛋白血症存在与否,都有持续关节痛或关节炎。

🌐 涉及较大关节的疼痛性关节炎,常伴随着几种节肢动物传播的病毒感染所致的发热和皮疹,包括由基孔肯雅(Chikungunya)病毒、O'nyongnyong 病毒、罗斯河(Ross River)病毒、马雅罗(Mayaro)病毒、巴马森林(Barmah Forest)病毒等(参见第 106 章)。涉及手和腕关节的对称性关节炎可能发生在淋巴细胞脉络丛脑膜炎病毒感染的恢复期。感染肠道病毒的患者常有关节痛,且已在急性多关节炎的患者中分离出埃可病毒。

多种关节炎综合征与 HIV 感染有关。HIV 感染者尿道炎发作后常有反应性关节炎和痛性下肢少关节炎。HIV 相关反应性关节炎似乎在 HLA-B27 单倍型的人中极为常见;但骶髂关节病变罕见,且主要在 HLA-B27 阴性者中出现。银屑病合并 HIV 感染者中,多达 1/3 患有银屑病性关节炎。无痛性单关节病和持续性对称性多关节病有时会使 HIV 感染复杂化。感染人嗜 T 淋巴细胞病毒 I 型的女性患者,可发生肩、腕、手和膝关节的慢性持续性少关节炎。滑膜增厚、关节软骨破坏和滑液中出现白血病不典型淋巴细胞具有诊断特征性,但进展为 T 淋巴细胞白血病不常见。

寄生虫性关节炎

由寄生虫感染引起的关节炎很少见。由于迁移的妊娠虫体侵入关节或导致邻近软组织溃疡进而形成继发性感染,麦地那龙线虫可能导致下肢破坏性的关节损伤。在细粒棘球绦虫感染病例中,1%～2% 可出现包虫囊肿感染骨骼。扩张的破坏性囊性病变可能扩散并破坏邻近关节,尤其是髋关节和骨盆。在极少数情况下,慢性滑膜炎与滑膜活检中血吸虫卵的存在有关。患有淋巴性蛔虫病的儿童,即使滑液中没有微丝蚴,其单关节炎也似乎对乙胺嗪(海群生)治疗有反应。曾有钩虫、类圆线虫、隐孢子虫和贾第鞭毛虫感染导致反应性关节炎的病例报道,但尚需确认。

感染后或反应性关节炎

约 1% 的非淋病奈瑟菌性尿道炎和 2% 的肠道感染(特别是结肠炎耶尔森菌、志贺菌、空肠弯曲菌和沙门菌所致的肠道感染)可在数星期后发生反应性多关节炎。这些患者中只有少数有典型反应性关节炎的其他表现,包括尿道炎、结膜炎、葡萄膜炎、口腔溃疡和皮疹。已有研究发现滑液或血液中存在微生物 DNA 或抗原,但对发病机制知之甚少。

反应性关节炎在年轻男性中最常见(耶尔森菌感染除外),HLA-B27 基因作为潜在的遗传易感因素与之相关。患者有疼痛、非对称性少关节炎,主要累及膝、踝和足关节。腰背痛很常见,长期病程的患者可发现骶髂炎的影像学证据。大多数患者在 6 个月内恢复,但长期反复发作在衣原体尿道炎后更常见。抗炎药有助缓解症状,但长期抗生素治疗在消除滑膜微生物抗原方面的作用存在争议。

游走性多关节炎和发热是成人急性风湿热的常见表现(参见第 46 章)。这些表现不同于链球菌感染后的反应性关节炎,该病为 A 组链球菌感染后发生,但并非游走性,持续时间超过急性风湿性(典型持续时间至多 3 周),并且对阿司匹林的反应很差。

关节假体感染

全关节置换中有 1%～4% 的病例由于感染而复杂化。由于伤口破裂或感染,大部分感染是在术中或术后即刻获得;而在关节置换后发生且为血行播散或直接接种导致的较为少见。症状可能为急性,伴有发热、疼痛和局部炎症迹象,特别是由于金黄色葡萄球菌、化脓性链球菌和肠杆菌引起的感染。当较低毒力病原体如凝固酶阴性葡萄球菌或类白喉菌感染时,感染可持续数月或数年而不引起全身症状。这种惰性感染通常在关节植入期间获得,在评估慢性不明原因的疼痛或放射学显示假体松动后发现;红细胞沉降率和 C 反应蛋白水平通常会升高。

诊断最好能通过关节穿刺实现;必须谨慎避免穿刺时引入新病原体。多形核白细胞为主的滑液细胞增多高度提示感染,因为其他类型炎症不常见于关节假体。培养和革兰染色通常可发现责任病原体。植入假体材料经超声处理可以提高培养阳性率,可能是因超声破坏假体表面上的细菌生物膜。若常规培养及厌氧培养阴性,有必要使用特殊培养基针对不常见病原体如真菌、非典型分枝杆菌和支原体进行培养。

治疗·关节假体感染

治疗包括手术和高剂量肠外抗生素,因为通常涉及骨骼,故用药时间需 4～6 周。在大多数情况下,必须更换假体方可治愈感染。最好延迟数周或数月植入新假体,因为在这段时间内最常出现感染复发。在某些情况下无法再植入,患者需面临无关节、关节融合甚至截肢的情况。由链球菌或肺炎链球菌引起的假体感染且放射学未发现假体松动的情况下,偶尔可在不移除假体的条件下治愈感染。在这些情况下,抗生素治疗必须在感染发作后几日内即开始,并通过开放性关节切开术或关节镜等积极方式引流。在特定患者中,为避免与关节移除和再种植相关的高发病率,抑菌治疗可能是合理的目标。已有报道在短期葡萄球菌关节假体感染患者中,保留假体并接受 3～6 个月口服利福平联合环丙沙星可获得较高治愈率。这种方法是基于利福平能杀灭附着于假体材料上的生物并对静止期微生物有作用,但需在前瞻性试验中进行确认。

■ 预防

为避免感染造成的灾难性后果,应谨慎选择关节置换受者。类风湿关节炎患者、既往曾接受过关节手术者以及需要免疫治疗的患者,感染率尤其高。围术期抗生素预防(通常使用头孢唑啉)以及减少术中污染的措施(如层流),已在许多医疗机构中将围术期感染率降至 1% 以下。植入后,应采取措施预防性治疗或快速治疗可能导致血流播散到假体的关节外感染。尚未证实牙科手术后预防性应用抗生素以防止血流感染的有效性,实际情况中,草绿色链球菌和口腔菌群的其他组分在关节假体感染中非常少见。因此,美国牙科协会和美国整形外科医师学会对大多数全关节置换的牙科患者不推荐抗生素预防,并表示没有令人信服的证据支持其使用。同样,美国泌尿外科协会和美国骨科医师协会发布的指南中,对进行泌尿外科手术的带有关节假体的患者不建议预防性应用抗生素,但指出在某些特定情况下应考虑预防,例如接受具有较高菌血症风险的手术(如碎石术或涉及肠段的手术)的患者(特别是免疫抑制者)。

致谢

感谢 James H. Maguire 和已故的 Scott J. Thaler 在早期版本中对本章的贡献。

第 28 章
骨髓炎 | Chapter 28
Osteomyelitis

Werner Zimmerli·著 | 黄英男·译

骨髓炎是一种骨的感染,可由各种微生物通过不同途径到达骨骼引起。健康个体可能发生自发性血源性骨髓炎,而局部微生物传播主要影响患有潜在疾病(例如血管功能不全)的个体以及皮肤受损或其他组织屏障受损,随后暴露骨骼的患者。后一种情况通常在涉及骨的手术之后,如胸骨切开术或整形外科修复术。

骨髓炎的表现在儿童与成人中不同。在儿童中,循环微生物主要种植在长骨,而在成人中,最常见的受累部位是脊柱。

根据是否涉及植入物,骨髓炎的管理差别很大。治疗任意一种骨髓炎,最重要的目的是通过快速诊断和及时治疗预防其发展为慢性骨髓炎。与植入物相关的骨和关节感染需要多学科联合和抗感染治疗,并且常需要手术移除植入物。在临床试验中,尚未确定任何类型的骨髓炎抗感染治疗的最佳持续时间。因此,本章的治疗建议仅反映专家意见。

分类

目前还没有普遍接受的、全面的骨髓炎分类系统,主要是由感染表现的多样性造成的。不同的专家面临骨病的不同方面。然而大多数情况下是由全科医生或内科医生首诊有骨髓炎早期迹象和症状的患者。这些初级保健医生应该能够识别这种疾病的任何表现形式。骨髓炎可根据各种标准进行分类,包括发病机制、感染持续时间、感染部位以及是否存在异物。广泛使用的 Cierny - Mader 分期系统是根据解剖部位、并发症和影像学表现对骨髓炎进行分类,并对长骨骨髓炎进行分层以优化手术治疗;该分期系统包括影响免疫状态的因素、代谢和血管分布等系统和局部因素。

以下 3 种机制中的任何一种都可能成为骨髓炎的基础:① 血源性传播;② 术后从相邻部位扩散;③ 血管功能不全或伴随神经病变的继发感染。成人的血源性骨髓炎通常累及脊柱。只有大约一半的患者可以发现原发灶。最常见的原发感染灶是泌尿道、皮肤/软组织、血管内导管部位和心内膜。在骨创伤或外科手术干预后,可发生来自相邻部位感染的传播。导致骨髓炎的伤口感染通常发生在涉及胸骨的心血管介入术后、骨科修复或关节假体植入术后。继发于血管功能不全或周围神经病变的骨髓炎最常见于足部的慢性进行性皮肤软组织深部感染。最常见的基础疾病是糖尿病。在控制不佳的糖尿病患者中,糖尿病足由皮肤、软组织和骨缺血合并运动、感觉和自主神经病变引起。

根据感染持续时间对骨髓炎进行分类,虽然定义不明确(因为从急性骨髓炎到慢性骨髓炎的过渡没有明确的时间界限),但由于急性和慢性骨髓炎的管理不同,因此这样分类仍有益处。急性骨髓炎一般可单用抗感染治疗,慢性骨髓炎的抗感染治疗应与清创手术相结合。急性血源性或连续性骨髓炎在短时间内(几日或几周)发生。而亚急性或慢性骨髓炎在治疗开始前持续数周或数月。亚急性病程的典型病例是由结核或布鲁菌病引起的椎骨骨髓炎和主要由低毒力微生物引起的延迟性植入物相关感染(凝固酶阴性葡萄球菌、痤疮丙酸杆菌)。治疗不充分导致病情持续或复发时会引起慢性骨髓炎,最常见于胸骨、下颌或足部感染后。

按位置分,骨髓炎分为长骨骨髓炎、椎骨骨髓炎和关节假体周围感染。儿童的血源性种植或创伤/术后的连续性扩散通常累及长骨。成人椎骨骨髓炎风险随年龄增长而增加。关节假体周围感染在假体周围感染中尤为常见,并使尚未得到充分治疗的化脓性关节炎复杂化。

涉及植入物的骨髓炎需要外科手术治疗。即使是急性植入物相关感染也需要长期抗菌治疗。因此,鉴定这种类型的疾病具有重要的实际意义

椎骨骨髓炎

■ 发病机制

椎骨骨髓炎,也称椎间盘间隙感染、化脓性椎间盘炎、脊柱椎间盘炎或脊柱骨髓炎,是成人血源性骨感染最常见的表现。这一名称反映了感染导致邻近椎体和相应椎间盘受累的致病过程。成人椎间盘无血管。微生物通过相邻终板中的节段动脉循环侵入,然后扩散到椎间盘中。另一种感染途径是通过椎前静脉丛逆行种植,在脊柱手术、硬膜外浸润或创伤中直接接种。在假体植入手术中,微生物在手术过程中接种;若伤口愈合不佳,则在术后早期接种。

■ 流行病学

椎骨骨髓炎在男性中比在女性中多发(比例为 1.5∶1)。总发病率为 2.4/10 万人年,有明显的随年龄增长而增加的趋势:年龄＜20 岁为 0.3/10 万人年,年龄＞70 岁为 6.5/10 万人年。过去二十年中的病例增加可能反映了 MRI 技术的广泛应用所致的诊断能力改善。此外,由于脊柱介入和局部浸润的数量增加,医疗保健相关椎骨骨髓炎病例的比例也在增加。

■ 微生物学

椎骨骨髓炎通常分为化脓性和非化脓性。但这种区别是主观的,因为在"非化脓性"病例(结核、布鲁菌病)中,肉眼可见的脓液(干酪样坏死、脓肿)很常见。将本病分为急性或亚急性/慢性更为准确。急性病例的病原谱在世界不同地区均相似,但亚急性/慢性病例的病原谱因地理区域而异。病因学上绝大多数病例是单一病原。急性椎骨骨髓炎发作时,40%～50% 由金黄色葡萄球菌引起,12% 由链球菌引起,20% 由革兰阴性杆菌引起[主要是大肠埃希菌(9%)和铜绿假单胞菌(6%)]。亚急性椎骨骨髓炎通常由流行地区的结核分枝杆菌或布鲁菌引起。由草绿色链球菌引起的骨髓炎也有亚急性表现,多为心内膜炎继发。念珠菌属引起的椎骨骨髓炎中,诊断通常会延迟数周;在不使用无菌用具的静脉药瘾者中应怀疑这种病因。在植入物相关的椎骨骨髓炎中,凝固酶阴性葡萄球菌和痤疮丙酸杆菌通常导致轻度(慢性)感染,这些细菌在没有植入物情况下通常被认为是污染菌。另外,凝固酶阴性葡萄球菌可在长期菌血症情况下引起原发性椎骨骨髓炎(例如,未及时移除感染的起搏器电极或植入的血管导管的患者)。

■ 临床表现

椎骨骨髓炎的体征和症状呈非特异性。只有约一半的患者出现发热＞38℃(100.4℉),可能因为这些患者经常使用镇痛药物。背痛是最主要的初始症状(见于 85% 以上的患者)。疼痛的位置与感染部位对应:颈椎约占 10%,胸椎约 30%,腰椎约 60%。结核性骨髓炎较为例外:病例中 2/3 累及胸椎,而累及腰椎的只有 1/3。这种差异是由于肺结核的结核分枝杆菌是通过胸膜或纵隔淋巴结直接扩散的。

神经损伤,如神经根病、虚弱或感觉缺失,可见于约 1/3

的椎骨骨髓炎病例中。在布鲁菌椎骨骨髓炎中,神经损伤较少见;而其在结核性骨髓炎中的概率约为其他病因的 2 倍。神经体征和症状主要由脊髓硬膜外脓肿引起。该并发症以背部局部重度疼痛开始,进展为神经根性疼痛、反射改变、感觉异常、运动减弱、肠和膀胱功能障碍,以至瘫痪。

应始终注意寻找原发灶,但原发灶仅可在半数患者中明确;总体而言,在约 10% 的患者中可发现心内膜炎;在由草绿色链球菌引起的骨髓炎中,约半数患者原发灶为心内膜炎。

植入相关的椎骨骨髓炎可表现为早发性或迟发性感染。植入操作后 30 日内可诊断为早发感染。金黄色葡萄球菌是最常见的病原体。伤口愈合不良和发热是最主要的表现。迟发性感染为术后 30 日后诊断,病原体常为低毒力生物,典型病原体如凝固酶阴性葡萄球菌或痤疮丙酸杆菌。发热罕见。1/4 的患者出现窦道。由于病程延迟且缺乏典型的感染症状,需高度警惕本病方可快速诊断。

■ 诊断

白细胞和中性粒细胞升高诊断敏感性较低(分别为 65% 和 40%)。相反,红细胞沉降率和 C 反应蛋白(CRP)升高分别见于 98% 和 100% 的病例;因此这些检测有助排除椎骨骨髓炎。血培养阳性的比例很大程度上取决于患者在此之前是否经抗感染治疗;既往研究中血培养阳性比例范围为 30%~78%。鉴于抗感染治疗后血培养阳性率低,除非患者有脓毒症,否则应在明确培养阳性后方可抗感染。血培养阴性的患者需行 CT 引导下或开放活检。CT 引导下活检阴性者,是否重复该检查或转为开放活检取决于当地医生经验。骨标本在送病理学检查之外,应行需氧菌、厌氧菌及真菌培养。在亚急性/慢性表现的患者中,若有提示意义的病史或组织病理学提示肉芽肿性病变,应寻找分枝杆菌和布鲁菌证据。当血液和组织培养物阴性,组织病理学结果有提示意义,应考虑行活检标本或穿刺脓液的多重 PCR。应用该技术可检测到少见病原体,如惠普尔养障体。

骨髓炎体征和症状呈非特异性,发热性背痛的临床鉴别诊断很广泛,包括肾盂肾炎、胰腺炎和病毒综合征。除此以外必须考虑脊柱的多发性非感染病,如骨质疏松性骨折、血清阴性脊柱病(强直性脊柱炎、银屑病、反应性关节炎、肠病性关节炎)和椎管狭窄。

影像学检查是最重要的工具,不仅用于诊断椎骨骨髓炎,而且还可发现化脓性并发症以及其他情况(例如骨转移或骨质疏松性骨折)。平片用于初筛没有神经系统症状的患者,并可能提示其他诊断;但其灵敏度低,对急性骨髓炎作用有限,而对亚急性或慢性病例有所帮助。金标准为 MRI 检查,在神经损伤患者中应迅速进行,以排除椎间盘突出或及时发现化脓性并发症。即使 MRI 提示病因为椎骨骨髓炎,也应考虑其他诊断,特别是血培养阴性时。最常见的其他诊断是糜烂性骨软骨病。强直性脊柱炎中的脓毒性骨坏死、痛风性椎间盘

炎和糜烂性椎间盘-椎体病变(Andersson 病变)同样可能与椎骨骨髓炎的影像学表现类似。敏感性方面,CT 逊于 MRI,但可能有助指导经皮活检。将来,具有高度诊断准确性的 ^{18}F-脱氧葡萄糖正电子发射断层扫描(PET)可能是患者有 MRI 禁忌时的替代成像手段。对于有植入物和怀疑多发病变的患者,应考虑使用 ^{18}F-FDG PET。

治疗·椎骨骨髓炎

治疗椎骨骨髓炎的目的是:① 消除病原体;② 防止进一步骨质流失;③ 缓解背部疼痛;④ 预防并发症;⑤ 若有需要,保持脊柱稳定性。

表 28-1 总结了由最常见病原体引起的感染的建议抗感染方案。为获得最佳抗感染治疗,需鉴定感染病原体。因此在没有脓毒症的患者中,在血培养、骨活检或抽吸脓液鉴定病原体之前,不应施用抗生素。依照传统,骨感染至少在初期需要静脉用药。但不幸的是缺乏相关的对照试验,并且对静脉用药的倾向无循证依据。如果满足以下要求,则不能认为静脉用药优于口服用药:① 病原体在药物最佳抗菌谱之内;② 口服药物生物利用度佳;③ 临床研究证实口服药物有效;④ 肠道功能正常;⑤ 无呕吐。然而初始阶段短期肠外应用 β-内酰胺抗生素可降低氟喹诺酮耐药性风险,尤其是使用环丙沙星治疗铜绿假单胞菌感染或氟喹诺酮+利福平治疗葡萄球菌感染情况下。这些建议基于观察性研究和专家意见。最佳治疗持续时间尚无对照试验数据。大多数专家建议不伴植入物的急性骨髓炎患者治疗 6 周。根据一项观察性研究,延长抗感染超过 6 周并不能提高治愈率或降低复发风险。然而对于脓肿未引流的患者以及有脊柱植入物的患者,建议长期抗感染。应通过询问症状、体征(发热、疼痛)和评估炎症迹象(CRP 升高等)来定期监测治疗效果。随访 MRI 仅适用于伴有化脓性并发症的患者,因临床愈合与 MRI 改善之间的相关性较差。

急性血源性椎骨骨髓炎一般不需要手术治疗,而在植入物相关的脊柱感染中则有必要。早期感染(在内部稳定后 30 日内发生的感染)可通过清创术、植入物保留和为期 3 个月的抗感染治疗(**表 28-2**)治愈。相反,在持续时间>30 日的晚期感染,需要结合植入物移除和 6 周抗感染(**表 28-1**)以消除感染。若植入物无法移除,应在初始静脉抗感染后续贯长期口服抑菌药物治疗。抑菌治疗的最佳持续时间尚无定论。但如果中止抗感染治疗(比如 1 年之后),则需密切临床随访并监测实验室检查(CRP 等)。

（续表）

病原体	抗感染药物[a]（剂量、途径）
葡萄球菌属	**推荐用于初始治疗结束后**
	利福平（450 mg 口服 q12h[b]）
	联合
	左氧氟沙星（750 mg 口服 q24h 或 500 mg 口服 q12h）或环丙沙星（750 mg 口服 q12h）或夫西地酸（500 mg 口服 q8h）或 TMP-SMX[d]（复合片剂口服 q8h）或米诺环素（100 mg 口服 q12h）或利奈唑胺（600 mg 口服 q12h）或克林霉素（每日 1 200～1 350 mg 口服分 3 或 4 次服用）
链球菌属[e]	青霉素 G[c]（每日 1 800～2 400 万 U 静脉注射分 6 次）或头孢曲松（2 g 静脉注射 q24h）4 周
	续贯
	阿莫西林（750～1 000 mg 口服 q6～8h）或克林霉素（每日 1 200～1 350 mg 口服分 3 或 4 次）
肠球菌[f]	
青霉素敏感	青霉素 G[c]（每日 2 400 万 U 静脉注射分 6 次）或氨苄西林或阿莫西林[g]（2 g 静脉注射 q4～6h）
青霉素耐药	万古霉素（15 mg/kg 静脉注射 q12h）或达托霉素（6～8 mg/kg 静脉注射 q24h）或利奈唑胺（600 mg 口服/静脉注射 q12h）
肠杆菌科	根据体外药敏选择一种 β-内酰胺类，用药 2 周[h]
	续贯
	环丙沙星（750 mg 口服 q12h）
肠杆菌属[i] 和非发酵菌[j]（如铜绿假单胞菌）	头孢吡肟或头孢他啶（2 g 静脉注射 q8h）或美罗培南（1 g 静脉注射 q8h[k]）2～4 周
	续贯
	环丙沙星（750 mg 口服 q12h）
丙酸杆菌属	青霉素 G[c]（每日 1 800～2 400 万 U 静脉注射，分 6 次）或克林霉素（600～900 mg 静脉注射 q8h）2～4 周
	续贯
	阿莫西林（750～1 000 mg 口服 q6～8h）或克林霉素（每日 1 200～1 350 mg 口服，分 3 或 4 次）
革兰阴性厌氧菌（如类杆菌属）	甲硝唑（500 mg 静脉注射/口服 q8h）
混合细菌（不含甲氧西林耐药葡萄球菌）	氨苄青霉素-舒巴坦（3 g 静脉注射 q6h）或阿莫西林-克拉维酸[l]（2.2 g 静脉注射 q6h）或哌拉西林-他唑巴坦（4.5 g 静脉注射 q8h）或亚胺培南（500 mg 静脉注射 q6h）或美罗培南（1 g 静脉注射 q8h[k]）2～4 周
	续贯
	根据药敏感选择个体化口服方案

[a] 应根据分离株的体外药敏、患者的药物过敏和是否耐受、潜在的药物相互作用以及特定药物的禁忌证来选择抗感染药物；所有推荐的剂量均适用于肝肾功能正常的成人；有关抗感染治疗的总持续时间，请参阅本章。[b] 其他剂量和给药间隔也有相同成功率的报道。[c] 当患者出现迟发型青霉素过敏时，可给予头孢唑啉（2 g 静脉注射 q8h）；当患者出现速发型青霉素过敏时，青霉素应替换为万古霉素（1 g 静脉注射 q12h）。[d] 甲氧苄啶磺胺甲噁唑双倍强度的片剂含有 160 mg 甲氧苄啶和 800 mg 磺胺甲噁唑。[e] 建议测定青霉素的最低抑菌浓度（MIC）。[f] 由于含氨基糖式类的联合治疗较单药治疗关节假体感染的优势尚未得到证实，故联合方案作为二线方案；使用联合方案时需监测氨基糖苷类耳毒性和肾毒性；后者可由其他有肾毒性的药物（例如万古霉素）加强。[g] 对青霉素过敏的患者，请参见耐青霉素肠球菌的治疗方案。[h] 环丙沙星（口服或静脉注射）可用于对 β-内酰胺类过敏的患者。[i] 对于肠杆菌属，即使实验室检查提示敏感，也不应使用头孢曲松和头孢他啶治疗，但可用于非发酵菌感染；产超广谱 β-内酰胺酶的菌株不应使用任何头孢菌素治疗，包括头孢吡肟；肠杆菌属感染也可用厄他培南（1 g 静脉注射 q24h）治疗，但厄他培南对假单胞菌属和其他非发酵菌无效。[j] 联合氨基糖苷类可做备选；根据患者的临床情况，可以考虑使用 2 种活性药物。[k] 推荐剂量符合美国感染病学会指南。在欧洲，建议 2 g 静脉注射 q8h 用于铜绿假单胞菌感染。[l] 美国无静脉剂型。

经授权许可，引自：W Zimmerli et al：N Engl J Med 351；1645，2004. © Massachusetts Medical Society。

表 28-1　成人无植入物骨髓炎的抗感染方案[a]

病原体	抗感染药物[b]（剂量、途径）
葡萄球菌属	
甲氧西林敏感	萘夫西林或苯唑西林[c]（2 g 静脉注射 q6h）
	续贯
	利福平（300～450 mg 口服 q12h）联合左氧氟沙星（750 mg 口服 q24h/500 mg 口服 q12h）
甲氧西林耐药	万古霉素[d]（15 mg/kg 静脉注射 q12h）或达托霉素（>6～8 mg/kg 静脉注射 q24h）
	续贯
	利福平（300～450 mg 口服 q12h）
	联合
	左氧氟沙星（750 mg 口服 q24h/500 mg 口服 q12h）或 TMP-SMX[e]（复合片剂口服 q8h）或夫西地酸（500 mg 口服 q8h）
链球菌属	青霉素 G[c]（500 万 U 静脉注射 q6h）或头孢曲松（2 g 静脉注射 q24h）
肠杆菌科	
喹诺酮敏感	环丙沙星（750 mg 口服 q24h）
喹诺酮耐药[f]	亚胺培南（500 mg 静脉注射 q6h）
铜绿假单胞菌	头孢吡肟或头孢他啶（2 g 静脉注射 q8h）联合氨基糖苷类[g]
	或
	哌拉西林-他唑巴坦（4.5 g 静脉注射 q8h）联合氨基糖苷类[g] 2～4 周
	续贯
	环丙沙星[h]（750 mg 口服 q12h）
厌氧菌	克林霉素（600 mg 静脉注射 q6～8h）2～4 周
	续贯
	克林霉素[i]（300 mg 口服 q6h）

[a] 除非另有说明，否则抗感染治疗的持续时间通常为 6 周。[b] 所有剂量均适用于肾功能正常的成人。[c] 当患者出现迟发型青霉素过敏时，可予头孢呋辛（1.5 g 静脉注射 q6～8h）；当患者出现速发型青霉素过敏时，青霉素应替换为万古霉素（1 g 静脉注射 q12h）。[d] 目标万古霉素谷浓度：15～20 µg/mL。[e] 甲氧苄啶磺胺甲噁唑。双倍强度片剂含有 160 mg 甲氧苄啶和 800 mg 磺胺甲噁唑。[f] 尚未证实需要联合氨基糖苷类药物；然而联合可降低 β-内酰胺类耐药的风险。[h] 仅在之前应用过 β-内酰胺类情况下采用环丙沙星治疗的理由是细菌负荷较大的情况下喹诺酮耐药风险增加。[i] 另外，青霉素 G（500 万 U 静脉注射 q6h）或头孢曲松（2 g 静脉注射 q24h）可用于革兰阳性厌氧菌（如痤疮丙酸杆菌），甲硝唑（500 mg 静脉注射/口服 q8h）可用于革兰阴性厌氧菌（如拟杆菌属）。

经授权许可，引自：W Zimmerli：N Engl J Med 362；1022，2010. © Massachusetts Medical Society。

表 28-2　假体相关的骨髓炎抗感染治疗

病原体	抗感染药物[a]（剂量、途径）
葡萄球菌属	**推荐用于初始治疗（植入后 2 周）**
甲氧西林敏感	利福平（450 mg 口服/静脉注射 q12h[b]）
	联合
	萘夫西林或苯唑西林[c]（2 g 静脉注射 q6h）
甲氧西林耐药	利福平（450 mg 口服/静脉注射 q12h[b]）
	联合
	万古霉素（15 mg/kg 静脉注射 q12h）或达托霉素（6～8 mg/kg 静脉注射 q24h）

并发症

并发症包括持续性疼痛、CRP 水平持续升高、新发或持续性的神经损伤。持续性疼痛无论伴或不伴炎症表现，都必须寻找椎间隙、硬膜外或腰大肌脓肿（**图 28 - 1**）。15%～20%的病例有硬膜外脓肿。该并发症在颈椎（30%）中比在腰椎（12%）中更为常见。即使 CRP 正常，持续疼痛也提示机械性并发症，如严重骨坏死或脊柱不稳定。这些患者需要咨询经验丰富的骨科医生。

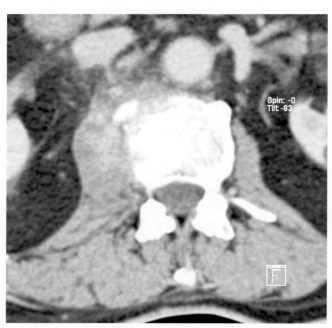

图 28 - 1　64 岁男性，金黄色葡萄球菌引起的急性椎骨骨髓炎（L1/L2）CT 扫描影像。尽管进行了适当的静脉抗感染治疗，患者仍持续低热，CT 见右侧腰大肌脓肿。

长骨骨髓炎

发病机制

长骨骨髓炎是血源性种植、外伤期间外源性污染（开放性骨折）或骨科修复的围术期污染的结果。表现为急性（持续时间为几日～几周）或慢性。长骨的血源性感染通常发生于儿童。儿童时期血源性骨髓炎治疗欠佳可致其发展为慢性。在成人中，主要病因是外源性感染，主要与内固定器械相关。慢性骨髓炎可在 50 年以上的无症状间隔后复发。在抗生素前时代，这种复发在患骨髓炎的老年患者中最常见。

流行病学

在成人中，大多数长骨骨髓炎病例为创伤后或手术后；晚期复发较不常见，由儿童时期的血源性感染引起。感染的风险取决于骨折类型。闭合性骨折后，植入物相关感染发生率不足 1%；而在开放性骨折后，骨髓炎的风险为 2%～16%，确切风险取决于创伤期间的组织损伤程度。

微生物学

导致血源性长骨骨髓炎的病原谱与椎骨骨髓炎无异。

成人患者中金黄色葡萄球菌最常见。罕见情况下，也有病例报道居住于流行地区或既往至流行地区旅行的患者中发现分枝杆菌或真菌，如隐球菌属、申克孢子丝菌、皮炎芽生菌和球孢子菌属。细胞免疫受损（如 HIV 感染或移植后）对这些病因易感。凝固酶阴性葡萄球菌是移植物相关骨髓炎中第二常见的病原体（仅次于金黄色葡萄球菌）。开放性骨折后，连续性长骨骨髓炎通常由革兰阴性杆菌或混合微生物引起。

临床表现

成人原发性或复发性血源性长骨骨髓炎的主要症状为疼痛和低热。感染有时表现为临床败血症和局部炎症体征（红斑和肿胀）。内固定后，骨髓炎可分为急性（3 周内）或慢性骨髓炎。急性长骨骨髓炎表现为手术部位感染的体征，如红斑和伤口愈合不良。急性植入相关感染可于植入器械后任何时间的血源性接种后发生。典型症状是新发的疼痛和败血症体征。慢性感染通常由低毒力微生物引起，或者在早发感染治疗不充分后发生。患者可能表现为持续性疼痛、炎症的细微局部体征、间歇性排脓或瘢痕上的波动性红斑（**图 28 - 2**）。

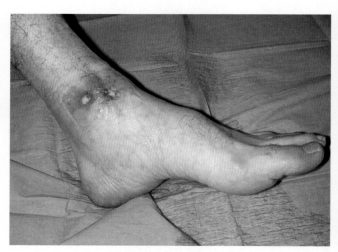

图 28 - 2　42 岁男性 6 周前跗骨骨折，骨科修复后出现持续性疼痛和轻微炎症，使用口服抗感染治疗，未清创手术。植入物相关的金黄色葡萄球菌感染未经充分治疗，由于窦道形成进一步复杂化。

诊断

急性血源性长骨骨髓炎的诊断、检查与椎骨骨髓炎相似。术后的骨重塑以及因此产生的标记物摄取增加持续至少 1 年。故在此期间，三相骨扫描价值有限；但在晚期复发中，它可以低成本进行快速诊断。如果结果为阳性，则需 CT 来估计病变组织的严重程度并检测骨坏死（死骨）。如果 CRP 不恢复正常或先降低后升高，则应怀疑植入物相关感染。若有临床和实验室支持，应行手术探查并采样。

在持续时间＞1 年的慢性骨髓炎中，单光子发射 CT 联合常规 CT（SPECT/CT）是很好的选择，该检查使用 ^{99m}Tc 亚甲基双磷酸盐（^{99m}Tc - MDP）标记的白细胞或粒细胞单克隆抗体。诊断（活检培养、组织学）和治疗需要手术清创。

治疗·长骨骨髓炎

长骨急性血源性感染的治疗与急性椎骨骨髓炎相同（表28-1）。建议抗感染持续时间为4~6周。与慢性或植入物相关骨髓炎相反，急性血源性感染不需要手术干预。抗感染药物先静脉给药，后续贯长期口服治疗。初始静脉用药持续时间尚无定论。如果使用具有良好生物利用度的药物，则静脉疗程可短至数日。对于慢性骨髓炎复发以及各种类型的外源性骨髓炎（急性、慢性、伴或不伴植入物），需要外科清创术、封闭死腔和长期抗感染治疗相结合。

对内固定器械相关感染的患者，治疗目的是固定骨折并预防慢性骨髓炎。若非患者合并不可控制的败血症，则植入物可保留。表28-2列出了恰当的抗感染方案。使用氟喹诺酮联合利福平治疗早期葡萄球菌植入物相关感染的治愈率＞90%。利福平3周方案对葡萄球菌生物膜有效。氟喹诺酮对革兰阴性杆菌形成的生物膜有效。在这些病例中，建议采用初始2周的β-内酰胺类静脉治疗，以尽可能降低口服药物耐药风险。治疗总疗程为3个月，即使停药后仍可保留植入物。相反，在由利福平耐药的葡萄球菌或氟喹诺酮耐药的革兰阴性杆菌引起的病例中，应在骨折固定后、抗感染停止之前取出植入物。只要植入物不移除，就不能停用口服抑菌治疗。

■ 并发症

长骨骨髓炎的主要并发症是持续感染并进展为慢性骨髓炎。该风险在开放性骨折内固定后以及未行外科清创术的植入物相关骨髓炎患者中尤其高。慢性骨髓炎中，皮肤和软组织的严重损伤导致复发性窦道（图28-2）。患有慢性开放性伤口的患者需要整形外科修复联合整形外科重建手术。

关节假体周围感染

■ 发病机制

由于植入物周围局部免疫缺陷，植入物对局部感染极其易感。感染来自外源性或血源性途径。更罕见的是，邻近骨髓炎或深层软组织感染部位的扩散可能导致关节假体周围感染（periprosthetic joint infection，PJI）。外源装置被宿主蛋白如纤连蛋白覆盖有利于葡萄球菌黏附和形成抗吞噬作用的生物膜。

■ 流行病学

术后2年内感染的风险根据关节不同而有所不同。髋关节和膝关节置换术后最低（0.3%~1.5%），踝关节和肘关节置换术后最高（4%~10%）。血源性关节假体周围感染在术后早期危险性最高，但血源性种植的风险终生存在，大多在植入后2年以上发病。

■ 微生物学

关节假体周围感染病例约70%是由葡萄球菌（金黄色葡萄球菌和凝固酶阴性葡萄球菌）引起，10%为链球菌，10%为革兰阴性杆菌，其余为其他各种微生物引起。所有微生物可能导致关节假体周围感染，包括真菌和分枝杆菌。肩关节假体周围感染中，有1/3由痤疮丙酸杆菌导致。

■ 分类和临床表现

常规分类为早期关节假体周围感染（植入后＜3个月）、延迟关节假体周围感染（植入后3~24个月）和晚期关节假体周围感染（植入后＞2年）。针对治疗决策选择（见下文），更实用的关节假体周围感染分类为：① 急性血源性关节假体周围感染，3周内出现症状；② 术后早期关节假体周围感染，术后1个月内出现；③ 症状持续时间＞3周的慢性关节假体周围感染。

急性外源性关节假体周围感染通常出现局部感染体征（图28-3）。但是，由金黄色葡萄球菌引起的急性血源性关节假体周围感染特征通常为新发疼痛且初期不伴局部明显炎症体征。大多情况下，最主要的临床表现为进行性脓毒症。慢性关节假体周围感染主要表现为关节积液、局部疼痛、植入物松动和偶发性窦道。慢性关节假体周围感染是由低毒力微生物如凝固酶阴性葡萄球菌或痤疮丙酸杆菌引起。这些感染的症状常呈非特异性，类似由轻度炎症或早期松动引起的慢性疼痛。

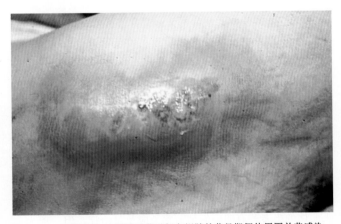

图28-3 68岁女性，B组链球菌引起左侧髋关节早期假体周围关节感染。

■ 诊断

血液检查如CRP（≥10 mg/L为升高）和红细胞沉降率（≥30 mm/h为升高）较为敏感（91%~97%），但并不特异（70%~78%）。滑液细胞计数敏感度和特异度约为90%，在膝关节假体周围感染中的阈值为1 700/μL，髋关节假体周围感染中的阈值为4 200/μL。清创术手术中，至少应获得3个（最好为6个）组织样本送培养和组织病理学检查。如果取出植入材料（模块化部件、螺钉或假体），则应对该材料进行超声处理，然后进行培养和/或使用分子方法检查超声流体中能否检出生物膜中的微生物。

三相骨扫描对 PJI 非常敏感但不特异。如上所述,该测试不能区分骨重构与感染,因此在植入后至少第 1 年内价值有限。CT 和 MRI 能够检测到软组织感染、假体松动和骨侵蚀,但金属植入物造成的伪影限制了其应用。

^{18}F – FDG PET 也可用于检测关节假体周围感染,具有较高的敏感性和特异性。但这项技术尚未成为关节假体周围感染诊断的既定项目。

治疗·关节假体周围感染

治疗关节假体周围感染需要多学科协作,包括一名经验丰富的骨科医生、一名感染病专科医生、一名整形外科医生和一名微生物学家。因此,大多数患者被转诊到专门的中心。一般来说,治疗的目标是治愈,即关节达到完全根除感染病原体,无痛且有功能。而有严重并发症的患者可能首选终身抑菌治疗。一般来说,不经手术干预的抗感染治疗仅为抑制性,而非根治性。根治性手术有 4 种可供选择:清创并保留假体、一期置换假体、二期换假体以及移除假体不再植入。满足以下条件时,假体保留才能有良好的无感染生存机会(>80%):① 急性感染;② 假体稳定;③ 细菌生物膜对活性药物敏感(见下文);④ 皮肤和软组织状况良好。

表 28 – 2 总结了关节假体周围感染病原体的特异性抗感染治疗。初期静脉治疗后续贯长期口服抗感染药物。有效治疗最佳的定义如葡萄球菌植入物相关感染。利福平对敏感葡萄球菌组成的生物膜活性良好。由于有迅速耐药的风险,利福平必须始终与另一种有效的抗感染药物联用。如果在革兰阴性菌感染中希望保留假体,则应使用氟喹诺酮类药物,因其对革兰阴性菌生物膜有活性。

■ 血源性感染的预防

如上文所述,血源性种植终生均有可能发生。尤其在原发于远处的金黄色葡萄球菌血症中,这种风险最高。因此,植入假体的患者若有明确的细菌感染应及时治疗。但一项大型前瞻性病例对照研究显示,牙科术后髋、膝关节假体感染风险并未增加。因此,在牙科操作中不需要预防性抗感染。

胸骨骨髓炎

■ 发病机制

胸骨骨髓炎主要发生于胸骨术后(外源性微生物进入),较少发生于血源性种植及邻近部位胸肋关节炎扩散。开放性胸骨手术后外源性胸骨骨髓炎又称胸骨深部创口感染。外源性感染也可能发生于轻微的胸骨创伤、胸骨骨折和胸骨柄化脓性关节炎之后。结核性胸骨骨髓炎通常发生于儿童的血源性种植或成人的感染再激活。有时在再激活之前有钝性创伤。在罕见情况下,结核性胸骨骨髓炎可由内乳淋巴结的持续感染引起。

■ 流行病学

胸骨切开术后伤口感染发生率在 0.5%～5%,但若有糖尿病、肥胖、慢性肾功能不全、急诊手术、双侧内乳动脉使用和出血再探查等危险因素,则发生率更高。胸骨浅切口感染的快速诊断和正确处理,可防止其发展为胸骨骨髓炎。原发性(血源性)胸骨骨髓炎仅占所有骨髓炎的 0.3%。危险因素包括静脉药瘾、HIV 感染、放射治疗、钝性创伤、心肺复苏、酗酒、肝硬化和血红蛋白病。

■ 微生物学

胸骨切除术后骨髓炎一般由金黄色葡萄球菌(40%～50%)、凝固酶阴性葡萄球菌(15%～30%)、肠球菌(5%～12%)或革兰阴性杆菌(15%～25%)引起。念珠菌引起的真菌感染也占一定比例。20% 的病例为多种微生物混合感染,提示治疗过程中存在外源性双重感染。血源性胸骨骨髓炎最常见由金黄色葡萄球菌引起。其他微生物在特定人群中致病,例如铜绿假单胞菌(静脉药瘾者)、沙门菌(镰状细胞性贫血患者)以及结核分枝杆菌(结核病流行区既往曾患结核的患者)。

■ 临床表现

外源性胸骨骨髓炎的临床表现为发热、局部疼痛加重、红斑、伤口分泌物和胸骨不稳定(图 28 - 4)。连续性纵隔炎是一种可怕的并发症,有 10%～30% 的胸骨骨髓炎患者有此并发症。血源性胸骨骨髓炎特征性表现为胸骨疼痛、肿胀和红斑。此外,大多数患者有全身症状和脓毒症。

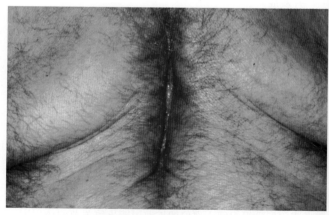

图 28 - 4　表皮葡萄球菌引起的胸骨骨髓炎。患者为 72 岁男性,胸骨切开行主动脉冠状动脉旁路术,术后 5 周。

血源性胸骨骨髓炎的鉴别诊断包括典型表现为胸骨、胸锁关节或胸肋关节系统性或多发性炎症的免疫过程,如 SAPHO[滑膜炎(synovitis)、痤疮(acne)、脓疱病(pustulosis)、骨质增生(hyperostosis)、骨炎(osteitis)]、血管炎和慢性多发性复发性骨髓炎。

■ 诊断

原发性胸骨骨髓炎,诊断检查与其他类型的血源性骨髓炎无异(见上文)。若患者成长于结核病流行区,应进行特殊的分枝杆菌感染检查,尤其是在钝性胸骨创伤后发病的情况下。继发性胸骨骨髓炎中,白细胞计数可正常,但大多数病例均有 CRP 升高(>100 mg/L)。组织标本行微生物检查是关键。在胸骨缝合线相关骨髓炎中,凝固酶阴性葡萄球菌等低毒力微生物起重要作用。为区分定植和感染,必须对至少 3 处深部活检标本进行微生物检查。浅表拭子培养并非诊断性检查,可能引起误导。尚无研究比较各种影像学方法在可疑原发性胸骨骨髓炎中的价值。但 MRI 是目前检测各种类型骨髓炎的金标准。

治疗 · 胸骨骨髓炎

对于胸骨深部创伤感染,应在采集标本进行微生物检查后立即开始抗感染治疗,以控制临床脓毒症。为了保护新植入的心脏瓣膜,初始治疗应针对葡萄球菌,兼顾当地药敏情况。在耐甲氧西林金黄色葡萄球菌流行率高的中心,应用万古霉素或达托霉素联合广谱 β-内酰胺类药物。一旦血液培养和/或深部伤口活检明确了病原体和药敏,就应相应地优化和缩小治疗药物范围。**表 28-1 和表 28-2** 分别显示了无/有植入物情况下,对胸骨骨髓炎最常分离出的微生物的适当治疗选择。在最近一项对葡萄球菌性胸骨深部伤口感染患者的观察性研究中,使用含利福平的方案成为治疗成功关键。抗感染治疗的最佳持续时间尚未确定。在无植入物的急性胸骨骨髓炎中,原则上需治疗 6 周。对于保留胸骨缝合线的患者,治疗时间一般延长到 3 个月(**表 28-2**)。与其他类型的结核性骨感染一样,结核性胸骨骨髓炎的治疗时间为 6~12 个月。

原发性胸骨骨髓炎一般不手术治疗。而在继发性胸骨骨髓炎中,清创为必需的。由于纵隔炎、骨感染、皮肤和软组织损伤可能需要在同一操作下治疗,故此手术应由经验丰富的外科医生来完成。

■ 预后

原发性胸骨骨髓炎死亡率低。相比之下,胸骨术后继发性胸骨骨髓炎住院死亡率为 15%~30%。

足部骨髓炎

■ 发病机制

足部骨髓炎通常发生于糖尿病、外周动脉供血不足、周围神经病变及足部术后。这些情况往往相互联系,特别是在有晚期并发症的糖尿病患者中。然而,足部骨髓炎也可在孤立性周围神经病变患者中出现,并可在足部术后(拇外翻手术、关节融合术和全踝关节置换术)无深部创伤感染并发症患者中表现为植入物相关骨髓炎。足部骨髓炎几乎完全是外源性

的。这是一种深部压力性溃疡和术后伤口愈合不佳的并发症。

■ 流行病学

糖尿病足部感染发生率为 30~40/1 000 例糖尿病患者年。该病自皮肤和软组织损伤开始并进展,尤其在有危险因素的患者中,可进展至骨髓炎。糖尿病足部感染的患者有 60%~80% 合并明确的骨髓炎。糖尿病性足部骨髓炎增加了截肢风险。对早期的糖尿病足部感染进行充分管理可降低截肢率。

■ 危险因素

糖尿病足部感染的危险因素有:① 外周运动、感觉和自主神经病;② 神经-骨关节疾病(Charcot 足,**图 28-5**);③ 动脉功能不全;④ 高血糖未控制;⑤ 残疾,如视力下降;⑥ 不良行为。

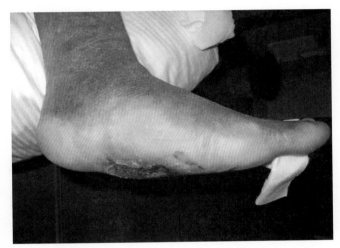

图 28-5　神经性关节病(Charcot 足)并发慢性足部骨髓炎,患者为 78 岁老年女性,糖尿病并发严重神经病变。

■ 微生物学

骨活检培养与伤口拭子甚至深部软组织穿刺培养之间相关性较差。在各种研究中,仅有 13%~43% 的病例二者结果一致。金黄色葡萄球菌相关性较好(40%~50%),而为以下病原体时相关性较差:厌氧菌(20%~35%)、革兰阴性杆菌(20%~30%)及凝固酶阴性葡萄球菌(0~20%)。仅考虑骨活检样本时,主要病原体为金黄色葡萄球菌(30%~40%)、厌氧菌(10%~20%)和各种革兰阴性杆菌(30%~40%)。精确的构成取决于患者是否已经用抗感染治疗。厌氧菌在慢性伤口中尤其普遍。铜绿假单胞菌或肠球菌可选择预防性治疗。

■ 诊断

足部骨髓炎经常不经影像学检查而行临床诊断。大多数临床医生依赖"骨探测"检查,在高预测概率人群中,其阳性预测值约为 90%。因此在因慢性深部足溃疡住院的糖尿病患者中,如果骨能够直接被金属器械探及,则非常可能是足部骨

髓炎。预测概率较低的患者应行 MRI，因其具有高灵敏度（80%～100%）和高特异度（80%～90%）。平片仅有 30%～90% 的敏感度和 50%～90% 的特异度，可用于糖尿病足部骨髓炎确诊患者的随访。

治疗·足部骨髓炎

　　如上所述，骨培养与伤口拭子或伤口穿刺培养之间的相关性较差。抗感染治疗应基于骨培养。若未行骨活检，应根据最常见病原体和临床综合征类型选择经验性治疗方案。已有研究显示，伤口清创术结合 4～6 周的抗感染疗程，可减少约 2/3 的不必要截肢。根据 2012 年《美国感染病学会糖尿病足部感染临床诊疗实践指南》，应考虑以下管理策略：若足部溃疡存在临床感染，尽快行经验性抗感染治疗以防止其进展至骨髓炎；若存在耐甲氧西林金黄色葡萄球菌高风险，应选择对这些菌株有活性的药物（例如万古霉素）；若患者近期未使用抗菌药物，所选择药物的抗菌谱须覆盖革兰阳性球菌（如克林霉素、氨苄西林-舒巴坦）；若患者在过去 1 个月内使用过抗菌药物，经验用药抗菌谱应覆盖革兰阴性杆菌（如克林霉素联合氟喹诺酮）；若患者有假单胞菌感染危险因素（既往定植、居住于温暖气候、脚频繁接触水源），则需要经验性抗假单胞菌药物（例如，哌拉西林-他唑巴坦、头孢吡肟）。若基于临床依据（骨探测）或影像学检查（MRI）怀疑骨髓炎，则应行骨活检。若手术未切除所有受感染的骨组织，则应根据病原体鉴定和药敏结果对患者进行 4～6 周的治疗。初始应通过静脉途径给药。是否可以续贯口服治疗取决于药物的口服生物利用度。若无法移除死骨，则应考虑长期治疗（至少 3 个月）。此种情况下，骨髓炎罕有治愈，患者可能需要重复抑菌治疗。

第 29 章
腹腔感染与脓肿 | Chapter 29
Intraabdominal Infections and Abscesses

Miriam Baron Barshak, Dennis L. Kasper·著 | 黄英男·译

　　发生腹腔感染通常是因为正常的解剖学屏障被破坏，例如阑尾、憩室或溃疡破裂；肠壁因缺血、肿瘤或炎症（如炎症性肠病）导致屏障功能减弱；或者当邻近部位发生炎症时，例如胰腺炎或盆腔炎，酶（前者）或微生物（后者）可能泄漏到腹腔中。无论诱因如何，一旦炎症发展，肠内或其他器官内的微生物进入通常无菌的腹膜腔内，就会产生一系列可预测的后果。腹腔感染分为两个阶段，第一阶段为腹膜炎，若患者未经治疗度过此阶段，就会进入第二阶段，即脓肿形成。在感染每个阶段中不同类型的主要微生物导致不同类型的感染。

腹膜炎

　　腹膜炎通常伴随菌血症和败血症（**参见第 19 章**），可危及生命。腹膜腔空间较大，但被分为多个间隔。横结肠系膜将腹腔分为上、下腹膜腔；大网膜从横结肠系膜和胃下极延伸，构成下腹膜腔的边界。胰腺、十二指肠、升降结肠位于后腹膜前间隙，肾、输尿管和肾上腺在后腹膜后间隙中。其他器官如肝脏、胃、胆囊、脾、空肠、回肠、横结肠、乙状结肠、盲肠和阑尾，都在腹膜腔内。腔内衬有浆膜，可引流液体，腹膜透析正是利用了这一特性（**图 29-1**）。腹膜腔中存在少量浆液，蛋白质（主要是白蛋白）含量 <30 g/L，细胞数 <300/μL（白细胞，通常是单核细胞）。细菌感染时，募集到感染腹膜腔中的白细胞，由早期的多形核白细胞（polymorphonuclear leukocytes，PMN）和随后阶段持续的单核细胞迁移组成。炎症过程中，浸润的白细胞表型主要通过细胞趋化因子合成来调节。

■ 原发性（自发性）细菌性腹膜炎

　　腹膜炎分为原发性（没有明显的污染源）和继发性两种。两者微生物和临床表现不同。在成人中，原发性细菌性腹膜炎（PBP）最常见于肝硬化（通常为酒精中毒所致），也有报道在以下疾病患者中发生：转移性恶性疾病、坏死后肝硬化、慢性活动性肝炎、急性病毒性肝炎、充血性心力衰竭、系统性红斑狼疮、淋巴水肿以及无基础疾病者。尽管原发性细菌性腹膜炎主要在有腹水的患者中发生，但通常来说并不常见，肝硬

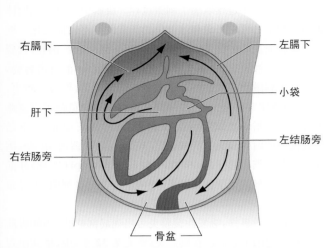

图 29-1 腹腔内空间图。显示液体循环和脓肿形成的潜在区域；有些间隔室比其他间隔室更频繁地收集液体或脓液。这些隔室包括骨盆（最低部分）、左右侧膈下空间，以及 Morrison 小袋，它是肝下空间的右上方延伸，是患者卧位时椎旁沟的最低部分；分离左右膈下间隙的镰状韧带似乎是感染播散的屏障，故不易出现双侧膈下感染［经授权许可，引自：B Lorber (ed)：Atlas of Infectious Diseases, Vol Ⅲ：Intra-abdominal Infections, Hepatitis, and Gastroenteritis. Philadaphia, Current Medicine, 1996, p1, 13］。

化患者发病率≤10%。原发性细菌性腹膜炎的病因尚不明确，通常认为与以下因素有关：患病肝脏和门静脉循环改变导致滤过功能缺陷。腹水是一种良好的培养基，有利于微生物繁殖。腹腔积液中存在补体级联的蛋白，肝硬化患者腹水中此类蛋白水平低于其他病因的腹水。晚期肝病患者多形核白细胞的调理和吞噬特性减弱。肝硬化与肠道菌群改变有关，包括肠杆菌科等潜在致病细菌的增加。小肠细菌过度生长经常出现在肝硬化晚期，并且与病理性细菌移位和原发性细菌性腹膜炎有关。促进上述肝硬化改变的因素可能包括 Paneth 细胞防御素缺乏、肠道蠕动减少、胰胆管分泌减少和门脉高压性肠病。

原发性细菌性腹膜炎临床表现与继发性腹膜炎不同。最常见的症状是发热，高达 80% 的患者有此症状。腹水也是常见症状，但多在感染之前就已经存在。急性起病的腹痛和体格检查发现腹膜刺激征可能有助诊断，但本病常为隐匿，若无这些症状也不能排除原发性细菌性腹膜炎。若无其他明确病因，易感患者中出现非定位症状（如不适、疲劳或脑病）也应考虑原发性细菌性腹膜炎。肝硬化并有腹水和发热症状者，腹腔积液采样至关重要。根据 Conn 标准（http://jac.oxordjournals.org/cgi/content/full/47/3/369），PMN>250/μL 对原发性细菌性腹膜炎有诊断作用。该标准不适用于继发性腹膜炎（见下文）。原发性细菌性腹膜炎的微生物学也较为独特。病原体中，肠道革兰阴性杆菌如大肠埃希菌最常见，但有时也有革兰阳性菌如链球菌、肠球菌，甚至肺炎链球菌。广泛使用喹诺酮类药物预防高危人群原发性细菌性腹膜炎、频繁住院和接触广谱抗生素，导致肝硬化患者感染病原体发生变化，革兰阳性

菌和产超广谱 β-内酰胺酶的肠杆菌科细菌近年来增多。多重耐药菌感染的危险因素包括医院获得性感染、长期预防性应用诺氟沙星、近期感染多重耐药细菌以及近期使用 β-内酰胺类抗生素。原发性细菌性腹膜炎中通常分离出单种微生物，厌氧菌的频率低于继发性腹膜炎；继发性腹膜炎的病原体通常是包括厌氧菌在内的混合菌群。怀疑原发性细菌性腹膜炎的患者，腹腔积液中若分离出包括厌氧菌在内的多种微生物，则必须重新考虑诊断并寻找继发性腹膜炎的原发灶。

原发性细菌性腹膜炎的诊断并不容易。这取决于排除腹腔内原发感染灶。增强 CT 可用于识别腹腔内感染灶。由于病原体负荷量较低，从腹腔积液中培养出病原体可能较为困难。然而如果将 10 mL 腹腔积液直接注入血培养瓶中，则可以提高阳性率。由于原发性细菌性腹膜炎常伴有菌血症，因此应同时行血培养。为提高阳性率，应在使用抗生素之前收集标本。没有特定的放射影像学检查有助诊断 PBP。腹部平片可提示腹水。腹痛患者应行胸腹部影像学检查以排除穿孔征象：游离气体（**图 29-2**）。

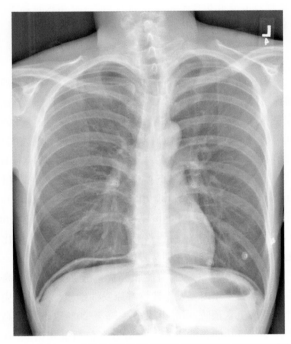

图 29-2 气腹。立位胸片见隔下游离气体提示肠穿孔和相关腹膜炎（来源：由 John Braver 博士提供，经授权使用）。

治疗·原发性细菌性腹膜炎

血培养或腹腔积液培养得到的病原体指导原发性细菌性腹膜炎治疗。腹腔积液涂片革兰染色通常为阴性。因此，在培养结果报告之前，治疗应该覆盖革兰阴性需氧杆菌和革兰阳性球菌。在中等严重度患者中，第三代头孢菌素如头孢噻肟（2 g q8h，静脉注射）可提

供合理的初始覆盖。也可选择广谱抗生素,如青霉素/β-内酰胺酶抑制剂合剂(如肾功能正常的成人可予哌拉西林/他唑巴坦,3.375 g q6h 静脉注射)或头孢曲松(2 g q24h 静脉注射)。对于院内获得的原发性细菌性腹膜炎,在培养结果报告之前,针对医院获得的耐药革兰阴性细菌进行广谱的经验性覆盖(例如使用碳青霉烯类治疗)较为合适。不需要经验覆盖厌氧菌。对于血清肌酐≥1 mg/dL、血尿素氮≥30 mg/dL 或总胆红素≥4 mg/dL 的患者,已有证据证实白蛋白应用可降低死亡率(6 小时内应用,剂量为 1.5 g/kg,第 3 日剂量为 1.0 g/kg),但不符合这些标准的患者不能有此项获益。确定感染病原体后,应缩窄覆盖,进行针对性治疗。接受恰当的抗感染治疗后,PBP 患者通常在 72 小时内对治疗有反应。如果病情快速改善且血培养阴性,抗感染疗程可缩短至 5 日,但对于伴有菌血症的患者和病情改善缓慢的患者,疗程可能需要长达 2 周。治疗后若腹腔积液中持续存在白细胞,应积极排除其他并存的疾病。

预防

一级预防 · 一些观察性研究和荟萃分析指出质子泵抑制剂治疗可能增加 PBP 风险。尚无前瞻性研究表明,避免这种治疗是/否可预防原发性细菌性腹膜炎。非选择性β受体阻滞剂可预防继发性细菌性腹膜炎。美国肝病研究学会在 2012 年的指南中建议,对于原发性细菌性腹膜炎高风险的人群,即腹水总蛋白水平<1.5 g/dL 伴有肾功能受损(肌酐≥1.2 mg/dL,血尿素氮≥25 mg/dL 或血清钠≤130 mg/dL)和/或肝功能不全(Child - Pugh 评分≥9 以及胆红素≥3 mg/dL),使用下述的方案进行慢性抗生素预防。建议肝硬化和消化道出血的患者进行为期 7 日的抗生素预防。

二级预防 · 原发性细菌性腹膜炎的复发率很高。高达 70% 的患者在 1 年内复发。建议有原发性细菌性腹膜炎史的患者进行抗生素预防,可将此发生率降至 20% 以下并提高短期生存率。肾功能正常成人的预防方案包括氟喹诺酮(环丙沙星,每周 750 mg;诺氟沙星,400 mg/d)或甲氧苄啶-磺胺甲噁唑(复合片剂每日 1 片)。然而,该背景下长期应用广谱抗生素已被证实可增加严重葡萄球菌感染的风险

■ 继发性腹膜炎

细菌自腹腔器官溢出污染腹膜,进而发生继发性腹膜炎。病原体大多为混合菌群,以兼性革兰阴性杆菌和厌氧菌占优势,尤其是结肠作为污染源时。感染早期,宿主反应直接针对污染物,渗出物中含有纤维蛋白和多形核白细胞。此种背景下,早期死亡可归因于革兰阴性菌败血症和血液循环中的强效内毒素(**参见第 19 章**)。革兰阴性杆菌,特别是大肠埃希菌,是常见的血流分离株,但也会发生脆弱拟杆菌血症。腹痛

严重程度和临床过程取决于刺激过程。腹膜中分离的病原体也随着初始过程的来源和该部位的正常菌群不同而变化。继发性腹膜炎主要由化学刺激和/或细菌污染引起。例如,只要患者不是胃酸缺乏,胃溃疡穿孔就会释放低 pH 的胃内容物,成为化学刺激物。胃的正常菌群与口咽部类似,但数量较少。因此,与阑尾穿孔相比,胃溃疡穿孔导致的细菌负荷可以忽略不计。十二指肠悬韧带(Treitz 韧带,又称屈氏韧带)以下结肠粪便中细菌含量为:厌氧菌约 $10^{11}/g$;需氧菌约 $10^8/g$;因此厌氧菌占细菌总量的 99.9%。结肠内容物(pH 7~8)外漏不会引起明显的化学性腹膜炎,但由于内含大量细菌,可导致严重感染。

根据刺激事件,继发性腹膜炎可出现局部症状,例如胃溃疡穿孔引起的上腹痛。在阑尾炎(**参见第 32 章**)中,早期出现的症状通常定位不明确,最初为脐周不适和恶心,在数小时后出现局限的右下腹痛。异位阑尾(包括盲肠后位)可能使这种表现进一步复杂化。一旦感染扩散到腹膜腔,尤其是蔓延到有神经支配的壁层腹膜时,疼痛会加剧。患者通常强迫平卧位,膝关节弯曲以避免拉伸支配腹腔的神经纤维。咳嗽和打喷嚏会增加腹腔内压力,导致剧烈疼痛。而导致腹膜炎的感染或病变原发的器官,可能有/无局限性的疼痛。继发性腹膜炎患者一般在腹部体检时可发现异常,腹部肌肉组织有明显的自主/不自主肌卫。之后可出现压痛,尤其是反跳痛。此外,病灶局部可有局限性症状。患者多有发热,明显的白细胞升高并伴有核左移。

继发性腹膜炎比原发性腹膜炎更容易从腹腔积液中找到病原体,但继发性腹膜炎的诊治流程中很少选择积液穿刺,除非是在涉及创伤需要尽早排除腹腔积血的情况下。如果患者血流动力学稳定,应该采取紧急检查(如腹部 CT)来寻找腹膜污染的来源;不稳定的患者可能无需事先检查即需要手术干预。

治疗 · 继发性腹膜炎

治疗继发性腹膜炎包括早期予以抗生素,特别是针对需氧革兰阴性杆菌和厌氧菌(见下文)。严重程度轻至中度的患者有许多能覆盖微生物的药物选择,包括广谱青霉素/β-内酰胺酶抑制剂合剂(例如替卡西林/克拉维酸 3.1 g q4~6h 静脉注射)、头孢西丁(2 g q4~6h 静脉注射)、氟喹诺酮(例如左氧氟沙星 750 mg q24h 静脉注射)或三代头孢菌素(例如头孢曲松 2 g q24h 静脉注射)联合甲硝唑(500 mg q8h 静脉注射)。重症监护病房患者应使用亚胺培南(500 mg q6h 静脉注射)、美罗培南(1 g q8h 静脉注射)或联合用药,如氨苄青霉素加甲硝唑加环丙沙星。在混合感染中,肠球菌和念珠菌属的影响尚有争议。继发性腹膜炎通常需要外科手术干预以治疗原发病,同时应用抗生素治疗

早期菌血症,降低脓肿形成和伤口感染的发生率,并防止感染的远处播散。虽然成人原发性细菌性腹膜炎很少需要手术,但在继发性腹膜炎中手术可能会挽救生命。重组人活化蛋白C(APC)曾一度被用于治疗包括继发性腹膜炎在内的各种原因导致的严重脓毒症,但该药物获益不明确,且可能导致出血风险,因此于2011年退出市场。据此,在随机临床试验之外,APC不应用于败血症或感染性休克的治疗。

腹膜炎可能是腹部手术的并发症。这些感染可伴随局部疼痛和/或非局限性体征或症状,如发热、不适、纳差和毒性症状。作为医院获得性感染,手术后腹膜炎可能与葡萄球菌、医院革兰阴性菌群以及上述各种引起原发性细菌性腹膜炎和继发性腹膜炎的微生物等有关。

■ 持续腹膜透析患者的腹膜炎

第3种类型的腹膜炎出现在接受持续腹膜透析(CAPD)的流动患者之中。与由内源性细菌引起的原发性细菌性腹膜炎和继发性腹膜炎不同,持续腹膜透析相关腹膜炎通常涉及皮肤表面菌群。其发病机制类似血管内装置相关感染的发病机制,皮肤表面菌群沿导管迁移,既作为门户又发挥异物的作用。出口部位或窦道感染可伴或不伴有持续腹膜透析相关腹膜炎。与原发性细菌性腹膜炎一样,持续腹膜透析相关腹膜炎通常由单一生物引起。事实上,腹膜炎是持续腹膜透析中止最常见的原因。装置的改进,特别是Y型连接器,已使持续腹膜透析发生率由每9个月1例减少到每24个月1例。

持续腹膜透析相关腹膜炎的临床表现类似于继发性腹膜炎,均有弥漫性疼痛和腹膜刺激征。透析液通常混浊,WBC>100/μL,其中N>50%。然而细胞数量部分取决于驻留时间。根据国际腹膜透析学会指南(2010),进行自动腹膜透析在夜间治疗期间发病的患者,其透析液驻留时间比持续腹膜透析短得多,临床医生应使用多形核白细胞的百分比而不是白细胞绝对值来诊断腹膜炎。由于正常腹膜的多形核白细胞很少,即使白细胞绝对值未达到100/μL,多形核白细胞>50%也是腹膜炎的有力证据。同时,接受自动腹膜透析而没有白天交换并出现腹痛的患者可能没有液体标本可供留取进行检测,在这种情况下应该注入1 L透析液,停留至少1~2小时后排出,检查其浑浊度,送检细胞计数和分类、微生物培养。细胞分类(若驻留时间较短)可能比白细胞绝对值更有用。在疑似病例或在有全身或腹部症状的患者中,若流出液澄清,需要进行第二次液体交换,停留时间至少为2小时。临床判断应指导初始治疗。

最常见的病原体是葡萄球菌属,在一系列病例中约占45%。既往,凝固酶阴性葡萄球菌在这些感染中最常见,但近来频率正在下降。金黄色葡萄球菌感染更多地出现在鼻腔带

菌者中,也是明显出口部位感染中最常见的病原体。也有病例分离出革兰阴性杆菌和真菌(如念珠菌属)。也有耐万古霉素肠球菌和万古霉素中介金黄色葡萄球菌导致持续性腹膜透析患者腹膜炎的报道。腹透液培养见多种微生物提示继发性腹膜炎可能。与原发性细菌性腹膜炎一样,腹透液用血培养瓶培养可提高阳性率。为便于诊断,应将数百毫升透析液离心浓缩后进行培养。

治疗·持续腹膜透析相关腹膜炎

持续腹膜透析相关腹膜炎经验性治疗应针对金黄色葡萄球菌、凝固酶阴性葡萄球菌和革兰阴性杆菌,直到培养结果回报。指南建议应根据当地微生物耐药情况选择药物。在一些医疗中心,可以选择第一代头孢菌素如头孢唑啉(针对革兰阳性菌)和氟喹诺酮或第三代头孢菌素如头孢唑肟(针对革兰阴性菌);在耐甲氧西林金黄色葡萄球菌感染高发的地区,应使用万古霉素代替头孢唑啉,并且可能需要扩大对革兰阴性菌的覆盖范围,例如氨基糖苷类、头孢噻肟、头孢吡肟或碳青霉烯类。对于有毒性症状或有出口部位感染的患者,应特别考虑包括万古霉素在内的广覆盖方案。如果患者有耐甲氧西林金黄色葡萄球菌定植或感染史,或有青霉素和头孢菌素严重过敏史,抗感染方案中也应该包括万古霉素。应腹膜内给予负荷剂量;剂量取决于透析方法和患者的肾功能情况。连续给予抗生素(即每次更换腹透液时应用)或间歇给予抗生素(即每日1次,保留在腹膜腔中至少6小时)。若患者病情严重,应根据患者的肾功能给予合适剂量静脉用药。患者对经验性治疗方案的临床反应应该很快;如果患者在治疗48~96小时后没有反应,应重新收集样本进行细胞计数和培养,并考虑拔除导管。对于不伴出口部位或窦道感染的患者,经典抗生素疗程为14日。对于有出口部位或窦道感染的患者,应考虑拔除导管,并且可能需要更长程的抗生素治疗(长达21日)。若有真菌感染,应立即取出导管。

■ 结核性腹膜炎

参见第74章。

腹内脓肿

■ 腹腔内脓肿

明显的革兰阴性菌败血症若不进一步发展或虽发展但不致命,或其引起的腹膜炎未经治疗,则常导致脓肿形成。在脓肿形成的实验模型中,向腹膜内注入需氧和厌氧混合生物。如果没有针对厌氧菌的治疗,动物会发生腹腔内脓肿。与人类一样,这些实验性脓肿可能会在腹膜腔内发生,局限在网膜

或肠系膜内,甚至可能发生在内脏(如肝脏)的表面或内部。

发病机制和免疫力

关于脓肿是代表疾病状态还是宿主反应经常存在分歧。从某种意义上说,它代表了两者:虽然脓肿是一种感染,有活力的微生物和多形核白细胞包含在纤维囊中,但它也是宿主将微生物局限在有限的空间内以防感染进一步扩散的过程。无论如何,脓肿确实会导致严重的症状,患者可能病情严重。实验室检查有助明确起作用的宿主细胞和病原体毒力因素。(最明显的是脆弱拟杆菌的例子)该生物体虽然仅占结肠正常菌群的0.5%,却是腹腔内感染中最常分离出的厌氧菌,在脓肿中尤其突出,并且也是厌氧菌血流感染最常见的分离株。因此在临床上,脆弱拟杆菌似乎具有独特的毒力。此外,在腹腔感染的动物模型中,脆弱拟杆菌单独作用即可引起脓肿,而大多数其他拟杆菌属必须与兼性微生物协同作用以导致脓肿形成。

在脆弱拟杆菌经鉴定的几种毒力因子中,有1种至关重要:细菌表面的荚膜多糖复合物。该复合物包含至少8种不同的表面多糖。结构分析显示了不同寻常的带相反电荷的糖基序列。具有这些两性离子特征的多糖,例如多糖A,在腹膜腔中引起宿主反应,将细菌局限于脓肿中。在体外实验中,已经发现脆弱拟杆菌和多糖A黏附于原代间皮细胞,这种黏附性又可以反过来通过腹膜巨噬细胞刺激肿瘤坏死因子α和细胞间黏附分子1的产生。虽然脓肿特征性地含有多形核白细胞,但是脓肿诱导的过程取决于这些独特的两性离子多糖对淋巴细胞的刺激。受刺激的$CD4^+$T淋巴细胞分泌趋化白细胞的细胞因子和趋化因子。补体和纤维蛋白原的替代途径也参与脓肿形成。

虽然荚膜多糖复合物的抗体增强了对脆弱拟杆菌的血流清除,但$CD4^+$T细胞在脓肿免疫中至关重要。脆弱拟杆菌多糖A皮下使用时,具有免疫调节特性,并通过白介素2依赖性机制刺激$CD4^+$调节T细胞,以产生白细胞介素10。白细胞介素10下调炎症反应,从而防止脓肿形成。

临床表现

在所有腹腔内脓肿中,74%位于腹膜内或腹膜后,而非内脏脓肿。大多数腹腔内脓肿是由结肠粪便溢出引起的,例如阑尾炎。脓肿也可能来自其他过程。它们通常在腹膜炎发生的几周内形成,并且可以在从网膜到肠系膜、盆腔到腰肌、膈下间隙到内脏器官(例如肝脏)的多个部位发生,它们可以在脏器表面或内部形成病变。阑尾周围和憩室脓肿常见。憩室脓肿最不易破裂。女性生殖道感染和胰腺炎也是较为常见的致病事件之一。当在女性生殖道中发生脓肿时,或者作为原发感染(例如输卵管卵巢脓肿)或蔓延到盆腔或腹膜的感染,脆弱拟杆菌都是最主要的分离株。在正常的阴道菌群中未发现大量脆弱拟杆菌。例如,若无相关脓肿,盆腔炎和子宫内膜炎中都少见脆弱拟杆菌所致者。在胰腺炎中,胰酶外泄,炎症明显,故有临床表现如发热、白细胞增多以及不能区分胰腺炎

本身与胰腺假性囊肿、胰腺脓肿或腹腔积脓等并发症所导致的腹痛。特别是在坏死性胰腺炎中,局部胰腺感染的发生率可高达30%。应CT引导下进行穿刺抽吸液体培养。许多中心对坏死性胰腺炎患者进行预防性抗感染。亚胺培南因为在胰腺中达到高组织浓度而常被应用(尽管在这方面它并非唯一)。最近的随机对照研究未证明这种做法有益,一些指南不再推荐在急性胰腺炎患者中预防性应用抗生素。在急性坏死性胰腺炎的情况下,若穿刺出感染性液体,则与手术或经皮引流相结合的抗生素治疗较为合适。急性胰腺炎远期发生的感染性假性囊肿不太可能导致大量组织坏死,可以通过手术或经皮引流与适当的抗生素治疗同时进行。

诊断

影像扫描大大方便了腹腔脓肿的诊断。尽管超声检查在右上腹、肾和盆腔病变中作用很大,腹部CT仍然可能是阳性率最高的检查。铟标记的白细胞和镓剂都趋于在脓肿中浓集。镓剂在肠道吸收,铟标记的白细胞检测可能在肠道附近的脓肿中阳性率较高。但是两者均不是确诊性的检查,均需要进行进一步的检查,例如发现局部异常病灶需要行CT检查。与憩室相邻或包含在憩室中的脓肿尤其难以用扫描检查诊断。虽然怀疑穿孔时不应注入钡剂,但钡剂灌肠偶尔也可能检测到其他方法不能诊断的憩室脓肿。如果一项检查提示阴性,第二项检查可能更全面。尽管自CT出现以来,探查性开腹手术已减少,但如果临床上强烈怀疑脓肿,仍必须采取这种措施。

治疗·腹膜内脓肿

图29-3给出了经皮引流治疗腹腔内(包括腹膜内)脓肿的流程。腹腔感染的治疗包括确定感染的原发灶,给予覆盖所涉及生物体的广谱抗生素,以及如果形成一个或多个脓肿则进行的引流操作。一般而言,治疗腹腔脓肿中的潜在病变,抗微生物治疗是对引流和/或手术矫正的辅助。大多数原因引起的腹腔内脓肿通常需要某种类型的引流,而与憩室炎相关的脓肿通常在憩室破裂后局限在局部,因此通常不需要外科手术。

许多药物对需氧革兰阴性杆菌活性明显。因为腹腔内败血症的死亡与革兰阴性菌血流感染相关,所以腹腔内感染的经验性治疗需要充分覆盖革兰阴性需氧菌、兼性和厌氧微生物。即使在临床标本中没有培养出厌氧菌,治疗方案仍需加以覆盖。经验性抗生素治疗方案应与前述讨论的继发性腹膜炎相同。

■ 内脏脓肿
肝脓肿

肝脏是最容易发生脓肿的器官。一项纳入540例腹腔内

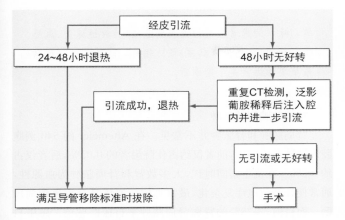

图 29-3 经皮引流治疗腹腔脓肿流程图。应同时进行抗感染治疗［经 B Lorber（ed）授权许可，引自：Atlas of Infectious Diseases，vol Ⅲ：Intra-abdominal Infections，Hepatitis，and Gastroenteritis. Philadephia，Current Medicine，1996，p1.30，改编自 OD Rotstein，RL Simmons，in SL Gorbach et al（eds）：Infectious Diseases. Philadephia，Saunders，1992，p668］。

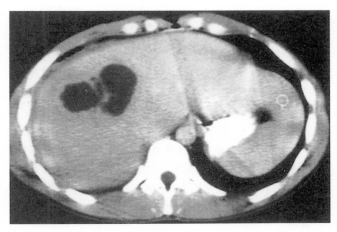

图 29-4 CT 扫描见多房性肝脓肿。多发/多房性脓肿比单发脓肿更常见［经 B Lorber（ed）授权许可，引自：Atlas of Infectious Diseases，vol Ⅲ：Intra-abdominal Infections，Hepatitis，and Gastroenteritis. Philadelphia，Current Medicine，1996，Fig.1. 22］。

脓肿的研究显示，其中 26% 为内脏脓肿。肝脓肿占总数的 13%，占所有内脏脓肿的 48%。肝脓肿可单发也可多发；它们可能起源于细菌的血流播散或腹膜腔内邻近部位感染的局部扩散。最常见的肝脓肿来源，在过去是阑尾炎穿孔及随后的感染播散，但在目前是胆道相关疾病。门静脉炎（门静脉化脓性血栓形成），通常由盆腔感染引起，但有时由腹腔其他部位感染引起，门静脉炎也是肝脏细菌感染的另一种常见来源。

发热是肝脓肿最常见的症状。一些患者，尤其是有胆道疾病的患者，其症状和体征局限于右上腹，包括疼痛、肌卫、触诊压痛甚至反跳痛。也可出现非特异性症状，如寒战、纳差、体重减轻、恶心和呕吐。只有 50% 的肝脓肿患者有肝大、右上腹压痛或黄疸；因此，半数的患者没有任何直接指向肝脏的症状或体征。不明原因的发热可能是肝脓肿的唯一表现，尤其是在老年人群中。有诊断意义的腹部检查，特别是针对右上腹的检查，应该是不明原因发热的检查中的一部分。最可靠的实验室检查是碱性磷酸酶升高，70% 的肝脓肿患者会有此表现。其他肝功能检查可能会正常，但 50% 的患者血清胆红素升高，48% 的患者天冬氨酸氨基转移酶升高。其他实验室检查显示 77% 的患者白细胞升高，50% 患者贫血（通常是正细胞正色素），33% 的患者有低蛋白血症。1/3～1/2 的患者合并菌血症。胸部放射性检查有时会提示肝脓肿，特别是读片发现右膈抬高时；其他有提示性的发现包括右侧基底浸润和右侧胸腔积液。

影像学研究是诊断肝脓肿最可靠的方法。这些检查包括超声检查、CT（图 29-4）、铟标记的白细胞或镓剂扫描和 MRI。可能需要不止一项此类检查。

由于感染来源不同，肝脓肿中微生物也随之变化。在胆道系统来源的肝脏感染中，肠道革兰阴性需氧杆菌和肠球菌是常见的分离株。肺炎克雷伯菌肝脓肿已在东南亚持续 20 多年，并已成为北美和其他地区的一种新兴综合征。这些社区获得性感染与高毒性高黏附性肺炎克雷伯菌表型和特定基因型有关。典型的综合征包括肝脓肿、菌血症和转移性感染。既往 30 日内的氨苄青霉素/阿莫西林治疗与该综合征风险增加相关，可能源于对致病菌株的筛选。除非有既往手术史，否则厌氧菌通常不会参与胆道感染引起的肝脓肿。相反，在盆腔和其他腹膜内来源的肝脓肿中，常见包括需氧和厌氧微生物的混合感染。脆弱拟杆菌是最常见的分离株。由于感染的血源性传播，通常只会分离出一种生物；该物种可以是金黄色葡萄球菌或链球菌属，例如米勒链球菌群中的一种。从引流部位获得的培养结果不能用于确定感染病因。肝脏脓肿也可能由念珠菌引起；这种脓肿通常在接受化疗的肿瘤患者中出现并伴发真菌血症，并且经常在中性粒细胞减少后多形核白细胞恢复时出现。阿米巴肝脓肿并非罕见（参见第 122 章）。95% 以上的病例阿米巴血清学检测阳性。此外，近年来已经开始应用聚合酶链反应（PCR）检查。阴性结果有助排除该诊断。

治疗・肝脓肿

（图 29-3）引流是治疗腹腔脓肿（包括肝脓肿）的核心；该方法可经皮（猪尾导管保持在适当的位置，或可使用进行脉冲灌洗以破碎并排出肝脓肿半固体内容物的装置）或手术进行。然而，人们越来越倾向单用药物治疗化脓性肝脓肿。经验性治疗的药物与用于腹腔内败血症和继发性细菌性腹膜炎的药物相同。通常在经验性治疗前，应该留取血培养和诊断性脓肿穿刺物标本，当革兰染色和培养结果回报时调整抗生素方案。在没有确定性引流的情况下，病例通常需要更长时间的抗生素治疗。平均住院时间方面，经皮引流几乎是开放式外科引流的两倍，尽管两者在发热时间和死亡率两方面相同。即使经过治疗,死亡率仍然可观,平均为 15%。数个因素预示经皮引流失败,需要初级外科手术。这些因素包括多发的、较大的脓肿,脓肿内容物有黏性而容易堵塞导管,需要手术的相关疾病(例如胆道疾病),酵母菌感染,与未经治疗的堵塞的胆道系统交通或者在 4～7 日内对经皮引流反应欠佳。

念珠菌性肝脓肿的治疗通常需要首先给予两性霉素 B 或两性霉素脂质体,随后使用氟康唑治疗(**参见第 115 章**)。在某些情况下,可使用单药氟康唑(每日 6 mg/kg)治疗,如临床稳定者、感染分离株对此药敏感的。

脾脓肿

脾脓肿比肝脓肿少见。各种尸检结果中脾脓肿的发生率为 0.14%～0.7%。其临床背景和分离的微生物通常不同于肝脓肿。临床需警惕脾脓肿,因为不治疗通常可致命。即使在最近发表的系列文章中,37% 的病例仅在尸检时得到诊断。虽然脾脓肿偶尔源于邻近感染的扩散或脾脏的直接创伤,但感染的血源性播散更为常见。细菌性心内膜炎是最常见的相关感染(**参见第 24 章**)。接受广泛免疫抑制治疗的患者(特别是涉及脾的恶性肿瘤患者)和患有血红蛋白病或其他血液病(特别是镰状细胞贫血)的患者可发生脾脓肿。

虽然约 50% 的脾脓肿患者有腹痛,但这些病例中只有一半的疼痛局限于左上腹。在约 50% 的病例中发现脾大。患者通常有发热和白细胞升高。有病例系列研究指出,脾脓肿通常于发热 20 日后明确诊断。左侧胸部检查可能提示听诊异常,胸部 X 线检查结果可能提示浸润或左侧胸腔积液。腹部 CT 是最敏感的诊断工具。超声检查也可提示诊断但敏感性欠佳。肝脾扫描或镓剂扫描也可能有所提示。链球菌属是脾脓肿最常见的分离菌,其次是金黄色葡萄球菌,这可能反映了相关的心内膜炎。据报道,脾脓肿患者中革兰阴性需氧菌分离率有所增加;这些生物通常来自泌尿道病灶,伴有菌血症,或来自其他腹腔病灶。沙门菌属相当普遍,尤其是在镰状细胞贫血患者中。在最大的病例系列研究中,厌氧微生物仅占分离株的 5%,但同时存在许多"无菌性脓肿",这可能表明没有使用最佳技术或进行厌氧菌分离。

治疗·脾脓肿

由于脾脓肿的高死亡率报道,传统上认为脾切除术＋辅助性抗感染治疗是标准治疗方案,并且仍然是复杂的多房脓肿或多灶脓肿的最佳方案。然而一些研究提示,对于单个的小灶(<3 cm)脓肿,经皮引流可有良好效果,在手术风险高的患者中也可能有效。接受

脾切除术的患者应进行荚膜微生物(肺炎链球菌、流感嗜血杆菌、脑膜炎奈瑟菌)预防接种。脾脓肿治疗成功最重要的因素是早期诊断。

肾周脓肿和肾脓肿

肾周脓肿和肾脓肿并不常见。在 Altemeier 的 540 例腹腔内脓肿的研究中,前者仅约占住院患者的 0.02%,后者仅占约 0.2%。在抗生素前时代,大多数肾和肾周脓肿为血源性,通常使长期菌血症复杂化,最常见的病原体是金黄色葡萄球菌。而目前,>75% 的肾和肾周脓肿来自尿路感染。感染自膀胱向肾脏逆行,形成肾盂肾炎进而形成脓肿。细菌可自肾髓质至皮质直接累及肾实质。肾内的局部血管也可促进微生物的传播。在肾实质内发生的脓肿可能会破裂至肾周间隙。肾脏和肾上腺被一层肾周脂肪包裹,进而被 Gerota 筋膜包裹,后者延伸到膈肌上方、盆腔脂肪上方。延伸到肾周间隙的脓肿可以通过 Gerota 筋膜进入腰肌或横肌、前腹膜腔、膈下间隙上方或骨盆下方。在与肾脓肿发展相关的危险因素中,最重要的是伴随肾结石导致的尿路梗阻。肾周脓肿的患者中,20%～60% 有肾结石。其他的泌尿系解剖结构异常、既往泌尿系手术史、创伤和糖尿病也是危险因素。

肾和肾周脓肿最常见的病原体是大肠埃希菌、变形杆菌属和克雷伯菌属。大肠埃希菌是结肠菌群中最常见的需氧菌,似乎在泌尿道中具有毒力特性,包括促进黏附于上皮细胞的因素。变形杆菌属的尿素酶分解尿素,产生更为碱性的环境,有利于细菌繁殖。变形杆菌属常与较大的磷酸铵镁结石有关,这是由碱性环境中的硫酸镁铵沉淀引起的。这些结石可成为复发性尿路感染的病灶。虽然通常从肾或肾周脓肿中分离出单个菌属,但也可能有多种菌属混合感染。如果尿培养发现了多种微生物,但并没有被尿道周围菌群污染,需要在鉴别诊断中考虑肾脓肿或周肾脓肿。存在膀胱憩室时,尿培养结果也可为多种微生物。

念珠菌属也可引起肾脓肿。真菌可以通过血流播散或通过膀胱逆行感染到肾脏。后一种途径感染的标志是大的真菌球梗阻输尿管。

肾和肾周脓肿的表现很不具有特异性,常见腰部疼痛和腹痛。至少 50% 的患者有发热。尤其当感染扩散时,可有腹股沟或腿部疼痛。肾周脓肿诊断和脾脓肿相似,经常被延迟,尽管死亡率较以往降低,但在一些病例中仍然可观。当患者出现肾盂肾炎的症状和体征,治疗四五日后仍然发热时,应认真考虑肾或肾周脓肿的可能。此外,当尿培养物提示多种微生物、已知患者有肾结石或者发热患者脓尿与无菌尿培养共存时,应该考虑这些诊断。

肾脏超声和腹部 CT 是最有用的诊断方式。如果诊断肾或肾周脓肿,应注意排除肾结石,特别是当尿 pH 较高、表明存在可分解尿素的微生物时。

治疗 · 肾和肾周脓肿

与其他腹腔脓肿治疗相同,肾和肾周脓肿的治疗包括脓液引流和覆盖病原体的抗感染治疗。肾周脓肿通常可成功进行经皮引流。

腰肌脓肿

腰肌是另一个可发生脓肿的部位。腰肌脓肿可能来自血源性播散,腹内、盆腔或附近骨组织(如椎体)的邻近播散。在腰肌脓肿中常见由于骨骼扩散到肌肉或肌肉扩散到骨骼导致的相关骨髓炎。当 Pott 病常见时,结核分枝杆菌是腰肌脓肿的常见原因。目前在美国从腰大肌脓肿中经常分离出金黄色葡萄球菌,或是包括需氧和厌氧革兰阴性杆菌在内的肠道混合菌群。当腰椎脓肿由血源性播散或骨髓炎的邻近病灶引起时,最可能分离出金黄色葡萄球菌;当脓肿为腹腔或盆腔来源时,混合肠道菌群是最可能的病因。腰肌脓肿的患者经常表现为发热、下腹痛或背痛、髋部或膝部疼痛。CT 是最有用的诊断技术。

治疗 · 腰肌脓肿

腰肌脓肿治疗包括手术引流和针对病原体的抗感染治疗。

致谢

感谢 Dori F. Zaleznik 博士在既往版本中为本章做出的重大贡献。

第 30 章
急性感染性腹泻和细菌性食物中毒
Chapter 30
Acute Infectious Diarrheal Diseases and Bacterial Food Poisoning

Regina C. LaRocque, Edward T. Ryan, Stephen B. Calderwood · 著 · 李冰 · 译

在全球范围内,急性腹泻是一种主要的疾病,每年估计有 140 万人因此死亡。在 5 岁以下的儿童中,腹泻是仅次于下呼吸道感染的最常见的致死性感染病。低收入和中等收入国家儿童腹泻的发病率约为 2.9 次/人年,或每年总计 17 亿次。腹泻的发病率很重要。反复肠道感染与身心发育迟缓、消瘦、微量营养素缺乏以及营养不良有关。总之,腹泻是全球发病率和死亡率的驱动因素。

由于各种不同感染源,如病毒、细菌和寄生虫等都能成为急性胃肠道疾病的病因,故临床表现也多种多样(表 30 - 1)。本章讨论了胃肠道病原体的致病因素,回顾了宿主的防御机制并阐述了评估和治疗急性腹泻的方法。引起急性胃肠道疾病的具体微生物将在后述章节中详细讨论。

表 30 - 1 导致急性腹泻的胃肠道病原体

机制	部位	疾病	粪便检查	病原体举例
非炎症性(肠毒素)	近端小肠	水样腹泻	粪便无白细胞,粪便乳铁蛋白轻度增加或无增加	霍乱弧菌、肠产毒性大肠埃希菌(LT 和/或 ST)、肠聚集性大肠埃希菌、产气荚膜梭菌、蜡样芽孢杆菌、金黄色葡萄球菌、嗜水气单胞菌、志贺毗邻单胞菌、轮状病毒、诺如病毒、蓝氏贾第鞭毛虫、隐孢子虫、环孢菌、微孢子虫
炎症性(侵袭或细胞毒素)	结肠或远端小肠	痢疾或炎症性腹泻	粪便含多形核白细胞,粪便乳铁蛋白显著增加	志贺菌、沙门菌、空肠弯曲菌、肠出血性大肠埃希菌、肠侵袭性大肠埃希菌、小肠结肠炎耶尔森菌、单核细胞增多李斯特菌、副溶血性弧菌、艰难梭菌、嗜水气单胞菌、志贺毗邻单胞菌、溶组织内阿米巴、催产克雷伯菌
渗透性	远端小肠	伤寒	粪便含单核白细胞	伤寒沙门菌、小肠结肠炎耶尔森菌

缩略词:LT,不耐热肠毒素;ST,耐热肠毒素。

发病机制

肠道病原体已具备了各种克服宿主防御的策略。了解这些微生物的毒力因子对临床疾病的诊断和治疗具有重要意义。

■ 接种量

不同微生物致病所需的摄入量大相径庭。对志贺菌、肠出血性大肠埃希菌、蓝氏贾第鞭毛虫或内阿米巴而言，仅需 10～100 个细菌或囊包即可引起感染，而霍乱弧菌必须摄入达到 $10^5 \sim 10^8$ 个细菌才能致病。当沙门菌的菌种、宿主及食物载体不同时，导致感染所需的摄入量也不相同。微生物突破宿主防御的能力在疾病的传播中较为重要；志贺菌、肠出血性大肠埃希菌、内阿米巴和贾第鞭毛虫可通过人际传播，而某些情况下沙门菌可能必须在食物中生长数小时才能达到有效的感染剂量。

■ 黏附性

许多微生物在致病过程中必须先黏附到胃肠道黏膜上，因此，能够同正常肠道菌群竞争并定植于黏膜的微生物在致病方面具有重要优势。参与细菌黏附肠细胞的特异性细胞表面蛋白是重要的毒力决定因素。例如霍乱弧菌可通过特定的表面黏附素（包括毒力协同调节菌毛和其他辅助定植因子）附着于小肠细胞的刷状缘。肠产毒性大肠埃希菌可引起水样腹泻，它能产生一种称作定植因子抗原的黏附蛋白，在产生肠毒素之前，它必须借助这种黏附蛋白定植于小肠上段。肠致病性大肠埃希菌（一种幼儿腹泻的病原体）和肠出血性大肠埃希菌（可引起出血性结肠炎和溶血性尿毒症）产生毒力决定素，可使上述大肠埃希菌能附着并破坏肠上皮刷状缘。

■ 毒素产生

在许多肠道微生物的发病机制中，产一种或多种外毒素很重要。这些毒素包括肠毒素（它可通过直接作用于肠黏膜的分泌机制而引起水样腹泻）、细胞毒素（它导致黏膜细胞的破坏和相关的炎症性腹泻）、神经毒素（它直接作用于中枢或周围神经系统）。

典型的肠毒素是霍乱毒素，它是一种由 1 个 A 亚单位和 5 个 B 亚单位组成的异二聚体蛋白。A 亚单位含有毒素的酶活性，B 亚单位五聚体将全毒素与肠细胞表面受体神经节苷脂 G_{M1} 结合。全毒素结合后，A 亚单位的 1 个片段穿过真核细胞膜转移到细胞质中，在细胞质中对鸟苷三磷酸结合蛋白的腺苷二磷酸核糖基化进行催化，并导致腺苷酸环化酶的持续活化。结果肠黏膜中的环磷酸腺苷增加，从而增加 Cl^- 的分泌，减少 Na^+ 的吸收，导致液体流失和腹泻。

大肠埃希菌的产肠毒素菌株可能产生一种称为不耐热肠毒素（LT）的蛋白质，与霍乱毒素相似，并通过相同的机制引起分泌性腹泻。此外，大肠埃希菌产肠毒素菌株还能产生耐热肠毒素（ST），这是一种通过激活鸟苷酸环化酶、提高细胞内环鸟苷酸而引起腹泻的毒素。一些产肠毒性大肠埃希菌菌株同时产生 LT 和 ST。

与之不同的是细菌性细胞毒素能破坏肠道黏膜细胞并导致痢疾，其表现之一为血便中含炎症细胞。产生这种细胞毒素的肠道病原体包括 1 型痢疾志贺菌、副溶血性弧菌和艰难梭菌。1 型痢疾志贺菌和产志贺毒素的大肠埃希菌株产生有效的细胞毒素，并与出血性结肠炎和溶血性尿毒症综合征的暴发有关。

神经毒素通常由宿主体外的细菌产生，因此在摄入后很快就会引起症状。包括葡萄球菌和蜡样芽孢杆菌毒素，它们作用于中枢神经系统可导致呕吐。

■ 侵袭

不仅细胞毒素能引起痢疾，细菌侵入和肠道黏膜细胞的破坏也可能引起。志贺菌和肠侵袭性大肠埃希菌引起的感染特点是微生物侵入黏膜上皮细胞并于上皮内增殖，随后扩散到邻近细胞。沙门菌通过侵入肠黏膜引起炎症性腹泻，但它通常与肠细胞破坏或痢疾的全部临床表现无关。伤寒沙门菌和小肠结肠炎耶尔森菌能穿透完整的肠黏膜，在派尔集合淋巴结（Peyer's patch，又称派尔斑）和肠淋巴结内增殖，然后通过血流传播，引起肠热，这是一种以发热、头痛、相对心动过缓、腹痛、脾大和白细胞减少为特征的综合征。

宿主防御

考虑到每一次进食都伴随大量的微生物摄入体内，正常宿主必须有能力抵御潜在肠道病原体的不断涌入。研究防御机制改变的患者的感染，使人们对正常宿主抵御疾病的多种方式有了更深入的了解。

■ 肠道菌群

正常情况下寄居于肠道的大量细菌（肠道菌群）是一种重要的宿主防御机制，它能预防潜在肠道病原体的定植。肠道细菌较少的人，如正常肠道定植菌尚未发育完备的婴儿或接受抗生素治疗的患者，被肠道细菌感染的风险更大。肠道菌群的组成与其数量一样重要。正常结肠菌群超过 99% 由厌氧菌组成，这些微生物产生的酸性 pH 环境和挥发性脂肪酸似乎是抵抗其他致病菌定植的关键因素。

■ 胃酸

胃的酸性 pH 环境是抵御肠道病原体的重要屏障，接受胃手术或其他原因导致胃酸缺乏的患者，沙门菌、蓝氏贾第鞭毛虫和多种蠕虫引起感染的频率增加。使用抗酸剂、质子泵抑制剂或 H_2 受体阻滞剂中和胃酸在住院患者治疗中较为常见，这同样会增加肠内致病菌定植的风险。此外，一些微生物可耐受胃内极端酸性的环境，例如轮状病毒对酸非常稳定。

■ 肠道运动

正常蠕动是近端小肠细菌清除的主要机制。当肠道运动受损时（例如，服用阿片类或其他拮抗运动的药物、解剖异常或胃肠动力减弱），细菌过度生长和肠道病原体感染小肠的频率会增加。一些使用包含盐酸地芬诺酯及阿托品类药物（复方苯乙哌啶片)来治疗志贺菌感染的患者会出现持续发热和微生物脱落,而使用阿片类药物治疗轻症沙门菌胃肠炎的患者比未使用阿片类药物者菌血症发生率更高。

■ 免疫

细胞免疫应答和抗体产生在预防肠道感染方面都起着重要作用。预防肠道病原体感染的体液免疫包括全身性 IgG、IgM 以及分泌性 IgA。黏膜免疫系统可能是抵御许多胃肠道病原体的第一道防线。细菌抗原与小肠远端管腔表面 M 细胞结合,随后抗原与上皮下淋巴组织结合使致敏淋巴细胞增殖。这些淋巴细胞以分泌 IgA 浆细胞的形式在身体所有黏膜组织中循环和定居。

■ 遗传性决定因素

宿主的遗传变异影响着他们对腹泻病的易感性。O 型血人群对霍乱弧菌、志贺菌、大肠埃希菌 O157 和诺如病毒的致病易感性增加。编码炎症介质的基因多态性与肠聚集性大肠埃希菌、产肠毒素大肠埃希菌、沙门菌、艰难梭菌和霍乱弧菌感染的预后有关。

> **患者诊治方法・感染性腹泻或细菌性食物中毒**

对可能存在感染性腹泻或细菌性食物中毒患者的处理方法如**图 30 - 1** 所示。

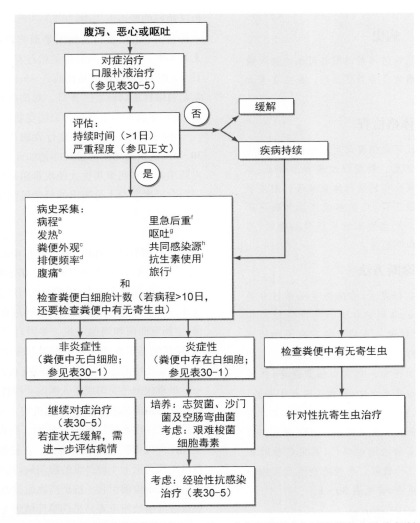

图 30 - 1　社区获得性感染性腹泻或细菌性食物中毒的临床路径。[a] 持续 2 周以上的腹泻通常被定义为慢性腹泻;此时,许多引起急性腹泻的病因可能性较小,需要考虑其他原因。[b] 发热通常意味着侵袭性疾病,尽管发热和腹泻也可能由胃肠道外感染引起,如疟疾。[c] 含有血液或黏液的粪便表明大肠溃疡;若发现没有白细胞的血便应提醒实验室患者有可能感染产志贺毒素的肠出血性大肠埃希菌;粪便呈白色,提示小肠导致的吸收不良;大量的“米泔水样”粪便提示霍乱或类似毒素的感染。[d] 一段时间内多次解便是即将发生脱水的首个警告。[e] 腹痛可能是最严重的炎症表现,例如在由志贺菌、弯曲菌和坏死毒素所致的腹泻中;严重的霍乱患者会出现因电解质流失引起的疼痛性腹肌痉挛;腹胀在贾第鞭毛虫病中很常见;若患者出现阑尾炎样表现应通过冷富集进行小肠结肠炎耶尔森菌的培养。[f] 里急后重(直肠痛性痉挛伴有强烈的排便欲,但解便量很少)可能是直肠炎的特征,可为志贺菌或阿米巴病等所致。[g] 呕吐提示急性感染(如毒素介导的疾病或食物中毒),但也可在各种全身性疾病(如疟疾)和肠梗阻中表现突出。[h] 询问是否有同时患病者可让患者列出最近吃的食物更能有效确定是否存在共同感染源;若可能存在共同的感染源,可对具体食物进行调查;细菌性食物中毒的讨论见正文。[i] 近期抗生素使用史提示艰难梭菌腹泻(**参见第 31 章**);尽可能停止抗生素治疗并进行艰难梭菌毒素的检测;抗生素使用可能会增加沙门菌病后肠蠕动减慢的风险。[j] 关于旅行者腹泻的讨论见正文(另可**参见第 6 章**)[经许可,引自:TS Steiner,RL Guerrant:Principles and syndromes of enteric infection, in Mandell, Douglas, and Bennett's Principles and Practice of Infectious Diseases, 7th ed, GL Mandell et al(eds). Philadelphia, Churchill Livingstone, 2010, pp1335 - 1351;RL Guerrant, DA Bobak:N Engl J Med 325:327,1991]。

表30-2	急性感染性腹泻的并发症
并发症	**备注**
慢性腹泻 • 乳糖酶缺乏 • 小肠细菌过度生长 • 吸收不良综合征(热带口炎性腹泻)	发生在约1%急性腹泻旅行者中 • 病原体为原生动物的约占1/3
炎症性肠病的最初或恶化表现	可能因旅行者腹泻诱发
肠易激综合征	发生在约10%的旅行者腹泻中
反应性关节炎	尤其在感染侵袭性微生物后(如志贺菌、沙门菌、弯曲菌、耶尔森菌)
溶血性尿毒症综合征(溶血性贫血、血小板减少和肾衰竭)	感染产志贺毒素的细菌后(如1型痢疾志贺菌和肠出血性大肠埃希菌)
吉兰-巴雷综合征	尤其可能出现在弯曲菌感染后

病史

具有较高鉴别诊断价值问题的回答可迅速缩窄腹泻病因的范围并有助确定是否需要治疗。病史要素如图30-1所示。

体格检查

检查患者脱水体征可提供腹泻严重程度以及是否需要快速治疗的基本信息。轻度脱水表现为口渴、口唇干、腋下少汗、尿量减少和轻微的体重减轻。中度脱水的症状包括立位血压下降、皮肤弹性降低和眼窝凹陷(或婴儿囟门凹陷)。严重脱水的症状包括嗜睡、迟钝、脉搏减弱、低血压和明显休克。

诊断方法

在评估疾病的严重程度后,临床医生必须区分炎症性和非炎症性疾病。以病史和流行病学特征为指导,临床医生可快速评估进一步确定特定病因和治疗干预的必要性。粪便检查是病史的补充。肉眼可见的血便或黏液便往往提示炎症。粪便白细胞测定(在载玻片上覆盖一层薄薄的粪便涂片,添加一滴亚甲基蓝,并检查)能提示腹泻患者是否为炎症性疾病,尽管该测试的预测价值仍存在争议。粪便乳铁蛋白作为粪便白细胞的标志物具有更高的检测敏感性,可用乳胶凝集法和酶联免疫吸附法进行检测。急性感染性腹泻的病因分为炎症性和非炎症性,详见表30-1。

腹泻后并发症

慢性并发症可在急性腹泻缓解后出现。若发现表30-2所列情况,临床医生应询问患者既往的腹泻病史。

流行病学

■ 旅行史

🌐 每年从温带工业化国家到亚洲、非洲、中美及南美洲热带

地区旅行的数百万人中,20%～50%会经历突发腹痛、厌食和水样腹泻;因此,旅行者腹泻是最常见的旅行相关感染病(**参见第6章**)。起病时间通常是旅行者抵达资源贫乏地区后的3日～2周;大多数病例是在前3～5日内开始的。此类疾病通常是自限性的,持续1～5日。对那些到落后地区旅行的人而言,发病率高常与进食被污染的食物或水有关。

不同地理位置,导致旅行者腹泻的微生物差异很大(**表30-3**),抗菌药物耐药模式亦是如此。在所有地区,肠产毒性大肠埃希菌和肠聚集性大肠埃希菌是从典型分泌型旅行者腹泻综合征患者身上分离出的最常见菌株。空肠弯曲菌感染在亚洲地区尤为常见。

■ 地点

封闭和半封闭社区,包括日托中心、学校、住宅设施和游轮,是肠道感染暴发的重要场所。诺如病毒因传染性以及它在物体表面的强生存能力,成为急性胃肠炎暴发相关的最常见病原体。其他常见的致病微生物可通过粪口途径传播,包括志贺菌、空肠弯曲菌和隐孢子虫。美国自2006年推广疫苗接种以来,轮状病毒很少成为儿童腹泻暴发的原因。同样,医院也是肠道感染集中的地方。腹泻是医院获得性感染常见的表现之一。艰难梭菌是美国成年人医院获得性腹泻的主要原因,而诺如病毒感染的暴发在卫生保健机构常见。催产克雷伯菌是抗生素相关性出血性结肠炎的病因。肠致病性大肠埃希菌与新生儿托育机构腹泻的暴发有关。在长期护理机构,1/3老年患者每年都会患上1种严重的腹泻病,其中一半以上由产生细胞毒素的艰难梭菌引起。抗菌药物通过改变正常结肠菌群、允许艰难梭菌增殖使患者易患伪膜性结肠炎(**参见第31章**)。

■ 年龄

从全球来看,5岁以下的儿童肠道病原体的发病率和死亡率较高,母乳喂养的婴儿不接触污染的水和食物,并能从母体抗体中获得一些保护,但当他们进食固体食物时肠道感染的风险会急剧上升。人群对轮状病毒普遍易感,大多数儿童在出生后的第一或第二年(若未接种疫苗)都会经历他们人生中的第一次轮状病毒感染。年龄较大的儿童和成人更容易感染诺如病毒。儿童中发病率高于成人的其他微生物包括肠产

表 30-3　旅行者腹泻的病因		
病原体	大致比例(%)	备注
细菌	50～75	
肠产毒性大肠埃希菌	10～45	单个最重要的致病菌
肠聚集性大肠埃希菌	5～35	全球分布的新兴肠道致病菌
空肠弯曲菌	5～25	在亚洲更常见
志贺菌	0～15	痢疾的主要病因
沙门菌	0～15	
其他	0～5	包括气单胞菌、毗邻单胞菌和霍乱弧菌
病毒	0～20	
诺如病毒	0～10	与游轮相关
轮状病毒	0～5	在儿童中尤为常见
寄生虫	0～10	
蓝氏贾第鞭毛虫	0～5	从淡水溪流中饮水的徒步者和露营者
隐孢子虫	0～5	能耐受氯气处理
溶组织内阿米巴	<1	
环孢菌	<1	
其他	0～10	
急性食物中毒[a]	0～5	
未找到病原体	10～50	

[a] 具体致病菌见表 30-4。

引自：DR Hill et al：The practice of travel medicine：Guidelines by the Infectious Diseases Society of America. Clin Infect Dis 43：1499，2006。

毒性大肠埃希菌、肠致病性大肠埃希菌、肠出血性大肠埃希菌、志贺菌、空肠弯曲菌和蓝氏贾第鞭毛虫。

■ 宿主免疫状态

免疫功能低下宿主患急性和慢性感染性腹泻的风险较高。细胞免疫功能缺陷的个体(包括艾滋病患者)尤其易患侵袭性肠病,包括沙门菌病、李斯特菌病和隐孢子虫病。低丙种球蛋白血症患者特别易患艰难梭菌结肠炎和贾第鞭毛虫病。癌症患者由于化疗和频繁住院更易发生艰难梭菌感染。感染性腹泻可危及免疫功能低下宿主的生命,其并发症包括菌血症和感染播散。此外,脱水可损伤肾功能,增加免疫抑制剂的毒性。

■ 细菌性食物中毒

如果病史和粪便检测显示非炎症性因素导致的腹泻,并有证据表明是同一个源头导致的腹泻暴发,那么询问是否存在特定食物摄入以及饭后腹泻开始时间可以提供疾病由何种细菌所致的线索。细菌性食物中毒的可能原因见**表 30-4**。

表 30-4　细菌性食物中毒		
潜伏期及微生物	症状	常见的食物来源
1～6 小时		
金黄色葡萄球菌	恶心、呕吐、腹泻	火腿、家禽、土豆或鸡蛋沙拉、蛋黄酱、奶油糕点
蜡样芽孢杆菌	恶心、呕吐、腹泻	炒饭
8～16 小时		
产气荚膜梭菌	腹痛痉挛、腹泻(呕吐少见)	牛肉、家禽、豆类、肉汁
蜡样芽孢杆菌	腹痛痉挛、腹泻(呕吐少见)	肉、蔬菜、干豆、谷物
>16 小时		
霍乱弧菌	水样腹泻	贝类、水
肠产毒性大肠埃希菌	水样腹泻	沙拉、奶酪、肉、水
肠出血性大肠埃希菌	血性腹泻	碎牛肉、烤牛肉、萨拉米香肠、未经加工的牛奶、未经加工的蔬菜、苹果汁
沙门菌	炎症性腹泻	牛肉、家禽、鸡蛋、乳制品
空肠弯曲菌	炎症性腹泻	家禽、未经加工的牛奶
志贺菌	痢疾	土豆或鸡蛋沙拉、莴苣、未经加工的蔬菜
副溶血性弧菌	痢疾	软体动物、甲壳类动物

由宿主体外肠毒素(如金黄色葡萄球菌或蜡样芽孢杆菌产生)引起的细菌性疾病潜伏期最短(1～6 小时),一般持续时间小于 12 小时。大多数葡萄球菌食物中毒由感染携带者污染引起。适宜葡萄球菌繁殖的温度范围较大;因此若食物在烹饪后缓慢冷却并处于室温,这些微生物将有机会生成肠毒素。野餐常提供土豆沙拉、蛋黄酱和奶油糕点,野餐后暴发的食物中毒是葡萄球菌食物中毒的典型例子。腹泻、恶心、呕吐和腹部绞痛等症状常见,但发热少见。

蜡样芽孢杆菌可致短潜伏期综合征(呕吐型,由葡萄球菌型肠毒素介导)或长潜伏期综合征(8～16 小时;腹泻型,由类似大肠埃希菌的肠毒素引起),腹泻型以腹泻和腹部绞痛为特征,而呕吐并不常见。蜡样芽孢杆菌食物中毒的呕吐型与被污染的炒饭有关;这种微生物在未煮熟的米饭中常见而且它的耐热孢子在煮沸后仍能存活。如果煮熟的大米不冷藏,孢子会发芽并产生毒素。食用前油炸不能破坏已形成的耐热毒素。

产气荚膜梭菌引起的食物中毒的潜伏期略长(8～14 小时),这由未充分煮熟的肉类、家禽或豆类中存活的耐热孢子造成。摄入上述食物后,毒素在肠道内产生,导致中等严重程度的腹部绞痛和腹泻;而呕吐和发热都很少见。这种疾病具有自限性,很少持续超过 24 小时。

并非所有食物中毒皆由细菌引起。导致短潜伏期食物中毒的非细菌物质包括辣椒中的辣椒素和多种鱼类及贝类的毒素（参见第 136 章）。

实验室评价

许多非炎症性腹泻病例呈自限性，可经验性治疗，在这些情况下，临床医生可能不需要确定具体病因。常规培养无法将潜在致病性大肠埃希菌与正常粪便菌群区分开，大多数临床实验室也不检测肠毒素。在考虑霍乱时，粪便应在选择性培养基上培养，如硫代硫酸盐-柠檬酸盐-胆盐-蔗糖（TCB）或碲酸盐-牛磺胆酸凝胶（TTG）琼脂。乳胶凝集试验成为许多实验室快速检测粪便中轮状病毒的手段，而逆转录酶-聚合酶链反应（PCR）和特异性抗原-酶免疫分析法已被用于诺如病毒的鉴定。若临床高度怀疑，粪便标本应通过基于免疫荧光的快速分析或标准显微镜检查（不太敏感）寻找贾第鞭毛虫或隐孢子虫。

所有发热并有院外获得的炎症性疾病证据的患者都应进行沙门菌、志贺菌和弯曲菌的粪便培养。沙门菌和志贺菌在麦康凯琼脂表现为非乳糖发酵（无色）菌落，它们也能在沙门菌志贺菌琼脂或亚硒酸盐浓缩肉汤中生长，这两种培养基都能抑制除这两种病原体以外的大多数微生物生长。医院获得性腹泻的评价首先应以艰难梭菌为重点，因为该环境下其他病原体的粪便培养阳性率极低且成本效益不佳。快速酶免疫分析、乳胶凝集试验或 PCR 都能检测到艰难梭菌致病菌株产生的毒素 A 和 B（参见第 31 章）。分离空肠弯曲菌需通过将新鲜粪便接种到选择性培养基上并在 42℃ 微需氧温环境中培养。在美国的许多实验室中，大肠埃希菌 O157:H7 是从肉眼血便中分离出的常见病原体之一。这种肠出血性血清型菌株可在特定实验室通过血清分型来鉴定，也可在医院实验室通过山梨醇麦康凯平板上见到乳糖发酵且吲哚反应阳性的非发酵山梨醇菌落（白色菌落）来推测。如果临床表现提示有肠阿米巴可能，应通过快速抗原检测或显微镜（敏感性及特异性均较低）检查粪便。

治疗·感染性腹泻或细菌性食物中毒

在许多情况下，不需要或不可能依靠特定诊断来指导治疗。临床医生可从病史、粪便检查和脱水严重程度的评估中获得信息从而继续诊疗。表 30-5 列出了治疗旅行者腹泻的经验性方案。

主要的治疗方法是适量补液。推广口服补液盐（ORS）给霍乱和其他脱水性腹泻疾病的治疗带来了革命性变化。ORS 通过葡萄糖促进小肠水钠吸收使小肠黏膜于霍乱毒素存在时仍保持完整，从而发挥疗效。ORS 的使用让霍乱死亡率从未经治疗的 50% 以上降至 1% 以下。目前已经使用了许多种 ORS 配方。最初的

表 30-5　基于临床特征[a]的旅行者腹泻治疗

临床特征	推荐的治疗方案
水样腹泻（大便无血、无发热），每日 1 或 2 次不成形排便，无痛苦的肠道症状	口服补液（口服补液盐、Pedialyte 补液盐、Lytren 补液盐或调味矿泉水）和咸饼干
水样腹泻（大便无血、无发热），每日 1 或 2 次不成形排便伴随痛苦的肠道症状	亚水杨酸铋剂（成人，每 30 分钟 30 mL 或 2 片（每片 262 mg），8 剂；或洛哌丁胺[b]，首剂 4 mg，之后每次排不成形粪便时服用 2 mg，每日不超过 8 片（16 mg；处方剂量）或 4 片（8 mg；非处方剂量）；可服用 2 日
水样腹泻（大便无血、无腹痛及发热），每日大于 2 次不成形排便	抗菌药物[c]（成人）加洛哌丁胺[b]（剂量见上文）
痢疾（排血便）或发热（体温 >37.8℃）	抗菌药物[c]
呕吐、腹泻所致电解质流失	亚水杨酸铋剂（成人，剂量见上文）
婴儿腹泻（<2 岁）	补充液体和电解质（口服补液盐、Pedialyte 补液盐、Lytren 补液盐）；继续喂养，尤其是母乳喂养；中度脱水、持续发热 >24 小时、大便出血或腹泻持续几日以上时需寻求医疗护理

[a] 所有患者都应服用口服补液（Pedialyte 补液盐、Lytren 补液盐或调味矿泉水）和含钠盐饼干；如果腹泻加重，发热持续或出现血便或脱水，患者应寻求医疗护理。[b] 洛哌丁胺不应用于发热或痢疾患者；它的使用可能延长志贺菌或其他侵袭性微生物感染患者的腹泻。[c] 推荐的抗菌药物如下，(1) 若感染氟喹诺酮类耐药的弯曲菌可能性小，成人：① 使用一种氟喹诺酮类药物，如环丙沙星（单次剂量 750 mg，或 500 mg BID，持续 3 日）、左氧氟沙星（单次剂量 500 mg，或 500 mg QD 持续 3 日）或诺氟沙星（单次剂量 800 mg，或 400 mg BID 持续 3 日）；② 阿奇霉素，单次剂量 1 000 mg，或 500 mg QD 持续 3 日；③ 利福昔明，200 mg TID 或 400 mg BID，持续 3 日（不建议用于痢疾）。儿童：阿奇霉素，第 1 日 10 mg/kg，如果腹泻持续，第 2 日和第 3 日 5 mg/kg。(2) 若怀疑存在耐氟喹诺酮类的弯曲菌（例如发病于东南亚旅行后），成人用阿奇霉素（成人上限剂量）；儿童与前往其他地区儿童的治疗方案相同（见上文）。

ORS 制备基于对霍乱患者的治疗，每升水中包含 3.5 g 氯化钠、2.5 g 碳酸氢钠（或 2.9 g 柠檬酸钠）、1.5 g 氯化钾和 20 g 葡萄糖（或 40 g 蔗糖）。这种制剂仍可用于治疗严重霍乱。然而，许多引起分泌性腹泻的病因与霍乱相比，电解质流失较少。从 2002 年开始，世界卫生组织建议采用比传统 ORS 耐受性更好、更有效的"降低渗透压/低盐"ORS。该制剂每升水中含有 2.6 g 氯化钠、2.9 g 柠檬酸三钠、1.5 g 氯化钾和 13.5 g 葡萄糖（或 27 g 蔗糖）。以大米或谷类为碳水化合物来源的 ORS 配方可能比葡萄糖溶液更有效。严重脱水或呕吐导致不能进行口服治疗的患者应接受静脉补液，如乳酸林格液。

虽然大多分泌型旅行者腹泻（常由肠产毒性或肠聚集性大肠埃希菌或弯曲菌所致）可通过补液、亚水杨酸铋剂或抗肠蠕动药物得到有效治疗，但抗菌药物可将病程从 3～4 日缩短到 24～36 小时。饮食改变尚未

证实能对病程产生影响，而益生菌的疗效仍存在争议。大多数存在痢疾症状（血性腹泻和发热）的患者在粪便微生物学检查前应使用抗菌药物（如氟喹诺酮类或大环内酯类）进行经验性治疗。志贺菌感染者的疗程应持续 3～7 日。弯曲菌感染者也常能获益于抗菌药物治疗。由于弯曲菌对氟喹诺酮类药物普遍耐药，特别在亚洲部分地区，故大环内酯类抗生素（如红霉素或阿奇霉素）可能是治疗这种感染的首选药物。

沙门菌病必须进行个体化治疗。由于抗菌药物的使用往往会延长沙门菌的肠道定植，因此这些药物常为高播散性沙门菌病并发症风险的患者保留，例如幼儿、假体植入者、老年人和免疫功能受损者。怀疑有肠出血性大肠埃希菌感染的患者（尤其是儿童）不应使用抗菌药物。对肠出血性大肠埃希菌菌株的实验室研究表明，许多抗生素诱导产志贺毒素的人字形噬菌体的复制，从而显著增加了这些菌株的毒素产生。临床研究支持这些实验室结果，抗生素增加肠出血性大肠埃希菌感染时溶血性尿毒症综合征和肾衰竭风险高达 20 倍。诊断后一种感染的临床线索是血性腹泻伴低热或无发热。

预防

如果发展中国家想显著降低腹泻的发病率，就必须改善卫生条件以限制肠道病原体的粪-口传播。旅行者可通过只进食热的、新鲜煮熟的食物，避免吃未经加工的蔬菜、沙拉和未削皮的水果，只喝煮沸或处理过的水以及避免进食冰块来降低腹泻风险。古往今来，前往旅游目的地的游客很少遵守这些饮食限制。亚水杨酸铋剂是一种廉价且能够预防旅行者腹泻的药物；每日 4 次，每次服用 2 片（525 mg）。长达 3 周的治疗似乎是安全有效的，但可能发生例如暂时性舌变黑和耳鸣等不良反应。一项荟萃分析表明，益生菌可将旅行者腹泻的可能性降低约 15%。预防性使用抗菌药物虽然有效，但一般不推荐用于预防旅行者腹泻，除非旅行者存在免疫抑制或患其他潜在疾病使他们的胃肠道感染的发病风险较高。由于可能出现药物相关副作用以及可能感染耐药微生物或致病性更高的细菌，在出现症状时进行经验性短期治疗更加合理。如果需要预防，可以考虑使用不被肠道吸收的抗生素利福昔明。

人们努力开发针对常见细菌和病毒性肠道病原体的有效疫苗，这对世界范围内腹泻病的发病率和死亡率产生了重大影响。目前已有有效的轮状病毒疫苗。抗伤寒沙门菌和霍乱弧菌的疫苗也已出现，但这些疫苗提供的保护是不完整和/或短期的。目前还没有针对志贺菌、肠产毒性大肠埃希菌、弯曲菌、非伤寒沙门菌、诺如病毒或肠道寄生虫的有效市售疫苗。

第 31 章
艰难梭菌感染，包括伪膜性结肠炎

Chapter 31
Clostridium Difficile Infection, Including Pseudomembranous Colitis

Dale N. Gerding, Stuart Johnson · 著 | 米宏霏 · 译

■ 定义

艰难梭菌感染（*Clostridium difficile* infection，CDI）是一种独特的结肠疾病，通常与抗菌药物的使用及随之造成的正常结肠微生物群紊乱有关。艰难梭菌感染作为最常见的医院获得性胃肠道疾病，源于患者误摄入艰难梭菌产生的芽孢，芽孢在体内生长、繁殖并分泌毒素，在最严重的情况下可导致腹泻与伪膜性结肠炎（pseudomembranous colitis，PMC）。

■ 病原学与流行病学

艰难梭菌是一种专性厌氧、革兰染色阳性、可形成芽孢的杆菌，芽孢在自然界中广泛存在，尤其是在医院和长期照护机构当中。艰难梭菌感染常发生于医院和疗养院中（或出院后不久），此类场所的共同特点是抗菌药物使用水平高，且环境被艰难梭菌芽孢污染。

克林霉素、氨苄西林和头孢菌素是与艰难梭菌感染关联最密切的抗生素；第二、三代头孢菌素（尤其是头孢噻肟、头孢曲松、头孢呋辛和头孢他啶）与艰难梭菌感染相关。氟喹诺酮类（环丙沙星、左氧氟沙星和莫西沙星）则与医院获得性艰难梭菌感染暴发的关系最为密切。使用青霉素与 β-内酰胺酶抑制剂复合制剂（如替卡西林/克拉维酸、哌拉西林/他唑巴坦等）导致艰难梭菌感染的风险相对较小。然而，所有抗菌药物

（包括常用于治疗艰难梭菌感染的万古霉素和甲硝唑）都有导致艰难梭菌感染的风险。没有抗菌药物使用史的患者中，几乎没有艰难梭菌感染病例报道。

艰难梭菌最常在医院、疗养院住院期间通过外源性途径获得，但也可能在门诊环境中获得；无论有/无症状的艰难梭菌感染患者，粪便中均可能携带艰难梭菌。住院时间＞1周的成人患者中，粪便中艰难梭菌定植率≥20%；与之相对，社区居民中该比例为1%～3%。近期没有住院史、养老院居住史或门诊就诊史的社区艰难梭菌感染病例仅占所有病例的不到10%。在医院内，获得艰难梭菌的风险随住院时间延长而增加。在健康新生儿中，无症状的艰难梭菌粪便携带非常常见，且在婴儿期（＜1岁）可能反复发生多种菌株定植，但这些婴儿极少发生相关疾病。艰难梭菌的芽孢可以在环境表面（可存活数月）和未妥善执行手卫生的医院工作人员的手上发现。艰难梭菌感染的医院内流行可由某一种艰难梭菌菌株或同时流行的多种菌株造成。其他已知的艰难梭菌感染危险因素包括高龄、严重的基础疾病、胃肠道手术史、电子直肠温度计的使用、肠内营养和抑酸剂治疗等。使用质子泵抑制剂可能是一种危险因素，但这种风险可能较轻微，且没有确切的数据表明这些药物对未接受抗生素治疗的患者有影响。

▣ 病理学与发病机制

产毒艰难梭菌芽孢被人体摄入后，在胃酸中存活，于小肠中发芽并定植于下消化道，产生毒素A（肠毒素）和毒素B（细胞毒素）。这些毒素能够破坏上皮细胞屏障功能，导致腹泻以及伪膜形成。毒素A是一种强效的中性粒细胞趋化剂，两种毒素都能使调控肌动蛋白细胞骨架的Rho亚族鸟苷三磷酸（GTP）结合蛋白糖基化。通过对基因突变体中毒素基因进行分子水平干预后，发现毒素B是更重要的毒力因子。该发现若被证实，就可以解释为何毒素A基因缺失的艰难梭菌菌株仍可致病。细胞骨架的破坏导致细胞形状、黏附性以及紧密连接缺失，从而造成细胞液外漏。二元毒素CDT，既往只在不到6%的艰难梭菌菌株中发现，目前却存在于广泛公认的流行株NAP1/BI/027所有分离株中（见下文"全球隐患"）；这种毒素与产气荚膜梭菌的Iota毒素有关，但它在艰难梭菌感染发病机制中的作用尚未明确。

伪膜性肠炎（PMC）的伪膜局限于结肠黏膜，最初表现为1～2mm大小的灰黄色斑块。斑块间的黏膜病变并不显著，但随着病情的发展，伪膜合并形成更大的斑块，并在整个肠壁上融合（图31-1）。伪膜通常累及全结肠，但有10%的患者直肠不受累。显微镜下观察，伪膜有黏膜附着点，内含坏死的白细胞、纤维蛋白、黏液和细胞碎片等。局灶区上皮被侵蚀坏死，黏膜可见中性粒细胞浸润。

艰难梭菌定植的患者最初被认为是艰难梭菌感染易感的高危人群。然而，4项前瞻性研究结果表明，既往未发生艰难梭菌感染的艰难梭菌定植者发生该病的风险实际上降低。艰难梭菌感染的发生至少要具备3个环节（图31-2）。接受抗菌药

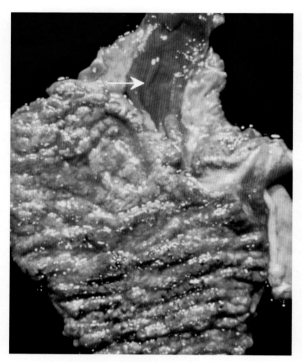

图31-1 尸检标本显示融合的伪膜。 一名伪膜性结肠炎患者盲肠表面覆盖混乱的伪膜。注意回肠末端的部分（箭头所示）。

物治疗是发生艰难梭菌感染的首个环节，最可能通过破坏胃肠道菌群稳态而造成患者对艰难梭菌感染的易感性。另一个发生艰难梭菌感染的重要原因是暴露于产毒艰难梭菌菌株。但考虑到大多数患者在具备上述2个条件后并没有发生艰难梭菌感染，其他因素对艰难梭菌感染的发生显然是必不可少的，包括暴露于具有特定毒性的艰难梭菌菌株、暴露于导致艰难梭菌感染的高风险抗菌药物、宿主免疫应答不足等。宿主对艰难梭菌毒素A的血清IgG抗体的应答水平高低决定了患者暴露

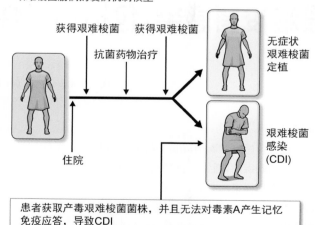

艰难梭菌肠病的发病机制模型

获得艰难梭菌　　　获得艰难梭菌
　　　抗菌药物治疗
　　　　　　　　　　　　　　　无症状
　　　　　　　　　　　　　　　艰难梭菌
　　　　　　　　　　　　　　　定植

住院
　　　　　　　　　　　　　　　艰难梭菌
　　　　　　　　　　　　　　　感染
　　　　　　　　　　　　　　　（CDI）

患者获取产毒艰难梭菌菌株，并且无法对毒素A产生记忆免疫应答，导致CDI

图31-2 医院获得性艰难梭菌感染（CDI）发病机制模型。 艰难梭菌发病机制中至少有3个环节是不可缺少的：① 暴露于抗生素造成感染的易感性；② 因抗生素治疗变得易感后，患者可能获得产毒/非产毒艰难梭菌；③ 获得产毒艰难梭菌后，基于其他因素（如：宿主对艰难梭菌毒素A的IgG免疫应答不足）可能进展为艰难梭菌感染或无症状定植。

于艰难梭菌后, 是发生腹泻还是无症状定植。一般而言, 大多数人在出生后 1 年内艰难梭菌无症状定植或儿童时期发生艰难梭菌感染后产生艰难梭菌毒素抗体。由于婴儿缺乏合适的黏膜毒素受体(其在后期发育中形成), 因此认为婴儿不会发生有症状的艰难梭菌感染。在成年期, 无症状携带者血清中对毒素 A 的 IgG 抗体水平比发生艰难梭菌感染的患者更高。对于艰难梭菌感染患者, 治疗过程中血清抗毒素 A 水平的增加与艰难梭菌感染复发风险的降低有关。一项临床试验显示, 在标准疗法的基础上, 使用标准疗法 + 覆盖毒素 A 和毒素 B 的单克隆抗体组比标准疗法 + 安慰剂组的艰难梭菌感染复发率显著降低。

全球隐患

2000 年后, 美国、加拿大和欧洲的艰难梭菌感染发病率和严重程度显著增加。2000—2005 年, 美国医院的感染率增长了 2 倍。2005 年, 魁北克省蒙特利尔的医院报告直接归因死亡率为 6.9% (基线为 1.5%), 高于 1997 年的基线数据 4 倍。一种流行毒株, 被称为毒素 III 型、REA 型 BI、聚合酶链反应(PCR)核糖体 027 型和脉冲场型 NAP1, 统称为 NAP1/BI/027, 被认为是造成发病率上升的主要原因, 并已在北美、欧洲和亚洲被发现。目前已知, NAP1/BI/027 的两个克隆起源于美国和加拿大, 并传播到英国、欧洲和亚洲。该流行株的特征是: ① 在体外试验中, 产生毒素 A 和毒素 B 的能力是对照菌株的 16～23 倍; ② 存在第 3 种毒素(二元毒素 CD); ③ 对所有氟喹诺酮类药物高度耐药。新的毒株已经并可能继续与暴发相关, 包括在可食用动物中常见的一种毒株(毒素 V 型, 核糖体 078 型), 该毒株也携带二元毒素, 并与人类感染的高死亡风险有关。在过去 5 年里, 英国的艰难梭菌感染发病率显著下降, 欧盟国家的 NAP1/BI/027 菌株的检出频率也同样下降。然而, 没有证据表明北美的艰难梭菌感染发病率下降或 NAP1/BI/027 发病率下降; 在美国大部分地区, NAP1/BI/027 菌株导

致的艰难梭菌感染仍占所有艰难梭菌菌株感染的 25%～35%。

临床表现

腹泻是艰难梭菌感染的最常见临床表现。患者较少见肉眼血便, 其形状可多样: 软、不成形、水样或黏液状, 并伴有一种特殊的气味。患者每日可能排便多达 20 次。临床症状和实验室检查发现 28% 的病例伴发热, 22% 的病例伴腹痛, 并有 50% 的病例白细胞增多。当患者因麻痹性肠梗阻(X 线可见 <20% 的病例发生麻痹性肠梗阻)导致排便困难时, 常造成艰难梭菌感染的漏诊。对于该类症状隐匿的艰难梭菌感染患者, 不明原因的白细胞增多(白细胞 ≥15 000/μL)是诊断线索之一。这类患者出现艰难梭菌感染并发症的风险很高, 尤其是中毒性巨结肠和脓毒症。

艰难梭菌腹泻经治疗后复发的病例占 15%～30%, 这一数字可能还在增加。复发可能为同一菌株引起的感染再燃, 也可能是新菌株引起再次感染。临床艰难梭菌感染复发的易感性可能是抗生素治疗艰难梭菌感染引起的粪便微生物菌群持续破坏的结果。

诊断

CDI 的诊断基于以下几条临床标准的组合: ① 无明确诱因发生腹泻(每 24 小时 ≥3 次未成形粪便, 持续超过 2 日); ② 粪便中检出毒素 A 或 B, 粪便经 PCR 或培养检出产毒艰难梭菌, 或肠中可见伪膜。伪膜性结肠炎是艰难梭菌感染的进展形式, 粪便艰难梭菌培养和毒素测定阳性的腹泻患者中仅有不足 50% 可在内镜下观察到伪膜。内镜检查对于怀疑伪膜性结肠炎和急腹症的重症患者是一种快速诊断工具, 但检查结果阴性并能不排除艰难梭菌感染。

尽管有一系列对艰难梭菌及其毒素的检测方法(表 31-1), 但任何一种传统方法均无法同时兼具高灵敏度、高特异性及快速检测的能力。大多数实验室毒素检测(包括酶联

表 31-1 艰难梭菌感染(CDI)诊断试验的相对灵敏度和特异度

试验类型	相对灵敏度[a]	相对特异性[a]	评价
粪便培养艰难梭菌	＋＋＋＋	＋＋＋	最敏感的检测方法; 如果艰难梭菌分离物毒素检测阳性, 则其特异性为＋＋＋; 结合临床特征, 可作为诊断艰难梭菌感染的依据; 实际工作中检测时间过长
粪便细胞培养细胞毒素试验	＋＋＋	＋＋＋＋	结合临床特征, 可作为诊断艰难梭菌感染的依据; 特异性高, 但不如粪便培养敏感; 检测时间长
粪便中毒素 A 或毒素 A 和 B 的酶联免疫测定	＋＋～＋＋＋	＋＋＋	结合临床特征, 可作为诊断艰难梭菌感染的依据; 快速检测, 但灵敏度不如粪便培养或细胞培养细胞毒素试验
粪便中艰难梭菌常见抗原的酶联免疫分析	＋＋＋～＋＋＋＋	＋＋＋	检测产毒/非产毒艰难梭菌和其他粪便微生物的谷氨酸脱氢酶; 比酶免法测定毒素更灵敏, 但特异性不佳; 快速检测
粪便中艰难梭菌毒素 A 或 B 基因的核酸扩增试验	＋＋＋＋	＋＋＋＋	检测粪便中的产毒艰难梭菌; 刚批准用于临床检验, 比酶联免疫分析测定毒素更灵敏且特异性至少与之相当
结肠镜检查或乙状结肠镜检查	＋	＋＋＋＋	如见到伪膜则高度特异; 灵敏度不如其他试验

[a] 同时参考基于临床和检验标准。＋＋＋＋, >90%; ＋＋＋, 71%～90%; ＋＋, 51%～70%; ＋, 0～50%。

免疫测定)灵敏度不足。然而,不建议通过重复、增加送检粪便样本以提高灵敏度。核酸扩增试验(包括 PCR 检测),现在已被批准用于诊断,快速且兼具灵敏度与高特异性。除用于流行病学研究外,不建议对无症状患者进行检测。尤其不推荐所谓的治疗后的治愈试验,因为超过 50% 的患者在腹泻症状停止后仍继续携带病菌和毒素,并且试验结果并不能很好地预测艰难梭菌感染的复发。因此,这些结果不应作为限制患者在长期照护机构中安置的依据。

治疗 · 艰难梭菌感染

初次感染

如果患者病情允许,建议首先中止所有正在进行的抗生素治疗。既往研究表明,该措施对 15%～23% 的患者有效。然而,随着当前流行毒株的出现和与之相关的部分患者临床病情的迅速恶化,及时开展特定的艰难梭菌感染治疗已成为标准。若临床强烈怀疑患者发生艰难梭菌感染,可采用经验性治疗。一般治疗原则包括补水、避免使用抗蠕动剂和阿片类药物,这些药物可能会掩盖症状并使病情恶化。尽管有上述顾虑,抗蠕动剂与万古霉素或甲硝唑联合应用于轻、中度艰难梭菌感染患者是安全的。

艰难梭菌感染治疗推荐口服万古霉素、非达霉素或甲硝唑。万古霉素静脉注射对艰难梭菌感染无效,非达霉素仅通过口服途径治疗;急性腹泻时,静脉注射甲硝唑可达到粪便杀菌药物浓度;但患者发生麻痹性肠梗阻时,静脉注射甲硝唑治疗无效。2 项比较万古霉素和非达霉素的大型临床试验表明,两者对艰难梭菌相关性腹泻的疗效相当(90% 的患者),且非达霉素治疗的艰难梭菌感染复发率明显低于万古霉素治疗的复发率。在既往的随机试验当中,口服万古霉素或甲硝唑治疗腹泻有效率≥94%,但 4 个观察性研究发现,口服甲硝唑治疗腹泻的有效率下降到 62%～78%。虽然腹泻的平均缓解时间是 2～4 日,但甲硝唑治疗的起效较慢。除非至少 6 日药物治疗无效,否则不应过早得出治疗失败的结论。根据短疗程万古霉素治疗数据和 2 项大型临床试验的结果,建议万古霉素、非达霉素和甲硝唑治疗至少 10 日。美国食品和药物管理局(FDA)未批准甲硝唑用于艰难梭菌感染的治疗,但口服甲硝唑 500 mg TID,持续 10 日的治疗方案对大多数轻、中度患者有效;该方案起效较慢的患者可能需要延长疗程。除甲硝唑用于艰难梭菌感染治疗失败的报道有所增加外,一项前瞻性、随机、双盲、安慰剂对照研究也显示,万古霉素治疗严重艰难梭菌感染病例的疗效优于甲硝唑,该研究的严重程度评估的评分内容包括年龄、实验室参数(体温升高、白蛋白水平降低或白细胞计数升高)、内镜检查记录的伪膜性结肠炎、收住重症监护病房期间对艰难梭菌感染的治疗。尽管目前暂无公认的严重性评分标准,但对重症患者,口服万古霉素治疗非常重要,尤其是患者出现白细胞计数升高(>15 000/μL)或肌酐水平≥1.5 倍发病前水平时(表 31-2)。此外,一项随机盲法试验将 1 种毒素结合聚合物 Tolevamer 与 2 种治疗艰难梭菌感染的抗生素方案进行了比较:无论患者疾病严重程度如何,万古霉素疗效均优于甲硝唑。目前已开展了硝唑尼特、杆菌肽、利福昔明和夫西地酸治疗艰难梭菌感染的小型随机试验,上述药物虽尚未被广泛研究、未被证明有更好疗效、未被 FDA 批准用于治疗艰难梭菌感染,但是它们可能成为万古霉素、非达霉素和甲硝唑治疗艰难梭菌感染的潜在备选方案。

复发性艰难梭菌感染

总体来看,有 15%～30% 治疗成功的患者出现了艰难梭菌感染的复发,可能源于前次感染的菌株引起的感染再燃,也可能是治疗后再次感染。接受非达霉素治疗的患者复发率显著低于万古霉素,而万古霉素和甲硝唑治疗后的复发率相当。年龄≥65 岁、治疗艰难梭菌感染时继续使用抗生素以及艰难梭菌感染首次发病后继续留院的患者复发率更高。艰难梭菌感染首次复发的患者再次出现复发的概率高达 33%～65%。首次复发时,甲硝唑与万古霉素疗效相当(表 31-2),相比万古霉素,非达霉素能够降低有复发史的患者后续再次复发的风险。复发性艰难梭菌感染曾被认为相对轻微,但随后发现复发性艰难梭菌感染发生严重并发症的风险高达 11%(休克、巨结肠、穿孔、结肠切除术或 30 日内死亡)。目前对于多次复发尚无标准治疗方案,但由于甲硝唑的神经毒性,应避免长期、持续甲硝唑治疗。持续 2～8 周使用万古霉素逐渐减量或每隔一天间断给药方案治疗,或许是多次复发患者最实用的方案。其他治疗方法包括:万古霉素治疗后辅以布拉迪酵母菌;万古霉素治疗后经鼻十二指肠管、结肠镜或灌肠行粪菌移植;对患者进行非产毒艰难梭菌的人工定植。上述生物疗法均未得到 FDA 的批准,也未在美国使用。其他未获 FDA 批准的抗生素治疗方案还包括:① 序贯治疗,万古霉素(125 mg QID,持续 10～14 日),随后利福昔明(400 mg BID,持续 14 日);② 硝唑尼特治疗(500 mg BID,持续 7 日)。静脉注射免疫球蛋白也曾获得不同程度的疗效,可能为患者提供了艰难梭菌毒素抗体。

	表 31-2 艰难梭菌感染(CDI)治疗建议[a]	
临床状态	治疗方案	评价
首次发病，轻微～中度	甲硝唑(500 mg TID,10～14 日)	万古霉素(125 mg QID,10～14 日)可能比甲硝唑更有效；非达霉素(200 mg BID,10 日)是可选方案
首次发病，严重	万古霉素(125 mg QID,10～14 日)	重症患者的指示指标包括白细胞(≥15 000/μL)和肌酐水平≥发病前 1.5 倍水平；非达霉素可作为替代方案
首次发病，严重并发症或暴发性	万古霉素(500 mg 口服或经鼻胃管) + 甲硝唑(500 mg 静脉注射 q8h)加 **可考虑** 直肠灌注万古霉素(500 mg 溶于100 mL 生理盐水,保留灌肠q6～8h)	严重并发症或暴发性艰难梭菌感染定义为伴有低血压、休克、肠梗阻或中毒性巨结肠；治疗时间可能需要＞2 周,由疗效决定；考虑使用替加环素(首剂 100 mg,后 50 mg 静脉注射 q12h)代替甲硝唑
首次复发	与首次发病相同	如果艰难梭菌感染的严重程度因复发而改变,应调整治疗方案；考虑应用非达霉素,显著降低再次复发的可能性
再次复发	万古霉素逐渐减量或间断给药	典型的减量或间断给药方案(按①～④顺序依次进行)：① 125 mg QID,10～14 日；② 125 mg BID,1 周；③ 125 mg QD,1 周；④ 125 mg q2～3d 持续 2～8 周
多次复发	考虑以下方案： • 重复万古霉素减量/间断给药方案 • 万古霉素(500 mg QID,10 日) + 布拉迪酵母菌(500 mg BID,28 日) • 万古霉素(125 mg QID,10～14 日),然后停用万古霉素,启用利福昔明(400 mg BID,2 周) • 硝唑尼特(500 mg BID,10 日) • 粪菌移植 • 静脉注射免疫球蛋白(400 mg/kg)	唯一纳入艰难梭菌感染复发 1 次或以上患者的对照研究将万古霉素加布拉迪酵母菌与万古霉素加安慰剂组比较,有统计学意义；粪菌移植与万古霉素高剂量疗程相比具有显著的临床意义(未比较万古霉素逐渐减量方案)

[a] 除非特别说明,所有药物均为口服给药。

严重并发症及暴发性艰难梭菌感染

暴发性(快速进展和危重)艰难梭菌感染给治疗带来了最艰巨的挑战。暴发性疾病患者通常无腹泻,临床症状类似于急腹症。严重的艰难梭菌感染可导致脓毒症(低血压、发热、心动过速、白细胞增多)。急腹症(伴或不伴中毒性巨结肠)可能包括腹部 CT 可见的阻塞迹象、肠梗阻、肠壁增厚和腹水,外周血白细胞增多(≥20 000/μL)。若患者近 2 个月内接受过抗生素治疗,不论患者是否有腹泻症状,对急腹症、脓毒症、中毒性巨结肠等疾病的鉴别诊断均应考虑艰难梭菌感染。乙状结肠镜或结肠镜下检查伪膜性结肠炎和腹部 CT 是无腹泻症状的艰难梭菌感染患者最佳的诊断工具。

患者发生肠梗阻时,口服非达霉素、甲硝唑或万古霉素均难以到达结肠,因此药物治疗不是暴发性艰难梭菌感染的最佳选择(表 31-2)。在非对照研究中,万古霉素(通过鼻胃管和保留灌肠给药)与甲硝唑静脉联合应用取得了一定效果；在小样本非对照研究中,静脉使用替加环素也有一定疗效。药物治疗无效时,外科结肠切除术或能挽救生命。如有可能,应在血清乳酸水平达到 5 mmol/L 前行结肠切除术。在不断演变的流行病学趋势中,需行结肠切除术治疗的暴发性艰难梭菌感染的发病率在上升；但也要注意到的是,腹腔镜下回肠造口术能够降低结肠切除术相关的发病率和死亡率,造口后行聚乙二醇结肠灌洗,经回肠造口输注万古霉素至结肠。

■ 预后

既往数据显示艰难梭菌感染归因死亡率为 0.6%～3.5%,在近年的暴发中已上升到 6.9%,并随患者年龄的增加而逐渐上升。大多数患者会康复,但复发很常见。

■ 预防与控制

预防艰难梭菌感染的策略包括 2 个方面：防止病原体向患者传播和病原体传播后降低发生艰难梭菌感染的风险。通过医护人员戴手套、停止使用受污染的电子温度计、使用次氯酸盐(漂白剂)溶液对患者房间进行环境清洁消毒,能够预防艰难梭菌在临床工作中的传播。手卫生至关重要：由于酒精消毒凝胶不能杀灭芽孢,推荐艰难梭菌感染暴发时采用流动水洗手。通过限制使用特定类别抗生素(如克林霉素和第二、三代头孢菌素),艰难梭菌感染暴发疫情得到了很好控制。当限制使用克林霉素时,耐克林霉素菌株引起的艰难梭菌感染暴发得到迅速控制。未来的预防策略可能包括使用单克隆抗体、疫苗和含有活生物体的生物制剂,这些药物将重建微生物群稳态的保护功能。

第 32 章
急性阑尾炎及腹膜炎 | Chapter 32
Acute Appendicitis and Peritonitis

Danny O. Jacobs · 著 | 缪青 · 译

急性阑尾炎

发病率和流行病学

阑尾炎在西方社会中较为常见。虽然急性阑尾炎的发病率因未知的原因正在下降,但它仍然是影响腹部的最常见的普外科急症,在欧洲和美洲,发病率分别约为 100/10 万人年以及 11/10 万人年。大约 9% 的男性和 7% 的女性在一生中会经历一次阑尾炎。阑尾炎最常见于 10 岁~19 岁的人群,平均确诊年龄似乎在逐渐增加,与非洲裔美国人、亚洲人、印第安人患阑尾炎的频率一致。70% 患者年龄在 30 岁以下,大部分为男性;男女比是 1.4 : 1。

穿孔是导致发病率和死亡率升高的最常见并发症之一,也是最重要的原因,穿孔可以局限或不局限于腹膜腔内。与阑尾炎和阑尾切除术相反,阑尾穿孔的发生率(大约 20/10 万人年)正在增加。这种现象的原因还不清楚。大约 20% 的患者在发病时有穿孔的迹象,其中 5 岁以下或 65 岁以上患者的风险要高得多。

阑尾炎及阑尾穿孔的发病机制

阑尾炎于 1886 年由 Reginald Fitz 首次提出,其病因尚不完全清楚。粪便、消化不良的食物残渣、淋巴样增生、腔内瘢痕、肿瘤、细菌、病毒和炎症性肠病都与阑尾和阑尾炎有关。

虽然尚无证据,但目前普遍认为阑尾腔梗阻是阑尾炎发生发展的重要环节。在某些情况下,阑尾梗阻会导致细菌过度生长和肠腔膨胀,随着腔内压力的增加,在某些情况下可抑制淋巴液和血液的流动。随后,阑尾远端穿孔可能伴有血管栓塞和缺血性坏死。任何发生在阑尾根部附近的穿孔都应该考虑其他疾病过程。大多数即将穿孔的患者在接受外科医生检查前都已经发生了穿孔。

阑尾粪石(或阑尾石)存在于约 50% 的坏疽性阑尾穿孔患者中,但很少存在于患有简单阑尾炎的人群中。如前所述,非单纯性阑尾炎阑尾穿孔的发生率呈上升趋势。阑尾穿孔和非穿孔的发生率在男性中具有相关性,在女性中无相关性。这些观测结果都表明,潜在的病理生理过程是不同的,单纯性阑尾炎不总是进展为穿孔。此外,一些单纯性急性阑尾炎病情可能会自行缓解,或使用抗生素治疗即有效,复发的可能性很小。这些事件发生的相对概率未知。

当穿孔发生时,所产生的漏出液可能被大网膜或其他周围组织包裹,形成脓肿。游离穿孔通常会引起严重的腹膜炎。患者还可能并发感染性门静脉(及其分支)血栓形成并伴有肝内脓肿。这些不幸的患者发生这种致死性并发症后,预后非常差。

临床表现

更优化的诊断方法、支持和手术治疗有可能显著降低单纯性阑尾炎死亡率的风险,目前死亡率不到 1%。然而,尽早识别阑尾炎的患者仍然十分重要,有助将并发症的概率降到最低。症状超过 48 小时的患者更有可能穿孔。

除非确定阑尾之前已被切除,否则,阑尾炎应纳入所有年龄组患者腹痛的鉴别诊断(表 32 - 1)。

表 32 - 1　类似阑尾炎表现的疾病	
克罗恩病	Meckel 憩室炎
胆囊炎或其他胆囊疾病	经期间痛
憩室炎	肠系膜腺炎
异位妊娠	网膜扭转
子宫内膜异位症	胰腺炎
胃肠炎或结肠炎	下叶肺炎
胃或十二指肠穿孔	盆腔炎
肝炎	卵巢囊肿破裂或其他卵巢囊性疾病
肾脏疾病,包括肾结石	小肠梗阻
肝脓肿	泌尿系感染

阑尾的解剖位置很多变,并且直接影响了患者的症状特征。探查到的阑尾位置变化范围可从体部及尾部相对盲肠的不同位置到腹膜腔位置。比如,从典型的右下腹(图 32 - 1 和图 32 - 2),到盆腔、右季肋区、右上象限(如怀孕期间可能的位置),在结肠冗长或扭转不良的患者中,阑尾甚至可出现在左侧腹部。

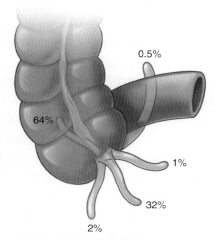

图 32-1 阑尾区域解剖变异。

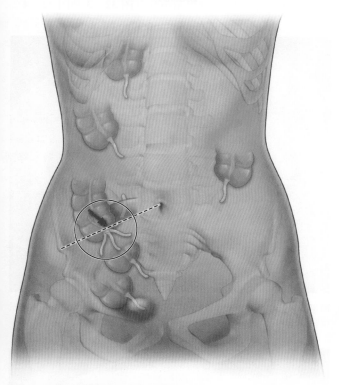

图 32-2 **阑尾的位置**。以及盲肠位置。

表 32-2 常见症状的相对概率	
症状	相对概率（%）
腹痛	＞95
纳差	＞70
便秘	4~16
腹泻	4~16
发热	10~20
转移性右下腹痛	50~60
恶心	＞65
呕吐	50~75

由于阑尾炎的鉴别诊断十分广泛，诊断患者是否患有阑尾炎是很困难的（表 32-2）。询问病史时需注意那些提示其他诊断的症状。阑尾炎患者在发病早期可能没有任何腹部不适。此外，许多患者可能没有典型的病史或体检发现。

什么是典型病史？首先出现非特异性主诉。患者可能会注意到排便习惯的改变或不适，以及脐周或上腹部间歇性、痉挛性的腹痛。疼痛在随后的 12~24 小时内转移到右下象限，程度更剧烈，当阑尾刺激腹壁时，可明确为透壁炎症。腹壁刺激可能与局部肌卫及肌紧张有关。伴随腹痛的发展，阑尾炎患者最常见的症状是恶心，这点有助于和胃肠炎区分，例如，在胃肠炎患者中，恶心最先出现。如果伴随呕吐的话，也可发

生在疼痛发作后，症状通常较少见且轻微。因此，必须谨慎评估出现症状的时间、患者疼痛的特点和相关的发现。食欲减退的发生非常普遍，因此在没有纳差表现的情况下，阑尾炎的诊断应该更加谨慎。

当阑尾不在右下象限，或者在育龄妇女、非常年轻或年老的人群中发病，做出正确的诊断就更具挑战性。由于阑尾炎的鉴别诊断范围很广，往往要迅速回答的关键问题是患者是否患有阑尾炎，或者是否患有其他需要立即手术治疗的疾病。主要的担忧是，如果阑尾位置异常，延误诊断的可能性更大。所有的患者都应该接受直肠检查，因为若阑尾位于盲肠后面或骨盆边缘以下，可能不会引起腹壁的肌紧张。

盆腔阑尾炎患者更容易出现排尿困难、尿频、腹泻或里急后重。只有在触诊或直肠盆腔检查时会出现耻骨上区疼痛。女性盆腔检查必须排除泌尿生殖系统疾病可能引起腹痛和类似阑尾炎的情况，如盆腔炎症性疾病、异位妊娠和卵巢扭转。表 32-3 列举了一些体征出现的相对概率。

表 32-3 常见体征的相对概率	
体征	相对概率（%）
腹部压痛	＞95
右下腹压痛	＞90
反跳痛	30~70
直肠触痛	30~40
宫颈摇摆痛	30
肌卫	0~10
腰大肌征	3~5
闭孔肌征	5~10
结肠充气征（Rovsing 征）	5
触及肿块	＜5

单纯性阑尾炎患者通常只表现为轻微的症状，脉搏和体温通常仅略高于正常值。因此，如果体温＞38.3℃伴肌紧张，

医务工作者应该关心除阑尾炎外的其他疾病或穿孔、蜂窝织炎、脓肿形成等并发症的存在。

阑尾炎患者通常会强迫卧位，以避免活动引起的腹膜刺激，一些患者会主诉在去医院或诊所的路上，汽车颠簸以及咳嗽、打喷嚏或其他类似 Valsalva 动作会造成不适。整个腹部应该进行系统的检查，最好从患者没有症状的部位开始。传统上，最大压痛点在右下象限的麦氏点附近，麦氏点大约位于右髂前上棘与脐的中外 1/3 处。如果阑尾位于左下腹，那么左下腹的轻微压力可能会引起右下腹的疼痛，此为 Rovsings 征(表 32-4)。腹膜刺激征通常最好经轻柔的腹部叩诊、摇晃患者的轮床/床或者轻微撞击脚部引发。

表 32-4　阑尾炎腹痛的典型征象	
征象	表现
Rovsing 征	左下腹触诊会引起右下腹疼痛
闭孔肌征	髋关节内旋转引起骨盆疼痛，提示阑尾位于骨盆可能
髂腰肌征	右髋关节伸展引起背部后外侧和髋关节疼痛，提示阑尾位于直肠

不典型症状和疼痛类型比较常见，特别是在年老或非常年轻的患者中。儿童阑尾炎的诊断特别具有挑战性，因为他们往往对刺激作出剧烈的反应，获得准确的病史可能很难。此外，重要的是，儿童的网膜越小，阑尾穿孔越不容易局限。在安静的环境中观察孩子可能会有帮助。

老年阑尾炎的体征和症状可能很轻微，不如年轻人剧烈。疼痛程度很轻，起源于右下象限，或其他阑尾的位置。间歇性疼痛几乎无法被注意，或者只有深触诊时才会引发明显的不适症状。恶心、厌食和呕吐可能是主要的症状。罕见情况下，患者甚至可能出现阑尾炎、蜂窝织炎或脓肿继发的远端肠梗阻的体征和症状。

■ 实验室检测

实验室检测不能识别阑尾炎患者，但可以帮助临床医生鉴别诊断。约 70% 的单纯性阑尾炎患者白细胞计数仅轻度~中度升高(10 000~18 000/μL)。大于 95% 的病例发生未成熟多形核白细胞"左移"。在非洲、西班牙、地中海或印度血统的人群中，获取镰状细胞制剂可能要谨慎。应测定血清淀粉酶和脂肪酶水平。

尿液分析有助排除可能与急性阑尾炎相似的泌尿生殖系统疾病，但少量红细胞或白细胞可能为非特异性的，然而，与输尿管或膀胱相邻的阑尾炎可能导致无菌性脓尿或血尿。每个育龄妇女都应该做妊娠检查。如果发现盆腔炎性疾病，则需要宫颈培养。贫血和愈创木素阳性的粪便应该引起人们对其他疾病或并发症(如癌症)的关注。

■ 影像学检查

除非临床医生担心肠梗阻、内脏穿孔或输尿管结石等情况，否则腹部平片很少有帮助，因此不是常规检查。5% 以下的患者会在右下象限出现不透明的粪石。尽管粪石的位置与患者主诉疼痛的位置一致具有提示意义，但粪石的存在不是阑尾炎的特异性诊断提示。

超声检查作为诊断阑尾炎的一种手段，其有效性高度依赖于操作者水平。即使非常熟练的操作者，阑尾也可能无法显示。它的总体灵敏度是 86%，特异性 81%。超声检查，特别是阴道内超声，似乎是最有用的鉴定妇科盆腔疾病的技术。超声下阑尾炎的表现包括肠壁增厚，阑尾直径增大，存在游离液体。

CT 的灵敏度和特异性分别为 94% 和 95%。因此，虽然在疾病早期可能没有任何典型的影像学发现，但 CT 影像具有较高的阴性预测值，对诊断有一定的帮助。CT 影像学表现包括肠壁增厚，扩张>6 mm，肠腔未见造影剂填充，阑尾周围见脂肪组织或气体粘连(提示炎症)(图 32-3 和图 32-4)。

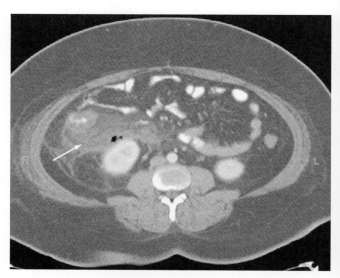

图 32-3　急性阑尾炎的计算机断层扫描与口服造影及静脉造影。阑尾壁增厚，阑尾周绞窄(箭头所指)。

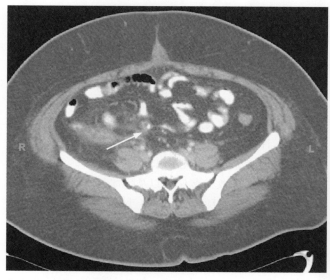

图 32-4　阑尾粪石(箭头所指)。

腔内空气或造影剂存在与阑尾炎的诊断无相关性。此外,阑尾不显影是一个非特异性的发现,不应该用来排除阑尾或阑尾周围炎症的存在。

■ 特殊患者群体

阑尾炎是妊娠期除生殖系统外最常见的普外科急症。阑尾炎的早期症状如恶心和厌食可能被忽视。诊断妊娠期阑尾炎尤其困难,因为随着子宫增大,阑尾可能沿右侧甚至右上象限被推得更高,或者妊娠期子宫可能会掩盖典型的体检发现。超声检查有助早期诊断。对于妊娠期阑尾炎需要时刻保持警惕,阑尾炎漏诊和延误治疗会对胎儿造成影响,例如,穿孔患者的胎儿死亡率提高了 4 倍(从 5% 到 20%)。

免疫缺陷患者可能仅表现为轻度压痛,在鉴别诊断中可能包含许多其他疾病,包括来自真菌、巨细胞病毒或其他真菌的不典型感染。小肠结肠炎是其中之一,可能出现在腹痛、发热和化疗导致粒细胞缺乏的患者中。尽管 CT 可能非常有帮助,但疑似阑尾炎的患者,不建议过于谨慎以致延误手术时机。

治疗·急性阑尾炎

在无禁忌证的情况下,如果病史、体格检查及实验室检查结果支持阑尾炎诊断,应立即行阑尾切除术。在这种情况下,不需要进行影像学检查。在怀疑但未明确诊断的患者中,建议影像学检查和进一步的评估。盆腔超声检查建议用于育龄妇女。CT 可以准确地显示阑尾炎或其他需要干预的腹腔内病变。当诊断不明确时,应谨慎观察,6~8 小时以后重复腹部检查。任何进展迹象都具有手术指征。对于有严重不适的患者,特别是在首次腹腔检查完成后,可服用麻醉药物。

所有患者都应做好充分手术准备,并纠正电解质异常。对于非复杂性阑尾炎患者,腹腔镜或开腹阑尾切除术都是满意的选择。对于表现为蜂窝织炎或脓肿的患者,其处理可能更为困难。这种患者如可能对保守治疗有效,最好使用广谱抗生素治疗,引流直径大于 3 cm 的脓肿,同时肠外补液和肠道休息。6~12 周后,待炎症消退再行阑尾切除更安全。

腹腔镜阑尾切除术约占所有阑尾切除术的 60%。腹腔镜阑尾切除术后疼痛小,住院时间短,恢复活动快。接受腹腔镜阑尾切除术的患者手术部位感染也较少,尽管腹部脓肿形成的风险可能更高。当诊断不明确,需要可视化及腹腔探查时,可以选择腹腔镜手术方法。腹腔镜也可以帮助那些肥胖的患者更好地暴露视野。如果术中发现阑尾无异常,则需要对腹部进行彻底检查,这种情况出现于 15%~20% 的病例中。

无并发症的情况下,多数患者术后 24~40 小时即

可出院。术后最常见的并发症是发热和白细胞增多。如果这些异常持续超过 5 日,应怀疑脓肿形成。单纯非穿孔性阑尾炎的死亡率为 0.1%~0.5%,与全身麻醉的风险相当。阑尾穿孔或其他复杂情况的死亡率要高得多,从全体人群的 3% 到老年人的 15% 不等。

急性腹膜炎

急性腹膜炎,即内脏和腹壁炎症,通常是由中空内脏穿孔引起的,而并不总是原发于感染病,即继发性腹膜炎(腹腔内来源不明,这是与原发性或自发性腹膜炎的不同点)。在任何一种情况下,炎症可以是局部或弥漫性的。

■ 发病机制

腹壁的穿透伤口或由于引入感染的异物如腹膜透析导管或 Port,感染微生物可能溢出空腔脏器,污染腹腔。继发性腹膜炎最常见的原因是阑尾炎、结肠憩室、胃和十二指肠穿孔。另外,肠梗阻或嵌顿、癌症、炎症性肠病也可继发腹膜炎。**表 32-5** 列出了可能引起继发性细菌性腹膜炎的原因和机制,90% 以上的原发性或自发性细菌性腹膜炎发生于腹水或低蛋白血症患者(<1 g/L)。

表 32-5　继发性腹膜炎的病因	
肠穿孔	**其他脏器穿孔**
阑尾创伤(钝性伤或刺伤)	胆漏(如肝活检后)
吻合口瘘	胆囊炎
粘连	腹腔出血
憩室炎	胰腺炎
医源性(包括内镜穿孔)	输卵管炎
异物	膀胱创伤性或其他原因引起的破裂
炎症	**腹膜完整性破坏**
肠套叠	腹腔内化疗
肿物	医源性(如术后异物)
梗阻	肾周脓肿
消化性溃疡	腹膜透析或其他置入装置
绞窄性疝	创伤
血管疾病(包括缺血或栓塞)	

无菌性腹膜炎最常见的原因是体液存在于异常部位,如胃液、胆汁、胰酶、血液或尿液。它也可能是由无菌异物如手术海绵或器械造成的。更罕见的是系统性疾病的并发症,如红斑狼疮、卟啉症和家族性地中海热。胃酸和活化的胰酶引起的化学刺激是剧烈的,可能发生继发性细菌感染。

■ 临床特点

腹膜炎的主要体征和症状是急性、典型的重度腹痛,伴有压痛和发热。患者的疼痛程度取决于整体健康状况以及炎症

是弥漫性还是局部性。老年人和免疫抑制患者对刺激的反应可能没有那么强烈。弥漫性、广泛性腹膜炎通常表现为弥漫性腹部压痛，伴有局部肌卫、肌紧张及其他腹膜刺激征的证据。如果腹腔内炎症局限，或者单纯性阑尾炎或憩室炎患者，只有腹部特定区域才有阳性体检表现。肠鸣音通常消失或不活跃。

大多数患者表现为心动过速，伴有低容量表现（低血压）。实验室检查通常显示有明显的白细胞增多，患者可能有严重的酸中毒。影像学检查显示肠管扩张及肠壁水肿。需要注意的是，存在游离气体或其他胃肠道漏液的证据，可能代表外科急症。在有腹水，一般情况稳定的患者中，诊断性穿刺术是必要的，可检查腹水中的蛋白质和乳酸脱氢酶，并测量细胞计数。

■ 治疗和预后

对于既往体健的患者，如果是相对简单、局限的腹膜炎，死亡率低于 10%。老年人或免疫抑制的患者死亡率＞40%。成功治疗取决于纠正电解质紊乱、液体复苏、稳定循环系统、适当的抗生素治疗以及对任何潜在疾病的外科处理。

致谢

感谢 Dr. William Silen 的智慧及专业知识，为本章知识更新作出的贡献。

第 33 章
尿路感染、肾盂肾炎和前列腺炎
Chapter 33
Urinary Tract Infections, Pyelonephritis, and Prostatitis

Kalpana Gupta, Barbara W. Trautner · 著 | 王青青 · 译

尿路感染（泌尿系感染）是一种常见而痛苦的疾病，幸运的是，它对目前的抗生素治疗反应快。在抗生素前时期，泌尿道感染发病率很高。希波克拉底在描述一种似乎是急性膀胱炎的疾病时说，这种疾病可能会持续一年，然后要么消退，要么恶化累及肾脏。20 世纪初用于治疗尿路感染的化学药物被引入，它们相对无效，并且在治疗 3 周后常常持续存在感染。硝基呋喃妥因在 20 世纪 50 年代开始使用，是第 1 种人体可耐受和有效治疗尿路感染的药物。

由于尿路感染最常见的表现是急性膀胱炎，而且由于急性膀胱炎在女性中的患病率远远高于男性，因此大多数有关尿路感染的临床研究都包含女性。许多研究从美国的大学校园或大型保健机构中招募女性。因此，在回顾有关尿路感染的文献和建议时，临床医生必须考虑这些研究结果是否适用他们的患者群体。

■ 定义

尿路感染可以无症状（亚临床感染）或有症状（疾病）。因此，尿路感染包括各种临床分类，如无症状菌尿（ASB）、膀胱炎、前列腺炎和肾盂肾炎。鉴别有症状的尿路感染和无症状菌尿具有重要的临床意义。尿路感染和无症状菌尿都意味着尿路中存在细菌，通常伴随着白细胞和尿液中的炎性细胞因子。然而，无症状菌尿在无症状时，通常不需要治疗，而尿路感染通常被认为是症状性疾病，需要进行抗菌治疗。许多有关尿路感染的文献，特别是导管相关感染，并没有区分尿路感染和无症状菌尿。在本章中，术语尿路感染表示症状性疾病：膀胱炎（有症状的膀胱感染）、肾盂肾炎（有症状的肾脏感染）。非复杂性尿路感染是指非妊娠期门诊妇女的急性膀胱炎或肾盂肾炎，无尿道畸形或器械置入；复杂性尿路感染包括所有其他类型的尿路感染。复发性尿路感染不一定很复杂，个别发作可以不复杂，也可以如下述治疗。导管相关细菌尿可表现为有症状（即 CAUTI）或无症状。

■ 流行病学及危险因素

除了婴儿和老年人外，尿路感染在女性中的发生率远远高于男性。在新生儿期，男性的尿路感染发生率略高于女性，因为男婴先天性尿路畸形更常见。50 岁以后，男性因前列腺肥大所致的梗阻更常见，所以男性的尿路感染发生率几乎与女性一样高。在 1 岁～50 岁，尿路感染和复发性尿路感染主要是女性的疾病。无症状菌尿在 20～40 岁女性中的患病率约为 5%，在老年女性和男性中可能高达 40%～50%。

在一般人群中，50%～80% 的妇女一生中至少会患上 1 种尿路感染，大多数情况下是无并发症的膀胱炎。近期使用含杀精剂的隔膜、频繁性交和有尿路感染史是急性膀胱炎的独立危险因素。膀胱炎发生与最近的性交频率相关，前一周性生活次数由 1 次增至 5 次，膀胱炎发生相对危险性由 1.4 增加至 4.8。在健康绝经后妇女中，性活动、糖尿病和尿失禁是

尿路感染的危险因素。

许多因素不仅可以使妇女易患膀胱炎,也可使肾盂肾炎的发生风险增加。年轻健康女性发生肾盂肾炎的独立因素包括频繁的性生活、新的性伴侣、前 12 个月的尿路感染、母亲尿路感染史、糖尿病和尿失禁。因为肾盂肾炎通常是由细菌从膀胱逆行至上尿路引起的,所以膀胱炎和肾盂肾炎的常见危险因素也是不难理解的。然而,即使前期没有明显的膀胱炎,肾盂肾炎也可以发生。

发生过一次尿路感染的女性中有 20%～30% 会反复发作。早期发生的(2 周内)通常被认为是复发,而不是再次感染,这可能表明需要有侧重点的评估患者。有研究者在泌尿道感染的动物模型中证实感染膀胱上皮的病原体具有细胞内荚膜,但这种现象对人类的重要性尚不清楚。复发率从每年 0.3～7.6 次/人不等,平均每年 2.6 次/人。初次感染后出现多重复发,并导致多种症状集中出现的现象并不罕见。众多症状的出现可能与存在新的危险因素或急性膀胱炎时细菌附着引起的保护性膀胱外上皮层脱落有关。自前次感染以来,复发的可能性随着时间的增加而降低。一项以发生复发性尿路感染的绝经前白种女性为研究对象的病例对照研究发现,频繁性生活、使用杀精剂、新的性伴侣、15 岁前发生第一次尿路感染以及母体尿路感染史是复发性尿路感染的独立危险因素。目前结果一致表明复发性尿路感染的行为危险因素包括频繁的性生活和使用杀精剂。绝经后妇女复发性尿路感染的主要危险因素包括绝经前尿路感染史和影响膀胱排空的解剖结构因素,如膀胱囊肿、尿失禁和残余尿。

在孕妇中,无症状菌尿可以引起不良预后,因此需要对该类患者进行筛查和治疗。具体来说,妊娠期无症状菌尿与早产、胎儿的围生期死亡以及母亲肾盂肾炎有关。一项 Cochrane 荟萃分析发现,治疗孕妇的无症状菌尿可使肾盂肾炎的发生风险降低 75%。

大多数患有尿路感染的男性合并有泌尿系统功能或解剖异常,最常见的尿路梗阻继发于前列腺肥大。也就是说,并不是所有患有尿路感染的男性都能发现其泌尿系统异常,尤其是 45 岁以下的男性。未行包皮环切术也与发生尿路感染的风险增加有关,因为大肠埃希菌更容易在龟头和包皮上定植,随后转移到泌尿道。

糖尿病妇女无症状菌尿和泌尿道感染的发生率比无糖尿病妇女高 2～3 倍;对于男性,这方面的证据并不充足。糖尿病病程长以及使用胰岛素而非口服降糖药治疗的糖尿病妇女,发生尿路感染风险更高。膀胱功能不良、泌尿道梗阻和不完全排尿是糖尿病患者尿路感染增加的常见因素。此外,细胞因子分泌受损也可能导致糖尿病妇女发生无症状菌尿。

■ 病原学

引起尿路感染的病原体因临床症状不同而不同,但通常是转移到尿路的肠道革兰阴性杆菌。这些病原体的易感性因临床症状和地理位置而异。在美国,急性非复杂性膀胱炎的

病因具有高度可预测性:大肠埃希菌占分离株的 75%～90%;葡萄球菌-腐生球菌占 5%～15%(特别是经常从年轻妇女中分离到);克雷伯菌、变形杆菌、肠球菌和柠檬酸杆菌以及其他病原体占 5%～10%。在欧洲和巴西也发现了类似的病原体。引起非复杂性肾盂肾炎的病原谱很相似,以大肠埃希菌为主。在复杂性尿路感染(如 CAUTI)中,大肠埃希菌仍然是主要的病原体,但其他需氧革兰阴性杆菌,如铜绿假单胞菌和克雷伯菌、变形杆菌、柠檬酸杆菌、不动杆菌和摩根杆菌也经常被分离出。革兰阳性菌(如肠球菌和金黄色葡萄球菌)和酵母菌也是复杂性尿路感染的重要病原体。有关病原体和耐药性的数据通常是从实验室调查中获得的,应理解为只有在尿液被送检培养的情况下才进行病原体鉴定(比如,通常疑似复杂性尿路感染或肾盂肾炎时送检尿液培养)。现有数据表明,在全世界范围内,大肠埃希菌对常用于治疗尿路感染的抗生素的耐药性有所增加。一项来自北美和欧洲的调查显示,对于急性膀胱炎妇女,某些地区病原体对甲氧苄啶-磺胺甲噁唑(TMP-SMX)和环丙沙星的耐药率均大于 20%。在社区获得性感染中,随着产广谱 β-内酰胺酶的尿路感染病原体增加,几乎没有可供选择的口服药。由于耐药率随地区、患者个体特征和时间的变化而变化,因此应根据当前和本地数据进行治疗方案选择。

■ 发病机制

泌尿道可以被视为一个解剖单位,一个从尿道延伸到肾脏的连续的尿柱。在大多数尿路感染中,细菌通过尿道逆行至膀胱造成感染。持续地沿输尿管逆行至肾脏是大多数肾实质感染的途径。然而,细菌入膀胱并不都会不可避免地导致持续的症状性感染。宿主、病原体和环境因素的相互作用决定了是否会发生病原体侵入组织和症状性感染(图 33-1)。例如,细菌通常在性生活后进入膀胱,但膀胱正常排泄和宿主固有的防御机制消除了这些病原体。尿路中的异物,如导尿

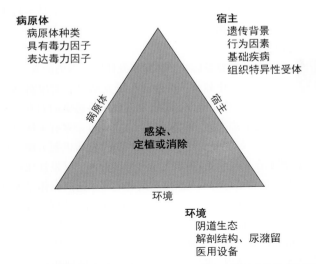

图 33-1　泌尿道感染机制。特异的宿主、病原体和环境因素的相互作用导致临床结局。

管或结石,为细菌定植提供了一个惰性表面。排尿异常和/或大量残余尿可真正地促进感染。简单来说,任何促进细菌进入并停留在膀胱内的因素都会增加尿路感染的风险。

细菌也可以通过血流进入尿道。然而,根据目前数据统计,血源性传播占尿路感染的2%,通常由沙门菌和金黄色葡萄球菌等相对有毒性的病原体导致的菌血症所引起。事实上,从没有导管或植入其他仪器的患者身上分离出任何一种病原体都需要寻找血流来源。血源性感染可在肾脏内产生局灶性脓肿或局部肾盂肾炎,并导致尿培养阳性。念珠菌尿的发病机制不同,因为血源性途径常见。无器械植入的免疫功能正常的患者尿液中出现念珠菌意味着污染或潜在广泛的内脏播种。

环境因素

阴道生态· 在女性中,阴道生态是影响尿路感染风险的重要环境因素。来自肠道菌群(通常是大肠埃希菌)的病原体定植在阴道内和尿道周围是尿路感染发病机制的关键初始步骤。性生活增加了大肠埃希菌定植在阴道的风险,从而增加患尿路感染的风险。杀精剂中的壬苯醇醚-9可以破坏正常阴道菌群,所以也增加了大肠埃希菌阴道定植和细菌尿的发生风险。在绝经后妇女中,既往主要的菌群(阴道乳酸杆菌)被革兰阴性菌取代。局部使用雌激素预防绝经后妇女的尿路感染是有争议的;考虑到全身激素替代的副作用,口服雌激素不应用于预防尿路感染。

解剖和功能异常· 任何尿潴留或尿道梗阻的情况都会使患者易患尿路感染。结石或导尿管等异物为细菌的定植和持久生物膜的形成提供了惰性表面。因此,膀胱输尿管反流、继发于前列腺增生的输尿管梗阻、神经源性膀胱和尿路分流手术均为尿路感染提供了有利的环境。在这种情况下,缺乏典型尿毒力因子的大肠埃希菌菌株往往往导致感染。输尿管蠕动受抑制和输尿管张力降低导致的膀胱-输尿管反流是孕妇肾盂肾炎发病的重要因素。解剖因素,特别是尿道与肛门的距离,被认为是导致尿路感染(主要是年轻女性而不是年轻男性)患病的主要原因。

宿主因素

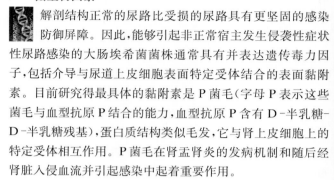

宿主的遗传背景影响个体对复发性尿路感染的易感性,至少在女性中如此。目前已有研究结果表明尿路感染和肾盂肾炎的家族倾向性。患有复发性尿路感染的妇女似乎多在15岁之前患上第1次尿路感染,并且母亲多有泌尿道感染史。这种家族性复发性尿路感染的潜在发病机制可能是持续性(甚至在无症状期)阴道定植大肠埃希菌。复发性尿路感染妇女阴道和尿道周围黏膜细胞附着的泌尿道病原体是无复发性感染者的3倍。在未分泌某些血型抗原的妇女中,其黏膜上皮细胞可能具有与大肠埃希菌结合的特定受体,从而促进定植和侵袭。宿主反应基因(如编码Toll样受体和白细胞介素8受体的基因)的突变也与复发性尿路感染和肾盂肾炎有关。白细胞介素8特异性受体基因*CXCR1*的多态性与肾

盂肾炎易感性的增加有关。中性粒细胞表面CXCR1的低水平表达使宿主抵抗细菌侵入肾实质的能力减弱。

微生物因素

解剖结构正常的尿路比受损的尿路具有更坚固的感染防御屏障。因此,能够引起非正常宿主发生侵袭性症状性尿路感染的大肠埃希菌菌株通常具有并表达遗传毒力因子,包括介导与尿道上皮细胞表面特定受体结合的表面黏附素。目前研究得最具体的黏附素是P菌毛(字母P表示这些菌毛与血型抗原P结合的能力,血型抗原P含有D-半乳糖-D-半乳糖残基),蛋白质结构类似毛发,它与肾上皮细胞上的特定受体相互作用。P菌毛在肾盂肾炎的发病机制和随后经肾脏入侵血流并引起感染中起着重要作用。

另一种黏附素是1型菌毛,所有大肠埃希菌菌株都具备产生该黏附素的能力,但并非所有大肠埃希菌菌株都表达。1型菌毛被认为在大肠埃希菌引起的膀胱感染中起着关键作用;该菌毛与膀胱上皮细胞管腔表面蛋白结合,通过菌毛介导,大肠埃希菌1型菌毛与尿路上皮细胞受体结合从而引发一系列复杂的信号事件,最终导致尿路上皮细胞凋亡和脱落,大肠埃希菌也随之脱离,随尿液流出。

患者诊治方法·临床综合征

当对疑似尿路感染进行评估时,了解临床综合征的特点尤为重要,包括无症状菌尿、非复杂性膀胱炎、肾盂肾炎、前列腺炎或复杂性尿路感染的临床综合征。这些临床信息有助于诊断和治疗。

无症状菌尿

只有在患者没有尿路相关的局部或全身症状时,才能考虑ASB。临床表现通常是患者因非泌尿生殖道原因进行尿培养筛查时,偶然发现有细菌尿。除非考虑其他潜在的病因,否则尿培养阳性患者中出现全身症状(如发热、精神状态改变和白细胞增多)或体征不应诊断为症状性尿路感染。

膀胱炎

膀胱炎的典型症状是排尿困难、尿频和尿急。也经常表现为夜尿、排尿踌躇、排尿不适和严重血尿。单侧背部或侧面疼痛通常是上尿路受累的征象。发热也是肾脏或前列腺侵袭性感染的一种症状。

肾盂肾炎

轻度肾盂肾炎可表现为低热,伴或不伴腰背或肋脊角痛,而重度肾盂肾炎可表现为高热、寒战、恶心、呕吐和腰痛。常常急性发病,而且膀胱炎的症状通常并不表现出来。发热是鉴别膀胱炎和肾盂肾炎的主要表

现。肾盂肾炎的发热通常表现为急剧升高的"尖桩篱笆"模式，并在治疗 72 小时内消退。20%～30%的肾盂肾炎患者出现菌血症。当肾乳头脱落阻塞输尿管时，糖尿病患者可能出现与急性肾乳头坏死相关的尿路梗阻。在部分肾盂肾炎合并梗阻、镰状细胞病或镇痛剂肾病的病例中，肾乳头坏死也很明显。在罕见的双侧肾乳头坏死病例中，血清肌酐水平的快速上升可能是提示该病的首个表现。气肿性肾盂肾炎是非常严重的疾病类型，与肾脏和肾周组织的气体生成有关，几乎只发生在糖尿病患者身上（**图 33 - 2**）。黄色肉芽肿性肾盂肾炎发生于肾组织化脓性破坏时，通常由慢性尿路梗阻（常由鹿角形结石引起）和慢性感染导致（**图 33 - 3**）。病理检查发现，残余肾组织染色常呈黄色，富脂巨噬细胞浸润。肾盂肾炎也可并发于肾实质内脓肿的形成，尤其当患者接受抗菌治疗后仍出现持续发热和/或菌血症时应考虑到该疾病。

前列腺炎

前列腺炎包括感染性和非感染性的前列腺异常。感染可以是急性或慢性，在本质上几乎总是细菌感染，并且与非感染性慢性盆腔疼痛综合征（以前称为慢性前列腺炎）相比，感染性前列腺炎明显少见。急性细菌性前列腺炎表现为排尿困难、尿频和前列腺区或会阴区疼痛。通常出现发热和寒战，膀胱出口梗阻症状也很常见。慢性细菌性前列腺炎更加隐匿地表现为复发性膀胱

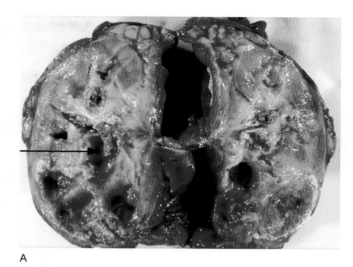

A

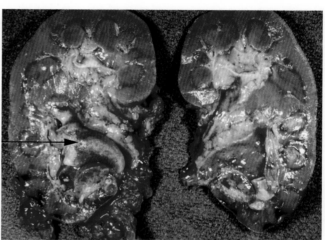

B

图 33 - 3　**黄色肉芽肿性血管炎**。A. 长期化脓性炎症导致的广泛肾实质破坏，其诱因是肾结石梗阻，去除肾结石后可见一凹陷（箭头）；黄色肉芽肿性肾盂肾炎引起的肾损害类似于肾恶性肿瘤。B. 可见鹿角状结石（箭头）阻塞肾盂和肾盏系统。肾下极可见出血坏死区，皮质区塌陷（图片来源：Dharam M. Ramnani, MD, Virginia Urology Pathology Laboratory, Richmond, VA）。

炎症状，有时伴有盆腔和会阴疼痛。临床表现为复发性膀胱炎的男性患者应对其进行前列腺病灶评估。

复杂性泌尿道感染

复杂性泌尿道感染表现为男性或女性的膀胱炎或肾盂肾炎的有症状性发作，或在解剖结构上易受感染，或尿道内有异物，或存在延迟治疗反应的因素。

■ 诊断工具

病史

任何尿路感染或无症状菌尿的诊断都要从详细的病史开始（图 33 - 4）。患者病史对单纯性膀胱炎具有很高的预测价值。一项荟萃分析中，根据病史和体格检查评估急性尿路感

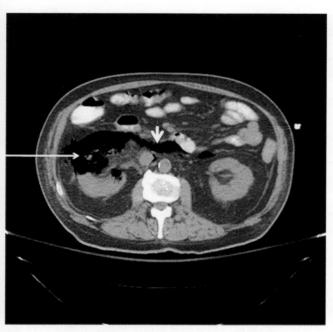

图 33 - 2　**气肿性肾盂肾炎**。该名糖尿病患者的肾脏被大肠埃希菌（一种形成气体的泌尿道兼性厌氧病原体）感染，导致肾实质（细箭头）破坏，并且气体蔓延至腹膜后间隙（粗箭头）。

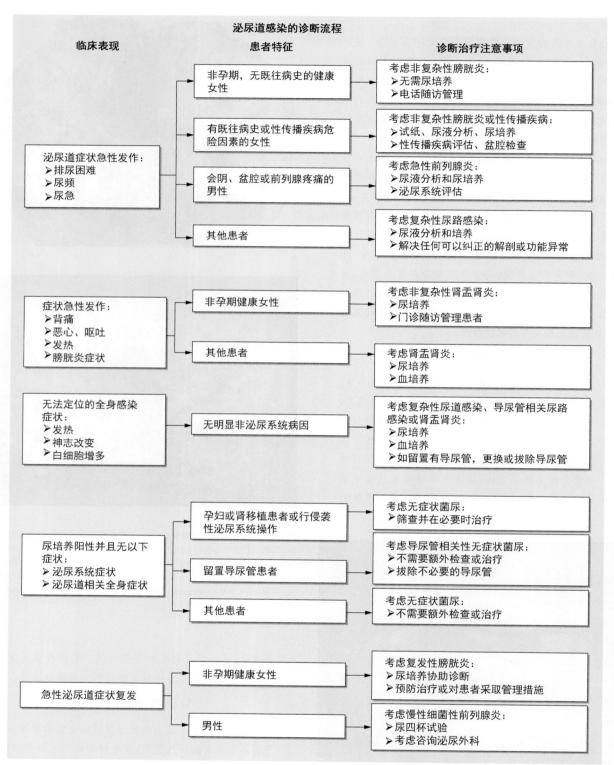

图 33-4　泌尿道感染 (UTI) 诊断流程。

染发生概率,得出结论:在有至少一种尿路感染症状(排尿困难、尿频、血尿或背痛)且无复杂因素的妇女中,急性膀胱炎或肾盂肾炎的概率为 50%。复发性尿路感染患者自我诊断的准确率更高,这可能是患者能够主动进行复发性膀胱炎治疗的原因。如果没有阴道分泌物和复杂因素,但存在泌尿道感

染的危险因素,则泌尿道感染的概率接近 90%,且无需实验室评估。同样,在无阴道分泌物的情况下,患者出现排尿困难和尿频症状,则尿路感染的概率增至 96%。在确定治疗前,此类患者不需要进行进一步的实验室评估,包括试纸测试和尿液培养。

当把患者的病史作为诊断工具应用时,重要的是要记住,上述荟萃分析中包括的研究并未纳入儿童、青少年、孕妇,这些人群可能被误诊为尿路感染。这一问题与 25 岁以下的女性患者尤为相关。当妇女出现排尿困难时应考虑的鉴别诊断包括宫颈炎(沙眼衣原体、淋病奈瑟菌)、阴道炎(白念珠菌、阴道毛滴虫)、疱疹性尿道炎、间质性膀胱炎以及非感染性阴道或外阴刺激。有不止 1 个性伴侣和不持续使用避孕套的女性患上尿路感染和性传播疾病的风险都很高,单凭症状并不总是能区分这些疾病。

尿液化学试剂检测、尿液分析和尿培养

尿液化学试剂检测和尿液检验都是尿路感染有用的诊断工具,两者都提供了及时的信息,而尿液培养可以回顾性确诊。了解化学试剂检测参数对结果的解读很重要。只有属于肠杆菌科的菌种才能将硝酸盐转化为亚硝酸盐,并且必须在尿液中积累足够的亚硝酸盐才能达到检测的阈值。如果患急性膀胱炎的妇女频繁被迫排空膀胱,即使存在大肠埃希菌,化学试剂检测亚硝酸盐也较少出现阳性。白细胞酯酶试验用于检测宿主尿液中多形核白细胞的白细胞酯酶,无论这些细胞是完整还是溶解。许多研究正在描述化学试剂检测法的诊断准确度。尿液化学试剂检测法用于协助临床医生确诊高度怀疑的非复杂性膀胱炎。亚硝酸盐或白细胞酯酶阳性均可解释为阳性结果。尿液中检测到红细胞成分时也可能提示 UTI。当同一患者尿液的亚硝酸盐和白细胞酯酶检测均为阴性时,应立即考虑其他可以引起该患者症状的病因,并采集尿液进行培养。化学试剂检测阴性结果并不足以排除孕妇的细菌尿,因此检测孕妇的细菌尿很重要。尿液化学试剂检测在不同人群中的特性不同,在男性患者中检测结果具有高度特异性,在无导尿管的护理院患者中具有高度敏感性。

尿显微镜检查显示,几乎所有的膀胱炎病例都有脓尿,约 30% 的病例有血尿。目前,大多数医院实验室使用的是自动而非手动的尿液显微镜检查。机器抽取尿液样本,然后根据大小、形状、对比度、光散射、体积和其他特性对尿液中的颗粒进行分类。这些自动化系统的检测结果会受到大量变形的红细胞、白细胞或晶体的影响;一般来说,细菌计数不如红细胞和白细胞计数准确。笔者的临床建议是,当患者的症状和体征与自动分析的尿液检查结果不一致时,应首选前者参考。

尿培养中发现细菌是尿路感染的诊断"金标准";然而不幸的是,直到患者就诊检查 24 小时后,培养才有初步报告。确定具体菌种可能还需要额外的 24 小时。一项针对有症状性膀胱炎妇女的研究发现,在诊断妇女急性膀胱炎时,菌落阈值计数 $> 10^2$/mL 的敏感性(95%)和特异性(85%)均高于 10^5/mL 的菌落阈值。男性的感染阈值为 10^3/mL。尿液样本经常被尿道远端、阴道或皮肤的正常微生物菌群污染。如果收集的尿液在室温下静置,这些污染菌数量会大大增加。在大多数情况下,当尿培养结果混合多种细菌种类时,应考虑污

染,但长期插管、慢性尿潴留或尿路与胃肠道或生殖道之间存在瘘管时除外。

■ 诊断

诊断方法因疑似 UTI 临床综合征不同有所不同(图 33-4)。

女性非复杂性膀胱炎

女性非复杂性膀胱炎可仅根据病史诊断治疗。但是,如果症状不明确或无法获得可靠的病史,则应进行尿液化学试剂检测。出现一种尿路感染症状的妇女合并亚硝酸盐或白细胞酯酶阳性可使泌尿道感染发生概率从 50% 增加到约 80%,无需进一步检查即可予以经验性治疗。然而,化学试剂检测结果阴性并不能排除尿路感染,建议进行尿培养、密切临床随访以及必要时行盆腔检查。这些建议的前提是不存在与复杂性尿路感染相关的因素,如妊娠。

男性膀胱炎

男性膀胱炎的症状和体征与女性相似,但男性中这种疾病在几个重要方面存在差异。当男性有尿路感染症状时,强烈建议收集尿液进行培养,因为文献报道,细菌尿可以区分症状较少见的急性和慢性细菌性前列腺炎与常见的慢性盆腔疼痛综合征,后者与细菌尿无关,抗菌药物治疗无效。如果诊断不明,应采用两杯或四杯试验(前列腺按摩后收集尿液)进行定位培养,以区分细菌性和非细菌性前列腺综合征,建议患者咨询泌尿科医师。合并有发热的尿路感染男性,经常出现血清前列腺特异性抗原水平升高,并且超声示前列腺、精囊增大,提示前列腺受累。在 85 名患有尿路感染伴发热的男性中,尿潴留症状、早期尿路感染复发、随访时出现血尿和排尿困难是可手术纠正的预测因素。无上述症状的男性患者进行泌尿系统检查时通常具有正常的上下尿路结构。

无症状菌尿

无症状菌尿(ASB)的诊断需要包括微生物标准和临床标准。在非导尿管相关尿路感染中,微生物学诊断标准通常为 $\geq 10^5$ CFU/mL,其中 $\geq 10^2$ CFU/mL 为分界值。临床标准是患者没有任何与泌尿道感染相关的体征或症状。

治疗·泌尿道感染

任何有症状的 UTI 都需要进行抗菌治疗。抗菌药物的选择以及剂量和用药时长取决于感染部位和是否存在复杂性感染因素。根据不同的临床综合征,每类尿路感染都有不同的治疗方法。

尿路感染病原体的抗生素耐药性因部位不同而异,并且影响着尿路感染经验治疗方案的选择。大肠埃希菌 ST131 是大肠埃希菌引起全世界范围内多重耐药的主要多基因位点。需要结合当地耐药特点和不同国家药物可用情况制定治疗方案。例如,并非所有国

家都有磷霉素和吡维美西林,但它们被认为是一线选择,因为它们对产广谱β-内酰胺酶的大多数泌尿道病原体有效。因此,治疗方案的选择应取决于当地耐药情况、药物的可获得性以及患者个体因素,如最近的旅行史和抗菌药物的使用。

女性非复杂性膀胱炎

由于引起急性非复杂性膀胱炎的细菌种类和抗菌药物敏感性具有高度可预测性,所以非复杂性膀胱炎患者可以通过电话进行管理(图33-4)。大多数表现为其他泌尿道感染综合征的患者需要进一步的诊断性评估。尽管电话管理该类患者引起严重并发症风险可能很低,但电话管理流程的研究通常包括尿路感染并发症风险较低的健康白种妇女,从而导致并发症发生率较低。

1999年,在美国感染病学会出版的指南中,TMP-SMX被推荐为治疗非复杂性尿路感染的一线药物。自此,非复杂性膀胱炎的泌尿道病原体抗生素耐药性也逐渐增加,同时临床对附带损害(定义见下文)重要性的认识也有所增加,并已对新的药物进行研究。不幸的是,对于急性非复杂性膀胱炎,不再首选单药治疗。

附带损害是指抗微生物治疗的副作用,包括杀死正常定植菌群和选择耐药微生物。其中一个例子是艰难梭菌在医院范围内暴发感染。在这种情况下,附带损害的含义是,如果药物对正常菌群有明显的副作用或可能改变细菌的耐药模式,那么即使该药对尿路感染有效,也不一定是治疗尿路感染的一线药物。治疗尿路感染的药物应该对粪便菌群影响最小,包括匹美西林、磷霉素和呋喃妥因。相反,甲氧苄啶、TMP-SMX、喹诺酮类和氨苄西林明显影响粪便菌群,并有文献记载这些药的耐药性在逐渐上升。

🌐 几种有效的治疗方案可用于女性急性非复杂性膀胱炎(表33-1)。证据比较充分的一线药物包括TMP-SMX和呋喃妥因。二线药物包括氟喹诺酮和β-内酰胺类复合物。单剂量磷霉素治疗急性膀胱炎在欧洲广泛应用,但在随机试验中产生了多种结果。使用磷霉素治疗由多重耐药大肠埃希菌引起的尿路感染(包括复杂性感染)的经验越来越多。匹美西林目前在美国或加拿大不可用,但在一些欧洲国家已广泛使用。下面简要讨论其他疗法的优缺点。

传统上,TMP-SMX被推荐为急性膀胱炎的一线治疗,在耐药率不超过20%的地区使用这种药物仍被认为是可行的。TMP-SMX耐药具有临床意义:在

经TMP-SMX治疗并分离出该药耐药株的患者中,症状缓解所需时间较长,临床和微生物学失败率较高。在尿路感染患者中,与感染耐TMP-SMX大肠埃希菌菌株风险相关的宿主因素包括最近使用TMP-SMX或其他抗菌剂,以及最近曾前往TMP-SMX高耐药率的地区。经验性使用TMP-SMX的最佳对象是非复杂性尿路感染的女性,该女性患者与医生保持联系,在症状无明显好转时可以及时就诊并调整治疗。

虽然呋喃妥因已使用了60年以上,但其耐药率仍然很低。由于这种药物通过多个途径影响细菌代谢,因此需要细菌发生多个突变步骤才能抵抗该药物作用。呋喃妥因对大肠埃希菌和大多数非大肠埃希菌分离株仍有很高的活性。变形杆菌、假单胞菌、沙雷菌、肠杆菌和酵母菌都对其天然耐药。尽管传统上硝基呋喃妥因为7日治疗方案,但5日疗程的硝基呋喃妥因治疗女性急性膀胱炎产生的微生物学和临床疗效与3日疗程的TMP-SMX治疗方案相似。呋喃妥因3日疗程方案不推荐用于急性膀胱炎。呋喃妥因在组织中浓度升高并不明显,不能用于治疗肾盂肾炎。

大多数氟喹诺酮类药物作为治疗膀胱炎的短疗程药物具有很高的疗效,但莫西沙星例外,可能因无法达到足够的尿量。常用于治疗尿路感染的喹诺酮类包括氧氟沙星、环丙沙星和左氧氟沙星。氟喹诺酮类用于急性膀胱炎的主要问题是氟喹诺酮类耐药增加,不仅在尿路感染的病原体中,还发生在引起更严重、更难治疗的其他部位感染的病原体中。氟喹诺酮类的使用也是导致艰难梭菌在医院暴发的一个因素。大多数专家呼吁限制氟喹诺酮类药物用于其他抗菌药物不适用的单纯性膀胱炎。在某些人群中(包括60岁以上人群)使用喹诺酮类,与跟腱断裂风险增加有关。

在急性膀胱炎患者中,除匹美西林外,β-内酰胺类药物的治疗效果通常不如TMP-SMX或氟喹诺酮类药物。β-内酰胺类药物的病原体根除率较低,复发率较高。普遍接受的解释是β-内酰胺不能从阴道分泌物中清除泌尿道病原体。目前也有关于细胞内生物膜环境的有趣理论。许多对TMP-SMX耐药的大肠埃希菌菌株也对阿莫西林和头孢氨苄耐药,因此,这些药物只能用于感染有易感菌株的患者。

在某些情况下使用尿路镇痛剂是合适的,可以加速解决膀胱不适。尿路镇痛剂苯偶氮吡啶应用广泛,但可引起严重恶心症状。也可以使用含有尿液防腐剂(甲基甲酰胺、亚甲蓝)、尿液酸化剂(亚磷酸钠)和抗痉挛剂(牛磺酸)的复合镇痛剂。

表 33 - 1　急性非复杂性膀胱炎治疗策略

用药和剂量	预计临床疗效(%)	预计抗菌效果[a](%)	常见不良反应
呋喃妥因,100 mg BID×5～7 日	84～95	86～92	恶心、头痛
TMP-SMX,2 片 BID×3 日	90～100	91～100	皮疹、荨麻疹、恶心、呕吐、血液系统异常
磷霉素,3 g 顿服	70～91	78～83	腹泻、恶心、头痛
匹美西林,400 mg BID×3～7 日	55～82	74～84	恶心、呕吐、腹泻
氟喹诺酮类,3 日方案	85～95	81～98	恶心、呕吐、腹泻、头痛、困倦、失眠
β-内酰胺类,5～7 日方案	79～98	74～98	腹泻、恶心、呕吐、皮疹、荨麻疹

[a] 抗菌效果由尿液中细菌计数的减少量计量。

注:有效性是通过统计各项研究和资料得出的平均值或范围,研究取自 2010 年美国感染病学会/欧洲临床微生物和感染病协会制定的非复杂性泌尿道感染治疗指南。TMP-SMX,甲氧苄啶-磺胺甲噁唑。

肾盂肾炎

由于肾盂肾炎患者存在病原体入侵受损组织,因此选择的治疗方案应尽可能根除致病病原体,并能够迅速达到血药浓度。在肾盂肾炎患者中由于大肠埃希菌对 TMP-SMX 的高耐药率,导致氟喹诺酮类成为急性非复杂性肾盂肾炎的一线治疗药物。氟喹诺酮类是口服还是非口服取决于患者的耐受性。一项随机临床试验表明,口服环丙沙星 7 日疗程(500 mg,每日 2 次,包括或不包括初始静脉注射 400 mg)对在门诊接受肾盂肾炎初始治疗的患者非常有效。如果已知泌尿道感染病原体对 TMP-SMX 敏感,那么口服 TMP-SMX(每日 2 次,每次 2 片,持续 14 日)也可有效治疗急性单纯性肾盂肾炎。如果病原体对 TMP-SMX 的敏感性不详,那么建议在使用 TMP-SMX 时,初始静脉滴注头孢曲松 1 g。口服 β-内酰胺类药物的疗效不如氟喹诺酮类,应谨慎使用并密切随访。非复杂性肾盂肾炎的非肠道治疗方案包括氟喹诺酮类、广谱头孢菌素(含或不含氨基糖苷)或碳青霉烯类。β-内酰胺酶抑制剂复合剂(例如,氨苄西林舒巴坦、替卡西林克拉维酸盐、哌拉西林他唑巴坦)或亚胺培南西司他丁可用于有更复杂病史、既往肾盂肾炎发作或近期发生泌尿道操作的患者;一般来说,此类患者的抗生素用药应根据尿培养结果制定。一旦患者临床评估有效,应改用口服治疗,取代肠外治疗。

孕妇泌尿道感染

硝基呋喃妥因、氨苄青霉素和头孢菌素类在早孕患者中相对安全。一个回顾性病例对照研究中提到硝基呋喃妥因和出生缺陷之间存在联系,但该结论未能得到其他研究的证实。磺胺类药物应避免在孕早期(因为可能存在致畸风险)和临产前(因为可能引起新生儿黄疸)使用。氨苄青霉素和头孢菌素已在孕妇中广泛应用,是这类人群中治疗有症状或无症状尿路感染的选用药物。对于患有典型肾盂肾炎的孕妇,静脉使用 β-内酰胺类联合或不联合氨基糖苷类是标准治疗方案。

男性尿路感染

由于大多数男性的伴有发热的尿路感染累及前列腺,因此其治疗目标是根除前列腺感染和膀胱感染。对于泌尿道敏感致病病原体,建议服用 7～14 日的氟喹诺酮类或 TMP-SMX。如果怀疑是急性细菌性前列腺炎,应在尿液和血液进行培养后开始抗感染治疗。治疗方案可根据尿培养结果进行调整,并应持续 2～4 周。有资料显示,对于慢性细菌性前列腺炎,通常需要 4～6 周的抗生素治疗。慢性前列腺炎出现复发的情况并不少见,通常需要 12 周的治疗疗程。

复杂性尿路感染

(除外上述讨论部分的)复杂性尿路感染发生在具有各种各样泌尿道和肾脏结构或功能异常的人群中。感染病原体的种类和它们对抗菌药物的敏感性同样也各不相同。因此,复杂性尿路感染的治疗必须个体化,并根据尿培养结果进行指导。通常,复杂性尿路感染患者会有既往尿培养数据,当还在等待此次尿培养结果时,可根据既往数据进行经验性治疗。黄色肉芽肿性肾盂肾炎采用肾切除术治疗。经皮引流可作为气肿性肾盂肾炎的初始治疗,随后根据病情,可进行选择性肾切除术。伴有梗阻的肾乳头坏死需要干预治疗以减轻梗阻并保护残余肾功能。

无症状菌尿

无症状菌尿的治疗不会降低症状性感染或并发症的发生率,但孕妇、接受泌尿外科手术以及中性粒细胞减少患者和肾移植受者除外。孕妇和接受泌尿外科手术的患者无症状菌尿的治疗应以尿培养结果为指导。

在所有其他的人群中,筛选和治疗无症状菌尿是不鼓励的。大多数导管相关菌尿病例无症状,不需要进行抗菌治疗。

导尿管相关尿路感染(CAUTI)

多个机构组织已经发布了关于 CAUTI 的治疗指南。CAUTI 的定义包括留置导尿管患者出现泌尿道症状和细菌尿,尿路感染的体征和症状可以局限于泌尿道,也可出现其他原因无法解释的全身症状,如发热。CAUTI 中细菌尿阈值$\geq 10^3$ CFU/mL,而无症状菌尿中细菌尿阈值$\geq 10^5$ CFU/mL。

生物膜的形成(一层活的泌尿道病原体膜)位于导尿管上,是 CAUTI 发病机制的核心,同时影响治疗和预防策略。生物膜中的微生物对抗生素具有相对抵抗力,如果不拔除导尿管,很难根除导管表面的生物膜。此外,由于导管为细菌进入膀胱提供了通道,因此长期使用导管不可避免地会导致细菌尿。

尿路感染的典型体征和症状,包括尿痛、尿急、排尿困难、发热、外周血白细胞增多和脓尿,对留置导尿管患者感染诊断价值较低。此外,发热并且留置导尿管的患者尿液中出现细菌并不一定提示 CAUTI,需考虑其他引起发热的原因。

CAUTI 病原体多样,尿培养结果对指导治疗至关重要。已有足够证据支持在 CAUTI 治疗过程中更换或拔除导尿管。其目的是去除生物膜上可以引起再次感染的微生物。病理学研究显示,许多长期留置导尿管的患者存在隐匿性肾盂肾炎。一项对接受间歇性留置导尿管的脊髓损伤患者进行的随机试验中发现,尿路感染在治疗 3 日后较治疗 14 日后更易复发。一般来说,建议 7~14 日抗感染疗程,但最佳疗程仍需要进一步研究。

在长期使用导尿管的情况下,全身使用抗生素、膀胱酸化剂、含抗生素的膀胱冲洗剂、外用消毒剂和含抗生素引流袋在预防细菌尿方面均无效,并与耐药菌的出现有关。预防 CAUTI 的最佳方法是避免不必要的留置导尿管,并在不再需要时拔除导尿管。经耻骨上留置导管和安全套导管可替代留置导尿管并预防 CAUTI 的证据不足。然而,对于某些人群(如脊髓损伤者),间歇导尿在预防感染和解剖并发症方面可能优于长期留置导尿。用银或呋喃西林浸渍的抗生素导尿管在降低症状性尿路感染率方面没有显示出显著的临床效益。

念珠菌尿

尿液中出现念珠菌是留置导尿管患者常见的并发症,特别是对于重症监护病房的患者、接受广谱抗菌药物治疗的患者和潜在糖尿病患者。许多研究中发现,

尿中超过 50% 的假丝酵母菌菌株不是白念珠菌。临床表现多种多样,可以从无症状的实验室检查结果异常到肾盂肾炎甚至脓毒症不等。在无症状感染病例中,拔除导尿管可使 1/3 以上的患者念珠菌尿消失。治疗无症状感染患者似乎不能降低念珠菌尿复发的频率。对于有症状性膀胱炎或肾盂肾炎患者,以及疾病播散高风险的患者,建议进行治疗。高危患者包括中性粒细胞减少者、接受泌尿外科手术的患者、临床不稳定的患者和低体重新生儿。氟康唑(200~400 mg/d,14 日)在尿液中浓度高,是治疗泌尿道念珠菌感染的一线用药。尽管已有一些新型唑类药物和棘白菌素类成功根除了念珠菌尿的报道,但因这些药物经尿液排泄率低,故不推荐使用。对于氟康唑高度耐药的念珠菌分离株,可选用口服氟胞嘧啶和/或静脉用两性霉素 B 治疗。一般不建议使用两性霉素 B 进行膀胱冲洗。

■ 预防女性尿路感染的复发

在育龄妇女中,非复杂性膀胱炎复发很常见,如果复发性尿路感染干扰了患者的生活方式,则应采取预防措施。每年 2 次或 2 次以上的症状发作阈值不是绝对的;干预措施应将患者的偏好考虑在内。

有 3 种预防策略可供选择:持续预防、性生活后预防和患者主动治疗。持续预防和性生活后预防通常需要低剂量的 TMP-SMX、氟喹诺酮或呋喃妥因。这些药物疗程在积极服用抗生素期间都是非常有效的。通常情况下,预防性方案的疗程为 6 个月,然后停药,这时复发性尿路感染的概率通常回到基线水平。如果感染复发,可以将预防性方案疗程延长。一些研究发现:在接受 12 个月抗生素预防性治疗妇女的粪便菌群中,记录到了选择性耐药菌株。

患者主动治疗包括为患者提供尿培养设备,并在出现首个感染症状时提供 1 个疗程抗生素治疗。将尿液培养物冷藏并送至医生办公室确认有无尿路感染。当与患者建立随访关系并可获得可靠病史时,只要经短期治疗后症状完全缓解并且不伴复发,尿液培养结果就可以忽略。

■ 预后

膀胱炎是复发性膀胱炎和肾盂肾炎的危险因素。无症状菌尿在老年患者和导管留置患者中很常见,但本身并不会增加死亡风险。复发性尿路感染、慢性肾盂肾炎和肾功能不全三者之间的关系已被广泛研究。在没有解剖异常的情况下,儿童和成人反复感染不会导致慢性肾盂肾炎或肾功能衰竭。此外,感染不是引起慢性间质性肾炎的主要原因;而其主要病因包括镇痛药滥用、梗阻、尿液反流和中毒。在有隐匿性肾异常时(尤其是阻塞性结石),感染作为继发因素可加速肾实质损害。在脊髓损伤患者中,长期留置膀胱导尿管是发生膀胱癌的危险因素。慢性细菌尿引起的慢性炎症或许可解释这一观察结果。

第 34 章

排尿困难、膀胱疼痛以及间质性膀胱炎/膀胱疼痛综合征

Chapter 34
Dysuria, Bladder Pain, and the Interstitial Cystitis/Bladder Pain Syndrome

John W. Warren · 著 | 王青青 · 译

当患者出现排尿困难和膀胱疼痛症状时通常提示下尿路病变。

排尿困难

排尿困难或排尿过程中发生的疼痛，通常被认为是尿道灼伤或刺痛，或是几种综合征的症状之一。伴或不伴其他症状通常有助区分这些疾病。其中一些综合征在男性和女性中有所不同。

■ 女性

大约 50% 的女性在一生中的某个时刻出现过排尿困难；0～20% 的女性被报道在过去一年内经历过排尿困难。大多数女性的排尿困难综合征可分为 2 大类：细菌性膀胱炎和下生殖道感染。

细菌性膀胱炎通常由大肠埃希菌引起的，其他一些革兰阴性杆菌和腐生葡萄球菌也可能引起。细菌性膀胱炎起病急，不仅表现为排尿困难，还可表现为尿频、尿急、耻骨上疼痛和/或血尿。

下生殖道感染包括阴道炎、尿道炎和溃疡性病变；其中许多感染由性传播病原体引起，尤其是在有新的或多个性伴侣或伴侣不使用安全套的年轻女性中应予以考虑。与这些综合征相关的排尿困难在细菌性膀胱炎中发生较缓慢，并且被认为（但尚未证实）是因尿液流经受损上皮所致。在细菌性膀胱炎中，报道尿频、尿急、耻骨联合上疼痛和血尿的发生次数较少。由白念珠菌或阴道毛滴虫引起的阴道炎主要表现为阴道分泌物流出或阴道刺激。尿道炎是因沙眼衣原体或淋病奈瑟菌感染引起。溃疡性生殖器损伤可能是由单纯疱疹病毒和其他一些特定的病原体引起的。

在排尿困难的妇女中，细菌性膀胱炎的发生率小于 50%。如果满足以下 4 个标准，发生率会上升到 90% 以上：排尿困难和尿频，不伴阴道分泌物增多或阴道刺激。如果符合以上标准的患者既往健康，且非孕期，则可以诊断为非复杂性细菌性膀胱炎，并可予以经验性抗感染治疗。其他合并排尿困难的妇女应该进一步通过尿液试纸、尿液培养和盆腔检查进行评估。

■ 男性

排尿困难在男性中不常见。男性中以排尿困难为主的临床综合征与女性相似，但有一些重要的区别。

在大多数出现排尿困难、尿频、尿急和/或耻骨上、阴茎和/或会阴疼痛的男性中存在前列腺累及，前列腺可能是作为感染源，也可能是阻碍尿液流出。细菌性前列腺炎通常由大肠埃希菌或其他革兰阴性杆菌引起的，有下述两种表现之一。急性细菌性前列腺炎可表现为发热和寒战；前列腺检查应小心操作或不进行，因为按摩可能导致菌血症。慢性细菌性前列腺炎表现为细菌性膀胱炎反复发作；前列腺按摩检查显示前列腺存在细菌感染和白细胞浸润。良性前列腺增生（BPH）会阻碍尿流，从而导致尿流减弱、排尿迟疑和滴漏。如果前列腺阻塞后出现细菌感染，那么排尿困难和其他膀胱炎症状将会随之出现。症状符合细菌性膀胱炎表现的男性患者应进行尿液分析和尿培养。

一些经性传播的感染可表现为排尿困难。尿道炎（通常不伴尿频）表现为尿道分泌物，可由沙眼衣原体、淋病奈瑟菌、生殖支原体、解脲支原体或阴道毛滴虫引起。单纯疱疹、软下疳和其他溃疡性病变可表现为排尿困难，同样不合并尿频。

有关进一步的讨论，请参见第 33 章和第 35 章。

■ 无论女性或男性

其他引起排尿困难的原因在男性或女性中都可以出现。有些病例呈急性表现，病因包括下泌尿道结石、外伤和尿道局部接触化学物质。其他可能是相对慢性的，可归因于下泌尿道恶性肿瘤、某些药物、贝赫切特综合征（白塞综合征）、反应性关节炎、某种鲜为人知的慢性尿道综合征和间质性膀胱炎/膀胱疼痛综合征（见下文）。

膀胱疼痛

研究表明，如果疼痛发生在耻骨上，随着膀胱充盈或排空而改变，伴或不伴尿急和尿频等泌尿道症状，通常仍会认为疼痛来自膀胱。急性膀胱疼痛（即超过几个小时或一两日）有助区分细菌性膀胱炎与尿道炎、阴道炎和其他生殖器感染。慢性或复发性膀胱疼痛可能伴有下尿路结石，膀胱、子宫、宫颈、

阴道、尿道或前列腺癌,尿道口憩室,辐射或某些药物引起的膀胱炎,结核性膀胱炎,膀胱颈梗阻,神经源性膀胱,泌尿生殖道脱垂或前列腺增生。如果不存在以上情况,应考虑间质性膀胱炎/膀胱疼痛综合征(IC/BPS)的诊断。

间质性膀胱炎/膀胱疼痛综合征

大多数门诊医生都会遇到未确诊的间质性膀胱炎/膀胱疼痛综合征病例。这种慢性疾病的特征是感觉到膀胱疼痛、尿急和尿频以及夜尿症。大多数病例为女性。症状会持续数月或数年,甚至可能持续患者的余生。症状强度范围较宽。疼痛可以是剧烈的,尿急可能令人痛苦,尿频次数可达每24小时60次,夜尿症会导致睡眠不足。这些症状会扰乱日常活动、工作安排和人际关系;间质性膀胱炎/膀胱疼痛综合征患者的生活满意度低于终末期肾病患者。

间质性膀胱炎/膀胱疼痛综合征并不是一种新的疾病,在19世纪末首次描述了一名具有上述症状的患者,在膀胱镜检查中发现一处溃疡(泌尿科医生首次报道,现在称为 Hunner 病变)。在随后的几十年里,逐渐发现许多有类似症状的患者没有溃疡病变。目前,只有约10%的间质性膀胱炎/膀胱疼痛综合征患者有 Hunner 病变。间质性膀胱炎/膀胱疼痛综合征的定义、诊断特点,甚至名称都在不断演变。美国泌尿外科学协会将间质性膀胱炎/膀胱疼痛综合征定义为"一种与膀胱相关的不愉快的感觉(疼痛、压力、不适),在无感染或其他明确原因的情况下,下泌尿道症状持续6周以上"。

许多间质性膀胱炎/膀胱疼痛综合征患者也有其他综合征,如纤维肌痛、慢性疲劳综合征、肠易激综合征和偏头痛。这些综合征统称为功能性躯体综合征(FSS),即以疼痛和疲劳为显著特征的慢性疾病,但实验室检查和组织学发现均正常。与间质性膀胱炎/膀胱疼痛综合征一样,功能性躯体综合征通常与抑郁和焦虑相关。大多数功能性躯体综合征对女性的影响多于男性,而且一位患者可以同时存在多个功能性躯体综合征。由于其相似的特点和伴随症状,间质性膀胱炎/膀胱疼痛综合征有时被认为是功能性躯体综合征。

流行病学

美国的一项针对当代人群的研究发现,间质性膀胱炎/膀胱疼痛综合征的女性患病率为3%～6%,男性患病率为2%～4%。几十年来,人们认为间质性膀胱炎/膀胱疼痛综合征主要发生在女性中。然而,这些患病率的发现促使人们展开研究,旨在确定通常被诊断为慢性前列腺炎(现在又称为慢性前列腺炎/慢性盆腔疼痛综合征)但实际上患有间质性膀胱炎/膀胱疼痛综合征的男性比例。

在女性中,间质性膀胱炎/膀胱疼痛综合征的发病平均年龄是40岁早期,但范围是从儿童～60岁早期。危险因素(区分病例和对照组的先驱特征)主要是功能性躯体综合征。事实上,间质性膀胱炎/膀胱疼痛综合征的发生率随着此类综合征的出现而增加。长期以来,外科手术被认为是间质性膀胱炎/膀胱疼痛综合征的危险因素,但控制功能性躯体综合征变量后的分析结果反驳了这一观点。大约1/3的患者在发病时出现细菌性膀胱炎。

关于间质性膀胱炎/膀胱疼痛综合征的发展历史尚不清楚。尽管泌尿外科学和泌尿妇科学的相关研究表明间质性膀胱炎/膀胱疼痛综合征会持续患者的一生,但人口学研究显示,一些患者不会咨询专家,也可能根本不会寻求医疗帮助,而且大多数流行病学研究也没有显示出间质性膀胱炎/膀胱疼痛综合征随着年龄增长而上升的趋势(被认为是一种贯穿成年,持续一生的非致命性疾病)。似乎可以合理地得出结论,泌尿科患者代表那些最严重和最顽固的间质性膀胱炎/膀胱疼痛综合征患者。

病理

对于≤10%存在 Hunner 病变的间质性膀胱炎/膀胱疼痛综合征患者,间质性膀胱炎这一术语确实可以描述组织病理学表现;大多数患者有实质性炎症、肥大细胞和肉芽组织。然而,在90%无 Hunner 病变患者中,膀胱黏膜和间质相对正常,炎症较少。

病因学

间质性膀胱炎/膀胱疼痛综合征的发病机制有许多假设。大多数早期的理论都聚焦于膀胱。例如,间质性膀胱炎/膀胱疼痛综合征曾被认为是慢性膀胱感染。先进的技术还无法确定尿液或膀胱组织中的致病微生物;但是,这些方法研究的患者长时间患有间质性膀胱炎/膀胱疼痛综合征,检测结果并不能排除感染触发综合征的可能或是间质性膀胱炎/膀胱疼痛综合征的早期特征的可能。目前已有关于炎症因子的假设,包括肥大细胞的作用,但(如上所述)约90%无 Hunner 溃疡的患者没有膀胱炎症,膀胱组织中也无明显肥大细胞增多。也有关于自身免疫引起的假说,但通常该类患者的自身抗体滴度低,呈非特异性,被认为是间质性膀胱炎/膀胱疼痛综合征引起的结果而非病因。由于缺陷的上皮细胞或糖胺聚糖(膀胱黏膜涂层)导致膀胱黏膜的通透性增加,这一假说已被反复研究,但其结果尚不确定。

合并功能性躯体综合征的表现促进了对膀胱以外其他病因的研究。许多功能性躯体综合征患者具有异常的疼痛敏感性,证据如下:① 诊断的综合征与身体部位的低阈值感觉无关;② 对触觉信号的下行神经控制功能失调;③ 在功能性神经影像学研究中发现大脑的触觉反应增强。此外,相较于非间质性膀胱炎/膀胱疼痛综合征患者,间质性膀胱炎/膀胱疼痛综合征患者离膀胱较远的体表对疼痛更敏感。所有这些发现与大脑的感觉上调功能一致。事实上,目前主流的理论是,这些伴随发生综合征的患者的大脑都无法正常处理输入的感觉信息。然而,先行性是因果关系的一个关键标准,目前没有研究表明异常疼痛敏感性先于间质性膀胱炎/膀胱疼痛综合征或功能性躯体综合征发生。

▪ 临床表现

在一些患者中,间质性膀胱炎/膀胱疼痛综合征起病缓慢,伴或不伴疼痛、尿急、尿频和夜尿症,症状不按一定顺序逐个地出现。有些患者可以确定间质性膀胱炎/膀胱疼痛综合征症状出现的确切日期,超过一半的患者在发病时主诉排尿困难。如前所述,在症状出现后不久即接受治疗的间质性膀胱炎/膀胱疼痛综合征患者中,只有少部分的患者尿液中存在泌尿道致病菌或白细胞。这些患者和许多其他新发的间质性膀胱炎/膀胱疼痛综合征患者因疑似细菌性膀胱炎或慢性细菌性前列腺炎(男性)而接受抗生素治疗。患者症状持续或复发不伴细菌尿时,应考虑间质性膀胱炎/膀胱疼痛综合征。本病的诊断被推迟了很长时间,但最近随着人们对该疾病的关注增加,诊断间期已经缩短。

间质性膀胱炎/膀胱疼痛综合征的疼痛在耻骨上较突出,并随着排尿周期变化。有报道 2/3 女性患者有 2 个或更多疼痛部位。最常见的部位(80%的女性)和疼痛最严重的部位通常是耻骨上区。约 35%的女性患者有尿道疼痛,25%的女性患者外阴其他部位疼痛,30%的女性患者非泌尿生殖器官疼痛,主要是下背部疼痛,还有大腿或臀部前或后疼痛。间质性膀胱炎/膀胱疼痛综合征的疼痛通常被描述为剧烈的,有紧迫感、搏动感,伴触痛和/或穿孔样。与其他盆腔疼痛的区别在于 95%患者膀胱充盈加剧疼痛,膀胱排空缓解疼痛。几乎同样多的患者会主诉一种令人费解的情况,即某些饮食会加重间质性膀胱炎/膀胱疼痛综合征的疼痛。与上述人群相对较少但仍占人群多数的患者主诉在月经期、感到压力、穿紧身衣、运动、开车以及阴道性交期间或之后会出现疼痛加剧。

需要特别提到的是尿道和外阴疼痛的患者。除了上述疼痛描述以外,这些疼痛通常还被描述为灼痛、刺痛和锐痛,并且由于触摸、阴道内置棉条和阴道性交而加重。有患者主诉尿道疼痛在排尿过程中加重,通常在排尿后减轻。这些疼痛特征在尿道疼痛的间质性膀胱炎/膀胱疼痛综合征患者中被称为慢性尿道综合征,在外阴疼痛患者中为外阴综合征。

在许多间质性膀胱炎/膀胱疼痛综合征患者中,疼痛与尿急之间存在联系;也就是说,2/3 的患者将排尿视为缓解膀胱痛的方法。只有 20%的人主诉这种排尿主要是为防止尿失禁;事实上,很少有间质性膀胱炎/膀胱疼痛综合征患者出现尿失禁。如上所述,尿频可能很严重,约 85%的患者每 24 小时排尿 10 次以上,甚至有些患者排尿达 60 次。排尿一直持续到晚上,夜尿症较常见,并且排尿频繁常常引起睡眠不足。

除了这些常见的症状外,还可能出现其他泌尿道症状和非泌尿道症状。泌尿道症状包括开始排尿困难、排空膀胱感觉认知困难以及膀胱痉挛。其他症状包括功能性躯体综合征症状以及不构成公认综合征的症状,如麻木、肌肉痉挛、头晕、耳鸣和视力模糊。

间质性膀胱炎/膀胱疼痛综合征的疼痛、尿急和尿频可能会使人虚弱。患者时刻关注靠近厕所,并有患者主诉无法待在工作场所,也无法休闲活动、旅行和离开家。家庭关系和性关系可能会紧张。

▪ 诊断

传统上,间质性膀胱炎/膀胱疼痛综合征被认为是一种罕见疾病,并在泌尿科医生行膀胱镜检查时诊断。然而,这种疾病比人们曾经认为的要普遍得多;现在这种疾病在早期即被考虑到,并且逐渐被更多的基层医院临床医生诊断和管理。物理检查、尿液分析和泌尿外科手术的检查结果敏感性不高和/或无特异性。因此,诊断是基于存在相应的症状和排除具有类似症状的疾病。

有 3 类疾病应与间质性膀胱炎/膀胱疼痛综合征鉴别诊断。第 1 类包括表现为膀胱疼痛(见上文)或泌尿系统症状的疾病。在泌尿系统疾病中,膀胱过度活动是一种可发生在男性和女性的慢性疾病,表现为尿急和尿频,根据患者的病史可以从中区分:疼痛不是膀胱过度活动的特征,其尿急来自避免尿失禁的需要。子宫内膜异位症是一种特殊情况,它可以是无症状的,也可以引起盆腔疼痛、痛经和性交困难,如出现类似间质性膀胱炎/膀胱疼痛综合征的疼痛。子宫内膜异位在膀胱上(尽管不常见)时可引起泌尿系统症状,这些症状类似间质性膀胱炎/膀胱疼痛综合征。即使子宫内膜异位症被确诊,在没有子宫内膜膀胱异位的情况下也很难确定其是该患者间质性膀胱炎/膀胱疼痛综合征症状的病因或是间质性膀胱炎/膀胱疼痛综合征的症状偶然发生。

第 2 类疾病包括伴随间质性膀胱炎/膀胱疼痛综合征的功能性躯体综合征。前者可被误诊为妇科慢性盆腔疼痛、肠易激综合征或纤维肌痛。只有当疼痛程度随膀胱容积改变而改变时,或泌尿系统症状变得更突出时,才可能正确诊断为间质性膀胱炎/膀胱疼痛综合征。

第 3 类包括类似间质性膀胱炎/膀胱疼痛综合征症状的牵涉痛,如外阴痛和慢性尿道综合征。因此,当出现尿培养阴性的持续性或复发性尿路感染(UTI)、膀胱过度活动伴疼痛、慢性盆腔疼痛、子宫内膜异位症、外阴炎或功能性躯体综合征伴尿路症状和"慢性前列腺炎"时应与间质性膀胱炎/膀胱疼痛综合征鉴别。如前所述,诊断本病的重要线索是疼痛随着膀胱容积或某些食物或饮料的变化而变化。其中常见的有辣椒、巧克力、柑橘类水果、西红柿、酒精、含咖啡因的饮料和碳酸饮料;下述治疗版块中引用的网站上提供了诱发间质性膀胱炎/膀胱疼痛综合征的常见食品列表。

麻醉下膀胱镜检查以前被认为是诊断间质性膀胱炎/膀胱疼痛综合征的必要条件,因为它能显示病变(90%患者无该病变,或在膀胱膨胀后出现瘀点)。然而,由于 Hunner 病变在间质性膀胱炎/膀胱疼痛综合征中不常见,并且瘀点是非特异性的,膀胱镜检查不再是其诊断的必要条件。相应地,泌尿科转诊的适应证已经发展到需要排除其他疾病或需要接受更高级的治疗。

典型的患者在持续几日、几周或几个月的疼痛、尿急、尿频和/或夜尿症后前来就诊。尿亚硝酸盐、白细胞或泌尿道病原菌的存在应促使女性尿路感染和男性慢性细菌性前列腺炎的治疗。如果在没有细菌尿的情况下症状持续或复发,应立即对女性进行盆腔检查,对男性进行血清前列腺特异性抗原检测,以及尿液细胞学检查,并与间质性膀胱炎/膀胱疼痛综合征鉴别诊断。

在诊断间质性膀胱炎/膀胱疼痛综合征时,询问疼痛、压力和不适会有所帮助;如果在脐和大腿上部之间的一个或多个前或后位发现任何此类感觉,则应考虑间质性膀胱炎/膀胱疼痛综合征。关于膀胱容积变化影响的非指向性询问包括"即将进行下一次排尿时,这种疼痛会好转、恶化还是保持不变?"以及"在你排尿后,这种疼痛会好转,恶化,还是保持不变?"确定某些食物和饮料的摄入会加剧疼痛不仅有助诊断,也是协助治疗该综合征的首要步骤之一。询问尿急的非指向性方式是将其描述为一种急迫感,这种急迫感很难推迟;后续问题可以询问这种急迫感是用于缓解疼痛还是预防尿失禁。为了评估严重程度并提供定量的基线数据,患者应以 $0 \sim 10$ 的量表评估疼痛和紧急程度,0 为无,10 为可想象的最差情况。应记录每 24 小时的排尿频率,并根据患者每晚因需要排尿而被唤醒的次数以评估夜尿症。

大约一半的间质性膀胱炎/膀胱疼痛综合征患者有间歇性或多发性显微镜下血尿;当出现这种表现,并且需要排除膀胱结石或恶性肿瘤时,应转诊至泌尿科或泌尿妇科。间质性膀胱炎/膀胱疼痛综合征的初始治疗并不妨碍随后的泌尿系统评估。

治疗·间质性膀胱炎/膀胱疼痛综合征

治疗的目的是减轻症状;挑战在于目前没有统一的成功治疗方案。然而,大多数患者通常采用多方面的方法最终获得缓解。美国泌尿外科协会的间质性膀胱炎/膀胱疼痛综合征管理指南提供了很好的参考。正确的策略是从保守治疗开始,只有在必要时,在泌尿科或泌尿妇科医生的监督下,才能采取更加有风险的措施。保守的策略包括教育、减压、饮食改变、药物治疗、盆底物理治疗和功能性躯体综合征的相关治疗。

患者症状发作后可能已经过了数月甚至数年,患者的生活可能会不断地受到影响,反复医院就诊会引起患者和医生的沮丧。在这种情况下,让患者及家属了解该综合征也可以让患者受益。医生应与患者、配偶和/或其他相关家庭成员讨论疾病、诊断和治疗策略以及预后,需要让他们知道,尽管间质性膀胱炎/膀胱疼痛综合征没有明显的表现,但患者确实正在经历疼痛和痛苦。这一信息对性伴侣尤其重要,因为性交期间和之后疼痛加剧是间质性膀胱炎/膀胱疼痛综合征

的共同特征。因为压力会使症状恶化,所以可以建议减少压力并采取积极的措施,如瑜伽或冥想练习。间质性膀胱炎协会(http://www.ichelp.com)和间质性膀胱炎网(http://www.ic-network.com)提供了这一方面教育课程。

一些患者可以识别某些食物或饮品可能加重症状,他们在构建食谱时先排除所有可能的"犯罪者",随后在饮食中依次添加食物,有助确认哪些食物使他们的症状恶化。患者还应进行摄入液体容量试验;一些患者发现摄入液体较少时症状可缓解,另一些患者则可以摄入较多液体。

间质性膀胱炎/膀胱疼痛综合征患者的盆底通常很软。2 个随机对照试验表明,每周针对骨盆肌肉放松的物理治疗比类似的全身按摩有更大的缓解效果。这种干预可以在经验丰富的专业理疗师的指导下开始,理疗师需认识到治疗目的是放松盆底,而不是加强盆底。

在口服药物中,非甾体类抗炎药经常被用到,但仍有争议,往往治疗不成功。2 项随机对照试验表明,如果给药剂量足够(每晚 ≥ 50 mg),阿米替林可以减轻间质性膀胱炎/膀胱疼痛综合征症状。该药并非用于抗抑郁,而是因为其缓解神经性疼痛的作用;然而,美国食品和药品监督管理局并未批准其治疗间质性膀胱炎/膀胱疼痛综合征。从睡前 10 mg 的初始剂量开始,每周增加,直至 75 mg(如果较低的剂量能充分缓解症状,则低于 75 mg)。副作用可以预测,包括口干、体重增加、镇静和便秘。如果该方案不能充分控制症状,可以添加半合成多糖(戊聚糖多硫酸酯),剂量 100 mg,每日分 3 次。其理论效果是补充膀胱黏膜上可能缺陷的糖胺聚糖层;随机对照试验表明,与安慰剂相比,该药物仅有轻度疗效。不良反应不常见,包括胃肠道症状、头痛和脱发。戊聚糖多硫酸酯具有弱的抗凝作用,凝血异常的患者可能应避免使用。

有报告表明,成功治疗功能性躯体综合征可伴随着其他功能性躯体综合征症状的减轻。如上所述,间质性膀胱炎/膀胱疼痛综合征通常与一个或多个功能性躯体综合征相关。因此,似乎有理由希望,如果成功治疗功能性躯体综合征,间质性膀胱炎/膀胱疼痛综合征的症状也会得到缓解。

如果几个月的联合治疗不能充分缓解症状,应将患者转诊泌尿科医生或泌尿妇科医,他们可使用其他治疗方式。麻醉下使用水使膀胱扩张的膀胱镜手术方法可以使 $<40\%$ 的患者症状缓解数月,并且可以重复操作。对于少数患有 Hunner 病变的患者,电灼疗

法可能会缓解疼痛。可膀胱内注射含有利多卡因或二甲基亚砜的溶液。有间质性膀胱炎/膀胱疼痛综合征患者治疗经验的医生也会使用抗惊厥药、麻醉药和环孢素作为治疗的一部分。疼痛专家可以提供帮助。可

以尝试使用临时经皮电极调节骶骨神经,如果有效的话,可以植入电极装置。对极少数有顽固症状的患者,包括膀胱成形术、部分或全部膀胱切除术和尿路分流术在内的手术可以缓解症状。

第 35 章
性传播感染：概述与临床方法

Chapter 35
Sexually Transmitted Infections:
Overview and Clinical Approach

Jeanne M. Marrazzo, King K. Holmes · 著 | 胡东艳,辛崇美 · 译

分类和流行病学

全世界大多数成人至少会获得 1 次性传播感染(STI),而且许多人面临并发症的风险。例如,美国每年估计有 1 400 万人新感染 1 次人乳头瘤病毒(HPV),其中许多人有患生殖器肿瘤的风险。某些性传播疾病,如梅毒、淋病、人类免疫缺陷病毒感染、乙型肝炎和软下疳,最集中在具有以下特征的"核心人群":伴侣变化率高、同时与多个性伴侣发生关系或"密集的"高危性联系,如性工作者及其客户、一些男男同性恋(MSM)以及参与使用非法药物,特别是可卡因和甲基苯丙胺的人。其他性传播疾病均衡地分布在社会人群中,例如,衣原体感染、HPV 生殖器感染和生殖器疱疹可以广泛传播,即使在相对低风险的人群中。

一般来说,3 个因素决定了一个种群内任何性传播感染的初始传播率:易感染人群的性接触率、每次接触的传播率以及感染者传染性的持续时间。因此,多种预防和控制性传播感染的努力都是在降低易感者对感染者的性暴露率(例如,通过个人咨询,努力改变性行为模式以及通过各种控制性传播感染的努力来降低感染人口比例)、缩短感染持续时间(通过早期诊断,治疗或抑制治疗)以及降低传播率(如促进避孕套的使用和更安全的性行为、使用有效的疫苗以及近期提倡的男性包皮环切术)。

🌐 性传播感染属于所有感染病中最常见的,目前超过 30 种感染病被分类为主要经性行为传播或可能经性行为性传播(表 35-1)。发展中国家有着世界 3/4 的人口和 90%的性传播感染,而人口增长(特别是青少年和青壮年)、农村到城市的迁徙、战争、妇女生殖健康服务有限或不提供服务以及贫穷等

表 35-1 性传播及可能经性行为传播的微生物		
细菌	**病毒**	**其他**[a]
主要经成人性行为传播		
淋病奈瑟菌	HIV(1 型和 2 型)	阴道毛滴虫
沙眼衣原体	人嗜 T 细胞病毒 1 型	阴虱
梅毒螺旋体	单纯疱疹病毒 2 型	
杜克雷嗜血杆菌	人乳头瘤病毒(多种生殖器基因型)	
肉芽肿克雷伯菌(肉芽肿荚膜杆菌)	乙型肝炎病毒[b]	
解脲支原体	传染性软疣病毒	
生殖器支原体		
非严格定义描述或非主要途径性传播		
人型支原体	巨细胞病毒	EB 病毒(可能)
阴道加德纳菌和其他阴道细菌	人嗜 T 细胞病毒 2 型	人疱疹病毒 8 型
B 组链球菌	丙型肝炎病毒	白念珠菌
动弯杆菌属	丁型肝炎病毒(可能)	疥螨
同性恋螺杆菌	单纯疱疹病毒 1 型	
芬纳尔螺杆菌		
经肛口等性行为传播,男男性行为中次等重要传播途径		
志贺菌属	甲型肝炎病毒	蓝氏贾第鞭毛虫
弯曲菌属		溶组织内阿米巴

[a] 包括原生动物、体外寄生虫和真菌。 [b] 在美国患者可以确定的危险因素中,大多数的乙型肝炎病毒感染是经性行为传播的。

因素更易造成无保护性行为所致的疾病。20 世纪 90 年代,中国、原苏联地区以及南非向西方社会开放,内部社会结构迅速改变,导致了艾滋病和其他性传播疾病的暴发流行。尽管在

全球范围内提供高效抗逆转录病毒治疗取得一定进展，人类免疫缺陷病毒仍然是一些发展中国家的主要死因，而 HPV 和乙型肝炎病毒（HBV）仍然是宫颈癌和肝细胞癌的重要病因，这两种疾病分别是发展中国家最常见的两种恶性肿瘤。在世界范围内，大多数生殖器溃疡性疾病是由性传播单纯疱疹病毒（HSV）感染导致的；在发展中国家，随着艾滋病的广泛流行，生殖器疱疹病例的比例增加，感染 HSV 患者与艾滋病患者之间互相感染的机会增加，成为一个日益严重、难以解决的问题。尽管如此，在未感染人类免疫缺陷病毒者和感染人类免疫缺陷病毒者中进行的评价抑制 HSV 抗病毒治疗疗效的随机试验并未证明其对人类免疫缺陷病毒感染或传播有保护作用。世界卫生组织估计，2005 年新发生了 4.48 亿例 4 种可治愈的 STI：淋病、衣原体感染、梅毒和滴虫病。发展中国家高达 50% 的育龄妇女患有细菌性阴道炎（可以认为是性行为感染）。所有这些可治愈的感染都与增加人类免疫缺陷病毒传播或获得的风险有关。

在美国，HSV-2 抗体阳性在人群中的比例在 20 世纪 90 年代末开始下降，特别是在青少年和青年人中。这种下降可能是源于推迟首次性行为、增加避孕套的使用，以及减少多个（4 个或更多）性伴侣，正如美国青年风险行为监测系统所记录的那样。自 20 世纪 80 年代中期以来，每年乙肝病毒感染发生率也在明显下降，这种下降可能更多地归因于采用更安全的性行为和注射吸毒者共用针头的减少，而不是乙肝疫苗的使用，因为乙肝疫苗最初覆盖的青壮年（包括感染乙肝病毒的高危人群）非常有限。生殖器 HPV 仍然是该国最常见的性传播病原体，在 1990—2000 年进行的一项队列研究中，最初为 HPV 阴性、性活跃的华盛顿州立大学妇女，60% 在 5 年内感染。在年轻妇女中扩大人乳头瘤病毒疫苗的覆盖面，已经显示出疫苗中含有的同种人乳头瘤病毒类型的感染率减少，与这些病毒相关的疾病可能性也同步减少。

在工业化国家，自 20 世纪 80 年代中期以来对人类免疫缺陷病毒感染的恐惧，加上广泛的行为干预和对可治愈性 STI 更好的护理组织系统，开始有助遏制可治愈性 STI 的传播。然而，在美国东南部和大多数美国大城市仍然存在流行性传播。在美国，淋病和梅毒的发病率仍然高于任何其他西方工业化国家。

在美国，疾病控制和预防中心（CDC）自 1941 年以来已汇编了有关性传播感染发病率的报告。其中淋病发病率在 20 世纪 70 年代中期达到 468/10 万人年，2012 年降至 98/10 万人年的低点。随着检测数量的增加和更敏感检测试剂的出现，沙眼衣原体感染的发生率自 1984 年开始报告以来一直在稳步上升，2011 年达到了 457.6/10 万人年的历史峰值。原发性梅毒和继发性梅毒的发病率 1946 年达到峰值 71/10 万人年，在 1956 年迅速下降到 3.9/10 万人年，1987 年以来发病率为 10～15/10 万人年（男男同性恋和非洲裔美国人的发病率显著增加），然后在 2000—2001 年降至 2.1/10 万人年的最低点（在异性恋的非洲裔美国人中发病率下降最快）。不幸的

是，自 1996 年以来，随着高活性抗逆转录病毒治疗被采用，越来越提倡"血清分类行为"（即避免与 HIV 血清不一致的伙伴发生无保护的性行为，但与 HIV 血清一致的伙伴发生性行为则无要求，这一策略不提供除 HIV 感染以外的性传播感染的保护）以及持续流行的甲基苯丙胺的使用，淋病、梅毒和衣原体感染在北美和欧洲的 MSM 人群中有显著的复苏，并发生了一种罕见的衣原体感染[性病淋巴肉芽肿（LGV）]的暴发，这种感染在人类免疫缺陷病时代几乎消失了。2012 年，美国 CDC 报告约 75% 的一期和二期梅毒病例为男男同性恋者。这些变化导致了艾滋病毒和其他性传播病原体（特别是梅毒和 LGV）的高度共感染，主要是在男男性接触者中发生。

常见性传播疾病（STD）综合征的处理

尽管其他章节讨论了特定的性传播感染的处理，描述了基于特定感染诊断的治疗，但大多数患者实际上（至少最初）是在出现症状和体征以及相关危险因素的基础上进行管理的，即使在工业化国家也是如此。**表 35-2** 列出了一些最常见的 STD 综合征及其微生物病因。其管理策略如下文所述。**第 97 章** 论述了人类逆转录病毒感染的管理。

性病的护理和管理从风险评估开始，然后进行临床评估、诊断测试或筛查、治疗和预防。实际上，任何患者的常规护理都从风险评估开始（例如心脏病、癌症的风险评估）。性病、人类免疫缺陷病毒的风险评估在初级保健、紧急护理和急救护理环境以及提供青少年、人类免疫缺陷病毒/艾滋病、产前和计划生育服务的专业诊所中都很重要。性病/艾滋病风险评估可以指导检测、说明可能发生 STD 的症状、筛查或决策预防用药/预防性治疗、风险降低咨询和干预（例如乙肝疫苗接种）以及治疗已知感染者的伙伴。考虑常规人口统计学数据（如性别、年龄、居住区域）是性病/人类免疫缺陷病毒风险评估的第 1 步。例如，美国指导方针强烈建议对 ≤25 岁的性活跃女性进行沙眼衣原体感染的常规筛查。**表 35-3** 提供了一套 11 个性病/艾滋病风险评估问题，临床医生可以口头提出，或者医疗保健系统可以改编常规的自我管理问卷（仅回答是/否）用于临床。问卷开始之前应声明允许讨论可能被提供者和患者视为敏感或社会不可接受的话题。

风险评估之后是临床评估（获取当前有关 STD 详细的症状和体征的信息）。确诊试验（针对有症状或体征的人）或筛选试验（针对无症状或体征的人）可能涉及显微镜检查、培养、抗原检测试验、核酸扩增试验（NAAT）或血清学检查。最初症候群的治疗应该包括最可能的病因治疗。对于某些症候群，快速检查的结果可以缩小初步治疗的范围（例如女性阴道分泌物的显微镜检查、男性尿道分泌物革兰染色、生殖器溃疡患者的快速血浆反应素试验）。治疗结束后，STD 管理继续进行预防和控制的"4C"策略：接触追踪（见下文"性传播疾病的预防和控制"）、确保治疗的依从性以及降低感染风险的咨询，包括安全套的推广和供给。

表 35-2 主要性传播疾病综合征和性传播病原微生物

疾病	性传播病原微生物
AIDS	人类免疫缺陷病毒（HIV）1 型和 2 型
尿道炎：男性	淋病奈瑟菌、沙眼衣原体、生殖器支原体、解脲支原体（脲支原体亚种）、阴道毛滴虫、HSV
附睾炎	沙眼衣原体、淋病奈瑟菌
下生殖道感染：女性	
膀胱炎/尿道炎	沙眼衣原体、淋病奈瑟菌、HSV
黏液脓性宫颈炎	沙眼衣原体、淋病奈瑟菌、生殖器支原体
外阴炎	白念珠菌、HSV
外阴阴道炎	白念珠菌、阴道毛滴虫
BV	BV 相关细菌（见正文）
急性盆腔炎	淋病奈瑟菌、沙眼衣原体、BV 相关细菌、生殖器支原体、B 组链球菌
不孕	淋病奈瑟菌、沙眼衣原体、BV 相关细菌
生殖器溃疡	HSV-1、HSV-2、梅毒螺旋体、杜克雷嗜血杆菌、沙眼衣原体（LGV 菌株）、肉芽肿克雷伯菌（肉芽肿荚膜杆菌）
妊娠/产后并发症	多种因素相关
肠道感染	
直肠炎	沙眼衣原体、淋病奈瑟菌、HSV、梅毒螺旋体
直肠结肠炎或小肠结肠炎	弯曲菌属、志贺菌属、溶组织内阿米巴、螺杆菌属及其他肠道病原体
小肠炎	阴道加德纳菌
伴急性关节炎的泌尿生殖道感染或病毒血症	淋病奈瑟菌（如 DGI）、沙眼衣原体（如反应性关节炎）、HBV
生殖器及肛周疣	HPV（30 种类型）
单核细胞增多综合征	CMV、HIV、EBV
肝炎	肝炎病毒、梅毒螺旋体、CMV、EBV
肿瘤	
宫颈、肛周、外阴、阴道及阴茎鳞状细胞非典型增生和鳞癌	HPV（尤其是 16、18、31、45 型）
卡波西肉瘤、体腔淋巴瘤	HHV-8
T 细胞白血病	HTLV-1
肝细胞癌	HBV
热带痉挛性截瘫	HTLV-1
疥疮	疥螨
阴虱病	阴虱

缩略词：BV，细菌性阴道炎；CMV，巨细胞病毒；DGI，播散性淋病奈瑟菌感染；EBV，EB 病毒；HBV，乙型肝炎病毒；HHV-8，人疱疹病毒 8 型；HPV，人乳头瘤病毒；HSV，单纯疱疹病毒；HTLV，人嗜 T 细胞病毒；LGV，性病淋巴肉芽肿。

表 35-3 关于 STD/HIV 风险评估的 11 个问题

前提声明

为了给患者提供更好的关怀和理解感染的风险，有必要讨论一下你的性行为方式

筛选问题

（1）你有没有想到可能患有性传播疾病的原因？如果有，是什么原因？

（2）（所有年龄＜18 岁的青少年）你已经开始有各种形式的性行为了吗？

STD 病史

（3）你曾经患有性传播疾病或生殖器感染吗？如果有，是哪一种？

性行为选项

（4）你曾经与男性、女性或两者有性行为吗？

注射成瘾药物

（5）你曾经给自己注射（"兴奋"）药物吗？如果有，你有和他人分享针头及注射器具吗？

（6）你曾经和同性恋者或双性恋者或注射成瘾药物者有性行为吗？

性伴侣特征

（7）你的性伴侣有性传播疾病吗？如果有，是哪一种？

（8）你的性伴侣和你在一起期间，还有其他性伴侣吗？

STD 症状列表

（9）你最近有这些症状出现吗？

男性选项	女性选项
（a）阴茎有脓液排（滴）出	（a）阴道分泌物异常（量增加、气味异常，不正常的黄色）
（b）生殖器疼痛（溃疡）或皮疹	（b）生殖器疼痛（溃疡）、皮疹或瘙痒

最近 2 个月的性行为（对上述任何问题回答是的患者，进行以下问答）

（10）现在请你如实回答你身体的哪个部位在性行为时与性传播疾病患者有接触？（如，你的阴茎、嘴巴、阴道、肛门）

对性传播疾病筛查试验的意向调查（对上述问题回答否的所有患者）

（11）你今天愿意参加 HIV 或其他性传播疾病检测吗？如果是，医生可以检查哪种性病？为什么？

来源：节选自 JR Curtis, KK Holmes, in KK Holmes et al（eds）：*Sexually Transmitted Diseases*, 4th ed. New York, McGraw-Hill, 2008。

根据目前的指导方针，所有成年人应至少进行 1 次 HIV-1 的筛查，如果遇到较高的感染风险，则应多次频繁地筛查。

■ 男性尿道炎

男性尿道炎可导致尿道分泌物、排尿困难或两者兼有，通常无尿频。病原菌包括淋病奈瑟菌、沙眼衣原体、生殖支原体、解脲支原体、阴道毛滴虫、HSV 和腺病毒。

时至今日，沙眼衣原体依然可引起30%～40%的非淋病奈瑟菌性尿道炎（NGU），尤其是异性恋男性；然而，在衣原体有效控制项目服务的人群中，由该病原体引起的病例比例已经下降，而患尿道炎的老年男性似乎不太可能感染衣原体。在美国，HSV和阴道毛滴虫都会引起一小部分NGU病例。最近的多项研究表明生殖支原体是许多衣原体阴性NGU的可能原因，而脲原体较以往减少。脲原体分为解脲支原体和微小脲原体，一些研究表明，解脲支原体与NGU有关，而微小脲原体则无关。大肠菌群可导致实施插入式直肠性交的男性尿道炎。男性尿道炎的初步诊断目前仅包括淋病奈瑟菌和沙眼衣原体的特定检测，还不包括支原体或脲原体的检测。以下总结了疑似尿道炎患者的治疗方法。

1. 确定存在尿道炎。如果从尿道近端向远端没有挤出脓性或黏液性脓性分泌物，患者几个小时内没有排尿（或最好是整夜），可采用2～3 cm小尿道拭子进入尿道获得前尿道标本，进行革兰染色涂片，显示在含有细胞的区域中，每1 000倍范围中的中性粒细胞数不少于5个；在淋病奈瑟菌感染中，涂片显示细胞内革兰阴性双球菌。或者，收集20～30 mL第1次尿液（最好是晨尿）的离心沉淀物，检查是否有炎症细胞，或通过显微镜观察到每高倍视野下10个以上白细胞，或通过白细胞酯酶试验进行检测。有症状、但没有尿道炎客观证据的患者可能有功能性问题而不是器质性问题，并且通常不会从反复服用抗生素中获益。

2. 评估并发症或其他诊断。简短的病史和检查将排除附睾炎和全身并发症，如播散性淋病奈瑟菌感染（DGI）和反应性关节炎。尽管前列腺的直肠指检对评估伴有尿道炎的性活跃青年男性没有太大作用，但对没有尿道炎证据的排尿困难男性以及性行为不活跃的男性尿道炎患者应进行前列腺触诊、尿液分析和尿液培养，以排除细菌性前列腺炎和膀胱炎。

3. 评估淋病奈瑟菌和衣原体感染。如果在含有炎性细胞的尿道分泌物涂片上没有典型的革兰阴性双球菌，有必要考虑诊断NGU，因为尿道分泌物革兰染色对淋病奈瑟菌尿道感染的诊断敏感性为98%。有尿道炎症状和/或体征的男性比例增加，应同时对第1次排尿进行"多重"NAAT，评估淋病奈瑟菌和沙眼衣原体感染。尿液样本应包括前10～15 mL的尿流，如果可能的话，患者不应在前2小时排尿。淋病的培养或NAAT可产生阳性结果，而其革兰染色涂片为阴性；30%以上的淋病相关菌株感染病例，其尿道分泌物革兰染色为阴性。淋病奈瑟菌和衣原体感染的检测结果可预测患者的预后（如果既未发现衣原体也未发现淋病奈瑟菌，则复发NGU的风险更大），并可指导对患者的咨询和对患者性伴侣的管理。

4. 检测结果未明确时，应及时治疗尿道炎。

治疗·男性尿道炎

表35-4总结伴有尿道分泌物和/或排尿困难的性活跃男性的处理步骤。

实际上，如果革兰染色没有显示淋病，采用阿奇霉素或多西环素治疗非淋病奈瑟菌性尿道炎的方案是有效的，尽管阿奇霉素对生殖道支原体可能有更好的效果。如果由革兰染色涂片诊断淋病，或者没有进行明确的淋病诊断试验，治疗应包括注射头孢菌素（**参见第53章**）并加口服阿奇霉素，主要是针对淋病奈瑟菌产生抗生素耐药性。阿奇霉素也治疗沙眼衣原体，沙眼衣原体往往和淋病奈瑟菌合并感染男性尿道。理想情况下，性伴侣应该接受淋病和衣原体感染的测试；不管他们是否接受过这些感染的测试，他们应该接受与男性患者相同的治疗方案。当治疗后尿道炎被证实持续存在或复发，如果患者未遵从最初的治疗方案或重新接触未经治疗的性伴侣，则应重新使用最初的治疗方案。否则，应对尿道拭子样本和第1次排尿样本行阴道毛滴虫检测（目前通过培养进行，尽管NAAT更敏感，并被批准用于诊断女性滴虫）。如果初步治疗的依

表35-4 男性尿道分泌物的处理

常见原因	一般初步评估
沙眼衣原体	出现尿道分泌物或脓尿症状
淋病奈瑟菌	排除局部或系统性并发症
生殖器支原体	尿道分泌物革兰染色证实尿道炎，找到革兰阴性双球菌
解脲支原体	
阴道毛滴虫	淋病奈瑟菌、沙眼衣原体检测
单纯疱疹病毒	

患者及性伴侣的初步治疗

治疗淋病（除非已经排除）

　头孢曲松，250 mg肌内注射[a]加阿奇霉素，1 g口服

复发患者的治疗

确认尿道炎的客观诊断依据；如果患者再次接触未治疗的或新的性伴侣，重复治疗患者及其性伴侣

如果患者没有再次接触史，要考虑阴道毛滴虫[b]或耐多西环素生殖支原体[c]或脲原体感染，要考虑甲硝唑、阿奇霉素或两者联合治疗

[a] 在美国，治疗淋病不推荐使用口服头孢菌素类或氟喹诺酮类药物，因为淋病奈瑟菌对喹诺酮类药物耐药增加，尤其是（但不仅仅是）对男性性行为中的患者，而且有一小部分淋病奈瑟菌对头孢曲松的敏感性降低（**图35-1**）。淋病奈瑟菌的最新耐抗生素事件可以在美国CDC网站查询（http://www.cdc.gov/std）。[b] 男性患者诊断毛滴虫感染需要对第1次排空晨尿的尿沉渣或排空晨尿前行尿道拭子取样培养、DNA测定、核酸扩增试验（实验条件许可）。[c] 生殖支原体通常对多西环素和阿奇霉素耐药，但是对氟喹诺酮类药物莫西沙星敏感。在生殖器支原体的核酸扩增试验试剂市场普及后，莫西沙星被认为可治疗难治性非淋病奈瑟菌非衣原体尿道炎。

从性得到确认，并且认为不太可能再与未经治疗的性伴侣接触，建议采用甲硝唑或替硝唑（单次口服 2 g）加阿奇霉素（单次口服 1 g）治疗；如果在初步治疗期间未使用阿奇霉素，此时使用阿奇霉素尤其重要。

■ 附睾炎

急性附睾炎几乎总是单侧发生，可引起附睾疼痛、肿胀和压痛，有或没有尿道炎的症状或体征。这种情况必须与睾丸扭转、肿瘤和外伤区别。扭转是一种外科急症，通常发生在生命的第 2 或第 3 个十年，会引起突然的疼痛、阴囊内睾丸位置的升高、附睾从后位旋转到前位、多普勒检查或 ^{99m}Tc 扫描时未见血流。附睾炎治疗后症状持续存在，提示可能有睾丸肿瘤或慢性肉芽肿性疾病，如结核病。在 35 岁以下的性行为活跃男性中，急性附睾炎最常由沙眼衣原体引起，较少由淋病奈瑟菌引起，通常与显性或亚临床尿道炎有关。发生在老年人或尿路器械后的，通常由尿道病原体引起。同样，在进行插入式直肠性交的男性中，附睾炎通常由肠杆菌科引起。老年人通常没有尿道炎，但有细菌尿。

治疗·附睾炎

头孢曲松（250 mg，单次给药，肌内注射）和多西环素（100 mg，每日 2 次，口服 10 日）是治疗淋病奈瑟菌或沙眼衣原体引起的附睾炎的有效方法。在美国，口服头孢菌素类和氟喹诺酮类都不建议用于治疗淋病，因为淋病奈瑟菌具有耐药性，尤其（但不止）是在 MSM 中（**图 35 - 1**）。当怀疑有肠杆菌科感染时，口服左氧氟沙星（500 mg，每日 1 次，持续 10 日）对以症状为基础的附睾炎的初始治疗也是有效的；但是，除非确认有肠杆菌科菌尿症，否则该方案应与可能的淋病奈瑟菌或衣原体感染的有效治疗相结合。

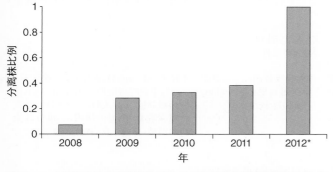

图 35 - 1　头孢曲松最小抑菌浓度（MIC）升高的淋病奈瑟菌分离株比例，美国 2008—2012 年。高耐药性是指头孢曲松的 MIC≥0.125 μg/mL。* 显示初步的数值（1～6 月）［引自：Centers for Disease Control and Prevention: Gonococcal Isolate Surveillance Project (GISP), 2013］。

■ 女性尿道炎与尿道综合征

沙眼衣原体、淋病奈瑟菌和 HSV（偶尔）会引起症状性尿道炎，称之为女性尿道综合征，其特征是"内部性"排尿困难（通常无尿急或尿频）、脓尿，尿液中不含大肠埃希菌，其他尿道病原体计数≥10^2/mL。与之相反，与外阴疱疹或外阴阴道念珠菌病（或滴虫病）相关的排尿困难常被称为"外部性排尿困难"，是由于发生炎症或溃疡的阴唇或阴道口与尿液接触引起疼痛造成的。急性发作，伴随尿急或尿频、血尿或耻骨上膀胱压痛提示细菌性膀胱炎。女性出现急性细菌性膀胱炎、肾区疼痛和压痛或发热症状，提示急性肾盂肾炎。细菌性尿路感染（UTI）的处理在**第 33 章**中进行了讨论。

外阴阴道炎的症状，加上外部性排尿困难的症状，表明外阴感染（例如 HSV 或白念珠菌）。在没有外阴阴道炎症状的排尿困难妇女中，细菌性尿路感染必须与尿道综合征鉴别，可通过风险评估、症状和体征的评估以及特定的微生物学检测进行。尿道综合征的性传播病因被认为与年轻、同时有 1 个以上的性伴侣、1 个月内的新伴侣、1 个患有尿道炎或同时存在黏液脓性宫颈炎的伴侣（见下文）有关。从 1 名排尿困难女性的中段尿标本中发现一种浓度≥10^2/mL 的单一尿道病原体，如大肠埃希菌或腐生葡萄球菌，表明可能存在细菌性尿路感染；若<10^2/mL 且为常见尿道病原体的脓尿（"无菌"脓尿）提示由沙眼衣原体或淋病奈瑟菌引起的急性尿道综合征。淋病奈瑟菌和衣原体感染应通过特殊检测（例如用拭子采集阴道分泌物的 NAAT）来寻求。在患有淋病奈瑟菌或沙眼衣原体感染所致的无菌性脓尿的排尿困难妇女中，适当的治疗可减轻排尿困难。生殖支原体在尿道综合征中的作用未定。

■ 外阴阴道感染
白带异常

在常规健康检查中许多女性提及阴道分泌物有非特异性症状，与炎症的客观症状或实际感染无关，然而，异常阴道分泌物报告确实表明是细菌性阴道感染或滴虫病。具体来说，白带异常增多或气味异常与上述 1 种或 2 种情况有关。宫颈感染淋病奈瑟菌或衣原体通常不会引起分泌物增多或异常气味；但是，当这些病原体引起宫颈炎时，它们就如阴道毛滴虫，通常会导致阴道液的中性粒细胞增多，白带因此呈黄色。生殖器疱疹或外阴阴道念珠菌病可引起外阴瘙痒、灼伤、刺激或皮肤损害以及外部性排尿困难（尿液经过发生炎症的外阴或上皮破坏区域）或外阴性交困难。

某些外阴阴道感染可能有严重的后遗症。滴虫病、细菌性阴道炎和外阴阴道念珠菌病都与人类免疫缺陷病毒的感染风险增加有关，细菌性阴道炎可能促进女性艾滋病患者向其男性性伴侣传播人类免疫缺陷病毒。妊娠早期感染阴道念珠菌病和细菌性阴道炎可独立预测早产。细菌性阴道炎也可导致子宫内膜和输卵管厌氧菌感染。阴道炎可能是中毒性休克综合征的早期和显著特征,复发性或慢性外阴阴道念珠菌病在患有糖尿病或 HIV 相关免疫抑制等系统性疾病的妇女中发病率增加(尽管在工业化国家只有很小部分复发性外阴阴道念珠菌病的妇女真正有严重的诱发疾病)。

因此,外阴阴道症状或体征需要仔细评估,包括窥器和妇科检查、简单快速的诊断测试以及针对解剖部位和感染类型的适当治疗。不幸的是,美国的一项调查表明,临床医生很少进行必要的测试来确定这种症状的原因。此外,比较电话和诊室外阴阴道症状的管理记录显示前者的不准确性,比较护士、助产士和实习医生的评估表明,实习医生的临床评估与护士的评估和诊断测试之间的相关性很差。表35-5总结了3种最常见的阴道感染的诊断和治疗。

外阴和会阴检查可能会发现触痛的生殖器溃疡或裂口(通常是由于单纯疱疹病毒感染或外阴阴道念珠菌病所致),或在插入窥器前在阴道口可见分泌物(提示细菌性阴道炎或滴虫病)。窥器检查可以让临床医生识别分泌物是否异常,阴道内异常的分泌物是来自宫颈口(黏液样,如果异常则为黄色)或来自阴道(不呈黏液样,因为阴道上皮不产生黏液)。有阴道异常分泌物的症状或体征应立即检测阴道液 pH、与 10%氢氧化钾混合时是否有鱼腥味、与生理盐水(活动滴虫和/或"线索细胞")及 10%氢氧化钾(假菌丝或表明外阴阴道念珠菌病)混合时的某些微观特征。其他有助确定异常阴道疾病原因的实验室检查包括针对细菌性阴道炎和阴道滴虫病的快速床旁试验,如下文所述;DNA 探针试验(确诊试验)检测阴道毛滴虫和白念珠菌以及增加与细菌性阴道炎相关的阴道加德纳菌的浓度;还有针对阴道毛滴虫的核酸扩增试验。阴道液革兰染色可用于评估阴道微生物群的变化,但主要用于研究目的,需要熟悉所涉及的微生物形态类型和规模。

表35-5 阴道感染的诊断要点和治疗

临床特点	常规阴道检查	外阴阴道念珠菌病	滴虫阴道炎	细菌性阴道炎
病原学	无感染,乳酸菌为主	白念珠菌	阴道毛滴虫	与阴道加德纳菌、各种厌氧菌和/或非培养菌有关的细菌和支原体
典型症状	无	外阴瘙痒和/或刺激	大量分泌物,外阴瘙痒	恶臭、增多的分泌物
分泌物				
数量	多变,常少量	少量	通常大量	中等
颜色[a]	清亮或透明	白色	白色或黄色	白色或灰色
性状	非均一,絮凝状	块状,黏着性块状	均一	均一,低黏度;均匀分布于阴道壁
外阴或阴道上皮炎症	无	阴道上皮及阴道口红斑,外阴皮炎,裂隙	外阴及阴道红斑,黄斑阴道炎	无
阴道内液体 pH[b]	通常≤4.5	通常≤4.5	通常≥5	通常>4.5
10%氢氧化钾胺检测("鱼腥味")	无	无	有时有	有
显微镜观察[c]	正常上皮细胞,乳酸菌为主	白细胞、上皮细胞,典型症状患者白念珠菌培养阳性,80%发现菌丝或假菌丝	白细胞,80%～90%有症状患者发现活动滴虫,无症状者则很少	线索细胞,少量白细胞,无乳酸菌或一些数量超过混合微生物群的菌群,几乎都有阴道加德纳菌,革兰染色厌氧菌(Nugent 评分≥7)
其他实验室检查		分离出念珠菌属	分离出阴道毛滴虫或 NAAT[d]阳性	
常规治疗	无	唑类乳剂、药片或栓剂:如咪康唑(100 mg 阴道栓剂)或克霉唑(100 mg 阴道用片剂)QD,连续 7 日;氟康唑 150 mg 口服(单剂量)	甲硝唑或替硝唑 2 g 口服(单剂量);甲硝唑 500 mg 口服 BID,连续 7 日	甲硝唑 500 mg 口服 BID,连续 7 日;0.75%甲硝唑凝胶阴道内使用,一单位涂药器剂量(5 g),QD,连续 5 日;2%克林霉素乳膏,阴道内使用,一单位满涂药器剂量,每晚 1 次,连续 7 晚
性伴侣常规治疗	无	无或阴茎念珠菌感染外用药物治疗	性传播感染检查,甲硝唑 2 g 口服治疗(单剂量)	无

[a] 分泌物颜色最好以白色棉拭子为对比观察。[b] 宫颈内分泌物有血液污染时不能使用 pH 检测。[c] 阴道分泌物在真菌镜检前,需要用 10%氢氧化钾提前处理;为了检查其他微生物,分泌物需要与生理盐水 1:1 混合;革兰染色也可以检测酵母菌(不能提示外阴阴道炎)、假菌丝或菌丝(常提示有外阴阴道炎),可鉴别细菌性阴道炎的正常菌群和混合菌群,但是不如生理盐水检测阴道毛滴虫敏感性高。[d] NAAT,核酸扩增试验(实验条件许可)。

治疗・阴道分泌物

阴道分泌物的治疗方式差异很大。在发展中国家，诊所或药店通常不经检查或测试就根据症状单独进行治疗，使用甲硝唑（尤其是 7 日疗程）进行口服治疗可合理地覆盖滴虫和细菌性阴道炎，这是阴道分泌物症状的常见原因。性伴侣的甲硝唑治疗可以防止女性再次感染滴虫病，尽管它不能防止细菌性阴道炎的复发。世界卫生组织发布的综合征管理指南建议对有异常阴道分泌物症状的妇女进行宫颈感染和滴虫、细菌性阴道炎和外阴阴道念珠菌病的治疗。然而，值得注意的是，大多数衣原体和淋病奈瑟菌性宫颈感染不会产生任何症状。

在工业化国家，临床医生在治疗异常阴道分泌物时，在细菌性阴道炎和滴虫病之间应至少存在差异，因为在这 2 种情况下，患者和伴侣的最佳管理方式有所不同（下文简要讨论）。

阴道滴虫病

（参见第 129 章） 滴虫病的特征是产生大量、黄色、化脓、均质的阴道分泌物和外阴刺激，有时可见阴道和外阴炎症及宫颈上的瘀点病变（所谓的草莓宫颈，通常仅通过阴道镜检查可见）。阴道液 pH 通常 ≥5（正常 <4.7）。在有典型滴虫病症状和体征的妇女中，显微镜下观察阴道分泌物与生理盐水混合物，大多数培养阳性病例显示有滴虫活动。然而，混合物显微镜检查可能只检测到一半的病例，尤其是在没有症状或体征的情况下，通常需要培养或核酸扩增试验（NAAT）检测。阴道念珠菌的 NAAT 与培养一样敏感或比培养更敏感，在美国几家性病诊所的男性患者尿液 NAAT 中发现了这种病原体的高发病率。无症状和有症状病例的治疗可降低传播率，并防止症状的发展。

治疗・阴道滴虫病

只有硝基咪唑类（如甲硝唑和替硝唑）才能治疗滴虫。单次口服 2 g 甲硝唑有效，而且比其他替代品廉价。替硝唑的半衰期比甲硝唑长，较少引起胃肠道症状，可能对甲硝唑治疗无反应的滴虫有效。性伴侣的治疗（通过向女性患者配发甲硝唑给她的性伴侣来促进治疗，并告诫其避免治疗期间饮酒）可以显著降低再次感染的风险和感染的蓄积；治疗性伴侣是护理的标准。阴道内使用 0.75% 甲硝唑凝胶治疗阴道滴虫病不可靠。建议在整个妊娠期系统使用甲硝唑。在一项大型随机试验中，甲硝唑治疗妊娠期滴虫病，并没有减少（实际上增加）围生期发病率，因此不建议对无症状孕妇进行滴虫常规筛查。

细菌性阴道炎

细菌性阴道炎（以前称为非特异性阴道炎、嗜血性阴道炎、厌氧性阴道炎或加德纳菌相关性阴道分泌物）是一种病因复杂的综合征，其特征为阴道恶臭症状和轻微至中度增加的白色分泌物，外观均匀，黏度低，均匀覆盖阴道黏膜。细菌性阴道炎与其他几种生殖器疾病的感染风险增加有关，包括由人类免疫缺陷病毒、沙眼衣原体和淋病奈瑟菌引起的感染。其他危险因素包括近期未受保护的阴道性交、有女性性伴侣和阴道冲洗。虽然在未行包皮环切的男性包皮下发现了与细菌性阴道炎相关的细菌，但男性伴侣的甲硝唑治疗并未降低受感染女性的复发率。

在有细菌性阴道炎的妇女中，阴道液培养显示阴道加德纳菌、人型支原体和几种厌氧菌[如动弯杆菌属、普雷沃菌属（以前的类杆菌属）和一些消化链球菌属]的患病率和浓度显著增加，并且缺少产生过氧化氢的乳酸杆菌，这些乳酸杆菌构成大多数正常阴道微生物群，有助防止某些宫颈和阴道感染。在阴道液中采用宽范围聚合酶链反应（PCR）扩增 16S rDNA，随后通过各种方法鉴定特定的细菌种类，已有文献证明更多意想不到的细菌多样性，包括一些以前未被培养的独特菌种[例如，3 种梭状芽孢杆菌似乎对细菌性阴道炎有特异性，并与甲硝唑治疗失败有关（**图 35‑2**）]。此外，还检测到与阴道阿托波菌相关的 DNA 序列，阴道阿托波菌是一种与细菌性阴道炎密切相关的生物体，对甲硝唑耐药，并与甲硝唑治疗后病情复发有关。新近报道与细菌性阴道炎有关的其他菌属包括巨型球菌属、纤毛菌属、爱格菌属和小杆菌属。

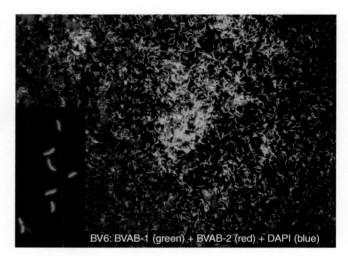

图 35‑2 女性细菌性阴道炎分泌物宽范围聚合酶链反应扩增 16S rDNA。 显示细菌与其探针杂交的一个区域，细菌性阴道炎相关细菌 1（BVAB‑1，可见细长、弯曲的绿色棒状体）和 BVAB‑2（红色）；放大图像显示 BVAB‑1 形态类似动弯杆菌（弯曲棒状）（经授权许可，引自：DN Fredricks et al：N Engl J Med 353：1899，2005）。

临床上诊断细菌性阴道炎通常采用 Amsel 标准，符合以下 4 种情况中的任何 3 种可诊断：① 白色均质状阴道分泌物增多；② 阴道分泌物 pH>4.5；③ 阴道分泌物与 10% 的氢氧化钾溶液混合后立即出现明显的鱼腥味(归因于挥发性胺,如三甲胺);④ 将阴道分泌物与生理盐水按 0～1∶1 混合,在显微镜下显示"线索细胞"(阴道上皮细胞被具有颗粒状外观和模糊边界的球蛋白生物所包裹,图35-3)。

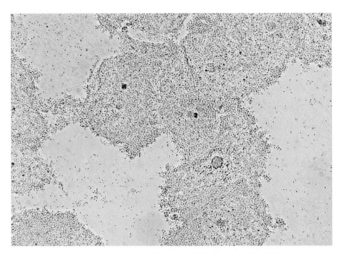

图35-3　细菌性阴道炎妇女的阴道分泌物涂片找到典型线索细胞。由于细菌黏附,表现为上皮细胞边缘模糊和颗粒状外观(×400)[由 Lorna K. Rabe 提供,经授权许可,引自:Hillier et al, in KK Holmes et al (eds): Sexually Transmitted Diseases, 4th ed. New York, McGraw-Hill, 2008]。

治疗·细菌性阴道炎

口服甲硝唑治疗细菌性阴道炎的标准剂量为 500 mg,每日 2 次,连续 7 日。单次口服 2 g 甲硝唑短期治愈率较低,不应使用。阴道内使用 2% 克林霉素乳膏[每晚使用 5 g(含有 100 mg 克林霉素磷酸酯),共 7 日],或用 0.75% 甲硝唑凝胶[一次 5 g(含有 37.5 mg 甲硝唑),每日 2 次,共 5 日]被批准在美国使用,并且不会引起系统性不良反应。2 种治疗效果与口服甲硝唑相似。其他替代品包括口服克林霉素(300 mg,每日 2 次,持续 7 日)、克林霉素阴道软胶囊(每次 100 g,睡前塞入阴道,持续 3 日)、口服替硝唑(每日 1 g 共 5 日,或每日 2 g 共 3 日)。不幸的是,在口服或阴道内治疗后一段时间(比如几个月后),复发非常常见。一项随机对照研究将含有 37.5 mg 甲硝唑的阴道凝胶与含 500 mg 甲硝唑加制霉菌素的阴道栓剂(后者未在美国上市)比较,发现 37.5 mg 方案的复发率明显增高,这表明局部阴道内治疗甲硝唑剂量应更高。每周 2 次使用抑制性甲硝唑阴道凝胶可明显减少复发。如上所述,用甲硝唑治疗男性伴侣并不能防止细菌性阴道炎的复发。

补充产生过氧化氢的阴道乳酸杆菌,用以维持阴道健康的治疗尝试失败了。虽然一项口服乳酸杆菌的随机试验发现复发性细菌性阴道炎的复发率有所降低,但这一结果尚未得到证实或驳斥。美国一项多中心随机对照试验发现,用甲硝唑治疗细菌性阴道炎后,反复阴道内给予乳酸杆菌没有任何益处。对 18 项研究的荟萃分析得出结论,怀孕期间细菌性阴道炎大大增加了早产和自然流产的风险。然而,大多数关于妊娠期经阴道应用克林霉素局部治疗细菌性阴道炎的研究表明治疗并没有减少不良妊娠结局。许多怀孕期间口服甲硝唑治疗的试验结果不一致,2013 年 Cochrane 的一项审查得出结论,对患有细菌性阴道炎的妇女进行产前治疗,即使是既往有早产的妇女也不能降低早产的风险。因此,美国预防医学工作组建议不要对孕妇进行细菌性阴道炎常规筛查。

外阴阴道瘙痒、灼热或刺激

外阴阴道念珠菌病会引起外阴瘙痒、灼热或刺激,通常没有阴道分泌物的增加或恶臭。生殖器疱疹也会产生类似的症状,有时病变很难与念珠菌病引起的裂痕和炎症区分开。外阴阴道念珠菌病的症状包括外阴红斑、水肿、裂痕和压痛。在念珠菌病中,少量白色的阴道分泌物有时表现为白色的鹅口疮样斑块或干酪样凝块,松散地黏附在阴道上皮上。所有有症状的外阴阴道念珠菌病几乎都是由白念珠菌所致,这些白念珠菌可能之前就定植在阴道或肠道中。复杂性外阴阴道念珠菌病包括每年复发 4 次或更多的病例,异常严重的病例,由非白念珠菌引起的病例或发生在未受控制的糖尿病、体弱、免疫抑制或妊娠妇女的病例。

除了符合临床症状外,诊断外阴阴道念珠菌病通常是将阴道分泌物加入生理盐水或 10% 氢氧化钾,或进行革兰染色,在显微镜下观察是否有假菌丝或菌丝。显微镜检查不如培养敏感,但与症状有较好的相关性。通常对标准一线抗真菌药没有反应的病例,或对复发性疾病开始进行抑制性抗真菌治疗之前才进行培养,用来排除对咪唑或唑类药物耐药(通常与光滑念珠菌有关)。

治疗·外阴阴道瘙痒、灼热或刺激

外阴阴道念珠菌病的症状和体征需要治疗,通常在阴道内给予任意一种咪唑类抗菌药(如咪康唑或克霉唑)3～7 日,或单剂量口服氟康唑(表35-5)。这种非处方制剂的销售降低了护理成本,使许多复发性念珠菌性阴道炎妇女的治疗更加方便。然而,大多数购买这些制剂的妇女并没有外阴阴道念珠菌病,而是其他需要不同治疗的阴道感染。因此,只有具有典型外阴瘙痒症状且以往有临床医师诊断外阴阴道念珠菌病发作史的女性才可以自我治疗。短期阴道内用唑类药物治疗简单的外阴阴道念珠菌病是有效的(例如克霉唑,每日 2 片 100 mg 阴道栓剂,持续 3 日;或咪康唑,单剂 1 200 mg 阴道栓剂)。单剂量口服氟康唑(150 mg)也是有效的,是许多患者的首选。复杂病例的处理(见上文)和那些对常规阴道栓剂或单剂量口服治疗没有反应的病例通常涉及长期或周期性口服治疗,2010 年美国疾病控制和预防中心 STD 治疗指南(http://www.cdc.gov/std/treatment)对此有详细讨论。性伴侣的治疗不是常规的。

阴道分泌物或阴道炎的其他原因

在与葡萄球菌中毒性休克综合征相关的溃疡性阴道炎中,可通过革兰染色和培养迅速在阴道液中鉴别金黄色葡萄球菌。在脱屑性阴道炎中,阴道液涂片显示中性粒细胞、大量脱落的阴道上皮细胞、基底旁细胞增多,以及革兰阳性球菌;这种综合征可能对 2% 克林霉素乳膏治疗有反应,通常与局部类固醇制剂联合使用数周。引起阴道炎和外阴阴道症状的其他原因包括:异物(如卫生棉条)、宫颈帽、阴道杀精剂、阴道消毒制剂或冲洗剂、阴道上皮萎缩(绝经后妇女或产后长时间母乳喂养期间)、对乳胶避孕套过敏、与 HIV 感染或白塞综合征(一种未完全了解的综合征)相关的阴道溃疡和前庭炎。

■ 黏液脓性宫颈炎

黏液脓性宫颈炎(MPC)是指宫颈内柱状上皮和上皮下的炎症,以及暴露于宫颈外口任何相邻柱状上皮的炎症。女性黏液脓性宫颈炎是男性尿道炎的"沉默伴侣",同样常见,通常由同一种病原体(淋病奈瑟菌、沙眼衣原体或生殖支原体)引起,但是黏液脓性宫颈炎比尿道炎更难识别。作为女性严重细菌感染最常见的表现形式,黏液脓性宫颈炎可以是上生殖道感染,也就是盆腔炎(PID,见下文)的先兆或症状。在孕妇中,MPC 会导致产科并发症。在西雅图对 167 例连续发病的 MPC 患者[定义基于黄色宫颈脓性黏液,或多形核白细胞(PMN)≥30/1 000倍显微镜视野]进行的一项前瞻性研究中,显示这些患者在 20 世纪 80 年代的性病门诊中被发现,有略多于 1/3 的患者采集宫颈阴道标本检测沙眼衣原体、淋病奈瑟菌,生殖支原体、HSV 和阴道滴虫,未发现可识别的病因(图 35 - 4)。最近,巴尔的摩一项使用 NAATS 检测病原体的研究显示,133 名 MPC 患者中,有近一半的人没有发现微生物学病因。

MPC 诊断依赖于发现宫颈症状及体征,包括从宫颈口流出的黄色黏液脓性分泌物、轻擦宫颈有出血和水肿的宫颈柱状上皮异位(见下文);后两种情况多因衣原体感染引起,但单凭体征不能区分病原体。与淋病奈瑟菌或衣原体感染引起的宫颈炎不同,HSV 引起的宫颈炎在宫颈外口复层鳞状上皮和柱状上皮上产生溃疡性病变。用白色拭子从宫颈取出的黄色黏液表明存在多形核白细胞,革兰染色可以证实它们的存在,

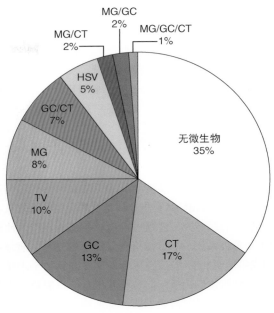

图 35 - 4 **在诊断黏液脓性宫颈炎的门诊患者**(*n* = 167)**中检测到的女性性传播疾病微生物。**CT,沙眼衣原体;GC,淋病奈瑟菌;MG,生殖支原体;TV,阴道毛滴虫;HSV,单纯疱疹病毒(由 Dr. Lisa Manhart 提供,经授权使用)。

尽管其没有增加宫颈征象的诊断价值。在未被阴道鳞状上皮细胞或阴道细菌污染的情况下,宫颈黏液内 PMN ≥20/1 000倍显微镜下视野,表明有宫颈炎症。小心取出宫颈黏液检测细胞内革兰阴性双球菌对淋病的诊断是非常特异的,但敏感性<50%。因此,在 MPC 的评估中总会提出检测淋病奈瑟菌和沙眼衣原体(例如,NAAT)的特异性和敏感性。

治疗·黏液脓性宫颈炎

尽管在某些情况下,上述标准既不具有高度的特异性,也不能高度预测淋病奈瑟菌或衣原体感染,但 2010 年美国 CDC STD 指南要求,在等待测试结果的同时,考虑对大多数患者进行 MPC 的经验性治疗。对于常见性传播疾病风险增加的妇女(危险因素:年龄<25 岁、新的或多个性伴侣以及无保护的性行为),尤其是在不能保证随访的情况下,应对沙眼衣原体积极采取抗生素的假定治疗。如果相关患者群体中(例如年轻人、记录了高患病率的诊所)淋病的患病率很高,则可同时治疗淋病。在这种情况下,治疗应包括单剂量方案,有效治疗淋病及衣原体感染,如表 35 - 4 所示尿道炎的治疗。在淋病发病率明显低于衣原体的地区,初步治疗仅针对衣原体就足够,并同时等待淋病的检测结果。与淋病或衣原体感染无关的宫颈内膜炎病因及治疗的潜在益处尚未确定。虽然生殖支原体的抗菌敏感性还未明确,但在多西环素治疗后,该生物体经

常持续存在,目前在这类患者中采用阿奇霉素治疗可能的生殖支原体感染似乎较为合理。如果生殖支原体对阿奇霉素耐药,可用莫西沙星替代。女性 MPC 患者的性伴侣应接受检查,并给予和患者相同的治疗方案,除非淋病或衣原体的检测结果不一致,再采取不同的治疗。

宫颈柱状上皮异位

宫颈柱状上皮异位,以往称作"宫颈糜烂",很容易与感染性宫颈炎混淆。宫颈柱状上皮异位是指单层柱状上皮从宫颈内向外延伸到宫颈外口,宫颈口可能含有透明或稍浑浊的黏液,但不是黄色黏液。阴道镜检查显示上皮完整。通常在青春期和成年早期发现,异位在生命的第 2 和第 3 个十年逐渐消退,因为鳞状化生代换了异位柱状上皮。口服避孕药促进持续或再次出现异位,而吸烟明显加速鳞状上皮化生。电烧灼治疗是不必要的。宫颈柱状上皮异位可能使宫颈更容易感染淋病奈瑟菌、沙眼衣原体或人类免疫缺陷病毒。

盆腔炎

盆腔炎(PID)通常是指从宫颈或阴道到子宫内膜和/或输卵管的感染。感染可延伸至生殖道以外,引起盆腔腹膜炎、广泛性腹膜炎、肝周炎、脾周炎或盆腔脓肿。盆腔炎大多与特定的性传播病原体有关,很少继发于与特定的 STD 病原体无关的盆腔感染,包括:① 来自邻近的炎症病灶(如阑尾炎、局部回肠炎或憩室炎)或细菌性阴道炎;② 血源性传播(如结核或葡萄球菌菌血症);③ 某些热带疾病(如血吸虫病)的并发症。子宫内感染可以是原发性(自发以及性传播)或由继发性侵入性子宫内手术[如扩张和刮宫、终止妊娠、插入宫内节育器(IUD)或子宫输卵管造影]或分娩引起。

病因

引起急性盆腔炎最常见的原因包括引起子宫内膜炎的主要病因(如淋病和沙眼衣原体)以及改变阴道菌群的微生物。在淋病发病率很高的地区,例如美国的贫民区人群中,PID 最常由淋病奈瑟菌引起。在病例对照研究中,生殖支原体也与子宫内膜炎和输卵管炎的组织病理学诊断显著相关。

美国关于患有 PID 的妇女的研究显示,有不同比例(通常为 1/4～1/3)的患者,从腹膜液或输卵管中分离出厌氧和兼性微生物(特别是普雷沃菌属、消化链球菌、大肠埃希菌、流感嗜血杆菌和 B 组链球菌)以及生殖支原体。由于缺乏侵入性标本采集,很难确定某个 PID 病例的确切微生物,这就要求采用经验性抗菌疗法来治疗感染。

流行病学

在美国,15～44 岁女性初次到诊室就诊 PID 的人数估计从 20 世纪 80 年代的平均 40 万人下降到 1999 年的 25 万人,并进一步下降至 2011 年的 9 万人。20 世纪 80 年代和 90 年代初,美国急性 PID 的住院率也稳步下降,但自 1995 年以来一直保持在每年 7～10 万人的水平。急性 PID 的重要危险因素包括宫颈内感染或细菌性阴道炎、输卵管炎病史或近期阴道冲洗史以及近期宫内节育器置入。某些其他医源性因素,如扩张和刮宫或剖宫产,可增加 PID 的风险,尤其是宫颈内淋病奈瑟菌或衣原体感染或细菌性阴道炎的妇女。淋病相关性症状和沙眼衣原体相关性 PID 通常在月经期间或月经后不久开始;这表明月经是宫颈和阴道感染上升的危险因素。非灵长类动物输卵管的实验接种表明,反复接触沙眼衣原体可导致最大限度的组织炎症和损伤,因此出现衣原体输卵管炎的免疫病理学改变。口服避孕药的妇女发生 PID 的风险降低,输卵管消毒降低了感染在输卵管内扩散引起输卵管炎的风险。

临床表现

子宫内膜炎:临床病理综合征 · 一项对临床疑似 PID 的妇女同时进行子宫内膜活检和腹腔镜检查的研究表明,仅有子宫内膜炎的妇女与同时患有输卵管炎的妇女相比,前者的下腹疼痛、附件压痛、宫颈摇摆痛、腹部反跳痛、发热、C 反应蛋白升高的概率显著降低。此外,仅患有子宫内膜炎的妇女与既没有子宫内膜炎也没有输卵管炎的妇女相比,常有淋病、衣原体感染和诸如阴道冲洗或使用宫内节育器等危险因素。因此,仅患有子宫内膜炎的妇女在危险因素、临床表现、宫颈感染患病率和 C 反应蛋白升高等方面介于既无子宫内膜炎也无输卵管炎的妇女和患有输卵管炎的妇女之间。与输卵管炎患者相比,仅患有子宫内膜炎的妇女继发输卵管阻塞和导致不孕的风险较低。

输卵管炎 · 非结核性输卵管炎的症状典型地从 MPC 和/或细菌性阴道炎引起的黄色或恶臭的阴道分泌物,发展为子宫内膜炎引起的中线腹痛和异常阴道出血,继而发展为输卵管炎引起的双侧下腹部和盆腔疼痛,如果进展成腹膜炎则伴有恶心、呕吐和腹痛加剧。

非结核性输卵管炎的腹痛通常为钝痛或酸痛。在某些情况下,缺乏疼痛或疼痛不典型者,往往在不相关的评估或手术过程中发现明显的炎症变化,如腹腔镜评估不孕。约 40% 的 PID 患者在疼痛发作之前或同时出现异常子宫出血,20% 的患者出现尿道炎(排尿困难)症状,淋病奈瑟菌或衣原体感染的患者偶尔出现直肠炎症状(肛门直肠疼痛、便秘和直肠分泌物或出血)。

体检显示大多数淋病奈瑟菌或衣原体 PID 患者有 MPC(黄色宫颈内分泌物,易诱发宫颈内出血)的迹象。宫颈摇摆痛是由宫颈被推向一侧时的附件牵拉产生的。妇科双合诊可以查到子宫内膜炎引起的子宫底压痛和输卵管炎引起的附件异常压痛,这通常是(但不一定是)双侧的。在急性输卵管炎的妇女中,大约有一半的人可以触及肿胀的附件,但对有明显压痛的患者进行附件肿胀的评估是不可靠的。只有大约 1/3 的急性输卵管炎患者初始体温 > 38℃。实验室检查显示 75% 的急性输卵管炎患者红细胞沉降率(ESR)升高,60% 患者的外周白细胞计数升高。

与非结核性输卵管炎不同，生殖器结核常发生在老年妇女，其中是许多绝经后妇女。前驱症状包括异常阴道出血、疼痛（包括痛经）和不孕。大约 1/4 的女性有附件肿块。子宫内膜活检显示结核性肉芽肿，并为细菌培养提供最佳标本。

肝周炎与阑尾周炎 上腹部疼痛和压痛，通常局限于右上象限（RUQ），发生在 3%～10% 的急性盆腔炎女性。肝周炎症状出现在 PID 发作期间或之后，可能掩盖下腹部症状，导致误诊为胆囊炎。在大约 5% 的急性输卵管炎病例中，早期腹腔镜检查显示肝周炎症表现，从肝包膜红肿到脏层腹膜和壁层腹膜之间出现纤维蛋白渗出物。当治疗延迟且腹腔镜检查进行较晚时，肝脏可见密集的"小提琴弦"粘连；当牵拉粘连处时，会出现慢性劳累性或体位性右上腹疼痛。虽然肝炎周炎也被称为 Fitz-Hugh-Curtis 综合征，多年来被特别归因于淋病奈瑟菌性输卵管炎，但大多数病例现在被归因于衣原体性输卵管炎。在衣原体性输卵管炎患者中，存在肝周炎时，沙眼衣原体的免疫荧光抗体血清滴度通常比不存在沙眼衣原体时高很多。

体检包括右上腹触痛，甚至在症状不提示输卵管炎的患者中，通常还包括附件触痛和宫颈炎。肝功能检查和右上腹超声检查结果几乎总是正常的。一位患有亚急性右上腹疼痛且胆囊超声检查正常的年轻女性，其 MPC 和盆腔压痛的存在提示了肝周炎的诊断。

约 5% 疑似阑尾炎并行阑尾切除术的患者发现了阑尾周炎（阑尾浆膜炎，不累及肠黏膜），可能是淋病奈瑟菌或衣原体输卵管炎的并发症。

在输卵管炎妇女中，人类免疫缺陷病毒感染增加了病情的严重程度，并与输卵管卵巢脓肿有关，需要住院和手术引流治疗。然而，在感染人类免疫缺陷病毒和输卵管炎的妇女中（包括需要输卵管卵巢脓肿引流的），传统的抗菌治疗的临床反应通常令人满意。

诊断

对于疑似诊断的患者仍按 PID 治疗，宁愿过度诊断和治疗。另一方面，鉴别输卵管炎和其他盆腔病变，特别是阑尾炎和异位妊娠等外科急症非常重要。

只有腹腔镜检查能明确诊断输卵管炎，但是常规腹腔镜检查确诊输卵管炎通常是不切实际的。大多数急性 PID 患者下腹疼痛持续时间 <3 周，双合诊检查时盆腔压痛，并伴有下生殖道感染的证据（如 MPC）。约 60% 的患者在腹腔镜检查时有输卵管炎，10%～20% 的患者仅有子宫内膜炎。在上述具有这些症状的患者中，直肠温度 >38℃，可触及附件肿块，ESR 升高 >15 mm/h，这些增加了输卵管炎的诊断概率，其中 68% 的患者具有上述 3 项辅助诊断的仅 1 项，90% 的患者有 2 项，96% 的患者有 3 项。而在一般情况下，只有 17% 的经腹腔镜确诊为输卵管炎的患者同时有这 3 个辅助症状。

在盆腔疼痛和触痛的妇女中，宫颈黏液中 PMN 数量的增加（30/1 000 倍显微镜视野）或白细胞数量超过阴道液中的上皮细胞（没有滴虫性阴道炎的情况下，阴道分泌物 PMN 数量也会增加）增加了急性盆腔炎临床诊断的预测价值，类似以下盆腔炎诱因：月经来潮、近期月经异常出血史、放置宫内节育器、输卵管炎病史和与患有尿道炎的男性性接触。阑尾炎或其他肠胃疾病早期即出现厌食、恶心或呕吐；在月经周期的第 14 日之后开始疼痛；或仅限于右下腹或左下腹的单侧疼痛。在鉴别诊断 PID 时，应进行血清 β-绒毛膜促性腺激素检测，这些检测通常在异位妊娠时呈阳性。超声和磁共振成像（MRI）可用于诊断输卵管或盆腔脓肿。输卵管炎时 MRI 显示输卵管直径增粗、输卵管内液体增多或输卵管壁增厚。

对女性原因不明的下腹部疼痛，行腹腔镜检查是为了排除其他外科疾病。容易与输卵管炎混淆的一些常见或严重的疾病（如急性阑尾炎、异位妊娠、黄体出血、卵巢肿瘤）往往是单侧的。单侧疼痛或盆腔肿块，虽然与 PID 症状不相符，却是腹腔镜检查的一个强有力指征，除非临床证明需要剖腹手术。不典型的临床表现（如没有下生殖道感染、停经、妊娠试验阳性或对适当的治疗没有反应）是腹腔镜检查的其他常见指征。子宫内膜活检对子宫内膜炎的诊断相对敏感和特异，这与输卵管炎的存在密切相关。

阴道或宫颈内拭子标本应通过 NAAT 检查淋病奈瑟菌和沙眼衣原体。至少应检测阴道分泌物是否存在 PMN，对宫颈内分泌物进行革兰染色检查 PMN 和革兰阴性双球菌，提示是否有淋病奈瑟菌感染。经腹腔镜检查或子宫内膜活检证实，由妇科专家作出 PID 临床诊断的妇女中，约 90% 淋病奈瑟菌或沙眼衣原体培养呈阳性。在匹兹堡的 STD 门诊或妇科门诊就诊的妇女中，即使没有显示急性 PID 症状，子宫内膜炎也与宫颈内淋病奈瑟菌或衣原体感染或细菌性阴道炎显著相关，这些疾病比例分别为 26%、27% 和 15%。

治疗·盆腔炎

表 35-6 列出了推荐用于 PID 非卧床或注射管理的联合方案。在门诊的女性患者应接受广谱的治疗方案，如头孢曲松（覆盖可能的淋病奈瑟菌感染）和多西环素（覆盖可能的衣原体感染）。如果耐受，可添加甲硝唑以增强对厌氧菌的活性；如果治疗细菌性阴道炎，必须添加甲硝唑。尽管很少进行过方法完美的临床试验（尤其是长期随访），但一项荟萃分析表明，提供良好的厌氧菌覆盖率是有益的。

美国 CDC 性传播疾病治疗指南建议对性活跃的年轻女性和其他有患 PID 风险的女性进行经验性治疗，如果她们正经历盆腔或下腹部疼痛、无法确定疼痛的其他原因，并且盆腔检查显示以下 1 个或多个 PID 标准：宫颈摇摆痛、子宫压痛或附件压痛。疑似 PID 的妇女可以作为门诊患者或住院患者来治疗。在多中

表35-6	盆腔炎门诊治疗或注射治疗的联合抗生素推荐治疗方案
门诊治疗疗程[a]	注射疗法
头孢曲松（250 mg 肌内注射1次） 加 多西环素（100 mg 口服 BID，连续14日） 加[b] 甲硝唑（500 mg 口服 BID，连续14日）	使用下列方案开始注射疗法，临床症状改善后持续使用注射疗法48小时，然后改用门诊疗程，如前文描述 **方案A** 头孢替坦（2 g 静脉注射 q12h）或头孢西丁（2 g 静脉注射 q6h） 加 多西环素（100 mg 静脉注射或口服 q12h） **方案B** 林可霉素（900 mg 静脉注射 q8h） 加 庆大霉素（首剂按 2 mg/kg 静脉注射或肌内注射，然后维持剂量按 1.5 mg/kg，q8h）

[a] 见文中头孢菌素类不耐受患者的药物选择。[b] 某些专家建议联合甲硝唑治疗，尤其是并发细菌性阴道炎时。

来源：节选自美国 CDC：MMWR Recomm Rep 59(RR-12)：1，2010。

心盆腔炎缓解评估和临床健康（PIACH）试验中，831名有轻度至中度严重症状和 PID 症状的妇女随机接受住院治疗，静脉注射头孢西丁和多西环素或门诊治疗单次注射头孢西丁加口服多西环素。两组的短期临床和微生物学结果和长期结果是相同的。然而以下情况需要住院治疗：① 诊断不确定，不能排除阑尾炎和异位妊娠等外科紧急情况；② 患者怀孕；③ 怀疑盆腔脓肿；④ 严重疾病或恶心呕吐不能门诊治疗；⑤ 患者感染人类免疫缺陷病毒；⑥ 患者被评估为无法遵循或耐受门诊治疗方案；⑦ 患者对门诊治疗没有反应。尽管年轻女性和老年女性的门诊治疗相同，一些专家倾向于让 PID 的青少年患者住院进行初始治疗。

目前，口服头孢菌素类、多西环素类和氟喹诺酮类药物不能很好地控制淋病奈瑟菌感染。因此，对不耐受头孢菌素的妇女选择合适的口服药物是一项挑战。如果青霉素是可选择项之一，阿莫西林/克拉维酸联合多西环素在一项试验中有短期临床疗效。如果氟喹诺酮是唯一的选择，并且已知社区淋病流行率和个体感染淋病风险较低，可考虑口服左氧氟沙星（500 mg，每日1次）或氧氟沙星（400 mg，每日2次）14日，同时服用或不服用甲硝唑。此外，在美国以外进行的临床试验证明口服莫西沙星有效。在这种情况下，在开始治疗之前，必须对淋病奈瑟菌进行敏感的诊断测试（细菌培养加药敏测试）。对于那些患 PID 并涉及喹诺酮耐药的淋病奈瑟菌妇女来说，治疗是不确定的，但可能包括注射庆大霉素或口服多西环素，尽管后者还没有以此为目的进行研究。

对于住院患者，以下2种注射疗法（表35-6）在多中心随机试验中得出了几乎相同的结果。

1. 多西环素加头孢替坦或头孢西丁：患者病情好转后，静脉给药至少48小时，然后口服多西环素（每日2次，每次100 mg）完成14日的治疗。

2. 克林霉素加庆大霉素治疗肾功能正常的患者：庆大霉素每日1次（每日总剂量合并为1次）在 PID 中未被评价，但对其他严重感染有效，可作为替代治疗。在患者病情好转后这些药物应至少持续48小时，然后口服多西环素（100 mg，每日2次）或克林霉素（450 mg，每日4次）以完成14日的疗程。对输卵管脓肿更建议使用克林霉素而不是多西环素继续治疗，可以更好地覆盖厌氧菌。

随访

住院患者应在3～5日内表现出明显的临床改善。接受门诊治疗的女性应在72小时内重新进行临床评估。对急诊科就诊的女性进行电话随访调查发现，28%女性从未按处方配药，41%的女性提前停止服药（平均服用4.1日），通常是因为症状无好转、症状消失或副作用。对非卧床治疗且没有反应的妇女应住院接受注射治疗和进一步的诊断评估，包括考虑腹腔镜检查。对男性性伴侣应该根据经验评估和治疗淋病和衣原体感染。治疗结束后，如果症状持续或复发，或患者不遵守治疗或再次性接触未经治疗的性伴侣，应进行淋病奈瑟菌或沙眼衣原体的检测。

手术

只有在面临危及生命的感染（如输卵管脓肿破裂或即将破裂）或脓肿引流时，才需要手术治疗输卵管炎。保守的外科手术通常已经足够。盆腔脓肿常可用阴道后穹窿切开术引流，腹腔灌洗可用于广泛性腹膜炎。

预后

晚期后遗症包括双侧输卵管阻塞所致不孕、输卵管瘢痕所致异位妊娠、慢性盆腔疼痛和复发性输卵管炎。瑞典一项大型研究显示，输卵管阻塞导致输卵管炎后，不孕的总风险在1次输卵管炎发作后为11%，2次发作后为23%，3次或以上发作后为54%。华盛顿大学的一项研究发现，PID 后宫外孕风险增加7倍，子宫切除率增加8倍。

预防

一项随机对照试验旨在确定衣原体选择性筛查是否能降低随后的 PID 发病风险，结果表明，与未经筛查而接受常规检查的妇女相比，接受筛查的妇女在接下来一年中的 PID 发生率低56%。该报告有助促使美国指导对年轻女性进行衣原体筛查，以降低 PID 发病率和 PID 后遗症的患病率，同时减少沙眼衣原体的性传播。CDC 和美国预防医学工作组建议对≤25 岁的性活跃女性每年进行生殖衣原体感染筛查。尽管如此，许多初级保健机构的筛查覆盖率仍然很低。

■ 生殖器或肛周溃疡性病变

生殖器溃疡在一些性传播疾病中出现，其中大多数会急剧增加感染和人类免疫缺陷病毒传播的风险。在 1996 年对美国 10 个一期梅毒发病率最高城市的生殖器溃疡进行的研究中，溃疡样本 PCR 检测显示 62% 的患者有 HSV，13% 的患者检测出梅毒螺旋体（梅毒的病原体），12%～20% 的患者出现杜克雷伊嗜血杆菌（软下疳原因）。如今，在美国和其他工业化国家，生殖器疱疹占生殖器溃疡的比例更高。

🌐 在亚洲和非洲，软下疳（图 35 - 5）曾被认为是最常见的生殖器溃疡类型，其次是原发性梅毒和生殖器疱疹（图 35 - 6）。随着加倍努力控制软下疳和梅毒并广泛使用广谱抗生素治疗性传播疾病相关综合征，以及因伴有人类免疫缺陷病毒感染而引起生殖器疱疹更频繁复发或持续存在，生殖器溃疡的聚合酶链反应检测现已明确表明生殖器疱疹是迄今为止最常见的生殖器溃疡病因。沙眼衣原体引起的性病淋巴肉芽肿（LGV，图 35 - 7）和多诺万病（又称腹股沟肉芽肿，由肉芽肿克雷伯菌引起；图 70 - 1）在一些发展中国家持续引起生殖器溃疡。在人类免疫缺陷病毒流行的前 20 年，LGV 实际上已经在工业化国家消失，但在欧洲（包括英国）、北美和澳大利亚，又出现了暴发。在这些疫情中，LGV 典型表现为直肠炎，有或无肛门损伤，报告无保护直肠性行为的男性中通常与人类免疫缺陷病毒和/或丙型肝炎病毒感染有关，后者可能是通过相同方式获得的急性感染。生殖器溃疡的其他原因包括：① 念珠菌病和创伤性生殖器疣，两者都容易被识别；② 广泛

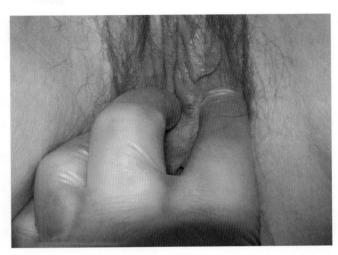

图 35 - 6 **生殖器疱疹**。典型表现为偶然发作、相对缓和的浅表性溃疡（来源：由 Michael Remington，University of Washington Virology Research Clinic 提供）。

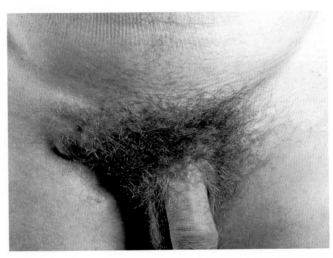

图 35 - 7 **性病淋巴肉芽肿(LGV)**。发生在股及腹股沟淋巴结的触痛性淋巴结肿大，由 Poupart 韧带分隔出横沟；"腹股沟横沟"不是 LGV 特有，例如，淋巴瘤患者也可有此表现。

性皮肤病累及生殖器；③ 系统性疾病的皮肤表现，如 Stevens - Johnson 综合征或白塞综合征中的生殖器黏膜溃疡；④ 原发 STD 皮疹的双重感染（例如，耐甲氧西林金黄色葡萄球菌使 HSV - 2 导致的生殖器溃疡复杂化）；⑤ 局部药物反应，例如局部使用巴龙霉素乳膏或硼酸制剂后偶发的溃疡。

诊断

尽管大多数生殖器溃疡不能仅凭临床依据诊断，但临床表现（表 35 - 7）和流行病学因素通常可指导初步治疗（表 35 - 8），同时等待特定检测结果。临床医生应要求对所有生殖器溃疡病例进行梅毒快速血清学检查。除高度具有 HSV 特征的病变（疱疹样水疱）外，采用暗视野显微镜检查、直接免疫荧光和梅毒螺旋体聚合酶链反应（PCR）对病变进行评估是有用的，但目前在大多数国家很少应用。值得注意的是，30% 的梅毒性硬下疳（梅毒的原发性溃疡）最初无梅毒血清学反应。所有出现生殖器溃疡的患者都应接受 HIV 检测。

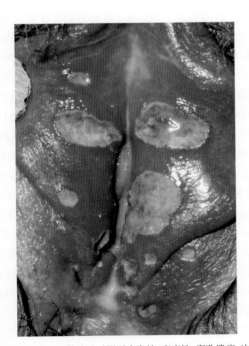

图 35 - 5 **软下疳**。自体接种后阴唇多发性、疼痛性、穿孔溃疡，边缘破溃。

表 35-7 生殖器溃疡的临床特征

临床特征	梅毒	疱疹	软下疳	性病淋巴肉芽肿	杜诺凡病
潜伏期	9~90 日	2~7 日	1~14 日	3 日~6 周	1~4 周(最多 6 个月)
早期原发病变	丘疹	水疱	脓疱	丘疹、脓疱,或水疱	丘疹
皮疹数量	通常 1 个	多个	通常多个,可融合	通常 1 个;尽管淋巴结肿大,但常难以发现	不确定
直径	5~15 mm	1~2 mm	不确定	2~10 mm	不确定
边缘	边界清楚、凸起,圆形或椭圆形	红斑	边界不清、高低不平,形状不规则	凸起,圆形或椭圆形	凸起,不规则
深度	浅表或深部	浅表	窦道	浅表或深部	凸起
基底	光滑,非化脓性,相对非血管性	严重红斑,非血管性	化脓性,易出血	不确定,非血管性	红色,柔软,易出血
硬度	坚实	无	软	偶有坚实	坚实
疼痛	不常见	常有疼痛	通常非常疼	不确定	不常见
淋巴结肿大	坚实、无痛、双侧	坚实、疼痛,初发时常双侧	疼痛、可化脓、局限性,通常单侧	疼痛、可化脓、局限性,通常单侧	无,假性腹股沟淋巴结炎

来源:RM Ballard,in KK Holmes et al(eds):Sexually Transmitted Diseases,4th ed. New York,McGraw-Hill,2008。

表 35-8 生殖器或肛周溃疡的初步治疗

致病菌

单纯疱疹病毒(HSV)
梅毒螺旋体(一期梅毒)
杜克雷嗜血杆菌(软下疳)

常用初步实验室检查

暗视野检查(如果需要)、直接 FA 或 PCR 查梅毒螺旋体
RPR、VDRL 或 EIA 血清学试验检测梅毒[a]
培养、直接 FA、ELISA 或 PCR 检测 HSV
HSV-2 特异性血清(可考虑)
软下疳流行地区:PCR 或培养查杜克雷嗜血杆菌

初步治疗

确认或怀疑疱疹感染(水疱的病史或症状)
　用阿昔洛韦、伐昔洛韦或泛昔洛韦治疗生殖器疱疹

确认梅毒(暗视野检查、FA 或 PCR 查梅毒螺旋体或 RPR 反应)
　对患者、近期(3 个月内)血清阳性的性伴侣及所有血清阳性的性伴侣,予苄星青霉素 240 万 U,一次肌内注射[b]

确认或怀疑软下疳(诊断试验阳性或排除 HSV 和梅毒,并且皮疹持续存在)
　环丙沙星(500 mg 单剂量口服)或
　头孢曲松(250 mg 单剂量肌内注射)或
　阿奇霉素(1 g 单剂量口服)

[a] 如果结果阴性而怀疑一期梅毒,根据流行病学和性病风险评估可试验性治疗,1 周后重复。[b] HIV 感染患者的早期梅毒可使用相同的治疗方案。
缩略词:EIA,酶免疫测定;ELISA,酶联免疫吸附试验;FA,荧光抗体;HSV,单纯疱疹病毒;PCR,聚合酶链反应;RPR,快速血浆反应素;VDRL,性病研究实验室试验。

典型的小水疱或脓疱或由丘疱疹演变成簇状疼痛性溃疡提示生殖器疱疹。因这些临床表现典型,病毒检测成为可选

项目,然而,许多患者希望确认诊断,而区分 HSV-1 与 HSV-2 对判断预后有一定意义,因为后者更易导致生殖器疱疹频繁复发。

无自觉疼痛、无触压痛、质地坚硬的溃疡,以及无压痛的腹股沟淋巴结肿大提示原发性梅毒。如果梅毒的暗视野显微镜检查和快速血清学检查结果最初为阴性,则应根据个人的感染风险提供假定性治疗。例如,在美国,随着男男性接触者梅毒发病率的上升,大多数专家在观察等待血清转阳性之前,不会停止对这种感染的治疗。梅毒治疗 1 周或 2 周后的反复血清学检查通常显示血清转阳性。

"非典型"或临床上细碎的小溃疡可能比典型的水疱脓疱性病变更常见于生殖器疱疹。因此,有必要检测特定类型的 HSV(参见第 88 章)。针对 HSV-2 血清抗体的市售特异性血清学检测可能会产生阴性结果,尤其是当患者初次出现生殖器疱疹的早期皮疹或 HSV-1 是生殖器疱疹的病因时(在当今很常见)。此外,HSV-2 抗体阳性并不能证明目前的病变是疱疹性的,因为美国近 1/5 的普通人群(毫无疑问,有其他性传播疾病风险的人群比例更高)在成年不久就对 HSV-2 呈血清阳性。尽管在美国市场上销售的 HSV-2 的"类型特异性"检测也不是 100% 特异的,但是 HSV-2 血清学阳性能让临床医生告诉患者他/她可能患有生殖器疱疹,应该学会识别症状,并且应该避免在复发期间发生性行为。此外,由于 HSV-2 无症状性排放,性传播可以发生在没有复发性症状和体征的情况下,有生殖器疱疹病史或 HSV-2 血清阳性的患者,应考虑使用避孕套或抑制性抗病毒疗法,这 2 种疗法都可以降低 HSV-2 向性伴侣传播的风险。

如果软下疳在社区中流行,或者患者最近在软下疳流行区(例如发展中国家)有不洁性行为,出现疼痛和化脓性生殖

器溃疡，尤其是当腹股沟淋巴结病变伴有波动或上覆红斑时，通过培养（或 PCR，如果可行）证明杜克雷嗜血杆菌感染最为有用。应抽吸肿大、波动的淋巴结进行培养或采用聚合酶链反应（PCR）以检测杜克雷嗜血杆菌，并行革兰染色和培养以排除其他化脓性细菌的存在。

如果生殖器溃疡持续存在，超过疱疹（2～3 周）或软下疳或梅毒（最多 6 周）的早期病程，并且抗菌治疗不能解决，那么除了疱疹、梅毒和软下疳的常规检查外，应采取活检排除腹股沟肉芽肿、癌症和其他非 STD 皮肤病。HIV 血清学检测是必需的，因为慢性、持续性生殖器疱疹在艾滋病中很常见。

治疗 · 生殖器或肛周溃疡病变

在所有测试结果明确前，急性生殖器溃疡即应给予治疗（在第一次就诊时收集所有必要的诊断样本后），典型的初次或复发性生殖器或肛周疱疹患者可以从迅速的口服抗病毒治疗中获益（**参见第 88 章**）。早期治疗病因减少了进一步的传播，因为许多患者初诊后没有复诊取测试结果和采取治疗。彻底评估患者的性行为风险状况和病史对于确定初始治疗过程至关重要。与有梅毒发病危险因素者进行性接触的患者（例如，报告与其他男性发生性关系的男性患者或感染人类免疫缺陷病毒的男性患者）通常应接受梅毒的初步治疗。如果曾暴露在软下疳发生地区，或局部淋巴结化脓明显，则应考虑采取软下疳的经验性治疗。在诊断测试的资源缺乏情况下，采取梅毒和软下疳的综合治疗有助控制这 2 种疾病。最后，如果溃疡持续存在，且观察 1 周后诊断仍不清楚，则可能需要经验性抗菌治疗。

■ 直肠炎、直肠结肠炎、小肠结肠炎和小肠炎

性获得性直肠炎，炎症局限于直肠黏膜（远端 10～12 cm），由性病病原体直接接种直肠引起。相反，炎症从直肠扩散到结肠（直肠结肠炎）、涉及小肠和大肠（小肠结肠炎）或仅涉及小肠（小肠炎），可由性接触期间经口-肛门接触摄入典型肠道病原体引起。肛门直肠疼痛和黏液脓性、血性直肠分泌物提示直肠炎或直肠结肠炎。直肠炎通常会引起里急后重（引起频繁的排便尝试，但不是真正的腹泻）和便秘，而直肠结肠炎和小肠结肠炎更常引起真正的腹泻。在这 3 种情况下，肛门镜检查通常显示黏膜渗出物和容易引发的黏膜出血（即"擦拭试验"阳性），有时伴有瘀点或黏膜溃疡。应取渗出液进行革兰染色和其他微生物学研究。乙状结肠镜检查或结肠镜检查显示直肠炎的炎症局限于直肠，或直肠结肠炎的炎症至少延伸至乙状结肠。

艾滋病带来了 MSM 肠道感染的临床和病因谱的明显变化。随着该组人群高危性行为的减少，上述急性肠道性传播疾病的数量下降。同时，与艾滋病相关的机会性肠道感染数

量迅速增加，其中许多与慢性或复发症状有关。自从人类免疫缺陷病毒感染者的有效抗逆转录病毒治疗覆盖面越来越广，这些机会性感染的发病率已有所下降。2 种最初与 MSM 肠道症状相关的分离菌，现在命名为同性恋螺杆菌和芬纳尔螺杆菌，均已从 HIV 感染者和其他免疫抑制者的血液中分离检出，并且通常与多灶性皮炎和关节炎综合征有关。

直肠性行为期间获得 HSV、淋病奈瑟菌或沙眼衣原体（包括沙眼衣原体的 LGV 株）可导致大多数女性和 MSM 感染直肠炎。原发性和继发性梅毒也可引起肛门或肛门直肠病变，可有或无不适症状。淋病奈瑟菌性或衣原体性直肠炎通常累及直肠最远端黏膜和肛门隐窝，临床症状温和，无系统表现。相反，原发性 HSV 感染引起的直肠炎和沙眼衣原体 LGV 菌株引起的原发性直肠炎通常会引起严重的肛门直肠疼痛，并经常引起发热。肛周溃疡和腹股沟淋巴结病最常见的原因是 HSV 感染，也可以是 LGV 感染或梅毒。骶神经根病变，通常表现为尿潴留、肛门括约肌松弛或便秘，可使原发性疱疹性直肠炎病情复杂化。LGV 感染时，直肠活检通常显示隐窝脓肿、肉芽肿和巨细胞，这些发现与克罗恩病相似；遇到这种情况应做针对 LGV 的直肠培养和血清学检查，这是一种可治愈的感染。梅毒也能引起直肠肉芽肿，通常伴有浆细胞或其他单核细胞的浸润。直肠梅毒、LGV 和 HSV 感染可引起直肠周围淋巴病变，有时被误认为是恶性肿瘤；涉及肛门的梅毒、LGV 或 HSV 感染和软下疳可引起腹股沟淋巴结病变，因为肛门淋巴管引流至腹股沟淋巴结。

腹泻、腹胀或腹部绞痛，无肛肠症状，肛镜、乙状结肠镜检查正常，可发生在小肠炎症（小肠炎）或近端结肠炎。在无人类免疫缺陷病毒感染的男男同性恋患者中，小肠炎通常可归因于蓝氏贾第鞭毛虫。性获得性直肠结肠炎最常见由弯曲菌或志贺菌引起。

治疗 · 直肠炎、直肠结肠炎、小肠结肠炎和小肠炎

接受肛门直肠性交者的急性直肠炎通常是通过性传播获得的。这些患者在使用直肠黏膜拭子取样后，应进行内镜检查，以检测直肠溃疡或水疱或瘀点；检查直肠分泌物中是否有 PMN 和革兰阴性双球菌；获取直肠拭子样本，以检测直肠淋病、衣原体感染、疱疹和梅毒。在检测结果明确之前，直肠炎患者应接受经验性综合治疗，如头孢曲松酮（单次肌内注射给药，250 mg 用于淋病）加多西环素（100 mg 口服，BID，持续 7 日）治疗可能的衣原体感染，如有提示，还应治疗疱疹或梅毒。如果证实或怀疑有 LGV 直肠炎，推荐的治疗方法是多西环（100 mg 口服，BID，持续 21 日）；或者选用 1 g 阿奇霉素每周 1 次，持续 3 周可能有效，但相关研究很少。

性传播感染的预防和控制

性传播感染的预防和控制包括如下方面。

1.通过改变所有人群中易感者和感染者的性风险行为和行为规范,降低性传播感染的平均暴露率。必要的改变包括减少性伴侣的总数和同时发生的性伴侣的数量。

2.通过促进更安全的性行为、在休闲或商业性行为中使用避孕套、接种乙肝病毒和人乳头瘤病毒疫苗、男性包皮环切术(可降低获得人类免疫缺陷病毒感染、软下疳和其他性传播感染的风险)以及越来越多的其他方法(例如及早发现和治疗其他性传播疾病,以降低人类免疫缺陷病毒的性传播效率)减少传播率。纵向研究表明,持续使用避孕套对男性和女性避免所有已检测出的性传播感染具有显著保护作用,包括人类免疫缺陷病毒、人乳头瘤病毒和单纯疱疹病毒以及淋病和衣原体感染。但通过性传播的阴虱和疥螨感染是例外。

3.通过对患者及其性伴侣进行早期检测和治疗或抑制性治疗,缩短性传播感染的持续时间。

许多临床实践受经济和时间的限制,部分临床医生不愿就被污名化的性行为提问,这往往会减少筛查和预防服务。如图35-8所示,临床医生发现和治疗性传播疾病的成功,部分取决于社会努力,教会年轻人如何识别性传播疾病的症状;鼓励有症状的人及时寻求护理;教育有风险但没有症状的人群,让他们了解应定期进行哪些检查;使高质量、适当的护理容易获得、患者可能负担和接受,特别是对最有可能获得性传播感染的年轻贫困患者。

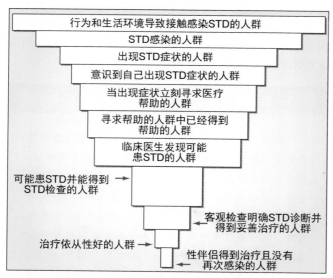

图35-8 预防和临床干预治疗性传播疾病(STD)的关键控制点[来源:HT Waller and MA Piot:Bull World Health Organ 41:75,1969 and 43:1,1970;以及"Resource allocation model for public health planning — a case study of tuberculosis control",Bull World Health Organ 48(Suppl),1973]。

由于许多感染者没有出现症状或无法识别和报告症状,临床医生应定期对青少年和青年进行性传播感染风险评估,

作为选择性筛查的指南。如前所述,美国预防医学工作组的指导方针建议,对年龄≤25岁的性活跃女性患者进行衣原体筛查,每当她们来接受保健服务时(至少一年一次),年长女性如果有1个以上的性伴侣、前次检查后换了新的性伴侣或者有其他的性传播疾病诊断,则应对其进行检测。在25~29岁的女性中,衣原体感染不常见,但在某些情况下仍可能达到3%~5%的患病率;这个年龄组的女性提供的关于性伴侣共同发病的信息(在一起时男性伴侣是否有另一个性伴侣)有助女性识别患病风险增加。在美国的一些地区,对年轻女性宫颈沙眼衣原体感染的广泛选择性筛查和治疗与该地区患病率下降了50%~60%有关。这样的筛选和治疗也有助保护女性不患PID。在没有计划检查或检查不可行的地区(例如,在准备运动检查期间或在对青少年女孩进行初步医学评估期间),采用敏感的尿液基因扩增试验可以扩大对男性、青少年男孩和女孩的筛查范围。在盆腔检查时由保健提供者或妇女本人收集的阴道拭子,对衣原体和淋病奈瑟菌感染的诊断具有高度敏感性和特异性;它们现在是筛选和诊断这些感染的首选样本类型。

虽然现在在工业化国家淋病的发病率远低于衣原体感染,但对到STD门诊就诊的妇女和青少年女孩,以及在淋病高发地区性活跃的青少年和年轻妇女进行淋病筛查仍然是合适的。结合了淋病奈瑟菌和沙眼衣原体筛查的复合NAAT,以及针对阴道毛滴虫的低成本单次化验,均有助高危人群预防和控制这些感染。

根据常规风险评估,所有新检测到性传播疾病或具有性传播疾病感染高风险的患者,以及所有怀孕妇女,应鼓励接受梅毒和艾滋病的血清学检测,并在检测前后提供适当的艾滋病咨询。随机试验表明,对患有性传播疾病的患者进行风险咨询可显著降低随后获得性传播疾病的风险;这种咨询现在应被视为性传播疾病管理的标准组成部分。免疫血清学检测HBV抗体适用于未接种的高危人群,如MSM和使用注射吸毒的人群。然而,在大多数年轻人中,在没有血清学筛查的情况下接种乙肝疫苗更具成本效益。重要的是要认识到,虽然对乙肝病毒的免疫有助显著降低这种病毒的感染率,但大多数新发病例是通过性传播的。2006年,美国CDC的免疫工作咨询委员会(ACIP)建议:① 身处乙肝病毒感染高危环境(如性病诊所、人类免疫缺陷病毒检测和处理机构、戒毒所、针对注射吸毒者或MSM的医疗保健机构以及管教所)的所有未接种乙肝疫苗的成年人,都应进行普遍的乙肝疫苗接种;② 在其他初级保健和专业医疗机构中,有乙肝病毒感染风险的成人接受保健时,保健提供者应告知患者有关疫苗接种的健康益处、乙肝病毒感染的风险因素,以及建议接种疫苗,为报告有HBV感染风险因素的成人以及任何要求保护免受HBV感染的成人接种疫苗。为了在所有场合促进疫苗接种,卫生保健提供者应执行现行命令,确定推荐接种乙肝疫苗的人群;接种乙肝疫苗应作为常规临床服务的一部分;成人接种

乙肝疫苗不需确认乙肝病毒感染风险因素，并应使用现有的补偿机制消除乙肝疫苗接种的财务障碍。

2007 年，ACIP 推荐 9～26 岁女童和妇女接种四价人乳头瘤病毒疫苗（针对 6 型、11 型、16 型和 18 型人乳头瘤病毒）作为常规免疫方案，并获得美国 FDA 的批准；由于初次性行为后人乳头瘤病毒感染的风险很高，推荐接种疫苗的最佳接种年龄为 11～12 岁。2009 年，ACIP 增加了二价人乳头瘤病毒疫苗（针对 6 型和 11 型）作为一种选择，并扩大了（四价或二价疫苗）免疫安全有效的人群，包括 9～26 岁的男孩和青年男性。预期 HPV 疫苗可以更广泛地预防其他致癌类型的 HPV 感染。自 2011 年以来，ACIP 已建议 11 岁或 12 岁的男孩和 13～21 岁尚未接种疫苗或尚未完成 3 剂接种程序的男性常规接种四价 HPV 疫苗；22～26 岁的男性也可接种疫苗。

性伴侣告知是指确认和通知感染患者的性伴侣可能暴露于某种性传播疾病的情况，并酌情检查、测试和治疗性伴侣。在 20 世纪 90 年代关于性伴侣告知的一系列 22 份报道中，追溯淋病或衣原体感染的患者平均有 0.75～1.6 个性伴侣，其中 1/4～1/3 受到了感染；梅毒患者平均有 1.8～6.3 个性伴侣，1/3～1/2 受到了感染；人类免疫缺陷病毒感染患者平均有 0.76～5.31 个性伴侣，感染率高达 1/4。传播感染者或最近被感染并仍处于潜伏期的人通常没有症状或只有轻微症状，只有在得知风险暴露后才寻求医疗照顾。因此，临床医生必须鼓励患者参与性伴侣告知，必须确保接触者被告知和治疗，并且必须保证对所有相关人员保密。在美国，当地卫生部门经常在性伴侣告知、治疗和/或咨询方面提供帮助。在患者可能的感染期内（通常被认为是淋病的前 1 个月、衣原体感染的 1～2 个月以及早期梅毒的前 3 个月以上）告知那些暴露在感染环境中的性伴侣似乎既可行又有用。

新发性传播感染的人总是有感染他们的传染源，此外，他们可能有二次接触者（传播或暴露）与他们在感染后发生性行为。这两种接触的识别和治疗有着不同的目标。传染源的治疗（通常是临时接触）通过防止进一步传播而有益于社会，同时对传染源自身有益；最近暴露的二次接触者（通常是配偶或另 1 个稳定的性伴侣）的治疗可防止其出现严重的并发症（如 PID）、追溯患者的再感染以及提示感染的进一步传播。一项对美国医生随机抽样的调查发现，大多数医生指导患者在治疗期间戒除性行为，使用避孕套，并在被诊断为淋病、衣原体感染或梅毒后通知他们的性伴侣；医生有时让患者给他们的性伴侣带药治疗。然而，医生很少对性伴侣进行随访。一项随机试验比较了患者给暴露于淋病或衣原体感染的性伴侣带药治疗与传统的通知和建议性伴侣寻求对性病的评估，结果显示患者给性伴侣带药治疗，也被称为快速性伴侣疗法（EPT），显著降低了淋病或沙眼衣原体患者的综合再感染率。由于州与州之间法规的不同，目前还没有很好地定义该方法的相关管理，但是 2010 年美国疾病控制与预防中心 STD 治疗指南和 2006 年的 EPT 最终报告（http://www.cdc.gov/std/treatment/EPTFinalReport2006.pdf）描述了其潜在用途。目前，许多执业医生普遍使用 EPT。它的法律地位因各州而异，但现在美国 38 个州允许使用 EPT，另外 9 个州可能允许使用 EPT（有关 EPT 法律地位的最新信息，请访问 http://www.cdc.gov/std/ept）。

总之，临床医生和公共卫生机构在预防和控制性传播疾病方面有共同的责任。在当前的卫生保健环境中，初级保健临床医生在预防性传播感染以及诊断和治疗中的作用越来越重要，而梅毒和 LGV 等细菌性传播感染在男男性接触者，尤其是艾滋病感染者中的复活，强调了风险评估和常规筛查的必要性。

第 36 章
脑膜炎、脑炎、脑脓肿和积脓

Chapter 36
Meningitis, Encephalitis, Brain Abscess, and Empyema

Karen L. Roos, Kenneth L. Tyler · 著 ┃ 耿阳、罗雯怡、贺旻、郭岑、冯国栋 · 译

急性神经系统感染是医学上最重要的问题之一，因为早期识别、有效决策和快速治疗可以挽救生命。这些疾病相关临床综合征包括急性细菌性脑膜炎、病毒性脑膜炎、脑炎、局灶性感染（如脑脓肿和硬膜下积脓）以及感染性血栓性静脉炎。对于既往健康的个体，出现非特异性的发热和头痛等前驱症状，（除了病毒性脑膜炎）直到意识改变、局部神经系统症状或癫痫发作出现之前，通常都被认为是良性病程。因此早期治疗的关键是快速识别可治疗的病原体，并开始适当的抗菌治疗。

患者诊治方法·脑膜炎、脑炎、脑脓肿和积脓

首先需要确认感染主要累及蛛网膜下腔（脑膜炎），还是大脑半球、小脑或脑干等广泛或局部脑组织（图36-1）。当细菌或病毒直接侵犯脑组织时称为脑炎（encephalitis），而局灶性脑组织感染则根据病灶有无囊性包裹称为脑炎（cerebritis）或脓肿。

颈部僵硬（"颈强直"）是脑膜受到刺激时的特异性体征，表现为当颈部被动屈曲时存在抵抗感。克氏征（Kernig's sign）和布氏征（Brudzinski's sign）同样也是脑膜受到刺激时的典型体征。克氏征表现为患者仰卧时，下肢于髋、膝关节处屈曲成直角，当脑膜受到刺激时，伸直小腿出现活动受限及疼痛。布氏征表现为患者仰卧屈颈时出现双侧髋膝屈曲。虽然通常在体格检查中包含克氏征和布氏征的检查，但这2种体征的敏

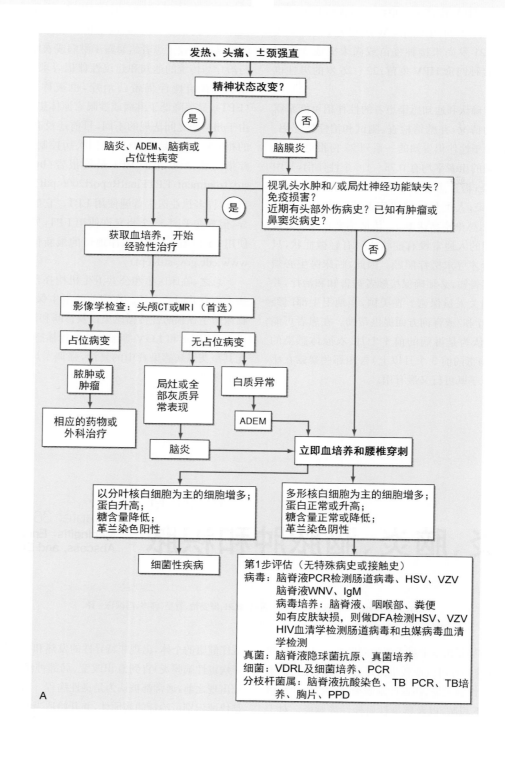

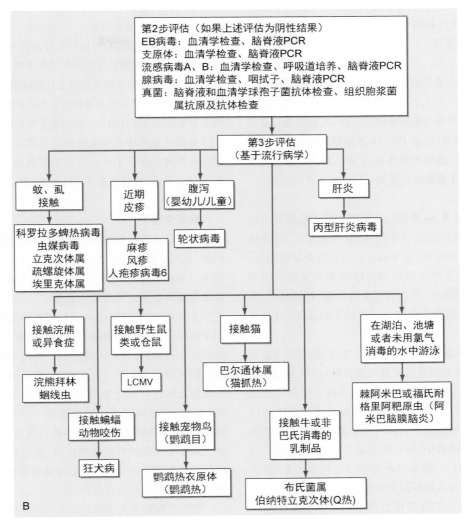

图 36-1 可疑中枢神经系统感染患者的处理原则。ADEM, 急性播散性脑脊髓炎; PMN, 多形核白细胞; MNC, 单核细胞; HSV, 单纯疱疹病毒; VZV, 水痘带状疱疹病毒; WNV, 西尼罗病毒; DFA, 直接荧光抗体实验; Ag, 抗原; VDRL, 性病研究实验室检测; AFB, 抗酸杆菌; TB, 结核分枝杆菌; PPD, 结核菌素试验; CTFV, 科罗拉多蜱热病毒; HHV, 人疱疹病毒; LCMV, 淋巴细胞性脉络丛脑膜炎病毒; PCR, 聚合酶链反应扩增。

感性和特异性目前尚不确定。在非常年轻或年老的患者、免疫功能低下或严重抑郁的患者中两者的敏感性均较低。而老年人颈椎病的患病率较高，这也导致颈强直检查特异性的降低。

初始管理可以通过以下考虑因素来指导：① 当细菌性脑膜炎是重要的诊断考虑因素时，应立即启动经验性治疗。② 所有近期头部创伤、免疫功能低下、已知恶性病变或中枢神经系统 (CNS) 肿瘤或有局灶性神经系统病变、视乳头水肿或意识障碍的患者均应在腰椎穿刺 (LP) 前接受头颅的计算机断层扫描 (CT) 或磁共振成像 (MRI)；在这些情况下，经验性抗生素治疗不应该为了等待检测结果而延迟，并应在神经影像学检查和 LP 之前进行。③ 病毒性脑膜炎不会出现明显的意识改变或障碍（例如嗜睡、昏迷）、癫痫发作或局灶性

神经系统紊乱；具有上述症状的患者应住院接受进一步评估，并根据经验对细菌性脑膜炎和病毒性脑膜脑炎进行治疗。④ 具有正常意识水平、未接受过抗菌治疗且符合病毒性脑膜炎脑脊液 (CSF) 表现（淋巴细胞增多、葡萄糖正常）的免疫功能正常患者，如果能确保及时随访及监测，可以作为门诊患者进行治疗。疑似病毒性脑膜炎患者若未能在 48 小时内改善，应立即进行重新评估，包括随访神经系统、一般医学检查以及重复影像学检查及实验室检查，其中包括第 2 次腰椎穿刺。

急性细菌性脑膜炎

■ 定义

细菌性脑膜炎是一种发生在蛛网膜下腔的急性化脓性感

染。作为一种中枢神经系统炎症反应，它能够引起意识障碍、癫痫样发作、颅内压升高和脑血管病，脑膜、蛛网膜下腔和脑实质（脑膜脑炎）均可受累。

流行病学

细菌性脑膜炎是最常见的化脓性中枢神经系统感染，在美国每年发病率＞2.5/10 万人。最常见的引起社区获得性细菌性脑膜炎的病原体包括肺炎链球菌（约占 50%）、脑膜炎奈瑟菌（约占 25%）、B组链球菌（约占 15%）和单核细胞增多李斯特菌（约占 10%），而 B 型流感嗜血杆菌仅占 10% 以下。脑膜炎奈瑟菌是造成每 8～12 年脑膜炎反复流行暴发的主要病原体。

病因学

肺炎链球菌（参见第 44 章）是 20 岁以上成人脑膜炎的最常见病因，占已报道病例的近一半（1.1/10 万人年）。肺炎链球菌脑膜炎有许多易感因素，其中最重要的是肺炎球菌肺炎。其他危险因素还包括急性或慢性肺炎链球菌鼻窦炎或中耳炎、酗酒、糖尿病、脾切除术、低丙种球蛋白血症、补体缺乏、头部外伤伴颅底骨折和脑脊液鼻漏。尽管给予抗生素治疗，肺炎链球菌脑膜炎的死亡率仍约有 20%。

由于使用四价（血清群 A、C、W-135 和 Y）脑膜炎奈瑟菌多糖疫苗对 11～18 岁儿童进行常规免疫接种，脑膜炎奈瑟菌引起的脑膜炎发病率（参见第 52 章）有所下降。但是该疫苗不含血清群 B，它是导致近 1/3 患者脑膜炎奈瑟菌感染的原因。瘀斑或紫癜性皮肤病变可为脑膜炎奈瑟菌感染的诊断提供重要线索。在一些患者中，该疾病是暴发性的，在症状出现的数小时内进展至死亡。感染可由鼻咽部定植菌引起，造成无症状的携带状态或侵入性脑膜炎奈瑟菌疾病。鼻咽定植菌形成侵袭性的风险取决于细菌毒力因子和宿主免疫防御机制，包括宿主产生抗脑膜炎奈瑟菌抗体和通过经典及替代补体途径溶解脑膜炎奈瑟菌的能力。缺乏任何补体成分（包括备解素）的个体对脑膜炎奈瑟菌感染都非常敏感。

革兰阴性杆菌常见于患有慢性疾病（如糖尿病、肝硬化或酒精中毒）和慢性尿路感染的脑膜炎患者。革兰阴性杆菌脑膜炎也可能使神经外科手术复杂化，特别是开颅手术以及伴有脑脊液瘘的头部创伤。

中耳炎、乳突炎和鼻窦炎是链球菌、革兰阴性厌氧菌、金黄色葡萄球菌、嗜血杆菌和肠杆菌等相关脑膜炎的易感因素。继发于心内膜炎的脑膜炎则可能是由草绿色链球菌、金黄色葡萄球菌、牛链球菌、HACEK 菌群（嗜血杆菌属、放线共生放线菌、人心杆菌、侵蚀艾肯菌、金氏金菌）或肠球菌引起的。

B组链球菌或无乳链球菌以前主要在新生儿中引起脑膜炎，但据报道，目前 50 岁以上的人群，尤其是那些患有慢性疾病的人群，其发病率越来越高。

单核细胞增多李斯特菌（参见第 48 章）是造成新生儿（<1 个月）、孕妇、60 岁以上人群和所有年龄段免疫功能低下人群脑膜炎的重要致病因素，主要通过食用受李斯特菌污染的食物而感染。据报道，受污染的凉拌卷心菜、牛奶、软奶酪和一些"即食"食品（包括肉类熟食和未煮熟的热狗），都会导致食源性李斯特菌的感染。

自从 b 型流感嗜血杆菌结合疫苗普及以来，儿童 b 型流感嗜血杆菌（Hib）脑膜炎的发病率显著下降。但是在接种疫苗的儿童中也有少量的 b 型流感嗜血杆菌脑膜炎病例报道。流感嗜血杆菌在未接种疫苗的儿童和老年人的脑膜炎感染中更为常见，而非 b 型流感嗜血杆菌是一种近期才开始流行的病原体。

金黄色葡萄球菌和凝固酶阴性葡萄球菌（参见第 43 章）是侵入性神经外科手术后发生脑膜炎的重要病因（特别是脑积水分流手术）或使用皮下 Ommaya 囊进行鞘内注射治疗的并发症。

病理生理学

肺炎链球菌和脑膜炎奈瑟菌是造成脑膜炎的最常见的致病菌，他们最初通过附着在鼻咽上皮细胞而在鼻咽定植。细菌通过上皮细胞的膜结合囊泡转移到血管内或通过柱状上皮细胞顶端的紧密连接处侵入血管。一旦进入血液，由于存在荚膜多糖，细菌能够避免中性粒细胞吞噬和经典的补体介导的杀菌作用。血源性细菌可以到达脑室内脉络丛，直接感染脉络丛上皮细胞，并进入脑脊液。有些细菌如肺炎链球菌可以黏附到脑毛细血管内皮细胞上，然后通过这些细胞或在这些细胞之间迁移到达脑脊液。由于缺乏有效的宿主免疫防御，细菌能够在脑脊液内快速繁殖。正常脑脊液含有少量白细胞（WBC）和相对少量的补体蛋白及免疫球蛋白，后两者的缺乏阻止了细菌的有效调理作用，而这是中性粒细胞吞噬细菌的必要先决条件。脑脊液的流体性质相较实体组织进一步削弱了中性粒细胞的吞噬作用。

细菌性脑膜炎发病机制中的一个关键步骤是感染细菌所诱导的炎症反应。细菌性脑膜炎的许多神经系统表现和并发症是由于机体对感染病原体的免疫反应引起的，而不是直接由细菌造成的组织损伤。因此，即使在使用抗生素治疗后，神经损伤仍可进展。

细菌裂解造成其细胞壁组分释放到蛛网膜下腔中，是诱导蛛网膜下腔炎症反应和脓性渗出物形成的初始步骤（图 36-2）。细菌细胞壁成分，如革兰阴性菌的脂多糖分子和肺炎链球菌的磷壁酸及肽聚糖通过刺激小胶质细胞、星形胶质细胞、单核细胞、微血管内皮细胞和脑脊液中白细胞，产生炎性细胞因子和趋化因子来诱导脑膜炎症。在脑膜炎的实验模型中，脂多糖刺激 1～2 小时后，脑脊液内开始产生包括肿瘤坏死因子 α（TNF-α）和白细胞介素 1β（IL-1β）在内的细胞因子。这种细胞因子反应很快就会增加脑脊液的蛋白浓度和白细胞数，同时 IL-1β 和 TNF-α 能够刺激白细胞和组织细胞产生及分泌趋化因子（诱导白细胞趋化性迁移的细胞因子）和多种其他促炎细胞因子。此外，菌血症和炎性细胞因子诱导产生兴奋性氨基酸、活性氧和氮类物质（游离氧自由基、一氧化氮和过氧亚硝酸盐），以及其他诱导脑细胞（特别海马齿状回中脑细胞）死亡的介质。

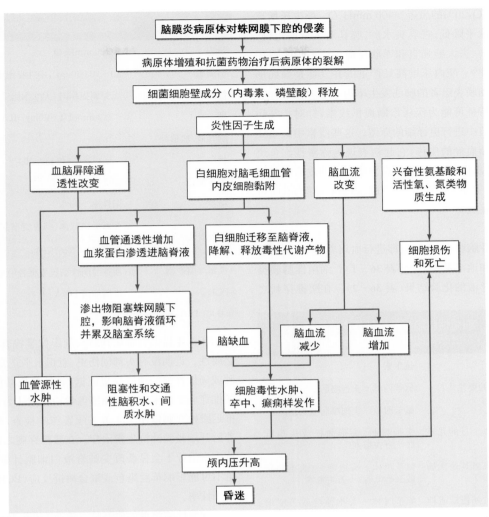

图 36-2　细菌性脑膜炎神经系统并发症的病理生理机制。 CSF,脑脊液；SAS,蛛网膜下腔。

细菌性脑膜炎的大部分病理生理改变是脑脊液中细胞因子和趋化因子水平升高的直接后果。TNF-α 和 IL-1β 协同作用增加血脑屏障的通透性,导致血管源性水肿和血清蛋白渗入蛛网膜下腔(图 36-2)。蛛网膜下腔中蛋白类物质和白细胞的渗出阻塞脑脊液在脑室系统内的流动并且降低硬脑膜窦中蛛网膜颗粒的再吸收能力,导致阻塞性和交通性脑积水以及伴随而来的间质水肿。

炎性细胞因子可上调脑毛细血管内皮细胞和白细胞选择素的表达,促进白细胞黏附于血管内皮细胞并随后迁移至脑脊液。白细胞与毛细血管内皮细胞的黏附增加了血管的通透性,造成血浆蛋白渗漏至脑脊液从而增加炎性渗出物。中性粒细胞脱颗粒导致毒性代谢物释放,造成细胞毒性水肿、细胞损伤和死亡。与以往的观点相反,脑脊液内白细胞对清除脑脊液内细菌感染几乎没有作用。

在脑膜炎的早期阶段,脑血流量增加,继而造成脑血管自动调节功能丧失。蛛网膜下腔脓性渗出物的积聚和炎性细胞浸润动脉壁导致大脑底部大动脉狭窄,并伴有内膜增厚(血管炎),继而血栓形成阻塞大脑中动脉分支、主要的脑静脉窦血

栓形成以及脑皮质静脉的血栓静脉炎。间质性、血管性和细胞毒性水肿的共同作用造成颅内压升高和昏迷。脑疝通常由局灶性或广泛性脑水肿引起,而脑积水和硬脑膜窦或皮质静脉血栓形成也参与脑疝的形成。

■ 临床表现

临床多表现为急性暴发性起病,在数小时内迅速恶化,也可以表现为亚急性起病,经过数日进展,逐渐恶化。脑膜炎的典型三联征为发热、头痛和颈强直(颈项僵硬),但典型三联征并不总是存在。75% 以上的患者出现意识水平下降,从嗜睡到昏迷,程度不等。几乎每一位细菌性脑膜炎患者都会出现发热、头痛、颈强直或意识水平改变。恶心、呕吐和畏光也是常见的症状。

20%～40% 的患者可在细菌性脑膜炎病程早期或病程中出现癫痫样发作。部分性癫痫样发作通常是由于局灶性动脉缺血或梗阻、皮质静脉血栓形成伴出血或局灶性水肿引起。全面性癫痫样发作和癫痫持续状态可能是由于低钠血症、脑部缺氧,或者较少见的抗菌药物的毒性作用引起。

颅内压升高是细菌性脑膜炎的常见并发症,并且是造成反应迟钝和昏迷的主要原因。超过 90% 的患者脑脊液压力

升高＞180 mmH₂O，20%的患者＞400 mmH₂O。颅内压增高的表现包括意识水平降低、视乳头水肿、瞳孔对光反射迟钝、第Ⅵ对脑神经麻痹、去大脑强直和库欣反应（心动过缓、血压升高和呼吸不规律）。颅内压增高最严重的并发症是脑疝形成。目前细菌性脑膜炎患者的脑疝发生率为1%～8%。

典型的临床特征可能为疾病诊断提供线索，针对特殊病原体将在特定章节中进行更详细的介绍。这些线索中最重要的是脑膜炎奈瑟菌血症的皮疹，它起初表现为弥漫性红色斑丘疹，类似病毒性出血，然而脑膜炎奈瑟菌血症的皮疹可早期迅速发展为瘀斑，主要出现在躯干、下肢、黏膜和结膜，有时也会出现在手掌和足底。

■ **诊断**

当怀疑细菌性脑膜炎时，应立即进行血培养，同时启动经验性抗生素治疗和地塞米松治疗（表36-1）。细菌性脑膜炎的诊断依赖于脑脊液的化验结果（表36-2）。在腰椎穿刺之

表36-1　细菌性脑膜炎和局灶性中枢神经系统感染的经验性抗生素治疗ᵃ

适应证	抗生素
早产～小于1月龄的婴儿	氨苄西林+头孢噻肟
1～3月龄的幼儿	氨苄西林+头孢噻肟或头孢曲松
具有免疫力者（＞3个月的儿童及＜55岁成人）	头孢噻肟、头孢曲松或头孢吡肟+万古霉素
＞55岁或酗酒者或患其他疾病导致身体虚弱者	氨苄西林+头孢噻肟（头孢曲松或头孢吡肟）+万古霉素
医院获得性脑膜炎、外伤后或神经外科手术后脑膜炎、中性粒细胞减少的患者或细胞介导性免疫损伤的患者	氨苄西林+头孢他啶或美罗培南+万古霉素

抗生素制剂	每日总量和用药间隔	
	＞1个月儿童	成人
氨苄西林	300 mg/（kg·d），q6h	12 g/d，q4h
头孢吡肟	150 mg/（kg·d），q8h	6 g/d，q8h
头孢噻肟	225～300 mg/（kg·d），q6h	12 g/d，q4h
头孢曲松	100 mg/（kg·d），q12h	4 g/d，q12h
头孢他啶	150 mg/（kg·d），q8h	6 g/d，q8h
庆大霉素	7.5 mg/（kg·d），q8hᵇ	7.5 mg/（kg·d），q8h
美罗培南	120 mg/（kg·d），q8h	6 g/d，q8h
甲硝唑	30 mg/（kg·d），q6h	1 500～2 000 mg/d，q6h
萘夫西林	100～200 mg/（kg·d），q6h	9～12 g/d，q4h
青霉素G	40万U/（kg·d），q4h	200～240万U/d，q4h
万古霉素	45～60 mg/（kg·d），q6h	45～60 mg/（kg·d），q6h～12hᵇ

ᵃ 所有抗生素均为静脉给药。推荐的使用剂量为肝肾功能正常的情况下剂量。
ᵇ 应根据血清峰值及谷值水平进行调整。庆大霉素治疗水平：峰值，5～8 μg/mL；谷值，＜2 μg/mL。万古霉素治疗水平：峰值，25～40 μg/mL；谷值，5～15 μg/mL。

表36-2　细菌性脑膜炎的脑脊液（CSF）异常

压力	＞180 mmH₂O
白细胞	10～10 000/μL，中性粒细胞为主
红细胞	无穿刺损伤时，无红细胞
糖	＜2.2 mmol/L（40 mg/dL）
脑脊液/血清糖	＜0.4
蛋白	＞0.45 g/L（45 mg/dL）
革兰染色	阳性率＞60%
培养	阳性率＞80%
乳胶凝集实验	在肺炎链球菌、脑膜炎奈瑟菌、b型流感嗜血杆菌、大肠埃希菌、B组链球菌等相关脑膜炎患者中，可能呈阳性
鲎属溶菌产物	在革兰阴性脑膜炎患者中呈阴性
PCR	检测细菌DNA

缩略词：PCR，聚合酶链反应。

前临床医生需结合临床判断头颅影像学检查（CT或MRI）的必要性。近期没有头部创伤史、意识水平正常、没有视乳头水肿或局灶性神经功能缺损证据，并且免疫功能正常的患者在腰椎穿刺之前未完善头颅影像学检查被认为是安全的。如果推迟腰椎穿刺以便于完善头颅影像学检查，则应在获得血培养后开始经验性抗生素治疗。在腰椎穿刺之前数小时开始的抗生素治疗不会显著改变脑脊液白细胞计数或葡萄糖浓度，也不可能影响革兰染色或聚合酶链反应（PCR）检测细菌核酸的阳性率。

细菌性脑膜炎的典型脑脊液改变（表36-2）包括：① 多形核白细胞（PMN）增多（＞100/μL，90%）；② 葡萄糖浓度降低［＜2.2 mmol/L（40 mg/dL）和/或脑脊液/血清葡萄糖＜0.4，60%］；③ 蛋白质浓度增加［＞0.45 g/L（45 mg/dL），90%］；④ 腰椎穿刺压力增加（＞180 mmH₂O，90%）。80%以上患者脑脊液细菌培养阳性，60%以上的患者脑脊液革兰染色能够发现病原体。

脑脊液葡萄糖浓度＜2.2 mmol/L（40 mg/dL）提示异常，细菌性脑膜炎可见脑脊液葡萄糖浓度为零。使用脑脊液与血清葡萄糖比值可以纠正因高血糖所致的脑脊液葡萄糖浓度相对降低。当脑脊液/血清葡萄糖＜0.6提示脑脊液葡萄糖浓度低。脑脊液/血清葡萄糖＜0.4高度提示细菌性脑膜炎，但也可见于其他疾病，包括真菌性、结核性和癌性脑膜炎。

脑脊液葡萄糖浓度需要30分钟～数小时才能达到血糖水平的平衡。因此，急诊室处理疑似细菌性脑膜炎患者时使用50 mL 50%葡萄糖（D50）不太可能显著改变脑脊液葡萄糖浓度，除非在葡萄糖使用和腰椎穿刺之间已经过了数小时。

基于16S rRNA保守序列的广谱细菌PCR可以检测脑脊液中的低载量微生物，并且可对口服或肠外抗生素治疗过程中的细菌性脑膜炎患者进行诊断，特别在常规检测手段如

革兰染色和脑脊液培养阴性时。当广谱 PCR 检测阳性时，可根据临床对脑膜炎相关病原体的判断，使用特异性细菌引物检测诸如肺炎链球菌、脑膜炎奈瑟菌、大肠埃希菌、单核细胞增多李斯特菌、流感嗜血杆菌和无乳链球菌等的核酸。乳胶凝集实验可用于检测脑脊液中肺炎链球菌、脑膜炎奈瑟菌、b 型流感嗜血杆菌、B 组链球菌和大肠埃希菌 K1 菌株的抗原，以辅助诊断细菌性脑膜炎，但目前正在被脑脊液细菌 PCR 所取代。脑脊液乳胶凝集实验对肺炎链球菌和脑膜炎奈瑟菌的检测具有 95%～100% 的特异性，因此阳性结果实际上可用于诊断由这些病原体所引起的细菌性脑膜炎。然而，对于肺炎链球菌的检测，脑脊液乳胶凝集实验的灵敏度仅为 70%～100%，对于脑膜炎奈瑟菌抗原的检测，脑脊液乳胶凝集实验的灵敏度为 33%～70%，因此阴性结果不能排除这些病原体的感染。内毒素鲎试剂测定法是用于检测脑脊液中革兰阴性细菌内毒素的快速诊断测试，可用于诊断革兰阴性菌脑膜炎。该诊断试验的特异性为 85%～100%，敏感性接近 100%。因此，几乎所有革兰阴性菌脑膜炎患者均可发生内毒素鲎试剂测定阳性，但是有可能出现假阳性结果。

几乎所有细菌性脑膜炎患者都会进行头颅影像学检查。由于在脑水肿和局部缺血方面的优势，目前认为 MRI 优于 CT。在细菌性脑膜炎患者中，增强 MRI 可出现弥漫性脑膜强化。脑膜强化并不是脑膜炎诊断的必备条件，可发生在血脑屏障通透性增加的任何中枢神经系统疾病中。

如果存在皮肤病变，则建议进行皮肤活检。脑膜炎奈瑟菌血症的皮疹是由病原体在真皮层内扩散造成血管内皮损伤引起的，并且活组织检查后通过革兰染色可明确致病菌。

■ 鉴别诊断

病毒性脑膜脑炎，特别是单纯疱疹病毒（HSV）脑炎，可以出现与细菌性脑膜炎类似的临床表现（见下文"病毒性脑炎"）。单纯疱疹病毒脑炎通常表现为头痛、发热、意识改变、局灶性神经功能缺损（如言语障碍、偏瘫）和部分性或全面性癫痫样发作。脑脊液、影像学和脑电图（EEG）的改变有助鉴别单纯疱疹病毒脑炎和细菌性脑膜炎。病毒性中枢神经系统感染的典型脑脊液改变是淋巴细胞增多、葡萄糖正常，而细菌性脑膜炎的脑脊液改变为多形核白细胞增多和葡萄糖降低。单纯细菌性脑膜炎通常无明显的 MRI 异常（脑膜强化除外），而大多数单纯疱疹病毒脑炎患者症状出现 48 小时内 MRI 即可显示眶额叶、前叶和内侧颞叶在 T2 序列、FLAIR 序列和弥散加权序列出现高信号改变。部分单纯疱疹病毒脑炎患者的脑电图可出现特征性周期性放电（见下文）。

立克次体病也可能出现类似细菌性脑膜炎的表现（参见第 83 章）。落基山斑疹热（RMSF）是由立克次体引起，经蜱叮咬传播。该病可能出现高热、虚脱、肌痛、头痛、恶心和呕吐。大多数患者在症状出现后 96 小时内出现典型皮疹。皮疹最初是弥漫性红色斑丘疹，可能难以与脑膜炎奈瑟菌的皮疹区分。随后皮疹加重发展成瘀斑，进而为紫色皮疹，如果不

及时治疗，皮肤可能出现坏死或坏疽。病变的颜色从鲜红色变为深红色，然后黄绿色变为黑色。皮疹通常开始于手腕和脚踝，然后在数小时内向肢体远、近端播散，包括手掌和足底。皮肤活检标本免疫荧光染色有助临床诊断。埃立克体病也通过蜱叮咬传播，其中 2 类是能够引起人源性感染的革兰染色阴性的球杆菌。嗜吞噬细胞无形体引起人粒细胞埃立克体病，而恰菲埃里希体引起人单核细胞埃立克体病。这 2 种感染具有类似的临床表现和实验室检查变化。患者出现发热、头痛、精神错乱、恶心和呕吐。20% 的患者有斑丘疹或瘀斑。实验室检查可发现白细胞减少，血小板减少，贫血以及丙氨酸氨基转移酶、碱性磷酸酶和乳酸脱氢酶的轻至中度升高。落基山斑疹热和埃立克体感染的患者可能出现意识水平的改变，从轻度嗜睡到昏迷、意识模糊，局灶性神经系统体征，颅神经麻痹，反射亢进和癫痫样发作。

局灶性化脓性中枢神经系统感染（见下文），包括硬膜下和硬膜外脓肿及脑脓肿，也应鉴别，特别是发现局灶性神经功能缺损。对所有具有局灶性体征的疑似脑膜炎患者应立即进行 MRI 检查，以发现颅内感染病灶并排查鼻窦或乳突中的相关易感染区域。

一些中枢神经系统非感染病，如蛛网膜下腔出血，可以出现类似细菌性脑膜炎的临床表现。其他疾病包括肿瘤（如囊性胶质瘤或颅咽管瘤、表皮样或皮样囊肿）内容物破裂进入脑脊液导致的化学性脑膜炎、药物引起的过敏性脑膜炎、癌性或淋巴瘤性脑膜炎、与炎性疾病［如结节病、系统性红斑狼疮、白塞综合征、垂体卒中和小柳田原综合征（Vogt - Koyanagi - Harada 综合征）］相关的脑膜炎。

在急性脑膜炎的鉴别诊断中还需鉴别亚急性进展性脑膜炎（参见第 37 章），其致病原因包括结核分枝杆菌（参见第 74 章）、新型隐球菌（参见第 114 章）、荚膜组织胞浆菌（参见第 111 章）、球孢子虫（参见第 112 章）和梅毒螺旋体（参见第 78 章）。

治疗 • 急性细菌性脑膜炎

经验性抗生素治疗

细菌性脑膜炎是一种神经急症。理想目标应是在患者到达急诊室后 60 分钟内开始抗生素治疗。应在 CSF 革兰染色和培养结果之前对疑似细菌性脑膜炎患者开始进行经验性抗菌治疗。肺炎链球菌（参见第 42 章）和脑膜炎奈瑟菌（参见第 52 章）是社区获得性细菌性脑膜炎最常见的病原体。由于耐青霉素和耐头孢菌素的肺炎链球菌的出现，儿童和成人社区获得性疑似细菌性脑膜炎的经验性治疗应包括地塞米松、第三代或第四代头孢菌素（如头孢曲松、头孢噻肟或者头孢吡肟）、万古霉素以及阿昔洛韦，因为单纯疱疹病毒性脑

炎是细菌性脑膜炎鉴别诊断中的主要疾病,在蜱感染高发季节,治疗还应包括用于蜱叮咬感染的多西环素。头孢曲松或头孢噻肟能够覆盖敏感肺炎链球菌、B 组链球菌、流感嗜血杆菌以及脑膜炎奈瑟菌。头孢吡肟是一种广谱的第四代头孢菌素,具有类似头孢噻肟或头孢曲松的体外活性,对肺炎链球菌和脑膜炎奈瑟菌以及肠杆菌属和铜绿假单胞菌的活性更高。目前已有临床试验证明头孢吡肟在治疗青霉素敏感性肺炎球菌和脑膜炎奈瑟菌性脑膜炎方面疗效与头孢噻肟相当,并且已成功应用于肠道菌和铜绿假单胞菌引起的脑膜炎患者。经验性治疗方案通常应包含氨苄青霉素,以便覆盖年龄＜3 个月的患儿、＞55 岁的人群或慢性疾病、器官移植、妊娠、恶性肿瘤或免疫抑制治疗等造成的免疫力低下的患者的单核细胞增多李斯特菌感染。甲硝唑可用于治疗中耳炎、鼻窦炎或乳突炎患者的革兰阴性厌氧菌感染。医院获得性脑膜炎,特别是神经外科手术后的脑膜炎中,葡萄球菌和包括铜绿假单胞菌在内的革兰阴性菌是最常见的病原体。在这些患者中,经验性治疗方案应包括万古霉素和头孢他啶、头孢吡肟或美罗培南。在神经外科患者和中性粒细胞减少患者中,头孢他啶、头孢吡肟或美罗培南应替代头孢曲松或头孢噻肟,因为头孢曲松和头孢噻肟尚不足以治疗铜绿假单胞菌引起的中枢神经系统感染。美罗培南是一种碳青霉烯类抗生素,在体外对单核细胞增多李斯特菌具有高度活性,同时对铜绿假单胞菌引起的脑膜炎有效,并且对耐青霉素的肺炎链球菌具有良好的活性。在实验性肺炎链球菌脑膜炎中,美罗培南与头孢曲松疗效相当,但对脑脊液培养的效果不如万古霉素。目前美罗培南相关临床试验的细菌性脑膜炎患者数量不足,尚不能明确评估该抗生素的有效性。

针对性抗生素治疗

脑膜炎奈瑟菌脑膜炎·虽然头孢曲松和头孢噻肟能够覆盖脑膜炎奈瑟菌,但青霉素 G 仍然是敏感菌株引起的脑膜炎奈瑟菌脑膜炎的首选抗生素(表 36–3)。目前已鉴定出对青霉素有中度耐药性的脑膜炎奈瑟菌分离株,并且其在世界范围内发病率不断上升。脑脊液脑膜炎奈瑟菌的分离株应检测青霉素和氨苄西林的药物敏感性,如果发现耐药性,则应使用头孢噻肟或头孢曲松替代青霉素。7 日的静脉抗生素疗程对于较轻的脑膜炎奈瑟菌脑膜炎是足够的。感染病例和所有密切接触者应接受 2 日利福平方案的化学预防性治疗(成人每 12 小时 600 mg,2 日;1 岁以上儿童每 12 小时剂量 10 mg/kg)。孕妇不推荐使用利福平。或者成人可以用一剂阿奇霉素(500 mg)或一剂肌内注射头孢曲

表 36–3	中枢神经系统细菌感染基于病原体做出的抗生素治疗选择[a]
病原体	**抗生素**
奈瑟菌属脑脊髓膜炎	
青霉素敏感	青霉素 G 或氨苄西林
青霉素耐药	头孢噻肟或头孢曲松
肺炎链球菌	
青霉素敏感	青霉素 G
青霉素中介	头孢曲松或头孢噻肟
青霉素耐药	(头孢曲松或头孢噻肟)＋万古霉素
革兰阴性杆菌(除假单胞菌)	头孢曲松或头孢噻肟
铜绿假单胞菌	头孢他啶
葡萄球菌	
甲氧西林敏感	萘夫西林
甲氧西林耐药	万古霉素
单核细胞增多李斯特菌	氨苄西林＋庆大霉素
流感嗜血杆菌	头孢曲松或头孢噻肟
无乳链球菌	青霉素或氨苄西林
脆弱拟杆菌	甲硝唑
梭形杆菌属	甲硝唑

[a] 剂量见表 36–1。

松(250 mg)治疗。亲密接触是指通过接吻或分享玩具、饮料或香烟与口咽分泌物接触的人。

肺炎链球菌脑膜炎·通常使用头孢菌素(头孢曲松、头孢噻肟或头孢吡肟)和万古霉素对肺炎链球菌脑膜炎进行初始抗生素治疗。所有脑脊液的肺炎链球菌分离株都应检测对青霉素和头孢菌素的敏感性。一旦明确抗生素药物敏感性试验的结果,就可以相应地调整治疗方案(表 36–3)。

对于肺炎链球菌脑膜炎,当药物最低抑制浓度(MIC)＜0.06 μg/mL 时认为肺炎链球菌的分离株对青霉素敏感,而当 MIC＞0.12 μg/mL 时则属于耐药菌株。对头孢菌素而言,当其 MIC≤0.5 μg/mL 时肺炎链球菌的分离株对头孢菌素(头孢噻肟、头孢曲松、头孢吡肟)敏感。MIC 为 1 μg/mL 时被认为具有中等耐药性,而 MIC≥2 μg/mL 时被认为具有耐药性。对于肺炎链球菌引起的脑膜炎,当头孢噻肟或头孢曲松的 MIC≤0.5 μg/mL 时,使用头孢噻肟或头孢曲松的疗效是肯定的。而当 MIC＞1 μg/mL 时,万古霉素是首选的抗生素。利福平与万古霉素同时使用可以产生协同效应,但作为单一药物治疗是不充分的,因为当单独使用时耐药性迅速发展。

通常,肺炎链球菌脑膜炎的静脉抗菌疗程为 2 周。

肺炎链球菌脑膜炎的患者应在抗生素治疗开始后 24～36 小时复查腰椎穿刺明确药物疗效。在抗生素治疗 24～36 小时后脑脊液变化不显著,则可能出现抗生素耐药。对青霉素和头孢菌素耐药的肺炎链球菌菌株,单独静脉注射万古霉素无效的患者可考虑进行脑室内万古霉素治疗,通常认为脑室内给药途径优于鞘内给药途径,因为通过鞘内给药不足以达到脑室中的万古霉素治疗浓度。

李斯特菌脑膜炎·单核细胞增多李斯特菌引起的脑膜炎使用氨苄青霉素的疗程至少 3 周(**表 36 - 3**)。在重症患者中加入庆大霉素(2 mg/kg 负荷剂量,然后每 8 小时 7.5 mg/kg,并根据血清药物浓度和肾功能调整)。青霉素过敏患者可以使用甲氧苄啶[10～20 mg/(kg·d)]和磺胺甲噁唑[50～100 mg/(kg·d)]替代。

葡萄球菌脑膜炎·金黄色葡萄球菌或凝固酶阴性葡萄球菌易感菌株引起的脑膜炎,用萘夫西林治疗(**表 36 - 3**)。万古霉素是耐甲氧西林葡萄球菌和青霉素过敏患者的首选药物。在这些患者中,治疗期间应监测脑脊液变化。如果在静脉注射万古霉素 48 小时后 CSF 无明显改变,则可脑室内或鞘内注射万古霉素,剂量为每日 1 次 20 mg。

革兰阴性杆菌脑膜炎·第三代头孢菌素(头孢噻肟、头孢曲松和头孢他啶)对革兰阴性杆菌脑膜炎均有效,但铜绿假单胞菌引起的脑膜炎除外,应使用头孢他啶、头孢吡肟或美罗培南治疗(**表 36 - 3**)。对于革兰阴性杆菌引起的脑膜炎,建议进行疗程 3 周的静脉抗生素治疗。

辅助治疗

细菌裂解后的细胞壁成分导致蛛网膜下腔内产生炎性细胞因子 IL-1β 和 TNF-α。地塞米松通过抑制 IL-1β 和 TNF-α mRNA 的合成,降低脑脊液流出阻力和稳定血脑屏障。地塞米松通常需在抗生素治疗前 20 分钟给予,因为只有在巨噬细胞和小胶质细胞被内毒素激活之前给药,地塞米松才能抑制这些细胞产生 TNF-α。TNF-α 一旦被诱导合成,地塞米松很难发挥作用。流感嗜血杆菌、肺炎链球菌和脑膜炎奈瑟菌相关脑膜炎的临床试验显示,地塞米松在减少脑膜炎症和神经系统后遗症如感音性耳聋方面具有一定疗效。

一项欧洲进行的共纳入 301 名急性细菌性脑膜炎患者的前瞻性试验发现,地塞米松减少了包括死亡(7% 和 15%,$P = 0.04$)在内的不良结果(15% 和 25%,$P = 0.03$)。肺炎链球菌脑膜炎患者的获益最为显著。

地塞米松通常在第 1 次使用抗生素之前 15～20 分钟给予(10 mg 静脉注射),同样的剂量每 6 小时 1 次重复 4 日。在另一项地塞米松治疗成人肺炎链球菌脑膜炎的临床试验中也证实了这些结果。理想情况下,地塞米松治疗应在第 1 次使用抗生素前 20 分钟开始,或不迟于第 1 次使用抗生素的同时开始。如果在抗菌治疗后 6 小时以上开始治疗,则不太可能有明显的获益。在肺炎链球菌脑膜炎的动物模型中,地塞米松可降低万古霉素对血脑屏障的渗透性,延缓脑脊液中病原微生物的清除。因此,为了确保万古霉素有效地渗透到脑脊液中,儿童和成人每日接受 45～60 mg/kg 剂量的万古霉素治疗。或者,可以通过脑室内给药途径使用万古霉素。

在成人细菌性脑膜炎中使用地塞米松的一个关注点,是在脑膜炎的实验模型中,地塞米松治疗可增加海马细胞损伤并降低学习能力,但是这在临床试验中并没有发现依据。地塞米松治疗在高收入和低收入国家预防神经后遗症的疗效是不同的。在低收入地区(撒哈拉以南非洲、东南亚)进行的 3 项大型随机试验未能显示患者亚组受益。地塞米松在这些试验中未被证实有效性,可能与患者就医延缓、抗生素预处理、营养不良、感染人类免疫缺陷病毒以及治疗可疑的但未经微生物学证实的细菌性脑膜炎患者相关。这些临床试验的结果表明,撒哈拉以南非洲和低收入地区的患者,如果 CSF 革兰染色阴性,则不应使用地塞米松治疗。

颅内压升高

颅内压升高的紧急治疗包括将患者头部抬高至 30°～45°、气管插管后过度通气(PaCO₂ 25～30 mmHg)和应用甘露醇。使用颅内压监测设备可以获得较为准确的颅内压测量结果,建议颅内压升高的患者收治在重症监护病房内进行治疗。

■ 预后

流感嗜血杆菌、脑膜炎奈瑟菌或 B 组链球菌引起的脑膜炎的死亡率为 3%～7%,单核细胞增多李斯特菌引起的死亡率约为 15%,而肺炎链球菌约为 20%。一般来说,细菌性脑膜炎死亡的风险与下列因素密切相关:① 入院时的意识水平较低;② 入院 24 小时内癫痫发作;③ 颅内压增加的迹象;④ 年龄较小(婴儿)和年龄>50 岁;⑤ 存在包括休克和/或机械通气在内的并发症;⑥ 初始治疗的延迟。脑脊液葡萄糖浓度降低[<2.2 mmol/L(40 mg/dL)]和蛋白浓度显著增加[>3 g/L(300 mg/dL)]与较高的死亡率和较差的预后相关。约 25% 的患者痊愈后可遗留中重度的后遗症,但确切的发生率随着感染的病原微生物的不同而不同。常见的后遗症包括智力下降、记忆力减退、癫痫样发作、听力丧失、头晕以及步态异常。

急性病毒性脑膜炎

■ 临床表现

免疫功能正常的病毒性脑膜炎成年患者常表现为头痛、发热和脑膜刺激征，并伴有 CSF 炎性改变（见下文）。几乎所有患者都会有头痛，部位通常为额部或眶后，常伴畏光及眼球活动时疼痛。大多数患者可出现颈强直，但可能程度较轻，且仅在颈部过前屈时出现。全身症状可表现为乏力、肌痛、食欲下降、恶心、呕吐、腹痛和/或腹泻。患者常有轻度精神萎靡或嗜睡；然而，病毒性脑膜炎患者不会发生显著的意识改变，如昏睡、昏迷或显著意识模糊，如出现上述改变则表明存在脑炎或其他诊断。同样，癫痫样发作、局灶性神经系统体征或症状以及神经影像学异常表明脑实质受累，而非典型的病毒性脑膜炎，同时表明存在脑炎或其他 CNS 感染或炎症。

■ 病因学

采用 CSF PCR、培养和血清学检测等多种诊断技术，60%～90% 的病毒性脑膜炎病例可发现特定的病毒病原体。最重要的病原体是肠道病毒（除了已编号的肠道病毒外，还包括埃可病毒和柯萨奇病毒）、水痘带状疱疹病毒（VZV）、HSV（HSV-2＞HSV-1）、HIV 和虫媒病毒（表 36-4）。30%～70% 病例 CSF 培养阳性，各病毒的分离率各异。约 2/3 培养阴性的"无菌性"脑膜炎病例通过 CSF PCR 可发现特异的病毒病原（见下文）。

表 36-4 北美引起急性脑膜炎和脑炎的病毒病原

急性脑膜炎

常见	少见
肠道病毒（柯萨奇病毒、埃可病毒和人类肠道病毒 68～71）	单纯疱疹病毒 1
水痘带状疱疹病毒	人疱疹病毒 6
单纯疱疹病毒 2	巨细胞病毒
Epstein-Barr 病毒	淋巴细胞脉络丛脑膜炎病毒
虫媒病毒	流行性腮腺炎病毒
HIV	

急性脑炎

常见	少见
疱疹病毒	狂犬病病毒
巨细胞病毒[a]	东部马脑炎病毒
单纯疱疹病毒 1 型[b]	玻瓦桑病毒
单纯疱疹病毒 2 型	巨细胞病毒[a]
人疱疹病毒 6	科罗拉多蜱热病毒
水痘带状疱疹病毒	流行性腮腺炎病毒
Epstein-Barr 病毒	
虫媒病毒	
拉克罗斯病毒	
西尼罗病毒[c]	
圣路易斯脑炎病毒	
肠道病毒	

[a] 免疫缺陷宿主。[b] 散发性脑炎的最常见原因。[c] 流行性脑炎的最常见原因。

■ 流行病学

病毒性脑膜炎并非美国国内需上报的疾病，但据估计，每年发病 60～75 万例。在温和的气候条件下，非冬季月份的发病例数显著增加，反映了夏季和秋季肠道病毒及节肢动物传播的病毒（虫媒病毒）感染的季节性特征，月发病率高峰为 1/10 万人。

■ 实验室诊断

脑脊液检查

诊断病毒性脑膜炎最重要的实验室检查是 CSF 检查。典型特征是细胞数增多、蛋白质正常或轻度升高[0.2～0.8 g/L（20～80 mg/dL）]、葡萄糖正常、CSF 压力正常或轻度升高（100～350 mmH$_2$O）。CSF 革兰染色阴性。病毒性脑膜炎的 CSF 细胞总数通常为 25～500/μL，但偶尔也会出现每微升数千的细胞计数，尤其是淋巴细胞性脉络丛脑膜炎病毒（LCMV）和流行性腮腺炎病毒引起的感染。CSF 细胞以淋巴细胞增多为主。极少数情况下，在发病的前 48 小时内，CSF 可以多形核白细胞增多为主，尤其是埃可病毒 9、西尼罗病毒、东部马脑炎（EEE）病毒或流行性腮腺炎病毒引起的感染。45% 的西尼罗病毒（WNV）脑膜炎患者出现多形核白细胞为主的细胞数增多，并可持续一周或更长时间，再转变为淋巴细胞增多为主。多形核白细胞为主的细胞数增多伴低葡萄糖也可能是免疫缺陷患者巨细胞病毒（CMV）感染的特征。尽管存在这些例外，如果未明确诊断的疑似病毒性脑膜炎患者出现 CSF 多形核白细胞增多，需考虑其他诊断，如细菌性脑膜炎或脑膜旁感染。病毒感染患者的 CSF 葡萄糖通常正常，但 10%～30% 的流行性腮腺炎病毒或 LCMV 感染的病例可能会降低，极少数情况，埃可病毒和其他肠道病毒、HSV-2 和 VZV 引起的脑膜炎病例可出现 CSF 葡萄糖降低。通常，低葡萄糖和淋巴细胞性细胞增多提示真菌或结核性脑膜炎、李斯特菌脑膜炎或非感染病（如结节病、肿瘤性脑膜炎）。

现有多种方法测定 CSF 蛋白质、酶和介质水平，包括 C 反应蛋白、乳酸、乳酸脱氢酶、新蝶呤、喹啉酸盐、IL-1β、IL-6、可溶性 IL-2 受体、β$_2$-微球蛋白及 TNF，TNF 认为可用于鉴别病毒或细菌性脑膜炎，或作为特定类型的病毒感染（如 HIV 感染）的标志物，但它们的敏感性和特异性尚不明确，未广泛用于诊断中。

聚合酶链反应扩增病毒核酸

采用 PCR 扩增 CSF 中病毒的特异性 DNA 或 RNA 已成为诊断中枢神经系统病毒感染的最重要且唯一的方法。在中枢神经系统肠道病毒和 HSV 感染中，CSF PCR 可选作确诊的程序，且比病毒培养更敏感。HSV 感染的 CSF PCR 也是反复发作的"无菌性"脑膜炎的重要诊断试验，尽管病毒培养阴性，但其中许多脑膜炎患者的 CSF 中有可扩增的 HSV DNA。CSF PCR 还常规用于诊断 CMV、Epstein-Barr 病毒（EBV）、VZV 和人疱疹病毒 6（HHV-6）引起的中枢神经系统病毒感染。CSF PCR 可用于西尼罗病毒感染,但不如检测西尼罗病毒感染特异性脑脊液 IgM 敏感。PCR 也可用于肺炎支原体引起的中枢神经系统感染的诊断,肺炎支原体可以模拟病毒性脑膜炎和脑炎。咽喉冲洗液 PCR 可以帮助诊断肠病毒和支原体中枢神经系统感染。粪便样本 PCR 也可以帮助诊断肠道病毒感染(见下文)。

病毒培养

相较于细菌感染,CSF 培养诊断病毒性脑膜炎和脑炎的敏感性通常较差。除脑脊液外,咽拭子、粪便、血液和尿液中也可分离到特定病毒。粪便中可能检测到肠道病毒和腺病毒,血液中可能检测到虫媒病毒、部分肠道病毒和 LCMV,尿液中可能检测到流行性腮腺炎病毒和 CMV,咽喉冲洗液中可能检测到肠道病毒、流行性腮腺炎病毒和腺病毒。肠道病毒感染期间,粪便中可持续数周排出病毒。粪便中检测到肠道病毒并不具有诊断意义,可能是由于先前肠道病毒感染的残留排出而造成的;也存在于肠道病毒流行期间的一些无症状个体中。

血清学检测

对于包括西尼罗病毒在内的许多虫媒病毒,血清学检测仍然是重要的诊断工具。对于在一般人群中具有高血清阳性率的病毒,如 HSV、VZV、CMV 和 EBV,血清抗体检测则不太有用。对于血清阳性率低的病毒,可以通过采集急性期和康复期血清(通常在 2~4 周后获得)或证明存在病毒特异性 IgM 抗体之间的血清转换来诊断急性病毒感染。对于具有高血清阳性率的病毒,如 VZV 和 HSV,证明 CSF 中病毒特异性抗体的合成可有助诊断,如 IgG 指数增加或存在 CSF IgM 抗体,并可提供中枢神经系统感染的推定证据。虽然血清和脑脊液 IgM 抗体通常在急性感染后仅持续几个月,但也有例外,例如,在一些西尼罗病毒感染的患者中,血清 IgM 在急性感染后可持续存在 >1 年。可惜的是,发生感染和宿主产生病毒特异性抗体反应之间的延迟使得血清学检测主要用于回顾性确诊,而不是辅助急性期的诊断或管理。在 EBV 的检测中,与最近/急性感染一致的抗体反应证据(如 IgM 病毒衣壳抗体、针对早期抗原的抗体、不存在针对 EBV 相关核抗原的抗体)可帮助诊断。

CSF 寡克隆 γ 球蛋白带的出现与许多病毒感染有关。相关抗体通常针对病毒蛋白。寡核苷酸条带也常见于某些非感染性神经系统疾病(如多发性硬化),并可见于非病毒感染中(例如神经梅毒、神经莱姆病)。

其他实验室检查

所有疑似病毒性脑膜炎的患者应检测全血细胞计数和分类、肝肾功能、红细胞沉降率(ESR)和 C 反应蛋白、电解质、葡萄糖、肌酸激酶、醛缩酶、淀粉酶和脂肪酶。神经影像学检查(MRI 优于 CT)对于无并发症的病毒性脑膜炎患者并非绝对必要,但对伴有意识改变、癫痫发作、局灶性神经症状或体征、非典型 CSF 表现或接受免疫抑制治疗的患者则需要进行影像学检查。

■ 鉴别诊断

病毒性脑膜炎的鉴别诊断中最重要的问题是除外类似病毒性脑膜炎的疾病,包括:① 未治疗或部分治疗的细菌性脑膜炎;② 由真菌、分枝杆菌或苍白密螺旋体(神经梅毒)引起的脑膜炎的早期阶段,常可见脑脊液淋巴细胞性细胞增多,培养可能生长缓慢或阴性,并可能不会早期出现低血糖表现;③ 由支原体、李斯特菌属、布鲁菌属、柯克斯体属、钩端螺旋体属和立克次体属等引起的脑膜炎;④ 脑膜旁感染;⑤ 肿瘤性脑膜炎;⑥ 继发于非感染性炎症性疾病的脑膜炎,包括自身免疫性和过敏性脑膜炎、SLE 和其他风湿性疾病、结节病、白塞综合征和葡萄膜炎综合征。对 >28 日龄儿童的研究表明,CSF 蛋白 >0.5 g/L(敏感性 89%,特异性 78%)和血清降钙素原水平升高 >0.5 ng/mL(敏感性 89%,特异性 89%)是细菌感染的线索,而不支持"无菌性"脑膜炎。目前已有多种用于区分细菌性和无菌性脑膜炎的临床算法,"细菌性脑膜炎评分"就是这样一项前瞻性验证系统,它表明,在出现 CSF 细胞增多的患儿中,若出现以下情况时,细菌性脑膜炎的概率低于 0.3%(阴性预测值 99.7%,95% 可信区间 99.6%~100%):① CSF 革兰染色阴性;② 脑脊液中性粒细胞计数 <1 000/μL;③ 脑脊液蛋白 <80 mg/dL;④ 外周血中性粒细胞绝对计数 <10 000/μL;⑤ 既往或目前无癫痫病史。

■ 特定病毒病原学

肠道病毒(EV,参见第 101 章)是病毒性脑膜炎的最常见病原体,占可确定病原体病例的 85% 以上,可散发或群发。EV71 在美国以外的地区造成了神经系统疾病的大规模流行,特别是在东南亚,最近报道的美国病例则是散发的。尽管每年的发病率有所下降,肠道病毒仍是夏季和秋季病毒性脑膜炎的最可能病原,尤其是在儿童(<15 岁)中。尽管肠道病毒性脑膜炎的发病率随着年龄的增长而下降,但在一些疾病暴发事件中,仍主要影响年龄较大的儿童和成人。除新生儿以外,它所引起的脑膜炎通常是良性的。患者常表现为突发高热、头痛、颈强直并伴全身症状,如呕吐、食欲下降、腹泻、咳嗽、咽炎和肌痛。体格检查应仔细查找肠道病毒感染的特征,包括皮疹、手足口病、疱疹性咽峡炎、胸膜疼痛、心肌炎和出血性结膜炎。CSF 通常表现为淋巴细胞为主的细胞增多(100~1 000/μL)、葡萄糖正常、蛋白正常或轻度升高。然而,高达 15% 患者的 CSF 白细胞计数正常,多为年幼婴儿,而非年龄较大的儿童或成人。在极少数情况下,在发病的前 48 小时内,多形核白细胞可占主导。CSF 逆转录酶 PCR(RT-PCR)是首选的诊断程序,既敏感(>95%)又特异(>100%)。在症状出现 48 小时内进行 CSF PCR 的灵敏度最高,症状出现第 5 日后敏感性迅速下降。咽喉冲洗液或粪便标本的 PCR 阳性可持续数周,阳性结果可帮助诊断急性肠道病毒感染。常规肠道病毒 PCR 检测 EV71 的灵敏度很低,可能需要进行其他特异性检测。治疗以支持治疗为主,康复后通常不会遗留后遗症。新生儿、低丙种球蛋白血症或丙种球蛋白缺乏的患者可发生慢性和重度感染。

虫媒病毒感染（**参见第 106 章**）主要发生在夏季和初秋。在此期间在特定区域发生脑膜炎和脑炎病例时，应考虑虫媒病毒性脑膜炎。在美国，虫媒病毒性脑膜炎和脑炎的最重要原因是西尼罗病毒、圣路易斯脑炎病毒和加利福尼亚脑炎病毒组。在西尼罗病毒流行时，严重的禽类死亡可能预示着后续人群中的疾病流行。蜱叮咬史或在特定地区旅行或居住史提示科罗拉多蜱热病毒或玻瓦桑病毒感染的可能；尽管为非病毒性蜱传疾病，落基山斑疹热和神经莱姆病也可能有类似表现。虫媒病毒性脑膜脑炎通常表现为 CSF 淋巴细胞为主的细胞增多、葡萄糖正常、蛋白正常或轻度升高。然而，约 45% 的西尼罗病毒脑膜脑炎患者脑脊液以中性粒细胞增多为主，可持续 1 周或更长时间。西尼罗病毒感染中，葡萄糖降低罕见、革兰染色阴性、培养阴性有助于和细菌性脑膜炎鉴别。虫媒病毒性脑膜脑炎的确诊依据 CSF 中病毒特异性 IgM 或血清转化的证据。CSF IgM 的检出率在感染后第 1 周逐渐增加，在神经侵袭性病变中 >80%；因此，当高度怀疑该病且早期检测为阴性时，可能需要重复检测。在指定的诊断实验室和疾病控制和预防中心（CDC），某些病毒可以使用 CSF PCR 检测，但西尼罗病毒的 CSF PCR 灵敏度（约 70%）低于 CSF 血清学检测。西尼罗病毒 CSF PCR 可用于可能存在抗体应答减少或缺乏的患者。

HSV 脑膜炎（**参见第 88 章**）逐渐被认为是成人病毒性脑膜炎的主要原因，总体而言，它可能是导致病毒性脑膜炎的第 2 位病毒，仅次于肠道病毒，占总病例数的 5%，其发病率在成人中更高，在除了夏、秋季肠道病毒感染高发季节之外的时段发病率更高。在成人中，大多数无并发症的脑膜炎是由 HSV-2 引起的，而 HSV-1 则引起 90% 的 HSV 脑炎。HSV 脑膜炎在 25%~35% 的女性和 10%~15% 的男性中发生于生殖器疱疹的初始（原发）阶段。在这些患者中，20% 的脑膜炎将反复发作。因为病毒培养可能阴性，HSV 脑膜炎，尤其是对复发性脑膜炎的诊断通常依据 HSV CSF PCR。鞘内合成 HSV 特异性抗体的证据也可用于诊断，尽管抗体检测不如 PCR 敏感且特异性低，且可能在感染一周后才转阳。虽然合并或既往曾患 HSV 生殖器病变是重要的诊断线索，但许多 HSV 脑膜炎患者并无相关病史，也没有活动性生殖器疱疹的证据。大多数复发性病毒性或"无菌性"脑膜炎，包括先前被诊断为 Mollaret 脑膜炎的病例，均可归因于 HSV。

VZV 脑膜炎在合并水痘或带状疱疹时应怀疑。然而需重视的是，VZV 逐渐被认为是无皮疹患者脑膜炎和脑炎的重要原因。VZV 脑膜炎发病率报道差异较大，在不同研究中从 3% 至 20% 不等。诊断通常基于 CSF PCR，尽管该检测的灵敏度可能不如其他疱疹病毒高。VZV 血清学检测可作为 PCR 的补充，VZV CNS 感染还可通过 VZV 特异性鞘内抗体合成，和/或存在 VZV CSF IgM 抗体的证据，或通过 CSF 培养阳性来确诊。

EBV 感染也可能引起无菌性脑膜炎，伴或不伴相关传染性单核细胞增多症。CSF 或外周血中的异型淋巴细胞提示 EBV 感染，但偶可见于其他病毒感染。EBV 几乎从未从脑脊液中培养出来。血清和 CSF 血清学检测可以帮助确定急性感染的存在，其特征是 IgM 病毒衣壳抗体（VCA）、早期抗原（EAs）抗体以及 EBV 相关核抗原（EBNA）抗体缺乏。CSF PCR 是另一项重要的诊断试验，尽管假阳性结果可能由于其他感染或炎症过程中的病毒再激活，或是由于其他炎症情况下，淋巴细胞中潜伏病毒 DNA 的募集。

HIV 脑膜炎在有已知或疑似 HIV 感染危险因素的病毒性脑膜炎患者中应怀疑。在 5%~10% 的病例中，初次感染人类免疫缺陷病毒后可能会发生脑膜炎，而在疾病后期则较少见。HIV 脑膜炎中脑神经麻痹比其他病毒感染更常见，最常累及第 Ⅴ、Ⅶ 或 Ⅷ 对脑神经。通过检测血液或 CSF 中的 HIV 基因组可以确诊。血清转换可能会延迟，怀疑患有 HIV 脑膜炎的 HIV 血清学阴性的患者应进行延迟血清转换检测。有关 HIV 感染的进一步讨论，请**参见第 97 章**。

流行性腮腺炎病毒在当脑膜炎发生在冬末或早春时，尤其发生在男性（男女比例为 3∶1）时，应予以考虑（**参见第 104 章**）。自 1967 年以来美国广泛接种减活流行性腮腺炎疫苗，流行性腮腺炎病毒脑膜炎的发病率下降超过 95%；然而，流行性腮腺炎仍然是免疫缺陷个体和人群的潜在感染源。疫苗相关的流行性腮腺炎病毒脑膜炎有罕见病例（10~100∶100 000 接种个体）的报道，通常在接种疫苗后 2~4 周开始。腮腺炎、睾丸炎、卵巢炎、胰腺炎或血清脂肪酶和淀粉酶升高提示流行性腮腺炎病毒脑膜炎；但是，不伴上述表现并不能排除该诊断。既往估计，临床上流行性腮腺炎患者有 10%~30% 会出现脑膜炎；然而，在最近美国暴发的近 2 600 例流行性腮腺炎病例中，只发现了 11 例脑膜炎，这表明其发病率可能低于先前的预估。流行性腮腺炎病毒感染可以产生终生免疫，因此既往感染史可排除该诊断。25% 脑膜炎患者的脑脊液细胞增多可超过 1 000/μL，淋巴细胞为主占 75%，中性粒细胞为主占 25%。10%~30% 的患者脑脊液葡萄糖降低，为诊断提供线索。确诊常依据 CSF 的病毒培养或检测 IgM 抗体或血清转化。CSF PCR 可在一些诊断和研究实验室中采用。

发生在秋末或冬季，且有接触家鼠、宠物或实验室啮齿动物（如仓鼠、大鼠、小鼠）或排泄物史的无菌性脑膜炎需考虑 LCMV 感染（**参见第 106 章**）。一些患者有相关皮疹、肺部浸润、脱发、腮腺炎、睾丸炎或心肌炎。除上述临床发现外，实验室诊断 LCMV 的线索还可包括白细胞减少、血小板减少或肝功能异常。一些病例出现明显的脑脊液细胞增多（>1 000/μL）和葡萄糖降低（<30%）。确诊基于 CSF 血清学和/或病毒培养。

治疗・急性病毒性脑膜炎

几乎所有病毒性脑膜炎的治疗主要是对症治疗，包括镇痛、退热和止吐。应监测患者的水电解质状态。疑似细菌性脑膜炎患者在培养明确病原体前，应接受适当的经验性治疗（见上文）。免疫功能正常的怀疑病毒性脑膜炎的患者，如果没有局灶性体征或症状、没有明显的意识改变、有典型的 CSF 特征（淋巴细胞为主的细胞增多、葡萄糖正常、革兰染色阴性）、在家中可提供足够的医疗服务和监测，并保证医疗随访，则这些患者可以不需要住院。而免疫功能低下的患者，有显著意识改变、癫痫发作或局灶性神经系统体征和症状，表明可能有脑炎或脑实质受累，有非典型 CSF 特征的患者应住院治疗。对 HSV-1 或 HSV-2、严重 EBV 或 VZV 感染的脑膜炎患者，口服或静脉注射阿昔洛韦可能获益。有关 HSV、EBV 和 VZV 脑膜炎治疗的数据非常有限。重症患者应接受静脉注射阿昔洛韦（每日 15～30 mg/kg，分 3 次服用），然后口服药物如阿昔洛韦（800 mg，每日 5 次）、泛昔洛韦（500 mg TID）或伐昔洛韦（1 000 mg TID），总疗程 7～14 日。病情较轻的患者可单独使用口服药物治疗。HIV 脑膜炎患者应接受高效抗逆转录病毒治疗（参见第 97 章）。对于虫媒病毒脑炎患者，包括 WNV，没有特定疗法证实有效。

对于体液免疫功能不全（如 X-连锁无丙种球蛋白血症）且尚未接受肌内注射丙种球蛋白或静脉注射免疫球蛋白（IVIG）治疗的病毒性脑膜炎患者，应使用这些药物治疗。对于肌内注射或静脉注射免疫球蛋白无反应的慢性肠道病毒脑膜炎患者，已有研究尝试通过 Ommaya 囊给予脑室内注射免疫球蛋白。

疫苗接种是预防与脊髓灰质炎、腮腺炎、麻疹、风疹和水痘感染相关的脑膜炎和其他神经并发症的有效方法。在美国，已经有一种 VZV 相关的减毒活疫苗（Varivax）。临床研究表明，该疫苗的有效率为 70%～90%，但在 10 年后可能需要再次强化维持免疫。一种相关的疫苗（Zostavax）被推荐用于 60 岁以上成人带状疱疹的预防。一种灭活水痘疫苗可用于移植患者和其他禁止使用活病毒疫苗的人群。

■ 预后

在成人中，可以完全康复的病毒性脑膜炎预后良好。偶有患者会抱怨持续头痛、轻度男性功能障碍、不协调感或持续数周至数月的全身无力。婴儿和新生儿（<1 岁）的预后还不确定，一些研究报道了智力障碍、学习障碍、失聪和其他持久后遗症。

病毒性脑炎

■ 定义

病毒性脑膜炎的感染过程和相关炎症反应主要局限于脑膜，不同的是，脑炎还同时涉及脑实质。许多脑炎患者也有脑膜炎（脑膜脑炎）的受累，甚至在某些情况下，还有脊髓或神经根（脑脊髓炎、脑脊髓根炎）的累及。

■ 临床表现

除了有发热及脑膜炎的脑膜受累特征外，脑炎患者的意识水平通常发生改变（精神错乱、行为异常）或下降（程度从轻度嗜睡到昏迷），以及有局灶性或弥漫性神经系统症状及体征。脑炎患者可能会产生幻觉、躁动、人格改变、行为障碍，有时还会出现明显的精神症状。许多脑炎患者会出现局灶性或全身性癫痫发作。几乎所有可能的局灶性神经系统障碍都曾在病毒性脑炎病例中被报道过，其症状和体征反映了感染和炎症反应的部位。最常见的局灶性体征包括失语、共济失调、上或下运动神经元性肌无力、非自主活动（如肌阵挛、震颤）和脑神经症状（如眼肌麻痹、面肌无力）。下丘脑-垂体轴受累可能导致体温失调、尿崩症或抗利尿激素分泌不当综合征（SIADH）。尽管嗜神经性病毒可引起中枢神经系统不同部位的病理损伤，但仅仅依靠临床表现无法在一个特定脑炎病例中建立明确的病因诊断（见下文"鉴别诊断"）。

■ 病因学

在美国，据估计每年约有 2 万例脑炎病例，而实际病例数可能更多。尽管在诊断方面做了全面努力，大多数疑似急性病毒性脑炎的具体病因仍无法明确。数百种病毒能够引起脑炎，但实际上只有一个有限的亚群是引起大多数特定脑炎的病因（表 36-4）。在免疫功能正常的成人中，引起散发性急性脑炎的最常见病毒是疱疹病毒（单纯疱疹病毒、水痘带状疱疹病毒、EB 病毒）。由虫媒病毒引起的流行性脑炎，有几种不同的病毒群组，包括甲病毒（如东方马脑炎病毒、西方马脑炎病毒）、黄病毒（如西尼罗病毒、圣路易斯脑炎病毒、日本脑炎病毒、玻瓦桑病毒）和布尼亚病毒（如加利福尼亚脑炎病毒血清群、拉克罗斯病毒）。历史上，美国最多的虫媒病毒性脑炎是由圣路易斯脑炎病毒和加利福尼亚脑炎病毒血清群引起的。但 2002 年以后，多数在美国的虫媒病毒性脑膜炎和脑炎病例由西尼罗病毒引起。2012 年，西尼罗病毒引起 2 873 例确诊的神经系统疾病（脑炎、脑膜炎或脊髓炎），其中 286 人死亡。报道超过 200 个病例的州包括得克萨斯州（1 868 例）、加利福尼亚州（479 例）、路易斯安那州（335 例）、伊利诺伊州（290 例）、密西西比州（249 例）、南达科他州（203 例）和密歇根州（202 例）。2013 年，共有 1 140 例中枢神经系统感染病例，死亡 100 人。报告超过 100 个病例的州包括加利福尼亚州（357 例）、科罗拉多州（315 例）、内布拉斯加州（213 例）、得克萨斯州（157 例）、南达科他州（148 例）、北达科他州（123 例）和伊利诺伊州（106 例）。要认识到西尼罗病毒的流行是不可预测的，而且在美国的每个州都发生过这种病例,这一点很重要。新的病毒性中枢神经系统感染病因在不断出现,如东南亚暴发的尼帕病毒(新近确认属于副黏病毒科)引起的脑炎病例,欧洲的托斯卡纳病毒(属于布尼亚病毒科)引起的脑膜炎以及在非洲、印度和东南亚主要与基孔肯雅病毒(一种多格病毒)流行相关的神经系统疾病。最近美国和其他国家报道包括人类猪细小病毒 3(HPeV3)在内的猪细小病毒,是小角病毒家族成员,可以引起婴儿(<3 个月)发热、败血症和脑膜炎。

■ 实验室诊断

脑脊液检查

除非有严重颅高压的禁忌证,所有疑似病毒性脑炎的患者都应进行脑脊液检查。理想情况下,至少应收集 20 mL,并将 5~10 mL 冷冻保存,以备以后的检测需要。病毒性脑炎与病毒性脑膜炎的脑脊液难以区分,典型表现为淋巴细胞增多、蛋白质轻度升高及葡萄糖正常。95%以上免疫功能正常的病毒性脑炎患者出现脑脊液细胞数增多($>5/\mu L$)。极少情况下,发病初的腰椎穿刺检查可能细胞数不增高,但之后复查腰椎穿刺可见细胞数增多。HIV 感染、使用糖皮质激素或其他免疫抑制药物、化疗以及淋巴瘤等严重免疫抑制的患者可能没有脑脊液炎症反应。仅有 10%的脑炎患者脑脊液细胞计数超过 $500/\mu L$。某些虫媒病毒(如东方马脑炎病毒或加利福尼亚脑炎病毒)、腮腺炎和淋巴细胞脉络丛脑膜炎病毒感染有时可能导致细胞数$>1\,000/\mu L$,但这种程度的细胞数增多一般提示非病毒感染或其他的炎症反应。脑脊液中的非典型淋巴细胞可在 EB 病毒或其他少见病毒(巨细胞病毒、HSV 和肠道病毒)感染时出现。西尼罗病毒脑炎患者脑脊液中可见浆细胞或软体动物样大单核细胞数增加,约 45%出现多形核白细胞增多,这也是免疫功能低下患者巨细胞病毒脊髓神经根炎的一个常见特征。由东方马脑炎病毒、埃可病毒 9 和其他肠道病毒(更罕见)所致脑炎患者的脑脊液中可能出现大量中性粒细胞。但持续性脑脊液中性粒细胞增多应考虑细菌感染、钩端螺旋体病、阿米巴感染以及非感染性病变(如急性出血性脑白质病变)。大约 20%的脑炎患者即使在非创伤性情况下仍可在脑脊液中发现大量红细胞($>500/\mu L$)。这种病理表现可能与单纯疱疹病毒脑炎中所见的一种出血性脑炎机制类似;不过,非疱疹病毒性局灶性脑炎患者的脑脊液中发现红细胞的概率和数量与疱疹病毒脑炎相似。病毒性脑炎中脑脊液葡萄糖下降不常见,如存在,则提示细菌性、真菌性、结核性、寄生虫性、钩端螺旋体性、梅毒性、肉瘤性或肿瘤性脑膜炎的可能。少数腮腺炎病毒、淋巴细胞性脉络丛脑膜炎病毒或晚期单纯疱疹病毒性脑炎患者和多数巨细胞病毒脊髓神经根炎患者的脑脊液也可见葡萄糖减低。

脑脊液聚合酶链反应

脑脊液 PCR 已成为巨细胞病毒、EB 病毒、人疱疹病毒 6 和肠道病毒引起的中枢神经系统感染的主要诊断方法(见上文"病毒性脑膜炎")。在中枢神经系统水痘带状疱疹病毒感染的病例中,脑脊液 PCR 以及病毒特异性 IgM 或鞘内合成抗体检测都是重要的诊断方法。脑脊液 PCR 检测的敏感性及特异性因检测的病毒而不同。单纯疱疹病毒脑脊液 PCR 检测的敏感性(96%)及特异性(99%)已经接近甚至超过脑活检。解读单纯疱疹病毒脑脊液 PCR 结果之前首先要考虑所检测患者患病的可能性、从发病到检测的时间关系以及之前是否已使用抗病毒药物。根据临床表现和实验室异常检测结果高度怀疑是单纯疱疹病毒脑炎的患者,如果在病程合适的时机,由合格的实验室检测的单纯疱疹病毒脑脊液 PCR 结果阴性,即使不能完全排除,也提示单纯疱疹病毒脑炎的可能性极低。例如,假设一个患者有 35%的可能性是单纯疱疹病毒性脑炎,如脑脊液单纯疱疹病毒 PCR 检测阴性,那么诊断的可能性即降低到约 2%;而对于一个 60%可能性的患者,阴性测试结果则将概率降低到约 6%。在以上 2 种情况下,如检测结果为阳性,则诊断几近明确(98%~99%)。近期有些报道称初期(≤72 小时)单纯疱疹病毒脑脊液 PCR 检测阴性的患者,在病程进展后的 1~3 日再次检测,结果可转变为阳性。疱疹性脑炎患者单纯疱疹病毒脑脊液 PCR 检测阳性率也会随着病程的延长而降低,只有约 20%的病例在≥14 日后仍呈阳性。一般小于 1 周的抗病毒治疗不会影响 PCR 检测结果。一项研究表明,98%的脑脊液标本 PCR 检测在抗病毒治疗开始 1 周内仍是阳性,但在治疗后 8~14 日阳性率降为 50%,治疗大于 15 日降为 21%。

脑脊液 PCR 检测对除单纯疱疹病毒外的其他病毒的敏感性和特异性未明。肠道病毒(EV)脑脊液 PCR 检测的敏感性和特异性似乎均大于 95%。肠道病毒 71 的 EV PCR 敏感性可能要低得多(在一些报告中约为 30%)。标准的肠道病毒 RT PCR 也不能检测猪细小病毒。尚未确认肠道病毒脑脊液 PCR 的特异性。有报道发现用 EB 病毒脑脊液 PCR 检测其他病原体时结果为阳性,这可能是由于其他的感染或炎症反应激活了中枢神经系统的淋巴细胞中潜伏的 EB 病毒。对于水痘带状疱疹病毒所致的中枢神经系统感染患者,应将脑脊液抗体检测和 PCR 检查视作互为补充,因为患者可能可检测到鞘内合成的特异性水痘带状疱疹病毒抗体但脑脊液 PCR 检测阴性。对于西尼罗病毒感染,脑脊液 PCR 检查的敏感性(敏感度约 70%)比西尼罗病毒脑脊液特异性抗体 IgM 检测更低,但由于免疫抑制的患者无法生成有效的抗病毒抗体反应,PCR 检测更实用。

脑脊液培养

脑脊液微生物培养对于急性病毒性脑炎的诊断意义不大。微生物培养往往不够敏感(例如,95%以上的单纯疱疹病毒性脑炎患者和几乎所有与 EB 病毒相关的中枢神经系统感染患者的脑脊液微生物培养均阴性)且因费时较长,无法尽快指导临床治疗。

血清学研究及抗体检测

病毒性脑炎血清学诊断的基本方法与前面讨论的病毒性

脑膜炎相同。检测到西尼罗病毒的 IgM 抗体对西尼罗病毒性脑炎有诊断意义，因为 IgM 抗体无法穿过血脑屏障，因此如在脑脊液中检测到抗体则提示为鞘内合成。抗体的检测时间可能很重要，因为西尼罗病毒脑脊液 IgM 血清阳性率从发病开始的 1 周内每日上升 10%，到发病第 7 日时上升至 80% 或更高。对于单纯疱疹病毒脑炎患者，脑脊液中可同时检测到单纯疱疹病毒 1 型糖蛋白的抗体及糖蛋白抗原。对于单纯疱疹病毒抗原及抗体同时检测的最佳时间为起病 1 周时，但这限制其早期诊断意义。尽管如此，脑脊液单纯疱疹病毒抗体检测对于某些发病时间＞1 周且脑脊液 PCR 检测阴性的患者仍很有价值。在水痘带状疱疹病毒感染而 PCR 检测不到病毒 DNA 时，脑脊液抗体检测仍可能是阳性的，因此这 2 种检测互为补充而非相互排斥。

磁共振、CT 及脑电图

临床怀疑脑炎的患者几乎都会做神经影像学检查，也常常进行脑电图检查。这些检查可以帮助明确诊断或排除鉴别诊断，并协助明确是局灶性的还是弥漫性的脑炎病程。在脑炎患者中如有局灶性病变应考虑单纯疱疹病毒性脑炎。局灶性病变的表现包括：① 在 T2 加权、FLAIR 或弥散 MRI 上可见额颞叶、扣带回及岛叶的高信号（图 36-3）；② CT 成像上局灶性低密度、占位效应或增强信号；③ 脑电图中慢波或低幅波（"扁平"）背景下周期性出现的局灶颞叶尖波。PCR 确诊的单纯疱疹病毒脑炎患者的头颅 MRI 中，虽然近 80% 的人可在颞叶见异常病灶，仍有约 10% 的人没有异常，另外 10% 在颞叶以外区域可见异常。病灶通常在 T2 加权成像中呈高

信号。FLAIR 及弥散成像比普通序列 MRI 敏感性更高。单纯疱疹病毒脑炎患儿的 MRI 病灶表现可能不典型，通常累及额颞叶以外的区域。CT 比 MRI 的敏感度低，20%～35% 的患者 CT 可显示正常。超过 75% 的 PCR 确诊单纯疱疹病毒脑炎患者可出现脑电图异常，异常波形通常累及颞叶，但往往是非特异性的。有些单纯疱疹病毒脑炎患者有独特的脑电图模式，它由单侧或双侧颞叶起源的周期性、重复的尖慢复合波组成，并以 2～3 秒的间隔重复。这种周期性复合波通常在疾病的第 2～15 日出现，可见于 2/3 经病理证实的单纯疱疹病毒脑炎。

只有约 2/3 的西尼罗病毒脑炎可见明显 MRI 异常，低于单纯疱疹病毒脑炎。病变通常累及大脑深部结构，包括丘脑、基底神经节和脑干而非皮质，并且可能只在 FLAIR 序列上较明显。西尼罗病毒脑炎的脑电图通常显示大脑前部为主的广泛慢波，而单纯疱疹病毒脑炎往往是颞叶主导的尖波或周期性放电模式。水痘带状疱疹病毒脑炎的患者可能表现为多处出血或梗死，这表示这种病毒倾向于中枢神经系统血管性病变，而非真正的脑炎。免疫抑制的巨细胞病毒感染患者往往可见脑室扩大，在 MRI T2 成像上可见围绕脑室周围的高信号，以及室管膜下方 T1 增强相强化信号。表 36-5 总结了脑炎的具体诊断试验结果，可有助临床决策。

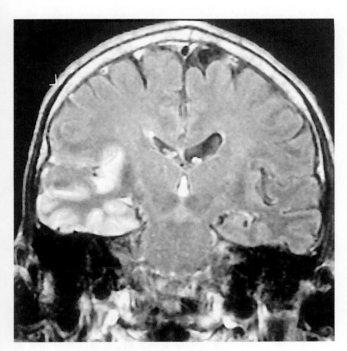

图 36-3 **单纯疱疹病毒脑炎患者冠状位 MRI FLAIR 序列**。注意右颞叶（图像左侧）的高信号主要局限于灰质；此患者主要是单侧病变；双侧病变更多见，但往往双侧信号不一致。

表 36-5 脑炎的诊断措施
西尼罗病毒最佳检测方法是脑脊液 IgM 抗体检测；其阳性率在起病后每日增加 10%，在发病 1 周时接近 70%～80%；血清中西尼罗病毒 IgM 阳性表示近期西尼罗病毒感染，但如没有其他检查结果支持，不能诊断中枢神经系统病变（脑膜炎、脑炎、急性迟缓性麻痹）
约 80% 的单纯疱疹病毒脑炎患者的 MRI 可见累及颞叶的异常信号；FLAIR 及弥散加权的 MRI 成像可使阳性率提升至大于 90%；如 MRI 未见颞叶病变，单纯疱疹病毒脑炎的可能性就相对较小，应考虑其他鉴别诊断
发病 72 小时以内单纯疱疹病毒脑炎的脑脊液 PCR 检测结果可能是阴性的；对于早期 PCR 检测阴性的患者，如果高度怀疑单纯疱疹脑炎，而且还没有其他确诊方法，则应考虑再次行 PCR 检测
对于只能取得晚期（起病 1 周后）脑脊液标本且 PCR 检查阴性的脑炎患者，检测鞘内合成（校正血脑屏障破坏因素后，脑脊液与血清单纯疱疹病毒抗体比例增高）的单纯疱疹病毒脑炎特异性抗体可能有助诊断；仅血清学阳性不能诊断单纯疱疹病毒脑炎，因为普通人群中的血清阳性率很高
脑脊液病毒培养阴性不能排除单纯疱疹病毒或 EB 病毒脑炎
有的患者脑脊液水痘带状疱疹病毒抗体阳性，但同时脑脊液水痘带状疱疹病毒 PCR 检测阴性；如临床怀疑水痘带状疱疹病毒脑炎，2 项检查都应该进行
在中枢神经系统感染中，EB 病毒脑脊液 PCR 检测的诊断特异性未知；由其他原因引起脑脊液淋巴细胞增多可致检测结果阳性；检测到脑脊液 EB 病毒 IgM 或鞘内合成的病毒衣壳抗体可支持 EB 病毒脑炎的诊断；与急性 EB 病毒感染一致的血清学检测（例如，病毒衣壳抗体 IgM，抗早期抗原而非 EB 病毒相关核抗原的抗体的存在）也有助诊断

缩略词：FLAIR，液体衰减倒置恢复；IgM，免疫球蛋白 M；MRI，磁共振成像；PCR，聚合酶链反应。

脑活检

对于脑脊液聚合酶链反应（PCR）未能检测到特定病原，而 MRI 发现局部异常，且使用阿昔洛韦和支持性治疗后，仍表现为临床病情逐渐恶化的患者，可以考虑脑活检检查。

■ 鉴别诊断

多种微生物感染的表现可以类似病毒性脑炎。在一项活检确诊的单纯疱疹病毒脑炎的研究中，常见的与局灶病毒性脑炎相似的感染病原体包括结核杆菌、李斯特菌、真菌、立克次体、支原体及其他（包括细菌和巴尔通体属）。脑炎的自身免疫性病因（包括与抗 NMDA 受体、电压门控钾通道、AMPA、GABA 受体及 GAD－65 的抗体相关）已经逐渐被认为可以引起类似病毒性脑炎的表现。在大多数病例中，诊断依靠对血清和/或脑脊液中特异性自身抗体的检测。近期有报道发现在某些单纯疱疹病毒脑炎患者中可检测到 NMDA 受体抗体，因此即使有些患者这些抗体阳性，也应进行适当的针对单纯疱疹病毒脑炎的检测和治疗。自身免疫性脑炎还可能与某些特定的肿瘤（副肿瘤）和肿瘤神经元抗体（如抗 Hu、Yo、Ma2、双亲素、CRMP5、CV2）有关。亚急性或慢性脑炎可能与抗甲状腺球蛋白和甲状腺素氧化酶（桥本脑病）的自身抗体以及朊蛋白病相关。

由纳氏阿米巴引起的感染也可引起急性脑膜脑炎（原发性阿米巴脑膜脑炎），而棘阿米巴和巴氏阿米巴引起的较典型的是亚急性或慢性肉芽肿性阿米巴脑膜脑炎。纳氏阿米巴生长在温暖、富含铁的水池中，包括排水沟、运河以及天然和人造室外水池。感染通常发生在免疫能力正常且曾在潜在感染的水中游过泳的儿童中。与病毒性脑炎的典型特征不同，阿米巴感染通常与细菌性脑膜炎相似，即脑脊液中性粒细胞增多和葡萄糖减少。在新鲜湿润的脑脊液中还可以见到运动滋养体。越来越多发现在儿童和免疫正常的成人中的巴氏阿米巴脑炎病例有类似病毒性脑炎的表现。这种病原体还与接受不明感染的器官捐献后的脑炎相关。目前还没有有效治疗手段，致死率接近 100%。

浣熊贝氏原虫可引起脑炎。诊断线索包括与浣熊的接触史，特别是玩耍或食用了浣熊粪便污染的土壤。多数患者是儿童，且有相应的嗜酸性粒细胞增多。

非病毒性感染一经排除，主要的诊断难点就在于鉴别感染源是单纯疱疹病毒还是其他病毒。这个鉴别诊断非常重要，因为实际上几乎所有其他病毒感染只有支持性治疗，而单纯疱疹病毒有特殊且有效的抗病毒治疗，且越早治疗效果越好。当临床特征表明存在额颞叶内下方受累，包括明显的幻视及幻嗅、嗅觉缺失、奇怪的行为及人格改变或记忆障碍时，应考虑单纯疱疹病毒脑炎。如患者的症状和体征在临床检查、影像学或脑电图检查上与急性脑炎一致，应怀疑单纯疱疹病毒脑炎。对这些患者的诊断依靠单纯疱疹病毒的脑脊液 PCR 检测。脑脊液 PCR 阳性可明确诊断，阴性则极大的降低单纯疱疹病毒脑炎的可能性（见前文）。

病变的解剖部位可为诊断提供额外的线索。如果病情进展迅速且有明显的脑干受累症状或影像学表现，一般由黄病毒（西尼罗病毒、圣路易斯脑炎病毒、日本脑炎病毒）、单纯疱疹病毒、狂犬病或单核细胞增多症引起。包括基底节区和丘脑在内的显著的深部灰质结构受累及也表明可能存在黄病毒感染。这些患者可能临床症状为运动障碍（震颤、肌阵挛）或帕金森样特征。西尼罗病毒感染的患者还可表现为类似脊髓灰质炎的急性弛缓性瘫痪，同样的还有 EV71 和其他肠道病毒（不太常见）感染的患者。急性迟缓性瘫痪的特征是急性起病的下运动神经元性肌无力，伴有肌张力减低、腱反射减弱或消失，相对来讲感觉不受影响。尽管世界卫生组织持续开展消灭脊髓灰质炎运动，但将其彻底根除仍是一个挑战。2013 年有来自 8 个国家的 341 个脊髓灰质炎病例（索马里 183 个、巴基斯坦 63 个、尼日利亚 51 个、肯尼亚 14 个、叙利亚 13 个、阿富汗 9 个、埃塞俄比亚 6 个、喀麦隆 2 个，几乎都由血清 1 型引起）被报道。在伊斯帕尼奥拉岛、中国、菲律宾、印度尼西亚、尼日利亚和马达加斯加，与疫苗病毒株相关的脊髓灰质炎小规模暴发，这些病毒株通过突变或与循环的野生型肠病毒重组而恢复毒性。

流行病学因素可能为病毒性脑膜炎或脑炎的诊断提供重要线索。应特别注意发病季节、居住地或出游史、可能的动物咬伤或抓伤、啮齿动物和虱接触史。虽然被感染的狗咬伤是全世界范围内狂犬病的主要传播方式，但在美国，狗传播的狂犬病非常少见，而最常见的原因是蝙蝠接触史，尽管通常缺乏明确的咬伤或抓伤史。（狂犬病）脑炎的典型临床表现是发热、意识水平下降和自主神经亢进。喉部、咽部、颈部肌肉和横膈膜的病理性痉挛可由尝试吞咽水（恐水症）或吸气（恐气症）触发。患者也可能表现为以急性上升性麻痹为特征的麻痹性（哑）狂犬病。由蝙蝠叮咬引起的狂犬病的临床表现不同于狗或狼咬伤引起的经典狂犬病表现。患者可表现为局灶性神经功能缺损、肌阵挛、癫痫样发作以及幻觉，病理性痉挛不是典型特征。狂犬病患者脑脊液可见淋巴细胞增多，可能在脑干、海马及下丘脑见异常 T2 高信号。通过在脑组织或颈后毛囊神经中发现狂犬病病毒抗原可确诊狂犬病。从脑脊液和唾液或泪液中用 PCR 扩增病毒核酸也可能可以支持诊断。血清检测在感染后第 1 周血清和脑脊液中常呈阴性，这使其早期诊断价值受限。狂犬病没有具体治疗方式，除了少数遗留严重神经功能缺损后遗症的幸存者，多数患者的最终结局是死亡。

美国国家公共卫生组织提供了在个别地区隔离特定人员的宝贵资源。对于虫媒病毒脑炎的人数、类型以及分布方式的常规更新可参见 CDC 和美国地质调查局（USGS）网站（http://www.cdc.gov 以及 http://diseasemaps.usgs.gov）。

治疗 · 病毒性脑炎

时机合适时应启动特定抗病毒治疗。生命体征，包括呼吸频率及血压，应持续监测，并在必要时予以支持。在脑炎的早期，多数患者需要进入特别监护病房。基本处理和支持治疗包括密切监测颅内压、限制入液量、避免低渗静脉补液以及控制体温。癫痫发作应采用标准的抗惊厥治疗方案，鉴于严重的脑炎患者癫痫发作频率高，应考虑预防性治疗。正如所有病情严重、意识障碍且卧床无法活动的患者一样，脑炎患者有吸入性肺炎、瘀斑溃疡和褥疮、挛缩、深静脉血栓形成及其并发症以及留置导管感染的风险。

阿昔洛韦对单纯疱疹脑炎治疗有效，在怀疑病毒性脑炎，特别是出现局灶性症状时，应开始经验性治疗，同时等待病毒诊断检测。如发现患者不是单纯疱疹病毒脑炎，且除外可能由水痘带状疱疹病毒或 EB 病毒引起的严重脑炎时，应停止治疗。单纯疱疹病毒、水痘带状疱疹病毒和 EB 病毒都编码同一种酶[脱氧嘧啶(胸腺嘧啶)激酶]，它磷酸化阿昔洛韦产生阿昔洛韦-5′-单磷酸。随后宿主细胞酶将这种化合物磷酸化形成三磷酸衍生物。正是这种三磷酸盐通过抑制病毒 DNA 聚合酶以及早期终止新生病毒 DNA 链，产生抗病毒作用。治疗的特异性在于未受感染的细胞无法磷酸化大量的阿昔洛韦为阿昔洛韦-5′-单磷酸。第二级特异性在于无环鸟苷三磷酸是比类似宿主细胞酶更有效的病毒 DNA 聚合酶抑制剂。

成人的阿昔洛韦静脉用量为 10 mg/kg，每 8 小时 1 次(每日总剂量不超过 30 mg/kg)，持续 14～21 日。疗程结束后再次检测脑脊液 PCR，如结果仍为阳性，则继续治疗后再复查脑脊液 PCR 检测。新生儿单纯疱疹病毒中枢神经系统感染对阿昔洛韦的治疗反应比成人单纯疱疹病毒脑炎差，推荐单纯疱疹病毒脑炎新生儿的阿昔洛韦使用剂量为 20 mg/kg，每 8 小时 1 次(每日总剂量不超过 60 mg/kg)，至少持续 21 日。

静脉使用之前，阿昔洛韦应稀释至浓度≤2 mg/mL。(一个 70 公斤的患者需要的用药量是 700 mg，需要稀释至 100 mL 溶液中。)为了减少肾损害，每次滴注时间应超过 1 小时，而不是快速或弹丸式注射。应注意避免外渗、肌内注射或皮下注射。阿昔洛韦的碱性 pH 可引起局部炎症和静脉炎(9%)，在肾小球滤过率减低的患者中应调整剂量。它对血脑屏障的渗透性很好，脑脊液平均药物浓度约为血清浓度的 50%。治疗并发症包括血尿素氮及肌酐水平提高(5%)、血小板减少(6%)、胃肠反应(恶心、呕吐、腹泻；7%)和神经毒性(嗜睡或迟钝、定向障碍、意识紊乱、激越、幻觉、震颤、

癫痫；1%)。阿昔洛韦抗药性可能由病毒脱氧嘧啶激酶或 DNA 聚合酶的变化介导。目前，阿昔洛韦耐药分离株尚未成为免疫正常个体的临床难题。然而，有报道称，在免疫功能低下的人中，包括艾滋病患者，已从中枢神经系统以外的部位分离出具有临床毒性的阿昔洛韦耐药单纯疱疹病毒。

针对单纯疱疹病毒、水痘带状疱疹病毒及 EB 病毒的抗病毒药物，包括阿昔洛韦、泛昔洛韦和伐昔洛韦，尚未被作为脑炎治疗的主要方案或胃肠外阿昔洛韦给药之后的续贯疗法予以评估。最近完成的一项美国国家过敏和感染病研究所(NIAID)/国家神经疾病和中风研究所赞助的三期临床试验，即在最初的 14～21 日的非肠道阿昔洛韦治疗过程中，口服补充伐昔洛韦治疗(2 g，TID，为期 3 个月；www.clinicaltrials.gov，identifier nCT00031486)，因入组率低而提前终止。尽管分析结果由于入组人数低而受到影响，但接受伐昔洛韦与安慰剂治疗的患者 12 个月的终点事件(包括痴呆评分量表、简易智力状态检查量表和 Glasgow 昏迷评分)没有发现差异。辅助静脉注射糖皮质激素在治疗单纯疱疹病毒和水痘带状疱疹病毒感染中的作用尚不清楚，多数指南认为目前支持性证据级别弱，可能仅有基于专家意见的使用建议。

在治疗巨细胞病毒相关的中枢神经系统感染时，常常单独或组合使用更昔洛韦及膦甲酸钠，尽管它们药效尚未经验证。西多福韦(见下文)可用于更昔洛韦和膦甲酸钠治疗失败的患者，但关于它治疗巨细胞病毒中枢神经系统感染的数据非常少。

更昔洛韦是 2′-脱氧鸟苷的合成核苷类似物。它可被病毒诱导的细胞激酶优先磷酸化。三磷酸更昔洛韦作为巨细胞病毒 DNA 聚合酶的竞争性抑制剂，通过与初期病毒 DNA 的结合导致核酸链提前终止。静脉用药后，脑脊液更昔洛韦药物浓度可以达到相应血药浓度的 25%～70%。对严重神经系统病变的常规使用剂量是 5 mg/kg，每 12 小时静脉用药 1 次，以恒定的速度滴注，每次滴注时间超过 1 小时。诱导治疗后，予以不定期维持治疗，剂量为每日 5 mg/kg。诱导治疗应持续至患者脑脊液细胞数下降以及脑脊液巨细胞病毒 DNA 复制数在 PCR 定量检测中有减少。肾功能不全患者应调整药物剂量。治疗常因粒细胞减少及血小板减少(20%～25%)的并发症而受限，如发生，可能需要减量药物或停止治疗。约 20% 患者会发生胃肠道副反应，包括恶心、呕吐、腹泻以及腹痛。某些接受更昔洛韦治疗巨细胞病毒视网膜炎的患者会出现视网膜脱离，但这与更昔洛韦治疗的因果关系尚不清楚。

缬更昔洛韦是一种口服生物可利用的前药,能产生高血清水平的更昔洛韦,但目前对它治疗巨细胞病毒中枢神经系统感染疗效的研究十分有限。

膦甲酸钠是一种焦磷酸盐类似物,通过结合焦磷酸盐结合位点抑制病毒 DNA 聚合酶。静脉滴注后,脑脊液药物浓度波动于相应血药浓度的 15%～100%。对严重巨细胞病毒感染性神经系统病变的常规使用剂量是 60 mg/kg,每 8 小时 1 次,每次以恒定的速度滴注,时间超过 1 小时。14～21 日的诱导治疗后应予以维持治疗(每日 60～120 mg/kg)。诱导治疗应持续至患者脑脊液细胞数下降以及脑脊液巨细胞病毒 DNA 复制数在 PCR 定量检测(如可行的话)中有减少。约 1/3 的患者在治疗中会出现肾功能损害,多数(但不是全部)病例停药后可逆转。这种肾功能损害在充分水化的患者中较少见,通常表现为血清肌酐增高及蛋白尿。多数患者感到无力及恶心。约 15% 的患者血清钙、镁和钾含量降低,可能导致手足搐溺、心律失常或癫痫发作。

西多福韦是一种核苷酸类似物,能有效治疗巨细胞病毒视网膜炎,尽管有关其在人巨细胞病毒中枢神经系统疾病中的数据有限,在某些小鼠巨细胞病毒脑炎实验模型中已发现其疗效相当或优于更昔洛韦。常规每周静脉注射 1 次,每次 5 mg/kg,持续 2 周,之后根据临床反应每 2 周注射 1 次,一共 2 次或 2 次以上。患者必须在每次给药前用生理盐水(例如,1 L,超过 1～2 小时)预先水化,并用丙苯酸(例如,在西多福韦给药 1 小时前用 1 g,给药后 2 小时和 8 小时各 1 g)治疗。肾毒性常见,肾功能下降时应减少剂量。

已有报道静脉用利巴韦林(每 8 小时予 14～25 mg/kg)在个别严重加利福尼亚(拉克罗斯)脑炎病毒引起的脑炎中有治疗作用。利巴韦林可能对罕见的患有严重腺病毒或轮状病毒脑炎的患者(特别是婴幼儿),以及淋巴细胞性脉络丛脑膜炎病毒或其他腺病毒脑炎患者有益。但尚缺乏临床试验。溶血以及其所致的贫血是限制治疗的主要副作用。

目前尚无有效的特异性抗病毒疗法可用于西尼罗病毒脑炎。目前用于治疗的有 α-干扰素、利巴韦林、一种含有高滴度抗西尼罗病毒抗体的以色列免疫球蛋白(Omr-IgG-am; www.clinicaltrials.gov, identifier NCT00069316 and 0068055)以及针对病毒包膜糖蛋白的人源化单克隆抗体(www.clinicaltrials.gov, identifier NCT00927953 and 00515385)。西尼罗病毒嵌合疫苗(其中西尼罗病毒包膜和膜前蛋白嵌入另一种黄病毒的中)已在进行的临床试验中发现其在健康成人中安全且具有免疫原性,但尚未试验其对人类疾病的预防作用(www.clinicaltrials.gov, identifier NCT 00746798, 00442169, 00094178, and 00537147)。已发现嵌合体和灭活的西尼罗病毒疫苗可安全及有效地预防马的西尼罗病毒感染,一些有效的黄病毒疫苗已经用于人类,可以乐观估计,安全有效的人西尼罗病毒疫苗也可以被开发成功。

■ 后遗症

病毒性脑炎患者后遗症的发生率和严重程度有很大差异。在东方马脑炎病毒感染病例中,将近 80% 的幸存者有严重的神经系统后遗症。在另一个极端上,由 EB 病毒、加利福尼亚脑炎病毒及委内瑞拉马脑炎病毒所致的感染中,严重的后遗症非常少见。比如,由拉克罗斯病毒感染的儿童中,5%～15% 遗留癫痫,1% 有偏侧瘫痪。有关阿昔洛韦治疗后单纯疱疹病毒脑炎患者的后遗症详细资料,可在 NIAID 协作抗病毒小组(CASG)试验中查阅。在 32 例阿昔洛韦治疗的患者中,26 例存活(81%)。这 26 名幸存者中,12 名(46%)没有或仅有轻微后遗症,3 名(12%)中度受损(可良好工作,但不能保持病前水平),11 名(42%)严重受损(需要持续的支持治疗)。后遗症的发生及严重程度与患者的年龄及治疗开始时的意识状态直接相关。治疗开始时伴有严重神经系统损害(Glasgow 评分 6 分)的患者不是死亡就是有严重后遗症。与更年长的患者(大于 30 岁;64% 生存率,57% 无后遗症或轻度后遗症)相比,在开始治疗时神经功能良好的年轻患者(<30 岁)明显更好(100% 生存率,62% 无后遗症或轻度后遗症)。近期有些使用单纯疱疹病毒脑脊液 PCR 定量试验的研究发现,治疗后的临床结局还与症状出现时脑脊液单纯疱疹病毒 DNA 数量相关。许多西尼罗病毒感染的患者有后遗症,比如认知功能障碍、无力、运动亢进或减退(包括震颤、肌阵挛及帕金森综合征)。在一项对 156 例西尼罗病毒感染患者预后的大型纵向研究中,疲乏、身体功能、情绪及智力功能(每个例子中更长的时间间隔代表神经侵袭性疾病患者)的平均恢复时间(定义为特定验证试验最大预测评分的 95%)分别为 112～148 日,121～175 日,131～139 日,302～455 日。

亚急性脑膜炎

■ 临床表现

亚急性脑膜炎的患者在就诊前通常会有持续数日至数周的头痛、颈强直、低热和乏力。患者可能存在脑神经异常和夜间盗汗。这种综合征与慢性脑膜炎的症状重叠,**参见第 37 章**。

■ 病因学

常见的致病生物包括结核分枝杆菌、新型隐球菌、荚膜组织胞浆菌、粗球孢子菌和梅毒螺旋体。结核分枝杆菌通过空气传播的飞沫核引起原发感染。成人结核性脑膜炎不会直接由血源播散至脑膜引起急性发病。相反,在原发感染中,血源性结核播散至脑实质,形成粟粒样结节。这些结节进一步扩大并发生干酪样变。产生脑膜炎干酪样病灶的发展取决于它与蛛网膜下腔(SAS)的接近程度,及纤维包裹的形成速度。室管膜下的干酪样病灶则通过释放细菌及结核抗原到 SAS 中而引起脑膜炎。分枝杆菌抗原会产生强烈的炎症反应,产生较厚的渗出物,充满基底池并包绕大脑基底部的脑神经和重要脑血管。

🌐 真菌感染通常通过吸入空气传播的真菌孢子而感染。原发肺部感染可以是无症状的,或出现发热、咳嗽、咳痰和胸痛。肺部感染通常是自限性的。肺局部真菌感染可以局限在肺部,直至发生细胞介导的免疫反应,再次活化真菌,播散到CNS。引起真菌性脑膜炎的最常见病原体是新型隐球菌。这种真菌在世界各地的土壤和鸟类排泄物中均可发现。荚膜组织胞浆菌是美国中部俄亥俄州及密西西比河流域、中美洲和南美洲部分地区的特有真菌。粗球孢子菌是美国西南部、墨西哥北部和阿根廷的沙漠地区的特有真菌。

梅毒是一种性传播疾病,主要表现为感染部位的无痛性硬下疳。梅毒螺旋体在梅毒感染的早期侵入 CNS。第Ⅶ及Ⅷ对脑神经受累最常见。

■ 实验室诊断

结核性脑膜炎的典型脑脊液异常如下:① 颅内压升高;② 淋巴细胞增多(10~500/μL);③ 蛋白升高至 1~5 g/L;④ 葡萄糖降低至 1.1~2.2 mmol/L(20~40 mg/dL)。持续头痛、颈强直、疲劳、盗汗、发热,伴 CSF 淋巴细胞增多和葡萄糖轻度降低,高度提示结核性脑膜炎。抗酸杆菌涂片(AFB)最好使用送检腰椎穿刺采集的最后一管。如果 CSF 中出现薄膜或液体表面有蜘蛛网样凝块,AFB 最好用凝块或薄膜涂片。成人结核性脑膜炎中仅有 10%~40% 涂片阳性。CSF的培养需要 4~8 周以鉴定该生物体,约 50% 成人阳性。培养仍是诊断结核性脑膜炎的金标准。如有条件,检测 CSF 结核分枝杆菌 DNA 的 PCR 也应送检,但敏感性和特异性未知。美国 CDC 建议使用核酸扩增试验来诊断肺结核。

真菌性脑膜炎的典型 CSF 异常表现是单核细胞或淋巴细胞增多,蛋白升高和葡萄糖降低。在粗球孢子菌脑膜炎中,CSF 中可能存在嗜酸性粒细胞。常需大量 CSF 才能在墨汁染色涂片中检出致病菌或培养出致病菌。如果不同场合 2 次腰穿 CSF 均未检出致病菌,则应行高颈段或脑池穿刺获得CSF 检测。

对于隐球菌性脑膜炎,隐球菌多糖抗原检测是高度敏感和特异的检测方法。反应性 CSF 隐球菌抗原检测可用于确诊。CSF 中组织胞浆多糖抗原检测可用于确诊真菌性脑膜炎,但对于由荚膜组织胞浆菌引起的脑膜炎并不特异。在粗球孢子菌性脑膜炎中可能出现假阳性。据报道,CSF 补体结合抗体试验在球孢子菌性脑膜炎中的特异性为 100%,敏感

性为 75%。

梅毒性脑膜炎的诊断是依据反应性血清密螺旋体试验[荧光密螺旋体抗体吸收试验(FTA-ABS)或梅毒螺旋体显微血凝试验(MHA-TP)],加之 CSF 淋巴细胞或单核细胞增多、蛋白质升高,或加之 CSF 性病研究实验室检测(VDRL)阳性。反应性 CSF FTA-ABS 阳性并非神经梅毒的确诊依据。CSF FTA-ABS 可能因血液污染而呈假阳性。CSF VDRL阴性不排除神经梅毒。CSF FTA-ABS 阴性或 MHA-TP 阴性可排除神经梅毒。

治疗 · 亚急性脑膜炎

通常在高度怀疑结核性脑膜炎的基础上,可开始经验性治疗,无需充足的实验室检查支持。初始治疗是异烟肼(300 mg/d)、利福平(每日 10 mg/kg)、吡嗪酰胺(30 mg/kg,每日分剂量)、乙胺丁醇(15~25 mg/kg,每日分剂量)和吡哆醇(50 mg/d)的综合治疗。当已知抗结核分枝杆菌分离株的敏感性时,可以停用乙胺丁醇。如果临床反应良好,可在 8 周后停用吡嗪酰胺,之后 6~12 个月单独使用异烟肼和利福平。6 个月的疗程是可取的,但在治疗过程中,脑膜炎症状不完全消退或 CSF 分枝杆菌培养阳性的患者,疗程应延长9~12 个月。对于 HIV 阴性的结核性脑膜炎患者,推荐使用地塞米松治疗,剂量为 12~16 mg/d,持续 3周,之后 3 周逐步减量。

在非 HIV、非器官移植的新型隐球菌脑膜炎患者中采用两性霉素 B(AmB;每日 0.7 mg/kg 静脉注射)加氟胞嘧啶(100 mg/kg,每日 4 次)诱导治疗,如 CSF培养结果在治疗 2 周后为阴性,则疗程至少为 4 周。在有神经系统并发症的患者中,疗程应延长至 6 周。诱导治疗后采用氟康唑 400 mg/d 巩固治疗 8 周。器官移植受者可采用脂质 AmB(每日 3~4 mg/kg)或AmB 脂质复合物(ABLC)每日 5 mg/kg 加氟胞嘧啶(100 mg/kg,每日 4 次)治疗至少 2 周,或直到脑脊液培养阴性。随访采用 CSF 培养而非隐球菌抗原滴度。之后尚需 8~10 周的氟康唑治疗[400~800 mg/d(6~12 mg/kg)口服]。如果在急性期治疗 10 周后 CSF 培养物阴性,则氟康唑的剂量可降至 200 mg/d,持续 6个月~1 年。感染 HIV 的患者用 AmB 或脂质制剂加氟胞嘧啶治疗至少 2 周,然后用氟康唑治疗至少 8 周。感染 HIV 的患者可能需要氟康唑 200 mg/d 进行长期维持治疗。荚膜组织胞浆菌脑膜炎采用 AmB(每日0.7~1.0 mg/kg)治疗 4~12 周。推荐总剂量为30 mg/kg。采用 AmB 治疗直至真菌培养阴性。AmB疗程结束后,采用伊曲康唑 200 mg,每日 2~3 次维持

治疗,持续至少9个月～1年。粗球孢子菌性脑膜炎采用高剂量氟康唑(每日1000 mg)单药治疗或静脉注射AmB(每日0.5～0.7 mg/kg)治疗>4周,根治感染可能还需鞘内注射AmB(0.25～0.75 mg/d,每周3次)。推荐使用氟康唑(每日200～400 mg)终身治疗,防止复发。在合并或出现严重肾功能不全的患者中,AmB脂质体(每日5 mg/kg)或AmB脂质复合物(每日5 mg/kg)可作为AmB的替代治疗。真菌性脑膜炎最常见的并发症是脑积水。出现脑积水的患者应行CSF引流。可以采用脑室造瘘术,直至CSF真菌培养物阴性,此时脑室造瘘术可改为脑室腹腔分流术。

梅毒性脑膜炎采用水溶性青霉素G 300～400万U静脉注射,每4小时1次,持续10～14日。另一方案是普鲁卡因青霉素G每日240万U肌内注射,加口服丙磺舒500 mg,每日4次,持续10～14日。无论何种方案之后,再行苄星青霉素G 240万U,每周1次肌内注射,持续3周。治愈的标准是复查CSF,应每隔6个月复查1次,持续2年。预计细胞计数在12个月内恢复正常,且治疗结束2年内VDRL滴度降低2倍稀释度或转阴。出现不能纠正的CSF细胞增多,或CSF VDRL滴度升高2倍及以上稀释度,则需要重新检测。

慢性脑炎

■ 进行性多灶性白质脑病

临床特点及病理

进行性多灶性白质脑病(PML)的病理特征是遍布大脑、大小不等、多发脱髓鞘病变,但不累及脊髓及视神经。除了脱髓鞘,星形胶质细胞及少突胶质细胞还可见特有的细胞改变。星形胶质细胞增大,含有深染、变形和奇异的核,频繁进行有丝分裂。少突胶质细胞的细胞核增大、密染,其中含有由多瘤病毒(JCV)颗粒的晶体阵列形成的病毒包涵体。患者常常出现视力缺损(45%;通常是同向偏盲)、心智受损(38%;痴呆、困惑、人格改变)、无力(包括半侧或单肢瘫痪)以及共济失调。20%的患者出现癫痫发作,主要发生于病变靠近皮层的患者。

几乎所有患者都有潜在的免疫抑制性疾病或正在进行免疫调节治疗。最近的系列研究发现,最常见的相关疾病是艾滋病(80%)、恶性血液病(13%)、接受器官移植(5%)和慢性炎症性疾病(2%)。据估计,多达5%的艾滋病患者可出现进行性多灶白质脑病。超过400例进行性多灶性白质脑病被报道发生在接受那他珠单抗治疗的多发性硬化和炎症性肠病患者中,那他珠单抗是一种人源化的单克隆抗体,通过结合 α_4

整合素抑制淋巴细胞向中枢神经系统和肠黏膜的转运。这些接受治疗的患者的总体风险约为每1000名中3.4例出现进行性多灶性白质脑病,但其风险取决于许多因素,包括抗多瘤病毒抗体血清状态、既往免疫抑制剂使用与否及那他珠单抗治疗时间。无法检测到多瘤病毒抗体的患者发生进行性多灶性白质脑病的风险<0.1/1 000,而血清多瘤病毒阳性、既往有免疫抑制治疗及那他珠单抗治疗超过24个月的患者发生进行性多灶性白质脑病概率>1%。还有报道称进行性多灶性白质脑病还可发生于接受其他具有免疫调节活性的人源化单克隆抗体(包括依法利单抗和利妥昔单抗)的患者中,尽管相关风险还未明确。HIV相关的进行性多灶性白质脑病及使用免疫调节药物相关的进行性多灶性白质脑病的基本临床和诊断特征类似,但在免疫调节病例中,MRI白质病变病灶周围强化可能性更高。在那他珠单抗相关的进行性多灶性白质脑病中,由于免疫重建炎症综合征(IRIS),患者在停止治疗后,几乎都会出现临床和影像学病变恶化。

诊断试验

MRI通常能提示进行性多灶性白质脑病的诊断。它能显示位于脑室周围、半卵圆中心、顶枕叶和小脑的多灶不对称脑白质联合病变。病灶往往显示T2和FLAIR增强信号及T1加权像减低信号。HIV所致进行性多灶性白质脑病一般没有强化(90%),但免疫调节药物相关的进行性多灶性白质脑病可见病灶周围环状强化。病灶一般没有水肿及占位效应。CT对于白质脑病诊断的敏感性低于MRI,往往显示低密度无强化的白质病变。

脑脊液往往正常,尽管可能有蛋白和/或IgG轻度增高。<25%的病例可见淋巴细胞增多,主要是以单核细胞为主,极少超过25/μL。脑脊液多瘤病毒DNA PCR扩增是重要诊断方式。多瘤病毒DNA的脑脊液PCR阳性,以及符合临床表现的典型MRI病损可诊断进行性多灶性白质脑病,反映了这些试验相对较高的特异性(92%～100%);但它们敏感度并不稳定,阴性脑脊液PCR结果不能排除诊断。在HIV阴性及HIV阳性但未接受高效抗病毒治疗(highly active antiviral therapy, HAART)的患者中,敏感性大约为70%～90%。接受HAART治疗的患者敏感性可能接近60%,这反映了在相对免疫活性更强的组中,脑脊液多瘤病毒载量较低。定量多瘤病毒脑脊液PCR研究表明,多瘤病毒载量低(<100 copy/μL)的患者的预后通常比病毒载量高的患者预后更好。脑脊液PCR检测阴性的患者可能需要进一步脑活检来明确诊断。脑活检或尸检样本可通过免疫组化、原位杂交或PCR扩增的办法来检测多瘤病毒抗原及核酸。

由于基础血清阳性率高,血清学检测对于诊断没有意义,但可能有助对考虑用那他珠单抗等免疫调节药物治疗的患者进行风险分层。

治疗 · 进行性多灶性白质脑病

进行性多灶性白质脑病缺乏有效的治疗手段。有报道称 5 - HT$_{2a}$ 受体拮抗剂米氮平可能有潜在疗效，它可能可以抑制多瘤病毒与少突胶质细胞的受体结合。回顾性非对照研究也发现用干扰素-α 治疗可能有益。但这 2 种药物均尚未经过随机双盲临床试验的验证。一项前瞻性多中心临床试验未显示抗疟疾药物美氟喹有治疗益处。在 HIV 相关进行性多灶性白质脑病的随机对照试验中，没有发现静脉和/或鞘内使用阿糖胞苷的疗效，尽管有些专家认为，在血脑屏障破坏导致足够的脑脊液可渗透的情况下，阿糖胞苷可能具有治疗效果。一项随机对照试验研究了西多福韦对 HIV 相关的进行性多灶性白质脑病的治疗作用，也没有发现显著疗效。由于进行性多灶性白质脑病几乎都发生于免疫功能低下的个体，因此应考虑任何旨在增强或恢复免疫能力的治疗干预措施。也许最明显的例子是在 HIV 阳性的艾滋病患者使用高效抗病毒治疗后，由于免疫状态的改善使病情更稳定，甚至罕见情况下有了好转。使用高效抗病毒治疗的 HIV 阳性进行性多灶性白质脑病患者的 1 年生存率为 50%，虽然高达 80% 的幸存者可能有明显的神经系统后遗症。在 HIV 阳性的进行性多灶性白质脑病患者中，有更高 CD4 计数（>300/μL）及较低或无法检测到 HIV 病毒的比较少 CD4 计数及更高病毒载量的预后更佳。尽管高效抗病毒治疗提升了 HIV 阳性进行性多灶性白质脑病患者的生存率，有潜在机会性感染（如 PML）患者的相关免疫重建也可能导致严重的中枢神经系统炎症综合征（IRIS），表现为临床症状恶化、脑脊液细胞数增多以及新的 MRI 强化病灶。正在接受那他珠单抗或其他免疫调节抗体治疗的患者，如怀疑有进行性多灶性白质脑病，应立即停止治疗，并通过血浆置换去除循环中的抗体。应密切监测患者免疫重建炎症综合征的发展，尽管缺乏有效的临床对照试验，免疫重建炎症综合征一般通过静脉注射糖皮质激素进行治疗。

■ 亚急性硬化性全脑炎

亚急性硬化性全脑炎（SSPE）是一种罕见的慢性进展性中枢神经系统脱髓鞘病，与脑内麻疹病毒慢性非自发性感染有关。在麻疹病例中，发病率估计为 1/10 万～1/50 万。美国每年平均有 5 例报道。自从麻疹疫苗推广后，发病率急剧下降。大多数患者在年幼时（2 岁）就有原发性麻疹感染史，随后在 6～8 年的潜伏期后发展为进行性神经系统疾病。大约 85% 的患者在诊断时年龄在 5～15 岁。初始症状包括学习表现差、情绪和人格改变。典型的中枢神经系统病毒感染的

表现不会出现，包括发热及头痛。随着疾病进展，患者可发展为智力下降、局灶性或全身性癫痫发作、肌阵挛、共济失调以及视力障碍。在疾病晚期，患者表现为无反应、四肢瘫痪及痉挛，伴有腱反射亢进及伸跖反应。

诊断试验

早期 MRI 往往正常，但随着疾病进展，大脑及脑干的白质区可出现逐渐扩展的 T2 高信号区。初期脑电图只显示非特异性慢波，随着疾病发展，患者可逐渐出现特异性周期性波形，即每 3～8 秒暴发 1 次高电压尖慢波，伴以随后的衰减（"平坦"）背景。脑脊液通常没有细胞，蛋白浓度正常或轻度升高，γ 球蛋白水平显著升高（占脑脊液总蛋白的 20% 以上）。脑脊液抗麻疹抗体水平持续升高，且常出现寡克隆抗麻疹抗体。特殊的共培养技术可从脑组织中培养出麻疹病毒。病毒抗原可通免疫组化鉴定，病毒基因组可以通过原位杂交或 PCR 扩增检测。

治疗 · 亚急性硬化性全脑炎

对亚急性硬化性全脑炎尚无明确的治疗手段。据报道，单独使用异丙肌苷（Inosiplex，每日 100 mg/kg），或联合鞘内或脑室内干扰素 α 可使部分患者延长生存期并改善临床症状，但这尚未经过临床对照试验证实。

■ 进展性风疹性全脑炎

这是一种极其罕见的疾病，尽管有个案报道可发生于儿童风疹之后，但其主要发患者群是有先天性风疹综合征的男性。在 8～19 年潜伏期后，患者逐渐出现进展性神经功能缺损。疾病表现与亚急性硬化性全脑炎类似。脑脊液见轻度细胞数增多，蛋白略增高，γ 球蛋白显著增加和风疹病毒特异性寡克隆带。没有治疗方式。通过使用有效的减毒活风疹疫苗普遍性预防先天性风疹和儿童风疹，有望消除这种疾病。

脑脓肿

■ 定义

脑脓肿是脑实质内的局灶性化脓性感染，通常被血管化的囊壁包围。而脑炎通常用于描述一种无包囊的脑脓肿。

■ 流行病学

细菌性脑脓肿是一种相对罕见的颅内感染，年发病率为 0.3～1.3/10 万人。诱因包括耳炎、乳突炎、鼻窦炎、胸部或其他部位的化脓性感染、穿透性头部外伤或神经外科手术以及牙周感染。在免疫功能正常的个体中，最重要的病原体是链球菌属[厌氧、需氧和草绿色链球菌（40%）]，肠杆菌科[变形杆菌属、大肠埃希菌属、克雷伯菌属（25%）]，厌氧菌[如拟杆菌属、梭菌属（30%）]和葡萄球菌（10%）。在具有潜在 HIV 感染、器官移植、癌症或免疫抑制治疗的免疫缺陷宿主中，大多数脑脓肿是由诺卡菌属、弓形虫、曲霉属、念珠菌属和新型

隐球菌引起的。在拉丁美洲和拉丁美洲的移民中,脑脓肿最常见病因是猪带绦虫(脑囊尾蚴病)感染。在印度和东亚,分枝杆菌感染(结核瘤)仍然是局灶性中枢神经系统病变的主要原因。

病因学

脑脓肿感染途径可能包括:① 从邻近的颅内感染病灶(如鼻旁窦炎、中耳炎、乳突炎或牙周感染)直接扩散;② 头部外伤或神经外科手术后;③ 来自远处感染部位的血行播散。在高达25%的病例中,没有发现明显的最初感染源(隐源性脑脓肿)。

大约1/3的脑脓肿与中耳炎和乳突炎有关,通常伴有胆脂瘤。产脓性脓肿主要发生在颞叶(55%~75%)和小脑(20%~30%)。在某些报道中,高达90%的小脑脓肿是耳源性的。常见的病原体包括链球菌、拟杆菌属、假单胞菌属、嗜血杆菌属和肠杆菌科。由额窦、筛窦或蝶窦以及牙周感染直接扩散而产生的脓肿通常位于额叶。约10%的脑脓肿与副鼻窦炎相关,且在20~30岁的年轻男性群体中关联最强。与副鼻窦炎相关的脑脓肿最常见的病原体是链球菌(尤其是米勒链球菌)、嗜血杆菌、拟杆菌属、假单胞菌属和金黄色葡萄球菌。牙周感染与约2%的脑脓肿相关,尽管通常认为许多"隐源性"脓肿实际上也是由于牙周感染所致。其最常见的病原体是链球菌、葡萄球菌、拟杆菌属和梭杆菌属。

血源性脓肿约占所有脑脓肿的25%。血源性脓肿通常是多发的,并且多发脓肿(50%)具有同一血源性起源。这些脓肿最常出现在大脑中动脉供血区域(即前额叶或顶叶)。血源性脓肿通常位于灰白质的交界处,且通常包裹不良。血源性脓肿的病原学取决于最初的感染源。例如,作为感染性心内膜炎的并发症发展而来的脑脓肿通常由草绿色链球菌或金黄色葡萄球菌感染引起。与肺脓肿或支气管扩张等化脓性肺部感染相关的脓肿通常是由链球菌、葡萄球菌、拟杆菌属、梭杆菌属或肠杆菌科引起。穿透性头部创伤或神经外科手术后的脓肿通常是由耐甲氧西林金黄色葡萄球菌(MRSA)、表皮葡萄球菌、肠杆菌科、假单胞菌属和梭菌属引起的。肠杆菌科和铜绿假单胞菌是尿脓毒症相关脓肿的重要病原体。右向左分流的先天性心脏病,如法洛四联症、动脉导管未闭、房间隔缺损和室间隔缺损,可允许血源性细菌绕过肺毛细血管床而直达大脑。肺动静脉畸形也可发生类似现象。右向左分流导致动脉氧合和氧饱和度降低、红细胞增多,可引起局灶性脑缺血,从而为绕过肺循环繁殖并形成脓肿的微生物提供了一个滋生地。链球菌是这种情况下最常见的病原体。

发病机制与组织病理学

脑脓肿形成的实验模型结果表明,对于脑实质的细菌入侵,脑组织内必须预先或伴随存在缺血、坏死或低氧的区域。完整的脑实质相对不易感染。一旦细菌产生感染,脑脓肿形成通常经历一系列阶段,受感染微生物的性质和宿主的免疫水平影响。脑炎阶段早期(第1~3日)的特征是血管周围炎性细胞浸润,围绕在凝固性坏死的中心。在这个阶段,病变周围出现明显的水肿。在脑炎阶段晚期(第4~9日),脓液形成导致坏死中心扩大,坏死中心被巨噬细胞和成纤维细胞炎症浸润所包围。成纤维细胞和网状纤维逐渐形成薄囊,周围区域脑水肿比前一阶段更明显。第三阶段,即早期囊腔形成(第10~13天),其特征在于形成于皮层上的囊腔比形成于脑室旁的更完整。这一阶段与神经影像学研究中出现环形强化的囊相关。最后阶段,晚期囊形成(第14日及以后),形状良好的坏死中心周围形成致密胶原纤维囊壁。周围脑水肿的区域已经消退,囊壁周围出现大量反应性星形胶质细胞和神经胶质增生。这种胶质增生形成过程可能导致癫痫的发展,成为脑脓肿的后遗症。

临床表现

脑脓肿的典型临床表现为颅内占位病变的扩展,而非一种感染过程。尽管脑脓肿症状和体征的演变差异很大,从数小时到数周甚至数月,但大多数患者在症状出现后11~12日至医院就诊。不到半数的病例表现为典型的头痛、发热和局灶性神经功能缺损的临床三联征。脑脓肿患者最常见的症状是头痛,>75%的患者会发生。头痛通常为持续的钝痛,偏侧或全颅,逐渐加重且难治。在诊断时,只有50%的患者出现发热,所以无发热不应排除该诊断。15%~35%患者出现新发的局灶性或全身性癫痫发作。>60%患者初始表现为局灶性神经功能缺损症状,包括偏瘫、失语或视野缺损。

脑脓肿的临床表现取决于其部位、原发感染(如存在)的性质和ICP的水平。偏瘫是额叶脓肿最常见的定位征象。颞叶脓肿可能伴有语言障碍(失语)或上1/4象限的同向偏盲。眼球震颤和共济失调是小脑脓肿的征象。ICP升高可能为一些脓肿,尤其是小脑脓肿的主要表现(视乳头水肿、恶心和呕吐、嗜睡或意识障碍)。除非脓肿破裂入脑室或感染已扩散到蛛网膜下腔,否则不会出现脑膜炎的表现。

诊断

脑脓肿通过神经影像学进行诊断。MRI(图36-4)在显示脓肿早期(脑炎)阶段优于CT,并且其在识别后颅窝脓肿方面优于CT。脑炎在MRI T1加权图像(T1WI)上表现为低信号,伴有不规则的钆剂增强,T2加权图像(T2WI)上表现为高信号。CT平扫通常不能显示出脑炎,但如果出现,则应表现为低密度。在对比增强CT扫描中,成熟的脑脓肿表现为局灶低密度区,周围环形强化,伴周围水肿(低密度)。在对比增强MRI T1加权增强序列上,成熟的脑脓肿有一个环绕中心低信号区增强的囊壁,周围环绕以低信号的水肿带。在T2WI上,中央脓液区呈高信号,周围围绕一完整的低信号的囊壁,其外围绕以高信号的水肿带。认识脑脓肿尤其是囊壁的CT和MRI的表现十分重要,其表现可能会被糖皮质激素治疗所改变。我们可通过使用弥散加权成像序列(DWI)辅助鉴别脑脓肿和其他局灶性中枢神经系统病变(如原发性或转移性肿瘤),脑脓肿在DWI上由于脓腔弥散受限而呈现高信

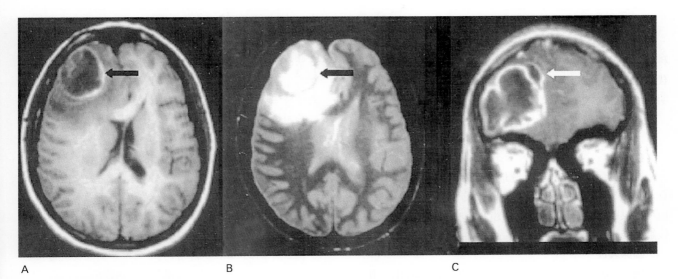

图 36-4 肺炎链球菌脑脓肿。脓肿壁在轴位 T1WI MRI（A，黑色箭头）上呈现高信号，在轴向质子密度图像（B，黑色箭头）上呈低信号，在给予钆剂增强后冠状位 T1WI 上呈明显强化（C）。脓肿周围出现大范围的血管源性水肿，并有一个小的"子"脓肿（C，白色箭头）（来源：由 Joseph Lurito, MD 提供，经授权使用）。

号，对应在表观扩散系数图像（ADC）呈现低信号。

通过 CT 引导立体定向细针抽吸获得脓肿组织，对其进行革兰染色和培养是最准确的确定病原体的微生物学诊断方法。需氧、厌氧细菌培养以及分枝杆菌和真菌培养均应获得。高达 10% 的患者会出现血培养阳性。对于已知或疑似的局灶性颅内感染，如脓肿或积脓，不应行 LP；脑脊液分析对诊断或治疗没有任何帮助，而 LP 可能会增加脑疝的风险。

其他实验室检查可能为存在中枢神经系统占位性病变的患者作出脑脓肿的诊断提供线索。约 50% 的患者有外周血白细胞增多，60% 的患者 ESR 升高，80% 的患者 C 反应蛋白（CRP）升高。血培养阳性在整体病例中约为 10%，但在李斯特菌引起的脑脓肿患者中高达 85% 以上可能为阳性。

■ 鉴别诊断

可引起头痛、发热、局灶性神经系统体征和癫痫发作的疾病包括脑脓肿、硬膜下积脓、细菌性脑膜炎、病毒性脑膜脑炎、上矢状窦血栓形成和急性播散性脑脊髓炎。当无发热时，应主要与原发性或转移性脑肿瘤进行鉴别。相对少见的是，脑梗死或脑出血可能与脑脓肿具有类似的 MRI 或 CT 表现。

治疗 • 脑脓肿

脑脓肿的最佳治疗方法为高剂量静脉抗生素使用和神经外科引流的联合治疗。对于免疫正常的患者，社区获得性脑脓肿的经验性治疗通常包括第三代或第四代头孢菌素（如头孢噻肟、头孢曲松或头孢吡肟）和甲硝唑（抗生素剂量见表 36-1）。对于穿透性头部创伤或近期神经外科手术的患者，治疗应包括头孢他啶在内的第三代头孢菌素，以增强假单胞菌属的覆盖率，包括万古霉素以覆盖葡萄球菌。美罗培南联合万古霉

素在这种情况下也具有良好的覆盖率。

立体定向指导下抽吸和脓肿引流对诊断和治疗都有益。我们应根据革兰染色和脓肿内容物的培养结果来调整经验性抗菌谱。对于多发脓肿或立体定向抽吸失败的脓肿，可通过开颅术或颅骨切除术完全切除细菌脓肿。

单独的药物治疗对于脑脓肿的治疗不是最理想的，对于神经外科手术无法进入脓肿的患者，小（2～3 cm 以下）或无包膜脓肿（脑炎）患者，以及一般情况差不允许手术的患者，应该给予单独药物治疗。所有患者均应接受至少 6～8 周的静脉使用抗生素治疗。在完成标准的静脉使用抗生素治疗后，给予补充口服抗生素治疗是否有作用，尚未得到充分研究。

除手术引流和抗生素治疗外，因局灶性或全面性癫痫发作的风险很高（约 35%），患者应接受预防性抗惊厥治疗。在脓肿消退后，抗惊厥治疗持续至少 3 个月，然后根据脑电图结果决定是否可撤药。如脑电图异常，应继续进行抗惊厥治疗。如脑电图正常，可以缓慢减少抗惊厥药的药量，随后进行密切随访，并在停药后重复脑电图。

不应常规给予脑脓肿患者糖皮质激素。静脉注射地塞米松治疗（每 6 小时 10 mg）通常用于患有严重的脓肿周围水肿、占位效应明显和 ICP 升高的患者。地塞米松应尽快减量，以避免延迟脓肿包裹的自然过程。

应每月 1 次或每月 2 次随访 MRI 或 CT，以记录脓肿的消退情况。在仅接受抗生素治疗的患者亚组中，可能需要更频繁的随访影像学（如每周 1 次）。脓肿成功治疗后数月，可能仍在会持续存在少量增强。

■ 预后

随着增强的神经影像学技术的发展，立体定向抽吸神经外科手术技术和抗生素的改进，脑脓肿的死亡率逐渐下降。在现代病例中，死亡率通常不到15%。约20%的幸存者会留出现明显的后遗症，包括癫痫发作、持续性乏力、失语或精神障碍。

中枢神经系统局灶感染病的非细菌性病因

■ 病因学

脑囊虫病是中枢神经系统最常见的寄生虫病。人类通过食入受猪带绦虫卵污染的食物而获得脑囊虫病。弓形虫病是由弓形虫引起的一种寄生虫病，由食入未煮熟的肉或通过手接触猫粪而感染。

■ 临床表现

脑囊虫病最常见的临床表现为新发的部分性癫痫样发作，可伴或不伴继发性全面性发作。囊尾蚴可在脑实质内发育，引起癫痫发作或局灶性神经功能缺损。当其出现在蛛网膜下腔或脑室内时，囊尾蚴可通过影响脑脊液循环而导致颅内压升高。脊髓囊尾蚴可以模拟脊髓内肿瘤的表现。囊尾蚴最初侵入大脑时，通常它们较少引起典型的炎症反应。随着包囊的退化，将引发炎症反应，临床上可能表现为癫痫样发作。最终经过数年后囊尾蚴死亡，随之炎症反应消退，通常癫痫发作也将减轻。

原发弓形虫感染通常无症状。然而在此阶段，寄生虫可能蔓延到中枢神经系统，在那里潜伏。中枢神经系统感染的再激活几乎全部发生于免疫受损的宿主，特别是那些HIV感染的宿主。在此阶段，患者可出现头痛、发热、癫痫发作和局灶性神经功能缺损。

■ 诊断

MRI或CT扫描可以容易地观察到脑囊虫病的病灶。具有活寄生虫的病灶表现为囊性病灶。在MRI上通常可以看到头节。病变可出现对比增强，周围环绕以水肿。包囊坏死早期影像学征象为在T2WI上看到相比于脑脊液信号低的囊液。脑实质内钙化是最常见的发现，同时也表明寄生虫不再存活。弓形虫病的MRI表现为包括深部白质、丘脑、基底神经节以及大脑半球灰白质交界处的多处病变。给予对比增强后，多数病灶出现环状、结节状或均匀强化，周围环绕以水肿。在存在弓形虫感染的特征性神经影像学异常时，应检测血清弓形虫的IgG抗体，当抗体为阳性时，应对患者进行治疗。

治疗·中枢神经系统感染病

当患有脑囊虫病的患者出现癫痫样发作时，应开始给予抗癫痫治疗。对于是否应对所有患者进行驱虫治疗尚存争议，且推荐意见取决于病变所处的阶段。当囊尾蚴在脑实质中引起囊性病灶，无论伴或不伴周围水肿，或出现在大脑半球凸面蛛网膜下腔内，均应给予抗囊虫治疗。驱虫药物可使寄生虫破坏加速，从而加快感染的消退。阿苯达唑和吡喹酮被用于治疗脑囊虫病。脑实质内囊肿，约85%可被单一疗程的阿苯达唑治疗破坏，约75%可被单一疗程的吡喹酮破坏。阿苯达唑的剂量为每日15 mg/kg，分2次服用，持续8日。吡喹酮的常用剂量为每日50 mg/kg，持续15日，许多其他剂量方案也经常被引用。在给予驱虫药的同时给予泼尼松或地塞米松治疗，以减少寄生虫降解引起的宿主炎症反应。许多（但非全部）专家建议对存在环形强化的病灶应进行抗囊虫治疗，而钙化病灶不需要驱虫治疗已基本达成共识。后续随访CT扫描一旦显示病灶消失，即可停止抗癫痫治疗。如在水肿消退、退化包囊重吸收或钙化后出现癫痫发作，建议应给予长期抗癫痫治疗。

中枢神经系统弓形虫病可给予磺胺嘧啶、乙胺嘧啶和叶酸联合治疗。磺胺嘧啶1.5～2.0 g QID，口服；同时给予乙胺嘧啶首日负荷剂量100 mg，而后75～100 mg QD，口服；叶酸10～15 mg QD，口服。治疗方案中加入叶酸是为了预防巨幼细胞贫血。治疗应持续至神经影像学没有疾病活动的证据，通常至少需要6周，而后磺胺嘧啶的剂量减少至2～4 g/d，乙胺嘧啶的剂量减少至50 mg/d。克林霉素联合乙胺嘧啶治疗可作为不能耐受磺胺嘧啶患者的替代疗法，但乙胺嘧啶和磺胺嘧啶的组合效果更好。

硬膜下积脓

硬膜下积脓（SDE）是硬脑膜和蛛网膜之间的脓液聚积（图36-5）。

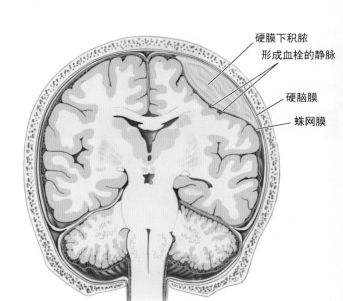

硬膜下积脓
形成血栓的静脉
硬脑膜
蛛网膜

图36-5 硬膜下积脓。

■ 流行病学

SDE 是一种少见疾病，占局灶化脓性中枢神经系统感染病的 15%～25%。鼻窦炎是最常见的诱因，以额窦受累最多见，可同时伴或不伴筛窦和上颌窦炎症。鼻窦炎相关的积脓对年轻男性有格外的偏爱，可能说明鼻窦的解剖和发育在不同性别中存在差异。有人提出，SDE 的存在可使 1%～2% 的额窦炎病例复杂化，严重到需住院治疗。流行病学结果显示，SDE 发生的男女比例约为 3：1，其中 70% 的病例发生在 20～30 岁。SDE 也可为头部创伤或神经外科手术的并发症发展而来。硬膜下积液继发感染也可导致积脓，尽管在无先前神经外科手术的情况下，血肿继发感染较罕见。

■ 病因学

需氧和厌氧链球菌、葡萄球菌、肠杆菌和厌氧菌是鼻窦炎相关 SDE 最常见的病原体。神经外科手术或头部创伤后发展而来的 SDE，病原体通常为葡萄球菌和革兰阴性杆菌。高达 1/3 的病例微生物培养阴性，可能表明获得合适的厌氧培养较困难。

■ 病理生理学

鼻窦炎相关的 SDE 是由来自引流至鼻窦的黏膜静脉的感染性血栓性静脉炎的感染逆行扩散，或由额叶或其他鼻窦后壁的骨髓炎引起的感染的直接蔓延扩散至脑内所致。SDE 也可作为神经外科手术的一种并发症，将细菌直接带入硬膜下腔发展而来。由于硬膜下腔是一个大隔间，对感染扩散提供极少的机械阻碍，SDE 的进展可以非常迅速。在鼻窦炎相关 SDE 的患者中，化脓通常始于一侧大脑半球的上部和前部，然后向后扩展。SDE 通常与其他颅内感染有关，包括硬膜外积脓（40%）、皮质血栓性静脉炎（35%）、脑脓肿或脑炎（＞25%）。皮质静脉梗死导致大脑皮层下部和皮层下白质坏死，出现局灶性神经功能缺损和癫痫发作（见下文）。

■ 临床表现

SDE 患者的典型临床表现为发热和逐渐进展的头痛。对于已知患有鼻窦炎的患者，如出现新的中枢神经系统体征或症状，应考虑到 SDE 的诊断。存在潜在鼻窦炎的患者经常出现与该感染有关的症状。随着感染的进展，通常会出现局灶性神经功能缺损、癫痫发作、颈强直和颅内压升高的表现。头痛是患者就诊时最常见的主诉；最初头痛症状局限于硬膜下感染侧，随后逐渐加重，并变为全颅痛。对侧轻偏瘫或偏瘫是最常见的局灶性神经功能缺损表现，可能由 SDE 对皮质的直接影响或由静脉梗死后果所致。癫痫发作开始表现为部分运动性发作，而后出现继发性全面性发作。癫痫发作可能是由于 SDE 对下方皮质的直接刺激作用或由皮质静脉梗死引起（见上文）。未经治疗的 SDE，占位效应增加和颅内压增高可导致意识水平进行性恶化，最终导致昏迷。

■ 诊断

MRI（图 36-6）在识别 SDE 及任何相关的颅内感染方面优于 CT。给予钆剂增后可看到积脓周边出现强化，使积脓很明显地从下方脑实质中显现出来，极大地提高了诊断率。头颅 MRI 对于识别鼻窦炎、其他局灶性中枢神经系统感染、皮质静脉梗死、脑水肿和脑炎方面也非常有价值。CT 上可在一侧或双侧大脑半球或半球间裂隙处发现新月形的低密度灶。通常占位效应的程度，如中线移位、脑室受压、脑沟回消失，与 SDE 引起的实际占位远远不成比例。

对已知或疑似 SDE 的患者，应避免行脑脊液检查，因其不会为诊断增加有效信息，反而增加脑疝形成的风险。

■ 鉴别诊断

应与同时具有头痛、发热、局灶性神经系统体征和癫痫发作、可迅速进展至意识水平改变的疾病进行鉴别，包括硬膜下

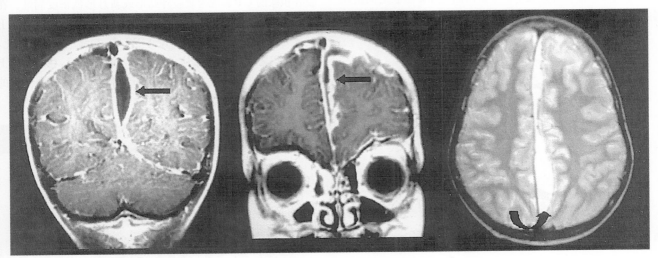

A	B	C

图 36-6 硬膜下积脓。沿着大脑半球内侧的硬脑膜和软脑膜（A，B，直箭头）明显增强。脓液在 T1WI（A，B）上呈低信号，但在质子密度加权（C，弯曲箭头）图像上呈显著高信号（来源：由 Joseph Lurito，MD 提供，并经授权使用）。

血肿、细菌性脑膜炎、病毒性脑炎、脑脓肿、上矢状窦血栓形成和急性播散性脑脊髓膜炎。脑脓肿或硬膜外积脓通常较少出现颈强直,出现颈强直且同时有明显的局灶神经系统体征和发热时,应考虑到 SDE 的诊断。细菌性脑膜炎的患者也可有颈项强直,但通常不会具有与 SDE 一样严重的局灶性神经功能缺损表现。

治疗·硬膜下积脓

SDE 是一种医疗急症。急诊神经外科通过开颅手术、颅骨切除术或钻孔引流术行脓液引流是治疗该感染的确切措施。社区获得性 SDE 的经验性抗感染治疗方案应同时包括第三代头孢菌素(如头孢噻肟或头孢曲松)、万古霉素和甲硝唑(剂量参见表 36-1)。医院获得性 SDE 可能由假单胞菌属或 MRSA 感染所致,应接受碳青霉烯类抗生素(如美罗培南)和万古霉素联合治疗。当使用美罗培南时,可不使用针对厌氧菌的甲硝唑进行治疗。SDE 予以引流后,静脉抗生素治疗应持续至少 3~4 周。患有相关颅骨骨髓炎的患者可能需要更长疗程的治疗。通过对钻孔或开颅术获得的脓液进行革兰染色和培养,获得病原学特异性诊断;而后根据病原学结果调整初始经验性抗菌治疗的抗菌谱。

■ 预后

预后受患者入院时的意识水平、积脓的大小以及开始治疗的速度的影响。远期神经系统后遗症,包括癫痫发作和偏瘫的发生率高达 50%。

颅内硬膜外脓肿

颅内硬膜外脓肿是发生在颅骨内侧壁和硬脑膜之间潜在空隙的化脓性感染(图 36-7)。

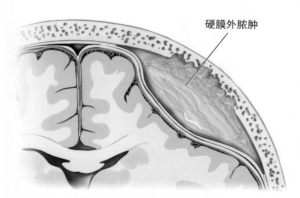

图 36-7 颅内硬膜外脓肿是硬脑膜和颅骨内壁之间的脓液聚积。

■ 病原学和病理生理学

颅内硬膜外脓肿比脑脓肿和 SDE 均少见,占局灶化脓性

中枢神经系统感染的不到 2%。颅内硬膜外脓肿可为开颅手术或复合颅骨骨折的并发症,或由额窦、中耳、乳突或眼眶感染扩散引起。当开颅手术出现伤口或骨瓣感染并发症时,硬膜外脓肿可由相邻区域骨髓炎发展获得,或由硬膜外腔直接感染而获得。额窦、中耳、乳突或眼眶感染通过来自引流该区域静脉化脓性血栓性静脉炎的感染,逆行扩散至硬膜外腔,或通过骨髓炎区域使感染直接扩散而得。与硬膜下腔不同,硬膜外腔实际是一种潜在的而非实际存在的间隔。硬脑膜通常与颅骨内侧壁紧密粘连,感染扩散时必须将硬脑膜从颅骨内侧面剥离。因此,硬膜外脓肿通常比 SDE 范围小。与脑脓肿不同,颅内硬膜外脓肿很少由颅外原发部位感染的血源性播散引起。颅内硬膜外脓肿的病原学与 SDE 相似(见上文)。由额窦炎、中感染或乳突炎引起的硬膜外脓肿的病原体通常为链球菌或厌氧菌。葡萄球菌或革兰阴性菌是作为开颅手术或复合颅骨骨折并发症而形成的硬膜外脓肿的常见病原体。

■ 临床表现

患者可表现为发热(60%)、头痛(40%)、颈强直(35%)、癫痫发作(10%)和局灶神经功能缺损(5%)。由于积脓在硬脑膜和颅骨内壁之间的有限的解剖空间中扩展缓慢,硬膜外脓肿症状的进展可能是隐秘的。眶周水肿和波特脓肿(Pott's puffy tumor)存在于约 40% 患者中,反映了潜在相关的额骨骨髓炎。在近期行神经外科手术的患者中,除伤口感染这一恒定的症状外,其他症状可能相对较轻,包括精神状态改变(45%)、发热(35%)和头痛(20%)。近期头部创伤后或在患鼻窦炎、乳突炎或中耳炎时出现发热和头痛,应考虑到该诊断。

■ 诊断

钆增强颅头颅 MRI 是诊断颅内硬膜外脓肿的首选方法。CT 的敏感性受到颅骨内壁骨骼产生的信号伪影的限制。硬膜外积脓的 CT 表现为硬膜外凸形或新月形低密度病灶。在 MRI 上,硬膜外积脓表现为梭形或新月形积液,在 T2WI 上呈现为比脑脊液高的信号。在 T1WI 上,与脑组织信号相比,积液可以是等信号或低信号。在给予钆剂之后,在 T1WI 上可见线性增强的硬脑膜。与硬膜下脓肿不同,硬膜外脓肿的占位效应或其他脑实质异常并不常见。

治疗·硬膜外脓肿

建议立即行神经外科引流。在取得手术获得的脓液组织革兰染色和培养结果之前,经验性抗菌治疗应同时包括第三代头孢菌素、万古霉素和甲硝唑(表 36-1)。对于神经外科患者,应使用头孢曲松或头孢噻肟替代头孢他啶或美罗培南。对于接受美罗培南治疗的患者,不需使用甲硝唑抗厌氧菌。当鉴定出

病原体后,可相应地调整抗菌素治疗方案。手术引流后,抗菌素应持续3～6周。患有相关骨髓炎的患者可能需要额外的治疗。

■ 预后

现代病例中患者死亡率<5%,大多数幸存者可完全康复。

化脓性血栓性静脉炎

■ 定义

颅内化脓性血栓性静脉炎是皮质静脉和鼻窦的感染性静脉血栓形成。其可能为细菌性脑膜炎,SDE,硬膜外脓肿或面部皮肤、副鼻窦、中耳或乳突炎的并发症。

■ 解剖和病理生理学

颅内静脉和静脉窦没有静脉瓣,因此其内的血液可向各方向流动。上矢状窦是最大的静脉窦(图36-8)。上矢状窦接受来自额叶、顶叶和枕叶上半部分的大脑静脉的血流,同时接受来自与脑膜静脉交通的板障静脉的血流。细菌性脑膜炎是上矢状窦感染性血栓形成的常见诱因。引流至上矢状窦的板障静脉为来自脑膜的感染提供了传播路径,尤其是在上矢状窦区域附近有脓性渗出的情况下。感染也可从附近的SDE或硬膜外脓肿扩散至上矢状窦。呕吐引起的脱水、高凝状态和免疫异常,包括循环中抗磷脂抗体的存在,也可导致脑静脉窦血栓形成。血栓形成可以从一个鼻窦扩展到另一个,并且在尸检时发现,在不同鼻窦中可检测到不同组织学年龄的血栓。上矢状窦的血栓形成通常与上皮质静脉的血栓形成和小的脑实质出血有关。

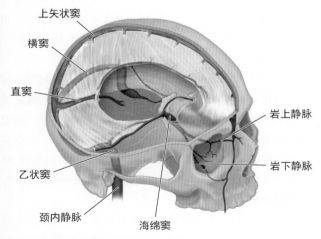

图36-8 **大脑静脉窦解剖图。**

上矢状窦引流至横窦(图36-8)。横窦也接受来自中耳和乳突小房的小静脉的引流。在流入颈内静脉之前,横窦汇入乙状窦。感染性横窦/乙状窦血栓形成可以为急性和慢性中耳炎或乳突炎的并发症。感染从乳突小房通过岛静脉或直

接侵袭扩散至横窦。海绵窦位于颅底,在上矢状窦的下方。海绵窦通过岩上静脉和岩下静脉接受来自面部静脉的血液。面部静脉中的细菌通过这些静脉进入海绵窦。蝶窦和筛窦中的细菌可通过小的静脉播散至海绵窦。蝶窦和筛窦是最常见导致感染性海绵窦血栓形成的原发感染部位。

■ 临床表现

上矢状窦感染性血栓形成表现有头痛、发热、恶心和呕吐、意识障碍以及局灶性或全面性癫痫发作。可快速进展出现意识模糊和昏迷。下肢无力伴双侧巴宾斯基征阳性或偏瘫多见。当上矢状窦血栓形成作为细菌性脑膜炎的并发症时,可存在颈项强直、Kernig征和Brudzinski征阳性。

动眼神经、滑车神经、外展神经、三叉神经的眼支和上颌分支以及颈内动脉均从海绵窦通过。感染性海绵窦血栓形成的症状包括发热、头痛、眼眶和眶后疼痛,以及复视。由于第Ⅲ、Ⅳ和Ⅵ对脑神经受累,其典型体征为上睑下垂、突眼、结膜水肿和眼外肌运动障碍;可检测到第Ⅴ对脑神经的眼支和上颌分支分布区出现感觉过敏,并出现角膜反射减少。可发现视网膜静脉扩张、曲折,视乳头水肿。

头痛和耳痛是横窦血栓形成最常见的症状。横窦血栓形成也可伴有中耳炎、第Ⅵ对颅神经麻痹、眶后或面部疼痛(Gradenigo综合征)。乙状窦和颈内静脉血栓形成可伴有颈部疼痛。

■ 诊断

MRI上出现受累静脉窦流空影消失,则支持感染性静脉窦血栓形成的诊断,可通过MRV、CT血管造影和静脉相脑血管造影证实。颅内出血的存在支持颅内和脑膜静脉血栓性静脉炎的诊断,但需要脑血管造影进行明确诊断。

治疗·化脓性血栓性静脉炎

感染性静脉窦血栓形成应给予抗生素和水化治疗,清除感染性横窦、海绵窦血栓形成内的感染组织和血栓。抗菌治疗方案的选择基于导致易感或相关病症的细菌。治疗的最佳持续时间尚不清楚,但抗生素通常持续6周或直至有影像学证据表明血栓溶解。对于无菌性静脉窦血栓形成以及尽管给予抗菌治疗、静脉输液后仍出现进展性神经功能恶化的感染性静脉窦血栓形成并发细菌性脑膜炎的患者的治疗,推荐使用个体化剂量的静脉注射肝素进行抗凝治疗。存在源于感染性血栓性静脉炎的颅内微小出血并不是使用肝素治疗的绝对禁忌。有关无菌性静脉窦血栓形成的治疗目前报道有效的方法包括外科血栓切除术、导管引导下的尿激酶治疗以及血栓内重组组织纤溶酶原激活剂(rtPA)和静脉注射肝素的连联合治疗,但尚无足够的数据来推荐这些方法在感染性静脉窦血栓形成中的应用。

第 37 章

慢性和复发性脑膜炎 | Chapter 37
Chronic and Recurrent Meningitis

Walter J. Koroshetz, Avindra Nath · 著 | 王京,冯国栋 · 译

脑膜(软脑膜、蛛网膜和硬脑膜)的慢性炎症可能引起严重的神经功能缺损,治疗不当甚至可能致命。当出现典型的神经系统症状超过 4 周并且与脑脊液(CSF)中的持续性炎症反应相关(白细胞计数 $>5/\mu L$)时,可以诊断为慢性脑膜炎。慢性脑膜炎的病因多种多样,选取合适的治疗方案依赖于病因的明确。慢性脑膜炎可分为 5 类:① 脑膜感染;② 恶性肿瘤;③ 自身免疫性炎症;④ 化学性脑膜炎;⑤ 脑膜旁感染。

■ 临床病理生理

慢性脑膜炎的神经系统表现(表 37 - 1)是由发生炎症反应的解剖位置及炎症反应严重程度决定的。伴或不伴颈强直的持续性头痛、脑积水、脑神经病变、神经根病变以及认知或人格改变是其主要特征。这些症状可以单独发生或成组发生。当这些症状成组出现时,意味着炎症反应已随脑脊液广泛播散。在某些情况下,存在严重系统性疾病表现提示病因可能是某个特定因素或某类因素。当患者临床表现提示医生需检查 CSF 是否有炎症反应表现时,通常会诊断为慢性脑膜炎。CSF 由脑室的脉络丛产生,通过狭窄的室间孔进入脑和

脊髓周围的蛛网膜下腔,循环于脑底部和大脑半球周围,再由蛛网膜颗粒吸收至上矢状窦。脑脊液流动为脑、脊髓、脑神经根和脊髓神经根的感染和其他浸润过程的快速传播提供了途径。感染由蛛网膜下腔扩散到脑实质可能是通过围绕血管的蛛网膜囊渗透到脑组织中(Virchow - Robin 间隙)。

脑膜炎

脑膜上传导疼痛的神经纤维受到炎症过程的刺激,会引起头痛、颈痛或背痛。室间孔堵塞或蛛网膜绒毛缺损导致脑脊液通路阻塞可引起脑积水和颅内压(intracranial pressure,ICP)升高症状,包括头痛、呕吐、淡漠或嗜睡、步态不稳、视乳头水肿、视力下降、仰视障碍或第 Ⅵ 对脑神经(cranial nerve,CN)麻痹。慢性脑膜炎病程中的血管损伤可能引起认知和行为变化、癫痫发作、卒中或脊髓病变。通过脑脊液循环播散的炎症沉积物通常集中于额叶和颞叶底面的脑干和脑神经周围。这类脑膜炎称为基底脑膜炎,常表现为多发性脑神经病,如视力下降(CN Ⅱ)、面部无力(CN Ⅶ)、听力下降(CN Ⅷ)、复视(CN Ⅲ、Ⅳ 和 Ⅵ)、口咽感觉或运动异常(CN Ⅸ、Ⅹ 和 Ⅻ)、嗅觉减退(CN Ⅰ)或面部感觉减退和咬肌无力(CN Ⅴ)。

■ 脊膜炎

当运动神经根和感觉神经根经蛛网膜下腔穿入脑膜时可能发生损伤,表现为多发神经根病变,伴有神经根痛、感觉缺失、运动无力和大小便失禁。脑膜的炎症反应可以环绕脊髓引起脊髓病变。患者如出现缓慢进展累及多组脑神经和/或脊髓神经根的症状,可能提示慢性脑膜炎。电生理检查(肌电图、神经传导速度和诱发电位)有助确定是否有颅、脊神经根受累。

■ 系统性表现

在一些患者中,系统性疾病的证据提示了慢性脑膜炎的可能病因。应明确疫区接触史和冶游史。感染原因通常与发热、不适、厌食和神经系统外局灶或播散感染的症状有关。免疫抑制患者需要特别关注感染原因,尤其是艾滋病患者,其出现慢性脑膜炎可不伴有头痛或发热。非感染性炎症性疾病通常会产生全身症状,但脑膜炎可能是首发症状。癌性脑膜炎可以伴或不伴原发肿瘤的临床证据。

表 37 - 1 慢性脑膜炎的症状和体征	
症状	**体征**
慢性头痛	± 视乳头水肿
颈/背疼痛/僵硬	布氏征或脑膜刺激征
人格改变	精神状态改变:嗜睡、注意力不集中、定向障碍、记忆力丧失、额叶释放症状(抓握、吮吸、咬合)、违拗
面瘫	周围性面神经麻痹体征
复视	第 Ⅲ、Ⅳ、Ⅵ 对脑神经麻痹
视力下降	视乳头水肿、视神经萎缩
听力减退	前庭神经麻痹
肢体无力	脊髓病变或神经根病变
肢体麻木	脊髓病变或神经根病变
尿失禁/尿潴留	脊髓病变或神经根病变、额叶功能障碍(脑积水)
笨拙	共济失调

患者诊治方法·慢性脑膜炎

患者出现慢性头痛、脑积水、脑神经病变、神经根病变和/或认知能力下降的症状时应积极考虑腰椎穿刺以获得脑膜炎症的证据。有时，当影像学（CT 或 MRI）显示脑膜强化时可以诊断脑膜炎，但应注意鉴别腰椎穿刺、神经外科手术所致脑脊液漏或自发性脑脊液漏后的硬脑膜增强。一旦通过脑脊液检查明确慢性脑膜炎，应进一步明确病因（**表 37-2 和表 37-3**），可以通过下列检查：① 进一步分析脑脊液；② 明确潜在的全身性感染或非感染性炎症；③ 脑膜活检病理检查。

表 37-2　慢性脑膜炎感染病因

病原体	CSF 成分	有用的诊断性检测	危险因素及全身表现
常见细菌感染			
部分治疗的化脓性脑膜炎	单核细胞或多核-单核混合细胞	CSF 培养和革兰染色	病史符合急性细菌性脑膜炎，治疗不完全
脑膜旁感染	单核细胞或多核-单核混合细胞	增强 CT 或 MRI 检测脑室、硬膜下、硬膜外和静脉窦感染	中耳炎、胸膜感染、右向左心肺分流引起的脑脓肿，局灶性神经体征、颈、背、耳或鼻窦压痛
结核分枝杆菌	单核细胞（除早期感染的多核细胞外；通常＜500/μL），CSF 葡萄糖降低、蛋白升高	结核菌素皮试可能为阴性，CSF 的 AFB 培养（痰、尿、胃内容物，如果有指向性）、脑脊液中的结核硬脂酸检测、CSF 或蛋白质薄膜抗酸染色鉴定结核杆菌、PCR	接触史、既往结核病、免疫抑制、抗 TNF 治疗或艾滋病、儿童、发热、脑膜炎、盗汗、X 线或肝脏活检的粟粒性结核、动脉炎引起的卒中
莱姆病（Bannwarth 综合征）：伯氏疏螺旋体（Borrelia burgdorferi）	单核细胞，蛋白升高	血清莱姆抗体滴度，蛋白电泳确认（梅毒患者可能有莱姆抗体滴度假阳性）	蜱叮咬史或暴露史，红斑慢性迁移性皮疹、关节炎、神经根病、贝尔麻痹、脑膜脑炎-多发性硬化综合征
梅毒（二期、三期）：梅毒螺旋体	单核细胞，蛋白升高	CSF VDRL 检测，血清 VDRL 检测（或 RPR），荧光梅毒螺旋体抗体吸收试验（FTA）或 MHA-TP；血清 VDRL 检测在三期梅毒中可能为阴性	接触史、HIV 血清反应阳性的个体患侵袭性感染的风险增加、"痴呆"、由动脉内膜炎引起的脑梗死
少见细菌感染			
放线菌	多核细胞	厌氧菌培养	甲状旁腺脓肿或窦道（口腔或牙科病灶）、肺炎
诺卡菌	多核细胞，偶有单核细胞，葡萄糖常降低	可能需要隔离数周，轻度抗酸	可能伴有脑脓肿
布鲁菌	单核细胞（多核少见）；蛋白升高，常有葡萄糖降低	CSF 抗体检测，血清抗体检测	摄入未经高温消毒的乳制品，接触山羊、绵羊、奶牛，发热、关节痛、肌痛、椎骨骨髓炎
惠普尔病：惠普尔养障体	单核细胞	小肠或淋巴结活检组织检查、CSF 惠普尔养障体 PCR 检测、脑和脑膜活检（PAS 染色和 EM 检查）	腹泻、体重减轻、关节痛、发热、痴呆、共济失调、瘫痪、眼肌麻痹、眼部肌肉痉挛
罕见细菌感染			
钩端螺旋体病（如果不治疗偶可见，可能持续 3～4 周）			
真菌感染			
隐球菌	单核细胞，一些艾滋病患者的细胞数不增加	CSF 墨汁染色或计数（芽殖酵母）、血液和尿液培养、CSF 中的抗原检测	艾滋病和免疫抑制、接触鸽子、由于播散性感染引起的皮肤和其他器官受累
球孢子菌	单核细胞（有时 10%～20% 嗜酸性粒细胞），常有葡萄糖降低	脑脊液和血清抗体检测	暴露史（美国西南部）、黑种人毒力增加
念珠菌	多核或单核细胞	脑脊液真菌染色及培养	静脉药物滥用、手术后、长期静脉治疗、播散性念珠菌病

(续表)

病原体	CSF成分	有用的诊断性检测	危险因素及全身表现
组织胞浆菌病	单核细胞,葡萄糖降低	大量脑脊液的真菌染色和培养,脑脊液、血清、尿液抗原检测,血清、脑脊液抗体检测	暴露史(俄亥俄州和密西西比河谷中部)、艾滋病、黏膜病变
皮炎芽生菌	单核细胞	脑脊液真菌染色及培养,皮肤、肺部病灶活检和培养,血清抗体检测	美国中西部和东南部,通常全身感染;脓肿、窦道引流、溃疡
曲霉	单核或多核细胞	CSF培养	鼻窦炎、粒细胞减少或免疫抑制
申克孢子丝菌	单核细胞	CSF和血清抗体检测、CSF培养	创伤性接种、静脉药物使用、皮肤损害未处理

罕见真菌感染

木丝霉菌(学名芽枝霉属)和其他暗色真菌如弯孢霉属、德氏霉属,毛霉,(呛水后)假霉样真菌属,脊髓阻滞后医源性喙状明脐菌感染

原生动物感染

刚地弓形虫	单核细胞	活检或在适当的临床背景下对经验性治疗的反应(包括血清中存在抗体)	通常有脑内脓肿,常见于HIV血清阳性患者
锥虫病:冈比亚锥虫、罗德西亚锥虫	单核细胞,蛋白升高	CSF IgM升高,鉴定脑脊液和血涂片中的胰蛋白酶	在非洲流行,硬下疳、淋巴结病,明显的睡眠障碍

罕见的寄生虫感染

棘阿米巴属在免疫功能低下和衰弱的个体中引起肉芽肿性阿米巴脑炎和脑膜脑炎。*Balamuthia mandrillaris* 在免疫活性宿主中引起慢性脑膜脑炎

蠕虫

囊虫病(感染猪带绦虫)	单核细胞,可能有嗜酸性粒细胞,血糖水平可能较低	脑脊液间接血凝试验、血清ELISA免疫印迹法检测	通常伴有基底膜细胞和脑积水的多发囊肿、脑囊肿、肌肉钙化
棘颚口线虫	嗜酸性粒细胞、单核细胞	外周嗜酸性粒细胞增多	食用生鱼史、泰国和日本常见、蛛网膜下腔出血、痛苦的神经根病
广州管圆线虫	嗜酸性粒细胞、单核细胞	从脑脊液中回收蠕虫	进食生贝类史,热带太平洋地区常见,常为良性
浣熊拜林蛔虫	嗜酸性粒细胞、单核细胞		偶然摄入浣熊粪便中 B. procyonis 虫卵而感染,致命的脑膜炎

罕见蠕虫

旋毛虫(旋毛虫病)、肝片吸虫(肝吸虫)、棘球蚴囊、血吸虫属;前者可能产生淋巴细胞性细胞增多症,而后两者可能在脑脊液中产生与脑囊肿(棘球绦虫)或脑、脊髓肉芽肿病变相关的嗜酸性粒细胞反应

病毒感染

腮腺炎	单核细胞	血清抗体	既往无腮腺炎或免疫接种史,可能产生脑膜脑炎,可能持续3~4周
淋巴细胞性脉络丛脑膜炎病毒	单核细胞	血清抗体	接触鼠类或其排泄物,可能持续3~4周
埃可病毒	单核细胞,葡萄糖可能降低	CSF分离病毒	先天性低丙种球蛋白血症,复发性脑膜炎病史
人类免疫缺陷病毒(急性抗逆转录病毒综合征)	单核细胞	血清和脑脊液中的p24抗原,高水平的HIV病毒血症	艾滋病危险因素,皮疹、发热、淋巴结肿大、外周血淋巴细胞减少,症状可能会持续足够长的时间以诊断"慢性脑膜炎",由于人类免疫缺陷病毒(艾滋病)后期慢性脑膜炎可进展
单纯疱疹病毒(HSV)	单核细胞	HSV、CMV DNA的PCR检测,HSV、EBV CSF抗体	HSV-2引起的复发性脑膜炎(HSV-1少见)常伴有生殖器复发,EBV与脊髓双侧病变相关,CMV与多神经根病变相关

缩略词:AFB,抗酸杆菌;CMV,巨细胞病毒;CSF,脑脊液;CT,计算机断层扫描;EBV,EB病毒;ELISA,酶联免疫吸附法;EM,电子显微镜;FTA,荧光梅毒抗体吸收试验;HSV,单纯疱疹病毒;MHA-TP,抗梅毒螺旋体抗体的微量血凝试验;MRI,磁共振成像;PAS,过碘酸希夫反应;PCR,聚合酶链反应;RPR,快速血浆反应素环状卡片试验;TB,结核病;VDRL,性病研究实验室。

病因	CSF 成分	有用的诊断性检测	危险因素及全身表现
恶性肿瘤	单核细胞,蛋白升高、葡萄糖降低	反复大量脑脊液细胞学检测、脑脊液镜检、克隆淋巴细胞标记、脊髓造影或增强 MRI 显示神经根或脑膜沉积、脑膜的组织活检	乳腺癌、肺癌、胃癌或胰腺癌转移,黑色素瘤、淋巴瘤、白血病,脑膜胶质瘤,脑膜肉瘤,脑未分化细胞瘤,男性黑色素瘤或 B 细胞淋巴瘤
化学物质(可能导致复发性脑膜炎)	单核或多核细胞,葡萄糖降低、蛋白升高;蛛网膜下腔出血引起的脑脊液黄变出现在"脑膜炎"前 1 周	增强 CT 或 MRI,脑血管造影探查动脉瘤	近期蛛网膜下腔注射史;突发头痛;近期听神经瘤或颅咽管瘤切除史;脑或脊柱上皮细胞瘤,有时伴有皮样窦道;垂体卒中

原发炎症

病因	CSF 成分	有用的诊断性检测	危险因素及全身表现
中枢神经系统结节病	单核细胞;蛋白升高,通常葡萄糖降低	血清和脑脊液血管紧张素转换酶水平检测,神经外病变组织活检或脑组织/脑膜病变活检	脑神经麻痹,特别是 CN Ⅶ;下丘脑功能障碍,特别在尿崩中;胸部 X 线片异常;周围神经病变或肌病
小柳原田综合征(复发性脑膜炎)	单核细胞		复发性脑膜脑炎伴葡萄膜炎、视网膜剥离、脱发、眉毛和睫毛变浅、视力减退、白内障、青光眼
神经系统的孤立肉芽肿性脉管炎	单核细胞,蛋白升高	血管造影或脑膜活检	亚急性痴呆、多发脑梗死、近期角膜疱疹
系统性红斑狼疮	单核或多核细胞	抗 DNA 抗体、抗核抗体	脑病、癫痫发作、卒中、横贯性脊髓病、皮疹、关节炎
白塞综合征(复发性脑膜炎)	单核或多核细胞,蛋白升高		口腔及生殖器溃疡、虹膜睫状体炎、视网膜出血、皮肤穿刺处的病变
慢性良性淋巴细胞性脑膜炎	单核细胞		2～6 个月恢复,排他诊断
莫拉雷脑膜炎(复发性脑膜炎)	最初几小时大的内皮细胞和多核细胞,随后是单核细胞	疱疹病毒 PCR,MRI/CT 排除表皮样肿瘤或硬脑膜囊肿	复发性脑膜炎,排除 HSV‐2,HSV‐1 引起较罕见,偶见硬膜囊肿
药物过敏	多核细胞,偶有单核细胞或嗜酸性粒细胞	全血细胞计数(嗜酸性粒细胞)	暴露于非甾体抗炎药、磺胺嘧啶、异烟肼、甲苯酰吡啶乙酸、环丙沙星、青霉素、卡马西平、拉莫三嗪、静脉注射免疫球蛋白、OKT3 抗体、非那唑吡啶,停药后改善,反复暴露后复发
肉芽肿伴多血管炎	单核细胞	胸部及鼻窦 X 线、尿液分析、血清 ANCA 抗体	相关的鼻窦、肺或肾脏病变、CN 麻痹、皮肤损伤、周围神经病变

其他:多发性硬化、干燥综合征、单基因自身炎症性疾病和罕见形式的血管炎(如 Cogan 综合征)

缩略词:ANCA,抗中性粒细胞胞浆抗体;CN,脑神经;CSF,脑脊液;CT,计算机断层扫描;HSV,单纯疱疹病毒;MRI,磁共振成像;PCR,聚合酶链反应;PMN,多形核白细胞。

存在 2 种临床形式的慢性脑膜炎。第 1 种是持续性的慢性脑膜炎,第 2 种是不连续的反复发作。在第 2 种形式中,脑膜炎症的所有症状、体征和 CSF 指标无需特殊治疗可以在发作间期完全消退。这些患者可能的病因包括:单纯疱疹病毒(HSV)2 型,由于表皮样肿瘤、颅咽管肿瘤或胆管细胞瘤偶发性渗漏进入脑脊液引起的化学性脑膜炎,原发性自身免疫炎症包括小柳原田病(Vogt-Koyanagi-Harada disease,VKH)、白塞综合征、系统性红斑狼疮(SLE)和 Mollaret 脑膜炎,以

及重复使用药物引起的过敏。

流行病学史及接触史具有相当重要的意义,可为选择实验室检查提供指导:结核病史、真菌疫区接触史(加利福尼亚州的圣华金河谷和涉及西南各州的球虫病、中西部的组织胞浆菌病、东南部的芽生菌病)、地中海地区接触史或摄入未经高温消毒的乳制品(布鲁菌)、莱姆病流行的树木繁茂地区接触史、接触性传播疾病(梅毒)、接触鸽子及其粪便(隐球菌)的免疫功能不全患者、园艺工人(申克孢子丝菌)、摄入未煮熟的肉

或与家猫(弓形虫)接触、居住在泰国或日本(棘颚口线虫),拉丁美洲(巴西副球孢子菌),或南太平洋(广州管圆线虫);农村居民和浣熊接触史(浣熊拜林蛔虫);以及居住在拉丁美洲,菲律宾或东南亚(猪带绦虫/囊尾蚴病)。

慢性脑膜炎患者如存在神经系统局灶性体征,提示存在脑脓肿或其他脑膜旁感染的可能;鉴定潜在的感染源(慢性中耳炎、鼻窦炎、右向左心脏或肺分流、慢性胸膜感染)支持这一诊断。在某些情况下,可以通过识别异常皮肤病变和皮肤活检(白塞综合征、SLE、隐球菌病、芽生菌病、莱姆病、腐败菌病、锥虫病、静脉注射药物)或淋巴结肿大(淋巴瘤、肉瘤、结核病、HIV、继发性梅毒或惠普尔病)进行诊断。仔细的眼科检查可能会发现葡萄膜炎[小柳原田病、肉瘤或中枢神经系统(CNS)淋巴瘤]、干燥性角膜结膜炎(干燥综合征)或虹膜睫状体炎(白塞综合征),对于评估视乳头水肿和视力减退至关重要。生殖器溃疡和眼前房积脓提示白塞综合征。肝脾肿大提示淋巴瘤、结节病、结核病或布鲁菌病。生殖器区域或大腿上的疱疹病变提示 HSV - 2 感染。乳房结节、可疑色素性皮肤病变、局灶性骨痛或腹部肿块提示癌性脑膜炎可能。

影像学

一旦临床症状提示可能是慢性脑膜炎,那么对脑脊液的正确分析至关重要。然而,如果存在颅内压(ICP)升高的可能性,则应在腰椎穿刺前完成脑部影像学检查。如果 ICP 升高是由于肿块、脑水肿或脑脊液流出道阻塞(梗阻性脑积水)所致,那么腰椎穿刺会带来脑疝的风险。梗阻性脑积水通常需要直接进行脑室引流。在 CSF 循环通路开放的患者中,由于蛛网膜颗粒对 CSF 的再吸收障碍,仍可能出现 ICP 升高。在这些患者中,腰穿通常是安全的,但可能需要反复或持续的脑脊液引流以防止因 ICP 升高而导致的病情突然恶化和死亡。在部分患者中(特别是那些患有隐球菌性脑膜炎的患者)可以在脑室未扩大的情况下出现 ICP 升高至致命水平。

脑和脊髓的增强 MRI 或 CT 可以鉴别脑膜增强、脑膜旁感染(包括脑脓肿)、脊髓包裹(恶性肿瘤、炎症或感染)或脑膜或神经根上的结节沉积(恶性肿瘤或结节病;**图 37 - 1**)。影像学也可用于在脑膜活检之前定位脑膜病灶区域。

血管造影可以明确慢性脑膜炎和中风患者是否有脑动脉炎。

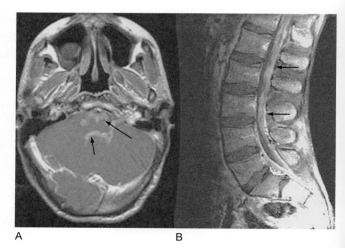

A   B

图 37 - 1　原发性中枢神经系统淋巴瘤。1 名 24 岁男性,因肠淋巴管扩张而免疫抑制,并发多发性脑神经病变。脑脊液检查淋巴细胞 100/μL,蛋白 2.5 g/L(250 mg/dL);细胞学及培养阴性;钆增强 MRI T1 显示脑干(A)、脊髓和马尾(B)周围弥漫性多灶性脑膜增强。

脑脊液分析

需要检测 CSF 压力,并且将标本送微生物检测(细菌、真菌和结核)、性病研究实验室(VDRL)测试、细胞计数和异型细胞检查、革兰染色、葡萄糖和蛋白质的测定。真菌和寄生虫涂片、墨汁染色,苛养菌和真菌培养,隐球菌抗原和寡克隆免疫球蛋白的测定以及细胞学检测。其他特定脑脊液检查(**表 37 - 2** 和**表 37 - 3**)或血液检查和培养应根据病史、体格检查或初步脑脊液检查结果(如嗜酸性粒细胞、单核或多形核脑膜炎)进行排序。通过血清学测试和聚合酶链反应(PCR)测试可以快速诊断,以明确 CSF 中特定或可疑病原体的 DNA 序列。对于疑似真菌感染的患者,当其他检测结果为阴性时,β - 葡聚糖检测有助明确诊断。

在大多数类型的慢性(非复发性)脑膜炎中,单核细胞在脑脊液中占优势。当中性粒细胞在患病 3 周后占主导地位时,应主要考虑星状诺卡菌、衣氏放线菌、布鲁菌、结核分枝杆菌(仅占早期病例的 5%~10%)、各种真菌(皮炎芽生菌、白念珠菌、荚膜组织胞浆菌、曲霉、阿利什霉菌,芽生瓶霉菌)和非感染性因素(SLE、外源性化学性脑膜炎)。当嗜酸性粒细胞增多或在 CSF 单核细胞反应中数量有限时,鉴别诊断包括寄生虫病(广州管圆线虫、棘颚口线虫、浣熊拜林蛔虫或犬弓蛔虫感染、囊尾蚴病、血吸虫病、棘球绦虫、弓形虫感染)、真菌感染(6%~20%嗜酸性粒细胞伴随淋巴细胞细胞增多,尤其是球虫病脑膜炎)、肿瘤性疾病(淋巴瘤、白血病、转移癌)或其他炎症过程(结节病、嗜酸性粒细胞增多)。

如果初始检查没能明确病因,通常需要扩大检查范围。此外,可能需要重复大量 CSF 样本检查来明确是否某种感染或恶性肿瘤引起的慢性脑膜炎。流式细胞技术寻找恶性细胞可能对疑似癌性脑膜炎患者有用。淋巴瘤或癌性脑膜炎可以通过大量脑脊液离心后的细胞团块包埋切片来诊断。真菌性脑膜炎的诊断可能需要大量的脑脊液来培养沉积物。如果标准的腰椎穿刺无法治疗,可以采用寰枕间隙行枕大池穿刺对 CSF 进行采样。

实验室检查

除 CSF 检查外,还应尝试发现其他可能疾病。通常要检测结核菌素皮肤试验、胸片、尿液分析和培养、血细胞计数和分类、肾和肝功能试验、碱性磷酸酶、血沉、抗核抗体、抗 Ro 抗体、抗 La 抗体和血清血管紧张素转换酶水平。在某些情况下,需要彻底检查才能发现系统性感染部位。患者可能患有肺部感染,特别是对于真菌或结核病。因此,胸部 CT 或 MRI 和痰培养可能是有帮助的。支气管镜检查或穿刺活检明确异常占位性质。尽管结核菌素皮肤试验对活动性疾病诊断的特异性和敏感性有限,仍是常用检测方法。在一些粟粒性结核病、播散性真菌感染、结节病或转移性恶性肿瘤的病例中,肝脏或骨髓活检可能具有诊断价值。当其他检查未发现阳性结果时,PET 可用于疑似癌性脑膜炎或结节病患者的活检定位。基因检测可以识别导致罕见单基因自身免疫疾病的突变位点。

脑膜活检

如果 CSF 无法诊断,那么对于严重残疾、需要慢性脑室减压或疾病迅速进展的患者,应慎重考虑进行脑膜活检。应协同外科医生、病理学家、微生物学家和细胞学家,以便获得足够大的样本,并进行适当的培养,以及包括电子显微镜和 PCR 在内的组织学和分子研究。增强 MRI 或 CT 可以增加脑膜活检的诊断率。利用显微外科技术,基底部脑膜的大部分区域可以通过微创开颅手术进行活检。根据 Mayo Clinic 的 TM Cheng 等报道的一系列文章(*Neurosurgery* 34:590,1994),MRI 显示 47% 接受脑膜活检的患者脑膜强化。在 80% 的病例中,增强区的活检具有诊断意义;非增强区域的活检诊断率仅为 9%;肉瘤(31%)和转移性腺癌(25%)是最常见的疾病。结核病是许多来自美国以外的报告中发现的最常见疾病。

疑难病例的处理

即使对脑脊液和潜在的非神经内科疾病进行详细检测,仍有大约 1/3 的病例未得出明确诊断。导致慢性脑膜炎的许多生物可能需要数周才能通过培养鉴定。在疑难病例中,根据临床症状和疾病进展速度有不同处理选择。如果患者无症状或症状轻微且不是进行性的,那么最好等到培养物最终明确。不幸的是,在许多情况下患者神经系统症状进行性恶化,并且需要快速治疗。可以放置脑室腹腔分流管来缓解脑积水,但必须考虑将未确诊的炎症过程传播到腹部的风险。

经验性治疗

致病因子的诊断是必要的,因为许多慢性脑膜炎的病因存在有效的治疗,如果不治疗,CNS、脑神经和神经根则可能发生进行性损伤。偶尔,当所有诊断努力都失败时,必须启动经验性治疗。美国的经验性治疗通常包括抗分枝杆菌药物、用于真菌感染的两性霉素或用于非感染性炎症的糖皮质激素。淋巴细胞性结核性脑膜炎的直接经验性治疗很重要,特别是如果出现 CSF 葡萄糖降低和Ⅵ或其他脑神经麻痹症状,因为如果不经治疗该病在数周内可能致命。对于长期抗肿瘤坏死因子治疗的慢性脑膜炎患者,如果病因不确定,也应该经验性予以抗结核治疗。在梅奥诊所系列报道中,最有用的经验性疗法是糖皮质激素而不是抗结核治疗。对于难以早期诊断的癌性或淋巴瘤性脑膜炎,随着时间的推移诊断将变得明确。

■ 免疫抑制患者

慢性脑膜炎在人类免疫缺陷病毒感染过程中并不少见。人类免疫缺陷病毒感染初期常出现脑脊液细胞增多和轻度脑膜炎体征,偶尔存在持续轻微脑膜炎。弓形虫病通常表现为颅内脓肿,也可能伴有脑膜炎。艾滋病患者慢性脑膜炎的其他重要原因包括隐球菌、诺卡菌、念珠菌或其他真菌感染、梅毒和淋巴瘤(图 37-1)。除艾滋病以外的免疫缺陷状态患者(包括因免疫抑制药物所致的患者)应首先考虑弓形虫病、隐球菌病、诺卡菌病和其他真菌感染。免疫抑制患者慢性脑膜炎的发病风险增加而脑膜刺激症状却减弱,因此应对任何持续头痛或无法解释的精神状态改变的患者进行脑脊液检查。

致谢

感谢 Morton N. Swarts 对本章的早期版本作出贡献。

第 38 章
慢性疲劳综合征 | Chapter 38
Chronic Fatigue Syndrome

Gijs Bleijenberg, Jos W. M. van der Meer · 著 | 王萌冉 · 译

■ 定义

慢性疲劳综合征(CFS)是一种以持续性和无法解释的疲劳为特征的疾病,导致日常功能严重受损。除了强烈的疲劳,大多数慢性疲劳综合征患者存在伴随症状,如疼痛、认知功能障碍和睡眠不彻底。其他症状包括头疼、喉咙痛、淋巴结肿痛、肌肉痛、关节痛、发热、睡眠困难、精神问题、过敏和腹部绞痛。美国疾病控制和预防中心制定了 CFS 诊断标准(表38-1)。

表 38-1 慢性疲劳综合征诊断标准

持续性或不明原因反复发作的慢性疲劳特点

疲劳状态持续至少 6 个月
新出现的或确定的疲劳
疲劳不是器质性疾病或持续劳累的结果
疲劳不能被休息所缓解
疲劳导致以前的职业、教育、社会和个人活动大幅减少

以下 4 种或 4 种以上症状同时存在 6 个月:记忆力或注意力受损、喉咙痛、颈部或腋窝淋巴结肿痛、肌肉疼痛、多个关节疼痛、新发头痛、睡眠不彻底或劳累后不适。

排除标准

可以用临床解释的疲劳
严重抑郁症(精神病特征)或双相情感障碍
精神分裂症、痴呆或妄想症
神经性厌食症或神经性贪食症
酒精或药物滥用
重度肥胖(体重指数>40)

■ 流行病学

🌐 全世界都有慢性疲劳综合征发生,成人患病率在 0.2%~0.4%。在美国,妇女(约占病例的 75%)、少数民族(非洲和美洲原住民)以及受教育程度和职业地位较低的个人的患病率较高。平均发病年龄在 29~35 岁。许多患者可能没有确诊或没有寻求帮助。

■ 病因学

关于慢性疲劳综合征的病因有许多假设,但目前尚不明确。区分慢性疲劳综合征中的危险因素、诱发因素和持续因素有助理解这种复杂情况(表38-2)。

表 38-2 慢性疲劳综合征的易感诱发持续因素

易感因素

儿童外伤(性、身体和情感虐待,身体以及情感忽视)
童年不活跃状态
先兆精神病或精神病理改变
多动症发病前表现

↓

诱发因素

身体因素:感染(如单核细胞增多症、Q 热、莱姆病)、手术、怀孕
心理社会压力以及生活因素

↓

持续因素

来自医生的否认
负面的自我效能
强烈的躯体特征
对躯体症状的过分关注
疲劳恐惧症
缺乏社会支持
低体力活动模式

危险因素

儿童时期缺乏身体活动和创伤往往会增加成人患慢性疲劳综合征的风险。神经内分泌功能障碍可能与儿童创伤有关,可能增加患者易感性。成年期的精神疾病和身体活动过度会增加晚年患慢性疲劳综合征的风险。双生子研究表明慢性疲劳综合征具有家族易患性,但尚未确定致病基因。

诱发因素

生理或心理上的压力可能会引发慢性疲劳综合征。在大多数患者中,感染(通常是流感或传染性单核细胞增多症)是疲劳的诱因。相对较多的慢性疲劳综合征病例发生在 Q 热和莱姆病之后。然而,在发生慢性疲劳综合征的个体和未发生的个体之间,EB 病毒载量和免疫反应没有发现差异。虽然慢性疲劳综合征与前驱感染相关,但直接的微生物因果关系尚未证实。一项研究确定了一种与小鼠白血病病毒相关的逆

转录病毒（XMRV）可能与疾病有关；然而，随后的几项研究已经证实这种病毒是一种实验室人造病毒。患者还经常具有其他诱发性躯体事件，如严重伤害、手术、怀孕或分娩。严重的生活事件，如失去亲人或工作和其他压力情况，也可能导致慢性疲劳。1/3 的患者无法回忆起诱因。

持续因素

一旦慢性疲劳综合征发展，许多因素可能会阻碍恢复。医生可能会通过安排不必要的诊断程序、不断地提出心理原因以及不承认慢性疲劳是一种诊断而导致患者病情慢性持续状态。

患者对疾病的关注和活动减少可能会使症状长期存在。对身体因素的坚定信念、对躯体感觉的过分关注以及对症状的不良控制也可能延长或加重疲劳和功能损害。在大多数患者中，不活动是由负面的不良感觉引起的，而不是由身体不适引起的。他人的关心行为可能会强化患者与疾病相关的认知和行为。缺乏社会支持是另一个众所周知的持续因素。

■ 病理生理学

慢性疲劳综合征的病理生理学尚不清楚。神经影像学研究发现，慢性疲劳综合征与灰质体积减小有关，而灰质体积减小又与体力活动下降有关；接受认知行为疗法（CBT）后，这些变化可部分逆转。此外，功能性磁共振数据表明，异常的激活模式与自我报告的信息处理问题有关。神经生理学研究表明，肌肉收缩时中枢神经系统的激活模式发生了改变。

免疫功能障碍的证据是不一致的。目前已经发现的免疫功能障碍表现包括抗核抗体滴度适度升高、免疫球蛋白亚类减少、有丝分裂原驱动的淋巴细胞增殖不足、自然杀伤细胞活性降低、细胞因子产生障碍和淋巴细胞亚群转移等。这些免疫改变并非出现在大多数患者身上，也没有任何与慢性疲劳综合征的严重程度相关的证据。理论上，慢性疲劳综合征的症状可能是细胞因子（如白细胞介素 1）产生过多，导致虚弱和其他类似流感症状；但目前仍缺乏支持这一假设的有力数据。有一些证据表明，慢性疲劳综合征患者有轻度的皮质醇缺乏症，其程度与认知行为疗法反应较差有关。感知和实际认知能力的差异是慢性疲劳综合征患者的一致发现。

■ 诊断

除了全面的病史外，还需要进行系统的体检，以排除引起疲劳的临床疾病（如内分泌紊乱、肿瘤、心力衰竭）。慢性疲劳综合征是一组无病理特征的症状排除性诊断。患者的心率通常略高于正常值。实验室测试主要用于排除其他诊断，没有测试可以诊断慢性疲劳综合征。主要的实验室检查包括：全血细胞计数、红细胞沉降率、C 反应蛋白、血清肌酐、电解质、钙和铁、血糖、肌酸激酶、肝功能试验、促甲状腺激素、抗格列蛋白抗体、尿液分析。病毒或细菌感染的血清学检测通常没有帮助。MRI 或 CT 扫描可以没有任何异常。磁共振成像在人群水平上观察到的灰质体积减小对单个患者的诊断没有帮助。不推荐为了寻找疲劳的"隐藏"原因而进行的广泛、不集中和昂贵的测试。

存在双相情感障碍、精神分裂症、酒精及药物滥用或神经性进食障碍的患者可以排除慢性疲劳综合征的诊断，除非这些问题在症状出现前至少 5 年已经得到控制。此外，如果抑郁发作后立即出现慢性疲劳，也可以排除本病。然而，疲劳过程中形成的抑郁并不排除慢性疲劳综合征。同时出现精神疾病，特别是焦虑和情绪障碍的患者约占 30%～60%。

■ 初始管理

在疑似慢性疲劳综合征的病例中，临床医生应认识到症状对患者日常功能的影响。不信任或否认疾病会导致真正症状的恶化，从而增强患者对临床医生的不信任感，导致恶性循环。如果患者符合所有标准（表 38 - 1），并且排除了其他诊断，则应考虑慢性疲劳综合征的可能性。

应要求患者描述症状（疲劳和伴随症状）及其持续时间及后果（减少日常活动）。为了评估症状的严重性和日常生活障碍的程度，患者应该描述典型的一天，从醒来到休息，以及相比较而言症状出现前的一日。其次应寻找潜在的疲劳诱发因素。疲劳的严重程度通常难以定量评估，可以通过一份简化的问卷进行粗略评估（图 38 - 1）。

应告知患者当前对诱发和持续因素以及有效治疗的理解，并应就疾病管理提供一般性建议。如果慢性疲劳综合征的行为认知疗法不能作为初始选择（见下文），并且存在抑郁和焦虑，则应及时治疗这些症状。对于头痛、弥漫性躯体疼痛和发热的患者，非甾体抗炎药可能有帮助。即使症状的轻微改善也会对患者自我满足程度和欣赏生活乐趣的能力产生重要影响。

对照治疗试验证实，阿昔洛韦、氟氢可的松、加兰他敏、莫达非尼和静脉注射免疫球蛋白等药物在慢性疲劳综合征中没有显著疗效。盲目寻求一些传统或非传统疗法可能导致不良后果。应当引导患者远离有害、昂贵或不合理的治疗方式。

应鼓励患者保持正常的睡眠模式，尽可能保持活跃，并逐渐恢复到先前的运动和其他活动（工作）水平。

治疗 · 慢性疲劳综合征

行为认知疗法和分级运动疗法（GET）被认为是慢性疲劳综合征中唯一有益的干预措施。一些患者团体反对这些方法，因为这意味着慢性疲劳综合征是一种纯粹的精神障碍。行为认知疗法是一种心理治疗方法，旨在改变不健康的状态，使思想和行为模式统一。它包括向患者介绍病因模型、设定目标、恢复固定的就寝时间和起床时间、挑战和改变疲劳及活动相关的问题、减少对症状的关注、在一天中均匀地开展活动、逐渐增加体力活动、计划重返工作以及恢复其他活动。干预通常包括 12～14 个疗程，持续 6 个月，帮助慢性疲劳综合征患者控制症状。

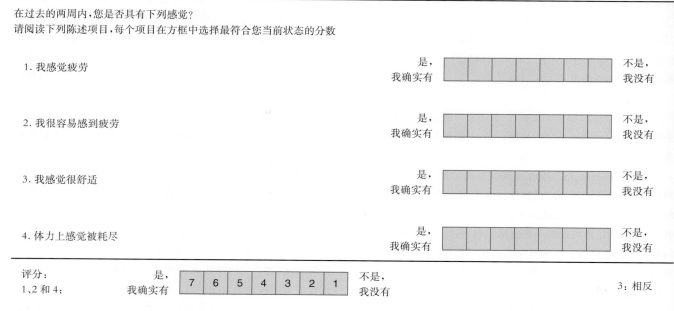

在过去的两周内，您是否具有下列感觉？
请阅读下列陈述项目，每个项目在方框中选择最符合您当前状态的分数

1. 我感觉疲劳

2. 我很容易感到疲劳

3. 我感觉很舒适

4. 体力上感觉被耗尽

评分：
1、2 和 4：
总分＞18 分提示严重的慢性疲劳

图 38 - 1　疲劳简化问卷。

分级运动疗法旨在消除不适应状态和运动不耐受情况，通常为家庭运动项目，持续 3～5 个月。可以通过系统性的增加步行或骑自行车，达到逐步调整最大心率的目标。然而，缺乏证据表明不适应状态是慢性疲劳综合征症状的基础。行为认知疗法和分级运动疗法主要通过改变患者对疲劳的感知以及减少对症状的关注来改善疲劳。总的来说，行为认知疗法是一种多方面的治疗方法，这可能解释了为什么行为认知疗法往往比分级运动疗法产生更好的改善率。

并非所有患者都能从行为认知疗法或分级运动疗法中获益。不良预后的预测因素包括临床（包括精神）疾病、残疾和严重疼痛等。在疾病的早期阶段提供的行为认知疗法减少了患者和社会的慢性疲劳综合征负担，降低了医疗和残疾相关成本。

■ 预后

从未经处理的慢性疲劳综合征中完全恢复是罕见的：年恢复率中位数为 5%（范围 0～31%），改善率中位数为 39%（范围 8%～63%）。有潜在精神障碍的患者和那些继续将其症状归因于未确诊的医疗状况的患者预后较差。

第 39 章
烧伤相关感染 | Chapter 39
Infectious Complications of Burns

Lawrence C. Madoff, Florencia Pereyra · 著 | 苏逸 · 译

皮肤是免疫防御的重要组成部分，可以保护宿主免受环境中潜在病原体的侵害。因此，这种保护屏障的破坏导致免疫受损，使患者易受感染。烧伤可导致表皮的大面积破坏以及体液和细胞免疫紊乱，从而导致环境机会性感染病原体和

宿主皮肤菌群侵入引起感染。

流行病学

在过去的 10 年里,美国烧伤的发生率稳步下降;然而,每年仍有超过 100 万的烧伤病例引起医学关注。虽然许多烧伤是轻微的,很少需要或不需要干预,但 2002—2011 年,有 18.3 万病例从专门的烧伤护理机构报告给国家烧伤储备库;在 4.5 万因烧伤住院的患者中,60% 需要重症监护,2 万例患者为严重烧伤,烧伤面积至少占身体总面积的 25%。大多数烧伤患者是男性。5 岁以下儿童占所有报告病例的 20%。烫伤、火灾、易燃液体和气体是烧伤的主要原因,其他电器、化学和吸烟有关的来源也是重要原因。烧伤通过破坏皮肤的屏障保护功能,引起病原微生物的进入,并通过引发全身免疫抑制而使患者受到感染。多器官衰竭和感染性并发症是严重烧伤致病和死亡的主要原因。美国每年有超过 3000 名患者死于烧伤相关感染,美国烧伤协会最近 10 年的回顾分析中发现的 10 大并发症中有 6 种为感染:肺炎(4.6%)、败血症(2.7%)、蜂窝织炎/创伤性损伤(2.6%)、呼吸衰竭(2.5%)、伤口感染(2.2%)、其他感染(2.0%)、肾功能衰竭(1.5%)、静脉感染(1.4%)、急性呼吸窘迫综合征(1.2%)和心律失常(1.0%)。

病理生理学

皮肤屏障的丧失有助于患者自身的菌群和医院环境中的微生物进入烧伤伤口。最初伤口周围组织中有革兰阳性菌,但在烧伤焦痂时细菌数量迅速增长,烧伤后第 4 日可达到 8.4×10^3 CFU/g。焦痂无血供以及局部免疫反应的损害,有利于细菌的定植和增殖。到第 7 日,伤口上定植各种微生物,包括革兰阳性菌、革兰阴性菌和源自胃肠道和上呼吸道定植的酵母菌。当这些细菌穿透活组织时,可导致局部和/或全身侵入性感染。此外,生物膜在烧伤创面感染实验动物模型中的作用已被认识(生物膜是与表面相关的细菌群落,通常嵌入基质中,使微生物得以存活并抵抗宿主免疫反应和抗菌药物的作用)。

链球菌和葡萄球菌是抗生素前时代烧伤创面感染的主要病原体,目前仍是重要的致病菌。随着抗菌药物的出现,铜绿假单胞菌成为烧伤创面的主要病原体。在皮肤热损伤和假单胞菌伤口感染的动物模型中,皮肤中性粒细胞在早期稳定的增加,细菌在 72 小时内向肺和脾播散。厌氧菌较少在电烧伤感染或使用开放式伤口敷料时出现。局部和更有效的抗菌药物的广泛使用使得细菌性伤口感染减少,而真菌感染(尤其是白念珠菌、曲霉和毛霉)成为烧伤患者日益重要的病原体。人们也在烧伤创面发现了单纯疱疹病毒,尤其在颈部、面部以及吸入性损伤相关部位。在一项研究中,高达 71% 烧伤患者出现巨细胞病毒血清学阳性,病毒高水平(>1 000 copies/mL)与机械通气持续时间延长和在重症监护病房(ICU)停留时间延长有关。

过去十年中,来自严重热烧伤患者的尸检报告已确定铜绿假单胞菌(*P. aeruginosa*)、大肠埃希菌(*Escherichia coli*)、肺炎克雷伯菌(*Klebsiella pneumoniae*)和金黄色葡萄球菌(*Staphylococcus aureus*)与死亡率相关,与烧伤总面积占体表面积百分比、皮肤全层烧伤的比例、吸入损伤和从烧伤到死亡的天数无关。烧伤继发铜绿假单胞菌感染患者的死亡率是未感染铜绿假单胞菌患者的 4 倍。历史上,25 年内,感染铜绿假单胞菌的烧伤患者死亡率高达 77%。此外,乙酸钙-鲍曼不动杆菌(*Acinetobacter calcoaceticus-baumannii*)是烧伤中心的主要病原体之一。

严重烧伤后的连锁反应以及导致多器官衰竭和死亡被认为是个两步过程。烧伤本身伴随着血容量减少和组织缺氧,随后大量组织坏死引起侵入性感染。感染的概率与烧伤的程度和严重性相关。严重烧伤导致免疫抑制状态,影响初始和适应性免疫应答。免疫受损对感染的实质性影响是由于对细胞免疫和体液免疫的影响。例如,严重烧伤后循环辅助 T 细胞数量和活性降低,抑制性 T 细胞增多,单核细胞和巨噬细胞的产生和释放减少,免疫球蛋白水平降低。烧伤后中性粒细胞合成功能也受损。在烧伤患者中检测到的多种细胞因子水平的增加与普遍认为的炎症反应在这些个体中变得不受调控的观点相一致;细菌的细胞产物在诱导促炎性介质过程中发挥了有效作用,从而导致这种不受控制的全身炎症反应。肠壁对细菌及其成分(如内毒素)的通透性增加也进一步引起免疫失调和脓毒症。因此,和烧伤部位感染一样,烧伤患者易发生远端部位(见下文)感染。烧伤后继发免疫抑制的另一个因素是内分泌系统血管加压素、醛固酮、皮质醇、胰高血糖素、生长激素、儿茶酚胺水平增加,其他直接影响淋巴细胞增殖、促炎细胞因子分泌、自然杀伤细胞活性和抑制 T 细胞作用的激素水平也会增强。

临床表现和诊断

由于伤口感染的临床症状很难具体描述,因此必须仔细观察伤口变化,从而推测是否发生感染。烧伤部位边缘常有红斑,本身并不代表感染。感染症状包括有限深度烧伤转变为全层烧伤、颜色变化(如伤口出现深褐色或变为黑色)、伤口损伤处正常组织出现红斑或紫罗蓝色水肿、焦痂与皮下组织突然分离以及皮肤伤口退化出现新的焦痂。

早期手术切除失活组织已被广泛应用,烧伤创面感染可根据切除部位分为:① 烧伤创面脓疱(以先前皮肤表面再上皮化的上皮细胞缺失为特征的感染,可在通过二期愈合、移植或愈合的皮肤供体部位而闭合的有限深度伤口中见到);② 烧伤相关的外科伤口感染(已切除烧伤部位的化脓性感染组织,但供体部位尚未上皮化,伴培养阳性);③ 烧伤创面蜂窝织炎(感染扩展到周围健康组织,图 39-1);④ 烧伤组织未被清除的侵袭性感染(感染继发于部分或全层度烧伤创面,表现为焦痂分离或焦痂呈紫红色、深褐色或黑色,图 39-2)。伤口或皮下脂肪变成绿色(图 39-3)或远端部位出现坏疽扩张(图 14-35),可诊断为侵入性铜绿假单胞菌感染。

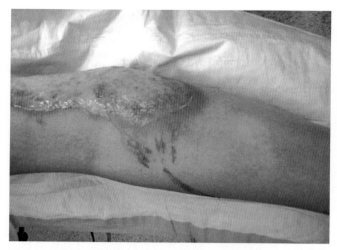

图39-1 手臂烧伤伤口并发蜂窝组织炎,感染范围扩大到邻近的健康组织(经授权许可,图片引自:Dr. Robert L. Sheridan, Massachusetts General Hospital, Boston)。

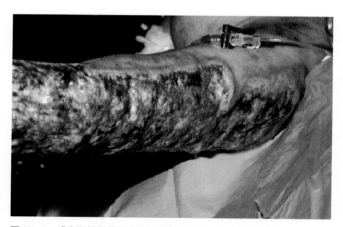

图39-2 感染铜绿假单胞菌的严重烧伤上肢。伤口需要额外清创;注意焦痂处深棕色变成黑色(经授权许可,引自:Dr. Robert L. Sheridan, Massachusetts General Hospital, Boston)。

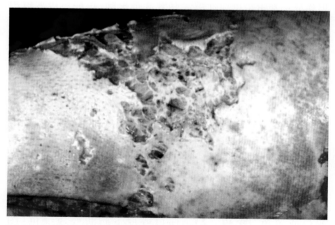

图39-3 感染铜绿假单胞菌的烧伤创面,伴有组织液化。注意伤口边缘变成绿色,这表明是假单胞菌感染(经授权许可,引自:Dr. Robert L. Sheridan, Massachusetts General Hospital, Boston)。

侵袭性烧伤和脓毒症可引起体温变化、低血压、心动过速、精神状态改变、中性粒细胞减少或中性粒细胞增多、血小板减少和肾功能衰竭。然而,由于烧伤本身会引起内环境的深度变化,而且不伴有感染的烧伤也会引起炎症反应,因此对这些变化的评估是复杂的。例如,体温的变化可归因于体温调节失衡;大面积烧伤引起的代谢变化可伴随有心动过速和过度通气,并不一定意味着存在细菌性脓毒症。

鉴于仅根据临床观察和实验室数据难以评估烧伤创面,因此,伤口活检对于确定感染的诊断是必要的。进行活检的时间根据临床表现的变化来确定,但在一些烧伤中心,会定期对烧伤创面进行活检。活检标本会进行组织病理学检查来明确有无细菌侵入,并进行定量微生物培养。若每克组织中存在>10^5个活菌,则高度提示有侵入性感染,并且脓毒症的风险显著增加。组织病理学提示存活组织侵入以及在未烧尽的血管和淋巴管中发现微生物,更加提示存在明确的感染。在活检组织中发现的大量微生物若与血培养的结果相一致,更是烧伤脓毒症的可靠指标。对皮肤表面物质进行培养可以提示医院环境中存在的微生物,但不能确定感染的病原体。这种无创技术可用于明确烧伤清除区域或因皮肤太薄而无法活检的区域(如耳朵、眼睛或手指)中存在的菌群。快速明确感染病原体和适当的治疗对严重烧伤患者的生存至关重要,聚合酶链反应(PCR)现在正被用于快速识别特定病原体。建议在6小时内开始早期干预治疗。

除了烧伤创面本身的感染外,由于大面积烧伤引起的免疫抑制以及临床护理所必需的操作也使烧伤患者处于危险之中。肺炎是目前住院烧伤患者中最常见的感染性并发症,最常通过呼吸道在医院获得。烧伤患者呼吸机相关肺炎的发生率为22~30/1 000呼吸机日,是外科或内科重症监护病房(ICU)患者的两倍多;这种感染通常是由于持续的微量误吸导致病原体在下呼吸道和肺组织定植所致。与继发性肺炎相关的危险因素包括吸入性损伤、插管、全层胸壁烧伤、皮肤热损伤、制动、输血和血行播散的不受控制的伤口败血症。脓毒症性肺栓塞也有可能发生。化脓性血栓性静脉炎可能会使烧伤患者液体和营养支持所需的血管净化复杂化。心内膜炎、尿路感染、细菌性软骨炎(尤其是耳朵烧伤患者)和腹腔感染也使严重烧伤更加复杂。葡萄球菌烫伤样皮肤综合征是一种罕见的并发症,它因烧伤伤口感染金黄色葡萄球菌而被定义。烧伤患者手术伤口发生感染的发病率高达39%;感染原因通常为重复植皮和住院时间的延长。

治疗·烧伤伤口感染

烧伤管理的最终目标是伤口的闭合和愈合。早期手术切除烧伤组织、广泛清除坏死组织、移植皮肤或皮肤替代物,可大大降低与严重烧伤相关的死亡率。此外,4 种广泛使用的局部抗菌剂(磺胺嘧啶银霜、醋酸镁磺胺霜、硝酸银霜和纳米晶体银敷料)显著降低了烧伤创面的细菌负荷,降低了烧伤创面感染的发生率;这些药剂通常用于部分和全部深度的烧伤伤口。银的杀菌性能与银对细菌细胞壁呼吸酶的影响有关;银与结构蛋白的相互作用导致角蛋白细胞和成纤维细胞毒性,如果不加区别地使用银基化合物,会延迟伤口愈合。这 4 种药剂对许多细菌和部分真菌都有广泛的活性,在细菌定植建立之前使用是有效的。磺胺嘧啶银最初经常使用,但其效用被细菌对其耐药、伤口渗透性差或毒性作用(使白细胞减少)而限制。醋酸镁对革兰阴性菌有更广泛的活性。这种药膏能穿透痂,因此可以预防或治疗痂下的感染;使用此种药膏无需使用辅料,因此可以定期检查伤口。醋酸镁最主要的缺点是它能抑制碳酸氢酶,导致代谢性酸中毒,并在高达 7% 的患者中引起过敏反应。当革兰阴性杆菌侵入烧伤创面,并且磺胺嘧啶银治疗失败时,最常用这种药剂。醋酸镁对革兰阳性菌的活性是有限的。纳米晶体银敷料比任何其他可用的局部制剂提供更广泛的抗菌覆盖范围,表现出对耐甲氧西林金黄色葡萄球菌(S. aureus,MRSA)和耐万古霉素肠球菌(VRE)的活性、中等穿透能力、毒性有限。此外,这种方法可以控制和延长纳米晶体银在伤口中的释放,限制敷料的更换次数,从而降低医院感染的风险和治疗成本。莫匹罗星为一种用于根除 MRSA 鼻腔定植的局部抗菌剂,越来越多地用于广泛分布 MRSA 的烧伤部位。莫匹罗星在减少烧伤伤口细菌数量和预防全身感染方面的疗效与磺胺嘧啶银相当。

近年来,烧伤患者真菌感染率有所上升。当浅表真菌感染发生时,制霉菌素可与磺胺嘧啶银或醋酸镁混合作为局部治疗。一项小型研究发现,制霉菌素粉剂(600 万 U/g)可有效治疗由曲霉属(Aspergillus)或镰刀菌属(Fusarium)引起的浅表和深度烧伤伤口感染。除这些产品外,具有抗菌特性的保湿软膏还可以促进有限深度伤口的快速自溶、病灶清除和湿性愈合。

当诊断为创伤性感染时,应将局部治疗改为醋酸镁铁。焦痂下冲洗(抗生素,通常是哌拉西林,直接滴入焦痂下的伤口组织)是外科和全身抗微生物治疗的有用的辅助手段。应采用对伤口病原体有效的抗生素进行系统治疗。在缺乏培养数据的情况下,治疗应该广谱,包括在该特定烧伤病房中常见的病原体。这种覆盖通常是通过对革兰阳性病原体有效的抗生素(例如苯唑西林,每 4 小时静脉注射 2 g)和对铜绿假单胞菌及其他革兰阴性杆菌有效的药物(例如美洛西林,每 4 小时静脉注射 3 g,庆大霉素,每日静脉注射 5 mg/kg)

来实现的。在青霉素过敏患者中,万古霉素(每 12 小时静脉注射 1 g)可替代苯唑西林(对 MRSA 有效),环丙沙星(每 12 小时静脉注射 400 mg)可替代美洛西林。在 MRSA 烧伤创面感染的动物模型中,噁唑烷酮类抗生素(如利奈唑烷)已证明可有效降低细菌生长和中毒性休克综合征毒素水平。

烧伤患者的代谢和肾脏清除机制经常发生变化,需要监测血清抗生素水平。用标准剂量进行治疗时往往实际不能达到治疗剂量。

治疗新出现的耐药病原体引起的感染仍然是烧伤患者照护工作中的一个挑战。耐甲氧西林金黄色葡萄球菌、耐药肠球菌、多重耐药革兰阴性杆菌,产超广谱 β-内酰胺酶的肠杆菌科细菌与烧伤创面感染有关,并通过烧伤病房感染暴发被确认。严格的感染控制措施(包括在烧伤病房进行微生物监测)和适当的抗菌治疗仍然是降低耐药微生物感染率的重要措施。

一般来说,预防性全身使用抗生素对烧伤创面的管理没有作用,事实上,它能导致耐药微生物的定植。在一些研究中,抗生素预防性使用会使上下呼吸道和泌尿系统继发感染增加,并引起住院时间延长。但是需要进行烧伤创面处理的病例可预防性全身使用抗生素。由于清创、切除或移植等手术经常导致血流感染,因此在伤口操作时,应预防性使用全身性抗生素;所使用的特定药物应根据伤口培养获得的数据或院内常驻菌群的数据进行选择。

口服抗生素用于选择性消化道净化(SDD)以减少细菌定植和烧伤感染的风险是有争议的,尚未被广泛采用。在一项涉及体表总面积 20% 以上烧伤的患者的随机、双盲、安慰剂对照试验中,SDD 与烧伤 ICU 和医院死亡率降低以及肺炎发病率降低有关。在使用这种方法之前,必须考虑 SDD 对正常肠道厌氧菌群的影响。

减少或限制伤口感染的全身播散(尤其播散至肺部)可能是治疗的有效辅助手段。其中一些策略旨在减少损伤部位的中性粒细胞炎症反应,中性粒细胞炎症反应可加速细菌形成生物膜,尤其对于铜绿假单胞菌。例如,在使用铜绿假单胞菌接种伤口的皮肤烧伤动物模型中,早期单剂量阿奇霉素可降低假单胞菌感染率,减少系统性播散到肺和脾的情况,其效果似乎与传统的抗假单胞菌药物(如妥布霉素)相似。阿奇霉素在何种情况下可以早期使用以预防感染播散仍有待研究。

所有烧伤患者如果完成了基础免疫,但在过去 5 年内没有接受过强化免疫,则应接受破伤风强化免疫。未接受基础免疫的患者应接受破伤风免疫球蛋白治疗并进行基础免疫。

第 40 章
咬伤相关感染 | Chapter 40
Infectious Complications of Bites

Lawrence C. Madoff, Florencia Pereyra · 著 | 苏逸 · 译

皮肤是非特异性免疫的重要组成部分,保护宿主免受环境中潜在病原体的侵害。因此,这种保护屏障的破坏代表了一种免疫受损状态,使患者易受感染。动物和人类的咬伤和抓伤允许微生物通过皮肤的保护屏障进入更深部、易感的宿主组织。

在美国,每年都有数以百万计的人被动物咬伤。绝大多数是宠物犬和猫造成的,其数量超过 1 亿;据报道,人被犬和猫咬伤的发生率为 300/10 万人年。其他咬伤是在野外或职业环境中与动物接触的结果。虽然许多伤口需要简单治疗或不需要治疗,但仍有相当一部分会导致感染,并会危及生命。一般而言,咬伤感染的微生物学反映了咬伤动物的口咽菌群,病原体也可来自土壤、动物和受害者的皮肤以及动物粪便。

犬咬伤

在美国,每年犬咬伤达 470 万人以上,占所有动物咬伤伤口的 80%,其中估计有 15%～20%伤口会发生感染。每年有 80 万美国人因犬咬伤而寻求医疗救助;在受伤的人群中,有 38.6 万人需要在急诊室接受治疗,每天有超过 1 000 名患者在急诊科就诊,每年约有 12 人死亡。大多数犬咬伤是由受害者的宠物或受害者认识的犬引起的,往往在驱散斗犬的过程中发生。儿童比成人更容易遭受犬齿类动物咬伤,5～9 岁男孩中被咬伤的发生率最高,每 1 000 人中有 6 人次遭受咬伤。受害者往往是男性而不是女性,而且咬伤最常累及上肢。在 4 岁以下的儿童中,2/3 的儿童头部或颈部受到伤害。感染通常在咬伤后 8～24 小时发生,表现为损伤部位疼痛,伴有化脓,有时伴有恶臭的分泌物。如果犬齿穿透滑膜或骨组织,可能会发生脓毒性关节炎和骨髓炎。全身症状(如发热、淋巴结肿大和淋巴管炎)也可能出现。犬咬伤伤口感染的病原体通常是混合复杂的,包括 β-溶血性链球菌、巴斯德菌(Pasteurella)、葡萄球菌[包括耐甲氧西林金黄色葡萄球菌(Staphylococcus aureus,MRSA)]、啮蚀艾肯菌(Eikenella corrodens)和犬口蹄疫菌(Capnocytophaga canimorsus)。许多伤口还合并厌氧菌如放线菌(Actinomyces)、梭杆菌(Fusobacterium)、普雷沃菌(Prevotella)和卟啉单胞菌(Porphyromonas)感染。

虽然大多数由犬咬伤引起的感染为局部感染,但涉及的许多病原体都能引起全身感染,包括细菌性血流感染、脑膜炎、脑脓肿、心内膜炎和绒毛膜羊膜炎。这些感染尤其可能发生在有水肿或淋巴回流受损的宿主中(如乳房切除术后的妇女手臂被咬)以及因药物或疾病而免疫受损的患者中(如使用糖皮质激素、系统性红斑狼疮、急性白血病或肝硬化)。此外,犬咬伤和抓伤可能导致系统性疾病,如狂犬病(参见第 105 章)和破伤风(参见第 49 章)。

犬咬伤后犬口蹄疫菌感染可导致暴发性血流感染、弥散性血管内凝血和肾功能衰竭,尤其是在肝功能受损、脾切除后或免疫抑制的宿主中。这种革兰阴性杆菌在大多数固体培养基上难以培养,但可在多种液体培养基中生长。血流感染患者外周血的瑞氏染色涂片上偶尔可见分叶核白细胞内的细菌。据报道,兔热病(参见第 67 章)也发生在犬咬伤之后。

猫咬伤

虽然比犬咬伤少,但猫咬伤和抓伤造成的感染占所有病例的一半以上。由于猫的犬齿窄而尖,可深入组织,猫咬伤比犬咬伤更容易导致脓毒性关节炎和骨髓炎;当穿孔位于关节上方或附近时,尤其是在手部时,以上的情况更可能发生。女人比男人更容易被猫咬伤。这些咬伤通常累及手和手臂。猫的咬伤和抓伤都容易受到猫口咽部病原体的感染。猫口腔菌群的正常组成部分之一:多杀巴斯德菌(Pasteurella multocida)是一种小的革兰阴性球菌,与大多数猫咬伤伤口感染有关。像犬咬伤伤口感染一样,猫咬伤伤口感染的微生物群通常是混合的。其他引起猫咬伤后感染的微生物与引起犬咬伤后感染的微生物相似。

犬咬伤后全身感染的危险因素同样适用于猫咬伤。巴斯德菌感染往往进展迅速,通常在数小时内引起伴有化脓性病变的严重炎症反应;巴斯德菌也可能通过动物的呼吸道液体传播,引起肺炎或血流感染。像犬咬伤一样,猫咬伤也可能导致狂犬病的传播或破伤风的进展。感染汉氏巴尔通体(Bartonella henselae)可导致猫抓病(参见第 69 章),是猫咬伤和抓伤的一个重要迟发后果。据报道,兔热病(参见第 67 章)

也发生在猫咬伤之后。

其他动物咬伤

感染可以由多种动物咬伤引起。这些咬伤通常是由于职业接触（农民、实验室工作人员、兽医）或娱乐接触（猎人和捕猎者、野营者、外来宠物的主人）所致。一般而言，咬伤的微生物菌群反映了咬伤动物的口腔菌群。大多数猫科动物（包括野猫）口腔菌群为多杀巴斯德菌。水生动物如鳄鱼或食人鱼的咬伤伤口可能含有嗜水气单胞菌。毒蛇咬伤（参见第 136 章）导致严重的炎症反应和组织坏死，使伤口易发生感染。蛇的口腔菌群包括多种需氧菌和厌氧菌，如铜绿假单胞菌（*Pseudomonas aeruginosa*）、黏质沙雷菌（*Serratia marcescens*）、变形杆菌（*Proteus*）、表皮葡萄球菌（*Staphylococcus epidermidis*）、脆弱拟杆菌（*Bacteroides fragilis*）和梭菌属（*Clostridium*）。非人类灵长类动物的咬伤很容易受到与人类咬伤相似的病原体的感染（见下文）。来自东半球猴类（猕猴）的咬伤也可能导致 B 病毒［猿猴疱疹病毒（*Herpesvirus simiae*）］的传播，这是导致人类中枢神经系统严重感染的一个原因。海豹、海象和北极熊的咬伤可能会引起慢性化脓性感染（称为海豹指），这可能是由于一种或多种支原体在这些动物身上定植造成的。

🌐 小啮齿动物，包括大鼠、小鼠和沙鼠，以及以啮齿动物为食的动物可能传播念珠状链杆菌（*Streptobacillus moniliformis*，一种微需氧性、多形态的革兰阴性杆菌）或微小螺旋杆菌（*Spirillum minor*，一种螺旋体）；这些病原体可以引起一种称为鼠咬热的临床疾病。美国绝大多数病例是念珠状链杆菌感染，而微小螺旋杆菌感染主要发生在亚洲。

在美国，实验室工作人员或啮齿动物经常出没的住所的居民（尤其是儿童），被啮齿动物咬伤的风险通常最大。鼠咬热与急性咬伤后感染的区别在于前者在伤口愈合后的典型表现。链杆菌属感染发生在叮咬后 3～10 日。临床表现为发热、畏寒、肌痛、头痛和严重的游走性关节痛，随后出现斑丘疹，其特征是累及手掌和脚底，可能融合或形成紫癜。并发症包括心内膜炎、心肌炎、脑膜炎、肺炎和许多器官的脓肿形成。流行性关节红斑是由于饮用受污染的牛奶或水而引起的念珠状链杆菌感染，具有类似的临床表现。链杆菌属感染的鼠咬热在抗生素前时代经常是致命的。鉴别诊断包括落基山斑点热、莱姆病、钩端螺旋体病和继发梅毒。诊断方法是直接观察组织或血液中的致病微生物、在浓缩培养基上培养微生物或用特异凝集素进行血清学检测。

螺旋菌属感染（在日本称为 *Sodoku*）在经历了 1～4 周潜伏期后，在最初咬伤部位出现疼痛和紫色肿胀，伴有相关的淋巴管炎和局部淋巴结肿大。全身症状包括发热、寒战和头痛。最初的病变可能最终发展成焦痂。通过直接观察血液或组织中的螺旋体或通过动物接种来确诊感染。

最后，NO-1（CDC nonoxidizer group 1）是一种与犬和猫咬伤伤口相关的细菌。NO-1 感染倾向于局部表现（即脓肿和蜂窝织炎）。这些感染发生在没有潜在疾病的健康人身上，并且在某些情况下已经从局部感染发展到系统性疾病。NO-1 的表型特征与糖解的不动杆菌属相似，即 NO-1 为氧化酶、吲哚和尿素酶阴性。迄今为止，所有已鉴定的菌株都对氨基糖苷类、β-内酰胺类、四环素类、喹诺酮类和磺胺类药物敏感。

人咬伤

人咬伤可能是自己造成的；可能是在照顾患者的医务人员中出现的；也可能是在斗殴、家庭虐待或性行为中发生。人咬伤比其他动物咬伤更容易感染（约占 10%～15%）。这些感染反映了人类多种口腔微生物群，包括多种需氧和厌氧菌。常见的需氧菌包括：草绿色链球菌、金黄色葡萄球菌、啮蚀艾肯菌（尤其常见于握拳损伤，见下文）和流感嗜血杆菌（*Haemophilus influenzae*）。厌氧菌包括具核梭杆菌（*Fusobacterium nucleatum*）和普雷沃菌、卟啉单胞菌和消化链球菌（*Peptostreptococcus*），50% 的人咬伤口感染中分离出以上细菌，其中许多分离株产 β-内酰胺酶。住院和体弱患者的口腔菌群除了常见的病原体外，还常包括肠杆菌科细菌。据报道，乙型肝炎、丙型肝炎、单纯疱疹病毒感染，梅毒，结核病，放线菌病和破伤风可以通过人类咬伤传播；从生物学上讲，通过人类咬伤传播人类免疫缺陷病毒是可能的，尽管这一事件不太可能发生。

人咬伤分为咬合伤和握拳伤两类，一类是由实际咬伤造成的，另一类是由一个人的拳头打在另一个人的牙齿上，造成前者手部创伤性撕裂所引起。由于多种原因，握拳损伤（有时被称为"战斗咬伤"）比咬合伤更常见，导致特别严重的感染。手的深部空间，包括骨、关节和肌腱，在受伤过程中接触到病原体。当受污染的肌腱在皮肤表面下收缩时，受伤时握紧的拳头逐渐伸展，可能进一步促进细菌引入深部。更重要的是，人们往往只有在局部感染进展后才就医。

> **患者诊治方法・动物或人类咬伤**
>
> 应该进行一份详细的病史记录，包括咬伤动物的类型、攻击类型（被激怒或无端攻击）以及受伤后经历的时间。应联系当地和地区公共卫生机构，以确定个体物种是否可能患有狂犬病和/或定位及观察动物，并进行狂犬病预防（参见第 105 章）。可疑的人咬伤应该引起关于家庭和儿童虐待的仔细询问。应详细了解抗生素过敏、免疫抑制状态、脾切除术、肝脏疾病、乳房切除术和免疫接种史。应仔细检查伤口是否有感染迹象，包括发红、渗出和恶臭。评定伤口类型（刺伤、撕裂或擦伤）、穿透深度，以及关节、肌腱、神经和骨骼的受累情况。在病历中包含伤口的图表或照片通常很有

用。此外,应进行一般体格检查,包括对生命体征的评估以及对淋巴管炎、淋巴结肿大、皮肤病变和功能受限状况的评估。手部受伤需要与手外科医生协商,以评估肌腱、神经和肌肉损伤情况。当骨头已经被穿透或牙齿碎片可能存在时,应进行摄片检查。所有感染伤口的培养和革兰染色是必要的;如果出现脓肿、组织失活或伴有臭味的渗出物,应进行厌氧培养。小头拭子可用于深部小孔或小裂口中病原体的培养。由于引起疾病的微生物在这些病例中不太可预测,因此从动物(犬和猫除外)咬伤的未感染伤口获取样本进行培养也是合理的。如果怀疑有全身感染,应检测白细胞计数并进行血培养。

治疗·咬伤所致感染

伤口管理

是否将伤口闭合在咬伤中有争议。许多权威专家不愿意尝试对已感染或可能感染的伤口进行缝合,而是选择大量冲洗这些伤口、清除失活组织及异物直至接近伤口边缘。感染风险过后,可能会延迟一期愈合。未受感染的小伤口可以通过二期愈合而关闭。因为感染率很高,猫咬伤造成的穿刺伤口应保持原样。面部伤口通常在彻底清洗和冲洗后缝合,因为这一区域需要保持良好的面容,而且因有良好的血供、无坠积性水肿等解剖优势而使感染风险降低。

抗菌治疗

确定感染

应对所有已确定的咬伤感染使用抗生素,并应根据咬伤动物种类和革兰染色及培养结果(**表 40-1**),推测最可能的病原体,选择针对性药物。对于犬和猫的咬伤,抗生素应该对金黄色葡萄球菌、巴斯德菌、犬口蹄疫菌、链球菌和口腔厌氧菌有效。对于人类咬伤,应使用对金黄色葡萄球菌、流感嗜血杆菌和 β-内酰胺酶阳性的口腔厌氧菌敏感的药物。超广谱青霉素与 β-内酰胺酶抑制剂合剂(阿莫西林/克拉维酸、替卡西林/克拉维酸、氨苄西林/舒巴坦)可基本覆盖这些病原体。第二代头孢菌素(头孢呋辛、头孢西丁)也可覆盖这些病原体。青霉素过敏患者(尤其是那些快速过敏反应所致而需慎用头孢菌素患者)抗生素选择较为困难,因为临床疗效数据不充分,主要根据体外药敏结果选择。使用对革兰阳性球菌和厌氧菌敏感的抗生素(如克林霉素)联合复方磺胺或喹诺酮类等对其他潜在病

原体亦有效的药物是合理的。体外数据表明,阿奇霉素单独使用可以覆盖最常见的咬伤病原体。随着耐甲氧西林金黄色葡萄球菌在社区中越来越普遍,并且人类和动物之间的传播证据越来越多,在高风险情况下,应考虑对耐甲氧西林金黄色葡萄球菌积极的经验性使用抗生素,同时等待培养结果。

抗菌药物疗程通常为 10~14 日,但治疗反应需密切监测。如果疗效不佳,应考虑其他诊断,并进行手术评估以充分引流或清创。并发症如骨髓炎或化脓性关节炎等需要更长的治疗时间。

犬口蹄疫菌血流感染的治疗需要静脉注射青霉素 G(每 4 小时 200 万 U)2 周和支持治疗。治疗犬口蹄疫菌感染的替代药物包括头孢菌素类和氟喹诺酮类。多杀巴斯德菌的严重感染(如肺炎、血流感染或脑膜炎)也应使用青霉素 G 进行治疗。替代药物包括第二代或第三代头孢菌素或环丙沙星。

毒蛇咬伤(**参见第 136 章**)可不需要抗生素治疗。由于很难区分感染症状和环境造成的组织损伤,专家推荐针对蛇口腔菌群的治疗方法,即给予广泛有效的药物,如头孢曲松(每 12~24 小时静脉注射 1~2 g)或氨苄西林/舒巴坦(1.5~3.0 g 静脉注射,每 6 小时 1 次)。

多西环素对海豹指有效(根据治疗反应,每日 2 次,每次 100 mg)。

假设性或预防性治疗

对咬伤后早期(8 小时内)患者使用抗生素是有争议的。虽然感染症状在此时还没有表现出来,但许多早期的伤口会藏匿病原体,多数会发展为感染。对伤口感染预防性使用抗生素的研究有限,只有少数采用不同方案处理不同类型伤口的个例。对犬咬伤患者预防性使用抗生素的 8 项随机试验的荟萃分析表明,预防性治疗可使感染率降低 50%。然而,在缺乏完善的临床试验数据的情况下,许多临床医师根据咬伤动物的种类、咬伤的位置、严重程度、伤口深度以及与宿主共存的情况,采用经验性抗感染治疗方案。所有人和猴咬伤由于感染率很高,都应进行治疗。大多数猫咬伤的伤口,尤其是手部的伤口,都应该治疗。伴有以下因素需积极治疗咬伤:严重损伤(如挤压伤)、潜在的骨或关节受累、手或生殖器区域受累、宿主免疫受损(包括肝脏疾病或脾切除术引起的免疫受损)、上肢受累前已行同侧的乳房切除术。预防性使用抗生素时,通常疗程为 3~5 日。

狂犬病和破伤风预防

狂犬病预防,包括被动注射狂犬病免疫球蛋白(尽

表 40 - 1　动物和人咬伤后伤口感染的处理

咬伤动物	常见病原体	推荐抗生素[a]	青霉素过敏患者替代方案	早期未感染伤口的预防建议	其他注意事项
犬	金黄色葡萄球菌、多杀巴斯德菌、厌氧菌、犬口蹄疫菌	阿莫西林/克拉维酸盐(250～500 mg,口服,TID)或氨苄西林/舒巴坦(1.5～3.0 g 静脉注射 q6h)	克林霉素(150～300 mg 口服 QID)加用 TMP - SMX(复合片剂口服,BID)或环丙沙星(500 mg 口服 BID)	有时[b]	考虑预防狂犬病
猫	多杀巴斯德菌、金黄色葡萄球菌、厌氧菌	如上所述的阿莫西林/克拉维酸盐或氨苄西林/舒巴坦钠	克林霉素加 TMP - SMX 或氟喹诺酮	经常	考虑预防狂犬病,仔细评估关节/骨穿透情况
人,咬合伤	草绿色链球菌、金黄色葡萄球菌、流感嗜血杆菌、厌氧菌	如上所述的阿莫西林/克拉维酸盐或氨苄西林/舒巴坦钠	红霉素(500 mg 口服 QID)或氟喹诺酮	总是	
人,握拳伤	除咬合伤的病原体外,另有啮蚀艾肯菌	如上所述的氨苄西林/舒巴坦或亚胺培南(500 mg q6h)	头孢西丁[c]	总是	检查肌腱、神经或关节是否受累
猴子	同人咬伤	同人咬伤	同人咬伤	总是	对于猕猴咬伤,考虑使用阿昔洛韦预防 B 型病毒
蛇	铜绿假单胞菌、变形杆菌、脆弱拟杆菌、梭状芽孢杆菌	如上所述的氨苄西林/舒巴坦	克林霉素加 TMP - SMX 或氟喹诺酮	有时,尤其是被有蛇毒的蛇咬伤	用抗蛇毒素治疗毒蛇咬伤
啮齿动物	念珠状链杆菌、钩端螺旋体属、多杀巴斯德菌	青霉素 VK(500 mg 口服 QID)	多西环素(100 mg 口服 BID)	有时	—

[a] 抗生素的选择应基于可用的培养数据;这些经验治疗方案需要根据个人情况和当地情况进行调整;住院患者应采用静脉注射方案;初次治疗后即将出院的患者可使用每日单次静脉注射的抗感染方案。[b] 对于严重或广泛的伤口、面部伤口和挤压伤、可能涉及骨或关节以及存在共病时(见正文),建议预防性使用抗生素。[c] 对青霉素有速发型超敏反应的患者可能有危险。

缩略词:TMP - SMX,甲氧苄啶-磺胺甲噁唑。

可能多的剂量渗入伤口和伤口周围)和主动接种狂犬病疫苗。动物的咬伤、抓伤以及特定非咬伤性的暴露均应与当地的公共卫生机构联系(**参见第 105 章**)。狂犬病在多种动物中普遍存在,包括世界许多地区的犬和猫。许多地方卫生局要求所有动物咬伤均上报。如果患者在过去 5 年内接受过基础免疫,未接受过加强免疫,则应给予破伤风加强免疫。既往未接受基础免疫的患者应进行基础免疫,并应接受破伤风免疫球蛋白。抬高损伤部位是抗菌治疗的重要辅助手段。固定感染区域(尤其是手部)也是有益的。

Section IV
Bacterial Infections

第4篇
细 菌 感 染

第 41 章
细菌感染的预防和治疗 | Chapter 41
Treatment and Prophylaxis of Bacterial Infections

David C. Hooper, Erica S. Shenoy, Christy A. Varughese · 著 | 陈璋璋 · 译

抗菌药物对人类健康已产生重大影响。和疫苗一样,抗菌药物有利于降低死亡率、延长寿命并提高生活质量。然而,在用于人类的医用药物中,抗菌药物的独特之处在于,它们促进了所治疗的病原体及其他有机体的耐药性。事实上,抗菌药物的发展历史在很大程度上是由对每一代药物产生耐药性所产生的医疗需求所推动的。因此,谨慎和适当地使用抗菌药物,不仅对优化疗效和减少不良反应,而且对降低耐药风险和保持现有药物的价值尤为重要。尽管本章侧重于抗菌药物,但所有抗菌药物的最佳使用取决于对每种药物的作用机制、抗菌谱、耐药机制、药理作用和不良反应的了解。通过分析患者的临床表现、病情和流行病学,来确定可能的感染部位和病原体,从而选择最佳的治疗方法。尽可能得到病原体和敏感性数据,根据这些微生物学信息进行针对性的目标治疗,从而降低细菌的选择性耐药。根据感染的性质和患者对治疗的反应选择治疗持续时间,临床研究数据表明短疗程比长疗程诱导产生细菌耐药的风险更低。本章提供了在抗菌药物中做出合理选择所必需的具体信息。

作用机制与耐药机制

文中详细讨论了抗菌药物的作用机制和耐药机制,表 41-1总结了最常用的抗菌药物类别。抗菌靶点示意图如图 41-1 所示。

表 41-1	抗菌药物的作用机制和耐药机制		
抗菌药物	主要靶点	作用机制	耐药机制
β-内酰胺类(青霉素类、头孢菌素类、单环 β-内酰胺类、碳青霉烯类)	细胞壁合成	结合细胞壁上的交联肽聚酶(青霉素结合蛋白 PBPs、转肽酶)	1. 产生 β-内酰胺酶 2. 改变 PBP 靶点 3. 减少膜孔蛋白通透性
糖肽类(万古霉素、替考拉宁、特拉万星、达巴万星、奥利万星)	细胞壁合成	通过结合 D-Ala-D-Ala 肽链末端阻断细胞壁的糖基转移酶 特拉万星、达巴万星、奥利万星:影响膜功能 奥利万星:抑制转肽酶	1. 改变 D-Ala-D-Ala 靶点(D-Ala-D-乳酸) 2. 在细胞壁合成酶的远端增加 D-Ala-D-Ala 靶点的结合
杆菌肽	细胞壁合成	阻断细胞壁前体的脂质载体	药物外排泵
磷霉素	细胞壁合成	通过烯醇丙酮酸转移酶阻断 NAG 和肽链结合	1. 靶酶高表达 2. 药物修饰酶
氨基糖苷类(庆大霉素、妥布霉素、阿米卡星)	蛋白质合成	结合 30S 核糖体亚单位 阻断肽链合成 引起 mRNA 密码误读	1. 药物修饰酶 2. 核糖体结合位点甲基化 3. 药物外排泵
四环素类(四环素、多西环素、米诺环素)	蛋白质合成	结合 30S 核糖体亚单位 阻断肽链外延	1. 药物外排泵 2. 核糖体保护蛋白
替加环素	蛋白质合成	同四环素类	药物外排泵(不同于四环素类)
大环内酯类(红霉素、克拉霉素、阿奇霉素)和酮内酯(泰利霉素)	蛋白质合成	结合 50S 核糖体亚单位 阻断肽链外延	核糖体结合位点甲基化 药物外排泵
林可酰胺类(克林霉素)	蛋白质合成	结合 50S 核糖体亚单位 阻断肽键形成	核糖体结合位点甲基化

（续表）

抗菌药物	主要靶点	作用机制	耐药机制
链阳霉素（奎奴普丁、达福普汀）	蛋白质合成	同大环内酯类	同大环内酯类 药物修饰酶
氯霉素	蛋白质合成	结合 50S 核糖体亚单位 阻断氨基酰 tRNA 的结合	药物修饰酶
噁唑烷酮类（利奈唑胺、特地唑胺）	蛋白质合成	结合 50S 核糖体亚单位 抑制肽链合成	改变 rRNA 结合位点 核糖体结合位点甲基化
莫匹罗星	蛋白质合成	阻断异亮氨酸 tRNA 合成酶	获得性耐 tRNA 合成酶（药物旁路） 改变 tRNA 合成酶靶点
磺胺类（磺胺嘧啶、磺胺异噁唑、磺胺甲噁唑）	叶酸合成	抑制二氢叶酸合成酶	获得性耐二氢叶酸合成酶（药物旁路）
甲氧苄啶	叶酸合成	抑制二氢叶酸还原酶	获得性耐二氢叶酸还原酶（药物旁路）
喹诺酮类（诺氟沙星、环丙沙星、氧氟沙星、左氧氟沙星、莫西沙星、吉米沙星）	DNA 合成	抑制 DNA 回转酶和 DNA 拓扑异构酶 IV 酶-DNA-药物复合物：阻断 DNA 复制	改变靶点 外排泵 保护靶点逃逸 药物修饰酶（环丙沙星）
利福霉素（利福平、利福布汀、利福喷丁）	RNA 合成	抑制 RNA 聚合酶	改变靶点
呋喃妥因	核酸合成	形成活性药物损伤 DNA	改变药物激活酶
甲硝唑	核酸合成	形成活性药物损伤 DNA	改变药物激活酶 获得性解毒酶 外排泵
多黏菌素［多黏菌素 B、多黏菌素 E（黏菌素）］	细胞膜	与 LPS 结合，破坏外膜和细胞质膜	改变细胞膜电荷，减少药物结合
达托霉素	细胞膜	改变细胞膜通道和通透性	改变细胞膜，减少药物结合

缩略词：LPS，脂多糖；NAG，N-乙酰葡糖胺；PBP，青霉素结合蛋白。

■ 作用机制

细菌细胞结构和代谢的多种基本成分已成为临床医学中抗菌药物作用的靶点，药物作用于靶点会抑制细菌的生长和繁殖（抑菌作用）或杀死细菌（杀菌作用）。一般来说，靶点的选择是因为它们要么不存在于哺乳动物细胞和生理状态中，要么与细菌有效部分完全不同，从而允许细菌的靶向选择性。当患者的宿主防御能力足以帮助消灭感染的病原体时，用抑菌剂治疗是有效的。在宿主防御功能受损（如中性粒细胞减少）、身体局部感染（如脑膜炎和心内膜炎）的患者中，通常首选杀菌剂。

抑制细胞壁合成

细菌细胞壁位于细胞膜的外部，在哺乳动物细胞中没有该结构，在低渗透条件下保护细菌细胞不被溶解。细胞壁是一种交联肽聚糖，由 N-乙酰葡糖胺（NAG）和 N-乙酰壁酸（NAM）交替单元的聚合物、连接到每个 NAM 的四个氨基酸干肽和连接相邻干肽形成网状结构的肽跨桥组成。肽聚糖合成的几个步骤是抗菌剂的目标靶点。抑制细胞壁合成通常会导致与细胞溶解有关的杀菌作用。这种效应不仅是由于阻止了新细胞壁的形成，还由于对细胞壁重塑酶（称为自溶素）的无抑制作用，自溶素将肽聚糖作为正常细胞壁生长的一部分进行剪切。

在革兰阳性菌中，肽聚糖是最外层的细胞结构，但在革兰阴性菌中，一层不对称的脂质外膜位于肽聚糖的外部，并含有称为孔蛋白的扩散通道。胞质膜肽聚糖与外膜之间的空间称为胞质空间。大多数抗菌药物通过孔蛋白通道进入革兰阴性菌细胞，因为外膜是一个主要的扩散屏障。尽管肽聚糖层在革兰阳性菌（20～80 nm）中比革兰阴性菌（1 nm）厚，但肽聚糖本身仅构成抗菌剂的有限扩散屏障。

β-内酰胺类 · β-内酰胺类药物，包括青霉素类、头孢菌素类、单环 β-内酰胺类和碳青霉烯类，参与肽链交联步骤的靶转肽酶（也称为青霉素结合蛋白或 PBP）。

糖肽类 · 糖肽类，包括万古霉素、替考拉宁、特拉万星、达巴万星和奥利万星，结合肽链的两个末端 D-丙氨酸，阻碍参与 NAG-NAM 单位聚合的糖基转移酶。特拉万星也与传递细胞壁前体亚单位的脂质 II 中间体结合。同样地，达巴万星和奥利万星作用于细胞膜，奥利万星也可能抑制转肽酶。β-内酰胺类和糖肽类都作用于胞质膜外的靶点。

杆菌肽（外用）和磷霉素 · 这些药物中断了胞质中肽聚糖前体的酶促反应。

抑制蛋白质合成

大多数细菌蛋白质合成抑制剂以细菌核糖体为靶点，细菌核糖体与真核核糖体的区别使其具有选择性的抗菌作用。一些抑制剂与 30S 核糖体亚单位结合，另一些抑制剂与 50S

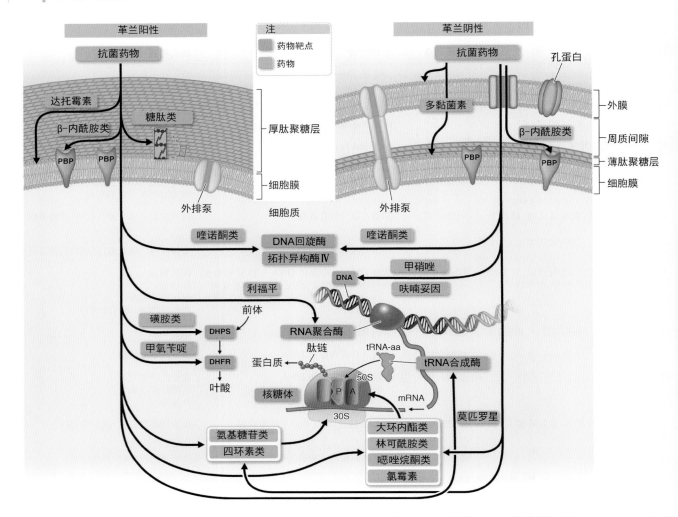

图 41-1 抗菌药物作用靶点。 A，氨酰基位点；DHFR，二氢叶酸还原酶；DHPS，二氢叶酸合成酶；P，肽基位点；PBP，青霉素结合蛋白；tRNA-aa，氨酰基tRNA。

亚单位结合。大多数蛋白质合成抑制剂都具有抑菌作用，例外的是氨基糖苷类，具有杀菌作用。

氨基糖苷类 · 氨基糖苷类（阿米卡星、庆大霉素、卡那霉素、奈替米星、链霉素、妥布霉素）不可逆地结合到30S核糖体亚基的16S核糖体RNA（rRNA），阻止肽基转移RNA（tRNA）从A（氨基酰）转移到P（肽基）位点，并在低浓度下引起信使RNA（mRNA）密码子的误读。从而将错误的氨基酸引入肽链；在较高浓度时，肽链的易位被阻断。氨基糖苷类化合物进入细胞依赖于细菌的跨膜电化学梯度。在厌氧条件下，这一梯度降低，随之氨基糖苷类的进入和活性降低。大观霉素是一种与氨基糖苷类相似的氨基环化醇抗生素，也与30S核糖体亚单位的16S rRNA结合，但作用于不同的位置。这种药物只抑制生长肽链的易位，不引起密码子误读，只有抑菌作用。

四环素类和甘氨酰环素类 · 四环素类（多西环素、米诺环素、四环素）可逆地结合30S核糖体亚基的16S rRNA，阻断氨酰tRNA与核糖体A位点的结合，从而抑制肽的延伸。四环素在细菌而非哺乳动物细胞中的主动转运使药物的作用具选择性。替加环素是米诺环素的衍生物，也是唯一用于临床的

甘氨酰环素类，其作用与四环素相似，但由于其能够绕过对四环素最常见的耐药机制而具有独特的抗菌作用。

大环内酯类和酮内酯类 · 与氨基糖苷类和四环素类相比，大环内酯类（阿奇霉素、克拉霉素、红霉素）和酮内酯类（泰利霉素）与50S核糖体亚基的23S rRNA结合。这些药物通过与核蛋白体外链的通道结合来阻断肽链的延伸。

林可酰胺类 · 克林霉素是临床还在使用的唯一的林可酰胺类。其通过结合50S核糖体亚单位的23S rRNA，作用于核糖体A和P位点，阻断肽键形成。

链阳霉素类 · 临床上唯一使用的链阳霉素是奎奴普丁（一种B组链阳霉素）和达福普汀（一种A组链阳霉素）的组合。这两种成分都与50S核糖体的23S rRNA结合：达福普汀与肽基转移酶中心的A和P位点结合，而奎奴普丁的结合位点与大环内酯类的结合位点有重叠，阻止核糖体新生肽链的出现。奎奴普丁/达福普汀具杀菌作用，对大环内酯类耐药的细菌对奎奴普丁有交叉耐药性，达福普汀单独使用只有抑菌作用。

氯霉素 · 氯霉素与50S亚单位的23S rRNA可逆性结

合,干扰 A 位点氨基酰 tRNA 的结合,该位点靠近大环内酯类和林可酰胺类的作用位点。

噁唑烷酮类·噁唑烷酮类包括利奈唑胺和特地唑胺,它们直接结合到 50S 核糖体亚单位的 23S rRNA 中的 A 位点,阻断氨酰 tRNA 的结合,抑制蛋白质合成。

莫匹罗星·莫匹罗星(假单胞菌酸)是外用抗生素,与异亮氨酸竞争性结合异亮氨酸 tRNA 合成酶,消耗异亮氨酸 tRNA,从而抑制蛋白质合成。

抑制细菌代谢

细菌代谢抑制剂以叶酸合成的两个步骤为靶点。叶酸是参与某些核酸[包括嘧啶、胸腺嘧啶和所有嘌呤(腺嘌呤和鸟嘌呤)]、氨基酸(蛋氨酸和丝氨酸)和乙酰辅酶 A(CoA)合成的一碳转移反应的辅助因子。由于哺乳动物细胞不能合成叶酸,需要外源性补充,因此该类抗菌药物只对细菌起作用。当某些感染导致白细胞和宿主组织的局部破坏,使叶酸合成的最终产物(如胸腺嘧啶和嘌呤)浓度很高的时候,抗菌药物的活性可能会降低。

磺胺类药物·磺胺类药物,包括磺胺嘧啶、磺胺异噁唑和磺胺甲噁唑,是对氨基苯甲酸(PABA)的类似物,竞争性与二氢叶酸合成酶结合,抑制 PABA 和蝶啶合成二氢叶酸。

甲氧苄啶·叶酸合成的后续步骤由二氢叶酸合成酶和二氢叶酸还原酶催化,生成四氢叶酸。甲氧苄啶是蝶啶的结构类似物,可抑制二氢叶酸还原酶。甲氧苄啶常与磺胺甲噁唑组成复方制剂,阻断叶酸合成的两个过程,也可单独使用。

抑制 DNA 和 RNA 合成或活性

多种抗菌药物作用于 DNA 和 RNA 的合成过程。

喹诺酮类·喹诺酮类药物是化学合成物,第一代药物为萘啶酸;新的、广泛使用的氟化衍生物(氟喹诺酮类),包括诺氟沙星、环丙沙星、左氧氟沙星、莫西沙星和吉米沙星。喹诺酮类药物作用于 DNA 回旋酶和 DNA 拓扑异构酶 IV,改变 DNA 拓扑结构,从而抑制 DNA 的合成。该类药物通过阻断 DNA 复制,使 DNA 双链断裂,产生杀菌活性。尽管哺乳动物细胞也含有诸如回旋酶和拓扑异构酶 IV 的 II 型 DNA 拓扑异构酶,但由于两者结构完全不同,因此喹诺酮类对哺乳动物的拓扑异构酶不起作用。

利福霉素类·利福平、利福布汀和利福喷丁是利福霉素 B 的半合成衍生物,与细菌 RNA 聚合酶的 β 亚单位结合,阻断 mRNA 的延伸。该类药物对哺乳动物 RNA 聚合酶的作用较细菌的低。

呋喃妥因·呋喃妥因是一种硝基呋喃化合物,通过细菌酶的还原作用产生活性衍生物,使 DNA 链断裂。呋喃妥因只用于治疗下尿路感染。

甲硝唑·甲硝唑是一种合成的硝基咪唑类,作用于厌氧菌和某些厌氧原虫。甲硝唑的硝基在厌氧环境中被还原,产生破坏 DNA 和杀菌作用的活性产物。呋喃妥因和甲硝唑都具有选择性抗菌活性,因为只有细菌的酶能将药物还原为活

性化合物。

破坏细胞膜的完整性

细菌细胞膜的完整性如革兰阴性菌的外膜对细菌维持活性很重要。作用于细胞膜的杀菌剂主要有两类。

多黏菌素·多黏菌素,包括多黏菌素 B 和多黏菌素 E(黏菌素),是一种阳离子环状多肽,通过破坏细胞膜和外膜(通过结合脂多糖)起作用。

达托霉素·达托霉素是一种环脂肽类抗菌药物,在钙离子存在的情况下与革兰阳性菌的细胞膜结合,引起胞内钾离子外流,膜去极化。

■ 耐药机制

细菌利用各种各样的机制来阻断或降低抗菌药物的作用。主要机制有三类:① 改变或绕过靶点减少药物结合。② 通过减少摄入或增加主动排出改变药物进入靶点的途径。③ 改变药物结构降低其活性。这些机制有些是细菌 DNA 复制过程中自然发生的细菌染色体基因突变,有些是通过其他细菌的 DNA 转移或吸收外源性 DNA 获得的新基因。新的基因一般通过自我复制质粒或从其他细菌转移的 DNA 获得。然而,部分细菌如肺炎链球菌和淋病奈瑟菌,可以从相关物种中提取环境 DNA 片段,并将这些 DNA 片段直接重组成自己的染色体,这一过程称为转化。耐药细菌经常同时存在多种耐药机制,许多质粒含有不止一个耐药基因,从而对多种抗菌药物耐药。

许多抗菌药物来源于微生物的自然产物。某些编码这些药物的耐药性基因可能已经进化,并在微生物的自我保护机制驱动下,被转存到这种微生物或者其生长环境中其他微生物的质粒中。和自然环境中或人体和动物使用中的抗菌药物接触,会导致选择性的在一个敏感菌群中产生个体耐药菌株。由于不同地区存在细菌耐药性差异,因此抗菌药物的初始选择应基于当地的药敏数据,并在获得细菌的药敏数据后根据药敏结果调整抗菌药物。

β-内酰胺类

细菌对 β-内酰胺类药物耐药的主要机制是产生 β-内酰胺酶,这种酶能水解 β-内酰胺母环,导致其失活。不同的 β-内酰胺酶水解不同的 β-内酰胺类药物。一些 β-内酰胺酶由细菌染色体编码产生,其耐药基因是该菌种共有的。一些 β-内酰胺酶由质粒获得的编码产生,则同一菌种的某些菌株携带该耐药基因,另一些菌株并不携带。在革兰阳性菌中,β-内酰胺酶被分泌到细胞外的环境中,而在革兰阴性菌中,这些酶被分泌到细胞质和外膜之间的周质间隙。因此,在革兰阴性菌中,β-内酰胺类需通过膜孔蛋白通道进入细菌外膜,再经外膜扩散,结合到目标 PBPs 和 β-内酰胺酶上起作用。

大多数金黄色葡萄球菌产生一种质粒编码的 β-内酰胺酶,可水解青霉素,但不能水解半合成青霉素,如苯唑西林和萘夫西林。最常见的革兰阴性菌质粒编码的 β-内酰胺酶能降解所有青霉素类和早期的头孢菌素类。现已广泛流行的超

广谱 β-内酰胺酶（ESBL）是一种可水解新一代头孢菌素（头孢曲松、头孢噻肟、头孢他啶）和单环类氨曲南的 β-内酰胺酶。一些 ESBL 也能水解四代头孢菌素头孢吡肟。ESBLs 不能水解碳青霉烯类（亚胺培南、美罗培南、厄他培南、多利培南）；碳青霉烯酶是另一种 β-内酰胺酶，能水解碳青霉烯类和大多数 β-内酰胺类抗菌药物。

肺炎克雷伯菌产生的染色体介导的 β-内酰胺酶可水解青霉素类，但不能水解头孢菌素类。肠杆菌科细菌产生的染色体介导的 β-内酰胺酶 AmpC，通常该酶表达量较少，但可水解几乎所有的头孢菌素类。细菌突变后能产生更多的 AmpC 酶使其对青霉素类和除头孢西丁、头孢吡肟的头孢菌素类完全耐药，头孢西丁和头孢吡肟对 AmpC 酶相对稳定。细菌可通过增加 AmpC 酶产生和减少孔蛋白扩散通道的共同作用对头孢吡肟产生耐药。质粒介导的 AmpC 酶较质粒介导的 ESBLs 少见。

β-内酰胺酶抑制剂如克拉维酸、舒巴坦和他唑巴坦通常与阿莫西林、替卡西林、氨苄西林和哌拉西林组成复合制剂。这些抑制剂本身不具有或仅有很弱的抗菌活性，能抑制质粒介导的 β-内酰胺酶包括 ESBLs，但不能抑制 AmpC 酶。

细菌通过改变 PBPs 的靶位点产生对 β-内酰胺类的耐药性。肺炎链球菌、淋球菌和脑膜炎奈瑟菌通过整合从其他细菌转移的 DNA 产生对青霉素的耐药性。葡萄球菌通过获得 *mec* 基因产生对甲氧西林和其他 β-内酰胺类药物的耐药性，*mec* 基因编码在 PBP2a 上，使细菌降低对药物的结合亲和力。头孢洛林是唯一对 PBP2a 有结合亲和力的 β-内酰胺类，对耐甲氧西林葡萄球菌有抗菌活性。

糖肽类

肠球菌对万古霉素的耐药性是由于获得了一组 *van* 基因，导致：① 肽聚糖肽链末端的 D-丙氨酸-D-丙氨酸被 D-丙氨酸-D-乳酸所替代。② 减少 D-丙氨酸-D-丙氨酸末端的产生。万古霉素与 D-丙氨酸-D-乳酸结合的亲和力比与 D-丙氨酸-D-丙氨酸的亲和力低千倍。在少数病例中，*van* 基因盒已从肠球菌转移到金黄色葡萄球菌，产生万古霉素高度耐药性。尤其在接受万古霉素长疗程的患者中，金黄色葡萄球菌对该药产生了中度耐药性，耐药机制包括：多个染色体突变导致细胞壁交叉联结不良和增厚，存在多个远端 D-丙氨酸-D-丙氨酸肽链末端，与万古霉素结合，阻碍万古霉素进入细胞膜近端的结合位点，阻断转肽酶和糖基转移酶，干扰细胞壁的合成。对万古霉素耐药或中度敏感的菌株对特拉万星、达巴万星和奥利万星的敏感性也有所下降，尽管根据临床药敏评价标准，这些菌株仍被判定为敏感。

氨基糖苷类

细菌对氨基糖苷类最常见的耐药机制是获得质粒介导的转移酶，通过添加乙酰基、腺嘌呤基或磷酸基来改变氨基糖苷类的结构，使药物与核糖体靶位点的结合亲和力下降。转移酶对不同的氨基糖苷类的修饰作用是存在差异的，阿米卡星的耐药率往往低于庆大霉素或妥布霉素。最近，在肠道革兰阴性菌中发现了编码甲基转移酶的质粒，这些质粒修饰了核糖体的氨基糖苷类结合位点，使其对所有的氨基糖苷类产生耐药。细菌的核糖体蛋白突变可引起对链霉素的耐药。铜绿假单胞菌经突变，引起染色体介导的外排泵 MexXY 表达增加而产生耐药。

四环素类和甘氨酰环素类

细菌对四环素类的耐药性通常由质粒介导产生，主要通过主动外排泵或核糖体保护蛋白来减少四环素的作用。甘氨酰环素类药物替加环素不受四环素的两个主要耐药机制影响，变形杆菌属通过突变引起广谱外排泵的过度表达而对替加环素产生耐药。

大环内酯类、酮内酯类、林可酰胺类和链阳霉素类

细菌对大环内酯类、克林霉素和奎奴普丁最常见的耐药机制是获得质粒介导的甲基化酶，改变核糖体上的药物结合位点。细菌对奎奴普丁的耐药机制使奎奴普丁/达福普汀呈现出抑菌而非杀菌作用。酮内酯类药物泰利霉素在核糖体上另有一个结合位点，因此能在甲基化酶存在的情况下仍保持抗菌活性。链球菌耐大环内酯类、葡萄球菌耐大环内酯类、克林霉素和达福普汀，均与获得编码主动外排泵的基因有关。质粒介导的药物修饰酶也能引起葡萄球菌对奎奴普丁和达福普汀的耐药。葡萄球菌和链球菌由于染色体为 rRNA 多拷贝基因，因此由 23S rRNA 突变而产生对大环内酯类耐药是较少见的；而分枝杆菌和幽门螺杆菌的染色体为 rRNA 单拷贝基因，由 23S rRNA 突变而产生耐药性就比较常见。

氯霉素

细菌对氯霉素的常见耐药机制是产生质粒编码的乙酰转移酶。

噁唑烷酮类

肠球菌比葡萄球菌更容易产生对利奈唑胺的耐药，耐药机制是由于 23S rRNA 多拷贝基因突变减少药物与核糖体的结合。葡萄球菌的某些菌株也发现了少量的质粒介导的核糖体甲基化酶，产生对氯霉素和利奈唑胺的耐药性。特地唑胺可能对某些耐利奈唑胺的菌株仍有抗菌活性。

莫匹罗星

莫匹罗星的耐药机制是通过靶位点亮氨酸-tRNA 合成酶（低水平耐药）的突变或获得质粒编码的抗 tRNA 合成酶（高水平耐药）来实现的。

磺胺类药物和甲氧苄啶

这两类药物的耐药机制是产生由质粒介导的耐药酶，减少药物对叶酸合成途径中两种酶的抑制，即减少磺胺类对二氢叶酸合成酶的作用，甲氧苄啶对二氢叶酸还原酶作用。

喹诺酮类

喹诺酮类药物的耐药机制主要是由染色体突变改变了 DNA 旋回酶和 DNA 拓扑异构酶Ⅳ，减少药物的结合，或增加喹诺酮类（及其他化合物）作为底物的天然广谱外排泵的表

达。此外,三种基因可以通过保护靶酶、修饰喹诺酮类或将喹诺酮类泵出细胞(外排)来降低药物敏感性或产生低水平耐药。这些基因存在于广泛传播的多重耐药质粒中,同一质粒上编码的其他药物的耐药基因会促使选择出对喹诺酮类高水平耐药的基因。

利福平和利福布汀

RNA 聚合酶 β 亚单位的单次突变即可引起利福平的高水平耐药。因此,利福平和其他利福霉素只能与其他抗菌药物联合治疗感染,防止产生耐药。

甲硝唑

拟杆菌属对甲硝唑的获得性耐药是罕见的。据报道,某些耐药菌株因缺乏内源性硝基还原酶活性或获得了破坏 DNA 的亚硝基中间体还原为非活性衍生物的 NIM 基因产生耐药性。其他耐药机制还包括主动外排和增强的 DNA 修复。

呋喃妥因

大肠埃希菌对呋喃妥因的耐药机制为通过突变降低硝基还原酶活性,减少活性硝基呋喃代谢物的生成,从而产生耐药性。

多黏菌素类

因多重耐药的革兰阴性菌流行,黏菌素和多黏菌素 B 越来越多地用于耐药肠杆菌、铜绿假单胞菌和不动杆菌的感染。三者耐药率各不相同。细菌对黏菌素的耐药在治疗过程中就能产生,主要通过突变使革兰阴性菌细胞表面负电荷的减少,从而减少带正电荷的黏菌素的结合,产生耐药性。

达托霉素

达托霉素的耐药机制是复杂的,涉及几个基因的突变,这些基因可以改变细胞膜电荷减少达托霉素的结合。细菌对达托霉素耐药是相对较少的,但在万古霉素中等敏感而使用万古霉素不是达托霉素治疗的患者中分离出一些金黄色葡萄球菌菌株对达托霉素耐药。某些对达托霉素耐药的耐甲氧西林金黄色葡萄球菌(MRSA),对 β-内酰胺类敏感;达托霉素联合萘夫西林成功治疗了单独使用达托霉素或与其他药物联合治疗失败的耐药菌株的感染。这种效应的机制尚不清楚。

药动学和药效学

药动学主要描述药物在体内的处置过程,而药效学主要描述与药动学参数相关的药物作用于病原体的决定因素。为了有效地进行药物选择、给药和预防不良反应,需要了解这两个领域的基本概念和原则。

■ 药动学

药物处置过程包括四个主要阶段:吸收、分布、代谢和排泄,表现为血清的药物浓度及组织和体液的药物浓度随时间变化的规律。

吸收

药物通过特定途径给予,到达循环系统的比率称为吸收。由于静脉注射可直接进入循环系统,因此静脉注射的吸收率是 100%。当药物经非静脉途径给予时,给药途径如口服、肌内注射、皮下注射会影响药物的吸收。药物吸收的百分比称为生物利用度。口服生物利用度高的药物,口服能产生与静脉注射等效的生物活性,如抗菌药物甲硝唑、左氧氟沙星和利奈唑胺。影响药物口服生物利用度的因素包括:食物消化时间、药物代谢酶、外排转运体、浓度依赖性溶解度和酸降解。腹泻或肠梗阻会影响药物吸收的部位,改变药物的生物利用度。某些口服药物因首过效应生物利用度较低,首过效应是指药物经门脉系统被小肠吸收,直接输送至肝脏进行代谢的过程。

分布

分布是指药物在血循环和组织间转运的过程。药物经吸收进入血循环或中央室(高灌注的器官)后,再分布到周围室(低灌注组织)中。分布容积(Vd)是一个药动学参数,指在一定时间基于测量的血清浓度计算的体内药物量。药物的亲脂性、组织分配系数、蛋白结合率、血流量和酸碱度等都会影响药物的分布容积。分布容积小的药物只分布于体内的某些组织(通常是细胞外液),而分布容积大的药物则广泛分布至全身各组织中。抗菌药物可以与血清蛋白结合,根据药物的蛋白结合率,可分为低蛋白结合率和高蛋白结合率药物。只有未结合(游离)的药物才能起效发挥抗菌作用。如替加环素因蛋白结合率高,在体内广泛分布,因此血清中游离药物浓度较低。

代谢

代谢是药物在体内的化学转化,肝脏是最常见的体内代谢器官。药物由酶进行代谢,酶系对作为底物的药物代谢能力有限。如果给药剂量在身体可代谢的量的范围内,则代谢过程一般是线性的。如果给药剂量超过可代谢的量,可能会出现药物蓄积和潜在毒性。药物通过一相或二相反应代谢。在一相反应中,药物通过脱烷基、羟基化、氧化和脱氨基增加极性,有助于药物从体内消除。二相反应包括胶凝、硫酸化和乙酰化,产生比母体药物更大、更具极性的代谢物。两相反应通常使母体药物失活,但有些药物经过代谢会增强活性。细胞色素 P450(CYP)酶系负责一相代谢反应,通常存在于肝脏中。CYP3A4 是酶系中一个常见的亚族,许多药物经该酶代谢。抗菌药物可以是 CYP 酶的底物、抑制剂或诱导剂。利福平等诱导剂可以促进 CYP 酶的生成,进而促进其他药物的代谢。抑制剂如奎奴普丁/达福普汀,会导致酶活性降低(或竞争 CYP 酶底物),增加与之有相互作用的药物浓度。

消除

消除指药物在体内的清除机制。药物可以通过多种机制消除。肾脏消除是最常见的途径,包括肾小球滤过、肾小管分泌和/或被动扩散消除。有些药物通过非肾途径消除,依靠胆道或肠道排泄。消除影响药物的半衰期——血药浓度降低一半所需的时间。半衰期的范围可以从几分钟到几日。当药物以短于半衰期的给药间隔给予多个剂量时,需要 5～7 个半衰期达到稳态。如果消除器官受损,药物半衰期可延长,总清除率可下降。由于消除减少,为防止药物蓄积产生毒性,肾或肝损伤患者可能需要调整剂量。例如,亚胺培南主要通过肾小球滤过清除,当出现肾损伤时,由于消除半衰期延长,通常需要延长给药间隔。

药效学

药效学描述了药物产生疗效与产生毒性作用的血清浓度之间的关系。抗菌药物的药效学主要关注与最佳抗菌效果相关的基于最小抑菌浓度(MIC——在标准化实验室条件下抑制微生物可见生长的最低药物浓度)的药动学模型。抗菌效果通常与以下参数相关:① 药峰浓度与 MIC 的比值(C_{max}/MIC)。② 浓度-时间曲线下面积与 MIC 的比值(AUC/MIC)。③ 高于 MIC 浓度的持续时间(T>MIC)(**图 41 - 2**)。

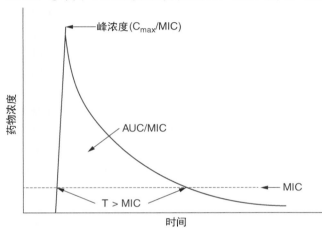

图 41 - 2 可预测抗菌药物有效性的药动学和药效学模型。AUC,药时曲线下面积;C_{max},药物的血清峰浓度;MIC,最小抑菌浓度;T>MIC,药物浓度高于 MIC 的持续时间。

对于浓度依赖性抗菌药物,正如其名称所示,药物浓度越高,细菌的杀灭率和杀灭程度越高。氨基糖苷类药物适用 C_{max}/MIC 的药效学模型,达到最佳杀菌效果的靶值是一个特定的药物血清峰浓度。氟喹诺酮类是一种抗菌药物,其 AUC/MIC 可以用于预测疗效。研究发现,当氟喹诺酮类药物的 AUC/MIC>30 时,其对肺炎链球菌达到最佳杀菌效果。而对于时间依赖性抗菌药物来说,当药物浓度达到一个上限时,继续增加浓度并不能增强药物杀菌效果。只有当药物浓度高于 MIC 时,药物才具有抗菌活性。T>MIC 可以预测 β-内酰胺类药物的临床疗效。在一个给药间隔中,β-内酰胺类药物浓度高于感染病原体 MIC 的时间越长,杀菌效果越好。某些药物如氨基糖苷类,因存在抗生素后效应(暴露于抗生素后存活细菌生长延迟的现象),减少给药频次也能达到良好的抗菌效果。

治疗

抗菌药物治疗方案由宿主因素、感染部位和疑似或已知病原体的耐药情况决定。此外,国家和地方药物短缺和处方限制也会影响治疗方案的制订。应定期监测患者情况并收集实验室数据,以适当简化抗菌治疗,并评估当患者不耐受时治疗失败的可能性。

经验性治疗和目标治疗

经验性治疗是指当病原体尚不明确,根据疾病的严重程度、临床医生基于临床症状、患者的医疗条件、先前治疗情况以及流行病学因素对可能的病原体进行评估,制订给药方案。对于病情较重的患者,经验性治疗通常采用联合治疗的方式,对病原体进行广覆盖,确保在收集更多临床数据的同时,充分治疗可能的病原体。目标治疗的前提是已确定病原体及其药敏结果,已确定感染的程度。目标治疗使用的抗菌药物比经验性治疗更具有针对性、抗菌谱更窄。

细菌的流行病学、暴露环境和当地耐药数据均有助于指导经验性治疗。当临床上使用经验性治疗时,应注意在开始治疗前获取临床标本进行微生物学分析,并根据患者的临床状况和病原体的药敏结果及时降阶梯治疗。降阶梯至更有针对性的治疗可以避免不必要的风险,减少耐药的出现。

感染部位

在抗菌药物治疗中,感染部位是需要考虑的因素,主要是因为药物在不同组织的分布和达到的药物浓度不同。例如,治疗脑膜炎有效的药物必须:① 能够透过血脑屏障,在脑脊液(CSF)中达到足够的浓度。② 能够有效杀灭病原体。有证据显示,在第一次使用抗菌药物前15~20分钟给予地塞米松,可以改善急性细菌性脑膜炎患者的预后,但使用地塞米松可能会减少一些抗菌药物(如万古霉素)进入脑脊液。在这种情况下,会联合使用利福平,因为地塞米松不会降低其脑脊液穿透性。另外有些部位的感染,要么正常宿主防御体系保护着病原体,要么药物难以渗透进入感染部位,这些感染包括:骨髓炎、前列腺炎、眼内感染和脓肿。在这种情况下,必须考虑药物转运的机制(如玻璃体内注射),以及引流、清创,减少药物疗效降低的障碍。

宿主因素

治疗需要考虑的宿主因素,包括免疫功能、妊娠、过敏史、年龄、肝肾功能、药物相互作用、合并症以及职业或社会因素。

免疫功能障碍

免疫功能缺陷的患者会减弱对细菌感染的反应,包括中性粒细胞减少症、体液免疫功能缺陷和无脾症(手术性或功能性),都会增加严重细菌感染的风险。在获得微生物学检测结果之前,这些患者应在疑似感染的早期阶段就接受积极和广覆盖的抗菌药物治疗。对于无脾患者,治疗应包括可能引起危及生命的感染的包膜微生物,尤其是肺炎链球菌。

妊娠

妊娠对抗菌治疗的选择有两方面的影响。首先,妊娠会增加呼吸道感染的风险(如李斯特菌引起的感染)。第二,必须考虑药物对胎儿的潜在风险。与其他药物类似,绝大多数抗菌药物妊娠期的安全性尚未确定,美国食品药品监督管理局将这些药物分为 B 类和 C 类。由于已确定的危险性,D 类和 X 类药物禁止用于妊娠或哺乳期。表 41 - 2 总结了妊娠期和哺乳期使用抗菌药物的相关风险。

表 41‐2 妊娠期和哺乳期使用抗菌药物的风险

妊娠分级[a]	抗菌药物	胎儿风险建议[b]	哺乳期风险建议[b]
B	阿奇霉素	人体数据有限。动物数据显示低风险	人体数据有限；可能可选
	头孢菌素类（包括头孢氨苄、头孢呋辛、头孢克肟、头孢泊肟、头孢噻肟、头孢曲松）	可选	可选
	克林霉素	可选	可选
	厄他培南	无人体数据；可能可选	人体数据有限；可能可选
	红霉素	可选（不包括依托盐）	可选
	美罗培南	无人体数据。动物数据显示低风险	无人体数据；可能可选
	甲硝唑	人体数据显示风险较低	单次 2 g 剂量后中断哺乳 12～24 小时；人体数据有限；分次使用有潜在毒性
	呋喃妥因	人体数据显示妊娠晚期存在风险	人体数据有限；可能可选；年幼的婴儿和 G‐6‐PD 缺乏的婴儿有高风险
	青霉素类（包括阿莫西林、氨苄西林、氯唑西林）	可选	可选
	奎奴普丁、达福普汀	可选。母亲的获益必须远大于胚胎/胎儿的风险才能选择	无人体数据；有潜在毒性
	万古霉素	可选	人体数据有限；可能可选
C	氯霉素	可选	人体数据有限；有潜在毒性
	氟喹诺酮类	人体数据显示风险较低	人体数据有限；可能可选
	克拉霉素	人体数据有限。动物数据显示高风险	无人体数据；可能可选
	亚胺培南/西司他丁	人体数据有限。动物数据显示低风险	人体数据有限；可能可选
	利奈唑胺	可选。母亲的获益必须远大于胚胎/胎儿的风险才能选择	无人体数据；有潜在毒性
	特拉万星	无人体数据。动物实验提示有致畸性[c]	无人体数据。动物实验提示有致畸性[c]
	特地唑胺	数据有限。小鼠、大鼠和兔子的胚胎‐胎儿研究显示致胎儿的发育毒性。仅在获益超过风险时使用	能分泌至大鼠乳汁中；人类数据未知；谨慎使用
	达巴万星	人体数据有限。在动物研究中高剂量使胎儿成熟延迟，胚胎和后代死亡增加。仅在获益超过风险时使用	能分泌至动物乳汁中；人类数据未知；谨慎使用
	奥利万星	人体数据有限。对大鼠和兔子的研究表明，人类推荐剂量的 25% 时没有伤害。仅在获益超过风险时使用	能分泌至兔乳汁中；人类数据未知；谨慎使用
C/D	阿米卡星	人体数据显示低风险	可选
	庆大霉素	人体数据显示低风险	可选
D	卡那霉素	人体数据显示低风险	人体数据有限；可能可选
	链霉素	人体数据显示低风险	可选
	磺胺类	人体数据显示妊娠晚期有风险	人体数据有限；有潜在毒性；避免用于生病、紧张、早产、高胆红素血症、G‐6‐PD 缺乏的婴儿
	四环素	孕中晚期禁忌	可选
	替加环素	人体数据显示孕中晚期有风险	无人体数据；有潜在毒性

[a] B 级：动物生殖研究未能证明对胎仔有危害，但在妊娠妇女中未进行充分和良好对照的研究；或动物生殖研究显示对胎仔有损害，但妊娠期妇女有充分和良好对照研究证明妊娠期间未对胎儿产生风险。C 级：动物生殖研究显示对胎仔有危害，且没有在妊娠妇女中进行充分和良好对照的研究，可慎用于用药带来的益处可能会大于潜在风险的情况。D 级：来自人类临床研究和上市后数据均显示对胎儿有危害，可慎用于用药带来的益处可能会大于潜在风险的情况。[b] 胎儿风险建议和哺乳风险建议参考 GG Briggs et al, eds: Drugs in Pregnancy and Lactation, 9th ed. Philadelphia, Lippincott Williams and Wilkins, 2011；and the U.S. Food and Drug Administration（Drugs@FDA）。[c] 已经建立了一个登记处，来监测使用特拉万星的妊娠期妇女最终的妊娠结局。医生鼓励怀孕的患者进行登记，或者孕妇可以致电 1‐855‐633‐8479进行自我登记。

缩略词：G‐6‐PD，葡萄糖‐6‐磷酸脱氢酶。

过敏

过敏反应中最常见的是抗生素过敏,在选择治疗方案前应尽可能获得患者的过敏史。详细的过敏史可以了解先前的过敏反应类型,据此判断是否可以使用相同的或类似的药物(如果是,在什么情况下)。青霉素过敏是最常见的。研究显示,尽管有 10% 左右的患者报告对青霉素过敏,但其中的 90% 患者可以耐受青霉素或头孢菌素。应将不良反应(表 41-3)与真正的过敏反应区分开来,以确保合适的抗菌药物治疗选择。

药物相互作用

患者经常会同时使用可能与抗菌药物有相互作用的药物。表 41-4 总结了按抗菌药物分类列出的最常见的药物相互作用。

表 41-3 抗菌药物的常见不良反应		
抗菌药物	潜在不良反应	说明
β-内酰胺类	过敏反应	过敏反应:皮疹、速发型过敏反应。β-内酰胺类之间的交叉过敏反应性与母环和侧链有关
	神经毒性	亚胺培南和头孢吡肟最常见。高危因素包括癫痫病史、肾功能不全和高龄 可能与高剂量和长疗程有关
	中心粒细胞减少/血液系统反应	
万古霉素	肾毒性	高危因素包括:万古霉素谷浓度>20 μg/mL,合并使用其他肾毒性药物。该不良反应通常是可逆的
	"红人综合征"	减慢万古霉素的输注速度、抗组胺药预防可避免发生
特拉万星	QT 间期延长	
	干扰凝血试验	可能影响 INR、PT、aPTT 的检测结果。在特拉万星下一剂给药之前(血清谷浓度)检测这些指标
	味觉变化	
	肾毒性	
奥利万星	干扰凝血试验	可能影响 INR、PT、aPTT 的检测结果。至少在用药 24 小时后检测这些指标
达巴万星、奥利万星	与万古霉素相似,但不出现"红人综合征"	
达托霉素	肌病	治疗期间监测 CPK。横纹肌溶解较罕见
	嗜酸性粒细胞肺炎	
氨基糖苷类	肾毒性	与长疗程有关,通常可逆
	耳毒性	可导致前庭和耳蜗毒性,通常不可逆
氟喹诺酮类	QTc 间期延长	莫西沙星比其他喹诺酮类更容易出现这类不良反应与其他 QTc 延长的药物同时使用时,心律失常的风险会增加
	肌腱炎	老年患者和接受激素治疗的患者风险增高
	血糖异常	
	使重症肌无力恶化	
利福平	肝毒性	与其他抗结核药物同时使用时,风险增加。但利福平单独使用时,LFT 值会暂时性升高,无任何症状
	体液变红	
四环素和甘氨酰环素	光敏反应	
	胃肠道反应	腹泻、恶心、呕吐发生率高
大环内酯类	胃肠道反应	红霉素有时会用于治疗胃动力障碍
	QTc 间期延长	在基线高风险的心血管患者中,阿奇霉素的使用与死亡率增加有关
甲硝唑	周围神经病变	与长疗程有关
克林霉素	腹泻和伪膜性结肠炎	
利奈唑胺、特地唑胺	骨髓抑制	与长疗程有关
	视神经病变和周围神经病变	与长疗程有关
复方磺胺甲噁唑	过敏反应	过敏通常由磺胺引起
	肾毒性	与高剂量有关
	血液系统反应	与长疗程有关

（续表）

抗菌药物	潜在不良反应	说明
呋喃妥因	肺炎和肺部其他反应	与长疗程有关
	周围神经病变	与肾功能衰竭时药物蓄积有关。避免用于肾功能不全者
磷霉素	胃肠道反应	
多黏菌素	肾毒性	与高剂量有关
	神经毒性	表现为可逆的神经肌肉组织和肌无力
奎奴普丁-达福普汀	关节痛和肌痛	
氯霉素	骨髓抑制	再生障碍性贫血或血液系统毒性

注：所有全身使用抗生素都有可能改变肠道菌群并诱导艰难梭菌感染。

缩略词：aPTT，活化部分凝血活酶时间；CPK，肌酸磷酸激酶；INR，国际标准化比值；LFT，肝功能检查；PT，凝血酶原时间；TMP-SMX，甲氧苄啶-磺胺甲噁唑。

表 41-4 抗菌药物的主要相互作用

抗菌药物	相互作用的药物	潜在的作用和建议
萘夫西林	华法林、环孢素、他克莫司	诱导 CYP3A4，降低华法林、环孢素的浓度，同时给药时应密切监测后者的药物浓度
头孢曲松	含钙的静脉注射液	产生头孢曲松钙颗粒沉淀，新生儿（＜28 日）禁止同时使用
		头孢曲松和含钙溶液可给予＞28 日的婴儿，需按顺序给药，并在输液之间彻底冲洗静脉管路
碳青霉烯类	丙戊酸	降低丙戊酸浓度，同时使用密切监测丙戊酸浓度
利奈唑胺、特地唑胺	5-羟色胺抑制剂和肾上腺素能药物（如 SSRIs、血管活性物质）	增加 5-羟色胺抑制剂和肾上腺素能药物的浓度。监测 5-羟色胺综合征。特地唑胺较利奈唑胺更容易发生该类药物相互作用
奎奴普丁-达福普汀	细胞色素 CYP3A4 的底物（如华法林、利托那韦、环孢素、地西泮、维拉帕米）	升高有相互作用的药物浓度。红霉素和克拉霉素比阿奇霉素对 CYP3A4 的抑制作用更强，应避免同时使用
氟喹诺酮类	茶碱[a]	引起茶碱中毒
	硫糖铝；含有铝、钙或镁的抗酸剂；硫酸亚铁和含锌的多种维生素	降低氟喹诺酮类浓度。后者给药前 2 小时或给药后 6 小时再使用氟喹诺酮类药物
	替扎尼定[a]	增加替扎尼定的药物浓度，增加降压、镇静的作用，两者同时使用需监测不良反应
利福平	细胞色素 CYP3A4 的底物（如华法林、利托那韦、环孢素、地西泮、维拉帕米、蛋白酶抑制剂、伏立康唑）	下降后者的药物浓度。尽量避免同时使用，如同时使用，应监测药物浓度
	细胞色素 CYP2C19 的底物（如奥美拉唑、兰索拉唑）	
	细胞色素 CYP2C9 的底物（如华法林、甲苯磺丁脲）	
	细胞色素 CYP2C8 的底物（如瑞格列奈、罗格列酮）	
	细胞色素 CYP2B6 的底物（如依法韦仑）	
	激素治疗（如炔诺酮）	降低激素浓度。同时使用口服避孕药和利福平，应采取其他的避孕措施
四环素类	含有钙、镁、铁或铝的抗酸剂或药物	减少四环素的吸收。四环素应在后者给药前 2 小时或给药后 6 小时再使用
大环内酯类[b]	细胞色素 CYP3A4 的底物（如华法林、利托那韦、环孢素、地西泮、维拉帕米）	尽量避免同时使用
	延长 QTc 间期药物（如氟喹诺酮类、索他洛尔）	增加心律失常和心脏毒性的风险。监测 QTc 间期
	蛋白酶抑制剂（如利托那韦）	大环内酯类和蛋白酶抑制剂的浓度均升高。尽量避免同时使用
	西咪替丁	西咪替丁可以升高大环内酯类的浓度

（续表）

抗菌药物	相互作用的药物	潜在的作用和建议
甲硝唑	乙醇	可导致双硫仑反应。一些口服混悬液中可能含有乙醇（如利托那韦）
	华法林	升高华法林浓度。同时使用应密切监测 INR 值
TMP-SMX	华法林	增强华法林的抗凝效果。同时使用应密切监测华法林的抗凝作用
	苯妥英钠	升高苯妥英钠的浓度。同时使用应密切监测药物浓度
	甲氨蝶呤	升高甲氨蝶呤的浓度。同时使用应密切监测药物浓度
奥利万星	细胞色素 CYP3A4 底物（如环孢素、华法林）和 CYP2D6 的底物（如阿立哌唑）	降低后者的药物浓度。尽量避免合用。如果同时使用，应监测药物浓度
	细胞色素 CYP2C19 的底物（如奥美拉唑）和 CYP2C9（如华法林）的底物	升高后者的药物浓度。尽量避免合用。如果同时使用，应监测药物浓度

[a] 药物相互作用仅基于环丙沙星的数据。[b] 克拉霉素和红霉素是强效 CYP3A4 抑制剂；药物与阿奇霉素相互作用的可能性较低。
缩略词：INR，国际标准化比值；SSRI，选择性 5-羟色胺再摄取抑制剂；TMP-SMX，甲氧苄啶-磺胺甲噁唑。

暴露环境

职业暴露和社会性的接触可以为查找可能的病原体提供线索。病史记录中的问诊应包括患者接触的疾病、动物、昆虫和水以及居住和旅行地点。

其他宿主因素

年龄、肝肾功能以及合并症都是选择和安排治疗需要考虑的因素。同时还应进行剂量调整。静脉注射治疗在口服吸收减少或无法准确定量吸收率的患者中可能是首选，这样可以有足够的血药浓度，确保抗菌药物输送到感染部位。

■ 疗程

在大多数临床情况下，无论是经验性的还是目标性的治疗，都应该对治疗的持续时间进行规划。综合现有文献和专家意见的指南提供了基于感染病原体、感染部位和患者因素的疗程建议。例如，美国心脏学会（American Heart Association）发布了经美国感染病学会（IDSA）认可的关于感染性心内膜炎的诊断、治疗和并发症管理的指南。IDSA 对细菌性脑膜炎、导管相关尿路感染、腹腔感染、社区和医院获得性肺炎以及其他感染也有类似的指南发布。

■ 治疗失败

如果患者对治疗没有反应，通常表现为标本的微生物检测和影像学提示治疗失败。治疗没有反应可能因素包括抗菌治疗方案没有覆盖潜在的病原体、治疗过程产生了耐药性，或全身治疗到达感染部位的浓度不够。某些感染可能需要手术治疗（如大脓肿、肌坏死）。药物过敏反应引起的发热有时会使对抗菌药物治疗反应的评估复杂化。

■ 专家指导

为临床医师提供最新信息和指南的推荐网址。

- 约翰霍普金斯大学 ABX 指南（www.hopkins-abxguide.org）。
- IDSA 实践指南（www.idsociety.org/IDSA_Practice_Guidelines/）。
- 疾病动态、经济和耐药性政策中心地图（www.cddep.org/map）。
- CDC 抗生素/抗菌药物耐药性（www.cdc.gov/drugresistance/）。

抗菌药物的临床应用

抗菌药物的临床应用应根据抗菌药物的抗菌谱和可疑或已知的病原体来选择。**表 41-5** 列出了不同感染的药物选择、常见病原体和敏感性数据。在制订抗菌药物的治疗方案时，应考虑病原体的耐药率是动态的。虽然有全国的细菌耐药性数据可以作为参考，但临床医生最有用的参考数据应是最近当地实验室的细菌耐药数据，这些资料提供了当地细菌耐药谱的详细信息，通常每年或半年更新一次。

■ β-内酰胺类

β-内酰胺类抗生素包括青霉素类、头孢菌素类、碳青霉烯类和单环类。β-内酰胺的术语反映了药物的核心结构是四元内酰胺环。该类抗菌药物不同的侧链决定了不同的抗菌活性。所有的 β-内酰胺类都通过抑制细菌细胞壁合成发挥杀菌作用。β-内酰胺类为时间依赖性杀菌剂，它们的临床疗效与药物浓度高于病原体 MIC 的时间和给药间隔的比例密切相关。

青霉素类和 β-内酰胺酶抑制剂

青霉素是最早使用的 β-内酰胺类药物，1928 年由 Alexander Fleming 发现。天然青霉素，如青霉素，对不产 β-内酰胺酶的革兰阳性和革兰阴性菌、厌氧菌和某些革兰阴性球菌有活性。青霉素可用于治疗青霉素敏感的链球菌感染、肺炎球菌和脑膜炎球菌脑膜炎、肠球菌心内膜炎和梅毒。抗金黄色葡萄球菌青霉素对甲氧西林敏感的金黄色葡萄球菌（MSSA）具有抗菌活性，包括萘夫西林、苯唑西林、双氯西林和氟氯西林。氨基青霉素氨苄西林和阿莫西林等对革兰阴性杆菌（如流感嗜血杆菌）和肠杆菌科（包括大肠埃希菌、奇异变形杆菌、沙门菌

表 41-5　根据感染疾病、病原体和敏感率的药物选择

抗菌药物	感染疾病	常见病原体（%，敏感率）的耐药性数据[a]
青霉素	梅毒、雅司病、钩端螺旋体感染、链球菌感染、肺炎球菌感染、放线菌病、口腔和牙周感染、脑膜炎球菌脑膜炎和脑膜炎球菌血症、草绿色链球菌心内膜炎、梭菌性肌坏死、破伤风、鼠咬热、巴斯德杆菌病、类丹毒（猪红斑丹毒丝菌）	脑膜炎奈瑟菌、草绿色链球菌（73%）、肺炎链球菌（92%非脑膜炎、65%脑膜炎）
氨苄西林、阿莫西林	沙门菌感染、急性中耳炎、流感嗜血杆菌脑膜炎和会厌炎、单核细胞增多性李斯特菌脑膜炎、粪肠球菌尿路感染	大肠埃希菌（52%）、流感嗜血杆菌（70%）、沙门菌（91%）
萘夫西林、苯唑西林	MSSA 菌血症和心内膜炎	金黄色葡萄球菌（68%）、凝固酶阴性葡萄球菌（47%）
哌拉西林他唑巴坦	腹腔感染（兼顾肠道革兰阴性杆菌和厌氧菌）、混合感染（吸入性肺炎、糖尿病足溃疡）、铜绿假单胞菌感染	铜绿假单胞菌（88%）[b]
头孢唑林	大肠埃希菌尿路感染、手术预防、MSSA 菌血症和心内膜炎	大肠埃希菌（85%）
头孢西丁、头孢替坦	腹腔感染和盆腔炎	脆弱拟杆菌（60%）[c]
头孢曲松	淋球菌感染、肺炎球菌脑膜炎、草绿色链球菌心内膜炎、沙门菌病和伤寒、非假单胞菌所致的革兰阴性肠杆菌引起的医院获得性感染	肺炎链球菌（93%）[d]、大肠埃希菌（93%）、肺炎克雷伯菌（89%）
头孢他啶、头孢吡肟	革兰阴性杆菌和假单胞菌引起的医院获得性感染	铜绿假单胞菌（89%）
头孢洛林	肺炎链球菌、MSSA、流感嗜血杆菌、肺炎克雷伯菌和产酸克雷伯菌和大肠埃希菌引起的 CAP，MSSA、MRSA、化脓性链球菌、无乳链球菌、大肠埃希菌、肺炎克雷伯菌和产酸克雷伯菌引起的急性细菌性皮肤和软组织感染	通常敏感；据报道，希腊一家酒店分离出四株头孢洛林 MICs＞4 μg/mL 的 MRSA 菌株[e]
亚胺培南、美罗培南	腹腔感染、肠杆菌属感染、产 ESBL 的革兰阴性杆菌感染	铜绿假单胞菌（76% 和 83%）、鲍曼不动杆菌（81% 和 82%）
厄他培南	CAP；复杂性 UTI，包括肾盂肾炎；急性盆腔炎；复杂的腹腔感染；复杂的皮肤和软组织感染，排除伴有骨髓炎或由铜绿假单胞菌引起的糖尿病足感染	阴沟肠杆菌（87%）、肺炎克雷伯菌（97%）
氨曲南	青霉素过敏患者，由兼性革兰阴性杆菌和假单胞菌引起的 HAIs	铜绿假单胞菌（76%）
万古霉素	MRSA 菌血症、心内膜炎和其他侵袭性疾病，肺炎球菌性脑膜炎，口服用于 CDAD	金黄色葡萄球菌（100%）、粪肠球菌（89%）、屎肠球菌（24%）
特拉万星	MRSA 所致医院获得性或呼吸机相关的肺炎或皮肤和软组织感染	金黄色葡萄球菌（100%）
达巴万星、奥利万星	复杂的皮肤和软组织感染	金黄色葡萄球菌（100%）
达托霉素	VRE 感染、MRSA 菌血症	粪肠球菌（99.9%）[f]、屎肠球菌（99.7%）[f]、金黄色葡萄球菌（99.9%）
庆大霉素、妥布霉素、阿米卡星	与青霉素联合治疗葡萄球菌、肠球菌或链球菌性心内膜炎，与 β-内酰胺联合治疗革兰阴性菌血症，肾盂肾炎	大肠埃希菌（庆大霉素，91%）、铜绿假单胞菌（阿米卡星，87%；庆大霉素，81%）、鲍曼不动杆菌（阿米卡星，68%；庆大霉素，83%）
阿奇霉素、克拉霉素、红霉素	军团菌、弯曲杆菌和支原体感染，CAP，青霉素过敏患者的 GAS 咽炎，细菌性血管瘤，幽门螺杆菌感染，MAI 感染	肺炎链球菌（59%）、A 组链球菌（78%）、幽门螺杆菌（75%）[g]
克林霉素	严重的侵袭性 GAS 感染（含 β-内酰胺）、厌氧菌感染、敏感葡萄球菌感染	金黄色葡萄球菌（67%）
多西环素、米诺环素	慢性支气管炎的急性细菌感染、肉芽肿、布鲁病（链霉素）、兔热病、鼻疽、类鼻疽、由疏螺旋体引起的螺旋体感染（莱姆病和复发热，多西环素）、创伤弧菌感染、气单胞菌感染、寡养单胞菌感染（米诺环素）、鼠疫、埃立克体病、衣原体感染（多西环素）、分枝杆菌（米诺环素）感染、立克次体感染、轻症 CAP，革兰阳性球菌引起的皮肤和软组织感染（如 CA-MRSA 感染）、钩端螺旋体病、梅毒、青霉素过敏患者的放线菌病	肺炎链球菌（75%）、金黄色葡萄球菌（94%）
替加环素	肺炎链球菌、流感嗜血杆菌或嗜肺军团菌引起的 CAP，大肠埃希菌、MRSA、MSSA、化脓性链球菌、咽峡炎链球菌、无乳链球菌、脆弱拟杆菌引起的复杂皮肤感染，由大肠埃希菌、万古霉素敏感的粪肠球菌、弗氏柠檬酸杆菌、阴沟肠杆菌、肺炎克雷伯菌、产酸克雷伯菌、拟杆菌属、产气荚膜梭菌和消化链球菌引起的复杂腹腔感染	大部分敏感，有鲍曼不动杆菌和肺炎克雷伯菌耐药的病例报告

（续表）

抗菌药物	感染疾病	常见病原体（%，敏感率）的耐药性数据[a]
TMP‐SMX	社区获得性 UTI、CA‐MRSA 皮肤和软组织感染	大肠埃希菌（73%）、金黄色葡萄球菌（96%）
磺胺类药物	心肌炎、麻风（氨苯砜）、弓形虫病（磺胺嘧啶）	不明
环丙沙星、左氧氟沙星、莫西沙星	CAP（左氧氟沙星和莫西沙星）、UTI、细菌性胃肠炎、医院获得性革兰阴性菌肠道感染、假单胞菌感染（环丙沙星和左氧氟沙星）	肺炎链球菌（99%）、大肠埃希菌（80%）、铜绿假单胞菌（环丙沙星，72%，左氧氟沙星，69%）、沙门菌属（环丙沙星，98%；左氧氟沙星，100%）
利福平	与其他药物联合治疗金黄色葡萄球菌植入物感染、军团菌肺炎、结核分枝杆菌、非结核分枝杆菌感染、肺炎球菌性脑膜炎的补救治疗	金黄色葡萄球菌（99%），单独使用易产生耐药
甲硝唑	专性厌氧革兰阴性菌（例如拟杆菌属）、肺、脑、腹部脓肿、细菌性阴道炎、CDAD	大部分敏感，耐药非常罕见
利奈唑胺、特地唑胺	VRE、MSSA 和 MRSA 引起的单纯和复杂性皮肤和软组织感染、伴有菌血症的 CAP、医院获得性肺炎	大部分敏感、VRE 偶尔耐药
氯霉素	对标准治疗耐药的革兰阳性和革兰阴性菌所致的 HAI（如伯克霍尔德菌）	不明
多黏菌素	对其他所有药物耐药的革兰阴性菌所致的 HAI（如铜绿假单胞菌、不动杆菌属和嗜麦芽窄食单胞菌）	铜绿假单胞菌（病例报告，暴发）
奎奴普丁、达福普汀	VRE、由 MSSA 和化脓性链球菌引起的复杂皮肤和软组织感染	粪肠球菌（<20%）[h]、屎肠球菌（>90%）[h]
莫匹罗星	局部应用于鼻腔金黄色葡萄球菌去定植	金黄色葡萄球菌（74%~100%）[i]
呋喃妥因	大多数革兰阴性杆菌和一部分革兰阳性菌所致的 UTI、预防复发性膀胱炎	大肠埃希菌（92%）、粪肠球菌（99%）
磷霉素	大多数革兰阴性杆菌和一部分革兰阳性菌所致的 UTI、预防复发性膀胱炎	不明

[a] 除非特别指出，药物敏感性数据来自 2012 年 1—12 月马萨诸塞州综合医院临床微生物学实验室的分离株。当地的药物敏感性会有变化。[b] 华盛顿特区疾病动态、经济和耐药性政策中心地图。[c] S Sepehri et al：Prevalence of antimicrobial resistance among clinical isolates of Bacteroides fragilis group in Canada in 2010‐2011：CANWARD Surveillance Study. Abstract C2‐1814, presented at the 51st Interscience Conference on Antimicrobial Agents and Chemotherapy, 2011. Available at www. can‐r.com/posters/ICAAC2011/Sepehri%20 Prevalence%20Bfragilis%20ICAAC2011.pdf. [d] GV Doern et al：Clin Infect Dis 41：139, 2005. [e] RE Mendes et al：J Antimicrob Chemother 67：1321, 2012. [f] HS Sader et al：J Chemother 23：200, 2011. [g] J Torres et al：J Clin Microbiol 39：2677, 2001. [h] WS Oh et al：Antimicrob Agents Chemother 49：5176, 2005. [i] AE Simor et al：Antimicrob Agents Chemother 51：3880, 2007.

缩略词：CA‐MRSA，社区获得性 MRSA；CAP，社区获得性肺炎；CA‐UTI，社区获得性 UTI；CDAD，艰难梭菌相关腹泻；ESBL，超广谱 β‐内酰胺酶；GAS，A 组链球菌；HAI，医院获得性感染；MAI，鸟‐胞内分枝杆菌；MIC，最小抑菌浓度；MRSA，耐甲氧西林金黄色葡萄球菌；MSSA，甲氧西林敏感的金黄色葡萄球菌；TMP‐SMX，甲氧苄啶‐磺胺甲噁唑；UTI，尿路感染；VRE，耐万古霉素的肠球菌。

和志贺菌）的抗菌活性超过青霉素。氨基青霉素被许多常见的 β‐内酰胺酶水解。这些药物通常用于治疗中耳炎、呼吸道感染、腹腔感染、心内膜炎、脑膜炎和尿路感染。抗假单胞菌青霉素包括替卡西林和哌拉西林，这类青霉素通常对厌氧菌有活性；但对拟杆菌（例如脆弱类杆菌）没有抗菌活性，因为它们产生 β‐内酰胺酶。产 β‐内酰胺酶细菌流行率上升，导致 β‐内酰胺/β‐内酰胺酶抑制剂的复方制剂使用增加，如氨苄西林舒巴坦钠、阿莫西林克拉维酸盐、替卡西林克拉维酸盐和哌拉西林他唑巴坦。β‐内酰胺酶抑制剂本身不具有抗菌活性（对鲍曼不动杆菌具有活性的舒巴坦除外），能抑制金黄色葡萄球菌的 A 类 β‐内酰胺酶、流感嗜血杆菌和拟杆菌的 β‐内酰胺酶以及一些质粒编码的 β‐内酰胺酶。这些复方制剂通常用于需要抗菌药物广覆盖的感染，例如肺炎和腹腔感染。哌拉西林他唑巴坦是一种广泛应用于中性粒细胞减少伴发热的有效药物。然而，这种复方对产 AmpC β‐内酰胺酶或碳青

霉烯酶的病原体无效。

头孢菌素类

头孢菌素类药物根据抗菌谱分为五代。第一代（头孢唑啉、头孢羟氨苄、头孢氨苄）主要对革兰阳性菌有抑制作用，对大肠埃希菌、奇异变形杆菌和肺炎克雷伯菌也有抑制作用。第一代头孢菌素通常用于 MSSA 和链球菌引起的感染（例如皮肤和软组织感染）。头孢唑啉是一种常用的外科手术预防药物。第二代（头孢孟多、头孢呋辛、头孢克洛、头孢丙烯、头孢呋辛酯、头孢西丁、头孢替坦）对流感嗜血杆菌和卡他莫拉菌有额外的活性。头孢西丁和头孢替坦对厌氧菌也有很强的活性。第二代头孢菌素对肺炎链球菌、流感嗜血杆菌和卡他莫拉菌有活性，因此可用于治疗社区获得性肺炎。也可用于治疗其他轻度或中度感染，如急性中耳炎和鼻窦炎。第三代头孢菌素的特点是对革兰阴性杆菌的活性更强，对革兰阳性球菌的活性降低。这类头孢菌素，包括头孢哌酮、头孢噻肟、

头孢他啶、头孢曲松、头孢地尼、头孢克肟和头孢泊肟，用于由肠杆菌科引起的感染，然而其耐药性也正日益受到关注。特别要注意的是，头孢他啶是唯一对铜绿假单胞菌有活性但对革兰阳性菌缺乏活性的第三代头孢菌素。该药经常用于囊性纤维化和中性粒细胞减少伴发热患者的肺部感染。头孢曲松可穿透脑脊液，用于治疗敏感的流感嗜血杆菌、脑膜炎奈瑟菌和肺炎链球菌引起的脑膜炎。头孢曲松也可用于治疗晚期莱姆病。第四代头孢菌素包括头孢吡肟和头孢匹罗，这两种广谱抗菌药物对革兰阴性杆菌（包括铜绿假单胞菌）和革兰阳性球菌都具有抗菌活性。第四代头孢菌素的临床应用与第三代相似，可用于敏感菌引起的菌血症、肺炎、皮肤和软组织感染及尿路感染。头孢吡肟也常用于治疗中性粒细胞减少伴发热。头孢洛林是第五代头孢菌素，与其他头孢菌素不同的是，头孢洛林对耐甲氧西林金黄色葡萄球菌（MRSA）有抗菌活性，而 MRSA 对其他所有的 β-内酰胺类都耐药。头孢洛林抗革兰阳性菌的活性与第三代头孢菌素相似，但不包括铜绿假单胞菌。头孢洛林对社区获得性肺炎和皮肤感染有效，但更严重的感染（如菌血症）使用头孢洛林治疗的数据很少。

碳青霉烯类

除头孢吡肟的其他所有青霉素类和头孢菌素类对 ESBLs 均无效。碳青霉烯类，包括多利培南、亚胺培南、美罗培南和厄他培南，对产 ESBLs 的菌株有可靠的杀菌作用。所有碳青霉烯类药物对革兰阳性球菌、革兰阴性杆菌和厌氧菌都有广泛的抗菌活性。这类药物对耐甲氧西林金黄色葡萄球菌均没有活性，但对 MSSA、链球菌属和肠杆菌科细菌有活性。厄他培南对铜绿假单胞菌和不动杆菌活性较差。亚胺培南对青霉素敏感的粪肠球菌有效，但对屎肠球菌无效。碳青霉烯类对产碳青霉烯酶的肠杆菌科细菌没有活性。嗜麦芽窄食单胞菌和一些芽孢杆菌由于产锌依赖性碳青霉烯酶而对碳青霉烯类天然耐药。

单环 β-内酰胺类

氨曲南是唯一的单环 β-内酰胺类，只对革兰阴性菌有效，包括铜绿假单胞菌和大多数肠杆菌科细菌，能被 ESBLs 和碳青霉烯酶灭活。氨曲南临床主要用于对 β-内酰胺类严重过敏的患者，作为青霉素类、头孢菌素类或碳青霉烯类的替代品。氨曲南在结构上与头孢他啶有相似之处，因此对头孢他啶严重过敏者应谨慎使用。该药常用于中性粒细胞减少伴发热和腹部感染。氨曲南不能渗入脑脊液，不能用于治疗脑膜炎。

β-内酰胺类药物的不良反应

β-内酰胺类药物有多种药物不良反应。胃肠道常见不良反应为腹泻；过敏反应是 β-内酰胺类最常见的副作用。过敏反应的严重程度可从皮疹到即刻过敏反应，但真正的即刻过敏反应发生率仅为 0.05%。对某种 β-内酰胺类药物发生 IgE 介导的过敏反应的患者仍可以接受另一种 β-内酰胺类药物，

但应注意选择具有不同侧链和低交叉反应的 β-内酰胺类，如第二、第三和第四代头孢菌素类与碳青霉烯类在青霉素过敏患者中发生交叉反应的概率很低。氨曲南是唯一的与青霉素类没有交叉反应的 β-内酰胺类。在严重过敏并且其他抗菌药物均不适宜选择的情况下，可能需要对有适应证的 β-内酰胺类药物在密切监测的情况下进行脱敏治疗（逐渐加量）。

β-内酰胺类罕见引起血清病、Stevens-Johnson 综合征、肾病、血液系统反应和神经毒性。中性粒细胞减少似乎与高剂量或长期使用有关。β-内酰胺类引起的中性粒细胞减少和间质性肾炎通常在停药后可以缓解。亚胺培南和头孢吡肟与癫痫发生风险增加有关，这种风险可能是这类药物的共性，与高剂量或肾损害时未调整剂量有关。

糖肽类

糖肽类抗生素包括万古霉素和特拉万星。万古霉素对葡萄球菌（包括 MRSA 和凝固酶阴性葡萄球菌）、链球菌（包括肺炎链球菌）和肠球菌有活性，对革兰阴性菌没有活性。万古霉素还对芽孢杆菌、杰氏棒杆菌、李斯特菌和革兰阳性厌氧菌（如消化链球菌、放线菌、梭状芽孢杆菌和丙酸杆菌）有活性。万古霉素在临床主要用于 MRSA 引起的严重感染，包括医疗保健相关肺炎、菌血症、骨髓炎和心内膜炎。该药也常用于皮肤和软组织感染。口服万古霉素不能吸收，可用于治疗艰难梭菌感染。万古霉素也可用于治疗不能耐受 β-内酰胺类的MSSA 感染。万古霉素耐药是一个值得关注的问题，万古霉素中介的金黄色葡萄球菌（VISA）和万古霉素耐药的肠球菌（VRE）并不少见。万古霉素似乎表现为浓度依赖性杀菌剂，AUC/MIC 比值是疗效的最佳预测因子（**图 41-2**）。对于 MRSA 感染，指南建议万古霉素的谷浓度为 15~20 μg/mL，以确保 AUC/MIC>400。使用万古霉素时，临床医生应监测患者的肾毒性，当谷浓度>20 μg/mL 时，肾毒性风险增加。当与其他肾毒性药物（如氨基糖苷类）联合使用时，万古霉素的肾毒性风险也会增加。早期万古霉素有耳毒性的报道，但现在并不常见，因为目前使用的制剂纯度更高。停用万古霉素后，上述两种不良反应都是可逆的。临床医生应了解"红人综合征"，这是万古霉素常见的不良反应，表现为头部、面部、颈部和上躯干快速出现红疹或瘙痒，主要由嗜碱性粒细胞和肥大细胞释放组胺引起，用苯海拉明和减慢万古霉素输注速度可以避免该反应的发生。

脂糖肽类抗菌药物特拉万星、达巴万星和奥利万星在结构上与万古霉素相似。它们对金黄色葡萄球菌[包括 MRSA 和 VISA、耐万古霉素的金黄色葡萄球菌（VRSA）]、链球菌和肠球菌具有抗菌活性。它们对除乳酸杆菌和部分梭菌属的革兰阳性厌氧菌也具有良好的活性。特拉万星在治疗皮肤和软组织感染、医院获得性肺炎，达巴万星和奥利万星在治疗皮肤和软组织感染中均表现出良好的临床疗效。对万古霉素的耐药株会降低对这三种脂糖肽类的活性，但金黄色葡萄球菌和肠球菌对这些药物的耐药率较低。特拉万星的不良反应包

括失眠、口腔金属味、肾毒性和胃肠道副作用。临床医生应了解特拉万星会发生 QTc 间期延长的可能性,尤其当它与能延长 QTc 间期药物联合使用时,可能会增加心律失常的风险。特拉万星可能会干扰某些凝血试验(如导致凝血酶原时间的假性延长)。达巴万星和奥利万星的安全性与万古霉素相似。

■ 脂肽类

达托霉素是一种脂肽类抗生素,对多种革兰阳性菌具有活性。该药对葡萄球菌(包括 MRSA 和凝固酶阴性葡萄球菌)、链球菌和肠球菌有活性。对万古霉素耐药的肠球菌达托霉素仍有活性。此外,它还对芽孢杆菌、棒状杆菌、消化链球菌和梭菌有抗菌活性。达托霉素是浓度依赖性杀菌剂。虽然达托霉素耐药较罕见,但 VISA 对达托霉素的 MIC 可能较高。达托霉素对皮肤和软组织感染、菌血症、心内膜炎和骨髓炎有效。当感染耐甲氧西林金黄色葡萄球菌和其他革兰阳性菌而不能使用万古霉素时,达托霉素是一个很好的治疗选择。达托霉素耐受性良好,主要不良反应包括肌酸激酶(CPK)升高和肌病。达托霉素治疗期间应监测 CPK,如果出现肌肉毒性,应停止用药。也有使用达托霉素引起可逆的嗜酸性粒细胞肺炎的病例报告。

■ 氨基糖苷类

氨基糖苷类是一类浓度依赖性抗菌药物,对大多数革兰阴性菌有活性。最常用的氨基糖苷是庆大霉素、妥布霉素和阿米卡星,其他种类如链霉素、卡那霉素、新霉素和巴龙霉素只在特殊情况下使用。氨基糖苷类药物具有显著的剂量依赖性的抗生素后效应,这意味着它们即使在血清药物浓度降低至检测限以下,仍具有抗菌作用。抗生素后效应和浓度依赖性杀菌作用是氨基糖苷类药物延长给药间隔的理论基础,即每日 1 次高剂量而不是每日多次低剂量给药。氨基糖苷类对革兰阴性杆菌,如肠杆菌科、铜绿假单胞菌和不动杆菌均有活性。它们还可增加作用于细胞壁的抗菌药物如 β-内酰胺类或万古霉素对革兰阳性菌(包括葡萄球菌和肠球菌)的活性,这种联合治疗称为协同作用,因为两种药物联合使用的杀菌效果比单用两种药物的杀菌效果强。阿米卡星和链霉素对结核分枝杆菌有活性,阿米卡星对鸟-胞内分枝杆菌也有活性。氨基糖苷类对厌氧菌、嗜麦芽窄食单胞菌和洋葱伯克霍尔德菌没有活性。氨基糖苷类药物在临床应用于由革兰阴性菌引起的各种感染,包括菌血症和尿路感染。该类药常单独或联合用于治疗铜绿假单胞菌感染。庆大霉素和链霉素也常与作用于细胞壁的抗菌药物联合用于治疗革兰阳性菌所致的心内膜炎。所有氨基糖苷类都能引起肾毒性和耳毒性。肾毒性的风险与治疗的剂量、治疗持续时间以及同时使用其他肾毒性药物有关。肾毒性通常是可逆的,但耳毒性不可逆。

■ 大环内酯类和酮内酯类

大环内酯类(阿奇霉素、克拉霉素、红霉素)和酮内酯类(泰利霉素)是一类抑制细菌蛋白质合成的抗生素。阿奇霉素和克拉霉素比红霉素(更早的大环内酯类)有较好的口服吸收和耐受性。阿奇霉素、克拉霉素和泰利霉素的抗菌谱比红霉素宽,后者目前使用较少。这些药物常用于治疗由肺炎链球菌、流感嗜血杆菌、卡他莫拉菌和非典型病原体(如肺炎衣原体、军团菌和肺炎支原体)引起的上、下呼吸道感染,青霉素过敏患者的 A 组链球菌咽炎以及非结核分枝杆菌(如海分枝杆菌、龟分枝杆菌)感染,HIV/AIDS 患者鸟-胞内分枝杆菌的预防和治疗,幽门螺杆菌感染和巴尔通体病的联合治疗。肠杆菌科、假单胞菌属和不动杆菌属因膜通透性降低而对大环内酯类天然耐药,阿奇霉素对革兰阴性菌引起的腹泻有效。大环内酯类药物的主要不良反应包括恶心、呕吐、腹泻和腹痛、QTc 间期延长、重症肌无力加重和耳鸣。阿奇霉素因存在 QTc 间期延长和尖端扭转型室性心动过速的风险,与死亡风险增加有关,尤其是在患有潜在心脏病的患者中。红霉素、克拉霉素和泰利霉素抑制 CYP3A4 肝药酶,可导致联合使用的药物浓度增加,包括苯二氮䓬类、他汀类、华法林、环孢素和他克莫司。阿奇霉素不抑制 CYP3A4,发生药物-药物相互作用概率低。

■ 克林霉素

克林霉素是一种林可酰胺类抗生素,对某些病原体有抑菌作用,对某些病原体有杀菌作用,最常用于治疗由厌氧菌(如脆弱拟杆菌、产气荚膜梭菌、梭杆菌属、普氏菌属和消化链球菌属)和敏感葡萄球菌、链球菌引起的感染。克林霉素用于治疗牙齿感染、厌氧肺脓肿、皮肤和软组织感染。它与杀菌剂(青霉素或万古霉素)联合用于治疗因链球菌或葡萄球菌释放毒素导致的中毒性休克综合征。其他用途还包括治疗由犬口蹄疫引起的感染、疟疾和巴贝斯虫病的联合治疗、弓形虫病的治疗。克林霉素具有良好的口服生物利用度,不良反应包括恶心、呕吐、腹泻、艰难梭菌相关性腹泻和假膜性结肠炎、斑丘疹(很少)和 Stevens-Johnson 综合征。

■ 四环素类和甘氨酰环素类

四环素类(多西环素、米诺环素、四环素)和甘氨酰环素类(替加环素)通过抑制细菌蛋白质合成产生抑菌作用。这类药物在临床广泛用于治疗革兰阳性球菌(包括耐甲氧西林金黄色葡萄球菌)、螺旋体感染(如莱姆病、梅毒、钩端螺旋体病和回归热)、立克次体感染(如落基山斑疹热)、非典型病原体肺炎、性传播疾病(如沙眼衣原体感染,性病性淋巴肉芽肿和腹股沟肉芽肿)、诺卡菌和放线菌感染、布鲁菌病、兔热病、惠普尔病和疟疾。替加环素是甘氨酰环素类中唯一被批准的药物,是米诺环素的衍生物,用于治疗 MRSA、万古霉素敏感的肠球菌、肠杆菌科细菌和拟杆菌感染。替加环素对铜绿假单胞菌无抗菌活性。它与黏菌素联用于治疗多重耐药革兰阴性菌的严重感染。一项对 13 项临床试验的汇总分析发现,单用替加环素治疗的患者死亡率和治疗失败率增加。四环素类与含钙和含铁化合物(包括牛奶)同时服用会导致其吸收减少,两种药物服用时间至少间隔 2 小时。这两类药物的主要不良反应是恶心、呕吐、腹泻和光敏性。四环素与胎儿骨骼生长异常有关,应避免在妊娠患者和 8 岁以下儿童中使用。

甲氧苄啶-磺胺甲噁唑

甲氧苄啶-磺胺甲噁唑(TMP-SMX)的两种成分都能抑制叶酸合成并产生抗菌活性。TMP-SMX 对葡萄球菌和链球菌等革兰阳性菌有活性;其对 MRSA 的作用通常仅限于社区获得性感染,对化脓性链球菌的抗菌活性可能较差。TMP-SMX 对许多革兰阴性菌也有活性,包括流感嗜血杆菌、大肠埃希菌、奇异变形杆菌、淋病奈瑟菌和嗜麦芽窄食单胞菌;对厌氧菌和铜绿假单胞菌没有活性。TMP-SMX 抗菌谱广,口服生物利用度高,在临床上广泛用于尿路感染、皮肤软组织感染和呼吸道感染。它另一个重要的适应证是预防和治疗免疫缺陷患者耶氏肺孢子菌的感染。许多肠杆菌科细菌对 TMP-SMX 耐药,限制了其在临床的使用。在美国,尿液中分离的大肠埃希菌对 TMP-SMX 的耐药率约为 25%。TMP-SMX 最常见的不良反应是胃肠道反应,如恶心、呕吐和腹泻。此外,皮疹是一种常见的过敏反应,发生过皮疹的患者在后续的治疗中可能会避免选择磺胺类药物。长期使用 TMP-SMX,可发生白细胞减少、血小板减少和粒细胞减少。TMP-SMX 也可引起肾毒性、高钾血症和低钠血症,这类反应在高剂量组更常见。与 TMP-SMX 有相互作用的药物包括华法林、苯妥英和甲氨蝶呤(表 41-4)。

氟喹诺酮类

氟喹诺酮类包括诺氟沙星、环丙沙星、氧氟沙星、左氧氟沙星、莫西沙星和吉米沙星。环丙沙星和左氧氟沙星对革兰阴性菌,包括铜绿假单胞菌(类似于第三代头孢菌素)有最广泛的抗菌活性。由于氟喹诺酮类治疗严重假单胞菌感染时有选择性耐药风险,因此它们经常与抗假单胞菌的 β-内酰胺类联合使用。左氧氟沙星、莫西沙星和吉米沙星对某些革兰阳性菌如肺炎链球菌和 MSSA 有抗菌活性,可用于治疗社区获得性肺炎。耐甲氧西林金黄色葡萄球菌通常对所有氟喹诺酮类耐药。莫西沙星是多重耐药结核病二线治疗方案的组成部分。氟喹诺酮类药物为浓度依赖性杀菌剂,口服吸收良好,通常每日 1 次或 2 次给药,与含有高浓度铝、镁或钙的化合物一起口服可降低氟喹诺酮类的吸收。由于它们可渗透进前列腺组织,因此可用于治疗细菌性前列腺炎。喹诺酮通常耐受性良好,可引起中枢神经系统刺激反应,如癫痫发作;糖代谢异常;跟腱断裂相关的肌腱病变,尤其是老年患者、器官移植受者和服用糖皮质激素者。喹诺酮类可引起重症肌无力恶化。莫西沙星可延长 QTc 间期,在已使用其他导致 QTc 间期延长药物的患者中应谨慎选用。

利福霉素类

利福霉素包括利福平、利福布汀和利福喷丁。利福平是最常用的利福霉素,为了降低选择性高水平利福平耐药的发生,对几乎所有符合适应证的感染,该药一般均与其他药物联合使用。利福平主要用于治疗分枝杆菌感染,特别是作为结核分枝杆菌感染联合治疗的基础药物,或作为潜伏性结核分枝杆菌感染的单一治疗药物。此外,它也用于治疗非结核分枝杆菌的感染,联合用于治疗葡萄球菌感染,尤其是人工瓣膜心内膜炎和假体植入的骨感染。它还是布鲁菌病(与多西环素)和麻风(与氨苯砜治疗结核型麻风,与氨苯砜和氯法齐明治疗瘤型麻风)联合治疗的组成部分。利福平可单独用于预防与流感嗜血杆菌或脑膜炎奈瑟菌脑膜炎患者密切接触者的感染。该药口服生物利用度高,空腹服用可进一步提高生物利用度。利福平的不良反应包括转氨酶升高(14%)、皮疹(1%~5%)和胃肠道反应如恶心、呕吐和腹泻(1%~2%)。它与其他药物有许多临床意义的相互作用,这就要求临床医生在给予患者利福平治疗之前,应仔细询问患者的药物使用情况,以评估安全性和是否有必要进行额外的监测。

甲硝唑

甲硝唑用于治疗厌氧菌及原虫引起的感染(如阿米巴病、贾第虫病、滴虫病)。它常联合用于治疗包括厌氧菌的多种病原体混合的肺、脑或腹部脓肿,还用于治疗细菌性阴道炎、盆腔炎、轻到中度艰难梭菌相关性腹泻和厌氧菌如拟杆菌属、梭杆菌属和普氏菌属引起的感染。甲硝唑对厌氧菌的杀菌作用具有浓度依赖性,有很高的口服生物利用度和组织渗透性,包括血脑屏障的穿透性。大多数放线菌、丙酸杆菌和乳酸杆菌对甲硝唑天然耐药。甲硝唑的主要不良反应包括恶心、腹泻和口腔金属味。治疗的同时摄入酒精可能导致双硫仑样反应,因此在治疗的过程中患者应避免饮酒。长期使用能引起白细胞减少、中性粒细胞减少、周围神经病变和中枢神经系统毒性,表现为神经错乱、构音障碍、共济失调、眼球震颤和眼肌麻痹。甲硝唑通过对 CYP2C9 代谢酶的作用,降低华法林代谢使其抗凝作用增强,两者合用时需密切监测。甲硝唑与锂制剂合用可导致血清锂水平升高,发生锂相关毒性,与苯妥英合用可导致苯妥英中毒和甲硝唑浓度降低。

唑烷酮类

利奈唑胺是抑菌剂,用于治疗革兰阳性菌(如 MRSA 和 VRE)引起的严重感染。革兰阴性菌因内源性外排泵介导的耐药机制对利奈唑胺天然耐药。利奈唑胺口服生物利用度很好,长期治疗的不良反应包括骨髓抑制和眼及周围神经病变。周围神经病变可能是不可逆的。利奈唑胺是一种弱的、可逆的单胺氧化酶抑制剂,应避免与拟交感神经药和富含酪胺的食物联合使用。利奈唑胺与选择性 5-羟色胺再摄取抑制剂联合使用可能导致 5-羟色胺综合征。特地唑胺的性质与利奈唑胺相似,但它剂量较低,不太可能引起血液系统和神经系统的不良反应。

呋喃妥因

呋喃妥因的抗菌活性是由于药物转化为高活性的中间产物,这些中间产物会破坏 DNA 和其他大分子物质。呋喃妥因具有浓度依赖性杀菌作用,对革兰阳性菌(包括金黄色葡萄球菌、表皮葡萄球菌、腐生葡萄球菌、粪肠球菌、无乳链球菌、D组链球菌、草绿色链球菌和棒状杆菌)以及革兰阴性菌(包括大肠埃希菌和肠杆菌属、奈瑟菌、沙门菌和志贺菌)显示抗菌活性。呋喃妥因主要用于治疗尿路感染,首选于治疗妊娠期尿路感染;也可用于预防复发性膀胱炎。近年来,人们对用呋喃妥因治疗产ESBL的肠杆菌科细菌(如大肠埃希菌)引起的尿路感染很感兴趣,尽管拉丁美洲和欧洲部分地区已经出现了耐药。该药与镁合用会减少吸收,应避免合用。应鼓励患者与食物一起服用该药物,可以增加口服生物利用度并降低不良反应包括恶心、呕吐和腹泻的发生。呋喃妥因也可能引起肺纤维化和药物性肝炎。由于发生药物不良反应的风险随着年龄的增长而增加,因此不建议老年患者使用呋喃妥因。葡萄糖-6-磷酸脱氢酶(G-6-PD)缺乏的患者罹患呋喃妥因相关溶血性贫血的风险较高。

多黏菌素类

黏菌素和多黏菌素B通过破坏细胞膜的完整性起作用,对铜绿假单胞菌和鲍曼不动杆菌有抗菌活性,但对伯克霍尔德菌无活性。对除变形杆菌、普罗威登斯菌和沙雷菌外的肠杆菌科细菌也有活性。对革兰阳性菌无活性。多黏菌素具有杀菌作用,可用于静脉注射。黏菌素E在血浆中转化为活性形式(黏菌素)。多黏菌素常用于治疗多重耐药菌引起的感染,包括尿路感染、医院获得性肺炎和血流感染。其雾化制剂已用于难治性呼吸机相关性肺炎的辅助治疗。多黏菌素最主要的不良反应是剂量依赖性的可逆性的肾毒性。神经毒性包括感觉异常、肌无力和神经错乱,该不良反应是可逆的,发生率比肾毒性低。

奎奴普丁-达福普汀

奎奴普丁-达福普汀是链阳霉素类抗生素,通过抑制蛋白质合成杀死细菌。奎奴普丁-达福普汀的抗菌谱包括葡萄球菌(包括MRSA)、链球菌和屎肠球菌(不包括粪肠球菌)。对棒状杆菌属和单核细胞增多性李斯特菌也有活性。奎奴普丁-达福普汀对革兰阴性菌无活性。该药为浓度依赖性杀菌剂,AUC/MIC比值可预测疗效。奎奴普丁-达福普汀在临床主要用于治疗万古霉素耐药的屎肠球菌和其他革兰阳性菌的感染。该药已证明对包括尿路感染、骨关节感染和菌血症的多种感染有效。奎奴普丁-达福普汀相关的不良反应包括输液相关反应、关节痛和肌痛,严重的关节痛和肌痛可能需要停药。奎奴普丁-达福普汀抑制CYP3A4代谢酶,产生药物相互作用(表41-4)。

磷霉素

磷霉素是一种磷酸类抗生素,在酸性环境中具有更大的抗菌活性,并以其活性形式从尿液中排出。因此,它主要用于预防和治疗单纯性膀胱炎。该药以3g单剂给药后,尿液中维持高浓度达48小时。磷霉素对金黄色葡萄球菌、万古霉素敏感和耐药的肠球菌以及大部分革兰阴性菌(包括大肠埃希菌、肠杆菌属、黏质沙雷菌、铜绿假单胞菌和肺炎克雷伯菌)具有活性。值得注意的是,产生ESBL的肠杆菌科通常对磷霉素敏感。鲍曼不动杆菌和伯克霍尔德菌对磷霉素耐药。在膀胱炎的治疗中没有观察到细菌对磷霉素的耐药性,但在呼吸道感染和骨髓炎的治疗中有观察到细菌对磷霉素的耐药性。磷霉素的少见不良反应包括恶心和腹泻。

氯霉素

氯霉素由于有潜在的严重毒性,因此使用受到限制,只有当其他药物禁忌或无效时,才选择氯霉素作为替代治疗,包括由敏感细菌引起的脑膜炎,如脑膜炎奈瑟菌、流感嗜血杆菌和肺炎链球菌。它还被用于治疗炭疽病、布鲁菌病、伯克霍尔德菌感染、衣原体感染、梭菌感染、埃立克体感染、立克次体感染和伤寒。氯霉素的不良反应包括再生障碍性贫血、骨髓抑制和灰婴综合征。氯霉素抑制CYP2C19和CYP3A4代谢酶,从而升高许多药物的浓度。

感染的抗菌药物预防

抗菌药物预防性应用仅在特定情况下有指征(表41-6),并应得到设计良好的研究或专家组建议的支持。在所有情况下,只有当被预防的这种感染的风险或严重程度大于抗菌治疗可能带来的不良后果(包括潜在的选择性耐药)时才能选择预防性使用抗菌药物。此外,抗菌治疗开始的时机和持续时间应以达到最大效果和最低暴露量为目标。外科手术感染的预防措施针对的是在外科手术过程中可能污染伤口的细菌,包括患者或手术者皮肤菌群和手术室空气中的细菌。手术切口前1小时内给药最有效。对于长时间的手术,在伤口闭合之前,可能需要重复给药来维持有效的血液和组织浓度。对于鼻腔携带金黄色葡萄球菌的患者,术前鼻内给予莫匹罗星去定植可降低金黄色葡萄球菌引起的手术部位感染率,这种方案通常被推荐于心脏和假体植入等高危手术中。在牙科操作中,术前使用抗菌药物来预防暂时的菌血症和某些高风险心脏病变的发生。预防使用抗菌药物也用于某些患者的非手术情况中,这些患者具有复发性感染或有特定情况下暴露后可能发生严重感染的风险(如与脑膜炎球菌性脑膜炎患者密切接触)。将预防措施延长至感染高风险期(外科手术为24小时)之后,并不能进一步获益,还可能增加选择性耐药或艰难梭菌感染的风险。

抗菌药物管理

在这个多重耐药菌流行率不断上升、大量抗菌药物使用不当的时代,对合理处方抗菌药物的需求从未如此之大。抗菌药物管理阐述了促进选择合适药物、剂量、途径和治疗持续时间的临床实践。抗菌药物管理项目实施多种策略来实现:① 通过适当的抗菌药物使用改善患者的管理。② 减少患者和人群中耐药的发展。③ 减少不良反应的发生率。④ 控制成本。

表 41-6　成人细菌感染的预防

情况	抗菌药物[a]	预防时机和疗程
手术		
清洁（心外科、胸外科、神经外科、骨科、血管外科、乳房整形）	头孢唑林（万古霉素[b]、克林霉素）	切口前 1 小时；手术时间长重复给药
清洁（眼科）	局部使用新霉素-多黏菌素 B-短杆菌肽，局部使用莫西沙星	在手术前即刻每 5～15 分钟给药，共 5 次
清洁污染（头颈部）	头孢唑林 + 甲硝唑、氨苄西林舒巴坦[c]（克林霉素）	切口前 1 小时；手术时间长重复给药
清洁污染（子宫切除术、胃十二指肠、胆道、小肠、泌尿外科）	头孢唑啉、氨苄西林舒巴坦[c]（克林霉素 + 氨基糖苷类、氨曲南或氟喹诺酮）	切口前 1 小时；手术时间长重复给药
清洁污染（结直肠、阑尾）	头孢唑啉 + 甲硝唑、氨苄西林舒巴坦、厄他培南（克林霉素 + 氨基糖苷类、氨曲南或氟喹诺酮）	切口前 1 小时；手术时间长重复给药
污染（内脏破裂）	针对厌氧菌和革兰阴性菌（如头孢曲松 + 甲硝唑）的治疗方案	切口前 1 小时；手术时间长重复给药；术后继续给药 3～5 日
污染（创伤性伤口）	治疗方案：头孢唑啉（克林霉素 ± 氨基糖苷类、氨曲南或氟喹诺酮）	切口前 1 小时；手术时间长重复给药；术后继续给药 3～5 日
非手术		
高危心脏病患者（人工瓣膜、先天性心脏病、既往心内膜炎）的牙科、口腔或上呼吸道手术	阿莫西林口服、氨苄西林肌内注射（克林霉素口服或静脉注射）	术前 1 小时口服药物；术前 30 分钟注射药物
复发性金黄色葡萄球菌皮肤感染[d]	莫匹罗星[e]	鼻内涂抹 5 日
复发性淋巴管破坏相关的蜂窝织炎[d]	每月 2 次肌内注射苄星青霉素，每日 2 次口服青霉素或红霉素	未知
女性复发性膀胱炎[d]	呋喃妥因、TMP-SMX、氟喹诺酮	性交后或每周 3 次持续 1 年
咬伤	阿莫西林克拉维酸（多西环素、莫西沙星）	3～5 日
肝硬化患者复发性自发性细菌性腹膜炎[d]	氟喹诺酮类[f]	未知
脑脊液漏或体液免疫缺陷者复发性肺炎球菌性脑膜炎[d]	青霉素	未知
暴露于脑膜炎球菌性脑膜炎患者	利福平、环丙沙星	2 日（利福平），单剂（环丙沙星）
中性粒细胞减少症的高危患者（ANC≤100/μL>7 日）[d]	左氧氟沙星或环丙沙星[f]	直至中性粒细胞减少症消退或发热需使用其他抗菌药物治疗

[a] 括号中的治疗方案是对 β-内酰胺类过敏的患者的替代方案。[b] 万古霉素可与头孢唑啉同时给予已知有耐甲氧西林金黄色葡萄球菌定植的患者。[c] 也可考虑使用头孢西丁或头孢替坦。[d] 不是所有患者的常规治疗，而是作为可接受的替代方案。[e] 通常配合含有氯己定的皮肤消毒剂沐浴。[f] 氟喹诺酮预防性使用的选择必须权衡选择性耐药风险。

缩略词：ANC，中性粒细胞计数；CSF，脑脊液；TMP-SMX，甲氧苄啶-磺胺甲噁唑。

　　耐药菌引起的感染发病率和死亡率上升，医疗费用增加。抗菌药物管理项目一般是多学科的，通常包括感染病医生、临床药师（通常经过感染病相关的培训）、临床微生物专家、信息系统专家、感染预防和控制人员以及流行病学家。这些团队人员采用各种方法来实现抗菌药物管理项目的目标。

　　已制定的抗菌药物管理策略包括：① 对抗菌药物使用进行前瞻性审查，并进行干预和反馈。② 处方限制。③ 预授权。前瞻性审查和反馈通常由感染病医生或药剂师进行。在此过程中，对处方广谱抗菌药物（如碳青霉烯类）或高影响力抗菌药物（如利奈唑胺、达托霉素）进行定期审查，以确定其适宜性。在没有适当的适应证的情况下使用抗菌药物时，

抗菌药物管理项目小组会进行干预，并对患者的主管医疗小组建议替代药物。这一流程在一些准实验研究中取得了成功，能减少广谱抗菌药物的使用，不良事件如艰难梭菌感染发生率减少。处方限制是指在医院处方中加入一组限定的抗菌药物，以限制在没有证明有益处的情况下不加区分地使用抗菌药物。这种限制恰好有助于降低成本。预授权是要求临床医生在使用特定的抗菌药物前获得批准的做法。在满足特定的使用标准，或在与管理项目指定的感染病专家沟通后，可通过电子方式在计算机化的医嘱系统（CPOE）中通过软件批准。这些策略已经使艰难梭菌感染率下降和药物敏感率上升。

在特定的医疗环境中使用的其他策略包括临床实践指南和路径、剂量优化、静脉-口服治疗转换和降阶梯治疗。抗菌药物管理是一个不断发展的领域,也是一个日益活跃的研究领域,其目标是确定最佳的实践方式。IDSA 与其他的专业组织合作,已发布制定抗菌药物管理项目的指南(www.idsociety.org/Antiminal_agents/)。

第 42 章
肺炎链球菌感染 | Chapter 42
Pneumococcal Infections

David Goldblatt, Katherine L. O'Brien · 著 | 蔡思诗 · 译

在 19 世纪晚期,法国微生物学家 Louis Pasteur 和美国军医 George Sternberg 不约而同地在注射了人类唾液的兔子血液中发现了一种微小双球菌,但那时这种球菌在人类疾病中的作用尚未被阐明。1886 年,这种细菌逐渐被越来越多的学者分离得到,被命名为肺炎双球菌,其在肺炎发病过程中的作用也得到了普遍认识。在 20 世纪 30 年代,肺炎是美国国民的第三大死因(仅次于心脏病和癌症),导致美国和欧洲 7% 的人口死亡。虽然肺炎可由不同病原体引起,但大叶性肺炎——一种主要由肺炎双球菌引起的肺炎——所导致的死亡占了 1929 年美国所有肺炎导致死亡病例的一半。1974 年,这种病原体被重新归类,称为肺炎链球菌。

微生物学
病原学

肺炎链球菌是一种革兰阳性球菌,为链球菌属。链球菌属的微生物学特征为细胞沿着一条单轴分裂,细菌呈链状或对状生长,故称为链球菌,其英文表述 Streptococcus 中的"Strepto"源自希腊语"streptos",意思为扭曲的,"coccus"源自希腊语"kokkos",意思是浆果。目前链球菌属已至少发现了 22 个不同的种,根据其溶血特性不同,进一步分为不同亚组。肺炎链球菌属于 α 溶血性链球菌,因为其可以还原血红蛋白中的铁,所以在血平板上呈绿色(**图 42 - 1**)。这种细菌苛养,在 5% 二氧化碳环境中生长最佳,在琼脂平板上生长需要过氧化氢酶(血平板可含有),细菌生长为黏液状、平滑、光亮的菌落。肺炎链球菌没有荚膜,在粗糙表面直接生长为菌落。和其他的 α 溶血性链球菌不同,肺炎链球菌的生长可被奥普托欣(optochin)抑制,且其可溶于胆汁。

与其他阳性菌一样,肺炎链球菌在细胞壁下有一层细胞膜,覆盖有荚膜多糖。肺炎链球菌根据其荚膜多糖结构不同分为不同的血清型,使用兔多克隆抗血清进行荚膜肿胀试验,不同血清型肺炎链球菌的荚膜可对各自特定的抗血清产生肿

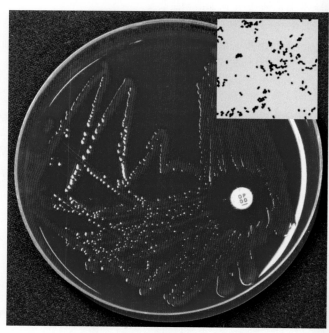

图 42 - 1 **血平板上生长的肺炎链球菌,可见 α 溶血现象以及奥普托欣药敏(奥普托欣纸片周围的圆环)。**插图:革兰染色,可见革兰阳性球菌(图片由 Paul Turner 提供,牛津大学,英国)。

胀反应(也称为 Quellung 反应)。最新发现的几个血清型(6C、6D、11E)各自具备其单克隆抗体,可通过特定的血清型、基因、生物化学方法得到鉴定和区分。目前已被发现的 93 个血清型可分为 21 个血清组,每个血清组含 2~5 个荚膜特征相似的血清型。荚膜可以保护细菌免于宿主细胞的吞噬(在缺乏特异性抗体时),也是决定肺炎链球菌毒力强弱的主要因素之一。缺乏荚膜的肺炎链球菌变异株很少引起侵袭性感染。

毒力因素

在细胞质、细胞膜、细胞壁中,目前已发现了很多影响肺

炎链球菌致病机制及毒力的分子（**图 42 - 2**）。这些蛋白质分子和宿主组织相互作用，协助细菌隐匿、免于宿主的免疫攻击。肺炎链球菌溶血素是一种细菌分泌的细胞毒素，可导致细胞、组织溶解，而 LytA 增强了这一致病作用。肺炎链球菌的很多细胞壁蛋白可以通过与宿主的补体相互作用，阻止补体沉积于细菌表面，进而抑制细胞溶解和吞噬。肺炎链球菌 H 抑制剂（Hic）可抑制宿主补体 C3 转移酶的生成，而肺炎链球菌表面蛋白 C（PspC），也被称为胆碱结合蛋白 A（CbpA），通过结合于 H 因子而加速宿主补体 C3 的降解。PspA 和 CbpA 抑制宿主补体 C3b 的沉积，并加速其降解。此外，肺炎链球菌表面的很多蛋白都和细菌黏附相关，例如唾液酸酶（神经氨酸酶）NanA（这种酶可以剪切宿主细胞表面的唾液酸）以及肺炎链球菌表面黏附素 A（PsaA）。上述的诸多抗原都是研发疫苗的潜在靶点（见下文"预防"）。

虽然肺炎链球菌细胞壁外的荚膜是其血清型分型的主要依据，但不同血清型生物学行为以及致病特征的差异主要还是由每种菌株的基因决定的。因此，分子基因学分型就显得相对重要。最初，学者们使用脉冲凝胶电泳技术来研究不同基因亚型菌株之间的亲缘性；随后，该技术被管家蛋白测序技术取代了（多等位基因测序分型技术）。对肺炎链球菌来说，*aroE*、*gdh*、*gki*、*recP*、*spi*、*xpt*、*ddl* 等一系列等位基因位点的测序决定了不同菌株的基因分型。在等位基因位点与某一种已知基因相同的菌株可被归入相应的基因型，如果其基因序列与任何一种已知的基因型都不相符，则应被指定为一种新基因型。肺炎链球菌的等位基因匹配软件可在 *spneumoniae.mlst.net* 网站上下载，可根据不同菌株等位基因的序列比对获得其基因分型。随着高通量测序技术的日益发展，全基因组测序即将超过、取代多等位基因测序分型技术。

■ 流行病学

肺炎链球菌感染仍然是全球范围内致病、致死的重要病因，尤其对于儿童和老人。在发达国家中，随着肺炎链球菌荚膜多糖蛋白联合疫苗的普及和规范接种，这种细菌感染的发病率在过去 10 年内迅速下降。随着肺炎链球菌疫苗逐渐被引进至发展中国家，其在全球范围内的流行病学特征很可能会进一步变化。在肺炎链球菌疫苗逐渐普及的时代，这种细菌感染的疾病负担和血清型分布都将和以往迥异；肺炎链球菌相关疾病的长期发病趋势、抗生素对肺炎链球菌菌株生态学的影响、疾病监测系统的更新换代，上述多种因素都会导致肺炎链球菌流行病学特点的改变。

血清型分布

并非所有肺炎链球菌血清型都具有同等的致病性，不同

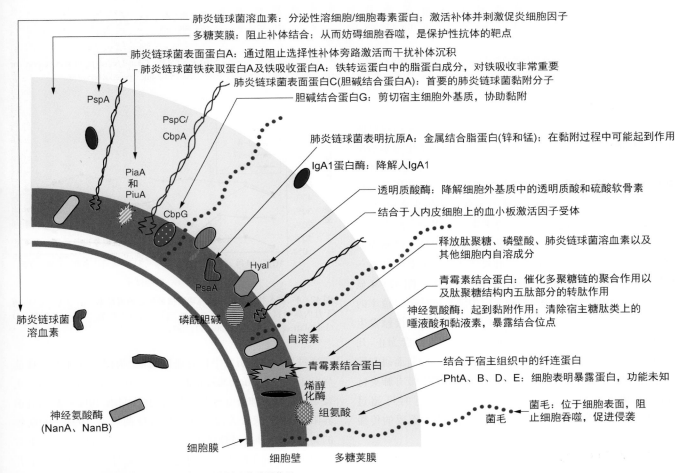

图 42 - 2　肺炎链球菌细胞表面示意图，含主要抗原及其重要作用。

血清型的致病性在人群年龄、疾病特征、发病地理区域上有所不同。不同地理区域内肺炎链球菌发病的血清型差异主要是该疾病负担的地理性变异造成的结果,而不是真正的血清型地理分布差异。目前关于不同血清型发病地理差异的主要数据是关于儿科侵袭性肺炎链球菌病(IPD,定义为正常情况下无菌部位的肺炎链球菌感染)的;而对应于成人的类似数据则少得多。在全球大部分国家,在5岁以下儿童中,有5~7种血清型引起了超过60%的侵袭性肺炎链球菌病,7种血清型(1、5、6A、6B、14、19F、23F)导致了大约60%肺炎链球菌感染病例,但在某一个特定国家或地区,这7种血清型可能并不是最常见的致病株(**图42-3**)。有一些血清型(例如1型、5型)不仅可在肺炎链球菌疾病负担高的地区引起该疾病,也可在其疾病负担低的地区(如欧洲)引起该疾病,还可造成该疾病的暴发(例如在军队中暴发;在撒哈拉以南非洲造成脑炎暴发)。相比于儿童,肺炎链球菌在成人中引起疾病的血清型更多样,这一点可以从肺炎链球菌疫苗对疾病覆盖率在不同年龄人群中的差异中可见一斑。例如,2006—2007年的美国数据显示,23价肺炎链球菌疫苗(PPSV23,涵盖23种血清型)分别可覆盖并预防84%的5岁以下儿童的侵袭性肺炎链球菌病(IPD)、76%的18~64岁成人IPD、65%的超过65岁老人的IPD。

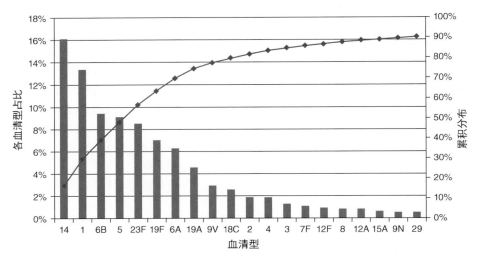

图42-3　全球肺炎链球菌血清型数据的荟萃分析,已根据地区疾病发病率校正。红线为累积发病率,如右侧Y轴所示(来源:Global Serotype Project Report for the Pneumococcal Advance Market Commitment Target Product Profile;见网站:http://www.gavi.org/library/gavi-documents/amc/tpp-codebook/)。

鼻咽部携带者

肺炎链球菌间歇性定植在健康人类鼻咽部,并通过呼吸道飞沫传播。影响肺炎链球菌在儿童鼻咽部定植生态学情况的因素很多,包括:地理区域、社会经济情况、气候条件、环境拥挤程度,尤其是与其他儿童接触的密切程度(托儿所等机构的儿童鼻咽部肺炎链球菌的定植率远高于其他儿童)。在发达国家,儿童是肺炎链球菌传播的主要带菌媒介。到1周岁为止,约50%儿童至少有过1次肺炎链球菌定植。横断面研究数据显示,在5岁以下儿童中,肺炎链球菌携带率为20%~50%,而在青年、中年人中,携带率为5%~15%。**图42-4**显示了英国的相应数据。老年健康人群中肺炎链球菌定植率的数据相对较少。在发展中国家,肺炎链球菌的获得接触发生得更早,有时候在出生后几日内便可发生,到2月龄为止,几乎所有婴儿都有过至少1次肺炎链球菌定植。横断面研究数据显示,到5岁为止,70%~90%儿童在鼻咽部携带有肺炎链球菌,而成人的肺炎链球菌携带率也较高(有时可超过40%)。这种较高的成人带菌率使得成人也成为重要的传播媒介,影响了肺炎链球菌的社区发病情况。

侵袭性疾病和肺炎

当肺炎链球菌引起血流感染、种植播散至其他重要脏器,

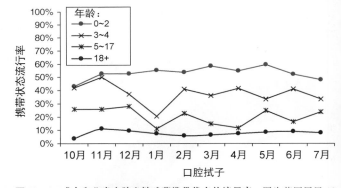

图42-4　成人和儿童中肺炎链球菌携带状态的流行率。图为英国居民10个月内鼻咽拭子的数据(无季节性流行倾向;t检验>0.05)(来源:D Goldblatt et al;J Infect Dis 192:387,2005)。

或通过局部扩散引发中枢感染时,称之为侵袭性肺炎链球菌病(invasive pneumococcal disease,IPD)。肺炎链球菌肺炎主要是通过吸入肺炎链球菌引起的,其中只有10%~30%血培养阳性(也就意味着侵袭性肺炎链球菌病)。1998—1999年的美国数据(肺炎链球菌疫苗引进之前)显示,侵袭性肺炎链球菌病在不同年龄人群之间的发病率差异显著:2岁以下儿童和65岁以上老人中发病率最高(分别为188例/10万人,60

例/10 万人)(**图 42 - 5**)。在肺炎链球菌疫苗逐渐普及后，美国的婴幼儿侵袭性肺炎链球菌病发病率下降了 75%，而与疫苗血清型相对应的亚型的侵袭性肺炎链球菌病几乎被消除了。在肺炎链球菌疫苗已被纳入儿童疫苗注射规范流程的国家，疫苗对侵袭性肺炎链球菌病发病率下降的贡献则更加显著。然而，肺炎链球菌多价疫苗未能囊括的血清型引发的侵袭性肺炎链球菌病在各国的发病情况差异较大，如何阐释这种异质性发病一直是个复杂议题。在美国、加拿大、澳大利亚，多价疫苗不能囊括的血清型引发的侵袭性肺炎链球菌病发病率有所上升，但其上升幅度总体上小于疫苗相关血清型侵袭性肺炎链球菌病发病率的下降幅度。然而相反的，在其他一些地区(如美国阿拉斯加当地居民地区以及英国)，上述两种侵袭性肺炎链球菌病发病率的上升、下降幅度几乎相等。对于这种异质现象学术界有多种解释：疫苗压力下的疾病变异、临床观察研究方式的不同、与疫苗无关的疾病流行长期变化趋势、抗生素选择压力下耐药菌的产生、监管系统和传报系统的差异等。一个近期的系统回顾研究显示在使用肺炎链球菌 7 价疫苗(PCV7)之后，侵袭性肺炎链球菌病的主要致病血清型发生了改变，但这一变化相比于使用疫苗之后肺炎链球菌病整体发病率的下降是很小的。无论对接种疫苗的年龄层(儿童、老人)，还是非接种疫苗的年龄层(成人)，肺炎链球菌疫苗都显著降低了疾病发病率。

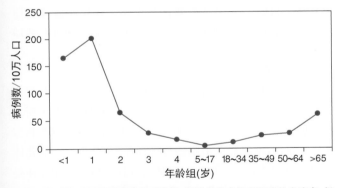

图 42 - 5　肺炎链球菌联合疫苗引进前，侵袭性肺炎链球菌病的发病率，根据年龄分组，美国，1998 年。[来源：CDC, Active Bacterial Core Surveillance/Emerging Infectious Program Network, 2000. 数据摘自 MMWR 49(RR - 9), 2000]。

肺炎链球菌引起的严重感染中最常见的为肺炎，对临床和公共卫生产生了特殊挑战。大多数肺炎链球菌肺炎不合并菌血症，这部分患者确切的病原学诊断较困难。肺炎链球菌感染的发病率主要着重于侵袭性肺炎链球菌病的发病率，而无法囊括其(合并菌血症的)严重感染的情况。在儿童中，肺炎链球菌疫苗临床试验通过临床综合征(胸部影像学证实的肺炎，临床诊断的肺炎)收集了相关数据，可反应培养阴性的肺炎链球菌的疾病负担。

肺炎链球菌肺炎和侵袭性肺炎链球菌病的病死率随着发病年龄、基础疾病、医疗条件情况而变化。此外，肺炎链球菌

肺炎的病死率受到患者临床表现严重程度(而非是否合并菌血症)以及患者年龄的影响(18~44 岁患者病死率小于 5%，而超过 65 岁的患者病死率大于 12%)。值得关注的是，经统计，在住院最初的 24 小时内的病死率并不受抗生素使用情况影响而变化，这表明(成人患者的)重症肺炎链球菌的病理生理学机制主要是感染后快速进展的炎症级联反应，而与抗生素使用无关。对于重症肺炎链球菌肺炎患者来说，在疾病急性期住在重症监护治疗病房(ICU)接受治疗和生命支持是至关重要的，可显著降低病死率。

肺炎链球菌肺炎发病率随着季节变化而改变，寒冷季节比温暖季节高发；也随性别而变化，男性比女性高发；影响肺炎链球菌肺炎发病的其他危险因素包括：基础医疗条件、个体行为差异、种族差异。在美国，印第安当地居民(包括阿拉斯加当地居民)和非洲裔人群的肺炎链球菌肺炎发病率最高，这一现象可能和其社会经济情况以及其他潜在的易感危险因素相关。增加肺炎链球菌肺炎发病风险的医疗情况见**表 42 - 1**。这类感染的暴发往往发生于易感人群聚集的场所，例如婴儿托管所、军队、养老院等。此外，前期的呼吸道病毒感染(尤其是流行性感冒，但也包括其他病毒)和随后继发的肺炎链球菌感染之间有显著相关性。流行性感冒后继发肺炎链球菌感染对病死率的重大影响正日益被广泛认识。

表 42 - 1　肺炎链球菌感染的临床危险因素	
临床危险因素分组	**举例**
无脾症或脾功能不全	镰状细胞疾病、乳糜泻
慢性呼吸道疾病	慢性阻塞性肺疾病、支气管扩张、肺囊性纤维化、间质性肺纤维化、尘肺、支气管肺发育不良、有误吸风险、神经肌肉疾病(例如脑性瘫痪)、严重哮喘
慢性心脏病	缺血性心脏病、先天性心脏病、高血压心脏并发症、慢性心力衰竭
慢性肾脏病	肾病综合征、慢性肾衰竭、肾移植
慢性肝病	肝硬化、胆管闭锁、慢性肝炎
糖尿病	需要胰岛素治疗或口服降糖药的糖尿病
免疫缺陷/免疫抑制	HIV 感染；常见的各种免疫缺陷；白血病；淋巴瘤；Hodgkin 病；多发性骨髓瘤；各种恶性肿瘤；化疗；器官或骨髓移植；系统性应用糖皮质激素 1 个月以上，剂量等同于≥20 mg/日(儿童，每日≥1 mg/kg)
耳蜗植入	……
脑脊液漏	……
其他	婴儿或老人、既往住院、酗酒、营养不良、吸烟、居留于托儿所、居住在军队集训营、监狱、流浪汉收容所

注：the Advisory Committee on Immunization Practices 关于应进行肺炎链球菌疫苗接种的人群分组的信息见于 www.cdc.gov/vaccines/schedules/。

抗生素耐药

肺炎链球菌对青霉素敏感性的下降最早在 1967 年被发

现,但直到20世纪90年代这才成为一个重要的临床和公共卫生问题,对一种或多种抗生素耐药的肺炎链球菌株越来越多,其最低抑菌浓度(MIC)越来越高。对青霉素G、头孢曲松、头孢噻肟、大环内酯类欠敏感的肺炎链球菌在全球各地比比皆是,在很多地区已成为重要的致病株,尤其对于儿童。目前从临床分离得到的肺炎链球菌中尚未发现对万古霉素耐药者。肺炎链球菌耐药与其部分血清型相关,很多可导致患者的死亡,尤其是儿童。抗生素暴露的恶性循环、鼻咽部携带肺炎链球菌中耐药株的筛选、社区中耐药菌的传播,均可导致难治性感染及越来越多的抗生素暴露,而这一恶性循环某种程度上可以被肺炎链球菌疫苗打断。关于耐药的肺炎链球菌的治疗详见下文治疗。

发病机制

从幼年开始,肺炎链球菌就定植于人体鼻咽部,定植发生时大多没有临床症状,少数可有轻微的呼吸道症状,尤其在幼年儿童。细菌可从鼻咽部经血流播散至致病部位(例如脑、关节、骨、腹膜腔),也可直接播散至局部黏膜表面,引起中耳炎或肺炎。对于有颅底骨折的人来说,肺炎链球菌可直接从鼻咽部播散至中枢神经系统,而临床大多数肺炎链球菌脑炎都是血行播散的。肺炎链球菌可引起多种器官损害,其中中耳炎、肺炎、菌血症、脑膜炎最常见。肺炎链球菌的定植很常见,但其致病却并不常见。在鼻咽部,肺炎链球菌寄居在上皮细胞分泌的黏液中,从而可以躲避白细胞和补体的免疫攻击。黏液也属于人体免疫机制中的一种,纤毛摆动促发黏液流动,可机械性清除肺炎链球菌。大多数肺炎链球菌的定植都是短期的,但一些研究显示,部分特殊血清型的定植可长达几个月。定植最终导致人体产生荚膜特异性血清免疫球蛋白IgG,这种免疫球蛋白可介导鼻咽部肺炎链球菌的清除。外周血循环中肺炎链球菌抗体(IgG)的存在往往呈年龄相关分布(年纪越大,存在的比例越高),这种抗体的生物学作用不明确。如果近期鼻咽部有新的血清型定植,可能会导致侵袭性肺炎链球菌病发生,因为宿主缺乏血清型特异性免疫。反复病毒感染导致肺炎链球菌定植的风险增加,而已有定植的宿主的肺炎链球菌病往往发生于类似的鼻咽部病毒感染之后。鼻咽部局部病毒感染后,机体产生的细胞因子会上调呼吸道上皮的黏附因子,使肺炎链球菌通过一系列表面黏附分子(PsaA、PspA、CbpA、PspC、Hyl、肺炎链球菌溶血素、神经氨酸酶)增加黏附(图42-2)。肺炎链球菌的肽聚糖、磷壁酸等成分可介导黏附及炎症,最终导致侵袭性感染。肺炎链球菌分泌的各种致病因子引发炎症,最终导致其感染。肽聚糖和磷壁酸通过多种途径促使宿主分泌大量的细胞因子,如促炎因子(IL-1、IL-6)、肿瘤坏死因子、活化的补体等;随后,中性粒细胞趋化、聚集,更激烈的炎症反应被启动了。肺炎链球菌溶血素在局灶感染的致病过程中也起着重要作用,可促使局部的单核细胞分泌促炎因子。

肺炎链球菌的荚膜由多糖组成,具有抗吞噬作用,能够阻止补体沉积,在致病机制中有重要作用。大多数荚膜分型都可致病,但有部分特定的荚膜型更常见于感染灶局部。部分血清型比其他血清型更容易导致侵袭性肺炎链球菌病(图42-3)的原因并不清楚。

宿主防御机制

固有免疫

正如上文所述,完整的呼吸道上皮、宿主的非特异性或固有免疫机制(例如气道黏液、脾脏的免疫功能、补体、中性粒细胞、巨噬细胞)组成了机体抵抗肺炎链球菌的第一道防线。咳嗽反射、黏液-纤毛运动等机械因素可有效清除肺部的病原体。免疫因子同样具有重要作用:C反应蛋白可锚定于肺炎链球菌细胞壁上的磷脂胆碱,激活补体,清除细菌;Toll样受体-2(TLR2)可协助识别肺炎链球菌的脂磷壁酸和细胞壁多糖,在动物实验中,宿主如缺乏TLR2可导致更严重的感染,且机体清除鼻咽部肺炎链球菌定植的能力显著下降。TLR4使肺炎链球菌溶血素对巨噬细胞的促炎作用更加显著。遗传性缺失人IL-1受体相关激酶-4(IRAK-4)的宿主对于各类细菌均异常易感,尤其是肺炎链球菌,这一点也提示TLR识别的重要作用(IRAK-4对多种TLR的正常功能都至关重要)。其他的肺炎链球菌易感因素包括病毒感染、肺囊性纤维化、支气管扩张、补体缺失、慢性阻塞性肺疾病。脾切除或脾功能异常的患者(如镰状细胞贫血)发生全身播散性肺炎链球菌病的风险很高。

获得性免疫

定植或其他交叉抗原反应促使宿主产生的获得性免疫主要是指肺炎链球菌荚膜多糖特异性血清抗体IgG。几乎所有的荚膜多糖都是不依赖T细胞的抗原,B细胞可针对荚膜多糖产生抗体,不需要T细胞参与。然而,1~2岁以下幼儿体内B细胞功能的发育欠完全,荚膜特异性IgG的产生往往是延迟的,而这可导致幼儿对肺炎链球菌更加易感(图42-5)。在缺乏血清免疫球蛋白的情况下(例如无丙种球蛋白血症),肺炎链球菌感染的风险极高,这提示荚膜抗体的重要保护性作用。每一种血清型荚膜的化学结构都是独特的,所以宿主的免疫是血清型特异的,虽然存在部分交叉免疫。例如,联合疫苗中血清6B的抗体可以预防血清型6A的感染。尽管如此,但每一个血清亚组中血清型的交叉反应并不是一致的,比如说,血清型19F的特异性抗体对血清型19A感染没有预防保护作用。肺炎链球菌分泌蛋白或表面蛋白(例如肺炎链球菌溶血素、PsaA、PspA)产生的抗体也可出现在老年人群的血液循环中,但这些抗体的作用不明确。小鼠模型提示CD4[+]T细胞在肺炎链球菌定植和感染中有重要作用;近期一些临床实验数据显示分泌IL-17的CD4[+]T细胞可能与之有关联。

患者诊治方法 · 肺炎链球菌感染

肺炎链球菌感染没有特征性临床表现,患者的症状可多样化、超出一种临床综合征(例如肺炎合并脑膜炎)。肺炎链球菌几乎可以感染所有组织器官,感染的严重程度差异大,可以表现轻微,也可以危及生命。肺炎、中耳炎、发热待查、脑膜炎等常见的临床综合征的鉴别诊断必须考虑肺炎链球菌感染。能够得到微生物学确诊的病例只占肺炎链球菌病中的一小部分,因为在大多数情况下(尤其是肺炎和中耳炎),难以得到感染部位的脓液或渗出液来进行病原学检查。建议经验性治疗必须包括对肺炎链球菌有效的药物。

一些发展中国家制订了肺炎链球菌儿童患者的病情评估和处理原则,尤其是在受过专业训练的内科医生缺乏的地区。如儿童出现喝奶能力降低、抽搐惊厥、昏睡、严重营养不良等征兆,则表示疾病严重,应立即转运至医院进一步诊断治疗。以咳嗽、气促为表现的儿童患者,根据是否有吸气相胸壁凹陷分为不同的严重等级,轻症患者可仅使用抗生素,重症患者必须转运至医院治疗。仅有咳嗽、没有气促的儿童患者属于非肺炎型呼吸道感染。

■ 临床表现

肺炎链球菌感染的临床表现根据感染部位和病程长短而不同。临床综合征分为非侵袭性感染(如中耳炎、不合并菌血症的肺炎)和侵袭性感染(如合并菌血症的肺炎)。非侵袭性肺炎链球菌感染大多是鼻咽部或皮肤局部感染灶直接播散,侵袭性感染包括正常情况下无菌部位的感染,以及菌血症。

肺炎

肺炎是最常见的肺炎链球菌病,如血培养阳性,则被归入侵袭性肺炎链球菌病。肺炎链球菌肺炎可表现为症状轻微的社区获得性感染,也可表现为危及生命的疾病,甚至需要气管插管、重症监护、生命支持。

临床表现 · 肺炎链球菌肺炎的临床表现并没有显著不同于其他病原体引起的肺炎。在部分病例中,患者发病最初是一次上呼吸道病毒感染,继而并发了肺炎链球菌肺炎,表现为突发咳嗽、呼吸困难、发热、寒战、关节酸痛。咳嗽最初可能只是非脓性痰,随后进展为脓痰,可带血丝。患者可有胸膜刺痛和明显的呼吸困难(提示胸膜受累)。老年患者的表现可不典型,如仅有认知障碍或全身不适,而没有咳嗽或发热;在这样的病例中,必须充分考虑到肺炎链球菌感染的可能性,因为老年患者的肺炎链球菌肺炎如被漏诊、误诊、缺乏合适治疗,往往会迅速进展为严重感染,死亡率很高。

体格检查 · 肺炎链球菌肺炎的体征包括气促(呼吸大于30次/分)、心动过速、低血压(严重病例中),多数患者有发热(高龄患者常无发热)。呼吸道体征变异度很大,包括肺部叩诊浊音(提示实变),肺部听诊啰音,部分病例胸廓扩张度降低,少数病例听诊为支气管呼吸音,个别病例可有胸膜摩擦音,严重低氧患者可有发绀。重症肺炎的婴儿可见鼻翼扇动和吸气相胸壁凹陷。呼吸道以外的体征包括腹痛(膈胸膜受累时)和精神状态异常(尤其对老人)。

鉴别诊断 · 肺炎链球菌肺炎的鉴别诊断包括:心脏疾病如心肌梗死、心力衰竭伴急性肺水肿,肺部疾病如肺不张,病毒、支原体、流感嗜血杆菌、肺炎克雷伯菌、金黄色葡萄球菌、军团菌、耶氏肺孢子菌(尤其对于 HIV 患者及其他免疫受损患者)引起的肺炎。对有腹痛的病例,鉴别诊断必须包括胆囊炎、阑尾炎、消化道溃疡穿孔、膈下脓肿。合并腹痛的病例进行鉴别诊断时,最有挑战的一点就是必须考虑到肺炎链球菌肺炎——一种非腹部疾病。

诊断 · 部分学者认为在治疗无并发症、社区获得的轻症肺炎时,可不需要获取病原学,因为病原学结果对临床治疗决策影响不大。但对于重症肺炎,或诊断不明确的肺炎,努力确认肺炎致病病原体是非常重要的。诊断肺炎链球菌肺炎的金标准是肺组织病理。如无法取得病理,胸部影像学如有肺部浸润影也提示肺炎的诊断。但是要注意的是,缺乏胸部影像学表现的肺炎的确是存在的。在疾病的早期或患者处于脱水状态时,肺部浸润影可不明显或缺如;在充分水化后,浸润影往往会出现。肺炎链球菌肺炎的胸部影像学表现也是多变的,其典型表现是肺叶或肺段的实变(**图 42 - 6**),但在部分病例中可表现为斑片影;30%病例中有大于一个肺叶受累。在有并发症的病例中,肺部实变可合并胸腔积液或积脓。在

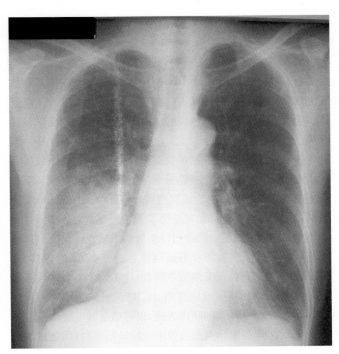

图 42 - 6　胸片示经典的肺炎链球菌大叶性肺炎。一名老年患者的右下肺叶。

儿童,如果胸部影像学见到圆球形的实变影,也就是"圆形肺炎",往往提示可能为肺炎链球菌肺炎。成人中圆形肺炎很少见。值得注意的是,实变、渗出、阴影等表现也许不仅仅是肺炎引起的,在部分病例中,需考虑是否合并其他疾病,尤其是肿瘤。

疑似肺炎链球菌肺炎的患者必须抽血进行检验。在少数(小于30%)病例中,可有肺炎链球菌血培养阳性。其他非特异性线索包括中性粒细胞计数升高(在多数病例,中性粒细胞计数>15 000/µL,在部分病例,可高达40 000/µL),小于10%的病例可有白细胞减少(预后差,死亡率高)、肝酶升高、肝功能异常(直接胆红素、间接胆红素都可升高)。20%~30%患者可有贫血、低蛋白血症、低钠血症、血肌酐升高。

肺炎链球菌尿抗原检测对于病原学诊断有重要价值。对于鼻咽部肺炎链球菌定植率低的成人,肺炎链球菌尿抗原检测的阳性预测值很高。但对于儿童来说,情况完全不一样,肺炎链球菌尿抗原检测结果阳性可能仅仅是因为鼻咽部肺炎链球菌定植。

多数肺炎链球菌肺炎的诊断依赖于痰涂片 + 革兰染色、痰培养。痰标本化验的有效性主要取决于痰液的质量以及患者的抗生素使用情况。

并发症·脓胸是肺炎链球菌肺炎最常见的并发症,发生于<5%病例。如果肺炎链球菌肺炎经4~5日规范抗生素治疗后患者仍有发热、血白细胞升高、合并胸腔积液,则应考虑脓胸。肺炎旁胸腔积液比脓胸常见,是一种肺炎引起的反应性、自限性炎症。如胸腔积液呈脓性、细菌数高、pH≤7.1,则提示脓胸,应积极、彻底引流,通常需要胸腔置管。

脑膜炎

肺炎链球菌脑膜炎是一种化脓性脑膜炎,临床表现和其他细菌引起的脑膜炎类似。脑膜炎可能是肺炎链球菌感染的首发症状,也可能继发于颅底骨折、中耳炎、菌血症、乳突炎等。由于流感嗜血杆菌 b 型疫苗已经普及,肺炎链球菌和脑膜炎奈瑟菌是引起成人和儿童脑膜炎最常见的细菌性病原体。化脓性脑膜炎(包括肺炎链球菌引起的脑膜炎)临床表现包括剧烈的、全头部、逐渐加重的头痛、发热、呕吐,以及一些特殊的中枢神经系统表现(颈项强直、畏光、抽搐、意识障碍)。临床体征包括全身中毒症状、意识状态改变、心动过缓、颅内高压引起的高血压。少数成人患者 Kernig 征、Brudzinski 征阳性,可有脑神经麻痹(尤其是第3、第6 对脑神经)。

肺炎链球菌脑膜炎的确切诊断依赖于脑脊液化验:① 脑脊液浑浊(目测)。② 脑脊液蛋白质含量升高,细胞计数(红细胞、白细胞)升高,葡萄糖浓度降低(定量检测)。③ 病原学检测(培养、革兰染色、抗原检测、PCR)。如果血培养肺炎链球菌阳性,结合脑膜炎的临床表现,也可诊断肺炎链球菌脑膜炎。成人中,肺炎链球菌尿抗原阳性特异性很高,因为成人鼻咽部肺炎链球菌定植率较低。

肺炎链球菌脑膜炎病死率约为 20%。幸存者中有 50% 遗留有各种急慢性并发症:儿童可有耳聋、脑积水、精神思维发育迟滞;成人可有弥漫性脑水肿、蛛网膜下腔出血、脑水肿、脑血管并发症、听力丧失等。

其他侵袭性感染综合征

肺炎链球菌可引起人体其他各部位的侵袭性感染综合征,包括原发性菌血症(没有其他感染灶/感染源的菌血症、特发性菌血症)、骨髓炎、化脓性关节炎、心内膜炎、心包炎、腹膜炎。诊断方法关键是通过无菌操作方法取得感染灶的体液/脓液进行检验(涂片 + 革兰染色、培养、荚膜抗原检测、PCR)。侵袭性肺炎链球菌感染可能并发溶血尿毒综合征。

非侵袭性感染综合征

常见的肺炎链球菌非侵袭性感染是鼻窦炎和中耳炎,后者更加常见,主要发生于儿童。中耳炎的表现主要为急性起病的剧烈耳痛、发热、耳聋、耳鸣,发病前可有上呼吸道感染。临床体征包括鼓膜红肿、凸出,咽鼓管通气下降。仅有鼓膜发红不足以诊断中耳炎。

肺炎链球菌鼻窦炎是上呼吸道感染后的并发症,表现为面部疼痛、充血、发热,在部分病例,可有夜间咳嗽。明确诊断需鼻窦抽液、培养;但如果临床表现典型、符合临床诊断,一般会先予诊断性治疗。

治疗 · 肺炎链球菌感染

历史上,青霉素对肺炎链球菌的强大杀菌活性使得肠外应用青霉素成为对青霉素敏感的肺炎链球菌感染的理想选择,例如社区获得性肺炎。对敏感株,青霉素仍是最经常使用的药物,轻症感染推荐每日剂量5万单位/kg,脑膜炎推荐每日剂量30万单位/kg。其他 β-内酰胺类抗生素(氨苄西林、头孢曲松、头孢噻肟、头孢呋辛等)可以被用于青霉素敏感株,但并没有明显胜于青霉素的优势。对于青霉素过敏患者,可以使用大环内酯类和头霉素类替代。克林霉素、四环素类、磺胺类等对肺炎链球菌有部分抗菌活性,但全球各地均有观察到对上述药物的耐药。

早在 20 世纪 60 年代,就有人发现了对青霉素耐药的肺炎链球菌,当时肺炎链球菌对大环内酯类和四环素类的耐药非常罕见。多种药物耐药的肺炎链球菌最早报道于 70 年代,直到 90 年代,肺炎链球菌耐药的严峻形势蔓延到全球范围。抗生素筛选出了耐药菌株,对 β-内酰胺类或其他多种药物耐药的菌株遍及全球。对大环内酯类、氟喹诺酮类的高耐药率也不断被报道。

肺炎链球菌对青霉素耐药的分子机制主要是青霉素结合蛋白(PBP)基因的改变,该耐药基因可在肺炎链球菌菌株之间水平传递。PBP基因的改变导致青霉素对肺炎链球菌的亲和力、结合能力下降。根据 PBP 基因的特定种类和数目不同,耐药程度可从中介到高度耐药。多年以来,肺炎链球菌对青霉素药敏的 MIC 折点均为:敏感,$\leqslant 0.06$ μg/mL;中介,$0.12 \sim 1$ μg/mL;耐药,$\geqslant 2$ μg/mL。然而,体外药敏试验结果并不一定能完全模拟体内情况、预测患者对药物的疗效。2008 年,临床实验室标准学会重新修订了青霉素药敏的折点并更新了推荐。对于脑膜炎,每日至少 24 万单位静脉治疗、分 8 次给药,MIC $\leqslant 0.06$ μg/mL 意味着敏感,MIC $\geqslant 2$ μg/mL 说明耐药。对于非脑膜炎的其他部位感染,每日 12 万单位静脉治疗、分 6 次给药,MIC $\leqslant 2$ μg/mL 为敏感,MIC $= 4$ μg/mL 为中介,MIC $\geqslant 8$ μg/mL 说明耐药。对于中间的肺炎链球菌菌株,每日推荐剂量为 18 万～24 万单位。非脑膜炎的肺炎链球菌感染口服青霉素 V 治疗的药敏折点仍未改变。

虽然指南在推荐抗感染方案时应考虑到各地区不同的耐药情况,但目前来说各国指南大多仍根据循证医学证据给出推荐疗法(IDSA/ATS 即美国感染病学会/美国胸科学会、英国胸科学会、欧洲呼吸道疾病学会)。下文所附的脓毒症治疗指南即为美国儿科学会 2012 年制定的。

肺炎链球菌脑膜炎

鉴于日益严重的耐药情况,针对肺炎链球菌脑膜炎,1 月龄以上患者的推荐一线治疗为万古霉素(成人:每日 30～60 mg/kg,婴幼儿:每日 60 mg/kg)联合头孢噻肟(成人:每日剂量 8～12 g,分 4～6 次给药;儿童:每日剂量 225～300 mg/kg,分 1～2 次给药)或头孢曲松(成人:每日剂量 4 g,分 1～2 次给药;儿童:每日剂量 100 mg/kg,分 1～2 次给药)。如果对 β-内酰胺类过敏(青霉素或头孢菌素),建议使用利福平(成人:600 mg/d;儿童:20 mg/d,分 1～2 次给药)替代。发生以下情况时应在治疗 48 小时后重复腰椎穿刺检查:① 致病株对青霉素不敏感,或对头孢菌素的药敏未知。② 患者临床症状未好转,或有恶化。③ 已使用地塞米松,可能会干扰临床症状的判断。一旦获得致病株药敏,应立即根据药敏调整用药。如果致病株对青霉素敏感,应停止使用万古霉素,可使用青霉素替代头孢菌素,也可继续使用头孢曲松/头孢噻肟单药治疗。如果致病株对青霉素耐药、对头孢菌素敏感,应停止使用万古霉素,继续使用头孢曲松/头孢噻肟单药治疗。如果致病株对青霉素耐药、对头孢曲松/头孢噻肟不敏感,应继续使用万古霉素联合高剂量头孢曲松/头

孢噻肟;发生以下情况时还应再加上利福平治疗:① 致病株对利福平敏感,患者症状加重。② 脑脊液细菌涂片/培养持续阳性。③ 致病株对头孢菌素药敏 MIC 值高。部分医生建议对超过 6 月龄的儿童使用糖皮质激素,但这一做法仍有争议,不属于标准治疗。糖皮质激素可降低病死率,减轻成人患者的听力丧失和神经系统后遗症,可用于社区获得性细菌性脑膜炎。如果要使用糖皮质激素,应和抗生素同时使用。

侵袭性感染(除外脑膜炎)

对既往健康、本次发病不重的儿童,抗生素推荐方案如下:青霉素每日剂量 25 万～40 万单位/kg,间隔 4～6 小时给药;或头孢噻肟每日剂量 75～100 mg/kg,间隔 8 小时给药;或头孢曲松每日剂量 50～75 mg/kg,间隔 12～24 小时给药。对重症患儿(合并新纪元,或有多肺叶受累的肺炎、血氧或血压低),如考虑致病株对 β-内酰胺类不敏感,应加用万古霉素,关注药敏,一旦有药敏结果,根据药敏调整用药。如果致病株对 β-内酰胺类耐药,应根据临床疗效以及对其他药物的药敏来调整方案。对 β-内酰胺类过敏者,克林霉素或万古霉素为一线治疗药物;如果致病菌药敏结果提示对其他非 β 内酰胺类药物敏感,应停止使用万古霉素。

对于门诊患者,阿莫西林(每 8 小时 1 g)几乎对所有肺炎链球菌肺炎有效。头孢菌素或氟喹诺酮类相比于阿莫西林没有更多优势,反而昂贵得多。左氧氟沙星(每日 500～750 mg,每日 1 次给药)或莫西沙星(每日 400 mg,每日 1 次给药)在美国疗效甚佳,除非患者既往经常使用氟喹诺酮类或来自氟喹诺酮过度使用的地区。克林霉素(每日剂量 600～1 200 mg,间隔 6 小时给药)对 90% 病例有效,阿奇霉素(第 1 日 500 mg,此后每日 250～500 mg)或克拉霉素(每日剂量 500～750 mg,每日 1 次给药)对 80% 病例有效。如致病株对大环内酯类耐药,起始经验性使用阿奇霉素往往会导致治疗失败、菌血症发生。如上文所述,肺炎链球菌的耐药率在一些国家很低、在另一些国家高得多。从全球范围来看,高剂量阿莫西林都是最佳选择。

肺炎链球菌肺炎疗程不确切,至少应在热退后持续 5 日。合并继发感染者(脓胸,化脓性关节炎等)疗程更长。

急性中耳炎

儿童急性中耳炎推荐使用阿莫西林(每日剂量 80～90 mg/kg),除非对症治疗可缓解病情(病情不严重时)。治疗的疗程不确切,对幼年儿童、疾病较严重的儿童,推荐 10 日疗程。6 岁以上儿童,如病情不严

重,治疗5~7日就足够了。如就诊48~72小时后患者症状未缓解,一定要重新评估病情。如果急性中耳炎的诊断是明确的,还未使用抗生素,建议开始应用阿莫西林。如果已使用抗生素但疗效不佳,应更换药物。如果二线推荐药物也疗效欠佳,应进行鼓膜切开术、鼓膜穿刺术,取得病灶标本行培养。

上述推荐同样适用于急性鼻窦炎。处理类似病情的详细信息可见于美国儿科学会和美国家庭医生学会推出的指南。

■ 预防

预防肺炎链球菌感染的措施包括:肺炎链球菌疫苗、流感嗜血杆菌疫苗、减少可增加肺炎链球菌感染风险的合并症、减少抗生素过度使用(促使耐药发生)。

荚膜多糖疫苗

23价肺炎链球菌荚膜多糖疫苗(PPSV23)中含有每种荚膜多糖25 μg,从1983年开始投入使用。每个国家对此疫苗的推荐情况不同。美国疫苗学术委员会推荐65岁以上或2~64岁有基础疾病(可增加肺炎链球菌易感风险的基础疾病)的人接种PPSV23(表42-1;www.cdc.gov/vaccines/schedules/)。该委员会近期更新了其推荐,建议高危人群联合接种PPSV23和另一种多糖蛋白结合疫苗(见下文"多糖蛋白结合疫苗")。2岁以上有基础疾病的人群每隔5年应复种一次疫苗,但65岁以上无基础疾病者不需要复种。PPSV23无法产生记忆性免疫,抗体滴度随着时间推移逐步衰减,所以对于有导致抗体缺乏的基础疾病的人群,复种疫苗很重要。反复多次注射疫苗的风险包括局部注射反应以及诱导的免疫应答不足。免疫应答降低的机制不清,但考虑到其发生的可能性,不推荐复种疫苗超过1次以上。

接种PPSV23对侵袭性肺炎链球菌病、肺炎链球菌肺炎发病以及病死率的影响有争议,不同的观察研究得出的结论有差异。很多荟萃分析常能得出相反结论。总体来说,观察性研究中PPSV23体现出的有效性优于临床对照研究。目前学术界的共识是PPSV23对于预防侵袭性肺炎链球菌病有效,但对不合并菌血症的肺炎链球菌肺炎几乎没有预防作用。常有临床试验、观察性研究、荟萃分析反驳这个观点。对老人或免疫受损者,PPSV23疫苗的预防作用较差,因为这些人群产生抗体的能力不如年轻人或免疫正常的人群。如果PPSV23疫苗有效,其保护作用期限为5年(每次注射)。

更好的适用于成人的肺炎链球菌疫苗亟待研发,这一点是毫无争议的。即便对婴儿时期注射过肺炎链球菌联合疫苗的人(婴儿时期注射的疫苗即便在接种者长大后也能间接提供一定的保护作用)来说,联合疫苗未覆盖的肺炎链球菌血清型可导致疾病发生、造成沉重负担。

多糖蛋白联合疫苗

婴幼儿经常对PPSV疫苗反应不佳,因为PPSV需要宿主产生不依赖T细胞的抗体(译者注:婴幼儿的这一免疫功能尚未发育完全)。因此,针对婴幼儿研发的多糖蛋白联合疫苗(PCV)作为一种新型疫苗应运而生。2000年首创的PCV7在美国被批准,该产品囊括了肺炎链球菌血清型7、10、13,2014年开始出售。新型疫苗所针对的肺炎链球菌血清型正是容易在幼儿中引起侵袭性肺炎链球菌病和耐药感染的血清型。随机对照试验(RCT)研究显示,PCV对预防相应血清型的侵袭性肺炎链球菌病、肺炎(非侵袭性)、中耳炎、鼻咽部定植,以及降低全因死亡率都效果奇佳。世界卫生组织(WHO)推荐将PCV疫苗纳入各国的儿童疫苗接种规范流程(硬性规定接种),尤其对那些婴儿死亡率高的国家。

美国是第一个引进PCV疫苗的国家,所以在最长时间内享受到了该疫苗的有效公共免疫作用。美国引进PCV之后,整体人口中PCV覆盖血清型的侵袭性肺炎链球菌病发病率下降了90%(图42-7)。美国PCV疫苗主要被接种于婴儿,但数据显示,不仅在婴儿年龄组中侵袭性肺炎链球菌病发病率大幅下降,在成人组中发病率也同样显著下降,这可能是因为接种了疫苗的婴儿几乎不再会有鼻咽部肺炎链球菌的定植,所以减少了将细菌传播给成人的概率。在部分成员接种疫苗的社区中,那些未接种疫苗的成员也受到免疫保护的现象被称为疫苗的间接保护作用。观察研究显示,疫苗未覆盖的肺炎链球菌血清型的定植和致病均有所上升,但这些血清型引起侵袭性肺炎链球菌病(IPD)的发病率很低,尤其是IPD整体发病率的下降(详见上文"流行病学")。疫苗覆盖的血清型往往更容易对抗生素耐药,所以PCV疫苗在全球的使用显著降低了耐药肺炎链球菌的感染率。美国疫苗学术委员会的相关推荐可见于www.cdc.gov/MMWR/pdf/wk/mm5909.pdf。近期一些研究显示,PCV疫苗可有效预防HIV患者免受肺炎链球菌感染。如今在美国,对所有免疫功能受损的成人和儿童,都建议序贯接种PPSV23和PCV13疫苗。

其他预防措施

对于易感人群,避免接触已发生肺炎链球菌感染的患者,也能够起到预防感染的作用。其他相关预防措施包括接种流感疫苗,加强控制管理糖尿病、HIV感染、心脏病、肺部疾病。最后,减少或避免抗生素滥用也可预防肺炎链球菌病,因为耐药菌可长期存活于社区中,最终传播并致病。

■ 网站

美国儿科学会红宝书,感染病学术报告:aapredbook.aappublications. org;Pneumococcal Regional Serotype Distribution or Pneumococcal AMC TPP:www.gavialliance.org/library/documents/amc/tpp-codebook/

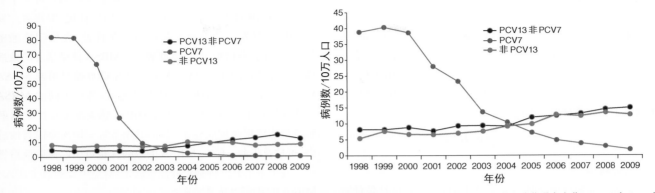

图 42-7　在<5 岁儿童和>65 岁老人中侵袭性肺炎链球菌病发病率的变化,根据血清型分组,1998—2009 年。7 价肺炎链球菌联合疫苗(PCV7)在 2000 年下半年被引入美国并作为婴幼儿常规接种使用,PCV13 在 2010 年被引入,在本次观察研究结束之后的一年。PCV7 疫苗血清型包括 4 型、6B 型、9V 型、14 型、18C 型、19F 型、23F 型以及交叉反应的血清型 6A 型。PCV13 疫苗血清型包括 PCV7 涵盖的血清型以及 1 型、3 型、5 型、6A 型、7F 型和 19A 型(引自:Dr. M. Moore,Centers for Disease Control and Prevention,经其授权允许)。

第 43 章
葡萄球菌感染 | Chapter 43
Staphylococcal Infections

Franklin D. Lowy · 著 | 蔡思诗 · 译

金黄色葡萄球菌是众多葡萄球菌种类中毒力最强的,即便有多种有效的抗生素,金黄色葡萄球菌感染依然是引起全球范围内致死性感染的重要病原体。金黄色葡萄球菌是一种多功能细菌,能通过产生毒素和非毒素介导的机制致病。该细菌可以引起多种医院获得或社区获得的感染,严重程度从皮肤软组织轻症感染到危及生命的全身系统性感染,不一而足。

金黄色葡萄球菌以外的其他葡萄球菌主要是指凝固酶阴性的葡萄球菌,毒力远低于金黄色葡萄球菌,但依然是重要的致病菌,尤其对于植入物感染。

微生物学和分类学

葡萄球菌是一种革兰阳性球菌,属于微球菌科,在革兰染色后呈葡萄串状(**图 43-1**),这种微生物(大约直径 1 μm)过氧化氢酶阳性(和链球菌不同),无动力,需氧、兼性厌氧。在各种条件下,这种细菌都可长期存活于环境表面。部分种类可有多种宿主,包括哺乳类动物、鸟类;另一些种类的葡萄球菌的宿主范围较窄,仅限于 1~2 种动物。

大约 30 多种葡萄球菌可对人类致病。如何鉴别确认更有临床致病意义的菌种,主要依据一系列生化检测。自动诊断系统、生化检测试剂盒、DNA 检测等适用于各种菌种鉴定。

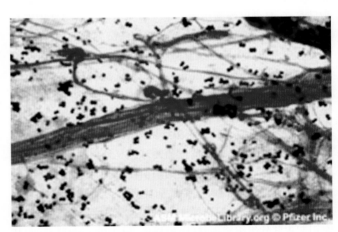

图 43-1　一份痰标本中金黄色葡萄球菌的革兰染色。(引自:ASM MicrobeLibrary.org. © Pfizer, Inc)。

金黄色葡萄球菌能够产生凝固酶(一种能将纤维蛋白原转变为纤维蛋白的表面酶),根据这一点可将其和其他葡萄球菌区分开来。检测蛋白 A 以及凝集因子的乳胶试剂盒也能将金黄色葡萄球菌和其他葡萄球菌区分开来。金黄色葡萄球菌可以发酵甘露醇、蛋白 A 阳性、产 DNA 酶。在血平板上,金黄色葡萄球菌呈金黄色 β 溶血性菌落;相反的,凝固酶阴性葡萄球菌呈白色非溶血性菌落。基因测序技术越来越多被应用于葡萄球菌菌种鉴定。

不同患者体内分离得到的葡萄球菌是否是同一种菌株，关系到是否考虑医院获得性感染暴发（例如医疗器械污染）。分子技术例如脉冲凝胶电泳测序技术（如葡萄球菌蛋白 A、SpA 分型）正被广泛应用于这个目的。近期，全基因组测序技术加强了临床菌种鉴定的能力。

金黄色葡萄球菌感染

■ 流行病学

金黄色葡萄球菌既是与人类共生的正常菌，也是条件致病菌。大约 30% 健康人有过金黄色葡萄球菌定植，10% 健康人有持续性金黄色葡萄球菌定植。在依赖胰岛素治疗的糖尿病患者、HIV 患者、血液透析患者、静脉吸毒者、有皮肤破损者，金黄色葡萄球菌定植比率更高。鼻前庭、口咽部是最常见的定植部位，而皮肤（尤其是破损的）、阴道、腋窝、会阴也常常有金黄色葡萄球菌定植。这些部位的细菌定植为将来的感染致病提供了源头。

金黄色葡萄球菌常常通过直接接触传播。机体各部位的定植使得该细菌通过接触在人际传播。也有报道提示，定植严重者呼吸道和鼻腔分泌物的气溶胶可造成金黄色葡萄球菌播散。造成大多数金黄色葡萄球菌患者感染的菌株往往是患者自身共生菌群体系的一部分，皮肤黏膜的破损导致金黄色葡萄球菌引发感染。

一些基础疾病增加了金黄色葡萄球菌感染的风险，例如糖尿病，因为糖尿病患者金黄色葡萄球菌定植率高，有时需要注射胰岛素，且淋巴细胞功能不全。有先天性或获得性中性粒细胞功能障碍的患者发生金黄色葡萄球菌感染的风险增高，这部分患者包括中性粒细胞减少症患者（如接受化疗者）、慢性肉芽肿性疾病患者、Chédiak - Higashi 综合征患者等。其他感染高危人群包括肾功能衰竭者、HIV 感染者、皮肤情况异常者、有植入物者。

金黄色葡萄球菌是健康医疗机构相关感染中最主要的致病菌（参见第 17 章）。金黄色葡萄球菌是外科手术切口感染最常见的病因，也是仅次于凝固酶阴性葡萄球菌的引起菌血症的最常见罪魁祸首。这些致病株经常会对多种抗生素耐药，因此抗感染方案的选择非常有限。金黄色葡萄球菌仍然是引起皮肤软组织感染、呼吸道感染、感染性心内膜炎（尤其是静脉吸毒者）的重要致病菌。日益普及的家庭注射治疗（例如胰岛素注射）是社区获得的金黄色葡萄球菌感染的另一原因。

🌐 在过去的 20 年内，耐甲氧西林金黄色葡萄球菌（methicillin-resistant S. aureus，MRSA）的流行病学发生了戏剧性变化。除了是医院获得感染的重要致病菌之外，MRSA 也逐渐成为社区获得感染的重要病原体。全球多地区均有报道社区获得性 MRSA（community-associate MRSA，CA - MRSA）感染暴发，无论在乡村还是城市。这些暴发可发生于各类人群，例如儿童、囚犯、运动员、美国原住民、吸毒者。发生 MRSA 暴发的危险因素包括卫生条件差、人员间接触密切、（公用的）器械被污染、皮肤破损。MRSA 感染暴发的致病株往往是特定的几种，例如在美国，USA300 就是引起 MRSA 感染的一个主要致病株。全球其他地区，各种不同的 MRSA 致病株导致了各地社区获得的 MRSA 感染暴发。虽然这些感染最主要累及皮肤软组织，但其中 5%～10% 为侵袭性感染，可危及生命。CA - MRSA 的致病株也可引起医院获得性感染发生率上升。特别需要注意的是，对免疫受损宿主，CA - MRSA 的致病力显著增强。

■ 致病机制

一般概念

金黄色葡萄球菌是一种化脓性细菌，可在原发感染灶和迁徙病灶引起脓肿。人体对金黄色葡萄球菌感染的病理生理反应体现了这一细菌的致病进展过程。细菌引起炎症反应，首先是中性粒细胞浸润，然后单核巨噬细胞、纤维母细胞随之而来。此后的过程，要么就是宿主的细胞免疫压制住了细菌感染，要么就是感染扩散至邻近组织或进入血流。

在毒素介导的金黄色葡萄球菌疾病中，感染并不是从头至尾都存在的。例如，一旦金黄色葡萄球菌产生了毒素，被细菌污染的食物即便经过消毒、清除了细菌，也一样能致病。金黄色葡萄球菌毒素休克综合征（staphylococcal toxic shock syndrome，TSS）往往就是在金黄色葡萄球菌易定植的部位或情况下（例如女性月经期使用高吸水材料的塞入式卫生棉条），细菌毒素得以产生、致病，甚至导致休克、死亡。

金黄色葡萄球菌基因组

很多金黄色葡萄球菌菌株目前已完成了全基因组测序。以下为部分重要发现：① 在不同的菌株中，核心基因核苷酸序列高度一致。② 金黄色葡萄球菌基因中含有大量来自其他种类细菌的基因信息，其获得方式为水平转移。③ 金黄色葡萄球菌基因中有一些特殊的"致病基因岛"，这些岛含有易变的基因元素，编码肠毒素、外毒素、耐药性等相关致病特性。这些致病基因岛中的 mecA 基因导致了金黄色葡萄球菌对甲氧西林耐药（MRSA）。MRSA 致病基因岛有特定的金黄色葡萄球菌染色体 mec 亚型（staphylococcal cassette chromosome mec types，SCCmec types），其基因长度不一，跨度为 20～60 kb。目前 11 种 SCCmec 亚型已被发现。其中，1～3 型大多和医院获得性 MRSA 感染相关，而 4～6 型主要和社区获得性 MRSA 感染相关。

🌐 引起全球范围内社区获得/医院获得性 MRSA 感染的往往就是有限的几种特定的菌株。将这些菌株的基因和早些年 MRSA 暴发的菌株（如 20 世纪 50 年代的噬菌体 80/81 株）进行比较，学者发现很多核苷酸序列并未变化。这提示这些 MRSA 菌株必定含有某些基因，使其具有极强的生存能力及传播能力。

毒力基因表达调控

在毒素介导和非毒素介导的金黄色葡萄球菌疾病中,细菌的致病毒力取决于一系列调控基因(例如,附件调控基因,agr;金黄色葡萄球菌附件调控基因,sar),这些基因互相作用、共同调控毒力基因的表达。agr 基因是信号传导通路的一部分,可感知细菌菌落密集程度并随之做出下一步的反应。体外试验表明,在细菌最初呈指数级增殖的扩增期,金黄色葡萄球菌表面蛋白被合成,大大促进这一增殖过程。在扩增后期,菌落密集程度达到峰值,此时 agr 基因被转录,引起 α 毒素、肠毒素及其他酶类的释放。

学者推断,宿主体内金黄色葡萄球菌的基因调控情况和体外试验中的相似。细菌需要各种不同组件共同合作才能成功感染宿主。首先,金黄色葡萄球菌分泌细菌黏附素,得以在宿主组织表面定植。随后,细菌分泌各种酶,使菌落能获取营养、逐步扩散进临近组织。多种动物模型实验表明,敲除了这些调控基因的金黄色葡萄球菌菌株毒力明显降低。

侵袭性金黄色葡萄球菌感染致病机制

金黄色葡萄球菌是条件致病菌。为实现侵袭性感染,以下过程都是必需的:细菌在宿主组织表面定植,皮肤黏膜屏障破坏,局部感染灶形成,对宿主免疫反应逃逸,感染灶迁徙。宿主体表的定植菌或传染自其他人的细菌可经破损的皮肤、伤口或血流入侵。金黄色葡萄球菌感染复发很常见,原因是金黄色葡萄球菌可在宿主各个部位静息性潜伏、长期存活,等到环境允许时,就可引起感染复发。

金黄色葡萄球菌在体表的定植 · 鼻前庭是金黄色葡萄球菌在人体最常见的定植部位。定植的首要步骤就是金黄色葡萄球菌黏附于鼻部的角化上皮细胞。影响定植的其他因素包括:其他金黄色葡萄球菌定植者的飞沫传播影响以及其飞沫中的细菌密度、宿主因素、鼻黏膜破损情况(例如吸入毒品)。其他定植部位如破损的皮肤、腹股沟、口咽部等往往是社区获得性 MRSA 的重要寄居部位。

金黄色葡萄球菌在宿主组织表面的定植 · 金黄色葡萄球菌可由于轻微的擦伤、注射胰岛素、静脉导管插管等过程而被带入宿主的组织中。随后,细菌不断扩增,定植在宿主的组织表面。一些金黄色葡萄球菌表面蛋白在介导细菌黏附的过程中起到了关键作用,被称为微生物表面组成识别黏附基质分子(microbial surface components recognizing adhesive matrix molecules,MSCRAMMs)。这些 MSCRAMMs(例如凝集因子、胶原结合蛋白等)使细菌能黏附于已暴露的宿主基质分子(如纤维蛋白原、纤维连接蛋白),进而定植于不同的组织表面。这些蛋白质易化了金黄色葡萄球菌对暴露的纤维蛋白原或胶原的黏附,从而促进了侵袭性感染如感染性心内膜炎、化脓性关节炎的发病。

虽然既往认为凝固酶阴性葡萄球菌容易产生生物膜,造成植入假体感染,但其实金黄色葡萄球菌的部分基因如细胞间黏附基因(intercellular a hesion locus,ica),也可导致生物膜形成。金黄色葡萄球菌植入物感染的首要环节是细菌黏附于植入物表面包被的血浆成分,然后逐渐形成生物膜。金黄色葡萄球菌是生物医疗植入物感染的重要病因。

侵袭 · 完成定植以后,金黄色葡萄球菌在感染灶局部增殖,产生各种酶(如血清蛋白酶、透明质酸酶、耐热核酸酶、磷脂酶等)。这些酶促进细菌存活、扩散进入临近组织,虽然其具体机制不清。磷脂酶使细菌可在富含脂质的部位存活,例如毛囊(金黄色葡萄球菌感染最常见的部位之一)。金黄色葡萄球菌产生的 Panton-Valentine 杀白细胞毒素(Panton-Valentine leucocidin)可以溶解和杀伤中性粒细胞、单核细胞、巨噬细胞,从流行病学角度来看,能产生这种毒素的金黄色葡萄球菌菌株往往和社区获得性 MRSA 的皮肤感染、严重深部感染相关。MSCRAMMs 蛋白在金黄色葡萄球菌扩散、引起其他部位感染的过程中也起了重要作用。

从金黄色葡萄球菌局部感染和系统性感染中,我们能得出一些结论。金黄色葡萄球菌的细胞壁(由 N-乙酰胞壁酸、N-乙酰氨基葡萄糖、磷壁酸联合组成)可以引发炎症反应,包括脓毒症。金黄色葡萄球菌 α 毒素造成真核细胞表面穿孔,也能诱发炎症反应,且可能进展为脓毒血症。

宿主防御机制逃逸 · 金黄色葡萄球菌有一系列免疫逃逸措施,导致其能够造成侵袭性感染。它们具有抗吞噬的多糖微荚膜。5 型和 8 型荚膜金黄色葡萄球菌造成了大多数的人类感染。金黄色葡萄球菌荚膜上的阴离子和阳离子电荷在脓肿形成过程中起到重要作用。蛋白 A(一种金黄色葡萄球菌特有的 MSCRAMMs)可充当 Fc 受体、结合于人类 1/2/4 型免疫球蛋白 IgG 的 Fc 段,使细菌免于中性粒细胞的吞噬。金黄色葡萄球菌的趋化作用抑制蛋白(chemotaxis inhibitory protein of staphylococci,CHIPS,一种分泌蛋白)以及细胞外黏附蛋白(extracellular adherence protein,EAP,一种表面蛋白)都可干扰中性粒细胞趋化、积累于感染灶,使细菌成功实现免疫逃逸。

金黄色葡萄球菌的其他免疫逃逸机制包括其在人体细胞内的生存能力。吞噬细胞将金黄色葡萄球菌胞吞入内,而这一过程反而为金黄色葡萄球菌逃脱宿主免疫攻击提供了避难所。宿主细胞内的环境有利于金黄色葡萄球菌中小菌落变异株的生长。在接受抗生素治疗(如氨基糖苷类药物)的患者以及有肺囊性纤维化或骨髓炎的患者中都发现了这种小菌落金黄色葡萄球菌变异株。这种变异株在身体各部位的生存时间更长,可能会引起复发感染。最后,金黄色葡萄球菌可在中性粒细胞内存活,利用中性粒细胞抵达其他部位,引起感染播散。

社区获得性 MRSA 感染的致病机制 · CA-MRSA 的致病机制包括很多毒力因子。有流行病学证据显示,Panton-Valentine 杀白细胞毒素基因和皮肤软组织感染、流行性感冒后坏死性肺炎的发病密切相关。引起 CA-MRSA 感染的其他决定性因素包括:可分解精氨酸的动力元素(arginine catabolic mobile element，ACME，该基因有助于细菌的免疫逃逸）、可溶于苯酚的调控蛋白（phenol-soluble modulins，一种溶细胞性多肽）、α毒素。

宿主对金黄色葡萄球菌感染的反应

宿主在金黄色葡萄球菌感染后的首要反应就是中性粒细胞聚集。细菌的一些成分（如甲酰化多肽、肽聚糖）以及巨噬细胞/内皮细胞分泌的细胞因子（肿瘤坏死因子、IL-1、IL-6等）吸引中性粒细胞聚集于感染局灶。

虽然大多数人体内有金黄色葡萄球菌抗体，但这些抗体对金黄色葡萄球菌感染的预防保护作用并不确切。抗荚膜抗体和MSCRAMM抗体在体外试验中表现出了协助免疫调理的作用，在动物模型中也被证明有预防感染的效果，但在临床试验中尚未被证实能有效预防金黄色葡萄球菌感染。

毒素介导的金黄色葡萄球菌疾病发病机制

金黄色葡萄球菌产生三种毒素：细胞毒素、高热毒素超抗原、表皮剥脱毒素。流行病学数据和动物实验都显示，抗毒素抗体可有效保护金黄色葡萄球菌毒素休克综合征、金黄色葡萄球菌食物中毒、葡萄球菌烫伤样皮肤综合征（staphylococcal scalded-skin syndrome，SSSS）。在毒素被合成、吸收、启动宿主炎症反应以后，毒素介导的疾病症候群就开始发病了。

肠毒素和毒性休克综合征毒素-1（TSST-1）·金黄色葡萄球菌的高热毒素超抗原是一组分子量小、结构类似的蛋白质，主要引起两种疾病：TSS和食物中毒。肠毒素和TSST-1促使T细胞异常分裂、短期内单克隆极度扩增，故可诱发TSS。正常情况下，抗原首先在细胞内被初步处理，经由抗原提呈细胞（major histocompatibility complex，MHC）进行抗原呈递，启动正常的T细胞免疫应答。但在病理情况下，金黄色葡萄球菌毒素直接结合于MHC，继而通过vβ链结合于T细胞受体，导致可怕的、暴发式的T细胞单克隆扩增（单个T细胞克隆可扩增至所有T细胞总数的20%）。T细胞暴发式单克隆扩增的后果就是产生了"细胞因子风暴"，大量炎症介质如γ干扰素、IL-1、IL-6、肿瘤坏死因子-α、肿瘤坏死因子-β不断产生并释放至全身。这种多系统累及的综合征临床表现类似于内毒素休克，不过发病机制不同。胃肠道释放的内毒素会协同加重金黄色葡萄球菌毒素的损伤作用。

金黄色葡萄球菌肠毒素分子的另一个结构可导致食物中毒。肠毒素对热稳定，即便在灭菌处理后，毒素依然未被消除。已产生的毒素如被患者摄入、吸收，就会致病。食物中毒潜伏期很短（1～6小时）。肠毒素刺激迷走神经以及大脑呕吐中枢，也会刺激肠蠕动。

表皮剥脱性毒素和SSSS·表皮剥脱性毒素（exfoliative toxin，ET）可引起SSSS。对人类致病的ET分为两种血清型：ETA和ETB。这种毒素是一种蛋白酶，可以剪切表皮内的桥粒钙黏素，诱发表皮剥脱。最终皮肤颗粒层剥脱，表现为特征性的上皮脱屑。

■ 诊断

金黄色葡萄球菌感染可通过感染灶脓液/分泌物微生物学检查、涂片+革兰染色得到确诊。脓液微生物学培养可阳性，部分患者血培养也可阳性（即便感染灶局限于血管外的部位）。如血培养为金黄色葡萄球菌，这几乎不会是污染，一般都有临床意义。近些年，PCR越来越多地应用于临床金黄色葡萄球菌感染的快速诊断。很多试剂盒可以筛查患者是否有MRSA定植。对金黄色葡萄球菌菌血症患者，明确其是否患有感染性心内膜炎或其他迁徙性感染灶，在临床上依然是较大的挑战。持续性血培养阳性往往意味着血管内感染，例如感染性心内膜炎（可参考"菌血症、脓毒症和感染性心内膜炎"）。

■ 临床综合征（表43-1）

表43-1 金黄色葡萄球菌引起的常见疾病
皮肤软组织感染
毛囊炎 脓肿、疖、痈 蜂窝织炎 脓疱疮 乳腺炎 手术部位感染
肌肉骨骼感染
化脓性关节炎 骨髓炎（血行感染或临近感染灶播散） 脓性肌炎 腰大肌脓肿
呼吸道感染
呼吸机相关肺炎或医院获得性肺炎 细菌性肺栓塞 病毒感染后肺炎（如流行性感冒后） 脓胸
菌血症及其并发症
败血症、脓毒性休克 迁徙性感染灶（肾、关节、骨、肺） 感染性心内膜炎
感染性心内膜炎
静脉吸毒者相关的 自然瓣膜的 假体瓣膜的 医院获得性
植入物相关感染
（例如血管内导管、人工关节）
毒素介导的疾病
中毒性休克综合征 食物中毒 葡萄球菌烫伤样皮肤综合征
社区获得性甲氧西林耐药金黄色葡萄球菌相关的侵袭性感染
坏死性筋膜炎 Waterhouse-Friderichsen综合征 坏死性肺炎 暴发性紫癜

皮肤软组织感染

金黄色葡萄球菌引起多种皮肤感染,而这些皮肤损害往往也可由 A 组链球菌或其他链球菌引起。导致金黄色葡萄球菌皮肤感染的常见高危因素包括:慢性皮肤病(如湿疹)、皮肤损伤(如昆虫叮咬、轻微创伤)、长期静脉注射(如糖尿病、静脉吸毒)、不良的个人卫生。这些感染的特点是形成含脓的水疱,通常开始于毛囊,继而扩散到相邻组织。毛囊炎是一种始发于毛囊的浅表感染,病损的中心部位有脓液,周围有硬结和红斑。相比于毛囊炎,疖的病变范围更广、疼痛程度更强,往往发生于身体的多毛、潮湿的区域,从最初毛囊局部感染发展为真正的脓肿,中心有脓性分泌物。痈常见于下颈部,相比于疖来说,痈更严重,疼痛更明显,往往合并于其他皮肤疾病,病损可延伸到深部皮下组织。一般来说,疖和痈很容易被发现,脓液易于从脓肿中排出。其他皮肤金黄色葡萄球菌感染包括脓疱和蜂窝织炎。金黄色葡萄球菌也是外科伤口感染最常见的原因之一。

乳腺炎在产妇中的发生率为 1%～3%,通常在分娩后 2～3 周内出现,从乳房蜂窝织炎逐步发展为局部脓肿。严重乳腺炎时可出现发热和寒战等全身症状。

骨骼肌肉系统感染

金黄色葡萄球菌是引起骨感染的最常见原因之一,既可血源性播散引起发病,也可从皮肤软组织局部感染灶播散至临近组织而引起。儿童的血源性骨髓炎通常累及长骨,表现为发热、骨痛、生长缓慢(体重增加缓慢)。患儿的白细胞计数和红细胞沉降率可升高。50% 的病例血培养呈阳性。必要时应行骨活检、培养 + 组织病理学检查以明确诊断。在骨痛、发热等症状出现 14 日内,常规 X 线可能无法检查出异常。锝-99 膦酸盐扫描可发现早期感染迹象。在诊断方法上,MRI 比其他影像学技术更敏感。

在成人中,累及长骨的血源性骨髓炎较少见,而椎体骨髓炎最常见。椎骨感染最常见于心内膜炎患者、血液透析患者、糖尿病患者和静脉吸毒者。椎体骨髓炎可表现为剧烈背痛和发热,但也可临床表现不典型,仅有慢性背痛和低热。金黄色葡萄球菌是引起硬膜外脓肿最常见的原因,可导致神经系统受损。除了骨髓炎相关症状外,患者还可有排便排尿困难、行走困难、神经根痛。上述情况通常需要紧急外科手术干预。MRI 是最可靠的诊断方法(图 43 - 2)。

临近感染灶播散引起的骨感染往往由软组织感染发展而来,通常可与糖尿病、血管溃疡、手术、创伤有关。骨骼暴露、出现瘘管、伤口无法愈合,或持续性引流出液体提示可能存在骨感染。通过骨培养和组织病理学检查(表现为中性粒细胞浸润)可诊断骨感染。在缺乏病理证实的情况下,取骨标本行微生物培养时,骨邻近组织造成的污染常会使骨髓炎的诊断变得困难。此外,很难从影像学上区分骨髓炎与软组织感染合并潜在的骨炎。

在儿童和成人中,金黄色葡萄球菌是自体关节化脓性关

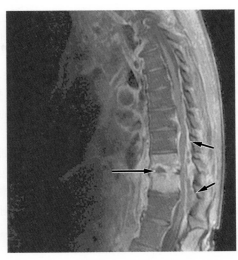

图 43 - 2　金黄色葡萄球菌脊椎骨髓炎及硬膜外脓肿,累及第 9、10 胸椎的椎间盘。箭头示增强后的脊椎磁共振,第 9、10 胸椎椎间隙破坏伴强化,(箭头)。病变侵犯第 9～11 胸椎的胸髓及硬膜外组织(短箭头)。

节炎最常见的致病菌。这种感染进展迅速、病情凶险,如不治疗,可造成广泛的关节破坏。它表现为运动时关节的剧烈疼痛、肿胀、发热。关节抽液可有混浊液体,关节液涂片革兰染色可见超过 50 000 个/μL 的中性粒细胞以及革兰阳性球菌(图 43 - 1)。成人化脓性关节炎可由创伤、手术、血源性传播引起。最常受累的关节为膝关节、肩关节、髋关节、趾关节、指关节。感染易发生于有基础的骨关节炎或类风湿关节炎、已遭破坏的关节。关节抽液术或关节腔内注射药物也会引起医源性感染。这些情况下,受累关节的疼痛、肿胀会加剧,并伴有发热。

化脓性肌炎是骨骼肌的一种少见感染,主要在热带地区发病,也可见于免疫功能受损者、艾滋病患者。这种感染可能是由隐匿的菌血症引起的。临床表现为发热、肌肉肿胀疼痛。受累的骨骼肌可抽出脓液。虽然有学者推测既往的创伤可能与骨骼肌感染有关,但其发病机制至今不明。

呼吸道感染

金黄色葡萄球菌引起的呼吸道感染发生在有限的临床条件下。金黄色葡萄球菌是引起新生儿、婴儿重症肺炎的原因之一,表现为呼吸短促、发热、呼吸衰竭。胸部 X 线片可示多发性粗糙的薄壁空洞。气胸和脓胸是常见并发症。

在成人中,医院获得性金黄色葡萄球菌肺炎常发生于 ICU 的气管插管患者。有金黄色葡萄球菌鼻腔定植的患者发生金黄色葡萄球菌肺炎的风险增加。金黄色葡萄球菌肺炎的临床表现与其他细菌引起的肺炎并无不同。患者可产生大量脓痰,出现呼吸窘迫、发热,影像学可有新发肺部浸润影。在危重患者中,区分细菌性肺炎与其他原因造成的新发肺部浸润影通常是困难的,依赖于一系列临床、放射学和实验室检查的综合结果。

金黄色葡萄球菌引起的社区获得性肺炎通常在前驱的病毒感染后发生,尤其是流行性感冒。患者可能出现发热、咳血

性痰,胸片肺中野可见多发、斑片状浸润影。诊断方法为痰涂片革兰染色＋培养。血培养虽然也有用,但通常为阴性。

菌血症、脓毒症和感染性心内膜炎

金黄色葡萄球菌菌血症可并发脓毒症、心内膜炎、血管炎或播散性感染灶(在其他组织器官造成化脓感染)。据估计,菌血症期间感染灶播散的发生率高达31%。常见的播散部位包括骨骼、关节、肾和肺。

仅通过临床和实验室诊断方法识别这些并发症通常是困难的。与金黄色葡萄球菌菌血症相关的常见合并症包括糖尿病、HIV感染和肾功能不全。其他造成菌血症风险增加的宿主因素包括社区获得性金黄色葡萄球菌菌血症(注射吸毒者除外)、未能及时发现和重视(以及处理)原发感染灶、有假体植入物。

金黄色葡萄球菌脓毒症的临床表现与其他细菌引起的脓毒症类似。血流动力学的变化最为常见:从呼吸性碱中毒、低血压、发热开始,逐渐进展加重。微生物学诊断主要依靠血培养。

金黄色葡萄球菌心内膜炎的总发病率在过去20年中有所增加。金黄色葡萄球菌是目前世界范围内引起心内膜炎的最主要致病菌之一,占25%～35%。某种程度上,心内膜炎发病率的增加与血管内器械、植入物使用增加相关。对有血管内导管植入的金黄色葡萄球菌菌血症患者,使用经食管超声心动图进行筛查,发现感染性心内膜炎的发病率约为25%。与心内膜炎发病风险增加相关的其他因素包括:静脉吸毒、血液透析、发生菌血症时有血管内假体植入物、免疫抑制状态。有植入式心脏设备(如永久起搏器)的患者发生心内膜炎或设备相关感染的风险增加。即便使用了有效抗生素,这些感染的死亡率仍然在20%～40%,死亡风险取决于宿主和感染情况的不同而变化。金黄色葡萄球菌心内膜炎并发症包括心脏瓣膜关闭不全、周围循环栓塞、感染灶播散和中枢神经系统(CNS)受累(如真菌性动脉瘤、栓塞性卒中)。

金黄色葡萄球菌心内膜炎分为四种临床类型:① 和静脉吸毒相关的右心心内膜炎。② 自然瓣膜左心心内膜炎。③ 假体瓣膜心内膜炎。④ 医院获得性心内膜炎。无论哪种类型,在临床表现有线索提示心内膜炎时,必须考虑到该诊断。可疑的临床线索包括:心脏表现,如新发或进一步加重的心脏瓣膜杂音;皮肤病损,如血管炎性病变、Osler结节、Janeway病损;右心系统或左心系统循环栓塞的证据;具有金黄色葡萄球菌菌血症感染的高危因素(如有相关基础疾病或个人史)。在未使用抗生素的情况下,血培养大多数都呈阳性。经胸超声心动图虽然不如经食管超声心动图敏感,但创伤性小,也可查见瓣膜赘生物。杜克标准(表24-3)常用于心内膜炎的诊断。

急性三尖瓣金黄色葡萄球菌心内膜炎常见于静脉吸毒者。典型表现包括高热、全身中毒症状、胸痛、咳脓痰(有时是血性痰)。胸部X线或CT显示有细菌性肺栓塞(多发性、分布于双肺野周边的、小圆形的病灶,随着时间推移,中央可有空洞)(图43-3)。大多数三尖瓣金黄色葡萄球菌心内膜炎患者没有基础性瓣膜病。在发病早期,患者可能仅有发热,没有心脏杂音或其他临床表现。因此,临床高度怀疑三尖瓣心内膜炎的患者完善进一步检查对及时诊断至关重要。

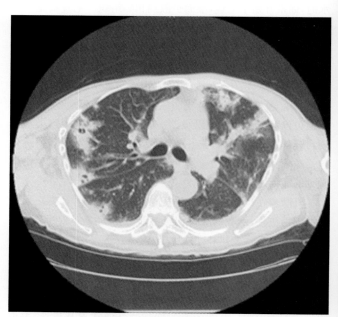

图43-3 细菌性肺栓塞的胸部CT。 一名甲氧西林耐药金黄色葡萄球菌菌血症患者。

既往有心脏瓣膜基础疾病的患者容易患自体瓣膜左心心内膜炎,感染会首先累及有基础病变的瓣膜。这些患者往往比右心心内膜炎者年龄更大,预后更差,并发症(包括周围栓塞、失代偿性心力衰竭、感染灶播撒)的发生率更高。

金黄色葡萄球菌是假体瓣膜心内膜炎的常见致病菌之一。这种感染在术后早期尤其凶险,与术后高死亡率有关。在大多数情况下,单靠药物治疗是不够的,外科干预、紧急换瓣手术很有必要。患者易发生瓣膜功能不全或瓣膜植入区域的心肌脓肿。

医院获得性心内膜炎的发病率增加(占心内膜炎总数的15%～30%,取决于不同的研究报道),某种程度上和血管内装置使用增多有关。这种心内膜炎常由金黄色葡萄球菌引起。由于患者往往病情危重、因其他适应证正在接受抗生素治疗、有合并症,常常会被漏诊。

尿路感染

尿路感染很少由金黄色葡萄球菌引起。尿中出现金黄色葡萄球菌通常提示细菌血行播散。上行的金黄色葡萄球菌泌尿道感染偶尔由泌尿生殖道内的植入器械(如导尿管等)引起。

假体设备相关感染

在假体设备相关感染中,由金黄色葡萄球菌引起的感染占很大比例。这些感染通常涉及血管内导管、人工心脏瓣膜、整形设备、腹膜透析导管、起搏器、左心室辅助装置、人工血管。与凝固酶阴性葡萄球菌感染更惰性的临床表现相比，金黄色葡萄球菌感染通常呈急性过程，有严重的局部和全身表现。金黄色葡萄球菌全身感染进展更快。在假体设备上常有化脓灶。进行抽吸脓液培养和血培养是诊断的重要组成部分。金黄色葡萄球菌感染往往在假体植入后很快发生，除非该假体设备用于输液（如血管内导管或血液透析导管）。在后一种情况下，感染随时可能发生。与大多数假体感染一样，成功的治疗通常需要取出假体。如果保留假体设备，该设备可能是持续或反复感染的潜在病灶。

社区获得性 MRSA 相关性感染

尽管皮肤软组织是社区获得性 MRSA 最常见的感染部位，但其中 5%～10% 可进展为侵袭性感染，甚至可能危及生命。这些侵袭性感染，包括坏死性筋膜炎、坏死性肺炎、伴有 Waterhouse-Friderichsen 综合征的败血症、暴发性紫癜，在出现社区获得性 MRSA 菌株之前很少由金黄色葡萄球菌引起。这些危及生命的感染体现了社区获得性 MRSA 毒力的增加。

毒素介导的疾病

食物中毒· 金黄色葡萄球菌是美国食源性感染暴发的最常见致病菌之一。食物中毒最常见的原因是携带有金黄色葡萄球菌定植的食品生产者将产毒素的金黄色葡萄球菌带入食品中。然后，在细菌极易繁殖的环境中，如奶油蛋羹、土豆沙拉或加工过的肉类里，金黄色葡萄球菌不断产生毒素。即便细菌经加热被杀死，对热稳定的毒素也不会被破坏。金黄色葡萄球菌食物中毒发病很快，在食用受污染的食物后 1～6 小时内发病。该病的特征性表现是恶心、呕吐，但也可能出现腹泻、低血压、脱水。鉴别诊断包括其他病因引起的腹泻，特别是由类似毒素（例如由蜡样芽孢杆菌产生的毒素）引起的腹泻。发病迅速，无发热，流行病学上无二重传播，上述特征高度提示金黄色葡萄球菌食物中毒。食物中毒症状通常在 8～10 小时内缓解。通过证实在食物中有金黄色葡萄球菌或肠毒素，可明确诊断。治疗上仅以支持性对症处理为主。

中毒性休克综合征· TSS 在 20 世纪 80 年代初引起了人们的注意，当时在全美范围的年轻、健康、未绝经的女性中引起了一次 TSS 爆发。流行病学调查显示，这些病例的发病与新引进入市场的一种高吸水性卫生棉条的使用有关。随后的研究明确了 TSST-1 毒素致病过程中的作用。这种卫生棉条的退市导致 TSS 发病率迅速下降。然而，月经相关或非相关的 TSS 病例仍不断被报道。非月经相关的 TSS 常见于外科或产后伤口感染患者。

月经相关或非相关 TSS 的临床表现相似。有金黄色葡萄球菌临床感染的确凿证据并不是 TSS 发病的必要条件。TSS 是由肠毒素或与肠毒素结构类似的 TSST-1 毒素引起的。超

过 90% 的月经相关 TSS 病例是由 TSST-1 引起的，而非月经相关的病例大部分由肠毒素引起。TSS 起病时表现为非特异性的流感样症状。月经相关 TSS 病例通常在月经开始后 2 或 3 日发病。患者表现为发热、低血压、不同程度的红色皮疹。黏膜受累很常见（如结膜充血）。TSS 可迅速进展为呕吐、腹泻、精神错乱、肌痛、腹痛等症状。这些症状体现了这种疾病累及多系统的特征，包括肝、肾、胃肠道、中枢神经系统。皮肤脱屑常发生于康复期，大多在发病后 1～2 周。实验室检查结果可包括氮质血症、白细胞增多、低蛋白血症、血小板减少、肝功能异常。

TSS 的诊断仍取决于一系列临床表现、实验室检查的综合结果，而不是某一个单独的表现，同时需有证据排除其他感染的可能（表 43-2）。其他需要考虑的鉴别诊断包括药物毒性、病毒性皮疹、落基山斑疹热、败血症和川崎病。TSS 只发生于缺乏 TSST-1 抗体的人。如果某次 TSS 病愈后机体不能持续产生抗体，TSS 可能复发。

表 43-2　金黄色葡萄球菌中毒性休克综合征的诊断标准

1. 发热：体温≥38.9℃（≥102°F）
2. 低血压：收缩压≤90 mmHg 或直立性低血压（直立后舒张压下降≥15 mmHg，直立性晕厥或眩晕）
3. 弥漫性斑点状皮疹，发病 1～2 周后脱屑（包括手心和脚底）
4. 多系统受累
   a. 肝脏：胆红素或转氨酶≥2 倍正常值
   b. 血液系统：血小板计数＜100 000/μL
   c. 肾脏：血尿素氮或肌酐≥2 倍正常上限
   d. 黏膜：阴道黏膜、口咽黏膜、结膜充血
   e. 胃肠道：发病时呕吐、腹泻
   f. 肌肉：严重肌痛或血清肌酶水平≥2 倍正常上限
   g. 中枢神经系统：定向障碍或意识改变，没有局灶的神经体征，无发热、低血压
5. 麻疹、钩端螺旋体、落基山斑疹热血清学检查或其他检查阴性，金黄色葡萄球菌以外的血培养/脑脊液培养阴性

来源：M Wharton et al；Case definitions for public health surveillance. MMWR 39：1，1990；经许可使用。

葡萄球菌烫伤样皮肤综合征· SSSS 主要发生于新生儿和儿童。这种疾病的表现可从局部水疱到大部分表皮剥落，严重程度不一。皮肤通常是脆弱、柔嫩的，有薄壁、充满液体的大疱。即便是温和的触碰也会引发水疱破裂，留下被剥蚀的皮肤（Nikolsky 征；图 43-4）。黏膜通常不受累及。在更弥漫性的感染中，患儿常有全身症状，包括发热、昏睡、易激惹、进食差。弥漫性感染的严重病例中，可有大量体液流失。SSSS 通常发生于一处或多处局灶感染之后。SSSS 在成人中的发病率要低得多，但在一些产皮肤剥脱性毒素的菌株引起的感染后，依然可发生该疾病。

■ 预防

在医院中预防金黄色葡萄球菌感染的主要措施包括洗手和适当、合理的隔离。通过对 MRSA 定植者的筛查和严格隔离，部分斯堪的纳维亚国家已成功预防了 MRSA 被引入医院及在医院中传播。

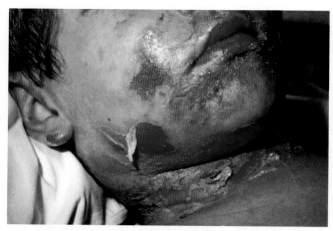

图43-4 一名6岁男孩的葡萄球菌烫伤样皮肤综合征。Nikolsky征,可见表皮层外侧的浅层剥脱(经批准转载自 LA Schenfeld et al: N Engl J Med 342:1178,2000.© 2000 Massachusetts Medical Society. 版权所有)。

普通或特异性去除金黄色葡萄球菌定植的方法(使用局部药物如莫匹罗星消除金黄色葡萄球菌鼻腔定植,使用氯己定消除金黄色葡萄球菌皮肤定植)已成功地应用于 MRSA 感染高风险的临床环境(如重症监护治疗病房)中。临床试验分析表明,鼻腔有金黄色葡萄球菌定植的患者,经去除金黄色葡萄球菌定植之后,发生术后感染的概率也可降低。

"Bundling"(按规定步骤进行的一系列医疗干预措施的使用)降低了与静脉导管置入等操作相关医院获得性感染的发生率,其中葡萄球菌是最常见的致病菌(表17-4)。目前已研发有多种预防金黄色葡萄球菌感染的免疫措施,包括主动免疫(如荚膜多糖蛋白结合疫苗)和被动免疫(如凝集因子抗体)。但是,在临床试验中,上述预防或治疗措施都未有成功结果。

凝固酶阴性葡萄球菌

尽管与金黄色葡萄球菌相比,凝固酶阴性葡萄球菌的毒力小得多,但却是造成假体植入物感染最常见的原因之一。凝固酶阴性葡萄球菌的种类中大约一半可对人类致病。表皮葡萄球菌是人类最常见的致病菌。它是正常人体菌群的组成部分,存在于皮肤(皮肤含有的细菌种类最丰富)以及口咽和阴道。腐生葡萄球菌是一种对新生霉素耐药的葡萄球菌,是尿路感染常见的致病菌。

■ 致病机制

表皮葡萄球菌是最常见的与假体感染有关的凝固酶阴性葡萄球菌。其感染过程分两步,细菌先黏附到假体设备上,然后定植。表皮葡萄球菌定植的独特机制是产生细胞外多糖(多糖蛋白或黏液),有助于在假体装置表面形成保护性生物膜,进而完成定植。

假体植入后迅速被覆盖了宿主血清或组织液,如纤维蛋白原或纤维连接蛋白。这些分子作为潜在的桥接物,促进了细菌附着于设备表面。许多葡萄球菌表面相关蛋白,如自溶素(autolysin,

AtlE)、纤维蛋白原结合蛋白、堆积相关蛋白(accumulation-associated protein,AAP),在细菌附着于假体表面的过程中起到重要作用。多糖细胞间黏附素(polysaccharide intercellular adhesin)有助于后续的葡萄球菌定植和在假体表面堆积。对于表皮葡萄球菌,细胞间黏附素(ica)基因在造成假体感染的菌株中比在仅定植于黏膜表面的菌株中更常见。生物膜是保护细菌免受宿主防御机制和抗生素影响的屏障,为细菌的生存提供了一个合适的环境。表皮葡萄球菌可分泌聚 γ - DL 谷氨酸,保护细菌免于中性粒细胞吞噬。

相比于其他凝固酶阴性葡萄球菌,路邓葡萄球菌和施氏葡萄球菌(Staphylococcus lugdunensis and Staphylococcus schleiferi)能导致更严重的感染(自体瓣膜心内膜炎和骨髓炎)。这种毒力增强的机制尚不清楚。但相比于其他凝固酶阴性葡萄球菌,这两种葡萄球菌与金黄色葡萄球菌共享了更多的致病毒力因子(如凝集因子和脂肪酶)。

腐生葡萄球菌引起年轻女性尿路感染的能力与其对尿路上皮细胞黏附能力的增强有关。一种 160 kDa 的血细胞凝集素/黏附素可能有助于这种亲和性。

■ 诊断

虽然用标准微生物培养方法在感染部位或血流中检测凝固酶阴性葡萄球菌并不困难,但对这些结果的解释往往存在问题。由于这些生物大量存在于人体体表皮肤,它们经常污染培养物。据估计,只有 10%～25% 血培养阳性的凝固酶阴性葡萄球菌真正导致菌血症。其他感染部位获得的培养也会出现类似问题。提示真正存在菌血症的临床表现包括:发热、局部感染表现(如静脉导管置管部位的红肿,有脓性渗出液)、白细胞增多、全身败血症症状。提示真正存在凝固酶阴性葡萄球菌菌血症的实验室检查结果包括:多次培养分离出同一菌株(同一菌种,具有相同抗菌谱,近似的DNA 信息),菌株可在 48 小时内生长、报阳,在有氧和厌氧瓶中均有细菌生长。

■ 临床综合征

凝固酶阴性葡萄球菌导致各种假体相关感染,包括假体心脏瓣膜和关节、人工血管、血管内装置和中枢神经系统分流器的感染。在所有这些情况下,临床表现是相似的。局部感染的体征往往很轻微,疾病进展缓慢,全身表现往往有限。感染的迹象,如脓性引流、局部疼痛或假体植入物松动,有时是明显的。发热很常见但并不总是出现,可能有轻微的白细胞增多。急性期反应物如红细胞沉降率和 C 反应蛋白浓度可升高。

与假体装置无关的凝固酶阴性葡萄球菌感染并不常见,尽管在某些综述中,凝固酶阴性葡萄球菌引起的自体瓣膜心内膜炎占心内膜炎总数的 5%。在这类情况中,卢格登菌是侵袭性更强的一种病原体,导致更高的死亡率、迅速的瓣膜破坏并形成脓肿。

治疗 · 葡萄球菌感染

治疗的一般原则

手术切口和所有化脓灶的充分引流是葡萄球菌感染最重要的治疗。社区获得性 MRSA 的出现增加了脓液培养的重要性,用于明确致病株及其药敏。假体相关感染的治疗通常须移除假体设备。对无法移除假体的感染或凝固酶阴性葡萄球菌引起的感染,不移除假体而首先启动药物治疗的决策需非常谨慎。由于金黄色葡萄球菌菌血症易引起各种并发症(如心内膜炎、感染灶播散),疗程通常会拉长至4~6周,除非确定患者属于发生上述并发症的低危人群。

抗菌治疗疗程

关于金黄色葡萄球菌感染治疗疗程仍有争议。复杂性菌血症患者发生心内膜炎和感染灶播散的风险增加。发生复杂性菌血症的高危因素包括:治疗96小时后血培养仍持续阳性、社区获得的金黄色葡萄球菌感染、无法移除感染源(如血管内导管)、感染有皮肤表现或菌栓栓塞表现。对于免疫功能正常的患者,如预计进行短程治疗,检查经食管超声心动图排除心内膜炎是必要的,因为无论是临床表现还是其他实验室检查结果都无法准确排除菌血症是否累及心脏。此外,建议积极进行影像学检查以明确潜在的感染播散灶。必须仔细评估所有有临床症状的身体部位。

抗菌药物选择

由于多药耐药菌株的流行,凝固酶阳性和凝固酶阴性葡萄球菌感染的抗菌药物选择日益困难。葡萄球菌对多种抗生素类别(包括β-内酰胺类、氨基糖苷类、氟喹诺酮类和较少一部分的糖肽类)的耐药均有所增加。凝固酶阴性葡萄球菌的耐药趋势更明显:医院获得的凝固酶阴性葡萄球菌有80%以上对甲氧西林耐药,而这些耐甲氧西林菌株通常也对大多数其他抗生素耐药。由于金黄色葡萄球菌感染的抗菌药物选择与凝固酶阴性葡萄球菌感染类似,因此上述病原体的治疗一并汇总在**表43-3**中。

由于含青霉素酶的耐药质粒的广泛传播,很少有葡萄球菌(≤5%)对青霉素敏感。然而,如果实验室能准确检测对青霉素的药敏,青霉素仍是对敏感葡萄球菌菌株的可选药物。对青霉素耐药的葡萄球菌菌株,可使用半合成的耐青霉素酶的青霉素(semisynthetic penicillinase-resistant penicillins,SPRPs),如苯唑西林或萘夫西林。甲氧西林是首个被研发出的耐酶青霉素,但现在很少使用。头孢菌素是治疗上述葡萄球菌感染的替代药物。在治疗葡萄球菌感染方面,相比于第一代头孢菌素,第二、第三代头孢菌素并没有体现出更多优势。碳青霉烯类药物对甲氧西林敏感金黄色葡萄球菌有很好的杀菌作用,但对 MRSA 无效。

在甲氧西林投入使用后1年内就有报道分离出了MRSA。此后,MRSA 流行率稳步上升。现在在许多医院,40%~50%的金黄色葡萄球菌分离株都对甲氧西林耐药。对甲氧西林耐药即表明对所有耐青霉素酶青霉素以及所有头孢菌素(除了头孢洛林)都耐药。一种新型青霉素结合蛋白(penicillin-binding protein,PBP2a)的产生与对甲氧西林的耐药有关。这种蛋白质由 *mecA* 基因合成,*mecA* 基因是 SCC - *mec* 致病基因岛中的一部分。据推测,这种耐药相关遗传物质是通过水平转移从其他相关葡萄球菌(如松鼠葡萄球菌)获得的。甲氧西林耐药的基因表型可能是结构性表达的(即在某个种群内所有细菌中均有表达),也可是异质性表达(即在某个种群内仅有部分细菌表达)。如果该菌株对甲氧西林异质性耐药,在临床微生物学实验室检测对甲氧西林的耐药性将变得很困难。因此,药敏试验通常在较低温度(≤35℃,24 小时)下进行,培养基中增加盐的浓度,以增强细菌耐药性的表达。除了基于 PCR 的技术外,还有多种快速检测甲氧西林耐药的方法已被研发。

鉴于 MRSA 对万古霉素的敏感性降低,万古霉素和达托霉素均被推荐用于治疗 MRSA 感染。对于甲氧西林敏感菌株,万古霉素疗效不如耐酶青霉素。对有严重β-内酰胺过敏史的患者,只有进行慎重考虑后,才能使用耐酶青霉素的替代品。

现已出现了三种葡萄球菌对万古霉素的耐药模式:① 最小抑制浓度(MIC)攀升,是指葡萄球菌对万古霉素的 MIC 不断升高,这在全球各地均有被检测到。研究显示,对万古霉素 MIC>1 μg/mL 的金黄色葡萄球菌感染对万古霉素治疗的反应不如对万古霉素 MIC<1 μg/mL 的金黄色葡萄球菌。一些学术机构(如 The Medical Letter,医学信函)建议,在这种情况下可选用其他的替代药物。② 1997 年,日本报道了一株对万古霉素敏感性降低的金黄色葡萄球菌菌株(万古霉素中介的金黄色葡萄球菌,vancomycin-intermediate *S. aureus*,VISA)。随后,越来越多的VISA 被报道。这些菌株对甲氧西林和许多其他抗菌药物都耐药。VISA 菌株似乎是(在万古霉素的选择性压力下)从整体对万古霉素敏感,但具有异质性亚群的金黄色葡萄球菌菌株演变而来,其中一小部分细菌亚群表达万古霉素耐药基因表型。对万古霉素耐药的机制一部分是由于细菌细胞壁异常厚。万古霉素被异

表 43-3 葡萄球菌感染的抗微生物治疗[a]

致病株敏感/耐药	首选药物	替代药物	注
严重感染肠外治疗			
青霉素敏感	青霉素 G(4 mU q4h)	奈夫西林或苯唑西林(2 g q4h),头孢唑林(2 g q8h),万古霉素(1 g q12h[b])	少于5%的致病株对青霉素敏感,临床微生物室必须核实该致病株不产 β-内酰胺酶
甲氧西林敏感	奈夫西林或苯唑西林(2 g q4h)	头孢唑林(2 g q8h),万古霉素(15~20 mg/kg q8~12h[b])	青霉素过敏者可使用头孢菌素,如果过敏不是过敏性休克或速发型过敏反应;对于部分严重感染病例,可使用 β 内酰胺类脱敏治疗,以达到最佳杀菌效果(例如假体瓣膜心内膜炎[c])。A 型 β-内酰胺酶可快速水解头孢唑林,使其在心内膜炎中的疗效减弱。万古霉素是一个相对弱效的选择
甲氧西林耐药	万古霉素(15~20 mg/kg q8~12h[b]),达托霉素(6 mg/kg 静脉注射 q24h[b,d]),用于菌血症、心内膜炎、复杂皮肤感染	利奈唑胺(600 mg q12h 口服或静脉注射),头孢洛林(600 mg 静脉注射 q12h)	当使用替代药物前应进行药敏试验。对一些严重感染,高剂量的达托霉素曾被使用。奎奴普丁/达福普丁对甲氧西林耐药葡萄球菌有杀菌作用,除非致病株对红霉素或克林霉素耐药。替代药物的疗效很多情况下未得到证实。利奈唑胺和奎奴普丁/达福普丁在体外对大多数 VISA 和 VRSA 有杀菌活性。对假体瓣膜心内膜炎的治疗见脚注[c]
对甲氧西林耐药,对万古霉素中介或耐药[e]	达托霉素(6 mg/kg q24h[b,d])用于菌血症、心内膜炎、复杂皮肤感染	同于甲氧西林耐药株;应做抗生素药敏试验 **或** 头孢洛林(600 mg 静脉注射 q12h);新一代药物包括特地唑胺(200 mg 每日 1 次给药,静脉注射或口服)或达巴万星(两种静脉剂量:首剂 1 000 mg,一周后 500 mg)。这两种药都已批准用于皮肤感染	同于甲氧西林耐药株;应做抗生素药敏试验。头孢洛林可单用或联合达托霉素
未知(如经验性治疗)	万古霉素(15~20 mg/kg q8~12h[b]),达托霉素(6 mg/kg q24h[b,d])用于菌血症、心内膜炎、复杂皮肤感染	—	当致病株药敏未知时,予经验性治疗。推荐万古霉素用于社区获得性或医院获得性金黄色葡萄球菌感染,因为社区中甲氧西林耐药株的增多
皮肤软组织感染口服治疗			
甲氧西林敏感	双氯西林(500 mg QID),头孢氨苄(500 mg QID)	米诺环素或多西环素(100 mg q12h[b]),TMP-SMX(1 或 2 片 ds bid),克林霉素(300~450 mg TID),利奈唑胺(600 mg 口服 q12h),特地唑胺(200 mg 口服 q24h)	在特殊地区,了解致病株药敏结果很重要。所有引流物应做培养
甲氧西林耐药	克林霉素(300~450 mg TID),TMP-SMX(1 或 2 片 ds BID),米诺环素或多西环素(100 mg q12h[b]),利奈唑胺(600 mg BID)或特地唑胺(200 mg 每日 1 次)	和首选药物一样	在特殊地区,了解致病株药敏结果很重要。所有引流物应做培养

[a] 该推荐剂量是针对肝肾功能正常的成年人。[b] 对肌酐清除率下降的患者,剂量需调整。[c] 治疗假体瓣膜心内膜炎时,推荐加用庆大霉素(1 mg/kg q8h)、利福平(300 mg 口服 q8h),对肌酐清除率下降的患者,庆大霉素剂量需调整。[d] 达托霉素不能治疗肺炎。[e] 临床上对万古霉素耐药的金黄色葡萄球菌感染已被报道。
缩略词:ds,复方片剂;TMP-SMX,甲氧苄啶-磺胺甲噁唑;VISA,万古霉素中介的金黄色葡萄球菌;VRSA,万古霉素耐药的金黄色葡萄球菌。
来源:经允许修改自 FD Lowy:N Engl J Med 339:520, 1998 (© 1998 Massachusetts Medical Society. All rights reserved.);C Liu et al:Clin Infect Dis 52:285, 2011;DL Stevens et al:Clin Infect Dis 59:148, 2014;and Med Lett Drugs Ther 56:39, 2014.

常的肽聚糖交联阻拦,无法进入细菌内的作用靶点,故无法发挥作用。③ 2002 年,首例万古霉素完全耐药的金黄色葡萄球菌见于报道。在这一耐药株及其他许多耐药株中,对万古霉素的耐药是由 vanA 基因导致的,

而这一基因主导了一些肠球菌对万古霉素的耐药。研究显示,对万古霉素的耐药基因从粪肠球菌中水平转移至葡萄球菌。不少病例从感染部位同时培养出了 MRSA 和万古霉素耐药的肠球菌。vanA 基因负责在

突变位点合成双肽 D-Ala-D-Lac,取代了原本的 D-Ala-D-Ala。万古霉素无法结合于突变了的双肽。

达托霉素是一种肠外给药的、对葡萄球菌有杀菌活性的药物,被批准用于治疗菌血症(包括右心心内膜炎)和复杂的皮肤感染。它对呼吸道感染无效。这种药物有一种新的杀菌机制:破坏细菌的细胞膜。已有报道发现,治疗过程中出现了葡萄球菌对达托霉素的耐药。

利奈唑胺是第一种噁唑烷酮类药物,对葡萄球菌具有抑菌作用,在口服或注射后具有相近的生物利用度。目前尚未检测出利奈唑胺与其他蛋白质合成抑制抗菌药物的交叉耐药。然而,对利奈唑胺的耐药已有报道。利奈唑胺的严重不良反应包括血小板减少症、中性粒细胞减少症(偶见)以及周围神经和视神经病变(罕见)。

特地唑胺是第二种噁唑烷酮类药物,于2014年上市,既可口服也可静脉使用。它增强了对包括葡萄球菌在内的革兰阳性耐药菌的体外抑菌活性。特地唑胺每日给药1次。

头孢洛林是第五代头孢菌素,对MRSA(包括对万古霉素、达托霉素敏感性降低的菌株)具有杀菌活性。它已被批准用于医院获得性肺炎、皮肤软组织感染的治疗。

注射用链霉素类抗生素昆普司汀/达福司汀对所有葡萄球菌(包括VISA)都具有杀菌活性。这种药物已被成功用于治疗严重的MRSA感染。对红霉素或克林霉素耐药的葡萄球菌,喹诺司汀/达福司汀具有抑菌作用。关于奎宁司汀/达福司汀或利奈唑胺治疗感染性心内膜炎疗效的数据有限。

特拉万星是万古霉素的糖脂肽衍生物,静脉给药,被批准于治疗复杂皮肤软组织感染以及医院获得性肺炎。该药物有两个作用靶点:细菌细胞壁和细胞膜。它对VISA仍有效。由于它的肾毒性,在肾病患者中应避免使用。

达巴万星是一种长效的糖脂肽抗生素,静脉给药,已被批准用于治疗皮肤软组织感染。因为它的半衰期很长,所以可以每周给药。关于其治疗侵袭性葡萄球菌感染的疗效,资料有限。

尽管喹诺酮类药物在体外对葡萄球菌有抗菌活性,但葡萄球菌对喹诺酮类的耐药率逐渐增加,特别是MRSA。尤其关注的是,在治疗过程中可能出现MRSA对喹诺酮类的耐药。因此,不推荐使用喹诺酮类药物治疗MRSA感染。对喹诺酮类药物的耐药主要源自染色体突变,继而引起拓扑异构酶Ⅳ或DNA解旋酶突变,多药外排泵也可能起到了一定的作用。尽管新型喹诺酮类药物对葡萄球菌的体外抗菌活性增加,但这种增加是否可转化为体内抗菌活性,尚不确定。

替加环素是一种广谱的米诺环素类似物,对MRSA具有抑菌活性,被批准用于皮肤软组织感染以及金黄色葡萄球菌引起的腹腔感染。其他抗生素,如米诺环素和复方磺胺甲噁唑,已被成功用于万古霉素毒性反应大或无法耐受万古霉素治疗的MRSA感染。

联合多种抗葡萄球菌药物已被用于提高严重感染(如心内膜炎或骨髓炎)时的杀菌力度。在某些情况下(例如右心心内膜炎),多药联合治疗也用于缩短疗程。联合疗法中的抗菌药物包括利福平、氨基糖苷类(如庆大霉素)和夫西地酸(中国有,在美国不易买到)。到目前为止,临床研究还没有发现多药联合治疗上述难治性严重感染时的疗效获益;最近一些研究报告已经提出了庆大霉素潜在肾毒性以及利福平引起药物不良反应的担忧。因此,庆大霉素与β-内酰胺或其他抗菌剂联合使用已不再是治疗心内膜炎时的常规推荐。利福平继续被用于治疗假体相关感染和骨髓炎。

达托霉素与β-内酰胺类抗生素的联合应用已成功地用于治疗持续性MRSA菌血症患者,即便其致病株对达托霉素的敏感性降低。这种联合用药增强了达托霉素的杀菌活性,机制可能是通过减少细菌的表面电荷,使达托霉素更易于结合到细菌上发挥作用。

特殊情况下的抗菌治疗

治疗简单皮肤软组织感染,口服抗葡萄球菌药物通常可以达到成功疗效。对于其他感染,建议静脉用药。

金黄色葡萄球菌心内膜炎通常是一种急性、危及生命的感染。因此,采集血培养后必须立即进行经验性抗菌治疗。对于危及生命的金黄色葡萄球菌自体瓣膜心内膜炎,建议联用β-内酰胺类。如果分离出MRSA,建议使用万古霉素(每日剂量15~20 mg/kg,每8~12小时1次,每次等量给药,每日总剂量不超过2 g)或达托霉素(6 mg/kg,每24小时)。万古霉素使用剂量应根据万古霉素谷浓度进行调整。患者通常接受4~6周的治疗,具体疗程取决于是否有并发症。对于假体瓣膜心内膜炎,除了抗生素治疗外,手术往往是必要的。建议联用β-内酰胺类[如致病株对β-内酰胺类耐药,建议使用万古霉素(每24小时剂量30 mg/kg,每日总剂量不超过2 g)或达托霉素(6 mg/kg,每24小时1次)]与氨基糖苷类(庆大霉素,每8小时1次,每次1 mg/kg静脉注射)以及利福平(每8小时1次,每次300 mg口服或静脉注射),联合治疗至少6周。

对于儿童的血源性骨髓炎或化脓性关节炎,4周疗程通常是足够的。在成人中,疗程往往更长。对于慢性骨髓炎,外科清创与抗菌药物治疗相结合是必要的。对于关节感染,治疗的一个关键步骤是反复抽吸关节液或关节镜检查,以防止白细胞造成关节损伤。利福平联合环丙沙星曾在假体关节感染的治疗中取得成功,尤其在不能移除假体的情况下。这种联合用药取得的满意疗效可能是由于药物对生物膜内葡萄球菌的抗菌活性增强,以及细胞内药物浓度增加、达到有效治疗浓度。

葡萄球菌感染经验性治疗的用药选择某种程度上取决于当地特定(葡萄球菌流行株)的药敏情况。万古霉素和达托霉素日益成为社区获得性和医院获得性感染的首选药物。社区获得性皮肤软组织 MRSA 感染的增加引起了人们对确定合适经验疗法的关注。对MRSA 有效的口服制剂包括克林霉素、甲氧苄啶-磺胺甲噁唑、多西环素、利奈唑胺和特地唑胺。

中毒性休克综合征的治疗

支持疗法、纠正低血压是 TSS 治疗的主要方法。患者可能需要液体复苏以及升压药物治疗。应立即清除卫生棉条或其他体内填充物。抗生素的作用不太确切。一些研究者建议使用克林霉素联合半合成青霉素或万古霉素(如分离株对甲氧西林耐药)。之所以推荐使用克林霉素,是因为它是一种蛋白质合成抑制剂,可以减少体外毒素合成。利奈唑胺可能是有效的。联用半合成青霉素或糖肽类是为了消除任何潜在的感染灶,消除定植的细菌,减少感染复发的风险。一些报道表明静脉注射免疫球蛋白成功协助治疗 TSS。糖皮质激素在这种疾病治疗中的作用尚不确定。

其他毒素介导疾病的治疗

葡萄球菌食物中毒的治疗仅为支持对症处理。对于 SSSS,抗菌治疗的目标主要针对原发感染灶。

第 44 章
链球菌感染 | Chapter 44
Streptococcal Infections

Michael R. Wessels · 著 | 蔡思诗 · 译

很多种类的链球菌是人类呼吸道、胃肠道、生殖泌尿道正常菌群的一部分。链球菌中有几个种类是对人类致病的重要原因。A 组链球菌(Group A *Streptococcus*,GAS,*Streptococcus pyogenes*,化脓性链球菌)可造成链球菌性咽炎——学龄儿童最常见细菌感染之一;也可造成急性风湿热(acute rheumatic fever,ARF)和链球菌后肾小球肾炎(poststreptococcal glomerulonephritis,PSGN)等感染后综合征。B 组链球菌(Group B *Streptococcus*,GBS,*Streptococcus agalactiae*,无乳酸链球菌)是新生儿细菌性败血症和脑膜炎的主要原因,也是引起产妇子宫内膜炎和发热的主要原因。草绿色链球菌是细菌性心内膜炎最常见的致病菌。肠球菌虽然在形态上与链球菌相似,但根据 DNA 同源性研究,现在被认为是一个独立的属。因此,先前被命名为粪链球菌和屎链球菌的物种已分别被重命名为粪肠球菌和屎肠球菌。肠球菌将在**第 45 章**讨论。

链球菌是革兰阳性的球形或卵形细菌,在液体培养基中生长时呈链状。大多数对人类致病的链球菌兼性厌氧菌,尽管有一些是严格厌氧的。链球菌相对苛养,在实验室中需要营养丰富的培养基。临床医生和临床微生物学家可通过多种系统对链球菌进行分类,包括溶血特征、链球菌蓝氏分组(Lancefield group)、种名或通俗名。许多对人类致病的链球菌在血琼脂平板上培养时会在菌落周围产生完全的溶血带(β溶血)。根据细菌细胞壁糖抗原的血清学特异反应,链球菌蓝氏分组系统可对 β-溶血性链球菌进一步分类。除了极少数例外,链球菌兰氏分组中的 A、B、C 和 G 组链球菌都是 β-溶血性的,且每一种都会引起人类相应的特异性疾病。其他链球菌在琼脂平板上产生不完全的溶血带(α 溶血),呈现为绿色。这些 α-溶血性链球菌可通过生化实验进一步鉴定分类,其中包括肺炎链球菌(**参见第 42 章**,肺炎链球菌是导致肺炎、脑膜炎和其他感染的重要原因),而其他几种 α-溶血性链球菌统称为草绿色链球菌,它们是人类口腔正常菌群的一部分,

表 44-1 链球菌分类

蓝氏分组	代表性种类	溶血模式	特征性感染
A	化脓性链球菌	β	咽炎、脓疱疮、蜂窝织炎、猩红热
B	无乳链球菌	β	新生儿脓毒症及脑膜炎、产后感染、泌尿道感染、糖尿病溃疡感、心内膜炎
C，G	停乳链球菌，似马链球菌亚种	β	蜂窝织炎、菌血症、心内膜炎
D	肠球菌[a]：粪肠球菌、屎肠球菌	通常不溶血	泌尿道感染、医院获得性菌血症、心内膜炎
	非肠球菌：解没食子酸链球菌（既往称为牛链球菌）	通常不溶血	菌血症、心内膜炎
变异性或无法分类	草绿色链球菌：血红链球菌、缓症链球菌	α	心内膜炎、牙龈脓肿、脑脓肿
	中间亚组或米勒亚组：中间链球菌、咽峡炎链球菌、星座链球菌	变异性	脑脓肿、脊柱脓肿
	厌氧链球菌[b]：大消化链球菌	通常不溶血	鼻窦炎、肺炎、脓胸、脑脓肿、肝脓肿

[a] 参见第 45 章。[b] 参见第 73 章。

是亚急性心内膜炎的重要致病菌。最后，一些链球菌是非溶血性的，有时被称为 γ-溶血。在血清学上被纳入 D 组链球菌的细菌中，肠球菌被单独列为一个独立的属（参见第 45 章）。表 44-1 概述了对人类致病的主要链球菌分类。

A 组链球菌

A 组链球菌仅由化脓性链球菌这单个物种组成。正如其名，这种细菌与各种化脓性感染有关。此外，A 组链球菌可诱发急性肾衰竭（感染后出现急性肾衰竭是化脓性链球菌的特征性表现，参见第 46 章）以及链球菌感染后肾小球肾炎。

🌐 全球范围内，A 组链球菌感染及其后遗症（主要是急性肾衰竭和风湿性心脏病）估计每年可造成 50 万人死亡。尽管数据不完全，A 组链球菌感染和风湿性心脏病在发展中国家的发病率是在发达国家的 10 倍。

■ 致病机制

A 组链球菌可产生多种细胞表面物质和细胞外成分，在感染发病机制和人体免疫反应中都起到了重要作用。A 组链球菌的细胞壁含有糖类抗原，经过酸化处理后糖类抗原可释放。这种经酸化处理提取糖类抗原的反应也是化脓性链球菌种类鉴定的基础。A 组链球菌主要的表面蛋白是 M 蛋白，可分为 100 多种不同类型，这也是化脓性链球菌特异性血清学分型的基础。M 蛋白具有纤维状结构，锚定在机体细胞壁上，从细胞表面延伸出去，呈卡样突起。M 蛋白分子远端或氨基末端的氨基酸序列变异度很大，这也决定了化脓性链球菌不同的血清学分型；M 蛋白近端的氨基酸序列较保守，变异度较小。一种新型确定 A 组链球菌分型的方法是使用 PCR 技术扩增菌株 emm 基因的可变区域，而 emm 基因正是编码 M 蛋白的基因。待测菌株的 emm 基因扩增片段被用来和数据库（从 CDC 获取数据库）进行比对，以确定菌株的 emm 类型。这种检测方法使得临床上不再需要血清进行 A 组链球菌的分型，因为只有与病例相关的实验室才能获取血清。A 组链球菌的 M 蛋白使其能抵抗人体吞噬细胞的杀灭作用。这一抵抗作用的原理部分是因为血浆纤维蛋白原结合于 M 蛋白，干扰了补体的激活以及和调理素补体片段沉积于细胞表面。这种细菌抗吞噬作用可被 M 蛋白特异性抗体消除；因此，由于既往感染而获得某一 M 型化脓性链球菌抗体的患者可得到特异性免疫，保护其免受同一 M 型化脓性链球菌的再次感染，但对其他 M 型化脓性链球菌的感染无保护作用。

在不同程度上，A 组链球菌也能产生由透明质酸组成的多糖荚膜。某些菌株产生荚膜的数量多，导致其菌落呈特殊的黏液状外观。多糖荚膜在保护细菌免受巨噬细胞吞噬杀伤中起到重要作用。与 M 蛋白相反，透明质酸荚膜是一种弱抗原，针对透明质酸的抗体在特异性免疫保护中并未体现出明显作用。有学者提出假说，透明质酸荚膜之所以是弱抗原，是因为链球菌透明质酸和哺乳动物结缔组织的透明质酸之间具有结构相似性。链球菌荚膜多糖也可通过结合于 CD44（一种在人体咽部上皮细胞上表达的透明质酸结合蛋白）增强链球菌在咽部的定植。

A 组链球菌产生大量的细胞外产物，对局部/全身毒性作用及感染在组织中播撒起到了重要作用。这些细胞外产物包括链球菌溶血素 S、链球菌溶血素 O，可以攻击细胞膜，引起溶血；链激酶；DNA 酶；SpyCEP，一种丝氨酸蛋白酶，可分解、灭活趋化因子 IL-8，进而抑制中性粒细胞向感染部位趋化、聚集；多种致热外毒素。致热外毒素既往被称为产红毒素，可引起猩红热皮疹。自 20 世纪 80 年代中期以来，能产生致热外毒素的 A 组链球菌菌株就被认为与异常严重的侵袭性感染有关，包括坏死性筋膜炎和链球菌中毒性休克综合征。这几种细胞外产物能刺激机体特异性体液免疫，有助于链球菌近期感染的血清学诊断。临床上这些抗体的检测主要用于在疑诊急性肾衰竭或链球菌感染后肾小球肾炎时检测发病前期是否有过链球菌感染。

临床表现

喉炎

尽管在所有年龄段的患者中都可见，但 A 组链球菌咽炎是儿童最常见的细菌感染之一，占儿童渗出性咽炎所有病例的 20%～40%；但在 3 岁以下儿童中罕见。幼儿的链球菌感染可能主要表现为发热、虚弱和淋巴结肿大，无渗出性咽炎。感染主要通过与携带者接触而传播。呼吸道飞沫是常见的传播途径，不过其他途径，如食源性传播感染暴发，也有被报道过。感染潜伏期为 1～4 日。症状包括咽喉痛、发热、寒战、萎靡，有时还有腹部不适和呕吐，尤其是儿童。症状和体征非常多变，从轻度咽喉不适伴轻微体征，到高热、严重咽喉痛伴咽喉黏膜红肿、咽后壁及扁桃体脓性渗出，临床表现严重程度差异很大。发生渗出性咽喉炎的时候，通常会伴有颈前淋巴结肿大、触痛。

链球菌咽喉炎的鉴别诊断包括许多其他细菌、病毒引起的咽喉炎（**表 44-2**）。当患者的症状和体征提示为病毒感染时（例如表现为结膜炎、鼻炎、咳嗽、声音嘶哑、口咽部黏膜分散的溃疡性病变），一般不太考虑链球菌为感染的病因。由于链球菌咽喉炎临床表现多变，很多其他病原体也会引起与之相似的表现，所以单凭临床信息来诊断链球菌咽喉炎并不可靠。咽喉分泌物培养依然是诊断链球菌咽喉炎的金标准。对咽喉部标本进行正确、规范的采集和处理（例如使用无菌拭子在双侧扁桃体用力擦拭取样）是提高该诊断方法敏感性和特异性的最佳方法。除了咽喉标本培养外，另外一个有效的补充诊断方法为咽喉拭子的乳胶凝集试验或酶联免疫反应快速试剂盒检测。虽然敏感性和特异性的确切数值各不相同，但快速诊断试剂盒的特异性通常大于 95%。因此，快速诊断试剂盒检测的阳性结果可作为确诊依据，不需要再进行咽喉部培养。但是，由于快速检测的敏感性不如微生物学培养（有比较研究显示，相比于培养，快速检测的相对敏感性为 55%～90%），所以当其结果为阴性时，应行咽喉部培养进一步确认。

表 44-2	急性咽炎的感染性病原体
微生物	**相关的临床综合征**
病毒	
鼻病毒	普通感冒
冠状病毒	普通感冒
腺病毒	咽结膜热
流感病毒	流行性感冒
副流感病毒	感冒、伪膜性喉炎
柯萨奇病毒	疱疹性咽峡炎、手足口病
单纯疱疹病毒	龈口炎（原发感染）
Epstein-Barr 病毒	传染性单核细胞增多症
巨细胞病毒	单核细胞增多样综合征
HIV	急性（原发性）感染综合征
细菌	
A 组链球菌	咽炎、猩红热
C 或 G 组链球菌	咽炎
混合厌氧菌	Vincent 咽峡炎
隐秘杆菌 溶血杆菌	咽炎、猩红热样皮疹
淋病奈瑟菌	咽炎
苍白密螺旋体	继发性梅毒
土拉热弗朗西斯菌	兔热病咽炎
白喉棒状杆菌	白喉
小肠结肠炎耶尔森菌	咽炎、小肠结肠炎
鼠疫耶尔森菌	鼠疫
衣原体	
肺炎衣原体	支气管炎、肺炎
鹦鹉热衣原体	鹦鹉热
支原体	
肺炎支原体	支气管炎、肺炎

无合并症的链球菌咽喉炎症状在 3～5 日后消退。治疗几乎不能缩短病程，而主要用于预防化脓性并发症和急性肾衰竭。预防急性肾衰竭需彻底清除咽喉部的链球菌，而不仅仅是缓解感染症状，通常需要青霉素治疗 10 日（**表 44-3**）。对青霉素过敏患者，如果其过敏反应不是速发型超敏反应（如过敏性休克或荨麻疹）或其他危及生命的表现（如严重皮疹和高热），则可使用第一代头孢菌素（如头孢氨苄或头孢羟氨苄）代替青霉素。

🔵 青霉素的替代药物是红霉素和阿奇霉素。阿奇霉素价格更贵，但其胃肠道耐受性更好，每日只需 1 次给药，疗程仅需 5 日，因此具有优势。西班牙、意大利、芬兰、日本、韩国等几个国家分离出的 A 组链球菌对红霉素和其他大环内酯类药物的耐药很常见。其他地区大环内酯类的耐药率可能也会随着其使用量的增加而上升。在耐药率超过 5%～10% 的地区，应避免使用大环内酯类，除非药敏结果提示致病株对其敏感。

通常在治疗后不常规建议随访咽喉部标本培养，但在一些特殊情况下，随访培养是必要的，例如对经常感染链球菌的患者或家庭，或发生急性肾衰竭高风险的情况（例如近期同一社区有报告发生急性肾衰竭）。

并发症·链球菌咽喉炎的化脓性并发症已变得很罕见，因为大多数有症状的病例均广泛使用了抗生素。这些并发症可以是感染通过咽喉黏膜直接播散到深部组织，也可通过血源性或淋巴途径播散，包括颈部淋巴结炎、扁桃体周围脓肿、咽后脓肿、鼻窦炎、中耳炎、脑膜炎、菌血症、心内膜炎和肺炎。如患者咽部症状异常严重或病程延长，或有高热、全身中毒症状伴咽部疼痛，应考虑扁桃体周围脓肿或咽旁脓肿等局部并

表 44 - 3 　A 组链球菌感染的治疗	
感染	治疗[a]
咽炎	苄星青霉素 G(1.2 mU IM)或青霉素 V(250 mg 口服 TID 或 500 mg 口服 BID)×10 日[儿童<27 kg:苄星青霉素 G(600 000 U 肌内注射)或青霉素 V(250 mg 口服 BID 或 TID)×10 日]
脓疱疮	等同于咽炎
丹毒/蜂窝织炎	严重:青霉素(1～2 mU 静脉注射 q4h)轻到中度:普鲁卡因青霉素(1.2 mU 肌内注射 BID)
坏死性筋膜炎/肌炎	外科清创加青霉素(2～4 mU 静脉注射 q4h)加克林霉素[b](600～900 mg 静脉注射 q8h)
肺炎/脓胸	青霉素(2～4 mU 静脉注射 q4h)加脓胸引流
链球菌中毒性休克综合征	青霉素(2～4 mU 静脉注射 q4h)加克林霉素[b](600～900 mg 静脉注射 q8h)加静脉注射免疫球蛋白[b](2 g/kg 每日单次给药)

[a] 青霉素过敏:在青霉素过敏的情况下,如果过敏反应的性质不是速发型超敏反应(如过敏性休克或荨麻疹)或有其他可能危及生命的表现(如严重皮疹和高热),则可使用第一代头孢菌素(如头孢氨苄或头孢羟氨苄)替代青霉素。替代青霉素的口服药物为红霉素(10 mg/kg 口服 QID,每次最高剂量 250 mg)和阿奇霉素(每日剂量 12 mg/kg,每日 1 次给药,共 5 日疗程;每日最高剂量 500 mg)。万古霉素是静脉治疗的替代方案。[b] 这些建议未经临床研究证实,但是由多名专家推荐。进一步的讨论详见正文。

发症。非化脓性并发症包括急性肾衰竭(参见第 46 章)和链球菌感染后肾小球肾炎,这两种疾病都是链球菌感染后的免疫反应引起的。青霉素治疗链球菌咽喉炎可降低急性肾衰竭的发生风险,但无法减少链球菌感染后肾小球肾炎的发生。

细菌学治疗失败与无症状携带状态·监测数据显示,在某些人群中,多达 20%的人可有无症状的化脓性链球菌咽部定植。对于这些无症状携带者,以及经规范治疗后咽部标本培养仍为阳性的链球菌咽喉炎患者,尚无明确的治疗指南。一个较合理的方法是对有症状的链球菌咽喉炎患者,予 10 日青霉素治疗,如咽部标本培养持续为阳性,不需要重新治疗,除非症状复发。关于链球菌携带与感染的研究表明,无症状携带者发生急性肾衰竭或将细菌传播给他人的风险比有症状咽喉炎患者大幅降低。因此,在大多数情况下,过于积极地根除链球菌定植和携带是不合理的。但依然有一些特殊情况,比如无症状链球菌携带者仍有一定的概率可将细菌传播给他人。既往有报道,链球菌食源性感染暴发和医院获得性产后感染暴发的感染源均被追溯至无症状携带者,他们可能在咽喉、阴道、肛门或皮肤上携带有该细菌。

治疗·无症状的咽喉部 A 组链球菌定植

当一个无症状携带者向他人传播病原体时,有必要消除其携带状态。仅青霉素单药治疗逐渐失效后,关于消除 A 组链球菌的最佳治疗方案数据有限。据

报道,在消除 A 组链球菌携带状态方面优于青霉素的治疗方案包括:① 口服克林霉素(7 mg/kg;最高剂量 300 mg),每日 3 次,持续 10 日。② 青霉素(推荐剂量同表 44-3 中咽喉炎的治疗),疗程的最初 4 日加上口服利福平(10 mg/kg;最高剂量 300 mg),每日 2 次。口服万古霉素(250 mg,每日 4 次)和利福平(600 mg,每日 2 次)10 日可消除直肠的 A 组链球菌定植。

猩红热

猩红热主要由链球菌感染(通常表现为咽喉炎)和典型皮疹(图 44-1)组成。皮疹主要由链球菌致热性外毒素引起,该毒素既往被称为红疹毒素或猩红热毒素。过去,人们认为猩红热的发病主要是由于缺乏毒素特异性免疫的个体感染了产毒素链球菌菌株。对猩红热的易感性与 Dick 试验的结果相关,该试验是对待测者皮内注射少量红疹毒素,对猩红热易感者可诱发皮肤局部红斑,在具有特异性免疫的个体则不会引起类似皮肤表现。但是随后的研究表明,猩红热的皮疹可能是机体对猩红热毒素的过敏反应,需要既往接触过该毒素。由于未知的原因,近年来猩红热的发病率有所下降,尽管产生链球菌致热性外毒素的 A 组链球菌在人群中仍然普遍存在。猩红热的症状与单纯的 A 组链球菌咽喉炎类似,皮肤红疹通常在发病的第 1 日或第 2 日开始出现,首发于上躯干,再蔓延至四肢,但不影响手掌和脚底。皮疹由小丘疹组成,患者皮肤有一种特殊的"砂纸"感。其他相关表现还有口周苍白、"草莓舌"(舌苔上的舌乳头增大,随后可出现剥脱)、皮疹在皮褶中加重(Pastia 线)。皮疹在 6～9 日内消退,数日后出现手掌、足

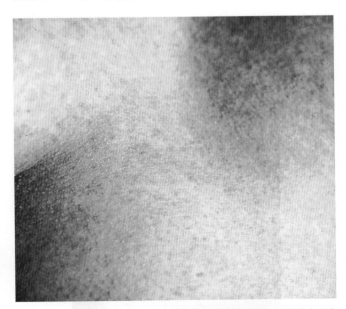

图 44-1 **猩红热皮疹**。细小点状红斑逐渐融合(猩红热样);可有瘀点且在体表褶皱处呈线状分布(Pastia 线)(经允许后转自 Fitzpatrick, Johnson, Wolff: Color Atlas and Synopsis of Clinical Dermatology, 4th ed, New York, McGraw-Hill, 2001)。

底脱屑。猩红热的鉴别诊断包括可引起发热和全身皮疹的其他病因,如麻疹和其他病毒性皮疹、川崎病、中毒性休克综合征和全身性过敏反应(如药疹)。

皮肤软组织感染

A组链球菌(偶尔有其他链球菌)可引起多种感染,包括皮肤、皮下组织、肌肉、筋膜感染。虽然几种临床综合征为上述这些感染的分类提供了依据,但并非所有病例都能完全归入某一类别。评估某一特定患者病情时,需预测组织受累深度,临床病程长短,需外科干预的可能性,需进一步积极生命支持的可能性。

脓疱病(脓皮病) · 脓疱病是一种皮肤浅表感染,主要由A组链球菌引起,偶尔也由其他链球菌或金黄色葡萄球菌引起。脓疱病最常见于幼儿,往往发生在温暖的季节,在亚热带或热带气候中比在较冷的地区更常见。在卫生条件差的儿童中,感染更为常见。前瞻性研究表明,在患者临床感染之前,其未破裂的皮肤已有A组链球菌定植。轻微的创伤,如抓伤或昆虫叮咬,有助于将致病菌引入皮肤中,继而导致发病。因此,注意个人卫生是预防脓疱病的最佳方法。通常受累部位是面部(尤其是鼻和嘴周围)和腿部,尽管感染也可能发生在其他部位。皮肤感染灶开始为红色丘疹,迅速演变为水疱状和脓疱状病损,脓疱可破裂、融合并形成特征性的蜂窝状结痂(**图44-2**)。该病变一般不痛,患者较少有全身表现。发热不是脓疱病的典型特征,如果出现发热,则表明感染扩展到更深的组织,或需考虑其他诊断。脓疱病的典型表现通常不会造成鉴别诊断的困难。脓疱培养通常为金黄色葡萄球菌和A组链球菌。在几乎所有的病例中,最初的培养结果都是链球菌,而葡萄球菌会随后出现,可能与葡萄球菌为继发性定植菌群有关。在过去,青霉素几乎可以完全有效地治疗此类感染。然而,近年来青霉素越来越高的治疗失败率表明金黄色葡萄

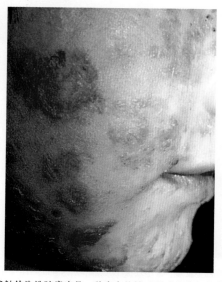

图44-2 接触传染性脓疱疮是一种表皮的链球菌或金黄色葡萄球菌感染。由蜂窝状结痂和渗出性糜烂性红斑组成。偶尔可见大疱样病变(经允许由Mary Spraker 博士提供)。

球菌可能已成为更重要的脓疱病致病菌。金黄色葡萄球菌引起的大疱性脓疱病与典型的链球菌感染不同,它导致更广泛的大疱性病变,这些病变会破裂并留下薄纸状结痂,而不是链球菌感染引起的较厚的琥珀色结痂。其他可能与脓疱病混淆的皮肤病损包括单纯疱疹病毒或水痘-带状疱疹病毒引起的疱疹。疱疹病毒引起的皮肤病损通常更加分散,呈分组的小泡状外观,Tzanck 试验阳性。在鉴别诊断困难的情况下,可进行培养协助鉴别,脓疱病的泡囊液培养为A组链球菌,在疱疹病毒感染中培养为病毒。

蜂窝织炎

致病菌被引入皮肤中可导致蜂窝织炎:一种累及皮肤和皮下组织的感染。细菌入侵皮肤的破口可能是创伤、外科伤口、昆虫咬伤,或其他任何破坏皮肤完整性的损伤。通常,细菌入侵皮肤的破口没有明显痕迹。链球菌蜂窝织炎的一种特殊形式是丹毒,其特征是受累皮肤呈鲜红色,高出周围的正常皮肤,形成明显分界线(**图44-3**)。病变处触诊很热,可能很软,看起来有光泽且肿胀。受累皮肤可有橘皮状纹理,表明感染累及浅表淋巴管。通常在发病后2~3日,可形成浅表的水疱或大疱。蜂窝织炎皮肤病变进展快,通常在几个小时内发展,患者可有发热、寒战。丹毒易发生在颊部(通常可越过鼻梁,延伸到对侧颊部)和下肢。一次发作后,可在同一部位复发,甚至几年后的同部位复发也不少见。典型的丹毒往往由β-溶血性链球菌(通常为A组链球菌)引起,偶尔为C或G组链球菌引起。然而,链球菌蜂窝织炎的临床表现往往没有足够的特征性,因此不足以仅依据临床特征来确诊。例如,感染累及的部位可能不是丹毒的典型受累部位,皮肤病变并不是特别红,可能会融入周围的正常皮肤,患者可能只有轻微的临

床症状。在这种情况下，较为谨慎的做法是扩大经验性抗菌治疗的范围，同时覆盖其他能引起类似蜂窝织炎的病原体，特别是金黄色葡萄球菌。伤口或溃疡周围出现的蜂窝织炎应怀疑葡萄球菌感染。

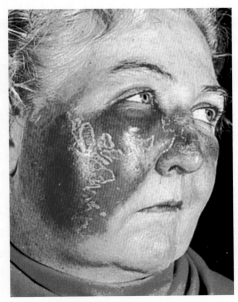

图 44-3 丹毒是一种表皮的链球菌感染。由边界清晰、斑片状、水肿性的红斑组成，皮温高。

链球菌蜂窝织炎往往发生在正常淋巴引流被破坏的部位，如既往发生过蜂窝织炎的部位、乳房切除术或腋窝淋巴结切除术同侧的手臂、既往发生过深静脉血栓或淋巴水肿的下肢、隐静脉已被切除用于冠脉旁路搭桥的下肢。细菌从皮肤破口入侵，破口部位可能距蜂窝织炎的发病部位较远。例如，一些隐静脉切除术后患者反复发生腿部蜂窝织炎，只有当他们治愈患肢同侧的足癣后，蜂窝织炎才停止复发。皮肤上的皲裂可能是链球菌入侵的入口，在既往受伤过的腿部近端引发感染。链球菌蜂窝织炎也可能涉及近期的手术切口感染。A 组链球菌是能导致术后 24 小时内伤口感染和周围蜂窝织炎的少数细菌之一。切口链球菌感染渗出液较稀薄，进展迅速，无论是皮肤、皮下组织，还是更深部组织的感染（见下文）。链球菌伤口感染或局部蜂窝织炎也可与淋巴管炎有关，表现为从感染部位沿浅表淋巴管向近端延伸的红色条纹。

治疗·链球菌蜂窝组织炎

参见**表 44-3** 及**第 26 章**。

深部软组织感染

坏死性筋膜炎（溶血性链球菌坏疽）包括四肢及躯干肌肉的浅筋膜和/或深筋膜的感染。感染源可以是皮肤，通过创伤（有时是轻微的损伤）将细菌引入组织，也可以是肠源性细菌，

在腹部手术期间肠道菌群播散，导致感染，如憩室或阑尾脓肿。细菌入侵人体的部位可能不明显，通常与临床受累部位相距一定距离；例如，通过手部轻微创伤入侵的细菌可能与肩部或胸部组织的感染有关。与肠道菌群相关的病例通常是多种微生物混合感染，涉及厌氧菌（如脆弱类杆菌或厌氧链球菌）和兼性菌（通常是革兰阴性杆菌）。与肠道菌群无关的坏死性筋膜炎常由 A 组链球菌引起，也可合并其他病原体感染（通常是金黄色葡萄球菌）。总的来说，大约 60% 坏死性筋膜炎与 A 组链球菌有关。临床症状通常是相当剧烈的，受累部位剧烈疼痛、不适，患者有发热、畏寒、全身中毒表现。体格检查的阳性体征可能并不明显，尤其对于早期病例，有时只有轻微皮肤红斑。疼痛和压痛通常很严重。相比之下，更浅表的蜂窝织炎，皮肤异常更明显，但疼痛和压痛只是轻微或中度的。随着感染进展（通常超过几个小时），症状不断加重恶化，皮肤病变更加明显，出现暗红色或斑驳的红斑和水肿。随着炎症扩散，皮肤神经梗死，受累部位的压痛可能演变为感觉丧失、麻木。

虽然肌炎更常见于金黄色葡萄球菌感染，但 A 组链球菌偶尔也会在骨骼肌产生脓肿（链球菌性肌炎），很少或几乎没有涉及周围的筋膜或皮肤。链球菌性肌炎的表现通常是亚急性的，但也有报道其有全身严重中毒症状的暴发性形式，合并菌血症，死亡率很高。这种暴发性形式可能体现了与坏死性筋膜炎中类似的发病过程，但坏死性炎症往往累及肌肉本身，而不仅局限于筋膜层。

治疗·深部软组织感染

一旦怀疑是坏死性筋膜炎，就有早期手术的指征，既可探查、协助诊断，也可指导治疗。坏死性筋膜炎进行手术时可见坏死组织及炎性液体沿着肌群上方或之间的筋膜平面流淌，而不累及肌肉本身。病变累及范围往往超过有临床症状的区域，需要进行广泛清创。引流和清创是治疗坏死性筋膜炎的核心；抗生素治疗是一个有用的辅助手段（**表 44-3**），但外科手术是最重要的，可以挽救患者的生命。链球菌性肌炎的治疗包括手术引流（通常采用开放术式以评估感染范围、确保充分清创）和高剂量青霉素治疗（**表 44-3**）。

肺炎和脓胸

A 组链球菌气体是肺炎的一个不常见的病原体，通常感染既往健康的人。其症状的出现可能是突发的或逐渐的。胸痛、发热、寒战和呼吸困难是其特征性表现。患者通常有咳嗽，但可能不明显。大约一半的 A 组链球菌肺炎患者有胸腔积液。与肺炎链球菌肺炎典型的无菌性肺炎旁胸腔积液相比，A 组链球菌性肺炎并发的胸腔积液几乎都是脓性的。最初出现临床症状时，胸片通常能看到胸水，其体积可迅速增

加。脓性胸腔积液应尽早彻底引流，因为它们往往会迅速变为分隔状，继而慢性纤维化，需要开胸手术才能去除。

菌血症、产后脓毒症、链球菌中毒性休克综合征

A组链球菌菌血症通常与同一菌的局灶感染有关。菌血症很少发生于无合并症的咽喉炎，偶尔发生于蜂窝织炎或肺炎，较常见于坏死性筋膜炎。无明确原发感染灶的菌血症患者发生心内膜炎、隐匿性脓肿或骨髓炎的可能性增大。很多局灶性感染可继发于链球菌菌血症，包括心内膜炎、脑膜炎、化脓性关节炎、骨髓炎、腹膜炎和内脏脓肿。A组链球菌有时与分娩的感染性并发症有关，通常是子宫内膜炎及其相关的菌血症。在抗生素前时代，产褥期脓毒症多由A组链球菌引起，目前多由B组链球菌引起。多起产褥期A组链球菌医院获得性感染暴发均可追溯到无症状携带者，通常是感染暴发期间正在本医院分娩的人。携带细菌的部位可能是皮肤、咽喉、肛门或阴道。

从20世纪80年代末开始，一些报告描述了与休克、多系统器官衰竭相关的A组链球菌感染病例。这种综合征被称为链球菌TSS，因为它与葡萄球菌TSS具有共同的一些特征。1993年，链球菌TSS形成了临床定义（表44-4）。该综合征的一般特征包括发热、低血压、肾功能损伤和呼吸窘迫综合征。多种类型的皮疹已被报道，但皮疹并不一定会出现。实验室化验异常可有血常规白细胞核左移，出现大量未成熟的粒细胞；低钙血症；低蛋白血症；血小板减少症，通常在疾病的第2日或第3日更为明显。与葡萄球菌TSS患者相比，链球菌TSS患者中大多有菌血症。链球菌TSS最常见的相关感染是软组织感染，例如坏死性筋膜炎、肌炎或蜂窝织炎，尽管也有报道提示多种其他局部感染（包括肺炎、腹膜炎、骨髓炎和子宫肌炎）也可引起链球菌TSS。链球菌TSS与死亡率≥30%，大多数死亡是由休克和呼吸衰竭引起的。由于TSS进展迅速、病程凶险、随时致命，因此对该综合征的早期识别是必要的。除抗菌治疗外，患者还应接受积极的支持治疗（液体复苏、血管收缩性药物，机械辅助通气），对坏死性筋膜炎相关的TSS，还应接受外科

表44-4 链球菌中毒休克综合征诊断标准[a]

Ⅰ. A组链球菌（化脓性链球菌）
  A. 从通常无菌的部位
  B. 从非无菌部位
Ⅱ. 临床体征严重程度
  A. 低血压
  B. ≥2条以下表现
    1. 肾功能损害
    2. 凝血功能异常
    3. 肝功能损害
    4. 成人呼吸窘迫综合征
    5. 弥漫性红斑状皮疹，可有脱屑
    6. 软组织坏死，包括坏死性筋膜炎、肌炎、或坏疽

[a] 符合ⅠA、ⅡA和ⅡB的标准，则明确为链球菌中毒性休克综合征。符合ⅠB、ⅡA和ⅡB的标准，则可能为链球菌中毒性休克综合征，如未发现其他病原体。

来源：修改自 Working Group on Severe Streptococcal Infections：JAMA 269：390，1993。

清创。目前还不清楚为什么某些患者会出现这种暴发性综合征。对链球菌TSS患者分离出的菌株进行的一些早期研究表明，该综合征与致热性外毒素A有很强的相关性。但这种相关性在随后的病例系列报道中并不一致。致热性外毒素A和其他几种链球菌外毒素作为超抗原，触发T淋巴细胞释放炎症细胞因子。链球菌TSS发热、休克、器官功能障碍的表现部分反映了超抗原介导的细胞因子释放的全身效应。

治疗·链球菌中毒性休克综合征

鉴于致热性外毒素或其他链球菌毒素在链球菌TSS中可能发挥的作用，一些学者提出可使用克林霉素治疗（表44-3），他们认为，由于克林霉素对蛋白质合成有直接抑制作用，在快速终止毒素产生这一方面，克林霉素比青霉素（作用于细胞壁）更有效。这一观点从链球菌性肌炎的实验模型研究中得到了支持，在该模型中，注射克林霉素的小鼠比注射青霉素的小鼠存活率更高。与动物实验可比的人体相关数据无法获得，但有回顾性分析提示侵袭性软组织感染患者使用克林霉素而不是作用于细胞壁的抗生素治疗时，可获得更好的结果。A组链球菌对克林霉素的耐药已被报道，虽然并不常见（在美国的耐药率小于2%）。因此，如果克林霉素用于危重患者的初始治疗，应加用青霉素，直到获得链球菌分离株的药敏结果。免疫球蛋白已被用作链球菌TSS的辅助治疗（表44-3）。混合免疫球蛋白制剂含抗体，可中和链球菌毒素。有病例报道提示静脉注射免疫球蛋白治疗TSS有良好的疗效，但还没有足够的前瞻性对照研究。

■ 预防

目前没有A组链球菌疫苗投入商业使用。一种由含26种M蛋白表位的重组多肽制剂已经在志愿者中进行了Ⅰ期和Ⅱ期临床试验。早期临床试验结果表明，该疫苗具有良好的耐受性，可诱导产生特异性抗体。基于M蛋白基因保守序列或A组链球菌其他蛋白抗原的保守序列的混合疫苗尚处于早期研发阶段。

与侵袭性A组链球菌感染患者（如菌血症、坏死性筋膜炎或链球菌TSS）有日常家庭接触者比一般人群有更高的感染风险。在与A组链球菌感染患者共处于同一房间大于4小时/日的人群中，高达25%的人被检测到无症状的咽喉部A组链球菌定植。然而，并不推荐给与侵袭性A组链球菌感染患者密切接触的人预防性使用抗生素，因为这种方法（如果有效的话）需要在数百人中使用抗生素来预防一个可能发生的病例。

C组、G组链球菌

C组和G组链球菌是β-溶血性细菌，偶尔引起人类感

染,与 A 组链球菌引起的感染相似。在琼脂血平板上形成小菌落(<0.5 mm)的菌株通常是米勒链球菌(中间链球菌、咽峡炎链球菌,见下文"草绿色链球菌")。菌落较大的 C 组和 G 组链球菌现在被认为是一个单一的种类,即停乳链球菌似马链球菌亚种。这些致病菌与咽喉炎、蜂窝织炎、软组织感染、肺炎、菌血症、心内膜炎和化脓性关节炎有关。与其相关的产褥期脓毒症、脑膜炎、硬膜外脓毒症、腹腔内脓毒症、尿路感染和新生儿脓毒症也曾被报道过。C 组或 G 组链球菌菌血症最常见于老年或慢性病患者,在未见明显局部感染灶的情况下,提示患者可能有心内膜炎。化脓性关节炎有时会累及多个关节,可并发心内膜炎,但这两种疾病也可各自单独发生。C 组链球菌常导致家畜感染,特别是马和牛;人可通过与动物接触或饮用未高温消毒的牛奶而被感染。这些人畜共患病的致病菌主要包括马链球菌兽疫亚种和马链球菌马亚种。

治疗 · C 组、G 组链球菌

青霉素是治疗 C 组、G 组链球菌感染的首选药物。抗生素治疗方案与 A 组链球菌引起的感染相同(表 44-3)。菌血症或化脓性关节炎患者应静脉注射青霉素(每 4 小时 2~4 mU)。所有 C 组和 G 组链球菌对青霉素都敏感;几乎所有的链球菌在体外都可被 ≤0.03 μg/mL 的药物浓度抑制。偶见某些菌株对青霉素耐药,在低浓度的青霉素中细菌只可被抑制,只有高浓度的青霉素才可起到杀菌作用。链球菌对青霉素耐药的临床意义尚不清楚。由于部分患者青霉素治疗的临床疗效较差,一些学者建议在治疗 C 组或 G 组链球菌引起的心内膜炎或化脓性关节炎时,加用庆大霉素(肾功能正常的患者每 8 小时使用 1 mg/kg);然而,并没有证据显示联合治疗的疗效优于青霉素单药治疗。关节感染患者通常需要反复抽吸脓液、开放引流、清创治疗;治疗反应可能较慢,特别是对于虚弱的患者和多关节受累患者。假体关节感染者除抗生素治疗几乎总是需要移除假体。

B 组链球菌

B 组链球菌最初被发现可导致奶牛乳腺炎,是引起人类新生儿败血症和脑膜炎的主要病因。B 组链球菌也是女性围生期发热的常见病因,偶可导致非妊娠期成人严重感染。自 20 世纪 90 年代广泛开展 B 组链球菌产前筛查以来,每 1 000 名活产新生儿 B 组链球菌感染的发生率已从 2~3 例降至 0.6 例。与此同时,患有基础慢性病的成人 B 组链球菌感染变得更常见;在侵袭性 B 组链球菌感染中,成人患者占的比例比新生儿更大。B 组链球菌由单一种类组成,即停乳链球菌,可通过 B 组链球菌细胞壁糖抗原的特异性抗血清进行菌种鉴定。

待测菌株可根据一系列生化试验被鉴定为 B 组链球菌,包括:马尿酸钠水解试验(99% 的 B 组链球菌分离株为阳性)、胆汁七叶苷水解试验(99%~100% 的 B 组链球菌分离株为阴性)、枯草杆菌肽敏感试验(92% 的 B 组链球菌分离株为耐药)和 cAMP 因子释放试验(98%~100% 的 B 组链球菌分离株为阳性)。cAMP 因子是 B 组链球菌释放的磷脂酶,与某些金黄色葡萄球菌菌株产生的 β 细胞溶解素一起可造成协同溶血作用。在血琼脂平板上,如果待测链球菌菌株和相应的金黄色葡萄球菌一起能产生十字形条纹,则可证明 cAMP 因子存在。对人类致病的 B 组链球菌被多糖荚膜包裹,荚膜类型有 10 多种,每种都是抗原特异性的。荚膜多糖是一种重要的毒力因子。针对荚膜多糖的抗体可保护宿主免于同种荚膜类型 B 组链球菌的再次感染,但无法对不同荚膜类型的 B 组链球菌感染提供保护。

新生儿感染

婴儿 B 组链球菌感染根据患者年龄分为两种类型。早发感染发生在出生后第一周内,患者平均发病年龄为 20 小时。大约一半的婴儿在出生时有 B 组链球菌感染的迹象。感染是在出生期间或出生前不久从有 B 组链球菌定植的母亲的生殖道获得的。监测研究表明,5%~40% 的妇女是阴道或直肠的 B 组链球菌携带者。约 50% 由携带有 B 组链球菌的母亲经阴道分娩的婴儿被该细菌定植,尽管只有 1%~2% 的婴儿出现明显临床感染症状。早产、分娩时间长、有产科并发症、母亲发热是婴儿发生早发感染的危险因素。早发感染的临床表现与其他病原体导致的新生儿败血症相同。典型表现包括呼吸窘迫、嗜睡和低血压。基本上所有早发感染的婴儿都有菌血症,1/3 到一半的婴儿发生肺炎和/或呼吸窘迫综合征,1/3 发生脑膜炎。

迟发感染发生在 1 周至 3 个月大的婴儿身上,在极少数情况下,也可发生在更大的婴儿身上(平均发病年龄为 3~4 周)。致病菌可以在分娩时(同早发感染)获得,也可在产后从与有细菌定植的母亲、育儿员或其他来源的接触获得。脑膜炎是迟发感染最常见的表现形式,在大多数情况下与Ⅲ型荚膜 B 组链球菌菌株有关。婴儿可有发热、嗜睡、易激惹、喂养不良和癫痫发作。其他各种类型的迟发感染包括无明确感染源的菌血症、骨髓炎、化脓性关节炎、下颌下或耳前淋巴结炎相关的面部蜂窝织炎。

治疗 · 婴儿 B 组链球菌感染

青霉素是治疗 B 组链球菌感染的首选药物。对疑似细菌性败血症的患者,通常在获得微生物培养结果前应经验性广谱使用抗感染药物,包括氨苄西林和庆大霉素。如果培养结果为 B 组链球菌,许多儿科医生会继续使用几日庆大霉素,联合氨苄西林或青霉素,直到患者临床症状明显改善。有菌血症或软组织感染的婴儿青霉素的每日推荐剂量为 20 万单位/kg，分多次给药。对于脑膜炎，出生 7 日以内的婴儿每日推荐剂量为 25 万～45 万单位/kg，分 3 次给药；出生 7 日以上的婴儿每日推荐剂量为 45 万～50 万单位/kg，分 4 次给药。脑膜炎抗感染疗程至少为 14 日，短疗程有复发风险。

预防

对于有下列危险因素的产妇，其婴儿的 B 组链球菌感染率异常高：早产、羊膜早破（分娩前 24 小时以上）、分娩时间长、分娩时发热、产妇患有绒毛膜羊膜炎。由于感染新生儿的致病菌通常来自母亲的产道，因此医务工作者通过识别有上述危险因素的产妇（且有 B 组链球菌定植的）并使用各种抗生素或免疫治疗来预防其婴儿的 B 组链球菌感染。在分娩时给产妇预防使用氨苄西林或青霉素可降低新生儿感染的风险。但这种方法在具体实施时有一些困难，因为难以识别真正的分娩时 B 组链球菌定植者，怀孕早期的阴道培养结果不能很好地预测产妇分娩时的定植状况。CDC 建议在怀孕 35～37 周时，对孕妇进行阴道下端和肛门的拭子培养，筛查有无 B 组链球菌定植；对于拭子培养阳性者、有 B 组链球菌感染婴儿生育史者、怀孕期间有过 B 组链球菌泌尿道感染者，均建议分娩时预防性使用抗生素。对于早产者（<37 周）、羊膜破裂时间过长者（>18 小时）、分娩时发热者、分娩时 B 组链球菌核酸检测阳性者，即使无微生物培养结果，也应在分娩时预防性使用抗生素。预防性使用抗生素的推荐方案是青霉素负荷剂量 500 万单位，然后每 4 小时给药 250 万单位，直到分娩完成。头孢唑啉为青霉素过敏者的替代用药，如果产妇无青霉素类过敏性休克的高风险。既往对青霉素有过速发型过敏反应（如过敏性休克）者，可使用克林霉素作为替代用药，如果药敏提示定植菌对克林霉素敏感。如果药敏提示定植菌对克林霉素耐药，应使用万古霉素。

对有 B 组链球菌定植、新生儿感染高危的孕产妇预防性使用抗生素，将导致多达 1/3 的孕产妇和新生儿受到抗生素暴露，存在发生药物过敏反应和筛选出耐药菌的风险。尽管 B 组链球菌疫苗仍处于研发阶段，但其可能将为预防感染提供一个更好的解决方案。由于母体的抗体可通过胎盘在新生儿体内产生足够的保护性抗体，因此目前正在研发的是一种在孕前或孕期给予育龄妇女注射的 B 组链球菌疫苗。B 组链球菌荚膜多糖蛋白结合疫苗的 I 期临床试验结果显示多价结合疫苗是安全的，具有高度免疫原性。

■ 成人中的感染

在其他健康成年人中，大多数 B 组链球菌感染与怀孕、分娩有关。围生期发热是最常见的表现形式，有时伴有子宫内膜炎或绒毛膜羊膜炎的症状和体征（腹胀、子宫或附件压痛）。

血培养和阴道拭子培养常呈阳性。菌血症通常是一过性的，但偶尔会导致脑膜炎或心内膜炎。与围生期无关的成人 B 组链球菌感染通常累及老年人或有基础慢性病者，如糖尿病或恶性肿瘤患者。常见的感染包括蜂窝织炎、软组织感染（包括糖尿病皮肤溃疡感染）、尿路感染、肺炎、心内膜炎和化脓性关节炎。其他曾见于报告的感染包括脑膜炎、骨髓炎和腹腔或盆腔脓肿。约 4% 的侵袭性感染病例在首次发病数周至数月后会感染复发。

治疗 · 成人 B 组链球菌感染

B 组链球菌对青霉素的敏感性低于 A 组链球菌，需要更高的剂量。患有严重局部感染（肺炎、肾盂肾炎、脓肿）的成人应每日接受约 1 200 万单位青霉素 G，心内膜炎或脑膜炎患者应每日接受 1 800 万～2 400 万单位青霉素，分多次给药。万古霉素是青霉素过敏患者的替代用药。

非肠球菌的 D 组链球菌

对人类致病的非肠球菌 D 组链球菌以前被认为是一个单一的物种：牛链球菌。经重新分类后，牛链球菌被分为两个种，每个种各有两个亚种：解没食子酸链球菌解没食子酸亚种，解没食子酸链球菌巴氏醋杆菌亚种，婴儿链球菌婴儿亚种，婴儿链球菌大肠埃希菌亚种。这些致病菌引起的心内膜炎通常与胃肠道肿瘤（尤其是结肠癌或结肠息肉）有关，但也与其他肠道病变有关。当仔细寻找这些患者隐匿的胃肠道病变时，60% 以上的解没食子酸链球菌或婴儿链球菌心内膜炎患者被检出异常。与肠球菌不同的是，非肠球菌的 D 组链球菌可被青霉素单药杀灭，而青霉素是治疗其感染的首选药物。

草绿色链球菌和其他链球菌

■ 草绿色链球菌

草绿色链球菌由多种 α-溶血性链球菌组成，是一群异质性病原体的群组，它们是引起细菌性心内膜炎的重要致病菌（参见第 24 章）。有几种草绿色链球菌，包括唾液链球菌、缓症链球菌、血红链球菌和变形链球菌，是口腔正常菌群的一部分，它们寄居在牙齿、牙龈周边。一些种类的链球菌在龋齿发病过程中起到了一定作用。

麻疹孪生球菌既往被称为麻疹链球菌，现在根据遗传相关性研究，已被归入一个单独的属——孪生菌属，与其相似的还有溶血孪生球菌。它们在寄居和致病性方面与草绿色链球菌类似。

进食、刷牙、使用牙线、其他轻微创伤引起的短暂的草绿色链球菌菌血症，以及细菌对生物体表面的黏附作用，被认为是这些细菌易引起心内膜炎的原因（**图 24-1**）。草绿色链球菌也可从鼻窦炎、脑脓肿和肝脓肿的感染灶中被分离出来，往往是混合菌群的一部分。

中性粒细胞减少症患者中，草绿色球菌菌血症发生频率相对较高，尤其是在骨髓移植患者或高剂量化疗后的肿瘤患者。其中一些患者可有高热、休克等脓毒症表现。发生草绿色链球菌菌血症的危险因素包括：使用高剂量阿糖胞嘧啶化疗、先前使用甲氧苄啶-磺胺甲噁唑或氟喹诺酮治疗、使用制酸剂或组胺拮抗剂、黏膜炎、严重中性粒细胞减少。

米勒链球菌（也称为中间链球菌或咽峡炎链球菌）包括三种对人类致病的细菌：中间链球菌、咽峡炎链球菌和星座链球菌。这些细菌通常被认为是草绿色链球菌，虽然它们在溶血特征（它们可能是 α 溶血、β 溶血或非溶血）和致病性方面与其他草绿色链球菌有所不同。这类感染通常产生化脓性感染，特别是脑脓肿和腹腔脏器脓肿，以及口腔或呼吸道相关的感染，如扁桃体周围脓肿、肺脓肿和脓胸。

治疗 · 草绿色链球菌感染

从中性粒细胞减少的菌血症患者身上分离出来的草绿色链球菌菌株通常对青霉素耐药，因此对于这些患者应该先使用万古霉素治疗，直到获得药敏结果、显示致病株对青霉素敏感。在其他临床情况下分离得到的草绿色链球菌通常对青霉素敏感。

■ 营养缺陷菌属和颗粒链菌属（营养变异性链球菌）

心内膜炎患者血培养偶尔分离得到的一些菌株在固体培养基上无法生长。这些营养变异性链球菌需要补充硫醇化合物或活性维生素 B_6（吡哆醛或吡哆胺）才能在实验室生长。营养变异性链球菌通常与草绿色链球菌同时被提起，因为它们会引起相似的感染。然而，根据 16S 核糖体 RNA 序列比较的结果，营养变异性链球菌被重新分类为两个独立的属：营养缺陷菌属（只有一个种，缺陷乏养菌）和颗粒链菌属（分为三个种：毗邻颗粒链菌、副毗邻颗粒链菌、苛养颗粒链菌）。

治疗 · 营养变异性链球菌

营养变异性链球菌心内膜炎治疗失败和感染复发的情况比草绿色链球菌心内膜炎更常见。因此，对于营养变异性链球菌心内膜炎，建议使用青霉素联合庆大霉素（肾功能正常的患者每 8 小时使用 1 mg/kg）治疗。

■ 其他链球菌

猪链球菌是猪的一种重要病原体，据报道，猪链球菌可引起人的脑膜炎，通常发生在职业生活中会接触猪的人身上。与人类感染相关的猪链球菌菌株通常与链球菌蓝氏分组 R 组血清型发生反应，有时也与 D 组血清型发生反应。猪链球菌可为 α 溶血性或 β 溶血性，对青霉素敏感。鱼型链球菌是一种鱼的致病菌，与处理过活鱼或刚杀死鱼的人的感染有关。手部蜂窝织炎是其最常见的感染形式，虽然菌血症和心内膜炎也曾被报道过。厌氧链球菌或消化链球菌是口腔、肠道和阴道正常菌群的一部分。厌氧链球菌引起的感染在第 73 章中进行讨论。

第 45 章
肠球菌感染 | Chapter 45
Enterococcal Infections

Cesar A. Arias, Barbara E. Murray · 著 | 蔡思诗 · 译

一个多世纪以来，肠球菌被认为是潜在的人类致病菌，但直到近几年，肠球菌才成为医院获得性感染的重要病因。肠球菌在医院环境中强大的生存和/或传播能力及其易获得抗生素耐药性的特性，使得危重肠球菌感染患者的治疗成为困难和挑战。肠球菌于 1899 年首次在法国文献中被提及——"entérocoque"，这种细菌在人类胃肠道中被发现，并被认为可

能致病。关于肠球菌感染的首次病理描述也可追溯至同一年。一名死于心内膜炎的患者体内分离出的菌株最初被命名为产酶微球菌（*Micrococcus zymogenes*），后来被更名为粪链球菌产酶亚种（*Streptococcus faecalis* subspecies *zymogenes*），现在被重新归类为粪肠球菌（*Enterococcus faecalis*）。这种致病株在家兔和小鼠中可引起严重疾病，表明其在适宜环境潜

在的杀伤力。

病原学

肠球菌是革兰阳性菌。在临床标本中,常可观察到肠球菌呈单细胞状、双球菌状或短链状(**图 45 - 1**),尽管一些菌株也可呈长链状。肠球菌最初被归入链球菌属,因为这两者有许多相似的形态和表型特征,例如两者过氧化氢酶反应都为阴性。只有 DNA 杂交研究和随后的 16S rRNA 测序能清晰显示,肠球菌应该被列为不同于链球菌的一个独立的属。与大多数链球菌不同,肠球菌可以在 40% 胆盐中水解七叶苷,并可在高盐浓度(如 6.5%)和高温环境中(46℃)生长。临床实验室通常会报告称肠球菌无溶血性,因为它们不能溶解常用琼脂平板中的羊或牛红细胞;然而,某些粪肠球菌的确可溶解人类、马和兔子的红细胞。大多数与临床疾病相关的肠球菌种类能水解吡咯烷酮基-β-萘胺(PYR);这一特性有助于区分肠球菌、解没食子酸链球菌群组(包括解没食子酸链球菌、巴氏链球菌、婴儿链球菌,解没食子酸链球菌以前称为牛链球菌),以及明串珠菌属。尽管目前已从人类感染中分离出至少 18 种肠球菌,但大多数病例是由两种肠球菌引起的,即粪肠球菌和屎肠球菌。少见的致病肠球菌包括鹑鸡肠球菌、耐久肠球菌、海氏肠球菌、鸟肠球菌。

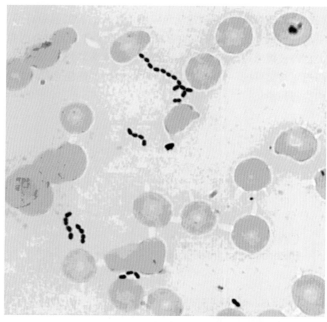

图 45-1 一名肠球菌菌血症患者的血培养革兰染色。卵圆形革兰阳性细菌排列成双球菌状和链状(摘自 Audrey Wanger,PhD)。

发病机制

肠球菌是成人大肠中的正常菌群,虽然它们通常占可培养的肠道菌群的 1% 以下。在健康人胃肠道中,肠球菌是共生菌,与其他胃肠道细菌共存;事实上,某些肠球菌菌株作为

益生菌在腹泻治疗中的应用表明了它们在维持肠道稳态平衡中起到的作用。肠球菌对多种常用抗菌药物天然耐药。打破肠道菌群稳态平衡、增加肠球菌胃肠道定植的最重要因素就是使用抗菌药物。特别是,经胆汁排泄的广谱抗生素(例如,针对厌氧菌和革兰阴性菌的某些头孢菌素)通常与粪便中肠球菌的大量增殖有关。这种定植的增加似乎不仅是由于抗生素的使用根除了肠道菌群中与肠球菌竞争的其他细菌,继而替换为肠球菌,而且(至少在小鼠中)还由于抗生素通过抑制革兰阴性菌群从而下调了使肠球菌维持较低数量的免疫信号通路(例如外源凝集素 RegⅢγ)。几项研究表明,较高水平的肠球菌胃肠道定植是其感染致病的关键因素。然而,肠球菌成功定植于肠道并进入淋巴管和/或血流的机制仍不完全清楚。

几种脊椎动物、蠕虫和昆虫的模型已被开发出来以研究粪肠球菌和屎肠球菌可能的决定性致病因素。主要有三组毒力因子可增加肠球菌在胃肠道的定植和/或引起疾病的能力。第一组是肠球菌分泌因子,是细菌外泌的一些分子,有助于其感染。这些分子中研究得最成熟的包括:肠球菌溶血素/细胞溶解素和两种肠球菌蛋白酶(明胶酶和丝氨酸蛋白酶)。肠球菌细胞溶解素是由某些粪肠球菌产生的异二聚体毒素,能够溶解人体的红细胞、中性粒细胞和巨噬细胞。粪肠球菌明胶酶和丝氨酸蛋白酶可通过多种机制介导毒力的产生,包括降解宿主组织、修饰免疫系统中的重要组件。缺乏这些蛋白质相关基因的变异株在腹膜炎、心内膜炎、眼内炎的实验模型中致病毒力大幅下降。

第二组毒力因子是肠球菌表面成分,有助于细菌黏附在宿主的细胞外基质分子上。肠球菌表面的几种分子已被鉴定出来,被证实其在肠球菌致病过程中的作用。其中具有特征性的黏附素是粪肠球菌聚合物质,它能介导细菌细胞间的互相黏附,从而促进接合质粒的交换。几项研究证实,在心内膜炎实验模型中,粪肠球菌聚合物质能够和肠球菌细胞溶解素互相协同,增强粪肠球菌的毒力。粪肠球菌的表面蛋白黏附胶原(Ace)和屎肠球菌的类似表面蛋白(Acm)在细菌黏附过程中可识别宿主的黏附基质分子(adhesive matrix molecules,MSCRAMMs)如胶原、纤维连接蛋白、纤维蛋白原;在实验模型中,Ace 和 Acm 在心内膜炎发病过程中都起到了重要作用。革兰阳性菌的菌毛已被证实是细菌黏附、侵袭宿主组织的重要介质,也是免疫治疗的潜在靶点。粪肠球菌和屎肠球菌都有表面菌毛。缺乏菌毛的粪肠球菌突变株在生物膜生产、心内膜炎实验模型和尿路感染中毒力都有所减弱。其他与 MSCRAMMs 具有结构同源性并在肠球菌黏附、致病过程中起到重要作用的细菌表面蛋白包括粪肠球菌表面蛋白 Esp及屎肠球菌的类似表面蛋白 Espfm、屎肠球菌第二胶原黏附素(Scm)、屎肠球菌表面蛋白(Fms)、SgrA(可结合于基底膜组件)、EcbA(结合于 V 型胶原)。其余与细菌致病性明显相关的其他表面成分包括 Elr 蛋白(WxL 家族中的一种蛋白)和多糖(可干扰宿主免疫细胞对细菌的吞噬)。一些粪肠球菌菌株

至少有三种不同类型的荚膜多糖,其中某些荚膜多糖在细菌的毒力中起到重要作用,是免疫治疗的潜在靶点。

第三组毒力因子的特征尚不清楚,由粪肠球菌应激蛋白Gls24 组成,这种蛋白质与肠球菌对胆盐的耐受力有关,在心内膜炎的发病机制中起到重要作用。含 hyl_{Efm} 质粒的屎肠球菌可增加其在宿主胃肠道的定植(hyl_{Efm} 质粒可在不同菌株间传递)。在小鼠腹膜炎模型中,获得上述质粒的屎肠球菌杀伤力明显增强。近年来发现一种氧化应激的基因编码调节因子(AsrR)是一种重要的屎肠球菌毒力因子。

对细菌基因组的测序增加了我们对细菌多样性、进化、致病机制、抗生素耐药机制的理解。目前已有 560 多种肠球菌菌株的基因组序列可被检测,其中一些已经完成测序,并正被研究和阐释其作用。基因序列分析表明,肠球菌的遗传多样性很大程度上与细菌获得外源性 DNA 及其染色体区域调动有关,上述过程导致细菌"核心"基因组的重组。此外,基因分析表明,屎肠球菌有一种可塑性附件基因,该附件基因中含有大量外源性基因元素,包括来自噬菌体的 DNA。事实上,医院相关的屎肠球菌分支囊括了大多数临床致病和暴发感染相关的菌株,这也是目前主要在世界各地医院流通的屎肠球菌遗传谱系。这一分支谱系进化迅速,基因组比较研究提示,该谱系出现于 75 年前,这一时间恰巧与抗菌药物开始投入使用的时间吻合,并且,该谱系是从动物体内的屎肠球菌菌株进化而来的,而不是人类的肠道共生肠球菌。屎肠球菌内部的基因组分化始于约 3 000 年前,也就是人类开始城镇建设、驯养动物的时间。这些基因组信息为我们理解肠球菌如何从人体共生菌进化为医院致病菌提供了新线索。

流行病学

根据疾病控制和预防中心的国家医疗安全网络,肠球菌是美国医院相关感染中第二常见的微生物(仅次于葡萄球菌)。尽管粪肠球菌仍然是医院获得性感染中的主要致病菌,但在过去 20 年中,屎肠球菌的分离率大幅上升。事实上,作为医院相关感染的病原体,屎肠球菌现在几乎和粪肠球菌一样常见。这一点很重要,因为屎肠球菌是迄今为止耐药最严重、治疗挑战最大的肠球菌;事实上,在美国医院分离得到的屎肠球菌中,超过 80% 对万古霉素耐药,超过 90% 对氨苄西林耐药(历史上氨苄西林曾经是最有效的 β-内酰胺类抗肠球菌药物)。粪肠球菌对万古霉素和氨苄西林的耐药率较低(分别约为 7% 和 4%)。

人们对肠球菌在医院环境中的传播进行了广泛研究,重点研究了万古霉素耐药肠球菌(VRE)。这些研究表明,VRE在宿主胃肠道的定植是其致病的关键步骤;VRE 定植者中,有很大一部分会在相当长时间内(有时大于 1 年)持续定植,并且更可能发生肠球菌相关疾病(例如菌血症)。与 VRE 肠内定植和持续存在相关的重要因素包括:长期住院、抗生素长期治疗、长期居住于医疗护理机构、在外科监护室或重症监

护治疗病房住院、器官移植患者、肾衰竭患者(尤其是接受血液透析的患者)和/或糖尿病患者、APACHE 评分高、与 VRE感染或定植者或其房间有过接触。一旦患者被 VRE 定植,该致病菌在医院环境中的传播涉及几个关键因素。VRE 可在高温下和某些消毒剂的作用下存活下来。在医院内许多无生命的物体上都可发现 VRE,包括床架、医疗设备、门把手、手套、电话和电脑键盘。因此,医护人员和医疗环境设备在肠球菌的传播中起到了关键作用,将此细菌从一名患者携带、传播至另一患者,感染控制措施对传播链的打破至关重要。此外,两项荟萃分析发现,与糖肽类敏感肠球菌感染的患者相比,VRE 感染患者死亡风险更高,与患者的临床状态无关。

肠球菌性疾病的流行病学以及 VRE 的耐药形势在世界其他地区与美国略有不同。在欧洲,20 世纪 80 年代中期出现的 VRE 主要是从动物和健康人身上分离出来的,而不是住院患者。VRE 的存在与动物饲料中使用糖肽类阿伏帕金作为生长促进剂有关;这一关联促使欧盟在 1996 年禁止在畜牧业中使用该化合物。最初,从动物和健康人中分离出的 VRE 有所减少,然而在某些欧洲国家,医院相关 VRE 感染的流行率随后缓慢上升,这一现象具有显著区域差异。例如,欧洲的屎肠球菌临床分离株中万古霉素耐药率在希腊、英国和葡萄牙最高(10%～30%),而在斯堪的纳维亚国家和荷兰则低于1%。这种地区差异部分是由于荷兰等国家积极实施了"筛查和消灭(医院获得性耐药菌)"感染控制策略;这些策略使这些国家的院内 MRSA 和 VRE 发生率维持在很低水平。尽管存在地区差异,欧洲的 VRE 发生率仍远低于美国。其原因还不完全清楚,有人假设这种差异与美国人抗生素使用较多有关。在一些拉丁美洲国家,肠球菌对万古霉素的耐药率也低于美国(约 4%)。相反,在亚洲,肠球菌对万古霉素的耐药率似乎与美国医院类似。

正如前文提及的,对世界各地万古霉素耐药屎肠球菌的基因组分析表明,这些致病菌在世界各地医院环境中的出现和传播,是由于某一个独特的医院相关基因簇成功获得了万古霉素耐药基因以及其他抗生素耐药决定因素。

临床综合征

■ 泌尿道感染和前列腺炎

众所周知,肠球菌是医院获得性尿路感染的重要原因,尿路感染也是这种致病菌引起的最常见感染(**参见第 33 章**)。肠球菌尿路感染通常与留置导尿管、使用泌尿道器械、泌尿生殖道解剖结构异常有关,通常很难区分真正的感染和定植(尤其是长期留置导尿管的患者)。尿中出现白细胞、患者有全身症状(如发热)或局部感染症状及体征(且无其他病因能解释)、尿培养阳性($\geqslant 10^5$ CFU/mL),表明尿路感染的诊断可成立。此外,肠球菌尿路感染常发生在危重患者身上,这些患者的合并症可能会干扰诊断。在许多情况下,移除导尿管就足以根除尿路中的致病菌,不需要特殊的抗菌治疗。在罕见情

况下,肠球菌尿路感染可有并发症,如肾盂肾炎和肾周脓肿,而这可能为血流感染提供了入口(见下文)。肠球菌也是慢性前列腺炎的常见病因,尤其对泌尿道手术后或内镜操作后的患者。这类感染很难治疗,因为最有效的抗肠球菌药物(如氨基青霉素类和糖肽类)对前列腺组织的渗透能力很差。慢性前列腺感染可以是肠球菌菌血症反复发作的感染源。

菌血症和心内膜炎

无心内膜炎的菌血症是肠球菌病最常见的表现之一。血管内导管和其他植入装置通常与菌血症的发生相关(参见第17章)。肠球菌菌血症的其他已知感染来源包括胃肠道和肝胆系统、盆腔和腹腔内病灶,较少来源于伤口感染、尿路感染和骨感染。在美国,肠球菌被列为第二位常见的(仅次于凝固酶阴性葡萄球菌)中心导管相关菌血症的病原体。肠球菌菌血症患者通常有合并症,住院时间较长;通常已接受多个疗程的抗生素治疗。几项研究表明,从血液中分离出屎肠球菌可能会导致比其他种类肠球菌更差的预后、更高的死亡率;这一发现可能与屎肠球菌对万古霉素和氨苄西林耐药率高于其他肠球菌有关,从而减少了可选择的抗生素。在许多情况下(通常以胃肠道为感染源),肠球菌菌血症可能是多种微生物混合感染,可能同时也能从血液中分离出革兰阴性菌。此外,在免疫功能受损患者中,不少病例报道提示肠球菌菌血症与粪类圆线虫重复感染综合征有关。

肠球菌是社区获得性心内膜炎和卫生保健机构相关性心内膜炎的重要致病菌,在卫生保健机构相关性心内膜炎中,肠球菌感染的发生率仅次于葡萄球菌。引起心内膜炎的菌血症大多来源于胃肠道或泌尿生殖道,例如肠道恶性肿瘤患者或炎症性疾病患者,或在接受肠道、泌尿道侵入性操作的患者。被感染的患者往往是男性、老年人、合并有其他基础疾病以及心脏病。人工瓣膜和自然瓣膜都可能受累;二尖瓣和主动脉瓣受累最常见。社区获得性心内膜炎(通常由粪肠球菌引起)可以发生在没有明显发病危险因素或心脏结构异常的患者中。育龄妇女的心内膜炎已得到很好的研究和描述。肠球菌心内膜炎的典型表现是亚急性起病、有发热、体重减轻、不适和心脏杂音;只有少数患者有心内膜炎的典型皮肤红斑(如瘀点、Osler 结节、Roth 斑)。肠球菌心内膜炎的非典型表现包括关节痛、感染灶播散的表现(脾脓肿、呃逆、左腹疼痛、胸腔积液和脊柱炎)。栓塞并发症的表现变化多样,可以累及脑部。心力衰竭是肠球菌心内膜炎的常见并发症,瓣膜置换手术可能是治疗这种感染的关键,尤其是在涉及多重耐药菌感染时或已发生主要并发症时。治疗疗程通常为 4~6 周,在未行瓣膜置换手术的情况下,建议对多重耐药肠球菌心内膜炎进行更长疗程的治疗。

脑膜炎

肠球菌脑膜炎是一种不常见的疾病(仅占脑膜炎病例的4%),通常发生在接受过神经外科介入操作的情况下,或有脑脊液分流、中枢神经系统创伤、脑脊液漏等情况下。在某些情

况下,通常在有基础疾病的虚弱患者中,如心血管疾病或先天性心脏病患者、慢性肾衰竭患者、恶性肿瘤患者、接受免疫抑制治疗的患者或 HIV 感染/AIDS 患者,发生肠球菌心内膜炎或菌血症时可同时有细菌血源性播散,累及脑膜。发热和精神状态改变是肠球菌脑膜炎的常见表现,而明显的脑膜刺激征则不那么常见。脑脊液的改变与其他细菌性中枢感染一致,如脑脊液细胞增多、以中性粒细胞为主(平均约 500 个/μL)、脑脊液蛋白质水平升高(通常＞100 mg/dL)、脑脊液葡萄糖浓度降低(平均为 28 mg/dL)。脑脊液涂片、革兰染色在大约一半的病例中可有阳性结果,脑脊液培养的阳性率也很高;最常见被分离出的是粪肠球菌和屎肠球菌。脑膜炎并发症包括脑积水、脑脓肿和卒中。正如上文所提及的,有病例报道表明肠球菌感染与粪类圆线虫重复感染综合征有关。

腹腔内感染、盆腔感染、软组织感染

如前所述,肠球菌是胃肠道共生菌群的一部分,可在肝硬化患者和慢性腹膜透析患者中产生自发性腹膜炎(参见第29章)。这些致病菌通常在临床的腹腔内和盆腔标本中被发现(通常与其他细菌一起,包括肠道革兰阴性菌和厌氧菌)。肠球菌在腹腔感染中的存在有时被认为不具有很大的临床意义。几项研究表明,肠球菌在社区获得性腹部感染和既往健康的患者中起到的作用很小,因为手术清创和广谱抗菌药物(未特殊针对肠球菌的抗菌药物)通常足以成功治疗其感染。然而,在过去几十年中,由于万古霉素耐药肠球菌的出现、传播以及医院获得性多重耐药屎肠球菌感染率的增加,这些致病菌已成为住院患者腹腔内感染的主要病因。事实上,几项研究已经证实了肠球菌感染导致的治疗失败,从而增加了腹腔感染患者的术后并发症发生率和死亡率。因此,对于长期住院、多次手术、持续性腹腔内化脓和积液,或有发生心内膜炎危险因素(如有假体瓣膜或受损的心脏瓣膜)的免疫功能受损患者和危重患者,建议对其医院获得性腹膜炎进行抗肠球菌治疗。相反,对首发的社区获得性腹腔感染、既往健康且没有心内膜炎高危因素的患者进行针对肠球菌的特殊治疗,似乎并没有益处。

软组织感染时常可分离得到肠球菌(参见第26章),特别是涉及手术伤口的感染(参见第17章)。事实上,肠球菌是第三常见的手术切口感染病原体,其中粪肠球菌是最常被分离到的种类。肠球菌在一些软组织感染中的临床相关性,正如在腹腔感染中一样,是一个有争议的问题;区分细菌是定植还是真正感染有时是具有挑战性的,虽然在某些情况下,肺、肝和皮肤脓肿中也分离得到了肠球菌。糖尿病足和压疮常有肠球菌定植,这可能将会是细菌入侵、引起骨感染的入口。

其他感染

肠球菌是引起新生儿感染的常见病因,包括败血症(多为迟发感染)、菌血症、脑膜炎、肺炎和尿路感染。新生儿病房的肠球菌败血症暴发已被多次报道。新生儿发生肠球菌感染的危险因素包括早产、低出生体重、留置植入装置和腹部手术。

肠球菌也是引起骨关节感染的重要病因,包括椎体骨髓炎,通常发生于有糖尿病或心内膜炎等基础疾病的患者。同样地,对于骨折后经过骨关节重建术、有骨关节植入物的患者,其骨感染也曾分离得到肠球菌。由于肠球菌能产生生物膜,生物膜可降低有抗肠球菌活性的抗生素的作用,因此植入物肠球菌感染的治疗非常具有挑战性,为了根除感染,移除植入物可能是必需的。肠球菌肺炎、肺脓肿、自发性脓胸罕见,但也曾被报道。

治疗 · 肠球菌感染

一般原则

　　肠球菌对多种抗菌药物天然耐药(耐药被定义为药物浓度为 MIC 的 32 倍时依然无法达到杀菌效果)。单用 β-内酰胺类抗生素(许多肠球菌都能耐受)治疗心内膜炎的结果令人失望,治疗结束时治愈率较低。然而,在作用于细胞壁的抗生素(β-内酰胺类或糖肽类)中添加氨基糖苷类可提高治愈率并根除致病菌;此外,这种联合用药在体外具有协同杀菌作用。因此,几十年来,联合使用作用于细胞壁的抗生素和氨基糖苷类药物已成为治疗肠球菌血管内感染的标准疗法。这种协同效应可部分解释为 β-内酰胺类(或糖肽类)引起细菌细胞壁改变,继而增加了氨基糖苷类药物对细菌细胞的渗透性。尽管如此,在治疗严重肠球菌感染时获得协同杀菌活性正变得越来越困难,因为一些肠球菌几乎对所有可用的抗生素均耐药。

　　粪肠球菌的治疗与屎肠球菌的治疗有很大不同(表 45-1 和表 45-2),主要是由于其耐药情况的不同(见下文)。例如,对氨苄西林和万古霉素的耐药在粪肠球菌中是罕见的,而这些抗生素对于当前的屎肠球菌流行株很少有效。此外,由于耐药肠球菌的出现所带来的挑战和治疗局限性,在治疗多重耐药肠球菌心内膜炎时,可能需要考虑进行瓣膜置换手术。较不严重的感染通常与留置的血管内导管有关;移除导管以及随后适当的短程抗菌治疗可增加根除肠球菌的可能性。

抗菌药物选择

　　在 β-内酰胺类药物中,最有效的是氨基青霉素(氨苄西林、阿莫西林)和脲类青霉素(哌拉西林);其次是青霉素和亚胺培南。对于屎肠球菌,建议使用高剂量氨苄西林(剂量可高达 30 g/d)联合氨基糖苷类,即便对氨苄西林耐药株,如果其 MIC≤64 μg/mL,也建议上述疗法,因为高剂量用药时血浆氨苄西林浓度可达>100 μg/mL。在治疗严重肠球菌感染的协同疗法中,氨基糖苷类药物中只有庆大霉素和链霉素被推荐。

不推荐使用阿米卡星,妥布霉素不应该被用于治疗屎肠球菌,氨基糖苷类单药治疗无效。在治疗粪肠球菌感染时,万古霉素可替代 β-内酰胺类药物;但万古霉素对屎肠球菌效果欠佳,因为屎肠球菌的耐药很常见。

　　如上所述,在治疗粪肠球菌感染时,氨基糖苷类联合氨苄西林方案的相关问题正日益严重,因为这种疗法会对危重患者产生药物毒性,且肠球菌对氨基糖苷类高水平耐药率正逐步增加。最近在 17 家西班牙医院和 1 家意大利医院进行的一项包含多中心队列的非随机观察比较研究发现,在治疗粪肠球菌心内膜炎时,氨苄西林联合头孢曲松的方案和氨苄西林联合庆大霉素的方案效果相同,且前者毒性较小。因此,氨苄西林联合头孢曲松的方案应该被考虑用于氨基糖苷毒性风险高的患者,也可被考虑用于所有患者。

　　利奈唑胺和奎奴普丁/达福普丁(Q/D)是美国 FDA 批准用于治疗某些 VRE 感染的两种药物(表 45-2)。利奈唑胺不是杀菌剂,其用于严重血管内感染的疗效差异较大;因此,建议利奈唑胺仅作为其他抗菌药物的替代选择。此外,利奈唑胺用药 2 周以上时可能会引起显著的毒性反应(如血小板减少、周围神经病变、视神经炎)。尽管临床数据有限,但利奈唑胺可能在肠球菌脑膜炎和其他中枢神经系统感染的治疗中发挥作用。奎奴普丁/达福普丁对大多数粪肠球菌没有抗菌活性,对屎肠球菌的体内抗菌活性可能常会受到细菌耐药性的影响(见下文)。奎奴普丁/达福普丁的药物不良反应很常见,包括输注部位的疼痛和炎症,严重的关节痛和肌痛,甚至可导致治疗的中断。因此,应谨慎使用奎奴普丁/达福普丁,并可能需要与其他药物联用(表 45-2)。

　　脂肽类药物达托霉素是一种杀菌剂,对所有肠球菌具有体外杀菌活性。尽管达托霉素未被 FDA 批准用于治疗 VRE 或屎肠球菌感染,但它单药治疗(高剂量)或联合其他药物(氨苄西林、头孢洛林、替加环素)对多重耐药肠球菌感染有明显的疗效(表 45-1 和表 45-2)。达托霉素的主要不良反应是肌酸激酶水平升高和嗜酸性粒细胞性肺炎(罕见)。达托霉素对肺部感染无效,因为肺泡表面活性成分会抑制其抗菌活性。尽管甘氨酰环素类药物替加环素在体外对所有肠球菌都有活性(不管分离株对万古霉素的敏感性如何),但由于其可达到的血液药物浓度较低,不建议其单独用于肠球菌血管内感染或严重感染的治疗。特拉万星是一种脂糖肽类药物,经 FDA 批准用于治疗皮肤软组织感染以及医院获得性肺炎,特拉万星对万古霉素敏感的肠球菌有效,但对 VRE 无效。奥利万星和特拉万星

表 45 - 1　粪肠球菌感染治疗方案推荐

临床综合征	治疗选择推荐[a]
血管内感染 （包括心内膜炎）	• <u>氨苄西林[b]（12 g/d，静脉注射，分次给药，q4h；或持续性输注）或青霉素（1 800 万～3 000 万 U/d 静脉注射，分次给药，q4h 或持续性输注）加一种氨基糖苷类药物[c]</u> • 氨苄西林[b]（12 g/d，静脉注射，分次给药 q4h）加头孢曲松（2 g 静脉注射 q12h） • 万古霉素[d]（15 mg/kg 静脉注射 每剂）加一种氨基糖苷类药物[c] • 高剂量达托霉素[e] ± 另一种有抗菌活性的药物[f] • 氨苄西林[b] 加亚胺培南
非血管内感染菌血症[g]	• <u>氨苄西林（12 g/d 静脉注射 分次给药 q4h）或青霉素（1 800 万 U/d 静脉注射 分次给药，q4h）± 一种氨基糖苷类药物[c] 或头孢曲松</u> • 万古霉素[d]（15 mg/kg 静脉注射 每剂） • 高剂量达托霉素[e] ± 另一种有抗菌活性的药物[f] • 利奈唑胺（600 mg 静脉注射/口服 q12h）
脑膜炎	• <u>氨苄西林（20～24 g/d 静脉注射 分次给药 q4h）或青霉素（2 400 万 U/d 静脉注射 分次给药 q4h）加一种氨基糖苷类药物[c,h]或头孢曲松</u> • 万古霉素（500～750 mg 静脉注射 q6h）[d] 加一种氨基糖苷类药物[c] 或利福平 • 利奈唑胺 • 高剂量达托霉素[e]（＋达托霉素鞘内注射）± 另一种有抗菌活性的药物[f]
泌尿道感染（非复杂性）	• <u>磷霉素（3 g 口服，单剂）[i]</u> • 氨苄西林（500 mg 静脉注射或口服 q6h） • 呋喃妥因（100 mg 口服 q6h）

[a] 作者的倾向意见在每一类中加了下划线；这些方案中很多都不属于说明书中的适应证。[b] 在少数病例中，产 β-内酰胺酶的致病株可被发现。对于心内膜炎，由于这些产 β-内酰胺酶的致病株无法根据传统的 MIC 判定其药敏，推荐进行额外的检测（例如头孢硝噻吩药敏纸片法）。对这些病例建议使用氨苄西林/舒巴坦（12～24 g/d）。[c] 仅对于对氨基糖苷类非高度耐药的菌株（HLR）。临床微生物实验室仅测定粪肠球菌对链霉素和庆大霉素是否高度耐药，因为庆大霉素（1～1.5 mg/kg 静脉注射 q8h）和链霉素[15 mg/（kg · d）静脉注射/肌内注射，分次给药]是目前被推荐的仅有的两种氨基糖苷类抗生素。测定方法为查看粪肠球菌在含庆大霉素（500 μg/mL）或链霉素（2 000 μg/mL）的平板上的生长情况。如高度耐药，氨基糖苷类抗生素则无法和其他药物协同增强抗菌活性。对庆大霉素高度耐药表明受布霉素和阿米卡星对该致病菌也无协同作用。[d] 如患者对 β-内酰胺类抗生素过敏、无法脱敏治疗，或无法耐受毒性反应，万古霉素是仅有的替代用药。对于脑膜炎，应监测脑脊液药物浓度。如有对万古霉素耐药的粪肠球菌，应上报。[e] 如联合用药，可考虑 8～10 mg/（kg · d），如单用，可考虑 10～12 mg/（kg · d）。应密切监测血清肌酸激酶，因为该疗法可能造成横纹肌溶解。[f] 可能有效的药物包括氨基糖苷类抗生素（如未检测到高度耐药）、氨苄西林、头孢曲松、替加环素，或氟喹诺酮类（如致病菌是敏感的，在脑膜炎中推荐使用）。[g] 在部分导管相关性菌血症，应移除导管，短程抗感染治疗（5～7 日）可能是需要的。对有导管的患者，单次血培养阳性（可能与导管相关的血培养阳性），在移除导管后，可能不需要抗生素治疗。血管内感染高危患者以及危重患者，可能可从协同联合疗法中获益。[h] 部分学者建议使用庆大霉素鞘内注射或脑室内注射（2～10 mg/d，如该致病菌无高度耐药）或万古霉素（10～20 mg/d，如该致病菌敏感）。可考虑增加使用利福平（脑脊液穿透性很好）。联合使用氨苄西林、头孢曲松也许可有临床获益（类似于心内膜炎），但目前没有该治疗方案的病例报道。[i] 已被美国 FDA 批准用于万古霉素敏感粪肠球菌造成的非复杂性尿路感染。

同属于脂糖肽类，具有抗 VRE 活性，最近已被 FDA 批准用于治疗细菌性皮肤软组织感染，并可能为将来治疗 VRE 提供希望。

抗菌药物耐药

如上所述，粪肠球菌对 β-内酰胺类药物的耐药较少见，尽管美国和阿根廷发生了产 β-内酰胺酶粪肠球菌的罕见感染暴发。然而，屎肠球菌对氨苄西林的耐药很常见。这种耐药机制与青霉素结合蛋白（PBP），尤其是 PBP5 有关，该蛋白质是 β-内酰胺类抗生素的作用靶点。PBP5 对氨苄西林的亲和力较低，在使用氨苄西林时，即便其他 PBP 被抑制，PBP5 也能合成细菌细胞壁。临床分离株中常见的两种高水平氨苄西林耐药（MIC＞64 μg/mL）机制是：① 编码 PBP5 的基因突变，进一步降低 PBP5 蛋白对氨苄西林的亲和力。② 产生更多的 PBP5。上述因素妨碍了所有 β-内酰胺类药物在屎肠球菌感染中的应用。

万古霉素是一种糖肽类抗生素，可抑制敏感肠球菌细胞壁肽聚糖的合成，当 β-内酰胺类药物的使用受到耐药、药物过敏、不良反应等限制时，万古霉素已被广泛应用于临床肠球菌感染的治疗。万古霉素的抗菌作用是通过结合于细菌细胞壁肽聚糖前体（UDP-MurNAc 五肽）而介导的。万古霉素与肽聚糖的相互作用是特异的，涉及肽聚糖前体最后两个丙氨酸残基。1986 年首次分离出 VRE 后，肠球菌对万古霉素的耐药率（尤其是在屎肠球菌中）在世界各地大大增加。其耐药机制包括用乳酸或丝氨酸替换细菌肽聚糖前体的最后一个丙氨酸残基，从而分别产生高水平和低水平的耐药。不同耐药株之间存在显著的异质性，但两种氨基酸基团的替换方式都大大降低了万古霉素对肽聚糖的亲和力；当乳酸替换细菌肽聚糖前体的最后一个丙氨酸残基时，万古霉素的 MIC 增加了 1 000 倍。此外，万古霉素耐药菌也能产生酶破坏含丙氨酸残基的肽聚糖前体，确保万古霉素结合位点不可用。

表 45-2　万古霉素和氨苄西林耐药的屎肠球菌感染的疗法建议	
临床综合征	**疗法选择推荐[a]**
血管内感染 （包括心内膜炎）	● <u>高剂量达托霉素[b] 加另一种有活性的抗生素[c]± 一种氨基糖苷类抗生素[d]</u> ● 奎奴普丁/达福普丁[e]［22.5 mg/(kg·d)，分次给药 q8h］± 另一种有活性的抗生素[f] ● 利奈唑胺[e]（600 mg 静脉注射 q12h） ● 高剂量氨苄西林（如 MIC≤64 μg/mL）± 一种氨基糖苷类抗生素[d]
非血管内感染菌血症[g]	● <u>高剂量达托霉素[b] 加另一种有活性的抗生素[c]± 一种氨基糖苷类抗生素[d]</u> ● 奎奴普丁/达福普丁[e]［22.5 mg/(kg·d)，分次给药 q8h］± 另一种有活性的抗生素[f] ● 利奈唑胺[e]（600 mg 静脉注射 q12h）
脑膜炎	● <u>利奈唑胺[e]（600 mg 静脉注射 q12h）± 另一种能穿透血脑屏障进入脑脊液的有活性的抗生素[h]</u> ● 奎奴普丁/达福普丁［22.5 mg/(kg·d)，分次给药 q8h 加脑室内注射奎奴普丁/达福普丁］± 另一种有活性的抗生素[h] ● 高剂量达托霉素[b]（加脑室内注射达托霉素）± 另一种能穿透血脑屏障进入脑脊液的有活性的抗生素[h,j]
泌尿道感染	● <u>磷霉素（3 g 口服，单次给药）[k]</u> ● 呋喃妥因（100 mg 口服 q6h） ● 氨苄西林或阿莫西林（2 g 静脉注射/口服 q4～6h）[l]

[a] 作者的倾向意见在每一类中加了下划线；这些方案中很多都不属于说明书中的适应证。[b] 如联合用药，推荐剂量 8～10 mg/(kg·d)，如单用，推荐剂量 10～12 mg/(kg·d)（不属于说明书的适应证）。应密切监测血清肌酸激酶，因为该疗法可能会造成横纹肌溶解。[c] 可能有效的药物包括氨苄西林或头孢曲松（即便致病菌在体外是耐药的）或替加环素。对一些在治疗过程中逐渐变得对达托霉素不敏感的致病株，达托霉素和一些 β-内酰胺类抗生素的体外协同作用已被观察到。如达托霉素最低抑菌浓度（MIC）≥3 μg/mL，建议联合治疗。[d] 只有当该致病株对氨基糖苷类药物无高度耐药时。[e] 奎奴普丁/达福普丁（Q/D）和利奈唑胺被美国心脏病学会（AHA）列为可用于万古霉素和氨苄西林耐药屎肠球菌心内膜炎的治疗。[f] 和奎奴普丁/达福普丁（Q/D）联合使用可能有效的药物（如致病株对各药均敏感）包括：多西环素、利福平（1 例病例报道）、氟喹诺酮类（1 例病例报道）。[g] 在部分导管相关性菌血症，应移除导管，短程抗感染治疗（5～7 日）可能是需要的。对有导管的患者，单次血培养养阳性（可能与导管相关的血培养阳性），在移除导管后，可能不需要抗生素治疗。[h] 氟喹诺酮类（如莫西沙星）和利福平（如致病株对各药物均敏感）在脑脊液可达到治疗浓度。[i] 奎奴普丁/达福普丁鞘内注射（Q/D）（1～5 mg/d）和全身系统性应用已被一起联合用于脑膜炎的治疗。如选择了 Q/D，建议全身系统性应用和鞘内注射同时进行。[j] 如无高度耐药，可鞘内注射庆大霉素（2～10 mg/d）。在两例脑膜炎病例中，达托霉素被用于脑室内注射。[k] 被美国 FDA 批准仅用于万古霉素敏感粪肠球菌引起的非复杂性泌尿道感染的治疗。[l] 阿莫西林、氨苄西林在尿中的药物浓度远超过血药浓度，即便对于部分耐药菌，即便 MIC 高，这两种药物也可能是有效的。对 MICs≥64 μg/mL 的耐药菌，推荐 12 g/d 的剂量。

　　肠球菌对氨基糖苷类药物的高水平耐药（庆大霉素和链霉素是临床实验室仅有的两种药敏检测药物）消除了作用于细胞壁的抗生素和氨基糖苷类药物之间的协同作用。这种重要的耐药表型通常在严重感染患者的分离株中被找到（表 45-1 和表 45-2）。实验室通常将高水平耐药分别表述为庆大霉素 MIC＞500 μg/mL 和链霉素＞2 000 μg/mL（琼脂稀释法）或"SYN-R"

（抗协同作用）。编码氨基糖苷修饰酶的基因通常是对其高水平耐药的原因，这种基因广泛分布在肠球菌中，减少了严重肠球菌感染的治疗选择。肠球菌对新型抗生素如利奈唑胺（通常由于 23S rRNA 基因突变和 rRNA 甲基化酶的存在）、奎奴普丁/达福普丁、达托霉素（主要涉及细胞膜稳态的变化）、替加环素的耐药进一步减少了治疗方案的选择。

第 46 章
急性风湿热 | Chapter 46
Acute Rheumatic Fever

Jonathan R. Carapetis · 著 ｜ 蔡思诗 · 译

　　急性风湿热（acute rheumatic fever，ARF）是 A 组链球菌感染继发自身免疫反应引起的多系统疾病。虽然身体的许多

部位可能会受到影响，但几乎所有的临床表现都会好转、完全消失，主要的例外是心脏瓣膜损伤［风湿性心脏病（rheumatic

heart disease,RHD)〕,在其他特征消失后瓣膜的损伤可能会持续。

全球情况

🌐 急性风湿热和风湿性心脏病是贫穷的疾病。最初它们在所有国家都很常见,直到20世纪初,工业化国家的发病率开始下降。

这种发病率的下降主要归因于生活条件的改善,特别是住房不拥挤和卫生状况改善,这导致A组链球菌的传播减少。抗生素的引入和医疗保健系统的改进起到了补充作用。不幸的是,20世纪工业化国家所经历的急性风湿热消失、风湿性心脏病发病率减少的胜利未能在发展中国家重复同样的过程,在发展中国家,这些疾病仍在持续。风湿性心脏病是发展中国家儿童最常见的心脏病病因,也是引起成人疾病和死亡的主要病因。据估计,全世界有1 500万~1 900万人受到风湿性心脏病影响,每年约有25万人死亡。目前,因急性风湿热和风湿性心脏病死亡的病例中有95%发生于发展中国家,其中撒哈拉以南的非洲国家、太平洋国家、澳大拉西亚、南亚和中亚的病死率尤其高。从接触A组链球菌到咽部感染

以及随后发生的急性风湿热、风湿热复发、发生风湿性心脏病及其并发症的整个致病过程与一系列危险因素和每一步的潜在干预措施相关(**图46-1**)。在富裕国家,这些致病危险因素中许多都得到了良好的控制,且在必要时干预措施能得到落实。不幸的是,在发展中国家这一疾病的负担最大,大多数发展中国家没有资源、能力和/或兴趣去处理和解决这一多系统累及的疾病。特别是,几乎没有一个发展中国家有一个合作的、基于登记的风湿性心脏病控制计划,这种控制计划被证明在降低风湿性心脏病疾病负担方面非常有效。提高对风湿性心脏病的认识并调动资源在发展中国家控制该疾病是需要国际关注的问题。

流行病学

急性风湿热主要见于5~14岁儿童。初次发病在年龄较大的青少年和年轻的成人中不太常见,在年龄大于30岁的人中罕见。相比之下,急性风湿热复发在青少年和年轻的成人中仍然相对常见。这一模式风湿性心脏病与25~40岁达到高峰的患病率形成了对比。急性风湿热的发病没有明确的性

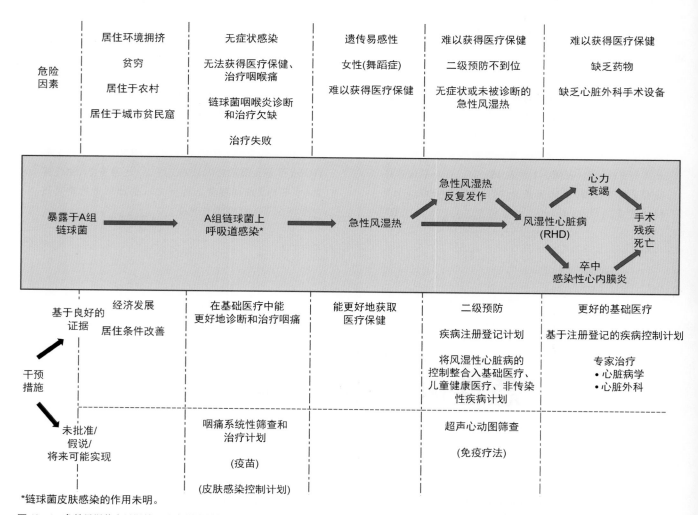

*链球菌皮肤感染的作用未明。

图46-1　急性风湿热和风湿性心脏病的致病通路。每一步都有相关危险因素和干预的机会。括号内的干预措施是未被批准的或目前无法实现的。

别差异,但风湿性心脏病更常见于女性,有时患病率是男性的两倍。

发病机制

微生物因素

根据现有证据,急性风湿热仅是由 A 组链球菌上呼吸道感染引起的(参见第 44 章)。虽然某些 M 血清型(特别是 1 型、3 型、5 型、6 型、14 型、18 型、19 型、24 型、27 型和 29 型)与急性风湿热具有典型相关性,但目前认为,在发病率高的地区,任何 M 型的 A 组链球菌都有可能引起急性风湿热。目前,C 组、G 组链球菌皮肤感染在急性风湿热发病中的潜在作用正在被研究。

宿主因素

有 3%～6% 的人对急性风湿热易感,而且这一比例在不同人群之间没有显著差异。一些病例家系研究的结果以及同卵双生者急性风湿热发病的一致性(尤其是舞蹈症)证实了急性风湿热的易感性是一种遗传特征,同卵双生者发病的一致性高达 44%,而异卵双生者的一致性仅为 12%;目前估计急性风湿热遗传的可能性约为 60%。影响发病的宿主因素主要集中于免疫决定因素。一些人类白细胞抗原(HLA)Ⅱ类等位基因,尤其是 HLA-DR7 和 HLA-DR4,似乎与易感性有关,而其他 Ⅱ 类等位基因则与免疫保护(HLA-DR5、HLA-DR6、HLA-DR51、HLA-DR52 和 HLA-DQ)有关。肿瘤坏死因子-α 位点(TNF-α-308 和 TNF-α-238)的多形态、循环中的甘露糖结合凝集素和 Toll 样受体水平升高也与急性风湿热发病率相关。

免疫反应

最广为接受的风湿热发病机制理论是基于分子模拟的概念,机体针对链球菌抗原(主要是 A 组链球菌糖抗原上的 M 蛋白和 N-乙酰氨基葡萄糖)的免疫应答也能识别人体的组织。在这个模型中,交叉免疫反应产生的抗体与心脏瓣膜的内皮细胞结合,从而激活黏附分子 VCAM-1,在补体存在的情况下,激活淋巴细胞并溶解瓣膜内皮细胞,后者导致包括层粘连蛋白、角蛋白和原肌球蛋白等多肽的释放,进而激活交叉反应性 T 细胞、侵袭心脏、扩大免疫损伤,引起抗原决定表位的扩散。另一种假说认为,最初的损伤是由于链球菌侵袭心脏瓣膜内皮,链球菌 M 蛋白与风湿性心脏病 Ⅳ 型胶原结合,使其具有免疫原性,而不是通过分子模拟机制。

临床特征

A 组链球菌感染与急性风湿热临床发病之间存在大约 3 周(1～5 周)的潜伏期。但舞蹈症和惰性心脏炎症例外,可能会有长达 6 个月的潜伏期。虽然许多患者表示发病前曾有咽喉痛,但很多 A 组链球菌前期感染都是亚临床的,在这种情况下,只能通过检测链球菌抗体来确认其前期感染。急性风湿热最常见的临床特征是多发性关节炎(可发生于 60%～75% 的病

例)和心脏炎症(50%～60%)。在不同人群中,急性风湿热舞蹈症的发病率差异很大,从 <2% 到 30% 不等。边缘性红斑和皮下结节现在很少见,在 <5% 的病例中可被发现。

心脏受累

高达 60% 的急性风湿热患者会进展为风湿性心脏病。心脏内膜、心包、心肌都可能受影响。瓣膜损伤是风湿性心脏病的典型特征。二尖瓣几乎总是会受到影响,有时还伴有主动脉瓣;孤立性主动脉瓣受累是罕见的。肺动脉瓣或三尖瓣受损通常继发于左心瓣膜病引起的肺动脉高压。早期的瓣膜损伤导致反流,在随后的数年中,如有风湿热反复发作,可导致瓣叶增厚、瘢痕形成、钙化,最后发展为瓣膜狭窄(图46-2)。请参见视频 46-1 和视频 46-2,网址为 https://www.mhprofessional.com/mediacenter/。因此,对于首次发生急性风湿热的患者,心脏受累的特征性表现是二尖瓣反流,有时伴有主动脉反流。心肌炎症可能影响心脏电生理传导通路,导致 PR 间期延长(可为一级房室传导阻滞,高度房室传导阻滞少见)和第一心音变轻。

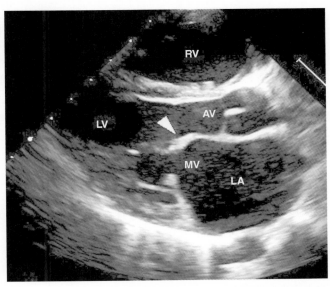

图 46-2 一名患有慢性风湿性心脏病的 5 岁男孩的经胸超声心动图图像。舒张期可见瓣叶增厚,二尖瓣前叶尖端活动受限,瓣膜体部凸向室间隔。这一现象(箭头)通常被描述为"曲棍球样"或"肘样"畸形。AV,主动脉瓣;LA,左心房;LV,左心室;MV,二尖瓣;RV,右心室(图片由 Dr. Bo Remenyi 提供,Department of Paediatric and Congenital Cardiac Services, Starship Children's Hospital, Auckland, New Zealand)。

患有风湿性心脏病的人通常无症状,直到瓣膜病变进展、引起心力衰竭。此外,特别是在资源匮乏的贫穷地区,急性风湿热无法得到及时的明确诊断,因此儿童、青少年和青年成人可能患有风湿性心脏病,但患者并不知道。这些病例可通过超声心动图诊断;对无症状患者,听诊的灵敏性差、特异性好。对风湿性心脏病高发人群的学龄儿童使用超声心动图进行筛查正变得越来越广泛,这得益于便携式超声心动图技术的发展和通过超声心动图诊断风湿性心脏病的指南共识(表46-1)。虽然通过超声心动图筛查明确的风湿性心脏病可启动二级预防,但临界性风湿性心脏病的临床意义尚未确定。

表 46-1　世界心脏联盟对 20 岁以下人群风湿性心脏病(RHD)的超声心动图诊断标准[a]

确诊为 RHD(符合 A、B、C 或 D 中的任何一个)：

(A) 病理性二尖瓣反流，且二尖瓣至少有两个风湿性心脏病的特征性形态学表现
(B) 二尖瓣狭窄，跨瓣压力梯度≥4 mmHg(注意：必须排除先天性二尖瓣异常)
(C) 病理性主动脉瓣反流，且主动脉瓣至少有两个风湿性心脏病的特征性形态学表现(注意：必须除外二叶式主动脉瓣和主动脉瓣根部扩张)
(D) 二尖瓣、主动脉瓣均为临界性病变

临界性 RHD(符合 A、B 或 C 中的任何一个)：

(A) 二尖瓣至少有两个风湿性心脏病的特征性形态学表现，没有二尖瓣病理性反流或狭窄
(B) 病理性二尖瓣狭窄
(C) 病理性二尖瓣反流

超声心动图正常(同时符合 A、B、C 和 D)：

(A) 二尖瓣反流不满足 4 项超声多普勒标准(病理性二尖瓣反流)
(B) 主动脉瓣反流不满足 4 项超声多普勒标准(病理性主动脉瓣反流)
(C) 二尖瓣有孤立的风湿性心脏病形态特征(如瓣膜增厚)，无相关的病理性反流或狭窄
(D) 主动脉瓣有孤立的风湿性心脏病形态特征(如瓣膜增厚)，无相关的病理性反流或狭窄

病理性反流和风湿性心脏病特征性形态学表现的定义：

病理性二尖瓣反流：所有以下表现(在两个视野中见到)：在至少一个视野中，反流血流束长度 2 cm；峰速度≥3 m/s；全收缩期血流束，至少在一个包膜中

病理性主动脉瓣反流：所有以下表现(在两个视野中见到)：在至少一个视野中，反流血流束长度≥1 cm；峰速度≥3 m/s；全舒张期血流束，至少在一个包膜中

风湿性心脏病二尖瓣形态学特征：二尖瓣前叶增厚≥3 mm(年龄特异性)，腱索增厚，瓣叶活动受限，收缩期瓣叶尖端活动过度

风湿性心脏病主动脉瓣形态学特征：不规则或局灶性瓣膜增厚，瓣膜接合缺损，瓣叶活动受限，脱垂

[a] ≥20 岁以上人群的诊断标准，见源文档。

来源：改编自 Remenyi B et al：World Heart Federation criteria for echocar diographic diagnosis of rheumatic heart disease — an evidence-based guideline. Nat Rev Cardiol 9：297-309，2012。

■ 关节受累

急性风湿热最常见的关节受累形式就是关节炎，即关节发热、肿胀、发红和/或变软等客观炎症证据，一般为多关节受累(即多关节炎)。多关节炎通常是迁徙性的，在几个小时内从一个关节移行到另一个关节。急性风湿热几乎总是累及大关节，最常见的是膝关节、踝关节、髋关节和肘关节——而且不对称。疼痛往往很严重，在开始使用消炎药之前通常会使患者丧失行动能力。

较不严重的关节受累也相对常见，这在最近修订的琼斯标准中被认为是高危人群的一个潜在主要表现。无客观关节炎症的关节痛通常影响大关节，也具备迁徙性，与多关节炎类似。在一些人群中，无菌性单关节炎可能是急性风湿热的一个特征性表现，这可能是由于患者在发展为典型的迁徙性多关节炎之前就已早期使用抗炎药物治疗。

急性风湿热的关节症状对水杨酸盐和其他非甾体类抗炎药(NSAIDs)有很好的反应。事实上，开始水杨酸盐治疗后仍持续 1~2 日以上的关节炎症一般不太可能是急性风湿热引起的。

■ 舞蹈症

Sydenham 舞蹈症通常在没有其他临床表现的情况下发生，主要见于女性，距先前 A 组链球菌感染的潜伏期较长。舞蹈动作主要影响头部(造成舌头特有的投掷动作)和上肢。舞蹈症可影响双侧躯体或局限于单侧(半舞蹈症)。在轻症病例中，只有仔细体格检查才能发现舞蹈症，而在最严重的病例中，患者无法进行日常生活活动。舞蹈症可伴发情绪不稳定或强迫症特质，这可能比舞蹈样动作的症状持续时间更长(通常舞蹈样动作在 6 周内缓解，但有时可能需要长达 6 个月才能好转)。

■ 皮肤表现

急性风湿热的典型皮疹是边缘性红斑(参见第 12 章)，开始时是中心清晰的粉红斑点，边缘扩散。皮疹非常容易消失，导致进行体格检查的医生易错失这一体征。皮疹通常发生于躯干，有时发生于四肢，但几乎从不发生在脸上。

皮下结节通常表现为体表骨突附近皮肤下的无痛、可活动的小肿块(0.5~2 cm)，特别易发于手、脚、肘部、枕部，偶尔发生于椎骨。这是一种迟发性表现，通常在急性风湿热发病后 2~3 周出现，持续数日至 3 周，通常与心脏炎症有关。

■ 其他特征

急性风湿热患者大多会发热，但单纯的舞蹈症患者很少发热。虽然高热(≥39℃)是一般规律，但低热也并不少见。大多数情况下，血清急性期反应物也会升高。

■ 诊断

A 组链球菌前期感染的证据

A 组链球菌前期感染的证据对于急性风湿热的诊断至关重要，除了舞蹈症和轻度心脏炎症以外(这两种疾病可能在 A

组链球菌感染数月后才出现）。由于大多数病例缺乏咽拭子培养的阳性结果或快速抗原检测结果，所以通常需要血清学检查。最常见的血清学检查是抗链球菌溶血素 O（ASO）和抗脱氧核糖核酸酶 B（ADB）的滴度。在可能的情况下，应在没有近期 A 组链球菌感染的当地健康人群中确定年龄特异性的血清学正常值参考范围。

明确诊断

由于缺乏确诊检测方法，急性风湿热的诊断主要依赖于典型临床表现特征加上 A 组链球菌感染的证据，且需排除其他诊断。这种不确定性导致 T. Duckett‑Jones 博士于 1944 年制定了一套标准（后来称为 Jones 标准）以帮助诊断。最新修订的琼斯标准（表 46‑2）要求临床医生确认患者是否来自急性风湿热发生率较低的环境或人群，对于该人群，有一组"低风险"诊断标准；而对于所有其他人群，诊断标准则更敏感。

表 46‑2 修正的琼斯标准，2015

A. 对所有有既往 A 组链球菌感染证据的人群

诊断：初发的急性风湿热	2 个主要表现加 2 个次要表现
诊断：复发的急性风湿热	2 个主要表现或 1 个主要表现加 2 个次要表现或三个次要表现

B. 主要标准

低危人群[a]	中高危人群
心脏炎症[b]	心脏炎症
● 临床和/或亚临床	● 临床和/或亚临床
关节炎	关节炎
● 仅指多关节炎	● 单关节炎或多关节炎
舞蹈症	● 多关节痛[c]
红斑	舞蹈症
SC 结节	红斑
	SC 结节

C. 次要标准

低危人群[a]	中高危人群
多关节痛	单关节痛
发热（≥38.5℃）	发热（≥38℃）
红细胞沉降率在第一个小时内 ≥ 60 mm 或 CRP ≥ 3.0 mg/dL[d]	ESR≥30 mm/h 和/或 CRP ≥3.0 mg/dL[d]
PR 间期延长（经年龄变异校正后）（除外心脏炎症是一个主要标准）	PR 间期延长（经年龄变异校正后）（除外心脏炎症是一个主要标准）

[a] 低危人群是指急性风湿热在学龄儿童中发病率≤2/10 万或全体风湿性心脏病每年患病率≤1/1 000 的人群。[b] 亚临床心脏炎症是指超声心动图所见的瓣膜炎（见源文档）。[c] 对于中高危人群，只有在除外了其他病因后，多关节痛才可被考虑作为一个主要表现。在既往版本的诊断标准中，红斑和 SC 结节很少被作为独立的主要标准。此外，关节表现可被认作主要标准或次要标准，但对同一个患者，不可同时算作主要标准和次要标准（见源文档以获得更多信息）。[d] CRP 值必须大于实验室正常值上限。同时，由于 ESR 在急性风湿热病程中可不断上升，所以应使用 ESR 峰值。

缩略词：CRP，C 反应蛋白；ESR，红细胞沉降率。

来源：Gewitz MH et al：Revision of the Jones Criteria for the diagnosis of acute rheumatic fever in the era of Doppler echocardiography：A scientific statement from the American Heart Association. Circulation 131：1806，2015.

治疗 · 急性风湿热

应密切随访可能患有急性风湿热的患者，以确保能及时诊断、治疗心力衰竭和其他症状、启动预防措施（包括二级预防）、列入急性风湿热注册登记、对患者进行健康教育。应对所有可能的病例进行超声心动图检查，以协助诊断，并确定基线心脏炎症的严重程度。其他应进行的检查见**表 46‑3**。

表 46‑3 疑似急性风湿热病例的推荐检查

对所有病例的推荐

白细胞计数
红细胞沉降率
C 反应蛋白
如发热，抽血培养
心电图（如有 P‑R 间期延长或其他心脏节律异常，2 周内复查心电图，如仍异常，2 个月后再次复查）
如有心脏炎症的临床表现或超声心动图证据，检查胸片
超声心动图（如为阴性，可考虑 1 个月后复查）
咽拭子（最好在使用抗生素前）——A 组链球菌培养
链球菌抗体血清学检查：抗链球菌溶血素 O，如可行，检查抗脱氧核糖核酸酶 B 滴度（如初次检查结果不确定，10～14 日后复查）

根据临床特征，用于鉴别诊断的检测

如可能有心内膜炎，重复血培养
如可能有化脓性关节炎，关节抽液（微生物镜检及培养）
如有舞蹈样运动，检查血铜、铜蓝蛋白、抗核抗体，筛查是否滥用药物或吸毒
虫媒病毒性、自身免疫性或反应性关节炎，检查相关血清学抗体和自身免疫标志物

来源：经允许转载自 Menzies School of Health Research。

目前还没有任何急性风湿热的治疗方法被证明能改变风湿性心脏病发生的可能性或严重程度。急性风湿热的治疗基本是对症的，除了对心力衰竭的治疗，因为对于严重心脏炎症的病例，改善心力衰竭的治疗是可挽救生命的。

抗生素

所有急性风湿热患者均应接受足以抗 A 组链球菌感染的抗生素治疗（**参见第 44 章**）。青霉素是首选药物，可口服［如苯氧甲基青霉素每日 2 次、每次 500 mg 口服（对于≤27 kg 的儿童应使用 250 mg）；或阿莫西林，每日剂量 50 mg/kg（每日最高剂量 1 g）口服 10 日］或苄星青霉素单剂 120 万单位肌内注射（对≤27 kg 的儿童使用 60 万单位）。

水杨酸盐和非甾体抗炎药

一旦确诊，水杨酸盐和非甾体抗炎药可用于治疗关节炎、关节痛、发热。它们在治疗心脏炎症或舞蹈症

方面没有被证明有效。阿司匹林是首选药物，每日以 50～60 mg/kg 的剂量、分 4～5 次给药，每日最多 80～100 mg/kg（成人 4～8 g/d）。更高剂量时，应监测患者是否出现水杨酸中毒症状，如恶心、呕吐或耳鸣；如上述出现症状，应使用低剂量。当急性风湿热的症状基本缓解时（通常在治疗的前 2 周内），服用高剂量阿司匹林的患者可在接下来的 2～4 周内将剂量降低至每日 50～60 mg/kg。发热、关节表现和血清急性期反应物升高在停药 3 周后可能会再次出现，但这并不意味着疾病复发，可使用水杨酸盐短期重新治疗。每日 10～20 mg/kg 剂量的萘普生是阿司匹林的一个合适替代药物，并且具有每日只需 2 次给药的优势。

充血性心力衰竭治疗

糖皮质激素

糖皮质激素在急性风湿热中的应用仍存在争议。两项荟萃分析未能证明糖皮质激素与安慰剂或水杨酸盐相比更能改善心脏炎症的短期或长期预后。然而，包括上述荟萃分析的大多数研究都是 40 多年前进行的，并未使用如今常用的一些药物。许多临床医生用糖皮质激素治疗严重的心脏炎症（引起心力衰竭），他们相信糖皮质激素可以减少急性炎症，并能更快缓解心力衰竭。然而，这种治疗的潜在益处应该与可能引起的副作用相平衡。如果使用泼尼松或泼尼松龙，建议剂量为每日 1～2 mg/kg（每日最高剂量 80 mg），通常持续使用几日，最多使用 3 周。

卧床休息

传统的观点建议急性风湿热患者应长期卧床休息，这曾经是风湿热治疗的基石，但现在已不再被广泛采用。相反的，在有关节炎、关节痛、心力衰竭的情况下，应根据患者需要进行卧床休息。一旦上述症状得到控制，就可逐步鼓励适当运动。

舞蹈症

控制异常运动的药物不改变舞蹈症症状的持续时间或结果。轻症病例通常可通过提供安静的环境来对症处理。对于严重的舞蹈症患者，卡马西平或丙戊酸钠较氟哌啶醇疗效更好。用药至少 1～2 周后症状才可能开始改善，症状缓解后，应继续用药 1～2 月。最新证据表明，糖皮质激素是有效的，可导致舞蹈症症状更快缓解。在严重或难治性病例中应考虑使用糖皮质激素。泼尼松或泼尼松龙可按每日 0.5 mg/kg 的剂量给药，如果症状减轻，尽早减量，最好在症状缓解 1 周后开始减药；但如果症状恶化，可能需要更慢地减药或临时增加剂量。

小规模的研究表明静脉注射免疫球蛋白 IVIg 可快速缓解舞蹈症症状，但对无舞蹈症的急性风湿热患者的心脏炎症，静脉注射免疫球蛋白对短期或长期预后无益处。在没有更好的数据支持的情况下，不建议使用静脉注射免疫球蛋白，除非在舞蹈症症状严重且其他治疗无效的情况下。

预后

未经治疗的急性风湿热平均持续 12 周。如果治疗，患者通常在 1～2 周内可好转出院。炎症标志物应每 1～2 周监测 1 次，直至其转为正常（通常在 4～6 周内），1 个月后应检查超声心动图，以确定心脏炎症是否有进展。心脏炎症严重的患者需要长期密切的临床随访和超声心动图监测。

一旦急性风湿热症状得到缓解，管理的首要任务就是确保长期临床随访、坚持二级预防。患者应进入当地的急性风湿热注册登记（如果有的话），并与家庭医生联系，以确保在患者出院前制订随访和二级预防管理计划。患者及其家属也应接受有关疾病的教育，强调坚持二级预防的重要性。

预防

■ 一级预防

理想情况下，一级预防需消除链球菌感染的主要危险因素，特别是过度拥挤的住房环境。但在大多数急性风湿热高发的地区，这是很难实现的。

因此，ARF 一级预防的主体仍然是药物预防（即及时、彻底地用抗生素治疗 A 组链球菌咽喉炎）。如果在咽喉疼痛发作后 9 日内开始治疗，青霉素（如上文在急性风湿热的治疗中所述）将预防几乎所有的急性风湿热病例。在急性风湿热和风湿性心脏病常见，但 A 组链球菌咽喉炎的微生物学诊断不可用的情况下，例如在资源贫乏的国家，初级保健指南经常建议对所有咽喉痛的患者均使用青霉素治疗，或者根据临床来识别 A 组链球菌咽喉炎发病风险较高的患者，继而针对性用药。虽然这类方法不完善，以过度治疗了许多非 A 组链球菌性咽喉炎的患者为代价，但这类方法认识到了预防急性风湿热的重要性。

■ 二级预防

控制急性风湿热和风湿性心脏病的主要手段是二级预防。曾经发生过急性风湿热的患者在 A 组链球菌感染后再次发生急性风湿热的风险明显高于普通人群，因此他们应长期使用青霉素预防 A 组链球菌感染，以防止风湿热复发。二次预防最好的抗生素方案是每 4 周注射 1 次苄星青霉素（120 万单位，对体重≤27 kg 者使用 60 万单位）。对发生急性风湿热风险特别高的人群，也可每 3 周，甚至每 2 周使用 1 次苄星青霉素，虽然如能很好遵守每 4 周 1 次的用药规律，一般很少会需要更频繁给药。每日口服 2 次青霉素 V（250 mg）可作为替代方案,但效果不及苄星青霉素。青霉素过敏患者可换用红霉素(250 mg),每日 2 次。

二级预防的持续时间由许多因素决定,特别是距离上次急性风湿热发作的时间(随着时间延长,复发的可能性减小)、年龄(随着年龄的增长,复发的可能性变小)和风湿性心脏病的严重程度(如果严重的话,要谨慎避免哪怕很小的复发风险,因为复发有潜在的严重后果)(表 46 - 4)。二级预防最好是能作为一个风湿性心脏病控制计划的一部分,以患者登记

表 46 - 4 美国心脏病学会对二级预防疗程的推荐[a]

患者类别	预防疗程
无心脏炎症的风湿热	末次发作后 5 年,或直至 21 岁(选两者中长的那个)
有心脏炎症的风湿热,但无遗留瓣膜病	末次发作后 10 年,或直至 21 岁(选两者中长的那个)
有持续性瓣膜病的风湿热,无论有临床表现还是仅有超声心动图表现	末次发作后 10 年,或直至 40 岁(选两者中长的那个),有时候是终身预防

[a] 这些仅为推荐,必须根据临床情况调整。注意,对一些病原体,推荐预防至少持续至末次发作后 10 年,或直至患者 21 岁(选两者中长的那个),无论初次发病有无心脏炎症。
来源:改编自 AHA Scientific Statement Prevention of Rheumatic Fever and Diagnosis and Treatment of Acute Streptococcal Pharyngitis. Circulation 119: 1541,2009。

注册为基础。登记注册可以提高随访患者的能力,识别那些不遵守预防措施的人,并制订策略来提高依从性。

补充视频

可通过以下链接访问视频:https://www.mhprofessional.com/mediacenter/。

视频 46 - 1。一名 9 岁女孩第一次发作急性风湿热的经胸超声心动图图像。图像显示急性风湿性心脏炎症的典型超声心动图表现。瓣叶相对较薄、活动度高。二尖瓣瓣叶活动不协调的原因是腱索拉长、瓣环扩张。二尖瓣反流是中度的,有风湿性心脏病典型的向后侧方的反流束。A. 急性风湿性心脏炎症(心尖四腔超声心动图)。B. 急性风湿性心脏炎症(心尖四腔彩色多普勒超声心动图)。C. 急性风湿性心脏炎症(胸骨旁长轴超声心动图)。D. 急性风湿性心脏炎症(胸骨旁长轴位彩色多普勒超声心动图)。

视频 46 - 2。一名患有慢性风湿性心脏病的 5 岁男孩的经胸超声心动图图像,严重二尖瓣反流,中度二尖瓣狭窄。图像显示了晚期慢性风湿性心脏病的典型超声心动图表现。二尖瓣前叶和后叶明显增厚。舒张期,二尖瓣前叶尖的运动受到叶体向室间隔挤压的限制。这种现象通常被称为"曲棍球棒"或"肘部"畸形。A. 慢性风湿性心脏病(胸骨旁长轴视图)。B. 慢性风湿性心脏病(心尖双腔超声心动图)。

第 47 章
白喉和其他棒状杆菌感染
Chapter 47
Diphtheria and Other Corynebacterial Infections

William R. Bishai, John R. Murphy・著 | 鲍容・译

白喉

白喉是由白喉杆菌引起的鼻咽和皮肤感染病。白喉杆菌的产毒株能产生一种蛋白质毒素,可引起全身毒性、心肌炎和多发性神经病。这种毒素与呼吸性白喉咽部假膜的形成有关。产毒株常常引起咽部白喉,而非产毒株通常引起皮肤病。

病源学

白喉棒状杆菌是一种无荚膜、无鞭毛、无芽孢的革兰阳性杆菌。1883 年,Klebs 首次在显微镜下发现了这种细菌,一年后,Löffler 在 Robert Koch 的实验室得到纯培养菌落。细菌外观具有典型的棒状结构和像"汉字"一样呈平行射线或栅栏状的典型排列形式。实验室白喉棒状杆菌培养推荐使用含有碲酸盐、黏菌素或萘啶酸的特殊培养基,以便于从其他咽部微生物中选择性分离出该细菌。从人体分离的白喉棒状杆菌可能同时含有非产毒(tox^-)和产毒(tox^+)表型。Uchida 和 Pappenheimer 证实,β-棒状噬菌体携带编码白喉毒素的结构基因 tox,形成一个密切相关的棒状噬菌体家族,将 tox^- 白喉棒状杆菌毒力转化为 tox^+ 表型。此外,从非产毒到产毒表型的溶原性转化已被证明是在原位发生。在铁限制的条件下,白喉棒状杆菌产毒株生长,导致白喉毒素最佳表达,是引起人类感染的致病机制。

■ 流行病学

🌐 尽管近年来在许多地区白喉已通过有效的疫苗接种得到控制,但在美国和欧洲仍有零星暴发。由于没有实施大规模免疫计划,白喉在加勒比、拉丁美洲和印度次大陆仍然十分常见。白喉的大规模流行发生在后苏联独立国家。其他暴发则发生在阿尔及利亚、中国和厄瓜多尔。

白喉棒状杆菌通过气溶胶传播,通常在与感染者密切接触期间传播。除了人,没有其他重要的携带者。呼吸性白喉的潜伏期为 2~5 日,但最迟可在暴露后 10 日发病。在疫苗接种时代之前,大多数 10 岁以上的人会对白喉棒状杆菌产生免疫;婴儿在出生后大约 6 个月内受母体 IgG 抗体保护。因此,该疾病主要影响儿童和无免疫性的年轻人。在温带地区,呼吸性白喉全年发生,尤其冬季多发。

1898 年 Behring 关于抗白喉毒素的研究和 1924 年 Ramon 对白喉类毒素疫苗的研究进展使西方国家几乎消除了白喉。1921 年,白喉在美国的年发病率达到顶峰,即每 10 万人口中有 191 例病例。相比之下,自 1980 年之后,美国的年发病率一直低于每 10 万人中 5 例。尽管如此,北美一些地方仍存在着零星的定植,尤其是南达科他州和安大略省,近日华盛顿也有发现。儿童期接种白喉疫苗获得的免疫力会随之在成人期逐渐下降。据估计,60~69 岁男性中有 30% 的人其抗毒素滴度低于保护水平。除了年老和缺乏疫苗接种外,白喉暴发的危险因素还包括酗酒、社会经济地位低下、生活条件拥挤和美洲当地居民民族背景。1972—1982 年,华盛顿州西雅图暴发的白喉病共有 1 100 例,其中大部分表现为皮肤病。20 世纪 90 年代,苏联国家的白喉暴发病例更是超过 15 万例,造成 5 000 多人死亡。该暴发与含有 ET8 复合物的产毒白喉棒状杆菌克隆株有关。由于 ET8 复合物表达的毒素能抵抗当时流行的白喉类毒素疫苗的作用,致使公共卫生机构未能为人群接种有效疫苗而导致了该流行病的发生。自 1998 年起,大规模疫苗接种计划开始实施以控制该流行病的发生。在疾病流行期间,16~50 岁个体发病率较高。社会经济不稳定、移民、公共卫生项目恶化、疫苗经常短缺、对症疫苗接种和治疗的延迟,以及缺乏公众教育和意识是造成这一现象的原因。

许多发展中国家,特别是非洲和亚洲,仍有关于白喉和白喉相关死亡率的重大暴发事件的报道。世界卫生组织收集的统计数据显示,2008 年约有 7 000 例白喉病例报告,2004 年约有 5 000 例白喉死亡病例。尽管全球约 82% 的人口已充分接种疫苗,但只有 26% 的国家其所有地区内个人疫苗接种覆盖率达 80% 以上。

皮肤白喉通常是继发性感染,继发于由外伤、过敏或自身免疫反应导致的原发性皮肤病变。大多数情况下,这些细菌缺乏毒力基因而不表达白喉毒素。在热带地区,皮肤白喉比呼吸性白喉病更常见。与呼吸系统疾病不同,皮肤白喉在美国并不报告。在欧洲,白喉棒状杆菌非毒力株也与咽炎有关,在男男性行为者中以及使用非法静脉注射药物的人群间引起暴发。

■ 发病机制与免疫学

白喉棒状杆菌毒力菌株产生的白喉毒素是导致临床疾病的主要致病因子。该毒素在敏感物种(例如,豚鼠和人类,但不是小鼠或大鼠)中,以 535 氨基酸的单链形式释放,以前体形式合成,其 50% 的致死剂量约为 100 ng/kg。这种毒素产生于假性膜损伤,在血液中被吸收,随血液到达身体所有器官系统。一旦与细胞表面受体(一种结合 HEPA‑RIN 的表皮生长因子-类前体)结合,毒素就被受体介导的吞噬作用吞噬,从酸化的早期内涵体间隔进入细胞液。在体外,毒素可通过丝氨酸蛋白酶分解成两条链:N 端 A 片段和 C 端 B 片段。A 片段进入真核细胞细胞液后,可由 NAD^+ 依赖的 ADP 核糖基化延伸因子‑2 对蛋白质合成产生不可逆的抑制作用,最终导致细胞死亡。

1926 年,巴斯德研究所的 Ramon 发现白喉毒素的甲醛化能产生无毒力但具有高度免疫原性的白喉类毒素。随后的研究表明,白喉类毒素免疫可诱导抗体中和毒素并预防大多数疾病表现。20 世纪 30 年代,美国和欧洲开始对儿童和易感人群进行大规模白喉类毒素免疫。

抗白喉毒素浓度大于 0.01 U/mL 的个体患病风险较低。在大部分个体具有保护性抗毒素浓度的人群中,白喉杆菌产毒株的携带率和易感人群中白喉总体风险会降低。然而,未具有保护性抗体浓度的个体可能通过旅行或接触才从该病流行地区返回的个体而感染白喉。

白喉的特征性病理表现包括表层由纤维蛋白内带和中性粒细胞管腔带组成的假膜性黏膜溃疡。最初伪膜为白色,附着牢固,随着坏死的进展,在白喉晚期,伪膜变为灰色甚至绿色或黑色。黏膜溃疡由上皮细胞毒性坏死而引起,伴有水肿、充血和黏膜下基底部血管充血。溃疡处有明显的纤维蛋白化脓性渗出物形成假膜。严重呼吸性白喉的溃疡和假膜可能从咽部延伸到中等大小的支气管道。膨胀和脱落的膜可能导致致命的气道阻塞。

患者诊治方法 · 白喉

虽然在美国和其他发达国家很少见,但当患者有严重的咽炎,尤其是存在吞咽困难、呼吸衰竭或全身性疾病症状(如心肌炎或全身无力)时,应考虑白喉。引起咽炎的主要原因是呼吸道病毒(鼻病毒、流感病毒、副流感病毒、冠状病毒、腺病毒;25% 的病例)、A 组链球菌(15%~30%)、C 组链球菌(0~5%)、非典型细菌,如肺炎支原体和肺炎衣原体(某些分析中为 15%~20%),以及其他病毒,如单纯疱疹病毒(0~4%)和 EB 病毒(<1% 的传染性单核细胞增多症)。较少见的原因有急

性 HIV 感染、淋病、梭杆菌感染（如 Lemierre 综合征）、由白念珠菌或其他念珠菌引起的鹅口疮和白喉。咽部假膜或大量渗出物的存在应迅速考虑白喉（**图 47 - 1**）。

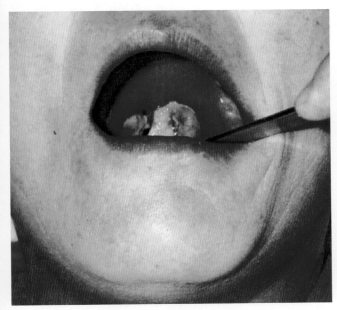

图 47 - 1　一名 47 岁女性患者，因产毒白喉棒状杆菌而引起的呼吸性白喉，显示颈部水肿，假膜从悬雍垂延伸至咽壁。典型的白色假膜，由白喉毒素介导的呼吸上皮层坏死引起，产生纤维蛋白样凝固性渗出物。黏膜下水肿增加气道狭窄度。咽部起病急，严重者可出现假膜呼吸阻塞。将假膜碎片或膜下拭子接种到 Löffler 或碲酸盐选择性培养基上显示有白喉棒状杆菌（照片由医学博士 P. Strebel 拍摄，经许可使用。来源：R. Kadirova et al：J Infect Dis 181：S110, 2000.经牛津大学出版社许可）。

■ 临床表现

呼吸性白喉

白喉的临床诊断依据是喉咙痛、扁桃体粘连、咽部或鼻部假膜病变以及低热。此外，诊断还需要培养或革兰阳性细菌的组织病理学分离出白喉棒状杆菌。疾病控制和预防中心（CDC）对临床确诊的呼吸性白喉（实验室证实的或与流行病学有联系的培养确诊病例）和可能的呼吸性白喉进行确认（临床上确诊，但未经实验室证实或无流行病学联系的）。携带者被定义为白喉棒状杆菌培养阳性，但无症状或有症状而没有假膜的个体。大多数患者在发病几日内就开始寻求咽喉痛和发热的医疗护理。有时，虚弱、吞咽困难、头痛和声音变化是最初的表现。颈部水肿和呼吸困难在更严重的病例中体现明显，且预后不良。

白喉的全身症状源于白喉毒素的作用，包括神经毒性和心律不齐引起的虚弱或心肌炎引起的充血性心力衰竭。假膜病变最常位于扁桃体咽区，喉、鼻孔、气管或支气管通道等位置不常见。巨大的假膜与严重的疾病和不良的预后有关。一些患者出现扁桃体大面积肿胀，出现"大脖子"白喉，即由颌下腺和气管旁区域的大面积水肿造成，进一步表现为口臭、说话

不清和呼吸急促。白喉假膜呈灰色或白色，界限清晰。与链球菌性咽炎相关的渗出性病变不同，白喉的假膜紧紧地黏附在下层组织上。试图取出假膜可能会导致出血。声音嘶哑提示喉部白喉，喉镜检查可能有助于诊断。

皮肤白喉

这种皮肤病的特点是穿孔溃疡病变伴坏死脱落或假膜形成（**图 47 - 2**）。诊断需要从病变处培养出白喉棒状杆菌，最常见的病变处位于上下肢、头部和躯干。

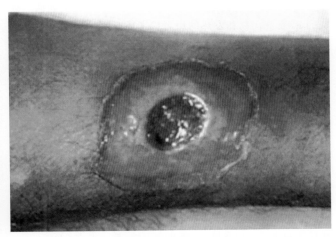

图 47 - 2　下肢非产毒白喉棒状杆菌引起的皮肤白喉。（来自疾病控制和预防中心）。

非白喉棒状杆菌和非产毒白喉棒状杆菌感染

在血流感染和呼吸道感染中发现的非白喉棒状杆菌及其相关种属（下文讨论），以及白喉棒状杆菌本身的非产毒株，常存在于免疫抑制或慢性呼吸性疾病的患者中。这些细菌可致病，不应被视为定植。

其他临床表现

白喉可导致的心内膜炎和败血症性关节炎较为罕见，常见于本就存在危险因素的患者中，如心脏瓣膜异常、注射药物使用或肝硬化。

■ 并发症

气道阻塞是晚期白喉患者的一个重要早期风险。假膜可能会脱落和阻塞气道，或者可能进入咽喉或气管支气管树。由于儿童气道窄，特别容易发生阻塞。

🌐 多发性神经病和心肌炎是白喉的晚期毒性表现。1999 年吉尔吉斯共和国暴发白喉疫情期间，656 名住院患者中22%出现心肌炎，5%出现神经病变。心肌炎患者死亡率为7%，而无心肌炎表现者死亡率为 2%。住院患者的平均死亡时间为 4.5 日。心肌炎通常与传导室节律紊乱和扩张型心肌病有关。

多发性神经病在白喉发病后 3～5 周出现，并且消退过程缓慢。然而，患者可能会出现严重和长期的神经异常。这种异常通常发生在口腔和颈部，伴有舌或面部麻木以及发声、吞咽困难和脑神经麻痹。更糟糕的症状包括呼吸和腹部肌肉无

力以及四肢轻瘫。还能观察到感官症状和感觉性共济失调。由于靠近感染部位，脑神经功能障碍通常先于躯干和四肢的干扰。自主神经功能障碍也与多发性神经病变有关，可导致低血压。但多发性神经病通常在急性期存活的患者中是可逆的。

白喉的其他并发症包括肺炎、肾衰竭、脑炎、脑梗死、肺栓塞和抗毒素治疗引起的血清病。

■ 诊断

白喉的诊断依据临床体征和症状，加上实验室确认。喉咙痛、咽部渗出物和发热的患者应考虑呼吸性白喉。其他症状可能包括声音嘶哑、口臭或腭部瘫痪。假膜的存在应引起强烈注意考虑白喉。一旦临床诊断为白喉，应尽快获得和使用白喉抗毒素。

白喉的实验室诊断既可基于从感染部位培养白喉棒状杆菌或产毒溃疡棒状杆菌，亦可基于具有特征性组织病理学的局部病变的显示。假白喉棒状杆菌是一种非产毒细菌，作为正常喉道菌群的常见组成部分，不存在重大风险。咽喉部样本应送检至实验室进行培养，并注明临床考虑疑似白喉。这些信息能促使实验室选择特殊的培养基和随后的生化试验，以区分白喉棒状杆菌和其他鼻咽共生棒状杆菌。所有白喉棒状杆菌的实验室分离株，包括非产毒株，都应提交 CDC。

由于病变特征不典型，且与其他皮肤病不可区分，皮肤白喉的诊断需要实验室的确认。白喉溃疡偶发，但并不总是穿孔（**图 47 - 2**）。确诊为皮肤白喉的患者应对鼻咽部进行检测培养白喉棒状杆菌。皮肤白喉样本的实验室用培养基与呼吸性白喉相同：除了非选择性培养基，如血琼脂外，还有 Löffler 或 Tinsdale 选择性培养基。如前所述，呼吸性白喉在美国仍是一种法定疾病，而皮肤白喉则不是。

治疗·白喉

白喉抗毒素

及时服用白喉抗毒素对呼吸性白喉的治疗至关重要。白喉抗毒素是一种马抗血清，能有效地降低局部疾病病程以及心肌炎和神经病变并发症的风险。快速的抗毒素治疗也能显著降低死亡率。由于白喉抗毒素不能中和细胞结合毒素，迅速治疗非常重要。虽然该产品已不再在美国销售，但可通过致电 CDC 国家免疫计划细菌疫苗可预防疾病科 404 - 639 - 8257（美国东部时间上午 8:00 至下午 4:30），或在其他时间段致电紧急行动中心 770 - 488 - 7100 获得。相关网址是 www.cdc.gov/diphtheria/dat.html。现行的白喉抗毒素使用方案包括排除立即过敏的剂量测试。表现出过敏反应的患者需要脱敏后才能给予全剂量的抗毒素治疗。

抗菌治疗

在白喉治疗中，抗生素主要用于防止易感接触者的传染。抗生素还可以防止毒素进一步产生，降低局部感染的严重程度。呼吸性白喉患者的推荐治疗方案如下。

- 普鲁卡因青霉素，60 万 U，肌内注射，q12h（儿童：12 500～25 000 U/kg，肌内注射，q12h），直到患者能够舒服地吞咽；然后口服青霉素 V，125～250 mg，QID，完成 14 日的疗程。
- 红霉素，500 mg，静脉注射，q6h（儿童：每日 40～50 mg/kg，静脉注射，分 2～4 次服用），直到患者能够舒服地吞咽；然后 500 mg，口服，QID，完成 14 日的疗程。

🌐 越南的一项临床研究发现，青霉素比红霉素具有更快的退热作用和更低的细菌耐药性；然而，在青霉素组中疾病复发更为常见。红霉素疗法针对蛋白质合成，因此比针对细胞壁活性的 β-内酰胺类药物更能迅速制止毒素合成。对青霉素过敏或不能服用红霉素的患者，替代治疗药物包括利福平和克林霉素。抗菌治疗完成后，应记录白喉棒状杆菌的根除情况，建议 2 周后进行咽拭子培养复查。对于红霉素或青霉素 14 日疗程后未根除该菌的患者，建议复查后再进行 10 日疗程的治疗。白喉棒状杆菌耐药株，以及一些已报道的多重耐药菌株，主要存在于东南亚地区。故当治疗失败时，应考虑耐药性。

皮肤白喉的治疗如上所述对呼吸系统疾病的治疗。感染产毒株的患者应接受抗毒素治疗。除了白喉棒状杆菌的重叠感染，治疗皮肤病的潜在病因也很重要。

呼吸性或皮肤白喉治愈患者应测量抗毒素水平。如果使用过白喉抗毒素，应在 6 个月后进行该试验。呼吸性或皮肤白喉治愈患者应接种适当的疫苗，以确保产生保护性抗体滴度。

管理策略

疑似白喉的患者住院应在呼吸隔离室，密切监测心脏和呼吸功能。建议进行心脏检查以评估心肌炎可能性。对于有广泛假膜的患者，由于可能需要气管切开或插管，建议进行麻醉或耳鼻喉会诊。某些情况下，可通过手术去除假膜。糖皮质激素治疗并不能降低心肌炎或多发性神经病的风险。

■ 预后

致命的假膜性白喉通常发生在无保护性抗体滴度的患者和未经免疫的患者中。假膜的大小实际上可能从第一次被发现的时候就在增加。死亡的危险因素包括：公牛颈，心肌炎伴室性心动过速，心房颤动，完全性心脏传导阻滞，年龄＞60岁或＜6个月，酗酒，大量假膜伸长，喉、气管或支气管受累。另外一个致命的重要预测因素是局部疾病发作和抗毒素注射之间的间隔。皮肤白喉死亡率低，很少与心肌炎或周围神经病变有关。

预防

疫苗接种

大多数发达国家白喉发病率极低的原因是持续进行的儿童疫苗接种和成人疫苗接种的适当加强。目前联合使用白喉类毒素疫苗与破伤风疫苗（含或不含无细胞百日咳）。目前7岁以下的儿童推荐使用在1997年取代了早期的全细胞百日咳疫苗DTP的DTaP（一种全水平的白喉和破伤风类毒素与无细胞百日咳疫苗）。Tdap是一种针对青少年和成人的破伤风类毒素、减少的白喉类毒素和无细胞百日咳疫苗。Tdap于2005年获准在美国使用，是针对11～12岁儿童的推荐增强疫苗，以及针对7～10岁和13～18岁儿童的推荐补充疫苗。建议所有成人（即19岁以上的人）如果之前没有接种过Tdap，无论上次接种Td（破伤风和减少剂量白喉类毒素，吸附）后的间隔时间多久，都应接种单剂量的Tdap。Tdap疫苗接种是卫生保健工作者、孕妇、预计与婴儿接触的成年人以及此前未接种百日咳疫苗的成年人的优先考虑事项。接种过无细胞百日咳疫苗的成人应继续接受10年1次的Td加强疫苗接种。疫苗计划参见第5章。

接触者预防性用药

白喉患者的密切接触者应接受喉部培养，以确定他们是否是携带者。在获得喉部培养样品后，应考虑对所有接触者，甚至那些培养为阴性的接触者进行抗菌预防性用药。可选择7～10日口服红霉素或1剂苄星青霉素（大于6岁者120万单位，小于6岁的儿童60万单位）。

免疫状态不确定的白喉患者接触者应适当接种含白喉类毒素的疫苗。对于近期没有接受过含百日咳的无细胞疫苗的成人而言，Tdap疫苗（而不是Td）是现今的首选辅助疫苗。社区中白喉携带者应在确认后接受治疗和疫苗接种。

其他棒状杆菌和红球菌感染

非白喉棒状杆菌，称为类白喉或棒状杆菌，通常被认为是定植菌或污染菌；然而，它们与侵入性疾病有关，尤其是在免疫功能低下的患者中。这些微生物从血液中分离出来，尤其与导管感染、心内膜炎、假体瓣膜感染、脑膜炎、神经外科分流感染、脑脓肿和腹膜炎有关，并且常在慢性非卧床腹膜透析、骨髓炎、败血症性关节炎、尿路感染、脓胸和肺炎等感染的情况下发生。感染该菌的患者通常有明显的临床合并症或免疫抑制。根据16S rDNA标记核苷酸在分类学上分组，非白喉棒状杆菌是棒状杆菌属的一个多种细菌的集合。尽管有共享的rDNA签名，但这些细菌是非常多样的。例如，它们的鸟嘌呤-胞嘧啶含量在45%～70%。某些非白喉棒状杆菌，包括杰氏棒状杆菌和解脲棒状杆菌，都与抗生素多重耐药有关。马红球菌与坏死性肺炎和肉芽肿感染有关，特别是在免疫功能低下的个体中。

微生物学与实验室诊断

这些细菌是抗酸阴性、过氧化氢酶阳性、需氧或兼性厌氧杆菌。它们的群体形态差异很大；有些种类菌落很小且α-溶血（类似于乳酸杆菌），而另一些则形成大的白色菌落（类似于酵母）。许多非白喉棒状杆菌需要特殊的培养基，如Löffler、Tinsdale或碲化物培养基。这些培养特性导致了该细菌的复杂生物学分类。

流行病学

人类是某些非白喉棒状杆菌的天然宿主，包括干燥棒状杆菌、假白喉棒状杆菌、纹带棒状杆菌、极小棒状杆菌、杰氏棒状杆菌、解脲棒状杆菌和溶血隐秘杆菌。动物宿主主要携带化脓隐秘杆菌、溃疡棒状杆菌和假结核棒状杆菌。土壤是马红球菌的天然宿主。

假白喉棒状杆菌是人咽部和皮肤正常菌群的组成部分。干燥棒状杆菌存在于皮肤、鼻咽部和结膜；耳棒状杆菌存在于外耳道；纹带棒状杆菌在鼻前孔和皮肤。杰氏棒状杆菌和解脲棒状杆菌存在于腋窝、腹股沟和会阴部，尤其是住院患者。溃疡棒状杆菌和假结核棒状杆菌感染与食用受感染的生牛乳有关。

溃疡棒状杆菌

这种细菌会引起白喉样疾病，产生白喉毒素和皮肤坏死毒素。这种细菌在马和牛中共生，并可从牛乳中分离出来。溃疡棒状杆菌可引起渗出性咽炎，主要发生在夏季、农村地区和接触牛的个体中。与白喉不同，这种感染被认为是一种人畜共患病，其人与人之间的传播尚未有记录。然而，当发现呼吸道溃疡棒状杆菌时，应使用抗毒素和抗生素治疗，并进行接触调查（包括喉部培养以确定是否需要进行抗菌预防，以及在未免疫的接触者中，给予适当的白喉类毒素疫苗）。该细菌可在Löffler、Tinsdale、碲化物琼脂和血琼脂上生长。除了渗出性咽炎外，亦有溃疡棒状杆菌引起皮肤病的报道。溃疡棒状杆菌对多种抗生素敏感。红霉素和大环内酯类药物可作为一线药物。

假结核棒状杆菌（ovis）

假结核棒状杆菌引起的感染十分罕见，几乎只在澳大利亚有报道。假结核棒状杆菌可导致化脓性肉芽肿性淋巴结炎和嗜酸性肺炎综合征，这些综合征发生在处理马、牛、山羊和鹿或饮用生牛乳的人群中。该菌是一种重要的动物病原体，引起化脓性淋巴结炎、脓肿和肺炎，但很少成为人类病原体。据报道，红霉素或四环素能成功治疗感染，必要时也可进行手术。

杰氏棒状杆菌（JK组）

杰氏棒状杆菌感染最初发生在美国医院，随后在欧洲亦有报道。在1976份对非白喉棒状杆菌引起的疾病进行调查后，CDC JK 组成为中性粒细胞减少和 HIV 感染患者中一种重要的机会致病菌。现在将这个细菌指定为一个独立的物种。杰氏棒状杆菌在血琼脂上形成小的、灰色到白色、湿润闪烁的不溶血菌落。因缺乏尿素酶和硝酸还原酶，该菌不能发酵大多数碳水化合物。与杰氏棒状杆菌相关的主要综合征是伴有肺炎、心内膜炎、脑膜炎、骨髓炎和硬膜外脓肿的脓毒症。其危险因素包括血液系统恶性肿瘤、并发的中性粒细胞减少、住院时间延长、暴露于多种抗生素和皮肤破裂。有证据表明，杰氏棒状杆菌是住院患者腹股沟、腋窝、生殖器和直肠周围菌群的一部分。

广谱抗菌治疗可以将定植菌筛选出来。革兰染色显示该菌为革兰阳性的球蛋白样细菌，略似链球菌。此外，除了万古霉素，杰氏棒状杆菌对所有的抗生素都耐药。有效的治疗包括清除感染源，无论是导管、假体关节还是假体瓣膜。通过使用抗菌肥皂改善重症监护环境中高危患者的卫生条件，人们已努力预防感染。

解脲棒状杆菌（D2 组）

解脲棒状杆菌于 1972 年被鉴定为一种尿素酶阳性的非白喉棒状杆菌，是一种机会致病菌，可引起脓毒症和尿路感染。解脲棒状杆菌似乎是严重尿路综合征的病因，已知的阿尔卡线包膜性膀胱炎，是一种慢性炎症性膀胱感染，与磷酸镁铵沉积在膀胱溃疡病变的表面和壁上有关。此外，解脲棒状杆菌与肺炎、腹膜炎、心内膜炎、骨髓炎和伤口感染有关。除万古霉素外，它对大多数抗生素的耐药性与杰氏棒状杆菌相似。万古霉素治疗已成功应用于该菌引起的严重感染。

微小棒状杆菌（红癣）

红癣是一种皮肤感染，产生红棕色、黄斑、鳞状、瘙痒的原发性斑块。在伍德灯下其皮肤病学表现为珊瑚红色的荧光。尽管在某些情况下有多微生物病因的证据，但微小棒状杆菌似乎是引起红癣的常见原因。该菌也与血液系统恶性肿瘤患者的菌血症有关。虽然更严重的感染可能需要口服大环内酯治疗，但局部红霉素、克拉霉素、克林霉素或梭状酸对治疗红癣仍有作用。

其他非白喉棒状杆菌感染

干燥棒状杆菌是一种在结膜、鼻咽和皮肤中发现的人类共生菌。在免疫功能低下或术后患者和假体关节受者中，这种非毒性细菌偶尔被认为是侵入性感染的来源。纹状棒状杆菌存在于健康个体的前鼻孔、皮肤、面部和上半身。同样是非毒性细菌，却与严重疾病或免疫功能受损患者的侵入性机会性感染有关。无枝菌酸棒状杆菌分离自人体皮肤，根据与机会性感染相关的独特 16S 核糖体 RNA 序列鉴定所得。解葡萄糖苷棒状杆菌是一种非亲脂性细菌，可引起男性生殖泌尿道感染，如前列腺炎和尿道炎。这些感染可通过多种抗菌药物治疗，包括 β-内酰胺、利福平、氨基糖苷类或万古霉素；然而，对氟喹诺酮类、大环内酯类和四环素类抗生素具有抵抗力。*Corynebacterium imitans* 在东欧被认为是导致咽炎的非

毒性病因。耳棒状杆菌鉴定自中耳炎的儿童患者中，该菌对氟喹诺酮、利福平、四环素和万古霉素敏感，但对青霉素耐药，对大环内酯呈不同程度敏感。假白喉棒状杆菌（霍夫曼棒状杆菌）是一种非毒性细菌，是正常人类菌群的一部分。少有人类感染，特别是人工瓣膜或自然瓣膜的心内膜炎和侵袭性肺炎的报道。虽然假白喉棒状杆菌可从疑似白喉患者的鼻咽中分离，但作为正常菌群的一部分并不产生白喉毒素。丙酸棒状杆菌与假白喉棒状杆菌亲源性相同，分离自人体呼吸道和血液，属于 CDC ANF-3 组内的一部分。无枝菌酸棒状杆菌亚种亲脂细胞属于 CDC 内 ANF-1 组，分离自人体血液和脓肿中。拥挤棒状杆菌分离自伤口引流、咽拭子和痰液，常被认为是葡萄球菌的卫星现象，与心内膜炎有关。牛棒状杆菌是一种与人类疾病没有确切关联的兽医共生体。水生棒状杆菌是一种水生微生物，偶有从使用医疗设备（例如，用于慢性非卧床腹膜透析或静脉通路的设备）的患者身上分离。

红球菌属

红球菌属与棒状杆菌属的系统相关。这些革兰阳性球菌与人类结核样感染的肉芽肿病理学有关。虽然最熟知的是马红球菌，但其他种类还有支气管红球菌［R.（Gordonia）bronchialis］、桔橙红球菌［R.（Tsukamurella）aurantiacus］、藤黄红球菌（R. luteus）、红串红球菌（R. erythropolis）、玫瑰色红球菌（R. rhodochrous）和 Rhodococcus rubropertinctus。

自 20 世纪 20 年代以来，马红球菌被认为是马肺炎的病因，也是导致牛、羊和猪相关感染的病因之一。它作为一种环境微生物存在于土壤中。这些细菌长度各不相同，从球形到长、弯曲的棒状，并产生大量不规则的黏液菌落。马红球菌通常耐酸，不能发酵碳水化合物和液化明胶。作为巨噬细胞的一种细胞内病原体，可引起肉芽肿坏死和干酪化。马红球菌最常见于肺部感染，但脑部、骨骼和皮肤的感染亦有报道。马红球菌病最常表现为上叶结节性空洞性肺炎，与肺结核或诺卡菌病相似。通常大多数患者是由于 HIV 感染导致免疫功能受损。也会发现皮下结节性病变。当任何患者出现肺结核样综合征时，应考虑其中是否涉及马红球菌。

穿透细胞内的抗生素可成功治疗马红球菌引起的感染，包括大环内酯类、克林霉素、利福平和甲氧苄啶-磺胺甲噁唑。β-内酰胺类抗生素无效。该菌通常对万古霉素敏感，故将万古霉素作为首选药物。

其他相关种类

酿脓放线菌·这种细菌是一种众所周知的牛、绵羊、山羊和猪的病原体，在泰国农村引起动物季节性腿部溃疡。也有一些引起人类败血症、心内膜炎、败血症性关节炎、肺炎、脑膜炎和脓胸的病例。该菌对 β-内酰胺类、四环素类、氨基糖苷类和氟喹诺酮类药物敏感。

溶血隐秘杆菌·在第二次世界大战期间，从南太平洋的美国士兵身上发现了被认为是伤口感染病原体的溶血隐秘杆菌。虽然作为人类鼻咽和皮肤的共生菌，但与咽炎和慢性皮

肤溃疡也有关。与常见的由化脓性链球菌引起的咽炎不同，大约半数病例中，该菌引起的咽炎伴有躯干及四肢近端猩红热样皮疹，导致该病偶尔与中毒性休克综合征混淆。由于溶血隐秘杆菌性咽炎主要影响青少年，故推测，皮疹性咽炎综合征可能代表与 EB 病毒(Epstein-Barr virus，EBV)的共同致病

性、协同作用或机会性继发感染。在潜在糖尿病的情况下，溶血隐秘杆菌也被报道为引起菌血症、软组织感染、骨髓炎和空洞性肺炎的病因之一。该菌对 β-内酰胺类、大环内酯类、氟喹诺酮类、克林霉素、万古霉素和多西环素等抗生素敏感。有报道称该菌对青霉素耐药。

第 48 章
单核细胞增多性李斯特菌感染

Chapter 48
Listeria Monocytogenes Infections

Elizabeth L. Hohmann, Daniel A. Portnoy · 著 | 李鑫 · 译

单核细胞增多性李斯特菌(以下简称"单增李斯特菌")是一种食源性病原体，可引起严重感染，特别是在孕妇和免疫功能低下的个体中。单增李斯特菌普遍存在于腐生环境中，是具有广泛宿主范围的兼性细胞内病原体。人类很可能是这种微生物的偶然宿主。单增李斯特菌是一种细胞内病原体模型，对它的研究不仅局限在临床医生，同样也吸引着基础科学家，用于研究微生物发病机制和宿主免疫的基本机制。

微生物学特性

单增李斯特菌是一种兼性厌氧、不产芽孢的革兰阳性短杆菌，能适应较宽的温度范围，包括冷藏温度。在低温生长期间运动活跃，但在 37℃ 时则活动少得多。绝大多数病例中可以检出的血清型包括 1/2a、1/2b 和 4。单增李斯特菌在血琼脂平板上可形成较小的乙型溶血环，其中乙型溶血素对致病性是必需的(见后文详述)。

发病机制

单增李斯特菌感染见于患者摄入被大量细菌污染的食物。从环境腐生菌成为致病菌的转变涉及多个环节，如进入细胞，在胞内生长以及在细胞和细胞间扩散。这些致病机制可以通过组织培养的感染模型来检测(**图 48 - 1**)。与其他肠道病原体一样，单增李斯特菌自身介导了其进入宿主细胞的过程，而不依赖常见的吞噬细胞途径。这一过程依赖宿主细胞膜上的内化素蛋白家族。内化素蛋白家族介导的入胞在肠黏膜上皮屏障、血脑屏障和胎盘屏障的跨膜转运中非常重要，但是针对单增李斯特菌从肠道到大脑或胚胎转移的研究才刚刚开始。在受孕豚鼠感染模型中，人们发现单增李斯特菌不仅能从母体转移到胎盘；令人惊讶地，它也能从胎盘返回到母体器官。同样的迁移也可以在其他动物模型中发现，这可能是宿主消除自身感染的一种防御策略。

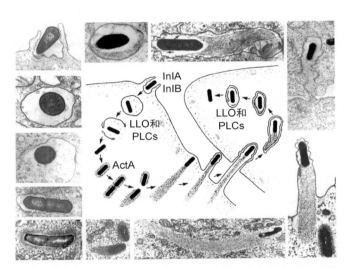

图 48 - 1　**单核细胞增多性李斯特菌胞内生长周期的各个阶段**。中间大图展示了菌体入胞，从吞噬小体逃脱，促进肌动蛋白成核，借助肌动蛋白移动和在细胞间扩散。周围小图是过程中代表性的电镜照片。ActA，表面蛋白，介导宿主肌动蛋白微丝的核化，能促进细胞在细胞内和细胞间移动；LLO，李斯特菌溶血素 O；PLCs，磷脂酶 C；Inl，内化素蛋白家族。详情参见文本(经许可转载：LG Tilney, DA Portnoy: J Cell Biol 109：1597，1989。© Rockefeller University Press)。

单增李斯特菌一个重要的致病因子是其分泌的乙型溶血素，又称李斯特菌溶血素 O(LLO)。LLO 是一种孔形成性毒素，为胆固醇依赖性细胞溶素(相关的细胞溶素包括链球菌溶血素 O、肺炎球菌溶血素和产气荚膜梭菌溶素 O，所有这些细胞溶素都由胞外菌产生)。LLO 主要介导单增李斯特菌被吞噬形成吞噬小体后破膜的过程。LLO 可能通过进入正在酸化的吞噬小体中阻碍其成熟起作用。此外，LLO 作为单增李斯特菌两种磷脂酶中的一种或两种的转运孔，促进了囊泡裂解。LLO 的合成及其活性受到多个环节的控制以确保其裂

解活性局限在吞噬溶酶体内而不影响到整个胞质。诱导突变影响到 LLO 的合成、胞内半衰期或最适 pH 会导致其对受感染细胞过早产生毒性作用。在 LLO 的毒性和毒力之间存在反比关系，即，菌株的细胞毒性越大，其对动物的毒性反应就越小。这种关系可能看似矛盾，但对于胞内病原体来说，宿主细胞不受伤害对单增李斯特菌更有益。

进入哺乳动物细胞胞质后不久，单增李斯特菌会表达表面蛋白 ActA，其介导了宿主细胞胞质内微丝的核化，并推动菌体在胞内和胞间移动。ActA 能模拟宿主细胞 Wiskott - Aldrich 综合征蛋白（WASP）的功能，通过促进 Arp2/3 复合体来促进肌动蛋白组装成核。因此，单增李斯特菌可以进入几乎任何真核细胞或细胞提取物的胞质中，来利用广泛存在的肌动蛋白的运动系统。其他许多病原体也有类似的侵袭机制来实现不暴露于细胞外的细胞-细胞扩散，如某些志贺菌、分枝杆菌、立克次体和伯克霍尔德菌。

■ 机体免疫应答

对单增李斯特菌的固有免疫和获得性免疫应答已经在小鼠模型中做了广泛的研究。静脉注射菌悬液后不久，大多数细菌即可在小鼠肝脏库普弗细胞中发现，脾脏树突状细胞和巨噬细胞中也可以检出。李斯特菌能躲过最初受感染的巨噬细胞的杀菌作用而在胞质内生长并通过细胞-细胞途径扩散。单增李斯特菌能触发三条天然（非特异性）免疫应答途径：释放炎性细胞因子的 MyD88 依赖性途径，Ⅰ型干扰素应答的 STING/IRF3 途径；以及激活低水平炎症小体途径。在感染的最初 24 小时内，中性粒细胞对于宿主防御是至关重要的，而来自骨髓活化巨噬细胞的加入是后续防御的关键。接受亚致死剂量注射存活的小鼠在一周内将清除体内细菌，并建立起持久的免疫力。对基因敲除小鼠的研究有助于区分感染期间趋化因子和细胞因子各自所起的作用。例如，研究发现 γ 干扰素，肿瘤坏死因子和 C - C 趋化因子受体-2 在控制感染中是必需的。虽然固有免疫足以控制感染，但获得性免疫是建立特异性免疫所必需的。这种免疫效应是细胞介导的；抗体没有明显作用。核心效应细胞是识别和裂解受感染细胞的细胞毒性（CD8$^+$）T 细胞；外周循环中被释放的细菌则由活化的吞噬细胞杀死。

单增李斯特菌免疫反应的标志性特征是灭活疫苗不能诱导机体产生特异性免疫，因为这个过程受到多种因素影响，包括均衡的细胞因子环境，以及抗原加工和呈递中细菌蛋白的消化。利用单增李斯特菌这一有效诱导机体产生细胞介导免疫应答的特性修饰的减毒株已被用来表达外源性抗原，并作为癌症的治疗性疫苗进行临床研究。

■ 流行病学

单增李斯特菌常通过被污染的食物经胃肠道进入体内。多数病例为散发，但也可有暴发流行。尚无流行病学或临床资料证实人际传播（除了从母亲到胎儿的垂直传播）或水源性感染。单增李斯特菌通常存在于动植物来源经加工或未加工

的食物中，尤其是软奶酪、熟食肉类、热狗、牛奶和凉拌沙拉，这符合其能在制冷温度下存活和繁殖的特性。新鲜水果和蔬菜也能传播该病原体。随着食物供应链的集中以及正常人群对李斯特菌有一定抵抗力，暴发流行可能不常见。美国 FDA 对即食食品中的单增李斯特菌污染采取零容忍政策。

■ 诊断

李斯特菌感染的症状与其他感染病的症状有很多共同之处。及时诊断需要接诊医生在面对高风险人群时考虑到李斯特菌感染的可能性。这些高风险人群包括孕妇，老人，新生儿，器官移植，癌症，接受肿瘤坏死因子拮抗剂或糖皮质激素治疗的免疫功能低下个体，罹患各种慢性病的患者（包括酒精依赖、糖尿病、肾脏疾病、风湿免疫疾病和肝病）。老年脑膜炎患者（特别是脑实质受累或皮质下脑脓肿）应考虑到单增李斯特菌感染的可能并考虑治疗。李斯特菌偶尔也会感染既往健康或年轻、非妊娠的个体。艾滋病患者也属于高风险人群，但用于预防艾滋病相关感染的复方磺胺甲噁唑（TMP - SMX）可能对李斯特菌感染有防护作用。通过培养血液、脑脊液（CSF）或羊水中的微生物来确定诊断。单增李斯特菌在脑脊液革兰染色中可能类似于"类白喉杆菌"或肺炎球菌，也可因革兰染色可变而与嗜血杆菌混淆。文献报道实时聚合酶链反应也可用于诊断，但尚未广泛开展，且血清学结果临床意义有限。

■ 临床表现

李斯特菌可表现为几种临床综合征，以脑膜炎和败血症最常见。单核细胞增多症可见于受感染的兔，但不是人类感染的特征。

胃肠炎

直到 20 世纪 80 年代末的暴发流行后人们才认识到，继发于李斯特菌感染的胃肠炎通常发生在摄入被大量病菌污染的食物后 48 小时内，罹患率很高（50%～100%）。在常规粪便培养中不易检出，但是当其他筛查的病原微生物培养是阴性时，应该考虑到单增李斯特菌感染的可能。散发病例并不常见。临床表现包括发热、腹泻、头痛以及全身症状。既往文献中最严重的暴发流行发生在一所位于意大利的学校，受累共 1 566 人；其中约 20% 的患者接受住院治疗，但仅有一人血培养阳性。对于单纯性李斯特菌胃肠炎不需要抗菌治疗。人群调查表明，0.1%～5% 的健康无症状成人粪便培养可有阳性。

菌血症

单增李斯特菌败血症表现为发热、寒战以及肌肉和关节疼痛，这些症状并不足以与其他病原体所致败血症相鉴别。脑膜受累、局灶性神经系统功能损害以及精神状态改变可能有提示意义。癌症患者继发李斯特菌感染菌血症检出率为 70%～90%。妊娠女性患者非特异性流感样症状伴发热是最常见的表现。其他罕见并发症有假体或自体瓣膜心内膜炎，病例系列研究报告的死亡率为 35%～50%。没有中枢神经

系统(CNS)症状的妊娠女性患者不需要行腰椎穿刺检查,但需要谨慎判断。

脑膜炎

在美国,成人社区获得性细菌性脑膜炎中 5%～10% 是由单增李斯特菌所致。文献报道病死率 15%～26%,并且似乎没有逐年下降。对于患有"无菌性"脑膜炎的所有老年或慢性病患者,应考虑这种诊断。与其他细菌性脑膜炎相比,单增李斯特菌脑膜炎起病更多是亚急性(数日里逐渐进展),颈项强直等脑膜刺激征也不常见。畏光很少见。在一些病例中会有局灶体征和痫性发作,但不是所有病例。在单增李斯特菌脑膜炎中,脑脊液检查常可见白细胞计数升高,100～5 000/μL;极少会更高,75% 的患者计数低于 1 000/μL。以中性粒细胞为主,但不像其他细菌性脑膜炎那样明显。30%～40% 的病例可有脑脊液葡萄糖水平减低和涂片革兰染色阳性。可见脑积水。

脑膜脑炎和局灶性中枢神经系统感染

单增李斯特菌可直接侵袭脑实质,导致脑炎或形成局灶脓肿。约 10% 的中枢神经系统感染病例表现为由菌血症播散所致的脓肿;此类患者血培养通常阳性。会并发脑膜炎,但脑脊液检查可能正常。脓肿可被误诊为转移性或原发性肿瘤,并且在极少数情况下,可发生在小脑和脊髓中。脑干受累可出现特征性的菱脑炎(脑干脑炎),通常发生在既往健康的老年人中(当然也有许多其他感染性和非感染性原因可出现类似表现)。临床症状可能分为两个阶段,开始是伴有发热和头痛的前驱症状,紧接着出现不对称脑神经损害、小脑病变以及长束体征。可能并发呼吸衰竭。亚急性的病程和通常轻度异常的脑脊液检查结果可能会导致诊断延误,但磁共振弥散加权成像联合钆增强扫描可见高信号病灶呈环状强化(磁共振钆增强扫描可显示环状强化病灶,在弥散加权成像呈高信号)。对于这些感染的诊断,MRI 优于 CT。

孕妇和新生儿感染

妊娠期感染是李斯特菌病的一种特征性感染形式,是一种严重的妊娠并发症。起病缺乏特异性,常表现为急性或亚急性发热伴肌痛、关节痛、背痛及头痛。李斯特菌妊娠期感染通常伴有菌血症。因此,对于有上述症状的妊娠女性,特别是当没有其他明确解释发热的病因(如泌尿道感染或咽炎)时,应考虑行血培养。在没有其他危险因素的情况下,中枢神经系统很少受累。早产是一种常见的并发症,诊断可能在产后才能确立。在受感染妊娠女性中,多达 70%～90% 的胎儿可能会被感染。产前抗感染治疗增加了分娩健康宝宝的机会。产后妇女恢复良好:产妇死亡非常罕见,即使诊断是在妊娠晚期或产后才确立时也是如此。在一些病例系列研究中,胎儿宫内感染的总体死亡率接近 50%;接受抗感染治疗的活产新生儿死亡率要低得多(约 20%)。婴儿脓毒性肉芽肿是一种宫内严重的特征性感染,伴有播散性粟粒样脓肿和肉芽肿,最常见于皮肤、肝和脾。另一种不太严重的感染形式是新生

儿出生时受宫内细菌感染。新生儿迟发性感染常出现在产后 10～30 日,患儿的母亲通常没有临床症状。

治疗 · 单核细胞增多性李斯特菌引起的感染

抗生素治疗

尚无关于抗生素治疗单增李斯特菌感染的临床对照试验。来自体外和动物实验的研究以及临床数据的观察性研究表明氨苄青霉素是首选药物,尽管青霉素也具有较强杀菌活性。成人氨苄青霉素治疗采用静脉给药,需高剂量(1 次 2 g,每 6 小时 1 次)。许多专家建议联合庆大霉素治疗发挥协同作用(庆大霉素剂量,每次 1.0～1.7 mg/kg,每 8 小时 1 次);回顾性非对照临床试验的结果尚无定论,但其中一项研究表明庆大霉素并没起到协同作用。青霉素过敏患者首选静脉复方磺胺甲噁唑治疗(按甲氧苄啶计算每日 15～20 mg/kg,分 3～4 次使用)。对中枢神经系统感染和菌血症的治疗时间应延长(见下文"治疗持续时间");肾功能不全患者应减量。一项小型非随机研究支持氨苄青霉素和复方磺胺甲噁唑联合使用。病例报告提到了万古霉素、亚胺培南、美罗培南、利奈唑胺、四环素和大环内酯类药物治疗的有效性,但也有一些失败的案例。已有研究在寻找产生耐药的影响因素,但尚无耐药菌株的报道。头孢菌素治疗无效,不应用于单增李斯特菌感染。新生儿应根据体重计算氨苄青霉素和庆大霉素的治疗剂量。

治疗持续时间

治疗持续时间取决于感染类型:菌血症 2 周,脑膜炎 3 周,脑脓肿/脑炎 6～8 周,新生儿和成人心内膜炎 4～6 周。新生儿早发型感染往往更严重,治疗应超过 2 周。

■ 并发症和预后

如能及时诊断和治疗,多数患者能完全康复,但脑脓肿或脑炎患者常遗留神经系统功能障碍。文献报道的局灶感染可累及如内脏器官、眼、胸膜、腹膜、心包、骨、自体或假体关节。在一项病例系列研究中 100 例活产的经治疗的新生儿中,60% 患儿完全康复,24% 死亡,13% 遗留神经系统功能障碍或其他并发症。

■ 预防

人们应当遵循推荐的预防措施来防范食源性感染:充分烹煮肉类,清洗新鲜蔬菜,仔细清洁餐具,勿引用生牛奶(未经巴氏消毒)。此外,对于高风险个体,包括孕妇,应避免食用软奶酪(硬奶酪和酸奶可以),也应避免食用即食食品和熟食,除非经彻底再次加热。

第 49 章
破伤风 | Chapter 49
Tetanus

C. Louise Thwaites, Lam Minh Yen · 著 | 陈翔 · 译

破伤风是一种急性疾病，主要表现为骨骼肌痉挛和自主神经系统紊乱。这种疾病主要是由破伤风杆菌（*Clostridium tetani*）产生的强烈的神经毒素引起的，完全可通过接种疫苗进行预防。破伤风杆菌遍布世界各地，在疫苗接种率低的地区，破伤风很常见。在发达国家，这种疾病偶尔见于未完全接种疫苗的人。不论什么情况，破伤风都是一种很严重的疾病，病死率极高。

定义

破伤风主要依赖于临床诊断（有时有实验室诊断证明破伤风杆菌的存在；见下文"诊断"），病例定义通常用于促进临床和流行病学评估。（美国）CDC 将破伤风定义为"急性发作的高渗或……肌肉收缩疼痛（通常是颌部和颈部的肌肉）和无其他明显诱因的全身性肌肉痉挛"。WHO 将新生儿破伤风定义为"一种发生在新生儿身上的疾病，在出生头 2 日内有正常的吸吮和哭泣的能力，但在第 3~28 日丧失了这种能力，变得僵硬并伴有痉挛"。鉴于新生儿破伤风的症状独特，在高度疑似的时候，病史里通常允许写出准确的疾病分类。WHO 将母体破伤风定义为怀孕期间或怀孕结束后 6 周内发病的破伤风（无论是正常分娩、小产还是流产）。

病原学

破伤风杆菌是一种厌氧革兰阳性梭状芽孢杆菌，其芽孢抵抗力很强，能够在世界各地的环境中生存。芽孢能抵抗煮沸和许多消毒剂。此外，破伤风杆菌芽孢和菌体可在许多动物的肠道系统中存活，粪便携带也很常见。芽孢或细菌通过擦伤、伤口和（新生儿）脐带残端侵入人体。一旦在适当的厌氧环境中，破伤风杆菌就会生长、繁殖并释放破伤风毒素，破伤风毒素是一种外毒素，主要入侵神经系统并致病。这种外毒素毒性强烈，极低的浓度即可导致破伤风（人体最低致死剂量，2.5 ng/kg）。

20%~30% 的破伤风病例未发现穿刺伤口。肢体表面擦伤是成年人最常见的感染部位。深部感染（例如由于开放性骨折、流产或药物注射引起的）更易导致重症疾病和不良结局。在新生儿中，脐带护理不良可导致脐带残端感染，例如在某些文化中，会使用草割断脐带，或将动物粪便涂在脐带残端。包皮环切和穿耳也能导致新生儿破伤风。

流行病学

在发达国家，破伤风是一种罕见疾病。自 1989 年以来，美国仅报告 2 例新生儿破伤风。2001—2008 年，美国国家监测系统共报告了 231 例破伤风病例。大多数病例未接种疫苗或未完全接种疫苗。1972—2009 年在美国报告的 50% 的病例都知晓其疫苗接种情况，在这些病例中，只有 16% 的患者接种了三剂或三剂以上的破伤风类毒素疫苗。

60 岁以上的人患破伤风的风险更大，因为抗体水平会随着时间的推移而降低。美国最近的病例中有 1/3 是 65 岁以上的人。注射吸毒者，尤其是皮下注射海洛因的吸毒者（"皮肤爆裂"）越来越被认为是一个高风险群体（2001—2008 年占所有病例的 15%）。2004 年，英国暴发了破伤风，之前曾报告吸毒者破伤风发病率低。这次暴发的原因尚不清楚，但被认为是海洛因、皮肤爆裂和疫苗接种不完全的综合作用。在那以后，英国只报告了 7 例零星散发病例。

发病机制

破伤风杆菌的基因组测序可以鉴定出数种外毒素和毒力因子。只有产破伤风毒素（破伤风痉挛毒素，*tetanospasmin*）的细菌才能引起破伤风。尽管破伤风毒素在结构和作用方式上与肉毒毒素密切相关，但它可逆行转运至中枢神经系统，从而产生不同于肉毒毒素的临床症状（局限在神经肌肉接头）。

毒素通过轴突运输转运到脑神经运动核和脊髓前角。破伤风毒素是一种分子量为 150 kDa 的单一蛋白质，分为一条重链（100 kDa）和一条轻链（50 kDa），由二硫键和非共价力连接而成。重链的羧基末端可与 α-运动神经末梢突触前膜的特异性成分结合，有研究证据表明是与多聚唾液酸神经节苷脂和膜蛋白结合。这种结合导致毒素内化并进入神经。一旦进入神经元，毒素就进入逆行转运途径，在逆行转运途径中，毒素通过一种高度特异性的过程就近转运到运动神经元体。不同于内体中的其他成分，在内质化后会进行酸化，破伤风毒素需要在严格中性的环境中运输，防止出现酸诱导的结构变化，否则会导致轻链被排出到周质间隙中。

毒素转运的下一个阶段尚不明确，但与破伤风毒素对正

常溶酶体降解过程的逃逸机制有关,并跨越突触转移到可释放 GABA(γ-氨基丁酸)的突触前抑制性中间神经元末梢。破伤风毒素的轻链是一种锌依赖性内肽酶,可分解小突触小泡蛋白(VAMP2,synnptobrevin)。这种分子对于神经递质的突触前结合和释放是必需的,因此破伤风毒素可阻止递质释放,并有效阻止抑制性中间神经元放电。最后导致运动神经系统的活动不受调节。自主神经系统中的类似活动解释了骨骼肌痉挛和自主系统障碍的特征。严重破伤风患者的循环中儿茶酚胺水平升高与心血管并发症有关。

关于破伤风的恢复过程,目前尚知之甚少。破伤风恢复可能需要数周的时间。肉毒中毒的恢复与周围神经出芽有关,破伤风也可能发生类似的中枢神经系统出芽。其他证据则表明毒素降解也是一种恢复机制。

患者诊治方法・破伤风

破伤风的临床表现只有在破伤风毒素到达突触前抑制神经后才会出现。一旦出现明显症状,就几乎无法再阻止疾病的进展。故在等待实验室检测结果时,不要耽误治疗时机。治疗策略的核心是中和残留的未结合的毒素及对症支持治疗,直到毒素的影响消失。最近的研究热点是鞘内注射抗毒素,以中和中枢神经系统内的毒素并限制疾病进展(见下文"治疗")。

■ 临床表现

破伤风临床症状广泛,大致分为全身性(包括新生儿)和局限性。通常轻微的局部破伤风,受影响的身体部位有限,只有小面积的局部肌肉有明显疼挛。如果局限性头颅破伤风累及脑神经,则咽部和喉部的肌肉可能会痉挛,导致误吸和气道受阻,预后不良。在全身性破伤风的典型进展过程中(图 49-1),面部和下颌部的肌肉最先受到影响,推测是由于毒素必须沿运动神经向上运动才能到达突触前神经末梢,到达面颌部肌肉的距离较短。新生儿的典型表现为不能吮吸。

在评估预后时,破伤风的进展速度很重要。潜伏期(从受伤到首发症状的时间)和发作期(从首发症状到第一次全身痉挛的时间)的长短具有重要意义,时间越短,预后越差。在新生儿破伤风中,婴儿越早出现症状,预后越差。

最常见的首发症状是牙关紧闭、肌肉疼痛僵硬、背痛和吞咽困难。在新生儿中,常见的表现是喂养困难。随着病情进展,出现肌肉痉挛。全身肌肉痉挛会非常痛苦。一般情况下,哪怕是局限性破伤风,喉部肌肉也最早受累。后续可能会继发气道受阻,危及生命。呼吸肌痉挛会导致呼吸衰竭。若没有呼吸机辅助通气,呼吸衰竭是破伤风最常见的死亡原因。曾有病例报道,剧烈的痉挛可引起肌腱撕裂和粉碎性骨折,不过这种情况十分罕见。

在重症破伤风的第二周,自主神经障碍达到最大,心血管并发症是主要的死亡风险。血压通常是不稳定的,从高到低快速波动,常伴有心动过速。也可能出现心动过缓和心脏传导阻滞。自主神经受累表现为胃肠道淤滞、出汗、气道分泌物增多和急性肾衰竭(通常是高输出量)。

■ 诊断

破伤风的诊断主要是基于临床表现。若出现上述临床症

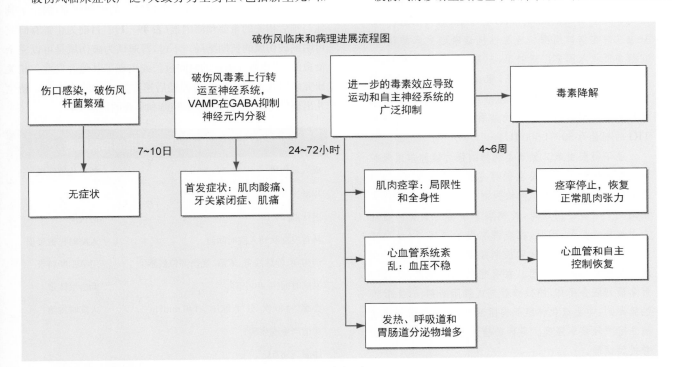

图 49-1　破伤风的临床和病理进展。GABA,γ-氨基丁酸;VAMP,小突触小泡蛋白。

状,在进行实验室检测时,不要耽误治疗。伤口培养的破伤风杆菌提供了支持性证据。在注射抗毒素和免疫球蛋白之前采集的样本中,可检测出血清抗破伤风免疫球蛋白 G。血清水平>0.1 IU/mL 被认为是具保护性的,不支持破伤风的诊断。如果血清水平低于此阈值,那么可参考破伤风毒素生物测定结果,但阴性结果并不能排除诊断。聚合酶链反应也被用于破伤风毒素的检测,但其敏感性尚不明确。

少数情况下会出现与全身性破伤风极为相似的临床表现,包括士的宁(番木鳖碱)中毒以及对抗多巴胺药物的肌张力障碍反应。破伤风患者的典型特征是其腹部肌肉强直是连续的,但在后两种情况下是间歇性的。头颅破伤风可能会与其他牙关紧闭症的诱因混淆,比如口咽感染。新生儿破伤风的鉴别诊断包括低钙血症和脑膜脑炎。

治疗·破伤风

尽可能找出被感染的伤口部位,清洁干净并清除坏死组织(即清除厌氧感染病灶),以阻止毒素的持续产生。甲硝唑是首选抗菌药物(400 mg 直肠给药或 500 mg 静脉注射,q6h,7 日)。另一种选择是青霉素(每日 10 万~20 万 IU/kg),尽管理论上这种药物可能会使痉挛加剧。如果不移除感染灶,可能会导致破伤风反复发作和长期发作。

应尽早使用抗毒素,使循环中的破伤风毒素失效,防止毒素进入神经系统。有两种制剂可供选择:人破伤风免疫球蛋白(TIG)和马抗毒素。TIG 是首选制剂,因为它不太可能发生类过敏反应。推荐的治疗方案是 3 000~5 000 IU 的 TIG 为 1 剂,肌内注射,一部分应注射在伤口周围。马源性抗毒素则更容易获得,在很多低收入国家广泛使用,剂量为 1 万~2 万 U,肌内注射,可单次或多次给药,但必须先进行过敏性测试。一些证据表明,TIG 鞘内给药可抑制疾病进展且预后更好。根据相关研究的结果荟萃分析,鞘内注射 TIG 的剂量为 50~1 500 IU。

痉挛需要由苯二氮䓬类药物的强力镇静作用来控制。氯丙嗪和苯巴比妥在世界范围内广泛使用,静脉注射硫酸镁也被用作肌肉松弛剂。但所有这些治疗方法的一个很重要问题是,控制痉挛所需的剂量同时还会引起呼吸抑制;因此,在资源有限的情况下(没有呼吸机),保证通气的同时要控制痉挛是有难度的,呼吸衰竭是常见的死亡原因。在有呼吸机的地方,严重的痉挛最好联合用药,短效镇静剂或镁阻滞剂、心血管惰性阻滞剂、非去极化神经肌肉阻滞剂,这些阻滞剂缓慢滴注可减轻痉挛强度。异丙酚输注也能有效控制痉挛并提供镇静。

在重度破伤风早期,建立安全的通气是很重要的。理想情况下,患者应该在镇定、安静的环境中进行护理,因为光线和噪声会引发痉挛。破伤风患者气道分泌物增多再加上喉部肌肉活动过度导致的吞咽困难使气管插管难度很大。患者可能需要长达几周的呼吸机支持。因此,在重度破伤风患者中,气管切开是固定气道的常用方法。

众所周知,严重破伤风引起的心血管不稳定是很难治疗的。可出现血压和心率的快速波动。可通过静脉注射硫酸镁(维持血浆浓度 2~4 mmol/L 或缓慢滴注以防止髌骨反射消失)、吗啡或其他镇静剂来增加镇定作用,从而改善心血管稳定性。此外,可能还需要专门作用于心血管系统的药物(如艾司洛尔、钙拮抗剂和正性肌力药)。允许快速滴注的短效药物是首选;在使用长效 β 拮抗剂时应特别小心,可能会引起低血压性心脏停搏。

治疗引起并发症是很常见的,包括地西泮注射引起的血栓性静脉炎、呼吸机相关肺炎、中心静脉导管相关感染和败血症。在一些医疗中心,会常规预防深静脉血栓和血栓栓塞。

破伤风的恢复可能需要 4~6 周的时间。由于破伤风毒素免疫原性差,自然感染后的免疫应答反应不足,必须要对患者进行完整的基础免疫。

■ 预后

破伤风的进展越快,病情越严重,预后越差,所以识别发病时间和潜伏期的长短很重要。通过复杂的模型研究,揭示了其他与预后相关的重要预测因素(表 49-1)。目前为止鲜有研究可明确破伤风的长期结局。不过,普遍认为破伤风是可以完全治愈的,除非通气不足的时间过长或出现了其他并发症。相关研究表明儿童和新生儿的神经后遗症发病率较成人高。新生儿出现学习障碍、行为问题、脑瘫和耳聋的风险更高。

表 49-1 破伤风预后不良的相关因素

成人破伤风	新生儿破伤风
年龄>70 岁	年轻,早产
潜伏期<7 日	潜伏期<6 日
从首发症状到入院时间短	入院时机被延误
产褥期、静脉注射、术后、烧伤部位被感染	用草割断脐带
发病时间[a]<48 小时	低出生体重
心率>140 次/分[b]收缩压>140 mmHg[b]	入院时发热
病情严重或痉挛[b]	
体温>38.5℃[b]	

[a] 从首发症状到第一次全身性痉挛的时间。[b] 住院期间。

预防

破伤风预防主要是通过良好的伤口护理和免疫接种(**参见第 5 章**)。对于新生儿,需要使用安全、清洁的分娩和脐带护理技术,母亲接种疫苗也是至关重要的。根据 WHO 破伤风疫苗接种指南,婴儿时期基础免疫需要注射 3 剂,并分别在 4～7 岁和 12～15 岁加强免疫,成年后再加强免疫 1 次。在美国,CDC 建议在 14～16 个月加种 1 次,并每 10 年加强免疫 1 次。疫苗补种计划建议对未免疫的青少年进行 3 剂基础免疫后,需要再多种两剂。对于儿童时期接受过完整的基础免疫但没有进行加强免疫的人群,建议补种 2 剂,时间间隔至少 4 周。

WHO 预防母婴破伤风的标准建议要求对未免疫的孕妇补种 2 剂破伤风类毒素疫苗,时间间隔至少 4 周。不过,在高危地区,已经成功实践了更高强度的预防策略,所有育龄妇女都进行了完整的基础免疫,同时还接受了安全分娩和产后护理宣传教育。

如果患者的伤口有感染破伤风的风险,而其疫苗接种情况又不清楚、不完整或距最后一次疫苗加强时间已超过 10 年,则应对其进行免疫接种。若患者伤口不清洁或创面较大也需要接受 TIG 被动免疫。建议破伤风类毒素与白喉类毒素(联合或不联合无细胞百日咳疫苗)联合使用:7 岁以下儿童使用 DTaP(白喉-破伤风-非细胞性百日咳联合疫苗),7～9 岁儿童使用 Td(白喉-破伤风联合疫苗),9 岁以上儿童及成人使用 Tdap(百日咳-白喉类毒素-破伤风联合疫苗)。

20 世纪 80 年代初,破伤风每年造成 100 多万人死亡,约占产妇死亡的 5%,占新生儿死亡的 14%。1989 年,世界卫生大会通过了一项决议,在 2000 年前消灭新生儿破伤风;"消灭"被定义为在各个国家的各个地区新生儿破伤风发病＜1 例/1 000 活产数。直到 1999 年,仍有 57 个国家尚未完成消灭工作,最后期限被延长到 2005 年,并提出了消灭母体破伤风(在怀孕期间或分娩结束后 6 周内发生破伤风)的新目标。被批准的千禧年发展目标,特别是目标 4(在 2015 年之前,将 5 岁以下儿童死亡率降低 2/3),继续将降低疫苗可预防疾病的死亡率作为重点,特别是在生命的头 4 周。

由于接种疫苗可使新生儿破伤风的发病率降低约 94%,因此,对孕妇接种 2 剂破伤风类毒素疫苗(至少间隔 4 周)是消除母婴破伤风的主要方法。在某些地区,所有育龄妇女都被作为提高疫苗接种覆盖率的目标人群。此外,宣传教育项目则侧重于改善分娩过程中的卫生状况,据估计,这一干预措施可将新生儿破伤风死亡人数减少 40%。

最新数据显示,尽管发病率已显著下降,但目前仍有 34 个国家尚未消除母婴破伤风。在世界范围内,1990—2008 年,新生儿破伤风死亡人数下降了 92%;在那之后的一年,84% 的新生儿通过母亲接种疫苗而免受疾病影响,估计有 5.9 万新生儿因破伤风死亡。尽管取得了相对的成功,但由于破伤风没有群体免疫效应,而且土壤和粪便中的破伤风杆菌污染很普遍,因此需要继续开展破伤风免疫计划。

第 50 章
肉毒中毒 | Chapter 50 Botulism

Susan Maslanka, Agam K. Rao · 著 | 林佳冰 · 译

肉毒毒素是已知的毒性最强的物质之一,肉毒中毒是由肉毒毒素引起的一种新的溶血性疾病。虽然最初被认为仅仅是由于摄入污染了肉毒毒素的食物(食物性肉毒中毒)所致,但现在还发现了由伤口或肠道孢子萌发后,原位产生毒素所引起的另外三种形式:伤口肉毒中毒、婴儿肉毒中毒和成人肠道定植肉毒中毒。除了这些已知的自然形式的疾病,肉毒中毒现在还出现在化妆品或以治疗为目的接受注射肉毒毒素的患者(医源性肉毒中毒)。此外,在实验室环境中吸入肉毒毒素后也有报告肉毒中毒的案例。所有形式的肉毒中毒都表现为对称性脑神经麻痹伴自愿性肌肉双侧松弛性麻痹的一种相对明显的临床综合征,可发展为呼吸衰竭和死亡。主要的治疗方法是在怀疑肉毒中毒和排除其他疾病之前进行细致的重症监护和抗毒素治疗。

发病机制

已发现 7 种不同的肉毒毒素血清型(A～G)。肉毒杆菌毒素由四种已知的梭菌产生:肉毒梭菌、阿根廷梭菌、巴拉蒂梭菌和丁酸梭菌,某些菌株可能产生多个血清型。所有类型都是厌氧革兰阳性菌,形成亚末端孢子,肉毒梭菌和阿根廷梭菌孢子可从环境中重新复活。孢子能耐受一般环境条件和普通烹饪过程。然而,产生毒素需要多种条件共存:厌氧环境、pH＞4.6、低盐和低糖浓度以及温度＞4℃。虽然孢子常被摄

入体内，但通常不会在成年人肠道内萌发并产生毒素。

食用含有肉毒毒素的食物会导致食物肉毒中毒，该病与已知的宿主特异性因素无关。伤口肉毒中毒是伤口被肉毒杆菌孢子污染、随后在脓肿或伤口厌氧环境中孢子萌发产生毒素引起。婴儿肉毒中毒是小于1岁的儿童肠道内吸收有毒梭菌原位产生的毒素所致。人们认为定植是因为正常的肠道微生物群尚未完全建立，已有动物研究支持此观点。成人肠道定植肉毒中毒是一种非常罕见的形式，人们对此知之甚少，其病理学与婴儿肉毒中毒相似，但发生于成人，通常患者有一些解剖或功能性肠道异常，或最近使用的抗生素可能使得产毒梭状芽孢杆菌抑制了正常肠道微生物菌群。尽管有抗毒素治疗，但成人肠道定植肉毒中毒患者可由于管腔内间歇性毒素产生而复发。

无论暴露是如何发生的，肉毒神经毒素进入血管系统并被输送到周围胆碱能神经末梢，包括神经肌肉连接、神经节后副交感神经末梢和周围神经节。肉毒毒素是一种约150 kDa的锌二肽酶蛋白，由100 kDa重链和50 kDa轻链组成。神经毒素活性的步骤包括：① 重链与神经末梢结合。② 内吞囊泡内化。③ 轻链易位至胞质溶胶。④ 轻链血清型特异性切割几种蛋白质中的一种能参与释放神经递质乙酰胆碱。七种毒素血清型中任何一种对乙酰胆碱释放的抑制都会导致典型的松弛性麻痹，并随着新神经末梢的萌芽而恢复。

已经证明所有肉毒毒素血清型都会在非人类灵长类动物中引起肉毒中毒。每年都有报告与血清A、B、E和F型相关的人类病例。血清A型会产生最严重的综合征，其中大部分患者需要机械通气。血清B型在食源性肉毒中毒和婴儿肉毒中毒中均比A型引起的疾病轻。血清E型最常与水生食物有关，产生的综合征严重程度不同。无论是婴儿还是成人，由F型毒素引起的罕见疾病的特点是迅速发展为四肢瘫痪和呼吸衰竭，但其恢复也相对较快。最近的研究表明，通过神经毒素基因测序，有一些血清型可以分至亚型，但是这些亚型的差异对临床疾病的影响尚不清楚。

■ 流行病学

肉毒中毒遍布全球，但存在国家和地区差异。这种差异不仅可能是由于发病率的实际差异，还有以下原因：① 确诊肉毒中毒的能力。② 报告要求的差异。③ 有限的外部数据获得渠道。目前并没有通用的监测系统来监测全球肉毒中毒的发病率。目前有包括美国和加拿大在内使用标准化病例定义的30个国家通过一个已建立的监测系统，自愿向欧盟报告肉毒中毒病例。其他国家（例如阿根廷、泰国、中国、日本）则进行独立肉毒中毒监测。

食源性肉毒中毒

从1899年到2011年，美国报告了1 225起食源性肉毒中毒事件（单例或暴发）；从1990年到2000年，每年报告的中位数为23例。其中大多数（约80%）涉及蔬菜或鱼类/水生动物，通常在家保存（铁罐装、玻璃罐装）。由于传统的食品制备方法，美国（阿拉斯加）和加拿大的当地居民区都有很高的食源性肉毒中毒发生率。加拿大85%的病例发生在当地居民

区，暴发通常只涉及2～3个病例，然而，1977年报告了一次与餐馆相关的疫情影响了59人。从全球来看，南高加索地区的格鲁吉亚和亚美尼亚报告的发病率最高，该地区的疾病也与家庭装罐操作有关。亚洲地区的暴发可归因于食用家庭腌鱼或蔬菜制品，如豆腐和竹笋。在欧洲部分地区，包括波兰、法国和德国，疾病通常与家庭保存的肉类有关，如火腿或香肠。自1950年以来，在美国，商业产品很少与肉毒中毒有关，而商业产品中的肉毒中毒最常见的原因是消费者错误的储存或烹饪。然而，依旧有商业产品相关的肉毒中毒报告，2007年，美国有8个人因食用了商业罐装的热狗辣椒酱导致肉毒中毒，监管部门发现其中涉及91种不同产品，导致1.11亿罐食品召回。

创伤性肉毒中毒

这种疾病在1951年由于对1943年意外伤害的临床记录的回顾而首次被发现。1943—2011年，美国报告了491例伤口肉毒中毒病例，1990年后报告的病例97%与注射吸毒有关，典型患者表现为30～50岁的美国西部居民，有长期注射黑焦油海洛因的历史。21世纪初，欧洲出现了与吸毒有关的伤口肉毒中毒，据报道至少有两个病例群体。

婴儿肉毒中毒

自1976年这种疾病首次被发现以来，全世界已有超过3 900例婴儿肉毒中毒病例报告（美国占约84%）；美国每年报告80～100例（通常由A和B型血清引起）。

成人肠道定植肉毒中毒

这种肉毒中毒难以确诊，因为人们对其了解甚少，而且没有明确的指南来帮助区分它与其他成人肉毒中毒病例。通常这些病例是由F型巴氏杆菌引起的，但据报道A型肉毒杆菌和E型丁酸杆菌也会涉及。

医源性肉毒中毒

注射注册过的肉毒毒素产品治疗大肌肉群高渗性疾病后，出现了严重程度不同的瘫痪。美国食品药品监督管理局在1997—2006年收到了658份与肉毒毒素使用有关的不良事件报告，其中有些病例非常严重。尽管一些患者的症状与肉毒中毒一致，但没有一例被实验室证实。为美容目的注射经批准剂量的许可产品与肉毒中毒无关。然而，2004年美国一家医疗机构非法注射研究级毒素以达到治疗目的，造成了四起实验室确认的肉毒中毒病例。

吸入性肉毒中毒

吸入性肉毒中毒并非自然发生。德国报告了一起实验室事件中可能吸入肉毒毒素导致的肉毒中毒。

蓄意肉毒中毒

肉毒毒素已被政府和恐怖组织"武器化"。攻击可能使用雾化的毒素或污染的食品或饮料，范围从小规模破坏到大范围的食品污染。患者之间的异常关联（例如，参观同一幢大楼）、非典型接触媒介物或非典型毒素血清型可能暗示了一个人为事件。

■ 临床表现

肉毒中毒的独特临床综合征包括对称性脑神经麻痹，随

后出现双侧降缓性麻痹，可发展为呼吸衰竭和死亡。从食用受污染的食物到出现食物肉毒中毒症状的潜伏期通常为 8～36 小时，但最长可达 10 日，且取决于剂量。意外伤害相关的伤口肉毒中毒潜伏期为 4～17 日。然而，对于注射吸毒者是很难预估的，因为大多数患者每日会注射多次药物。同样，婴儿肉毒中毒的潜伏期也不明确，但疾病会影响小于 3 日的婴儿这一事实表明，其潜伏期可能非常短。

脑神经损伤可能有以下一些表现：重影、构音困难、发声困难、上睑下垂、眼肌瘫痪、面瘫和反射受损。瞳孔反射可能减弱，有时可见瞳孔固定或扩大。自主神经症状如头晕、口干、极度干燥，偶有喉咙痛均是常见的。患者不发热且始终保持警觉与方向固定。呼吸衰竭可能是由于膈肌和副呼吸肌麻痹或继发于脑神经麻痹的咽塌陷所致。虚弱通常从头部迅速下降到颈部、手臂、胸部和腿部，有时虚弱是不对称的。深层肌腱反射可能正常，也可能逐渐消失。感觉异常少见，可由瘫痪导致的二次神经压迫所致。在出现其他真正的神经系统症状后，没有脑神经麻痹或其发作，则肉毒中毒的可能性极小。恶心、呕吐和腹痛可先于或随食物性肉毒麻痹发作。肉毒中毒的婴儿通常表现为吮吸和吞咽能力下降、便秘、声音减弱、上睑下垂、瞳孔迟缓、低血压和颈部松弛，与成人一样，疾病可发展为全身性松弛和呼吸衰竭。

即使插管，患者也可以通过移动手指或脚趾来回答问题，除非瘫痪影响了手指。不幸的是，在某些情况下，肉毒中毒患者的严重上睑下垂、面无表情和发声无力被解释为酒精中毒、药物过量、脑炎或脑膜炎导致的精神状态改变的迹象，从而延迟了正确的诊断。由于骨骼肌麻痹，呼吸窘迫的患者即使接近呼吸停止，也可能表现出平静和涣散。未经治疗的肉毒中毒死亡通常是由于咽肌麻痹导致的气道阻塞和膈肌与副呼吸肌麻痹导致的潮气量不足所致。死亡也可能由医院相关感染和其他长期瘫痪后遗症、住院和机械通气引起。

准备家庭罐头食品的病史可能有助于诊断。伤口肉毒中毒患者不一定有明显的伤口或脓肿。有注射药物使用史或痕迹可能提供线索。新神经末梢萌芽后的临床改善可能需要数周至数月的时间。患者通常需要门诊康复治疗，可能会出现无法治疗完全的后遗症。

■ 诊断

肉毒中毒的诊断主要依靠临床表现，借助实验室特定检测确认临床或食品样本中的肉毒毒素。在同一治疗机构出现多名患者的暴发情况下，只要医生认识到一个群体中的病例可能有不同的体征和症状，诊断就很明显。两个或两个以上符合肉毒中毒症状的病例的出现是十分特异性的，因为其他类似肉毒中毒的疾病通常不会集中发生。在单个（或是零星的）病例中，常常漏诊。这种疾病的罕见性使许多医生缺乏临床经验，有些患者的体征和症状表现也不典型。评估单个病例中其他麻痹性疾病的临床特征有时对排除肉毒中毒的诊断也是至关重要的。

在成人中，应在疾病发展为呼吸衰竭之前获得食物史和其他可能共同进食者的信息，具体应包括有关家用保存和/或外来食品的信息以及需要冷藏却用密封塑料容器或袋子室温保存的产品的信息。近期有家庭罐头食品消费的病史大大提高了食品肉毒中毒的可能性。

除非有明显的伤口，否则提供注射药物使用史对于伤口肉毒中毒的诊断至关重要。护理人员观察症状出现的时间对婴儿肉毒中毒的诊断至关重要。近期有腹部手术或使用抗生素的病史对成人肠道定植肉毒中毒的诊断很重要。

鉴别诊断

成人肉毒中毒病例鉴别诊断中最常见的疾病包括吉兰-巴雷综合征（GBS）、重症肌无力、卒中综合征、伊顿-兰伯特综合征和蜱虫麻痹。较少与河豚毒素、贝类或一系列罕见的药物和抗菌药物相关的麻痹引起的中毒进行鉴别。仔细询问病史和详细的体格检查可以有效地鉴别大多数疾病，但进行怀疑其他诊断的检查时也不应延误用肉毒抗毒素治疗。

GBS 是一种常见于急性感染的罕见自身免疫性脱髓鞘性多发性神经病，通常表现为上行性瘫痪。偶尔的 GBS 病例表现为 Miller - Fisher 变种，其特征性眼肌麻痹、共济失调和屈挠三联征很容易被误认为是肉毒中毒的早期下行性麻痹。GBS 患者脑脊液（CSF）中的蛋白质水平升高，这种升高可能在症状出现后的几日才出现，因此如果早期腰椎穿刺结果为阴性时，需要重复检测。相比之下，肉毒中毒患者的脑脊液检查结果通常是正常的，尽管据报道脑脊液蛋白质浓度略有升高。对于经验丰富的医生，通过肌电图就可以区分 GBS 和肉毒中毒。

嗜酸性粒细胞（Tensilon）试验有时有助于区分肉毒中毒（通常为阴性结果）和重症肌无力（通常为阳性结果）。

在大多数脑血管意外中，体格检查显示瘫痪和上运动神经元症状的不对称性。脑成像可以显示罕见的基底动脉卒中，导致对称性球麻痹。伊顿-兰伯特综合征通常表现为因癌症而衰弱的近端肢体无力。蜱传麻痹症是一种罕见的类似肉毒中毒的松弛状态，由某些蜱的神经毒素引起。

肉毒中毒特异性实验室检测

肉毒中毒是通过在临床标本（如血清、粪便、胃液和无菌水灌肠样本）或摄入食物样本中证实的。从粪便中分离出产毒梭菌也提供了肉毒中毒的证据。在有症状的病例中，产生有机体的伤口培养具有高度的提示性。确认肉毒中毒的公认方法是小鼠生物测定法，该方法仅在专门的实验室可用。应从测试实验室获得关于采集哪些样本的具体指导，因为样本采集要求会随怀疑的肉毒中毒的形式而不同。在入院过程中早期采集的临床标本应提交检测，如果在症状出现后 7 日以上采集标本，检测结果可能为阴性。疑似伤口肉毒中毒时，应将脓肿中的物质收集在厌氧培养管中。目前正在开发新的肉毒中毒实验室试验，但仍处于试验阶段。神经传导研究显示运动电位的振幅随肌肉的快速重复刺激而降低，针状肌电图显示运动单位动作电位很小，这与肉毒中毒是一致的，这些结果以及那些使替代诊断更有可能的结果可能是有用的。标准的血液检查和放射学研究对诊断肉毒中毒没有帮助。

治疗·肉毒中毒

肉毒中毒治疗的基础是精心的重症监护和立即服用肉毒抗毒素。由于抗毒素在疾病早期是最有效的，因此一旦怀疑肉毒中毒，应在进行其他疾病的检查之前立即服用。怀疑肉毒中毒的所有年龄段的人（包括婴儿）应立即住院，以便及时发现和处理呼吸衰竭，呼吸衰竭往往是死亡原因。同时应经常监测肺活量，并根据需要提供机械通气。肉毒抗毒素能抑制疾病的发展，因为它能中和循环中尚未与神经末梢结合的毒素分子。然而，抗毒素并不能逆转现有的麻痹，这可能需要几周时间来改善。在美国，有两种经许可的抗毒素产品：肉毒抗毒素七价（BAT；紧急生物溶液，罗克维尔，MD），一种从马衍生的七价（A～G）产品，经酶分解专门用于治疗所有形式的成人肉毒中毒和不涉及血清型 A 和 B 的婴儿病例，以及肉毒杆菌 ISM 免疫球蛋白静脉注射（Babybig®；加利福尼亚州萨克拉门托市加州公共卫生部），一种仅用于治疗 A 和/或 B 型血清引起的婴儿肉毒中毒的人类衍生产品。同时其他一些国家也有抗毒素。氨基糖苷类药物和其他阻断神经肌肉连接的药物可能会加剧肉毒中毒，应避免使用。

伤口肉毒中毒时，应及时清理、清创、引流可疑伤口和脓肿。青霉素和甲硝唑在治疗和去定植中的作用尚不清楚。据估计，抗菌剂可能增加循环肉毒毒素的细菌细胞溶解。

肉毒中毒不会在人际传播。标准预防措施是住院治疗期间所需的唯一感染控制措施。

■ 报告、专家咨询和抗毒素使用规定

每个肉毒中毒病例都是突发公共卫生事件。毒素并非随手可得。一些国家保持了大量的抗毒素库存，以便立即做出反应，而另一些国家则必须在疫情发生时从其他国家获得帮助。

在美国，无论何种形式，临床医生都必须向州卫生部门紧急报告每一个疑似病例。美国州卫生部建立了医生可联系的 CDC 的应急行动中心全天候接受肉毒中毒咨询服务（770-488-7100）或可联系到的当地可用的医疗资源。肉毒杆菌中毒专家将审查该病例并确定中毒是否发生。如有可能，专家将协调实验室进行检测确认，并为所有成人病例和不涉及血清型 A 和 B 的婴儿病例紧急运送抗毒素。在美国，肉毒杆菌抗毒素治疗非感染性病例是由疾病预防控制中心专门提供的。看到疑似婴儿肉毒中毒病例的医生应联系加州公共卫生部婴儿肉毒中毒治疗和预防计划（510-231-7600），该计划提供 24 小时咨询，并在全国范围内分发治疗婴儿肉毒中毒的抗毒素（BabyBIG）。除居住在加利福尼亚州的婴儿外，申请实验室测试必须经婴儿所在地的州卫生部门或疾病控制中心批准。

■ 预防

没有针对肉毒中毒的预防疫苗。多年来，家用罐头的使用说明和设备都发生了变化，应遵守可靠来源（如美国农业部或美国食品药品监督管理局）的最新罐装说明，以确保食品安全。加工食品在食用前应妥善存放并彻底加热。由于可能存在孢子，不应给婴儿（12 个月以下）喂食蜂蜜。应避免注射非法药物。所有伤口都应仔细清洁，以消除细菌孢子可能遗留的污染。临床医生应对高危人群的个人或家庭成员，包括婴儿、非法吸毒者和家庭保存食品的制备者进行宣教。

致谢

作者感谢 Dr. Jeremy Sobel 对本章前一版本的宝贵贡献。

第 51 章
气性坏疽及其他梭菌感染

Chapter 51
Gas Gangrene and Other
Clostridial Infections

Amy E. Bryant, Dennis L. Stevens·著 | 高晓东·译

梭菌属包括超过 60 种物种，一部分可能与肠道微生物群落共生，另外一部分可能通过产生过多的蛋白质外毒素而在人类和动物中引起各种感染，例如，破伤风梭菌和肉毒杆菌通过产生单一但高效的毒素引起特定的临床疾病。相比之下，产气梭状杆菌和败血梭状杆菌引起的侵袭性坏死性感染可归因于多种毒素，包括细菌蛋白酶、磷脂酶和细胞毒素。

病原体

梭菌属的营养细胞是多形的、杆状的、单排列或短链排列（图 51-1）；细胞为圆形或两头尖。虽然梭菌在生长的早期阶段革兰染色阳性，但它们在生长周期后期或感染的组织标本中可能看起来是革兰阴性或革兰染色不确定。大多数菌株通过周围鞭毛运动；败血梭状芽孢杆菌在固体培养基上成群。非运动物种包括产气梭状杆菌、多枝梭菌和无害梭菌。虽然梭菌对氧的耐受性差异很大，但大多数物种都是绝对厌氧。一些物种（例如败血梭状芽孢杆菌、第三梭状芽孢杆菌）在空气中可以生长但不会形成孢子。

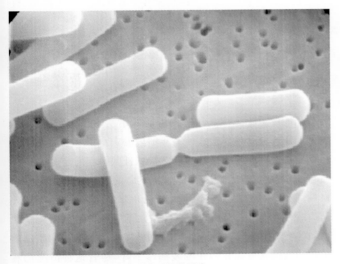

图 51-1　产气梭状杆菌的扫描电子显微照片。

梭菌属产生的蛋白质毒素比任何其他细菌都多，并且已经鉴定出超过 25 种对小鼠致死的梭菌毒素。这些蛋白质包括神经毒素、肠毒素、细胞毒素、胶原酶、通透酶、坏死毒素、脂肪酶、卵磷脂酶、溶血素、蛋白酶、透明质酸酶、脱氧核糖核酸酶、ADP-核糖基转移酶和神经氨酸酶。肉毒杆菌和破伤风神经毒素是已知的最有效的毒素，对人类的致死剂量为 0.2～10 ng/kg。ε 毒素是由 B 型和 D 型产气梭状杆菌产生的 33 kDa 蛋白质，在动物的大脑、心脏、脊髓和肾脏中引起水肿和出血。它是梭菌毒素中最致命的毒素之一，被认为是生物恐怖主义的潜在因素（参见第 10 章）。目前已经得到一些致病性梭菌的基因组序列，这可能有助于全面了解梭菌发病机制中涉及的毒力因子。

流行病学和传播

梭菌属在自然界中广泛存在，其内生孢子通常在土壤、粪便、污水和海洋沉积物中被发现。土壤中产气梭状杆菌的检出受该地区畜牧业的程度和持续时间的影响很大，气性坏疽的发生与土壤对伤口的污染有关。例如，欧洲农业区的气体坏疽发病率高于非洲撒哈拉沙漠。同样，破伤风和食源性肉毒杆菌中毒的发生率明显与土壤、水和许多食物中梭菌孢子的存在有关。梭菌属是人类和动物的肠道、女性生殖道的定植菌群，且在口腔黏膜中大量存在。应该指出的是，并非所有的共生梭菌都是产毒的。

梭菌感染仍然是全世界严重的公共健康问题。在发展中国家，食物中毒、坏死性小肠结肠炎和气性坏疽很常见。因为大部分人口贫穷，很少或根本没有能够立即获得医疗救治。这些感染在发达国家也是普遍存在的。气性坏疽通常伴随刀或枪伤或车辆事故或作为手术或胃肠癌的并发症而存在。严重的细菌感染已成为注射吸毒者和接受分娩或堕胎的妇女的健康威胁。从历史上看，气性坏疽已成为战场的祸害。全球政治局势预示着另一种可能造成大规模战争或恐怖主义伤亡的情况，其中广泛的伤害导致气体坏疽。因此，需要制订新的策略来预防或减弱平民和军事人员中梭菌感染。发病机制中重要的外毒素疫苗接种在发展中国家将是非常有益的，并且还可以安全地用于高风险人群，例如老年人、糖尿病患者，他们可能因创伤或血液循环不良而需要进行下肢手术，以及那些接受肠道手术的人。此外，超免疫球蛋白将成为预防急性创伤性受害者感染或减少气性坏疽患者感染传播的有效工具。

临床症状

危及生命的梭菌感染包括中毒（例如食物中毒、破伤风）、坏死性肠炎/结肠炎、菌血症、肌坏死和中毒性休克综合征（TSS）。第 49 和 50 章讨论了破伤风和肉毒中毒。第 31 章讨论了艰难梭菌导致的结肠炎。

■ 梭菌伤口污染

在开放性创伤中，据报道 30%～80% 被梭菌属污染。在组织没有失活的情况下，梭菌的存在并不一定会导致感染。在创伤性损伤中，梭状芽孢杆菌从化脓性伤口和愈合良好的伤口中分离率一样。因此，梭菌感染的诊断和治疗应基于临床症状和体征，而不仅仅基于细菌学结果。

■ 包括梭菌的多种微生物感染

梭菌可能合并其他微生物引起感染，也可能只是定植菌。在这些感染中，梭菌通常与不产孢子的厌氧菌和兼性需氧或需氧生物相关。梭菌可能导致头颈部感染、结膜炎、脑脓肿、鼻窦炎、耳炎、吸入性肺炎、肺脓肿、胸膜脓胸、胆囊炎、脓毒性关节炎和骨感染。这些病症通常导致严重的局部炎症，但很少出现特征性全身中毒症状和其他梭菌感染的快速进展。此外，梭菌可从大约 66% 的肠道或呼吸系统的黏膜受到损害的腹腔内感染中分离出来。在这种情况下，多枝梭菌、产气梭状杆菌和双酶梭菌是最常见的种类。他们的存在并不总是会导致恶性后果。已经从女性生殖道的化脓性感染（例如，卵巢或盆腔脓肿）和患病的胆囊中分离出梭菌。虽然最常见的物种是产气梭状杆菌，通常很少有坏疽；但是，胆囊中产生气体可导致肺气肿性胆囊炎，尤其是糖尿病患者。产气梭状杆菌与需氧和厌氧微生物混合感染，可引起侵袭性危及生命的 I 型坏死性筋膜炎或富尼埃坏疽。

表 51-1 梭菌感染的治疗

情况	抗菌药物治疗	青霉素过敏	附加治疗/注意
伤口污染	无	—	治疗应基于下面列出的临床症状和体征，而不仅仅基于细菌学检查结果
涉及梭菌的多种厌氧菌感染(例如,腹膜,妇科)	氨苄青霉素(2 g 静脉注射 q4h) **加** 克林霉素(600～900 mg 静脉注射 q6～8h) **加** 环丙沙星(400 mg 静脉注射 q6～8h)	万古霉素(1 g 静脉注射 q12h) **加** 甲硝唑(500 mg 静脉注射 q6h) **加** 环丙沙星(400 mg 静脉注射 q6～8h)	应尽早启动经验性治疗。治疗应基于革兰染色、培养结果以及可获得的药物敏感性检测结果。如果有证据,也应覆盖革兰阴性(见文本)
梭菌败血症	青霉素(3～4 mU 静脉注射 q4～6h) **加** 克林霉素(600～900 mg 静脉注射 q6～8h)	单独使用克林霉素 **或** 甲硝唑(如上) **或** 万古霉素(如上所述)	没有全身毒性症状的短暂性菌血症不具有临床价值
气性坏疽	青霉素(4 mU 静脉注射 q4～6h) **加** 克林霉素(600～900 mg 静脉注射 q6～8h)	头孢西丁(2 g 静脉注射 q6h) **加** 克林霉素(600～900 mg 静脉注射 q6～8h)	急诊手术探查和彻底清创非常重要 手术和抗菌药物使用后可考虑高压氧治疗

对于腹部,会阴或妇科器官的混合需氧/厌氧感染的治疗应基于革兰染色、培养和抗生素敏感性检测结果。合理的经验治疗包括氨苄西林或氨苄西林/舒巴坦与克林霉素或甲硝唑联合使用(**表 51-1**)。如果患者最近住院或接受抗菌药物治疗,可能需要覆盖其他更广泛的革兰阴性杆菌。通过用替卡西林/克拉维酸,哌拉西林/舒巴坦或碳青霉烯类替代氨苄西林或通过联合氟喹诺酮类或氨基糖苷类来获得这种覆盖。经验性治疗推荐疗程 10～14 日或直到患者的临床状况改善。

■ 肠黏膜感染

产气梭状杆菌 A 型是美国和加拿大食源性疾病最常见的病原体之一。通常涉及的食物包括烹饪不当的肉类和肉类产品(例如肉汁),其中残留的孢子在缓慢冷却或再加热不足时发芽和增殖。疾病是由摄取含有至少大约 10^8 个活的营养细胞的食物引起的,营养细胞在小肠的碱性环境中形成孢子,在该过程中产生产气梭状杆菌肠毒素。摄入受污染食物后 7～30 小时内发生的腹泻通常是轻微且自限性的;然而,在婴幼儿、老年人和免疫功能低下患者,症状会更严重,偶尔也会致命。产生肠毒素的产气梭状杆菌已被认为是养老院和三级医疗机构中老年患者持续性腹泻的病原体,并被认为是导致没有伪膜性结肠炎的抗生素相关性腹泻病原体。

与食物中毒相关的产气梭状杆菌菌株具有编码肠毒素的基因(cpe),其通过在宿主细胞膜中形成孔而起作用。从非食源性疾病中分离的产气梭状杆菌,如抗生素相关和散发性腹泻,携带 cpe 质粒可传染给其他菌株。目前有几种可用于检测粪便中产气梭状杆菌肠毒素的方法,包括细胞培养测定(Vero 细胞)、酶联免疫吸附实验、反相乳胶凝集实验和 cpe 聚合酶链反应(PCR)扩增。每种方法都有其优点和局限性。

肠炎坏死(肠气性坏疽)是一种以肠黏膜和肠壁广泛坏死为特征的严重临床疾病。病例可能偶尔发生在成年人身上,也可能作为流行病发生在所有年龄段的人身上。肠炎坏死是由产 α 毒素和 β 毒素的 C 型产气梭状杆菌引起的;β 毒素位于质粒上,主要负责致病。这种危及生命的感染可引起空肠缺血性坏死。在 20 世纪 60 年代的巴布亚新几内亚,肠炎坏死菌(在该地区称为 pigbel)被发现是儿童时期最常见的死亡原因;它与食用猪肉有关,存在偶发和暴发。对 β 毒素的肌肉内免疫导致巴布亚新几内亚的发病率下降,尽管这种情况仍然普遍。肠炎坏死性疾病在美国、英国、德国(在德国称为 darmbrand)和其他发达国家也被发现;尤其是营养不良或患有糖尿病、酒精性肝病或粒细胞减少症的成人。

坏死性小肠结肠炎是一种类似于坏死性肠炎但与 A 型产气梭状杆菌有关的疾病,在北美健康成年人中被发现。它也是新生儿重症监护病房住院的低出生体重儿(早产儿)的严重胃肠道疾病。40 多年来,这种疾病的病因和病理一直是个谜。坏死性小肠结肠炎和坏死性肠炎之间的病理相似性包括涉及小肠黏膜下层、黏膜和肌层的坏死,组织平面存在气体夹层,炎症程度。与最常见的空肠坏死性肠炎不同,坏死性小肠结肠炎影响回肠,常影响回肠瓣膜。这两种疾病都可能表现为肠道气体囊肿,尽管这种特征在坏死性小肠结肠炎中更常见。含有氢气、甲烷和二氧化碳的气体可能是肠道细菌(包括梭状芽孢杆菌)的发酵所产生的。流行病学数据支持产气梭状杆菌或其他产气微生物(例如新生儿梭菌、某些其他梭菌或克雷伯菌)在坏死性小肠结肠炎发病机制中的重要作用。

疑似梭菌性肠内感染的患者应接受鼻胃管抽吸和静脉输液。噻吩嘧啶是口服的,而肠靠禁食来休息。每 4 小时静脉注射 1 次青霉素(1 mU),观察患者是否有需要手术的并发症。轻症患者无须手术治疗即可康复。如果有手术指征(腹腔内有气体、无肠鸣音、反跳性压痛、腹部僵硬),死亡率在

35%～100%；致命主要是由于肠穿孔。

由于坏死性肠炎仍然是巴布亚新几内亚的一种常见疾病，因此应考虑在当地使用 C 型产气梭状杆菌 β 类毒素疫苗。推荐间隔 3～4 个月的两次给药。

■ 梭菌性菌血症

梭状芽孢杆菌是引起血流感染的重要原因。厌氧菌血症的分子流行病学研究已确定产气梭状杆菌和第三梭状芽孢杆菌是两种最常见的分离菌；这些微生物分别占 79% 和 5%。偶尔，产气梭状杆菌菌血症发生在找不到原发部位的感染。当与肌坏死有关时，菌血症预后很差。

败血症通常也与菌血症有关。本菌株很少从健康人的粪便中分离出来，但可在正常阑尾中发现。超过 50% 的血液培养阳性的患者有一些胃肠道异常（如憩室病）或潜伏性恶性肿瘤（如结肠癌）。此外，还观察到梭状芽孢杆菌败血症与任何的中性粒细胞减少，更具体地说，与累及末端回肠或盲肠的中性粒细胞减少性小肠结肠炎的临床高度相关。糖尿病、严重动脉粥样硬化性血管疾病或厌氧性肌坏死（气性坏疽）患者也可能发生败血梭状芽孢杆菌败血症。败血梭状芽孢杆菌也能从肝硬化患者的血液中被发现，也包括产气梭状杆菌、双链菌和其他梭状芽孢杆菌。梭状芽孢杆菌和产气梭状杆菌导致的血流感染与 TSS 有关。

第三梭状芽孢杆菌导致的血流感染，无论是单独感染还是与败血梭状芽孢杆菌或产气梭状杆菌合并感染，都可以在患有恶性肿瘤或急性泛肌炎等严重基础疾病患者中发现，无论是否患有中性粒细胞减少性小肠结肠炎；其发病率尚无系统研究。第三梭状芽孢杆菌在鉴别和治疗方面，可能存在一些特殊问题。该病原体为厌氧的革兰阴性菌，对甲硝唑、克林霉素和头孢菌素天然耐药。

梭状梭菌属的其他梭状芽孢杆菌（包括梭状梭菌、哈他韦梭菌和博尔特梭菌）可引起菌血症。

认识梭菌尤其是败血梭状芽孢杆菌引起的菌血症，并立即开始适当治疗的临床重要性不能过分强调（表 51-1）。这种情况的患者通常病情严重，感染可能转移到远处的解剖部位，导致自发性肌坏死（见下文）。目前还没有好的方法如 PCR 或其他快速诊断试验来鉴别梭菌引起的菌血症。血厌氧培养和革兰染色仍然是目前最好的诊断实验。

■ 梭菌皮肤和软组织感染

组织毒性梭状芽孢杆菌，如产气梭状杆菌、组织溶组织芽孢杆菌、败血症芽孢杆菌、新生芽孢杆菌和索氏芽孢杆菌，可引起皮肤和软组织的侵袭性坏死感染。这些感染部分归因于细菌蛋白酶、磷脂酶和细胞毒素的精化。坏死性梭状芽孢杆菌软组织感染是一种快速进行的疾病，其特征是组织破坏、组织内有气体和休克，常以死亡告终。大多数患者都有严重疼痛、皱纹、肌肉硬结并迅速发展为皮肤脱落、紫罗兰色大疱和明显的心动过速。

梭状芽孢杆菌性肌坏死（气性坏疽）

创伤性气性坏疽·产气梭状杆菌肌坏死（气性坏疽）是人类最严重的革兰阳性细菌感染之一。即使在重症监护治疗病房进行适当的抗生素治疗和管理，组织破坏也能迅速进展。气性坏疽伴有菌血症、低血压和多器官衰竭，如果不治疗，通常是致命的。气性坏疽是一种真正的紧急并且需要立即手术清创的感染。

气性坏疽需要厌氧环境和孢子或营养生物对伤口的污染。失活组织、异物和缺血会降低局部可用的氧气水平，有利于营养细胞和孢子的生长。因此，易导致创伤性气体坏疽，包括挤压型损伤、大动脉或中型动脉撕裂、长骨的开放性骨折等情况下伤口被含有细菌孢子的土壤或衣服碎片污染。穿透伤如刀伤或枪伤后腹壁和侧翼的气性坏疽容易破坏肠道完整性，导致肠道内容物泄漏到软组织中。对于髋关节手术、注射肾上腺素到臀部，或因缺血性血管疾病截肢的病例而言，接近粪便细菌是一个感染的危险因素。在过去的 10 年中，美国和北欧曾报道过皮下注射黑焦油海洛因的人中发现产气梭状杆菌、诺维梭菌和索氏梭状芽孢科菌引起的皮肤气性坏疽。

创伤性气性坏疽的潜伏期最短可有 6 小时，通常小于 4 日。感染的特点是在受感染部位突然发生剧烈疼痛，并迅速发展出一个恶臭的伤口，伤口内有少量血清学分泌物和气泡。肌肉水肿和硬结发展成含有浅蓝色到褐红色液体的皮肤水泡。这样的组织后来可能会液化并脱落。尽管进行了适当的抗生素治疗，但健康组织和坏死组织之间的边缘往往每小时增加几英寸，根治性截肢仍然是最好的救命措施。气性坏疽常伴有休克和器官衰竭，当患者发生菌血症时，死亡率超过 50%。

创伤性气性坏疽的诊断并不困难，因为感染总是从严重创伤的部位开始，与组织中的气体有关，并且是快速进展。引流液或组织活检的革兰染色显示革兰阳性（或革兰染色可变性）长杆菌，没有炎症细胞伴有广泛的软组织坏死则可以确定诊断。

自发性（非创伤性）气性坏疽·自发性气性坏疽通常通过携带有毒性梭状芽孢杆菌正常肌肉的血源性播散而发生，其梭状芽孢杆菌主要是产气梭状杆菌、败血症梭状芽孢杆菌和新生梭状芽孢杆菌，偶尔也有来自胃肠道入口的梭状芽孢杆菌（如结肠恶性肿瘤、炎症性肠病、憩室炎、坏死性小肠结肠炎、盲肠炎、远端回肠炎、胃肠道手术后）。这些胃肠道疾病导致细菌进入血流；因此，厌氧败血梭状芽孢杆菌可以在正常组织中增殖。败血梭状芽孢杆菌导致的菌血症或自发性坏疽患者应接受积极的诊断检测以排除胃肠道疾病。

其他易感宿主因素包括白血病、淋巴增生性疾病、癌症化疗、放射治疗和获得性免疫缺陷综合征（艾滋病）。周期性、先天性或获得性中性粒细胞减少也与败血梭状杆菌所致的自发性气性坏疽发病率增加密切相关；在这些病例中，坏死性小肠结肠炎、盲肠炎或远端回肠炎很常见，特别是在儿童中。

自发性气性坏疽的第一个症状可能是精神错乱,随后在没有外伤的情况下突然出现剧烈疼痛。这些表现如果再加上发热,应高度怀疑自发性气体坏疽。然而,由于缺乏明显的入口,所以常常被延误诊断。感染的特点是组织中有明显的气体,破坏快速进展(**图 51 - 2**),肿胀加剧,大疱出现清澈、混浊、出血或紫色液体,周围的皮肤呈紫色,这可能反映了细菌毒素扩散到周围组织导致的血管损害。随着快速侵入健康组织,迅速发生休克和多器官衰竭。在这种情况下,成人的死亡率为 67%~100%;儿童的死亡率为 59%,大多数死亡发生在发病 24 小时内。

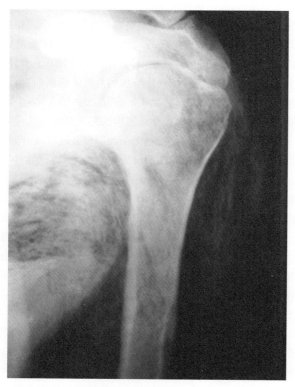

图 51 - 2　败血梭状芽孢杆菌导致的自发性气性坏疽患者的 X 线片,显示受感染的手臂和肩膀有气体。

气性坏疽的发病机制·在创伤性气性坏疽中,有机体被引入失活组织。重要的是要认识到,对于产气梭状杆菌和新生梭菌来说,创伤必须足以中断血液供应,从而为这些细菌的生长创造一个最佳的厌氧环境。对于更耐空气的物种,如败血梭菌和第三梭菌,这些条件并不是严格需要,它们能通过胃肠道损伤传播至正常组织。一旦进入一个合适的部位,这些病原体就会繁殖并产生各种外毒素。

产气梭状杆菌外毒素主要是 α 毒素和 θ 毒素。α 毒素是一种具有磷脂酶 C 和鞘氨醇酶活性的致死性溶血素,已被认为是产气梭状杆菌的主要毒力因子;对具有 α 毒素 C 端域的小鼠进行免疫,可预防产气梭状杆菌的致死性挑战,以及 α 毒素缺陷突变的产气梭状杆菌菌株,在鼠类气性坏疽模型中不是致命的。实验模型表明,产气梭状杆菌的气性坏疽的严

重疼痛、快速进展、显著的组织破坏和中性粒细胞的缺乏,在很大程度上归因于 α 毒素诱导的血小板和中性粒细胞聚集物阻塞血管。这些聚集物的形成在几分钟内发生,主要是由 α 毒素激活血小板黏附分子 GB Ⅱ b/Ⅲ a 的能力介导的(**图 51 - 3**);这意味着血小板糖蛋白抑制剂(如依替非肽、阿昔单抗)可以用于维持组织血流。

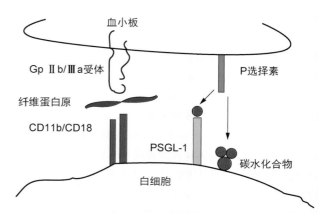

图 51 - 3　产气梭状杆菌 α 毒素诱导血小板/中性粒细胞聚集的分子机制示意图。血小板的同型聚集(未显示)和血小板与白细胞的异型聚集是由于 α 毒素诱导的血小板纤维蛋白原受体 GB Ⅱ b/Ⅲ a 活化和白细胞 CD 11b/CD18 上调所致。纤维蛋白原(红色)的结合将这些黏附分子与邻近细胞连接起来。α 毒素诱导血小板 P 选择素上调及其与白细胞 P 选择素糖蛋白配体 - 1(PSGL - 1)或其他白细胞表面碳水化合物结合的辅助作用也已被证实。

产气梭状杆菌毒素 θ(裂解素)是巯基活化的溶细胞素家族的成员,称为胆固醇依赖性溶细胞素,其包括来自 A 组链球菌的链球菌溶血素 O、来自肺炎链球菌的肺炎球菌溶血素和几种其他毒素。胆固醇依赖性溶细胞素作为寡聚体与宿主细胞膜中的胆固醇结合。在高浓度下,这些毒素形成环状孔,导致细胞裂解。在亚溶解浓度下,θ 毒素过度活化吞噬细胞和血管内皮细胞。

在产气梭状杆菌的气性坏疽晚期发生心血管衰竭和终末器官衰竭,主要归因于 α 和 θ 毒素的直接和间接作用。在实验模型中,θ 毒素可显著降低全身血管阻力,但增加心排血量(即"热休克"),可能通过诱导内源性介质(如前列环素、血小板活化因子)来引起血管扩张。这种作用与革兰阴性菌败血症相似。与此形成鲜明对比的是,α 毒素直接抑制心肌收缩;其后果是由于心排血量突然减少而导致的严重低血压。其他内源性介质,如细胞因子(如肿瘤坏死因子、白细胞介素-1、白细胞介素-6)和血管舒张药(如缓激肽)的作用尚未完全阐明。

败血梭状杆菌产生四种主要毒素——α 毒素(致死、溶血、坏死活性)、β 毒素(脱氧核糖核酸酶)、γ 毒素(透明质酸酶)和 Δ 毒素(败血病素,一种氧不稳定的溶血素)——以及蛋白酶和神经氨酸酶。与产气梭状杆菌的 α 毒素不同,败血梭状杆菌的 α 毒素不具有磷脂酶活性。这些机制仍有待充分阐明,但很可能每一种毒素都对败血梭状杆菌气性坏疽有独特的作用。

治疗・气性坏疽

疑似气性坏疽(创伤性或自发性)的患者应立即对感染部位进行外科检查。相关组织的涂片革兰染色至关重要。梭状芽孢杆菌性气性坏疽的特征性组织学表现包括广泛的组织破坏、受感染组织中白细胞的缺乏以及相邻血管中白细胞的积聚(**图 51-4**),以及存在革兰阳性杆菌(有或无孢子)。CT 和 MRI 对于确定感染是局限性的还是沿着筋膜传播是非常有价值的,针刺或穿刺活检至少可以在 20% 的病例中提供病因诊断。然而,这些技术不应取代手术探查、革兰染色和组织病理学检查。当怀疑是自发性气性坏疽时,应进行血液培养,因为菌血症通常先于皮肤表现数小时。

当患者有梭菌气性坏疽证据时,彻底的紧急手术清创是极其重要的。所有失活组织应广泛切除直到边缘是健康的活肌肉和皮肤,以消除厌氧生物继续增殖的条件。创伤性伤口或复合骨折的闭合应延迟 5~6 日,直到确定这些部位没有感染为止。

外伤性或自发性气性坏疽的抗生素治疗(**表 51-1**)应青霉素和克林霉素联合用药 10~14 日。根据体外敏感性数据推荐青霉素;克林霉素在产气梭状杆菌气性坏疽的动物模型和一些临床报告中优于青霉素,因此推荐使用克林霉素。目前还没有这些药物在人体上疗效的对照临床试验。青霉素过敏患者可单独使用克林霉素。克林霉素的疗效显著可能是因为它能够抑制细菌蛋白毒素的产生、对细菌负荷大小或细菌生长阶段不敏感,以及调节宿主免疫反应的能力。

第三梭状杆菌对青霉素、头孢菌素和克林霉素天然耐药。治疗第三梭状杆菌感染的合适抗菌药物是万古霉素(1 g q12h 静脉注射)或甲硝唑(500 mg q8h 静脉注射)。

高压氧辅助治疗气性坏疽的价值仍有争议。基础科学研究表明,高压氧可以抑制产气梭状杆菌的生长,但不能抑制耐气性较强的败血梭状杆菌生长。在体外,血液和浸泡的肌肉抑制了高压氧的杀菌能力。对动物的大量研究表明,单用高压氧的疗效很低,而单用抗生素,尤其是那些抑制细菌蛋白质合成的抗生素,具有显著的效果。在治疗方案中加入高压氧可以带来一些额外的好处,但前提是手术和抗生素的使用先于高压氧的治疗。

综上所述,气性坏疽是一种快速进行性感染,其结果取决于及时识别、紧急手术和及时服用抑制毒素产生的抗生素。气性坏疽一旦导致菌血症可能已经是疾病晚期,预后很差。紧急手术清创是确保生存的关键,应在辅助检查(如 CT 或 MRI)或送至高压氧舱之前。一些高压氧舱的创伤中心在处理这些侵袭性感染方面有特殊的专业知识,但必须仔细权衡转移的距离和时间,以防急于求成。

气性坏疽的预后・当感染涉及肢体而不是躯干或内脏器官时,气性坏疽患者的预后比较好,因为后一部位的清创更为困难。在伴发菌血症和血管内溶血的患者中,气性坏疽最有可能进展为休克和死亡。诊断时已经休克的患者病死率最高。自发性气性坏疽患者的病死率相对较高,尤其是败血梭状杆菌。气性坏疽的幸存者可能会接受多次清创,并面临长期的住院治疗和康复。

气性坏疽的预防・早期对失活组织进行积极的清创可以降低深部伤口中发生气性坏疽的风险。要避免的干预措施包括长时间使用止血带和手术缝合创伤性伤口;如果通过手术闭合了创伤性伤口,复合骨折患者有气性坏疽风险。在产气梭状杆菌气性坏疽的实验动物模型证实对 α 毒素的疫苗接种具有保护作用,但这一点尚未在人类中进行研究。此外,如上文所述,高免疫球蛋白对于预防急性创伤性损伤患者或减轻已确诊气性坏疽患者的感染传播有重要的进展。

中毒性休克综合征(TSS)

子宫内膜梭状杆菌尤其是索氏梭状杆菌感染,可在妇科手术、分娩或流产(自发性或选择性、外科或医学)后发生,一旦感染,可迅速发展为 TSS 和死亡。首先出现包括水肿、积液、严重白细胞增多和血液浓缩等全身表现,随后会出现低血压和多器官衰竭。血细胞比容升高到 75%~80%,白细胞增多为 50 000~200 000 个细胞/μL,伴核左移,是索氏梭状杆菌感染的特征。疼痛可能不是一个突出的表现,而且通常不发热。在一个病例系列中,45 例索氏梭状杆菌感染中 18% 与正

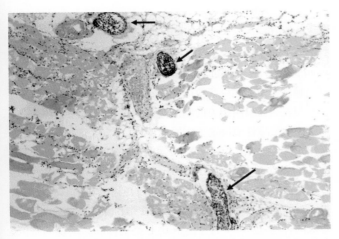

图 51-4 实验性气体坏疽(由产气梭状杆菌引起)的组织病理学,表现为广泛的肌肉坏死、受感染组织中白细胞缺乏以及相邻血管中白细胞积聚(箭头所示)。这些特征是由于 α 和 θ 毒素对肌肉细胞、血小板、白细胞和内皮细胞的影响。

常分娩有关,11%与药物流产有关,0.4%与自然流产有关;这个研究中病死率为100%。在这一系列中,与妇科手术或分娩无关的感染中,22%发生在注射吸毒者身上,病死率为50%。其他感染发生在创伤或手术后(42%),主要发生在健康人身上,病死率为53%。总体而言,病死率为69%(45例中的31例)。85%患者死亡时间在感染发生或手术后2～6日内。

索氏梭状杆菌感染的早期诊断通常很困难,原因有几个。首先,这些感染的发病率很低。第二,最初的症状是非特异性的,坦率地说是误导性的。在病程的早期,这种疾病与许多感染病相似,包括病毒综合征。鉴于这些模糊的症状和没有发热,医生通常不会主动要求额外的诊断检测。由于缺乏感染的局部证据且不发热,早期诊断为索氏梭状杆菌感染在分娩、治疗性流产、胃肠道手术或外伤后发展为深部感染的患者中尤为困难。这些患者经常被误诊为肺栓塞、胃肠道出血、肾盂肾炎或胆囊炎。不幸的是,这种诊断的延迟增加了死亡的风险,而且,像大多数坏死的软组织感染一样,当局部体征和症状变得明显时,患者将出现低血压并有器官功能障碍的迹象。相比之下,注射吸毒者由于注射部位出现局部肿胀、疼痛和发红,更容易怀疑感染;早期识别有助于降低感染病死率。

如患者在受伤、手术、药物注射、分娩或流产后2～7日内报告疼痛、恶心、呕吐和腹泻但无发热,医生应怀疑索氏梭状杆菌感染。关于索氏梭状杆菌感染的治疗方案,目前信息很少。事实上,症状发作和死亡之间的间隔通常很短,以至于几乎没有时间进行经验性抗菌治疗。实际上,血液和伤口吸出物的厌氧培养是非常耗时的,并且许多医院实验室不常规开展厌氧菌药敏实验。来自较早研究的药敏数据表明,与大多数梭状芽孢杆菌一样,索氏梭状杆菌对β-内酰胺类、克林霉素、四环素和氯霉素敏感,但对氨基糖苷类和磺胺类药物耐药。抑制毒素合成的抗生素(例如克林霉素)可能证明可用作治疗辅助剂,因为它们对产生其他毒素的革兰阳性菌引起的坏死感染有效。

其他梭菌性皮肤和软组织感染

捻发音蜂窝织炎(也称为厌氧性蜂窝织炎)主要发生在糖尿病患者身上,其特征是涉及皮下组织或腹膜后组织,而肌肉和筋膜不涉及。这种感染可发展为暴发性全身性疾病。

静脉吸毒者中也记录了由蜂窝织炎、脓肿形成或心内膜炎引起的溶组织梭状杆菌感染病例。本文描述了由索氏梭状杆菌或产气梭状杆菌引起的眼内炎。多枝梭状杆菌也经常从临床标本中分离出来,包括血液、腹腔内和软组织。这些病原体可能对克林霉素和多种头孢菌素耐药。

第52章
脑膜炎球菌感染 | Chapter 52
Meningococcal Infections

Andrew J. Pollard · 著 | 苏逸 · 译

■ 定义

脑膜炎奈瑟菌感染最常见表现为健康青少年和成人鼻咽部无临床症状的定植。侵袭性疾病很少发生,通常表现为细菌性脑膜炎或脑膜炎球菌血流感染。患者也可能出现隐性血流感染、肺炎、脓毒性关节炎、结膜炎和慢性脑膜炎球菌血症。

■ 病原学和微生物学

脑膜炎奈瑟菌(*N. meningitidis*)是一种革兰阴性需氧双球菌,只定植于人类,并在向易感个体传播后导致疾病。一些相关的病原体已被确认,包括淋病奈瑟菌(*N. gonorrhoeae*)和共生体乳酸奈瑟菌(*N. lactamica*)、浅黄奈瑟菌(*N. flavescens*)、黏液奈瑟菌(*N. mucosa*)、干燥奈瑟菌(*N. sicca*)和微黄奈瑟菌(*N. subflava*)。脑膜炎奈瑟菌(*N.*

meningitidis)是一种过氧化氢酶和氧化酶阳性的病原体,它可以利用葡萄糖和麦芽糖产生酸。

与侵袭性疾病相关的脑膜炎球菌通常被多糖荚膜包裹,而荚膜的抗原性质决定了病原体的血清群(**表52-1**)。共鉴定出13个血清组(A～D、X～Z、29E、W、H～J和L),但只有6个血清组[A、B、C、X、Y和W(以前名称为W135)]主要导致侵袭性疾病。在携带情况研究中发现通常在鼻咽部分离获得无荚膜脑膜炎球菌;荚膜缺乏往往是由于荚膜表达相变异造成的,但多达16%的分离株缺乏荚膜合成和组装的基因。这些"无荚膜"脑膜炎球菌和表达A、B、C、X、Y和W以外荚膜的脑膜炎球菌很少与侵袭性疾病相关,最常见于无症状携带者的鼻咽部。

表 52 - 1 常见致病性脑膜炎球菌荚膜多糖的结构

脑膜炎球菌血清群	低聚糖的化学结构	当前疾病流行病学
A	2-乙酰氨基-2-脱氧-D-吡喃甘露糖磷酸	主要发生在非洲撒哈拉以南地区的流行病；世界各地的散发病例
B	α-2,8-N-乙酰神经氨酸	世界范围内的散发病例；易引起大流行地方病
C	α-2,9-O-乙酰神经氨酸	小规模暴发和散发性疾病
Y	4-O-α-D-吡喃葡萄糖-N-乙酰神经氨酸	散发疾病和偶尔小型机构性暴发
W	4-O-α-D-半乳糖基-N-乙酰神经氨酸	散发性疾病；与大规模集会有关的疾病暴发；撒哈拉以南非洲的流行病
X	(α1→4) N-乙酰-D-氨基葡萄糖-1-磷酸	非洲脑膜炎地带的散发疾病和大规模暴发

在荚膜下，脑膜炎球菌被一层含有脂多糖（LPS，内毒素）和多种外膜蛋白的磷脂膜包围（**图 52 - 1** 和**图 52 - 2**）。细胞外膜中表达的孔蛋白的抗原变异性决定了病原体的血清型（PorB）和血清亚型（PorA），脂多糖的结构差异决定了免疫类型。脑膜炎球菌的血清学分型方法受到数量有限的可以区分生物体高度变异的表面蛋白的血清学试剂的限制。在可行的情况下，高通量抗原基因测序已经取代了脑膜炎球菌的血清学分型。外膜蛋白 PorA、PorB、FetA、Opa 和因子 H 结合蛋白的抗原基因序列的大型数据库可在线获取（www.neisseria.org）。在脑膜炎球菌外膜（如 FetA 和转铁蛋白结合蛋白）中发现的特殊铁调节蛋白数量强调了生物体对人类来源的铁的依赖性。一个薄的肽聚糖细胞壁将外膜与细胞质膜分离。

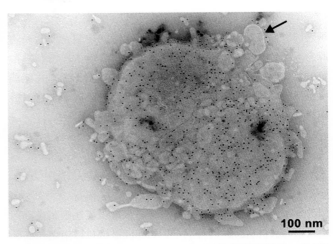

图 52 - 1 脑膜炎奈瑟菌（*Neisseria meningitidis*）的电子显微照片。黑点是金标多克隆抗体结合表面不透明蛋白。可以看到从细菌表面释放的外膜气泡（箭头处）（照片由牛津大学 D. Ferguson 提供）。

利用多基因点酶电泳（MLEE）研究了脑膜炎球菌群体在局部和全球传播中的结构，根据细胞质酶电泳迁移率的不同，对分离株进行了鉴定。然而，这项技术大多已经被多位点序列分型（MLST）所取代，其中脑膜炎球菌的特征为根据 7 个持家基因的内部片段序列分配的序列类型。在线 MLST 数据库目前包括 27 000 多种脑膜炎球菌分离株和 10 500 种独特的序列类型（pubmlst.org/neisseria/）。具有超侵袭性的脑膜炎奈瑟菌（*N. meningitidis*）谱系的数量有限，且导致了世界范围内大多数侵袭性脑膜炎球菌病的发病。这些脑膜炎球菌克隆在数十年和广泛的地理传播过程中表现出明显的遗传稳定性，表明它们很好地适应宿主的鼻咽部环境并能高效的传播。虽然 MLST 在过去 10 年已经成为许多参考实验室中脑膜炎球菌基因分型的主要方法，但在未来 10 年中，全基因组测序将取代这种方法，在英国国家图书馆中已有近 1 000 个基因组（www.meningitis.org/genome-library）。

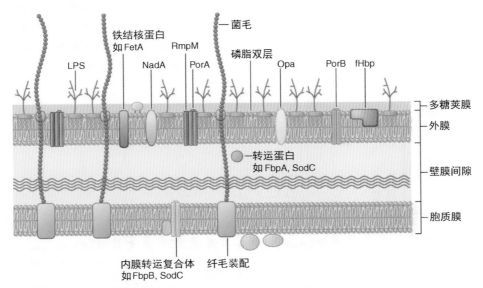

图 52 - 2 脑膜炎奈瑟菌（*Neisseria meningitidis*）表面结构的横截面。LPS：脂多糖（经 M Sadarangani，AJ Pollard 许可转载：Lancet Infect Dis 10：112，2010）。

B 群脑膜炎球菌基因组长度大于 2 M 碱基,包含 2 158 个编码区。许多基因经历了相位变异,这使得控制它们的表达成为可能;这种能力可能对脑膜炎球菌适应宿主环境和逃避免疫反应很重要。脑膜炎球菌能从环境中获得 DNA,并能获得包括荚膜操纵子在内的新基因,从而使荚膜从一个血清群转换到另一个血清群。

流行病学

疾病类型

据估计,每年全世界发生的脑膜炎球菌病多达 50 万例,约 10% 的被感染者死亡。疾病有几种类型:流行、暴发(小病例群集)、大流行和散发或地方病。自从最初描述脑膜炎球菌病以来,流行仍在继续,特别是影响非洲撒哈拉以南地区的脑膜炎地带,在那里一个季节内可能报告数万至数十万例病例(主要由血清组 A 引起,也由血清组 W 和 X 引起),发病率可能高达每 10 万人口 1 000 例。在第一次和第二次世界大战后,欧洲和北美发生血清组 A 感染暴发。过去 30 年来,在新西兰、中国、尼泊尔、蒙古、印度、巴基斯坦、波兰和俄罗斯也暴发过血清组 A 疫情。

在传播机会增加的情况下,即在(半)封闭社区,如学校、学院、大学、军事训练中心和难民营,会发生病例群集。最近,这种簇与一个特定的克隆(序列类型 11)特别紧密地联系在一起,该克隆主要与血清组 C 或 W 荚膜有关,但首次被描述为与血清组 B 有关。由于 B 群脑膜炎球菌的单克隆引起的更广泛和更长期的社区暴发(大流行疾病)可至每 10 万人中 10 人以上。过去 10 年受影响的地区包括美国太平洋西北部、新西兰(两个岛屿)和法国的诺曼底省。

大多数国家现在主要为散发病例(每 10 万人口中有 0.3~5 例病例),涉及许多不同的致病克隆,并且通常在一个病例和另一个病例之间没有明确的流行病学联系。脑膜炎球菌菌株的患病率和分布随时间推移在世界不同地区和任何一个地点都有所不同。例如,美国脑膜炎球菌病的发病率从 1997 年的 1.2 例/10 万人口下降到 2012 年的 <0.15 例/10 万人口(**图 52 - 3**)。美国脑膜炎球菌病以前主要以 B 和 C 血清群为主,然而 Y 血清群出现在 20 世纪 90 年代,且 2007 年比

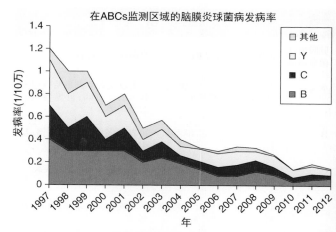

在 ABCs 监测区域的脑膜炎球菌病发病率

图 52 - 3 随着时间的推移,美国的脑膜炎球菌病发病率。ABCs:活性细菌核(改编自 ABC 监测数据,疾病控制和预防中心;www.cdc.gov)。

C 血清群更常见。相比之下,因为 ST11 血清 C 群克隆引起的病例增加使得英格兰和威尔士的疾病发生率在 20 世纪 90 年代上升到每 10 万人中超过 5 例。由于 1999 年针对 C 群的大规模免疫计划,现在英国几乎所有的病例都归于 B 群。在过去的 10 年中,大多数工业化国家的脑膜炎球菌病普遍减少;这种减少与欧洲、加拿大和澳大利亚对 C 群脑膜炎球菌的免疫接种以及美国对 A、C、Y 和 W 的青少年免疫计划有关。然而,富裕国家的其他因素,包括人口免疫力的变化(可能是脑膜炎球菌病发病率周期性变化的原因),以及吸烟和被动暴露在烟草烟雾中的减少(由在建筑物和公共场所禁止吸烟的标志所致)都很可能是导致病例数量下降的原因。

与疾病风险和易感性相关的因素

疾病易感性的主要决定因素是年龄,在 1 岁以内发病率最高(**图 52 - 4**)。幼儿的易感性可能是由于缺乏特定的适应性免疫以及与包括父母在内的携带者的密切接触所致。与其他年龄组相比,婴儿似乎特别易患血清 B 群疾病:在美国,超过 30% 的血清 B 群病例发生在婴儿出生的第一年。在 20 世纪 90 年代初的北美,B、C、Y 和 W 血清学引起的疾病患者的平均年龄分别为 6、17、24 和 33 岁。

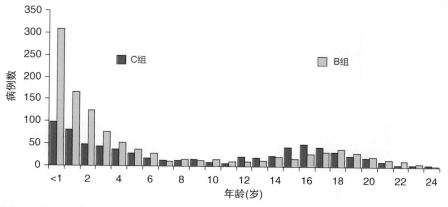

图 52 - 4 1998—1999 年英格兰和威尔士 B 和 C 群脑膜炎球菌病的年龄分布。(英国卫生保护局;www.hpa.org.uk)。

经过儿童早期后,欧洲和北美的青少年和年轻成人(15~25 岁)出现第二次疾病高峰。人们认为这一高峰与这个年龄组的社会行为和环境暴露有关,详见下文。当今发达国家大多数脑膜炎奈瑟菌感染病例是散发的,这种疾病的罕见性表明个体易感性可能很重要。许多因素可能导致个体易感性,包括宿主的遗传结构、环境以及接触携带者或患者。

文献记载与脑膜炎球菌病最有遗传联系的是补体缺乏,主要是末端补体成分(C5~C9)、备解素或因子 D。这种缺陷会使疾病风险增加 600 倍,并可能导致反复发作。补体成分被认为对血清的杀菌活性很重要,并被认为是抵御侵袭性脑膜炎球菌病的主要免疫机制。然而,在调查中只有很小比例的脑膜炎球菌病患者(0.3%)出现补体缺乏。相反,7%~20%由较不常见的血清群(W、X、Y、Z、29E)引起患者补体缺乏。补体缺乏似乎很少与血清 B 群疾病有关。脑膜炎球菌病复发的个体,尤其是非 B 血清群引起的个体,应通过测量总补体溶血活性来评估补体缺乏。也有有限的证据表明,脾脏功能减退(通过减少吞噬能力)和低丙种球蛋白血症(通过缺乏特定抗体)会增加脑膜炎球菌病的风险。遗传研究揭示了各种与疾病易感性的关系,包括补体和甘露糖结合凝集素缺乏、Toll 样受体-4 和补体因子 H 的单核苷酸多态性以及 FcγR受体的变异。

通过呼吸途径增加了易感个体获得脑膜炎奈瑟菌的机会,也增加了感染脑膜炎球菌的风险。由于过度拥挤(例如在恶劣的社会经济环境中、在难民营中、在到麦加朝圣期间以及在大学一年级宿舍居住期间),以及某些社会行为(例如出席酒吧和夜总会、接吻)与携带者密切接触,从而感染疾病。继发病例可能发生在感染病例的密切接触者(如家庭成员和亲吻受感染个体的人)中;这些接触者的风险可能高达人群背景率的 1 000 倍。损伤鼻咽上皮的因素也增加了脑膜炎奈瑟菌定植和侵袭性疾病的风险。其中最重要的因素是吸烟(优势比,4.1)和被动暴露于香烟烟雾中。此外,近期病毒呼吸道感染、支原体感染、冬季或旱季都与脑膜炎球菌病有关。所有这些因素都可能增加鼻咽黏附分子的表达,从而增强脑膜炎球菌黏附,或促进脑膜炎球菌侵入血流。

发病机制

脑膜炎奈瑟菌已经发展成为人类鼻咽部一个有效的定植者,一些青少年和年轻人以及拥挤社区居民的无症状感染率超过 25%。点患病率研究显示不同类型脑膜炎球菌的携带率有很大差异。这一变化表明,一些类型的细菌可能会通过频繁的传播适应短时间的携带,以维持细菌数量,而其他类型的细菌可能传播效率较低,但可能通过长期定植克服这一缺点。尽管青少年和年轻人的携带率很高,但只有约 10% 的成人携带脑膜炎球菌,而且在儿童早期很难进行定植。许多增加脑膜炎球菌风险的因素也同样增加了携带风险,包括吸

烟、拥挤和呼吸道病毒感染。脑膜炎产生一种 IgA1 蛋白酶,可能减少黏膜 IgA 定植的中断。

定植应被视为脑膜炎球菌感染的正常状态,适应高侵袭性脑膜炎球菌谱系(对宿主和病原体而言)会导致侵袭性病变风险增加。脑膜炎球菌荚膜是一个重要的致病毒力因子。无荚膜菌株很少引起侵袭性疾病。荚膜具有抗吞噬作用,可能在宿主间传播过程中防止失水方面发挥重要作用。表面结构的抗原多样性和改变其表达水平的能力可能是维持个体宿主内和个体宿主之间脑膜炎球菌种群的重要因素。

在易感个体获得侵入性菌株后的几日内,很少发生通过黏膜侵入血液的情况。只有在入侵之前定植时间延长,才会偶尔出现此类情况。一旦细菌进入血液,尽管血流感染可能会播散至另一部位,如脑膜或关节,但是如果个体具有部分免疫力,细菌生长仍会受到限制。也有可能细菌不受控制的增殖继续持续,导致人体循环中的细菌数量高。在生长过程中,脑膜炎球菌释放含有外膜蛋白和脂多糖的外膜泡(图 52-1)。内毒素结合细胞结合 CD14 与 TLR-4,启动炎症级联反应,释放高水平的各种介质,包括肿瘤坏死因子(TNF)-α、可溶性TNF 受体、IL-1、IL-1 受体拮抗剂、IL-1β、IL-6、IL-8、IL-10、纤溶酶原激活物抑制剂 1(PAI-1)和白血病抑制因子。可溶性 CD14 结合内毒素作为内皮激活的介质。脑膜炎球菌病的严重程度与血液内毒素水平和炎症反应程度有关。后者在某种程度上取决于炎症反应基因(及其抑制剂)的多态性,炎症级联的释放预示着脑膜炎球菌脓毒症(脑膜炎球菌血流感染)的发生。内皮损伤是脑膜炎球菌血流感染的许多临床特征的核心,包括血管通透性增加、血管张力的病理变化、抗栓性缺失、血管内凝血和心肌功能障碍。内皮损伤导致血管通透性增加(归因于糖胺聚糖和内皮蛋白的丢失),随后出现蛋白尿。毛细血管漏液和电解质进入组织("毛细血管漏渗综合征")导致低血容量、组织水肿和肺水肿。尽管心输出量最终会下降,最初的补偿会导致血管收缩和心动过速。虽然复苏液可以恢复循环容量,但组织水肿将继续增加,肺水肿可导致呼吸衰竭。

某些脑膜炎球菌病患者发生血管内血栓形成(由促凝途径激活引起,与内皮组织因子上调有关),导致皮肤或甚至整个四肢出现紫癜暴发和栓塞。同时,通过内皮血栓素和蛋白C 受体的丢失,多个抗凝途径被下调,抗凝血酶Ⅲ、蛋白 C、蛋白 S 和组织因子途径抑制剂水平降低。在脑膜炎球菌脓毒症中,通过释放高水平的 PAI-1,血栓溶解也受到严重损害。

脑膜炎球菌血流感染中的休克似乎归因于多种因素的组合,包括内皮损伤继发的毛细血管渗漏综合征引起的低血容量血症,以及由低血容量、缺氧、代谢紊乱(如低钙血症)和细胞因子(如 IL-6)驱动的心肌抑制。脑膜炎球菌血流感染患者因血管内血栓形成、血管收缩、组织水肿和心输出量减少而

导致组织灌注减少,可导致广泛的器官功能障碍,包括肾功能损害及后续由于累及中枢神经系统,出现意识水平下降。

到达脑膜的细菌会引起局部炎症反应,释放出一系列类似于发生在血流感染中的细胞因子,临床上表现为脑膜炎,并被认为可以决定神经损伤的严重程度。局部内皮损伤可导致脑水肿和颅内压快速升高。

临床表现

如上所述,脑膜炎奈瑟菌最常见的感染形式是在鼻咽部无症状地携带病原体。尽管感染部位位于上呼吸道,但很少报告脑膜炎球菌性咽炎;然而,上呼吸道症状在出现侵入性疾病之前是常见的。目前尚不清楚这些症状是与先前的病毒感染(可能促进脑膜炎球菌感染)有关,还是与感染的脑膜炎球菌本身有关。在获得该病原体后,易感个体在 1～10 日内出现临床症状(通常<4 日,尽管已记录到 11 周的定植)。

从脑膜炎球菌病的表现来看,最常见的临床综合征是脑膜炎和脑膜炎球菌血流感染。在暴发性病例中,死亡可能发生在最初症状的几个小时内。如果隐性血流感染不治疗,2/3 的病例进展为局灶性感染,包括脑膜炎或血流感染。脑膜炎球菌病也可表现为肺炎、化脓性关节炎或骨髓炎、化脓性心包炎、眼内炎、结膜炎、原发性腹膜炎或(很少)尿道炎。肺炎球菌性肺炎,也许是因为很难诊断并不常被报道,但其与血清群 Y、W 和 Z 有关,而且似乎最常影响 10 岁以上的人。

皮疹

80%以上的脑膜炎球菌病患者出现非白化性皮疹(瘀点、瘀斑或紫癜),然而皮疹通常在疾病早期消失。通常最初自然变白(斑疹、斑丘疹或荨麻疹),与更常见的病毒性皮疹不可区分,脑膜炎球菌感染的皮疹会在发病后数小时内变成瘀点或明显的紫癜。在最严重的病例中,会出现大的紫癜病变(暴发性紫癜)。有些患者(包括那些严重脓毒症患者)可能没有皮疹。虽然瘀点瘀斑皮疹和发热是脑膜炎球菌病的重要症状,但在有这种症状的儿童(在某些临床环境中,只有不到 1%的患者)中小于 10%发现有脑膜炎球菌病。大多数出现瘀点瘀斑或紫癜皮疹的患者都有病毒感染(表 52 - 2)。皮肤病变表现为广泛的内皮坏死,真皮和皮下组织的小血管闭塞,中性粒细胞浸润。

表 52 - 2　瘀点、瘀斑或紫癜皮疹的常见原因
肠道病毒
流行性感冒和其他呼吸道病毒
麻疹病毒
EB 病毒
巨细胞病毒
细小病毒
蛋白 C 或 S 缺乏(包括水痘后蛋白 S 缺乏)
血小板疾病(如特发性血小板减少性紫癜、药物影响、骨髓浸润)
过敏性紫癜、结缔组织疾病、创伤(包括儿童非偶然性损伤)
肺炎球菌、链球菌、葡萄球菌或革兰阴性细菌脓毒症

脑膜炎

脑膜炎球菌性脑膜炎通常为非特异性表现,包括发热、呕吐和(尤其是婴幼儿)易怒,与其他形式的细菌性脑膜炎不可区分,除非出现相关的瘀点瘀斑或紫癜皮疹(该现象出现在 2/3 的病例中)。头痛在儿童临床表现早期很少报告,但在儿童临床表现后期和成人中更常见。当出现头痛时,以下与发热或发热史相关的特征提示细菌性脑膜炎:颈强直、畏光、意识水平下降、癫痫发作或癫痫状态以及局灶性神经症状。细菌性脑膜炎的婴儿和幼儿通常没有典型的脑膜炎体征,如颈强直和畏光。细菌性脑膜炎的婴儿和幼儿更常出现发热和易怒症状,并可能有囟门肿胀。

虽然 30%～50%的患者单独出现脑膜炎综合征,但高达 40%的脑膜炎患者也有血流感染的一些特征。仅脑膜炎球菌性脑膜炎(即无血流感染)导致的大多数死亡与颅内压升高有关,表现为意识水平降低、相对心动过缓和高血压、局灶性神经系统体征、姿势异常和脑干受累体征,如瞳孔不均、散大或反射不良,异常的眼球运动,角膜反射受损。

血流感染

仅脑膜炎球菌血流感染就占脑膜炎球菌病的 20%。这种情况可能从早期的非特异性症状发展到数小时内死亡。患有这种综合征的儿童死亡率很高(25%～40%),但早期积极治疗(如下文所述)可能会将这一数字降低到<10%。早期症状是非特异性的,提示为流感样疾病,伴有发热、头痛和肌痛并伴有呕吐和腹痛。如上所述,如果出现皮疹,在病程早期可能表现为病毒性,直到出现瘀点瘀斑或紫癜性病变。严重时出现暴发性紫癜,伴有多发大片紫癜病变和外周缺血体征。对患者的调查表明,肢体疼痛、苍白(包括斑驳的外观和发绀)、手和脚冰凉可能是主要的症状。休克表现为心动过速、外周灌注不良、呼吸急促和少尿。脑灌注减少会导致意识不清、躁动或意识水平下降。随着休克的进展,多器官衰竭随之发生;低血压在儿童中是一种晚期表现,更常在代偿性休克(心动过速、外周灌注不良和正常的血压)中出现。预后不良与缺乏脑膜炎表现、低血压、年轻、昏迷、相对低体温(<38℃)、白细胞减少和血小板减少有关。自发性出血(肺、胃或脑)可能是由凝血因子和血小板减少引起。

慢性脑膜炎球菌血流感染

慢性脑膜炎球菌血流感染很少被发现,表现为反复发作的瘀点瘀斑,伴有发热、关节痛、关节炎特征和脾大,如果不治疗可能进展为急性脑膜炎球菌血流感染。在复发过程中,典型地清除血流感染而不治疗导致后续复发。鉴别诊断包括细菌性心内膜炎、急性风湿热、过敏性紫癜、传染性单核细胞增多症、播散性淋球菌感染和免疫介导的血管炎。上述情况在某些情况下与补体缺乏有关,在其他情况下与磺胺治疗不足有关。

来自荷兰的一项研究发现,半数慢性脑膜炎球菌病患者的分离株由于 lpxL1 基因突变而出现脂质 A(表面 LPS 分子的一部分)过低,这显著降低了对内毒素的炎症反应。

脑膜炎球菌后反应性疾病

在少数患者中,脑膜炎球菌病发作后 4～10 日出现免疫复合性疾病,表现为黄斑丘疹或血管炎(2%的患者)、关节炎(8%的患者)、虹膜炎(1%)、心包炎和/或与发热有关的多发性糜烂。免疫复合物涉及脑膜炎球菌多糖抗原,导致免疫球蛋白和补体沉积,伴有炎症浸润。这些特征自动消退且无后遗症。认识到这种情况很重要,因为面对新发的发热和皮疹,临床医生可能会考虑脑膜炎球菌复发,并延长不必要的抗感染疗程。

■ 诊断

与其他侵入性细菌感染一样,脑膜炎球菌病可能导致白细胞(WBC)计数和炎症标志物(如 C 反应蛋白和降钙素原水平或红细胞沉降率)值升高。在快速进展的疾病中,这些值可能是正常的或较低的,而这些实验室检测值未升高并不能排除诊断。然而,在发热和瘀点瘀斑皮疹的情况下,上述指标的升高提示脑膜炎球菌病。在严重脑膜炎球菌血流感染患者中,常见的实验室检查结果包括低血糖、酸中毒、低钾血症、低钙血症、低镁血症、低磷血症、贫血和凝血功能障碍。

虽然脑膜炎球菌病经常在临床上被诊断出来,但在疑似脑膜炎球菌性脑膜炎或脑膜炎球菌血流感染中,应定期送血培养,以确认诊断并促进公共卫生系统调查;血液培养阳性率可高达 75%。应避免使用含有聚甲醛磺酸钠的培养基,因为它会抑制脑膜炎球菌的生长。如果延迟将样本运送到微生物实验室进行培养或使用平板培养脑脊液(CSF)样本,脑膜炎球菌的存活率就会降低。在那些建议在住院前使用抗生素治疗脑膜炎球菌病的国家,大多数临床疑似病例培养阴性。全血标本的实时聚合酶链反应(PCR)分析使诊断率提高了40%以上,用这种方法得到的结果在服用抗生素后几日内仍呈阳性。事实上,在英国,超过一半的临床疑似病例目前是通过聚合酶链反应鉴定的。

除非存在禁忌证(颅内压升高、休克未纠正、凝血功能紊乱、血小板减少、呼吸功能不全、局部感染、持续性抽搐),否则应进行腰椎穿刺,以确定临床表现不能与其他细菌引起的脑膜炎区分的疑似脑膜炎球菌性脑膜炎的病因。一些权威机构建议在腰椎穿刺前进行脑部 CT 扫描,因为颅内压升高的患者有脑疝的风险。然而,在脑膜炎球菌性脑膜炎颅内压升高的情况下,CT 扫描仍可表现为正常,应根据临床情况决定是否进行腰椎穿刺。脑膜炎球菌性脑膜炎的脑脊液特征(蛋白质水平和白细胞计数升高,葡萄糖水平降低)与其他类型的细菌性脑膜炎的脑脊液特征是不可区分的,除非发现革兰阴性双球菌(革兰染色对脑膜炎球菌性脑膜炎的敏感性高达 80%)。应对脑脊液进行培养(敏感性为 90%)和 PCR 分析(如有)。用乳胶凝集法检

测脑脊液抗原是不敏感的,如果可能的话应该用分子诊断法代替。

在脑膜炎球菌血流感染中,一般应避免腰椎穿刺,因为操作定位可能严重损害患者在低血容量休克情况下的循环状态。当诊断不确定时,尤其是当分子诊断技术可用时,需要延迟腰椎穿刺。

在其他类型的局灶性感染中,正常无菌体液(如滑膜液)的培养和 PCR 分析可能有助于诊断。尽管一些权威机构建议刮取或抽吸皮肤病变处并进行培养,但与血液培养和 PCR 分析相比较,该方法并没有增加诊断率。尿抗原检测也不敏感,对脑膜炎球菌感染的血清学检测还没有充分的研究。由于脑膜炎奈瑟菌是正常人鼻咽菌群的一个组成部分,对咽拭子上的微生物鉴定没有诊断价值。

治疗 · 脑膜炎球菌感染

脑膜炎球菌病死亡通常与低血容量性休克(脑膜炎球菌血流感染)有关,偶尔与颅内压升高(脑膜炎球菌性脑膜炎)有关。因此,除了给予特定的抗生素治疗外,还应关注这些紧急的临床问题的治疗。对脑膜炎球菌病或其相关生理紊乱的认知延迟,加上紧急处理不充分,导致不良预后。由于该病很少见,因此制定了应急管理方案(见 www.meningitis.org)。

如果休克(脑灌注受损)或颅内压升高导致意识水平降低,气道通畅可能会受到影响;这种情况可能需要干预。在脑膜炎球菌血流感染时,肺水肿和肺缺血(表现为缺氧)需要吸氧或选择性气管内插管。在休克的病例中,可能需要进行积极的液体复苏(在严重病例中多次更换循环容量)和心肌支持来维持心输出量。如果在 40 mL/kg 的容量复苏后休克仍然存在,则肺水肿的风险很高,建议选择性插管以改善氧合并减少呼吸做功。代谢紊乱,包括低血糖症、酸中毒、低钾血症、低钙血症、低镁血症、低磷血症、贫血和凝血功能障碍,应予以预测和纠正。在颅内压升高的情况下,治疗包括纠正休克和神经重症监护以维持脑灌注。

疑似脑膜炎球菌病的经验性抗生素治疗包括第三代头孢菌素,如头孢曲松[每日 75～100 mg/kg(最大量,4 g/d)分为 1 或 2 次静脉注射]或头孢噻肟[每日200 mg/kg(最大量,8 g/d)分为 4 次静脉注射],以上药物可以覆盖其他(可能耐青霉素)引起相似临床表现而在临床上无法区分的细菌。尽管在大多数分离株中不常见,但已广泛报道脑膜炎球菌对青霉素(最低抑菌浓度为 0.12～1.0 μg/mL)的敏感性降低。

脑膜炎球菌性脑膜炎和脑膜炎球菌血流感染均按

常规治疗7日,尽管3～5日的疗程可能同样有效。此外,单剂量头孢曲松或氯霉素油悬浮液已成功用于资源贫乏的环境。没有可用的数据来指导在其他病灶(如肺炎、关节炎)治疗脑膜炎球菌感染的持续时间;抗菌治疗通常持续到临床和实验室指标均提示感染已控制。通常在开始适当的抗生素治疗后24小时内,培养转阴。

使用糖皮质激素辅助治疗脑膜炎球菌性脑膜炎仍然存在争议,因为没有足够的相关研究确定其真正的疗效。一项针对成年人的大型研究证实了获益的趋势,在另一项临床实践中,通常必须在明确的微生物诊断之前使用糖皮质激素。不建议在脑膜炎球菌血流感染时使用治疗剂量的糖皮质激素,但许多重症医生建议对有难治性休克伴有肾上腺反应性受损时补充糖皮质激素治疗。

脑膜炎球菌病还有各种其他辅助治疗,但很少接受过临床试验,目前没有一种可以推荐。一个脂多糖(HA1A)的抗体未能提供明显的获益。重组杀菌/通透性增强蛋白(目前尚不可用)对死亡率没有充分的影响;但在接受完全输注的患者中,死亡率有降低的趋势,而且这一组患者的截肢次数更少,血液制品输注次数更少,功能显著改善。考虑到脑膜炎球菌病中的蛋白C浓度降低,自从成人脓毒血症试验证明了活性蛋白C对生存有益以来,人们就考虑使用活性蛋白C;然而,对小儿脓毒血症(与脑膜炎球菌病特别相关)的试验没有发现任何益处,表明使用活化蛋白C可能有出血并发症的风险。

脑膜炎球菌感染后免疫复合炎性综合征可使用非甾体抗炎药治疗,直到自发消退。

■ 并发症

尽管有抗菌治疗和其他密集的医疗干预,约10%的脑膜炎球菌病患者死亡。脑膜炎球菌病最常见的并发症(10%的病例)是紫癜性皮肤损伤坏死后瘢痕形成,可能需要植皮。下肢最常受累,其次是上肢、躯干和面部。平均有13%的皮肤表面积受到影响。在1%～2%的脑膜炎球菌病幸存者中,由于周围缺血或间隔综合征后组织活力丧失,截肢是必要的。除非有局部感染,通常应延迟截肢,以使活组织和失活组织之间的界限变得明显。约5%的脑膜炎球菌病患者出现听力损失,7%的患者出现神经系统并发症。在一项研究中,21%的幸存者报告了疼痛,在最近的B群脑膜炎球菌血清分析(Mosaic研究)中,多达1/4的幸存者患有心理疾病。在一些研究中,C血清型疾病(主要与ST11克隆相关)的并发症发生率高于B血清型疾病。严重低血容量性休克患者,肾灌注可能受损,肾前性衰竭很常见,但很少需要永久性肾脏替代

治疗。

一些研究表明脑膜炎球菌病后出现不良心理状态、生活质量降低、自尊降低、神经系统发育不良如注意力缺陷/多动障碍发生率增加和特殊教育需求增加。其他研究还没有发现此类结果的证据。

■ 预后

几个预后评分系统已经开发出来,以定义脑膜炎球菌病患者是否可以生存。与预后较差相关的因素有休克、幼儿(婴儿)、老年和青少年、昏迷、暴发性紫癜、弥漫性血管内凝血、血小板减少、白细胞减少、无脑膜炎表现、代谢性酸中毒、血浆中抗凝血酶以及蛋白S和C浓度低、PAI-1血液浓度高、红细胞沉降率或C反应蛋白水平低。格拉斯哥脑膜炎球菌血流感染预后评分(GMSPs)可能是迄今为止研究的最好的评分系统,可能对脑膜炎球菌病的严重程度评估有临床价值。然而,评分系统并不能指导临床医生进行具体的干预,处理的优先事项应该是识别气道、呼吸或循环受损,并进行直接紧急的干预。大多数患者通过适当的抗生素和支持疗法迅速改善。与脑膜炎相比,暴发性脑膜炎球菌血流感染更容易导致死亡或缺血性皮肤损失;最佳的紧急处理可降低最严重感染患者的死亡率。

■ 预防

尽管加强了重症监护管理,但脑膜炎球菌病的死亡率仍然很高,免疫接种是在人口水平预防的唯一合理方法。继发性病例在家庭和"接吻"接触者中很常见,普遍建议对这些接触者进行抗生素治疗的二级预防(见下文)。

多糖疫苗

自20世纪60年代以来,纯化的脑膜炎球菌荚膜多糖被用于免疫接种。目前,脑膜炎球菌多糖疫苗被配制成二价(A和C血清组)或四价(A、C、Y和W血清组),每剂多糖50 µg。局部反应(红斑、硬结和压痛)可能发生在多达40%的疫苗接种者,但严重的不良事件(包括幼儿发热性抽搐)很少报告。在成人中,疫苗具有免疫原性,但免疫时间似乎相对较短(抗体水平仅高于基线2～10年),并且增强剂量不会导致抗体浓度进一步升高。已广泛报道跟随在普通多糖疫苗的增强剂量仅导致一种免疫低反应状态。这些疫苗的重复单元交叉连接B细胞受体,驱动特定的记忆B细胞成为浆细胞并产生抗体。由于脑膜炎球菌多糖是T细胞独立的抗原,免疫后不产生记忆B细胞,记忆B细胞池被耗尽,因此对随后的疫苗剂量做出反应的多糖特异性细胞较少(图52-5)。低反应性的临床相关性尚不清楚。普通多糖疫苗在儿童早期一般不具有免疫原性,可能是因为边缘区B细胞参与多糖反应,脾脏边缘区的成熟直至18个月到2岁才完成。青年人脑膜炎球菌血清C组分的疗效大于90%;该年龄组的血清Y组和W组多糖无疗效数据。

🌐 A群脑膜炎球菌多糖是一种特殊的多糖,在所有年龄段都能有效预防疾病。对3～18个月的儿童两次给药间隔2～3

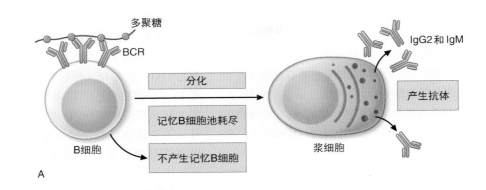

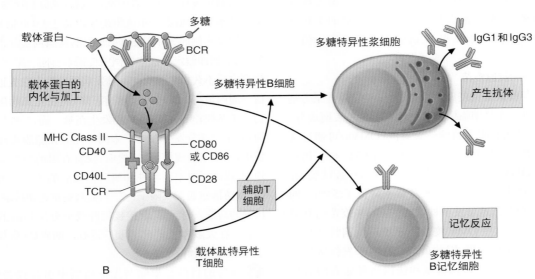

图 52-5 A. 来自在儿童早期引起疾病的有荚膜细菌的多糖通过交联 BCR 和促进免疫球蛋白的产生来刺激 B 细胞。没有记忆性 B 细胞的产生，B 细胞池可能被这个过程耗尽，从而导致随后的免疫反应降低。B. 蛋白质-多糖结合疫苗的载体蛋白由多糖特异性 B 细胞处理，肽段被呈现给载体肽特异性 T 细胞，随后产生血浆细胞和记忆 B 细胞。BCR，B 细胞受体；MHC，主要组织相容性复合体；TCR，T 细胞受体（转载自 AJ Pollard 等人：Nat Rev Immunol 9：213，2009）。

个月，或单次给药给年龄较大的儿童或成人，其保护功效率大于 95%。该疫苗已广泛应用于非洲脑膜炎带脑膜炎球菌病的控制。保护期似乎只有 3～5 年。

由于胎儿神经细胞表面表达 $\alpha-2,8-N-$乙酰神经氨酸，使 B 多糖被认为是"自己人"，因此在人类中不具有免疫原性，因此没有脑膜炎球菌血清 B 群普通多糖疫苗。

结合疫苗

普通多糖疫苗在婴儿期的免疫原性差，已被多糖与载体蛋白（CRM$_{197}$、破伤风类毒素或白喉类毒素）的化学结合所克服。已开发出含有单价血清 C 群多糖和与 A、C、Y 和 W 多糖的四价疫苗的结合物，以及包括各种其他抗原组合的疫苗（例如，与血清 C 群的破伤风杆菌结合物和/或与流感嗜血杆菌 B 型多糖的 Y 多糖）。免疫后，来自载体蛋白的肽通常被认为与主要组织相容性复合物（MHC）Ⅱ类分子（一些最新数据表明载体蛋白肽可能实际上与寡糖和 MHC Ⅱ相关）通过多糖特异性 B 细胞呈现给肽特异性 T 细胞；其结果是 T 细胞依赖性

免疫反应，可以产生抗体并产生扩展的 B 细胞记忆池。与普通多糖增强剂量的反应不同，结合疫苗增强剂量的反应具有记忆反应的特点。事实上，结合疫苗通过补充记忆池来克服普通多糖诱导的低反应性。结合疫苗的反应性与普通多糖疫苗相似。

C 群脑膜炎球菌结合疫苗（MenC）的第一次广泛使用是在 1999 年英国 C 群脑膜炎球菌疾病上升后进行的。对所有年龄小于 19 岁的人进行了大规模疫苗接种运动，实验室确认的 C 群血清学病例数从 1998—1999 年的 955 例下降到 2011—2012 年的 29 例。免疫计划的有效性既归因于直接保护受免疫者，也归因于由于受免疫者（群体免疫）中的定植率下降而减少了细菌在人群中的传播。有关免疫原性和有效性的数据表明，在儿童早期接种疫苗时，保护期较短，因此需要增加剂量以维持群体免疫。相比之下，青少年注射疫苗后的免疫时间延长。

2005 年，美国首次建议所有 11 岁以上儿童接种含有与白

喉类毒素结合的 A、C、Y 和 W 多糖的四竞争结合脑膜炎球菌疫苗。2007 年，该许可证扩展到了 2~10 岁的高危儿童。同年，该疫苗在加拿大获得了 2~55 岁人群的许可。虽然收效缓慢，但目前美国的数据显示，接种后第一年的有效率为 82%，接种后 3~6 年的有效率下降至 59%。来自美国疫苗不良事件报告系统的有限数据表明，白喉结合疫苗免疫后，吉兰-巴雷综合征的风险可能会短期增加。然而，进一步的调查并没有证实这一发现。以破伤风或 CRM197 为载体蛋白的四价结合疫苗现在在许多国家都有。

2010 年，印度生产的一种单价血清 A 群疫苗获得许可，并向撒哈拉以南非洲脑膜炎地带的国家推广。有强有力的证据表明，这种疫苗在控制该地区流行性脑膜炎球菌病方面非常有效，一些证据表明接种疫苗的人群的疾病减少了 90% 以上。然而，由 X 和 W 血清群引起的疾病仍然存在。

基于荚膜囊的抗原疫苗

B 群血清荚膜缺乏免疫原性，导致了以荚膜囊抗原为基础的疫苗的研制。在早期临床试验中研究了各种表面成分。含有外膜蛋白、磷脂和脂多糖的外膜囊泡（OMVs）可通过洗洁剂处理从培养出的脑膜炎奈瑟菌中提取（图 52‐6）。用这种方法制备的 OMV 疫苗用于挪威暴发菌株的疗效试验，并将 14~16 岁学龄儿童的 B 组疾病发病率降低了 53%。同样，由古巴和新西兰当地暴发菌株制成的 OMV 疫苗的有效率也超过了 70%。这些 OMV 疫苗似乎能产生菌株特异性免疫反应，但交叉保护有限，因此最适合针对暴发性区域的菌株（例如古巴和新西兰以及挪威和法国诺曼底省的其他国家）。

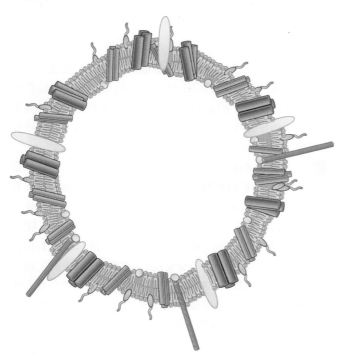

图 52‐6　脑膜炎球菌外膜囊的图示包含外膜结构。

已在第一阶段临床试验中评估了几种纯化的表面蛋白，但由于抗原变异性或免疫原性差（如转铁蛋白结合蛋白、相邻表面蛋白 A），尚未进一步开发。自脑膜炎球菌基因组测序以来，已确定了其他候选疫苗。一种包括新西兰 OMV 疫苗和三种重组蛋白（奈瑟球菌黏附素 A、因子 H 结合蛋白和奈瑟球菌肝素结合抗原）的联合疫苗在婴儿期具有免疫原性，已在欧洲和澳大利亚获得使用许可。关于其使用的建议尚待解决。最后，一种基于脂蛋白因子 H 结合蛋白两种变体的高免疫原性疫苗正在进行临床评估。

■ 接触者管理

与脑膜炎球菌病患者的密切接触（家庭和接吻）会增加患继发性疾病的风险（一般人群的风险高达 1 000 倍）；继发性病例占散发病例的 3%。大约 1/5 的继发病例实际上是共同原发病例，例如假定在这些病例中传播来自同一第三方，在原发病例之后不久发生的病例。继发性病例发生率在先证病例出现后一周内最高。发病风险迅速下降，但在先证病例后 1 年内仍高于基线；30% 的继发病例发生在第一周，20% 发生在第二周，其余大部分发生在接下来的 6 周。在脑膜炎球菌病的暴发中，采用了大规模预防；然而，仅有有限的数据支持人群干预，并提高了对不良事件和耐药性发展的关注。出于以下原因，预防措施通常仅限于：① 与监测病例密切接触和/或家庭接触的高危人群。② 直接接触呼吸道分泌物的卫生保健工作者。在大多数情况下，对更广泛社区的成员（例如在学校或学院）不提供预防措施。

预防的目的是根除与先证病例中引起侵袭性疾病的菌株密切接触导致的定植。应同时对所有接触者进行预防，以避免未经治疗的接触者传播的脑膜炎球菌重新定植，并应尽快用于治疗继发病例的疾病早期。如果用不能可靠清除定植的抗生素（如青霉素）治疗先证患者，应在治疗结束时给予预防药物，以防止复发或继续传播。尽管利福平已被广泛使用和研究，但它不是最佳的药物，因为它在 15%~20% 的病例中未能根除传播，且不良事件发生率高，依从性受到四种剂量需求性的影响，并且有报道称出现了耐药性。头孢曲松作为一种单次肌内或静脉注射剂，具有很高（97%）的有效性，可用于所有年龄段和妊娠期。偶有报道分离株对头孢曲松敏感性降低。环丙沙星或氧氟沙星在一些国家是首选；这些药物是高度有效的，可以通过口服用，但不建议在孕期服用。据报道北美洲、欧洲和亚洲的一些脑膜炎球菌对氟喹诺酮类药物有耐药性。

在已有记录的血清 A、C、Y 或 W 组疾病中，除了提供化学预防外，还可以提供免疫接种（最好是结合疫苗），以在非抗生素治疗期间提供保护。在封闭社区（教育和军事机构）和开放社区的流行病暴发期间，已成功地使用了大规模疫苗接种来控制疾病。

第 53 章

淋病 | Chapter 53
Gonococcal Infections

Sanjay Ram, Peter A. Rice · 著 | 胡东艳 · 译

■ 定义

淋病是一种感染上皮细胞的性传播感染（STI），通常表现为宫颈炎、尿道炎、直肠炎和结膜炎。如果不加以治疗，这些部位的感染会导致局部并发症，如女性患者的子宫内膜炎、输卵管炎、输卵管脓肿、前庭大腺炎、腹膜炎和肝周围炎，男性患者的尿道炎和附睾炎，以及新生儿眼炎。播散性淋球菌血症不常见，临床表现包括皮疹、腱鞘炎、关节炎和（在罕见情况下）心内膜炎或脑膜炎。

■ 微生物学

淋病奈瑟菌是一种革兰阴性、无运动、无芽生孢子的生物体，单个和成对生长（即分别为单球菌和双球菌）。淋球菌是人类的唯一一病原体，平均每个球菌单位含有三个基因组拷贝；这种多倍体允许该微生物在宿主中的生存和高水平的抗原变异。淋球菌像其他奈瑟菌一样，氧化酶呈阳性。由于它们在选择性培养基上生长并使用葡萄糖，而不是麦芽糖、蔗糖或乳糖，因此与其他奈瑟菌不同。

■ 流行病学

🌐 美国的淋病发病率已显著下降，但 2012 年仍有约 311 000 例新发病例报告。淋病仍然是世界范围内的一个主要公共卫生问题，是发展中国家发病率的一个重要原因，并更易导致艾滋病的传播。

淋病主要影响年轻、非白种人、未婚、受教育程度较低的城市人口。报告的病例数可能是真实病例数的一半，这是由于少报、自我治疗和未经实验室确诊的非针对性治疗造成的偏差。美国报告的新发淋病病例数从 20 世纪 60 年代初的 25 万例上升到 1978 年的 101 万例。记录在案的近代淋病发病率在 1975 年达到顶峰，美国每 10 万人口中有 468 人报告新病例。这一峰值归因于几个变量的相互作用，包括诊断准确性的提高、避孕药使用模式的变化以及性行为的变化。此后，该病的发病率逐渐下降，目前估计为每 10 万人 120 例，这一数字在发达国家中仍然是最高的。过去 1/4 世纪美国淋病发病率的总体进一步下降，与公共卫生在努力截断 HIV 传播中推广使用避孕套有关。目前，美国 15～19 岁女性和 20～24 岁男性的发病率最高；报告的所有病例中 60% 发生在合在一

起的前两组。从种族的角度来看，非洲裔美国人的比例最高，亚洲或太平洋岛屿后裔的比例最低。

发展中国家的淋病发病率高于发达国家。任一性传播疾病的确切发病率在发展中国家都很难查明，因为监测有限以及诊断标准不同。在非洲的研究已经清楚地表明，非溃疡性性病，如淋病（除溃疡性性病外）是 HIV 传播的独立危险因素（参见第 97 章）。

淋病从男性传播到女性比从女性传男性更容易。与男性患者有一次无保护性接触，女性的感染率为 50%～70%。口咽淋病发生在约 20% 与感染性伴侣有口交的妇女。无论男女舔阴传播都是罕见的。

在任何人群中，都有一些少数人很容易获得新性伴侣。这些"核心小组成员"或"高频发射器"导致人群的性传播感染持续存在。另一个导致人群淋病持续存在的因素是大量无症状或有轻微症状但被忽视的感染者，这些人不像有症状的个体，不会停止性活动，因此继续传播感染。这种情况强调了性接触追踪和经验治疗患者性伴侣的重要性。

■ 发病机制、免疫学和抗菌素耐药性

外膜蛋白

纤毛 · 新鲜临床淋病奈瑟菌分离株最初在半透明琼脂上形成明显的毛状（菌毛）菌落。由于纤毛基因的重排，未经选择的传代细胞迅速关闭纤毛的表达。这种变化是淋球菌抗原变异的基础。在器官培养模型和人类接种实验中，纤毛型菌株比非纤毛型菌株更能黏附于来自人类黏膜表面的细胞，并且毒性更强。在输卵管移植模型中，纤毛介导淋球菌附着于无纤毛的柱状上皮细胞，引发淋球菌吞噬作用，并通过这些细胞运动到基底膜附近的细胞间隙或直接进入上皮下组织。纤毛对淋病奈瑟菌的遗传能力和转化也至关重要，淋病奈瑟菌可在体内不同淋病谱系间水平转移遗传物质。

不透明相关蛋白 · 另一种在上皮细胞黏附中起重要作用的淋球菌表面蛋白是不透明相关蛋白（Opa，以前称为蛋白Ⅱ）。Opa 有助于球菌间黏附，它负责透明琼脂上淋球菌菌落的不透明性和对多种真核细胞的黏附，包括多形核白细胞（PMNs）。某些 Opa 变异体可促进淋球菌侵袭上皮细胞，这

种作用与 Opa 结合玻连蛋白、糖胺聚糖和几种癌胚抗原相关的细胞黏附分子(CEACAM)受体家族成员的能力有关。淋病 Opa 蛋白结合由初级 $CD4^+$ T 淋巴细胞表达的 CEACAM-1,抑制这些淋巴细胞的活化和增殖。这一现象可以解释与淋菌感染相关的 $CD4^+$ T 淋巴细胞计数的短暂下降。选择的 Opa 蛋白可与中性粒细胞表达的 CEACAM-3 结合,并随之发生非调理吞噬(即不依赖抗体和补体的吞噬)和杀死细菌。

孔蛋白·孔蛋白(以前被称为蛋白 I)是淋菌表面最丰富的蛋白质,占细菌体总外膜蛋白的 50% 以上。孔蛋白分子以三聚体的形式存在,三聚体通过另一个方向的疏水性外膜提供负离子输送水通道。不同品系间孔蛋白抗原不同,是淋球菌血清学分型的基础。两种主要血清型已被确定:PorB.1A 菌株通常与播散性淋菌球菌感染(DGI)有关,而 PorB.1B 菌株通常只引起局部生殖器感染。DGI 菌株通常对正常人血清的杀灭作用有抵抗力,并且不引起明显的局部炎症反应,因此,它们可能不会在生殖部位引起症状。这些特征可能与 PorB.1A 菌株结合补体抑制分子的能力有关,导致炎症反应减弱。孔蛋白可以转移到宿主细胞的胞质膜上,这是一个可能引起淋球菌内吞和侵袭的过程。

其他外膜蛋白·其他值得注意的外膜蛋白包括 H.8,一种脂蛋白,在所有淋球菌株表面高浓度存在,是抗体诊断试验的极好靶点。转铁蛋白结合蛋白(Tbp-1 和 Tbp-2)和乳铁蛋白结合蛋白在人体内清除转铁蛋白和乳铁蛋白中的铁。转铁蛋白和铁已被证明能增强缺铁淋病奈瑟菌对人类子宫内膜细胞的附着。IgA1 蛋白酶由淋病链球菌产生,可以保护机体免受黏膜 IgA 的作用。

脂多糖

淋菌寡糖(LOS)由脂质 A 和核心寡糖组成,该核心寡糖缺乏其他革兰阴性细菌中常见的重复 O-碳水化合物抗基因侧链(参见第 2 章)。在输卵管模型中,淋菌性 LOS 具有明显的内毒素活性,并对局部细胞毒性效应起作用。核心糖在不同的生长条件下经历高度的相位变化;这种变化反映了决定 LOS 碳水化合物结构的糖转移酶基因的遗传调控和表达。这些表型变化可能影响淋病奈瑟菌与体液免疫系统(抗体和补体)的相互作用,也可能影响生物体与专业吞噬细胞和非专业吞噬细胞(上皮细胞)的直接结合。例如,在 LOS 位点唾液酸化的淋球菌结合补体因子 H 并抑制补体的替代途径。LOS 唾液酸化还可能减少非调理 Opa 介导的与中性粒细胞的联系,并抑制 PMN 中的氧迸发。LOS 未唾液酸化的末端内酯胺残基与男性上皮细胞上的一个去唾液酸糖蛋白受体的结合,促进了这些细胞的黏附和随后的淋球菌侵袭。此外,LOS 中的低聚糖结构可以调节宿主免疫反应。例如,由 LOS 表达的末端单糖决定了细菌所针对的树突状细胞上的 C 型凝集素受体。反过来,特异性 C 型凝集素受体的结合会影响 TH_1 型或 TH_2 型应答的产生,而之后的反应可能不利于清除淋球菌感染。

宿主因素

除了与上皮细胞相互作用的淋球菌结构外,宿主因素在介导淋球菌进入非吞噬细胞中起重要作用。淋球菌激活磷脂酰胆碱特异性磷脂酶 C 和酸性鞘磷脂酶,导致二酰甘油和神经酰胺释放,是淋球菌进入上皮细胞的必要条件。神经酰胺在细胞内的积累导致细胞凋亡,这可能破坏上皮完整性,促进淋球菌进入上皮下组织。由于补体激活而释放的趋化因子会导致炎症,正如 LOS 在激发炎症细胞因子释放方面的毒性作用一样。

体液免疫在宿主抵抗奈瑟菌感染中非常重要,终末补体成分($C5 \sim C9$)缺乏的人易患复发性淋菌球菌血症和脑膜炎球菌性脑膜炎复发或脑膜炎球菌血症。淋球菌性孔蛋白诱导泌尿生殖系统淋球菌病患者的 T 细胞增殖反应。黏膜淋病患者中,产生孔蛋白特异性白细胞介素 IL-4 的 $CD4^+$ 和 $CD8^+$ T 淋巴细胞显著增加。这些淋巴细胞中的一部分表现出针对孔蛋白的 TH_2 型反应,可以到达黏膜表面,在免疫预防疾病中发挥作用。很少有数据清楚地表明,患过淋病可以获得保护性免疫,尽管对孔蛋白和 LOS 的杀菌和调理吞噬抗体可能提供部分保护。另外,受过感染并获得对另一种外膜蛋白 Rmp(还原修饰蛋白,以前称为蛋白 III)高水平抗体的妇女可能特别容易再次感染淋病奈瑟菌,因为 Rmp 抗体阻止了对孔蛋白和 LOS 杀菌性抗体的作用。Rmp 显示很少株间抗原变异,因此,Rmp 抗体可能阻止抗体介导的杀灭所有淋球菌的作用。阻断机制尚未完全确定,但由于这些结构在淋球菌外膜相邻,Rmp 抗体可能非竞争性地抑制孔蛋白和 LOS 抗体的结合。在没有淋病病史的男性志愿者中,以上效应可能会影响淋病试验挑战的结果。由于 Rmp 与肠道细菌 OmpA 和脑膜炎球菌 4 类蛋白具有广泛的同源性,因此这些阻断抗体可能是由于先前接触到这些物种的交叉反应蛋白而产生的,并且在淋病奈瑟菌的首次感染中也起到作用。

淋球菌对抗菌剂的耐药性

淋病奈瑟菌具有改变抗原结构和适应微环境变化的特别能力,这就不奇怪,它对许多抗生素产生耐药性。第一个有效的抗淋病药物是磺胺类药物,20 世纪 30 年代开始使用,10 年内就失效了。随后,青霉素被用作治疗淋病的首选药物。到 1965 年,42% 的淋球菌分离株对青霉素产生了低水平的耐药性。后来由于青霉素酶的产生,出现耐药性。

淋球菌通过染色体突变或获得 R 因子(质粒),对抗生素完全耐药。两种类型的染色体突变已被描述。第一种类型是药物特异性的,是导致高水平耐药的单步突变。第二种类型涉及几个染色体位点的突变,这些突变结合起来决定抗药的水平和模式。染色体基因突变的菌株最早出现在 20 世纪 50 年代后期。最近到 2007 年,在美国调查的约 16% 的菌株中,染色体突变导致了对青霉素、四环素或两者的耐药性。

携带有 Pcr 决定子质粒的产 β-内酰胺酶(青霉素酶)淋

病奈瑟菌株(PPNG),到 20 世纪 80 年代初已在世界范围内迅速传播。携带四环素抗药性质粒载体的淋球菌株(TRNG)可以动员一些 β-内酰胺酶质粒,PPNG 和 TRNG 同时出现,有时连同染色体介导抗药性的菌株(CMRNG)。青霉素、氨苄西林和四环素不再是治疗淋病的可靠药物,不应使用。

含喹诺酮的治疗方案也被推荐用于治疗淋球菌感染,氟喹诺酮类给药 7 日具有抗衣原体活性。然而,对喹诺酮耐药的淋病奈何菌(QRNG)在这些药物首次用于治疗淋病后不久就出现了。QRNG 在太平洋岛屿(包括夏威夷)和亚洲特别常见,在某些地区,所有淋球菌菌株现在都对喹诺酮类耐药。目前,QRNG 在欧洲和中东地区也很常见。在美国,已经在中西部和东部地区以及太平洋沿岸的一些州发现了抗药性菌株。DNA 旋回酶和拓扑异构酶Ⅳ 的改变与氟喹诺酮耐药性的机制有关。

已报道出现对大观霉素的耐药性,这在过去被用作替代药物。由于这种情况通常与其他抗生素的耐药性无关,因此大观霉素可保留用于治疗耐多种药物的淋病菌株。然而,当大观霉素被用于淋病的初级治疗时,由大观霉素耐药菌株引起的暴发在韩国和英国已经有记录。

第三代头孢菌素作为单剂量治疗淋病仍然有效,但日本和一些欧洲国家最近分离出对头孢曲松高度耐药的菌株(最低抑制浓度 MICs,2 μg/mL),引起了关注。尽管头孢曲松对某些菌株的 MIC 可能达到 0.015~0.125 μg/mL(高于完全敏感菌株的 MIC 为 0.000 1~0.008 μg/mL),但当注射常规推荐的头孢曲松肠外剂量时,血液、尿道和宫颈中的 MIC 水平大大超过了这些水平。口服头孢克肟(先前推荐的口服第三代头孢菌素替代方案)治疗淋病奈瑟菌的较高 MIC,加上该药物有限地达到超过血液、尿道、宫颈,尤其是咽部 MIC 的能力,导致了不出现并发症的淋病。所有对头孢曲松和头孢克肟敏感度降低的淋病菌株(即头孢唑啉中间/耐药菌株)均含有:① 一个镶嵌的 penA 等位基因,该等位基因是主要的耐药决定因素,编码一种青霉素结合蛋白(PBP2),其序列与野生型 PBP2 的 60 个氨基酸不同。② 附加的高强度抵抗青霉素所需的遗传抗药决定族。

临床表现
男性淋病

急性尿道炎是男性淋病最常见的临床表现。通常潜伏期是 2~7 日,有的间隔可能更长,有的男性没有症状。与 PorB.1B 菌株相比,PorB.1A 血清型菌株往往导致更多的轻度和无症状尿道炎。主要症状为尿道分泌物和排尿困难,通常无尿频或尿急。最初分泌物很少,黏液状,但一两日内就会大量化脓。尿道分泌物的革兰染色可显示大量 PMN 和细胞内革兰阴性的单和双球菌(图 53-1)。淋菌性尿道炎的临床症状通常比非淋菌性尿道炎更为严重和明显,包括沙眼衣原体引起的尿道炎(参见第 85 章);然而也有例外,仅凭临床依据往往无法区分尿道炎的病因。今天在美国看到的大多数尿道

炎病例不是由淋病和/或沙眼衣原体引起。虽然许多其他的病原体可能是罪魁祸首,但许多病例没有明确的病因。

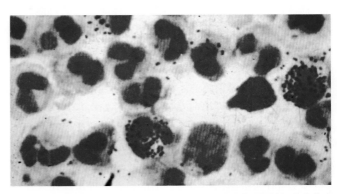

图 53-1　淋病男性患者尿道分泌物的革兰染色显示革兰阴性细胞内单球菌和双球菌(来自 Public Health Agency of Canada)。

大多数有淋病症状的男性寻求治疗并不再具有传染性。其余无症状的男性,随着时间的推移数量不断累积,维持在所有感染男性数量的 2/3 左右;与进行了细菌培养的男性(有细菌排出,但无症状)一起,他们是感染传播的源头。在抗生素时代之前,尿道炎的症状持续约 8 周。附睾炎现在是一种罕见的并发症,淋菌性前列腺炎很少发生。淋菌性尿道炎的其他不常见的局部并发症包括:阴茎背部淋巴管炎或血栓性静脉炎引起的阴茎水肿、黏膜下尿道壁炎性"软"浸润、尿道周围脓肿或瘘、尿道球腺炎症或脓肿以及精囊炎。未行包皮环切的人可能会发生龟头炎。

女性淋病

淋菌性宫颈炎· 黏液性化脓性宫颈炎在美国妇女中是一种常见的性传播感染,可由淋球菌、沙眼衣原体和包括生殖支原体在内的其他病原体引起(参见第 84 章)。宫颈炎可与念珠菌性或滴虫性阴道炎共存。淋球菌主要感染宫颈口柱状上皮细胞。巴氏腺偶尔会被感染。

感染淋球菌的妇女通常会出现症状。然而,那些没有症状或只有轻微症状的妇女可能会延迟寻求治疗。这些轻微症状可能包括从发炎的子宫颈流出的少量阴道分泌物(本身没有阴道炎或有阴道炎)和可能与淋菌性尿道炎相关的排尿困难(通常尿急或尿频)。虽然女性比男性更不容易确定淋病的潜伏期,但通常在感染后 10 日内出现症状,而且症状比衣原体宫颈炎更为剧烈。

体格检查可显示宫颈口流出的黏液脓性分泌物(黏液)。由于革兰染色对女性淋病的诊断不敏感,应提交样本进行培养或非培养分析(见下文"实验室诊断")。宫颈异位处的水肿和易碎,以及轻度擦拭引起宫颈内出血在衣原体感染中更常见。淋菌感染可延伸到深部,导致性交困难和下腹或背部疼痛。在这种情况下,必须考虑盆腔炎(PID)的诊断,并对其进行治疗(参见第 35 和 85 章)。

淋病奈瑟菌也可从宫颈炎妇女的尿道和宫颈采得,但这些部位很少是唯一的感染部位。女性尿道炎可能会产生内部

排尿困难的症状,这通常归因于"膀胱炎"。在未离心尿的革兰染色中观察到的无菌性脓尿,同时尿培养细菌<10^2个,通常与尿路感染有关,这意味着沙眼衣原体尿道炎的可能。尿道感染淋病也可能发生在这种情况下,但在这种情况下,尿道培养通常是阳性的。

淋菌性阴道炎·健康女性的阴道黏膜被覆复层鳞状上皮,很少被淋病奈瑟菌感染。然而,淋球菌性阴道炎可发生在低雌激素女性(如青春期前女孩和绝经后妇女),其阴道复层鳞状上皮常减薄至底层,可被淋病感染。阴道炎症明显使体检(扩张器和双合诊)极其痛苦。阴道黏膜红肿,常有大量脓性分泌物。尿道感染、斯基恩腺(尿道腺)和巴氏腺(前庭大腺)感染常伴有淋菌性阴道炎。纳氏囊肿也可出现在炎症性宫颈糜烂或脓肿。多种炎性共存的宫颈炎可导致宫颈口脓性分泌物。

肛门直肠淋病

由于女性的解剖结构易使宫颈分泌物扩散到直肠,从患有单纯淋菌性宫颈炎的女性直肠中有时可以取到淋病奈瑟菌。在仅有5%的淋病妇女中,直肠是唯一的感染部位。这类妇女通常无症状,但偶尔有急性直肠炎,表现为肛门直肠疼痛或瘙痒、里急后重、化脓性直肠分泌物和直肠出血。在男男同性恋(MSM)中,包括直肠感染在内的淋病感染率在20世纪80年代初在美国下降了90%以上,但自20世纪90年代以来,在有些城市中已记录到MSM中淋病的反弹。从MSM直肠分离出的淋球菌比从其他部位分离出的淋球菌对抗菌素的抵抗力更强。具有 *mtrR*(多重可转移阻遏蛋白)突变或编码该转录抑制物的基因启动子区突变的淋球菌分离株对抗菌疏水剂(如粪便中的胆汁酸和脂肪酸)的抵抗力增强,这种菌株越来越频繁地在MSM中发现。这种情况导致使用青霉素或四环素的老疗法治疗直肠淋病失败率较高。

咽淋病

咽部淋病通常是轻微的或无症状的,尽管症状性咽炎偶尔会发生颈部淋巴结炎。当然,口交方式中吮吸阴茎比舔阴更容易传播。在美国某些女性青少年群体中,咽部淋病与生殖器淋病一样常见。大多数病例是自发消退的,从咽部到性器官的传播是罕见的。咽部感染几乎总是与生殖器感染共存。咽拭子应直接涂在淋菌选择性培养基上。咽部定植的脑膜炎奈瑟菌需要与其他奈瑟菌种相鉴别。

成人眼淋病

成人的眼淋病通常是由受感染生殖器部位的淋病奈瑟菌自身接种引起的。与生殖器感染一样,其表现范围从严重到偶有轻微或无症状。临床表现的差异性可归因于感染菌株引起炎症反应能力的不同。感染可导致眼睑明显肿胀、严重充血和球结膜水肿,以及大量化脓性分泌物。严重发炎的结膜可以覆盖角膜和角膜缘。浸润组织的PMNs的溶解酶偶尔会导致角膜溃疡,很少导致穿孔。

对这种情况的及时认识和处理至关重要。革兰染色及脓性分泌物培养可以确诊,还应进行生殖器分泌物进行培养。

孕妇、新生儿和儿童的淋病

妊娠期淋病对母亲和婴儿都有严重后果。怀孕期间早期识别淋病也可确定患其他性传播疾病风险的人群,特别是衣原体感染、梅毒和滴虫。在妊娠的前3个月,输卵管炎和盆腔炎引起高流产率的风险最高。由于性行为的改变,通常无症状的咽感染在怀孕期间可能更常见。膜破裂过早、早产、绒毛膜羊膜炎、脐带炎(脐带残端感染)和婴儿脓毒症(分娩时新生儿吸入性胃液中检测到淋病奈瑟菌)是孕产妇足月期淋菌感染的常见并发症。其他条件和微生物,包括人型支原体、解脲支原体、沙眼衣原体和细菌性阴道病(通常伴有阴道毛滴虫感染)与类似的并发症有关。

新生儿最常见的淋病形式是新生儿眼炎,这是由于分娩时接触受感染的宫颈分泌物所致。预防滴剂(例如1%硝酸银滴眼液或含有红霉素或四环素的眼用制剂)预防新生儿眼炎,但对其治疗无效,这需要系统用抗生素。临床表现为急性,通常在出生后2～5日开始,最初的非特异性结膜炎伴随血清性分泌物,随后是眼睑的高度水肿、球结膜水肿和大量的、厚黏稠的、化脓性分泌物。角膜溃疡可导致角膜混浊或穿孔,可引起虹膜前粘连、巩膜前葡萄肿、全眼球炎和失明。婴儿其他黏膜部位的感染,包括阴道炎、鼻炎和肛门直肠感染,可能是无症状的。35%的淋球菌性眼炎患儿出现咽定植,其中咳嗽是最突出的症状。败血症性关节炎(见下文)是新生儿全身感染或DGI的最常见表现。发病通常在出生后3～21日,多关节受累是常见的。脓毒症、脑膜炎和肺炎罕见。

新生儿之后儿童的任何性传播感染都提示性虐待的可能。淋球菌性外阴阴道炎是婴儿期以外儿童淋球菌感染的最常见表现。肛门直肠和咽部感染在这些儿童中很常见,并且通常无症状。尿道、前庭大腺和尿道腺以及上生殖道很少受累。所有淋球菌感染的儿童也应评估衣原体感染、梅毒和可能的艾滋病感染。

淋菌性关节炎(播散性淋病)

播散性淋病DGI(淋球菌性关节炎)是由淋球菌性菌血症引起的。20世纪70年代,未经治疗的淋球菌黏膜感染者中0.5%～3%发生了DGI。目前DGI发病率较低可能是由于可能传播的特定菌株的流行率下降。DGI菌株抵抗人血清的杀菌作用,一般不在生殖部位发动炎症,这可能是由于趋化因子的局限性。20世纪70年代从DGI患者中获取的菌株通常为PorB.1A血清型,对青霉素高度敏感,并具有特殊的生长需求,包括精氨酸、次黄嘌呤和尿嘧啶,这使得该病原体更为挑剔,更难分离出来。

月经是传播的一个危险因素,大约2/3的DGI病例是女性。在大约一半受影响的妇女中,DGI症状在月经开始后7日内开始出现。补体缺乏,特别是与膜攻击复合物(C5～C9)组成有关的成分,易患奈瑟菌菌血症,有一次以上DGI发作的人,应检测血清总补体溶血活性。

DGI 的临床表现有时被分为两个阶段：一个是今天不太常见的菌血症阶段，另一个是化脓性关节炎的关节局部阶段。病情明确进展通常不明显。菌血症阶段的患者体温较高，发热时更常伴有寒战。关节疼痛是常见的，常与腱鞘炎和皮疹同时发生。多发性关节痛通常包括膝盖、肘部和更多的远端关节；通常不累及中轴骨。约 75% 的患者出现皮损，包括丘疹和脓疱，通常伴有出血表现（图 53-2；另见图 14-44）。非感染性皮炎的其他表现如结节性损害、荨麻疹和多形红斑，已被描述。这些病变通常在四肢，数量在 5～40。DGI 菌血症阶段的鉴别诊断包括反应性关节炎、急性类风湿性关节炎、结节病、结节性红斑、药物性关节炎和病毒感染（如乙型肝炎和急性艾滋病）。反应性关节炎关节症状的分布与 DGI 不同（图 53-3），皮肤和生殖器表现也不同。

化脓性关节炎包括 1～2 个关节，最常见的是膝盖、手腕、脚踝和肘部（按频率递减）；其他关节偶尔也会受累。大多数淋菌性败血症性关节炎的患者没有先前的多发性关节痛或皮损，在没有生殖器感染症状的情况下，不能与其他病原体引起的败血症性关节炎区分开来。第 27 章讨论了年轻人急性关节炎的鉴别诊断。骨髓炎并发败血性关节炎很少累及手的小关节。

淋菌性心内膜炎，虽然在今天很少见，但在无抗生素时代是一种相对常见的 DGI 并发症，约占报告的心内膜炎病例的 1/4。DGI 的另一个不寻常的并发症是脑膜炎。

艾滋病患者群中的淋病

淋病与艾滋病之间的联系已在几项研究中得到证实，主

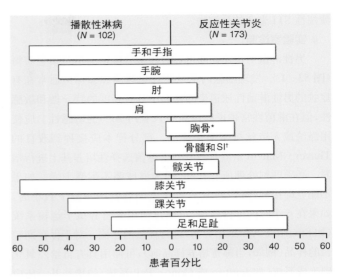

图 53-3　关节炎的关节分布。102 例播散性淋病以及 173 例反应性关节炎。* 包括胸锁关节；† SI, 骶髂关节。

要是在肯尼亚和扎伊尔。非溃疡性 STI 可使 HIV 的传播增加 3～5 倍，可能由于感染 HIV 的免疫细胞的传播，以及患尿道炎或宫颈炎患者病毒排放增加（参见第 97 章）所致。聚合酶链反应（PCR）在艾滋病淋菌性尿道炎男性的射精液中检测到的 HIV 比在无淋菌性尿道炎艾滋病中更常见。尿道炎治疗后，PCR 检测的阳性率可降低至原来的 1/3。淋病不仅增强了 HIV 的传播，而且还可能增加个人感染 HIV 的风险。可能的机制是在非溃疡性 STI 患者的宫颈分泌物中被 HIV 感染的 CD4$^+$ T 淋巴细胞和树突状细胞数量显著增加，多于

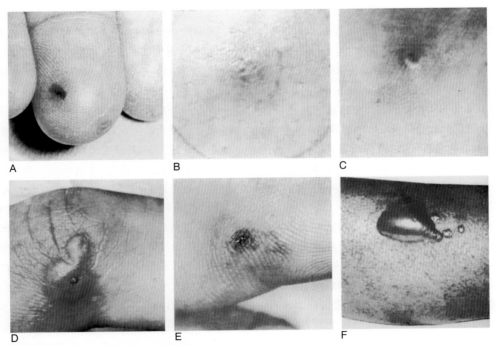

图 53-2　经证实的淋菌性菌血症患者的特征性皮肤损害处于不同的阶段改变。A. 手指处非常早期的瘀点。B. 早期丘疹，直径 7 mm，在小腿。C. 中央结黑痂的脓疱，从早期紫癜性皮损演变过来。D. 手指的脓疱。E. 出血基础上中央坏死（黑色）的成熟皮损。F. 胫骨伸侧表面的脓疱（经允许转载，KK Holmes et al：Disseminated gonococcal infection. Ann Intern Med 74：979，1971）。

溃疡性 STI 患者的分泌物。

■ 实验室诊断

男性淋菌的快速诊断可通过尿道分泌物的革兰染色获得（图 53-1）。发现细胞内革兰阴性单球菌和双球菌通常在有症状的男性淋菌性尿道炎的诊断中具有高度的特异性和敏感性，但在淋菌性宫颈炎的诊断中只有约 50% 的敏感性。应使用涤纶或人造丝拭子采集样品。部分样本应接种到改良的 Thayer-Martin 培养基或其他淋球菌选择性培养基上进行培养。必须即刻处理所有样品，因为淋球菌不耐受干燥。如果不能立即接种，可以将其放置在密闭容器中室温下数小时。如果在 6 小时内进行处理，可通过使用非营养拭子运输系统（如 Stuart 或 Amies 培养基）进行样品的运输。对于保存期较长的样品（例如，当邮寄培养样品时），可使用具有自给二氧化碳生成系统（如 Jembec 或 Gono-Pak 系统）的培养基。还应取样针对衣原体感染进行诊断（参见第 85 章）。

宫颈内分泌革兰染色物常可见 PMNs，数目异常增加（在 5 个 1 000× 油镜下，每一区域的 PMNs≥30）说明炎症的存在。不过，宫颈涂片中是否存在革兰阴性胞内单球菌或双球菌并不能准确预测哪些患者有淋病，在这种情况下，应通过培养或其他合适的非培养诊断方法进行诊断。单次宫颈分泌物培养的敏感性为 80%～90%。如果有肛交性行为，应采用直肠壁拭子培养（未受粪便污染）。不能根据咽部涂片中的革兰阴性双球菌（其他奈瑟菌属是正常菌群的组成部分）来推测淋球菌。

越来越多用核酸探针试验代替培养直接检测泌尿生殖系统标本中的淋病奈瑟菌。一种常用的检测方法使用非同位素化学发光 DNA 探针，与淋菌 16S 核糖体 RNA 特异性杂交；这种检测方法与传统培养技术一样敏感。非培养基检测的一个缺点是淋病奈瑟菌不能从运输系统中生长。因此，如果需要，不能进行培养验证试验和正式的抗菌敏感性试验。核酸扩增试验（NAAT），包括罗氏 Cobas® Amplicor、基因探针 APTIMA COMBO 2® 和 BD ProbeTec™ ET，也可检测沙眼衣原体，并且比淋病奈瑟菌或沙眼衣原体的培养鉴定更敏感。基因探针和 BD 测试的优势在于，尿液样本的灵敏度与其他非 NAATS 方法或培养方法检测尿道或宫颈拭子样本的灵敏度相似或更高。现在，在半自动化或全自动化平台上可以进行几种放大测试。

由于法律原因，儿童淋球菌感染的首选诊断方法是标准化的培养方法。两个阳性的 NAAT，每个都针对不同的核酸序列，可以替代宫颈或尿道的培养，作为儿童感染的合法证据。虽然美国食品药品监督管理局尚未批准淋球菌感染的非培养试验用于从受感染儿童的咽部和直肠获得的样本，但这些部位的 NAAT 对于预期遭受成年人性虐待受害者的诊断评价是首选的，特别是 NAAT 由当地实验室鉴定检测，而且结果可靠。应从女孩和男孩的咽部和肛门、男孩的尿道和女孩的阴道获取标本进行培养；不建议对青春期前女孩取宫颈

标本。对于有尿道分泌物的男孩，取分泌物的尿道样本进行培养。淋病奈瑟菌的菌落应至少通过两种独立的方法来确定。

怀疑 DGI 的病例应进行血液培养。使用隔离血培养管可提高阳性率。发病 48 小时后，血培养的阳性概率降低。关节滑液应接种到血液培养的液体培养基中，并镀在巧克力琼脂上，而不是选择性培养基上，因为这种液体不可能被共生细菌污染。淋球菌很少从早期＜20 000 个白细胞/μL 的关节积液中获得，但从含有＞80 000 个白细胞/μL 的积液中可获得。病原体很少从同一患者的血液和滑液中获得。

治疗·淋病

治疗失败可导致持续传播和抗生素耐药性的出现。不能过分强调患者将坚持适当治疗方案的重要性。因此，已有高效的单剂量方案针对无并发症的淋病。CDC 2010 年修订的淋球菌感染治疗指南汇总在**表 53-1** 中。世界范围内头孢克肟日益增高的 MIC 导致 CDC 不再推荐该药物作为治疗简单淋病的一线药物。简单淋病的推荐治疗适用于 HIV 感染者和未感染 HIV 的患者。

目前，单剂量肌内注射第三代头孢菌素头孢曲松是治疗简单的尿道、宫颈、直肠或咽部淋病的主要方法，疗效确切。在美国，含有喹诺酮类药物的治疗方案不再被推荐为一线治疗，因为它具有广泛的耐药性。最近在美国对简单淋病的多中心治疗试验表明，两种联合治疗方案的疗效均大于或等于 99.5%：① 吉米沙星（320 mg，单次口服）加阿奇霉素（2 g，单次口服）或 ② 阿奇霉素（2 g，单次口服）加庆大霉素（240 mg 的单次肌内注射，或在体重≤45 kg 的个体中，5 mg/kg）。

由于与沙眼衣原体的共感染经常发生，初始治疗方案还必须加入一种有效对抗衣原体感染的药物（例如阿奇霉素或多西环素）。患有淋病的孕妇不应服用多西环素，应同时使用大环内酯类抗生素治疗可能的衣原体感染。单剂量 1 g 阿奇霉素是治疗单纯衣原体感染的有效药物，其治疗淋菌素感染的治愈率（93%）较低，不应单独使用。单剂量 2 g 阿奇霉素，特别是缓释微球制剂，将阿奇霉素输送到下消化道，从而提高耐受性。阿奇霉素对敏感菌株有效，但这种药物昂贵，引起胃肠道不适，不建议常规或一线治疗淋病。大观霉素已被用作治疗美国以外、青霉素过敏、简单淋病的替代药物，但在美国目前尚无这种方法。值得注意的是，大观霉素治疗咽部感染的有效性不佳，降低了其在人群中的使用，这些人群中，此类感染很常见，如 MSM。

表 53 - 1	淋球菌感染的推荐治疗：改编自 2010 年疾病控制和预防中心指南
诊断	**选择性治疗[a]**
宫颈、尿道、咽部[b]，或直肠的简单淋病	
一线方案	头孢曲松(250 mg 肌内注射，单剂量)**加**如果沙眼衣原体感染没有排除，治疗沙眼衣原体：阿奇霉素(1 g 口服，单剂量)**或**多西环素(100 mg 口服 BID 7 日)
候选方案[c]	头孢克肟(400 mg 口服，单剂量)**或**头孢唑肟(500 mg 肌内注射，单剂量)**或**头孢噻肟(500 mg 肌内注射，单剂量)**或**壮观霉素(2 g 肌内注射，单剂量)[d,e]**或**双硫唑甲氧头孢菌素(1 g 肌内注射，单剂量)加丙磺舒(1 g 口服，单剂量)[d]**或**头孢西丁(2 g 肌内注射，单剂量)加丙磺舒(1 g 口服，单剂量)[d]
附睾炎	**参见第 35 章**
盆腔炎	**参见第 35 章**
成人淋菌性结膜炎	头孢曲松钠(1 g 肌内注射，单剂量)[f]
新生儿眼炎[g]	头孢曲松钠(25～50 mg/kg 静脉注射，单剂量，不超过 125 mg)
播散性淋病[h]　初始治疗[i]	
患者能耐受 β-内酰胺药物	头孢曲松钠(1 g 肌内注射或静脉注射 q24h；推荐)**或**头孢噻肟(1 g 静脉注射 q8h)**或**头孢唑肟(1 g 静脉注射 q8h)
患者对 β-内酰胺药物过敏	大观霉素(2 g 肌内注射 q12h)[d]
继续治疗[i]	头孢克肟(400 mg 口服 BID)
脑膜炎或心内膜炎	见正文[j]

[a] 使用推荐的治疗方案治疗真正失败是罕见的，应该提示对再感染、耐药菌株感染或其他诊断进行评估。[b] 头孢曲松是唯一推荐用于治疗咽部感染的药物。[c] 关于接受替代疗法的感染者的随访，见正文。[d] 大观霉素、头孢替坦和头孢西丁是替代药物，目前在美国不可用或供应不足。[e] 大观霉素可能对治疗咽部淋病无效。[f] 加用生理盐水洗眼(1 次)。[g] 加用生理盐水洗眼(1 次)。[h] 如果诊断不确定，如果患者有明显的关节炎并伴有积液，或者如果患者不能坚持治疗，则需要住院治疗。[i] 临床改善开始后，所有初始疗程应持续 24～48 小时，此时可改用口服药物(例如，头孢克肟或一种喹诺酮)，如果抗菌敏感性可以从病原菌培养中被记录到。如果没有分离出任何生物体，诊断是有把握的，那么头孢曲松治疗应至少持续 1 周。如果不排除衣原体感染，应给予治疗(如上所述)。[j] 住院是为了排除疑似脑膜炎或心内膜炎。

接受头孢曲松治疗的无并发症感染者不需要进行治疗随访；但是，如果使用既定方案治疗后症状持续存在，则应进行淋病奈瑟菌培养，并测试分离出的任何淋病奈瑟菌是否具有抗菌敏感性。接受交替疗法的人应返回，接受针对受感染部位的治疗结果随访，培养是最佳选择。如果培养不易，NAAT 是阳性的，则应尽一切努力进行证实性培养。所有治疗后随访培养阳性的，应进行抗微生物药敏试验。由于 6 个月内淋病和沙眼衣原体再次感染率高，建议治疗后 3 个月重复检测。

症状性淋球菌性咽炎比生殖器感染更难根除。不能耐受头孢曲松的人和禁忌使用喹诺酮类药物的人，如果可以的话，可以用大观霉素治疗，但这种药物的治愈率不超过 52%。接受大观霉素治疗的患者应在治疗后 3～5 日进行咽部培养，作为治疗试验。在阿奇霉素耐药率较低的地区，可使用单剂量 2 g 阿奇霉素。

淋菌性附睾炎和 PID 的治疗方法**参见第 35 章**。对于年龄较大的儿童和成人的眼部淋球菌感染，应使用单剂量头孢曲松联合盐水冲洗结膜(两者均应迅速进行)，患者应仔细进行眼科评估，包括裂隙灯检查。

DGI 可能需要更高剂量和更长时间的治疗(表 53 - 1)。如果诊断不确定，如果患者患有局部关节疾病，需要抽吸，或者患者遵从医嘱不可靠，建议住院治疗。开放性引流只是偶尔需要的，例如，对于很难经皮引流的髋关节感染的治疗。非甾体类抗炎药可用于缓解疼痛和加速受影响关节的临床改善。

淋球菌性脑膜炎和心内膜炎应在医院接受高剂量的头孢曲松静脉注射治疗(每 12 小时 1～2 g)；脑膜炎应继续治疗 10～14 日，心内膜炎应至少治疗 4 周。所有经历过 1 次以上 DGI 发作的人应进行补体缺乏评估。

■ 预防和控制

避孕套，如果使用得当，可提供有效的保护，防止淋病的传播和获得，以及由生殖器黏膜表面传播出去和从外界获得的其他感染。用含壬苯酚-9 的隔膜或宫颈海绵制成的杀精制剂可以预防淋病和衣原体感染。然而，频繁使用含有壬苯醚-9 的制剂与黏膜破坏有关，矛盾的是，这可能会增加暴露时感染 HIV 的风险。应指导所有患者向性伴侣咨询，以进行评估和治疗。淋病患者的所有性伴侣都应接受评估和针对淋病与沙眼衣原体感染的治疗，如果他们与患者的最后接触发生在症状出现或感染诊断前 60 日内。如果患者最后一次性接触发生在症状或诊断开始前 60 日以上，则应治疗患者最近的性伴侣。向性伴侣提供治疗淋病和衣原体感染的药物或处方会降低患者再次感染(或复发)的可能性。在对此法律认可的州，这种方法是合作伙伴管理的一种选择。在治疗结束之前，以及在他们和他们的性伴侣不再有症状之前，应指导患者不要性交。必须更加重视公共卫生教育、患者咨询和行为矫正的预防。性活跃者，尤其是青少年，应该接受性病筛查。对于男性患者，可使用尿 NAAT 或尿道拭子进行筛查。预防淋病的传播有助于减少 HIV 的传播。目前还没有有效的淋病疫苗，但正在努力测试几种候选疫苗。

致谢

作者感谢 Dr. King K. Holmes 和 Dr. Stephen A. Moore 对本章之前版本的贡献。

第 54 章
嗜血杆菌和莫拉菌感染
Chapter 54 Haemophilus and Moraxella Infections

Timothy F. Murphy · 著 | 苏逸 · 译

流感嗜血杆菌

■ 微生物学

流感嗜血杆菌（*Haemophilus influenzae*）最早于 1892 年被 Pfeiffer 发现，他错误地认为细菌是流感的起因。流感嗜血杆菌是一种小的（$1 \times 0.3\ \mu m$）革兰阴性的形状可变的微生物，因此常被称为多形性球杆菌。在脑脊液（CSF）和痰液等临床标本中，流感嗜血杆菌往往仅能被番红色染料轻微地染色，因此很容易被忽略。

流感嗜血杆菌在有氧和厌氧条件下均可生长。它的有氧生长需要两个因素：血红素（X 因子）和烟酰胺腺嘌呤二核苷酸（V 因子）。以上两个因素被实验室用于鉴定细菌。必须谨慎区分流感嗜血杆菌和溶血性嗜血杆菌（*H. haemolyticus*），溶血性嗜血杆菌是一种具有相同生长要求的呼吸道共生体。两者的经典区别在于流感嗜血杆菌在马血琼脂上具有溶血作用。然而，现在有相当一部分溶血性嗜血杆菌分离株被认为是非溶血性的。通过对 16S 核糖体序列、超氧化物歧化酶、外膜蛋白 P6、蛋白 D 和岩藻糖激酶等不同基因型和表型标记的分析，可以区分这两个菌种。

已鉴定出六种主要的流感嗜血杆菌血清型；基于抗原性不同的多糖荚膜，它们被指定为 a～f。此外，一些菌株缺乏多糖荚膜，称为不典型菌株。b 型和不典型菌株是与临床最相关的菌株（表 54 - 1），除了 b 型外的有荚膜菌株也会导致疾病。流感嗜血杆菌是第一个进行全基因组测序的自由生活的微生物。

抗原性明显的 b 型荚膜是由磷酸核糖醇组成的线性聚合物。b 型流感嗜血杆菌（Hib）主要在 6 岁以下的婴儿和儿童中引起疾病。不典型菌株主要是黏膜病原体，偶尔会引起侵袭性疾病。

表 54 - 1　b 型流感嗜血杆菌和不典型流感嗜血杆菌的特征

特征	b 型菌株	不典型菌株
荚膜	磷酸核糖醇	无荚膜
发病机制	血源性传播引起的侵入性感染	邻近传播引起的黏膜感染
临床表现	未完全免疫婴儿和儿童的脑膜炎和侵袭性感染	婴幼儿中耳炎，伴有慢性支气管炎成人的下呼吸道感染
进化史	基于克隆	遗传多样性
疫苗	高效结合疫苗	无，研发中

■ 流行病学与传播

流感嗜血杆菌是一种人类特有的病原体，通过空气中的飞沫或直接接触分泌物或污染物传播。

在许多工业化国家广泛使用 Hib 结合疫苗已经导致 Hib 鼻咽定植率和 Hib 感染率显著下降（图 54 - 1）。然而，世界上大多数的儿童仍然缺乏免疫保护。在世界范围内，侵袭性 Hib 疾病主要发生在未免疫的儿童和未完成初级免疫系列的儿童中。某些群体的侵袭性 Hib 疾病发生率高于普通人群，包括非洲裔美国儿童和美洲当地居民群体。尽管这种增加的发病率还没有被解释清楚，但有几个因素可能是相关的，包括接触细菌的年龄、社会经济条件和遗传差异。

■ 发病机制

Hib 菌株通过侵入和从呼吸道传播至血液，然后至远端的部位，如脑膜、骨骼和关节，导致全身性疾病。b 型多糖荚膜是一种重要的毒力因子，影响了细菌躲避调理素的作用能力而致病。

不典型的菌株通过黏膜表面的局部侵袭引起疾病。中耳

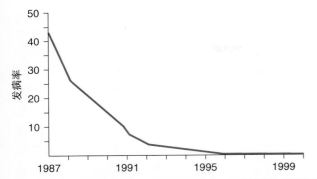

图 54-1　1987—2000 年 5 岁以下儿童 b 型流感嗜血杆菌侵袭性疾病的估计发病率(每 10 万例发生率)。自 2000 年以来,每年报告的病例不到 40 例(来自疾病控制和预防中心的数据)。

炎是细菌通过咽鼓管到达中耳的结果。不典型菌株可引发慢性支气管炎的患者经历反复发作的下呼吸道感染。此外,不典型流感嗜血杆菌菌株在慢性阻塞性肺疾病(COPD)成人患者下呼吸道的持续定植导致气道炎症,这是该病的标志。导致慢性阻塞性肺疾病成人感染的不典型菌株在致病潜能和基因组含量方面与引起中耳炎的菌株不同。在中耳,不典型的菌株形成生物膜。与浮游细菌相比,生物膜对宿主清除机制和抗生素的抵抗力更强,与慢性和复发性中耳炎有关。不典型菌株引起的侵袭性疾病的发生率较低。引起侵袭性疾病的菌株在遗传和表型上是多样的。

免疫应答

荚膜抗体对防止 Hib 株感染很重要。荚膜多糖[聚核苷磷酸核糖(PRP)聚合物]的血清抗体水平(母系获得的)从出生到 6 个月大时下降,在没有接种疫苗的情况下,一直保持低水平,直到 2 或 3 岁。抗体最低时的年龄与 b 型疾病的最高发病率有关。然后部分出现 PRP 抗体的原因是由于暴露于 Hib 或交叉反应抗原。由于存在保护性抗体,全身性 Hib 病在 6 岁后不常见。PRP 与蛋白质载体分子结合的疫苗已经被开发出来,并被广泛应用。这些疫苗在婴儿体内产生对 PRP 的抗体反应,并有效地预防婴儿和儿童的侵入性感染。

由于不典型菌株缺乏荚膜,因此对感染的免疫反应针对的是非荚膜抗原。这些抗原作为免疫靶点和潜在的疫苗成分引起了研究者相当大的兴趣。人类对不典型菌株的免疫反应似乎是菌株特异性的,这一特性部分解释了这些菌株在免疫功能正常宿主中引起复发性中耳炎和复发加重性慢性支气管炎的倾向。

临床表现

Hib

感染 Hib 最严重的表现是脑膜炎(参见第 36 章),主要影响 2 岁以下的儿童。Hib 脑膜炎的临床表现与其他细菌性病原体引起的脑膜炎相似。发热和中枢神经系统功能改变是最常见的表现特征。颈强直可能很明显,也可能不明显。尽管经过 2 或 3 日的适当抗生素治疗,当婴儿仍有癫痫发作、偏瘫或持续性嗜睡时,应怀疑最常见的并发症——硬膜下积液。

Hib 脑膜炎总死亡率约 5%,发病率高。在幸存者中,6% 有永久性感音神经性听力损失,约 1/4 有某种类型的严重障碍。如果寻找更轻微的障碍,高达一半的幸存者被发现有一些神经后遗症,如部分听力损失和语言发育迟缓。

会厌炎(参见第 20 章)是一种危及生命的 Hib 感染,涉及会厌和声门上组织的蜂窝织炎。可导致急性上呼吸道阻塞。其独特的流行病学特征是,与其他 Hib 感染相比,它出现在一个较大的年龄组(2~7 岁),并且在纳瓦霍印第安人和阿拉斯加因纽特人中不存在。喉咙痛和发热迅速发展为吞咽困难、流口水和气道阻塞。成人也有会厌炎。

由 Hib 引起的蜂窝织炎(参见第 26 章)发生在幼儿中。最常见的部位是头部或颈部,有时受累部位呈现典型的蓝红色。大多数患者有菌血症,10% 的患者有额外的感染病灶。

Hib 引起婴儿肺炎。感染在临床上与其他类型的细菌性肺炎(如肺炎球菌性肺炎)不可区分,但 Hib 更可能累及胸膜。一些不太常见的侵入性疾病可能是儿童 Hib 感染的重要临床表现。这些包括骨髓炎、脓毒症性关节炎、心包炎、眼眶蜂窝织炎、眼内炎、尿路感染、脓肿和血流感染,但没有可识别的病灶。

非 b 型荚膜流感嗜血杆菌(a、c、d、e 和 f 型)是侵袭性感染的不常见原因,主要表现为血流感染和肺炎。大多数此类感染发生在潜在条件下。

不典型流感嗜血杆菌

不典型流感嗜血杆菌是最常见的慢性阻塞性肺疾病恶化的细菌原因;疾病恶化的特点是咳嗽、痰分泌增加和呼吸急促。其他特点为低热,胸部 X 线片无明显浸润。不典型菌株也会导致成人社区获得性细菌性肺炎,特别是在慢性阻塞性肺疾病或艾滋病患者中。流感嗜血杆菌肺炎的临床特征与其他类型的细菌性肺炎相似,包括肺炎球菌性肺炎。

不典型流感嗜血杆菌是儿童中耳炎最常见的三种病因之一[另两种是肺炎链球菌(Streptococcus pneumoniae)和卡他莫拉菌(Moraxella catarrhalis)](参见第 20 章)。婴儿发热和易怒,而较大的儿童诉有耳痛。病毒性上呼吸道感染的症状通常先于中耳炎。通过充气式耳镜进行诊断。尽管并非常规方式,病因诊断可以通过鼓室穿刺和中耳积液培养确定。与流感嗜血杆菌中耳炎相关的临床特征包括复发史、治疗失败、合并结膜炎、双侧中耳炎和近期的抗感染治疗。在婴儿中越来越多地使用肺炎球菌多糖结合疫苗,导致由流感嗜血杆菌引起的中耳炎病例比例相对增加。

不典型流感嗜血杆菌也可引起产褥期脓毒,是新生儿血流感染的重要原因。这些与溶血性嗜血杆菌(H. haemolyticus)密切相关的不典型菌株,在女性生殖道定植后,趋于成为 IV 生物型并引起侵袭性疾病。

不典型的流感嗜血杆菌引起成人和儿童的鼻窦炎(参见第 20 章)。此外,细菌是各种侵入性感染较不常见的原因。这些感染包括脓胸、成人会厌炎、心包炎、蜂窝织炎、脓毒血症性关节炎、骨髓炎、心内膜炎、胆囊炎、腹部感染、尿路感染、乳突炎、主动脉移植物感染和未发现病灶的血流感染。虽然在广泛使用 Hib 疫苗的国家,大多数流感嗜血杆菌侵入性感染是由不可分型菌株引起的,但没有令人信服的证据表明,由于使用 Hib 疫苗,不可分型流感嗜血杆菌的感染率增加。持续监测将是重要的。许多流感嗜血杆菌血流感染患者有潜在的疾病,如 HIV 感染、心肺疾病、酗酒或癌症。

■ 诊断

确定 Hib 感染诊断的最可靠方法是培养出病原体。在革兰染色的脑脊液中存在革兰阴性球菌是 Hib 脑膜炎的有力证据。从脑脊液中获得病原体可证实诊断。其无菌体液如血液、关节液、胸腔液、心包液和硬膜下积液中培养出病原体可证实感染。

PRP 的检测是快速诊断 Hib 脑膜炎的重要辅助手段。免疫电泳法、乳胶凝集法、共凝集法和酶联免疫吸附法是检测 PRP 的有效方法。当患者先前接受过抗菌治疗,因此培养极有可能为阴性时,这些分析尤其有用。

由于不典型的流感嗜血杆菌主要是黏膜病原体,它是混合菌群的一个组成部分,因此病原学诊断具有挑战性。疑似肺炎患者的革兰染色痰标本中大量多核白细胞中以革兰阴性球菌为主,强烈提示为非典型流感嗜血杆菌感染。尽管有一小部分不典型流感嗜血杆菌肺炎患者可检测到血流感染,但大多数此类患者的血培养为阴性。

使用充气式耳镜在中耳的液体中检查是诊断中耳炎的基础。病因诊断需要鼓室穿刺,但不是常规方式。侵入性手术也可用来明确鼻窦炎的病因;根据临床症状和鼻窦部影像学怀疑该诊断时,给予经验性治疗。

治疗 · 流感嗜血杆菌

Hib 引起的脑膜炎的初步治疗应包括头孢曲松或头孢噻肟等头孢菌素类药物。对于儿童,头孢曲松的剂量为 75～100 mg/kg,每日 2 次,间隔 12 小时。儿童头孢噻肟的剂量为每日 200 mg/kg,分 4 次给药,间隔 6 小时。头孢曲松成人剂量为每 12 小时 2 g,头孢噻肟成人剂量为每 4～6 小时 2 g。初步治疗的替代方案是氨苄西林(每日 200～300 mg/kg,分 4 次服用)加氯霉素(每日 75～100 mg/kg,分 4 次服用)。治疗应持续 1～2 周。

给予 Hib 脑膜炎患者糖皮质激素可降低神经系统后遗症的发生率。假定的机制是当细菌被抗菌药物杀死时,减少由细菌细胞壁炎症介质引起的炎症。地塞米松(每日 0.6 mg/kg,分 4 次静脉注射,持续 2 日)被推荐用于治疗 2 月龄以上儿童的 Hib 脑膜炎。

除了脑膜炎以外的侵入性感染也使用同样的抗感染方案。对于会厌炎,头孢曲松剂量为每日 50 mg/kg,头孢

噻肟剂量为每日 150 mg/kg,每 8 小时给药 1 次。会厌炎是一种紧急情况,维持呼吸道通畅至关重要。疗程由临床对治疗的反应决定。通常疗程为 1～2 周。

许多由流感嗜血杆菌不典型菌株引起的感染,如中耳炎、鼻窦炎和慢性阻塞性肺疾病加重,可以用口服抗菌药物治疗。20%～35% 的不典型菌株产生 β-内酰胺酶(具体比例取决于地理位置),这些菌株对氨苄西林耐药。几种药物对不典型流感嗜血杆菌有很好的抗菌作用,包括阿莫西林/克拉维酸、各种广谱头孢菌素类、大环内酯类的阿奇霉素和克拉霉素。氟喹诺酮类药物对流感嗜血杆菌有很高的活性,对慢性阻塞性肺疾病加重的成人很有用。然而,由于氟喹诺酮可能对关节软骨有影响,目前不推荐用于儿童或孕妇的治疗。

除了产 β-内酰胺酶外,还发现了流感嗜血杆菌分离株中青霉素结合蛋白的改变——氨苄西林耐药的第二种机制。虽然在美国很少见,但这些 β-内酰胺酶阴性氨苄西林耐药菌株在日本很常见,在欧洲的流行率也在上升。继续监测流感嗜血杆菌抗菌敏感性的模式非常重要。

■ 预防

疫苗

(参见第 5 章)两种预防婴儿和儿童 Hib 侵入性感染的结合疫苗在美国获得许可。除了获得保护性抗体外,这些疫苗还通过降低 Hib 鼻咽定植的速率来预防疾病。结合疫苗的广泛使用大大降低了发达国家 Hib 病的发病率。尽管 Hib 疫苗的生产成本很高,但疫苗接种是具有成本效益的。全球疫苗和免疫联盟已认识到 Hib 结合疫苗的使用不足。

在实施常规疫苗接种的发展中国家(如冈比亚、智利),疾病负担已经减轻。许多发展中国家缺乏关于 Hib 病流行病学和该病负担的数据,是更广泛地推行疫苗接种的一个重要障碍。

所有儿童应接种 Hib 结合疫苗,在约 2 个月大时接种第一剂,在 2～6 个月大时完成其余的基础免疫,在 12～15 个月大时接种增强剂。不同结合疫苗的具体建议各不相同。读者可以参考美国儿科学会的建议(参见第 5 章 www.cispimmunize.org)。

目前还没有专门用于预防不典型流感嗜血杆菌引起疾病的疫苗。然而,一种含有与肺炎球菌多糖结合的流感嗜血杆菌表面蛋白 D 的疫苗在其他国家获得许可,并在欧洲广泛使用。在临床试验中,该疫苗对预防流感嗜血杆菌中耳炎有部分疗效。预计在非典型流感嗜血杆菌疫苗的开发方面还有其他进展。

化学预防

Hib 患者家庭接触者继发疾病的风险高于正常值。因此,在先证病例家庭的所有成人(孕妇除外)和儿童以及至少

一名小于 4 岁的未完全免疫的接触者应接受口服利福平预防。当在 60 日内 2 个或 2 个以上的侵袭性 Hib 疾病病例发生在未完全接种疫苗儿童的儿童护理机构时,建议所有儿童和人员服用利福平,建议家庭接触者按同样的方式处理。不建议仅有单个先证病例的托儿所和儿童护理接触者进行化学预防。读者可以参考美国儿科学会的建议。

杜克雷嗜血杆菌

杜克雷嗜血杆菌(*Haemophilus ducreyi*)是下疳的病因(**参见第 35 章**),这是一种以生殖器溃疡和腹股沟腺炎为特征的性传播疾病。除了发病的本身因素外,下疳还与 HIV 感染有关,因为生殖器溃疡在 HIV 传播中起着作用。下疳增加了HIV 感染的传播效率和易感性。

■ 微生物学

杜克雷嗜血杆菌(*H. ducreyi*)是一种高度挑剔的革兰阴性球菌,其生长需要 X 因子(Hemin)。尽管根据这一要求,该细菌已被归为嗜血杆菌属,但 DNA 同源性和化学分类学研究已证实杜克雷嗜血杆菌与其他嗜血杆菌属之间存在实质性差异。将来会进行病原体再分类,但有待进一步研究。溃疡主要含有 T 细胞。患有下疳的患者可能反复感染,这一事实表明感染并不能起到保护作用。

■ 流行病学与流行程度

🌐 在美国和世界范围内,下疳的流行率有所下降。然而,由于难以确定诊断,必须谨慎解释流行数据。这种感染在发展中国家似乎更常见。传播主要是异性恋,在暴发期间,男性的病例数超过女性的病例数,比率为(3∶1)~(25∶1)。和商业性工作者的接触及非法药物使用与下疳密切相关。

■ 临床表现与鉴别诊断

感染是由于与受感染个体发生性接触时上皮细胞破裂而获得的。经过 4~7 日的潜伏期后,最初的病变——周围出现红斑的丘疹。在 2 或 3 日内,丘疹演变成脓疱,自发破裂,形成一个通常不硬化的明显局限性溃疡(**图 54 - 2**)。溃疡疼痛,容易出血;周围皮肤很少或没有明显炎症。大约有一半的患者出现腹股沟淋巴结肿大、变软,经常出现波动和自发破裂。患者通常在出现疼痛症状 1~3 周后就医。

下疳的表现通常不包括所有典型的临床特征,有时是非典型的。多个溃疡可以合并形成巨大的溃疡。腹股沟腺炎(**图 54 - 2**)可出现溃疡,1~3 周后化脓,临床表现可与性病淋巴肉芽肿混淆(**参见第 85 章**)。多个小溃疡可能类似于毛囊炎。其他鉴别诊断考虑因素包括引起生殖器溃疡的各种感染,如原发性梅毒、继发性梅毒(扁平湿疣)、生殖器疱疹和多诺万病。在罕见的病例中,下疳病变会继发感染细菌,导致广泛的炎症。

■ 诊断

下疳的临床诊断往往不准确,对可疑病例应进行实验室确认。准确的下疳诊断依赖于从病变处或从化脓性淋巴结处

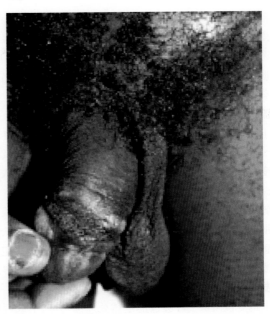

图 54 - 2 具有特征性阴茎溃疡的下疳和相关的左腹股沟腺炎(bubo)。

抽吸物中培养出病原体。由于生物体很难生长,因此有必要使用选择性和补充的培养基。市面上没有杜克雷杆菌的聚合酶链反应分析法;此类试验可由《临床实验室改进修正案》(*CLIA*)——经认证的临床实验室进行。他们开发了自己的检测方法。

当符合以下标准时,可做出下疳的可能诊断:① 一个或多个疼痛的生殖器溃疡。② 溃疡渗出物的暗视野检查或溃疡发作后至少 7 日梅毒的阴性血清学检查没有梅毒螺旋体感染的证据。③ 下疳的典型临床表现。④ 溃疡渗出物中单纯疱疹病毒的试验阴性。

治疗 · 杜克雷嗜血杆菌

疾病预防和控制中心推荐的治疗方案包括:① 单次口服 1 g 阿奇霉素。② 头孢曲松(单次肌内注射250 mg)。③ 环丙沙星(500 mg 口服,每日 2 次,持续 3日)。④ 红霉素碱(500 mg 口服,每日 3 次,持续 7 日)。若患者对治疗没有反应,应从患者身上分离出细菌并进行药敏试验。在感染 HIV 的患者中,治愈可能很慢,可能需要更长的疗程。HIV 血清阳性患者的临床治疗失败可能存在合并感染,尤其是合并单纯疱疹病毒感染。如果接触者在患者出现症状前 10 日内与其发生过性接触,则无论是否出现临床症状,均应确定和治疗接触者。

卡他莫拉菌

■ 微生物学

卡他莫拉菌(*M. catarrhalis*)是一种无荚膜的革兰阴性

双球菌,其生存环境为人类呼吸道。这种生物最初被命名为卡他微球菌(*Micrococcus catarrhalis*)。1970年因其表型与奈瑟菌相似而更名为卡他奈瑟菌(*Neisseria catarrhalis*)。根据对遗传相关性的更严格分析,目前已被广泛接受的名称是卡他莫拉菌。

流行病学

卡他莫拉菌的鼻咽定植在婴儿期很常见,定植率在33%～100%并取决于地理位置。可能有几个因素涉及这种地理变化,包括生活条件、日托出勤、卫生、家庭吸烟和人口遗传学。随着年龄的增长,定植率逐渐下降。

肺炎球菌结合疫苗在一些国家的广泛使用导致了人口鼻咽部细菌定植模式的改变。非疫苗性肺炎球菌血清型、非典型流感嗜血杆菌和卡他莫拉菌的定植相对增加。这些定植模式的改变可能改变了儿童中耳炎和鼻窦炎病原体的分布。

发病机制

卡他莫拉菌从上呼吸道的定植处连续传播,引起呼吸道黏膜感染。之前病毒性上呼吸道感染是中耳炎的常见诱因。在慢性阻塞性肺疾病的恶化过程中,感染新菌株是重要的发病机制。菌株表现出明显的遗传多样性和毒性的差异。

几种具有不同宿主细胞受体特异性的黏附素分子的表达反映了在感染发病机制中黏附在呼吸道上皮表面的重要性。卡他莫拉菌侵入多种细胞类型。由于可以在淋巴组织细胞内滞留,为它在呼吸道的持续存在提供了潜在的储存器。像许多革兰阴性细菌一样,卡他莫拉菌将囊泡分泌到周围环境中。囊泡被宿主细胞内化,并介导几种毒力机制,包括炎症诱导和β-内酰胺酶的传递,这些机制可促进病原体的存活。

临床表现

在儿童中,卡他莫拉菌从鼻咽迁移到中耳或鼻窦,引起黏膜感染。先前的病毒感染通常诱发中耳炎和鼻窦炎。总的来说,鼓室穿刺获得的中耳液培养表明卡他莫拉菌引起15%～20%的急性中耳炎。卡他莫拉菌或不典型流感嗜血杆菌引起的急性中耳炎在临床上比肺炎链球菌(*S. pneumoniae*)引起的中耳炎轻,表现为发热少,鼓膜红肿的比例低。然而,由于不同病原体引起的临床表现大量重叠,无法根据临床特征预测每个患儿的病因。

少数病毒性上呼吸道感染并发细菌性鼻窦炎。鼻窦穿刺抽吸培养显示卡他莫拉菌占儿童急性细菌性鼻窦炎病例的20%左右,成人所占比例较小。

卡他莫拉菌感染是成人慢性阻塞性肺疾病急性发作的常见原因。由于它长期以来被认为是共生菌,并且很容易在呼吸道分泌物中被误认为是共生奈瑟菌(见下文"诊断"),在这种临床环境中,该细菌被忽视了。一些独立的证据表明卡他莫拉菌是慢性阻塞性肺疾病的病原体。这些包括:① 急性加重期在下呼吸道中证实为卡他莫拉菌。② 急性加重与感染新菌株相关。③ 与卡他莫拉菌相关的炎症标志物升高。④ 感染后特异性免疫反应进展。如10年前瞻性研究所示,卡他莫拉

菌是导致慢性阻塞性肺疾病恶化的第二常见病原体(仅次于流感嗜血杆菌);与感染新菌株相关的恶化分布如**图54-3**所示。不包括培养阴性病例或先前分离出病原体的病例。应用严格的临床标准来确定急性发作的病因(培养阳性和培养阴性),同一研究中约10%的急性发作是由卡他莫拉菌引起的。卡他莫拉菌加重的临床特征与其他细菌性病原体(包括流感嗜血杆菌和肺炎链球菌)加重的临床特征相似。与基础症状相比,主要症状是咳嗽、痰量增加、脓性痰和呼吸困难。

卡他莫拉菌引起的肺炎可发生在老年人,尤其是在有潜在心肺疾患者群中,但很少发生。侵袭性感染,如血流感染、心内膜炎、新生儿脑膜炎和脓毒症性关节炎罕见。

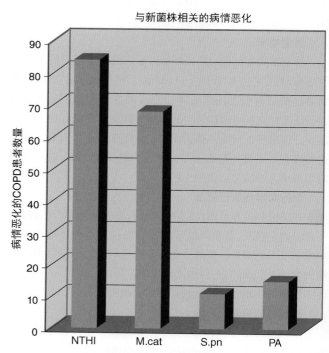

与新菌株相关的病情恶化

图54-3 **慢性阻塞性肺疾病(COPD)细菌感染前瞻性研究(1994—2004)的累积结果显示恶化的病因**。所示的加重次数表明,在临床症状加重的同时感染了一种新菌株。NTHI,不典型流感嗜血杆菌;M. cat,卡他莫拉菌;S. pn,肺炎链球菌;PA,铜绿假单胞菌(改编自 TF Murphy, GI Parameswaran; Clin Infect Dis 49; 124, 2009,经许可使用© 2009年美国感染病学会)。

诊断

中耳炎的病因诊断需要鼓室穿刺术,但这项手术并不是例行的。因此,中耳炎的治疗一般是经验性的。同样,鼻窦炎的病因诊断也需要侵入性手术,因此临床医生通常无法获得。从临床表现为急性发作的成人咳痰样本中分离出卡他莫拉菌提示卡他莫拉菌为病因,但不具有诊断意义。

在培养过程中,卡他莫拉菌的菌落类似于共生奈瑟菌,是正常上呼吸道菌群的一部分。如上所述,在呼吸分泌物培养中很难区分卡他莫拉菌和邻近的奈瑟菌的定植,这部分解释了卡他莫拉菌作为一种病原体被忽视的原因。与奈瑟菌不同的是,卡他莫拉菌落可以在琼脂表面不受干扰地滑动("冰

球样标志")。此外,在生长 48 小时后,卡他莫拉菌菌落呈粉红色,往往比相邻菌落大。各种生物化学测试可以区分卡他莫拉菌和奈瑟菌。这些生化反应的试剂盒在市场上有售。

治疗·卡他莫拉菌

卡他莫拉菌在 20 世纪 70 年代和 80 年代迅速获得 β-内酰胺酶;此后,药敏模式保持相对稳定,目前产

β-内酰胺酶的菌株超过 90%,因此对阿莫西林耐药。儿童的中耳炎和成人的慢性阻塞性肺疾病加重通常是通过经验性治疗,选用抗生素对肺炎链球菌、流感嗜血杆菌和卡他莫拉菌有效。大多数卡他莫拉菌株对阿莫西林/克拉维酸、广谱头孢菌素类、新的大环内酯类(阿奇霉素、克拉霉素)、甲氧苄啶-磺胺甲噁唑和氟喹诺酮类敏感。

第 55 章
HACEK 菌群和
其他革兰阴性菌的感染

Chapter 55
Infections Due to the HACEK Group and Miscellaneous Gram-Negative Bacteria

Tamar F. Barlam, Dennis L. Kasper · 著 | 蔡思诗 · 译

HACEK 菌群

HACEK 菌群是一组生长缓慢、苛养的革兰阴性菌,它们的生长需要二氧化碳的环境;包括几种嗜血杆菌、聚集杆菌属(以前被称为放线菌)、人心杆菌、侵蚀艾肯菌和金氏杆菌。HACEK 菌群通常存在于口腔中,并与口腔局部感染有关。它们也被认为会引起严重的系统性感染,最常见的是细菌性心内膜炎,可发生于自然瓣膜或人工瓣膜上(参见第 20 章)。

在大型病例统计中,0.8%~6% 的感染性心内膜炎可归因于 HACEK 菌群,最常见的是聚集杆菌、嗜血杆菌和人心杆菌。侵袭性感染通常发生于有基础心脏瓣膜病的患者,患者通常近期经历过牙科操作或鼻咽部感染。主动脉瓣和二尖瓣受累最常见。与非 HACEK 菌心内膜炎相比,HACEK 菌心内膜炎易发生于年轻患者,与栓塞事件、血管表现和免疫性表现的相关性更密切,但充血性心力衰竭不太常见。HACEK 菌心内膜炎的临床病程往往是亚急性的,特别是聚集杆菌或人心杆菌引起的心内膜炎。然而,金氏杆菌心内膜炎的临床表现可能更凶险。全身性栓塞事件常见。在不同病例系列报道中,与 HACEK 菌心内膜炎相关的主要栓塞事件发生率在 28%~71%。超声心动图显示,高达 85% 的患者有瓣膜赘生物。聚集杆菌和嗜血杆菌最常引起二尖瓣赘生物;人心杆菌与主动脉瓣赘生物有关。当临床考虑到 HACEK 菌时,必须及时通知微生物学实验室(增加培养的阳性率);不过,大多数能培养出 HACEK 菌者一般都会在第一周内报告阳性,特别是在改进的培养系统(如 BACTEC 中)。此外,心脏瓣膜进行 PCR 及其他方法如对琼脂平板上的菌落进行 MALDI-TOF 质谱分析,都有助于 HACEK 菌感染的诊断。由于这些微生物生长缓慢,可能难以进行药敏试验,也可能无法检测到 β-内酰胺酶的产生。耐药性最常见于嗜血杆菌和聚集杆菌。E-test 法可以提高药敏试验的准确性。HACEK 菌心内膜炎的总体预后良好,明显优于非 HACEK 菌引起的心内膜炎。

嗜血杆菌属

副流感嗜血杆菌是从 HACEK 菌心内膜炎病例中分离出的最常见的致病菌。在由嗜血杆菌引起的心内膜炎患者中,60% 在发病前 2 个月内有全身不适症状,19%~50% 出现充血性心力衰竭。据报道,老年患者的死亡率高达 30%~50%;然而,最近也有研究表明死亡率低于 5%。副流感嗜血杆菌可以从其他部位感染的标本中分离出来,如脑膜炎、脑、牙、盆腔和肝脓肿、肺炎、尿路感染和败血症。

聚集杆菌

最常引起感染性心内膜炎的聚集杆菌是放线共生放线杆菌、嗜沫聚集杆菌(原被称为嗜沫嗜血杆菌,属于嗜血杆菌属)、副嗜沫聚集杆菌。聚集杆菌比嗜血杆菌更常引起人工瓣膜心内膜炎。放线共生放线杆菌可以从与以色列放线菌相关的软组织感染和脓肿中分离出来。较典型的一点是,聚合杆菌心内膜炎的患者可有牙周疾病,或者在合并心脏瓣膜基础

疾病的情况下近期做过牙科手术。聚合杆菌心内膜炎起病隐匿,患者在被诊断前往往可有数月的不适。常见并发症包括栓塞事件、充血性心力衰竭和肾衰竭。放线共生放线杆菌已被从脑脓肿、脑膜炎、眼内炎、腮腺炎、骨髓炎、尿路感染、肺炎、脓胸等其他部位感染的患者的临床标本中被分离出来;而嗜沫聚集杆菌通常与骨关节感染有关。

人心杆菌

人心杆菌主要引起有瓣膜潜在基础疾病者或有人工瓣膜者的心内膜炎。这种细菌最常累及主动脉瓣。许多患者在诊断前有长期感染的体征和症状,如有动脉栓塞、血管炎、脑血管意外、免疫复合物性肾小球肾炎、关节炎等表现。栓塞、细菌性动脉瘤和充血性心力衰竭是常见的并发症。另一种新型细菌——心脏瓣膜杆菌,现已被描述为与心内膜炎有关。

噬蚀艾肯菌

噬蚀艾肯菌最常从感染部位和其他种类的细菌一起被分离得到。临床上,噬蚀艾肯菌常见的感染源包括人咬伤部位(握拳伤)、心内膜炎、软组织感染、骨髓炎、头颈部感染、呼吸道感染、绒毛膜羊膜炎、与子宫内装置相关的妇科感染、脑膜炎、脑脓肿和内脏脓肿。这种细菌是 HACEK 菌心内膜炎中最不常见的致病菌。

金氏杆菌

得益于微生物方法学的改进以及 PCR 等分子生物学方法,金氏杆菌的成功分离变得越来越普遍。将临床标本(如滑膜液)接种到需氧血培养瓶中可提高培养阳性率。金氏杆菌感染的病例中有一半以上是骨关节感染,其余大部分是感染性心内膜炎和菌血症。对培养阴性的病例,可对关节滑膜液使用 PCR 方法检测金氏杆菌。现在一些研究表明,金氏杆菌已经超过了金黄色葡萄球菌,成为儿童化脓性关节炎的主要病因。伴菌血症的侵袭性金氏杆菌感染大多和上呼吸道感染有关,其中 80% 与口腔炎症有关。在出生后的前 3 年内,口咽部金氏杆菌的定植率最高(在约 10% 的儿童中可检测到),这与此细菌在儿童中引起骨感染的高发病率一致。金氏杆菌菌血症可出现的皮肤瘀点、皮疹,类似于脑膜炎奈瑟菌败血症。

感染性心内膜炎与金氏杆菌引起的其他感染不同,发生在年龄较大的儿童和成人。大多数患者都有基础瓣膜病。并发症发生率高,包括动脉栓塞、脑血管意外、三尖瓣关闭不全和充血性心力衰竭伴有心血管循环功能衰竭。

治疗 · HACEK 菌心内膜炎

(表 55 - 1)头孢曲松(2 g/d)是治疗 HACEK 菌心内膜炎的一线药物。关于左氧氟沙星(500～750 mg/d)治疗 HACEK 菌心内膜炎的数据仍然有限,但该药物可被视为无法耐受 β-内酰胺类治疗的患者的替代用药。值得注意的是,艾肯菌对克林霉素、甲硝唑和氨基糖苷类药物耐药。

自然瓣膜心内膜炎应使用抗生素治疗 4 周,而人工瓣膜心内膜炎则需要 6 周治疗。HACEK 菌人工瓣膜心内膜炎的治愈率似乎很高。与其他革兰阴性菌引起的人工瓣膜心内膜炎不同,HACEK 菌心内膜炎通常可通过单独的抗生素治疗而治愈,可不需要手术干预。

其他革兰阴性菌

木糖氧化无色杆菌

木糖氧化无色杆菌(以前属于产碱杆菌属)可能是内源性肠道菌群的一部分,已从多种水源中被分离出来,包括井水、静脉输液和加湿器。免疫功能受损的宿主,包括癌症患者、化疗后中性粒细胞减少的患者、肝硬化患者、慢性肾功能衰竭患者、囊性纤维化患者,发生木糖氧化无色杆菌感染的风险增加。木糖氧化无色杆菌感染的院内暴发可归因于受污染的液体,临床的感染可累及多部位,包括血流感染(通常由于血管内装置受污染)。社区获得性木糖氧化无色杆菌菌血症通常发生在肺炎的背景下。1/5 的病例有播散性皮肤损伤。木糖氧化无色杆菌菌血症的病死率高达 67%——这一数字与其他革兰阴性菌肺炎的病死率相似。

治疗 · 木糖氧化无色杆菌感染

(表 55 - 2)治疗应基于所有临床分离株的体外药敏试验;多重耐药是常见的。美罗培南、替加环素、黏菌素是抗菌活性最强的药物。

表 55 - 1　HACEK 菌群感染的治疗

微生物	首选治疗	替代药物	注释
嗜血杆菌	头孢曲松(2 g/d)	氨苄西林/舒巴坦(氨苄西林 3 g q6h)	嗜血杆菌属和聚集杆菌属对氨苄西林/舒巴坦的耐药已见于报道
放线共生放线杆菌、嗜沫聚集杆菌、副嗜沫聚集杆菌		左氧氟沙星(500～750 mg/d)	左氧氟沙星用于心内膜炎治疗的数据有限。不推荐对＜18 岁患者使用氟喹诺酮类药物
人心杆菌			
噬蚀艾肯菌			
金氏杆菌		青霉素(1 600 万～1 800 万 U q4h)或氨苄西林(2 g q4h)	如致病株敏感,可使用青霉素或氨苄西林。然而,由于 HACEK 菌群生长缓慢,药敏试验可能较困难,是否产生 β-内酰胺酶也可能无法检测

表 55 - 2　其他部分革兰阴性菌的治疗选择

微生物	治疗选择	注释
木糖氧化无色杆菌	美罗培南、替加环素、黏菌素	治疗应基于体外药敏试验；这些病原体中多重耐药常见
气单胞菌	氟喹诺酮类（如环丙沙星）、三代或四代头孢菌素、碳青霉烯类、氨基糖苷类	
伊丽莎白菌/金黄杆菌	氟喹诺酮类、复方新诺明、哌拉西林/他唑巴坦	
放射根瘤菌	氟喹诺酮类、三代或四代头孢菌素、碳青霉烯类	
希瓦菌	氟喹诺酮类、三代或四代头孢菌素、β-内酰胺/β-内酰胺酶抑制剂、碳青霉烯类、氨基糖苷类	
二氧化碳噬纤维菌	氨苄西林/舒巴坦	如致病菌敏感，应该使用青霉素
多杀巴斯德菌	氨苄西林/舒巴坦或头孢曲松	如致病菌敏感，应该使用青霉素。多杀巴斯德菌也对四环素和氟喹诺酮类敏感

气单胞菌

超过 85% 的气单胞菌感染是由嗜水气单胞菌、豚鼠气单胞菌以及维罗纳气单胞菌的变种温和气单胞菌引起的。气单胞菌在饮用水、淡水和土壤中繁殖。气单胞菌是否是细菌性胃肠炎的病因仍有争议，因为无症状的肠道定植气单胞菌很常见。然而，有罕见病例报道提示血性腹泻后的溶血性尿毒症综合征被证明由气单胞菌引起。

气单胞菌可引起有多种基础疾病的婴儿和免疫功能受损宿主的败血症和菌血症，尤其是癌症患者或有肝胆系统疾病的患者。豚鼠气单胞菌与医疗保健机构相关的菌血症有关。气单胞菌感染及败血症可发生于创伤患者（包括伴肌肉坏死的严重创伤）和暴露于气单胞菌环境（如淡水或土壤）并伤口被污染的烧伤患者。被报道的病死率差异较大，免疫功能受损成人的气单胞菌脓毒症病死率为 25%，肌肉坏死的败血症患者病死率则＞90%。气单胞菌能导致坏死性脓疮（出血性大疱，周围有红斑，伴中心坏死和溃疡；**图 14 - 35**），类似于铜绿假单胞菌感染的病变。这种细菌会引起与导管、手术切口、药用水蛭相关的医院获得性感染。其他的感染表现包括坏死性筋膜炎、脑膜炎、腹膜炎、肺炎和眼部感染。

治疗 · 气单胞菌感染

（表 55 - 2）气单胞菌一般对氟喹诺酮类敏感（例如环丙沙星，剂量为 500 mg q12h 口服或 400 mg q12h

静脉注射）、第三代和第四代头孢菌素类、碳青霉烯类和氨基糖苷类药物，但对所有这些药物的耐药均有报道。由于气单胞菌能产生各种 β-内酰胺酶，包括碳青霉烯酶，所以必须根据药敏结果指导治疗。当使用药用水蛭时，需要预防性使用抗生素（例如使用环丙沙星）。

二氧化碳噬纤维菌

这种苛养的梭状革兰阴性球杆菌属于兼性厌氧菌，需要富含二氧化碳的环境才能生长良好。黄褐二氧化碳噬纤维菌、牙龈二氧化碳噬纤维菌、溶血二氧化碳噬纤维菌、产痰二氧化碳噬纤维菌与免疫受损宿主的败血症有关，特别是有口腔溃疡的中性粒细胞减少症患者。这些细菌也可从许多其他感染部位被分离出来，通常是多种微生物混合感染的一部分。大多数二氧化碳噬纤维菌的感染部位与口咽部相邻（如牙周疾病、呼吸道感染、颈椎脓肿、眼内炎）。

犬咬二氧化碳噬纤维菌和 *Capnocytophaga cynodegmi* 是犬类口腔的内生菌（**参见第 40 章**）。感染这些细菌的患者常有被犬咬伤史，即使没有被抓伤或咬伤，也有犬类接触史。无脾症患者、使用糖皮质激素治疗者、酗酒者发生严重脓毒症休克和弥散性血管内凝血的风险较高。患者通常会出现皮肤瘀点瘀斑，随后进展为紫癜和坏疽。脑膜炎、心内膜炎、蜂窝织炎、骨髓炎和化脓性关节炎也与该细菌有关。

治疗 · 二氧化碳噬纤维菌

（表 55 - 2）由于产 β-内酰胺酶菌的不断增加，目前对于二氧化碳噬纤维菌感染的经验性治疗，推荐使用青霉素衍生物加 β-内酰胺酶抑制剂，如氨苄西林/舒巴坦（每 6 小时使用 1.5～3.0 g 氨苄西林）。如果药敏提示致病株对青霉素敏感，应使用青霉素（每 4 小时 1 200 万～1 800 万 U）来治疗犬咬二氧化碳噬纤维菌感染。二氧化碳噬纤维菌也对克林霉素敏感（每 6～8 小时使用 600～900 mg）。上述药物或氨苄西林/舒巴坦应预防性地被用于有犬咬伤史的无脾症患者。

伊丽莎白菌/金黄杆菌

脑膜脓毒性伊丽莎白菌（以前称为脑膜脓毒性金黄杆菌）是医院获得性感染的一个重要致病菌，与其相关的感染包括由受污染的液体（如消毒剂和雾化抗生素）引起的暴发感染和由留置导管、鼻胃管与其他液体相关装置引起的散发感染。医院获得性脑膜脓毒性伊丽莎白菌感染通常累及新生儿或免疫抑制患者（如恶性肿瘤或糖尿病患者）。据报道，脑膜脓毒性伊丽莎白菌可引起脑膜炎（主要在新生儿）、肺炎、败血症、心内膜炎、菌血症和软组织感染。大多数发表的病例报告都来自中国台湾。产吲哚金黄杆菌可引起菌血症、败血症和肺炎，尤其在免疫功能受损、有留置导管的患者中。

治疗·伊丽莎白菌/金黄杆菌感染

（表55-2）这些致病菌通常对氟喹诺酮和甲氧苄啶磺胺甲噁唑敏感。它们可能对β-内酰胺类/β-内酰胺酶抑制剂合剂（如哌拉西林/他唑巴坦）敏感，但这些细菌也可产生超广谱β-内酰胺酶和金属β-内酰胺酶。所以应进行药敏试验。

多杀巴斯德菌

多杀巴斯德菌是一种双相染色的革兰阴性球杆菌，寄生于家养动物的呼吸道和胃肠道；在猫中的口咽定植率为70%～90%，在犬中为50%～65%。多杀巴斯德菌可通过猫犬咬伤或抓伤、通过呼吸道接触受污染的灰尘或感染性飞沫而传给人类，也可在动物舔的过程通过皮肤黏膜接触传播给人类。大多数人类的感染累及皮肤软组织，其中近2/3是由猫引起的。高龄者、年幼者或有严重基础疾病（如肝硬化、糖尿病）的患者发生系统性感染的风险高，包括脑膜炎、腹膜炎、骨髓炎，化脓性关节炎、心内膜炎和脓毒症休克，但这些病例也可发生于所有年龄段的健康人中。吸入多杀巴斯德菌会引起急性呼吸道感染，尤其在有基础鼻窦和肺部疾病的患者中。

治疗·多杀巴斯德菌感染

多杀巴斯德菌对青霉素、氨苄西林、氨苄西林/舒巴坦、第二代和第三代头孢菌素、四环素类和氟喹诺酮类敏感。已有产β-内酰胺酶的多杀巴斯德菌的报道。

其他微生物

放射根瘤菌（原本属于土壤杆菌属）通常与医疗器械相关感染有关，包括血管内导管相关感染、假体关节感染、人工瓣膜感染、透析导管引起的腹膜炎。白内障手术后眼内炎的病例也已被报道。大多数放射根瘤菌感染发生于免疫功能受损的宿主，尤其是恶性肿瘤患者或HIV感染者。放射根瘤菌通常对氟喹诺酮类、第三代和第四代头孢菌素类与碳青霉烯类敏感（表55-2）。

腐败希瓦菌和海藻希瓦菌是普遍存在于海水中的微生物。失活的机体组织可有希瓦菌定植，并成为全身系统性感染的病灶源头。希瓦菌可引起皮肤软组织感染、下肢慢性溃疡、耳部感染、胆道感染、肺炎、坏死性筋膜炎、菌血症和败血症。其感染的暴发性病程与肝硬化、糖尿病、恶性肿瘤或其他严重的基础疾病有关。希瓦菌通常对氟喹诺酮类、第三代和第四代头孢菌素类、β-内酰胺/β-内酰胺酶抑制剂、碳青霉烯类和氨基糖苷类敏感（表55-2）。

青紫色素杆菌可导致严重败血症和播散性脓肿等危及生命的感染，特别是中性粒细胞功能缺陷的儿童（如患有慢性肉芽肿性疾病的儿童）。人苍白杆菌可引起与免疫功能受损宿主中心静脉导管相关的感染；其他侵袭性感染也已被报道。与人类感染有关的其他微生物包括：威克斯菌；CDC菌群，如Ve-1和Ve-2；黄单胞菌；鞘氨醇菌属；尿道寡源杆菌。建议读者查阅专业文本和文献以进一步获得关于这些微生物的信息和指导。

第56章
军团菌感染 | Chapter 56
Legionella Infections

Victor L. Yu, M. Luisa Pedro-Botet, Yusen E. Lin · 著 | 黄英男 · 译

军团菌病是指由军团菌属细菌引起的两种临床综合征。庞提阿克热是一种急性、发热性、自限性疾病，与军团菌有血清学相关性；而军团病则是由这些细菌引起的肺炎的名称。军团病最早在1976年发现，当时是在美国退伍军人协会大会

期间,在费城一家酒店暴发了肺炎从而发现此病。

微生物学

军团菌科包括超过 50 个种、超过 70 个血清型。嗜肺军团菌引起 80%～90% 的人类感染,包括至少 16 个血清型;人类感染中最常见血清型为 1、4 和 6 型。迄今为止,已发现除嗜肺军团菌以外的 18 个种与人类感染有关,其中最常见的是米克戴德军团菌(L. micdadei,匹兹堡肺炎病原体)、博兹曼军团菌(L. bozemanii)、杜氏军团菌(L. dumoffii)和长滩军团菌(L. longbeachae)。军团菌科为需氧革兰阴性杆菌,常规培养基上不生长,缓冲液木炭酵母提取物(BCYE)琼脂是用于培养军团菌的培养基。

■ 生态学和传播

嗜肺军团菌自然存在于水体中,包括湖泊和溪流。长滩军团菌已从天然土壤中分离出来。在澳大利亚和新西兰已发现商业盆栽土壤是长滩军团菌的储存库。军团菌可在各种环境条件下存活,例如可在冷冻水样中存活多年。天然水体仅含少量军团菌。但其一旦进入人造水库(如饮用水系统),即会生长繁殖。已知加强军团菌定植和扩增的因素包括温暖的温度(25～42℃)、水垢和沉积物的存在。嗜肺军团菌可在生物膜内形成微菌落;从饮用水系统中消除需要能够渗透生物膜的消毒剂。共生微生物,包括藻类、阿米巴原虫、纤毛原生动物和其他水栖细菌可促进军团菌生长。军团菌可侵入自由生活的原生动物体内并繁殖。

强降雨和洪水可能导致大量军团菌进入配水系统,导致病例剧增。三层以上的大型建筑通常有军团菌分布。零星的社区获得性军团病与酒店、办公楼、工厂甚至私人住宅的军团菌定植有关。医院和扩展护理设施的饮用水系统一直是卫生保健相关的军团病的根源。

相比之下,冷却塔和蒸发冷凝器在导致人军团病的地位被高估。一方面,涉及冷却塔的早期调查较饮用水中存在军团菌的调查为早;另外,在许多冷却塔导致暴发的案例中,即使对塔进行消毒,军团病仍继续发生,而最终发现饮用水是病原体来源。军团菌与冷却塔相关暴发的联系从未像医院获得性军团病一样满足科赫假设。尽管如此,在极少数情况下仍发现冷却塔与社区获得性暴发有关,包括西班牙穆尔西亚的暴发。如上所述,长滩军团菌感染与盆栽土壤有关,但传播方式仍有待明确。

军团菌向人类传播有多种模式,包括雾化、吸入以及呼吸道操作期间直接灌输入肺部。目前已知吸入是主要的传播方式,但尚不清楚军团菌是通过口咽定植进入肺部还是直接通过饮用受污染的水进入肺部。已在移植术后患者中证实了军团菌的口咽部定植。鼻胃管与医院获得性军团病有关;污染水的微量吸入是假设的传播方式。与吸入一致,全麻手术为已知的危险因素。据报道在供水污染的医院接受头颈部手术的患者术后军团病发病率高达 30%;此种情况下,公认误吸

为术后并发症。一项观察性研究显示,医院获得性军团病患者气管内插管的频率及持续时间明显大于其他病因的医院获得性肺炎患者。

充满自来水的装置(包括涡漩机器、雾化器和加湿器)对军团菌的雾化已证实与病例有关。杂货店农产品区的超声波雾化器已成为社区暴发的源头。庞提阿克热与含军团菌的气溶胶有关,这些气溶胶来自用水机械、冷却塔、空调和涡漩机器。

流行病学

■ 社区获得性肺炎

军团病的发病率取决于水库的污染程度、暴露于水库水的人的免疫状态、暴露强度以及指导正确诊断的实验室检查是否可得。许多前瞻性研究将军团菌列为社区获得性肺炎的四大病原体之一,其占病例总数的 2%～13%(肺炎链球菌、流感嗜血杆菌和肺炎衣原体通常依次排在第一、二和第三位)。根据俄亥俄州针对社区获得性肺炎的一项多中心研究,CDC 估计只有 3% 的社区获得性军团病病例是这样诊断的。对社区获得性肺炎的观察性研究表明,除非将军团病诊断测试常规应用于所有肺炎患者,否则大部分军团病是未被识别的。西班牙和德国的此类研究导致整个欧洲确诊越来越多的病例。中国台湾和澳大利亚的观察性研究很可能也会有类似的结果:随着怀疑程度上升,亚洲各地确诊了越来越多的病例。

■ 医院获得性肺炎

医院的供水系统经军团菌定植后,可导致 10%～50% 的医院获得性肺炎病例。医院获得性军团病的发病率取决于饮用水污染程度,以远端水源地阳性率衡量;而使用每毫升水的菌落形成单位数来定量军团菌污染程度已被证实无用。

医院供水主动培养提高了医院获得性军团病的检出率,使得诊断更为快速,从而使患者早期即可接受抗感染治疗。军团病在其被发现早期,主要见于美国医疗记录。随着诊断方法(尤其是尿抗原检测)的广泛应用,欧洲医院也记录了病例。同样,在中国台湾颁布公共卫生指南后,中国台湾医院也发现了源于医院自来水的军团病病例。军团病的危险因素包括吸烟、慢性肺病、高龄、既往住院且在肺炎症状出现前 10 日内出院,以及应用免疫抑制。易患军团病的免疫抑制情况包括移植、HIV 感染和糖皮质激素或肿瘤坏死因子-α 拮抗剂治疗。然而在一项关于社区获得性肺炎的大型前瞻性研究中,28% 的军团病患者没有这些典型的危险因素。医院获得性病例已在新生儿和免疫抑制儿童中获得认知。

■ 移植受者肺炎

移植受者似乎患军团菌肺炎的风险很高。鉴于对有肺炎症状的机会性病原体的大量检查以及该患者群体的长期免疫抑制治疗,这种风险升高可能是由于诊断偏倚。军团病通常发生于移植后 3 个月。移植受者胸部影像学中空洞出现概率更高,死亡率也更高。

■ 庞提阿克热

庞提阿克热呈流行性发病。高传染性（＞90%）反映其经空气传播。

■ 发病机制和免疫

军团菌通过吸入进入肺部。宿主细胞的附着由细菌Ⅳ型菌毛、热休克蛋白、主要外膜蛋白和补体介导。由于军团菌具有介导黏附呼吸道上皮细胞的菌毛，故若同时合并黏膜清除受损的情况如吸烟、肺病或酗酒等，更易患军团病。

先天性和适应性免疫反应都在宿主防御中起作用。Toll样受体介导肺泡巨噬细胞对嗜肺军团菌的识别，并增强早期中性粒细胞向感染部位的募集。肺泡巨噬细胞通过常规或卷曲机制吞噬军团菌。吞噬后，嗜肺军团菌通过抑制吞噬体-溶酶体融合来逃避细胞内杀伤。虽然许多军团菌被杀灭，但有些会在细胞内增殖直至细胞破裂；然后细菌被新募集的吞噬细胞再次吞噬，如此循环。中性粒细胞在免疫中的作用似乎很小：中性粒细胞减少患者并非对军团病更易感。尽管嗜肺军团菌在体外对氧依赖性微生物系统敏感，但它可抵抗中性粒细胞的杀伤。体液免疫系统对军团菌有效。血清型特异性IgM和IgG抗体可在感染后数周内检测到。在体外，抗体促进吞噬细胞（中性粒细胞、单核细胞和肺泡巨噬细胞）杀灭军团菌。经免疫的动物产生特异性抗体反应，随后对军团菌攻击具有抗性。但抗体既不通过补体增强裂解，也不抑制吞噬细胞内的增殖。

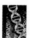 嗜肺军团菌的基因组已测序。基因组内广泛的膜转运蛋白可以优化水和土壤中营养素的利用。

尽管调节毒力的确切因素仍不确定，但一些嗜肺军团菌菌株的毒力明显强于其他。例如，尽管多种菌株可在水分配系统中定植，但只有少数菌株会在暴露于这些水的患者中致病。嗜肺军团菌血清型1型至少有一个表面表位与毒力有关。单克隆抗体mAb2亚型已被证实与毒力有关。嗜肺军团菌血清型6型更常见于医院获得性军团病，尤其可能与不良临床结局相关。

临床和实验室特征

■ 庞提阿克热

庞提阿克热是一种急性、自限性、流感样疾病，潜伏期为24~48小时，不伴肺炎。最常见的症状有不适、疲劳和肌痛，发生于97%的病例中。发热（通常伴有寒战）发生率为80%~90%，头痛发生率为80%。其他症状（发生率少于50%）包括关节痛、恶心、咳嗽、腹痛和腹泻。有时检测到以中性粒细胞升高为主的白细胞中度升高。可在数日内恢复，无须抗感染治疗。少数患者在康复后数周可有疲倦。通过抗体血清转化可明确诊断。有暴露于盆栽土壤者发生长滩军团菌引起的庞提阿克热的病例报道。

■ 军团病（肺炎）

军团病通常与肺炎衣原体、鹦鹉热衣原体、肺炎支原体、柯氏柯克斯体和一些病毒引起的肺炎一起，作为"非典型肺炎"的鉴别诊断。"非典型"肺炎的临床相似处包括干咳，少有肉眼脓痰。军团病的临床表现通常比大多数"非典型"肺炎的临床表现更严重。相比于其他"非典型"病原体，军团菌肺炎的病程和预后更接近于菌血症性肺炎球菌肺炎。社区获得性军团病患者比其他病因肺炎的患者更需要收入ICU。

军团病的潜伏期通常为2~10日，也有更长潜伏期的记载。患者普遍有发热。在一项观察性研究中，20%的患者有超过40℃（104℉）的高热。症状和体征可以轻至轻度咳嗽和轻微发热，重至广泛肺部浸润、多系统衰竭和昏迷。军团病的轻微咳嗽稍伴咳痰，有时伴痰血。胸膜炎性或非胸膜炎性的胸痛可能是一个突出的特征，若合并咯血可能误诊为肺栓塞。1/3到一半的患者有气促。胃肠道不适通常很明显：10%~20%的患者有腹痛、恶心和呕吐，25%~50%的患者有腹泻（水样而非血性）。最常见的神经系统症状是精神状态的混乱或变化；其他的众多神经系统症状包括头痛、嗜睡和脑病。疾病早期有非特异性症状如不适、疲劳、厌食和头痛。肌痛和关节痛不常见，但在少数患者中很突出。上呼吸道症状包括鼻炎很少见。

相对心动过缓作为有诊断意义的发现已被过分强调；它主要发生在患有严重肺炎的老年患者身上。疾病早期胸部体检可及啰音，随着疾病进展可发现实变证据。腹部体检可能会显示全腹或局部压痛。

虽然军团病典型表现可能有诊断价值（表56-1），但前瞻性比较性研究表明，临床表现通常是非特异性的，并且军团病不易与其他病因的肺炎区别开来。纳入关于社区获得性肺炎13项研究的综述显示，军团病最明显的临床表现包括腹泻、神经系统症状（包括意识模糊）和发热＞39℃。低钠血症、肝功能异常和血尿也常有发生。其他实验室检查异常包括肌酸磷酸激酶升高、低磷血症、血肌酐升高和蛋白尿等。

表56-1　提示军团病的临床线索
腹泻
高热（＞40℃；＞104℉）
呼吸道分泌物革兰染色见较多中性粒细胞，但未见微生物
低钠血症（血钠＜131 mg/dL）
对β-内酰胺类药物（青霉素或头孢菌素）和氨基糖苷类无反应
在已知饮用水被军团菌污染的环境中发病
出院后10日内出现症状（出院或转院后出现的医院获得性军团菌病）

军团病的散发病例似乎比暴发相关和医院获得的病例更严重，可能是因为散发病例的诊断常被推迟。德国CAP-NETZ研究结果显示，在社区获得性军团菌肺炎病例中，门诊患者与住院患者同样普遍。

■ 肺外军团菌病

由于在几乎所有病例中，军团菌入侵的门户都是肺部，所以肺外表现通常是由来自肺部的血源性传播引起的。已在尸体解剖的淋巴结、脾脏、肝脏及肾脏中鉴定出军团菌。军团菌引起的鼻窦炎、腹膜炎、肾盂肾炎、皮肤软组织感染、脓毒性关节炎和胰腺炎主要在免疫抑制患者中出现。神经功能障碍是最严重的后遗症,少见但可使人非常衰弱。最常见的长期神经系统障碍——共济失调和言语障碍——是由小脑功能障碍引起的。

作者推测,无肺炎而有心脏异常的军团菌患者,是由军团菌污染的水通过静脉注射部位、胸管或手术伤口进入,随后种植在假体瓣膜、心肌或心包上。斯坦福大学医院的病例——嗜肺军团菌引起的胸骨伤口感染和人工瓣膜心内膜炎——也支持这一过程。病原体来自术后恢复病房的水槽。

胸部影像学

几乎所有军团病患者有临床表现时都已出现胸部影像学上的肺部浸润。在一些医院获得性病例中,发热和呼吸道症状出现在肺部浸润之前。影像学表现常为非特异。28%~63%的患者住院时有明显的胸腔积液。在免疫抑制患者,尤其是糖皮质激素治疗的患者中,影像学可能表现为明显的圆形结节影,病变可能扩大并出现空洞(图 56-1)。同样,免疫抑制的宿主中也可能发生脓肿。治疗的第一周内,即使应用了适当的抗感染药物,也常见胸部影像学上的浸润和胸腔积液进展,且影像学改善较临床改善滞后数日。肺部浸润完全吸收需1~4个月。计算机断层扫描(CT)比胸部 X 线检查更敏感,可能显现出更广泛的病变;若使用了合适的抗感染药物但发热仍持续,应考虑 CT 检查(图 56-2)。

诊断

鉴于军团病的非特异性临床表现和未治疗情况下的高死亡率,建议对所有肺炎患者进行军团菌检测,特别是军团菌尿抗原检测,且应覆盖门诊肺炎患者和住院的儿童肺炎患者。军团菌培养应更广泛应用,因为尿抗原检测只能诊断嗜肺军团菌血清型 1 型。若医院饮用水被军团菌定植,应常规行军团菌培养。

军团病诊断需行特殊检测(表 56-2)。若使用选择性培养基,则支气管镜检查标本的灵敏度与痰标本相似。若患者无痰,支气管镜检查标本可取得病原体。支气管肺泡灌洗液比支气管冲洗液阳性率更高。若有胸腔积液应行胸腔穿刺,穿刺液应送检直接荧光抗体(DFA)染色和培养,并使用尿抗原检测来检测胸腔积液。

表 56-2 特殊实验室试验在军团病诊断中的应用		
检查项目	灵敏度(%)	特异度(%)
培养		
痰[a]	80	100
气管吸出物	90	100
痰直接荧光抗体染色	50~70	96~99
尿抗原检测[b]	70	100
血清学抗体[c]	40~60	96~99

[a] 应用有染料的多重选择性培养基。[b] 仅用于嗜肺军团菌血清型 1 型。[c] 急性期和恢复期血清 IgG 和 IgM 检测。单份滴度≥1:256 有初步意义,而急性期和恢复期之间有四倍滴度升高有确定性意义。滴度在 3 个月达到峰值。

染色

无菌部位标本(如胸腔积液或肺组织)革兰染色偶有提示作用;一般希望通过痰革兰染色检测军团菌,但通常仅发现大量白细胞而不能发现细菌。病原体在镜下表现为小的、多形性的、模糊的革兰阴性杆菌。临床标本中米克戴德军团菌可呈现为弱的或部分抗酸阳性杆菌。

DFA 染色快速且高度特异,但不如培养敏感,因为显微可视化需要大量细菌。该检测在疾病晚期比在疾病早期阳性率更高。

培养

确诊军团菌感染的方法是自呼吸道分泌物中分离出细菌,然而培养需要3~5日。培养基中添加抗微生物制剂可抑制来自非无菌部位的竞争菌群的生长,且染料使菌落着色并有助于鉴定。若欲获得最高灵敏度,多重选择性 BCYE 培养基为必需。若培养基中有其他菌群过度生长,将标本用酸或热预处理可显著提高阳性率。即使痰液并非肉眼或显微镜下脓性,也常可分离出嗜肺军团菌。即使痰液每高倍视野含上皮细胞超过25 个(提示污染的经典标准)仍可能发现嗜肺军团菌。

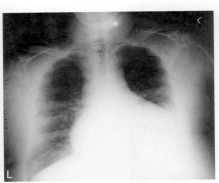
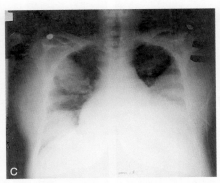
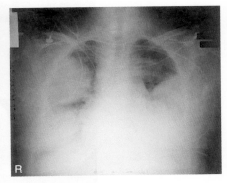

图 56-1 一名 52 岁男性胸部影像学检查。 患者表现为肺炎,随后被诊断为军团病。患者有吸烟史,患有慢性阻塞性肺疾病和酒精性心肌病;曾接受过糖皮质激素治疗。直接荧光抗体染色和痰培养鉴定出嗜肺军团菌。左:基线胸片显示慢性心脏扩大。中:入院胸片显示新的圆形阴影。右:入院后 3 日、红霉素治疗期间的胸片。

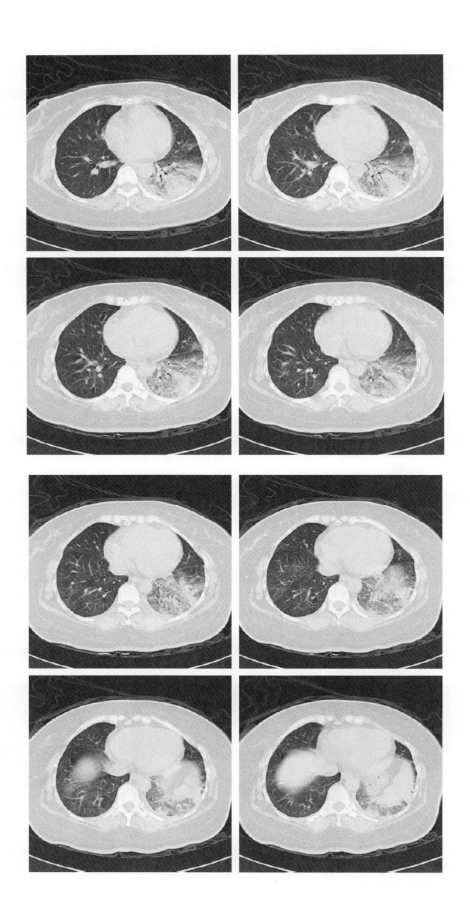

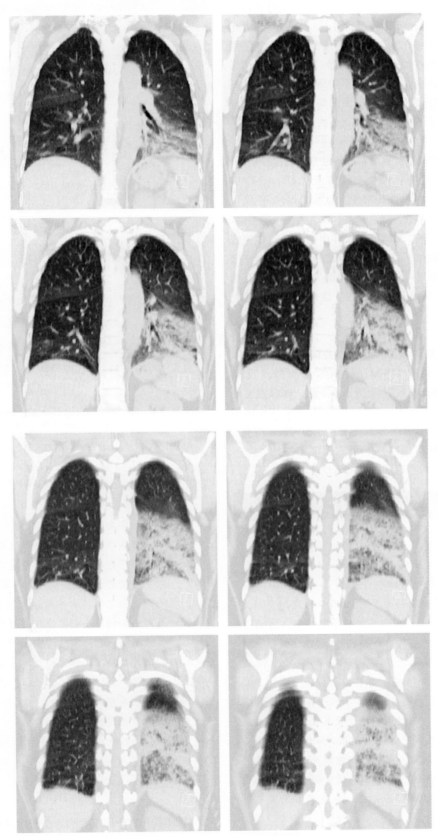

图 56-2　49 岁女性、无基础疾病、以社区获得性肺炎为表现的 CT 检查。CT 示多叶浸润,部分病变在胸片中不明显。患者痰和家庭供水均培养出嗜肺军团菌血清型 1 型(图片由中国台湾台南成功大学医院的 Wen-Chien Ko 博士提供)。

■ 抗体检测

急性期和恢复期血清抗体检测为必要。滴度上升四倍有诊断意义。一般需 12 周方可检测出抗体反应。肺炎患者单份血清滴度为 1：128 可作为军团病间接证据。CDC 使用 1：256 的滴度作为诊断军团病的初步证据。血清学主要用于流行病学研究。对嗜肺军团菌以外的军团菌种的血清学检测特异性尚不确定；军团菌内各种，或军团菌与某些革兰阴性杆菌有交叉反应。血清学被用作庞提阿克热的诊断标准。

■ 尿抗原

尿中军团菌可溶性抗原的检测在敏感性方面仅次于培养，并且高度特异。快速免疫色谱检测已商业化（BinaxNOW；Alere，Waltham，MA）。该检测相对便宜且易于操作，但仅可检测嗜肺军团菌血清型 1 型，该型引起约 80% 的军团菌感染。在培养证实的病例中，多达 22% 患者尿样中检测到与其他嗜肺军团菌血清型和其他种军团菌的交叉反应。尿抗原在临床疾病发作后 3 日可检测到，并在 2 个月内消失；当患者接受糖皮质激素治疗时，阳性持续时间可延长。该试验不受抗感染药物的影响。

■ 分子方法

DFA 染色可以识别许多军团菌。多克隆和单克隆抗体染色剂都已商业化。使用 DNA 探针的聚合酶链式反应（PCR）在某些医院内部正在应用，但尚未商业化。PCR 在鉴定环境水标本中的军团菌方面有一定帮助。由于感染病原体不能通过分子方法确定亚型，因此 PCR 不易用于流行病学研究。

降钙素原可作为 ICU 患者疾病严重程度的指标。降钙素原水平可用以监测对抗感染药物的临床反应。

治疗 · 军团菌感染

因军团菌是细胞内病原体，故能达到细胞内高浓度的抗感染药物最有可能有效。表 56-3 列出了用于治疗军团菌感染的各种药物的剂量。

大环内酯类（特别是阿奇霉素）和呼吸喹诺酮类药物是目前首选的抗感染药物，且单药治疗有效。与红霉素相比，新大环内酯类的体外活性、细胞内活性以及呼吸道分泌物和肺组织浓度均较高，且副作用较小。根据药代动力学，新大环内酯类和喹诺酮类可每日 1 次或 2 次给药。由于大环内酯类和利福平与环孢素和他克莫司有相互作用，故对于移植受者来说，喹诺酮类药物为首选。回顾性非对照研究表明，相比于大环内酯类，喹诺酮类治疗的患者肺炎并发症较少，临床反应更快。初始治疗应静脉给药。临床反应通常在 3～5 日内显现，之后可以续贯口服治疗。免疫正常患者总疗程 10～14 日。

备选药物包括四环素及其类似物多西环素和米诺

表 56-3　军团菌感染抗感染方案	
抗感染药物	**剂量[a]**
大环内酯类	
阿奇霉素	500 mg[b] 口服或静脉注射[c] q24h
克拉霉素	500 mg 口服或静脉注射[c] q12h
喹诺酮类	
左氧氟沙星	750 mg 静脉注射 q24h 500 mg[b] 口服 q24h
环丙沙星	400 mg 静脉注射 q8h 750 mg 口服 q12h
莫西沙星	400 mg[b] 口服 q24h
酮内酯类	
泰利霉素	800 mg 口服 q24h
四环素类	
多西环素	100 mg[b] 口服或静脉注射 q12h
米诺环素	100 mg[b] 口服或静脉注射 q12h
四环素	500 mg 口服或静脉注射 q6h
替加环素	首剂 100 mg 静脉注射，之后 50 mg 静脉注射 q12h
其他	
甲氧苄啶-磺胺甲噁唑	160/800 mg 静脉注射 q8h 160/800 mg 口服 q12h
利福平[d]	300～600 mg 口服或静脉注射 q12h

[a] 剂量来自临床经验。[b] 作者建议将首剂加倍。[c] 某些国家或地区不提供静脉制剂。[d] 利福平只能与大环内酯类或喹诺酮类药物联用。

环素。替加环素有体外活性，但该药物的临床经验很少。甲氧苄氨嘧啶-磺胺甲噁唑、亚胺培南和克林霉素治疗均有治疗成功和失败的零星报道。

对于重症患者，作者使用阿奇霉素、喹诺酮和/或利福平的联合方案。这种做法仅基于经验，并无比较性研究支持。利福平在体外和细胞模型中具有高度活性。通过限制治疗持续时间在 3～5 日内，可以最大限度地减少其与其他药物的相互作用及其可逆性高胆红素血症的副作用。长疗程（3 周）可能适用于免疫抑制患者和晚期疾病患者。对于具有长半衰期的阿奇霉素，5～10 日的疗程足矣。

庞提阿克热只需对症治疗，无须抗感染治疗。

预后

军团病死亡率因患者的潜在疾病、免疫状态、肺炎严重程度以及适当抗感染治疗时机而异。若患者为免疫抑制状态，且疾病早期未适当抗感染，则死亡率最高（80%）。若患者免疫功能正常,且及时得到抗感染治疗,则死亡率为 0~11%;若未经治疗,死亡率可高达 31%。在一项针对社区获得性军团病暴发幸存者的研究中,抗感染治疗后 17 个月,仍有 63%~75% 的患者有后遗症如疲劳、神经系统症状和虚弱等。

预防

建议将医院供水的常规军团菌培养作为预防医院获得性军团病的方法。全欧洲和美国数州都采用了强制执行这一主动策略的指南。供水中发现军团菌的医院需对医院获得性肺炎患者进行专门的实验室检查(尤其是选择性培养基培养和尿抗原检测)。医院若有超过 30% 场所的水中检出军团菌,则军团菌感染可疑程度明显升高。若超过 30% 的临界值,需要对所有医院获得性肺炎的患者进行军团菌诊断测试,并应考虑施以措施消除供水中的军团菌。已有证明:应用给定水域的定量标准[菌落形成单位(CFU)/mL]预测疾病不可靠且一致性不佳。

研究表明,水系统外部的高度清洁和维护措施的常规应用都不会降低水系统被军团菌污染的频率或强度。因此,虽然经常提倡将工程指南和建筑规范作为军团菌污染预防措施,但对军团菌的存在几乎没有影响。

来自冷水龙头、热水龙头、热水循环管道和储水罐的军团菌的环境培养将提示医院获得性感染的来源。医院饮用水系统的消毒是预防医院获得性军团病的有效预防措施,因为该系统是军团菌的储存库。在亚热带地区,冷水管线可能被军团菌定植。

铜-银离子化是根除军团菌的可靠方法。与二氧化氯去污和氯化的功效不同,电离的效果不受高水温的影响。电离系统易于安装,离子无味,副作用最小。铜-银电离的功效在全世界均有资料证明。有综述综合已发表的 10 项研究并得出结论:只要监测离子水平,铜-银电离可有效控制军团菌。若军团菌的冷水定植是暴发的根源,二氧化氯和一氯胺可显现优势。二氧化氯通常是最便宜的选择,可以更好地渗透生物膜,并且腐蚀性低于氯。二氧化氯的主要缺点是需要在整个饮用水系统,尤其是热水系统中保持有效残留量。二氧化氯根除军团菌可能需要几个月,这是面对暴发情况时的一个缺点。一氯胺消毒很有前途。由于超氯化费用高昂、具有致癌性、对管道有腐蚀作用且功效不可靠,不再推荐该方法消毒。

在高风险区域(如 ICU 和移植病房),使用一次性水过滤器(0.2 μm)可能是经济有效的选择。这些过滤器可在暴发时短期使用。

经常宣传的无效且昂贵的方法包括去除配水系统中的滞留水("盲管段")并对远端出口进行更换或消毒/清洁。感染控制人员应监督消毒技术的选择,并提供循证标准。卫生保健机构的管理人员不应对以上选择和随后用于消除、控制军团菌的措施监测负主要责任。

第 57 章
百日咳和其他博德特菌感染
Chapter 57
Pertussis and Other Bordetella Infections

Karina A. Top, Scott A. Halperin · 著 | 潘珏 · 译

百日咳是由百日咳博德特菌引起的急性呼吸道感染。百日咳这个名字的意思是"剧烈咳嗽",它形象地描述了这种疾病最持续和最突出的特征。百日咳发作时出现咳嗽末期发出的吸气声,故俗称"百日咳"。但这一特征在小于 6 个月的婴儿中不常见,在年龄较大的儿童和成人中也不经常存在。其中文名称"百日咳"准确地描述了该病的临床过程。百日咳杆菌最早在 1906 年由 Bordet 和 Gengou 报道,在随后的 20 年研制出百日咳杆菌疫苗。

■ 微生物学

在已鉴定的 10 种博德特菌属中,只有 4 种具有重要的医学意义。百日咳只感染人类,是引起人类疾病最重要的博德

特菌。副百日咳博德特菌在人类中引起的疾病与百日咳相似,但通常较轻;已有副百日咳和百日博伯德特菌合并感染的报道。通过改进的 PCR 诊断方法,发现多达 20% 的百日咳样综合征患者感染了霍姆斯杆菌,而既往认为该菌血症是由特殊病原体引起。支气管败血杆菌是家畜的一种重要病原体,引起犬咳嗽、猪萎缩性鼻炎和肺炎、猫肺炎。支气管败血杆菌的呼吸道感染和机会性感染在人类偶有报告。B. petrii、B. hinzii 和 B. ansorpii 已从免疫功能受损的患者中分离出。

博德特菌属是革兰阴性需氧多形杆菌,有共同的基因型特征。百日咳和副百日咳杆菌是其中最相似的两种,但副百日咳杆菌不表达百日咳杆菌毒素的基因编码。百日咳杆

菌是一种缓慢生长的苛养菌,需要选择性培养基,形成小而反光分叉的菌落。通过直接荧光抗体检测或与特定抗血清凝集试验,推测可疑菌落为百日咳杆菌,随后通过其生化和活动特性与其他博德特菌鉴别。

百日咳杆菌产生大量的毒素和生物活性产物,对其致病性和免疫反应非常重要。这些毒力因子中的大多数受一个单一基因位点的控制,该基因位点调节其产生、抗原调节和位相的变异。尽管这些过程体外和体内均能发生,但它们在机体病理生理学中的重要性尚不清楚;它们可能促使该菌在细胞内存活和人际传播中起作用。百日咳杆菌最重要的毒力因子是百日咳毒素,它由一个 B 寡聚体结合亚单位和一个具有酶活性的 A 原粒组成,在靶细胞中使 ADP 核糖基化鸟嘌呤核苷酸结合调节蛋白(G 蛋白),产生多种生物学效应。百日咳毒素具有重要的促分裂活性,影响淋巴细胞的循环,并作为细菌与呼吸道纤毛细胞结合的黏附素。其他重要的毒力因子和黏附素为丝状血凝素(细胞壁的一个组成部分)和百日咳杆菌黏附素(一种外膜蛋白)。菌毛是细菌附着中起作用的细菌附属物,是凝集抗体所针对的主要抗原。这些凝集抗体是百日咳菌株血清分型的主要依据。其他毒力因子包括引起呼吸道上皮损伤的气管细胞毒素、损害宿主免疫细胞功能的腺苷酸环化酶毒素、可能导致呼吸道黏膜损伤的皮肤坏死毒素和具有与其他革兰阴性细菌内毒素相似性质的脂多糖。

流行病学

百日咳是一种高度传染性疾病,未接种的接触者 80%～100% 发病,接种人群为 20%。感染在全世界范围内分布,每 3～5 年发生一次周期性暴发(尽管免疫接种广泛推广,但这种模式仍然存在)。所有季节均有发病,北美在夏季和秋季达到顶峰。

在发展中国家,百日咳仍然是婴儿发病和死亡的重要病因。由于疫苗覆盖率的提高,世界范围内报告的百日咳发病率有所下降(**图 57 - 1**)。然而,许多发展中国家疫苗的覆盖率仍然低于 50%;世界卫生组织(WHO)估计,90% 的百日咳发生在发展中国家。此外,对免疫接种覆盖率的过度报告和对疾病的低估导致了对全球百日咳负担的严重低估。WHO 估计,2008 年有 19.5 万名儿童死于百日咳。

在发达国家推广百日咳免疫计划之前,百日咳是最常见的发病和死亡的感染病之一。在 20 世纪 40 年代以前的美国,每年报告的百日咳病例在 11.5 万～27 万,平均 150/10 万人年。通过普及儿童免疫,报告病例数下降了 95% 以上,死亡率下降更为显著。1976 年只报告了 1 010 例百日咳病例(**图 57 - 2**)。在此历史性低点之后,百日咳的发病率缓慢上升。近年来,百日咳在世界范围内报告的频率逐渐增多。2005 年、2010 年和2012 年,美国百日咳疫情大范围暴发,已有 40～50 年未出现这种状况(2012 年报告的病例数超过4 万例)。

虽然百日咳被认为是一种儿童疾病,但它在所有年龄段均可发病,并且越来越被认为是青少年和成人长期咳嗽的原因。在未免疫接种人群,百日咳的发病率在学龄前达到高峰,超过一半的儿童在成年前已有百日咳感染史。在免疫接种率高的人群,如北美洲,发病率最高的是未完成三剂初始免疫系列小于 1 岁的婴儿。从 20 世纪 90 年代末开始,青少年和成人百日咳的发病率增加,导致 2006 年北美强化青少年的免疫接种。虽然青少年的疾病负担开始减轻,但近来 7～10 岁儿童已成为一个高风险群体。在 2010 年和 2012 年的重大疫情中,10 岁儿童百日咳的发病率与 6 个月以下婴儿一样高,其中大多数儿童已完成免疫接种。虽然成人报告的百日咳病例的比例比儿童和青少年少,但这种差异可能与认知和报告不足的程度紧密相关。一些对长期咳嗽的研究表明,成人咳嗽 2 周内无好转,12%～30% 可能是百日咳杆菌造成的。在一项关于青少年和成人无细胞百日咳疫苗疗效的研究中,安慰剂组

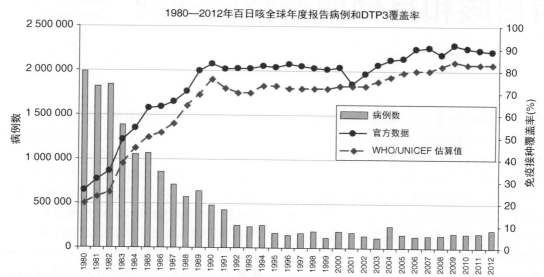

图 57 - 1　全球年度报告的百日咳病例和 DTP3(白喉类毒素、破伤风类毒素和百日咳疫苗;3 剂)覆盖率,1980—2012 年。(世界卫生组织,2013 年版权所有。www.who.int/immunization/monitoring_surveillance/burden/vpd/surveillance_type/passive/Pertussis_coverage.JPG。资料来源:世界卫生组织/IVB 数据库,2013 年)。

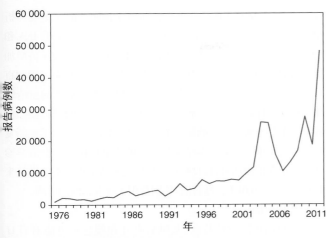

图 57 - 2　1976—2012 年美国报告的百日咳病例。(来自疾病控制和预防中心，www.cdc.gov/pertussis/surv-reporting/cases-by-year.html。访问日期：2013 年 12 月 17 日)。

的百日咳发生率为 0.037～0.045 例/10 万人年。尽管这项前瞻性队列研究得出的估计值低于咳嗽疾病研究，但其结果在美国成年人中仍能折合每年 60 万～80 万例百日咳患者。

严重的发病率和高死亡率几乎只限于婴儿。在加拿大，从 1991 年到 2001 年，有 16 例死于百日咳；所有死亡的病例均为 6 个月以下的婴儿。同样，在美国，1993—2004 年，所有百日咳死亡病例和 86% 的百日咳住院病例为年龄小于 3 个月的婴儿。学龄儿童是大多数家庭的感染源，但成人可能是高危婴儿的感染源，并可能在流行年份之间成为感染的储存库。

发病机制

百日咳杆菌感染初期是致病菌附着于鼻咽纤毛上皮细胞，这种附着是由表面黏附素(如百日素和丝状血凝素)介导，黏附素结合细胞表面蛋白整合素家族，可能与百日咳毒素结合。菌毛在黏附和持续感染中的作用尚未完全阐明。致病体在附着部位繁殖产生多种毒素，引起局部黏膜损伤(气管细胞毒素、皮肤坏死毒素)。百日咳杆菌产生的百日咳毒素和腺苷酸环化酶毒素破坏宿主的防御功能，造成局部细胞内浸润，即细胞内细菌持续存在，但不发生全身播散。全身表现(淋巴细胞增多症)是毒素作用的结果。

百日咳临床表现的发病机制尚不清楚。目前尚不知特征性阵发性咳嗽的发病机制。有提出百日咳毒素起了关键作用。支持此观点的学者认为，使用仅含有百日咳类毒素的疫苗预防临床症状有效。反驳者认为，不产生百日咳毒素的副百日咳杆菌也会引起患者阵发性咳嗽。人们认为，百日咳引起的神经系统疾病如癫痫和脑病，是由阵发性咳嗽、呼吸暂停引起的缺氧，而不是特定细菌产物的影响。10% 的婴儿可出现百日咳肺炎，通常是弥漫性双肺原发感染。在年龄较大的儿童和成人百日咳患者中，肺炎通常是由链球菌或葡萄球菌引起的继发性细菌感染所致的。幼儿百日咳死亡常与高水平的白细胞增多和肺动脉高压有关。

免疫

体液免疫和细胞介导免疫在百日咳中同样重要。百日咳毒素抗体、丝状血凝素抗体、百日咳素抗体和菌毛抗体在动物模型中均具有保护作用。在全细胞百日咳疫苗的早期研究中，百日咳凝集素与保护作用相关。在两个有效性试验中提示，百日咳毒素、菌毛和(较小程度上)百日咳毒素这三者的抗体具有很好的保护作用，但目前无细胞百日咳疫苗还未建立有效的血清学保护作用。全细胞百日咳疫苗接种后的免疫持续时间较短，10～12 年后几乎无保护作用。最近的研究表明，在婴儿期接受无细胞百日咳疫苗的儿童中，免疫功能早期减弱，即在第五次接种无细胞百日咳疫苗后 2～4 年内发生。这些数据表明，强化免疫的频率可能比以前认为的每 10 年 1 次要更高。自然感染后的免疫力被认为是终生的，但血清流行病学证据表明并不完全如此，间歇性亚临床感染一定程度阻止临床百日咳的流行。

临床表现

百日咳是一种长时间的咳嗽性疾病，临床表现因年龄而异(表 57 - 1)。典型的百日咳最常见于学龄前儿童和学龄儿童，青少年和成人也并不少见。平均潜伏期 7～10 天后，出现与普通感冒类似的症状，其临床特点有流鼻涕、流泪、轻度咳嗽、低热和不适。1～2 周后，卡他症状期演变为阵发性症状期：频繁咳嗽和痉挛，通常在一次呼气时反复发作接连 5～10 次的咳嗽，咳嗽后频繁呕吐，发作结束后偶尔会排出黏液栓，发作结束时可闻及哮鸣音，为发作性咳嗽结束时快速吸气声对闭合的声门撞击产生。痉挛发作时，可能出现明显的颈静脉扩张、眼睛肿胀、舌头伸出和发绀。噪声、饮食或身体接触可诱发咳嗽和痉挛发作。发作间隙如常，但有明显的疲劳感。阵发性发作的频率差异很大，从每小时几次到每日 5～10 次不等。夜间发作症状往往更严重，影响睡眠。由于饮食可以诱发疾病发作，体重减轻并不少见。大多数并发症出现在发作阶段。发热少见，如有，提示细菌感染。

表 57 - 1	百日咳的临床特征、年龄组和诊断状况		
	患者百分比(%)		
特征	青少年和成人		儿童
	实验室确认	无实验室确认	
咳嗽	95～100	95～100	95～100
延长	60～80	60～80	60～95
发作性的	60～90	50～90	80～95
影响睡眠	50～80	50～80	90～100
哮鸣音	10～40	5～30	40～80
咳嗽后呕吐	20～50	5～30	80～90

2～4 周后，咳嗽发作的频率减少，病情有所缓解，预示着进入恢复期。此阶段可持续 1～3 个月，其特点是咳嗽发作逐渐消失。在 6～12 个月内，并发病毒感染可能与阵发性咳嗽的复发有关。

不是所有患百日咳患者都有典型症状。青少年和成人的临床表现往往不典型。德国的一项关于成人百日咳的研究提示，超过 2/3 的患者有阵发性咳嗽，超过 1/3 的患者有喘息；北美的成人百日咳临床表现与此不同：咳嗽严重且持续时间长，但发作频率较低，喘息不常见。咳嗽时呕吐是百日咳杆菌感染引起成人长期咳嗽的最佳预测因子。其他的预测因子有夜间咳嗽、阵发性咳嗽之间的出汗，以及接触长期咳嗽的患者。

■ **并发症**

并发症通常与咳嗽有关，婴儿比年长儿童或成人更常见。百日咳剧烈咳嗽引起的胸腔内压升高可并发结膜下出血、腹部和腹股沟疝、气胸、面部和躯干瘀点。热量摄入减少可导致体重减轻。在 1 100 多名 2 岁以下儿童，百日咳住院患者 27.1% 有呼吸暂停，9.4% 有肺炎，2.6% 癫痫，0.4% 脑病；10 名患儿（0.9%）死亡。青少年和成人患者中，肺炎发病率低于 5%，50 岁后肺炎发病率增加。与婴儿的原发性百日咳杆菌肺炎不同，青少年和成人患者肺炎通常是由包膜微生物如肺炎链球菌或流感嗜血杆菌继发感染引起。气胸、严重体重减轻、腹股沟疝、肋骨骨折、颈动脉瘤和咳嗽晕厥在青少年和成人的百日咳患者中均有报道。

■ **诊断**

有典型的百日咳临床症状，诊断并不困难。但在年长儿童和成人，临床上很难将百日咳和副百日咳杆菌引起的感染与其他呼吸道感染鉴别。这些病例均需实验室检查诊断。淋巴细胞增多症（绝对淋巴细胞计数>$10^8 \sim 10^9$/L）在幼儿百日咳感染中很常见，但其他感染少见，青少年和成人百日咳感染中亦不常见。尽管在许多实验室中用灵敏度高和检测速度更快的 PCR 检测 DNA 替代培养，但鼻咽分泌物的培养仍是诊断百日咳的金标准。恰当的 PCR 方法必须用引物区分百日咳、副百日咳和霍姆斯杆菌。最好的样本是鼻咽部抽吸液，通过一根连接 10 mL 注射器的柔软塑料导管进入鼻咽，轻轻抽吸的同时抽出导管。百日咳杆菌对干燥高度敏感，应立即将分泌物接种到适当的培养基上（Bordet - Gengou 或 Regan - Lowe），或用磷酸缓冲液冲洗导管进行培养和/或 PCR。吸出液的另一种替代品是涤纶或人造丝鼻咽拭子；同样，应立即接种培养板或使用适当的输送介质（如 Regan - Lowe 炭介质）。酶链聚合反应的结果可以在数小时内获得，培养阳性需 5 日。百日咳和副百日咳杆菌可用特异性抗血清凝集或直接免疫荧光法鉴别。

未经治疗的百日咳患者，其鼻咽部培养物在发病后平均 3 周阳性，如适当的抗菌治疗，5 日变为阴性。未经治疗的百日咳或治疗后，PCR 阳性持续时间尚不清楚，但超过培养阳性的持续时间。由于发病初大部分时间都处于鼻咽部的卡他期，如不疑诊百日咳感染，培养阳性证实诊断的机会只有一个很短的窗口期。婴儿和幼儿培养阳性率高于年长儿童和成人；这一差异可能反映了就诊前各年龄组早期临床表现的不同。鼻咽分泌物直接荧光抗体试验直接诊断百日咳在某些实验室仍开展，但鉴于其灵敏性和特异性均较差，不应用于诊断。假阳性 PCR 结果导致百日咳的假暴发，PCR 方法的标准化仍待解决。

青少年、成人和症状大于 4 周的患者，百日咳实验室诊断存在困难，越来越多的研究者关注血清学诊断。酶联免疫分析检测百日咳毒素、丝状血凝素、百日咳杆菌黏附素、菌毛 IgA 和 IgG 抗体的重复性已开发和评估。抗体滴度的 2 倍或 4 倍增加提示百日咳感染，尽管博德特菌中某些抗原（如丝状血凝素和百日咳素）的交叉反应使诊断难以仅依赖单一类型抗体的血清转化。接受治疗时并不是疾病的早期以及接受过免疫接种，使获得的第一个样本实际上可能是一个恢复期样本，导致血清学诊断复杂化。基于单一血清样本结果与建立的人群值比较的血清学诊断标准正在得到认可，百日咳毒素抗体的血清学检测正变得越来越标准化，并可用于诊断目的，特别是用于暴发诊断和监测。

■ **鉴别诊断**

儿童出现阵发性咳嗽、咳嗽后呕吐和喘息很可能有百日咳或副百日咳杆菌感染；出现淋巴细胞增多症更应考虑百日咳杆菌感染。呼吸道合胞病毒和腺病毒等可从百日咳患者中分离到，可能是合并感染。

青少年和成人往往没有阵发性咳嗽或喘息，长时间的咳嗽鉴别诊断更应扩大范围考虑。任何患者在 14 日内咳嗽无好转，任何时间持续的阵发性咳嗽，咳嗽后呕吐（青少年和成人），或与实验室确认的百日咳患者接触后出现呼吸道症状，均应怀疑百日咳。其他需要考虑的病因包括肺炎支原体、肺炎衣原体、腺病毒、流感病毒和其他呼吸道病毒引起的感染。血管紧张素转换酶（ACE）抑制剂应用、气道高反应性疾病和胃食管反流是成人长期咳嗽非感染性主要原因。

治疗·百日咳

抗生素

抗生素治疗的目的是根除来自鼻咽部感染的细菌；应在卡他期尽早应用，否则不能实质改变临床进程。大环内酯类抗生素是治疗百日咳的首选药物（表 57 - 2）；已报道有耐大环内酯类抗生素的百日咳杆菌菌株，但很少见。磺胺甲噁唑-甲氧苄啶被推荐为大环内酯类药物过敏的替代药物。

支持治疗

婴儿的并发症和死亡率最高；因此，大多数婴儿（以及年长患儿病情严重的）均应住院治疗。安静的环境可能会减少诱发阵发性咳嗽发作。权威专家建议使用 β-肾上腺素能激动剂和/或糖皮质激素，但尚未有证据证明其有效性。止咳药无效，在百日咳治疗中不起作用。

感染控制措施

住院的百日咳患者应进行呼吸隔离，并采取适当的预防措施，防止病原体通过飞沫传播。隔离应在大环内酯治疗开始后持续 5 日，或在未治疗的患者中持续 3 周（即直到鼻咽培养持续阴性）。

表 57-2　百日咳的抗菌治疗

药物	成人日剂量	次数	疗程（日）	备注
红霉素	1~2 g	分 3 次	7~14	胃肠道副作用多见
克拉霉素	500 mg	分 2 次	7	—
阿奇霉素	第 1 天 500 mg，之后 250 mg	分 1 次	5	—
磺胺甲噁唑-甲氧苄啶	甲氧苄啶 160 mg，磺胺甲噁唑 800 mg	分 2 次	14	对大环内酯过敏的患者；疗效的数据有限

■ 预防

化学药物预防

由于家庭成员中传播百日咳杆菌的风险很高，因此高度建议对百日咳病例的家庭成员接触者进行化学药物预防。虽然尚未证实化学药物预防有效，但获得几项机构和社区暴发的流行病学研究支持。在唯一一项随机安慰剂对照研究中，红霉素[50 mg/（kg·d），分 3 次剂量；最高剂量 1 g/d]可有效地将细菌学证实的百日咳发生率降低 67%；但是，临床疾病发生率没有降低。尽管结果不尽如人意，但许多权威专家仍建议化学药物预防，特别是有家庭成员患严重疾病高风险的家庭（年龄小于 1 岁的儿童、孕妇）。目前还没有新型大环内酯类药物用于化学药物预防的数据，但这些药物因其良好的耐受性和高效性被普遍使用。

免疫接种

（参见第 5 章）百日咳预防的主要手段是主动免疫。1940 年以后，北美百日咳疫苗广泛应用；随后报告的百日咳病例数下降了 90% 以上。全细胞百日咳疫苗是通过加热、化学灭活和完整百日咳杆菌纯化制备。尽管其有效（平均约 85%，不同产品的范围为 30%~100%），但全细胞百日咳疫苗与常见的不良事件（发热、注射部位疼痛、红斑和肿胀、过敏）和少见的不良事件（发热性癫痫、低渗性低反应发作）有关。据称，全细胞百日咳疫苗与脑病、婴儿猝死综合征和自闭症有关，虽然未得到证实，但已经催生了一个积极的反免疫接种的游说团体。无细胞百日咳疫苗的开发，因其有效且副反应较低，大大缓解了将百日咳疫苗纳入婴儿联合免疫接种系列的顾虑。

全细胞疫苗仍在全世界发展中国家广泛应用，大多数发达国家无细胞百日咳疫苗仅用于儿童免疫接种。在北美，儿童无细胞百日咳疫苗在 2、4 和 6 月龄时作为一个三剂系列给予，15~18 月龄时予以加强剂，4~6 岁时再予以一剂加强免疫。

尽管已开发出多种无细胞百日咳疫苗，但只有少数疫苗被广泛销售；所有疫苗都含有百日咳类毒素和丝状血凝素。有些无细胞百日咳疫苗同时含有百日咳杆菌黏附素，有些含有百日咳杆菌黏附素和两种菌毛抗原。根据第 3 阶段的疗效研究，大多数专家得出结论，两种成分的无细胞百日咳疫苗比单种成分的疫苗更有效，并且加入百日咳杆菌黏附素的疫苗疗效进一步提高。添加菌毛抗原的疫苗似乎可以增加对轻症患者的保护作用。在两项研究中，百日咳疫苗的保护作用与产生的抗百日咳杆菌黏附素、菌毛和百日咳毒素的抗体最为相关。

成人无细胞百日咳疫苗的配方在青少年和成人临床试验中已被证实是安全、有免疫原性和有效的，现在被包括美国在内的几个国家推荐在青少年和成人进行常规免疫接种。在这些国家，青少年应在青春期前接受 1 剂成人配方白喉-破伤风-无细胞百日咳疫苗，所有未接种疫苗的成人应接受 1 剂这种联合疫苗。此外，在美国，百日咳疫苗专门推荐给保健工作者和怀孕期的妇女，以增加母体被动转送到胎儿的抗体。2011 年，美国青少年的百日咳疫苗覆盖率为 78.2%，但成人的覆盖率较低（2007 年为 2.1%）。成人疫苗覆盖率的进一步提高可能更有效地控制此年龄段的百日咳发病，同时对年龄太小而无法免疫接种的婴儿起附带的自然保护作用。百日咳最终需要更有效长久、起持续保护作用的疫苗来控制其发病。

第 58 章

革兰阴性肠杆菌引起的疾病

Chapter 58
Diseases Caused by Gram-Negative Enteric Bacilli

Thomas A. Russo, James R. Johnson · 著 | 黄英男 · 译

一般特征与原则

大肠埃希菌、克雷伯菌、变形杆菌、肠杆菌、沙雷菌、枸橼酸杆菌、摩根菌、普罗威登斯菌、克罗诺杆菌和爱德华菌是革兰阴性肠杆菌，属于肠杆菌科。肠杆菌科中的沙门菌、志贺菌和耶尔森菌分别在第 62、63 和 68 章中讨论。这些病原体可

在健康和免疫抑制宿主的不同解剖部位引起多种感染。在不断演变的公共卫生危机中,该组病原体耐药性的增加将其推动至危机最前沿。此外还出现了新的感染综合征。只有对该组病原体所致疾病的临床表现和恰当治疗有了全面的了解,才能获得最佳的临床结局。

■ 流行病学

🌐 大肠埃希菌、克雷伯菌、变形杆菌、肠杆菌、沙雷菌、枸橼酸杆菌、摩根菌、普罗威登斯菌、克罗诺杆菌和爱德华菌是正常动物和人类肠道菌群的组成部分,也可为包括长期照护机构(LTCF)和医院在内的各种环境栖息地的菌群。故除去某些致病型如肠致病性大肠埃希菌之外,这些属在全球普遍存在。由于人口老龄化和抗菌药物耐药性增加,这些细菌引起的感染发病率也在增加。在健康人群中,大肠埃希菌是结肠菌群中革兰阴性杆菌(GNB)的主要种类;克雷伯菌和变形杆菌较之为少。在健康个体,GNB(主要是大肠埃希菌、克雷伯菌和变形杆菌)仅短暂地定植于口咽和皮肤。相比之下,在 LTCF 和医院环境中,各种 GNB 成为黏膜和皮肤表面的主要微生物群,特别是与抗菌药物使用、重症疾病和住院时间延长相关;LTCF 正在成为耐药 GNB 的重要储库。这种定植可能导致感染,如口咽定植可能导致肺炎。在中国台湾地区,氨苄西林、阿莫西林的使用与高毒力肺炎克雷伯菌引起的后续感染风险增加有关;这种关联表明,定植细菌的数量或流行程度的变化可能很重要。沙雷菌与肠杆菌感染可通过各种静脉输注(如药物、血制品)获得。爱德华菌感染则通过暴露于淡水和海洋环境获得,最常见于东南亚。

■ 结构与功能

肠道 GNB 具有胞质外膜,由具有相关蛋白质、脂蛋白和多糖(荚膜、脂多糖)的脂质双层组成。外膜与包括人体宿主在内的外部环境相互作用。外膜的各种组分是发病机制(如荚膜)和耐药性(如渗透性屏障、外排泵)的关键决定因素。

■ 发病机制

GNB 引起感染发病需要多种细菌毒力因子。每种病原体拥有独特的毒力基因,使它们能够有效地感染宿主。宿主及其同源病原体在整个进化史中一直在相互适应。在宿主和病原体博弈期间,两者都进化出了多种多样的、冗余的策略(表 58 - 1)。

肠道致病机制将在以后讨论。导致肠外感染的肠杆菌科成员主要是细胞外病原体,因此具有某些共同的致病特征。对于宿主来说,先天免疫(包括补体、抗菌肽和特殊吞噬细胞的活性)和体液免疫是主要的宿主防御成分。若这些成分出现功能障碍或缺乏,感染的易感性和严重性都会增加。对于病原体来说,肠致病性大肠埃希菌——即可引起腹泻的独特菌株——的毒力特性大部分不同于引起肠外感染的肠外致病性大肠埃希菌(ExPEC)和其他 GNB。这种区别反映了宿主环境和防御机制中部位特异性的差异。

特定菌株通常具有多种黏附素以结合多种宿主细胞(如大肠埃希菌的 1 型、S 型、F1C 菌毛和 P 菌毛)。营养获取(如

表 58 - 1　肠外致病性大肠埃希菌与人类宿主的相互作用:细胞外、肠外革兰阴性细菌病原体的范例

细菌目的	宿主对策	细菌对策
肠道外黏附	尿流、黏膜纤毛毯	多重黏附素(如 1 型、S 型和 F1C 菌毛、P 菌毛)
获取营养以生长	营养素隔离(如铁通过乳铁蛋白和转铁蛋白进行细胞内储存和细胞外清除)	细胞裂解(如溶血素)、多种机制竞争铁(如铁载体)和其他营养素
初期回避宿主的杀菌作用	补体、吞噬细胞、抗菌肽	荚膜多糖、脂多糖
传播(在宿主之内和宿主之间)	?	刺激组织损伤导致排出增加(如溶血素等毒素)
晚期回避宿主的杀菌作用	获得免疫力(如特异性抗体)、抗生素治疗	? 进入细胞、获得抗菌药物耐药性

通过铁载体获取铁)需要许多必需但不足以致病的基因。在无抗体的情况下抵抗补体和吞噬细胞杀菌活性的能力(来自脂多糖的荚膜或 O 抗原)是细胞外病原体的典型性状之一。组织损伤(如大肠埃希菌中由溶血素介导)可促进病原体在宿主内的扩散。毫无疑问,许多重要的毒力基因有待鉴定(参见第 2 章)。

引起败血症性休克是这些属的另一个典型特征。GNB 是这种潜在致命的综合征最常见的原因。病原体相关的分子模式分子(PAMPs,例如脂多糖的脂质 A 部分)通过激活宿主防御信号传导途径的模式识别受体(如 Toll 样受体或 C 型凝集素受体)来刺激促炎宿主反应。若这种反应过于强烈则可导致休克(参见第 19 章)。宿主组织的直接细菌损伤(如通过毒素)或由宿主反应导致的附带损害可导致损伤相关的分子模式分子(DAMP,如 HMGB1)的释放,其可使有害的促炎宿主反应扩大化。

GNB 的大多数属中有许多抗原突变株(血清型)。如大肠埃希菌具有超过 150 种 O-特异性抗原和超过 80 种荚膜抗原。这种抗原变异导致免疫逃逸,并导致同一属中的不同菌株反复感染,为疫苗开发设置了障碍(参见第 5 章)。

■ 感染综合征

根据特定的致病型,大肠埃希菌可引起肠内或肠外感染,而迟缓爱德华菌可同时引起肠内和肠外感染。克雷伯菌主要引起肠外感染,但出血性结肠炎与产酸克雷伯菌的产毒素突变株有关。根据宿主和病原体的不同,几乎每个器官或体腔都可被 GNB 感染。GNB 引起的肠外感染种,大多数由大肠埃希菌和少数的克雷伯菌导致,这两种病原体也是该组中毒力最强的病原体;大肠埃希菌和肺炎克雷伯菌(主要是高毒力突变株)可引起社区中健康可行走的宿主严重感染,这一事实也证实了这种较强的毒力。GNB 的其他属也很重要,尤其是对于 LTCF 常住者和住院患者来说,这在很大程度上是由于这些细菌的天然耐药、获得耐药以及免疫受损个体数量增加。

许多 GNB 感染的死亡率很高，且与疾病严重程度相关。特别是肺炎和菌血症（由任何来源引起），尤其是并发器官衰竭（严重败血症）和/或休克时，相关的死亡率可达 20%～50%。

■ 诊断

从无菌部位分离 GNB 几乎总是意味着感染，若从非无菌部位，特别是从开放的软组织伤口和呼吸道中分离出 GNB，则需要根据临床相关性区分定植和感染。基于乳糖发酵和吲哚产生的初步实验室鉴定（在下文中每个属部分均有描述）可有助于指导经验性抗微生物治疗，通常在最终鉴定和确定药敏之前完成。

治疗 · GNB 感染

（参见第 41 章）有证据表明，在 GNB 感染（特别是严重感染）过程中，早期开始适当的经验性抗菌治疗可以改善预后。多药耐药（MDR）和广泛耐药（XDR）GNB 的患病率不断增加，公布的（历史上的）耐药率与当前耐药率之间的滞后，根据菌种、地理位置、当地抗菌药物使用情况和医院内位置（如 ICU 与普通病房）的变化，这些都需要医生熟悉细菌耐药性演变模式，以选择适当的经验性治疗。预测分离株耐药性的因素包括近期的抗菌药物使用、健康护理相关情况（如近期或正在住院、透析、LTCF 居住）或国际旅行（如亚洲、拉丁美洲、非洲或南欧）。对于特定的患者，最初应谨慎用药、使用两种可能有效的药物、至少保证一种药物有效，同时等待药敏结果。如果已开始广谱治疗，药敏结果回报时，需要及时调整至合适的窄谱药物。这种负责任的抗菌药物管理将延缓不断加速的耐药增长选择周期、降低艰难梭菌感染可能、降低医疗费用，并最大限度地延长目前的抗菌药物使用寿命。同样，避免治疗定植但未感染的患者（例如没有肺炎证据的痰培养阳性的患者）至关重要。目前，对肠道 GNB 最可靠的抗菌药物是碳青霉烯类（如亚胺培南）、氨基糖苷类阿米卡星、四代头孢菌素头孢吡肟、β-内酰胺/酶抑制剂合剂哌拉西林/他唑巴坦，以及多黏菌素（如黏菌素或多黏菌素 B）。对某些肠杆菌科有效的抗菌药物数量正在减少。真正泛耐药的 GNB 真实存在，而新的药物不可能短期内上市。因此对于目前可用的抗菌药物必须谨慎使用。

使 β-内酰胺类药物失活的 β-内酰胺酶是 GNB 对其耐药的最重要的机制。对 β-内酰胺药物的渗透性下降和/或主动外排虽然不太常见，但可单独发生或与 β-内酰胺酶介导的耐药同时发生。

广谱 β-内酰胺酶（如 EM、SHV）经常在肠道 GNB 中表达，被 β-内酰胺酶抑制剂（如克拉维酸盐、舒巴坦、他唑巴坦）抑制。这一机制介导其对许多青霉素类和一代头孢菌素耐药。但这些酶通常不会水解三、四代头孢菌素或头霉素（如头孢西丁）。

超广谱 β-内酰胺酶（ESBLs，如 CTX-M、SHV 和 TEM）是经过修饰的广谱酶，使 GNB 对三代头孢菌素、氨曲南和（在某些情况下）四代头孢菌素耐药。表达 ESBL 的 GNB 也可能具有膜孔蛋白突变，导致其对头孢菌素和 β-内酰胺/酶抑制剂合剂的摄取减少。获得性产 ESBL 的流行，特别是产 CTX-M 型 β-内酰胺酶在全球 GNB 中正在增加，这在很大程度上是由于责任基因位于大的可转移质粒上，这些质粒与氟喹诺酮类、甲氧苄啶-磺胺甲噁唑（TMP-SMX）、氨基糖苷类和四环素类耐药基因相关。迄今为止，ESBLs 在肺炎克雷伯菌、产酸克雷伯菌和大肠埃希菌中最为普遍，但也在肠杆菌属、枸橼酸杆菌属、变形杆菌属、沙雷菌属和其他肠道 GNB 中发生（并且可能未被充分认识）。目前，产 ESBL 的 GNB 的区域流行率大致排名是印度＞中国＞亚洲其他地区、拉丁美洲、非洲、南欧＞北欧＞美国、加拿大和澳大利亚。到高流行地区国际旅行增加了这些菌株定植的可能性。产 ESBL 的 GNB 最初描述于医院（ICU＞普通病房）和 LTCF 中，其暴发与三代头孢菌素广泛使用有关。而在过去 10 年中，无卫生保健因素或抗菌药物暴露的健康、可自行走的妇女中，由产 CTX-M 型 ESBL 的大肠埃希菌导致的单纯性膀胱炎的发生率在全世界范围内（包括在美国）均逐渐增加。食用动物中的抗菌药物使用也与 ESBLs 的增加有关。

碳青霉烯类是针对产 ESBL 菌株最可靠的具 β-内酰胺活性的药物。替代药物的临床经验更为有限，但对于哌拉西林/他唑巴坦敏感的细菌（MIC，≤4 μg/mL），至少对于大肠埃希菌，该药物使用 4.5 g q6h 的剂量可替代碳青霉烯类。尽管替加环素体外活性良好，但作用仍不明确；变形杆菌、摩根菌和普罗威登斯菌对该药天然耐药；且该药的血药浓度和尿药浓度较低。因此在获得更多临床数据之前，特别是在严重感染的情况下应用需谨慎。治疗产 CTX-M 型 ESBLs 菌株的口服药物很有限，磷霉素是最可靠的药物（参见下文关于肠外大肠埃希菌感染的治疗的部分）。

AmpC 型 β-内酰胺酶在诱导或稳定去抑制到高表达水平时，表现为 ESBLs 型耐药＋头霉素（如头孢西丁和头孢替坦）耐药。编码这些酶的基因主要位于染色体上，因此可能不会表现出常伴于 ESBL 的氟喹诺酮类、TMP-SMX、氨基糖苷类及四环素连锁或相关的耐药。临床医生需对这些酶警惕：使用三代头孢菌素治疗期间,特别是菌血症情况下,可能会产生耐药导致治疗失败。虽然肠杆菌科几乎所有成员都有定位于染色体的 AmpC 型 β-内酰胺酶,但阴沟肠杆菌和产气肠杆菌经临床诱导高表达或筛选出稳定去抑制突变株的风险最大,黏质沙雷菌和枸橼酸杆菌的风险较低,普罗威登斯菌和摩根摩根菌的风险最低。此外,大肠埃希菌、肺炎克雷伯菌等肠杆菌科细菌中也存在部分罕见菌株,获得含有诱导型 AmpC 型 β-内酰胺酶基因的质粒。碳青霉烯类治疗可行;若排除同时存在 ESBL 且实现了源头控制,则四代头孢菌素头孢吡肟也可使用。若氟喹诺酮类、哌拉西林/他唑巴坦、TMP-SMX、替加环素和氨基糖苷类药物在体外敏感,则这些非碳青霉烯类药物可作为备选,但临床数据有限。

🌐 碳青霉烯酶[如 KPC(A 类)、NDM-1、VIM 和 IMP(B 类)、OXA-48(D 类)]除了与 ESBLs 对相同药物耐药之外,还对头霉素和碳青霉烯类药物耐药。与 ESBLs 类似,碳青霉烯酶通常编码在大的可转移质粒上,这些质粒通常编码对氟喹诺酮类、TMP-SMX、四环素和氨基糖苷类药物的连锁耐药。产生碳青霉烯酶的肠杆菌科细菌越来越普遍,特别是在亚洲,感染这些菌株与死亡率上升有关。这一现实促使 CDC 将碳青霉烯类耐药肠杆菌科细菌归为卫生保健的"紧急威胁"。肠杆菌科细菌中,肺炎克雷伯菌和大肠埃希菌产碳青霉烯酶最为普遍,但几乎在所有其他成员中也均有报道。自动化药敏系统检测碳青霉烯酶可能不可靠。若出现美罗培南或亚胺培南的 MIC 升高或直径缩小,应进一步确认基因型。也可以使用改良 Hodge 试验(检测 A、B 和 D 类,但可能出现假阳性结果)和/或用硼酸(A 类)、EDTA(B 类)或二吡啶酸(B 类)进行抑制试验来确认表型。在不产碳青霉烯酶的情况下,也可能发生碳青霉烯类药物耐药,这可能是通过产 AmpC 型 β-内酰胺酶和产 ESBL 联合膜渗透性/外排泵的修饰来实现的。

对于碳青霉烯耐药肠杆菌科细菌的治疗,替加环素和黏菌素是体外活性最可靠的肠外制剂。但由于替加环素血药和尿药浓度较低,因此使用其治疗菌血症和疑似尿路感染(UTI)时需谨慎,尽管也有少数病例报告替加环素治疗 UTI 取得部分成功。多黏菌素具有肾毒性和神经毒性。而且这两种药物的耐药也在增加。因此临床医生的选择很少或根本没有治疗选择。若氨基糖苷类有效则可能可用。磷霉素在体外常具有活性,但临床资料有限,单药治疗也可能导致耐药,且在美国尚无肠外制剂。虽然缺乏对比数据,但目前在该情况下一般使用联合疗法,诣在提高疗效和减少耐药。

对氟喹诺酮耐药通常是由于靶位点(DNA 回旋酶和/或拓扑异构酶Ⅳ)的改变,具有或不具有渗透性降低、外排泵活性或对靶位点的保护。GNB 中对该类药物的耐药日益普遍,且与其他抗菌药物的耐药相关;例如,20%~80%的产 ESBL 的肠道 GNB 也对氟喹诺酮耐药。目前认为,使用氟喹诺酮类经验性治疗重症患者 GNB 感染不可靠。

在这个耐药上升的时代,在开始抗菌治疗之前完善感染局部培养、留取系统性疾病患者的血培养标本十分关键。体外试验可能鉴定不出耐药情况,因此评估治疗临床反应至关重要。此外,如上所述,治疗过程中,可能通过诱导或稳定去抑制 AmpC 型 β-内酰胺酶导致耐药产生。此外,治疗通常需要行脓肿引流、坏死组织切除以及被感染的异物清除。GNB 通常涉及多种微生物混合感染,其中每种病原体作用不确定(**参见第 73 章**)。尽管某些 GNB 比其他 GNB 致病能力更强,但由于各种 GNB 都具有各自不同的致病性,因此需谨慎制定针对所有已鉴定 GNB 的方案。最后,若最初使用广谱的经验性治疗,一旦药敏结果回报且患者对治疗有反应,应尽快对方案进行降级。

■ 预防

(**参见第 17 章**)避免抗菌药物不当使用是预防耐药菌感染和耐药进展的关键。应采用抗菌药物管理方案以促进这一目标实现。对于定植/感染耐碳青霉烯类(或其他 XDR)GNB 的患者,医疗卫生从业人员应严格遵守手卫生方案,与患者接触的物体(如听诊器和血压袖带)应清洁或消毒,并实施接触预防措施。这些患者还应避免使用留置装置(如导尿管、血管内导管或气管内导管),若必须留置,则需遵从适当方案以降低感染风险。同样,应尽快实施每日使用评估和丢弃的方案。患者体位(如床头抬高 30°)和良好的口腔卫生可降低机械通气患者肺炎发生率。越来越多的数据支持全身去定植措施以预防 ICU 患者感染。

大肠埃希菌感染

🌐 大肠埃希菌菌株由大约 2 000 个基因的核心基因组联合在一起。菌株致感染的能力及感染性质由编码各种毒力因子的辅助基因定义,正如产志贺毒素大肠埃希菌近来的进化所显示,这些特性可变且不断有进展。

■ 共生菌株

对于大部分人来说,共生的大肠埃希菌突变株构成了正常的、兼性的肠道菌群的主体,对宿主有益(如抵抗病原微生物的定植)。这些菌株通常缺乏肠外和肠致病性大肠埃希菌株在相应部位致病的特有毒力特性。然而若存在诸如异物(如导尿管)等的加重因素,或宿主损害(如局部解剖或功能异常,如尿路、胆道梗阻或全身免疫抑制),或存在较大的或含有混合细菌的感染病灶(如粪便污染腹腔),即使是共生的大肠埃希菌菌株也参与肠外感染。

肠外致病性菌株(ExPEC)

🌐 ExPEC 菌株是引起社区获得性和保健机构相关细菌感染的最常见的肠道 GNB。这些菌株新出现获得新耐药机制的倾向(如产 ESBL 和碳青霉烯酶),给 ExPEC 感染管理带来挑战。克隆组-ST131 成员通常对氟喹诺酮耐药,且越来越多表达 ESBL(CTX-M 型),该组细菌已在全球传播。

与共生大肠埃希菌相似(但与肠致病性大肠埃希菌相反),ExPEC 菌株通常在健康个体的肠道菌群中发现,且不会引起人胃肠炎。从其定植部位(如结肠、阴道或口咽)进入通常无菌的肠外部位(如泌尿道、腹膜腔或肺)是感染的限速步骤。ExPEC 菌株已获得编码多种肠外毒力因子的基因,该基因使得细菌能够在正常和免疫抑制宿主中引起肠外感染(表 58-1)。这些毒力基因定义了 ExPEC,并且大部分与能引起腹泻病的肠道致病菌基因不同(表 58-2)。所有年龄组、所有类型的宿主和几乎所有器官和解剖部位都易于被 ExPEC 感染。即使先前健康的宿主在感染 ExPEC 时也可发展为重症甚至死亡;而在有合并症和防御异常的宿主中,不良结局更为常见。若存在以下特定综合征,ExPEC 感染的多样性、医疗和经济影响将尤其明显。

肠外感染综合征

泌尿道感染 · 泌尿道是 ExPEC 感染的最常见部位。在门诊患者中,尿路感染非常常见,UTI 占美国门诊就诊次数的 1%,仅次于导致住院的感染中的下呼吸道感染。在特定宿主

(如绝经前妇女、免疫受损宿主,**参见第 33 章**)范围内,特别需要考虑 UTI(如单纯性膀胱炎、肾盂肾炎和导管相关的尿路感染)。大肠埃希菌是所有尿路感染综合征/宿主组合的最常见病原体。在美国,大肠埃希菌每年造成 80%~90%、600 万~800 万绝经前妇女单纯性膀胱炎。此外,20% 的初发膀胱炎可能经常复发。

单纯膀胱炎是最常见的急性尿路感染综合征,其特点是排尿困难、尿频和耻骨上疼痛。发热和/或背痛提示进展为肾盂肾炎。肾盂肾炎即使治疗适当,发热仍可能需要 5~7 日才能完全缓解。发热及中性粒细胞计数持续升高提示肾内或肾周脓肿和/或梗阻。肾盂肾炎期间肾实质损害和肾功能丧失主要源于泌尿系统梗阻;梗阻可能预先存在,也可能因为糖尿病肾脏感染、肾乳头坏死所致。孕妇患肾盂肾炎风险很高,将对妊娠结局产生不利影响。因此对无症状性菌尿的标准处理是进行产前筛查和治疗。前列腺感染是男性尿路感染的潜在并发症。泌尿系感染的诊断和治疗应针对每个宿主、感染性质和部位以及当地药敏情况制订个性化方案。**参见第 33 章**。

腹腔和盆腔感染 · 腹腔和盆腔感染是大肠埃希菌感染的第二常见部位。该部位可出现多种临床症状,包括继发于粪便污染的急性腹膜炎、自发性细菌性腹膜炎、透析相关性腹膜炎、憩室炎、阑尾炎、腹腔内脓肿或内脏脓肿(肝、胰、脾)、胰腺假性囊肿感染、化脓性胆管炎和/或胆囊炎。在腹腔感染中,大肠埃希菌可单独感染,或与肠道菌群的其他兼性和/或厌氧菌混合感染(此为经常发生情况)(**参见第 29 章**)。

肺炎 · 通常不考虑大肠埃希菌为肺炎的原因(**参见第 21 章**)。事实上,肠道 GNB 只占社区获得性肺炎病原的 1%~3%,部分原因是这些细菌只在少数健康个体中短暂定植于口咽。但大肠埃希菌和其他 GNB 的口腔定植率随着病情的严重程度和抗菌药物的使用而增加。因此 GNB 是 LTCFs 常住

		表 58-2 肠内致病性大肠埃希菌		
致病类型	流行病学	临床综合征[a]	特异性分子特征	相关遗传因子[b]
STEC/ EHEC/STEAEC	食物、水、人传人、所有年龄 工业化国家	出血性结肠炎、溶血性 尿毒综合征	志贺毒素	类 Δ-Stx1/Stx2-编码噬菌体
ETEC	食物、水、发展中国家的幼儿、至 发展中国家旅行	旅行者腹泻	热稳定和热敏感肠毒 素、定植因子	毒力质粒
EPEC	人传人、发展中国家幼儿及新 生儿	水样泻、持续性腹泻	小肠上皮病灶局部黏 附、附着和消除	EPEC 黏附因子质粒 致病岛[肠细胞消除基因簇(locus for enterocyte effacement,LEE)]
EIEC	食物、水、发展中国家的幼儿、至 发展中国家旅行	痢疾	侵袭结肠上皮细胞、细 胞内增殖、细胞间传播	主要包含在一个大的毒力质粒里 的多个基因
EAEC	食物、水、发展中国家的幼儿、至 发展中国家旅行、所有年龄、工业 化国家	旅行者腹泻、急性腹泻、 持续性腹泻	聚集/弥散黏附,由 AggR 调节的毒力因子	染色体或质粒相关的黏附和毒力 基因

缩略词:EAEC,肠聚集性大肠埃希菌;EHEC,肠出血性大肠埃希菌;EIEC,肠侵袭性大肠埃希菌;EPEC,肠致病性大肠埃希菌;ETEC,产肠毒素大肠埃希菌;STEAEC, 产志贺毒素的肠聚集性大肠埃希菌;STEC,产志贺毒素的大肠埃希菌。
[a] 经典综合征,详见疾病谱部分的内容。[b] 发病机制涉及多个基因,包括未列出的基因。

者中较为常见的肺炎病因，也是医院获得性肺炎最常见的病因（见于60%～70%的病例）（**参见第17章**），尤其是术后和ICU患者（如呼吸机相关性肺炎）。肺部感染通常是由于少量吸入而获得，但偶尔可由血源扩散导致，此时可见多灶性结节性浸润。组织坏死常见，可能由细菌的细胞毒素导致。尽管各个机构间差异明显，大肠埃希菌在医院获得性肺炎病原体中通常排名第三或第四位，在基于美国或欧洲的研究中均占比5%～8%。无论宿主是谁，ExPEC所致肺炎都是一种严重的疾病，其粗死亡率和归因死亡率都很高（分别为20%～60%和10%～20%）。

脑膜炎·（**参见第36章**）大肠埃希菌和B组链球菌是新生儿脑膜炎的两大主要原因。导致新生儿脑膜炎的大多数大肠埃希菌菌株具有K1包膜抗原，并可从有限数量的脑膜炎相关克隆组中分离。本病常出现脑室扩大。第一月龄之后，大肠埃希菌脑膜炎即不再常见，而主要发生于手术或创伤的脑膜破裂或肝硬化时。在患有脑膜炎的肝硬化患者中，由于门静脉菌血症的肝清除率差，细菌可接种于脑膜进而导致脑膜炎。

蜂窝织炎/肌肉骨骼感染·大肠埃希菌常导致压疮感染，偶尔可导致糖尿病患者和其他具有神经血管损害宿主的下肢溃疡和伤口感染。在这些背景下可能会出现继发于连续扩散的骨髓炎。大肠埃希菌也可引起烧伤部位和手术伤口的蜂窝织炎或感染（占手术部位感染的约10%），尤其是当感染发生在会阴附近时。血源性骨髓炎（尤其是椎体骨髓炎）由大肠埃希菌引起的概率较一般认知为多；在某些系列中（**参见第28章**），该病因甚至可占10%以上。大肠埃希菌偶可引起骨科器械相关的感染或感染性关节炎，很少引起血源性肌炎。对于大肠埃希菌引起的股肌膜炎或筋膜炎，应评估有无腹部病灶及连续性播散。

血管内感染·尽管大肠埃希菌是菌血症最常见的原因之一，但很少定植于天然心脏瓣膜。天然瓣膜受累通常出现在有瓣膜基础疾病的情况下。动脉瘤、门静脉（门静脉炎）和血管移植物的大肠埃希菌感染非常罕见。

其他感染·大肠埃希菌可导致几乎所有器官和解剖部位感染。偶可引起术后纵隔炎或复杂性鼻窦炎，眼内炎、坏疽性皮疹或脑脓肿不常见。

菌血症·大肠埃希菌菌血症可由任何肠外部位的原发性感染引起。此外，经皮血管内留置，或经直肠前列腺活检，或从新生儿中发现的肠黏膜通透性增加，以及中性粒细胞减少和化疗引起的黏膜炎、创伤和烧伤等情况下均可引发原发性大肠埃希菌菌血症。社区获得的和保健机构获得的大肠埃希菌菌血症比例大致相等。在大多数研究中，大肠埃希菌和金黄色葡萄球菌是两个最常见的有临床意义的血液分离株。血液中分离大肠埃希菌几乎总是具有临床意义，典型情况下会伴有脓毒综合征、严重脓毒症（脓毒症导致的至少一个器官或系统的功能障碍）或脓毒性休克（**参见第19章**）。

尿路是大肠埃希菌菌血症最常见的来源，有一半至2/3的发作来源于此。在患肾盂肾炎、尿路梗阻或尿路感染伴泌尿系器械的患者中，泌尿道源性的菌血症尤其常见。腹部是第二常见的来源，占比25%。尽管胆道梗阻（结石、肿瘤）和明显的肠破裂是常见的原因，但一些腹源性感染（例如脓肿）常缺乏明显临床症状、需要通过影像学（如CT）识别。因此，在没有UTI的特征体征和症状的情况下，医生应谨慎将大肠埃希菌菌血症归因于尿路感染。软组织、骨、肺和血管内导管感染是大肠埃希菌菌血症的其他来源。

■ 诊断

导致其他肠道感染的大肠埃希菌菌株通常可在标准培养基上、24小时内、在有氧和无氧条件下生长，临床微生物学实验室根据常规生化标准可轻松鉴定。90%以上的ExPEC菌株可快速发酵乳糖，吲哚阳性。

治疗·肠外大肠埃希菌感染

过去，大多数大肠埃希菌分离株对广谱抗菌药物高度敏感。然而这种情况已经发生了变化。一般而言，高耐药率的出现使得医生不能再经验性使用氨苄西林和阿莫西林/克拉维酸钾，即使对于社区获得性感染也是如此。在美国，社区获得性菌株对一代头孢菌素和TMP-SMX耐药率正在增加（目前为10%～40%），北美地区甚至更高。而直到最近，TMP-SMX仍是许多地区治疗单纯性膀胱炎的首选药物。若继续经验性使用TMP-SMX，可预测治愈率将降低，但大规模切换为替代药物（如氟喹诺酮）也将加速对这些抗菌药物的耐药，这一情况在某些区域已有发生。导致单纯性膀胱炎的菌株有90%以上仍然对呋喃妥因和磷霉素敏感。

一项调查显示，美国门诊患者中，氟喹诺酮耐药的大肠埃希菌分离株流行程度在过去10年中稳步增加（从2000年的3%增加到2010年的17.1%）。在美国以外地区，门诊患者耐药率一般较高，而在广泛使用氟喹诺酮预防的人群中（如白血病患者、移植受者和肝硬化患者），以及LTCF和医院人群中耐药率更高。美国国家医疗保健安全网（NHSN）报告的2009—2010年中心静脉相关血流感染（CLABSI）中，大肠埃希菌分离株的氟喹诺酮耐药率为41.8%，国际医院获得性感染控制联合会（INICC）报告，2004—2009年，ICU大肠埃希菌分离株中有53.4%对喹诺酮类耐药。此外，NHSN报告在CLABSI大肠埃希菌分离株中有19%对三、四代头孢菌素耐药，INICC报道ICU大肠埃希菌分离株中有66.6%对三代头孢菌素耐药。

目前产ESBL菌株越来越普遍，在医疗保健相关分离株中可达 5%～10%，门诊分离株中也越来越多（数据为区域相关）。产 CTX-M 型 ESBLs 大肠埃希菌菌株引起的社区获得性尿路感染越来越多。数据表明，使用三、四代头孢菌素和氟喹诺酮处理食品动物，可使其获得产 CTXM-M 及氟喹诺酮耐药菌株。针对此类菌株的口服方案有限；但体外的有限的临床数据表明，磷霉素和呋喃妥因对此类菌株引起的膀胱炎可能有效。推测碳青霉烯类和阿米卡星最有效，但产碳青霉烯酶的菌株也在上升（占美国健康护理相关分离株 1%～5%，在许多其他国家比例更高）。针对这些耐药性极强的分离株，替加环素和多黏菌素（联用或不联用第二种药物）是最常用的药物。

这种不断进展的耐药性的意义在于，必要的时候需要增加广谱药物的使用，可能的情况下也需要使用最合适的窄谱药物，并且要避免治疗那些被定植但未感染的患者。

肠道致病菌株

类型

某些大肠埃希菌菌株能够引起腹泻性疾病。其他重要的肠道病原体在**第 30、31 章和第 62～65 章**讨论。至少在工业化世界中，在健康人的粪便菌群中很少见到肠道致病性的大肠埃希菌菌株，这些菌株基本上属于专性病原体。足量的这些菌株被幼稚宿主摄入时，可引起肠炎、小肠结肠炎和结肠炎。已知存在至少五种不同的肠道致病性大肠埃希菌的致病型：① 产志贺毒素的大肠埃希菌（Shiga toxin-producing E. coli，STEC），包括肠出血性大肠埃希菌（enterohemorrhagic E. coli，EHEC）的子集和最近进化的产志贺毒素的肠聚集性大肠埃希菌（Shiga toxin-producing enteroaggregative E. coli，STEAEC）。② 产肠毒素大肠埃希菌（enterotoxigenic E. coli，ETEC）。③ 肠致病性大肠埃希菌（enteropathogenic E. coli，EPEC）。④ 肠侵袭性大肠埃希菌（enteroinvasive E. coli，EIEC）。⑤ 肠聚集性大肠埃希菌（enteroag-gregative E. coli，EAEC）。弥漫性黏附的大肠埃希菌（diffusely adherent E. coli，DAEC）和细胞扩增大肠埃希菌（cytodetaching E. coli）是另外推定的致病型。黏附性侵袭性大肠埃希菌（adherent invasive E. coli，AIEC）突变株与克罗恩病相关（尽管因果作用尚未得到证实），但不会引起急性腹泻性疾病。对于 ETEC、STEC/EHEC/STEAEC、EIEC 和 EAEC，传播主要是通过受污染的食物和水；对于 EPEC（偶有 STEC/EHEC/STEAEC）主要是人传人。胃酸具有一定的抗感染保护作用；胃酸水平降低的人更易感染。人类是主要的储库（STEC/EHEC 主要储库为牛），宿主范围似乎由物种特异性附着因子决定。虽然各种致病型之间存在一定的重叠，但几乎每种都具有独特的毒力特性的组合，从而产生独特的

肠道致病机制（表 58-2）。这些菌株几乎不能引起肠道外疾病。除 STEC/EHEC/STEAEC 和 EAEC 病例外，该组病原体引起的疾病主要发生于发展中国家。

肠出血性大肠埃希菌/产志贺毒素肠道聚集性大肠埃希菌·STEC/EHEC/STEAEC 菌株构成一类新的病原体，可引起出血性结肠炎和溶血性尿毒综合征（HUS）。由于食用新鲜农产品（如生菜、菠菜或球芽甘蓝）和未煮熟的碎牛肉而引起的几次大规模暴发受到了媒体的极大关注。2011 年在欧洲中部暴发了可能通过球芽甘蓝传播，随后人传人的 STEAEC（O104：H4），导致 800 多例 HUS 和 54 例死亡。在这组细菌中，O157：H7 是最突出的血清型，许多其他血清型也可导致这些综合征，包括 O6、O26、O45、O55、O91、O103、O111、O113、O121、O145 和 OX3 型。

STEC/EHEC/STEAEC 产志贺毒素（Stx2 和/或 Stx1）或相关毒素的能力是临床发病的关键因素。产生密切相关的志贺毒素 Stx 的痢疾志贺杆菌菌株可引起相同的综合征。在 HUS 的发展中，Stx2 及其 Stx2C 突变株（其可以突变株的形式与 Stx2 和/或 Stx1 组合出现）似乎比 Stx1 更重要。迄今为止研究的所有志贺毒素均为包含一个酶活性 A 亚基和五个相同 B 亚基的多聚体，介导与球酰神经酰胺的结合，所述球酰神经酰胺是在某些宿主细胞上表达的膜相关糖脂。与蓖麻毒蛋白一样，A 亚基从宿主细胞的 28S rRNA 中切割出腺嘌呤，从而不可逆地抑制核糖体功能并可能导致细胞凋亡。Stx2 介导的补体激活也可能在 HUS 的发展中起作用。

其他如耐酸和上皮细胞黏附等性质对于 STEC 菌株的充分致病为必需。大多数致病分离株具有肠细胞消除染色体基因簇（LEE）。该致病岛首先描述于 EPEC 菌株中，包含介导黏附肠上皮细胞的基因和通过细菌蛋白易位破坏宿主细胞的系统（Ⅲ型分泌系统）。EHEC 菌株构成具有 stx₁ 和/或 stx₂ 以及 LEE 的 STEC 菌株亚组。STEAEC（LEE 阴性）通过 EAEC 获得大量基因进化而来，其中包括编码 Stx2、Iha 黏附素、亚碲酸盐抗性、Ⅵ型分泌系统和 CTX-M-15 ESBL 的基因。

反刍类家畜，特别是牛和小牛是 STEC/EHEC 的主要储库。碎牛肉是 STEC/EHEC 菌株最常见的食品来源，通常于加工过程中被污染。此外，牛或其他动物的粪便（包括肥料形式）会污染农产品（马铃薯、莴苣、菠菜、球芽甘蓝、落果、坚果和草莓等），该来源的粪便也会污染水系统。乳制品和宠物食品也是感染源。相比之下，人类似乎是稳定的储库。据估计，<10² 个 STEC/EHEC/STEAEC 菌落形成单位（CFU）即可引起疾病。因此，不仅低水平的食物或环境污染物（如游泳时吞咽的水）可以导致疾病，人传人（如日托中心和机构）也是二次传播的重要路线。该组细菌也会导致实验室相关感染。该组细菌引发的疾病既有暴发也有散发，在夏季数月中出现高峰。

🌐 与其他肠道致病型相反，STEC/EHEC/STEAEC 感染在工业化国家比在发展中地区更多。O157：H7 菌株是美国最常见的细菌性腹泻原因（位列弯曲杆菌、沙门菌和志贺菌之

后）。3 或 4 日的孵育期之后,结肠定植及可能出现的回肠定植可导致症状。在＞90%的病例中,结肠水肿和初始的非血性分泌性腹泻可能发展为 STEC/EHEC/STEAEC 标志性的严重出血性腹泻(通过病史或检查确定)。常见明显腹痛和粪便白细胞(见于 70%的病例),但不伴发热;没有发热症状可能误导医护人员考虑非感染病(如肠套叠和炎性或缺血性肠病)。由艰难梭菌、产酸克雷伯菌(见下文"克雷伯菌感染")、弯曲杆菌和沙门菌引起的感染症状偶与此可相似。STEC/EHEC 疾病通常为自限性,持续 5～10 日。并发 HUS 虽不常见但很可怕,在 2%～8%的病例中于腹泻后 2～14 天发生,最常累及幼儿或老年患者。与传统 STEC/EHEC 疾病相比,STEAEC 感染的特征包括:成人,尤其是年轻妇女的发病率较高,HUS 的发生率更高(约 20%)。据估计,美国＞50%的 HUS 全体病例和 90%的 HUS 儿童病例由 STEC/EHEC 引起。该并发症是由志贺毒素的系统易位介导的。红细胞可作为 STX 的载体,将其送至位于肾脏和脑的小血管中的内皮细胞。随后发生的血栓性微血管病(可能对各种非内皮细胞有直接的毒素介导效应)通常引起发热、血小板减少、肾衰竭和脑病的特定组合。经透析支持死亡率可＜10%,但后遗的肾功能障碍和神经功能障碍可能持续存在。

产肠毒素大肠埃希菌· 🌐 在热带或发展中国家,ETEC 是地方性腹泻的主要原因。这些地区的儿童通常会在断奶后至 3 岁之间经历几次 ETEC 感染。疾病的发病率随着年龄的增长而下降,这一模式与黏膜对定植因子(即黏附素)的免疫能力的发展有关。在工业化国家,食物传播的疾病偶有暴发,但感染主要发生在疫区。旅行者腹泻有 25%～75%由 ETEC 引起,是该病最常见的病原体。谨慎避免食用可能受污染的液体和食物,特别是未煮熟、未剥皮或未冷藏者可减少感染发生率(参见第 6 章)。ETEC 感染在美国并不常见,但可因食用从疫区进口的食品而暴发。需要摄入大量病原体(10^6～10^{10} CFU)才能致病,通常在潜伏 12～72 小时之后发生。

在 ETEC 通过定植因子(如 CFA/I、CS1－6)黏附后,主要由热不稳定毒素(LT－1)和/或热稳定毒素(STa)介导,通过激活空肠和回肠中的腺苷酸环化酶(LT1)和/或鸟苷酸环化酶(STa)导致液体净分泌,进而导致发病:水样腹泻并伴有腹部绞痛。LT－1 由 A 亚基和 B 亚基组成,在结构和功能上与霍乱毒素相似。A 亚基功能为 ADP－核糖基转移酶;B 亚基与肠上皮细胞 GM1 神经节苷脂的有力结合导致 A 亚基的胞内易位。成熟的 STa 是一种 18 或 19－氨基酸的分泌肽,通过与肠细胞刷状缘的鸟苷酸环化酶 C 结合,引起细胞内循环 GMP 浓度升高。ETEC 介导的疾病特征性的不伴有小肠组织病理学改变,粪便带黏液、血液和炎症细胞或发热。疾病轻重不等差异很大,从轻微到威胁生命的霍乱样综合征均可能出现。尽管症状通常为自限性(通常持续 3 日),但若护理不当或未经适当补液治疗,以及当患儿年龄较小或营养不良时,发病率和死亡率可能明显升高(主要是由于容量严重减少)。

肠致病性大肠埃希菌· 🌐 EPEC 主要引起幼儿,包括新生儿疾病。EPEC 是致腹泻病原体中的第一种大肠埃希菌致病型,也是 20 世纪 40 年代和 50 年代工业化国家婴儿腹泻暴发(包括医院托儿所的一些暴发)的主要原因。目前,EPEC 感染导致的腹泻在发达国家不常见,但是发展中国家婴幼儿腹泻(包括散发和流行)的重要原因。母乳喂养降低了 EPEC 感染的发病率。EPEC 可能导致快速的人与人之间的传播。小肠定植并经过短暂潜伏期(1 或 2 日)后可出现症状。最初 EPEC 通过呈束菌毛发生局部黏附,进而导致特征性的微绒毛消失,在 LEE 因子介导下形成杯状的、肌动蛋白丰富的基座。腹泻产生是一个复杂的调节过程,宿主细胞受Ⅲ型分泌系统调节在发病中起重要作用。缺乏成束菌毛的菌株被归类为非典型的 EPEC(aEPEC);越来越多的数据支持这些菌株作为肠道病原体的作用。腹泻的大便通常含有黏液但不含血。虽然 EPEC 腹泻通常为自限性(持续 5～15 日),但也可能持续数周。

肠侵袭性大肠埃希菌· 🌐 EIEC 是一种相对少见的腹泻病因,在美国少有发现,仅有少数与食品相关的暴发。在发展中国家,儿童和旅行者很少有该病的散发。EIEC 与志贺菌有许多共同的遗传和临床特征,两者均从一个共同的祖先进化而来。但 EIEC 只有经大量接种(10^8～10^{10} CFU)才能致病,这一点与志贺菌不同。EIEC 一般在 1～3 日的潜伏期之后发病。致病初期,肠毒素能引起分泌性的小肠腹泻,随后定植、侵袭结肠黏膜,在其中复制,在细胞间传播,导致炎症性结肠炎。本病特点为发热、腹痛、里急后重,少便且内含黏液、血液和炎症细胞。症状通常为自限性(7～10 日)。

肠聚集性和弥漫性黏附性大肠埃希菌(EAEC)· 🌐 EAEC 主要见于发展中国家和儿童。但最近的研究表明,EAEC 也可能是工业化国家所有年龄组的腹泻较为常见的原因。EAEC 也逐渐被认识到是旅行者腹泻的重要原因。它高度适应人类——可能的储库。本菌需大量接种才会致病,在健康、营养不良和 HIV 感染宿主中通常的临床表现为水样泻,有时呈持续性腹泻。体外实验中,本菌表现为弥漫地或"叠砖"样黏附至小肠上皮细胞。致病必需的毒力因子部分由转录激活因子 AggR 调节,这些毒力因子包括聚集性黏附菌毛(AAF/Ⅰ～Ⅲ)、Hda 黏附素,黏蛋白酶 Pic,肠毒素 Pet、EAST－1、ShET1 和 HlyE,以及分散蛋白(分散蛋白是一种促进黏膜扩散的抗聚集蛋白)。某些 DAEC 菌株可引起腹泻性疾病,主要是出现于一些发展中国家 2～6 岁儿童中,另外也可引起旅行者腹泻。Afa/Dr 黏附素可能有助于感染发病。

诊断

腹泻评估的实用方法是区分非炎性和炎性病例,后者常表现为严重血便或黏液便或粪便白细胞阳性(参见第 30 章)。ETEC、EPEC 和 DAEC 引起非炎性腹泻,在美国不常见;EAEC 也会导致非炎性腹泻,其在美国的感染发生率可能被低估。诊断这些感染需要专门的分析方法(如基于聚合酶链反应的检测以明确致病型特异性基因),由于这些疾病的自限性,这些检查通常为非常规开展,且需求不高。非炎性旅行者腹泻中,ETEC 所致的占多数,EAEC 所致的占少数。最终诊断通常并非必要。经验抗菌(或对症)治疗以及补液为合适的治疗。如果腹泻持续>10 日,应寻找贾第鞭毛虫或隐孢子虫的证据(或在免疫受损宿主中寻找某些其他微生物的证据)。EIEC 感染是美国炎性腹泻的罕见原因,也需要专门的检测。目前 CDC 建议,对于所有社区获得性腹泻(无论炎性或非炎性)的患者,需同时行 STEC/EHEC/STEAEC 培养(对暴发的发现和控制非常重要)和志贺毒素或相关基因检测以评估。该建议的原因是血便并不总是存在,而粪便白细胞检测对 STEC/EHEC/STEAEC 感染的诊断敏感度并不理想。与任一种方法单独使用相比,两种试验联用可增加感染的检出。O157 型 STEC/EHEC 可通过培养检出,通过筛选不发酵山梨糖醇的大肠埃希菌菌株、对志贺毒素进行血清分型和检测以明确。对于非 O157 菌株,尚无选择或筛选培养基可用。通过基于 DNA、酶联免疫吸附和细胞毒性检测的方法检测志贺毒素或毒素基因,检测更加快速,且可检出非 O157 型 STEC/EHEC/STEAEC 株。毒素阳性但 O157 培养阴性的标本应送往当地或国家公共健康实验室行进一步检测。

治疗·肠道大肠埃希菌感染

所有腹泻综合征的主要治疗方法均为水和电解质复苏。由于适当容量扩张可减少肾损害并改善预后,故而这一措施对于 STEC/EHEC/STEAEC 感染尤为重要。应避免预防性使用抗生素以预防旅行者腹泻,尤其是考虑到严重的抗菌药物耐药情况。然而,在特定患者(如负担不起短期疾病或易感的患者),使用口服不吸收且耐受性良好的利福昔明是合理的。若粪便中不含黏液或血液,患者自行早期使用氟喹诺酮或阿奇霉素治疗旅行者腹泻可缩短病程,使用洛派丁胺可使症状在数小时内终止。虽然由 EIEC 引起的痢疾为自限性,但治疗会加速症状缓解,重症者中尤为如此。而对 STEC/EHEC/STEAEC 感染(不伴发热的严重鲜血性腹泻常提示此类感染)应避免进行抗菌药物治疗,因为抗菌药物可能增加 HUS 的发病率(可能通过增加 Stx 产生/释放而导致)。血浆置换和 C5 抑制剂(依库珠单抗)在治疗 HUS 中的作用尚未明确。

肺炎克雷伯菌感染

从医学角度讲,肺炎克雷伯菌是克雷伯菌属中最重要的菌种,引起社区获得性感染、LTCF 获得性感染和医院获得性感染。产酸克雷伯菌是 LTCF 和医院环境中的主要病原体。克雷伯菌属广泛存在于环境,并在哺乳动物黏膜表面定植。在健康人中,肺炎克雷伯菌在结肠和口咽部的定植率分别为

5%～35% 和 1%～5%;而在皮肤上通常为短暂定植。人与人之间的传播是获得该菌的主要方式。在西方国家,大多数克雷伯菌感染由"经典"肺炎克雷伯菌(cKP)引起,并发生在医院和 LTCFs。cKP 最常见的临床症状有肺炎、尿路感染、腹部感染、血管内装置感染、手术部位感染、软组织感染和继发菌血症。cKP 菌株之所以声名狼藉,是因为它们具有获得抗菌药物耐药决定因素的倾向,从而使得治疗具有挑战性。ST258 克隆群的许多成员产 KPC 型碳青霉烯酶,目前正在全世界范围传播。来自印度的产 NDM-1 型碳青霉烯酶菌株的传播与医学旅游有关,引起了医生和新闻媒体的关注。

cKP 菌株似乎在表型和临床上都与高毒力肺炎克雷伯菌(hvKP)不同,后者是 1986 年在中国台湾首次发现的新的突变株。虽然 hvKP 感染在全球各个民族都有发生,但大多数报道于亚太地区。这一现象引人思考:是否是细菌的地理特异性分布或亚洲宿主的易感性增加导致了病例的集中。与西方 cKP 感染常见于医疗保健相关的场所相反,hvKP 在社区中年轻健康个体中引起严重的威胁生命和器官的感染,并且可自感染原发部位迁徙性传播。hvKP 感染最初的特点,也是与 cKP 引起的传统感染的区别在于:① 表现为社区获得性肝脓肿(图 58-1,上图)。② 发生于无肝胆疾病病史的患者。③ 远处转移倾向(如眼睛、中枢神经系统、肺)的转移倾向,发生率为 11%～80%。目前认为这种突变株是无肝脏受累情况下各种严重的社区获得性肝外脓肿/感染的原因,包括肺炎、脑膜炎、眼内炎(图 58-1,中图)、脾脓肿和坏死性筋膜炎。受累患者常为亚洲人、有糖尿病基础,但非糖尿病患者和所有种族群体都可能受累。幸存者经常遭受灾难性的发病,如视力丧失和神经系统后遗症。

肺炎克雷伯菌鼻硬结亚种是鼻硬结病的病原体,鼻硬结病是一种肉芽肿性黏膜上呼吸道感染,其进展缓慢(数月或数年),可致坏死并偶尔阻塞鼻腔。肺炎克雷伯菌臭鼻亚是慢性萎缩性鼻炎的原因,在免疫抑制宿主中很少引起侵袭性病变。这两种肺炎克雷伯菌亚种通常分离自热带患者,在基因组上与 cKP 和 hvKP 不同。

■ 感染综合征
肺炎

虽然 cKP 仅占西方国家社区获得性肺炎病例的一小部分(参见第 21 章),但由于 LTCF 常住者和住院患者口咽定植率增加,cKP 和产酸克雷伯菌是该群体肺炎的常见原因。机械通气是一个重要的危险因素。在亚洲和南非,hvKP 导致的社区获得性肺炎日益普遍,常发生于无潜在疾病的年轻患者中。克雷伯菌也是发展中国家严重营养不良儿童肺炎的常见原因。

与肠道 GNB 引起的所有肺炎一样,典型表现有咳脓性痰和气腔疾病。相比于既往肺叶浸润和叶间裂下坠等经典描述,目前的早期且不太广泛感染的表现更为常见。由 hvKP 导致的转移性播散(如肝脓肿来源)的肺部感染通常表现为双侧结节密度影,下叶更常见。随着疾病进展,可能发生肺坏

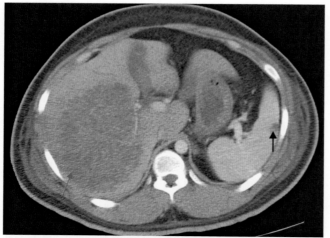

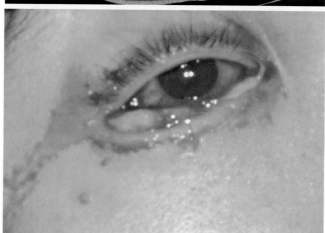

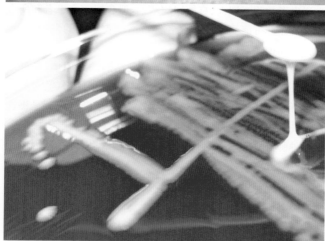

图58-1　肺炎克雷伯菌(hvKP)的新型高毒力突变株。上图：越南男性,24岁,既往体健,腹部CT示原发性肝脓肿(红色箭头)伴脾播散灶(黑色箭头)(由Chiu-Bin Hsaio和Diana Pomakova博士提供)。中图：中国男性,33岁,既往体健,患有眼内炎(来自 *Virulence* 4：2,1-12,Feb. 15, 2013)。下图：高黏液表型(不一定等同于黏液表型)与hvKP菌株有关。该表型通过"拉丝试验"半定量检测(使用接种环拉伸琼脂平板上的细菌菌落,形成黏性拉丝长度＞5 mm长)(由Dr. Russo提供)。

死、胸腔积液和脓胸等。

UTI

在健康成人中,cKP占UTI的1%～2%,占复杂性UTI,

包括与留置导尿相关感染的5%～17%。hvKP引起的UTI更常见于由菌血症扩散引起的肾脏或前列腺脓肿,而非上行性感染。

腹部感染

🌐 cKP引起一系列类似于大肠埃希菌引起的腹部感染,但较少能从中分离出来。hvKP是单一微生物社区获得性化脓性肝脓肿的常见原因;在亚太地区、过去20年中,hvKP感染频率逐步增加,取代大肠埃希菌成为引起该综合征的最常见病原体。hvKP引起自发性细菌性腹膜炎和脾脓肿也越来越多。

其他感染

🌐 cKP和产酸克雷伯菌介导的蜂窝织炎或软组织感染最常影响失活的组织(如压疮、糖尿病溃疡、烧伤部位)和免疫受损的宿主。cKP和产酸克雷伯菌可引起手术部位感染和院内获得性鼻窦炎,偶可导致软组织感染相关的骨髓炎、非热带性肌炎和脑膜炎(新生儿期和神经外科术后)。而hvKP已成为全球范围内、特别是亚太地区的社区获得性单一微生物坏死性筋膜炎,脑膜炎,脑、硬膜下和硬膜外脓肿以及眼内炎(图58-1,中图)的重要原因。目前认为,产酸克雷伯菌产细胞毒素菌株可导致出血性、抗菌药物相关、非艰难梭菌性结肠炎。

菌血症

任何部位的克雷伯菌感染都会导致菌血症。泌尿道、呼吸道和腹部(尤其是肝脓肿)的感染各占克雷伯菌菌血症的15%～30%。与血管内装置相关的感染占另外5%～15%,其余为手术部位感染和其他感染。克雷伯菌可导致新生儿败血症和中性粒细胞减少患者菌血症。与肠道GNB一样,克雷伯菌很少引起心内膜炎或血管内感染。

■ 诊断

克雷伯菌易于实验室分离和鉴定。鼻硬结亚种和臭鼻亚种是非发酵菌且是吲哚阴性,其他种通常可发酵乳糖。hvKP通常具有高黏液表型(图58-1,下图),但该测试的灵敏度和特异度尚无定论,且可能并非最佳。更好的hvKP诊断试验有待开发。

治疗·肺炎克雷伯菌感染

🌐 cKP和产酸克雷伯菌耐药情况相似：对氨苄西林和替卡西林天然耐药,对呋喃妥因并非一直敏感。2009—2010年NHSN数据显示28.9%的CLABSI来源的cKP和产酸克雷伯菌分离株对三、四代头孢菌素耐药;2004—2009年的INICC数据显示76.3%的ICU来源的肺炎克雷伯菌分离株对三代头孢菌素耐药。这种耐药性的增长主要由质粒编码的ESBL介导。这些质粒通常还编码对氨基糖苷类、四环素类和TMP-SMX的耐药。而即使是近期无医疗保健相关接触的门诊患者,也有分离出产CTX-M型ESBLs的cKP

菌株(治疗请参阅肠外大肠埃希菌感染治疗部分)。独立于编码 ESBL 质粒、对 β-内酰胺酶抑制剂合剂和头霉素耐药也越来越多,尤其是在拉丁美洲更是如此。氟喹诺酮总体耐药率为 15%～20%,在产 ESBL 的菌株中为 50%。考虑到用青霉素或头孢菌素治疗后者不合适,且氟喹诺酮耐药通常与 ESBLs 相关,针对重症的或卫生保健相关的 cKP 和产酸克雷伯菌感染,经验性治疗谨慎的做法是使用阿米卡星或碳青霉烯类药物,具体由当地耐药情况决定。但可以预见:ESBL 驱动的碳青霉烯类使用已经筛选了表达碳青霉烯酶的 cKP 和产酸克雷伯菌。2009—2010 年的 NHSN 数据显示,CLABSI 来源的 cKP 和产酸克雷伯菌有 12.8% 对碳青霉烯类耐药。治疗产碳青霉烯酶菌株引起的感染非常有挑战性,这些菌株越来越接近泛耐药。治疗的最佳选择尚不清楚。替加环素和多黏菌素(如黏菌素)是体外活性最佳,也是最常使用的药物。但对这些药物的耐药也已经出现,对所有已知抗菌药物耐药的 cKP 菌株也已经在美国和全球发现。这种情况下经常使用联合用药治疗。

奇异变形杆菌感染

90% 的变形杆菌感染由奇异变形杆菌引起,可发生在社区、LTCF 和医院。普通变形杆菌和彭氏变形杆菌主要与 LTCF 或医院获得性感染有关。变形杆菌属是各种哺乳动物、鸟类、鱼类和爬行动物结肠菌群的一部分。这些 GNB 可在受污染的鱼中产生组胺,这一点是鲭鱼(鱼)中毒的发病机制(参见第 136 章)。

奇异变形杆菌定植于健康人(50%),而普通变形杆菌和彭氏变形杆菌来源于患有潜在疾病的个体。目前,泌尿道是最常见的变形杆菌感染部位,其中黏附素、鞭毛、IgA～IgG 蛋白酶、铁获取系统和脲酶代表了已知的主要的尿毒力因素。变形杆菌较少引起其他各种肠外感染。

■ 感染综合征

UTI

大多数变形杆菌感染来自泌尿道。在健康女性中,仅有 1%～2% 的 UTI 由奇异变形杆菌引起,医院获得性尿路感染仅有 5% 由变形杆菌物引起。但在复杂性 UTI 中,有 10%～15% 由变形杆菌引起,主要是导管留置相关感染。长期导尿管留置患者的 UTI 分离株中,变形杆菌占 20%～45%。如此高比例是由于细菌产生尿素酶,尿素酶将尿素水解成氨并碱化尿液。反过来,尿液碱化导致有机和无机化合物沉淀,有助于形成磷酸铵镁和碳酸盐-磷灰石晶体,在导管上形成生物膜和/或形成明显的结石。变形杆菌与结石和生物膜有关,此后,通常只能通过去除结石或导管来根除。随着时间的推移,可能在肾盂内形成鹿角形结石并导致阻塞和肾功能衰

竭。因此,对于具有不明原因碱性尿液样本应该行变形杆菌培养,而尿液中鉴定出变形杆菌属应建议考虑尿石症评估。

其他感染

变形杆菌偶尔会引起肺炎(主要是 LTCF 常住者或住院患者)、院内获得性鼻窦炎、腹腔脓肿、胆道感染、手术部位感染、软组织感染(特别是压疮和糖尿病溃疡)和骨髓炎(主要是相连部位的),在极少数情况下,它会引起非热带性肌炎。此外,罕有变形杆菌引起新生儿脑膜炎,脐部经常作为其来源;这种疾病常常因脑脓肿的发展而复杂化。也会发展产生脑源性脓肿。

菌血症

大多数变形杆菌菌血症起源于泌尿道,但任何不太常见的感染部位以及血管内装置都是潜在来源。血管内感染很少见。变形杆菌属偶可导致新生儿败血症和中性粒细胞减少患者菌血症。

■ 诊断

变形杆菌易于实验室分离和鉴定。大多数菌株为乳糖阴性,产硫化氢,在平板上显示出特有的迁徙生长现象。奇异变形杆菌和彭氏变形杆菌为吲哚阴性,而普通变形杆菌为吲哚阳性。奇异变形杆菌可产鸟氨酸脱羧酶而彭氏变形杆菌不能,据此可将两者区分开来。

治疗 · 变形杆菌感染

除四环素、呋喃妥因、多黏菌素和替加环素外,奇异变形杆菌通常对大多数抗菌药物敏感。10%～50% 的菌株对氨苄西林和一代头孢菌素耐药。总体而言,10%～15% 的奇异变形杆菌对氟喹诺酮类耐药;在美国,5% 的奇异变形杆菌分离株产 ESBLs。而即使是近期无医疗保健相关接触的门诊患者,也有分离出产 CTX-M 型 ESBLs 的 cKP 菌株(治疗请参阅肠外大肠埃希菌感染治疗部分)。普通变形杆菌和彭氏变形杆菌表现出比奇异变形杆菌更广泛的耐药性。对氨苄西林和一代头孢菌素耐药是天然耐药,30%～40% 的分离株对氟喹诺酮类耐药。普通变形杆菌分离株中可能诱导或筛选出具有稳定的、染色体编码的 AmpC 型 β-内酰胺酶去抑制的突变株。碳青霉烯类、四代头孢菌素(如头孢吡肟)、阿米卡星、复方磺胺甲噁唑和磷霉素对变形杆菌属活性较高(90%～100% 的菌株敏感)。

肠杆菌感染

大多数肠杆菌感染的病原体是阴沟肠杆菌和产气肠杆菌(分别为 65%～75% 和 15%～25%)。阪崎肠杆菌(*Cronobacter sakazakii*,旧称 *Enterobacter sakazakii*)和日沟维肠杆菌(*Enterobacter gergoviae*)不常见(每种占 1%)。肠

杆菌属主要引起卫生保健相关的感染。病原体广泛存在于食品、环境(包括卫生保健机构的设备)和各种动物中。很少定植于健康人中。但 LTCF 常住或住院患者中这一百分比明显增加。虽然定植是感染的重要前奏,但也可通过静脉直接引入(如通过污染的静脉输液或压力监测器)。肠杆菌属中已出现了广泛的抗菌药物耐药,可能促使这些病原体成为医院获得性感染突出的病原体。既往接受过抗菌药物治疗、有合并疾病以及 ICU 患者的感染风险最高。肠杆菌可引起一系列与其他 GNB 类似的肠外感染。

■ 感染综合征

肺炎、UTI(尤其是导管相关)、血管内装置相关感染、手术部位感染和腹部感染(主要是术后或与胆管支架等植入物相关)最常见。院内获得性鼻窦炎、神经外科手术(包括使用颅内压监测器)相关的脑膜炎、骨髓炎和眼部术后眼内炎较少发生。阪崎肠杆菌与新生儿菌血症、坏死性小肠结肠炎和脑膜炎(通常并发脑脓肿或脑室炎)有关;目前认为感染来源有受污染的配方奶粉。肠杆菌菌血症可由任意解剖部位的感染引起。发生不明原因的菌血症,尤其是在暴发时,应考虑静脉输液或药物、血液成分或血浆制品、导管冲洗液、压力监测仪和透析设备的污染可能。肠杆菌也可引起中性粒细胞减少患者的菌血症。肠杆菌性心内膜炎很少见,主要与静脉药瘾或人工瓣膜有关。

■ 诊断

实验室分离和鉴定肠杆菌不难。大多数菌株是乳糖阳性且吲哚阴性。

治疗·肠杆菌感染

🌐 肠杆菌具有明显的抗菌药物耐药。氨苄西林和一、二代头孢菌素对其几乎没有抗菌活性。广泛使用三代头孢菌素可诱导或筛选出具有 AmpC 型 β-内酰胺酶稳定去抑制的突变株,使其三代头孢菌素、单环内酰胺(如氨曲南)以及许多 β-内酰胺/酶抑制剂合剂耐药。治疗期间也可出现耐药性;在一项研究中,20% 的临床分离株出现耐药。治疗初期症状改善、后又加重时,应考虑是否出现了新的耐药。治疗严重的肠杆菌感染时应避免使用三代头孢菌素。头孢吡肟对 AmpC 型 β-内酰胺酶稳定,故只要不同时存在 ESBL,就可以使用头孢吡肟治疗肠杆菌感染。由于存在 AmpC 型 β-内酰胺酶,肠杆菌中的 ESBLs 难以检出。肠杆菌(尤其是阴沟肠杆菌)中这些 β-内酰胺酶在全球分布不均匀,但整体呈增加趋势,目前总体上为 5%～50%。NHSN 数据证实:美国 37.4% 的 CLABSI 肠杆菌分离株对三、四代头孢菌素耐药。好在碳青霉烯类、阿米卡星和替加环素仍保持良好的抗菌活性(90%～99% 敏感),氟喹诺酮类次之(85%～95% 敏感)。一旦获得药敏数据,需要尽快降级抗菌方案。

沙雷菌感染

🌐 大多数沙雷菌感染(>90%)由黏质沙雷菌导致;偶可分离出液化沙雷菌、深红沙雷菌、居泉沙雷菌、格氏沙雷菌、普城沙雷菌和气味沙雷菌。沙雷菌主要存在于环境(包括医疗机构中),尤其是潮湿环境中;沙雷菌已从多种动物、昆虫和植物中分离出来,很少定植于健康人。在 LTCF 或医院中,病原体储库包括医护人员的手和指甲、食物、牛奶(新生儿病房)、水槽、呼吸和其他医疗设备或装置、压力监测器、静脉溶液或肠外药物(尤其是综合药房发出的药物)、预填充注射器和多次使用的小药瓶(如肝素和盐水)、血制品(如血小板)、洗手液和乳液、冲洗溶液甚至消毒剂。感染由直接接种(如通过静脉输液)或定植(主要是呼吸道)引起。散发性感染最常见,但也会发生流行(通常是由于成人和新生儿 ICU 的 MDR 菌株)和暴发。由沙雷菌引起的肠外感染与其他 GNB 相似。通常认为沙雷菌导致卫生保健相关的感染,占医院获得性感染的 1%～3%。但加拿大和澳大利亚基于人群的实验室监测研究表明,社区获得性感染的发生率较之以往更为普遍。

■ 感染综合征

呼吸道、泌尿生殖道、血管内装置、眼睛(隐形眼镜相关角膜炎和其他眼部感染)、手术切口和血液(来自受污染输液)是沙雷菌感染最常见部位;前五个部位是沙雷菌菌血症最常见的来源。软组织感染(包括肌炎、筋膜炎和乳腺炎)、骨髓炎、腹部和胆道感染(术后)和脓毒性关节炎(主要来自关节内注射)不太常见。沙雷菌不常见于新生儿或术后脑膜炎,以及中性粒细胞减少患者菌血症。心内膜炎很少见。

■ 诊断

沙雷菌实验室培养和鉴定不难,通常是乳糖和吲哚双阴性。某些黏质沙雷菌和深红沙雷菌菌株产红色色素。

治疗·沙雷菌感染

🌐 大多数沙雷菌菌株(>80%)对氨苄西林、阿莫西林/克拉维酸、氨苄西林/舒巴坦、一代头孢菌素、头霉素、呋喃妥因和黏菌素耐药。

通常,>90% 的沙雷菌菌株对适用于 GNB 的其他抗菌药物敏感。治疗期间可诱导或筛选出具有稳定的、染色体编码的 AmpC 型 β-内酰胺酶去抑制的突变株。产 ESBL 菌株比例无论是在美国还是全球普遍较低(<5%),但有报道显示亚洲和拉丁美洲的这一比例为 20%～30%。获得碳青霉烯酶编码基因的情况并不常见,但正在增加。

枸橼酸杆菌感染

人类大多数枸橼酸杆菌感染由弗氏和克氏枸橼酸杆菌引起，其流行病学和临床特征类似于肠杆菌感染。枸橼酸杆菌属通常存在于水、食物、土壤和某些动物中，并存在于少数健康人群的正常粪便菌群中，但 LTCFs 和医院中的定植率更高——几乎所有枸橼酸杆菌感染都发生在这些环境中。枸橼酸杆菌属占医院获得性感染的 1%～2%。受累宿主通常为免疫功能低下或患有合并症。枸橼酸杆菌引起的肠外感染与其他 GNB 类似。

■ 感染综合征

泌尿道感染占枸橼酸杆菌感染的 40%～50%。感染不太常见的部位包括胆道系统（特别是有结石或阻塞时）、呼吸道、手术部位、软组织（如压疮）、腹膜和血管内装置。骨髓炎（通常来自相连感染灶）、成人中枢神经系统感染（来自神经外科或其他类型的脑膜破裂）以及肌炎很少发生。枸橼酸杆菌（主要是克氏枸橼酸杆菌）尚可引起 1%～2% 的新生儿脑膜炎病例，其中 50%～80% 并发脑脓肿。此外，成人的病例报告显示，克氏枸橼酸杆菌有脓肿形成倾向。菌血症最常见源自 UTI、胆道/腹腔感染或血管内装置感染。枸橼酸杆菌可引起中性粒细胞减少症患者的菌血症。心内膜炎和血管内感染很少见。

■ 诊断

枸橼酸杆菌易于分离和鉴定；35%～50% 的分离株为乳糖阳性，100% 为氧化酶阴性。弗氏枸橼酸杆菌为吲哚阴性，而克氏枸橼酸杆菌为吲哚阳性。

治疗 • 枸橼酸杆菌感染

弗氏枸橼酸杆菌对抗菌药物的耐药强于克氏枸橼酸杆菌。超过 90% 的分离株对氨苄西林和一、二代头孢菌素耐药。枸橼酸杆菌属（克氏枸橼酸杆菌除外）具有 AmpC 型 β-内酰胺酶，治疗期间可诱导或筛选出具有稳定去抑制的突变株。对抗假单胞菌青霉素、氨曲南、氟喹诺酮、庆大霉素和三代头孢菌素的耐药不定但正在增加。产 ESBL 菌株的比例＜5%。碳青霉烯类、阿米卡星、头孢吡肟、替加环素（临床经验有限）、磷霉素（美国仅有口服制剂）和黏菌素（由于有潜在毒性，一般作为最后选择）抗菌活性最强，＞90% 的菌株对其敏感。

摩根菌和普罗威登斯菌感染

摩根摩根菌、司氏普罗威登斯菌，以及不如前两者常见的雷氏普罗威登斯菌是它们各自属内导致人类感染的成员。这些生物的流行病学关联、致病性质和临床表现类似于变形杆菌属。但是摩根菌和普罗威登斯菌在 LTCF 常住者中更为常见；较少累及住院患者。由于他们对多黏菌素和替加环素固有耐药，因此随着这些药物应用越来越广泛，这些微生物也随之越来越普遍。

■ 感染综合征

这些细菌主要是尿路病原体，最常导致与长期（＞30日）导管置入相关的 UTI。这种感染通常形成生物膜和导管沉积物（有时引起导管阻塞），以及膀胱或肾的鸟粪石结石（有时引起肾梗阻并成为复发灶）。摩根菌也常见于蛇咬伤感染。其他不太常见的感染综合征包括手术部位感染、软组织感染（主要压疮和糖尿病性溃疡相关的感染）、烧伤部位感染、肺炎（尤其是呼吸机相关肺炎）、血管内装置感染和腹腔内感染，当然也可引起 GNB 导致的其他肠外感染，但很少。菌血症不常见；任何感染部位都可作为感染源，但其中大多数为泌尿道，紧随其后的是手术部位、软组织和肝胆感染。

■ 诊断

摩根摩根菌和普罗威登斯菌易于分离和鉴定。几乎所有分离株都是乳糖阴性和吲哚阳性。

治疗 • 摩根菌和普罗威登斯菌感染

摩根菌和普罗威登斯菌对抗菌药物的耐药较为广泛。大多数分离株对氨苄西林、一代头孢菌素、呋喃妥因、磷霉素、替加环素和多黏菌素耐药，40% 对氟喹诺酮类耐药。摩根菌和普罗威登斯菌均有可诱导的 AmpC 型 β-内酰胺酶，治疗期间可能出现有显著临床意义的、诱导或筛选的稳定去抑制突变株。对抗假单胞菌青霉素、氨曲南、庆大霉素、MP-SMX 以及二、三代头孢菌素的耐药也有出现，但耐药株及敏感株均有流行。β-内酰胺酶抑制剂他唑巴坦可增加其对 β-内酰胺类的敏感性，但舒巴坦和克拉维酸对此无益。碳青霉烯类、阿米卡星和头孢吡肟活性最强（＞90% 的菌株敏感）；但由于摩根菌和普罗威登斯菌对多黏菌素和替加环素固有耐药，若两者对碳青霉烯类耐药，治疗难度将非常大。去除导管或结石对于根除 UTI 至关重要。

爱德华菌感染

迟缓爱德华菌是爱德华菌属中唯一与人类疾病有关的成员。该菌主要存在于淡水、海洋环境以及相关的水生动物中。人类感染主要发生在与这些储库接触，以及摄入未充分煮熟的水生动物的情况下。迟缓爱德华菌感染在美国很少见；最近报道的病例大多来自东南亚。该病原体与沙门菌属（作为肠道病原体；**参见第 62 章**）、创伤弧菌（作为肠外病原体；**参见**

第 65 章）和嗜水气单胞菌（作为肠和肠外病原体；参见第 55 章）的临床特征相似。

■ 感染综合征

胃肠炎是主要的感染综合征（占感染的 50%～80%）。自限性水样泻是最常见症状，但也会发生严重的结肠炎。最常见的肠外感染是由于直接接种引起的伤口感染，这通常与淡水、海水或蛇相关的损伤有关。其他感染性综合征是由胃肠道入侵和随后的菌血症引起的。大多数患者有基础疾病（如肝胆疾病、铁超载、癌症或糖尿病）。原发性菌血综合征（有时并发脑膜炎）病死率 40%。也可发生内脏（主要是肝脏）和腹膜内脓肿。心内膜炎和脓胸也有报道。

■ 诊断

虽然迟缓爱德华菌易于分离和鉴定，但是大多数实验室对于粪便标本不常规寻找、鉴定该微生物。产硫化氢是特征性的生化特性。

治疗 · 爱德华菌感染

迟缓爱德华菌对大多数抗 GNB 的药物敏感。胃肠炎通常为自限性，但使用氟喹诺酮治疗可能会加速痊愈。在严重脓毒症情况下，等待药敏期间，单用或联用氟喹诺酮类药物，三、四代头孢菌素，碳青霉烯类和阿米卡星较为稳妥。

杂属感染

哈夫尼属、克吕沃菌属、西地西菌属、泛菌属、艾文菌属、勒克菌属和发光杆菌属偶可分离自各种临床标本如血液、痰液、尿液、脑脊液、关节液、胆汁和伤口。这些细菌罕见，通常在免疫受损宿主中，侵入性操作或异物植入后引起感染。曾有一度认为克吕沃菌属的头孢菌素酶是 CTX－M 型 ESBLs 的前体。

第 59 章
不动杆菌感染 | Chapter 59
Acinetobacter Infections

David L. Paterson, Anton Y. Peleg · 著　|　王萌冉 · 译

不动杆菌属细菌的感染已成为世界范围内的一个重大问题。鲍曼不动杆菌尤其突出，因为它容易获得抗生素耐药性。鲍曼不动杆菌对包括碳青霉烯类在内的多种抗生素耐药，是许多专科医院，特别是 ICU 的突出问题。耐碳青霉烯类鲍曼不动杆菌感染的最严重问题是通常需要使用黏菌素、多黏菌素 B 或替加环素类抗生素；这些选择有可能使这些细菌对所有可用的抗生素产生耐药性。

■ 定义

不动杆菌属是一类氧化酶阴性、非发酵、短小的革兰阴性杆菌。它们传统上被认为是无运动性的，这也是不动杆菌属名的来源（来源于希腊语 akineto，意思是"不可移动"）。然而，最近的研究表明，不动杆菌属在某些生长条件下也可表现出运动性。细菌在 37℃ 有氧条件下，在实验室培养基（如血琼脂）上生长良好，但其中的某些亚种可能不会在麦康凯平板上生长。大多数临床微生物学实验室通常采用的方法难以区分不动杆菌种。常用的基质辅助激光解吸电离-飞行时间质谱（MALDI－TOF－MS）系统正在对不动杆菌的种级鉴定进行研究。DNA 杂交技术可以用来参考鉴定不动杆菌种。近来发现的几种不动杆菌天然产生的噁唑西林酶基因（bla_{OXA}），可以通过聚合酶链反应检测对种属鉴定起到帮助。

■ 病原学

不动杆菌广泛分布于自然界，在水、土壤和蔬菜中均可发现。不动杆菌也是人体皮肤表面菌群的组成，有时在采集用于培养的血样时可能产生污染。健康人群和住院患者均可检测到粪便携带。然而，尽管某些不动杆菌属广泛存在，但对临床最重要的鲍曼不动杆菌的研究仍有待完善。

■ 流行病学

鲍曼不动杆菌感染在基本所有地区的患者中均有发现。绝大多数感染发生在住院患者或其他接受医疗相关操作的患者中。耐碳青霉烯类鲍曼不动杆菌的暴发尤其突出。其中一个重要的因素在于，耐碳青霉烯类的鲍曼不动杆菌可以通过医疗转移，从高度流行的医疗环境转入其他环境。

美洲

1991 年和 1992 年，纽约市一家医院暴发了耐碳青霉烯类

药物鲍曼不动杆菌感染。随后,美国和南美洲的许多其他医院也暴发了耐碳青霉烯类药物的鲍曼不动杆菌。2002 年,在伊拉克或阿富汗受伤的美国和加拿大军人中也广泛观察到了鲍曼不动杆菌的感染。不动杆菌是战后最常见的血流感染、骨组织以及皮肤软组织感染的原因之一。一项流行病学调查显示,鲍曼不动杆菌可以在野战医院的环境场所生长,而且环境菌株与临床分离株的典型基因密切相关。

欧洲

自 20 世纪 80 年代初以来,鲍曼不动杆菌感染在欧洲许多地区已成为严峻的临床挑战,三个克隆株(欧洲克隆株 Ⅰ、Ⅱ 和 Ⅲ)已成为欧洲医院鲍曼不动杆菌感染的主要原因。在许多欧洲国家,尤其是英国、希腊、意大利、西班牙和土耳其,鲍曼不动杆菌对碳青霉烯类药物的耐药性也是一个重要问题。

亚洲、澳大利亚、中东和非洲

虽然这些地区许多国家的监测数据很少,但耐碳青霉烯类药物鲍曼不动杆菌的问题比比皆是。社区获得性感染在澳大利亚北部和亚洲部分地区的研究表明,45 岁以上伴有吸烟史、酗酒史、糖尿病史或慢性阻塞性气道疾病史的男性更易感染这些疾病。社区获得性的感染菌株比院内获得性的菌株对抗生素的敏感性要好,但社区获得性感染的临床表现通常十分明显,其特点是感染较为严重,常伴有严重肺炎、败血症性休克和多器官衰竭。

■ 发病机制

鲍曼不动杆菌可以在严重污染的医疗环境中的患者或这些环境当中的医护人员的体表定植。研究表明,在感染鲍曼不动杆菌的患者房间的空气中也可以分离到这种病原微生物。机械通气患者上呼吸道定植可能导致院内获得性肺炎。皮肤定植可能导致中心静脉导管相关血流感染、导管相关尿路感染(UTI)、伤口感染或神经外科术后脑膜炎。鲍曼不动杆菌引起的社区获得性肺炎的发病机制可能与咽喉部定植和气溶胶吸入有关。

与其他致病性革兰阴性细菌相比,人们对鲍曼不动杆菌的毒力机制和宿主反应知之甚少。由于耐多药菌株包括对所有可用抗生素耐药菌株的出现,对鲍曼不动杆菌的研究变得越来越迫切。新抗菌药物急需被开发,尤其具有抗致病毒力因素机制的药物可能会提供新的治疗选择。鲍曼不动杆菌的特异性毒力机制包括铁获取和转运系统,通过线粒体损伤和 caspase 依赖性凋亡的启动介导哺乳动物细胞黏附、入侵和细胞毒性的外膜蛋白 A(OmpA),脂多糖(LPS),以及在形成生物膜中起重要作用的蛋白质。非生物表面的生物膜形成依赖于菌毛装配系统,而菌毛装配系统又由传统的由 *bfmR* 介导的双组分调控系统控制。此外,在生物膜形成中重要的是编码生物膜相关蛋白(Bap)的基因,OmpA,控制 3 - 羟基 - C$_{12}$ - 高丝氨酸内酯分泌的群体感应基因 ABAI,以及对多糖聚 β - 1,6 - N - 乙酰氨基葡萄糖的产生至关重要的 *pga* 基因座。最近,一个被称为 GacSA 的毒力调节因子被发现与鲍曼不动杆

菌生物膜的形成、运动,血清中的增殖,以及在哺乳动物感染模型中的毒力高度相关。

本文介绍了鲍曼不动杆菌感染研究的新模型系统,包括非哺乳动物(无脊椎动物)和哺乳动物模型。此外,使用鲍曼不动杆菌转座子产生的突变体库筛选突变体,在人体体液(血清和腹水液)的增殖可以帮助我们发现新的毒力机制。其中包括磷脂酶 D;由 *ptk* 和 *epsA* 介导的囊泡;由 *pbpG* 基因编码的青霉素结合蛋白 7/8;以及对由 *lpsB* 基因编码的 LPS 生物合成重要的糖基转移酶。

鲍曼氏菌的脂多糖在诱导宿主反应中起着重要作用。在基因敲除小鼠的研究中,Toll 样受体-4 和 CD14 在宿主识别、信号传导和细胞因子产生中对鲍曼不动杆菌有重要作用,并且还发现了针对铁调节外膜蛋白和脂多糖 O-多糖组分的体液免疫反应。

> ### 患者诊治方法 · 不动杆菌感染
>
> 在院内获得性肺炎、中心静脉相关血流感染、军人创伤后感染和神经外科术后脑膜炎的鉴别诊断中必须考虑不动杆菌。

■ 临床表现

肺炎

鲍曼不动杆菌的呼吸道定植和院内获得性感染之间可能很难区分。据估计,5%～10% 的呼吸机相关性肺炎是由于鲍曼杆菌引起的,尽管存在许多区域性差异。通常,鲍曼不动杆菌呼吸机相关性肺炎患者在 ICU 的停留时间较长;但是在暴发情况下,患者可能在到达 ICU 的最初几日内即发生感染。

在澳大利亚和亚洲的热带地区,均有鲍曼不动杆菌引起的社区获得性肺炎的报道。这种疾病通常发生在雨季,并且有酗酒史的人较多见。感染可导致暴发性肺炎,需要入住 ICU,死亡率约为 50%。

血流感染

虽然鲍曼不动杆菌仅占医院血流感染的 1%～2%,但这些感染的粗死亡率可能高达 40%。血流感染的来源通常是中心静脉导管或潜在的肺炎、尿路感染或伤口感染。

创伤战场和其他创伤

鲍曼不动杆菌是烧伤科的一种常见病原体。这种微生物通常可以从战斗伤员的伤口中分离到;在对胫骨开放性骨折的伤者进行评估时,它是最常见的分离病原体,但似乎较少直接导致伤口持续性不愈合或需要截肢。

脑膜炎

鲍曼不动杆菌可以引起神经外科手术后脑膜炎,因为此类患者通常术后会留置脑室外引流管。

尿路感染

鲍曼不动杆菌是导管相关尿路感染的少见原因。这种病原体在健康女性中引起简单的尿路感染是非常罕见的。

其他临床表现

少数病例报告有鲍曼不动杆菌人工瓣膜心内膜炎和眼内炎/角膜炎等。后者有时与隐形眼镜的使用或眼科手术有关。

■ 诊断

当在经革兰染色的呼吸道分泌物、血液或脑脊液涂片中发现粗壮的球杆菌时，应怀疑不动杆菌感染。有时这些生物很难脱色。由于它们体积小，有时可能被误认为革兰阴性或革兰阳性球菌。

治疗不动杆菌感染（表 59 - 1）

表 59 - 1 不动杆菌感染的治疗策略	
抗生素	说明
舒巴坦	抗不动杆菌内在活性，与 β-内酰胺酶抑制无关
甲氧苄啶-磺胺甲噁唑	可能是尿路感染或伤口感染的选择
美罗培南	耐碳青霉烯类药物菌株较多见
阿米卡星	可用于碳青霉烯类耐药菌株
替加环素	可能是碳青霉烯类耐药菌株的一种选择，但不适用于尿路感染、血流感染或脑膜炎
黏菌素或多黏菌素 B	可能是碳青霉烯耐药菌株的一种选择，但药动学还不太清楚

鲍曼不动杆菌显著的上调或获得抗生素耐药性决定因素的能力阻碍了治疗。最突出的例子是 β-内酰胺酶，包括那些能够灭活碳青霉烯类、头孢菌素类和青霉素类药物的酶。这些酶包括 OXA 型 β-内酰胺酶（例如，OXA-23）、金属 β-内酰胺酶（例如，NDM）和很少的 KPC 型碳青霉烯酶，它们通常对现有的 β-内酰胺酶抑制剂（例如克拉维酸或他唑巴坦）具有耐药性。含有编码这些 β-内酰胺酶基因的质粒也可能含有编码对氨基糖苷类和硫抗生素抗性的基因。最终结果是，耐碳青霉烯类药物鲍曼不动杆菌可能成为真正的多药耐药。

当怀疑鲍曼不动杆菌感染时，经验性选择抗生素治疗是一项挑战，必须依赖当地流行病学知识。及时、有效地接受抗生素治疗是目标。鉴于鲍曼不动杆菌耐药机制的多样性，最终的治疗应以抗生素敏感性试验的结果为基础。碳青霉烯类（亚胺培南、美罗培南和多立培南，但不包括厄他培南）一直被认为是重症鲍曼不动杆菌感染的首选药物。然而，如上文所述，碳青霉烯类药物的生产已严重危及碳青霉烯类药物的临床应用。舒巴坦可替代碳青霉烯类药物。与其他 β-内酰胺酶抑制剂（例如克拉维酸和他唑巴坦）不同，舒巴坦对不动杆菌具有内在抗菌活性；这种活性是由药物与青霉素结合蛋白-2 的

结合而不是其抑制 β-内酰胺酶的能力介导的。舒巴坦可与氨苄西林或头孢哌酮组合使用，在某些国家也可作为单一制剂使用。尽管没有随机临床试验数据证实，但舒巴坦似乎与碳青霉烯类药物对敏感菌株具有相似的临床疗效。

对于耐碳青霉烯类药物鲍曼不动杆菌的治疗存在困难。目前唯一可用的选择是多黏菌素（黏菌素和多黏菌素 B）和替加环素，但这两类药物都存在问题。多黏菌素可能具有肾毒性和神经毒性。对易于出现毒性反应的患者（如需要肾脏替代治疗的患者）给予多黏菌素的最佳剂量和频率的定义仍然具有挑战性，与单药治疗相关的耐药性的出现也是一个令人担忧的问题。常规剂量的替加环素可能无法达到足以治疗血流感染的血药浓度。鲍曼不动杆菌对替加环素的耐药可能在使用该药物治疗期间产生。

由于多黏菌素和替加环素的这些问题，联合治疗现在是碳青霉烯耐药不动杆菌的首选。然而，在一项随机对照试验中，黏菌素联合利福平并不能降低 30 日的死亡率。然而，黏菌素联合利福平组的病原根除率明显高于单用黏菌素组。多黏菌素与碳青霉烯的组合看起来更有前景，正在进行前瞻性临床试验。磷霉素对不动杆菌抗菌活性较差，不应单独用于治疗。显然，严重不动杆菌感染需要新的治疗方案。

■ 并发症及预后

考虑到鲍曼不动杆菌有导致 ICU 患者感染的倾向，因此鲍曼不动杆菌感染与高死亡率相关并不令人惊讶。然而相关的问题是，在疾病严重程度得到控制后，鲍曼不动杆菌感染是否与高可归因死亡率相关。许多研究已经解决了这个问题，但结果却完全不同。目前尚不清楚是否可以纯粹用方法上的差异来解释差异结果。

■ 预防

多药耐药的鲍曼不动杆菌容易引起感染的暴发，从而产生流行。在流行的情况下以少量的菌株类型为主。例如，在 1991—1992 年纽约市暴发的疫情中，两种菌株类型占耐碳青霉烯类菌株的 80% 以上。这种"寡克隆性"清楚地表明了感染控制干预对多重耐药鲍曼不动杆菌感染暴发的潜在重要性。

医院环境是一个重要的生物库，能够在患者体表定植并引起感染。鲍曼不动杆菌的环境来源包括电脑键盘、血糖仪、多剂量药瓶、静脉营养、消毒不当的可重复使用的动脉压力传感器、呼吸机管道、吸引导管、加湿器、蒸馏水容器、尿液收集罐和潮湿的床上用品。脉动式冲洗伤口治疗——用于清创伤口的一种高压冲洗系统——可能与鲍曼不动杆菌感染的暴发有关。

应将受污染的环境物体从患者护理环境中清除，或加强环境清洁。尽管接触隔离程序（处理定植患者或其环境时使用手套和长袍）、患者在单间的住宿和改善手部卫生至关重要，但关注患者护理环境可能是控制鲍曼不动杆菌感染暴发的唯一措施。一项研究发现，可以在鲍曼不动杆菌感染患者房间的空气中分离到鲍曼不动杆菌；目前此项发现对于感染控制的意义还不清楚。

第 60 章
幽门螺杆菌感染 | Chapter 60
Helicobacter Pylori Infections

John C. Atherton, Martin J. Blaser · 著 | 李冰 · 译

■ 定义

全世界人口约 50% 存在胃部幽门螺杆菌的定植,除非通过抗生素治疗根除,否则这种定植基本上是终生的。幽门螺杆菌定植是胃溃疡、胃腺癌以及胃黏膜相关淋巴组织(mucosa-associated lymphoid tissue,MALT)淋巴瘤的主要危险因素。幽门螺杆菌的治疗彻底改变了消化性溃疡的处理,使其在大多数情况下能够获得永久性治愈。它也是低级别胃黏膜相关淋巴组织淋巴瘤患者的一线治疗。根除幽门螺杆菌对胃腺癌的治疗没有益处,但预防幽门螺杆菌定植能预防胃癌和消化性溃疡。相反,越来越多的证据表明,终生幽门螺杆菌定植可能有助于预防胃食管反流病(gastroesophageal reflux disease,GERD)的并发症,包括食管腺癌。最近的研究集中在幽门螺杆菌定植是否也是一些胃外疾病的危险因素,以及它是否对一些最近出现的医学问题,如儿童期哮喘和肥胖具有保护作用。

■ 病原体

幽门螺杆菌

幽门螺杆菌是一种革兰阴性杆菌,它在人类体内天然定植了至少 10 万年,而且它的存在很可能贯穿整个人类进化过程。它生活在胃黏液中,有一小部分黏附于黏膜,可能有极少数进入细胞或穿透黏膜;它并非分布于全身。幽门螺杆菌的螺旋体外形和鞭毛使它能在黏液中活动。幽门螺杆菌拥有几种耐酸机制,最引人注目的是它高表达一种能催化尿素水解产生缓冲氨的尿素酶。幽门螺杆菌微需氧(即需要少量氧气)、生长缓慢且在体外生长需要复杂的培养基。

其他螺杆菌

很少一部分胃的螺杆菌感染是由幽门螺杆菌以外的螺杆菌引起,可能通过人畜共患的方式感染。这些非幽门螺杆菌与轻度炎症相关,偶可致病。在免疫功能低下的宿主中,一些非胃(肠)螺杆菌可引起与弯曲杆菌感染临床特征相似的疾病;这些种类的螺杆菌在**第 64 章**中有介绍。

■ 流行病学

发病率及危险因素

在美国大部分地区和其他发达国家,成人中幽门螺杆菌的患病率低于 30%,而在大多数发展中国家,幽门螺杆菌的患病率高于 80%。在美国,患病率随年龄而变化:60 岁的人中有 50% 以上,30 岁的人中有 20% 左右,儿童中 10% 以下存在幽门螺杆菌定植。幽门螺杆菌通常在儿童时期感染。幽门螺杆菌感染与年龄的关联主要由出生队列效应引起,即当前 60 岁的人儿童期比当前儿童更容易存在幽门螺杆菌定植。幽门螺杆菌在成人期的自发定植或消除并不常见。儿童期定植解释了为什么感染的主要危险因素是儿童期拥挤和社会贫困的标志。

传播

人类是幽门螺杆菌唯一重要的贮存宿主。儿童可能从父母(通常是主要照顾者)或其他儿童身上获得该微生物。前者在发达国家较为常见,后者在欠发达国家较为常见。目前还不清楚幽门螺杆菌通过粪-口还是经口途径传播更频繁,但是该菌很容易从呕吐物和胃食管反流物中培养出来,而不容易从粪便中培养出来。

■ 病理与发病机制

幽门螺杆菌的定植诱导产生慢性浅表性胃炎。这是一种在胃部的组织反应,包括单核细胞和多核细胞对黏膜的浸润(胃炎这一术语应专门用于描述组织学特征;它也被用来描述内镜下的外观甚至症状,但这些特征与显微镜下的发现或甚至与幽门螺杆菌的存在无关)。尽管幽门螺杆菌适应性强,可避免过度刺激免疫系统,它的定植常伴随着相当持久的局部和全身免疫反应,包括抗体的产生和细胞介导的反应。然而,这些免疫反应在清除细菌方面是无效的。这种无效的清除似乎部分是由于幽门螺杆菌对免疫系统的下调,从而促进了自身的持久存在。

大多数幽门螺杆菌定植者不会出现临床后遗症。有些人发展为明显的疾病,而另一些人则不会得病,这与多种因素有关:细菌菌株差异、宿主对疾病的易感性以及环境因素。

细菌毒力因子

同与疾病无关的幽门螺杆菌菌株相比,幽门螺杆菌毒力因子在疾病相关的菌株中更常见。*cag* 岛是一组编码细菌Ⅳ型分泌系统的基因。通过这个系统,效应蛋白 CagA

被转移到上皮细胞中,在那里它可以被磷酸化转化,并诱导宿主细胞信号转导;细胞增殖、细胞骨架形成和炎症改变。分泌器顶端的蛋白 CagL 与细胞表面的整合素结合,传递进一步的信号。最后,肽聚糖细胞壁的可溶性成分通过相同的分泌系统进入细胞。这些成分被紧急细胞内细菌受体 Nod1 识别,后者能刺激促炎细胞因子反应,导致胃部炎症加剧。携带 *cag* 阳性菌株会增加消化性溃疡或胃腺癌的风险。第二个主要的毒力因子是空泡性细胞毒素 VacA,它在细胞膜上形成小孔。VacA 具有多态性,它的携带形式更活跃,会增加疾病的风险。其他与疾病风险增加相关的细菌因子包括黏附素,如 BabA(与上皮细胞上的血型抗原结合)和不完全特征性因子,如最近描述的另一种细菌IV型分泌系统。

宿主遗传和环境因素

疾病最典型的宿主决定因素是导致先天免疫应答激活增强的遗传多态性,包括细胞因子基因或编码细菌识别蛋白(如 toll 样受体)基因的多态性。例如,白细胞介素-1 基因多态性增进了幽门螺杆菌感染时这种细胞因子的产生,使得幽门螺杆菌定植人群患胃腺癌的风险上升。此外,环境辅助因子在发病机制中也很重要。吸烟会增加幽门螺杆菌阳性患者十二指肠溃疡和胃癌的风险。摄入高盐和腌制食品会增加罹患癌症的风险,而摄入抗氧化剂和维生素 C 含量较高的食品则有一定的保护作用。

胃炎的分布与疾病风险的差异

胃部炎症的模式与疾病风险相关:胃窦为主的胃炎与十二指肠溃疡最密切相关,而全胃炎与胃溃疡和腺癌相关。这一差异可能解释了十二指肠溃疡患者尽管被幽门螺杆菌定植,但在将来发展为胃腺癌风险不高的原因。

十二指肠溃疡的发病机制 · 如今幽门螺杆菌胃部定植引起十二指肠溃疡的机制变得更加明了。幽门螺杆菌引起的胃窦炎症减少了产生生长抑素的 D 细胞的数量。由于生长抑素抑制胃泌素的释放,幽门螺杆菌阳性者胃泌素水平高于阴性者,而较高水平的胃泌素导致相对泌酸较少的胃体在餐后的胃酸分泌增加。该情况如何增加十二指肠溃疡风险仍无定论,但增加胃酸分泌可能有助于十二指肠溃疡患者形成十二指肠潜在的保护性胃化生。十二指肠胃化生后可能被幽门螺杆菌定植,随后出现炎症和溃疡。

胃溃疡与胃腺癌的发病机制 · 虽然胃溃疡与胃腺癌都与全胃炎或胃体胃炎有关,但人们对这两种疾病的发病机制了解得并不多。上文提到的激素变化此处仍然存在,但胃体炎症意味着即使在高胃泌素血症情况下胃体产生的胃酸依旧较少(胃酸减少)。胃溃疡通常发生在胃窦和胃体交界的黏膜处,该部位特别容易发生炎症。胃癌可能源于进行性 DNA 损伤和异常上皮细胞克隆的存活。DNA 损伤主要由炎症细胞产生的活性氧和氮引起,可能与存活在胃酸减少环境中的其他细菌有关。对同一患者多年的胃活检标本进行纵向分析表明,常见的胃腺癌肠型是由单纯性胃炎逐步转变为胃萎缩、肠化生和发育不良而来。另外,在年轻人中更常见的弥漫型胃腺癌可直接由慢性胃炎引起,无萎缩变化。

■ 临床表现

基本上,所有幽门螺杆菌定植者都有胃炎的组织病理学表现,但其中只有 10%~15% 的人出现如消化性溃疡、胃腺癌或胃淋巴瘤等相关疾病(**图 60-1**)。女性的发病率不到男性发病率的一半。

消化性溃疡病

🌐 在世界范围内,>80% 的十二指肠溃疡和 >60% 的胃溃疡与幽门螺杆菌定植有关。然而,特别值得注意的是由阿司匹林和非甾体抗炎药(NSAIDs)引起的胃溃疡比例正在增加,而且在许多发达国家,这些药物导致胃溃疡已超过幽门螺杆

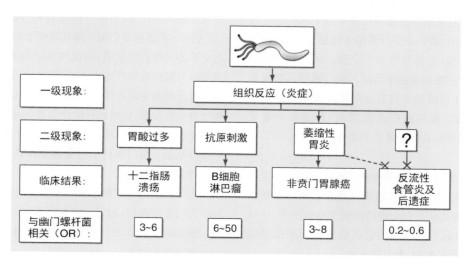

图 60-1　幽门螺杆菌定植与上消化道疾病关系示意图。基本上所有存在幽门螺杆菌定植的人都会出现宿主反应,这通常被称作慢性胃炎。宿主与特定菌群相互作用的性质决定了临床结果。幽门螺杆菌定植增加了宿主一生中罹患消化性溃疡、非贲门部腺癌和胃部 B 细胞非霍奇金淋巴瘤的风险[优势比(ORs)均大于 3]。相比之下,越来越多的证据表明幽门螺杆菌定植(尤其合并存在 *cagA⁺* 菌株)可防止食管腺癌(以及与食管相关的胃贲门癌)和例如 Barrett 食管等癌前病变(ORs<1)。尽管在发达国家,消化性溃疡(不是由非甾体抗炎药所致)和非贲门部胃癌的发病率正在下降,但食管腺癌的发病率正在上升。

菌导致的胃溃疡。支持幽门螺杆菌促溃疡作用的一系列主要证据是：① 幽门螺杆菌的存在是溃疡发生的危险因素。② 在没有幽门螺杆菌的情况下，非 NSAID 诱导的溃疡很少发生。③ 根除幽门螺杆菌实际上可以消除长期溃疡复发。④ 实验性使沙鼠感染幽门螺杆菌后会导致胃溃疡。

胃腺癌和淋巴瘤

前瞻性巢式病例对照研究表明幽门螺杆菌定植是远端（非贲门）胃腺癌的危险因素。长期实验感染沙鼠也可能导致胃腺癌。此外，幽门螺杆菌可能诱发原发性胃淋巴瘤，尽管这种情况并不常见。许多低级别胃 B 细胞淋巴瘤依赖幽门螺杆菌持续生长和增殖，这些肿瘤可能在幽门螺杆菌根除后完全或部分消退。然而，它们需要严密的短期和长期监测，有些情况下需要额外的化疗药物治疗。

功能性消化不良

许多患者有上消化道症状，但上消化道内镜检查结果正常（即功能性或非溃疡性消化不良）。因为幽门螺杆菌常见，上述患者中有一部分存在幽门螺杆菌定植。根除幽门螺杆菌的患者出现症状缓解的情况比安慰剂治疗更常见（在不同研究中的比例为 0～7%）。这些患者在内镜检查时消化性溃疡是否已缓解，或幽门螺杆菌治疗是否对一小部分"真正"功能性消化不良患者有效尚不清楚。

消化性食管疾病（包括食管腺癌）的预防

幽门螺杆菌对胃食管反流病、Barrett 食管、食管腺癌和胃贲门腺癌的保护作用得到许多人的关注。证明幽门螺杆菌这一作用的主要依据是：① 胃幽门螺杆菌定植率下降与上述疾病发病率上升之间存在时间关系。② 在大多数研究中，食管疾病患者的幽门螺杆菌定植率（尤其是促炎性 *cagA*$^+$ 菌株）显著低于对照组。③ 在前瞻性巢式研究中（见上文），幽门螺杆菌的存在与食管癌呈负相关。这种保护作用的机制可能是幽门螺杆菌引起的胃酸减少。因为，个体水平上，在幽门螺杆菌治疗后 GERD 的症状可能会减轻、恶化或保持不变，当存在抗幽门螺杆菌指征时，对 GERD 的关注不应该影响治疗决定。

其他疾病

人们越来越认识到幽门螺杆菌在其他胃病中的作用。它可能是自身免疫性胃炎和恶性贫血的一种初始沉淀剂，也可能通过隐匿性失血和/或胃酸减少与铁吸收减少使一些患者容易出现缺铁。此外，一些胃肠外疾病也与幽门螺杆菌定植有关，尽管因果关系并不强。幽门螺杆菌治疗特发性血小板减少性紫癜的研究一直以来都表明血小板计数能得到改善甚至恢复正常。幽门螺杆菌与缺血性心脏病和脑血管病的关联更为重要也更具争议。然而，如果考虑到混杂因素，后一种关联的强度会降低，且大多数权威学者认为这是非因果关联。一些研究表明，*cagA*$^+$ 阳性的幽门螺杆菌与儿童哮喘、枯草热以及遗传性过敏疾病呈负相关。这些关联在动物模型中已被证明是具有因果关系的，但在人类中的因果关系和影响大小

尚未确定。

■ 诊断

幽门螺杆菌检测分为两种：需要上消化道内镜的检测和可以在诊所进行的更简单的检测（表 60-1）。

表 60-1 检测幽门螺杆菌的常用方法		
检测方法	优点	缺点
基于内镜活检的检测		
活检标本尿素酶检测	快速、简单	部分商业生产的试剂 24 小时内灵敏度不充分
组织学检测	可提供组织学的其他信息	检测的灵敏度有赖于技术人员的经验和特殊染色的使用
培养性检测	可行药敏试验	检测的灵敏度有赖于技术人员的经验
无创性检测		
血清学	廉价便捷	不能用于治疗后的早期随访，一些商业生产的试剂盒结果不准确，该方法亦不及尿素呼气试验准确
^{13}C 尿素呼气试验	比内镜活检廉价便捷；可用于疗效随访	需要空腹；不如血液或粪便检测方便
粪便抗原检测	廉价便捷；可用于疗效随访；可用于儿童	具有某些文化背景的人排斥粪便检查

基于内镜的检测

治疗早期单纯性消化不良的年轻患者通常不需要内镜检查，内镜通常用于排除恶性肿瘤以及在老年或存在"警报"症状的患者中做出阳性诊断。如果通过内镜检查幽门螺杆菌，活检尿素酶试验是基于活检最便捷的检测方式，该试验将一块大的或两块小的胃活检标本放置在含有尿素和指示剂的凝胶中。幽门螺杆菌尿素酶的存在改变了 pH，从而导致试剂颜色的变化，这种变化通常在几分钟内发生，但也可能需要长达 24 小时。活检标本的组织学检查也是准确的，前提是使用一种能对幽门螺杆菌进行最佳观察的特殊染色剂（如改良的吉姆萨或银染色剂）。如果同时取胃窦和胃体的活检标本，组织学检查可提供包括炎症程度、模式以及是否存在萎缩、化生或发育不良等额外信息。微生物培养最具特异性，但这种检查会因幽门螺杆菌分离困难而灵敏度较差。一旦细菌被培养出来，革兰染色的典型表现以及在氧化酶、过氧化氢酶和尿素酶测试中的阳性反应可以确诊幽门螺杆菌。此外，还能确定该细菌对抗生素的敏感性，这对临床疑难病例的治疗很有价值。偶尔胃的活检标本中含有不常见的非幽门螺杆菌，活检尿素酶检测结果仅为弱阳性。在组织切片中看到特征性长而紧的螺旋才能鉴定阳性；幽门螺杆菌不容易培养。

无创检测

若无须通过内镜检查排除胃癌,常规进行无创性幽门螺杆菌检查。目前最好的检测方法(也是非常精确的测试)是尿素呼气试验。在这个简单的试验中,患者喝下一种标有非放射性同位素^{13}C 的尿素溶液,然后对试管吹气。如果存在幽门螺杆菌尿素酶,摄入的尿素被水解并能在呼气样本中检测到标记的二氧化碳。粪便抗原检测是一种简单而准确的检测方法,它使用的是针对幽门螺杆菌抗原的单克隆抗体,比尿素呼气试验更为方便,而且成本可能更低,但有些患者不喜欢留取粪便标本。确定幽门螺杆菌最简单的是血清检测,它能通过酶联免疫吸附试验或免疫印迹法测定血清中的特异性 IgG 水平。这些血清检测中最好的方法和其他诊断方法一样准确,但是许多商业测试(特别是快速 CE 测试)并无法提供准确的诊断。

用于评估治疗成功率的检测

尿素呼气试验、粪便抗原试验和基于活检的试验都能用以评估治疗的成功率(图 60 - 2)。然而,由于这些试验依赖于幽门螺杆菌的载量,因此在治疗后 4 周内进行上述试验可能会产生假阴性结果。此外,如果在抗生素或铋剂化合物联合治疗 4 周内或停止质子泵抑制剂(PPI)治疗后的 2 周内进行上述试验,则试验结果也是不可靠的。在评估治疗成功率时,通常首选无创检测;然而,胃溃疡治疗后应重复内镜检查以确保溃疡愈合,并通过进一步的组织学活检排除胃癌。血清学

测试不用于监测治疗成功率,因为幽门螺杆菌特异性抗体滴度下降太慢,无法应用于临床。

治疗·幽门螺杆菌感染

适应证

最明确的治疗指征是幽门螺杆菌相关性十二指肠或胃溃疡或低级别胃 B 细胞淋巴瘤。无论溃疡目前是否活跃,溃疡病患者都应根除幽门螺杆菌以防止复发(图 60 - 2)。对未经检查的单纯性消化不良患者也提倡他们检测幽门螺杆菌并在结果呈阳性的情况下进行治疗,但只有当社区幽门螺杆菌的感染率大于 20% 时,这些措施才比单纯用 PPI 治疗消化不良更具成本效益。指南推荐对功能性消化不良患者进行幽门螺杆菌治疗,也许这些患者属于能从治疗中获益的 0～7%(除去安慰剂效应)。一些指南还建议治疗那些尚未确定根除幽门螺杆菌是否有效的疾病,包括特发性血小板减少性紫癜、维生素 B_{12} 缺乏和缺铁性贫血(对于缺铁性贫血,只有在仔细排除其他病因的情况下才适用)。近年来,虽缺乏证明检测和治疗幽门螺杆菌有益的直接证据,但临床上经常这么做;这种实践是否能经受住时间的考验和进一步研究的推敲尚无定论。对于

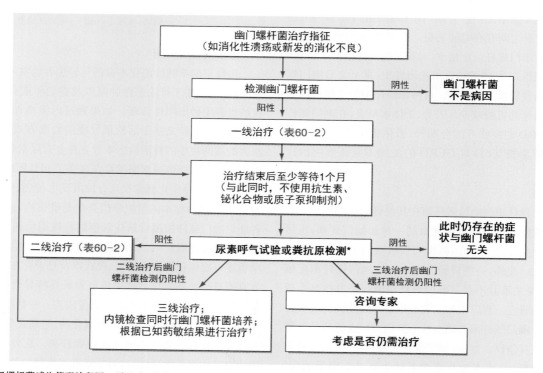

图 60 - 2 幽门螺杆菌感染管理流程图。* 请注意,本流程图可使用尿素呼气试验或粪便抗原检测。在治疗后随访中,偶尔会使用内镜检查和组织活检来代替这两种检查。这些有创检查的主要适应证是胃溃疡;与十二指肠溃疡不同,在这种情况下重要的是检查溃疡愈合情况并排除潜在的胃腺癌,即使接受内镜检查时患者可能仍正在接受质子泵抑制剂治疗,此时不可行幽门螺杆菌检测。因此,在治疗结束后,仍需在适当的时间间隔内进行尿素呼气试验或粪便抗原检测,以确定治疗是否成功(见正文)。† 一些专家使用的经验性三线方案(其中有几个方案已提及)。

有明确胃癌家族史的人来说,为了降低他们罹患癌症的风险,根除幽门螺杆菌是合理的,但这种做法事实上是否合理并未经证实。目前,大多数国家不建议为了胃癌及消化性溃疡的初级预防对幽门螺杆菌进行广泛的社区筛查和治疗,主要是因为这种做法降低癌症风险的程度尚不知晓。几项研究发现幽门螺杆菌治疗后癌症风险略有降低,但这些研究的随访时间仍然很短而且治疗对不同人群的影响仍不清楚。在当前无症状人群中不治疗幽门螺杆菌的其他原因包括:① 使用多种抗生素治疗可能出现的副作用(副作用常见,偶尔可能很严重)。② 可能在幽门螺杆菌或患者不经意间携带的细菌中出现抗生素耐药性。③ 使原本健康的人出现焦虑情绪,尤其是治疗不成功时。④ 有一部分患者在治疗后会出现 GERD 症状,尽管幽门螺杆菌治疗一般不会影响 GERD 的症状或严重程度。不做筛查确诊,许多医生就对已知存在幽门螺杆菌的患者(尤其是儿童和年轻人)进行治疗,即使这些患者当时并没有临床症状。医生的理由是根除幽门螺杆菌可减少患者的担忧,降低他们未来的胃癌风险,而且对年轻患者而言降低任何风险的可能性都更大。然而,这种做法并没有考虑到幽门螺杆菌定植带来的潜在获益。

总而言之,尽管这一领域治疗幽门螺杆菌的临床行为广泛存在,但大多数无症状幽门螺杆菌携带者的治疗都没有确切的依据。

治疗方案

虽然幽门螺杆菌在体外对多种抗生素敏感,但单药治疗并不成功,这可能是定植部位抗生素浓度不足

的缘故。单药治疗失败促使多药方案的发展,其中最成功的是三药和四药的联合方案。目前的多药方案包含一个 PPI 和 2~3 个抗菌药物,疗程 7~14 日(表 60-2)。优化药物组合以提高疗效的研究仍在持续,随着该领域的发展以及各国根据地方耐药模式和经济需求定制治疗方案现象的增多,幽门螺杆菌诊治指南可能会发生变化。

成功治疗幽门螺杆菌最重要的两个要素是患者对治疗方案的良好依从性以及使用患者菌株未产生耐药的抗幽门螺杆菌药物。治疗失败后患者依从性略微下降是常见的,这往往导致幽门螺杆菌对甲硝唑或克拉霉素获得性耐药的产生。为强调依从性的重要意义,医生应向患者提供书面的用药说明并对患者解释该方案可能出现的轻微副作用。幽门螺杆菌对克拉霉素、喹诺酮类和甲硝唑(甲硝唑耐药相对较少)耐药水平的提高越来越引起人们的关注,并被认为是之前盛行的基于克拉霉素的三联疗法疗效下降的原因。事实上目前上述疗法的使用仅局限于某些北欧国家,克拉霉素(或阿奇霉素)在这些国家尚未广泛用于呼吸道感染,故幽门螺杆菌对这些药物的耐药率仍然较低。幽门螺杆菌菌株通常对甲硝唑有一定程度的体外耐药,但由于其体内疗效仅轻微下降,故仍可用含甲硝唑的方案根除幽门螺杆菌。治疗前最好能对所用抗生素的敏感性进行评估,然而这么做需要内镜检查和黏膜活检获取培养标本且大多数微生物实验室对幽门螺杆菌培养缺乏经验,因此敏感性评估并未推行。在没有药敏信息的情况下,应确定患者在其他疾病中的(甚至包括很久以前的)抗生素使用史;然后应尽可能避免使用先前

| 表 60-2 常用幽门螺杆菌的推荐疗法 |||||
治疗方案[a](疗程)	药物 1	药物 2	药物 3	药物 4
方案 1: OCM(7~14 日)[b]	奥美拉唑(20 mg BID[c])	克拉霉素(500 mg BID)	甲硝唑(500 mg BID)	—
方案 2: OCA(7~14 日)[b]	奥美拉唑(20 mg BID[c])	克拉霉素(500 mg BID)	阿莫西林(1 g BID)	—
方案 3: OBTM(14 日)[d]	奥美拉唑(20 mg BID[c])	水杨酸铋剂(2 片 QID)	盐酸四环素(500 mg QID)	甲硝唑(500 mg TID)
方案 4[e]: 序贯(5 日+5 日)	奥美拉唑(20 mg BID[c]) 奥美拉唑(20 mg BID[c])	阿莫西林(1 g BID) 克拉霉素(500 mg BID)	— 替硝唑(500 mg BID[g])	—
方案 5[f]: 伴随(14 日)	奥美拉唑(20 mg BID[c])	阿莫西林(1 g BID)	克拉霉素(500 mg BID)	替硝唑(500 mg BID[g])
方案 6[h]: OAL(10 日)	奥美拉唑(20 mg BID[c])	阿莫西林(1 g BID)	左氧氟沙星(500 mg BID)	—

[a] 标粗体的为世界上大多数国家推荐的一线治疗方案。[b] 这些方案仅适用于已知克拉霉素耐药率<20%的人群。这一限制使得该方案主要适用于北欧。荟萃分析显示疗程为 14 日的治疗方案疗效略优于 7 日方案。[c] 许多专家和指南推荐奥美拉唑加倍剂量,因为临床试验显示加倍剂量奥美拉唑与某些抗菌药物联合使用时能够提高疗效。奥美拉唑可被等效剂量的其他质子泵抑制剂取代。[d] 支持该治疗方案的数据主要来自欧洲,它基于亚枸橼酸铋剂(1 片 QID)和甲硝唑(400 mg TID)的使用。这是大多数国家的一线推荐方案以及北欧国家的二线推荐方案。[e] 支持该治疗方案的数据主要来自欧洲,该方案是方案 3 的替代方案。[f] 该方案是方案 3 或 4 的替代方案。[g] 可被甲硝唑(500 mg BID)替代。[h] 支持该治疗方案的数据主要来自欧洲。这是许多国家的二线治疗(特别是在将四联方案作为一线治疗方案的地方),也是有些国家的三线治疗。在喹诺酮类使用广泛的地区该方案可能疗效略差。

用过的抗生素,特别是克拉霉素(如先前用于上呼吸道感染)和喹诺酮类。若抗幽门螺杆菌初始治疗失败,通常可换另一种方案进行经验性再治疗(表 60 - 2)。三线治疗最好基于内镜检查、组织活检、培养结果以及文献报道的抗生素敏感性。然而,三线治疗往往也是经验性的。

非幽门螺杆菌的治疗方法与幽门螺杆菌相同。然而,由于缺乏临床试验证实,人们尚不清楚非幽门螺杆菌的清除究竟意味着治疗成功还是细菌的自然清除。

■ 预防

🌐 幽门螺杆菌携带者在发达国家(与消化性溃疡和胃腺癌有关)和发展中国家(胃腺癌可能是晚年癌症更常见的死亡原因)具有相当重大的公共卫生意义。如果计划进行大规模预防,疫苗接种是最显而易见的方法,目前动物的实验免疫已经取得了良好效果。然而,考虑到幽门螺杆菌与人类宿主共同进化了数千年,对人群预防或去除该菌的定植可能存在生物学和临床的成本。例如,终身缺乏幽门螺杆菌是 GERD 并发症(包括食管腺癌)的危险因素。我们推测幽门螺杆菌的消失可能与反映当前西方生活方式的其他突发疾病风险增加也有关,例如儿童期哮喘和过敏。

第 61 章
假单胞菌及相关病原体的感染 | Chapter 61 Infections Due to *Pseudomonas* Species and Related Organisms

Reuben Ramphal · 著 | 高晓东 · 译

假单胞菌是一类革兰阴性细菌,通常不能发酵乳糖。在假单胞菌属的分类中,该组成员被分为三个医学上重要的属,即假单胞菌属、伯克霍尔德菌属和窄食单胞菌属,它们的生物学行为既有相似性,又有显著差异,而且它们的遗传谱在许多方面有所不同。大多数假单胞菌属于条件致病菌;例外的是导致类鼻疽(类鼻疽伯克霍尔德菌)和鼻疽(鼻疽伯克霍尔德菌)的病原体,它们可以被视为绝对致病菌。

铜绿假单胞菌(*pseudomonas aeruginosa*)是本组的主要病原体,是住院患者和囊性纤维化(CF)患者感染的主要病原体。细胞毒性药物化疗、机械通气和广谱抗生素使用可能为越来越多的住院患者定植和感染假单胞菌铺平了道路。因此,大多数铜绿假单胞菌感染的先决条件都包括宿主受损和/或广谱抗生素的使用。恶臭假单胞菌、荧光假单胞菌和斯氏假单胞菌等其他假单胞菌很少感染人类。

伯克霍尔德菌属有 40 多种,其中在西方国家最常见的是洋葱伯克霍尔德菌。与铜绿假单胞菌一样,洋葱伯克霍尔德菌既是一种医院获得性感染的病原体,也是引起 CF 患者感染的病原体。该属的其他临床常见病原体包括类鼻疽伯克霍尔德菌和鼻疽伯克霍尔德菌,分别是类鼻疽和鼻疽的病原体。

窄食单胞菌属中嗜麦芽窄食单胞菌(以前归为假单胞菌属和黄单胞菌属)具有临床意义。这种生物是严格的条件致病菌,在广谱抗生素的使用环境中"过度生长"。

铜绿假单胞菌

■ 流行病学

铜绿假单胞菌大多数存在于潮湿环境中。土壤、植物、蔬菜、自来水和台面都是这种微生物的潜在贮存库,因为它对营养需求简单。考虑到铜绿假单胞菌的普遍存在,与该生物体的简单接触不足以引起定植或感染。临床和实验观察表明,铜绿假单胞菌感染往往伴随着宿主防御受损、黏膜创伤、生理紊乱和抗菌药物抑制了正常菌群。因此,大多数铜绿假单胞菌感染发生在 ICU,在那里这些危险因素经常存在。这种病原体最初是从环境中获得的,但患者之间的传播也发生在医疗机构和家庭中。

在过去,烧伤患者很容易发生铜绿假单胞菌感染。例如,1959—1963 年,美国陆军外科研究所 60% 的烧伤患者死于假单胞菌烧伤感染导致的脓毒症。由于尚不清楚的原因,20 世纪 50 年代和 60 年代,烧伤患者中的铜绿假单胞菌感染不再是主要问题。同样,20 世纪 60 年代,在美国许多机构中,铜绿假单胞菌为接受细胞毒性化疗患者感染的常见病原体,但其重要性随后降低。尽管如此,由于铜绿假单胞菌感染患者的高归因病死率,使其仍然是人群中最令人恐惧的病原体之一。

🌐 在亚洲和拉丁美洲的一些地区,中性粒细胞缺少症患者中,铜绿假单胞菌仍然在革兰阴性菌中占据第一位。

与美国烧伤患者和中性粒细胞缺少症患者的趋势相反，CF 患者中铜绿假单胞菌感染的发生率没有改变。铜绿假单胞菌仍然是导致 CF 患者呼吸衰竭的最常见因素，并且是导致 CF 患者死亡的主要原因。

■ 实验室特征

铜绿假单胞菌是一种非苛养菌、活动的革兰阴性杆菌，在常见的实验室培养基上均能生长，包括血平板和麦康基平板。它很容易在实验室的初始分离平板上通过产黄到深绿甚至浅蓝的色素识别。菌落有着闪亮的"青铜"外观和特有的果味。铜绿假单胞菌的两个生化特征是在麦康基琼脂上不发酵乳糖，氧化酶试验阳性。大多数菌株在大量生化反应检测之前就可根据这些易于发现的实验室特征鉴定。从 CF 患者身上分离出的一些菌株很容易通过其产黏液来识别，这是由于菌落产生大量黏液胞外多糖或海藻酸钠。

■ 发病机制

解开由铜绿假单胞菌引起疾病的机制已被证明具有挑战性。在常见的革兰阴性细菌中，没有其他病原体产生如此大量的推定毒力因子（表 61-1）。然而，铜绿假单胞菌很少在没有宿主损伤的情况下导致感染，并且其毒性因子中很少有被明确证明与人类疾病有关。尽管铜绿假单胞菌具有代谢多样性和多种定植因子，但与人体肠道内的肠道细菌相比，铜绿假单胞菌不具有竞争优势；尽管宿主持续暴露于病原体中，铜绿假单胞菌仍不是人体胃肠道的正常菌群。

表 61-1 铜绿假单胞菌的主要毒力因子

物质/细胞器官	功能	动物疾病毒力
菌毛	细胞黏附	?
鞭毛	粘连、运动、炎症	是
脂多糖	抗吞噬活性、炎症	是
III 型分泌系统	毒性活性（ExoU、ExoS）	是
II 型分泌系统	毒性活性	是
蛋白酶	蛋白质水解活性	?
磷脂酶	细胞毒性	?
外毒素 A	细胞毒性	?

急性铜绿假单胞菌感染的毒力特征

运动和定植· 细菌发病机制的一般原则是，大多数细菌必须黏附在表面或寄生在宿主生态位上才会引发感染。到目前为止，大多数被检查的病原体都具有黏附因子，称为黏附素。铜绿假单胞菌也不例外。黏附素中包括菌毛，它能表现出对多种细胞的黏附特性，并能最好地黏附在受损的细胞表面。在铜绿假单胞菌的鞭毛中，鞭毛蛋白分子与细胞结合，鞭毛前端通过识别聚糖链与黏蛋白结合。其他铜绿假单胞菌黏附素包括脂多糖（LPS）分子的外核，脂多糖分子与囊性纤维化跨膜传导调节器（CFTR）结合，有助于机体的内化，以及类黏液菌株的褐藻酸外套，增强对细胞和黏液蛋白的黏附。此外，膜蛋白和凝集素也被认为是黏附素。任何一种黏附素的去除都不足以消除铜绿假单胞菌对细胞表面的定植能力。在某些动物模型中，运动对细菌通过黏膜表面侵入宿主很重要；然而，非运动菌株并不是一定无毒的。

宿主免疫系统躲避机制· 从细菌定植到感染的转变需要躲避宿主的防御，然后是微生物入侵。铜绿假单胞菌似乎有很好的躲避能力。附着细菌通过 III 型分泌系统释放四种已知毒素（ExoS、ExoU、ExoT、ExoY），使细菌通过直接细胞毒性或通过抑制吞噬作用来逃避吞噬细胞的吞噬。有缺陷的突变体不能在一些动物感染模型中传播。作为分泌物毒素的 II 型分泌系统，其分泌的毒素能杀死动物，并且其分泌的毒素，如外毒素 A，有杀死吞噬细胞的能力。系统分泌的多种蛋白酶可降解宿主效应因子，如细胞因子和趋化因子，它们在感染后释放。因此，该系统可能有助于躲避宿主免疫。

组织损伤· 在革兰阴性细菌中，铜绿假单胞菌可能产生最大数量的对细胞有毒的物质，从而导致组织损伤。其 III 型分泌系统分泌的毒素可导致组织损伤。然而，它们的传递需要病原体与细胞的黏附。因此，这些毒素的作用可能是局部的，或者取决于大量细菌的存在。另外，由病原体 II 型分泌系统分泌的可扩散毒素，在与细胞接触的任何地方都能自由活动。可能的效应因子包括外毒素 A、四种不同的蛋白酶和至少两种磷脂酶；除这些分泌的毒素外，鼠李糖脂、绿脓菌素和氢氰酸都是由铜绿假单胞菌产生，都能诱导宿主损伤。

炎症组成· 铜绿假单胞菌的炎症组成——例如，通过 Toll 样受体（TLR）系统（主要是 TLR4 和 TLR5）介导的 LPSs 的脂类 A 成分和鞭毛蛋白的炎症反应——被认为是疾病病因的重要因素。虽然这些炎症反应是成功抵御铜绿假单胞菌感染所必需的（即，在它们不存在的情况下，动物对铜绿假单胞菌感染无抵抗力），但过度的反应可能导致疾病。当铜绿假单胞菌感染发展成脓毒症和感染性休克时，它们可能是宿主对其中一种或两种物质的反应结果，但假单胞菌毒素对肺的损伤也可能导致脓毒症，可能是由于引起细胞死亡和细胞成分（如热休克蛋白）的释放而导致的。可能激活 TLR 或其他促炎系统。

慢性铜绿假单胞菌感染

铜绿假单胞菌引起的慢性感染主要发生在结构性肺病下的肺部。典型的例子是 CF；其他包括支气管扩张和慢性复发性泛细支气管炎，一种在日本和一些太平洋岛屿上常见的疾病。这些疾病的特征是黏液纤毛清除功能改变，导致黏液停滞和肺部黏液积聚。在这些肺部疾病中，有一个导致铜绿假单胞菌定植的共同因素，可能是铜绿假单胞菌对黏液的黏附性和/或铜绿假单胞菌逃避黏液宿主防御的能力，这一现象在其他常见的革兰阴性细菌中并不明显。此外，铜绿假单胞菌似乎可以延长其在肺部的存活时间，而不会对宿主造成早期的致命后果。在 CF 患者中发现的菌株极少产生毒力因子。一些菌株甚至失去了产生菌毛和鞭毛的能力,很多菌株由于其 LPS 分子的 O 侧链的丢失而变得对补体敏感。这些变化的影响的一个例子是,当它遇到脓液时,病原体停止产生鞭毛蛋白(可能是最强烈的促炎分子)。这种反应可能会抑制宿主的反应,使机体在黏液中存活。铜绿假单胞菌也被认为在黏液中生长时会失去分泌许多可注射毒素的能力。虽然海藻酸盐被认为在生物体的生存中起作用,但海藻酸盐不是必需的,因为非黏液性菌株也可能长期占主导地位。简言之,慢性感染的毒力可能是由慢性但减弱的宿主炎症反应介导的,这些炎症反应经过几十年来损害肺部。

■ 临床表现

铜绿假单胞菌在身体几乎所有部位都能引起感染,但主要是肺部。住院患者最常见的感染描述如下。

菌血症

据报道,铜绿假单胞菌菌血症患者的粗病死率超过50%。因此,临床医生一直很害怕铜绿假单胞菌感染,经常尝试联合使用抗菌药物。最近文献报道,归因病死率为28%～44%,其高低取决于治疗的准确性和基础疾病的严重程度。过去,铜绿假单胞菌菌血症好发于中性粒细胞减少症或烧伤患者。然而今天,这些患者很少有铜绿假单胞菌菌血症。相反,铜绿假单胞菌菌血症最常见于 ICU 患者。

铜绿假单胞菌菌血症的临床表现与脓毒症的临床表现几乎没有区别。患者通常是发热的,但是病情严重的人可能会出现休克甚至是体温过低。唯一区别铜绿假单胞菌与其他革兰阴性脓毒症的可能是该病原体感染的独特皮肤病变(坏疽性脓疱),几乎只发生在典型中性粒细胞减少症患者和艾滋病患者。这些大小不一、疼痛的、带红色的斑丘疹病变边界明显;最初是粉红色的,然后变暗为紫色,最后变黑并坏死(图61-1)。组织病理学研究表明,病变是由于侵犯血管引起的,并充满细菌。尽管曲霉病和毛霉病也可能出现类似的病变,但此类表现首先考虑铜绿假单胞菌菌血症。

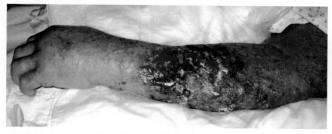

图61-1　中性粒细胞减少症患者发病3日后的坏疽性脓疱。

治疗·铜绿假单胞菌菌血症

铜绿假单胞菌菌血症的抗菌治疗一直存在争议。1971年以前,用庆大霉素和多黏菌素治疗假单胞菌菌

血症导致发热中性粒细胞减少症患者,预后并不好。然而,使用羧苄青霉素治疗,不论是否联用氨基糖苷,都能显著改善预后。同时,几项回顾性研究表明,在体外使用两种对革兰阴性均有协同作用的药物可使中性粒细胞减少症患者获得更好的预后。因此,联合治疗首先成为发热伴中性粒细胞减少症患者铜绿假单胞菌菌血症的标准治疗方案,然后成为中性粒细胞减少症或非中性粒细胞减少症患者铜绿假单胞菌感染的标准治疗方案。

随着新型抗假单胞药物的引入,许多研究重新探讨了假单胞菌菌血症的联合治疗和单一治疗之间的选择。尽管大多数专家仍然赞成联合治疗,但大多数观察研究表明,使用一种新型抗假单胞菌 β-内酰胺类药物(分离菌对其敏感)与联合治疗疗效一样。根据美国感染病学会的实践指南,即使在铜绿假单胞菌菌血症(即发热伴中性粒细胞减少症的患者)早期死亡风险大的患者中,经验性单一抗假单胞菌被认为与经验性联合治疗疗效一样。一个坚定的结论是不推荐氨基糖苷类药物单药治疗。

🌐 当然,有一些地区和国家的铜绿假单胞菌对一线抗菌药物的敏感性低于80%。因此,当在这些地方,高度怀疑铜绿假单胞菌感染的脓毒症患者,应经验性联合用药,直到确定病原体并获得药敏数据。此后,应该继续使用一种还是两种药物仍然是个人偏好的问题。最近的研究表明,头孢吡肟或哌拉西林-他唑巴坦等 β-内酰胺的长期注射,对假单胞菌菌血症和假单胞菌肺炎的治疗效果较好。

急性肺炎

铜绿假单胞菌引起的所有感染中,呼吸道感染是最常见的。在呼吸机相关性肺炎(VAP)的病原体中,铜绿假单胞菌出现在第一或第二位。然而,许多争论集中在铜绿假单胞菌在 VAP 中的致病作用。许多相关数据基于痰培养或气管插管抽吸物培养,可能代表气管支气管的非致病性定植、气管插管上的生物膜或简单的气管支气管炎。

铜绿假单胞菌肺炎之前的研究描述了一个急性临床综合征包括发热、寒战、咳嗽的患者,坏死性肺炎与其他革兰阴性细菌性肺炎无法区分。传统的说法描述了一种暴发性感染。胸片显示双侧肺炎,常有结节影,伴或不伴空洞。这张照片现在非常罕见。今天,典型的患者常使用呼吸机,有一个缓慢进行渗透,并被铜绿假单胞菌定植数天。虽然有些病例可能在48～72小时内迅速进展,但它们是例外。结节密度不一致。然而,浸润可能会继续坏死。社区中也出现了坏死性肺炎(例如,吸入被铜绿假单胞菌污染的热水后)。典型的患者有发热、白细胞增多和化脓性痰,胸片显示新的浸润或先前存

在的浸润扩大。胸部检查通常能发现啰音或浊音。当然，这样的发现在 ICU 的通气患者中很常见。在这种情况下，痰革兰染色显示主要为多形态透明白细胞（PMN）和铜绿假单胞菌培养阳性，提示诊断为急性铜绿假单胞菌肺炎。对于侵入性操作（如支气管肺泡灌洗或远端气道的保护性刷式采样）是否优于气管抽吸以获取肺培养样本，以证实铜绿假单胞菌肺炎的发生并防止抗生素过度使用，目前尚无共识。

治疗 • 急性肺炎

（**表 61 - 2**）铜绿假单胞菌肺炎的治疗一直不令人满意。报告显示病死率为 40%～80%，但其中有多少

死亡是由基础疾病造成的，目前尚不清楚。铜绿假单胞菌肺炎的首选药物与治疗菌血症的药物相似。一种有效的抗假单胞菌 β-内酰胺药物是主要的治疗方法。当氨基糖苷类药物作为单一药物治疗时，失败率很高，可能是因为它们对气道的渗透性很差，并与气道分泌物结合。考虑到氨基糖苷药物在静脉注射通常能达到的浓度下在肺部没有有效活性，因此在治疗完全敏感病原体的方案中，不能使用氨基糖苷类药物。尽管如此，氨基糖苷类药物在临床实践中仍普遍使用。一些专家建议，当需要联合治疗时，可以联合 β-内酰胺类药物和抗假单胞氟喹诺酮类药物。

表 61 - 2 铜绿假单胞菌的抗菌治疗方案

感染	抗菌药物和剂量	注意事项
菌血症 非中性粒细胞减少症患者	单药治疗：头孢他啶（2 g q8h 静脉注射）或头孢吡肟（2 g q12h 静脉注射） 联合治疗：哌拉西林/他唑巴坦（3.375 g q4h 静脉注射）或亚胺培南（500 mg q6h 静脉注射）或美罗培南（1 g q8h 静脉注射）或多利培南（500 mg q8h 静脉注射） **加** 阿米卡星（7.5 mg/kg q12h 或 15 mg/kg q24h 静脉注射）	对于休克患者和对 β-内酰胺类药物耐药率高的地区或医疗机构，可添加氨基糖苷类药物。可使用妥布霉素代替阿米卡星（均敏感）。非中性粒细胞减少症患者的治疗时间为 7 日。中性粒细胞减少症患者应治疗到不再有中性粒细胞减少症
中性粒细胞减少症患者	头孢吡肟（2 g q8h 静脉注射）或同非中性粒细胞减少症方案（多利培南除外）	
心内膜炎	治疗方案同菌血症，疗程 6～8 周	治疗过程中容易产生耐药。复发需要手术
肺炎	药物和剂量同菌血症。但碳青霉烯类药物由于其治疗过程中很容易产生耐药，故不应作为单药使用	IDSA 指南建议添加氨基糖苷类或环丙沙星。疗程为 10～14 日
骨感染、恶性外耳炎	头孢吡肟或头孢他啶。剂量同菌血症；氨基糖苷不是治疗的必需药物；可使用环丙沙星（500～750 mg q12h 口服）	疗程随所用药物的不同而不同（例如，β-内酰胺类 6 周；口服一般疗程至少 3 个月，但穿透性骨髓炎应为 2～4 周）
中枢神经系统感染	头孢他啶或头孢吡肟（2 g q8h 静脉注射）或美罗培南（1 g q8h 静脉注射）	脓肿或其他密闭部位感染需要引流。疗程≥2 周
眼部感染 角膜炎/溃疡 眼内炎	妥布霉素/环丙沙星/左氧氟沙星滴眼液的局部治疗 头孢他啶或头孢吡肟用法同中枢神经系统感染 **加** 外用疗法	使用药房提供或配制的最大浓度。治疗应持续 2 周或直到眼部病变消失
尿路感染	环丙沙星（500 mg q12h 口服）或左氧氟沙星（750 mg q24h）或任何氨基糖苷类药物（每日 1 次总剂量）	如果存在梗阻或异物，可能会复发。复杂的尿路感染的疗程为 7～10 日（肾盂肾炎最多 2 周）
多重耐药铜绿假单胞菌感染	黏菌素（100 mg q12h 静脉注射）在尽可能短的时间内获得临床疗效	使用的剂量有所不同。肾衰竭需要调整剂量。黏菌素吸入可用于治疗肺炎（100 mg q12h）。
嗜麦芽窄食单胞菌感染	TMP - SMX（1 600/320 mg q12h 静脉注射）+ 替卡西林/克拉维酸（3.1 g q4h 静脉注射），疗程 14 日	对所有药剂的耐药率都在增加。左氧氟沙星或替加环素可能是替代品，但这些药物的临床经验很少
洋葱伯克霍尔德菌感染	美罗培南（1 g q8h 静脉注射）或 TMP - SMX（1 600/320 mg q12h 静脉注射），疗程 14 日	两种药物的耐药率均在增加。因为两种药物存在拮抗性不可联合使用
类鼻疽、鼻疽	头孢他啶（2 g q6h）或美罗培南（1 g q8h）或亚胺培南（500 mg q6h），疗程 2 周 随后 TMP - SMX（1 600/320 mg q12h 口服），疗程 3 个月	

缩略词：IDSA，美国感染病学会；TMP - SMX，甲氧苄啶-磺胺甲噁唑。

慢性呼吸道感染

铜绿假单胞菌可导致许多潜在或易感病症相关的气道慢性感染——最常见的是 CF。在一些亚洲慢性或弥漫性泛细支气管炎人群中，可以发现从儿童期开始的慢性定植状态，具体病因尚不明确。铜绿假单胞菌是支气管扩张（一种继发于多种原因的疾病，其气道结构严重异常导致黏液停滞）患者中导致支气管受损的微生物之一。

治疗·慢性呼吸道感染

慢性呼吸道铜绿假单胞菌感染的最佳治疗方案尚未确定。患者对抗假单胞菌治疗有临床疗效，但这种病原体很难清除。因为不可能清除病原体，治疗慢性感染的目的是减轻炎症的恶化。所用的治疗方法与肺炎的治疗方法相似，但因为慢性疾病中病原体耐药比较常见，故常规联合以氨基糖苷类药物。然而，为了最大限度地提高气道药物浓度，推荐使用吸入氨基糖苷类药物。

血管内感染

铜绿假单胞菌是静脉吸毒者自身瓣膜导致感染性心内膜炎的一种常见病原体。这种病原体也被报道可引起人工瓣膜心内膜炎。先前因注射诸如滑石或纤维之类的异物而造成的原发性瓣膜损伤，成为细菌附着在心脏瓣膜上的病灶。铜绿假单胞菌性心内膜炎的表现与静脉注射吸毒者的其他类型心内膜炎相似，只是该疾病比金黄色葡萄球菌性心内膜炎进展缓慢。虽然大多数疾病累及右侧心脏，但左侧受累并不罕见，多瓣膜疾病也很常见。发热是一种常见的表现形式，累及肺部也是如此（由于肺部的栓塞）。因此，患者也可能会出现胸痛和咯血。心脏左侧受累可导致心力衰竭、多部位栓塞，伴有主动脉窦脓肿和传导缺陷的局部心脏受累。该类疾病很少累及皮肤，未见坏疽性脓疱。诊断是心内膜炎临床症状基础上同时血培养阳性。

治疗·血管内感染

（表 61 - 2）由于使用单一抗假单胞 β-内酰胺类药物治疗期间容易出现耐药性，因此在治疗铜绿假单胞菌心内膜炎时通常联合用药。因为目前所有组合用药都失败了，故尚不明确哪种联合用药方案更好。铜绿假单胞菌性心内膜炎在治疗过程中复发或治疗无效的病例，通常是由耐药菌引起的，可能需要外科治疗。瓣膜置换术的其他注意事项与其他形式的心内膜炎相似（参见第 24 章）。

骨关节感染

铜绿假单胞菌导致骨骼和关节感染是比较罕见的。然而，由于注射受污染的毒品药物而引起的假单胞菌菌血症或感染性心内膜炎已被证实会导致椎体骨髓炎和胸锁关节炎。与葡萄球菌性骨髓炎相比，铜绿假单胞菌性骨髓炎的临床表现更为迟缓。静脉吸毒者因铜绿假单胞菌引起椎体骨髓炎的症状持续时间从几周到几个月不等。发热并不一直存在；发热时，往往是低度的。受累部位可能有轻度压痛。血液培养通常是阴性的，除非有伴随的心内膜炎。红细胞沉降率（血沉，ESR）普遍升高。由于铜绿假单胞菌引起的椎体骨髓炎在老年人中也有报道，其来源于泌尿生殖道感染（UTIs）。感染通常涉及腰骶部，因为在腰骶部脊柱和骨盆之间有共用的静脉回流（Batson 神经丛）。铜绿假单胞菌引起的胸锁化脓性关节炎几乎只见于静脉吸毒者。这种疾病可能伴随或不伴随心内膜炎发生，并且通常没有发现主要感染部位。平片显示关节或骨受累。这些疾病的治疗通常是成功的。

足的假单胞菌骨髓炎最常发生在运动鞋刺穿伤口之后，并且好发于儿童。主要表现为足部疼痛，有时在穿刺伤口周围有浅表蜂窝织炎，深部触诊伤口有压痛。可能涉及足的多个关节或骨骼。全身症状通常不存在，血液培养通常为阴性。影像学可能不正常，但骨扫描通常是阳性的，磁共振成像（MRI）也是如此。穿刺活检通常用于诊断。除了抗生素治疗外，通常还建议进行手术，探索穿刺部位并对相关骨骼和软骨进行清创。

中枢神经系统感染

由铜绿假单胞菌引起的中枢神经系统感染相对罕见。中枢神经系统的感染几乎总是继发于外科手术或头部创伤。最常见的是术后或创伤后脑膜炎。硬膜下或硬膜外感染偶尔由这些区域的污染引起。静脉吸毒者因心内膜炎引起的脑栓塞及脑脓肿也有过报道。铜绿假单胞菌性脑膜炎的脑脊液特征与其他病因的化脓性脑膜炎没有区别。

治疗·中枢神经系统感染

（表 61 - 2）假单胞菌性脑膜炎的治疗是比较困难的，几乎没有相关文献可供参考，也没有对人类进行对照试验。然而，涉及脑膜炎治疗的一般原则适用，包括需要高剂量的杀菌抗生素在脑脊液中达到高药物水平。在铜绿假单胞菌脑膜炎中有最广泛报道的药物是头孢他啶，但其他达到高 CSF 浓度的抗精子 β-内酰胺类药物，如头孢吡肟和美罗培南也已成功使用。其他形式的铜绿假单胞菌中枢神经系统感染，如脑脓肿、硬膜外和硬膜下积脓，除了抗生素治疗外，一般还需要手术引流。

眼部感染

铜绿假单胞菌引起的眼部感染主要是在外伤或隐形眼镜表面损伤时直接接种到组织中造成的。角膜炎和角膜溃疡是最常见的眼病类型,通常与隐形眼镜有关(尤其是长时间佩戴)。角膜炎可以缓慢或快速进展,但典型的描述是疾病进展超过 48 小时,涉及整个角膜,伴有混浊,有时穿孔。铜绿假单胞菌性角膜炎由于其会快速进展为失明,应被视为一种紧急疾病。继发于菌血症的铜绿假单胞菌眼内炎是铜绿假单胞菌眼部感染中最具破坏性的一种。该病为暴发性,伴有严重疼痛、球结膜水肿、视力下降、前葡萄膜炎、玻璃体受累和全眼炎。

治疗·眼部感染

(表 61-2)角膜炎的常用治疗方法是局部使用抗菌药物。眼内炎的治疗包括局部及全身使用高剂量的抗菌药物(以获得更高的眼部药物浓度)和玻璃体切割术。

耳部感染

铜绿假单胞菌的耳部感染从轻微的外耳炎到伴有神经后遗症严重危及生命的感染均存在。外耳炎在儿童中很常见,是由外耳道湿润所致皮肤感染。大多数病例经治疗后痊愈,但有些患者出现慢性引流。外耳炎可局部用抗菌药物(OTIC 溶液)处理。耳朵最严重的假单胞菌感染被赋予了不同的名称:恶性外耳炎和坏死性外耳炎,这两种名称现在被用于同一种感染。这种疾病最初好发于老年糖尿病患者中,目前他们中仍有大量病例存在。然而,艾滋病患者和没有糖尿病或免疫功能低下的老年患者也会发生。通常出现的症状是听力下降和严重撕裂性耳痛。耳廓通常很痛,外耳道可能很软。耳道几乎总是有肉芽组织和渗出物等炎症的迹象。耳屏前压痛可延伸至颞下颌关节和乳突。少数患者有全身症状。诊断延迟的患者可能出现脑神经麻痹,甚至海绵状静脉窦血栓形成。ESR 总是升高(≥100 mm/h)。在严重病例中,根据临床情况进行诊断;然而,铜绿假单胞菌引起的外耳炎,诊断的"金标准"是锝-99 骨扫描阳性。对于糖尿病患者,骨扫描阳性只是提供诊断假设,应及时进行活检或经验治疗。

治疗·耳部感染

(表 61-2)考虑到耳软骨感染,有时伴有乳突或颞骨受累,恶性(坏死性)外耳炎患者的治疗方案与骨髓炎一样。

尿路感染

铜绿假单胞菌引起的尿路感染通常是由于尿路异物、泌尿生殖系统梗阻或尿路器械或手术引起的并发症。然而,在没有结石或明显梗阻的儿科门诊患者中,铜绿假单胞菌引起的尿路感染也会发生。

治疗·尿路感染

(表 61-2)大多数铜绿假单胞菌尿路感染被认为是复杂的感染,必须比简单的膀胱炎治疗更长时间。一般来说,7~10 日的疗程就足够了,肾盂肾炎患者最多可接受 2 周的治疗。导尿管、支架或结石等异物留在原位或持续阻塞等,会导致感染复发,故应早期移除。

皮肤软组织感染

除了中性粒细胞减少症患者的坏疽性脓疱病外,铜绿假单胞菌引起的毛囊炎、丘疹或水疱等病变均被广泛报道,统称为皮炎。多次暴发与浴缸、水疗和游泳池有关。为了防止暴发的发生,必须通过对家中和娱乐环境中水进行氯化处理来控制铜绿假单胞菌的生长。大多数情况下的热水浴性毛囊炎是自限性的,只需要避免接触污染的水源。

趾间感染在热带地区尤其常见,"绿指甲综合征"是由铜绿假单胞菌引起的甲沟炎,这是由于经常把手浸入水中造成的。后一种情况,由于铜绿假单胞菌扩散到甲床导致其变绿色。铜绿假单胞菌仍然是世界上某些地区烧伤创面感染的主要病原体。这些感染的处理最好留给烧伤护理专家。

发热伴中性粒细胞减少症患者的感染

对于发热伴中性粒细胞减少症患者,铜绿假单胞菌历来是经验治疗所必须覆盖的一种病原体。尽管在西方国家,这些感染现在并不常见,但由于其高病死率,一直倍受重视。在世界其他地区,铜绿假单胞菌仍然是发热伴中性粒细胞减少症患者的一个重要问题,其所占比例比其他任何病原体都要高。例如,在一项来自印度半岛的研究中,499 名发热伴中性粒细胞减少症患者中,铜绿假单胞菌检出率占 28%,而在另一项研究中,铜绿假单胞菌占 31%。在对日本白血病患者感染的一项大型研究中,铜绿假单胞菌是最常见的细菌感染病原体。在北美、北欧和澳大利亚进行的研究中,中性粒细胞减少症患者铜绿假单胞菌菌血症的发生率是非常不稳定的。对 1987—1994 年发表的 97 篇文献汇总发现,铜绿假单胞菌在进行经验治疗发热伴中性粒细胞减少症患者中占 1%~2.5%,在有微生物学证实的感染中占 5%~12%。最常见的临床表现为菌血症、肺炎和软组织感染(主要为坏死性脓疱)。

治疗·发热伴中性粒细胞减少症患者的感染

(表 61-2)与 30 年前相比,很多研究均报道了抗菌药物治疗的有效性。一项对 127 名患者的研究表明,使用头孢他啶和亚胺培南后病死率从 71% 降至 25%。由于中性粒细胞减少症患者嗜中性粒细胞(患者对铜绿假单胞菌的正常宿主防御系统)缺失,因此在这种情况下,应使用最高剂量的抗假单胞 β-内酰胺类抗菌药物治疗铜绿假单胞菌菌血症。

艾滋病患者的感染

在抗逆转录病毒治疗出现之前,艾滋病患者会发生社区和医院获得性铜绿假单胞菌感染。自从引进蛋白酶抑制剂以来,艾滋病患者中的铜绿假单胞菌感染的发生频率较低,但仍然存在,尤其是鼻窦炎。艾滋病患者的假单胞菌感染(尤其是肺炎和菌血症)的临床表现是不同寻常的,因为尽管这种疾病看起来并不严重,但感染可能是致命的。菌血症患者可能只有低热,并可能出现坏死性脓疮。肺炎,不论是否有菌血症,可能是艾滋病患者最常见的铜绿假单胞菌感染类型。艾滋病患者铜绿假单胞菌肺炎表现出肺炎的典型临床症状和体征,如发热、咳嗽、咳痰和胸痛。感染可能累及单个或多个肺叶,感染不局限于任何特定部位。最显著的特征是高发空洞表现。

治疗 · 艾滋病患者的感染

对这些疾病的治疗,艾滋病患者与其他患者没有什么不同。然而,除非患者的 CD4+ T 细胞计数上升到 $50/\mu L$ 以上或给予抑制性抗菌药物治疗,否则会规律性复发。在尝试治愈和预防复发的过程中,往往需要比免疫正常患者更长疗程。

多重耐药菌感染

(表 61 - 2)众所周知,铜绿假单胞菌容易产生抗生素耐药。30 年来,由于有效的抗假单胞药物的迅速发展,耐药的影响降至最低。然而,最近情况发生了变化,全世界范围内筛选的菌株携带并传递了对 β-内酰胺类、氟喹诺酮类和氨基糖苷类的耐药。近 20 年来,由于缺乏新型抗假单胞药物的开发,这种情况更加复杂。医生重新使用几十年前被丢弃的药物,如黏菌素和多黏菌素。不久前,某 CF 患者使用黏菌素(多黏菌素 E)静脉注射和气雾剂治疗多耐药铜绿假单胞菌感染,尽管其肾毒性大。黏菌素正迅速成为最后的首选药物,甚至在感染多重耐药铜绿假单胞菌的非 CF 患者中也是如此。

用黏菌素治疗多药耐药铜绿假单胞菌感染的临床疗效,很难从病例报告中判断,特别是这些患者复杂感染的治疗中使用了许多药物。虽然早期的报告描述了疗效和严重的肾毒性和神经毒性,但最近的报告更令人鼓舞。由于黏菌素在体外与其他抗菌药物具有协同作用,因此当与利福平和 β-内酰胺类等药物联合使用时,可能会降低该药物的剂量,从而降低其毒性;然而,目前还没有对人或动物的研究支持这种说法。

其他假单胞菌

■ 嗜麦芽窄食单胞菌

嗜麦芽窄食单胞菌是根围(即植物根系周围的土壤)中普遍存在病原体中唯一对人类致病的。该病原体是一种从环境中获得的条件致病菌,但其定植患者或引起感染的能力比铜绿假单胞菌更弱。免疫低下不足以导致感染;相反,人体正常菌群失调通常是嗜麦芽窄食单胞菌感染的必要条件。因此,大多数感染病例发生在使用诸如高级头孢菌素类和碳青霉烯类药物等广谱抗菌药物治疗中,这些药物可以清除正常菌群和其他病原体。嗜麦芽窄食单胞菌对几乎所有抗菌药物耐药的能力,归因于其拥有抗菌药物外排泵和调节 β-内酰胺耐药的两种 β-内酰胺酶(L1 和 L2),包括碳青霉烯类。幸运的是,嗜麦芽窄食单胞菌产生的毒性有限。虽然某些菌株中存在丝氨酸蛋白酶,但毒力可能是宿主对生物体成分(如脂多糖和鞭毛蛋白)的炎症反应结果。嗜麦芽窄食单胞菌最常见于机械通气患者的呼吸道,在这里,很难区分其是定植菌还是病原体。然而,嗜麦芽窄食单胞菌确实会引起肺炎和菌血症,甚至导致脓毒症休克。癌症患者的中心静脉导管相关血流感染,嗜麦芽窄食单胞菌也很常见(有或无菌血症)。嗜麦芽窄食单胞菌是中性粒细胞减少症患者发生坏死性脓疮的罕见病原体。约 5% 的 CF 患者中可分离出嗜麦芽窄食单胞菌,在这种情况下不被认为是一种重要的病原体。

治疗 · 嗜麦芽窄食单胞菌感染

嗜麦芽窄食单胞菌对大多数抗菌药物天然耐药使感染难以治疗。它最常易感(虽然不是统一的)的抗菌药物是甲氧苄啶-磺胺甲噁唑(TMP - SMX)、替卡西林/克拉维酸、左氧氟沙星和替加环素(表 61 - 2)。因此,建议将 TMP - SMX 和替卡西林/克拉维酸盐联合应用于初始治疗。在治疗菌血症时,必须拔除导管,以加速治愈和防止复发。嗜麦芽窄食单胞菌引起的 VAP 治疗较菌血症困难得多,治疗过程中容易出现耐药现象。

■ 洋葱伯克霍尔德菌

洋葱伯克霍尔德菌由于可导致 CF 患者呼吸窘迫和败血症的快速致死综合征("洋葱伯克菌综合征")而声名狼藉。以前,它被认为是 ICU 患者的一种耐药医院获得性感染病原体(后来被指定为头孢丙酸杆菌)。慢性肉芽肿性疾病的患者容易患洋葱伯克霍尔德菌肺病。该病原体已被重新划分为 9 个亚类,其中只有一些常见于 CF 患者。洋葱伯克霍尔德菌是一种喜欢居住在潮湿环境中的微生物,并经常于根围被发现。该病原体具有多种在疾病中起作用的毒力因子,也具有与肺黏液结合的定植因子,这些能力导致其容易感染 CF 患者的肺部。洋葱伯克霍尔德菌分泌弹性蛋白酶,具有类似铜绿假单胞菌的可注射毒素分泌系统的成分。它的 LPS 是所有 LPSs 中最能刺激肺部炎症反应的。炎症可能是洋葱伯克菌综合征肺部疾病的主要原因。该病原体可通过运动和抑制宿主先天免疫防御穿透上皮表面。洋葱伯克霍尔德菌除了感染 CF 患者的肺部外,在广谱抗菌药物治疗中在气道定植,是导致 VAP、导管相关感染和伤口感染的原因。

治疗・洋葱伯克霍尔德菌感染

洋葱伯克霍尔德菌对许多抗菌药物天然耐药。因此,治疗必须根据药敏结果进行调整。TMP-SMX、美罗培南和多西环素是体外最有效的药物,可以作为一线治疗药物(表 61 - 2)。一些菌株对三代头孢菌素类和氟喹诺酮类敏感,这些药物可用于治疗敏感菌株的感染。当涉及多重耐药菌株导致的严重肺部感染(如 CF 患者)时,建议联合用药;然而,美罗培南和 TMP-SMX 的联合可能具有拮抗性。曾有病例报告发现在治疗过程中对所有使用的药物耐药。

■ 类鼻疽伯克霍尔德菌

类鼻疽伯克霍尔德菌是引起类鼻疽的原因,类鼻疽是一种人畜共患疾病,主要局限于东南亚和澳大利亚北部,在印度和中国等国家偶尔发生。这种病原体可在直接从这些流行地区返回的人员、在流行地区服役并在欧洲停留后返回家乡的军事人员身上分离到。因为该病原体会导致潜在感染,故这种疾病的症状可能会在返回以后发生。在土壤和水中可发现类鼻疽伯克霍尔德菌。人类和动物通过接种、吸入或摄入导致感染;该病原体很少在人际传播。人类在没有被感染的情况下不会被定植。在假单胞菌中,类鼻疽伯克霍尔德可能是毒性最强的。尽管许多患者有常见的基础疾病(如糖尿病或肾衰竭),但宿主损害并不是感染的必要先决条件。类鼻疽伯克霍尔德是一种兼性的胞内菌,其在 PMN 和巨噬细胞中的复制可能有助于获得多糖荚膜。该病原体还具有在其胞内存活中起作用的 Ⅲ 型分泌系统。在感染过程中,会产生在疾病中作用尚不清楚的炎症反应。

类鼻疽伯克霍尔德菌可引起多种疾病,从无症状感染到脓肿、肺炎和传播性疾病。在流行地区,它是导致致命性社区获得性肺炎和败血症的重要原因,泰国报告其病死率高达 44%。急性肺部感染是最常见的类鼻疽感染类型。肺炎可能是无症状的(影像学主要显示肺上叶浸润),也可能是严重的坏死性疾病。类鼻疽伯克霍尔德菌也会引起慢性肺部感染,其表现与肺结核相似,包括慢性咳嗽、发热、咯血、盗汗和空洞型肺病。除肺炎外,类鼻疽伯克霍尔德菌的另一种致病形式是伴有相关淋巴管炎和局部淋巴结病的皮肤溃疡。身体虚弱人群,病原体会从肺部或皮肤播散而继发败血症,从而导致很高的病死率。

治疗・类鼻疽伯克霍尔德菌感染

类鼻疽伯克霍尔德菌对高级青霉素、头孢菌素以及碳青霉烯类敏感(表 61 - 2)。治疗分为两个阶段:使用头孢他啶或碳青霉烯类进行为期 2 周的强化治疗,随后至少 12 周口服 TMP-SMX,以根除病原体并防止复发。这种细菌被认为可作为生化武器,这激发了人们对研制疫苗的兴趣。

■ 鼻疽伯克霍尔德菌

在非洲、亚洲和南美,鼻疽伯克霍尔德菌引起马鼻疽病。几十年前,这种病原体从欧洲和北美被消灭。美国最后一例病例发生在 2001 年的一名实验室工作人员;在此之前,鼻疽伯克霍尔德菌最后一次出现在美国是在 1949 年。与本章讨论的其他病原体不同,鼻疽伯克霍尔德菌不是一种环境病原体,不会在宿主马之外持续存在。因此,鼻疽伯克霍尔德菌感染是一种职业病,主要发生于世界各地的养马者、马屠夫和兽医。多糖胶囊是一个关键的毒力决定因素;糖尿病患者特别容易感染该病原体。这种病原体通过接触动物,从而通过皮肤感染人类,引起局部结节和淋巴结炎。局部淋巴结肿大很常见。受感染马的呼吸道分泌物具有极强的传染性。吸入可导致典型肺炎的临床表现,也可引起伴有气管溃疡的急性发热。该病原体可从皮肤或肺部播散从而导致典型脓毒症症状的败血症。败血症常伴有休克和高病死率。感染也可能进入慢性期,表现为播散性脓肿。鼻疽伯克霍尔德菌感染可能在吸入后 1~2 日出现,(皮肤病)也可在数月内潜伏。

治疗・鼻疽伯克霍尔德菌感染

鼻疽伯克霍尔德菌的抗菌药物敏感性与假鼻疽伯克霍尔德菌相似;此外,该病原体对新的大环内酯类、阿奇霉素和克拉霉素敏感。鼻疽伯克霍尔德菌感染应使用与类鼻疽伯克霍尔德菌相同的药物治疗,疗程也一样。

第 62 章
沙门菌病 | Chapter 62
Salmonellosis

David A. Pegues, Samuel I. Miller · 著 | 李冰 · 译

沙门菌属的细菌十分适应在人和动物体内生长并引发多种疾病。血清型伤寒沙门菌和副伤寒沙门菌只生长于人类宿主,它们可使宿主出现肠(伤寒)热病。其余的血清型(非伤寒沙门菌,即 NTS)可在哺乳类、爬行类、鸟类和昆虫等多种动物的胃肠道中定植。超过 200 种沙门菌血清型对人类具有致病性,沙门菌常引起胃肠炎并可能与局部感染和/或菌血症有关。

■ 病原学

这个肠杆菌科下的革兰阴性杆菌属由两个种组成:肠沙门菌(含六个亚种)和乍得沙门菌。肠沙门菌亚种 Ⅰ 几乎囊括了所有对人类致病的血清型。七个沙门菌亚种的成员被划分成超过 2 500 个血清型(血清变型);为了简单起见,沙门菌血清型(大多数以发现城市命名)常被作为物种名称使用。例如,完整的分类名称"肠沙门菌亚种甲型血清型鼠伤寒"可以缩略为"沙门菌血清型鼠伤寒"或仅仅"鼠伤寒"。血清分型基于菌体 O 抗原(脂多糖细胞壁成分)、表面 Vi 抗原(仅限于伤寒和副伤寒)和鞭毛 H 抗原。

沙门菌是革兰阴性、无芽孢形成、兼性厌氧杆菌,大小为 $2\sim3~\mu m \times 0.4\sim0.6~\mu m$。临床微生物学实验室对沙门菌的初步鉴定是基于其生长特性。沙门菌和其他肠杆菌科细菌一样,在葡萄糖发酵过程中产酸、减少硝酸盐且不产生细胞色素氧化酶。此外,除了鸡白痢沙门菌,所有沙门菌都是通过周生鞭毛活动;除了伤寒沙门菌,所有沙门菌都在糖发酵过程中产生硫化氢。值得注意的是,只有 1% 临床上分离到的沙门菌能够发酵乳糖;必须对临床上检测到的罕见乳糖发酵分离菌高度质疑。

虽然所有表面抗原的血清分型可用于正式命名,但大多数实验室靠 A、B、C1、C2、D 和 E 等简单的凝集反应来命名特异性 O 抗原血清群。这六个血清群造成了人类和其他恒温动物约 99% 的沙门菌感染。脉冲场凝胶电泳、聚合酶链反应指纹和基因组 DNA 微阵列分析等分子学分型方法可用于流行病学调查,以区分常见血清型的沙门菌菌株。

■ 发病机制

所有沙门菌感染都始于进食致病微生物,最常被摄入的

是污染后的食物或水。感染剂量范围是 $200\sim10^6$ 个菌落形成单位,摄入剂量是潜伏期和疾病严重程度的重要决定因素。降低胃酸(年龄<1 岁,服用抗酸剂或胃酸缺乏性疾病)或肠道完整性(炎症性肠病、胃肠道手术史,或经抗生素治疗改变了肠道菌群)的情况会增加沙门菌的易感性。

一旦伤寒沙门菌和副伤寒沙门菌到达小肠,它们会穿透肠道黏液层,并通过驻留于派尔集合淋巴结内的吞噬细胞微褶皱(M)细胞穿过肠壁。沙门菌能触发正常非吞噬上皮细胞膜褶皱的形成。这些褶皱向外突出通过细菌介导的内吞作用将其附着的细菌包围在大囊泡内。这个过程有赖于沙门菌蛋白通过特殊的细菌 Ⅲ 型分泌系统直接进入上皮细胞的细胞质。这些细菌蛋白介导了肌动蛋白细胞骨架的改变,此为沙门菌摄取过程所需。

伤寒沙门菌和副伤寒沙门菌可引起肠(伤寒)热病,它们穿过小肠上皮层后被吞噬细胞吞噬。这些沙门菌通过感知环境信号在巨噬细胞的抗菌环境中生存下来,这些信号会触发吞噬细菌调节系统的改变。例如,PhoP/PhoQ(最典型的调节系统)触发外膜蛋白的表达并介导脂多糖的修饰,使改变的细菌表面能够抵御抗菌活性并改变宿主的细胞信号转导。此外,沙门菌编码第二个 Ⅲ 型分泌系统能直接将细菌蛋白通过噬菌体膜输送到巨噬细胞胞质。这种分泌系统的功能是重塑含沙门菌的空泡,促进细菌的生存和复制。

一旦被吞噬,巨噬细胞内的伤寒沙门菌通过淋巴管全身播散并在网状内皮组织(肝、脾、淋巴结和骨髓)中定植。在这个初始潜伏期,患者的体征和症状相对较少或没有。当细菌复制数量达到临界时,被先天免疫受体识别的细菌产物使巨噬细胞和上皮细胞分泌细胞因子,而发热和腹痛等体征和症状可能由这些细胞因子所致。随着时间的推移,肝脾大的加剧可能与单核细胞募集以及特异的获得性细胞介导免疫反应的发展有关,该免疫反应是对伤寒沙门菌定植的应答。在最初伤寒沙门菌定殖/感染后的几周内,多余的单核细胞和淋巴细胞聚集到派尔集合淋巴结上,导致派尔集合淋巴结明显增大及坏死,这可能由促进细胞死亡的细菌产物以及炎症反应

介导。

伤寒的特征是单核细胞浸润小肠黏膜,与之不同的是非伤寒沙门菌所致胃肠炎的特征是大量多核白细胞同时浸润大肠和小肠黏膜。沙门菌定植及细菌蛋白易位进入宿主细胞质后分泌白细胞介素-8,而非伤寒沙门菌对肠黏膜的浸润似乎有赖于这种强中性粒细胞趋化因子的诱导。中性粒细胞脱颗粒并释放有毒物质可导致肠黏膜损伤,造成非伤寒性胃肠炎的炎症性腹泻。使非伤寒沙门菌在肠道中持续存在并能与内源性菌群抗衡的另一个重要因素是它可利用含硫化合物连四硫酸盐在微需氧环境中进行代谢。当存在肠道炎症时,通过活性氧簇产生炎症细胞的上皮细胞合成硫代硫酸盐,后者又生成连四硫酸盐。

肠(伤寒)热病

肠(伤寒)热病是一种以发热和腹痛为特征的全身性疾病,由伤寒或副伤寒沙门菌的播散引发。这种疾病临床类似斑疹伤寒,故最初称作伤寒。在 19 世纪早期,基于伤寒与肿大派尔集合淋巴结及肠系膜淋巴结的关联,它在病理学上被明确定义为一种独特的疾病。1869 年,考虑到感染的解剖部位,"肠热病"一词被提出作为它区分于斑疹伤寒的另一个名称。然而,时至今日,这两种命名仍然可互换使用。

■ 流行病学

与其他沙门菌血清型不同,肠热病的病原体伤寒和副伤寒沙门菌血清 A,B 和 C 型除了人类之外没有其他已知的宿主。患者或无症状慢性携带者的粪便污染后引起的食物或水源性传播是最常见的。男性伴侣间的性传播亦有报道。卫生保健工作者偶尔会在接触患者后或处理临床标本和培养物的过程中感染肠热病。

随着食品处理和水/污水处理的改善,在发达国家,肠热病已变得罕见。然而,全世界估计有 2 700 万例肠热病,每年有 20 万～60 万人死于该病。亚洲中南部和东南亚的年发病率最高(>100 例/10 万人);亚洲、非洲、拉丁美洲和大洋洲(不包括澳大利亚和新西兰)的年发病率居中(10～100 例/10万人);世界其他地区的年发病率较低。肠热病的高发病率与卫生条件差和缺乏干净的饮用水有关。在肠热病流行地区,居住在城市的患者多于农村,幼儿和青少年患者多于其他年龄组。危险因素包括被污染的水或冰、洪水、从街头摊贩处购买的食品和饮料、污水灌溉的农田里种植的生水果和蔬菜、不卫生的家庭接触、缺乏洗手设施和厕所以及存在先前感染幽门螺杆菌的证据(可能与慢性胃酸减少有关)。据估计,每 4 例伤寒中就有 1 例副伤寒,尤其在印度,与副伤寒血清 A 型相关的感染率似乎在增加;这种增加可能是伤寒疫苗接种的结果。

多重耐药(MDR)伤寒沙门菌菌株于 20 世纪 80 年代在中国和东南亚出现并广泛传播。氯霉素、氨苄西林和甲氧苄啶等抗生素长期用于治疗肠热病,多重耐药的菌株含有编码上述药物耐药性的质粒。20 世纪 90 年代,随着氟喹诺酮越来越频繁地用于多重耐药肠热病的治疗,在印度次大陆、南亚以及最近在撒哈拉以南非洲出现了对环丙沙星敏感性降低[DCS;最小抑菌浓度(MIC),0.125～0.5 μg/mL]或环丙沙星耐药(MIC,≥1 μg/mL)的伤寒和副伤寒沙门菌菌株,这些菌株的出现同治疗失败有关。对分离到的菌株进行一代喹诺酮萘啶酸的耐药性试验,结果发现了许多(但不是所有)对环丙沙星敏感性降低的菌株,因此不再推荐使用环丙沙星治疗肠热病。最近已出现产超广谱 β-内酰胺酶的伤寒和副伤寒沙门菌菌株,主要分布在印度和尼泊尔。

美国每年报告约 300 例伤寒和 150 例副伤寒。1999—2006 年,在 1 902 例向疾病控制和预防中心报告的伤寒沙门菌相关肠热病中 79%与近期国际旅行有关,最常见的目的地是印度(47%)、巴基斯坦(10%)、孟加拉国(10%)、墨西哥(7%)和菲律宾(4%)。只有 5%被诊断为肠热病的旅客注射过伤寒疫苗。总体上,美国 13%的伤寒沙门菌菌株对氨苄西林、氯霉素和甲氧苄啶-磺胺甲噁唑(TMP-SMX)耐药,对环丙沙星敏感性降低的菌株比例从 1999 年的 19%上升至 2006 年的 58%。感染对环丙沙星敏感性降低的伤寒沙门菌与前往印度次大陆旅行有关。美国报告的国内获得性肠热病占 25%～30%,其中大多数为散发,但仍继续有肠热病的暴发,这与受污染食品及既往未识别的慢性携带者有关。

■ 临床病程

肠热病是一种误称,因为发热和腹痛作为这一疾病的标志性特征是易变的。虽然在 75%以上的病例中有发热的记录,但只有 30%～40%的病例报告腹痛。因此,当一个最近去过发展中国家旅行的人出现发热时,有必要高度怀疑这种可能致命的全身性疾病。

伤寒沙门菌的潜伏期平均为 10～14 日,但根据菌量以及宿主健康和免疫状况的不同,潜伏可介于 5～21 日。最突出的症状是持续发热(38.8～40.5℃;101.8～104.9°F),若不治疗,发热可持续 4 周。副伤寒沙门菌 A 型引起的疾病症状比伤寒沙门菌轻,主要表现为胃肠道症状。然而,一项对尼泊尔加德满都 669 例连续入组的肠热病患者前瞻性研究发现,由这些微生物引起的感染在临床上是无法区分的。在这组病例中,最初的症状包括头痛(80%)、寒战(35%～45%)、咳嗽(30%)、出汗(20%～25%)、肌痛(20%)、萎靡(10%)和关节痛(2%～4%)。胃肠道表现包括厌食(55%)、腹痛(30%～40%)、恶心(18%～24%)、呕吐(18%)、腹泻(22%～28%)比便秘(13%～16%)更常见。体格检查的发现包括舌苔增厚(51%～56%)、脾大(5%～6%)和腹部压痛(4%～5%)。

肠热病的早期,体格检查可见皮疹("玫瑰斑";30%)、肝脾大(3%～6%)、鼻衄和热峰时的相对心动过缓(<50%)等。玫瑰斑主要位于躯干和胸部(图 62-1;另见图 14-9),呈淡三文鱼色、变白的斑丘疹。病程第一周结束时,约 30%的患者出现明显皮疹,2～5 日后皮疹完全消失,不留痕迹。患者可有两或三处病灶,在这些病灶处穿刺活检的标本能培养出沙

门菌。由于皮疹比较模糊，在色素沉着明显的患者身上很难被发现。

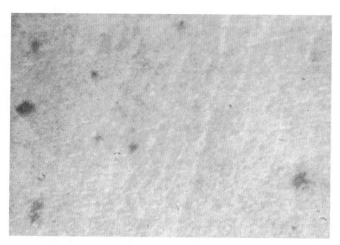

图 62-1　由伤寒沙门菌或副伤寒沙门菌引起的伤寒，其皮疹呈"玫瑰斑"。

是否发展为重症肠热病（10%～15%的患者会发生）取决于宿主因素（免疫抑制、抗酸治疗、既往接触和疫苗接种）、菌株毒力、菌量以及抗生素的选择。胃肠道出血（10%～20%）和肠穿孔（1%～3%）最常发生于疾病的第 3 和第 4 周，由沙门菌初始入侵处回肠派尔集合淋巴结的增生、溃疡和坏死引起（**图 62-2**）。这两种并发症都危及生命，需要立即进行液体复苏和外科干预，使用广谱抗生素治疗多种细菌所致的腹膜炎（**参见第 29 章**）并通过肠切除等方法治疗胃肠道出血。2%～40%的患者有神经系统表现，包括脑膜炎、吉兰-巴雷综合征、神经炎和神经精神症状（被描述为"低语性谵妄"或"睁眼昏迷"），并出现捻衣摸床或触碰想象的物体。

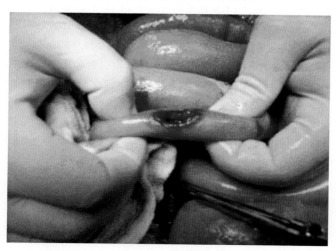

图 62-2　与伤寒沙门菌感染相关的典型回肠穿孔。（来源：Is operative management effective in treatment of perforated typhoid? Am J Surg 189：342, 2005）。

迅速使用抗生素治疗减少了罕见并发症的出现，这些并发症包括弥散性血管内凝血、噬血综合征、胰腺炎、肝脾脓肿及肉芽肿、心内膜炎、心包炎、心肌炎、睾丸炎、肝炎、肾小球肾

炎、肾盂肾炎和溶血性尿毒症综合征、重症肺炎、关节炎、骨髓炎、眼内炎和腮腺炎。高达 10%的患者会出现复发，但复发时症状较轻，常发生于热退后的 2～3 周内且与前一次感染的菌株类型和药敏特征相同。

10%未经治疗的伤寒患者可在粪便中排泄伤寒沙门菌长达 3 个月，1%～4%的人表现为慢性无症状性携带，在尿液或粪便中排泄伤寒沙门菌达 1 年以上。慢性携带者在妇女、婴儿和存在胆道异常或并发膀胱感染的埃及血吸虫患者中更常见。与后一种情况相关的解剖异常可允许沙门菌长期定植。

■ 诊断

由于肠热病的临床表现相对非特异，任何从发展中国家（尤其是印度次大陆、菲律宾或拉丁美洲）返回的发热旅客都需考虑该诊断。在这些旅行者中应考虑的其他诊断包括疟疾、肝炎、细菌性肠炎、登革热、立克次体感染、钩端螺旋体病、阿米巴肝脓肿和急性 HIV 感染（**参见第 6 章**）。除培养阳性外，无特定实验室检测可诊断肠热。15%～25%的患者可检测到白细胞和中性粒细胞减少。疾病的前 10 日，白细胞增多在儿童中更为常见，亦见于并发肠道穿孔或继发感染的患者。其他非特异性的实验室发现包括肝功能指标和肌酶水平的中度升高。

确诊肠热病需要从血液、骨髓、其他无菌部位、玫瑰斑、粪便或肠道分泌物中分离出伤寒或副伤寒沙门菌。可能因为在伤寒流行地区抗生素的使用率高以及血液中存在的伤寒沙门菌量通常较少（<15/mL），血培养的敏感性只有 40%～80%。由于血液中几乎所有的伤寒沙门菌都与单核细胞/血小板片段有关，因此血液离心和血浆培养可大大缩短分离细菌的时间，但不会增加敏感性。

骨髓培养有 55%～90%的敏感性，与血液培养不同的是，即使之前抗生素治疗长达 5 日，它的阳性率也不会因此降低。即使骨髓培养阴性，肠道分泌物（最好通过无创的十二指肠吞线试验获得）培养仍可能呈阳性。如果血液、骨髓和肠道分泌物全部进行培养，阳性率大于 90%。粪便培养，尽管第一周 60%～70%呈阴性，但在感染的第 3 周，未经治疗的患者粪便培养可能呈阳性。

在发展中国家，经典的"热凝集素"肥达试验和快速膜蛋白抗体或 O：9 抗原检测等血清学方法可用于伤寒沙门菌的检测，但其阳性预测值低于血培养。目前已开发出更敏感的抗原和核酸扩增试验，它们可检测血液中的伤寒和副伤寒沙门菌，然而这些试验尚未上市且在许多肠热病的流行地区仍无法实际应用。

治疗·肠热病（伤寒）

及时给予适当的抗生素治疗可预防严重的肠热病并发症，使病死率低于 1%。初始抗生素的选择取决

于患者居住地或旅行地区伤寒和副伤寒沙门菌对药物的敏感性(表62-1)。氟喹诺酮类药物是治疗敏感性伤寒的最佳选择,治愈率约98%,复发率和粪便携带率均<2%。环丙沙星的临床应用经验最为丰富。短疗程氧氟沙星治疗喹诺酮敏感菌株感染同样有效。然而,在亚洲对环丙沙星敏感度下降的伤寒沙门菌的感染发病率增加,这可能与氟喹诺酮类药物的广泛非处方供应有关,故现在限制了该类药物的经验性治疗。感染对环丙沙星敏感度下降的伤寒沙门菌菌株者应使用头孢曲松、阿奇霉素或高剂量环丙沙星治疗。高剂量氟喹诺酮治疗对环丙沙星敏感度下降的伤寒沙门菌,该方案的7日疗程与退热延迟和康复期间粪菌携带率高有关。因此,对环丙沙星敏感度下降的伤寒沙门菌首选10～14日的高剂量环丙沙星疗程。

头孢曲松、头孢噻肟和(口服)头孢克肟对多重耐药菌引起的肠热病(包括对环丙沙星敏感度下降以及对氟喹诺酮类耐药的菌株)有较好疗效。患者服用这些药物后可在约1周内退热,治疗失败率为5%～10%,粪菌携带率<3%,复发率为3%～6%。口服阿奇霉素可在4～6日内退热,复发和恢复期粪菌携带率<3%。与氟喹诺酮类药物相比,阿奇霉素对环丙沙星敏感度下降菌株的治疗失败率更低,住院时间更短。第一代和第二代头孢菌素以及氨基糖苷类药物尽管在体外能有效杀死沙门菌,但在治疗临床感染方面无效。

大多数不复杂的肠热病患者可在家口服抗生素和退热药治疗。持续性呕吐、腹泻和/或腹胀的患者应住院,给予支持治疗并根据药敏性情况静脉给予第三代头孢菌素或氟喹诺酮。治疗应持续至少10日或至退热后的5日。

在20世纪80年代初对印度尼西亚肠热病危重患者(即休克和淡漠患者)进行的一项随机、前瞻性、双盲研究中,使用氯霉素联合地塞米松(初始剂量为3 mg/kg,随后每6小时按1 mg/kg给药共8次)治疗与氯霉素单药治疗相比可显著降低死亡率(10% vs 55%)。尽管这项研究在"后氯霉素时代"未再重复,但严重的肠热病仍然是糖皮质激素治疗急性细菌感染的少数适应证之一。

1%～5%的沙门菌慢性携带患者可使用适当的口服抗生素治疗4～6周。口服阿莫西林、甲氧苄啶-磺胺甲噁唑、环丙沙星或诺氟沙星根除敏感细菌慢性携带的有效率约为80%。然而,在解剖异常的情况下(如胆道或肾结石),根除通常需要抗生素联合外科治疗。

表 62-1	成人肠热病的抗菌药物治疗		
治疗指征	抗菌药物	剂量(途径)	疗程(日)
经验性治疗			
	头孢曲松[a]	2 g/d(静脉注射)	10～14
	阿奇霉素[b]	1 g/d(口服)	5
目标性治疗			
一线治疗	环丙沙星[c]	500 mg BID(口服) 或400 mg q12h(静脉注射)	5～7
	阿奇霉素	1 g/d(口服)	5
替代治疗	阿莫西林	1 g TID(口服) 或2 g q6h(静脉注射)	14
	氯霉素	25 mg/kg TID(口服或静脉注射)	14～21
	甲氧苄啶-磺胺甲噁唑	160/800 mg BID(口服)	7～14
多重耐药			
一线治疗	头孢曲松[a]	2 g/d(静脉注射)	10～14
	阿奇霉素	1 g/d(口服)	5
替代治疗	环丙沙星	500 mg BID(口服) 或400 mg q12h(静脉注射)	5～14
喹诺酮类耐药			
一线治疗	头孢曲松	2 g/d(静脉注射)	10～14
	阿奇霉素	1 g/d(口服)	5
替代治疗	高剂量环丙沙星	750 mg BID(口服) 或400 mg q8h(静脉注射)	10～14

[a] 或另一种第三代头孢菌素(如头孢噻肟,2 g q8h 静脉注射;或头孢克肟,400 mg BID 口服)。[b] 或第1天服用1 g,随后服用500 mg QD 口服6日。[c] 或氧氟沙星,400 mg BID 口服2～5日。

预防和控制

🌐 理论上消除导致肠热病的沙门菌是可能的,因为它只在人类宿主中存活并通过污染的食物和水传播。然而,鉴于发展中国家普遍对处置水和污水缺乏足够的能力,肠热病发病率居高不下,当下这一目标尚不现实。因此,应建议前往发展中国家的旅行者仔细检查服用的食物和水并强烈推荐他们使用伤寒沙门菌疫苗。

市场上有售的伤寒疫苗有两种:① Ty21a,一种口服减毒伤寒沙门菌疫苗(在第 1、3、5 和 7 日给药,每 5 年给药 1 次)。② Vi CPS,一种从细菌荚膜中纯化的 Vi 多糖组成的肠外疫苗(单剂给药,每 2 年给药 1 次)。由于存在明显副作用(特别是发热),过去的肠外全细胞伤寒/副伤寒 A 和 B 疫苗不再被许可使用。一种丙酮灭活的全细胞疫苗仅供美国军方使用。疫苗接种的最小年龄:Ty21a 为 6 岁,而 Vi CPS 为 2 岁。最近一项针对预防流行地区伤寒疫苗的荟萃分析显示,Ty21a 在 2.5~3.5 年的累积有效率为 48%,而 Vi CPS 在 3 年时的累积有效率为 55%。尽管有关旅游者伤寒疫苗的数据有限,但一些证据表明,疫苗对预防旅游者伤寒的有效率可能远低于疾病流行地区人群。目前,还没有获得许可的副伤寒疫苗。

Vi CPS 伤寒疫苗对 5 岁以下儿童的免疫原性较差,因为它不依赖于 T 细胞。在最近开发的 Vi-rEPA 疫苗中,Vi 与一种无毒的重组蛋白结合,该蛋白质与铜绿假单胞菌外毒素 A 完全相同。注射两次 Vi-rEPA 的 2~4 岁儿童可比注射 Vi CPS 的 5~14 岁儿童经诱导获得更高的 T 细胞应答和血清 IgG 抗体水平。对越南 2~5 岁儿童进行两剂免疫的一项试验显示,Vi-rEPA 在 27 个月时有效率达 91%,在 46 个月时有效率达 89%,并且耐受性极好。这种疫苗在美国还没有上市。当下人们正致力于提高疫苗免疫原性和减少减毒口服活疫苗的使用剂量。

虽然国际旅行前不需要使用伤寒疫苗,但仍建议那些前往中高危地区(特别是南亚和亚洲、非洲、加勒比、中美洲和南美洲其他发展中国家)以及可能服用受污染食物和饮料的旅行者接种疫苗。甚至计划去高风险地区旅行少于 2 周的人也应接种伤寒疫苗。此外,还应对处理伤寒沙门菌的实验室工作人员以及在家中接触已知伤寒携带者的人接种疫苗。由于食源性感染中常见的高菌量摄入可抵消疫苗的保护效力,故接种疫苗只是服用高危食物和饮料后预防感染的辅助手段,而非替代手段。对于居住在伤寒流行区或可能暴露于相同传染源中的成人,不建议进行免疫接种。

在美国,肠热病是一种需要传报的疾病。各个卫生部门都能对患肠热病或存在沙门菌定植的食品加工者或卫生保健工作者提出重返工作岗位的指导意见。传报系统使公共卫生部门能够识别潜在的病源患者并对慢性携带者进行治疗,以防止进一步的疫情暴发。此外,由于 1%~4% 的伤寒沙门菌感染患者可成为慢性携带者,对慢性携带者(尤其是保育员和食品加工人员)的监测以及在有指征时的治疗显得尤为重要。

非伤寒沙门菌病

流行病学

在美国,非伤寒沙门菌每年导致约 1 200 万人患病,该发病率在过去的 20 年中保持相对不变。2011 年,美国这种感染的发生率为 16.5/10 万人,在密切监测的 10 种食源性肠道病原体中,非伤寒沙门菌的感染率最高的。在 1996—2006 年,导致半数以上美国非伤寒沙门菌感染的五种血清型是:鼠伤寒沙门菌(23%)、肠炎沙门菌(16%)、新港沙门菌(10%)、海德堡沙门菌(6%)和爪哇沙门菌(5%)。

非伤寒沙门菌病在热带气候的雨季和温带气候的温暖月份发病率最高,这一模式与食源性暴发的高峰相吻合。非伤寒沙门菌病的发病率和死亡率在老年人、婴儿和免疫功能低下的个体,如血红蛋白病、HIV 感染或导致网状内皮系统阻塞的感染(如巴尔通体病、疟疾、血吸虫病、组织胞浆菌病)患者中最高。

与伤寒和副伤寒沙门菌只能存活于人体内不同,非伤寒沙门菌可见于多种动物。疾病的传播常与动物源性食品(尤其是鸡蛋、家禽、未煮熟的绞肉和乳制品)、遭动物排泄物污染的新鲜食材以及与动物或其环境的接触有关。

20 世纪 80 年代和 90 年代,与鸡蛋相关的肠炎沙门菌感染成为当时主要的食源性疾病。母鸡卵巢和上输卵管组织的肠炎沙门菌感染导致鸡蛋内容物在蛋壳形成前受到污染。产蛋母鸡的感染源自种鸡群以及这些母鸡与啮齿类动物和肥料的接触。在美国,由鸡蛋引起的沙门菌暴发已明显减少,从 1998—1999 年的 33% 下降到 2006—2008 年的 15%。这可能反映了改进农场内管理、冷藏、消费者及食品服务人员教育等公共卫生协调措施以应对蛋源性肠炎沙门菌感染的成效。通过烹饪鸡蛋直至蛋黄凝固以及对鸡蛋进行巴氏消毒可有效预防污染鸡蛋传播疾病。尽管采取了上述措施,但与带壳鸡蛋相关的肠炎沙门菌感染仍有发生。2010 年,全国范围内暴发的肠炎沙门菌感染导致 1 900 多人患病,并召回了 5 亿只鸡蛋。

食品加工的集中化和食品分布的分散化使得发达国家非伤寒沙门菌病的发病率上升。追根溯源后发现,花生酱、奶制品(包括婴儿配方奶粉)和各种加工食物(包括袋装早餐谷类、莎莎酱、速冻食品和零食)等人类生产的食品造成了近期的沙门菌暴发。大型疫情也与苜蓿芽、香瓜、杧果、木瓜和西红柿等新鲜农产品有关;这些农产品在一个地点被粪便或水污染后再被广泛运输到其他地方。

据估计,美国 6% 的散发沙门菌感染由接触爬行动物或两栖动物(特别是鬣鳞蜥、蛇、海龟和蜥蜴)所致。与其他沙门菌感染相比,与爬行动物相关的沙门菌感染更容易累及儿童(包括婴儿)并导致住院。非洲刺猬、鸟类、啮齿动物、小鸡、小鸭、狗和猫等其他宠物也是非伤寒沙门菌的潜在感染源。

非伤寒沙门菌耐药性增长是一个全球性问题，并与抗菌药物在食用动物，尤其是在动物饲料中的广泛应用有关。在 20 世纪 90 年代初，鼠伤寒沙门菌的最终噬菌体型 104（DT104）在世界范围内出现，其特征是对至少五种抗生素（氨苄西林、氯霉素、链霉素、磺胺类和四环素；这五种简称 R 型 ACSSuT）产生耐药。2010 年，有报道称 4.3% 的非伤寒沙门菌菌株至少对 ACSSuT 存在耐药，其中 18.6% 为鼠伤寒沙门菌菌株。上述菌株的出现与人们接触患病的农场动物和各种肉类产品（包括未经烹饪或未煮熟的碎牛肉）有关。尽管 DT104 菌株可能不比敏感的鼠伤寒沙门菌毒力更强，但它与血流感染和住院风险的增加有关。特别在英国，正在出现对环丙沙星敏感性下降的伤寒沙门菌以及甲氧苄啶耐药的 DT104 菌株。

由于对氨苄西林和甲氧苄啶-磺胺甲噁唑等常规抗生素的耐药性增加，广谱头孢菌素和氟喹诺酮类药物已成为治疗多重耐药非伤寒沙门菌感染的首选药物。2010 年，2.8% 的非伤寒沙门菌菌株对头孢曲松耐药。大多数头孢曲松耐药的菌株来自 18 岁以下儿童，对他们而言头孢曲松是可用于治疗侵袭性非伤寒沙门菌感染的抗生素。兽医广泛使用头孢噻呋可能导致了含有质粒编码的 AmpC β-内酰胺酶菌株的出现，通过横向基因迁移从产食品动物的大肠埃希菌菌株中可得到这种酶。

在过去的 10 年中，对环丙沙星敏感性下降的非伤寒沙门菌菌株（最小抑菌浓度 0.125～1 μg/mL）已然出现且与药物作用延迟和治疗失败相关。2009 年，美国 2.4% 的非伤寒沙门菌为环丙沙星不敏感或耐药菌株。这些菌株具有不同的耐药机制，包括 DNA 促旋酶基因 gyrA 和 gyrB 以及质粒编码的喹诺酮类耐药决定簇（不能通过萘啶酸药敏试验被可靠地检出）上的单个或多个突变。2012 年，美国临床实验室标准研究所针对这个问题建议下调所有沙门菌对环丙沙星敏感的折点（≥0.06 μg/mL）。由于目前商业化生产的测试系统中环丙沙星的浓度未能降低到可以使用上述折点的水平，故实验室需要用 Etest 法或其他替代方法测定环丙沙星的最小抑菌浓度。

临床表现

胃肠炎

感染非伤寒沙门菌后最常出现胃肠炎，这种胃肠炎与其他肠道病原体引起的胃肠炎难以区分。患者在摄入污染食物或水的 6～48 小时后可出现恶心、呕吐和腹泻。患者常表现为腹部绞痛和发热（38～39℃；100.5～102.2°F）。腹泻时的粪便通常是松散、无血液、体积适中。但有时也可能出现大量水样大便、血便或痢疾症状。非伤寒沙门菌很少引起假性阑尾炎或类似炎症性肠病的疾病。

非伤寒沙门菌引起的肠胃炎通常是自限性的。腹泻在 3～7 日内缓解，发热在 72 小时内消退。感染后的 4～5 周大便培养仍呈阳性，极少数的慢性携带者（<1%）培养阳性可持续 1 年以上。使用抗生素可能延长粪便细菌携带的时间，因此通常不推荐抗生素治疗。由于新生儿、老年人和免疫抑制患者（如接受移植者、HIV 感染者）感染非伤寒沙门菌后特别容易出现脱水和细菌体内播散，这些人可能需要住院及抗生素治疗。西班牙的一项研究表明，急性非伤寒沙门菌胃肠患者 1 年后发生消化不良和肠易激综合征的风险可增加 3 倍。

菌血症和血管内感染

8% 的非伤寒沙门菌胃肠炎患者出现菌血症；其中 5%～10% 出现局部感染。猪霍乱沙门菌和都柏林沙门菌最易导致婴儿、老年人和免疫受损患者（尤其是艾滋病患者）的菌血症和转移性感染。严重或持续性的菌血症，尤其见于先前存在瓣膜性心脏病、动脉粥样硬化性血管病、人工血管移植或主动脉瘤的患者时，应怀疑非伤寒沙门菌所致的血管内感染。当老年患者在胃肠炎发作后出现长期发热和胸背部或腹部疼痛时应怀疑存在动脉炎。非伤寒沙门菌导致的心内膜炎和动脉炎虽罕见（<1% 的病例），但却与瓣膜穿孔、心肌内脓肿、感染的附壁血栓、心包炎、霉菌性动脉瘤、动脉瘤破裂、主动脉肠瘘和椎体骨髓炎等致命性并发症相关。

在撒哈拉以南的一些非洲地区，非伤寒沙门菌病可能是儿童菌血症十分常见，甚至是最常见的病因。这些儿童的非伤寒沙门菌血症与腹泻无关，而与营养状况和 HIV 感染有关。

局部感染

腹腔感染 · 腹腔感染罕见，通常表现为肝脾脓肿或胆囊炎。感染的危险因素包括肝胆解剖异常（如胆结石）、腹部恶性肿瘤和镰状细胞病（尤其合并脾脏脓肿）。根除感染通常需要手术矫正解剖畸形以及经皮脓肿引流。

中枢神经系统感染 · 由非伤寒沙门菌引起的脑膜炎最常见于 1～4 个月大的婴儿。它通常会导致严重的后遗症（包括癫痫、脑积水、脑梗死和智力迟滞），其中 60% 的患者死亡。其他罕见的中枢神经系统感染包括脑室炎、硬膜下脓肿和脑脓肿。

肺部感染 · 由非伤寒沙门菌引起的肺部感染通常表现为大叶性肺炎，其并发症包括肺脓肿、脓胸和支气管胸膜瘘。大多数感染发生于肺癌、结构性肺病、镰状细胞病或使用糖皮质激素的患者。

泌尿及生殖道感染 · 由非伤寒沙门菌引起的尿路感染表现为膀胱炎或肾盂肾炎。感染的危险因素包括恶性肿瘤、尿石症、结构异常、HIV 感染和肾移植。非伤寒沙门菌生殖系统感染很少见，包括卵巢和睾丸脓肿、前列腺炎和附睾炎。与其他局部感染一样，泌尿和生殖道感染都可能并发脓肿形成。

骨、关节和软组织感染 · 沙门菌骨髓炎最易感染股骨、胫骨、肱骨或腰椎等部位，最常见于镰状细胞病、血红蛋白病或先前存在骨病（如骨折）的患者。推荐延长抗生素治疗以降低复发和慢性骨髓炎的风险。败血症性关节炎通常累及膝关节、髋关节或肩关节，它与骨髓炎发生于同一群患者。反应性关节炎可继发于非伤寒沙门菌胃肠炎,最常见于 HLA - B27 组织相容性抗原阳性的患者。非伤寒沙门菌很少引起软组织感染,通常发生在免疫抑制患者的局部创伤部位。

■ 诊断

从新鲜粪便、血液或其他无菌体液中分离到非伤寒沙门菌可确诊。临床实验室分离到的所有沙门菌应送当地卫生部门进行血清分型。每当患者长期或反复发热时均应行血培养。若出现严重菌血症(>50%存在3次或更多次血培养阳性)应怀疑血管内感染。超声心动图、计算机断层扫描(CT)和铟标记的白细胞扫描可用于识别局部感染。当怀疑有其他局部感染时可根据临床提示进行关节液、脓肿引流液或脑脊液的培养。

治疗·非伤寒沙门菌病

抗生素不应常规用于治疗非复杂性非伤寒沙门菌胃肠炎。该疾病的症状往往是自限性的,并且抗生素治疗不能明显减少发热和腹泻的持续时间。此外,抗生素治疗与复发率增加、胃肠道携带时间延长以及药物不良反应有关。腹泻引起脱水时应补充液体和电解质。

新生儿(可能达3个月)、年龄大于50岁疑似动脉粥样硬化、免疫抑制、心脏瓣膜或血管内异常、严重关节疾病等具有侵入性非伤寒沙门菌感染高危因素的患者应考虑抢先抗生素治疗(表62-2)。治疗需包括一种口服或静脉抗生素持续使用48~72小时或直至患者热退。免疫功能受损者可能需要7~14日的治疗。<1%的非伤寒沙门菌慢性携带者应延长抗生素治疗,和上文提到的伤寒沙门菌慢性携带者一样。

由于抗生素耐药率的增加,对危及生命的非伤寒沙门菌血症或局灶性非伤寒沙门菌感染的经验性治疗应包括三代头孢或氟喹诺酮类(表62-2)。若菌血症较轻(<50%血培养阳性),患者应接受7~14日的治疗。HIV/AIDS合并非伤寒沙门菌血症的患者应接受1~2周的静脉抗生素治疗,随后口服4周氟喹诺酮类

表 62 - 2　成人非伤寒沙门菌感染的抗生素治疗

治疗指征	抗菌药物	剂量(途径)	疗程(日)
抢先治疗[a]			
	环丙沙星[b]	500 mg BID(口服)	2~3
重症胃肠炎[c]			
	环丙沙星	500 mg BID(口服)或 400 mg q12h(静脉注射)	3~7
	甲氧苄啶-磺胺甲噁唑	160/800 mg BID(口服)	
	阿莫西林	1 g TID(口服)	
	头孢曲松	1~2 g QD(静脉注射)	
菌血症			
	头孢曲松[d]	2 g QD(静脉注射)	7~14
	环丙沙星	400 mg q12h(静脉注射),随后 500 mg BID(口服)	
心内膜炎或动脉炎			
	头孢曲松	2 g QD(静脉注射)	42
	环丙沙星	400 mg q8h(静脉注射),随后 750 mg BID(口服)	
	氨苄西林	2 g q4h(静脉注射)	
脑膜炎			
	头孢曲松	2 g q12h(静脉注射)	14~21
	氨苄西林	2 g q4h(静脉注射)	
其他局部感染			
	头孢曲松	2 g QD(静脉注射)	14~28
	环丙沙星	500 mg BID(口服)或 400 mg q12h(静脉注射)	
	氨苄西林	2 g q6h(静脉注射)	

[a] 适用于新生儿;50岁以上可能患有动脉粥样硬化性血管疾病的人;存在免疫抑制、血管内移植物或关节假体的患者。[b] 或氧氟沙星,400 mg BID(口服)。[c] 对于需住院治疗的严重腹泻和高热患者,给予个体化治疗。[d] 或头孢噻肟,2 g q8h(静脉注射)。

药物。根据细菌药敏结果,在此疗程后感染复发的患者应接受氟喹诺酮或甲氧苄啶-磺胺甲噁唑的长期抑菌治疗。

如果患者患有心内膜炎或动脉炎,则需静脉用β-内酰胺类抗生素(如头孢曲松或氨苄西林)治疗6周。静脉用环丙沙星后可长期口服序贯治疗,但已发表的经验有限。建议早期手术切除感染的动脉瘤或其他血管内感染部位。当患者不能去除感染的血管移植物时,他们必须成功地通过长期口服抗生素来抑制感染。对于肠外非血管性感染,通常建议2~4周的抗生素治疗(取决于感染部位)。当存在慢性骨髓炎、脓肿,或与解剖异常相关的泌尿/肝胆感染时,为了根除感染,延长抗生素治疗的同时还需要手术切除或引流。

■ 预防和控制

尽管在预防或减少动物源性食品的细菌污染以及在改善食品安全的教育和培训方面付出了诸多努力,但与其他食源性病原体相比,最近美国非伤寒沙门菌病的发病率下降幅度不大。这一现象可能反映了非伤寒沙门菌病流行病学的复杂性。从处理生鲜动植物到制成摆上餐桌的食物,监控食品生产中的每一个环节是降低风险的有效策略。污染的食物在通过巴氏杀菌、辐照或适当烹饪后可安全食用。应向当地公共卫生部门上报所有非伤寒沙门菌感染的病例,因为对这些病例的跟踪和监测可确定感染源,并帮助当地政府预测大规模疫情。最后,为了限制多重耐药沙门菌的出现,对人和动物都需谨慎使用抗菌药物。

第63章
志贺菌病 | Chapter 63
Shigellosis

Philippe J. Sansonetti, Jean Bergounioux · 著 | 李冰 · 译

痢疾是一种由发热、肠绞痛、少量而频繁排泄黏液脓血便等症状构成的临床综合征。1897年,日本微生物学家志贺洁在一场灾难性的大规模痢疾流行中从患者粪便里分离出了志贺杆菌(现称痢疾志贺1型)并发现它是痢疾的病原体。志贺菌不能通过DNA杂交与大肠埃希菌区别开来,它仅在历史和临床上是独立的菌种。

■ 定义

志贺菌是一种非孢子形成的革兰阴性菌,与大肠埃希菌不同的是它既不活动,也不从糖、脱羧赖氨酸或水解精氨酸中产生气体。志贺菌的一些血清变型可产吲哚,偶尔有些菌株能利用醋酸钠。痢疾志贺菌、福氏志贺菌、鲍氏志贺菌和宋内志贺菌(分别为A、B、C和D群)可根据生化和血清学特征加以区分。大肠埃希菌K12、福氏志贺菌2a、宋内志贺菌、痢疾志贺菌1型和鲍氏志贺菌的基因组测序显示,这些菌种间相同的基因约占93%。志贺菌三个主要的基因组"标志"是:① 一个215 kb的毒力质粒,携带致病性所需的大部分基因(特别是侵入能力)。② 缺乏基因序列或改变基因序列编码的产物(如赖氨酸脱羧酶),这些产物一旦表达会减弱志贺菌的致病性。③ 痢疾志贺菌1型存在基因编码的志贺毒素(一种潜在的细胞毒素)。

■ 流行病学

志贺菌主要聚集于人类肠道,在高等灵长类动物中也发现了志贺菌(尽管很少)。由于急性期含志贺菌的排泄物最多,故经手携带的细菌通过粪-口途径得到了最有效的传播;然而,一些痢疾的暴发为食物源性或水源性传播。在贫困地区,志贺菌可通过苍蝇传播。志贺菌感染性强体现在:实验性感染志愿者所需要的志贺菌量非常少(100个菌落形成单位)、痢疾暴发期间日托中心的发病率非常高(33%~73%)、患儿家属继发痢疾的比例较高(26%~33%)。志贺菌也可通过性传播。

纵观历史,志贺菌的流行常发生于卫生条件差的人群中,例如,参战部队的士兵、围困于城市中的居民、朝圣团体和营地中的难民。印度次大陆和撒哈拉以南非洲等地区志贺菌流行呈周期性。具有毁灭性的疾病流行最常由痢疾志贺菌1型引起,其特点是高侵袭性和高死亡率。例如,痢疾志贺菌1型引起的疾病流行使孟加拉国1~4岁儿童死亡率增加42%。除外这些流行,志贺菌病主要是一种地方病且99%发生于发展中国家,在那里最贫困地区的个人与一般卫生水平皆低于

标准,发病率也最高。最不发达的地区主要分离到的是福氏志贺菌,而宋内志贺菌在经济新兴国家和发达国家更为普遍。

发展中国家的流行率

在世界卫生组织(WHO)主持下发表的一份综述中,1966—1997年的病例总数估计为1.65亿,其中69%发生于5岁以下儿童。在该综述中,每年的死亡人数在50万～110万。来自六个亚洲国家的最新数据(2000—2004)表明,尽管志贺菌病的发病率保持稳定,但与该病相关的死亡率已显著降低,这可能是营养状况改善的结果。然而,抗生素广泛且基本不加以控制地使用也可能导致死亡率下降,但增加了多重药耐药志贺菌菌株的出现率。2013年一项针对5岁以下儿童的前瞻性病例匹配对照研究强调了志贺菌在发展中国家腹泻性疾病负担和病因中的重要性。志贺菌是与中重度腹泻相关的四大病原体之一,且目前在12～59个月大儿童的腹泻病因中排名第一。这些中重度腹泻病例的死亡率是一般腹泻相关死亡率的8.5倍。这项研究的作者得出结论,志贺菌仍然是一个需要卫生保健计划列为目标的主要病原体。

一个志贺菌病常被忽视的并发症是流行地区感染儿童营养状况的短期和长期损害。黏膜损伤引起的渗出性肠病与厌食症共同加剧了患者营养状况的迅速恶化。因此,志贺菌病是发展中国家儿童发育迟缓的主要原因。

可能由于天然获得的免疫力,年轻人和中年人很少出现在儿童中发病率最高的地方性志贺菌病。而这种志贺菌病在老年人中的发病率再次上升。

发达国家的流行率

若未对儿童所在的托儿所和智障护理机构的集体设施实行合适且适用的卫生政策就会发生局部疫情。和儿童一样,从疫区返回的成人旅行者中也会出现散发病例,而在水源性或食物源性感染之后可能会发生罕见的不同规模的疫情暴发。

■ 发病机制和病理

志贺菌感染主要通过直接粪-口传播导致的口腔污染引起,这种细菌在环境中的生存能力较差。耐受低pH环境的能力使志贺菌可在通过胃屏障后存活下来,这部分解释了为何少量接种(只需100 CFU)便足以引起感染。

通常出现于痢疾综合征之前的水样腹泻(实验感染恒河猴后在其空肠水平出现的分泌作用)由活跃的肠道分泌和异常的水重吸收所致。最初的腹泻可能源于肠毒素(ShET-1)和黏膜炎症的联合作用。表现为黏液脓血便的痢疾综合征反映了志贺菌对黏膜的浸润。

志贺菌的发病机制基本上由一个214 kb的大毒力质粒决定,该质粒包含约100个基因,其中25个基因编码一个插入宿主细胞膜的Ⅲ型分泌系统,以允许效应器从细菌胞质转移到宿主细胞胞质(图63-1)。因此志贺菌能通过M细胞(覆盖黏膜淋巴结节的滤泡相关上皮细胞中的一种特殊易位上皮细胞)在初始穿过上皮屏障后诱导自身摄取,从而侵入肠上皮细胞。志贺菌能诱导上皮下巨噬细胞的凋亡。志贺菌一旦进入肠上皮细胞的胞质,志贺菌效应器就会触发细胞骨架的重排,这种重排是将细菌直接吸收进入上皮细胞所需的。随后含有志贺菌的空泡被快速溶解,将细菌释放到细胞溶质中。

细胞内志贺菌接着利用细胞骨架成分驱使自身进入被感染细胞;当移动的细菌和宿主细胞膜接触时,细胞突起形成被邻近的细胞吞噬。这一系列经过允许细菌在细胞间扩散。

越来越多被感染的肠上皮细胞释放细胞因子吸引更多免疫细胞[特别是多核白细胞(PMN)]进入感染部位,从而进一步破坏上皮屏障,加剧炎症,并导致以志贺菌感染为特征的急性结肠炎。有证据表明,某些注射Ⅲ型分泌系统的效应器可控制炎症程度,从而促进细菌存活。

痢疾志贺菌-1型产生的志贺毒素可增加疾病的严重程

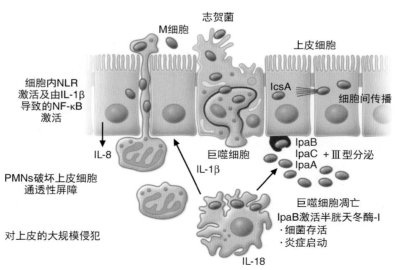

图63-1 福氏志贺菌的入侵方式。 IL,白细胞介素;NF-κB,核因子κB;NLR,NOD样受体;PMN,多形核白细胞。

度。这种毒素属于 A1-B5 蛋白毒素,该蛋白毒素的 B 亚单位可与靶细胞表面的酰基鞘鞍醇三己糖受体结合,它也能催化 A 亚单位被受体介导的内噬作用内化,并与亚细胞机械装置相互作用,通过在 28S 核糖 RNA 上表达 RNA N-糖苷酶活性来抑制蛋白质合成。这个过程抑制了氨基酰 tRNA 与 60S 核糖体亚单位的结合,从而导致细胞蛋白质合成的全面性关闭。志贺毒素从肠道转移到血液循环中。毒素与肾脏靶细胞结合后,病理生理改变可导致溶血性尿毒综合征(HUS;见下文)。

■ 临床表现

志贺菌病的表现和严重程度在一定程度上取决于感染的血清型,但更取决于宿主的年龄、免疫和营养状况。腹泻的次数和严重程度与贫困以及较差的卫生标准密切相关,尤其是在 5 岁以下断奶后的儿童中。

志贺菌病通常分为四个阶段:潜伏期、水样腹泻期、痢疾期和感染后期。潜伏期通常持续 1~4 日,但可能长达 8 日。典型的最初表现是一过性发热、少量水样腹泻、萎靡不适和厌食。症状和体征包括轻微的腹部不适到严重的绞痛、腹泻、发热、呕吐和里急后重。儿童常出现症状加重,体温高达 40~41℃(104.0~105.8℉),厌食和水样腹泻更为严重。尤其在发达国家,初始阶段的症状可能是志贺菌病唯一的临床表现。否则,痢疾会在数小时或数日内发生,其特征是少量黏脓血便不间断地排出并伴有里急后重和腹部绞痛的加剧。在这个阶段,志贺菌引起急性结肠炎,主要累及远端结肠和直肠。与大多数腹泻综合征不同,痢疾很少以脱水为主要特征。内镜检查显示黏膜出血水肿,伴有溃疡并覆盖有类似假膜的渗出物。肠黏膜病变程度与排便次数、排便频率以及渗出机制导致的蛋白质丢失程度有关。大部分发病都是自限性的,一周内未经治疗就可自行缓解。经适当治疗后患者可在几日到一周内康复且不留后遗症。

危及生命的急性并发症最常见于 5 岁以下儿童(尤其是营养不良者)和老年患者。临床重症患者死亡的危险因素包括:非血性腹泻、中重度脱水、菌血症、无发热、腹部压痛和直肠脱垂。主要并发症累及肠道(如中毒性巨结肠、肠道穿孔、直肠脱垂)或代谢(如低血糖、低钠血症、脱水)。菌血症很少出现,多见于严重营养不良和 HIV 感染患者。癫痫、谵妄和昏迷等意识改变易发生于 5 岁以下儿童,并与预后不良有关;发热和严重的代谢紊乱,而非脑膜炎或 Ekiri 综合征(与奇怪姿势、脑水肿、内脏脂肪变性相关的中毒性脑病),是意识改变的主要原因,这在日本儿童中最为常见。由志贺菌引起的肺炎、阴道炎和角膜结膜炎很少见。在无严重营养不良的情况下,脑膜炎等严重且非同寻常的临床表现可能与先天免疫功能的遗传缺陷有关[即白细胞介素-1 受体相关激酶-4(IRAK-4)的缺陷],可能需要进行遗传学检查。

两个特别重要的并发症是中毒性巨结肠和溶血性尿毒综合征。中毒性巨结肠是剧烈炎累及结肠平滑肌层而导致平滑肌瘫痪和扩张的结果。患者出现腹胀和压痛,有/无局部或全身性腹膜炎体征。腹部 X 线片特征性显示横结肠的明显扩张(升结肠和降结肠扩张程度最大);黏膜炎性水肿引起的拇纹征;与假性息肉相关的正常结肠袋型消失,假性息肉常凸至管腔内。偶尔可发现结肠气囊肿。如果发生穿孔,会出现明显的气腹影像学征象。应对并发症的诱因进行调查(如低钾血症、阿片类药物、抗胆碱药、洛哌丁胺、杨车前子的种子和抗抑郁药的使用)。

🌐 痢疾志贺菌 1 型产生的志贺毒素与溶血性尿毒综合征有关,这多见于发展中国家,而发达国家罕见;在发达国家,肠出血性大肠埃希菌(EHEC)是这种综合征的主要病因。溶血性尿毒综合征是一种早期并发症,通常在腹泻几日后发生。患者的临床体格检查示面色苍白、乏力、易怒,有些患者出现鼻出血及牙龈出血、少尿和水肿加重。溶血性尿毒综合征是一种非免疫性(Coombs 试验阴性)溶血性贫血,它具有诊断意义的三联征为:微血管溶血性贫血[血红蛋白水平通常 < 80 g/L(<8 g/dL)]、血小板减少(轻中度;通常 <60 000/μL)和肾小球毛细血管血栓形成引起的急性肾衰竭(肌酐水平显著升高)。贫血严重,表现为外周血涂片中存在红细胞碎片(分裂细胞),血清乳酸脱氢酶和游离循环血红蛋白浓度高以及网织红细胞计数升高。55%~70% 的患者发生急性肾衰竭;然而,大多数患者的肾功能可得到恢复(不同患者群中肾功能恢复的比例高达 70%)。类白血病反应(白细胞计数可达 50 000/μL)有时与溶血性尿毒综合征有关。

感染后的免疫并发症称为反应性关节炎,可在志贺菌病后数周或数月发生,尤其是在表达组织相容性抗原 HLA-B27 的患者中。大约 3% 感染福氏志贺菌的患者会出现这种综合征,表现为关节炎、眼部炎症和尿道炎,这种情况可持续数月或数年并发展为难治性慢性关节炎。感染后关节病只发生于福氏志贺菌感染,而不见于志贺菌其他血清型的感染。

■ 实验室诊断

🌐 痢疾综合征患者的鉴别诊断需依靠临床和环境的背景信息。在发展中国家,应考虑其他侵袭性致病菌(沙门菌、空肠弯曲菌、艰难梭菌、小肠结肠炎耶尔森菌)或寄生虫(溶组织内阿米巴)引起的感染性腹泻。只有粪便的细菌学和寄生虫学检查才能真正区分这些病原体。发达国家的患者应考虑到克罗恩病或溃疡性结肠炎等炎症性肠病的首次发作。尽管症状相似,但既往史可将志贺菌病(通常发生于近期流行地区旅行后)和这些其他疾病区分开来。

粪便涂片的显微镜检查显示,在溶组织内阿米巴感染中嗜红细胞滋养层中只有极少量的多核白细胞,而细菌性肠侵袭性感染(尤其是志贺菌)的特征是单个显微镜视野下有大量多核白细胞。然而,志贺菌病通常只表现为水样腹泻,故有必要系统地尝试分离志贺菌。

诊断志贺菌感染的"金标准"仍然是从粪便中分离到并鉴定出病原体。病原学检查的一个主要困难在于志贺菌很脆弱且往往在运输过程中消失,特别在温度和 pH 快速变化的情况下,尤其是那些志贺菌病流行地区的标本通常无法立即得到实验室设备的检测。在缺乏可靠的浓缩培养基的情况下,可以使用缓冲甘油盐水或 Cary-Blair 培养基作为保存介质,但标本必须迅速接种到分离培养基上。如果直接对大便含有血和/或黏脓性物质的部分进行取样,则分离到志贺菌的可能性更高。可用直肠拭子采样,因为这种采样方式能在疾病急性期获得最高的分离成功率。血培养阳性率低于 5%,但当患者出现严重脓毒血症的临床症状时仍应进行血培养。

除了快速处理外,下列几种培养基的使用可增加成功分离的可能性:非选择性培养基,如溴甲酚紫琼脂乳糖;低选择性培养基,如麦康凯培养基或曙红亚甲基蓝;高选择性培养基,如 Hektoen 琼脂培养基、沙门菌-志贺菌琼脂培养基或木糖赖氨酸脱氧胆酸琼脂培养基。在这些培养基上经 37℃(98.6°F)培养 12~18 小时后,志贺菌呈非乳糖发酵菌落,直径为 0.5~1 mm,菌落表面凸起、半透明且光滑。非选择性或低选择性培养基上的疑似菌落可在特殊鉴定前于高选择性培养基上传代培养,或用基于四个主要特征的标准商业化系统直接鉴定:葡萄糖阳性(通常不产生气体)、乳糖阴性、硫化氢阴性以及缺乏活动性。志贺菌的四个血清群(A~D)可通过其他特征加以区分。这种方法增加了鉴定过程的时间和难度;然而在拟诊后应考虑使用血清学方法(例如,玻片凝集,先用组特异性抗血清再用型特异性抗血清)。群特异性抗血清易得;由于血清型和血清亚型数量较多,相比之下特异性抗血清罕见且昂贵,通常仅限于参比实验室使用。

治疗·志贺菌病

志贺菌的抗生素敏感性

🌐 志贺菌病是一种肠侵袭性疾病,需要抗生素治疗。然而自 20 世纪 60 年代中期以来,志贺菌对多种药物的耐药性增加一直是影响治疗决策的一个重要因素。耐药率与地理位置高度相关。尤其是通过质粒和转座子实现的特定菌株克隆性播散和耐药性决定因子横向转移促使了多重耐药的形成。当前对阿莫西林等经典一线抗生素存在较高耐药率的全球现状导致了临床用药迅速转变为喹诺酮类药物,如萘啶酸。然而,由于染色体突变影响了 DNA 促旋酶和拓扑异构酶Ⅳ,志贺菌对萘啶酸等早期研发的喹诺酮类药物已出现耐药且耐药菌株也已迅速蔓延;这使得许多地区必须使用新一代喹诺酮类药物作为一线抗生素。例如,对印度志贺菌耐药史的回顾发现,20 世纪 80 年代末引进的诺氟沙星、环丙沙星和氧氟沙星等第二代喹诺酮类在治疗包括痢疾志贺菌-1 型多重耐药株引起的志贺菌病方面均非常有效。然而,对印度和孟加拉国随后志贺

菌病暴发的调查发现,5% 的分离株对诺氟沙星、环丙沙星和氧氟沙星存在耐药。多重耐药的发生与广泛且不加控制地抗生素使用相平行,该情况呼吁临床医生合理使用有效药物。

志贺菌病的抗生素治疗

鉴于现有的志贺菌传染性,目前美国公共卫生建议对每个病例都进行抗生素治疗(表 63-1)。环丙沙星是推荐的一线治疗药物。其他包括头孢曲松、阿奇霉素、氨苄脲青霉素双酯和一些第五代喹诺酮等药物已经测试并证实有效。虽然免疫功能正常个体感染非痢疾志贺菌的常规抗生素疗程为 3 日,但仍建议对痢疾志贺菌 1 型感染治疗 5 日,而免疫功能低下患者的疗程需 7~10 日。

🌐 5 岁以下的儿童最易感染志贺菌病,他们占全世界所有病例的 2/3,故志贺菌病治疗必须符合临床实际情况。关于儿童使用喹诺酮类药物的数据很少,但志贺菌引起的痢疾是公认的适应证。环丙沙星在婴儿体内的半衰期比老年人长。环丙沙星儿童每日的推荐剂量为 30 mg/kg,分 2 次服用。生活在卫生标准较高地区的成年人志贺菌病的症状可能更轻,持续时间可能更短,而生活在流行地区的婴儿可能患上严重的,有时甚至致命的痢疾。前者应予以最低限度的治疗,这些患者感染的细菌学证据往往在症状缓解后出现;后者,往往需要给予抗生素治疗以及包括复苏在内更积极的治疗措施。

补液和营养

🌐 志贺菌感染很少引起严重脱水。需要大量补液(特别在发达国家)的病例并不常见。在发展中国家,营养不良仍然是腹泻相关死亡的主要预测指标,这突出了营养在早期管理中的重要性。除非患者出现昏迷或休克,否则应口服补液。由于低渗透压口服补液(尤其是急性非霍乱性腹泻儿童)可改善疗效,WHO 和联合国儿童基金会现在建议使用渗透压为 245 mOsm/L 的标准溶液[钠,75 mmol/L;氯化物,65 mmol/L;葡萄糖(无水),75 mmol/L;钾,20 mmol/L;柠檬酸盐,10 mmol/L]。在志贺菌病中,钠与葡萄糖的偶联转运可能会受到不同程度的影响,但口服补液疗法仍然是最简单和最有效的补液形式,特别是在重症患者中。

首次补液后应尽快开始营养支持。早期再喂养安全性高,耐受性好,临床益处多。由于母乳喂养可减少婴儿腹泻的营养流失和对口服补液的需求,因此应在无禁忌证(如母亲感染 HIV)的情况下保持母乳喂养。

表63-1	志贺菌病的推荐抗菌治疗		
抗菌药物	治疗方案		缺点
	儿童	成人	
一线			
环丙沙星	15 mg/kg 每日 2 次,口服 3 日	500 mg	
二线			
匹美西林	20 mg/kg 每日 4 次,口服 5 日	100 mg	价格较高 无儿童制剂 给药频繁 出现耐药
头孢曲松	50～100 mg/kg 每日 1 次,肌内注射 2～5 日	—	疗效未验证 必须注射
阿奇霉素	6～20 mg/kg 每日 1 次,口服 1～5 日	1～1.5 g	价格较高 疗效未验证 最小抑菌浓度接近血清浓度迅速出现耐药性并传播到其他细菌

来源:WHO Library Cataloguing-in-Publication Data:Guidelines for the control of shigellosis, including epidemics due to *Shigella dysenteriae* type 1(www.who. int/cholera/publications/shigellosis/en/)。

非特异性对症治疗

抗动力药的使用与志贺菌病志愿者长期发热有关。这类药物疑似增加了中毒性巨结肠的风险,并被认为是感染肠出血性大肠埃希菌(EHEC)儿童发生溶血性尿毒综合征的原因。为了安全起见,最好避免使用抗动力药物治疗血性腹泻。

并发症的治疗

对中毒性巨结肠的最佳治疗尚无共识。内科和外科医疗组应一同对患者进行密切评估。贫血、脱水和电解质不足(特别是低钾血症)可能加重结肠松弛,应积极治疗。经鼻胃管抽吸有助于结肠解压。并未证明肠外营养有益。持续发热超过 48～72 小时提示局部穿孔或脓肿的可能性增加。大多数研究建议,如果48～72小时后结肠扩张仍持续存在应行结肠切除术。然而有一些医生建议,若患者在无游离穿孔的情况下持续存在巨结肠,但临床症状有所改善,可继续予以长达 7 日的药物治疗。无论是孤立性还是复杂性中毒性巨结肠,只要出现肠穿孔都需外科治疗和重症医疗支持。

直肠脱垂必须尽快治疗。医护人员让患者处于膝胸位并使用外科手套或柔软温热的湿布将脱垂的直肠轻柔复原。若直肠黏膜水肿明显(难以回纳),可使用浸有温的饱和硫酸镁的纱布包裹脱垂肠段,通过渗透性作用减少水肿。直肠脱垂常复发,但常可随痢疾的缓解而消退。

溶血性尿毒综合征必须限水,包括停止口服补液并停止摄入含钾丰富的营养品。溶血性尿毒综合征患者往往需要接受血液过滤治疗。

■ 预防

建议在排便或处理儿童粪便后以及处理食物前洗手。现已证实粪便去污(例如,使用次氯酸钠)以及医务人员和患者卫生方案的制订对限制志贺菌暴发期间的感染传播有效。理想情况下,患者在感染治愈前粪便培养已转阴。若治疗和预防措施得当,志贺菌病很少复发。

虽然已经生产出几种志贺菌的口服减毒活疫苗和亚单位注射疫苗作为候选并投入临床试验,但目前尚无可供使用的志贺菌疫苗。特别是目前志贺菌抗生素耐药性正迅速进展,志贺菌疫苗的需求问题亟待解决。

第 64 章
弯曲杆菌及相关微生物的感染

Chapter 64
Infections Due to *Campylobacter* and Related Organisms

Martin J. Blaser · 著 | 李冰 · 译

■ 定义

弯曲杆菌属和相关的弧菌属以及螺杆菌属细菌(**参见第60 章**)可导致各种炎症。虽然这些细菌最常引起急性腹泻,但它们可在宿主(特别是免疫缺陷的宿主)体内几乎所有部位引起感染,并且这些感染可能存在晚期非化脓性后遗症。弯曲杆菌的名称来源于希腊语中的"曲杆",指的是该微生物的弧状形态。

■ 病原学

弯曲杆菌是活动的、无芽孢形成的、弯曲的革兰阴性杆菌。由于人们认识到这些最初被称为胎弧菌的细菌与其他弧菌不同,故它们于1973年被重新分类为一个新的种。至今已有超过15个种得到鉴定。这些种目前分属于三个属:弯曲杆菌、弧菌和螺杆菌。并不是所有上述物种都是人类的病原体。人类病原体分为两大类:主要引起腹泻的病原体和引起肠外感染的病原体。引起腹泻的主要病原菌是空肠弯曲杆菌,在所有已知由弯曲杆菌及其相关属引起的病例中占80%~90%。其他引起腹泻的微生物包括大肠弯曲杆菌、*C. upsaliensis*、*C. lari*、猪肠弯曲杆菌、胎儿弯曲杆菌、*A. butzleri*、*A. cryaerophilus*、*H. Cinadei* 和 *H. fennelliae*。引起腹泻的两种螺杆菌,*H. cinadei* 和 *H. fennelliae*,是停留于肠道而非胃部的微生物;就它们引起疾病的临床特征而言,这些细菌比起幽门螺杆菌(参见第60章)更像是弯曲杆菌,因此考虑将它们归于本章讨论。简明弯曲杆菌、解脲弯曲杆菌、*C. troglodytis* 和幽门弯曲杆菌的致病性尚不确定。一个新的亚种——胎儿弯曲杆菌的亚种 *testudinum* 弯曲杆菌已被报道,主要出现在亚洲患者中;它同从爬行动物身上分离出的菌株非常相似,提示它为食物源性的。

引起肠外疾病的主要是胎儿弯曲杆菌。然而,任何上文列举的腹泻致病菌也可能引起全身或局部感染,特别在免疫受损宿主中。无论是需氧菌还是严格的厌氧菌,这些微需氧微生物都适应了在胃肠黏膜层中生存。本章将空肠弯曲杆菌和胎儿弯曲杆菌作为主要病原体以及该类微生物的原型重点介绍。表64-1按物种(空肠弯曲杆菌除外,下文将详细描述)列出了感染的主要特征。

表64-1 与"非典型"弯曲杆菌感染相关的临床特征及导致人类疾病的菌种

菌种	常见临床特征	少见临床特征	其他信息
结肠弯曲杆菌	发热、腹泻、腹痛	菌血症[a]	临床上与空肠弯曲杆菌难以区分
胎儿弯曲杆菌	菌血症[a]、败血症、脑膜炎、血管感染	腹泻、反复发热	通常不从含有头孢菌素的培养基中分离,或在42℃培养
C. upsaliensis	水样泻、低热、腹痛	菌血症[a]、脓肿	对头孢菌素敏感,难以分离到该菌
C. lari	腹痛、腹泻	结肠炎、阑尾炎	常定植于海鸥;该微生物常经污染的水感染人类
猪肠弯曲杆菌	水样泻或便血、呕吐、腹痛	菌血症	引起猪的增殖性肠炎
H. fennelliae	慢性轻度腹泻、腹部绞痛、直肠炎	菌血症[a]	最好使用氟喹诺酮类治疗
H. cinaedi	慢性轻度腹泻、腹部绞痛、直肠炎	菌血症[a]	最好使用氟喹诺酮类治疗;在健康仓鼠中发现
空肠弯曲菌 doylei 亚种	腹泻	慢性胃炎、菌血症[b]	尚不清楚是否为人类致病菌
A. cryaerophilus	腹泻	菌血症[a]	在需氧环境中培养
A. butzleri	发热、腹泻、腹痛、恶心	菌血症[a]、阑尾炎	在需氧环境中培养;非人类灵长动物的地方性动物病
C. sputorum	肺、肛周、腹股沟和腋窝脓肿、腹泻	菌血症[a]	三种临床相关的生物变型:sputorum、faecalis 和 paraureolyticus

[a] 在免疫抑制宿主,尤其是 HIV 感染者中。 [b] 在儿童中。
来源:改编自 BM Allos, MJ Blaser: Clin Infect Dis 20:1092, 1995。

■ 流行病学

弯曲杆菌存在于许多食用动物(包括家禽、牛、绵羊和猪)和许多家养宠物(包括鸟、狗和猫)的胃肠道中。这些微生物通常不会在其动物宿主中引起疾病。在大多数情况下,人类通过食用生的或未煮熟的食物或直接接触被感染的动物而感染弯曲杆菌。在美国和其他发达国家,食用被细菌污染且未充分煮熟的家禽是最常见的感染方式(占30%~70%)。其他方式包括食用生(未经高温消毒)牛奶或未经处理的水、接触被细菌感染的家养宠物、前往发展中国家旅行(弯曲杆菌是导致旅行者腹泻的主要原因之一;第6、30章)、口肛性交接触,以及(偶尔)与大便失禁的病例(如婴儿)接触。

弯曲杆菌感染是常见的。几项研究表明,在美国,单由弯曲杆菌引起的腹泻比沙门菌和志贺菌合起来引起的腹泻还要多。感染全年均可发生,但发病率在夏季和初秋达到高峰。所有年龄段的人都会受到影响;然而,空肠弯曲杆菌的发病率在幼儿和青年人中最高,而胎儿弯曲杆菌的发病率在幼儿和老人中最高。胎儿弯曲杆菌(以及其他弯曲杆菌和相关菌种)引起的全身性感染在免疫受损宿主中最常见。高危人群包括艾滋病患者、低丙种球蛋白血症患者、肿瘤患者、肝病患者、糖尿病患者、全身性动脉粥样硬化患者以及新生儿和孕妇。然而,一过性弯曲杆菌菌血症作为胃肠道疾病的一部分偶尔见于明显健康的非怀孕者。

相比之下,在许多发展中国家,空肠弯曲杆菌感染发病率高,2 岁以下儿童发病率最高。感染率随着年龄的增长而下降,感染后发病的比例随之下降。这些发现表明,频繁接触空肠弯曲杆菌可获得免疫力。

病理和发病机制

空肠弯曲杆菌感染可能是亚临床的,特别是发展中国家的宿主,他们先前经历过数次感染,故获得部分免疫。有症状的感染主要发生在宿主接触食物或水中空肠弯曲杆菌的 2～4 日内(时间跨度为 1～7 日)。组织损伤部位包括空肠、回肠和结肠。活检显示急性非特异性炎症反应,出现黏膜固有层中性粒细胞、单核细胞和嗜酸性粒细胞浸润,以及黏液丢失、腺体退化和隐窝脓肿等上皮损害。活检表现可能与克罗恩病或溃疡性结肠炎一致,但在排除感染性结肠炎(特别是由弯曲杆菌和相关微生物引起)之前,不应做出"特发性"慢性炎症性疾病的诊断。

在低丙种球蛋白血症患者中,空肠弯曲杆菌感染的高发性、严重性和复发性表明抗体在保护性免疫中十分重要。感染的发病机制尚不确定。菌株的活动能力和对宿主组织的黏附力似乎都对疾病发展有利,但经典的肠毒素和细胞毒素〔尽管已有描述并包括细胞致死性扩张毒素(cytolethal distending toxin,CDT)〕似乎在组织损伤或疾病产生中不起实质性作用。上皮内可见该菌,尽管数量不多。文献报道空肠弯曲杆菌导致的组织反应显著且偶尔出现空肠弯曲杆菌血症,这进一步表明该菌的组织侵犯具有临床意义,体外研究结果与该致病特征一致。

胎儿弯曲杆菌感染的发病机制被研究得更为透彻。事实上,所有临床分离到的胎儿弯曲杆菌都有一个蛋白囊样结构(一个 S 层),能让该菌对补体介导的杀灭和调理作用产生抵抗力。因此胎儿弯曲杆菌可引起菌血症并于肠道外种植。该菌转换 S 层蛋白的能力(导致抗原变异的现象)可能导致免疫抑制宿主胎儿弯曲杆菌感染的慢性化和高复发率。

临床表现

由弯曲杆菌感染引起的临床特征与弧菌和肠道螺杆菌引起的肠病高度相似。视空肠弯曲杆菌为原型,部分因为它是迄今为止该类细菌中最常见的肠道病原体。发热、头痛、肌痛和/或萎靡不适等前驱症状通常在腹泻发作前 12～48 小时出现。肠道期最常见的症状和体征是腹泻、腹痛和发热。腹泻的程度从几次松散的大便至大量血便;大多数患者在病情最糟的一天出现至少 10 次排便。腹痛常包括绞痛,可能是最突出的症状。通常表现为弥漫性疼痛,但可能转变为局限性疼痛;空肠弯曲杆菌感染可导致假性阑尾炎。发热可能是空肠杆菌感染最初的唯一表现,这种情况类似于伤寒的早期阶段。发热幼儿可能会出现抽搐。弯曲杆菌肠炎通常是自限性的;然而,10%～20%求医患者的症状持续 1 周以上,5%～10%症状持续但未经治疗的患者会出现临床复发。对同源感染流行的研究表明,轻症或无症状弯曲杆菌感染时常会发生。

胎儿弯曲杆菌可能引起与空肠弯曲杆菌类似的腹泻,特别是在免疫功能正常的宿主中。这种微生物也可能导致间歇性腹泻或无局部体征的非特异性腹痛。胎儿弯曲杆菌感染很少有后遗症且预后良好。胎儿弯曲杆菌也可能导致长期反复发作的全身疾病(伴有发热、寒战和肌痛)且无明显原发灶;这种表现尤其多见于免疫抑制宿主。胎儿弯曲杆菌在某个器官(如脑膜、脑、骨、尿路或软组织)中的二次播种使病程复杂化,致使疾病暴发。胎儿弯曲杆菌感染好发于血管处:心内膜炎、霉菌性动脉瘤和脓毒性血栓性静脉炎都可能发生。妊娠期感染常导致胎儿死亡。在免疫功能低下的宿主中,多种弯曲杆菌和 *H. cinadei* 可引起伴有发热的复发性蜂窝织炎和菌血症。

并发症

除胎儿弯曲杆菌感染外,其他弯曲杆菌引起菌血症并不常见,菌血症最常见于免疫功能低下的宿主以及幼儿和老人。肠外感染有三种类型:① 见于免疫功能正常肠炎宿主的一过性菌血症(良性病程,无须特殊治疗)。② 免疫功能正常宿主的持续性菌血症或局灶性感染(源自肠炎的菌血症,抗感染治疗疗效好)。③ 免疫抑制宿主的持续性菌血症或局灶性感染。肠炎的临床表现可能不明显。延长抗感染治疗可能对抑制或消除感染是必要的。

艾滋病或低丙种球蛋白血症患者感染弯曲杆菌、弧菌和肠道螺杆菌后症状更严重、持续时间更长,也更容易出现肠外感染的表现;停止治疗后经常复发。低丙种球蛋白血症患者还可能发展为骨髓炎和丹毒样皮疹/蜂窝织炎。

弯曲杆菌感染的局部化脓性并发症包括胆囊炎、胰腺炎和膀胱炎;远处并发症包括脑膜炎、心内膜炎、关节炎、腹膜炎、蜂窝织炎和脓毒性流产。除了免疫功能受损的宿主外,上述所有并发症均罕见。肝炎、间质性肾炎和溶血性尿毒综合征的出现偶尔会使急性感染复杂化。反应性关节炎和其他风湿病相关主诉可能出现于感染后的数周,尤其是存在 HLA-B27 表型的患者。吉兰-巴雷综合征或其 Miller-Fisher(颅内多神经病)变异类型偶尔可继发于弯曲杆菌感染（每1 000～2 000例中可出现1例）或某些空肠弯曲杆菌血清型（如O19）的感染（每100～200例中出现1例）。尽管这种并发症的发生率较低，但由于弯曲杆菌感染发病率高，目前估计该并发症占所有吉兰-巴雷综合征病例的20%～40%。空肠弯曲杆菌上存在的唾液酸化脂多糖是一种分子模拟形式，它促进轴突上唾液酸化细胞表面分子的自身免疫识别。无症状弯曲杆菌感染也可能引发吉兰-巴雷综合征。免疫增殖性小肠病（α链病），一种起源于小肠黏膜相关淋巴组织的淋巴瘤，与空肠弯曲杆菌有关；抗感染治疗已取得显著的临床改善。

■ 诊断

弯曲杆菌肠炎患者的外周白细胞计数反映炎症过程的严重程度。而在美国，几乎所有就诊的弯曲杆菌感染患者，他们的粪便中都含有白细胞或红细胞。对有疑似病例均应对粪便涂片进行革兰或瑞氏染色。基于炎症性腹泻依据（发热、粪便中见白细胞）拟诊弯曲杆菌肠炎时，临床医生可要求微生物实验室对粪便的革兰染色涂片直接镜检观察特征性的弧菌样形态，或使用相差显微镜/暗视野显微镜鉴定特征性的"飞镖样"运动。弯曲杆菌感染确诊依据从粪便、血液或其他部位的培养物中分离出该菌株。弯曲杆菌特异性培养基应用于所有炎症性或血性腹泻患者的粪便培养。所有弯曲杆菌对生长环境的要求都很苛刻，除非使用选择性培养基或其他选择性技术，否则它们无法被分离出来。并非所有培养基对多种不同弯曲杆菌的分离都同样适用；因此，未能从粪便中分离出弯曲杆菌并不能完全排除该菌的存在。物种特异性聚合酶链反应技术已用于协助诊断。粪便中检测到弯曲杆菌几乎总能提示感染；患者康复后存在一段短暂的粪便细菌携带时期，人类与弯曲杆菌无明显共生状态。相反，痰液弯曲杆菌和口腔中发现的相关微生物是共生体，很少有致病意义。由于弯曲杆菌在标准血培养基中的代谢活性较低，除非实验室人员在定量分析中检测到弱阳性结果，否则很难检测出弯曲杆菌菌血症。

■ 鉴别诊断

弯曲杆菌肠炎的症状不足以将其与沙门菌、志贺菌、耶尔森菌和其他病原体引起的疾病区分开来。结合发热和粪便见白细胞或红细胞这两点可提示炎症性腹泻，确诊依据培养结果或在经染色的粪便涂片上证实有特征性微生物存在。同样，肠外弯曲杆菌病也通过培养诊断。若出现脓毒性流产应怀疑弯曲杆菌感染，而出现脓毒性血栓性静脉炎应怀疑胎儿弯曲杆菌引起。必须重申：① 弯曲杆菌肠炎的表现可能与溃疡性结肠炎或克罗恩病的相似。② 弯曲杆菌肠炎比溃疡性结肠炎或克罗恩病常见得多（尤其是年轻人）。③ 活检可能无法区分上述疾病。因此，在排除弯曲杆菌感染之前，不应诊断炎症性肠病，尤其是有

外地旅行史、明显动物接触史、免疫缺陷或存在高传播风险暴露的人。

治疗·弯曲杆菌感染

液体和电解质的补给是治疗腹泻性疾病的核心（*参见第30章*）。即使是因弯曲杆菌肠炎就诊的患者，也不是所有都能明确在针对性抗感染治疗中获益。治疗的适应证包括高热、血便、严重腹泻、症状持续1周以上和症状恶化。5～7日的红霉素治疗（250 mg，每日4次口服或每日30～50 mg/kg，分次口服）是首选的治疗方案。临床试验和体外药敏试验都表明，包括阿奇霉素（一种1日或3日方案）在内的其他大环内酯类也是有用的抗感染药物。成人的替代方案是环丙沙星（500 mg，每日2次口服）或另一种氟喹诺酮持续服用5～7日，但重要的是弯曲杆菌对这类药物以及四环素类存在耐药性；2010年美国约22%的分离株对环丙沙星耐药。由于大环内酯类药物的耐药率通常较低（<10%），因此这些药物可作为经验性用药。感染耐药菌株的患者预后不良的风险增加。不建议使用抗动力药，这种药可能会延长症状的持续时间，并与中毒性巨结肠和死亡有关。

对于全身性感染，开始时应经验性使用庆大霉素（2 mg/kg负荷剂量后每8小时静脉给药1.7 mg/kg）、亚胺培南（每6小时静脉给药500 mg）或氯霉素（每日静脉给药50 mg/kg，分3或4次），但随后应进行药敏试验。环丙沙星和阿莫西林-克拉维酸是敏感菌株的替代用药。在无免疫抑制或血管内感染的情况下，治疗应持续14日。而对于全身性或血管内感染胎儿弯曲杆菌的免疫抑制感染患者通常需要延长治疗时间（长达4周）。对于免疫抑制宿主的复发性感染，有时需要终身治疗/预防。

■ 预防

几乎所有弯曲杆菌肠炎患者都能完全康复，无论是自愈的还是经抗感染治疗后痊愈。容量不足可能是导致少数患者死亡的原因。如上所述，偶有患者出现反应性关节炎、吉兰-巴雷综合征或其变异类型。与同类细菌相比，全身性胎儿弯曲杆菌感染更容易导致死亡；它的高死亡率一定程度上反映了受影响人群。预后取决于恰当的治疗是否及时开始。即便治疗延迟，健康宿主也通常能在胎儿弯曲杆菌感染后存活，且不留后遗症。由于弯曲杆菌种类繁多，免疫受损宿主经常会出现复发性和/或危及生命的感染。

第 65 章
霍乱弧菌和其他弧菌 | Chapter 65
Cholera and Other Vibrioses

Matthew K. Waldor, Edward T. Ryan · 著 | 李冰 · 译

弧菌属细菌可引起多种重要的感染综合征。其中经典的代表是霍乱,这是一种由霍乱弧菌引起的灾难性腹泻病,在过去的两个世纪里,霍乱弧菌曾导致七次全球规模的大流行并给人们带来了极大痛苦。当今流行性霍乱在发展中国家仍然是一个重要的公共卫生问题。其他弧菌引起的霍乱以外的弧菌病包括腹泻综合征、软组织感染或原发性败血症。所有的弧菌都是高度活动的、兼性厌氧的、带有一个或多个鞭毛的革兰阴性杆菌。在自然界中,弧菌最常见于含盐量中等的潮汐河流和海湾中。它们会在夏季水温超过 20℃ 时繁殖。正如预期的那样,在温暖的月份由它们引发的疾病也会增加。

霍乱

■ 定义

霍乱是一种急性腹泻病,可在数小时内导致严重、迅速进行的脱水和死亡。因此,重症霍乱(严重类型),特别在其流行期间,是一种非常令人恐惧的疾病。幸运的是,经过迅速的大量补液和支持治疗可避免历史上霍乱所致的高死亡率。虽然霍乱一词偶尔被人们用于称呼任何严重脱水的分泌性腹泻疾病(无论其病因是否具有传染性),但现在它指的是霍乱弧菌血清群 O1 或 O139(可导致流行的血清群)引起的疾病。

■ 微生物学和流行病学

根据脂多糖 O 抗原的碳水化合物决定簇,霍乱弧菌被分为 200 多个血清群。虽然一些非 O1 型霍乱弧菌血清群(在 O1 型抗原的抗血清中不凝集的菌株)偶尔会引起腹泻的散在暴发,但在 1992 年 O139 型血清群出现之前,O1 型血清群是流行性霍乱的唯一原因。霍乱弧菌 O1 型分出经典型和 El Tor 型两个生物型。每种生物型进一步细分为称作 Inaba 和 Ogawa 的两种血清型。

霍乱弧菌的自然栖息地是沿海咸水和入海口处微咸的河水,在那里该菌与浮游生物密切相关。当存在足够养分和适宜温度时霍乱弧菌也可生活于淡水中。人类偶尔感染,但一旦被感染就可作为传播媒介。摄入被人类粪便污染的水是感染霍乱弧菌最常见的方式。摄入受污染的食物也有助于疾病的传播。尚无已知的动物感染源。尽管霍乱弧菌感染人类所需的菌量相对较高,但当人们使用抑制胃酸药物及餐后胃酸被中和后,感染所需菌量显著降低。霍乱在疫区主要是一种儿科疾病,但当它刚入侵人群时,它对成人和儿童的影响是相同的。在疫区,虽然霍乱可全年发病,但高温、暴雨和洪水等"霍乱季节"期间该疾病负担最大。无法解释的是,ABO 血型状况显著影响着人们对霍乱的易感性;O 型血患者感染后重症风险最大,而 AB 型血患者的风险最小。

霍乱原先出现于印度次大陆恒河三角洲。自 1817 年以来,全球发生了七次大流行。最近一次(第七次)霍乱大流行始于 1961 年的印度尼西亚,这是第一次由生物型引起的大流行,它取代了造成前六次大流行的经典生物型并在连续的几波疫情后将霍乱传遍整个亚洲。20 世纪 70 年代初,El Tor 型霍乱在非洲暴发,经几次重大流行后成了当地持续存在的地方病。目前,每年向世界卫生组织报告的霍乱病例中,有 90% 以上来自非洲,然而由于霍乱的诊断通常基于症状,而且许多地方性霍乱国家并不向 WHO 上报,故霍乱真正给非洲和亚洲造成的疾病负担并不清楚。每年可能发生超过 300 万例霍乱(其中向 WHO 报告的霍乱病例仅约 20 万例),每年导致超过 10 万人死亡(其中向 WHO 报告的霍乱死亡人数少于 5 000 人)。

拉丁美洲一个世纪未见霍乱,在此之后,全球第七次霍乱大流行于 1991 年将疫情带到了中美洲和南美洲。霍乱在拉丁美洲的初次暴发影响了数百万人,但随后它给当地造成的疾病负担明显减少。2010 年,海地暴发了一场严重的霍乱疫情,而之前该国家历史上并无此疾病的记录。有几条证据提示,可能是联合国维和部队将霍乱从亚洲引入海地,若该情况属实,则无症状霍乱弧菌携带者在远距离传播霍乱方面发挥重要作用的可能性大大提高。迄今为止,这次暴发涉及 70 多万人,导致数千人死亡。数次严重的疫情暴发(特别是在贫穷或流离失所的人群中)打断了近年来霍乱的流行史。这些疫情暴发往往由战争或其他导致公共卫生措施崩溃的情况造成。例如 1994 年在戈马、扎伊尔以及 2008—2009 年在津巴布韦设立卢旺达难民营。

在美国路易斯安那州和得克萨斯州的海湾沿岸地区已确

认发现由霍乱弧菌 O1 菌株所致的散发性地方性感染,该菌株与导致第七次大流行的菌株有关。上述霍乱感染通常与人们食用当地打捞的被污染的贝壳类有关。偶尔,在远离墨西哥湾海岸的美国地区出现霍乱病例,这与当地人食用从墨西哥湾海岸运送来的海鲜有关。

1992 年 10 月,印度东南部发生了由新血清群 O139 引起的大规模临床霍乱暴发。该血清群似乎是 El Tor O1 的衍生物,但具有不同的脂多糖和免疫相关的 O 抗原多糖类荚膜(O1 血清群无荚膜)。霍乱弧菌 O139 在最初波及 11 个亚洲国家后再次几乎完全被 O1 菌株所取代。O139 与 O1 霍乱弧菌导致的临床表现难以区分。然而,对其中一种血清群获得免疫并不能保护患者免受另一种血清群的感染。

发病机制

归根结底,霍乱是一种毒素介导的疾病。霍乱毒素为小肠微生物修饰的强效蛋白质肠毒素,它可导致霍乱特征性的水样腹泻。毒素共调节菌毛(TCP)因其合成与霍乱毒素的合成被平行调控而得名,它对霍乱弧菌在小肠的存活和繁殖(定植)至关重要。霍乱毒素、TCP 和其他几种毒力因子受 ToxR 的协同调节。ToxR 这种蛋白质通过一系列调节蛋白对编码毒力因子应对环境信号的基因表达加以调控。包括细菌对菌群密度做出反应(群体感应现象)等其他调控过程亦可调节霍乱弧菌的毒力。

霍乱弧菌一旦进入人体小肠就会产生霍乱毒素,该毒素由单体酶部分(A 亚单位)和五聚体结合部分(B 亚单位)组成。B 五聚体与 GM1 神经节苷脂结合,后者是上皮细胞表面作为毒素受体的一种糖脂,能够传递 A 亚单位至其细胞溶质靶点。被激活的 A 亚单位(A1)不可逆地将 ADP 核糖从烟酰胺腺嘌呤二核苷酸转移到它的特异性靶蛋白,即腺苷酸环化酶的 GTP 结合调节成分。ADP-核糖基化 G 蛋白上调了腺苷酸环化酶的活性,结果导致细胞内积聚了大量的环 AMP。在肠上皮细胞中,环 AMP 抑制绒毛细胞中的吸收性钠转运系统并激活隐窝细胞中的分泌性氯转运系统,导致氯化钠在肠腔内积聚。为维持渗透压,水被动转移至肠腔内使得等渗液体在管腔中积聚。当液体体积超过肠道其他部分的吸收能力时,就会导致水样腹泻。若经肠道丢失的液体和电解质未得到充分补给,休克(由于严重脱水)和酸中毒(由于碳酸氢盐的损失)便随之而来。腺苷酸环化酶途径是霍乱毒素引起过量液体分泌的主要机制,即使干扰该途径,霍乱毒素还能通过前列腺素和/或神经组胺受体增强肠道分泌。

霍乱弧菌基因组包括两个环形染色体。侧向基因转移在流行性霍乱弧菌的进化过程中起着关键作用。编码霍乱毒素(ctxAB)的基因是噬菌体 CTXΦ 基因组的一部分。该噬菌体在霍乱弧菌表面的受体是肠定植因子 TCP。由于 ctxAB 是可移动遗传元素(CTXΦ)的一部分,这种噬菌体的水平转移可能导致新的产毒霍乱弧菌血清群的出现。编码 TCP 生物合成的基因、编码辅助定殖因子的基因和调控毒力

基因表达的基因等许多对霍乱弧菌致病性起重要作用的其他基因都聚集在霍乱弧菌致病性岛上。在其他细菌病原体中也发现了类似的毒力基因聚集。人们认为致病性岛是通过水平基因转移产生的。霍乱弧菌 O139 可能来源于通过水平基因转移获得 O139 O 抗原合成基因的 El Tor O1 菌株。

临床表现

感染 O1 或 O139 霍乱弧菌的患者可出现一系列临床表现。有些患者无症状或仅轻度腹泻;另一些患者突然出现暴发性且危及生命的腹泻(重症霍乱)。虽然不同患者体征和症状差异较大的原因尚不明确,但应包括患病前免疫水平、血型和营养状况等因素。经过 24~48 小时的潜伏期,无霍乱免疫的感染者突发特征性无痛性水样腹泻,并迅速发展为大量水样泻。患者经常呕吐。重症患者最初 24 小时的容量丢失可超过 250 mL/kg。若不及时补充容量和电解质,患者可相继出现低血容量性休克和死亡。患者通常不发热。由电解质紊乱引起的肌肉痉挛较为常见。粪便具有特征性外观:无胆汁,灰色,稍浑浊,含斑点状黏膜且略微呈云雾状混浊,无血,有些鱼腥味,无刺激性气味。由于像淘米水,这种粪便被称作"米泔水"样便(图 65-1)。临床症状与体循环容量减少相行:容量丢失<5% 正常体重时患者出现口渴;容量丢失达 5%~10% 时患者出现直立性低血压、虚弱、心动过速和皮肤饱满度下降;丢失>10% 时患者出现少尿、脉搏无力或缺失、眼窝凹陷(婴儿中出现囟门凹陷)、皮肤起皱(类似"洗衣女工"的手)、神志淡漠和昏迷。并发症的产生完全由容量和电解质丢失所致,包括急性肾小管坏死引起的肾衰竭。因此,若患者得到充分的容量复苏和电解质补给就能避免并发症的出现,霍乱病程可转变为自限性,症状几日内可得到缓解。

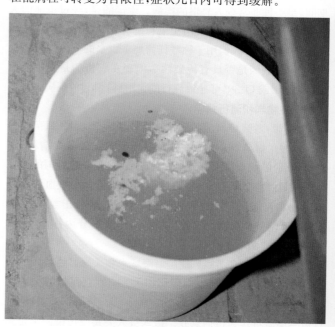

图 65-1　霍乱时的米泔水样便。 注意其中漂浮的黏膜和粪的灰色水样外观(来源:Dr. A. S. G. Faruque, International Centre for Diarrhoeal Disease Research, Dhaka,经许可使用)。

非贫血患者实验室数据常显示血细胞比容升高(由于血液浓缩);轻度中性粒细胞增多;血尿素氮和肌酐水平升高(与肾前性氮质血症一致);钠、钾和氯化物正常;碳酸氢盐水平显著降低(<15 mmol/L);阴离子间隙升高(由于血清乳酸、蛋白质和磷酸盐的增加)。动脉的 pH 通常较低(约为 7.2)。

■ 诊断

当大于 2 岁的患者在霍乱流行地区出现急性水样泻,或大于 5 岁的患者出现严重脱水或死于急性水样泻时(即使在人们不知道存在霍乱的地区),应怀疑霍乱。临床上疑似的霍乱可通过鉴定粪便中的霍乱弧菌来确诊,但微生物实验室工作人员必须针对性地寻找这种微生物。经验丰富者可直接在暗场显微镜下通过对新鲜大便湿涂片的检测发现霍乱弧菌,并进一步使用特异抗血清固定鉴别检出霍乱弧菌的血清型。实验室需使用选择性培养基分离该菌,如牛磺胆酸碲酸盐凝胶(TTG)琼脂或硫代硫酸盐-柠檬酸盐-胆盐-蔗糖(TCBS)琼脂。若工作人员预计到可能会延迟处理样本,也可使用 Carey Blair 转运培养基和/或碱性蛋白胨水浓缩培养基。虽然在霍乱少见地区值得对分离菌进行生物学确认和特征描述,但在霍乱流行地却无须如此。肠杆菌科细菌的标准微生物学生化检测可用于霍乱弧菌的鉴定。所有弧菌均为氧化酶阳性。现在人们能购买到一种霍乱点式抗原检测快速试纸,用于野外或缺乏实验室设备的地方。

治疗·霍乱

霍乱患者死于低血容量性休克;因此霍乱患者的首要治疗是液体复苏和容量管理。首先应根据患者的脱水程度(表 65-1)、年龄和体重迅速将异常血容量恢复至正常水平,然后应对患者持续水化以补充仍在继续的体液丢失(表 65-2)。口服补液盐(ORS)利用己糖-Na⁺共转运机制,将 Na^+ 和葡萄糖(或半乳糖)等主动转运分子一起转移透过肠黏膜。随后 Cl^- 和水也跟着透过肠黏膜。即使在霍乱毒素肆虐时这种转运机制依旧完好。口服补液盐可通过向含有盐和糖的预包装袋中添加无污染的水或向 1 L 无污染的水中添加 0.5 茶匙食盐和 6 茶匙食糖制成。应鼓励患者通过食用香蕉或青椰子水摄入钾。可用于治疗的口服补液盐配方有许多,WHO 目前推荐"低渗透压"口服补液盐治疗任何原因引起的脱水性腹泻(表 65-3)。若患者可耐受,服用以米饭为基础的口服补液盐在治疗霍乱方面疗效优于标准口服补液盐。对不能经口补液的患者可通过鼻胃管给予口服补液盐;但对严重脱水的患者,最好经静脉补充液体和电解质。由于脱水显著的患者常发生严重酸中毒(pH<7.2),对他们而言乳酸林格液是商品中的最佳选择(表 65-4);乳酸林格液必

须与额外的钾补充剂一起使用,最好是口服。严重脱水患者(脱水量达体重的 10% 以上)的总容量不足可在治疗的前 3~4 小时内安全地进行补充,第一个小时里补充总量的一半。短暂的肌肉痉挛和手足抽搐很常见。此后,患者通常可开始口服治疗,目的是保持液体摄入与液体流失相等。然而,持续大量腹泻的患者可能需要延长静脉治疗时间以弥补肠液的丢失。患者可出现严重的低钾血症,但经过静脉或口服补钾都能得到纠正。如果患者无医务人员照看,口服补液和补钾比静脉补充更安全。

表 65-1　评估霍乱患者的脱水程度

脱水程度	临床表现
无或轻度,但存在腹泻	部分患者出现口渴;水分丢失<5%全身体重
中度	口渴、直立性低血压、虚弱、心动过速、皮肤弹性降低、口舌干燥、无泪;水分丢失达 5%~10%全身体重
重度	意识丧失、嗜睡或"萎靡不振";脉搏微弱或缺失;无法喝水;眼眶凹陷(并且婴儿出现囟门凹陷);水分丢失>10%全身体重

表 65-2　基于脱水程度的霍乱治疗[a]

脱水程度,患者年龄(体重)	治疗[b]
无或轻度,但存在腹泻[c]	
<2 岁	1/4~1/2 杯(50~100 mL)ORS,最多 0.5 L/d
2~9 岁	1/2~1 杯(100~200 mL)ORS,最多 1 L/d
≥10 岁	尽可能多地摄入 ORS,最多 2 L/d
中度[c,d]	
<4 月龄(<5 kg)	200~400 mL 的 ORS
4~11 月龄(5~<8 kg)	400~600 mL 的 ORS
12~23 月龄(8~<11 kg)	600~800 mL 的 ORS
2~4 岁(11~<16 kg)	800~1 200 mL 的 ORS
5~14 岁(16~<30 kg)	1 200~2 200 mL 的 ORS
≥15 岁(≥30 kg)	2 200~4 000 mL 的 ORS
重度[c]	
所有年龄及体重	静脉输注乳酸林格液补充容量(若无,可使用生理盐水)。前 3 小时给予 100 mL/kg(或前 6 小时,对于<12 月龄的儿童),补液速度先快后慢。在第一个 24 小时内,共予 200 mL/kg。继续静脉输注至患者清醒,且脉搏不再微弱并能口服 ORS

[a] 摘录自世界卫生组织:处理急性腹泻暴发的第一步。[b] 治疗期间继续正常喂养。[c] 定期再评估;监测粪便和呕吐物的量。[d] 表中所列 ORS 量应在起病后前 4 小时内服用。

缩略词:ORS,口服补液盐。

表 65 - 3	世界卫生组织低渗透压口服补液溶液（ORS）ᵃ·ᵇ的组成
成分	浓度 mmol/L
Na⁺	75
K⁺	20
Cl⁻	65
柠檬酸盐ᶜ	10
葡萄糖	75
总渗透压	245

ᵃ 含有（每包，添加到 1 L 饮用水中）：NaCl 2.6 g；Na₃C₆H₅O₇ · 2H₂O 2.9 g；KCl 1.5 g；和葡萄糖（无水）13.5 g。 ᵇ 若预包装的 ORS 无法使用，可将 3.5 g（约 1/2 茶匙）NaCl 与 50 g 预煮的米粉或 6 茶匙的食用糖（蔗糖）在 1 L 饮用水中混合，做成简单的自制替代品。在这种情况下，必须另外补充钾（例如，橙汁或椰子水）。 ᶜ 每升含有 10 mmol 柠檬酸盐，这能提供 30 mol HCO₃⁻/L。

表 65 - 4	霍乱患者粪便及静脉补液的电解质成分			
物质	成分 mmol/L			
	Na⁺	K⁺	Cl⁻	Base
粪便				
成人	135	15	100	45
儿童	100	25	90	30
乳酸林格液	130	4ᵃ	109	28

ᵃ 最好通过口服补充钾，以取代粪便中常见的钾流失。

尽管使用霍乱弧菌敏感的抗生素对治愈而言并非必需，但它可减少液体流失量和持续时间，并缩短粪便带菌时间。因此，对霍乱引起的中重度脱水患者应辅以抗生素治疗。在许多地区，人们选择大环内酯类药物如红霉素（成人，250 mg，1 日口服 4 次，持续 3 日；儿童，12.5 mg/kg，1 日 4 次，持续 3 日）或阿奇霉素（成人，单剂 1 g；儿童，单剂 20 mg/kg）进行治疗。霍乱弧菌对四环素耐药性的上升普遍存在；但在明确的易感地区，四环素（非妊娠成人，每日口服 4 次，每次 500 mg，连续 3 日；8 岁以上儿童，每日口服 4 次，每次 12.5 mg/kg，连续 3 日）或多西环素（非妊娠成人，单剂 300 mg；8 岁以上儿童，单剂 4～6 mg/kg）。据报道，霍乱弧菌对氟喹诺酮的耐药性也在上升，但在明确的易感地区，可使用环丙沙星（成人，每日 2 次，每次 500 mg，持续 3 日；儿童，每日 2 次，每次 15 mg/kg，持续 3 日）等氟喹诺酮类药物进行治疗。

预防

提供清洁的水源和卫生的粪便处理设施、改善营养以及注意家庭食品的制备和储存可显著降低霍乱的发病率。此外，应采取预防措施避免霍乱经感染者和无症状携带者从疫区传播到非疫区（这很可能是导致海地目前霍乱暴发的原因；参见上文"微生物学和流行病学"）。

在过去的几十年里，人们致力于有效霍乱疫苗的研发，尤其是口服疫苗株。为达到最大限度的黏膜应答，人们已开发出两种口服霍乱疫苗：口服灭活疫苗和减毒活疫苗。目前，两种口服灭活霍乱疫苗已通过 WHO 的预审，且世界各地均有供应。WC - rBS（Dukoral ®；Crucell，斯德哥尔摩，瑞典）含数种霍乱弧菌生物型和 O1 血清型，每剂补充 1 mg 重组霍乱毒素 B 亚单位。BivWC（Shanchol™；Shantha Biotechronics-Sanofi Pasteur，孟买，印度）含数种无霍乱毒素 B 亚单位的霍乱弧菌生物型以及 O1 和 O139 血清型。该疫苗需服用 2 或 3 剂，每剂通常间隔 14 日。在最初的几个月里，这些疫苗的保护率为 60%～85%。建议对年龄≥6 岁者在 2 年后，对 2～5 岁儿童在 6 个月后进行 WC - rBS 的强化免疫。而最近开发的 BivWC 尚无正式推荐的强化免疫方案。然而，在印度加尔各答的一项研究中发现，BivWC 对所有年龄阶段受试者的保护率约为 60% 且保护作用超过 5 年；对 5 岁以下儿童的保护率约为 40%。当疫苗接种率超过 50% 时，通过模型预测可发现显著的群体免疫。HIV 患病率高的人群可安全使用霍乱弧菌灭毒疫苗。

口服减毒活疫苗也在研发中。这些菌株的相同之处是它们缺乏编码霍乱毒素的基因。1 期和 2 期研究显示一种名为 CVD 103 - HgR 的口服减毒活疫苗是安全且具有免疫原性的，但印度尼西亚的一项大型现场试验中该疫苗的保护作用微乎其微。人们已从 El Tor 和 O139 霍乱弧菌中制备了其他减毒活疫苗的候选菌株，并在志愿者研究中进行了测试。霍乱减毒活疫苗的一个潜在优势是它可通过单次口服诱导免疫保护。结合与亚单位霍乱疫苗也正在研发中。认识到霍乱最高危地区需经过几十年才能实现安全饮用水和合格卫生设施的供应，WHO 当下推荐将疫苗纳入霍乱全面控制战略，并为协助应对霍乱疫情建立了口服灭活疫苗的国际储备。美国市场上无霍乱疫苗出售。

其他弧菌

弧菌属含数种不引起霍乱的人类病原体。世界各地的沿海水域中存在大量非霍乱弧菌，它可在滤食性软体动物的组织中达到很高的浓度。因此，人类通常在饮用海水或食用生的或未煮熟的贝类后发生感染（表 65 - 5）。大多数非霍乱弧菌可在血或 MacConkey 琼脂上培养，这些琼脂含有足够支持嗜盐菌生长的盐分。微生物学实验室可通过标准生化测试来区分非霍乱弧菌的种类。其中最重要的是副溶血性弧菌和创伤弧菌。

病原体	传播媒介或活动	高危宿主	临床疾病
副溶血性弧菌	贝类、海水	正常人群	胃肠炎
	海水	正常人群	伤口感染
非 O1/O139 霍乱弧菌	贝类、旅游	正常人群	胃肠炎
	海水	正常人群	伤口感染、中耳炎
创伤弧菌	贝类	免疫抑制者[a]	败血症、继发性蜂窝织炎
	海水	正常人群、免疫抑制者[a]	伤口感染、蜂窝织炎
溶藻弧菌	海水	正常人群	伤口感染、蜂窝织炎、耳炎
	海水	烧伤者、其他免疫抑制者	败血症

表 65 - 5 经典非霍乱弧菌的特征

[a] 尤其是肝病或血色素沉着症患者。

来源：Table 31 - 3 in Harrisons Principles of Internal Medicine，14th edition。

这些弧菌主要引起两种综合征：胃肠道疾病（由副溶血性弧菌、非 O1/O139 霍乱弧菌、拟态弧菌、河流弧菌、*V. hollisae* 和 *V. furnissii* 所致）和软组织感染（由创伤弧菌、溶藻弧菌和 *V. damselae*）。创伤弧菌也是一些免疫受损患者原发性败血症的病因。

主要与胃肠道疾病有关的弧菌

副溶血性弧菌

嗜盐副溶血性弧菌广泛存在于海洋中，在世界范围内引起食源性肠炎。最初该弧菌被认为与 1953 年发生于日本的肠炎有关，一项研究报告中有 24% 的患者感染此菌，可能是日本生食海鲜的习惯导致了这一结果。在美国，由副溶血性弧菌引起的同源性腹泻暴发与人们食用未煮熟或处理不当的海鲜或其他受海水污染的食物有关。自 20 世纪 90 年代中期以来，包括美国在内的一些国家副溶血性弧菌感染的发病率有所上升。O3：K6，O4：K68 和 O1：K 未归类型等血清型在遗传上相互关联，部分导致了发病率的上升。血清型 O4：K12 和 O4：KUT 最初为太平洋西北部地区特有，但它们最近在美国东部和西班牙引发了疾病的暴发。副溶血性弧菌的肠道致病性与其在 Wagatsuma 琼脂上引起溶血（即 Kanagawa 现象）的能力有关。虽然引起腹泻的机制尚未完全阐明，副溶血性弧菌的基因组序列包含两个 Ⅲ 型分泌系统，能直接将有毒细菌蛋白注入宿主细胞。动物模型显示该菌的肠道定植和毒力作用需依赖其中一个分泌系统的活性。当流行病学提示腹泻与进食海鲜或与海洋本身相关时应考虑到副溶血性弧菌是可能的致病菌。

副溶血性弧菌感染可导致两种不同的胃肠道表现。其中更多见的一型以腹泻为特征（包括北美几乎所有的病例），常伴有腹部绞痛、恶心和呕吐，约 25% 的患者合并发热和寒战。经过 4 小时至 4 日的潜伏期，症状出现并持续的中位时间为 3 日。另一型并不多见，表现为痢疾，其特征是严重的腹部绞痛、恶心、呕吐和血便或黏液便。副溶血性弧菌偶尔也会引起

伤口感染和中耳炎，极少数情况下可引发败血症。

大多数副溶血性弧菌相关的胃肠道疾病，无论其临床表现如何，都是自限性的。应强调补液的重要性。而抗菌药物的作用尚不明确，但可能对中重度患者有益。常用的抗菌药物有多西环素、氟喹诺酮类或大环内酯类。在免疫功能正常患者中极少出现死亡。严重感染与糖尿病、先前已患的肝病、铁超载状态或免疫抑制等基础疾病有关。

非 O1/O139（非霍乱）霍乱弧菌

非 O1/O139 霍乱弧菌作为异类在常规生化检测中不能与 O1 或 O139 霍乱弧菌区别开来，但它在 O1 或 O139 抗血清中不凝集。非 O1/O139 菌株已引起数次食源性胃肠炎暴发，人们对这些疫情做了充分研究，亦发现该菌株可导致散发性的中耳炎、伤口感染和菌血症；虽然非 O1/O139 霍乱弧菌造成胃肠炎暴发，但它不会引起霍乱流行。与其他弧菌一样，非 O1/O139 霍乱弧菌也广泛分布于海洋中。在大多数情况下，美国确诊的非 O1/O139 霍乱弧菌相关感染均与患者进食生蚝或近期出游有关。由于这些弧菌的毒力属性各不相同，故可引起临床表现各异的腹泻病。

在美国，所有非 O1/O139 霍乱弧菌分离株中约有一半来自粪便样本。该细菌引起的胃肠炎潜伏期通常 ＜2 日，疾病持续 2～7 日。患者的粪便可能量较多呈水性，也可能量较少且部分形成，血性或黏液样。腹泻可导致严重脱水。许多患者出现腹部绞痛、恶心、呕吐和发热等症状。与霍乱相同，严重脱水患者应该口服或静脉补液；抗生素的治疗价值尚不清楚。

患者通常在职业性或娱乐性海水接触后发生非 O1/O139 霍乱弧菌引起的肠外感染。约 10% 的非 O1/O139 霍乱弧菌分离株来自伤口感染，10% 来自中耳炎，20% 来自菌血症（肝病患者易发）。肠外感染应使用抗生素治疗。虽然指导抗生素选择和给药剂量的信息有限，但大多数菌株在体外对四环素、环丙沙星和三代头孢菌素敏感。

■ 主要与软组织感染或菌血症有关的弧菌
（*参见第 26 章*）

创伤弧菌

虽然创伤弧菌引起的感染罕见，但在美国该菌是导致严重弧菌感染最常见的原因。与大多数弧菌一样，创伤弧菌在温暖的夏季繁殖，在含盐的环境生长。在美国，创伤弧菌感染通常发生在 5 月至 10 月的沿海各州，最常见于年龄 > 40 岁的男性。创伤弧菌可引起两种不同的综合征：原发性败血症（通常发生于有肝病基础的患者）和原发性伤口感染（通常发生于无基础疾病的患者）（Vulnificus 在拉丁语中为"伤口制造者"）。有些作者认为创伤弧菌也能引起胃肠炎而无其他临床表现。创伤弧菌拥有多种毒力属性，其中包括一种能抵御吞噬作用、人类血清杀菌活性以及溶细胞素的荚膜。通过测量该菌的小鼠 50% 致死剂量发现其毒力在铁超载的情况下显著增加，这与创伤弧菌倾向于感染血色病患者相一致。

原发性败血症最常见于肝硬化或血色病患者。然而，创伤弧菌血症也会感染造血障碍患者、慢性肾功能不全患者（他们服用免疫抑制药物或饮酒），或者（在极少数情况下）那些没有已知基础疾病的人。经过中位时间为 16 小时的潜伏期后，患者出现萎靡不适、寒战、发热和虚脱。1/3 的患者出现低血压，这在他们入院时表现明显。大多数患者（通常在发病 36 小时内）会出现皮疹，其特征是累及四肢末端（下肢皮疹较上肢常见）。该皮疹常见的演变顺序为：红色斑疹、瘀斑、小疱和大疱。事实上，败血症和皮肤血性大疱性病变在适当的条件下可提示诊断。皮肤的坏死和脱落也可能相当明显。实验室检查发现白细胞减少比白细胞增多、血小板减少或纤维蛋白分裂产物水平升高更为常见。血液或皮损中可培养到创伤弧菌。感染创伤弧菌的死亡率接近 50%，大多数死于无法控制的败血症（*参见第 19 章*）。因此，及时采取包括经验性抗生素使用、积极清创和一般支持治疗在内的措施至关重要。创伤弧菌在体外对四环素、氟喹诺酮和三代头孢素等多种抗生素敏感。来自动物模型的数据表明，应使用氟喹诺酮或四环素联合三代头孢治疗创伤弧菌败血症。

当新鲜或陈旧伤口与海水接触后，创伤弧菌相关的软组织感染可使原有伤口复杂化；被感染的患者可能有或没基础疾病。在短潜伏期（4 小时至 4 日；平均 12 小时）后，创伤弧菌感染表现为伤口周围的红肿和（在许多情况下）剧烈疼痛。这些体征和症状后出现蜂窝织炎，蜂窝织炎迅速蔓延，有时伴囊泡性、大疱性或坏死性病变。感染播散并不常见。大多数患者出现发热和白细胞增多。从皮损处，偶尔也能从血液中培养到创伤弧菌。通过及时给予抗生素治疗并清创，伤弧菌感染通常能被治愈。

溶藻弧菌

溶藻弧菌于 1973 年首次被认定为人类病原体，偶尔可引起眼、耳和伤口感染。它是弧菌中耐盐性最强的一种，可在盐浓度大于 10% 的环境中生长。大多数临床分离到的溶藻弧菌菌株来自在海滩边被污染后造成重叠感染的伤口。虽然溶藻弧菌感染严重程度各不相同，但往往并不严重，一般予以抗生素治疗和引流后可得到缓解。已有溶藻弧菌感染导致的外耳炎、中耳炎、结膜炎等罕见病例的报道。四环素治疗通常能治愈。溶藻病毒是引起免疫功能低下宿主菌血症的罕见原因。

致谢

作者感谢 Robert Deresiewicz 博士和过去版本中此章的共同作者 Gerald T. Keusch 博士的宝贵贡献。

第 66 章
布鲁菌病 | Chapter 66
Brucellosis

Nicholas J. Beeching, Michael J. Corbel · 著 | 姚雨濛 · 译

■ 定义

布鲁菌病（亦称布氏杆菌病或布病）是一种细菌性人畜共患病，由受感染的动物（主要为驯养的反刍类动物和猪）直接或间接传染给人类。因易导致反复发热而被俗称为"波状热"。尽管布鲁菌病通常表现为急性发热，但其临床表现差异很大，并且缺乏指向明确诊断的症状体征。因此，诊断通常必须有细菌学和/或血清学检查结果支持。

■ 病原体

人类布鲁菌病由不同菌株的布鲁菌（布氏杆菌）引起。布鲁菌属的多种生物学变种表现出特定宿主偏好。此前基于遗

传学原因,认为布鲁菌属仅有单一菌种羊种布鲁菌(*B. melitensis*)。但由于布鲁菌在染色体结构和宿主偏好中存在明确差异,这一观点受到了质疑。由于既可反映出不同菌种存在差异,又可密切反映出感染的流行病学特点,传统的命名分类方式目前受到青睐。传统的命名系统提示,羊种布鲁菌(*B. melitensis*)为最常见导致人类疾病菌株,主要感染源为绵羊、山羊和骆驼;牛种布鲁菌(*B. abortus*)通常来自牛或水牛;猪种布鲁菌(*B. suis*)感染源通常为猪,但其变种可分别在驯鹿和北美驯鹿、啮齿动物中引起地方性动物病;犬种布鲁菌(*B. canis*)最常从犬类获得;绵羊附睾种布鲁菌(*B. ovis*)可导致绵羊生殖系统疾病;而沙林鼠种布鲁菌(*B. neotomae*)为沙漠啮齿动物特有,不引起人类疾病。最近在海洋哺乳动物(包括海豹和海豚)中发现了两个新的菌种,*B. ceti* 和 *B. pinnipedialis*。以上菌种均已导致自然发生的人类感染病例,且至少造成 1 例人类实验室内感染病例报道。海洋哺乳动物的布鲁菌感染似乎很普遍,今后或将会发现更多的人类人畜共患病例。其他新发现的菌种包括 *B. microti*(分离自田鼠)和 *B. inopinata*(分离自隆乳假体)。此外,有来自包括狒狒、狐狸、青蛙和各类啮齿动物等不同物种的新菌株被发现,布鲁菌属在未来可能将进一步扩大。此外,布鲁菌很显然与包含可致机会性感染环境细菌的苍白杆菌属(*Ochrobactrum*)密切相关。基于基因组学的研究正开始阐明布鲁菌从自由生活土壤细菌到高度成功细胞内病原体的进化途径。

布鲁菌为微小、革兰阴性、无荚膜、无芽孢形成、不运动的杆菌或球杆菌,有氧生长于 37℃ 孵育蛋白胨基培养基上,补充二氧化碳可改善某些类型的生长。于体内时,布鲁菌表现为兼性细胞内病原体。该细菌对阳光、电离辐射和中等热量敏感,煮沸和巴氏杀菌可将其杀灭,但耐冷冻和干燥。其抗干燥的特性使该菌处于气溶胶形式时稳定,有利于空气传播。布鲁菌在山羊或绵羊奶制干酪中可存活 2 个月,在尿液、阴道分泌物、胎盘或胎儿组织污染的干燥土壤中可存活至少 6 周,而在阴凉环境的潮湿土壤或液体粪便中可存活至少 6 个月。布鲁菌能被多种常用消毒剂在最佳使用条件下轻易杀灭,但在低温或存在较重有机物污染时,其存活能力强。

■ 流行病学

🌐 布鲁菌病是一种人畜共患病,其发病和感染控制与驯养动物中该病发病率密切相关。除少数几个已从动物宿主中根除的国家外,布鲁菌病广泛分布于世界各国。许多国家对该病的诊断不精确、报告和监测系统不充分,因此,人类布鲁菌病的真正全球流行率尚不清楚。近年来,印度和中国部分地区布鲁菌病的高发病率以及对大洋洲国家(如斐济)的输入感染越来越多地得到认识。欧洲国家的布鲁菌病发病率与一个国家的国内生产总值呈反比。此外,对于发达地区和资源不足地区而言,人类布鲁菌病均与农村贫困和缺乏医疗保健资源有关。目前在一些东部地中海国家,由于地区冲突或经济原因导致兽医学控制计划失败,进一步导致疾病的发生和重现。

即使在资源充足条件下,驯养动物布鲁菌病的真实发病率可能比所报告数字高 10~20 倍。牛布鲁菌病是世界上许多地方感控计划的控制对象。澳大利亚、新西兰、保加利亚、加拿大、塞浦路斯、英国(包括海峡群岛)、日本、卢森堡、罗马尼亚、斯堪的纳维亚/北欧国家、瑞士、捷克和斯洛伐克共和国等国家均已将布鲁菌病从牛群中根除;美国和多数西欧国家已将其降低至较低水平;世界其他地区情况各不相同。由于根除羊群布鲁菌病很大程度上依赖于疫苗接种,而接种计划往往随着经济和政治局势变化而波动,从绵羊、山羊群中根除羊种布鲁菌感染的工作相较而言并不成功。一些国家(如以色列)中,羊种布鲁菌病曾造成牛群的严重疫情。对于地中海国家,以及西亚、中亚、南亚国家和非洲、南美与中美洲部分地区而言,羊种布鲁菌病仍是重大的公共卫生问题。

人类布鲁菌病通常与职业暴露或家庭接触感染动物或其制品有关。流行地区的农民、牧民、兽医以及屠宰场和肉类加工厂员工均有职业暴露风险。从事畜牧业者的家庭成员也面临风险,尽管此种情况下难以区分食源性感染和环境污染。处理培养标本或感染样本的实验室工作人员同样面临感染风险。旅行者和城市居民通常经食用受污染食物感染。在已根除该病的国家中,新发病例往往从国外获得感染。乳制品是最常见的感染源,尤其是软奶酪、未经高温消毒的牛奶和冰激凌。特殊情况下,感染源可能是生肉和动物骨髓。也有报道因使用胎儿来源物质进行美容治疗而获得感染。人际传播、献血或组织捐献传播感染极其罕见。尽管布鲁菌病是一种慢性细胞内感染,没有证据表明 HIV 感染者、免疫缺陷或其他原因导致免疫抑制的患者患病率或疾病严重程度增加。

布鲁菌病可通过进食、吸入该菌及黏膜或皮肤暴露感染。意外注射牛种布鲁菌活疫苗(S19 和 RB51)和羊种布鲁菌活疫苗(Rev1)可导致发病。羊种及猪种布鲁菌在历史上曾被数个国家发展为生物武器,并或可被用于生物恐怖主义(**参见第 10 章**)。在突发不明原因疫情时,应牢记其被用于生物恐怖的可能。

■ 免疫与发病机制

接触布氏杆菌同时引起体液和细胞介导的免疫反应。人类布鲁菌病的保护性免疫机制假定与实验室动物中所记录到的相似,但此推论须谨慎解读。对感染的反应与预后受到感染菌株的毒力、感染阶段和感染菌种影响。有研究指出牛种布鲁菌和猪种布鲁菌在细胞进入方式和随后的分区与处理方式上存在差异。抗体通过杀菌作用和促进多形核及单核吞噬细胞的吞噬作用促进清除细胞外布鲁菌。然而,抗体本身不能消灭感染。被巨噬细胞和其他细胞吸收的细菌可形成持续胞内感染。关键靶细胞是巨噬细胞,抑制细胞内杀伤和凋亡的细菌机制导致胞内存在大量细菌。受调理作用的细菌被嗜中性粒细胞和单核细胞主动吞噬。这些细胞和其他细胞中,最初的附着通过包括 Fc、C3、纤维连接蛋白和甘露糖结合蛋白在内的特定受体完成。经过调理作用的细菌(而非未经调理作用者)触发吞噬细胞内的氧化迸发。未经调理作用的细菌通过类似受体内化,但效率低得多。光滑菌株通过脂质筏进入宿主细胞。这一过程涉及光滑的脂多糖(LPS)、β-环葡聚糖以及可能涉及入侵附着蛋白(IalB)。感染早期产生的肿瘤坏死因子-α(TNF-α)刺激细胞毒性淋巴细胞并激活巨噬细胞,可杀死细胞内布鲁菌(可能主要通过产生活性氧和氮中间物)并可清除感染。然而,强毒布鲁菌细胞可抑制 TNF-α反应,此时感染的控制取决于巨噬细胞活化和 γ 干扰素(IFN-γ)反应。IL-12 等细胞因子促进 IFN-γ 产生,从而驱动 TH₁ 型反应并刺激巨噬细胞活化。包括 IL-4、IL-6 和 IL-10 等炎性细胞因子下调保护性反应。推测布鲁菌的最初复制与其他类型细胞内感染一样发生于感染入侵部位的引流淋巴结细胞内。尽管最常累及网状内皮系统、肌肉骨骼组织和泌尿生殖系统,布鲁菌入侵后发生的血行传播可导致几乎任何部位的局部慢性感染。急性和慢性的炎症反应均可发生,局部组织的反应包括伴或不伴坏死和干酪化的肉芽肿形成。尤其在慢性局部感染中,也可有脓肿形成。

布鲁菌致病性的决定因素尚未完全明确,且疾病临床表现的基础机制尚不完全清楚。作为一种"隐匿"的病原体,该细菌的生存策略集中于几个过程,使其避免触发先天免疫反应并生存于单核细胞内。光滑布鲁菌脂多糖的 O 链和核心脂质组成不同寻常,内毒素活性相对较低,对非免疫宿主的致热性、抗吞噬和抗血清杀灭中起关键作用。此外,脂多糖被认为在抑制噬菌体-溶酶体融合和将内化的细菌转移至内质网(发生细胞内复制的部位)空泡中起作用。该菌尚未有特异外毒素得到分离,但已鉴定出一种调节细胞内存活和转运的Ⅳ型分泌系统(VirB)。该系统在牛种布鲁菌中可在胞外被激活,但猪种布鲁菌中该系统只有在胞内生长时才被激活(通过低 pH)。细菌随后产生耐酸蛋白质,促进其在噬菌体中的存活,并增强其对活性氧中间产物的抵抗力。尽管尚未得到证实,但已有学者提出一种基于改进的鞭毛结构的Ⅲ型分泌系统。强毒布鲁菌对防御素有抵抗力,并产生可增加其对活性氧中间产物抵抗力的铜锌超氧化物歧化酶。一种溶血素样蛋白可触发布鲁菌从被感染细胞中释放。

临床特征

布鲁菌病几乎一定导致发热,并可伴有大量出汗,尤其是盗汗。流行地区若发生布鲁菌病可能难以与许多其他可导致发热的原因鉴别。然而,19 世纪发现的两个特征可将布鲁菌病与伤寒、疟疾等其他热带发热原因区别开:① 若不经治疗,布鲁菌病体发热呈波状,持续数周后体温转平,此后可再出现发热。② 布鲁菌病所致发热中约半数患者伴有肌肉骨骼系统症状和体征。

不同菌种引起的疾病临床表现相似,但羊种布鲁菌引起疾病表现更急骤、更具侵袭性,而猪种布鲁菌则更易形成局灶脓肿。牛种布鲁菌感染起病更隐匿,更易造成慢性感染。据

报道,犬种布鲁菌感染更常以急性胃肠道症状起病。

本病潜伏期从 1 周到数月不等,发热等症状可突然或隐匿发生。除发热与出汗外,患者变得愈发淡漠、疲劳,伴食欲和体重下降,可有非特异性肌痛、头痛和寒战。总体来说,布鲁菌病通常符合以下三种表现模式之一:类似伤寒但不太严重的发热性疾病;见于幼儿的发热和通常为髋关节或膝关节的单关节炎;见于老年人的长期发热、痛苦和腰或髋关节疼痛。在布鲁菌病流行地区(如中东大部分地区),通常将发热并难以步入诊所的患者视为患有布鲁菌病,除非有证据能证明并非患有此病。

患者病史中的诊断线索包括至流行地区的旅行史、在微生物学诊断实验室工作、食用未经高温消毒的乳制品(包括软奶酪)、动物接触史、意外接种兽用布鲁菌疫苗以及在流行环境中的患者家庭成员有类似疾病史(近 50% 病例有所记录)。大多数患者都有局部病变表现。最常见肌肉骨骼疼痛和周围及中轴骨骼的阳性体检发现(近 40% 病例)。骨髓炎更常见于腰椎和低位胸椎,而非颈椎和高位胸椎。感染性关节炎最常累及膝关节、髋关节、骶髂关节、肩关节和胸锁关节,可表现为单关节炎或多关节炎,也可伴发骨髓炎。

在导致脊柱骨髓炎或感染性关节炎的常见原因以外,鉴别诊断中最重要的是与结核病鉴别。由于治疗布鲁菌病的几种抗菌药物也被用于治疗结核,这一点不仅影响治疗,同时影响疾病的预后。布鲁菌病导致的感染性关节炎进展缓慢,从关节囊周的小糜烂开始。椎体中,通常首先表现明显的特征为对上终板前方的侵蚀,最终累及整个脊柱并导致硬化,且最终发展出椎体前方骨赘。但椎体破坏或对脊髓的侵蚀罕见,如若发生,通常提示脊柱结核(表 66-1)。

表 66-1　脊柱影像学:布鲁菌病与结核病的鉴别		
	布鲁菌病	结核病
部位	腰椎及其他部位	腰背部
脊柱	多个或连续	连续
椎间盘炎	晚发	早发
椎体	完整,直到后期	早期即有影像学改变
椎管压迫	罕见	常见
骨骺炎	前上侧(Pedro-Pons 征)	广泛:椎间盘上部与下部、中心、骨膜下
骨赘	外前侧(鹦嘴)	少见
畸形	楔变不常见	前楔、驼背
恢复	全身的硬化	不等
椎旁脓肿	小,较局限	常见、隐匿破坏、横突
腰大肌脓肿	罕见	更常见

其他器官系统的表现可能与伤寒类似。约 1/4 的患者有

干咳,尽管有发生肺炎、脓胸,胸廓内淋巴结病或肺脓肿可能,胸部 X 线片通常很少有可见异常。此种情况下,痰或胸腔积液培养阳性很少,但对标准的布鲁菌病治疗反应良好。1/4 的患者伴有肝脾大,10%～20% 的患者有明显的淋巴结病。鉴别诊断包括传染性单核细胞增多症样疾病,如由 EB 病毒、弓形虫、巨细胞病毒、HIV 或结核分枝杆菌所致的疾病。高达 10% 的男性发生急性附睾睾丸炎,须与腮腺炎及睾丸扭转等外科问题区分。前列腺炎、精囊炎症、输卵管炎和肾盂肾炎都可发生。尽管尚未有感染致畸的报道,且人类中流产的可能性比家畜中明显低得多,但感染布鲁菌的孕妇中,流产发生率有所增加。

神经系统受累常见,其中导致抑郁和嗜睡的严重性可能直到治疗后均不被患者或医生充分认识。一小部分患者发生淋巴细胞性脑膜脑炎,其表现与神经系统结核、不典型钩端螺旋体病或非感染病类似,并可并发脑内脓肿、多样的颅神经损害或感染性动脉瘤破裂。

心内膜炎发生于 0～1% 的病例中,主动脉瓣(天然或人工)最常受累。身体的任何部位都可能形成迁徙性脓肿或炎症,尤其常见女性乳房和甲状腺受累。非特异性斑丘疹和其他皮肤表现罕见,即便发生,也很少被患者注意到。

■ 诊断

由于布鲁菌病临床表现无特异性,因此诊断必须基于潜在暴露的接触史、与疾病相一致的临床表现以及支持的实验室检查结果。尽管血清肝酶和胆红素水平可能升高,常规生化检验结果通常在正常范围内。外周血白细胞计数通常正常或降低,伴有淋巴细胞相对增多。患者可能有轻度贫血,也可发生血小板减少和弥散性血管内凝血、纤维蛋白原降解产物水平升高。红细胞沉降率和 C 反应蛋白水平通常正常,但也可升高。

在脑脊液(CSF)或关节液等体液中,通常引起淋巴细胞增多和葡萄糖水平降低。布鲁菌病时 CSF 中腺苷脱氨酶水平也可升高,因此 CSF 中腺苷脱氨酶升高不能用来与结核性脑膜炎相鉴别。淋巴结或肝脏等组织的活检样本可表现为不伴抗酸/乙醇杆菌的非干酪性肉芽肿(**图 66 - 1**)。骨性疾病的放射学改变较晚发生,与其他疾病如结核病或化脓性关节炎相比更不易察觉,骨和关节破坏较少。同位素扫描比普通 X 线更为敏感,且在治疗成功后很长时间内仍能显示阳性结果。

从血液、脑脊液、骨髓、关节液或组织抽吸物或活检样本中分离到布鲁菌可明确诊断,培养阳性率通常在 50%～70%。双份培养应培养至 6 周(分别在空气和 10% 的二氧化碳中)。培养前浓缩和溶解血细胞可提高分离率。在现代非辐射测量或类似的信号系统(如 Bactec)中,培养通常 7～10 日内呈阳性,但应在宣布阴性结果之前培养至少 3 周。所有培养物应在适合处理危险病原体的封闭条件下处理。布鲁菌可能被诊断实验室常用的鉴定条误鉴定为农杆菌、苍白杆菌或 *Psychrobacter phenylpyruvicus*(莫拉菌属)。近年来,基质

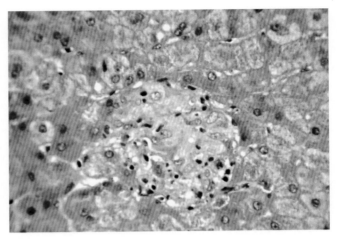

图 66 - 1 一例布鲁菌病患者的肝脏活检标本显示非干酪性肉芽肿。[经许可,摘自 Mandell's Atlas of Infectious Diseases, Vol Ⅱ, in DL Stevens (ed): Skin, Soft Tissue, Bone and Joint Infections, Fig. 5 - 9]。

辅助激光解吸电离飞行时间光谱法(MALDI - TOF MS)已成为细菌鉴定的有力工具。由于传统布鲁菌菌种存在相对同质性,尽管进一步改进方法可能有助于鉴定到种水平,但使用常规方法进行超过属级的鉴定较为困难。此种技术在常规诊断实践中的地位将取决于这些改进之处。同时,作者也知道有血培养分离株被 MALDI - TOF MS 错误鉴定的案例。

外周血聚合酶链反应在检测菌血症、预测复发和排除"慢性布鲁菌病"中具有巨大潜力。这种方法或许更敏感,肯定比血液培养更快,且无培养法带来的生物危害风险。尽管还未采用单一的标准化流程,核酸扩增技术现在已得到广泛应用。编码 16S 和 23S 核糖体 RNA(*rrs-rrl*)之间间隔区基因、各种外膜蛋白编码基因、插入序列 IS711 和 BCSP31 蛋白的引物敏感、特异。血液和其他组织是最适合分析的样本。

血清学检查通常是布鲁菌病时唯一阳性的实验室检查结果。急性感染中,IgM 抗体较早产生,IgG 和 IgA 随后产生。无论是用试管法、平板法还是微凝集法,所有抗体在凝集试验中都有活性。大多数患者在此阶段可检测到凝集素。随着病情发展,IgM 水平下降,IgG、IgA 的亲和力及亚类分布发生变化。结果导致凝集素滴度降低或无法检测到。然而,可通过替代试验检测到抗体,包括补体固定试验、Coomb 抗球蛋白试验和酶联免疫吸附试验。诊断效价没有明确的截断值。相反地,血清学结果须结合接触史和临床表现来解释。在流行地区或潜在职业接触环境中,认为凝集素滴度(1:320)～(1:640)或更高是有诊断价值的。在非流行地区,滴度≥(1:160)是有意义的。2～4 周后重复试验可发现滴度升高。

尽管一些研究者依赖在人类中诊断价值尚未得到验证的虎红平板试验,但在大多数中心,标准凝集试验仍然是血清学诊断的主要依据。抗布鲁菌 IgM 试纸对急性感染的诊断有用,但对症状持续数月的感染不太敏感。在流行地区,90% 以上的急性菌血症患者标准凝集滴度至少为 1:320。一些中心还采用了其他筛选试验。

主要抗原布鲁菌脂多糖 O 链的抗体可被所有采用光滑牛种布鲁菌细胞作为抗原的传统试验检测到。由于牛种布鲁菌与羊种和猪种布鲁菌发生交叉反应,用这些抗原重复检测试验并无优势。其他一些革兰阴性细菌的 O 链也会发生交叉反应,包括小肠结肠炎耶尔森菌 O:9、大肠埃希菌 O157、土拉热弗朗西斯菌、N 组肠道沙门菌、嗜麦芽窄食单胞菌和霍乱弧菌。粗糙布鲁菌菌株(如犬种布鲁菌或绵羊附睾种布鲁菌)的细胞表面抗原不会发生交叉反应;这些种的血清学测试必须使用由任一菌株制备的抗原。在使用光滑抗原的血清学试验中,牛种布鲁菌活疫苗株 RB51 不引起抗体反应。如果期望使用血清学试验以识别或跟踪意外接触了该疫苗者的感染过程,必须考虑到以上这一点。

治疗 · 布鲁菌病

抗菌治疗的宽泛目标是治疗和缓解当前感染的症状并防止复发。局部病变表现除需要更长期和针对性的抗生素治疗外,可能会需要特定的干预措施。此外,必须始终排除结核病,或预防结核耐药性。因此必须专门排除选用对结核有效的药物(如单独使用利福平),或包括一个完整的抗结核方案。

早期经验表明链霉素单药治疗时常见疾病复发,因此联合四环素类的双药治疗成为常规。目前仍然是最有效的治疗组合。也可以使用替代药物,其选择取决于地方或国家关于使用利福平治疗非分枝杆菌感染的政策。对于在体内有活性的几种抗菌药物,其有效性通常可以通过体外试验来预测。然而,许多布鲁菌菌株对一系列治疗无效的抗菌药物(包括各种 β-内酰胺类)显示具有体外敏感性。此外,尽管氟喹诺酮类药物具有良好的体外活性和白细胞渗透性,其应用仍存在争议。空泡内 pH 低或是这些药物效果差的原因之一。

对于患有急性非局灶性布鲁菌病(病程<1 个月)的成人,需使用至少两种抗菌药物治疗 6 周时间。复杂或局灶性疾病需要至少 3 个月的治疗。坚持遵从方案进行治疗是非常重要的。几乎所有明显治疗失败的病例都有依从性差的基础。尽管有一家中心已报告了对甲氧苄啶-磺胺甲噁唑(TMP-SMX)耐药性的增加,但治疗失败很少是由于产生耐药性引起的。有很好的回顾性研究证据表明,儿童患者中双药联合治疗 3 周与 6 周疗程对疾病治疗和预防复发同样有效,但这一点尚未在前瞻性研究中得到证实。

成人布鲁菌病治疗的金标准是肌内注射链霉素(每日 0.75～1 g,治疗 14～21 日)联合多西环素(每日 2 次 100 mg,治疗 6 周)。在临床试验和观察性研究中,接受这种治疗后的患者中 5%～10% 发生复发。

常见替代方案(以及目前世界卫生组织的推荐方案)是利福平(600～900 mg/d)联合多西环素(100 mg 每日 2 次),治疗 6 周。试验条件下,复发/失败率约 10%,但在许多非试验条件下,复发/失败率上升到 20% 以上,这或是因为同时服用利福平后多西环素清除率增加、浓度降低。不能耐受或不能使用四环素治疗的患者(儿童、孕妇)可以服用高剂量的 TMP-SMX(标准药片,成人每日 2 次,视体重每次 2～3 片)。

越来越多证据支持使用氨基糖苷类药物,如庆大霉素(每日 5～6 mg/kg,至少 2 周)而非链霉素,尽管这一方案未得到美国食品药品监督管理局的批准。成人患者中较短的治疗疗程与高治疗失败率有关。在无并发症的儿童患者中,5～7 日的庆大霉素联合 3 周 TMP-SMX 可能足够治疗,但仍需前瞻性试验来支持这一方案。尽管有人认为成人使用氧氟沙星或环丙沙星联合利福平治疗 6 周可能成为其他 6 周方案的替代方案,氟喹诺酮类单药治疗的早期经验令人失望。大量荟萃分析不支持在一线治疗中使用氟喹诺酮类药物。专家共识小组(Ioannina)认为除非在设计良好的临床试验中应用,否则不推荐使用氟喹诺酮类药物。然而,最近的一项荟萃分析更支持其疗效,因此氟喹诺酮类药物在标准联合治疗中的地位需要一项足够有力的前瞻性研究来解决。一项荟萃分析显示,多西环素、利福平加上初始治疗联合氨基糖苷的三联治疗方案优于二联治疗方案。对于所有患复杂疾病以及治疗依从性可能有问题的患者,应当考虑采用三联药物治疗方案。

布鲁菌引起的严重神经疾病需延长治疗时间(即 3～6 个月),通常采用标准疗程基础上增加头孢曲松。布鲁菌性心内膜炎至少应选用三种药物(氨基糖苷类、四环素类和利福平),许多专家增加头孢曲松和/或一种氟喹诺酮以降低需要瓣膜置换的概率。治疗通常至少 6 个月,停药的临床终点往往难以界定。大部分人工心脏瓣膜和关节假体感染仍需手术治疗。

没有证据可指导接触布鲁菌者(如实验室中)、意外接受动物用活疫苗免疫或接触蓄意释放的布鲁菌者的预防。多数学术权威建议在低风险暴露(如不明确的实验室事故)后 3 周内,以及大量气溶胶或注射材料暴露后 6 周内服用利福平和多西环素。然而,这种疗法耐受性较差,可以用相同疗程的多西环素单药治疗替代(目前,单药治疗是英国的标准建议,而非美国的建议)。疫苗菌株 RB51 对利福平耐药但对多西环素敏感,其暴露后不应使用利福平。怀孕(或可能怀孕)的妇女在大量接触布鲁菌后,建议应向专家进行咨询。

■ 预后与随访

依从性差的患者中高达 30% 发生复发。因此，最好对患者进行长达 2 年的临床随访，以发现复发的情况。复发时对最初使用的相同药物的延长疗程治疗有反应。患者的总体健康状况和体重比血清学检验更能指导判断患者有无复发。标准凝集试验所检测到的 IgG 抗体及其变体水平在成功治疗后可在诊断范围内持续 2 年以上。补体结合滴度通常在治疗后 1 年内降至正常。免疫力并不可靠，患者在反复暴露后可再次感染。不到 1% 的患者死于布鲁菌病。当出现致命性的结局时，死亡通常是心脏受累的结果；更罕见情况下，死亡由严重的神经疾病引起。尽管死亡率低，但布鲁菌病的恢复很慢，而且会导致患者长期不活跃，造成家庭和经济上的后果。

治疗成功后是否存在长期的慢性布鲁菌病状态仍存在争议。对考虑处于这种状态的患者（通常是与工作相关接触布鲁菌者）的评估包括谨慎排除装病、非特异性慢性疲劳综合征和其他引起过度出汗的原因，如酗酒和肥胖。将来，更敏感的检测布鲁菌抗原或 DNA 的方法可能有助于鉴别持续感染的患者。

■ 预防

一些国家已使用以减毒活布鲁菌株（如牛种布鲁菌 19 BA 或 104 M 株）为基础的疫苗以保护高危人群，但仅显示了短期效果，且反应原性高。亚单位疫苗已得到开发，但其价值不确定，目前尚无法推荐。在这一领域的研究受到对生物防御兴趣的刺激（参见第 10 章），并可能最终产生新产品。兽医预防的主要工作是国家承诺对牛群/羊群进行检测，屠宰受感染动物（对主人实行补偿）、控制动物活动范围，并主动对动物进行免疫。以上措施通常也足以控制人类疾病。若无以上措施，食用前对所有乳制品进行巴氏灭菌也足以防止非职业性的动物向人类的传播。所有动物和人类的布鲁菌病病例均应向有关公共卫生机构报告。

致谢

作者感谢 Dr. Adrian M. Whatmore 对本手稿的审阅。

第 67 章
兔热病 | Chapter 67 Tularemia

Richard F. Jacobs, Gordon E. Schutze · 著 | 姚雨濛 · 译

兔热病是由土拉热弗朗西斯菌（*Francisella tularensis*）引起的人畜共患病。任何年龄、性别或种族的人类都普遍容易感染此种全身感染病。兔热病主要为野生动物的疾病，并持续存在于受污染环境、外寄生虫和动物携带者中。人类感染偶然发生，通常由于接触叮咬或吸血昆虫、野生或家养动物、摄入受污染的水或食物，或吸入感染性气溶胶所致。该病表现为多种临床综合征，最常见者为接种部位的溃疡性病变形成，伴有局部淋巴结病和淋巴结炎。兔热病的全身表现诊断更加困难，包括肺炎、伤寒型兔热病、脑膜炎和无局灶性发现的发热。

■ 病原学和流行病学

土拉热弗朗西斯菌（土拉杆菌，*F. Tularensis*）是一种甲类生物恐怖病原体（参见第 10 章），除极少数例外，兔热病是唯一由其导致的疾病。土拉杆菌为细小 [0.2 μm × (0.2 ~ 0.7)μm]、革兰阴性、多形、不动、不产芽孢的杆菌。两极染色导致球形外观。这种微生物是一种侵入宿主细胞的荚膜薄、无纤毛的严格需氧菌。自然界中，土拉杆菌是一种顽强的微生物，在泥土、水和腐烂的动物尸体中能存活数周或数月。数十种叮咬和吸血昆虫是其传播媒介，特别是蜱和虻蝇。在美国东南部的流行地区，蜱和野兔是大多数人类病例的来源。犹他州、内华达州和加利福尼亚州中，虻蝇是最常见的虫媒。动物宿主包括野兔、松鼠、鸟类、绵羊、海狸、麝鼠、家养犬类和家猫。人际传播罕见或不存在。

土拉杆菌分 *tularensis*、*holarctica*、*novicida* 和 *mediasiatica* 四个亚种。其中前三个亚种存在于北美洲。实际上，*tularensis* 亚种只在占兔热病病例 70% 以上的北美洲曾被分离出，与其他亚种相比，*tularensis* 亚种造成更严重的人类疾病（尽管经过治疗后死亡率 < 2%）。疾病的进展取决于感染菌株的毒力、接种细菌菌量、入侵部位和宿主免疫状态。

蜱类将土拉杆菌经卵传播给后代。该细菌存在于蜱虫粪便中，但却不在唾液腺中大量存在。在美国，该病由落基山木蜱（*Dermacentor andersoni*）、美国犬蜱（*Dermacentor* variabilis)、太平洋犬蜱(*Dermacentor occidentalis*)和孤星蜱(*Amblyomma americanum*)携带。在附着数小时后,埋伏的蜱虫在吸血时频繁传播土拉杆菌。细菌的传播通过在受粪便污染的部位吸血发生。蜱虫和虻蝇介导的传播主要发生于春季和夏季。然而,也有冬季间通过被困或被猎捕动物发生持续传播的记录。

🌐 兔热病最常见于美国东南部,阿肯色州、密苏里州和俄克拉荷马州占该国报告病例总数的一半以上。高危人群(如修剪灌木、割草和使用吹叶机的专业园艺师)中曾有小型感染暴发报道。尽管兔热病病例分布不规则、估计全球数据困难,但北半球纬度 30° 和 71°(北极圈地区)之间的病例越来越多。欧洲、土耳其、加拿大、墨西哥和亚洲均有兔热病病例报告。若疾病由 *tularensis* 亚种引起,其临床表现与美国的病例相似。然而,在主要由 *holarctica* 亚种引起疾病的地区,口咽部疾病常见。疾病由于饮用被动物(如麝鼠、海狸)排泄的细菌所污染的水导致。已知 *holarctica* 亚种比其他亚种引起的疾病程度更轻,对氟喹诺酮类药物,尤其是环丙沙星,有很好的治疗反应。

发病机制与病理学

人类感染最常见入侵门户是皮肤或黏膜,直接经蜱虫、其他节肢动物叮咬或动物咬伤,或经不明显的擦伤入侵。吸入或摄入土拉杆菌也可导致感染。土拉杆菌具有极强传染性:尽管通过口腔途径(口咽或胃肠道道)通常需要 $>10^8$ 个细菌产生感染,但注射到皮肤(溃疡腺型/腺型)或吸入(肺型)时少至 10 个细菌即可造成感染。接种入皮肤后,细菌在局部繁殖;2～5 日内(1～10 日范围内),产生红色、触痛或瘙痒性丘疹。丘疹迅速扩大,形成一个基底部黑色的溃疡(下疳样病变)。细菌扩散到局部淋巴结,产生淋巴结病(淋巴结肿大)。所有感染形式均可导致菌血症,并播散到远隔器官,包括中枢神经系统。

单核细胞浸润伴化脓性肉芽肿是兔热病的特征。尽管兔热病发展更快,其组织病理学表现与结核相似。作为兼性细胞内细菌,土拉杆菌可寄生吞噬和非吞噬宿主细胞,并在细胞内长期存活。感染急性期,主要受影响的器官(皮肤、淋巴结、肝脏和脾脏)包括最初由多形核白细胞(PMN)包围的局灶坏死。随后,肉芽肿形成,上皮样细胞、淋巴细胞和多核巨细胞被坏死组织包围。这些坏死部分与干酪样坏死相似,但随后合并形成脓肿。

细菌接种于结膜可导致眼部感染,伴局部淋巴结肿大(耳前淋巴结病、Parinaud 综合征)。细菌形成气溶胶并被吸入或血行播散可导致肺炎。肺内发生炎症反应,包括局灶肺泡坏死和细胞浸润(最初多形核细胞浸润,随后单核细胞浸润),伴有肉芽肿。胸片通常显示双侧斑片浸润影,而非大面积实变影。胸腔积液常见,并可能含有血液。淋巴结肿大发生于受感染器官的引流区域。因此,肺部感染中,纵隔淋巴结肿大可能很明显,而口咽型患者发生颈部淋巴结肿大。在胃肠型或伤寒型兔热病中,伴随摄入大量细菌,可发生肠系膜淋巴结炎

("伤寒型兔热病"一词可用于描述不论传播方式或入侵途径的严重菌血症性疾病)。有脑膜炎作为菌血症主要或次要表现的病例报道。患者也可表现为没有局部症状的发热。

免疫学

虽然对土拉热弗朗西斯菌保护性免疫应答缺乏全面和广泛认可的认知,但近年来,自然免疫和保护性免疫方面的研究已取得重大进展,最终或将取得疫苗问世。全基因组测序和通过基因操作研发的减毒土拉杆菌菌株促进了科学研究,将扩大我们对这一领域的认知。

许多研究者研究了不同模型,并提出有关土拉杆菌诱导保护性免疫的各种假设。尽管仍需要进一步研究,但体液介导免疫和细胞介导免疫(CMI)应答之间的协同作用似乎对诱导有效的免疫保护作用至关重要。对微生物针对宿主应答的逃避、病原体相关分子机制和有效宿主免疫保护机制的阐明带来了经过动物模型测试的新型疫苗接种策略。针对抗原呈递细胞上 Fc 受体的抗体在动物肺炎型兔热病模型中显示有保护作用,同时产生黏膜和 CMI 应答。这一对黏膜和血清抗体的进一步认识,结合有针对性的 CMI 应答,在未来疫苗的开发具有巨大前景。

临床表现

兔热病通常以突发的发热、寒战、头疼、全身肌痛和关节痛开始表现(表 67-1)。当微生物穿透皮肤、被摄入或被吸入时发病。潜伏期为 2～10 日,随后在入侵部位形成溃疡,伴局部炎症。随着病原体通过淋巴管运输到局部淋巴结,溃疡可持续数月。局部淋巴结肿大,可发生坏死和化脓。若病原体进入血流,可导致广泛播散。

表 67-1　兔热病的临床表现		
体征或症状	发生率(%)	
	儿童	成人
淋巴结病	96	65
发热(≥38.3℃或≥101°F)	87	21
溃疡/焦痂/丘疹	45	51
肌痛/关节痛	39	2
头疼	9	5
咳嗽	9	5
咽炎	43	—
腹泻	43	—

来源:经许可转载,RF Jacobs,JP Narain:Pediatrics 76:818,1985。

美国的大多数兔热病患者(75%～85%)通过皮肤接种获得感染。成人中最常见的局部形式为腹股沟/股部淋巴结病;儿童中为颈部淋巴结病。约 20% 患者出现全身斑丘疹,偶尔可变为脓疱。结节性红斑很少发生。兔热病的临床表现被划分为不同的综合征,列于表 67-2。

表 67-2　兔热病的临床综合征		
综合征	发生率(%)	
	儿童	成人
溃疡腺型	45	51
腺型	25	12
肺型(肺炎型)	14	18
口咽型	4	—
眼腺型	2	—
伤寒型	2	12
未分类型	6	11

来源：经许可转载，RF Jacobs，JP Narain：Pediatrics 76：818，1985。

溃疡腺型/腺型兔热病

这两种类型占兔热病的 75%～85%。儿童中的主要表现为颈部或耳后淋巴结炎，通常与头颈部蜱虫咬伤有关。成人中最常见的形式为由下肢的昆虫和蜱虫暴露引起的腹股沟/股部淋巴结病。与野生打猎有关的病例中，土拉杆菌通常的入侵门户是为动物尸体剥皮或清理时发生的伤口或咬伤（通常在手部）。滑车淋巴结病/淋巴结炎在咬伤相关损伤的患者中常见。

溃疡腺型兔热病的溃疡是红肿、质硬、不易愈合的、突出样外观，持续 1～3 周。丘疹开始时可呈一疼痛或瘙痒的红肿病变；几日内发展为溃疡，边缘锐利，伴黄色渗出。溃疡逐渐形成一黑色基底，同时局部淋巴结疼痛并严重肿大（图 67-1）。受累淋巴结可伴波动感并自行引流，但这种情况通常可通过有效治疗解决。高达 25% 的溃疡腺型/腺型兔热病患者出现晚期淋巴结化脓。成功的抗菌治疗后，对取自这些晚期波动淋巴结的物质进行检查，显示为无菌坏死组织。

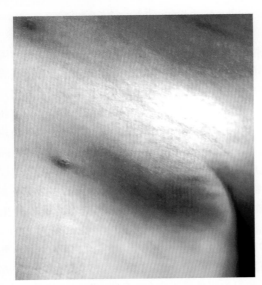

图 67-1　一名 8 岁男童的腹股沟淋巴结炎及相关蜱咬部位。其为溃疡腺型兔热病特征性表现。

5%～10% 的患者中，皮肤病变可不明显，淋巴结病和全身的体征与症状是唯一的体检发现（腺型兔热病）。反之，躯干部位蜱虫或鹿蝇叮咬可导致溃疡，而不伴明显淋巴结病。

眼腺型兔热病

约 1% 的患者中，F. tularensis 的入侵门户为结膜，通常经过受污染的手指碰触结膜传播。发炎的结膜疼痛并伴有许多黄色结节和针尖样溃疡。化脓性结膜炎伴有明显局部淋巴结病（耳前、颌下或颈部）。由于疼痛严重，患者可能在发生局部淋巴结病前即寻求医疗救治。疼痛性耳前淋巴结病是兔热病所特有的，可将其与结核病、孢子丝菌病和梅毒区别开。可能发生角膜穿孔。

口咽型和胃肠型兔热病

罕见情况下，兔热病可发生于食用受污染的未煮熟肉类、与动物尸体剥皮和清洗相关的从手上经口感染土拉弗朗西斯菌，或摄入受污染的食物或水后。经口感染可导致急性、渗出性或膜性咽炎，伴有颈淋巴结病或伴肠系膜淋巴结病的溃疡性肠道病变、腹泻、腹痛、恶心、呕吐和胃肠道出血。受感染的扁桃体肿大，伴有黄白色假膜形成，可与白喉相混淆。胃肠型兔热病的临床严重程度从轻微的、无法解释的、不伴其他症状的持续性腹泻到暴发性、致命性疾病不等。致命病例中，尸检发现的广泛肠道溃疡提示巨大的细菌接种量。

肺型兔热病

F. tularensis 引起的肺炎表现为对 β-内酰胺类抗生素治疗无反应的、多变的肺实质浸润影。在对有流行地区旅行史的非典型肺炎患者进行鉴别诊断时，必须考虑到兔热病。该病可由吸入感染性气溶胶引起，也可通过菌血症传播到肺部和胸膜。曾有实验室工作人员在接触受污染的物质后发生吸入相关性肺炎的报道。如不接受治疗，死亡率相对较高。曾有报道显示，暴露于活家畜或死亡野生动物（包括鸟类）产生的气溶胶中的 F. tularensis 可导致肺炎。10%～15% 的溃疡腺型兔热病和约半数的伤寒型兔热病发生向肺部的血源播散。以往，兔热病肺炎被认为是老年患者的疾病，但有兔热病临床表现的儿童中多达 10%～15% 者胸片检查可发现肺浸润。肺炎患者的咳嗽通常为干咳，可能有呼吸困难或胸膜炎性胸痛。胸部 X 线片通常显示双肺斑片状浸润（描述为卵圆形或叶状密度影）、肺叶实质浸润和空洞性病变。胸腔积液可能以单核细胞或多形核中性粒细胞为主，有时还有红细胞。可能发生脓胸。血培养可能有土拉热弗朗西斯菌生长。

伤寒型兔热病

伤寒样表现目前在美国罕见。伤寒型兔热病的感染源通常与咽和/或胃肠道接种或菌血症有关。通常在没有明显皮肤病变或淋巴结病的情况下出现。有些患者有颈部和肠系膜淋巴结病。在缺乏与病媒可疑接触史的情况下，诊断可能非常困难。这种急性全身感染时，血培养可能阳性，患者可能出现典型脓毒症或脓毒性休克表现。伤寒型兔热病通常与巨大的接种量或预先存在的基础疾病有关。持续高热、脓毒症体征和严重头痛常见。患者可能发生谵妄、出现虚脱和休克。培养阴性的病例中,如果经验性抗生素治疗不包括氨基糖苷类药物,预计的死亡率相对较高。

其他表现

F. tularensis 感染可造成脑膜炎、心包炎、肝炎、腹膜炎、心内膜炎、骨髓炎、脓毒症和伴有横纹肌溶解与急性肾衰竭的脓毒性休克。兔热病脑膜炎病例中,典型脑脊液检查结果为平均白细胞计数 1 788/μL、主要为单核细胞反应(70%～100%),葡萄糖水平降低,蛋白质浓度升高,革兰染色发现革兰阴性菌。

■ **鉴别诊断**

当流行地区的患者出现发热、慢性溃疡性皮肤病变和疼痛、肿大的淋巴结(**图 67 - 1**)时,应假定诊断为兔热病,并进行确诊试验和恰当的治疗。当非流行地区中考虑到兔热病诊断

可能性时,应尝试确定与潜在动物传媒的接触史。对于猎人、捕猎者、狩猎监督员、专业景观设计师、兽医、实验室工作人员以及接触过昆虫或其他动物媒介的个人,怀疑的程度应当尤其高。然而,多达 40% 的兔热病患者没有与动物媒介的已知流行病学接触史。

特征性的溃疡型兔热病表现不构成诊断难题,但较不典型发展的局部淋巴结病或腺型兔热病必须与其他疾病相鉴别(**表 67 - 3**)。兔热病的皮肤病变可能与其他各种疾病中所见相似,但通常伴有更显著的局部淋巴结病。儿童中,由于存在汉赛巴尔通体感染相关的慢性丘疹水疱性病灶,兔热病与猫抓病的鉴别更为困难(**参见第 69 章**)。口咽型兔热病可与其他细菌或病毒引起的咽炎相似,必须进行区分。肺型兔热病可表现为任何非典型肺炎。伤寒型兔热病和兔热病脑膜炎可与其他多种感染类似。

表 67 - 3 兔热病:按临床疾病类型分类的鉴别诊断

腺型	口咽型	伤寒型	肺型
化脓性细菌感染[a]	A 组链球菌咽炎	伤寒	肺炎支原体肺炎
非结核分枝杆菌感染	溶血隐秘杆菌咽炎	其他沙门菌菌血症	肺炎衣原体肺炎
孢子丝菌病	白喉	落基山斑疹热	鹦鹉热
结核	传染性单核细胞增多症	人嗜单核细胞埃利希体病	肺炎军团菌肺炎
梅毒	各种病毒感染[b]	人粒细胞无形体病	Q 热
炭疽		传染性单核细胞增多症	组织胞浆菌病
鼠咬热		布鲁菌病	芽生菌病
丛林斑疹伤寒		弓形虫病	球孢子菌病
鼠疫		结核	各种病毒感染[d]
性病淋巴肉芽肿		结节病	
猫抓病		恶性肿瘤[c]	

[a] 金黄色葡萄球菌、化脓性链球菌。[b] 腺病毒、肠道病毒、副流感病毒、甲型和乙型流感病毒、呼吸道合胞病毒。[c] 血液及网状内皮的恶性肿瘤。[d] 甲型和乙型流感病毒、副流感病毒、呼吸道合胞病毒、腺病毒、肠道病毒、汉坦病毒。

■ **实验室诊断**

兔热病最常通过凝集试验确诊。微凝集法和试管凝集法是最常用于检测 *F. tularensis* 抗体的技术。标准试管凝集试验中,单次滴度≥1:160 解读为可能的阳性结果。间隔 2～3 周采集的配对血清样本滴度增加 4 倍是有诊断价值的。感染早期血清反应呈假阴性;感染 3 周的患者中,高达 30% 的血清呈阴性结果。感染后期,常见滴度高达数千水平,(1:20)～(1:80)的滴度可能会持续数年。已证明酶联免疫吸附试验对检测抗体和抗原均有用。

F. tularensis 的培养和分离困难。根据一项研究,1 000 多例人类病例中,只有 10% 的病例分离出此微生物,而 84% 的病例经血清学证实。所选培养基为半胱氨酸葡萄糖血琼脂。土拉热弗朗西斯菌可直接从感染溃疡的刮片、淋巴结活检标本、胃冲洗液、痰液和血培养中被分离。细菌菌落呈蓝灰色、圆

形、光滑、微黏液样。含血液的培养基中,菌落周围通常围绕着一个小的 α 溶血环。载玻片凝集试验或含有市售抗血清的直接荧光抗体试验可直接应用于培养悬浮液以进行鉴定。因为培养基中的微生物具有传染性,有可能导致后续实验室获得性感染,多数的临床实验室不会尝试培养该细菌。尽管兔热病不会在人与人间传播,但病原菌可从培养皿中被吸入,并因此感染毫无戒备的实验室工作人员。多数临床实验室中,建议采用 2 级生物安全规程处理认为含有 *F. Tularensis* 的临床标本。然而,处理含有或可能含有该细菌标本期间,可产生气溶胶或飞沫的步骤需要在 3 级生物安全条件下进行。

多种 PCR 方法已被用于检测许多临床标本中的土拉热弗朗西斯菌 DNA,但主要用于溃疡腺型兔热病。这些方法中的大多数以编码外膜蛋白(如 *fopA* 或 *tul*4)的基因为目标。如果患者的临床信息没有引导临床医生怀疑兔热病诊断,16S rDNA 测序鉴定 PCR 可能有所帮助。

治疗·兔热病

目前被美国食品药品监督管理局批准用于治疗兔热病的药物只有氨基糖苷类、四环素类、氯霉素和利福平。庆大霉素是成人和儿童的首选药物。成人和儿童治疗剂量为每日 5 mg/kg，分 2 次使用。庆大霉素治疗疗程通常为 7～10 日。然而，在轻度到中度的兔热病病例中，治疗的前 48～72 小时内体温转平的患者，采用 5～7 日的疗程治疗同样是成功的。

如果可以获得药物，链霉素肌内注射也是有效的。成人剂量为每日 2 g，分为 2 次肌内注射。对于儿童，每日剂量为 30 mg/kg，分为 2 次肌内注射（每日最高剂量 2 g）。3～5 日内显示出治疗反应之后，儿童剂量可减至每日 10～15 mg/kg，分两次给药。成人和儿童的链霉素治疗疗程通常为 10 日。与链霉素和庆大霉素不同，妥布霉素对治疗兔热病无效，因此不应选用。

由于多西环素对 *F. tularensis* 为抑菌作用，如果患者未接受足够长时间的治疗，有复发风险。因此，如果使用多西环素，疗程至少为 14 日。氯霉素的缺乏限制了此药物作为一种可行治疗的选择。氟喹诺酮类药物，特别是环丙沙星和左氧氟沙星，已被用于治疗由 *holarctica* 亚种引起的感染。此亚种最常见于欧洲。由于缺乏这些药物对 *tularensis* 亚种有效性的数据，目前氟喹诺酮类在北美的使用受到限制。

因为该细菌在选用的培养基上不生长，*F. tularensis* 不能接受标准化的抗菌药物敏感性测试。包括所有 β-内酰胺类抗生素和头孢菌素在内的多种抗生素对治疗兔热病无效。若干项研究显示，第三代头孢菌素类药物在体外对 *F. tularensis* 有活性，但临床病例报告显示头孢曲松治疗几乎普遍在儿童兔热病患者中失败。尽管体外数据表明亚胺培南可能有效，但由于缺乏相关的临床数据，目前治疗不推荐使用亚胺培南、磺胺类和大环内酯类。

几乎所有土拉热弗朗西斯菌菌株都对链霉素和庆大霉素敏感。在开始链霉素或庆大霉素治疗前，应考虑听力筛查。治疗成功的患者中，通常 2 日内热退，但皮肤病变和淋巴结可能需要 1～2 周愈合。如果在疾病的前几日内未开始治疗，则退热时间可能会延迟。接受链霉素或庆大霉素治疗者复发并不常见。然而，无论接受何种治疗，约 40% 的儿童发生晚期淋巴结化脓。这些淋巴结通常含有无菌坏死组织，没有活动性感染的迹象。有波动感淋巴结的患者应在穿刺引流前接受几日的抗生素治疗，以使对医务人员的风险降至最低。

■ 预后

如果兔热病未得到治疗，症状通常持续 1～4 周，但也可能持续数月。严重的未经治疗的感染（包括所有未经治疗的肺型和伤寒型兔热病）中，死亡率可高达 30%。然而，未经治疗兔热病的总死亡率小于 8%。经过适当的治疗，死亡率＜1%。不良预后往往与确诊和治疗的延迟有关。发生兔热病后通常可形成终身免疫。

■ 预防

预防兔热病的基础是避免接触叮咬和吸血的昆虫，尤其是蜱和鹿蝇。目前正在研究各种疫苗开发方法，但尚未有针对兔热病的疫苗获得许可。对于嵌入蜱虫或昆虫叮咬的患者，兔热病的预防性治疗效果尚未得到证实。然而，对于已知已暴露于大量病原体（如实验室中）以及有 *F. tularensis* 潜伏感染的患者，早期治疗可预防严重临床疾病的发生。

第 68 章
鼠疫和其他耶尔森菌感染 | Chapter 68
Plague and Other Yersinia Infections

Michael B. Prentice · 著 | 姚雨濛 · 译

鼠疫

鼠疫是由鼠疫耶尔森菌（*Yersinia pestis*）引起的全身性人畜共患病。鼠疫主要影响非洲、亚洲和美洲农村地区的小型啮齿动物，通常通过节肢动物媒介（跳蚤）传播给人类。少见情况下，感染发生于接触动物组织或呼吸道飞沫后。鼠疫是一种可以用抗菌剂治疗的急性发热性疾病,但未经治疗患者的死亡率很高。对古老DNA的研究已证实,14世纪欧洲的"黑死病"为鼠疫耶尔森菌感染。患者可表现为腺鼠疫、败血型鼠疫或肺鼠疫。虽然公众对通过呼吸途径传播导致鼠疫流行存在忧虑,但呼吸道传播不是鼠疫的常见传播途径,并且对其存在确立的感染控制措施。然而,鼠疫相关死亡率和其可通过呼吸道感染的能力意味着鼠疫杆菌符合潜在生物恐怖病原体的特征。因此,已实施措施以限制与该微生物的接触,包括一些国家(如美国)中涉及诊断和研究程序的立法。

■ 病原学

耶尔森菌属包括肠杆菌科(γ-变形菌纲)的革兰阴性细菌。大量分类学证据表明,鼠疫杆菌菌株在近期从假结核耶尔森菌(*Yersinia pseudotuberculosis*)进化而来,属于后者中的一个克隆群;假结核耶尔森菌是哺乳动物肠道内通过粪-口途径传播的病原体,因此具有明显不同于鼠疫杆菌的表型。当鼠疫杆菌在体内或37℃下生长时,会形成一种由质粒特异性菌毛蛋白Caf或片段1抗原(F1抗原)所形成的无定形荚膜,该抗原为感染的一种免疫诊断标记物。

■ 流行病学

人类鼠疫通常在啮齿动物宿主暴发之后发生(动物性鼠疫,epizootic)。啮齿动物主要宿主的大规模死亡导致跳蚤寻找新宿主,从而导致其他哺乳动物的偶然感染。引起流行性疾病的原因可能最终与气候或其他环境因素有关。自然疫源地中,动物流行病发生间隔期间(即从啮齿动物或跳蚤中可能很难检测到该微生物之时)导致地方性动物病性鼠疫(enzootic plague)的鼠疫杆菌宿主是一个持续进行中的研究课题。此宿主可能并非在所有地区都是相同的。地方性动物病性/动物性鼠疫模式可能是具有不同鼠疫易感性的啮齿动物宿主和不同跳蚤媒介之间复杂、动态相互作用的结果;或者,也许环境储库(environmental reservoir)很重要。

通常来说,鼠疫的地方性兽疫区为非洲、亚洲和美洲人口稀少地区。2004—2009年,WHO记录了12 503例鼠疫病例,全球病死率为6.7%;这些数据通过结合依据《国际卫生条例》所通报病例与国家监测计划和出版物数据获得。其中97%以上发生于非洲;大多数病例报告来自刚果民主共和国和马达加斯加岛。所覆盖的时间跨度包括了国际卫生条例的变化,从要求各国通知WHO所有的鼠疫病例,到要求报告肺鼠疫或未知有鼠疫流行地区的任何疑似鼠疫病例。过去10年中,在刚果民主共和国、乌干达、阿尔及利亚、马达加斯加、中国和秘鲁均曾有肺鼠疫疫情发生。

鼠疫于1900年经旧金山港口传入北美洲,是从中国香港传播到世界各地的第三次大流行(the Third Pandemic)的一部分。这种疾病目前在从加拿大西南部到墨西哥的美洲大陆西侧发生。美国的大多数人类病例发生于两个地区:"四个角落"(新墨西哥州、亚利桑那州、科罗拉多州和犹他州的交界点),特别是新墨西哥州北部、亚利桑那州北部和科罗拉多州南部;以及加利福尼亚州更西部、俄勒冈州南部和内华达州西

部(http://www.cdc.gov/plast/maps/index.html)。1990—2011年,美国报告了151例鼠疫病例,平均每年7例。大多数病例发生于每年5月至10月,是一年中人们待在户外、啮齿动物和跳蚤最为丰富之际。感染通常由住所周围环境中跳蚤的叮咬引起;也可通过处理活或死亡的小型哺乳动物(如兔子、野兔和草原土拨鼠)或野生食肉动物(如野猫、草原狼或美洲狮)获得。猫、狗可能会把感染鼠疫的跳蚤带至家中,被感染的猫也可能通过呼吸道途径将鼠疫直接传播给人类。美国最后一例记录在案的人与人之间的传播发生于1925年。

鼠疫最常发生于卫生条件差、鼠类,尤其是广泛分布的屋顶鼠(*Rattus rattus*)和褐家鼠(*Rattus norvegicus*,用作鼠疫的实验室模型)横行的地区。自20世纪初以来,公认对仓库和航运设施中的鼠害控制是预防鼠疫传播的重要措施,并在目前的WHO《国际卫生条例》中占重要地位。城市啮齿动物自野生啮齿动物处获得感染,而前者与人类的邻近增加传播风险。在亚洲、非洲和南美洲,东方的鼠蚤印鼠客蚤(*Xenopsylla cheopis*)是鼠疫在鼠类间以及向人类传播的最有效媒介。

世界范围内,腺鼠疫是报告的主要疾病形式(疑似病例的80%~95%),死亡率为10%~20%。患有原发性败血型鼠疫(即无淋巴结炎的全身鼠疫败血症;见下文"临床表现")的这一小部分患者(10%~20%)死亡率更高(22%),而原发性肺鼠疫者死亡率最高。在肺鼠疫这一主要表现的最不常见形式中,不接受抗菌治疗者死亡率接近100%,甚至接受抗菌治疗后死亡率仍>50%。曾发生食用未加工或未煮熟的骆驼或山羊肉后罕见咽部鼠疫的暴发。1990—2005年,美国报告的107例鼠疫病例中,81例(76%)为原发性腺型疾病,19例(18%)为原发性败血型,5例(5%)为原发性肺型疾病,2例(2%)未分类。共11例(10%)死亡。

■ 发病机制

如前所述,遗传学证据表明,鼠疫杆菌是一个在近期进化历史中(9 000~40 000年前)源自肠道病原体假结核耶尔森菌(*Y. pseudotuberculosis*)的克隆株。从粪-口途径感染到两个阶段生命周期、交替寄生于节肢动物和哺乳动物宿主的变化发生于获得两个质粒(pFra和pPst)、极少数假结核基因的失活以及结合假结核杆菌先前存在的特性(如第三个质粒pYV的存在以及导致败血症的能力)之后。在生命周期的节肢动物寄生部分,跳蚤吸食含细菌的血液后,鼠疫杆菌在跳蚤肠内繁殖并形成生物膜包埋的集合体。在一些跳蚤中,生物膜包裹的细菌最终会填满前胃(一个连接食管和中肠的阀门),并阻塞正常的吸血。无论是"阻塞的"跳蚤还是含有大量生物膜包裹鼠疫杆菌但未发生完全阻塞的跳蚤,在每个叮咬部位都会接种鼠疫杆菌。鼠疫杆菌在跳蚤中定植和繁殖的能力需要pFra质粒上*ymt*基因编码的磷酸化酶D,生物膜合成需要与鼠疫假结核杆菌共有的染色体*hms*位点。然而,三个抑制生物膜形成或促进其降解的假结核杆菌基因,连同导致急性跳蚤胃肠毒性的尿素酶,均在鼠疫杆菌中失活。最初感染跳蚤后,阻塞需要几日或几周时间发生,然后跳蚤死亡。此

外,许多跳蚤媒介(包括印鼠客蚤)能够在进食后在早期、未被阻断状态下传播鼠疫达 1 周时间,但这种状态下感染一个哺乳动物宿主需要 10 只跳蚤(大规模传播)。

鼠疫杆菌在哺乳动物宿主中,在由最初依赖纤溶酶原激活物 Pla(由小 pPst 质粒编码)的过程中从接种部位播散。这种表面蛋白酶激活哺乳动物纤溶酶原、降解补体并黏附在细胞外基质成分层粘连蛋白上。Pla 对于小鼠皮下或皮内注射鼠疫杆菌(蚤叮咬的实验室替代)的高毒性以及形成原发性肺鼠疫至关重要。在小鼠模型中采用实际蚤咬接种时,在 pFra 上编码的菌毛荚膜形成蛋白(Ca1 或片段 1,F1 抗原)提高了传播效率,而淋巴结炎的形成需要纤溶酶原激活物。因为鼠疫杆菌在接种到哺乳动物宿主时其抗吞噬系统不能完全工作,该微生物被接种部位的巨噬细胞摄入并转移到区域淋巴结内。在细胞内复制后,鼠疫杆菌转变为细胞外复制,完全表达其抗吞噬系统:由 PYV 以及 F1 荚膜编码的Ⅲ型分泌系统及其效应器。Ⅲ型分泌底物和转运蛋白 LcrV 的过度产生具有抗炎作用,降低了宿主免疫反应。同样地,鼠疫杆菌脂多糖被修改以减少对宿主 Toll 样受体-4 的刺激,从而减少周围感染时宿主的保护性炎症反应,并在高度菌血症时延长宿主存活,这一作用可能会增强病原体后续通过跳蚤的传播。

鼠疫杆菌在局部淋巴结中复制导致淋巴结和周围区域的局部肿胀,称为淋巴结炎(bubo)。组织学上发现淋巴结出血或坏死、血管血栓形成、淋巴样细胞和正常结构被大量细菌和纤维蛋白替代。腺周组织发炎,在血清血液样、胶状渗出物中也含有大量细菌。通过淋巴管向邻近淋巴结的持续扩散产生二级原发淋巴结炎。尽管可以检测到短暂的菌血症,但感染最初局限于受感染的区域淋巴结中。

随着感染进展,通过传出淋巴管向胸导管扩散会产生严重菌血症。随后发生到脾脏、肝脏的血源扩散和继发淋巴结炎,然后出现不受控制的败血症、内毒素休克和弥散性血管内凝血并导致死亡。在一些患者中,这种败血症阶段在此前无明显淋巴结炎形成或肺部疾病时发生(败血型鼠疫)。血源传播至肺部导致继发性鼠疫肺炎,细菌最初在肺间质比在气囊中更为突出(与原发性鼠疫肺炎相反)。病原可以血源性播散至其他器官,包括脑膜。

临床表现

腺鼠疫

经过 2~6 日的潜伏期后,腺鼠疫突然起病,特征是发热(>38℃)、萎靡不适、肌痛、头晕以及靠近蚤咬或其他接种部位的区域淋巴结进行性淋巴结炎引起的逐渐加剧的疼痛。淋巴结炎表现为绷紧的、疼痛性肿胀(bubo),触诊时质地湿软,内有一硬核。一般来说,有一个疼痛和红肿的淋巴结,伴有周围神经节周水肿。淋巴结炎最常见于腹股沟,但取决于被咬部位,也可见于脚部、腋窝(图 68-1)、颈部或颌下腺。由腹腔内淋巴结受累引起的腹痛可以发生于没有其他可见体征时。儿童最有可能出现颈部或腋窝淋巴结炎。

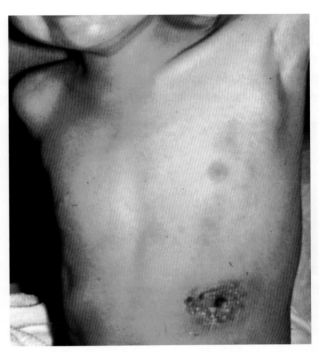

图 68-1 美国西南部的一名鼠疫患者,有左腋窝淋巴结肿大,以及感染性蚤咬处有不寻常的鼠疫溃疡和焦痂。[转载自 DT Dennis, GL Campbell: Plague and other *Yersinia* infections, in Harrison's Principles of Internal Medicine, 17th ed, AS Fauci et al (eds). New York, McGraw-Hill, Chap. 152, 2008,并获得重印许可]。

鉴别诊断包括其他病原体引起的急性局灶性淋巴结病,如链球菌或葡萄球菌感染、兔热病、猫抓病、斑疹伤寒、传染性单核细胞增多症或淋巴丝虫病。这些感染不如瘟疫进展那么快,也不那么疼痛,并且有可见的蜂窝织炎或上行性淋巴管炎,后两者在鼠疫中都不存在。

未经治疗,鼠疫杆菌会播散并引起严重疾病,包括肺炎(继发性肺鼠疫)和脑膜炎。继发性肺炎性鼠疫可通过产生咳痰(飞沫感染)引起人与人之间的呼吸道感染传播,并随之形成原发性鼠疫性肺炎。针对腺鼠疫合适的治疗后 2~5 日内热退,但淋巴结在初始治疗后 1 周后仍可能是肿大的,并可能出现波动感。

原发性败血型鼠疫

少数的(10%~25%)鼠疫杆菌感染表现为此前无淋巴病的革兰阴性菌败血症(低血压、休克)。败血型鼠疫可发生于所有年龄人群,但 40 岁以上者风险更高。一些慢性疾病可能使败血型鼠疫更易发生:2009 年,美国一名 60 岁、患有糖尿病和未确诊的血色病的研究人员发生了一减毒鼠疫菌株的致命实验室获得性感染,其表现为败血型鼠疫。这些疾病也增加感染其他致病性耶尔森菌菌种败血症的风险。败血型鼠疫这个术语可能易使人混淆,因为大多数有淋巴结炎的患者不论伴或不伴全身败血症表现,在某些阶段都能检测到菌血症。然而,在实验室研究中,没有淋巴结组织学变化的败血症只在少数通过蚤咬感染的小鼠中见到。

肺鼠疫

原发性肺鼠疫是由于吸入了患有原发性或继发性鼠疫肺

炎的另一个人或动物飞沫中的传染性细菌所致。该综合征潜伏期短,平均为数小时至2～3日(1～7日范围),以突然发热、头痛、肌痛、虚弱、恶心、呕吐和头晕为特征。咳嗽、呼吸困难、胸痛和咳血痰等呼吸道表现通常在24小时后出现。最初的节段性肺炎发展为大叶性肺炎,然后发展为双侧肺部受累(**图68-2**)。以生物恐怖袭击为目的的释放鼠疫杆菌气溶胶,表现为原发性肺鼠疫在非疫区或罕见鼠疫的城市环境中暴发。该可能性是公共卫生顾虑的原因。10%～15%的腺鼠疫患者发生菌血症,导致继发性肺鼠疫。胸片可见双肺的肺泡浸润,典型表现为少痰的弥漫性间质性肺炎。

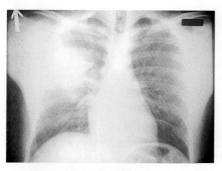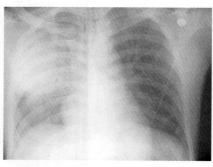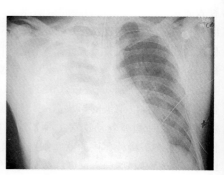

图68-2 一例致命性鼠疫肺炎患者的连续胸片。 左:疾病第3日入医院急诊室时拍摄的立位前后位片,显示右上叶节段性实变。中:住院后8小时拍摄的便携式前后位片,显示肺炎延伸至右中叶和右下叶。右:住院后13小时(当患者发生临床成人呼吸窘迫综合征时)拍摄的便携式前后位片,显示右肺弥漫性浸润和左下肺斑片状浸润。后来在右上叶最初实变处形成了一个空洞[转载自 DT Dennis, GL Campbell: Plague and other *Yersinia* infections, in Harrison's Principles of Internal Medicine, 17th ed, AS Fauci et al (eds). New York, McGraw-Hill, Chap. 152, 2008,并获得重印许可]。

脑膜炎

脑膜鼠疫不常见,在美国报告的鼠疫病例中发生率≤6%。头痛和发热的症状通常发生在腺鼠疫或败血型鼠疫起病后＞1周,可能与不理想的抗菌治疗(治疗延迟、给予青霉素或低剂量的四环素治疗)和颈部或腋窝淋巴结炎有关。

咽炎

症状性鼠疫咽炎可发生于食用因鼠疫死亡的动物后或与肺鼠疫患者或动物接触后。这种情况可与扁桃体炎、扁桃体周围脓肿和颈部淋巴腺病相似。与肺鼠疫患者密切接触者中也可发生无症状的咽部鼠疫杆菌携带。

■ 实验室诊断

🌐 由于在人类鼠疫杆菌感染最常见地区缺乏实验室设施,而在非疫区或多年没有人类鼠疫病例的地区分离出鼠疫杆菌具有潜在的重要性,WHO建议先进行初步的假设诊断,然后在参考实验室中进行确认诊断(**表68-1**)。在美国,自从1999年建立联邦"实验室反应网络"(LRN;www.bt.cdc.gov/lrn/)

表68-1 世界卫生组织鼠疫病例定义	
疑似病例	临床表现符合 和 流行病学特点一致,如:接触感染动物或人类,和/或有蚤咬证据,和/或在过去10日内已知疫区内的居住或旅游史
推定病例	符合疑似病例的定义 加 假定新发或再发的疫区:≥2项以下检测阳性 • 显微镜检查:肿大淋巴结、血液或痰的标本见到革兰阴性球杆菌;Wayson 或 Wright-Giemsa 染色显示双相表现 • 淋巴结抽吸液、血液或痰液中检测到F1抗原 • 无既往鼠疫杆菌感染或免疫接种依据情况下,单次抗F1血清学阳性 • 聚合酶链反应在淋巴结吸出液、血液或痰液中检出鼠疫杆菌 已知鼠疫源地:≥1项以下检测阳性 • 从淋巴结、血液或痰液样本中发现革兰阴性或双相性(Wayson、Wright-Giemsa)球杆菌的微生物学依据 • 无既往鼠疫杆菌感染或免疫接种依据情况下,单次抗F1血清学阳性 • 淋巴结抽吸液、血液或痰液中检测到F1抗原
确诊病例	符合疑似病例的定义 加 • 临床样本的分离株鉴定为鼠疫杆菌(菌落形态以及以下4项试验中的2项阳性:20～25℃和37℃下培养物噬菌体裂解;检测到F1抗原;PCR;鼠疫杆菌生化特征) 或 • 配对血清样本中抗F1抗体滴度升高4倍 或 • 疫区内,当不能进行其他确认性试验时,免疫色谱法检测F1抗原的快速诊断试验阳性

来源:Interregional Meeting on Prevention and Control of Plague, Antanarivo, Madagascar, 7-11 April 2006 (www.who.int/entity/csr/resources/publications/WHO_HSE_EPR_2008_3w.pdf)。

以检测包括鼠疫杆菌在内的生物恐怖主义病原体的可能使用以来，就已经对鼠疫建立了全面的国家诊断设施。该网络中包含的作为哨兵级实验室的常规临床微生物诊断实验室，使用美国 CDC 和美国微生物学学会的联合协议以鉴定疑似鼠疫杆菌分离株，并将这些标本提交给 LRN 参考实验室进行确诊试验（http://www.asm.org/index.php/issues/sentinel-laboratory guidelines）。鼠疫杆菌在 2002 年的《美国公共卫生安全和生物恐怖主义防备和响应法案》及其后行政命令中被指定为"一级病原体"；该法案、2001 年的《美国爱国者法案》和相关行政命令的规定适用于从事鼠疫杆菌工作的所有美国实验室和个人。适用条例的详细信息可从美国 CDC 获得。

耶尔森菌属为革兰阴性球杆菌（末端圆形短杆状），长 1～3 μm，直径 0.5～0.8 μm。鼠疫杆菌特别表现为双极性（"闭合安全别针"样外观）和多色染色时的多形性（Wayson 或 Wright Giemsa 染色；图 68-3）。鼠疫杆菌缺乏运动性，是其与其他耶尔森菌种的区别。其他菌种在 25℃ 时运动，在 37℃ 时不运动。如果运输延迟，运输培养基（例如 Cary-Blair 培养基）可保持鼠疫杆菌的活性。

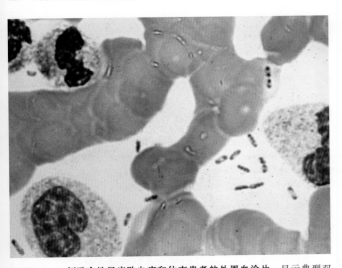

图 68-3 一例致命性鼠疫败血症和休克患者的外周血涂片。显示典型双极染色的鼠疫杆菌（Wright 染色，油浸）[转载自 DT Dennis, GL Campbell: Plague and other *Yersinia* infections, in Harrison's Principles of Internal Medicine, 17th ed, AS Fauci et al (eds). New York, McGraw-Hill, Chap. 152, 2008, 并获得重印许可]。

诊断腺鼠疫、肺鼠疫和败血型鼠疫的合适标本分别是淋巴结抽吸物、支气管肺泡灌洗液或痰液和血液。尸检的器官活检样本培养也有诊断价值。获得淋巴结抽吸液的方法是在局部麻醉下，注射 1 mL 无菌生理盐水到感染淋巴结中，再抽吸出少量（通常是血染的）液体。这些标本的革兰染色可找到革兰阴性杆菌，由 Wayson 或 Wright-Giemsa 染色显示为双极性。细菌甚至可以在败血型鼠疫时的直接血涂片中见到（图 68-4）；这一发现表明循环细菌数量非常高、预后差。

鼠疫杆菌在营养琼脂和其他标准实验室培养基上生长，但形成的菌落比其他肠杆菌科小。应将标本接种到营养丰富的培养基上[如绵羊血琼脂（SBA）]、营养丰富的培养液中（如脑心浸液培养液）以及选择性琼脂上[如 MacConkey 或伊红亚甲基蓝（EMB）琼脂]。耶尔森菌特异性的 CIN[头孢磺啶、三氯生（Irgasan）、新生霉素]琼脂可用于痰液等污染标本的培养。血液应在标准的血培养系统中培养。最佳生长温度为＜37℃（25～29℃），24 小时时 SBA 上只有针尖样菌落形成。37℃ 时生长较慢。鼠疫杆菌为氧化酶阴性、过氧化氢酶阳性、尿素阴性、吲哚阴性、乳糖阴性。自动生化鉴定系统可将鼠疫杆菌误鉴定为假结核耶尔森菌或其他细菌菌种。

参考实验室中对分离株的确诊鉴定试验包括：对 F1 抗原的直接免疫荧光；对 F1 抗原等靶点的特异性 PCR、鼠疫菌素（pesticin）基因、纤溶酶原激活物基因，以及特异性的噬菌体裂解。PCR 也可用于诊断标本，也可以通过玻片显微镜直接对 F1 抗原（鼠疫杆菌大量产生）进行免疫荧光检测。在马达加斯加设计了一种用单克隆抗体检测临床标本 F1 抗原的免疫色谱试纸。这种方法对实验室内和患者旁使用都有效，目前在流行国家中广泛使用。近年开发了一种类似的 Pla 抗原检测试纸，可用于检测野生型或编辑为 F1 阴性的毒株。近年来，有许多其他用于包括鼠疫杆菌等潜在生物恐怖病原体的快速诊断试剂盒，但都没有被广泛应用于初级或参考实验室鉴定，只有一种（针对潜在生物恐怖病原体的现场实时 PCR）得到美国 FDA 批准。基于培养集合的详细系统地理学 DNA 序列数据已被积累起来以追踪鼠疫的演变，该系统可在未来适用于确定实时的临床鼠疫流行病学。

在没有其他阳性实验室诊断试验的情况下，可根据 F1 抗原的血凝抗体存在滴度升高进行回顾性的血清学诊断。也有 F1 抗原的 IgG 和 IgE 抗体的酶联免疫吸附试验（ELISA）可用。

在鼠疫中，白细胞（WBC）计数通常升高（到 10 000～20 000/μL），伴有嗜中性白细胞增多和左移（许多不成熟中性粒细胞）；但某些情况下，白细胞计数正常或出现白细胞减少。WBC 计数偶尔非常高，尤其见于儿童（＞100 000/μL）。大多数患者中，纤维蛋白原降解产物水平升高，但血小板计数通常正常或低至正常。然而，极少数患者中发生弥散性血管内凝血，表现为血小板计数降低、凝血酶原时间延长、纤维蛋白原减少和纤维蛋白原降解产物水平升高。

治疗 • 鼠疫

鼠疫治疗的指南见表 68-2。推荐 10 日疗程的抗菌治疗。链霉素在历史上一直是鼠疫肠外治疗的首选，适应证已被美国 FDA 批准。虽然庆大霉素还未被美国 FDA 批准用于鼠疫治疗，但在坦桑尼亚和马达加

<table>
<tr><td colspan="4" align="center">表68-2 鼠疫治疗的指南</td></tr>
</table>

药物	每日剂量	间隔(h)	途径
庆大霉素			
成人	5 mg/kg[a]	24	肌内注射/静脉注射
	3～5 mg/kg	8(2 mg/kg 负荷剂量,随后 1.7 mg/kg TID,减量)	肌内注射/静脉注射
儿童	5 mg/kg[a]	24	肌内注射/静脉注射
	7.5 mg/kg	8(2.5 mg/kg TID)	肌内注射/静脉注射
链霉素			
成人	2 g	12	肌内注射
儿童	30 mg/kg	12	肌内注射
左氧氟沙星			
成人及>50 kg 儿童	500 mg	24	口服/静脉注射
<50 kg 并≥6 月龄儿童	8 mg/kg(不超过 250 mg/剂)	12	口服/静脉注射
多西环素			
成人	200 mg	12 或 24	口服/静脉注射
>8 岁儿童	4.4 mg/kg	12 或 24	口服/静脉注射
四环素			
成人	2 g	6	口服/静脉注射
>8 岁儿童	25～50 mg/kg	6	口服/静脉注射
氯霉素			
成人	50 mg/kg	6	口服/静脉注射
>1 岁儿童	50 mg/kg	6	口服/静脉注射

[a] 应根据肾功能调整氨基糖苷类的剂量。目前尚无已发表的成人或儿童中每日 1 次庆大霉素作为鼠疫治疗的试验数据,但该方案对其他原因的革兰阴性败血症有效,并且在刚果民主共和国最近一次肺鼠疫爆发中取得成功。小于等于 1 周大的新生儿和早产儿应接受庆大霉素(2.5 mg/kg 静脉注射 BID)。

来源:Dennis DT, Campbell GL: Plague and other *Yersinia* infections, in AS Fauci et al (eds): Harrison's Principles of Internal Medicine, 17th ed. 2008, p.980; Inglesby TV et al: Plague as a biological weapon: medical and public health management. Working Group on Civilian Biodefense. JAMA 283: 2281, 2000; and FDA Product Label Reference ID 3123374 (www.accessdata.fda.gov/drugsatfda_docs/label/2012/020634s061, 020635s067, 021721s028 lbl.pdf).

斯加的临床试验与美国的回顾性病例中被证明是安全有效的。鉴于链霉素的不良反应和有限的供应,一些专家现在推荐使用庆大霉素,而不是链霉素。2012年,美国 FDA 批准了左氧氟沙星用于预防和治疗鼠疫(包括败血型和肺炎型),是监管规则下第一种单独根据动物研究(即"动物规则")批准用于新适应证的抗生素。美国 FDA 关于环丙沙星的决定正在等待中。在动物模型对吸入性炭疽的暴露后预防中,左氧氟沙星比环丙沙星更有效,这一适应证也得到了 FDA 批准(**参见第 10 章**);因此,它被批准用于可疑生物恐怖接触中多种病原体的预防。

🌐 虽然主要受鼠疫影响的资源贫乏国家提供全身氯霉素治疗,但由于其副作用,高收入国家提供或使用氯霉素的可能性较小。四环素类也是有效的,可以口服,但由于会导致牙齿变色,不建议 7 岁以下儿童服用。

多西环素是四环素类中的首选;在坦桑尼亚的一项试验中,多西环素每日 2 次、每次 100 mg 口服与庆大霉素(每日 2 次,2.5 mg/kg)肌内注射同样有效。

虽然鼠疫杆菌在体外对 β-内酰胺类药物敏感,并且在某些动物模型中 β-内酰胺类对鼠疫有较好的疗效,但某些临床病例中对青霉素的反应较差,因此一般不推荐 β-内酰胺类和大环内酯类药物作为一线治疗。由于氯霉素具有组织穿透性,因此推荐单独或联合使用氯霉素治疗鼠疫的一些局部并发症(如脑膜炎、眼内炎、心肌炎)。氟喹诺酮类在体外和动物模型中有效,尽管目前唯一存在的人类有效性数据来自病例报告,指南推荐应用氟喹诺酮类于可疑生物恐怖相关肺鼠疫,并且在治疗中越来越多地使用。动物和体外研究表明,全身革兰阴性菌脓毒症中使用的除左氧氟沙星外的氟喹诺酮类剂量在用作鼠疫治疗时应当是有效的,如环丙沙星(400 mg,每日 2 次静脉注射;500 mg,每日 2 次口服)、氧氟沙星(400 mg,每日 2 次静脉注射或口服)或莫西沙星(400 mg/d 静脉注射或口服)。

预防

在流行地区,人类鼠疫的控制是基于减少被感染跳蚤叮咬或接触患鼠疫肺炎的人类或动物飞沫。美国内,在发生动物流行病的西部各州农村地区居住和进行户外活动是主要的感染危险因素。为了评估特定地区对人类的潜在风险,对动物鼠疫宿主和虫媒中的鼠疫杆菌感染进行了定期监测,并对观察到的动物死亡做出反应。个人防护措施包括避免进入动物鼠疫流行区,这一点也经过宣传(如通过警告标志或关闭营地)。患病或死亡动物不应由公众处理。在疫区处理野生动物尸体时,猎人和动物学家应该戴手套。在户外活动中采取一般措施避免跳蚤叮咬是合适的,包括使用驱虫剂、杀虫剂和防护服装。建议采取常规措施以减少与啮齿类动物的家庭周围及职业接触,包括对建筑物和食物垃圾仓库进行防啮齿动物工作,并清除潜在的啮齿动物栖息地(如柴火堆和垃圾堆)。如果在人类居住地附近地区发现了动物流行病,对野生啮齿动物进行杀虫剂处理以控制跳蚤是减少人类鼠疫接触的有效方法。开展任何减少啮齿动物数量的措施之前,都必须先抑制跳蚤数量,以减少被感染跳蚤向人类宿主的迁移。以浣熊痘病毒(RCN)为载体的口服 F1 - V 亚单位疫苗可保护受鼠疫杆菌注射的草原土拨鼠,目前正研究其在预防野生动物疾病方面的功效,因此有减少人类接触的可能。

应对怀疑有肺鼠疫的患者进行隔离治疗、采取飞沫预防措施,直到排除肺炎或至有效抗菌治疗后 48 小时。对抗菌剂出现前发表的文献进行回顾发现,主要的感染风险是由疾病末期、咳痰中有大量可见血液和/或脓液的患者引起。棉口罩和纱布口罩在这种情况下能起保护作用。目前认为对包括呼吸道大颗粒物的飞沫起保护屏障作用的外科口罩是有保护作用的,不需要防护颗粒物的口罩(如 N95 或更高级的口罩)。

抗菌药物预防

在家庭中、医院内或其他情况下与未经治疗肺鼠疫患者密切接触后,建议进行持续 7 日的暴露后抗菌药物预防(密切接触定义为与患者<2 m 内接触)。在动物气溶胶感染研究中,左氧氟沙星和环丙沙星与多西环素相比生存率更高(表68 - 3)。

免疫接种

在动物模型中对候选鼠疫疫苗的研究表明,中和抗体对暴露提供保护,但细胞介导免疫对于保护和清除来自宿主的鼠疫杆菌至关重要。一种用于人类的灭活全细胞疫苗需要多次剂量,可引起显著的局部和全身反应,并且对肺鼠疫没有保护作用;这种疫苗目前在美国无法获得。基于 EV76 菌株的

表 68 - 3　鼠疫预防指南			
药物	每日剂量	间隔(h)	途径
多西环素			
成人	200 mg	12 或 24	口服
≥8 岁儿童	若≥45 kg,给予成人剂量;若<45 kg,给予 2.2 mg/kg 口服 BID(最多,200 mg)	12	口服
四环素			
成人	1~2 g	6 或 12	口服
≥8 岁儿童	25~50 mg/kg	6 或 12	口服
左氧氟沙星			
成人和>50 kg 儿童	500 mg	24	口服
<50 kg 儿童并≥6 个月	8 mg/kg(不得超过 250 mg/剂)	12	口服
环丙沙星			
成人	1 g	12	口服
儿童	40 mg/kg	12	口服
甲氧苄啶-磺胺甲噁唑(复方新诺明)			
成人	320 mg	12	口服
儿童	40 mg/kg	12	口服

来源:Dennis DT, Campbell GL: Plague and other *Yersinia* infections, in AS Fauci et al (eds): Harrison's Principles of Internal Medicine. 2008, p.980; Inglesby TV et al: Plague as a biological weapon: medical and public health management. Working Group on Civilian Biodefense. JAMA 283: 2281, 2000;以及美国 FDA 药物产品标签 参考 ID 3123374(www.accessdata.fda.gov/drugsatfda_docs/label/2012/020634s061,020635s067,021721s028lbl.pdf)。

减毒活疫苗仍在苏联国家使用,但有显著副作用。最接近许可证的疫苗是包含重组 F1(rF1)和大肠埃希菌中产生的各种重组 V(rV)蛋白的亚单位疫苗,它们要么作为融合蛋白结合,要么作为经纯化、吸附到氢氧化铝中进行注射的混合物结合。这一组合于实验室模型中能保护小鼠和各种非人类灵长类动物不得腺鼠疫和肺鼠疫,并已在 2 期临床试验中进行评估。涉及人类鼠疫的控制性临床研究中,特殊的伦理考虑使得要进行许可前的现场疗效研究不太可能。因此,在美国,美国 FDA 准备根据《动物规则》,应用动物研究的疗效数据和其他结果以及人类疫苗接种者的抗体和其他免疫反应数据以评估人类使用的鼠疫疫苗(www.fda.gov/BiologicsBloodVaccines/ScienceResearch/BiologicsResearchAreas/ucm127288.htm)。已证明表达鼠疫杆菌特异性抗原的假结核杆菌和沙门菌减毒活菌株在腺鼠疫和肺鼠疫的实验动物模型中具有保护作用,可以通过口服途径给药。鼠疫杆菌抗原的多种其他递送机制正在探索中。正在研究可添加到亚单位疫苗的除 F1 和 V 外的抗原。为探索这些抗原提供动力的进展是:① 从自然来源中发现了 F1 阴性的鼠疫菌株。② 灵长类动物的肺鼠疫模型中观察到,毒力不需

要 F1 抗原。

耶尔森菌病

耶尔森菌病是肠道致病性耶尔森菌菌种的人畜共患病，通常为小肠结肠炎耶尔森菌（*Yersinia enterocolitica*）或假结核耶尔森菌（*Y. pseudotuberculosis*）感染。这些微生物通常的宿主是猪和其他野生与家养动物；人类通常通过经口途径受到感染，污染的食物可导致感染暴发。耶尔森菌病最常见于儿童期和寒冷气候。患者表现为腹痛，有时出现腹泻（接近50%的病例可能不出现腹泻）。小肠结肠炎耶尔森菌与终末回肠炎、假结核耶尔森菌与肠系膜淋巴结炎关系更为密切，但这两种微生物都可引起肠系膜淋巴结炎，并导致腹痛症状和腹部压痛的假性阑尾炎，并进而行手术切除正常阑尾。诊断基于微生物培养或恢复期血清学检测。假结核耶尔森菌和一些罕见小肠结肠炎耶尔森菌菌株特别容易引起全身感染，在糖尿病或铁负荷过重的患者中尤其常见。全身性败血症可用抗菌剂治疗，但感染后关节病对这种治疗反应不佳。目前已确认其他 14 种耶尔森菌菌种（*Y. aldovae*、*Y. aleksiciae*、*Y. bercovieri*、*Y. entomophaga*、*Y. frederiksenii*、*Y. intermedia*、*Y. kristensenii*、*Y. massiliensis*、*Y. mollaretii*、*Y. nurmii*、*Y. pekkanenii*、*Y. rohdei*、*Y. similis* 和 *Y. ruckeri*），但都缺乏鼠疫杆菌、假结核耶尔森菌和小肠结肠炎耶尔森菌常见的毒性质粒 pYV，一般认为最多是人类的机会性致病病原体。分子学系统发育研究表明，小肠结肠炎耶尔森菌与假结核耶尔森菌的亲缘关系比其他耶尔森菌菌种的亲缘关系更为疏远，其共享的类似毒性质粒可能是这两种耶尔森菌中的至少一种在物种分化后独立获得的。

流行病学

小肠结肠炎耶尔森菌（*Y. enterocolitica*）

小肠结肠炎耶尔森菌存在于世界各地，并已从各种野生动物、家畜以及包括食物和水样的环境样本中分离出。在体外，*Y. enterocolitica* 对原虫卡氏棘阿米巴（*Acanthamoeba castellanii*）的捕食具有抵抗力，并能在原虫中存活，提示这是该菌一种可能的环境中持续存在的模式。菌株通过组合生化反应（biovar）和血清群进行区分。大多数临床感染与血清群 O：3、O：9 和 O：5，27 有关，O：8 感染的数量在北美呈下降趋势。近年来，欧洲和日本报告了一些以前局限于北美的 O：8 感染。而血清群 O：8 在波兰引起的耶尔森菌病比例很高。主要由小肠结肠炎耶尔森菌引起的耶尔森菌病是欧洲报告的第三常见的人畜共患病；大多数报告来自北欧，特别是德国和斯堪的纳维亚。发病率在儿童中最高；4 岁以下的儿童比年龄较大的儿童更容易出现腹泻。腹痛伴肠系膜淋巴结炎及回肠末端炎症在年龄较大的儿童和成人中更突出。败血症更易发生于糖尿病、肝病、铁过载（包括地中海贫血和血色病）、高龄、恶性肿瘤或 HIV/AIDS 等基础疾病的患者中。与其他细菌病原引起的细菌性肠炎一样，反应性关节炎等感染后并发症主要发生在 HLA - B27 阳性患者身上。耶尔森菌感染后的结节性红斑（**图 14 - 40**）与 HLA - B27 无关，女性比男性中更常见。

由于很高比例的猪携带致病性 *Y. enterocolitica* 菌株，食用或制备生猪肉制品（如猪肠）及一些加工猪肉制品与感染密切相关。感染暴发与摄入奶类（巴氏杀菌乳、非巴氏杀菌乳和巧克力味奶）和受泉水污染的各类食品消费有关。少数病例为可疑的人际传播（例如，医院内和家庭中爆发），但与其他胃肠道感染原因（如沙门菌）相比，*Y. enterocolitica* 发生人际传播的可能性要小得多。多变量分析表明，瑞典儿童中，与陪伴动物接触是小肠结肠炎耶尔森菌感染的一个危险因素，并且已有该菌在犬和猫中低水平定植的报告。由小肠结肠炎耶尔森菌引起的输血相关性败血症是 30 多年来虽极罕见但经常致命的事件，很难根除。

假结核耶尔森菌（*Y. pseudotuberculosis*）

与小肠结肠炎耶尔森菌相比，假结核耶尔森菌更少引起人类疾病，感染更多表现为肠系膜淋巴结炎引起的发热和腹痛。这种微生物与野生哺乳动物（啮齿动物、兔子和鹿）、鸟类和家猪有关。菌株通过组合生化反应（biovar）和血清群进行区分。尽管疫情通常罕见，但芬兰最近发生了几起与食用生菜和生胡萝卜有关的疫情。

发病机制

通常的感染途径是经口感染。动物模型中对小肠结肠炎和假结核耶尔森菌的研究表明，最初小肠中的复制之后，通过 M 细胞侵入回肠远端派尔集合淋巴结（Peyer's patches），并继续扩散到肠系膜淋巴结。经口感染后，肝脏和脾脏也可受累。小肠致病性耶尔森菌侵入宿主组织后的特征性组织学表现为被上皮样肉芽肿性病变包围的细胞外微脓肿。

用被标记 *Y. enterocolitica* 进行的小鼠经口感染实验表明，只有很小比例的肠道中细菌侵犯组织。经口腔接种池中的每个细菌克隆产生集合淋巴结中的一个微脓肿，且宿主限制先前感染的派尔集合淋巴结的入侵。从派尔集合淋巴结和肠系膜淋巴结到肝脏和脾脏的进行性细菌传播这一先前推测的模型似乎是不准确的：单独标记的到小鼠肝脏和脾脏的 *Y. pseudotubercu losis* 克隆孤立于区域淋巴结定殖发生，且在缺少集合淋巴结的小鼠中也会发生。

入侵需要几种非菌毛性黏附素的表达，如侵袭素（invasin, Inv）和假结核耶尔森菌的黏附素 A（YadA）。Inv 直接与 β_1 整合素相互作用，β_1 整合素在 M 细胞而非肠细胞的顶端表面表达。假结核耶尔森菌的 YadA 与胶原、纤维连接蛋白等细胞外基质蛋白相互作用以促进与宿主细胞整合素的结合和侵袭。小肠结肠炎耶尔森菌的 YadA 缺乏一个关键的 N 末端区域，与胶原和层粘连蛋白结合，但不能结合纤维连接蛋白、不引起侵袭。Inv 由染色体编码，而 YadA 由性质粒 pYV 编码的。YadA 通过结合宿主补体调节因子（如 H 因子和 C4 结合蛋白）协助形成血清抗性。另一个染色体基

因 *ail*(附着和侵袭位点)编码细胞外蛋白 Ail,也通过这些结合补体调节因子产生血清抗性。

通过与宿主细胞表面结合,YadA 通过 pYV 质粒编码的Ⅲ型分泌系统(*injectisome*)瞄准免疫效应细胞。结果,宿主的先天免疫应答发生改变;毒素(耶尔森菌外部蛋白,Yops)被注入宿主巨噬细胞、中性粒细胞和树突细胞,影响信号传导通路,导致嗜中性粒细胞吞噬和活性氧物质产生减少,并触发巨噬细胞凋亡。其他在侵袭性疾病中起作用的因素包括耶尔森菌素(Ybt),一种由假结核、小肠结肠炎耶尔森菌以及其他肠杆菌科细菌菌株产生的嗜铁素(siderophore)。耶尔森菌素使细菌在感染过程中从饱和乳铁蛋白中获取铁,并减少先天免疫效应细胞产生活性氧,从而减少细菌杀灭。除耶尔森菌素外,假结核杆菌和鼠疫杆菌还产生其他嗜铁素。

■ 临床表现

自限性腹泻是感染致病性小肠结肠炎耶尔森菌时最常见表现,尤其是 4 岁以下的儿童之中,他们是多数病例系列中最多的患者。腹泻大便中可能检测到血液。年龄较大的儿童和成人比年龄较小的儿童更容易出现腹痛,腹痛可局限于右侧髂窝,常常因此误认为阑尾炎(假性阑尾炎)而导致剖腹手术。阑尾切除术不适用于耶尔森菌感染引起的假性阑尾炎。内镜和超声检查可见末端回肠和盲肠增厚,伴圆形或椭圆形隆起病变,可能覆盖派尔集合淋巴结。肠系膜淋巴结发生肿大。内镜检查可发现黏膜溃疡。胃肠道并发症包括肉芽肿性阑尾炎,一种占阑尾炎病例 2% 的、影响阑尾的慢性炎症性疾病;耶尔森菌感染的病例占少部分。小肠结肠炎耶尔森菌感染可表现为伴或不伴其他胃肠道症状急性咽炎,曾有致命性咽炎报告。感染性动脉瘤可继发于小肠结肠炎耶尔森菌菌血症,也可继发于许多其他部位和体腔(肝、脾、肾、骨、脑膜、心内膜)的局灶性感染(脓肿)。

🌐 在所有年龄组中,假结核杆菌感染更可能表现为腹痛和发热,而非腹泻。见于俄罗斯东部,与远东猩红热样热(Far Eastern scarlet-like fever)——一种表现为脱皮皮疹、关节痛和中毒性休克的儿童期疾病——相关的菌株产生一种超抗原毒素,假结核耶尔森菌分裂素(YPM)。类似疾病也在日本(Izumi 热)和韩国被发现。已注意到其与川崎病(儿童特发性急性系统性血管炎)的相似之处。人群与超级抗原阳性假结核耶尔森菌的接触和川崎病发病率升高之间存在流行病学联系。

小肠结肠炎或假结核耶尔森菌败血症表现为伴发热和白细胞增多、通常无局部特征的严重疾病,与糖尿病、肝病和铁过载等易感疾病显著相关。血色病结合了几种这些危险因素。服用如去铁胺的铁螯合剂可使耶尔森菌获取铁(并对中性粒细胞功能起抑制作用),可能导致铁过载患者发生耶尔森菌败血症,不然这些患者可能仅有轻微的胃肠道感染。HIV/AIDS 与假结核耶尔森菌败血症有关。输血相关败血症的非同寻常现象与小肠结肠炎杆菌在冰箱温度下繁殖的能力(*psychrotrophy*)有关。通常情况下,输注的单位已被储存 20 日以上,来自存在亚临床菌血症、看上去健康的献血者的少量耶尔森菌在 ≤4℃ 的袋内生长扩增到非常高的数量,并随后在输注后导致败血症性休克。目前还没有设计出一种血液供应中不带难以令人接受限制的、预防这种罕见(如在美国和法国等国家中,每 50 万到数百万输血单位中发生 1 例)事件的方法。

■ 感染后现象

🌐 与其他肠道来源的侵入性感染(沙门菌病、志贺菌病)相同,可发生由于关节中细菌成分(非活菌)沉积与对侵袭细菌免疫应答引起的自身免疫活动导致的反应性关节炎(在先前感染后 2～4 周内发生的多关节的关节炎)。受耶尔森菌反应性关节炎影响者中,大多数个体为 HLA-B27 阳性。伴有心电图 ST 段异常的心肌炎可能发生于耶尔森菌相关反应性关节炎。大多数耶尔森菌相关病例发生在小肠结肠炎耶尔森菌感染之后(可能是因为它比其他菌种的感染更常见),但假结核耶尔森菌相关的反应性关节炎在芬兰也有详细的记录,芬兰散发性和暴发性假结核耶尔森菌比其他国家更常见。在最近芬兰的 O∶3 血清型假结核耶尔森菌暴发中,12% 患者发生反应性关节炎,大多数病例手足小关节、膝盖、脚踝和肩膀受累并持续 6 个月以上。结节性红斑(**图 14-40**)发生于耶尔森菌感染后(更常见于女性),没有证据表明其与 HLA-B27 相关。

抗甲状腺和抗耶尔森菌抗体之间有着长期的联系。最早于 20 世纪 70 年代在 Graves 病中发现了既往小肠结肠炎耶尔森菌感染的抗体证据,并发现在存在小肠结肠炎耶尔森菌抗体的患者中抗甲状腺抗体水平升高。小肠结肠炎耶尔森菌含有一种促甲状腺激素(TSH)结合位点,能被 Graves 病患者的抗 TSH 抗体识别。一些 Graves 病患者中发现了抗小肠结肠炎耶尔森菌全细胞和 Yop 抗体的升高,但在其他患者中并没有发现。丹麦一项对双胞胎的研究发现,甲状腺功能正常个体中无症状性耶尔森菌感染(由抗 Yop 抗体滴度证明)与抗甲状腺抗体之间没有关联。而丹麦另一项对分别患和不患有 Graves 病的双胞胎的研究发现,抗 Yop 抗体滴度的升高与Graves 病有关。目前尚不清楚这种交叉反应在 Graves 病病因中是否有意义。

■ 实验室诊断

标准实验室培养方法可用于从无菌样本(包括血液和脑脊液)中分离肠道致病性耶尔森菌。无论是否在肉汤或磷酸盐缓冲盐水中进行预富集,4℃ 或 16℃ 条件下,在特定的选择性培养基(CIN 琼脂)上培养是从粪便或其他非无菌样品中分离耶尔森菌的多数模式的基础。已知高发病率地区之外,只有对实验室提出要求时,才能进行特定培养。毒性质粒阴性小肠结肠炎耶尔森菌菌株可从无症状个体的粪便培养物中分离出来,特别是在冷浓缩后。这些菌株通常在生物类型(通常为 Biovar 1a)上不同于拥有毒性质粒的菌株;尽管在小鼠模型中有些表现出明显的致病性,但毒性质粒阴性菌株通常不认为是人类病原体。由于毒性质粒在实验室继代培养中存在一定概率的丢失,通常需要结合生化鉴定(根据标准模式进行生物分型)和血清学鉴定来解释从非无菌部位分离的小肠结肠炎耶尔森菌菌株意义。目前分离自人类的大多数致病性小肠结肠炎耶尔森菌菌株属于血清群 O:3/BioVar4 或血清群 O:9/BioVar2;这种模式甚至在以往血清组 O:8/BioVar1b 菌株占优势的美国也是如此。有许多为临床样本检测小肠结肠炎耶尔森菌的自我验证的多重聚合酶链反应(PCR)筛查,更多用于食品中的检测,但没有一种方法被广泛应用于其发源实验室以外的地方。目前欧洲可获得一些带有 CE 证书标记的用于动物耶尔森菌病诊断的实时 PCR 试剂盒;随着肠道感染的分子诊断方法在人类疾病中越来越常规,小肠结肠炎耶尔森菌很可能会被纳入粪便多重 PCR 诊断筛选中。由于在 Biovar 1a 菌株中存在 Ail,该抗原不能单独用于诊断试验。国际标准化组织正在制订食品样品中 PCR 检测的标准。

对特异性 O 抗原类型的凝集或 ELISA 抗体滴度可用于小肠结肠炎耶尔森菌和假结核耶尔森菌感染的回顾性诊断中。IgA 和 IgG 抗体在反应性关节炎患者中持续存在。小肠结肠炎耶尔森菌血清群 O:9 和布鲁菌之间的血清学交叉反应是由于其脂多糖结构存在相似之处。即使是主要的血清群(Y. enterocolitica O:3、O:5、27 和 O:9;Y. pseudotuberculosis O:1a、O:1b 和 O:3)也需要进行多重检测,且这些检测通常只可在参考实验室获得。也存在针对抗 Yop 抗体的 ELISA 和 western blot 检测,Yops 抗体由所有致病性小肠结肠炎耶尔森菌和假结核耶尔森菌菌株表达;这些检测的阳性结果大多可能与先前的小肠结肠炎耶尔森菌感染有关。

治疗·耶尔森菌病

多数肠致病性耶尔森菌引起的腹泻是自限性的。临床试验数据不支持对成人或儿童小肠结肠炎耶尔森菌腹泻进行抗菌治疗。合并菌血症或胃肠道外局灶性感染的全身感染通常需要抗菌治疗。有确定小肠结肠炎耶尔森菌感染的<3 个月的婴儿可能需要进行抗菌治疗,因为这个年龄组发生菌血症的可能性增加。小肠结肠炎耶尔森菌菌株几乎总是表达 β-内酰胺酶。由于全身感染相对罕见,缺乏临床试验数据指导抗菌药物的选择或推荐最佳剂量和治疗疗程。根据回顾性病例系列和体外敏感性数据,氟喹诺酮治疗成人菌血症是有效的;如,环丙沙星通常剂量为每日 2 次、每次 500 mg 口服,或每日 2 次、每次 400 mg 静脉注射至少 2 周(如果持续血培养阳性,则延长疗程)。三代头孢菌素是一种备选,如头孢噻肟(通常剂量,6~8 g/d,分 3 或 4 次给药)。对儿童来说,三代头孢菌素是有效的;如对年龄≥1 月龄的儿童给予头孢噻肟,通常剂量为每日 75~100 mg/kg,分 3 或 4 次给药,严重病例增加到每日 150~200 mg/kg(最大日剂量,8~10 g)。阿莫西林和阿莫西林/克拉维酸盐在病例系列中的疗效较差。甲氧苄啶-磺胺甲噁唑、庆大霉素和亚胺培南在体外均具有活性。假结核耶尔森菌菌株不表达 β-内酰胺酶,但对多黏菌素天然耐药。由于人类假结核耶尔森菌比小肠结肠炎耶尔森菌感染更为少见,因此病例信息较少;然而,对小鼠的研究表明氨苄西林无效。应使用与抗小肠结肠炎耶尔森菌类似的药物。用喹诺酮类药物治疗效果最佳。

一些治疗反应性关节炎的临床试验(其中大部分病例由耶尔森菌引起)发现,环丙沙星口服治疗 3 个月不改变疗效。一项专门针对小肠结肠炎耶尔森菌反应性关节炎、给予相同治疗的试验发现,尽管结局确实没有受到影响,但治疗组的症状缓解速度有加快趋势。对反应性关节炎(主要是沙门菌和耶尔森菌感染后者)初始抗生素治疗后 4~7 年的随访显示,对于 HLA-B27 阳性个体慢性关节炎的预防效果明显。一项试验显示阿奇霉素治疗不影响反应性关节炎结局,该试验包括了认为是耶尔森菌病后关节炎的病例,尽管该研究未提供病例分解。一项 Cochrane 综述正对抗生素在反应性关节炎中的应用进行评估。

■ 预防和控制

🌐 目前的控制措施与其他食用动物肠道内定植肠道致病菌(如沙门菌和弯曲杆菌)的控制措施相似,重点在于食品的安全处理和加工。没有疫苗能有效预防肠道致病性耶尔森菌在食用动物肠道的定植。因为无法消除全世界范围存在的猪肠道致病性耶尔森菌菌株的污染,目前应当不鼓励食用生猪肉(在德国和比利时流行)制成食品。在家制备猪肠食品期间,不建议婴儿接触生的猪肠道。从 20 世纪 90 年代起,斯堪的纳维亚国家对屠宰技术的改进包括将切除的猪肠放入密封的塑料袋中;该措施降低了小肠结肠炎耶尔森菌对畜体的污染程度,但并未消除这种污染。挪威已经建立了无致病性小肠结肠炎耶尔森菌 O:3(以及沙门氏菌、弓形虫和旋毛虫)的实验性猪群,由于它们的安全性增强,将来可能会商业化应用。食品工业中,如果即食食品是基于食用前冷藏的安全保存法,需要警惕少量肠道致病性耶尔森菌污染即食食品后出现大量感染暴发的可能性。

罕见的输血污染现象无法被根除。然而,目前大多数输血中心都采取去除白细胞操作,主要是为了防止非溶血性发热性输血反应和对 HLA 抗原的同源免疫。这项措施可以降低,但不能消除耶尔森菌血液污染的风险。

目前耶尔森菌病的通报在一些国家中是强制性的。

第 69 章
巴尔通体感染，包括猫抓病

Chapter 69
Bartonella Infections, Including Cat-Scratch Disease

Michael Giladi, Moshe Ephros · 著 | 王青青 · 译

巴尔通体属是一种苛养的、兼性细胞内、生长缓慢的革兰阴性菌，可引起人类广泛的疾病。该属包括 30 多种不同种类或亚类，其中至少 16 种已被证实是人类致病病原体或潜在病原体；最常见的是巴尔通体杆菌、五日体巴尔通体菌和汉氏巴尔通体菌（表 69-1）。大多数巴尔通体已经能够在特定的家畜或野生哺乳动物体内生存。在这些动物体内长时间的红细胞内感染使该类细菌免受固有免疫和获得性免疫的破坏，并成为人类感染的储蓄池。巴尔通体通过改变其毒力因子（例如脂多糖或鞭毛）以及通过减弱免疫反应来逃避宿主免疫系统。巴尔通体杆菌、五日体巴尔通体菌并非人畜共患病。通常以节肢动物作为传播媒介。巴尔通体属的分离和鉴定是一项困难的工作，需要特殊的技术。临床表现通常取决于感染巴尔通体的种类和感染个体的免疫状态。巴尔通体菌在体外对多种抗生素敏感；然而，对治疗的临床反应和动物模型的研究结果表明，许多抗菌药物的最低抑菌浓度与巴尔通体菌感染患者体内药物的疗效相关性较差。

表 69-1 已知的或疑似可引起人类致病的巴尔通体

巴尔通体[a]	疾病[b]	储存宿主[c]	节肢动物媒介
汉氏巴尔通体（*B. henselae*）	猫抓病、杆菌状血管瘤、杆菌性紫癜、菌血症、心内膜炎	猫，或猫科动物	猫跳蚤（栉头蚤）；猫之间传播，而非猫人传播
五日巴尔通体（*B. quintana*）	五日热、慢性菌血症、杆菌状血管瘤病、心内膜炎	人类	人体虱
杆状巴尔通体（*B. bacilliformis*）	Carrión 病	人类	白蛉（疣肿罗蛉）
伊丽莎白巴尔通体（*B. elizabethae*）	感染性心内膜炎	大老鼠，狗	不明确
格雷厄姆巴尔通体（*B. grahamii*）[d]	淋巴结病	老鼠，田鼠	跳蚤
文氏巴尔通体阿如波亚种（*B. vinsonii subsp. arupensis*）	感染性心内膜炎、发热性疾病	老鼠，狗	虱
文氏巴尔通体波氏亚种（*B. vinsonii subsp. berkhoffii*）	感染性心内膜炎	家养狗，土狼，灰狐狸	虱
瓦肖巴尔通体（*B. washoensis*）	心肌炎、脑膜炎	松鼠，可能还有其他啮齿类动物	跳蚤
阿尔萨斯巴尔通体（*B. alsatica*）	感染性心内膜炎	兔子	不明确
凯勒巴尔通体（*B. koehlerae*）	感染性心内膜炎	猫	不明确
克拉里奇巴尔通体（*B. clarridgeiae*）	可能是猫抓病	猫	不明确
罗查利马巴尔通体（*B. rochalimae*）	菌血症、发热、脾大	不明确	可能是跳蚤
塔米巴尔通体（*B. tamiae*）	菌血症、发热、肌痛、皮疹	不明确	不明确
Candidatus B. melophagi[e]	多种临床表现	不明确	不明确
Candidatus B. mayotimonensis[e]	感染性心内膜炎	不明确	不明确
Candidatus B. ancashi[e]	秘鲁疣样疾病	不明确	不明确

[a] 其他类型的巴尔通体，目前认为不是人类致病病原体。[b] 汉氏巴尔通体、文氏巴尔通体波氏亚种、凯勒巴尔通体、*Candidatus B. melophagi* 或两种及以上巴尔通体菌种（共同感染）在广泛接触节肢动物和其他动物的血液样本中检测到，这些动物表现为各种慢性神经或神经认知综合征。[c] 这些病原体在这些患者中的作用需要进一步研究。当有证据证明动物体内感染有巴尔通体时，则提示动物与人类感染巴尔通体有关，但目前仍缺乏动物和人之间传播的证据。[d] 视网膜炎可能与格雷厄姆巴尔通体感染有关。[e] 念珠菌属是细菌一个分类，但由于目前没有掌握关于该类菌属足够的细节信息，所以无法将其定义成一个新的分类单元，也无法在培养基内培养到或繁殖；目前已通过基因扩增和序列分析得出了这些细菌的系统发育相关性。

猫抓病

定义和病因

通常作为一种自限的疾病，猫抓病（CSD）有两个常见的临床表现。较常见的典型CSD表现为亚急性局部淋巴结病，非典型表现为累及多种器官的淋巴结外表现。汉氏巴尔通体是CSD的主要病原体。一些罕见病例与猫阿菲波菌和其他巴尔通体菌种有关。

流行病学

🌐 CSD可发生在世界各地，尤其在气候温暖潮湿的地方。在温带气候区域，发病率在秋季和冬季达到高峰；在热带地区，该病全年发生。成人发生感染的概率几乎和儿童一样高。家庭内部的聚集感染较罕见，不会发生人与人之间的传播。显然，健康的猫是汉氏巴尔通体的主要宿主，猫跳蚤（猫栉水蚤）可能引起巴尔通体在猫之间的传播。CSD通常与猫（尤其是小猫）接触有关，但其他动物（如狗）在极少数情况下被认为是可能的传染源。在美国，估计CSD发病率约10例/10万人，大约10%患者住院治疗。

发病机制

汉氏巴尔通体的接种可能是通过被污染的跳蚤粪便实现，通常是由猫抓或猫咬造成的。黏膜或结膜也可能通过飞沫或舔抹行为而感染。在免疫正常宿主中，随着一个或多个区域淋巴结引流，可引起TH_1反应，从而导致坏死性肉芽肿性淋巴结炎。树突状细胞及其相关的趋化因子在宿主炎症反应和肉芽肿形成中起作用。

临床表现及预后

在CSD患者中，85%～90%出现典型表现。1/3～2/3的患者（图69-1A、B）会在数日至2周内，在接种部位（通常是划痕或咬伤部位）出现一个小的（0.3～1 cm）无痛性红斑丘疹或脓疱。接触猫后1～3周或更长时间会出现淋巴结病。感染的淋巴结逐渐变大，通常伴疼痛，有时出现红斑，10%～15%的病例出现化脓（图69-1C～E）。腋窝淋巴结最常累及；其次是头/颈部淋巴结，再次是腹股沟/大腿部淋巴结。大约50%的患者出现发热，不适感和厌食。一小部分人出现体重减轻、盗汗，症状类似淋巴瘤。发热通常是低热，较少上升到39℃及以上。症状消退缓慢，需要数周（比如发热、疼痛以及伴随的体征和症状）到数月（比如淋巴结缩小）。

10%～15%的患者会出现CSD的不典型表现，可伴或不伴淋巴结病变。非典型疾病包括Parinaud眼眶综合征（伴有同侧耳前淋巴结炎的肉芽肿性结膜炎）、肉芽肿性肝炎/脾炎、视神经视网膜炎（常表现为单侧视力下降；图69-1F）和其他眼科表现。此外，神经系统受累（脑病、癫痫、脊髓炎、脊神经根炎、小脑炎、面部和其他脑神经或外周神经麻痹）、不明原因的发热、使人虚弱的肌痛、关节炎或关节痛（主要发生在20岁以上的女性）、骨髓炎（包括多灶性疾病）、肌腱炎、神经痛和皮肤病表现[包括结节性红斑（图14-40），有时伴有关节病变]也会发生。

其他表现和综合征[肺炎、胸腔积液、特发性血小板减少性紫癜、过敏性紫癜、多形红斑（图14-25）、高钙血症、肾小球肾炎、心肌炎]也与CSD有关。老年患者（>60岁）发生淋巴结病不常见，但脑炎和不明原因发热比年轻患者更常见。在免疫功能正常的个体中，不论典型或非典型的CSD通常无须治疗或没有后遗症。CSD患者可以获得终生免疫。

诊断

常规实验室检查结果通常正常或无特异性。组织病理学最初表现为淋巴组织增生，随后表现为星状肉芽肿伴坏死、伴微脓肿形成，偶尔发现多核巨细胞——尽管无特异性，但可以缩小鉴别诊断范围。巴尔通体的血清学检查（免疫荧光或酶免疫分析）是最常用的实验室诊断方法，其敏感性和特异性多变。血清转化可能需要几周。其他检测方法的敏感性较低（培养、Warthin-Starry银染色）、特异性较低（细胞学、组织病理学），或在常规诊断实验室可用性有限（如PCR、免疫组织化学）。淋巴结组织、脓液或病原体接种病变部位的PCR检测具有高度的敏感性和特异性，对血清阴性患者的确诊和快速诊断具有重要意义。

患者诊治方法·猫抓病

有猫接触史、接种部位损伤和局部淋巴结病均高度提示CSD。一个特征性的临床感染过程和确证的实验室检查使CSD的诊断成为可能。相反，当急性期和恢复期血清学检查均呈阴性时（10%～20%的CSD患者为阴性），当肿大淋巴结未自行消退时，特别是当全身症状持续存在时，必须排除恶性肿瘤。同时还应考虑化脓性淋巴结炎、分枝杆菌感染、布鲁菌病、梅毒、土拉菌病、鼠疫、弓形虫病、孢子丝菌病和组织胞浆菌病。在血清学阴性的临床疑似CSD患者中，细针抽吸可能足够帮助诊断，PCR可以证实诊断。当较少证据支持CSD诊断时，可优先行淋巴结活检而不是细针抽吸。在患有淋巴结病和严重并发症（如脑炎或神经视网膜炎）的血清阴性CSD患者中，早期活检对确诊很重要。

治疗·猫抓病

（表69-2）制订猫抓病治疗方案时所能依据的资料很少。化脓性淋巴结应采用大口径针穿刺引流，不是切开引流，以免形成慢性引流窦道。免疫功能低下的患者必须使用全身抗生素进行治疗。

预防

免疫功能低下和心脏瓣膜病患者应避免接触猫（尤其是小猫）和防控跳蚤。

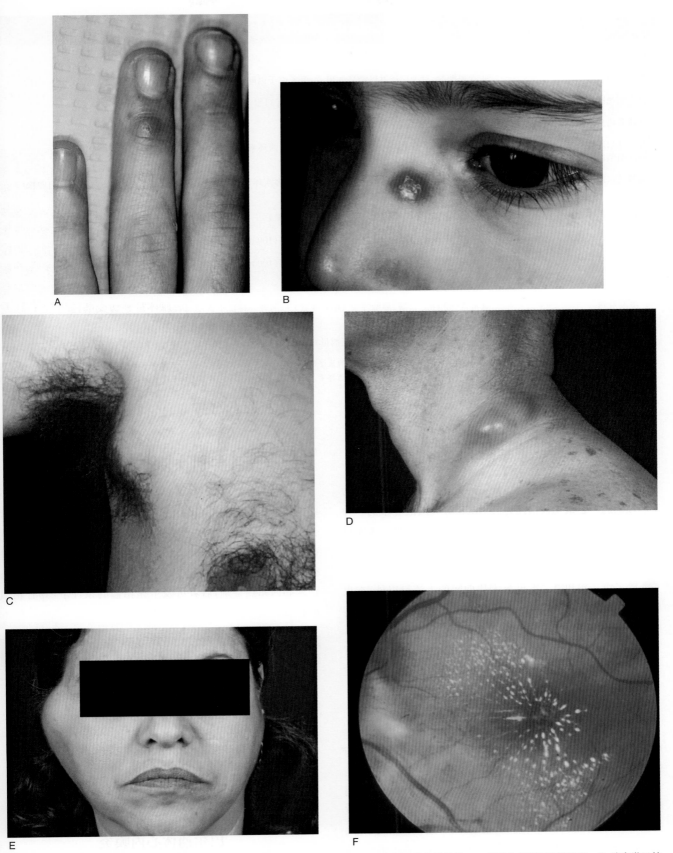

图 69 - 1　**猫抓病的表现**。A. 接种原发部位损伤。2 周后出现腋窝和滑车淋巴结炎。B. 接种原发部位损伤。10 日后出现颌下淋巴腺炎。C. 腋窝淋巴结病持续 2 周。表面皮肤看起来正常。D. 宫颈淋巴结病持续 6 周。表面皮肤呈红色。抽吸到浓稠无臭脓液（12 mL）。E. 耳前淋巴腺病。F. 左眼神经视网膜炎。注意乳头水肿和星状黄斑渗出物（"黄斑星"）。

表 69 - 2　巴尔通体相关疾病的成人抗生素治疗

疾病	抗生素治疗
典型猫抓病	非常规推荐,对于广泛淋巴结病的患者,可考虑予以阿奇霉素(第一日 500 mg 口服,之后 250 mg×4 日)
猫爪病视网膜炎	多西环素(100 mg 口服 BID) + 利福平(300 mg 口服 BID)4～6 周
其他非典型表现的猫抓病[a]	依照视网膜炎,用药疗程根据个体情况评估
五日巴尔通体引起的五日热或慢性细菌血症	庆大霉素(3 mg/kg 静脉注射 QD×14 日) + 多西环素(200 mg 口服 或 100 mg 口服 BID×6 周)
疑似巴尔通体心内膜炎	庆大霉素[b](1 mg/kg 静脉注射 q8h≥14 日) + 多西环素(100 mg 口服/静脉注射 BID 6 周[c]) + 头孢曲松(2 g 静脉注射 QD 6 周)
确诊巴尔通体心内膜炎	参照疑似巴尔通体心内膜炎治疗(除去头孢曲松)
杆菌性血管瘤病	红霉素[d](500 mg 口服 QID 3 个月)或多西环素(100 mg 口服 BID 3 个月)
杆菌性紫癜	红霉素[d](500 mg 口服 QID 3 个月)或多西环素(100 mg 口服 BID 4 个月)
Carrión 病	
奥罗亚热	氯霉素(500 mg 口服/静脉注射 QID 14 日) + 另外一种抗生素(β-内酰胺类首选)或环丙沙星(500 mg 口服 BID 10 日)
秘鲁疣	利福平(10 mg/kg 口服 QD,最高剂量 600 mg,14 日)或链霉素(15～20 mg/kg 肌内注射 QD 10 日)

[a] 目前尚无有关脑炎和肝脾脑脊液治疗效果的资料。治疗方案类似于视网膜炎的治疗是合理可行的。[b] 一些专家建议庆大霉素 3 mg/kg 静脉注射。如果庆大霉素是禁忌证,在巴尔通体心内膜炎文献中记录到可利福平(300 mg 口服 BID)联合多西环素。[c] 一些专家建议延长多西环素口服疗程至 3～6 个月。[d] 其他大环内脂类可能有效,可能替换红霉素或多西环素。
来源:改编自 JM Rolain et al:Antimicrob Agents Chemother 48:1921,2004。

战壕热和慢性菌血症

■ 定义和病因

　　战壕热,也被称为五日热,是一种由五日巴尔通体引起的发热性疾病。它最初被描述为第一次世界大战战壕中的一种流行病,最近又以慢性菌血症的形式出现,并最常见于无家可归者(在后一种情况下也被称为城市或当代战壕热)。

■ 流行病学

　　除了第一次和第二次世界大战期间的大流行以外,在世界许多地区也报道了五日热的散在暴发。体虱已被确认为传播媒介,人类是唯一的已知宿主。经历了几十年的间歇期后,五日热几乎已被人们忘记;但在非 HIV 的无家可归者中还有关于五日巴尔通体引起慢性菌血症的零星病例报道,并且主要来自美国和法国。酗酒和虱子侵袭是五日热的危险因素。

■ 临床表现

　　五日热的潜伏期一般是 15～25 日(范围可为 3～38 日)。1919 年描述的"经典"战壕热,临床表现可属于轻度发热性疾病,也可表现为复发性或持久性和衰弱性疾病。起病可能是突然的,也可能提前几日出现前驱症状。发热通常是呈周期性的,持续 4～5 日,发作间隔 5 日(3～8 日)。其他症状和体征包括头痛、背痛和肢体疼痛、大量出汗、寒战、肌痛、关节痛、脾大,偶尔出现斑丘疹,有些病例出现颈强直。若不治疗,这种疾病将通常持续 4～6 周。死亡罕见。无家可归者发生五日巴尔通体菌血症的临床表现可以是无症状感染,也可以是伴有头痛、严重腿痛和血小板减少的发热性疾病。有时会发生心内膜炎。

■ 诊断

　　疾病确诊需要通过血培养分离到五日巴尔通体菌。一些患者血液培养阳性可以维持数周。急性战壕热患者通常会出现明显升高的巴尔通体抗体滴度,而五日巴尔通体慢性菌血症患者可能是血清阴性。高滴度 IgG 抗体的患者应进行心内膜炎评估。在流行病中,战壕热应与流行性虱传斑疹伤寒和回归热鉴别,后者可发生在相似的条件下,具有相似的特点。

治疗 · 五日巴尔通体慢性菌血症

　　在一项小规模、随机、安慰剂对照试验中,研究对象包括了患有五日巴尔通体菌血症的无家可归患者,发现庆大霉素和多西环素治疗在根治菌血症方面优于安慰剂。菌血症的治疗对于预防心内膜炎很重要,即使是在临床表现较轻的患者中。不伴菌血症的五日热最佳治疗方法尚不确定。

巴尔通体心内膜炎

■ 定义和病因

　　在血培养阴性心内膜炎(**参见第 24 章**)中,*C. burnetii*

（参见第 83 章）和巴尔通体是最常见的病原体。以法国为例，348 例血培养阴性心内膜炎患者中，28% 的患者被鉴定为巴尔通体菌感染。然而，其患病率因地理位置和流行病学环境而异。除了五日巴尔通体和汉氏巴尔通体（都是与心内膜炎有关的最常见的巴尔通体菌种，前者比后者更常见）以外，还有其他巴尔通体菌种引起的罕见病例报道（表 69-1）。

■ 流行病学

巴尔通体心内膜炎在全世界都有相关报道。大多数患者是成年人，男性多于女性。与五日巴尔通体心内膜炎相关的危险因素包括无家可归、酗酒和体虱感染；然而，在没有危险因素的个体中也诊断出了巴尔通体心内膜炎。汉氏巴尔通体心内膜炎与猫接触史有关。大多数病例是累及天然瓣膜，而非人工瓣膜；主动脉瓣占 60% 左右。汉氏巴尔通体心内膜炎患者通常有先前存在的瓣膜病，而五日巴尔通体通常感染正常瓣膜。

■ 临床表现

临床表现通常具有亚急性心内膜炎的特征。然而，大部分患者表现为长期的低热，甚至可表现为无发热的无痛性疾病，在诊断前几周或几个月出现轻微的非特异性症状。最初的超声心动图可能不会显示出赘生物。急性侵袭性的疾病病程罕见。

■ 诊断

即使使用特殊技术（分解离心法或含 EDTA 的试管）进行血培养，也只有约 25% 的病例呈阳性，主要是五日巴尔通体引起的，汉氏巴尔通体罕见。一般需要延长培养时间（最多 6 周）。无论是免疫荧光法还是酶免疫分析法，血清学检测通常都显示高滴度的巴尔通体 IgG 抗体。由于交叉抗原性，血清学不能区分五日巴尔通体和汉氏巴尔通体，而且可能与其他病原体发生抗原交叉反应，出现低滴度抗体，如布氏杆菌和衣原体。巴尔通体的菌种鉴定通常是通过对瓣膜组织进行 PCR 来完成的。

治疗・巴尔通体心内膜炎

（表 69-2）对于疑似巴尔通体引起培养阴性心内膜炎的患者，其经验治疗包括庆大霉素、多西环素和头孢曲松；头孢曲松在该方案中的主要作用是充分治疗培养阴性心内膜炎的其他潜在病原体，包括 HACEK 组成员（参见第 55 章）。一旦确诊巴尔通体心内膜炎，就停止使用头孢曲松。氨基糖苷类是目前已知唯一能杀死巴尔通体属的抗生素，应至少治疗 2 周。瓣膜手术的适应证与其他原因引起的亚急性心内膜炎的适应证相同；然而，接受手术的患者比例（约 60%）很高，可能是由于诊断延迟所致。

杆菌性血管瘤病和紫癜

■ 定义和病因

杆菌性血管瘤病（有时称为杆菌性上皮样血管瘤病或上皮样血管瘤病）主要发生在免疫功能严重受损患者中，由汉氏巴尔通体或五日巴尔通体引起，其特征是新血管增生性病变累及皮肤和其他器官。这两种病原体均会引起皮肤损伤；肝脾损伤只见于汉氏巴尔通体感染，而皮下和溶解性骨病变常与五日巴尔通体相关。杆菌性紫癜是由汉氏巴尔通体引起的血管增生性病变，主要累及肝脏（肝紫癜病），也累及脾脏和淋巴结。杆菌性紫癜的特征是充满血的囊性结构，其大小从微观到数毫米不等。

■ 流行病学

杆菌性血管瘤病和杆菌性紫癜主要发生在 CD4+ T 细胞计数 <100/μL 的 HIV 感染者（参见第 97 章），但也发生在其他免疫抑制患者中，在罕见情况下，也发生在免疫功能正常患者。以前报道的每 1 000 名 HIV 感染者中约 1 例的发病率，在目前有所下降；这可能归因于有效的抗逆转录病毒治疗和艾滋病患者常规使用利福布丁和大环内酯类预防鸟分枝杆菌感染的发生。接触猫或猫跳蚤会增加感染汉氏巴尔通体感染风险。五日巴尔通体感染的危险因素是低收入、无家可归和体虱感染。

■ 临床表现

杆菌性血管瘤病通常表现为一处或多处无痛性皮肤病变，可以是棕褐色、红色或紫色。也可见皮下肿块或结节、表面溃疡（图 69-2）和疣状增生。结节类似于真菌或分枝杆菌感染引起的结节。皮下结节通常很软。疼痛性骨性病变，最常累及长骨，可能是皮肤损伤的基础，偶尔也会不伴皮肤损伤而单独发生。在罕见的病例中，杆菌性血管瘤病也累及其他

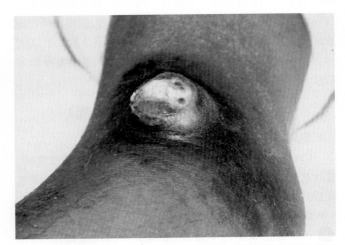

图 69-2 杆菌状血管瘤病的结节病变伴表面溃疡，该患者为免疫缺陷的 AIDS 患者。 [经许可转载，DH Spach and E Darby: Bartonella Infections, Including Cat-Scratch Disease, in Harrison's Principles of Internal Medicine, 17th ed, AF Fauci et al (eds). New York, McGraw-Hill, 2008, p 989]。

脏器。患者通常表现有全身症状,包括发热、发冷、不适、头痛、厌食、体重减轻和盗汗。在骨性疾病中,影像学中通常可见溶骨性病变,而锝扫描显示局灶性摄取。皮肤杆菌性血管瘤病的鉴别诊断包括卡波西肉瘤、化脓性肉芽肿、皮下肿瘤和秘鲁疣。在肝紫癜病中,影像学中通常表现为肝区低密度灶。在严重免疫缺陷的患者中,汉氏巴尔通体和五日巴尔通体是不明原因发热的重要病因。血培养阳性的间歇性菌血症可伴或不伴心内膜炎而发生。

■ 病理学

杆菌性血管瘤病是由呈小叶增生的小血管组成,其主要由肥大的内皮细胞排列而成,还有中性粒细胞(占主要)和淋巴细胞浸润。杆菌紫癜累及的器官组织学表现为,充满血的小囊性病变部分由内皮细胞排列而成,大小可达几毫米。紫癜性病变周围是纤维黏液样基质,其中包含有炎症细胞、扩张的毛细血管和颗粒物质团块。杆菌血管瘤病和紫癜病变在Warthin‐Starry 银染色中显示为成簇的杆菌。而培养通常为阴性。

■ 诊断

杆菌性血管瘤病和杆菌性紫癜都是从组织学的角度进行诊断。血液培养可能会是阳性。

治疗 · 杆菌性血管瘤病和杆菌性紫癜

(表 69‐2)对于杆菌性血管瘤病和杆菌性紫癜,推荐使用大环内酯或多西环素的延长治疗方案。

■ 预防

防控猫跳蚤感染和避免猫抓伤(为了预防汉氏巴尔通体)以及避免和治疗体虱感染(为了预防五日巴尔通体)是针对HIV 感染者的合理策略。不推荐一级预防,但推荐对感染了杆菌性血管瘤或杆菌性紫癜的 HIV 感染患者,使用大环内酯或多西环素进行抑制治疗,直到 CD4$^+$ T 细胞计数大于 200/μL。针对个别复发的病例,可能需要对其进行终身抑制治疗。

Carrión 病(奥罗亚热和秘鲁疣)

■ 定义和病因

Carrión 病是一种由杆状巴尔通体引起的双相性疾病。奥罗亚热是最初阶段,以菌血症、全身表现为主,秘鲁疣发生在延迟阶段,呈暴发性表现。

■ 流行病学和预防

🌐 该疾病主要流行于秘鲁、厄瓜多尔和哥伦比亚(海拔500～3 200 m)的安第斯山谷地区。也有散在流行的地区。这种病是由白蛉亚科昆虫疣肿罗蛉传播。人类是唯一已知的储存宿主。防白蛉措施(如杀虫剂)和个人防护措施(如驱虫剂、筛网、蚊帐)可降低感染风险。

■ 发病机制

有白蛉接种后,细菌侵入血管内皮并增殖,也可能累及网状内皮系统和各种器官。在重新进入血管后,杆菌侵入、复制并最终破坏红细胞,导致大量溶血和突然严重贫血。微血管内血栓形成可导致靶器官缺血。幸存者有时会出现以各种炎症细胞、内皮细胞增殖和杆状巴尔通体存在为特征的皮肤血管瘤性病变。

■ 临床表现

潜伏期平均 3 周(2～14 周不等)。奥罗亚热可能是一种非特异性的菌血症性发热性疾病,无贫血,也可能是一种急性、严重的溶血性贫血,伴有迅速发生的肝大和黄疸,导致血管塌陷和感觉障碍。可能出现肌痛、关节痛、淋巴结病和腹痛。体温升高但不是很高;当出现高热时可能提示合并其他感染。也可出现亚临床无症状感染。秘鲁疣主要表现为各种大小的红色血管瘤样皮肤血管病变,发生在出现全身症状后的数周至数月,或出现在无任何既往病史的情况下。这些病变持续数月至 1 年。也可发生黏膜和深层组织损伤。

■ 对患者的诊断和处理

出现全身症状(伴或不伴贫血)或曾去过流行病地区的人出现皮肤病变,通常提示可能感染杆状巴尔通体。严重贫血伴网状细胞增生,有时血小板减少也可能发生。在全身性疾病中,Giemsa 染色的血膜会显示典型的红细胞内杆菌,血液和骨髓培养均阳性。血清学检查可能会协助诊断。可能需要活组织检查来确诊秘鲁疣。鉴别诊断包括多发性全身发热性疾病(如伤寒、疟疾、布鲁菌病)以及引起皮肤血管病变的疾病(如血管瘤、杆菌性血管瘤、卡波西肉瘤)。

治疗 · Carrión 病

(表 69‐2)抗生素治疗全身性杆状巴尔通体感染通常会使发热迅速减退。通常需要其他抗生素治疗并发感染(特别是沙门菌病)。有时可能需要输血。通常不需要治疗秘鲁疣,对于较大病变或影响功能的病变可能需要切除。病变较多的患者,特别是出现时间很短的病变,可能对抗生素治疗反应良好。

■ 并发症及预后

据报道,未治疗的奥罗亚热死亡率高达 40%,但经治疗的死亡率较低(约 10%)。常见的并发症有二重细菌感染、神经系统和心脏病变。全身大面积水肿(全身水肿)和瘀点与不良预后相关。感染患者通常会获得永久性免疫。

第70章
多诺万病 | Chapter 70
Donovanosis

Nigel O'Farrell · 著 | 苏逸 · 译

多诺万病是一种慢性进行性细菌感染,通常累及生殖器区。这种疾病通常被认为是一种感染性很低的性传播疾病。这种感染有许多其他的名称,最常见的是腹股沟肉芽肿。

病原学

在系统进化分析的基础上,致病病原体被重新分类为 *Klebsiella graphomatis comb nov*,但仍有人对这一决定有争议。一些权威人士认为,从 16S rRNA 基因序列的分析来看,原始命名法[粒状芽孢杆菌(*Calymmatobacterium granulomatis*)]更为合适。

多诺万病最早于 1882 年在 Calutta 被描述,1905 年,Charles Donovan 在马德拉斯发现了这一病原体。他在巨噬细胞和表皮生发层中发现了典型的多诺万体,大小为 $1.5 \times 0.7 \ \mu m$。直到 20 世纪 90 年代中期,当它在外周血单核细胞和人上皮细胞系中被分离出来时,这种病原体才被重复培养。

流行病学

多诺万病有不寻常的地理分布,流行地区包括巴布亚新几内亚、南非部分地区、印度、加勒比、法属圭亚那、巴西和澳大利亚当地居民社区。在澳大利亚,多诺万病通过一个持续的项目几乎被完全消除,该项目得到了强有力的政治承诺和初级卫生保健机构各项资源的支持。尽管美国目前报告的病例很少,但多诺万病曾在该国流行,1947 年记录的病例有 5 000~10 000 例。有记录以来,最大的流行发生在荷兰-南几内亚,1922—1952 年,在 15 000 人(马里德-阿尼姆人)中发现了 10 000 例病例。

多诺万病与不良的卫生习惯有关,在较低层的社会经济群体中,多诺万病更为常见,男性较女性更常见。原发病例中通过性伴侣感染的发生程度有限。多诺万病是 HIV 感染的一个危险因素(参见第 97 章)。

在全球范围内,近几年多诺万病的发病率显著下降。这一下降反映了鉴于生殖器溃疡在促进 HIV 病毒传播方面发挥着作用,人们对有效治疗生殖器溃疡更加关注。

临床特征

损伤起始表现为丘疹或皮下结节,之后为溃疡。潜伏期是不确定的,但感染性试验表明潜伏期持续时间约为 50 日。存在以下四种类型的病变:① 典型的溃疡性肉芽肿性病变(图 70 - 1),触摸时容易出血的粗大红色溃疡。② 具有突起的不规则边缘的肥厚或疣状溃疡。③ 引起组织破坏的坏死、难闻性溃疡。④ 具有纤维和瘢痕组织的皮肤硬化或瘢痕区域。

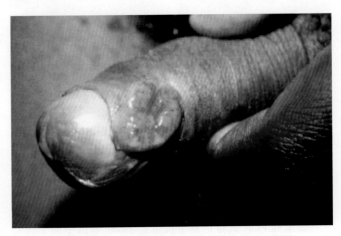

图 70 - 1　多诺万病表现为阴茎溃疡性肉芽肿性病变,特点为肥厚。

90% 的患者生殖器受到影响,10% 的患者腹股沟区受到影响。最常见的感染部位是男性的包皮、冠状沟、系带和龟头,女性的小阴唇和阴唇系带。宫颈病变可与宫颈癌相似。男性病变与未进行包皮环切术有关。淋巴结炎不常见。生殖器外病变发生在 6% 的病例中,可能涉及嘴唇、牙龈、脸颊、上颚、咽、喉和胸部。有病例报告累及肝脏和骨骼的血源性播散。在怀孕期间,病变往往发展更快,对治疗反应也慢。多发性关节炎和骨髓炎是罕见的并发症。在新生儿中,多诺万病可伴有耳部感染。儿童病例可由于坐在感染成人的大腿上引发。随着多诺万病发病率的下降,特殊病例报告的数量也在增加。

并发症包括肿瘤样改变、假象皮病以及尿道、阴道或肛门狭窄。

诊断

由有经验的医生根据病变的外观做出的多诺万病的临床诊断通常具有很高的阳性预测价值。可通过组织涂片中对多诺万体的显微鉴定(图 70 - 2)证实诊断。准备一份质量良好的涂片是很重要的。如果临床上怀疑有多诺万病,应在采集拭子样本以检测生殖器溃疡的其他原因之前,对多诺万体进行涂片,以便从溃疡中收集足够的材料。应将拭子牢固地滚过先前用干拭子清洁过的溃疡以清除碎屑。涂片可以在临床环境下通过快速 Giemsa 或 Wright 染色直接显微镜检查。也可用两个载玻片粉碎肉芽组织并铺开。多诺万体可见于大的单核(Pund)细胞中,为革兰阴性胞质内充满染色体的包囊,具有别针样的外观。这些包囊最终破裂并释放出感染性生物体。组织学变化包括慢性炎症伴浆细胞和中性粒细胞浸润。上皮细胞的变化包括溃疡、微脓肿和表皮突的延长。

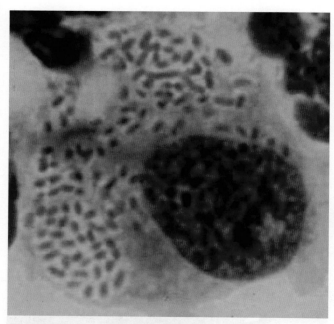

图 70 - 2　快速 Giemsa 染色的 Pund 细胞。可见许多多诺万体。

诊断性 PCR 试验是基于观察到 *phoE* 基因中两个独特的碱基变化消除了 *Hae111* 限制位点,从而使 *K. graphomatis comb nov* 从相关克雷伯种中分化出来。用比色检测系统进行的 PCR 分析现在可以用于常规实验室诊断。一种包括 *K. granulomatis* 在内的生殖溃疡多重 PCR 已被开发。血清学测

试的特异性很差,目前未被使用。

多诺万病的鉴别诊断包括原发性梅毒下疳、继发性梅毒(扁平湿疣)、软下疳、性病淋巴肉芽肿、生殖器疱疹、肿瘤和阿米巴病。混合感染很常见。组织学表现应与鼻硬结病、利什曼病和组织胞浆菌病区别开来。

治疗·多诺万病

许多多诺万病患者很晚才出现广泛溃疡。他们可能会感到尴尬,并且由于他们的疾病,出现自卑的心理。确保这些患者在进行治疗,需要给予抗生素并且定期监测病情(见下文)。建议对性伴侣进行流行病学治疗,并就如何改善生殖器卫生提出建议。

表 70 - 1 列出了多诺万病的推荐用药方案。治疗反应不佳时可加入庆大霉素。头孢曲松、氯霉素和诺氟沙星也有效。治疗 14 日的患者应接受随访,直到病变完全愈合。阿奇霉素治疗的患者不需要如此严格的随访。

对于非常严重的病变,可能需要手术治疗。

表 70 - 1	治疗多诺万病的有效抗生素
抗生素	**口服剂量**
阿奇霉素	第 1 日 1 g,之后每日 500 mg 7 日或每周 1 g 连续 4 周
甲氧苄啶-磺胺甲噁唑	960 mg BID 14 日
多西环素	100 mg BID 14 日
红霉素	500 mg QID 14 日(孕妇)
四环素	500 mg QID 14 日

■ 控制和预防

多诺万病可能是临床上最容易识别的生殖器溃疡的原因。由于多诺万病仅限于少数特定区域,因此全球根除是有可能的。

第 71 章
诺卡菌病 | Chapter 71
Nocardiosis

Gregory A. Filice · 著　|　马玉燕 · 译

诺卡菌属是腐生需氧的放线菌属,在世界各地的土壤中广泛存在,参与有机物质的腐烂。基于 16S rRNA 序列分析,

目前已鉴定出近 100 个种。通常诺卡菌的标准生化反应相对不活跃,故没有分子基因技术很难对其进行菌种鉴定。以往

肺和播散型感染中分离出的大多数诺卡菌被鉴定为星形诺卡菌（*Nocardia asteroides*），但该类型菌株谱系混乱。目前已明确很多菌种均与人类疾病相关。绝大多数的临床实验室难以准确地进行菌种鉴定，实践中可简单地鉴定为星形诺卡菌或诺卡菌属。

与人类疾病相关的常见的菌种或菌种复合群（表 71-1）共 9 种。引起播散型感染的大多数为盖尔森基兴诺卡菌（曾是星形诺卡菌复合群的一员）、鼻疽诺卡菌（*N. farcinica*）、假巴西诺卡菌（*N. pseudobrasiliensis*）及南非诺卡菌（*N. transvalensis*）和新星诺卡菌（*N. nova*）复合群中的某些种。巴西诺卡菌通常仅引起皮肤感染。足分枝菌病——一种皮肤和皮下组织的进展缓慢的感染病，表现为肿胀结节和瘘管形成，常与巴西诺卡菌、豚鼠耳炎诺卡菌（*N. otitidiscaviarum*）、南非诺卡菌复合群或其他放线菌感染有关。

表 71-1 常见的与人类疾病相关的诺卡菌菌种及其体外药敏试验		
菌种	**敏感**	**耐药**
脓肿诺卡菌	阿米卡星、阿莫西林/克拉维酸、阿莫西林、头孢曲松、庆大霉素、利奈唑胺、米诺环素、TMP-SMX	环丙沙星、克拉霉素、红霉素、亚胺培南(v)[a]
短链诺卡菌/少食诺卡菌复合群（短链诺卡菌、少食诺卡菌、肉色诺卡菌及其他）	阿米卡星、阿莫西林/舒巴坦、阿莫西林、头孢曲松、环丙沙星、利奈唑胺、米诺环素(v)、莫西沙星、妥布霉素、TMP-SMX	环丙沙星、克拉霉素、红霉素、亚胺培南(v)
新星诺卡菌复合群（新星诺卡菌、老兵诺卡菌、非洲诺卡菌、克鲁吉亚诺卡菌、*N. elegans* 及其他）	阿米卡星、阿莫西林、克拉霉素、红霉素、亚胺培南、利奈唑胺、米诺环素、TMP-SMX	阿莫西林/克拉维酸、环丙沙星、庆大霉素、妥布霉素
南非诺卡菌复合群（*N. blacklockiae*、华莱士诺卡菌及其他）	阿莫西林/克拉维酸(v)、头孢曲松(v)、环丙沙星、利奈唑胺、米诺环素(v)、TMP-SMX	阿米卡星、阿莫西林、克拉霉素、红霉素、庆大霉素、亚胺培南(v)
鼻疽诺卡菌	阿米卡星、阿莫西林/克拉维酸、亚胺培南(v)、利奈唑胺、米诺环素(v)、TMP-SMX	阿莫西林、头孢曲松、环丙沙星、克拉霉素、红霉素、庆大霉素、妥布霉素
盖尔森基兴诺卡菌	阿米卡星、头孢曲松(v)、亚胺培南、利奈唑胺、米诺环素(v)、TMP-SMX	阿莫西林/克拉维酸、阿莫西林(v)、环丙沙星、红霉素、庆大霉素
巴西诺卡菌	阿米卡星、阿莫西林/克拉维酸、米诺环素、莫西沙星、TMP-SMX	阿莫西林、头孢曲松、环丙沙星、克拉霉素、亚胺培南
假巴西诺卡菌	阿米卡星、头孢曲松(v)、环丙沙星、克拉霉素、TMP-SMX	阿莫西林/克拉维酸、阿莫西林、亚胺培南、米诺环素
豚鼠耳炎诺卡菌复合群	阿米卡星、环丙沙星、庆大霉素、TMP-SMX	阿莫西林/克拉维酸、阿莫西林、头孢曲松、亚胺培南

[a] 可变。
缩略词：TMP-SMX，复方磺胺甲噁唑。
来源：改编自多个来源。

流行病学

诺卡菌病在全球各地散发，三大地区（北美洲、欧洲和澳大利亚）的年发病率约为 0.375 例/100 000 人，并可能不断在增加，成人较儿童多见，男性居多。几乎所有病例均为散发，暴发与医院环境污染、化妆品制作过程污染和肠外途径吸毒有关。尚无人传人证据。无季节性。

多数肺或播散型诺卡菌病患者存在免疫缺陷，大多数为细胞免疫缺陷，淋巴瘤、移植、接受糖皮质激素治疗或艾滋病患者尤为多见。艾滋病患者的发病率约为普通人群的 140 倍，骨髓移植患者约为 340 倍。诺卡菌通常感染 CD4$^+$ T 淋巴细胞 <250/μL 的 AIDS 患者。该病还与肺泡蛋白沉积症、结核及其他分枝杆菌疾病、慢性肉芽肿病、白细胞介素-12 缺乏症以及接受肿瘤坏死因子单克隆抗体治疗有关。所有患诺卡菌病且无已知免疫抑制原因的儿童都应筛查呼吸道巨噬细胞的激增是否充分。

足分枝菌病主要发生于热带及亚热带地区，尤其是墨西哥、中美和南美洲、非洲及印度，最主要的危险因素是经常接触土壤或腐烂物质，尤其是劳动人群。

病理与发病机制

通常认为肺和播散型诺卡菌感染均由吸入断裂的菌丝所致。诺卡菌病的组织病理学特点为以中性粒细胞浸润为主的脓肿伴明显的坏死，坏死周围通常被肉芽组织围绕，但广泛的纤维化或包裹罕见。

足分枝菌病以化脓性炎症伴窦道形成为突出表现。组织压片时偶尔可看到颗粒。该颗粒是由菌丝围绕形成核心、放射状向外延伸交织而成，非常致密，在足分枝菌病的瘘管引流液中常见，但在其他诺卡菌感染类型的引流液或脓液中几乎从未出现。

诺卡菌在进化过程中获得的很多特性如中和氧化剂、防止吞噬体溶酶体融合和防止吞噬体酸化等使其可在吞噬细胞内存活。中性粒细胞可吞噬并限制诺卡菌生长，但不能有效地杀死它们。细胞介导的免疫对最终控制和清除诺卡菌具有重要意义。

临床表现

呼吸道疾病

肺炎是诺卡菌呼吸道感染最常见的类型,常呈亚急性病程,往往就诊时症状已出现几日或几周。免疫抑制患者偶可急性起病。咳嗽明显伴少量脓稠痰,无恶臭;发热、厌食、体重减轻和全身不适常见;呼吸困难、胸膜炎性疼痛和咯血不常见。往往数周内缓解或恶化。胸片表现多种多样,但部分 X 线片表现高度提示诺卡菌肺炎;大多为致密的浸润影,大小不一,单发或多发结节(图 71-1 和图 71-2),有时与肿瘤或转移表现相似。浸润影和结节内易出现空洞(图 71-2)。1/4 的患者可出现脓胸。在结核高发地区已有结核合并诺卡菌感染的报道。

诺卡菌可由肺内病灶直接播散到邻近组织引起心包炎、纵隔炎和上腔静脉综合征等,目前均已有报道。诺卡菌性喉炎、气管炎、支气管炎和鼻窦炎的发病率远低于肺炎。大气道感染时,通常表现为结节性或肉芽肿性肿块。有时可从没有明显感染表现的患者的呼吸道分泌物中分离到诺卡菌,大多为有潜在肺或气道结构异常的患者。

肺外疾病

半数以上肺诺卡菌病患者合并肺外疾病。20%的播散型诺卡菌病患者无明显肺部受累表现。脑是最常见的播散部位。其他常见部位还包括皮肤和支撑结构、肾脏、骨骼、肌肉和眼,但几乎所有器官均可受累。已有诺卡菌引起腹膜透析患者腹膜炎的报道。少数肺炎、播散型感染或中心静脉导管感染患者的血中也成功分离出诺卡菌。诺卡菌性心内膜炎少见,自然瓣膜或人工瓣膜均可受累。

肺外播散型的典型特点为形成亚急性脓肿。少数肺外或中枢神经系统(CNS)外脓肿可形成瘘管并排出少量脓液。中枢神经系统感染时,脑脓肿通常为幕上脓肿,多房性脓肿多见,可为单个或多发脓肿(图 71-3)。脑脓肿常破入脑室或蛛网膜下腔,但临床症状和体征不如其他细菌性脑脓肿明显。脑膜炎通常由附近的脑脓肿扩散所致,并不常见。脑脊液(CSF)中的诺卡菌较难清除。

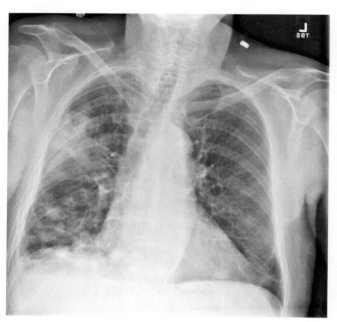

图 71-1 诺卡菌性肺炎。右肺可见一密实的浸润影,其内可疑空洞形成,伴数个明显的结节。

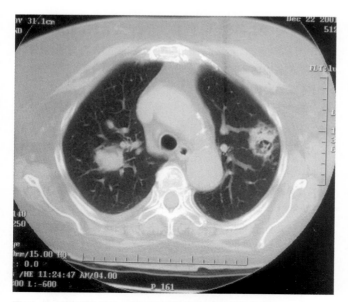

图 71-2 诺卡菌性肺炎。CT 显示双肺结节,左肺结节伴空洞形成。

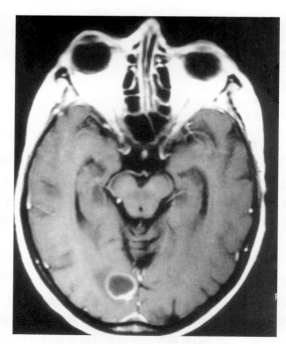

图 71-3 诺卡菌性脑脓肿。右枕叶诺卡菌性脑脓肿。

皮肤诺卡菌病

经皮肤感染诺卡菌后通常表现为三种类型:蜂窝织炎、皮肤淋巴结病或足分枝菌病。

蜂窝织炎通常于局部皮肤外伤 1～3 周后出现,皮损处常伴有土壤污染。亚急性蜂窝织炎局部可表现为红肿热痛,会在数日到数周内进展。病灶常较硬,没有波动感。可侵及深部组织包括肌肉、肌腱、骨骼或关节等。全身播散罕见。蜂窝织炎以巴西诺卡菌和豚鼠耳炎诺卡菌复合群中的某些种感染最为常见。

皮肤淋巴结病常在皮损处先形成脓皮病性结节,伴中央溃疡形成、脓液或蜂蜜色液体。皮下结节通常出现在原发病灶区域的引流淋巴管周围。大多数诺卡菌皮肤淋巴结病与巴西诺卡菌感染相关。其他病原体感染也会出现类似的临床表现,主要为申克孢子丝菌(*Sporothrix schenckii*,参见第 **118** 章)和海分枝杆菌(*Mycobacterium marinum*,参见第 **76** 章)。

足分枝菌病通常以无痛性结节伴肿胀起病,有时在局部外伤处出现。足部或手最多见(图 71 - 4A),亦可累及颈后部、上背部、头面部或其他部位。结节逐渐增大最终破溃、形成窦道,其他结节与此类似;瘘管往往反反复复,新的形成旧的消失,此起彼伏。分泌物为浆液性或脓性,亦可是血性的,常含大小为 0.1～2 mm 由大量菌丝组成的白色颗粒(图 71 - 4C 和图 71 - 4D)。病灶沿筋膜面缓慢扩散至邻近的皮肤、皮下组织和骨骼,数月或数年后可导致病变部位畸形。受累的软组织部位疼痛程度往往不重,骨骼或关节处病变更是如此(图

71 - 4B),往往无或仅伴有轻微的全身症状。足分枝菌病很少引起播散,足和手上的病灶常可致残。头部、颈部和躯干的感染可侵及深部器官严重致残甚至死亡。

眼部感染

诺卡菌属是亚急性角膜炎少见的致病病原体,好发于眼外伤后。诺卡菌性眼内炎可于眼科手术后出现。一项病例研究的数据显示,诺卡菌占白内障术后眼内炎患者培养到的病原体的一半以上。眼内炎也可由播散型感染发展而来。泪腺诺卡菌感染已有报道。

■ 诊断

诊断首先检查痰或脓液是否有弯曲、分枝、串珠状、1 μm 宽、50 μm 长的革兰阳性菌丝(图 71 - 5)。绝大多数诺卡菌弱抗酸染色(如改良 Kinyoun、Ziehl - Neelsen 及 Fite - Faraco 法)阳性。通常银染色阳性。可通过选择性培养基(血平板、改良 Thayer - Martin 培养基或缓冲碳-酵母提取物培养基)来提高混合感染标本的阳性率。诺卡菌在大多数真菌和分枝杆菌培养基上生长良好,但分枝杆菌培养时用来抑制杂菌生长的前处理方法同样可杀死诺卡菌,因此当怀疑诺卡菌感染时不应采用此种前处理方法。诺卡菌生长相对缓慢,菌落形成可能需要长达 2 周的时间,且典型的特征性的诺卡菌菌落形成可能需要长达 4 周的时间。典型菌落为白色、黄色或橙色,有气生菌丝和纤细的二分叉的基质菌丝。部分血培养系

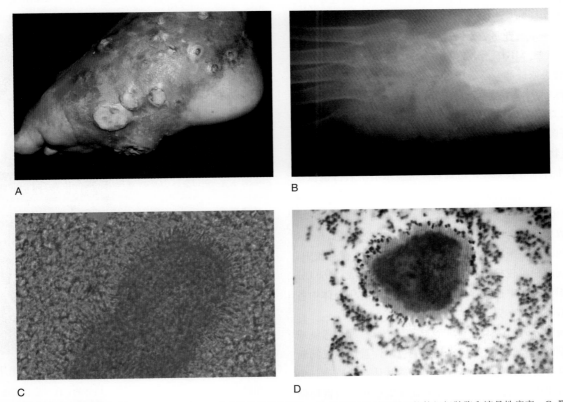

A

B

C

D

图 71 - 4 **巴西诺卡菌性足分枝菌病**。A. 窦道、巨大的白色颗粒伴较多脓性分泌物。B. 足部 X 线显示明显的软组织肿胀和溶骨性病变。C. 颗粒卢戈碘染色后镜下表现(×40)。D. 皮肤活检标本的抗酸染色(×40)(该图由英国伦敦圣约翰皮肤病研究所的 Roberto Arenas 及 Mahreen Ameen 提供,盖伊和圣托马斯国民健康保险信托,经许可转载,R Arenas, M Ameen: Lancet Infect Dis 10: 66, 2010)。

统适合诺卡菌生长,尽管诺卡菌可能2周内仍无法被检测到。诺卡菌的生长与其他常见病原体相差很大,因此当怀疑诺卡菌病时应加强与实验室的沟通以期最大限度地提高分离阳性率。

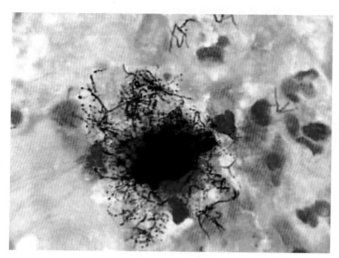

图71-5 诺卡菌性肺炎患者的痰革兰染色。(图片来源:Charles Cartwright and Susan Nelson, Hennepin County Medical Center, Minneapolis, MN)。

诺卡菌性肺炎的痰涂片检查常为阴性。除非涂片阴性者的病灶部位容易经皮活检,否则通常需要进行支气管镜检查或经支气管镜肺活检。应详细询问病史并彻底仔细查体以充分评估诺卡菌性肺炎患者是否存在病灶播散。有可疑症状或体征时应进一步检查明确。如有症状或体征提示颅内受累应进行头颅CT或MRI平扫或增强检查。部分专家建议所有诺卡菌性肺炎或播散型感染患者接受头颅影像学检查。当出现相关临床症状时,应将脑脊液或尿液浓缩后进行培养。足分枝菌病、真菌瘤(真菌感染,**参见第118章**)和葡萄球菌病(球菌或杆菌感染,通常是金黄色葡萄球菌)虽临床上很难区分,但微生物学检查或活检很容易将三者区分开来。应在所有分泌物中仔细寻找颗粒。可疑颗粒应盐水清洗后行镜检及培养。足分枝菌病患者的颗粒通常为白色、淡黄色、粉红色或红色,镜下可见细长菌丝(直径0.5~1 μm)紧密缠绕成团并由中心向外放射(**图71-5**)。真菌瘤的颗粒为白色、黄色、棕色、黑色或绿色。镜下菌丝更粗(直径2~5 μm),包裹在基质中。葡萄球菌病的颗粒较松散,由球菌或杆菌聚集而成。伤口分泌物或组织学标本中也可看到病原菌。培养是鉴别瘤体中各种微生物最可靠的方法。

痰或血中分离到诺卡菌可能意味着定植、一过性感染或污染。典型的呼吸道定植为标本革兰染色阴性且培养仅间断阳性。免疫抑制患者痰培养诺卡菌阳性通常认定为感染。免疫正常患者痰中分离到诺卡菌但无明显感染症状时应密切随访,不予治疗。存在宿主防御缺陷的患者诺卡菌病患病风险高,通常应该接受抗菌治疗。

治疗·诺卡菌病

使用已知的对大多数分离菌株均有效的药物来治疗轻中度患者通常是足够的。重症或对初始抗菌治疗无反应的患者,应将分离出的菌株送至有诺卡菌检测经验的实验室进行菌种鉴定和药敏试验。通过分子检测技术鉴定至种水平,并通过临床与实验室标准协会(CLSI)批准的肉汤稀释法进行药敏试验。诺卡菌的生长速度比大多数临床上有意义的细菌慢,且诺卡菌容易在悬浮液中结块导致药敏结果异常,因此可靠的结果非常依赖于实践经验。诺卡菌病罕见,特定药物的体外药敏试验结果与其临床疗效间的相关性数据很少。因此密切监测在临床上显得尤为必要,往往需要咨询有诺卡菌病诊治经验的临床医生。

磺胺类药物仍为治疗首选(**表71-1**和**表71-2**)。磺胺甲噁唑(SMX)和甲氧苄胺嘧啶(TMP)复合制剂的疗效至少与磺胺单用相当甚至更高,但复合制剂的血液系统毒性也会稍高一点。起始治疗可采用10~20 mg/kg TMP和50~100 mg/kg SMX,每日分2次服用;后续每日总剂量可分别降至5 mg/kg和25 mg/kg。磺胺类过敏者,脱敏疗法通常可使其继续使用这种有效且廉价的药物。

磺胺类药物的药敏试验很难做。CLSI标准方法中有一种可用于TMP-SMX的检测技术,但不能用于检测磺胺甲噁唑单药的敏感性。关于磺胺类药物的药物敏感性,不同文献报道差异很大,因此使用磺胺类药物治疗的可靠性目前也存在很大争议。然而,临床上采用适当剂量的磺胺时,疗效绝大多数情况下令人满意。磺胺类药物在几乎所有临床病例中均为首选药物。

表71-2 诺卡菌感染的治疗疗程	
感染类型	**疗程**
肺或播散型	
免疫功能正常者	6~12个月
免疫功能缺陷者	12个月[a]
中枢神经系统感染者	12个月[b]
蜂窝织炎、皮肤淋巴结病	2个月
骨感染、关节炎、喉炎、鼻窦炎	4个月
足分枝菌病	临床治愈后6~12个月
角膜炎	局部的:直至症状缓解 播散型:症状缓解后2~4个月

[a] HIV感染且CD4[+] T细胞计数<200/μL的患者或伴慢性肉芽肿性疾病者的疗程需无限期延长。[b] 如所有中枢神经系统感染症状均明显好转,疗程可缩短至6个月。

其他口服药物的临床经验有限。米诺环素（100～200 mg，每日 2 次）通常有效，其他四环素类药物通常无效。利奈唑胺在体外和体内对所有菌种均有抑菌活性，但长期使用会产生副作用。替加环素似乎在体外对某些菌种有抑菌活性，但鲜有相关临床应用报道。联合使用阿莫西林（875 mg）与克拉维酸（125 mg），每日 2 次，是有效的，但应避免用于由新星诺卡菌复合群引起的感染，因克拉维酸会诱导其产生 β-内酰胺酶。喹诺酮类药物中莫西沙星和吉西沙星效果最好。

除南非诺卡菌复合群引起的感染外，阿米卡星是目前公认的最好的肠外途径给药药物，剂量为每 12 小时 5～7.5 mg/kg 或每 24 小时 15 mg/kg 静脉滴注；肾功能减退和老年患者长期使用该药期间应监测血清药物浓度。除表 71-1 所示菌种外，头孢曲松和亚胺培南通常也是有效的。

重症患者的初始治疗应采用药物联合治疗，可选药包括 TMP-SMX、阿米卡星、头孢曲松或亚胺培南。一般治疗 1～2 周后临床症状可明显改善，但也可能需要的时间更长，尤其是中枢神经系统感染。获得确切的临床改善后，可简化为单药口服维持治疗，通常选择 TMP-SMX 口服。一些专家全程采用两种或两种以上的药物联合治疗，但多药是否比单药疗效更好尚不可知，且多药联合会增加药物副作用。对于需接受免疫抑制治疗基础疾病或预防移植物排斥反应的诺卡菌病患者，应继续进行免疫抑制治疗。

高危人群使用 TMP-SMX 预防肺孢子菌感染或尿路感染的同时似乎可以降低诺卡菌病的患病风险，但不能完全避免。诺卡菌病的发病率很低，仅需预防该病时，不建议预防用药。

诺卡菌感染的外科治疗原则与其他细菌性疾病相似。诊断不明、脓肿较大且容易穿刺或药物疗效欠佳的脑脓肿应穿刺、引流或切除。小的或不宜穿刺的脑脓肿患者应接受药物治疗。治疗 1～2 周内临床会明显改善。应随访颅内影像学以记录病灶缩小情况，尽管影像学改善通常滞后于临床。

抗菌治疗对治疗诺卡菌性分枝菌瘤通常是足够的。对于深部或范围较广的病灶，引流或切除大量坏死组织可能有助于治疗，但应尽可能保留正常的结构和功能。治疗角膜炎需局部使用磺胺或阿米卡星滴剂并联合磺胺或其他类敏感的药物口服。

诺卡菌感染易复发（尤其是慢性肉芽肿病者），需长程抗菌治疗（表 71-2）。若病灶范围特别广或治疗反应不佳，疗程应超过表 71-2 中的建议时程。

除中枢神经系统感染外，经过恰当的治疗，肺或播散型诺卡菌病的死亡率通常小于 5%。中枢神经系统感染的死亡率较高，故治疗结束后应继续密切随访至少 6 个月。

第 72 章
放线菌病和惠普尔病

Chapter 72
Actinomycosis and
Whipple's Disease

Thomas A. Russo · 著 | 王萌冉 · 译

放线菌病和惠普尔病具有许多共同特点，因此容易产生混淆。由于这两种疾病都不常见，医生在临床表现方面的个人经验有限。大多数实验室也并未将放线菌的鉴定作为常规项目。因此，它们仍然是一个诊断挑战。然而，这两种慢性感染都是可以治愈的，通常只需药物治疗。因此，对这些疾病的全面认识，引起临床怀疑，可以加快诊断和治疗，并将不必要的手术干预（尤其是放线菌病）、发病率和死亡率风险降至最低。

放线菌病

放线菌病是一种由厌氧或微嗜酸性细菌（主要是放线菌属）引起的缓慢进行的惰性感染，它在口腔、结肠和阴道内定居。黏膜破裂几乎可导致身体任何部位的感染。放线菌在体内的生长通常导致形成称为颗粒或硫颗粒的特征性团块。放线菌病的临床表现多种多样。放线菌病在抗生素前的时代很常见，其发病率已经降低，并且得到及时的认识。放线菌病被称为最易误诊的疾病,据说经验丰富的临床医生是不会错过任何疾病的。

应迅速考虑这种独特的感染的三个"经典"临床表现是：① 慢性、跨越组织边界的进展和肿块样特征的组合（模仿恶性肿瘤，这经常混淆）。② 窦道的出现，这可能会自愈和复发。③ 一个短期治疗后的难治性或复发性感染，因为治疗已存在的放线菌病需要长期治疗。

■ 病原学

放线菌病最常见的是由以色列放线菌、纳氏放线菌、牙源性放线菌、黏胶放线菌、梅耶里放线菌和戈氏放线菌引起。大多数（如果不是全部）放线菌感染是混合性的。聚集杆菌（放线杆菌属）放线菌属、腐蚀艾克菌属、肠杆菌科、梭杆菌属、拟杆菌属、帽菌属、葡萄球菌属和链球菌属的物种通常以不同组合与放线菌混合感染，这取决于感染部位。它们对放线菌病发病机制的作用尚不确定。

16S rRNA 基因测序导致了放线菌种类的不断扩大，并将一些种类重新分类为其他属。目前已鉴定出 46 个种以及 2 个亚种（www.bactero.cict.fr/a/actomyces.html）。欧洲放线菌、纽氏放线菌、纽氏放线菌罗亚种、格氏放线菌、都灵放线菌、卡他芬放线菌、胡氏放线菌、香港放线菌、灵奈放线菌、马西灵放线菌、东帝汶放线菌和芬基放线菌以及两种放线菌属细菌：化脓弧菌和伯纳德弧菌，都可以导致人类放线菌病，尽管通常它们的临床表现都不典型。

■ 流行病学

放线菌病没有地理界限，且一生中均可发病，中年期为发病高峰。男性的发病率比女性高三倍，可能是因为牙科卫生较差和/或更频繁的创伤。在放线菌病完全形成之前，改善牙齿卫生和开始抗菌治疗可能有助于减少抗生素出现以来的发病率。没有寻求或没有获得医疗保健的人、长期使用宫内节育器（IUCD）的人（参见下文"盆腔疾病"），以及接受二磷酸酯治疗的人（见下文"口腔颈面部疾病"）发病风险可能更高。

■ 发病机制与病理学

放线菌病的病原是正常口腔菌群的成员，通常从支气管、胃肠道和女性生殖道培养。放线菌病发展的关键步骤是破坏黏膜屏障。可能会引起局部感染。一旦确定，放线菌病以缓慢、渐进的方式连续传播，无视组织平面。虽然急性炎症最初可能在感染部位发生，但放线菌病的特征是通常表现为单个或多个硬结病变的缓慢、惰性过程。出现由中性粒细胞和硫黄颗粒组成的中心坏死几乎是诊断性的。肿块的纤维性壁通常被描述为"木质"，但尚未确定致病细菌和/或宿主因素。随着时间的推移，可能会发展到皮肤、邻近器官或骨骼的窦道。在极少数情况下，可能会发生远处的血源性播撒。如上所述，放线菌病的这些独特特征模拟恶性肿瘤，常常与之混淆。

异物似乎有助于感染。这种关联最常涉及 IUCD。报告描述了放线菌病与 HIV 感染、移植、常见的可变免疫缺陷、慢性肉芽肿性疾病、英夫利昔单抗、糖皮质激素或双磷酸盐治疗以及放射或化疗的关系。溃疡性黏膜感染（如单纯疱疹病毒

或巨细胞病毒）可促进疾病的发展。

■ 临床表现

口腔颈面部疾病

放线菌病最常见于口腔、颈部或面部，通常为软组织肿胀、脓肿或肿块，常被误认为是肿瘤。放线菌病通常累及下颌角，但头部和颈部的任何肿块或复发感染也应考虑到放线菌病的诊断（参见第 20 章）。放射治疗，尤其是双磷酸盐治疗，被认为有助于增加下颌骨和上颌放线菌感染的发生率（图 72-1）。小管炎（也常见于丙酸丙酸杆菌）、中耳炎和鼻窦炎也会发展。疼痛、发热和白细胞增多的报告各不相同。感染向头盖骨、颈椎或胸腔的连续延伸是一个潜在的后遗症。

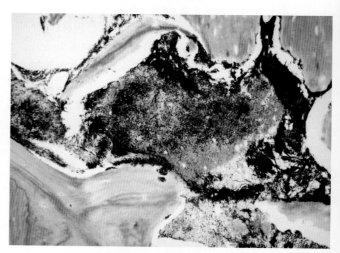

图 72-1　**黏液放线菌引起的双磷酸盐相关上颌骨髓炎**。骨内可见硫黄颗粒（经许可重印，NH Naik，TA Russo：Bisphosphonate related osteonecrosis of the jaw：The role of Actinomyces. Clin Infect Dis 49：1729，2009. © 2009 Oxford University Press）。

胸部疾病

胸椎放线菌病，可由异物促进，通常遵循缓慢的进行过程，累及肺实质和/或胸膜间隙。胸痛、发热和体重减轻是常见的。如出现咳嗽时，通常是分泌物较多的。通常的放射学表现是肿块或肺炎。在 CT 上可以看到低衰减和环形边缘增强的中心区域。可能发生空洞性疾病或纵隔或肺门腺病。超过 50% 的病例包括胸膜增厚、积液或脓胸（图 72-2）。肺结节或支气管内病变很少发生。提示放线菌病的病变包括穿过裂隙或胸膜的病变；延伸至纵隔、邻近骨或胸壁的病变；或与窦道相关的病变。如果没有这些发现，由于更常见的原因，胸部放线菌病通常被误认为是肿瘤或肺炎。

纵隔感染不见于，通常由胸廓扩张引起，但很少由食管穿孔、外伤、头颈部扩张或腹部疾病引起。纵隔和心脏内的结构可以参与各种组合；因此，可能的表现是多样的。原发性心内膜炎（A. neuii 越来越多地被描述为心内膜炎）和乳腺孤立性疾病的发生。

腹部疾病

腹部放线菌病是一个巨大的诊断挑战。通常从诱发事件

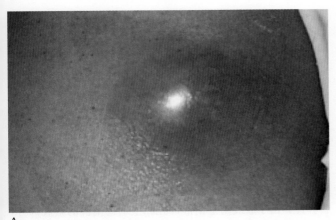

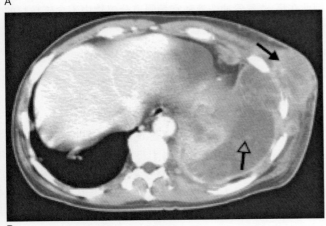

图 72 - 2　**胸部放线菌病**。A. 肺部感染累及胸壁产生的肿块。B. 肺部感染导致的脓胸形成（空心箭头）以及胸壁累及（实心箭头）（来源：Dr. C. B. Hsiao, Division of Infectious Diseases, Department of Medicine, State University of New York at Buffalo）。

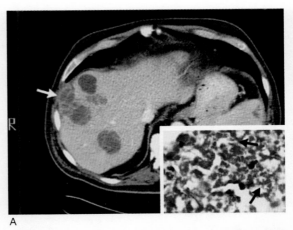

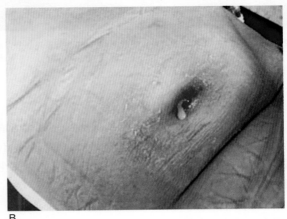

图 72 - 3　**肝脾放线菌病**。A. 以色列放线菌感染导致的肝多发脓肿以及脾脏病灶的 CT 图像。箭头所指为肝脏病灶累及腹壁。插图所示为呈串珠丝样的脓液革兰染色涂片。B. 腹壁窦道的形成（经许可重印，Saad M：Actinomyces hepatic abscess with cutaneous fistula. N Engl J Med 353：e16, 2005. © 2005 Massachusetts Medical Society）。

（如阑尾炎、憩室炎、消化性溃疡病、腹腔镜胆囊切除术期间胆结石或胆汁溢出、异物穿孔、肠道手术或 IUCD 相关盆腔疾病）到临床认识需几个月或几年。由于腹膜液的流动和/或原发性疾病的直接扩展，几乎可以涉及任何腹部器官、区域或空间。这种疾病通常表现为脓肿、肿块或混合性病变，常固定在下沉部位上并被误认为是肿瘤。在 CT 上，增强通常是不均匀的，相邻的肠增厚。到腹壁、肛周或肠与其他器官之间的窦道可能发展并模拟炎症性肠病。复发性疾病或无法愈合的伤口或瘘表明放线菌病。

　　肝感染通常表现为一个或多个脓肿或肿块（图 72 - 3）。孤立的疾病可能是通过从隐窝病灶的血源播散而发展的。影像学和经皮穿刺技术使诊断和治疗有所改善。

　　所有水平的泌尿生殖道都会被感染。肾脏疾病通常表现为肾盂肾炎和/或肾及肾周脓肿。膀胱受累，通常是由于盆腔扩张所致，可导致输尿管梗阻或肠胃、皮肤或子宫瘘。放线菌可通过合适的染色和培养在尿液中检出。

盆腔疾病

　　盆腔放线菌感染最常见于宫内节育器。当宫内节育器就位或最近摘除时，盆腔症状应立即考虑放线菌病。风险虽然没有量化，但似乎很小。当宫内节育器放置不足 1 年时，这种疾病很少发生，但风险随着时间的推移而增加。放线菌病也可在摘除宫内节育器后数月出现。症状的特点为惰性发展；发热、体重减轻、腹痛和异常阴道出血或分泌物是最常见的。疾病的最早阶段通常是子宫内膜炎，通常进展为盆腔肿块或输卵管脓肿（图 72 - 4）。不幸的是，由于诊断经常被延迟，一个模拟恶性肿瘤或子宫内膜异位症的"冷冻骨盆"可以在识别时发展。CA125 水平可能升高，进一步导致误诊。

　　在使用宫内节育器的 7% 的妇女中，木瓜染色标本中发现的放线菌样生物（ALOS）对诊断具有较低的阳性预测价值。然而，尽管风险看起来很小，但感染的后果是严重的。因此，在获得更多的定量数据之前，在出现无法解释的症状时，无论是否检测到 ALOS，如果排除晚期疾病，开始对可能的早期子宫内膜炎进行 14 日的实验治疗，同时需要谨慎地考虑是否摘除宫内节育器。无症状患者中检测到的 ALOS 需要接受教育和密切随访，但除非同意合适的避孕替代方案，否则不需要摘除 IUCD。

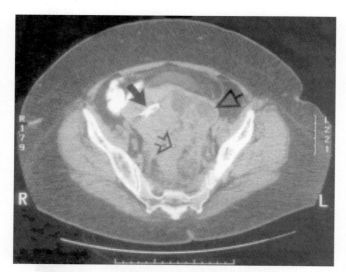

图 72-4 与宫内节育器相关的盆腔放线菌感染的 CT 影像表现。节育器被纤维化的子宫内膜所包围(实心箭头);也可以见到子宫内膜旁组织的纤维化(开放三角箭头)以及脓肿形成(空心箭头)。

中枢神经系统疾病

中枢神经系统放线菌病是罕见的。单发或多发性脑脓肿最常见。脓肿通常在 CT 上表现为环形强化病变,壁厚不规则或结节状。磁共振灌注和光谱学结果也可以发现原发性脑膜炎、硬膜外或硬膜下空间感染、海绵窦综合征。

肌肉骨骼和软组织感染

骨和关节的放线菌感染通常是由于邻近的软组织感染,但可能与创伤(如下颌骨骨折)、注射、手术、骨放射性坏死和二磷酸酯骨坏死(限于下颌骨和上颌骨)或血源性扩散有关。由于疾病进展缓慢,新骨形成和骨破坏同时出现。四肢感染是不常见的,通常是创伤的结果。皮肤、皮下组织、肌肉和骨骼(伴有骨膜炎或急性或慢性骨髓炎)单独或以各种组合参与。经常出现皮肤窦道。

播散性疾病

任何部位的血源性疾病传播很少导致多器官受累。*A. meyeri* 最常参与。肺部和肝脏是最常被影响的,多发结节的表现类似于弥漫性恶性肿瘤。尽管疾病累及范围广,临床表现可能令人惊讶地惰性。

■ 诊断

放线菌病的诊断很少被考虑。放线菌病常常是病理学家在大范围手术后首先提到的。由于单纯的药物治疗往往足以治愈,临床医生面临的挑战是考虑放线菌病的可能性,以微创的方式诊断它,并避免不必要的手术。以上讨论了放线菌病的临床和影像学表现。值得注意的是,在放线菌病中[18]F-氟脱氧葡萄糖-正电子发射断层扫描(FDG-PET)证实了其高代谢。尽管可能需要手术,但病灶活检(无论是否有 CT 或超声引导)正被成功地用于获得诊断的临床材料。最常见的诊断方法是显微镜下鉴定脓液或组织中的硫颗粒(细菌、磷酸钙和宿主物质的体内基质)。偶尔,这些颗粒会从鼻窦引流道或脓液中被鉴别出来。虽然硫颗粒是放线菌病的一个决定性特征,但在菌丝体中也发现了硫颗粒(参见第 71 和 118 章)和肉毒杆菌病(软组织的慢性化脓性细菌感染,在极少数情况下,是产生类似颗粒的细菌团块的内脏组织)。通过适当的组织病理学和微生物学研究,这些实体很容易与放线菌病区别开来。放线菌的微生物鉴定通常被先前的抗菌治疗或未能进行适当的微生物培养所排除。为了获得最佳检出率,必须避免使用单剂量抗生素。在厌氧条件下,首次细菌分离通常需要 5~7 日,但可能需要 2~4 周的时间。虽然不是常规使用,但 16S rRNA 基因扩增和测序已成功应用于提高诊断敏感性和特异性。由于放线菌是正常口腔和生殖道菌群的组成部分,因此在痰、支气管冲洗液和宫颈阴道分泌物中不含硫颗粒的情况下对放线菌的鉴定意义不大。

治疗 · 放线菌病

关于治疗的决定是基于过去 65 年的集体临床经验。放线菌病需要高剂量抗菌药物的长期治疗;表 72-1 列出了合适的抗菌药物和不可靠的抗菌药物。强化治疗的必要性可能是由于药物对感染中常见的厚壁肿块和/或硫颗粒本身渗透性差,这可能代表生物膜的形成。尽管必须进行个体化治疗,但每日静脉注射 1 800 万~2 400 万单位青霉素 2~6 周,随后口服青霉素或阿莫西林(总持续时间 6~12 个月),是严重感染和大面积疾病的合理指南。较不广泛的疾病,特别是涉及口腔颈面部区域的疾病,可以用较短的疗程治愈。如

表 72-1 放线菌病的抗生素治疗[a]

分类	药物
广泛成功的临床经验[b]	青霉素:300 万~400 万单位,静脉注射,4 小时 1 次[c] 阿莫西林:500 mg 口服,6 小时 1 次 红霉素:500~1 000 mg 静脉注射,6 小时 1 次或 500 mg 口服,6 小时 1 次 四环素:500 mg 口服,6 小时 1 次 多西环素:100 mg 静脉注射或口服,12 小时 1 次 米诺环素:100 mg 静脉滴注或口服,12 小时 1 次 克林霉素:900 mg 静脉滴注,8 小时 1 次;或 300~450 mg 口服,6 小时 1 次
可能成功的临床经验	头孢曲松[c]、头孢噻肟、亚胺培南西司他丁、哌拉西林他唑巴坦
避免使用的药物	甲硝唑、氨基糖苷类、苯唑西林、双氯西林、头孢氨苄
根据体外活性预测有效的药物	莫西沙星、万古霉素、利奈唑胺、奎宁、司汀-达福普汀、厄他培南[c]、阿奇霉素[c]

[a] 可能需要对伴随的"伴生"细菌进行额外覆盖。[b] 尚未执行控制的评估。剂量和持续时间需要根据宿主、部位和感染程度进行个体化。一般来说,严重感染和大体积疾病需要 2~6 周的最大非肠道抗菌剂量,随后进行口服治疗,总持续时间为 6~12 个月,而较短的疗程可能足以治疗较不广泛的疾病,特别是在口腔颈面部区域。在适当的时候,用 CT 或 MRI 监测治疗的影响是明智的。[c] 这些药物可以考虑在家进行肠外治疗;青霉素需要持续的输液泵。

果治疗超出了可测量疾病的解决范围,那么复发的风险——这种感染的临床特征将被最小化;CT 和 MRI 通常是实现这一目标的最敏感和最客观的技术。对于免疫功能低下的患者来说,同样的方法是合理的,尽管在 HIV 感染者中已经描述了难治性疾病。尽管"伴生"微生物在放线菌病中所起的作用尚不清楚,但许多菌株本身就是病原体,在最初的治疗过程中,覆盖这些微生物的治疗方案是合理的。

在一些报道中,联合药物和手术治疗仍然被提倡。然而,越来越多的文献支持单用药物治疗的初步尝试,即使是在广泛的疾病中。应使用 CT 和 MRI 来监测对治疗的反应。在大多数情况下,要么可以避免手术,要么可以使用不太广泛的手术。这种方法特别有助于保护育龄妇女的关键器官,如膀胱或生殖器官。对于定义明确的脓肿,经皮引流联合药物治疗是一种合理的方法。当涉及关键部位(如硬膜外间隙、中枢神经系统)、严重咯血或适当的药物治疗失败时,手术干预可能是适当的。在缺乏最佳数据的情况下,延长抗生素治疗和至少切除坏死骨的联合治疗是一种合理的方法,这种方法可以治疗双磷酸盐相关的颌骨坏死(BRONJ)。

惠普尔病

惠普尔病是由惠普尔养障体引起的一种慢性多器官感染,1907 年首次被描述。长期以来认为惠普尔病是一种感染病的观点得到了 20 世纪 50 年代对抗菌治疗反应的观察和 20 世纪 60 年代小肠活检标本中通过电子显微镜对杆菌的鉴定的支持。这一假说最终被部分 16S rRNA 的扩增和测序及聚合酶链反应——1991 年从十二指肠组织中产生的扩增子所证实。随后成功培养的惠普尔养障体使全基因组测序和额外的诊断测试得以发展。基于聚合酶链反应诊断技术的发展扩大了我们对惠普尔病的流行病学和临床综合征的理解。暴露于惠普尔养障体后可能出现,无症状携带、急性、或慢性感染。慢性感染(惠普尔病)是一种罕见的发展后暴露。"经典"惠普尔病可通过关节痛/关节炎、体重减轻、慢性腹泻、腹痛和发热等多种症状表现出来;不太常见的是,除了胃肠道以外其他部位的受累也有记录。急性感染和慢性器官疾病在没有肠道受累的情况下(见下文"孤立感染")的描述频率越来越高。由于未经治疗的惠普尔病往往是致命的,而延迟的诊断可能导致不可修复的器官损伤(如中枢神经系统),因此必须了解惠普尔病应考虑的临床情况和适当的诊断策略。

病原学

惠普尔养障体是一种革兰阳性杆菌。基因组序列数据显示,该生物体有一个小的(<1 兆碱基)染色体,许多生物合成途径缺失或不完整。这一发现与宿主依赖的细胞内病原体或需要营养丰富的细胞外环境的病原体是一致的。一个基于可变区域的基因分型方案已经公开了 70 多个基因型(GTs)。GTs1 和 GTs3 是最常见的报告,但所有基因型似乎都能引起类似的临床综合征。

流行病学

惠普尔病很少见,但自从基于 PCR 的诊断工具问世以来,这种疾病越来越被人们所认识。它发生在全球各地,目前估计发病率为 1/100 万患者年。血清学研究表明,约 50% 的西欧人和约 75% 的塞内加尔农村非洲人接触过惠普尔养障体。中年白种人男性好发慢性病。男性感染的频率是女性的 5～8 倍。到目前为止,还没有明确的动物或环境宿主被证明。然而,在污水和人类粪便中,已通过 PCR 对其进行了鉴定。与对照组相比,直接接触污水的工人更有可能无症状地被定植,这一模式表明粪-口传播。最近的数据支持家庭成员之间的口腔或粪-口传播。此外,儿童急性惠普尔养障体肺炎的发展增加了飞沫或空气传播的可能性。

发病机制与病理学

由于与慢性疾病发生率(0.000 01%)相比,暴露于惠普尔养障体的比率似乎要高得多(如上文所述,西欧约 50%),因此有人假设慢性感染个体具有一种微妙的宿主防御异常,不会使他们面临非惠普尔养障体感染的风险。HLA 等位基因 DRB1 - 13 和 DQB1 - 06 可能与感染风险增加有关。慢性感染导致免疫抑制状态,其特征是 CD4$^+$ T 细胞计数低、白细胞介素- 10 产生水平高、调节性 T 细胞活性增加、抗菌活性降低的巨噬细胞交替激活(M2 极化)和随后的凋亡,以及惠普尔养障体的发育变缓——特异性 T 细胞。免疫抑制性糖皮质激素治疗或抗肿瘤坏死因子- α 治疗似乎加速了疾病的进展。最近,无症状的 HIV 感染者在支气管肺泡灌洗液(BALF)中的惠普尔养障体序列水平明显高于非 HIV 感染者,并且这些水平随着抗逆转录病毒治疗而降低。一种弱的体液反应,可能是由于慢性疾病患者的细菌糖基化,似乎可以区分已清除细菌的患者和无症状携带者。在慢性感染的发生过程中,宿主的遗传背景与惠普尔养障体对宿主反应的调节之间的关系尚不清楚。

惠普尔养障体对骨髓细胞有一种趋向性,它侵入骨髓细胞并能避免被杀死。大量泡沫巨噬细胞对感染组织的浸润是一个典型的发现。在肠内,绒毛扁平而宽,乳糜扩张。淋巴或肝组织受累可能表现为可模拟肉瘤的非干酪化肉芽肿。

临床表现

无症状携带/复制

主要使用聚合酶链反应的研究已经在粪便、唾液、十二指肠组织和(很少)无症状的血液中检测到惠普尔养障体序列。尽管患病率仍在确定中,但在西欧国家,唾液(0.2%)的检出率低于粪便(1%～11%)的检出率,并且似乎仅与粪便携带一起发生。在接触废水或污水的人群中,粪便携带率升高(12%～26%)。然而,在塞内加尔农村,44% 的 2～10 岁儿童的粪便样本中检测到了惠普尔养障体。这些地区患者的病原体携带时间仍未确定,但至少可以是 1 年。目前尚不清楚携带者状态与急性感染的关联频率,但演变为慢性疾病是罕见的。无症状携带的细菌负荷比活动性疾病轻。

急性感染

惠普尔养障体被认为是儿童急性胃肠炎的病因。在塞内加尔两个村庄 6.4% 的发热患者(主要是儿童)的血液中也通过 PCR 检测到,通常伴有咳嗽和鼻漏。此外,在美国和法国,惠普尔养障体被认为是急性肺炎的病因。这些数据表明,初次接触惠普尔养障体可导致有症状的肺部或肠道感染,这可能比人们想象的更常见,而且很少导致慢性病。

慢性感染

"经典"惠普尔病·所谓典型的惠普尔病是最初认识到的临床综合征,随后又鉴定出惠普尔养障体。这种慢性感染的定义是累及十二指肠和/或空肠的历经数年的慢性进展性病变。在大多数个体中,最初阶段的不适主要表现为间歇性、偶尔是慢性和破坏性的迁移性少关节炎或多关节炎/血清阴性关节炎。脊柱炎、骶髂炎和假体髋关节感染也已被描述。这一初始阶段经常与各种风湿病相混淆,平均而言,在胃肠道症状开始前持续 6～8 年。用免疫抑制剂(如糖皮质激素、肿瘤坏死因子-α 拮抗剂)治疗这种假性炎性关节炎可加速疾病进程。或者,用于其他适应证的抗菌治疗可以减轻症状。事实上,这些症状的变化应该促使人们考虑惠普尔病。大多数病例出现的肠道症状以腹泻伴体重减轻为特征,可能与发热和腹痛有关。与蓝氏贾第鞭毛虫共感染可导致诊断错误,有时也会被发现。隐性胃肠失血、肝脾大和腹水不常见。可检测到贫血和嗜酸性粒细胞增多。类风湿因子和抗核抗体测试通常为阴性。腹部 CT 最常见的发现是肠系膜和/或腹膜后淋巴结病。内镜或胶囊内镜观察到十二指肠第一部分有红斑或溃疡的苍白、黄色或蓬松黏膜,提示惠普尔病(图 72-5)。除了风湿病和近端肠道疾病,神经(6%～63%)、心脏(17%～55%)、肺(10%～40%)、淋巴(10%)、眼(5%～10%)、皮肤(1%～5%)和(在罕见情况下)其他部位也不同程度地参与了典型惠普尔病。

神经系统疾病·在脑脊液中,基于 PCR 的检测已证实惠普尔病有无症状的神经系统疾病。已经报道了多种神经系统表现,其中最常见的是认知改变进展为痴呆;人格、情绪和睡眠周期紊乱;下丘脑受累;核上性眼肌麻痹。除后者外,惠普尔不适的神经眼科表现包括核上性注视麻痹、动眼神经散光和眼面肌节律(高度提示惠普尔病)、眼球震颤和球后神经炎。还描述了局灶性神经表现(取决于病变位置)、癫痫、共济失调、脑膜炎、脑炎、脑积水、脊髓病和远端多发性神经病。神经系统后遗症发生于中枢神经系统疾病,死亡风险显著。

MRI 结果可能正常。确定的病变(单灶性或多灶性)通常是 T_2 和液体衰减反转恢复(Flair)序列的高信号,并可能出现钆剂增强。表现是多样的,但不具有诊断价值,常见边缘系统参与。FDG-PET 可能显示摄取增加。脑脊液分析可能不

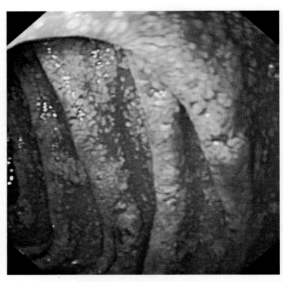

图 72-5　空肠黏膜的内镜检查显示,由于乳糜管扩张导致的空肠黏膜增厚,呈颗粒状,出现"白斑"样改变。(经许可重印,来源:J Bureš et al: Whipple's disease:Our own experience and review of the literature. Gastroenterol Res Pract,2013. http://dx.doi.org/10.1155/2013/478349)。

正常;白细胞增多(通常以淋巴细胞为主)和蛋白质浓度升高是常见的。据报道,脑脊液葡萄糖水平较低。

心脏病·心内膜炎在惠普尔病中越来越常见,表现为培养阴性感染和/或充血性心力衰竭;低血压很少发生。也可注意到栓塞事件或各种心律失常。通常不发热,很少符合杜克大学的临床标准。50%～75% 的病例通过超声心动图可以发现赘生物。所有瓣膜,单独或联合,都会受到影响;最常见的是主动脉瓣和二尖瓣。以前存在的瓣膜病只在少数病例中发现,尽管已经描述了生物瓣膜的感染。壁、心肌或心包疾病也单独发生或合并瓣膜受累。缩窄性心包炎很少发生。

肺疾病·观察到一些间质疾病、结节、实质浸润和胸腔积液的组合。惠普尔养障体序列在 HIV 感染者 BALF 中的临床意义尚不清楚。

淋巴疾病·肠系膜和腹膜后淋巴结病常见于肠道疾病,纵隔淋巴结病可能与肺部感染有关。周围性腺病不太常见。

眼部疾病(非神经性眼科)·葡萄膜炎是最常见的眼部疾病,通常表现为视力改变或"漂浮物"。前(前房)、中(玻璃体)和后(视网膜/脉络膜)葡萄膜炎可单独或合并发生。术后急性或慢性眼部惠普尔病已被描述为与局部或全身糖皮质激素使用有关;在这种情况下,其检测提高了无症状或亚临床疾病被揭露的可能性。角膜炎和晶体性角膜病变也有报道。在识别惠普尔病之前,患者可能会被误诊为类肉瘤或白塞病。

皮肤病·皮肤色素沉着过多,特别是在没有肾上腺功能障碍的光暴露区域,应该提示有惠普尔病。其他多种皮肤表现已被描述,包括红斑性黄斑病变、非血小板减少性紫癜、皮下结节和角化过度。

其他部位·甲状腺、肾脏、睾丸、附睾、胆囊、骨骼肌和骨髓受累均已被描述。事实上,几乎所有的器官都能参与到经

典的惠普尔病中,其发病频率不同,组合多样,体征和症状繁多。因此,在慢性多系统过程中应考虑惠普尔病。尽管罕见,但风湿和肠道疾病与体重减轻相结合,无论是否有神经和心脏受累,都值得高度怀疑。

孤立感染 · 这种情况被定义为无肠道症状的感染,尽管在这种情况下小肠活检偶尔可能是 PCR 阳性。"孤立感染"是一种误称,因为惠普尔养障体感染的多个部位并不罕见。在同一非肠内部位(单个或多个)发生的感染也可能表现为"孤立性感染"。最常见的描述是心内膜炎、神经疾病、葡萄膜炎、风湿病表现和肺部受累。体征和症状与典型惠普尔病这些部位的惠普尔养障体感染相似。随着基于聚合酶链反应的诊断能力的增强,不伴有肠道受累(心内膜炎是最好的例子)的惠普尔养障体感染可能会越来越频繁地被诊断出来。

再感染/复发性疾病/免疫重建炎症综合征(IRIS) · 有人建议,如果潜在的宿主免疫缺陷使个人有慢性感染的风险,那么其可能因职业接触或与无症状定植的家庭成员接触而有再次感染的风险。一例明显的复发是由于不同的基因型支持这一论点。

最佳治疗方案和持续时间仍在确定中。然而,很明显,特别是在隐匿或明显的中枢神经系统疾病的情况下,单独口服四环素或甲氧苄啶-磺胺甲噁唑(TMP-SMX)可能导致疾病复发。

与治疗 HIV 或分枝杆菌病的患者一样,治疗惠普尔养障体感染的患者也有 IRIS 发生的描述。先前的免疫抑制疗法增加了 IRIS 的可能性,IRIS 在治疗的初步临床反应和对惠普尔养障体的 PCR 检测缺失后,炎症复发。表现包括发热、关节炎、皮肤损伤、胸膜炎、葡萄膜炎、眼眶和眼眶周围炎症。

■ **诊断**

考虑到惠普尔养障体感染并确保进行适当的检测是做出诊断的关键步骤,否则很可能会错过诊断。临床表现部分决定了哪些临床标本最有可能使诊断成为可能。在有(可能没有)胃肠道症状的情况下,应进行球后十二指肠活检。一般来说,组织标本的诊断率高于体液。正常皮肤活检可在典型惠普尔病背景下检出惠普尔养障体,作为建立诊断的微创手段。目前尚不清楚是否应在没有中枢神经系统症状的情况下获得脑脊液,但应考虑其收集:中枢神经系统是最常见的复发部位,因此脑脊液检查获得的信息可能影响治疗方案的设计。

基于 PCR 的诊断技术的发展和实施,显著提高了惠普尔养障体鉴定的敏感性和特异性。PCR 可应用于受影响的组织(固定和非固定)和各种体液(如 CSF,房水或玻璃体,关节、心包或胸腔液,BALF,血液,粪便)。在一些临床情况下,一个通用的 16S rRNA 细菌检测结合扩增子测序可以用来检测和识别惠普尔养障体序列。对惠普尔养障体基因组序列的描述有助于开发和广泛应用更加敏感和特异的基于 PCR 的分析方法。基于聚合酶链反应的诊断方法的解释必须考虑到局限性,如样本污染导致的假阳性结果和生物体负荷、样本质量及 DNA 提取不足导致的假阴性结果。

经典惠普尔病的诊断最初是基于肠道活检标本的组织学发现,这种诊断程序仍然很重要。在 PAS 染色上呈阳性并对淀粉酶有抵抗力的包含物(代表摄取的细菌)的巨噬细胞浸润固有层。然而,PAS 是非特异性的,也能对分枝杆菌(可与抗酸染色鉴别)、马红球菌、蜡样芽孢杆菌、棒状杆菌和组织胞浆菌产生阳性结果。惠普尔养障体也可以通过银染色、布伦染色(弱阳性)或吖啶橙检测,不被钙氟化物染色。其他组织或液体(如眼部抽吸液)在大噬菌体中的 PAS 阳性包涵体的染色可用于支持诊断。电子显微拷贝可以用来鉴定惠普尔养障体的三胺细胞壁。

如果可以的话,免疫组织化学比 PAS 染色具有更高的特异性和敏感性,并且可以在存档的固定组织上进行。惠普尔养障体已成功地从血液、脑脊液、滑液、BALF、瓣膜组织、十二指肠组织、骨骼肌和淋巴结中培养出来,但由于培养需要数月才能获得阳性结果,因此并不实用。同样,血清学对惠普尔病的诊断价值有限,因为接触的患病率比慢性病的发病率高很多,而且在疾病状态下对惠普尔病的抗体反应似乎减弱了。

虽然惠普尔养障体的组织学或细胞学检测比 PCR 更不特异和敏感,但阳性结果在适当的临床环境中具有很强的支持性,并且与更具体的检测(如 PCR、免疫组织化学)结合时具有决定性。

治疗 · 惠普尔病

关于治疗的数据正在出现,但关于最佳治疗方案和持续时间的问题仍然存在,这可能取决于感染部位(如中枢神经系统和心脏瓣膜)。适当的治疗通常会导致快速且有时显著的临床反应(例如中枢神经系统疾病)。维持持久的反应更具挑战性。

口服四环素或 TMP-SMX 单药治疗的复发率,特别是中枢神经系统疾病的复发率是不可接受的。序列数据表明,由于缺乏二氢叶酸还原酶,TMP 对惠普尔养障体没有活性,但在知道这一事实之前,这种药物被广泛使用。这一信息促使对 40 名患者进行随机对照试验,这些患者接受头孢曲松(2 g 静脉注射 q24h)或美罗培南(1 g 静脉注射 q8h)治疗 2 周,然后口服 TMP-SMX(160/800 mg),每日 2 次,持续 1 年。这些疗法的疗效是显著的。无症状中枢神经系统感染的唯一一例治疗失败,两种方案均未根除,随后用口服米诺环素和氯喹(负荷剂量后 250 mg/d)治愈。一项随访试验表明,头孢曲松(2 g 静脉注射 q24h)治疗 2 周后口服 TMP-SMX 治疗 3 个月的疗效相似。这些试验中的一个问题是中枢神经系统的剂量以及头孢曲松和美罗培南治疗的持续时间都不是最佳的。此外,研究者推测,具有更大中枢神经系统穿透性的口服方案,如磺胺嘧啶(3 或 4 次分剂量,2~4 g/d)和/或多西环素或米诺环素(2 次分剂量,200 mg/d)加上羟基氯喹(每日3次,每次200 mg,以提高吞噬体的 pH 和增加体外药物活性),可能会使肠外的 pH 升高。如果中枢神经系统疾病的治疗失败,采用类似的治疗方案,则不需要进行治疗。另一个问题是对磺胺类药物耐药性的潜在发展。最后,口服磺胺或四环素治疗心内膜炎是否足够尚不清楚。在获得更多数据之前,至少在无症状/有症状的中枢神经系统疾病或心脏感染患者中,如果耐受至少1年,则应谨慎使用中枢神经系统优化剂量的头孢曲松(2 g q12h)或美罗培南(2 g q8h)至少2周,随后口服多西环素或米诺环素加羟基氯喹或氯喹至少1年。虽然没有关于使用 PCR 指导治疗的数据,但继续用 PCR 检测惠普尔养障体,特别是在脑脊液中,似乎是合理的,至少应该要求继续治疗,或考虑另一种方案。

治疗开始后24小时内发生的赫氏反应已被描述,具有快速的分辨率。添加糖皮质激素可能有助于管理清晰记录的 IRIS。

关于特定部位治疗问题的数据甚至更为有限。有传闻称,口服 TMP-SMX 联合利福平或不联合利福平治疗葡萄膜炎成功,而单独使用四环素治疗可导致复发。尽管已经报道了辅助性眼内治疗的作用,但关于这一点的数据尚不清楚。心内膜炎伴严重瓣膜功能障碍时,可能需要手术治疗;然而,及时识别该病可避免手术,仅通过药物治疗即可治愈。尽管异物相关感染的治疗数据几乎不存在,但人工髋关节感染的医疗治疗显然是成功的;然而,随访是有限的。

无论选择何种治疗方案,确保依从性并密切跟踪潜在复发(或可能再次感染)的努力(可能在明显治愈多年后发生)将最大限度地提高获得良好结果的机会。

第73章
混合厌氧菌感染
Chapter 73
Infections Due to Mixed Anaerobic Organisms

Ronit Cohen-Poradosu, Dennis L. Kasper · 著 | 李冰 · 译

厌氧菌是正常人类菌群(以前称为"正常人类微生物群")的重要组成部分,尤其是存在于黏膜的厌氧菌在许多感染过程中占主导地位。它们在黏膜屏障破坏及微生物渗漏至正常无菌部位后引发疾病。包括需氧菌和厌氧菌在内的多种微生物共同造成污染,导致感染发生。然而,处理那些厌氧菌可能具有重要意义的样本时会遇到困难,临床微生物实验室中培养和鉴定厌氧菌也面临技术上的挑战,这些都使得许多情况下感染过程中的厌氧菌病原学仍得不到证实。因此,了解厌氧菌参与的感染类型对选择适当方法去识别临床标本中的微生物以及对选择最恰当的治疗手段(包括抗生素的使用和感染部位手术引流或清除)都至关重要。

本章主要讨论无芽孢厌氧菌引起的感染,不涉及梭状芽孢杆菌感染及其综合征(参见第31和51章)。

定义

厌氧菌需要在低氧分压环境中生长,难以于暴露在空气(含10% CO_2)中的固体培养基表面生长(不同的是,尽管微需氧菌最适宜在乏氧环境中生长且兼性厌氧菌有无空气皆能生长,微需氧菌在含10% CO_2 的空气中、厌氧条件还是需氧条件下也能生长)。大多数与临床相关的厌氧菌,如脆弱拟杆菌、产黑色素普雷沃菌、具核梭杆菌,相对来说都能耐受空气。虽然它们在2%~8%的氧浓度下可存活或维持一段时间,但无法在这种环境下繁殖。少数致病厌氧菌(也是人体菌群的组成部分)即使短暂接触低浓度氧气也会死亡。

人体菌群中的厌氧菌

大多数人皮肤黏膜表面含有丰富的由需氧和厌氧细菌组成的原生正常菌群。这些黏膜表面以厌氧菌为主,占可培养微生物的99.0%~99.9%,其浓度范围从唾液中的 10^9/mL 到牙龈刮片和结肠中的 10^{12}/mL。有意思的是,许多人体暴露于空气的区域里存在着厌氧菌,如皮肤、鼻、口和喉咙等部位。人们认为厌氧菌存在于上述部位中相对隔绝空气的地方,例如牙龈沟。基于微生物 DNA 分析的新技术拓宽了我们对这些菌群的认知。例如,对来自结肠的13 555个原核糖体 RNA 基因序列进行分析,大多数被鉴定出的细菌是新发现且无法培养到的。美国国立卫生研究院资助的人类微生物组项目和

欧洲委员会资助的 MetaHIT 项目依托于这些新技术，旨在阐明健康个体正常菌群的特征。

厌氧菌主要位于口腔、下消化道、皮肤和女性生殖道（表 73 - 1）。口腔里厌氧菌与需氧菌的比例可从牙齿表面的 1：1 到牙龈沟中的 1 000：1。普雷沃菌和卟啉单胞菌在原生于口腔的厌氧菌中占多数，而梭杆菌和拟杆菌（非脆弱拟杆菌组）占少数。正常胃腔和小肠上段厌氧菌不多，而回肠末端的菌群逐渐变得同结肠相似。例如，每克粪便中有 $10^{11} \sim 10^{12}$ 个微生物，其中 99% 以上厌氧，厌氧菌比需氧菌约为 1 000：1。人体肠道中的优势厌氧菌属于拟杆菌门和厚壁菌门，包括许多拟杆菌（例如脆弱拟杆菌组的成员，如脆弱拟杆菌、多形拟杆菌、卵形拟杆菌、普通拟杆菌、单形拟杆菌和吉氏副拟杆菌）和各种梭菌、消化链球菌、梭杆菌。女性生殖道每毫升分泌物包含 10^9 个微生物，其中厌氧菌与需氧菌的比例为 1：1 $\sim$ 10：1。女性生殖道中主要的厌氧菌有普雷沃菌、拟杆菌、梭杆菌、梭菌和厌氧乳杆菌。皮肤菌群中也含有厌氧菌，以痤疮丙酸杆菌为主，其他丙酸杆菌和消化链球菌较少。

表 73 - 1　人体菌群中的厌氧菌：综述

解剖部位	细菌总量[a]	厌氧菌/需氧菌比例	可能的致病菌
口腔			
唾液	$10^8 \sim 10^9$	1：1	具核梭杆菌、产黑色素普雷沃菌、口腔普雷沃菌、解脲拟杆菌、消化链球菌
牙齿表面	$10^{10} \sim 10^{11}$	1：1	
牙龈沟	$10^{11} \sim 10^{12}$	10^3：1	
胃肠道			
胃	$0 \sim 10^5$	1：1	拟杆菌（主要为脆弱拟杆菌）、普雷沃菌、梭菌、消化链球菌
空肠/回肠	$10^4 \sim 10^7$	1：1	
末端回肠与结肠	$10^{11} \sim 10^{12}$	10^3：1	
女性生殖道	$10^7 \sim 10^9$	10：1	消化链球菌、拟杆菌、普雷沃菌

[a] 每克或每毫升。

一般的共生细菌和特殊的共生厌氧菌是哺乳动物宿主生理、代谢和免疫功能的重要介质。厌氧菌作为正常结肠菌群的组成部分最重要的作用之一是促进对定植的抵抗。厌氧菌通过消耗氧气与营养、产生酶和有毒的最终产物以及调节宿主肠道固有免疫应答有效地干扰了潜在致病菌的定植。例如，多形拟杆菌能刺激帕内特细胞产生 Reg Ⅲ γ，一种能杀死革兰阳性菌的杀菌凝集素。正常结肠菌群在预防艰难梭菌相关性腹泻或结肠炎中发挥着重要作用。当抗生素根除了与之抗衡的结肠菌群中的重要成分后，肠道中的艰难梭菌孢子转化为产毒素形式，导致该疾病的发生（参见第 31 章）。

拟杆菌和其他肠道细菌能发酵碳水化合物并产生挥发性脂肪酸，这些脂肪酸被重新吸收作为宿主的能源。厌氧肠道菌群还负责产生促进人类健康的分泌物（例如维生素 K 和胆汁酸，用于脂肪吸收和胆固醇调节）。

此外，厌氧肠菌群还影响黏膜完整性和黏膜相关淋巴组织的发育。单种多形拟杆菌在无菌小鼠上的定植，影响了多种宿主基因的表达，并纠正了营养吸收、新陈代谢、血管生成、黏膜屏障功能和肠神经系统发育的缺陷。脆弱拟杆菌的共生因子多聚糖 A（PSA）影响哺乳动物免疫系统的正常发育和功能，在炎症性肠病模型中它能保护小鼠免受结肠炎的侵袭。PSA 还能同时提供预防和治疗方面的保护作用，抑制肠外部位如中枢神经系统（CNS）的炎症过程并在多发性硬化小鼠模型中改善疾病症状。厌氧菌可激发小肠和大肠的特异性淋巴细胞群，影响免疫平衡（包括 TH_1/TH_2 平衡），还能影响肠道组织中 TH_{17} 和调节性 T 细胞的数量。

显然，肠道菌群益处多多，其失调可能是以炎症和异常免疫应答为特征的疾病（如炎症性肠病、类风湿性关节炎、多发性硬化、哮喘和 1 型糖尿病）的发病机制之一。此外，肠道菌群与肥胖和代谢综合征有关。菌群中的某些微生物与睾酮的产生之间也存在着有趣的关联。

■ 病因学

完整的人类菌群中有数以千计种厌氧菌，这些厌氧菌中的数百种定植于单个个体。尽管在正常菌群中细菌种类复杂，但通常从人类感染中分离出的菌种相对较少。当宿主与宿主菌群的和谐关系被破坏时就会发生厌氧感染。当皮肤黏膜屏障因手术、创伤、肿瘤、缺血或坏死而受损时导致局部组织氧化还原电位降低，人体任何部位都容易被原驻于此的微生物感染。因为被厌氧菌定殖处存在多种细菌，解剖屏障破坏后正常无菌部位会遭受各类微生物污染，导致多种厌氧菌和与之协同的兼性或微需氧微生物的混合感染。

头部和颈部的严重混合感染可由一颗被口腔常见菌群感染的脓肿牙齿引发。其他口腔来源的感染有慢性鼻窦炎、慢性中耳炎、Ludwig 心绞痛和牙周脓肿。脑脓肿和硬膜下脓肿也常与口腔微生物有关。口腔厌氧菌还经常导致胸膜以及肺部疾病，如吸入性肺炎、坏死性肺炎、肺脓肿和脓胸。

肠道厌氧菌在各种腹腔感染（如腹膜炎和腹内脓肿）中起重要作用（参见第 29 章）。上述感染常于肠的连续性中断和腹腔污染后出现，而结肠内容物是微生物的来源。女性生殖道感染（如输卵管炎、盆腔腹膜炎、输卵管脓肿、外阴阴道脓肿、败血症性流产和子宫内膜炎）中经常分离出厌氧菌（参见第 35 章），此外厌氧菌还存在于菌血症以及皮肤软组织和骨骼感染中。

厌氧革兰阳性球菌中最主要的致病菌是消化链球菌；其中引起感染最常见的是微小消化链球菌、大消化链球菌、不解糖消化链球菌、厌氧消化链球菌和普氏消化链球菌。梭状芽孢杆菌（参见第 51 章）是一种从伤口、脓肿、腹部感染部位和血液中分离出的由厌氧孢子形成的革兰阳性杆菌。革兰阳性厌氧非芽孢杆菌是罕见的人类感染病原体。作为皮肤菌群的组成部分，痤疮丙酸杆菌是异物感染的罕见原因，是少数与感染相关的革兰阳性非梭状芽孢杆菌之一。人类感染中主要的厌氧革兰阴性杆菌为脆弱拟杆菌,梭杆菌,普雷沃菌和卟啉单胞菌。

梭杆菌中的坏死梭杆菌、具核梭杆菌、变形梭杆菌,普雷沃菌中的产黑色素普雷沃菌、口腔普雷沃菌,卟啉单胞菌中的牙龈卟啉单胞菌、不解糖卟啉单胞菌,消化链球菌以及解脲拟杆菌是上呼吸道中最重要的潜在厌氧病原体。

脆弱拟杆菌组含有临床感染中最常被分离到的厌氧病原体。该组成员是正常肠道菌群的一部分;它们包括几个不同的菌种,如脆弱拟杆菌、多形拟杆菌、普通拟杆菌、单形拟杆菌、卵形拟杆菌和吉氏副拟杆菌。尽管与共生粪便菌群培养物中分离出的其他拟杆菌种相比脆弱拟杆菌数量较少,但它仍是最重要的临床分离株。

在女性生殖道感染中最常分离到正常寄生于阴道的微生物(例如,二路普雷沃菌和解糖胨普雷沃菌),但脆弱拟杆菌也不少见。

■ 发病机制

解剖屏障破坏导致局部菌群成分进入原无菌部位,而厌氧菌感染通常发生于此时。厌氧微生物生长需求特殊,它们同时作为共生体存在于黏膜表面,这些微生物必须依靠较低的氧化还原电位穿透黏膜屏障并进入组织。因此,组织缺血、创伤、手术、内脏穿孔、休克和抽吸操作等都为厌氧菌的增殖提供了有利环境。许多细菌种进入其他无菌部位会导致多种微生物感染,其中某些特定微生物体占主导地位。厌氧菌感染的发病机制涉及三个主要因素:细菌协同作用、细菌毒力因素和脓肿形成机制。不同厌氧菌在多微生物感染过程中协同作用的能力是厌氧菌感染的发病机制之一。有人假设,兼性厌氧微生物部分地起到降低微环境中氧化还原电位的作用,从而允许专性厌氧菌的繁殖。厌氧菌可以产生琥珀酸和短链脂肪酸等化合物,它们抑制吞噬细胞清除兼性厌氧微生物的能力。在实验模型中,兼性和专性厌氧菌协同促进脓肿的形成。

与厌氧菌相关的毒力因子通常具有逃避宿主防御、黏附细胞表面、产生毒素和/或酶,或显示例如荚膜多糖和脂多糖(LPS)等具有致病性的表面结构的能力。微生物对宿主组织的黏附能力在感染形成中非常重要。一些口腔细菌附着于口腔黏膜上皮。产黑色素普雷沃菌实际上依附于其他微生物。牙龈卟啉单胞菌是牙周病的常见分离菌,它的菌毛能促进附着。一些拟杆菌菌株似乎是具有菌毛的,它的黏附能力可能归功于此。

研究最为广泛的非芽孢厌氧菌的毒力因子是脆弱芽孢杆菌的荚膜多糖复合物。这种微生物在厌氧菌中是独一无二的,因为它在正常无菌部位生长时具有产毒素的能力。虽然它仅占正常结肠菌群的 0.5%～1%,但脆弱拟杆菌是从腹腔感染和菌血症中最常分离到的厌氧菌。在腹腔内脓毒症动物模型中,荚膜多糖是脆弱拟杆菌的主要毒力因子,这一聚合物在诱发脓肿中起着特定的关键作用。对这一毒力因子的一系列详细生物学和分子学研究表明,脆弱拟杆菌产生至少八种不同的荚膜多糖,远远超过报道的数量或任何其他荚膜细菌。脆弱拟杆菌可单独呈现不同的表面多糖,它也能通过促进子中的可逆倒位 DNA 片段或合成荚膜所需的启动子,以一种开关方式调节不同荚膜的表达来呈现。分析荚膜多糖中的多糖 A(PSA)和多糖 B(PSB)的结构后发现,每种聚合物都由一些重复单元组成,每个单元包含带正电荷的游离氨基基团和带负电荷的基团。PSA 具有细菌多糖中罕见的结构特征,它能依靠两性离子电荷基序诱导动物产生脓肿(PSB 这方面较弱)。PSA 通过 Toll 样受体-2 依赖性机制刺激常驻腹膜细胞中的巨噬细胞释放细胞因子和趋化因子,尤其是 IL-8、IL-17 和 TNF-α,这种能力与诱导产生腹腔内脓肿有关。细胞因子和趋化因子的释放使多形核中性粒细胞(PMN)进入腹膜,在那里它们黏附在由 TNF-α 诱导的间皮细胞表面来上调细胞间黏附分子-1(ICAM-1)的表达。PMN 黏附于 ICAM-1 表达细胞上,可能成为脓肿巢。PSA 还激活细胞产生包括 IL-17 和 γ 干扰素在内的、形成脓肿所必需的特定细胞因子。

脆弱拟杆菌能在厌氧菌相关疾病中占主导地位还得靠其他的毒力因子。脆弱拟杆菌通过合成菌毛和血凝素帮助它附着于宿主细胞表面。此外,拟杆菌种还产生许多有利于致病的酶和毒素。神经氨酸酶、蛋白酶、糖苷酶和超氧化物歧化酶等酶均由脆弱拟杆菌产生。厌氧菌产生许多能增强其毒力的胞外蛋白。牙龈卟啉单胞菌产生的胶原酶可增强其组织破坏的能力。脆弱拟杆菌菌株肠毒素 BFT 阳性与儿童和成人腹泻的临床发作有关。BFT 是一种能引起肠上皮细胞病变的金属蛋白酶并能促进实验动物结扎肠襻的液体分泌及组织损伤。来自小鼠模型的最新证据表明,产肠毒素的脆弱拟杆菌菌株可能与结肠癌有关。

梭菌产生的外毒素,包括肉毒毒素、破伤风毒素、艰难梭菌毒素 A 和 B,以及产气荚膜梭菌产生的五种毒素,是小鼠致死性分析中最具毒性的细菌毒素。厌氧革兰阴性菌,如脆弱拟杆菌,它的脂多糖(内毒素)比需氧革兰阴性菌生物活性低 100～1 000 倍,这可能是拟杆菌菌血症比兼性厌氧及需氧菌菌血症更少出现弥散性血管内凝血和紫癜的原因。梭杆菌的脂多糖是个例外,这与 Lemierre 综合征的严重性有关(见下文"头颈部厌氧菌感染的并发症")。

患者诊治方法 · 厌氧菌引起的感染

当接近可能存在厌氧菌感染的患者时,医生需考虑以下几点。

(1)大多数定植于黏膜的微生物是共生体,很少致病。当这些微生物确实引起疾病时,病灶常在它们定植的黏膜附近。

（2）厌氧菌必须扩散到正常黏膜屏障之外才能引起组织感染。

（3）需要有利于厌氧细菌繁殖的条件，特别是降低的氧化还原电位，它往往存在于创伤、组织破坏、血供受损和导致坏死的原有感染并发症处。

（4）通常能发现一系列复杂的感染微生物。例如，从化脓部位可以分离出多达 12 种微生物。

（5）厌氧微生物往往存在于脓腔或坏死组织中。脓肿常规培养方法无法培养到微生物时，提示脓肿可能含有厌氧菌。将这种"无菌脓液"涂片进行革兰染色后往往能发现其中充满细菌。尽管一些兼性厌氧微生物（如金黄色葡萄球菌）也能引起脓肿，但器官或深部组织中的脓肿不能忘了厌氧菌感染。

（6）许多深部组织的厌氧菌感染都能产生气体，但不能由此诊断，因为需氧菌也能产气。

（7）尽管感染部位或引流物有腐败气味可作为诊断厌氧菌感染的依据，但这往往出现在病程后期且仅见于 30%～50% 的病例。

（8）一些菌种的感染（最突出的例子就是脆弱拟杆菌）需要特定的治疗。然而，当所用抗生素仅针对感染的某些细菌而非所有细菌时不少混合感染也能治愈。抗生素治疗结合清创和引流可破坏不同细菌间相互依存的关系，一些耐药菌在失去与其共同造成感染的细菌时无法存活。

（9）严重脓毒症和弥散性血管内凝血在只有厌氧菌感染的患者中并不常见。

■ 流行病学

由于实行符合标准的厌氧菌培养困难重重，厌氧菌培养会遭到正常菌群成分的污染，以及缺乏现成可靠的培养技术等种种原因，准确的发病率或患病率数据往往无法获得。然而，在外科、创伤科和妇产科活跃的医院中，厌氧菌感染很常见。根据机构的不同，厌氧菌血症占所有菌血症的比例为 0.5%～12%。

■ 临床表现

口腔、头部及颈部厌氧菌感染

厌氧菌通常与口腔、头部和颈部感染有关（**参见第 20 章**）。感染中主要的分离株是上呼吸道正常菌群的组成部分，主要是口腔拟杆菌、色素普雷沃菌、不解糖消化链球菌、梭杆菌、消化链球菌和微需氧链球菌。

口腔及面部软组织感染可能是牙源性的抑或不是。常见的牙源性感染主要是龋齿和牙周病（牙龈炎和牙周炎），是常见的，它能造成局部病变（尤其是牙齿脱落），还可能播散到头部和颈部的深筋膜间隙，威胁生命。口腔感染可由齿龈上或齿龈下的菌斑引起，而菌斑是由寄生在牙齿表面的细菌构成。

牙龈上菌斑的形成始于革兰阳性菌在牙齿表面的黏附。这种类型的菌斑受唾液和饮食成分、口腔卫生和当地宿主因素的影响。牙龈上菌斑可导致龋齿和牙髓炎（牙髓感染），牙髓炎可进一步穿透牙槽骨，导致根尖周脓肿。牙龈下菌斑与牙周感染（如牙龈炎、牙周炎和牙周脓肿）有关，可进一步播散到邻近结构，如下颌骨，导致上颌窦骨髓炎。牙周炎也可能导致邻近的骨骼或软组织感染的播散。在健康牙周组织中，稀疏的菌群主要由革兰阳性菌组成，如血链球菌和放线菌。在有牙龈炎的情况下，牙龈下菌群中的厌氧革兰阴性杆菌比例增加，以中间普雷沃菌为主。在成熟的牙周炎中，菌群的复杂性进一步增加。其中主要分离到的有牙龈卟啉单胞菌、中间普雷沃菌、放线共生放线杆菌、齿垢密螺旋体、福赛斯坦纳菌。

坏死性溃疡性牙龈炎

牙龈炎可能会成为一种坏死性感染（战壕口炎、Vincent 口炎）（**参见第 20 章**），发病通常是突然的，与轻度牙龈出血、口臭和味觉差有关。牙龈炎时牙龈黏膜（尤其是齿间的牙龈乳头）发生溃烂，可能被灰色渗出物覆盖，这些渗出物轻轻按压即可清除。患者可能会出现发热、颈部淋巴结病和白细胞增多等全身性症状。

🌐 走马疳（坏疽性口炎）是口腔黏膜的一种坏死性感染。其特点是软组织和骨骼的破坏，它能迅速从牙龈炎症演变为口面部坏疽。走马疳最常见于营养不良或全身性疾病的幼儿（1～4 岁）。这种感染发生在全世界，但最常见于撒哈拉以南非洲。

急性坏死性咽部感染

这些感染通常与溃疡性牙龈炎有关。症状包括喉部极度疼痛、口臭、味觉不佳，伴有发热和窒息感。检查咽部可见扁桃体肿胀、发红、溃烂，覆盖着一层容易剥落的灰色薄膜。淋巴结病和白细胞增多是常见的。这种疾病可能只持续几日，如果不治疗，可能会持续数周。病变始于单侧，但可能扩散到咽部或喉部的另一侧。患者吸入感染物质会导致肺脓肿。

咽周间隙感染

这些感染源于微生物从上呼吸道至头颈部筋膜平面形成的潜在空间中的传播。病原体含多种微生物，代表着起源部位黏膜的正常菌群。

扁桃体周围脓肿（扁桃腺炎）是急性扁桃体炎的一种并发症，主要由含有厌氧菌（例如坏死梭杆菌和消化链球菌）和兼性厌氧菌群 A 链球菌（**参见第 20 章**）的混合菌群引起。80% 下颌下间隙感染（Ludwig 心绞痛）的病例是由第二和第三磨牙周围组织的感染引起。这种感染导致明显的组织局部肿胀，伴有疼痛、牙关紧闭和舌的上、后移位。下颌下肿胀会影响吞咽并导致呼吸阻塞。在某些情况下，气管切开术可以挽救生命。颈面部放线菌病（**参见第 72 章**）是由分枝的、革兰阳性且无孢子形成的严格或兼性厌氧菌引起，它是正常口腔菌群的一部分。这种慢性疾病的特点是形成脓肿、窦道或瘘管，骨破坏和纤维化。它很容易被误认为是恶性肿瘤或肉芽肿性疾病。放线菌病很少涉及胸部、腹部、骨盆和中枢神经系统。

鼻窦炎和中耳炎

厌氧菌与慢性鼻窦炎有关，但在急性鼻窦炎中作用不大。根据收集标本方法的不同，一些慢性鼻窦炎的研究中 0～52%的病例发现厌氧菌。多种微生物感染是常见的，主要分离的厌氧菌是普雷沃菌、梭杆菌、消化链球菌和痤疮丙酸杆菌。需氧革兰阴性杆菌和金黄色葡萄球菌也与慢性鼻窦炎有关。在儿童慢性化脓性中耳炎病例中厌氧菌的分离率较高，但它在急性中耳炎中的作用尚不清楚。

头颈部厌氧菌感染的并发症

这些感染在相邻颅骨的扩散可导致颅骨或下颌骨的骨髓炎，或脑脓肿和硬膜下积脓等颅内感染。颈部下端感染的扩散可引起纵隔炎或胸膜及肺部感染。头颈部的厌氧感染还能导致血源性并发症。菌血症，有时由多种微生物所致，可导致心内膜炎或其他远隔部位感染。Lemierre 综合征（**参见第 20章**）在使用抗生素的时代并不常见，它是一种继发于颈内静脉脓毒性血栓静脉炎的急性口咽感染，这种感染易播散，经常播散至肺部。坏死梭杆菌是 Lemierre 综合征的常见病因。这种感染通常始于咽炎，后出现咽侧间隙的局部浸润，最终导致颈内静脉的血栓性静脉炎。典型的临床三联征包括咽炎、颈部肿胀和非空洞性肺部渗出。

中枢神经系统感染

与厌氧菌相关的中枢神经系统感染包括脑脓肿、硬膜外脓肿和硬膜下脓肿。厌氧菌引起的脑膜炎较为罕见，通常与脑膜旁汇集或分流感染有关。如果采用最佳细菌学技术，多达 85%的脑脓肿可检出厌氧菌。大多数厌氧菌脑脓肿是由耳鼻喉处的感染（如耳炎、鼻窦炎或牙齿感染）直接播散所致。也可能由远隔感染部位（通常是腹腔或盆腔）的血源性播散所致。常见的分离菌有消化链球菌、梭杆菌、拟杆菌、普雷沃菌、丙酸杆菌、真杆菌、韦荣球菌和放线菌。兼性或微需氧链球菌和大肠埃希菌通常是脑脓肿混合感染菌群的一部分。

胸膜及肺部感染

胸膜及肺部的厌氧菌感染由存在易感因素（如神经或食管疾病引起的吞咽困难）的患者吸入口咽内容物所致，或由酗酒或药物滥用、癫痫发作、头部外伤和脑血管意外等情况导致的一过性意识障碍所致。与吸入引起的胸膜和肺部厌氧菌感染相关的临床综合征包括吸入性肺炎，它可并发坏死性肺炎、肺脓肿和脓胸。许多此类厌氧菌感染为惰性病程，该特点可视作与其他病原体所致肺炎相区分的临床线索，如肺炎球菌性肺炎通常表现为急性发作、寒战和快速进展。

在胸膜和肺部感染中最常见的厌氧菌均来自口腔，尤其是牙龈缝隙，包括色素和非色素普雷沃菌、消化链球菌、拟杆菌和具核梭杆菌。许多感染中需氧菌和厌氧菌共存，从社区获得性吸入性肺炎中分离出的主要需氧菌是微需氧链球菌，如米勒链球菌。对社区获得性肺脓肿患者采用深度培养技术的研究表明，需氧和微需氧链球菌是最常见的病原体（60%的

患者），其次是厌氧菌（26%）。在一项关注长期护理机构吸入性肺炎的研究中，最常分离到的是革兰阴性杆菌（49%）、厌氧菌（16%）和金黄色葡萄球菌（12%）。医院吸入性肺炎的病原体通常包括厌氧菌和革兰阴性杆菌或金黄色葡萄球菌。

吸入性肺炎· 细菌性吸入性肺炎必须同其他两种与吸入相关但与细菌感染无关的临床综合征区别开来。第一种是由吸入固体（通常是食物）所致。吸入物阻塞主要气道后特征性地出现肺不张和中度非特异性症状。治疗包括清除异物。第二种即门德尔松综合征，是一种由胃内容物反流和化学物质（通常是酸性胃液）吸入引起的化学性肺炎，它更容易与细菌性吸入混淆。这种包含肺泡内膜破坏及肺泡间隙液体渗出等表现的肺部炎症发展迅速。该综合征常于数小时内发展，往往在麻醉后呕吐反射受到抑制时发生。患者出现呼吸急促、缺氧和发热。白细胞计数可能升高，胸片在 8～24 小时内可能从正常变为完全的双侧"白化"。痰量很少。肺部体征和症状可通过对症治疗迅速缓解，或最终导致呼吸衰竭并在随后的数日内合并出现细菌感染。除非继发细菌感染，否则不需要抗生素治疗。

与上述两种综合征不同，细菌性吸入性肺炎在几日或几周内发展起来，而非几小时。这类患者不适数日，常出现低热、萎靡和咳痰。部分患者出现体重减轻和贫血，表明他们的病程更为漫长。通常病史能揭示吸入的易感因素，如酒精过量或居住在疗养院。检查可发现牙周病。除非病程一周以上，否则患者的痰通常没有恶臭。痰革兰染色可见混合菌群伴有较多中性粒细胞。由于吐出的痰标本不可避免地被正常口腔菌群污染，故其厌氧菌培养结果不可靠。经气管或经胸抽吸技术可获得可靠的培养标本，但目前很少使用。气管镜防污染毛刷获取的标本或支气管肺泡灌洗液送厌氧菌培养的结果是否可靠还存在争议。

胸片能显示相应肺段的实变：若患者直立时吸入，则实变出现在下叶基底段；若患者仰卧时吸入，则实变出现在上叶后段（通常在右侧）或下叶背段。

坏死性肺炎· 这种厌氧菌肺炎的特点是多个小脓肿蔓延至相邻的几个肺段。这个过程可以是惰性的，也可以是快速凶险的。该综合征比吸入性肺炎或肺脓肿少见，它同时具备这两种感染类型的特征。

厌氧性肺脓肿·（**参见第 22 章**）这些脓肿由亚急性厌氧性肺部感染所致。临床表现通常包括萎靡、体重减轻、发热、盗汗和臭痰等体征和症状，可能会持续数周（**参见第 21 章**）。肺脓肿患者特征性地存在牙齿感染和牙周炎，但也有无牙患者出现肺脓肿的报道。脓腔可以是单个或多个，通常发生在相应肺段（**图 73-1**）。厌氧性脓肿必须与肺结核、肿瘤和其他疾病区分。

败血症性肺栓塞可起源于腹腔或女性生殖道感染并导致厌氧性肺炎和肺脓肿。

脓胸· 脓胸是长期厌氧菌肺部感染合并支气管胸膜瘘的

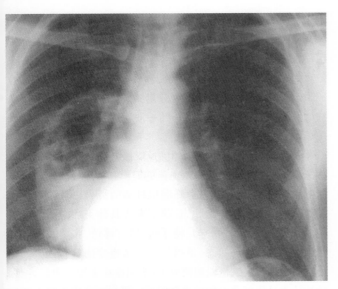

图 73-1 一名 60 岁酗酒患者右下叶肺脓肿的胸片。[来源：GL Mandell (ed)：Atlas of Infectious Diseases, Vol VI. Philadelphia, Current Medicine Inc, Churchill Livingstone, 1996；经许可使用]。

一种表现。与其他厌氧菌肺部感染类似，脓胸的临床表现包括臭痰。患者可能有胸膜炎性的胸痛和明显的胸壁压痛。

脓胸可能被表面上的肺炎掩盖，在抗生素治疗后仍持续发热时应考虑到它的存在。反复体格检查并利用超声对局部脓胸定位是重要的确诊手段。胸腔穿刺术是收集腐臭渗出物的经典方法。感染性胸腔积液平均可培养出 3.5 种厌氧菌和 0.6 种兼性厌氧菌或需氧菌。脓液需要被充分引流。体温下降、病情缓解以及病灶吸收可能需要几个月的时间。

膈下感染的蔓延也可导致厌氧性脓胸。

腹腔感染

腹腔感染常由多种以正常肠道（尤其是结肠）菌群为代表的微生物所致，主要表现为腹膜炎和腹腔脓肿。这些感染常发生在阑尾炎、憩室炎、肿瘤、炎症性肠病、手术或外伤等因素引起的黏膜屏障破裂之后。每个送到微生物实验室的样本中可平均分离出 4～6 种细菌，主要为肠内需氧或兼性厌氧革兰阴性杆菌、厌氧菌和链球菌或肠球菌。最常见的分离株是大肠埃希菌（超过 50%的患者）和脆弱拟杆菌（30%～50%）。从这类感染中分离出的其他常见厌氧菌包括消化链球菌、普雷沃菌和梭杆菌。梭状芽孢杆菌可导致严重感染。这 4～6 种细菌能在 500 多种结肠黏膜细菌中脱颖而出与它们的毒力因子和临床实验室无法培养其他结肠黏膜菌息息相关。

近端肠穿孔引起的感染由该部位的菌群所致，以需氧和厌氧革兰阳性菌和念珠菌为主。

中性粒细胞减少性小肠结肠炎（盲肠炎）与盲肠厌氧感染有关，但在中性粒细胞减少（**参见第 15 章**）时可能累及整个肠道。患者常有发热、腹痛、腹部压痛、腹胀以及水泻。肠壁会出现水肿、出血和坏死。一些专家认为主要的病原体是败毒梭菌，但其他梭菌和混合厌氧菌也参与其中。超过 50%处于疾病早期的患者可从抗生素治疗和肠道休息中获益。有时需要手术切除坏疽肠段。**参见第 29 章**对腹内感染的全面讨论。

肠毒性脆弱拟杆菌与儿童和成人的水样腹泻有关。在未确诊的儿童腹泻病例对照研究中，从腹泻儿童中分离出的肠毒性脆弱拟杆菌明显多于对照组儿童。

盆腔感染

健康女性的阴道是厌氧菌和需氧菌储存的主要场所。在女性生殖道的正常菌群中，厌氧菌的数量远远多于需氧菌，两者比例约为 10：1，包括厌氧革兰阳性球菌和拟杆菌（**表 73-1**）。大多数女性非性传播病原体造成的生殖道感染中能分离到厌氧菌。这些厌氧菌是脆弱拟杆菌、二路普雷沃菌、解糖胨普雷沃菌、产黑色素普雷沃菌、厌氧球菌和梭菌。厌氧菌常见于盆腔炎性疾病、盆腔脓肿、子宫内膜炎、输卵管卵巢脓肿、败血症性流产和术后或产后感染。上述疾病通常是混合感染，包括厌氧菌和大肠菌群；盆腔内无大肠菌群或其他兼性厌氧菌参与的单纯厌氧菌感染比盆腔内更常见。败血性盆腔血栓静脉炎可使感染复杂化，并导致败血性肺栓塞的反复发作。**参见第 35 章**对盆腔感染病的全面讨论。

厌氧菌是细菌性阴道病的病因。这种疾病以产生大量恶臭和细菌生态改变为特征，导致以乳酸杆菌为主的正常菌群被过度生长的阴道加德纳菌、普雷沃菌、动弯杆菌、消化链球菌和生殖道支原体等所取代。一项基于 16S rRNA 鉴定的研究发现了在病例组而非对照组中占优势的其他厌氧菌：奇异菌、纤毛菌、巨球型菌和伊格尔兹菌。放线菌引起的盆腔感染与宫内节育器的使用有关（**参见第 72 章**）。

皮肤和软组织感染

创伤、缺血或手术造成的皮肤、骨骼或软组织损伤为厌氧菌感染创造了合适的环境。这些感染最常见于易受粪便或上呼吸道分泌物污染的部位，例如与肠道手术、褥疮或人类咬伤相关的伤口。此外，皮肤脓肿、直肠脓肿和腋窝汗腺感染（化脓性汗腺炎）中也能分离到厌氧菌。厌氧菌还往往能从糖尿病患者的足部溃疡中培养出来。与厌氧菌相关的深部软组织感染包括褶皱性蜂窝织炎、协同性蜂窝织炎、坏疽和坏死性筋膜炎（**参见第 26 和 51 章**）。

这些软组织或皮肤感染由多种微生物所致。平均有 4.8 种细菌被分离出来且厌氧菌与需氧菌的比例为 3：2。最常被分离到的是拟杆菌、消化链球菌、梭菌、肠球菌和变形杆菌。厌氧菌参与该类感染与发热频率更高、病变部位腐臭、组织产生气体和足部易见溃疡有关。

厌氧菌协同性坏疽（梅勒尼坏疽）是一种罕见的浅筋膜感染，其特点是剧烈疼痛，病灶发红及肿胀后出现硬结。坏死的中心区域被红斑围绕。当坏死和红斑向外扩展时，原中心处溃疡形成肉芽肿。症状仅限于疼痛；发热不典型。这些感染通常包括消化链球菌和金黄色葡萄球菌；腹部手术切口处或四肢末端溃疡周围区域是常见的感染部位。治疗包括手术切除坏死组织和抗生素。

坏死性筋膜炎是一种迅速蔓延的筋膜破坏性疾病,通常由 A 组链球菌(参见第 44 章)所致,但也可能是一种包含厌氧菌和需氧菌的混合感染,它通常发生在手术后和糖尿病或周围血管疾病患者中。这些感染中最常分离到的厌氧菌是消化链球菌和拟杆菌。感染组织中可发现气体。同样,肌坏死也可能与混合厌氧菌感染有关。阴囊福尼尔坏疽包括阴囊、会阴和前腹壁的蜂窝织炎,多种厌氧微生物沿着深部的外层筋膜平面扩散,导致大规模皮肤坏死。

骨关节感染

尽管在全世界范围内放线菌病(参见第 72 章)是大多数骨厌氧菌感染的基本致病菌,但包括消化链球菌或微需氧球菌、拟杆菌和梭杆菌在内的其他微生物也在骨髓炎中占一席之地(参见第 28 章)。这些感染经常发生在软组织感染附近。许多由厌氧菌导致骨髓炎的患者存在身体其他部位厌氧菌感染的证据;邻近软组织感染处的微生物是骨感染致病菌最常见的来源。例如糖尿病足和压疮可能并发需氧与厌氧菌共存的骨髓炎。血源性骨播散并不常见。在累及上颌骨和下颌骨的感染中可检测到普雷沃菌和卟啉单胞菌,而在骨折或创伤导致的长骨骨髓炎病例中发现的厌氧致病菌是梭菌。梭杆菌可在鼻窦附近的骨髓炎处通过纯化培养分离出来。据报道,消化链球菌和微需氧球菌是头骨、乳突和骨的假体植入物感染中重要的病原体。在骨髓炎患者中,最可靠的培养标本是未被感染的正常皮肤和皮下组织的骨活检组织。

与厌氧性骨髓炎不同,大多数厌氧性关节病例(参见第 27 章)只能分离到单个菌且往往继发于血流播散。最常分离到的是梭杆菌。大多数此类患者存在未控制的扁桃体周围感染,后者进展为败血症性的颈静脉血栓静脉炎(Lemierre 综合征)并导致关节易感的血源性播散。与厌氧性骨髓炎的另一个不同是大多数厌氧性脓性关节炎并非多种微生物所致,而且患者可通过血源性途径得病。厌氧菌是假体关节感染的重要病原体;在这些感染中,致病微生物(如消化链球菌和痤疮丙酸杆菌)是正常皮肤菌群的一部分。

菌血症

众所周知,当健康个体的解剖黏膜屏障受到损伤后(如拔牙或洗牙时)会出现一过性菌血症。这些由厌氧菌导致的菌血症通常不致病。然而,使用适当的培养技术可于临床患者血培养中发现厌氧菌。在临床表现突出的菌血症中,厌氧菌所致的菌血症占 5%(各机构间波动于 0.5%~12%)。厌氧菌血症的发病率从 20 世纪 70 年代到 90 年代早期有所下降。这种改变可能与医生在肠道手术前预防性使用抗生素、更早认识到局部感染以及处方广谱抗生素经验性覆盖可能存在的感染病原体有关。近期报告的厌氧菌血症发生率存在争议。梅奥诊所的一项研究比较了三个时间段(1993—1996 年、1997—2000 年和 2001—2004 年)并发现厌氧菌血症的平均发病率增加了 74%;该结果与同一机构报道的 1977—1988 年厌氧菌血症发生率减少 45% 相矛盾。与之不同的是一份来自瑞士的报告比较了两个时间段(1997—2001 年和 2002—2006 年)并发现血培养厌氧菌阳性的数量和所有血培养分离株中厌氧菌的比例都有所下降。

大多数厌氧菌血症由革兰阴性杆菌(主要是脆弱拟杆菌)所致,60%~80% 的病例中可分离到脆弱拟杆菌。引起菌血症的其他厌氧菌包括梭菌(10%)、消化链球菌(10%)和梭杆菌(5%)。

一旦确定了血液中的微生物,依据对该微生物正常驻留部位的了解可推测出它进入血流的门户和可能导致它血液播散的潜在原因。例如,包含脆弱拟杆菌的混合厌氧菌血症通常意味着结肠黏膜受到肿瘤、憩室炎或其他炎症性病灶的破坏而发生病变。恶性肿瘤、糖尿病、器官移植、腹盆腔手术等会使患者处于虚弱状态,是引起厌氧菌血症的易感因素。在一项回顾性巢式病例对照研究中,当菌血症来源不明时,糖尿病被认为是厌氧菌血症的高危因素。最初的临床表现由致病菌进入的门户决定,能反映感染局部的情况。当致病菌入侵血液后患者病情极重,伴有寒战和高热,可与需氧革兰阴性杆菌引起的脓毒症较为相似。尽管已有相关并发症(如败血症性血栓静脉炎和感染性休克)的报告,但与厌氧菌血症有关的并发症发病率较低。厌氧菌血症可能致命,需要快速诊断和有效治疗。据报道,厌氧菌血症病例的病死率高达 25%~44%,而且可能随着患者年龄的增长而增加(60 岁以上的患者死亡率超过 66%),也可能与血流中分离到多个厌氧菌以及无法通过手术消除感染灶有关。一项匹配病例对照研究调查了脆弱拟杆菌菌血症的归因死亡率。脆弱拟杆菌菌血症患者死亡率显著高于对照组(28% 对 8%),归因死亡率为 19.3%,死亡率风险比为 3.2。

心内膜炎和心包炎

(参见第 24 章)厌氧菌引起的心内膜炎并不常见。但由于厌氧链球菌常被错误分类,使得厌氧菌造成的心内膜炎发生率被低估。革兰阴性厌氧菌不是心内膜炎的常见病因。厌氧菌心内膜炎的症状和体征与兼性厌氧菌心内膜炎相似,其死亡率为 21%~43%。

厌氧菌(尤其是脆弱拟杆菌和消化链球菌)在感染性心包液中并不常见。厌氧菌心包炎的死亡率超过 50%。厌氧菌可通过血源性播散、邻近感染部位(如心脏或食管)蔓延或外伤/手术直接接种等途径到达心包腔。

■ 诊断

诊断厌氧感染有三个关键步骤:① 正确收集标本。② 将标本快速送往微生物实验室,标本最好保存于厌氧输送介质中。③ 实验室正确处理标本。对感染部位的采样必须十分谨慎以获取合格标本,避免标本受到正常菌群的污染。当标本被污染的可能性较大时,实验室应拒收。厌氧培养不予接收的标本包括:经咳痰或经鼻气管吸引收集的痰液、支气管镜检查中获得的样本、直接通过阴道穹窿收集的样本、通过解尿获取的小便,以及粪便。可送厌氧培养的标本包括无菌体液,如血液、胸水、腹水、脑脊液,以及从正常无菌部位抽取或活检获得的样本。一般情况下,首选液体或组织样本,避免使用拭子样本。

即使短暂的氧气接触也可能杀死厌氧菌导致实验室菌种分离的失败,因此用于抽吸脓肿腔的注射器必须排尽空气并用无菌橡胶塞堵住针头。此外,先前的抗生素治疗亦会降低厌氧菌的培养阳性率。标本可以注射到含有还原培养基的运输瓶中,或立即用注射器带到实验室,或直接在厌氧培养基上培养。运输延迟可能导致厌氧菌分离的失败,因为过程中的氧气暴露或兼性厌氧菌过度生长会消除或掩盖任何存在的厌氧菌。所有疑似厌氧菌感染的临床标本都应做革兰染色观察其中具有形态特征的微生物。革兰染色能发现但培养未能分离到微生物的情况并不少见。

由于厌氧菌的分离耗时长、难度大,厌氧菌感染的诊断往往只能基于推测。有助于发现感染部位厌氧菌的临床线索很少。某些氧化还原电位降低的部位(如无血管坏死组织)合并脓肿存在时倾向于诊断厌氧菌感染。当感染发生在含有厌氧菌群的黏膜表面(如胃肠道、女性生殖道或口咽)附近时,厌氧菌应被视作潜在的致病菌。因为厌氧菌在坏死组织中增殖时会产生某些有机酸,故通常发出恶臭。尽管这几乎是厌氧菌感染的特征性表现,但缺乏恶臭并不能排除厌氧菌致病的可能。组织中存在气体高度提示厌氧菌感染,但不能以此诊断。厌氧菌常与其他细菌共存导致混合或协同感染,渗出物革兰染色中出现多种形态的细菌往往暗示厌氧菌的存在。有时这些微生物具有种特异性的形态学特征。

当明显的感染部位或脓性物质培养未见细菌生长时,仅有链球菌或单个需氧菌(如大肠埃希菌)以及革兰染色显示混合菌群时,应怀疑厌氧菌的存在;这意味着厌氧微生物由于运输和/或培养技术不当而未能生长。当感染不能被无抗厌氧菌活性的抗生素(如氨基糖苷类以及在某些情况下,青霉素、头孢菌素类或四环素类)控制时也可提示厌氧菌致病。

治疗·厌氧菌感染

成功治疗厌氧性感染需要联合恰当的抗生素、手术切除、失活组织清创以及通过手术或经皮引流(CT、MRI 或超声等影像学技术引导)。任何解剖上的裂口必须立即关闭,对封闭空间进行引流,对组织间隔进行减压,并建立足够的血液供应。一旦发现病灶局限或出现波动感,应立即对脓腔进行引流。

抗生素治疗与耐药性

由于多种病原体的混合感染较为常见,故治疗厌氧菌感染的抗生素应对需氧和厌氧菌都具有活性。可根据感染类型、病原体种类、革兰染色结果和抗菌药物耐药模式的知识(**参见第41章和表73-2**)经验性选择抗感染方案。其他影响抗生素选择的因素包括:药物的杀菌活性、对某些器官(如大脑)的渗透性、毒性以及对正常菌群的影响。对临床相关厌氧菌有活性的抗生素可根据其预测活性分为四类(**表73-2**)。几乎所有表格中列出的药物都有毒副作用,这将在**第41章**中详细阐述。

厌氧菌的药敏试验比较困难且存在争议。厌氧菌生长速度缓慢,缺乏标准化的试验方法,缺乏临床相关的耐药标准,以及经验性治疗普遍能获得理想的疗效等原因使得人们对厌氧菌的药敏试验不感兴趣。然而,一项研究关注了经抗生素治疗仍能从血液中分离出拟杆菌的患者并发现对所用抗生素耐药者的死亡率为45%,而对所用抗生素敏感者的死亡率为16%。人们普遍认为药敏试验对重症感染、感染迁延不愈或抗生素无效的患者很重要。同时药敏试验也有助于监测新药的活性以及记录厌氧病原体目前的耐药模式。对厌氧菌最有效的抗生素包括碳青霉烯类、β-内酰胺类与酶抑制剂的合剂、甲硝唑和氯霉素。

🌐 厌氧菌的耐药性是一个日益严重的问题。耐药率因机构和地理区域而异。近年来,克林霉素、头孢西丁、头孢替坦、莫西沙星对脆弱拟杆菌及相关菌株(吉氏拟杆菌、卵形拟杆菌、多形拟杆菌、普通拟杆菌)的活性下降。最近已有多重耐药的脆弱拟杆菌的报道。几乎所有的脆弱拟杆菌(>97%)均对青霉素耐药。头霉素中的头孢西丁和头孢替坦对该菌的活性更强,但耐药率也有所增加,目前美国的耐药率约为10%,在阿根廷(28%)和欧洲(17%)更高。除拟杆菌外,其他厌氧菌对β-内酰胺类药物的耐药率较低,但差异很大。β-内酰胺类与酶抑制剂的合剂,如氨苄西林/舒巴坦、替卡西林/克拉维酸和哌拉西林/他唑巴坦对产β-内酰胺酶的厌氧菌(包括脆弱拟杆菌)疗效不错。尽管大多数国家报告的耐药率仍然很低,但有几项研究表明美国有0.5%~3%、欧洲有3%~10%和阿根廷1%~8%的产β-内酰胺酶的厌氧菌分离株对氨苄西林/舒巴坦不敏感。最近人们发现台湾有高达48%的脆弱拟杆菌分离株对氨苄西林/舒巴坦不敏感,还发现其他拟杆菌、普雷沃菌和梭杆菌对该抗生素的耐药性也在显著增加。

碳青霉烯类(厄他培南、多利培南、美罗培南和亚胺培南)对厌氧菌同样有效,脆弱拟杆菌在美国和欧洲对该类抗生素的耐药率低于1%。另一些国家报告的碳青霉烯耐药率较高[德国为5%,加拿大(对多利培南)为8%,中国台湾为7%~12%]。

表73-2 厌氧革兰阴性杆菌感染的抗感染治疗			
第一类(几乎总有活性)	第二类(通常有活性)	第三类(通常耐药)	第四类(基本耐药)
碳青霉烯类(亚胺培南、美罗培南、多利培南)[a] 甲硝唑[a] β-内酰胺类/β-内酰胺酶抑制剂合剂(氨苄西林/舒巴坦、替卡西林/克拉维酸、哌拉西林/他唑巴坦) 氯霉素[b]	替加环素 高剂量抗假单胞菌青霉素	头霉素(头孢西丁、头孢替坦) 克林霉素 青霉素类 头孢菌素类 四环素 万古霉素 红霉素 莫西沙星	氨基糖苷类 单酰胺菌素 甲氧苄啶-磺胺甲噁唑

[a] 通常需要覆盖需氧菌。对源自横膈以下的感染,覆盖革兰阴性需氧菌是必要的。对源自口腔的感染,还要覆盖革兰阳性需氧菌。甲硝唑对放线菌、丙酸杆菌或其他革兰阳性非孢子杆菌(如真细菌、双歧杆菌)也不具有活性,它对消化道链球菌的疗效不可靠。[b] 尽管对所有临床上重要的厌氧菌都有很好的体外活性,但由于曾有文献报道临床应用失败,这种药物不如其他活性药物理想。

甲硝唑对革兰阴性厌氧菌(包括脆弱拟杆菌)有活性;尽管耐药罕见(<1%),但欧洲和美国都有报道。革兰阳性厌氧菌对甲硝唑的耐药更常见,包括痤疮丙酸杆菌、放线菌、乳杆菌和厌氧链球菌。克林霉素对许多厌氧菌都有活性。然而在美国,脆弱拟杆菌对克林霉素的耐药率从1982年的3%上升到1996年的16%和2000年的26%,其中某些种的耐药率更是高达40%～50%。非拟杆菌属的厌氧菌对克林霉素的耐药率较低(<10%)。

替加环素对消化链球菌、丙酸杆菌、普雷沃菌、梭杆菌和大多数拟杆菌等厌氧菌有活性。该药对腹腔感染的疗效与亚胺培南在2项3期双盲临床试验中的疗效相当。因此,推荐替加环素单药治疗复杂性腹腔感染,但已报告拟杆菌和非类杆菌的耐药率约为6%。

莫西沙星等氟喹诺酮类药物在需氧菌和厌氧菌的混合感染治疗中具有潜在的应用前景。美国的一项调查发现脆弱拟杆菌对莫西沙星的耐药率为38%;欧洲的耐药率为14%～30%,而台湾血培养中分离到的厌氧菌耐药率为7%～25%。尽管氯霉素对所有临床上重要的厌氧菌都有很好的体外活性,但由于曾有文献报道临床应用失败,这种药物不如其他活性药物理想。

如果第一或第二类(表73-2)中的一种药物对患者无效,应考虑调整抗感染方案并确定拟杆菌分离株的耐药性模式。

特定部位感染

临床上必须针对感染的初始部位制订个体化治疗方案。疗程也取决于感染部位;推荐读者参考有关感染部位的具体章节。

横膈上的感染常有口腔菌群参与,但不包括脆弱拟杆菌。据报道,横膈上感染中经常能分离到产β-内酰胺酶的厌氧菌。60%临床分离到的菌株中包含普雷沃菌、卟啉单胞菌、拟杆菌(不包括脆弱拟杆菌)或梭杆菌;因此所有β-内酰胺类药物(青霉素类和头孢菌素类)都不是明智的选择。由于大多数为包括微需氧和需氧链球菌的混合感染,因此推荐使用同时覆盖需氧和厌氧菌的抗生素。推荐的治疗方案包括克林霉素、β-内酰胺类与酶抑制剂合剂,或甲硝唑联合另一种具有抗微需氧和需氧链球菌活性的药物。

支气管镜检查仅用于排除肺脓肿患者的气道阻塞,不能加强引流;无论如何,支气管镜检查应推迟到抗菌药物开始影响疾病进程之后,避免该操作导致感染播散。由于手术剥除脓肿时其内容物有溢入肺部的危险,故几乎从不推荐。

氯霉素已成功用于治疗中枢神经系统的厌氧菌感染,剂量为每日每千克体重30～60 mg,具体剂量取决于疾病的严重程度。而青霉素和甲硝唑也能穿过血脑屏障,对许多厌氧微生物具有杀菌作用。

横膈下的厌氧菌感染(如结肠和腹腔感染)必须使用对拟杆菌有针对性抗菌活性的药物进行治疗(表73-2)。在腹腔脓毒症(参见第29章)中,使用能对抗青霉素耐药厌氧菌的抗生素可明确降低术后感染和严重感染并发症的发生率。具体来说,为了广谱覆盖可能存在的致病菌,治疗方案中至少包括一种第一类药物(表73-2)。满足此目的的单一用药包括碳青霉烯类、头孢西丁和β-内酰胺类与酶抑制剂合剂。还可以选择两药联合,其中一种药物需对大肠埃希菌有活性,另一种药物需对厌氧菌有活性(例如,一种第三代头孢菌素或喹诺酮联合甲硝唑)。此外,若临床医生怀疑病原体包括革兰阳性兼性厌氧菌,如肠球菌,那么治疗方案应包括氨苄西林或万古霉素。尽管以前认为可选择克林霉素和头孢替坦治疗厌氧菌腹腔感染,但由于脆弱拟杆菌的耐药率不断攀升,如今这些药物已不再被推荐使用。不建议使用氨苄西林/舒巴坦，因为社区获得的大肠埃希菌而非厌氧菌对该药的耐药率很高。

一项荟萃分析综合了 40 个随机或准随机对照临床试验，对 16 种抗生素治疗继发性腹膜炎的疗效进行比较，结果显示所有治疗方案的临床成功率相当。

对于从骨活检标本中分离出混合菌群的厌氧性骨髓炎，所用的抗感染方案需覆盖所有分离到的细菌。当厌氧微生物是关节感染的主要或唯一病原体时，疗程应与需氧菌关节炎相似（参见第 27 章）。治疗手段包括对疾病现状的管理、使用合适的抗菌药物、临时关节制动、经皮积液引流，以及（通常）移除感染假体或内固定装置。手术引流和清创操作（如后遗症切除术）或清除能维持厌氧感染的坏死组织是必要的。外科引流和清创手术（如死骨切除术）对于清除可导致厌氧感染迁延的坏死组织是必不可少的。

依据已知的抗生素敏感性选择合适的初始用药或调整用药能使厌氧菌血症患者的疗效显著上升。

治疗失败

应对治疗无效或复发的厌氧菌感染重新评估并考虑进一步行外科引流或清创。应排除革兰阴性兼性厌氧或需氧菌的二重感染且必须考虑到耐药的可能性；如果涉及耐药，重复培养或许能够培养出病原体。

支持治疗

其他厌氧感染的支持治疗包括对体液和电解质平衡（因为多发局部水肿可导致低蛋白血症）的密切关注、感染性休克的血流动力学支持、感染肢体的固定、通过肠外途径维持慢性感染期间的营养供给、止痛、抗凝预防血栓性静脉炎。对于严重厌氧软组织感染的患者，一些专家提倡高压氧疗法，但其价值并未得到临床对照试验的证实。

第 74 章
结核病 | Chapter 74
Tuberculosis

Mario C. Raviglione · 著 | 金文婷 · 译

结核病（tuberculosis，TB）是感染结核分枝杆菌复合群（*Mycobacterium tuberculosis* complex，MTBC）引起的一种非常古老的疾病，是全球各大死因中重要的原因。最近的人口基因组研究表明，结核分枝杆菌大约于 7 万年前在非洲出现，随着现代人类进化而传播，随着人口密度的增加，于新石器时代在全球范围内迅速扩张。结核分枝杆菌的祖细胞可能感染了原始人类。TB 最常见感染部位是肺，其他部位感染也可占到 1/3。如经规范治疗，敏感菌株所致 TB 基本可以治愈，如未得到及时治疗，将有 50%～65% 患者会在 5 年内死亡。TB 是空气传播性疾病，主要通过吸入肺结核患者排出的飞沫核而致病。

病因学

分枝杆菌属于分枝杆菌属，放线菌目，其中致病的种为 MTBC，该复合群包括 8 个亚种，最常见最重要的人致病菌是结核分枝杆菌。MTBC 还包括牛分枝杆菌（*M. bovis*）、山羊分枝杆菌（*M. caprae*）、非洲结核分枝杆菌（*M. Africanum*）、田鼠分枝杆菌（*M. microti*）、海豹分枝杆菌（*M. pinnipedii*）、猫鼬分枝杆菌（*M. mungi*）、*M. orygis*、坎那分枝杆菌（*M. canetti*）。牛分枝杆菌对吡嗪酰胺耐药，曾主要通过未经消毒的牛奶传播，目前小部分人类结核病由牛分枝杆菌感染所致；山羊分枝杆菌与牛分枝杆菌相关；非洲分枝杆菌从西非、中非、东非结核患者中分离所得；豚鼠分枝杆菌致病力弱，且很少遇到生物体；海豹分枝杆菌是一种感染南半球海豹和海狮的杆菌，最近也在感染的人类中分离出；猫鼬分枝杆菌从南非带状猫鼬中分离出来；*M. orygis* 最近在非洲和亚洲羚羊与其他牛科动物中有描述，也是人类感染的潜在原因；坎那分枝杆菌是非洲病例中罕见分离出的亚种，在固体培养基中产生特别光滑的菌落，被认为与假定原始分型最相近。

结核分枝杆菌是一种无孢子、细长、需氧杆菌，直径 0.5～3 μm。分枝杆菌，包括结核分枝杆菌革兰染色不易着色，一旦着色,很难被酸性乙醇脱色,这一特点可证明这是抗酸杆菌(acid-fast bacilli,AFB;图 74-1)。其抗酸特性主要是由于生物体中高含量的霉菌酸、长链交联脂肪酸和其他细胞脂质成分。其他具有部分抗酸特性的包括诺卡菌、红球菌、米克戴德军团菌、原生动物门的等孢球虫和隐孢子虫。

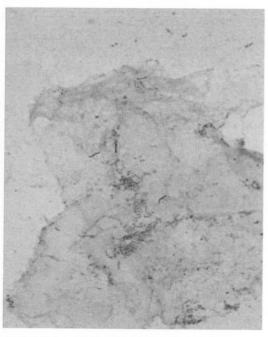

图 74-1 抗酸涂片中见结核分枝杆菌。(本图由亚特兰大疾病预防与控制中心提供)。

在分枝杆菌细胞壁中,脂质(例如霉菌酸)与下面的阿拉伯半乳聚糖和肽聚糖连接。该结构导致细胞壁的渗透性非常差,降低了大多数抗生素的有效性。分枝杆菌细胞壁中的另一种分子,阿拉伯甘露聚糖,参与病原-宿主相互作用,使结核分枝杆菌能在巨噬细胞内存活。结核分枝杆菌完整基因组序列包括 4 043 个基因编码 3 993 个蛋白质的 50 个基因编码 RNA 的基因;其 G-C 含量高(65.6%),提示其需氧特性。大部分基因用于编码细胞壁代谢有关的酶。

流行病学

🌐 2013 年报告到 WHO 的新发结核病例超过 570 万(其中包括肺结核和肺外结核),其中 95% 在发展中国家。因为检测和传报不足,报告的结核病例只占估算全球结核患者的 2/3。WHO 估算 2013 年全球有 900 万新发病例(860 万~940 万),其中 95% 均发生在发展中国家,亚洲 500 万、非洲 260 万、中东 70 万、拉丁美洲 30 万。2013 年全球共有 149 万(132 万~167 万)人因结核病死亡,其中合并 HIV 感染死亡 36 万,96% 发生在发展中国家。20 世纪 80 年代末 90 年代初,发达国家结核传报数明显增加,这些增加主要与结核病高发病国家的移民、HIV 流行蔓延和一些社会问题如城市贫困加剧、流浪汉和吸毒者、解除结核病服务等有关。在过去几年中,发

达国家的报告病例数再次下降或稳定。在美国,随着更强有力的控制措施的重建,自 1993 年新发病例数开始持续下降并趋于稳定。2013 年共有 9 582 例新发结核病例(发病率 3 人/10 万人)传报到美国 CDC。

在美国,结核病在欧洲裔的年轻人中并不常见,他们近几十年来很少接触结核分枝杆菌感染。相反,由于过去传播风险高,老年白种人中潜伏结核(latent *M. tuberculosis* infection,LTBI)发病率相对较高。一般来说,65 岁以上成年人发病率最高(2013 年为 4.9 例/10 万人),14 岁以下的儿童为最低(0.8 例/10 万人)。美国出生人口中,黑种人发病率最高(占 37%,2013 年共 1 257 例)。美国结核病是成人艾滋病、非本国出生人口(2013 年占 64.6%)和贫困、边缘人群的疾病。2013 年,非本国出生者结核病共有 6 193 例,其中 37% 为美洲出生,32% 为西太平洋地区出生,总体而言,亚裔美国人发病率最高(18.7 例/10 万人)。2011 年结核病共造成美国 536 人死亡。2013 年,加拿大报告了 1 638 例结核病例(4.7 例/10 万人),其中 70% 病例(1 145 例)发生在非本国出生人口中,19% 病例(309 例)发生在加拿大当地居民中(发病率为 23.4 例/10 万人),努纳维特地区发病率高达 143 例/10 万人,与结核病高发病国家相近。同样地,在欧洲,因为伦敦等大城市来自结核病高发国家移民和边缘化人群发病率高,结核病再次成为一个重要的公共卫生问题。2013 年,英国报告的所有病例中 41% 来自伦敦(发病率 36 例/10 万人),与一些中等收入国家相似。在大多数西欧国家,非本国出生人口发病数比当地人口更多。

近期数据表明,2013 年结核病发病率在大多数地区稳定或下降,这种趋势始于 21 世纪初,并且似乎仍在持续,全球以平均每年 2% 的速度下降。全球结核病发病率降低的主要原因是撒哈拉以南非洲地区以及东欧地区结核病发病率下降。20 世纪 80 年代开始,撒哈拉以南非洲地区结核病发病率急剧上升是由于艾滋病流行以及政府缺乏有效地处理这一卫生系统服务的能力;而 20 世纪 90 年代东欧地区结核病发病率增加,是由于社会经济条件恶化和医疗保健结构重组的原因(尽管在 2001 年达到顶峰后,东欧的发病率已经缓慢下降)。

2013 年 900 万新结核病例中,13%(110 万)与 HIV 感染相关,78% 的艾滋病相关病例来自非洲。据估计,2013 年有 36 万艾滋病患者死于结核感染。此外,估计有 48 万例(范围,35 万~61 万)多重耐药结核病(multidrug-resistant TB,MDR-TB),也就是感染的结核分枝杆菌至少对异烟肼和利福平耐药。由于大部分机构缺乏培养和药物敏感性测试能力,全世界只有 28% 的 MDR-TB 被确诊。苏联国家报告的新发结核病例中 MDR-TB 的比例最高(俄罗斯和白俄罗斯一些地区高达 35%~40%)。总体而言,大部分的 MDR-TB 发生在中国、印度、俄罗斯联邦、巴基斯坦和乌克兰。自 2006 年以来,包括美国在内的 100 个国家报告了广泛耐药结核病(extensively drug-resistant TB,XDR-TB)的病例,即 MDR-

TB 对最强力的二线抗结核药物耐药(包括至少一种氟喹诺酮类药物和至少一种注射类药物如阿米卡星、卡那霉素、卷曲霉素)。全球多达 10% 的 MDR-TB 病例实际上可能是 XDR-TB,但因为缺乏可靠的方法、药敏试验或实验室能力有限,绝大多数 XDR-TB 病例仍未被诊断。最近,印度、意大利和伊朗等国报告了对所有抗结核药物耐药的病例;但是,报告全耐药时必须谨慎,因为几种二线药物的药敏不准确、重复性差。

■ 从接触到感染

结核分枝杆菌最常见的传播方式为飞沫核传播,飞沫核是由开放性肺结核患者通过咳嗽、打喷嚏或说话产生。微小的水滴迅速干燥,直径最小的($<5\sim10\ \mu m$)可能会在空气中悬浮几小时,并可能在吸入时就到达终末支气管。每次咳嗽产生多达 3 000 个具有传染性的飞沫核。结核杆菌的其他传播途径(例如接触传播或母婴传播)非常罕见并且没有流行病学意义。与具有传染性结核病的人接触的可能性、接触的亲密度和持续时间、患者的传染程度以及接触发生的环境都是传染性的重要决定因素。一些近距离接触研究清楚地证明,痰涂片阳性者传染性最强,传染性最强的包括空洞性肺结核病灶、喉结核、痰含菌量达每毫升 $10^5\sim10^7$ 条抗酸阳性者。痰涂片阴性/培养阳性者传染性较低,尽管在美国的一些研究中可导致 20% 以上的传播。培养阴性肺结核和肺外结核基本上不具传染性。由于 HIV 阳性结核患者发生空洞性病灶可能性小,他们的传染性比 HIV 阴性者低。结核杆菌传播中最重要的原因之一是共处于通风条件差的环境,这增加了与患者接触的强度。

结核分枝杆菌感染的风险更多地取决于外源性因素。例如由于延迟就诊和诊断延误,大概估计,在高发病机构中,在结核病诊断明确前每个涂片阳性肺结核可以传染多达 20 名接触者。

■ 从感染到致病

与感染 MTB 的风险不同,感染后发病的风险在很大程度上取决于内源性因素,如个体的固有免疫、非免疫防御以及个体细胞介导的免疫(cell-mediated immune,CMI)功能水平。感染 MTB 后直接致病,临床疾病称为原发性结核病,常见于儿童和免疫抑制者。虽然原发性结核病可能很严重并具播散性,但传染性不高。若成人感染 MTB,健全的免疫系统会使感染潜伏,至少暂时潜伏。MTB 在重新激活之前可能会在体内持续存在很多年,激活后致病,即继发性结核病,因继发性肺结核空洞性病灶可能性大,其传染性就较原发性结核病高。有 10% 以上感染者在其一生中可能发展为活动性结核,其中一半是在感染后 18 个月内,HIV 阳性者发展成结核病的概率要高得多。在结核病传播率高的地区,既往感染个体再次感染很常见,这些再次感染者也更易发展为结核病。20 世纪 90 年代初美国结核病复苏的高峰时期,分子分型和 MTB 菌株比较的研究提示,在一些市中心社区,多达 1/3 的活动性结核病病例是由于近期感染致病而非潜伏感染重新激活致病,其中

年龄是感染后致病的重要决定因素。MTB 感染者中结核病的发病率在青春期后期和成年早期最高,原因尚不清楚。女性的发病高峰为 25~34 岁,在这个年龄组中,女性发病率高于男性,而在较大年龄组则相反。老年人致病风险增加可能是因为免疫力降低和合并症增多。

多种疾病和状况更易发展为活动性肺结核(表 74-1)。感染者中发展为活动性结核的绝对危险因素为 HIV 合并感染,它可以抑制细胞免疫。LTBI 发展成活动性结核风险直接取决于免疫抑制程度,在 HIV 感染者的研究显示,结核菌素皮肤试验(tuberculin skin test,TST)阳性者发展活动性结核的风险为 2.6~13.3 例/100 人年,并且随着 $CD4^+$ 细胞计数的减少而增加。

表 74-1 既往感染 MTB 者发展为活动性结核病的风险	
危险因素	相对风险(OR)[a]
近期感染	12.9
纤维化病灶(自愈者)	2~20
合并症和医源性因素	
HIV 感染	21 至大于 30
尘肺	30
慢性肾功能不全/血透	10~25
糖尿病	2~4
静脉吸毒	10~30
免疫抑制治疗	10
使用 TNF-α 抑制剂	4~5
胃切除术后	2~5
空肠吻合术后	30~60
心、肾移植术后	20~70
吸烟	2~3
营养不良和严重低体重	2

[a] 既往感染 = 1。

■ 疾病的自然病程

在抗结核药问世之前各个国家的研究表明,结核病未经治疗通常是致命的。大约 1/3 的患者在确诊后 1 年内死亡,超过 50% 的患者在 5 年内死亡。痰涂片阳性患者 5 年死亡率为 65%,5 年后幸存者中,约 60% 自行缓解,剩余者仍继续排菌。及时、有效、适当的抗结核治疗,治愈率高;若抗结核药物使用不当,虽可降低死亡率,但可能导致大量慢性感染患者,通常存在耐药 TB 感染。

发病机制和免疫

■ 感染与巨噬细胞吞噬

MTB 与人类宿主的相互作用开始于传染者排出含有 MTB 活菌的飞沫核到空气中,被近距离接触者吸入时。虽然

大部分吸入的 MTB 被困在上呼吸道并被纤毛黏膜细胞排出，但一小部分（通常＜10%）到达肺泡。肺泡腔内免疫调节环境特殊，尚未活化的肺泡巨噬细胞（原型活化的巨噬细胞）吞噬 MTB。分枝杆菌对巨噬细胞的黏附主要是由于与细菌细胞壁结合到各种巨噬细胞表面分子，包括补体受体、甘露糖受体、免疫球蛋白 G Fcγ 受体和 A 型清道夫受体。通过补体活化增强吞噬作用，导致 MTB 与 C3 活化产物如 C3b 和 C3bi 的调理作用（MTB 可抵抗补体介导的裂解）。与某些受体（如甘露糖受体）的结合可调节吞噬后事件，如吞噬体-溶酶体融合、炎症细胞因子的产生。吞噬体形成后，MTB 的存活似乎部分取决于由于缺乏完整的囊泡质子-腺苷三磷酸酶的组装而导致的酸化减少。细菌细胞壁脂质聚糖甘露聚糖（ManLAM）可产生一系列复杂事件。ManLAM 抑制细胞内 Ca^{2+} 的增加，Ca^{2+}/钙调蛋白途径（致吞噬体-溶酶体融合）受损，并且 MTB 在吞噬体内存活。研究发现 MTB 吞噬体可抑制磷脂酰肌醇 3-磷酸（PI3P）的产生。通常，PI3P 标记吞噬体或膜的分选和成熟，包括吞噬溶酶体形成，因此破坏细菌。还发现细菌因子阻断宿主对自噬的防御，其中细胞使用的双膜囊泡（自噬体）将吞噬体与溶酶体隔离。如果 MTB 成功阻止吞噬体成熟，则复制开始，巨噬细胞最终破裂并释放其细菌内容物。然后招募其他未感染的吞噬细胞，通过摄取死亡的巨噬细胞及细菌片段，继续感染循环，从而自身感染并且感染扩大。

结核分枝杆菌的毒力

结核分枝杆菌是由多种分枝杆菌亚种组成的复合物，不同亚种毒力不同、临床表现不同。自从 1998 年结核分枝杆菌基因组破解以来，已经发现了大量突变的基因，并且已经发现多种导致结核分枝杆菌毒力的细菌基因。在各种动物模型（主要是小鼠，但也包括豚鼠、兔子、非人灵长类动物）中已发现不同类型的毒力缺陷。katG 基因编码过氧化氢酶/过氧化物酶，可保护免受氧化应激，并且是异烟肼活化和后续异烟肼杀菌活性所必需的。RD-1 是一个 9.5 kb 的基因，编码两种关键的小蛋白抗原——早期分泌抗原靶体-6（ESAT-6）和培养滤液蛋白-10（CFP-10），以及一种分泌装置，这种分泌装置可能会促进这两种小分子抗原的产生；卡介苗（M. bovis bacille Calmette-Guérin，BCG）中没有这种基因，所以被认为是一种重要的衰减突变。近期在海分枝杆菌的研究中发现编码 ESX1 分泌系统的 RD1 毒力位点突变削弱了凋亡巨噬细胞、招募未感染细胞或进一步感染的能力，导致分枝杆菌复制减少、肉芽肿形成减少，需进一步在 MTB 中证实。需要亮氨酸的 leuCD 和需要泛酸的 panCD 突变体，会导致缺乏细菌生物合成关键酶的突变，使底物缺乏而出现营养缺陷，并在动物中完全不能增殖。异柠檬酸裂合酶基因 icl1 编码乙醛酸循环的关键步骤，该步骤促进细菌在脂肪酸底物上生长；该种基因是慢性结核病小鼠 MTB 感染长期持续存在所必需的。MTB 在调节基因突变，如 sigma 因子 C 和 sigma 因子 H（sigC 和 sigH）与小鼠正常细菌生长有关，但它们不能完全引起组织病理学改变。最后，分枝杆菌蛋白 CarD（由 carD 基因表达）对控制 rRNA 转录至关重要，而 rRNA 转录是宿主细胞复制和持续存在所必需的。它的丢失使分枝杆菌暴露于氧化应激、饥饿、DNA 损伤，最终对各种宿主诱变物和防御机制的杀伤敏感。

对感染的天然抵抗力

一些观察结果表明，遗传因素在结核分枝杆菌感染和致病的先天性非免疫抵抗性和疾病的发展中起关键作用。这种抵抗性本质上是多基因的，不同群体对结核易感性不同。在小鼠中，一种称为 Nramp1（天然抵抗性相关巨噬细胞蛋白-1）的基因在对分枝杆菌的抵抗性/易感性中起调节作用。正如西非人的一项研究所表明的那样，人类同源性 NRAMP1 被确定在结核病的易感性方面发挥作用，其位于染色体 2q 上。对小鼠遗传学的研究鉴定了一种新的宿主抵抗性基因 ipr1，它在 sst1 基因座内编码；ipr1 编码干扰素（IFN）诱导的核蛋白，其与用 IFN 介导的或被结核分枝杆菌感染的巨噬细胞中的其他核蛋白相互作用。此外，多种基因的多态性，如编码各种主要组织相容性复合物（MHC）等位基因、IFN-γ、细胞生长因子-β、IL-10、甘露糖结合蛋白、IFN-γ 受体、Toll 样受体-2、维生素 D 受体和 IL-1 与结核病易感性有关。

宿主反应、肉芽肿形成和结核潜伏

在宿主-细菌相互作用的初始阶段，在获得性 CMI 之前，结核分枝杆菌通过淋巴管广泛传播，扩散到肺部和其他器官各个部位，并在未活化的幼稚巨噬细胞中大量生长，其他的幼稚巨噬细胞被募集形成早期肉芽肿。研究表明，结核分枝杆菌使用特定的毒力机制来破坏宿主细胞信号传导，并引发早期调节的促炎反应，在这个关键的早期阶段促进肉芽肿增大和结核分枝杆菌生长。对斑马鱼中海洋分枝杆菌感染的研究描述了分枝杆菌诱导肉芽肿形成的一种分子机制。周围的上皮细胞与感染巨噬细胞接触后，ESAT-6 通过诱导周围的上皮细胞与感染巨噬细胞接触后分泌基质金属蛋白酶-9（matrix metalloproteinase 9，MMP9）。MMP9 反过来刺激幼稚巨噬细胞的募集，从而诱导肉芽肿成熟和分枝杆菌生长，MMP9 功能破坏导致分枝杆菌生长减少。另一项研究表明，结核分枝杆菌来源的环磷酸腺苷从吞噬体分泌到宿主巨噬细胞中，破坏细胞的信号转导通路，刺激肿瘤坏死因子 α（TNF-α）分泌增多以及进一步促进细胞募集。最终，在重复的细胞裂解和新到的巨噬细胞感染期间释放的趋化因子和细菌产物使树突细胞到达分枝杆菌处，这些树突细胞迁移到引流淋巴结并将分枝杆菌抗原递呈给淋巴细胞。此时，CMI 和体液免疫开始了，感染的初始阶段通常是无症状的。

感染后 2～4 周，宿主的细胞免疫和体液免疫对结核分枝杆菌发生反应：巨噬细胞活化的 CMI 反应和组织损伤反应。巨噬细胞活化反应是 CMI 的现象，导致巨噬细胞的活化，杀死和消化结核分枝杆菌。组织损伤反应是对各种细菌抗原的迟发型超敏反应（delayed-type hypersensitivity，DTH），它会破坏含有繁殖分枝杆菌的巨噬细胞的灭活，但也会导致组织干酪样坏死（见下文）。虽然这两种反应都可以抑制分枝杆菌的生长，但两者之间的平衡决定了最终结核病形式。随着特异性免疫的发展和原发病灶部位大量活化的巨噬细胞聚集，肉芽肿病变（结节）就形成了。这些病灶由淋巴细胞和活化的巨噬细胞组成，这些巨噬细胞向上皮样细胞和巨细胞形态发展。最初，组织损伤反应可以限制巨噬细胞内的分枝杆菌生长。如上所述，由各种细菌产物介导的这种反应不仅破坏巨噬细胞，而且还在结节中心产生早期坏死。尽管结核分枝杆菌可以存活下来，但是在这种坏死环境中，低氧和低 pH 使分枝杆菌的生长受到抑制。这时候有些病变可以通过纤维化愈合，随后出现钙化，在其他病变中发生炎症和坏死。一些观察结果挑战了传统观点，认为分枝杆菌和巨噬细胞之间反应都会导致慢性感染，这可能是因为能根除早期感染的免疫应答有时可能会导致分枝杆菌基因组突变失效，导致它们的复制无效。在这个感染阶段形成的单个肉芽肿的大小和细胞组成不同，有些可以存在分枝杆菌的传播，而有些则不能。微生物和宿主之间的这种动态平衡就产生了 LTBI。根据最近的发展，潜伏可能不是一个准确的术语，因为结核分枝杆菌可能在这个"潜伏"阶段仍有活力，在它们暂时隐藏的坏死区域形成生物膜。因此，用"持续"这个词可能更确切表达这个阶段的结核分枝杆菌。重要的是要认识到潜伏感染和疾病不是两种独立的状态，而是连续体，感染最终将被完全遏制或发展成结核病。通过生物标志物预测哪些感染者将进展为结核病，并进行预防干预将具有极大的价值。

巨噬细胞激活反应

CMI 在这个早期阶段至关重要。在大多数受感染者中，当由巨噬细胞加工的结核分枝杆菌抗原刺激淋巴细胞释放多种淋巴因子，局部巨噬细胞被激活。这些活化的巨噬细胞聚集在病变中心周围，有效中和结核分枝杆菌而不造成进一步的组织破坏。在病变中央，坏死物质类似于奶酪（干酪样坏死），这种现象也可以在其他情况中出现，例如肿瘤。即使在愈合过程中，活的分枝杆菌也可能在巨噬细胞或坏死物质中保持休眠多年。肺实质和肺门淋巴结中"愈合"的病变可能随后发生钙化。

延迟型超敏反应（DTH）

在少数情况下，巨噬细胞活化反应较弱，只能通过 DTH 反应抑制分枝杆菌生长，DTH 会致肺组织破坏，病灶可能进一步变大，周围组织逐渐破坏。在病变的中心，干酪样物质液化，支气管壁和血管被侵蚀、破坏，并形成空洞，含有大量结核分枝杆菌的液化干酪物质通过支气管排出。在空洞里面，结核分枝杆菌繁殖，并进入气道，通过呼气动作如咳嗽和说话排出到环境中。在感染的早期阶段，结核分枝杆菌通常通过巨噬细胞运输到区域淋巴结，随后通过中心静脉回流，在肺部重

新种植，并通过体循环至全身扩散到肺部循环之外。由此产生的肺外病变可能会与肺部病变一起进展，尽管大多数肺部病变往往会愈合。天生免疫力差的幼儿中，血源性传播可能导致粟粒性结核病或结核性脑膜炎。

巨噬细胞和单核细胞的作用

虽然 CMI 对结核分枝杆菌具有部分保护作用，但体液免疫在保护中起的作用不太明确（尽管有证据表明存在阿拉伯甘露聚糖抗体，这可能会阻止儿童感染的传播）。在 CMI 存在的情况下，两种类型的细胞是必需的：直接吞噬结核分枝杆菌的巨噬细胞和通过细胞因子，尤其是 IFN-γ 的产生来诱导保护的淋巴细胞（主要是 CD4+ 淋巴细胞）。结核分枝杆菌感染后，肺泡巨噬细胞分泌各种细胞因子参与一系列反应（例如肉芽肿的形成）以及全身反应（例如发热和体重减轻）。然而，另一种活化的肺泡巨噬细胞可能对早期结核分枝杆菌生长特别敏感，其促炎和杀菌活性有限，这可能与巨噬细胞被肺泡表面活性物质覆盖所致有关。新被吸引到该部位的单核细胞和巨噬细胞是免疫应答的关键部分。它们的主要机制可能与产生具有抗分枝杆菌活性的氧化剂（如活性氧中间体或一氧化氮）有关，并增加 TNF-α 和 IL-1 等细胞因子的合成，这些细胞因子反过来调节活性氧中间体和活性氮中间体的释放。此外，巨噬细胞可以发生细胞凋亡，这是一种防御机制，通过凋亡的细胞隔离来防止细胞因子和结核分枝杆菌的释放。最近的研究还阐述了中性粒细胞参与宿主反应，但它们的出现时间和有效性仍然不确定。

T 淋巴细胞的作用

肺泡巨噬细胞、单核细胞和树突细胞在加工和呈递抗原给淋巴细胞（主要是 CD4+ T 和 CD8+ T 细胞）方面也是至关重要的。CD4+ T 淋巴细胞的激活和增殖对宿主防御结核分枝杆菌是最关键的。CD4+ T 细胞性质和数量异常解释了 HIV 感染者无法控制分枝杆菌增殖。活化的 CD4+ T 淋巴细胞可以分化成产生细胞因子的 TH1 或 TH2 细胞。TH1 细胞产生 IFN-γ 和 IL-2，IFN-γ 是巨噬细胞和单核细胞的激活剂，TH2 细胞产生 IL-4、IL-5、IL-10 和 IL-13，并且还可促进体液免疫。各种细胞因子的相互作用及其交互调节决定了宿主的反应。然而细胞因子在促进分枝杆菌细胞内杀死的作用尚未完全阐明。IFN-γ 可以诱导活性氮中间体的产生并调节参与杀菌作用的基因。TNF-α 似乎也很重要。最初在转基因敲除小鼠以及近期的人类研究中证明其他细胞亚群，尤其是 CD8+ T 细胞，可能起重要作用。CD8+ T 细胞通过细胞毒性反应、裂解感染的细胞以及产生 IFN-γ 和 TNF-α 而起到保护作用。最后，自然杀伤细胞充当 CD8+ T 细胞裂解活性的共调节剂。γδT 细胞越来越多地被认为参与人类的保护性反应。

分枝杆菌脂质和蛋白质

脂类通过先天免疫系统参与分枝杆菌识别，脂蛋白被证明（例如 19 kDa 脂蛋白）由血液树突细胞递呈，触发 Toll 样受

体信号通路。结核分枝杆菌具有各种蛋白抗原,一些存在于细胞质和细胞壁中,其他的是分泌的抗原。分泌抗原在引发淋巴细胞反应中更重要,实验证明在用活的、分泌蛋白质的分枝杆菌动物模型中具有保护性免疫作用,可能起保护作用的抗原包括 30 kDa(或 85B)和 ESAT-6 抗原。保护性免疫可能是许多不同分枝杆菌抗原反应的结果,这些抗原正在被各种平台上纳入设计新疫苗中。

结核菌素皮肤试验

与免疫力的出现一致,对结核分枝杆菌的 DTH 就出现了,这就是 TST 的基础,其主要用于检测无症状的人群结核分枝杆菌感染。TST 反应的细胞机制主要与之前致敏的 CD4$^+$ T 淋巴细胞吸引到皮肤试验部位有关。这些 T 淋巴细胞在那里增殖并产生细胞因子。尽管 DTH 是保护性免疫(TST 阳性者感染新的结核分枝杆菌可能性低于 TST 阴性者),但它决不能保证免结核分枝杆菌再激活。事实上,活动性结核病患者通常 TST 会有强阳性反应。还有证据表明,在先前接受过治疗的患者,可再感染新的结核分枝杆菌株,该结果强调了既往潜伏或活动性结核病可能无法赋予完全保护性免疫力。

临床表现

结核病分为肺结核和肺外结核,或者肺内肺外同时存在。因人群不同,MTB 菌株不同等多种因素影响,10%~40%的患者可能出现肺外结核。此外,多达 2/3 合并艾滋病的结核病患者可能同时患有肺结核和肺外结核或仅肺外结核。

肺结核

肺结核通常被分类为原发性和继发性(也叫成人型)。结核病流行地区的分子证据对结核病的鉴别有了挑战性的结论,即大多数成人肺结核是由近期感染(原发感染或再感染)引起的,而非再激活。

原发性肺结核

初次感染 MTB 后不久就会发生原发性肺结核,有些无症状,有些伴有发热,偶尔也有胸膜炎性胸痛。在结核病传播高的地区,原发性肺结核常见于儿童。由于大多数吸入的空气分布在中下肺野,所以这些是原发性肺结核的好发部位。初始感染后形成的病灶(叫 Ghon 病灶,冈氏病灶)通常会引起外周原发病灶,并伴有一过性的肺门或气管旁淋巴结肿大,这些征象在常规胸片中不易发现(**图 74-2**)。部分患者腿部出现结节性红斑(**图 14-40**)或小疱性结膜炎,大多数情况下,这些病灶可自愈并仅遗留小钙化灶,胸膜下病灶也常合并胸膜反应。Ghon 病灶,伴或不伴胸膜反应、胸膜增厚和区域性淋巴结肿大,被称为 Ghon 复合体。

CMI 未成熟的儿童和免疫力受损者中(例如营养不良或 HIV 感染者),原发性肺结核可迅速进展,出现原发病灶增大,也可以通过其他方式进展。2/3 由于 MTB 从胸膜下病灶渗入胸膜腔形成胸腔积液,重症患者原发病灶可迅速增大、中

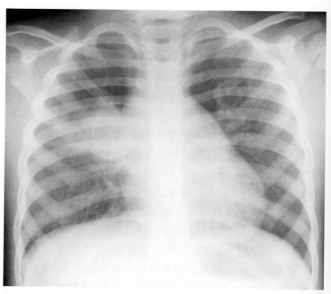

图 74-2 儿童原发性肺结核胸片。 见右侧肺门淋巴结肿大、周围肺组织渗出(经南非斯坦陵布什大学儿科和儿童健康科 Robert Gie 教授许可)。

央坏死,并出现空洞(急进型原发性结核病)。儿童原发性肺结核因肺实质中 MTB 从淋巴管引流至肺门或气管旁淋巴结,故常引起该区域淋巴结肿大。肿大的淋巴结可能会压迫支气管,导致远端塌陷的完全阻塞,大气道部分阻塞引起喘息,段/叶过度充气引起球阀效应。淋巴结也可能破裂进入气道形成肺炎,通常出现坏死、空洞、远端阻塞。由急进型干酪性肺炎对段/叶的损伤可引起支气管扩张(**参见第 23 章**)。原发感染后也可出现隐匿性血流播散,由于获得性免疫缺乏可导致播散或粟粒样病灶(**图 74-3**)。多个器官中形成的小肉芽肿病变,可能引起局部进展性疾病或导致结核性脑膜炎,这是幼儿和免疫功能低下的人(例如 HIV 感染的患者)需要非常关注的问题。

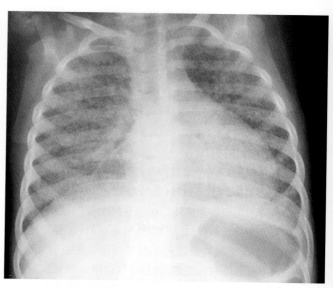

图 74-3 儿童粟粒性肺结核胸片。 见双肺均匀分布的粟粒样浸润病灶(经南非斯坦陵布什大学儿科和儿童健康科 Robert Gie 教授许可)。

继发性肺结核(成人型肺结核)

也称为再激活,可能最准确说法应该是成人型肺结核,是由既往 LTBI 或近期感染(原发感染或再感染)的内源性再激活所致。因上叶尖后段、下叶背段比下部区域平均氧张力更高,有利于 MTB 生长,是肺结核好发部位。肺实质受累的程度不同,肺内病灶不同,从小片浸润影到广泛空洞均有可能,空洞形成后,液化的坏死物最终被排放到气道中,可能沿支气管播散,形成卫星灶,这些卫星灶也可能形成空洞(**图 74 - 4 和图 74 - 5**)。大片肺段或肺叶累及,多种形态病灶同时存在是干酪性肺炎的特点。据报道,多达 1/3 的未治疗患者在发病后几个月内死于严重的肺结核(过去经典的"恶性消耗"),而其他患者可能会自愈或在逐渐削弱的过程("消耗"或痨病)

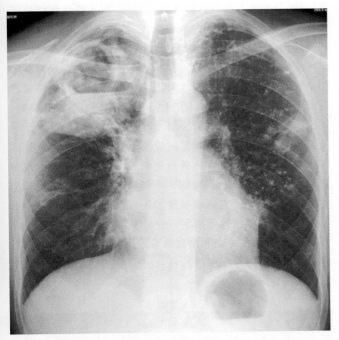

图 74 - 4 活动性肺结核患者胸片。 右上肺浸润、空洞形成伴气液平(经意大利米兰圣保罗大学医院感染病科 Dr. Andrea Gori 许可)。

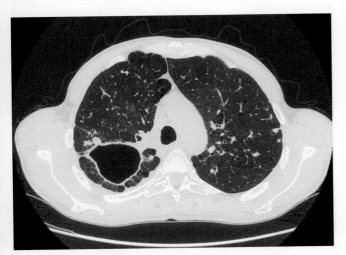

图 74 - 5 活动性肺结核患者胸部 CT。 右上肺大空洞(经意大利罗马斯帕兰扎尼医院国家感染病研究所的 Elisa Busi Rizzi 博士许可)。

中。在这些情况下,一些肺部病变纤维化并且随后出现钙化,但这些慢性肺部病灶仍持续释放 MTB 到环境中。大多数患者对治疗反应可,热退、咳嗽减少、体重增加,并在几周内整体改善。

疾病早期,症状和体征通常隐匿且非特异,主要表现为午后低热、盗汗、体重减轻、厌食、全身不适和乏力。90% 以上患者会出现咳嗽,起初通常无咳痰、晨起为主,后续出现脓性痰,甚至伴血丝。20%~30% 患者出现咯血,若空洞病灶腐蚀周围大血管可导致大咯血。咯血也可能是由于腔内扩张血管破裂(Rasmussen 动脉瘤)或陈旧空洞内曲霉球形成引起的。胸膜下实质性病变或胸膜病变者可出现胸痛,肺部病灶广泛可出现呼吸困难,极少数情况下会导致成人呼吸窘迫综合征(ARDS)。体格检查在肺结核诊断中作用有限,许多患者胸部查体未见异常,有些可在吸气相闻及湿啰音,特别是咳嗽后,有时可因支气管阻塞闻及干啰音,在大空洞处也可闻及典型支气管呼吸音。全身症状包括发热(低热、间歇热),80% 以上可有发热以及慢性消耗。当然没有发热也不能除外结核病。部分患者可有面色苍白、杵状指、贫血、白细胞增多、血小板增多,红细胞沉降率和/或 C 反应蛋白水平略升高是最常见的血液指标异常,但这些异常都为非特异性,无法作为诊断依据,也有报道见因抗利尿激素分泌不足引起的低钠血症。

■ 肺外结核

肺外结核部位按发病率高低,依次为淋巴结、胸膜、泌尿生殖道、骨关节、脑膜、腹膜和心包。几乎所有器官系统都可能累及。因 HIV 感染者血源性传播的原因,如今肺外结核在 HIV 高流行人群中更常见。

淋巴结结核(结核性淋巴结炎)

无论是 HIV 阴性还是 HIV 感染患者,淋巴结结核都是最常见的肺外结核表现(占全球 35% 的病例,近些年美国超过 40% 的病例),HIV 感染者及儿童中淋巴结结核特别常见(**图 74 - 6**)。在美国,除了儿童,女性(特别是非高加索人)更易感染。曾经主要由牛分枝杆菌引起,而如今结核性淋巴结炎主要是由结核分枝杆菌引起的。淋巴结结核表现为淋巴结无痛性肿大,最好发部位为颈后部和锁骨上部(曾称为瘰疬)。淋巴结在疾病早期通常是孤立性的,但随着时间的推移会融合成团,并可能形成瘘道排出干酪样物质。淋巴结结核患者有不到一半会存在肺结核,除艾滋病患者外,全身症状并不常见。常通过细针抽吸活检(阳性率高达 80%)或手术切除活检确诊。大部分可取得病原学证据,典型病理改变为肉芽肿性病变,其间可见抗酸阳性杆菌,也可无抗酸杆菌,70%~80% 结核分枝杆菌培养阳性。在艾滋病患者中,肉芽肿性病变不典型,有时甚至没有肉芽肿形成,但 MTB 载量在 HIV 阳性者中比 HIV 阴性者中高,因为抗酸阳性和培养率均较高。鉴别诊断包括各种感染病、淋巴瘤或转移性癌等肿瘤性疾病,以及菊池病(坏死性组织细胞性淋巴结炎)、木村病和 Castleman 病等罕见疾病。

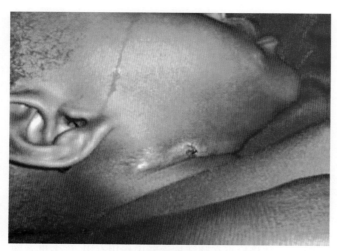

图74-6 来自马维拉的2岁男儿颈部淋巴结结核。（由澳大利亚墨尔本大学国际儿童健康中心 S. Graham 教授提供）。

胸膜结核

在美国约 20% 肺外结核为胸膜结核。胸腔积液通常反映近期的原发感染，该类胸腔积液对分枝杆菌抗原有强阳性反应。部分胸腔积液是由肺实质病灶累及胸膜所致，大部分胸膜炎伴有继发性肺结核。胸膜反应程度常不同，部分胸腔积液量少，症状不明显、可自愈，部分积液量大可引起发热、胸痛、呼吸困难等症状。体格检查为胸部叩诊浊音、呼吸音消失。胸部 X 线片有积液，其中 1/3 患者可合并肺实质病变。可通过胸腔穿刺术，判断胸腔积液的性质，与其他疾病鉴别。通常胸腔积液外观呈黄色，有时有血性，多为渗出液：蛋白浓度＞血清中浓度的 50%（通常 4～6 g/dL），葡萄糖浓度偏低或正常，pH 约为 7.3（偶尔＜7.2），白细胞（通常为 500～6 000/μL），早期以中性粒细胞为主，后期以淋巴细胞占优势。间皮细胞通常很罕见或没有。胸腔积液直接涂片找抗酸杆菌通常阴性，结核分枝杆菌培养也常出现假阴性，继发性结核性胸腔积液更常见结核分枝杆菌培养阳性。胸腔积液中（adenosine deaminase，ADA）测定可能是一种有效的筛选试验，若其值很低，就可排除结核。溶菌酶也存在于胸腔积液中。也可直接或通过用分枝杆菌抗原刺激致敏细胞来测量 IFN-γ 协助诊断。确诊建议胸膜活检，病理多为肉芽肿性病变，80% 以上培养可阳性，比检测胸腔积液准确性高。Xpert MTB/RIF（美国赛沛公司试剂盒，参见下文"核酸扩增技术"）检测胸膜活检组织阳性率为 75% 以上。因胸腔积液敏感度低，故不推荐用该试剂盒检测胸腔积液。结核性胸腔积液对药物治疗效果好，有些也可自行消退，糖皮质激素可减少发热、胸痛的持续时间，但证实对疾病预后并无益处。

结核性脓胸是肺结核少见的并发症，通常是空洞破裂导致大量含有病原体的脓液进入胸膜腔所致。这也可能有大量气体进入胸膜腔，导致支气管胸膜瘘。胸部 X 线片可见气液平，提示液气胸，胸腔积液通常为脓性、脓黏稠，并含有大量淋巴细胞，脓液涂片找抗酸杆菌和结核分枝杆菌培养通常阳性。

这种情况除药物治疗外，通常需要外科引流。结核性脓胸可能导致严重的胸膜纤维化和限制性肺病，甚至需要剥除增厚的胸膜来改善肺功能。

上呼吸道结核

上呼吸道结核包括喉结核、咽结核和会厌，几乎都为空洞型肺结核进展引起的并发症。除慢性咳嗽外，症状还包括声音嘶哑、发声困难和吞咽困难。检查结果取决于受累部位，喉镜检查可见溃疡。痰 AFB 阳性，但在某些情况下还是需要活检来确诊。喉癌可能有相同症状，但通常是无痛性的。

泌尿生殖系统结核

泌尿生殖系统结核病占美国和其他地方肺外结核 10%～15%，可累及泌尿生殖道的任何部分。主要表现为局部症状，75% 以上患者胸部 X 线片异常，提示既往肺结核或合并肺结核。常见临床表现为尿频、排尿困难、夜尿、血尿、侧腹痛和腹痛，有些患者也可无症状，只有在肾脏出现严重破坏性病变时才发现。90% 患者尿液常规异常，表现为脓尿和血尿。酸性尿但培养阴性时需考虑泌尿系结核。静脉肾盂造影、腹部 CT 或 MRI（图74-7）可提示尿道畸形和梗阻，钙化和输尿管狭窄是间接征象。近 90% 患者通过 3 次晨尿培养可明确诊断。严重的输尿管狭窄可致肾积水和肾脏损害。生殖器结核病女性比男性更常见。它会影响女性输卵管和子宫内膜，导致不孕、盆腔疼痛和月经异常。需要通过输卵管扩张术和子宫内膜诊刮术进行病理活检或培养。男性生殖器结核最常累及附睾，可出现微软的肿块，并形成瘘管；也可表现为睾丸炎和前列腺炎。几乎一半的泌尿生殖系统结核患者同时存在尿路结核。泌尿生殖系统结核抗结核治疗反应良好。

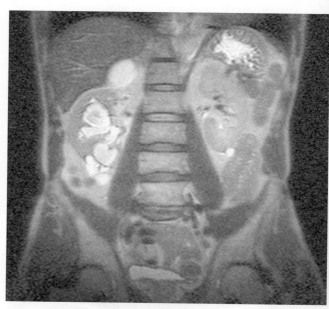

图74-7 培养确诊的肾结核患者 MRI 图像。T$_2$ 加权冠状位示右肾皮质和髓质有多处肾脏病变（意大利布雷西亚大学感染病系 Dr. Alberto Matteelli 提供）。

骨关节结核

在美国,骨关节结核病约占 10%肺外结核。骨关节结核的主要发病机制为血源性病灶的再激活或从邻近的椎旁淋巴结播散。负重关节(脊柱占 40%,臀部占 13%,膝盖占 10%)最常受到影响。脊柱结核(Pott 病或结核性脊柱炎;**图74-8**)通常累及两个或更多相邻的椎体。虽然上胸椎是儿童脊柱结核最常见的部位,但胸椎下部和上部腰椎通常会受到影响。从椎骨体上前角或下角,病变缓慢到达邻近的椎体,随后影响椎间盘。随着疾病进展,椎体塌陷导致脊柱后凸(驼背),也可引起椎旁“冷脓肿”。脊柱上段脓肿病灶可穿透并形成胸壁病灶,表现为组织肿块;脊柱下段病灶可累及腹股沟韧带或表现为腰大肌脓肿。CT 或 MRI 表现为特征性病变,并可见其病因。鉴别诊断包括肿瘤和其他感染,特别是化脓性细菌性骨髓炎很早就累及椎间盘并迅速硬化。通过脓肿穿刺或骨活检可确诊结核病,穿刺或活检组织培养通常可阳性、组织学检查结果也非常典型。截瘫是 Pott 病的灾难性并发症,通常是由较大脓肿或病灶压迫脊髓造成。脓肿引起的下肢截瘫是急症,需要尽快引流。髋关节结核通常累及股骨头,引起疼痛,膝盖结核会有疼痛、关节肿胀。如果诊断不明,疾病拖延关节可能破坏。检测滑膜液可协助诊断,通常滑膜液外观脓厚、蛋白质含量高、细胞计数可多可少。尽管滑膜液培养阳性率高,但滑膜活检和组织培养仍是确诊依据。骨结核对抗结核药物有效,但严重的患者需要手术治疗。

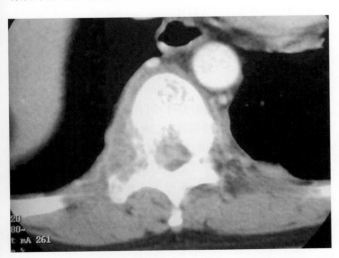

图74-8 70 岁亚洲女性,临床表现背痛、体重减轻,活检确诊骨结核。CT 示右侧 T_{10} 椎弓根破坏致 Pott 病(加州大学旧金山分校 Charles L. Daley, MD 提供)。

结核性脑膜炎和结核瘤

中枢神经系统结核约占美国肺外结核 5%。最常见于幼儿,但也发生于成年人,特别是 HIV 感染者。结核性脑膜炎是由原发性或继发性肺结核的血行播散或室管膜下结节破裂进入蛛网膜下腔引起的。在超过一半患者中,胸部 X 线片可发现陈旧性肺部病灶或粟粒样病灶的证据。该疾病有低热、全身不适、胃纳差和烦躁等前驱症状,通常可持续几周,后可

表现为头痛和轻度精神异常。若未被诊断,可进展为结核性脑膜炎,表现为剧烈头痛、意识障碍、嗜睡、感知觉障碍和颈强直。结核性脑膜炎进展通常超过 1～2 周,比细菌性脑膜炎进展慢。因大脑底部脑膜最常受累,故脑神经麻痹(特别是眼神经)最常见,脑动脉受累可能会引起局灶性缺血。最终进展为昏迷,伴有脑积水和颅内高压。

腰椎穿刺是结核性脑膜炎诊断的基石,通常 CSF 检查白细胞计数高(高达 1 000/μL),多见淋巴细胞占优势,但早期有时中性粒细胞占优势;蛋白质含量为 1～8 g/L(100～800 mg/dL);葡糖糖低;但也有可能三项指标中任何一项在正常范围内。CSF 离心后的悬浮液 AFB 可阳性,重复腰椎穿刺可提高阳性率。CSF 培养到结核分枝杆菌仍是诊断的金标准,占 80%以上。Xpert MTB/RIF(参见下文“核酸扩增技术”)敏感性高于 80%,是初始诊断的首选检测方式。若 Xpert MTB/RIF 检测结果阳性,应立即开始抗结核治疗。阴性结果并不能排除结核,需要进一步检查。影像学检查(CT 和 MRI)可表现为脑积水、基底池或室管膜的异常增强。若未被诊断,结核性脑膜炎是致命的,通常对抗结核治疗有效,但有 25%的治疗患者遗留神经系统后遗症,大部分是因误诊引起。临床试验表明辅以糖皮质激素的患者脑脊液异常和颅内高压缓解可加快。有一项研究中提示地塞米松显著增加 14 岁以上人群生存率,但并不减少神经系统后遗症发生率。地塞米松方案如下:每日 0.4 mg/kg 静脉给药,每周 0.1 mg/kg 逐渐减量,直至第 4 周,每日给药 0.1 mg/kg;后续改为每日 4 mg 口服给药,每周 1 mg 逐渐减量,第 4 周开始每日 1 mg。

结核瘤是中枢神经系统结核的罕见表现,表现为一个或多个占位性病变,通常引起癫痫和局灶性体征。CT 或 MRI 可见环形强化,确诊仍需活检。

胃肠道结核

胃肠道结核并不常见,占美国肺外结核 3.5%。涉及多种发病机制,由吞咽痰液后直接播种、血源性扩散,或喝牛结核分枝杆菌感染的牛奶(主要在发展中地区)引起。尽管胃肠道的任何部分都可能受累,但回肠末端和盲肠是最常见的部位。可表现为腹痛(有时与阑尾炎相似)、腹胀、肠梗阻、便血和触及腹部肿块,发热、体重减轻、胃纳差和盗汗也很常见。若小肠壁受累,可出现溃疡和瘘管,与克罗恩病有相同表现,通常两者鉴别诊断困难。若出现肛瘘需评估有无直肠结核。胃肠道结核通常需要手术干预,所以可通过组织活检和术中标本培养来确诊。

结核性腹膜炎可以是破溃的淋巴结和腹腔器官(如女性生殖器结核)结核分枝杆菌直接扩散引起,也可以是血源性播散。当出现非特异性腹痛、发热和腹水应怀疑结核性腹膜炎。结核性腹膜炎合并肝硬化使诊断复杂化。腹腔穿刺术后腹腔积液送检,通常为渗出液,蛋白质高、以淋巴细胞为主的白细胞升高(尽管中性粒细胞偶尔占优势),腹腔积液直接涂片找抗酸杆菌和结核分枝杆菌培养阳性率低,增加腹腔积液量可

提高阳性率,但通常需要进行腹膜活检(最好通过腹腔镜取材)来确诊。

心包结核(结核性心包炎)

由邻近纵隔或肺门淋巴结直接播散或血行播散所致,心包结核常是结核病低发病国家的老年性疾病,当然在HIV感染者中也常见。在某些情况下,病死率高达40%。通常亚急性起病,但表现为急性呼吸困难、发热、胸骨后疼痛和心包摩擦音。许多患者最终出现积液,有心血管症状和心脏压塞征象(参见第25章)。若出现心包积液,对于高危人群(艾滋病、祖籍为结核病高发病国家)需怀疑结核。有其他部位结核,超声心动图、CT或MRI提示心包积液或心包增厚者也怀疑结核。诊断需通过超声心动图引导下心包积液穿刺,心包积液需行常规、生化、细胞学和分子生物学检测,常为渗出液,淋巴细胞和单核细胞数高,也可出现血性心包积液。心包积液直接涂片抗酸杆菌阳性率低,2/3的患者心包积液结核分枝杆菌阳性,但心包活检诊断率更高。高水平的ADA、溶菌酶和IFN-γ可能提示结核。

若未得到及时治疗,心包结核通常是致命的。即使进行治疗,也可能出现并发症,包括慢性缩窄性心包炎,心包增厚、纤维化,有时可伴钙化,胸部X线片可见上述表现。系统综述和荟萃分析显示糖皮质激素治疗仍存在争议,没有确凿证据证明心包炎可临床获益,即对积液的消退没有显著影响,也对治疗后心功能无改善,且心包缩窄或死亡率并不降低。但在HIV感染者中,糖皮质激素确实改善了治疗后心功能。

由于心包直接播散或感染纵隔淋巴结,经淋巴管逆行引起结核性心肌炎是一种极为罕见的疾病。通常它是致命的,尸检才可明确。

粟粒性结核或播散性结核

粟粒性结核是由结核分枝杆菌血行播散所致。儿童通常由原发感染引起,但成人可能是由于最近的感染或陈旧性播散病灶的再激活引起。病变通常是直径1~2 mm的黄色肉芽肿,类似小米粒(因此称为粟粒样,由19世纪的病理学家命名)。临床表现通常非特异性、千变万化,取决于主要的受累部位。发热、盗汗、胃纳差、虚弱和体重减轻都是常见症状,因肺部受累而出现咳嗽和其他呼吸道症状,以及腹部症状。体格检查可发现肝脾大和淋巴结肿大。30%的患者眼部检查可能会发现脉络膜结节,这是粟粒性结核的特征。脑膜刺激征发生率不到10%。

以下情况需高度怀疑粟粒性结核。胸部X线片(图74-3)示粟粒样、网格样结节(更易在穿透不足的X线片上看到),尽管在病程早期和HIV感染者中没有明显的放射学异常。其他影像学检查结果包括大片浸润、间质渗出(尤其是HIV感染者)和胸腔积液。痰AFB通常阴性,可见各种血液检查异常,包括贫血合并白细胞减少、淋巴细胞减少、中性粒细胞增多和类白血病反应以及红细胞增多症。也有报道可引起DIC。在严重肝脏受累的患者中检测到肝功能中碱性磷酸

酶水平的升高和其他异常值。TST在多达一半的病例中可能是阴性的,但在化疗期间可以恢复反应性。支气管肺泡灌洗和经支气管活检更有可能提供细菌学证据,并且许多患者的肝脏或骨髓活检标本中都有明显的肉芽肿。如果粟粒性结核未被诊断,通常就是致命的。然而,通过适当的早期治疗,它可以治愈。糖皮质激素治疗尚未证实有益。

老年人中可看到的一种罕见表现,是一种隐匿的粟粒性结核的慢性病程,其特征为间歇性低热、贫血,最终脑膜受累而死亡。急性败血症形式、无反应性粟粒性肺炎很少发生,这是由于结核分枝杆菌大量血行播散引起,全血细胞减少常见,并很快致命。在尸检时可发现多个坏死病灶但未形成肉芽肿("无反应性")。

少见肺外结核形式

结核病可能引起脉络膜视网膜炎、葡萄膜炎、眼球炎和疼痛性过敏相关的眼睑结膜炎。结核性中耳炎罕见,表现为听力丧失、耳漏和鼓膜穿孔。在鼻咽部,结核病可以模拟肉芽肿伴多血管炎。结核病的皮肤表现包括由于直接接种引起的原发感染、脓肿和慢性溃疡、皮肤瘰疬、寻常狼疮(一种表现为结节、斑块、裂隙的疾病)、粟粒性病变和结节性红斑。结核性乳腺炎是由逆行淋巴扩散引起的,通常来自腋窝淋巴结。肾上腺结核病是播散性疾病的一种表现,很少表现为肾上腺功能不全。最后,先天性结核病是由于结核分枝杆菌经胎盘传播到胎儿或吸入受污染的羊水所致,这种罕见疾病可累及肝脏、脾脏、淋巴结和各种其他器官。

结核后并发症

很多情况下结核病已临床治愈,但仍可致持续存在的肺结构破坏。慢性肺功能损害、支气管扩张、曲霉球和慢性肺曲霉病(chronic pulmonary aspergillosis, CPA)都与结核病有关。CPA可表现为单纯的曲霉球(真菌球)或慢性空洞性曲霉病。早期研究表明,特别是存在大量残留空洞的情况下,烟曲霉可能在病变中定植并产生呼吸功能损害、咯血、持续性疲劳和体重减轻等症状,常误诊为结核复发。血液中的曲霉沉淀素(IgG)阳性提示CPA,影像学可表现为空腔壁增厚或腔内曲菌球,治疗相当困难。最近关于伊曲康唑治疗6个月的初步研究表明,用这种药物治疗可改善CPA的影像学和临床表现,故优于保守治疗。手术切除曲菌球是有风险的。

HIV相关结核病

(参见第97章)结核病是世界范围内HIV感染者中最常见的疾病之一,也是该人群的主要死因。更具体地说,它估计导致所有HIV相关死亡率的24%。在一些非洲国家的某些城市机构中,结核病患者的HIV感染率达到70%~80%。TST阳性的艾滋病患者中每年有3%~13%进展为活动性结核病。艾滋病患者新近感染结核分枝杆菌,可在几周而不是数月或数年内发展为活动性结核病。结核病可能出现在HIV感染的任何阶段,其表现因艾滋病病程而异。当CMI仅部分受损时,肺结核以典型方式出现(图74-4和图74-5),

如上肺浸润和空洞、无明显淋巴结肿大或胸腔积液。在 HIV 感染的晚期,当 CD4$^+$ 细胞计数<200/μL 时,主要以结核样表现更常见,如弥漫性粟粒样病灶,很少或几乎没有空洞、胸腔积液和纵隔内淋巴结肿大表现。然而,由于抗逆转录病毒治疗(antiretroviral treatment,ART)的广泛使用,这些形式变得越来越少。总体而言,HIV 阳性的结核病患者痰涂片的阳性率低于 HIV 阴性者,因此,结核病的诊断可能很困难,特别是多种艾滋病相关肺部表现与肺结核相似。单纯肺外结核在 HIV 感染患者中很常见,合并感染 HIV 者单纯肺外结核或肺外结核合并肺结核者占所有肺外结核 40%~60%。最常见是淋巴结结核、播散结核病、结核性胸膜炎和心包炎。结核分枝杆菌菌血症和脑膜炎也很常见,特别是在晚期 HIV 疾病中。HIV 感染者的结核病诊断可能很复杂,不仅因为痰涂片阴性率高(痰培养确诊的结核病,涂片阴性率高达 40%),而且影像学不典型,后期阶段没有典型的肉芽肿形成,并且 TST 阴性。Xpert MTB/RIF 检测(参见下文"核酸扩增技术")是首选的初始诊断选择,Xpert MTB/RIF 阳性就可开始治疗,因为治疗延迟可能是致命的。Xpert MTB/RIF 阴性结果不排除 TB 的诊断,培养仍然是金标准。

TB 的全身(淋巴结病)或呼吸系统症状、体征、实验室或放射学表现的恶化被称为免疫重建炎症综合征(immune reconstitution inflammatory syndrome,IRIS)或结核免疫重建疾病(TB immune reconstitution disease,TB‐IRD),这与 ART 治疗相关,可发生在约 10% 的 HIV 感染的结核病患者中。通常在开始 ART 治疗后 1~3 个月开始,IRIS 在晚期免疫抑制和肺外 TB 患者中更常见。在未确诊的亚临床结核患者中,ART 开始后也可能发生"暴露 IRIS"。ART 治疗开始越早,基线 CD4$^+$ T 细胞计数越低,IRIS 的风险越大。IRIS 引起的死亡相对较少,主要发生在已存在高死亡风险的患者中。推测 IRIS 的发病机制包括免疫反应,这种免疫反应是由于在有效抗结核治疗期间杀死结核分枝杆菌而释放抗原引起的,并且暂时与免疫功能的改善相关。目前没有诊断 IRIS 的方法,IRIS 的诊断很大程度上依赖于临床、实验室检查结果,已经提出了各种诊断标准。IRIS 治疗最重要的一点是排除结核治疗失败或合并其他感染。可以通过基于症状的治疗来控制轻度异常反应。IRIS 反应严重时可使用皮质激素,低剂量泼尼松龙给药 4 周(每日 1.5 mg/kg,持续 2 周,后续 2 周剂量减半)。糖皮质激素治疗可减少住院天数、缩短疗程、加快症状缓解,可从 Karnofsky 表现评分、生活质量评估、影像学反应和 C 反应蛋白水平反映。糖皮质激素减轻 IRIS 症状可能与抑制促炎细胞因子有关,因为这些药物可降低血清中 IL‐6、IL‐10、IL‐12p40、TNF‐α、IFN‐γ 和 IFN‐γ 诱导蛋白 10(IP‐10)的水平。预防和治疗 HIV 感染者结核病的推荐见下文。

诊断

结核病诊断关键仍是临床高度怀疑。对于高风险人群有典型症状和胸部 X 线片表现:典型上叶浸润伴空洞患者,诊断并不困难(图 74‐4)。另外,老年护理院患者或青少年影像学表现为局部浸润的就很容易漏诊。通常,诊断需要评估有无呼吸系统症状、胸部影像异常。若患者无明确免疫抑制相关基础疾病,胸部 X 线片可能显示典型的上叶浸润伴有空洞(图 74‐4)。症状出现时间越长、诊断延迟时间越长,发现空洞疾病的可能性就越大。相反,免疫抑制者,包括 HIV 阳性患者,胸片可能为"非典型"的发现,例如,没有空洞的下肺浸润。

结核病诊断的几种方法首先需要一个组织良好的实验室网络,不同层级的保健机构适当分配任务。在周边和社区层面,筛查和转诊是主要任务。除临床评估和放射性影像学检查外,可通过 AFB 显微镜和/或实时自动核酸扩增技术(Xpert MTB/RIF 检测;见下文)完成。在中级医院层面(例如,在高发病率区域的传统地区医院),可以采用其他技术,包括快速培养和药物敏感性测试。

镜检找 AFB

诊断通常基于标本显微镜检发现 AFB,例如痰涂片或组织涂片(例如淋巴结活检)。虽然价格便宜,但镜检找 AFB 在培养证实肺结核病例中的敏感性相对较低(40%~60%)。传统方法为 Ziehl‐Neelsen 染色基础上复红,光镜找抗酸杆菌耗时且敏感性低。现代实验室使用金胺‐罗丹明染色和荧光显微镜可处理大量标本,敏感性比 Ziehl‐Neelsen 方法更敏感。但是比较贵,而且需要高成本的汞蒸气光源和暗室。现在可以买到更便宜的 LED 荧光显微镜,LED 荧光显微镜与传统荧光显微镜一样敏感或更敏感。所以传统的光学显微镜和荧光显微镜正在被这种更新的技术取代,特别是在发展中国家。对于怀疑肺结核的患者,建议将两个或三个痰标本(最好清晨咳痰)送到实验室进行 AFB 涂片和分枝杆菌培养。同一次就诊时留取的两个样本可与分次就诊三个一样有效。如果取到组织标本,标本不应放入甲醛中是至关重要的。在尿液或洗胃液镜检找 AFB 临床意义有限,因为与结核感染者共同居住就可出现假阳性结果。

核酸扩增技术

在过去几年中分枝杆菌核酸扩增的几种测试系统已被临床应用。这些结核病快速确诊试验在 AFB 阳性标本是最有用的,也有一些可用于 AFB 阴性肺结核和肺外结核的诊断。一种高特异性和灵敏度(接近结核分枝杆菌培养物)快速诊断结核的系统称为 Xpert MTB/RIF 检测,它是全自动的实时核酸扩增技术,可在 2 小时内同时检测结核和利福平耐药性,并且生物安全和培训要求最低。因此,它可以放置在非常规实验室环境中。WHO 建议将其作为结核病的初始诊断试验,可用于怀疑 MDR‐TB 或 HIV 相关结核病的成人和儿童。考虑到资源的可获得性,该测试也可以用于任何被认为患有结核病的成人或儿童,或者没有 MDR‐TB 或 HIV 相关风险的成人中镜检后的后续测试。Xpert MTB/RIF 检测是疑似结核性脑膜炎检测 CSF 的初始测试,也可作为替代常规显微镜，培养和组织病理学检测肺外结核患者非呼吸道标本，如洗胃液、细针抽吸获得的标本或胸膜或其他活组织检查。试验在 AFB 阳性病例中敏感度和特异度分别为 70% 和 98%。其他测试，如基于手动放大平台的测试，尚未被认为令人满意的替代试验引入临床。

分枝杆菌培养

从临床标本中分离并鉴定结核分枝杆菌或在核酸扩增试验鉴定特定 DNA 序列可作为结核病的确诊试验。临床样本接种到蛋或琼脂培养基平板上（例如 Löwenstein-Jensen 或 Middlebrook 7H10），并置于 37℃（5%CO_2 或 Middlebrook 培养基下）孵育。由于大多数分枝杆菌（包括结核分枝杆菌）生长缓慢，因此需要 4~8 周才看到分枝杆菌生长。尽管可以通过生长时间、菌落颜色和形态推测是结核分枝杆菌，但仍需要各种生化测试来鉴别分枝杆菌到种。更现代化、装备齐全的实验室中，液体培养技术并通过分子方法鉴定法或用霉酚酸的高压液相色谱法取代了固体培养分离并通过生化鉴定的方法。一种广泛使用的技术是分枝杆菌生长指示管（BBL™ MGI™；BD，Franklin Lakes，NJ），它使用在液体培养基中溶解的氧敏感的荧光化合物。通过荧光检测法检测到的荧光表明分枝杆菌生长活跃，MTP64 抗原检测是一种低成本、快速免疫层析侧向流动测定，也可用于分离到的结核分枝杆菌复合物鉴定到种。这些新方法也在低收入国家推广，将细菌学确认结核病所需的时间缩短至 2~3 周。

药物敏感性测试

应检测所有初始分离到的结核分枝杆菌对异烟肼和利福平的敏感性，以检测耐药性，并鉴别是否 MDR - TB，特别确定有一种或 MDR - TB 风险者，或者初始治疗效果差或治疗结束后复发者（见下文"治疗失败和复发"）。此外，当发现 MDR - TB 时，要求进行二线抗结核药物（特别是氟喹诺酮类药物和注射类药物）的药敏试验，药敏试验可以直接（用临床标本）或间接（用分枝杆菌培养物）在固体或液体培养基上进行。通过对液体培养基的直接敏感性测试快速获得结果，平均报告时间为 3 周。通过固体培养基上进行间接测试需要 8 周以上时间。已经开发出高度可靠的基因型方法，用于快速鉴定已知与利福平（例如 *rpoB* 基因）和异烟肼（例如 *katG* 和 *inhA* 基因）耐药基因中的基因突变，并且正在广泛实施用于筛选耐药结核高风险的患者。除了前面提到的 Xpert MTB/RIF 检测外，它可以检测利福平耐药情况，目前应用最广泛的是分子线探针测定。从结核分枝杆菌菌株或临床标本中提取 DNA 后，通过聚合酶链反应（PCR）扩增耐药基因区域，并通过用比色法检测标记和探针杂交的 PCR 产物。该测定可揭示结核分枝杆菌以及靶耐药基因突变。用于二线抗结核药物的类似方法已被开发，例如氟喹诺酮类、卡那霉素和阿米卡星等氨基糖苷类、卷曲霉素，但是目前技术的诊断准确性还不足，不能应用于临床。最后还有一些非商业、便宜的培养和药物敏感性测试方法（例如，显微观察药物敏感性，或 MODS、硝

酸盐还原酶测定、和比色氧化还原指示剂测定）可能在资源有限的情况下有用。这些技术只能用于国家参考实验室，需要具有经过验证的、熟练的、足够的外部质控对照的情况下作为引入基因型或自动液体培养技术前的临时解决方案。

影像学

如上所述，最初怀疑肺结核通常是基于患者的呼吸道症状和胸部 X 线检查异常。虽然"经典"表现是上肺叶浸润和空洞病灶（图74-4），但也可以表现为任何形式，从正常胸片或孤立性肺结节、弥漫性肺泡渗出表现为 ARDS 都可见。在艾滋病患者中，没有影像表现可被认为是特征性的。CT（图74-5）可能有助于解释胸部 X 线片的可疑发现，并可能有助于诊断某些形式的肺外 TB（例如 Pott 病，图74-8）。MRI 可用于颅内 TB 的诊断。

其他诊断方法

当怀疑肺结核时，可以使用其他诊断试验。通过超声波雾化高渗盐水导痰可能对无明显自主咳痰的患者有用。通常影像学异常也可以是其他肺部疾病有相似的表现（例如支气管肺癌），需行支气管镜检查行刷检、支气管内活检或经支气管镜下肺内病灶活检。也可以进行病灶所在肺段的支气管肺泡灌洗。所有标本都应送涂片找 AFB、分枝杆菌培养和 Xpert MTB/RIF 检测。对于儿童原发性肺结核的诊断，通常他们没有咳痰，导痰标本和早晨洗胃标本送培养和 Xpert MTB/RIF 检测可能会有阳性结果。

临床怀疑肺外 TB 的患者，需要采用有创性诊断方法。除了检测感染部位的标本（例如脑脊液用于结核性脑膜炎、胸腔积液和胸膜活检用于胸膜结核），播散性（粟粒性）结核患者可行骨髓活检和肝活检培养，诊断率较高，特别是 HIV 感染的患者，他们通常血培养阳性率也很高。有些情况，培养或 Xpert MTB/RIF 检测结果均为阴性，但结核病的临床诊断可由流行病学证据（例如与传染性患者有密切接触史）、治疗后临床和影像学反应诊断。在结核病发病率较低的美国和其他发达国家，一些胸部 X 线片异常和 AFB 阳性痰的患者其实并非肺结核，而是非结核分枝杆菌感染，鸟分枝杆菌复合体或堪萨斯分枝杆菌是最常见的（参见第76章）。鉴别结核病和非结核分枝杆菌病最重要的是有无结核病高危因素和慢性肺病基础。

HIV 相关结核病患者会出现几个诊断问题（参见上文"HIV 相关结核病"）。此外，HIV 感染者痰培养阳性、AFB 阳性者胸片可正常。Xpert MTB/RIF 检测是该患者群体的首选快速诊断测试，该检测操作简单，AFB 阴性、培养阳性者的敏感性为 60% 以上，AFB 阳性者敏感性为 97%，随着抗逆转录病毒治疗的出现，易与结核病混淆的播散性鸟分枝杆菌复合体病的发生变得不那么常见了。

活动性结核病的血清学和其他诊断试验

检测各种分枝杆菌抗原的抗体的许多血清学试验在发展中国家销售，但在美国不销售。对这些检测仔细、独立的评估

结果表明,它们不能作为辅助诊断工具,特别是在结核病发病率较低的人群中,因为它们的敏感性和特异性均低,且重复性差。对这些测试进行严格评估后,2011 年 WHO 发布了一项"不推荐"建议,防止在资源有限国家的私营部门滥用这些检测。目前正在研究分枝杆菌抗原方法的研究很多,但目前因敏感性低而应用价值有限。胸膜液中 ADA 和 IFN-γ 水平测定可作为诊断胸膜结核的辅助检测,但在诊断其他形式的肺外 TB(例如心包、腹膜和脑膜)方面的效用不太清楚。

潜伏结核感染(LTBI)的诊断

结核菌素皮肤试验

1891 年,Robert Koch 发现浓缩液体培养基中的结核分枝杆菌成分,后来被称为"老结核菌素",在结核病患者皮下注射该结核菌素时会引起皮肤反应。1932 年,Seibert 和 Munday 通过硫酸铵沉淀纯化了该物质,生成了称为结核菌素纯化蛋白衍生物(PPD)的活性蛋白质片段。1941 年,由 Seibert 和 Glenn 开发的 PPD-S 被选为国际标准。之后,WHO 和联合国儿童基金会(UNICEF)赞助大规模生产 PPD 的原料(RT23),并将其用于一般用途。PPD 的最大缺陷是缺乏分枝杆菌特异性,这是由于分枝杆菌属中大量蛋白质在各种物种中高度保守。此外,皮肤反应判定的主观性、产品的劣化、批次之间的差异限制了 PPD 的有效性。

结核菌素 PPD(TST)皮肤试验最广泛用于筛查 LTBI 的方法。它通过测量驻留在皮肤中的细胞对抗原刺激的反应,而不是循环记忆 T 细胞的反应。该试验对活动性结核病的诊断价值有限,因为其敏感性和特异性相对较低,无法区分 LTBI 和活动性疾病。在免疫抑制患者、严重结核病患者中假阴性很常见。非结核分枝杆菌感染(参见第 76 章)和 BCG 疫苗接种可能引起假阳性。重复 TST 可出现皮肤反应圈增大,可能是因为增强反应,也有可能真实转阳。"增强现象"是由于在初始测试后 1~5 周后 TST 的反应性增强而导致的 TST 转阳假象。鉴别增强现象还是真正转阳困难,但非常重要,可以基于临床和流行病学证据鉴别。例如,真正的转阳可能出现在既往 TST 阴性者中接种 BCG 或在感染患者中密切接触后。

IFN-γ 释放试验(IGRA)

目前有两种体外 IFN-γ 释放试验,主要通过检测结核高特异性抗原 ESAT-6 和 CFP-10 刺激的 IFN-γ 释放。T-SPOT®.TB 试剂盒(Oxford Immunotec, Oxford, United Kingdom)是酶联免疫斑点(ELISpot)测定;QuantiFERON®-TB Gold 试剂盒(Qiagen GmbH, Hilden, Germany)是全血酶联免疫吸附检测(ELISA),这两种检测方法都检测 IFN-γ。QuantiFERON®-TB Gold In-Tube 试剂盒,有助于血液采集和初始孵育,还含有另一种特异性抗原 TB7.7。这些测试主要测试循环记忆细胞(通常储存在脾脏、骨髓和淋巴结中)对持久性结核分枝杆菌产生抗原信号的反应。

在低 TB 和 HIV 负担机构或人群中,既往研究认为 IFN-γ 释放测定(IGRAs)比 TST 更具特异性,因为 BCG 接种和非结核分枝杆菌致敏引起的交叉反应发生率较低。但最近的研究表明,IGRAs 在连续测试中可能表现不佳(例如在医疗保健工作者中),并且测试结果的解释取决于阳性的界定值。IGRAs 的潜在优势包括物流方便、不需要多次就诊完成检测以及避免某些主观测量,如皮肤硬结。然而,IGRAs 要求抽血后及时送到实验室,而且检测要求在实验室中进行。这些要求带来了与 TST 类似挑战,包括冷链运输、批次间差异。由于特异性高和其他潜在优势,IGRAs 在低发病率、高收入机构中可替代 TST 作为 LTBI 诊断的工具。但是在高结核发病和 HIV 感染机构和人群中,IGRAs 的表现和有效性的证据有限,并且会有很多不确定结果。鉴于成本较高和技术要求增加,WHO 不建议在低收入和中等收入国家用 IGRAs 取代 TST。

目前已有很多国家指南推荐 IGRAs 作为 LTBI 检测的方法。在美国,对于大多数 5 岁以上正在接受 LTBI 筛查的人来说,IGRAs 优于 TST。然而,对于那些具有高风险进展为活动性结核的人群(例如 HIV 感染者),可以选择任意一种,或者为了增加敏感性,建议两种检测方法都使用。由于缺乏在 5 岁以下儿童中使用 IGRAs 的数据,TST 仍是 LTBI 筛查的首选。在加拿大和一些欧洲国家,对于具有阳性 TST 的患者采用两步法,即推荐初始 TST,随后使用 IGRAs。但是,如果两次测试之间的间隔超过 3 日,TST 可能会增强 IGRAs 应答。与 TST 类似,目前的 IGRAs 对活动性结核病只有中度预测价值,不能用于鉴别疾病进展风险最高的患者,不能用于活动性结核病的诊断。

治疗·结核病

结核病治疗的两个目的是:① 通过治疗结核来预防发病和死亡,同时预防产生耐药。② 通过使患者没有传染性而终止传播。随着 1943 年链霉素的发现,使结核病药物治疗成为可能。随机临床试验明确表明,慢性结核病予以链霉素治疗可降低死亡率,并且大多数患者治愈。然而,链霉素单药疗法最终导致对该药耐药,治疗失败。随着氨基水杨酸(PAS)和异烟肼在临床应用,在 20 世纪 50 年代早期才渐渐明白结核的治愈需要至少两种敏感的药物联合。此外,早期临床试验证实需长疗程以防止复发,即 12~24 个月。20 世纪 70 年代早期利福平的应用预示着有效的短程化疗时代的开始,疗程小于 12 个月。20 世纪 50 年代发现了吡嗪酰胺,它可增强异烟肼/利福平方案的抗结核效能,使这三药联合使用 6 个月的方案作为标准疗法。

抗结核药

治疗结核病的一线药物有四种主要药物:异烟肼、利福平、吡嗪酰胺和乙胺丁醇(表 74-2)。这些药物口服给药即可被很好地吸收,2~4小时可达血清峰浓度,并在24小时内几乎被完全清除。选这些药物的原因是它们的杀菌活性(即它们能够快速减少活菌的数量,使患者无传染性)、灭菌活性(即它们杀死所有分枝杆菌,从而对受影响的组织进行灭菌,可从预防复发的作用反映其灭菌活性),以及选择突变杆菌诱导抗药性低。另外还有两种利福霉素:利福喷丁和利福布汀,在美国也有,但它们与利福平产生交叉耐药水平很高。有关抗结核病药物详细讨论,**请参见第77章**。

表74-2	成人初始治疗推荐剂量[a,b]	
药物	剂 量	
	每日给药	每周3次给药
异烟肼	5 mg/kg,最高剂量300 mg	10 mg/kg,最高剂量900 mg
利福平	10 mg/kg,最高剂量600 mg	10 mg/kg,最高剂量600 mg
吡嗪酰胺	25 mg/kg,最高剂量2 g	35 mg/kg,最高剂量3 g
乙胺丁醇[c]	15 mg/kg	30 mg/kg

[a] 不同方案每种药物治疗疗程参见**表74-3**。[b] WHO推荐以下剂量用于儿童:异烟肼每日10~15 mg/kg,最高剂量300 mg/d;利福平每日15 mg/kg(10~20 mg/kg),最高剂量600 mg/d;吡嗪酰胺每日35 mg/kg(30~40 mg/kg);乙胺丁醇每日20 mg/kg(15~25 mg/kg)。[c] 在某些情况下,在治疗的初始阶段链霉素可代替乙胺丁醇(每日15 mg/kg,最高剂量1 g;或每周3次25~30 mg/kg,最高剂量1.5 g);但链霉素不再作为一线抗结核用药。
来源:ATS/IDSA/美国CDC和WHO推荐。

二线抗结核药物有6类,由于疗效差,而耐受毒性差、毒性反应强,故其通常只用于一线抗结核药物耐药的结核患者。6类药物如下:①氟喹诺酮类。②注射用氨基糖苷类,卡那霉素、阿米卡星、链霉素。③注射用或口服多肽卷曲霉素。④乙硫异烟胺和丙硫异烟胺。⑤环丝氨酸和特立齐酮。⑥PAS。链霉素,曾是一线药物,现在很少使用于耐药结核,因为全球范围内的耐药水平很高,并且比同类药物的毒性大,但对其他注射类氨基糖苷类交叉耐药发生率低。喹诺酮类中,新型喹诺酮如左氧氟沙星和莫西沙星更好。加替沙星(因会致糖代谢异常,已不在很多国家销售,包括美国)在近期一个4个月方案中没有发现严重不良反应,因此,该药可被重新考虑作为备选。其他药物(WHO称为"第5组"),其疗效未明确定义,用于治疗对一线和二线抗结核药物都耐药者,包括氯法齐明、利奈唑胺、阿莫西林/克拉维酸、克拉霉素和碳青霉烯类,如亚胺培南/西司他丁和美罗培南。目前很少使用氨苯砜脲,因为它在HIV感染者中出现严重,有时甚至致命的皮肤反应。另外属于两类新抗生素类的2种新型药物新

型药物:属于二芳基喹啉类的贝达喹啉和硝基咪唑类的德拉马尼,这2种药最近被严格的监管机构[贝达喹啉被美国FDA和欧洲医药机构(European Medicine Agency, EMA);德拉马尼被EMA与日本药品和医疗器械管理局]批准用于严重的耐多药结核。

治疗方案

标准短程方案分为两部分:初始强化期,杀菌阶段;后续巩固期,灭菌阶段。强化期,大部分结核分枝杆菌被杀死、症状消失、患者不再有传染性。巩固期需要消除持续存在MTB,防止复发。成人敏感结核方案选择包括2个月的异烟肼、利福平、吡嗪酰胺和乙胺丁醇的初始(强化)期,然后是4个月的异烟肼和利福平的巩固期(**表74-3**)。该方案可治愈90%以上的结核患者。没有HIV感染或不怀疑异烟肼耐药的儿童在大部分结核类型的强化期治疗可不选用乙胺丁醇。建议全程需每日给药,如果可直接监督、适当支持,也可选择强化期每日给药和巩固期每周3次给药。若全程监督,HIV阴性者也可全程每周3次给药方案,当然这个方案获得性耐药发生率比全程每日给药高。此外,如果感染菌株对异烟肼耐药,那么每周3次方案获得性耐药和治疗失败风险均高于强化期每日治疗。HIV感染者强化期需每日给药方案(见下文)。HIV血清阴性的非空洞型肺结核患者,若2个月后复查痰检阴性,每周1次利福喷丁和异烟肼的巩固期方案已被证明同样有效。有空洞型肺结核者或痰菌转阴延迟者(2个月后仍痰培养阳性者)需检测是否耐药结核,需考虑更换治疗方案。维生素B₆缺乏高风险人群(如酗酒者、营养不良者、孕妇和哺乳期妇女、慢性肾功能衰竭、糖尿病、HIV感染者),应加用维生素B₆(10~25 mg/d)预防异烟肼相关神经病变。美国胸科学会(ATS)、美国感染病学会(IDSA)和CDC联合发布了关于各种治疗方案的具体给药方法。在一些治疗依从性差的发展中国家,过去选择了每日异烟肼和乙胺丁醇6个月的方案。但该方案复发率、失败率、死亡率都较高,特别是HIV感染者,所以不再被WHO推荐。

治疗依从性差是全世界治愈结核的最大障碍。而且结核感染者若不完全按照医嘱用药的话很容易产生耐药。患者因素和医生因素都可能影响患者依从性,患者因素包括缺乏对疾病的认识和/或对药物治疗可能治愈疾病的认知不够、其他情况(主要是嗜酒和吸毒)而缺乏社会支持、害怕因被诊断结核而被侮辱和歧视、贫穷、失业者和流浪汉。医生因素包括支持、教育、鼓励和提供方便就诊时间。除了解决上述问题改善促进依从性外,另外还可使用两种方法:对患者支持治疗直接监督,包括饮食、因就诊而产生

表 74-3　推荐抗结核方案

适应证	强化期		巩固期	
	疗程(月)	药物	疗程(月)	药物
初治涂片阳性或培养阳性	2	HRZE[a,b]	4	HR[a,c,d]
初治培养阴性	2	HRZE[a]	4	HR[a]
孕妇	2	HRE[e]	7	HR
复发和治疗失败(等待药敏试验)	3	HRZES[f]	5	HRE
治疗失败[g]		根据药敏结果决定		
H 耐药(或不耐受)	6~9		全程 RZE[h]	
R 耐药(或不耐受)		与下面 MDR-TB 方案相同,见下文		
MDR-TB(至少对 H 和 R 都耐药)	大部分 20		Q、Inj[i]、Eto/Pto、Z、Cs/PAS	
XDR-TB		见表 74-4		
Z 不耐受	2	HRE	7	HR

a 所有药物都可以每日给药或间歇给药(每周 3 次)。有时在每日方案治疗 2~8 周后改为每周 2 次的治疗方案,但 WHO 不推荐。b 链霉素可替代乙胺丁醇,但不再被认为是一线药物。c 一些专家建议空洞性肺结核和初始后持续痰培养阳性者,巩固期延长至 7 月阶段。但这些患者治疗必须以药敏试验为指导,需排除耐药性结核。d 一项临床试验表明,强化治疗后 HIV 阴性、空洞型肺结核患者痰涂片转阴后巩固治疗可予以每周 1 次利福喷丁/异烟肼的方案。e 孕期使用 6 个月吡嗪酰胺是安全的,并被 WHO 与国际抗结核和肺病联盟推荐。如果初始治疗方案中不包括吡嗪酰胺,那么治疗疗程最短为 9 个月。f 链霉素应使用 2 个月后停药。药物结果将决定最佳治疗方案。g 快速分子耐药结果可在治疗初期就制订适当的治疗方案。h 尽管通常不推荐,但是氟喹诺酮增加病灶广泛患者的治疗效果,新型的喹诺酮药物更好(如左氧氟沙星,莫西沙星或者可能加替沙星,见正文)。i 异烟肼确定敏感或推测可能敏感者,建议加用异烟肼。j 氨基糖苷类(阿米卡星和卡那霉素)或卷曲霉素,其中任何一种都被推荐用于大部分患者前 8 个月的总治疗,但需根据临床疗效来决定使用时间,至少建议用至培养转阴后 4 个月。

缩略词:Cs/PAS,环丝氨酸或对氨基水杨酸;E,乙胺丁醇;Eto/Pto,乙硫异烟胺或丙硫磷酰胺;H,异烟肼;Inj,一种注射剂(氨基糖苷类如阿米卡星和卡那霉素或多肽卷曲霉素);MDR-TB,耐多药结核病;Q,喹诺酮类;R,利福平;S,链霉素;WHO,世界卫生组织;XDR-TB,泛耐药结核病;Z,吡嗪酰胺。

的车费、现金转移和补助金等激励措施来弥补经济损失;提供复合制剂,减少服药药片数量。因为很难预测哪些患者推荐的治疗方案依从性好,这些疾病可影响公共健康和个人健康,所以对所有患者都应该直接监督,特别在初始治疗阶段,需要适当的社会支持,包括教育、社会心理咨询和物质供给。越来越多的国家,监督治疗的人员通常来自当地公共卫生部门的结核病控制项目以及社区人员,社区人员被结核患者接受以承担该职责,并经过卫生工作者充分培训。有患者支持的直接监督在所有机构都可增加完成治疗的比例,并大大减少失败、复发和获得性耐药的机会。可以使用固定组合复合制剂(如异烟肼/利福平、异烟肼/利福平/吡嗪酰胺、异烟肼/利福平/吡嗪酰胺/乙胺丁醇),能减少处方错误和单药治疗致耐药性增加,故被强烈推介。已被发现在这些复合制剂中利福平的生物利用度不合标准。严格的监管机构需要确保药物质量,但是这种质量保证在低收入国家常难以实现。药物不耐受或不良反应可选择的替代治疗方案在表 74-3 列出。然而,严重的不良反应导致停用任何一种一线药物,选择替代方案并不常见。有研究证明莫西沙星和加替沙星参与的 4 个月短程方案可用于敏感结核治疗。最近公布临床试验结果显示加替沙星替代乙胺丁醇,或莫西沙星替代乙胺丁醇或异烟肼的 4 月短程方案不优于标准的 6 个月方案。因此,目前没有推荐的 4 个月短程治疗方案治疗结核。

监测治疗反应和药物毒性

培养和/或涂片是监测抗结核治疗反应中必需的。除此之外,应定期检测体重,若体重明显变化药物剂量需调整。肺结核患者需每月复查痰检直到痰培养转阴,这样可以尽早发现治疗失败。若按推荐剂量治疗,超过 80% 的患者在治疗第二个月末痰培养会转阴。到第三个月末,几乎所有患者痰菌都会转阴。在一些患者中,特别是那些广泛空洞的患者会有分枝杆菌在其中,AFB 涂片比痰培养转阴晚。这种情况可能是由于咳痰中和镜检看到的是死亡的分枝杆菌。空洞型肺结核若 2 个月痰培养还没有转阴需立即进行耐药检测,若至 3 个月仍未转阴,可能是由于治疗失败、耐药结核或依从性差,需根据药敏结果选择最佳治疗方案(见下文)。应在治疗结束时收集痰标本以记录治愈。若没有分枝杆菌培养条件,则应在 2 个月、5 个月和 6 个月进行痰找 AFB。治疗 3 个月后痰 AFB

仍阳性者提示治疗失败,并可能耐药。因此,若治疗开始时没有做药敏,这时候必须行药敏试验。肺外结核患者的细菌学监测更加困难,而且往往可行性差。这时候必须通过临床表现和影像学评估治疗。

没有研究显示核酸扩增试验适合作为监测抗结核治疗反应。因此,Xpert MTB/RIF 不应用于治疗监测。同样,不推荐连续胸部 X 线片检查,因为影像学改变会滞后于细菌学反应并且敏感性差。治疗结束后,不建议进行痰液检查和胸部 X 线片作为常规随访。在治疗结束时应该进行胸部 X 线片,可以作为数月或数年后结核复发的对照。如果患者出现任何此类症状,应提示患者及时报告,进行医学评估。此外,治疗结束胸部 X 线片可以更早地揭示结核感染后并发症。

治疗期间需监测药物毒性,最常见的不良反应是肝炎。应仔细教育患者药物性肝炎的症状和体征(例如尿色加深、胃纳差),并告诉他们应立即停止治疗,并再咨询医疗保健提供者。虽然不常规推荐生化监测,但成年患者都应进行肝功能的基线评估(例如血清转氨酶和胆红素水平)。有合并症的老年患者、有肝病史(特别是丙型肝炎)和每日饮酒的患者需特别密切监测(即每月),并在治疗初始阶段重复检测转氨酶。至少 20%的患者会出现谷草转氨酶(AST)小幅上升(正常上限的 3 倍),但没症状,没有关系。对于有症状性肝炎的患者和 AST 显著升高(5～6 倍)的患者,应停止治疗,并在肝功能恢复正常后再次尝试治疗。若出现过敏反应需要停用所有药物,并再次尝试以确定哪种药物是罪魁祸首。因为治疗方案有多种,通常不需要对患者进行脱敏治疗,尽管真的可能发生过敏。吡嗪酰胺引起的高尿酸血症和关节痛通常可给予乙酰水杨酸来控制,但若发生痛风性关节炎,需要停药。若发生利福平相关自身免疫性血小板减少症者,不能再用利福平。乙胺丁醇引起的视神经炎也是永久性停药的指针。其他常见的不良反应如瘙痒和胃肠不适,通常不需要终止治疗。

治疗失败和复发

如上所述,当患者治疗 3 个月后痰涂片和/或培养仍阳性时,应怀疑治疗失败。这些患者的管理中,迫切需要对分离的结核分枝杆菌进行紧急药敏试验,包括一线和二线抗结核药。若条件许可,应进行分子检测评估利福平耐药情况,分子检测结果预计在几日内就可获得的,治疗方案可等到结果出来再调整。如果患者临床情况恶化,提示需要早点调整方案,这时候至少

需要在原治疗失败的方案上加超过一种药物:至少两种,最好三种没用过的可能敏感的药物。在药敏结果出来之前,患者可继续服用异烟肼和利福平,同时还有新加的药。

在治疗成功再出现症状的患者(复发)比治疗失败者耐药可能性小(见下文)。获得性耐药在标准短期治疗方案完成后复发的患者中并不常见。然而,在药敏出来之前,谨慎的做法是用标准治疗方案治疗所有复发者,标准方案包括 4 种一线药物和链霉素。在不太富裕的国家、其他没有常规开展培养和药物敏感性测试的机构以及 MDR - TB 发病率很低的地方,WHO 推荐 4 种一线药物和链霉素治疗所有复发者。治疗失败者、复发或 MDR - TB 可能性高者应根据其抗结核治疗史、人群的耐药性模式采用二线药物在内的方案(表 74 - 3)。一旦药敏试验结果出来,就可以相应地调整方案。

耐药结核

结核分枝杆菌对单一药物耐药是由于基因组自发性点突变引起的,发生率低、可预测(主要抗结核药为 $10^{-10} \sim 10^{-7}$)。95%利福平耐药与 *rpoB* 基因突变有关,异烟肼耐药主要 50%～95%与 *katG*、约 45%与 *inhA* 基因突变有关,约 98%吡嗪酰胺与 *pncA* 基因突变有关,50%～60%乙胺丁醇耐药与 *embB* 基因突变有关,75%～95%喹诺酮类耐药与 *gyrA - gyrB* 基因有关,约 80%氨基糖苷类耐药主要与 *rrs* 基因突变有关。因主要抗结核药之间基本不存在交叉耐药,若同时对两种药物耐药可能是对两种药物分别耐药,而且这种情况发生率低。耐药性结核几乎都是单药治疗所致,例如医疗保健提供者未能开出至少两种结核分枝杆菌敏感药物或患者服药不当。此外,使用不合格药物可能会导致耐药。耐药结核可以是原发的也可以是继发的,原发性耐药是患者从一开始就感染了耐药菌株,获得性耐药是治疗期间因用药不当引起的。在北美洲、西欧、拉丁美洲大部分地区和波斯湾国家,原发性耐药普遍较低,其中异烟肼耐药最为常见。在美国,虽然原发性异烟肼耐药率稳定在 7%～8%,但原发性 MDR - TB 发病率已从 1993 年的 2.5%下降到 2000 年的 1%。前文中已提到在一些地区 MDR - TB 是日益严重的问题,特别是苏联和一些亚洲国家。更严重的是近期报道的 MDR 菌株引起的 XDR - TB 的出现,所谓的 MDR 菌株也对任何一种氟喹诺酮类并且三种二线注射剂(阿米卡星、卡那霉素和卷曲霉素)中的任何一种耐药。通过合理健全治疗原则可以预防耐

药结核病的产生：包括至少两种质量保证、敏感的杀菌剂，使用固定混合药物，患者支持的治疗监督，并确认患者治疗疗程。呼吸道疾病控制措施可以预防耐药菌株的传播（见下文）。

虽然表74-3中描述的6个月方案对初始异烟肼耐药性疾病患者通常有效，但至少包括乙胺丁醇和可能的吡嗪酰胺或整整6个月是谨慎的，并考虑将治疗过程延长至9个月。在这种情况下，异烟肼可能无法促成成功，可以不用。在记录对异烟肼和乙胺丁醇耐药性的情况下，可以使用利福平、吡嗪酰胺和氟喹诺酮的9～12个月的方案。任何患者分离到菌株对利福平耐药，都应该按MDR-TB一样进行管理（见下文），如果通过快速检测确认对异烟肼敏感或推测对异烟肼敏感，就加用异烟肼。MDR-TB是指结核分枝杆菌至少对异烟肼和利福平都耐药，因为这两种杀菌药物是最有效的药剂，MDR-TB比敏感结核治疗困难很多，因为这两个药物是最强的杀菌剂，而且MDR-TB通常也会对其他一线抗结核耐药（如同时对乙胺丁醇耐药并不罕见）。对于MDR-TB的治疗，WHO建议大多数患者在8个月初始阶段至少使用以下五种药物：新型氟喹诺酮、注射类药物（氨基糖苷类如阿米卡星、卡那霉素，或多肽卷曲霉素）、乙硫异烟胺（或丙硫异烟胺）、环丝氨酸或PAS，以及吡嗪酰胺。可加乙胺丁醇（**表74-3**）。虽然最佳疗程尚不清楚，但建议初治患者至少20个月，包括初始阶段使用注射类药物，培养转阴后4个月可停脉用药。

2012年底，FDA加速批准二乙烯基喹啉抗生素，贝达喹啉作为耐药结核的治疗药物。这种新药在起初的24周（每日400 mg，持续2周，然后每次200 mg，每周3次，持续22周），已被WHO标准方案证明可提高对MDR-TB的疗效，痰转阴速度更快。对于年龄＞65岁的HIV感染者，应谨慎使用贝达喹啉，不建议用于儿童和孕妇。2014年初，欧洲医疗机构批准了另一种新药，是硝基咪唑类的复合物，叫德拉马尼。2B期临床试验的数据显示，在WHO推荐的标准贝达喹啉方案中加入德拉马尼，2个月时培养转阴率明显增加。3期临床试验结果显示这两种新药都有潜在副作用（包括两者都有QT期间延长，贝达喹啉还有肝损伤问题）。WHO建议，由于已知的耐药性、不耐受或无法获得该方案中的任何二线药物而无法设计有效的MDR-TB方案时，应限制贝达喹啉和德拉马尼用于标准MDR-TB方案。使用贝达喹啉和德拉马尼需充分知情同意，治疗过程严密监测，特别是QT间期延长、室性心律失常者不应用药。目前没有同时使用两者的资料，所以不推荐联用。

最后，据报道，9个月短程方案包括整个治疗期间予以加替沙星或莫西沙星，联合氯法齐明、乙胺丁醇和吡嗪酰胺，并且至少4个月的强化期间加用丙硫柳胺、卡那霉素、高剂量异烟肼。在某些情况下对MDR-TB有效，但仍需进一步的研究来阐明这种较短方案在MDR-TB治疗中的作用。

XDR-TB治疗选择少，预后差。然而，观察性研究表明积极管理包括早期药敏测试、至少五种药物联合方案、调整方案、严格的直接监督治疗、每月细菌学监测和强化患者支持，可能治愈和避免死亡。**表74-4**总结了XDR-TB患者的管理。一些最近发表的关于在XDR-TB患者中使用利奈唑胺的研究表明，虽然它毒性反应比较大，但这种药物可以增加培养转阴率。

若病灶局限、残余肺功能足够，可考虑进行肺叶切除术或肺段切除术。由于MDR-TB和XDR-TB患者的管理因同时涉及社会因素和医学因素而变得复杂，因此建议他们去专业的治疗中心，或者没有的话，在具有充足资源和能力的项目中（包括社区支持）。

HIV 相关结核病

一些观察性研究和随机对照试验表明，同时抗结核和抗逆转录病毒治疗HIV相关结核病可显著降低死亡风险和艾滋病相关事件。来自随机对照试验的证据表明，在抗结核治疗早期开始抗病毒治疗可降低34%～68%死亡率，对于$CD4^+$ T细胞计数＜50/μL的患者尤其有效。因此，HIV相关结核病管理的主要目的是开展抗结核治疗，并立即考虑开始或继续抗逆转录病毒治疗。无论$CD4^+$ T细胞计数如何，所有HIV感染的结核病都需要抗逆转录病毒治疗，最佳治疗方案是在结核病诊断后、抗结核治疗的前8周内尽快开始治疗。然而，对于$CD4^+$ T细胞计数＜50/μL的患者，应在TB治疗的前2周内开始ART。一般而言，标准的6个月每日方案在HIV阴性和HIV阳性患者敏感结核中抗结核作用相似。对于任何其他成人HIV感染者（**参见第97章**），结核病患者的一线抗逆转录病毒治疗应该由两种核苷类逆转录酶抑制剂（nucleoside reverse transcriptase inhibitors, NRTIs）和一种非核苷类逆转录酶抑制剂（nonnucleoside reverse transcriptase inhibitor, NNRTI）组成。尽管结核病治疗方式与HIV阴性患者相似，但HIV感染者药物不良反应可能更为明显。在这方面，三个重要考虑是相关的：副反应的频率增加，ART治疗方案和利福霉素之间的相互作用，以及间断治疗引起的利福平单耐药。

表 74-4 明确 XDR-TB 或高度怀疑 XDR-TB 管理指南

1. 吡嗪酰胺或者其他任何可能有效的一线口服药
2. 使用菌株敏感的注射类药物,并考虑延长使用时间(12 个月或可能整个疗程),如果该菌株对所有注射药物耐药,则建议使用患者以前未接受的注射剂[a]
3. 使用新型喹诺酮类药物,如莫西沙星、高剂量左氧氟沙星或可能用加替沙星[b]
4. 使用在先前方案中未普遍使用的所有二线口服抑菌剂(对氨基水杨酸、环丝氨酸和乙硫异烟胺或丙硫磷酰胺)或任何可能有效的药剂
5. 加入贝达喹啉或德拉马尼以及一种或多种以下药物[c]:氯法齐明、利奈唑胺、阿莫西林/克拉维酸、克拉霉素和碳青霉烯类,如亚胺培南/西司他丁和美罗培南
6. 目前不推荐同时使用贝达喹啉和德拉马尼,鉴于目前缺乏关于这两药一起用药的不良反应方面的信息
7. 如果对异烟肼低水平耐药的话,可考虑使用高剂量异烟肼治疗
8. 如果病灶局限,可考虑辅助手术治疗
9. 加强实施有力的感染控制措施
10. 实施严格的直接观察治疗、全程依从性支持和细菌学及临床监测

[a] 提出该项建议是因为尽管注射类药物的药敏试验重复性和可靠性良好,但很少有关于临床疗效与药敏结果关系的研究。XDR-TB 药物选择性非常有限,并且一些菌株可能体外耐药,但体内可敏感。[b] 加替沙星(由于之前发现会引起糖代谢异常,在许多国家已不销售,包括美国)在近期一个 4 个月方案中没有发现严重不良反应;因此,该药可考虑作为备选。[c] 添加药物数量取决于被认为有效的口服抑菌剂的种类(见上文第 4 点):若对所有三种抑菌药均有效,建议添加一种药;如果对两种抑菌药可能有效,可以选择加两种;如果一种抑菌药甚至没有可能有效的药物,可以加三种或更多药物。

IRIS,即 TB 症状和体征的恶化,已在上文中描述。利福平是一种强细胞色素 P450 酶诱导剂,可降低很多 HIV 蛋白酶抑制剂和一些 NNRTIs 的血清药物浓度,这些药物是 ART 治疗的基本药物。在这种情况下,可使用酶诱导活性相对弱的利福布汀代替利福平。但是,利福布汀和蛋白酶抑制剂的剂量调整仍在评估。一些临床试验发现,免疫抑制程度较高的 HIV 相关结核病患者(例如 CD4$^+$ T 细胞计数 <100/μL)在使用含利福平方案治疗利福平耐药结核时容易因"高度间歇性"方案(即每周 1 次或 2 次)而出现治疗失败或复发。因此,建议所有 HIV 感染的结核病患者接受含利福平每日给药方案。由于指南推荐经常更新,建议咨询以下网站:www.who.int/hiv、www.who.int/tb、www.cdc.gov/hiv 和 www.cdc.gov/tb。

特殊临床情况

虽然治疗肺外结核的临床对照试验有限,但现有证据表明,大多数肺外结核可以用治疗肺结核推荐的 6 个月方案。WHO 和美国儿科学会建议骨关节结核、结核性脑膜炎,或者粟粒性结核的儿童接受长达 12 个月的治疗。结核病治疗可能因需考虑的潜在医疗问题而变得复杂。通常,慢性肾功能衰竭患者不应接受氨基糖苷类药物,乙胺丁醇只有在可以监测血药浓度时才应使用。在轻度至中度肾功能衰竭的情况下,异烟肼、利福平和吡嗪酰胺可以常规剂量给药,但重度肾功能衰竭的情况下(除了接受血液透析的患者),应减少异烟肼和吡嗪酰胺剂量。由于异烟肼、利福平和吡嗪酰胺的肝毒性,肝病患者抗结核存在特殊问题。患有严重肝病的患者可用乙胺丁醇、链霉素和另一种可能药物(例如氟喹诺酮)治疗,如果需要,可以在密切监督下给予异烟肼和利福平。应避免肝功能衰竭患者使用吡嗪酰胺。硅肺结核需要至少延长 2 个月治疗。

孕妇选择的方案(**表 74-3**)是在前 2 个月用异烟肼、利福平和乙胺丁醇 9 个月方案。虽然 WHO 建议常规使用吡嗪酰胺,但由于没有足够的数据记录其在怀孕期间的安全性,因此美国尚未推荐使用该药物。链霉素是禁用的,因为已知它会在胎儿中引起第 8 对脑神经损伤。抗结核治疗不是母乳喂养的禁忌证,大多数药物将少量存在于母乳,虽然浓度太低,但这个浓度不能给孩子提供任何治疗或预防益处。

美国 CDC 区域培训和医疗咨询中心(www.cdc.gov/tb/education/rtmc/)为难以管理的病例提供医疗咨询。

预防

预防结核病的最佳方法是快速诊断和隔离感染病例,并进行适当的治疗,直到他们无传染性(通常适当治疗后 2~4 周)并且疾病得到治愈。其他策略包括卡介苗(BCG)接种和治疗那些发展为活动性结核高风险的 LTBI 患者。

BCG 来源于牛分枝杆菌减毒株,并于 1921 年首次在人类使用。许多 BCG 可在全球范围内供应,所有 BCG 都来自原始菌株,但疫苗的疗效各不相同,在随机、安慰剂对照试验中显示有效性从 0~80% 都有。最近的观察性研究(病例对照、历史队列和横断面)发现婴儿出生时接种疫苗的,疫苗效果也相仿。这些研究和荟萃分析还发现,对婴幼儿免受严重播散性结核病(如结核性脑膜炎和粟粒性结核病)的保护性较高。BCG 疫苗是安全的,很少引起严重的并发症。疫苗接种后 2~3 周开始局部组织反应,3 个月内形成瘢痕并愈合。最常见的副作用是接种部位溃疡和区域性淋巴结炎,大概 1%~10% 接种者中会出现。一些疫苗株有百万分之一的概率会引起骨髓炎。1~10 例/100 万会发生播散性 BCG 感染("卡介苗炎")和死亡,但几乎仅限于免疫力受损的人,例如严重联合免疫缺陷综合征的儿童或 HIV 感染的成人。BCG 接种诱导 TST 反应性,并随时间减弱。疫苗接种后 TST 反应是否存在或反应大小不能预测疫苗的保护程度。

在结核病患病率高的国家,建议出生时常规接种卡介苗。但因为美国和其他高收入国家结核病传播的风险较低,BCG提供的保护作用不确定,并且影响 TST 反应,所以不建议常规接种卡介苗。HIV 感染的成人和儿童不应接种 BCG。此外,HIV 感染状况不明但有 HIV 感染症状和体征的婴儿或感染 HIV 的母亲所生的婴儿不应接受卡介苗治疗。

在过去 10 年中,对新的结核病疫苗进行了新的研究和开发工作。2014 年中期,有 16 人参加临床试验,12 名正在接受现场测试。MVA85A/AERAS-485 是第一种新疫苗,其临床试验结果于 2013 年初推出。不幸的是,这种病毒载体疫苗并未显示出作为 BCG 加强剂的临床获益。

治疗·潜伏性结核感染

据估计,约有 20 亿人,即人口的近 1/3,感染过结核分枝杆菌。虽然他们中只有小部分会发展成活动性结核病,但新发活动性结核会持续从这些"潜伏"感染者中出现。不幸的是,目前没有诊断性测试可以预测哪些 LTBI 会发展为活动性结核病。选择 LTBI 患者的治疗旨在预防进展为活动性结核。这种干预(也称为预防性化疗或化学预防)是基于大量随机、安慰剂对照临床试验的结果,证明 6～9 个月的异烟肼疗程可降低 90%LTBI 发展为活动性结核病的风险。对现有数据的分析表明,最佳治疗持续时间约为 9 个月。在没有再感染的情况下,保护作用被认为是终身的。临床试验表明,异烟肼降低了 HIV 感染者 TST 阳性的结核病发病率。对 HIV 感染者的研究也证明了利福平为基础的短疗程的有效性。

LTBI 治疗指证在表 74-5 中列出。可以在高风险群体中通过 TST 或 IGRA 鉴别 LTBI。对于皮肤测试,应将含 5 个单位结核菌素聚山梨酯溶液注射于前臂掌侧面皮下(即 Mantoux 方法)。不建议进行多次皮下注射。48～72 小时后读取硬结直径(以毫米为单位),而不是红斑的直径评判。有些人 TST 反应性随时间减弱,但可以在第一次后≥1 周做第二次皮肤测试(即两步法测试)。对于定期接受 TST 的人员,例如医疗保健工作者和入住长期护理机构的人员,最初的两步法测试可以防止以后将那些增强反应错误归为 TST 转阳。TST 反应阳性折点(达到该标准予以治疗)与该反应是否代表真实感染的可能性以及真正感染者发展为结核病的可能性直接相关,表 74-5 列出了危险人群可能的阳性折点。因此,HIV 感染者、近期结核接触史、器官移植受体、胸部 X 线片有陈旧性结核纤维病灶且未经治疗者,以及接受免疫抑制剂者认为硬度≥5 mm 即为阳性。在其他高危人群中,基本以≥10 mm

表 74-5　皮肤结核菌素试验结果以及 LTBI 的治疗

高危人群	皮肤反应大小(mm)
HIV 感染者	≥5
近期结核接触史	≥5[a]
器官移植受体	≥5
胸部 X 线片有陈旧性结核纤维病灶	≥5
免疫抑制者,如使用皮质激素或 TNF-α 者	≥5
有基础疾病高风险者[b]	≥5
近期从高发病国家移民(5 年内)	≥10
静脉吸毒者	≥10
有实验室确诊的分枝杆菌感染个人史;高风险聚集机构的常驻者和职员[c]	≥10
5 岁以下儿童;接触高风险成人人群的儿童或青少年	≥10
低风险者[d]	≥15

[a] 结核菌素阴性接触者,特别是儿童,应在接触后接受 2～3 个月预防性治疗,再重复 TST 检查,结果仍为阴性者应停止预防性治疗。无论 TST 结果如何,感染 HIV 的人员都应接受全程治疗。[b] 包括尘肺和终末期肾病需要血液透析者。[c] 包括惩教机构、养老院、流浪汉收容所、医院和其他医疗保健机构。[d] 除了为就业需预期进行纵向 TST 筛查者,TST 不适合于低风险者。是否治疗需根据个人风险/获益综合考虑。

来源:改编自 CDC:TB elimination — treatment options for latent tuberculosis infection (2011)。可在以下网址下载 http://www.cdc.gov/tb/publications/factsheets/testing/skintestresults.pdf。

为阳性,低风险者≥15 mm 认为阳性(除了因就业问题需要进行纵向筛查,低风险人群无须进行 TST 检测)。IGRA 阳性标准是试剂盒的生产厂家定的,当然为了更好的临床实践,需要结合流行病学以及临床因素共同指导决定进行 LTBI 治疗,并且在开始预防化疗之前排除活动性结核。

一些 TST 和 IGRA 阴性者也需要进行 LTBI 治疗。一旦临床评估排除了活动性结核病,有开放性肺结核接触史的婴幼儿应当做 LTBI 治疗,有开放性肺结核接触史的 HIV 感染者不论 TST 结果如何都应行 LTBI 治疗。所有 HIV 者的 LTBI 治疗必须仔细进行全面检查排除活动性结核病。基于四种症状(近期咳嗽、发热、体重减轻和盗汗)的诊断流程有助于确定哪些 HIV 感染者需要进行 LTBI 治疗,没有上述四种症状的往往可以排除活动性结核病,另外,存在四种症状之一的话,在开始治疗 LTBI 之前需要进一步排查活动性结核病。尽管进行 TST 是谨慎的,但考虑具体可行性问题,在高结核病发病、资源少的机构中的 HIV 感染者,不绝对要求 TST 检测。

在 LTBI 治疗开始之前，必须小心排除活性结核。治疗 LTBI 有几种方案，应用最广泛的是异烟肼单药治疗，每日剂量为 5 mg/kg（最高 300 mg/d），持续 9 个月。基于成本效益分析和可行性问题，WHO 目前建议疗程为 6 个月，特别是在结核病高流行国家。异烟肼也可以间歇给药，每周 2 次，每次 15 mg/kg（最多 900 mg），但仅作为在医生直接监测下的治疗。另一种成人给药方案是每日利福平持 4 个月。在英国等一些国家，对于已知未感染 HIV 的成人和儿童，选用异烟肼和利福平每日给药方案，维持 3 个月。原先推荐的 2 个月的利福平和吡嗪酰胺方案，因为严重甚至致命肝毒性，现在通常不推荐。对于可能已经感染异烟肼耐药菌的人，应考虑使用含利福平的方案。最近的一项临床试验显示，异烟肼（900 mg）和利福喷丁（900 mg）每周 1 次给药 12 周的方案与标准的 9 个月异烟肼方案疗效相仿，与单药异烟肼相比，尽管不良事件导致的永久性停药率更高（4.9% vs 3.7%），但该方案治疗完成率更高（82% vs 69%）和肝毒性更低（0.4% vs 2.7%）。

目前，不建议 2 岁以下 ART 治疗的 HIV 感染者儿童或者孕妇采用异烟肼和利福喷丁方案。利福平和利福喷丁在接受蛋白酶抑制剂和大多数 NNRTI 的 HIV 感染者中是禁忌的（依法韦仑是这类抗逆转录病毒药物中与利福霉素类同时给药最安全的药物）。长期异烟肼方案（即至少 3 年）的临床试验显示，在结核病高传播的机构，HIV 感染者采用长期异烟肼方案比 9 个月的方案更有效。活性肝病患者不应予以异烟肼治疗。所有肝毒性风险高的人（例如，每日滥用酒精者和有肝病史的人）应进行基线检查，然后每月评估 1 次肝功能。所有患者都应该仔细接受有关肝炎的教育，并告知一旦出现任何症状，应立即停止使用异烟肼。此外，患者应在治疗期间每月观察和询问不良反应，每次就诊时开药不超过 1 个月。在可能被 MDR 菌株感染的 LTBI 者的治疗是一项挑战，因为没有任何相关方案的临床试验。可以密切观察疾病的早期症状，也可咨询结核病专家。

治疗 LTBI 比治疗活性结核更难以确保依从性。如果正在对活性结核的家庭成员进行治疗，那么依从性和监测可能会更容易。如果有条件，监督治疗可能会增加治疗完成的可能性。对于活性结核，提供奖励也可能有所帮助。

结核病控制原则

结核病控制计划中最重要的事项是在适当的病例管理条件下（包括直接观察治疗）快速诊断结核病例并给予短程治疗

方案。此外，还建议对高风险群体进行筛查，包括来自高流行国家的移民、流动人口、囚犯、无家可归者、吸毒者和 HIV 阳性者。以上高危人群，若 TST 阳性应接受 LTBI 治疗。接触者调查是高效结核病控制的重要组成部分。在美国和世界其他国家，在医院、无家可归者收容所和监狱等机构环境中，结核病（特别是与 HIV 感染有关的）的传播受到了极大的关注。限制传播措施包括对疑似结核病患者进行呼吸隔离，直至证实其为非传染性（至少通过痰 AFB 阴性）。传染性结核病患者房间适当通风，在高风险区域使用紫外线照射消毒，定期筛查可能接触已知或未预料到的结核病病例的人员。过去主张进行影像学筛查，特别是那些便携式设备和胸透进行的影像学筛查。然而今天，发达国家结核病发病率非常低，"大规模微型射线照相术"成本效益低。

在高发病国家，自 20 世纪 90 年代中期以来，大多数结核病控制项目主要采用并实施 WHO 推出的结核战略，在降低发病率和死亡率方面取得了显著进展。2000—2013 年，挽救了 3 700 万人的生命；1995 年以来，已成功治愈 6 100 万例结核。良好的结核病治疗和控制战略（即 DOTS 战略）的基本要素包括：① 政府承诺增加、持续的资金投入。② 通过有质量保证的细菌学检测方法发现结核病例（从咳嗽超过 2~3 周患者的痰检开始）。③ 标准化短程化疗的管理、直接监督和患者支持。④ 有效的药品供应和管理系统。⑤ 监测和评估系统，有效的评估方法（包括所有登记和通知的病例中评估治疗结果，如治愈、无细菌学证据的完成治疗、死亡、治疗失败和放弃治疗）。2006 年，WHO 表示，虽然这些基本要素仍然是所有控制战略的基本组成部分，但必须采取额外措施以实现联合国千禧年发展目标中确定的 2015 年国际结核控制目标。因此，2006 年推出了一项新的"结核控制战略"，共六个组成部分：① 追求高质量的 DOTS 扩展和强化。② 解决与 HIV 相关的结核病、MDR－TB 以及贫困和弱势群体的需求。③ 促进加强卫生系统。④ 所有护理人员参与。⑤ 增强结核病患者能力及其社区的能力。⑥ 启动和促进研究。作为第四部分的一部分，以诊断、治疗和公共卫生责任为重点、以证据为基础的结核病治疗国际标准已被医学和专业协会、学术机构以及全球所有从业者广泛采用（http://www.who.int/tb/publications/ISTC_3rdEd.pdf？ua＝1）。

在发展中国家，HIV 相关结核病的护理和控制非常具有挑战性，因为现有的干预措施需要 HIV/AIDS 与结核病项目以及标准服务之间的合作。虽然结核病项目必须对每名患者进行 HIV 检测，以便提供甲氧苄氨嘧啶-磺胺甲噁唑预防常见感染和抗逆转录病毒治疗，但 HIV/AIDS 项目必须定期筛查 HIV/AIDS 患者是否有活性结核病，为 LTBI 提供治疗，并确保 HIV 感染者聚集场所的感染控制。

早期和主动病例检测不仅被认为是 HIV/AIDS 患者以及其他弱势群体的重要干预措施，因为它减少了社区传播并提供了早期有效的治疗。为了使结核病控制工作取得成功，也为了使消除结核成为一个现实的目标，DOTS 战略必须优化效能，并包括上述额外的干预措施。此外，结核病控制和关爱的方法需要整体性，并超越专门的项目。因此，WHO 的"结核病"战略已经设计并建立在后 2015 全球政府和国家计划加强努力的三大支柱之上：① 综合以患者为中心的护理和预防。② 创新的政策和支持体系。③ 加强研究和创新。第一大支柱包括所有技术创新，例如早期诊断方法（包括常用药敏测试和对已确定的、特定环境的高风险群体的系统筛查）；为各种结核病精心设计的治疗方案；妥善管理 HIV 相关结核病和有其他合并症的结核病；以及高危人群的预防性治疗。第二大支柱是根本性的，通常不受专门方案的控制，依靠最高级别的卫生和政府当局制定的政策：提供充足和明确的人力和财政资源；民间社会组织和所有相关公共和私人医疗提供者的参与，以促进所有患者的护理和预防；全民健康覆盖政策

（这意味着避免最贫困人口中由结核病引起的灾难性支出）；病例通报、动态登记、药品质量和合理使用以及感染控制的监管框架；社会保护机制；扶贫战略；以及对结核病更多决定因素的干预措施。最后，新战略的第三个支柱强调加强参与研究和开发新工具及干预措施，以及优化实施和在流行国家迅速采用新工具。最后，除了本章所述的特定临床护理和控制干预措施外，消除结核病最终还需要控制和减少多种危险因素（如 HIV、吸烟和糖尿病）和社会经济决定因素（如极端贫困）。生活条件不佳、住房条件恶劣、酗酒、营养不良和室内空气污染，卫生部门和与人类发展及福利相关的其他部门制定了明确的政策。

鸣谢

感谢 Richard J. O'Brien 在旧版书中对本章的贡献。

第 75 章
麻风 | Chapter 75
Leprosy

Robert H. Gelber · 著 | 金文婷 · 译

麻风在公元前 6 世纪的古印度文献中首次报道，是一种由麻风分枝杆菌引起的非致命性慢性感染病，其临床表现主要局限于皮肤、周围神经系统、上呼吸道、眼睛和睾丸。麻风分枝杆菌对周围神经（从大神经干到显微真皮神经）的独特嗜神经性和某些免疫介导的反应状态是麻风发病的主要原因。若该病未得到治疗，会导致特征性畸形，大多数文化中认为该疾病在人与人之间是可传染的，历史上被认为存在深刻的社会耻辱。如今，随着早期诊断、合理和有效抗菌治疗，患者可以正常生活，并且在很大程度上可以预防畸形和其他可见的表现。

病原学

麻风分枝杆菌是一种专性胞内杆菌（宽 0.3～1 μm，长 1～8 μm），仅感染人类、某些地区的犰狳和水藓。它具有抗酸的特性，在显微镜下与其他分枝杆菌难以分清，理想的组织切片法为改良 Fite 染色法。目前已有麻风分枝杆菌变异株。麻风分枝杆菌不产生已知的毒素，并很好地穿透和驻留在巨噬细胞内，且它可以在体外存活数月。在未经治疗的患者中，只有约 1% 的麻风分枝杆菌在机体存活。形态指数（morphologic index，MI）是检测皮肤碎屑中均匀变亮的抗酸

杆菌（AFB）数量的指标，与生存能力有关。细菌学指数（bacteriologic index，BI）是对皮肤中麻风分枝杆菌密度的测量值，在未经治疗的患者中可能高达 4＋～6＋，在有效的抗菌治疗期间每年下降 1＋，下降率与治疗效力无关。MI 或 BI 升高提示复发，如果患者正在接受治疗也可能提示耐药。小鼠麻风模型通过识别突变基因可证明对氨苯砜和利福平耐药，但这些技术的实用性非常有限。

由于还原进化，麻风分枝杆菌基因组中几乎一半为非功能基因，只有 1 605 个基因编码蛋白质，1 439 个基因与结核分枝杆菌相同。相比而言，结核分枝杆菌利用其 91% 的基因组编码 4 000 种蛋白质。麻风分枝杆菌中丢失的基因包括分解代谢和呼吸途径基因、转运系统基因、嘌呤、蛋氨酸和谷氨酰胺合成基因以及氮调控基因。麻风分枝杆菌的基因组为专性细胞内生存、依赖宿主生物化学支持的特性、药物开发目标靶位，最终培养通路提供了代谢基础原理。麻风分枝杆菌分离株变异的发现为重新研究该生物的流行病学和病理生物学以及确定复发还是再感染提供了强有力的工具。该细菌的复杂细胞壁含有大量麻风分枝杆菌特异性的酚类糖脂（PGL－1），PGL－1 可在血清学检测中检测到。麻风分枝杆

菌特有的三糖与施旺细胞的基膜结合,这一结合可能与麻风分枝杆菌是唯一侵入周围神经的细菌有关。

虽然麻风分枝杆菌是第一种与人类疾病有关的细菌,但它仍然是少数尚未在人工培养基或组织培养中培养出来的细菌种类之一。麻风分枝杆菌在小鼠脚垫中的增殖(尽管有限,倍增时间约为2周)为评价抗菌药物、监测临床试验和筛选疫苗提供了一种手段。麻风在低温组织中生长最好(如皮肤、周围神经、眼睛前房、上呼吸道和睾丸),而其次为皮肤较温暖的区域(腋窝、腹股沟、头皮和背部中线)。

■ 流行病学

人口统计学

麻风几乎完全是发展中国家的疾病,影响亚洲、非洲、拉丁美洲和太平洋地区。虽然在非洲的疾病流行率最高,但亚洲发病数最多。世界上80%以上的病例发生在以下国家:印度、中国、缅甸、印度尼西亚、巴西、尼日利亚、马达加斯加和尼泊尔。在流行地区,麻风的分布很不均匀,与高患病率地区接壤地区可几乎没有麻风。在巴西,大多数病例发生在亚马孙河盆地和两个西部州,而在墨西哥,麻风大多局限于太平洋沿岸。除输入性病例外,麻风在美国、加拿大和欧洲西北部大部分地区不存在。在美国,约有4 000人患有麻风,每年报告100~200例新发病例,其中大多数是来自墨西哥、东南亚、菲律宾和加勒比地区的移民,他们大部分在加利福尼亚、得克萨斯、纽约和夏威夷。

单核苷酸多态性的比较基因组学提示存在四种不同菌株,它们起源于东非或中亚。一种突变型扩散到欧洲,随后又发生两次独立的突变,随后又扩散到西非和美洲。

鉴于许多高流行的地区缺乏重要的医疗或公共卫生基础设施,很难评估全球麻风流行情况。估计有60万~800万感染者。较低数字仅包括尚未完成化疗的人,不包括那些可能因麻风而在身体或心理上受到伤害以及可能复发或发生免疫介导反应的患者。较高的数字包括可能感染已经治愈的患者和许多没有麻风相关畸形或残疾的患者。尽管世界范围内麻风患病率数据存在争议,但发病率并没有下降,估计每年仍有50万新发病例。

麻风与贫困和农村居民有关,似乎与艾滋病无关,可能因为麻风的潜伏期很长。大多数人对麻风具有先天免疫,暴露后不会致病。发病高峰是20~30岁。

最严重的瘤型麻风,男性发生率是女性的两倍,很少在儿童中发生。不同国家极型麻风的频率差别很大,可能部分是由遗传因素决定的,某些人类白细胞抗原(HLA)与已知的两种极性形式的麻风(见下文)相关。此外,免疫调节基因的变异与麻风易感性的增加有关,尤其是多菌型麻风。在印度和非洲,90%的病例表现为结核样型麻风;在东南亚,50%是结核样型麻风,50%是瘤型麻风;在墨西哥,90%是瘤型麻风(疾病类型定义见表75-1和"临床、组织学和免疫学谱")。

表75-1 麻风的临床、细菌学、组织学和免疫学谱

特征	结核样型麻风(TT、BT)	界线类麻风(BB、BL)	瘤型麻风(LL)
皮肤损害	一个或几个不对称的、边界清楚的斑点或斑块,中间可见圆形空白区,边缘突起	介于BT和LL之间;界限不清的斑块,偶尔边缘清晰;皮肤病变可多可少	对称、边缘不清、多发浸润结节和斑块或弥漫浸润;黄瘤样或皮肤纤维瘤样结节;狮面和眉毛、睫毛脱落
神经病变	皮肤病变、感觉障碍出现早;病变附近神经有时增大;神经脓肿最常见于BT	皮肤病变处感觉减退或感觉障碍;神经干麻痹,有时对称	感觉减退出现晚;神经多发病变;肢端、远端、对称性感觉障碍常见
抗酸杆菌(BI[a])	0~1+	3+~5+	4+~6+
淋巴细胞	2+	1+	0~1+
巨噬细胞分化	上皮样分化	BB,上皮样分化;BL,通常未分化,但可能有泡沫样分化	泡沫样分化;早期病变可能未分化
朗格汉斯巨细胞	1+~3+	—	—
麻风菌素皮肤试验	+++	—	—
淋巴细胞转化试验	一般为阳性	1%~10%阳性	1%~2%阳性
病变中CD4+/CD8+T细胞比例	1.2	BB,NT;BL,0.48	0.50
麻风分枝杆菌PGL-1抗体	60%	85%	95%

a 参见下文

缩略词:BB,中间界线类;BL,偏瘤型界线类;BT,偏结核样型界线类;TT,极型结核样型;LL,极型麻风样型;BI,细菌学指标;NT,未检测;PGL-1,酚糖脂-1。

传播途径

麻风的传播途径仍然不确定,实际上可能是多种传播方式。鼻部飞沫传播、接触污染土壤,甚至虫媒都被认为是主要的传播途径。含麻风分枝杆菌喷雾可引起免疫抑制小鼠感染,未经治疗的麻风患者打喷嚏时可产生大于 10^{10} 的 AFB。此外,通过 PCR 证实的麻风分枝杆菌 IgA 抗体和麻风分枝杆菌基因均存在于麻风流行地区无麻风症状者的鼻子中,以及 19% 的麻风患者职业接触者中。以下几条证据证明经土壤传播:① 在印度等流行国家,麻风主要是农村疾病,而不是城市疾病。② 麻风分枝杆菌产物存在于地方性土壤中。③ 直接皮肤接种(如文身)可传播麻风分枝杆菌,儿童常见的麻风部位是臀部和大腿,表明受污染土壤的微接种可传播该病。麻风虫媒传播的证据包括麻风病院附近的臭虫和蚊子经常感染麻风分枝杆菌,实验证实感染的蚊子能将麻风传播给小鼠。皮肤与皮肤的接触通常不被认为是一种重要的传播途径。

在流行国家,约 50% 的麻风患者有与感染者(通常是家庭成员)密切接触史,不知为何,非传染地区的麻风患者只有 10% 有密切接触史。此外,在地方病流行地区,家庭接触瘤型麻风的最终患病率约为 10%,而在非流行地区仅为 1%。接触结核样型麻风发病率很低,照顾麻风患者的医生和护士以及这些患者的同事并没有患麻风的危险。

尽管多位点可变数目短核苷酸串联重复序列(variable-number short-nucleotide tandem-repeat,VNTR)分析普遍表明分离株之间存在相当大的差异,但是对于有限数量家族多个病例的分离株分析,已经获得了高度相似甚至相同的 VNTR 结果。此外,VNTR 结果显示对于某些地理区域内的分离株相似,而对于其他区域内的分离株则不同。这些发现表明,基因组分析可能证明对于未来确定麻风分枝杆菌传播模式有用。

麻风分枝杆菌主要在人类致病。然而,在得克萨斯州和路易斯安那州,9 条带状犰狳中有 15% 被感染,与犰狳接触偶尔会导致人类疾病。犰狳静脉注射麻风分枝杆菌活菌后可致播散性感染。

■ 临床、组织学和免疫学谱

发病前潜伏期 2~40 年,但一般为 5~7 年。这种长潜伏期可能至少部分是麻风分枝杆菌倍增时间过长所致(小鼠为 14 日,而结核分枝杆菌和大肠埃希菌体外倍增时间分别为 1 日和 20 分钟)。麻风的一系列临床表现与其细菌学、病理学和免疫学特性有关。从极型结核样型麻风(TT)到偏结核样型界线类麻风(BT)到中间界线类(BB,这是很少遇到的)到偏瘤型界线类麻风(BL)到极型瘤型麻风(LL),从不对称局部斑点和片状结节性与硬化性对称性全身皮肤表现的演变有关,细菌负荷逐渐增加,麻风分枝杆菌特异性细胞免疫逐渐减少(表 75-1)。不同的皮肤病理特征包括淋巴细胞数量、巨细胞、AFB 以及上皮细胞分化。患者的临床表现在很大程度上决定了预后、并发症、反应状态和所需抗菌治疗的强度。

结核样型麻风

结核样型麻风是较不严重的形式,其包括 TT 和 BT 疾病。通常病变局限于皮肤和周围神经。TT 是印度和非洲最常见的疾病形式,但实际上东南亚几乎没有,而东南亚 BT 麻风病发病率高。

结核样型麻风的皮肤病变由一个或几个色素减退的斑点或斑块组成(图 75-1),这些斑点或斑块边界清楚、伴浅感觉障碍,通常有红斑或边界突起,没有正常的皮肤器官(汗腺和毛囊),因此病灶区比较干燥、无鳞屑、无汗。通常不存在 AFB 或数量很少。结核样型麻风患者可能有一个或几个周围神经不对称增大。实际上,麻风和某些罕见的遗传性神经病是唯一引起周围神经粗大的人类疾病。尽管任何周围神经都可能粗大(包括小指上神经和锁骨上神经),但最常受到影响的是尺神经、耳后神经、腓骨神经和胫骨后神经,伴有相关的感觉减退和肌病。

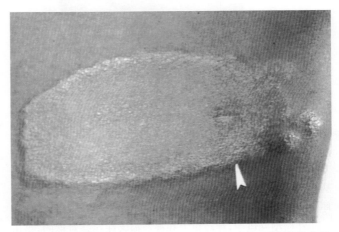

图 75-1 结核样型麻风(TT)。 边界清晰、色素减退,伴有边缘颗粒性突起、无汗、感觉减退性斑块(箭头所指)。

在结核样型麻风中,T 细胞突破神经束膜,施旺细胞和轴突破坏明显,导致神经外膜纤维化,上皮肉芽肿取代神经内膜,偶尔出现干酪样坏死。麻风的发病机制可能是真皮中 T 细胞侵入和破坏神经。

结核样型麻风患者的循环淋巴细胞很容易识别麻风分枝杆菌及其组成蛋白,患者的麻风菌素皮肤试验呈阳性(见下文"诊断"),是由于结核样型麻风组织中的 1 型细胞因子模式,T 细胞和巨噬细胞强活化导致局部感染。在结核样型麻风组织中,CD4$^+$ 与 CD8$^+$ T 淋巴细胞比例为 2:1。结核样组织富含促炎性 TH$_1$ 细胞因子家族的 mRNA:IL-2、γ 干扰素(IFN-γ)和 IL-12;相反,IL-4、IL-5 和 IL-10 mRNAs 很少。

瘤型麻风

瘤型麻风患者皮肤可见对称性、广泛分布的皮肤结节(图 75-2),高出皮面斑块,或真皮弥漫浸润,其中,麻风结节若长在脸部,称为"狮面"。晚期表现包括眉毛(最初仅在侧缘)和睫毛脱落、耳垂下垂、皮肤干燥,特别是脚上皮肤。LL通常在结节病灶(球团)和周围神经中见大量 AFB(高达 10^9 个/g),起初侵袭施旺细胞,然后导致泡沫样退行性髓鞘化和轴突变性,后续进一步出现沃勒变性。此外,LL 在血液循环和除肺与中枢神经系统以外的所有器官中都有大量的麻风分枝杆菌。但患者通常无发热、无重要器官系统功能障碍的证据。

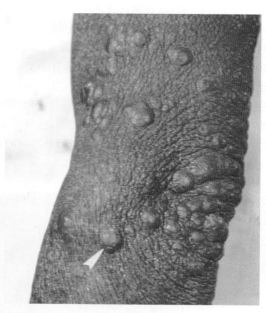

图 75-2　瘤型麻风(LL)。 进展型结节病灶。

🌐 在墨西哥西部和加勒比地区几乎只发现了一种流行麻风病,无明显皮肤损伤,但有弥漫性皮肤浸润和明显的真皮增厚,称为播散性弥漫性麻风。

在瘤型麻风中,神经粗大和神经损害往往是对称的,是由麻风分枝杆菌受累所致,比结核样型麻风更隐蔽、发展更广泛。LL 患者存在肢体末端、神经末梢、对称性周围神经病变和对称性神经干粗大。也可能累及上呼吸道、眼睛前房和睾丸而出现相关体征和症状。

未经治疗的 LL 患者,淋巴细胞经常无法识别麻风分枝杆菌或其蛋白质成分,麻风菌素皮肤试验呈阴性(见下文"诊断")。保护性细胞免疫丧失似乎是抗原特异性的,患者通常不易引起机会性感染、癌症或艾滋病,但对念珠菌、毛霉菌、腮腺炎病毒、破伤风类毒素,甚至结核菌素的纯化蛋白衍生物产生迟发型超敏反应。有时,有效药物治疗可逆转麻风分枝杆菌特异性无反应。在 LL 组织,$CD8^+$ 与 $CD4^+$ T 淋巴细胞的比率为 2:1。LL 患者 TH_2 反应占优势、存在高球蛋白血症,LL 组织以 TH_2 细胞因子谱为主,富含 IL-4、IL-5 和 IL-10 的 mRNA,而缺乏 IL-2、IFN-γ 和 IL-12 的 mRNA。似乎细胞因子介导了麻风患者的保护性组织应答,在麻风病变中注射 IFN-γ 或 IL-2 会导致 AFB 转阴和组织病理学向结核样型麻风转变。瘤型麻风患者巨噬细胞功能完

整,单核细胞表现出正常的杀菌功能和对 IFN-γ 的反应。

麻风反应状态

麻风反应包括几种常见的免疫介质炎症状态,可致大部分发病。其中一些反应先于诊断和有效的抗菌治疗出现,事实上,这些反应可促进临床治疗和诊断。其他反应在开始恰当药物化疗后出现,这些反应可能会使患者意识到他们的麻风病正在恶化,并对传统治疗失去信心。医生只有提前告知患者可能会出现这些反应,并告知他们这些反应的临床表现,才能确保持续的可信度。

1 型麻风反应(降级反应或逆向反应)·1 型麻风反应几乎发生在一半的界线类麻风患者,但不发生于纯瘤型麻风患者。临床表现包括既往典型炎症征象:斑点、丘疹、有时还出现新的皮肤病变、神经炎和发热(少见,通常低热)。这个过程中最常累及的神经干是肘部尺神经,疼痛明显并有触痛。如果有神经累及的患者没有及时接受糖皮质激素治疗(见下文),在 24 小时内出现不可逆神经损害,最明显表现是腓神经受累出现足下垂。

1 型麻风反应发生在适当的抗菌治疗前,称为降级反应,并且患者在组织学上更倾向瘤型麻风;当 1 型麻风反应发生在治疗开始后,称为逆转反应,并且患者表现更倾向结核样型。逆转反应通常发生在开始治疗后的头几个月或几年,也可能在开始治疗后几年内发生。

水肿是 1 型麻风病变最具特色的表现,诊断主要通过临床表现。逆转反应的典型特征是 TH_1 细胞因子谱,以 $CD4^+$ Th 细胞为主,IFN-γ 和 IL-2 水平升高。此外,1 型反应与大量携带 γ/δ 受体的 T 细胞有关,这是麻风的一个独特特征。

2 型麻风反应:麻风结节性红斑· 麻风结节性红斑(ENL)(图 75-3)仅发生在瘤型麻风(BL/LL),瘤型麻风病中 50% 可出现。尽管 ENL 可出现在麻风诊断和治疗之前(有时候可为诊断提示),90% 患者出现在抗菌药物治疗后,通常 2 年内。ENL 最常见的特征是痛性红斑丘疹,可在数日至一周内自行消退,但可能复发、全身不适、发热(可能很严重)。然而,患者也可能出现神经炎、淋巴结炎、葡萄膜炎、睾丸炎和肾小球肾炎的症状,并可能发展为贫血、白细胞增多和肝功能异常(尤其是氨基转移酶水平升高)。患者可能有单一 ENL 发作或慢性复发表现。发作可以是轻微的,也可以是严重而广泛的。ENL 极少会导致死亡。ENL 丘疹皮肤活检提示血管炎或脂膜炎,有时伴有淋巴细胞浸润,更具特征性的是以中性粒细胞浸润为主。

ENL 中肿瘤坏死因子(TNF)水平升高,因此,TNF 可能在 2 型麻风反应病理学中起核心作用。鉴于其 TH_2 细胞因子特征和高水平的 IL-6 和 IL-8,ENL 被认为是免疫复合物沉积的结果。然而,在 ENL 组织中,表皮细胞 HLA-DR 框架抗原的存在被认为是迟发型超敏反应的一个标志,并且有证据表明 IL-2 和 IFN-γ 水平高于极性麻风病的常见水平,这提示了一种替代机制。

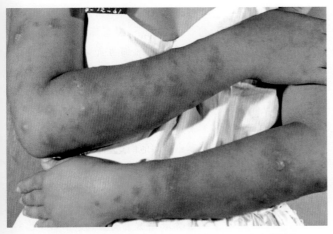

图 75-3　中度皮肤损害。麻风结节性红斑,部分伴脓疱或溃疡形成。

卢西奥现象·卢西奥现象是一种不常见的反应,只见于加勒比和墨西哥弥漫性麻风结节患者(属于 LL 型麻风),他们通常都是没有接受治疗者。这种反应的患者会出现大而分界清晰的溃疡性病变,常易复发,尤其是下肢,这些病变可能是全身性的,往往可继发感染和败血症而致命。组织学上表现为表皮和真皮浅层的梗死,AFB 大量寄生于内皮细胞,深层真皮大血管内内皮增生和血栓形成。像 ENL 一样,卢西奥现象可能是由循环免疫复合物介导的。

并发症

四肢·麻风患者四肢的并发症主要是由于神经病变导致的麻木和肌病,触觉、痛觉、温热觉受到影响,但位置觉、振动觉仍存在,最常受累的神经干是肘部的尺神经,该神经受累导致第 4、5 指损伤,受累手的背侧骨间肌群的感觉丧失。正中神经受累会导致拇指伸侧的感觉及拇指肌力受损,虽然麻风病很少累及桡神经,但桡神经受累会导致腕下垂。肌腱移植可以恢复手部功能,但必须在开始抗菌治疗和急性神经炎发作结束后 6 个月进行。

足底溃疡,尤其是跖骨头部足底溃疡,是麻风性神经病变最常见的并发症。治疗需要仔细清创、服用适当的抗麻风药物、溃疡愈合前避免负重、此后缓慢行走、穿特殊的鞋子以防止复发。

由于腓神经麻痹导致的足下垂应使用简单的鞋内非金属支架或矫形手术行肌腱转移。虽不常见,但 Charcot 关节,尤其是脚和踝部,可能是麻风引起的。

麻风引起的远端手指或趾缺失是由于感觉迟钝、外伤、继发感染和麻风性疾病造成的,这是一个不被人熟知,但却重要的溶骨过程。在烹饪和工作中认真保护四肢、尽早治疗,在最近几次大大降低了远端手指丢失的频率和严重性。

鼻·在瘤型麻风中,细菌侵入鼻黏膜可导致慢性鼻塞和鼻衄。盐水滴鼻可以缓解这些症状。瘤型麻风若长期未治疗可能进一步导致鼻软骨破坏,形成鞍鼻或嗅觉丧失(抗生素前时代更常见)。鼻整形手术可以改善外观。

眼睛·由于脑神经麻痹,眼睑闭合不全和角膜麻木可能使麻风复杂化,会发生外伤、继发感染和(若未经治疗)角膜溃疡与混浊。对于有上述症状的患者,白天滴眼药水、晚上涂药膏可预防这些情况。此外,在 LL 型麻风患者中,麻风分枝杆菌可侵入前房,ENL 可能导致葡萄膜炎,进而导致白内障和青光眼,因此麻风是发展中国家致盲的主要原因。裂隙灯评估 LL 患者往往看到"角膜珠化",这就是麻风球。

睾丸·麻风分枝杆菌可侵入睾丸,ENL 可引起睾丸炎。因此,瘤型麻风的男性患者往往表现为轻度至重度的睾丸功能障碍,在 LL 患者中 85% 的患者黄体生成素和促卵泡激素升高,睾酮下降,导致无精症或少精症,而 BL 患者中仅有 25%。LL 患者可出现阳痿和不育,阳痿有时对睾酮替代疗法有效。

淀粉样变性·继发性淀粉样变是 LL 型麻风和 ENL 的并发症,在抗生素时代很少遇到。淀粉样变可致肝功能异常,肾功能异常更多。

神经脓肿·各种类型的麻风,尤其是 BT 患者,可能会出现神经脓肿(尺神经最常见),邻近皮肤呈蜂窝状,通常受累的神经水肿且非常柔软。尽管糖皮质激素可以减少炎症症状,但尽快行减压术也是必要的,以防不可逆后遗症。

诊断

麻风通常表现为典型的皮肤病变和典型的皮肤组织病理。因此,来自流行地区的患者若出现可疑皮肤病变或周围神经病变时,需考虑麻风。诊断需要组织病理学证实。在结核样型麻风中,应选择病变部位皮肤活检(最好是进展病变边缘),正常皮肤部位活检通常没有病理改变。在瘤型麻风中,结节、斑块和硬结是最佳的活检部位,但正常皮肤部位通常也有诊断价值。瘤型麻风与弥漫性高球蛋白血症有关,这会导致血清试验呈假阳性(如性病相关抗体、类风湿性关节炎抗体和抗核抗体),因此导致诊断的混乱。有时,结核样型病变可能:① 不典型。② 有感觉减退。③ 含肉芽肿(而仅含有非特异性淋巴细胞浸润)。三个特征中满足两个认为诊断充分。宁可过度诊断麻风,而不是让患者得不到治疗。

95% 未经治疗的麻风患者可检测到 PGL-1 IgM 抗体,有效治疗后滴度下降。然而,结核样型麻风,通常是最无法确定的类型,因为 AFB 阴性或 AFB 较少,只有 60% 患者有PGL-1 抗体。此外,在流行地区,没有麻风症状的接触者也可能有 PGL-1 抗体。因此,PGL-1 血清学检测在结核样型麻风中的诊断价值很低。热灭活麻风分枝杆菌(麻风菌素)已作为皮肤试验试剂。它通常在结核样型麻风患者中阳性,在没有麻风的患者中也可阳性,在瘤型麻风患者中阴性;因此,它的诊断价值也有限。不幸的是,皮肤麻风分枝杆菌 PCR,虽然 LL 和 BL 呈阳性,但 50% 的结核样型病例可阴性,提供的诊断价值也很小。

鉴别诊断

与麻风相似病变的鉴别诊断中包括结节病、利什曼病、寻常性狼疮、皮肤纤维瘤、组织细胞瘤、淋巴瘤、梅毒、雅司病、肉芽肿瘤和其他引起色素减退的疾病(特别是白糠疹、癣和白癜风)。结节病可引起神经周围炎症,但真皮神经内形成肉芽肿是麻风的病理学表现。在瘤型麻风中,痰标本中可能 AFB 阳性而被误诊为肺结核。

治疗·麻风

抗菌治疗

有效药物

用于治疗麻风的现有药物包括氨苯砜(50～100 mg/d)、氯法齐明(50～100 mg/d、100 mg tiw 或 300 mg qm)和利福平(600 mg qd 或 qm,见下文"方案选择")。在这些药物中,只有利福平是杀菌剂。砜类(叶酸拮抗剂),其中最重要的是氨苯砜,是第一个被发现对治疗麻风有效的药物,目前仍然是主要治疗药物。经砜类药物治疗后,皮肤病变可消失,皮肤中的活分枝杆菌数量可减少。虽然氨苯砜是抑菌剂,但单药治疗引起的耐药相关复发率仅为 2.5%;治疗 18 年以上后停药的,仅 10% 复发,表现为新发的、通常无症状的、有光泽的"组织样"结节。氨苯砜通常安全、便宜。氨苯砜治疗可致葡萄糖-6-磷酸脱氢酶(G-6-PD)缺乏者出现严重溶血,没有 G-6-PD 缺乏的患者也会有红细胞存活率下降,血红蛋白平均可降低 1 g/dL。氨苯砜偶尔可因副反应而使用受限,如过敏性皮炎者以及砜类综合征(包括高热、贫血、剥脱性皮炎和单核细胞增多)。必须记住,利福平诱导微粒体酶,需要增加剂量的药物包括糖皮质激素和口服避孕药。氯法齐明对轻度皮肤麻风患者通常是不可接受的,因为它会导致皮肤变成红黑色,特别在病变部位,造成患者与社会成员差别明显。

在动物模型中以及在临床试验中常用的抗麻风分枝杆菌的药物包括乙硫异烟胺/丙硫脲、氨基糖苷类的卡那霉素和阿米卡星(但不是庆大霉素或妥布霉素)、米诺环素、克拉霉素和几种氟喹诺酮类药物,通常都是每日给药。除了利福平,米诺环素、克拉霉素和氧氟沙星对麻风分枝杆菌最具杀菌作用,但这些药物尚未广泛用于麻风控制指导原则中。最近,已经发现在小鼠中利福喷丁和莫西沙星对麻风分枝杆菌特别有效。在瘤型麻风临床试验中,莫西沙星具有极强的杀菌作用,与利福平杀菌效果相当。

方案选择

麻风的抗菌治疗必须个体化,根据疾病的临床/病理形式而定。结核样型麻风细菌负荷低和保护性细胞免疫反应有关,是最容易治疗的类型,并且可以通过

短时间药物治疗治愈。相比之下,瘤型麻风可能比其他任何人类细菌疾病具有更高的细菌负荷,并且有益的 T 细胞缺乏而需要延长药物治疗时间甚至终身治疗。因此,治疗前仔细分类很重要。

发达国家麻风分类的临床经验有限,所幸皮肤活检所需的资源非常容易获得,病理所需的资源也很容易获得。在发展中国家,临床经验更为丰富,但随着麻风病患者的护理纳入一般卫生服务,临床专业知识目前正在大量减少。而且很少有病理活检条件。在这种情况下,皮肤涂片被认为是有用的,但在许多地方,也可能无法获得准备和解释涂片所需的资源。WHO 已不再鼓励使用皮肤涂片,通常仅用病灶计数来代替皮肤涂片,这些病变加上缺乏组织病理学评估的能力,可能会对化疗的决定产生负面影响,增加反应的可能性,并最终预后不良。一种合理的治疗麻风的方法被这些和其他几个问题而困惑。

(1)即使没有治疗,TT 型麻风也可自愈,80% 的患者长期使用氨苯砜单药治疗(即使是 LL 型麻风)也可治愈。

(2)在结核样型麻风中,治疗前皮肤中常没有麻风分枝杆菌,因此没有客观的治疗成功的保证。此外,尽管有足够的治疗,TT 和特别是 BT 病变通常小部分缓解或不完全地缓解,很难区分是复发还是晚期 1 型麻风反应。

(3)LL 型麻风患者在长期强化治疗后,通常还会有存活、顽固的麻风分枝杆菌存在,它们引起临床复发的倾向尚不清楚。停用含利福平后,LL 型患者通常仅在 7～10 年后开始复发,因此长期随访是评估最终临床结果的必要手段。

(4)尽管原发性氨苯砜耐药极为罕见,且通常建议采用多种药物治疗(至少针对瘤型麻风),但动物实验和临床试验对抗菌剂的最佳组合、给药时间表和治疗持续时间的信息却很少。

1982 年,WHO 在麻风控制项目中提出了麻风化学药物治疗的建议。这些建议是在长期氨苯砜单药治疗相对成功之后,以及有关氨苯砜耐药情况的讨论背景下提出的。其他复杂因素包括:在流行最广泛地区,可用于麻风治疗的资源有限,以及患者和项目管理者对许多麻风患者要终身治疗感到沮丧和气馁。因此,WHO 第一次提出对所有形式的麻风进行有限期的治疗,并考虑到发展中国家每日利福平治疗费用较贵,所以把利福平作为每月多药联合方案中的药物。在随后的几年中,WHO 的建议得到了广泛实施,所需的治疗时间,特别是瘤型麻风的治疗时间,已逐步缩

短。出于治疗目的，WHO 将患者分为少菌型或多菌型。以前，真皮内无明显 AFB 的患者被分为少菌型，而有 AFB 的称为多菌型。目前，鉴于麻风皮肤涂片可靠性差，所以同时用皮肤病变数量来分多菌型和少菌型，多菌型是指患者有 6 处以上皮肤病变，少菌型是指皮肤病变少者（很遗憾该分型存在缺陷，因为麻风结节旁边只有一个或很少的皮肤病变）。WHO 建议成人少菌型麻风使用氨苯砜（100 mg/d）联合利福平（600 mg/m，监督）6 个月（表 75 - 2）。只有单一病变的少菌型麻风，WHO 建议可选择备选方案单剂给药：利福平 600 mg，氧氟沙星 400 mg 和米诺环素 100 mg。多菌型建议氨苯砜（100 mg/d）联合氯法齐明（50 mg/d），无监督或者利福平（600 mg）联合氯法齐明（300 mg，监督）每月使用。原本 WHO 推荐瘤型麻风病治疗 2 年或至涂片转阴（通常 1～5 年），后来考虑可接受性，将疗程减少为 1 年，但这个方案因缺乏临床试验支持而仍存在特别争议。

一些因素导致许多国家政府质疑 WHO 的建议，并倾向于采取强化方案。最重要的因素是，在几个地区多菌型患者的复发率很高（两位数）（在一个地区达到 20%～40%，与最初的细菌负荷直接相关），而在治疗完成的患者中，一半患者仍有病变活动。强化治疗方案（表 75 - 2）要求结核样型麻风服用氨苯砜（100 mg/d）治疗 5 年，瘤型麻风服用利福平（600 mg/d）治疗 3 年，终身服用氨苯砜（100 mg/d）。

通过有效的抗菌治疗，就不会出现新的皮肤损伤和周围神经病变的体征和症状。瘤型麻风的结节和斑块在 1～2 个月内明显变平，在 1 年或几年内消退，而结核样型麻风的皮肤病变可能消失、改善或相对没有改变。虽然麻风的周围神经病变在治疗的前几个月可能有所改善，但很少能通过治疗得到明显缓解。

表 75 - 2　成人麻风病的抗感染推荐方案

麻风类型	强化疗程	WHO 推荐方案（1982）
结核样型麻风（少菌型）	氨苯砜（100 mg/d），疗程 5 年	氨苯砜（100 mg/d，无监督）+利福平（600 mg/m，监督）6 个月
瘤型麻风（多菌型）	利福平（600 mg/d），疗程 3 年 + 氨苯砜（100 mg/d）终身用药	氨苯砜（100 mg/d）+氯法齐明（50 mg/d），无监督；利福平（600 mg）+氯法齐明（300 mg，监督）每月，疗程 1～2 年

注：关于 WHO 对强化方案的推荐以及 WHO 对单一病变少菌型麻风的替代方案讨论和比较见正文。

尽管 WHO 对多种药物治疗的建议存在弊端，但这些方案已在世界范围内被广泛使用。尽管三种推荐药物中的两种（氨苯砜和氯法齐明）仅对麻风分枝杆菌具有抑菌作用，自从 WHO 制定抗麻风方案以来，已发现了杀菌剂，但尚未开始在新的设计方案中使用现有杀菌剂替代的重要研究。鉴于最近研究的发现，莫西沙星和利福平一样对麻风分枝杆菌有很强的杀菌作用，而且只使用两种或两种以上的杀菌剂时，才有可能对结核样型麻风进行短期化疗，通常这些短程方案是以莫西沙星/利福平为基础，还包括米诺环素或克拉霉素中任意一种，这样的方案似乎比 WHO 目前推荐的瘤型麻风的方案更有效、疗程更短。

麻风反应状态的治疗

1 型

1 型麻风反应最好用糖皮质激素（如泼尼松，初始剂量为 40～60 mg/d）治疗。随着炎症的消退，糖皮质激素的剂量可以逐渐减少，但糖皮质激素治疗必须持续至少 3～6 个月，以免复发。由于长期糖皮质激素治疗的多种副反应，激素使用适应证应严格限制在以下情况：严重炎症可致溃疡、重要部位病变（如面部），以及神经炎病例。轻度到中度麻风反应不符合标准，应继续观察并停用糖皮质激素。沙利胺对 1 型麻风反应无效。氯法齐明（200～300 mg/d）的疗效存质疑，但无论如何，其疗效远低于糖皮质激素。

2 型

ENL 的治疗必须个性化。如果 ENL 较轻微（即如果没有发热，或其他器官受累，偶尔出现少量皮肤丘疹），可以只用退热药。但皮肤病变多、有发热、不适和其他组织受累的病例中，短疗程（1～2 周）糖皮质激素治疗（最初 40～60 mg/d）通常有效。无论是否接受治疗，单个炎性丘疹持续时间均小于 1 周。治疗有效是指皮肤病变停止发展和全身性症状与体征消失。如果两个疗程的糖皮质激素治疗后，ENL 反复出现并持续存在时，应使用沙利度胺（100～300 mg qn）治疗，剂量取决于起初的麻风反应程度。因为即使在怀孕早期服用一剂沙利度胺都可导致严重的出生缺陷，包括短肢畸形（海豹肢），因此美国严格限制生育期女性使用沙利度胺，使用该药前需要知情同意、孕前检查和维持避孕措施。尽管沙利度胺对 ENL 的作用机制尚不完全清楚，但该药的疗效可能机制是降低了 TNF 水平和 IgM 合成，减缓了多形核白细胞迁移。在麻风反应控制后，低剂量的沙利度胺（50～200 mg qn）可有效预防 ENL 复发。高剂量（300 mg qn）氯法齐明对 ENL 有一定的疗效,但其可适度减少控制 ENL 所需的糖皮质激素剂量。

卢西奥现象

糖皮质激素和沙利度胺都不能有效治疗卢西奥现象。建议优化伤口护理和菌血症的治疗方法。溃疡往往是慢性的,愈合不良。在重症病例中,换血疗法可能是有用的。

■ 预防和控制

出生时接种卡介苗(BCG)对预防麻风有不同的效果:从完全无效到 80% 有效。在卡介苗中加入热灭活麻风分枝杆菌并不能提高疫苗的效力。由于所有分枝杆菌含有大量的脂类和碳水化合物,这些物质在体外被证明对淋巴细胞和巨噬细胞具有免疫抑制作用,小鼠模型的实验数据支持麻风分枝杆菌蛋白预防效果更好。

氨苯砜预防性治疗可以减少结核样型麻风病例的数量,但不能减少瘤型麻风病例的数量,因此,即使有家庭接触也不建议使用氨苯砜预防性使用。此外,单剂量利福平预防效果不肯定。由于麻风传播似乎与长期密切的家庭接触有关,故住院患者不需要隔离。

1992 年,根据 WHO 的治疗建议,WHO 发起了一项具有里程碑意义的战略,在 2000 年前作为公共卫生问题消除麻风病(目标是小于万分之一的发病率)。该战略动员并激励非政府组织和国家卫生服务机构采用多种药物治疗麻风,并清理过期的登记。从这些方面来看,这项工作已经证明是非常成功的,尽管消灭麻风的目标尚未达到,但超过 600 万患者完成了治疗。事实上,WHO 在减少全球病例数量方面取得的成功很大程度上归因于重新定义了麻风病例。以前以患病率计算,现在仅限于未进行多药联合治疗的病例。在世界范围内,麻风的年发病率并没有下降。此外,完成治疗后,当患者不再被定义为"病例"时,其中一半的患者在数年内仍表现为疾病活动;复发率(至少多菌型患者)仍高得令人无法接受;残疾和畸形得不到控制;对麻风依然认为是社会耻辱。

在 20 世纪的大部分时间里,非政府组织,特别是基督教传教士,提供了一个照顾和治疗麻风的医疗基础设施,令发展中国家其他优先医疗的人羡慕不已。随着公众认识到麻风几乎被根除,患者护理的资源正在迅速转移,患者护理的负担正在转移到不存在或负担过重的国家卫生服务部门、缺乏诊断和分类所需工具和技能的卫生工作者,以及精细化治疗选择(特别是有反应性神经炎病例)。因此,有益结果的先决条件越来越没有得到满足。

第 76 章
非结核分枝杆菌病 | Chapter 76
Nontuberculous Mycobacterial Infections

Steven M. Holland · 著 | 姚雨濛 · 译

非结核分枝杆菌(NTM)、非典型分枝杆菌、除结核外的结核分枝杆菌和环境分枝杆菌这几个术语都是指除了结核分枝杆菌以及其近亲[牛分枝杆菌(*M. Bovis*)、*Caprae* 分枝杆菌、非洲分枝杆菌(*M. Africanum*)、海豹分枝杆菌(*M. Pinnipedii*)、*Canetti* 分枝杆菌]和麻风分枝杆菌以外的分枝杆菌。由于 DNA 序列分型技术被应用于菌种分类,已得到鉴定的 NTM 菌种数量不断增加,并将继续扩大。目前已知的菌种数量超过 150 种。NTM 具有很强的适应性,能够适应包括工业溶剂在内的恶劣环境。

■ 流行病学

NTM 在土壤和水中普遍存在。特定的微生物在特定环境中反复出现,例如猿猴分枝杆菌(*M. simiae*)出现在某些地

下蓄水层中、偶发分枝杆菌(*M. fortuitum*)出现于足浴液中,以及免疫原分枝杆菌(*M. immunogenum*)出现于金属加工液中。除非宿主防御功能的某些方面受损(如支气管扩张)或防御屏障因接种病原体而遭到破坏(如抽脂、创伤),大多数 NTM 仅很罕见地引起人类疾病。人与人之间的 NTM 传播很少发生,几乎只存在于囊性纤维化患者中。由于 NTM 引起的感染很少报告至卫生部门,而且由于有时鉴定困难,因此缺乏有关的发病率和流行率的可靠数据。弥散性疾病提示明显的免疫功能障碍(如晚期 HIV 感染);而肺部疾病更为常见,与肺上皮缺陷尤为相关,但与全身性免疫缺陷无关。

在美国,主要与支气管扩张症有关(**参见第 23 章**)的 NTM 肺部感染的发生率和流行率多年以来比相应的结核病

数据高出数倍,老年人中前者的发生率和流行率也在增加。囊性纤维化患者常有支气管扩张,NTM 的临床感染率在 3%～15%,老年患者中感染率更高。虽然可以从许多个体的痰液中分离到 NTM,但区分活动性疾病与微生物共栖是至关重要的。美国胸科学会制定了一个有助于正确诊断 NTM 所致肺部感染的方案,并得到广泛应用。北美大部分非结核性分枝杆菌病是由堪萨斯分枝杆菌(*M. kansasii*)、鸟分枝杆菌复合体(*M. avium* complex,MAC)微生物和脓肿分枝杆菌(*M. abscessus*)引起的。

在欧洲、亚洲和澳大利亚,NTM 在临床标本中的分布与北美的分布大致相似,脓肿分枝杆菌等快速生长的微生物常见和 MAC 菌种。北欧地区,蟾蜍分枝杆菌(*M. Xenopi*)和玛尔摩分枝杆菌(*M. Malmoense*)尤为突出。溃疡分枝杆菌(*M. ulcerans*)引起的独特临床疾病布鲁里溃疡(Buruli ulcer)发生于所有热带地区,尤其是西非。海分枝杆菌(*M. marinum*)是沿海地区以及暴露于鱼缸或游泳池中个体皮肤和肌腱感染的常见原因。

由于分离的 NTM 通常不被上报,结核分枝杆菌和 NTM 也通常不进行物种分类,因此 NTM 所致感染的真正国际流行病学很难确定。随着分枝杆菌鉴定和分类越来越容易,今后几年内国际上的流行病学描述很可能受到重大影响。

■ 病理生物学

由于与 NTM 的接触基本上普遍存在,而疾病罕见,因此可以假定对这些生物的正常宿主防御一定是强有力的,而原本健康个体发生严重疾病者极有可能具有特定的易感因素以使 NTM 得以存在、繁殖和引起疾病。随着 HIV 感染的出现,播散性 MAC 病的发生与 CD4⁺ T 淋巴细胞数量下降高度相关,CD4⁺ T 淋巴细胞被公认为是抗 NTM 的关键效应细胞。其数量下降也被认为是特发性 CD4⁺ T 淋巴细胞减少症患者弥漫性 MAC 感染的原因。强效的肿瘤坏死因子 - α(TNF - α)抑制剂,如英夫利昔单抗、阿达木单抗、瑟曲珠单抗(certolizumab)、哥利木单抗(golimumab)和依那西普,可中和 TNF - α 这一关键细胞因子。偶然的结果是发生严重分枝杆菌或真菌感染;这些关联表明 TNF - α 是控制分枝杆菌的关键因素。然而,没有上述危险因素的情况下,NTM 播散性感染易感性的遗传基础主要是 IFN - γ/IL - 12 合成和反应通路中的特定突变。

分枝杆菌通常被巨噬细胞吞噬,巨噬细胞对此做出反应,产生 IL - 12。IL - 12 是一种由 IL - 12p35 和 IL - 12p40 组成的异二聚体,两者结合在一起构成 IL - 12p70。IL - 12 通过结合其受体(由 IL - 12Rβ1 和 IL - 12Rβ2/IL - 23R 组成),激活 T 淋巴细胞和自然杀伤细胞,从而使 STAT4 磷酸化。IL - 12 对 STAT4 的刺激导致 IFN - γ 分泌,进一步激活中性粒细胞和巨噬细胞产生活性氧化剂、增加主要组织相容性复合体和 Fc 受体的表达,并在细胞内浓缩某些抗生素。IFN - γ 通过其受体(由 IFN - γR1 和 IFN - γR2 组成)进

行信号传导,导致 STAT1 磷酸化,进而调节 IFN - γ 反应基因,如编码 IL - 12 和 TNF - α 的基因。TNF - α 经自身受体通过含有核因子 κB(NF - κB)基本调控因子(NEMO)的下游复合物传递信号。因此,IFN - γ 和 IL - 12/IL - 23 之间的正反馈回路驱动对分枝杆菌和其他细胞内感染的免疫反应。已知这些基因是分枝杆菌控制途径中的关键基因:*IFN - γR1*、*IFN - γR2*、*STAT1*、*GATA2*、*ISG15*、*IRF8*、*IL - 12A*、*IL - 12Rβ1*、*IL - 12Rβ2*、*CYBB* 和 *NEMO*(图 76 - 1)中已鉴定出特定的孟德尔突变。尽管已发现与播散性疾病相关的基因,但与 HIV 感染无关的播散性非结核分枝杆菌感染病例中只有约 70% 有遗传学诊断;提示仍待发现更多的分枝杆菌易感性基因和通路。

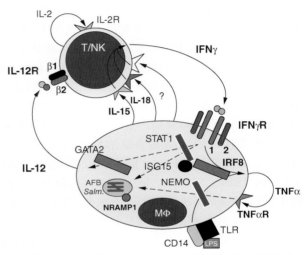

图 76 - 1 感染巨噬细胞(MΦ)与 T 和自然杀伤(NK)淋巴细胞的细胞因子相互作用。 分枝杆菌(AFB)对巨噬细胞的感染导致异二聚体白细胞介素 - 12(IL - 12)的释放。IL - 12 作用于其受体复合物(IL - 12R),随后激活 STAT4,产生同型二聚体 γ 干扰素(IFN - γ)。通过其受体(IFNγR),IFN - γ 激活 STAT1,刺激肿瘤坏死因子 - α(TNF - α)生成,并导致分枝杆菌、沙门菌(Salm)和一些真菌等细胞内病原体死亡。同源三聚体 TNF - α 通过其受体(TNF - αR)起作用,需要核因子 κB 必需调节蛋白(NEMO)激活核因子 κB,这也有助于杀死细胞内细菌。IFN - γ 和 TNF - α 都可导致 IL - 12 上调。阻断 TNFα 的抗体通过阻断配体(英夫利昔单抗、阿达木单抗、瑟曲珠单抗、哥利木单抗)或提供可溶性受体(依那西普)发挥作用。*IFN - γR1*、*IFN - γR2*、*IL - 12p40*、*IL - 12Rβ1*、*IL - 12Rβ2*、*STAT1*、*GATA2*、*ISG15*、*IRF8*、*CYBB* 和 *NEMO* 的突变与分枝杆菌的易感性有关。其他细胞因子,如 IL - 15 和 IL - 18,也有助于 IFN - γ 的生成。通过 Toll 样受体(TLR)复合物和 CD14 发送信号也可上调 TNF - α 生成。LPS,脂多糖;NRAMP1,自然抵抗相关巨噬细胞蛋白 - 1。

与认识到的播散性非结核性分枝杆菌感染相关基因和机制不同,NTM 肺部感染最公认的基础疾病是支气管扩张症(**参见第 23 章**)。大多数特征明确的支气管扩张形式与非结核分枝杆菌感染有很高的相关性,包括囊性纤维化、原发性纤毛运动障碍、STAT3 缺陷高 IgE 综合征和特发性支气管扩张症。支气管扩张症致局部破坏性改变易发生而非全身性受累的确切机制尚不清楚。

与播散性或肺部感染不同,"浴盆肺"代表对 NTM 的肺部超敏反应,最常见的是生长在未充分氯化的、通常是室内的

浴盆中的 MAC 微生物。

临床表现

播散性疾病

有了有效的分枝杆菌预防和改进的 HIV 感染治疗，晚期 HIV 感染患者中的弥散性 MAC 或堪萨斯分枝杆菌感染现在在北美很少见。这种分枝杆菌病曾经常见的时候，入侵门户是肠道，并扩散至骨髓和血流。出人意料的是，快速生长 NTM 的播散性感染（如脓肿分枝杆菌、偶发分枝杆菌）在 HIV 感染者中非常罕见，甚至在 HIV 感染非常严重的患者中也是如此。由于这些微生物的固有毒力低，仅在合并免疫功能受损时播散，播散性疾病可在数周至数月内缓慢进展。典型的萎靡不振、发热和体重减轻的表现通常伴有器官肿大、淋巴结病和贫血。由于需要特殊的培养方法或染色来鉴定这些病原体，因此在诊断中最关键的步骤是考虑到 NTM 感染的可能性。血培养可能为阴性，但受累器官通常具有显著的病原负荷，有时具有严重受损的肉芽肿反应。对于儿童中无潜在医源性原因的播散性侵犯（即两个或多个器官受累），应对其 IFN-γ/IL-12 通路开展调查。IFN-γR1 和 IFN-γR2 的隐性突变通常导致 NTM 的严重感染。与之不同，IFN-γR1 的显性、阴性突变导致细胞表面有缺陷的干扰性突变受体过度聚集、抑制正常的 IFN-γ 信号传导，从而导致非结核性分枝杆菌骨髓炎。STAT1 的显性、阴性突变和 IL-12Rβ1 的隐性突变可产生与其残余 IFN-γ 合成和应答能力一致的不同表型。对于男性、播散性非结核分枝杆菌患者合并圆锥形、钉形齿或牙齿缺失以及毛发异常分布者，应当对其进行评估，寻找经由 NEMO 激活 NF-κB 的通路中所存在的缺陷。这些患者可能同时有相关的免疫球蛋白缺陷。合并骨髓增生异常和分枝杆菌病的患者应进行 GATA2 缺陷的调查。最近确认的一组常发生快速生长 NTM（主要是脓肿分枝杆菌）播散感染以及其他机会性感染的患者中，具有高滴度的中和 IFN-γ 的自身抗体。迄今为止，这种综合征在东亚女性患者中最为常见。

静脉导管可感染 NTM，通常是受水污染的结果。脓肿分枝杆菌和偶发分枝杆菌有时会感染深部留置管路，也可污染眼部手术、皮下注射和局部麻醉剂中使用的液体。应当将受感染的导管取出。

肺部疾病

肺病是迄今为止北美和其他工业化国家最常见的非结核分枝杆菌感染形式。临床表现通常包括持续数月或数年的清喉、反复咳嗽和缓慢加重的疲劳。患者通常会多次看医生，并在怀疑该诊断且将标本送分枝杆菌染色和培养前，已接受过基于症状的或短暂的治疗。因为不是所有的患者都能咳痰，所以诊断可能需要支气管镜检查。在老年妇女中，症状发作与确诊之间通常滞后约 5 年。诱发因素包括肺部基础疾病，如支气管扩张症（**参见第 23 章**）、尘肺、慢性阻塞性肺病、原发性纤毛运动障碍、α₁-抗胰蛋白酶缺乏和囊性纤维化。支气管扩张症和非结核分枝杆菌感染常同时存在并同步进展。这种情况使得对给定的首发病例很难确定因果关系，但支气管扩张无疑是由感染加剧的、最关键的发病诱因之一。

MAC 微生物是北美洲肺部非结核分枝杆菌感染的最常见原因，但发病率因地区而异。MAC 感染最常见于六七十岁的女性，反复咳嗽和疲劳数月或数年，伴或不伴有咳痰或胸痛。身材高瘦、可能有胸壁异常的女性患 NTM 所致肺病的情况通常被称为温德米尔夫人综合征（Lady Windermere syndrome），与《王尔德》（Oscar Wilde）剧中的人物同名。事实上，老年、不吸烟的白种人女性比男性更容易发生肺部的 MAC 感染，起病时间约为 60 岁。患者往往比一般人群更高更瘦，脊柱侧弯、二尖瓣脱垂和胸肌异常的发生率高。患有肺上叶空洞性病变的男性吸烟者往往会无限期地携带同一种单一 MAC 菌株，而患有结节型支扩的不吸烟女性则往往同时携带几种 MAC 菌株，菌株随着病情的发展而发生变化。

堪萨斯分枝杆菌可引起与肺结核十分相像的临床综合征，表现包括咯血、胸痛和空洞性肺病。快速生长的 NTM，如脓肿分枝杆菌与食管运动障碍有关，如贲门失弛缓症。肺泡蛋白沉积症患者易患肺部非结核性分枝杆菌和诺卡菌感染；潜在的机制可能是由于在这些患者中发现了粒细胞-巨噬细胞集落刺激因子的自身抗体而抑制了肺泡巨噬细胞的功能。

颈淋巴结

北美儿童中最常见的非结核性分枝杆菌感染形式是孤立性的颈淋巴结病，最常由 MAC 微生物引起，也可由其他 NTM 引起。颈部肿胀通常质硬、相对无痛、全身症状少。由于无痛性淋巴结病的鉴别诊断包括恶性肿瘤，许多儿童在活检时无意中被诊断为 NTM 感染；由于分枝杆菌病在鉴别诊断中排名不高，可能没有送检培养和特殊染色。局部瘘道通常经手术切除和/或抗菌治疗后完全消除。同样的，可能与颈淋巴结感染有关的、孤立的小儿胸腔内非结核分枝杆菌感染通常被误认为是癌症。无论是孤立性的颈部还是胸腔内的 NTM 感染中，都没有发现有潜在免疫缺陷的儿童，受感染的儿童也未发展出其他机会性感染。

皮肤和软组织疾病

NTM 的皮肤受累通常需要皮肤有一个破口以引入细菌。如果修脚前刚刚发生了皮肤擦伤（如刮腿毛期间），修足、盆浴相关的偶发分枝杆菌感染更有可能发生。皮肤感染的暴发通常由外科器械（尤其是整容手术）、注射和其他操作造成的快速生长 NTM（特别是脓肿分枝杆菌、偶发分枝杆菌和龟分枝杆菌）皮肤污染引起。这些感染通常伴有疼痛、红肿、流液的皮下结节，通常无发热或全身症状。

海分枝杆菌存在于许多水源中，可以从鱼缸、游泳池、甲壳动物和鱼鳞中获得。这种微生物通常引起丘疹或溃疡（"鱼缸肉芽肿"），但感染也可发展为肌腱炎并严重损害手的灵活性。典型的轻微创伤（例如清理船只或处理鱼的过程中）引起该微生物的接种，数日到数周后出现病灶。由海分枝杆菌引起的痛性结节可与在孢子丝菌中（孢子丝菌样播散）相同的方式沿手臂向上进展。典型手腕肌腱受累可能为首发表现，并可能导致手术探查或类固醇注射。对海分枝杆菌感染的怀疑指数必须很高，以确保在手术过程中获取的合适标本被送去培养。

溃疡分枝杆菌是另一种水源性皮肤病原体，主要存在于热带地区，特别是非洲的热带地区。皮肤外伤或昆虫叮咬导致受污染的水进入后发生感染。皮肤损伤通常是无痛、干净、会结痂的溃疡，并可引起骨髓炎。细菌内酯毒素（mycolactone）是导致轻度宿主炎症反应和无痛性溃疡的原因。

■ 诊断

NTM 可从痰或其他体液的抗酸或荧光染色上检出。当微生物负荷较高时，NTM 可能表现为革兰阳性的串珠样杆菌，但这种发现是不可靠的（与此相反，诺卡菌可能表现为革兰阳性、串珠状但呈丝状的细菌）。同样，诊断任何分枝杆菌疾病的必要条件和最敏感的步骤是将其纳入鉴别诊断考虑范围。在几乎所有实验室中，分枝杆菌样品的处理、染色和培养都是与常规的细菌学试验分开进行的；因此，许多感染由于医师未要求进行适当的检测而不能得到诊断。此外，分枝杆菌通常需要单独的血液培养基。NTM 大致分为快速生长型（<7 日）和缓慢生长型（≥7 日）。由于结核分枝杆菌通常需要≥2 周时间生长，许多实验室不等到培养超过 6 周时不认为已获得最终培养结果。与传统培养基相比，使用液体培养基的新技术可以更快地从标本中分离出分枝杆菌。30℃时培养更容易检测到的菌种包括海分枝杆菌、嗜血分枝杆菌（*M. haemophilum*）和溃疡分枝杆菌。嗜血分枝杆菌喜欢铁补充剂或血液，而日内瓦分枝杆菌（*M. genavense*）则需要补充添加剂分枝杆菌素 J（Mybactin J）的培养基。细菌色素是在光照条件下（光产色）还是黑暗条件下（暗产色）形成，或缺乏细菌色素形成（不产色）的情况被用以协助 NTM 的分类。与 NTM 菌落相比，结核分枝杆菌菌落呈米色、粗糙、干燥、扁平状。目前的鉴定方案可以可靠地使用生物化学、核酸或细胞壁成分（通过高性能液体色谱或质谱法）进行菌种鉴定。随着近几十年来美国结核病例的显著减少，NTM 已成为北美最常见的分离自人类的分枝杆菌。然而，并不是所有的 NTM 分离株，尤其是自肺部的标本，代表病理状态和需要进行治疗。虽然在符合的临床背景下从血液或器官活检标本中鉴定出 NTM 具有诊断价值，但是美国胸科学会建议，NTM 所致肺部感染的诊断只有在疾病清晰可见的情况下才予以做出，即恰当的临床和影像学（结节、支气管扩张、空洞影）表现联合反复从咳痰中分离出 NTM，或从支气管镜或活检标本中找到 NTM。鉴于 NTM 的种类繁多且准确诊断对恰当治疗的实施具有重要意义，最好将这些微生物鉴定至菌种水平。

结核菌素的纯化蛋白衍生物（PPD）经皮下注射以诱发记忆 T 细胞对分枝杆菌抗原的反应。这个测试有各种各样的名称，如 PPD 测试、结核菌素皮肤测试、Mantoux 试验等。遗憾的是，对这些结核菌衍生滤液蛋白的皮肤免疫反应并不能很好区分 NTM 和结核分枝杆菌感染。由于在 PPD 中度反应（约 10 mm）中潜伏性结核和非结核性分枝杆菌感染可以显著重叠，美国活动性结核数量的进行性下降意味着 NTM 可能是 PPD 阳性比例增加的原因。此外，卡介苗（BCG）可引起一定程度的交叉反应，给接种过卡介苗患者的结果解读造成问题。IFN-γ 释放试验（IGRA）的基础是测定 IFN-γ 对相对结核菌特异性的蛋白 ESAT6 和 CFP10 的应答。这些检测可以用全血或在膜上进行。值得注意的是，海分枝杆菌、堪萨斯分枝杆菌和苏氏分枝杆菌（*M. szulgai*）也含有 ESAT6 和 CFP10，可能在 IGRA 中引起假阳性反应。尽管与 NTM 有交叉反应，但 PPD 强阳性反应（>15 mm）最常代表结核病。

从血标本中分离出 NTM 是疾病的明确依据。虽然快速生长分枝杆菌可能在常规血液培养基中生长，但缓慢生长的 NTM 通常不能在其中生长。因此，必须要考虑到该诊断可能性并选用正确的培养瓶。从活检标本中分离出 NTM 是强有力的感染证据，但也有实验室污染的情况。活检标本的染色部分找到该微生物能证实培养的真实性。某些 NTM 生长需要较低的培养温度（日内瓦分枝杆菌）或特殊添加剂（嗜血分枝杆菌）。一些 NTM（如 *tilburgii* 分枝杆菌）尚不能培养获得，但可从临床标本中通过分子手段鉴定得到。

肺部非结核性分枝杆菌病的影像学表现取决于基础疾病、感染严重程度和所采用的影像学检查方式。计算机断层扫描（CT）的出现和使用的增加使人们能够识别高度符合非结核性分枝杆菌感染的特征性变化，例如细支气管炎症的"树芽征"表现（图 76-2）。舌叶和右中叶受累在胸部 CT 中常见，但在平片上很难辨认。重度支气管扩张和空洞形成常见于更严重的疾病。从呼吸道标本中分离出 NTM 可能会让人混淆。戈登分枝杆菌（*M. gordonae*）通常可从呼吸道标本中培养出，但通常不见于涂片，而且几乎从不是致病的病原体。支气管扩张症患者偶尔可以痰涂片阴性、痰培养 NTM 阳性。美国胸科学会制定了 MAC、脓肿分枝杆菌和堪萨斯分枝杆菌

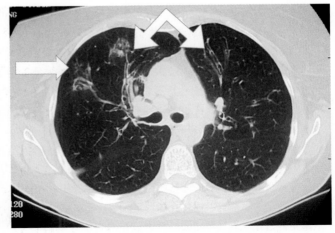

图 76-2　一例鸟分枝杆菌复合体肺部感染患者的胸部计算机断层扫描。箭头指出细支气管炎症的"树芽征"表现（右肺周围）和支气管扩张（右中肺和左肺）。

感染的诊断指南。阳性的诊断要求 3 份痰标本中的 2 份（无论涂片结果如何）有 NTM 生长；不论涂片结果如何，要求支气管镜下肺泡灌洗标本阳性；或要求肺实质活检样本切片呈肉芽肿性炎症或找到分枝杆菌，同时 NTM 培养阳性。这些指南也可能适用于其他种 NTM。

尽管许多实验室使用 DNA 探针以识别结核分枝杆菌、MAC、戈登分枝杆菌和堪萨斯分枝杆菌，NTM 的物种鉴定有助于确定要使用的抗分枝杆菌治疗方案。尽管体外药敏试验看起来很有吸引力，但很少有数据支持进行；只有对 MAC 进行克拉霉素敏感性和对堪萨斯分枝杆菌进行利福平敏感性测试是有指征的。未暴露于大环内酯类药物的 MAC 分离株几乎对其总是敏感的。通常会对抗菌治疗一段时间后仍持续存在的 NTM 进行抗生素敏感性测试，但这些检测的价值和意义仍有待确定。

预防

当 $CD4^+$ T 淋巴细胞计数小于 $50/\mu L$ 时，开始对 HIV 感染者进行 MAC 疾病的预防。阿奇霉素（每周 1 200 mg）、克拉霉素（每日 1 000 mg）或利福布丁（每日 300 mg）有效。易患 NTM 的免疫缺陷患者（如 IFN - γ/IL - 12 轴中存在缺陷者）预防性使用大环内酯类药物尚未得到前瞻性的验证，但似乎是谨慎的。

治疗·非结核分枝杆菌

NTM 引起的慢性感染在数周到数年时间内发展相对缓慢。因此，在明确诊断和确定感染菌种之前，很少有必要紧急开始治疗。NTM 的治疗是复杂的，通常耐受性差，并且有潜在毒性。如同结核一样，不充分的单药治疗几乎总是与产生耐药性和复发有关。

MAC 感染通常需要多药联合治疗，其基础是大环内酯类（克拉霉素或阿奇霉素）、乙胺丁醇和利福霉素（利福平或利福布丁）。对于 HIV 感染患者的播散性非结核性分枝杆菌病，使用利福霉素会带来特殊的问题，即利福霉素与蛋白酶抑制剂的相互作用。对于 MAC 肺病，一种大环内酯类每周 3 次给药、一种利福霉素和乙胺丁醇的治疗取得了成功。治疗疗程很长，一般在培养转阴后继续治疗 12 个月；通常，疗程至少持续 18 个月。其他对 MAC 微生物有活性的药物包括静脉注射和雾化的氨基糖苷类、氟喹诺酮类和氯法齐明。在老年患者中，利福布丁具有明显的毒性。然而，只要稍加努力，多数患者能很好地耐受多数的抗分枝杆菌治疗。对于一些患者，特别是那些感染对大环内酯类耐药者，提倡切除空洞病灶或严重支气管扩张的肺段。MAC 肺部感染的治疗成功率在 20%～80%，效果取决于疾病属于结节型还是空洞型，以及是早期还是晚期。

堪萨斯分枝杆菌肺病在许多方面与肺结核相似，也可以有效地用异烟肼（300 mg/d）、利福平（600 mg/d）和乙胺丁醇[15 mg/（kg·d）]治疗。其他对堪萨斯分枝杆菌有很高活性的药物包括克拉霉素、氟喹诺酮类和氨基糖苷类。治疗应持续到培养阴性至少 1 年。大多数情况下，堪萨斯分枝杆菌感染很容易治愈。

快速生长的分枝杆菌构成特殊的治疗问题。免疫功能正常宿主的肺外疾病通常是由于微生物接种（如经过手术、注射或创伤）或导管感染所致，通常使用一种大环内酯类和另一种药物（根据体外药敏试验结果选择）同时除去引起感染的病灶可以成功治疗。相比之下，肺病是极难治愈的，尤其是由脓肿分枝杆菌所导致者。反复的治疗通常能有效减轻感染负荷和症状。治疗通常包括一种大环内酯类和静脉注射药物，如阿米卡星、碳青霉烯类、头孢西丁或替加环素。其他口服制剂（根据体外药敏试验和耐受情况使用）包括氟喹诺酮类、多西环素和利奈唑胺。由于非结核分枝杆菌感染是慢性的，长期使用利奈唑胺和乙胺丁醇等具有神经毒性的药物时必须谨慎。有人建议这些情况下预防性使用吡哆醇。脓肿分枝杆菌肺病的治疗疗程很难预测，因为许多病例是慢性、需要反复地治疗。强烈建议此时在专家处进行咨询和诊治。

一旦确认，海分枝杆菌感染对抗菌治疗反应优良，并且相对容易被任何一种大环内酯类、乙胺丁醇和利福霉素的组合治愈。对于孤立性软组织疾病，临床缓解后治疗应持续 1～2 个月；肌腱和骨骼受累时，根据临床演变可能需要更长的疗程。其他对海分枝杆菌有活性的药物包括磺胺类、甲氧苄啶-磺胺甲噁唑、多西环素和米诺环素。

其他 NTM 的治疗不那么明确，但大环内酯类和氨基糖苷类通常有效，其他药物按指征添加。对于 NTM 引起的难治性或不常见的感染，强烈建议向专家进行咨询。

预后

非结核性分枝杆菌感染的结局与基础疾病（如 IFN - γ/IL - 12 通路缺陷、囊性纤维化）密切相关，从疾病恢复到死亡不等。如果不治疗或治疗不充分，包括持续咳嗽、发热、厌食和严重肺毁损等的症状和体征可能会使人严重衰弱。通过治疗，患者通常可恢复体力和精力。NTM 持续存在于痰液中时，最佳的治疗疗程尚不清楚，但这种情况下治疗可以延长。

全球考虑

许多国家中，肺结核仅通过涂片诊断，涂片也是监测治疗反应和复发的方法。然而,对感染患者的分枝杆菌分析表明相当高比例的分离株实际上是 NTM。总的来说,随着结核病发病率的下降,由 NTM 引起的涂片阳性比例将增加。

菌种鉴定的进展将区分结核和非结核性分枝杆菌感染,影响假定的复发率和耐药性,从而可以采用更具针对性和适当的治疗。

第 77 章
抗分枝杆菌药物 | Chapter 77
Antimycobacterial Agents

Max R. O'Donnell, Divya Reddy, Jussi J. Saukkonen · 著 | 陈璋璋 · 译

分枝杆菌感染包括结核病(TB)、麻风、非结核分枝杆菌(NTM)感染,一般采用多种药物长期联合治疗。目前,已鉴定出的分枝杆菌有 160 多种,其中大多数不会引起人类疾病。虽然在美国结核分枝杆菌引起的疾病发病率一直在下降,但在发展中国家,尤其是在 HIV 流行的撒哈拉以南的非洲地区,结核病仍然是增加发病率和死亡率的主要原因。在这种情况下,仅靠有效的药物治疗是不够的,如果没有良好的结核病诊断和治疗的基础措施,那么对结核病的治疗和控制工作将受到严重的阻碍。在美国和其他发达国家,NTM 感染在临床上引起了重视,这些自然环境中广泛存在的病原体通常感染免疫功能低下或有结构性肺病的患者。

的几十年中,发现了更多的药物,多药联合的治疗方案使敏感 TB 的疗程从几年缩短至 6 个月。潜伏性结核感染(LTBI)及活动性结核病的诊断包括病史、体格检查、影像学检查、结核菌素皮肤试验、γ 干扰素释放试验、快速抗酸染色、分枝杆菌培养和/或新的分子诊断结果。LTBI 的治疗方案为异烟肼(最好每日 1 次或每周 2 次治疗 9 个月)联合利福平(每日 1 次治疗 4 个月)或异烟肼联合利福喷丁(每周 1 次治疗 3 个月)(表 77-1)。

对于活动性或疑似 TB 感染,合并 HIV 感染、症状持续时间、影像学表现、TB 传染性的公共卫生考虑都是诊断和开始抗结核治疗需要考虑的临床因素。结核病一般采用多药联合的治疗方案(表 77-2)。开始的强化期包括 4 种药物(异烟肼、利福平、吡嗪酰胺、乙胺丁醇)治疗 2 个月,随后异烟肼联合利福平巩固治疗 4 个月,总疗程 6 个月。对于强化期使用吡嗪酰胺未满 2 个月、空洞性肺结核、治疗 2 个月后痰结核菌培养持续阳性(延迟的痰菌转阴)的患者,巩固治疗时间应延长至 7 个月(即总治疗时间为 9 个月)。

结核病

■ 总论

人类最早的 TB 病例可追溯到 9 000 年前。19 世纪晚期,诸如放血等早期治疗方式被疗养院疗养的方法所取代。1943 年链霉素的发现使 TB 治疗进入抗生素时代。在随后

表 77-1 成人潜伏性结核感染治疗方案			
药物	用法用量	疗程	备注
异烟肼	300 mg/d(5 mg/kg) 替代治疗:900 mg 每周 2 次(15 mg/kg)	9 个月(6 个月也可)	补充吡哆醇(25~50 mg/d) 每周 2 次的方案需要直接面视督导下治疗
利福平	600 mg/d(10 mg/kg)	4 个月	需要进一步的疗效研究
异烟肼联合利福喷丁	900 mg(15 mg/kg) 每周 1 次 + 900 mg 每周 1 次	3 个月	每周 1 次的方案建议直接面视督导下治疗 该方案可补充吡哆醇(25~50 mg/d)

来源:D Menzies et al:Ann Intern Med 149:689,2008;American Thoracic Society/Centers for Disease Control and Prevention/Infectious Diseases Society of America:Am J Respir Crit Care Med 167:603,2003;T Sterling et al:N Engl J Med 365:2155,2011.

表77-2   成人活动性结核病(TB)的简化治疗方案

培养结果	强化治疗	巩固治疗	治疗时间延长的情况
培养阳性	HRZE 治疗 2 个月，每日或间歇给药（剂量调整）	HR 治疗 4 个月，每日给药或 5 日/周 或 HR 治疗 4 个月，间歇治疗（剂量调整）	如果未完成 2 个月的 Z 治疗、培养转阴时间延长、平片上可见空洞，延长至 9 个月[a]
培养阴性	HRZE 治疗 2 个月	2 个月	HIV 感染者延长至 6 个月
肺外结核	HRZE 治疗 2 个月	HR 治疗 4~7 个月，每日给药或 5 日/周[b]	TB 脑膜炎延长至 9~12 个月。有建议骨关节 TB 延长至 9 个月
异烟肼耐药	QRZE[c] 或较少用的 RZES 治疗 6 个月	……	延长的培养转阴时间，有空洞形成
利福平耐药	HZEQ[c](IA[d]) 治疗 2 个月	HEQ(S) 治疗 10~16 个月	延长的培养转阴时间，治疗反应延迟
HR 耐药[e]	ZEQ[c](IA[d]) ± 替代药物[f] 治疗 18~24 个月	……	延长的培养转阴时间

[a] 未用吡嗪酰胺治疗治疗超过 2 个月将延长培养转阴时间。如果培养转阴时间延长或有空洞，一些医疗单位会延长巩固治疗至 7 个月。[b] 许多专家建议所有肺外结核病巩固治疗 7 个月，包括播散性疾病。对于结核性心包炎和脑膜炎，建议加用糖皮质激素。[c] 氟喹诺酮类优选左氧氟沙星和莫西沙星。加替沙星与血糖异常有关，但是一种可接受的替代疗法；在最近的一项结核病治疗试验中，该药每周 3 次给药，持续 4 个月，并未引起患者的血糖异常。由于耐药率较高，通常应避免使用氧氟沙星和环丙沙星。[d] 注射剂：链霉素、阿米卡星、卡那霉素和卷曲霉素。[e] 耐多药结核病应由结核病专家进行密切的随访和管理。可考虑手术治疗。[f] 替代药物：环丝氨酸、乙硫异烟胺、对氨基水杨酸、克拉霉素、利奈唑胺和阿莫西林-克拉维酸盐。
缩略词：E，乙胺丁醇；H，异烟肼；IA，注射剂；Q，氟喹诺酮；R，利福平；S，链霉素；Z，吡嗪酰胺。
来源：American Thoracic Society/Centers for Disease Control and Prevention/Infectious Diseases Society of America：Am J Respir Crit Care Med 167：603, 2003；C Mitnick et al：N Engl J Med 359：563, 2008；World Health Organization 2011 update：Guidelines for the programmatic management of drug-resistant tuberculosis (www.who.int/tb/challenges/mdr/programmatic_guidelines_for_mdrtb/en/index.html)。

虽然在合并 HIV 感染者中治疗结核病会面临重大挑战，但目前在这方面已取得一些进展。最近的数据显示，在结核病治疗早期开始抗逆转录病毒治疗(ART)可提高生存率。利福平与蛋白酶抑制剂或非核苷逆转录酶抑制剂的药物相互作用具有重要意义，治疗期间需要密切监测和剂量调整。TB 免疫重建炎症综合征(IRIS)最早可在 ART 开始后 1 周发生，表现为已有 TB 感染病变的反常性恶化或新发病灶。保守治疗包括继续服用抗逆转录病毒和抗结核药物。根据 IRIS 严重程度不同，可选择不同剂量的糖皮质激素进行治疗。在合并 HIV 感染的 TB 患者中，间歇用药与几种核心抗结核药物的血浆浓度低、治疗失败或复发率较高有关；因此，对这类患者不建议用一周 2 次的间歇用药方案。

坚持药物治疗是临床治愈结核病的关键，因此，建议由经过培训的工作人员在诊所或家中在直接面视督导下治疗(DOT)来确保患者的治疗依从性。此外，建议每月调配结核病药物，因为每月对所有患者监测药物引起的肝毒性是必不可少的。在肝炎症状出现时及时停用可疑药物可降低发展为致命性肝炎的风险。临床监测包括至少每月评估肝毒性的症状(恶心、呕吐、腹部不适和不明原因的疲劳)和体征(黄疸、深色尿、大便颜色变淡、弥漫性瘙痒)，尽管后者代表相对较晚的表现(表 77-3)。一旦出现这些症状和体征，应停用潜在的肝毒性药物。在治疗期间，对于发生肝毒性高风险的患者，生化检查至少应包括血清谷丙转氨酶和总胆红素以及

为排除可能引起这些指标异常的其他原因需做的检查(表 77-3)。对于活动性肺结核患者，建议每月进行 1 次痰结核菌培养，直至痰菌培养阴性、患者对治疗有反应或者已无痰咳出。

如果在治疗过程中患者没有出现明显的临床改善或出现病情恶化，治疗失败的可能原因包括患者依从性不佳、药物吸收不良或病原体产生耐药。对于合并 HIV 感染的结核病患者，还应考虑 IRIS，这是一种排除性诊断。这个时候应重复药物敏感性试验。如果证实或强烈怀疑耐药菌，则应在治疗方案中至少加入两种有效的药物，如敏感的或之前的治疗方案中尚未使用过的药物。

耐多药 TB(MDR-TB)定义为对治疗最有效的一线 TB 治疗药物利福平和异烟肼均耐药的结核病。在那些耐多药结核发病率≥5%的地区和先前接受结核病治疗的患者中，MDR-TB 发生风险升高。耐多药结核的治疗方案通常包括新一代氟喹诺酮和二线注射药物(如卷曲霉素、阿米卡星或卡那霉素)。建议 MDR-TB 的治疗方案中至少包括五种药物。标准化和优化/定制的方案均在全球范围内使用。广泛耐药的结核(XDR-TB)定义为对任何氟喹诺酮和至少一种二线注射类药物耐药的 MDR-TB。XDR-TB 的治疗应根据常规的药敏试验结果和基因分型的药敏试验结果来进行个体化治疗。耐多药或广泛耐药的结核病治疗方案应该由经验丰富的临床医生提供，他们应该对疾病进行持续治疗。

表 77-3 成人结核病治疗的监测和临床管理[a]

药物	评估	管理
LTBI 的治疗		
有肝毒性高危因素的患者[b],检查基线的 ALT 和胆红素。如果 ALT≥3×ULN 或总胆红素>2×ULN,则推迟治疗并重新评估		
异烟肼	确定是否存在肝毒性的高危因素。如果是,则应检测基线 ALT 和胆红素,并定期随访	如果 ALT>5×ULN(或≥3×ULN 伴有肝炎症状)[c]或胆红素达到黄疸水平(通常>2×ULN),则中断治疗。指标恢复后,考虑换用其他药物
利福平	同上	同上
TB 的治疗		
所有患者均应检查基线的 ALT、胆红素、血小板、肌酐和肝炎标志物。如果存在肝毒性的高危因素,则应每月检查 ALT 和胆红素		
异烟肼	如果 ALT>5×ULN(>3×ULN 伴有肝炎症状)[c]	获得饮酒史、伴随用药史 在大多数情况下,停用异烟肼、吡嗪酰胺、利福平和其他肝毒性药物。考虑替代药物。获得肝炎病毒血清学指标 再次给药:肝酶正常后,可以依次重新加利福平和异烟肼。由于肝毒性的不可恢复性,吡嗪酰胺在许多情况下不会再次使用。已有替代的再次治疗方案
利福平	如果最先以胆红素和碱性磷酸酶升高为表现,最有可能是利福平引起的	如果总胆红素达到黄疸水平(通常>2×ULN),停用利福平。可尝试再次使用;如果不耐受,可用氟喹诺酮类替代
乙胺丁醇	每月检查视力、视野、色觉是否下降	停用乙胺丁醇并重复眼科检查。周围神经病变可能是眼部毒性的前兆;如果发生,考虑重复眼科检查
吡嗪酰胺	如果 ALT>5×ULN(>3×ULN 伴有肝炎症状)[c]	同异烟肼
氟喹诺酮类	如果在 ECG 上偶然发现 QTc 间期延长	重复 ECG 并检查电解质。如果纠正电解质后心电图 QTc>500,考虑停用氟喹诺酮或咨询心脏病科医生
氨基糖苷类	在基线及每月检查听力测试、BUN、肌酐、电解质	如果不是 MDR-TB,则停用氨基糖苷类。应当评估肾功能,纠正电解质,或咨询 ENT 医生

[a] 所有方案均需每月的临床监测。[b] 肝毒性的高危因素:长期饮酒史、病毒性肝炎、既往有肝病病史、妊娠或产后≤3 个月、合用肝毒性药物。[c] 相关表现包括恶心、呕吐、腹痛、黄疸或不明原因的疲劳。

缩略词:ALT,谷丙转氨酶;BUN,血尿素氮;ECG,心电图;ENT,耳鼻喉;LTBI,潜伏性结核感染;MDR-TB,耐多药结核;ULN,正常高限。

来源:JJ Saukkonen et al:Am J Respir Crit Care Med 174:935,2006;American Thoracic Society/Centers for Disease Control and Prevention/Infectious Diseases Society of America:Am J Respir Crit Care Med 167:603,2003。

■ 一线抗结核药物

除非另有说明,以下关于抗结核药物重点讨论的是成人结核病的治疗。在目前结核病治疗药物发展的重要时期,很多有潜力的药物正在研发中。

异烟肼

异烟肼是治疗 TB 和 LTBI 的重要药物。异烟肼对细胞内和细胞外生长繁殖期的结核分枝杆菌具有显著的杀菌活性,对静止期的结核分枝杆菌具有抑菌作用。由于异烟肼通常耐受性好,疗效确切、价格低廉,因此是治疗 LTBI 的一线药物。一般每日或间歇(即每周 2 次)DOT 异烟肼 9 个月。9 个月的疗程比 6 个月的疗程更有效(75%～90% vs≤65%),但延长治疗时间至 12 个月并没有进一步获益。6 个月的每日或间歇异烟肼治疗是可以接受的二线治疗方案。最近一项大型开放性多中心随机对照试验显示,每周 DOT 异烟肼和利福喷丁 3 个月,非劣效于每日服用异烟肼 9 个月的治疗方案,

同时联合治疗方案的完成率高于单药方案。

异烟肼与其他药物联合用于治疗 TB,以确保杀死生长繁殖期和静止期的结核分枝杆菌。除非结核菌产生耐药性,否则标准治疗方案应包括异烟肼、利福平、乙胺丁醇和吡嗪酰胺(表 77-2)。为了预防异烟肼相关的周围神经病变,该药通常与吡哆醇(25～50 mg/d)一起服用。

作用机制 · 异烟肼是一种前体药物,被分枝杆菌的过氧化氢酶-过氧化物酶 KatG 激活;与还原型烟酰胺腺嘌呤二核苷酸(NADH)偶联,产生酰基异烟酸-NADH 复合物阻断了分枝杆菌烯酰基载体蛋白还原酶 InhA,结合其底物并抑制脂肪酸合成酶,最终抑制了分枝菌酸的合成。分枝菌酸是分枝杆菌细胞壁的重要组成部分。异烟肼的 KatG 激活也会释放具有抗分枝杆菌活性的自由基,包括一氧化氮。

异烟肼对野生型(未治疗)敏感菌株的最低抑菌浓度(MIC)为结核分枝杆菌<0.1 μg/mL,堪萨斯分枝杆菌 0.5～

$2\ \mu g/mL$。

药理学 · 异烟肼是异烟酸的酰肼，是一种水溶性的小分子物质。通常成人的口服日剂量为 300 mg，口服后 30 分钟到 2 小时内达到血清峰浓度 $3\sim5\ \mu g/mL$——远超大多数敏感结核菌株的 MIC。虽然抗酸剂和高碳水化合物饮食可能会干扰异烟肼的口服吸收，但它经口服或肌内注射在体内均能达到有效浓度。异烟肼在体内分布广，在全身组织和体液中能达到治疗浓度，脑脊液浓度与血清浓度相当。

异烟肼在肝脏中经 *N*-乙酰转移酶-2（NAT-2）乙酰化和水解进行代谢。乙酰化表型分为快速型和慢速型；快乙酰化者的异烟肼血清浓度可能较低，而慢乙酰化者的异烟肼血清浓度可能较高，且毒性更大。大多数 NAT-2 纯合子快乙酰化者给予 6 mg/kg，纯合子慢乙酰化者给予 3 mg/kg 的剂量均能达到满意的异烟肼浓度。基因分型越来越多地被用于描述异烟肼相关的药物基因组反应。

异烟肼与其他药物的相互作用主要是由于它抑制了细胞色素 P450 酶系统。与异烟肼有显著相互作用的药物有华法林、卡马西平、苯二氮䓬类、对乙酰氨基酚、氯吡格雷、马拉维诺、决奈达龙、沙美特罗、他莫昔芬、依普利酮和苯妥英。

剂量 · 美国治疗结核病的建议日剂量为成人 5 mg/kg，儿童 10~20 mg/kg，最大日剂量为 300 mg。对于成人间歇治疗（通常每周 2 次），剂量为 15 mg/kg，最大日剂量为 900 mg。肾脏疾病的患者不需要调整异烟肼的剂量。治疗 LTBI，当采用 3 个月、12 剂、每周 1 次的方案时，异烟肼的剂量为 15 mg/kg，最高剂量为 900 mg，与利福喷丁联合用药。

耐药性 · 尽管异烟肼和利福平是 TB 的基础治疗药物，临床上结核分枝杆菌对异烟肼的耐药率在美国约为 7%。美国以外出生的人群中，未经治疗的原发性异烟肼耐药率明显升高。已经阐明了五种不同的异烟肼耐药途径。大多数菌株耐药是由于过氧化氢过氧化物酶基因（*katG*）或分枝杆菌烯酰基载体蛋白还原酶基因（*inhA*）中的氨基酸变异。不太常见的耐药途径是 *kasA*（一种参与分枝菌酸延伸的酶的基因）的改变和 NADH 脱氢酶-2 活性的丧失，使结核菌对异烟肼产生耐药。在 20%~30% 的异烟肼耐药结核菌中，潜在的耐药机制是外排泵基因（如 *EFPA*、*MMPL7*、*MMR*、*P55* 和 TAP 样基因 *RV1258C*）表达增加。

不良反应 · 异烟肼通常耐受性良好，主要的药物不良反应是肝损伤和周围神经病变。最多 20% 接受异烟肼治疗的患者有无症状性血清转氨酶升高（称为肝适应）。其他不良反应包括皮疹（2%）、发热（1.2%）、贫血、痤疮、关节炎症状、系统性红斑狼疮样综合征、视神经萎缩、癫痫和精神症状。异烟肼单药治疗 LTBI 的患者中，有症状的肝炎发生率不到 0.1%，而伴有肝衰竭的暴发性肝炎的发生率不到 0.01%。异烟肼相关性的肝炎是特异性的，高危因素包括年龄、每日饮酒量以及产后 3 个月内的女性。

对于患有肝病或 HIV 感染、妊娠或产后 3 个月、有肝病病史（如乙肝或丙肝、酒精性肝炎或肝硬化）、经常饮酒、有多种医疗问题或有其他慢性肝病危险因素的患者，治疗 LTBI 应权衡风险和收益。如果进行治疗，这些患者应在基线时测定血清 ALT。仅基于年龄＞35 岁患者的常规基线 ALT 检测是可选的，取决于不同患者的情况。异烟肼治疗期间每个月的生化检测适用于基线肝功能异常和有肝病风险的患者，包括刚刚提到的那些患者。指南建议在出现肝炎症状或黄疸、ALT 达正常上限的 3 倍或无症状的 ALT 达正常上限的 5 倍时停止使用异烟肼（表 77-3）。

给予 5 mg/kg 异烟肼的患者中，最多 2% 的患者发生了与异烟肼相关的周围神经病变。异烟肼似乎会干扰吡哆醇（维生素 B_6）的代谢。异烟肼相关神经毒性的风险对于既往存在神经病变风险的患者来说是最大的，如 HIV 感染、糖尿病患者、酗酒、营养不良者、同时接受其他潜在神经毒性的药物如司他夫定的患者。对这些患者应预防性给予吡哆醇（25~50 mg/d）。

利福平

利福平是利福霉素（以前称为地中海链霉菌）的半合成衍生物。利福平是目前最有效的抗分枝杆菌药物，是 TB 一线治疗的基石。该药于 1968 年开始使用，最终极大地缩短了 TB 的治疗疗程。利福平对繁殖期和静止期的结核分枝杆菌均具有强大的杀灭作用。该药还对部分革兰阳性和革兰阴性菌、军团菌、堪萨斯分枝杆菌和海分枝杆菌等有活性。

尽管目前疗效相关数据还不多，4 个月的利福平是异烟肼治疗 LTBI 的替代治疗方案。单用利福平 3 个月的治疗效果与异烟肼 6 个月的治疗效果相似。虽然利福平 4 个月治疗方案的疗效正在研究中，但在随机试验中的安全性和耐受性数据显示，该方案比 9 个月的异烟肼治疗方案不良事件较少，包括肝毒性；治疗中断较少；完成率较高；成本效益较好。

作用机制 · 利福平具有细胞内和细胞外杀菌活性。与其他利福霉素一样，利福霉素特异性结合并抑制分枝杆菌 DNA 依赖性 RNA 聚合酶，阻断 RNA 合成。利福平浓度为 $1\ \mu g/mL$ 可抑制敏感的结核分枝杆菌、堪萨斯分枝杆菌和海分枝杆菌。

药理学 · 利福平是一种脂溶性、复杂的大环分子，口服易吸收。正常成人口服 10 mg/kg（空腹服用）2.5 小时后，血清浓度达 10~20 $\mu g/mL$。利福平的半衰期为 1.5~5 小时。该药在大部分组织中分布良好，包括脑脊液。利福平使体液（如尿液、唾液、痰和眼泪）变成红橙色，这种反应提供了一种简单的方法来评估患者使用该药的依从性。利福平主要通过胆汁排泄，进入肠肝循环；＜30% 的剂量通过肾脏排泄。

利福平作为肝细胞色素 P450 酶系的强效诱导剂，可降低地高辛、华法林、苯妥英钠、泼尼松、环孢素、美沙酮、口服避孕药、克拉霉素、唑类抗真菌药、奎尼丁、抗逆转录病毒蛋白酶抑制剂、非核苷逆转录酶抑制剂等药物的半衰期。美国疾病控制和预防中心发布了《合并 HIV 感染的结核分枝杆菌感染治疗的药物相互作用管理指南》（www.cdc.gov/tb/publications/

guidelines/TB_HIV_Drugs/default.htm）。

剂量·利福平的日剂量为成人 10 mg/kg，儿童 10～20 mg/kg，最高剂量均为 600 mg/d。给药频次可以每日 1 次、每周 2 次或每周 3 次。肾功能不全患者无须调整剂量或频次。

耐药性·结核分枝杆菌、麻风分枝杆菌和其他病原体对利福平的耐药是由编码 RNA 聚合酶 β 亚单位（rpoB）的细菌基因核心区中自发的，主要是错义点突变引起的 RNA 聚合酶改变的结果。大多数快速生长和缓慢生长的 NTM 对利福平具有固有耐药性，其机制尚不清楚。

不良反应·与利福平相关的不良事件不常见，一般较轻。单用利福平引起的肝毒性在没有肝病病史的患者中是不常见的，通常引起高胆红素血症而不是转氨酶升高。其他不良反应包括皮疹、瘙痒、胃肠道症状和全血细胞减少。极少数情况下，间歇治疗可能出现超敏反应，表现为发热、发冷、不适、皮疹，在某些情况下还可能出现肝肾功能衰竭。

乙胺丁醇

乙胺丁醇是 1961 年首次合成的分枝杆菌抑菌剂。乙胺丁醇作为标准一线治疗方案的组成部分，与其他药物具有协同作用，且耐受性良好。敏感菌种包括结核分枝杆菌、海分枝杆菌、堪萨斯分枝杆菌和鸟分枝杆菌复合群（MAC）；然而，在一线治疗药物中，乙胺丁醇对结核分枝杆菌的作用是最弱的。在巩固治疗期，当患者不能耐受异烟肼或利福平，或对异烟肼、利福平产生耐药时，该药可与其他药物联合用于治疗。

作用机制·乙胺丁醇对结核分枝杆菌具有抑菌作用，主要作用机制是抑制参与细胞壁合成的阿拉伯糖基转移酶，其可能抑制阿拉伯半乳糖和脂阿拉伯甘露聚糖的形成。乙胺丁醇对敏感结核分枝杆菌的 MIC 为 0.5～2 µg/mL。

药理学和剂量·单剂量乙胺丁醇在给药后 2～4 小时内吸收 75%～80%。给予成人标准日剂量 15 mg/kg，血清峰浓度为 2～4 µg/mL。乙胺丁醇在全身分布良好，除外脑脊液；为使脑脊液浓度达到血清浓度的一半，需给予 25 mg/kg 的剂量。间歇治疗的剂量为 50 mg/kg，每周 2 次。肾功能不全患者应减少给药剂量和频次以减少不良反应。

不良反应·乙胺丁醇通常耐受性良好，与其他药物无明显相互作用。视神经炎是最严重的不良反应，通常表现为视力下降、中心暗点和视绿色能力丧失（不常见视红色能力丧失）。这种神经炎的病因尚不清楚，可能由于乙胺丁醇对视网膜无长突细胞和双极细胞的影响。视神经炎的症状通常在乙胺丁醇开始治疗后几个月出现，但眼部副作用会在开始治疗后不久就出现。眼部副作用是剂量依赖性的，发生率 1%～5%，肾功能不全者发生风险增加。由于视觉不良反应在幼儿中较难监测，因此不建议在这类患者中常规使用乙胺丁醇。如果怀疑耐药结核感染，乙胺丁醇可用于儿童中。

所有使用乙胺丁醇的患者在开始治疗的时候均应进行视力、视野和色觉的基线检查，并应进行眼底检查。视力和色觉应每月监测 1 次或根据需要减少监测频率。通常眼部副作用的早期症状可在停用乙胺丁醇数月内恢复，所有视觉功能的恢复可能需要 1 年的时间。在老年人和未早期发现眼部症状的患者中，视觉的损害可能是永久性的。一些专家认为，补充维生素 B_{12} 能改善乙胺丁醇相关眼部副作用。乙胺丁醇的其他不良反应是罕见的。周围感觉神经病变极其少见。

耐药性·结核分枝杆菌和 NTM 对乙胺丁醇耐药的产生主要与编码阿拉伯糖基转移酶的 embB 基因的错义突变有关。50%～70% 的耐药菌株在 306 密码子处发生了突变。embB306 突变可显著增加乙胺丁醇的 MICs，产生有临床意义的耐药性。

吡嗪酰胺

烟酰胺类似物吡嗪酰胺是 TB 初始治疗的一种重要的杀菌剂。在 TB 治疗的前 2 个月，吡嗪酰胺和利福平、异烟肼联合使用可以使治疗疗程从 9 个月缩短至 6 个月，并降低复发率。

作用机制·吡嗪酰胺的抗分枝杆菌活性基本上仅限于结核分枝杆菌，对静止期的分枝杆菌比繁殖期的更有效。吡嗪酰胺是前体药物，由分枝杆菌嘧啶酶转化为活性形式吡嗪酸（POA）。该药只在酸性环境（pH<6.0）中有活性，如在吞噬细胞或肉芽肿中。POA 的确切作用机制尚不清楚，脂肪酸合成酶 I 可能是结核分枝杆菌的主要作用靶点。在 pH 5.5 环境下，16～50 µg/mL 的吡嗪酰胺浓度可抑制敏感结核分枝杆菌。

药理学和剂量·吡嗪酰胺口服后吸收良好，成人口服日剂量 15～30 mg/kg（最高剂量 2 g/d）后 1～2 小时，血清峰浓度为 20～60 µg/mL。吡嗪酰胺广泛分布于包括脑脊液在内的各个身体部位，是治疗结核性脑膜炎的重要组成部分。肝肾功能正常者的血清半衰期为 9～11 小时。吡嗪酰胺在肝脏中代谢为 POA、5-羟吡嗪酰胺和 5-羟-POA。大部分吡嗪酰胺及其代谢物（约 70%）在尿液中排出。在肌酐清除率降低的患者中，需根据肾功能水平进行剂量调整。

不良反应·以前在使用较高剂量的情况下，约 15% 使用吡嗪酰胺治疗的患者出现肝毒性。但在目前推荐的剂量，与异烟肼和利福平联合治疗 TB 的情况下，发生肝毒性不太常见。高龄、活动性肝病、HIV 感染和低白蛋白血症是增加吡嗪酰胺肝毒性的风险因素。由于肝毒性的发生率和死亡率过高，目前已不推荐吡嗪酰胺和利福平联合用于治疗 LTBI。高尿酸血症是吡嗪酰胺治疗的常见副作用，通常可以保守治疗，很少发生痛风。

🌐 虽然国际结核病组织推荐吡嗪酰胺常规用于妊娠，但由于致畸性的数据不足，在美国不做推荐。

耐药性·结核分枝杆菌产生吡嗪酰胺耐药的基础是编码吡嗪酰胺酶的 pncA 基因发生突变，而吡嗪酰胺酶是一种将前体药物吡嗪酰胺转化为活性 POA 的酶。吡嗪酰胺酶发生突变后，活性丧失，不能将吡嗪酰胺转化为 POA。在吡嗪酰胺耐药的结核分枝杆菌中，*pncA* 突变占 72%～98%。由于前体药物激活所需的高酸性环境也能抑制结核分枝杆菌的生长，因此传统的吡嗪酰胺药敏检测方法可能产生假阴性和假阳性结果，关于体外吡嗪酰胺耐药性的临床意义尚存在争议。

■ 其他一线药物

利福布汀

利福布汀是一种利福霉素 S 的半合成衍生物，抑制分枝杆菌 DNA 依赖性 RNA 聚合酶。治疗同时服用蛋白酶抑制剂或非核苷类逆转录酶抑制剂（特别是奈韦拉平）的 HIV 感染者，建议用利福布汀替代利福平。利福布汀对肝药酶的诱导作用不如利福平。蛋白酶抑制剂可能通过抑制肝脏代谢导致利福布汀浓度显著增加。在体外，利福布汀比利福平对 MAC 和其他 NTM 更具有活性，但其临床优势尚不确定。

药理学 · 与利福平一样，利福布汀也是亲脂性的，口服后迅速吸收，2～4 小时达到血清峰浓度。利福布汀在组织中分布最好，可达到血浆浓度的 5～10 倍。与利福平不同的是，利福布汀及其代谢物只被肝微粒体系统部分清除。利福布汀的缓慢清除导致其平均血清半衰期为 45 小时，比利福平的 3～5 小时半衰期长的多。克拉霉素（而不是阿奇霉素）和氟康唑通过抑制肝脏代谢增加利福布汀的浓度。

不良反应 · 利福布汀通常耐受性良好，不良反应一般在高剂量使用时发生。最常见的不良事件是胃肠道反应；其他包括皮疹、头痛、乏力、胸痛、肌痛和失眠。较不常见的不良反应包括发热、发冷、类流感综合征、前葡萄膜炎、肝炎、艰难梭菌相关性腹泻、弥漫性多肌痛综合征和皮肤变黄色（"伪黄疸"）。实验室检查异常包括中性粒细胞减少、白细胞减少、血小板减少和肝酶升高。约 80% 发生利福平相关不良事件的患者能用利福布汀完成 TB 治疗。

耐药性 · 与利福平相似，对利福布汀的耐药性是由 *rpoB* 的突变介导的。

利福喷丁

利福喷丁是一种半合成的环戊基利福霉素，与利福平有相似的作用机制。利福喷丁是亲脂性的，其半衰期长，允许每周或每周 2 次给药。因此，确定该药的最佳给药剂量和给药频次往往成为临床研究的主题。目前，在非空洞性肺结核 HIV 阴性患者中，经强化期治疗痰涂片转阴后，利福喷丁可替代利福平用于巩固期的治疗。在这种情况下，每周 1 次给予利福喷丁（10 mg/kg，最高 600 mg）和异烟肼。由于较高的复发率，不建议对 TB 合并 HIV 感染的患者采用这种治疗方案。最近一项大型随机对照试验显示，对于潜伏性 TB，基于体重的异烟肼和利福喷丁 12 剂（3 个月）每周 DOT 方案非劣效于 9 个月的异烟肼每日治疗方案。本研究中，尽管利福喷丁/异烟肼组因不良事件导致永久停药率较高，但该方案的治疗完成率高于每日异烟肼组。这种联合治疗方案对未接受抗逆转录病毒治疗的 HIV 感染者和 12 岁以下儿童的疗效正在研究中。妊娠期妇女、对异烟肼或利福平有超敏反应的人或接受 ART 治疗的 HIV 感染者，不建议使用该方案。

药理学 · 利福喷丁与食物一起服用可提高吸收率。口服利福喷丁 5～6 小时达到血清峰浓度，10 日达稳态。利福喷丁及其活性代谢物 25-去乙酰利福喷丁的半衰期约 13 小时，药物通过肝脏排泄（70%）。

不良反应 · 利福喷丁的副作用与其他利福霉素相似。利福喷丁在动物模型中是致畸的，在妊娠期相对禁忌。

耐药性 · 利福喷丁的耐药是由 *rpoB* 突变介导的。引起利福平耐药的突变也会引起对利福喷丁的耐药。

链霉素

🌐 链霉素是第一个用于治疗 TB 的抗分枝杆菌药物。链霉素来源于灰色链霉菌，对繁殖期结核分枝杆菌具有杀菌作用，但仅具有低水平的早期杀菌活性。该药只能通过肌内注射和静脉注射途径使用。在发达国家，链霉素由于其毒性、注射不便和耐药性很少使用。然而，在发展中国家，链霉素由于成本低仍在使用。

作用机制 · 链霉素通过与 30S 分枝杆菌核糖体结合来抑制蛋白质合成。

药理学与剂量 · 给予 1 g 剂量后，链霉素血清峰浓度为 25～45 μg/mL，该药较难渗透到脑脊液中，脑脊液浓度仅为血清浓度的 20%。链霉素的常规日剂量（每日或每周 5 天肌内注射）成人为 15 mg/kg，儿童为 20～40 mg/kg，最高剂量均为 1 g/d。对于年龄≥60 岁的患者，建议日剂量为 10 mg/kg，最高剂量为 750 mg/d。由于链霉素几乎完全通过肾脏清除，因此肾功能不全的患者应避免或谨慎使用，使用时应减少剂量，并延长给药间隔。

不良反应 · 链霉素经常发生不良反应（10%～20%）。耳毒性（主要是前庭毒性）、神经病变和肾毒性是最常见和最严重的不良反应。肾毒性通常表现为非少尿性肾衰竭，链霉素肾毒性的发生率比其他常用的氨基糖苷类如庆大霉素低。前庭毒性表现为失去平衡、眩晕和耳鸣。接受链霉素治疗的患者必须仔细监测这些不良反应，在开始治疗和治疗开始后每月进行听力测试。

耐药性 · 自发性突变导致的链霉素耐药相对常见，每 10^6 病原体中发生 1 个。在 2/3 的链霉素高水平耐药的结核分枝杆菌中，16S rRNA 基因（*rrs*）或编码核糖体蛋白 s12（*rpsL*）基因中的一个发现了突变。这两个基因均被认为参与链霉素糖体结合。而在其他 1/3 链霉素低水平耐药的菌株中没有发现这种突变。最近发现了一种对链霉素具有低水平耐药的基因（*gidB*）。对链霉素耐药的结核分枝杆菌通常对卷曲霉素或阿米卡星没有交叉耐药。链霉素不用于治疗耐多药或广泛耐药的 TB，因为：① 异烟肼耐药的菌株对链霉素耐药率高。② 药敏试验不可靠。

■ 二线抗结核药物

二线抗结核药物用于治疗耐药 TB、对一线药物不耐受或过敏的患者以及当一线药物不可获得时的感染。

氟喹诺酮类

氟喹诺酮类通过抑制分枝杆菌的 DNA 旋回酶和拓扑异构酶Ⅳ,阻止细胞复制和蛋白质合成,产生杀菌作用。新一代氟喹诺酮类药物左氧氟沙星和莫西沙星是抗结核分枝杆菌最有效的药物,推荐用于治疗 MDR - TB。目前也在研究该类药能否缩短 TB 治疗的疗程。在最近的一项试验中,对加替沙星(因导致血糖严重异常已退市)进行了缩短疗程的评估;虽然包含该药的 TB 治疗方案并没有将疗程从 6 个月缩短至 4 个月,但 TB 患者每周服用该药 3 次,持续 4 个月,并未出现血糖异常。环丙沙星和氧氟沙星因疗效不佳不再推荐用于治疗 TB。虽然有分枝杆菌对氟喹诺酮类耐药的报道,但在 XDR - TB 患者中使用新一代氟喹诺酮可取得满意的临床疗效。对于那些因一线药物产生不良反应而限制使用的患者,氟喹诺酮类是安全的替代药物。左氧氟沙星和莫西沙星用于治疗 MDR - TB 取得了良好的临床疗效。目前正在积极研究左氧氟沙星的最佳剂量,常规剂量至少为 750 mg。

氟喹诺酮类口服吸收良好,血清浓度高,广泛分布到组织和体液中。与含有多价阳离子的物质(如抗酸剂)同时服用可降低其吸收。不良反应相对较少(0.5%～10%),包括胃肠道不耐受、皮疹、头晕和头痛。大多数关于氟喹诺酮类药物副作用的研究都是基于细菌感染的相对短疗程治疗的,目前几项试验显示了氟喹诺酮类在治疗成人 TB 持续几个月的疗程中,安全性和耐受性相对良好。尽管氟喹诺酮类药物能延长 QTc 间期,可能导致心律失常,但由于这种不良反应而停止治疗的情况是很少见的。由于存在肌腱断裂和软骨损伤的风险,长期以来一直避免在儿童中使用氟喹诺酮类药物,但因为治疗耐药 TB 带来的益处可能超过使用药物的风险,因此儿童使用氟喹诺酮类药物越来越受关注。

当氟喹诺酮类药物单独使用时,分枝杆菌对其会快速产生耐药。经验性使用氟喹诺酮类治疗可疑的社区获得性肺炎与结核分枝杆菌对氟喹诺酮类耐药率增加有关。临床上大多数氟喹诺酮类药物耐药机制与编码 DNA 回旋酶(gyrA 和 gyrB)的基因突变有关。

注射剂

卷曲霉素·卷曲霉素是从卷曲链霉菌中提取的一种环状多肽类抗菌药物,是 MDR - TB 二线治疗药物中的首选药物,尤其是对氨基糖苷类耐药的菌株。卷曲霉素通过肌内注射途径给药;吸入制剂正在研究中。每日 15 mg/kg(最大日剂量 1 g),每周 5～7 次给药,血峰浓度为 20～40 μg/mL。在分枝杆菌培养阴性后,可将剂量减至 1 g,每周 2～3 次,治疗 2～4个月。≥60 岁的人,剂量应降至每日 10 mg/kg(最大日剂量 750 mg)。肾功能不全的患者,应间歇给予低剂量(12～15 mg/kg,每周 2～3 次)。建议 MDR - TB 治疗至少持续 3个月。卷曲霉素在脑脊液中的穿透性较差。

卷曲霉素的作用机制尚不清楚,可能与干扰分枝杆菌核糖体和对抑制蛋白质合成有关。核糖体甲基化酶(tlyA)失活

或编码 16S 核糖体亚基(rrs)基因突变与卷曲霉素的耐药有关。与卡那霉素和阿米卡星的交叉耐药常见于 rrs 突变,但并不总是与 tylA 突变相关。对链霉素、卡那霉素和阿米卡星耐药的菌株通常对卷曲霉素敏感。

卷曲霉素的副作用比较常见。已报告有显著的低钾血症、低镁血症、耳蜗毒性和肾毒性。

阿米卡星和卡那霉素·阿米卡星和卡那霉素是氨基糖苷类抗菌药物,通过与 16S 核糖体亚基结合而发挥杀菌作用。阿米卡星和卡那霉素的抗菌谱包括结核分枝杆菌、NTM 和需氧革兰阴性与阳性菌。尽管阿米卡星对结核分枝杆菌有很强的活性,但由于其显著的副作用,使用较少。阿米卡星和卡那霉素的成人日剂量为 15～30 mg/kg(最大日剂量 1 g),肌内注射或静脉注射给药,≥60 岁患者减至 10 mg/kg。肾功能不全的患者,应减少剂量和频次(12～15 mg/kg,每周 2～3 次)。编码 16S 核糖体 RNA 基因的突变是引起分枝杆菌耐药的机制。卡那霉素、阿米卡星和卷曲霉素之间存在交叉耐药。对链霉素耐药的菌株通常对阿米卡星或卡那霉素敏感。阿米卡星的副作用包括耳毒性(不超过 10%,听觉障碍比前庭毒性更常见)、肾毒性和神经毒性。卡那霉素有类似的副作用,但不良反应发生率较低,也较不严重。

其他二线药物

乙硫异烟胺·乙硫异烟胺是异烟酸的衍生物,作用机制是通过抑制 inhA 基因产生烯酰-酰基载体蛋白(acp)还原酶,抑制分枝菌酸的合成。乙硫异烟胺对繁殖期的结核分枝杆菌和 NTM 具有抑菌作用。该药用于耐药 TB 的治疗,但因有严重的胃肠道反应(包括腹痛、恶心和呕吐)、显著的中枢和周围神经系统副作用、可逆性肝炎(约 5%)、超敏反应和甲状腺功能减退这些不良反应限制了它的应用。与食物一起服用可以减少乙硫异烟胺的胃肠道反应,同时补充吡哆醇(50～100 mg/d)可以减少神经系统副作用。

环丝氨酸·环丝氨酸是氨基酸 D-丙氨酸的类似物,可抑制细胞壁的合成。它能抑制参与肽聚糖产生的酶的作用,包括丙氨酸消旋酶。环丝氨酸对多种细菌有活性,包括结核分枝杆菌。分枝杆菌对环丝氨酸的耐药机制尚不清楚,耻垢分枝杆菌的耐药可能与丙氨酸消旋酶的过度表达有关。环丝氨酸口服易吸收,广泛分布于全身体液中,包括脑脊液。成人常规剂量为 250 mg,每日 2～3 次。严重的不良反应包括癫痫、精神疾病(某些情况下有自杀倾向)、周围神经病变、头痛、嗜睡和过敏反应。需要监测药物浓度来达到最佳治疗剂量并降低不良反应的风险,尤其对于肾功能衰竭的患者。有癫痫、主动酗酒、严重肾功能不全、抑郁症或精神病病史的患者,环丝氨酸只能在有经验的 TB 医生 DOT 下谨慎地给药。

对氨基水杨酸·对氨基水杨酸(PAS,4-氨基水杨酸)是一种用于治疗 MDR-和 XDR-TB 的口服药,通过抑制叶酸的合成和铁的吸收产生抑菌作用。PAS 是活性较差的抗 TB药物。它的不良反应包括严重的恶心、呕吐和腹泻。可导致葡萄糖-6-磷酸脱氢酶缺乏患者发生溶血。该药和酸性食物

同时服用可以增加吸收。肠溶包衣的 PAS 颗粒(每 8 小时口服 4 g)耐受性更好,并能增加药物的治疗血浓度。PAS 的半衰期很短(1 小时),80%的给药剂量通过尿液排出。

氯法齐明·氯法齐明是一种脂溶性的氯苯吩嗪类染料,在全球主要用于治疗麻风。由于其成本低、胞内胞外均有活性,目前在 MDR-TB 和 XDR-TB 的治疗中越来越受欢迎。氯法齐明通过增加活性氧物质并引起膜不稳定,对耐药结核分枝杆菌产生持续的杀灭作用。除抗菌活性外,该药还具有其他药理活性,如抗炎、抗氧化和免疫抑制作用。氯法齐明在人体中的半衰期约为 70 日,用药后约 1 个月达到平均稳态浓度。与高脂餐同服可增加其吸收(45%~62%)。常见的不良反应包括胃肠不耐受和皮肤、体液和分泌物呈现橙色至棕色,停药后可恢复。对肝功能严重受损的患者,可能需要调整剂量。孟加拉国正在研究包含氯法齐明的治疗方案能否缩短 MDR-TB 的治疗疗程。最近的一项荟萃分析显示,在治疗 MDR-TB 的多药联合治疗方案中加入氯法齐明能改善临床结局。氯法齐明新的类似物以及能提高药代动力学参数的新制剂(脂质体制剂、纳米混悬剂、吸入制剂)正在研究中。

■ 新型抗结核药物

噁唑烷酮类

利奈唑胺是一种噁唑烷酮类,主要用于治疗耐药革兰阳性菌感染,在体外对结核分枝杆菌和 NTM 有活性。几个病例系列研究显示,在 MDR-TB 和 XDR-TB 复杂病例的治疗方案中添加利奈唑胺可以快速地清除分枝杆菌。利奈唑胺的作用机制是通过与细菌的 50S 核糖体结合而破坏蛋白质合成。利奈唑胺具有近 100%的口服生物利用度,在组织和体液中(包括脑脊液)有良好的渗透性。有利奈唑胺耐药的报道,但其机制尚不清楚。利奈唑胺的不良反应包括视神经和周围神经病变、全血细胞减少和乳酸酸中毒。利奈唑胺是一种弱的单胺氧化酶抑制剂,当与 5-羟色胺抑制剂(主要是抗抑郁药,如选择性 5-羟色胺再摄取抑制剂)联合使用时,可引起 5-羟色胺综合征。最近的一项荟萃分析显示,约 80%的 MDR-TB 或 XDR-TB 患者可以用含利奈唑胺的抗 TB 方案治疗成功;然而,利奈唑胺能引起显著不良事件。对于 MDR-TB 的治疗,利奈唑胺常规剂量为 600 mg(某些病例剂量更少),每日 1 次是有效的。与每日 2 次给药相比,每日给药 1 次可减少不良事件发生。

噁唑烷酮类和蛋白质合成抑制剂的结构修饰物 PNU 100480 和 AZD 5847 正在进行 1 期临床试验,结果显示它们比利奈唑胺对结核分枝杆菌具有更好的疗效,而不良反应的数据需要进一步研究。

阿莫西林克拉维酸盐和碳青霉烯类

由于结核分枝杆菌能产生 A 类 β-内酰胺酶水解 β-内酰胺类药物,因此该类药物往往对结核枝杆菌无效。由于克拉维酸理论上可以抑制 β-内酰胺酶,阿莫西林-克拉维酸已被用于治疗 MDR-TB,但它是一种相对活性较弱的药物。结核分枝杆菌产生的 A 类 β-内酰胺酶对碳青霉烯类作用较差,因此,美罗培南和亚胺培南在体外都有抗结核分枝杆菌的活性,它们有报道用于治疗 MDR-TB 和 XDR-TB。由于碳青霉烯类需要静脉注射、缺乏药物长期使用发生不良反应的数据,因此这类药物仅用于某些严重病例的治疗。

二芳基喹啉类

贝达喹啉(TMC207,R207910)是一种新的二芳基喹啉类药物,具有新的作用机制:抑制分枝杆菌 ATP 合成酶质子泵的活性。TMC207 对结核分枝杆菌敏感和 MDR 菌株都具有杀菌作用。对贝达喹啉耐药的菌株已有报道,耐药机制是由编码 ATP 合成酶 c 亚基的 *atpE* 基因的点突变引起的。一项 MDR-TB 患者的 2 期随机对照临床试验显示,联合使用 TMC207 的治疗方案 2 个月的结核菌培养转阴率明显增加,同时可降低方案中其他药物的获得性耐药率。该药经细胞色素 CYP3A4 代谢,利福平能使 TMC207 浓度下降 50%,蛋白酶抑制剂与该药物也有显著的相互作用。TMC207 的口服生物利用度很好,前 2 周的剂量为 400 mg/d,后续为 200 mg 每周 3 次。消除半衰期较长(>14 日)。由于该药具有血浆半衰期长、组织渗透性高、组织半衰期长的特点,单剂量给药后可抑制结核分枝杆菌生长长达 1 周。在一项多中心随机安慰剂对照试验中,在标准方案中加入贝达喹啉可提高 2 个月的痰菌转阴率,这些结果得到美国 FDA 的批准。然而,另一项试验发现,与对照组相比,贝达喹啉组的死亡率更高(11.4% vs 2.5%),因此 FDA 发出了"黑框"警告,同时还包含了 QT 间期延长的警告。美国疾病控制和预防中心建议,当没有其他有效的治疗方案可用时,对于实验室确诊的肺部 MDR-TB 成人患者,应使用贝达喹啉 24 周。

硝基咪唑类

前体药物德拉马尼(OPC-67683)和 PA 824 是一类新的二环硝基咪唑类衍生物,由结核分枝杆菌特异性黄素依赖性硝基还原酶激活,抑制分枝菌酸的合成产生抗菌活性。这些药物目前正处于 2 期临床试验阶段,对静止期的敏感和耐药分枝杆菌有抑制作用,显示出缩短治疗疗程的潜力。在一项多中心随机安慰剂对照的临床试验中,德拉马尼能显著提高 2 个月的痰菌转阴率,德拉马尼组的患者 QT 间期延长的发生率更高,但没有临床相关事件报道。

二胺类

SQ109 是一种 1,2-二胺基的乙胺丁醇类似物,是目前最有前景的治疗结核病的二胺类药物。它被分枝杆菌细胞色素酶激活,通过未知机制抑制分枝菌细胞壁的合成。有很高的组织蛋白结合能力,半衰期很长(约 61 小时)。体外研究显示,SQ109 对敏感和耐药的结核分枝杆菌 MIC 均较低,与异烟肼和利福平联用时,有协同作用。该药目前仍处于 TB 治疗的临床试验阶段。

吡咯类

LL3858 是一种吡咯衍生物,已进入临床试验阶段,主要验证其治疗敏感和耐药 TB 的临床疗效。该药的作用机制尚不清楚,由于它对目前使用的抗结核药耐药的结核分枝杆菌有活性,因此认为它作用的靶点与目前使用的抗结核药不同。

非结核分枝杆菌

已鉴定出的 NTM 有 150 多种,这种微生物广泛分布在土壤、水等自然环境中,只有少部分引起人类感染。NTM 能引起很多部位的感染,好发于有肺部疾病病史或免疫功能低下的人群,在其他健康宿主中也能引起结节性/支气管扩张性疾病。NTM 也是外科手术部位感染的重要原因。NTM 主要分缓慢生长型和快速生长型两大类;快速生长型菌株在 1 周之内生长。NTM 的生长特征在诊断、治疗和预后方面有重要意义。生长速度在某些特定的临床情况下提供有用的初步信息,如 2~3 周就生长的菌更可能提示是 NTM 而不是结核分枝杆菌。当 NTM 培养出来时,应区分定植和感染,以优化长期多药治疗的风险和效益。根据美国胸科学会和美国感染病学会的建议,NTM 肺病诊断需要有符合 NTM 感染的主要临床表现和/或痰培养证据,至少有重复的痰培养阳性或单次痰培养阳性。从血液或肺外感染部位(如软组织或骨)分离出 NTM 通常表明存在播散性或局部 NTM 感染(**参见第 76 章**)。NTM 病治疗需要多种药物长疗程治疗。治疗方案相关的不良反应是常见的,为减轻这些不良事件,通常采用间歇治疗。根据 NTM 的种类、疾病的程度或类型、药物敏感性试验结果制订药物治疗方案。MAC 感染的结节性支气管扩张通常为每周 3 次的治疗方案,而 MAC 感染的纤维性空洞或弥漫性病变则需要每日 1 次的治疗方案。

■ NTM 治疗的考虑因素

鸟胞内分枝杆菌复合群

在 NTM 中,引起人类感染最常见的菌种为 MAC。在免疫正常的宿主中,MAC 最常见于有肺部疾病基础的患者(如慢性阻塞性肺疾病或支气管扩张症)。对于结节性或支气管扩张性 MAC 肺病患者,初始治疗方案应包括克拉霉素或阿奇霉素、利福平或利福布汀、乙胺丁醇,每周 3 次给药。建议在治疗开始和 6 个月治疗失败的病例(即 NTM 培养持续阳性)中,进行常规的大环内酯类耐药性试验。

在免疫功能低下的患者中,播散性 MAC 感染常规用克拉霉素、乙胺丁醇和利福布汀治疗。不能耐受克拉霉素的患者可用阿奇霉素替代。阿米卡星和氟喹诺酮类常用于补救治疗。AID 患者的播散性 MAC 感染,在没有免疫重建的情况下可能需要终身治疗;6 个月的有效免疫重建至少需要 12 个月的 MAC 治疗。

堪萨斯分枝杆菌

堪萨斯分枝杆菌是引起人类感染的第二常见 NTM,也是美国第二常见的 NTM 肺病的原因,尤其美国东南部地区最常见。堪萨斯分枝杆菌感染可以用异烟肼、利福平和乙胺丁醇治疗;培养转阴后继续治疗 12 个月。耐利福平的堪萨斯分枝杆菌可用克拉霉素、甲氧苄啶-磺胺甲噁唑和链霉素进行治疗。

快速生长的分枝杆菌

感染人类的快速生长型分枝杆菌包括脓肿分枝杆菌、偶发分枝杆菌和龟分枝杆菌。这些分枝杆菌感染的治疗是比较复杂的,应在有经验的临床医生指导下进行。建议检测大环内酯的耐药性。然而在快速生长的分枝杆菌中,即使体外对大环内酯类敏感,存在诱导型 *erm* 基因的菌株可在体内表现出对大环内酯类耐药。

海分枝杆菌

海分枝杆菌是一种在海水和淡水中发现的 NTM,包括游泳池和鱼缸。它引起的局部软组织感染可能需要手术治疗。对它的联合治疗方案包括克拉霉素、乙胺丁醇或利福平。其他对海分枝杆菌有活性的药物包括多西环素、米诺环素和甲氧苄啶-磺胺甲噁唑。

■ NTM 的治疗药物

克拉霉素

克拉霉素是大环内酯类广谱抗生素,对许多革兰阳性菌、革兰阴性菌以及 NTM 有活性。该药通过与 50s 分枝杆菌核糖体亚单位结合,抑制蛋白质合成,产生对 MAC 和其他 NTM 的抗菌活性。NTM 对大环内酯的耐药机制可能是 *ermB* 基因过度表达,导致结合位点甲基化。克拉霉素口服吸收良好,组织分布广,通过肝肾双通道清除,肾功能不全的患者应减少剂量。克拉霉素是细胞色素 3A4 的底物和抑制剂,与西沙必利、匹莫齐特或特非那定合用可能发生心律失常,因此应避免合用。通过 CYP3A4 代谢的许多药物与克拉霉素有相互作用。利福平能降低克拉霉素浓度;相反,克拉霉素能增加利福平浓度。然而,这种相互作用的临床意义似乎并不大。

克拉霉素用于治疗结节性/支气管扩张性 MAC 感染的剂量为 500 mg,早晚服用,每周 3 次;用于治疗纤维性空洞或严重结节性/支气管扩张性 MAC 感染的剂量为每日 500~1 000 mg;用于治疗播散性 MAC 感染的剂量为每日 1 000 mg。为了避免大环内酯类耐药,克拉霉素通常与乙胺丁醇和利福霉素联合使用。克拉霉素的不良反应包括常见的胃肠不耐受、肝毒性、头痛、皮疹和罕见的低血糖。克拉霉素由于在动物模型中观察到致畸性,因此在妊娠期禁用。

阿奇霉素

阿奇霉素是红霉素的衍生物,尽管从结构上讲应该是氮杂内酯而不是大环内酯,但它与大环内酯类的作用类似,通过与 50S 核糖体亚单位结合来抑制蛋白质合成。阿奇霉素与克拉霉素有完全的交叉耐药性。阿奇霉素口服吸收良好,组织渗透性好,半衰期长(约 48 小时)。治疗 MAC 感染的常规剂量为 250 mg/d 或 500 mg,每周 3 次。为避免产生耐药性,阿奇霉素应与其他药物联合使用。预防免疫功能低下者播散性 MAC 感染,阿奇霉素的剂量为每周 1 200 mg。由于阿奇霉素不被细胞色素 P450 酶代谢,它的药物相互作用较少。无须根据肾功能调整剂量。

头孢西丁

头孢西丁是二代肠道外给药的头孢菌素,对快速生长的 NTM 尤其是脓肿分枝杆菌、海分枝杆菌和龟分枝杆菌有活性。它对 NTM 的作用机制尚不清楚,可能与细胞壁合成酶的失活有关。治疗 NTM 需要高剂量使用:200 mg/kg 静脉注射,每日 3～4 次,最大日剂量为 12 g。头孢西丁的半衰期约 1 小时,主要经肾清除,肾功能不全者需调整剂量。它的不良反应不常见,包括胃肠道症状、皮疹、嗜酸性粒细胞增多、发热和中性粒细胞减少。

结论

分枝杆菌感染需要多药联合的治疗方案,这往往会产生显著的不良反应,使患者对药物的耐受性下降。在过去几十年里,延长的药物治疗时间大大改善了临床结局,但仍需要能缩短疗程并减少药物副作用和相互作用的药物和治疗方案。

第 78 章
梅毒 | Chapter 78
Syphilis

Sheila A. Lukehart · 著 | 王萌冉 · 译

定义

梅毒是由苍白密螺旋体梅毒亚种引起的一种慢性全身感染,通常通过性传播,其特征是活动性疾病的发作被潜伏期打断。平均潜伏期为 2～6 周后,一期病变常与局部淋巴结病有关,无须治疗即可消退。第二阶段与全身黏膜皮肤病变和全身淋巴结病变有关,随后是亚临床感染的潜伏期,持续数年或数十年。中枢神经系统(CNS)受累可能在感染早期发生,可能有症状或无症状。在抗生素前时期,约 1/3 的未经治疗的患者发展为第三阶段,以进行性破坏性黏膜皮肤、肌肉骨骼或实质性病变、主动脉炎或晚期中枢神经系统表现为特征。

病因学

螺旋体包括四个对人类和其他动物有致病性的属:引起钩端螺旋体病的钩端螺旋体属(参见第 80 章),引起回归热(参见第 80 章)和莱姆病(参见第 81 和 82 章)的博氏螺旋体属,引起肠道感染的短螺旋体属,以及引起称为密螺旋体病的密螺旋体属(参见第 79 章)。苍白密螺旋体包括引起性传播梅毒的苍白密螺旋体梅毒亚种、引起雅司病的苍白密螺旋体雅司亚种、引起地方性梅毒的苍白密螺旋体地方亚种、引起品塔病的苍白密螺旋体品塔亚种。直到最近,亚种都是通过它们产生的临床综合征来鉴别的。目前,研究人员已经确定了能够通过基于 PCR 的独立培养方法区分梅毒螺旋体三个亚种的分子标记,但在某些菌株中,其他序列标记跨越亚种边界。在人类口腔、生殖黏膜和胃肠道中发现的其他螺旋体物种与疾病(如牙周炎)有关,但其作为主要病因的作用尚不清楚。

苍白螺旋体梅毒亚种(以下简称梅毒螺旋体)是一种薄的螺旋有机体,其细胞体被三胺质膜包围,一个精细的肽聚糖层提供一些刚性结构,以及一个富含脂质的外膜,含有相对较少的完整膜蛋白。内鞭毛缠绕在细胞体的周质空间内,对运动负责。

梅毒螺旋体不能在体外培养,直到 1998 年基因组测序后才知道其代谢情况。这种螺旋体的代谢能力非常有限,缺乏大多数氨基酸、核苷酸和脂类从头合成所需的基因。此外,梅毒缺乏编码三羧酸循环和氧化磷酰化酶的基因。这种生物体含有许多补偿基因,可以编码氨基酸、碳水化合物和脂类的转运蛋白。此外,基因组分析和其他研究揭示了一个 12 成员基因家族(TPR)的存在,它与其他螺旋体的可变外膜抗原具有相似的关系。其中一个成员,TPRK,在感染过程中具有离散的可变(V)区域,这些区域经历了抗基因变异,为免疫逃避提供了机制。

唯一已知的梅毒天然宿主是人类。梅毒螺旋体能感染许多哺乳动物,但只有人类、类人猿和少数实验动物会定期出现梅毒病变。家兔用来繁殖致病梅毒螺旋体,是最能反映人类疾病和免疫病理的动物模型。

梅毒的传播及流行病学

几乎所有梅毒病例都是通过与感染性病灶的性接触获得

的(即下唇、黏液斑、皮疹或扁平湿疣;见图 14 - 20)。较不常见的传播方式包括非性接触、子宫内感染、血液转运和器官移植。

■ 美国梅毒感染现状

随着青霉素治疗的出现,美国每年报告的梅毒病例总数显著下降,2000 年的 31 575 例,较 1943 年下降了 95%,报告的感染性一期和二期梅毒病例少于 6 000 例(后者是比梅毒总发病率更好的疾病活动指标)。自 2000 年以来,一期和二期梅毒病例数增加了一倍多,2012 年报告的病例超过 14 000 例(图 78 - 1)。大约 70% 的病例发生在与男性发生性关系的男性身上,20%~70% 的男性同时感染了 HIV(取决于地理位置)。美国妇女中的原发和继发病例数量从 2004 年到 2008 年有所增加,但此后随着先天性梅毒的减少而减少。对一期梅毒和二期梅毒新病例数的监测显示有多个 7~10 年的周期,这可能归因于高危人群的群体免疫、性行为的改变以及控制措施的改变。

感染梅毒风险最高的人群随着时间的推移发生了变化,20 世纪 70 年代末和 80 年代初的 HIV 感染前时代以及目前,男男性接触者暴发了梅毒。据规定,最近梅毒和其他性传播感染的增加可能是由于 HIV 感染者之间的无保护性行为以及高效抗逆转录病毒治疗引起的抑制作用。1990 年达到高峰的梅毒流行主要影响了非洲裔美国人的异性恋男性和女性,并且主要发生在城市,在这些地区,传染性梅毒与性行为交换可卡因有关。2003—2009 年,非裔美国人的一期和二期梅毒发病率几乎翻了一番,仍高于其他种族/族裔,但此后有所下降(图 78 - 1)。

先天性梅毒的发病率与女性感染性梅毒的发病率大致相当。2011 年,有 360 例年龄小于 1 岁的婴儿报告,自 2008 年以来下降了 20%。先天性梅毒的病例定义在 1989 年被扩大,现在包括所有活的或死产的婴儿,这些婴儿都是未经治疗或治疗不当的梅毒患者。

1/3~1/2 携带传染梅毒者的性接触者出现感染。许多人在初次就诊时已经出现梅毒症状,在暴露 30 日内检查的无症状接触者中,约 30% 确实有潜伏感染,如果不治疗,随后会发展为传染性梅毒。因此,对所有近期有暴露史的性接触者的识别和治疗仍然是梅毒控制的重要方面。

■ 全球梅毒感染现状

梅毒在全球仍然是一个严重的健康问题;估计每年有 1 100 万人感染梅毒。受影响最严重的地区包括撒哈拉以南非洲、南美、中国和东南亚。在过去的 10 年中,中国的发病率增加了大约八倍,许多欧洲国家的男男性接触者中有更高的传染梅毒发病率。据估计,全世界有 140 万例孕妇患梅毒,每年有 50 万例不良妊娠结局(如死胎、新生儿和早期胎儿死亡、早产/低出生体重和新生儿感染)。中国的先天性梅毒发病率为 150/10 万活产。

未经治疗的梅毒的自然病程及发病机制

梅毒螺旋体能迅速穿透完整的黏膜或皮肤的微小擦伤,并在数小时内进入淋巴管和血液,在原发性病变出现之前产生全身感染和转移灶。来自潜伏期或早期梅毒患者的血液具有传染性。梅毒在体内早期活动性病变的发生时间约为 30 小时,梅毒的潜伏期与接种的生物体数量成反比。经计算,人类皮内接种的 50% 感染剂量为 57 个微生物,在出现临床病变之前,螺旋体浓度一般达到 10^7/g 组织。人类的平均潜伏期(约 21 日)表明自然获得性疾病的平均接种量为 500~1 000 个感染性微生物;潜伏期很少超过 6 周。

原发性病变出现在接种部位,通常持续 4~6 周,然后自愈。组织病理学检查显示血管周围浸润,主要由 $CD4^+$ 和 $CD8^+$ T 淋巴细胞、浆细胞和巨噬细胞引起,毛细血管内皮增生,随后小血管闭塞。细胞浸润显示与巨噬细胞活化一致的 TH_1 型细胞因子谱。被激活的巨噬细胞吞噬的经调理作用易于被吞噬的微生物最终导致它们的破坏,导致硬下疳的自发分解。

二期梅毒的全身实质性、体质性和黏膜皮肤表现通常在下疳愈合后 6~8 周出现,尽管一期和二期表现可能重叠。相

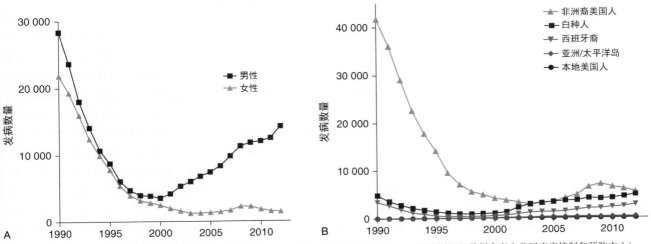

图 78 - 1 美国 1990—2012 年一期梅毒及二期梅毒的发病情况。A. 不同性别发病情况;B. 不同人种发病情况(数据参考自美国疾病控制和预防中心)。

比之下,有些患者可能进入潜伏期而未识别二期病变。继发性黄斑丘疹性皮肤病变的组织病理学特征包括表皮角化过度、毛细血管增生伴浅表真皮内皮肿胀、真皮乳头伴多形态核白细胞迁移、深部真皮血管周围 CD8$^+$ T 淋巴细胞浸润、CD4$^+$ T 淋巴细胞及巨噬细胞和浆细胞浸润。在许多疾病中都发现了密螺旋体,包括房水和脑脊液(CSF)。在感染的最初几周或几个月内,梅毒螺旋体侵入中枢神经系统,在第二阶段,多达 40% 的患者检测到脑脊液异常。临床肝炎和免疫复合物诱发的肾小球肾炎相对罕见,但已被确认为二期梅毒的表现;在 1/4 的早期梅毒患者中,肝功能测试可能会产生异常结果。85% 的二期梅毒患者出现全身性无痛性淋巴结病。尽管白细胞介素抗体(包括固定化抗体)滴度高,但二期表现的矛盾表现可能是由于抗原变异或表面抗原表达的变化而导致免疫逃避。二期病变一般在 2~6 周内消退,感染进入潜伏期,只有血清学检测才能发现。在抗生素前时期,高达 25% 的未治疗患者至少经历过一次全身或局部黏膜皮肤复发,通常是在第一年。因此,对梅毒持续时间小于 1 年的患者来说,性接触的鉴定和检查是最重要的。

如前所述,约 1/3 的未经治疗的潜伏梅毒患者在抗生素前时期出现临床上明显的三期表现,最常见的是树胶肿(一种通常为良性肉芽肿性病变)、心血管梅毒(通常累及升主动脉的滋养血管,导致动脉瘤),以及晚期症状性神经梅毒。在今天的西方国家,针对早期和潜在梅毒的特殊治疗和同时治疗(即对其他疾病给予抗生素治疗,但对密螺旋体有效)几乎已经消除了三期梅毒。然而,在 40% 早期梅毒患者和晚期潜伏梅毒患者中,无症状中枢神经系统受累仍然存在,中国正在报告全身性轻瘫和脊髓痨的病例。导致三期疾病发展和进展的因素尚不清楚。

对近 2 000 例临床诊断为一期或二期梅毒的患者(奥斯陆研究,1891—1951)进行了回顾性研究,并对 431 名有血清阳性潜伏梅毒的非裔美国人进行了前瞻性评估(臭名昭著的塔斯基研究,1932—1972)。在奥斯陆研究中,24% 的患者在 4 年内出现二期病变,28% 的患者最终出现了一种或多种三期梅毒表现。10% 的患者检测到心血管梅毒,包括主动脉炎;7% 的患者出现症状性神经梅毒,16% 的患者出现良性三期梅毒树胶肿。梅毒是 15% 的男性和 8% 的女性死亡的主要原因。心血管梅毒在 35% 的男性和 22% 的女性中被记录下来,这些男性和女性最终都进行了尸检。总的来说,严重的晚期并发症在男性中的发生率几乎是女性的两倍。

塔斯基研究显示,未经治疗的非洲裔美国人(25~50 岁)的梅毒死亡率比未感染的受试者高 17%,30% 的死亡归因于心血管疾病,或在较小程度上归因于中枢神经系统梅毒。40%~60% 的梅毒尸检受试者(对照组为 15%)发现了主动脉炎的解剖证据,而中枢神经系统梅毒仅为 4%。受感染者的高血压发生率也较高。这项研究最终提出的伦理问题始于前抗生素时代,但一直持续到 20 世纪 70 年代初,对当前人类医学实验指导方针的制订产生了重大影响,而且这项研究的历史仍可能导致一些非洲裔美国人不愿作为受试者参加临床试验。

临床表现

一期梅毒

典型的原发性下疳通常开始于一个单一的无痛丘疹,迅速侵蚀,通常变成硬结,在溃疡边缘和底部触诊时具有典型的软骨质地。少数患者出现多发性原发性病变。在异性恋男性中,下疳通常位于阴茎上(图 78 - 2;另见图 14 - 17),而在男男性接触者中,下疳可能位于肛管或直肠、口腔或外生殖器上。口交已被确定为某些男男性接触者的感染源。在女性中,常见的主要部位是子宫颈和阴唇。因此,女性和同性恋男性比异性恋男性更不容易发现原发性梅毒。

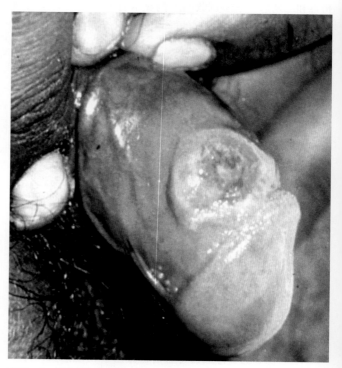

图 78 - 2　原发性梅毒的硬下疳。

不典型的原发性病变是常见的。临床表现取决于接种的密螺旋体数量和患者的免疫状态。螺旋体的大量在非免疫志愿者中产生暗区阳性溃疡性病变,但可能产生小的暗区阴性丘疹、无症状但血清阳性的潜在感染,或在某些有梅毒史的个体中完全无反应。一个小的接种物可能只导致丘疹病变,即使是在非免疫个体。因此,即使在评估微小或不典型的暗区阴性生殖器病变时,也应考虑梅毒。最常见的必须与原发毒相鉴别的生殖器损伤包括单纯疱疹病毒感染(**参见第 88章**)、软下疳(**参见第 54 章**)、创伤性损伤和多诺万病(**参见第 70 章**)。局部(通常是腹股沟)淋巴结病伴随原发梅毒病变,在病变开始后 1 周内出现。这些结节是固定的、非化脓性、无痛的。腹股沟淋巴结病是双侧的,可能发生在肛门,伴外生殖器下疳。下疳通常在4～6周内愈合（范围2～12周），但淋巴结病可能持续数月。

二期梅毒

第二阶段的表现通常包括黏膜皮肤损伤和全身性无痛性淋巴结肿大。在约15%的病例中仍可能存在治愈性原发性下疳，同时感染HIV的患者一期和二期的表现可能更频繁地出现重叠。皮疹由可表现为斑疹样、丘疹样、丘疹鳞屑样和偶有脓疱的梅毒疹组成；通常同时出现多种形式。皮疹可能非常轻微，25%的可辨别皮疹患者可能不知道他们有皮肤表现。最初的病变为淡红色或粉红色，无瘙痒的，分布在躯干和肢体近端的散在斑疹，这些斑疹进展为广泛分布的丘疹性病变，并经常累及手掌和脚底（**图78-3**；另见**图14-19**）。很少会出现严重的坏死性病变（恶性梅毒）；它们更常见于HIV感染者。毛囊受累可导致50%以上患者出现头皮、毛发、眉或胡须斑状脱落。

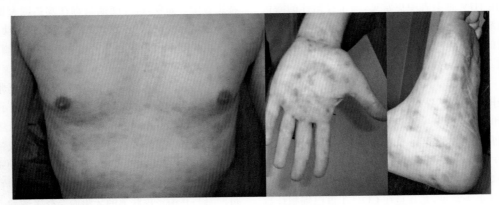

图78-3 二期梅毒表现。 左图，躯干斑丘疹；中图，手掌丘疹；右图，脚掌丘疹（来源：Jill McKenzie and Christina Marra）。

在温暖、潮湿、反复摩擦的区域（通常是肛周、外阴和阴囊），10%的二期梅毒患者的丘疹会扩大，产生广泛、湿润、粉红色或灰白色，有高度感染性的病变（扁平湿疣；**图14-20**）。10%～15%的患者出现表面黏膜糜烂（黏液斑），通常累及口腔或生殖器黏膜（**图14-21**）。典型的黏液斑是一种无痛的银灰色侵蚀性病变，周围有红色的边缘。

二期梅毒的体征和症状包括喉咙痛（15%～30%）、发热（5%～8%）、体重减轻（2%～20%）、不适（25%）、厌食（2%～10%）、头痛（10%）和脑膜炎（5%）。急性脑膜炎只发生在1%～2%的病例中，但高达40%的病例中的脑脊液细胞和蛋白质浓度增加，30%的病例在一期和二期梅毒期间从脑脊液中恢复了活的梅毒螺旋体；后者的发现通常但并不总是与其他脑脊液异常有关。

二期梅毒较不常见的并发症包括肝炎、肾病、胃肠道受累（高渗性胃炎、斑片状直肠炎或直肠乙状结肠肿块）、关节炎和骨膜炎。二期梅毒的眼部表现包括瞳孔异常和视神经炎以及典型的虹膜或葡萄膜炎。只有在患者对类固醇治疗没有反应后，眼部梅毒的诊断才会被考虑。有5%～10%的二期梅毒患者有前葡萄膜炎的报告，并且在这些患者的房水中发现了梅毒螺旋体。梅毒患者肝脏受累很常见，尽管通常无症状，但高达25%的患者可能有肝功能异常。可以看到梅毒性肝炎。肾脏受累通常由免疫复合物沉积引起，并产生与急性肾病综合征相关的蛋白尿。与一期梅毒一样，第二阶段的表现通常在1～6个月内自发消退。

潜伏梅毒

梅毒血清学检查呈阳性，脑脊液检查正常，无梅毒临床表现，提示未经治疗者有潜在梅毒的诊断。诊断的依据通常是一期或二期病变的病史、梅毒接触史或先天性梅毒的婴儿分娩史。以前的血清学检查阴性或有病变或接触史可帮助确定潜在感染的持续时间，这是选择适当治疗的一个重要因素。早期潜伏性梅毒仅限于感染后的第一年，而晚期潜伏性梅毒定义为持续时间≥1年（或持续时间未知）。在潜伏期，梅毒螺旋体仍可能间歇性地血流播散，而患有潜伏期梅毒的孕妇可能在子宫内感染胎儿。此外，梅毒已通过输血或器官捐赠从潜伏梅毒患者传播至他人。以前有人认为，未经治疗的晚期潜伏梅毒有三种可能的结果：① 持续终生感染。② 晚期梅毒的发展。③ 自发性治愈，血清学检查恢复为阴性。然而，现在很明显，如果没有治疗，更敏感的螺旋体抗体测试很少（如果有的话）没有反应。虽然今天进展到临床上明显的晚期梅毒是非常罕见的，但发生自愈是有疑问的。

中枢神经系统梅毒

传统上，神经梅毒被认为是梅毒的晚期表现，但这种观点是不准确的。中枢神经系统梅毒是一种连续性疾病，包括早期侵袭（通常在感染的最初几周或几个月内）、数月至数年无症状受累以及在某些情况下，早期或晚期神经系统表现的发展。

无症状性神经梅毒 • 在性病研究实验室（VDRL）测试中，无症状性神经梅毒的诊断是针对那些没有神经症状和体征但有CSF异常的患者，包括单核细胞增生、蛋白质浓度增加或CSF反应性增强。高达40%的一期或二期梅毒病例和25%的潜伏性梅毒病例显示脑脊液异常。对30%的一期或二期梅毒患者进行家兔脑脊液接种，可使梅毒螺旋体恢复，但对潜伏性梅毒患者进行脑脊液接种的频率较低。在脑脊液中出现梅毒螺旋体通常与其他脑脊液异常有关，但在其他脑脊液正常的患者身上可以恢复有机体。尽管这些发现对早期梅毒的预后影响尚不确定,但可以得出这样的结论,即早期梅毒患者也确实有无症状性神经梅毒,应治疗神经梅毒;这种治疗对同时感染 HIV 的患者尤其重要。在青霉素出现之前,未经治疗的无症状患者发生临床神经梅毒的风险大致取决于脑脊液变化的强度,在前 10 年内,进展为临床神经梅毒的总累积概率约为 20%,但随着时间的推移而增加。大多数专家都认为,神经性梅毒在 HIV 感染者中更常见,而未经治疗的潜伏梅毒和正常脑脊液免疫能力强的患者可能患神经性梅毒的风险很低。在最近的几项研究中,神经梅毒与快速血浆梅毒反应素(RPR)滴度≥1∶32 有关,无论临床阶段或 HIV 感染状况如何。

症状性神经梅毒·症状性神经梅毒的主要临床分类包括脑膜、脑膜血管和实质性梅毒。最后一类包括全身性轻瘫和脊髓痨。症状通常发生在脑膜梅毒感染后 1 年以内、脑膜血管梅毒感染后 10 年以内,全身轻瘫发生于感染后约 20 年,脊髓痨发生于感染后 25~30 年。在同时感染 HIV 的患者中,神经性梅毒的症状更为常见,尤其是在 $CD4^+$ T 淋巴细胞计数较低的情况下。此外,最近的证据表明,梅毒感染使 HIV 感染者的认知障碍恶化,这种影响甚至在梅毒治疗后仍然存在。

脑膜梅毒可表现为头痛、恶心、呕吐、颈部僵硬、脑神经受累、癫痫发作和精神状态变化。这种情况可能与第二阶段同时发生,也可能发生在第二阶段之后。患有葡萄膜炎、虹膜炎或听力丧失的患者常有脑膜梅毒,但这些临床表现也可见于脑脊液正常的患者。

脑膜血管梅毒表现为脑膜炎和小、中或大血管的炎症性血管炎。最常见的症状是卒中综合征,累及相对年轻的成年人的大脑中动脉。然而,与通常的突发性血栓或栓塞性卒中综合征不同,脑膜血管梅毒通常在亚急性脑炎性前驱症状(伴有头痛、眩晕、失眠和心理异常)后出现,随后出现逐渐进行性血管综合征。

全身性轻瘫的表现反映了广泛的晚期软组织损伤,包括与记忆性轻瘫相对应的异常:个性、情感、反射(过度活跃)、眼睛(例如阿-罗瞳孔)、感觉(幻觉、妄想、幻觉)、智力(近期记忆和定向、计算、判断及洞察能力的下降)和演讲。脊髓痨是梅毒的晚期表现,表现为后柱、背根和背根神经节脱髓鞘的症状和体征。症状包括共济失调的步态和足部下垂、感觉异常、膀胱紊乱、阳痿、反射消失;以及失去位置感、深度疼痛和温度感。营养性关节退化(Charcot 关节)和脚部穿孔溃疡可由疼痛感丧失引起。小而不规则的阿-罗瞳孔是脊髓痨和轻瘫的特征,对调节有反应,但对光没有反应。视神经萎缩也经常发生,与脊髓痨有关。

晚期梅毒的其他临床表现

虽然这些症状在几年或几十年内可能没有临床表现,但在感染早期,缓慢进行的炎症过程导致三级疾病的发生。二期病变消退后,早期的梅毒性主动脉炎很快就变得明显,引起

树胶肿的螺旋体可能早在几年前就已经植入组织。

梅毒的心血管表现·心血管表现通常在感染后 10~40 年出现,可归因于血管闭塞性动脉内膜炎,为大血管提供血液供应;已在主动脉组织中通过聚合酶链反应检测到梅毒螺旋体 DNA。心血管介导导致简单的主动脉炎、主动脉反流、囊性动脉瘤(通常是升主动脉)或冠状动脉口狭窄。在抗生素前时期,有症状的心血管并发症发生在 10% 晚期未经治疗的梅毒患者中。如今,这种晚期梅毒在发达国家很少见到。胸片上升主动脉线性钙化提示无症状梅毒性主动脉炎,因为动脉硬化很少产生这种症状。梅毒源性主动脉瘤中只有 1/10 涉及腹主动脉。

晚期良性梅毒(梅毒树胶肿)·树胶肿通常是直径从显微镜到几厘米的孤立性病变。组织学检查显示为肉芽肿性炎症,中心区域因闭塞性动脉内膜炎坏死。虽然很少在显微镜下显示,但已通过 PCR 检测到梅毒螺旋体或从这些病变中恢复,青霉素治疗可快速分解,证实了对炎症的螺旋体刺激。常见的部位包括皮肤和骨骼系统;然而,任何器官(包括大脑)都可能参与其中。皮肤上的牙龈瘤会产生懒散、无痛、硬结节或溃疡性病变,这些病变可能类似于其他慢性肉芽肿性疾病,包括肺结核、结节病、麻风和深部真菌感染。骨骼胶瘤最常累及长骨,尽管任何骨骼都可能受到影响。上呼吸道齿龈可导致鼻中隔或腭穿孔。

先天性梅毒

梅毒妇女经胎盘向胎儿传播苍白球绦虫可能发生在妊娠的任何阶段,但胎儿损害通常在妊娠的第 4 个月后才发生,此时胎儿免疫能力开始发展。这一时间表明,先天性梅毒的发病机制,如成人梅毒,取决于宿主的免疫反应,而不是梅毒的直接毒性作用。未经治疗的早期母亲梅毒期间胎儿感染的风险为 75%~95%,持续时间大于 2 年的母亲梅毒降至约 35%。在怀孕 16 周前对妇女进行适当的治疗以防止胎儿损伤,而在妊娠 3 个月前应充分治疗受感染的胎儿。未经治疗的母亲感染可导致胎儿丢失率高达 40%(由于胎儿病理学发病较晚,死产比堕胎更常见)、早产、新生儿死亡或非致命性先天梅毒。在活着出生的婴儿中,只有暴发性先天性梅毒在出生时临床表现明显,这些婴儿预后非常差。最常见的临床问题是母亲所生的健康婴儿,血清学检查呈阳性。

🌐 在几乎所有人群中,甚至在产前梅毒患病率较低的地区,早期妊娠的常规血清学检测被认为是经济有效的。低技术护理点测试已经开发出来,并正在广泛实施,以方便在资源匮乏的环境中进行产前测试。最近的一项研究表明,在撒哈拉以南非洲地区使用这些测试进行筛查(随后进行治疗)具有很高的成本效益。副作用减少,死产减少 64 000 例,新生儿死亡减少 25 000 例,梅毒婴儿活产减少 25 000 例。即使孕妇梅毒血清患病率从目前的 3.1% 下降到 0.4%,干预仍将具有成本效益。如果梅毒的患病率很高或患者有再次感染的高风险,则应在妊娠晚期和分娩时重复进行血清学检测。新生儿先天性

梅毒必须与其他全身性先天性感染,包括风疹病毒、巨细胞病毒或单纯疱疹病毒感染、弓形虫病以及胎儿成红细胞增多症区分开来。

先天性梅毒的表现包括:① 在出生后 2 年内(通常在2~10 周时)出现的早期躁狂,具有传染性,与成人二期梅毒的表现相似。② 2 年后出现的晚期表现,且无感染性。③ 残留的耻辱。先天性梅毒的最早表现包括鼻炎或"鼻塞"(23%);黏膜皮肤病变(35%~41%);骨变化(61%),包括骨软骨炎、骨炎和通过长骨 X 线检查可检测到的骨膜炎;肝脾大(50%);淋巴结病(32%);贫血(34%);黄疸(30%);血栓性细胞减少;以及白细胞增多。梅毒螺旋体对中枢神经系统的侵袭在22%的受感染新生儿中可检测到。新生儿死亡通常是由于肺出血、继发性细菌感染,或严重的肝炎。

晚期先天性梅毒(2 岁后未治疗)60%的病例属于亚临床;其余病例的临床谱可能包括间质性角膜炎(发生于5~25岁)、第八神经性耳聋和复发性关节病。双侧膝关节积液称为离合器关节。约 1/4 未经治疗的晚期先天性梅毒患者在抗生素前时期存在神经梅毒。牙龈性骨膜炎发生在 5~20 岁,和非致命的地方性梅毒一样,往往会导致腭部和鼻中隔的破坏性损伤。

典型的柱头包括牙齿病变(中央有缺口,分布广泛,上中切牙呈钉状)、"桑椹"白齿(第六年的白齿有多个尖头,发育不良)、马鞍鼻和马刀胫。

实验室检查

病原体的检查

培养不能检出梅毒螺旋体。在历史上,暗场显微镜和免疫荧光抗体染色已经被用来鉴定湿疹样本中的螺旋体,如水疱或湿疣,但这些测试很少在研究实验室外可用。虽然一些实验室进行了内部验证的 PCR 测试,已经开发出了敏感性和特异性的 PCR 测试,但还没有商业化。

在有适当银染的组织中可以发现梅毒螺旋体。但这些结果应谨慎解释,因为常见类似梅毒螺旋体的人工因素。组织螺旋体可在研究实验室通过 PCR 或免疫荧光或免疫组化方法,利用特异性单克隆或多克隆抗体对梅毒螺旋体进行更可靠的证明。

梅毒血清学检测

梅毒有两种血清学检查:非螺旋体和螺旋体。这两种疾病对任何感染螺旋体的人都有反应,包括雅司病、品他病和地方性梅毒。

梅毒最广泛使用的非螺旋体抗体试验是 RPR 和 VDRL试验,该试验测量针对心磷脂卵磷脂胆固醇抗原复合物的IgG 和 IgM。RPR 试验更容易进行,并且使用未加热的血清或血浆;它是临床上快速血清学诊断的首选试验。VDRL 测试仍然是检查 CSF 的标准,因此优于 RPR。推荐 RPR 和VDRL 试验用于筛选或定量血清抗体。滴度反映了疾病活

动,在早期梅毒的演变过程中上升,在二期梅毒中通常超过1:32,之后在没有治疗的情况下下降。早期梅毒治疗后,持续下降 4 倍或更多(例如,从 1:32 下降到 1:8)被认为是一种适当的反应。VDRL 滴度与 RPR 滴度不直接相关,连续定量检测(治疗反应)必须采用单一检测。正如将要讨论的(见下文"神经梅毒评估"),RPR 滴度可能有助于确定哪些患者将受益于脑脊液检查。

梅毒螺旋体试验测量对天然或重组梅毒螺旋体抗原的抗体,包括荧光梅毒螺旋体抗体吸收(FTA - ABS)试验和梅毒颗粒凝集(TPPA)试验,这两种试验对一期梅毒比以前使用的血凝试验更敏感。梅毒血凝试验(TPHA)广泛应用于欧洲,但在美国却没有。当用于确认非螺旋体试验阳性结果时,螺旋体试验对梅毒的诊断具有很高的阳性预测价值。密螺旋体酶或化学发光免疫分析(EIAS/CIAS)主要是基于对重组抗原的反应性,也已被开发出来,目前广泛用于大型实验室的筛选试验。然而,在筛选环境中,螺旋体试验的假阳性率高达1%~2%,而环评/中情局试验的假阳性率更高。即使经过适当的治疗,螺旋体试验也可能保持活性,不能区分过去和现在的梅毒感染。图 78 - 4 提供了管理此类案例的建议算法。

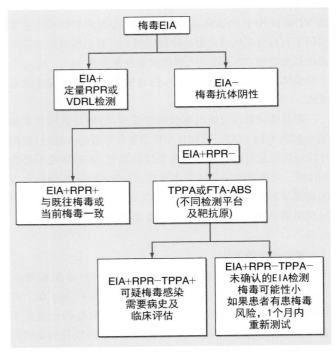

图78 - 4　**梅毒酶联免疫检测结果的解释**。EIA,酶联免疫检测;RPR,快速血浆梅毒反映素检测;VDRL,梅毒血清检测;FTA - ABS,螺旋体抗体荧光染色;TPPA,梅毒螺旋体颗粒凝集检测(来源:the 2010 Sexually Transmitted Diseases Treatment Guildlines from the Centers for Disease Control and Prevention)。

在早期一期梅毒中,非螺旋体试验和螺旋体试验都可能是无效的,尽管在此阶段螺旋体试验(85%~90%)比非螺旋体试验(约 80%)敏感。所有测试在二期梅毒期间都是反应性的[只有不到 1%的高滴度患者进行非螺旋体试验,该试验

与未稀释的血清无反应或弱反应,但与稀释的血清反应(前带现象)]。未经治疗的晚期潜伏梅毒患者的 VDRL 和 RPR 敏感性和滴度可能下降,但螺旋体试验在这些阶段仍然敏感。在早期梅毒治疗后,非螺旋体试验滴度通常会下降或试验无反应,而螺旋体试验在治疗后通常保持反应性,对确定既往梅毒患者的感染状态没有帮助。

实际上,大多数临床医生需要熟悉 CDC 推荐的梅毒血清学测试的三种用途:① 筛查或诊断(RPR 或 VDRL)。② 定量测量抗体以评估临床梅毒活动或监测对治疗的反应(RPR 或 VDRL)。③ 对反应性 RPR 或 VDRL 试验(FTA - ABS、TPPA、EIA/CIA)患者梅毒诊断的确认。研究还没有证明对成人梅毒的 IgM 检测的实用性。尽管治疗后 IgM 滴度似乎下降,但特异性 IgM 的存在或不存在并不能严格地与梅毒螺旋体感染相一致。此外,还不建议进行市售的 IgM 检测,即使是对患有先天性梅毒的婴儿进行评估。

梅毒血清学检测的假阳性

非螺旋体试验的脂质抗原与人体组织中发现的脂质抗原相似,无螺旋体感染者的脂质抗原试验可能具有反应性(通常效价小于 1:8)。在因危险因素、临床怀疑或有接触史而接受梅毒筛查的患者中,约 1% 的反应性试验呈假阳性。现代的 VDR 和 RPR 测试具有高度的特异性,而假阳性反应主要局限于有自身疾病或注射药物使用的人。假阳性率随着年龄的增长而增加,70 岁以上人群的假阳性率接近 10%。在一个非螺旋体试验假阳性的患者中,梅毒被非活性的螺旋体试验排除。

螺旋体试验也可能出现假阳性反应,特别是新的非常敏感的 EIA/CIA 试验。当筛查出梅毒患病率低的人群时,假阳性反应的数量可能超过真阳性反应的数量,从而导致不必要的治疗。虽然确切的原因尚不清楚,但已经表明,牙周病患者的血清与 EIA/CIA 试验中使用的抗原发生反应,可能是牙周病期间感染牙龈缝隙的许多密螺旋体中交叉反应表位的结果。

神经梅毒的评估

通过检查 CSF 检测中枢神经系统是否有多细胞增生(>5 个白细胞/μL)、蛋白质浓度增加(> 45 mg/dL)或 VDRL 反应性。脑脊液细胞计数和蛋白质浓度的升高并不是神经性梅毒的特异性表现,可能会被 HIV 的联合感染所混淆。因为 CSF 的多细胞增生也可能是由 HIV 引起的,一些研究建议使用 20 个细胞/μL 的 CSF 白细胞切断作为对感染了 HIV 的梅毒患者的神经梅毒的诊断。CSF - VDRL 试验是高度特异性的,当反应性时,被认为是神经性梅毒的诊断;然而,这种试验是不敏感的,即使在症状性神经性梅毒的情况下也可能是无效的。在梅毒的各个阶段,脑脊液的 FTA - ABS 试验比脑脊液的 VDRL 试验更具反应性,但反应性可能反映血清抗体被动转移到脑脊液中。然而,对脑脊液的非反应性 FTA - ABS 试验可用于排除无症状性神经梅毒。在脑脊液中

测量 cxcl13 以区分神经性梅毒和 HIV 相关脑脊液异常的效用已经得到证实。

显然,所有与神经疾病(如脑膜炎、听力丧失)或眼科疾病(如葡萄膜炎、虹膜炎)相一致的体征或症状的梅毒螺旋体感染患者,无论疾病处于何种阶段,都应进行脑脊液检查。无症状者的适当管理并不清楚。所有未经治疗的梅毒无症状患者的腰椎穿刺是不切实际和不必要的。然而,由于苄星青霉素的标准治疗不能导致脑脊液中的三聚体药物水平,因此,鉴别出患有或发展为神经性梅毒的高危人群是很重要的,以便给予适当的治疗。在苄星青霉素治疗早期梅毒后,从几名患者(有或没有同时感染 HIV)的脑脊液中分离出活的梅毒螺旋体。大规模的前瞻性研究已经为确定梅毒患者从脑脊液检查中获益最多的神经梅毒证据提供了循证指南。具体来说,RPR 滴度≥1:32 的患者患神经性梅毒的风险更高(HIV 感染者和 HIV 未感染者分别高出 11 倍和 6 倍),CD4+ T 细胞计数≤350/μL 的 HIV 感染者也有同样的风险。CSF 检查指南见表 78 - 1。

表 78 - 1 成人梅毒各期脑脊液检查适应证

所有患者

神经系统受累的体征或症状[例如脑膜炎、听力损失、脑神经功能障碍、精神状态改变、眼科疾病(例如葡萄膜炎、虹膜炎、瞳孔异常)、共济失调、振动感丧失],或
RPR 或 VDRL 效价≥1:32,或
活跃的三期梅毒,或
疑似治疗失败

HIV 感染患者的额外检查

CD4+ T 细胞计数≤350/μL,或
所有 HIV 感染者(由一些专家推荐)

来源:2010 年美国疾病预防控制中心《性传播疾病治疗指南》。

HIV 患者梅毒感染的评估

由于梅毒风险最高的人感染 HIV 的风险也会增加,所以这两种感染常常并存。有证据表明梅毒和其他生殖器溃疡疾病是获得和传播 HIV 感染的重要危险因素。同时感染 HIV 的患者梅毒的某些表现可能会改变,这些患者在标准治疗后出现多例神经系统复发。

新诊断为 HIV 感染的患者应接受梅毒检测;相反,所有新诊断为梅毒的患者应接受 HIV 感染检测。一些权威人士受早期梅毒标准治疗后 HIV 感染者脑脊液中持续性梅毒的报告的说服,建议脑脊液检查所有合并感染患者的神经性梅毒证据,无论梅毒处于何种阶段,如果发现脑脊液异常,应治疗神经性梅毒。其他人,根据自己的临床经验,认为无脑脊液检查的标准治疗对所有无神经症状或有症状的 HIV 感染早期梅毒患者病例都是足够的。如上所述,RPR 滴度和 CD4+ T 细胞计数可用于鉴别腰椎穿刺时患神经性梅毒的高风险患者,尽管有些神经性梅毒病例会被忽略,即使使用了这些标

准。**表 78 - 1** 总结了已发表研究建议的指南。治疗后的血清学检测对所有梅毒患者都很重要,尤其是那些感染了 HIV 的患者。

治疗·梅毒

获得性梅毒的治疗

🌐 CDC 2010 年梅毒治疗指南总结在**表 78 - 2** 中,讨论如下。青霉素是梅毒各阶段的首选药物。梅毒是由极低浓度的青霉素杀死的,尽管由于该有机体增殖速度异常缓慢,需要长时间接触青霉素。使用 60 年后,青霉素对梅毒的疗效仍然没有减弱,而且没有证据表明梅毒对青霉素有抵抗力。其他对梅毒有效的抗生素包括四环素类和头孢菌素类。氨基糖苷类和大观霉素仅高剂量抑制梅毒螺旋体,磺胺类和喹诺酮类药物无活性。阿奇霉素作为一种有效的抗苍白球蛋白口服药物已显示出显著的优势,然而,含有大环内酯抗性的 23S rRNA 突变株普遍存在,这种菌株占西雅图和旧金山最近分离株的 80% 以上,现已在北美和欧洲多个地点鉴定。在中国部分地区报道的几乎所有样品中都发现了大环内酯抗性突变。相比之下,马达加斯加的一项研究表明,苯并星青霉素和阿奇霉素治疗早期梅毒的等效性,尽管该研究中一个阿奇霉素临床失败的样本显示存在 23S rRNA 抗性突变。南非最近的一项调查显示已知的 23S rRNA 抗性突变的频率非常低(1%)。简言之,耐药菌株的流行率因地理位置的不同而有很大差异,不建议采用阿奇霉素常规治疗梅毒。在所有情况下,必须确保对阿奇霉素治疗梅毒的任何患者进行仔细的随访。

早期梅毒患者及其密切接触者

苄星青霉素是治疗早期梅毒最广泛使用的药物,建议单剂量 240 万单位。对于在过去 3 个月内接触过传染性梅毒的个人,也建议进行预防性治疗。预防的建议方案与早期梅毒的建议方案相同。苄星青霉素治疗早期梅毒的 95% 以上,尽管治疗后临床复发,尤其是合并感染 HIV 的患者。由于 HIV 感染患者的神经系统复发风险可能更高,因此建议对任何阶段梅毒的 HIV 血清阳性者,特别是血清 RPR 滴度≥1:32 或 CD4$^+$ T 细胞计数≤350/μL 的人,进行 CSF 检查。如果有证据表明中枢神经系统感染

晚期潜伏梅毒或病程不详的梅毒

如果脑脊液正常或未检查,建议使用苄星青霉素(总计 720 万单位;**表 78 - 2**)。如果发现脑脊液异常,患者应接受神经性梅毒治疗。

三期梅毒

应进行 CSF 检查。如果脑脊液正常,建议采用苄星青霉素(720 万单位;**表 78 - 2**)。如果发现脑脊液异常,患者应接受神经性梅毒治疗。治疗良性三级梅毒的临床反应通常令人印象深刻。然而,对心血管梅毒治疗的反应并不明显,因为抗生素不能逆转主动脉瘤和主动脉反流。

表 78 - 2　梅毒的治疗[a]

梅毒分期	青霉素不过敏的患者	青霉素过敏患者[b]
一期、二期或早期潜伏梅毒	脑脊液正常或未检:苄星青霉素(单次剂量 240 万单位,肌内注射) 脑脊液异常:按神经性梅毒治疗	脑脊液正常或未检查:四环素(500 mg 口服,每日 4 次)或多西环素(100 mg 口服,每日 2 次),使用 2 周 脑脊液异常:按神经性梅毒治疗
晚期潜伏期(或潜伏期不确定)、心血管或良性三级	脑脊液正常或未检:苄星青霉素(每周 240 万单位,肌内注射,持续 3 周) 脑脊液异常:按神经性梅毒治疗	CSF 正常和未感染 HIV 的患者:四环素(500 mg 口服,每日 4 次)或多西环素(100 mg 口服,每日 2 次),使用 4 周 CSF 正常和 HIV 患者:如果依从性不能保证,脱敏和青霉素治疗 脑脊液异常:按神经性梅毒治疗
神经性梅毒(无症状或有症状)	青霉素(1 800 万~2 400 万单位/日,静脉注射,以 300 万~400 万,每 4 小时 1 次或连续输注的形式给予)10~14 日 或 普鲁卡因青霉素水溶液(240 万单位/日,肌内注射)加口服丙磺舒(500 mg 每日 4 次),均持续 10~14 日	脱敏及青霉素治疗[c]
怀孕女性梅毒	按分期治疗	脱敏及青霉素治疗

[a] 见表 78 - 1 和 CSF 检查指示文本。　[b] 在北美、欧洲和中国的许多梅毒螺旋体菌株中发现有大环内酯耐药性的原因,只有在用青霉素或多西环素治疗不可行时,才应小心使用阿奇霉素或其他大环内酯。阿奇霉素不应用于与男性发生性关系的男性或孕妇。　[c] 少数数据表明头孢曲松(2 g/d,静脉注射或肌内注射,10~14 日)可以使用;然而,青霉素和头孢曲松之间的交叉反应是可能的。

缩略词:CSF,脑脊液。

来源:改编自 the 2010 Sexually Transmitted Diseases Treatment Guildlines from the Centers for Disease Control and Prevention.

青霉素过敏的梅毒患者

对于青霉素过敏性梅毒患者，建议使用强力霉素或四环素治疗 2 周（早期梅毒）或 4 周（晚期或晚期潜伏梅毒）（表 78-2）。这些疗法似乎对早期梅毒有效，但尚未对晚期或晚期潜伏梅毒进行检测，依从性可能存在问题。有限的研究表明，头孢曲松（1 g/d，给予肌内注射或静脉注射 8~10 日）对早期梅毒有效。这些非青霉素方案尚未在 HIV 感染者中得到仔细评估，应谨慎使用。如果不能保证依从性和随访，对迟发性梅毒或迟发性梅毒的青霉素过敏性 HIV 感染者应脱敏并用青霉素治疗。

神经梅毒

苄星青霉素，总剂量高达 720 万单位，不能在脑脊液中产生可检测浓度的青霉素，也不能用于治疗神经梅毒。无症状性神经梅毒经苄星青霉素治疗后可作为症状性疾病复发，HIV 感染者复发的风险可能更高。有症状和无症状的神经梅毒都应使用阿奎斯青霉素治疗（表 78-2）。静脉注射结晶青霉素或肌内注射普鲁卡因青霉素水溶液加口服丙磺舒钠（推荐剂量）被认为可以确保脑脊液中青霉素的三聚体浓度。对青霉素治疗脑膜梅毒的临床疗效是显著的，但对存在实质损害的神经梅毒的治疗可能只会阻止疾病的进展。没有数据表明额外的治疗（如苄星青霉素治疗 3 周）对神经性梅毒是有益的。

除青霉素外，其他抗生素在治疗神经梅毒方面的应用尚未被研究过，尽管有非常有限的数据表明可以使用头孢曲松。经皮试证实有青霉素过敏者，建议脱敏并用青霉素治疗。

怀孕妇女的梅毒管理

每一名孕妇在第一次产前检查时，如果暴露风险很高，在第 3 个月和分娩时，都应接受非螺旋体检查。在未经治疗的假定为梅毒的孕妇中，迅速治疗适合于该疾病的阶段是必要的。应警告患者发生 Jarisch-Herxheimer 反应的风险，这种反应可能与轻度早产有关，但很少导致早产。

青霉素是治疗妊娠梅毒的唯一推荐药物。如果患者有青霉素过敏记录，应根据 CDC 2010 年指南进行脱敏和青霉素治疗。治疗后，应每月在整个妊娠期间重复 1 次定量非螺旋体试验，以评估治疗效果。抗体滴度升高 4 倍或滴度在 3 个月内没有下降 4 倍的治疗妇女应重新治疗。

先天性梅毒的评估和管理

无论是否感染，接受反应性血清学检查的母亲的新生儿本身可能会因为母亲的 IgG 抗体经胎盘转移而进行反应性检查。对于在妊娠早期或中期充分使用青霉素治疗的妇女所生的无症状婴儿，可每月进行定量非螺旋体试验，以监测抗体滴度是否适当降低。滴度升高或持续性滴度表明感染，婴儿应接受治疗。新生儿 IgM 抗体的检测可能有用，但目前还不建议进行市售检测。

如果血清素阳性母亲的治疗状态未知，如果母亲接受了不足的或非青霉素治疗，如果母亲在妊娠晚期接受了青霉素治疗，或者如果婴儿可能难以随访，则婴儿应在出生时接受治疗。治疗前应检查 CSF 以获得基线值。青霉素是治疗婴儿梅毒的唯一推荐药物。CDC 2010 年的治疗指南中包含了治疗婴幼儿和较大儿童的具体建议。

赫氏反应

梅毒治疗开始后，可能会出现一种剧烈但通常是轻微的反应，包括发热、发冷、肌痛、头痛、心动过速、呼吸频率增加、循环中性粒细胞计数增加以及伴有轻度低血压的血管扩张。这种反应被认为是对垂死的梅毒螺旋体释放的脂蛋白的反应。赫氏反应发生在约 50% 的一期梅毒患者、90% 的二期梅毒患者以及较低比例的晚期患者中。延迟发生在 12~24 小时内。在二期梅毒患者中，黏膜皮肤病变的红斑和水肿可能增加。应警告患者预期会出现此类症状，这些症状可以通过基于症状的治疗来处理。这种轻微的短暂反应不需要类固醇或其他消炎药物。

治疗后评估随访

应通过临床评估和监测定量的 VDR 或 RPR 滴度四倍下降（例如从 1:32 到 1:8）来评估治疗效果。一期或二期梅毒患者应在治疗后 6 个月和 12 个月接受检查，潜伏性或晚期梅毒患者应在治疗后 6 个月、12 个月和 24 个月接受检查。对于同时感染 HIV 的患者，无论梅毒处于何种阶段，建议进行更频繁的临床和血清学检查（3 个月、6 个月、9 个月、12 个月和 24 个月）。

在成功治疗血清阳性的首发一期或二期梅毒后，VDRL 或 RPR 滴度逐渐下降，40%~75% 的血清阳性一期病例和 20%~40% 的二期病例的 VDRL 或 RPR 滴度在 12 个月内呈阴性。HIV 感染患者或既往梅毒史患者在 VDRL 或 RPR 试验中不太可能变得不活跃。在 HIV 感染患者中，血清学滴度下降的速度似乎较慢，血清学定义的治疗失败更为常见，而在没有 HIV 合并感染的患者中，这种失败更为常见；然而，有效的抗逆转录病毒治疗可以减少这些差异。如果血清学反应不充分或临床症状持续或复发,应考虑重新治疗。因为很难区分治疗失败和再感染,所以应检查脑脊液,脑脊液异常时治疗神经梅毒,脑脊液正常时治疗晚期潜伏梅毒。少数接受早期梅毒治疗的患者在治疗后 14 日内可能出现 1 次稀释滴度升高;但是,这种早期升高不会显著影响治疗后 6 个月的血清学结果。晚期潜伏梅毒患者的初始 VDRL 或 RPR 滴度通常较低,青霉素治疗后可能不会下降到原来的 1/4。在此类患者中,除非出现滴度升高或梅毒症状和体征,否则不需要重新治疗。由于尽管治疗血清阳性梅毒,但螺旋体试验仍可能保持反应性,因此这些试验在治疗反应后不起作用。

神经性梅毒(症状性或无症状性)的活动与脑脊液的多细胞增生关系最密切,这项测量提供了治疗反应最敏感的指标。每 6 个月进行 1 次 CSF 检查,直到细胞计数正常。在经过充分治疗的未感染 HIV 患者中,CSF 细胞计数升高在 3～12 个月内降至正常水平。HIV 感染患者持续的轻度多细胞增生可能是由于 CSF 中存在 HIV;这种情况很难与治疗失败区分开来。CSF 蛋白质水平的升高下降更为缓慢,CSF VDRL 滴度在几年内逐渐下降。在接受神经梅毒治疗的患者中,血清 RPR 滴度降低 4 倍与 CSF 异常的正常化呈正相关;在未感染 HIV 的患者和接受有效抗逆转录病毒治疗的 HIV 感染患者中,这种相关性更强。

梅毒的免疫

自然或实验感染后获得性对梅毒螺旋体耐药的发生率与抗基因刺激的大小有关,这取决于感染接种物的大小和治疗前感染的持续时间。体液和细胞反应被认为是免疫和早期损伤愈合的重要因素。细胞浸润主要由 T 淋巴细胞和巨噬细胞产生,产生一种 TH_1 细胞因子环境,与激活巨噬细胞清除生物体的情况一致。特异性抗体增强了吞噬作用,是巨噬细胞介导的杀灭所必需的。最近的研究证实了 TPRK 蛋白的抗原变异,这可能导致持续感染,并决定了与另一种菌株再次感染的易感性。比较基因组学研究揭示了梅毒螺旋体菌株之间的一些序列变异,可以通过分子分型方法加以区分。分子类型和临床表现之间可能的相关性正在研究中。

第 79 章
地方性密螺旋体病 | Chapter 79 Endemic Treponematoses

Sheila A. Lukehart · 著 | 王萌冉 · 译

地方性密螺旋体病是一种慢性疾病,通常在儿童时期通过直接接触传播,并且像梅毒一样,在最初感染几年后可引起严重的迟发性表现。这些疾病是由梅毒的病原体苍白螺旋体梅毒亚种的近亲,密螺旋体的其他亚种引起的(**参见第 78 章**)。雅司病、品他病和地方性梅毒在传播方式、发病年龄、地理分布和临床特征与性传播梅毒存在区别,但这些因素相互之间也有重叠。一般来说,雅司病在部分地区的湿润热带地区很盛行,地方性梅毒主要出现在干旱的气候中,而品他病则出现在美洲的温带地区。这些感染通常仅限于发展中国家的农村地区,在发达国家仅见于流行地区的新近移民。我们对地方性密螺旋体病的"了解"是基于访问过地方性疾病流行地区的卫生保健工作者的观察结果;实际上,还没有对这些感染的自然史、诊断或治疗进行精心设计的研究。**表 79 - 1** 对密螺旋体感染进行了比较。

流行病学

在世界卫生组织(WHO)于 1952—1969 年发起的大规模根除运动中,对非洲、亚洲和南美洲的 1.6 亿多人进行了螺旋体感染检查,并治疗了 5 000 多万例病例、接触者和潜在感染者。这项运动使许多地区的活动性雅司病的患病率从高于 20% 降低到不足 1%。近几十年来,由于缺乏集中监测和资源分布,一些地区出现了这些感染的复发。WHO 最近的全球估计(1995)表明,每年有 46 万新发病例(主要是雅司病)和约 250 万的感染患者;随后的几年中,一些国家的发病率有所增加。最近,雅司病发病率回升的地区包括西非(科特迪瓦、加纳、多哥、贝宁)、中非共和国、尼日利亚和刚果民主共和国。在加纳北部、马里、尼日尔、布基纳法索和塞内加尔的一

特征	性传播梅毒	雅司病	地方性梅毒	品他病
病原体	苍白螺旋体梅毒亚种	苍白螺旋体雅司亚种	苍白螺旋体地方亚种	苍白螺旋体品他亚种
常见传播方式	性传播或经胎盘传播	皮肤接触传播	经口传播或共用餐具传播	皮肤接触传播
通常发病年龄	性成熟后或宫内	儿童早期	儿童早期	儿童晚期
原发病灶	皮肤溃疡(下疳)	乳头状瘤,常为溃疡状	黏膜丘疹,较罕见	非溃疡形丘疹及周围卫星灶,伴瘙痒
常见累及部位	生殖器、口腔、肛门	肢体	口腔	肢体及面部
继发病灶	皮肤黏膜损伤、扁平湿疣	皮肤丘疹样病变、扁平湿疣、骨性骨膜炎	黏膜皮肤病变(黏膜斑、裂丘疹、扁平湿疣)、骨性骨膜炎	品他疹、色素斑、瘙痒
传染性复发	约 25%	常见	未知	未知
远期并发症	牙龈、心血管及中枢神经系统感染[a]	皮肤、骨骼、软骨的破坏性的树胶肿	皮肤、骨骼、软骨破坏性的树胶肿	非破坏性的脱色素斑

表 79 - 1　密螺旋体及其相关疾病的比较

[a] 一些研究者已经发现在地方性密螺旋体病中存在中枢神经系统受累以及先天性的感染存在(见下文所述)。

些地区,地方性梅毒的发病率估计超过 10%。在亚洲和太平洋岛屿,印度尼西亚、巴布亚新几内亚、所罗门群岛、东帝汶、瓦努阿图、老挝和柬埔寨均有雅司病暴发。印度在 1996 年重新积极关注雅司病控制,2003 年达到零病例,2006 年宣布消除雅司病。在美洲,人们认为雅司病在海地和其他加勒比岛屿、秘鲁、哥伦比亚、厄瓜多尔、巴西、圭亚那和苏里南持续存在,尽管缺乏最新数据。品他病仅限于中美洲和南美洲北部,病例较少,而且只在非常偏远的村庄中发现。非洲野生大猩猩和狒狒的雅司病和性病的证据表明,可能存在雅司病的动物宿主。

微生物学

地方性密螺旋体病的病因见表 79 - 1。这些研究较少的微生物在形态上与苍白螺旋体梅毒亚种(性传播梅毒的病原体)完全相同,迄今为止还没有明确的抗原差异。由于基因组测序表明雅司病和性传播梅毒的致病螺旋体 99.8% 是相同的,关于两种疾病致病性的螺旋体是否真的是不同的微生物存在争议。四种螺旋体中有三种被归为苍白螺旋体的亚种;品他螺旋体仍然是一个独立的物种,因为目前没有病原体可用于遗传研究。通过对现有少量菌株的分析,利用 TPR 基因 PCR 扩增技术已经鉴定出能够区分苍白螺旋体亚种的部分分子特征。这些遗传差异是否与这些疾病独特的临床特征有关尚不确定。1966 年从狒狒身上分离出的一株未分类菌株的全基因组测序表明,该菌株与已有的苍白螺旋体雅司亚种菌株具有很高的同源性。这一观察结果与早先的报告一致,即该菌株可引起人类实验性感染。对来自受感染狒狒的其他样本的分子分析表明,非人类灵长类样本与包含人类分离株的进化树不同,但关于非人类灵长类宿主对人类感染的重要性仍不确定。

临床特征

所有的密螺旋体感染,包括性传播梅毒,都是慢性的,其特征是在疾病的特定阶段,有局部的原发性病变、弥漫性继发性病变、潜伏期和可能的晚期病变。与性传播梅毒相比,雅司病和地方性梅毒原发及继发病变的重叠性更高,而品塔病的晚期表现相对于其他密螺旋体感染后的破坏性病变而言非常轻微。目前的首选是将地方性密螺旋体病的临床过程分为"早期"和"晚期"。

性传播梅毒和非性传播感染之间的主要临床区别是后者先天性感染和中枢神经系统(CNS)累及均明显减少。目前尚不清楚这些区别是否完全准确。由于生物间的高度遗传相关性,几乎没有生物学理由认为苍白螺旋体地方亚种和苍白螺旋体雅司亚种不能通过血脑屏障或侵入胎盘。这些生物与苍白螺旋体梅毒亚种相似,因为它们通常都是初始感染部位开始播散,并且持续可达数十年。先天性感染的减少可能是由于儿童感染往往在女孩达到性成熟之前达到潜伏期(低菌量负荷)。而中枢神经系统累及的减少则可能是由于在流行地区缺乏训练有素的医务人员以及感染与中枢神经系统受累出现症状之间的时间较长,或症状性中枢神经系统累及的发生率较低。某些已发表的研究显示雅司病和地方性梅毒也存在先天性感染以及心血管、眼和中枢神经系统累及。虽然这些研究规模较小,并且未能控制导致中枢神经系统异常的其他因素,在某些病例下缺乏血清学确诊,但仍不能简单拒绝病体引起上述临床表现的可能性。

雅司病

雅司病也被称为印度痘,其主要特征是由一个或多个原发病灶(雅司病母病灶)逐步发展为播散性皮肤病变。所有的原发皮损均具有传染性,并且可能持续数月;皮肤复发在最初的 5 年中很常见。约 10% 的未经治疗者可出现晚期表现,具有破坏性,可累及皮肤、骨骼和关节等。

感染是通过与感染性病变的直接接触传播的,通常在玩耍或集体睡觉时传播,并且可能由于昆虫咬伤或擦伤导致皮

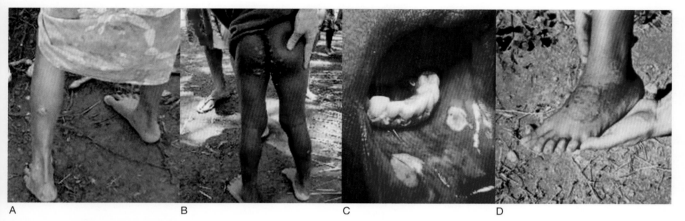

图 79-1 地方性密螺旋体病的临床特征。A. 早期雅司病的乳头瘤样病变；B. 早期雅司病的全身播散性病变；C. 地方性梅毒的黏液斑；D. 品他病的色素斑
〔来源：Dr. David Fegan，Brisbane，Australia（A and B）；PL Perine et al；Handbook of Endemic Treponematoses，Geneva，World Health Organization，1984（C and D）〕。

肤破裂而加重。平均 3～4 周后，病变开始表现为通常分布于四肢的丘疹，然后扩大（特别是在潮湿温暖的天气）成为乳头状瘤或"树莓状"（因此名称为"印度痘"）（**图 79-1A**）。相关区域局部淋巴结可能受累，病变通常在 6 个月内愈合；感染的早期即可发生播散。全身性继发性播散（**图 79-1B**）伴随全身淋巴结肿大可能出现在原发性病变的同时或之后；可能有多种形式（黄斑、丘疹或乳头状瘤）；也可能继发其他细菌感染。因脚掌部位疼痛的乳头状病变会导致类似螃蟹的步态，而骨膜炎则可能导致夜间骨痛和多指关节炎。晚期雅司病表现为皮肤和长骨的树胶肿、手掌和脚底的过度角化、骨炎和骨膜炎以及关节积水。晚期树胶肿样病变特征较为广泛，鼻腔、上颌、腭裂和咽的破坏被称为毁损性鼻咽病变，与麻风和利什曼病的破坏性损伤相似。

地方性梅毒

地方性梅毒的早期病变主要局限于皮肤和黏膜表层。主要通过直接接触、接吻、食物的预制和共用，或公用餐具传播的。有人提出昆虫在传播中的作用，但尚未证实。最初的病变，通常是口腔内的丘疹，通常难以识别，随之出现口腔黏膜上的黏膜斑（**图 79-1C**），以及类似于继发梅毒的扁平湿疣的黏膜皮肤病变。这种损害可能持续数月甚至数年，而且在早期病变中很容易检出梅毒螺旋体。骨膜炎和局部淋巴结累积是常见的。潜伏期结束后，可能出现晚期表现，包括骨组织和皮肤树胶肿。破坏性树胶肿、骨炎和毁损性鼻咽病变在地方性梅毒中比在雅司病中更常见。

品他病

品他病是最良性的密螺旋体感染。这种疾病有三个阶段，其特征是皮肤颜色的显著变化（**图 79-1D**），但品他病似乎不会造成破坏性损伤或累及皮肤以外的其他部位。最初的丘疹最常见于四肢或面部，并且伴有瘙痒。感染后的 1 个月至数月后，会出现大量播散性继发性病变（品他疹）。这些病变最初是红色的，但后来变成深色的色素斑，最终变成深蓝色。继发性病变具有传染性和强烈瘙痒性，可能持续数年。

晚期色素性病变称为变色障碍性黄斑，其中含有大量品他螺旋体。随着时间的推移，大多数色素性病变显示出不同程度的色素脱失，变为棕色，最终变为白色，使皮肤呈现出斑驳的外观。白色无色病变是晚期的特征。

■ 诊断

地方性密螺旋体病的诊断是根据临床表现、暗视野显微镜检查和血清学检查。用于性传播梅毒的相同血清学测试（**参见第 78 章**）在所有的螺旋体感染中都会产生反应。虽然之前已经对几种不同的螺旋体进行了特异的血清学抗体诊断研究，但迄今为止还没有抗体检测可以区分不同的螺旋体感染。在评估从流行地区移民的任何人的螺旋体血清学检测阳性时，应考虑到非性传播的螺旋体感染。敏感的聚合酶链反应分析可用于确认螺旋体感染，并在实验室中进一步鉴定病原。

治疗 · 地方性密螺旋体病

WHO 建议对患者及其接触者使用苄星青霉素（成人为 120 万单位，10 岁以下儿童为 60 万单位）。该剂量是早期性传播梅毒推荐剂量的一半，尚未进行对照疗效研究。虽然巴布亚新几内亚曾经出现青霉素治疗后的复发性病变，但目前缺乏对青霉素耐药的确切证据。该国的一项最新研究表明，肌内注射苄星青霉素与单次口服阿奇霉素（30 mg/kg，最高单次剂量 2 000 mg）是等效的。这一发现为 WHO 的雅司病根除计划提供了一种更容易用于大规模治疗的方案。尽管大环内酯类耐药突变在世界许多地方的苍白螺旋体梅毒亚种中很常见，但对巴布亚新几内亚有限数量的雅司螺旋体样本的分析至今没有发现耐药性突变的证据。少数的数据表明四环素对雅司病的治疗可能有效，但对于其他密螺旋体尚无治疗根据。根据以往对性传播梅毒的经验,多西环素或四环素(同性传播梅毒治疗剂量)可以作为青霉素过敏患者的替代治疗。治疗后仍存在发生赫氏反应的可能。非特异性螺旋体血清学滴度(VDRL 或 RPR)通常在有效治疗后下降,但患者可能不会出现血清学阴性。

■ 防控

由于印度 2006 年成功消除了雅司病,2012 年证实了单剂量口服阿奇霉素治疗方案的有效性,世界卫生组织计划 2020 年之前重新努力在全球根除雅司病,并且为此已经召开了几次规划会议,以制订具体国家的行动计划。目前在动物源性宿主尚未完全评估的前提下,仍需要时刻保持警惕。在雅司螺旋体开始获得阿奇霉素耐药之前,各国可能只有较短的时间窗使用阿奇霉素根除雅司病。考虑到目前正在进行的低剂量阿奇霉素治疗沙眼的大规模运动,通常此类人群也有很高的雅司病感染风险,因此大环内酯类的耐药随时可能出现。完全的药物覆盖和健康中心持续的仔细监测将是取得成功的关键。

第 80 章
钩端螺旋体病 | Chapter 80
Leptospirosis

Rudy A. Hartskeerl, Jiři F. P. Wagenaar · 著 | 王萌冉 · 译

钩端螺旋体病是一种全球性的重要的人畜共患疾病。该病由致病性钩端螺旋体引起,临床表现从无症状感染到致死性感染等均可出现。轻度钩端螺旋体病可表现为发热、头痛和肌痛等非特异性症状。严重钩端螺旋体病,以黄疸、肾功能不全和出血倾向为特征,常被称为 Weil 综合征。无论有无黄疸,严重肺出血越来越被认为是重症钩端螺旋体病的重要表现。

■ 病原学

钩端螺旋体属于螺旋体目和钩端螺旋体科。传统上,钩端螺旋体属由两个种组成:致病性肾脏钩端螺旋体和自由生活的双曲钩端螺旋体。根据系统性分析和致病性(图 80 - 1),目前已经发现了 22 种钩端螺旋体,分为致病性钩端螺旋体(10 种)、中间性钩端螺旋体(5 种)和非致病性钩端螺旋体(7 种)三类。有 5 种钩端螺旋体(双曲钩端螺旋体、肾脏钩端螺旋体、沙氏钩端螺旋体、博氏钩端螺旋体和虱钩端螺旋体)的基因组序列目前已被确定,各种钩端螺旋体菌株基因组序列的可用性无疑将使人们更好地了解钩端螺旋体病的发病机制。然而基于血清学差异的分类才能更好地服务于临床、诊断和流行病学研究。致病性的钩端螺旋体按其抗原组成分为不同的血清组和血清型,26 个不同的血清组中包括 250 多个血清型。

钩端螺旋体是一种卷曲的、薄的、活动性强的微生物,有钩状末端和两个周质鞭毛,极性地从负责活动的胞质膜中排出(图 80 - 2)。这些生物长 6~20 μm,宽约 0.1 μm,难以被染色,但在暗视野检查和银染色后,可在显微镜下观察到。钩端螺旋体需要特殊的培养基和生长条件;培养呈阳性可能需要数周至数月的时间。

■ 流行病学

钩端螺旋体病在世界范围内分布,但最常见于热带和亚热带地区,因为气候和恶劣的卫生条件有利于病原体的生存和分布。在大多数国家,钩端螺旋体病是一个未被重视的问题。大多数病例发生在男性,北半球和南半球的夏秋两季以及热带地区雨季发病率最高。

目前关于全球人类钩端螺旋体病的信息各不相同,但表明每年约有 100 万严重病例发生,平均病死率接近 10%。

钩端螺旋体病作为一种人畜共患病,几乎影响到所有哺乳动物物种,是一种重要的动物源性疾病负担。啮齿动物,特别是老鼠,是最重要的动物宿主,尽管其他野生哺乳动物以及家畜和农场动物也可能携带此类微生物。钩端螺旋体与其宿主可以建立共生关系,并能在泌尿生殖道中存活多年。某些血清型通常与特定动物有关,例如黄疸出血型钩体病和大鼠,伤寒感冒型钩体病与田鼠,哈尔乔型钩体病与牛,犬型钩体病和犬类以及波莫纳型钩体病和猪。

钩端螺旋体病是一种地方病和流行病。钩端螺旋体的传播可能与受感染动物的尿液、血液或组织直接接触,或者更常见的是与环境污染接触。最近关于家庭聚集、无症状肾定植和钩端螺旋体排泄延长的发现挑战了人与人之间的传播非常罕见的教条(后两种特征都表明人类感染源未被认识。)由于

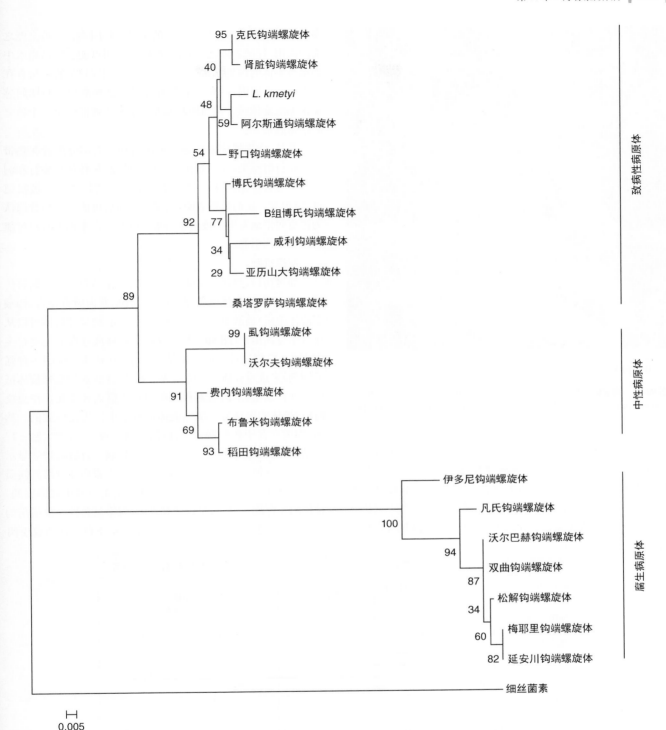

图 80-1　通过分子生物学检测 RRS 基因分析鉴别钩端螺旋体物种。分为致病性、中间性和非致病性（腐生性）钩端螺旋体三类，包括潜在的新致病物种 B 组博氏螺旋体和腐生性伊多尼钩端螺旋体（来源：Dr. A. Ahmed, KIT Biomedical Research, Amsterdam, The Netherlands）。

钩端螺旋体能在潮湿环境中存活数月，因此水是它们传播的重要媒介。钩端螺旋体病的流行尚不清楚。正如一些国家报告的那样，暴发可能是由于接触受感染动物尿液污染的洪水造成的。然而，也确实，没有洪水就可能发生暴发，而洪水往往没有暴发就发生。

绝大多数钩端螺旋体感染在人类中不会或只会导致轻微的疾病。一小部分感染（约 1%）会导致严重的、可能致命的

并发症。轻度钩端螺旋体病病例的比例尚不清楚，因为患者要么不寻求医疗服务，要么无法获得医疗服务，或者由于非特异性症状被解释为流感样疾病。报告的病例确实严重低估了总数。某些职业群体的风险尤其高，包括兽医、农业工人、污水工、屠宰场员工和渔业工人。危险因素包括直接或间接接触动物，包括接触受动物尿液污染的水和土壤。钩端螺旋体病也被认为是在恶化的市中心和郊区，老鼠的数量正在扩大。

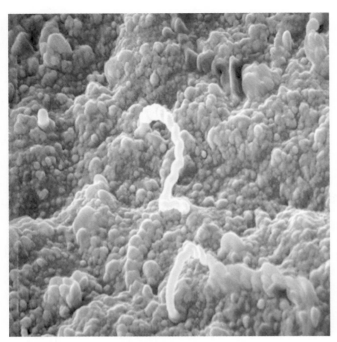

0.3 μm

图 80-2 **钩端螺旋体感染马结膜组织的投射电镜图像。**[Dr. JE Nally, National Animal Disease Center, U. S. Department of Agriculture, Ames, IA 图片出现在欧洲钩端螺旋体病协会的主页(http://eurolepto.ucd.ie/)]。

娱乐性接触和家畜接触是钩端螺旋体病的主要来源。游憩性淡水活动,如划独木舟、风帆冲浪、游泳和滑水,会给每个孩子带来感染的风险。体育赛事之后暴发了几起疫情。例如,1998 年在伊利诺伊州斯普林菲尔德的一次铁人三项比赛后,运动员中暴发了疫情。在铁人三项的游泳过程中,一只或

多只燕子吞下湖水是导致疾病的主要危险因素。三项全能之前的大雨,伴随着随之而来的农业径流,很可能会增加湖水中钩端螺旋体的污染水平。在另一次暴发中,42%的参与者在马来西亚婆罗洲 2000 年生态挑战赛沙巴多港耐力赛期间感染钩端螺旋体病。在当地西加麦河中游泳被证明是一个独立的危险因素。

此外,钩端螺旋体病是一种旅行病。大部分患者在热带国家旅行时感染,通常是在诸如白水漂流、丛林徒步旅行和洞穴探险等冒险活动中。通过实验室事故的传播已经被报道过,但很少。新的数据表明,钩端螺旋体病可能比人们普遍认为得更频繁地发生在被污染的水中(例如,在车祸中),也可能由动物咬伤引起。

■ **发病机制**

通过伤口、擦伤的皮肤或黏膜,特别是结膜和口腔黏膜传播。进入后,生物体增殖,跨越组织屏障,并向所有器官(钩端螺旋体阶段)播散血液。在最初的潜伏期,钩端螺旋体可以从血液中分离出来(**图 80-3**)。这些生物体能够在非免疫宿主中生存:它们通过表面上的结合因子 H(补体系统的一种强抑制剂)来逃避补体介导的杀灭。此外,致病性钩端螺旋体抵抗中性粒细胞、单核细胞和巨噬细胞的摄入和杀死。在免疫阶段,抗体的出现与钩端螺旋体从血液中消失是一致的。然而,细菌存在于各种器官中,包括肝、肺、肾、心脏和大脑。尸检结果表明多器官系统参与了严重的疾病。肾脏病理学显示急性肾小管损伤和间质性肾炎。急性肾小管病变进展到间质水肿和急性肾小管坏死。严重的肾炎是在患者中观察到的,他们的生存期足够长,足以使其发展,似乎是急性上皮损伤的第二反应。据报道,对肾单位的几个转运蛋白表达的放松调

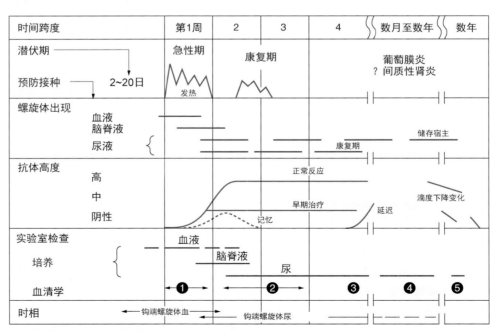

图 80-3 **钩端螺旋体病的发病时相及其在不同疾病阶段的相关研究。**目前已发现可有长达 1 个月的潜伏期。用于血清学的标本 1 和 2 为急性期血清样本;标本 3 为恢复期血清样本,有助于检测延迟免疫反应;标本 4 和 5 为可提供流行病学信息的随访血清样本[来源:PN Levett: Clin Microbiol Rev 14: 296, 2001 (from LH Turner: Leptospirosis. BMJ 1: 231, 1969),经 American Society of Microbiology 和 BMJ 出版社允许]。

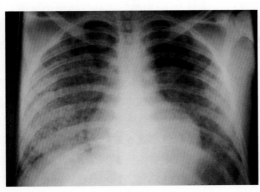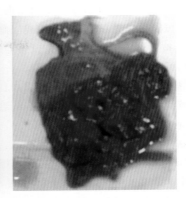

图 80-4　**钩端螺旋体病患者严重肺出血。**左图,患者的胸部 X 光图像;右图,尸检时肺右下叶的大体外观。这位患者来自秘鲁亚马逊城市伊基托斯,15岁,在出现急性疾病、黄疸和咯血几日后死亡。血液培养证实为肾脏钩端螺旋体,黄疸出血型(经许可引自 E Sequra et al：Clin Infect Dis 40：343,2005.© 2005 by the Infectious Diseases Society of America)。

控,包括近端钠氢交换蛋白-3(NHE3)、水通道蛋白-1 和水通道蛋白-2(AQP1 和 AQP2)、$Na^+ - K^+$ ATP 酶和 Na-K-2Cl 协同转运蛋白 NKCC2,导致肾小管钾消耗、低钾血症和多尿。肝组织病理学表现为局灶性坏死、炎症灶和胆管阻塞。未发现广泛的肝细胞坏死。在心脏、肺(**图 80-4**)、肾(和肾上腺)、胰腺、肝、胃肠道(包括腹膜后脂肪、肠系膜和网膜)、肌肉、前列腺、睾丸和大脑(蛛网膜下腔出血)中观察到瘀点和出血。几项研究表明出血与血小板减少有关。虽然血小板减少症的机制尚未阐明,但血小板消耗似乎起着重要作用。可能出现消耗性凝血障碍、凝血激活标志物(凝血酶-抗凝血酶复合物、凝血酶原片段-1 和 2,D-二聚体)升高、抗凝血酶标志物(抗凝血酶、蛋白 C)降低、纤溶活性解除管制。泰国和印度尼西亚的患者有明显的弥散性血管内凝血(DIC)的记录。钩端螺旋体病患者血浆可溶性 E-选择素和血管性血友病因子水平的升高反映了内皮细胞的活化。实验模型表明,致病性钩端螺旋体或钩端螺旋蛋白在体外能够激活内皮细胞,破坏内皮细胞屏障功能,促进传播。血小板聚集在人肺的活化内皮细胞上,而组织学显示活化内皮细胞肿胀,但没有明显的血管炎或坏死。免疫球蛋白和补体沉积已证实在肺组织参与肺出血。

钩端螺旋体具有典型的双膜细胞壁结构,含有多种膜相关蛋白,包括异常多的脂蛋白。肽聚糖层靠近胞质膜。外膜中的脂多糖(lps)具有不寻常的结构,内毒素效力相对较低。致病性钩端螺旋体包含多种编码蛋白质的基因,这些蛋白质与运动、细胞和组织黏附及侵袭有关,代表潜在的毒力因子。其中许多是表面暴露的外膜蛋白(OMPS)。迄今为止,唯一能满足科赫分子假设的钩端螺旋体毒力因子是编码表面暴露的具有未知功能的蛋白质的 *loa22*。然而,该基因并不局限于致病性钩端螺旋体。

钩端螺旋体的免疫依赖于血清特异性脂多糖循环抗体的产生。目前尚不清楚其他抗原是否在保护体液免疫中起着重要作用。此外,免疫可能不局限于抗体反应;已证实先天免疫Toll 样受体-2(TLR2)和 TLR4 激活途径参与控制感染,而在

接种牛中,细胞介导的免疫反应与保护有关。

可能有几种表面暴露的蛋白质介导钩端螺旋体-宿主细胞的相互作用,这些蛋白质可能代表候选疫苗成分。尽管动物模型研究已经显示了不同程度的疫苗对各种假定的毒性相关的 OMP 的有效性,但尚不清楚这些蛋白质是否能引起可接受的无菌免疫水平。

■ 临床表现

虽然钩端螺旋体病是一种潜在的致命性疾病,其临床特征是出血和多器官衰竭,但大多数病例被认为是相对轻微的,表现为突发性发热性疾病。潜伏期通常为 1~2 周,但范围为 1~30 日(**图 80-3** 显示的范围稍有不同,但目前已记录了长达 1 个月的潜伏期)。钩端螺旋体病是典型的双相性。急性钩端螺旋体期的特征是持续 3~10 日的发热,在此期间,机体可以从血液中培养。在免疫阶段,症状的缓解可能与抗体的出现一致,钩端螺旋体可以从尿液中培养出来。第一阶段和第二阶段之间的区别并不总是明确的：较轻的情况并不总是包括第二阶段,严重的疾病可能是单相和暴发性的。尽管某些血清型比其他血清型更容易引起更严重的疾病,但不同的临床综合征与特定的血清型相关的观点被驳倒了。

轻度钩端螺旋体病

大多数患者无症状或只有轻微疾病,不需要就医。过去不明显感染的血清学证据经常在接触过但没有生病的人身上发现。轻度症状性钩端螺旋体病通常表现为突然发作的流感样疾病,伴有发热、寒战、头痛、恶心、呕吐、腹痛、结膜充血(无渗出的红肿)和肌痛。肌肉疼痛很剧烈,尤其影响小腿、背部和腹部。头痛剧烈,局限于额叶或眶后区(类似于登革热),有时伴有畏光。无菌性脑膜炎可能存在,儿童比成人更常见。虽然钩端螺旋体可以在早期阶段从脑脊液(CSF)中培养出来,但大多数病例在中枢神经系统方面遵循良性过程;症状在几日内消失,但可能持续数周。

体格检查可包括以下任何一项发现,其中没有一项是钩端螺旋体病的病理学表现：发热、结膜充血、咽部注射、肌肉

压痛、淋巴结病、皮疹、脑膜炎、肝和脾大。如果出现皮疹，皮疹往往是暂时性的；可能是黄斑、斑丘疹、红斑或出血性的（瘀点或瘀斑）；也可能被误诊为由于磨砂伤寒或病毒感染。肺部听诊可发现裂纹，可能出现轻度黄疸。

轻度钩端螺旋体病的自然病程通常在7～10日内自发性消退，但已记录到持续症状。在缺乏临床诊断和抗菌治疗的情况下，轻度钩端螺旋体病的死亡率较低。

严重钩端螺旋体病

虽然严重钩端螺旋体病的发病率可能与轻度钩端螺旋体病的发病率没有区别，但严重的疾病往往会迅速发展，并与1%～50%的病死率有关。较高的死亡率与年龄＞40岁、精神状态改变、急性肾衰竭、呼吸功能不全、低血压和心律失常有关。典型表现，通常被称为Weil综合征，包括出血、黄疸和急性肾损伤。

患者死于败血性休克，多器官衰竭和/或严重出血并发症，最常见的包括肺部（肺出血）、胃肠道（黑便、咯血）、泌尿生殖道（血尿）和皮肤（瘀点、瘀斑和静脉穿刺部位出血）。肺出血（有黄疸或无黄疸）现在被认为是一个广泛存在的公共卫生问题，表现为咳嗽、胸痛、呼吸窘迫和咯血，在患者插管前可能不明显。

黄疸发生在所有钩端螺旋体病患者中的5%～10%；黄疸可能很严重，皮肤呈橙色，但通常与暴发性肝坏死无关。体格检查可能显示肝大和变软。

急性肾损伤在严重疾病中很常见，发病数日后出现，可以是非少尿或少尿。典型的电解质异常包括低钾血症和低钠血症。尿中镁的丢失与钩端螺旋体肾病独特相关。低血压与急性肾小管坏死、少尿或无尿有关，需要液体复苏，有时需要血管加压治疗。血液透析可以挽救生命，幸存者的肾功能通常恢复正常。

其他综合征包括（坏死性）胰腺炎、胆囊炎、骨骼肌受累、横纹肌溶解症（血清肌酸激酶水平中度升高）和神经系统表现，包括无菌性脑膜炎。心脏受累通常表现为心电图上的非特异性ST波和T波改变。复极化异常和心律失常被认为是不良的预后因素。有人描述过心肌炎。罕见的血液学并发症包括溶血、血小板减少性紫癜和溶血性尿毒症综合征。

严重钩端螺旋体病后的长期症状包括疲劳、肌痛、不适和头痛，可能持续数年。自身免疫相关葡萄膜炎是一种潜在的慢性疾病，是一种公认的钩端螺旋体病后遗症。

■ 诊断

钩端螺旋体病的临床诊断应以适当的接触史和该病的任何蛋白质表现为基础。从流行地区返回的旅行者通常有游憩淡水活动或其他黏膜或经皮接触受污染地表水或土壤的历史。对于非旅游者，应探讨涉及直接或间接动物接触的娱乐用水接触和职业危害（见上文"流行病学"）。

虽然急性钩端螺旋体病的生化、血液学和尿液分析结果非特异性，但某些模式可能提示诊断。实验室结果通常显示细菌感染的迹象，包括左移的白细胞增多和炎症标志物升高（C反应蛋白水平和红细胞沉降率）。血小板减少症（血小板计数≤100×10^9/L）是一种常见的疾病，与出血和肾功能衰竭有关。在严重疾病中，可能出现凝血激活的迹象，从边界异常到与国际标准定义的DIC相容的严重精神错乱。肾脏总是与钩端螺旋体病有关。相关发现包括尿沉渣变化（白细胞、红细胞和透明质或颗粒性铸型）和轻度疾病中的轻度蛋白尿、严重钩端螺旋体病中的肾衰竭和氮质血症。非少尿低钾性肾功能不全（见上文"临床表现"）是早期钩端螺旋体病的特征。血清胆红素水平可能很高，而转氨酶和碱性磷酸酶的升高通常是温和的。虽然胰腺炎的临床症状不是一个常见的发现，但淀粉酶水平经常升高。当无菌性脑膜炎出现症状时，对脑脊液的检查显示多形核细胞增多，其范围从几个细胞到＞1 000个细胞/μL，以多形核细胞为主。脑脊液中的蛋白质浓度可能升高；脑脊液葡萄糖水平正常。

在严重钩端螺旋体病中，肺放射学异常比体格检查的预期更常见（**图80-4**）。最常见的影像学发现是与分散性肺泡出血相对应的斑片状双侧肺泡形态。这些异常主要影响下叶。其他发现包括胸膜密度（代表出血区域）和弥漫性毛玻璃衰减、典型的急性呼吸窘迫综合征（ARDS）。

钩端螺旋体病的最终诊断是根据从患者身上分离出的生物体、PCR的阳性结果、血清转换或抗体滴度的升高。对于有强烈感染临床证据的病例，需要在显微镜凝集试验中进行1∶200～1∶800的单一抗体滴度（取决于该病例是否发生在低或高流行区）。最好在急性期和恢复期血清标本之间检测到滴度升高4倍或更高。抗体一般在疾病的第二周才达到可检测的水平。抗生素的早期治疗会影响抗体的反应。

使用一组活钩端螺旋体菌株的MAT和使用广泛反应抗原的酶联免疫吸附试验（ELISA）是标准血清学程序。MAT通常只在专门的实验室中提供，用于测定抗体滴度和初步鉴定所涉及的钩端螺旋体血清组，以及当流行病学背景信息可用时，假定的血清变量。这一点强调了检测抗原的重要性，这些抗原代表了在特定地理区域流行的血清型。然而，交叉反应频繁发生，因此，如果不分离致病有机体，就不可能确定感染血清型或血清型。由于血清学检测在疾病的早期急性期（直到第5日）缺乏敏感性，因此不能作为是否开始治疗的及时决定的基础。

除了MAT和酶联免疫吸附试验外，还开发了各种具有诊断价值的快速试验，其中一些试验在市场上可买到。这些快速试验主要采用横向流动（乳胶）凝集法或酶联免疫吸附测定法，并且具有相当的敏感性和特异性，尽管文献中报告的结果有所不同，可能是由于试验解释的不同，（再）暴露风险、血清变异数分布以及使用有偏差的血清板。这些方法不需要培养或垫设施，在缺乏强大医疗基础设施的环境中非常有用。PCR 方法,尤其是实时 PCR,已经越来越广泛地得到实施。与血清学相比,聚合酶链反应提供了一个巨大的优势:能够在疾病的前 5 日以较高的准确度确认钩端螺旋体病的诊断。

鉴别诊断

钩端螺旋体病的鉴别诊断是广泛的,反映了该病的不同临床表现。虽然钩端螺旋体病在热带和亚热带地区传播更为常见,但缺乏旅行史并不排除诊断。当发热、头痛和肌痛占主导地位时,应考虑流感和其他常见与不常见(如登革热和基孔肯雅)的病毒感染。疟疾、伤寒、埃立克体病、病毒性肝炎和急性 HIV 感染可能与钩端螺旋体病的早期阶段相似,因此必须加以认识。立克次体疾病、汉坦病毒感染(肾综合征出血热或汉坦病毒心肺综合征)和登革热与钩端螺旋体病具有流行病学和临床特征。有报道称有双重感染。因此,当怀疑有钩端螺旋体病时,建议对汉坦病毒、立克次体和登革热病毒进行血清学检测。当发现出血时,应考虑登革热出血热和其他病毒性出血热,包括汉坦病毒感染、黄热病、裂谷热、丝状病毒感染和拉沙热。

治疗 · 钩端螺旋体病

严重钩端螺旋体病应在考虑诊断后立即用青霉素静脉注射(表 80-1)。钩端螺旋体对多种抗生素高度敏感,早期干预可预防或减轻主要器官系统衰竭的发生。尽管支持抗生素治疗的研究产生了相互矛盾的结果,但在患者经常出现在晚期疾病的医疗护理环境中,临床试验很难进行。抗生素对已经发生器官损伤的患者不太可能有好处。两项比较青霉素与注射用头孢噻肟、注射用头孢曲松和多西环素的开放标签随机研究显示,抗生素在并发症和死亡率风险方面没有显著差异。因此,头孢曲松、头孢噻肟或多西环素是青霉素治疗严重钩端螺旋体病的理想替代品。

轻度病例建议口服强力霉素、阿奇霉素、氨苄西林或阿莫西林。在立克次体疾病合并症的地区,多西环素或阿奇霉素是首选药物。在罕见的情况下,在开始抗菌治疗后的几个小时内,赫氏反应发生。

积极的支持治疗钩端螺旋体病是必不可少的,可以挽救生命。非少尿性肾功能不全患者需要进行积极的液体和电解质复苏,以防止少尿性肾功能不全的脱水和沉淀。对少尿性肾功能衰竭患者应进行腹膜透析或血液透析。快速开始血液透析已被证明可以降低死亡率风险,而且通常只在短时间内有必要。肺出血患者可能降低了肺顺应性(如 ARDS),并可能受益于低潮气量的机械通气,以避免高的通气压力。使用糖皮质激素和去氨加压素作为与严重钩端螺旋体病相关的肺受累的辅助治疗的证据是矛盾的。

表 80-1 成人钩端螺旋体病的治疗和预防[a]

适应证	处方
治疗	
轻度钩端螺旋体病	多西环素[b](100 mg 口服,每日 2 次)或阿莫西林(500 mg 口服,每日 3 次)或氨苄西林(500 mg 口服,每日 3 次)
中度至重度钩端螺旋体病	青霉素(150 万单位静脉或肌内注射,6 小时 1 次)或头孢曲松(2 g/d 静脉注射)或头孢噻肟(1 g 静脉注射,6 小时 1 次)或多西环素(负荷剂量 200 mg 静脉注射,然后 100 mg 静脉注射,12 小时 1 次)
化学预防[c]	
	多西环素[b](200 mg 口服 每周 1 次)或者阿奇霉素(250 mg 口服 每周 1~2 次)

[a] 所有的疗程均应持续 7 日。[b] 不推荐孕妇及儿童服用多西环素。[c] 多西环素在地方病或流行环境中的预防效果尚不清楚。动物模型和成本效益模型的实验表明,阿奇霉素具有许多特性,可能使其在治疗和预防方面有效。

预后

大多数钩端螺旋体病患者康复。然而,耳后螺旋体病的症状,主要是抑郁样的性质,可能发生并持续多年后,急性疾病。在老年患者和有严重疾病(肺出血,Weil 综合征)的患者中死亡率最高。妊娠期钩端螺旋体病与胎儿死亡率高有关。对肾功能衰竭和肝功能不全患者的长期随访显示肾功能和肝功能恢复良好。

预防

通过职业或参与娱乐性淡水活动可能接触钩端螺旋体的个人应了解风险。控制钩端螺旋体病的措施包括通过适当的眼镜、鞋子和其他防护设备避免接触受感染动物的尿液和组织。可以考虑有针对性的啮齿动物控制策略。

农业和伴生动物的疫苗普遍可用,应鼓励使用。在特定区域使用的兽医疫苗应含有已知存在于该区域的血清。不幸的是,一些接种疫苗的动物仍然在尿液中泄漏钩端螺旋体。在一些欧洲和亚洲国家,已经对一个地区流行的特定血清型人进行了疫苗接种,并已证明是有效的。虽然古巴报告了一项大规模的人体疫苗试验,但由于研究设计的细节不够,无法得出疗效和不良反应的结论。多西环素(每周 1 次 200 mg)或阿奇霉素(孕妇和儿童)的化学预防效果存在争议,但在明确的短期暴露的情况下,暴露前和暴露后的集中给药是有意义的(表 80-1)。

第 81 章
回归热 | Chapter 81
Relapsing Fever

Alan G. Barbour · 著 | 王青青 · 译

回归热是由几种疏螺旋体中的任何一种感染引起的。古希腊的医生以其特有的临床表现将回归热与其他发热性疾病区分开来：两次或两次以上的发热发作，两次发作间期无任何不适。19 世纪，回归热是最早发现与某种特定微生物有关联的疾病之一，其特征性的实验室发现是：血液中存在大量的螺旋体，即疏螺旋体。

宿主对病原体做出全身炎症反应，导致出现从类流感综合征到脓毒症的不同疾病表现。也可出现中枢神经系统（CNS）累及和凝血障碍相应的其他临床表现。螺旋体表面蛋白的抗原变异是感染复发的原因。在感染过程中机体针对几个变体产生的抗体，并发生一系列反应，从而产生获得性免疫。用抗生素治疗能使疾病迅速治愈，但存在发生赫氏反应的风险，程度由轻到重不等。

虱传回归热在 20 世纪引起了大规模的流行，目前流行于非洲西北部。然而，目前大多数回归热起源于蜱传播。散发病例和小规模疫情暴发集中分布在大部分大陆，其中非洲受影响最严重。在北美，关于回归热的大部分报道来自美国西部和加拿大。然而，最近研究发现引起回归热的另一个菌种导致的人类疾病地理分布与莱姆病相同（参见第 82 章），使得两种主要类型的螺旋体感染之间的流行病学差异难以区分。

■ 病原体

19 世纪 80 年代，人们首次在回归热患者的血液中发现了卷曲的细丝，这些细丝向一个方向游动，然后在向另一个方向游动之前卷曲起来（www.youtube.com/watch?v=VxDPV2lBd9U）。这些微生物被归类为螺旋体，并在疏螺旋体属中分为几个种类。直到 20 世纪 60 年代，这些病原体才通过纯培养分离出来。此培养基及其衍生物组成成分很丰富，从简单的（例如氨基酸和 N-乙酰氨基葡萄糖）到更复杂的组成（例如血清和蛋白质水解产物）。疏螺旋体细胞的生物合成能力有限，主要由于其基因组成只占大肠埃希菌的 1/4。

像其他螺旋体一样，螺旋状的疏螺旋体细胞有两层膜，其外层比其他双膜细菌（如大肠埃希菌）更松散。因此，将细胞膜受损的螺旋体被固定并进行涂片和组织学检测时可以呈现多种形态。螺旋体的鞭毛在两层膜之间运动，不在细胞表面。尽管在技术上该细胞革兰染色阴性，但直径为 $0.1 \sim 0.2\ \mu m$ 且长 $10 \sim 20\ \mu m$ 的疏螺旋体细胞太过狭窄，以至于在革兰染色后无法在光学显微镜下被看到。

■ 流行病学

引起回归热的几种螺旋体的流行受到地理分布的限制（表 81-1）。而回归热疏螺旋体是个例外，它也是唯一由虱子传播的螺旋体菌种。虱传回归热（Louse-borne relapsing fever, LBRF）通常是由人体虱子（体虱）传播，人类作为宿主。人类并不是通过被咬本身被传染，而是在减少粪便引起的刺激时通过手指抓挠将体虱的粪便涂擦到被咬部位，或者是通过将粪便接种到结膜或开放性伤口而引起感染。尽管 LBRF 的传播目前仅限于埃塞俄比亚和邻近国家，但过去这种疾病在全球范围内一直存在，而且可能仍然存在。在饥荒、自然灾害、难民迁移和战争的情况下，可能会发生数千例 LBRF 的流行。

所有其他已知的回归热都是蜱传播的——在大多数情况下，由 Ornithodoros 属的软蜱传播（图 81-1）。经蜱传播的回归热（Tick-borne relapsing fever, TBRF）主要发生在大陆，而在热带、低纬度沙漠、北极或高山环境中不存在或罕见。对大多数物种来说，感染的宿主是中小型哺乳动物，通常是啮齿动物，有时也有猪和其他生活在人类居住地或周围的家畜。然而，撒哈拉以南非洲的杜氏疏螺旋体（borrelia duttoni）大多数是通过虱子在人类宿主间传播的。在北美，TBRF 通常在个例或少数群体中发生，主要是在人类短暂暴露于人口稀少的、有啮齿动物筑巢的建筑物或洞穴中感染。在北美主要出现的疏螺旋体种包括赫氏脾疏螺旋体（B. hermsii）（在西部山区）和特里蜱疏螺旋体（B. turicatae）（在西南和中南部地区）。虫媒软蜱的进食时间通常不超过 30 分钟，尤其当受害者熟睡时，常不被发现。蜱可通过虫卵将病原体传给下一代，这意味着即使已根除某一区域可能感染的哺乳动物，感染风险仍可能持续存在很长时间。

表81-1 回归热疏螺旋体菌种,地域分布,媒介,最初宿主

菌种	地域分布	节肢动物媒介	储存宿主
B. crocidurae	非洲	*Ornithodoros erraticus*,*O. sonrai*(软蜱)	哺乳动物
杜氏疏螺旋体(*B. duttonii*)	非洲	*O. moubata*	人类
赫氏脾疏螺旋体(*B. hermsii*)	北美	*O. hermsi*	哺乳动物
B. hispanica	欧洲、北非	*O. erraticus* complex	哺乳动物
B. miyamotoi	欧亚大陆、北美	硬蜱	哺乳动物
伊朗包柔螺旋体(*B. persica*)	欧亚大陆	*O. tholozani*	哺乳动物
回归热疏螺旋体(*B. recurrentis*)	非洲、全球[a]	*Pediculus humanus corporis*(体虱)	人类
特里蜱疏螺旋体(*B. turicatae*)	北美	*O. turicata*	哺乳动物
B. venezuelensis	中南美	*O. rudis*	哺乳动物

[a] 虽然目前传播仅限于埃塞俄比亚和邻近国家,但回归热疏螺旋体复发感染过去曾在全球范围内传播,并且这种可能性仍然存在。

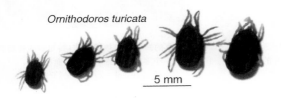

Ornithodoros turicata

5 mm

图81-1 *Ornithodoros turicata*。不同年龄的软蜱。

一种新发现的病原体,*B. miyamotoi*,属于回归热种的一个分支,是通过硬蜱(如美国东部的肩胛硬蜱)从其他哺乳动物传染给人类,硬蜱也可传播莱姆病、巴贝斯虫病、无形体病、埃立克体病和虫媒病毒性脑炎。*B. miyamotoi*是通过户外活动以及在家中娱乐、工作或活动期间接触森林和灌木区内的蜱而获得的。在*B. miyamotoi*疏螺旋体和伯氏包柔螺旋体共存的地区,前者的抗体流行率约为后者的1/3。

■ 发病机制与免疫

不同于LBRF螺旋体,TBRF螺旋体是在蜱虫开始进食时进入其唾液。病原体通过在血液中每6个小时扩增1次,由接种时的少数细胞可增殖至$10^6 \sim 10^7$/mL或更多。疏螺旋体的菌种属于细胞外病原体;它们在细胞内的存在可能意味着被细胞吞噬并死亡。螺旋体与红细胞结合导致红细胞聚集,这一过程发生在脾脏和肝脏,表现为肝脾大和贫血。出血可能是由于血小板减少、肝内合成凝血因子障碍和/或小血管被螺旋体、红细胞和血小板聚集物堵塞引起。有些菌种是嗜神经的,通常会进入大脑,而免受宿主免疫。回归热螺旋体可通过母胎屏障,引起胎盘损伤和产生炎症,导致宫内发育迟缓和先天性感染。

尽管疏螺旋体不具有有效的外毒素或脂多糖内毒素,但它们具有丰富的膜相关脂蛋白,通过被宿主细胞上Toll样受体识别并结合,可导致类似内毒素血症的促炎过程,同时伴有肿瘤坏死因子-α、白细胞介素-6和白细胞介素-8的浓度升高。

人体通常在感染后几日内产生针对血清型表面脂蛋白的IgM抗体,在血液中很快达到一个浓度,通过直接杀菌作用或调理素作用使细菌溶解。死亡细菌释放出大量的脂蛋白和其他细菌产物会引发一场"危机",在此期间可能会出现体温升高、低血压和其他休克症状。一些患者在开始抗生素治疗后不久会出现类似的现象,其特征是病情突然恶化,称为赫氏反应(JHR)。

■ 临床表现

回归热表现为突然发热。发热期间也会出现无发热期;这种情况至少出现两次。发热时患者体温≥39℃,可能高达43℃。第一次发热通常以持续约15~30分钟的危象结束,包括僵硬、体温升高、脉搏和血压升高。危象期之后是大量的发汗、降温和低血压,通常持续数小时。在LBRF中,第一次发热发作持续3~6日;通常紧接着是一次较轻的发作。在TBRF中,多个发热期每个持续1~3日。在这两种形式中,发热的间期为4~14日,有时伴有不适和疲劳症状。

伴随发热的症状通常是非特异性的。头痛、颈僵直、关节痛、肌痛和恶心可伴随第一次发热出现,并在随后的发热间期伴随发生。肝脾大会引起腹痛。干咳在LBRF期间很常见,伴有发热和肌痛时,可能会让人想到流感。急性呼吸窘迫综合征可能发生在TBRF期间。

体检时,可能会发现患者神志不清或淡漠。患者衣服上可能有体虱或身体上有昆虫叮咬的迹象。在*B. miyamotoi*感染的地区,硬蜱可能嵌入皮肤。在LBRF期间鼻出血、瘀点和瘀斑很常见,但在TBRF中不常见。脾大或脾脏压痛在两种形式的回归热中都很常见。大多数LBRF患者和约10%的TBRF患者有肝大。

TBRF比LBRF更常见地出现神经系统症状。在北美,特里蜱疏螺旋体(*B. turicatae*)感染比赫氏脾疏螺旋体(*B. hermsii*)更常见于神经系统症状。脑膜炎脑炎可导致偏瘫或失语症。可能出现脊髓炎和神经根病变。单侧或双侧贝尔麻

痪以及第 7 或第 8 对脑神经受累引起的耳聋是颅内神经炎受累最常见的表现形式,通常出现在第二次或第三次发热期,而不是第一次。单侧或双侧虹膜睫状体炎或全眼炎可能引起永久性的视力障碍。在 LBRF 中,神经系统症状如精神状态改变或颈部僵硬被认为是继发于螺旋体血症和全身炎症,而不是病原体直接侵入神经系统引起。

心肌炎似乎在两种形式回归热中都常见,并且部分病例中可引起死亡。最常见的是,心肌炎患者可在心脏听诊时出现奔马律,QTc 间期延长,并且胸片提示心脏肥大和肺水肿。

该疾病在一般的实验室检查中无特异性结果。常见到轻度至中度的正细胞性贫血,但不会发展为明显的溶血和血红蛋白尿。白细胞计数通常在正常范围内或只是轻微升高,并且白细胞减少可能发生在危象期。血小板计数可降至 50 000/μL 以下。可发现肝炎的实验室表现,如血清中非结合胆红素和转氨酶浓度升高;凝血酶原和部分凝血活酶时间可中度延长。

疑似回归热患者出现脑膜炎症状或脑膜脑炎症状时需行脑脊液分析。单核细胞增生和轻度到中度的蛋白质水平升高提示需对 TBRF 患者进行静脉注射抗生素治疗。

B. miyamotoi 疏螺旋体感染的临床表现和病程特点尚不完全清楚,但迄今为止的报告表明,发病患者最常报告的症状是发热,在蜱虫叮咬后 1~2 周开始出现不伴呼吸系统症状的发热,在一些病例中反复出现 1~2 次。曾有文献记录到一名免疫缺陷成年脑膜炎患者的脑脊液中找到螺旋体。

■ 诊断

当患者出现特征性发热形式和近期(如发病前 1~2 周内)暴露在目前或曾经有体虱或软蜱传播疾病的地区时应考虑到回归热。由于蜱虫寿命长,且病原体经蜱的虫卵传播,所以有可能在该地区报告的最后一例回归热病例数年后再次诊断。

一个世纪以来,该病的实验室诊断基础未曾改变,即通过血液的显微镜下检查直接检出螺旋体。当螺旋体浓度大于 10^5/mL 时或进行油浸显微镜检查时,通过 Wright 或 Giemsa 染色法对白细胞进行人工分类计数,通常在薄血涂片中可发现螺旋体(**图 81-2**)。获得血样本的最佳时间是在发热发作和达到顶峰之间。无论血厚涂片是直接用吖啶橙染色并通过免疫荧光显微镜检查还是在 Giemsa 或 Wright 染色前用 0.5% 乙酸处理,都可观察到较低浓度的螺旋体。另一种固定血涂片的方法是将抗凝血与生理盐水混合制成湿片,在相差显微镜或暗视野显微镜下直接观察螺旋体运动。

PCR 和类似的 DNA 扩增技术越来越多地用于检测血液提取物。在患者发热间歇期 PCR 检测可能会发现螺旋体,因为当第一波血液内的细菌被中和时,就已经存在了病原体

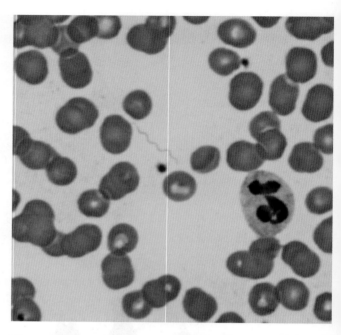

图 81-2　Wright-Giemsa 染色的蜱传回归热螺旋体(特里蜱疏螺旋体)薄血涂片的显微照片。图中包括一个多形核白细胞和两个血小板。

逃逸变异。

在 Barbour-Stoenner-Kelly 复合培养基中进行血液培养或脑脊液培养是分离疏螺旋体菌种的一种方法,*B. miyamotoi* 例外,因为该菌无法培养或苛养。然而,很少有实验室提供这项检查。针对蜱传疏螺旋体菌种(包括 *B. miyamotoi*)的另一种鉴定方法,是将血液或脑脊液接种到免疫缺陷小鼠中,并在几日后检测该小鼠的血液。

经血清学诊断的方法是有限的。大多数市面上或实验中采取的检测都是基于一个单独的疏螺旋体菌种的整个细胞。这些检测方法可能无法发现引起机体产生免疫的主要变种抗原,或由于疏螺旋体(包括布氏疏螺旋体)与其他细菌的交叉抗原或抗体反应,导致检测产生假阳性结果。目前最有前景的新检测方法是基于重组抗原,如 GlpQ,一种所有回归热螺旋体(包括 *B. miyamotoi*)都产生的蛋白抗原,而非莱姆病菌种的抗原。

■ 鉴别诊断

根据患者的居住史、职业史、旅行史和日常活动史,回归热的鉴别诊断包括以下一种或多种感染,这些感染具有周期性发热或具有非特异性症状的长期持续发热期:科罗拉多蜱热(与登革热伴随发生,可有"马鞍背"样发热病程),落基山斑疹热和其他立克次体病、埃立克体病、无形体病、蜱传虫媒病毒感染和发生在北美、欧洲、俄罗斯及亚洲东北部的巴贝西虫病。在美洲和亚洲的其他地方以及非洲大部分地区,也应考虑到疟疾、伤寒、斑疹伤寒和其他立克次体病、登革热、布氏杆菌病和钩端螺旋体病。根据地理区域和接触类型,疟疾、虱子传播的斑疹伤寒、伤寒或莱姆病可能会混淆回归热的诊断。

治疗 · 回归热

几十年来,青霉素和四环素一直是回归热的首选抗生素。红霉素一直是备选药物。目前没有关于这些抗生素的耐药证据。疏螺旋体也对大多数头孢菌素类和氯霉素敏感,但这些药物的临床使用经验较少。疏螺旋体对利福平、磺胺类、氟喹诺酮类和氨基糖苷类相对耐药。患者在第一次使用有效的抗生素后的几小时内,将无法检测到血液中的螺旋体。

单剂抗生素通常足以治疗 LBRF(图 81 - 3)。抗生素治疗后复发率≤5%。对于成人,单剂口服四环素(500 mg)、口服多西环素(200 mg)或肌内注射青霉素普鲁卡因(40 万~80 万单位)可有效治疗回归热。儿童的相应剂量为口服四环素 12.5 mg/kg,口服多西环素 5 mg/kg,肌内注射青霉素普鲁卡因 20 万~40 万单位。当成年患者出现昏迷或恶心症状时,可予以静脉注射剂量为 250~500 mg。四环素禁止用于孕妇和哺乳期妇女以及 9 岁以下儿童;对于对青霉素过敏的人群,口服红霉素(成人 500 mg,儿童 12.5 mg/kg)作为替代方法。四环素在退热时间和复发率方面略优于青霉素。

关于 TBRF 治疗的病例报告累计表明单剂量抗生素治疗后复发率≥20%。这种高复发率似乎是由于蜱类传播菌种较回归热螺旋体更易侵入中枢神经系统,在抗生素水平下降后,它们可以从中枢神经系统中再次释放入血。因此,建议使用多次抗生素剂量。成

人的首选治疗方法是四环素(每 6 小时口服 500 mg 或 12.5 mg/kg)或多西环素(每日 2 次,每次 100 mg),疗程 10 日。当四环素存在使用禁忌证时,替代药物是红霉素(每 6 小时口服 500 mg 或 12.5 mg/kg),疗程 10日。如果使用 β-内酰胺类抗生素,应静脉注射,而不是口服,特别是在证实或怀疑中枢神经系统受累的情况下。对于儿童,使用青霉素(每 6 小时 500 万单位静脉注射)或头孢曲松(每日 2 g 静脉注射),疗程 10~14 日。

治疗 *B. miyamotoi* 感染的治疗经验有限,但这个病原体可能与其他疏螺旋体菌种具有相同的抗生素敏感性。在掌握更多该菌治疗效果之前,*B. miyamotoi* 感染的治疗可以遵循莱姆病的治疗指南,包括中枢神经系统累及时予以胃肠外给药治疗,因为这种情况下,很难排除双重感染。

回归热治疗期间出现 JHR 可以很严重,如果无法密切监测病情,并提供心血管和容量支持,JHR 甚至可能引起死亡。在抗生素治疗开始后 2~3 小时内会出现寒战、发热和低血压。在 LBRF 和 TBRF 中,JHR 的发病率分别为 80% 和 50%。青霉素和四环素都可诱发 JHR。

■ 预后

未经治疗的 LBRF 和 TBRF 死亡率分别在 10%~70% 和 4%~10%,主要由营养不良和脱水等共存条件决定。未经治疗的回归热死亡最常发生于第一次发热发作期间。快速抗生素治疗后,LBRF 的死亡率为 2%~5%,TBRF 的死亡率为<2%。预后不良的特征包括并发疟疾、斑疹伤寒或伤寒,妊娠,入院时嗜睡或昏迷,弥漫性出血,肝功能不全,心肌炎和支气管肺炎。在缺乏密切监测和复苏措施的情况下,LBRF 死于 JHR 发生率约为 5%。一些在危象或 JHR 中幸存下来的患者,会在当天晚些时候或第二天突然死亡。妊娠期回归热常导致流产或死胎,但尚未有先天性畸形的报道。虽然在菌血症治疗后,螺旋体可能会持续存在于中枢神经系统或其他部位,但目前不认为回归热后螺旋体的长期感染会引起慢性疾病或残疾。在流行地区的居民似乎对再感染可具有部分免疫。

■ 预防

没有针对 LBRF 或 TBRF 的疫苗。减少虱子和蜱的暴露是预防的关键手段。可通过改善个人卫生、避免去拥挤环境、更好地使用洗涤设施以及选择使用杀虫剂来预防 LBRF 发生。受感染的衣物是持续出现体虱的重要因素。通过建造混凝土或密封木质地板、避免使用茅草屋顶或泥墙的房屋,可以降低 TBRF 的发生风险。在北美,当啮齿类动物在屋顶或房子或门廊下筑巢时,木屋构成了一种特殊的危险因素。房屋内遍布 *Ornithodoros* 软蜱时可以用杀虫剂处理。如果居住在

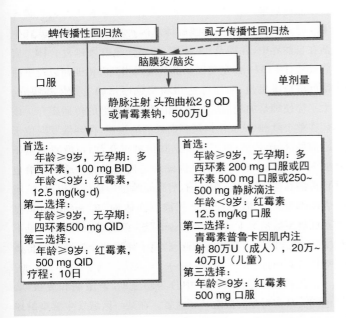

图 81 - 3 **回归热的治疗路径**。如果不知道患者是虱传播还是蜱传回归热,应按蜱传回归热治疗。虚线显示虱传回归热中中枢神经系统累及并不常见。

高感染风险环境中,不应睡在地板上,床应远离墙壁。在一项安慰剂对照试验中,使用多西环素(第一天服用 200 mg,随后服用 100 mg/d,持续 4 日)进行暴露后治疗可以有效预防感染。

第 82 章
莱姆疏螺旋体病 | Chapter 82
Lyme Borreliosis

Allen C. Steere · 著 | 王青青 · 译

■ 定义

莱姆疏螺旋体病是由一种螺旋体引起的,即伯氏疏螺旋体,经篦子硬蜱复合体的蜱类传播。感染通常从典型的扩张性皮肤病变、游走性红斑开始(erythema migrans, EM;第 1 阶段,局部感染)。数日或数周后,螺旋体可能传播到许多不同的部位(第 2 阶段,播散感染)。播散感染的可能表现包括继发性环形皮肤损伤、脑膜炎、脑神经炎、神经根炎、周围神经炎、心肌炎、房室结阻滞或迁移性肌肉骨骼疼痛。数月或数年后(通常在潜伏感染期之后),可能会发展为间歇性或持续性关节炎、慢性脑病或多发性神经炎或肢端皮炎(第 3 阶段,持续感染)。大多数患者在夏季出现疾病的早期症状,但在感染发展到第 2 或第 3 阶段之前,可能不会表现出症状。

最初在 1976 年康涅狄格州莱姆市出现了一群被认为患有幼年类风湿性关节炎的儿童,由此莱姆病第一次作为一个独立的整体被发现。莱姆病显然是一种多系统累及的疾病,主要累及皮肤、神经系统、心脏和关节。针对 EM 患者的流行病学研究表明硬蜱是该病的传播媒介。早在 20 世纪初,欧洲就有人描述 EM,并将其归因于篦子硬蜱叮咬。1982 年,一种以前不为人知的螺旋体,现在被称为伯氏疏螺旋体(Borrelia burgdorferi),在肩胛硬蜱和莱姆病患者身上被发现。该螺旋体引起的疾病现在被称为莱姆病或莱姆疏螺旋体病。

■ 病原体

伯氏疏螺旋体是莱姆病的病原菌,是一种苛养的微需氧细菌。该螺旋体的基因组相当小(约 1.5 Mb),由一条非常罕见的 950 kb 的线性染色体以及 17～21 个线性和圆形质粒组成。伯氏疏螺旋体基因组最显著的一方面是有超过 100 个已知或可预测的脂蛋白基因序列,比其他任何生物都要多。螺旋体几乎没有具有生物合成活性的蛋白质,其大部分营养需求都依赖宿主。它没有可以识别到的毒素序列。

目前,有 13 种密切相关的疏螺旋体物种合称为广义的伯氏疏螺旋体(即"一般意义上的伯氏疏螺旋体")。引起人类患

莱姆疏螺旋体病的病原体主要有三种:伯氏疏螺旋体(B. Burgdorferi sensu stricto,严格意义上的伯氏疏螺旋体,以下简称伯氏疏螺旋体,B. Burgdorferi)、伽氏疏螺旋体(Borrelia garinii)和埃氏疏螺旋体(Borrelia afzellii)。在美国,伯氏疏螺旋体是引起感染的唯一病原体;在欧洲,这三个基因种均有分布,而在亚洲则出现后两种菌。

根据几种分型方案对伯氏疏螺旋体进行了菌株分类:一种是基于外表面蛋白 C(OspC)的序列变异,另一种是基于 16S～23S rRNA 基因间间隔区(RST 或 IGS)的差异,第三种是多位点序列分型。从这些分型系统可以明显看出,不同伯氏疏螺旋体菌株的致病性不同。OSPC A 型(RST1)菌株的毒性似乎特别强,可能是引起 20 世纪末美国东北部莱姆病流行的一个原因。

■ 流行病学

已知的 13 个伯氏疏螺旋体基因种以动物周期的方式生活在自然界中,并涉及 14 种蜱,均属于蓖麻硬蜱复合体。肩胛硬蜱(图 137-1)是美国东部从缅因州到乔治亚州以及中西部的威斯康星州、明尼苏达州和密歇根州的主要传播媒介。太平洋硬蜱是加利福尼亚州和俄勒冈州西部的传播媒介。该病在整个欧洲(从大不列颠到斯堪的纳维亚,再到俄罗斯位于欧洲的区域)传播,篦子硬蜱是其传播媒介,而在俄罗斯位于亚洲的区域、中国和日本全沟硬蜱是传播媒介。这些硬蜱也可传播其他病原体。在美国,肩胛硬蜱也传播微小巴贝虫、嗜吞噬细胞无形体、威斯康星州埃克次体种、B. miyamotoi 以及在极少数情况下传播 Powassan 脑炎病毒(鹿蜱病毒)(见下文"鉴别诊断")。在欧洲和亚洲,篦子硬蜱和全沟硬蜱也传播蜱传脑炎病毒。

蓖麻硬蜱复合体一生中分为幼虫期、若虫期和成虫期。他们需要在每个阶段吃一顿血餐。在某一区域发生感染的风险很大程度上取决于硬蜱的密集度,以及它们的进食习惯和动物宿主,它们在不同的地方演变方向不同。对于美国东北

部的肩胛硬蜱来说,白足鼠和某些其他啮齿动物是未成熟幼虫和若虫的首选宿主。由于螺旋体的生命周期取决于水平传播,因此蜱的两个未成熟阶段都以同一宿主为食,这一点至关重要:初夏病原体从受感染的若虫传播到小鼠,夏末从受感染的小鼠传播到幼虫,随后幼虫蜕皮变成受感染的若虫,第二年再次开始这个周期。正是这个微小的若虫负责在初夏的几个月内将疾病传染给人类。白尾鹿不参与螺旋体的生命周期,但却是肩胛硬蜱成虫阶段的首选宿主,似乎对蜱虫的生存至关重要。

莱姆病现在是美国和欧洲最常见的媒介传染疾病。自从1982 年疾病控制和预防中心开始监测以来,美国的病例数量急剧增加。每年夏天报告的新增病例超过 30 000 例,但实际的新病例数量可能接近每年 300 000 例。在欧洲,据报道该病的发病率在欧洲大陆中部和斯堪的纳维亚半岛最高。

■ 发病机制与免疫

为了维持其复杂的动物周期,伯氏疏螺旋体必须适应两种截然不同的环境:蜱和哺乳动物宿主。螺旋体在蜱的中肠内表达外表面蛋白 A(OspA),而当病原体游走到蜱的唾液腺时,OspC 表达上调,随后 OspC 与一种蜱唾液腺蛋白(Salp15)结合,这是感染哺乳动物宿主所必需的。通常情况下,蜱必须附着在哺乳动物身体上至少 24 小时,才能保证将伯氏疏螺旋体传播。

注入人体皮肤后,螺旋体下调 OspC 并上调 VLSE 脂蛋白。这种蛋白质可发生广泛的抗原变异,这是螺旋体生存所必需的。数日到数周后,伯氏疏螺旋体可能在皮肤中向外迁移,产生 EM,并可能经血液或淋巴扩散到其他器官。已知的唯一毒力因子是螺旋体的表面蛋白,可以使螺旋体与哺乳动物的蛋白质、整合素、糖氨基聚糖或糖蛋白结合。例如,病原体在皮肤和其他组织基质内传播可能有赖于螺旋体表面与人体纤溶酶原及其激活剂结合来实现。一些疏螺旋体菌株结合补体调节剂-获得表面蛋白(FHI-1/重组蛋白,或 H 因子),可以使螺旋体免受补体介导的溶解作用。通过与活化血小板($\alpha \text{II} b\beta_3$)上的纤维蛋白原受体和内皮细胞上的玻连蛋白受体($\alpha \text{V} \beta_3$)结合,螺旋体可在血液中播散。此外,螺旋体核心蛋白聚糖与蛋白 A 和蛋白 B 结合装饰蛋白(胶原纤维上的糖胺聚糖)结合,从而可以解释为什么该螺旋体常与心脏、神经系统或关节细胞外基质中的胶原纤维结合。

为了控制和根除伯氏疏螺旋体,宿主同时启动先天性和获得性免疫应答,通过巨噬细胞和抗体介导杀伤螺旋体。作为先天性免疫应答的一部分,补体可裂解皮肤内的螺旋体。感染部位的细胞可释放促炎症细胞因子,包括白细胞介素-6、肿瘤坏死因子-α、白细胞介素-1β 和 γ 干扰素。Toll 样受体-1 多态性(1 805 GG)纯合子患者,尤其当感染致高度炎症的伯氏疏螺旋体 RST1 菌株时,具有异常高的促炎细胞因子水平。获得性免疫应答的目的似乎是产生特定的抗体,后者可以调控病原体,这是杀灭螺旋体最佳的方法中所必需的步骤。对

伯氏疏螺旋体表达的约 1 200 B 的蛋白质阵列进行研究发现,在莱姆关节炎患者中,人体总共对 120 种螺旋体蛋白(特别是外表面脂蛋白)产生了抗体应答。所有感染组织的组织学检查显示淋巴细胞、巨噬细胞和浆细胞浸润并在一定程度上堵塞了血管,包括轻度血管炎或多血管阻塞。这些发现表明螺旋体可能存在于血管内或周围。

在动物体内感染时,伯氏疏螺旋体只有在夏季才会免受这种免疫攻击,随后返回至蜱幼虫体内,在第二年再次开始循环。相反,对螺旋体来说,感染人类是一个没有出路的事件。在几周或几个月内,先天性和获得性免疫机制——即使没有抗生素治疗——控制了播散感染,减轻全身性症状。然而,如果没有抗生素治疗,螺旋体可能在局部病灶中存活数年。例如,在美国,伯氏疏螺旋体感染可能导致持续性关节炎,或者在极少数情况下,轻微的脑病或多神经病。最终免疫系统似乎可以成功将伯氏疏螺旋体从包括关节或神经系统在内的特定病灶中根除,使大多数患者的症状得以缓解。

■ 临床表现

早期感染:1 期(局部感染)

由于蜱若虫的体积很小,大多数患者都不记得先前的蜱叮咬。3～32 日的潜伏期后,EM 通常开始于蜱虫叮咬部位的红色斑疹或丘疹,随后缓慢扩张形成一个大的环形病变(图82-1)。随着病变面积的增大,常形成鲜红色的外缘和部分中央红色消失。病变中心有时会变成明显的红斑和硬结、水疱或坏死。在其他情况下,扩张的病变可保持均匀、明显的红色;在外环中发现几个红色环;或者在病变清除之前,中心区域变成蓝色。尽管 EM 可以出现在皮肤任何部位,但大腿、腹股沟和腋窝是非常常见的部位。病变处触诊皮肤温暖,但多不伴疼痛。大约 20% 的患者没有这种特殊的皮肤表现。

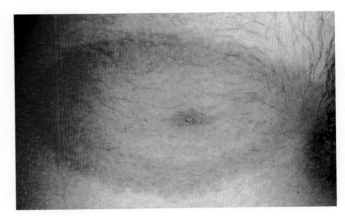

图 82-1 典型的游走性红斑性病变。出现在右腋下附近(直径 9 cm)。病变中央部位部分清除,边界呈鲜红色,并且有靶点样中心病变(经 Vijay K. Sikand,MD 许可提供)。

早期感染:第 2 阶段(播散感染)

在美国的病例中,伯氏疏螺旋体经常在 EM 发生后的几日或几周内经血液传播至全身许多部位。在这些病例中,患者可能会出现与最初病变相似的继发性环状皮肤病变。皮肤

受累通常伴有严重头痛、颈部轻度僵硬、发热、怕冷、迁移性肌肉骨骼疼痛、关节痛、不适和疲劳。不常见的表现包括全身性淋巴结病或脾大、肝炎、咽喉痛、干咳、结膜炎、虹膜炎或睾丸肿胀。除了经常出现的疲劳和嗜睡之外，莱姆病的早期症状和体征通常是暂时的并且在不断变化。即使是未经治疗的患者，其早期症状通常也会在几周内减轻或消失。在约15%的患者中可表现出这些非特异性全身症状。

脑膜刺激症状可能发生在EM出现的莱姆病早期，但通常不会引起脑脊液(CSF)细胞增多或客观的神经功能受损。几周或几个月后，约15%未经治疗的患者出现明显的神经异常，包括脑膜炎、轻微的脑炎体征、脑神经炎(包括双侧面瘫)、运动或感觉神经根病、周围神经病变、多发性单一神经炎、小脑共济失调或脊髓炎——单独或多种病变同时出现。儿童视神经可能因炎症或颅内压升高而受到影响，甚至可能导致失明。在美国，常见的神经系统受累临床表现包括脑膜炎的波动症状，伴有面瘫和周围神经根病。在脑脊液中发现淋巴细胞增多(约100个细胞/μL)，通常伴有蛋白质水平升高以及正常或稍低的葡萄糖浓度。在欧洲和亚洲，首个神经症状通常是典型的神经根性疼痛，随后出现脑脊液细胞增多症(脑膜炎或班瓦茨综合征)；通常不伴有脑膜或脑部受累症状。这些早期的神经系统异常通常在几个月内完全消失，但在极少数情况下，慢性神经系统疾病可能会在之后发生。

发病后数周内，约8%的患者出现心脏受累。最常见的病变是房室传导阻滞，并且阻滞程度不断波动(一级、文氏型或完全性心脏传导阻滞)。一些患者会出现弥漫性心脏病变，包括心电图提示急性心包炎改变，放射性核素扫描显示左心室功能障碍，或(在极少数情况下)心脏肥大或致命的泛心肌炎。大多数患者心脏受累仅持续数周，但未经治疗的患者可能复发。欧洲曾报道过伯氏疏螺旋体感染引起的慢性心肌病。

在此阶段，肌肉骨骼疼痛是常见的。典型的疼痛类型包括关节、肌腱、滑膜、肌肉或骨骼(通常没有关节肿胀)的游走性疼痛，持续数小时或数日，可同时累及一个或两个部位。

晚期感染：3期(持续感染)

感染发生数月后，在美国约60%未接受抗生素治疗的患者发展为关节炎。典型的症状包括大关节(尤其是膝盖)间歇性关节炎发作，并且出现固定部位的关节炎持续数周或数月。在早期发作期间一些小关节或关节周围部位也可能受到影响。持续反复发作的患者数量每年都在减少。然而，在一小部分的病例中，大关节(通常是一个或两个膝盖)受累持续存在，并可能导致软骨和骨的侵蚀。

关节液中的白细胞计数范围为500～110 000/μL(平均25 000/μL)；并且以多形核白细胞为主。类风湿因子或抗核抗体检测通常是阴性的。滑膜组织活检病理显示纤维蛋白沉积、绒毛肥大、血管增生、微血管病变以及淋巴细胞和浆细胞大量浸润。

尽管大多数莱姆病关节炎患者对抗生素治疗反应良好，但美国东北部的一小部分患者的关节炎(抗生素难治性)在接受2个月或3个月的口服和静脉注射抗生素治疗后症状仍持续数月甚至数年。虽然这些患者最初感染伯氏疏螺旋体RST1菌株的频率更高，但目前并不被认为这种并发症是由持续感染引起的。抗生素治疗后行滑液组织伯氏疏螺旋体培养和PCR结果均为阴性，这可能与感染引起的自身免疫和/或螺旋体抗原的产生有关。抗生素难治性关节炎与某些Ⅱ类主要组织相容性复合物分子(尤其是HLA-DRBI* 0401或-* 0101分子)、Toll样受体-1多态性1 805 GG(导致受感染关节中的细胞因子和趋化因子水平异常高)的高频率表达和滑液中的Foxp3+ T调节细胞的较低频率表达(与关节炎治疗后持续时间延长有关)相关。最近发现了一种新的人类自身抗原，即内皮细胞生长因子，是莱姆病患者T和B细胞应答的靶点，这为自身免疫T和B细胞在这种疾病中参与应答提供了首个直接证据。然而，多个螺旋体抗原或其他尚未明确的自身抗原可能在抗生素难治性关节炎中也起作用。

虽然罕见，但慢性神经系统受累也可能在感染开始后几个月到几年变得明显，有时发生在长期潜伏感染之后。慢性中枢神经系统受累最常见的表现是影响记忆、情绪或睡眠的轻微脑病，而最常见的周围神经病是轴突多神经病，表现为远端感觉异常或脊髓神经根疼痛。脑病患者常在神经心理测试中出现记忆障碍，脑脊液分析结果异常。在多神经病变中，肌电图通常显示近端和远端神经节段广泛异常。脑脊髓炎或脑白质炎是莱姆病的一种罕见表现，主要与欧洲的伽氏疏螺旋体感染有关，是一种严重的神经系统功能紊乱，可能包括痉挛性截瘫、上运动神经元膀胱功能障碍，以及罕见的脑室周围白质病变。

🌐 慢性萎缩性肢端皮炎是莱姆疏螺旋体病的晚期皮肤表现，在欧洲和亚洲，主要与埃氏疏螺旋体感染有关。这种现象在老年妇女中尤其常见。通常在胳膊或腿的表面发现皮肤损伤，开始时是不自然的淡红色紫罗兰色变色，经过几年后变为硬化或萎缩。

莱姆疏螺旋体病的基本发病模式在世界范围内是相似的，但也有区域性的变化，主要发生在位于北美的仅由伯氏疏螺旋体引起的疾病和位于欧洲的由埃氏疏螺旋体和伽氏疏螺旋体引起的疾病之间。对于每一种伯氏疏螺旋体，感染通常是从EM起病。然而，美国东部的伯氏疏螺旋体菌株经常引起播散感染，尤其引起关节炎，并且可能导致抗生素难治性关节炎。伽氏疏螺旋体通常不会引起广泛播散，但它嗜侵袭神经，可能会引起伯氏疏螺旋体脑脊髓炎。埃氏疏螺旋体通常只感染皮肤，但可能在该部位持续存在，可能引起一些不同的皮肤相关疾病，包括慢性肢端皮炎萎缩。

后莱姆综合征(慢性莱姆病)

尽管抗生素治疗能消除感染引起的客观临床表现，但约10%的患者(尽管报告的百分比差异很大)仍有主观疼痛、神经认知表现或疲劳症状。这些症状通常在几个月内得到改善和缓解，但也可能持续数年。在这一病程的后期，这些症状可能与慢性疲劳综合征(参见第38章)和纤维肌痛相似或无法区分。与活动性莱姆病的症状相比，后莱姆病的症状更为普遍或易致残。这些症状包括明显的疲劳、严重的头痛、弥漫性肌肉骨骼疼痛、多个对称点触痛、多个关节疼痛和僵硬、弥漫性感觉异常、注意力不集中和睡眠障碍。这种情况的患者缺乏关节炎的证据，神经系统检查结果正常，可能表现出焦虑和抑郁。相反，莱姆病的晚期表现，包括关节炎、脑病和神经病，通常伴有最轻微的全身症状。目前，没有证据表明在经过抗生素推荐疗程治疗后仍持续存在的主观症状是由感染活动引起。

■ 诊断

通过在 Barbour‐Stoenner‐Kelly(BSK)培养基中培养伯氏疏螺旋体可以确诊，但这种方法主要用于研究。此外，除少数例外情况，一般只有在疾病早期才能获得培养阳性结果，特别是对 EM 皮肤病变的活检标本进行培养，偶尔也从 CSF 样本中获得阳性结果，但血浆样本很少阳性。在感染后期，通过 PCR 在关节液中找到伯氏疏螺旋体 DNA 的方法远优于培养，这是 PCR 检测在莱姆病中的主要用途。然而，在抗生素杀灭螺旋体后，其 DNA 可能会持续至少数周，因此检测关节液中的螺旋体 DNA 并不能准确地提示患者是否存在活动性关节感染，也不能可靠地用于判断抗生素治疗是否充分。PCR 检测神经莱姆病患者脑脊液的敏感性远低于检测关节液。PCR 几乎无法检测到血液或尿液中的伯氏疏螺旋体 DNA。此外，在进行检测时小心操作，以防污染。

由于较难直接检测到伯氏疏螺旋体病原体，莱姆病通常是通过识别特征性临床表现并进行血清学进行诊断。虽然血清学检测可能在感染的前几周会产生阴性结果，但随后几乎所有感染患者伯氏疏螺旋体抗体都是阳性。血清学检查的局限性在于它们不能明确地区分活动性和非活动性感染。既往感染过莱姆病的患者，特别是进展到晚期的患者，即使经过充分的抗生素治疗，血清抗体阳性也往往持续数年。此外，约10%的患者因无症状感染而呈血清阳性。如果这些人随后又患上另一种疾病，血清伯氏疏螺旋体抗体阳性结果可能会混淆诊断。根据美国医师学会(表82‐1)发布的一种疾病诊治路径，仅建议对至少有莱姆病中度预测概率的患者(如关节炎患者)进行莱姆病血清学检测。不应将其用作疼痛或疲劳综合征患者的疾病筛查。在这些患者中，假阳性血清学结果的概率高于真阳性结果。

对于美国莱姆病的血清学分析，CDC 建议采用两步方法，首先用 ELISA 检测样本，如果结果可疑或阳性，再用蛋白免疫印迹法检测样本。在感染的前几周，应测定螺旋体 IgM 和 IgG，最好是检测急性期和恢复期的血清样本。20%~30%的患者在急性期样本中检测到阳性结果，而70%~80%的患者在恢复期(2~4周后)有阳性结果。在感染4~8周后(此

表 82 - 1　检测和治疗莱姆病的路径

发病可能性	举例	推荐
高	游走性红斑患者	无须行血清学检验，进行经验性抗生素治疗
中	少关节关节炎患者	行血清学检查，如果检查结果阳性，则抗生素治疗
低	伴有非特异症状(肌痛、关节痛、疲劳)的患者	无须行血清学检查也无须抗感染治疗

来源：改编自美国医师学会推荐(G Nichol et al：Ann Intern Med 128：37，1998，已获许可)。

时大多数活动性莱姆病患者已经发生播散感染)，螺旋体 IgG 的敏感性和特异性都非常高(在 99% 的范围内)，这是由 ELISA 法和免疫印迹法测定共同检测的。据此推断，针对 IgG 行一种检测方法通常就足够了。对于病程超过 2 个月的患者，仅 IgM 阳性的检测结果很可能是假阳性，因此不应作为诊断依据。

根据 CDC 目前采用的标准，在免疫印迹检测方法中如果以下三个条带中出现两条，即 23、39 和 41 kDa，则认为免疫印迹检测 IgM 阳性。然而，这个判断标准仍可能存在假阳性结果。对其他疾病患者误诊为莱姆病的一个影响因素就是对 IgM 印迹的误用或误解。如果存在以下 10 个条带中的 5 条，则认为 IgG 印迹阳性：18、23、28、30、39、41、45、58、66 和 93 kDa。在欧洲的病例中，尚没有一套解读免疫印迹的单独标准能使该检测方法在所有国家均具有高敏感性和高特异性。

最值得期待的第二代血清学检测是 VLSE C6 肽 IgG 酶联免疫吸附试验，该试验使用的是伯氏疏螺旋体 VLSE 脂蛋白第六固定区的 26 个单体。本试验的结果与标准两步检测方法(酶联免疫吸附试验 IgM 和 IgG，免疫印迹法)的结果相似。C6 肽酶联免疫吸附试验的主要优点是早期检测到 IgG，从而不需要进行 IgM 测定试验。然而，并不是所有晚期莱姆病患者都对 C6 肽有反应，而且这项试验特异性不如免疫印迹法。因此，目前仍建议采用包括蛋白质印迹的两步检测方法。印迹法也有助于评估当前或既往疾病的持续时间。

成功地抗生素治疗后，抗体滴度缓慢下降，但产生的免疫反应(包括对 VLSE C6 肽的反应)可能持续数年。此外，治疗后不仅 IgG，而且 IgM 也可能持续数年。因此，即使是 IgM 阳性也不能据此确认是最近感染或再感染，除非临床表现符合。

■ 鉴别诊断

典型的 EM 是一种缓慢扩张的红斑，通常伴有部分中心红斑消失。如果病变扩展很小，则可能是未感染的蜱虫叮咬处的红色丘疹。如果病变迅速扩大，可能是蜂窝织炎(如链球菌蜂窝织炎)或过敏反应，可能是对蜱的唾液过敏。继发性环状病变的患者可能会出现多形性红斑，但在伯氏疏螺旋体患者中既不会出现水疱样黏膜病变，也不会累及手掌和足底。

在美国东部出现 EM 样皮损患者中,有时会合并轻微全身症状,这可能与美国花蜱咬伤引起有关。然而,这种南方蜱相关皮疹疾病(STARI)的病因尚未明确。这种蜱也可能传播查菲埃立克体(*Ehrlichia chaffeensis*),一种立克次体属病原体(**参见第 83 章**)。

如上所述,美国的肩胛硬蜱不仅可以传播伯氏疏螺旋体,还可以传播 *B. microti*,即引起巴贝斯虫病的红细胞寄生虫(**参见第 124 章**);*A. phagocytophilum* 是嗜吞噬细胞无形体的病原体(**参见第 83 章**);威斯康星州的埃立克次体种;*B. miyamotoi*,一种回归热螺旋体(**参见第 81 章**);或(罕见)Powassan 脑炎病毒(鹿蜱病毒,与欧洲蜱传脑炎病毒密切相关)(**参见第 106 章**)。尽管巴贝西虫病和无形体病通常无症状,但任何一种病原体的感染都可能出现非特异性全身症状,尤其是年轻或老年人,并且合并感染的患者可能比感染单一病原体的患者有更严重或更持久的症状。标准血细胞计数可为无形体属或巴贝西虫共感染提供线索。无形体病可引起白细胞减少或血小板减少,巴贝西虫病可引起血小板减少或(在严重情况下)溶血性贫血。IgM 血清学反应可能会混淆诊断。例如,*A. phagocytophilum* 可能引起伯氏疏螺旋体 IgM 反应阳性。在不同的研究中,共同感染的发生率是不同的。在一项前瞻性研究中,4% 的 EM 患者有共同感染的证据。

伯氏疏螺旋体引起的面瘫发生在播散感染早期(通常发生在 7 月、8 月或 9 月),通常是与 EM 相关而被识别。然而,在极少数情况下,不伴 EM 的面瘫也可能出现在莱姆病患者中。在这种情况下,螺旋体 IgM 和 IgG 通常都是阳性的。引起面瘫的最常见病原体是 1 型疱疹病毒(Bell 麻痹;**参见第 88 章**)和水痘带状疱疹病毒(Ramsay Hunt 综合征;**参见第 89 章**)。

在感染后期,少关节型莱姆关节炎在成人中类似于反应性关节炎,在儿童中类似于幼年特发性关节炎。莱姆关节炎患者通常对伯氏疏螺旋体具有最强烈的 IgG 反应,并伴有多种螺旋体蛋白表达。

莱姆病诊断中最常见的问题是将其误认为是慢性疲劳综合征(**参见第 38 章**)或纤维肌痛。事实上,一小部分患者确实会出现与莱姆病相关的慢性疼痛或疲劳综合征,这一点让诊断更加复杂。此外,有些小众观点认为,当几乎没有或没有证据表明伯氏疏螺旋体感染时,将疼痛和疲劳综合征归因于慢性莱姆病。在这种情况下,术语慢性莱姆病等同于慢性伯氏疏螺旋体感染,是一个不恰当名称,并且也没有必要长期使用危险且昂贵的抗生素进行治疗。

治疗 · 莱姆疏螺旋体病

抗生素治疗

如**图 82 - 2** 所描述,通过口服抗生素通常可以成功治疗莱姆病的各种表现;例外情况是出现神经功能

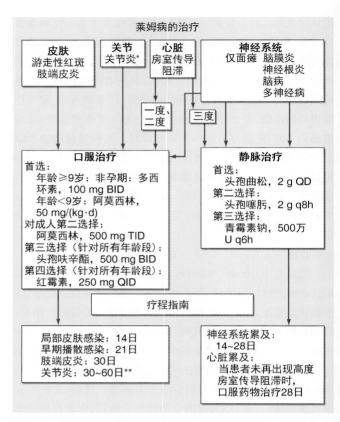

图 82 - 2 治疗莱姆疏螺旋体病各种早期或晚期表现的路径。* 对于关节炎,应首先尝试口服治疗;如果关节炎症状无改善,应静脉注射治疗。** 对于莱姆病关节炎,静脉注射头孢曲松(2 g QD,持续 14～28 日)也很有效,对一小部分患者是必要的;但是,与口服治疗相比,这种疗法更不方便使用,副作用更大,而且更昂贵。

障碍和三度房室传导阻滞,通常使用静脉抗生素治疗;此外关节炎对抗生素治疗没有反应。对于早期莱姆病,多西环素是有效的,可以给男性和非孕期妇女服用。这种疗法的一个优点是它也能有效地抵抗 *A. phagocytophilum*,后者与莱姆病原体传播媒介一致,是同一种蜱传的。阿莫西林、头孢呋辛酯和红霉素或其衍生物分别是第二、第三和第四治疗选择。在儿童中,阿莫西林治疗有效(不超过 2 g/d),青霉素过敏可使用头孢呋辛酯或红霉素。与第二代或第三代头孢菌素类抗生素相比,第一代头孢菌素类(如头孢氨苄)无效。对于局限于皮肤感染的患者,14 日疗程通常足够;相反,对于播散感染的患者,建议 21 日疗程。大约 15% 的患者在治疗后 24 小时内出现类似赫氏反应。在多中心研究中,90% 以上的早期莱姆病患者接受了这些治疗方案,治疗结果令人满意。尽管一些患者在治疗后仍诉有症状,但由于目前能证明持续感染或复发的客观证据很少,所以这类患者通常不需要再次治疗。

对于不伴神经系统受累的莱姆关节炎初治患者,建议口服多西环素或阿莫西林 30 日。在对口服抗生

素无反应的关节炎患者中,建议静脉注射头孢曲松 28 日。对于口服和静脉注射抗生素后关节炎症持续数月甚至数年的患者,使用非甾体类抗炎药治疗、改善病情的抗风湿药物或滑膜切除术治疗可能有效。

在美国,肠外抗生素治疗通常用于客观的神经功能障碍(仅面部麻痹除外)。神经系统受累的患者最常用的治疗方法是静脉注射头孢曲松 14~28 日,但静脉注射头孢噻肟或静脉注射青霉素相同的时间也可能有效。在欧洲,口服多西环素和静脉注射抗生素治疗急性疏螺旋体神经病也取得了相似的结果。对于高度房室传导阻滞或 PR 间期>0.3 s 的患者,建议至少进行部分疗程的静脉注射治疗和心电监护,但没有必要植入永久性起搏器。

目前尚不清楚无症状感染是否需要治疗以及如何治疗,但这种感染的患者通常会接受口服抗生素治疗。由于伯氏疏螺旋体的母胎传播似乎很少发生(如果有的话),建议对有疾病临床表现的孕妇进行标准治疗。在接受目前推荐的治疗后,任何一大组患者都没有记录到长期、持续存在的伯氏疏螺旋体。尽管偶尔有患者需要第二疗程的抗生素治疗,但在治疗莱姆病的过程中,没有迹象提示需要多个、重复的抗生素疗程。

慢性莱姆病

经过适当治疗后,少数患者仍有主观症状,主要是肌肉骨骼疼痛、神经认知障碍或疲劳。这种慢性莱姆病或后莱姆综合征有时是一种致残状态,类似于慢性疲劳综合征或纤维肌痛。在一项大型研究中,一组后莱姆综合征患者接受头孢曲松静脉注射 30 日,随后口服多西环素 60 日,另一组接受相同时间的静脉注射和口服安慰剂制剂。在报告症状改善、恶化或保持不变的患者数量上,两组之间没有发现显著差异。这些患者最好的治疗是减轻症状,而不是延长抗生素疗程。

蜱虫叮咬后的预防措施

被明确的蜱虫叮咬后发生伯氏疏螺旋体感染的风险很低,因此并不常规推荐抗生素预防治疗。然而,如果发现附着的、充盈血的肩胛硬蜱,或者如果预计无法进行随访,则可单次服用 200 mg 的多西环素,通常在蜱虫叮咬后 72 小时内给药,以预防莱姆病。

■ 预后

在疾病早期接受治疗的效果最好。后期治疗莱姆疏螺旋体病仍然是有效的,但恢复期可能更长。最终,大多数患者都会恢复到最小或没有残余症状的状态。

■ 再感染

接受抗生素治疗的患者可能会在发生 EM 后再次感染。在这种情况下,免疫反应不足以防止机体发生随后的感染。然而,经过数月对伯氏螺旋体产生扩大免疫反应的患者(例如,患有莱姆关节炎的患者)在接下来的数年内都会具有保护性免疫,因此很少再次感染。

■ 预防

预防莱姆病的保护措施可能包括避免至蜱感染的地区、使用驱虫剂和杀螨剂、蜱虫检查以及整修居住区或附近的地貌。虽然曾经有过莱姆病疫苗,但制造商已经停止生产。因此,目前市场上没有可用于预防莱姆病的疫苗。

第 83 章
立克次体病 | Chapter 83
Rickettsial Diseases

David H. Walker、J. Stephen Dumler、Thomas Marrie · 著 | 李冰 · 译

立克次体是一个由多种不同的微小专性细胞内革兰阴性球杆菌和短杆菌组成的群体,其中大部分由蜱、螨、蚤或虱等媒介传播。除虱传斑疹伤寒外,人类是偶然宿主。在立克次体中,人们详实记载了 *C. burnetii*、*R. prowazekii* 和斑疹伤寒立克次体能够在储存宿主或传播媒介体外长期存活并具有极强的传染性:吸入单个柯克斯体即可导致肺炎。由于 *C. prowazekii*、*R. rickettsii*、斑疹伤寒立克次体、*R. conorii* 和 *C. burnetii* 被吸入后具有高度传染性和严重致病性,因此它

们被当作生物恐怖主义威胁。

临床立克次体感染的分类依据以下几方面：① 根据病原体的分类和不同微生物特征，可分为立克次体、东方体、埃立克体、无形体、新立克次体、Candidatus Neoehrlichia 和柯克斯体 7 个属。② 流行病学。③ 临床表现。在病程前 5 日，所有急性临床表现均相似：发热、头痛和肌痛，有或无恶心、呕吐和咳嗽。随着病程进展，不同患者的临床表现各异，包括出现斑疹、斑丘疹或水疱；焦痂、肺炎和脑膜脑炎。鉴于 15 种病原体的传播机制、地理分布和相关疾病表现各不相同，将立克次体疾病作为一个整体进行阐述充满复杂性和挑战性（表83-1）。

			表 83-1　经典立克次体感染的特征					
疾病	病原体	传播途径	地理分布	潜伏期（日）	病程（日）	皮疹（%）	焦痂（%）	淋巴结病[a]
落基山斑疹热	R. rickettsii	蜱咬：Dermacentor andersoni、D. variabilis Amblyomma cajennense、A. aureolatum 血红扇头蜱	美国；中美洲及南美洲；墨西哥、巴西、美国	2～14	10～20	90	<1	+
地中海斑疹热	R. conorii	蜱咬：血红扇头蜱、短小扇头蜱	欧洲南部、非洲、中东、亚洲中部	5～7	7～14	97	50	+
非洲蜱咬热	非洲立克次体	蜱咬：希伯来钝眼蜱、彩饰钝眼蜱	撒哈拉以南非洲，西印度群岛	4～10	4～19	50	90	+ + + +
斑点病	R. parkeri	蜱咬：斑点钝眼蜱	美国、南美洲	2～10	6～16	88	94	+ +
立克次体痘	R. akari	螨咬：血红刺脂螨	美国、乌克兰、土耳其、墨西哥、克罗地亚	10～17	3～11	100	90	+ + +
蜱传淋巴结病	R. slovaca	蜱咬：边缘革蜱、短小扇头蜱	欧洲	7～9	17～180	5	100	+ + + +
蚤传斑疹热	猫立克次体	蚤（机制尚不明确）：猫栉头蚤	全世界	8～16	8～16	80	15	—
流行性斑疹伤寒	R. prowazekii	虱粪：体虱、鼯鼠的虱子和跳蚤，或复发	全世界	7～14	10～18	80	无	
鼠型斑疹伤寒	斑疹伤寒立克次体	蚤粪：印鼠客蚤、猫栉头蚤、其他	全世界	8～16	9～18	80	无	
人嗜单核细胞埃立克体病	查菲埃立克体	蜱咬：美洲钝眼蜱、D. variabilis	美国	1～21	3～21	26	无	+ +
Ewingii 埃立克体病	E. ewingii	蜱咬：美洲钝眼蜱	美国	1～21	4～21	0	无	
未命名埃立克体病	E. muris-like agent	蜱咬：肩突硬蜱	美国	未知	3～14	无	无	
人嗜粒细胞无形体病	嗜吞噬细胞无形体	蜱咬：肩突硬蜱、篦子硬蜱、太平洋硬蜱、全沟硬蜱	美国、欧洲、亚洲	4～8	3～14	罕见	无	—
未命名疾病	Candidatus Neoehrlichia mikurensis	蜱咬：篦子硬蜱、全沟硬蜱、嗜群血蜱	欧洲、中国	≥8	11～75	10	无	
恙虫病	恙虫病东方体	螨咬：纤恙螨、其他	亚洲、澳大利亚、太平洋和印度洋岛屿	9～18	6～21	50	35	+ + +
Q热	C. burnetii	吸入感染的分娩物质的气溶胶（山羊、绵羊、牛、猫、其他）、摄入感染的奶或奶制品	除外新西兰和南极洲的世界各地	3～30	5～57	<1	无	

[a] + + + +，严重；+ + +，显著；+ +，中度；+，仅一小部分出现；—，不是一个值得注意的特征。

在立克次体病的急性期很难进行病因诊断,因为确诊通常需要在康复后再次采集血清,检查恢复期和急性期的配对血清样本。临床拟诊立克次体病基于流行病学数据、媒介或储存动物接触史、疫区旅游史、临床表现(有时包括皮疹或焦痂)和特征性实验室检查结果[包括血小板减少、白细胞(WBC)计数正常或降低、肝酶水平升高和低钠血症]。临床怀疑立克次体病时应启动经验性治疗。多西环素是大多数此类感染的首选药物。经证实,仅 C. burnetii 可引起慢性疾病。另一种病原体,R. prowazekii,它在急性感染缓解数年后潜伏感染被重新激活时,会引起复发性疾病(Brill-Zinsser 病)。

以发热为主要表现的立克次体感染可在不出现后续临床进展的情况下缓解。然而,在非特异性早期症状后,疾病也可沿着一个或多个主要的临床表现发展:① 形成斑疹或斑丘疹。② 在蜱或螨的叮咬处形成焦痂。③ 皮肤上形成水疱(常见于立克次体痘和非洲蜱咬热)。④ 发展为胸部影像学检查可见阴影和/或体格检查发现啰音的肺炎[常见于 Q 热和严重的落基山斑疹热(RMSF)、地中海斑疹热(MSF)、虱传斑疹伤寒、人嗜单核细胞埃立克病(HME)、人嗜粒细胞无形体病(HGA)、恙虫病和鼠型斑疹伤寒]。⑤ 发展为脑膜炎[虱传斑疹伤寒和严重的 RMSF、恙虫病、HME、鼠型斑疹伤寒、MSF 和(罕见)Q 热]。⑥ 伴有进行性低血压和多器官衰竭的败血症或中毒性休克综合征(RMSF、MSF、虱传斑疹伤寒、鼠型斑疹伤寒、恙虫病、HME、HGA 和新埃立克体病)。

传播特定病原体的流行病学线索包括:① 在疾病(斑疹热和斑疹伤寒、恙虫病、埃立克体病、无形体病)传播媒介活动的季节,在相应地理区域,环境暴露于蜱虫、跳蚤或螨类。② 在潜伏期前往或居住于疫区(表83-1)。③ 接触临产的反刍动物、猫和狗(Q 热)。④ 接触鼯鼠(R. prowazekii 感染)。⑤ 虱传斑疹伤寒(复发性斑疹伤寒)的既往史。

血小板减少(特别是斑疹热和立克次体斑疹伤寒、埃立克病、无形体病和恙虫病)、白细胞计数正常或降低、轻中度转氨酶升高和低钠血症等临床实验室检查结果揭示了立克次体病中一些共同的病理生理机制。

需要在拟诊立克次体且充分熟悉病史的基础上应用这些临床、流行病学和实验室检查原理。

蜱、螨、虱和跳蚤传播的立克次体病

这些疾病由立克次体科的立克次体属和东方体属微生物引起,是内皮细胞感染和血管通透性增加的结果。不同种类的致病性立克次体间关系密切,他们的基因组较小(去除了许多能进行细胞内可用分子生物合成的基因以减少进化),传统上根据脂多糖抗原分为斑疹伤寒和斑疹热两类。有些疾病及其病原体(如非洲立克次体、R. parkeri 和西伯利亚立克次体)十分相似,无须分别阐述。事实上,MSF[R. conorii(所有菌株)和 R. massiliae]、北亚蜱传斑疹伤寒(西伯利亚立克次体)、日本斑疹热(日本立克次体)和 Flinders 岛斑疹热(R. honei)之间大同小异。引起致命性感染的立克次体科有 R. rickettsii(RMSF)、R. prowazekii(虱传斑疹伤寒)、恙虫病东方体(恙虫病)、R. conorii(MSF)、斑疹伤寒立克次体(鼠型斑疹伤寒),少数情况下还有其他斑疹热类的微生物。一些病原体(例如 Parkeri 立克次体、非洲立克次体、R. akari、R. slovaca、R. honei、猫立克次体、R. massiliae、R. helvetica、黑龙江立克次体、R. aeschlimannii 和 R. monacensis)从未被提及引起致命性疾病。

落基山斑疹热

流行病学

RMSF 见于美国的 47 个州(在中南部和东南部各州流行率最高),以及加拿大、墨西哥、中美洲及南美洲等地。该疾病由美国东部 2/3 地区和加利福尼亚州的 Variabilis 革蜱、美洲犬蜱;美国西部的 Andersoni 革蜱、落基山林蜱;墨西哥、亚利桑那州、巴西的血红扇头蜱;以及中美洲和/或南美洲的 Cajennense 钝眼蜱和 Aurelautum 钝眼蜱传播。R. rickettsii 主要通过蜱虫间世代经卵巢传播而持续存在,未感染的蜱虫可通过吸食感染立克次体哺乳动物的血液获得 R. rickettsii。

人类在蜱虫季节(在北半球,从 5 月到 9 月)感染,尽管有些病例发生在冬季。在抗生素问世前,感染的死亡率为20%~25%,并维持在 3%~5%,主要由于诊治的延误。20岁以后,每年长 10 岁,病死率随之增加。

发病机制

喂食后超过 6 小时,R. rickettsii 与蜱的唾液腺分泌物一起被注入真皮中。立克次体通过淋巴造血系统播散至全身,并感染无数邻近的内皮细胞灶。剂量依赖性潜伏期约为 1 周(2~14 日)。闭塞性血栓形成和缺血性坏死并非组织和器官损伤的根本病理基础。血管通透性增加并导致水肿、低血容量和缺血才是。血小板消耗导致 32%~52% 的患者出现血小板减少,但伴有低纤维蛋白原血症的弥散性血管内凝血是罕见的。血小板的活化、凝血酶的产生和纤溶系统的活化似乎都是内皮损伤后人体维稳的生理反应。

临床表现

当患者于疾病早期就诊时,临床医生很难将 RMSF 与许多自限性病毒性疾病区分。发热、头痛、萎靡不适、肌痛、恶心、呕吐和厌食是病程前 3 日最常见的症状。随着血管感染和损伤的进展,患者病情逐渐加重。在一项大样本研究中,仅1/3 的患者在临床早期拟诊 RMSF,并在门诊接受了恰当治疗。在三级医疗机构,只有当患者出现疾病晚期重症表现、病程第一周末或第二周仍未得到恰当治疗、迅速回诊或收住入院并进入重症监护治疗病房时,RMSF 才频繁被临床医生识别出来。

感染进行性发展的本质在皮肤病变上显露无遗。病程第1 日仅 14% 的患者出现皮疹,而病程前 3 日仅 49% 的患者出现皮疹。斑疹(1~5 mm)初见于手腕和脚踝,后出现于四肢的其他部位和躯干。随后,更严重的血管损伤导致斑丘疹中央明显出血,产生一个按压不褪色的瘀点(图 83-1)。皮疹的发展时常可因有效的治疗而延迟出现或中止。然而皮疹因人而异,20% 的患者在病程第 6 日或之后出现皮疹,9%~16% 的患者根本不出现皮疹。74% 的出疹患者中有 41%~59% 在病程第 6 日或之后出现瘀点。手掌和脚掌的皮疹具有重要诊断意义,通常出现得相对较晚(43% 出现于病程第 5 日之后),而 18%~64% 根本没有上述部位皮肤的受累。

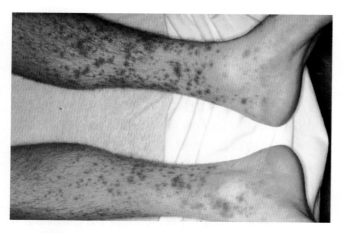

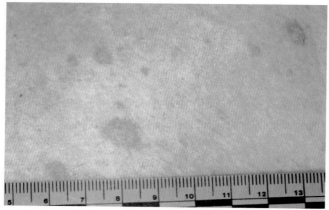

图 83-1 上:一名年轻且既往健康的落基山斑疹热患者小腿和足底的瘀点。下:同一名患者瘀点的近照(来源:Dr. Lindsey Baden,经许可使用)。

低血容量导致肾前性氮质血症和(17% 的患者)低血压。肺部微循环感染导致非心源性肺水肿;12% 的患者出现严重的呼吸系统疾病,8% 需要机械通气。7%~16% 患者的心脏受累表现为心律失常。

除了呼吸衰竭外,CNS 受累是 RMSF 预后的另一个重要决定因素。26%~28% 的患者存在明显的脑炎症状,表现为精神错乱或嗜睡。在进行性恶化的重症脑炎中,21%~26% 表现为木僵或谵妄,18% 表现为共济失调,10% 表现为昏迷,8% 表现为癫痫。人们已报道了许多局灶性神经功能缺损。34%~38% 的患者,其脑膜脑炎导致 CSF 中细胞的异常增多;通常细胞数为 10~100/μL 且以单核细胞为主,但偶尔会出现细胞数 > 100/μL 且以多核细胞为主。30%~35% 的患

者,其脑脊液中蛋白质浓度升高,但葡萄糖浓度往往正常。

重症患者休克后出现急性肾小管坏死,由此所致的肾功能衰竭通常在补液后可得到逆转。伴有血清转氨酶浓度升高的肝脏损伤(38% 的患者)由非肝功能衰竭的单个肝细胞局灶性死亡所致。9% 的患者出现黄疸,18%~30% 的患者血清胆红素浓度升高。

罕见危及生命的出血。30% 的患者出现贫血,11% 的患者由于严重贫血需要输血。10% 的患者粪便或呕吐物中检测到血液,并于上消化道大出血后死亡。

其他特征性临床实验室检查结果包括急性期反应(C 反应蛋白、纤维蛋白原、铁蛋白等)的血浆蛋白水平升高、低白蛋白血症和低钠血症(56%),这些均由低血容量状态时抗利尿激素的适当分泌所致。患者偶尔出现肌炎,伴有血清肌酸激酶水平显著升高及多灶性横纹肌肉瘤。眼部受累的表现包括结膜炎(30%)和视网膜静脉充血、火焰状出血、动脉阻塞和部分脑脊液压力正常患者的视乳头水肿。

未经治疗的患者通常在发病 8~15 日后死亡。暴发型 RMSF 很罕见,但会在发病后 5 日内致命。该型最常见于存在葡萄糖-6-磷酸脱氢酶(G-6-PD)缺陷的男性黑种人患者中,可能与溶血对立克次体感染的未知影响有关。尽管 RMSF 的幸存者通常能够康复,但重症感染后可能出现神经系统缺陷和需要截肢的坏疽等永久性后遗症。

诊断

急性期 RMSF 的诊断比人们普遍认为的更困难。最重要的流行病学因素是:在蜱虫活动季节,患者有发病前 14 日内暴露于大批蜱虫出没环境的个人史。然而,只有 60% 的患者能够回忆起在潜伏期内曾被蜱虫叮咬。

RMSF 早期临床表现(发热、头痛和不伴有皮疹的肌痛)的鉴别诊断包括流感、肠道病毒感染、传染性单核细胞增多症、病毒性肝炎、钩端螺旋体病、伤寒、革兰阴性或革兰阳性细菌性败血症、MHE、HGA、鼠伤寒、森林鼠斑疹伤寒和立克次体痘。恶心、呕吐和腹痛可能提示小肠结肠炎;明显的腹部压痛往往导致剖腹探查。中枢神经系统受累可被误认为细菌性或病毒性脑膜脑炎。咳嗽、肺部体征和影像学见肺部阴影可指向支气管炎或肺炎的诊断。

在发病的前 3 日,只有 3% 的患者同时出现典型的发热、皮疹和蜱虫接触史。出现皮疹时,应考虑到 RMSF 的诊断。然而,RMSF 鉴别诊断中考虑的许多疾病也可能出现皮疹,包括麻疹、风疹、脑膜炎球菌血症、播散性淋球菌感染、继发性梅毒、中毒性休克综合征、药物过敏、特发性血小板减少性紫癜、血栓性血小板减少性紫癜、川崎病和免疫复合性血管炎。相反,在流行地区,任何诊断为上述疾病之一的人都可能患有 RMSF。因此,若怀疑患者在流行地区 RMSF 季节出现病毒感染,临床医生应始终牢记 RMSF 的病程早期可与病毒感染十分相像;如果发病后的几日内病情恶化,患者应回诊并接受重新评估。

确诊最常用的血清学检查是间接免疫荧光分析。往往在发病后 7～10 日,才能检测到 >64 的诊断滴度。间接免疫荧光 IgG 检测法的灵敏度和特异度分别为 89%～100% 和 99%～100%。重要的是,患者就诊时 RMSF 的血清学检查结果通常为阴性,临床医生不该为等待阳性血清学结果而延迟治疗。

经证实,唯一能用于急性期的诊断试验是对 *R. rickettsii* 皮疹处皮肤活检样本进行的免疫组织学检查。检查病变处获得的 3 mm 穿刺活检标本,敏感度和特异度分别达 70% 和 100%。在外周血中通过 PCR 对 *R. rickettsii* DNA 进行扩增和检测可提高敏感性。尽管立克次体大量存在于严重感染的内皮细胞病灶中,但它在循环中的数量相对较低。人们可对立克次体进行细胞培养,但基于生物危害的考虑,很少这么做。最近报道的 RMSF 发病率急剧上升,这与单滴度斑疹热类交叉反应酶免疫分析血清学的使用有关。很少有立克次体导致的病例。目前,许多没有 RMSF 的发热患者出现交叉反应性抗体,这可能由先前接触流行率较高的斑疹热类 *R. amblyommii* 所致。

治疗・落基山斑疹热

治疗儿童和成人 RMSF 的首选药物均为多西环素,除非患者怀孕或对该药物过敏(见下文)。由于 RMSF 的病情较重,对于任何疫区内具有与流行病学一致的临床前驱症状的患者,强烈推荐立即予以经验性多西环素治疗。多西环素每日 200 mg,分 2 次口服(对昏迷或呕吐的患者静脉给药)。对于怀疑患有 RMSF 的儿童,为将牙齿色素沉着的风险降到最低,可服用 5 个疗程的多西环素。其他用药方案包括口服四环素(每日 25～50 mg/kg),分 4 次服用。氯霉素疗效较差,仅推荐孕妇或对多西环素过敏者使用。抗立克次体药物应一直服用,直至患者体温转平且临床症状缓解的 2～3 日之后。β-内酰胺类抗生素、红霉素和氨基糖苷类药物对治疗 RMSF 无效,而使用含磺胺成分的药物,其预后较不治疗更差。使用氟喹诺酮类、克拉霉素和阿奇霉素的临床经验很少,亦不推荐。病情最重的患者需重症监护,仔细调整补液量以达到最佳组织灌注且不引起非心源性肺水肿。一些重病患者需要插管和机械通气纠正低氧血症、需要血液透析应对少尿或无尿性急性肾衰竭、需要抗癫痫药物控制癫痫发作、需要输注袋装红细胞改善贫血或严重出血,或需要血小板输注治疗严重血小板减少。肝素对治疗无效,也没有证据表明糖皮质激素能影响预后。

预防

避免蜱虫叮咬是唯一可行的预防方法。使用防护服和防蜱剂、每日查体 1～2 次,并在蜱虫将立克次体注入体内前去除它们,上述手段均可降低感染风险。蜱虫叮咬后预防性使用多西环素治疗在避免感染 RMSF 方面的作用尚未被证实。

地中海斑疹热(Boutonneuse 热)、非洲蜱咬热和其他蜱传斑疹热

流行病学和临床表现

R. conorii 流行于欧洲南部、非洲、亚洲西南部和中南部。这种微生物引起的疾病在地方上的名称包括地中海斑疹热、肯尼亚蜱传斑疹伤寒、印度蜱传斑疹伤寒、以色列斑疹热和阿斯特拉罕斑疹热。该疾病以高热、皮疹以及(在大部分地区)蜱咬部位形成焦痂(tâche noire)为特征。糖尿病、嗜酒或心力衰竭患者易出现重症感染(死亡率为 50%)。

非洲蜱咬热由非洲立克次体引起,见于非洲撒哈拉以南的农村地区和加勒比群岛,通过希伯来钝眼蜱和彩饰钝眼蜱传播。平均潜伏期为 4～10 日。感染的轻微症状包括头痛、发热、焦痂和局部淋巴结病。钝眼蜱常成群觅食,并随之产生多处焦痂。皮疹可为小泡状的、稀疏的,或者根本没有皮疹。非洲撒哈拉以南旅游业盛行,故非洲蜱咬热是最常输入欧洲和北美的立克次体病。与非洲立克次体种类相近的 *R. parkeri* 可引起一种类似的疾病,在美国由 Maculatum 钝眼蜱传播,而在南美洲由 Triste 钝眼蜱传播。

日本立克次体引起的日本斑疹热也出现于韩国。在亚洲北部,类似的疾病由西伯利亚立克次体和黑龙江立克次体引起。澳洲立克次体引起的昆士兰蜱传斑疹伤寒由全囊蜱传播。Flinders 岛斑疹热在 Flinders 岛上被发现,还见于塔斯马尼亚岛、澳大利亚大陆和亚洲,这种疾病由 *R. honei* 所致。在欧洲,冬季革蜱叮咬后感染 *R. slovaca* 的患者会出现焦痂(通常在头皮上)和疼痛性局部淋巴结病,但不伴有发热。

诊断

这些蜱传斑疹热的诊断基于临床和流行病学发现,并通过血清学、免疫组化证实皮肤活检标本中存在立克次体、细胞培养分离到立克次体或皮肤活检、焦痂、血标本的 PCR 检测来确诊。血清学诊断检测斑疹热类立克次体共有的抗原抗体,不利于病原种类的鉴定。在疫区,当患者出现发热、皮疹和/或包含黑色坏死区域的皮肤病变或被红斑包绕的痂壳时,应考虑到可能诊断为立克次体斑疹热。

治疗・蜱传斑疹热

有效的治疗药物包括多西环素(100 mg BID 口服 1～5 日)和氯霉素(500 mg QID 口服 7～10 日)。孕妇可服用交沙霉素(3 g QD 口服 5 日)。克拉霉素或阿奇霉素治疗轻症儿童的疗效数据不应延伸并用于治疗成人或中重度感染的患者。

■ 立克次体痘

　　R. akari 可感染小鼠以及小鼠身上的螨虫（Sanguineus 刺脂螨），螨虫通过经卵巢传播使 Akari 立克次体持续存活。

流行病学

　　立克次体痘主要发现于纽约市，但也见于美国的其他城市和农村地区、乌克兰、克罗地亚、墨西哥和土耳其。对疑似生物恐怖主义皮肤炭疽的焦痂进行调查，结果显示：与过去的认识相比，立克次体痘出现得更为频繁。

临床表现

　　在螨虫的叮咬部位可形成丘疹，出现一个中央水疱，进而变成一个直径 1～2.5 cm 无痛的黑色硬皮焦痂，周围环绕着一圈晕轮样的红斑（**图83-2**）。焦痂引流处的局部淋巴结肿大提示出现早期淋巴扩散。经过 10～17 日的潜伏期后疾病发作，以萎靡不适、寒战、发热、头痛和肌痛等症状为特征，潜伏期间焦痂和局部淋巴结病常被人们忽视。发病后 2～6 日出现斑疹，之后往往依次演变为丘疹、水疱和结痂，愈合时不留瘢痕（**图83-3**）；在某些情况下，皮疹仍停留在斑疹或斑丘疹。一些患者出现恶心、呕吐、腹痛、咳嗽、结膜炎或畏光。若不治疗，发热将持续 6～10 日。

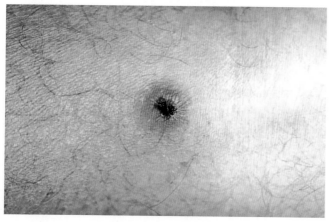

图83-2　立克次体痘患者螨虫叮咬部位的焦痂。（重印自 A krusell et al: Emerg Infect Dis 8：727，2002.图片由 Dr. kenneth kaye 提供）。

诊断和治疗

　　临床、流行病学和恢复期血清学数据可确诊斑疹热类立克次体病，人们很少对该疾病的诊断做进一步探究。多西环素是治疗的首选药物。

■ 蚤传斑疹热

　　猫立克次体引起的一种新立克次体病遍布全世界。猫栉头蚤在地理上分布广泛，经卵巢传播而持续存活，这种感染严重程度居中，伴有发热、皮疹和头痛，以及中枢神经系统、胃肠道和肺部症状。

■ 流行性（虱传）斑疹伤寒

流行病学

　　人类身体上的虱子（体虱）往往存活于贫困寒冷地区卫

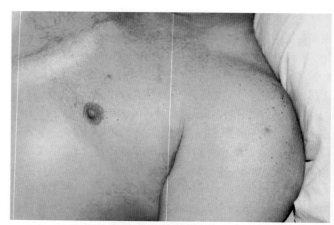

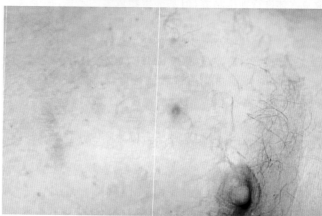

图83-3　上：图83-2所示立克次体痘患者躯干的丘疹水疱样病灶。下：同一名患者病灶的近照（重印自 A Krusell et al: Emerg Infect Dis 8：327，2002.图片来源：Dr. Kenneth Kaye）。

生条件较差处的布制品中。当虱子从立克次体病患者身上吸血时，便会获得 R. prowazekii。立克次体在虱子的中肠上皮细胞中繁殖并脱落于粪便中。感染后的虱子可使被叮咬者发热，它会在吸血过程中把具有感染性的粪便排泄在它的后继宿主身上；患者通过搔抓完成立克次体的自身接种。立克次体会杀死虱子，故虱子不会将 R. prowazekii 传给它的后代。

　　流行性斑疹伤寒常出没于战乱和灾祸频发的地区。1997年布隆迪的难民营暴发了一场累及 10 万人的疫情。据记载 1998 年俄罗斯出现了一小簇暴发；阿尔及利亚报告了散发病例，而秘鲁发生了频繁的疫情暴发。东方鼯鼠（南方鼯鼠）和它们的虱子及跳蚤使 R. prowazekii 持续存在于人畜共患病的周期内。

　　Brill-Zinsser 病是急性流行性斑疹伤寒发生几年后出现的一种复发性疾病，它可能由免疫力逐渐下降所致。R. prowazekii 可潜伏数年，它的再次激活将导致无虱环境中的人群出现散发感染，或虱子滋生环境中的人群出现感染流行。

　　立克次体是潜在的生物恐怖主义病原体（**参见第10章**）。感染 R. prowazekii 和 R. rickettsii 病死率较高。这些微生物引起的疾病难以诊断，且它们作为气溶胶被吸入时具有很强的传染性。实验室已出现了对四氯霉素或氯霉素耐药的立克次体。

临床表现

经过1～2周的潜伏期，疾病突然发作，出现虚脱、剧烈头痛、体温骤升至38.8～40.0℃（102～104℉）。70%的患者出现明显的咳嗽。肌痛往往很严重。皮疹通常在病程第5日始于躯干上部，然后范围变广，累及身体上除了颜面、手掌和足底的所有部位。最初，皮疹呈斑疹；若不治疗，它会演变为斑丘疹、瘀点并融合。黑色皮肤上的皮疹常常不易被发现；60%非洲患者的流行性斑疹伤寒无皮肤斑点。畏光、结膜充血和眼球疼痛并不少见。舌头可以是干燥的、棕色的并出现舌苔。神志不清和昏迷也时常发生。重症患者可出现间质性肺炎和手指及脚趾的皮肤坏死、坏疽。对于7%～40%的患者而言，不接受治疗可能会送命，预后主要取决于宿主自身的状况。未经治疗的患者会出现肾功能不全和多器官受累，其中神经系统的表现往往较为突出。总之，12%的流行性斑疹伤寒患者有神经系统受累。与北美洲鼯鼠相关的感染症状较轻；目前尚不清楚这种轻症感染由宿主因素（例如，更好的健康状况）所致，还是由减弱的毒力所致。

诊断和治疗

在热带国家，流行性斑疹伤寒有时被误诊为伤寒（**参见第62章**）。在虱传斑疹伤寒的环境中，往往血清学检查也无法开展。可通过单个病例的血清学或免疫组化诊断或在患者身上的虱子中检测到 *R. prowazekii* 来判断是否出现感染流行。可口服多西环素（200 mg QD，分2次），或当患者昏迷或呕吐时静脉给药。虽然在感染流行时，单次口服200 mg即有效，但治疗通常持续到热退后的2～3日。孕妇应个体化评估，妊娠早期可使用氯霉素，妊娠晚期必要时可使用多西环素。

预防

消除体虱是预防流行性斑疹伤寒的手段之一。需定期更换衣物，每6周使用杀虫剂控制虱子数量。

■ 流行性鼠型斑疹伤寒

流行病学

斑疹伤寒立克次体在哺乳动物宿主/跳蚤循环中持续存活，以大鼠（黑鼠和褐鼠）和东方鼠蚤（印鼠客蚤）为经典的人畜共患病生物载体。跳蚤从立克次体大鼠身上获得斑疹伤寒立克次体，并在其整个生命周期中携带该微生物。含立克次体的蚤粪污染瘙痒的叮咬灶时可感染未获得免疫的大鼠和人类；跳蚤叮咬导致立克次体传播的频率较低。立克次体还可通过吸入蚤粪的气溶胶传播。尽管感染立克次体约2周，但感染后的大鼠看起来与健康大鼠没什么不同。

🌐 鼠型斑疹伤寒主要发生于得克萨斯州和南加利福尼亚州，那里没有经典的鼠/跳蚤周期，而以负鼠/猫蚤（猫栉头蚤）为主。在全球范围内，流行性斑疹伤寒主要发生于热带和亚热带的温暖区域（常为沿海地区），此处斑疹伤寒发病率很高，但往往被忽视。南得克萨斯州立克次体的感染率于4—6月达峰，而其他地区要等到夏季温热的月份及早秋。尽管近40%的患者报告猫、负鼠和大鼠等动物的接触史，但很少有人记得接触过跳蚤。

临床表现

实验性鼠型斑疹伤寒的潜伏期平均为11日（8～16日）。在寒战及发热前的1～3日前出现头痛、肌痛、关节痛、恶心和萎靡不适等症状。几乎所有患者在疾病早期都会出现恶心和呕吐。

未经治疗，疾病的持续时间平均为12日（9～18日）。只有13%的患者在就诊时（通常在发热后4日）出现皮疹，其余患者有半数平均2日后出疹，而剩余的患者自始至终无皮疹。最初的斑疹通常于仔细检查腋窝或手臂内侧时发现。随后，皮疹演变为斑丘疹，多见于躯干，而非四肢；很少形成瘀点，也很少累及颜面、手掌或足底。深色皮肤患者中仅20%会出现皮疹。

感染后肺部症状往往较为突出；35%的患者表现为剧烈干咳，接受胸部影像学检查的患者23%因间质性肺炎、肺水肿和胸腔积液出现肺部阴影。双肺啰音是最常见的肺部体征。不常见的临床表现包括腹痛、精神错乱、木僵、癫痫、共济失调、昏迷和黄疸。临床实验室检查常常提示病程早期的贫血和白细胞减少，病程晚期的白细胞增多，以及病程中出现的血小板减少、低钠血症、低蛋白血症、血清转氨酶轻度上升和肾前性氮质血症。并发症包括呼吸衰竭、呕血、脑出血和溶血。住院治疗的重症患者中10%需入住重症监护治疗病房。疾病严重程度进一步加剧通常与年老、基础疾病和磺胺类药物治疗有关；病死率为1%。在一项儿童鼠型斑疹伤寒的研究中，50%的患儿仅有夜间发热，而白天感觉良好，可自行玩耍。

诊断和治疗

血清学检测急性期和恢复期血清可供诊断，而且人们现已开发了识别活检标本中斑疹伤寒类特异性抗原的免疫组化方法。培养和PCR使用较少，并未得到广泛应用。尽管如此，大多数患者在临床怀疑立克次体感染时均接受了多西环素（100 mg BID口服7～15日）的经验性治疗。当存在多西环素禁忌证时，可使用环丙沙星替代。

■ 恙虫病

流行病学

恙虫病东方体与立克次体在遗传和细胞壁组成上都有很大区别（即缺乏脂多糖）。恙虫病东方体在恙螨中通过卵巢传播而持续存活。孵化后，感染的幼虫螨（沙螨，唯一以宿主为食的阶段）可将恙虫病东方体注入皮肤。在潮湿季节，当螨类产卵时，灌木茂盛地区特别容易发现感染后的沙螨。

🌐 恙虫病在东南亚、澳大利亚北部和西太平洋及印度洋岛屿等地流行并再度出现。上述地区恙虫病很普遍；某些区域，每月超过3%的人口感染或再次感染该病。对恙虫病东方体的免疫力在1～3年内逐渐减弱，并且这种病原体具有显著的抗原多样性。

临床表现

该疾病的症状可以轻微且呈自限性,亦可以严重到危及生命。在6~21日的潜伏期后起病,表现为发热、头痛、肌痛、咳嗽和胃肠道症状。一些患者几日后可自行康复。典型病例可在沙螨叮咬处形成焦痂、出现局部淋巴结病和斑丘疹等体征,这些表现在原发患者中很少见。不到50%的西方患者形成焦痂,且不到40%的患者出现皮疹(发病第4~6日)。重症患者可因血管损伤而出现典型的脑炎和间质性肺炎。未治疗患者的病死率为7%,但如果所有的轻症患者均能明确诊断,则病死率可能更低。

诊断和治疗

血清学分析(间接荧光抗体、间接免疫过氧化物酶和酶免疫分析)是实验室诊断的主要手段。对焦痂和血液中的东方体进行PCR扩增亦有助于诊断。患者应给予多西环素(100 mg BID 口服7~15日)、阿奇霉素(500 mg QD 口服3日)或氯霉素(500 mg QID 口服7~15日)治疗。一些泰国的恙虫病患者被具有较高多西环素或氯霉素最小抑制浓度(MIC)的菌株感染,但这些菌株对阿奇霉素和利福平敏感。

埃立克体病和无形体病

埃立克体病是由无形体科成员引起的急性发热性感染,该科分五个属,均为专性细胞内微生物:埃立克体属、无形体属、沃尔巴克体属、*Candidatus* 新埃立克体属和新立克次体属。该菌停留在脊椎动物储存宿主中并以造血细胞的空泡为目标(图83-4)。三种埃立克体和一种无形体经蜱虫传染人类,并引起严重且能够引起流行的感染。查菲埃立克体是HME的病原体,它和 *E. muris* 样病原体(EMLA)主要感染单核巨噬细胞;Ewingii 埃立克体和嗜吞噬细胞无形体感染中性粒细胞。人们对感染 *Candidatus* Mikurenis 新埃立克体的特征不及上述病原体了解,但这种病原体已在人类血液中性

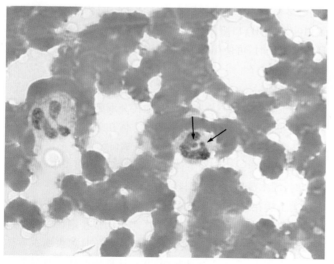

图83-4 人嗜粒细胞无形体病患者的外周血涂片。一个中性粒细胞包含两个桑椹胚(空泡被嗜吞噬细胞无形体填充)。

粒细胞中被发现。

埃立克体、*Candidatus* 新埃立克体和无形体主要通过蜱-哺乳动物-蜱的水平方式持续存在并传播,人类只是无意中被感染。沃尔巴克体与人丝虫病有关,因为它们对丝虫的生存力和致病性都很重要;针对沃尔巴克体进行抗生素治疗是控制丝虫病的一种策略。新立克次体寄生的吸虫可轮流寄生于水生螺、鱼类和昆虫。Sennetsu 热是目前唯一报道的人类新立克次体病,它是一种传染性单核细胞增多症样疾病,最早于1953年被发现,与摄入含有感染 *N. sennetsu* 吸虫的生鱼有关。

■ 人嗜单核细胞埃立克体病

流行病学

截止至2013年4月,CDC已接到超过8 404例查菲埃立克体感染病例的报告。然而,在美国某些地区,主动前瞻性监测发现感染率高达414/10万人年。大多数查菲埃立克体感染发生于美国中南部、东南部和中大西洋地区,但加利福尼亚和纽约也有发现。美洲钝眼蜱生长的各个阶段都以白尾鹿为食,而后者是查菲埃立克体主要的储存宿主。狗和郊狼也是查菲埃立克体的储存宿主,但它们感染后往往缺乏临床表现。农村地区的患者常有蜱虫叮咬和接触史,尤其在5—7月。HME患者的中位年龄是52岁;然而,严重且致命的儿童HME感染也为人们熟知。在HME患者中,60%是男性。

⊗ 在南美洲、非洲和亚洲也发现了查菲埃立克体。

临床表现

蜱虫进食时形成皮肤血池,而查菲埃立克体从该血池通过血液进行播散。HME经过中位时间为8日的潜伏期后起病。临床表现没有特异性,包括发热(96%)、头痛(72%)、肌痛(68%)和萎靡不适(77%)。不太常见的症状有恶心、呕吐和腹泻(25%~57%),咳嗽(28%),皮疹(总体26%,就诊时6%)和精神错乱(20%)。HME的症状可以很重:据报道49%的患者需住院治疗,约2%死亡。严重的临床表现包括中毒性休克样或感染性休克样综合征、成人呼吸窘迫综合征、心力衰竭、肝炎、脑膜脑炎、出血,并且在免疫抑制患者中出现来势汹汹的埃立克体感染。实验室检查结果对HME的鉴别诊断很有价值:61%的患者白细胞减少(最初淋巴细胞减少,后出现中性粒细胞减少),73%的患者血小板减少,84%的患者血清转氨酶水平升高。尽管血细胞计数较低,但骨髓中细胞数量较高,并且可出现非干酪性肉芽肿。HME的临床表现不包括血管炎。

诊断

HME可以致命。基于临床诊断的早期经验性抗生素治疗可减少不良预后。出现发热(存在前3周内已知的蜱虫暴露史)、血小板减少和/或白细胞减少和血清转氨酶升高可诊断HME。不到10%的外周血涂片中可见桑椹胚。活动性感染者可在多西环素治疗前采集血标本,通过PCR对血标本中的查菲埃立克体核酸进行扩增来明确HME的诊断。回顾性

血清学诊断需要收集取样时间相隔约 3 周的两份配对血清标本,查菲埃立克体抗体滴度在两者间上升 4 倍且滴度较高者 ≥64,血清学检测结果应与临床表现一致。HME 和 HGA 需分别进行特异性诊断检测。

■ **Ewingii 埃立克体病和 *E. muris* 样感染**

E. ewingii 最初是一种可导致犬发热和跛足的嗜中性粒细胞病原体,它在其蜱虫媒介(美洲)和脊椎动物储存宿主(白尾鹿和犬)体内,类似查菲埃立克体。人们在威斯康星州和明尼苏达州发现了一种 EMLA,并认为它是导致人类感染的原因。*E. ewingii* 病和 EMLA 病与 HME 相似,但不都如 HME 严重。许多免疫缺陷患者出现感染。目前尚无针对 ewingii 或 EMLA 埃立克体的特异性血清学诊断试验。

■ ***Candidatus Neoehrlichia mikurensis* 感染**

Candidatus Neoehrlichia mikurensis 是一种进化介于埃立克体和无形体之间的细菌,最初在荷兰的篦子硬蜱以及日本的小鼠和卵形硬蜱中被发现。通过广谱 16S rRNA 基因扩增和序列分析,人们确定了该微生物是引起有蜱虫叮咬或接触史的免疫抑制欧洲患者出现严重发热性疾病(有时发热时间可延长)的原因,也是引起被全沟硬蜱和嗜群血蜱叮咬的中国患者出现轻度发热性疾病的原因。该疾病的临床表现与 HME 和 HGA 相似。特异性的诊断方法已问世,但尚未得到广泛应用。

治疗 · 埃立克体病

多西环素对 HME 以及 ewingii 和 EMLA 埃立克体病都有效;使用多西环素后 *Candidatus* N. mikurenis 感染可得到缓解。多西环素(100 mg BID 口服或静脉给药)或四环素(250~500 mg q6h 口服)治疗可降低住院率并缩短发热时间。查菲埃立克体在体外对氯霉素不敏感,而且该药的使用也存在争议。虽然有报告称查菲埃立克体在人体中持续存在,但这种情况十分罕见;大多数感染可经短疗程多西环素治疗(持续服用直至退热后 3~5 日)而痊愈。尽管研究得并不充分,但当患者存在多西环素禁忌时可使用利福平进行治疗。

■ **预防**

在疫区,人们可以通过避免蜱虫接触来预防 HME、ewingii 埃立克体病、EMLA 感染和 *Candidatus* Mikurenis 新埃立克体感染。防护服和防蜱剂的使用、暴露后对虱子的仔细搜索和对附着虱子的及时去除均能降低感染风险。

■ **人嗜粒细胞无形体病**

流行病学

截止至 2013 年 4 月,CDC 报告了 10 181 例 HGA,大部分发生于美国中西部和东北部的内陆地区;地理分布与莱姆病相似,因为这两种疾病均通过肩突硬蜱传播。美国白足鼠、松鼠和白尾鹿以及欧洲的红鹿是嗜吞噬细胞无形体的天然储存宿主。HGA 的发病率在 5—7 月达到高峰,但若患者与蜱虫接触,则一年中的任何时间都会发病。男性(59%)和老年人(中位年龄,51 岁)易感染 HGA。

临床表现

疫区的血清学流行率很高,因此大多数人似乎都有亚临床感染。HGA 的潜伏期为 4~8 日,发病后表现为发热(75%~100%)、肌痛(77%)、头痛(82%)和萎靡不适(97%)。少数患者出现恶心、呕吐或腹泻(22%~39%),咳嗽(27%)或精神错乱(17%)。皮疹(6%)几乎总是伴发由莱姆病引起的游走性红斑。大多数患者出现血小板减少(75%)和/或白细胞减少(55%)以及血清转氨酶水平升高(83%)。

严重并发症最常见于老年人,包括成人呼吸窘迫综合征、中毒性休克样综合征和危及生命的机会性感染。很少有 HGA 引发脑膜脑炎的报道,但臂丛神经病变、脑神经受累、脱髓鞘性多发性神经病等均有报道。HGA 患者 7% 需要重症监护,病死率为 0.6%。HGA 不引起血管炎和肉芽肿。当 HGA 与伯氏疏螺旋体和 *microti* 巴贝虫(由同一种蜱虫传播)共感染时,几乎没有能够表明共病或持续感染的证据。HGA 很少通过输血感染。

诊断

在蜱虫活动季节(5—12 月),流感样疾病的鉴别诊断中应包括 HGA,特别对于存在已知蜱咬或接触史者。若同时出现血小板减少、白细胞减少、血清谷丙转氨酶或谷草转氨酶水平升高,则进一步增加了 HGA 的可能性。许多 HGA 患者可在无莱姆病临床表现的情况下产生莱姆病抗体。因此,当出现非典型重症莱姆病表现时,鉴别诊断应考虑 HGA。通过外周血涂片检查寻找桑椹胚可诊断 20%~75% 的 HGA 感染。在多西环素治疗前对活动性感染患者进行的血液 PCR 检测敏感性和特异性俱佳。血清学诊断是回顾性的,要求相隔 1 个月的配对血清样本中,嗜吞噬细胞无形体抗体滴度增加 4 倍(至≥160)。由于某些地区的血清流行率很高,因此不应使用单次急性期滴度进行诊断。

治疗 · 人嗜粒细胞无形体病

目前尚未开展关于 HGA 治疗的前瞻性研究。然而,多西环素(100 mg BID 口服)是有效的。经利福平治疗,患 HGA 的孕妇和儿童症状可得到改善。大多数接受治疗的患者在 24~48 小时内退热。

预防

预防 HGA 需避免蜱虫接触。据记载,患者被蜱虫叮咬后仅 4 小时就能够传染。

Q 热

Q 热的病原体是 *C. burnetii*，这是一种小型细胞内原核生物，最近才于无细胞培养基中生长。*C. burnetii* 是革兰阴性细胞壁的多形性球杆菌，可在恶劣环境中存活；通过抑制噬菌体成熟的最后步骤（组织蛋白酶融合）来逃避巨噬细胞的细胞内杀灭，并通过产生超氧化物歧化酶来耐受酸性吞噬溶酶体。感染 *C. burnetii* 可诱导一系列免疫调节反应，从慢性 Q 热的免疫抑制到自身抗体（尤其是针对平滑肌和心肌的自身抗体）的产生。

Q 热包括两种表现宽泛的临床综合征：急性和慢性感染。宿主的免疫反应（而不是特定的菌株）很可能决定了是否发展为慢性 Q 热。*C. burnetii* 在慢性 Q 热患者，而非急性 Q 热患者或未感染者的单核细胞中存活。被 *C. burnetii* 感染的单核细胞，其杀菌活性受损与 IL-10 的过量产生有关。Q 热心内膜炎患者的 CD4$^+$/CD8$^+$ 比值降低。急性 Q 热患者体内 *C. burnetii* 极少且细胞反应强烈，而慢性 Q 热患者体内 *C. burnetii* 较多且细胞反应中等。*C. burnetii* 的免疫控制是 T 细胞依赖性的，但人们发现 Q 热患者恢复多年后获得的骨髓抽出物中 80%～90% 仍含有它的 DNA。*C. burnetii* 预备在滋养层中繁殖，这导致了它在胎盘中的高浓度。

流行病学

Q 热是一种人畜共患病。人类的主要感染源是被感染的牛、绵羊和山羊。然而，猫、兔子、鸽子和犬也可将 *C. burnetii* 传播给人类。野生动物储存宿主众多，包括蜱虫、郊狼、灰狐、臭鼬、浣熊、兔子、鹿、小鼠、熊、鸟和负鼠。*C. burnetii* 位于雌性动物的子宫和乳腺中。在小鼠模型里，感染在它们的妊娠期和放疗后被重新激活。胎盘中 *C. burnetii* 的浓度较高。在分娩时，细菌被释放到空气中，易感宿主吸入气溶胶中的微生物后感染。分娩过程中污染的土壤经数月后会在风暴中产生 *C. burnetii* 气溶胶。距离污染源 18 km 以外的个体也能感染。由于它很容易以气溶胶的形式散开，故 *C. burnetii* 是一种潜在的生物恐怖病原体（**参见第 10 章**），具有很高的感染率并以肺炎为主要表现。

确定 Q 热暴发的源头具有挑战性。2005 年，科罗拉多州的一家马场暴发了 Q 热，这是由于马场主获得的两群山羊传播了感染。PCR 检测证实在土壤和山羊中存在 *C. burnetii*。在马场 1 英里范围内接受检查的 138 人中，11 名（8%）有 *C. burnetii* 感染的证据，而其中 8 人与马场并无直接接触。

感染 Q 热的高危人群包括屠宰场工人、兽医、农民和其他接触感染动物（特别是新生动物）或胚胎制品的人。分娩后该微生物可脱落于母乳中长达数周至数月。在某些地区摄入被污染的奶水可能是人类被传染的主要途径。最近一次与食用生乳相关的 Q 热暴发证实该疾病可经口传播。在极少数情况下，人际传播发生于感染妇女分娩或孩子出生后、对感染者尸体解剖后或输血后。有证据表明，*C. burnetii* 可在人类间经性传播。用手指挤压感染的虱子也会导致 Q 热；这意味着该疾病可经皮肤传播。

🌐 除新西兰和南极洲外，全球大部分地区均有 *C. burnetii* 引起的感染。因此，Q 热可与旅行有关。美国报告的 Q 热病例数为每年 28～54 例。超过 70% 发生于男性，而 4 月、5 月和 6 月是最常发病的时节。Q 热在澳大利亚仍然很常见，为 30 例/100 万人年。澳大利亚屠宰场工人中的患病人数因疫苗接种而急剧下降。2007 年荷兰暴发了一场 Q 热，至 2010 年已报道有 4 000 多人感染。疫情暴发中肺炎是患者的常见表现。邻近大城市人口的高密度山羊养殖和环境因素一同导致了此次暴发。未受疫情影响的农场植被密度高而地下水不密集。

急性 Q 热的主要表现因地域不同而有所差别（例如：在新斯科舍表现为肺炎，而在马赛表现为肉芽肿性肝炎）。这些差异可能反映了感染途径（即，表现为肝炎者通过摄入污染的奶水感染，而表现为肺炎者通过吸入污染的气溶胶感染）或菌株的不同。在荷兰的这场暴发中，孕妇感染的后遗症很罕见；而其他地方的孕妇感染并非如此。

年轻人似乎可预防由 *C. burnetii* 引起的疾病。在瑞士的一次大暴发中，15 岁以上人群的症状性感染发生率是小于 15 岁年轻人的 5 倍。在多次疾病暴发中，男性比女性更容易感染；可能的解释是女性激素具有部分保护作用。

临床表现

急性 Q 热· 急性 Q 热的症状无特异性，常见的有发热、极度疲劳、畏光和严重的头痛（通常为眶后头痛）。其他症状包括寒战、出汗、恶心、呕吐和腹泻，每种症状的发生率为 5%～20%。约半数 Q 热肺炎患者出现咳嗽。急性 Q 热的神经系统表现较为少见；然而，在英国的一次暴发中，102 名患者中的 23% 以神经系统症状和体征为主要表现。4%～18% 的患者可出现非特异性皮疹。白细胞计数通常正常。25% 的患者出现血小板减少，而在恢复过程中经常出现反应性血小板增多（血小板计数超过 $10^6/\mu L$）。胸部影像学检查可见与其他病原体所致肺炎类似的阴影，但疫区患者出现多发圆阴影往往提示 Q 热肺炎。

急性 Q 热有时会使妊娠复杂化。在一个系列病例报道中，感染者 35% 早产，43% 流产或出现新生儿死亡。*C. burnetii* 血清学阳性的妇女中，新生儿死亡（以前或现在）和婴儿低出生体重的可能性是血清阴性者的三倍。

🌐 在通常 3～30 日的潜伏期后，法国南部 1 070 例急性 Q 热患者出现肝炎（40%）、肺炎合并肝炎（20%）、肺炎（17%）、孤立性发热（14%）、中枢神经系统受累（2%）和心包炎或心肌炎（1%）。无结石性胆囊炎、胰腺炎、淋巴结病、自发性脾脏破裂、短暂性再生障碍性贫血、骨髓坏死、溶血性贫血、组织细胞吞噬、视神经炎和结节性红斑是较少见的临床表现。

Q 热后疲劳综合征· Q 热后可出现长时间的疲劳，并伴随头痛、出汗、关节痛、肌痛、视物模糊、肌束震颤和淋巴结肿大疼痛等一系列症状。在遭受上述症状影响的患者中发现了一种长期存在的、具有抗原和特异性脂多糖的、非感染性、非生物降解性柯克斯体细胞成分复合物。发生该综合征的患者携带 HLA-DRB1＊11 和 γ 干扰素内含子 1 微卫星 2/2 基因型的频率较高。

慢性 Q 热 · 慢性 Q 热几乎总会出现心内膜炎，通常发生于既往有瓣膜性心脏病、免疫抑制或慢性肾功能不全的患者中。往往无发热或仅有低热。经胸超声心动图检测到患者瓣膜赘生物的比例仅 12%，而经食管超声心动图的检出率较高（21%~50%）。慢性 Q 热心内膜炎的赘生物与细菌性心内膜炎的不同，表现为瓣膜上的内皮覆盖结节。临床医生的高度怀疑是及时诊断的必要条件。慢性 Q 热患者通常需要 1 年以上才能确诊。所有培养阴性的心内膜炎患者都应怀疑此病。另外，所有患瓣膜性心脏病和不明原因紫癜、肾功能不全、卒中和/或进行性心力衰竭的人都应检测是否存在 *C. burnetii* 感染。慢性 Q 热患者可出现肝大和/或脾大，而该表现结合类风湿因子阳性、红细胞沉降率升高、C 反应蛋白水平升高和/或 γ-球蛋白浓度升高（60~70 g/L）亦可提示慢性 Q 热的诊断。慢性 Q 热的其他表现包括血管植入物感染、动脉瘤、骨感染以及慢性胸骨伤口感染。不常见的表现包括慢性血小板减少、混合性冷球蛋白血症和网状青斑。

诊断

用壳瓶细胞培养法很容易从棕黄色容器保存的血标本或组织标本中分离出 *C. burnetii*，但菌株分离需要在一个生物安全 3 级的实验室内进行。PCR 可检测组织标本（包括石蜡包埋的标本）中的 *C. burnetii* DNA。血清学最常用于诊断。间接免疫荧光检测的敏感性和特异性俱佳，是首选的诊断方法。在测试前，应将类风湿因子从样本中吸附掉。对于慢性感染，Ⅰ 期抗原的滴度通常远高于 Ⅱ 期抗原（即，在实验室检查过程中，脂多糖被缩短的 *C. burnetii* 与基因删除相关），诊断不应只基于血清学。而应该考虑到整个临床情况。抗 Ⅰ 期 IgG 滴度 ≥6 400 作为诊断慢性 Q 热的主要标准，而滴度 ≥800 但 ≤6 400 是次要标准。在急性 Q 热中，急性期和恢复期配对血清样本的滴度可升高 4 倍。

脱氧葡萄糖正电子发射断层扫描结合 CT（FDG-PET/CT）有助于诊断，因为它不仅能够检测到瓣膜感染，还可以检测到其他部位的血管内感染以及骨髓炎。

治疗 · Q 热

抗生素

使用多西环素（100 mg BID 持续 14 日）治疗急性 Q 热通常有效。喹诺酮类也是有效的。若在怀孕期间诊断 Q 热，推荐使用甲氧苄啶-磺胺甲噁唑（TMP-SMX）治疗。一项研究显示，在一组使用 TMP-SMX

治疗 Q 热的患者中，未出现宫内胎儿死亡且产科并发症显著减少。

慢性 Q 热的治疗很困难，需要严密随访。加用羟氯喹（使噬菌体溶酶体碱化）有助于多西环素对 *C. burnetii* 发挥杀菌作用，该组合是目前提倡的治疗方案。多西环素（100 mg BID）和羟氯喹（200 mg TID；血浆浓度维持在 0.8~1.2 μg/mL）治疗 18 个月的疗效优于多西环素联合氧氟沙星。21 例接受多西环素和羟氯喹治疗的患者中，1 例死于手术并发症，2 例在研究结束时仍在治疗，1 例仍在评估，17 例治愈。平均治疗时间为 31 个月。在氧氟沙星联合多西环素治疗组的 14 名患者中，1 例死亡，1 例仍在治疗，7 例复发，5 例在研究结束时治愈。制订 Q 热心内膜炎的最佳治疗方案需要确定患者分离株的多西环素 MIC 并测定血清多西环素浓度。血清多西环素浓度与多西环素 MIC 比值 ≥1 和多西环素-羟氯喹方案治疗的 Ⅰ 期抗体快速下降有关。用该方案治疗的患者必须被告知光敏和视网膜毒性的风险。多西环素-羟氯喹方案在治疗 1 名 HIV 感染合并 Q 热心内膜炎患者时获得成功。赫氏反应偶尔会使慢性 Q 热的治疗变得复杂。*C. burnetii* 感染所致主动脉瘤的治疗方法与 Q 热心内膜炎相同。通常需要外科手术干预。

若无法使用多西环素-羟氯喹，所选的治疗方案应包括至少两种对 *C. burnetii* 有效的抗生素。利福平（300 mg QD）与多西环素（100 mg BID）或环丙沙星（750 mg BID）联合使用可获得成功。Q 热心内膜炎患者的管理是复杂的，最好交给有相关经验的医生。每季度监测抗体滴度是管理该类患者的重要环节。因此，临床医生应联系实验室并要求保存此类患者的所有血清样本，以便将最近的标本同既往样本一起检测。目前人们尚未对抗体滴度降至什么水平可停止治疗达成共识。但是，若治疗后第 1 年 IgG 抗体水平下降 4 倍、Ⅱ 期 IgM 抗体消失且患者临床病情平稳，则有理由终止治疗。

急性 Q 热患者合并原发性心脏瓣膜病变（如二叶主动脉瓣）、人工瓣膜植入或存在人工血管内植入物，应在治疗后的 2 年内每 4 个月进行 1 次血清学监测。如果第一阶段的 IgG 滴度大于 800，则需进一步检查。一些权威人士推荐瓣膜病合并急性 Q 热的患者服用多西环素和羟氯喹预防慢性 Q 热。对于分娩后出现慢性 Q 热血清学阳性的妇女，应服用羟氯喹和多环霉素 1 年。

生物调节制剂

一名 3 岁男孩因 *C. burnetii* 感染出现长期发热、

腹痛以及血小板减少,且常规抗生素治疗并未根除,而人们对该男孩使用 γ 干扰素治疗获得成功。许多 Q 热肉芽肿性肝炎患者长期发热且抗生素治疗无效。对他们使用泼尼松(0.5 mg/kg)治疗,2～15 日内退热。热退后,糖皮质激素的剂量在后一个月逐渐减少。

预防

一种在澳大利亚获得许可的全细胞疫苗(Q-Vax)有效地预防了屠宰场工人的 Q 热。在注射疫苗之前,患者需接受用皮内稀释的 C. burnetii 疫苗所做的皮试,患者还需接受血清学测试,并且医生应询问可能的 Q 热病史。疫苗仅用于没有 Q 热病史且血清学和皮试结果阴性的患者。

为预防 C. burnetii 广泛播散污染环境,规范的畜牧业操作相当重要。这些操作包括将流产动物隔离 14 日,升高食槽防止排泄物污染饲料,销毁流产产物(燃烧并填埋胎膜和死胎动物),以及工作人员在处理流产产物时佩戴口罩和手套。为绵羊和山羊接种疫苗并实行剔除程序在荷兰的 Q 热暴发中卓有成效。在研究环境中只能使用血清阴性的怀孕动物,在抚爱式动物园中只允许使用血清阴性的动物。

在 Q 热暴发期间和 Q 热停止后的 4 周内,不应接受来自疫区人员的献血。

鸣谢

感谢 Didier Raoult,MD 在前几版中对本章的贡献。

第 84 章
支原体感染 | Chapter 84
Infections Due to Mycoplasmas

R. Doug Hardy · 著 | 李冰 · 译

支原体是软体动物纲的原核生物。比起细菌,它们的大小(150～350 nm)更接近病毒。然而,与病毒不同的是,支原体可在无细胞的培养基中生长;事实上,它们是能够独立进行复制的最小微生物。

人们已对多种支原体的全基因组进行了测序,并发现其基因组是所有原核生物中最小的。这些基因组的序列信息有助于定义细胞生命所需的最小基因集。由于缺乏与氨基酸、脂肪酸代谢和胆固醇合成相关的基因,导致支原体通过寄生或腐生方式依赖宿主获得外源性营养,因此必须用非常复杂而考究的培养基进行支原体培养。支原体缺乏细胞壁,仅由细胞膜包绕。细胞壁的缺失解释了 β-内酰胺类抗生素(青霉素类和头孢菌素类)对支原体不起作用的原因。

至少已从人类中分离出 13 种支原体、2 种无胆甾原体和 2 种脲原体。大部分上述微生物被认为是口腔和泌尿生殖道黏膜内的正常菌群。确切地说,只有肺炎支原体、人型支原体、解脲脲原体和微小脲原体这 4 种对免疫功能正常的人具有致病性。肺炎支原体主要感染呼吸道,而人型支原体、解脲脲原体和微小脲原体与一系列泌尿生殖道异常和新生儿感染有关。有数据表明生殖支原体可能也是人类疾病的一种病原体。其他支原体可能使免疫缺陷者患病。

肺炎支原体

发病机制

肺炎支原体通常被认为是一种细胞外病原体。尽管人们已发现这种微生物存在于人体细胞内并能于细胞内进行复制,但未明确这些细胞内事件是否与发病机制相关。肺炎支原体通过其末端顶部复杂的终端细胞器附着于纤毛呼吸上皮细胞。细胞黏附由聚集于细胞器且能够相互作用的黏附素和辅助蛋白所介导。肺炎支原体在胞外附着后对宿主的呼吸组织造成损伤。人们认为该损伤机制由氧化氢的产生和最近发现的肺炎支原体 ADP 核糖基化作用以及空泡化细胞毒素所介导,这种细胞毒素与百日咳毒素有许多相似之处。由于支原体缺乏细胞壁,它们也缺乏脂多糖、脂质胞壁酸和细胞壁物质(肽聚糖)片段等固有免疫系统的细胞壁源性刺激物。然而,支原体细胞膜脂蛋白似乎具有致炎属性,可能通过巨噬细胞和其他细胞上的 Toll 样受体(主要是 TLR2)发挥作用。肺炎支原体呼吸道感染患者的肺活检标本显示了累及气管、细支气管和支气管周围组织的炎症过程,同时存在单核细胞的浸润与多核白细胞的管腔内渗出。

实验证据表明,固有免疫为宿主提供了抵御肺部支原体感染的大部分免疫力,而细胞免疫实际上可能导致免疫致病,加重支原体肺病。体液免疫似乎防止了肺炎支原体感染的播散;而在感染早期,体液免疫缺陷者的肺部疾病并没有比免疫正常者更严重,但前者更容易出现关节炎、脑膜炎和骨髓炎等感染播散的表现。重症肺炎支原体感染后的免疫保护作用比轻症者更强,持续时间也更长。真正意义上的肺炎支原体肺炎二次感染并不多见。

流行病学

世界各地都存在肺炎支原体感染。肺炎支原体上呼吸道疾病的发生率可能是肺炎支原体肺炎的 20 倍。感染通过患者咳嗽时喷出的飞沫实现人际传播,约 80% 会出现明显的临床表现。肺炎支原体的潜伏期为 2～4 周;因此,特定人群的感染时间可能长达数周。儿童的家族内感染率为 84%,而成人为 41%。肺炎支原体疾病通常在军事基地、寄宿制学校和夏令营等处暴发。感染往往呈地方性,每 4～7 年发生一次散发流行。没有季节性。

最重要的是,肺炎支原体是儿童和成人社区获得性呼吸系统疾病的主要原因,它通常与肺炎衣原体和军团菌一起被认为是"非典型"社区获得性肺炎最重要的细菌性病原体。肺炎支原体是成人社区获得性肺炎最常见的"非典型"病原体。分析 1995 年以来发表的 13 项社区获得性肺炎研究(包括 6 207 名门诊和住院成人患者)发现,肺炎支原体的总体感染率为 22.7%;相比之下,肺炎衣原体的感染率为 11.7%,而军团菌的感染率为 4.6%。肺炎支原体肺炎也被称作 Eaton 病原体肺炎(Monroe Eaton 于 20 世纪 40 年代初分离到该微生物)、原发性非典型性肺炎和"行走的"肺炎。

临床表现

上呼吸道感染和肺炎

急性肺炎支原体感染通常表现为咽炎、气管支气管炎、反应性气道疾病/喘息或非特异性上呼吸道综合征。人们通常认为肺炎支原体是导致中耳炎(伴有或不伴有大疱性鼓膜炎)的重要病因,但这缺乏依据。肺炎发生于 3%～13% 的感染者;它的发病通常是缓慢的(数日内),但也可能更为突然。虽然支原体肺炎可能始于咽喉疼痛,但最常见的前驱症状是咳嗽。多为干咳,但部分患者也会咳痰。大多数患者表现为头痛、萎靡、寒战和发热。

体格检查时,80% 的肺炎支原体肺炎患者存在哮鸣音或啰音。然而许多患者只能通过胸部影像学检查诊断肺炎。支气管周围肺炎最常见的影像学表现为支气管影增粗,条索状间质浸润和区域性肺亚段不张。节段性或肺叶的实变也不少见。尽管临床上明显的胸腔积液并不常见,但侧卧位影像显示 20% 的患者存在胸腔积液。

总体上看,难以通过患者的临床表现来区分肺炎支原体肺炎和其他类型的社区获得性肺炎。当青霉素或头孢菌素等抗生素治疗社区获得性肺炎无效时,临床医生应高度怀疑肺炎支原体感染。症状通常在发病后 2～3 周内缓解。尽管肺炎支原体肺炎通常为自限性,但适当使用抗菌药物治疗可显著缩短临床疾病的持续时间。感染很少导致重症疾病,也很少引起死亡。部分患者在急性肺炎缓解后会出现长时间的反复喘息或反应性气道疾病。慢性感染(尤其与哮喘相关)的意义是当下的研究热点。

肺外表现

肺炎支原体感染时可能出现一系列肺外表现。事实上,神经、皮肤、心脏、风湿和血液系统的临床表现是最重要的。肺外表现可由感染的播散引起,尤其是那些存在体液免疫缺陷(如败血症性关节炎)、感染后自身免疫现象(如吉兰-巴雷综合征)或 ADP 核糖基化毒素的患者。总体上,与肺炎支原体感染的频率相比,这些肺外表现并不常见。值得注意的是,许多存在肺外肺炎支原体疾病的患者往往没有呼吸系统疾病。

肺炎支原体感染引起的皮疹包括红斑(斑疹或斑丘疹)、水疱、大疱、瘀点和荨麻疹。据报道,17% 的肺炎支原体肺炎患者存在皮疹。重症多形红斑(Stevens-Johnson 综合征)是临床上与肺炎支原体感染相关的最严重的皮疹;与其他感染性病原体相比,它更常见于肺炎支原体。

肺炎支原体感染后会出现多种神经系统表现。最常见的是脑膜脑炎、脑炎、吉兰-巴雷综合征和无菌性脑膜炎。肺炎支原体可能导致了 5%～7% 的脑炎。其他神经系统表现可能包括脑神经病、急性精神病、小脑共济失调、急性脱髓鞘性脑脊髓炎、脑血管栓塞事件和横断性脊髓炎。

肺炎支原体感染的血液系统表现包括溶血性贫血、再生障碍性贫血、冷凝集素、弥散性血管内凝血和高凝血病。当出现贫血时,通常发生在病程的第二或第三周。

此外,人们确信肺炎支原体感染还能导致肝炎、肾小球肾炎、胰腺炎、肌炎、心包炎、横纹肌溶解症和(败血症性和反应性)关节炎。败血症性关节炎最常见于低丙种球蛋白血症患者。

诊断

临床检查的发现、非微生物实验室检查和胸部影像学检查对区分肺炎支原体肺炎与其他类型的社区获得性肺炎没有帮助。此外,由于缺乏细胞壁,革兰染色后无法看到肺炎支原体。尽管有历史意义,但由于冷凝集素滴度检测的结果不具有特异性且目前针对肺炎支原体的检测已问世,故不再推荐用这种方法诊断肺炎支原体感染。

急性肺炎支原体感染可通过对呼吸道分泌物中的微生物进行 PCR 检测或通过培养分离到微生物来诊断(表 84-1)。口咽、鼻咽和肺部标本都可用于诊断肺炎支原体肺炎。其他体液,如脑脊液,可用于诊断肺炎支原体肺外感染。肺炎支原体培养(需要特殊培养基)不建议用于常规诊断,因为该微生物的生长可能需要数周时间,并且通常很难从临床标本中分离出来。相比之下,PCR 可在临床疾病的早期做出快速、具有特异性的诊断。

表84-1　呼吸道肺炎支原体感染的诊断试验[a]

试验	敏感性 %	特异性%
呼吸道标本培养	≤60	100
呼吸道标本 PCR	65~90	90~100
血清学检测[b]	55~100	55~100

[a] 建议采用 PCR 与血清学结合的方法进行常规诊断。若怀疑大环内酯类耐药，肺炎支原体培养可为药敏试验提供菌株。[b] 建议检测急性期和缓解期的血清样本。

缩略词：PCR，聚合酶链反应。

也可通过检测配对（急性期和缓解期）血清样本中肺炎支原体的 IgM 和 IgG 抗体来确诊；酶联免疫分析是推荐的血清学检测方法。仅急性期样本不足以诊断，因为肺炎支原体抗体可能在发病2周后才产生；因此，检测配对样本很重要。此外，肺炎支原体的 IgM 抗体在急性感染后仍持续存在长达1年。因此，检测到 IgM 抗体可能表明近期而非急性感染。

呼吸道分泌物的 PCR 与血清学检测相结合，是诊断肺炎支原体感染最灵敏、最快速的方法。

治疗·肺炎支原体感染

虽然大多数未治疗患者的症状可在2~3周内消失且无明显的相关发病，但肺炎支原体肺炎可以是一种严重的疾病，需要使用适当的抗菌药物进行治疗才能缓解（表84-2）。成人的随机、双盲、安慰剂对照临床试验表明，抗菌药物治疗可显著降低肺炎支原体肺炎发热、咳嗽、萎靡不适、住院和影像学异常的持续时间。急性肺炎支原体感染的治疗方案包括大环内酯类（例如阿奇霉素，第1日口服 500 mg QD，第2~5日口服 250 mg QD）、四环素类（例如多西环素，100 mg BID，口服 10~14 日）和氟喹诺酮类。然而，因为环丙沙星和氧氟沙星的最小抑菌浓度较高且实验研究中的疗效不佳，故不推荐使用。10~14 日的喹诺酮类药物治疗已足够。

据报道，肺炎支原体在日本和中国对大环内酯类的耐药率非常高（达90%）。在欧洲，肺炎支原体也出现了较低程度的大环内酯类耐药，美国的耐药形势略好。在美国，经调查的肺炎支原体呼吸系统疾病暴发中，8%~27%的分离株存在大环内酯类耐药。临床研究表明，当用大环内酯类药物治疗时，感染耐药肺炎支原体的患者，其社区获得性肺炎症状的持续时间明显长于感染敏感肺炎支原体的患者；因此，肺炎支原体对大环内酯类药物的耐药性具有临床意义。如果某地区大环内酯类耐药情况突出，或怀疑出现大环内酯类耐药，则应考虑使用非大环内酯类抗生素进行治疗；此

外，在这种情况下进行肺炎支原体培养对制订治疗方案有帮助，培养能为药敏试验提供菌株。

临床观察和实验数据表明，在抗生素方案中添加糖皮质激素可能对重症或难治性肺炎支原体肺炎的治疗有价值。然而，相关的临床经验有限。尽管适当的抗生素治疗能显著缩短呼吸道疾病的持续时间，但无法缩短肺炎支原体培养或 PCR 检测阳性的持续时间；因此，不建议通过测试来明确肺炎支原体感染是否治愈或根除。

抗菌药物、糖皮质激素和静脉免疫球蛋白在治疗肺炎支原体神经系统疾病中的作用尚不清楚。

表84-2　支原体感染的抗菌药物选择[a]

病原体	药物
肺炎支原体	阿奇霉素、克拉霉素、红霉素、多西环素、左氧氟沙星、莫西沙星、吉米沙星（非环丙沙星或氧氟沙星）
解脲脲原体、微小脲原体	阿奇霉素、克拉霉素、红霉素、多西环素
人型支原体	多西环素、克林霉素
生殖支原体	阿奇霉素

[a] 如文中所述，支原体已报告出现抗菌药物耐药性。

泌尿生殖支原体

■ 流行病学

人型支原体、生殖支原体、解脲脲原体和微小脲原体可引起泌尿生殖道疾病。而在多种其他临床综合征中也能分离到上述微生物，它的意义并不清楚，人们正在对某些病例进行研究。目前发酵支原体引起人类疾病的证据并不充分。

虽然泌尿生殖支原体可通过产道定植在生产时感染胎儿，但性接触是主要的传播方式，且定植的风险随性伴侣数量的增加而急剧上升。在无症状的妇女中，整个下泌尿生殖道内均可找到这些支原体。阴道中定植的支原体数量最多；其次是尿道周围区域和子宫颈。从尿液中分离到脲原体的频率不及子宫颈，但在这两个部位发现人型支原体的频率大致相同。在性活跃、无症状女性的阴道中，40%~80%可分离到脲原体，21%~70%可分离人型支原体。在31%~60%女性身上可同时发现这两种微生物。脲原体和人型支原体在男性泌尿生殖道中的定植并不那么普遍。无症状男性的尿液、精液和尿道远端可分离到支原体。

■ 临床表现

尿道炎、肾盂肾炎和尿路结石

脲原体可能是导致多次衣原体阴性非淋菌性尿道炎发作的病原体。该微生物也可能导致女性的慢性排尿症状。无症

状男性尿道中普遍存在脲原体,这表明只有某些血清变型具有致病性,或出现感染症状的患者必须存在例如免疫缺陷等易感因素。抑或是患者只有在初次接触脲原体时才会发病。附睾炎中可发现脲原体。生殖支原体也能引起尿道炎。生殖支原体和脲原体对前列腺炎作用不明。人型支原体似乎不是尿道炎、附睾炎或前列腺炎的主要病因。

有证据表明,人型支原体引起的急性肾盂肾炎高达 5%。脲原体与此病无关。

脲原体在产生尿路结石方面的作用有限。脲原体上行至肾脏的频率、允许它上行的易感因素以及由该微生物(与其他微生物相比)引起尿路结石的相对频率仍不清楚。

盆腔炎

人型支原体可引起盆腔炎。大多数情况下,人型支原体是多种微生物感染的一部分,但少数病例可能受该生物体的独立影响。一些数据也表明生殖支原体与盆腔炎有关。而脲原体不会引起盆腔炎。

产后和流产后感染

研究表明人型支原体是导致 5%～10% 产后或流产后妇女发热的主要病原体;脲原体引起的类似感染较少。这些感染通常是自限性的;但是,如果症状持续存在,应给予特定的抗菌治疗。脲原体可能偶尔在剖宫产伤口感染中发挥作用。

非泌尿生殖系统感染

在极少数情况下,人型支原体可引起非泌尿生殖系统感染,如脑脓肿、伤口感染、胸骨切开后纵隔炎、心内膜炎和新生儿脑膜炎。这些感染在免疫功能低下和低丙种球蛋白血症患者中最常见。脲原体和人型支原体可导致免疫缺陷患者的败血症性关节炎。脲原体可引起新生儿肺炎;多项研究均报道脲原体在支气管肺发育不良(早产儿的慢性肺部疾病)的发展中起到重要作用。目前尚不清楚脲原体和人型支原体是否能导致不孕、自然流产、早产、出生体重偏低或绒毛膜羊膜炎。

■ 诊断

培养和 PCR 都是分离泌尿生殖支原体的合适方法。然而,这种微生物的培养需要特殊的技术和培养基,通常只有较大的医疗中心和参比实验室具备这些培养条件。不推荐使用血清学检测对泌尿生殖支原体感染进行临床诊断。

治疗 · 泌尿生殖支原体感染

目前看来,在未造成疾病时,从泌尿生殖道分离到泌尿生殖支原体往往无须治疗,因为它们常定植于此。大环内酯类和多西环素可作为治疗脲原体感染的首选抗菌药物(表 84-2)。已有报道称脲原体可对大环内酯类、多西环素、喹诺酮类和氯霉素产生耐药。人型支原体对大环内酯类耐药。多西环素通常是人型支原体感染的首选药物,尽管也有耐药的报道。克林霉素对人型支原体具有普遍的抗菌活性。喹诺酮类药物在体外对人型支原体有抗菌活性。对于生殖支原体,首选阿奇霉素进行治疗;也有其他大环内酯类和喹诺酮类药物治疗失败的报道。

第 85 章
衣原体感染 | Chapter 85
Chlamydial Infections

Charlotte A. Gaydos, Thomas C. Quinn · 著 | 李冰 · 译

衣原体是一种专性胞内菌,能引起多种人类和动物的疾病。

病原学

衣原体属中的衣原体最初分为四种:沙眼衣原体、肺炎衣原体、鹦鹉热衣原体和反刍动物衣原体(最后一种在反刍动物中发现)。鹦鹉热衣原体群分为三种:鹦鹉热衣原体、猫衣原体和流产嗜性衣原体。小鼠肺炎菌株(MoPn)现被归为鼠衣原体,而豚鼠包涵体结膜炎菌株(GPIC)现命名为豚鼠衣原体。

沙眼衣原体分为两种生物变型:沙眼变型和性病淋巴肉芽肿变型(LGV)。沙眼变型在人类中主要引起两种疾病:沙眼,它是导致发展中国家可预防性失明性疾病的首要传染源;以及泌尿生殖道感染,该疾病可通过性或母婴传播。沙眼衣原体的 18 个血清变型可分为三组:A、B、Ba 和 C 沙眼血清变型;D-K 眼生殖器血清变型;以及 L_1～L_3 LGV 血清变型。

血清变型的鉴定可通过单克隆抗体或分子基因血清分型。然而,由于三组沙眼衣原体的血清变型对抗生素的敏感性相同,故鉴定具体血清变型在通常临床上并不重要。有一种例外情况,那就是临床怀疑 LGV 感染时;此时确定血清变型很重要,因为 LGV 菌株感染需要更长的疗程。

生物学、生长周期和发病机制

■ 生物学

衣原体在胞内生长过程中产生特征性的胞质内包涵体,它可通过直接荧光抗体(DFA)或临床标本(如结膜刮片、宫颈或尿道上皮细胞)的 Giemsa 染色来观察。衣原体是不活动的革兰阴性专性胞内菌,在宿主细胞的细胞质内复制,形成典型的膜结合包涵体,该包涵体是某些诊断试验的基础。最初衣原体被视作大型病毒,但它与病毒不同的是它拥有 RNA、DNA 以及和典型革兰阴性菌非常相似的细胞壁结构。然而,衣原体缺乏肽聚糖,其结构的完整性依赖于外膜蛋白二硫键的连接。

■ 生长周期

定义衣原体的特征之一是它具有独特的生长周期,该周期表现为两种高度特异化形态间的相互交替(图 85 - 1 和图 85 - 2):原体(EB)是一种具有传染性的形式,特别适应在细

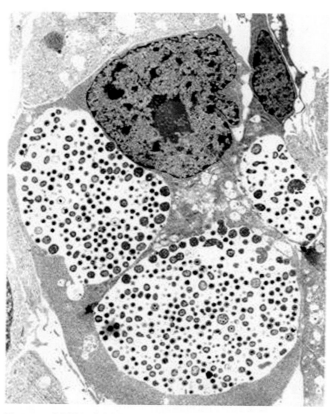

图 85 - 1 **衣原体细胞内包涵体填充着小而密的原体和较大的网状体**。[经许可重印:WE Stamm:Chlamydial infections, in Harrison's Principles of Internal Medicine, 17th ed, AS Fauci et al(eds). New York, McGraw-Hill, 2008, p 1070]。

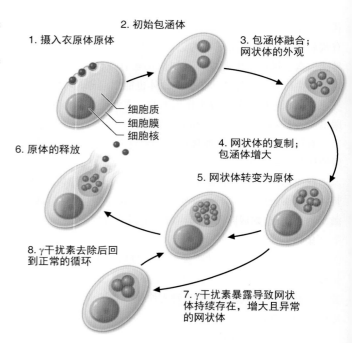

2. 初始包涵体

1. 摄入衣原体原体

3. 包涵体融合;网状体的外观

细胞质
细胞膜
细胞核

6. 原体的释放

4. 网状体的复制;包涵体增大

5. 网状体转变为原体

8. γ干扰素去除后回到正常的循环

7. γ干扰素暴露导致网状体持续存在,增大且异常的网状体

图 85 - 2 **衣原体生命周期**。EBs,原体;RBs,网状体;IFN - γ,γ 干扰素[经许可重印,WE Stamm:Chlamydial infections, in Harrison's Principles of Internal Medicine, 17th ed, AS Fauci et al(eds). New York, McGraw-Hill, 2008, p 1071]。

胞外生存,而代谢活跃且能够进行复制的网状体(RB)不具有传染性,适应细胞内环境,在宿主细胞外难以生存。双相生长周期从原体(直径 0.25~0.35 μm)附着于宿主细胞表面的特定位点开始。原体进入细胞的过程类似受体介导的内吞作用,它停留在包涵体内完成整个生长周期。衣原体可防止噬菌体溶酶体融合。包涵体膜通过插入衣原体抗原进行修饰。一旦原体进入细胞,它就会重组成一个更大(0.5~1 μm)且含有更多 RNA 的网状体。大约 8 小时后,RB 开始二分裂。含有网状体的胞质内膜结合包涵体随着网状体的增殖而增加。大约在衣原体感染细胞后的 18~24 小时,这些网状体开始通过一种尚未阐明的重组或冷凝过程再次形成原体。包涵体破裂后释放原体,开始另一个感染周期。

衣原体对多种广谱抗生素敏感,它含有多种酶,但代谢能力却非常有限。它的代谢反应均不能产生能量。因此衣原体被视作能量寄生虫,它利用宿主细胞产生的三磷酸腺苷来完成自身代谢。虽然人们对衣原体许多分子生物学方面的机制尚不清楚,但是通过对几种衣原体基因组的测序和新蛋白质组学的研究,研究人员获得了不少解释衣原体生命周期生物学的相关工具。

■ 发病机制

生殖器感染主要由沙眼衣原体血清变型 D~K 引起,其中以 D、E 和 F 型最为常见。主要外膜蛋白基因(OMP1)的分子分型造成了衣原体不同血清变型间的差异,这论证了频繁暴露于多种感染的患者,其衣原体分离株呈现多态性,而性生活不活跃的人群,他们的衣原体分离株变异较小。主要外膜

蛋白的多形性可能造成抗原变异,而且由于患者对其中一种抗原产生免疫后并不能免于另一种抗原的感染,故不同血清变型能够在社区中持续存在。

沙眼生物变型本质上是一种鳞柱状上皮细胞的寄生虫;LGV 生物变型更具侵袭性,可累及淋巴细胞。沙眼衣原体作为衣原体的代表菌株,能够引起慢性、临床表现不明显、无症状的感染。由于衣原体生长周期为 48~72 小时,性传播衣原体感染的潜伏期相对较长,一般为 1~3 周。沙眼衣原体在其复制周期可导致细胞死亡,而且当它持续存在时可诱导细胞损伤。然而,衣原体很少产生毒性,其复制导致的细胞死亡不足以解释疾病的临床表现,大部分临床表现是由免疫病理机制或宿主对该微生物或其副产品的非特异性应答所致。

近年来,人们对各种衣原体的全基因组进行了测序,建立了蛋白组学领域,更精确地描述了宿主的固有免疫,并进行了创新性的宿主细胞-衣原体相互作用研究。因此,人们对衣原体如何适应细胞内环境并进行复制,以及产生疾病有了更多认识。这些对发病机制的认识包括基因表达调控信息、蛋白质定位、Ⅲ型分泌系统、CD4$^+$ 和 CD8$^+$ T 淋巴细胞在宿主反应中的作用以及 T 淋巴细胞转运。

衣原体热休克蛋白可能使宿主变得敏感,该蛋白质与其他细菌的类似蛋白以及人类热休克蛋白共享抗原表位,衣原体的反复感染可能引起宿主细胞的损伤。衣原体感染的持续或复发与单纯上皮感染后的纤维化、瘢痕形成和并发症产生有关。这些后果的一个共同终点是黏膜瘢痕化。生殖器并发症可导致盆腔炎(PID)及不孕、异位妊娠和慢性盆腔疼痛等后果,而眼部感染可造成致盲性沙眼。人类热休克蛋白引起的高水平抗体与输卵管因素不孕以及异位妊娠有关。若治疗不当,即使衣原体感染的症状(如果存在)减轻,仍可能持续数年。

肺炎衣原体的致病机制尚未完全阐明。鹦鹉热衣原体亦是如此,但人们已了解到该微生物能非常有效地感染细胞,并引起反映直接致细胞病变效应的疾病。

沙眼衣原体感染

■ 生殖器感染

疾病谱

虽然衣原体能引起很多人类疾病,但沙眼衣原体引起的局部下生殖道感染和这些感染的后遗症对医疗和经济的影响最大。沙眼衣原体血清变型 D~K 可通过性接触或儿童期母婴传播导致多种综合征,包括女性的宫颈炎、输卵管炎、急性尿道综合征、子宫内膜炎、异位妊娠、不孕和 PID;男性的尿道炎、直肠炎和附睾炎;婴儿的结膜炎和肺炎。这些感染的严重后遗症使妇女承担着最大的疾病负担。感染未经治疗会导致 PID,多次 PID 发作会导致输卵管源性不孕和慢性盆腔疼痛。据研究人员估计,80%~90% 的女性和 50% 以上的男性沙眼衣原体感染缺乏症状;其他患者的症状非常轻微。因此,大量的感染者会将感染传播给性伴侣。

LGV 血清变型(L1、L2 和 L3)正如它们的名称那般可引起 LGV。它是一种侵袭性性传播疾病(STD),其特征是急性淋巴结炎伴腹股沟淋巴结形成和/或急性出血性直肠炎(见下文"性病淋巴肉芽肿")。

流行病学

沙眼衣原体生殖器感染分布全球。世界卫生组织(WHO)2008 年估计,全世界每年发病例数超过 1.064 亿。该数据使衣原体感染成为世界上最普遍的性传播细菌感染。相关的发病率高,造成的经济支出大。

在美国,衣原体感染是所有感染病中最常见的。2012 年,美国 CDC 接到 130 万衣原体感染病例的传报;然而,CDC 估计每年有 200 万~300 万新发病例,由于某些人群缺乏筛查,存在严重漏报。感染率每年都在上升;女性的感染率高于男性,这反映了过去 20 年来妇女筛查项目规模的扩大、诊断试验敏感性的提升、病例报告重视程度的增加以及传报信息系统的改进。CDC 和其他专业组织建议每年对年龄 ≤25 岁的性活跃女性进行筛查,并在 3 个月后对既往感染人群重新筛查。年轻妇女的感染率最高;2012 年,15~19 岁和 20~24 岁的妇女感染率分别为 3 416.5/10 万人年和 3 722.5/10 万人年。男性的年龄特异性感染率虽远低于女性,但在 20~24 岁年龄组中最高,为 1 343.3/10 万人年。2012 年,所有种族和民族的感染率都有所上升,其中非洲裔美国人的感染率最高。例如,15~19 岁非洲裔美国女孩衣原体感染率为 7 507.1/10 万人年,几乎是同一年龄组高加索女孩衣原体感染率的 6 倍(1 301.5/10 万人年)。20~24 岁的非洲裔美国妇女的感染率是同年龄组高加索妇女的 4.8 倍。报告的男性衣原体感染率存在相似的种族差异。对于 15~19 岁的男孩,非洲裔美国人的感染率是高加索人的 11.1 倍。美国当地居民/阿拉斯加当地居民的感染率是高加索人(648.3)的四倍多,拉丁裔(383.6)的感染率是高加索人的两倍多。这些差异强烈反映了美国卫生服务的不平等。

以上统计数据均基于病例报告。基于人群筛查的研究估计,美国无症状女大学生和产前患者中的沙眼衣原体宫颈感染率为 5%,计划生育诊所中妇女的感染率 >10%,性病诊所中妇女的感染率为 20%。不同地理位置的生殖器沙眼衣原体感染率差异显著,以美国东南部最高。然而,全国各地年轻女性军人无症状感染率 >8%~10%。孕妇宫颈沙眼衣原体的感染率是淋病奈瑟菌的 5~10 倍。上述任何一种病原体引起的生殖器感染率在 18~24 岁、单身且非高加索(如非洲裔美国人、拉丁美洲人、亚洲人、太平洋岛民)的妇女中最高。衣原体感染在这些存在相同危险因素的人群中经常复发且往往从未经治疗的性伴侣处获得。口服避孕药和宫颈切除术也会增加感染风险。沙眼衣原体无症状感染的比例高于淋病奈瑟菌,而有症状的沙眼衣原体感染临床表现并不严重。尽管如此,轻症或无症状的沙眼衣原体输卵管感染仍会导致持续的输卵管损伤和不孕。据估计,最近美国卫生保健系统对沙眼衣原体感染及其并发症的支出每年超过 5.167 亿美元。

临床表现

非淋菌性和淋菌后尿道炎 · 沙眼衣原体是非淋菌性尿道炎（NGU）和淋菌后尿道炎（PGU）最常见的病因。PGU 指的是男性使用单剂青霉素或头孢菌素类药物治疗淋菌性尿道炎 2～3 周后出现的 NGU，这些药物对衣原体缺乏抗菌活性。目前淋病的治疗演变为包括四环素、多西环素或阿奇霉素的联合方案（均对衣原体感染有效），因此 PGU 的发病率和沙眼衣原体对该疾病的贡献都有所下降。

在美国，据估计存在 200 万急性尿道炎病例，其中大部分是 NGU，且 30%～50% 与沙眼衣原体有关。其余 NGU 的病因不明，但最近有证据表明某些 NGU 由解脲支原体、生殖支原体、阴道毛滴虫和单纯疱疹病毒（HSV）所致。与沙眼衣原体有关的无症状和有症状尿路感染分别占男性性病门诊就诊者的 3%～7% 和 15%～20%。一项包括巴尔的摩、西雅图、丹佛和旧金山男性的多地区研究报道了尿样经核酸扩增试验（NAATs）评估发现衣原体感染的总患病率为 7%。与女性一样，男性的衣原体感染也与年龄相关，年轻是衣原体尿道炎的最大危险因素。男性的患病率在 20～24 岁时最高。在性病门诊中，同性恋男性尿道炎的患病率比异性恋更低，同时非洲裔美国男性患尿道炎远比高加索男性常见。一项研究报告非白种人和白种人异性恋男性的患病率分别为 19% 和 9%。

根据尿道分泌物白细胞升高并通过革兰染色或培养排除淋病后可诊断 NGU。尽管沙眼衣原体尿道炎的临床症状通常比淋球菌性尿道炎轻，但对于任何一位患者，人们无法单凭临床表现可靠区分这两种尿道炎。临床症状包括尿道分泌物（通常呈白色黏液状，而非纯粹的脓液）、排尿困难和尿道瘙痒。体格检查可发现尿道外口的红斑和压痛，以及一般仅能通过尿道剥离才能显露的尿道渗出物。

至少 1/3 的男性沙眼衣原体尿道感染患者没有明显的尿道炎症状或体征。首段尿标本 NAATs 有助于人们在男性群体中对无症状感染开展更大规模的检测。结果显示，在学校诊所或社区中心接受筛查的性活跃男性青少年中 5%～10% 存在无症状衣原体尿道炎。这类患者常有脓尿（在首段尿沉渣中，每个 400 倍放大显微镜视野里白细胞数目≥15）、白细胞酯酶试验阳性，或革兰染色涂片（由取自前尿道 1～2 cm 处的拭子制成）见白细胞数量增加。若无法特异性检测衣原体明确诊断，检测到尿道内标本白细胞升高亦有助于区分真正的尿道炎与功能性尿路刺激症状，或对沙眼衣原体感染的高危无症状男性（如性病门诊男性患者、非淋菌性输卵管炎或黏脓性宫颈炎女性的性伴侣、包涵性结膜炎儿童的父亲）进行拟诊。另外，也可通过显微镜检查或白细胞酯酶试验等无创方法检测首段尿标本，根据其中有无脓尿来诊断尿道炎。也可用 DNA 扩增法直接检测尿（或尿道拭子）的衣原体，如下所述（见"检测方法"）。

附睾炎 · 衣原体性尿道炎可继发急性附睾炎，但这种情况很少见，通常发生在性活跃患者中。<35 岁；老年男性，附睾炎通常与革兰阴性细菌感染和/或仪器操作有关。据估计，50%～70% 的急性附睾-有丝分裂症是由沙眼衣原体引起的。这种情况通常表现为单侧阴囊疼痛，年轻人有压痛、肿胀和发热，常与衣原体性尿道炎有关。这种疾病可能很轻，在门诊用口服抗生素治疗即可，也可能严重到需要住院治疗和肠外营养支持治疗。对于患有急性单侧睾丸疼痛且无尿道炎的青少年或年轻成人，应立即通过放射性核素扫描、多普勒血流研究或外科探查排除睾丸扭转。当单侧阴囊内疼痛和肿胀的患者对适当的抗微生物治疗没有反应时，应排除睾丸肿瘤或慢性感染（如肺结核）的可能性。

反应性关节炎 · 反应性关节炎包括结膜炎、尿道炎（女性患者包括宫颈炎）、关节炎和典型的黏膜皮肤病变。NGU 病例中 1%～2% 可发展为反应性关节炎，它被认为是年轻男性最常见的外周炎症性关节炎。在接受检查时，16%～44% 反应性关节炎患者和 69% 存在泌尿生殖系统炎症体征的男性，他们尿道中的沙眼衣原体感染已经康复。46%～67% 的反应性关节炎患者亦能检测到沙眼衣原体抗体，且据报道 72% 的患者存在衣原体特异性细胞免疫。此外，在一些小规模系列调查的 29 名患者中，有 15 名患者的滑膜活检样本以及一小部分滑膜液样本中可分离到沙眼衣原体。人们已在滑膜中发现衣原体的核酸，并在关节液中发现衣原体的原体。反应性关节炎的发病机制尚不清楚，但这种疾病可能是多种感染性病原体刺激下产生的异常宿主反应，这些感染性病原体包括沙门菌、志贺菌、耶尔森菌或弯曲杆菌等与细菌性胃肠炎相关的病原体、沙眼衣原体或淋病奈瑟菌。由于超过 80% 的反应性关节炎患者具有 HLA-B27 表型并且与其他黏膜感染的临床表现相同，人们认为衣原体感染会引起异常的高活性免疫反应，导致遗传易感性个体的相关靶器官产生炎症。反应性关节炎患者对衣原体抗原细胞介导和体液免疫的过分应答支持这一假设。反应性关节炎患者关节液和滑膜组织中发现衣原体原体和 DNA，这表明事实上衣原体可能在巨噬细胞中从这些患者的生殖器官传播到关节组织。

NGU 是 80% 患者反应性关节炎的最初表现，通常发生于性交暴露后的 14 日内。尿道炎症状轻微，甚至可能被患者忽略。类似地，反应性关节炎之前可能出现淋菌性尿道炎，但很难排除淋菌性尿道炎与非淋菌性尿道炎的共同感染。尿道分泌物可为脓性或黏脓性，患者主诉有或无排尿困难。人们发现尿道炎可伴随前列腺炎，后者通常没有症状。关节炎常在尿道炎发作约 4 周后出现，但它也可能出现得更早，或者少数情况下还可先于尿道炎出现。膝盖最常受累；其次最常受累的是脚踝和足部小关节。据报道，2/3 患者都有骶髂关节炎，炎症部位可能对称，也可能不对称。有时会出现轻度的双侧结膜炎、虹膜炎、角膜炎或葡萄膜炎，但往往只持续几日。最后，高达 50% 的患者出现皮肤病表现。最初病变常为伴有中央黄斑的丘疹，最常累及脚底和手掌，约 25% 患者的皮疹最终上皮化并增厚,产生黑色角化病。环状龟头炎基本无痛,出现在不到半数的患者中。反应性关节炎的初次发作通常持续 2～6 个月。

直肠炎 · 在进行肛交的女性和男同性恋中,曾报道过原发性肛门或直肠沙眼衣原体感染。在这些感染中,直肠受累最初表现为严重的肛门直肠疼痛、血性黏脓性分泌物和里急后重。已发现眼源性血清变型 D-K 和 LGV 血清变型 L₁、L₂ 和 L₃ 可引起直肠炎。LGV 血清变型更具侵袭性,引起症状更严重的疾病,包括严重的溃疡性结直肠炎,临床上可能同 HSV 直肠炎混淆。由于都能检测到巨细胞形成和肉芽肿病变,故组织学上 LGV 直肠炎与克罗恩病类似。在美国和欧洲,LGV 直肠炎病例几乎只发生于男同性恋者,他们中许多人感染 HIV。

侵袭性较低的沙眼衣原体非 LGV 血清变型可引起轻度直肠炎。许多感染者无症状,他们的感染仅通过常规培养或直肠拭子 NAAT 诊断。这些患者无论有无症状,他们的大便白细胞计数往往都不正常。乙状结肠镜检查正常,或显示直肠下方 10 cm 处的轻度炎症变化、小糜烂或滤泡。直肠活检的组织学检查通常显示肛门隐窝、显著的滤泡以及固有层中性粒细胞浸润。诊断衣原体直肠炎的最佳方法是从直肠中分离到沙眼衣原体并记录到患者对相应治疗的应答。据报道,NAATs 诊断衣原体感染的灵敏性和特异性均高于培养。

黏脓性宫颈炎 · 尽管许多宫颈衣原体感染的妇女没有症状,但几乎有一半的妇女在检查时可见局部感染迹象。宫颈炎通常以黏脓性分泌物为特征,观察用宫颈内渗出物制备的革兰染色薄涂片中呈条状的宫颈黏液,每个显微镜视野下可见 >20 个中性粒细胞。宫颈的肥厚性异位也可能像宫颈孔附近的水肿区域般明显,在轻微损伤时(例如,用拭子采集标本时)很容易充血和出血。宫颈脱落细胞涂片显示中性粒细胞增多以及浆细胞、转化淋巴细胞和组织细胞等单核炎症细胞的特征性组成。宫颈活检显示上皮下基质主要被单核细胞浸润。临床经验和多单位协作研究表明,在革兰染色的宫颈黏液涂片中,以每个 1 000 倍放大视野中 >30 个多核粒细胞(PMNs)为阈值判断衣原体或淋菌性宫颈炎相关性最好。

衣原体宫颈炎的临床识别有赖于医生的高怀疑和仔细的宫颈检查。没有与衣原体宫颈感染特别相关的生殖器症状。年轻性活跃女性宫颈管黏脓性分泌物的鉴别诊断包括淋菌性宫颈炎、输卵管炎、子宫内膜炎和宫内节育器引起的炎症。宫颈炎的诊断基于上文提到的宫颈拭子见 PMNs;通过培养或 NAAT 证实存在衣原体。

盆腔炎 · 输卵管的炎症常被称为输卵管炎或 PID。地理位置和研究人群不同,沙眼衣原体引起急性输卵管炎的比例亦不同。据估计,在美国由沙眼衣原体造成的 PID 占 50%。沙眼衣原体或淋病奈瑟菌自下生殖道沿管腔的上行传播造成 PID。黏脓性宫颈炎后常出现子宫内膜炎、输卵管炎,最终发展为盆腔腹膜炎。经腹腔镜检查证实为输卵管炎的妇女通常

存在黏脓性宫颈炎。同样,大多数经腹腔镜证实为衣原体(或淋菌性)输卵管炎的妇女,也有报道称她们的子宫内膜活检显示浆细胞浸润于子宫内膜上皮,存在子宫内膜炎。无输卵管炎临床依据的患者也可出现衣原体子宫内膜炎。阴道出血、下腹疼痛和无附件压痛的子宫压痛等临床表现与子宫内膜炎的组织学改变有关。可能由于附件触痛不那么明显,衣原体输卵管炎的症状轻于淋菌性输卵管炎。因此,性活跃宫颈炎妇女的附件或子宫压痛较轻提示衣原体 PID。

未经治疗的慢性子宫内膜和输卵管炎症可导致输卵管瘢痕形成、功能受损、阻塞和不孕,甚至在既往没有治疗 PID 的妇女中也是如此。沙眼衣原体与"亚临床"PID 尤其相关,其基础是:① 输卵管损伤的衣原体血清阳性妇女缺乏 PID 病史,或② 在无症状的输卵管不孕妇女中检测到衣原体 DNA 或抗原。这些数据表明,预防 PID 及其后遗症的最佳方法是监测和控制下生殖道感染,同时诊断和治疗性伴侣并预防再次感染。促进早期症状识别和健康护理宣教可降低 PID 后遗症的发生频率和严重程度。

肝周炎 · Fitz-Hugh-Curtis 综合征最初被描述为淋菌性 PID 的并发症。然而,过去几十年的研究表明在肝周炎中衣原体感染比淋病奈瑟菌感染更常见。年轻、性活跃的女性出现右上腹疼痛、发热或恶心时应怀疑肝周炎。检查时可以有,也可以没有输卵管炎的迹象。通常,肝周炎与腹腔镜见到的广泛输卵管瘢痕、粘连和炎症密切相关,并出现 57 kDa 衣原体热休克蛋白的高滴度抗体。在患有这种综合征的妇女中,3/4 能培养到沙眼衣原体和/或血清学证实沙眼衣原体存在。

女性尿道综合征 · 在未感染大肠埃希菌或腐生葡萄球菌等尿道病原体时,主诉排尿困难、尿频和脓尿的女性大学生中最常分离到的病原体是沙眼衣原体。筛查研究显示宫颈和尿道中都能找到沙眼衣原体;而 25% 的女性感染者,她们仅尿道中可分离到沙眼衣原体。女性尿道综合征包括排尿困难和尿频,伴衣原体尿道炎、脓尿,而无菌尿或其他尿道病原体。虽然有些感染衣原体的女性可能出现尿道综合征,但大多数因尿道衣原体感染而就诊于性病门诊的女性并没有排尿困难或尿频。即使是衣原体尿道炎导致急性尿道综合征的女性,尿道异常分泌物、尿道外口红肿等尿道炎症状也不常见。然而,当一个排尿困难和尿频的女性出现黏脓性宫颈炎时,强烈提示沙眼衣原体尿道炎的存在。衣原体尿道综合征的其他相关因素包括排尿困难持续时间 >7～10 日、无血尿和耻骨上压痛。当排尿困难但无大肠埃希菌尿的女性出现尿道革兰染色异常且每个 1 000 倍放大视野中 PMNs >10 个时支持衣原体尿道炎的诊断。其他可能的诊断还包括淋菌或尿道滴虫感染。

妊娠期和新生儿期感染 · 妊娠期感染可在分娩时传染婴儿。在产道内接触沙眼衣原体后 20%～30% 的婴儿会患上结膜炎,10%～15% 的婴儿会继发肺炎。因此,所有新生儿在

出生时都要接受眼部预防以避免新生儿眼炎。如果不治疗，结膜炎通常在出生后的 5～19 日内发生，并出现大量黏脓性分泌物。感染的婴儿约一半发展为包涵体结膜炎。然而，临床上不可能将衣原体结膜炎与其他新生儿结膜炎（如淋病奈瑟菌、流感嗜血杆菌、肺炎链球菌或 HSV 等所致）区分开来，因此诊断有赖于实验室检查。Giemsa 染色的结膜涂片中常常可检测到上皮细胞内包涵体，但对于衣原体而言，这些涂片检查的敏感性远低于培养或 NAATs。嗜血杆菌性结膜炎的革兰染色涂片可见淋球菌，或偶尔可见小的革兰阴性球菌，但涂片的同时应进行病原体的培养或 NAATs。

感染后，婴儿的鼻咽、直肠和阴道中可经常并持续地分离到沙眼衣原体，未经治疗时这种情况偶尔可长达 1 年以上。在某些患者中，围生期感染衣原体可导致中耳炎。2 周至 4 个月大的婴儿可能出现肺炎。据估计，6 个月以下婴儿中由沙眼衣原体导致的肺炎占 20%～30%。流行病学研究表明，婴儿的衣原体肺部感染与之后儿童期亚急性肺部疾病（支气管炎、哮喘、喘息）发病率的增加有关。

性病淋巴肉芽肿（LGV） · 🌐 沙眼衣原体血清变型 L₁、L₂ 和 L₃ 引起 LGV，这是一种侵袭性全身性性病。二三十岁是性行为最活跃的年龄，也往往是 LGV 发病的高峰时期。全球 LGV 发病率正在下降，但该病仍在亚洲、非洲、南美和加勒比部分地区流行，为发病的主要原因。LGV 在发达国家罕见；10 多年来，美国据报的 LGV 发病率仅为 0.1 例/10 万人年。在巴哈马，一场显著的 LGV 暴发与异性 HIV 感染的同期增加有关。据报道，在欧洲、澳大利亚和美国，新发现的 L₂b 变种引起疾病暴发，这显示 LGV 在男同性恋中更为流行。这类疾病常表现为男性 HIV 阳性患者的出血性结直肠炎。随着 NAATs 更广泛地应用于直肠感染的诊断，人们识别 LGV 病例的能力得到提升。

LGV 开始时是一个常被人忽视的小而无痛的丘疹，它倾向于在衣原体接种处形成溃疡。这种原发性病变在几日内愈合，不留瘢痕，通常仅在病例回顾时被认为是 LGV。沙眼衣原体的 LGV 株偶尔可从生殖器溃疡、男性尿道和腹股沟淋巴结肿大的女性宫颈内找到；在一些患者中上述区域可能是感染的原发部位。直肠炎更常见于肛交中的受者，肛门直肠涂片中白细胞计数升高可预测这些患者的 LGV。溃疡形成可能促进 HIV 感染以及其他经性和血液途径感染的传播。

随着 NAATs 越来越频繁地用于沙眼衣原体诊断，越来越多的男同性恋 LGV 性直肠炎被人们发现。这类患者表现为肛门直肠疼痛和直肠黏液脓血性分泌物。乙状结肠镜检查显示溃疡性直肠炎或结直肠炎，伴有脓性渗出和黏膜出血。直肠黏膜的组织病理学发现包括有巨细胞肉芽肿、隐窝脓肿和广泛炎症。这些临床表现、乙状结肠镜检查和组织病理学检查结果可能与直肠克罗恩病十分相似。

异性恋男女最常表现为腹股沟综合征，其特征为假设暴露的 2～6 周后出现腹股沟淋巴结疼痛；极少数情况下，数月

后发病。2/3 的病例为单侧腹股沟淋巴结肿大，在腹股沟淋巴结肿的同侧常可触及明显肿大的髂淋巴结和股淋巴结。起初淋巴结是不连续的，但持续进展的腺周炎导致淋巴结聚集成有波动感的化脓团块。覆盖病变淋巴结的皮肤固定、发炎、变薄，最终形成多个引流瘘管。腹股沟韧带上方和下方的淋巴结明显增大（"凹槽征"）不具有特异性，尽管这种表现并不少见，但只在少数病例中有记录。数月后淋巴结病变通常可自愈，但腹股沟瘢痕或大小各异的肉芽肿将终身存在。巨大的盆腔淋巴结病变可能导致剖腹探查。

全身症状在局部淋巴结病阶段很常见，例如直肠炎可出现发热、寒战、头痛、脑膜刺激征、厌食、肌痛和关节痛。其他不常见的全身并发症包括伴有无菌渗出的关节炎、无菌性脑膜炎、脑膜脑炎、结膜炎、肝炎和结节性红斑（图 14－40）。未经治疗的肛门直肠感染，其并发症包括直肠周围脓肿、肛瘘、直肠阴道瘘、直肠膀胱瘘和坐骨直肠瘘。可能是继发性细菌感染引起了上述并发症。直肠狭窄是肛门直肠感染的晚期并发症，通常出现在距肛门口 2～6 cm 处，即处于直肠指检可触及的范围内。一小部分男性 LGV 患者表现为阴茎、尿道或阴囊的慢性进行性浸润、溃疡或瘘管病变。相关淋巴管阻塞可引起象皮病。尿道狭窄通常累及后尿道，引起尿失禁或排尿困难。

诊断

检测方法 · 人们过去在鸡胚的卵黄囊中培养衣原体。衣原体在组织培养中更容易生长，但曾作为诊断金标准的细胞培养已被非培养检测方法取代（表 85－1）。一般而言，目前只有特定的实验室对临床标本进行衣原体的培养。NAATs 作为第一个非培养检测方法已取代临床标本 DFA 染色和酶免疫分析（EIA），它是一种可将临床标本核酸放大的分子检测。CDC 目前建议将 NAATs 作为首选的诊断方法；美国 FDA 批准的 4～5 种 NAAT 检测方法已在市场上销售，部分为高通量自动化平台。通过床旁诊断性检测方法（包括 NAATs），患者可在离开诊所前得到治疗，人们对这种检测方法越来越感兴趣，并且这种检测方法的临床应用将成为可能。

标本的选择 · 过去宫颈和尿道拭子分别用于女性和男性患者的性病诊断。然而，由于 NAATs 的敏感性和特异性大大提高，人们可使用取样创伤性较小的标本（例如，男性和女性的尿液以及女性阴道拭子）。为了对无症状妇女进行筛查，CDC 目前建议使用自采集或医生采集的阴道拭子，该标本的敏感性略高于尿液。然而拓展筛查项目中经常使用尿液进行筛查检测。对于存在症状并接受盆腔检查的女性，宫颈拭子是理想的标本，因为它的衣原体计数略高。尽管人们已经对自采集阴茎尿道外口拭子进行了探索，但对于男性患者而言，尿液仍为首选标本。

备选的标本类型 · NAATs 可用于婴儿和成人眼部标本的评估。然而，由于这样的 NAATs 商品尚未获得 FDA 批准，实验室必须自行研究验证。直肠和咽部的标本已成功检测到衣原体，但实验室必须对该检测进行验证。

表 85 – 1　性传播和围生期沙眼衣原体感染的诊断试验

感染	提示性的体征/症状	可供拟诊的检查结果[a]	首选的确诊试验
男性			
NGU、PGU	尿道分泌物、排尿困难	每油镜视野下能被革兰染色的中性粒细胞＞4 个，无淋球菌	尿液或尿道 NAAT 检测沙眼衣原体
附睾炎	单侧阴囊内肿胀、疼痛、压痛，发热，NGU	每油镜视野下能被革兰染色的中性粒细胞＞4 个，无淋球菌，尿检见脓尿	尿液或尿道 NAAT 检测沙眼衣原体
女性			
宫颈炎	黏脓性宫颈分泌物、宫颈切除术区出血水肿	宫颈黏膜标本每个油镜视野下能被革兰染色的中性粒细胞＞20 个	尿液、宫颈或阴道 NAAT 检测沙眼衣原体
输卵管炎	下腹痛、宫颈举痛、附件触痛或肿块	输卵管中总可能有沙眼衣原体存在	尿液、宫颈或阴道 NAAT 检测沙眼衣原体
尿道炎	排尿困难和无血尿尿频	MPC，无菌性脓尿，常规尿培养阴性	尿液或尿道 NAAT 检测沙眼衣原体
男性或女性成人			
直肠炎	直肠疼痛、直肠分泌物、里急后重、出血，既往曾为肛交受者	淋球菌培养阴性且革兰染色阴性，直肠革兰染色每油镜视野下至少存在 1 个中性粒细胞	直肠 NAAT 检测沙眼衣原体或直肠培养
反应性关节炎	NGU、关节炎、结膜炎、典型的皮肤病灶	每油镜视野下能被革兰染色的中性粒细胞＞4 个，没有淋球菌意味着 NGU	尿液或尿道 NAAT 检测沙眼衣原体
LGV	局部淋巴结病、原发病灶、直肠炎、全身症状	无	进行结节或直肠的 LGV 菌株培养，偶尔进行尿道或宫颈的 LGV 菌株培养；上述部位 NAAT 检测沙眼衣原体；LGV CF 滴度≥1∶64；显微 IF 滴度≥1∶512
新生儿			
结膜炎	分娩后 6～18 日出现脓性结膜分泌物	淋球菌、嗜血杆菌、肺炎球菌、葡萄球菌培养阴性且革兰染色阴性	结膜 NAAT 检测沙眼衣原体，结膜物质刮片的 FA 染色
婴儿肺炎	无发热；间断性咳嗽、弥漫性啰音、双侧肺叶极度膨胀、肺间质浸润	无	痰、咽、眼、直肠的衣原体培养或 NAAT；沙眼衣原体显微 IF 抗体——IgG 或 IgM 抗体滴度变化达四倍

[a] 当未发现淋球菌时，衣原体感染常作为假设诊断被罗列出来。淋病奈瑟菌检测阳性并不除外沙眼衣原体的存在，它往往与淋球菌共存于患者体内。

缩略词：CF，补体固定；FA，荧光抗体；LGV，性病淋巴肉芽肿；micro - IF，显微免疫荧光；MPC，黏脓性宫颈炎；NAAT，核酸扩增试验；NGU，非淋菌性尿道炎；PGU，淋菌后尿道炎。

来源：经许可重印，WE Stamm：Chlamydial infections, in Harrison's Principles of Internal Medicine, 17th ed, AS Fauci et al（eds）. New York, McGraw-Hill, 2008, p 1075。

其他诊断问题 · 由于 NAATs 检测核酸而不是活着的微生物，将其用作疗效评估测试时需谨慎。NAATs 在经抗生素治疗后无感染性的细胞中仍能检测到残余的核酸，故治疗 3 周后检测结果依然阳性，而此时存活的微生物实际上已经被根除。因此，临床医生在治疗 3 周后才可使用 NAATs 进行疗效评估测试。CDC 当前并不推荐对沙眼衣原体感染治疗后是否痊愈进行检测。然而，由于发病率研究表明既往衣原体感染会增加再次感染的可能性，CDC 推荐既往感染者在治疗 3 个月后再次筛查衣原体。

血清学 · 血清学检查有助于诊断沙眼衣原体引起的 LGV 和新生儿肺炎。选用的血清学检查是微免疫荧光（MIF）试验，该试验将高滴度纯化原体与胚鸡卵黄囊的混合物粘贴在滴加了稀释血清的显微镜载玻片上。荧光素结合的 IgG 或 IgM 抗体在孵育和洗涤后被使用。荧光显微镜用于读取结果，以产生可见荧光的血清最高稀释度作为滴度。MIF 试验的劳动强度大，并未得到广泛应用。虽然也可采用补体结合试验，但它仅以脂多糖（LPS）为抗原，故病原体只能鉴定到属水平。单次滴度＞1∶64 支持 LGV 的诊断，但很难证明抗体滴度升高；也就是说，难以获得成对的血清样本，因为事实上感染的患者往往过了急性期才去就诊。抗体滴度大于 1∶16 被视作患者暴露于衣原体的重要证据。然而，血清学检测从未被推荐用于诊断宫颈、尿道和下生殖道的非复杂性生殖器感染或无症状患者的沙眼衣原体筛查。

治疗 · 沙眼性生殖器感染

四环素（500 mg QID）、多西环素（100 mg BID）、红霉素（500 mg QID）或氟喹诺酮类（氧氟沙星，300 mg BID；或左氧氟沙星，500 mg QD）治疗 7 日适用于非复杂性衣原体感染。治疗成人非复杂性沙眼衣原体感染单剂阿奇霉素 1 g 口服与 7 日多西环素同样有效。阿奇霉素引起的胃肠道不良反应比红霉素等早期大环内酯类少。阿奇霉素单剂方案在治疗非复杂性生殖器衣原体感染（尤其是无症状、依从性差的患者）和感染患者性伴侣时很受欢迎。阿奇霉素的这些优势必须与其更高昂的成本相权衡。但凡可能，1 g 单剂量应作为直接观察治疗。该方案虽未经 FDA 批准用于孕妇，但对于治疗妊娠期间生殖器衣原体感染似乎是安全且有效的。孕妇也可服用阿莫西林（500 mg TID，持续 7 日）。妊娠期禁用氟喹诺酮类药物。对于复杂的衣原体感染（如PID、附睾炎），建议进行为期 2 周的治疗；对于LGV，建议至少进行为期 3 周的多西环素治疗（100 mg BID）或红霉素治疗（500 mg QID）。四环素治疗生殖器感染失败通常意味着患者依从性差或再次感染，而非菌株耐药。迄今为止，临床上尚未发现具有显著意义的沙眼衣原体耐药。

临床医生应考虑到对淋病奈瑟菌感染患者进行衣原体的诊治，因为人们经常同时感染这两种病原体。建议对新生儿眼炎和婴儿沙眼衣原体肺炎使用红霉素进行全身治疗。对于治疗成人包涵体结膜炎，阿奇霉素 1 g 单剂与标准的多西环素 10 日治疗同样有效。膀胱以及肛门生殖器 LGV 的治疗方案均推荐四环素、多西环素或红霉素等药物，疗程为 21 日。

性伴侣

在美国大部分地区衣原体感染的持续高发主要是由于漏诊以及由此导致的感染者（无论有无症状）及其性伴侣无法得到治疗。在 NGU、附睾炎、反应性关节炎、输卵管炎和宫颈炎患者的性伴侣中尿道或宫颈沙眼衣原体感染的比例很高。应尽可能对这些人进行衣原体的确诊性实验室检查，但即使检测结果阴性或诊断依据不足，若他们最近暴露于已证实或可能性较大的衣原体感染（如 NGU），也需要接受治疗。提供性伴侣治疗是一种新的方式，即在感染患者接受治疗的同时向他们的性伴侣提供单剂阿奇霉素。

新生儿和婴儿

患有结膜炎的新生儿或肺炎的婴儿可口服红霉素乙基琥珀酸酯或无味红霉素，剂量为每日 50 mg/kg，最好分 4 次服用，持续 2 周。必须密切关注患儿对治疗的依从性，这是一个常见的问题。在使用红霉素或四环素等眼用软膏后或口服红霉素后，眼部感染经常复发。因此，应在治疗后的随访中进行衣原体培养。父母双方都应检查是否感染沙眼衣原体，若无法进行诊断测试，应使用多西环素或阿奇霉素治疗。

预防

由于很多衣原体感染患者没有症状，有效的控制和预防须包括对感染高危人群的定期筛查。人们已经制订了具有成本效益的选择性筛查标准。几乎所有研究中，年轻（通常小于 25 岁）是女性衣原体感染的关键危险因素。其他危险因素包括黏脓性宫颈炎；多个、新的或存在症状的男性性伴侣；以及未使用拥有屏障功能的避孕器具。在某些情况下，基于年轻人的筛查可能与包含行为和临床措施的标准同样敏感。另一个策略是对所有高患病率的就诊人群（如性病诊所、少年拘留所和计划生育诊所）进行普查。

选择性筛查在降低女性衣原体感染率方面的成效已得到数项研究的证实。在太平洋西北部，计划生育诊所自 1998 年起、性病诊所自 1993 起开展了广泛筛查，衣原体感染率从 20 世纪 80 年代的 10% 下降到 2000 年的＜5%。其他地区开展的筛查项目也使感染率呈现出类似的变化趋势。此外，人群筛查可以减少上生殖道疾病。在西雅图，一家大型健康维护机构的妇女常规进行衣原体感染筛查，她们症状性 PID 的发病率低于接受标准护理并更多参与选择性筛查的妇女。

当感染率处于较低至中等水平时，人们必须明确在什么感染率下选择性筛查比普查更具有成本效益。大多数研究得出的结论是在衣原体感染率大于 3%～7% 时应选择普查。根据既往标准，当感染率低于 3% 时，选择性筛查可能更具成本效益。在美国，几乎所有地区都启动了筛查项目，尤其是计划生育和性病诊所。对尿液和自采集阴道拭子标本进行诊断性检查的 NAATs 具有较高的灵敏度和特异度，可以此筛查传统医疗环境和新拓展社区环境中的高危人群，该诊断试验和单剂疗法一起，使制订有效的全国性衣原体防控计划成为可能。美国预防医学工作组对沙眼衣原体筛查给予 A 级推荐，这意味着私人保险和医疗保险将根据平价医疗法案支付筛查费用。

■ 沙眼

流行病学

沙眼是衣原体眼病的一个后遗症，在世界范围内，它仍然是发展中国家可预防性感染性失明的主要原因。WHO 估计,约有 600 万人因沙眼失明,而发展中国家约有 130 万人仍遭受着因沙眼导致的可预防性失明;有数亿人生活在沙眼流行地区。在澳大利亚、南太平洋和拉丁美洲的局部地区沙眼仍持续存在。在非洲、中东、亚洲和南美的发展中国家,沙眼流行地区的患者中可分离到血清变型 A、B、Ba 和 C。

世界上的沙眼高发地区分布于非洲北部和撒哈拉以南、中东、印度次大陆干燥地区和东南亚。在高发地区,出生后的第二或第三年,沙眼的感染率就几乎达到 100%。儿童中沙眼的活动性感染最多,他们是沙眼的感染源。成年后,活动性感染并不常见,但后遗症可导致失明。在这些地区,沙眼是造成失明的主要原因。

沙眼通过接触感染者的眼分泌物传播。卫生条件较差时,沙眼在家庭成员间或共用卫生设施的家庭间的传播最为常见。苍蝇也能在足部携带黏脓性眼部分泌物,从人与人之间飞来飞去。1998 年 WHO 提出的国际沙眼倡议,其目标为 2020 年前在全球范围内消除致盲性沙眼。

临床表现

流行性沙眼和成人包涵体结膜炎的最初表现均为结膜炎,其特征是结膜内存在小淋巴滤泡。在典型的致盲性沙眼高发地区,该疾病通常在 2 岁前就开始潜伏。沙眼常常再感染,这可能是构成沙眼发病机制的一部分。应用 PCR 或其他 NAATs 的研究表明,衣原体 DNA 通常存在于沙眼患者的眼分泌物中,即使分泌物培养阴性。因此,持续性感染可能比过去认为的更常见。

角膜受累可伴有炎症性白细胞浸润和浅表血管形成(血管翳形成)。随着炎症进展,结膜瘢痕最终使眼睑变形内翻,导致睫毛持续摩擦眼球(倒睫和睑内翻);最后角膜上皮磨损并出现溃疡,继而发展为角膜瘢痕和失明。结膜杯状细胞、泪管和泪腺的破坏可能引起"干眼"综合征,干燥(干燥症)或继发性细菌性角膜溃疡可导致角膜混浊。

致盲性沙眼盛行的社区经常出现结膜炎的季节性流行,这种结膜炎由流感嗜血杆菌所致,而且流感嗜血杆菌可加剧结膜炎的炎症过程。这些区域 10～15 岁的感染者,他们的活动性感染通常可自行缓解,但结膜瘢痕继续挛缩导致倒睫和睑内翻,结果造成成年后的角膜瘢痕形成。在病情较轻和流行率较低的地区,上述过程缓慢得多,活动性感染可一直持续到成年;在这种情况下,失明是罕见的。

在性活跃的年轻成人中,眼生殖器沙眼衣原体菌株导致的眼部感染表现为单侧滤泡性结膜炎和耳前淋巴结病的急性发作,与腺病毒或 HSV 引起的急性结膜炎相似。若不进行治疗,这种疾病可持续 6 周至 2 年。它通常与角膜炎症有关,表现为散发混浊("浸润")、点状上皮糜烂和轻度浅表角膜血管形成。特别是已接受数月局部糖皮质激素治疗的患者,他们很少发生结膜瘢痕和眼睑变形。性伴侣未使用抗菌药物治疗的患者最常出现眼部感染的复发。

诊断

若同时出现以下体征中的两种,临床可诊断为典型沙眼:① 上睑结膜出现淋巴滤泡。② 典型的结膜瘢痕形成。③ 血管翳。④ 角膜缘滤泡或其后遗症,Herbert 窝。临床诊断流行性沙眼应对炎症程度相对明显的儿童进行实验室检查,根据结果来明确诊断。在该人群中,10%～60% 的 Giemsa 染色结膜涂片可见胞质内衣原体包涵体,但衣原体 NAATs 检测更敏感,它能在涂片或培养阴性时检测到病原体。生活在沙眼流行地区的欧美成年人,他们的滤泡性结膜炎很少由沙眼引起。

治疗 · 沙眼

治疗非复杂性生殖器感染的方案对成人包涵体结膜炎同样有效,即阿奇霉素(1 g 单次口服)或多西环素(100 mg BID,持续 7 日)。为防止眼部感染复发和衣原体生殖器感染,有必要同时对所有性伴侣进行治疗。接受全身抗生素治疗的患者无须局部用抗生素。

鹦鹉热

鹦鹉类和许多其他鸟类是鹦鹉衣原体的天然宿主,而鹦鹉衣原体是家畜和鸟类常见的病原体。该衣原体仅有禽类菌株,只能作为人畜共患病影响人类(曾经归属于这种衣原体的其他菌株根据所感染的动物分为不同类别:流产嗜性衣原体、鼠衣原体、猪衣原体、猫衣原体和豚鼠衣原体)。尽管所有鸟类均易感,但宠物鸟(鹦鹉、长尾小鹦鹉、金刚鹦鹉和澳洲鹦鹉)和家禽(火鸡和鸭)最常将鹦鹉衣原体传染给人类。禽类加工者和宠物鸟饲养者暴露于病原体的机会最多。具有传染性的鹦鹉衣原体能从有症状的和外表健康的鸟类身上脱落,并可能存活数月。人类可通过直接接触疫鸟或吸入疫鸟鼻腔分泌物的气溶胶和粪便或羽毛的粉尘感染鹦鹉衣原体。从未证实存在人际传播。

通常采用血清学检查来诊断。人类的鹦鹉热可能表现为急性原发性非典型肺炎(未经治疗的病例中有 10% 存在生命危险)、严重的慢性肺炎,或是接触疫鸟者的轻症或无症状感染。

■ 流行病学

每年美国报告的确诊鹦鹉热不到 50 例,尽管实际病例数比上报病例数多。控制了鸟类感染源才能控制鹦鹉热。曾经人们通过禁止运输或进口鹦鹉避免了一场鹦鹉热的大流行。鸟类可进食含四环素的饲料来预防鹦鹉热。目前进口鸟类需隔离治疗 30 日。

■ 临床表现

典型临床表现包括发热、寒战、肌肉酸痛、剧烈头痛、肝脾大和胃肠道症状。心脏并发症可能包括心内膜炎和心肌炎。

在抗生素问世前死亡病例并不少见。由于对进口鸟类进行了隔离并改进了兽医卫生措施,现在暴发和散发的鹦鹉热病例都很少见。可能出现需重症监护的严重肺炎。还可能出现心内膜炎、肝炎和神经系统并发症,已有危及生命的鹦鹉热病例报告。潜伏期通常为5～19日,但也可长达28日。

■ 诊断

以前,诊断衣原体感染最常用的血清学检测是属特异性CF试验,该试验中配对血清标本的抗体滴度往往增加4倍或以上。虽然仍可使用该试验,但现在血清学检测的金标准是MIF试验,它尚未得到广泛应用(参见上文关于沙眼衣原体生殖器感染诊断的部分)。任何高于1∶16的抗体滴度都被认为是存在衣原体暴露的重要证据,且配对血清滴度升高4倍合并相应临床表现可用于诊断鹦鹉热。当临床诊断与鸟类接触史相吻合时,检测LPS抗体的市售血清学试验可协助确诊;但由于该试验对所有衣原体(即所有衣原体都含有LPS)均产生反应,因此对结果的解读必须谨慎。

治疗 · 鹦鹉热

抗生素治疗选择四环素;成人剂量为250 mg QID,避免复发疗程至少持续3周。重症患者可能需要循环和呼吸支持。红霉素(500 mg QID 口服)可作为替代治疗。

肺炎衣原体感染

肺炎衣原体是肺炎及支气管炎等人类呼吸系统疾病的常见病因。据报道,社区获得性肺炎中肺炎衣原体占10%,大部分通过血清学诊断。血清学研究表明肺炎衣原体与动脉粥样硬化有关;曾报道心血管组织中能分离到、PCR亦能检测到肺炎衣原体。这些发现提示肺炎衣原体相关的疾病谱比人们原先认为的更广。自1988年芬兰研究者通过血清学证据显示了肺炎衣原体物与冠心病和急性心肌梗死的关联后,人们就开始讨论该微生物在动脉粥样硬化病因中的作用。随后,人们通过培养、PCR、免疫组化和透射电子显微镜证实了动脉粥样硬化病变中存在肺炎衣原体;然而,研究结果的差异(包括动物试验)和大规模治疗试验的失败使人们对肺炎衣原体在动脉粥样硬化病因中的作用产生了怀疑。美国大型队列研究已通过血清学评估证明肺炎衣原体与肺癌存在一定关联。

■ 流行病学

初次感染主要发生于学龄儿童,而再次感染常见于成人。人群中40%～70%的血清流行率表明肺炎衣原体在发达和发展中国家都很普遍。人们在学龄期首次检测到血清学阳性,阳性率一般每10年增加约10%。人群中约50%在30岁时出现可检测到的肺炎衣原体抗体,大多数人80岁时出现可

检测到的抗体。虽然血清学证据表明肺炎衣原体可能与10%的社区获得性肺炎相关,但大多数依据的并非配对血清样本比较,而是单次IgG滴度升高。人们对肺炎衣原体在非典型肺炎中的真实感染率和病原学作用存疑,特别当有报告称单个血清标本用于诊断时交叉反应可影响血清学检测的特异性时。

■ 发病机制

人们对肺炎衣原体感染的发病机制知之甚少。它始于上呼吸道,在许多患者中可表现为上呼吸道黏膜表面的长期无症状感染。然而,肺炎衣原体能够在血管内皮和关节滑膜内进行复制,这表明至少在某些个体中,该微生物可于巨噬细胞内被转运到远隔部位。肺炎衣原体外膜蛋白与人体蛋白的交叉反应可导致自身免疫反应,从而诱导宿主产生免疫应答。

如上所述,流行病学研究表明肺炎衣原体感染的血清学证据与冠状动脉和其他动脉的动脉粥样硬化疾病之间存在关联。此外,人们已通过电子显微镜、DNA杂交和免疫组化等方法证实了动脉粥样硬化斑块中存在肺炎衣原体。粥样斑块经培养可找到该微生物,这一结果表明血管中有存活的、可复制的细菌。来自动物(特别是高胆固醇动物)模型的证据支持这样一种假设:主动脉粥样硬化病变中的肺炎衣原体感染恢复后该微生物可感染上呼吸道,上呼吸道感染又能加速动脉粥样硬化的进程。对感染动物进行抗菌治疗可逆转动脉粥样硬化增加的风险。两项对不稳定型心绞痛或近期心肌梗死者进行的小规模人体试验表明,抗生素可降低随后发生心脏意外事件的可能性。然而,大规模试验尚未发现不同抗衣原体治疗对上述事件风险的影响。

■ 临床表现

肺炎衣原体作为部队新兵和大学生轻度非典型肺炎的病原体被首次报道。肺炎衣原体感染多见于年轻人,引起的疾病包括急性咽炎、鼻窦炎、支气管炎和肺炎。初次感染的临床表现比再次感染更为严重和持久。肺炎衣原体肺炎与肺支原体肺炎相似,两者白细胞均不升高,患者常有明显的上呼吸道前驱症状、发热、干咳、轻中度不适,胸部听诊很少能发现阳性体征且胸片见小节段性浸润。老年患者的肺炎衣原体肺炎可以非常严重,可能需要住院治疗和呼吸支持。

据报道,慢性肺炎衣原体感染可存在于慢性阻塞性肺疾病患者中,并且它还可能在哮喘的自然发病史(包括恶化)中发挥作用。肺炎衣原体引起的呼吸道感染症状无特异性,与其他非典型肺炎病原体(如肺炎支原体)导致的症状没有区别。

■ 诊断

血清学、PCR扩增和培养皆可用于诊断肺炎衣原体感染。血清学是诊断肺炎衣原体感染的传统方法。血清学检测的金标准是MIF试验(参见上文沙眼衣原体感染诊断部分)。任何高于1∶16的抗体滴度都被认为是存在衣原体暴露的重要证据。根据CDC资助的专家工作组的意见,诊断急性肺炎

衣原体感染需要有证据表明配对血清样本滴度上升 4 倍。纵使许多研究使用高滴度 IgA 作为慢性肺炎衣原体感染的指标，但官方并不推荐对慢性感染进行诊断。不建议使用过去的 CF 测试和针对 LPS 的 EIA，因为它们对肺炎衣原体不具有特异性且只能对衣原体鉴定到属水平。该微生物在组织培养中很难生长，但它可以在 HeLa 细胞、HEp‑2 细胞、HL 细胞中培养。虽然市售 NAATs 可用于沙眼衣原体检测，但目前只有研究使用的 PCR 分析可检测肺炎衣原体。

治疗·肺炎衣原体感染

尽管报告治疗方案的对照试验很少，但肺炎衣原体在体外可被红霉素、四环素、阿奇霉素、克拉霉素、加替沙星和吉西沙星抑制。推荐的治疗方案包括四环素或红霉素 2 g QD 治疗 10～14 日。其他大环内酯类（如阿奇霉素）和氟喹诺酮类（如左氧氟沙星和加替沙星）也可能有效。

鸣谢

作者希望感谢已故的 Walter E. Stamm，MD 对衣原体研究领域的重要贡献。Dr. Stamm 为《哈里森内科学》的前几版撰写了有关衣原体的章节，感谢编辑们允许我们复制 17 版中的图 85‑1 和图 85‑2 以及表 85‑1。Dr. Stamm 于 2009 年 12 月 14 日去世，我们将本章献给他。

第 5 篇
病 毒 感 染

第 86 章
医学病毒学 | Chapter 86
Medical Virology

Fred Wang, Elliott Kieff·著 | 骆煜·译

病毒定义

病毒是专性细胞内寄生物,由 DNA 或 RNA 基因组及周边包围的蛋白质组成,部分病毒也可能会有外膜脂蛋白包膜。病毒只能在细胞内复制,因为其核酸不编码代谢蛋白质、碳水化合物或脂类或生成高能磷酸盐所必需的许多酶。通常,病毒核酸编码的是复制、包装和从感染细胞释放子代病毒所必需的信使 RNA(mRNA)和蛋白质。

病毒不同于拟病毒、类病毒和朊病毒。拟病毒是依靠细胞和辅助病毒将其核酸包装成病毒样颗粒的核酸。类病毒是一种裸露的、环状的、主要为双链的小 RNA,几乎仅限于植物,在细胞间传播,并通过细胞 RNA 聚合酶 Ⅱ 进行复制。朊病毒(**参见第 109 章**)是异常蛋白质通过改变正常细胞蛋白质的结构来而传播并引起疾病。朊病毒引起神经退行性疾病,如克雅病、Gerstmann - Straüssler 病、库鲁病和人或牛海绵状脑病("疯牛病")。

病毒结构

病毒基因组可由单链或双链 DNA、单链或双链 RNA、单链或分段反义 RNA 或双链分段 RNA 组成。病毒核酸可能只编码几个基因或超过 100 个。正义链病毒 RNA 基因组可以直接翻译成蛋白质,而反义 RNA 则必须被复制成到翻译的 RNA 中。正义和反义基因组也分别被称为正链和负链基因组。病毒核酸通常与病毒核心内病毒编码的核蛋白有关。病毒核酸和核蛋白几乎总是包裹在蛋白质衣壳中。由于病毒的遗传复杂性有限,其衣壳通常由一种或几种蛋白质组成的相同多聚体壳粒组成。衣壳具有二十面体或螺旋对称性。二十面体衣壳结构近似球体,有 2 个、3 个或 5 个对称轴,而螺旋衣壳结构只有 2 个对称轴。核酸、核蛋白和蛋白质衣壳一起被称为核衣壳。

许多病毒由核酸核心和衣壳组成。对于这些病毒,外衣壳表面介导与未感染细胞质膜的接触。其他病毒更为复杂,具有一个由病毒修饰的感染细胞膜衍生的外磷脂、胆固醇、糖蛋白和糖脂包膜。细胞核、内质网、高尔基体或质膜成为病毒

包膜的一部分,通常在感染过程中通过插入病毒编码的糖蛋白进行修饰,后者介导包膜病毒与未感染细胞表面的接触。基质或被膜蛋白可填充病毒核衣壳和外膜之间的空间。

包膜病毒通常对能溶解包膜的脂类溶剂或清洁剂敏感,而具有蛋白质核衣壳外层的病毒可能对清洁剂有一定的抵抗力。大型复杂疱疹病毒示意图如**图 86 - 1** 所示。典型致病性人类病毒的结构见**表 86 - 1**。典型致病性人类病毒的相对大小和结构如**图 86 - 2** 所示。

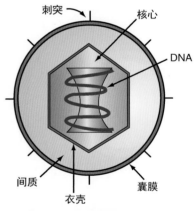

图 86 - 1 带有二十面体形核衣壳的包膜疱疹病毒示意图。 核衣壳粒子和囊膜粒子的近似直径分别为 110 nm 和 180 nm。衣壳由 162 个衣壳蛋白亚基(壳微粒)组成:150 个壳微粒为 6 重对称,12 个壳微粒为 5 重对称。

致病性人类病毒分类

如**表 86 - 1** 和**图 86 - 2** 所示,病毒的分类是基于核酸成分、核衣壳大小和对称性以及有无包膜。单个科的病毒具有相似的结构,在电镜照片中可能在形态上难以区分。根据流行病学、生物学效应和核酸序列的相似性将其分为属。

大多数感染人类的病毒有一个共同的名称,与其病理效应或发现时的环境有关。此外,国际病毒分类委员会还指定了正式的物种名称——由宿主名称后跟病毒科或属以及一个数字组成。当病毒被任一名称——例如水痘-带状疱疹病毒(VZV)或人类疱疹病毒 3(HHV - 3)提及时,这种双重术语可引起混淆。

家族	代表性病毒	RNA/DNA 类型	脂质囊膜
表 86 - 1　人类致病性病毒家族			
RNA 病毒			
微小核糖核酸病毒科	脊髓灰质炎病毒 柯萨奇病毒 埃可病毒 肠道病毒属 鼻病毒属 甲型肝炎病毒	(+)RNA	否
杯状病毒科	诺如病毒 戊型肝炎病毒	(+)RNA	否
披膜病毒科	风疹病毒 东方马脑炎病毒 西方马脑炎病毒	(+)RNA	是
黄病毒科	黄病毒属 登革病毒 圣路易斯脑炎病毒 西尼罗病毒 丙型肝炎病毒 庚型肝炎病毒	(+)RNA	是
冠状病毒科	冠状病毒属[a]	(+)RNA	是
弹状病毒科	狂犬病病毒 水泡性口炎病毒	(-)RNA	是
丝状病毒科	马尔堡病毒 埃博拉病毒	(-)RNA	是
副黏病毒科	副流感病毒 呼吸道合胞病毒 新城疫病毒 腮腺炎病毒 风疹病毒	(-)RNA	是
正黏病毒科	甲/乙/丙型流感病毒	(-)RNA,8 个片段	是
布尼亚病毒科	汉坦病毒 加利福尼亚脑炎病毒 白蛉热病毒	(-)RNA,3 个环状片段	是
沙粒病毒科	淋巴细胞性脉络丛脑膜炎病毒 拉沙病毒 南美洲出血性病毒	(-)RNA,2 个环状片段	是
呼肠孤病毒科	轮状病毒 呼肠病毒 科罗拉多蜱病毒	双链 RNA,10~12 个片段	否
逆转录病毒科	人类 T 淋巴细胞病毒 1 型和 2 型 人类免疫缺陷病毒 1 型和 2 型	(+)RNA,2 个相同片段	是
DNA 病毒			
肝炎病毒科	乙型肝炎病毒	双链 DNA,部分单链	是
细小病毒科	细小病毒	单链 DNA	否
乳头瘤病毒科	人乳头瘤病毒	双链 DNA	否
多瘤病毒	JC 病毒 BK 病毒 梅克尔细胞多瘤病毒		
腺病毒科	人类腺病毒	双链 DNA	否

（续表）

家族	代表性病毒	RNA/DNA 类型	脂质囊膜
疱疹病毒科	单纯疱疹病毒 1 型和 2 型[b] 水痘-带状疱疹病毒[c] EB 病毒[d] 巨细胞病毒[e] 人疱疹病毒-6 人疱疹病毒-7 卡波西肉瘤相关疱疹病毒[f]	双链 DNA	是
痘病毒科	天花病毒 羊传染性口疮病毒 传染性软疣病毒	双链 DNA	是

[a] 包括引起严重急性呼吸综合征（SARS）和中东呼吸综合征（MERS）的冠状病毒。[b] 也分别被称为人类疱疹病毒 1（HHV-1）和 HHV-2。[c] 也称 HHV-3。[d] 也称 HHV-4。[e] 也称 HHV-5。[f] 也称 HHV-8。

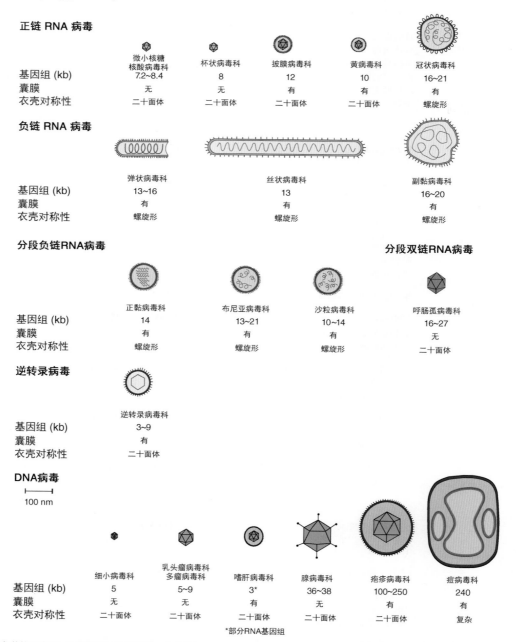

图 86-2　**主要病毒科的示意图，包括感染人类的物种**。病毒按基因组类型分组，并按大致比例绘制。表 86-1 列出了引起人类疾病每个家族的原型病毒。

体外病毒感染

细胞在培养过程中的病毒感染阶段

病毒与细胞表面和细胞进入的相互作用

为了将其核酸有效载荷传递到细胞质或核质,病毒必须克服由细胞质和细胞质膜造成的屏障。感染通常是由与细胞表面的弱静电或疏水相互作用引起的。随后,与细胞质膜蛋白、碳水化合物、糖脂、硫酸乙酰肝素蛋白聚糖或唾液酸更强、更特异性地附着,使其能够与介导细胞质膜融合的特定细胞表面"受体"稳定结合(表2-1)。受体结合通常通过病毒表面蛋白与一种以上的细胞表面蛋白或共受体的相互作用而增强。受体和共受体是病毒可以感染的物种和细胞类型的重要决定因素。例如,HIV 包膜糖蛋白与 T 细胞表面蛋白 CD4 结合,然后与一种趋化因子受体结合,后者是病毒的决定性辅助受体,并介导其进入细胞质。EBV 糖蛋白 gp350 与 B 淋巴细胞补体受体 CD21 结合,然后利用主要组织相容性复合体(MHC)Ⅱ类分子作为共受体和整合素进行确定性进入。

病毒已进化出了一系列进入细胞的方法。流感病毒具有一种外膜血凝素糖蛋白,可与呼吸道细胞质膜上的唾液酸结合。血凝素介导对细胞膜的吸附、受体聚集和内吞作用。当细胞质中的内体 pH 降低时,流感血凝素构象发生变化,最初位于血凝素底部的疏水螺旋得以延伸、相互作用并与内体膜融合,从而将病毒基因组释放到细胞质中。流感病毒 M2 膜通道蛋白在降低核内体 pH、促进病毒与细胞膜融合方面具有重要作用。

无包膜病毒(如人乳头瘤病毒)和一些有包膜病毒已进化为与细胞质膜受体部分融合并内化进入内涵体。然后,内吞体中的低 pH 可触发病毒膜或衣壳与内吞细胞膜融合,将病毒 DNA 释放到细胞质中启动感染。

融合所需的疏水相互作用容易受到化学抑制或阻断。HIV 包膜糖蛋白 gp120 与病毒表面的 gp41 相关。HIV gp120 与 CD4 结合,然后与特定的趋化因子受体结合,导致构象变化,使 gp41 启动细胞膜融合。抗 HIV 药物恩福韦地是一种来源于 gp41 结构的小肽。恩福韦地与 gp41 结合并阻止融合所需的构象改变。相反,马拉韦罗通过与 CCR5 受体结合来阻止病毒进入,从而阻断 gp120 与 CCR5 结合,并阻止其融合。

病毒基因表达和复制

病毒脱壳并释放到细胞质后,病毒基因组被转运到表达和复制的位点。为了产生具有感染性的子代病毒,病毒必须产生复制其核酸所必需的蛋白质以及覆盖其核酸并将核酸和蛋白质组装成子代病毒所必需的结构蛋白质。不同的病毒使用不同策略和基因库来实现这些目标。除痘病毒外,大多数 DNA 病毒复制其核酸并在细胞核内组装成核衣壳。RNA 病毒除流感病毒外,在细胞质膜包裹前均转录并复制其 RNA 且在细胞质中组装。DNA 和 RNA 病毒以及正、负链 RNA 病毒的复制策略病毒将在下文单独讨论。每组具有医学重要性的病毒用于说明目的。

正链 RNA 病毒·医学上重要的 RNA 病毒包括正链小RNA 病毒、黄病毒、披膜病毒、杯状病毒和冠状病毒。正链 RNA 病毒的基因组 RNA 释放到细胞质中,没有相关的酶。细胞核糖体重新编码并与病毒基因组内部核糖体入口序列结合,并翻译病毒编码的多聚蛋白。多聚蛋白内的蛋白酶切断病毒 RNA 聚合酶和复制所必需的其他病毒蛋白。基因组 RNA 随后从基因组 RNA 模板转录。然后正链基因组和 mRNA 由病毒 RNA 聚合酶从基因组 RNA 转录并翻译成衣壳蛋白。基因组 RNA 被包裹在细胞质中,并随着感染细胞的裂解而释放。

负链 RNA 病毒·医学上重要的负链 RNA 病毒包括弹状病毒、丝状病毒、副黏病毒、正黏病毒和布尼亚病毒。负链病毒的基因组通常是片段化的。负链 RNA 病毒基因组与相关的 RNA 聚合酶和一个或多个聚合酶辅助蛋白一起释放到细胞质中。病毒 RNA 聚合酶转录 mRNA 以及全长基因组 RNA,后者是基因组 RNA 复制的模板。病毒 mRNA 编码病毒 RNA 聚合酶和辅助因子以及病毒结构蛋白。除流感病毒在细胞核中转录其 mRNA 和基因组 RNA 外,负链 RNA 病毒完全在细胞质中复制。所有负链 RNA 病毒(包括流感病毒)均在细胞质中组装。

双链分段 RNA 病毒·双链 RNA 病毒在分类上属于呼肠孤病毒科。医学上重要的病毒是轮状病毒和科罗拉多蜱传热病毒。呼肠孤病毒基因组有 10~12 个 RNA 片段。呼肠孤病毒颗粒中含有 RNA 聚合酶复合物。这些病毒在细胞质中进行复制和组装。

DNA 病毒·医学上重要的 DNA 病毒包括细小病毒(具有小的单链 DNA 基因组并引起一过性关节炎),以及多瘤病毒(包括较小的多瘤病毒如 JC 病毒),在免疫功能低下的患者中引起进行性多病灶脑白质病;BK 病毒和默克尔细胞多瘤病毒。较大的 HPV 引起疣以及宫颈癌、阴茎癌和口腔癌。其次是腺病毒,主要引起短暂的呼吸道和眼部炎症。疱疹病毒包括 8 种病毒,可引起人类广泛的炎症和恶性疾病。EBV 是免疫功能低下和免疫功能正常人群中淋巴瘤和霍奇金病的重要病因,也是中国南方和北非人群中鼻咽癌的重要原因。巨细胞病毒(CMV)是经胎盘感染和新生儿神经系统损害的重要原因。痘病毒是最大的 DNA 病毒和感染人类的最大病毒(光镜下几乎看不见),可引起天花、猴痘和传染性软疣。除痘病毒外,其他 DNA 病毒基因组进入细胞核并由细胞 RNA 聚合酶Ⅱ转录。

在受体结合并与质膜或内吞胞膜融合后,疱疹病毒核衣壳与被膜蛋白一起释放到细胞质中,并沿着微管转运到核孔。然后,衣壳将 DNA 释放到细胞核中。

DNA 病毒的转录和 mRNA 的加工依赖于病毒和细胞蛋白。对于单纯疱疹病毒(HSV),病毒包膜蛋白进入细胞核并激活即刻早期基因,即感染后表达的第一个基因。即刻早期基因的转录需要病毒的被膜蛋白和细胞转录因子。HSV 在神经元中变得不复制或潜伏,因为病毒即刻早期基因表达所必需的细胞转录因子停泊在神经元的细胞质中。热休克或其他细胞应激可使这些细胞因子进入细胞核,激活病毒基因表达,启动复制。这一信息解释了 HSV-1 在神经元中的潜伏期和复制感染的激活。

对于腺病毒和疱疹病毒,即刻早期基因的转录导致病毒DNA 复制所必需的早期蛋白的表达。病毒 DNA 合成需要开启晚期基因表达和病毒结构成分的产生。HPV、多瘤病毒和细小病毒的早期基因转录不依赖于病毒基因组编码的反式激活因子。相反,他们早期基因具有结合细胞转录因子的上游增强元件。早期基因编码病毒 DNA 合成和晚期基因转录所必需的蛋白质。DNA 病毒晚期基因编码病毒装配和排出所需的结构蛋白。晚期基因的转录持续依赖于 DNA 的复制。因此,DNA 复制抑制剂也会阻止晚期基因转录。

每个 DNA 病毒家族使用独特的机制复制其 DNA。腺病毒和疱疹病毒 DNA 在病毒体中呈线状。腺病毒 DNA 在感染细胞中保持线性,并使用起始蛋白-DNA 复合物作为线性基因组进行复制。相反,疱疹病毒 DNA 在感染细胞中循环,基因组通过"滚动循环"机制复制成线性的串联体。全长DNA 基因组被切割并包装成病毒。疱疹病毒编码一种 DNA 聚合酶和病毒 DNA 复制所必需的至少 6 种其他病毒蛋白。阿昔洛韦和更昔洛韦通过病毒多聚酶磷酸化并结合到 DNA 中,从而阻止病毒 DNA 合成。疱疹病毒也编码增加脱氧核苷三磷酸池的酶。HPV 和多瘤病毒 DNA 在病毒内和感染细胞内均为环状。这些基因组是由细胞 DNA 复制酶引起的,并通过复制和包装保持环状。HPV 和多瘤病毒早期蛋白对于潜伏和病毒复制阶段的 DNA 复制都是必需的。早期的病毒蛋白刺激细胞保持在周期中,促进病毒 DNA 复制。

细小病毒具有负单链 DNA 基因组,是最小的 DNA 病毒。它们的基因组只有 HPV 基因组的一半,仅包含两个基因。自主细小病毒(如 B19)的复制依赖于细胞 DNA 复制,需要病毒编码的 Rep 蛋白。其他细小病毒,如腺相关病毒(AAV),不是自主的,需要腺病毒或疱疹病毒科的辅助病毒进行复制。AAV 正被用作一种潜在的安全的人类基因治疗载体,因为它的复制蛋白会引起单个染色体位点的整合。基因组的大小限制了 AAV 载体中可以表达的蛋白质范围。

如上所述,痘病毒是最大的 DNA 病毒。在 DNA 病毒中,它们在细胞质中复制和装配是独特的。为了完成细胞质复制,痘病毒编码转录因子、RNA 聚合酶 Ⅱ 同源物、RNA 封端酶、RNA 多聚腺苷酸化酶和病毒 DNA 合成酶。痘病毒DNA 也具有独特的结构。双链线性 DNA 在末端共价连接,形成共价闭合的双链环状基因组。环状基因组的复制是通过线性 DNA 末端反向重复序列的切口开始的。在 DNA 复制过程中,基因组在末端反向重复序列内被切割,反向重复序列由病毒编码的 DNA 聚合酶自我启动互补链合成。与疱疹病毒一样,痘病毒编码几种酶,这些酶可增加脱氧核苷酸三磷酸前体水平,从而促进病毒 DNA 合成。

在其生命周期中同时使用 RNA 和 DNA 基因组的病毒·包括 HIV 在内的逆转录病毒是一种利用 DNA 中间体复制其基因组的 RNA 病毒。相反,乙型肝炎病毒(HBV)是一种利用 RNA 中间体复制其基因组的 DNA 病毒。因此,这些病毒不是纯粹的 RNA 或 DNA 病毒。逆转录病毒是一种具有两个相同的正义链基因组以及相关的逆转录酶和整合酶的RNA 病毒。逆转录病毒与所有其他病毒的不同之处在于,它们将自身逆转录成部分复制的双链 DNA 拷贝,然后作为其持久性和复制方法的一部分常规整合到宿主基因组中。逆转录酶抑制剂(如齐多夫定)或整合酶抑制剂(如拉替拉韦)目前常用于 HIV 感染的抗病毒治疗。将残余甚至是简单逆转录病毒 DNA 的完整拷贝整合到人类基因组中,提高了具有复制能力的简单人类逆转录病毒的可能性。然而,内源性人类逆转录病毒复制尚未被证实或与任何疾病相关。整合的、具有复制能力的逆转录病毒 DNA 也存在于许多动物物种中,如猪。这些猪的逆转录病毒是异种移植中值得关注的潜在原因,因为逆转录病毒复制可能导致人类疾病。

细胞 RNA 聚合酶 Ⅱ 和转录因子调节整合前病毒 DNA基因组的转录。一些逆转录病毒也编码转录和 RNA 加工的调节因子,如人类嗜 T 淋巴细胞病毒(HTLV)1 型和 2 型中的Tax 和 Rex。HIV-1 和 HIV-2 具有直系同源的 Tat 和 Rev基因以及附加的辅助蛋白 Vpr、Vpu 和 Vif,他们对于有效感染和免疫逃逸非常重要。全长前体转录物由病毒末端重复序列中的启动子合成,同时作为包装在核衣壳中的基因组 RNA和编码病毒 Gag 蛋白、聚合酶/整合酶蛋白和包膜糖蛋白的差异剪接 mRNA。Gag 蛋白是一种将其裂解成若干组分的蛋白酶,包括覆盖病毒 RNA 的病毒基质蛋白。病毒 RNA 聚合酶/整合酶、基质蛋白和细胞 tRNA 是病毒核衣壳的关键成分。

蛋白酶抑制剂已被开发为抗 HIV(如沙奎那韦)或丙型肝炎病毒(HCV)(如特拉匹韦)感染的有效药物。

HBV 复制在几个方面是独特的。HBV 基因组是一个部分双链 DNA 基因组,在感染细胞中被病毒聚合酶修复为完整的双链环状 DNA。病毒 mRNA 由闭合环状病毒游离体转录,通过细胞 RNA 聚合酶 Ⅱ 编码产生 HBV 蛋白,包括核心蛋白、表面抗原和聚合酶。此外,在感染细胞的细胞质中,全基因组长度的 mRNA 被包装成病毒核心颗粒,作为病毒DNA 复制的中间体。该 RNA 与病毒聚合酶结合,后者也具有逆转录酶活性,并将全长包装 RNA 基因组转化为部分双链DNA。因此,抑制逆转录的核苷(酸)类似物(例如替诺福韦)常用于治疗 HBV 感染。HBV 被认为是通过出芽进入细胞质膜而成熟的,此过程通过病毒表面抗原蛋白的插入而被修饰。

病毒装配和出口

对大多数病毒来说,核酸和结构蛋白的合成伴随着蛋白质和核酸复合物的组装。成熟感染性病毒的装配和排出标志着感染隐蔽期的结束,在此期间感染性病毒无法从感染细胞中恢复。来自 RNA 病毒和痘病毒的核酸在细胞质中组装成核衣壳。对于除痘病毒以外的所有 DNA 病毒,病毒 DNA 在细胞核内组装成核衣壳。一般来说,具有二十面体核衣壳病毒的衣壳蛋白可以自组装成密集排列、高度有序的衣壳结构。疱疹病毒需要装配蛋白作为衣壳组装的支架。然后病毒核酸缠绕到组装好的衣壳中。对于疱疹病毒,病毒 DNA 基因组的完整单元被包装到衣壳中,衣壳蛋白相关核酸酶在两端裂解病毒 DNA。在具有螺旋核衣壳的病毒中,蛋白质成分似乎聚集在核酸周围,这有助于衣壳的组织。

病毒必须从被感染的细胞中排出,而不与质膜外表面的受体结合。病毒可从细胞质膜或通过出芽穿过细胞质膜获得包膜。过量的病毒膜糖蛋白被合成以饱和细胞受体并促进病毒从感染细胞中分离。一些病毒编码的膜蛋白具有破坏受体的酶活性。例如,流感病毒编码一种具有神经氨酸酶活性的糖蛋白。神经氨酸酶破坏受感染细胞质膜上的唾液酸,使新释放的病毒不会黏附在死亡的细胞上。奥司他韦和扎那米韦是神经氨酸酶抑制剂,用于治疗或预防流感病毒感染。疱疹病毒核衣壳通过在细胞核内装配获得初始包膜,然后通过核膜出芽进入内质网间隙。最初有包膜的疱疹病毒随后通过胞吐作用或在质膜上重新包膜从细胞中释放。无包膜病毒的释放依赖于感染细胞的死亡和溶解。

病毒复制的保真度

可从单个病毒感染的细胞中产生数百个或数千个子代。许多粒子部分组装,永远不会成熟为病毒粒子。许多成熟的病毒粒子是不完整的,只有不完整或无功能的基因组。尽管组装效率不高,但一个典型的病毒感染细胞会释放 10~1 000 个感染性子代。其中一些子代可能包含与感染细胞的病毒不同的基因组。较小的"有缺陷的"病毒基因组与许多 RNA 和 DNA 病毒的复制有关。通过包装合成不完全的核酸,可以产生大量有缺陷的基因组病毒粒子。众所周知,腺病毒包装效率低下,高比例的颗粒与传染性病毒可能限制基因治疗中重组腺病毒的用量,因为缺陷颗粒的免疫原性可能导致不良反应。

病毒基因组的变化可导致具有医学意义的突变病毒。一般来说,病毒核酸复制比细胞核酸复制更容易出错。RNA 聚合酶和逆转录酶比 DNA 聚合酶更容易出错。突变也可以通过包装在病毒中的细胞蛋白 APOBEC3G 导入 HIV 基因组。APOBEC3G 使病毒 RNA 中的胞苷脱氨生成尿苷。当逆转录酶随后在感染细胞中以改变的病毒 RNA 为模板时,一个鸟苷变为腺苷的突变被引入到前病毒 DNA 中。突变导致病毒生长或适应性降低,可能对病毒有害。HIV 编码的 Vif 阻断了病毒中 APOBEC3G 的活性,抑制了过度突变对基因完整性

的破坏作用。然而,在患者中优先选择导致宿主免疫应答逃避或抗病毒药物耐药的突变,从而导致感染持续存在。病毒基因组也可以通过单个感染细胞中两个相关病毒之间的重组或重配而改变。尽管这种情况在大多数自然感染的情况下是不常见的,但基因组的变化可能是巨大的,并可能显著改变毒力或流行形式。将禽流感或哺乳动物甲型流感血凝素基因重配到人类流感背景中,可导致新的流行或大流行甲型流感病毒株的出现。

病毒复制不需要的病毒基因

病毒通常具有编码蛋白质的基因,这些蛋白质不直接参与病毒核酸的复制或包装、病毒装配或参与这些过程的病毒基因转录的调节。这些蛋白质大多分为五类:① 直接或间接改变细胞生长的蛋白质。② 抑制细胞 RNA 或蛋白质合成,使病毒 mRNA 能有效转录或翻译的蛋白质。③ 促进细胞存活或抑制细胞凋亡的蛋白质,使子代病毒成熟并从感染细胞中逃逸。④ 抑制宿主干扰素反应的蛋白质。⑤ 下调宿主炎症或免疫应答的蛋白质,以便病毒感染能够在感染者体内进行,其程度与病毒的存活及其向新宿主的有效传播相一致。痘病毒或疱疹病毒科中更复杂的病毒编码许多服务于这些功能的蛋白质。其中一些病毒蛋白具有与细胞蛋白相似的基序,而另一些则相当新颖。病毒学越来越关注这些由病毒进化而来的更复杂的方法,以允许在人类和其他动物中建立长期感染。这些方法通常对控制细胞生长、细胞存活、大分子合成、蛋白水解加工、免疫或炎症抑制、免疫抵抗、细胞因子模拟或细胞因子阻断等提供了独特的见解。

微小 RNA(miRNA)是一类非编码的小分子 RNA,可以通过靶向沉默 mRNA 来调节转录后水平的基因表达。miRNA 最初是在植物和植物病毒中被发现的,它们改变了细胞防御素的表达。疱疹病毒尤其富含 miRNA;例如,在 EBV 中至少鉴定出 23 个 miRNA,在 CMV 中至少鉴定出 11 个 miRNA。腺病毒和多瘤病毒中 miRNA 也有报道。越来越多的数据表明,动物病毒编码 miRNA 来改变宿主细胞的生长和存活以及先天和获得性免疫反应。

宿主范围

宿主范围的概念最初是基于病毒在组织培养中复制的细胞类型。在大多数情况下,宿主范围受到病毒吸附或穿透所需的特定细胞表面蛋白的限制,即表达特定病毒的受体或辅助受体的细胞类型。宿主范围限制的另一个共同基础是不同细胞类型中病毒启动子的转录活性程度。大多数 DNA 病毒不仅依赖于细胞 RNA 聚合酶 II 和细胞转录复合物的基础成分,而且还依赖于活化成分和转录辅助因子,两者在分化的组织、细胞周期不同阶段的细胞以及静息和循环细胞之间存在差异。

宿主范围因素的重要性通过限制禽流感病毒和猪血凝素在人体内复制的特定宿主决定簇的影响来说明。这些病毒蛋白已适应结合禽类或猪唾液酸,禽类或猪流感病毒在人群中

的传播受限于其感染人体细胞的能力。

病毒致细胞病变和凋亡抑制剂

几乎所有病毒的复制都会对感染细胞产生不良影响,通过对关键底物和酶过程的高效竞争,抑制细胞合成 DNA、RNA 或蛋白质。这些普遍的抑制作用使病毒能够非特异性地限制宿主固有抵抗力的成分,如干扰素(IFN)的产生。病毒可以通过攻击翻译起始复合物的一个组分——通常是病毒 RNA 有效翻译所不需要的一个组分——特异性地抑制宿主蛋白合成。例如,脊髓灰质炎病毒蛋白酶 2A 切割复合物的细胞成分,该复合物通过与其帽状结构相互作用而促进细胞 mRNA 的翻译。脊髓灰质炎病毒 RNA 有一个内部核糖体进入序列,因此在没有帽的情况下能有效地翻译。流感病毒通过从新生细胞 RNA 中捕获帽状结构并将其用作病毒 mRNA 合成的引物来抑制 mRNA 的加工。HSV 具有抑制细胞 mRNA 翻译的病毒膜蛋白。

细胞凋亡是病毒诱导的抑制细胞大分子合成和病毒核酸复制的预期结果。尽管诱导细胞凋亡对某些病毒(特别是无包膜病毒)的释放可能很重要,但许多病毒已获得了使其能够阻止感染细胞死亡的基因或部分基因。这种延迟增加了病毒复制的产量。腺病毒和疱疹病毒编码细胞 Bcl2 蛋白类似物,阻断线粒体增强促凋亡刺激。痘病毒和一些疱疹病毒也编码半胱天冬酶抑制剂。许多病毒,包括 HPV 和腺病毒,编码抑制 p53 或其下游促凋亡作用的蛋白质。

体内病毒感染

传输

病毒的衣壳和包膜能保护基因组,使病毒能有效地从一个细胞传播到另一个细胞和新的预期宿主。最常见的病毒感染通过直接接触、摄入受污染的水或食物或吸入雾化颗粒传播。在所有这些情况下,感染开始于上皮或黏膜表面,并沿黏膜扩散至深层组织。感染可能扩散至可进入血管、淋巴管或神经回路的细胞。HBV、HCV、HTLV 和 HIV 依赖于胃肠外接种传播。有些病毒只在人际传播。天花病毒和脊髓灰质炎病毒的感染依赖于人与人之间的传播,这使得通过大规模疫苗接种从人体循环中消除这些病毒成为可能。疱疹病毒也可通过人与人之间的传播存活,但可能更难消除,因为他们在人体内建立了持久的潜伏感染,并不断激活以感染新的和幼稚的一代。

动物也是传播引起人类疾病的病毒的重要宿主和媒介。昆虫载体可以介导在动物或人类宿主中达到高滴度的病毒的肠内转移。虫媒病毒通过蚊媒从哺乳动物经胃肠外传播给人类。与动物、动物组织或节肢动物媒介直接接触而引起的人畜共患病的其他例子是疱疹 B、猴痘、狂犬病和病毒性出血热。

原发性感染

最初的病毒感染通常持续数日或数周。在此期间,感染

部位的病毒浓度先升后降,通常达到无法测量的水平。病毒复制在某一特定部位的上升和下降取决于局部的天然免疫反应以及全身抗体和细胞免疫效应器对病毒的反应。通常情况下,肠道病毒、腮腺炎病毒、麻疹病毒、风疹病毒、轮状病毒、流感病毒、AAV、腺病毒、HSV 和 VZV 的原发感染在 3～4 周内几乎从所有部位清除。有些病毒尤其擅长改变或逃避先天和获得性免疫反应。原发性 AAV、EBV 或 CMV 感染可持续数月。HBV、HCV、丁型肝炎病毒(HDV)、HIV、HPV 和传染性软疣病毒(MCV)引起原发感染的特征是持续数周以上。对于其中一些病毒(如 HPV、HBV、HCV、HDV 和 MCV),原发感染的表现与持续期几乎难以区分。

疾病表现通常是病毒复制、感染细胞损伤或死亡以及局部炎症和先天性免疫反应的结果。疾病严重程度不一定与病毒复制水平相关。例如,严重的原发性脊髓灰质炎病毒、肠道病毒、狂犬病毒、麻疹病毒、腮腺炎病毒或 HSV 感染在黏膜表面的临床表现可能不明显或相对轻微,而在神经细胞中的有限复制可产生显著的后果。同样,宫内风疹病毒或 CMV 感染和新生儿 HSV 感染可能比成人感染有更严重的破坏性影响。

原发性感染通过非特异性固有免疫和特异性适应性免疫应答清除。此后,具有免疫活性的宿主通常对同一病毒再次感染的疾病表现具有免疫力。免疫经常不能阻止再次暴露时短暂的表面定植、持续定植、甚至限制更深的感染。

持续性和潜伏性感染

相对较少的病毒引起持续或潜伏感染。HBV、HCV、狂犬病病毒、麻疹病毒、HIV、HTLV、HPV、HHV 和 MCV 是明显的例外。持续感染的机制各不相同。HCV RNA 聚合酶和 HIV 逆转录酶容易出错并产生变异基因组。基因组变异足以逃避宿主免疫反应,从而允许持续感染。HIV 也是直接地抑制免疫,消耗 CD4$^+$ T 淋巴细胞并损害 CD8$^+$ 细胞毒性 T 细胞的免疫应答。而且 HIV 编码 Nef 蛋白,下调 MHC Ⅰ类分子的表达,使 HIV 感染细胞部分抵抗免疫 CD8$^+$ T 细胞溶解。

DNA 病毒的突变率低。他们在人群中的持续存在通常取决于他们在某些细胞中建立潜伏感染的能力,从潜伏期重新激活,然后在上皮表面进行复制。潜伏期定义为一种感染状态,在这种状态下病毒不复制,与溶解性感染相关的病毒基因不表达,也不产生感染性病毒。存在完整的病毒基因组,可以通过细胞 DNA 聚合酶与细胞基因组的复制一起进行。HPV 在基底上皮细胞中建立潜伏感染。潜伏感染的基底细胞通过细胞 DNA 聚合酶复制 HPV 游离体。一些子代细胞提供了新的潜伏感染的基底细胞,而另一些则进行鳞状细胞分化。分化为鳞状细胞的受感染细胞可允许裂解病毒感染。疱疹病毒在非复制神经细胞(HSV 和 VZV)或造血系统复制细胞[EBV、CMV、HHV-6、HHV-7 和卡波西肉瘤相关疱疹病毒(KSHV,也称为 HHV-8)]中建立潜伏感染。在潜伏期,HPV 和疱疹病毒基因组在很大程度上隐藏在正常免疫反

应中。再活化的 HPV 和疱疹病毒感染通过抑制宿主天然免疫和炎症反应,逃避高度免疫宿主的即时有效免疫应答。此外,HPV、HSV 和 VZV 有一定的保护作用,因为他们在鳞状上皮部分的中层和上层复制,而这些部位不是介导或放大免疫和炎症反应的细胞的常规访问部位。HSV 和 CMV 也被认为编码下调 MHC Ⅰ 类分子表达和抗原肽递呈的蛋白质,使感染细胞逃避 CD8⁺ 淋巴细胞的识别和细胞毒作用。

与其他痘病毒一样,MCV 不能建立潜伏感染。这种病毒会导致持续数月或数年的肥厚性皮肤病变的持续感染。MCV 编码一种可能阻断炎症反应的趋化因子同源物,一种阻断细胞毒性 T 淋巴细胞攻击的 MHC Ⅰ 类类似物,以及延长感染细胞活力的细胞死亡抑制剂。

持续性病毒感染和癌症

据估计,持续性病毒感染是造成多达 20% 的人类恶性肿瘤的根本原因。癌症是致癌人类病毒感染偶然的、高度不寻常或长期的结果。对于大多数“致癌病毒”来说,感染是癌症发生的关键且最终决定的早期步骤。HPV 潜伏感染可阻断细胞死亡并导致宫颈细胞增殖。整合 HPV 基因组过表达 E6 和 E7 的病毒感染细胞随后经历了细胞遗传学改变,增强了自主恶性细胞的生长。

大多数肝细胞癌被认为是由 HBV 或 HCV 感染的慢性炎症、免疫和再生反应引起的。流行病学数据表明 HBV 和 HCV 感染与肝细胞癌密切相关。这些感染引起病毒诱导肝损伤的重复循环,随后组织修复和再生。数十年来,慢性病毒感染、组织重复再生和获得性染色体改变可导致增生性结节。进一步的染色体突变可导致增生结节中的细胞退化为肝细胞癌。在极少情况下,HBV DNA 整合到细胞 DNA 中,促进细胞基因的过度表达,这也可能导致肿瘤的发生。

大多数宫颈癌是由“高危型”HPV-16 或 HPV-18 持续感染引起的。与 HBV 和 HCV 感染(由于病毒诱导的细胞死亡而刺激细胞生长)不同,HPV-16 或 HPV-18 型蛋白 E6 和 E7 分别破坏 p53 和 pRB。消除这些关键的肿瘤抑制细胞蛋白会增加细胞生长、细胞存活和细胞基因组的不稳定性。然而,与 HBV 和 HCV 感染一样,HPV 感染本身并不足以致癌。宫颈癌与持续性 HPV 感染和 HPV 基因组整合到染色体 DNA 中有关。由 HPV-16 或 HPV-18 型 E6 和 E7 过度表达引起的整合导致细胞生长和存活发生显著的变化,并允许导致宫颈癌的后续染色体变化。

EBV 是最不常见的致癌病毒,因为正常 B 细胞感染导致病毒蛋白表达延迟,可引起 B 淋巴细胞无休止的生长。在几乎所有人类中,对抗原 EBV 潜伏感染核蛋白 CD4⁺ 和 CD8⁺ T 细胞强烈的免疫应答可防止不受控制的 B 细胞淋巴增生。然而,当人类被移植相关药物、HIV 感染或遗传免疫缺陷严重抑制时,EBV 诱导的 B 细胞恶性肿瘤就可能出现。

EBV 感染在 B 淋巴细胞和上皮细胞恶性肿瘤的长期发展中也有一定作用。潜伏感染的上皮细胞中持续 EBV 感染伴 EBV 潜伏相关膜蛋白(LMP1)的表达似乎是间变性鼻咽癌演变的早期关键步骤,这是中国南方和北非人群中一种常见的恶性肿瘤。基因组不稳定和染色体异常也有助于 EBV 相关性鼻咽癌的发生。EBV 是霍奇金淋巴瘤的一个重要病因。在 R-S 细胞中高水平表达 LMP1 或 LMP2 是约 50% 霍奇金淋巴瘤患者的特征。LMP1 诱导的核因子-κB(NF-κB)活性可能促进正常情况下通过凋亡清除的缺陷 B 细胞的存活,从而允许其他基因改变导致恶性 R-S 细胞的发生。

HTLV-1 的 Tax 和 Rex 蛋白对于原发 HTLV-1 感染后很长时间发生的皮肤成人 T 细胞淋巴瘤/白血病的发生至关重要。Tax 诱导的 NF-κB 活化可能与细胞因子的产生、感染细胞的存活以及恶性细胞的最终生长有关。

分子数据证实 KSHV DNA 存在于所有卡波西肉瘤中,包括与 HIV 感染、移植和家族性传播相关的肿瘤。KSHV 感染还与胸腔积液淋巴瘤和多中心 Castleman 病有关,后者在 HIV 感染患者中比未感染 HIV 人群中更常见。KSHV 还具有病毒编码的细胞周期蛋白、IFN 调节因子和潜伏相关核抗原,它们与细胞增殖和存活增加有关。

支持病毒感染在所有这些恶性肿瘤中的因果作用的证据包括:① 流行病学数据。② 病毒 DNA 存在于所有肿瘤细胞中。③ 病毒在培养中转化人类细胞的能力。④ 基于体外细胞培养的试验结果,揭示特定病毒基因对细胞生长或存活的转化作用。⑤ 表明体内癌前或恶性细胞中转化病毒基因表达的病理数据。⑥ 在动物模型中证明这些病毒基因可引起恶性细胞生长。⑦ 病毒特异性疫苗降低病毒相关恶性肿瘤发生率的能力。

病毒相关的恶性肿瘤提供了一个机会,以扩大我们理解在癌症发展中重要的生物学机制。它们还提供了独特的机会,以开发诊断、疫苗或治疗药物,可以预防或专门治疗病毒感染相关的肿瘤。广泛的乙型肝炎免疫接种可降低 HBV 相关肝炎的发病率,并可能预防大多数 HBV 相关肝癌。目前的 HPV 疫苗可以降低高危 HPV 病毒株的定植率,从而降低宫颈癌的风险。体外扩增的 EBV 特异性 T 细胞群成功用于治疗或预防 EBV 相关的移植后淋巴增殖性疾病,证明了免疫预防或免疫治疗对病毒相关癌症的潜力。

对病毒感染的抵抗力

对病毒感染的抵抗力最初由非病毒特异性因素提供。皮肤的角质层和不断扫过黏膜表面的黏液分泌物可提供物理保护。一旦第一个细胞被感染,干扰素被诱导并产生抵抗 RNA 病毒复制的能力。病毒感染也可能触发感染细胞释放其他细胞因子。这些细胞因子可能趋化炎症和免疫细胞。MHC Ⅰ 类和 Ⅱ 类蛋白在细胞表面表达的病毒蛋白表位通过受体刺激 T 细胞群的扩增,该受体可以识别 MHC Ⅰ 类蛋白在细胞表面递呈的病毒编码肽。病毒诱导的细胞死亡释放的细胞因子和抗原进一步吸引炎症细胞、树突状细胞、颗粒白细胞、自然杀伤(NK)细胞和 B 淋巴细胞到感染部位并引流淋巴结。在最初几日内,干扰素和 NK 细胞在抑制病毒感染方面尤为重要。粒细胞和巨噬细胞在吞噬和降解病毒过程中也很重要,特别是在初始抗体应答之后。

感染后 7~10 日,出现病毒特异性抗体应答、病毒特异性人类白细胞抗原(HLA)Ⅱ类限制性 CD4⁺ 辅助性 T 淋巴细胞应答和病毒特异性 HLA Ⅰ类限制性 CD8⁺ 细胞毒性 T 淋巴细胞应答。这些反应的强度通常在感染的第 2 和 3 周增加,对于快速恢复非常重要。第 2~3 周时抗体类型通常由 IgM 型转变为 IgG 型,然后可在感染的黏膜表面检测到 IgG 或 IgA 抗体。抗体可能通过与病毒表面结合并阻止细胞黏附或穿透,直接中和病毒。补体能显著增强抗体介导的病毒中和作用。抗体和补体也能裂解在细胞表面表达病毒膜蛋白的病毒感染细胞。感染复制包膜病毒的细胞通常在细胞质膜上表达病毒包膜糖蛋白。特异性抗体可与糖蛋白结合,固定补体,裂解感染细胞。

初次感染后数月,抗体和 CD4⁺/CD8⁺ T 淋巴细胞对病毒感染的应答可维持在高水平,但通常随时间的推移而减弱。作为记忆细胞产生抗体的 B 淋巴细胞和 CD4⁺ 或 CD8⁺ T 淋巴细胞应答的低水平持续存在可提供对二次感染的快速反应或对同一病毒再次感染的早期屏障。T 细胞免疫的重建可能需要比二次抗体应答更长的时间,特别是在初次感染和再次暴露之间经过多年的情况下。然而,持续感染或潜伏期的频繁再激活可导致高水平 T 细胞应答。EBV 和 CMV 通常诱导高水平的 CD4⁺ 和 CD8⁺ T 细胞应答,这种应答在初次感染后可维持数十年。

有些病毒的基因可以改变宿主先天和后天的防御。腺病毒编码的小 RNA 抑制 IFN 诱导的蛋白激酶 R(PKR)介导的感染细胞蛋白合成的关闭。腺病毒 E1A 还可直接抑制 IFN 介导的细胞基因转录的改变。此外,腺病毒 E3 蛋白阻止肿瘤坏死因子(TNF)诱导的细胞溶解并阻断感染细胞合成 HLA Ⅰ类分子。HSV ICP47 和 CMV US11 也阻断了Ⅰ类抗原的呈递。EBV 编码一种 IL-10 同源物,可以抑制 NK 细胞和 T 细胞反应。痘苗病毒编码 IFN-α 的可溶性受体和 IFN-γ、IL-1、IL-18 和 TNF 的结合蛋白,抑制宿主天然免疫和适应性免疫反应。痘苗病毒还编码一种半胱天冬酶抑制剂,可抑制 CD8⁺ 细胞毒性 T 细胞杀伤病毒感染细胞的能力。一些痘病毒和疱疹病毒编码抑制细胞炎症反应的趋化因子结合蛋白。病毒对这些策略的采用强调了相应的宿主抵抗因素在控制病毒感染中的重要性和宿主抵抗中冗余的重要性。

宿主对病毒感染的炎症和免疫反应并非没有代价。这些反应有助于病毒感染的症状、体征和其他病理生理表现。病毒感染部位的炎症可破坏有效的免疫反应,造成组织死亡和功能障碍。而且,对病毒感染的免疫应答在原则上可导致对正常细胞上交叉反应性表位的免疫攻击,从而产生自身免疫。

■ **干扰素**

所有人体细胞在病毒感染后都能合成 IFN-α 或 IFN-β。这些干扰素反应通常是由双链病毒 RNA 的存在而诱导产生的,双链病毒 RNA 可由 RNA 和 DNA 病毒共同产生,并由细胞质中的双链 RNA 结合蛋白(如 PKR 和 RIG-I)感知。IFN-γ 与 IFN-α 或 IFN-β 关系不密切,主要由 NK 细胞和对 IL-12 应答的免疫 T 淋巴细胞产生。IFN-α 和 IFN-β 与 IFN-α 受体结合,而 IFN-γ 与不同但相关的受体结合。这两种受体通过受体相关的 JAK 激酶和其他细胞质蛋白(包括"STAT"蛋白)发出信号,这些蛋白被 JAK 激酶酪氨酸磷酸化,转移到细胞核,并激活特定细胞基因的启动子。IFN 在转录水平上诱导三种类型的抗病毒作用。第一种效应是诱导 2′-5′ 寡核苷酸合成酶,其激活需要双链 RNA。活化的合成酶使寡核苷酸聚合,从而激活核糖核酸酶 L,进而降解单链 RNA。第二种效应来自 PKR 的诱导,PKR 是一种丝氨酸和苏氨酸激酶,也被双链 RNA 激活。PKR 磷酸化负性调节转录起始因子 eIF2α,关闭感染细胞中的蛋白质合成。第三种效应是通过诱导 Mx 蛋白启动的,Mx 蛋白属于 GTP 酶家族,在抑制流感病毒和水泡性口炎病毒复制方面尤为重要。这些干扰素作用主要针对感染细胞,引起病毒和细胞功能障碍,从而限制病毒复制。

■ **病毒感染的诊断**

诊断病毒感染的方法多种多样。血清学和组织培养中的病毒分离仍是重要标准。急性期和恢复期血清中病毒特异性抗原的抗体滴度升高,并从 IgM 抗体转变为 IgG 抗体,通常可作为急性病毒感染的诊断。当同时分析急性期和恢复期血清样本时,血清学诊断是基于 IgG 抗体浓度升高 4 倍以上。

免疫荧光法、红细胞吸附法和血凝集试验等检测抗病毒抗体是劳动密集型的,已被酶联免疫吸附法(ELISA)所取代,后者一般使用抗体反应最常针对的特异性病毒蛋白。这些蛋白质从病毒感染的细胞中纯化出来或通过重组 DNA 技术生产,并附着在固相上,可与血清一起孵育,洗涤以消除非特异性抗体,然后与酶联试剂反应以检测特异性黏附于病毒抗原的人 IgG 或 IgM 抗体。抗体的数量可以通过连接酶介导的显色反应强度来定量测定。ELISA 可以灵敏且自动化。蛋白免疫印迹法可以同时证实多种特异性病毒蛋白抗体的存在。按照大小进行分离蛋白并转移到惰性膜上,在此与血清抗体一起孵育。蛋白免疫印迹法有内部特异性对照,因为病毒蛋白的反应性水平可以与同一样本中细胞蛋白的反应性水平相比较。蛋白免疫印迹法需要单独评估,而且本质上难以定量或自动化。

在组织培养中分离病毒依赖于在易感细胞中的感染和复制。在光镜下,通常可通过对细胞形态的影响鉴别病毒在细胞培养中的生长。例如,HSV 在 3 日内使兔肾细胞产生典型的细胞病变。其他病毒致细胞病变效应可能不具有诊断特异性。鉴定通常需要通过病毒特异性单克隆抗体染色进行确认。将短期培养与免疫检测相结合,可提高病毒识别的效率和速度。在盖玻片上生长的组织培养细胞的"壳瓶"试验中,可通过对病毒复制早期表达的特定病毒蛋白的单克隆抗体染色以检测病毒感染。因此，可以在接种后数小时或数日内检测到病毒感染细胞，而需要几轮感染才能产生明显的细胞病变效应。

组织培养中病毒的分离还取决于从适当部位采集标本，以及用适当培养基将这些标本快速运送至病毒学实验室（参见第 7 章）。快速转运保持病毒活力，减少细菌和真菌过度生长。有包膜病毒通常比无包膜病毒对冻融更敏感。最合适的培养部位取决于所讨论病毒的发病机制。鼻咽、气管或支气管内抽吸物最适于呼吸道病毒的鉴定。痰培养一般不太合适，因为细菌污染和黏度威胁组织培养细胞的活力。囊泡液抽吸物可用于分离 HSV 和 VZV。当患者有发热、皮疹和怀疑肠道病毒感染时，鼻咽吸出物和粪便标本可能有用。从出血性膀胱炎患者尿液中可培养出腺病毒。巨细胞病毒通常可从尿液或白细胞层的培养中分离出来。当病毒感染主要器官时，如 HSV 脑炎或腺病毒肺炎，活检材料可被有效培养。

病毒分离不一定确定疾病的因果关系。病毒可持续或间断定植于正常的人类黏膜表面。唾液可呈疱疹病毒阳性，正常尿标本可呈 CMV 阳性。从血液、脑脊液或组织中分离出病毒通常更能诊断为严重的病毒感染。

另一种提高病毒诊断速度的方法是直接检测抗原或细胞病变效应。通过病毒特异性单克隆抗体染色可以检测出患者体内的病毒感染细胞。例如，鼻咽抽吸获得的上皮细胞可以用多种特异性单克隆抗体染色，以鉴定特异性感染的呼吸道病毒。抗原和血清学分析通过将试剂耦合到每种分析物的彩色编码珠，并通过流式细胞术检测，从而同时检测多种分析物。

核酸扩增技术为病毒感染的诊断带来了速度、敏感性和特异性。直接扩增标本中微量病毒核酸的能力意味着检测不再依赖于活病毒及其复制。例如，HSV 脑炎患者脑脊液中HSV 核酸的扩增和检测是比 CSF 中病毒培养更敏感的检测方法。由于亚临床感染或污染可能导致假阳性结果，因此这些检测的极端敏感性可能是一个问题。检测到病毒核酸并不一定表明是病毒引起的疾病。

测量外周血中病毒 RNA 或 DNA 含量是确定患者是否增加病毒诱发疾病风险和评估抗病毒化疗临床应答的重要手段。用于 RNA 定量的核酸技术常规用于 AIDS 患者，以评估对抗病毒药物的反应和检测病毒耐药或不依从治疗。病毒载量的测量也可用于评价 HBV 和 HCV 感染患者的治疗。核酸检测或用 CMV 特异性单克隆抗体直接染色，以定量外周血中的病毒感染细胞（CMV 抗原血症），有助于识别可能存在 CMV 诱发疾病风险的免疫抑制患者。

■ 病毒感染的药物治疗

抗病毒药物可以有效地抑制病毒生命周期中的多个步骤（参见第 87 章）。核苷和非核苷类逆转录酶抑制剂阻止 HIV 前病毒的合成，而蛋白酶抑制剂阻断细胞感染后 HIV 和

HCV 多聚蛋白的成熟。恩夫韦肽是一种来源于 HIV gp41 的小肽，在细胞感染前通过阻止病毒与细胞膜初始融合所需的构象变化而发挥作用。雷特格韦是一种整合酶抑制剂，被批准与其他抗 HIV 药物联合使用。金刚烷胺和金刚乙胺抑制流感病毒 M_2 蛋白，阻止感染早期病毒 RNA 的释放，而扎那米韦和奥司他韦抑制流感神经氨酸酶，后者是感染细胞有效释放成熟病毒粒子所必需的。

病毒基因组可以通过突变和选择，通过与耐药病毒重组，或者（在流感病毒和其他分段 RNA 病毒基因组的情况下）通过重配来进化对药物的耐药性。耐药毒株的出现会限制抗病毒治疗的效果。在抗菌治疗中，过度和不适当地使用抗病毒治疗可以选择出耐药菌株。HIV 基因分型是一种快速鉴定耐药病毒的方法。逆转录酶或蛋白酶抑制剂的耐药性与逆转录酶或蛋白酶基因的特定突变有关。通过聚合酶链反应扩增和核酸测序来鉴定这些突变，在临床上可用于确定哪些抗病毒药物仍然有效。疱疹病毒也可产生耐药性，但这是一个较少见的临床问题。

■ 预防病毒感染的免疫接种

病毒疫苗是医学领域的杰出成就之一。除了作为生物战或生物恐怖主义的潜在武器外，天花已被根除（参见第 10 章）。脊髓灰质炎病毒的根除可能很快就会到来。麻疹可以控制或消除。流感病毒流行引起的高死亡率是可以预防的，当代的灭活或减毒活疫苗可以减少流感大流行的威胁。在发达国家，腮腺炎、风疹和水痘可通过儿童疫苗接种得到很好的控制。成人再免疫可用于控制带状疱疹。新型轮状病毒疫苗可以对胃肠炎这一主要病因和全球儿童死亡的主要原因产生重大影响。广泛 HBV 疫苗的接种显著降低了急性和慢性肝炎的发病率，并预计将显著降低肝细胞癌的发病率。HPV 疫苗是第一个被特别授权用于预防病毒引起癌症的疫苗。使用纯化蛋白、基因工程活病毒疫苗和基于重组 DNA 的策略将对其他病毒严重感染的免疫成为可能。由于病毒 RNA 聚合酶和逆转录酶的高突变率、HIV 或 HCV 基因组的人群和个体差异性以及某些人群中反复的高水平暴露，使得有效的 HIV 和 HCV 疫苗的研发变得复杂。对使用天花和其他病毒作为武器的担忧，需要保持对自然不会遇到的病原体的免疫力。

■ 病毒作为新型的治疗工具或药物

病毒被实验性地用于递送生物治疗剂或新型疫苗。将外源基因插入到病毒核酸中，重组病毒载体可用于体外感染患者或患者细胞。逆转录病毒整合入细胞基因组已被用于功能性替代严重联合免疫缺陷患者 T 细胞中的异常基因，从而恢复免疫功能。重组腺病毒、AAV 和逆转录病毒正在探索用于单基因缺陷疾病，如囊性纤维化和血友病。携带载脂蛋白脂肪酶基因的 AAV 目前在欧洲被用于治疗一种罕见的脂质加工疾病，是第一个被批准用于临床的基因疗法。重组痘病毒、腺病毒和流感病毒也被实验性地用作疫苗载体。病毒载体正

在实验性地测试细胞因子的表达是否能够增强对肿瘤细胞的免疫力,或者表达能够提高肿瘤细胞对化疗敏感性的蛋白质。在注射入中枢神经系统肿瘤后,缺乏复制能力的 HSV 在静息细胞中被用来选择性地杀死正在增殖的胶质母细胞瘤细胞。

为了提高安全性,临床试验中经常使用非复制病毒。与病毒介导的基因转移相关的潜在不良事件包括诱导炎症和抗病毒免疫反应。逆转录病毒诱导的人类恶性肿瘤的实例引起了对逆转录病毒基因治疗载体安全性的关注。

第 87 章
抗病毒化疗
(不包括抗逆转录病毒药物)

Chapter 87
Antiviral Chemotherapy,
Excluding
Antiretroviral Drugs

Lindsey R. Baden, Raphael Dolin · 著 | 骆煜 · 译

抗病毒治疗领域——抗病毒药物的数量和我们对他们最佳使用的理解——历史上落后于抗菌药物治疗,但近年来在治疗几种病毒感染的新药物方面取得了重大进展。同时,抗病毒药物的发展遭遇了若干挑战。病毒在细胞内复制,通常使用宿主细胞酶、大分子和细胞器来合成病毒颗粒。因此,有用的抗病毒药物必须具有高度的特异性以区分宿主和病毒的功能;没有这种选择性的药物临床使用时可能毒性太大。

实验室检查方面取得了重大进展,以协助临床医生适当使用抗病毒药物。表型和基因型分析或抗病毒药物耐药性正在更加广泛使用,并且实验室结果与临床结果的相关性正得到更好的验证。特别值得注意的是开发了高度敏感性和特异性的方法,用于测量血液中的病毒浓度(病毒载量),并允许直接评估宿主部位特定药物方案的抗病毒效果。病毒载量测定用于识别病毒感染患者疾病进展的风险和鉴定抗病毒化疗对患者是否有用。与任何体外实验室检查一样,结果高度依赖并可能随所使用的实验室技术而变化。

有关抗病毒药物的药效学,特别是浓度效应与疗效的关系方面发展缓慢,但也在不断进步。然而,用于检测抗病毒药物浓度,特别是其细胞内活性部分浓度的分析在目前临床上仍不能广泛使用。因此,对于调整抗病毒药物的剂量以使抗病毒活性最大化和毒性最小化的指导方法是有限的。所以临床使用抗病毒药物时,必须特别警惕意外的不良反应。

像其他感染一样,病毒感染的过程受到病原体和宿主复杂的防御系统之间的相互影响。是否存在获得性免疫、产生体液和/或细胞介导的免疫应答的能力以及先天的免疫反应是病毒感染结局的重要决定因素。当使用或评估抗病毒药物时,需要考虑宿主的防御状态。

与任何治疗一样,抗病毒药物的最佳使用需要特异和及时的诊断。对于一些病毒感染,如带状疱疹,其临床表现很特别,可以仅通过临床表现进行诊断。对于其他病毒感染,例如甲型流感,可以使用流行病学信息(如全社区流感暴发的资料)以较高准确度做出推定诊断。然而,对于其余大多数的病毒感染,包括单纯疱疹病毒性脑炎、除视网膜炎以外的巨细胞病毒感染和肠道病毒感染,仅凭临床表现无法确诊。对于上述感染,快速病毒诊断技术非常重要。近年来,此类检测的开发也取得了相当大的进展,目前已广泛用于许多病毒感染。

尽管有这些复杂性,一些抗病毒药物的功效在严格进行和对照的研究中已经得到了明确的证实。如表 87 - 1 所示,本章回顾了目前批准或即将获得批准的抗病毒药物,主要用于除 HIV 感染以外的病毒感染。抗逆转录病毒药物在**第 97章**进行了详细描述。

呼吸道感染的抗病毒药物

(参见第 95、96 章)

■ 扎那米韦、奥司他韦、帕拉米韦和拉尼米韦

扎那米韦和奥司他韦是流感病毒的神经氨酸酶抑制剂。该酶对于病毒从受感染细胞中释放以及随后在受感染宿主的呼吸道内传播是必不可少的,它通过切断唾液酸末端残基,从而破坏病毒血凝素所附着的细胞受体。扎那米韦和奥司他韦是唾液酸中间状态的类似物,具有高度活性,是甲型和乙型流感病毒神经氨酸酶的特异性抑制剂。两种药物的抗神经氨酸酶活性相似,尽管扎那米韦的体外抗流感病毒活性稍高。扎那米韦也可能对奥司他韦耐药的甲型流感病毒的某些毒株起作用。扎那米韦和奥司他韦都通过竞争性和可逆性抑制甲型和乙型流感病毒神经氨酸酶的活性位点发挥作用,对哺乳动物细胞酶的影响相对较小。

表 87-1　抗病毒化学治疗和化学预防

感染	药物	给药途径	剂量	评价
甲型和乙型流感治疗	奥司他韦	口服	成人：75 mg BID×5 日 儿童(1~12岁)：30~75 mg BID(根据体重[a])×5 日	在无并发症患者发病 2 日内开始使用时,扎那米韦和奥司他韦分别将症状持续时间缩短 1.0~1.5 日和 1.3 日。尽管一些分析表明奥司他韦可降低呼吸道并发症的发生率和住院率,但其在预防或治疗并发症方面的效果尚不清楚。奥司他韦的恶心和呕吐副作用可以通过与食物同服来降低。扎那米韦可能会加重哮喘患者的支气管痉挛。金刚烷胺和金刚乙胺不建议常规使用,除非已知有病毒敏感性结果,因为自 2005—2006 年以来甲型 H₃N₂ 病毒和 2009—2010 年甲型 H₁N₁ 流感大流行病毒普遍存在耐药性。其治疗敏感病毒引起的无并发症病例的疗效与神经氨酸酶抑制剂相似
	扎那米韦	吸入	成人及≥7 岁儿童：10 mg BID×5 日	
甲型流感治疗	金刚烷胺[b]	口服	成人：100 mg QD 或 BID×5~7 日 儿童(1~9岁)：每日 5 mg/kg(最大 150 mg/d)×5~7 日	
	金刚乙胺[b]	口服	成人：100 mg QD 或 BID×5~7 日	
甲型和乙型流感预防	奥司他韦	口服	成人：75 mg/d 儿童(≥1 岁)30~75 mg/d(根据体重)[a]	在暴露期间必须持续进行预防,且可以与灭活疫苗同时使用。除非分离株的敏感性已知,否则金刚烷胺和金刚乙胺目前都不建议用于预防或治疗
	扎那米韦	吸入	成人和≥5 岁的儿童：10 mg/d	
甲型流感预防	金刚烷胺[b] 或金刚乙胺[b]	口服	成人：200 mg/d 儿童(1~9岁)：每日 5mg/kg(最高剂量 150 mg/d)	
呼吸道合胞病毒感染	利巴韦林	小颗粒气溶胶	每日给药 12~18 小时(输液泵)：20 mg/mL×3~6 日	根据美国儿科学会的数据,对于因呼吸道合胞病毒肺炎和细支气管炎住院的婴幼儿和儿童,应考虑使用利巴韦林治疗
巨细胞病毒感染	更昔洛韦	静脉给药	5 mg/kg BID×14~21 日,之后维持剂量为每日 5 mg/kg	更昔洛韦、缬更昔洛韦、膦甲酸和西多福韦被批准用于治疗艾滋病患者的巨细胞病毒视网膜炎。也可用于结肠炎、肺炎或与巨细胞病毒相关的"消瘦"综合征,以及预防移植接受者的巨细胞病毒相关疾病
	缬更昔洛韦	口服	900 mg BID×21 日,之后维持剂量为 900 mg/d	缬更昔洛韦已在很大程度上取代了口服更昔洛韦,并经常用于替代静脉注射更昔洛韦
	膦甲酸	静脉给药	60 mg/kg q8h×14~21 日,之后维持剂量为每日 90~120 mg/kg	膦甲酸不引起骨髓抑制,对阿昔洛韦和更昔洛韦耐药的疱疹病毒有活性
	西多福韦	静脉给药	每周 5 mg/kg×2 周,然后每两周 1 次;需要同时给予丙磺舒和水化	
	福米韦生	玻璃体内给药	第 1 日和第 15 日 330 mg,随后每月 330 mg	福米韦生降低了其他方案维持治疗失败或不耐受患者的巨细胞病毒视网膜炎的进展速度。该疗法的主要副作用为眼部炎症
水痘：免疫正常宿主	阿昔洛韦	口服	20 mg/kg(最高剂量 800 mg)4~5 次/日×5 日	在皮疹出现 24 小时内给予治疗,可获得临床收益
	伐昔洛韦	口服	20 mg/kg TID(不要超过 1 g TID)×5 日	
水痘：免疫受损宿主	阿昔洛韦	静脉给药	10 mg/kg q8h×7 日	如果没有内脏受累的证据,发热一旦消退,就可以考虑口服伐昔洛韦
单纯疱疹性脑炎	阿昔洛韦	静脉给药	10 mg/kg q8h×14~21 日	早期治疗效果最佳。一些权威建议治疗 21 日以防止复发
新生儿单纯疱疹	阿昔洛韦	静脉给药	20 mg/kg q8h×14~21 日	尽管进行了治疗,严重病例仍然常见。由于长期后遗症与 HSV 感染的皮肤复发有关,因此建议在最初的静脉注射治疗后延长序贯口服治疗

（续表）

感染	药物	给药途径	剂量	评价
生殖器疱疹 单纯性: 治疗	阿昔洛韦	静脉给药	5 mg/kg q8h×5～10 日	静脉给药是感染严重到必需住院或出现神经系统并发症患者的首选给药方式
		口服	400 mg TID 或 200 mg 每日 5 次×7～10 日	口服给药是无须住院患者首选方式。必须保持足够的水化
		局部给药	5% 软膏;每日 4～6 次×7～10 日	局部使用——主要作为口服的补充——可能避免对孕妇的全身给药。不影响全身症状和未治疗的区域
	伐昔洛韦	口服	1 g BID×7～10 日	伐昔洛韦与阿昔洛韦的效果一样,且给药次数较少
	泛昔洛韦	口服	250 mg TID×7～10 日[c]	有效性与阿昔洛韦相似
生殖器疱疹 单纯性、复发性: 治疗	阿昔洛韦	口服	400 mg TID×5 日 或 800 mg TID×2 日	临床效果适中,如果早期开始治疗,疗效会增强。治疗不影响复发率
	泛昔洛韦	口服	125 mg BID×5 日,1 000 mg BID×1 日,或 500 mg×1 剂,250 mg 口服 BID×3 剂	
	伐昔洛韦	口服	500 mg BID×3 日 或 1 g QD×5 日	
生殖器疱疹 单纯性、复发性: 抑制疗法	阿昔洛韦	口服	400 mg BID	仅建议每年至少有 6～10 次复发的患者使用抑制疗法。偶尔出现复发,且发生病毒无症状地脱落。一年后对是否需要抑制性治疗重新评估。伐昔洛韦抑制疗法降低生殖器疱疹病毒在病毒状态不一致的夫妻之间的传播
	泛昔洛韦	口服	500～1 000 mg/d 或 250～500 mg BID	
	伐昔洛韦	口服	250 mg BID	
免疫受损宿主的皮肤 黏膜单纯疱疹:治疗	阿昔洛韦	静脉	5 mg/kg q8h×7～14 日	静脉或口服途径的选择和治疗时间取决于感染的严重程度和患者口服药物的能力。除了病灶小,容易接近的病变外,口服或静脉注射方式已取代局部治疗方式。膦甲酸可用于阿昔洛韦耐药病毒
		口服	每日 5 次,每次 400 mg×10～14 日	
		局部给药	5%软膏;每日 4～6 次×7 日 或直至痊愈	
	泛昔洛韦	口服	1 g TID×7～10 日[c]	
	伐昔洛韦	口服	500 mg BID×7～10 日[d]	
免疫受损宿主的皮肤 黏膜单纯疱疹:在严 重免疫抑制期间的复 发预防	阿昔洛韦	口服	每日 2～5 次,每次 400 mg 或 800 mg BID	治疗是在预期发生严重免疫抑制期间进行的,例如在肿瘤化疗期间或移植后,通常持续 2～3 个月
		静脉	5 mg/kg q12h	
	泛昔洛韦	口服	500 mg～1 g BID 或 TID	
	伐昔洛韦	口服	500 mg BID[e]	
单纯口唇疱疹,复 发性[e]	喷昔洛韦	外用	1.0% 的霜剂,清醒时 q2h 涂抹×4 日	与安慰剂相比,喷昔洛韦治疗缩短愈合时间和症状持续时间 0.5～1.0 天
	伐昔洛韦	口服	2 g q12h×1 日	在起病最早阶段开始治疗可使疾病的持续时间缩短 1 日
	泛昔洛韦[c]	口服	顿服 1 500 mg 或 750 mg BID×1 日	在前驱症状出现后 1 小时内开始治疗,可使愈合时间缩短 1.8～2.2 日
	廿二醇[f]	外用	每日 5 次 10% 的霜剂外用,直到痊愈	在症状刚出现时使用可将愈合时间缩短 1 日
单纯疱疹性角膜炎	三氟尿苷	外用	清醒时 1% 眼药水 q2h 滴眼,每次 1 滴(最多每天 9 滴)	治疗应咨询眼科医生
	阿糖腺苷	外用	每日 5 次,每次 0.5 in(1 in = 2.54 cm)3% 眼膏涂眼	

（续表）

感染	药物	给药途径	剂量	评价
带状疱疹：免疫正常宿主	伐昔洛韦	口服	1 g TID×7 日	伐昔洛韦可能比阿昔洛韦更有效地缓解疼痛；此外，它对皮肤病变有类似的作用，应在皮疹起病后 72 小时内给药
	泛昔洛韦^c	口服	500 mg q8h×7 日	与安慰剂相比，可缩短疱疹后神经痛的持续时间。在一项比较试验中，泛昔洛韦的总体疗效与阿昔洛韦相似。需在皮疹起病后 72 小时内给药
	阿昔洛韦	口服	每日 5 次，每次 800 mg×7～10 日	阿昔洛韦较安慰剂更快地消除皮肤损伤，如果在皮疹发病后 72 小时内给予阿昔洛韦，可以缓解一些急性症状。阿昔洛韦联合逐渐减量的泼尼松可改善生活质量
带状疱疹：免疫缺陷宿主	阿昔洛韦	静脉	10 mg/kg q8h×7 日	早期治疗对局部带状疱疹的疗效最为显著。膦甲酸可用于阿昔洛韦耐药水痘-带状疱疹病毒感染
		口服	每日 5 次，每次 800 mg×7 日	
	伐昔洛韦	口服	1 g TID×7 日^c	
	泛昔洛韦	口服	500 mg TID×10 日^c	
眼部带状疱疹	阿昔洛韦	口服	每日 5 次，每次 600～800 mg×10 日	治疗可减少眼部并发症，包括眼部角膜炎和葡萄膜炎
	伐昔洛韦	口服	1 g TID×7 日	
	泛昔洛韦	口服	500 mg TID×7 日	
尖锐湿疣	IFN-α-2b	病灶内给药	每个湿疣 1 mU（最多 5 个）每周 3 次×3 周	病灶内给药治疗可引起疣的消退，但病变常复发。如果病变较多，可使用肠外给药
	IFN-α-n3	病灶内给药	每个湿疣 25 万 U（最多 10 个），每周 2 次×最多 8 周	
慢性乙型肝炎	干扰素-α-2b	皮下注射	每日 5 mU，或每周 3 次，每次 10 mU×16～24 周	33%～37% 的病例中 HBeAg 和 HBV DNA 被清除，组织病理学也有改善
	聚乙二醇干扰素-α-2a	皮下注射	每周 180 μg×48 周	39% 患者的 ALT 水平恢复正常，38% 患者的组织学改善
	拉米夫定	口服	100 mg/d×12～18 个月；150 mg BID 作为治疗 HIV 感染的一部分	拉米夫定单药疗法在降低 HBV DNA 水平、ALT 水平正常化和改善组织病理学方面有效，且耐受性良好。然而，当拉米夫定单药治疗 1 年时，有 24% 患者出现耐药
	阿德福韦酯	口服	10 mg/d×48 周	48%～72% 患者的 ALT 水平恢复正常，53%～64% 患者的肝脏组织学有所改善。阿德福韦对拉米夫定耐药的乙型肝炎有效，使用期间应监测肾功能
	恩替卡韦	口服	0.5 mg/d×48 周（HBV 对拉米夫定耐药时为 1 mg/d）	68%～78% 患者出现 ALT 正常化，21% 患者出现 HBeAg 转阴。恩替卡韦对拉米夫定耐药的乙型肝炎病毒有活性
	替比夫定	口服	600 mg/d×52 周	74%～77% 患者的 HBV DNA 减少＞5 $\log_{10}$ 拷贝/mL，同时 ALT 水平正常化，65%～67% 患者的组织病理学改善。经过 2 年的治疗，9%～22% 患者出现耐药。服用替比夫定可能会发生 CPK 水平升高和肌病
	替诺福韦	口服	300 mg/d×48 周	68%～76% 患者的 ALT 水平恢复正常，72%～74% 患者的肝组织病理学改善。在长达 2 年的治疗中耐药并不常见
慢性丙型肝炎	IFN-α-2a 或 IFN-α-2b	皮下注射	每周 3 次，每次 3 mU×12～24 个月	20%～30% 患者可获得 SVR。也可出现 ALT 水平正常化和肝组织病理学的改善
	干扰素-α-2b/利巴韦林	皮下注射 IFN/口服利巴韦林	每周 3 次，每次 3 mU（IFN）/每日（利巴韦林）1 000～1 200 mg×6～12 个月	联合治疗使高达 40%～50% 患者获得 SVR

（续表）

感染	药物	给药途径	剂量	评价
慢性丙型肝炎	聚乙二醇干扰素-α-2b	皮下注射	每周 1.5 μg×48 周	聚乙二醇干扰素的清除速度比标准干扰素慢，因此可每周给药 1 次。无论是单药治疗还是联合利巴韦林治疗，聚乙二醇制剂的疗效优于标准干扰素，因此在丙型肝炎的治疗中，其很大程度上替代了标准干扰素。在感染 HCV 基因型 1 型的患者中，有 42%~51%患者出现 SVR，在感染 HCV 2 或 3 型的患者中，有 76%~82%患者可获得 SVR
	聚乙二醇干扰素-α-2a	皮下注射	每周 180 μg×48 周	
	聚乙二醇干扰素-α-2b/利巴韦林	皮下注射 IFN/口服利巴韦林	每周 1.5 μg/kg(IFN)/每日（利巴韦林）800~1 400 mg×24~48 周	
	聚乙二醇干扰素-α-2a/利巴韦林	皮下注射 IFN/口服利巴韦林	每周 180 μg(IFN)/每日（利巴韦林）800~1 200 mg×24~48 周	
	α 干扰素	皮下注射	每周 3 次，每次 9~15 μg×(6~12)个月	9 ug 和 15 μg 的剂量分别相当于 3 mU 和 5 mU 的 IFN-α-2a 和 IFN-α-2b 剂量
	索非布韦[g]	口服	HCV 基因型 1、4、5 和 6 型：400 mg QD＋每日使用基于体重的利巴韦林[1 000 mg(<75 kg)到 1 200 mg(>75 kg)]＋每周使用聚乙二醇干扰素，疗程 12 周	索非布韦一般耐受性良好，大多数常见副作用可归因于联合用药的干扰素和利巴韦林。索非布韦与聚乙二醇干扰素和利巴韦林的三联治疗被推荐作为基因型 1、4、5 和 6 型患者的一线治疗，使 89%~97%初始治疗患者获得 SVR，与利巴韦林的联合治疗被推荐用于基因型 2 型和 3 型的治疗
			基因型 2 型和 3 型：400 mg QD＋每日使用基于体重的利巴韦林 12 周	
	西咪匹韦[g]	口服	基因型 1 型和 4 型：150 mg QD×12 周＋每日使用利巴韦林及每周使用聚乙二醇干扰素×24 周（1 型）和 24~48 周（4 型）	西咪匹韦已经取代了第一代蛋白酶抑制剂波赛普韦和特拉普韦。西咪匹韦经细胞色素 CYP3A 代谢，因此可导致与其他药物的相互作用。副作用可能表现为光敏和可逆性高胆红素血症。应该对 Q80K 耐药突变进行检测，因为该突变占丙型肝炎基因型 1a 型感染的 1/3。在没有 Q80K 突变的基因型 1 型患者中，西咪匹韦与聚乙二醇干扰素及利巴韦林的三联方案可获得 80%的 SVR
慢性丁型肝炎	IFN-α-2a 或 IFN-α-2b	皮下注射	每周 3 次，每次 9 mU×12 月	整体疗效、最佳治疗方案和疗程尚未完全确定。在 25%~30%α 干扰素的使用者和 17%~43%聚乙二醇干扰素-α 的使用者中观察到获得了 SVR
	聚乙二醇干扰素-α-2b	皮下注射	每周 1.5 μg×48 周	
	聚乙二醇干扰素-α-2a	皮下注射	每周 180 μg×48 周	

[a] 有关详细的体重建议和 1 岁以下儿童，请参阅 www.cdc.gov/flu/professionals/antivialials/summary-clinicians.htm。[b] 由于在目前流行的甲型 H_3N_2 和 H_1N_1 病毒中普遍存在耐药，因此不建议常规使用金刚烷胺和金刚乙胺。如果敏感性得到确定，可考虑使用。[c] 美国食品药品监督管理局（FDA）未批准该适应证。[d] 经 FDA 证实可用于治疗 HIV 感染者。[e] 据报道，阿昔洛韦混悬液（15 mg/kg 口服，最高剂量为 200 mg/次）治疗 7 日可有效治疗儿童原发性疱疹性牙龈炎。[f] 活性成分：苯甲醇。[g] 访问 www.hcvguidelines.org 网站以获取关于对干扰素治疗无效或部分应答者或不适合使用干扰素患者的治疗建议。

缩略词：ALT，谷丙转氨酶；CMV，巨细胞病毒；CPK，肌酸激酶；HBeAg，乙型肝炎 e 抗原；HBV，乙型肝炎病毒；HCV，丙型肝炎病毒；HSV，单纯疱疹病毒；IFN，干扰素；RGT，应答引导治疗；RSV，呼吸道合胞病毒；SVR，持续病毒学应答；VZV，水痘-带状疱疹病毒。

磷酸奥司他韦是一种乙酯前体物质，通过肝脏中的酯酶转化成奥司他韦羧酸盐。口服奥司他韦的生物利用度大于 60%，血浆半衰期为 7~9 小时。该药物主要以原形经肾脏排泄。扎那米韦口服生物利用度低，通过手持式吸入器进行口服给药，约 15%的剂量沉积在下呼吸道，并且检测到血浆低水平的药物浓度。口服奥司他韦最常见的副作用是恶心、胃肠道不适和呕吐（不太常见）。胃肠道不适通常是短暂的，如果药物与食物一起服用可以减少其发生。据报道，儿童服用奥司他韦可能出现神经精神疾病（谵妄、自伤），主要见于日

本。扎那米韦口服吸入，一般耐受性良好，但哮喘可能加重。一种扎那米韦的静脉制剂正在开发中，作为临床试验可以从葛兰素史克公司获得。

吸入扎那米韦和口服奥司他韦在治疗健康成人中自然发生的无并发症甲型或乙型流感方面是有效的。在安慰剂对照研究中，症状开始后 2 日内给予上述药物中的任何一种进行治疗，病程可以缩短 1.0~1.5 日。对奥司他韦临床研究的综合分析表明，治疗可减少与流行性感冒有关的住院和某些呼吸道并发症的发生率，观察研究表明奥司他韦可降低与甲型

流感暴发有关的死亡率(**参见第 96 章**)。每日吸入 1 次扎那米韦或每日口服 1 次奥司他韦可以提供针对甲型流感和乙型流感相关疾病的预防。

病毒对神经氨酸酶抑制剂的耐药性可能通过改变神经氨酸酶,或通过血凝素发生变化从而对神经氨酸酶作用出现抵抗,或同时存在上述两种机制。对奥司他韦耐药的分离物中最常出现 H275Y 突变,该突变导致神经氨酸酶中组氨酸残基改变,从而转变为酪氨酸,但对扎那米韦仍然敏感。某些突变对奥司他韦和扎那米韦都具有耐药性(如 I223R 导致从异亮氨酸转变为精氨酸)。由于神经氨酸酶抑制剂的作用机制不同于金刚烷胺(见下文),扎那米韦和奥司他韦对甲型流感病毒株敏感,但对金刚烷胺和金刚乙胺耐药。

适当使用抗流感病毒药物取决于对流行病毒耐药情况的了解。截至撰写本文时,目前流行的甲型 H_1N_1 和 H_3N_2 流感病毒(2013—2014)对扎那米韦和奥司他韦敏感,只有少数对奥司他韦耐药。关于抗病毒药物耐药情况的最新信息可从CDC(www.cdc.gov/flu)获得。

扎那米韦和奥司他韦已被美国 FDA 批准用于治疗成人和儿童(扎那米韦≥7 岁和奥司他韦≥1 岁)中症状≤2 日的流感。批准奥司他韦用于≥1 岁人群中流感的预防,而扎那米韦可用于≥5 岁人群中流感的预防(表 87-1)。关于在小于 1 岁的儿童中使用奥司他韦的指南可以通过 CDC 网站访问,如表 87-1 的脚注所示。

帕拉米韦是一种正研发中的神经氨酸酶抑制剂,可通过静脉注射给药,已经在日本、中国和韩国获得批准。但在美国仍未批准,它们可通过 BioCryst Pharmaceuticals 公司的临床试验获得。对奥司他韦耐药的病毒通常表现出对帕拉米韦的敏感性降低。

拉尼米韦辛酸酯也是一种研发中的神经氨酸酶抑制剂,已在日本获得批准。它是拉尼米韦的前体,口服给药,半衰期约 3 日。目前有限的研究中,它被研究以单剂量给药进行治疗流感,其效果与多次服用扎那米韦或奥司他韦相似。

金刚烷胺和金刚乙胺

金刚烷胺和其类似物金刚乙胺属于一种对称的胺类化合物,其抗病毒活性仅限于甲型流感病毒。金刚烷胺和金刚乙胺在人类甲型流感感染的预防和治疗中具有悠久的历史。然而,在 2005—2006 年流感季节,甲型 H_3N_2 流感病毒对其耐药率很高,并在 2013—2014 年继续出现。2009—2010 年大流行的甲型 H_1N_1 病毒对金刚烷胺和金刚乙胺也出现耐药,而在 2013—2014 年季节流行的甲型 H_1N_1 流感病毒存在广泛耐药。因此,除非已知对甲型流感病毒的特定分离物敏感可以考虑使用,否则不再推荐使用这类药物。由于病毒的脱膜依赖于 M_2 基质蛋白,金刚烷胺和金刚乙胺通过抑制甲型流感病毒中该基质蛋白的离子通道而发挥作用。M_2 蛋白关键部位上单个氨基酸的替换可导致病毒对金刚烷胺和金刚乙胺耐药。

金刚烷胺和金刚乙胺在大规模年轻人研究以及小部分儿童和老年人研究中已被证明在预防甲型流感方面是有效的。在这些研究中,预防流感样疾病的有效率为 55%~80%,并且当计算特异性病毒感染时,有效率可能更高。金刚烷胺和金刚乙胺还被发现在主要涉及年轻人和少数儿童的研究中对治疗甲型流感有效。上述药物在发病后 24~72 小时内服用,与安慰剂组相比,可使症状和体征的持续时间缩短约 50%。对症状和体征的治疗效果优于常用的解热镇痛药。只有少数病例报告金刚烷胺或金刚乙胺可用于预防流感并发症(如肺炎)。

金刚烷胺和金刚乙胺只有口服制剂,通常成年人每日服用 1~2 次,剂量 100~200 mg/d。尽管他们结构上相似,但具有不同的药物动力学。金刚烷胺不被代谢,几乎全部由肾脏排泄,半衰期为 12~17 h,血浆峰值浓度为 0.4 g/mL。相反,金刚乙胺大部分被代谢为羟基化衍生物,半衰期为 30 小时,口服后 30%~40% 原形经肾排泄。金刚乙胺的血浆峰值水平约为金刚烷胺的一半,但金刚乙胺比金刚烷胺在呼吸道分泌物中浓度更高。用于预防,药物必须在危险期(即暴露的持续时间)内每日使用。对于治疗,金刚烷胺或金刚乙胺一般口服 5~7 日。

虽然这些药物通常耐受性良好,但 5%~10% 服用金刚烷胺个体有轻微的中枢神经系统副作用,主要包括头晕、焦虑、失眠和注意力难以集中。这些效应在停止用药后可迅速逆转。以 200 mg/d 的剂量,金刚乙胺的耐受性比金刚烷胺好。在年轻人的大规模研究中,服用金刚乙胺人群的不良反应与安慰剂组相仿。服用金刚烷胺治疗的患者报道了癫痫发作和充血性心力衰竭恶化等情况,尽管目前尚未建立明确的因果关系。对于肾功能不全的患者〔肌酐清除率(CrCl)<50 mL/min〕和老年人,金刚烷胺的剂量应减少至 100 mg/d。对于 CrCl<10 mL/min 的患者和老年人,金刚乙胺剂量应减为 100 mg/d。

利巴韦林

利巴韦林是一种合成的核苷类似物,可抑制大多数 RNA 和 DNA 病毒。利巴韦林的作用机制尚不完全明确,不同病毒组的作用可能不同。利巴韦林-5'-单磷酸阻断肌苷-5'-单磷酸转化为黄嘌呤核苷-5'-单磷酸,从而干扰鸟嘌呤核苷酸的合成以及 RNA 和 DNA 的合成。在某些病毒系统中,利巴韦林-5'-单磷酸还抑制病毒特异性信使 RNA 形成帽子结构。

利巴韦林作为小颗粒气雾剂给药,在呼吸道合胞病毒(RSV)感染住院的儿童研究中发现有临床获益(7/11),同时还可以改善氧合。尽管利巴韦林已被批准用于治疗 RSV 感染住院的婴幼儿,但美国儿科学会建议将其单独考虑,而不是在这种情况下常规使用。雾化利巴韦林还用于患有严重 RSV 和副流感病毒感染的大龄儿童和成人(包括免疫抑制患者)以及患有甲型或乙型流感的大龄儿童和成人,但这种治疗的益处仍不清楚。在免疫抑制患者的 RSV 感染中,建议利巴韦林与抗 RSV 免疫球蛋白联合应用。

口服利巴韦林对治疗甲型流感病毒感染无效。静脉注射或口服利巴韦林可降低拉沙热患者的死亡率,它在发病后 6 日内使用特别有效。据报道,利巴韦林静脉制剂在治疗由汉坦病毒引起的肾综合征出血热和阿根廷出血热等方面具有临床效益。口服利巴韦林也被推荐用于治疗和预防克里米亚-刚果出血热。在美国,汉坦病毒肺综合征患者使用利巴韦林静脉制剂没有明显的益处。

口服利巴韦林可降低慢性丙型肝炎病毒(HCV)感染者的血清转氨酶水平,由于它似乎不降低血清 HCV RNA 水平,这种作用机制尚不清楚。当口服利巴韦林 800～1 200 mg/d,联合干扰素(IFN)-α-2b 或干扰素-α-2a(见下文)时,该药物可提供额外的益处。同时,利巴韦林、IFN、索非布韦或西美普韦的三种联用已被批准用于治疗慢性 HCV 感染的患者(见下文)。近来的数据表明,口服利巴韦林可能有助于解决与器官移植相关的慢性戊型肝炎感染。口服高剂量利巴韦林(800～1 000 mg/d)与可逆性骨髓抑制相关,雾化利巴韦林由于药物很少被全身吸收而没有发现这种副作用。利巴韦林雾化给药通常耐受性良好,偶有支气管痉挛、皮疹、结膜刺痛。由于药物可能出现沉淀,所以它应该在密切的监督下使用,最好在机械通风环境中。接触该药物的卫生保健人员会出现轻微毒性,包括眼睛和呼吸道的刺激。由于利巴韦林具有致突变、致畸和胚胎毒性,因此妊娠期禁止使用。它作为气雾剂使用对怀孕的医疗保健工作者会造成风险。由于利巴韦林清除主要通过肾脏,所以在严重肾功能不全时需要减量。

■ 在研药物

DAS181 是一种研发中具有抗甲型和乙型流感病毒以及副流感病毒活性的抗病毒药物。它是一种与呼吸上皮锚定结构域相连的唾液酸酶,通过切断人类呼吸细胞上的唾液酸末端残基,减少上述病毒与之结合。DAS181 通过口腔吸入给药,目前正评估在肺移植和干细胞移植受体中副流感病毒 3 型感染的疗效。

对疱疹病毒感染的抗病毒药物

■ 阿昔洛韦和伐昔洛韦

阿昔洛韦是某些疱疹病毒复制的高选择性且强效的抑制剂,包括单纯疱疹病毒(HSV)-1 型和 HSV-2 型、水痘-带状疱疹病毒(VZV)和 EB 病毒(EBV)。他在治疗人巨细胞病毒(CMV)感染方面相对无效,然而一些研究表明在免疫抑制患者中用于预防 CMV 相关疾病是有效的。伐昔洛韦是阿昔洛韦的前体酯化物,口服后经肠和肝水解几乎完全转化为阿昔洛韦。与口服阿昔洛韦相比,伐昔洛韦具有药代动力学优势:它有更好的口服生物利用度,从而引起更高的血药浓度,并且比阿昔洛韦给药频率低(每日 2～3 次,不需要 5 次)。

阿昔洛韦的高度选择性与其作用机制有关,使得药物先磷酸化成阿昔洛韦单磷酸。这种磷酸化通过病毒编码的胸苷激酶在疱疹病毒感染的细胞中高效地发生。在未感染的哺乳动物细胞中,阿昔洛韦很少发生磷酸化,因此该药集中在疱疹病毒感染的细胞中。随后,阿昔洛韦单磷酸被宿主细胞中激酶转化成三磷酸,后者是病毒诱导的 DNA 聚合酶的强效抑制剂,但对宿主细胞 DNA 聚合酶的影响相对较小。阿昔洛韦三磷酸也可以与病毒 DNA 结合,引起链反应提前终止。

阿昔洛韦有静脉注射、口服和局部给药等制剂,而伐昔洛韦只有口服制剂。阿昔洛韦静脉制剂在治疗免疫受损宿主的皮肤黏膜 HSV 感染方面是有效的,他减少了疗程、疼痛持续时间和病毒脱落。当处于严重免疫抑制时(如白血病化疗或移植状态),疾病出现前可以预防使用阿昔洛韦静脉制剂,以降低 HSV 相关疾病的发生率。但停止预防后,HSV 病灶会复发。静脉注射阿昔洛韦对 HSV 脑炎也同样有效。

由于 VZV 对阿昔洛韦的敏感性通常比 HSV 低,因此必须使用较高剂量的阿昔洛韦来治疗 VZV 感染。在免疫功能低下的带状疱疹患者中,静脉注射阿昔洛韦可降低皮肤播散和内脏并发症的发生率,在一项研究中发现阿昔洛韦比阿糖腺苷更有效。阿昔洛韦口服 800 mg/d,每日 5 次,对免疫功能低下和免疫功能正常患者局部带状疱疹病变有一定的疗效。在 50 岁以上患有带状疱疹的免疫功能正常患者中,阿昔洛韦与泼尼松逐渐减量的联合治疗似乎比单用阿昔洛韦更有效。阿昔洛韦(口服 800 mg/d,每日 5 次)和伐昔洛韦(口服 1 g/d,每日 3 次)在免疫功能正常的带状疱疹患者中比较研究表明,后者可能更有效地诱导带状疱疹相关疼痛的缓解。在一项安慰剂对照试验中,口服阿昔洛韦(600 mg/d,每日 5 次)可减少眼部带状疱疹的并发症。

如果健康儿童(20 mg/kg,最高 800 mg/d,每日 4 次)或成人(800 mg/d,每日 5 次)水痘患者在出现皮疹的 24 小时内开始口服阿昔洛韦治疗,则可获得适度的总体临床效益。静脉注射阿昔洛韦也被报道在治疗免疫功能低下的儿童水痘中有效。

阿昔洛韦最广泛的应用是治疗生殖器 HSV 感染。静脉注射或口服阿昔洛韦和口服伐昔洛韦用于治疗原发性生殖器 HSV 感染时,可缩短症状持续时间、减少病毒脱落和加速愈合。口服阿昔洛韦和伐昔洛韦在治疗复发性生殖器 HSV 感染方面也有一定的效果。然而,阿昔洛韦治疗原发性或复发性疾病并不能减少随后的复发率,表明他在消除潜伏感染方面无效。研究发现长期口服阿昔洛韦 6 年或伐昔洛韦 1 年以上,可显著降低治疗期间疾病的复发率,但一旦停用药物,疾病便会复发。在一项研究中,使用伐昔洛韦(500 mg,每日 1 次,持续 8 个月)抑制疗法可减少病毒状态不一致的夫妻之间约 50% 生殖器 HSV-2 感染的传播。当口唇疱疹症状一出现时,给予伐昔洛韦 1 日(每 12 小时服用 2 g),可以缩短病程约 1 日。在艾滋病患者中,慢性或间歇性地应用阿昔洛韦,可引起 HSV 和 VZV 病毒株逐渐进展产生耐药,造成治疗失败。最常见的耐药机制是缺乏病毒诱导的胸苷激酶,对阿昔洛韦耐药的 HSV 或 VZV 感染通常对膦甲酸有效。

阿昔洛韦以口服和静脉制剂为主,局部用药的适应证很少,尽管它对原发性生殖器 HSV 感染和免疫受损宿主的黏膜皮肤 HSV 感染有一定的益处。

总的来说,阿昔洛韦具有很好的耐受性,而且一般没有毒性。最常见的副作用是肾功能不全,因为药物结晶沉积,特别在快速静脉注射或水化不足后产生。偶有中枢神经系统的改变,包括嗜睡和震颤,主要见于免疫抑制患者。然而,上述变化是否与阿昔洛韦、同时使用其他疗法或潜在感染等有关尚不清楚。阿昔洛韦主要通过肾小球滤过和肾小管分泌经肾脏以原形排出。约 15% 阿昔洛韦被代谢成 9 - (羧氧甲基)甲基鸟嘌呤或其他次要代谢物。CrCl<50 mL/min 的患者需要减少剂量。正常成人阿昔洛韦的半衰期为 3 小时,5 mg/kg 剂量输注 1 小时后的血浆峰值浓度为 9.8 μg/mL。口服阿昔洛韦 22% 左右被吸收,给予 200 mg 后血浆峰值浓度为 0.3～0.9 μg/mL。阿昔洛韦能很好地渗入 CSF 中,其浓度接近血浆浓度的一半。

高剂量使用阿昔洛韦会造成染色体断裂,但对孕妇的治疗中并未发现与胎儿畸形相关。尽管如此,在怀孕期间若考虑使用阿昔洛韦,应仔细评估其潜在的风险和益处。

伐昔洛韦的生物利用度是阿昔洛韦的 3～5 倍。口服伐昔洛韦(1 g/d,每日 3 次)的浓度-时间曲线与静脉注射阿昔洛韦(5 mg/kg,每 8 小时 1 次)相似。两种药物的安全性相似,尽管在免疫功能低下患者接受高剂量伐昔洛韦(8 g/d)治疗时报告了血栓性血小板减少性紫癜/溶血性尿毒症综合征。伐昔洛韦被批准用于治疗带状疱疹、初发和复发的生殖器 HSV 感染、免疫功能正常成人的口唇疱疹以及生殖器疱疹抑制治疗。尽管在涉及 HSV 或 VZV 感染方面还没有大规模的研究证实,但由于伐昔洛韦具有更好的药代动力学以及更方便的给药方式,许多医生优先选择使用伐昔洛韦而不是口服阿昔洛韦,尽管在只有后者被批准的情况下。

■ 西多福韦

西多福韦是胞嘧啶的磷酸核苷酸类似物,主要用于治疗巨细胞病毒感染,但对广泛的疱疹病毒也具有活性,包括 HSV、人类疱疹病毒(HHV)-6A 和 HHV - 6B 型、HHV - 8 以及其他某些 DNA 病毒,如多瘤病毒、乳头瘤病毒、腺病毒和痘病毒(如天花、牛痘)。西多福韦不需要通过病毒诱导的激酶进行初始磷酸化,而是由宿主细胞酶磷酸化为西多福韦二磷酸,它是病毒 DNA 聚合酶的竞争性抑制剂,小部分影响宿主细胞 DNA 聚合酶。西多福韦二磷酸可以减缓或终止新生 DNA 链的延伸。西多福韦对胸腺嘧啶激酶缺失或改变而对阿昔洛韦耐药的 HSV 分离株和由于 UL97 磷酸转移酶突变而对更昔洛韦耐药的 CMV 分离株都具有活性。因 UL54 突变而对更昔洛韦耐药的 CMV 分离株通常也对西多福韦耐药。西多福韦通常对膦甲酸耐药 CMV 是有效的,尽管有报道发现西多福韦与膦甲酸存在交叉耐药。

西多福韦口服生物利用度差,需静脉给药。主要由肾脏排泄,血浆半衰期为 2.6 小时。西多福韦二磷酸的细胞内半衰期>48 小时是推荐给药方案的基础,最初 2 周每周给药 5 mg/kg,然后每隔 1 周给药 5 mg/kg。西多福韦的主要副作用是近端肾小管损伤,表现为血清肌酐水平升高和蛋白尿,充分的水化联合口服丙磺舒可以降低肾毒性的风险。中性粒细胞减少、皮疹和胃肠道不适也可能发生。

静脉注射西多福韦已被批准用于治疗艾滋病患者的 CMV 视网膜炎,主要用于更昔洛韦或膦甲酸不能耐受或治疗失败的人群。在一项对照研究中,每周给予 5 mg/kg 西多福韦比起 3 mg/kg 可以降低艾滋病患者中 CMV 视网膜炎的进展。玻璃体内注射西多福韦已被用于治疗 CMV 视网膜炎,但其毒性显著增加。据报道,静脉注射西多福韦治疗对阿昔洛韦耐药的皮肤黏膜 HSV 感染有效。局部使用西多福韦对艾滋病患者中皮肤黏膜 HSV 感染同样是有益的。少数病例报道静脉注射西多福韦用于免疫抑制患者的腺病毒感染和肾移植受者的泌尿生殖系统 BK 病毒感染,但其疗效尚未明确。

CMX - 001(布罗福韦酯)是西多福韦的一种前体酯化类,可口服给药,可能比静脉注射西多福引起的肾毒性更小。目前正在评估对预防干细胞移植受者 CMV 感染和治疗 BK 病毒相关性肾病和腺病毒感染的疗效。

■ 福米韦生

福米韦生是经 FDA 批准上市的第一个反义寡核苷酸类药物,属于一种硫代磷酸寡核苷酸,由 21 个核苷酸组成,通过与 CMV 信使 RNA 的相互作用来抑制 CMV 复制。福米韦生是 CMV 主要早期区域 2(IE2)的信使转录本的补充,后者编码调控病毒基因表达的蛋白质。除其反义作用机制外,福米韦生还可能通过抑制病毒对细胞的吸附以及直接抑制病毒复制而发挥抗 CMV 的作用。由于其作用机制不同,福米韦生对核苷或核苷酸类似物(如更昔洛韦、膦甲酸或西多福韦)耐药的 CMV 分离株仍具有活性。

福米韦生已被批准用于玻璃体内给药治疗对其他治疗没有反应或不能耐受艾滋病患者的 CMV 视网膜炎。注射 330 mg 两剂,间隔 2 周,后每月维持剂量 330 mg,可显著降低 CMV 视网膜炎的进展。该药的主要副作用是眼部炎症,包括玻璃体炎和虹膜炎,通常对局部使用的糖皮质激素有效。

■ 更昔洛韦和缬更昔洛韦

更昔洛韦属于一种阿昔洛韦类似物,对 HSV 和 VZV 有活性,比阿昔洛韦治疗 CMV 更加有效。更昔洛韦三磷酸抑制 CMV DNA 聚合酶,并可与 CMV DNA 结合,使其延伸终止。在 HSV 和 VZV 感染的细胞中,更昔洛韦被病毒编码的胸苷激酶磷酸化;在 CMV 感染的细胞中,他被 UL97 基因编码的病毒激酶磷酸化。更昔洛韦三磷酸在 CMV 感染细胞中的浓度是未感染的 10 倍。更昔洛韦被批准用于治疗免疫抑制患者的 CMV 视网膜炎和预防移植受者的 CMV 相关性疾病。同时,更昔洛韦还被广泛用于治疗其他 CMV 相关综合征,包括肺炎、食管和胃肠道感染、肝炎以及某些消耗性疾病。

更昔洛韦可通过静脉注射或口服给药,由于其口服生物利用度低(5%~9%),所以口服时必须给予较高剂量(每日 3 次,每次 1 g)。因此,更昔洛韦片剂主要被缬更昔洛韦所取代,后者是更昔洛韦的 L-缬氨酰酯化物。缬更昔洛韦经口吸收良好,生物利用度为 60%,在肠和肝内迅速水解为更昔洛韦。900 mg 剂量缬更昔洛韦的曲线下面积与 5 mg/kg 静脉注射更昔洛韦的基本相等,尽管缬更昔洛韦的血清峰值浓度低 40%左右。静脉注射更昔洛韦后,血清半衰期为 3.5 小时,口服缬更昔洛韦后,血清半衰期为 4.0 小时。更昔洛韦主要经肾脏以原形排出,肾衰竭时应减少剂量。更昔洛韦常规初始静脉注射治疗剂量,如 5 mg/kg,每 12 小时 1 次,持续 14~21 日,当患者可以耐受口服治疗时,可转变为口服缬更昔洛韦(900 mg/d,每日 2 次)。更昔洛韦的维持剂量为每日 5 mg/kg 静脉注射或每周 5 次,而缬更昔洛韦的维持剂量为每日 1 次,每次口服 900 mg。肾功能不全患者需要调整剂量。眼内注射更昔洛韦,无论是玻璃体内注射或眼内植入,也已用于治疗 CMV 视网膜炎。

更昔洛韦对器官和骨髓移植受者的 CMV 相关性疾病有预防作用。对 CD4$^+$ 细胞计数<100/uL 的艾滋病患者进行预防性口服更昔洛韦可减少 CMV 视网膜炎的发生。然而,这种方法对艾滋病患者预防的长期益处尚未明确,大多数专家不建议为此目的口服更昔洛韦。如前所述,在考虑口服预防或治疗的情况下,缬更昔洛韦已经取代了更昔洛韦。

更昔洛韦可引起严重的骨髓抑制,尤其是中性粒细胞减少,这限制了药物在许多患者中的使用。在肾功能不全时和同时使用其他引起骨髓抑制的药物(如齐多夫定、麦考酚酯),骨髓抑制作用会增强。

应用更昔洛韦治疗后获得的 CMV 分离株出现耐药的情况,特别是在艾滋病患者或器官移植后长期接受更昔洛韦治疗的患者中。这种耐药可能通过病毒 UL97 基因或病毒 DNA 聚合酶的突变产生。更昔洛韦耐药的分离株通常对膦甲酸(见下文)或西多福韦(见上文)敏感,这取决于耐药机制。

■ 泛昔洛韦和喷昔洛韦

泛昔洛韦是喷昔洛韦的二乙酰基-6-脱氧酯鸟嘌呤核苷类似物。该药口服吸收良好,生物利用度为 77%,经肠和肝迅速去乙酰化和氧化为喷昔洛韦。喷昔洛韦的活性谱和作用机制与阿昔洛韦相似。因此,喷昔洛韦通常对阿昔洛韦耐药的病毒无效。然而,一些因胸苷激酶或 DNA 聚合酶底物特异性改变而对阿昔洛韦耐药的病毒可能对喷昔洛韦敏感。该药物最初由病毒编码的胸苷激酶磷酸化,随后由细胞激酶磷酸化为喷昔洛韦三磷酸,后者可以抑制 HSV-1、HSV-2、VZV、EBV 和乙型肝炎病毒(HBV)。喷昔洛韦的血清半衰

期为 2 小时,但细胞内喷昔洛韦三磷酸血清半衰期为 7~20 小时,明显长于阿昔洛韦三磷酸。因此,泛昔洛韦比阿昔洛韦给药频率小(每日 2 次)。喷昔洛韦主要通过肾小球滤过和肾小管分泌在尿液中排泄。通常建议的剂量间隔应根据肾功能不全进行调整。

对患有带状疱疹的免疫功能正常成人进行的临床研究表明,泛昔洛韦在解决皮肤损伤和病毒脱落以及缩短疱疹后神经痛的持续时间等方面都优于安慰剂。此外,每 8 小时服用 500 mg 泛昔洛韦与服用 800 mg/d(每日 5 次)阿昔洛韦的治疗效果相当。泛昔洛韦用于治疗免疫抑制患者的带状疱疹也同样有效。临床试验已经证明,它可以抑制生殖器 HSV 感染达 1 年和有效治疗初发和复发的生殖器疱疹。泛昔洛韦是治疗 HIV 患者皮肤黏膜 HSV 感染的有效药物。应用 1%喷昔洛韦乳膏可缩短免疫功能正常患者口唇疱疹症状和体征的持续时间(0.5~1 日),并已获得 FDA 批准。泛昔洛韦通常耐受性良好,偶尔出现头痛、恶心和腹泻,研究中发生频率与安慰剂受试者相似。雌性大鼠应用高剂量泛昔洛韦 2 年引起乳腺癌的发病率增加,但其临床意义尚不清楚。

■ 膦甲酸

膦甲酸(phosphonoformic acid)是一种含有焦磷酸盐的化合物,能有效抑制疱疹病毒,包括 CMV。该药可以抑制焦磷酸结合位点的 DNA 聚合酶,其浓度对细胞聚合酶的影响相对较小。膦甲酸不需要通过磷酸化来发挥其抗病毒活性,因此对由于胸腺嘧啶激酶缺乏而引起阿昔洛韦耐药的 HSV 和 VZV 分离株以及大多数对更昔洛韦耐药的 CMV 菌株具有活性。膦甲酸还抑制 HIV 的逆转录酶,并在体内对 HIV 有活性。

膦甲酸可溶性差,必须通过输液泵在稀释溶液中静脉滴注 1~2 小时以上。膦甲酸的血浆半期为 3~5 小时,由于药物主要经肾脏排泄,随着肾功能的下降而半衰期延长。据估计 10%~28%的剂量可能会沉积在骨骼中,甚至可以持续数月。膦甲酸通常起始剂量为 60 mg/kg,每 8 小时 1 次,持续 14~21 日,随后维持剂量为每日 90~120 mg/kg。

膦甲酸被批准用于治疗艾滋病患者的 CMV 视网膜炎和阿昔洛韦耐药的皮肤黏膜 HSV 感染。在一项临床试验中,该药对 CMV 视网膜炎的疗效与更昔洛韦相似,但有着更长的生存期,可能是因为他对 HIV 有活性。眼内注射膦甲酸已用于治疗 CMV 视网膜炎。此外,膦甲酸可以用于治疗阿昔洛韦耐药的 HSV 和 VZV 感染以及更昔洛韦耐药的 CMV 感染,尽管在治疗期间获得的 CMV 分离株存在膦甲酸耐药。膦甲酸同样可用于治疗免疫抑制患者的 HHV-6 感染。

膦甲酸主要的副作用是肾损害,因此应密切监测肾功能,尤其在治疗初期。由于膦甲酸可与二价金属离子结合,所以可能发生低钙血症、低镁血症、低钾血症和低或高磷血症。水化和缓慢输注可以减少患者的肾毒性和电解质紊乱。尽管报告有血液学异常(最常见为贫血),但膦甲酸并不引起骨髓抑

制，所以可以与骨髓抑制药物联用。

■ 三氟尿苷

三氟尿苷是一种对 HSV-1、HSV-2 和 CMV 有活性的嘧啶核苷。三氟尿苷一磷酸可以不可逆地抑制胸苷酸合成酶，三氟尿苷三磷酸较小程度地抑制病毒细胞 DNA 聚合酶。由于存在全身毒性，三氟尿苷的使用仅限于局部治疗。三氟尿苷被批准用于治疗 HSV 角膜炎，研究发现他比局部应用碘苷更有效，但其疗效与局部用阿糖腺苷相近。该药可以用于治疗一些对碘苷或阿糖腺苷无效的 HSV 角膜炎患者。局部应用三氟尿苷对一些阿昔洛韦耐药的皮肤黏膜 HSV 感染有一定疗效。

■ 阿糖腺苷

阿糖腺苷是一种嘌呤核苷类似物，对 HSV-1、HSV-2、VZV 和 EBV 有活性。阿糖腺苷通过其 5′-三磷酸代谢产物抑制病毒 DNA 合成，尽管其确切的分子作用机制尚未完全了解。静脉注射阿糖腺苷已被证明在治疗单纯疱疹性脑炎、皮肤黏膜 HSV 感染、免疫功能低下患者的带状疱疹和新生儿 HSV 感染等方面是有效的。它的使用已经被静脉注射阿昔洛韦所取代，后者更有效，且更容易管理。生产商已经停止生产其静脉制剂，但可以使用阿糖腺苷眼膏治疗 HSV 角膜炎。

■ 在研药物

马立巴韦属于一种抑制 CMV 和 EBV 的苯并咪唑类药物。该药可以抑制 CMV 的 UL97 激酶，其抗病毒活性不需要细胞内磷酸化。它的作用机制包括阻断病毒 DNA 的合成和病毒的排出。马立巴韦是口服给药，其副作用有味觉障碍和腹泻。在 3 期临床研究中，它对预防造血干细胞和成人肝移植受者的 CMV 感染效果不佳。然而，当以更高剂量使用时，它可能对移植受者难治性或耐药的 CMV 感染治疗有效。

乐特莫韦是正在研发中的一种具有抗 CMV 活性的药物，是一种通过抑制病毒末端酶复合物起作用的二氢喹唑啉。这种作用机制不同于以往抑制病毒 DNA 聚合酶的更昔洛韦、膦甲酸和西多福韦。因此，乐特莫韦对上述药物耐药的 CMV 分离株仍有活性。它口服给药，耐受性良好。乐特莫韦正评估在造血干细胞移植受体中对 CMV 的预防作用。

amenamevir 和 pritelivir 提供了一种新的作用机制的药物，他们可以抑制 HSV-1 和 HSV-2 的螺旋酶-引物酶异源三聚体复合物。上述药物正评估用于预防和治疗 HSV 生殖器感染。amenamevir 单次口服 1 200 mg 用于治疗复发性生殖器疱疹的疗效与服用伐昔洛韦 3 日的疗效相当。pritelivir 的半衰期很长（长达 80 小时），正参与一项安慰剂对照研究用于抑制生殖器 HSV 感染。与安慰剂相比，给予 pritelivir 负荷剂量（每日口服 75 mg 或每周口服 400 mg，4 周）可以减少 HSV 脱落和生殖器受损时间。此外还计划有更多关于 HSV 螺旋酶-引物酶抑制剂的临床研究。

肝炎病毒感染的抗病毒药物

■ 拉米夫定

拉米夫定是一种嘧啶核苷类似物，主要用于联合治疗 HIV 感染（**参见第 97 章**）。它可以抑制病毒 DNA 聚合酶从而对乙肝病毒有活性，所以该药也被批准用于治疗慢性乙肝病毒感染。乙肝病毒 e 抗原（HBeAg）阳性患者给予拉米夫定 100 mg/d 治疗 1 年，药物耐受性良好，可以抑制 HBV DNA 水平，使 40%～75% 患者的血清氨基转移酶水平降至正常水平，并减少 50%～60% 患者肝脏的炎症反应和纤维化。约 30% 患者出现 HBeAg 转换。同时，拉米夫定有助于预防或抑制肝移植相关的 HBV 感染。接受拉米夫定治疗 1 年约 24% 患者对其产生耐药，这与 HBV DNA 聚合酶上 YMDD 基序发生变异有关。由于耐药率不断增加，拉米夫定已在很大程度上被耐药性较低的 HBV 感染治疗药物所取代。

■ 阿德福韦酯

阿德福韦酯是阿德福韦的口服前体物质，是一种单磷酸腺苷的无环核苷酸类似物，对 HBV、HIV、HSV、CMV 和痘病毒有活性。它可被细胞激酶磷酸化为活性三磷酸产物，后者是一种乙肝病毒 DNA 聚合酶竞争性的抑制剂，并入新合成的病毒 DNA 中导致链终止。阿德福韦口服给药，主要经肾脏排泄，血浆半衰期为 5～7.5 小时。临床研究发现阿德福韦 10 mg/d 口服治疗 48 周，48%～72% 患者的血清谷丙转氨酶（ALT）水平降至正常，53%～64% 患者的肝脏组织形态有所改善。同时，它还引起血浆中 HBV DNA 拷贝数减少 3.5～3.9 $\log_{10}$/mL。阿德福韦对初发患者和拉米夫定耐药 HBV 患者均有效。阿德福韦的耐药率略低于拉米夫定，但据报道阿德福韦治疗 192 周后耐药率为 15%～18%，5 年后可能达到 30%。该药一般耐受性良好，用于治疗 HBV 感染的剂量（10 mg/d）引起显著的肾毒性并不多见，但在治疗 HIV 感染（30～120 mg/d）时，由于副作用限制了较高的治疗剂量。在任何情况下，服用阿德福韦的患者都应监测肾功能，即使是在较低剂量的情况下。阿德福韦仅被批准用于治疗慢性乙肝病毒感染。

■ 富马酸替诺福韦酯

富马酸替诺福韦酯是替诺福韦的前体药物，是一种一磷酸腺苷的核苷酸类似物，对逆转录病毒和肝炎病毒都有活性。在免疫功能正常和免疫功能低下的患者（包括同时感染 HIV 和 HBV 的患者）中，给予替诺福韦 300 mg/d 治疗 48 周，可减少 HBV 拷贝数（4.6～6）$\log_{10}$，68%～76% 患者的 ALT 水平降至正常，72%～74% 患者的肝脏组织病理学改善。应用替诺福韦治疗 2 年以上耐药情况少，它对拉米夫定耐药的 HBV 仍有活性。替诺福韦的安全性与阿德福韦相似，但在 HBV 治疗剂量下未发现肾毒性。替诺福韦被批准用于治疗 HIV 和慢性 HBV 感染。关于替诺福韦更详细的讨论**参见第97章**。

■ 恩替卡韦

恩替卡韦是一种环戊基 2′-脱氧鸟苷类似物，通过恩替卡韦三磷酸与多种 HBV DNA 聚合酶的相互作用来抑制 HBV。给予恩替卡韦 0.5 mg/d 治疗 48 周，可减少 HBV DNA 拷贝数 $(5.0\sim6.9)\log_{10}$，68%～78%患者的血清转氨酶水平降至正常，70%～72%患者的组织病理学改善。恩替卡韦可抑制具有 M550I 或 M550V/L526M 突变的拉米夫定耐药病毒，但在 0.5 mg/d 剂量时血清浓度仅高出 20 或 30 倍水平。因此，建议对拉米夫定耐药 HBV 患者使用更高剂量的恩替卡韦（1 mg/d）治疗。初发患者对恩替卡韦耐药少见，但既往拉米夫定耐药病毒感染的患者却有相当高的耐药率（治疗 4 年为 43%）。恩替卡韦耐药菌株仍对阿德福韦和替诺福韦敏感。

恩替卡韦具有很高的生物利用率，但应该空腹服用，因为食物会干扰其吸收。药物主要经肾脏以原形排泄，若 CrCl<50 mL/min 时其剂量应进行调整。总体而言，恩替卡韦耐受性良好，其安全性与拉米夫定相似。与其他抗 HBV 治疗一样，当停用恩替卡韦时可能会出现肝炎加重。恩替卡韦被批准用于治疗成人慢性乙型肝炎，包括拉米夫定耐药病毒感染。恩替卡韦对 HIV-1（中位有效浓度，0.026 至>10 μM）有一定的抑制作用，但由于 M184V 突变可能导致 HIV 耐药，因此不能在 HIV 阳性患者中作为单一药物治疗。

■ 替比夫定

替比夫定是胸腺嘧啶核苷的 β-L 对映异构体，是一种有效的乙肝病毒选择性抑制剂。其活性形式为替比夫定三磷酸，可抑制 HBV DNA 聚合酶并导致链终止，但对人 DNA 聚合酶几乎没有活性。慢性乙型肝炎患者口服替比夫定 600 mg/d 治疗 52 周，使 HBV DNA 减少了 $(5.2\sim6.4)\log_{10}$ 拷贝/mL，74%～77%患者的谷丙转氨酶水平降至正常，65%～67%患者的肝组织病理学改善。替比夫定耐药的 HBV 感染通常与拉米夫定存在交叉耐药，但通常对阿德福韦敏感。应用替比夫定治疗 2 年，约 22%的 HBeAg 阳性患者和 9%的 HBeAg 阴性患者出现耐药。

口服替比夫定可迅速吸收，由于主要经肾脏排泄，所以 CrCl<50 mL/min 的患者应减少剂量。替比夫定通常耐受性良好，有些患者出现疲劳、肌痛以及血清肌酸激酶水平升高。与其他抗 HBV 药物相同，停用替比夫定治疗的患者可能会出现肝炎加重。替比夫定已被批准用于治疗有病毒复制证据、血清转氨酶水平持续升高或组织病理学提示有活动的成人慢性乙型肝炎，但由于如上文所述的耐药不断出现，所以尚未被广泛使用。

干扰素

干扰素是一种具有广泛抗病毒活性以及免疫调节和抗增殖特性的细胞因子。IFN 不能口服给药，但必须通过肌内注射、皮下注射或静脉注射等方式。早期对人类白细胞 IFN 的研究表明，它在预防试验诱导的鼻病毒感染和治疗免疫抑制患者的 VZV 感染方面有作用。通过 DNA 重组技术可以获得高度纯化的 α、β、γ 和 λ 干扰素，已在多种病毒感染中进行了评估。这些试验的结果证实了鼻内注射干扰素预防鼻病毒感染的有效性，尽管它的使用会出现鼻黏膜刺激。研究还表明，经包皮内或全身应用干扰素治疗生殖器尖锐湿疣有良好的效果。经全身给药主要可以减少疣的大小，特别是对单独皮内注射疣治疗效果不佳的大多数患者仍然有效。然而，病变经皮内注射或全身应用干扰素后仍经常复发的患者需停用。

干扰素在治疗慢性乙型肝炎病毒感染方面进行了大量的研究。对慢性乙型肝炎病毒感染患者给予标准剂量干扰素-α-2b（每日 500 mU 或每周 3 次 1 000 mU，持续 16～24 周），引起33%～37%患者的 HBV 复制标志物（如 HBeAg 和 HBV DNA）减少，约 8%患者 HBV 表面抗原转阴性。同时，大多数患者的血清转氨酶恢复正常水平，肝脏组织病理学出现短期和长期的改善。对标准干扰素治疗有良好反应的预测因子包括：低滴度 HBV DNA、高水平的血清谷丙转氨酶、慢性 HBV 感染时间短以及肝脏组织病理学的急性炎症反应。免疫抑制患者（包括 HIV 感染）的治疗效果较差。

聚乙二醇干扰素是将干扰素 α 与聚乙二醇相结合，引起药物吸收减慢、清除降低，以获得更持久的血清浓度。因此，允许了更方便每周 1 次的给药方案，所以在大多情况下聚乙二醇干扰素取代了标准干扰素。应用 180 ug 聚乙二醇干扰素-α-2a 治疗 48 周，减少了 HBV DNA 拷贝数 $(4.1\sim4.5)\log_{10}$copies/mL，约 39%患者血清 ALT 水平降至正常，38%患者的组织学有所改善。当拉米夫定与聚乙二醇干扰素-α-2a 联用时，有效率更高。干扰素常见的副作用包括发热、寒战、肌痛、疲劳、神经毒性（主要表现为嗜睡、抑郁、焦虑和意识模糊）和白细胞减少。有些患者会出现自身抗体（如甲状腺相关抗体）阳性。干扰素-α-2b 和聚乙二醇干扰素-α-2a 被批准用于治疗慢性乙型肝炎患者。聚乙二醇干扰素-α-2b 在乙型肝炎病毒感染中疗效方面的支持数据已经公布，该药在美国还没有被批准上述适应证，但在其他国家已被批准用于治疗慢性乙型肝炎病毒感染。

一些干扰素制剂，包括干扰素-α-2a、干扰素-α-2b、干扰素-α1 和干扰素-αm1（淋巴母细胞）等，已被研究用于治疗慢性丙型肝炎病毒感染。已经研究了多种单药治疗方案，其中最常见为标准干扰素（干扰素-α-2b 或干扰素-α-2a）每周 3 次，每次 300 mU，持续 12～18 个月。干扰素-α-2b 联用口服利巴韦林作为初始治疗或单独干扰素治疗失败后的方案，在持续的病毒学和/或血清 ALT 应答率（40%～50%）上明显高于单药治疗。研究表明，聚乙二醇干扰素-α-2b 或 α-2a 治疗慢性丙型肝炎方面比标准干扰素更有效。皮下注射聚乙二醇干扰素联合口服利巴韦林治疗可引起 42%～51% HCV 基因型 1 型患者和 76%～82%基因型 2 或 3 型患者出现持续病毒应答。利巴韦林在丙型肝炎病毒感染中具有较小的抗病毒作用,但也可能通过与干扰素联合的免疫调节作用而发挥效果。利巴韦林的最佳疗效与基于体重的剂量有关。治疗有效的预后因素包括年龄<40 岁、感染持续时间短、低滴度 HCV RNA、肝脏组织病理损伤程度较轻以及 HCV 基因型(1 型除外)。α干扰素产生的应答率与单独使用标准干扰素-α-2a 或干扰素-α-2b 相似。由于聚合酶抑制剂索非布韦和第二代蛋白酶抑制剂西咪匹韦的批准,导致修订了 2014 年丙型肝炎的治疗建议,根据病毒基因型,采用聚乙二醇干扰素、利巴韦林和这两种药物中的一种的三种药物联合方案(见下文和表 87-1)。

α干扰素和聚乙二醇干扰素 α 对丁型肝炎有活性,但需要高剂量应用(900 mU,每周 3 次,连续 48 周)。IFN-α 在 25%～30%患者中诱发持续病毒应答(SVR),而聚乙二醇干扰素-α 效果不定,在 17%～43%患者中获得了 SVR。然而,即使在没有持续抑制病毒复制的情况下,长期的生物学和组织学的改善已被发现。

聚合酶抑制剂

■ 索非布韦

索非布韦是一种尿苷的核苷酸前体,是 HCV 非结构蛋白 5B(NS5B) RNA 聚合酶的抑制剂。它代谢成具有活性的尿苷核苷三磷酸,导致链终止。索非布韦对所有 HCV 基因型(1-6 型)都有活性,对 NS5b 的有效浓度中位数(EC50)为 0.7～2.6 μM。NS5b 中 S282T 突变引起对索非布韦耐药,但在接受索非布韦治疗的患者中很少出现临床耐药的情况。

索非布韦口服给药,不受食物影响。口服后索非布韦及其活性代谢产物的血浆浓度达到峰值的时间分别为 0.5～2 小时和 2～4 小时。61%～65%索非布韦与血浆蛋白结合,但活性代谢产物很少进行结合。索非布韦及其活性代谢产物均经肾脏排泄,半衰期分别为 0.4 小时和 27 小时。尽管 P-糖蛋白诱导剂可以降低索非布韦的浓度,但索非布韦相对来说临床上没有显著的药物相互作用。

索非布韦通常耐受性良好,无严重的副作用。索非布韦最常见的副作用见于联合应用干扰素和利巴韦林的临床试验中(见下文)。

索非布韦已经在多个对照和开放临床试验中进行了研究。2013 年底根据试验的结果,建议将索非布韦与聚乙二醇干扰素、利巴韦林三者联合作为治疗慢性 HCV 肝炎基因型 1、4、5 和 6 型的一线药物,对其初治患者有 89%～97%获得了 SVR。对于 2 型和 3 型 HCV 患者,推荐使用索非布韦联合利巴韦林的治疗方案,2 型和 3 型初治患者获得了 SVR 的分别有 93%和 61%。

蛋白酶抑制剂

■ 波赛普韦、特拉普韦

该类药物专门用于抑制 HCV 的 NS3/4A 蛋白酶,他们类似于 HCV 多肽,当用病毒蛋白酶处理时,与催化的 NS3 丝氨酸残基形成共价键,阻断进一步的活性,并防止 HCV 多聚蛋白水解为 NS4A、NS4B、NS5A 和 NS5B 蛋白。波赛普韦和特拉普韦是线性酮酰胺类物质,对 HCV 基因型 1 型(1b>1a)有活性,而对 2 和 3 型活性较弱。这些第一代蛋白酶抑制剂获得了批准用于联合(干扰素和利巴韦林)治疗 1 型感染。波赛普韦和特拉普韦目前都不推荐用于治疗丙型肝炎,这些药物已经被索非布韦和西咪匹韦所取代,后者属于第二代蛋白酶抑制剂,具有更好的药代动力学特性、更小的药物相互作用和更少的总体毒性(见下文)。

■ 西咪匹韦

西咪匹韦是第二代 NS3/4A 蛋白酶抑制剂,对基因型 1 型具有抗病毒活性(1b>1a),在 HCV 基因型 1b 复制单元中 EC50 为 9.4nM。约 1/3 HCV 基因型 1b 患者携带有 NS3 多态性 Q80K,使 EC50 增加了 11 倍,并导致对西咪匹韦的临床耐药。因此,如果考虑使用西咪匹韦进行治疗,则应进行 Q80K 的检测。西咪匹韦与第一代蛋白酶抑制剂波赛普韦和特拉普韦之间存在交叉耐药。

西咪匹韦胶囊 150 mg 口服给药,随食物一起服用可以增加其生物利用度,口服 4～6 小时后血清浓度达到峰值。该药物的消除半衰期在健康人群中为 10～13 小时,在丙型肝炎患者中为 41 小时。西咪匹韦几乎完全与血浆蛋白结合,并通过胆汁排泄。由于没有经肾脏排泄,所以在出现肾功能不全时不需要调整剂量。西咪匹韦由肝细胞 CYP3A 进行代谢,因此不能用于肝功能失代偿患者。

由于其通过细胞色素 P450 3A(CYP3A)代谢,西咪匹韦与诱导或抑制 CYP3A 的药物之间存在相互作用,可能相应地增加或降低西咪匹韦的血浆浓度。使用西咪匹韦也可能增加作为肝有机阴离子转运多肽-1B1 或 1B3 或 P 糖蛋白转运蛋白底物的药物血浆浓度。

在使用西咪匹韦的临床试验中发现,约 28%受试者出现光敏(通常为轻度或中度)和可逆性高胆红素血症(结合性和非结合性均升高),通常为轻度到中度。研究中大多数其他不良反应是由于联用干扰素和利巴韦林所致。

西咪匹韦已被推荐作为替代治疗的一个组成部分,与聚乙二醇干扰素和利巴韦林联合治疗慢性 HCV 基因型 1 和 4 型感染。每日给予西咪匹韦和利巴韦林联合每周应用聚乙二醇干扰素治疗,持续 12 周,随后再持续 12 周使用聚乙二醇干扰素和利巴韦林,在没有 Q80K 突变的情况下约 80%获得了 SVR。总的来说,基于西咪匹韦的三联疗法产生 SVR 的可能性比基于索非布韦的疗法低 10%,并且更可能出现不良反应。然而,对于先前出现聚乙二醇干扰素无应答或部分应答的患者,西咪匹韦、索非布韦和利巴韦林的方案(不应用 IFN)提供了希望。

■ 在研药物

下一代具有直接抗病毒作用的 HCV 抑制剂正在积极开发中。这些药物包括 NS3/4 的第二代抑制剂、NS5B 聚合酶抑制剂和 NS5A(作为 HCV RNA 复制单元一部分的膜相关磷蛋白)抑制剂。这些研究药物在无干扰素治疗、缩短疗程、提高耐受性和减少耐药性等方面取得了进展。有关更新的信息,读者应咨询 http://www.hcvguidelines.org/。

第 88 章
单纯疱疹病毒感染 | Chapter 88
Herpes Simplex Virus Infections

Lawrence Corey·著　骆煜·译

■ 定义

单纯疱疹病毒(HSV‐1,HSV‐2;人疱疹病毒)可引起多种感染,累及皮肤黏膜表面、中枢神经系统(CNS),有时还累及内脏器官。及时的识别和治疗可降低 HSV 感染的发病率和死亡率。

■ 病原体

HSV 的基因组为线状双链 DNA 分子(分子量约 100×10^6)编码 90 个以上的转录单元,有 84 个已鉴定的蛋白质。两种 HSV 亚型的基因组结构相似。HSV‐1 和 HSV‐2 之间的总体基因组序列同源性约为 50%,而蛋白质组同源性大于 80%。同源序列分布在整个基因组图谱上,一种病毒类型所指定的大多数多肽与另一种病毒类型的多肽在抗原上相关。然而,HSV‐1 和 HSV‐2 蛋白特有的许多类型特异区域确实存在,其中许多区域似乎在宿主免疫中很重要。这些类型特异区域已被用于开发区分两种病毒亚型的血清学试验。病毒 DNA 的限制性内切酶分析或测序可用于区分这两种亚型以及每种亚型的不同毒株。由于 HSV‐1 和 HSV‐2 临床毒株核苷酸序列的变异性,使得从两个个体获得的 HSV 分离株可通过限制性内切酶谱或基因组序列来区分。而且,从这种模式可以推断出流行病学相关的来源,如性伴侣、母婴配对或参与共同来源暴发的人。

病毒基因组被包装在由 162 个壳粒组成的规则二十面体蛋白外壳(衣壳)(图 86‐1)。病毒的外被是一层脂质膜(包膜),随着含 DNA 的衣壳通过宿主细胞的内核膜而获得。在衣壳和脂质双层膜之间的是被膜。病毒复制有胞核和细胞质两个阶段。最初附着于细胞膜上涉及病毒糖蛋白 C 和 B 与几种细胞硫酸类肝素样表面受体的相互作用。随后,病毒糖蛋白 D 与属于肿瘤坏死因子受体蛋白家族、免疫球蛋白超家族(连接蛋白家族)或两者的细胞辅助受体结合。这些受体的

普遍存在促进了疱疹病毒宿主范围的扩大。HSV 的复制受到高度调节。融合进入后,核衣壳进入细胞质,几种病毒蛋白从病毒体中释放出来。其中一些病毒蛋白(通过增加细胞 RNA 降解)切断了宿主蛋白合成,而另一些则"开启"了 HSV 复制早期基因的转录。这些被称为 α 基因的早期基因产物是合成后续的多肽群(β 多肽)所必需的,其中许多多肽是 DNA 复制所需的调节蛋白和酶。目前大多数抗病毒药物干扰 β 蛋白,如病毒 DNA 聚合酶。第三类(γ)HSV 基因需要病毒 DNA 复制才能表达,并编码病毒指定的大多数结构蛋白。

在病毒基因组复制和结构蛋白合成之后,核衣壳在细胞核中组装。当核衣壳芽穿过内核膜进入核周间隙时形成包膜。在某些细胞中,病毒在细胞核内复制形成两种类型的包涵体:一种嗜碱性 Feulgen 阳性小体,含有病毒 DNA;另一种为嗜酸性包涵体,不含病毒核酸或蛋白质,代表病毒感染的"瘢痕"。然后有包膜的病毒粒子通过内质网和高尔基体被转运到细胞表面。

病毒基因组是由一些神经元细胞维持在一种被称为潜伏期的抑制状态。潜伏期仅与有限数量的病毒编码 RNA 的转录有关,它解释了在感染性病毒不能分离的时候,神经组织中存在病毒 DNA 和 RNA 的原因。在组织培养中,来自潜伏感染神经节的神经细胞的维持和生长导致感染性病毒粒子的产生(外植体)和随后对易感细胞的允许性感染(共培养)。病毒基因组的激活可能随后发生,导致调节病毒基因表达和复制以及 HSV 释放的正常模式重新激活。病毒从神经元中释放是一个复杂的过程,沿着神经元轴突的长度顺行转运。在实验动物中,紫外线、全身和局部免疫抑制以及皮肤或神经节的创伤与再激活有关。

在潜伏感染神经元的细胞核中发现了三种非编码 RNA 潜伏相关转录本(LATs)。LAT 区域的缺失突变体在其随后

的重新激活中表现出效率降低。HSV-1 LATs 替代 HSV-2 LATs 可诱导 HSV-1 再激活模式。这些数据表明,LAT 主要是保持而不是建立潜伏期。HSV-1 LAT 可能通过抑制凋亡途径促进急性感染神经元的存活。LAT 转录丰度和低基因组拷贝数与 HSV 基因组在着丝粒周围的亚细胞核定位相关。事实上,HSV DNA 的染色似乎在抑制裂解性复制基因的表达中起着重要作用。在潜伏期高表达的 LAT 来源的 micro-RNA 似乎沉默了关键的神经毒力因子感染细胞蛋白 34.5(ICP34.5)的表达,并以反义构型与即刻早期蛋白 ICP0 信使 RNA 结合以阻止其表达,这对 HSV 再激活至关重要。虽然已知某些病毒转录体是潜伏期再激活所必需的,但 HSV 潜伏期的分子机制尚不完全清楚,在神经元中中断或维持潜伏期的策略处于探索阶段。

虽然潜伏期是每个神经元中病毒的主要状态,但 HSV-1 和 HSV-2 口腔和生殖道再激活的高频率表明,病毒很少在神经节组织的整个生物量内处于静止状态。最近的数据表明,HSV-2 抗原经常脱落:大多数人感染 HSV-2 后有频繁的再激活,引起亚临床发作,持续 2~4 小时,并且宿主黏膜免疫系统可在发生临床再激活之前将病毒再激活包含在黏膜中。支持这一临床观察的是,最近对尸体三叉神经节外植体的单个神经元进行显微解剖和实时 PCR 的研究表明,与 LATs 的原位杂交研究相比,更多的神经元(2%~10%)携带 HSV。病毒拷贝数在神经元之间高度可变,在某些神经元中含量极高,在 LAT 阳性和 LAT 阴性神经元中 HSV DNA 的拷贝数相似;这些发现增加了关于 LAT 在防止再激活中所起作用的不确定性。

发病机制

在黏膜表面或磨损皮肤部位暴露于 HSV 允许病毒进入表皮和真皮细胞,并在其中启动病毒复制。HSV 感染通常是亚临床获得。无论是临床的还是亚临床的,HSV 感染都与足够的病毒复制有关,从而允许感觉神经末梢或自主神经末梢的感染。一旦进入神经细胞,病毒或核衣壳很可能在轴突内转运到神经节的神经细胞体中。在人体中,病毒接种到外周组织后扩散到神经节的传播间隔尚不清楚。在感染的初始阶段,病毒复制发生在神经节和邻近的神经组织中。然后病毒通过外周感觉神经使得感染性病毒粒子离心迁移扩散到其他皮肤黏膜表面。这种传播方式有助于解释所涉及的大表面积、远离初期水疱形成的少数损害的高频率(这是原发性生殖器或口腔-唇部 HSV 感染患者的特征)以及从远离刺激接种部位神经元的神经组织中恢复病毒的能力。也可能发生局部接种病毒的连续传播,使疾病进一步向黏膜扩展。最近的研究表明,在 30%~40% 的原发性 HSV-2 感染者中存在 HSV 病毒血症是另一种导致感染全身扩展的机制。两种病毒亚型在感觉神经节和自主神经节中的潜伏感染已被证实。对于 HSV-1 感染,三叉神经节是最常见的感染部位,尽管也可扩展到颈上、下神经节。生殖感染时,骶神经根神经节(S_2~S_5)最常受累。

原发病消退后,感染性 HSV 不能再从神经节培养;然而潜伏感染,如病毒 DNA 的存在所定义的,在初始感染的解剖区域中仍然存在于 2%~11% 的神经节细胞中。潜伏期重新激活的机制尚不清楚。越来越多的研究表明,宿主 T 细胞反应在神经节和外周黏膜水平影响了 HSV 再激活的频率和严重程度。已从外周神经根神经节中回收到 HSV 特异性 T 细胞。许多这些驻留 CD8$^+$ T 细胞与三叉神经节中潜伏 HSV-1 感染的神经元并列,并且可通过 γ 干扰素释放和颗粒酶 B 降解即刻早期蛋白 ICP4 来阻断再活化。此外,神经节中似乎存在潜在的病毒载量,与感染的神经元数量和再激活率呈正相关,但与存在的 CD8$^+$ 细胞数量呈负相关。尚不清楚重新激活刺激是短暂抑制这些免疫细胞,还是独立上调裂解基因的转录,或两者兼而有之。此外,已证明宿主可控制在黏膜内。一旦病毒到达真皮-表皮交界处,有三种可能的结局:宿主在再活化部位附近迅速抑制感染;病毒传播到表皮,伴有与低滴度亚临床脱落相关的微溃疡;随后迅速(数小时内)抑制病毒,上皮细胞广泛复制和坏死,随后出现临床复发(临床上后者定义为皮肤水疱和溃疡)。组织学上,疱疹性病变包括基底区域的薄壁囊泡或溃疡,多核细胞可能包括核内包涵体、坏死和急性炎症感染。一旦病毒复制受到限制,就会发生再上皮化,几乎总是在没有瘢痕的情况下发生。

从 HSV 的连续分离株或从任何一个个体的多重感染神经节分离株的 DNA 分析显示,在大多数人中即使不是相同的,也有相似的限制性内切酶或 DNA 序列模式。随着更敏感的基因组技术的发展,同一亚型的多种菌株的证据越来越多地被报道。例如,在严重免疫抑制患者中,单个神经元感染多株药物敏感和耐药病毒,表明慢性感染时神经节可重新植入。因为在人的一生中黏膜脱落的暴露是相对常见的,所以目前的数据表明,同一亚型不同菌株的外源性感染虽然可能,但是不常见。

免疫性

宿主的反应影响 HSV 疾病的获得、感染的严重程度、对潜伏期进展的抵抗力、潜伏期的维持和复发的频率。抗体介导和细胞介导的反应在临床上都很重要。细胞介导免疫缺陷的免疫功能低下患者比体液免疫缺陷患者(如无丙种球蛋白血症)经历更严重、更广泛的 HSV 感染。淋巴细胞的实验性消融表明,T 细胞在预防致死性播散性疾病中起主要作用,尽管抗体有助于降低神经组织中的病毒滴度。HSV 的一些临床表现似乎与宿主免疫反应有关(如与复发性疱疹性角膜炎相关的基质混浊)。已证明表面病毒糖蛋白是介导中和和免疫介导细胞溶解(抗体依赖性细胞介导细胞毒性)抗体的靶点。在实验性感染中,每种已知病毒糖蛋白具有特异性的单克隆抗体对随后的神经系统疾病或神经节潜伏期有保护作用。然而,在人类中亚单位糖蛋白疫苗在减少感染方面基本上是无效的。多种细胞群,包括自然杀伤细胞、巨噬细胞和多种 T 淋巴细胞,在宿主防御 HSV 感染中发挥作用,T 淋巴细胞产生的淋巴因子也是如此。在动物中,被动转移的致敏淋巴细胞可预防 HSV 感染。最大限度的保护通常需要多种 T 细胞亚群的激活,包括细胞毒性 T 细胞和负责迟发型超敏反应的 T 细胞。后者可能通过抗原刺激释放淋巴因子(如 IFN)提供保护,而淋巴因子又具有直接抗病毒作用,并激活和增强各种特异性和非特异性效应细胞。HSV 病毒粒子含有多种基因,直接抑制宿主反应。其中包括基因 no.12(US‑12),可与细胞转运蛋白激活蛋白 TAP‑1 结合,降低该蛋白将 HSV 肽结合到人类白细胞抗原(HLA)‑Ⅰ类的能力,从而降低宿主的细胞毒性 T 细胞对病毒蛋白的识别。这种作用可通过加入 IFN‑γ 来克服,但这种逆转需要 24~48 小时;因此,病毒有时间复制和侵入其他宿主细胞。感染性 HSV‑1 和 HSV‑2 的进入可抑制 CD4+ 和 CD8+ 细胞的数条信号通路,导致其杀伤和影响其细胞因子分泌谱的功能损害。

越来越多的证据表明,HSV 特异性 CD8+ T 细胞应答对于清除病灶中的病毒至关重要。频繁和长期 HSV 病变的免疫抑制患者中,针对 HSV 的功能性 CD8+ T 细胞较少。HSV 特异性 CD8+ T 细胞已被证实持续存在于生殖器皮肤真皮‑表皮交界处,邻近神经元末梢。即使在临床静止期,这些 CD8+ T 细胞也产生抗病毒蛋白和细胞毒性蛋白,表明存在免疫监视。这些驻留记忆 CD8+ T 细胞似乎是"第一反应者",能够控制病毒释放到真皮部位的病毒再激活。病毒和宿主之间快速且持续的相互作用有助于解释任何个体发作之间临床疾病严重程度的变异性。宿主反应 30~60 分钟的差异可导致病毒水平 100~1 000 倍的差异,并可确定疾病发作是亚临床还是临床发作。

CD8+ T 淋巴细胞反应的强度与生殖器病变中病毒的清除有很强的相关性。T 淋巴细胞(可能还有其他免疫效应细胞)的位置、有效性和寿命可能对疾病的表现和随时间传播的可能性很重要。

■ 流行病学

血清流行病学研究已证实 HSV 在世界范围内感染。过去 15 年的研究表明,发展中国家的 HSV‑2 流行率甚至高于发达国家。在撒哈拉以南非洲,孕妇的 HSV‑2 血清阳性率可能接近 60%,少女的年感染率可能接近 20%。据估计,全球每年感染人数约为 2 360 万。与发达国家一样,女性通过性行为获得 HSV‑2 的比率以及血清学患病率高于男性。大多数这种 HSV‑2 的获得先于 HSV‑1;目前发展中国家生殖器 HSV‑1 的频率较低。

HSV‑1 感染比 HSV‑2 感染的频率更高且更早。到 50 岁时,90% 以上的成年人都有抗 HSV‑1 的抗体。在社会经济地位低的人群中,大多数人在 30 岁以前感染了 HSV‑1。直到青春期才常规检测 HSV‑2 抗体。抗体流行率与以往的性活动相关,并且在不同的人群中差异很大。有证据表明,在过去 10 年中,美国 HSV‑2 的患病率略有下降。血清学调查表明 15%~20% 的美国人群有 HSV‑2 抗体。在大多数常规产科和计划生育门诊中,约 25% 的女性有 HSV‑2 抗体,尽管只有 10% 的 HSV‑2 血清反应阳性者报告有生殖器病变史。在性病门诊就诊的异性恋成人中,有 HSV‑2 的抗体者高达 50%。

许多后续研究表明,偶发和(更重要的)流行的 HSV‑2 感染均可提高 HIV‑1 型的获得率。更具体地说,HSV‑2 感染与 HIV‑1 感染增加 2~4 倍有关。这种联系在发达国家和发展中国家的异性恋男女中得到了充分的证明。从流行病学角度来看,世界上 HSV‑2 患病率高的地区,其区域内人群中具有较高的 HIV‑1 发病率。一项研究表明,在肯尼亚高流行城市基苏木,约 1/4 的 HIV 感染直接归因于 HSV‑2 感染。

此外,HSV‑2 通过性行为促进了低风险人群中 HIV 的传播,流行的 HSV‑2 似乎使 HIV 的感染风险增加了 7~9 倍。数学模型表明,33%~50% 的 HIV‑1 感染可归因于 HSV‑2,无论在男男性接触者(MSM)还是在撒哈拉以南非洲地区。此外,与未合并感染者相比,HSV‑2 在 HIV‑1 合并感染者中更常被激活和传播。因此,世界上大多数 HIV‑1 高流行的地区也有 HSV‑2 的高感染率。在中美洲、南美洲和非洲的大部分地区,大量的血清学调查表明 HSV‑2 的血清阳性率相似,甚至更高。在非洲,产科和其他有性经验的人群中 HSV‑2 血清阳性率为 40%~70%。女性拥有 HSV‑2 抗体的比率平均比男性高 5%~10%。

一些研究表明,许多"无症状"生殖器 HSV‑2 感染的病例实际上无法简单地认识,或局限于生殖道的解剖区域不易被看到。无症状血清反应阳性者在黏膜表面传播病毒的频率几乎与有症状者相同。HSV‑2 的大量携带者和来自生殖道的病毒频繁、无症状地再激活,导致了生殖器疱疹在世界各地的持续传播。HSV‑2 感染是 HIV‑1 获得和传播感染的独立危险因素。在合并感染者中,HIV‑1 病毒粒子可从生殖器部位的疱疹性皮损中排出。这种脱落可能促进 HIV 通过性接触传播。HSV‑2 再活化与局部持续性炎症反应相关,包括生殖器皮肤黏膜下层高浓度的 CCR5 富集的 CD4+ T 细胞以及炎性树突状细胞。这些细胞可以支持 HIV 的感染和复制,因此有可能导致生殖器疱疹患者获得 HIV 感染增加近 3 倍。不幸的是,抗病毒治疗不能减少这种亚临床的活化后炎症,可能是因为目前的抗病毒药物不能阻止少量 HSV 抗原释放到生殖器黏膜。

HSV 感染一年四季均有发生。接触有活动性溃疡损害的人或无感染临床表现但从皮肤黏膜表面脱落 HSV 的人可引起传播。生殖器皮肤和黏膜表面 HSV 再激活常见。采样频率影响检测频率。最近的研究表明,大多数 HSV‑1 和 HSV‑2 发作持续时间小于 4~6 小时;因此,病毒复制和宿主清除的速度很快。即使每日取样 1 次,也有 20%~30% 通过 PCR 检测到 HSV DNA。口腔分泌物中 HSV‑1 的相应比例相似。在获得后最初几年的脱落率最高,在此期间病毒脱落发生的天数高达 30%～50%。免疫抑制患者从黏膜部位排出 HSV 的频率更高(20%～80%)。这些较高的皮肤黏膜再激活率表明,性接触或其他密切接触(接吻、共用眼镜或银器)暴露于 HSV 是常见的,有助于解释 HSV 感染在全球持续传播和高血清阳性率的原因。个体间再激活率差异很大。在 HIV 阳性患者中,低 CD4$^+$ T 细胞计数和高 HIV-1 载量与 HSV 再激活率增加相关。经 PCR 或培养测定,每日抗病毒治疗 HSV-2 感染可减少脱落率,但不能消除脱落。

临床表现

HSV 可从几乎所有的内脏和皮肤黏膜部位分离。HSV 感染的临床表现和病程取决于受累的解剖部位、宿主的年龄和免疫状态以及病毒的抗原型。原发性 HSV 感染(即首次感染 HSV-1 或 HSV-2,宿主在急性期血清中缺乏 HSV 抗体)常伴有全身症状和体征。与反复发作相比,同时累及黏膜和黏膜外部位的原发感染,其特点是症状持续时间较长,病毒可从病变处分离。潜伏期为 1～26 日(中位数 6～8 日)。两种病毒亚型均可引起生殖器和口腔-面部感染,其表现在临床上难以区分。然而,感染再激活的频率受解剖部位和病毒类型的影响。生殖器 HSV-2 感染再激活率是生殖器 HSV-1 感染的 2 倍,其复发率是生殖器 HSV-1 感染的 8～10 倍。相反,口腔-唇部 HSV-1 感染复发率高于 HSV-2 感染。无症状脱落率遵循相同的模式。

口腔-面部感染

牙龈口腔炎和咽炎是首发 HSV-1 感染最常见的临床表现,而复发性唇疱疹是再激活 HSV-1 感染最常见的临床表现。HSV 咽炎和龈口炎通常由原发感染引起,最常见于儿童和年轻人。临床症状和体征包括发热、不适、肌痛、纳差、易怒和颈部淋巴结肿大,可能持续 3～14 日。皮损可累及软硬腭、牙龈、舌、唇和面部等。咽部 HSV-1 或 HSV-2 感染通常引起咽后壁和(或)扁桃体的渗出性或溃疡性病变。约 1/3 病例中病程后期可出现舌、颊黏膜或牙龈的病变。发热持续 2～7 日,常伴颈部淋巴结肿大。HSV 咽炎在临床上很难与细菌性咽炎、肺炎支原体感染和非感染性病因(如 Stevens-Johnson 综合征)的咽部溃疡相鉴别。没有实质性证据表明,口唇部 HSV 感染再激活与症状性复发性咽炎相关。

HSV 在三叉神经节内的再活化可能与唾液中无症状的病毒排泄、口腔内黏膜溃疡、唇缘或面部皮肤外的疱疹性溃疡有关。50%～70%血清反应阳性的三叉神经根减压术患者和 10%～15%拔牙患者在平均术后 3 日出现口腔-唇部 HSV 感染。HSV 引起的口腔黏膜溃疡与口疮、外伤或药物引起的溃疡在临床上难以鉴别。

在免疫抑制患者中,HSV 感染可扩展至黏膜和皮肤深层。可能导致易碎、坏死、出血、剧烈疼痛和无法进食或饮水。HSV 黏膜炎的病变在临床上类似于细胞毒性药物治疗、外伤、真菌或细菌感染引起的黏膜病变。持续性、溃疡性 HSV 感染是 AIDS 患者最常见的感染之一。HSV 和念珠菌感染常同时发生。全身抗病毒治疗可加快愈合速度,缓解免疫抑制患者黏膜 HSV 感染的疼痛。移植或诱导化疗早期 HSV 再激活的频率较高(50%～90%),预防性全身抗病毒药物如阿昔洛韦和喷昔洛韦静脉制剂或这些药物的口服同类药物可用于降低再激活率。特应性湿疹患者也可发生严重的口面部 HSV 感染(疱疹性湿疹),可迅速累及大面积皮肤,偶尔可播散至内脏器官。静脉注射阿昔洛韦后,疱疹性湿疹可迅速消退。多形性红斑也可能与 HSV 感染有关(图 14-25);一些证据表明,约 75%的多形性皮肤红斑病例中,HSV 感染是诱发事件。HSV 抗原在循环免疫复合物和这些病例的皮损活检标本中均已证实。严重的单纯疱疹病毒相关的多形性红斑患者适合慢性抑制性口服抗病毒治疗。

HSV-1 和水痘-带状疱疹病毒(VZV)与 Bell 麻痹(面神经下颌部弛缓性麻痹)的病因有关。有些试验证实,立即开始抗病毒治疗,联合或不联合糖皮质激素,面瘫消退更快。然而,其他试验显示获益不大。因此,对于单用抗病毒药物、单用糖皮质激素以及两种方式联合治疗 Bell 麻痹等方法的相对价值尚未达成共识。

生殖器感染

首次发病的原发性生殖器疱疹的特点是发热、头痛、不适和肌痛。疼痛、瘙痒、排尿困难、阴道和尿道分泌物以及腹股沟淋巴结肿大是主要的局部症状。外生殖器广泛分布的双侧病变是其特征(图 88-1)。损害可能存在于不同的阶段,包括水疱、脓疱或疼痛性红斑溃疡。80%以上的女性首发感染累及宫颈和尿道。在既往有 HSV-1 感染的患者中,生殖器疱疹的首次发作与少数患者的全身症状相关,且愈合速度快于原发性生殖器疱疹。在约 30%的原发性生殖器疱疹病例中发现亚临床 DNA 血症。HSV-1 和 HSV-2 感染的急性首发生殖器疱疹的临床病程相似。然而,生殖器疾病的复发率因病毒亚型而异:首次感染 HSV-2 和 HSV-1 患者的 12 个月复发率分别约为 90%和 55%(复发的中位数分别为 4 和 <1)。生殖器 HSV-2 感染的复发率在个体间和同一个体内随时间的变化差异很大。已从无外生殖器损害的男性和女性的尿道和尿液中分离出 HSV。有症状的 HSV 尿道炎的特征是有明显的黏液样分泌物和排尿困难。在 5%的排尿困难综合征女性的尿道中分离出 HSV。HSV 生殖道疾病在女性有时可表现为子宫内膜炎和输卵管炎,在男性表现为前列腺炎。约 15%的 HSV-2 感染病例伴有非病变临床综合征,如无菌性脑膜炎、宫颈炎或尿道炎。生殖器疱疹的鉴别诊断见第 **35 章**。

HSV-1 和 HSV-2 均可引起有症状或无症状的直肠和肛周感染。HSV 直肠炎通常与直肠性交有关。然而,在主诉无直肠性交的女性和男性中检测到亚临床肛周 HSV 排出。这种现象是由于之前生殖道感染在骶骨皮肤组织中建立了潜伏期,随后在肛周区域的上皮细胞中重新激活。这种再活化

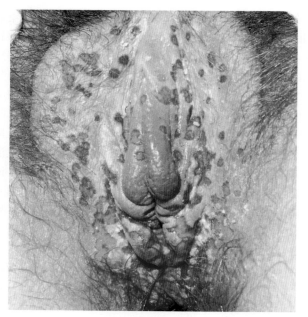

图 88-1　生殖器疱疹：原发性外阴感染。 在水肿的外阴和会阴部有多发性、剧烈疼痛、穿孔、融合、浅溃疡。排尿往往很痛苦。常伴发腹股沟淋巴结肿大（经许可转载：K Wolff et al：Fitzpatrick's Color Atlas & Synopsis of Clinical Dermatology, 5th ed. New York, McGraw-Hill, 2005）。

往往是亚临床的。HSV 直肠炎的症状包括肛门直肠疼痛、肛门直肠分泌物、里急后重和便秘。乙状结肠镜检查显示直肠黏膜远端 10 cm 处有溃疡性病变。直肠活检显示黏膜溃疡、坏死、多形核白细胞和固有层淋巴细胞浸润，以及（偶有）多核内包涵体细胞。在接受细胞毒治疗的免疫抑制患者中也发现肛周疱疹性损害。广泛的肛周疱疹性病变和/或 HSV 直肠炎在 HIV 感染患者中很常见。

疱疹性瘭疽

疱疹性瘭疽：手指的 HSV 感染，可作为原发性口腔或生殖器疱疹的并发症出现，通过表皮表面的破损接种病毒或通过职业性或某些其他类型的接触直接将病毒引入手部。临床症状和体征包括突发水肿、红斑和感染手指的局部压痛。指尖水疱性或脓疱性损害与化脓性细菌感染病变难以区别。常见有发热、淋巴结炎和滑车上及腋窝淋巴结肿大。感染可能复发。及时诊断（以避免不必要的和潜在恶化的手术治疗和/或传播）至关重要。通常推荐进行抗病毒化疗（见下文）。

外伤性疱疹

HSV 可感染几乎任何部位的皮肤。摔跤运动员可发生胸部、耳部、面部和手部的皮肤黏膜 HSV 感染。摔跤过程中持续的皮肤创伤促进了这些感染的传播。最近的几次暴发表明了及时诊断和治疗以控制这种感染传播的重要性。

眼部感染

在美国，眼部 HSV 感染是角膜失明的最常见原因。HSV 角膜炎表现为急性发作的疼痛、视物模糊、球结膜水肿、结膜炎和特征性的角膜树枝状病变。使用局部糖皮质激素可能会加重症状并导致眼部深层结构受累。清创、局部抗病毒治疗

和/或 IFN 治疗可加速愈合。然而，复发是常见的，眼部的深层结构可能承受免疫病理损伤。HSV 引起的基质角膜炎似乎与角膜深层组织的 T 细胞依赖性破坏有关。HSV-1 表位与 T 细胞靶向的角膜抗原发生自身反应被认为是这种感染的一个因素。脉络膜视网膜炎通常是播散性 HSV 感染的一种表现，可发生于新生儿或 HIV 感染患者。HSV 和 VZV 可引起急性坏死性视网膜炎，是一种罕见但严重的表现。

中枢和周围神经系统感染

在美国，HSV 占散发性病毒性脑炎病例的 10%~20%。估计发生率约为每年 2.3 例/100 万人。全年均有病例分布，年龄分布呈双相性，高峰出现在 5~30 岁和 50 岁以上人群。其中 HSV-1 引起超过 95% 的病例。

HSV 脑炎的发病机制各不相同。在儿童和青年中，原发性 HSV 感染可导致脑炎；据推测，外源性获得的病毒通过嗅球从周围神经扩散进入中枢神经系统。然而，大多数成人 HSV 脑炎患者在出现 CNS 症状之前，就有皮肤黏膜 HSV-1 感染的临床或血清学证据。在约 25% 的受检病例中，来自同一患者口咽部和脑组织的 HSV-1 毒株不同；因此，一些病例可能是由到达 CNS 的另一种 HSV-1 毒株再感染所致。在神经节和中枢神经系统分离株相似的患者中，提出了两种理论来解释在中枢神经系统局部区域活跃复制的 HSV 发生。在三叉神经根或自主神经根中潜伏 HSV-1 感染的再激活可能与病毒通过颅中窝的神经扩展到 CNS 有关。在尸检时获得的脑组织中，甚至在健康成人中，通过 DNA 杂交已经证实了 HSV DNA。因此，长期潜伏的中枢神经系统感染的再激活可能是 HSV 脑炎发生的另一机制。

最近的研究发现，在 HSV 脑炎高发的家族中有两个独立基因的遗传多态性。这些患者（主要是儿童）的外周血单核细胞分泌的 IFN 水平似乎在 HSV 应答时降低。这些观察结果表明，一些散发性 HSV 脑炎病例可能与宿主遗传决定因素有关。

HSV 脑炎的临床特征是急性发热和局灶性神经系统症状和体征，尤其是颞叶（**图 88-2**）。HSV 脑炎与其他病毒性脑炎、局灶性感染或非感染性过程临床上难以鉴别。常见有脑脊液（CSF）蛋白质水平升高、白细胞增多（以淋巴细胞为主）和出血性坏死引起的红细胞计数升高。尽管脑活检已成为定义 HSV 脑炎的金标准，但检测 CSF 中通过 PCR 检测 HSV DNA 的高敏感性和特异性已在很大程度上取代了活检。尽管在大多数 HSV 脑炎病例中 CSF 和血清中 HSV 抗体滴度增加，但他们很少在发病后 10 日以内出现，因此，尽管在回顾时有用，但通常对建立早期临床诊断没有帮助。在极少数情况下，通过活检获得的脑组织中 HSV 抗原、HSV DNA 或 HSV 复制的证明是高度敏感的；对这些组织的检查也为识别脑炎的替代性、潜在可治疗原因提供了机会。阿昔洛韦抗病毒化疗可降低 HSV 脑炎的死亡率。大多数权威机构推荐对怀疑为 HSV 脑炎的患者静脉给予阿昔洛韦，直到确诊或做

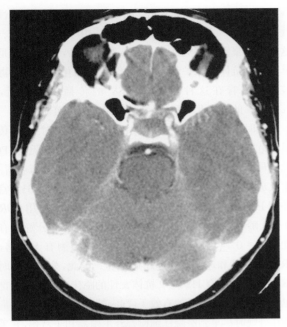

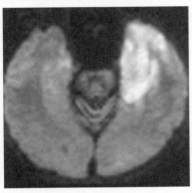

图 88-2　左颞叶单纯疱疹病毒性脑炎患者的脑部计算机断层扫描和磁共振弥散加权成像扫描。

出其他诊断。所有确诊病例均应接受静脉注射阿昔洛韦治疗（每日 30 mg/kg，分 3 次给药，疗程 14～21 日）。治疗结束后，有报道发现脑炎的临床复发需要更多的治疗。因此，一些权威机构倾向于初始治疗 21 日，而许多机构则继续治疗直至 HSV DNA 从脑脊液中清除。即使接受治疗，神经系统后遗症也很常见，特别是年龄 50 岁以上的患者。

在因无菌性脑膜炎住院的患者中，3%～15% 的患者脑脊液中检测到 HSV DNA。HSV 脑膜炎，通常见于原发性生殖器 HSV 感染，是一种急性、自限性疾病，表现为头痛、发热和轻度畏光，持续 2～7 日。脑脊液中淋巴细胞增多是其特征。HSV 脑膜炎的神经系统后遗症罕见。HSV 是复发性淋巴细胞性脑膜炎（Mollaret 脑膜炎）的最常见原因。脑脊液中 HSV 抗体或 HSV DNA 持续存在可确定诊断。对于频繁复发的 HSV 脑膜炎患者，每日抗病毒治疗可减少此类发作的发生。

据报道，自主神经系统功能障碍，特别是骶骨区，与 HSV 和 VZV 感染有关。可能出现臀部或会阴区麻木、刺痛、尿潴留、便秘、CSF 细胞增多和（男性）阳痿。症状在数日或数周内逐渐缓解。偶有下肢感觉减退和（或）无力，持续数月。由三叉神经支配的皮肤区域一过性感觉减退和前庭系统功能障碍（通过眼震电图测量）是疾病的主要体征。抗病毒化疗能否中止这些症状或减轻其频率和严重程度尚不清楚。HSV 感染后极少数可出现横贯性脊髓炎，表现为迅速进展的下肢对称性麻痹或吉兰-巴雷综合征。同样，周围神经系统受累（Bell 麻痹）或颅内多发性神经炎可能与 HSV-1 感染再激活有关。

内脏感染

内脏器官 HSV 感染通常由病毒血症所致，多器官受累常见。然而，有时 HSV 感染的临床表现仅累及食管、肺或肝。HSV 食管炎可能由口-咽部 HSV 感染直接扩展至食管引起，也可能由 HSV 经迷走神经重新激活和播散至食管黏膜而引起。HSV 食管炎的主要症状是吞咽疼痛、吞咽困难、胸骨下疼痛和体重减轻。红斑基底上出现多发性椭圆形溃疡，伴或不伴斑片状白色伪膜。远端食管最常受累。病变广泛时，弥漫性脆性可波及整个食管。内镜和钡剂检查均不能可靠地将 HSV 食管炎与念珠菌食管炎或由于热损伤、辐射或腐蚀物引起的食管溃疡相鉴别。内镜下获得的分泌物进行细胞学检查和培养或 PCR 检测 DNA 为诊断提供了最有用的依据。全身抗病毒化疗通常能减轻症状的严重程度和持续时间，并能治愈食管溃疡。

HSV 肺炎不常见，除非是严重免疫抑制的患者，可能是疱疹性气管-支气管炎扩展到肺实质所致。通常继发局灶性坏死性肺炎。病毒也可从口腔或生殖器黏膜皮肤疾病部位经血行播散，引起双侧间质性肺炎。HSV 肺炎中常合并细菌、真菌和寄生虫等病原体。免疫抑制患者未经治疗的 HSV 肺炎死亡率较高（＞80%）。HSV 也可从急性呼吸窘迫综合征和长期插管患者的下呼吸道中分离出来。大多数权威机构认为，在这种情况下，气管吸出物中 HSV 的存在是由于气管区 HSV 的再激活和长期插管患者的局限性气管炎。应对这些患者的 HSV 感染扩展至肺实质进行评估。尚未开展对照试验评估对 HSV 的抗病毒药物在急性呼吸窘迫综合征相关的发病率和死亡率的作用。下呼吸道 HSV 感染在这些疾病相关的总发病率和死亡率中的作用尚不清楚。在免疫功能正常的患者中，HSV 是一种罕见的肝炎病因。肝脏 HSV 感染与发热、胆红素和血清转氨酶水平突然升高以及白细胞减少（＜4 000 个白细胞/μL）相关。也可发生弥散性血管内凝血。

HSV 感染的其他并发症包括单关节炎、肾上腺坏死、特发性血小板减少和肾小球肾炎。免疫功能正常患者发生播散性 HSV 感染罕见。在免疫缺陷患者、烧伤患者或营养不良的个体中，HSV 有时可播散至其他内脏器官，如肾上腺、胰腺、小肠、结肠以及骨髓。妊娠期原发性 HSV 感染很少传播，可能与母亲和胎儿死亡有关。这种罕见的事件通常与妊娠晚期原发性感染有关。血浆或血液中 HSV DNA 的存在是检测播散性 HSV 感染的最佳方法。

新生儿 HSV 感染

在所有 HSV 感染人群中，新生儿（6 周以下婴儿）内脏和/或 CNS 感染的发生率最高。若未经治疗，新生儿疱疹的总死亡率为 65%；10% 以下 CNS 感染的新生儿可发育正常。虽然皮损是疾病最常见的特征，但许多婴儿根本没有皮损，或只有在疾病的过程中才出现皮损。新生儿感染通常在分娩时接触受感染的生殖器分泌物而在围生期获得。婴儿先天性感染有被报道。在新生儿 HSV 感染中，30%～50% 由 HSV-1 引起，而 50%～70% 由 HSV-2 引起。近期感染 HSV 的母亲所生婴儿发生新生儿 HSV 感染的危险性比其他婴儿高 10 倍。新生儿 HSV-1 感染也可能通过出生后与有症状或无症状的口腔-唇部 HSV-1 感染的直系亲属接触或通过院内传播获得。所有可能患有疱疹的新生儿均应接受阿昔洛韦静脉给药，然后在出生后 6～12 个月内接受口服抗病毒药物的维持治疗。高剂量阿昔洛韦静脉给药（每日 60 mg/kg）抗病毒化疗使新生儿疱疹死亡率降至 15%。然而发病率仍然很高，特别是婴儿 HSV-2 感染累及中枢神经系统。

妊娠期 HSV

在美国，约 22% 的孕妇和 55% 的非西班牙裔黑种人孕妇出现 HSV-2 血清阳性。然而，当接近分娩时获得感染（即既往 HSV 血清反应阴性的女性），围生期 HSV 母婴传播的风险最高。复发性生殖器疱疹的临床表现，包括亚临床与临床感染的频率、病变持续时间、疼痛和全身症状等，在妊娠和非妊娠女性中相似。妊娠期间复发率增加。然而，当女性在妊娠初期 HSV-2 血清反应阳性时，未发现对新生儿结局（包括出生体重和胎龄）的影响。妊娠期首次发病感染对母婴的后果较为严重。妊娠晚期的母体内脏播散偶有发生，早产或胎儿宫内发育迟缓也是如此。妊娠期获得原发性疾病，无论是与 HSV-1 或 HSV-2 有关，都有经胎盘将病毒传播给新生儿的风险，并可导致自然流产，尽管这种结局相对少见。对于妊娠期新近获得的生殖器 HSV 感染，大多数权威机构建议使用阿昔洛韦（400 mg，每日 3 次）或伐昔洛韦（500～1 000 mg，每日 2 次）治疗 7～10 日。然而，这种干预对传播的影响尚不清楚。妊娠期 HSV-2 高患病率和新生儿疾病低发病率（每 6 000～20 000 个活产中有 1 例）表明只有少数婴儿有感染 HSV 的风险。因此，并非所有复发性生殖器疾病的女性都需要剖宫产。由于大部分病例为产时感染传播，因此仅对分娩时出现 HSV 脱落的女性可考虑经腹部分娩。多项研究显示分娩前病毒脱落复发与足月时病毒脱落无相关性。因此，不建议每周进行病毒学监测和羊膜穿刺术。

近足月感染 HSV 的女性母婴传播率（30%～50%）明显高于分娩时 HSV-2 再激活的女性（<1%）。尽管母亲的抗 HSV-2 抗体具有保护性，但抗 HSV-1 抗体对新生儿 HSV-2 感染的保护性很小或几乎没有保护作用。HSV-1 原发生殖器感染导致妊娠期传播风险特别高，在新生儿 HSV 病例中占越来越大的比例。而且，在再激活过程中，HSV-1 似乎比

HSV-2 更容易传播给新生儿。在 HSV-2 血清反应阳性的女性中，只有 2% 在分娩时从宫颈分泌物中分离出 HSV-2，以这种方式暴露的婴儿中只有 1% 发生感染，推测可能是由于母源转移抗体的保护作用，并可能在再活化过程中病毒滴度较低。尽管在这种情况下 HSV 的传播频率较低，但 30%～50% 的新生儿 HSV 患者的母亲患有生殖器疱疹。

分娩时用宫颈阴道拭子分离 HSV 是造成产时 HSV 传播的最大危险因素（相对危险度 = 346）；然而，培养阴性、PCR 阳性的母婴传播病例得到了很好的描述。HSV 的新获得［比值比（OR）= 49］、HSV-1 与 HSV-2 的分离（OR = 35）、宫颈与外阴 HSV 检测（OR = 15）、胎儿头皮电极的使用（OR = 3.5）和低龄等会带来进一步的传播风险，而腹部分娩具有保护性（OR = 0.14）。体格检查不能很好地预测有无脱落，而 PCR 在敏感性和速度上远远超过培养。因此，分娩开始时的 PCR 检测有助于有 HSV-2 抗体女性的临床决策。由于剖宫产似乎是减少母婴传播的有效手段，应鼓励复发性生殖器疱疹患者在分娩时尽早到医院仔细检查外生殖器和子宫颈，并采集拭子样本进行病毒分离。没有病变证据的女性可进行阴道分娩。子宫颈或外生殖器出现活动性病变是剖宫产的指征。

如果发生了首次暴露（例如，母亲 HSV 血清阴性或 HSV-1 血清阳性，并且分娩时发现分离株为 HSV-2），许多权威机构将对婴儿静脉注射阿昔洛韦以进行抗病毒治疗。至少应立即从这些婴儿的咽喉、鼻咽、眼和直肠采集样本进行病毒培养和 PCR，每隔 5～10 日采集 1 次。应及时评估嗜睡、皮肤损伤或发热。所有在分娩 24 小时后分离出 HSV 的婴儿均应接受推荐剂量的阿昔洛韦静脉给药。

■ 诊断

临床和实验室标准均可用于诊断 HSV 感染。当红斑基底上出现特征性多发性水疱时，可做出准确的临床诊断。然而，疱疹性溃疡可能与其他病因的皮肤溃疡相似。黏膜 HSV 感染也可表现为无皮肤损害的尿道炎或咽炎。因此，建议进行实验室检查以确诊并指导治疗。虽然用 Wright、Giemsa（Tzanck 涂片）或巴氏染色对病变基底部的刮片进行染色以检测疱疹病毒感染的巨细胞或核内包涵体是一种很好的方法，但很少有临床医生熟练掌握这一技术，而且染色的敏感性低（黏膜拭子低于 30%），这些细胞学方法不能区分 HSV 和 VZV 感染。

HSV 感染最好通过实验室检测皮损刮片中的病毒、病毒抗原或病毒 DNA 来确诊。PCR 检测 HSV DNA 是评估黏膜或内脏 HSV 感染最敏感的实验室技术，应在可行时使用。HSV 在多种细胞培养体系中引起可辨别的细胞病变效应，这种效应应在接种后 48～96 小时内即可被识别。自旋扩增培养结合 HSV 抗原的染色可将识别 HSV 所需的时间缩短至 24 小时以内。所有检测方法的敏感性取决于病变的阶段（水疱性的敏感性高于溃疡性病变）、患者是否首次发病或疾病复发（首次发病的敏感性高于复发）以及样本是否来自免疫抑制或

免疫功能正常的患者（免疫抑制患者中抗原或 DNA 较多）。实验室检查可对病毒进行分型；有关亚型的信息在流行病学上可能有用，并有助于预测首次口唇或生殖器 HSV 感染后再激活的频率。

全病毒抗原制剂的血清学试验，如补体结合、中和、间接免疫荧光、被动血凝、放射免疫分析和酶联免疫吸附试验，对区分未感染（血清阴性）者与既往 HSV-1 或 HSV-2 感染者是有用的，但不能可靠地区分两种病毒亚型。已经开发了鉴别两种病毒亚型的类型特异性表面蛋白（表位）抗体的血清学试验，并且能够可靠地区分人类对 HSV-1 和 HSV-2 的抗体应答。最常用的检测方法是测定 HSV-1(gG1) 和 HSV-2(gG2) 的糖蛋白 G 抗体。也可采用蛋白质免疫印迹法检测几种 HSV 类型特异性蛋白。

急性期和恢复期血清样本可用于证明 HSV-1 或 HSV-2 初次感染期间的血清转化。然而，很少有可用的检测报告滴度，并且指数的增加并不能反映所有患者的首次发作。应采用基于类型特异性蛋白的血清学试验来鉴别 HSV-1 或 HSV-2 的无症状携带者。目前尚无可靠的 IgM 方法来确定急性 HSV 感染。

一些研究表明，以前未被发现的 HSV-2 感染者可被教导识别有症状的再激活。应告知 HSV-2 血清阳性的个体，在肉眼不可见的黏膜表面（如宫颈、尿道、肛周皮肤）或可能无临床症状的微小溃疡中，亚临床再活化的频率较高。感染在这些发作期间的传播已得到很好的证实。HSV-2 血清反应阳性者应被告知亚临床排毒的高可能性，避孕套（男性或女性）可能在减少传播中发挥作用。已证实使用伐昔洛韦（500 mg，每日 1 次）抗病毒治疗可减少 HSV-2 在性伴侣之间的传播。

治疗·单纯疱疹病毒感染

皮肤黏膜和内脏 HSV 感染的许多方面都需要行抗病毒化疗。对于皮肤黏膜感染，阿昔洛韦及其同类药物泛昔洛韦和伐昔洛韦是治疗的主要药物。有几种抗病毒药物可用于局部治疗 HSV 眼部感染：碘苷、三氟尿苷、外用阿糖腺苷和西多福韦。对于 HSV 脑炎和新生儿疱疹，静脉注射阿昔洛韦是首选治疗方法。

所有获批针对 HSV 的抗病毒药物均可抑制病毒 DNA 聚合酶。一类以阿昔洛韦为代表的药物，由 HSV 酶胸苷激酶（TK）的底物组成。阿昔洛韦、更昔洛韦、泛昔洛韦和伐昔洛韦均在病毒感染细胞中选择性磷酸化为单磷酸盐形式。细胞酶将药物的单磷酸盐形式转化为三磷酸盐，然后将其掺入病毒 DNA 链中。

阿昔洛韦是治疗 HSV 感染最常用的药物，有静脉注射、口服和局部制剂。伐昔洛韦是阿昔洛韦的缬氨酸酯，比阿昔洛韦具有更高的生物利用度，因此可减少给药频率。泛昔洛韦是喷昔洛韦的口服制剂，在临床上可有效治疗多种 HSV-1 和 HSV-2 感染。更昔洛韦对 HSV-1 和 HSV-2 均有活性；但是，它的毒性比阿昔洛韦、伐昔洛韦和泛昔洛韦大，一般不推荐用于治疗 HSV 感染。无对照病例报告表明，更昔洛韦治疗 HSV 感染的疗效也不如阿昔洛韦。所有 3 种推荐的药物（阿昔洛韦、伐昔洛韦和泛昔洛韦）均被证明可有效缩短免疫功能低下和免疫功能正常患者皮肤黏膜 HSV 感染的症状和病变持续时间（表 88-1）。在诱导化疗期间和骨髓或实体器官移植后即刻，静脉注射和口服制剂可预防血清反应阳性的免疫缺陷患者 HSV 的再激活。长期每日抑制疗法可降低频繁出现生殖器或口腔唇疱疹患者的疾病再激活频率。只有伐昔洛韦接受过临床试验，证明减少了 HSV-2 感染在性伴侣之间的传播。阿昔洛韦静脉给药（每日 30 mg/kg，每 8 小时输注 10 mg/kg）可有效降低 HSV 脑炎的发病率和死亡率。早期治疗是影响预后的关键因素。与静脉注射阿昔洛韦相关的主要副作用是一过性肾功能不全，通常是由于药物在肾实质中结晶所致。如果用药缓慢超过 1 小时且患者水化良好，可避免这种不良反应。由于阿昔洛韦在 CSF 中的平均水平仅为血浆水平的 30%～50%，用于治疗 CNS 感染的阿昔洛韦剂量（每日 30 mg/kg）是用于治疗皮肤黏膜或内脏疾病（每日 15 mg/kg）的 2 倍。更高剂量的阿昔洛韦静脉给药可用于新生儿 HSV 感染（每日 60 mg/kg，分 3 次给药）。

在免疫功能正常的患者中，HSV-1 或 HSV-2 复发性皮肤黏膜感染越来越多地采用较短的疗程。一日疗程的泛昔洛韦和伐昔洛韦较长期治疗临床有效、更方便且花费更少（表 88-1）。这些短程治疗方案应保留给免疫功能正常的宿主。

抑制皮肤黏膜疱疹

对亚临床再激活高频率的认识为每日使用抗病毒治疗抑制 HSV 的再激活提供了一个公认的理论基础，尤其是对临床上频繁再激活的人群（如最近获得的生殖器 HSV 感染者）。免疫抑制患者，包括 HIV 感染者，也可从每日抗病毒治疗中获益。最近的研究表明，每日服用阿昔洛韦和伐昔洛韦可有效降低 HIV 阳性患者 HSV 再激活的频率。使用方案包括阿昔洛韦（400～800 mg，每日 2 次）、泛昔洛韦（500 mg，每日 2 次）和伐昔洛韦（500 mg，每日 2 次）；在一项对 HIV 感染者的研究中，剂量为 4 g/d 的伐昔洛韦与血栓性血小板减少性紫癜有关。此外，HSV-2 的每日治疗可

表 88-1 单纯疱疹病毒感染的抗病毒治疗

Ⅰ. 黏膜皮肤 HSV 感染
  A. 免疫抑制患者的感染
    1. 急性症状性首次发作或反复发作：静脉注射阿昔洛韦（5 mg/kg q8h）或口服阿昔洛韦（400 mg QID）、泛昔洛韦（500 mg BID 或 TID）或伐昔洛韦（500 mg BID）有效。治疗时间为 7~14 日
    2. 抑制再激活疾病（生殖器或口唇部）：移植后立即静脉注射阿昔洛韦（5 mg/kg q8h）或口服伐昔洛韦（500 mg BID）或阿昔洛韦（400~800 mg，3~5 次/日）可预防移植后 30 日内的复发。长期 HSV 抑制常用于持续免疫抑制的患者。在骨髓和肾移植受者中，口服伐昔洛韦（2 g/d）也能有效降低巨细胞病毒感染。HIV 阳性患者长期使用伐昔洛韦（4 g/d）可引起血栓性血小板减少性紫癜。在 HIV 感染者中，口服阿昔洛韦（400~800 mg BID）、伐昔洛韦（500 mg BID）或泛昔洛韦（500 mg BID）可有效减少 HSV-1 和 HSV-2 的临床和亚临床再激活
  B. 免疫功能正常患者的感染
    1. 生殖器疱疹
      a. 首次发作：口服阿昔洛韦（200 mg，每日 5 次或 400 mg，每日 3 次）、伐昔洛韦（1 g，每日 2 次）或泛昔洛韦（250 mg，每日 2 次）7~14 日有效。阿昔洛韦静脉给药（5 mg/kg q8h，5 日）用于治疗严重疾病或神经系统并发症，如无菌性脑膜炎
      b. 症状性复发性生殖器疱疹：首选短程（1~3 日）的治疗方案，因为其费用低、依从性好、方便。口服阿昔洛韦（800 mg TID，共 2 日）、伐昔洛韦（500 mg BID，共 3 日）或泛昔洛韦（750 或 1 000 mg BID，共 1 日，或单剂 1 500 mg，或静注 500 mg，随后 250 mg q12h 持续 3 日）可有效缩短病变的持续时间。其他选择包括口服阿昔洛韦（200 mg，每日 5 次）、伐昔洛韦（500 mg BID）和泛昔洛韦（125 mg BID，共 5 日）
      c. 抑制复发性生殖器疱疹：给予口服阿昔洛韦（400~800 mg BID）或伐昔洛韦（每日 500 mg）。每年发作 9 次以上的患者应口服伐昔洛韦（每日 1 g 或 500 mg BID）或泛昔洛韦（250 mg BID 或 500 mg BID）
    2. 口腔-唇部 HSV 感染
      a. 首次发作：给予口服阿昔洛韦（200 mg，每日 5 次或 400 mg TID）；可口服阿昔洛韦混悬液（600 mg/m² QID）。临床上一直采用口服泛昔洛韦（250 mg）或伐昔洛韦（1 g BID）。治疗时间为 5~10 日
      b. 反复发作：如果在前驱症状出现时就开始治疗，单次给药或 1 日疗法可有效减轻疼痛并加速愈合。治疗方案包括口服泛昔洛韦（1 500 mg 单剂或 750 mg BID，共 1 日）或伐昔洛韦（2 g 单剂或 2 g BID，共 1 日）。每日 6 次局部喷昔洛韦乳膏的自我启动治疗可有效加速口腔唇部 HSV 的愈合。局部阿昔洛韦乳膏也能加速愈合
      c. 抑制口腔-唇部 HSV 的再激活：如果在暴露前开始并持续暴露（通常 5~10 日），口服阿昔洛韦（400 mg BID）可预防与严重阳光暴露相关的复发性口唇部 HSV 感染的再活化
    3. 口腔或生殖器 HSV 感染的外科预防：一些外科手术，如激光换肤术、三叉神经根减压和腰椎间盘手术，都与 HSV 再激活有关。静脉注射阿昔洛韦（3~5 mg/kg q8h）或口服阿昔洛韦（800 mg BID）、伐昔洛韦（500 mg BID）或泛昔洛韦（250 mg BID）可有效减少再激活。应在手术前 48 小时开始治疗，并持续 3~7 日
    4. 疱疹性瘭疽：口服阿昔洛韦（200 mg），每日 5 次（替代：400 mg TID），疗程 7~10 日
    5. HSV 直肠炎：口服阿昔洛韦（400 mg，每日 5 次）有助于缩短感染病程。在免疫抑制患者或严重感染患者中，静脉注射阿昔洛韦（5 mg/kg q8h）可能有用
    6. 疱疹性眼部感染：对于急性角膜炎，局部应用三氟尿苷、阿糖腺苷、碘苷、阿昔洛韦、喷昔洛韦和干扰素均有益。可能需要清创。局部使用类固醇激素可能会使病情恶化
Ⅱ. 中枢神经系统 HSV 感染
  A. HSV 脑炎：静脉注射阿昔洛韦（10 mg/kg q8h；每日 30 mg/kg）10 日或直到脑脊液中不再检出 HSV DNA
  B. HSV 无菌性脑膜炎：目前尚无系统性抗病毒化疗的研究。如果要进行治疗，应静脉注射阿昔洛韦（每日 15~30 mg/kg）
  C. 自主神经根病变：目前无相关研究。大多数权威机构建议试用阿昔洛韦静脉给药
Ⅲ. 新生儿 HSV 感染：给予口服阿昔洛韦（每日 60 mg/kg，分 3 次）。建议静脉注射治疗时间为 21 日。应进行复发监测。应给予口服阿昔洛韦混悬液持续抑制 3~4 个月
Ⅳ. 内脏 HSV 感染
  A. HSV 食管炎：静脉给予阿昔洛韦（每日 15 mg/kg）。对于一些免疫抑制较轻患者，伐昔洛韦或泛昔洛韦口服治疗有效
  B. HSV 肺炎：无对照研究。应考虑静脉注射阿昔洛韦（每日 15 mg/kg）
Ⅴ. 播散性 HSV 感染：无对照研究。可试用静脉注射阿昔洛韦（5 mg/kg q8h）。肾功能不全患者需进行调整。没有确切的证据表明治疗能降低死亡风险
Ⅵ. 与 HSV 相关的多形性红斑：观察研究表明口服阿昔洛韦（400 mg BID 或 TID）或伐昔洛韦（500 mg BID）可抑制多形性红斑
Ⅶ. 对阿昔洛韦耐药的 HSV 感染：应静脉注射给予膦甲酸钠（40 mg/kg q8h 静脉注射），直至病变愈合。目前尚不清楚治疗的最佳持续时间及其抑制病灶的有效性。皮肤应用三氟尿苷或 5% 西多福韦凝胶可使一些患者获益

降低血浆（减少 0.5 log）和生殖器黏膜（减少 0.33 log）中 HIV RNA 的滴度。

减少对性伴侣的 HSV 传播

已证明每日服用 1 次伐昔洛韦（500 mg）可减少 HSV-2 在性伴侣之间的传播。男性的传播率高于女性，频繁 HSV-2 再激活患者的传播率也较高。血清学筛查可用于确定高危夫妇。与每日泛昔洛韦相比，每日伐昔洛韦似乎能更有效地减少亚临床脱落。

阿昔洛韦耐药

已鉴定出 HSV 的阿昔洛韦耐药株。大多数菌株可通过磷酸化阿昔洛韦而改变底物的特异性。因此，常发现对泛昔洛韦和伐昔洛韦的交叉耐药。偶尔会出

现一种 TK 特异性改变的分离株,对泛昔洛韦敏感,但对阿昔洛韦不敏感。在一些 TK 缺陷病毒感染的患者中,较高剂量的阿昔洛韦与病灶清除有关。在其他情况下,尽管接受了高剂量治疗,但临床疾病仍在进展。几乎所有临床上有意义的阿昔洛韦耐药都见于免疫缺陷患者,HSV-2 分离株比 HSV-1 更常耐药。疾病控制和预防中心的一项研究表明,从 HIV 阳性患者中分离出约 5% 的 HSV-2 对阿昔洛韦表现出一定程度的体外耐药性。在性传播疾病门诊就诊的免疫功能正常患者中分离出 HSV-2,小于 0.5% 显示对阿昔洛韦的体外敏感性降低。在过去的 20 年中,这种分离株的检测频率没有明显变化,可能反映了 TK 缺陷突变体的传播减少。尽管阿昔洛韦剂量和血浓度足够,但从持续存在的病变中分离出 HSV 应引起对阿昔洛韦耐药的怀疑。抗病毒药物膦甲酸钠可用于治疗阿昔洛韦耐药病例(**参见第 87 章**)。由于其毒性和成本,该药通常用于广泛的皮肤黏膜感染患者。西多福韦是一种核苷酸类似物,以磷酸盐或单磷酸盐形式存在。大多数 TK 缺陷型 HSV 对西多福韦敏感。西多福韦软膏可加速阿昔洛韦耐药病变的愈合。目前尚无系统应用西多福韦的对照试验报告。由于神经毒力的改变,HSV 的 TK 阴性变异体的传播能力似乎降低了,这一特征对于免疫功能正常人群中相对频繁出现的这种病毒株是很重要的,即使抗病毒药物的使用越来越多。

阿昔洛韦在发展中国家的疗效

阿昔洛韦类药物的早期研究仅在发达国家进行。最近的研究表明,尽管阿昔洛韦类药物在发展中国家是有效的,但其临床和病毒学益处似乎低于欧洲和美国人群。这种现象的机制尚不明确。阿昔洛韦治疗并不能降低 HIV 获得率;然而,美国男男性接触者的 HIV 载量下降了 1.3 $\log_{10}$,而秘鲁男男性接触者下降了 0.9 $\log_{10}$,非洲女性则下降了 0.5 $\log_{10}$。

■ 预防

通过抑制性抗病毒化疗和/或教育项目在人群基础上控制 HSV 疾病的努力,成功将其限制。屏障形式的避孕(特别是避孕套)降低了 HSV 感染传播的可能性,特别是在无症状病毒排泄期间。当出现病变时,尽管使用避孕套,HSV 感染仍可通过皮肤接触传播。然而,现有的数据表明,坚持使用避孕套是降低生殖器 HSV-2 传播风险的有效手段。长期每日使用伐昔洛韦抗病毒治疗也可部分有效地减少 HSV-2 的获得,特别在易感女性中。目前没有伐昔洛韦与避孕套使用的疗效比较研究。大多数权威机构都建议采用这两种方法。预防 HSV 感染的疫苗需求很大,特别是考虑到 HSV-2 在增强 HIV-1 感染和传播方面的作用。

相当一部分新生儿 HSV 病例可以通过减少妊娠晚期女性获得 HSV 来预防。新生儿 HSV 感染可由母亲近期内感染或已感染母亲分娩时感染再激活所致。因此,减少新生儿 HSV 的策略是复杂的。一些权威机构推荐对妊娠晚期感染 HSV-2 的女性给予阿昔洛韦或伐昔洛韦的抗病毒治疗,作为减少足月 HSV-2 再活化的手段。尚无数据支持该方法的有效性。此外,较高的治疗-预防比使得其成为一种可疑的公共卫生方法,即使其可以降低 HSV 相关剖宫产分娩的频率。

第 89 章

水痘-带状疱疹病毒感染

Chapter 89
Varicella-Zoster Virus Infections

Richard J. Whitley · 著 | 骆煜 · 译

■ 定义

水痘-带状疱疹病毒(VZV)引起两种不同的临床疾病:水痘和带状疱疹。水痘是一种普遍存在且传染性极强的感染,通常是一种儿童期的良性疾病,其特征是发疹性水疱性皮疹。随着潜伏性 VZV 的再激活(在 60 岁以后最常见),带状疱疹表现为皮肤节段水疱性皮疹,通常伴有剧烈疼痛。

■ 病原学

在 20 世纪初,由水痘和带状疱疹引起的皮肤病变的组织病理学特征相似。来自水痘和带状疱疹患者的病毒分离株在组织培养中产生了相似的改变,特别是出现了嗜酸性核内包涵体和多核巨细胞。这些结果表明病毒具有生物学相似性。对随后发生带状疱疹的1例水痘患者的病毒DNA进行限制性内切酶分析,证实了导致这些不同临床表现的两种病毒的分子特性相同。

VZV是疱疹病毒科的成员之一,与其他成员具有相同的结构特征,例如包绕核衣壳的脂质包膜具有二十面体对称性,总直径为180～200 nm,位于中心的双链DNA长度约为125 000 bp。

■ 发病机制和病理学

原发性感染

病毒很容易通过呼吸道传播;随后在未确定部位(推测为鼻咽部)的局部复制导致淋巴/网状内皮系统播散,并最终发展为病毒血症。水痘患者的病毒血症反映在皮肤损害的弥漫性和散在性,可通过从血液中回收VZV或通过PCR检测血液或病变中的病毒DNA来证实。水疱累及真皮层和真皮,出现以气球样变、多核巨细胞和嗜酸性核内包涵体为特征的退行性变。感染可累及皮肤局部血管,导致坏死和表皮出血。随着疾病的进展,由于多形核白细胞的聚集以及变性细胞和纤维蛋白的存在,水疱液变得混浊。最终,水疱破裂并释放出液体(包括传染性病毒),或者逐渐被重吸收。

复发性感染

VZV再激活导致带状疱疹的机制尚不清楚。据推测,该病毒在水痘期间感染了背根神经节,在那里它保持潜伏状态,直到被重新激活。带状疱疹活动期典型的背根神经节组织病理学检查显示出血、水肿和淋巴细胞浸润。

在水痘或带状疱疹期间,VZV可在其他器官(如肺或脑)中活跃复制,但在免疫功能正常的宿主中不常见。肺部受累表现为间质性肺炎、多核巨细胞形成、核内包涵体及肺出血。中枢神经系统(CNS)感染导致血管周围袖套的组织病理学证据,与麻疹和其他病毒性脑炎相似。单纯疱疹病毒(HSV)脑炎的特征是脑部局灶性出血性坏死,在VZV感染中很少发生。

■ 流行病学和临床表现

水痘

人类是水痘-带状疱疹病毒唯一已知的贮存者。水痘具有高度传染性,易感(血清阴性)个体中的发病率至少为90%。人群普遍易感,不受性别和种族的影响。该病毒在人群中普遍存在,然而在温带的冬末、春初等季节性高峰期易感人群中流行。我们对该病的自然病程和发病率的了解,大多在早于1995年水痘疫苗获得许可之前。从历史上看,5～9岁的儿童最常受累,占所有病例的50%。其他大多数病例涉及1～4岁和10～14岁儿童。美国15岁以上的人口中约有10%易受感染。出生后第2年接种VZV疫苗极大地改变了

感染的流行病学,使水痘的年发病率显著下降。

水痘的潜伏期为10～21日,一般为14～17日。家庭中易感兄弟姐妹的二次发病率为70%～90%。水疱性皮疹发生前48小时、水疱形成期间(通常持续4～5日)直至所有水疱结痂,患者均具有传染性。

临床上,水痘表现为皮疹、低热和不适,尽管少数患者在出疹前1～2日出现前驱症状。对于免疫功能正常的患者,水痘通常是一种良性疾病,伴有疲倦,体温37.8～39.4℃(100～103°F),持续3～5日。皮肤损害(感染的标志)包括不同发展阶段的斑丘疹、水疱和结痂(**图89-1**)。这些损害在数小时至数日内由斑丘疹发展为水疱,出现在躯干和面部,并迅速蔓延累及身体其他部位。多数较小,有直径5～10 mm的红斑基底,连续发生2～4日。咽部和/或阴道黏膜也可发现病变。其严重程度因人而异。有些人病变极少,而有的人则多达2 000个。与年龄较大的个体相比,年龄较小的儿童往往出现较少的水疱。家族内的第2和3个病例与相对大量的水疱有关。免疫功能低下的儿童和成人患者,特别是白血病患者,与免疫功能正常的患者相比,其病变(通常有出血基础)数目更多,愈合所需时间更长。免疫功能低下患者发生内脏并发症的风险也较大,占30%～50%的病例,在没有抗病毒治疗的情况下死亡率约为15%。

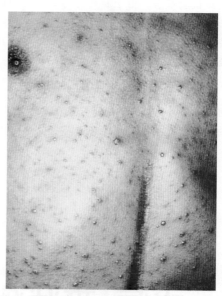

图89-1　**处于不同演变阶段的水痘病变**。红斑基底上的水疱、脐窝状水疱和结痂。

水痘最常见的感染并发症是皮肤继发性细菌二重感染,通常由化脓性链球菌或金黄色葡萄球菌引起,包括耐甲氧西林的菌株。皮肤感染是由搔抓后损伤的表皮脱落所致。皮肤病变的革兰染色有助于明确异常红斑和脓疱性病变的病因。

儿童最常见的皮外受累部位是中枢神经系统。急性小脑性共济失调和脑膜炎的综合征一般出现在皮疹发作后21日

左右,很少在发疹前期发病。脑脊液含有淋巴细胞和蛋白质水平升高。CNS 受累是儿童 VZV 感染的良性并发症,一般无须住院。也可发生无菌性脑膜炎、脑炎、横贯性脊髓炎和吉兰-巴雷综合征。在同时接受阿司匹林治疗的儿童中报告了 Reye 综合征。据报道,0.1%～0.2%的水痘患儿发生脑炎。除支持治疗外,尚无特殊疗法(如阿昔洛韦治疗)对 CNS 受累患者有效。

水痘肺炎是水痘后最严重的并发症,成人(高达 20%)比儿童更常发生,孕妇尤为严重。VZV 引起的肺炎通常在发病 3～5 日,伴有呼吸急促、咳嗽、呼吸困难和发热。常有发绀、胸膜炎性胸痛和咯血。本病的影像学表现包括结节性浸润和间质性肺炎。肺炎的消退与皮疹的改善平行;然而,患者可能持续发热,伴肺功能受损持续数周。

水痘的其他并发症包括心肌炎、角膜病变、肾炎、关节炎、出血倾向、急性肾小球肾炎和肝炎。肝脏受累不同于 Reye 综合征,通常无症状,水痘患者常见,一般以肝酶水平升高为特征,特别是谷草转氨酶和谷丙转氨酶。

如果孕妇在产前 5 日内或产后 48 小时内发病,围生期水痘的死亡率高达 30%。这种情况下的疾病异常严重,因为新生儿没有接受保护性的经胎盘抗体,并且免疫系统不成熟。先天性水痘极为少见,出生时临床表现为肢体发育不良、瘢痕性皮损和小头畸形。

带状疱疹

带状疱疹是一种由背根神经节潜伏 VZV 再激活引起的散发性疾病。大多数带状疱疹患者近期无其他 VZV 感染者的接触史。带状疱疹各个年龄均有发生,但在 60 岁及以后的个体中其发病率最高(5～10 例/1 000 人)。数据表明,美国每年发生 120 万例。复发性带状疱疹非常罕见,除非是免疫受损的宿主,特别是 AIDS 患者。

带状疱疹的特征是单侧水疱性皮肤疹,常伴有剧烈疼痛。T_3～L_3 的皮肤节段最常受累。如果三叉神经眼支受累,则引起眼带状疱疹。导致 VZV 重新激活的因素尚不清楚。在儿童中,再激活通常是良性的;在成人中,他可以因为疼痛而衰弱。疾病的发作是由皮肤组织内的疼痛预兆的,这可能比病变提前 48～72 小时;红斑性斑丘疹迅速演变为水疱(图 89 - 2)。在正常宿主中,这些病变数量可能很少,仅持续 3～5 日。总病程一般为 7～10 日;但皮肤可能需要 2～4 周才能恢复正常。带状疱疹患者可将感染传染给血清反应阴性的个体,继而发生水痘。在少数患者中,有报道在没有皮肤损害的情况下,出现特征性部位皮肤节段的疼痛,伴有带状疱疹的血清学证据,这种情况可称为带状疱疹。三叉神经的分支受累时,可在面部、口腔、眼或舌上出现病变。带状疱疹性眼病通常是一种使人虚弱的疾病,若没有抗病毒治疗可能导致失明。Ramsay - Hunt 综合征是由面神经感觉支的膝状神经节受累所引起,外耳道出现疼痛和水疱,患者出现同侧面瘫时舌前 2/3 味觉丧失。

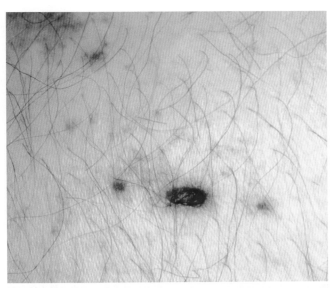

图 89 - 2　播散性带状疱疹病变的特写。注意不同发展阶段的损害,包括脓疱和结痂(照片由 Lindsey Baden 提供;获得允许)。

在免疫功能正常和免疫受损的宿主中,带状疱疹最令人衰弱的并发症是与急性神经炎和带状疱疹后神经痛相关的疼痛。带状疱疹后神经痛在年轻人中并不常见;然而,至少有 50%的 50 岁以上带状疱疹患者在皮肤病变消退后的数月内,受累的皮肤节段仍有一定程度的疼痛。皮肤组织的感觉变化是很常见的,无论是感觉减退或感觉过敏。

局限性带状疱疹可能累及中枢神经系统。许多没有脑膜刺激征的患者有脑脊液的细胞增多和蛋白质水平中度升高。症状性脑膜脑炎表现为头痛、发热、畏光、脑膜炎和呕吐。中枢神经系统受累的一种罕见表现是肉芽肿性血管炎伴对侧偏瘫,可通过脑动脉造影诊断。其他神经系统表现包括横贯性脊髓炎,伴或不伴运动麻痹。

与水痘一样,带状疱疹在免疫功能受损者中比免疫功能正常者更为严重。病变持续 1 周以上,多数病例至发病后 3 周才完全结痂。霍奇金病和非霍奇金淋巴瘤患者发生进行性带状疱疹的风险最大。约 40%的患者出现皮肤播散(图 89 - 3)。在皮肤播散的患者中,肺炎、脑膜脑炎、肝炎和其他严重并发症的风险增加 5%～10%。然而,即使在免疫受损的患者中,播散性带状疱疹也很少致命。

接受造血干细胞移植的患者感染 VZV 的风险特别高。在所有移植后 VZV 感染的病例中,约 30%发生在 1 年内(其中 50%发生在 9 个月内);且 45%的患者出现皮肤或内脏播散。这种情况下的死亡率为 10%。在移植后 9 个月内发生的 VZV 感染中,疱疹后神经痛、瘢痕形成和细菌二重感染尤为常见。在感染患者中,伴随的移植物抗宿主病增加了播散和/或死亡的风险。

■ 鉴别诊断

水痘的诊断并不困难。特征性皮疹和近期接触史可及时诊断。其他与水痘相似的病毒感染包括特应性皮炎患者的播

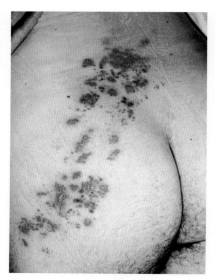

图 89-3 HIV 感染患者的带状疱疹表现为红斑基底上的出血性水疱和脓疱,沿皮肤节段分布。

散性 HSV 感染以及与柯萨奇病毒感染、埃可病毒感染或非典型麻疹相关的播散性水疱性丘疹。然而,这些皮疹更常见的是具有出血成分的麻疹样皮疹,而不是水疱性或脓疱性皮疹。立克次体痘(参见第 83 章)有时与水痘混淆;然而,通过在螨虫叮咬部位检测到"前驱斑点"和出现更明显的头痛,就可以很容易地区分立克次体痘。血清学检测也可用于鉴别立克次体痘和水痘,同时可以确认不确定水痘病史成人的易感性。由于生物恐怖主义的威胁,人们对天花的关注最近有所增加(参见第 10 章)。天花的病变比水痘大,在任何时候都处于相同的演变阶段。

尽管有报道发生无皮疹的带状疱疹,但皮肤节段的单侧水疱可迅速诊断带状疱疹。HSV 和柯萨奇病毒感染均可引起皮肤节段的水疱性病变。病毒学检测和皮肤刮片经单克隆抗体的荧光染色有助于明确诊断。在带状疱疹的前驱期,诊断非常困难,只有在出现病变后或通过回顾性血清学评估才能做出诊断。

■ 实验室检查

只有通过在易感组织培养细胞系中分离 VZV,证明急性期和恢复期血清标本之间的血清转换或抗体滴度升高 4 倍或以上,或通过 PCR 检测 VZV DNA,才能确诊。Tzanck 涂片可获得快速的印象,刮取病变的基底部,试图显示多核巨细胞;但该方法的敏感性较低(60% 左右)。在部分实验室中,可通过 PCR 技术检测水疱液中病毒 DNA 进行诊断。对来自病变基底的细胞进行直接免疫荧光染色或通过其他试验(如免疫过氧化物酶试验)检测病毒抗原也是有用的,尽管这些试验尚未上市。评估宿主应答最常用的血清学工具包括 VZV 膜抗原抗体的免疫荧光检测、膜抗原荧光抗体(FAMA)试验、免疫黏附血凝试验和 ELISA。其中 FAMA 试验和 ELISA 试验最敏感。

治疗 · 水痘-带状疱疹病毒感染

在免疫正常宿主中,水痘的药物治疗旨在预防可避免的并发症。显然,良好的卫生包括每天洗澡和泡澡。皮肤的继发性细菌感染可通过精心的皮肤护理来避免,特别是密切地修剪指甲。瘙痒可通过外用敷料或给予止痒药物来减轻。温水浴和湿敷对止痒的效果优于干性乳液。由于阿司匹林衍生物与 Reye 综合征的发生有关,因此应避免给水痘患儿服用阿司匹林。对于水痘持续时间≤24 小时的青少年和成人,推荐使用阿昔洛韦(800 mg,每日 5 次,口服)、伐昔洛韦(1 g,每日 3 次)或泛昔洛韦(250 mg,每日 3 次)5~7 日(伐昔洛韦获准用于儿童和青少年。泛昔洛韦被推荐但未被批准用于治疗水痘)。同样,如果在疾病早期(24 小时以内)开始使用阿昔洛韦治疗,剂量为 20 mg/kg,每 6 小时 1 次,对 12 岁以下的儿童有益。第二代药物伐昔洛韦和泛昔洛韦的优点(如药代动力学)参见第 87 章。

醋酸铝浸泡液用于治疗带状疱疹既可以舒缓又可以清洁皮肤。带状疱疹患者可从口服抗病毒治疗中获益,阿昔洛韦、伐昔洛韦或泛昔洛韦可加速病变愈合和缓解带状疱疹相关疼痛。阿昔洛韦给药剂量为 800 mg,每日 5 次,持续 7~10 日。但伐昔洛韦和泛昔洛韦在药代动力学和药效学方面较优,应优先选用。泛昔洛韦是喷昔洛韦的前体药物,至少和阿昔洛韦一样有效,可能更有效;其口服剂量为 500 mg,每日 3 次,共 7 日。伐昔洛韦是阿昔洛韦的前体药物,与阿昔洛韦相比能更快地促进带状疱疹相关疼痛的愈合和消退。其剂量为口服 1 g,每日 3 次,持续 5~7 日。泛昔洛韦和伐昔洛韦与阿昔洛韦相比,具有用药次数少的优点。这三种药物现在都失去了专利保护。

在严重免疫功能低下的宿主(如移植受者、淋巴增生性恶性肿瘤患者)中,水痘和带状疱疹(包括播散性疾病)均应进行治疗,至少在开始时使用静脉注射阿昔洛韦,可减少内脏并发症的发生,但对皮肤病变或疼痛的愈合无影响。其剂量为 10 mg/kg,每 8 小时 1 次,共 7 日。对于低风险的免疫缺陷宿主,伐昔洛韦或泛昔洛韦的口服治疗似乎有益。如果医学上可行,最好在静脉注射阿昔洛韦的同时减少免疫抑制治疗剂量。

水痘肺炎患者常需要通气支持。患有带状疱疹性眼病的患者应立即转诊至眼科医生。这种情况的治疗包括使用止痛剂治疗重度疼痛和使用阿托品。阿昔洛韦、伐昔洛韦和泛昔洛韦均可加速愈合。应由眼科医生决定是否使用糖皮质激素。

急性神经炎和/或带状疱疹后神经痛的治疗可能

特别困难。除了谨慎使用从非麻醉性止痛药到麻醉性衍生物的止痛药外，据报道，加巴喷丁、普瑞巴林、盐酸阿米替林、利多卡因（贴片）和盐酸氟奋乃静等药物均有助于缓解疼痛。在一项研究中，在局部带状疱疹病程早期给予糖皮质激素治疗，显著加速了生活质量的改善，如恢复正常活动和终止镇痛药物治疗。口服泼尼松的剂量第 1～7 日为每日 60 mg，第 8～14 日为每日 30 mg，第 15～21 日为每日 15 mg。该治疗方案仅适用于就诊时伴有中度或重度疼痛的相对健康的老年人。而骨质疏松、糖尿病和高血压患者可能不适合入选。糖皮质激素不应在没有联合抗病毒治疗的情况下使用。

■ 预防

有三种方法用于预防 VZV 感染。首先，建议所有 1 岁以上（12 岁以下）未患过水痘的儿童和已知 VZV 血清阴性的成人接种水痘减毒活疫苗（OKA 株）。所有儿童推荐采用 2 剂量接种：第 1 次在 12～15 月龄，第 2 次在 4～6 岁时。年龄 13 岁以上的 VZV 血清阴性者应至少间隔 1 个月接种 2 剂疫苗。该疫苗既安全又有效。突破性病例较轻，可能导致疫苗病毒向易感接触者传播。儿童普遍接种疫苗引起哨点社区水痘发病率的下降。此外，灭活病毒疫苗可显著降低造血干细胞移植后带状疱疹的发生率。

在年龄 50 岁以上的个体中，使用病毒含量为 OKA 株疫苗 18 倍的 VZV 疫苗可使带状疱疹的发生率下降 51%，疾病负担降低 61%，带状疱疹后神经痛的发生率减少 66%。因此，免疫接种咨询委员会建议对该年龄组的人群接种这种疫苗，以减少带状疱疹的发生率和带状疱疹后神经痛的严重程度。

第二种方法是对易感人群、水痘并发症的高危人群以及有明确水痘暴露史的人群等使用水痘-带状疱疹免疫球蛋白（VZIG）。本品应在暴露后 96 小时内（最好在 72 小时内）给药。VZIG 的适应证见表 89-1。

表 89-1　VZIG 管理建议

暴露标准

1. 接触水痘或带状疱疹患者
   a. 家庭：同一住所
   b. 玩伴：面对面室内游戏
   c. 医院
      水痘：在同一个 2～4 个床位的病房或大型病房内的相邻床位，与感染性工作人员或患者面对面接触，由被认为具有传染性的人员探视
      带状疱疹：与被认为具有传染性的人员亲密接触（如触摸或拥抱）
   d. 新生儿：母亲在产前 ≤5 日或产后 ≤48 小时内发生水痘；VZIG 未被批准用于母亲有带状疱疹时
2. 患者应尽快接受 VZIG 治疗，但不应在暴露后超过 96 小时

候选人（前提是他们有明确的暴露史）包括：

1. 无水痘史或水痘免疫接种史的免疫功能低下易感儿童
2. 易感孕妇
3. 母亲在产前 5 日内或产后 48 小时内发生水痘的新生儿
4. 住院早产儿（≥28 孕周），其母亲缺乏可靠的水痘史或预防水痘的血清学证据
5. 住院早产儿（<28 孕周或 ≤1 000 g 出生体重），无论其母亲是否有水痘史或 VZV 的血清学状态如何

最后，对于不适合接种疫苗或直接接触后超过 96 小时窗口期的高危个体，可给予抗病毒治疗作为预防。虽然最初的研究使用的是阿昔洛韦，但伐昔洛韦和泛昔洛韦的疗效相似。在强烈暴露 7 日后开始治疗。此时，宿主正处于潜伏期中。如果不能完全预防疾病，这种方法可以显著降低疾病的严重程度。

第 90 章
EB 病毒感染，
包括传染性单核细胞增多症

Chapter 90
Epstein-Barr Virus Infections,
Including Infectious Mononucleosis

Jeffery I. Cohen · 著　　骆煜 · 译

■ 定义

EB 病毒（EBV）是引起异嗜性抗体阳性传染性单核细胞增多症（IM）的原因，以发热、咽喉痛、淋巴结肿大和非典型淋巴细胞增多为特征。EBV 也与多种肿瘤的发生相关，包括鼻咽癌、胃癌、伯基特淋巴瘤、霍奇金病和（免疫功能缺陷患者）B 细胞淋巴瘤。该病毒属于疱疹病毒科的一员，在自然界中广

泛流行的两种类型EBV不能通过传统的血清学检查加以区分。

流行病学

🌐 EBV感染发生在世界各地,最常见于早期儿童,在青春期后期出现第二个高峰。超过90%的成人已经被感染并有病毒抗体。IM多见于年轻人。在较低的社会经济群体和世界卫生标准较差的地区(如发展中国家),EBV往往在早期儿童中感染,而IM则不常见。在卫生标准较好的地区,EBV感染通常延迟到成年人,而IM更为普遍。

EBV通过与口腔分泌物接触进行传播。这种病毒经常通过接吻时唾液的转移从无症状的成年人传播给婴儿和年轻人。通过不太亲密的接触传播是罕见的。EBV还可通过输血和骨髓移植传播。超过90%无症状血清阳性的人群通过口咽分泌物释放病毒。免疫功能受损人群和IM患者病毒脱落增加。

发病机制

EBV通过唾液分泌物传播。病毒感染口咽上皮和唾液腺,并从这些细胞排出。虽然B细胞在与上皮细胞接触后可能会被感染,但研究表明扁桃体隐窝中的淋巴细胞可以被直接感染。然后病毒通过血液传播。IM时感染EBV的B细胞和反应性T细胞不断增殖和扩展导致淋巴组织的增大。B细胞的多克隆活化引起宿主细胞对病毒蛋白产生抗体。在IM的急性期,外周血中每100个B细胞中就有1个被EBV感染;恢复后,每100万个B细胞中就有1~50个被感染。IM病程中CD4⁺/CD8⁺T细胞比率发生了逆转。CD4⁺T细胞比例下降,而CD8⁺T细胞有较大的克隆扩增。在急性感染期间,多达40%的CD8⁺T细胞直接对抗EBV抗原。记忆B细胞,而不是上皮细胞,是体内EBV的贮存器。当患者使用阿昔洛韦治疗时,口咽部的EBV停止脱落,但病毒仍存于B细胞中。

B细胞表面的EBV受体(CD21)也是补体C3d成分的受体。上皮细胞的EBV感染导致病毒复制和产生。当B细胞在体外被EBV感染时,他们会转化并无限期增殖。在B细胞潜伏感染过程中,体外仅表达EBV核抗原(EBNAs)、潜伏膜蛋白(LMPs)和EBV小RNA(EBERs)。EBV转化的B细胞分泌免疫球蛋白,这些细胞中只有一小部分产生病毒。

细胞免疫在控制EBV感染中比体液免疫更重要。在感染初期,抑制性T细胞、自然杀伤细胞和非特异性细胞毒性T细胞在控制EBV感染的B细胞增殖中起着重要作用。细胞活化标志物和血清γ干扰素水平升高。在感染后期,产生了人类白细胞抗原限制性的细胞毒性T细胞,识别EBNA和LMPS并破坏EBV感染细胞。

如果T细胞免疫功能受损,EBV感染的B细胞可能开始增殖。当EBV与免疫功能正常患者的淋巴瘤相关时,病毒诱导的增殖只是肿瘤转化的多步骤过程中的一个步骤。在许多EBV相关的肿瘤中,LMP-1模拟肿瘤坏死因子受体家族(如

CD40)的成员,传递生长增殖信号。

临床表现

症状和体征

大多数婴幼儿和早期儿童中EBV感染无症状,或表现为轻度咽炎伴或不伴扁桃体炎。相反,约75%的青少年感染表现为IM。老年人的IM通常表现出一些非特异性的症状,包括长期发热、疲劳、肌痛和不适。然而,咽炎、淋巴结肿大、脾大和非典型淋巴细胞在老年患者中相对罕见。

年轻人的IM潜伏期为4~6周。前驱症状如疲劳、虚弱和肌痛等可能持续1~2周,然后才出现发热、咽痛和淋巴结肿大。通常是低热为主,最常见于疾病前2周,但可能持续1个月以上。常见症状和体征及其频率见表90-1。淋巴结肿大和咽痛在疾病前2周最为突出,而脾大在第2、3周更为明显。淋巴结肿大最常见于颈后淋巴结,但也可能呈全身性。肿大的淋巴结通常是柔软且对称,但并不固定。咽痛通常是最突出的症状,可伴有扁桃体肿大,渗出物类似于链球菌性咽炎。约5%的病例出现麻疹或丘疹样皮疹,通常发生在手臂或躯干(图90-1)。许多接受氨苄西林治疗的患者会出现黄斑样皮疹,这种皮疹不能用来预测将来对青霉素的不良反应。结节性红斑和多形红斑也可能出现。疾病的严重程度与血液中CD8⁺T细胞和EBV DNA的水平有关。大多数患者症状持续2~4周,但近10%的患者有持续6个月以上的疲劳。

表90-1 传染性单核细胞增多症的症状和体征	
临床表现	**中位数百分比(范围)**
症状	
咽痛	75(50~87)
精神萎靡	47(42~76)
头痛	38(22~67)
腹痛、恶心或呕吐	17(5~25)
寒冷	10(9~11)
体征	
淋巴结肿大	95(83~100)
发热	93(60~100)
咽炎或扁桃体炎	82(68~90)
脾大	51(43~64)
肝大	11(6~15)
皮疹	10(0~25)
眶周水肿	13(2~34)
腭部黏膜疹	7(3~13)
黄疸	5(2~10)

实验室检查

在起病第2或3周的时候,白细胞计数通常升高,峰值为1万~2万/μL。常出现淋巴细胞增多,有10%以上的非典型淋巴细胞。后一种细胞是具有丰富细胞质、液泡和细胞膜凹陷的大淋巴细胞(图90-2)。CD8⁺细胞在非典型淋巴细

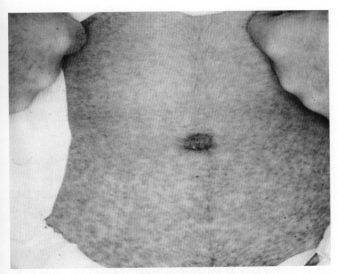

图 90-1 EB 病毒引起传染性单核细胞增多症患者的皮疹。（经许可由马里兰州的 Maria Turner，MD 提供）。

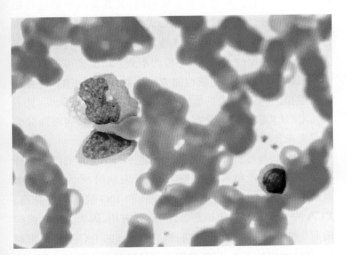

图 90-2 EB 病毒引起传染性单核细胞增多症患者的非典型淋巴细胞。

中占主导地位。轻度的中性粒细胞减少和血小板减少在疾病的第 1 个月内很常见。超过 90% 的病例出现肝功能异常，血清转氨酶和碱性磷酸酶水平通常轻度升高，约 40% 患者出现血清胆红素升高。

并发症

大多数患者中 IM 呈自限性。死亡非常罕见，最常见的原因为中枢神经系统（CNS）并发症、脾破裂、上呼吸道阻塞或反复细菌感染。

中枢神经系统并发症通常在 EBV 感染的前 2 周发生；在某些患者中，尤其是儿童，他们是 IM 唯一的临床表现，可能不存在异嗜性抗体和非典型淋巴细胞。脑膜炎和脑炎是最常见的神经系统表现，患者可能出现头痛、假性脑膜炎或小脑共济失调。急性偏瘫和精神疾病也有描述。脑脊液主要含有淋巴细胞，偶有非典型淋巴细胞。大多数病例无神经相关后遗症。急性 EBV 感染也与脑神经麻痹（特别是涉及第 7 脑神经）、吉兰-巴雷综合征、急性横贯性脊髓炎和周围神经炎

有关。

约 2% 的病例在起病 2 周内出现自身免疫性溶血性贫血。大多数情况下 Coombs 试验阳性，冷凝集素直接对抗红细胞抗原而引起贫血。大多数溶血患者出现轻度贫血持续 1～2个月，但有些患者表现为严重的血红蛋白尿和黄疸。非特异性抗体反应也可能包括类风湿因子、抗核抗体、平滑肌抗体、抗血小板抗体和冷球蛋白。IM 与红细胞再生障碍、严重粒细胞减少、血小板减少、全血细胞减少和吞噬性淋巴组织细胞增多有关。低于 0.5% 的患者出现脾破裂，男性比女性多见，可能表现为腹痛、肩痛或血流动力学不稳定。

扁桃体或腺样体中淋巴组织增大或会厌、咽或悬雍垂的炎症和水肿可导致上呼吸道阻塞。约 10% 的 IM 患者在最初的咽喉痛消退后出现链球菌性咽炎。

其他与急性 EBV 感染相关的罕见并发症包括肝炎（可能是暴发性）、心肌炎或心包炎、肺炎伴胸腔积液、间质性肾炎、生殖器溃疡和血管炎等。

除 IM 以外的 EBV 相关疾病

EBV 相关的淋巴组织增生性疾病已在先天性或获得性免疫缺陷患者中被描述，包括严重联合免疫缺陷患者、艾滋病患者以及接受免疫抑制药物（尤其是环孢素）的骨髓或器官移植患者。EBV 感染的 B 细胞增殖后浸润淋巴结和多个器官，患者出现发热、淋巴结肿大或胃肠道症状。病理学检查提示 B 细胞增生、多克隆或单克隆淋巴瘤。

X 连锁淋巴组织增生性疾病属于一种男性患儿的隐性疾病，儿童时期对感染有正常免疫反应，但在感染 EBV 后发展为致命淋巴组织增生性疾病。大多数这种综合征（SAP）的相关蛋白与一种介导 B 细胞和 T 细胞相互作用的蛋白质结合。大多数这类患者死于急性 IM，其他患者出现低丙种球蛋白血症、恶性 B 细胞淋巴瘤、再生障碍性贫血或粒细胞缺乏症。类似于 X 连锁淋巴组织增生性疾病的疾病也与 XIAP 突变有关。ITK、MagT1 或 CD27 突变与无法控制的 EBV 和淋巴瘤有关。此外，IM 已被证明对一些无明显免疫异常的患者是致命的。

口腔毛状白斑（图 90-3）是成人 HIV 患者早期的临床表现（**参见第 97 章**）。大多数患者在舌上（偶尔在口腔黏膜上）

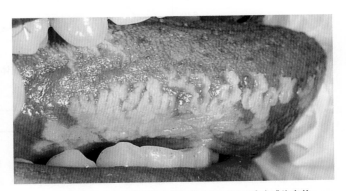

图 90-3 口腔毛状白斑常表现为舌侧面的白斑，与 EB 病毒感染有关。

出现含有 EBV DNA 且凸起的白色波纹状病变。HIV 感染的儿童可发展为淋巴间质性肺炎,他们的肺组织经常发现有 EBV DNA。

慢性疲劳综合征患者的 EBV 抗体滴度可能升高,但与健康的 EBV 血清学阳性成人的抗体滴度无显著差异。虽然有些患者在 IM 后有持续数周或数月的不适和疲劳,但持续性 EBV 感染不是慢性疲劳综合征的原因。慢性活动性 EBV 感染非常罕见,与慢性疲劳综合征不同。这类患者的病情持续 6 个月以上,血液中 EBV DNA 水平升高,且 EBV 抗体滴度高,伴有器官受累征象,包括肝脾大、淋巴结肿大、肺炎、葡萄膜炎或神经系统疾病。

🌐 EBV 与以下几种恶性肿瘤有关。在美国约 15% 的伯基特淋巴瘤病例和在非洲约 90% 的病例与 EBV 有关。非洲伯基特淋巴瘤患者有高滴度的 EBV 抗体,其肿瘤组织通常含有病毒 DNA。非洲疟疾患者中对 EBV 的细胞免疫可能出现损害,造成 EBV 感染的 B 细胞增殖,以诱导多克隆 B 细胞活化。上述变化可能会使血液中 EBV DNA 升高,B 细胞不断增殖,从而增加 $c\text{-}myc$ 易位的可能性——伯基特淋巴瘤的特征。含有 EBV 的伯基特淋巴瘤也发生在 HIV 患者中。

鼻咽癌多见于我国南方地区,与 EBV 有一定的关系,受累组织中含有病毒 DNA 和抗原。鼻咽癌患者中 EBV 抗体的效价常升高。鼻咽癌患者治疗前血浆 EBV DNA 滴度高或放疗后可检测到 EBV DNA 的水平与总生存率和无复发生存率较低相关。

全世界最常见的 EBV 相关恶性肿瘤是胃癌。约 9% 的肿瘤是 EBV 阳性。

EBV 与霍奇金病有关,尤其是混合细胞型。霍奇金病患者的 EBV 抗体滴度经常升高。在美国约 1/2 的病例在 R-S 细胞中发现病毒 DNA 和抗原。血清 EBV 阳性的 IM 年轻人数年后出现霍奇金病的风险显著增加。HIV 患者中约 50% 的非霍奇金淋巴瘤存在 EBV 阳性。

EBV 存在于淋巴瘤样肉芽肿患者病变的 B 细胞中。在某些情况下,在免疫功能正常的血管中心性鼻型 NK/T 细胞淋巴瘤、T 细胞淋巴瘤和中枢神经系统淋巴瘤患者的肿瘤中检测到 EBV DNA。研究表明,HIV 患者的平滑肌肉瘤和器官移植受者的平滑肌肿瘤中存在病毒 DNA。几乎所有艾滋病患者的中枢神经系统淋巴瘤都与 EBV 相关。研究发现,多发性硬化症患者的既往 IM 病史和 EBV 抗体高滴度等情况比一般人群更常见;需要对可能的因果关系进行更多的研究。

■ 诊断

血清学检查

(图 90-4) 异嗜性凝集试验用于诊断儿童和成人的 IM。在这抗体试验中,用豚鼠肾脏吸附人血清,而异嗜性抗体滴度定义为凝集绵羊、马或牛红细胞的最大血清稀释度。异嗜性抗体不与 EBV 蛋白相互作用。滴度≥40 用于诊断急性 EBV 感染,其临床表现为 IM 和非典型淋巴细胞增多。异嗜性抗体检测在 IM 患者第 1 周的阳性率为 40%,第 3 周达到 80%～90%。因此,可能需要重复检测,尤其是在早期进行初始测试时。该试验通常在发病后 3 个月内保持阳性,而异嗜性抗体可持续 1 年。这些抗体通常在 5 岁以下的儿童、老年人和症状不典型的 IM 患者中检测不到。市面上可买到的异嗜性抗体单斑试验比传统检测方法更敏感。与 EBV 特异性血清学相比,单斑试验的敏感性为 75%,特异性为 90%(见下文)。该试验假阳性结果在结缔组织病、淋巴瘤、病毒性肝炎和疟疾患者中较为常见。

EBV 特异性抗体检测用于疑似急性 EBV 感染但缺乏异嗜性抗体的患者和不典型感染患者。发病时 90% 以上患者血清中病毒衣壳抗原(VCA)的 IgM 和 IgG 抗体滴度升高。VCA 的 IgM 抗体对于诊断急性 IM 最有用,因为它只在疾病的前 2～3 个月出现滴度升高;相反,VCA 的 IgG 抗体通常对 IM 的诊断用处不大,但经常用于评估既往是否感染 EBV,因为他会终生存在。血清转化出现 EBNA 阳性也有助于诊断急性 EBV 感染。在几乎所有急性 EBV 感染病例中,对 EBNA 抗体检测相对较晚(症状出现后 3～6 周),且患者终生持续存在。上述抗体可能在免疫缺陷患者和慢性活动性 EBV 感染患者中缺乏。

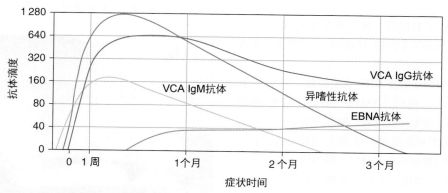

图 90-4 急性感染时 EB 病毒(EBV)血清学曲线。 EBNA,EB 核抗原;VCA,病毒衣壳抗原[摘自 JI Cohen, in NS Young et al(eds):Clinical Hematology. Philadelphia,Mosby,2006]。

其他抗体的滴度也可能在 IM 时升高；然而，这些升高对诊断帮助不大。在 IM 患者出现症状 3～4 周后，可检测到早期抗原的抗体。约 70%IM 患者在疾病期间检测到早期弥散型抗原（EA－D）的抗体；EA－D 抗体的存在可能提示疾病较为严重。这些抗体通常只持续 3～6 个月。鼻咽癌或慢性活动性 EBV 感染患者也出现 EA－D 抗体水平升高。早期限制型抗原（EA－R）的抗体只在少数 IM 患者中检测到，但在非洲伯基特淋巴瘤或慢性活动性 EBV 感染患者中常出现滴度升高。对 EBV 抗原的 IgA 抗体已被证明有助于鉴别鼻咽癌患者和高危人群。

其他研究

检测 EBV 的 DNA、RNA 或蛋白质对于证明病毒与各种恶性肿瘤之间的联系是有一定价值的。应用聚合酶链反应检测了一些 HIV 淋巴瘤患者脑脊液中的 EBV DNA，并监测了淋巴组织增生性疾病患者血液中 EBV DNA 的含量。如果血清学检测得出模棱两可的结果，在 IM 发病后的数日至数周内检测到血液中高水平 EBV DNA 则可能是有用的。从咽部冲洗或血液中培养出 EBV 对急性感染的诊断没有帮助，因为 EBV 在感染者终生一直存在于口咽部和 B 细胞中。

鉴别诊断

约 90% 的 IM 病例是由 EBV 引起的，而 5%～10% 是由巨细胞病毒（CMV）感染导致的（**参见第 91 章**）。CMV 是异嗜性抗体阴性单核细胞增多症最常见的原因；表 90－2 显示了引起 IM 的少见原因以及与 EBV 引起的 IM 之间差异。

表 90－2　传染性单核细胞增多症的鉴别诊断

病原学	症状或体征				与 EBV 单核细胞增多症的鉴别
	发热	淋巴结肿大	咽痛	非典型淋巴细胞	
EBV 感染	+	+	+	+	—
CMV 感染	+	±	±	+	起病年龄较大，发热持续时间较长
HIV 感染	+	+	±	±	弥漫性皮疹、口腔/生殖器溃疡、无菌性脑膜炎
弓形虫病	+	+	±	+	较少发生脾大，有接触猫或食用生肉史
HHV－6 感染	+	+	±	+	起病年龄大
链球菌性咽炎	+	+	+	−	无脾大，疲劳发生少
病毒性肝炎	+	±	±	±	更高的转氨酶水平
风疹	+	+	±	±	黄斑丘疹，无脾大
淋巴瘤	+	+	±	±	固定的、无触痛的淋巴结
药物[a]	+	+	−	±	可在任何年龄段发病

[a] 最常见的是苯妥英钠、卡马西平、磺胺类或米诺环素。

缩略词：CMV，巨细胞病毒；EBV，EB 病毒；HHV，人类疱疹病毒。

治疗·EBV 相关疾病

IM 的治疗包括支持措施，如休息和止痛。第 1 个月应避免过度的体力活动，以减少脾破裂的可能性，若发生需进行脾切除术。糖皮质激素治疗不适用于非复杂性 IM，甚至可能导致继发细菌感染。泼尼松（40～60 mg/d，持续 2～3 日，随后剂量逐渐减少超过 1～2 周）已被用于预防重度扁桃体肿大患者的气道阻塞、自身免疫性溶血性贫血、吞噬性淋巴组织细胞增多症和严重血小板减少。糖皮质激素也被用于少数严重不适和发热的患者以及严重中枢神经系统或心脏疾病的患者。

在对照试验中，阿昔洛韦对 IM 没有明显的临床疗效。在一项研究中，阿昔洛韦联合泼尼松龙治疗对 IM 症状缓解时间没有显著影响。

阿昔洛韦的剂量为 400～800 mg，每日 5 次，对治疗口腔毛状白斑是有效的（尽管经常复发）。移植后 EBV 淋巴组织增生综合征（**参见第 16 章**）一般对抗病毒治疗无效。在可能的情况下，治疗应针对减少免疫抑制。CD20 抗体（利妥昔单抗）在某些情况下是有效的。输注供者淋巴细胞通常对干细胞移植受者有效，尽管可能发生移植物抗宿主病。在高危情况下，注射 EBV 特异性的细胞毒性 T 淋巴细胞可预防和治疗 EBV 导致的淋巴组织增生性疾病。还可应用 α 干扰素给药、细胞毒性化学疗法和放射治疗（尤其是中枢神经系统损伤）。输注自体 EBV 特异性细胞毒性 T 淋巴细胞在鼻咽癌和霍奇金病患者的小规模研究中展现出前景。用 CD20 抗体成功治疗了数例 X 连锁淋巴组织增生性疾病患者，否则这类患者很可能出现致命性的急性 EBV 感染。

■ 预防

IM 患者不需要进行隔离。在临床试验 2 期研究中,主要

针对 EBV 糖蛋白的疫苗降低了 IM 的发生率,但不影响无症状感染比例。

第 91 章

巨细胞病毒, 人类疱疹病毒-6、7 和 8 型

Chapter 91
Cytomegalovirus and Human Herpesvirus Types 6, 7, and 8

Camille Nelson Kotton, Martin S. Hirsch · 著 | 骆煜 · 译

巨细胞病毒

■ 定义

巨细胞病毒(CMV)最初从先天性巨细胞包涵体病患者中分离出来,现已被公认为是各年龄组的重要病原体。CMV 除了诱发严重的出生缺陷外,在年龄较大的儿童和成人中可引起广泛的疾病谱,从无症状的亚临床感染到健康个体的单核细胞增多综合征,再到免疫功能低下患者的播散性疾病。人巨细胞病毒是几种相关的种属特异性病毒之一,可在多种动物中引起相似的疾病。它们都与特征性大细胞的产生有关,因此命名为巨细胞病毒。

CMV 是一种 β-疱疹病毒,具有双链 DNA、4 种 mRNA、蛋白衣壳和脂蛋白包膜。与其他疱疹病毒一样,巨细胞病毒呈二十面体对称结构,在细胞核内复制,并可引起溶解性和生产性感染或潜伏感染。巨细胞病毒可通过某些生物学特性,如宿主范围和细胞病理学类型,与其他疱疹病毒相区别。病毒复制与产生大的核内包涵体和较小的胞质包涵体有关。CMV 似乎在体内多种类型细胞中复制;在组织培养中,它优先在成纤维细胞中生长。尽管很少证据表明 CMV 在体内具有致癌性,但它确实在极少数情况下转化成纤维细胞,并且已经鉴定出基因组转化片段。

■ 流行病学

🌐 CMV 在世界各地均有分布。在世界上许多地区,绝大多数成人呈 CMV 血清阳性,而在美国和加拿大仅有一半成人呈 CMV 血清阳性。在 CMV 抗体患病率较高的地区,免疫功能低下的成人更容易发生再激活疾病,而不是原发感染。在适当情况下,特定区域生成的数据应考虑到当地的血清阳性率。

在美国,约 1% 的新生儿感染了 CMV;在许多欠发达国家,这一比例更高。公共生活和不良的个人卫生有助于传播。围生期和幼儿期感染常见。CMV 可存在于乳汁、唾液、粪便和尿液中。在日托中心的幼儿中发生了传播,从被感染的幼儿到怀孕的母亲,再到发育中的胎儿。当受感染的儿童将巨细胞病毒引入家庭时,约 50% 的易感家庭成员在 6 个月内发生血清转化。

巨细胞病毒不易通过偶然接触传播,而需要反复或长期的亲密接触才能传播。在青春期后期和年轻人中,CMV 常通过性传播,精液或宫颈分泌物中无症状携带者常见。在性活跃的男性和女性中有高比例 CMV 抗体的检测水平,这些男性和女性可能同时携带几种毒株。输注含有活白细胞的血液制品可能传播 CMV,每单位输血的频率为 0.14%～10%。输注少白细胞或 CMV 血清阴性的血液可显著降低 CMV 传播的风险。

一旦感染,个体通常终身携带 CMV。感染通常保持沉默。然而,当 T 淋巴细胞介导的免疫功能受损时,CMV 再激活综合征的发生频率更高,如器官移植后、淋巴系统肿瘤和某些获得性免疫缺陷(特别是 HIV 感染;**参见第 97 章**),或重症监护治疗病房中的危重疾病期间。大多数器官移植受者的原发性巨细胞病毒感染(**参见第 16 章**)是通过移植物传播的。在 CMV 血清反应阳性的移植受者中,感染是由潜伏病毒的再激活或新毒株感染所致。CMV 感染也可能与多种疾病相关,如冠状动脉狭窄和恶性胶质瘤等,但这些相关性需要进一步验证。

■ 发病机制

先天性巨细胞病毒感染可由母亲的原发或再激活感染引起。然而,胎儿或新生儿的临床疾病几乎只与母亲的原发感染有关(表 91-1)。决定先天性感染严重程度的因素尚不清楚;产生沉淀抗体和 T 细胞对 CMV 反应的能力不足与相对严重的疾病相关。

表91-1 免疫受损宿主中的巨细胞病毒病				
人群	危险因素	主要症状	治疗	预防
胎儿	母亲原发性感染/早期妊娠	巨细胞包涵体病	对于有症状新生儿用更昔洛韦	避免暴露；可能的话妊娠期间使用CMV免疫球蛋白治疗
器官移植受者	供体和/或受体的血清阳性，强效的免疫抑制方案，排异反应的治疗	发热伴白细胞减少，胃肠道疾病，肺炎	更昔洛韦或缬更昔洛韦	更昔洛韦或缬更昔洛韦预防或抢先治疗
造血干细胞移植受者	移植物抗宿主病，受者年龄大，血清阳性受者，病毒血症	肺炎，胃肠道疾病	更昔洛韦、缬更昔洛韦或膦甲酸，±CMV免疫球蛋白	更昔洛韦或缬更昔洛韦预防或抢先治疗
AIDS患者	<100 CD4$^+$ T细胞/μL，CMV血清阳性	视网膜炎，胃肠道疾病，神经系统疾病	更昔洛韦、缬更昔洛韦、膦甲酸或西多福韦	口服缬更昔洛韦

儿童晚期或成人初次感染CMV常伴有强烈的T淋巴细胞反应，这可能促进单核细胞增多综合征的发生，与EBV感染后的症状相似（**参见第90章**）。这种感染的标志是外周血中出现异型淋巴细胞，这些细胞主要是活化的CD8$^+$T淋巴细胞。CMV对B细胞的多克隆激活有助于单核细胞增多症过程中类风湿因子和其他自身抗体的产生。

一旦获得，CMV在宿主组织中无限期地持续存在。持续感染的部位可能包括多种细胞类型和多种器官。通过输血或器官移植传播主要是由于这些组织的隐性感染。如果宿主的T细胞反应受到疾病或医源性免疫抑制的影响，潜伏病毒可重新激活引起多种综合征。在免疫抑制的情况下（如器官移植后），慢性抗原刺激似乎是CMV活化和CMV相关疾病的理想环境。某些特别强效的T细胞免疫抑制剂（如抗胸腺细胞球蛋白、阿仑单抗）与临床CMV综合征的高发病率有关。CMV本身可导致T淋巴细胞进一步的低反应性，后者常先于其他机会致病菌如细菌、霉菌和肺孢子菌等重叠感染。

■ 病理学

体内的巨细胞（推测为感染上皮细胞）比周围细胞大2～4倍，通常含有8～10 μm的核内包涵体，偏心放置，周围有清晰的晕圈，产生"猫头鹰眼"的外观。偶见较小的颗粒状胞质包涵体。巨细胞存在于多种器官中，包括唾液腺、肺、肝、肾、肠、胰腺、肾上腺和中枢神经系统。

感染的细胞炎症反应包括浆细胞、淋巴细胞和单核-巨噬细胞。偶尔发生肉芽肿反应，特别是在肝脏。免疫病理反应可能导致巨细胞病毒疾病。在感染的婴儿中已检测到免疫复合物，有时与CMV相关的肾小球疾病有关。在肾移植后的一些CMV感染患者中也观察到了免疫复合物相关的肾小球疾病。

■ 临床表现

先天性CMV感染

胎儿感染从亚临床感染到严重感染和播散性感染。巨细胞包涵体病发生在约5%的感染胎儿中，几乎仅见于妊娠期间发生原发性感染的母亲所生的婴儿。瘀点、肝脾大和黄疸是最常见的临床表现（60%～80%的病例）。30%～50%的病例报告有小头畸形伴或不伴脑钙化、宫内发育迟缓和早产。腹股沟疝和脉络膜视网膜炎较少见。实验室检查异常包括血清谷丙转氨酶水平升高、血小板减少、结合性高胆红素血症、溶血和脑脊液中蛋白质水平升高。严重感染婴儿预后差，死亡率为20%～30%，很少有幸存者在儿童后期摆脱智力或听力困难。婴儿巨细胞包涵体病的鉴别诊断包括梅毒、风疹、弓形虫病、单纯疱疹病毒或肠道病毒感染、细菌性败血症等。

大多数先天性巨细胞病毒感染在出生时临床表现不明显。在无症状感染的婴儿中，5%～25%在接下来的几年中出现明显的精神运动、听力、眼或牙齿异常。

围生期CMV感染

新生儿可在分娩时通过感染的产道或出生后接触感染的乳汁或其他母体分泌物而获得CMV。由血清学阳性母亲哺乳1个月以上的婴儿中，40%～60%发生感染。输血可导致医源性传播，使用少白细胞或CMV血清阴性的血液制品输注给低出生体重血清阳性婴儿或血清阳性孕妇可降低风险。

大多数分娩时或分娩后感染的婴儿仍无症状。然而，迁延性间质性肺炎与围生期获得性CMV感染有关，特别是早产儿，偶伴有沙眼衣原体、肺孢子菌或解脲支原体感染。也可发现体重增加不良、淋巴结肿大、皮疹、肝炎、贫血和非典型淋巴细胞增多，CMV排泄常持续数月或数年。

巨细胞病毒单核细胞增多症

在新生儿期以外的免疫功能正常宿主中，CMV感染最常见的临床表现是嗜异性抗体阴性的单核细胞增多综合征，可自发或输注含白细胞的血液制品后发生。虽然这种综合征发生在所有年龄段，但它最常见于性活跃的年轻人。潜伏期为20～60日，病情一般持续2～6周。长期高热，有时伴寒战、极度疲劳和不适，是本病的特征。肌痛、头痛和脾大常见，但在CMV（与EBV相反）单核细胞增多症中，渗出性咽炎和颈部淋巴结肿大少见。偶有患者发生风疹样皮疹，常在接触氨苄西林或某些其他抗生素后发生。较少见的有间质性或节段性肺炎、心肌炎、胸膜炎、关节炎和脑炎等。极少数情况下，吉兰-巴雷综合征会并发CMV单核细胞增多症。实验室检查的特征性异常为外周血相对淋巴细胞增多，异型淋巴细胞占

10%以上。白细胞总数可能偏低、正常或明显升高。虽然明显的黄疸不常见，但血清氨基转移酶和碱性磷酸酶水平常呈中度升高。不存在异嗜性抗体；然而，一过性免疫异常很常见，可能包括冷球蛋白、类风湿因子、冷凝集素和抗核抗体的存在。在极少数情况下，溶血性贫血、血小板减少和粒细胞减少使恢复复杂化。

尽管病毒感染后虚弱可能持续数月，但多数患者可痊愈而无后遗症。尿液、生殖器分泌物和/或唾液中 CMV 的排泄常持续数月或数年。CMV 感染很少在免疫功能正常的宿主中致命；存活者可有反复发作的发热和不适，有时与自主神经系统功能紊乱（如出汗或潮红等发作）有关。

免疫受损宿主的 CMV 感染

（表 91-1）CMV 是并发于器官移植最常见的病毒病原体（参见第 16 章）。在接受肾、心、肺、肝、胰腺和带血管的复合（手、面、其他）移植的受者中，CMV 可诱发多种综合征，包括发热和白细胞减少、肝炎、结肠炎、肺炎、食管炎、胃炎和视网膜炎。CMV 病是移植物丢失和死亡的独立危险因素。在没有预防措施的情况下，最大危险期在移植后 1～4 个月。初次感染后的疾病可能性和病毒复制水平通常高于再激活后。分子研究表明，血清反应阳性的移植受者容易感染供体来源的、基因型变异的 CMV，这种感染常导致疾病。再活化感染虽然常见，但与原发性感染相比，其临床意义较小。临床发病的危险性与多种因素有关，如免疫抑制的程度、抗淋巴细胞抗体的使用、缺乏抗 CMV 预防、合并其他病原体感染等。移植器官特别容易成为 CMV 感染的靶标；因此，CMV 肝炎倾向于在肝移植后发生，且 CMV 肺炎倾向于在肺移植后发生。

约 1/3 的造血干细胞移植受者发生巨细胞病毒血症；抗病毒药物预防或抢先治疗可降低严重疾病的风险。移植后 5～13 周的风险最大，已确定的风险因素包括某些类型的免疫抑制治疗、同种异体（而非自体）移植物、急性移植物抗宿主病、年龄较大和移植前受体血清阳性。

CMV 是晚期 HIV 感染患者的一种重要病原体（参见第 97 章），可引起视网膜炎或播散性疾病，尤其是当外周血 $CD4^+$ T 细胞计数低于 50～100/μL 时。随着对潜在 HIV 感染治疗的改善，严重 CMV 感染（如视网膜炎）的发生率降低。然而，在高效抗逆转录病毒治疗后的最初几周内，CMV 视网膜炎的急性发作可能继发于免疫重建炎症综合征。

CMV 在免疫受损宿主中产生的综合征早期常出现长期疲劳、发热、不适、厌食、盗汗和关节痛或肌痛。在这些发作期间可能观察到肝功能异常、白细胞减少、血小板减少和异型淋巴细胞增多。呼吸急促、低氧血症和干咳的发展预示着呼吸系统受累。肺的影像学检查常显示双侧间质或网状结节性浸润，开始于下叶周围，并向中央和上方扩散；局限节段型、结节型或肺泡型较少见。鉴别诊断包括肺孢子菌感染，其他病毒、细菌或真菌感染，肺出血以及继发于辐射或细胞毒性药物治疗的损伤。

巨细胞病毒胃肠道受累可以是局限的，也可以是广泛的，几乎只累及免疫功能低下的宿主。结肠炎是器官移植受者最常见的临床表现。食管、胃、小肠或结肠溃疡可能导致出血或穿孔。CMV 感染可导致潜在溃疡性结肠炎恶化。肝炎经常发生，特别是在肝移植后。非结石性胆囊炎和肾上腺炎也有报道。

在其他健康人群中，CMV 很少引起脑膜脑炎。AIDS 患者有两种类型的 CMV 脑炎。一种类似 HIV 脑炎，表现为进行性痴呆；另一种是脑室脑炎，其特征是脑神经缺陷、眼球震颤、定向障碍、嗜睡和脑室扩大。在免疫功能低下的患者中，CMV 也可引起亚急性进行性多发性神经根病变，如果及时识别并治疗，往往是可逆的。

巨细胞病毒性视网膜炎是免疫缺陷患者致盲的一个重要原因，特别是晚期 HIV 患者（参见第 97 章）。早期病变包括小而不透明的白色颗粒状视网膜坏死区，以离心方式扩散，随后伴有出血、血管鞘形成和视网膜水肿（图 91-1）。巨细胞病毒性视网膜病变必须与其他疾病引起的病变相鉴别，包括弓形体病、念珠菌病和单纯疱疹病毒感染。

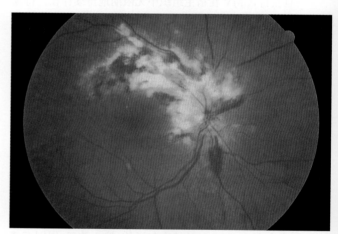

图 91-1 AIDS 患者的巨细胞病毒感染可表现为视网膜炎的弧形带，伴有出血和视盘肿胀。 巨细胞病毒常局限于视网膜周围，超出了直接检眼镜的视野。

致死性 CMV 感染常与持续性病毒血症和多器官系统受累有关。进行性肺浸润、全血细胞减少、高淀粉酶血症和低血压是其特征性表现，常与细菌、真菌或原虫等二重感染同时存在。广泛的肾上腺坏死伴巨细胞病毒包涵体常在尸检时被证实，巨细胞病毒也常累及许多其他器官。

■ 诊断

CMV 感染单凭临床表现通常不能做出可靠的诊断。在适当的临床标本中分离 CMV 和检测其抗原或 DNA 是首选方法。最常用的检测方法是通过 PCR 技术对 CMV 进行定量核酸检测（QNAT），可用于血液或其他标本；一些中心使用 CMV 抗原血症试验，即检测外周血白细胞中 CMV 抗原（pp65）的免疫荧光分析。这类试验可能比培养方法提前数天产生阳性结果。QNAT 可以预测疾病进展的风险，特别是在免疫功能低下的宿主中。脑脊液中 CMV DNA 有助于 CMV 脑炎或多发性神经根病变的诊断。化验和实验室之间存在相当大的差异；最近推出的国际检测标准有助于减少 PCR 检测结果的变异。

通过在人成纤维细胞单层细胞上培养适当的标本，很容易检测到病毒排泄或病毒血症。如果 CMV 滴度较高，如在先天性播散性感染和 AIDS 中常见，则可在几日内检测到特征性的细胞病变效应。但在某些情况下（如 CMV 单核细胞增多症），病毒滴度较低，可能需要数周才能出现细胞病变效应。许多实验室采用过夜组织培养法（小瓶培养技术）以加速诊断，包括离心和免疫细胞化学检测技术，该技术使用针对即刻早期 CMV 抗原的单克隆抗体。从尿液或唾液中分离出病毒本身并不构成急性感染的证据，因为从这些部位排泄的病毒可在发病后持续数月或数年。病毒血症的检测是预测急性感染的较好指标。

多种血清学试验检测 CMV 抗体。初次感染后 4 周内可能无法检测到 CMV IgG 抗体水平升高。检测 CMV 特异性 IgM 有时有助于近期或活动性感染的诊断；然而，循环类风湿因子可能导致偶尔出现 IgM 检测的假阳性。血清学在预测移植受者 CMV 感染和疾病的风险时尤其有用。

■ 预防

在器官和造血干细胞移植受者中预防 CMV 通常基于两种方法之一：普遍预防或抢先治疗。在普遍预防的情况下，抗病毒药物的使用期限是一定的，通常为 3 个月或 6 个月。一项临床试验表明，在 CMV 血清反应阴性且有血清反应阳性供体的受者中，预防性用药 200 日比 100 日更有效。通过抢先治疗，患者每周监测 CMV 病毒血症，一旦发现病毒血症立即开始抗病毒治疗。由于普遍预防的骨髓抑制作用，抢先治疗更常用于造血干细胞移植受者。对于晚期 HIV 感染（CD4$^+$ T 细胞计数<50/μL）的患者，一些专家提倡使用伐昔洛韦进行预防（见下文）。然而，副作用、缺乏已证实的益处、可能诱导病毒耐药和高成本阻碍了这种做法的广泛接受。HIV 感染患者的抢先治疗正在研究中。

有一些额外的措施可用于预防 CMV 传播给 CMV 首次感染的高危患者。使用 CMV 血清阴性或去除白细胞的血液可大大降低输血相关的传播率。在一项安慰剂对照试验中，在 464 名 CMV 血清反应阴性的女性中，一种 CMV 糖蛋白 B 疫苗降低其感染率；这一结果提高了这种试验性疫苗降低先天性感染率的可能性，但必须行进一步的研究验证这种方法。在有 CMV 感染风险的血清学阳性和血清学阴性肾移植受者中，含 MF59 佐剂的 CMV 糖蛋白 B 疫苗均可有效降低病毒血症的风险和持续时间。据报道 CMV 免疫球蛋白可预防妊娠期间原发感染女性的婴儿先天性 CMV 感染。对造血干细胞移植受者的研究得出了相互矛盾的结果。

预防性应用阿昔洛韦或伐昔洛韦可降低肾移植受者 CMV 感染和疾病的发生率，尽管这两种药物对治疗活动性 CMV 疾病都无效。

治疗·巨细胞病毒感染

更昔洛韦是一种鸟苷衍生物，其对 CMV 的活性大大高于其同类药物阿昔洛韦。三磷酸更昔洛韦经 CMV 基因区 UL97 编码的病毒磷酸转移酶在细胞内转化后，是 CMV DNA 聚合酶的选择性抑制剂。一些临床研究表明，AIDS 患者使用更昔洛韦治疗 CMV 视网膜炎或结肠炎的有效率为 70%～90%。在严重感染（如造血干细胞移植受者 CMV 肺炎）时，更昔洛韦常与 CMV 免疫球蛋白合用。预防性或抑制性更昔洛韦可能对高危造血干细胞或器官移植受者（如移植前 CMV 血清反应阳性者）有用。在许多 AIDS、持续低 CD4$^+$ T 细胞计数和 CMV 疾病患者中，如果停止更昔洛韦治疗，会迅速出现临床和病毒学复发。因此，建议此类患者延长维持治疗方案。更昔洛韦耐药在治疗 3 个月以上的患者中更为常见，通常与 CMV UL97 基因（或较少见的 UL54 基因）突变有关。

缬更昔洛韦是一种口服生物可利用的前体药物，在肠道组织和肝脏中迅速代谢为更昔洛韦。60%～70% 的缬更昔洛韦口服剂量被吸收。缬更昔洛韦口服剂量为 900 mg 时，血中更昔洛韦浓度与静脉给予更昔洛韦剂量为 5 mg/kg 时相似。在 CMV 诱导（治疗）和维持治疗方案方面，缬更昔洛韦似乎与静脉注射更昔洛韦同样有效，同时提供了口服给药的便利性。此外，两种药物的不良事件概况和耐药率相似。

CMV 疾病的更昔洛韦或缬更昔洛韦治疗包括一个 14～21 日的诱导治疗（静脉注射更昔洛韦 5 mg/kg，每日 2 次，或口服缬更昔洛韦 900 mg，每日 2 次），有时继之以维持治疗（如缬更昔洛韦 900 mg/d）。约 1/4 的治疗患者发生外周血中性粒细胞减少，但可通过粒细胞集落刺激因子或粒细胞-巨噬细胞集落刺激因子改善。是否使用维持治疗应取决于免疫功能低下的总体水平和疾病复发的风险。接受抗逆转录病毒治疗期间，CD4$^+$ T 细胞计数持续（3～6 个月）增加至 100/μL 以上的 AIDS 患者应考虑停止维持治疗。

对于 CMV 视网膜炎的治疗，更昔洛韦也可通过缝合到眼内的缓释微丸给药。虽然这种眼内装置提供了良好的局部保护，但对侧眼疾病和播散性疾病不受影响，并且早期视网膜脱离是可能的。联合眼内治疗和全身治疗可能比单独使用眼内植入物更好。

膦甲酸钠可抑制巨细胞病毒 DNA 聚合酶。因为这种药物不需要磷酸化就能发挥活性，所以对大多数更昔洛韦耐药分离株也有效。膦甲酸钠耐受性不如更昔洛韦,并引起相当大的毒性,包括肾功能不全、低镁血症、低钾血症、低钙血症、生殖器溃疡、排尿困难、恶心和感觉异常。此外,膦甲酸钠给药需要使用输液泵和密切的临床监测。通过积极的水化和肾功能不全的剂量调整,可降低膦甲酸的毒性。当生理盐水负荷不能耐受时(如心肌病),应避免使用膦甲酸钠。经批准的诱导方案为 60 mg/kg,每 8 小时 1 次,持续 2 周,但 90 mg/kg,每 12 小时 1 次同样有效,且毒性不增加。维持输注剂量为 90~120 mg/kg,每日 1 次。无口服制剂。在延长治疗期间可能会出现膦甲酸钠耐药病毒。这种药物在造血干细胞移植后的使用频率高于其他情况,以避免更昔洛韦的骨髓抑制作用;一般来说,膦甲酸钠也是对更昔洛韦耐药的 CMV 感染的首选药物。

西多福韦是一种具有较长细胞内半衰期的核苷酸类似物,允许间歇性静脉注射给药。诱导治疗方案为每周 5 mg/kg,持续 2 周,随后维持治疗方案为每 2 周 3~5 mg/kg。西多福韦可通过剂量依赖性近端肾小管细胞损伤引起严重的肾毒性;然而,这种不良反应可通过生理盐水水化和丙磺舒有所缓解。西多福韦主要用于治疗对更昔洛韦耐药的病毒。

人类疱疹病毒(HHV)-6、7 和 8 型

■ HHV-6 和 HHV-7

🌐 HHV-6 和 HHV-7 血清阳性率在全世界普遍较高。HHV-6 于 1986 年首次从 6 名患有各种淋巴组织增生性疾病患者的外周血白细胞中分离得到。现已发现两种不同基因的变异体(HHV-6A 和 HHV-6B)。HHV-6 似乎通过唾液传播,也可能通过生殖器分泌物传播。

随着母源抗体的减弱,婴儿期经常发生 HHV-6 感染。发病高峰年龄为 9~21 个月;到 24 个月时,血清阳性率接近 80%。年长的兄弟姐妹似乎是传播源。也可能发生先天性感染,约 1% 的新生儿感染了 HHV-6;已有报道胎盘感染 HHV-6。大多数出生后感染的儿童出现发热、烦躁和腹泻等症状。少数人发展为幼儿急疹(玫瑰疹;见**图 14-5**),这是一种以发热后伴随皮疹为特征的常见疾病。此外,10%~20% 的婴儿期无皮疹的热性惊厥由 HHV-6 引起。初次感染后,HHV-6 持续存在于外周血单核细胞以及中枢神经系统、唾液腺和女性生殖道中。

在年龄较大的人群中,HHV-6 与单核细胞增多综合征有关;免疫功能低下的宿主可见脑炎、肺炎、合胞体巨细胞性肝炎和播散性疾病。在移植受者中,HHV-6 感染也可能与移植物功能障碍有关。有报道造血干细胞移植受者发生急性 HHV-6 相关性边缘叶脑炎,表现为记忆力减退、意识模糊、癫痫发作、低钠血症、脑电图和 MRI 结果异常。造血干细胞

移植受者血浆 HHV-6 DNA 的高载量与等位基因不匹配供者、糖皮质激素的使用、单核细胞和血小板植入延迟、边缘性脑炎的发生和全因死亡率增加有关。与许多其他病毒一样,HHV-6 与多发性硬化的发病机制有关,尽管还需要进一步的研究来区分其相关性和病因。

1990 年从 1 例 26 岁健康男性外周血 T 淋巴细胞中分离出 HHV-7。该病毒通常在儿童期获得,尽管年龄晚于 HHV-6。HHV-7 通常存在于唾液中,唾液被认为是感染的主要来源;母乳也能携带病毒。病毒血症可与原发或再激活感染有关。儿童 HHV-7 感染最常见的临床表现为发热和癫痫发作。部分患儿表现为呼吸道或胃肠道症状和体征。HHV-7 与玫瑰糠疹之间存在相关性,但证据不足以表明两者存在因果关系。

HHV-6、HHV-7 和 CMV 感染在移植受者中的聚集使得各种因素在个体临床综合征中的作用很难区分。HHV-6 和 HHV-7 似乎对更昔洛韦和膦甲酸钠敏感,尽管缺乏临床应答的确切证据。

■ HHV-8

1994 年和 1995 年,在 HIV 患者的卡波西肉瘤(KS)和基于体腔的淋巴瘤组织中发现了独特的疱疹病毒样 DNA 序列。这些序列来源的病毒称为 HHV-8 或卡波西肉瘤相关疱疹病毒(KSHV)。感染 B 淋巴细胞、巨噬细胞以及内皮细胞和上皮细胞的 HHV-8 不仅与 KS 和 AIDS 相关 B 细胞体腔型淋巴瘤(原发性渗出性淋巴瘤)亚组有关,而且与多中心 Castleman 病(一种 B 细胞的淋巴增生性疾病)也有因果关系。HHV-8 与其他几种疾病的相关性已有报道,但尚未得到证实。

🌐 HHV-8 血清阳性发生在世界各地,高流行性地区影响疾病的发病率。与其他疱疹病毒感染不同,HHV-8 感染在某些地理区域(如中非和南部非洲)比其他地区(北美、亚洲、北欧)更常见。在高患病率地区,感染发生在儿童期,血清阳性与母亲或(在较小程度上)年长的兄弟姐妹血清阳性有关,并且 HHV-8 可能通过唾液传播。在低患病率地区,感染通常发生在成年人中,可能通过性传播。在 20 世纪 70 年代末和 80 年代初,HIV-1 和 HHV-8 感染在特定人群(如男男性行为人群)中的并发流行似乎导致了 AIDS 和 KS 的频繁关联。HHV-8 的传播还可能与器官移植、注射吸毒和输血有关;然而,在美国通过输血传播似乎相当罕见。

免疫功能正常儿童原发 HHV-8 感染可表现为发热和斑丘疹。在免疫功能正常的个体中,通常为慢性无症状感染,肿瘤性疾病通常仅在随后的免疫功能低下时才发生。原发感染的免疫功能低下者可出现发热、脾大、淋巴组织增生、全血细胞减少或快速发病的 KS。HHV-8 DNA 的定量分析表明,KS 病变中潜伏感染细胞占优势,而多中心 Castleman 病中细胞裂解复制频繁。

对 HIV 感染者进行有效的抗逆转录病毒治疗,使资源丰富地区的 HHV-8 和 HIV 双重感染者的 KS 率显著降低。

HHV-8 本身在体外对更昔洛韦、膦甲酸钠和西多福韦敏感。一项小规模、随机、双盲、安慰剂对照、交叉试验表明,每日 1 次口服缬更昔洛韦可减少 HHV-8 复制。然而,缬更昔洛韦或其他药物在 HHV-8 感染中的临床疗效尚未得到证实。已证实西罗莫司可抑制肾移植患者真皮 KS 的进展,同时提供有效的免疫抑制。

第 92 章
传染性软疣、猴痘和其他痘病毒感染

Chapter 92
Molluscum Contagiosum, Monkeypox, and Other Poxvirus Infections

Fred Wang · 著 | 骆煜 · 译

痘病毒家族包括大量感染各种脊椎动物宿主的相关 DNA 病毒。表 92-1 列出了引起人类感染的痘病毒、这些感染被发现的地理位置、宿主类型和主要临床表现。感染正痘病毒[例如天花病毒(参见第 10 章)或人畜共患病猴痘病毒]可导致全身性、潜在致死的人类疾病。其他痘病毒感染主要导致人类的局部皮肤病变。

表 92-1 痘病毒与人类感染				
属	物种	地理位置	宿主	人类疾病
正痘病毒属	天花[a]	灭绝	人类	天花,全身性
	猴痘	非洲	啮齿类	天花样,全身性
	牛痘	欧洲	啮齿类	局部痘疹,偶见全身
	水牛痘	印度次大陆	水牛	局部痘疹,病情较轻
	坎塔加洛和 Araçatuba	南美	牛	局部痘疹,病情较轻
	牛痘苗	—	—	局部痘疹(天花疫苗)
软疣痘病毒属	传染性软疣	全球	人类	多发性皮肤病变
副痘病毒属	羊痘	全球	绵羊、山羊	局部痘疹(传染性脓疱性皮炎)
	假性牛痘(副牛痘)	全球	牛	局部痘疹(挤奶结节)
	牛丘疹性口炎	全球	牛	局部痘疹
	鹿痘	鹿群	鹿	局部痘疹
	海豹痘	密封菌落	海豹	局部痘疹
亚塔痘病毒属	特纳痘	非洲	猴类	局部痘疹

[a] 参见第 10 章。

传染性软疣

传染性软疣病毒是一种人类专性病原体,可引起独特的增生性皮肤病变。这些皮损直径 2~5 mm,呈珍珠状、肉色、脐状,中央有特征性凹陷(图 92-1)。与其他痘病毒病变不同,这种增生性病变相对缺乏炎症和坏死。皮损可单个或成簇出现,除手掌和足底外,身体任何部位均可见到,可伴有湿疹样皮疹。

传染性软疣在儿童中非常普遍,是由痘病毒感染引起的人类最常见的疾病。游泳池属于一种常见的传播媒介。过敏性和皮肤完整性受损会增加感染风险。生殖器皮损多见于成年人,病毒可通过性接触传播。潜伏期 2 周至 6 个月,平均 2~7 周。通常本病具有自限性,在免疫功能正常的宿主中 3~4 个月后可自行消退,无全身并发症,但皮损可持续 3~5 年。传染性软疣与免疫抑制有关,HIV 感染的患者中常见(参见第 97 章)。与其他人群相比,艾滋病患者患该病可表现为更广泛、更严重、更持久。并且,在启动抗逆转录病毒治疗相关的免疫重建炎症综合征(IRIS)中,传染性软疣症状可加重。

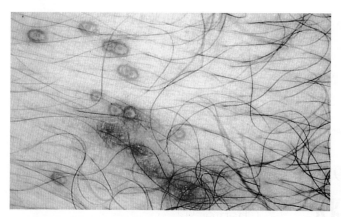

图 92-1 传染性软疣是一种皮肤痘病毒感染，以多发性脐状肉色或色素减退丘疹为特征。

传染性软疣的诊断通常基于其临床表现，并可通过组织学证实具有痘病毒复制特征的胞质嗜酸性包涵体（软疣小体）得以证实。传染性软疣病毒不能在体外繁殖，但电镜和分子研究可用于其鉴定。

传染性软疣目前尚无特异的系统治疗方法，但已采用多种物理消融技术。西多福韦在体外对多种痘病毒有活性，有病例报告表明，胃肠外或局部应用西多福韦治疗免疫抑制宿主的顽固性传染性软疣可能有一定疗效。

猴痘

🌐 虽然猴痘病毒是根据其最初分离的动物命名，但啮齿类动物是主要的病毒宿主。人类感染猴痘病毒常见于非洲，特别是人类与受感染的动物直接接触时。猴痘感染的人传人很少见。人类感染的临床表现特点是全身性疾病和类似于天花的水疱疹。猴痘的临床表现可能与更常见的水痘-带状疱疹病毒感染相混淆（参见第 89 章）。与水痘-带状疱疹病毒感染的病变相比，猴痘的皮损在分布上往往更加均匀（即处于同一发展阶段）、弥漫、分布更周边。淋巴结肿大是猴痘感染的显著特征。

西半球首次暴发人类猴痘感染发生于 2003 年，当时美国中西部报告了 70 多例病例。这次疫情的暴发与宠物草原犬的接触有关，这些宠物草原犬在与从加纳进口的啮齿动物一起寄养期间受到了感染。患者在暴露后约 12 日后常出现发热、皮疹和淋巴结肿大。其中 9 例患者住院治疗，但无死亡病例。天花疫苗接种可以提供对猴痘感染的反应性交叉免疫。对疫情中暴露人群的研究发现，少数接种过疫苗的个体存在亚临床感染——这一观察结果提示了长期疫苗保护的可能性。随着普通人群中对天花免疫力的减弱，以及外来动物被作为家养宠物的流行，动物正痘病毒感染人类的风险可能会增加。

其他人畜共患病痘病毒感染

牛痘和水牛痘是罕见的人畜共患感染，以皮肤痘疹样皮损和轻度全身性症状为特征。在巴西的牛和农场工人中暴发的类似痘疹样病变是由坎塔加卢病毒（Cantagalo virus）和 Araçatuba 病毒所引起，这两种病毒实际上与牛痘病毒相同，并且可能在牛痘疫苗接种计划时在牛身上出现。

副痘病毒广泛分布于动物种属中，但已知仅有少数可通过直接接触感染动物从而引起人类感染。副痘病毒与正痘病毒在抗原性上不同，无交叉免疫。塔那痘病毒（Tanapox virus）属于一个单独的、抗原性不同的属，通常是在与感染猴接触后在接触区域引起单个结节性病变。

第 93 章
细小病毒感染 | Chapter 93
Parvovirus Infections

Kevin E. Brown · 著 | 骆煜 · 译

细小病毒是细小病毒科的成员，是一种无包膜、呈二十面体的小病毒（直径约 22 nm），其线性单链 DNA 基因组约为 5 000 个核苷酸。这些病毒依赖快速分裂的宿主细胞或辅助病毒进行复制。至少有 4 组细小病毒感染人类：细小病毒 B19（B19V）、依赖细小病毒（腺相关病毒；AAVs）、PARV4/5 病毒和人博卡病毒（HBoVs）。人类依赖的细小病毒是非致病性的，本章不再进一步讨论。

细小病毒 B19

■ 定义

🌐 B19V 是细小病毒属的成员之一。根据病毒序列，B19V 分为 3 个基因型（指定为 1、2 和 3 型），但仅描述了一个 B19V

抗原类型。世界大部分地区以 1 型为主；2 型很少与活动性感染相关；3 型似乎在西非部分地区占优势。

流行病学

🌐 B19V 只感染人类，而且感染几乎在世界各地都有流行。主要通过呼吸道途径传播，随后出现皮疹和关节痛。到 15 岁时，约 50% 的儿童可检测到 IgG；这一数字在老年人中上升到 90% 以上。在孕妇中，估计每年血清转换率约为 1%。在家庭内继发感染率接近 50%。

血液中检出高滴度 B19V 并不罕见（见下文"发病机制"）。输血可导致传播，最常见的是混合成分。为了降低传播风险，通过核酸扩增技术对血浆池进行筛选，并丢弃高滴度池。B19V 耐高温和溶剂-清洁剂灭活。

发病机制

B19V 主要在红系祖细胞中复制。这种特异性部分归因于 B19V 主要受体红细胞 P 抗原（红细胞糖苷脂）的组织分布有限。感染导致高滴度的病毒血症，可在血液中检测到超过 10^{12} 病毒颗粒（或 IU）/mL（图 93-1），病毒诱导的细胞毒性导致红细胞停止生成。在免疫功能正常的个体中，病毒血症和红细胞生成停滞是短暂的，并随着 IgM 和 IgG 抗体应答的增强而消退。在红细胞生成正常的个体中，血红蛋白水平仅有微小的下降；然而，在红细胞生成增加的患者（特别是溶血性贫血）中，红细胞生成的停止可诱发严重贫血的一过性危象（图 93-1）。同样，如果个体（或母体感染后的胎儿）未产生中和抗体反应并停止溶菌性感染，则红细胞生成会受到影响，并发生慢性贫血（图 93-1）。

免疫介导的疾病阶段，在感染后 2～3 周 IgM 应答开始达到峰值时，表现为第五种病的皮疹以及关节痛和/或关节炎。急性感染后数月至数年，血液和组织中可通过聚合酶链反应（PCR）检出低水平的 B19V DNA。B19V 受体存在于其他多种细胞和组织中，包括巨核细胞、内皮细胞、胎盘、心肌和肝脏。B19V 对这些组织的感染可能是感染的一些更不常见表现的原因。缺乏 P 抗原的罕见个体对 B19V 感染具有天然抵抗力。

临床表现

传染性红斑

大多数 B19V 感染无症状或仅伴有轻微的非特异性疾病。有症状的 B19V 感染主要表现为传染性红斑，也称为第五种病或"拍打面颊"的外观（图 93-2 和图 93-1A）。感染开始于暴露后 7～10 日出现轻微的发热前驱症状，数日后出现

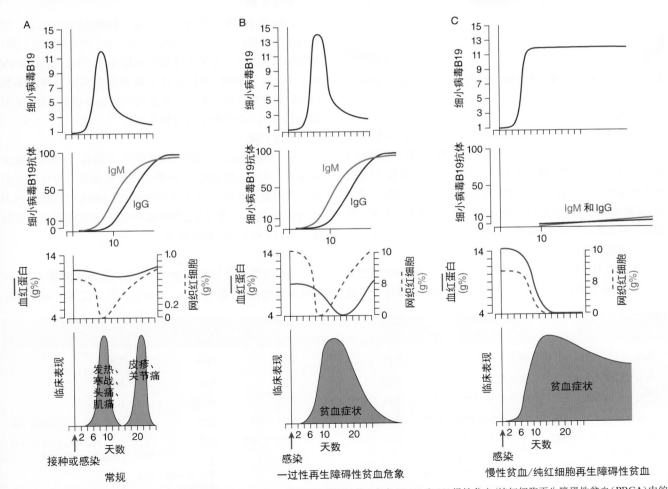

图 93-1　细小病毒 B19V 感染。 在（A）常规（传染性红斑）、（B）一过性再生障碍性贫血危象（TAC）和（C）慢性贫血/纯红细胞再生障碍性贫血（PRCA）中的时间过程示意图（经许可转载 NS Young，KE Brown：N Engl J Med 350：586，2004。© 2004 马萨诸塞州医学会版权所有。）

典型的面部皮疹;2～3日后,红斑疹可扩展到四肢,呈网状花边。但其强度和分布各不相同,B19V引起的皮疹与其他病毒性皮疹难以鉴别。成人通常不表现出"拍打脸颊"现象,但表现为关节痛,伴或不伴黄斑皮疹。

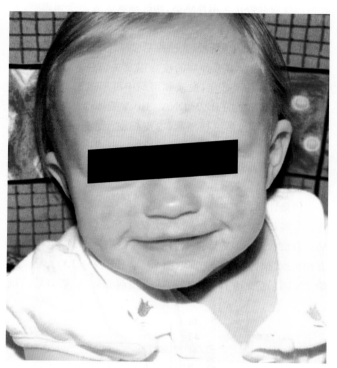

图 93 - 2　儿童传染性红斑或第五种病,表现出典型的"拍打脸颊"的外观。

多关节病综合征

虽然儿童中不常见,但约 50% 的成人可发生关节病,且女性比男性更常见。受累关节的分布常呈对称性,关节痛影响手的小关节,偶见踝、膝、腕等关节。通常在几周内消退,但反复发作的症状可持续数月。这种疾病可能类似于类风湿性关节炎,而类风湿因子常可在血清中检出。B19V 感染可能在一些患者中引发类风湿性疾病,并且与幼年特发性关节炎相关。

一过性再生障碍性贫血危象

大多数 B19V 感染者出现无症状的一过性网织红细胞减少。然而,在依赖持续快速产生红细胞的患者中,感染可引起

一过性再生障碍性贫血危象(TAC)。受累者包括溶血性疾病、血红蛋白病、红细胞酶缺乏症和自身免疫性溶血性贫血。患者出现严重贫血症状(有时危及生命)和网织红细胞计数低,骨髓检查显示缺乏红系前体和特征性巨大原红细胞。顾名思义,这种疾病是短暂的,随着红系祖细胞病变停止感染,贫血就会消失。

纯红细胞再生障碍/慢性贫血

在许多免疫抑制患者中报告了慢性 B19 感染,包括先天性免疫缺陷、AIDS(**参见第 97 章**)、淋巴增生性疾病(尤其是急性淋巴细胞白血病)和移植患者(**参见第 16 章**)。患者有持续性贫血,伴网织红细胞减少、B19V IgG 缺乏或低水平、血清中高滴度的 B19V DNA,以及在许多情况下,骨髓中散在的巨大原始细胞。少数情况下,非红系的血液系统也会受到影响。曾观察到一过性中性粒细胞减少、淋巴细胞减少和血小板减少(包括特发性血小板减少性紫癜)。B19V 偶尔可引起噬血细胞综合征。

🌐 最近在疟疾流行的巴布亚新几内亚和加纳进行的研究表明,疟原虫和 B19V 的共感染在幼儿严重贫血的发生中起主要作用。进一步的研究必须确定 B19V 感染是否有助于其他疟疾地区的严重贫血。

胎儿水肿

妊娠期 B19V 感染可导致胎儿水肿和/或胎儿丢失。经胎盘胎儿感染的风险约为 30%,胎儿丢失(主要在妊娠中期)的风险约为 9%。先天性感染的风险小于 1%。尽管 B19V 似乎不具有致畸性,但已报告了眼部损害和中枢神经系统(CNS)异常的病例。先天性贫血的病例也有报道。B19V 可能引起 10%～20% 的非免疫性水肿。

异常表现

B19V 感染很少引起肝炎、血管炎、心肌炎、肾小球硬化或脑膜炎。其他心脏表现、中枢神经系统疾病和自身免疫性感染也有报道。然而,在许多组织中 B19V DNA 可以通过 PCR 检测数年;这一发现没有已知的临床意义,但其解释可能引起关于 B19V 疾病相关性的混淆。

■ 诊断

免疫功能正常个体中 B19V 感染的诊断通常基于 B19V IgM 抗体的检测(表 93 - 1)。在传染性红斑皮疹时和血液病

表 93 - 1　人细小病毒 B19 感染的相关疾病及诊断方法					
疾病	宿主	IgM	IgG	PCR	定量 PCR
传染性红斑	健康儿童	阳性	阳性	阳性	>10⁴ IU/mL
多关节病综合征	健康成人(女性更常见)	发病 3 个月内阳性	阳性	阳性	>10⁴ IU/mL
一过性再生障碍性危象	红细胞生成增加的患者	阴性/阳性	阴性/阳性	阳性	通常>10¹² IU/mL,但迅速下降
持续性贫血/纯红细胞再生障碍性贫血	免疫缺陷或免疫功能正常患者	阴性/弱阳性	阴性/弱阳性	阳性	通常>10¹² IU/mL,但没有治疗的情况下应>10⁶ IU/mL
胎儿水肿/先天性贫血	胎儿(<20 周)	阴性/阳性	阳性	羊水或羊膜组织阳性	n/a

缩略词:IU,国际单位(1 IU≈1 基因组);n/a,不适用;PCR,聚合酶链反应。

患者 TAC 第 3 日即可检测到 IgM；这些抗体可持续检测到约 3 个月。B19V IgG 在发病第 7 日即可检出，并终身持续存在。B19V DNA 定量检测应用于早期 TAC 或慢性贫血的诊断。尽管 B19V 水平随着免疫反应的发展而迅速下降，但在感染后数月甚至数年内，甚至在健康个体中，都可以通过 PCR 检测到 DNA；因此，应采用定量 PCR。在病毒血症高峰期的急性感染中，血清中 B19V DNA 含量大于 10^{12} IU/mL；但其滴度在 2 日内迅速下降。再生障碍性贫血危象或 B19V 引起的慢性贫血患者的 B19V DNA 一般大于 10^5 IU/mL。

治疗 · 细小病毒 B19 感染

目前尚无对 B19V 有效的抗病毒药物，B19V 感染的治疗往往只针对症状。B19V 感染引起的 TAC 通常需要基于症状的输血治疗。在接受化疗的患者中，暂时停止治疗可能导致免疫反应和消退。如果这种方法不成功或不适用，来自健康献血者的商业免疫球蛋白（IVIg, Gammagard, Sandoglobulin）可以治愈或改善免疫抑制患者的持续性 B19V 感染。一般使用剂量为每日 400 mg/kg，持续 5～10 日。与 TAC 患者一样，免疫抑制患者中持续性 B19V 感染应视为具有传染性。IVIg 对传染性红斑或 B19V 相关的多发性关节病无效。部分胎儿水肿病例宫内输血可防止胎儿丢失。

■ 预防

尽管已知基于昆虫细胞中表达的 B19V 病毒样颗粒的疫苗具有高度的免疫原性，但尚无疫苗被批准用于预防 B19V 感染。一种假定疫苗的 1 期试验因不良反应而终止。

PARV4/5 病毒

■ 定义

PARV4 病毒序列最初是在 1 例急性病毒综合征患者中检测到。在混合血浆采集物中检测到相似的序列，包括相关的 PARV5 序列。PARV4/5 病毒的 DNA 序列与所有其他细小病毒的 DNA 序列明显不同，目前将该病毒归类为新描述的四细小病毒属的成员。

■ 流行病学

PARV4 DNA 常在血浆池中发现，但其浓度低于筛选前血浆池中发现的 B19V DNA 水平。静脉吸毒者组织（骨髓和淋巴组织）和血清中的 PARV4 DNA 和 IgG 抗体水平高于对照患者的相应样本，表明该病毒在美国和欧洲主要通过胃肠外途径传播。在世界其他地区非胃肠外传播的证据有限。

■ 临床表现

迄今为止，PARV4/5 感染仅与轻度临床疾病（皮疹和/或一过性转氨酶升高）相关。

人博卡病毒

■ 定义

动物博卡病毒与幼龄动物轻微的呼吸道症状和肠炎有关。HBoV1 最初是在患有下呼吸道感染幼儿的呼吸道中发现的。最近，HBoV1 和相关病毒 HBoV2、HBoV3 和 HBoV4 均已在人类粪便样本中被发现。

■ 流行病学

HBoV 病毒样颗粒的血清流行病学研究表明，人博卡病毒感染是常见的。在全球范围内，大多数个体在 5 岁之前感染。

■ 临床表现

HBoV1 DNA 存在于 2%～20% 的急性呼吸道感染患儿的呼吸道分泌物中，经常存在其他病原体；在这种情况下，HBoV1 在疾病发病机制中的作用尚不清楚。HBoV1 引起的临床疾病与原发性感染（IgG 血清转换或存在 IgM）、血清中 HBoV1 DNA 或呼吸道分泌物中高滴度 HBoV1 DNA（$>10^4$ 个基因组拷贝/mL）有关。症状与其他病毒性呼吸道感染并无不同，以咳嗽和喘息常见。对博卡病毒感染尚无特殊治疗方法。人博卡病毒在儿童胃肠炎中的作用仍有待确定。

第 94 章
人乳头瘤病毒感染 | Chapter 94
Human Papillomavirus Infections

Aaron C. Ermel, Darron R. Brown · 著 | 骆煜 · 译

人类乳头瘤病毒（HPV）感染的研究始于 20 世纪 80 年代，Harold zur Hausen 假设其感染与宫颈癌有关。如今已认识到，人类生殖道 HPV 感染很常见，引起的临床状态从无症状感染到生殖器疣（尖锐湿疣），肛门、阴茎、外阴、阴道和宫颈

的增生异常病变或浸润性癌,以及一部分口咽癌。本章介绍了HPV的流行病学、作为病原体的HPV感染与相关癌症的自然史、预防HPV感染和HPV相关疾病的策略及治疗模式。

发病机制

分子概述

HPV是一种直径55 nm的二十面体、无包膜、由8 000个碱基对组成的双链DNA病毒。与其他乳头瘤病毒一样,HPV的基因组由一个早期(E)基因区、晚期(L)基因区和包含调控元件的非编码区组成。病毒复制和细胞转化过程所必需的E1、E2、E5、E6和E7蛋白在生长周期的早期进行表达。E6和E7蛋白分别通过针对人细胞周期调节分子p53和Rb(视网膜母细胞瘤蛋白)进行降解而导致恶性转化。L1和L2转录物的翻译和E1^E4转录物的剪接发生在之后。L1基因编码的54 kDa主要衣壳蛋白构成病毒外壳的主体,77 kDa L2次要蛋白构成衣壳的较小部分。

目前已鉴别出超过125种HPV分型,并根据独特的L1基因序列进行了数字分型。在肛门生殖道中常见的大约有40种HPV型,根据与宫颈癌的相关风险将其分为高危型和低危型。例如,HPV-6和HPV-11可引起生殖器疣和约10%的低度宫颈病变,因此被指定为低风险。HPV-16和HPV-18可导致宫颈不典型增生性病变和浸润性癌,被认为是高危型。

微创伤后基底角质形成细胞暴露于病毒,HPV作用于基底角质形成细胞。HPV的复制周期随着角质形成细胞的分化而完成。病毒粒子在分化的角质形成细胞的细胞核中完成装配,该过程可以通过电子显微镜检测到。感染通过与受感染个体的脱落角质形成细胞中(或游离病毒)的病毒接触可传播。

HPV感染的免疫应答

细胞介导的免疫应答在控制自然HPV感染的进展中起重要作用。生殖器疣消退患者病变的组织学检查显示T细胞和巨噬细胞浸润。CD4$^+$ T细胞的调节在控制HPV感染方面尤为重要,免疫抑制个体(尤其是HIV感染者)的感染率和疾病发生率较高。特异性T细胞的免疫应答可根据HPV蛋白测定,其中最重要的为E2和E6蛋白。在HPV-16宫颈感染的女性中,对HPV-16衍生的E2蛋白产生强烈反应与宫颈疾病无进展相关。

由于感染过程中没有病毒血症期,生殖道的HPV自然感染仅在60%~70%的个体中产生血清抗体反应。中和抗体对相关亚型特异性再感染有显著的(但是不完全)保护作用。血清抗体可通过渗出和分泌从而到达宫颈上皮和分泌物。因此,对感染的保护作用与感染部位的中和抗体量有关,只要中和抗体水平足够,就会有保护作用。

HPV相关恶性肿瘤的流行病学和自然史

一般人群

HPV通过性交、口交及触摸伴侣的生殖器传播。在横断面和纵向研究中,约40%的年轻女性有HPV感染的证据,在青少年和20岁出头(即首次性交后不久)呈现高峰。终身性

伴侣的数量与HPV感染的可能性和随后的HPV相关恶性肿瘤风险相关。唯一性伴侣者在伴侣感染的情况下可发生HPV感染。大多数HPV感染在感染6~9个月后就无法被检测到。然而,随着随访时间的延长和采样频率的增加,同样类型的HPV可能在检测不到数周或数月后再次被检测到。这种偶发性检测表明病毒潜伏期后再激活还是相同HPV类型的再感染仍存在争议。

尽管HPV是多种癌症相关的病原体,但最引人关注的还是宫颈癌——全球女性第二常见的癌症,其中每年有50多万名女性受到影响,其中27.5万名患者因此死亡。超过85%的宫颈癌病例和死亡病例发生在低收入国家的女性中,尤其是在撒哈拉以南非洲、亚洲、南美洲和中美洲。长达1/4世纪的证据显示,HPV导致了几乎所有的宫颈癌。HPV感染是宫颈癌最显著的危险因素。在前瞻性和病例对照研究中,相对危险度RR分别为10~20和>100。从HPV感染到宫颈癌诊断的时间可能超过20年。在发达国家的女性中,宫颈癌的发病高峰在50~60岁,而在资源贫乏国家生活的女性中,宫颈癌的发病高峰提早了10年。致癌性HPV持续携带者具有极高风险患高度宫颈不典型增生和癌症。为何只有特定类型HPV感染,最终才导致恶性肿瘤的原因尚不清楚。目前尚无预测女性患宫颈癌的生物标志物。免疫抑制在HPV感染的再检测和再活化中起重要作用。其他因素如吸烟、激素调整、衣原体感染和营养缺乏等促进病毒的持续感染和癌症。

国际癌症研究机构(the International Agency for Research on Cancer)认为HPV分型16、18、31、33、35、39、45、51、52、56、58和59型对子宫颈具有致癌性。HPV-16毒力尤为显著,可导致50%的宫颈癌。在世界范围内,HPV-16和HPV-18引起70%的宫颈鳞癌和85%的宫颈腺癌。除了HPV-16和HPV-18以外的致癌类型导致余下30%的宫颈癌。HPV-16和HPV-18也导致全球近90%的肛门癌。尽管致癌型HPV感染对宫颈恶性肿瘤的发生是必需的,但即使在没有细胞学筛查的情况下,也只有3%~5%的感染女性会发展出现肿瘤。

除宫颈癌和肛门癌外,其他HPV相关癌症包括外阴癌和阴道癌(50%~70%的病例与HPV相关)、阴茎癌(50%的病例由HPV引起)和口咽部鳞状细胞癌(OPSCC)。在过去的20年中,与HPV(主要是HPV-16)致癌型感染相关的口腔鳞状细胞癌在增多,美国男性口腔鳞状细胞癌的年发病率从1973年的0.27/10万上升到2004年的0.57/10万;女性的发病率保持相对稳定,每年约为0.17/10万。在40~50岁的白人男性中,OPSCC的发病率增幅最大。2013年在美国确诊近1.4万例新发病例。舌根和扁桃体OPSCC的年发生率显著增加,分别为1.3%和0.6%。发展中国家对OPSCC流行病学的相关数据较少。

HIV对HPV相关疾病的影响

HIV感染加速了HPV感染的自然进展。HIV感染者比

其他个体更容易发生生殖器疣,并且出现更难治的皮损。HIV感染与宫颈癌前病变相关,包括低度宫颈上皮内瘤变(CIN)和CIN3(宫颈癌的直接前期)。HIV/AIDS女性患者患宫颈癌和部分外阴、阴道、口咽肿瘤的概率显著高于普通人群。研究表明 CD4+ T 淋巴细胞计数低与宫颈癌风险之间存在直接相关性。一些研究表明,接受抗逆转录病毒治疗(ART)的 HIV 感染女性发生 HPV 感染和宫颈癌前病变的可能性降低。

🌐 而自 ART 应用以来,HIV 感染女性患者的宫颈癌发病率没有显著变化,可能是由于其预先存在的致癌性 HPV 感染。考虑到 ART 延长了 HIV 患者的预期寿命,因此预计 HIV 感染患者中 HPV 相关癌症的疾病负担将增加。对于生活在宫颈癌筛查尚不普及的发展中国家的女性,这种情况可能会造成严重后果。因此,对生活在低收入和中等收入国家的女性来说,阐明 HIV 感染及饮食、其他性传播感染、环境暴露等辅助因素与宫颈癌的相互作用是一个可能具有潜在巨大影响的研究重点。

与宫颈癌相似,肛门癌的发病率受 HIV 感染的影响较大。HIV 男性感染者的男男性行为者(MSM)和 HIV 女性感染者患肛门癌的概率远高于未感染 HIV 的人群。已报道 HIV 阳性 MSM 肛门癌的发病率高达 130/10 万,而 HIV 阴性 MSM 肛门癌的发病率仅为 5/10 万。ART 的出现并没有影响 HIV 感染人群中肛门癌和高级别肛门上皮内瘤变的发生率。

有关 HIV 感染人群筛查、预防和治疗等方面的更多信息可参见卫生和公众服务部网站(aidsinfo.nih.gov/guidelines)。

■ HPV 感染的临床表现

HPV 可感染女性外阴、阴道和宫颈,以及男性尿道、阴茎和阴囊。男女均可发生肛周、肛门和口咽部感染。**图 94-1~图 94-4** 分别显示外阴、阴茎、阴茎及阴囊、肛周疣。生殖器

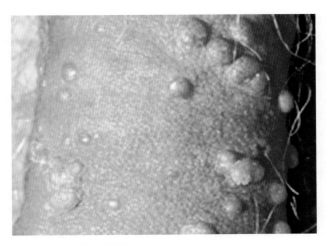

图 94-2　阴茎体尖锐湿疣。

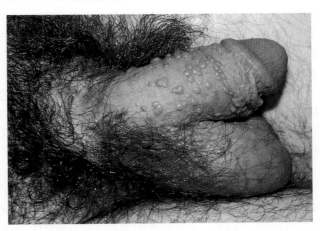

图 94-3　阴茎和阴囊疣。(引自 K Wolff, RA Johnson, AP Saavedra: Fitzpatrick's Color Atlas & Synopsis of Clinical Dermatology, 7th ed. New York, McGraw-Hill, 2013)。

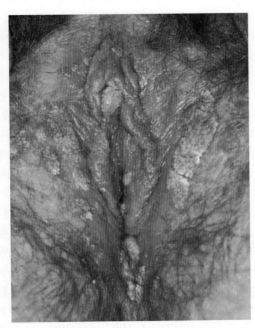

图 94-1　**外阴疣**。(下载地址:http://www2a.cdc.gov/stdtraining/ready-to-use/Manuals/HPV/hpv-slides-2013.pdf)。

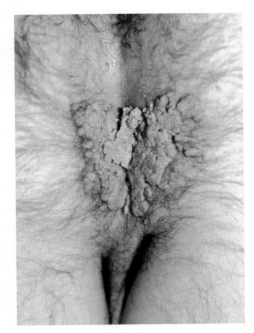

图 94-4　**肛周疣**。(引自 K Wolff, RA Johnson, AP Saavedra: Fitzpatrick's Color Atlas & Synopsis of Clinical Dermatology, 7th ed. New York, McGraw-Hill, 2013)。

疣主要由 HPV-6 或 HPV-11 引起,表面光滑或者粗糙。阴茎生殖器疣通常直径为 2~5 mm,常成组发生。第二类阴茎病变为角化性斑块,稍高出正常上皮,表面粗糙,常伴色素沉着。外阴疣质软,色白无蒂或有多个细小指状突起的丘疹。这些病变最常位于阴道口和阴唇上。在非黏膜区域,病变外观与男性相似:干燥和角化。外阴病变可表现为光滑的丘疹,有时可见色素沉着,可出现融合。阴道皮损表现为多个、细长的乳头状病变。外阴或阴道病变活检可发现恶性肿瘤,但并不总能依靠临床检查检出。

宫颈的亚临床 HPV 感染较常见,其宫颈检查可显示正常。宫颈病变常表现为转化区附近的乳头状增生。表面上皮下存在不规则的血管襻。HPV 感染引起的宫颈癌患者可能出现多种临床症状。早期表现为糜烂、出血,晚期则表现为溃疡病变或宫颈外生性肿块。有些宫颈癌位于宫颈管内,可能很难被发现。也有研究描述了出血、晚期肿块病变的症状、转移引起的症状,如可能表现为因肿瘤体积扩大引起的肠梗阻或膀胱梗阻。

肛门鳞状细胞癌患者的表现更加多样,最常见的表现包括直肠出血和疼痛或肿块感觉。在确诊肛门癌的患者中,约 20% 的患者在诊断时可能没有特殊症状,而是偶然被发现的。

■ 预防 HPV 感染: HPV 疫苗

有效预防 HPV 感染和 HPV 相关疾病的疫苗是近 10 年来的一项重大发展。疫苗使用由 HPV L1 主要衣壳蛋白组成的病毒样颗粒(VLP)。在真核细胞(即默克疫苗的酵母,或葛兰素史克疫苗的昆虫细胞)中表达时,L1 蛋白自行组装成VLP。这些 VLP 含有与 HPV 病毒体相同的表位。但它们不含遗传物质,因此不导致感染。HPV 疫苗的免疫原性依赖于针对病毒衣壳上表位的中和抗体的生成。

几项大型试验证明了 HPV 疫苗的高度安全性和有效性。目前证据显示,默克四价疫苗(针对 HPV-6、HPV-11、HPV-16 和 HPV-18)、葛兰素史克二价疫苗(针对 HPV-16 和 HPV-18)对相应分型引起的疾病具有较高的持续疗效。然而,两种疫苗均未发现对活动性感染或疾病的治疗作用。

二价疫苗(Cervarix)

葛兰素史克公司上市的二价 L1 VLP(HPV-16 和 HPV-18)疫苗,商品名为 Cervarix,通过在第 0、1 和 6 个月肌内注射接种。临床研究在居住于美国、南美洲、欧洲和亚洲的18 644 名 15~25 岁的女性中进行。研究的主要终点包括疫苗对 HPV-16 和 HPV-18 持续性感染的有效性。研究者还评估了该疫苗对由于 HPV-16 和 HPV-18 引起的 2 级或 2 级以上 CIN(CIN≥2)的疗效,入组的女性在基线时没有感染这些类型 HPV 的证据。在这些妇女中,预防与 HPV-16 或 HPV-18 相关的 CIN≥2 的疫苗有效性为 94.9%(95% CI,87.7~98.4),预防 CIN≥3 的疫苗有效性为 91.7%(95%CI,

66.6~99.1),预防原位腺癌的疫苗有效性为 100%(95%CI,-8.6~100)。

在Ⅲ期临床研究中,对 3 077 名接种二价疫苗的女性和3 080 名接种甲型肝炎疫苗的女性(对照组)进行了不良事件评估。HPV 疫苗组注射部位不良事件(疼痛、发红和肿胀)和全身不良事件(疲劳、头痛和肌痛)的报告频率高于对照组。约 3.5% 的 HPV 疫苗接种者和 3.5% 的对照组疫苗接种女性发生严重不良事件(主要是注射部位反应)、新发慢性疾病或新发疾病。

二价疫苗在美国获批用于预防由 HPV-16 和 HPV-18 引起的宫颈癌、CIN≥2、原位腺癌和 CIN 1。该疫苗已批准用于 9~25 岁的女孩和女性。

四价疫苗(Gardasil)

默克公司上市的四价 L1 VLP(HPV-6、HPV-11、HPV-16 和 HPV-18)疫苗,商品名为 Gardasil,通过在第 0、2 和 6 个月肌内注射接种。一项基于 4 项随机双盲临床研究(包括超过 2 万名参与者)数据的综合疗效分析表明,该疫苗对外生殖器疣的有效率为 98.9%(95%CI,93.7~100)。其预防 CIN 的疗效为 95.2%(95%CI,87.2~98.7),预防 HPV-16或 HPV-18 相关性 CIN 2/3 或原位腺癌的疗效为 100%(95%CI,92.9~100),预防 HPV-16 或 HPV-18 相关性外阴上皮内瘤变 2 级和 3 级(VIN 2/3)以及阴道上皮内瘤变 2级和 3 级(VaIN 2/3)疗效为 100%(95%CI,55.5~100.0)。

四价 HPV 疫苗的安全性数据来自 7 项临床试验,包括近12 000 名接种疫苗的 9~26 岁女性以及约 10 000 名接受安慰剂的女性。与含铝或生理盐水安慰剂组相比,疫苗组报告注射部位不良事件的年轻女性比例较大。接种疫苗和安慰剂的受试者报告全身性不良事件的比例相似,大多数受试者描述为轻度或中度。两组报告的严重不良事件类型相似。10 名接受四价疫苗的患者和 7 名接受安慰剂的患者在试验过程中死亡,疫苗被认为与死亡无相关性。

在四价疫苗研究过程中对接种后 4 年内新发疾病的数据进行了监测,未发现疫苗组和安慰剂组之间任何新发疾病的发生率存在显著统计学差异,该结果表明了很好的安全性。美国 FDA 和 CDC 最近的一项安全性审查检查了已报告至疫苗不良事件报告系统的与 Gardasil 相关的事件。不良事件与既往疫苗安全性研究中报道的一致。值得注意的是,Gardasil组晕厥和静脉血栓事件的发生率高于其他疫苗组。

四价疫苗被批准用于:① 9~26 岁的女孩和女性接种,以预防由 HPV-6、HPV-11、HPV-16 和 HPV-18 引起的生殖器疣和宫颈癌;② 9~26 岁的女孩和女性接种,以预防癌前病变或不典型增生病变,包括宫颈原位腺癌、CIN 2/3、VIN 2/3、VaIN 2/3 和 CIN 1;③ 9~26 岁男孩和男性接种,以预防HPV-6 和 HPV-11 引起的生殖器疣;④ 对 9~26 岁的个体接种疫苗,以预防由 HPV-6、HPV-11、HPV-16 和 HPV-18 引起的肛门癌或相关癌前病变。

HPV 疫苗的交叉保护

接种任一疫苗的女性产生抗 HPV‑16 或 HPV‑18 相关型的中和抗体。对临床试验数据的分析表明,两种疫苗均可提供针对非疫苗针对类型的交叉保护。与四价疫苗相比,二价疫苗对 HPV‑31、HPV‑33 和 HPV‑45 似乎更有效,但研究设计的差异使得直接进行比较操作困难。此外,在二价疫苗研究中,疫苗对 HPV‑31 和 HPV‑45 持续性感染的有效性似乎随时间减弱,而对 HPV‑16 或 HPV‑18 的持续性感染的有效性保持稳定。

第二代疫苗

🌐 虽然 HPV‑16 和 HPV‑18 引起了全球大部分宫颈癌,但全球数据显示,HPV‑31、HPV‑33、HPV‑35、HPV‑45、HPV‑52 和 HPV‑58 是在浸润性宫颈癌中其他常被检出的类型。正在开发的第二代疫苗加入了除 HPV‑16 和 HPV‑18 外其他致癌性 HPV 分型的 VLP,包括 HPV‑31、HPV‑33、HPV‑45、HPV‑52 和 HPV‑58,其疗效研究正在进行中。如果这 5 种致癌类型的疫苗被证明有效,数学模型估计其对全世界所有鳞状细胞宫颈癌的保护水平可以提高到 90%。

疫苗接种建议

CDC 的免疫实践咨询委员会建议所有 11～12 岁的男孩和女孩(疫苗试验中使用的时间表),以及之前未接种过疫苗或未完成完整疫苗接种过程的 13～26 岁的男孩/男性和女孩/女性接种四价 HPV 疫苗。对于女性,不建议在接种前进行巴氏涂片检查和 HPV DNA 筛查。接种疫苗后,建议可采用巴氏试验检测其他致癌性 HPV 分型引起的疾病。

■ 预防 HPV 相关疾病

🌐 HPV 感染后,预防 HPV 相关疾病依赖于筛查。居住在缺乏宫颈筛查项目的发展中国家的女性具有较高的宫颈癌发生率和较低的癌症生存率。约 75% 生活在发达国家的女性在过去 5 年中接受了筛查,而生活在发展中国家的女性仅为 5%。经济和预防保护障碍可能会阻碍这些人群进行宫颈癌常规筛查。

癌症筛查的主要方法是通过巴氏涂片进行宫颈细胞学检查。美国阴道镜和宫颈病理学会指南建议无论首次性生活的年龄,女性在 21 岁时开始行宫颈癌筛查,21～29 岁巴氏涂片正常的女性应该每 3 年重复检测一次。尽管青少年和年轻女性的 HPV DNA 检测往往呈阳性,但她们患宫颈癌的风险非常低。对于这个年龄组的女性,由于 HPV DNA 的存在与高度鳞状上皮内瘤变的发生不相关,因此不建议对该年龄组的女性进行联合检测或在巴氏涂片时检测 HPV DNA。对于 30～65 岁的女性,如果不进行 HPV DNA 检测,则应该每 3 年进行一次巴氏涂片检查。如果联合检测结果为阴性,则该年龄组女性的筛查间隔可延长至每 5 年一次。HPV 检测不推荐用于 HPV 阳性女性的伴侣,或筛查除宫颈癌以外的疾病。

目前,由于对细胞学筛查中发现的低或高度肛门发育不良的最佳治疗认识不足,因此对肛门癌及其前期肛门上皮内高度病变的筛查也尚无明确共识。目前 HIV 治疗指南建议筛查可能有获益,但对肛门鳞状细胞癌相关发病率和死亡率的影响各研究的结果不一。

治疗・HPV 相关疾病

概述和常规建议

有多种治疗 HPV 感染的方法可供选择,但均未证实可清除破坏和感染组织附近组织中的 HPV。治疗效果受到频繁复发(可能是由于从感染伴侣处获得的再感染)、潜伏病毒的再激活或来自附近感染细胞的自体分泌等影响。治疗目标包括预防病毒传播、根除癌前病变和减轻症状。

治疗通常可成功消除可见病变和严重病变组织。针对生殖器疣、阴道和宫颈疾病、肛周和肛门疾病,有不同的疗法。

目前尚无高效、低毒、低价、低复发率的治疗 HPV 相关生殖道疾病的最佳方案。对于阴茎或外阴的生殖器疣,冷冻疗法(见下文)是最安全、最便宜和最有效的疗法。生殖器疣的治疗指南可在 CDC 网站(www.cdc.gov/std/treatment/2010/proxyl warts.htm)上找到。有阴道病变的妇女应转诊至有阴道镜检查条件及有治疗阴道病变经验的妇科医生。宫颈疾病的治疗包括仔细检查、活检和组织病理学分级,以确定疾病的严重程度和范围。有宫颈 HPV 感染证据的女性应转诊至熟悉 HPV 并有阴道镜检查经验的妇科医生。最佳随访策略是每年对宫颈和阴道进行阴道镜检查。美国妇产科学院(美国妇产科医师学会)的指南可用于治疗宫颈非典型增生和癌症。

对于肛门或肛周病变,冷冻治疗或手术切除最安全、有效。当患者有肛周病变时应进行肛门镜检查和/或乙状结肠镜检查,可疑病变应取活检以排除恶性肿瘤。

治疗选择

表 94‑1 和表 94‑2 分别列出了可用的药物和治疗方案。

鬼臼毒素

鬼臼毒素(0.05% 溶液或凝胶和 0.15% 乳膏)可引起生殖器疣组织坏死,几日内愈合。相对有效,可自行服用。鬼臼毒素每周连续 3 日,每日 2 次,最多用药 4 周。常见的不良反应包括疼痛、炎症、糜烂和烧灼感或瘙痒。鬼臼毒素不宜用于治疗阴道、宫颈或肛门病变。

表 94 - 1	患者给药的治疗生殖器疣的推荐治疗方法		
	鬼臼毒素	赛儿茶素	咪喹莫特
有效性	好	好	好
复发	频繁	频繁	频繁
不良反应	频繁,可为重度	频繁,轻度	频繁,轻度至中度
有效性	好	一般	一般
成本	低价	低价	昂贵

表 94 - 2	临床医生必须对生殖器疣和其他与人乳头瘤病毒相关的病变进行推荐治疗			
	冷冻疗法	手术切除	激光	干扰素
有效性	好	极好	极好	好
复发	频繁	频繁	频繁	频繁
不良反应	轻度,耐受性良好	轻度,耐受性良好	轻度至中度,耐受性良好	频繁,中重度
有效性	好	好	一般	一般
成本	低价	中等昂贵	非常昂贵	非常昂贵

妊娠期使用鬼臼毒素的安全性尚未确定。

赛儿茶素

赛儿茶素(15%软膏)用于治疗生殖器疣,但不能用于治疗阴道、宫颈或肛门的病变。局部应用可引起炎症反应,用法为每日 3 次,最多应用 4 个月。部分研究报道清除率接近 60%,复发率为 6%~9%。不良反应(用药部位发红、灼热、瘙痒和疼痛)一般较轻。尚不清楚妊娠期间使用的安全性。

咪喹莫特

咪喹莫特(5%或 3.75%乳膏)是一种患者外用的免疫调节剂,被认为可通过与 Toll 样受体结合激活免疫细胞,从而引起炎症反应。5%咪喹莫特乳膏可在睡前用于生殖器疣,每周 3 次,最长 16 周。约 56%的患者疣被清除,女性比男性效果更优,复发率接近 13%。局部炎症副作用常见。而 3.75%制剂对生殖器疣的清除率较低,但治疗时间较短(即每日应用最多 8 周),其局部和全身不良反应较少。咪喹莫特不应用于治疗阴道、宫颈或肛门病变。尚未确定咪喹莫特在妊娠期的安全性。

冷冻(液氮)疗法

HPV 相关病变的冷冻治疗(液氮)可引起细胞死亡。在治疗 2~3 个周期后生殖器疣通常消失,但常复发。冷冻治疗无毒,且不伴有明显不良反应,也可用于病变宫颈组织。不良反应常为局部疼痛。

手术方法

外生性病灶可在皮内注射 1%利多卡因后进行手术切除。这种治疗耐受性良好,但可导致瘢痕形成,需要止血。生殖器疣也可以被电刀破坏,此时无须额外止血。

激光疗法

激光治疗可破坏外生性病灶和其他 HPV 感染的组织,同时保留正常组织。通常需配合局麻药物。对生殖器病变的疗效与其他疗法相同(60%~90%),复发率低(5%~10%)。并发症包括局部疼痛、阴道排液、尿道周围肿胀、阴茎或外阴肿胀等。激光疗法也已成功用于治疗 HPV 引起的宫颈非典型增生和肛门疾病。

干扰素(IFN)

重组 IFN - α 用于生殖器疣,包括肛周皮损。推荐剂量为每个病灶注射 IFN 1.0×10^6 国际单位,每周 3 次,共用 3 周。IFN 治疗通过免疫增强作用清除感染细胞。不良事件包括头痛、恶心、呕吐、疲劳和肌痛。IFN 治疗费用昂贵,应用于对低价治疗方式无效的严重病例。IFN 不宜用于治疗阴道、宫颈或肛门病变。

其他治疗

三氯乙酸和二氯乙酸均为腐蚀剂,可通过蛋白质的凝固作用破坏疣体。但这两种药物均不推荐用于治疗。

■ 咨询

大多数性活跃的成人一生中都会感染 HPV。对于所有人群(无论是否接种疫苗),某些行为干预措施可降低 HPV 感染风险。医生可以为他们的患者提供能够降低这种风险的措施。避免感染 HPV 的唯一方法是避免性行为,包括亲密接触和口交。实行安全性行为(减少性伴侣、使用避孕套)可能会降低 HPV 传播的可能性。大多数 HPV 感染可由免疫系统控制而引起任何症状或疾病。有些感染会导致生殖器疣和宫颈癌前病变。患者可出于改善外观、防止传染他人的原因对生殖器疣进行治疗。即使在生殖器疣消退后,潜伏病毒仍可潜伏于外观正常的皮肤或黏膜,因此理论上可传染给未感染的伴侣。为防止癌前宫颈病变进展为癌,应对其治疗。

第 95 章
常见呼吸道病毒感染 | Chapter 95
Common Viral Respiratory Infections

Raphael Dolin·著 | 骆煜·译

总论

急性病毒性呼吸道疾病是人类常见的疾病,占所有急性疾病的一半或以上。美国急性呼吸道疾病的发病率为每人 3~5.6 例/年。发病率在 1 岁以下儿童中最高(6.1~8.3 例/年),直到 6 岁才开始逐渐下降。成人每人 3~4 例/年。急性呼吸道疾病的发病率占成人工作损失时间的30%~50%,占儿童上学损失时间的 60%~80%。使用抗菌药物治疗呼吸道病毒感染是该类药物滥用的主要来源。

据估计,2/3~3/4 的急性呼吸道疾病是由病毒引起的。据报道,来自 10 个属的 200 多种抗原性不同的病毒可引起急性呼吸道疾病,而且很可能在未来会有更多的病原体被描述。这些病毒感染绝大多数涉及上呼吸道,但下呼吸道疾病也可发生,特别是在年轻人群、老年人和某些流行病学环境中。

一直以来,由呼吸道病毒引起的疾病被分为多种不同的综合征,如"普通感冒"、咽炎、哮吼(喉气管支气管炎)、气管炎、细支气管炎、支气管炎和肺炎。每一类疾病都有一定的流行病学和临床特征。例如,哮吼只发生在非常年幼的儿童,具有特征性的临床病程。某些类型的呼吸道疾病更可能与某些病毒有关(如鼻病毒引起的普通感冒),而其他类型的呼吸道疾病则有特征性的流行病学特点(如新兵腺病毒感染)。表 **95-1** 总结了最常见的与主要呼吸道病毒感染相关的综合征。大多数呼吸道病毒显然有可能引起不止一种类型的呼吸道疾病,在同一患者中可发现几种类型疾病的特征。此外,虽然流行病学环境分析可推测一组病毒较其他组病毒更可能参与了发病的可能性,但是由于这些病毒引起的临床疾病很少有足够的特征性,以至于仅根据临床依据就可做出病因学的诊断。一般而言,必须依靠实验室方法确定特异性病毒诊断。

表 95-1	与呼吸道病毒相关的疾病		
病毒	**呼吸系统综合征的发生频率**		
	最常见	偶然的	不常见
鼻病毒	普通感冒	慢性支气管炎和哮喘加重	小儿肺炎
冠状病毒[a,b]	普通感冒	慢性支气管炎和哮喘加重	肺炎和细支气管炎
人呼吸道合胞病毒	小儿肺炎与毛细支气管炎	成人普通感冒	老年和免疫抑制患者的肺炎
副流感病毒	幼儿喉炎与下呼吸道疾病	咽炎与普通感冒	成人气管支气管炎、免疫抑制患者的下呼吸道疾病
腺病毒	小儿感冒与咽炎	新兵急性呼吸道疾病暴发流行[c]	小儿肺炎、免疫抑制患者的下呼吸道和播散性疾病
甲型流感病毒	流行性感冒[d]	高危患者的肺炎和过高死亡率	健康人的肺炎
乙型流感病毒	流行性感冒[d]	仅鼻炎或咽炎	肺炎
肠道病毒	急性未分化发热性疾病[e]	仅鼻炎或咽炎	肺炎
单纯疱疹病毒	儿童牙龈炎、成人咽炎	免疫功能低下患者的气管炎和肺炎	免疫功能低下患者的播散性感染
人偏肺病毒	小儿上、下呼吸道疾病	成人上呼吸道疾病	老年和免疫抑制患者的肺炎

[a] 2002 年 11 月至 2003 年 7 月,严重急性呼吸综合征相关冠状病毒(SARS-CoV)导致肺炎流行(见正文)。[b] 中东呼吸综合征冠状病毒(MERS-CoV)从 2012 年到本文撰写时(2014 年)已经引发了严重的呼吸道疾病,见正文。[c] 血清型 4 型和 7 型最常见,也包括血清型 14 型和 21 型。[d] 发热、咳嗽、肌痛、不适,参见第 96 章。[e] 伴或不伴呼吸道症状。

本章综述了6组主要的呼吸道病毒：鼻病毒、冠状病毒、呼吸道合胞病毒、偏肺病毒、副流感病毒和腺病毒。还讨论了与冠状病毒 [2002—2003年的严重急性呼吸综合征（SARS）和2012—2013年的中东呼吸综合征（MERS）] 相关的下呼吸道疾病的大暴发。**第96章**对流感病毒进行了综述，流感病毒是死亡和发病的主要原因。**第88章**对疱疹病毒进行了综述，疱疹病毒偶尔可引起咽炎，也可引起免疫抑制患者的下呼吸道疾病。**第101章**对肠道病毒进行了回顾，肠道病毒是夏季偶发呼吸道疾病的病因。

鼻病毒感染

■ 病原体

鼻病毒是小RNA病毒科的成员——小的（15~30 nm）无包膜病毒，含有单链RNA基因组。人鼻病毒最初是按免疫学血清型分类，而目前分为3个基因型：HRV-A、HRV-B和HRV-C。最初描述的102个血清型属于HRV-A和HRV-B型，而HRV-C包括超过60种以前未识别的血清型。与小RNA病毒科的其他成员（如肠道病毒）不同，鼻病毒对酸不稳定，在pH≤3时几乎被完全灭活。HRV-A和HRV-B型可在33~34℃（人类鼻腔的温度）而非37℃（下呼吸道的温度）下优先生长，而HRV-C病毒在两种温度下都能很好地复制。在最初认识的101种鼻病毒血清型中，88种以细胞间黏附分子-1（ICAM-1）作为细胞受体并构成"主要"受体群，12种以低密度脂蛋白受体（LDLR）作为细胞受体并构成"次要"受体群，1种以衰变加速因子作为细胞受体。

■ 流行病学

🌐 鼻病毒感染呈世界性分布。它们是普通感冒的主要病因。通过组织培养和聚合酶链反应（PCR）技术已经在高达50%的普通感冒样疾病中检测到鼻病毒。婴幼儿鼻病毒感染的总发生率较高，随年龄增长而降低。鼻病毒感染全年均有发生，在温带气候的初秋和春季出现季节性高峰。这些感染通常由6岁以下的学龄前或小学儿童传入家庭。在家庭环境中的初始疾病中，25%~70%为继发病例，在兄弟姐妹中最小的发病率最高。发病率也随着家庭规模的增加而增加。

鼻病毒似乎通过直接接触感染者的分泌物而传播，通常是呼吸道飞沫。在一些志愿者研究中，手与手接触传播最有效，其次是结膜或鼻黏膜的自身接种。其他研究表明通过大颗粒或小颗粒气溶胶传播。病毒可从接种1~3 h后的塑料表面回收，这一观察结果表明，环境表面有助于传播。在对夫妇双方均未检测到血清抗体的已婚夫妇的研究中发现，传播与7日期间的长期接触（≥122 h）相关。除非出现下列条件，否则传播不常见：① 从供体的手和鼻黏膜中回收到病毒。② 供体的鼻洗液中存在至少1 000 TCID$_{50}$（50%组织培养感染剂量）的病毒。③ 供体至少出现中度"感冒"症状。尽管一些研究表明，心理上定义的"压力"可能有助于症状的发展，但在志愿者中，年龄、疲劳和睡眠剥夺与鼻病毒诱发疾病的发生率的增加无关。

到成年时，几乎所有的个体都有多种鼻病毒血清型的中和抗体，但是每种血清型的抗体流行率差异很大。多种血清型同时循环，通常没有单一血清型或一组血清型比其他血清型更普遍。

■ 发病机制

如上所述，鼻病毒通过附着于特定的细胞受体感染细胞，大多数血清型附着于ICAM-1，而少数附着于LDLR。有关人类急性鼻病毒感染的组织病理学和发病机制的信息相对有限。在实验性诱发和自然发病期间活检标本的研究发现鼻黏膜是水肿的，经常充血，在急性期被黏液样分泌物覆盖。病理表现为轻度炎性细胞浸润，包括中性粒细胞、淋巴细胞、浆细胞和嗜酸性粒细胞；黏膜下层的黏液分泌腺表现为功能亢进；鼻甲充血，这种情况可能会导致附近的窦腔开口阻塞。几种介质与鼻病毒引起的感冒的体征和症状的发展有关，包括缓激肽，赖氨酰缓激肽，前列腺素，组胺，IL-1β，IL-6和IL-8，干扰素γ诱导蛋白-10和肿瘤坏死因子-α。

鼻病毒感染潜伏期短，一般为1~2日。病毒播散与疾病发作同时发生，或可能在症状出现前不久开始。鼻病毒感染的免疫机制尚不清楚。在一些研究中，同型抗体的存在与随后感染和疾病的发生率显著降低相关，但目前存在的关于血清和局部抗体在预防鼻病毒感染中的相对重要性的数据存在矛盾。

■ 临床表现

鼻病毒感染最常见的临床表现是普通感冒。疾病通常以流涕、打喷嚏、鼻塞起病。常伴咽喉疼痛，有时咽喉痛是最初的主诉。全身症状和体征（如不适和头痛）轻微或无，成人不常出现发热，但在1/3的儿童中可出现发热。病程一般持续4~9日，可自行缓解，无后遗症。在儿童中，有支气管炎、细支气管炎和支气管肺炎的报道，尽管如此，鼻病毒似乎不是儿童下呼吸道疾病的主要病因。鼻病毒可引起成人哮喘和慢性肺病的恶化。绝大多数鼻病毒感染症状消失无后遗症，但可发生与咽鼓管或鼻窦口阻塞有关的并发症，包括中耳炎或急性鼻窦炎。在免疫抑制患者中，尤其是接受骨髓移植的患者中，严重甚至致死性肺炎与鼻病毒感染有关。

■ 诊断

虽然鼻病毒是引起普通感冒的最常见原因，但类似的疾病可由多种其他病毒引起，因此不能仅凭临床就做出特定的病毒的病因学诊断。相反，鼻病毒感染是通过在组织培养中从鼻洗液或鼻分泌物中分离出病毒而诊断的。实际上，由于疾病的良性、自限性，很少采用这种方法。在大多数情况下，用PCR检测鼻病毒RNA比组织培养的方法更灵敏、更容易。因此，PCR已普遍成为检测临床标本中鼻病毒的标准方法。鉴于鼻病毒有多种血清型，目前通过血清抗体试验进行诊断是不可行的。同样，常见的实验室检查，如白细胞计数和红细胞沉降率，也没有帮助。

治疗 · 鼻病毒感染

由于鼻病毒感染通常是轻度和自限性的,所以通常不需要治疗。第一代抗组胺药和非甾体类抗炎药的治疗对症状特别明显的患者可能有益,如果鼻塞特别严重,可加用口服减充血剂。如果出现明显不适或疲劳,慎重起见应减少活动。只有在发生中耳炎或鼻窦炎等细菌感染相关并发症时才应使用抗菌药。尚无特异性抗病毒治疗。

■ 预防

鼻内应用干扰素喷雾剂可有效预防鼻病毒感染,但也与鼻黏膜的局部刺激有关。通过阻断 ICAM-1 或通过药物与部分病毒衣壳结合(普来可那利)来预防鼻病毒感染的研究结果不一。针对某些鼻病毒血清型的实验性疫苗已经产生,但由于涉及的血清型众多和免疫机制的不确定性,其有效性值得怀疑。彻底洗手、环境净化和防止自身接种可能有助于降低感染的传播率。

冠状病毒感染

■ 病原体

冠状病毒是多形性的单链 RNA 病毒,直径为 100～160 nm。由于病毒包膜的棒状突起所产生的皇冠状外观而得名。冠状病毒感染的动物种类繁多,可分为 4 个属。感染人类的冠状病毒分为两个属:α-冠状病毒和 β-冠状病毒。严重急性呼吸综合征冠状病毒(SARS-CoV)和中东呼吸综合征冠状病毒(MERS-CoV)均属 β-冠状病毒。

一般来说,人冠状病毒难以在体外培养,有些毒株只能在人体气管器官培养中生长,而不能在组织培养中生长。SARS-CoV 和 MERS-CoV 是例外,它们能在非洲绿猴肾(Vero E6)细胞中快速生长,这极大地促进了对于这两种病毒的研究。

■ 流行病学

人类冠状病毒感染遍布世界各地。对菌株 HCoV-229E 和 HCoV-OC43 的血清流行病学研究表明,血清抗体是在生命早期开始获得的,并且随着年龄的增长患病率增加,因此80% 以上的成年人通过酶联免疫吸附试验(ELISA)可检测到抗体。总体而言,冠状病毒占普通感冒的 10%～35%,这个数据会随季节有所不同。冠状病毒感染在秋末、冬季和早春尤为普遍,而鼻病毒感染在这些季节并不常见。

2002—2003 年发生了一次罕见的冠状病毒暴发——SARS。此次疫情始于中国南部,最终在亚洲、欧洲、北美和南美等 28 个国家共发现 8 096 个病例,约 90% 的病例发生在中国。SARS-CoV 的自然宿主似乎是马蹄蝙蝠,此次疫情可能源于人类与棕榈果子狸等受感染的半驯化动物的接触。然而,在大多数病例中,感染是在人与人之间直接传播的。不同暴发之间的病死率不同,总体数字约为 9.5%。这种疾病在美国病例中似乎更轻微,而在儿童中显然不太严重。2003 年疫情停止;2004 年发现了 17 例病例,大多数是在实验室相关环境中发现的,随后没有报告任何病例。

SARS 的传播机制尚不完全清楚。大多数病例表明,传播可能通过大液滴和小液滴气溶胶,也可能通过粪-口途径。香港一处大型公寓大楼内暴发的疾病表明,环境污染源(如污水或水等)也可能在传播中发挥作用。一些患者("超级传播者")似乎具有高度传染性,能够将感染传播给 10～40 个接触者,但是大多数感染者没有传播给他人或传播给少于 3 个人。

自 2012 年 6 月开始以来,另一次非同寻常的严重呼吸道疾病暴发 MERS 与冠状病毒(MERS-CoV)有关。截至 2014 年 5 月,共报告了 536 例病例和 145 例死亡(27%)。所有病例均与接触或前往阿拉伯半岛或附近的 6 个国家有关:约旦、科威特、阿曼、卡塔尔、沙特阿拉伯和阿拉伯联合酋长国。法国、意大利、突尼斯、德国、西班牙和英国也有病例报告。已有记录到人与人之间的传播,但目前还没有在社区中的持续传播。目前还没有确定 MERS-COV 的来源,但怀疑蝙蝠可能是动物宿主,骆驼作为中间宿主。

■ 发病机制

引起普通感冒的冠状病毒(例如,菌株 HCoV-229E 和 HCoV-OC43)通过氨肽酶 N 受体(组 1)或唾液酸受体(组 2)感染鼻咽部的纤毛上皮细胞。病毒复制导致纤毛细胞损伤,诱导产生趋化因子和白细胞介素,随之产生与鼻病毒相似的感冒症状。

SARS-CoV 通过血管紧张素转换酶 II 受体感染呼吸道细胞,导致全身性疾病,在血液、尿液和粪便(长达 2 个月)中可发现病毒。病毒在呼吸道中持续存在 2～3 周,滴度在全身症状起病后约 10 日达到峰值。肺病理表现为肺透明膜形成、肺泡腔内肺细胞脱屑及淋巴细胞和单核细胞的间质浸润。常可见巨细胞,在 II 型肺细胞中可检测到冠状病毒颗粒。SARS 患者血清中可检测到促炎细胞因子和趋化因子水平升高。

由于 MERS-CoV 是最近才发现的,目前对其发病机制还知之甚少。然而,它可能很类似于 SARS-CoV。

■ 临床表现

经过一般为期 2～7 日(范围为 1～14 日)的潜伏期后,SARS 通常以发热为特征的全身性疾病起病,常伴有不适、头痛和肌痛,1～2 日后出现无痰干咳和呼吸困难。大约 25% 的患者有腹泻。胸部 X 线可显示多种浸润,包括斑片状实变区域(最常见于外周和下肺野),或间质浸润(可进展为弥漫性受累)。在严重病例中,呼吸功能可能在疾病的第 2 周进一步恶化,并进展为伴有多器官功能障碍的明显成人呼吸窘迫综合征。严重病例的危险因素包括年龄 50 岁以上和有心血管疾病、糖尿病和肝炎等基础疾病。孕妇的疾病可能特别严重,但儿童的 SARS - CoV 感染似乎比成人更轻。

有关 MERS - CoV 临床表现的信息有限。最初相关病例的病死率一直很高，但这可能是一种确定偏倚，因为显然也会发生轻度病例。估计中位潜伏期为 5.2 日，继发性病例估计潜伏期为 9～12 日。有病例报告，MERS - CoV 起病表现为咳嗽和发热，并在 1 周内进展为急性呼吸窘迫和呼吸衰竭。其他病例仅表现为轻度上呼吸道症状。已注意到表现为肾功能衰竭的病例，且在肾脏中高水平表达 MERS - COV 的宿主细胞受体 DPP - 4，这些发现表明病毒直接感染肾脏可能导致肾功能障碍。腹泻和呕吐在 MERS 中也很常见，也有心包炎的报道。

人冠状病毒引起的普通感冒的临床特点与鼻病毒引起的症状相似。在对志愿者的研究中，由冠状病毒诱发的感冒的平均潜伏期（3 日）比由鼻病毒引起的疾病的潜伏期稍长，病程也稍短（平均 6～7 日）。在一些研究中，冠状病毒诱发的感冒鼻腔分泌物量多于鼻病毒诱发的感冒。偶尔可从患有肺炎的婴儿和患有下呼吸道疾病的新兵中发现除 SARS - CoV 以外的冠状病毒，并与慢性支气管炎的恶化有关。已从急性呼吸道疾病住院患者中分离出两种新型冠状病毒，HCoV - NL63 和 HCoV - HKU1，它们在人类呼吸系统疾病病因中的总体作用仍有待确定。

■ 实验室检查结果和诊断

SARS 的实验室检查异常包括淋巴细胞减少，约 50% 的病例有淋巴细胞减少，主要影响 $CD4^+$ T 细胞，但也包括 $CD8^+$ T 细胞和自然杀伤细胞。白细胞总数正常或稍低，随病情进展可出现血小板减少。有报道血清氨基转移酶、肌酸激酶和乳酸脱氢酶水平升高。

SARS - CoV 感染的快速诊断可通过在疾病早期对呼吸道样本和血浆以及随后对尿液和粪便进行逆转录 PCR（RT - PCR）。SARS - CoV 也可以通过将呼吸道样本接种到 Vero E6 组织培养细胞中生长，在几日内可以观察到细胞病变。RT - PCR 似乎比组织培养更敏感，但只有约 1/3 的病例在最初表现为 PCR 阳性。血清抗体可通过 ELISA 或免疫荧光检测，几乎所有患者在发病后 28 日内可产生可检测的血清抗体。

MERS - CoV 感染的实验室异常包括淋巴细胞减少，伴或不伴中性粒细胞减少，血小板减少和乳酸脱氢酶水平升高。在 Vero 和 LLC - MK2 细胞的组织培养中可分离到 MERS - CoV，但 PCR 技术更灵敏、快速，是实验室诊断的标准。目前还开发了使用 ELISA 和免疫荧光技术的血清学试验。

很少需要对冠状病毒引起的感冒进行实验室诊断。引起这些疾病的冠状病毒通常难以在体外培养，但可通过 ELISA、免疫荧光试验或 RT - PCR 在临床样本中检测出病毒 RNA。这些方法可用于在不寻常的临床情况中检测冠状病毒。

治疗·冠状病毒感染

SARS 目前尚无疗效确切的治疗方法。尽管利巴韦林经常被使用，但它在体外对 SARS - CoV 几乎没有活性，并且在疾病过程中也没有显示出任何有益的作用。由于免疫病理可能有助于引起该疾病，糖皮质激素已被广泛使用，但其益处（如果有的话）仍有待确定。维持肺和其他器官系统功能的支持治疗仍是治疗的主要手段。同样，MERS 也没有确切的抗病毒治疗。α 干扰素 - 2b 和利巴韦林在体外和恒河猴模型中显示了抗 MERS - CoV 的活性，但尚无在人类 MERS 病例中使用的相关数据。

治疗由冠状病毒引起的普通感冒的方法与上述治疗由鼻病毒引起疾病的方法相似。

■ 预防

对 SARS 的认识导致了全球范围内公共卫生资源的动员，采用感染控制措施来控制该疾病。建立了病例定义，提出了旅行建议，并在某些地区实施了隔离。截至本文撰写之时，自 2004 年以来未再报告 SARS 病例。然而，病例的消失是否是控制措施的结果、是否是 SARS 季节性或其他原因不明的流行病学模式的一部分、SARS 何时或是否可能再次出现，仍是未知的。美国 CDC 和 WHO 维持对 SARS 潜在病例的监测和评估建议（www.cdc.gov/sars/）。由于该疾病经常传染给医护人员，因此医疗机构必须采取严格的感染控制措施，以防止任何疑似 SARS 病例的空气传播、飞沫传播和接触传播。进入可能有 SARS 患者存在的地区的医护人员应穿戴隔离衣、手套以及护眼和呼吸防护设备（如国家职业安全与健康研究所认证的 N95 过滤式面罩呼吸器）。

同样，WHO 和 CDC 也发布了 MERS - CoV 感染的识别、预防和控制建议（www.cdc.gov/coronavirus/mers/index.html）。如上文预防 SARS 所述，对于因疑似 MERS 而住院的患者，应采取隔离措施，防止通过空气传播感染。

目前已开发出针对几种动物冠状病毒的疫苗，但尚未开发出针对已知人类冠状病毒的疫苗。SARS - CoV 和 MERS - CoV 的出现激发了人们开发针对此类疾病疫苗的兴趣。

人呼吸道合胞病毒感染

■ 病原体

人呼吸道合胞病毒（HRSV）属于副黏病毒科（肺病毒属）的成员之一。它是一种直径为 150～350 nm 的包膜病毒，因其在体外复制导致邻近细胞融合为大的多核合胞体而得名。单链 RNA 基因组编码 11 种病毒特异性蛋白。病毒 RNA 包含在一个螺旋状核衣壳中，由含有两种糖蛋白的脂质包膜包围：G 蛋白（病毒通过 G 蛋白附着于细胞）和 F（融合）蛋白

（通过融合宿主和病毒膜促进病毒进入细胞）。HRSV 被认为是单一抗原类型，但现在已描述了两个不同的亚组（A 和 B）和每个亚组内的多种亚型。抗原多样性受 G 蛋白差异的影响，而 F 蛋白相对保守。两种抗原组在暴发时可同时循环，但通常有一个亚组有 1～2 年占优势的交替模式。

流行病学

呼吸道合胞病毒（HRSV）是引起婴幼儿下呼吸道疾病的最主要病因。HRSV 感染在世界各地每年的秋季、冬季或春季流行，并持续 5 个月。这种病毒在夏季很少遇到。1～6 个月婴儿的发病率最高，2～3 个月达到高峰。易感婴儿和儿童中的发病率极高，在存在大量易感婴儿的日托中心等地方接近 100%。到 2 岁时，几乎所有儿童都会感染 HRSV。HRSV 在因肺炎住院的幼儿和儿童中占 20%～25%，在该年龄组毛细支气管炎病例中高达 75%。据估计，半数以上处于危险之中的婴儿将在 HRSV 流行期间受到感染。

在较大的儿童和成人中，HRSV 的再次感染较为常见，但该病较婴儿期时轻微。普通感冒样综合征是成人中最常见的与 HRSV 感染相关的疾病。人们逐渐认识到，严重的下呼吸道疾病合并肺炎可发生于老年人（通常是住院的患者）、心肺疾病患者以及免疫功能障碍或接受治疗的患者，包括接受造血干细胞移植（HSCT）和实体器官移植（SOT）的患者。HRSV 也是一种重要的院内病原体；在暴发期间，它可以感染儿科患者和高达 25%～50% 的儿科病房医护人员。HRSV 在家庭中的传播是有效的：当病毒传入家庭环境时，多达 40% 的兄弟姐妹可能被感染。

HRSV 主要通过与污染手指或污染物的密切接触以及结膜或前鼻孔的自身接种来传播。病毒也可以通过咳嗽或打喷嚏产生的粗糙气溶胶传播，但不能通过细颗粒气溶胶有效传播。潜伏期为 4～6 日，在儿童中病毒传播可持续 ≥2 周，而在成人中持续时间较短。在免疫抑制患者中，脱落可持续数周。

发病机制

对轻度 HRSV 感染的组织病理学知之甚少。严重的毛细支气管炎或肺炎表现为细支气管上皮坏死，伴周围淋巴细胞和单核细胞浸润。还可发现肺泡间增厚和肺泡腔充满液体。对 HRSV 保护性免疫的相关性尚不完全清楚。由于再感染频繁发生，且常与疾病有关，因此单次感染后产生的免疫力显然是不完全或不持久的。然而，多次再感染的累积效应是缓和随后的疾病，并提供一些临时的感染保护措施。对健康志愿者实验诱发疾病的研究表明，鼻部 IgA 中和抗体的存在与保护作用的关系比血清抗体更密切。然而，对婴儿的研究表明，母体获得的抗体可在一定程度上对下呼吸道疾病有保护作用，但在母体获得的血清抗体处于中等水平的婴儿中，疾病也可能很严重。在免疫抑制患者和实验动物模型中观察到的相对严重的疾病表明，细胞介导免疫是宿主防御 HRSV 的重要机制。证据表明，主要组织相容性 I 类限制性细胞毒性 T 细胞在这方面可能特别重要。

临床表现

HRSV 感染导致广泛的呼吸道疾病。在婴儿中，25%～40% 的感染导致下呼吸道受累，包括肺炎、毛细支气管炎和气管支气管炎。在这个年龄段，疾病早期最常见的是流涕、低热和轻微的全身症状，常伴有咳嗽和喘息。大多数患者在 1～2 周内逐渐恢复。在更严重的疾病中，会出现呼吸急促和呼吸困难，并最终导致明显的缺氧、发绀和呼吸暂停。体格检查可发现不同程度的喘鸣、干咳和啰音。胸部 X 线显示过度扩张、支气管周围增厚，以及从不同的间质浸润到节段性或肺叶实变。早产儿、先天性心脏病、支气管肺发育不良、肾综合征或免疫抑制患儿的病情可能特别严重。一项研究表明，患有 HRSV 肺炎和先天性心脏病的婴儿死亡率为 37%。

在成人中，HRSV 感染最常见的症状是普通感冒，伴有流涕、咽痛和咳嗽。疾病偶尔伴有中度全身症状，如不适、头痛和发热。据报道，HRSV 还可引起成人下呼吸道疾病伴发热，包括老年人的重症肺炎，尤其是养老院居民，其影响可与流感相似。在接受干细胞和实体器官移植的患者中，HRSV 肺炎可能是发病和死亡的重要原因，据报道，这些患者的病死率为 20%～80%。鼻窦炎、中耳炎、慢性阻塞性和反应性气道疾病的恶化也与 HRSV 感染有关。

实验室检查和诊断

HRSV 感染的诊断可基于一种提示性的流行病学背景，即在社区中 HRSV 暴发期间婴儿中的严重疾病而被怀疑。无法确定年龄较大儿童和成人的感染是否与其他呼吸道病毒引起的感染不同。通过检测呼吸道分泌物（如痰液、咽拭子或鼻咽冲洗液）中的 HRSV 确定特异性诊断。病毒可在组织培养中分离，但该方法已在很大程度上被快速病毒诊断技术所取代，包括鼻咽冲洗液、抽吸物和（不太令人满意的）鼻咽拭子的免疫荧光或 ELISA 法。对于儿童的标本，这些技术的敏感性和特异性为 80%～95%；它们对成人标本的敏感性略低。RT-PCR 检测技术显示了更高的敏感性和特异性，特别是在成人中。血清学诊断可通过 ELISA 或补体结合、中和试验比较急性期和恢复期血清标本。这些检查可能对较大儿童和成人有用，但对 4 个月以下的儿童敏感性较低。

治疗·人呼吸道合胞病毒感染

上呼吸道 HRSV 感染的治疗主要为缓解症状，与上呼吸道其他病毒感染相似。对于下呼吸道感染，根据需要给予呼吸治疗，包括水化、分泌物抽吸、给予湿化氧气和抗支气管痉挛药物。严重缺氧时，可能需要插管和辅助通气。对 HRSV 感染婴儿进行的一些研究表明，给予利巴韦林（一种体外抗 HRSV 的核苷类似物）雾化治疗对缓解下呼吸道疾病（包括缓解血气异常）有一定的益处。美国儿科学会不建议常规使用利巴韦林,但指出对于病情严重或 HRSV 感染并发症风险高的婴儿,"可考虑"使用利巴韦林雾化治疗;包括早产儿和支气管肺发育不良、先天性心脏病或免疫抑制者。利巴韦林对年龄较大儿童和成人(包括免疫抑制患者)HRSV 肺炎的疗效尚未确定。用标准免疫球蛋白治疗 HRSV 肺炎未发现有益处;高滴度抗 HRSV 的免疫球蛋白(RSVIg)或 HRSV 嵌合体小鼠-人单克隆 IgG 抗体(帕利珠单抗)已不再可用。正在免疫抑制患者的 HRSV 肺炎中评估利巴韦林和帕利珠单抗联合雾化治疗的效果。

■ 预防

已批准 RSVIg(不再可用)或帕利珠单抗每月 1 次给药用于预防 2 岁以下支气管肺发育不良、发绀型心脏病或早产儿的 HRSV。人们对研发针对 HRSV 的疫苗存在相当大的兴趣。灭活全病毒疫苗已经失效;在一项研究中,它们实际上加剧了婴儿的疾病。其他方法包括用 HRSV 的纯化 F 和 G 表面糖蛋白进行免疫或产生稳定的减毒活疫苗。在传播率较高的环境中(如儿科病房),保护手和结膜的屏障方法可能有助于减少病毒的传播。

人偏肺病毒感染

■ 病原体

人偏肺病毒(HMPV)是一种病毒性呼吸道病原体,已归类于副黏病毒科(偏肺病毒属)。其形态和基因组结构与禽类偏肺病毒相似,后者是公认的火鸡呼吸道病原体。HMPV 颗粒可呈球形、丝状或多形性,直径为 150~600 nm。颗粒表面有 15 nm 的突起,外观与其他副黏病毒科相似。单链 RNA 基因组编码 9 种蛋白,除了没有非结构蛋白外,通常与 HRSV 的蛋白质相对应。HMPV 只有 1 种抗原型;2 个密切相关的基因型(A 和 B)、4 个亚组和 2 个亚系已被描述。

■ 流行病学

HMPV 感染呈世界性分布,在温带气候的冬季最常见,并且发生在生命早期,因此 2 岁时 50% 的儿童血清中存在病毒抗体,5 岁时几乎所有儿童都存在病毒抗体。HMPV 感染已在老年人群、免疫功能正常和免疫抑制宿主中检出。该病毒占儿童上呼吸道感染的 1%~5%,占需要儿童住院的呼吸道疾病的 10%~15%。此外,在非卧床成人和老年患者中,HMPV 可引起 2%~4% 的急性呼吸道疾病。在少数 SARS 病例中检测到 HMPV,但其在这些疾病中的作用尚未确定。

■ 临床表现

HMPV 相关的临床疾病表现与 HRSV 相似,包括上呼吸道和下呼吸道疾病,如毛细支气管炎、哮吼和肺炎。HMPV 再感染在年龄较大儿童和成人中很常见,表现从亚临床感染到普通感冒综合征,偶尔出现肺炎,主要见于老年患者和心肺

疾病患者。严重的 HMPV 感染发生在免疫缺陷患者中,包括肿瘤患者、HSCT 患者和 HIV 感染儿童。

■ 诊断

通过免疫荧光法、PCR(最灵敏的技术)或在恒河猴肾脏(LLC-MK2)组织培养中生长,可在鼻腔吸出物和呼吸道分泌物中检出 HMPV。用 HMPV 感染的组织培养裂解液作为抗原来源的 ELISA 可做出血清学诊断。

治疗·人偏肺病毒感染

HMPV 感染的治疗主要以支持和对症为主。利巴韦林在体外对 HMPV 有活性,但其在体内的疗效尚不清楚。

■ 预防

针对 HMPV 的疫苗正处于早期开发阶段。

副流感病毒感染

■ 病原体

副流感病毒属于副黏病毒科(呼肠孤病毒属和狂犬病病毒属)。它们的直径为 150~200 nm,有包膜,含有单链 RNA 基因组。包膜上嵌有 2 种糖蛋白:一种具有血凝素和神经氨酸酶活性,另一种具有融合活性。病毒 RNA 基因组被包裹在螺旋形核衣壳内,编码 6 个结构蛋白和几个辅助蛋白。所有类型的副流感病毒(1、2、3、4A 和 4B)与副黏病毒科的其他成员(包括腮腺炎和新城疫病毒)共享某些抗原。

■ 流行病学

副流感病毒分布于世界各地;血清型 4A 和 4B 感染的报道较少,可能是因为这些血清型比其他 3 种更难在组织培养中生长。感染是在幼儿时期获得的;至 5 岁时,多数儿童已出现 1、2 和 3 型的血清抗体。1 型和 2 型在秋季引起流行,通常以交替的年份发生。3 型感染四季均有检出,但每年春季均有流行。

副流感病毒感染对呼吸系统疾病的影响因地区和年份而异。在美国进行的研究中,副流感病毒感染已占儿童呼吸系统疾病的 4.3%~22%。这些病毒是造成幼儿下呼吸道疾病的主要原因之一,仅次于 HRSV。1 型副流感病毒是引起儿童哮吼(喉气管支气管炎)最常见的原因,而 2 型副流感病毒则引起相似的疾病,但一般不太严重。3 型是婴儿毛细支气管炎和肺炎的重要病因,而与 4A 型和 4B 型相关的疾病通常较轻。与 1 型和 2 型不同,3 型常在出生后的第 1 个月内发病,此时被动获得的母源抗体仍然存在。副流感病毒通过受感染的呼吸道分泌物传播,主要通过人与人之间的接触和/或通过飞沫传播,以及通过接触被呼吸道分泌物污染的污染物传播。实验性感染的潜伏期为 3~6 日,但儿童自然发病的潜伏期可能稍短。

在成人中,副流感病毒感染通常是轻度的,在呼吸系统疾病中所占比例不到 10%。现代实验室诊断方法的出现提高

了人们对副流感感染影响的认识。在最近的一项研究中,副流感病毒是来自 16～64 岁需要住院患者的第 3 种常见病毒分离株(0.7 个分离株/1 000 人群)。在 2009 年流感大流行中,3 型副流感病毒是仅次于流感病毒之后第二常见的病因。

■ 发病机制

对副流感病毒的免疫力尚不完全清楚,但有证据表明,对血清型 1 型和 2 型感染的免疫力是由呼吸道局部 IgA 抗体介导的。被动获得的血清中和抗体也对 1 型、2 型和(在较小程度上)3 型感染提供一定的保护。在实验动物模型和免疫抑制患者中的研究表明,T 细胞介导的免疫在副流感病毒感染中可能也很重要。细胞免疫应答缺乏与 HSCT 受者进行性和致死性疾病风险增加相关。

■ 临床表现

副流感病毒感染最常发生在儿童中,其中最初感染血清型 1、2 或 3 型与 50%～80% 的急性发热性疾病有关。儿童可出现鼻炎、咽痛、声音嘶哑和咳嗽,伴或不伴有哮吼。在严重哮鸣中,持续发热,鼻炎和咽痛恶化。嘶哑或犬吠样咳嗽可能会发展为喘鸣。尽管偶尔会发生进行性气道阻塞和缺氧,但大多数患儿在接下来的 1～2 日内恢复。如果发展为毛细支气管炎或肺炎,可出现进行性咳嗽并伴有喘鸣,呼吸急促和肋间收缩。在这种情况下,痰液产生会适度增加。体格检查记录鼻咽分泌物和口咽部注射,以及鼻音、哮鸣音或呼吸音粗。胸部 X 线片可显示空气潴留,偶见间质浸润。

在较大的儿童和成人中,副流感病毒感染往往较轻,最常表现为普通感冒或声音嘶哑,伴或不伴咳嗽。在较大儿童和成人中,下呼吸道受累并不常见,但在成人中已有气管支气管炎和社区获得性肺炎的报道。

副流感最常见的是 3 型,是免疫抑制患者的重要病原体,特别是 HSCT 患者,但也包括 SOT 受者(特别是肺移植受者)。接受癌症化疗的患者也存在严重副流感病毒感染的风险。在重度免疫抑制的儿童和成人中有重度、长期甚至致死性副流感相关呼吸系统疾病的报道。

■ 实验室检查和诊断

由副流感病毒引起的临床综合征(幼儿中可能的哮鸣除外)没有足够的特征,仅凭临床诊断。通过检测呼吸道分泌物、咽拭子或鼻咽冲洗液中的病毒可确定特异性诊断。病毒在组织培养中的生长可通过血凝反应或细胞病变效应检测。用免疫荧光或 ELISA 鉴定呼吸道脱落细胞中的副流感病毒抗原可做出快速诊断,但是这些技术似乎不如组织培养敏感。还开发了高特异性和敏感性的 PCR 检测方法,目前已成为病毒诊断的标准。急性期和恢复期标本的血凝抑制试验、补体结合试验或中和试验可确定血清学诊断。然而,由于副流感病毒血清型之间发生频繁的异型反应,仅通过血清学技术往往不能确定引起疾病的血清型。

B 型流感嗜血杆菌引起的急性会厌炎必须与病毒性哮吼相鉴别。在流感流行期间,甲型流感病毒也是引起哮吼的常见原因。

治疗 · 副流感病毒感染

对于上呼吸道疾病,症状可以按照讨论的其他病毒性呼吸道疾病进行治疗。如果发生鼻窦炎、中耳炎或叠加细菌性支气管炎等并发症,应给予适当的抗菌药物。轻度哮鸣应卧床休息,用蒸发器产生的湿化空气治疗。较严重者需住院治疗,并密切观察有无发展为呼吸窘迫。如果发生急性呼吸窘迫,通常给予加湿氧气和间歇性肾上腺素。雾化或全身给予糖皮质激素有益;全身给药有更深远的影响。尚未确立特异性的抗病毒治疗方法。利巴韦林在体外对副流感病毒有活性,无对照的报道描述了其在临床上的应用,特别是在免疫抑制患者中,但其疗效尚不清楚。DAS181 是一种具有抗副流感病毒活性的唾液酸酶,目前正在免疫抑制患者中进行评估。

■ 预防

针对副流感病毒的疫苗正在研发中。

腺病毒感染

■ 病原体

腺病毒是一种复杂的 DNA 病毒,直径为 70～80 nm。人腺病毒属于乳腺病毒属,包括 51 个血清型。腺病毒具有由 20 个等边三角形面和 12 个顶点组成的二十面体外壳构成的特征形态。蛋白质外壳(衣壳)由具有群特异性和型特异性抗原决定簇的六邻体亚单位和主要含有群特异性抗原的每个顶点的五邻体亚单位组成。在末端有一个旋钮的纤维从每个五角伸出;这种纤维含有型特异性和一些群特异性抗原。人类腺病毒已根据 DNA 基因组的同源性及其他特性分为 7 个亚组(A～G)。人腺病毒分类的修订标准已被提出;除了传统的血清学标准外,修订的标准还包括基因组序列和计算分析,反映了新型腺病毒特征的最新方法。腺病毒基因组是线性双链 DNA,编码结构多肽和非结构多肽。腺病毒的复制周期可能导致裂解感染细胞或建立潜伏感染(主要涉及淋巴细胞)。一些腺病毒类型可以诱导致癌转化,并且在啮齿类动物中已经观察到肿瘤形成;然而,尽管进行了大量的研究,但腺病毒尚未与人类的肿瘤相关。

■ 流行病学

腺病毒感染最常见于婴幼儿。感染一年四季均有发生,但以秋季至春季最为常见。在美国,腺病毒约占儿童急性呼吸道感染的 10%,但占成人呼吸道疾病的 2% 以下。几乎 100% 的成年人都有针对多种血清型的血清抗体,这一发现表明感染在儿童期很常见。1、2、3 和 5 型是儿童最常见的分离株。某些腺病毒血清型,特别是 4 型和 7 型,也包括 3 型、14 型和 21 型,与新兵中急性呼吸道疾病的暴发有关。腺病毒 14 型引起的疾病特别严重。

腺病毒感染可通过吸入雾化、将病毒接种到结膜囊内以及可能通过粪-口途径传播。型特异性抗体通常在感染后产生,并对同一血清型的感染有保护作用(但是不完全)。

临床表现

在儿童中,腺病毒可引起多种临床综合征。最常见的是急性上呼吸道感染,以鼻炎为突出表现。有时还会发生下呼吸道疾病,包括毛细支气管炎和肺炎。腺病毒,特别是 3 型和 7 型,会引起咽结膜热,这是一种儿童特有的急性发热性疾病,最常见于夏令营时暴发流行。该综合征以双侧结膜炎为特征,其中球结膜和睑结膜呈颗粒状。起初 3～5 日经常出现低热,并出现鼻炎、咽痛和宫颈腺病。病情一般持续 1～2 周,可自行缓解。无结膜炎的发热性咽炎也与腺病毒感染有关。腺病毒已从百日咳病例中分离出来,不论是否有百日咳杆菌;腺病毒在该疾病中的意义尚不清楚。

在成人中,最常见的疾病是在新兵中由腺病毒 4 型和 7 型引起的急性呼吸道疾病。该病以明显的咽痛和逐渐出现发热为特征,常在发病后第 2 日或第 3 日达到 39℃(102.2℉)。咳嗽几乎总是存在,且鼻炎和局部淋巴结肿大常见。体检可发现咽部水肿、充血以及扁桃体肿大,很少或没有渗出物。如果已发展为肺炎,听诊和胸部 X 线检查可提示片状浸润区。

腺病毒与许多非呼吸道疾病有关,包括幼儿中由 40 型、41 型引起的急性腹泻和 11 型、21 型引起的出血性膀胱炎。流行性角结膜炎,最常见的是由 8 型、19 型和 37 型引起的,与污染的常见来源有关,如滴眼液和滚轴毛巾。腺病毒也与免疫抑制患者(包括 SOT 或 HSCT 患者)的播散性疾病和肺炎有关。在 HSCT 受者中,腺病毒感染表现为肺炎、肝炎、肾炎、结肠炎、脑炎和出血性膀胱炎。在 SOT 受者中,腺病毒感染可累及移植的器官(如肝移植中的肝炎、肾移植中的肾炎),但也可播散至其他器官。在艾滋病患者中,通常在 CD4$^+$ T 细胞计数低的情况下,已分离出中至大量的腺病毒血清型,但其分离往往与疾病表现无明确联系。在"特发性"心肌病患者的心肌细胞中检测到腺病毒核酸,在某些病例中腺病毒被认为是致病因素。

实验室检查和诊断

在新兵中急性呼吸道疾病的流行病学背景下,以及在发生特征性疾病暴发的某些临床综合征(如咽结膜热或流行性角结膜炎)中,应怀疑腺病毒感染。然而,在大多数情况下,腺病毒感染引起的疾病不能与许多其他病毒性呼吸道病原体和肺炎支原体引起的疾病相鉴别。通过在组织培养中检测到病毒(通过细胞病变证实)并通过免疫荧光或其他免疫学技术进行特异性鉴定,可确定腺病毒感染的诊断。通过鼻咽抽吸物、结膜或呼吸道分泌物、尿液或粪便的免疫荧光或 ELISA 可进行快速的病毒诊断。现有高敏感性和特异性的 PCR 检测方法和核酸杂交技术,已成为临床标本进行诊断的标准。与儿童腹泻相关的腺病毒 40 型和 41 型需要特殊的组织培养细胞进行分离,这些血清型最常用粪便直接通过 ELISA 或 PCR 检测。血清抗体升高可通过补体结合或中和试验、ELISA、放射免疫分析或(对那些凝集红细胞的腺病毒)血凝抑制试验来证明。

治疗 · 腺病毒感染

腺病毒感染只有对症治疗和支持疗法,临床上有用的抗病毒治疗尚未建立。利巴韦林和西多福韦在体外对某些腺病毒有活性。回顾性研究和轶事描述了这些药物在播散性腺病毒感染中的应用,但尚无来自对照研究的确切疗效数据。一种口服脂质体形式的西多福韦(CMX001)正在评估用于免疫抑制患者的腺病毒感染。

预防

针对腺病毒 4 型和 7 型的活疫苗已经开发出来,并且对新兵中急性呼吸道疾病的控制非常有效。这些疫苗由未减毒的活病毒组成,经肠溶胶囊给药。4 型和 7 型胃肠道感染不会引起疾病,但会刺激局部和全身的抗体,这些抗体对随后由这些血清型引起的急性呼吸道疾病具有保护作用。这些疫苗从 1999 年到 2011 年都没有生产出来,但现在又可获得,并在新兵中得到有效使用。腺病毒作为活病毒载体用于疫苗抗原的传递和基因治疗的研究也在进行中。

第 96 章
流行性感冒 | Chapter 96
Influenza

Yehuda Z. Cohen, Raphael Dolin · 著 ｜ 骆煜 · 译

定义

流行性感冒(简称"流感")是由流感病毒感染引起的一种急性呼吸道疾病。该疾病影响上呼吸道和/或下呼吸道,并且常常伴有全身症状和体征,如发热、头痛、肌痛、虚弱。几乎每

年都会引起不同程度的疾病暴发,主要出现肺部并发症,导致一般人群显著的发病率和某些高风险患者的死亡率增加。

病原学

流感病毒是正黏病毒科的成员,由甲型(A 型)、乙型(B型)和丙型(C 型)3 个独立的属构成,其命名是基于核蛋白(NP)和基质(M)蛋白抗原的抗原特性。甲型流感病毒根据表面血凝素(H)和神经氨酸酶(N)抗原进一步细分成不同亚型,根据起源地、分离株数、分离年份和亚型来指定单个菌株,如 A/California/07/2009(H1N1)。甲型流感病毒有 18 个不同的 H 亚型和 11 个不同的 N 亚型,其中只有 H1、H2、H3、N1和 N2 与人类疾病的流行有关。甲型禽流感病毒也可在人群中引起散发病例和疾病暴发(见下文)。乙型和丙型流感病毒的命名与甲型有些类似,但由于乙型流感病毒抗原的型内变异不如甲型广泛,所以不会根据 H 型和 N 型抗原不同而分成亚型。同时,乙型流感可能不会与丙型流感一起发生。

甲型和乙型流感病毒是引起人类致病的主要病原体,是正黏病毒科中研究最广泛的病毒。甲型和乙型流感病毒的形态相似,由不规则形状的球形颗粒组成,直径为 80~120 nm,表面覆有与 H 和 N 糖蛋白相关的脂膜(图 96-1)。血凝素是病毒与唾液酸细胞受体结合的位点,而神经氨酸酶可降解该受体,并在病毒复制发生后从感染细胞中释放出来发挥作用。流感病毒通过受体介导的内吞作用进入细胞,形成含病毒的内吞体。病毒血凝素介导内吞体膜与病毒包膜的融合,病毒核衣壳随后被释放到细胞质中。对 H 抗原的免疫应答是预防流感病毒感染的主要决定因素,而对 N 抗原的免疫应答可以限制病毒的传播并有助于减少感染。甲型流感病毒的脂质包膜中含有 M 蛋白(M1 和 M2),它们参与脂质包膜的稳定和病毒的组装。流感病毒还包含与病毒基因组相关的 NP 抗原以及 3 种聚合酶(P)蛋白,它们参与病毒 RNA 的转录和合成。两种非结构蛋白作为干扰素拮抗剂、转录后调节器(NS1)和核出口因子(NS2 或 NEP)发挥作用。

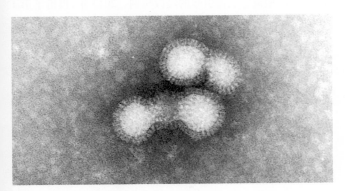

图 96-1　甲型流感病毒的电子显微镜(×40 000)。

甲型和乙型流感病毒的基因组由 8 个单链 RNA 片段组成,它们编码结构蛋白和非结构蛋白。因为基因组是分段的,所以在感染期间基因重排的机会很高;在感染一种以上甲型

流感病毒的细胞期间经常发生重排。

流行病学

🌐 流感暴发几乎每年都会发生,但是其范围和严重程度差别很大。局部疫情以不同的间隔发生,通常每隔 1~3 年一次。全球大流行以不同的时间间隔发生,但远不如不同亚型暴发频繁(表 96-1)。最近的一次大流行发生在 2009 年 3月,是由甲型/H1N1 流感病毒引起的,该病毒在几个月内迅速在世界范围内传播。

表 96-1	不同亚型甲型流感病毒出现与疾病暴发和流行的关系	
年份	**亚型**	**暴发强度**
1889—1890	H2N8[a]	重度大流行
1900—1903	H3N8[a]	中度大流行
1918—1919	H1N1[b](既往被命名为 HswN1)	重度大流行
1933—1935	H1N1[b](既往被命名为 H0N1)	轻度大流行
1946—1947	H1N1	轻度大流行
1957—1958	H2N2	重度大流行
1968—1969	H3N2	中度大流行
1977—1978[c]	H1N1	轻度大流行
2009—2010[d]	H1N1	大流行

[a] 根据对那些年存活个体的回顾性血清学调查("血清学")确定。[b] 既往被命名为 Hsw 和 H0 的血凝素现在被分类为 H1 的变体。[c] 从这个时期到 2008—2009年,H1N1 和 H3N2 亚型的病毒在交替年份或同时传播。[d] 出现了新的甲型/H1N1 流感病毒以引起大流行。

甲型流感病毒

抗原变异与流感暴发和大流行 · 最广泛和最严重的流感暴发是由甲型流感病毒引起的,该病毒的 H 抗原和 N 抗原具有经历周期性抗原显著变化的倾向。上述的抗原变异称为抗原转移,仅见于甲型流感病毒,可能与大流行有关。微小的变异称为抗原漂移。抗原变异可能仅涉及血凝素,也可能同时累及血凝素和神经氨酸酶。涉及血凝素和神经氨酸酶的抗原转变的一个例子发生在 1957 年,当时主要的甲型流感病毒亚型从 H1N1 转变为 H2N2,导致甲流严重的大流行,仅仅在美国就造成估计 7 万人死亡(即死亡人数超过没有流感流行的预期人数)。这种超额死亡率显著高于大流行间流感季节的情况。1968 年时仅涉及血凝素的抗原转移(H2N2 到 H3N2),所以随后的大流行情况比 1957 年时轻些。在 1977年,H1N1 病毒出现并引起大流行,主要影响当时的年轻人(即 1957 年后出生的人)。如表 96-1 所示,H1N1 病毒从1918 年到 1956 年传播,因此 1957 年之前出生的个体预计对H1N1 病毒有一定的免疫力。2009—2010 年的大流行是由一种甲型 H1N1 流感病毒引起的,一般人群对它几乎没有免疫

力,但是在 1950 年之前出生的人群中大约有 1/3 对相关的 H1N1 毒株具有某种明显的免疫力。

在大多数甲型流感暴发期间,一次只传播一种亚型。然而自 1977 年以来,H1N1 和 H3N2 流感病毒同时传播,导致不同程度的暴发。在一些疫情中,乙型流感病毒也可与甲型流感病毒同时传播。在 2009—2010 年,大流行的甲型 H1N1 流感病毒几乎完全传播。

甲型流感大流行和亚型间流行的特点· 流感大流行为甲型流感的影响提供了最显著的证据。然而,大流行之间发生的疾病(不同亚型疾病)也造成了较广泛的发病率和死亡率,且持续时间较长。在美国,每个流感季在 1976—2007 年平均超量死亡 2.3 万人,在 2003—2004 年多达 4.86 万人死亡。

在大流行之间传播的甲型流感病毒显示 H 抗原中的抗原漂移。这些抗原漂移是由编码 RNA 片段或血凝素的点突变引起的,最常见于 5 个高变区。具有流行性的菌株,即那些可能引起广泛暴发的菌株,在血凝素分子中的至少 2 个主要抗原位点中表现出氨基酸的改变。由于两点突变不太可能同时发生,因此抗原漂移是由在病毒在人际传播过程中顺序发生的点突变所引起。自 1977 年的 H1N1 病毒和 1968 年的 H3N2 流感病毒,几乎每年都出现抗原漂移。

甲型流感大流行间暴发通常突然开始,在 2~3 周达到高峰,通常持续 2~3 个月,并且通常像开始时一样迅速消退。相比之下,大流行的流感可能开始于多个地点的快速传播,具有高发病率,并超出通常的季节性,在主要疫情暴发之前或之后出现多波发病。在大流行间暴发中,流感活动的最初迹象是出现或就诊患有发热的呼吸道疾病的儿童人数增加。随后,成人中流感样疾病的发病率增加,最终住院人数或肺炎患者增加,充血性心力衰竭恶化,慢性肺部疾病加重。同时旷工率和旷课率也在上升。由肺炎和流感引起的死亡人数的增加通常是疫情中后期的观察结果。每年暴发流感的发病率一直变化很大,但普遍在一般人口的 10%~20%。

🌐 虽然大流行的流感可能全年发生,但亚热带间流感几乎只在北半球和南半球温带地区的冬季月份发生。在这些地方,在其他时间检测到甲型流感病毒是罕见的,即在暖和的月份很少发现血清抗体效价上升甚至暴发。相比之下,流感病毒感染在热带地区一年四季都有发生。甲型流感病毒在温带地区暴发之间的范围或如何持续尚不清楚。这种病毒有可能通过人与人之间的传播而在全世界的人口中得以维持,而且大规模的人群支持低水平的流行病间传播。抑或是,人类菌株可能存在于动物宿主中。目前没有明确的证据来支持这两种解释。在现代社会,快速运输可能有助于病毒在广泛的地理区域之间传播。

对于导致甲型流感暴发开始和结束的行为者尚不能完全了解。暴发程度和严重程度的主要决定因素是处于危险中的人群的免疫水平。随着一种新抗原性的流感病毒的出现,社区中几乎没有或根本没有免疫力,可能发生大规模的疫情。当全

世界缺乏免疫力时,流行病可能蔓延全球,导致大流行。这种大流行可以持续存在,甚至达数年,直到人群的免疫力达到高水平。在流感大流行之后的几年中,流感病毒之间的抗原漂移导致对早期流行的大流行株具有高度免疫力的人群出现不同程度的疫情。这种情况一直持续到另一种新抗原性的大流行毒株出现。另一方面,尽管人群中持续存在大量易感个体,疫情有时还是会结束。有人提出,某些甲型流感病毒可能本质上比其他变种毒性更低,导致更轻的疾病,甚至在免疫学上处于原始状态的受试者中也是如此。因此,除了先前存在的免疫水平之外,其他(未定义)因素必须在流感流行过程中发挥作用。

禽流感病毒和猪流感病毒

水鸟是甲型流感病毒的最大宿主,含有 16 种血凝素(H1~H16)和 9 种神经氨酸酶(N1~N9)亚型(此外,H17N10 和 H18N11 病毒在蝙蝠体内呈圆形)。1957 年(A/H2N2)和 1968 年(A/H3N2)甲型流感大流行株是由于人类和禽类病毒之间基因片段的重新组合而造成的。造成现代(1918—1919)最严重的大流行甲型/H1N1 流感病毒似乎是禽流感病毒对人类感染的适应。因此,人们担心具有新型血凝素和神经氨酸酶抗原的禽流感病毒有可能成为大流行株。

🌐 甲型禽流感病毒通常通过人类与禽类(最常见的家禽)直接接触后造成散发病例和小型疫情,在社区中没有观察到持续的人际传播。自 1997 年以来,已发现甲型/H5N1 禽流感病毒可引起人类疾病,截至 2014 年 1 月,向世界卫生组织报告了 648 例。目前尚不清楚观察到的高死亡率(59%)是否与严重病例的就诊情况有关。甲型/H7N7 感染已在家禽业工人中发现,结膜炎是最突出的特征,但是少数个体也患有呼吸道疾病。我国已报道甲型/H7N9 禽流感病毒感染 333 例,住院患者的病死率达 36%。大多数 H7N9 菌株对神经氨酸酶抑制剂敏感,但少数菌株对奥司他韦已表现出高水平耐药,对扎那米韦的敏感性降低。H9N2 禽流感病毒感染主要见于香港儿童,主要出现轻度的呼吸道疾病。埃及和澳大利亚也报道了 H10N7 型流感病毒引起的轻微病例。2013 年,报道了第 1 例人感染甲型/H10N8 和 H6N1 禽流感病毒的病例。

甲型流感病毒也在猪中传播,但很少感染人类。人类主要具有 α-2,6-半乳糖受体或血凝素,而鸟类主要具有 α-2,3-半乳糖受体,而猪具有两种类型的受体。因此,猪宿主能有效地同时感染人和禽流感病毒,从而促进两种病毒之间的基因片段的重新组合。2009—2010 年的大流行的甲型/H1N1 毒株在猪、禽和人流感病毒之间进行了 4 次重配。甲型流感病毒在猪中最常见的亚型是 H1N1、H1N2 和 H3N2。当一种主要由猪病毒引起的人类感染时,通过在亚型后面加上"v"来将其命名为变异病毒。例如,甲型/H3N2v 流感病毒在美国导致了 2011—2012 年 321 例人类感染病例以及 2013 年的 18 例。几乎所有患者都与猪有过密切接触,但只有少数的人与人之间的猪流感病毒的传播已被注意到。自 2005 年以来,美国已检测到 16 例由甲型/H1N1v 病毒引起的人类病

例和 5 例由甲型/H1N2v 病毒引起的人类病例。

乙型和丙型流感病毒

乙型流感病毒引起的暴发通常比甲型引起的范围小，并且程度较轻，但是该疾病有时可能很严重。与甲型流感病毒相比，乙型流感病毒的血凝素和神经氨酸酶经历了较少和较小的变化，这一特征可能部分解释了乙型流感病毒的程度较轻。乙型流感的暴发最常见于学校和军营，但有时也见到老年人居住的机构暴发。自 20 世纪 80 年代以来，流行了两种抗原上不同的乙型流感病毒"谱系"：维多利亚株和山形株。

与甲型和乙型流感病毒相比，丙型流感病毒似乎是人类中相对较小的致病原因。它与普通感冒样症状有关，偶尔也可引起下呼吸道疾病。这种病毒的血清抗体广泛流行表明无症状感染可能是常见的。

流感相关发病率和死亡率

由流感暴发引起的发病率和死亡率仍然很高。在这种环境下死亡的大多数人都有基础疾病，他们具有更高的风险出现流感并发症（表 96-2）。1979—2001 年，美国平均每年有 22.6 万例患者因流感而住院。在 2012—2013 年中度至重度流感季节出现 38.15 万人需要住院（每 10 万人中有 42 人住院）。在 1973—2004 年流感暴发期间，具有高危因素的成人和儿童每年超量的情况为每 10 万人中有 40~1 900 人住院，其中最主要的高危因素为高龄和慢性心肺疾病。尽管存在慢性代谢性疾病、肾脏疾病或免疫抑制患者的死亡率仍然低于患有慢性心肺疾病的个体，但他们的死亡率也有所提高。在 2009—2010 年的流感大流行中，从出生到 4 岁的儿童和孕妇患严重疾病的风险增加。同时，一般人群中由流感引起的发病率也相当高。在美国，目前流感季节性暴发每年造成的经济损失估计超过 870 亿美元。大流行时发病率高达 15%~35%，每年的经济成本估计在 897 亿~2 094 亿美元。

表 96-2　流感并发症高危人群或与医疗卫生机构中与流感患者密切接触的人员
所有出生至 <5 岁的儿童，尤其是 <2 岁的儿童
所有 ≥50 岁的人
孕妇
患有慢性肺疾病（包括哮喘）或心血管（除了孤立性高血压）、肾、肝、神经、血液或代谢紊乱（包括糖尿病）等疾病的成人和儿童
免疫抑制患者（包括药物或 HIV 感染者）
接受长期阿司匹林治疗且可能有风险的儿童和青少年（6 个月至 18 岁）或流感病毒感染后的瑞氏综合征
疗养院和其他长期看护机构的人群
美洲当地居民/阿拉斯加当地居民
病态肥胖者（体质指数 >40 kg/m²）

发病机制与免疫应答

流感的最初事件是流感病毒侵袭了呼吸道上皮，主要来源于急性感染者的呼吸道分泌物。流感病毒一般通过咳嗽和打喷嚏产生的气溶胶进行传播，少数通过手对手接触、其他个人接触甚至螨类传播。实验证据表明，小颗粒气溶胶（颗粒直径<10 μm）比大颗粒气溶胶更有效。病毒感染起初涉及纤毛柱状上皮细胞，但也可能与其他呼吸道细胞有关，包括肺泡细胞、黏液腺细胞和巨噬细胞。在受感染的细胞中，病毒在 4~6 h 内复制，之后释放出感染性病毒以感染邻近的细胞。因此，感染在数小时内从几个病灶传播到大量的呼吸细胞。在实验诱导的感染中，疾病的潜伏期为 18~72 h，这取决于病毒接种物的大小。组织病理学研究显示感染纤毛细胞的退行性改变，包括肉芽肿、空泡化、肿胀和核固缩。这些细胞最终出现脱落和坏死，部分区域原先的柱状上皮被扁平和化生的上皮细胞取代。疾病的严重程度与病毒分泌物的脱落量有关，因此病毒复制程度本身可能是发病的重要因素。尽管全身的临床表现如发热、头痛和肌痛等频繁发生，流感病毒在肺外部位（包括血流）很少被检测到。有证据表明，流感全身症状的发病机制可能与某些细胞因子诱导作用有关，特别是呼吸道分泌物和血液的肿瘤坏死因子 α、干扰素 α、白细胞介素-6 和白细胞介素-8 等。

宿主对流感病毒感染的反应涉及体液免疫、局部免疫、细胞介导的免疫、干扰素和其他宿主防御等复杂的相互作用。血清抗体应答可在初次感染后第 2 周通过多种技术进行检测，目前包括血凝抑制（HI）、补体结合（CF）、中和、ELISA 和抗神经氨酸酶抗体等。一些研究发现，血凝素抗体是最重要的免疫介质，≥40 的 HI 滴度与保护免受感染有关。呼吸道分泌性抗体主要为 IgA 型，分泌性抗体中和滴度 ≥4 也与保护有关。各种细胞介导的免疫应答，包括抗原特异性和非抗原特异性，可在感染后早期检测到，并取决于宿主先前的免疫状态。这些反应包括细胞增殖、细胞毒性和自然杀伤细胞活性。在人类中，CD8⁺ 和 CD4⁺ T 淋巴细胞作用于内部蛋白（NP、M 和 P）的保守区以及表面 H 和 N 蛋白。在病毒脱落开始后不久，在呼吸道分泌物中可检测到干扰素，干扰素滴度的升高与病毒脱落的减少相一致。

导致病毒停止脱落和疾病解决的宿主防御因素尚未明确。病毒的脱落通常在症状首次出现后 2~5 日停止，此时血清和局部抗体反应通常无法用常规技术检测到，但是抗体的升高可以通过使用高度敏感的技术更早地检测到，特别是对病毒原先具有免疫性的个体。有人认为干扰素、细胞介导的免疫反应和/或非特异性炎症反应都有助于疾病的缓解。CD8⁺ 细胞毒性 T 淋巴细胞反应在这方面可能起着重要作用。

■ 临床表现

流感是一种主要以全身症状为特征的呼吸系统疾病，如头痛、发热、寒战、肌痛和全身不适，以及伴随呼吸道症状和体征，特别是咳嗽和咽痛。在某些情况下，患者突然发病，可以知道自己起病的准确时间。然而，其临床表现的范围很广，从轻微的类似于普通感冒、无发热的呼吸系统疾病（逐渐或突然发作）到呼吸症状和体征相对较少的严重虚脱。大多数病例由于出现发热，体温在 38~41℃（100.4~105.8℉），从而进行就诊。在疾病最初的 24 h 内温度迅速上升,随后通常持续 2～3 日,有时甚至持续长达 1 周。患者通常诉有热感和寒冷,但真正的严重者并不多见。无论是全身性头痛还是额部头痛,通常都很麻烦。肌痛可能涉及身体的任何部位,以腿部和腰骶部最常见,也可能出现关节疼痛。

随着全身症状逐渐消退,呼吸道症状往往变得更加突出。多数患者出现持续咽痛或咳嗽,可能持续 1 周以上,并常伴有胸骨后不适。眼部症状包括眼球运动疼痛、畏光和眼睛灼伤。

在老年人中,流感的临床表现常常不典型,如咽痛、肌痛通常不表现出来,而其他症状,如厌食、不适、虚弱和头晕等往往占优势。

在无并发症的流感患者中,体格检查的阳性体征往往很少。在疾病早期,患者出现脸红,伴皮肤干热,偶有出汗和四肢斑驳,在老年患者尤为明显。尽管患者诉咽部严重疼痛,但咽部检查可能发现局部情况并不显著,而有些病例黏膜充血和鼻后分泌物较为明显。有时可表现为轻度颈淋巴结肿大,特别是在年轻人。在无并发症的流感中,胸部检查的结果大多数为阴性,但临床表现出流涕、喘息和散在的啰音。呼吸困难、喘息、发绀、弥漫性啰音和肺实变征象均提示存在肺部并发症。据报道,无并发症的流感患者有各种轻度通气缺陷和肺泡-毛细血管扩散梯度的增加。因此,亚临床肺部受累可能比人们所理解得更常见。

在无并发症的流感中,急性症状通常在 2～5 日消退,大多数患者在 1 周内基本痊愈,但是咳嗽可能持续 1～2 周。然而,在少数人(特别是老年人)中,虚弱或疲乏(流感后虚弱)的症状可能持续数周,可能会给那些希望迅速恢复其全部活动水平的人造成麻烦。无并发症的流感后肺功能异常可能持续数周,但这种情况的病理基础尚不清楚。

■ 并发症

流感的并发症最常见于 65 岁以上的患者和某些慢性疾病患者,包括心脏或肺部疾病、糖尿病、血红蛋白病、肾功能不全和免疫抑制人群等。妊娠中期或晚期和 5 岁以下的儿童(尤其是婴儿)易发生流感并发症(表 96-2)。

肺部并发症

肺炎·流感最重要的并发症是肺炎:"原发性"流感病毒性肺炎、继发性细菌性肺炎或混合病毒和细菌性肺炎(下文讨论)。

原发性流感病毒性肺炎·原发性流感病毒性肺炎虽然不常见,但属于一种最严重的肺部并发症,通常表现为急性起病,症状持续不能消退,之后不断进展,出现持续发热、呼吸困难,甚至发绀,咳痰较少,但有时可伴痰中带血。在疾病早期,几乎没有明显的体征,随着疾病进展,后期可及弥漫性啰音,并可出现与弥漫性肺间质浸润和/或急性呼吸窘迫综合征类似的影像学表现。此时,动脉血气测定显示明显的缺氧。呼吸道分泌物和肺实质的病毒培养,特别是在疾病早期取样的情况下,可检出高滴度的病毒。在因原发性病毒性肺炎死亡的病例中,组织病理学检查显示肺泡隔有明显的炎症反应,伴

有淋巴细胞、巨噬细胞、少量浆细胞和多种中性粒细胞浸润。同时,观察到在肺泡毛细血管中有纤维蛋白血栓,伴出血和坏死,且在肺泡和肺泡导管内可见嗜酸性透明膜。

原发性流感病毒性肺炎常见于患有心脏疾病的个体,特别是二尖瓣狭窄的病例,但也有见于其他健康的年轻人和慢性肺部疾病老年人中。在一些流感大流行时期(特别是 1918 年和 1957 年),妊娠增加了罹患原发性流感肺炎的风险。2009—2010 年的大流行时发现流感流行与孕妇住院率增加有关。

继发性细菌性肺炎·急性流感后可出现继发细菌性肺炎,表现为患者病情在 2～3 日好转,随后又出现发热,伴有细菌性肺炎的症状和体征,包括咳嗽、脓痰、肺实变的体征及 X 线征象。在这种情况下最常见的细菌病原体是肺炎链球菌、金黄色葡萄球菌和流感嗜血杆菌,它们可以在鼻咽部定植,并在支气管肺防御系统改变后引起感染。继发性细菌性肺炎最常见于患有慢性肺病、心脏疾病的高危人群和老年人。继发性细菌性肺炎患者在及时进行适当的抗生素治疗时,通常可好转。

混合病毒和细菌性肺炎·流感暴发期间最常见的肺炎并发症可能是细菌和病毒的混合感染。患者表现为急性疾病后逐渐进展或可能临床恶化后出现短暂的改善,但最终表现出以细菌性肺炎为主的临床特征。痰培养结果可能同时包含甲型流感病毒和上述细菌病原体之一,体格检查和胸部 X 线检查可检出片状浸润或实变。混合感染引起的肺炎患者通常比原发病毒性肺炎的肺部受累更广泛,且抗菌药物使用后病情有一定的好转。混合病毒和细菌性肺炎主要发生在慢性心血管疾病和肺部疾病患者。

其他肺部并发症·其他与流感相关的肺部并发症包括慢性阻塞性肺疾病、慢性支气管炎和哮喘等病情加重。在儿童中,流感感染可能表现为喉炎。鼻窦炎和中耳炎(后者在儿童中尤其常见)也可能与流感有关。

肺外并发症

肌炎、横纹肌溶解和肌红蛋白尿是流感感染少见的并发症。肌痛在流感中极其常见,但真正的肌炎却很少见。急性肌炎表现为受累的肌肉有轻压痛,最常见于腿部,甚至可能无法忍受如床单的触摸般轻微的压力,严重时会出现明显的肌肉肿胀和僵硬。血清肌酸磷酸激酶和醛缩酶水平显著升高,小部分患者因肌红蛋白尿发展为肾衰竭。已有报道在受累的肌肉中存在流感病毒,但流感相关性肌炎的发病机制尚不清楚。

在 1918—1919 年流感大流行期间,心肌炎和心包炎被报道与流感病毒感染有关,主要基于组织病理学发现,且从那时起这些并发症开始频繁地受到关注。合并有基础心脏疾病的急性流感患者往往有心电图改变,主要归因于基础疾病的加重,而不是流感病毒直接累及心肌。流行病学数据显示流感暴发与心血管疾病相关住院人数增加有关。

流感相关的中枢神经系统(CNS)并发症主要有脑炎和横贯性脊髓炎。脑炎是一种罕见但潜在的严重并发症,已报道见于甲型和乙型流感病毒感染,其中 5 岁以下的儿童风险最

大。流感引起中枢神经系统疾病的发病机制尚不清楚。格林-巴利综合征在流感感染后以及流感疫苗接种后均有报道（见下文"预防"）。

前面章节已经描述了金黄色葡萄球菌或 A 组链球菌感染相关的中毒性休克综合征与急性流感感染有关（**参见第 43、44 章**）。

瑞氏综合征（Reye's syndrome）是在儿童中发生的一种严重的并发症，与乙型流感有关，少数与甲型流感病毒、水痘-带状疱疹病毒和其他病毒感染有关。有数据发现瑞氏综合征与使用阿司匹林治疗前驱病毒感染有关。由于对急性病毒性呼吸道感染的儿童使用阿司匹林进行广泛警告，该综合征的发病率已显著降低。

除涉及上述特定器官系统的并发症外，老年人和其他高危人群罹患流感会出现基础的心、肺或肾功能逐渐恶化，甚至有时是不可逆转的，并导致死亡。从而造成流感暴发相关的总体死亡率升高。

■ 实验室发现与诊断

在急性流感期间，病毒可在咽拭子、鼻咽拭子或涂抹物以及痰中检测到。逆转录聚合酶链反应（RT-PCR）是检测流感病毒最敏感、最特异的技术。RT-PCR 可以区分流感亚型，同时可用于检测禽流感病毒。快速流感诊断试验（RIDT）通过免疫学或酶学技术检测流感病毒抗原，可以快速产生结果，有些检测可以区分甲型和乙型流感病毒。该方法特异性较好，敏感性随着技术和待检测病毒类型而变化。

流感病毒可从组织培养或鸡胚中分离出来，但操作流程烦琐，一般不用于诊断目的。用于诊断的血清学方法需要将急性期获得的血清中的抗体效价与发病后 10～14 日的进行比较，目前主要用于回顾性或流行病学研究。

其他实验室检查通常对流感病毒感染的特异性诊断帮助不大。白细胞计数是可变的，通常在疾病早期较低，之后正常或稍微升高。严重的白细胞减少可见于大多数病毒或细菌感染，而出现白细胞增多（>15 000 个细胞/μL）则需要怀疑继发性细菌感染。

■ 鉴别诊断

在流感全社区暴发期间，以上描述的典型发热性呼吸道疾病患者到医院就诊，可以高度怀疑流感的临床诊断。在没有疫情的情况下（如散发或孤立病例），仅凭临床表现很难将流感与由各种呼吸道病毒中的任何一种或肺炎支原体引起的急性呼吸道疾病区分开来。链球菌引起严重的咽炎或早期细菌性肺炎可以和急性流感混淆，但是细菌性肺炎一般没有自限过程。通过革兰染色可检出脓痰中的细菌病原体是细菌性肺炎的一个重要诊断特征。

治疗

参见**第 87 章**。流感有特定的抗病毒治疗（表 96-3）：神经氨酸酶抑制剂扎那米韦和奥司他韦可用于甲型流感和乙型流感，金刚烷类药物金刚烷胺和金刚乙胺仅用于甲型流感。流感抗病毒药物耐药性的流行病学情况是选择治疗方案的关键因素。有关流感抗病毒药物耐药性情况的最新信息，请访问 www.cdc.gov/fu。

表 96-3 用于治疗和预防流感的抗病毒药物

抗病毒药物	年龄		
	儿童（≤12 岁）	13～64 岁	≥65 岁
奥司他韦			
治疗甲型和乙型流感	1～12 岁，剂量根据体重给药[a]	75 mg，BID，口服	75 mg，BID，口服
预防甲型和乙型流感	1～12 岁，剂量根据体重给药[b]	75 mg，QD，口服	75 mg，QD，口服
扎那米韦			
治疗甲型和乙型流感	7～12 岁，10 mg，BID，吸入给药	10 mg，BID，吸入给药	10 mg，BID，吸入给药
预防甲型和乙型流感	5～12 岁，10 mg，QD，吸入给药	10 mg，QD，吸入给药	10 mg，QD，吸入给药
金刚烷胺[c]			
治疗甲型流感	1～9 岁，5 mg/kg，分 2 次给药，最高剂量 150 mg/d	年龄≥10 岁，100 mg，BID，口服	≤100 mg/d
预防甲型流感	1～9 岁，5 mg/kg，分 2 次给药，最高剂量 150 mg/d	年龄≥10 岁，100 mg，BID，口服	≤100 mg/d
金刚乙胺[c]			
治疗甲型流感	未被批准	100 mg，BID，口服	100～200 mg/d
预防甲型流感	1～9 岁，5 mg/kg，分 2 次给药，最高剂量 150 mg/d	年龄≥10 岁，100 mg，BID，口服	100～200 mg/d

[a] <15 kg：30 mg，BID；15～23 kg：45 mg，BID；23～40 kg：60 mg，BID；>40 kg：75 mg，BID。对于<1 岁的儿童，请参阅 www.cdc.gov/h1n1flu/recommendions.htm。

[b] <15 kg：30 mg，QD；15～23 kg：45 mg，QD；23～40 kg：60 mg，QD；>40 kg：75 mg，QD。对于<1 岁的儿童，请参阅 www.cdc.gov/h1n1flu/recommendions.htm。

[c] 由于甲型流感病毒普遍存在耐药性，目前不建议使用金刚烷胺和金刚乙胺（2013—2014 年）。如果病毒易感性被重新确定，它们的使用可能会被重新考虑。

如果治疗在发病后 2 日内开始,5 日疗程的奥司他韦或扎那米韦将无并发症流感患者的症状和体征的持续时间缩短 1~1.5 日。如果症状出现 5 日后开始治疗则可能是有效的。扎那米韦通过口服吸入装置给药,可能加重哮喘患者的支气管痉挛。奥司他韦的主要副作用为恶心和呕吐,通过与食物一起给药可以降低副作用的发生率。奥司他韦还与儿童神经精神副作用有关。帕拉米韦,一种研发中可静脉注射的神经氨酸酶抑制剂,正在进行临床试验评估,类似于静脉注射形式的扎那米韦。

金刚烷胺和金刚乙胺仅对甲型流感有效,但在当前流行的甲型/H1N1 和甲型/H3N2 流感病毒中广泛存在耐药性。因此,除非流感分离物被证实是敏感的,否则不建议使用这些药物。如果金刚烷胺或金刚乙胺在发病后 48 h 内开始治疗甲型流感病毒敏感株,效果类似于神经氨酸酶抑制剂,可缩短无并发症流感患者症状约 50% 的持续时间。接受金刚烷胺治疗的患者中,5%~10% 有轻微的中枢神经系统副作用,主要是神经紧张、焦虑、失眠或注意力不集中。这些副作用在停止治疗后迅速消失。金刚乙胺与金刚烷胺相比疗效相似,但中枢神经系统副作用较少。

利巴韦林是一种核苷类似物,在体外具有抗甲型和乙型流感病毒活性。据报道,当以气雾剂给药时,其抗流感的效果是可变的,若口服则无效。利巴韦林用于治疗甲型或乙型流感的效果尚未明确。

抗流感病毒药物的疗效已在对年轻无并发症流感患者的研究中得到证实。这些药物在治疗或预防流感并发症的有效性尚不清楚。一些观察性调查和疗效研究的综合分析表明,奥司他韦治疗可以降低下呼吸道并发症的发生率和流感患者的住院率。原发性流感肺炎的治疗以维持氧合为目的,最适合在重症监护病房进行,并根据需要提供积极的呼吸和血流动力学支持。

急性流感的细菌感染并发症,如继发性细菌性肺炎,应保留抗菌药物。抗生素的选择应以呼吸道分泌物(如痰标本)的革兰染色和培养为指导。如果细菌性肺炎病例的病因通过呼吸道分泌物的检查仍不明确,则应根据在此环境中最常见细菌病原体(肺炎链球菌、金黄色葡萄球菌和流感嗜血杆菌)选择有效的抗生素进行经验性治疗(**参见第 42、43 和 54 章**)。

对于具有并发症低风险的流感个体,优先考虑对症治疗而非抗病毒治疗。对乙酰氨基酚或非甾体抗炎药可用于减轻头痛、肌痛和发热,但水杨酸制剂应避免用于 18 岁以下的儿童,因为可能与瑞氏综合征有关(见上文"肺外并发症")。因为咳嗽通常是自限性的,一般不建议用止咳药物治疗;如果咳嗽特别顽固,可使用含可待因的药物。在急性期应建议患者注意休息,多喝水,只有在疾病好转后才能逐渐恢复活动,特别在病情严重时。

■ 预防

预防流感的主要公共卫生措施是接种疫苗。灭活和减毒活疫苗都是可用的,它们是根据之前流感季节传播的且预计在即将到来季节传播的甲型和乙型流感病毒分离物而产生的。对于灭活疫苗,如果疫苗病毒与当前流行的病毒密切相关,则预计起到 50%~80% 预防流感的作用。现有的灭活疫苗已经被高度纯化,并且很少发生不良反应。约有 5% 的人在接种后 8~24 h 出现低热和轻度全身症状,多达 1/3 的人在接种部位出现轻度发红或压痛。虽然 1976 年的猪流感疫苗可能与格林-巴利综合征的发病率增加有关,但自 1976 年以来使用的流感疫苗就基本没有出现,除了 1992—1993 年和 1993—1994 年流感季节期间例外,当时可能存在这种综合征的过度风险(每 100 万疫苗接种者略多于 1 例)。2009 年大流行 H1N1 疫苗接种的大规模研究还表明,格林-巴利综合征的风险可能增加(每 100 万疫苗接种者 1 例),但流感后的总体健康风险大大超过与疫苗接种相关的潜在风险。

经鼻喷雾给药的减毒流感活疫苗是可用的。该疫苗是通过目前流行的甲型和乙型流感病毒株与经冷适应、减毒的主毒株之间重新组合而产生的。该冷适应疫苗在幼儿中耐受性良好,且具有高效性(>90% 的保护性)。在一项研究中,它提供了对已从疫苗株出现抗原漂移流感病毒的保护。减毒活疫苗被批准用于 2~49 岁的健康非孕妇人群。

自 1975 年以来,流感疫苗是三价疫苗,包括两种甲型流感亚型(H1N1 和 H3N2)和一种乙型流感成分。然而自从 20 世纪 80 年代以来,流行了两种抗原上截然不同的乙型流感病毒谱系,目前有一种包含这两种乙型谱系的四价疫苗(2013—2014)。四价疫苗的灭活疫苗和减毒活疫苗制剂中均可使用。

由于灭活流感疫苗对老年人的免疫原性较低,所以已批准一种含有每种抗原 60 μg 的高剂量三价疫苗用于 ≥65 岁人群。同时,有一种含有每种抗原 9 μg 的低剂量三价疫苗应用于 18~64 岁个体,皮内注射。

上面讨论的流感疫苗是应用鸡蛋生产的,所以不应给对鸡蛋真正过敏的人使用。在这种情况下,通过重组 DNA 技术(Flublok™; Protein Sciences Corporation, Meriden, CT)在细胞中制造的无卵疫苗已被批准。正在进行积极的研究,以开发具有针对抗原上不同亚型("通用流感疫苗")广泛活性的疫苗。

从历史上看,美国公共卫生服务部门建议根据年龄或基础疾病为流感并发症的高危人群或其密切接触者接种流感疫苗(表 96-2)。这些人群仍是疫苗接种计划的重点,但推荐范围已逐步扩大,从 2010—2011 年起,已建议对 6 个月以上的全体人群进行免疫接种(目前批准的流感疫苗不能用于 6 个月以下的婴儿)。上述接种范围扩大的建议反映了对以前未被重视的危险因素(如肥胖、产后状况和种族或民族影响)认识的增加,以及对流感控制需要更广泛地使用疫苗的了解。灭活疫苗可以安全地用于免疫功能缺陷患者。流感疫苗接种与多发性硬化等慢性神经系统疾病的恶化无关。在流感暴发之前,应于秋季早期接种疫苗,然后应每年接种疫苗,以保持对当下流行的流感病毒株的免疫力。

虽然抗病毒药物提供针对流感的化学预防,但由于对当前和未来耐药性发展的关注,用于该目的的药物受到限制。奥司他韦或扎那米韦对甲型和乙型流感的化学预防有效率为 84%～89%(表 96‐3)。由于对金刚烷胺或金刚乙胺的广泛耐药,因此不再推荐使用金刚烷胺或金刚乙胺进行化学预防。在早期对敏感病毒的研究中,金刚烷胺或金刚乙胺预防甲型流感病毒相关疾病的有效率为 70%～100%。

一般不建议在社区接触后对健康人群进行化学预防,但对与急性流感患者有过密切接触的具有并发症高风险的个体可考虑应用。在暴发期间,抗病毒化学预防可以与灭活疫苗同时给药,因为药物不干扰对疫苗的免疫应答。然而,同时应用化学预防和减毒活疫苗可能干扰后者的免疫应答。抗病毒药物在注射活疫苗后至少 2 周内不得给药,而活疫苗的接种应在停止使用抗病毒药物后至少 48 h 才开始。也可以考虑采用化学预防来控制医院内流感暴发。因此,应在检测到流感活动时立即采取预防措施,并在流感暴发期间每日继续进行。

第 97 章

人类免疫缺陷病毒感染：AIDS 及相关疾病

Chapter 97
Human Immunodeficiency Virus Disease：AIDS and Related Disorders

Anthony S. Fauci, H. Clifford Lane · 著 | 马玉燕 · 译

AIDS 于 1981 年夏季在美国首次被报道。美国 CDC 报道了 5 名既往体健的洛杉矶男同性恋患者不明原因出现罕见的耶氏肺孢子菌感染(以前称为卡氏肺孢子菌),同时报道了 26 名来自纽约、旧金山及洛杉矶既往体健的男同性恋患者不明原因聚集性出现卡波西肉瘤伴或不伴耶氏肺孢子菌肺炎或其他机会性感染。很快该病在男性及女性注射吸毒者、血友病及其他接受输血的患者、男性艾滋病患者的女性性伴侣以及艾滋病母亲所生的婴儿中被发现。1983 年首次从一名淋巴结肿大患者身上分离出人类免疫缺陷病毒(human immunodeficiency virus,HIV),直到 1984 年才被证实为艾滋病的病原体；1985 年高敏感性的酶联免疫吸附试验(ELISA)的出现使人们首次认识到了 HIV 在美国和其他发达国家的流行和演变。HIV 最终传播至发展中国家并波及世界各地(见下文"世界各地的 HIV/AIDS 感染现状")。HIV 在全球惊人的流行演变与 HIV 病毒学、发病机制(免疫及病毒学机制)、HIV 感染的治疗、艾滋病相关机会性感染的治疗和预防相吻合。与 HIV 相关的信息量巨大且日益增长,临床医生几乎不可能跟上文献的更新。本章旨在提供 HIV 流行病学、发病机制、治疗、预防以及疫苗开发前景等相关的最前沿信息。最重要的是,为目前 HIV 感染患者的诊治方案提供坚实的科学基础和临床实践指南。

定义

目前美国 CDC 根据 HIV 感染相关的临床症状及CD4⁺ T 淋巴细胞计数对 HIV/AIDS 患者进行了分期。HIV 感染确诊患者分为 5 个感染阶段(0、1、2、3 及未知)。HIV 首次感染后 6 个月内,如果抗体检测阴性,它的阶段称为第 0 阶段。如果出现一种或多种特定的机会性疾病(表 97‐1)则为艾滋病(AIDS)阶段,即第 3 阶段。否则则根据 CD4 计数结果和免疫学标准划分为第 1 或第 2 阶段(表 97‐2)。如果上述标准均不符合(如缺少 CD4 计数结果)则归为阶段 U(未知阶段)。

表 97‐1　CDC 3 期(艾滋病期)HIV 感染患者的指征性机会性疾病
细菌感染,多重或反复出现ᵃ
气管、支气管或肺念珠菌病
食管念珠菌病
侵袭性宫颈癌ᵇ
播散性或肺外球孢子菌病
肺外隐球菌病
慢性肠道隐孢子虫病(病程＞1 个月)
除肝、脾或淋巴结外的 CMV 感染,病程＞1 个月
并发失明的 CMV 视网膜炎
HIV 相关脑病

（续表）

单纯疱疹病毒感染所致的慢性口腔溃疡（病程＞1个月），或支气管炎、肺炎及食管炎（发病＞1个月后出现）
播散性或肺外组织胞浆菌病
等孢子虫病（病程＞1个月）
卡波西肉瘤
伯基特淋巴瘤
免疫母细胞型淋巴瘤
原发性中枢神经系统性淋巴瘤
播散性或肺外鸟分枝杆菌复合群或堪萨斯分枝杆菌感染
任何部位的活动性结核分枝杆菌感染，肺[b]、播散性或肺外
播散性或肺外其他种或菌种不明确的分枝杆菌感染
耶氏肺孢子菌肺炎（以往称为卡氏肺孢子菌）
复发性肺炎[b]
进行性多灶性白质脑病
反复发生的沙门菌败血症
弓形虫脑病，发病＞1个月后出现
HIV相关的消耗综合征

[a] 仅限于＜6岁儿童。[b] 仅限于≥6岁的儿童、青少年及成人。

HIV/AIDS的定义和分期标准很复杂，主要是为方便流行病学监测而非为实际诊治而制订的，实际使用时需综合考量。因此，临床医生不应过分关注患者是否符合AIDS的严格定义，而应将HIV感染过程视为一个从伴或不伴急性期症状的原发性感染进展为无症状感染期再进展为合并机会性疾病的终末期的连续过程（见下文"病理生理改变和发病机制"）。

病原学特征

HIV是艾滋病的致病病原体，属于人类逆转录病毒科（逆转录病毒科）慢病毒属。非致癌慢病毒可使绵羊、马、山羊、牛、猫和猴子等很多其他物种患病。已知的对人类致病的4种逆转录病毒属于两个不同的组，转化逆转录病毒组包括人类嗜T淋巴细胞病毒-1（human T lymphotropic viruse，HTLV）和HTLV-2，以及人类免疫缺陷病毒组包括HIV-1和HIV-2，均可直接或间接引起细胞病变。全球尤其是美国，导致HIV/AIDS的最主要病毒是HIV-1，其包括几个具有地理分布不同的亚型（见下文"HIV-1的分子异质性"）。HIV-2最早于1986年在西非患者中被发现，且最初仅限于西非地区。然而世界各地均发现了HIV-2感染病例，这些病例往往可追溯到西非或与西非人有过性接触。目前认为HIV-1亚群（M、N、O、P）和HIV-2亚群（A～H）可能是从某非人类灵长类动物贮存库中单独转移到人类的。倾向于认为HIV-1来自黑猩猩和/或大猩猩，而HIV-2病毒可能来自乌白眉猴。艾滋病的大流行主要是由HIV-1 M亚组病毒引起的。虽然，包括发达国家在内的许多国家发现了HIV-1 O亚组和HIV-2病毒，但这两种病毒更多的是引起局部流行。灵长类慢病毒科的分类关系如**图97-1**所示。

表97-2 CDC定义的根据不同患病年数下CD4+T淋巴细胞计数或百分比进行划分的1～3期HIV感染[a]

	检测CD4+T淋巴细胞时已患病年数					
	＜1年		1～5年		6年	
分期[a]	个细胞/μL	%	个细胞/μL	%	个细胞/μL	%
1	≥1 500	≥34	≥1 000	≥30	≥500	≥26
2	750～1 499	26～33	500～999	22～29	200～499	14～25
3	＜750	＜26	＜500	＜22	＜200	＜14

[a] 根据CD4+T淋巴细胞计数进行分期，CD4+T淋巴细胞计数与其百分比间首选计数，仅当无计数时用百分比替代。

■ HIV病毒的形态学特点

HIV病毒颗粒在电子显微镜下为二十面体结构（**图97-2**），有很多由两种主要的包膜蛋白（外膜糖蛋白gp120和跨膜糖蛋白gp41）组成的刺突。HIV包膜结构呈三聚体形式。病毒从被感染细胞表面出芽并将多种宿主蛋白镶嵌在其脂质双分子层中。HIV-1的结构示意图如**图97-2B**所示。

■ HIV的复制周期

HIV是一种RNA病毒，其特点是可通过逆转录酶将其RNA基因逆转录为DNA。gp120蛋白通过其V_1区的N末端与宿主细胞表面的CD4受体（**图97-3**）的高亲和性结合标志着HIV复制周期的开始。CD4受体主要存在于T淋巴细胞群上，也可在单核/巨噬细胞和树突状/朗格汉斯细胞表面表达，是一种55 kDa的蛋白质，在免疫应答中起辅助递呈作用。gp120蛋白与CD4结合后会发生构象变化，进而促使其与两个主要辅助受体之一结合。HIV-1的两个主要辅助受体分别是CCR5和CXCR4，都属于7个跨膜域G蛋白偶联细胞受体家族。病毒利用任意一种或两种受体进入细胞是病毒细胞嗜性的重要决定因素。某些树突状细胞（dendritic cells，DC）在其表面表达多种C型凝集素受体，其中一种被称为DC-SIGN的也可与HIV的gp120包膜蛋白高亲和性结合，有利于DC将HIV传播至CD4+T细胞。包膜蛋白gp120与CD4结合发生上述构象变化后，通过新暴露的gp41分子

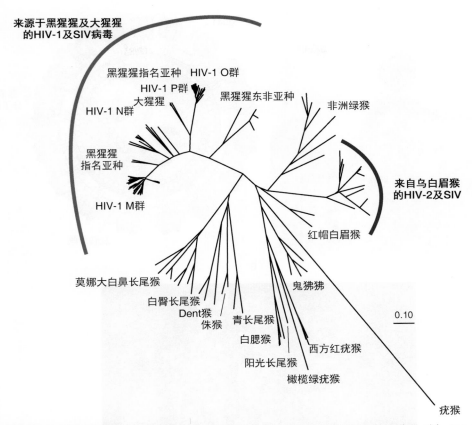

图 97 - 1　基于灵长类免疫缺陷病毒全基因测序得出的进化树。 0.10 表示在核酸水平上存在 10% 的差异（经授权许可，引自：Brian Foley，PhD，of the HIV Sequence Database，Theoretical Biology and Biophysics Group，Los Alamos National Laboratory；additional information at www.hiv.lanl.gov/content/sequence/HelpDocs/subtypes.html）。

穿透靶细胞的细胞膜使病毒和靶细胞融为一体（图 97 - 4）。融合后病毒首先脱去蛋白衣壳，这一步骤有助于逆转录并形成由衣壳和基质蛋白包裹的包含病毒 RNA、酶及辅助蛋白的整合前复合物（图 97 - 3）。当复合物穿过细胞质到达细胞核时，病毒的逆转录酶催化 RNA 基因逆转录为 DNA，从而形成双链的前体 HIV - DNA。在复制周期的整合前步骤中，病毒基因组非常脆弱，容易受细胞内各类因子影响，从而可限制感染进展。尤其是胞质三重基序结构蛋白（TRIM5 - α）可通过与逆转录病毒的衣壳相互作用来限制宿主的 HIV 感染（图 97 - 3）。虽然确切的 TRIM5 - α 作用机制并不清楚，但 TRIM5 - α 限制了 HIV - 1 衣壳的识别（图 97 - 3）。因此，该宿主保护性因子不能限制 HIV - 1 在人免疫细胞内的复制。载脂蛋白 B mRNA 编辑酶［催化多肽样 - 3（APOBEC3）］蛋白家族亦可在病毒进入细胞内未进入细胞核前抑制病毒感染进展。APOBEC3 蛋白可包裹于病毒颗粒中并在新感染细胞的细胞质内被释放出来，与单股 DNA 中间体结合使胞嘧啶脱去氨基，导致逆转录病毒基因组超突变。HIV 病毒已进化出强有效的方法来消除 APOBEC 的影响，病毒蛋白 Vif 可降解 APOBEC3。

随着细胞激活，病毒 DNA 通过核孔由细胞质进入细胞核，并通过病毒编码的另外一种酶将其整合到宿主染色体上

（图 97 - 3）。HIV 前病毒（DNA）优先整合到位于核 DNA 基因活性区和区域热点的内含子内。此种前病毒可不活跃转录（潜伏）或表现出不同水平的基因表达，取决于病毒的活跃复制情况。

细胞激活在 HIV 复制周期中起着重要作用，对 HIV/AIDS 的发病至关重要（见下文"病理生理改变和发病机制"）。病毒与靶细胞结合、融合并将病毒核酸释放入细胞内后，不完全逆转录的 DNA 中间产物在静止期细胞中不稳定，除非感染后短期内激活细胞，否则不能有效地被整合到宿主基因组中。此外，需要一定程度的宿主细胞激活才能启动整合前病毒 DNA 转录为基因 RNA 或 mRNA。mRNA 的转录不一定与可检测的经典细胞表面标志物的活跃表达有关。因此，激活潜伏状态的 HIV 表达取决于许多细胞和病毒因子的相互作用。转录后，HIV 的 mRNA 被翻译成蛋白质并进行糖基化、酰基化、磷酸化修饰并剪切。HIV 蛋白质、酶和基因组 RNA 在细胞膜上组装成病毒颗粒。子代病毒颗粒通过宿主细胞膜的脂质双分子层获得外包膜后出芽，这也成为宿主限制因子骨髓基质细胞抗原（tetherin 蛋白）抑制出芽颗粒释放的重要靶点（图 97 - 3）。tetherin 蛋白是一种干扰病毒释放的干扰素（IFN）诱导产生的 Ⅱ 型跨膜蛋白，但 HIV 辅助蛋白 Vpu 通过与 tetherin 蛋白的直接相互作用来抵消这种干扰。

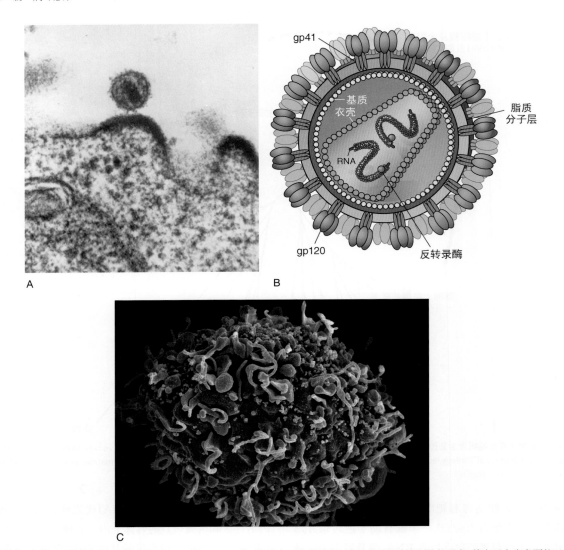

图 97-2 A. HIV 病毒颗粒的电镜下结构。该图展示了从 CD4+ T 淋巴细胞表面出芽脱落下来的典型的病毒颗粒的形态,其中两个病毒颗粒正从细胞膜表面出芽,尚未完全脱落。B. HIV-1 的结构,包括包膜的 gp120 外膜、gp41 跨膜成分、RNA 基因组、逆转录酶、p18(17)内膜(基质)及 p24 核蛋白(衣壳) C. 感染人 CD4+ T 淋巴细胞的 HIV-1 病毒颗粒的电子显微镜扫描图。原始图放大 8 000 倍(经授权许可,引自:Elizabeth R. Fischer, Rocky Mountain Laboratories, National Institute of Allergy and Infectious Diseases)。

病毒编码的蛋白酶在出芽期间或出芽后不久促使 gag - pol 前体分离产生成熟的病毒。病毒复制周期的整个进程受到多种病毒调节基因产物的重要影响。同样,HIV 复制周期的每一步都是治疗干预的实际或潜在靶点。迄今为止临床已证明逆转录酶、蛋白酶和整合酶以及病毒-靶细胞结合和融合的过程均可被药物破坏。

■ HIV 的基因组

HIV 病毒基因组的排列如图 97-5 所示。HIV-1 与其他逆转录病毒一样,含有编码病毒结构蛋白的基因:*gag* 编码构成病毒核心的蛋白质(包括 p24 抗原);*pol* 编码负责病毒蛋白加工的蛋白酶、逆转录酶和整合酶;*env* 编码外膜糖蛋白。然而,HIV-1 尤其是由非黑猩猩组进化而来的比其他逆转录病毒更复杂,至少还包含 6 个其他基因(*tat*、*rev*、*nef*、*vif*、*vpr* 和 *vpu*),这些基因编码参与宿主细胞修饰的蛋白质,以增强病毒繁殖和调节病毒基因表达。其中一些蛋白质被认为在艾

滋病的病理机制中发挥作用,它们的各种功能如图 97-5 所示。这些基因两端的长末端重复序列(LTR)含有参与基因表达的调控元件(图 97-5)。HIV-1 和 HIV-2 基因的主要区别在于 HIV-2 缺乏 *vpu* 基因但有 *vpx* 基因,而 HIV-1 中没有 *vpx* 基因。

■ HIV-1 的分子异质性

HIV 分离株的分子学分析揭示了病毒基因组所有区域存在不同程度的序列多样性。例如,病毒包膜蛋白编码序列的变异范围从百分之几(来自同一被感染个体的分离株间非常接近)到 50% 以上[极端多样性,如不同 HIV-1 群(M、N、O 和 P 群)间]。这些突变往往集中在高突变区。HIV 可通过以下几种方式进化,包括简单的碱基替换、插入或缺失,重排以及糖基化位点的获得和丢失。HIV 序列多样性直接来源于逆转录酶的有限保真度。免疫压力和蛋白质的功能限制的平衡影响了蛋白质区域变异水平。例如,暴露在病毒表面

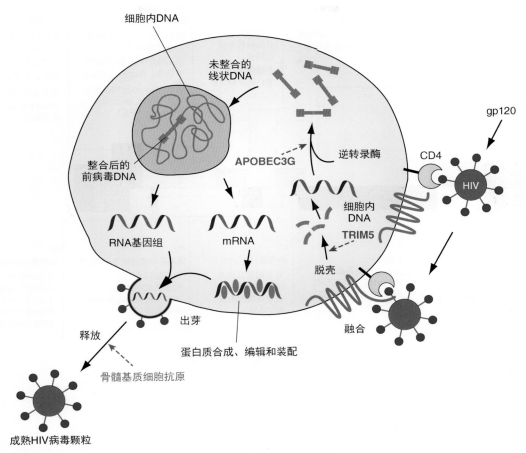

图 97-3　**HIV 的复制周期**。详见正文（经授权许可，引自：AS Fauci：Nature 384：529，1996）。

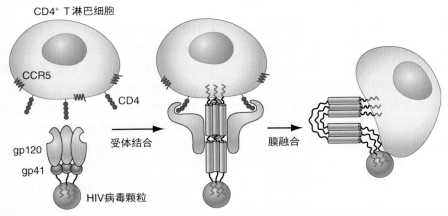

图 97-4　**HIV-1 与其靶细胞的结合和融合**。HIV-1 通过 CD4 分子与其靶细胞结合，导致 gp120 出现构象变化使其可与辅助受体 CCR5（对利用 R5 的病毒）结合。然后病毒通过新暴露出来的 gp41 分子以螺旋弹簧样牢固地结合在宿主细胞的细胞膜上。随着 gp41 分子过渡性中间体结构进一步改变形成发卡结构使病毒包膜和细胞膜密切接触，病毒-细胞发生融合（详见正文）（经授权许可，引自：D Montefiori，JP Moore：Science 283：336，1999）。

的包膜蛋白在抗体和细胞毒性 T 淋巴细胞的免疫选择压力下具有极强的突变性，在高变域中有成簇的突变。相反，具有重要酶功能的逆转录酶相对保守，特别是活性位点附近区域。HIV-1 的高度变异性与 HTLV-1 和 HTLV-2 截然不同。

　　HIV-1 的 4 个群（M、N、O 和 P）是 4 个独立的由黑猩猩向人类（O 和 P 群可能是大猩猩向人类）转移的结果。M 群（主要的）是全球 HIV 感染流行的主要病毒类型，由于其在人

群内的"亚流行"，已出现多种亚型和亚型内融合，多样性明显。

　　在灵长类慢病毒属中，HIV-1 与从黑猩猩和大猩猩身上分离出的病毒关系最密切（图 97-1）。黑猩猩亚种西非黑猩猩是 HIV-1 M 和 N 群的天然宿主。罕见的 HIV-1 O 和 P 群病毒与喀麦隆大猩猩身上发现的病毒关系最密切。M 群包括 9 个亚型或亚族，分别命名为 A、B、C、D、F、G、H、J 和 K，以

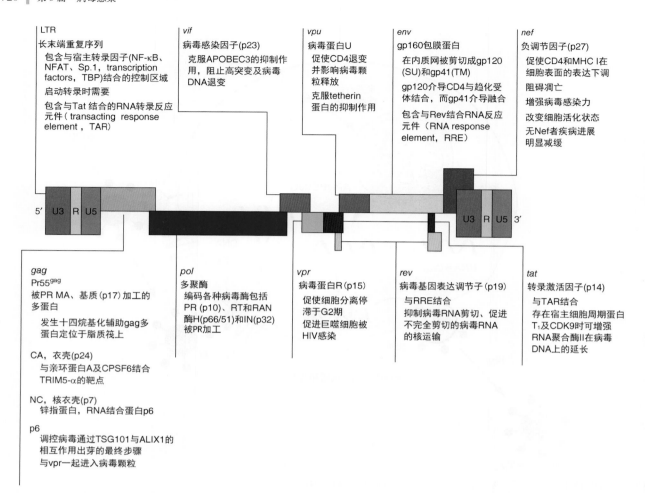

图 97-5 HIV 前病毒的基因排列图及其编码 15 种蛋白的 9 个基因的总结(经授权许可,引自: WC Greene, BM Peterlin: Nat Med 8: 673, 2002)。

及 60 多种已知的循环重组形式(CRF)和许多独特重组形式。子型间重组是由个体同时感染的两个亚型在体内进行重新组合而产生的具有选择性优势的病毒子型。这些 CRF 包括流行率高的如东南亚常见的 CRF01_AE 和西非及中非的 CRF02_AG,以及大量相对罕见的 CRF,要么是因为这些罕见 CRF 起源时间短(新重组),要么是因为尚未形成主要种群。子型和 CRF 构成了 HIV-1 M 群的主要谱系。HIV-1 M 群 C 子型在全球流行中占主导地位,且关于其比其他子类型更容易传播有很多推测,但子类型间传播性变化的可靠数据很少。人类的人口密度、预防和治疗的手段、生殖器溃疡的患病率、医源性传播和其他混杂的宿主因素都可能是引起某一亚型比另一亚型传播更多的原因。

全球 HIV 感染绝大多数为以下 7 种病毒亚型: HIV-1 的 A、B、C、D、G 亚型和两种 CRF(即 CRF01_AE 和 CRF02_AG)。C 亚型病毒(M 群)是迄今为止全世界最常见的病毒类型,约占全世界 HIV 感染的 50%。约 2/3 的 HIV/AIDS 患者居住在撒哈拉以南的非洲,大多数为 C 亚型感染,由 A 亚型、G 亚型、CRF02_Ag 和其他亚型与重组形式引起的感染比例较小。在患病率最高的国家南非(2013 年为 630 万人),测序显示 HIV-1 分离株中 97% 以上属于 C 亚型。亚洲

CRF01_AE 谱系的 HIV-1 分离株和 C、B 亚型占优势。在南亚和东南亚,95% 以上的患者居于印度,印度约有 210 万艾滋病感染者,AFR01_AE 为主,属于 C 亚型(见下文"世界各地的 HIV/AIDS 感染现状")。B 亚型病毒在美国、加拿大、南美、西欧和澳大利亚占绝对优势。目前认为,B 亚型在 20 世纪 70 年代末传播到美国和欧洲纯属偶然,但建立了压倒性的创始者效应。许多国家都有共同传播的病毒亚型,导致新的 CRF 产生。对受感染个体的 HIV-1 等位基因序列分析表明,不同亚族的病毒之间的重组可能是由一个个体感染一个以上亚型的病毒引起的,尤其是在亚型重叠的地区,并且因吸毒驱动的亚流行比性传播更常见。

由于存在多种亚型、循环重组形式和持续的病毒进化,HIV 的异常多样性可能对传播率、疾病进展速度、治疗反应以及抗逆转录病毒药物耐药性产生影响。这种多样性也是 HIV 疫苗发展的一个巨大障碍,因为广泛有效的疫苗需要各种病毒株均能产生保护性反应。

传播

HIV 主要通过性传播(异性和男男性接触)、输血或血液制品传播、母婴传播(感染 HIV 的母亲在分娩期、围生期

或通过母乳喂养传播给婴儿）。根据 30 多年对其他潜在传播方式的观察和经验，目前没有证据表明 HIV 可经偶然接触传播，也没有证据表明可以通过昆虫（如被蚊虫）叮咬而传播。表 97 - 3 列出了各种暴露类型下 HIV 传播的估计风险。

表 97 - 3　不同暴露类型下每次暴露行为出现 HIV 传播的估计概率	
暴露类型	每 10 000 次暴露行为中估计出现传播的例数
肠外传播方式	
输血或血制品	9 250
共用针具注射吸毒	63
针刺伤（介入性医疗操作）	23
性传播	
肛交接受方	138
肛交插入方	11
阴茎-阴道性交接受方	8
阴茎-阴道性交插入方	4
口交接受方	低
口交插入方	低
其他[a]	
咬伤	可忽略
唾液	可忽略
体液（包括精液、唾液）	可忽略
共用情趣用具	可忽略

[a] 理论上 HIV 可经此途径传播，但实际不会发生或尚无报道。
来源：CDC, www.cdc.gov/hiv/policies/law/risk.html; P Patel: AIDS 28: 1509, 2014。

■ 性传播

　　HIV 感染主要是一种全球性的性传播感染疾病。尽管许多西方国家已出现了男男性传播的复苏，但目前为止异性性传播仍是发展中国家最常见的传播方式。虽然多种因素如病毒载量和生殖器溃疡都对异性性传播 HIV 的有效率有所影响，但异性性传播不是很有效的传播途径。近期一项系统研究发现，如不使用避孕套或抗病毒治疗，不使用抗病毒药物阻断，阴道性交时女传男的概率为 0.04%，男传女的概率为 0.08%（表 97 - 3）。

　　精液中被感染的单核细胞内及细胞外基质中均可检测到 HIV 病毒。病毒似乎可在精液中大量聚集，尤其精液中淋巴细胞和单核细胞数量增加的情况下如生殖器炎症如尿道炎和附睾炎更为明显，与其他性传播疾病密切相关。宫颈刮片和阴道分泌物中也发现了 HIV 病毒。与阴道性交接受方相比，作为无保护肛交接受方（unprotected receptive anal

intercourse, URAI）的男性或女性发生 HIV 传播的风险更高。尽管数据有限，据估测每次 URAI 的 HIV 传播风险约为 1.4%（表 97 - 3）。通过 URAI 感染 HIV 的风险比阴茎阴道性交更高的原因为，将携带病毒的精液与黏膜内和黏膜下潜在易感细胞分隔开的直肠黏膜仅由单层薄而脆弱的柱状上皮细胞组成，且肛交过程中黏膜容易出现微小损伤。直肠灌洗和性行为可损伤直肠黏膜进而也增加了易感性。肛交至少可能存在两种感染方式：① 黏膜创伤性撕裂时病毒直接入血；② 无创伤时感染黏膜中的易感靶细胞（如朗格汉斯细胞）。与阴道性交插入方相比，肛交插入方 HIV 感染风险也会增加。尽管阴道黏膜比直肠黏膜厚几层，在性交过程中不太可能出现破损，但病毒仍可以通过阴道传播给对方。如表 97 - 3 所示，在 HIV 的传播中男传女通常比女传男更有效。男女间传播率存在差异的原因可能部分是因为阴道、子宫颈黏膜和子宫内膜（精液通过子宫颈进入子宫）暴露于已感染的精液时间较长，相比之下，阴茎和尿道口暴露于已感染的阴道分泌物中的时间相对较短。在异性性行为 HIV 传播研究的各种辅助因素中，其他性传播疾病与 HIV 传播密切相关。例如生殖器溃疡与 HIV 传播密切相关，使 HIV 易感性和感染力均增加。微生物如梅毒螺旋体（参见第 78 章）、杜克雷嗜血杆菌（参见第 54 章）和单纯疱疹病毒（HSV；参见第 88 章）感染作为生殖器溃疡的重要病原体均与 HIV 传播相关。此外，其他引起非溃疡性炎症性病变的病原体如沙眼衣原体（参见第 85 章）、淋病奈瑟菌（参见第 53 章）和阴道毛滴虫（参见第 129 章）也与 HIV 的传播风险增加有关。细菌性阴道病虽是一种与性行为相关的感染，但并非严格意义上的性传播疾病，也可能与 HIV 的传播风险增加有关。一些研究表明，治疗其他性传播疾病或生殖道综合征可能有助于预防 HIV 的传播，在 HIV 感染率相对较低的人群中效果最为显著。值得警惕的是，HSV 感染时并非如此，因为已有研究证实，即使抗 HSV 治疗可使 HSV 相关生殖器溃疡愈合，但不能减少 HIV 感染风险。一种可能的解释是，活检显示尽管局部溃疡已愈合但许多 HIV 受体阳性的炎症细胞即 HIV 易感细胞仍存在于该溃疡处的组织内。

　　血浆 HIV - 1 载量是 HIV - 1 传播风险的主要决定因素。乌干达一项异性恋配偶队列研究发现，HIV 感染风险高低与是否接受抗逆转录病毒治疗不一致，伴侣出现血清学转化的 HIV 感染患者的血浆 HIV RNA 平均水平明显高于伴侣未出现血清学转化的 HIV 感染患者。事实上，即使存在生殖器溃疡，若已感染伴侣的血浆 HIV RNA 水平低于 1 700 拷贝/mL 时，传播也很罕见（图 97 - 6）。HIV 感染早期血浆 HIV RNA 水平较高，故每次性行为的 HIV 传播率最高，而疾病晚期随着病毒调定点提高，HIV 传播率也较高。

　　抗逆转录病毒治疗能显著降低大多数 HIV 感染患者的血浆病毒血症（见下文"治疗"），且可降低传播风险。在一项针对血清学不一致配偶的大型研究中发现，早期使用抗逆转

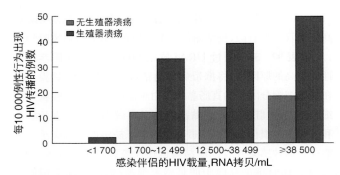

图 97-6 乌干达男男性行为、异性性行为、HIV 血清单阳配偶间每次性行为的 HIV 传播概率（经授权许可，引自：RH Gray et al：Lancet 357：1149，2001）。

录病毒治疗而不是延迟至 CD4$^+$ T 淋巴细胞计数降至 250 个/μL 以下后治疗，可减少 96% HIV 向未感染者的传播。这种治疗被泛称为预防治疗或 TasP 治疗。一些研究也表明抗逆转录病毒治疗在社区水平是有益的。

包括大型随机对照研究在内的许多研究均清楚地表明男性包皮环切术与异性恋男性 HIV 感染风险减低有关。包皮环切术是否能降低男男性行为中 HIV 传播风险尚存在争议，但数据表明，包皮环切术对仅作为性交插入方的男性具有保护作用。包皮环切术的保护作用可能与未接受包皮环切术的男性溃疡性性病易感性增加、其他如包皮和龟头的微创伤增加有关。此外，富含血管的包皮组织含有高密度的朗格汉斯细胞且 CD4$^+$ T 细胞、巨噬细胞及其他 HIV 靶细胞较多。最后，包皮下的潮湿环境可能促进微生物菌群的生长或持续存在，引起炎症进而可能导致包皮中的 HIV 靶细胞浓度更高。此外，随机试验表明，男性包皮环切术还可以减少男性丙型肝炎病毒（hepatitis C virus，HCV）-2 型、人乳头瘤病毒（human papillomavirus virus，HPV）和生殖器溃疡病的发生，并减少其女性性伴侣 HPV、生殖器溃疡病、细菌性阴道病和阴道毛滴虫感染的发生。因此，对接受包皮环切术男性的女性性伴侣而言，额外的好处是可能还会降低 HIV 感染的风险。

某些研究发现，使用口服避孕药与 HIV 感染风险增加有关，超过了不使用避孕套进行节育，可能是因为药物引起宫颈黏膜改变致使其更容易被病毒穿透。因生殖道发育不成熟，宫颈上皮异位增加或柱状上皮暴露，青春期女性暴露后可能更容易被感染。

与肛交或阴道性交相比，口交是更不有效的 HIV 传播方式（表 97-3）。一些研究显示在 HIV 血清学不一致的配偶中，口交传播 HIV 的风险极低。然而，已有可能通过阴茎口交或舔阴口交导致 HIV 传播的报道。因此，不能保证口交是完全安全的。

无论是同性恋还是异性恋，饮酒和吸毒均导致不安全性行为增加进而导致 HIV 性传播风险增加。冰毒（甲基苯丙胺）和其他所谓的俱乐部药物（如摇头丸、氯胺酮和 γ-羟基丁酸盐），有时会与 PDE-5 抑制剂如西地那非（伟哥）、他达拉非（希爱力）或伐地那非（艾力达）同时服用，与危险性行为及 HIV 感染风险增加相关，尤其在男男性行为中。

■ 注射吸毒者的传播

注射吸毒者（injection drug user，IDU）可因共用注射工具（如针头、注射器、混合毒品的水或过滤毒品的棉花）而暴露于 HIV 从而出现传播。注射吸毒者的 HIV 肠外传播可不依赖静脉注射途径，皮下注射（skin popping，SC）或肌内注射（muscling，IM）亦可传播 HIV，即使这些行为有时被错误地认为是低风险的。注射吸毒者感染 HIV 的风险随注射吸毒时间延长，共用针头的频率增加，共用随身用具的伴侣的数量增多，尤其在出售毒品的"靶场"（shooting galleries）大量注射毒者可能共用有限数量的"工具"，合并精神病如反社会人格，注射可卡因或吸食"克赖克"，在 HIV 感染高流行地区如美国某些市中心地区吸毒等而增加。如表 97-3 所示，共用受污染的针头注射毒品所产生的传播风险估计每次约 0.6%。

■ 经输血和血制品传播

HIV 可通过输注被 HIV 污染的血、血制品或接受被感染的组织移植而传播。1982 年首次报道了输血受者和血友病或其他凝血功能障碍患者中出现艾滋病。在资源丰富的国家，1985 年春季以前绝大多数 HIV 感染是因为输注了被污染的血、血制品或接受了被感染的组织移植，此后开始对所有捐献者强制性检测 HIV-1。据估计，输注被 HIV 污染的血制品后 90% 以上会出现 HIV 感染（表 97-3）。尽管发展中国家对 HIV 的血液筛查也变得越来越普遍，但不幸的是一些资源贫乏的国家因未对血液、血制品和组织进行充分检测，HIV 可继续经此途径传播。输注全血、浓缩红细胞、血小板、白细胞和血浆都能造成 HIV 传播。相较之下，使用免疫丙种球蛋白、乙型肝炎免疫球蛋白、血浆源性乙型肝炎疫苗和 RHO 免疫球蛋白与 HIV 感染的传播无关；这些产品的处理过程会灭活病毒或清除病毒。

目前，在美国和大多数发达国家常规筛查献血者 HIV-1 和 HIV-2 抗体，并对部分标本进一步检测确认是否含有 HIV 核酸。这些措施均使经输血或血制品传播 HIV 的风险变得极小。通过问卷仔细询问既往病史和健康史以筛除有高危行为的潜在献血者，通过自我延期机会和血清学检测筛选出 HIV 阴性个体并筛查与 HIV 有相同传播高危因素的感染如乙肝、丙肝和梅毒。对凝血因子的沉淀进行热处理，可基本消除 HIV 传播的可能性，为防止血友病患者经输注此类因子而感染 HIV 增加了一层安全保障。目前，估计在美国输注经过筛查的血液后出现 HIV 感染的风险约为 1/2 000 000。因此，鉴于美国每年献血量约 1 600 万份，尽管从科学角度上我们已竭尽所能，仍不能完全消除与输血有关的 HIV 传播。鉴于此，2010 年美国报道了一例与输血有关的 HIV 传播病例，可追溯到 2008 年的一次献血事件，这是自 2002 年以来此类病例的首次报道。在某些发展中国家特别是撒哈拉以南的非洲，并不常规筛查血液 HIV 抗体，经输血或血制品传播 HIV

(HIV-1 和 HIV-2)仍是持续存在的威胁。其他国家因常规筛查过程偶尔出现个别差错导致被污染的血液被允许使用进而引起小规模患者被感染的案例已有报道。令人非常不安的是，20 世纪 90 年代中国大量卖血的人因采血者重复使用被污染的针头而感染 HIV，某些情况下因采集者将许多人的血液混合提取血制品、分离血浆后将混合过的红细胞再回输至卖血者体内而造成 HIV 感染。

■ HIV 的职业传播：医疗保健相关工作者、实验室工作者和卫生保健机构

HIV 传播给医疗保健相关工作者、实验室工作人员及其他可能会处理含 HIV 物质(尤其是尖锐器具)的人员的职业风险很小，但却是明确存在的。据估计，美国每年有 60 万～80 万名医疗保健相关工作者被针头或其他医疗锐器所伤。据估计，全球医疗保健相关工作者中因锐器伤导致 HIV 感染的人数平均为 1 000 例/年(200～5 000 例不等)。截至 2010 年美国已报道了 57 例职业性 HIV 传播至医疗保健相关工作者的病例，143 例可能的传播。自 1999 年以来尚无确诊病例报道。

使医疗保健相关工作者有潜在 HIV 感染风险的暴露包括透皮损伤(如针刺伤或锐器割伤)、黏膜或不完整皮肤(如皲裂、擦伤或患皮炎的暴露皮肤)接触感染性的血液、组织或其他具有潜在感染性的体液。多家大型机构参与的研究表明，如果 24 h 内不接受抗逆转录病毒药物治疗，医疗保健相关工作者的皮肤被明确 HIV 感染患者的血液污染的针头或锐器所伤后，其感染 HIV 的风险约为 0.3%，而黏膜暴露后的感染风险为 0.09%(见下文"HIV 和医疗保健相关工作者")。未接种免疫的个体同种类型暴露于乙型肝炎病毒(HBV)时感染风险为 6%～30%；易感者暴露于 HBV 后使用乙型肝炎免疫球蛋白预防并接种 HBV 疫苗能成功避免 90% 以上的 HBV 感染。透皮损伤的丙型肝炎病毒的传播风险约为 1.8%(**参见第 99 章**)。

不完整皮肤暴露后出现 HIV 传播虽然罕见但已有报道，经此途径的平均传播风险目前尚无确切的数据，但估计低于黏膜暴露的传播风险。尚无 HIV 通过完整皮肤传播的报道。目前在发达国家，几乎所有通过针刺伤/锐器伤和黏膜暴露于明确 HIV 感染患者血液的医疗保健相关工作者都需接受联合抗逆转录病毒治疗(cART)进行预防，此做法也称为暴露后预防或 PEP(postexposure prophylaxis)，极大地减少了医疗保健相关工作者因锐器伤所引起的 HIV 传播。

除了血液和明显的血性体液外，精液和阴道分泌物也被认为具有潜在感染性，然而患者向医疗保健相关工作者的职业传播中并未涉及。液体包括脑脊液、滑液、胸膜液、腹膜液、心包液和羊水也被认为具有潜在传染性。暴露于 HIV 感染患者血液外的体液或组织后的传播风险尚未被量化，但可能比暴露于血液后的风险要低得多。粪便、鼻腔分泌物、唾液、痰液、汗液、泪液、尿和呕吐物被认为无 HIV 潜在传染性，除

非明显是血性的。少数通过咬伤传播 HIV 的病例已有报道，但在职业暴露中尚未发现。

透皮损伤暴露于被 HIV 感染的血液后，HIV 感染风险的增加与暴露的血液量相对较大有关，如被直接放置在静脉或动脉中的空心针所伤或损伤较深时感染风险较大。与 HIV 黏膜皮肤传播可能相关的因素包括接触异常大量的血液和接触时间长。此外，因未经治疗的晚期患者或 HIV 急性感染期患者血中的 HIV 病毒载量很高，因此暴露于此类患者血液后的感染风险增加。自 HIV 流行以来，尽管从医疗保健相关工作者向患者传播的可能性很高，但罕有感染病例报道。除了少数已报道的案例外，事实上，在发达国家因医疗保健相关工作者(无论是否感染)向患者传播 HIV 的风险极低以至于难以准确评估。基于此，已经开展了数项流行病学研究，对数千名感染 HIV 的口腔医生、外科医生、产科医生和妇科医生进行跟踪调查，并未发现与医疗保健相关工作者有关的向患者传播 HIV 的病例。

罕见情形下如违反感控原则重复使用被污染的注射器、使用未经正确消毒的手术器械和/或血液透析设备使医院、疗养院和门诊可出现 HIV 患者向患者的传播。最后，这些极为罕见的在工作场所发生 HIV、HBC 和 HCV 向医疗保健相关工作者的传播也再次强调了在诊治所有患者过程中采用标准防护措施的重要性(参见下文和**第 17 章**)。

■ HIV 的母婴传播

已感染 HIV 的母亲在妊娠期间、分娩期间或母乳喂养期间均可将 HIV 传播给胎儿。这仍是某些发展中国家 HIV 的一种重要传播方式，在这些国家，HIV 感染的男女比例约为 1：1。对流产胎儿所做的病毒学检测表明妊娠前 3 个月或后 3 个月均可将 HIV 传播给胎儿。然而母婴传播最常见于围生期。在卢旺达和刚果民主共和国(当时称为扎伊尔)进行的两项研究表明，在所有 HIV 母婴传播病例中出生前、出生时、母乳喂养期间的传播比例分别为 23%～30%、50%～65%、12%～20%。

妊娠期、分娩期和围生期未对母体以及分娩后的胎儿进行预防性抗逆转录病毒治疗的情况下，工业化国家的 HIV 母婴/母胎传播概率为 15%～25%，发展中国家为 25%～35%。产前护理是否充分、HIV 的疾病阶段、妊娠期母体的总体健康状况可能是导致这种差异的原因。据报道高传播率与许多因素有关，其中文献证据最多的是母体血浆病毒水平，传播风险随母体血浆病毒水平升高呈线性增加。若母体血浆 HIV RNA 水平<1 000 拷贝/mL 则母婴传播的可能性较小；若低于检测下限(即<50 份/mL)则母婴传播的可能性极小。然而，某些研究报道发现血浆 HIV RNA 水平<50 拷贝/mL 的母体亦可出现 HIV 母婴传播，因此可能不存在一个较低的"阈值"，低于该阈值时完全不会出现母婴传播。母婴传播增加也与母婴之间人类白细胞抗原(HLA)匹配度密切相关。羊膜破裂至分娩产出的间隔时间较长是另一个有充分证据的

增加传播风险的因素。其他潜在的但尚未得到一致证实的危险因素包括分娩时出现绒毛膜羊膜炎、妊娠期间合并性传播疾病、妊娠期间吸毒、吸烟、早产以及羊膜穿刺、羊膜镜检查、安放胎儿头皮电极和会阴切开等产科操作。20 世纪 90 年代在美国和法国进行的一项具有开创性的研究中发现,使用齐多夫定治疗妊娠中期到分娩期出现 HIV 感染的孕妇及出生后 6 周内的婴儿显著降低了分娩期和围生期 HIV 的传播率,从该地区未接受诊疗组的 22.6% 降至 <5%。如今接受联合抗逆转录病毒治疗(cART)的孕妇母婴传播率已降至 1% 或更低。抗病毒治疗加剖宫产使美国及其他发达国家 HIV 的母婴传播成为一个不寻常的事件。因此,美国公共卫生部和世界卫生组织的指南均建议无论血浆 HIV RNA 水平或 CD4$^+$ T 淋巴细胞计数高低,为了母体的健康并阻止围生期的母婴传播,所有 HIV 感染孕妇均应接受 cART。

经母乳喂养传播是发展中国家 HIV 感染传播的一种重要方式,尤其是母乳喂养持续时间较长的国家。经母乳喂养传播 HIV 的危险因素尚未完全知晓;可增加传播风险的因素包括母乳中可检测到的 HIV 水平、存在乳腺炎、母体 CD4$^+$ T 淋巴细胞计数较低及母体缺乏维生素 A。母乳喂养的前几个月经母乳喂养感染 HIV 的风险最高。此外,据报道,与混合喂养相比纯母乳喂养的 HIV 传播风险更低。在发达国家因为现成的替代营养方式即配方奶粉很完备,故 HIV 感染母亲禁止对婴儿进行母乳喂养。但在发展中国家母乳喂养可能对婴儿的整体健康至关重要,母乳喂养期间已感染的母体持续使用 cART 可显著降低 HIV 传播给婴儿的风险。事实上,孕妇一旦启动 cART,许多专家建议终身抗病毒治疗。

■ HIV 通过其他体液传播

虽然可从少部分 HIV 感染患者的唾液中分离出低滴度的 HIV 病毒,但尚无确切的证据表明亲吻或其他接触(如医护人员的职业接触)可经唾液传播 HIV 病毒。唾液中含有内源性抗病毒因子,其中 HIV 特异性的 IgA、IgG 和 IgM 抗体均可在已感染患者的唾液中检出。有研究表明,大分子的糖蛋白如黏蛋白和凝血酶敏感蛋白-1 可将 HIV 聚集并隔离供宿主清除。此外,唾液中许多可溶性因子在体外可不同程度地抑制 HIV,可能是通过作用于宿主细胞受体而非病毒本身而发挥作用。其中被研究的最多的可能是分泌性白细胞蛋白酶抑制剂(secretory leukocyte protease inhibitor,SLPI),其在多种细胞培养系中均可阻断 HIV 感染,而且发现唾液中 SLPI 的浓度接近其在体外抑制 HIV 所需的浓度。因此,母乳喂养时经母乳传播 HIV 的风险降低与婴儿唾液中 SLPI 水平较高相关。也有学者认为,颌下腺分泌的唾液通过剥除病毒表面的 gp120 而降低 HIV 的传播,唾液介导的 HIV 感染细胞的破坏和溶解与口腔分泌物的渗透压低有关。有些疑似经唾液传播的不寻常的病例报道,但这些病例可能是血液至血液传播所致。HIV 可通过人类咬伤传播但极其罕见。尽管几乎所有的体液均可分离出或检测 HIV,但目前没有证据

表明暴露于泪液、汗液或尿液后可导致 HIV 传播。然而也有一些经伴或不伴血液污染的体液传播 HIV 的个例。这种情况大多发生于与 HIV 感染患者密切接触为其提供强化护理而不遵守标准防护措施的亲属身上。因此,再次强调处理 HIV 感染患者的体液和废物时遵守感控防护措施的重要性。

流行病学

■ 世界各地的 HIV/AIDS 感染现况

HIV/AIDS 是一种全球性流行病,几乎所有国家都有感染病例的报道。据联合国艾滋病规划署(Joint United Nations Programme on HIV/AIDS,UNAIDS)估计,截至 2013 年底,全球大约有 3 500 万 HIV 感染患者,95% 居住在中低收入国家,半数为女性,15 岁以下的儿童有 320 万人。自 1990 年以来,HIV 感染患者的数量(即全球现患率)增加了 4 倍以上,是 HIV 高感染率和抗逆转录病毒治疗的综合结果(图 97-7)。2013 年全球 15~49 岁人群的患病率为 0.8%,不同国家和地区的患病率差别很大。

2013 年全球新发 HIV 感染病例约 210 万例,其中 15 岁以下儿童 24 万例,25 岁以下患者约占 40%。2001 年至 2013 年期间,全球 HIV 感染人数下降了 38%(图 97-7)。近年来,全球 HIV 发病率的下降反映了在 HIV 预防方面取得的进展,以及向 HIV 感染患者提供更多的抗逆转录病毒治疗使其传染性伴侣的可能性大大降低。2013 年,全球艾滋病死亡人数为 150 万人(其中 15 岁以下儿童的 19 万人),相比 2005 年下降了 35%,与接受抗逆转录病毒治疗的快速增加一致(图 97-7)。自 HIV 流行以来,估计已有 3 900 万人死于 AIDS 相关疾病。

艾滋病大流行在世界不同地区"波浪形"出现,每次流行都有不同的特点,取决于流行地区的人口学特征和病毒传入人群的时间。AIDS 的大流行最早在美国出现,随后在西欧,但其发源地可能是疫情最严重的撒哈拉以南的非洲地区。该地区的人口仅占世界总人口的 12%,却生活着全球 70% 以上的 HIV 感染患者(约 2 500 万人)和近 90% 的 HIV 感染儿童。该地区南部的 9 个国家疫情尤其严重,血清阳性率数据表明,这些国家 10% 以上的 15~49 岁成人感染了 HIV。此外,生活在撒哈拉以南的非洲地区的城市中的高危人群(如性工作者、性病诊所的患者)现在的血清阳性率 >50%。不过,最新数据显示出好转迹象,该地区许多国家的 HIV 患病率和流行率尽管仍然很高,但都有所下降。异性性接触是该地区 HIV 的主要传播方式,60% 的感染患者为妇女和女童。2013 年中东及北非地区估计有 23 万 HIV 感染患者,主要集中于注射吸毒者、男男同性恋者、性工作者及其顾客等特定人群。

至 2013 年底亚太地区共约有 480 万 HIV 感染患者。其中东南亚国家感染人数最多,不同国家差别很大。亚洲国家中只有泰国的成人血清阳性率超过 1%。但是,由于亚洲国家人口众多(尤其是印度和中国),但是感染率和血清阳性率

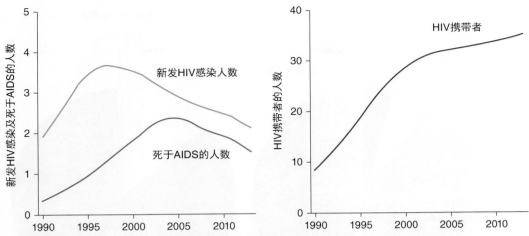

图 97-7　全球 HIV 新增病例、AIDS 死亡人数（左）、HIV 患病人数（右）的估计数据，1990—2013 年（来自：UNAIDS）。

很低，感染患者的数量仍然十分庞大。亚洲国家的 HIV 感染患者主要集中在注射吸毒者、男男同性恋者、性工作者及其顾客等特定人群，具有高危风险的异性性伴侣出现 HIV 感染者日渐增多。

东欧和中亚地区流行率逐渐增加，至 2013 年底约有 110 万 HIV 感染患者。其中，俄罗斯和乌克兰感染人数最多。注射吸毒传播和性传播的增加使过去 10 年里该地区的新发病例数急剧增多。

中南美洲和加勒比地区有近 190 万 HIV 感染患者，其中巴西的感染人数最多。近年来，借助于有效的治疗和预防措施，巴西已成功减缓了 HIV 的蔓延趋势。男男性传播是中美洲主要的 HIV 传播方式。而加勒比地区（该地区的成人血清阳性率仅次于非洲）HIV 的主要传播方式是异性性传播。

北美、西欧和中欧地区有近 230 万 HIV 感染患者。过去 10 年里，作为收入最高的地区男男同性恋者的新发感染数有所增加，异性恋者的新发感染数趋于稳定，而妇女和注射吸毒者的新发感染数则有所下降。

■ 美国的 HIV/AIDS 感染现况

自 HIV 流行以来美国约有 170 万人感染了 HIV，其中超过 63 万人死于该病。据最新估计，美国目前现存的 HIV 感染患者约 110 万，其中 16%～18% 的患者对已感染 HIV 的事实并不知晓。如图 97-8 所示，仅有一部分 HIV 感染患者能够顺利完成 HIV"连续诊疗"流程，包括诊断、医疗护理、抗逆转录病毒治疗以及达到有效抑制病毒载量（见下文"治疗"）。

美国超过 60% 的 HIV 感染患者为非裔或拉美裔，一半以上为男男同性恋。据估计，美国 13 岁及以上人群的 HIV 血清阳性率约为 0.5%。在美国，近 2% 的非裔成人为 HIV 感染患者，高于任何其他种族。

20 世纪 80 年代末美国每年新发 HIV 感染病例（即 HIV 发病率）达到峰值，约 13 万人/年，此后逐渐下降。近十多年来 HIV 发病率一直稳定在每年 5 万人左右。近年来，美国男男同性恋者的 HIV 发病率有所增加，而女性和注射吸毒

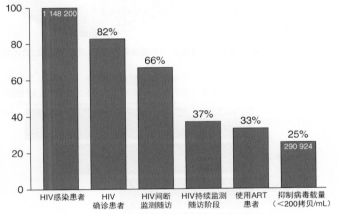

图 97-8　美国 HIV 感染患者接受不同 HIV 连续性诊治阶段的比例（经授权许可，引自：HI Hall et al；JAMA Intern Med 173；1337，2013）。

者的 HIV 发病率则有所下降。2011 年新增的成人及青少年 HIV 感染患者中，男性约占 79%，女性约占 21%。新增男性感染患者中，约 79% 是经男男性接触传播，约 12% 是经异性性接触传播，约 6% 是经注射毒品传播，约 4% 是经男男性接触和注射毒品传播。新增女性感染患者中，约 86% 是经异性性接触传播，约 14% 是经注射毒品传播（图 97-9）。2011 年美国 10 个人群亚群新增 HIV 感染患者的数量如图 97-10 所示。

围生期 HIV 传播（即 HIV 感染母亲向新生儿的传播）在美国已显著减少，主要是因为实施了产前普遍咨询和自愿 HIV 检测措施，并对孕妇和新生儿采用抗逆转录病毒治疗以阻断传播（图 97-11）。2011 年美国只有不到 200 名婴儿被诊断出感染了 HIV。

HIV/AIDS 对美国少数种族的影响尤为严重。2011 年新增 HIV 感染患者中黑种人/非裔美国患者占 47%，然而其仅占美国总人口的 12%（图 97-12A）。2011 年美国各种族每 10 万人新增感染者人数如图 97-12B 所示。

20 世纪 80 年代，美国确诊 AIDS 的人数及死亡人数稳步上升，AIDS 患病人数和死亡人数分别在 1993 年和 1995 年达

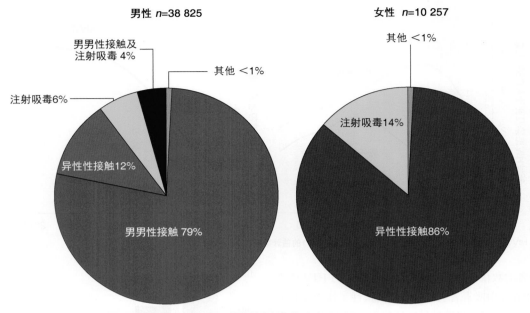

图 97-9 2011年美国青少年及成人 HIV 感染确诊患者(各疾病阶段)的传播途径分类(来自:CDC)。

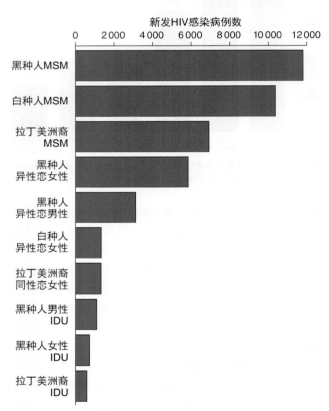

图 97-10 2011年美国 HIV 高危人群出现新发感染的估计病例数。MSM,男男同性恋;IDU,注射吸毒者(来自:CDC)。

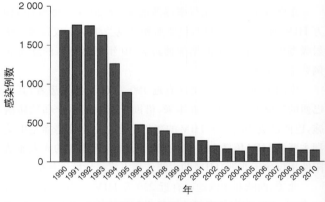

图 97-11 1990—2010 年美国新生儿 HIV 感染估计病例数(来自:CDC)。

尽管总体来说 HIV/AIDS 在美国的流行处于稳定状态,然而其在美国不同人群中的流行趋势大为不同,在某一类人群中不断蔓延,在另一类人群中趋于稳定,而在其他类人群中则日渐减少。与其他性传播疾病一样,HIV 感染在美国的人群中不是均匀播散的,有高危行为的人群感染 HIV 的风险更高。此外,近年来青年男男同性恋者以及城市和贫困地区人群(尤其是美国南部不能有效接受医疗保健服务的少数族群)的 HIV/AIDS 不断增加,这一现象表明 HIV 感染在美国仍然是一个非常重要的公共卫生问题。

病理生理改变和发病机制

HIV 感染的标志性特点是在多克隆免疫激活环境下造成 T 淋巴细胞亚群即辅助 T 淋巴细胞数量进行性减少和功能缺陷。细胞表面表达 CD4 分子的 T 淋巴细胞称为辅助 T 淋巴细胞亚群。CD4 分子是 HIV 的主要细胞受体。HIV-1 必须借助辅助受体才能与 CD4 分子有效结合、融合并进入靶

到峰值(图 97-13)。此后,美国每年死于 AIDS 的人数下降了约 70%。这主要得益于针对机会性感染的预防和治疗措施的改进、HIV 感染患者诊治经验的积累、医疗保健服务的普及,以及因饱和效应与积极的预防措施所致的新增感染病例数的减少。当然,最重要的影响因素还是强效抗逆转录病毒药物的广泛使用,通常 3~4 种药联用。

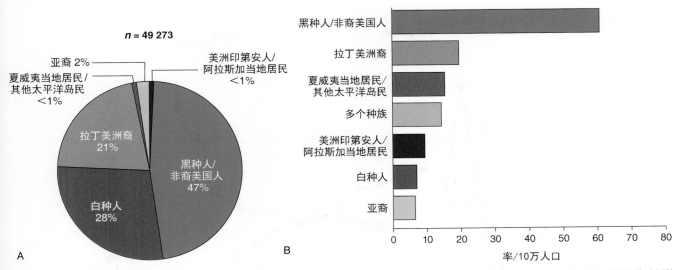

图 97-12 2011 年美国各种族(包括儿童)新发 HIV 感染例数(包括各个疾病阶段)。A. 各种族的新发感染者的估计比例；B. 各种族的新发感染的估计例数(每 10 万人)(来自：CDC)。

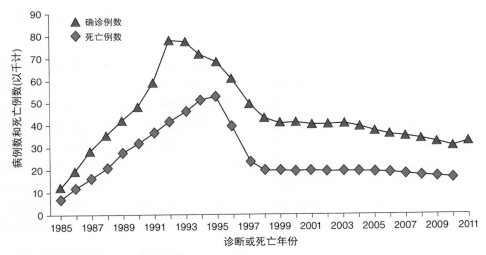

图 97-13 1985—2011 年美国 AIDS 病例例数及 AIDS 死亡人数(来自：CDC)。

细胞(图 97-3 和图 97-4)。HIV 借助两个主要的辅助受体(即 CCR5 和 CXCR4)进行融合和进入，此两种辅助受体也是某些化学趋化细胞因子(称为趋化因子)的主要受体，属于 7 个跨膜域 G 蛋白偶联受体家族。体外试验已证实了许多导致 CD4$^+$ T 淋巴细胞耗竭和/或免疫功能障碍的机制，包括 HIV 直接感染破坏靶细胞，还包括被感染细胞的免疫清除、与异常免疫激活相关的细胞死亡和细胞功能障碍导致免疫耗竭等间接作用机制。当患者 CD4$^+$ T 淋巴细胞水平低于一定阈值时，各种机会性疾病的患病风险明显升高，尤其是被称为艾滋病指征性疾病的感染及肿瘤。艾滋病的某些临床表现如卡波西肉瘤和特定的神经功能异常无法完全由 HIV 感染引起的免疫缺陷来解释，因无严重免疫缺陷的患者亦可出现这些临床表现。

从 HIV 最初(原发性)感染进展至终末期疾病的这一过程中出现的病毒学和免疫学事件组合复杂多样。认识到 HIV 感染的致病机制是多因素、多阶段的且在疾病的不同阶段是不同的非常重要。因此，为了更充分地了解这些致病事件，研究未经治疗的 HIV 感染患者的典型临床过程至关重要(图 97-14)。

■ **HIV 感染的早期事件：原发性感染和病毒的最初传播**

以黏膜传播为例，HIV 暴露于黏膜表面后最早(数小时内)发生的事件决定了感染可否建立及其后续事件。虽然黏膜屏障在限制 HIV 进入固有层的易感靶细胞方面相对有效，但病毒可通过表皮下的朗格汉斯细胞(一种表皮型树突状细胞)传播或黏膜中的显微租居处(microscopic rents)穿过黏膜屏障。生殖器溃疡病中黏膜屏障的显著破坏可促进病毒进入并提高其感染效率。然后病毒寻找易感目标，主要是分散在黏膜中的 CD4$^+$ T 淋巴细胞，这种空间上的分散分布是 HIV

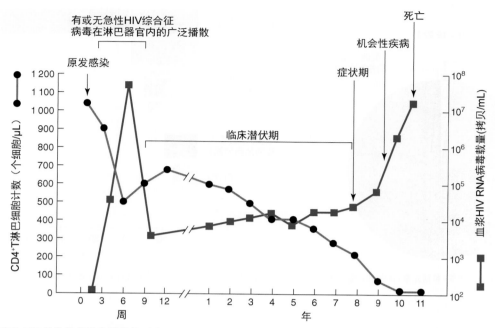

图 97-14 **未经治疗的 HIV 感染患者的典型病程。**详见正文（经授权许可，引自：G Pantaleo et al：N Engl J Med 328：327，1993. Copyright 1993 Massachusetts Medical Society. All rights reserved）。

建立感染的重要障碍，导致 HIV 的性传播效率低下（见上文"性传播"）。部分静止期的 $CD4^+$ T 淋巴细胞和激活的 $CD4^+$ T 淋巴细胞均有助于早期感染的放大，静止期的 $CD4^+$ T 淋巴细胞数量更多，然而激活的 $CD4^+$ T 淋巴细胞产生的病毒更多。基本生长率（basic reproductive rate，R0）必须≥1 才提示有效的感染，即每个被感染的细胞都至少会感染一个其他细胞。一旦感染建立，病毒就会在黏膜、黏膜下层的淋巴细胞中复制，某种程度上还会在引流肠道的淋巴组织中复制。感染早期的数日内血浆中还不能检测到病毒，时间长短不一，这一

时期被称为感染的"隐蔽期/窗口期"。数日到数周内更多的病毒产生，首先播散到引流部位的淋巴结，然后传播到其他富含高浓度 $CD4^+$ 靶细胞的淋巴组织或器官，导致高水平病毒血症的暴发，至此，目前已有的检测仪器可以很容易检测出 HIV 感染（**图 97-15**）。肠道相关淋巴组织（gut-associated lymphoid tissue，GALT）作为一个重要的淋巴器官，是 HIV 感染的主要目标，此处大量的 $CD4^+$ T 淋巴细胞（通常是记忆细胞）被感染，并通过病毒直接作用和激活相关的细胞凋亡被耗竭。一旦病毒复制达到这个临界值，则病毒会广泛传播，感

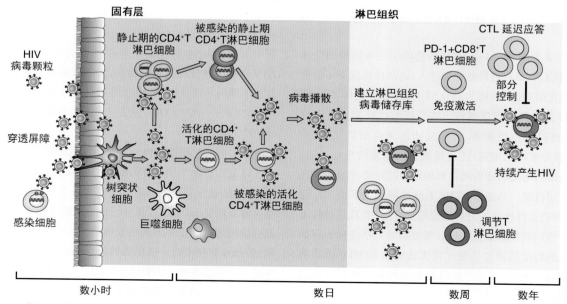

图 97-15 **HIV 感染的早期事件概览。**详见正文（经授权许可，引自：AT Haase：Nat Rev Immunol 5：783，2005）。

染就牢固地建立起来且不再可逆。重要的是，需指出易感细胞的初始感染可能因传播途径不同而有所不同。通过被污染的血液或血制品（即输血、使用被污染的针头注射药物、锐器伤、分娩期或围生期的母婴传播或有足够创伤导致出血的性交）感染 HIV 时，病毒直接进入血液循环后可能首先到脾脏和其他淋巴器官建立原发的局灶性感染，然后再播散至其他淋巴组织，如上所述。

已有研究证明，HIV 的性传播是单一感染事件的结果，并且存在一个传播的病毒遗传学瓶颈。其中 HIV 包膜糖蛋白的某些特性对此传播途径有重要影响，至少 A 和 C 亚型病毒是这样的。具有传播性的病毒也被称为"创始者病毒"，通常在传播伴侣的循环病毒血症中数量很少，变异率较小，主要特征性序列 V1～V2 环序列较短，与主要的循环变异菌株不同，预测的 N-连锁糖基化位点更少。这类病毒几乎全部是 R5 型，通常对来自传播伴侣的中和抗体敏感。创始者病毒一旦在新感染的伴侣体内进行复制，就会分化并积累糖基化位点，逐渐对中和抗体产生更强的抵抗力（图 97-16）。

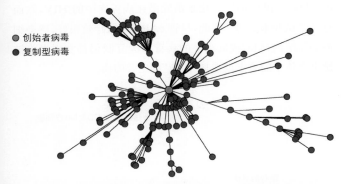

● 创始者病毒
● 复制型病毒

图 97-16　从创始者病毒变为慢性复制型病毒会不断积累 N-键糖基化位点。详见正文（经授权许可，引自：CA Derdeyn et al：Science 303；2019，2004；B Chohan et al：J Virol 79；6528，2005；and BF Keele et al：Proc Natl Acad Sci USA 105；7552，2008）。

急性 HIV 综合征可能与病毒血症的急性暴发和病毒在原发性 HIV 感染中的广泛播散有关。约 50% 的原发性感染患者会出现不同程度的急性 HIV 综合征（见下文），通常与持续数周的血浆 HIV RNA 每毫升数百万拷贝的高水平病毒血症有关。急性单核细胞增多症样症状与病毒血症密切相关。事实上，即使可能没有症状或不记得曾有症状，所有患者在初次感染期间都会出现一定程度的病毒血症，这有助于病毒在淋巴组织内播散。原发性 HIV 感染患者的初始血浆病毒血症水平似乎并不一定决定疾病进展的速度。然而，大约 1 年后达到的稳定的血浆病毒血症水平即调定点似乎与未治疗患者疾病进展的急缓相关。研究可观察到许多急性 HIV 感染患者的病毒血症水平惊人，这与各种途径（包括性传播、共用针头和注射器、分娩期和围生期母婴传播、通过母乳传播）下将病毒传播给他人的可能性更高有关。

■ 慢性和持续性感染的建立

病毒复制的持久性

HIV 感染在人类病毒感染中是独一无二的。尽管原发性感染后产生的细胞和体液免疫应答很强（见下文"对 HIV 的免疫应答"），但一旦感染建立，病毒可成功逃脱免疫介导的完全清除，矛盾的是免疫激活后病毒似乎反而发展更蓬勃且从未能被完全清除。相反，慢性感染在未经治疗患者中缓慢进展并保持不同程度的持续的病毒复制直到出现临床症状，平均约需 10 年（见下文"终末期 HIV 疾病"）。这种慢性、持续性感染的建立才是 HIV/AIDS 的标志。在长期的慢性感染过程中，检测血浆 HIV RNA 每毫升拷贝数的检测方法总能在未经治疗患者中检测出病毒复制。大多数未经治疗患者的病毒载量差异很大，从血浆 HIV RNA 每毫升拷贝数几千到几百万不等。研究表明，即使接受 cART 治疗且有效地控制血浆病毒血症低于检出下限水平（下限为 20～50 份 HIV RNA/mL，取决于试剂盒厂家）的患者，利用敏感性更高的分子技术仍可检测出其存在病毒持续性低水平复制。除极少数个例外，在其他人类病毒感染中如果宿主存活，病毒将完全从身体中被清除并建立对其以后再次感染的免疫状态。初次感染时 HIV 感染很少能杀死宿主。某些病毒如 HSV（参见第 88 章）在感染后未被完全清除而是进入潜伏状态，这种情况下临床潜伏伴随着微生物潜伏。但 HIV 感染并非如此。某些 HBV 和 HCV 感染病例中也可以看到与持续病毒复制相关的慢性化状态（参见第 100 章），但这些病毒感染并不侵犯免疫系统。

HIV 的免疫逃逸机制

HIV 病毒逃避细胞免疫和体液免疫充分控制与消除的能力是建立慢性感染的固有能力。病毒通过多种机制来实现这种逃逸。其中最重要的是通过突变和重组产生病毒多样性，并建立持续复制。筛选可逃逸 CD8+ 细胞毒性 T 淋巴细胞（CTL）清除的突变体对 HIV 感染的传播和进展至关重要。病毒的高复制率不可避免地会导致突变，促使抗体无法中和自体病毒，进而抑制个体在任何时间内出现病毒准种。对连续的 HIV 分离株和宿主反应的广泛分析表明，病毒对 B 细胞和 CD8+ T 细胞表位的逃逸是在感染早期有效免疫应答产生前出现的。病毒特异性 CD8+ CTL 在原发性 HIV 感染期间大量产生并可能表现出高亲和力效应，该效应有望最有效地消除病毒感染细胞，然而由于大多数个体的病毒复制水平相对较高，这种限制通常是不完整的。除了病毒通过高突变率从 CTL 中逃逸外，研究认为最初产生的强烈免疫应答由于持续的病毒复制导致免疫过度激活而出现功能障碍，与淋巴细胞性脉络丛脑膜炎病毒（lymphocytic choriomeningitis virus，LCMV）感染的小鼠模型中出现的 CD8+ CTL 衰竭类似。几项研究表明，在长期免疫激活过程中，HIV 特异性 CD8+ T 细胞的衰竭与抑制受体如程序性死亡（programmed death，PD）1 分子（属于 B7-CD28 分子家族）的表达有关，且与其多反应性和增殖能力丧失有关。另一个有助于 HIV 从免疫系统控制中逃逸的机制是通过病毒蛋白 nef、tat 和 vpu 下调 HIV 感染细胞表面 HLA Ⅰ类分子的表达，导致 CD8⁺ CTL 无法识别和杀死被感染的靶细胞。虽然这种对 HLA Ⅰ类分子的下调有助于自然杀伤(NK)细胞消除 HIV 感染细胞，但后一种机制似乎不能有效地清除 HIV 感染细胞(见下文)。

抗 HIV 中和抗体的主要靶点是包膜蛋白 gp120 和 gp41。HIV 至少采用 3 种机制来逃避中和反应：包膜蛋白主要序列的高变异性、包膜蛋白的广泛糖基化和中和表位的构象掩蔽。从初次感染后最早的时间点开始，一些跟踪 HIV 体液免疫应答的研究表明，病毒不断变异以逃避新出现的抗体中和反应，从而使相继诱导产生的抗体不能中和自体病毒。广泛中和型抗体在体外能够广泛中和各种原发性 HIV 分离株，但在 HIV 感染患者体内能中和的比例仅约为 20%，且通常需要 2~3 年的感染与持续的病毒复制才能驱动抗体的亲和力成熟使其可有效中和。不幸的是，当这些广泛中和型抗体形成时，它们在抑制患者体内的病毒复制方面已然无效。持续性病毒血症也导致 B 细胞衰竭，类似于 CD4⁺ T 细胞衰竭，加重了 HIV 对体液应答缺陷的影响。

CD4⁺ T 细胞的辅助作用对保持抗原特异性免疫应答的完整性是必不可少的，无论是体液免疫还是细胞免疫。HIV 更倾向于感染活化的 CD4⁺ T 细胞，包括 HIV 特异性 CD4⁺ T 细胞，因此这种病毒特异性辅助 T 细胞应答的丢失对 HIV 复制的免疫控制产生了重要的负面影响。此外，这种丢失发生在感染早期，动物研究表明在急性感染期，胃肠道中 40%~70% 的记忆性 CD4⁺ T 淋巴细胞被清除。另一种可能的免疫逃逸机制是将 HIV 感染细胞隔离在免疫豁免区[如中枢神经系统(central nervous system, CNS)]以避免其被 CD8⁺ CTL 细胞清除。

最后，HIV 在原发性感染期间从免疫介导的清除中的逃逸，导致形成一个潜在的感染细胞池，这些细胞可能无法被病毒特异性 CTL 或 ART(见下文)识别或完全清除。因此，尽管原发性 HIV 感染后产生强烈的免疫应答，病毒复制明显下调，但 HIV 依然成功地建立起了伴不同程度的持续病毒复制慢性感染状态。在此期间，大多数患者从急性原发性感染过渡到临床潜伏期或阴燃性疾病活动的不同时期(见下文)。

HIV 病毒储存库：根除病毒的障碍

几乎所有 HIV 感染患者包括接受 cART 的患者，都存在一个潜在感染的静止的 CD4⁺ T 淋巴细胞池，它至少是病毒持续储存的一个组成部分。这些细胞的宿主基因组中携带有完整的 HIV DNA 形式并保持这种状态，直到激活信号驱动 HIV 转录物的表达，最终复制出有感染力的病毒。这种潜伏期与整合前潜伏期(即 HIV 进入静止期的 CD4⁺ T 细胞)不同，后者在没有激活信号的情况下 HIV 基因组出现一定程度的逆转录，但由此产生的前体 DNA 未能整合到宿主基因组中。这段预整合潜伏期可能持续数小时到数日，如果没有激

活信号传递到细胞，前体 DNA 将失去启动生产性感染的能力。如果这些细胞在预整合复合物衰变前被激活，则逆转录继续完成，病毒继续沿着其复制周期进行(见上文和图 97-17)。处于潜伏期整合后状态的细胞池在原发性 HIV 感染的早期建立。尽管多年来通过有效的 cART 方案将血浆病毒血症抑制到 50 拷贝/mL 以下，但这种潜在感染的细胞池仍然存在并在细胞激活后产生复制能力强的病毒。建立在衰变曲线预测基础上的建模研究估计，在这种长期抑制的情况下，完全消除潜在感染细胞池可能需要几年的时间。尚没有研究证明潜在感染细胞池的完全消除可在任何患者中自发出现，很可能是因为潜伏的病毒库被持续低水平的病毒复制持续补充，即使是在大多数成功治疗的患者中，这种持续的病毒复制可能仍然低于当前检测手段的检测下限(见下文)(图 97-17)。HIV 感染细胞的储存池，无论是潜在的还是其他的，可存在于许多部位包括淋巴组织、外周血和中枢神经系统(可能位于单核/巨噬细胞谱系的细胞中)以及其他未知的部位。过去几年研究者曾尝试使用 cART 过程中利用某些试剂刺激静止期的 CD4⁺ T 淋巴细胞活化来消除潜在病毒库中的 HIV，然而这种尝试并未成功。因此，尽管 cART 临床疗效很好，感染细胞的持续储存和/或低水平的病毒持续复制仍是实现根除被感染个体中的病毒也就是"治愈"的主要障碍。

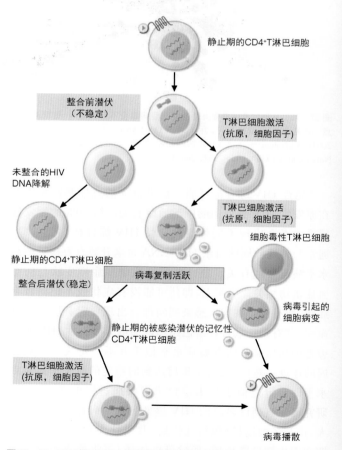

图 97-17 HIV 感染患者产生潜伏感染的静止期的 CD4⁺ T 细胞。详见正文(经授权许可，引自：TW Chun)。

病毒动力学

对于病毒在接受逆转录酶和蛋白酶抑制剂治疗的 HIV 感染患者体内的复制和转化动力学，临床研究已采用数学模型进行量化。药物治疗可使血浆病毒血症水平急剧下降，通常 2 周内下降 90% 以上，同时伴血 CD4$^+$ T 淋巴细胞数量增加，说明 CD4$^+$ T 淋巴细胞的破坏与病毒复制水平直接相关。然而，治疗启动后期 CD4$^+$ T 淋巴细胞数量增加还有一个重要原因，随着治疗开始，病毒血症相关的免疫系统激活减低，从而使淋巴细胞由全身其他部位的淋巴组织向外周血重新分布。根据病毒下降及治疗期间耐药菌株出现情况而建立的病毒动力学模型显示，93%～99% 的循环病毒源于新近被感染的快速转化的 CD4$^+$ T 淋巴细胞，1%～7% 的循环病毒源于长期存活细胞，可能为单核/巨噬细胞。潜在感染细胞池产生的循环病毒几乎可忽略不计（图 97 - 18）。同时也证实循环病毒的半衰期为 30～60 min，产病毒性感染细胞的半衰期为 1 日。鉴于血浆病毒血症和被感染细胞水平相对稳定，似乎每

日都会产生大量病毒（10^{10}～10^{11} 病毒颗粒）并从循环中清除。此外研究数据表明，HIV - 1 在体内最短的复制周期约为 2 日。另外研究显示 cART 带来的血浆病毒血症的减少与淋巴结中病毒复制的减少密切相关，进一步证实了淋巴组织是 HIV 复制的主要部位和血浆病毒血症的主要来源。

未经治疗的 HIV 感染患者感染 HIV 后约 1 年时会达到稳态病毒血症水平，也称为病毒调定点，对疾病进展快慢具有重要的预后意义。已有研究证明未经治疗的 HIV 感染患者，感染后 6 个月至 1 年内的病毒调定点低者进展为艾滋病的速度要慢得多（图 97 - 19）。

临床潜伏期与微生物学潜伏期

除长期无进展者（见下文"长期存活者和长期无进展者"）外，未接受 cART 的 HIV 感染患者血液中的 CD4$^+$ T 淋巴细胞计数逐渐下降，可呈渐进性下降也可突然快速下降，后者通常可反映血浆病毒血症水平的显著上升。大多数患者无症状但 CD4$^+$ T 淋巴细胞持续性下降（见下文），此状态通常称为

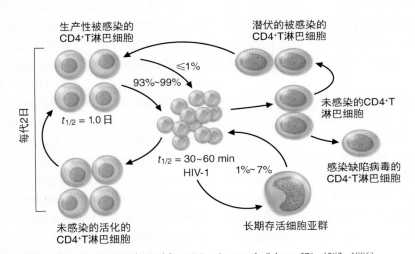

图 97 - 18　体内 HIV 感染的动态平稳。详见正文（经授权许可，引自：AS Perelson et al：Science 271：1582，1996）。

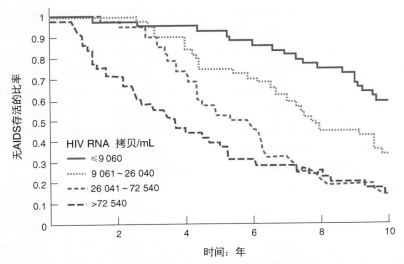

图 97 - 19　病毒载量与疾病进展率的关系。按基线 HIV - 1 RNA 水平（拷贝/mL）分层的无 AIDS 存活的 Kaplan - Meier 生存曲线（经授权许可，引自：JW Mellors et al：Science 272：1167，1996）。

临床潜伏期状态。但这种说法具有误导性，这并不意味着疾病潜伏不进展，这一时期内尽管进展缓慢但绝大多数情况下是持续不可逆进展的。此外，临床潜伏期不应与微生物学潜伏期混淆，因为临床潜伏期内不可避免地会出现不同程度的病毒复制。即使在罕见的血浆 HIV RNA<50 拷贝/mL 的"精英控制者"体内，实际上也总存在着一定程度的病毒复制。

■ 晚期艾滋病期

未经治疗或治疗未能充分控制病毒复制的患者经过一段时间后（时间长短不一，通常以年为单位）CD4$^+$ T 淋巴细胞计数会低于临界水平（<200/μL），此时患者非常容易出现机会性疾病（图 97 - 17）。因此，CDC 对艾滋病期的定义是所有 CD4$^+$ T 淋巴细胞计数持续低于临界水平 5 年以上的 HIV 感染患者（表 97 - 2）。患者可能会出现全身性症状和体征，或者突然毫无预兆地出现机会性疾病，但是后一种情况不常见。CD4$^+$ T 淋巴细胞的耗竭在这一阶段仍在持续。未经治疗患者的 CD4$^+$ T 淋巴细胞计数降至 10/μL 甚至 0 并不罕见。在 cART、预防和治疗机会性感染资源丰富的国家，HIV 疾病晚期患者的生存率已大幅提高。相反，进展至此期的未经治疗患者，因免疫功能全面崩溃通常死于机会性感染或肿瘤（见下文）。

■ 长期存活者和长期无进展者

区分长期存活者和长期无进展者是很重要的。从定义上来说，长期无进展者属于长期存活者，反之却不然。一项研究预测，在有效的 cART 问世前，早年感染的同性恋/双性恋男性中约 13% 的无临床艾滋病期可超过 20 年。大部分患者可能伴有不同程度的免疫缺陷，但确实也能存活很长时间。随着有效的 cART 的问世，HIV 感染患者的生存率显著提高。在 HIV 尚无有效治疗药物的流行早期，患者一旦出现危及生命的机会性感染，则此后的平均存活时间为 26 周。根据数学模型的预测，目前一个来自高收入国家的感染年限已超过 20 年的 HIV 患者若能接受适当的 cART 治疗预计至少能活 50 年。随着 cART 的广泛使用长期存活者已非常普遍。多年来关于长期无进展者的定义变化很大，故此部分患者是一个异质性群体（异质性较高，并不完全统一）。长期无进展者的概念最早于 20 世纪 90 年代提出。最初，若患者感染 HIV 时间较长（≥10 年）、CD4$^+$ T 淋巴细胞计数仍在正常范围、未接受 cART 治疗但病情稳定即被认为是长期无进展者。5%~15% 的 HIV 感染患者属于这一更广义的无进展者范围。然而，这类患者异质性很高，随着时间推移，相当一部分患者会出现疾病进展并最终需要接受治疗。在此范围更广的患者群组中，发现了一个"精英"控制者或无进展者亚群，比例要小得多，在 HIV 感染患者中占不到 1%。根据定义，这些精英控制者的血浆病毒血症水平极低，CD4$^+$ T 淋巴细胞计数正常，值得关注的是，可以确定他们对 HIV 感染的免疫应答比 HIV 感染进展者明显更强。在精英控制者中，某些 HLA Ⅰ 类单倍型被过度表达，尤其是 HLA - B57 - 01 和 HLA - B27 - 05。除精英控制者外，许多其他遗传因素对控制病毒复制和 HIV 疾病进展率有或多或少的影响（见下文"HIV - 1 和艾滋病发病机制中的遗传因素"）。

■ 淋巴器官与 HIV 的发病机制

无论 HIV 经哪种途径进入体内，淋巴组织都是建立和传播 HIV 的主要解剖部位。尽管临床上常利用血浆病毒血症水平来反映疾病活动水平，但病毒的活跃复制部位主要是淋巴组织而非血液。实际上，血浆病毒血症水平直接反映了淋巴组织中的病毒复制情况。

感染早期部分患者出现全身性进行性淋巴结肿大，剩余患者可出现不同程度的暂时性的淋巴结肿大。淋巴结肿大是淋巴组织中细胞活化和对病毒产生免疫应答的反映，常表现为滤泡或生发中心增生。淋巴组织受累几乎是所有 HIV 感染患者的共同特征，即使是难以发现淋巴结肿大的患者也不例外。

通过在 HIV 和 SIV 感染的不同阶段分别对患者和猴的淋巴组织和外周血同时进行检测，我们对 HIV/AIDS 的发病机制有了深入的了解。大多数最初的人类研究认为外周淋巴结是淋巴组织受累的主要部位。近期对猴和人类的研究都集中在肠道黏膜相关淋巴组织（GALT）上，病毒最先在此处出现复制暴发并伴随 CD4$^+$ T 淋巴细胞显著破坏。采用聚合酶链反应（PCR）技术通过 HIV RNA 原位杂交检测组织中的 HIV DNA 和 HIV RNA 以及血浆中的 HIV RNA，结合光镜和电子显微镜检查，对外周淋巴组织进行了仔细的研究得出了以下结论。在经黏膜传播引起的急性 HIV 感染期间，病毒复制从固有层中分散的淋巴细胞逐渐扩大到引流的淋巴组织内导致高水平的血浆病毒血症暴发。GALT 在病毒复制的扩增中起主要作用，病毒在 GALT 内复制并播散到外周淋巴组织。细胞的深度激活（见下文）导致滤泡区或生发中心增生。此时，大量的细胞外病毒（包括传染性病毒和缺陷病毒）被淋巴结生发中心的滤泡树突状细胞（FDC）捕获。表面已结合补体成分的病毒颗粒通过补体受体间的相互作用或可能通过结合在病毒颗粒的抗体上的 Fc 受体与 FDC 的表面结合。原位杂交显示病毒在副皮质区区域和生发中心（较少）的单个细胞中复制（图 97 - 20）。由急性转为慢性感染后，持续存在被捕获的病毒可能反映出一种平衡状态，即被捕获病毒发生转化并不断被产生的新病毒取代。被捕获的病毒，无论是完整的病毒颗粒还是脱落的包膜都是 CD4$^+$ T 淋巴细胞的持续激活剂，可推动病毒的进一步复制。

HIV 感染早期和慢性/无症状期淋巴组织的正常结构通常得以保留，甚至可能因主要生发中心区 B 细胞和称为特异性滤泡辅助 CD4$^+$ T 淋巴细胞（follicular helper CD4$^+$ T cells，TFH）的特异性 CD4$^+$ T 细胞增殖而出现增生肿大。电子显微镜可观察到细胞外病毒与 FDC 的结合。抗原捕获是 FDC 的正常生理功能，FDC 向 B 细胞呈递抗原并伴随 TFH

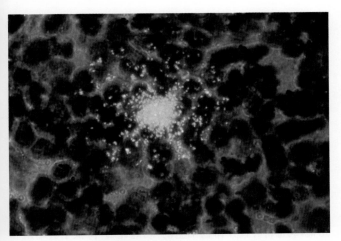

图 97-20　**在 HIV 感染患者淋巴结中检出的 HIV。**用放射性元素标记的分子探针原位杂交显示一个被 HIV 感染细胞表达的 HIV RNA（原图放大 500 倍）（经授权许可，引自：G Pantaleo，AS Fauci et al：Nature 362：355，1993）。

细胞激活，促使产生记忆 B 细胞。然而，在 HIV 感染中细胞的持续激活导致 IL-1β、TNF-α、IFN-γ 和 IL-6 等促炎细胞因子大量分泌，进而诱导病毒复制（见下文）并降低免疫应答对病毒的有效性。此外，被招募到生发中心辅助 B 细胞产生 HIV 特异性免疫应答的 CD4⁺ TFH 细胞极易被病毒感染，要么被困在 FDC 上，要么在局部增殖。因此，在 HIV 感染中本来有助于清除病毒的正常的免疫系统生理功能及产生的特异性免疫应答均可导致 HIV 感染恶化。

随着疾病进展，淋巴组织的结构开始出现破坏。共聚焦显微镜显示 T 细胞区和 B 细胞滤泡区分别出现成纤维网状细胞（fibroblastic reticular cell，FRC）、FDC 网被破坏及不能补充纯真细胞。破坏机制尚不完全清楚，目前认为与导致纤维化的胶原沉积和细胞因子（如 IL-7 和淋巴毒素 α）的产生有关，后者对维持正常的淋巴组织结构及淋巴细胞比例至关

重要。疾病进展到晚期后淋巴组织结构伴随 FRC 和 FDC 网溶解完全被破坏。此时淋巴结"燃尽"，这种对淋巴组织的破坏加重了 HIV 感染后的免疫缺陷，并导致 HIV 复制无法控制（通常导致未经治疗或治疗不充分的患者出现高水平的血浆病毒血症）且对机会性病原体无法产生充分的免疫应答。从原发感染到免疫系统最终被破坏的过程如图 97-21 所示。最近，对非人灵长类动物的研究和一些人类研究已经开始在 HIV 感染的不同阶段对 GALT 进行检测。GALT 内基础的活化水平加病毒介导的细胞激活导致肠道中 50%～90% 的 CD4⁺ T 细胞被感染及清除。GALT 是机体淋巴组织的主要组成部分，其早期损伤的程度可能在决定记忆细胞亚群免疫恢复的潜力方面发挥作用。

■ 免疫激活、炎症及 HIV 的发病机制

激活免疫系统引起不同程度的炎症反应是机体对抗外来抗原时产生适度免疫应答的基本要素。然而 HIV 感染患者的免疫激活和炎症反应均是紊乱的，在 HIV 发病机制及其他 HIV 感染相关慢性疾病中发挥重要作用。HIV 感染患者的免疫激活和炎症反应对病毒复制、诱导免疫功能紊乱和伴持续免疫激活与炎症状态的慢性化状态的增加（**表 97-4**）有重要作用。

表 97-4　**与 HIV 感染患者持续性免疫激活和炎症相关的临床状况**
加速老化综合征
骨骼脆性增加
肿瘤
心血管系统疾病
糖尿病
肾脏疾病
肝脏疾病
神经认知障碍

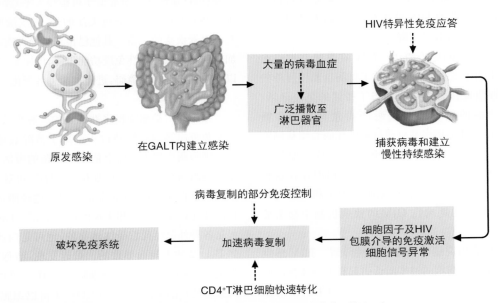

图 97-21　**从 HIV 原发感染到建立慢性持续感染再到最终破坏免疫系统的整个过程中出现的事件。**详见正文。

异常免疫激活诱导 HIV 复制· 通常情况下免疫系统处于稳态平衡中。外来抗原刺激或干扰时免疫系统可迅速识别并清除抗原,而后再次恢复到相对静止的稳态。但未经治疗的 HIV 患者并非如此,除少数个例外,往往表现为病毒持续复制、免疫系统持续激活。HIV 在活化的 CD4$^+$ T 淋巴细胞中复制最活跃。故慢性激活机制在整个 HIV/AIDS 过程中为其病毒持续复制提供了所必需的细胞底物,尤其是未经治疗的 HIV 患者,甚至在部分接受 cART 且血浆病毒血症水平低于检测下限的患者中也存在不同程度的病毒复制。从病毒学角度来说,尽管 HIV 也可以感染静止期 CD4$^+$ T 淋巴细胞,但其在活化细胞中的逆转录、整合和传播更有效。此外,细胞激活可诱导潜伏的 HIV 感染细胞产生病毒。免疫激活和炎症反应本质上驱动了 HIV 的复制。除细胞因子等内源性因素外,许多外源性因素如可增强细胞激活的其他微生物亦可促进 HIV 复制,可能在 HIV 发病机制中发挥重要作用。体内外试验均发现许多病毒如 HSV - 1/2、巨细胞病毒(cytomegalovirus,CMV)、人类疱疹病毒(human herpesvirus,HHV)-6、EBV、HBV、腺病毒和 HLTV-1 与 HIV 共感染时可上调 HIV 的表达。此外,有证据表明线虫感染也可增强免疫激活状态而促进 HIV 复制,部分研究结果显示,这些宿主接受驱虫治疗后血浆病毒血症亦出现下降。两种具有重要全球健康意义的疾病疟疾和结核病(tuberculosis,TB)均已被证明能增强共感染者的 HIV 病毒复制。全球范围内结核分枝杆菌感染仍是 HIV 感染患者最常见的机会性感染(**参见第74章**)。HIV 感染患者暴露于结核杆菌后更易出现活动性结核感染。此外,已证明活动性结核感染可加速 HIV 感染的进程。研究还表明与结核感染前及成功控制活动结核感染后的病毒血症水平相比,未接受 cART 且伴活动性结核感染的 HIV 患者血浆病毒血症水平显著升高。HIV 与疟原虫间的相互作用与此相似(**参见第123章**)。合并恶性疟原虫的 HIV 感染患者,其急性感染期的 HIV 病毒载量升高,有效地抗疟疾治疗可以使增加的病毒载量下降。

微生物移位和持续的免疫激活· HIV 在黏膜下淋巴组织内的复制及淋巴组织结构的破坏导致了胃肠道黏膜屏障的破坏,目前有一种假说认为该过程参与了持续的免疫激活。由于黏膜屏障功能的破坏细菌代谢产物尤其是脂多糖(lipopolysaccharide,LPS)增多并可通过被破坏的黏膜从肠腔进入血液循环导致持续的免疫激活和炎症反应。即使经 cART 治疗病毒载量<50 拷贝/mL 的患者中仍旧存在这种作用。目前认为,胃肠道内负责抵御细胞外细菌和真菌的产 IL-17 的 T 淋巴细胞的耗竭在 HIV 的致病机制中起重要作用。

持续的免疫激活和炎症诱导免疫功能障碍· HIV 感染后的激活状态表现为 B 细胞的过度激活引起高丙种球蛋白血症、淋巴细胞转化增加、单核细胞激活、CD4$^+$ 和 CD8$^+$ T 淋巴细胞表达激活标志物、与激活相关的细胞凋亡增加、淋巴结增

生(尤其是疾病早期)、细胞促炎因子尤其是 IL-6 的分泌增加、高敏 C 反应蛋白、纤维蛋白原、D-二聚体、新蝶呤、β$_2$-微球蛋白、不耐酸干扰素、可溶性 IL-2 受体(R)、sTNFR、sCD27 和 sCD40L 水平升高以及自身免疫现象(见下文"自身免疫现象")。即使不直接感染靶细胞,HIV 的包膜蛋白也能通过与细胞受体(CD4 分子和趋化因子受体)的相互作用传递有效的激活信号,进而引起钙内流、某些参与信号转导的蛋白磷酸化、参与细胞运输的胞质蛋白共定位、免疫功能障碍甚至某些情况下引起细胞凋亡。从免疫学观点来看,长期暴露于某一特定抗原可能最终导致免疫系统无法持续对该抗原成分产生充分的免疫应答。在许多慢性病毒感染中包括 HIV 感染,病毒特异性 T 淋巴细胞的"功能耗竭"降低了其增殖和执行效应功能的能力,这与持续性的病毒血症相关。已有研究证明,上调 HIV 特异性 T 淋巴细胞的抑制受体(如 CD4$^+$ 和 CD8$^+$ T 细胞共用的 PD-1)以及 CD4$^+$ 上的 CTLA-4 和 CD8$^+$ T 细胞上的 Tim-3、2B4 和 CD106 可能或至少部分参与介导该过程。此外,如果免疫活化细胞呈现持续慢性活化状态,免疫系统对广泛的抗原的应答能力也可能会受到损害。

慢性免疫激活造成的 HIV/AIDS 进展的不良影响已得到充分证实。与其他大多数抗原持续暴露时一样,宿主一方面须保持对抗原(HIV)特异性应答的充分激活,另一方面也必须防止过度激活及其介导的潜在的组织损伤。部分研究表明正常的免疫抑制机制尤其是 CD4$^+$、Foxp^3 $^+$、CD25$^+$ 调节 T 细胞(T-regs)的功能在 HIV 感染晚期可能是紊乱或不全的。

与 HIV 持续免疫激活和炎症相关的临床状况· 随着 HIV 感染患者存活率的提高,人们已经清楚地认识到许多以前未能明确的临床并发症均与 HIV 相关,而且与慢性免疫激活和炎症反应有关(表 97-4)。甚至已接受治疗且病毒复制控制良好(血浆病毒血症低于可检测水平)数年的患者也会出现这些并发症。尤其值得关注的是,内皮细胞功能障碍及其与心血管疾病的关系。其他已报道的慢性疾病包括骨脆性增加、某些肿瘤、持续性免疫功能障碍、糖尿病、肾脏和肝脏疾病以及神经认知功能障碍,进而加速患者老化。

细胞凋亡

细胞凋亡是细胞程序性死亡的一种形式,是器官形成及正常免疫应答细胞增殖过程中用于清除衰老细胞的正常机制。细胞凋亡很大程度上依赖于细胞的激活,HIV 相关的异常细胞激活与细胞凋亡增加相关。HIV 可触发 Fas 依赖和非依赖的凋亡途径,前者通常是外源性途径激活诱导的细胞死亡涉及死亡受体 Fas 和 Fas 配体的上调。Fas 非依赖途径既可是各种外源性死亡受体诱导的,也可是内源性抗凋亡蛋白如 Bcl-2 的下调而导致的。最近发现,细胞焦亡现象,一种促炎酶 caspase-1 和促炎细胞因子 IL-1β 的释放参与其中的细胞死亡的炎症形式,与 CD4$^+$ T 淋巴细胞的 HIV 复制的旁观者效应有关。某些病毒基因产物包括 Env、Tat 和 Vpr

与细胞凋亡的敏感性增强有关。相反，已有研究证明 Nef 具有抗凋亡作用。包括对淋巴组织的研究在内的许多研究证实，HIV 感染后细胞凋亡率增加，并发现"旁观者"细胞如 CD8$^+$ T 淋巴细胞、B 淋巴细胞及未受感染的 CD4$^+$ T 淋巴细胞亦存在过度凋亡。细胞凋亡的强度与免疫系统的总体激活状态有关，与疾病阶段或病毒载量无关。与免疫激活相关的免疫活化细胞的非特异性凋亡可能导致了 HIV/AIDS 的免疫功能异常。

自身免疫现象

自身免疫现象在 HIV 感染患者中很常见，至少部分反映了 B 淋巴细胞和 T 淋巴细胞的慢性免疫激活及功能失调。尽管通常不伴发自身免疫性疾病，但可引起广泛的自身免疫相关的临床表现（见下文"免疫和风湿性疾病"）。自身免疫现象包括产生针对完整淋巴细胞和其他细胞表达的自身抗原的抗体或针对死亡细胞所释放的蛋白的抗体。抗血小板抗体可能有一定临床意义，因其可能参与了 HIV 相关的血小板减少（见下文）。针对细胞核和细胞质成分的抗体均已有报道，如抗心磷脂和磷脂抗体，此外还有针对 CD4 分子、CD43 分子、C1q－A、T 细胞受体 α、β 和 γ 链的可变区域、Fas、变性的胶原和 IL－2 的抗体。此外，产生针对许多血清蛋白包括白蛋白、免疫球蛋白和甲状腺球蛋白的自身抗体也有报道。无论是来自机会性病原体还是 HIV 本身，分子模拟机制均是自身免疫的触发因素或共同因素。抗 HIV 包膜蛋白尤其是抗 gp41 抗体，通常与宿主蛋白存在交叉免疫反应。最著名的例子就是针对 gp41 膜近端外部区域的抗体，同时也可与磷脂和心磷脂发生反应。多反应性 HIV 特异性抗体现象可能对宿主有益（见下文"针对 HIV 的免疫应答"）。

某些自身免疫性疾病在 HIV 感染患者中的发病率较高和/或容易恶化，包括银屑病、特发性血小板减少性紫癜、Graves 病、抗磷脂综合征和原发性胆汁性肝硬化。在 cART 问世前被报道的较多，自广泛使用 cART 以来发生率有所下降。然而，随着 cART 的使用免疫炎性反应重建综合征（inflammatory syndrome，IRIS）在 HIV 感染患者中越来越常见，尤其是 CD4$^+$ T 淋巴细胞计数较低的患者。IRIS 与自身免疫类似，其特点主要是临床状况的反常恶化，通常被认为是初始接受 cART 患者的一个特定的临床表现，与病毒载量减少和免疫能力至少部分恢复有关，通常与 CD4$^+$ T 淋巴细胞计数增加有关。发病机制与对残留抗原（通常是微生物抗原）的免疫应答增加有关，潜在结核分枝杆菌和隐球菌感染时常见。下文将对该综合征进行详细讨论。

■ 细胞因子和其他可溶性因子在 HIV 发病机制的作用

免疫系统在免疫调节细胞因子构成的复杂的网络调控下呈动态平衡状态，这些因子具有多效性、数量庞大、以自分泌和旁分泌方式发挥作用，即使在免疫系统的相对静止状态也会持续表达。当抗原刺激免疫系统时，细胞因子会出现不同程度的增加，作为免疫调节网络的重要组成部分在 HIV 感染早期和慢性化阶段均可发挥作用。急性 HIV 感染期会诱导产生剧烈的炎症前"细胞因子风暴"，这可能与病毒最初在黏膜组织中高水平的复制致使炎性细胞被募集至黏膜组织产生免疫应答有关。HIV 感染早期会诱导产生 IFN－α、IL－15 和 CXC 趋化因子 IP－10（CXCL10）等细胞因子，后续会出现 IL－6、IL－12 和 TNF－α 的表达及抗炎细胞因子 IL－10 的延迟达峰。感染后短期内也会诱导表达天然免疫的可溶性因子如新蝶呤和 β-微球蛋白。其他自限性病毒早期感染阶段过后细胞因子会被下调，而 HIV 感染时与此不同，部分早期表达的细胞因子未被下调且随病情进展在慢性感染阶段仍持续表达，以利于维持高水平的免疫激活。尽管与早期初始免疫应答相关的细胞因子和因素的本来目的均为限制病毒复制，但大多数可诱导免疫激活而促使产生更多的 HIV 靶细胞（活化的 CD4$^+$ T 淋巴细胞），均为 HIV 表达/复制的有效诱导剂。IFN－α 是 HIV 原发感染时最先被诱导表达的细胞因子，可诱导大量 IFN 相关基因表达来激活免疫系统并打破 CD$^+$ T 淋巴细胞的动态平衡，故其诱导表达在 HIV 发病机制中起重要作用。其他在慢性 HIV 感染期升高并参与免疫激活的细胞因子还包括 IFN－γ、CC 趋化因子 RANTES（CCL5）、巨噬细胞炎症蛋白 MIP－1β（CCL4）和 IL－18。

几种特定的细胞因子和可溶性因子在 HIV 感染的不同阶段、不同组织或器官参与 HIV 的发病机制并参与调节 HIV 复制。血浆 IP－10 水平可预测疾病进展速度，而促炎细胞因子 IL－6、可溶性 CD14（sCD14）和凝血标志物 D-二聚体与 HIV 感染患者的全因死亡率增加相关。尤其是 IL－6、sCD14 和 D-二聚体与心血管疾病和其他死亡原因的风险增加相关，即使接受 cART 的患者也是如此。研究证明 IL－18 也在 HIV 相关脂肪营养不良综合征的发展中发挥作用，而转化生长因子 TGF－β 水平的增加与诱导淋巴结胶原沉积有关（见上文）。HIV 感染患者血浆和脑脊液（CSF）的 TNF－α 和 IL－6 水平升高，淋巴结中 TNF－α、IL－1β、IFN－γ 和 IL－6 的表达增加。RANTES、MIP－1α（CCL3）和 MIP－1β（CCL4）可抑制 HIV－1 R5 病毒的感染和传播，而基质细胞衍生因子（SDF）1 抑制 X4 病毒的感染和传播。CC 趋化因子 RANTES（CCL5）、MIP－1α（CCL3）和 MIP－1β（CCL4）抑制 HIV R5 病毒或 SDF－1 阻断 HIV X4 病毒的机制分别涉及阻断病毒与其辅助受体 CC 趋化因子受体 CCR5 和 CXC 趋化因子受体 CXCR4 的结合。

其他可溶因子也能抑制 HIV 复制且不依赖于辅助受体，但所发挥的作用尚未完全明确。

■ HIV 感染的淋巴细胞转化

淋巴细胞转化率显著增加是 HIV 侵犯患者免疫系统的一个特点，有效的 cART 可使其迅速降低。体内外的研究，通过标记处于细胞周期 S 期的淋巴细胞发现淋巴细胞转化率与血浆中 HIV RNA 水平密切相关。外周血和淋巴组织中的 CD4$^+$、CD8$^+$ T 淋巴细胞及 B 淋巴细胞均存在转化。利用这些数据建立的数学模型,可以将淋巴池看作是由各种受 HIV 感染不同程度影响的处于不同动态平衡状态的细胞亚群组成的。HIV 感染的一个主要后果似乎是细胞从一个相对静止的池向一个周转率更高的池转变。更高的周转率可能导致细胞死亡率增高。对胸腺在成人 T 细胞动态平衡和 HIV 发病机制中所起的作用仍存在争议。虽然一些数据表明胸腺在维持 T 淋巴细胞数量方面起重要作用,并显示胸腺功能受损可能是 HIV 感染后 CD4⁺ T 淋巴细胞下降的原因,但其他研究却认为胸腺在 HIV 发病机制中仅起次要作用。最近有学者认为,CD4⁺ 比 CD8⁺ T 淋巴细胞下降得更快,可能与炎症和稳态细胞因子的改变有关,这些细胞因子导致 CD4⁺ T 淋巴细胞激活诱导的死亡增加,而 CD8⁺ T 淋巴细胞与之不同(耗竭的其他机制见表 97 – 5)。

表 97 – 5 引起 CD4⁺ T 淋巴细胞功能障碍和衰竭可能的机制

直接机制	间接机制
病毒出芽导致细胞膜的完整性丧失	细胞内信号异常
未整合病毒 DNA 的蓄积病毒与宿主基因组整合过程中 DNA 依赖性蛋白激酶的激活	自身免疫
干扰细胞 RNA 产生	杀死无辜的表面表达病毒抗原的旁观者细胞
细胞内 gp120 – CD4 的自融合	细胞凋亡,细胞焦亡(caspase – 1 相关炎症),自噬
细胞融合成合胞体	生存性细胞因子减少及淋巴组织结构完整性破坏抑制淋巴细胞增殖病毒特异性免疫应答激活诱导 HIV 感染细胞清除导致的细胞死亡

■ 病毒受体和辅助受体在 HIV 发病机制中的作用

如上文所述,HIV – 1 通过 CD4 和两个主要的辅助受体与靶细胞结合、融合并进入靶细胞。这两个辅助受体分别是 CCR5 和 CXCR4,也是某些内源性趋化因子的受体。利用 CCR5 作为辅助受体的 HIV 病毒株被称为 R5 病毒。利用 CXCR4 的 HIV 病毒株被称为 X4 病毒。许多病毒株即可利用 CCR5 又可利用 CXCR4,是双嗜性的,被称为 R5X4 病毒。

HIV 主要辅助受体的天然趋化因子配体可轻易地阻止 HIV 的进入。例如,CC 趋化因子 RANTES(CCL5)、MIP – 1α(CCL3)和 MIP – 1β(CCL4)是 CCR5 的天然配体,阻断了 R5 病毒的进入,而 CXCR4 的天然配体 SDF – 1 则阻断了 X4 病毒的进入。阻止病毒进入的机制是一种不依赖于信号转导的受体配体结合的空间抑制(**图 97 – 22**)。

具有传播能力的病毒几乎一成不变都是 R5 病毒,在 HIV 感染早期占主导地位。约 40% 的 HIV 感染患者存在向以 X4 为主的病毒学转变,这种转变与疾病相对快速进展有关。然而,至少 60% 的 HIV 感染患者在保持 R5 病毒优势的

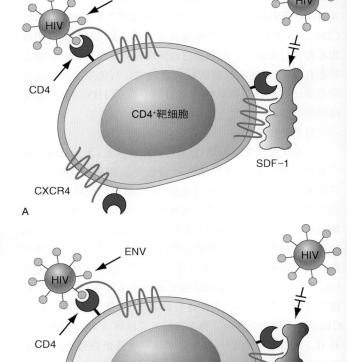

图 97 – 22 辅助受体 CXCR4 和 CCR5 作用模式图。 HIV – 1 型 X4 株(a)和 R5 株(b)通过辅助受体 CXCR4 和 CCR5 与 CD4⁺ 靶细胞有效结合并进入其内。通过正常配体与辅助受体的结合可阻断病毒复制周期的这一初始过程。CXCR4 的天然配体是基质细胞衍生因子(SDF – 1);CCR5 的天然配体是 RANTES、MIP – 1α 和 MIP – 1β。

同时病情出现进展。应该指出的是,C 亚型病毒与其他亚型不同几乎从未出现从 CCR5 向 CXCR4 转变,导致这种差异的原因尚不清楚。

包膜糖蛋白对 CCR5 或 CXCR4 亲和性的不同导致了 HIV 包膜与细胞融合及进入的能力不同,包括辅助受体相互作用的 gp120 的第三可变区(V3 环)。比如,gp120 与 CD4 的结合使 gp120 发生构象变化,从而使其对 CCR5 的亲和性增加(见上文)。最后,R5 病毒更易感染单核细胞/巨噬细胞和脑的小胶质细胞(见下文"HIV 感染的神经系统病变")。

整合素 α4β7 与 HIV 的黏膜传播 · 多年来已报道了多种 HIV 的"附属受体",尽管仅少数经得住时间考验,这些受体往往对病毒与靶细胞 CD4⁺ T 淋巴细胞的结合和融合、病毒复制不是必要的。然而,整合蛋白 α4β7 作为 HIV 的一种附属受体,可能在生殖道和肠道等黏膜表面的 HIV 传播中起到重要作用。整合蛋白 α4β7 是外周 T 淋巴细胞表达的肠道归

巢受体,以其激活形式结合到 gp120 的 V2 环中的一个特异性三肽段上导致白细胞功能相关抗原 1(LFA‑1)的快速激活,而 LFA‑1 作为病毒突触建立的核心整合素促使 HIV 在细胞间的有效播散。已有研究证实 α4β7 高表达的 CD4+ T 淋巴细胞比 α4β7 低表达的细胞更易被感染,因为此细胞亚群中富含代谢活性高的含 CCR5 的 CD4+ T 淋巴细胞。这些细胞存在于肠道和生殖道黏膜表面。重要的是,研究已证实经性暴露传播的病毒与 α4β7 的结合比经过长期间突变从传播性病毒中分化出来的病毒更有效,尤其会涉及糖基化位点的积累(参见"HIV 感染的早期事件:原发性感染和感染病毒的早期传播")。

■ HIV 的靶细胞

尽管 CD4+ T 淋巴细胞和少数 CD4+ 的单核系细胞是 HIV 的主要靶细胞,但几乎所有表达 CD4 分子和辅助受体(见上下文)的细胞都有可能感染 HIV。据报道,循环中的树突状细胞根据其成熟水平不同表达低水平的 CD4,亦可被 HIV 感染。尽管表皮朗格汉斯细胞可表达 CD4 且在体内可被 HIV 感染,但正如体内的 DC、FDC 和 B 细胞,其与病毒结合后更常将其呈递给激活的 CD4+ T 淋巴细胞而非感染自身。

体外研究显示,HIV 也可感染其他多种可表达低水平 CD4、CD4 无法测出或仅表达 CD4 mRNA 的细胞和细胞系。然而,鉴于 CD4+ T 淋巴细胞和单核/巨噬细胞系细胞是目前唯一明确地可被 HIV 感染且复制病毒的细胞亚群,上述其他在体外可被感染的细胞在体内的病理作用尚不清楚。

胸腺前体细胞(既往认为其 CD3、CD4 和 CD8 均为阴性)实际可表达低水平的 CD4 且在体外可被 HIV 感染,这可能与临床存在很大的相关性。此外,将病毒直接注射到胸腺中,移植到免疫缺陷小鼠身上的人胸腺上皮细胞可被 HIV 感染。由于胸腺前体细胞可能在 CD4+ T 淋巴细胞的正常再生中发挥作用,因此其感染和耗尽可能至少部分导致了 CD4+ T 淋巴细胞池在 cART 已将病毒复制抑制到 HIV RNA<50 拷贝/mL 的被感染患者中完全自身重建的能力受损(见下文)。此外,已证实晚期 HIV 患者体内的 CD34+ 单核前体细胞亦出现了 HIV 感染,很可能这些细胞也表达低水平的 CD4,因此无需用非 CD4 途径来解释该感染。

■ 单核细胞异常

CD4+ T 淋巴细胞

HIV 感染主要通过感染 CD4+ 细胞引起免疫功能缺陷。HIV 感染晚期 CD4+ T 淋巴细胞出现包括数量下降和功能缺陷在内的广泛异常,并最终会影响免疫系统的各个分支功能,说明完整的免疫系统功能依赖于 CD4+ T 淋巴细胞的诱导/辅助功能。在晚期 HIV 感染中,大多数所观察到的免疫缺陷最终可通过 CD4+ T 淋巴细胞的数量耗竭来解释。然而,即使早期感染患者的 CD4+ T 淋巴细胞计数在正常低限,也可出现 T 细胞功能障碍。随着病情进展其功能障碍的程度和范

围越来越大,反映出 CD4+ T 淋巴细胞的功能异质性很大,尤其是淋巴组织内的 CD4+ T 淋巴细胞。GALT 含有 CD4+ TH17 细胞,也是 HIV 大量复制的初始部位之一。CD4+ TH17 细胞对宿主抵御肠黏膜细胞外的病原体和维持肠上皮的完整性非常重要,HIV 感染时病毒复制的直接和间接损伤使其耗竭,进而导致肠道失衡、完整性丧失且更多地转变为 Th1 表型。研究表明,即使经过多年的 cART 治疗,GALT 中的 CD4+ T 仍不能完全重建。在淋巴结中,HIV 干扰了 CD4+ 辅助 T 细胞的另一个重要亚群即 TFH 细胞(见上文"淋巴器官与 HIV 的发病机制")。TFH 细胞起源于纯真 CD4+ T 细胞或其他 TH 前体细胞,在生发中心应答时迁移至 B 细胞滤泡区,并通过细胞间相互作用及分泌可引起 B 细胞应答的细胞因子(其中最重要的是 IL‑21)辅助抗原特异性 B 细胞的产生。与 Th17 细胞一样,TFH 细胞对 HIV 感染高度易感。然而,与 Th17 及大多数其他 CD4+ T 细胞亚群不同,TFH 细胞在 HIV 感染患者尤其是伴病毒血症者的淋巴结中出现数量增加,目前尚不清楚这是否对应答性 B 细胞有帮助。可能的结果是 TFH 数量增加会降低抗 HIV 的体液免疫应答的有效性(见下文"对 HIV 的免疫应答")。此外,中枢记忆 T 细胞缺陷是 HIV 免疫发病机制的重要组成部分。抗原特异性 CD4+ T 淋巴细胞的进行性减少对控制 HIV 感染具有重要意义。因此,维持 HIV 特异性 CD4+ T 细胞的增殖反应与有效控制感染间存在相关性。事实上,所有的 T 细胞功能在 HIV 感染的某些阶段均可出现异常。多效性的 HIV 特异性 CD4+ T 细胞尤其是产 IL‑2 的细胞在疾病早期即会出现丢失,而产 IFN 的 CD4+ T 细胞数量可较长时间保持稳定,与 HIV 病毒血症的控制无关。其他异常包括 IL‑2 受体表达受损、产生缺陷 IL‑2、IL‑7 受体(CD127)表达减少以及表达 CD28 的 CD4+ T 细胞比例下降。CD28 是 T 细胞正常活化所必需的主要共刺激分子,也因免疫老化而耗尽。不表达 CD28 的细胞对激活信号无法做出正常反应且可能会表达包括 HLA‑DR、CD38 和 CD45RO 在内的晚期激活标志物。如上文("免疫激活、炎症及 HIV 的发病机制")所述,CD4+ T 细胞的其中一个亚群(称为调节 T 细胞或 T‑regs)可能参与抑制促进 HIV 复制的异常免疫激活。这些 T‑reg 细胞的存在与病毒载量较低和 CD4+/CD8+ T 细胞比例较高有关。T‑reg 该功能在进展期疾病中的丧失可能不利于抑制病毒复制。

很难仅用直接感染和 CD4+ T 淋巴细胞的数量减少来完全解释 HIV 感染患者存在的严重免疫缺陷,尤其是在 CD4+ T 淋巴细胞数量仅轻度下降的 HIV 早期感染阶段。因此,直接感染导致的细胞衰竭与病毒相关的间接作用共同造成了 CD4+ T 淋巴细胞功能障碍(表 97‑5)。部分间接作用已在体外和/或外周血细胞分析中得到证实。然而,如上所述,许多缺陷与淋巴组织中的特异性 CD4+ T 细胞有关。此外,因 HIV 感染的主要靶细胞是免疫正常细胞,这些间接作用可能导致免疫细胞耗竭和清除被感染细胞和"无辜旁观者"细胞的

免疫功能障碍。可溶性病毒蛋白尤其是 gp120 与未被感染的 T 淋巴细胞和单核细胞上的 CD4 分子的结合具有高度亲和性。此外,病毒和/或病毒蛋白可以与 DC 或 FDC 结合。HIV 特异性抗体能够识别这些结合分子可协助机体通过 ADCC 途径清除这些细胞。HIV 包膜糖蛋白 gp120 和 gp160 与 CD4 分子及各种趋化因子受体的亲和性均很高。gp120 通过 CD4 和 CCR5/CXCR4 转导的细胞内信号与许多免疫病生理过程包括细胞效能丧失、细胞凋亡和细胞运输异常相关。引起这些异常的分子机制包括 T 淋巴细胞受体-磷酸肌醇途径失调、p56lck 激活、局部黏着斑激酶磷酸化、MAP 激酶和 ras 信号通路激活以及辅助刺激分子 CD40 配体和 CD80 的下调。

大多数 HIV 感染患者的 $CD4^+$ T 淋巴细胞计数不可避免地出现减少,部分可能与免疫系统在相当长的时间内无法再生相关,快速转化的 $CD4^+$ T 淋巴细胞池不足以抵消 HIV 介导的和自然发生的细胞死亡。因此,$CD4^+$ T 淋巴细胞在开始治疗时的下降程度和持续时间是其能否恢复的重要预测因素。在启动 cART 前,相当长的一段时间内 $CD4^+$ T 淋巴细胞计数持续较低的个体,几乎均不能完全重建 T 淋巴细胞。至少有两种主要机制可能导致 $CD4^+$ T 淋巴细胞池在 HIV 感染过程中不能完全恢复。一种是破坏淋巴前体细胞,包括胸腺细胞和骨髓祖细胞,另一种是逐渐破坏对免疫活化细胞的有效再生至关重要的淋巴组织微环境。最后,在 $CD4^+$ T 淋巴细胞减低的感染晚期,血清中的稳态细胞因子 IL-7 水平升高。最初认为这种升高是机体对淋巴细胞减少的一种稳态反应,然而最近的研究结果表明,血清 IL-7 的增加是细胞因子利用率降低导致表达 IL-7 受体 CD127 的细胞丢失造成的,CD127 是产生 IL-7 的一种正常生理调节器。

$CD8^+$ T 淋巴细胞

$CD8^+$ T 淋巴细胞的相对增多通常与高水平的 HIV 血浆病毒血症有关,可能反映了针对病毒的免疫应答以及与全身免疫激活相关的稳态失调。HIV 感染晚期尽管也存在高水平的病毒血症,$CD8^+$ T 淋巴细胞计数会显著减少。研究证实 HIV 特异性 $CD8^+$ CTL 在感染早期即可在 HIV 感染患者体内出现,往往伴随血浆病毒血症水平减低。一项观察性研究显示,在一定比例的感染患者中病毒特异性 CTL 可在有限的时间段内控制 HIV 感染。然而,研究显示大多数未接受 cART 的 HIV 感染患者体内最终会出现可逃避 HIV 特异性 $CD8^+$ T 淋巴细胞的 HIV 突变株。此外,此类细胞的功能随着疾病进展逐渐下降,至少部分是因为 HIV 的持续感染通过上调抑制受体(如 PD-1)致使 HIV 特异性 $CD8^+$ T 淋巴细胞功能衰竭(见上文"免疫激活、炎症及 HIV 的发病机制")。慢性免疫激活的持续存在对 $CD8^+$ T 淋巴细胞也有系统性影响如出现异常的表型表达,主要特点是表达激活标志物(如 HLA-DR 和 CD38),但 IL-2 受体(CD25)且 IL-7 受体(CD127)的表达减少。此外,不表达 CD28 的 $CD8^+$ T 淋巴细胞在 HIV 疾病中增加,说明了向低分化 $CD8^+$ T 淋巴细胞亚群的分化倾向。亚群的倾向性分化也与免疫多效能性下降有关,也是无进展者和进展者的本质差别。据报道,无进展者可维持特异性 $CD8^+$ T 淋巴细胞的高增殖能力及穿孔蛋白的表达增加,两者均在 HIV 晚期阶段中显著降低,也可用于区分进展者和无进展者。报道显示 HIV 感染患者体内的 $CD8^+$ T 淋巴细胞表型可能具有预后意义。血清阳转后 $CD8^+$ T 淋巴细胞出现 $HLA-DR^+/CD38^-$ 表型的患者的 $CD4^+$ T 淋巴细胞计数稳定;而 $CD8^+$ T 淋巴细胞表型为 $HLA-DR^+/CD38^+$ 的患者,疾病进展更快预后较差。除了 HIV 特异性 $CD8^+$ CTL 的缺陷外,其他 MHC 限制性 CTL 的功能缺陷(如针对流感和 CMV 的功能缺陷)也已被证实。$CD8^+$ 细胞分泌多种抑制 HIV 复制的可溶性因子,包括 CC 趋化因子 RANTES(CCL5)、MIP-1α(CCL3)、MIP-1β(CCL4)及一些潜在的未知因子。已经证明体内高水平的 HIV 病毒血症及体外 $CD8^+$ 细胞暴露于 HIV 包膜与多种细胞功能异常有关,这两种情况均与异常免疫激活相关。此外,由于 $CD8^+$ 细胞功能的完整性部分依赖于 $CD4^+$ T 淋巴细胞产生的足够的诱导信号,$CD8^+$ CTL 的功能缺陷可能与 $CD4^+$ T 淋巴细胞的数量减少和功能障碍有关。

B 细胞

HIV 感染患者 B 细胞功能缺陷的主要表现之一是异常激活,表现为终末分化和免疫球蛋白分泌的倾向增加及激活和衰竭标志物的表达增加。经过体内激活和分化,HIV 病毒血症患者的 B 细胞在体外表现出对 B 细胞抗原受体和其他 B 细胞刺激物应答产生增殖反应的能力下降。HIV 感染患者的 B 细胞在体外可出现自发性免疫球蛋白分泌增加,说明其在体内是处于高度分化状态。HIV 感染患者中 EBV 相关的 B 细胞淋巴瘤的发病率增加。T 淋巴细胞免疫监测缺陷和转化增加的综合作用使得该肿瘤发生的风险增加。尽管 HIV 或其产物可直接激活 B 细胞,但未转化的 B 细胞不能被 HIV 感染。高水平病毒血症患者的 B 细胞通过 CD21 补体受体将病毒结合到其表面。在病毒血症状态下,体内具有复制能力的病毒或缺陷病毒及病毒产物可激活 B 细胞,这至少部分程度上解释了其激活表型的表达。HIV 感染患者的 B 细胞亚群在 HIV 感染过程中经历了许多变化,包括静止记忆 B 细胞的破坏和一些异常记忆和分化的 B 细胞亚群的替换,这些亚群均出现 CD21 表达水平的降低和与功能衰竭相关的激活标志物或抑制性受体表达的增加。活化程度和分化程度较高的 B 细胞其免疫球蛋白分泌增加,对 Fas 介导的细胞凋亡的易感性增加。疾病晚期还出现与 $CD4^+$ 细胞淋巴细胞减少相关的未成熟 B 细胞。HIV 感染患者同源 B 细胞-$CD4^+$ T 细胞的相互也是异常的,表现为 B 细胞对 $CD4^+$ T 细胞的辅助作用反应不佳,$CD4^+$ T 细胞从活化的 B 细胞接收不充分的共刺激信号。体内 B 细胞的异常激活状态表现为出现高丙种球蛋白血症及循环免疫复合物和自身抗体。HIV 感染患者对蛋白质和多糖抗原的原发和继发免疫应答较差。已通过免疫接种流感疫苗证实 HIV 感染患者特别是 HIV 病毒血症高水平患者存在记忆 B 细胞缺陷。还有证据表明，被感染患者尤其是存在持续病毒血症的患者对 HIV 抗原和非 HIV 抗原的免疫应答多样，B 细胞的异常亚群特别容易凋亡，或表现出功能衰竭的迹象。综上所述，这些 B 细胞缺陷可能在一定程度上导致对 HIV 的应答不足、对疫苗接种的应答减弱、成人晚期 HIV 感染患者某些种类的细菌的感染率增加。HIV 感染儿童不能对常见细菌产生充分的免疫应答，因此细菌感染对其的发病率和死亡率有重要影响。循环 B 细胞的绝对值在 HIV 感染患者中可能会降低，这可能反映了激活诱导的细胞凋亡增加以及细胞从循环重新分布到与病毒复制相关的淋巴组织内的现象。

单核/巨噬细胞

HIV 感染患者循环中的单核细胞计数通常是正常的，然而有证据表明其激活增加。已报道的 HIV 感染患者 sCD14 和其他生物标记物（见上文）水平的增加是体内单核细胞激活的间接标志。据报道 HIV 感染患者循环中的单核细胞存在多种其他异常，其中部分异常可能与体内异常的免疫激活直接或间接相关。发现 HIV 感染患者的血清脂多糖（LPS）水平增加，至少部分是由通过肠道黏膜屏障移位所致（见上文）。脂多糖是一种具有高度炎症性刺激的细菌产物，通过 CD14 和 Toll 样受体优先与巨噬细胞结合导致其激活。HIV 感染中单核/巨噬细胞的功能异常包括 IL-1 和 IL-12 的分泌减少，IL-10 和 IL-18 的分泌增加，由 MHC Ⅱ 表达减少而导致的抗原呈递和 T 细胞应答缺陷，以及 Fc 受体功能、C3 受体介导的病毒清除、氧化暴发反应的异常，特定的细胞毒性功能如可能与低水平 Fc 受体和补体受体表达有关的 ADCC 的异常。单核细胞可在其表面表达 CD4 分子及几种 HIV 辅助受体包括 CCR5、CXCR4 和 CCR3，因此也是 HIV 感染的潜在靶细胞。HIV 单核细胞系细胞产生的细胞病变程度较低。HIV 可在单核细胞系细胞中复制且细胞病变效应相对较小。因此，单核细胞系可能在体内 HIV 传播方面发挥作用且可作为 HIV 感染的储存库从而成为抗逆转录病毒药物根除 HIV 的障碍。很难证明体内循环单核细胞被感染，然而脑组织巨噬细胞和巨噬细胞系细胞（浸润的巨噬细胞或驻留的小胶质细胞）和肺（肺泡巨噬细胞）的感染很容易证明。在与机会性感染相关的炎症反应中，组织巨噬细胞是 HIV 的重要来源。骨髓中单核细胞前体的感染可能直接或间接导致 HIV 感染患者的某些血液学异常。然而，与树突状细胞一样，单核细胞和巨噬细胞表达高水平的宿主限制因子，这可能有助于解释为何骨髓细胞对 HIV 感染患者总体病毒负担率低。

树突状细胞和朗格汉斯细胞

目前认为 DC 和朗格汉斯细胞在 HIV 感染的启动过程中起着重要作用。HIV 可与细胞表面的 C 型凝集素受体特别是 DC-SIGN（见上文）和 Langerin 蛋白结合，使病毒能够有效地被呈递给靶细胞 CD4+ T 淋巴细胞进而引起其感染。被感染的 CD4+ T 淋巴细胞和 DC 的复合物为病毒复制提供了一个最佳的微环境。关于 HIV 对 DC 的感染力及 DC 本身的衰竭及功能障碍曾经有相当大的分歧。然而，自从认识到骨髓样（myeloid，mDC）和浆细胞样（plasmacytoid，pDC）亚群后，人们对 HIV 特异性 DC 功能障碍有了更好的认识。pDC 是天然免疫系统的重要组成部分，主要对病毒感染产生免疫应答可分泌大量的 IFN-α。HIV 感染患者的循环 pDC 的数量减少的机制尚不清楚。关于淋巴组织中 pDC 的出现频率的报道也存在矛盾，一些研究表明，其在组织的增加及炎症细胞因子如 IFN-α 的分泌有助于淋巴细胞增生。mDC 或传统的 DC 通过向 T 细胞和 B 细胞呈递抗原及分泌细胞因子如激活其他免疫细胞的 IL-12、IL-15 和 IL-18 参与引流淋巴结中启动的适应性免疫。也有迹象表明，树突状细胞感染力相对较低可能与其表达宿主限制因子有关，包括 APOBEC3G（见上文）。

自然杀伤细胞

NK 细胞的主要作用是对被病毒感染的细胞、某些肿瘤细胞和同种异体细胞起免疫监视作用。目前尚无令人信服的数据可表明 HIV 能有效地感染体内的 NK 细胞。然而，HIV 感染的整个过程中均可观察到 NK 细胞的功能异常，异常的严重程度随着疾病进展而增加。NK 细胞是天然免疫系统的一部分，通过直接杀死被感染的细胞和分泌抗病毒细胞因子发挥作用。在 HIV 感染早期，NK 细胞的激活增加，分泌 IFN-γ 的能力保持不变，但是其细胞毒性功能出现降低。在 HIV 慢性感染期间，NK 的细胞毒性和细胞因子分泌功能均受损。考虑到靶细胞的 HIV 感染下调了 HLA-A 和 HLA-B，而不是 HLA-C 和 HLA-D 分子，这可以部分解释为何 NK 细胞相对不能杀死被 HIV 感染的靶细胞。然而，NK 细胞损伤，特别是在病毒复制水平较高的患者中，与"无功能" CD56-/CD16+ NK 细胞亚群的增多有关。该 NK 细胞亚群的异常表现为抑制性 NK 细胞受体（iNKR）表达增加、自然细胞毒性受体（NCR）表达显著下降、溶细胞毒性显著降低。这种异常的 NK 细胞亚群的过度表达可能部分地解释了 HIV 感染患者中的 NK 细胞功能缺陷，并可能在初次感染期间开始发生。NK 细胞也是 HIV 抑制性 CC 趋化因子的重要来源。从 HIV 感染患者体内分离出的 NK 细胞参与 MIP-1α（CCL3）、MIP-1β（CCL4）和 RANTES（CLL5）的高水平表达，但是这些趋化因子对体内 HIV 复制的影响尚不清楚。最后，NK 细胞与 DC 的相互作用对正常免疫功能很重要。NK 细胞和 DC 可互相调节，彼此激活和促进成熟。这些相互作用在血浆病毒血症水平高的 HIV 感染患者中明显受损。

■ HIV-1 和艾滋病发病机制中的遗传因素

与 HIV 感染易感性和免疫应答相关的表型·众所周知，每个个体对 HIV 的易感性各不相同，感染后不久达到的 HIV RNA 稳态水平（病毒学调定点）及进展为艾滋病的速度差异很大。一些特殊的案例,如某些性工作者尽管反复暴露于 HIV 但仍然未被感染、未接受 cART 可自行控制病毒复制的 HIV 感染患者(HIV 控制者)、尽管存在病毒血症但无进展期长达 8～10 年及以上的患者、3 年内快速进展为艾滋病的患者,均特别引人注意。研究者提出了个体间基因差异可能导致了其对 HIV 易感性和疾病进展率的差异的假说。除这些表型外,还提出了以下假说,遗传变异可能部分增加了特定艾滋病指征性疾病(如肾脏和神经疾病)和非艾滋病指征性疾病

(如心血管疾病)的患病风险且与接受 cART 后观察到的 CD4$^+$ T 淋巴细胞计数的不同程度的恢复相关。

候选基因方法和全基因组关联研究(GWAS)证明了基因变异与上述表型之间的关系。表 97 - 6 列出了其中的一些关联。虽然使用 RNA 干扰进行的体外全基因组功能测序已经确定了数百个可能参与 HIV 复制周期的宿主基因,但这些基因与 HIV 易感性和/或疾病进展之间的关系仍不明确。下面是一些与临床情况改善密切相关的关键基因及其意义的讨论。

表 97 - 6　影响 HIV - 1 易感风险和 HIV - 1 疾病进展率的宿主遗传因素

基因[a]	基因突变	机制[b]	对 HIV/AIDS 的作用
MHC 位点的基因			
HLA - B	B ＊ 27 和 B ＊ 57	呈递 HIV 特异性抗原	缓慢进展至 AIDS、病毒载量更低
	B ＊ 35	限制 HIV 特异性肽段呈递	快速进展至 AIDS、病毒载量更高
	HLA - Bw4	向激活的 KIR 提供配体	缓慢进展至 AIDS
HLA Ⅰ 类等位基因	*HLA Ⅰ* 等位基因纯合子	降低抗原表位识别能力	快速进展至 AIDS、母婴传播风险增加
	共有供-受体 *HLA* 等位基因	HIV 病毒株的预适应	疾病快速进展
	少见的 *HLA* 等位基因	HIV 病毒株的预适应受限、逃逸突变发生率更少	保护性抵抗 HIV 感染
HLA Ⅱ 类等位基因	*HLA - DRB1* 等位基因	影响 CD4$^+$ T 细胞对 HIV Gag 及 Nef 蛋白应答的蛋白特异性	HLA - DRB1 ＊ 15：02—病毒载量低;HLA - DRB1 ＊ 03：01—病毒载量高
HLA 扩展单倍型	A1 - B8 - DR3 - DQ2(AH 8.1)	增加炎症反应、产生更多 TNF - α	快速进展至 AIDS
HLA - C	rs9264942 - C 上游 35 kb	增加 HLA - C 的表达	降低病毒载量调定点
HCP5	rs2395029 - G	与 HLA - B ＊ 57：01 不平衡连锁	病毒载量低
MICA	靠近 *MICA* 的非编码 SNP,rs4418214 - T	可能影响 HLA Ⅰ 类肽段的呈递——与保护性 *HLA - B* 等位基因连锁	HIV - 1 控制者含量丰富
PSORS1C3	rs3131018 - A	可能影响 HLA Ⅰ 类肽段的呈递	HIV - 1 控制者含量丰富
ZNRD1	rs9261174 - C	可能干扰 HIV 转录过程影响 ZNRD1 的表达、与 *HLA - A10* 不平衡连锁	AIDS 疾病延迟
趋化因子受体			
CCR5	ORF(Δ32)区有 32 - bp 的缺失,rs333	使 CCR5 蛋白变短	Δ32/Δ32：抵抗 HIV 感染 Δ32/野生型：延迟出现 AIDS、改善 ART 后的免疫重建
	启动子 SNPs,单倍型(HHA to HHG ＊ 2)	改变 CCR5 的表达,如 HHE 等位基因与 CCR5 高表达有关	HHE /HHE：增加 HIV/AIDS 易感性
CCR2	ORF(64 V→I)内的 SNP,rs1799864	可能因为其与 CCR5 启动子的多态性连锁	64I：延迟出现 AIDS
CXCR6	在 3′UTR 中存在 rs2234358 G→T	效应 T 细胞的运输及 NK 细胞活化 T 细胞,T 细胞 HIV 辅助受体少	长期无进展者中 rs2234358 - T 的流行率低
CX3CR1	ORF(249 V → I 和 280 T → M, rs3732378)的 SNPs	280 M 减少受体表达及趋化因子 CX3CR1 配体的结合	在部分高加索人的队列研究中 249I 和 280 M,与快速进展至 AIDS 相关,与其他队列研究显示的作用不一致
DARC	非洲特异性的启动子 SNP(- 46T→C),rs2814778	- 46C/C 与中性粒细胞数降低有关,影响循环趋化因子水平、改变 HIV 与 RBSs 的结合及 HIV - 1 的转染	- 46C/C：增加 HIV 的易感性但降低 HIV 的疾病进展速度,达菲不相关中性粒细胞低性状与非洲人 HIV 易感性增加相关

（续表）

基因[a]	基因突变	机制[b]	对 HIV/AIDS 的作用
趋化因子			
CCL3L、CCL4L	CCL3L 和 CCL4L 的基因拷贝数	CCL3L 及 CCL4 基因含量高,包括与高 CCL3L 及 CCL4L 相关的节段性复制	基因拷贝数低于人口平均数与 HIV/AIDS 易感性增加和 ART 后的免疫重建减少相关
CCL5	启动子 SNPs	改变基因表达	改变 HIV-AIDS 易感性
CCL2	启动子 SNP(−2 578 T→G),rs1024611	−2 578G 等位基因:增加 CCL2 的表达和单核细胞募集	−2 578G/G 与出现 HIV-1 相关痴呆病的风险高、快速出现 AIDS 相关
细胞因子			
IL-6	启动子 SNP(−174 G→C),rs1800795	−174G/G 与 IL-6 和 CRP 水平升高相关	174G/G 与发生 KS 的风险高、ART 后 CD4 细胞不同程度恢复相关
IL-10	启动子 SNP(−592 C→A),rs1800872	−592A 导致 IL-10 水平下降	−592A 与 HIV-AIDS 易感性增加相关
MBL	编码等位基因(O)	MBL 蛋白的血浆浓度低或结构改变	杂合子(A/O)缓慢进展至 AIDS
	X 等位基因(启动子 SNP−221)	MBL 蛋白水平下降	杂合子 X/X 快速进展至 AIDS
Apobec-3G	ORF SNP(186 H→R),rs8177832	降低抗 HIV-1 活性	186R 与非裔美国患者快速出现 AIDS 相关
TLR7	ORF SNP(Gln11Leu),rs179008	降低 TLR7 的表达,导致不能识别额 HIV 被感染细胞	含亮氨酸的蛋白,与病毒载量高及快速进展至 AIDS 相关
PARD3B	rs11884476(C→G),近外显子 20	直接作用于 HIV,通过 SMAD 蛋白家族产生信号	rs11884476−G 与缓慢进展至 AIDS 相关
其他			
ApoE	E4 等位基因	E4 在体外可促进 HIV 进入细胞内	ApoE4/E4 与快速进展出现 AIDS 和痴呆相关
ApoL1/MYH9	几个风险单倍型包括 G1	不明	增加 HIV 相关肾病的发生风险
RYR3	ORF SNP(A→G),rs2229116	不明,可能影响钙信号及稳态平衡有	rs2229116−G 与亚临床动脉粥样硬化相关
PROX1	rs17762192−G,PROX1 上游的 36 kb	不明,假定可影响 INF-γ 的负调节蛋白 PROX1 的表达	rs17762192−G,降低疾病进展率
基因−基因间相关作用			
KIR + HLA	KIR3DS1 + HLA-Bw4-80Ile	改变清除 HIV 被感染细胞的 NK 细胞活性	KIR3DS1 及 HLA Bw4-80I[+]:延迟出现 AIDSt
	HLA-C1 + KIR2DL3	可能通过增强免疫激活、损害潜伏感染细胞的杀伤和增大前病毒负担来	HLA-C1[+]/KIR2DL3[+]:ART 抑制病毒复制后免疫恢复更好
LILRB2 + HLA	LILRB2 + HLA Ⅰ类	通过 LILRB2-HLA 参与调节树突状细胞	控制 HIV-1 感染
CCL3L1 + CCR5	CCL3L1 基因拷贝低 + 不利的 CRR5 基因型	CCL3L1 低,高表达 CCR5	增加 HIV/AIDS 易感性并减弱 ART 后的免疫重建

[a] 代表性基因和多态性。[b] 列出可能的机制。[c] 一些关联在特定人群中才有,可能表现出对列-特异性效果。

注:Apobec,载脂蛋白 B mRNA 编辑酶,催化多肽样;ApoE,载脂蛋白 E;ART,抗逆转录病毒治疗;CCL,CC 配体;CCL3L,CLL3L 样;CCR5,CC 趋化因子受体 5;CRP,C 反应蛋白;CXCR6,趋化因子(C-X-C 基序)受体 6;DARC,Duffy 血型抗原趋化因子受体;HCP5,HLA Ⅰ类组织相容性抗原蛋白 p5;HHE,人单倍型群 E;HLA,人白细胞抗原;IFN,干扰素;IL,白细胞介素;LILRB2,白细胞免疫球蛋白样受体 B2;KIR,杀伤细胞免疫球蛋白样受体;KS,卡波西肉瘤;MBL,甘露糖结合凝集素;MHC,主要组织相容性复合体;MICA;MHC Ⅰ类多肽相关序列 A;ORF,开放阅读框;PARD3B,PAR-3 家族细胞极性调节器 β;PROX1,同源异型蛋白;PSORS1C3,银屑病易感性 1 候选 3;SNP,单核苷酸多态性;rs#,来自 NCBI 的 SNP 数据库中的 SNP 识别号;UTI,未翻译区域;ZARD1,含锌飘带域蛋白 1,+ 存在,− 不存在。

CCR5 与遗传学发现向临床转化的关系·关于探索影响 HIV/AIDS 发病机制的宿主因素的基因研究的重要性的最戏剧性的例子可能是与编码 CC 趋化因子受体 5(CCR5)的基因相关的研究。尽管体外研究已证实 CCR5 是 HIV-1 进入宿主细胞的主要 HIV 辅助受体,但基因研究更进一步地确证了该受体在体内在 HIV/AIDS 发病机制的初始进入中所起的重要作用。

遗传基因分析显示,某些情况下,宿主可因携带了两个有

缺陷的 *CCR5* 等位基因在体外对 HIV R5 株表现出抗 CCR5 特性。编码序列中存在 32 bp 大小的缺失而导致了此缺陷的发生(被称为 *Δ32* 等位基因缺失)。*CCR5Δ32* 等位基因编码一种不在细胞表面表达的截短蛋白。

约 1% 的欧洲患者是 *CCR5Δ32* 等位基因缺失纯合子。根据欧洲的地理区域不同,多达 20% 的个体是 *CCR5Δ32* 等位基因缺失的杂合子。在其他人群中,*CCR5Δ32* 等位基因缺失极为罕见。导致在欧洲人群中出现 *CCR5Δ32* 等位基因的进化压力仍然未知,推测为继发于瘟疫等祖先流行病。

CCR5Δ32 等位基因(*Δ32/Δ32*)缺失纯合子个体的表面缺乏 *CCR5* 表达,对被 HIV 感染表现出高度抵抗力。*CCR5Δ32* 等位基因缺失杂合子也与 HIV 的感染风险降低有关。欧洲人因 *CCR5Δ32* 等位基因缺失率高,因此可能存在病毒暴露后不被感染。尽管 *CCR5Δ32/Δ32* 基因型与 HIV 的强烈抵抗有关,但少数具有这种基因型的个体却可感染 HIV X4 病毒,疾病进展速度很快。一般来说,CCR5Δ32 杂合子与 HIV 病程较慢相关。

后续研究确定了影响其表达水平的 CCR5 启动子(调控区)的单核苷酸多态性(single nucleotide polymorphisms, SNPs)。携带连锁多态性(单倍型)特异性元件的等位基因被发现并被认定为人类单倍型 A 到 G*2(HHA 到 HHG*2)。*CCR5Δ32* 位于 HHG*2 单倍型上。*CCR5* HHE 单倍型与较高的 CCR5 表达相关,遗传相关性研究表明,*CCR5* HHE 单倍型的纯合子的 HIV 易感性增加,可迅速进展为 AIDS 且 cART 治疗后免疫重建减弱。携带 *CCR2-64I* HHF*2 单倍型可延缓艾滋病病程。*CCR5* HHA 是 CCR5 的祖先单倍型,与 *CCR5* 表达较低有关。HHA 单倍型与非洲人群疾病进展缓慢有关,推测其为 SIV 感染的黑猩猩(携有祖先的 *CCR5* HHA 单倍型)可能抵抗疾病进展的基础。*CCR5* 单倍型也影响细胞介导免疫和 cART 治疗后的免疫恢复。

CCR5 基因变异与 HIV/AIDS 表型间的相关性也是将实验室(试验台)发现转化应用于临床(床边)改善健康状况的一个成功例子。研究发现 *CCR5Δ32/Δ32* 的基因型抵抗 HIV 感染能力强。携带该基因型的高加索人一直未被感染且免疫力似乎并未受损,这一发现促使了两类治疗药物的成功研发。首先,促使了经 FDA 批准的一类新型治疗药物即进入抑制剂(如马拉韦罗)的研发,其通过拮抗 *CCR5* 与 HIV 包膜的相互作用而发挥抗病毒作用。其次促进了新型试验性细胞治疗的发展。一名感染 HIV 的急性髓性白血病患者接受了 HLA 相合的同种异体造血干细胞移植,其供者细胞由于为 *Δ32/Δ32* 基因型而缺乏 *CCR5* 的表达,到目前为止(6 年)仍未有证据表明该移植患者出现 HIV-1 病毒感染。这一例罕见案例激起了我们治愈 HIV 希望和信心,并给新的细胞疗法的发展提供了思路,包括通过新型基因编辑技术在体外使 CD4⁺ T 细胞的 *CCR5* 基因失活后进行自体移植。

与 HIV 感染病毒学控制相关的 HLA Ⅰ类等位基因的发现·*HLA-B* 的基因变异与 HIV 感染有利(如 *HLA-B*57* 和 *HLA-B*27* 等位基因)或不利(如 *HLA-B*35* 等位基因)结果间有很强的相关性。携带 *HLA-B*57* 和/或 *HLA-B*27* 等位基因与疾病进展缓慢有关。这些等位基因的有益作用可能部分与含此等位基因患者的病毒学调定点较低以及细胞介导的免疫应答高有关。*HLA-B*57* 和 *HLA-B*27* 等位基因在 HIV 感染过程中具有保护作用,源于研究发现这些等位基因在长期无进展者及 HIV 精英控制者中出现频率较高(见上文)。然而,*HLA-B*35* 等位基因与更快进展为艾滋病和病毒载量更高有关。不同人群中 *HLA-B* 等位基因的流行率不同。欧洲人的 *HLA-B*57:01* 和非裔美国人的 *HLA-B*57:03* 等位基因均为保护性等位基因。在无 *HLA-B*57/HLA-B*27* 等位基因的某些人群(如日本人)中,*HLA-B*51* 也与保护性表型相关。

拥有保护性 *HLA-B* 等位基因与针对 HIV 表位可产生更广泛更强效的 CD8⁺ T 细胞免疫应答有关。不同 *HLA-B* 等位基因对 HIV 病程产生影响的机制不同,可能与抗原呈递细胞在 MHC 编码分子背景下向辅助 T 细胞或细胞毒性 T 淋巴细胞呈递免疫显性 HIV 表位的能力存在差异有关,导致免疫应答不同进而影响病毒复制。基于此方面考虑,影响 HIV 病程的 *HLA-B* 等位基因在其在 HLA-B 肽结合槽中的氨基酸残基不同,这可能在病毒学控制中起到关键作用。

研究者还研究了扩展型 HLA 单倍型(连锁等位基因)对 HIV 病程的影响。扩展型 HLA 祖先单倍型(AH)8.1 的定义是存在 *HLA-A1*、*HLA-B8* 和 *HLA-DR3* 等位基因。AH 8.1 是高加索人最常见的祖先单倍型(10% 会出现),与未感染 HIV 者的多种自身免疫性疾病有关。这些疾病与 AH 8.1 相关是因为该基因决定了以产生大量 TNF-α 和缺乏补体 C4A 为特征的高应答性。强有力的流行病学数据表明,HIV 感染患者携带 AH 8.1 与 CD4⁺ T 淋巴细胞的迅速下降和快速进展为艾滋病有关。*HLA* 等位基因与其他基因(如杀伤细胞免疫球蛋白样受体)之间的基因-基因相互作用也可影响 HIV 疾病的进展速度。

GWAS 发现的与病毒学控制相关的多态性·对病毒载量的表型进行的大规模 GWAS 研究纳入了很多 HIV 控制者。对欧洲血统的 HIV 感染患者的 GWAS 发现了与病毒学控制相关的 *HLA* Ⅰ类基因位点上的 4 个单核苷酸多态性(SNP)。这些 SNP 位于 *HCP5*、*HLA-C*、*MICA* 和 *PSORS1C3* 基因内或其附近。*HCP5* 和 *MICA* 的 SNP 的保护性作用,可能与已知的保护性 *HLA-B* 等位基因有关。保护性 *HCP5* 等位基因与 *HLA-B*57:01* 连锁不平衡,保护性 *MICA* 等位基因与 *HLA-B*57:01*、*HLA-B*27:05* 等位基因连锁不平衡。保护性 *HLA-C* 的 SNP 与较高的 *HLA-C* 表达相关,被认为是 microRNA 与 *HLA-C* 的 mRNA 的结合所引起的。较高的 *HLA-C* 表达与有利的 HIV 表型相关。与 PSORS1C3 的

SNP 相关的机制尚不清楚。在非裔美国人中，GWAS 发现了一个引起 A－B ＊ 57：03 等位基因的单核苷酸多态性，已知该等位基因与较低的病毒学调定点、疾病进展较慢有关。这些 GWAS 数据强调了 *HLA* Ⅰ 类基因位点的变异在病毒复制控制中的重要性。

与艾滋病特异性的和非艾滋病特异疾病的遗传联系

颈动脉疾病·许多 HIV 感染患者中的非艾滋病事件与免疫衰老及无 HIV 感染的老年人中出现的事件相似。研究发现 Ryanodine 受体 3（*RYR3*）基因中的功能性 SNP 与颈总动脉内膜中层厚度（cIMT）的患病风险增加有关，cIMT 是动脉粥样硬化的亚临床指标。对 RYR3 及其亚型功能的研究表明，这些受体通过钙信号通路来调节内皮功能和动脉粥样硬化，为 RYR3 中的 SNP 可能与 cIMT 的患病风险增加提供了一种生物学上可信的机制。

肾脏疾病·HIV－1 相关性肾病（HIV－1－associated nephropathy，HIVAN）是 HIV 直接感染肾上皮细胞而导致的局灶性硬化性肾小球肾炎的一种形式。HIVAN 在非洲裔患者中更常见。研究表明，*MYH9* 和邻近的 *APOL1* 基因的多态性是非洲裔美国人对 HIVAN 易感性增加的重要决定因素。35% 的 HIVAN 携带两个 *APOL1* 风险等位基因。*MYH9／APOL1* 变异宿主易患 HIVAN 的机制目前尚不清楚。

HIV 相关神经认知障碍·HIV 相关神经认知障碍（HIV-associated neurocognitive disorder，HAND）包括一系列由 HIV 感染引起的神经认知障碍。在未感染 HIV 的人群中，载脂蛋白 E 基因变异与阿尔茨海默病间有很强的相关性。HIV 感染者存在 *ApoE* 等位基因变异与一些认知障碍（包括痴呆、周围神经病变、认知障碍、即刻和延迟的语言记忆等）相关。巨噬细胞的募集和激活在许多 HAND 发展中起着中心作用。趋化因子即 CCL2（MCP－1）和 CCL3（MIP－1α）的改变在巨噬细胞激活和募集中起重要作用，已证明其可改变 HAND 的易感风险。线粒体基因变异也与艾滋病和 HAND 的易感性增加有关。

与 ART 相关不良事件的相关性·阿巴卡韦是一种有效的抗逆转录病毒药物，但其过敏反应的发生率很高（2%～9% 患者会出现）。有趣的是，虽然 *HLA－B ＊ 57：01* 等位基因与 HIV 病程进展缓慢相关，但拥有该等位基因的患者出现阿巴卡韦过敏的风险较高。建议使用阿巴卡韦前筛查 *HLA－B ＊ 57：01* 等位基因。

■ HIV/AIDS 的神经病变

在目前有效 cART 的时代，接受治疗的患者出现严重 HIV 脑病的概率已显著降低。虽经充分的 cART 但 HIV 感染患者仍会出现神经认知障碍，只是程度稍轻。多种因素可导致神经认知能力下降，包括大脑无法完全抑制 HIV 复制、可能具有神经毒性的 HIV 蛋白的产生、CD4$^+$ T 淋巴细胞水平低、慢性免疫激活、吸毒及某些抗逆转录病毒药物存在神经

毒性可能等。无论是否有神经精神异常，HIV 感染患者的大脑和脑脊液均能检测出 HIV。与淋巴组织相反，大脑中没有常驻的淋巴细胞，其内被感染的主要脑细胞类型是血管周围巨噬细胞和小胶质细胞；血管周围星形胶质细胞中也可有低水平病毒复制。外周血中已被感染的单核细胞可以迁移至颅内并以巨噬细胞的形式存在于颅内，或者大脑中的巨噬细胞可直接被 HIV 感染。HIV 进入颅内的确切机制尚不清楚，然而学者们认为至少部分跟被病毒感染的和免疫激活的巨噬细胞诱导大脑内皮细胞产生黏附分子［如 E-选择素和血管细胞黏附分子 1（VCAM－1）］的能力有关。其他研究表明 HIV gp120 可增强胶质细胞中细胞间黏附分子 1（intercellular adhesion molecule 1，ICAM－1）的表达，进而可能促使被 HIV 感染的细胞进入中枢神经系统。脑中分离出的病毒主要为 R5 病毒而非 X4 病毒，因此为 CCR5Δ32 杂合子的 HIV 感染患者似乎受到了相对的保护，可避免进展为 HIV 脑病。一旦 HIV 由于局部环境的压力进入大脑，它就会进化，在 *env*、*tat* 和 *LTR* 基因中产生不同的序列。这些独特的序列与神经认知功能障碍有关。然而，尚不清楚它们之间是否存在因果关系（见下文）。

HIV 感染患者可出现脑白质病变和神经元丢失。白质病变由轴突损伤和血脑屏障破坏而非脱髓鞘病变引起。因体内外尚无神经元细胞感染 HIV 的直接证据，因 HIV 直接感染而导致神经元细胞死亡的假设最为不可能。相反，HIV 对神经元的损伤是由间接途径所介导即病毒蛋白特别是 gp120 和 tat 可触发巨噬细胞释放内源性神经毒素，星形胶质细胞亦释放小一部分。此外，已证明 HIV－1 nef 和 tat 都能诱导白细胞（包括单核细胞）趋化并进入中枢神经系统。感染和/或免疫激活可导致单核细胞释放神经毒素。据报道，单核细胞产生的神经毒性因子通过 N－甲基－D－天冬氨酸（N－methyl－d－aspartate，NMDA）受体杀死神经元。此外，被感染的单核细胞释放的 HIV gp120 可通过拮抗血管活性肠肽（vasoactive intestinal peptide，VIP）、提高细胞内钙水平、降低大脑皮质的神经生长因子水平而产生神经毒性。多种单核细胞源性细胞因子可直接或间接促进 HIV 感染的神经毒性作用，包括 TNF－α、IL－1、IL－6、TGF－β、IFN－γ、血小板活化因子和内皮素。此外，在 CC 趋化因子中，单核细胞趋化蛋白-1（MCP-1 或 CCL-2）在大脑和脑脊液中的水平升高与出现 HIV 脑病及其严重程度间的相关性最好。此外，感染和/或激活单核细胞系细胞可导致类花生酸、喹啉酸、一氧化氮、兴奋性氨基酸（如 L-半胱氨酸和谷氨酸）、花生四烯酸、血小板活化因子、自由基、TNF－α 和 TGF－β 的产生增加，这些均可能引起神经毒性。星形胶质细胞可能在 HIV 神经病变发生中发挥不同的作用。HIV 感染患者的大脑存在反应性胶质细胞增生或星形胶质细胞增多，TNF－α 和 IL－6 可诱导星形细胞增殖。另外，星形胶质细胞来源的 IL－6 在体外可诱导被感染细胞表达 HIV。此外，有人认为星形胶质细胞可

能下调巨噬细胞产生的神经毒素。cART 治疗可改善神经精神症状,降低 CSF 中的这些细胞因子水平,此表明这些表现均由病毒或其产物驱动而产生。然而,有证据表明,即使接受 cART 的患者 CSF 中也可能有持续活化的淋巴细胞。目前尚不清楚这些淋巴细胞是否能导致大脑的神经元损伤,或对控制中枢神经系统病毒储存库至关重要。尚无很好的关于宿主遗传因素与 HIV 感染神经精神症状发展间相互作用的研究。然而,证据显示 apoE 的 E4 等位基因与 HIV 相关神经认知障碍和周围神经病变的风险增加有关。

部分学者认为中枢神经系统是一个相对隔离的潜在的感染细胞储存库,可能是 cART 根除病毒的障碍之一(见上文"HIV 病毒储存库:根除病毒的障碍")。

■ 卡波西肉瘤的发病机制

KS 至少有 4 种不同的流行病学形式:① 古典型,主要发生于地中海或东欧地区具有犹太背景的老年人,尚无公认的促发因素;② 非洲型,好发于赤道附近的非洲地区,所有年龄段均可出现,尚无任何公认的促发因素;③ 移植后型(医源性),与器官移植及其伴随的医源性免疫抑制状态相关;④ AIDS 相关型(流行性),与 HIV-1 感染相关。KS 在后两种形式中是一种机会性疾病,与 HIV 感染患者的典型的机会性感染不同,其发生与 CD4⁺ T 淋巴细胞计数水平的降低没有严格的相关关系。KS 的发病机制很复杂,其本质上是一种血管增生性疾病而非真正的肿瘤性肉瘤,至少在早期不是。它是起源于血管梭形细胞的细胞过度增殖的一种表现,既有内皮细胞特性又有平滑肌细胞的特性。KS 在 HIV 疾病中的发生与发展是多种因素相互作用的结果,包括 HIV-1 病毒本身、人类疱疹病毒 8(HHV-8)、免疫激活和细胞因子分泌。许多流行病学和病毒学研究明确显示,HHV-8,又称卡波西肉瘤相关疱疹病毒(Kaposi's sarcoma-associated herpesvirus,KSHV),不仅存在于 HIV 感染患者中,而且在其他形式的 KS 患者中亦与 KS 相关。HHV-8 是一种 γ 疱疹病毒,与 EB 病毒和松鼠猴疱疹病毒有关,可编码一个与人 IL-6 同源的基因,除 KS 外还与体腔淋巴瘤、多发性骨髓瘤和单克隆丙种球蛋白病的发病机制有关,意义未明。HHV-8 的序列普遍存在于 KS 的病变中,KS 患者的血清 HHV-8 抗体几乎均是阳性。HHV-8 的 DNA 序列可以在 30%~50% 的 KS 患者和 7% 的无临床症状的 KS 患者的 B 细胞中发现。

合格献血者中有 1%~2% 的抗 HHV-8 抗体阳性,而 HHV-8 血清抗体阳性率在 HIV 感染男性患者中高达 30%~35%。HIV 感染女性患者的 HHV-8 血清学阳性率仅约为 4%。这一发现说明女性患者 KS 的发病率较低。HHV-8 是否确实为 KS 的转化剂一直存在争议,KS 肿瘤病变中的大部分细胞不是肿瘤细胞。然而,已有研究证实 HHV-8 可以在体外转化内皮细胞。HHV-8 拥有的许多基因(包括 IL-8 受体、Bcl-2 和 cyclin D 的同源基因)均可能参与宿主细胞的转化。尽管 HIV 感染患者 KS 发展相关的致病事件很复杂,

但 HHV-8 确是 KS 的病因之一。KS 的启动和/或传播需要激活且至少部分由细胞因子介导,其中包括 TNF-α、IL-1β、IL-6、粒细胞-巨噬细胞集落刺激因子(granulocyte-macrophage colony-stimulating factor,GM-CSF)、碱性成纤维细胞生长因子和抑癌蛋白 M 在内的许多因子以自分泌和旁分泌的方式发挥作用,以维持 KS 梭形细胞的生长和趋化性。KSHV 产生的 IL-6 已被证实可以诱导淋巴瘤细胞的增殖,并抑制 IFN-α 对 KSHV 感染的淋巴瘤细胞的抑制作用。

针对 HIV 的免疫应答

如上下文所述,原发感染初次病毒血症暴发后 HIV 感染患者会产生强效的免疫应答,大多数情况下大大降低了血浆病毒血症水平,并可能有助于将未经治疗患者进展至晚期疾病阶段的时间推迟 10 年。对 HIV 的免疫应答包括体液免疫和细胞免疫应答、天然免疫应答和适应性免疫应答(表 97-7、图 97-23),即可针对 HIV 的多种抗原决定簇,也可针对感染细胞表面表达的病毒蛋白。非常讽刺的是,具有 HIV 特异性 T 细胞受体的 CD4⁺ T 细胞作为 HIV 感染早期的靶细胞,可产生大量的病毒且出现感染相关的细胞死亡或功能障碍,同时理论上也是最有可能被激活的免疫细胞。因此,HIV 感染的早期结果是干扰并减少可产生有效免疫应答的辅助 T 淋巴细胞亚群。

表 97-7　针对 HIV 产生的免疫应答的组成
体液免疫
抗体结合
中和抗体
种特异型
属特异型
广泛中和型
介导 ADCC 的抗体
保护性抗体
病理性(杀死旁观者细胞)
增强抗体
补体
细胞免疫
辅助 CD4⁺ T 淋巴细胞
MHC I 类限制性细胞毒性 CD8⁺ T 淋巴细胞
CD8⁺ T 淋巴细胞介导的抑制作用(非溶细胞性)
ADCC
自然杀伤细胞

缩略词:MHC,主要组织相容性复合体。

为了描述和更好地理解这种免疫应答的组成部分进行了大量的研究,但尚不清楚哪种免疫效应机制在延缓感染进展中最重要,哪种机制(如果有的话)在 HIV/AIDS 的发病机制

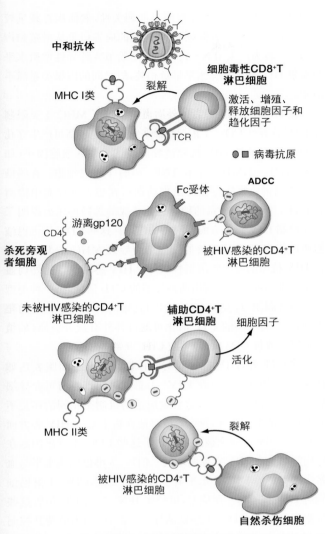

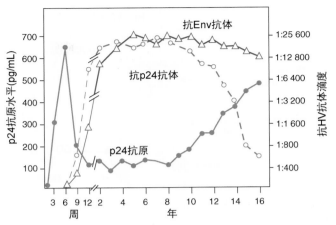

图 97 - 24 抗原血症与 HIV 抗体产生的关系。血浆 HIV 水平与 p24 抗原水平平行。感染后 6～12 周和血浆病毒血症发生后 3～6 周通常可检测到抗 HIV 蛋白的抗体。疾病晚期，抗 p24 抗体水平下降，往往伴随 p24 抗原滴度升高。

图 97 - 23 HIV 感染时激活不同免疫效应机制的示意图。详见正文。ADCC，抗体依赖的细胞介导的细胞毒性作用；MHC，主要组织相容性复合体；TCR，T 细胞受体。

中发挥作用。因此，也阻碍了有效的预防 HIV 感染疫苗的开发。

■ **体液免疫反应**

针对 HIV 的抗体通常在感染 3～6 周后开始出现，几乎均在原发感染后的 12 周内出现（图 97 - 24），少数例外是部分患者 HIV 特异性抗体的产生存在缺陷。检测这些抗体是大多数 HIV 感染诊断筛选试验的基础。酶联免疫吸附试验和免疫印迹法检测的 HIV 结合抗体往往比中和性抗体出现得早，后者通常在初始血浆病毒血症下降后出现且与 HIV 特异性 CD8+ T 淋巴细胞的出现关系更密切。可检测到的第一个抗体是针对 gp41 包膜免疫特异区的抗体，随后出现针对结构蛋白或 gag 蛋白 p24 和 gag 前体 p55 的抗体。针对 gagp24 的抗体在产生针对外包膜糖蛋白（gp120）、gag 蛋白 p17 和 pol 基因产物（p31 和 p66）的抗体后产生。此外，还可以出现针对 HIV 基因 vpr、vpu、vif、rev、tat 和 nef 编码的低分子量的调节

蛋白的抗体。HIV 特异性抗体水平在治疗急性 HIV 感染期很少会下降。

针对 HIV 多种抗原产生了各种不同的抗体，但这些抗体的确切功能尚不清楚。唯一可诱导产生中和抗体的病毒蛋白是包膜蛋白 gp120 和 gp41。抗 HIV 包膜蛋白抗体既有保护作用又参与 HIV 感染的发病机制。这些保护性抗体中有直接中和 HIV 并防止其传播到其他细胞的抗体，也有参与 ADCC 的抗体。第一种中和抗体针对自体感染病毒，大约在感染 12 周后出现，由于 HIV 突变率高通常能够迅速逃逸这些（及随后产生的）中和抗体的中和。免疫逃逸的一个重要机制是累积 N - 键糖基化位点以形成干扰这些初始抗体的包膜识别的聚糖屏蔽。

为了更好地理解 HIV 感染后的宿主反应，研究者从 HIV 感染患者体内分离出许多广泛而有效的 HIV 中和性包膜特异性抗体。约 20% 的患者可产生能够高度中和多种不同病毒株的抗体。这些研究表明 HIV 包膜上至少有 5 个主要位点可诱导产生广泛性中和抗体，包括直接针对 gp120 的 CD4 结合位点（CD4 binding site，CD4bs）的抗体、与 gp120 的 V1/V2 区域的聚糖依赖表位结合的抗体、靠近 gp120 V3 区域的抗体、与 gp120/gp41 桥结合的抗体，以及与 gp41 膜近端区域结合的抗体（图 97 - 25）。部分抗体具有独特的特点包括高水平的体细胞超突变、选择性种系基因的使用（尤其是 CD4bs 抗体）和长重链互补决定区（尤其是 CDRH3）。值得注意的是，虽然这些抗体在体外可广泛中和病毒但其在体内的确切意义尚不清楚，而且研究显示产生这些抗体的患者除非接受 cART 否认病毒仍可在其体内活跃复制。

另一类主要的保护性抗体是参与 ADCC（一种细胞介导的免疫应答）的抗体，含 Fc 受体的 NK 细胞通过其 Fc 区域与 HIV 特异性抗体结合，然后再与表达 HIV 抗原的细胞结合并将其破坏。HIV 感染早期参与 ADCC 的抗包膜抗体水平最高。研究证明 gp120 和 gp41 抗体均参与了 ADCC 介导的对

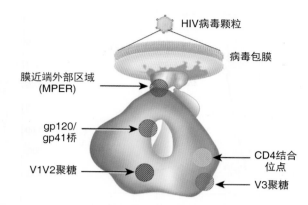

图 97-25 HIV-1 广泛中和型抗体的已知靶点（经授权许可，引自：PD Kwong，JR Mascola：Immunity 37：412，2012）。

被 HIV 感染细胞的杀伤。体外试验发现 IL-2 可以增强 ADCC 介导的杀伤作用。

除了在宿主防御中发挥作用外，HIV 特异性抗体也与疾病的发展有关。研究显示，低滴度的 gp41 抗体在体外可通过一种称为抗体增强的 Fc 受体介导机制促进细胞感染。因此，HIV 包膜蛋白区域即可诱导产生参与 ADCC 的抗体，同时也可诱导产生能够促进体外细胞感染的抗体。此外，推测若未感染细胞结合了游离的 gp120（称为旁观者杀伤现象），原本参与 ADCC 杀伤 HIV 感染细胞的抗 gp120 抗体也可能会杀死未感染的 CD4$^+$ T 淋巴细胞。

补体系统是体液免疫最基本的组成部分，由血液中循环的约 30 种与细胞膜相关的蛋白组成，参与天然免疫。虽然单 HIV 病毒本身就可直接激活补体级联反应，出芽过程中包被在病毒包膜内的宿主细胞调控蛋白的出现会导致溶细胞作用减弱。受补体调节的 HIV 病毒有可能通过一种与抗体介导类似的方式增强其感染性。

■ 细胞免疫

众所周知，T 淋巴细胞介导的免疫应答在宿主抵抗大多数病毒感染方面发挥着重要作用，因此通常被认为是宿主对 HIV 免疫应答的一个重要组成部分。T 淋巴细胞介导的免疫应答可分为两大类，一类由辅助/诱导 CD4$^+$ T 淋巴细胞介导，另一类由细胞毒性/免疫调节 CD8$^+$ T 淋巴细胞介导。

利用流式细胞术或 HIV 抗原如 p24 导致的淋巴细胞增殖试验可检测出大多数 HIV 感染患者的 HIV 特异性 CD4$^+$ T 淋巴细胞，以评估细胞内细胞因子的产生量，这些细胞因子是由 MHC Ⅱ 类分子与 HIV 肽段形成的四聚体导致免疫应答所产生的。这类细胞可通过辅助 HIV 特异性 B 细胞和 CD8$^+$ T 淋巴细胞来调节 HIV 的免疫应答并在其中起到关键作用，也可直接杀死被 HIV 感染的细胞。HIV 特异性 CD4$^+$ T 淋巴细胞可能是 HIV 抗原提呈细胞在产生对 HIV 免疫应答过程中感染 HIV 的首选靶细胞（图 97-26）。然而，针对 HIV 抗原的应答，其也可能会出现克隆扩增作为特殊的一类细胞亚群存活下来。HIV 特异性 CD4$^+$ T 淋巴细胞水平与血

浆 HIV RNA 水平间不存在明显的相关性，然而病毒载量较高时，CD4$^+$ T 淋巴细胞对 HIV 抗原的应答似乎从增殖和产生 IL-2 转为产生 IFN-γ。因此，尽管 p24 特异性增殖水平与血浆 HIV 病毒血症水平呈负相关，但之间的因果关系尚不清楚。

在 HIV-1 感染患者的外周血中发现了 MHC Ⅰ 类限制性 HIV 特异性 CD8$^+$ T 淋巴细胞。这类细胞包括可产生穿孔素的 CTL 和能被 HIV 抗原诱导而表达一系列细胞因子（如 IFN-γ、IL-2、MIP-1β 和 TNF-α）的 T 淋巴细胞。在感染 HIV 数周内血浆病毒血症出现前即可在患者外周血中检测到 CTL，其对循环病毒的种群进化造成的选择性压力说明了其在控制 HIV 感染方面有潜在的作用。这些 CD8$^+$ T 淋巴细胞通过其 HIV 特异性抗原受体结合导致 MHC Ⅰ 类分子携带 HIV 抗原的靶细胞溶解性破坏。HIV 感染患者的外周血或单核淋巴细胞可表现出两种类型的 CTL 活化，第一种类型无需体外刺激（自发的 CTL 活化）直接溶解培养中特定的靶细胞；另一种类型的 CTL 活化可通过体外有丝分裂原（如植物血凝素或抗 CD3 抗体）刺激 CD8$^+$ T 细胞来证明。

除 CTL 外，HIV 抗原诱导的 CD8$^+$ T 淋巴细胞表达如 IFN-γ 等细胞因子也在 HIV-1 感染时出现。与可介导细胞毒性的淋巴细胞相比，这些效应池的机制是相同的还是不同的还不清楚。此外，每个效应器池在宿主抵抗 HIV 各方面的相对作用尚未完全被了解。似乎这些 CD8$^+$ T 淋巴细胞在体内扩增是由 HIV 抗原驱动的。CD8$^+$ T 淋巴细胞水平与血浆中的 HIV-1 RNA 水平有直接的相关性，CD8$^+$ T 淋巴细胞对 HIV 抗原可产生应答，可产生 IFN-γ。因此，尽管这些细胞明显是由 HIV-1 感染诱导产生的，但尚不清楚其控制 HIV 感染的总体能力。它包括 gag、env、pol、tat、rev 和 nef 在内的多种 HIV 抗原可引起 CD8$^+$ T 淋巴细胞应答。在没有抗逆转录病毒药物的情况下可控制病毒复制的患者中，有一部分患者被称为精英无进展者（见上文"长期存活者和长期无进展者"），针对 HIV 抗原的应答，其外周血中含有大量的 CD8$^+$ T 淋巴细胞增殖及穿孔素的相应表达。这些细胞可能在 HIV 特异性宿主防御中发挥重要作用。

至少有其他 3 种形式针对 HIV 的细胞介导的免疫应答，分别为非溶细胞性 CD8$^+$ T 细胞介导的 HIV 复制抑制、ADCC 和 NK 细胞活性。非溶细胞性 CD8$^+$ T 细胞介导的 HIV 复制抑制是指来自 HIV 感染患者的 CD8$^+$ T 细胞在组织培养中可抑制 HIV 复制而不杀死被感染细胞的能力。CD8$^+$ T 细胞与被 HIV 感染细胞间不需要 HLA 相容性，因此这种效应机制是非特异性的，似乎由包括 CC 趋化因子 RANTES（CCL5）、MIP-1α（CCL3）和 MIP-1β（CCL4）在内的可溶性因子介导的。这些 CC 趋化因子是 HIV 复制的有效抑制因子，至少部分通过阻断 HIV-1 的 R5 病毒（嗜巨噬细胞）的 HIV 辅助受体（CCR5）发挥作用（见上文）。如上所述，与体液免疫有关的 ADCC 涉及用针对 HIV 抗原的特

异性抗体武装的 NK 细胞杀死表达 HIV 抗原的细胞。最后，在组织培养中仅 NK 细胞就可以杀死被感染的靶细胞。宿主防御的这种原始细胞毒性机制是通过识别 MHC Ⅰ类分子来对肿瘤转变和病毒感染进行非特异性监测的。

HIV 感染的诊断及实验室检测

1984 年初证实艾滋病及其相关综合征由 HIV 感染所致，此后可灵敏筛查 HIV 的试验迅速发展。至 1985 年 3 月，美国规定要常规筛查献血者的 HIV 抗体。1996 年，美国血库开展应用 p24 抗原捕获分析技术以便识别在 HIV 感染至抗体出现间的窗口期（最多 3 个月）献血的少数感染者。2002 年，核酸检测（nucleic acid testing，NAT）开始用于献血者的常规筛查，进一步提高了及早检出 HIV 感染的能力。检测方法的多番改进使得从感染到可被检测出之间的时间间隔（窗口期）从抗体检测时的 22 日缩短到 p24 抗原检测时的 16 日，最后缩短到 NAT 检测时的 12 日。可灵敏检测血浆病毒血症水平的检测方法的出现，开创了一个可更密切监测 HIV/AIDS 进展的新时代，该检测手段及外周血中 CD4$^+$ T 淋巴细胞计数对治疗 HIV 感染患者至关重要。

■ HIV 感染的诊断

CDC 建议将筛查 HIV 感染纳入常规医疗保健工作。诊断 HIV 感染依赖于确切检出 HIV 抗体和/或直接检测出 HIV 病毒或其成分之一。如上文所述，通常感染 3~12 周后外周血循环中才能检测到 HIV 抗体。

HIV 感染的标准血液筛查试验是以检测 HIV 抗体为基础的。最常采用的是酶联免疫吸附试验（ELISA），也被称为酶联免疫分析法（enzyme immunoassay，EIA），该固相分析是一种非常好的筛选试验，灵敏度＞99.5%。大多数诊断实验室都使用含有 HIV-1 和 HIV-2 抗原的商业试剂盒以便能同时检测这两种病毒的抗体。试剂盒使用天然抗原及重组抗原，并不断更新以提高其对新发病毒如 O 组病毒（参见图 97-1）的敏感性。第四代 EIA 检测试剂盒联合了 HIV 抗体检测与 p24 抗原检测。EIA 的检测结果通常分为阳性（高度反应性）、阴性（非反应性）或不确定性（部分反应性）。EIA 敏感性非常高但特异性并不理想，尤其在筛查低风险人群如献血志愿者时更是如此。研究发现，此类人群中，EIA 阳性的个体中仅 10% 后续被证实感染了 HIV。导致 EIA 假阳性的因素包括 Ⅱ类抗原的抗体（如妊娠、输血或移植后可能出现的抗体）、自身抗体、肝病、近期接种流感疫苗和急性病毒感染。因此，对 EIA 结果为阳性或不确定的怀疑 HIV 感染的患者应采用特异性更高的方法如免疫印迹法进行确认。所有被感染者的标准 EIA 检测结果均为阳性，在另一种改良的敏感性较低的检测分析（"detuned assay"，失谐分析）中，所有已建立 HIV 感染的个体中检测结果为阳性，而新近被感染的个体检测结果为阴性。个体是否新近感染 HIV-1 可通过比较这两种检测的结果来评估判断。极个别情况下 HIV 感染患者在感染极早期接受了治疗可能使 EIA 检测结果阳性出现阴转，但这并不意味着完全清除病毒，相反其代表着持续暴露的病毒或病毒蛋白水平较低难以产生足够的抗体故导致检测阴转，停止治疗后病毒和抗体会再次出现。

免疫印迹法是最常用的确证试验（图 97-26），利用了 HIV 抗原种类多、分子量大小适合产生特异性抗体的特点。免疫印迹法根据分子量不同对这些抗原加以区分，针对每个抗原的抗体可在免疫印迹上形成独立分散的条带。免疫印迹阴性是指未出现与 HIV 基因产物分子量相对应的条带。如果患者 EIA 结果阳性或不确定、免疫印迹阴性，则可肯定 EIA 结果为假阳性。另一方面，3 种主要 HIV 基因（gag、pol 和 env）产物的抗体在免疫印迹上均显示出现，则认为这是 HIV 感染的确凿证据。1993 年美国 FDA 建立了免疫印迹阳性结果的判读标准，如果存在 3 种 HIV 蛋白即 p24、gp41 和 gp120/160 中的任意 2 种的抗体，则结果被认定为阳性。据此标准，约 10% 被认定为 HIV-1 感染阳性的献血者缺乏 pol 基因产物 p31 的抗体条带，随后发现此中约 50% 的献血者是假阳性的。因此，缺失 p31 条带会增加该结果为假阳性的怀疑。此时，谨慎的做法是进行基于 RNA 的 HIV-1 检测和/或后续复查的免疫印迹检测来进一步确认。根据定义，免疫印迹结果不符合阳性或阴性判断标准时，判定为"不确定的结果"。对于不确定的免疫印迹结果有两种可能的解释，在感染风险低的个体中最可能的解释是，被测患者的抗体与 HIV 的一种蛋白质出现了交叉反应，最常见的交叉反应模式是可与 p24 和/或 p55 反应的抗体。还有一种可能性较小的解释是患者刚感染了 HIV 且正在产生典型的抗体反应。出现这两种情况时，应在 1 个月内复查免疫印迹检查，以判断不确定结果是否为 HIV 感染进展的一种模式。此外，还可以尝试利用 p24 抗原捕获分析或 HIV RNA 检测（下文讨论）来确认 HIV 感染的诊断。虽然免疫印迹是对 EIA 结果阳性或不确定患者进行的一种很好的 HIV 感染的确认试验，但其是一种很差的筛选试验。在 HIV 的 EIA 和 PCR 结果均呈阴性的个体中，20%~30% 可能会在免疫印迹上出现一个或多个条带，这些条带通常很微弱，往往是交叉反应引起的，但这种情况下，就迫使我们必须采用其他诊断方法（如 DNA PCR、RT-PCR 或 p24 抗原捕获分析）来确认这些条带不是 HIV 感染早期所致。

图 97-27 展示了利用这些血清学检测诊断 HIV 感染时的指南。EIA 非常适合作为怀疑 HIV 感染患者的初始检测方法。若结果为阴性，除非有强有力的理由怀疑早期 HIV 感染（如在过去 3 个月内接触了 HIV 感染患者），否则应排除 HIV 感染，仅在有临床提示时重新复测。若 EIA 结果为不确定或阳性则应复测。若复测两次均为阴性，则可假定患者 HIV 阴性，初次检测阳性是技术误差或错误所致。若复测结果仍为不确定或阳性，应进行 HIV-1 免疫印迹检查。若免疫印迹阳性则诊断 HIV-1 感染。若免疫印迹结果阴性则可

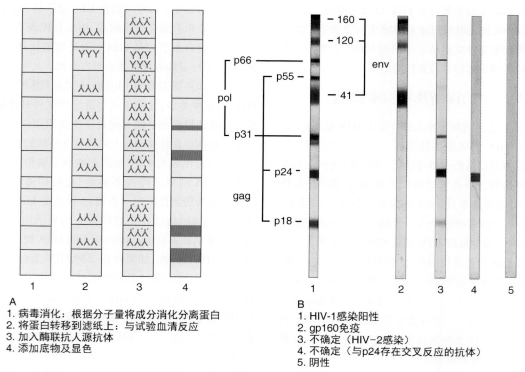

A
1. 病毒消化：根据分子量将成分消化分离蛋白
2. 将蛋白转移到滤纸上：与试验血清反应
3. 加入酶联抗人源抗体
4. 添加底物及显色

B
1. HIV-1感染阳性
2. gp160免疫
3. 不确定（HIV-2感染）
4. 不确定（与p24存在交叉反应的抗体）
5. 阴性

图97-26　免疫印迹法检测HIV抗体。A. 免疫印迹的实验步骤示意图。B. 免疫印迹模式的示例。所有的免疫印迹均含有HIV-1的抗原。被HIV-1包膜蛋白gp160免疫的患者的血清中仅含有抗HIV-1包膜蛋白抗体。HIV-2感染患者的血清与HIV-1逆转录酶和gag基因产物均可产生交叉反应。

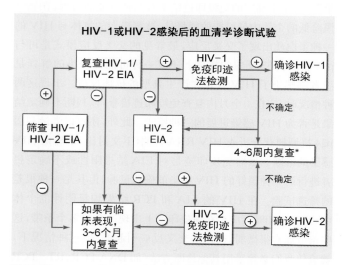

图97-27　HIV-1或HIV-2感染的血清学诊断流程图。*4～6周后免疫印迹结果阴性提示HIV感染可能性小，但应每隔3个月复查两次以排除HIV感染，或检测HIV-1的p24抗原或HIV RNA。EIA，酶联免疫试验。

假定HIV-1的EIA结果为假阳性，排除HIV-1感染的诊断。按照相同的流程对HIV-2进行特异性血清学检测时应审慎。HIV-1的免疫印迹结果不确定时应在4～6周内复查。此外，还可选择行p24抗原捕获分析、HIV-1 RNA检测或HIV-1 DNA PCR和特定的HIV-2血清学检测。如果p24抗原和HIV-1 RNA检测结果阴性且复查免疫印迹无进展，则排除HIV-1感染的诊断。如果p24抗原或HIV-1 RNA检测呈阳性和/或HIV-1免疫印迹出现进展则可初步

诊断HIV-1感染，后续通过随访复查的免疫印迹阳性进行确认。除了这些可用于检测HIV抗体的标准实验室检测外，一系列的即时检验（point-of-care tests）可以在1～60 min内快速给出结果。其中最流行的是可检测血液、血浆或唾液的OraQuick快速HIV-1抗体检测。用全血检测时的敏感性和特异性约为99%。当用唾液进行检测时，敏感性下降到98%，特异性不变。虽然该试验的阴性结果足以排除HIV感染的诊断，但如上文所述，阳性结果仅应视为初步结果需行标准血清学检测进一步确认。两种快速测试盒已被批准可在家中使用，分别是OraQuick家用型HIV检测和家用HIV-1检测系统。

多种实验室检测可直接检测HIV或其成分（表97-8）。当免疫印迹结果为不确定时，这些检测对诊断HIV感染可能有相当大的帮助。此外，检测HIV RNA水平的检查可用于预测预后和评估对抗逆转录病毒治疗反应。最简单的直接检测试验是p24抗原捕获试验，是一种基于EIA的检测方法，固相中备有了针对HIV p24抗原的抗体，可检测HIV感染患者血中以游离形式或与抗p24抗体形成复合物的形式存在的病毒蛋白p24。总体来说，约30%未经治疗的HIV感染患者可检测到游离p24抗原，用弱酸处理样本以分离抗原抗体复合物后，检出比例约增加到50%。在整个HIV感染过程中p24抗原和抗p24抗体之间存在动态平衡。在感染后的前几周免疫应答产生之前，p24抗原水平迅速上升（图97-24），后续随着抗p24抗体产生，抗体水平下降。感染后期病毒循环血症

很高时，p24 抗原水平也会升高，特别是用可分离抗原抗体复合物的技术检测时。p24 抗原捕获分析在怀疑患有急性 HIV 综合征的患者中作为 HIV 感染的筛选试验有着最大的用途，因为在抗体形成之前 p24 抗原水平已经很高。作为一种独立的常规筛查献血者 HIV 感染的方法，其已经被 NAT 或联合检测抗原及抗体的"第四代"检测方法所取代。测定和检测 HIV 感染患者的血浆 HIV RNA 水平对深入了解 HIV 感染的发病机制、监测对 cART 的反应以及在检测抗 HIV 抗体可能产生误导的情况下（如急性感染和新生儿感染）提供诊断工具都具有非凡的价值。因此，主要采用 4 种检测分析方法，分别是逆转录酶 PCR（reverse transcriptase, RT - PCR; Amplicor）、分枝 DNA（branched DNA, bDNA; VERSANT）、转录介导扩增（transcription - mediated amplification, TMA;

APTIMO）及核酸序列扩增（nucleic acid sequence-based amplification, NASBA; NucliSENS）。这些检测对诊断 HIV 感染、判断初始预后和监测治疗疗效均有价值。除了这 4 种商业化的检测外，实验室研究还利用 DNA PCR 扩增外周血单核细胞中的 HIV 前体 DNA 以诊断 HIV 感染。市售的 RNA 检测试剂盒的灵敏度为血浆 HIV RNA 40～80 拷贝/mL。用于实验室研究的 RNA 检测手段可检出每毫升一个拷贝的 HIV RNA，而 DNA PCR 可检测出每 10 000～100 000 个细胞中含有一个前病毒 DNA 拷贝。因此这些检测方法均非常敏感。高度敏感性的一个常见后果是特异性某种程度的丧失，每项技术都有假阳性结果报道。因此，经免疫印迹确证的 EIA 阳性仍是诊断 HIV 感染的"金标准"，解释其他检测结果时必须要考虑到这一点。

表 97 - 8　各种直接检测 HIV 方法的比较

检测方法	检测原理	敏感性[a]	价格/每次[b]
分离抗原抗体复合物后进行 p24 抗原捕获分析	弱酸分离抗原抗体复合物后，基于 EIA 法检测 HIV - 1 的核心蛋白水平	50%的患者阳性；检测下限为 p24 蛋白浓度小于 15 pg/mL	1～2 美元
PCR	利用逆转录酶及 PCR 技术对 HIV - 1 RAN 进行目标性扩增	HIV RNA 40 拷贝/mL 以上时可信	75～150 美元
bDNA	利用信号放大的核酸捕获技术来检测病毒颗粒相关的 HIV RNA 水平	HIV RNA 50 拷贝/mL 以上时可信	75～150 美元
TMA	利用逆转录及 T7 RNA 多聚酶对 HIV - 1 RAN 进行目标性扩增	HIV RNA 100 拷贝/mL 以上时可信	225 美元
NASBA	核酸等温扩增及空间控制	HIV RNA 80 拷贝/mL 以上时可信	75～150 美元

[a] 敏感性数据来源于美国 FDA 批准的数据。[b] 大容量检测时价格可能更低。
缩略词：bDNA，支链 DNA；cDNA，互补 DNA；EIA，酶联免疫分析；TMA，转录介导扩增；NASBA，核酸序列扩增；PCR，聚合酶链反应。

在 RT - PCR 中，经 DNA 酶处理后，对血浆中所有 RNA 序列进行 cDNA 拷贝。由于 HIV 是一种 RNA 病毒，因此可产生与血浆 HIV RNA 量成正比的 HIV 基因组 DNA 拷贝。然后用标准的 PCR 技术对该 cDNA 进行扩增和识别，采用引物对来区分基因组 cDNA 和信使 cDNA。bDNA 分析使用固相核酸捕获系统并通过连续核酸杂交检测可将少量 HIV RNA 的信号进行放大。两种检测都能使检测 HIV RNA 40～50 拷贝/mL 的敏感性增加 10 倍。在预浓缩步骤中，通过对血浆超速离心使病毒颗粒聚集。在 TMA 分析中，基于 cDNA 的病毒 RNA 拷贝是用通过含有 T7 RNA 聚合酶启动子序列产生的，然后加入 T7 聚合酶，以 DNA 为模板产生多个 RNA 扩增拷贝，可检出下限为 100 拷贝/mL。NASBA 技术是在内部标准下对 HIV gag 区域内的一个序列进行等温扩增，并利用 T7 RNA 聚合酶产生多个 RNA 拷贝。通过与分子标记的 DNA 探针杂交对所产生的 RNA 进行定量分析，未杂交的探针会淬灭。NucliSENS 分析的检测下限为 80 拷贝/mL。

除了作为一种感染诊断和病情预测的工具外，RT -

PCR 和 DNA - PCR 也可对 HIV 基因组的特定区域进行扩增并进行序列分析，已使其成为研究序列多样性和抗逆转录病毒药物的微生物耐药的重要技术。对 EIA 阳性或不确定且免疫印迹为不确定的患者及血清学检测可能不可靠的患者（如低丙种球蛋白血症或晚期 HIV 患者）来说，这些定量检测血浆 HIV RNA 或检测外周血单核细胞中前体 DNA 的检测方法是用来确诊 HIV 感染的非常价值的手段。但仅当标准血清学检测无法给出明确结果时才使用这些检测方法来诊断。

HIV 感染患者的实验室检测

HIV/AIDS 的流行给临床医生整合临床和实验室数据以实现最佳化管理患者带来了新的挑战。HIV 感染的临床表现与 CD4+ T 淋巴细胞计数密切相关，因此 CD4+ T 淋巴细胞计数检测已成为 HIV 患者的常规检查。认识到艾滋病的病原体是 HIV 后研发了很多能够灵敏检出血液中 HIV 病毒载量的检测方法。外周血 CD4+ T 淋巴细胞计数和血浆 HIV RNA 水平的测定为判断预后和监测治疗反应提供了强有力的依据。

CD4⁺T淋巴细胞计数

CD4⁺T淋巴细胞计数是目前公认的评估HIV感染患者免疫功能的最佳指标，与免疫功能之间有很好的相关性。可直接测定CD4⁺T淋巴细胞数值，也可通过淋巴细胞总数［由白细胞总数（WBC）乘以淋巴细胞百分比计算得出］与CD4⁺T淋巴细胞百分比（由流式细胞术测出）的乘积计算得出。CD4⁺T淋巴细胞计数<200/μL的患者耶氏肺孢子菌的感染风险较高，而CD4⁺T淋巴细胞计数<50/μL的患者CMV、鸟分枝杆菌复合体（M. avium complex，MAC）和/或刚地弓形虫的感染风险明显升高（图97-28）。一旦CD4⁺T淋巴细胞计数<200/μL，患者应开始抗PJP预防性治疗，一旦计数<50/μL则需要加用针对MAC感染的初级预防。与所有实验室检测一样，基于CD4⁺T淋巴细胞计数对患者做出任何重大的诊疗决策改变时，通常可能希望此前已独立检测两次。HIV感染患者应在诊断时及此后每3～6个月检测一次CD4⁺T淋巴细胞计数。如果发现有下降趋势应增加检测频次。对接受cART至少2年且HIV RNA水平持续低于50拷贝/mL的患者来说，许多人认为CD4计数检测不是必需的。少数临床情况下，CD4⁺T淋巴细胞计数可能会产生误导。HTLV-1/HIV合并感染患者的CD4⁺T淋巴细胞计数可能会升高，但这不能准确反映患者免疫功能的状态。脾功能亢进或脾切除患者及使用有骨髓抑制作用药物（如IFN-α）的患者，CD4⁺T淋巴细胞百分比可能比CD4⁺T淋巴细胞计数会更好地反映免疫功能水平。CD4⁺T淋巴细胞百分比15%相当于CD4⁺T淋巴细胞计数200/μL。

HIV RNA的测定

借助于可对少量核酸序列精确定量的高灵敏度的检测技术，血清或血浆HIV RNA水平测定已成为HIV感染患者监测的重要组成部分。如上文"HIV感染的诊断"中所述，最常用的检测方法是RT-PCR，检测每毫升血清或血浆中HIV RNA的拷贝数，并能可靠地检测出每毫升血浆低至40个拷贝数的HIV RNA。用于科研的检测方法可检测出每毫升1个拷贝数。尽管通常称低于该检出下限的HIV RNA水平为"无法测出"，但这是一个容易让人误认为病毒水平为0的不准确的术语，故应避免使用。使用敏感度更高的巢式PCR发现所有HIV患者的组织和血浆中均可检出HIV RNA。对此值得关注的一个例外是，一位患者在高剂量化疗后接受了来自CCR5Δ32纯合子供体的骨髓移植。

随时间变化的HIV RNA水平对研究病毒水平与疾病进展速度间的关系（图97-19）、病毒转化率、免疫系统激活与病毒复制间的关系、耐药性形成时间等各方面均具有重要价值。HIV RNA水平受免疫系统激活状态的影响很大，在二次感染或免疫激活时可能会有很大的波动。因此，不能仅凭HIV RNA水平做出临床决定。对未经治疗的患者，应在诊断HIV时进行血浆HIV RNA水平的测定，此后每3～6个月监测一次；开始治疗或治疗方案改变后，每4周监测一次，直到新的治疗方案下HIV RNA达到新的稳态水平。经过有效的抗逆转录病毒治疗大多数6个月内HIV RNA的血浆水平可降至<50拷贝/mL。在治疗过程中，应每3～6个月监测一次HIV RNA水平以评估治疗是否持续有效。

HIV的耐药性检测

多种抗逆转录病毒药物联合治疗方案的有效性激起了人们对检测个体HIV病毒对不同抗逆转录病毒药物敏感性的巨大兴趣。可通过基因型或表型来检测HIV的耐药性。基因型分析是对患者被感染的HIV基因组序列进行分析并与已知的抗逆转录病毒耐药的病毒序列谱进行比较。表型分析是分离患者体内被感染的病毒株，将其在体内的生长状况与其在有或无不同抗逆转录病毒药物时的生长状况进行比较。

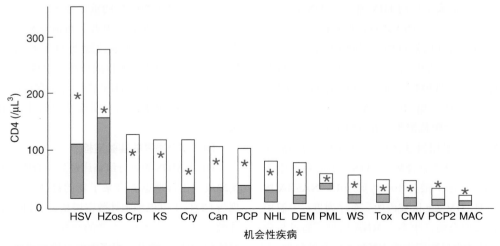

图97-28　CD4⁺T淋巴细胞计数与出现机会性疾病间的关系。出现机会性疾病时CD4⁺T淋巴细胞计数的条框图，中位数（条框内的横线）、前1/4位数（框底部分）、第三四分位数（框顶部分）和平均（星号）。Can，念珠菌性食管炎；CMV，巨细胞病毒感染；Crp，隐孢子虫病；Cry，隐球菌性脑膜炎；DEM，AIDS痴呆综合征；HSV，单纯疱疹病毒感染；HZos，水痘-带状疱疹；KS，卡波西肉瘤；MAC，鸟分枝杆菌复合体败血症；NHL，非霍奇金淋巴瘤；PCP，肺孢子菌肺炎；PCP2，继发于PCP的肺炎；PML，进行性多灶性白质脑病；Tox，刚地弓形虫脑病；WS，消瘦综合征（经授权许可，引自RD Moore，RE Chaisson：Ann Intern Med 124：633，1996）。

这种表型分析改良后的检测方法是比较将患者体内分离病毒株进行分子克隆后获得的逆转录酶、蛋白酶或基因整合酶的酶活性与从有或无不同耐药基因的 HIV 参考毒株中获得的相关基因的酶活性。这些检查可以很好地识别过去使用过的抗逆转录病毒药物，并对这些药物可能在特定患者的未来价值有所提示。建议在初次确诊 HIV 感染时进行耐药性检测，若当时尚未开始治疗，则应在启动 cART 时进行耐药性检测。病毒学治疗失败的情况下也需要进行耐药性检测，因为在没有 cART 选择压力的情况下，HIV 准种倾向于迅速恢复为野生型，所以建议患者在仍接受已失败的方案时（停药前）进行耐药性检测。在专家治疗过程中，与仅仅基于药物使用史经验性变更治疗药物相比，耐药性检测提高了降低病毒载量约 0.5 个 log 值的短期能力。除了使用耐药性检测来帮助病毒学失败患者选择新的药物外，它还可能对未经治疗患者选择的初始方案有价值。在具有耐药性背景较高的地区尤其如此。患者的 HIV-1 RNA 水平需高于 500~1 000 拷贝/mL 才能准确测定出其耐药性。血浆病毒血症水平较低时耐药性分析的一致性很差。

表 97-9 高敏 CRP、IL-6 和 D-二聚体与 HIV 感染患者全因死亡率的关系				
项目	调整后		未调整	
	OR 值	*P* 值	*OR* 值	*P* 值
hs-CRP	2	0.05	2.8	0.03
IL-6	8.3	<0.000 1	11.8	<0.000 1
D-二聚体	12.4	<0.000 1	26.5	<0.000 1

缩略词：hs-CRP，高敏 C 反应蛋白；IL-6，白细胞介素-6。

辅助受体亲嗜性检测

随着第一个 CCR5 拮抗剂马拉韦罗被批准用于治疗 HIV 感染以来（见下文），评估此类药物对患者所感染的病毒是否有效显得非常必要。患者倾向于在感染早期出现 CCR5 病毒，在疾病后期倾向于转变为 CXCR4 病毒。抗逆转录病毒药物马拉韦罗仅对 CCR5 病毒有效。由于并不清楚决定细胞亲嗜性的基因型，因此有必要通过表型分析来判断 HIV 的这种特性。目前可用的两种商业化分析方法分别是 Trofile 分析法（Monogram Biosciences）和 Phenoscript 分析法（Viraliance），它们把患者病毒的包膜区域克隆成一种指示病毒，然后用于感染表达 CCR5 或 CXCR4 作为辅助受体的靶细胞。此种检测耗时数周且费用昂贵。另一种低成本的方法是对 HIV-1 的 V3 区域进行基因型分析，然后使用计算机算法根据检测序列预测病毒的亲嗜性。虽然这种方法比传统的表型分析法便宜，但验证其预测价值的数据却较少。

其他检查

目前已有许多关于 HIV 疾病活动度潜在标志物的实验

室检测。其中包括用血浆、外周血单核细胞或静止期的 CD4+ T 淋巴细胞定量培养具有复制能力的 HIV，β₂-微球蛋白、可溶性 IL-2 受体、IgA、不耐酸的内源性干扰素或 TNF-α 的循环水平，CD4+ 或 CD8+ T 淋巴细胞上是否存在 CD38、HLA-DR 和 PD-1 等激活标志物。炎症和/或凝血功能的非特异性血清学标志物如 IL-6、D-二聚体和 sCD14，均与全因死亡率有很高的相关性（表 97-9）。虽然这些检测指标作为疾病活动度的标志物有一定价值，有助于提高我们对 HIV 发病机制的了解，但目前在监测 HIV 感染患者的临床作用中微乎其微。

临床表现

HIV 感染的临床过程先经过原发感染出现急性综合征，然后进入长期无症状状态，最后再进展出现晚期病变，是一个连续的演变过程。应将 HIV 感染视为从原发感染开始进展为各个不同阶段的疾病。如上所述，病毒的活跃复制和免疫系统进行性的破坏贯穿于绝大多数 HIV 感染患者的整个病程。除极少数真正的"精英"控制者或长期无进展者（见上文"长期存活者和长期无进展者"）外，未经治疗的 HIV 患者会不可避免地持续进展，即使临床潜伏期疾病也在进展。20 世纪 90 年代中期，cART 的问世使相当大的一部分患者的病情得到了充分控制，对预防和长期逆转疾病进展意义重大。

■ 急性 HIV 感染

50%~70%HIV 感染个体在初次感染后的 3~6 周出现急性临床综合征（图 97-29），临床表现轻重不一。尽管有学者认为需医疗干预的症状性血清转化预示着病情快速进展的风险增加，但急性 HIV 感染时初始暴发的病毒血症水平与后续疾病进展快慢似乎并不相关。急性 HIV 综合征伴随血浆病毒血症一同出现，典型临床表现如表 97-10 所示。据报道，与经性接触传播的 HIV 感染患者所表现出的急性 HIV 综合征相比，经共用针具传播的注射毒品者中发热、皮疹、咽

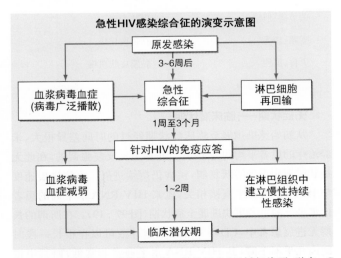

图 97-29 **急性 HIV 感染综合征**。详见正文（经授权许可，引自：G Pantaleo et al：N Engl J Med 328：327，1993. Copyright 1993 Massachusetts Medical Society. All rights reserved）。

炎和肌痛等症状的发生率更低。与急性传染性单核细胞增多症类似,为典型的急性病毒综合征。症状通常持续1周到数周,此后随机体产生针对HIV的免疫应答和血浆病毒血症水平下降逐渐消退。已有急性感染期出现机会性感染的报道,说明CD4⁺T淋巴细胞数量减低导致了免疫功能下降,也可能与伴随极高的血浆病毒血症出现的病毒蛋白及内源性细胞因子引起CD4⁺T淋巴细胞功能障碍相关(表97-5)。伴随急性HIV综合征可出现一系列的免疫异常,多种外周血淋巴细胞亚群数量可出现紊乱,其中淋巴细胞总数和T细胞亚群(CD4⁺和CD8⁺的数量)最先开始减少。随后,因CD8⁺T淋巴细胞数量增加而出现CD4⁺/CD8⁺比例倒置。事实上,通过T细胞受体检测分析显示CD8⁺T淋巴细胞亚群会选择性暂时性增多(见上文)。循环中的CD8⁺T淋巴细胞总数可持续升高或恢复正常,而CD4⁺T淋巴细胞通常保持一定程度的下降,但可能偶有少数可恢复正常。约70%的原发性HIV感染患者会出现淋巴结肿大。大多数患者可自行从急性综合征中恢复,仅遗留轻度的CD4⁺T淋巴细胞计数下降。CD4⁺T淋巴细胞计数可在一定时间内(长短不一)保持稳定而后逐渐下降,仅某些患者的CD4⁺T淋巴细胞计数可恢复正常。约10%的患者会在原发感染后甚至初始感染症状消失后出现严重的免疫学和临床恶化。无论是否出现急性综合征,原发性感染期后大多数患者会进入时间较长的临床潜伏期或疾病低度活动期。

表97-10	急性HIV感染综合征的临床表现
一般表现	神经系统表现
发热	脑膜炎
咽炎	脑炎
淋巴结病	外周神经病变
头痛、眼眶痛	脊髓病变
关节痛、肌痛	皮肤表现
嗜睡、疲乏	红色斑丘疹
厌食、消瘦	黏膜皮肤溃疡
恶心、呕吐、腹泻	

■ 无症状期——临床潜伏期

从初始感染进展至临床症状期经过的时间差异很大,未经治疗的患者平均约为10年。正如上文反复强调的,在此无症状时期病毒仍活跃复制,疾病仍持续进展。疾病进展速度与HIV RNA水平直接相关,血浆HIV RNA水平高的患者比水平低的患者更快进展至症状期(图97-19)。在所谓的长期无进展患者中,CD4⁺T淋巴细胞计数可以在很长一段时间内几乎不下降,其HIV RNA水平通常非常低;而其中被称为"精英控制者"的HIV RNA水平低于50拷贝/mL。部分患者尽管CD4⁺T淋巴细胞计数稳定的进行性下降到极

低水平,但仍无症状,机会性疾病的出现可能是此类患者HIV感染的首发表现。在无症状HIV感染期,CD4⁺T淋巴细胞平均每年下降约50/μL。当CD4⁺T淋巴细胞计数下降到<200/μL时免疫功能状态严重受损,患者出现机会性感染和肿瘤的风险大大增加,此时临床出现明显的症状和疾病。

■ 症状性疾病期

任何HIV感染阶段均可出现HIV感染症状。一般来说,研究显示疾病谱随CD4⁺T淋巴细胞计数下降而不同。CD4⁺T淋巴细胞计数<200/μL患者出现的HIV感染并发症更严重甚至危及生命。艾滋病患者是指6岁及以上CD4⁺T淋巴细胞计数<200/μL的HIV感染患者(第3阶段,表97-2)以及所有因严重的细胞免疫缺陷出现任何一种HIV指征性疾病的HIV感染患者(表97-1)。虽然继发性感染的病原体以机会性感染病原体(如耶氏肺孢子菌、非结核分枝杆菌、CMV和一些免疫功能正常时通常不会致病的病原体)为主,但也可为常见的细菌和分枝杆菌。随着cART的广泛使用和预防机会性感染指南的实施(表97-11),继发感染的发生率显著下降(图97-30)。总体来说,随着患者寿命的延长,HIV/AIDS的临床表现谱也在不断变化,新的、更好的治疗和预防方案亦在不断发展。除了经典的艾滋病指征性

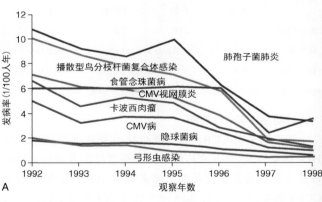

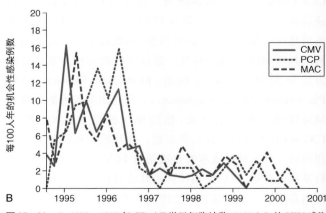

图97-30 A. 1992—1998年CD4⁺T淋巴细胞计数<100/μL的HIV感染患者的机会性感染及卡波西肉瘤的发病率下降。B. 1995—2001年巨细胞病毒(CMV)、肺孢子菌肺炎(PCP)和鸟分枝杆菌复合体(MAC)的季度发病率(来自:FJ Palella et al; AIDS 16: 1617, 2002)。

疾病外，HIV 感染患者的严重的非艾滋病定义性疾病也在不断增加，如与艾滋病无关的癌症和心血管、肾脏和肝脏疾病。非艾滋病事件是使用 cART 的 HIV 感染患者的主要负担（表 97-4）。虽然艾滋病相关性疾病仍是 HIV 感染患者的主要死因，但所占比例不到 50%。非艾滋病定义性疾如恶性肿瘤、肝病和心血管疾病所致的死亡人数各占 10%～15%。诊治 HIV 感染患者的临床医生必须精通内科学及与 HIV 有关的机会性疾病。总而言之，需要强调的是，无论是原发还是继发感染，治疗 HIV 感染症状性并发症的关键是使用 cART 充分有效地控制 HIV 复制，并对可能的机会性感染采取一级和二级预防。

呼吸系统疾病

急性支气管炎和鼻窦炎在 HIV 感染的各个阶段都很常见。CD4$^+$T 淋巴细胞计数较低的患者病情往往最严重。鼻窦炎表现为发热、鼻塞和头痛，可通过 CT 或 MRI 诊断，其中上颌窦炎最常见，也可出现筛窦炎、蝶窦炎和额窦炎。虽然部分患者可不经抗感染自行好转，但使用抗生素后影像学改善更快更显著。推测鼻窦炎的发病率高主要是含荚膜结构的细菌（如流感嗜血杆菌和肺炎链球菌）的感染率增加所致。CD4$^+$T 淋巴细胞计数较低的患者还可出现鼻窦毛霉感染。与其他感染患者相比，HIV 感染患者的鼻窦真菌病可能进展更慢，针对该感染，除局部和全身使用两性霉素 B 外，频繁积极的局部清创可能有效。

肺部疾病是 HIV 感染患者最常见的并发症，其中肺炎最常见。复发性细菌性肺炎、肺结核和单细胞真菌耶氏肺孢子菌引起的肺炎是 10 种最常见的艾滋病指征性疾病中的 3 种。肺部浸润的其他主要原因包括其他分枝杆菌感染、其他真菌感染、非特异性间质性肺炎、KS 及淋巴瘤。

HIV 感染患者细菌性肺炎的发病率增加，为 0.8～2.0 例/100 人年，尤其是容易感染含荚膜结构的细菌；肺炎链球菌（参见第 42 章）和流感嗜血杆菌（参见第 54 章）是艾滋病患者细菌性肺炎的主要病原体，可能与 B 细胞功能改变伴或不伴中性粒细胞功能缺陷有关，其中中性粒细胞功能缺陷可能继发于 HIV 感染（见上文）。有报道显示 HIV 感染患者金黄色葡萄球菌（参见第 43 章）和铜绿假单胞菌（参见第 61 章）引起的肺炎亦有所增加。肺炎链球菌感染可能是 HIV 患者最早出现的严重感染，可表现为肺炎、鼻窦炎伴或不伴菌血症。未经治疗的 HIV 感染患者其肺炎链球菌肺炎的发病率增加 6 倍，肺炎链球菌性菌血症的发病率增加 100 倍。肺炎链球菌感染亦可见于免疫功能相对完整的患者。一项研究显示首次出现肺炎链球菌肺炎时的基线 CD4$^+$T 淋巴细胞计数约为 300/μL。有趣的是，肺炎链球菌感染引起的炎症反应似乎与 CD4$^+$T 淋巴细胞计数成正比。因肺炎链球菌感染风险很高，联合肺炎球菌疫苗免疫后再接种 23 价肺炎球菌多糖疫苗加强免疫，是 HIV 感染患者普遍推荐的预防措施之一，CD4$^+$T 淋巴细

胞计数＞200/μL 时免疫接种效果可能最佳，若患者 CD4$^+$T 淋巴细胞计数较低则建议待其超过 200/μL 并持续 6 个月时重复接种。虽缺少明确的指南，但每隔 5 年重复免疫接种是有意义的。患者戒烟后细菌性肺炎的发病率减少了一半。

肺孢子菌肺炎（pneumocystis pneumonia，PCP），是一种艾滋病指征性疾病，尽管随着有效的预防药物和 cART 的广泛使用其发病率已大幅下降，但目前仍是美国 HIV 感染患者肺炎最常见的病原体，约占 25%，发病率为 2～3 例/100 人年。约 50% 的 HIV 相关 PCP 患者并不知晓自身已感染 HIV。既往曾有过 PCP 感染及 CD4$^+$T 淋巴细胞计数＜200/μL 的患者，其 PCP 感染风险最高。总体而言，PCP 患者的 CD4$^+$T 淋巴细胞计数，79%＜100/μL，95%＜200/μL。反复发热、盗汗、鹅口疮和不明原因的体重减轻也与 PCP 发病率增加相关。因此，强烈推荐所有 CD4$^+$T 淋巴细胞计数＜200/μL（或 CD4$^+$T 淋巴细胞比例＜15%）的患者采用某种形式的 PCP 预防方案。HIV 感染患者经充分的 cART 和 PCP 预防药物治疗后，PCP 的发病率几乎为 0。美国原发性 PCP 的平均 CD4$^+$T 淋巴细胞计数为 36/μL，而继发性 PCP 的平均 CD4$^+$T 淋巴细胞计数为 10/μL。PCP 感染常见的临床表现为发热、咳嗽，多无痰或咳少量白痰，可伴特征性的胸骨后胸痛，呈锐痛或烧灼样疼痛，吸气时加重。HIV 相关的 PCP 可能有一个以数周模糊症状为特征的惰性过程。所有 HIV 感染且 CD4$^+$T 淋巴细胞计数＜200/μL 的患者出现发热、肺部不适或不明原因的体重减轻时均应考虑到该病可能。胸片上最常见的表现为正常（疾病早期）或轻度双侧间质样浸润。艾滋病患者中的典型表现为肺门周围浸润致密影，但不常见。接受喷他脒雾化预防的 PCP 患者的胸片上可出现肺上叶空洞性病变，易被误诊为肺结核。其他不常见的胸片表现包括肺叶浸润和胸腔积液。薄层 CT 上可见斑片状磨玻璃样改变。常规的实验室检查对鉴别 PCP 往往帮助不大，多数可出现轻度白细胞增多，但在已出现中性粒细胞减少的患者中可不明显。乳酸脱氢酶升高常见。动脉血气分析可提示低氧血症，PaO$_2$ 下降，动脉血泡（a-a）梯度增加。动脉血气分析不仅有助于 PCP 的诊断，而且为疾病的严重程度、分期和指导治疗提供重要信息（见下文）。PCP 确诊依赖于在诱导痰、支气管肺泡灌洗液、经支气管肺活检或开放性肺活检获得的标本中找到病原体。组织学检查不能确诊者可用 PCR 方法检测耶氏肺孢子菌的特异性 DNA 序列。

除肺炎外，HIV 感染患者耶氏肺孢子菌感染的其他一些临床表现已有报道。耳道感染表现为累及外耳道的息肉样肿块，可为原发性感染。接受喷他脒雾化预防的患者，PCP 感染的肺外表现多种多样，包括眼脉络膜损伤、类似于血栓性闭塞性动脉血管炎（Burger 病）的坏死性血管炎、骨髓增生不良及肠梗阻。其他受累器官还包括淋巴结、脾脏、肝脏、肾脏、胰

腺、心包、心脏、甲状腺和肾上腺。器官感染可能与囊性病变有关,超声或 CT 上可见钙化。

PCP 或弥漫性肺孢子菌病的首选治疗药物是 TMP-SMX。HIV 感染患者 TMP-SMX 的副作用尤其是皮疹和骨髓抑制的发生率很高(20%～85%)。轻中度 PCP 的其他可替代治疗药物包括氨苯砜/甲氧苄胺嘧啶、克林霉素/伯氨喹和阿托伐醌。缓慢静脉滴注喷他脒是治疗无法耐受 TMP-SMX 的重症 PCP 感染患者的首选方案。对于 PaO$_2$<70 mmHg 或 a-a 梯度>35 mmHg 的患者,除了使用特定的抗菌药物外,还应使用糖皮质激素辅助治疗。总体来说,治疗

应持续 21 日,然后改为二级预防。所有既往曾有过 PCP 感染、CD4$^+$T 淋巴细胞计数<200/μL 或 CD4 百分比<15%、不明原因发热超过 2 周及近期有口咽念珠菌病史的 HIV 感染患者均应接受 PCP 预防治疗。预防的首选药物是 TMP-SMX,1 片/日。该方案还可预防弓形虫和部分细菌性呼吸道病原体感染。不能耐受 TMP-SMX 的患者,可选用氨苯砜+乙胺嘧啶+亚叶酸、由 Respirgard Ⅱ 雾化器给药的喷他脒雾化和阿托伐醌替代。接受 cART 且 HIV 控制始终良好(<50 份/mL)且 CD4$^+$T 淋巴细胞计数>200/μL 至少 3 个月的患者,可停用 PCP 的一级或二级预防。

表 97-11　　2013 年 NIH/CDC/IDSA 预防 HIV 感染患者机会性感染的指南			
病原体	指征	首选方案	备选方案
一级和二级标准预防方案推荐			
肺孢子菌	CD4$^+$T 细胞<200/μL 或 口腔念珠菌病 或 先前出现过 PCP 感染 若 CD4$^+$T 细胞>200/μL3 个月以上可停止预防	TMP-SMX,1 片,DS,QD,口服 或 TMP-SMX,1 片,SS,QD,口服	氨苯砜 50 mg BID 口服 或 100 mg/d 口服 或 氨苯砜 50 mg/d 口服 + 乙胺嘧啶 50 mg/w 口服 + 亚叶酸 50 mg/w 口服 或 每周口服(氨苯砜 200 mg 口服 + 乙胺嘧啶 75 mg 口服 + 亚叶酸 25 mg) 或 喷他脒雾化,300 mg,Respirgard Ⅱ 雾化器雾化给药,每月一次 或 阿托伐醌 1 500 mg/d 口服 或 TMP-SMX,1 片,DS,每周 3 次 口服
结核分枝杆菌感染			
异烟肼敏感	PPD 试验>5 mm 或 IFN-γ 释放试验阳性 或 既往检查阳性但未治疗 或 与活动性肺结核患者密切接触	(异烟肼 300 mg 口服 + 维生素 B$_6$ 25 mg 口服)QD×9 个月 或 异烟肼 900 mg 口服 每周两次 + 维生素 B$_6$ 25 mg 口服,QD,9 个月	利福布汀(根据 cART 组分调整剂量)或利福平 600 mg 口服 QD×4 个月
耐药 TB	与耐药 TB 暴露高风险者相同	咨询当地公共卫生部门	
鸟分枝杆菌复合体	CD4$^+$T 细胞计数<50/μL	阿奇霉素 1 200 mg 每周口服一次或 600 mg 每周口服 2 次	利福布汀(根据 cART 组分调整剂量) 或 克拉霉素 500 mg,BID,口服
	已有过播散性感染的患者 若 CD4$^+$T 细胞>200/μL 6 个月以上可停止预防	克拉霉素 500 mg,BID 口服 + 乙胺丁醇 15 mg/(kg·d) 口服	阿奇霉素 500～600 mg/d 口服 + 乙胺丁醇 15mg/(kg·d) 口服
刚地弓形虫	弓形虫 IgG 抗体阳性且 CD4$^+$T 细胞计数<100/μL	TMP-SMX,1 片,DS,口服,QD	TMP-SMX,1 片,DS,每周 3 次口服 TMP-SMX,1 片,SS,每日 1 次口服 或 氨苯砜 50 mg/d 口服 + 乙胺嘧啶 50 mg 每周口服 + 亚叶酸 25 mg 每周口服 或 (氨苯砜 200 mg 口服 + 乙胺嘧啶 75 mg 口服 + 亚叶酸 25 mg 口服)每周 或 阿托伐醌 1 500 mg 口服 QD±(乙胺嘧啶 25 mg 口服 + 亚叶酸 10 mg 口服)QD

（续表）

病原体	指征	首选方案	备选方案
	先前已有弓形虫脑病且 CD4$^+$ T 细胞计数<200/μL 若 CD4$^+$ T 细胞>200/μL 3 个月以上可停止预防	磺胺嘧啶 2 000～4 000 mg，每日分 2～4 次口服 + 乙胺嘧啶 25～50 mg/d 口服 + 亚叶酸 10～25 mg/d 口服	克拉霉素 600 mg q8h 口服 + 乙胺嘧啶 25～50 mg/d 口服 + 亚叶酸 10～25 mg/d 口服 或 TMP - SMX，1 片，DS，BID 或 阿托伐醌 750～1 500 mg 口服 BID ±（乙胺嘧啶 25 mg 口服 + 亚叶酸 10 mg/d 口服）或磺胺嘧啶 2 000～4 000 mg/d（分 2～4 次）口服
水痘-带状疱疹	既往未接种免疫或无暴露史患者的水痘或带状疱疹的明显暴露	暴露后 10 日内肌内注射水痘-带状疱疹免疫球蛋白（1 - 800 - 843 - 7477）	阿昔洛韦 800 mg 每日 5 次 口服，5～7 日 或 更昔洛韦 1 g 口服 TID，5～7 日
新型隐球菌	先前已有该病 若 CD4$^+$ T 细胞>100/μL、无明显活动性真菌感染证据且 HIV RNA<500 拷贝/mL 超过 3 个月可停止预防	氟康唑 200 mg/d 口服	伊曲康唑 200 mg/d 口服
组织胞浆菌	先前已有该病或 CD4$^+$ T 细胞计数<150/μL 且有高危因素（居住于流行区或职业暴露） 1 年后若 CD4$^+$ T 细胞>150/μL 且患者接受 cART 超过 6 个月可停止预防	伊曲康唑 200 mg BID 口服	氟康唑 400 mg/d，口服
粗球孢子菌	先前已有该病或来自流行区的患者的血清学阳性及 CD4$^+$ T 细胞计数<250/μL（若 CD4$^+$ T 细胞>250/μL 6 个月以上可停止预防）	氟康唑 400 mg/d 口服	
马尔尼菲篮状菌	先前已有该病、居住于或曾到过在泰国北部、中国南部或越南的患者且 CD4$^+$ T 细胞计数<100/μL 若患者已接受 cART 治疗且 CD4$^+$ T 细胞>100/μL 6 个月以上可停止预防	伊曲康唑 200 mg/d 口服	氟康唑 400 mg，口服，每周一次
沙门菌属	先前有复发性菌血症	环丙沙星 500 mg BID 口服≥6 个月	
巴尔通体	先前已被感染 若 CD4$^+$ T 细胞>200/μL 3 个月以上可停止预防	多西环素 200 mg/d 口服 或 阿奇霉素 1 200 mg 每周口服 或 克拉霉素 500 mg BID 口服	
巨细胞病毒（CMV）	先前已有该病终末器官累及 若 CD4$^+$ T 细胞计数>100/μL 6 个月以上且无活动性 CMV 病证据可停止预防 若既往有视网膜炎且 CD4$^+$ T 细胞计数<100/μL 则再次启动预防治疗	缬更昔洛韦 900 mg BID 口服	西多福韦 5 mg/kg 隔周一次 静脉注射 + 丙磺舒 或 膦甲酸钠 90～120（mg/d）静脉注射
免疫接种推荐			
乙型肝炎病毒（HBV）	所有易感患者（抗- HBc 抗体及抗- HBs 抗体阴性者）	HBV 疫苗，3 剂	
甲型肝炎病毒（HAV）	所有易感患者（抗- HAV 抗体阴性者）	HAV 疫苗，2 剂	

（续表）

病原体	指征	首选方案	备选方案	
流感病毒	所有患者每年接种一次	灭活的三价流感疫苗，每年1剂	奥司他韦 75 mg 口服 QD **或** 金刚烷乙胺或金刚烷胺 100 mg 口服 BID（只针对甲型流感病毒）	
肺炎链球菌	所有患者，最好在 CD4$^+$ T 淋巴细胞计数≤200/μL 前接种	肺炎球菌联合疫苗（13 价）0.5 mL 肌内注射 1 次，若 CD4$^+$ T 淋巴细胞计数＞200/μL 则 8 周或以上后接种肺炎球菌多糖疫苗（23 价）		
肺炎链球菌		初次接种时 CD4$^+$ T 细胞计数＜100/μL 的患者当 CD4$^+$ T 细胞计数升高＞200/μL 时需重复接种		
人乳头瘤状病毒（HPV）	所有 13～26 岁的患者	HPV 疫苗，3 剂		
重症或频发复发疾病的预防推荐				
单纯疱疹病毒（HSV）	频发复发/重症	伐昔洛韦 500 mg BID 口服 **或** 阿昔洛韦 400 mg BID 口服 **或** 泛昔洛韦 500 mg BID 口服		
念珠菌	频发复发/重症	氟康唑 100～200 mg/d 口服	泊沙康唑 400 mg BID 口服	

缩略词：ARV，抗逆转录病毒；BID，每日 2 次；DS，双倍剂量剂型；PCP，肺孢子菌肺炎；SS，单倍剂量剂型；TB，肺结核。

　　一度认为美国地区的结核分枝杆菌感染正在灭绝，但却经历了与 HIV 流行相关的复苏（**参见第 74 章**）。全球约 1/3 的艾滋病相关死亡与结核病有关，HIV 感染患者死亡的主要原因中结核病占 10%～15%。约 5% 的美国艾滋病患者合并活动性肺结核。HIV 感染患者出现活动性结核病的风险是 HIV 阴性人群的 100 倍。对无症状的 HIV 阴性个体来说，纯化蛋白衍生物（PPD）皮肤试验阳性者结核病复发的风险约为每年 1%。未经治疗的 HIV 感染患者若 PPD 皮肤试验阳性、无结核病症状或体征，其结核病复发率为每年 7%～10%。未经治疗的结核病可加速 HIV 感染进程。活动性肺结核患者血浆 HIV RNA 水平升高，肺结核治疗成功后血浆 HIV RNA 水平下降。活动性肺结核最常见于 25～44 岁、非裔和拉美裔、纽约市和迈阿密及发展中国家的患者。该人群中 20%～70% 的新发活动性肺结核病例为 HIV 感染患者。HIV 感染合并结核病可能是公众及与 HIV 相关的卫生保健工作人员面临的最大健康风险。与 MAC 等非结核分枝杆菌感染相比，活动性肺结核通常在 HIV 感染的相对早期出现，可作为 HIV 疾病的早期临床症状出现。一项研究显示患者患结核病时的 CD4$^+$ T 淋巴细胞计数中位数为 326/μL。临床表现差异很大，通常随 CD4$^+$ T 淋巴细胞计数和功能的不同而各异。CD4$^+$ T 淋巴细胞计数较高的患者表现为典型的肺结核活动形式：发热、咳嗽、劳力性呼吸困难、体重减轻及盗汗；胸片上可见上叶空洞性病灶。CD4$^+$ T 淋巴细胞计数较低的

患者中播散性感染更常见，胸片可见弥漫性或双下肺网状结节性浸润，与粟粒扩散、胸腔积液、肺门和/或纵隔淋巴肿大一致。骨骼、大脑、脑膜、胃肠道、淋巴结（尤其是颈部淋巴结）和内脏亦可出现结核感染。部分晚期 HIV 感染患者合并活动性肺结核时可能没有症状。因此，筛查结核感染应作为所有 HIV 感染患者初步评估的一部分。60%～80% 的 HIV 感染患者结核感染表现为肺部受累，30%～40% 有肺外受累。应对所有怀疑肺结核的患者进行呼吸隔离，并安排在负压病房，这对限制医院和社区感染传播至关重要。确诊依赖于感染部位培养到结核分枝杆菌。15% 的患者血培养可阳性，CD4$^+$ T 淋巴细胞计数较低的患者该比例更高。结核暴发时，不能因 PPD 皮肤试验阴性排除结核病的诊断。此外，由于 HIV 相关免疫激活的背景较高，IFN-γ 释放分析结果可能难以解释。结核病是一种与 HIV 感染相关的通过恰当的药物治疗可治愈的感染。HIV 感染患者结核病的治疗与 HIV 阴性者相同（**参见第 74 章**）。因可能出现多重耐药或广泛耐药结核感染，故应进行药敏试验以指导治疗。因药代动力学存在药物间相关作用，使用 HIV 蛋白酶抑制剂或非核苷类逆转录酶抑制剂的患者需使用利福喷汀代替利福平并调整剂量。DOCT（directly observed therapy，直接观察下的治疗）策略下的治疗最有效。因启动 cART 和/或抗结核治疗可能会引起免疫炎性反应重建综合征（IRIS）反应而导致临床恶化，尤其是同时开始两种治疗的患者最常见，最早可在 cART 开始后 1 周

出现，晚期 HIV 疾病患者中更常见。基于以上种种原因，建议 CD4 计数＞50/μL 的未经治疗的患者延迟到结核病治疗 2～4 周后再启动 cART。对于 CD4 计数较低的患者，尽早 cART 的益处大于 IRIS 的风险，应尽快启动 cART。医务人员应积极寻找潜伏性或活动性结核感染的证据，确保所有 HIV 感染患者进行 PPD 试验或 IFN-γ 释放试验检查，从而有效预防活动性结核病的发生。HIV 感染患者中这两项试验的阴性结果通常没有意义，因其检测方法均依赖宿主对结核分枝杆菌的产生免疫应答。因此，CD4$^+$ T 淋巴细胞计数＜200/μL 的患者若细胞计数升高至且保持在 200 以上时应进行复查。若患者暴露于结核分枝杆菌的风险持续存在，应每年复查一次。PPD 试验反应＞5 mm、IFN-γ 释放试验阳性或与活动性肺结核患者有密切家庭接触的 HIV 感染患者应接受为期 9 个月的异烟肼和维生素 B$_6$ 治疗。

HIV 感染患者非典型分枝杆菌感染的发生率也在逐年增加。据报道，至少有 12 种不同的分枝杆菌包括牛分枝杆菌和鲁尼恩分类法（Runyon）4 个种群中的所有分枝杆菌均可引起感染，其中最常见的是鸟分枝杆菌复合群（Mycobacterium avium complex，MAC）感染。MAC 感染主要见于美国患者，非洲很少。有学者认为，既往曾感染结核分枝杆菌可降低 MAC 的感染风险。MAC 在环境如土壤和水等中普遍存在，感染可能来源于这些环境，目前几乎没有人传人的证据。可通过呼吸道吸入和胃肠道感染该菌。MAC 感染是 HIV 感染的晚期并发症，主要出现在 CD4$^+$ T 淋巴细胞计数＜50/μL 的患者中。确诊 MAC 感染时的 CD4$^+$ T 淋巴细胞计数平均为 10/μL。最常见的临床表现包括发热、体重减轻和盗汗等全身症状。至少 85% 的 MAC 感染患者出现分枝杆菌菌血症，骨髓活检中常可以发现大量的病原体。约 25% 的患者出现胸片异常，最常见的表现是双下肺浸润，提示粟粒样扩散。也可出现肺泡或结节性浸润和肺门和/或纵隔淋巴结肿大。其他临床表现还包括支气管病变、腹痛、腹泻和淋巴结肿大。贫血和碱性磷酸酶升高常见。血培养或相关组织培养可确诊。连续两次痰标本中 MAC 阳性高度提示肺 MAC 感染。培养可能需要 2 周才阳性。治疗包括大环内酯类通常为克拉霉素和乙胺丁醇。部分医生在播散性感染患者中会加用利福布丁、环丙沙星或阿米卡星三药联用。通常需终身治疗。但若患者 cART 可以持续抑制 HIV 复制且 CD4$^+$ T 淋巴细胞计数＞100/μL，可暂停 3～6 个月。CD4$^+$ T 淋巴细胞计数＜50/μL 的 HIV 感染患者建议接受 MAC 的初级预防措施（表 97-11）。cART 持续抑制病毒复制且 CD4$^+$ T 淋巴细胞计数增加至＞100/μL 连续 6 个月以上的患者可停止初级预防。

马红球菌是一种多形性、耐酸、不产孢子的革兰阳性杆菌，可引起晚期 HIV 感染患者肺部和/或播散性感染。发热和咳嗽最常见。影像学检查可见空洞性病变和实变。血液培养通常阳性。根据药敏结果进行治疗。

除 PCP 外的其他肺真菌感染亦可见于艾滋病患者。肺隐球菌病患者表现为发热、咳嗽、呼吸困难，有时还伴有咯血。90% 以上的患者的胸片可出现局灶性或弥漫性间质浸润。此外，还可以看到肺叶浸润、空洞性病变、胸腔积液和肺门或纵隔淋巴结肿大。半数以上可伴隐球菌菌血症，90% 伴有中枢神经系统感染。粗球孢子菌是美国西南部特有的一种霉菌，可导致 HIV 感染患者的肺再活化综合征。大多数患者的 CD4$^+$ T 淋巴细胞计数＜250/μL。患者可出现发热、体重减轻、咳嗽，胸片上可见广泛的弥漫性网状结节浸润，也可出现结节、空洞、胸腔积液和肺门淋巴结肿大。虽然血清学检测在免疫正常宿主中价值较大，但 25% 粗球孢子菌感染的 HIV 患者血清学检测为阴性。侵袭性曲霉病不是艾滋病的定义性疾病，在不伴中性粒细胞减少或未使用糖皮质激素的艾滋病患者中并不可见。一旦艾滋病患者出现曲霉感染，则所致的呼吸道表现非同寻常，主要表现为伪膜性气管支气管炎。可出现原发性组织胞浆菌肺部感染。然而，组织胞浆菌病最常见的肺部表现其实是其播散性感染表现的一部分，推测是再活化所致。呼吸道症状通常很轻微，10%～30% 会出现咳嗽和呼吸困难。约 50% 会出现胸片异常，表现为弥漫性间质浸润或弥漫性小结节，尿组织胞浆菌抗原检测常呈阳性。

HIV 感染患者的特发性间质性肺炎分两种类型，淋巴细胞性间质性肺炎（LIP）和非特异性间质性肺炎（NIP）。LIP 在儿童中非常常见，但在未经治疗的成人 HIV 感染仅占约 1%。其特征是肺内良性进行性浸润，被认为是 HIV 和 EBV 共感染背景下淋巴细胞多克隆激活的一种表现。50% 的病例通过支气管肺活检可确诊，剩余病例可能需要开胸肺活检才能明确诊断。该病通常是自限性的，不需要特殊治疗。严重者已短暂应用糖皮质激素。尽管自 cAT 广泛使用以来，临床很少出现 NIP，但未经治疗的 HIV 感染患者可能会出现该病。组织病理学检查可见血管、支气管周围淋巴细胞和浆细胞浸润。如果伴有临床症状，通常表现为发热、干咳，偶有轻度胸部不适。胸片通常正常，或仅为模糊的间质样改变。与 LIP 相似，NIP 通常是自限性的，除了抗 HIV 治疗无需其他干预。约 0.5% 的 HIV 感染患者会出现 HIV 相关性肺动脉高压（HIV related pulmonary arterial hypertension，HIV-PAH），可出现包括气促、疲劳、晕厥、胸痛和其他右侧心力衰竭症状在内的一系列症状。胸片显示肺动脉扩张、右心增大，心电图显示右心室肥大。cART 似乎对其没有明显的疗效，预后极差，平均生存期为 2 年。

肺肿瘤性疾病包括 KS 和淋巴瘤将在下文"肿瘤性疾病"一节中讨论。

心血管系统疾病

心脏病在 HIV 感染患者的尸检中比较常见（见于 25%～75% 的尸检病例）。最常见的心脏病是冠心病。一项大型队列研究发现心肌梗死（myocardial infarction，MI）的总发生率为 3.5/1 000 人年，其中 28% 是致命性的；心肌梗死引起的死亡占到 7%。HIV 感染患者的心血管疾病可能与吸烟、HIV

感染的直接毒性、cART 的副反应等危险因素有关。与无HIV 感染人群相比,HIV 感染患者的甘油三酯(三酰甘油)水平更高,高密度脂蛋白胆固醇水平更低,吸烟率更高。坚持接受抗逆转录病毒治疗的患者的心血管疾病事件发生率低于随机中断抗病毒治疗的患者,这表明 HIV 复制与心血管疾病风险增加可能相关。某研究发现,基线 CD4$^+$ T 淋巴细胞计数<500/μL 是心血管疾病的一个独立危险因素,与吸烟引起的心血管疾病的危险程度相当。虽然这其中的确切发病机制尚不清楚,但很可能与免疫激活和因 HIV 复制而导致的凝血异常增加有关。使用 HIV 蛋白酶抑制剂和某些逆转录酶抑制剂与总胆固醇增加和/或心肌梗死风险增加有关。某些抗逆转录病毒药物使总体生存率显著增加的同时,会增加心肌梗死的死亡风险,使用此类药物治疗 HIV 时需平衡这两方面的作用。

另一种与 HIV 感染相关的心脏病是扩张型心肌病,可导致充血性心力衰竭(CHF),也称 HIV 相关性心肌病,往往是

HIV 感染的晚期并发症。组织病理学表现为心肌炎。因此,部分学者主张使用静脉免疫球蛋白(IVIG)治疗。已证实在该病病变的心脏组织中可直接找到 HIV,但其是否直接导致心肌损伤尚存在争议。患者可出现典型的心衰症状如水肿和气促。HIV 感染患者亦可因干扰素 α 或核苷类似物药物的副作用出现心肌病,停药后可逆。KS、隐球菌病、恰加斯病和弓形虫病均可累及心肌而导致心肌病。一项队列研究发现,部分HIV 感染患者的心肌炎经治疗效果好,这部分患者的心肌炎大多数与弓形虫感染相关,且多数合并弓形虫脑病。因此,所有晚期 HIV 感染合并心肌病患者均应行头 MRI 或头增强 CT。

在 HIV 感染患者中还发现了许多其他的心血管问题。晚期 HIV 感染患者可出现心包积液。易感因素包括结核病、CHF、非结核分枝杆菌感染、隐球菌感染、肺部感染、淋巴瘤和KS。虽然心包炎非常罕见,但有研究显示 5% 的 HIV 患者可出现中度或重度心包积液。心脏压塞及其所致的死亡可能是因急性出血引起的。非细菌性血栓性心内膜炎已有报道,且患者

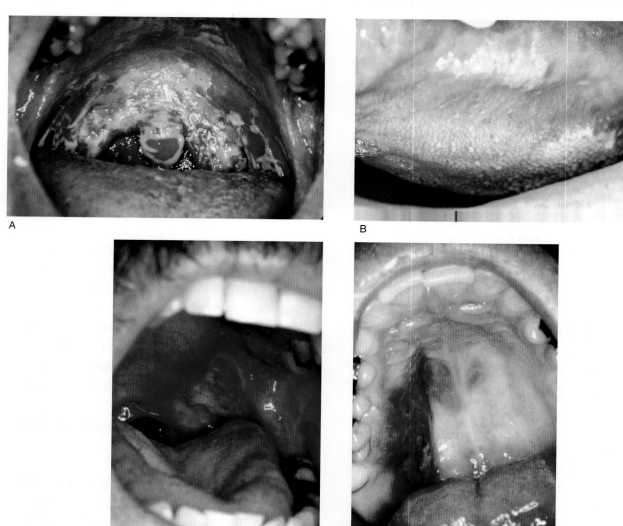

图 97-31 HIV 感染患者的各种口腔病变。A. 鹅口疮;B. 毛状白斑;C. 阿弗他溃疡;D. 卡波西肉瘤。

出现不明原因的栓塞现象时应考虑到该病。静脉注射喷他脒尤其是快速静滴时,可引起由心血管衰竭所致的低血压。

口咽和胃肠道疾病

容易出现口咽和胃肠道疾病也是 HIV 感染的特点之一。最常见的原因是继发感染。此外,口腔和胃肠道病变还可能是 KS 和淋巴瘤累及所致。

口腔病变包括鹅口疮、毛状白斑和阿弗他溃疡(图 97 - 31),在未经治疗的 HIV 感染患者中尤其常见。鹅口疮是由于念珠菌感染所致,口腔毛状白斑推测是 EBV 感染所致,往往是免疫功能下降到一定程度的一个征象,通常发生于 CD4$^+$ T 淋巴细胞计数<300/μL 的患者。一项研究显示,59% 的口腔念珠菌病患者第二年会进展为艾滋病期。鹅口疮是一种白色、干酪样渗出物,常出现在口咽后部的红色黏膜上,虽然最常见于软腭,但早期通常出现在牙龈边缘。直接刮取镜检见到假菌丝可确诊。培养没有诊断价值,因为无鹅口疮的 HIV 感染患者咽喉部念珠菌培养也可能为阳性。口腔毛状白斑为白色毛状病变,常见于舌侧缘,有时可在邻近的颊黏膜上出现(图 97 - 31)。目前认为口腔毛状白斑不是一种癌前病变,其与 EBV 的活跃复制有关。与其需要治疗相比,其作为 HIV 相关免疫缺陷的一种特征性表现往往更令人忧心。据报道严重者可局部使用鬼白毒素或全身使用抗疱疹病毒药物。未经治疗的 HIV 感染患者还可规律出现口咽后部的口疮(图 97 - 31),病因不明,可疼痛难忍影响吞咽。局麻剂可短时间内立即缓解疼痛。沙利度胺是治疗该病的有效药物,这说明其发病机制可能涉及组织破坏性细胞因子的作用。腭部、舌体或牙龈溃疡也可能由隐球菌或组织胞浆菌感染引起。

食管炎(图 97 - 32)可伴吞咽困难和胸骨后疼痛。胃镜通常可明确诊断。食管炎可由念珠菌、巨细胞病毒或 HSV 感染引起。CMV 往往引起单个的大溃疡,HSV 感染往往导致多个小溃疡。食管也可作为 KS 和淋巴瘤的受累部位之一。与口腔黏膜一样,食管黏膜亦可出现大而疼痛的溃疡,病因不明,沙利度胺治疗可能有效。虽然胃酸缺乏是 HIV 感染患者的另一个常见问题,但其他胃病罕见。可累及胃的肿瘤性疾病包括有 KS 和淋巴瘤。

小肠和大肠感染导致腹泻、腹痛,甚至偶尔引起发热,是 HIV 感染患者最严重的胃肠道问题,病原体可以是细菌、原虫或病毒。

胃肠道继发感染的病原体可以是细菌。沙门菌、志贺菌和弯曲杆菌等肠道细菌的感染在男男性行为者中常见,尤其合并 HIV 感染患者,往往更严重更易复发。未经治疗的 HIV 患者感染鼠伤寒杆菌的风险增加约 20 倍,可出现各种非特异性症状,包括发热、厌食、疲劳和持续数周的身体不适;腹泻常见但也有可能无腹泻。确诊依赖于血液和粪便培养。建议长期使用环丙沙星治疗。在全球仍存在伤寒困扰的地区,HIV 感染患者感染伤寒的概率也在增加。志贺菌属尤其是福氏志

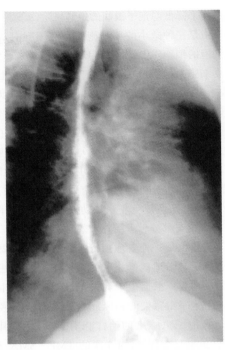

图 97 - 32　食管念珠菌病患者的钡餐表现。 钡在黏膜表面上的流动非常不规则。

贺杆菌可导致 HIV 感染患者严重的肠道疾病,高达 50% 可出现菌血症。HIV 感染患者的弯曲杆菌感染率增加。空肠弯曲菌是分离到的最常见菌株,但也有许多其他菌株感染的报道;患者常出现痉挛性腹痛、发热和血性腹泻,也可表现为直肠炎;粪常规可见白细胞;可出现全身感染,10% 会出现菌血症;大多数菌株对红霉素敏感。腹痛和腹泻也可见于 MAC 感染。

真菌感染亦可是导致 HIV 感染患者腹泻的原因。组织胞浆菌病、球孢子菌病和青霉菌病均可引起 HIV 感染患者发热、腹泻。粗球孢子菌感染还可导致腹膜炎。

隐孢子虫、微孢子虫和贝氏等孢子虫(参见第 129 章)是 HIV 感染患者胃肠道感染并致其腹泻的最常见的机会性原虫感染病原体。隐孢子虫感染的临床表现形式各异,HIV 感染早期患者多为自限性或间歇性腹泻,严重免疫缺陷患者可出现严重、致命性腹泻,程度轻重不一。未经治疗且 CD4$^+$ T 淋巴细胞计数<300/μL 的 HIV 感染患者的隐孢子虫病的发病率每年约为 1%,75% 表现为腹泻伴腹痛,25% 会出现恶心和/或呕吐。隐孢子虫也可导致 HIV 感染患者的胆道疾病如胆囊炎和伴或不伴继发性十二指肠乳头狭窄的胆管炎及胰腺炎。

确诊隐孢子虫性腹泻依赖于粪便检查或小肠活检。腹泻为非炎症性的,特征性发现是抗酸染色可见卵囊。以支持治疗为主,有效的 cART 后可明显改善症状。硝唑尼特(NTZ)治疗可使约半数患者的症状改善或减少虫体脱落,剂量高达 2 000 mg/d,但总体疗效并不清楚。患者可通过避免接触人类和动物粪便、不饮用来自湖泊或河流的未经处理的生水以

及不吃生贝类来降低隐孢子虫病的患病风险。

微孢子虫是一种微小的单细胞的专性细胞内寄生虫,寄生在肠道细胞的细胞质中(**参见第129章**)。对人类致病的为毕氏肠上皮细胞微孢子虫。临床表现与隐孢子虫相似,包括腹痛、吸收不良、腹泻和胆管炎。因其体积太小难以被发现,但通过韦伯染色对粪便标本进行光学显微镜镜检可发现病原体。确诊通常依赖于粪便、肠吸引物或肠活检标本的电子显微镜检查。与隐孢子虫不同,微孢子虫可累及多种肠外部位包括眼睛、大脑、鼻窦、肌肉和肝脏,可引起结膜炎和肝炎。治疗HIV感染患者微孢子虫感染最有效的手段是使用cART治疗HIV感染以期恢复免疫系统功能。已有报道阿苯达唑400 mg每日2次对部分患者治疗有效。

贝氏等孢子虫是一种真球虫寄生虫(**参见第129章**),最常见于热带和亚热带地区的患者腹泻。粪便中可见大的、抗酸染色阳性的卵囊。根据孢子囊大小、形状和数量区分其与隐孢子虫。等孢子虫感染的临床症状与隐孢子虫感染相同,主要区别是等孢子虫感染的治疗相对容易,主要用TMP-SMX治疗。虽易复发,但每周3次的TMP-SMX方案似乎足以防止复发。

5%～10%的艾滋病患者会出现CMV结肠炎,曾被认为是晚期重度免疫缺陷的结果,cART出现后该病不再普遍。CMV结肠炎可表现为腹泻、腹痛、体重减轻和厌食。腹泻通常为非血性的,确诊依赖于内镜检查和活检。内镜下可见多处黏膜溃疡,活检组织的细胞核和细胞质内可见典型的包涵体。肠壁变薄可导致继发性菌血症。治疗可选用更昔洛韦或膦甲酸钠,为期3～6周。容易复发,故HIV感染控制不佳的患者通常需要维持治疗。出现CMV胃肠道疾病的患者应仔细寻找有无CMV视网膜炎的证据。

除特定的继发性感染外,HIV感染患者还可出现慢性腹泻综合征,除HIV外并未找到其他可解释的原因。该情况被称为艾滋病肠病或HIV肠病,最有可能为HIV直接感染胃肠道的结果。此类患者小肠的组织学检查显示黏膜轻度萎缩、有丝分裂减少,提示肠道处于低再生状态;患者常出现小肠乳糖酶减少或缺乏致吸收不良及体重下降。

对HIV感染腹泻患者的初步评估应包括全套的粪便检查,包括培养、虫卵和寄生虫检查及艰难梭菌毒素检查。半数情况下这些检查可明确感染病原体如细菌、分枝杆菌或原虫。如果初始粪便检查结果均为阴性,进一步需行胃肠镜及活检,30%可诊断出小肠的微孢子或分枝杆菌感染。对腹泻持续时间超过1个月且上述检查均无阳性结果的患者,可拟诊HIV肠病。HIV感染患者腹泻的诊断流程如**图97-33**。

HIV感染患者的直肠病变很常见,尤其是由于HSV再激活而引起的直肠周围溃疡和糜烂(**图97-34**),病变表现可非常不典型如无水疱的剥脱性皮损,通常阿昔洛韦、泛昔洛韦或膦甲酸钠疗效良好。HIV感染患者的其他直肠病变还有尖锐湿疣、KS和上皮内肿瘤(见下文)。

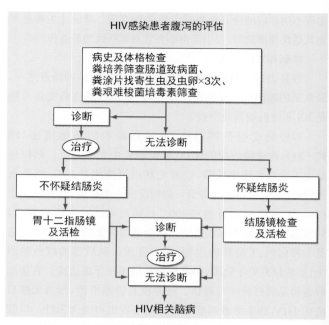

图97-33 HIV感染患者腹泻的评估流程表。HIV相关肠病是一种排他性诊断,仅在排除了其他常见的可治疗的腹泻病因后才能诊断。

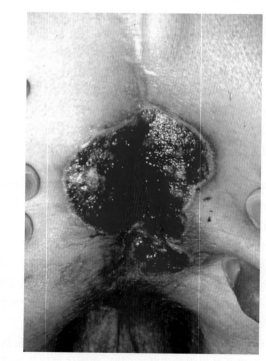

图97-34 AIDS患者肛周严重的、糜烂性的单纯疱疹病毒感染。

肝胆疾病

肝胆系统疾病对HIV感染患者来说也很重要。据估计,约15%的HIV感染患者死亡与肝病有关,这主要是因合并乙肝或丙肝所致,但也与其他原因肝脏损伤相关,从肝脏脂肪变性到使用cART过程中出现的免疫重建所引起的超敏反应。

HIV合并肝炎病毒感染的流行率因地域而异。在美国约90%的患者有合并HBV感染证据;6%～14%为慢性HBV感染;5%～50%合并HCV感染;合并D、E和/或G型肝炎病毒感染也很常见。注射吸毒的 HIV 感染患者中,丙肝的感染率为 70%～95% 不等。HIV 感染对肝炎病毒感染进程有显著影响,其持续性乙型肝炎表面抗原血症的发生率大约升高 3 倍。HBV 和 HIV 共感染患者炎症性肝病的证据减少,这得益于 HIV 感染后的免疫抑制作用。这一假设在一些观察性研究中得到证实,即这种情况在启动有效的 cART 后可以逆转,可能会出现更严重的肝炎进展。在研究 HIV 对 HBV 感染的影响时发现,HIV 与活动性 HBV 患者的肝脏相关死亡率比仅感染两种病毒其中一种的患者高出 4～10 倍。然而,乙肝表面抗原(HBsAg)阳性的 HIV 感染患者的总体死亡率仅轻微增加。IFN-α 治疗 HIV-HBV 共感染患者的成功率较低。拉米夫定、恩曲他滨、阿德福韦酯/替诺福韦/恩替卡韦和替比夫定单独或联合用于治疗 HIV 感染患者的 HBV 感染是有效的。需要记住的是,所有上述药物同时具有抗 HIV 活性,不应单独用于 HIV-HBV 共感染患者以免出现这些药物耐药的 HIV 菌株,这一点极其重要。因此,无论 CD4$^+$ T 淋巴细胞计数高低,某些 HIV 患者需要治疗 HBV 时,应同时启动抗 HIV 治疗。HIV 感染患者的 HCV 合并感染更为严重,调整年龄、基线 CD4$^+$ T 淋巴细胞计数和 cART 使用等其他变量后,似乎不影响 HIV 感染患者的总死亡率。在 HIV 和 HCV 共感染的情况下,HCV 的病毒载量大约比单独感染 HCV 者高 10 倍。慢性 HCV 和 HIV 共感染患者的总死亡率因肝病死亡风险增加而升高了 5 倍,高达 50%。即使是在 HIV 合并感染的患者中,使用直接抗 HCV 的药物可使 HCV 的治愈率接近 100%,甚至在低 HIV-HCV 共感染患者中也是如此。成功治疗 HIV 患者的 HCV 感染可降低其死亡率。HIV 感染患者的 HAV 感染率并未增加。建议所有未感染过甲型/乙型肝炎的 HIV 感染患者进行甲肝疫苗和/或乙肝疫苗免疫接种。约 50% 的 HIV 感染患者可感染 G 型肝炎病毒即 GB 病毒 C。虽目前原因尚不清楚,但数据表明,同时感染该病毒的 HIV 感染患者进展至艾滋病期的速度有所下降。

肝脏还可见其他各种类型感染。肉芽肿性肝炎可以是分枝杆菌或真菌感染的表现,特别是 MAC 感染。肝内肿块可见于结核感染、肝紫癜病或真菌感染。真菌机会性感染中,粗球孢子菌和组织胞浆菌是最常侵及肝脏的感染。十二指肠乳头狭窄或硬化性胆管炎所致的胆道疾病在隐孢子虫感染、CMV 感染和 KS 中均有报道。如难以确诊,可笼统地统称为"艾滋病胆管病变"。霍奇金病淋巴瘤中,肝脏的吞噬性淋巴组织细胞增多。

许多用于治疗 HIV 感染的药物需经肝脏代谢并可导致肝损伤。许多抗逆转录病毒药物,包括核苷类似物、非核苷类似物和蛋白酶抑制剂,都报道过致命性的肝损害。核苷类似物通过抑制 DNA 合成起作用。这会引起线粒体毒性进而导致氧化代谢紊乱,可表现为肝脏脂肪变性,严重时可出现乳酸酸中毒和暴发性肝衰竭。重点是要认识到有这种严重副作用存在的可能,并密切监测接受核苷类似物治疗的 HIV 感染患者的肝功能,早期发现并停药后肝损害往往是可逆的。奈韦拉平有时与致命的暴发性和胆汁淤积性肝炎、肝坏死和肝衰竭有关。茚地那韦可导致 10%～15% 的患者出现 Gilbert 综合征致使血清胆红素轻度至中度升高。阿扎那韦也有类似的肝损伤。对于不明原因转氨酶升高患者,应充分考虑到药物毒性的可能。

胰腺损伤最常见的原因是药物毒性,特别是继发于喷他脒或双脱氧核苷。虽然在某些病例队列研究中多达半数的患者有胰腺损伤的生化证据,但仅 <5% 会出现有与药物毒性无关的胰腺炎的临床证据。

肾脏或泌尿系统疾病

肾脏或泌尿生殖道疾病可能与 HIV 感染的直接后果、机会性感染、肿瘤或药物毒性有关。总体来说,未经治疗的 HIV 感染患者中约 20% 会出现微量白蛋白尿,近 2% 出现明显的蛋白尿。出现微量白蛋白尿与全因死亡率的增加有关。HIV 相关肾病(HIV-associated nephropathy,HIVAN)最初是在 IDU 中发现的,最初认为是 HIV 感染患者的 IDU 相关肾病;现在确切地认为其是 HIV 感染的直接并发症。尽管大多数患者出现该病时的 CD4$^+$ T 淋巴细胞计数 <200/μL,但 HIV 相关肾病可以在 HIV 感染的早期出现,也见于儿童。90% 以上报道的病例为非裔美国人或拉美裔人,该病不仅在该人群中更普遍且更为严重,是美国 20～64 岁非裔美国人终末期肾衰竭的第三大主要原因。该病以蛋白尿为特征,水肿和高血压罕见。超声检查显示肾脏增大,呈高回声。确诊依赖于肾活检。组织学上可见局灶性节段性肾小球硬化占 80%,系膜增生占 10%～15%。在有效的抗逆转录病毒治疗前,可相对快速地进展为终末期肾病,也是该病的一个特征。无论 CD4$^+$ T 淋巴细胞计数高低,HIV 相关肾病患者均应接受抗病毒治疗。血管紧张素转换酶(ACE)抑制剂和/或泼尼松(60 mg/d)治疗在某些情况下有益。虽尚无明确的数据,然而大体来说,接受充分的 cART 的患者,该病的发病率和疾病严重程度均有所下降。HIVAN 是 HIV 感染患者终末期肾病的首要原因。

通常可引起 HIV 患者肾损害的药物有喷他脒、两性霉素、阿德福韦酯、西多福韦、替诺福韦和膦甲酸钠。TMP/SMX 可能通过与肌酐竞争小管分泌排泄而导致血清肌酐水平升高。磺胺嘧啶可在肾脏中形成结晶引起可逆性的肾功能不全。而茚地那韦或阿扎那韦则形成肾结石。充分水化是治疗和预防后两种情况的主要手段。

HIV 感染患者的泌尿生殖道感染的发生率很高,可表现为皮损、排尿困难、血尿和/或脓尿,其管理方案与无 HIV 患者相同。HSV 感染见下文所述("皮肤病")。苍白密螺旋体是引起梅毒的病原体,其感染对 HIV 的流行非常重要。HIV 阴性者合并生殖器梅毒性溃疡和软下疳溃疡是 HIV 异性性传播的主要促发因素。虽然大多数 HIV 感染患者梅毒感染的临床表现典型,但两者共感染时可能会出现各种以往罕见的临床表现,其中包括恶性梅毒(一种由坏死性血管炎引起的皮肤溃疡性病变)、不明原因发热、肾病综合征和神经性梅毒。

HIV 感染患者最常见的梅毒表现是扁平湿疣,一种继发性梅毒表现。神经性梅毒可以是无症状的,也可表现为急性脑膜炎、神经性视网膜炎、耳聋或脑卒中(中风)。HIV 感染患者的神经性梅毒发生率可高达 1%,建议行腰椎穿刺筛查所有 HIV 感染合并继发梅毒患者是否有神经性梅毒。因 HIV 感染后导致免疫异常,利用标准血清学检测诊断梅毒可能具有挑战性。一方面因多克隆 B 细胞激活,大量患者可出现假阳性的性病研究实验室(VDRL)检测结果。另一方面,新感染患者的 VDRL 转阳时间可能会延迟,荧光抗密螺旋体抗体(anti‑FTA)检测可能因免疫缺陷而呈阴性。因此,怀疑梅毒感染时,即使患者 VDRL 阴性,也应对其恰当的标本进行暗视野检查。同样,无论 CSF‑VDRL 结果如何,所有血清 VDRL 试验阳性、神经系统检查和脊髓液检查异常的患者均应被视为患有神经性梅毒并对其进行相应地治疗。无论何种情况,治疗梅毒患者时均需密切监测以保证治疗的充分性。约 1/3 的 HIV 感染患者在开始梅毒治疗后会出现吉海反应。

外阴阴道念珠菌病是 HIV 感染妇女的常见病。症状包括瘙痒、不适、性交困难和排尿困难。外阴感染可表现为麻疹样疹,可延伸至大腿。阴道感染通常伴有白色分泌物,沿红色的阴道壁可见斑块。通过 10% 氢氧化钾溶液溶解细胞释放假菌丝后,显微镜镜检看到菌丝可确诊。轻症患者可采用局部治疗,严重者可使用氟康唑治疗。其他如滴虫、混合细菌感染也可引起阴道炎。

内分泌系统疾病与代谢紊乱

HIV 感染患者中可看到各种内分泌和代谢紊乱,可能是 HIV 感染的直接后果,也可能继发于机会性感染或肿瘤,或与药物副作用有关。使用胸苷类似物或蛋白酶抑制剂作为 cART 的组成成分的 HIV 感染患者中,33%～75% 会出现一种综合征,通常被称为脂肪营养不良综合征,表现为血浆甘油三酯、总胆固醇和载脂蛋白 B 升高,伴高胰岛素血症和高血糖。许多患者会出现特征性的身体脂肪再分配,特点是躯干肥胖、外周消瘦(**图 97‑35**)。躯干肥胖表现为腹围增加(与肠

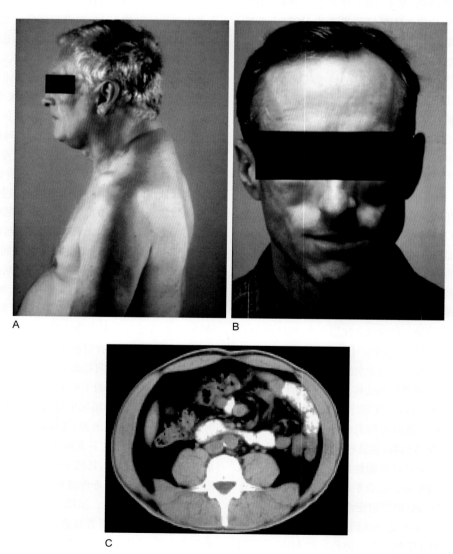

A B

C

图 97‑35　脂肪营养不良的特点。A. 躯干性肥胖及水牛背;B. 面部消瘦;C. CT 上可见腹腔内脂肪堆积。

系膜脂肪增加有关）、颈背部脂肪垫（"水牛背"，让人想起库欣综合征患者）和乳房增大。外周消瘦或脂肪萎缩在面部、臀部及腿部尤为明显，使得腿部静脉更加显露尤为明显。这些变化可能发生在 cART 启动后 6 周到几年内的任何时间。约 20% 的 HIV 相关脂肪营养不良患者符合国际糖尿病联合会或美国国家胆固醇教育计划成人治疗组第 III 版指南定义的代谢综合征标准。据报道，脂肪营养不良综合征与包含多种不同药物的治疗方案有关，虽然最初在使用蛋白酶抑制剂的患者中被报道，但似乎不含蛋白酶抑制剂的方案也会出现类似表现。有研究表明，使用胸苷类似物司他夫定和齐多夫定治疗的患者，其脂肪萎缩特别严重。在处理这些脂质异常时应遵循国家胆固醇教育计划（NCEP）指南，并考虑更改 cART 的组分，避免使用胸苷类似物（叠氮胸苷和司他夫定）及蛋白酶抑制剂。考虑到药物间相互作用，治疗时最常选用的降脂药为吉非罗齐和阿托伐他汀。此外，乳酸酸中毒也与 cART 有关，最常见于核苷类似物逆转录酶抑制剂，严重时可致命（见下文）。

晚期 HIV 患者可能因存在抗利尿激素（血管加压素）分泌不当综合征（syndrome of inappropriate antidiuretic hormone secretion，SIADH）导致自由水摄入增加排出减少并伴发低钠血症。SIADH 通常伴随肺或中枢神经系统疾病而出现。低钠血症也可由肾上腺功能不全所导致，同时伴高钾血症，临床应注意此种可能性。肾上腺功能不全、HIV 肾病或药物尤其是甲氧嘧啶和喷他脒亦可引起高钾血症。替诺福韦或两性霉素治疗时可出现低钾血症。肾上腺疾病可能是由分枝杆菌感染、CMV 病、隐球菌病、组织胞浆菌病或酮康唑毒性引起的。在接受利托那韦治疗的患者中，局部使用糖皮质激素（注射或吸入）可导致医源性库欣综合征伴下丘脑-垂体-肾上腺轴的抑制。这是因为利托那韦抑制肝酶 CYP3A4 使糖皮质激素半衰期延长所致。

10%～15% 的 HIV 感染患者可出现甲状腺功能改变，甲状腺功能减退和亢进均可出现，主要为亚临床甲状腺功能减退。研究发现，高达 10% 的使用 cART 的患者出现促甲状腺激素水平升高，这可能是免疫重建的表现。免疫重建性 Graves 病可以是 cART 治疗晚期（9～48 个月）的并发症之一。HIV 感染晚期甲状腺可出现机会性病原体感染，包括耶氏肺孢子菌、CMV、分枝杆菌、弓形虫和新型隐球菌，通常引起甲状腺无压痛、弥漫性肿大。甲腺功能大多正常。通过细针穿刺抽吸或开放性活检可确诊。

根据病情严重程度不同，20%～50% 男性 HIV 感染患者会伴有性腺功能减退。虽然睾丸功能障碍通常是 HIV 的并发症，但也可能是更昔洛韦治疗的副作用所致。某些调查显示，高达 2/3 的患者出现性欲下降，1/3 会出现勃起功能障碍。有症状的性腺功能减退患者应考虑使用雄激素替代疗法。除疾病晚期阶段外，HIV 感染似乎对月经周期没有显著影响。

免疫和风湿性疾病

免疫和风湿性疾病在 HIV 感染患者中很常见，从过度的速发型超敏反应到反应性关节炎发病率的增加，再到以弥漫性淋巴细胞增多浸润为特征的疾病均有报道。这些免疫现象的出现似乎是个悖论，因其是在以 HIV 感染为特征的严重免疫缺陷和免疫抑制的背景下出现的。不过这也反映出免疫系统及其调节机制非常复杂。

药物过敏是 HIV 感染患者最常见、最明显的过敏反应，随着病情进展，药物过敏似乎越来越常见；在使用 TMP-SMX 治疗 PCP 的患者中，发生率高达 65%。通常来说，药物过敏的特点是出现红斑、麻疹样皮疹、伴瘙痒、容易融合成片，往往伴有发热。尽管如此，约 33% 的患者可坚持继续治疗，因此这些过敏反应不作为立即停药的指征。全身性过敏反应在 HIV 感染患者中极为罕见。因此，即使患者在治疗过程中出现皮肤过敏反应，认为其将来仍可使用该药进行治疗或预防疾病。但有个例外，核苷类似物阿巴卡韦，已有病例报道再次使用该药时出现了致命性的超敏反应。这种超敏反应与 HLA-B5701 单倍型密切相关，对阿巴卡韦存在过敏反应是未来使用该药的绝对禁忌证。对包括 TMP-SMX 在内的其他药物，脱敏疗法往往非常成功。虽然这些过敏反应的机制仍不清楚，但已发现 HIV 感染患者的 IgE 水平较高并随 CD4+ T 淋巴细胞计数下降而升高。许多存在多种药物过敏反应的患者案例表明有一个共同的途径参与其中。

HIV 感染与多种自身免疫性疾病存在许多相似之处，如与抗磷脂抗体（如抗心磷脂抗体、VDRL 抗体和狼疮抗凝物）的高发病率相关的大量多克隆 B 细胞活化。此外，HIV 感染患者的抗核抗体的阳性率也有所增加。尽管存在这些血清学异常，但尚无证据表明系统性红斑狼疮和类风湿关节炎这两种常见的自身免疫性疾病在 HIV 感染患者中的发病率增加。事实上，研究显示，这两种病可能因合并 HIV 感染而有所改善。这表明完整的 CD4+ T 淋巴细胞系的免疫应答在此类疾病的发病机制中起着不可或缺的作用。类似地，也有一些关于普通变异型免疫缺陷病患者（以低丙种球蛋白血症为特征）的个例报道，这些患者在合并 HIV 感染后免疫球蛋白水平恢复正常，提示过度的 CD4+ T 淋巴细胞免疫活化在该综合征某些类型的发病中发挥作用。HIV 感染患者中发生率可能增加的一种自身免疫性疾病是原发性 Sjögren 综合征的变异型。HIV 感染患者可出现由腮腺肿大、眼睛干燥和口干组成的综合征，与唾液腺和肺的淋巴细胞浸润有关；还可见到周围神经病变、多发性肌炎、肾小管酸中毒和肝炎。与 Sjögren 综合征以 CD4+ T 淋巴细胞为主的浸润不同，HIV 感染患者的淋巴细胞浸润是以 CD8+ T 细胞为主的。此外，尽管 Sjögren 综合征患者主要为 Ro 和 La 自身抗体阳性的女性患者，且常为 HLA-DR3 或 HLA-B8 MHC 单倍型，但伴发该综合征的 HIV 感染患者通常为非裔美国人，往往没有抗 Ro 或抗 La 抗体且大多数为 HLADR5。随着越来越多地有效的 cART

的使用,该综合征似乎不太常见。通常用弥漫性浸润性淋巴细胞增多综合征(DILS)一词描述该病,并将其与 Sjögren 综合征区分开来。

约 1/3 的 HIV 感染患者会出现关节痛,此外 5%～10% 的患者被诊断出伴发某种形式的反应性关节炎如 Reiter 综合征或银屑病性关节炎以及未分化的脊柱关节病。这些综合征的发生频率随免疫系统功能的下降不断增加。这种相关性可能与微生物感染的增加有关,微生物感染可能会诱发反应性关节炎,与进行性免疫功能缺陷或与重要调节性 T 细胞的丢失有关。标准治疗对 HIV 感染患者的反应性关节炎往往有较好的疗效,然而,甲氨蝶呤的使用与机会性感染的发生率增加有关,故应谨慎使用,仅重症患者才考虑使用此药。

HIV 感染患者也会无明显诱因出现各种各样的关节问题,通常称为 HIV/AIDS 相关性关节病。该病的特点是亚急性少关节关节炎,进程超过 1～6 周,持续 6 周至 6 个月。它通常涉及大关节主要是膝关节和踝关节,且为非侵蚀性的关节炎或仅有轻微的炎症反应。X 线通常无异常表现。非甾体抗炎药仅能轻度缓解症状,不过关节内注射糖皮质激素可获得明显的临床缓解。另一种被认为继发于 HIV 感染的关节炎被称为关节疼痛综合征。据报道,多达 10% 的艾滋病患者可出现该综合征,表现为受累关节的急性剧烈的锐痛,主要累及膝关节、肘关节和肩关节,持续 2～24 h,有时可严重到需要麻醉镇痛剂止痛。该病的确切病因尚不清楚,目前认为其是由 HIV 对关节的直接影响造成的。类似情况还见于其他慢病毒尤其是山羊关节炎脑炎病毒,也能直接导致关节炎。

据报道,HIV 感染患者还存在其他各种各样的免疫风湿性疾病,无论是自身伴发的还是与机会性感染或药物有关的。根据持续 3 个月以上的广泛性肌肉骨骼疼痛和用拇指按压(按压力约为 4 kg)18 个压痛点中至少有 11 个疼痛的诊断标准,HIV 感染队列研究中 55% 的 IDU 中有 11% 被诊断为纤维性肌痛。尽管关节炎在 IDU 中的发病率低于以男男性行为者为主的研究人群,但以上数据支持存在直接由 HIV 导致的肌肉骨骼问题这一概念。此外,有齐多夫定治疗中出现白细胞破碎性血管炎的报道。中枢神经系统性脉管炎和多发性肌炎在 HIV 感染患者中也已报道。非常让人意外的是,虽然 HIV 患者葡萄球菌菌血症的发生率增加,但败血症性关节炎罕见。报道的感染性关节炎通常与金黄色葡萄球菌、新型隐球菌的全身性真菌感染、申克孢子丝菌或组织胞浆菌感染,或是由结核分枝杆菌、嗜血杆菌、鸟分枝杆菌或堪萨斯分枝杆菌引起的全身性分枝杆菌感染相关。

接受 cART 治疗的 HIV 感染患者,其髋部和肩部的骨坏死或缺血性坏死的发生率增加。在一项针对无症状患者的研究中,4.4% 的患者 MRI 上发现了骨坏死的证据。虽然很难得出确切的因果关系,但该并发症与降脂药、全身性糖皮质激

素和睾酮的使用、健美运动、饮酒及抗心磷脂抗体的存在有关。据报道,7% 的 HIV 感染妇女患有骨质疏松症,41% 的妇女表现出不同程度的骨量减少。若干研究已经证实,cART 启动后的前 2 年患者的骨密度下降了 2%～6%。含替诺福韦的治疗方案可能尤为明显。

免疫炎性反应重建综合征(IRIS)

随着有效的 cART 的启动,先前已存在的未治疗或治疗不充分的机会性感染可能会出现反常恶化。抗逆转录病毒药物启动后还可见到原有的自身免疫性疾病出现恶化或新发自身免疫性疾病(表 97-12)。与已知的先前存在的感染或肿瘤相关的 IRIS 被称为反常型 IRIS(在 cART 开始后原发疾病反常恶化),而与先前未确诊的疾病相关的 IRIS 被称为暴露型 IRIS(原发疾病先前处于潜伏状态 cART 开始后暴发出现症状)。有时用免疫重建疾病(immune reconstitution disease, IRD)这个名词把与机会性疾病相关的 IRIS 表现和与自身免疫性疾病相关的 IRIS 表现区分开来。IRD 在潜伏的未经治疗的分枝杆菌或真菌感染患者中尤其常见。根据临床情况不同,IRIS 见于 10%～30% 的患者,最常见于初始治疗时 CD4$^+$ T 淋巴细胞计数 $<50/\mu L$ 的患者,其 HIV RNA 水平在启动 cART 后急剧下降。cART 启动后 2 周至 2 年内的任何时间均可出现与包括局部淋巴结炎、持续发热、肺浸润、肝炎、颅内压升高、葡萄膜炎、结节病和 Graves 病相关的症状和体征。临床可迁延不愈,严重者可致命。潜在机制可能与一种类似于 Ⅳ 型超敏反应的现象有关,反映出随着 HIV RNA 水平的下降,HIV 感染引起免疫抑制作用得到控制,免疫功能立即得以改善。重症患者可能需要使用免疫抑制药物如糖皮质激素来减弱这些炎症反应,而特定的抗菌治疗可能会有帮助。

表 97-12　免疫炎性反应重建综合征(IRIS)的特点
● 启动抗逆转录病毒治疗后出现的与现有临床状况矛盾的病情恶化或新出现的临床表现(暴露型)
● 启动抗逆转录病毒治疗后数周至数月内出现
● CD4$^+$ T 淋巴细胞计数 $<50/\mu L$ 且初始治疗后病毒载量急剧下降的患者最常见
● 合并结核感染的患者常见,尤其是在抗结核后立即启动 cART 时
● 严重者可危及生命

造血系统疾病

造血系统疾病如淋巴结肿大、贫血、白细胞减少和/或血小板减少在整个 HIV 感染过程中均很常见,可能是由 HIV 直接感染的损伤作用、继发性感染和肿瘤或治疗副作用引起(表 97-13)。淋巴结或骨髓组织的组织病理检查和培养通常具有确诊价值。据报道,相当大比例的 HIV 感染患者的骨髓中有含有淋巴样聚集结构,其确切意义尚不清楚。启动 cART 后可逆转大多数 HIV 感染的直接导致的造血系统并发症。

表97-13	HIV 患者出现骨髓抑制的原因
HIV 感染	药物
分枝杆菌感染	齐多夫定
真菌感染	氨苯砜
微小病毒 B19 感染	复方磺胺甲噁唑
淋巴瘤	5-氟胞嘧啶
	更昔洛韦
	IFN-α
	三甲曲沙
	膦甲酸钠

除非无症状，作为 HIV 感染早期的临床表现之一，部分患者可出现持续性全身性淋巴结肿大。其定义为无明显原因出现两个或以上的腹股沟外的淋巴结肿大（＞1 cm）＞3 个月。淋巴结肿大是针对 HIV 感染产生的免疫应答导致淋巴结明显的滤泡增生造成的。淋巴结通常散在，可活动。HIV 感染的这一特征在免疫功能障碍谱的任何时间点均可见到，且与容易进展至 AIDS 无关。矛盾的是，未使用 cART 时，淋巴结肿大的消退或淋巴结的缩小可能是疾病进展的标志。在 CD4+ T 淋巴细胞计数＞200/μL 的患者中，淋巴结肿大的鉴别诊断包括 KS、TB、Castleman 病和淋巴瘤。进展期患者的淋巴结肿大也可由非典型分枝杆菌感染、弓形虫病、全身真菌感染或杆菌性血管瘤病引起。虽然 CD4+ T 淋巴细胞计数＜200/μL 的患者建议行淋巴结活检明确肿大淋巴结的性质，但 HIV 感染早期，除非有全身性症状如发热或体重减轻等或出现淋巴结扩大、融合或固定，否则不建议进行淋巴结活检。报道显示有 3% 的 HIV 感染伴有未知意义的单克隆丙种球蛋白血症（MGUS），即无明确病因下出现的血清 IgG、IgA 或 IgM 单克隆升高。虽然这一现象与其他病毒感染、非霍奇金淋巴瘤和浆细胞恶性肿瘤有关，但其在 HIV 感染患者中的总体临床意义尚不清楚。

贫血是 HIV 感染患者最常见的血液学异常，如找不到特殊的可治疗的原因，与不良预后独立相关。虽然常为轻度贫血，但也可严重到需要长期输血。HIV 感染患者的贫血的具体可逆原因包括药物毒性、全身真菌和分枝杆菌感染、营养缺乏和微小病毒 B19 感染。齐多夫定可在对其他骨髓成分产生影响前阻碍红细胞成熟。齐多夫定治疗后的一个特点是平均红细胞体积（MCV）升高。另一种用于 HIV 感染患者的药物氨苯砜对红系也有选择性的作用，该药可导致缺乏 G-6-PD 的患者出现严重的溶血性贫血，并可在其他患者中通过诱导产生高铁血红蛋白血症造成功能性贫血。HIV 感染患者的叶酸水平通常是正常的；然而，维生素 B12 水平可因缺乏胃酸或吸收不良而降低。尽管约 20% 的 HIV 感染患者可因多克隆 B 细胞激活而出现直接抗人球蛋白试验阳性，但真正的自身免疫性溶血性贫血罕见。微小病毒 B19 感染亦可导致这贫血，认识到这点很重要；其对静脉注射药物的治疗反应良好。鉴于贫血的程度，HIV 感染合并贫血患者的促红细胞生成素水平通常低于期望值，使用促红细胞生成素治疗可使血红蛋白升高。一个例外是与使用齐多夫定相关的贫血患者，其促红细胞生成素水平可能很高。

在 HIV 感染过程中，约半数患者可出现中性粒细胞减低，大多数为轻度减低，然而也可出现重度减低以至于患者并发自发性细菌感染的风险增加。严重晚期艾滋病患者和接受一些有潜在骨髓抑制作用的治疗方案的患者最常见。中性粒细胞减低时 HIV 感染患者可能会出现一些不常见的疾病如曲霉病或毛霉病。无论何种原因导致的中性粒细胞减低，粒细胞集落刺激因子（G-CSF）和粒单核系集落刺激因子（GM-CSF）都可使 HIV 感染患者的中性粒细胞计数升高。早期的临床对照试验尚未发现这些药物可增加 HIV 病毒载量。

血小板减少可能是 HIV 感染的早期后果。血小板计数＜150 000/μL 在未经治疗的 CD4+ T 淋巴细胞计数≥400/μL 的 HIV 感染患者中的发病率约为 3%，未经治疗的 CD4+ T 淋巴细胞计数＜400/μL 的患者中增加到 10%。接受抗逆转录病毒治疗的患者的血小板减少与丙型肝炎、肝硬化和 HIV 持续高水平的复制有关。血小板减少很少会引起严重的临床并发症，通常对有效的 cART 反应良好。临床上可出现类似于特发性血小板减少性紫癜患者的血小板减少症。在 HIV 感染患者的外周血循环和血小板表面均发现了含有抗 gp120 抗体和抗 gp120 抗体的免疫复合物。研究还发现，HIV 感染患者中存在血小板特异性抗体可直接作用于血小板表面的 25 kDa 分子量大小的组分。部分研究数据表明，HIV 感染患者的血小板减少可能源于 HIV 对巨核细胞的直接影响。不管何种原因，最显著有效的治疗方法就是使用 cART。对于血小板计数＜20 000/μL 的患者，采用更积极的治疗方法如联合 IVIg 或抗 Rh-Ig 获得即刻疗效并应用 cART 以获得持久疗效是合适的。利妥昔单抗对部分难治性病例有一定疗效。临床上很少需行脾切除术，但并不失为难治性患者的一项治疗选择。由于存在含荚膜微生物严重感染的风险，所有将接受脾切除术的 HIV 感染患者均应接种肺炎球菌多糖疫苗。需要注意的是，脾脏切除后除可引起血小板计数增加外，还会导致外周血淋巴细胞计数增加，用来反应免疫功能的 CD4+ T 淋巴细胞计数则变得不再可信。此时，临床医生应该根据 CD4+ T 淋巴细胞百分比来对机会性感染的易感性做出判断和决定。CD4+ T 淋巴细胞百分比 15% 大约相当于 CD4+ T 淋巴细胞计数为 200/μL。在早期 HIV 感染患者中，亦有报道称血小板减少是典型的血栓性血小板减少性紫癜的表现之一，该综合征的临床表现包括发热、血小板减少、溶血性贫血和肾功能不全，是早期 HIV 感染的一种罕见并发症。与其他疾病一样，使用水杨酸盐和血浆交换可作为有效的治疗手段。血小板减少症的其他原因还包括淋巴瘤、分枝杆菌感染和真菌感染。

HIV 感染患者静脉血栓栓塞疾病（如深静脉血栓形成或肺栓塞）每年的发生率约为 1%，约是同龄人群的 10 倍。与临床血栓形成风险增加相关的因素包括年龄＞45 岁、有机会性感染史、CD4 计数低和使用雌激素。据报道,超过 50% 的 HIV 感染患者会出现凝血级联反应异常,包括蛋白 S 活性降低、因子Ⅷ增加、抗心磷脂抗体或狼疮抗凝物。临床所观察到的 D-二聚体的升高,可能反映了这种血栓栓塞性疾病的发病风险增加的临床意义,与 HIV 感染患者的全因死亡率密切相关(表 97-9)。

皮肤病

90% 以上的 HIV 感染患者会出现皮肤问题。从急性血清转化综合征的黄斑、玫瑰样皮疹到终末期广泛的 KS,皮肤问题在整个 HIV 感染过程中均可以看到。最常见的非肿瘤性疾病是脂溢性皮炎、毛囊炎和机会性感染,肺外肺孢子菌病可引起坏死性血管炎。肿瘤性病变见下文。

普通人群脂溢性皮炎的发生率为 3%,而 HIV 感染患者高达 50%。脂溢性皮炎的患病率及严重程度随着 CD4$^+$ T 淋巴细胞计数的下降而增加,可因同时感染酵母样真菌糠孢菌而加重,建议在标准局部治疗疗效不佳的患者中加用局部抗真菌药物。

毛囊炎作为 HIV 感染患者最常见的皮肤病,约 20% 会出现,CD4$^+$ T 淋巴细胞计数 $<200/\mu L$ 的患者更常见。瘙痒性丘疹是 HIV 感染患者最常见的痒疹。面部、躯干和伸肌表面出现多个丘疹,可随 cART 使用而改善。嗜酸性粒细胞性脓疱性毛囊炎是一种罕见的毛囊炎,在 HIV 感染患者中的发病率增加,表现为多发性荨麻疹性毛囊周围丘疹,可融合成斑块样病变,皮肤活检可见毛囊内有嗜酸性粒细胞浸润,某些情况下与螨虫感染有关。患者的血清 IgE 水平通常较高,并可能对局部的驱虫药治疗有反应。痒疹是 HIV 感染患者的常见症状,可引起结节性痒疹。据报道,HIV 感染患者还会出现严重的伴角化过度的银屑病样病变的挪威型疥疮。

虽然没有银屑病和鱼鳞病发病率增加的报道,但 HIV 感染患者若出现此类疾病可能会特别严重。既往已有银屑病者,病变外观可能会变得很差,合并 HIV 感染使该病变得更难治疗。

10%～20% 的 HIV 感染患者会出现水痘-带状疱疹病毒的再激活。水痘-带状疱疹病毒再激活综合征说明免疫功能轻度下降,可能是临床免疫功能缺陷的第一个迹象。一项队列研究显示曾得过带状疱疹的患者,平均在 HIV 感染后 5 年以上才会出现复燃。一项对 HIV 感染合并局部带状疱疹感染患者的队列研究发现,其后续进展为艾滋病期的发生率为每月 1%。此项研究还发现,若患者带状疱疹暴发出现广泛的皮肤受累伴剧烈疼痛或累及脑神经及颈神经,则其更可能进展为艾滋病期。HIV 感染患者带状疱疹再激活的临床表现虽然显示其免疫功能受损,但程度不如其他免疫缺陷患者严重。因此,虽然病变可累及多个皮神经、累及脊髓和/或广泛的皮肤播散,但尚无内脏受累的报道。与无已知潜在免疫缺陷状态的患者相比,HIV 感染患者的带状疱疹容易复发,复发率约为 20%。伐昔洛韦、阿昔洛韦或泛昔洛韦为首选治

疗药物。膦甲酸钠可能对阿昔洛韦耐药者有治疗效果。

HIV 感染患者的单纯疱疹病毒感染与复发性口周、生殖器和肛周病变有关,是复发再活化综合征的一部分。随着 HIV 感染的进展和 CD4$^+$ T 淋巴细胞计数的下降,HSV 感染变得更加频繁严重。皮损通常呈红色,疼痛难忍,并常出现于臀裂区(图 97-37)。直肠周围 HSV 感染可能与直肠炎和肛裂有关。所有直肠周围出现病变愈合不良、疼痛的 HIV 感染患者鉴别诊断时均应考虑到 HSV 感染可能。除复发性黏膜溃疡外,以疱疹性甲沟炎形式出现的复发性 HSV 感染可能是 HIV 感染患者的一个棘手问题,表现为疼痛性水疱或广泛的皮肤糜烂。可选择的治疗药物包括伐昔洛韦、阿昔洛韦或泛昔洛韦。值得注意的是,即使是单纯疱疹的亚临床再激活,也可能与血浆 HIV RNA 水平的增加有关。

晚期 HIV 感染患者可能因传染性软疣而出现弥漫性皮疹,针对这些肉色的伴脐窝样凹陷的皮损可采用局部治疗,皮损在有效的 cART 后倾向于自行消退。同样,尖锐湿疣在 CD4$^+$ T 淋巴细胞计数较低的患者中可能更严重,分布更广泛。咪喹莫特乳膏在某些情况下可能会有效。非典型分枝杆菌感染可出现皮肤红斑结节,真菌、巴尔通体、棘阿米巴感染和 KS 亦可出现红斑结节。已有静脉导管置入处发现皮肤曲霉感染的报道。

皮肤往往是 HIV 感染患者药物副作用的主要靶器官,尽管大多数反应轻微,不一定需要停药,但也有可能会出现特别严重的皮肤病变如红皮病、Stevens-Johnson 综合征和中毒性表皮松解症,尤其是磺胺类药物、非核苷类逆转录酶抑制剂、阿巴卡韦、安普那韦、达芦那韦、福沙那韦和替拉那韦出现的特殊药物反应。同样,HIV 感染患者通常对阳光直射或放疗的副作用特别敏感,容易灼伤。

HIV 感染及其治疗可能破坏皮肤的外观性表现,虽对临床意义不大,但可能会给患者造成困扰。据报道,特别是在非洲裔美国人中,HIV 感染可导致指甲变黄和头发变直。齐多夫定的使用与睫毛延长和指甲变蓝有关,非裔美国人更常出现这种改变。使用氯法齐明可导致皮肤和尿液呈黄橙色。

神经系统疾病

神经系统疾病在 HIV 感染患者中发病率很高(表 97-14)。HIV 感染患者出现的神经系统疾病可能原发于 HIV 感染,也可能继发于机会性感染或肿瘤。中枢神经系统的机会性疾病中最常见的是弓形虫脑病、隐球菌感染、进行性多灶性白质脑病和原发性中枢神经系统淋巴瘤。

其他少见的病原体包括分枝杆菌、梅毒、CMV、HTLV-1、克氏锥虫及棘阿米巴。总体来说,近 1/3 的艾滋病患者的中枢神经系统会出现继发性疾病,这些数据是 cART 广泛使用前得到的,在有效的抗逆转录病毒药物广泛使用后,发病率下降了很多。与 HIV 感染神经系统改变的主要相关过程,在其他慢病毒如绵羊维斯那-梅迪病毒(Visna-Maedi virus)感染时亦可导致类似改变。

表 97-14　HIV 患者的神经系统疾病	
机会性感染	HIV-1 感染
弓形虫感染	无菌性脑膜炎
隐球菌病	HIV 相关神经认知障碍（HAND），包括 HIV 脑病/AIDS 痴呆综合征
进行性多灶性白质脑病	
CMV 感染	脊髓病变
梅毒	空洞型脊髓病
结核分枝杆菌感染	单纯感觉性共济失调
HTLV-1 感染	感觉异常/感觉迟钝
阿米巴感染	
肿瘤	外周神经病变
原发 CNS 淋巴瘤	急性炎症性脱髓鞘病变（格林巴利综合征）
卡波西肉瘤	慢性炎症性脱髓鞘病变（CIDP）
	多发性单神经炎
	远端对称性多神经病
	肌病

直接归因于 HIV 感染的神经系统疾病可在 HIV 整个感染过程中出现，可表现为炎症、脱髓鞘或自然变性。HIV 相关神经认知障碍（HIV-associated neurocognitive disorders，HAND）一词用于描述临床上从无症状的神经认知障碍（asymptomatic neurocognitive impairment，ANI）到轻微神经认知障碍（minor neurocognitive disorder，MND）到严重痴呆的一系列疾病。最严重的临床情况为 HIV 相关性痴呆（HIV-associated dementia，HAD），也被称为艾滋病痴呆综合征或 HIV 脑病，是艾滋病指征性疾病。大多数 HIV 感染患者在病程中都存在一些神经问题。即使在使用 cART 的情况下，通过敏感度高的神经心理测试发现约一半的 HIV 感染患者有轻度到中度的神经认知功能障碍。如上文"发病机制"中所述，中枢神经系统损伤可能是中枢神经系统巨噬细胞或小胶质细胞被病毒感染的直接结果，也可能是由于神经毒素和机体产生释放的有潜在毒性的细胞因子（如 IL-1β、TNF-α、IL-6 和 TGF-β）的间接影响。据报道，携带载脂蛋白 E4 等位基因的 HIV 感染患者，其艾滋病脑病和周围神经病变的发病风险增加。几乎所有 HIV 感染患者的神经系统均或多或少地被病毒侵及，约 90% 的患者即使在 HIV 感染的无症状期其 CSF 也会出现异常，恰是对此最好的证明。脑脊液异常包括细胞增多（见于 50%～65% 的患者）、检测到病毒 RNA（约 75%）、蛋白质升高（35%）、存在鞘内合成抗-HIV 抗体的证据（90%）。必须指出的是，有中枢神经系统 HIV 感染的证据并不意味着认知功能受损。除非另有临床体征和症状，否则 HIV 感染患者的神经认知功能应视为正常。

无菌性脑膜炎可见于所有 HIV 感染晚期患者。急性原发性感染时患者可出现头痛、畏光和脑膜炎综合征。很少会出现由脑炎引起的急性脑病。可见脑神经受累，主要是第 Ⅶ 对脑神经，但偶尔有第 Ⅴ 和/或 Ⅷ 对脑神经的受累。脑脊液检查可见淋巴细胞功能亢进、蛋白质水平升高和血糖水平正常。临床上无法与其他病毒性脑膜炎鉴别开来（参见第 37 章）。通常 2～4 周自行消退，然而部分患者的体征和症状可慢性化。无菌性脑膜炎在 HIV 感染的任何阶段均可发生，然而进展为艾滋病期后即变得很少见，这表明在 HIV 感染背景下的无菌性脑膜炎可能是一种免疫介导性疾病。

隐球菌是艾滋病患者脑膜炎的主要病原体（**参见第 114 章**）。虽然绝大多数是由新型隐球菌感染所致，但高达 12% 可能是由哥特隐球菌感染引起的。隐球菌性脑膜炎在患者最初出现的艾滋病指征性疾病中约占 2%，通常发生于 CD4$^+$ T 淋巴细胞计数 <100/μL 的患者。隐球菌性脑膜炎在非洲未经治疗的艾滋病患者中尤其常见，约 5% 的患者会出现。大多数患者呈亚急性脑膜脑炎病程，伴发热、恶心、呕吐、精神状态改变、头痛和脑膜刺激症状。癫痫和局灶性神经功能缺失的发生率较低。脑脊液检查可能正常，也可能仅有白细胞或蛋白质的中度升高和葡萄糖的降低。CSF 的初压通常升高。除脑膜炎外，患者还可能出现脑隐球菌瘤和脑神经受累。约 1/3 的患者伴有肺部病变。隐球菌感染的罕见临床表现包括类似于传染性软疣的皮损、淋巴结肿大、上腭及舌体溃疡、关节炎、胃肠炎、心肌炎和前列腺炎。前列腺可作为阴燃隐球菌感染的贮存库。确诊隐球菌性脑膜炎需依赖于脑脊液印度墨汁染色检出隐球菌或脑脊液隐球菌抗原阳性。真菌血培养通常为阳性。可能需活检才能确诊中枢神经系统隐球菌瘤。治疗方法为两性霉素 B，每日 0.7 mg/kg 静脉注射，或脂质体两性霉素 B，每日 4～6 mg/kg。如果可以，建议联合氟胞嘧啶每日 25 mg/kg QID 口服，至少持续 2 周，理想状况下此后继续单独使用两性霉素 B 直到 CSF 培养转阴。肾功能不全与两性霉素 B 的使用有关，可导致氟胞嘧啶水平增加进而造成骨髓抑制。两性霉素 B 后续贯以氟康唑 400 mg/d 口服治疗 8 周，然后氟康唑改 200 mg/d 继续治疗 6 个月直至 CD4$^+$ T 淋巴细胞计数增加到 >200/μL。为了控制颅高压可能需要反复行腰穿穿刺。随着 cART 的启动，免疫炎性反应重建综合征亦会启动，症状可能会反复（见上文）。在 HIV 感染患者中，其他可引起脑膜炎的真菌感染包括粗球孢子菌和组织胞浆菌。由福氏棘阿米巴属或纳格里属阿米巴引起的脑膜脑炎已有报道。

艾滋病相关痴呆症由一系列中枢神经系统的症状和体征组成，虽然通常是 HIV 感染的晚期并发症，进展缓慢，但在 CD4$^+$ T 淋巴细胞计数 >350/μL 的患者中也可以见到。该病的一个主要特征是出现痴呆即认知智能功能较前下降，可表现为注意力不集中、健忘、阅读困难或难以执行复杂指令。最初，这些症状可能难以与情境性抑郁或疲劳区分开。与"皮质性"痴呆（如阿尔茨海默病）不同，失语症、失用症和失认症并不常见，这使得一些研究者将 HIV 脑病归类为"皮质下痴呆"，以短期记忆和执行功能缺陷为特征（见下文）。除了痴呆，HIV 脑病患者还可出现运动和行为异常。运动异常包括步态不稳、平衡不良、颤抖和快速轮替困难。脊髓受累的患者肌张力和肌腱深反射可能会增强。晚期可并发直肠和/或膀胱失禁。行为异常包括冷漠、易怒和缺乏主动性，某些情况下甚至会发展为植物人状态。有些患者会出现躁动或轻度躁狂,这些变化通常发生在警觉性水平尚无显著下降时,与中毒性/代谢性脑病导致的痴呆患者的嗜睡形成明显对比。

HIV 相关性痴呆是约 3% 的 HIV 感染患者的初始艾滋病指征性疾病,因此很少有伴免疫缺陷的临床证据。在未经治疗的艾滋病患者中,25% 最终出现了临床意义上的脑病。随着免疫功能下降,HIV 相关性痴呆的患病风险和严重程度增加。尸检病例分析显示 80%~90% 的 HIV 感染患者有中枢神经系统受累的组织学证据。已有多种分类方法对 HIV 脑病进行分期,最常用的临床分期系统见表 97 - 15。

表 97 - 15	HAND 的 Frascati 临床分期标准	
分期	**认知状态[a]**	**功能状态[b]**
无症状期	两种认知功能低于平均值的 1 个标准差	日常生活活动无障碍
轻度认知功能障碍	两种认知功能低于平均值的 1 个标准差	日常生活活动出现轻度障碍
HIV 相关痴呆	两种认知功能低于平均值的 2 个标准差	日常生活活动重度障碍

[a] 神经认知功能测试应包括至少 5 个方面的评估,包括注意力-信息处理、语言、抽象执行、复杂知觉运动能力、记忆(包括学习和回忆)、简单的运动功能或感觉功能。低于 1 个标准差时应选用适当的表格评估。[b] 功能状态往往通过自我报告的形式进行评估,但辅助来源的信息也加以证实。目前尚无 HIV 相关神经认知碍评估的统一标准。注意,诊断 HIV 相关神经认知障碍必须排除可引起其他痴呆的原因,并应充分考虑到药物或精神性疾病的潜在作用。

艾滋病相关痴呆症的确切病因尚不清楚,但被认为是 HIV 对中枢神经系统及其相关免疫激活的直接作用的结果。通过免疫印迹、原位杂交、聚合酶链反应(PCR)和电子显微镜等方法均发现 HIV 脑病患者的脑组织中有 HIV。多核巨细胞、巨噬细胞和小胶质细胞似乎是中枢神经系统中被病毒感染的主要细胞类型。主要的组织学变化见于大脑皮质下区域,表现为苍白和胶质增生、多核巨细胞性脑炎和空洞型脊髓病。白质中出现弥漫性或局灶性海绵状变化较为不常见。大脑中涉及运动、语言和判断功能的区域受到的影响最严重。

HIV 相关痴呆症没有具体的诊断标准,必须除外其他影响 HIV 感染患者中枢神经系统的疾病(表 97 - 14)。痴呆症的诊断取决于认知功能的下降,通过对既往已有评分的患者进行微型精神状态检查(mini - mental status examination,MMSE)可以客观地进行评估。因此,建议所有初诊 HIV 感染的患者都进行基线 MMSE 检查。然而,轻度 HIV 脑病患者的 MMSE 评分可能没有变化。中枢神经系统 MRI 或 CT 等影像学检查可见到大脑萎缩的迹象(图 97 - 36)。MRI 的 T_2 加权像上可出现小区域的高信号。腰椎穿刺是鉴别 HIV 感染和神经系统异常疾病的一个重要检查,通常最有助于排除或诊断机会性感染。HIV 脑病患者的 CSF 可能有非特异性的细胞和蛋白质水平升高。虽然脑脊液中经常可检测到

HIV RNA,并且可以从脑脊液中分离培养出 HIV,但这并非是针对 HIV 脑病的。脑脊液中检测出 HIV 和出现 HIV 脑病间似乎没有相关性。HIV 脑病患者的脑脊液可出现巨噬细胞趋化蛋白(MCP - 1)、β_2 -微球蛋白、新蝶呤和喹啉酸(据报道可导致中枢神经系统损伤的色氨酸代谢产物)水平升高。上述发现表明这些因素及炎症细胞因子可能参与了该综合征的发病。

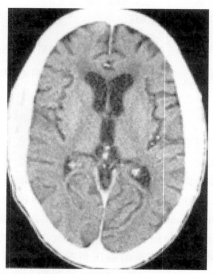

图 97 - 36　AIDS 相关痴呆综合征。一名 47 岁精神异常伴痴呆的艾滋病患者的增强 CT,可见侧脑室、第三脑室和脑沟异常,侧脑室前角附近可见轻度白质低密度改变。

联合抗逆转录病毒治疗对 HIV 相关性痴呆患者有益。接受抗逆转录病毒治疗的成人和儿童患者的神经心理测试分数均有改善。随着 cART 的启动,认知功能迅速改善,这表明该病的某些部分是快速可逆的,至少再次支持了可溶性介质在发病机制中可起到一定作用。还应注意的是,此类患者使用抗精神病药物时出现药物副作用的风险增加。使用这些药物控制精神症状时会增加锥体外系副作用的发生风险,因此必须密切监测使用这些药物的 HIV 脑病患者。许多医生认为 cART 使严重的 HAND 的患病率下降,但导致该病的轻症的患病率上升。

癫痫发作可能是机会性感染、肿瘤或 HIV 脑病的结果(表 97 - 16)。晚期 HIV 感染患者的癫痫发作阈值通常低于正常人群,部分原因是频繁出现电解质异常。弓形虫脑病患者中有 15%~40% 会出现癫痫发作,原发性中枢神经系统淋巴瘤患者中有 15%~35%,隐球菌性脑膜炎患者中有 8%,HIV 脑病患者中有 7%~50%。中枢神经系统结核、无菌性脑膜炎和进行性多灶性白质脑病患者也可出现癫痫。癫痫可能是艾滋病的一种临床症状。一项针对 100 名首次出现癫痫发作的 HIV 感染患者的研究显示,脑占位性病变是最常见的病因,100 例新发癫痫发作患者中有 32 例是由脑占位性病变引起的,其中 28 例为弓形虫脑病,4 例为淋巴瘤。另外,24 例

新发癫痫发作患者是由 HIV 脑病引起的。隐球菌性脑膜炎是第三常见的病因，其中有 13 例是由隐球菌性脑膜炎引起的。剩余的 23 例病例并未发现明确的病因，可能是 HIV 脑病的一个亚类。在这 23 例患者中，16 例（70%）有 2 次或 2 次以上的癫痫发作，这表明除非找到可迅速纠正的原因，否则所有 HIV 感染伴癫痫发作患者均需要进行抗癫痫治疗。虽然苯妥英钠仍然是首选的初始治疗药物，但＞10% 的艾滋病患者使用该药会出现过敏反应，因此可选用苯巴比妥或丙戊酸作为替代。抗癫痫药物与抗病毒药物间存在各种各样的药物相互作用，因此需要密切监测血药浓度。

表 97-16　引起 HIV 感染患者癫痫发作的疾病		
疾病	引起癫痫首次发作的比例（%）	伴发癫痫的患者病例（%）
HIV 脑病	24～47	7～50
弓形虫脑病	28	15～40
隐球菌脑膜炎	13	8
中枢神经系统原发	4	15～30
进行性多灶性白质脑病	1	20

　　HIV 感染患者可因各种病因出现局灶性神经功能缺损。最常见的病因是弓形虫脑病、进行性多灶性白质脑病和中枢神经系统淋巴瘤，其他还包括隐球菌感染（如上所述，**见第 114 章**）、脑卒中（中风）和恰加斯病的复发。

　　弓形虫病是艾滋病患者继发性中枢神经系统感染的最常见病因，但其发病率在使用 cART 后有所下降，最常见于来自加勒比海和法国的患者，因当地的弓形虫血清流行率约为 50%，而美国接近 15%。弓形虫病通常是 HIV 感染的晚期并发症，通常发生于 CD4$^+$ T 淋巴细胞计数＜200/μL 的患者。弓形虫脑病被认为是组织内潜伏包囊的再活化所致。抗弓形虫抗体阳性患者的弓形虫病发病率比血清学阴性者多 10 倍。对首次诊断 HIV 感染患者进行初次评估时应检测抗弓形虫 IgG 抗体。应向血清学阴性患者宣教尽量减少原发感染风险的方法，包括避免食用未煮熟的肉类及接触土壤或更换猫砂后仔细洗手。HIV 感染患者弓形虫病最常见的临床表现是发热、头痛和局灶性神经功能缺损。作为局灶性功能缺失的表现患者可出现癫痫、偏瘫或失语。症状受伴随的脑水肿的严重度的影响大，以思维混乱、痴呆和嗜睡为特征，重者可陷入昏迷。通常根据 MRI 上出现多部位多病灶来诊断，但是某些病例中仅出现单个病灶。病理表现通常为炎症和中央坏死，因此增强 MRI（**图 97-37**）上可见到病灶环形强化；如果没有 MRI 或不能行 MRI 检查，增强 CT 上亦可显示病灶强化，周围常伴有水肿。除弓形虫病外，HIV 感染者颅内单个或多个可强化的肿块性病变的鉴别诊断还包括原发性中枢神经系统淋巴瘤、少见的包括结核感染或真菌或细菌性脑脓肿。最终确诊依赖于脑活检。然而，考虑到脑活检的风险，通常经

2～4 周经验性治疗失败的弓形虫脑病患者才考虑进行该检查。如果患者血清弓形虫抗体阴性，则由弓形虫引起肿块病变的可能性＜10%，此时临床医生可能会选择进行有创的更快速的脑活检。标准的治疗方案是磺胺嘧啶和乙胺嘧啶联合亚叶酸，根据需要至少使用 4～6 周。替代治疗方案包括克林霉素联合乙胺嘧啶、阿托伐醌加乙胺嘧啶、阿奇霉素加乙胺嘧啶加利福布汀。复发常见，建议既往有弓形虫脑病病史的患者只要其 CD4$^+$ T 淋巴细胞数＜200/μL 就应接受磺胺嘧啶、乙胺嘧啶和亚叶酸的维持性预防治疗。CD4$^+$ T 淋巴细胞数＜100/μL 且弓形虫抗体 IgG 阳性患者应接受一级预防治疗。幸运的是，用于预防耶氏肺孢子菌感染的一片 TMP/SMX 双效药片，同样的每日剂量和疗程也为抗弓形虫感染提供了足够的初级保护。使用 cART 且 CD4$^+$ T 淋巴细胞计数增加到＞200/μL 超过 6 个月以上后可考虑停止弓形虫病的二级预防/维持治疗。

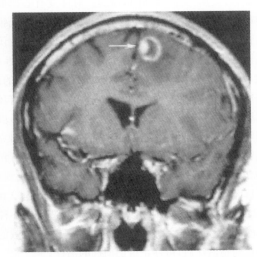

图 97-37　弓形虫脑病。MRI 冠状位 T$_1$ 加权像显示左额叶周围见一可强化病灶，为强化的偏心结节（箭头所示），称为偏心靶征，是弓形虫脑病的典型表现。

　　JC 病毒是一种多瘤病毒，是进行性多灶性白质脑病（progressive multifocal leukoencephalopathy, PML）的病原体，是艾滋病患者重要的机会性感染病原体（**参见第 36 章**）。普通成年人群中约 80% 有 JC 病毒抗体，说明既往曾感染过 JC 病毒，＜10% 的健康成人有病毒复制的证据。PML 是 JC 病毒感染后的唯一已知临床表现，也是艾滋病的晚期表现。1%～4% 的艾滋病患者可出现该病。PML 的病变起始于皮质下白质的小灶性的脱髓鞘病变，最终病灶融合。大脑半球、小脑和脑干均可受累。患者通常呈伴多灶性神经功能缺失的慢性长病程，伴或不伴精神状态改变，约 20% 会出现癫痫，可出现共济失调、轻偏瘫、视野缺损、失语和感觉缺失。头痛、发热、恶心和呕吐很少见，出现此类临床症状时应警惕可能存在其他疾病。MRI 上通常表现为多个非强化的白质病变，病变可融合，枕叶和顶叶多见。病变在 T$_2$ 加权像上为高信号，在

T_1 加权像上为低信号。检测脑脊液中的 JC 病毒 DNA 水平，其诊断敏感性和特异性分别为 76% 和接近 100%。cART 问世前，大多数 PML 患者在出现症状后的 3～6 个月内死亡。随着 cART 的启动，PML 的反常恶化被视为一种免疫炎性反应重建综合征。目前还没有针对 PML 的特殊治疗方法，然而据报道，使用 cART 的 PML 患者的平均生存期为 2 年，长者可＞15 年。尽管可显著提高生存率，但 cART 仅能改善约 50% 的 HIV 感染和 PML 患者的神经功能。其他抗病毒药物如西多福韦，研究没有显示出明显的获益。在 HIV 感染中，影响 PML 预后的因素还包括基线时 $CD4^+$ T 淋巴细胞计数 ＞100/μL 和维持 HIV 病毒载量＜500 拷贝/mL 的能力。基线时的 HIV-1 病毒载量没有独立的生存率预测价值。PML 是少数机会性感染之一，尽管广泛使用 cART，但目前仍有一定的发病率。

美洲锥虫病的再激活可表现为急性脑膜脑炎，伴有局灶性神经症状、发热、头痛、呕吐和癫痫。对伴发有心律失常或心力衰竭的心脏病患者更应怀疑该病可能。检出克氏锥虫抗体支持该病的诊断。在南美洲，恰加斯病的再激活被认为是一种艾滋病指征性疾病，可能是初始的艾滋病指征性疾病。大多数病例发生于 $CD4^+$ T 淋巴细胞计数＜200/μL 的患者。病灶呈放射状排列，为单个或多个低密度区，通常伴有环形增强和水肿。主要发生于皮质下区域，这是区别于弓形虫脑病的深部病灶的一个特征。活检标本或脑脊液中可检出克氏鞭毛虫或锥虫。其他脑脊液改变包括蛋白质水平升高和轻度（＜100/μL）淋巴细胞升高。直接检查外周血也可找到虫体。治疗可选苯并乙唑（2.5 mg/kg BID）或硝呋替莫（2 mg/kg QID），疗程至少 60 日；然后在免疫缺陷期间选用任一种药物 5 mg/kg 每周 3 次维持治疗。与弓形虫脑病一样，有效的抗逆转录病毒药物治疗后，可停止恰加斯病的治疗。

HIV 感染患者可出现脑卒中，与其他导致局灶性神经功能缺失的疾病不同，脑卒中往往是突然出现的。HIV 感染患者的许多导致脑卒中的经典危险因素（包括吸烟和糖尿病）的患病率增加。据报道，HIV 感染本身会导致颈动脉硬化。因感染 HIV 而导致脑卒中的患病风险性增加，女性及 18～29 岁的患者中尤其突出。HIV 感染患者继发性感染中颅内水痘-带状疱疹感染或神经梅毒可导致与脑卒中相关的血管炎，真菌感染可导致败血症性栓塞。HIV 感染患者脑卒中的鉴别诊断还包括动脉粥样硬化性脑血管病、血栓性血小板减少性紫癜、可卡因或安非他命的使用。

原发性中枢神经系统淋巴瘤将在下文的肿瘤性疾病一节中讨论。

约 20% 的艾滋病患者会出现脊髓病，通常是 HIV 相关神经认知障碍的一部分。事实上，90% 的 HIV 相关脊髓病患者伴有痴呆的证据，这表明导致这两种疾病的病理过程可能是相似的。艾滋病患者的脊髓病有 3 种主要类型：① 第一种为空洞型脊髓病，如上文所述。此型的病理学改变类似于恶性

贫血患者中出现的脊髓亚急性联合变性。虽然维生素 B_{12} 缺乏在艾滋病患者中可被视为 HIV 感染的主要并发症，但它似乎与大多数患者的脊髓病不相关。空洞型脊髓病以亚急性发作为特征，常伴有步态障碍，主要是共济失调和痉挛，可进展出现膀胱和直肠括约肌障碍。体检可发现深部腱反射和足底伸肌反射增强。② 第二种形式主要累及后索，表现为单纯的感觉性共济失调。③ 第三种本质上也是感觉性功能障碍，表现为下肢的感觉异常和感觉障碍。与 HIV 脑病患者的认知障碍不同，脊髓综合征对抗逆转录病毒药物反应不好，以支持性治疗为主。

脊髓的另一种也可累及周围神经的重要疾病是与 CMV 感染相关的脊髓病和多神经根病，通常出现于 HIV 感染的晚期，呈暴发性发病，表现为下肢和骶骨感觉异常、行走困难、反射消失、上升性感觉丧失和尿潴留，临床上可在数周内迅速进展。CSF 检查显示主要是中性粒细胞增多，通过 CSF-PCR 可检出 CMV DNA。用更昔洛韦或膦甲酸钠治疗可快速改善症状，及时启动膦甲酸钠或更昔洛韦治疗对最大限度地减少永久性神经损伤很重要。对于既往曾接受过 CMV 治疗的患者，应考虑两种抗病毒药物联用。HIV 感染患者累及脊髓的其他疾病还包括 HTLV-1 相关脊髓病（HAM）、神经性梅毒（参见第 78 章）、单纯疱疹（参见第 88 章）或水痘-带状疱疹感染（参见第 89 章）、结核病（参见第 74 章）及淋巴瘤。

周围神经病变在 HIV 感染患者中很常见，可发生于疾病的各个阶段并可以各种形式出现。在 HIV 感染早期，可能发生类似于格林巴利综合征的急性炎症性脱髓鞘性多发性神经病。其他患者中可出现类似慢性炎性脱髓鞘性多发性神经病（CIDP）的进行性或复发缓解性炎症性神经病。患者通常表现为进行性肌无力、反射消失和轻微的感觉异常。脑脊液检查常显示单核细胞增多，周围神经活检显示血管周围细胞浸润，提示有自身免疫性因素参与其中。血浆交换或 IVIg 的治疗成功率参差不齐。由于其免疫抑制作用，严重的其他治疗方法均失败的 CIDP 病例必要时可考虑使用糖皮质激素。艾滋病患者的另一种自身免疫性周围神经病是由周围神经的坏死性动脉炎引起的单神经炎复合症。HIV 感染患者最常见的周围神经病变是远端感觉性多发性神经病（distal sensory polyneuropathy, DSPN），也称为疼痛性感觉性神经病（HIV-SN），主要是感觉性神经病或远端对称性周围神经病变。可能是 HIV 直接感染所致，也可能是源于双脱氧核苷治疗的副作用，更常见于身材高挑、年龄较大和 CD4 计数较低的患者。2/3 的艾滋病患者可能通过电生理学检查发现周围神经病变的证据。常表现为足和下肢疼痛伴烧灼感。体格检查可发现对针刺、温度觉和触觉的袜套样感觉丧失及踝关节反射消失。仅伴轻微的运动功能异常，通常仅限于足固有肌会出现肌无力。该病对抗逆转录病毒药物的反应不一，可能因为某些情况下抗逆转录病毒药物是引起该病的病因。当使用双脱氧核苷治疗时，下肢周围神经病变患者可能会出现如在冰上行走

的感觉异常。需与周围神经病变鉴别的疾病包括糖尿病、维生素 B₁₂ 缺乏、甲硝唑或氨苯砜的副作用。停用双脱氧核苷后若远端对称性多发性神经病未能缓解，通常加用改善症状的药物，如加巴喷丁、卡马西平、三环类药物或止痛药，可能对感觉障碍有效。治疗无效者可能对 cART 有反应。

肌病可使 HIV 感染过程复杂化，其病因包括 HIV 感染本身、齐多夫定副作用和全身性消耗综合征。HIV 相关肌病的严重程度轻重不一，轻则可仅为肌酸激酶水平无症状升高，重者可表现为以近端肌肉无力和肌痛为特征的亚急性综合征。无症状患者也可能发生肌酸激酶的显著升高，尤其是运动后，仅有此单独的实验室异常是否具有临床意义尚不清楚。严重的肌病患者可出现多种炎症和非炎症性病理过程，包括伴有炎性细胞浸润的肌纤维坏死、线状体、细胞质和线粒体异常。长期使用齐多夫定可出现严重的肌肉萎缩且常伴有肌肉疼痛。该药的这一毒副作用为剂量依赖性，与它可干扰线粒体聚合酶有关。停药后可逆。红色不规则纤维是齐多夫定诱导的肌病的组织学特征。

眼科疾病

约 50% 的晚期 HIV 感染患者会出现眼科问题。眼底检查最常见的异常是棉絮状渗出，是视网膜表面的白色斑点，通常边缘不规则，为继发于微血管疾病的视网膜局部缺血的改变。有时与小面积出血有关，因此很难与 CMV 视网膜炎区分开来。然而，与 CMV 视网膜炎相比，这些病变与视力丧失无关，并随着时间的推移趋于稳定或有所改善。

HIV 感染最具破坏性的后果是 CMV 视网膜炎。CMV 视网膜炎高危者（CD4⁺ T 淋巴细胞计数 <100/μL）应每 3~6 个月进行一次眼科检查。大多数 CMV 视网膜炎发生于 CD4⁺ T 淋巴细胞计数 <50/μL 的患者。在 cART 应用前，25%~30% 的艾滋病患者会出现 CMV 再激活综合征。cART 的使用使其降至接近 2%。CMV 视网膜炎通常表现为无痛、渐进性视力丧失，也可出现视力模糊、"飞蚊症"和闪光，通常为双侧病变，但是其可能对某一侧眼睛的影响比对侧大。确诊有赖于经验丰富的眼科医生临床眼底镜的检查结果。CMV 视网膜炎的特征性表现是血管周围出血和渗出。对表现不典型或对治疗无反应而怀疑该诊断的患者，采用分子学诊断技术检测玻璃体或房水标本中的 CMV 可能有诊断价值。视网膜的巨细胞病毒感染是一种坏死性炎症过程，导致的视力丧失通常是不可逆的。CMV 视网膜炎可能会因先前炎症区域的视网膜萎缩而并发孔源性视网膜脱离。CMV 视网膜炎的治疗药物包括口服缬更昔洛韦、静脉使用更昔洛韦或静脉注射膦甲酸钠，西多福韦可作为替代治疗药物。在复发的 CMV 视网膜炎患者中，联合应用更昔洛韦和膦甲酸钠比单独应用更昔洛韦或膦甲酸钠更有效。为期 3 周的诱导治疗后，序贯以缬更昔洛韦口服维持。如果 CMV 感染仅限于眼睛，则可考虑玻璃体内注射更昔洛韦或膦甲酸钠。通常应避免向玻璃体内注射西多福韦，因其可增加葡萄膜炎和低眼压的发病风险。维持治疗需持续到 CD4⁺ T 淋巴细胞计数 >100/μL 持续 6 个月。大多数 HIV 感染合并 CMV 感染患者，随着 cART 的启动，出现一定程度的葡萄膜炎，其病因尚不清楚，然而有学者认为这可能是对 CMV 的免疫应答增强导致的（见上文）。少数情况需局部使用糖皮质激素。

HSV 和水痘-带状疱疹病毒都能引起快速进展的双侧坏死性视网膜炎，称为急性视网膜坏死综合征，或进行性外层视网膜坏死（progressive outer retinal necrosis, PORN）。与 CMV 视网膜炎相比，该综合征与疼痛、角膜炎和虹膜炎的发生相关。通常与口唇单纯疱疹或三叉神经节带状疱疹感染有关。眼科检查显示外周广泛的浅灰色病变。该病常因出现视网膜脱离而变得棘手。早期识别和尽早使用静脉阿昔洛韦对治疗该病减少视力损失非常重要。

其他几种继发性感染也可能会导致 HIV 感染患者出现眼部问题。肺孢子菌可致脉络膜损伤，可偶然在眼科检查中被发现，通常是双侧的，大小为视盘直径的一半到 2 倍，呈轻微隆起的黄白色斑块样病变。通常无症状，可与棉絮样渗出斑点混淆。弓形虫病引起的脉络膜视网膜炎可仅表现为眼部受累，但伴弓形虫脑病者更常见。KS 可累及眼睑或结膜，淋巴瘤可累及视网膜。梅毒可致葡萄膜炎，与神经性梅毒的存在高度相关。

其他播散性感染和消耗综合征

巴尔通体（**参见第 69 章**）为小的、立克次体样、革兰阴性菌，其在 HIV 感染患者的感染率不断增加。虽然 CDC 认为该病并非 AIDS 定义性疾病，但许多专家认为巴尔通体感染提示存在严重的细胞免疫功能缺陷。该病常见于 CD4⁺ T 淋巴细胞计数 <100/μL 的患者，是晚期 HIV 感染患者不明原因发热的重要原因之一。巴尔通体感染的临床表现包括杆菌性血管瘤病、猫抓病和战壕热。杆菌性血管瘤病通常由汉赛巴尔通体感染所致，且与接触身上带有跳蚤的猫有关，以血管增生为特征，可导致各种皮肤损伤，易与 KS 的皮损混淆。与 KS 的病变不同，杆菌性血管瘤病的病变通常为白色，伴疼痛，常伴全身性症状。感染可播散至淋巴结、肝脏（肝紫癜样变）、脾脏、骨骼、心脏、中枢神经系统、呼吸道和胃肠道。猫抓病也是由汉赛巴尔通体感染引起的，通常从抓伤部位的丘疹开始，几周后进展出现引流区域的淋巴结肿大。五日热巴尔通体通过虱子传播，并与战壕热、心内膜炎、淋巴结肿大和杆菌性血管瘤病等有关。该病原体难以培养，确诊通常依赖于用 W-S 银染法（Warthin-Starry）或类似的染色法在活检标本中检出病原体。治疗应选用多西环素或红霉素，疗程至少 3 个月。

组织胞浆菌病也是一种机会性感染，最常见于密西西比和俄亥俄河谷、波多黎各、多米尼加共和国和南美的患者，这些地区都是组织胞浆菌的地方流行区（**参见第 111 章**）。因地域分布的限制，美国的 HIV 患者中患组织胞浆菌病的比例仅为 0.5%。组织胞浆菌病通常是 HIV 感染的晚期表现，然而它也可作为 HIV 感染的首发表现，是一种艾滋病指征性疾病。一项研究显示，出现组织胞浆菌病的艾滋病患者的 CD4⁺ T 淋巴细胞计数中位数为 33/μL。虽然组织胞浆菌主要引起原发性肺部感染，但播散性感染（可能是由于再活化所致）是 HIV 感染患者最常见的类型。患者通常有为期 4～8 周的发热和体重减轻史，约 25% 伴肝脾大和淋巴结肿大，15% 出现中枢神经系统疾病如脑膜炎或颅内占位，骨髓受累很常见，33% 出现血小板减少、中性粒细胞减少和贫血，约 7% 可出现黏膜皮肤病变包括黄斑丘疹和皮肤或口腔溃疡。呼吸道症状通常较轻，约 50% 的患者胸片可出现弥漫性浸润影或弥漫性小结节。本病可累及胃肠道。确诊需血液、骨髓或组织培养到或组织银染找到该病原菌或通过血或尿检测到组织胞浆菌抗原。通常采用脂质体两性霉素 B 治疗，续贯以伊曲康唑口服维持，直到血清组织胞浆抗原<2 单位且患者已接受抗逆转录病毒治疗至少 6 个月、CD4⁺ T 淋巴细胞计数>150/μL。轻症患者初始可直接采用伊曲康唑单药治疗。

随着 HIV 感染传播到东南亚，马尔尼菲篮状菌的播散性感染成为 HIV 感染的并发症之一，且被认定为全球该菌流行区域的艾滋病指征性疾病。马尔尼菲篮状菌感染是泰国第三常见的艾滋病指征性疾病，仅次于结核病和隐球菌病。雨季比旱季更多见。临床表现包括发热、全身性淋巴结肿大、肝脾大、贫血、血小板减少和中央伴脐凹的丘疹性皮损。使用两性霉素 B 诱导治疗后改伊曲康唑维持，直至 CD4⁺ T 淋巴细胞计数>100/μL 且持续至少 6 个月。

内脏利什曼病（**参见第 126 章**）在 HIV 感染患者中的发病率越来越高，感染患者通常居住在有可传播该病的白蛉的地区或曾到这些地方旅行。临床表现为肝脾大、发热和血液学异常。可出现淋巴结肿大和其他全身中毒症状。2/3 的感染患者出现慢性复发。可从骨髓液的培养中分离到病原体。组织学染色可能是阴性的，抗体滴度几乎没有帮助。感染的 HIV 患者最初通常对两性霉素 B 或五价锑化合物的标准治疗反应良好。然而，根除这种病原体非常困难，容易复发。

HIV 患者的临床疟疾发病风险轻度增加，尤其是来自 CD4⁺ T 淋巴细胞计数较低的患者及非流行区的患者可假定其为原发性感染。CD4⁺ T 淋巴细胞计数<300/μL 的 HIV 阳性患者对疟疾的治疗反应比其他患者差。合并疟疾感染与 HIV 病毒载量增加有关。使用 TMP-SMX 预防可降低疟疾的感染风险。

全身性消瘦（消耗综合征）是一种艾滋病指征性疾病，为非自愿的体重下降超过 10%，与除 HIV 感染外无其他原因可解释的持续 30 日以上间歇性或持续发热、慢性腹泻或疲劳有关。cART 广泛使用前，其为约 10% 的美国艾滋病患者最先出现的艾滋病指征性疾病，也是启动 cART 的一个指征。随着抗逆转录病毒药物的早期应用，全身性消瘦目前已很少见到。该综合征的一个不变的特征是严重的肌肉萎缩伴散在的肌纤维变性，偶尔有肌炎证据。糖皮质激素治疗可能有一定

好处，但必须仔细权衡激素治疗与 HIV 感染所致的免疫缺陷叠加的风险。治疗和干预方法包括使用雄激素、生长激素和全肠外营养等，成功率参差不齐。

肿瘤性疾病

卡波西肉瘤、非霍奇金淋巴瘤和侵袭性宫颈癌被认为是艾滋病指征性肿瘤性疾病。此外，各种非艾滋病定义性的恶性肿瘤（包括霍奇金病、多发性骨髓瘤、白血病、黑色素瘤，以及宫颈癌、脑癌、睾丸癌、口腔癌、肺癌、胃癌、肝癌、肾癌和肛门癌）的发病率也有所增加。自采用强效 cART 以来，KS（图 97-30）和中枢神经系统淋巴瘤的发病率显著降低，因此与艾滋病指征性恶性肿瘤相比，非艾滋病定义性的恶性肿瘤在 HIV 感染患者中的发病率和死亡率更高。非霍奇金淋巴瘤的发病率也有所下降，但并不如 KS 下降显著。相比之下，cART 对人乳头瘤病毒（human papillomavirus, HPV）相关的恶性肿瘤几乎没有影响。随着 HIV 感染患者寿命延长，其肿瘤的类型越来越多。虽然有些在 HIV 感染患者中增加可能仅显示与已知的风险因素如吸烟、饮酒、与其他病毒（如乙型肝炎）的合并感染等有关，但有些可能是 HIV 感染的直接后果，因其在 CD4⁺ T 淋巴细胞计数较低的患者中发病率明显增加。

卡波西肉瘤是一种由出现在皮肤、黏膜和内脏的多个血管性结节组成的多中心肿瘤。病情严重程度差异很大，可仅为惰性的仅轻微皮肤或淋巴结受累，到暴发性广泛的皮肤和内脏受累。在艾滋病流行初期，KS 是第一批艾滋病患者出现的一个突出性的临床特征。1981 年确诊的 HIV 患者中 79% 出现该病，1989 年仅 25% 患者出现该病，1992 年下降至 9%，1997 年<1%。HHV-8（KSHV）作为一种病毒辅因子与 KS 的发病机制密切相关。

临床上，KS 的临床表现多种多样，可在 HIV 感染的任何阶段出现，甚至可在 CD4⁺ T 淋巴细胞计数正常的患者中出现。病变最初可能表现为皮肤上一个小的、凸起的紫红色结节（图 97-38）、口腔黏膜变色（图 97-31D）或淋巴结肿大。皮损好发于阳光照射的区域尤其是鼻尖，并有好发于创伤区域的倾向（Koebner 现象）。因其为血管性肿瘤且病变处有红细胞渗出，颜色可为红色、紫色、棕色，常呈瘀伤样改变伴黄色变和地图样改变。病变大小从几毫米到几厘米不等，可散发也可在一处聚集。KS 病变最常表现为黄斑隆起，但也可出现丘疹，尤其是 CD4⁺ T 淋巴细胞计数较高的患者。病变引流可引起周围淋巴水肿，累及面部时可造成容貌毁损，累及下肢或关节表面时可致残。除皮肤外，淋巴结、胃肠道和肺是 KS 最常受累的器官或系统。几乎所有器官包括心脏和中枢神经系统都有受累报道。与大多数恶性肿瘤的淋巴结受累意味着转移扩散和预后不良不同，淋巴结受累可在 KS 的很早期就出现，并没有特殊的临床意义。事实上，部分患者可出现局限性的淋巴结肿大，这些患者免疫功能通常具有相对完整，因而预后最佳。KS 肺受累通常表现为气促。大约 80% 的肺 KS

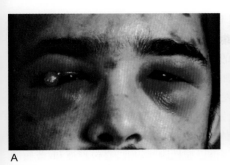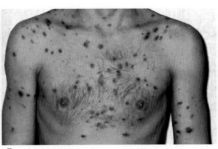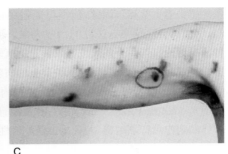

A   B   C

图 97-38　3 名艾滋病患者的卡波西肉瘤表现。A. 眶周水肿和瘀斑；B. 分布在躯干的典型病变；C. 上肢病变。

患者伴有皮损。胸片显示双肺下叶浸润，纵隔和横膈边缘模糊（图 97-39）。70% 的肺 KS 患者可出现胸膜积液，通常有助于与其他疾病鉴别。胃肠道受累见于 50% 的 KS 患者，通常表现为以下两种形式：① 黏膜受累，可能导致严重出血，病变增大时有时可引起胃肠道梗阻；② 胆道受累，KS 病变可能累及胆囊和胆道导致梗阻性黄疸，临床表现上与硬化性胆管炎相似。目前对于 KS 已有若干个分期系统。美国国家过敏和感染病研究所艾滋病临床试验组根据肿瘤侵及范围、免疫功能及是否存在全身性疾病提出了一种常用的分类方法（表97-17）。

表 97-17	美国国家过敏与传染病研究所 AIDS 临床试验组提出的卡波西肉瘤 TIS 分期系统	
评估指标	以下临床情况均提示预后良好（0 期）	以下临床情况均提示预后较差（1 期）
肿瘤（T）	局限于皮肤和/或淋巴结和/或轻微口腔病变	肿瘤相关性水肿或溃疡广泛的口腔或胃肠道病变 内脏受累
免疫功能状态（I）	CD4$^+$ T 淋巴细胞计数≥200/μL	CD4$^+$ T 淋巴细胞计数<200/μL
全身性症状（S）	无 B 组症状[a] 卡氏行为状态评分≥70 既往无机会性感染、神经系统病、淋巴瘤或鹅口疮病史	有 B 组症状[a] 卡氏行为状态评分<70 曾有过机会性感染、神经系统病、淋巴瘤或鹅口疮

[a] 指不明原因的发热、盗汗、超过 10% 的非自愿的体重减轻或持续 2 周以上的腹泻。

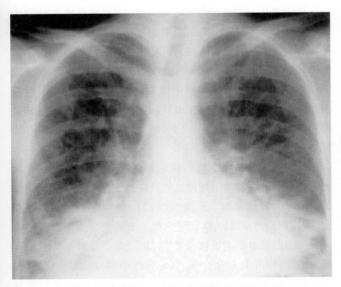

图 97-39　患肺卡波西肉瘤的 AIDS 患者的胸片。特征性表现包括双肺下叶致密性浸润影，心界模糊伴胸腔积液。

确诊 KS 依赖于对可疑病变进行活检。组织学上可见梭形细胞和内皮细胞增殖，可见红细胞渗出、包含有含铁血黄素的巨噬细胞，早期病例中可见炎性细胞浸润。鉴别诊断包括淋巴瘤（特别是口腔病变）、杆菌性血管瘤病和皮肤分枝杆菌感染。

因为目前尚无明确的治疗指南，应同专家协商共同制定 KS 的治疗方案（表 97-18）。大多数情况下，有效的 cART 在长期控制 KS 方面意义重大。抗逆转录病毒治疗与 KS 病变的自发消退有关。矛盾的是，作为 IRIS 的一种形式，KS 的最

表 97-18	AIDS 相关的卡波西肉瘤的治疗选择
监测与优化抗逆转录病毒治疗	
单个病灶或数量有限 　放疗 　皮内注射长春碱 　冷冻治疗	
病灶广泛者 　初始治疗选择 　　IFN-α（若 CD4$^+$ T 淋巴细胞 >150/μL） 　　脂质体柔红霉素 　二线治疗选择 　　脂质体柔红霉素 　　紫杉醇 　低剂量阿霉素、博来霉素及长春碱（ABV）联合化疗 　靶向放疗	

初出现与抗逆转录病毒治疗相关。对于肿瘤持续存在或危及生命或无法控制 HIV 复制的患者有多种治疗选择。某些情况下病变仍相当惰性，许多患者可不需特殊治疗。只有不到 10% 合并 KS 的艾滋病患者死于该肿瘤的恶性进展，死于继

发性感染者更常见。因此,应尽可能避免使用可加重免疫抑制、增加机会性感染易感性的治疗方案。治疗主要分以下两种情况讨论。当单个病灶或有限数量的病灶引起明显症状或影响外观时,如面部明显病变、关节上的病变或口咽部干扰吞咽或呼吸的病变,可采用局部放疗、皮损内注射长春碱、局部使用 9-顺式维甲酸或冷冻疗法。需要注意 HIV 感染患者对放疗的副作用特别敏感,尤其是出现放射性黏膜炎,故黏膜表面特别是头颈部放疗时,应相应减低放射剂量。对于有大量病变或内脏受累的患者,应考虑全身治疗、干扰素-α 治疗或化疗。影响选择的最重要因素似乎是 CD4$^+$ T 淋巴细胞计数。IFN-α 应答率与基线 CD4$^+$ T 淋巴细胞计数之间的关系尤其确切。CD4$^+$ T 淋巴细胞计数>600/μL 患者对 IFN-α 的应答率为 80%,计数<150/μL 者对 IFN-α 的应答率为<10%。与其他全身疗法相比,IFN-α 的额外优势是其具有抗逆转录病毒活性,因此其可能是早期播散性 KS 患者单药全身疗法的最佳选择。许多化疗药物也被证明对 KS 有效,其中脂质体柔红霉素、阿霉素脂质体、长春碱和紫杉醇 4 种化疗药已被 FDA 批准用于治疗 KS。脂质体柔红霉素是目前公认的一线治疗晚期 KS 患者的有效药物。它比常规化疗药物副作用少。相较而言,脂质体阿霉素和紫杉醇只能用于标准化疗失败的 KS 患者。反应率从 23% 到 88% 不等,似乎疗效与早期联合化疗方案相当,并且受 CD4$^+$ T 淋巴细胞计数的影响很大。

先天性或获得性 T 细胞免疫缺陷患者的淋巴瘤发生率增加。艾滋病也不例外,至少 6% 的艾滋病患者会出现淋巴瘤,可在病程的任一时间出现,是普通人群发病率的 120 倍。与 KS、原发性中枢神经系统淋巴瘤和大多数机会性感染相比,随着有效的 cART 的广泛使用,艾滋病相关的全身性淋巴瘤的发病率并未显著下降。所有患者均有出现淋巴瘤的风险,血友病患者的发病率最高,来自加勒比或非洲的异性恋 HIV 感染患者的发病率最低。淋巴瘤是 HIV 感染的晚期表现,通常发生于 CD4$^+$ T 淋巴细胞计数<200/μL 的患者。淋巴瘤的发病风险随 HIV 疾病进展而增加,随 HIV 感染时间的延长和免疫功能的下降呈指数增长。HIV 感染确诊后第 3 年淋巴瘤的发生风险为每年 0.8%,第 8 年为每年 2.6%。随着 cART 的发展以及对机会性感染更好的预防和治疗,HIV 感染患者寿命不断延长,估计淋巴瘤的发病率可能还会增加。

HIV 感染患者的 3 种主要的淋巴瘤类型为三级或四级免疫母细胞淋巴瘤、伯基特淋巴瘤和原发性中枢神经系统淋巴瘤。约 90% 的淋巴瘤为 B 细胞淋巴瘤,半数以上含有 EBV DNA,部分与 KSHV 有关。这些肿瘤在本质上可能是单克隆或寡克隆性的且可能在某种程度上与艾滋病患者中的明显的多克隆 B 细胞活化有关。

免疫母细胞型淋巴瘤约占艾滋病患者淋巴瘤类型的 60%。大多数属于弥漫大 B 细胞性淋巴瘤(diffuse large B

cell lymphomas,DLBCL),通常是高级别的,在早期分类方法中被归类为弥漫性组织细胞性淋巴瘤。更常见于老年患者,发病率从 1 岁以下的 HIV 感染患者的 0 增加到 50 岁以上患者的 3%。免疫母细胞型淋巴瘤的两个亚型也主要见于 HIV 感染患者,即原发性渗出性淋巴瘤(primary effusion lymphoma,PEL)及另一种变异亚型口腔浆细胞性实体淋巴瘤。PEL 也被称为体腔淋巴瘤,在无散在的淋巴结或淋巴结外肿块的情况下出现淋巴瘤性胸腔积液、心包积液和/或腹膜积液。肿瘤细胞不表达 B 细胞或 T 细胞的表面标志物,认为其是在浆细胞分化前的阶段产生。尽管在体腔淋巴瘤患者的恶性肿瘤细胞基因组中发现了 HHV-8 和 EBV DNA 序列,但目前认为 KSHV 驱动了肿瘤的发生(见上文)。

小而无裂细胞型淋巴瘤(Burkitt 淋巴瘤)约占艾滋病患者淋巴瘤类型的 20%。最常见于 10～19 岁的患者,通常以 c-myc 从 8 号染色体特征性易位到 14 号或 22 号染色体为表现。除见于 HIV 相关的免疫缺陷患者外,Burkitt 淋巴瘤在其他免疫缺陷患者中并不常见,且该肿瘤在 HIV 感染人群中的发病率比一般人群高 1 000 倍以上。与 97% 非洲伯基特淋巴瘤病例含有 EBV 基因组相比,仅 50% 的 HIV 相关的伯基特淋巴瘤的 EBV 是阳性的。

原发性中枢神经系统淋巴瘤约占 HIV 感染患者淋巴瘤类型的 20%。跟与 HIV 相关的伯基特淋巴瘤不同,原发性中枢神经系统淋巴瘤通常 EBV 阳性,某项研究显示 EBV 阳性率高达 100%。该恶性肿瘤没有特定好发的年龄段。诊断时 CD4$^+$ T 淋巴细胞计数中位数约为 50/μL,因此中枢神经系统淋巴瘤通常出现在 HIV 感染的晚期,与全身性淋巴瘤不同。这至少在一定程度上解释了此类患者预后较差的原因。

HIV 感染患者淋巴瘤的临床表现差异很大,从局灶性癫痫发作到口腔黏膜中迅速增长的肿块病变(图 97-40)到持续的不明原因发热都有。至少 80% 的结外淋巴瘤患者会出现发热、盗汗或体重减轻等 B 组症状。事实上身体中的任何部位都可能出现淋巴瘤累及。最常见的受累的结外部位是中枢神经系统,约占 1/3。约 60% 为原发性中枢神经系统淋巴瘤。原发性中枢神经系统淋巴瘤通常表现为局灶性神经功能缺损,包括脑神经症状、头痛和/或癫痫发作。MRI 或 CT 通常显示病灶大小为 3～5 cm,数量有限(1～3 个)(图 97-41)。增强时病变常呈环形强化,病灶的所有部位均可出现强化。强化通常不如弓形虫脑病明显。中枢神经系统淋巴瘤最常见的好发部位为白质深处。主要的鉴别诊断包括弓形虫脑病和恰加斯脑病。HIV 感染患者中的淋巴瘤类型中,除 20% 是原发性中枢神经系统淋巴瘤外,HIV 感染的全身性淋巴瘤患者的中枢神经系统受累也常见。约 20% 的全身性淋巴瘤患者伴中枢神经系统受累,主要表现为软脑膜受累。这一事实也再次强调了腰椎穿刺在全身性淋巴瘤患者分期评估中的重要性。

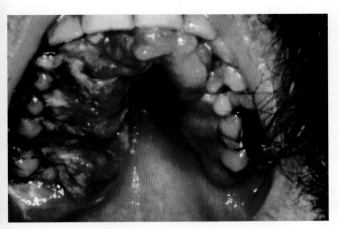

图 97-40　**免疫母细胞型淋巴瘤**。累及艾滋病患者的硬腭。

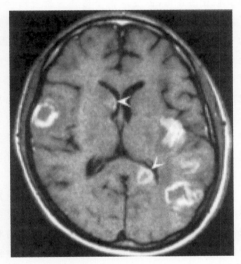

图 97-41　**中枢神经系统淋巴瘤**。一伴精神异常及偏瘫的艾滋病患者的增强 MRI。增强的 T_1 加权像上可见多发强化性病灶，部分呈环形强化。左侧大脑外侧裂病变呈脑回和皮质下强化，尾状核和胼胝体压部（箭头）病变表现为相邻室管膜表面强化。

在 HIV 感染早期，全身性淋巴瘤比原发性中枢神经系统淋巴瘤更常见。一项队列研究显示，发病时平均 $CD4^+$ T 淋巴细胞计数为 $226/\mu L$。除了淋巴结受累外，通常还累及胃肠道、骨髓、肝脏和肺部。约 25% 的患者出现胃肠道受累。胃肠道的任何部位均有可能受累，可出现吞咽困难或腹痛。确诊通常依赖于腹部的 CT 或 MRI。约 20% 的患者出现骨髓受累进而可导致全血细胞减少。约 10% 的患者有肝和肺受累。肺部受累可表现为肺部肿块、多发结节或间质浸润。

传统的及非常规的方法都被用于治疗 HIV 相关淋巴瘤。全身性淋巴瘤的治疗方案通常由肿瘤学专家决定，常采用联合化疗方案。早期淋巴瘤的治疗效果非常令人失望，随着利妥昔单抗和更有效的 cART 的使用，$CD20^+$ 淋巴瘤的治疗疗效有了很大喜人的进步。化疗期间使用抗逆转录病毒药物仍存在一些争议，但毫无疑问的是，抗逆转录病毒药物治疗可提高 HIV 淋巴瘤患者的生存率。避免使用有骨髓毒性的抗

逆转录病毒药物的 cART 方案，可减少对化疗和 cART 共同导致骨髓抑制的担忧。在大多数 HIV 患者中，$CD4^+$ T 淋巴细胞计数较高者的病情往往会好转。有报道称，有效率高达 72%，平均生存期为 33 个月，无病间隔可长达 9 年。原发性中枢神经系统淋巴瘤的治疗仍然是一个巨大的挑战，该病通常发生在晚期 HIV 患者，这使其治疗更为困难复杂。放疗等姑息性疗法可用于缓解疼痛。该病预后较差，2 年生存率仅为 29%。

多中心 Castleman 病是一种与 KSHV 相关的淋巴增生性疾病，在 HIV 感染患者中发病率增加。虽然不是真正的恶性肿瘤，但它与淋巴瘤有许多共同特征，包括全身淋巴结肿大、肝脾大和发热、疲劳和体重减轻等全身症状。约 50% 的患者可能出现肺部症状，75%～82% 合并 KS。淋巴结活检示滤泡内浆细胞明显增生和/或生发中心血管化和"洋葱皮样"结构（透明血管型）。在有 cART 前，合并多中心 Castleman 病的 HIV 感染患者与单纯 HIV 感染患者相比，非霍奇金淋巴瘤的患病风险增加了 15 倍。治疗通常为化疗。关于利妥昔单抗治疗成功的少数报道表明，特异性的靶向治疗可能会成功，但在一项队列研究中利妥昔单抗治疗与合并的 KS 的恶化有关。多中心 Castleman 病患者接受治疗后的中位生存期最初报道仅为 14 个月，但随着 cART 的使用，其 2 年生存率已提至 90% 以上。

有研究证据显示人乳头瘤病毒（human papillomavirus, HPV）感染与宫颈或肛门上皮内不典型增生有关，HIV 感染患者的感染率大约是普通人群的 2 倍并可导致上皮内瘤变，最终导致侵袭性肿瘤。一项对所有 HIV 感染男性患者检查其肛门是否存在不典型增生迹象的队列研究发现，20%～80% 的患者的刮片检查（PAP）异常。这些异常往往会持续存在且通常不会受 cART 影响，进而增加了此后发展为恶性疾病的可能。健康女性宫颈 PAP 涂片异常的发生率约为 5%，而 HIV 感染女性中子宫颈涂片异常率为 30%～60%，侵袭性宫颈癌是一种艾滋病指征性疾病。虽然子宫颈癌或肛门癌的绝对数量增长很少被认为是 HIV 感染的结果，但是与未感染 HIV 的个体相比，HIV 感染患者出现该病的相对风险大约是其的 10～100 倍。考虑不典型增生的高发生率及其进展为宫颈癌和肛门癌的相对风险较高，建议初始评估时和 6 个月后对所有 HIV 感染患者进行全面的妇科和直肠检查，包括刮片检查。如果这两个时间点的检测结果均为阴性，后续患者应每年评估一次。如果最初或第二次的刮片可见严重炎症和反应性鳞化改变，应 3 个月后复查刮片检查。如果两次 PAP 涂片均显示有鳞状上皮内病变，应进行阴道镜检查和活检。HIV 感染患者出现侵袭性宫颈癌后的 2 年生存率为 64%，而非 HIV 感染患者的 2 年生存率为 79%。除了直肠和宫颈部病变外，人乳头状瘤病毒感染也可导致头颈部癌症。在一项对男男性行为者进行的研究中发现，25% 的男性患有口腔 HPV 感染；高危 HPV 基因型在

HIV 感染男性患者的比例是普通人群的 3 倍。普通人群中最常见的 HPV 基因型和当前 HPV 疫苗所基于的基因型是 6、11、16 和 18 型。而 HIV 感染人群并非如此，其他基因型如 58 和 53 型也很多，故引发了人们对目前 HIV 感染患者的 HPV 疫苗有效性的关注。尽管如此，仍建议 HIV 感染患者接种 HPV 疫苗。

特发性 CD4$^+$T 淋巴细胞减少

该综合征于 1992 年被发现，其特征是 CD4$^+$T 淋巴细胞计数<300/μL 或比例小于 20% 至少 6 周，但无 HIV-1、HIV-2、HTLV-1 或 HTLV-2 等感染的实验室证据，也没有导致 CD4$^+$T 淋巴细胞水平下降的免疫缺陷疾病且无药物性 CD4$^+$T 淋巴细胞降低原因。到 1993 年上半年报道了近 100 例。经过大范围的多中心的调查，1993 年初发表了一系列结果，并汇总得出了许多结论。通过对献血者和男男性行为 HIV 血清阴性者的分析研究后明确，特发性 CD4$^+$T 淋巴细胞减少症（ICL）是一种非常罕见的综合征。这类案例早在 1983 年就被明确报道过，且与几十年前定义的 ICL 临床特征非常相似。以 CD4$^+$T 淋巴细胞计数为基础的 ICL 的定义与目前使用 CD4$^+$T 淋巴细胞计数评估怀疑免疫缺陷患者免疫功能有异曲同工之处。因为存在免疫缺陷，部分 ICL 患者会出现某些见于 HIV 感染患者的机会性疾病（尤其是隐球菌病、非结核性分枝杆菌感染和宫颈不典型增生），但该综合征在人口学、临床和免疫学上与 HIV/AIDS 大有不同。报道的 ICL 患者中，不到半数的患者有 HIV 感染的高危因素，并且地理和年龄分布广泛。事实上，有相当大一部分患者确实存在危险因素，这可能是选择性偏移的一种表现，因为诊治 HIV 感染患者的医生更可能选择监测 CD4$^+$T 淋巴细胞。半数患者是女性，而美国的 HIV 感染患者仅 1/3 是女性。许多 ICL 患者的临床病情持续稳定，并没有像存在严重免疫缺陷的 HIV 感染患者一样逐渐恶化。约 15% 的 ICL 患者的 CD4$^+$T 淋巴细胞减少出现自发性地逆转。ICL 患者的免疫异常与 HIV 感染存在一定的不同。ICL 患者的 CD4$^+$T 淋巴细胞的激活往往增加，CD8$^+$T 淋巴细胞和 B 淋巴细胞的激活常减少。此外，与 HIV 感染患者的高丙种球蛋白血症相比，ICL 患者的免疫球蛋白水平正常或下降，其中下降更常见。对此类患者进行病毒学检测，并未发现 HIV-1、HIV-2、HTLV-1 或 HTLV-2 或任何其他嗜单核细胞病毒的感染证据。此外，尚无流行病学证据表明其与可传播的微生物有关。ICL 散发，无聚集发病现象。研究显示与此类患者密切接触者及其性伴侣的临床状况保持良好，HIV 的血清学、免疫学和病毒学检测均呈阴性。ICL 是一种异质性综合征，很可能没有共同病因，然而在目前未被认识到的亚组中可能存在共同原因。

对存在与 ICL 类似实验室结果的患者，应积极寻找其存在的可能导致免疫缺陷的潜在疾病。如果未发现潜在原因，则不应启动特定治疗。然而，若出现机会性疾病应进行适当的治疗（见上文）。根据 CD4$^+$T 淋巴细胞计数水平，患者对常见机会性感染应进行预防。

治疗 · AIDS 及相关疾病

患者管理的一般原则

CDC 指南呼吁将筛查 HIV 作为医疗常规，像其他常规实验室检测一样，告知患者检测目的，允许患者"退出"。这对尽可能多地发现 HIV 被感染个体至关重要。美国约有 110 万 HIV 感染患者，其中 16%～18% 并不知晓自身 HIV 感染情况。常规筛查后，尽管仍希望检查前咨询，但可能就不需作为检查的必备环节了。然而，无论患者对罹患 HIV 的坏消息有多么充分地准备，确诊 HIV 感染都是毁灭性的消息。因此，医生应对这一情况保持警惕和敏感，尽可能在检测前进行适当的咨询，以便当结果证实 HIV 感染时患者已有较好的心理准备。确诊 HIV 感染后，临床医生应立即启动对新诊断患者的支持系统，包括有经验的社会工作者或护士，他们会花时间与患者交谈并确保其情绪稳定。大多数社区都有 HIV 支持中心，在这种困境时期对患者起到很大的帮助作用。

诊治 HIV 感染患者不仅需要全面了解可能发生的疾病过程，了解最新的 cART 知识和经验，还要能够处理慢性有潜在致命风险的疾病。需要扎实的内科基本功以应对与 HIV 感染相关的疾病的变化，其中许多与加速老化类似。HIV 感染的治疗药物目前取得了很大进展。为每位患者提供最佳的有效的 cART 方案及其他治疗和预防性干预措施，对确保其可长期健康存活至关重要。与该病流行的早期不同，HIV 感染不再是不可避免的致命性疾病。作为综合护理计划的一部分，除医疗干预外，医疗保健相关工作者有责任为每位患者提供跟该病相关的适当咨询和教育。患者必须了解其潜在传播性，认识到医疗保健相关工作者所谓的病毒水平"检测不出"，更多的是反映检测病毒的检测方法的敏感性，而非病毒真的完全被清除。对患者来说，意识到病毒仍然持续存在且 HIV/AIDS 各个阶段均可引起传播非常重要。因此，必须坦诚地与其讨论有关性行为和注射吸毒时使用注射器或其他用具的问题。临床医生不仅必须要了解治疗 HIV 感染患者的最新药物，而且必须告知患者该病的自然史，倾听并对他们的恐惧和担忧保持敏感。与其他疾病一样，尽可能与患者共同商量决定治疗方案，如果患者无法做出决定，则应与患者的授权委托人协商。因此，建议所有 HIV 感染患者尤其是 CD4$^+$T 淋巴细胞计数<

200/μL 患者指定一个可信任的亲属作为持久性授权委托人，在必要时代替他们做出医疗决定。

确诊 HIV 感染后应进行各项检查及实验室检测以协助判断疾病严重程度并为将来的治疗评估提供基线数据（表 97-19）。除了常规的生化、空腹血脂、天门冬氨酸转氨酶、丙氨酸转氨酶、总胆红素和直接胆红素、空腹血糖和血常规、宫颈刮片、尿常规和胸片外，还应该行 CD4$^+$ T 淋巴细胞计数、两份独立的血浆 HIV RNA 水平、HIV 耐药检测、快速血浆反应素试验（RPR）或 VDRL 试验、抗弓形虫抗体滴度以及甲型、乙型和丙型肝炎的血清学检测。还需做 PPD 试验或 IFN-γ 释放试验，进行 MMSE 评分并记录。考虑使用依非韦仑的女性患者还应进行妊娠筛查，所有考虑使用阿巴卡韦的患者均进行 HLA-B5701 检测。患者应接种肺炎疫苗、每年接种流感疫苗；若 HPV、HAV 和 HBV 抗体阴性，建议接种这些病毒疫苗。筛查 HCV 感染情况。此外，应向患者提供性行为和共用针头方面的相关咨询，并向患者已知或怀疑可能受到感染的人提供咨询。完善这些基线检测后，应根据收集到的最新的资料信息制定短期和长期医疗管理策略，并随可获得信息的更新不断进行修改。HIV 的治疗药物日新月异，临床医生常很难全面地跟踪最前沿信息，所幸有许多优秀的网站会经常更新，这些网站提供各个方面的最新信息，包括治疗小组的共识报告（表 97-20）。

抗逆转录病毒治疗

联合抗逆转录病毒治疗（cART），又称高效联合抗逆转录病毒治疗（highly active antiretroviral therapy，HRART）是管理诊治 HIV 感染患者的基石。1995—1996 年随着美国开始广泛使用 cART，大部分艾滋病指征性疾病的发病率显著下降（图 97-30）。抑制 HIV 复制是延长 HIV 感染患者寿命并提高其生活质量的重要一环。充分的抑制 HIV 复制依赖于严格遵从已制订的抗逆转录病毒药物方案，而抗逆转录病毒药物的复方制剂和每日一次的给药方案的出现使用药更方便进而增加了依从性。遗憾的是，与 HIV 感染治疗相关的许多重要问题目前仍无确切的答案。这些问题包括何时启动初始治疗、初始治疗的最佳方案是什么、何时更改既定的治疗方案和如何更改治疗方案等。尽管存在许多不确定性问题，医患之间必须根据现有的资料制订一个双方均认可的治疗计划。为方便制订治疗计划，美国健康与人类服务部的网站上（www.aidsinfo.nih.gov）提供了一系列定期更新的指导指南，包括《成人和青少年 HIV 感染患者抗逆转录病毒药物

表 97-19　HIV 感染患者的初始评估
病史及体格检查
常规生化及血液学检查
AST、ALT、直接/间接胆红素
血脂和空腹血糖
CD4$^+$ T 淋巴细胞计数
双份血浆 HIV RNA 水平
HIV 耐药性检测
HLA-B5701 检测
RPR 或 VDRL 试验
抗弓形虫抗体滴度
PPD 试验或 IFN-γ 释放试验
简易智力状态检查量表
甲型肝炎、乙型肝炎和丙型肝炎的血清学检测
接种肺炎球菌多糖疫苗及流感疫苗
如果甲型肝炎及乙型肝炎抗体阴性，建议接种疫苗
询问自然史及传播史
协助联系其他可能传染的人

缩略词：ALT，丙氨酸转移酶；AST，天冬氨酸转移酶；PPD，纯化蛋白衍生物；RPR，快速血浆反应素；VDRL，性病研究实验室试验。

表 97-20　与 HIV 感染相关的可用的全球网络资源	
www. aidsinfo. nih. gov	AIDS 信息，是美国健康与人类服务部所建议的网站，定期发布经美国联邦政府批准的 HIV/AIDS 治疗指南，提供相关的美国政府资助和私人资助的临床试验的信息，以及 CDC 相关研究结果和数据
www.cdcnpin.org	CDC 的流行病学数据和预防信息更新

的治疗指南》和《HIV 感染患者机会性感染的预防指南》。目前，一项包含临床研究人员和志愿受试患者的大范围的临床试验网正致力于改进治疗方案。学术界、药物生产界、独立基金会和联邦政府代表组成的联盟参与药物研发过程，其中包括一系列广泛的临床试验。因此，新药和新的治疗策略不断涌现。在正式批准前，新药通常可通过扩大适应证计划用于治疗患者。鉴于该领域的复杂性最好与专家协商决定 cART 方案。

作为联合方案的一部分目前可用于治疗 HIV 感染的药物分为 4 类：抑制病毒逆转录酶的药物（核苷类和核苷酸类逆转录酶抑制剂、非核苷类逆转录酶抑制剂）、抑制病毒蛋白酶的药物（蛋白酶抑制剂）、抑制病毒整合酶的药物（整合酶抑制剂）和干扰病毒进入的药物（融合抑制剂，CCR5 拮抗剂）（表 97-21、图 97-42）。

表 97-21　HIV 感染的常用抗逆转录病毒治疗药物

药物/商品名	状态	适应证	联合治疗剂量	支持数据	毒性
核苷或核苷酸类逆转录酶抑制剂					
齐多夫定（AZT、叠氮胸苷，3'-叠氮-3'-脱氧胸苷）	上市	与其他抗逆转录病毒联用 预防 HIV 母婴传播	200 mg q8h 或 300 mg BID	在 281 名 AIDS 或 ARC 的对照研究中，安慰剂组与齐多夫定组死亡例数分别为 19 和 1 例 在 CD4$^+$ T 淋巴细胞计数≥200/μL 的孕妇中，妊娠 14~34 周口服 AZT、分娩期和围生期 AZT 静滴及 6 周内的婴儿口服 AZT 可使 HIV 母婴传播降低 67.5%（从 25.5% 到 8.3%）$n=363$	贫血、白细胞减低、肌病、乳酸酸中毒，肝大伴脂肪变性、头痛、恶心、指甲色素沉着、脂质代谢异常、脂肪萎缩、高血糖
拉米夫定（Epivir，2'3'-双脱氧-3'-硫代胞嘧啶，3TC）	上市	与其他抗逆转录病毒药物联用	150 mg BID 300 mg QD	在 495 名未曾使用齐多夫定的患者、477 名使用过齐多夫定的患者中，与 AZT 联用优于 AZT 单药，24 周后两组的 CD4$^+$ T 淋巴细胞计数均升高；齐多夫定单药组 CD4$^+$ T 淋巴细胞计数仍为基线水平，齐多夫定+拉米夫定组比基线水平升高 10~50/μL；与齐多夫定单药相比，进展至 AIDS/死亡者下降 54%	停药后会引起 HBV 共感染者肝炎活动
恩曲他滨（FTC，Emtriva）	上市	与其他抗逆转录病毒药物联用	200 mg QD	对 571 名初治患者进行的研究显示，与司他夫定+去羟肌苷+依非韦伦联用疗效相当；对 440 名对 3TC 治疗≥12 周反映良好的患者来说，与 3TC+AZT 或司他夫定+NNRTI 或 PI 相当	HBV 共感染患者停药后会出现肝毒性、皮肤变色
阿扎那韦（Ziagen）	上市	与其他抗逆转录病毒药物联用	300 mg BID	对抑制 HIV RNA 复制（两组中均约 60% 的患者血浆 HIV RNA<400 拷贝/mL）及升高 CD4$^+$ T 淋巴细胞计数（两组均升高约 100/μL），阿扎那韦+AZT+3TC 与茚地那韦+AZT+3TC 疗效相当	HLA-B5701+ 患者过敏反应发生率高（可为致命性的）、发热、皮疹、恶心、呕吐、心神不安或眩晕、食欲减退
替诺福韦 Tenofovir（Viread）	上市	有治疗指征时，与其他抗逆转录病毒药物联用	300 mg QD	在经治患者基础治疗方案中该药可使 HIV-1 RNA 水平下降约 0.6 log 值	肾毒性、骨质疏松、停药后 HBV 共感染患者出现肝炎活动、皮疹、肝毒性
非核苷类逆转录酶抑制剂					
奈韦拉平（Viramune）	上市	与其他抗逆转录病毒药物联合用于治疗进行性的 HIV 感染	200 mg/d QD×14 d，后改 200 mg BID；或缓释片 400 mg QD	与核苷类药物联用时可升高 CD4$^+$ T 淋巴细胞计数、降低 HIV RNA 载量	皮疹、肝毒性
依非韦伦（Sustiva）	上市	与其他抗逆转录病毒药物联合用于治疗 HIV 感染	600 mg Qh	依非韦伦+AZT+3TC 组相比茚地那韦+AZT+3TC 组，治疗 24 周后，病毒抑制率依非韦伦组较好（依非韦伦组达到病毒载量<50 拷贝/mL 的比例更高，但由于茚地那韦组治的要高，从而导致多数治疗"失败"），而 CD4$^+$ T 淋巴细胞计数升高方面相当（每组均升高 140/μL）	皮疹、烦躁、肝功能异常、困倦、异常多梦、抑郁、脂代谢异常、潜在致畸
茚地那韦（Intelence）	上市	与其他抗逆转录病毒药物联合用于治疗 NNRTI 抑制剂和其他抗病毒药物耐药的经治患者	200 mg BID	当与原有最佳化治疗方案联用时，与安慰剂组相比，成功将 HIV RNA 抑制到<50 拷贝/mL 的比例高（56% vs 39%），CD4$^+$ T 淋巴细胞计数升高幅度大（89 vs 64）	皮疹、恶心、过敏反应

（续表）

药物/商品名	状态	适应证	联合治疗剂量	支持数据	毒性
利匹韦林（Edurant）	上市	与其他抗逆转录病毒药物联合作为初始患者的初始治疗药物	25 mg QD	除外治疗前 HIV RAN 水平＞100 000 拷贝/mL 的 1 368 名初治患者使用利匹韦林治疗 48 周，病毒抑制率不低于依非韦伦	恶心、头昏、嗜睡、眩晕、CNS 毒性和皮疹比依非韦伦少
蛋白酶抑制剂					
利托那韦（Norvir）	上市	其他抗逆转录病毒药物联合用于治疗需保证疗效的 HIV 感染患者	600 mg BID（也可作为药效增强剂低剂量使用）	将 6 个月以上且 CD4$^+$ T 淋巴细胞计数＜100/μL 的经治患者的临床进展累积发生率或死亡率从 34% 降至 17%	恶心、腹痛、高血糖、脂肪再分布、脂质代谢异常、可能会影响许多其他药物的血药浓度、感觉异常、肝炎
阿扎那韦（Reyataz）	上市	与其他抗逆转录病毒药物联用	当与依非韦伦联用时 400 mg QD 或 300 mg QD + 利托那韦 100 mg QD	一项针对 810 名初治患者的研究显示阿扎那韦 + AZT + 3TC 联用与依非韦 + AZT + 3TC 疗效相当；一项针对 467 名初治患者的研究显示阿扎那韦 + 司他夫定 + 3TC 联用与奈非那韦 + 司他夫定 + 3TC 疗效相当	高胆红素血症、PR 间期延长、恶心、呕吐、高血压、脂肪异常分布、皮疹、转氨酶升高、肾结石
地芦那韦（Prezista）	上市	与 100 mg 利托那韦联合用于治疗经治成人患者	600 mg + 100 mg 利托那韦 每日 2 次，与食物同服	对既往广泛使用各种抗病毒药物的经治患者，应用包含地芦那韦的新联合方案治疗 24 周，HIV RNA 下降 1.89 个 log 值、CD4$^+$ 淋巴细胞计数升高 92 个，而安慰剂组分别下降 0.48 个 log 值及升高 17 个	腹泻、恶心、头痛、皮疹、肝毒性、高脂血症、高血糖
进入抑制剂					
恩夫韦肽（Fuzeon）	上市	与其他抗逆转录病毒药物联合用于治疗有 HIV 复制证据的经治患者，无论是否正在接受抗逆转录病毒治疗	90 mg 皮下注射 BID	治疗经治患者时，与新的最佳治疗方案联用优于安慰剂组（治疗 24 周后两组 HIV RNA＜400 拷贝/mL 比例分别为 37% vs16%，CD4$^+$ T 淋巴细胞计数升高幅度分别为 + 71 vs + 35）	局部注射反应、过敏反应、增加细菌性肺炎发病率
马拉韦罗 Maraviroc（Selzentry）	上市	与其他抗逆转录病毒药物联合用于治疗成人嗜 CCR5 HIV - 1 感染的经治患者	150 ～ 600 mg BID，剂量根据联用药物不同剂量不同（见正文）	635 名嗜 CCR5 受体病毒感染患者，既往曾给予 4 类抗病毒药物中的 3 类联合至少半年但且 HIV - 1 RNA 水平仍＞5 000 拷贝/mL，马拉韦罗组治疗 24 周 61% 患者 HIV RNA 水平＜400 拷贝/mL，而安慰剂组仅为 28%	肝毒性、鼻咽炎、发热、咳嗽、皮疹、腹痛、头昏、骨骼肌肉症状
融合酶抑制剂					
雷特格韦（Isentress）	上市	与其他抗逆转录病毒药物联用	400 mg BID	436 例 3 类药物耐药的患者接受雷特格韦治疗 24 周，76% 患者 HIV RNA 水平＜400 拷贝/mL，而安慰剂组仅为 41%	恶心、头痛、腹泻、CPK 升高、肌无力、横纹肌溶解
埃替格韦［只能与考比司他、替诺福韦及恩曲他滨联用（Stribild）］	上市	以固定剂量添加入复方制剂中	1 片 QD	在经治患者中不劣于雷特格韦或阿扎那韦/利托那韦	腹泻、恶心、上呼吸道感染、头痛
度鲁特韦（Tivicay）	上市	与其他抗逆转录病毒药物联用	初治患者 50 mg QD 经治患者或使用依非韦伦或利福平的患者 50 mg 每日 2 次	不劣于雷特格韦，优于依非韦伦或地芦那韦/利托那韦	失眠、头痛、过敏反应、肝毒性

缩略词：ARC，艾滋病相关复合物；NRTIS，非核苷类逆转录酶抑制剂。

核苷或核苷酸反转录酶抑制剂

齐多夫定　　　　去羟肌苷　　　　扎西他滨　　　　阿巴卡韦

司他夫定　　　　拉米夫定　　　　恩曲他滨　　　　替诺福韦

非核苷类反转录酶抑制剂

地拉韦啶　　　　奈韦拉平　　　　依非韦伦　　　　依曲韦林

利匹韦林

蛋白酶抑制剂

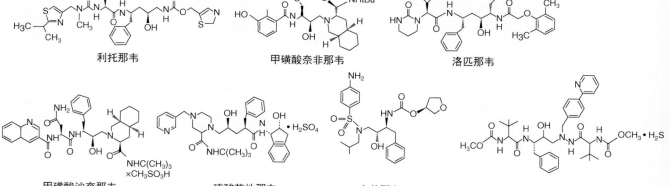

利托那韦　　　　甲磺酸奈非那韦　　　　洛匹那韦

甲磺酸沙奎那韦　　　硫酸茚地那韦　　　安普那韦　　　阿扎那韦

替拉那韦　　　　达芦那韦

进入抑制剂

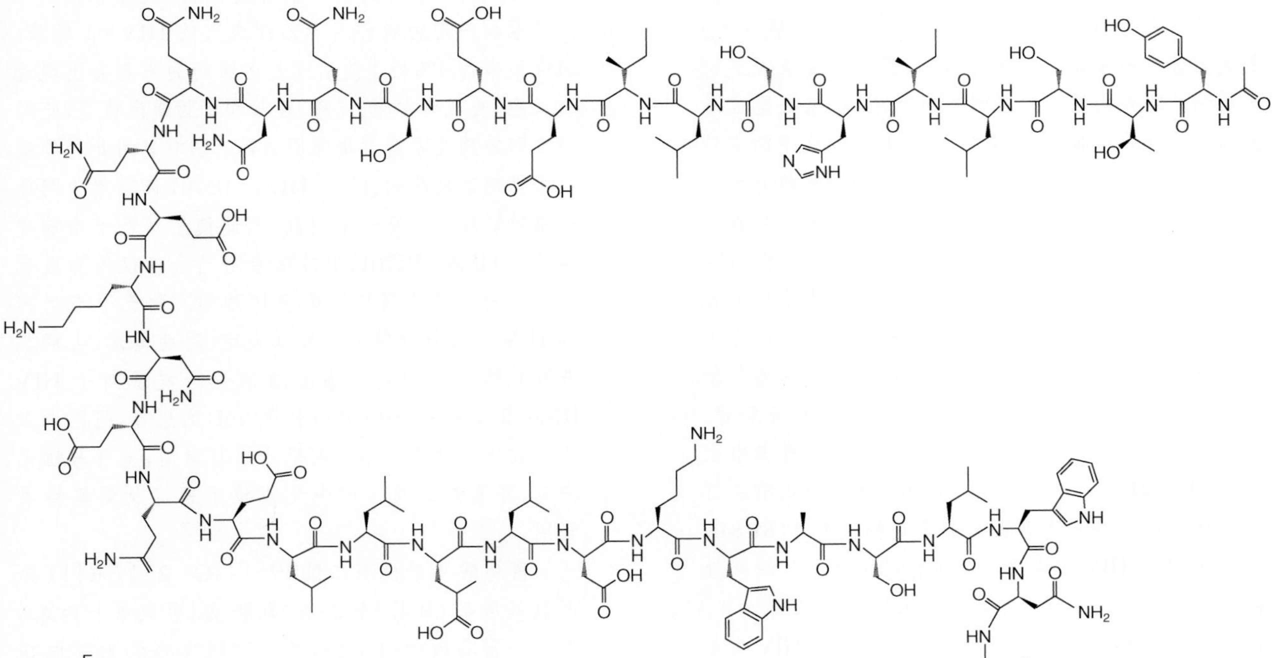

恩夫韦肽

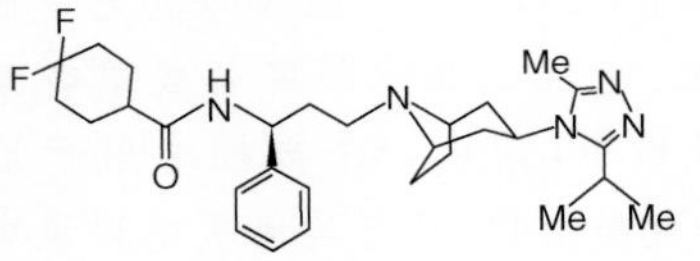

马拉韦罗

整合酶抑制剂

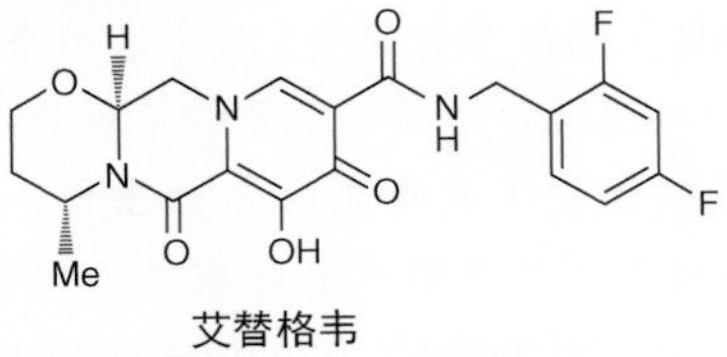

艾替格韦 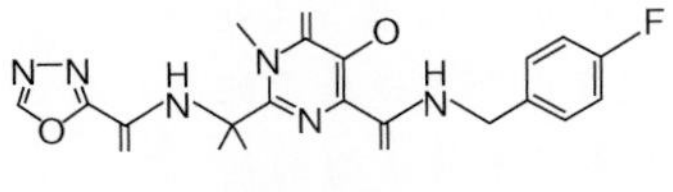　　　　　雷特格韦 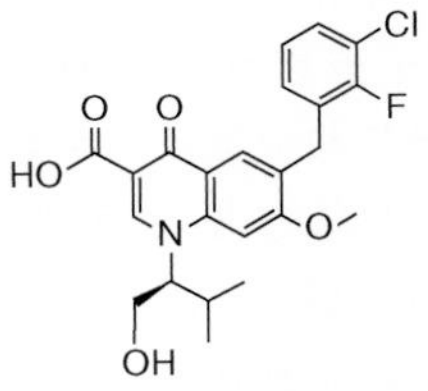　　　　　度鲁特韦

图 97‑42　**抗逆转录药物的分子结构。**

FDA 批准的逆转录酶抑制剂包括核苷类似物齐多夫定、去羟肌苷、扎西他滨、司他夫定、拉米夫定、阿巴卡韦和恩曲他滨、核苷酸类似物替诺福韦，以及非核苷类逆转录酶抑制剂奈韦拉平、地拉韦啶、依非韦伦及依曲韦林（**表 97‑21**、**图 97‑42**）。这些均为第一大类被批准与其他药物联合用于治疗 HIV 的药物，需要指出的是，这些药物单药治疗 HIV 感染时很容易诱导出现耐药，故不推荐单药治疗 HIV。因此当使用拉米夫定、恩曲他滨或替诺福韦治疗 HIV 感染背景下的乙型肝炎感染时，应确保患者同时在服用其他抗逆转录病

毒药物。逆转录酶抑制剂在 RNA 依赖的 DNA 合成时即逆转录步骤阻断了 HIV 复制环。非核苷类逆转录酶抑制剂对 HIV‑1 逆转录酶具有很强的选择性，但核苷和核苷酸类似物除了可抑制 HIV‑1 逆转录酶外，还可抑制其他多种 DNA 聚合酶。因此，核苷类似物引起的严重副作用更多，可引起线粒体损伤导致肝脂肪变性和乳酸酸中毒、周围神经病变和胰腺炎。胸苷类似物齐多夫定和司他夫定的使用与高脂血症、糖耐量异常/胰岛素抵抗和脂肪重分配综合征（常被称为脂肪营养不良综合征）有关（见上文"内分泌系统疾病

和代谢紊乱")。DHHS 抗逆转录病毒药物使用小组推荐的逆转录酶抑制剂是拉米夫定、恩曲他滨、阿巴卡韦、替诺福韦和利匹韦林。

拉米夫定(3-TC,2′3′-双脱氧-3′-硫代胞嘧啶)是美国批准的第五个核苷类似物,是胞嘧啶双脱氧衍生物的对映异构体。临床实际应用中,拉米夫定或与其非常相近的恩曲他滨(见下文)都是目前常用的多种不同联合方案中的常见组分。这两种药物和核苷酸类逆转录酶抑制剂替诺福韦(见下文)对乙型肝炎病毒均有抗病毒活性,均直接影响 HIV、HBV 并可影响 HIV 的免疫重建(见上文),故 HIV 和 HBV 共感染患者开始和/或停止这三种药物中的任意一种时均可能会出现肝炎活动。为了防止 HIV 耐药株的产生,这些药物不应单独用于治疗合并 HIV 感染的乙型肝炎患者。拉米夫定可单独使用,也与齐多夫定和/或阿巴卡韦联用(表 97-22)。拉米夫定与其他核苷类似物具有良好的协同作用,其中一个原因可能是对拉米夫定(M184V替代)耐药的 HIV 病毒株对其他核苷类药物的敏感性会增强,因此难以出现双重耐药。此外,有研究显示 3-TC 耐药的 HIV 病毒株可能比 3-TC 敏感的 HIV 病毒株毒性更小,且产生新突变的能力更低。拉米夫定是核苷类似物中耐受性最好、毒性最小的一种。

恩曲他滨,FTC,5-氟-1-(2R,5S)-[2-羟甲基-1,3-氧硫环-5-酰]胞嘧啶,是胞嘧啶含硫类似物的对映异构体,氟在 5 位上,被批准与其他抗逆转录病毒药物联合用于治疗成人的 HIV-1 感染。与拉米夫定相比,其活性相似但半衰期更长。可单独使用,也可与替诺福韦或替诺福韦及依非韦伦复方制剂联用(表 97-22)。与拉米夫定一样,恩曲他滨耐药与逆转录酶 M184V 的突变有关。携带 K65R 突变逆转录酶的病毒株对恩曲他滨的敏感性可能会降低。

阿巴卡韦,(1S,顺式)-4-[2-氨基-6-(环丙氨基)-9H-嘌呤-9-基]-2-环戊烯-1-甲醇(盐)(2∶1),是人工合成的鸟嘌呤的碳环核苷类似物,获准与其他抗逆转录病毒药物联合用于治疗成人的 HIV-1 感染。研究报道约 4%初次使用或复用该药的患者会出现过敏反应,表现为发热、皮疹、疲劳和胃肠道症状等,此时应立即停药且不能再次使用该药。已有复用此药导致致命性超敏反应的报道。HLA-B5701 阳性患者阿巴卡韦过敏反应的发生率较高,因此使用阿巴卡韦前建议筛查 HLA-B5701,阳性患者阿巴卡韦仅作为最后选用的药物且使用期间需密切监测。阿巴卡韦耐药的 HIV 病毒株通常也对拉米夫定、恩曲他滨、去羟肌苷和扎西他滨耐药。临床随机试验发现对于 HIV RNA 基线水平＞100 000 拷贝/mL 的患者,阿巴卡韦的疗效低于替诺福韦。阿巴卡韦可单用,也可与拉米夫定、齐多夫定及拉米夫定或拉米夫定及度鲁特韦联用。

富马酸替诺福韦二酯,9-[(R)-2-[[双[[(异丙氧基羰基)氧基]甲氧基]氧膦基]甲氧基]-丙基]腺嘌呤富马酸盐(1∶1),是一种腺嘌呤的无环核苷磷酸二酯类似物。它经二酯水解降解成单磷酸核苷(核苷酸)替诺福韦,是第一个被批准用于治疗 HIV 感染的核苷酸类似物,可与其他抗逆转录病毒药物联合用于治疗 HIV-1 感染,并可与恩曲他滨联合用于 HIV-1 感染高危人群的暴露前预防。替诺福韦耐药的 HIV 分离株不断增加,通常其逆转录酶出现 K65R 氨基酸替代突变,对替诺福韦的敏感性下降 1/4~1/3。替诺福韦主要经肾脏排泄,可引起范可尼样综合征伴低磷血症等肾损伤。替诺福韦禁用于肾功能不全患者。富马酸替诺福韦-艾拉酚胺(tenofovir alafenamide fumarate,TAF)是一种肾毒性较小的前药类似物,目前正在临床试验阶段。使用替诺福韦的患者骨密度仅出现轻微下降但有统计学意义。替诺福韦和去羟肌苷联用会使去羟肌苷水平升高 60%,故此两药联用时需调整去羟肌苷的剂量并密切监测。另外,CD4$^+$ T 淋巴细胞计数增加可能会减弱该效果。替诺福韦与阿扎那韦联用可使阿扎那韦水平下降,故该两药联用时需加用低剂量的利托那韦(见下文)。替诺福韦可单用,亦可与恩曲他滨、恩曲他滨及依非韦伦、恩曲他滨及齐多夫定或恩曲他滨、埃替格韦及考比司他联用。

奈韦拉平、地拉韦啶、依非韦伦、依曲韦林和利匹韦林均为 HIV-1 逆转录酶的非核苷类抑制剂,获准

表 97-22　常用的抗逆转录病毒药物复方制剂

商品名	联合的药物成分
Combivir	齐多夫定＋拉米夫定
Complera	替诺福韦＋恩曲他滨＋利匹韦林
Epzicom	阿巴卡韦＋拉米夫定
Stribild	替诺福韦＋恩曲他滨＋埃替格韦＋考比司他
Triumeq	阿巴卡韦＋拉米夫定＋度鲁特韦
Trizivir	齐多夫定＋拉米夫定＋阿巴卡韦
Truvada	替诺福韦＋恩曲他滨
Atripla	替诺福韦＋恩曲他滨＋依非韦伦
Triomunea[a]	司他夫定＋拉米夫定＋奈拉韦平

[a] 尚未被美国 FDA 批准。

与核苷类似物联合用于治疗成人 HIV 感染患者。目前已有含依非韦仑或奈韦拉平的复方制剂（表97-22）。这些药物通过与酶活性位点外的区域结合使其发生构象变化而导致酶失活，从而起到抑制逆转录酶的作用。尽管其在纳摩尔浓度范围内具有活性，但对 HIV-1 的逆转录酶具有很强的选择性，对 HIV-2 没有活性。单用该药可迅速诱导产生耐药（表97-21，图 97-43）。依非韦仑和利匹韦林每日给药 1 次，奈韦拉平和依曲韦林每日给药 2 次，地拉韦啶每日给药 3 次。这些药物均可引起斑丘疹，通常在治疗的前几周内出现。尽管皮疹可以治疗，但仔细寻找有无黏膜受累、明显发热或伴脱皮的疼痛性皮肤病变等至关重要，以确保未出现严重的皮疹如 Stevens-Johnson 综合征。报道显示，使用奈韦拉平的患者可出现严重的、可危及生命的甚至在某些情况下致命性的肝毒性，包括暴发性和胆汁性肝炎、肝坏死和肝衰竭。有研究显示 CD4+ T 淋巴细胞计数较高的女性患者更常出现该情况。许多使用依法韦仑的患者在开始治疗后会感到头晕、头昏或其他不适。部分患者会出现多梦。这些症状往往在治疗后数周内消失。除了多梦难以解决外，睡前服用可减少这些副作用发生。妊娠早期使用依非韦仑可能会对胎儿造成伤害。育龄期女性患者使用该药前应进行妊娠筛查。依非韦仑通常作为初始治疗方案的一部分与两种核苷类似物联用。依曲韦林是一种二芳基嘧啶衍生物，目前已获准与其他药物联合用于治疗 HIV 感染。与其他非核苷类逆转录酶抑制剂相互间存在交叉耐药不同，依曲韦林可能对其他非核苷类逆转录酶抑制剂耐药的 HIV 病毒株仍有活性。副作用包括皮疹、头痛、恶心和腹泻。利匹韦林对多种 NNRTI 耐药病毒均有效，与依曲韦林存在交叉耐药。其耐受性更好，但病毒学失败率比依非韦仑高，尤其是治疗 HIV RNA 载量＞100 000 的患者时。它只能作为联合用药的一部分与替诺福韦和依曲他滨联用。

HIV-1 蛋白酶抑制剂（沙奎那韦、茚地那韦、利托那韦、奈非那韦、安普那韦、福沙那韦、洛匹那韦/拉托那韦、阿扎那韦、替拉那韦和达芦那韦）是联合抗逆转录病毒药物治疗的主要组成部分。当作为初始治疗方案的一部分与逆转录酶抑制剂联用时，已证实这些药物能持续 5 年以上使大多数患者的 HIV 复制水平抑制到 50 拷贝/mL 以下。与逆转录酶抑制剂类似，单用蛋白酶抑制剂可迅速诱导耐药，故只能与其他药物联用。已知的蛋白酶抑制剂耐药突变如图 97-43 所示。DHHS 抗逆转录病毒药物使用小组推荐的蛋白酶抑制剂包括利托那韦（仅作为药代动力学增强剂）、阿扎那韦和达芦那韦。

利托那韦是第一个临床证实有效的蛋白酶抑制剂。在一项研究中，纳入了 1 090 名 CD4+ T 淋巴细胞计数＜100/μL 患者，随机将其分为安慰剂组或利托那韦组，两组均可同时与其他任何已批准药物联用，利托那韦组的临床进展或死亡累积发生率从 34% 降至 17%，总体死亡率从 10.1% 降至 5.8%。足剂量的利托那韦耐受性较差。主要副作用包括恶心、腹泻、腹痛、高脂血症和周围感觉异常。利托那韦对细胞色素 P450（3A4，2D6）的几种亚型具有很高的亲和力，可导致经此途径代谢的药物的血浆浓度大幅度增加。大多数其他的蛋白酶抑制剂、大环内酯类抗生素、R-华法林、昂丹司琼、利福布汀、大多数的钙通道阻滞剂、糖皮质激素和一些用于治疗 KS 和/或淋巴瘤的化疗药物都会受此影响。另外，利托那韦可增加葡萄糖醛酸转移酶的活性，进而降低经此途径代谢的药物浓度。总体来说，使用蛋白酶抑制剂尤其是利托那韦的患者，当加用其他药物时必须非常小心。如上所述，利用利托那韦的药效增强特性（每日 1 次或 2 次，剂量低至 100~200 mg）的 cART 治疗方案使治疗 HIV 更为便捷。例如，当联合低剂量利托那韦时，沙奎那韦和茚地那韦可减为每日 2 次服用并可与食物同服。

阿扎那韦是一种 HIV-1 蛋白酶的氮杂肽抑制剂，于 2003 年被批准应用于临床，其特点之一是与其他蛋白酶抑制剂相比，并未使总胆固醇和甘油三酯水平增加很多；且阿扎那韦每日仅需服用 1 次，使其在获批后迅速成为初始治疗方案的一个流行组成成分。阿扎那韦与血清胆红素、肾结石增加和心电图 PR 间期延长有关。既往未经治疗患者常因携带 I50L 突变而出现阿扎那韦耐药。某些情况下，这种突变还会增加对其他蛋白酶抑制剂的敏感性。阿扎那韦需要在酸性的胃液环境在吸收，故禁与质子泵抑制剂合用以避免影响其吸收。阿扎那韦是细胞色素 P3A 的抑制剂，使用该药时可增加钙通道阻滞剂、大环内酯类抗生素、HMG-CoA 还原酶抑制剂和西地那非血药浓度。与替诺福韦或依非韦仑联用时阿扎那韦水平会降低，这时加用低剂量利托那韦可提高阿扎那韦水平。一项头对头对比研究显示，患者阿扎那韦的停药率高于达芦那韦或雷特格韦。停药的主要原因是胆红素升高和胃肠道副作用。

达芦那韦是一种非肽类 HIV 蛋白酶抑制剂，最初于 2006 年获批，可与 100 mg 利托那韦及其他抗逆转

逆转录酶基因突变与逆转录酶抑制剂的耐药性

核苷和核苷酸类的人物逆转录酶抑制剂(nRTIs)[a]

多nRTI耐药：69位点插入复合物[b]（影响目前美国FDA批准的所有nRTIs）

							L T K
M	A		K				L T K
41	**62**	**69**	**70**				**210 215 219**
L	V	Insert	R				W Y Q
							F E

多nRTI耐药：151位点复合物[c]（影响替诺福韦以外的目前美国FDA批准的所有nRTIs）

	A	V F		F		Q	
	62	**75 77**		**116**		**151**	
	V	I L		Y		M	

多nRTI耐药：胸腺嘧啶类似物相关突变（TAMS，影响目前美国FDA批准的所有nRTIs）

M	D	K				L T K
41	**67**	**70**				**210 215 219**
L	N	R				W Y Q
						F E

阿巴卡韦[f,g]

K	L	Y	M
65	**74**	**115**	**184**
R	V	F	V
E			
N			

去羟肌苷[g,h]

K	L
65	**74**
R	V
E	
N	

恩曲他滨

K	M
65	**184**
R	V
E	I
N	

拉米夫定

K	M
65	**184**
R	V
E	I
N	

司他夫定[d,e,g,i,j,k]

M	K	D	K		L T K
41	**65**	**67**	**70**		**210 215 219**
L	R	N	R		W Y Q
	E				F E
	N				

替诺福韦[l]

K	K
65	**70**
R	E
E	
N	

齐多夫定[d,e,j,k]

M	D	K		L T K
41	**67**	**70**		**210 215 219**
L	N	R		W Y Q
				F E

非核苷类反转录酶抑制剂[a,m]

依非韦伦

L K K V V	Y	Y G	P	M
100 101 103 106 108	**181**	**188 190**	**225**	**230**
I P N M I	C	L S	H	L
S	I	A		

依曲韦林[n]

V	A L K	V	E	V Y	Y		
90	98 **100 101**	106	138	179 **181**	190		230
I	G I* E	I	A	D C*	S		L
	H		G	F I*	A		
	P*		K	V*			
			Q				

奈拉韦平

L K K V V	Y	Y G	M
100 101 103 106 108	**181**	**188 190**	**230**
I P N A I	C	C A	L
S M	I	L H	
		L H	

利匹韦林[o]

L K	E	V Y	Y	H	F M
100 101	**138**	**179 181**	**188**	**221**	**227 230**
I E	A	L C	L	Y	C I L
P	G	I			L
	K	V			
	Q				
	R				

突变　　　　插入

氨基酸野生型

	↓	
氨基酸位点 ──	**65**	100 ── 氨基酸野生型
氨基酸取代出现氘哟 ──	R	I* ── 星号[n]

蛋白酶基因突变与蛋白酶抑制剂的耐药性[p,q,r]

阿扎那韦 +/-利托那韦[s]

位置	10	16	20	24	32	33	34	36	46	48	**50**	53	54	60	62	64	71	73	82	**84**	85	**88**	90	93
野生型	L	G	K	L	V	L	E	M	M	G	I	F	I	D	I	I	A	G	V	I	I	N	L	I
耐药	I,F,V,C	E	R,M,I,T,V	I	I,F,V	I	Q	I,L,V	I,L	V	L	L	L,Y,V,M,T,A	E	V	L,V,M	V,I,T,L	C,S,T,A	A,T,F,I	V,S	V	S	M	L,M

达芦那韦/利托那韦[t]

位置	11	32	33	**47**	**50**	**54**	74	**76**	**84**	89
野生型	V	V	L	I	I	I	T	L	I	L
耐药	I	I	I,F	V	V	M,L	P	V	V	V

福沙那韦/利托那韦

位置	10	32	46	47	**50**	54	73	76	82	**84**	90
野生型	L	V	M	I	I	I	G	L	V	I	L
耐药	I,F,R,V	I	I,V	V	V	L,V,M	S	V	A,F,S,T	V	M

茚地那韦/利托那韦[u]

位置	10	20	24	32	36	**46**	54	71	73	76	77	**82**	**84**	90
野生型	L	K	L	V	M	M	I	A	G	L	V	V	I	L
耐药	I,R,V	M,R	I	I	I	I,L	V	V,T	S,A	V	I	A,F,T	V	M

洛匹那韦/利托那韦[v]

位置	10	20	24	**32**	33	46	**47**	50	53	54	63	71	73	**76**	82	84	90
野生型	L	K	L	V	L	M	I	I	F	I	L	A	G	L	V	I	L
耐药	F,I,R,V	M,R	I	I	F	I,L	V,A	V	L	V,L,A,M,T,S	P	V,T	S	V	A,F,T,S	V	M

奈非那韦[u,w]

位置	10	**30**	36	46	71	77	82	84	88	**90**
野生型	L	D	M	M	A	V	V	I	N	L
耐药	F,I	N	I,L	I,L	V,T	I	A,F,T,S	V	D,S	M

沙奎那韦/利托那韦[u]

位置	10	24	**48**	54	62	71	73	77	82	84	**90**
野生型	L	L	G	I	I	A	G	V	V	I	L
耐药	I,R,V	I	V	V,L	V	V,T	S,T	I	A,F,T,S	V	M

替拉那韦/利托那韦

位置	10	33	36	43	46	**47**	54	**58**	69	**74**	**82**	**83**	**84**	89
野生型	L	L	M	K	M	I	I	Q	H	T	V	N	I	L
耐药	V	F	I,L,V	T	L	V	A,M,V	E	K,R	P	L,T	D	V	I,M,V

包膜蛋白基因突变与进入抑制剂的耐药性

恩夫韦肽[x]

位置	**36**	**37**	**38**	**39**	**40**	**42**	**43**
野生型	G	I	V	Q	Q	N	N
耐药	D,S	V	A,M,E	R	H	T	D

马拉韦罗[y] 参见使用说明

整合酶基因突变与整合酶链转移抑制因子的耐药性2

度鲁特韦[aa]

位置	121	138	140	**148**	155	263
野生型	F	E	G	Q	N	R
耐药	Y	A,K	A,S	H,R	H	K

埃替格韦[bb]

位置	66	92	97	**121**	147	**148**	155	263
野生型	T	E	T	F	S	Q	N	R
耐药	I,A,K	Q,G	A	Y	G	H,K,R	H	K

雷特格韦[cc]

位置	74	92	97	**121**	138	140	**143**	**148**	155	263
野生型	L	E	T	F	E	G	Y	Q	N	R
耐药	M	Q	A	Y	A,K	A,S	R,H,C	H,K,R	H	K

图 97-43　**氨基酸取代导致抗逆转录病毒药物耐药。** 每个氨基酸残基上的上标字母代表野生型病毒氨基酸，下标字母代表导致病毒耐药的氨基酸替代，数字表示蛋白质的突变位置。没有列出蛋白酶抑制剂在 gag 剪切点的选择性突变。HR1 代表第一个七肽重复；NAMS 代表 nRTI 相关突变；nRTI 为核苷逆转录酶抑制剂；NNRTI 代表非核苷类逆转录酶抑制剂；PI 代表蛋白酶抑制剂。

氨基酸缩写：A，丙氨酸；C，半胱氨酸；D，天冬氨酸；E，谷氨酸；F，苯丙氨酸；G，甘氨酸；H，组氨酸；I，异亮氨酸；K，赖氨酸；L，亮氨酸；M，蛋氨酸；N，天冬酰胺；P，脯氨酸；Q，谷氨酰胺；R，精氨酸；S，丝氨酸；T，苏氨酸；V，缬氨酸；W，色氨酸-芬；Y，酪氨酸。

录病毒药物联合用于治疗 HIV 感染。对经治患者的初步研究发现，46%的患者 HIV RNA 病毒载量下降到＜50 拷贝/mL。对初始治疗患者的研究表明，疗效优于含洛匹那韦/利托那韦的治疗方案，但低于度鲁特韦。7%的患者会出现皮疹，部分可很严重，可能与分子中含有磺胺成分有关。另外，胃肠道不耐受和头痛也是非常常见的副作用。

进入抑制剂通过干扰 HIV 与其受体或辅助受体的结合或干扰融合过程来发挥作用（见上文）。此类第一个获批的药物是融合抑制剂恩夫韦肽（T-20），其次是 CCR5 拮抗剂马拉韦罗。与 HIV-1 辅助受体结合的许多其他小分子药物目前正在临床试验中。

恩夫韦肽是一种由 36 个氨基酸组成的 N 端乙酰化、C 端甲酰胺化的链状多肽。它含有天然产生的 L-氨基酸残基成分，通过与 HIV-1 包膜上 gp41 亚单位的 HR1 结构域结合来干扰病毒和细胞膜的融合。这种结合干扰了在病毒融合过程中拉近病毒包膜和宿主细胞膜所需的螺旋区-螺旋区相互作用。恩夫韦肽于2003 年获准与其他抗逆转录病毒药物联合用于经抗病毒治疗后病毒仍活跃复制的 HIV-1 感染患者。恩夫韦肽对 HIV-2 没有活性。耐恩夫韦肽的 HIV 分离株在 gp41 的 36～45 位出现氨基酸替换。在两项独立的临床研究中，将既往使用三类药物治疗仍有持续性病毒血症的患者随机分为两组，一组仅接受个体化治疗（基于既往治疗史和耐药情况选择药物），另一组在此基础上同时联用恩夫韦肽，后一组患者的血浆HIV-1 RNA 水平比基线时下降较前一组仅多 1 个log 值（-1.53 vs -0.68）。Ⅲ期临床试验发现，与对照组相比，该药的缺点主要是需每日注射 2 次，近 100%的患者注射部位出现注射反应。此外，恩夫韦肽治疗组患者细菌性肺炎发生率增加（4.68 vs 0.61/100 患者年）。

马拉韦罗是一种在辅助受体结合阶段干扰 HIV结合的 CCR5 拮抗剂。2007 年，它被批准与其他药物联用，仅用于治疗感染耐多种药物的 CCR5 嗜性病毒（R5）的经治 HIV 感染患者。2009 年扩大批准用于R5 病毒感染患者的初始治疗。使用马拉韦罗前应进行辅助受体亲嗜性检测以确保待治疗患者仅携带 R5病毒。Ⅲ期临床试验将经治患者随机分为接受最佳治疗和马拉韦罗组或安慰剂组，马拉韦罗组中 61%的患者的 HIV RNA 水平＜400 拷贝/mL，而安慰剂组仅为28%。已有马拉韦罗引起与过敏反应相关的肝毒性的报道。马拉韦罗最常见的副作用是体位低血压所致的头晕、咳嗽、发热、感冒、皮疹、关节肌肉疼痛及腹痛。

表 97-23 HIV 感染的治疗原则

1. 持续 HIV. 复制可导致免疫系统损伤、进展为 AIDS 和全身免疫系统激活

2. 血浆 HIV. RNA 水平提示 HIV 复制程度和 CD4$^+$ T 淋巴细胞破坏程度；CD4$^+$ T 淋巴细胞计数反映当前免疫系统功能的水平

3. 治疗目标是最大限度地抑制病毒复制；抑制程度越大，耐药性出现的可能性越小

4. 最有效的治疗方案包括多种有效抗 HIV 药物同时联用，应选择患者以前不曾使用过的药物，或选择与患者曾经使用过的抗逆转录病毒药物无交叉耐药的药物

5. 联合治疗方案中应根据最佳方案和剂量使用抗逆转录病毒药物

6. 目前可用药物数量有限，抗逆转录治疗的任何决定对患者未来治疗方案的选择均有长期影响

7. 无论是否妊娠，女性患者都应当接受最佳抗逆转录病毒治疗

8. 该原则同样适用于儿童和成人。治疗儿童感染 HIV 时应考虑到其他独特的药理学、病毒学和免疫学特点

9. 依从性是确保治疗方案获得最大疗效的一个重要因素。方案越简单，患者的依从性越好

表 97-24 初治患者所有可选的初始联合方案（无论 HIV RNA 水平或 CD4 计数情况）

Ⅰ. 基于非核苷逆转录酶抑制剂的方案：依非韦伦＋替诺福韦＋恩曲他滨

Ⅱ. 基于蛋白酶抑制剂的方案：阿扎那韦/利托那韦＋替诺福韦＋恩曲他滨
达芦那韦/利托那韦＋替诺福韦＋恩曲他滨

Ⅲ. 基于整合酶抑制剂的方案：度鲁特韦＋替诺福韦＋恩曲他滨
雷特格韦＋替诺福韦＋恩曲他滨

马拉韦罗是 CYP3A 和 Pgp 的底物，推荐使用剂量因联合用药的种类不同而各异。与核苷类似物如替拉那韦/利托那韦、恩夫韦肽和/或奈韦拉平联用时，推荐剂量为 300 mg 每日 2 次；与 CYP3A 抑制剂（如大多数蛋白酶抑制剂）联用时，推荐剂量为 150 mg 每日 2 次；与CYP3A 诱导剂（如依非韦伦）联用时，推荐剂量为600 mg每日 2 次。

整合酶抑制剂通过阻断 HIV 整合酶的作用从而阻止 HIV 前病毒整合到宿主细胞基因组中，是最有效、最安全的抗逆转录病毒药物，常作为初始联合治疗药物的组分。3 个已获批的整合酶抑制剂分别是雷特格韦、埃替格韦和度鲁特韦。

雷特格韦是一种病毒整合酶抑制剂，是此类第一个获批的抑制剂。其作用是干扰预整合复合物与宿主DNA 的结合，因此也被称为整合酶链转移抑制剂（integrase strand transfer inhibitor，INSTI）。2007

年,雷特格韦被批准与其他药物联合用于经治患者,2009 年扩大批准用于初治患者。雷特格韦对 HIV-1 和 HIV-2 表现出广泛的活性,对其他类药物耐药的多重耐药突变病毒株亦有效。与其他几种药物一样,雷特格韦耐药以复制适应性为代价。在两项Ⅲ期临床试验中,436 名具有 3 类抗逆转录病毒药物耐药的患者被随机分配到雷特格韦组或安慰剂组,雷特格韦治疗组中有 76% 的患者 HIV RNA 水平<400 拷贝/mL,而随机分配到安慰剂组的仅有 41%。与许多其他抗逆转录病毒药物相比,雷特格韦的副作用很小,与安慰剂组的副作用相似。

埃替格韦也是一种整合酶抑制剂,已于 2012 年获准以固定剂量添加入联合复方制剂中。该复方制剂的其他成分为替诺福韦、依曲他滨和考比司他(商品名 Stribild)。考比司他的作用与低剂量利托那韦非常相似,通过抑制 CYP3A 酶来提高埃替格韦的浓度,考比司他每日仅需口服 1 次即可。埃替格韦与雷特格韦间存在交叉耐药。在两项随机对照试验中,一项显示埃替格韦的疗效不劣于依非韦仑,另一项显示疗效不劣于阿扎那韦/利托那韦。最常见的副作用为腹泻、恶心、上呼吸道感染和头痛。复方制剂中固定剂量的考比司他成分可抑制肾小管排泌肌酐导致血清肌酐增加,故不推荐用于估计肌酐清除率<70 mL/min 的患者。

度鲁特韦于 2013 年获批作为联合治疗方案的一部分用于治疗初治或经治的 HIV 感染患者。一片 50 mg,老年患者每日给药 1 次,经治患者每日给药 2 次。对雷特格韦或埃替格韦已产生耐药的 HIV 分离株可能仍对度鲁特韦敏感。其主要副作用是失眠和头痛。两个随机对照试验中发现,由于其停药率较低故效果优于依非韦仑($n=833$)或阿扎那韦/利托那韦($n=484$)联合核苷类似物使用组。一项纳入 822 名患者的Ⅲ期临床试验显示其疗效不劣于雷特格韦。

治疗原则

美国健康与人类服务部组建了一个专业组作为 NIH 艾滋病研究咨询委员会,制定了 HIV 感染的治疗原则。表 97-23 对这些原则进行了总结。指南指出,HIV 感染的 cART 治疗并不能根除或治愈 HIV。目前报道的唯一可能的例外是,一个 HIV 感染患者为治疗急性髓性白血病接受了同种异基因干细胞移植,此前该患者进行了化疗、全身放疗和抗胸腺细胞免疫球

蛋白等治疗。供体细胞存在 CCR5 Δ32 的纯合突变(见上文),因此对 HIV 感染具有抵抗力。尽管移植当日起停止了 cART,但随访 8 年多时间,该患者并未出现明显的 HIV 感染迹象。

治疗慢性 HIV 感染需患者坚持每日用药,启动治疗时需认真考虑这一事实。虽然早期治疗通常是治疗感染病的一个原则,但对所有 HIV 感染患者确诊后立即开始治疗可能不够审慎。制订治疗方案时必须平衡治疗的风险和收益。启动抗逆转录病毒治疗的患者必须愿意终身治疗,能理解其制订方案的重要性并遵从。研究观察表明患者依从性非常重要,治疗中断与 HIV RNA 水平快速增加、CD4+ T 淋巴细胞计数快速下降以及临床进展风险增加有关。虽然间歇性治疗方案通过尽量减少药物暴露将与 cART 相关的副作用降至最低的假设看似合理,但所有采用此方案的尝试和努力都与随机接受间歇治疗患者严重不良事件的增加存在矛盾,提示一些"非艾滋病相关"的严重不良事件如心脏病发作和脑卒中可能与 HIV 复制有关。因此,除非因药物毒性难以耐受,否则启动 cART 后应终身治疗。

目前美国健康与人类服务部指导小组推荐所有 HIV 感染患者均应接受 cART 治疗,在 CD4+ T 淋巴细胞计数<350/μL 的患者中的证据最充分。更加详细地评估对 CD4+ T 淋巴细胞计数≥350/μL 的患者启动治疗是否获益的临床试验正在进行中。此外,建议未被感染个体发生 HIV 高危暴露行为后接受为期 6 周的预防治疗。研究表明替诺福韦和恩曲他滨两药联合可用于 HIV 感染高危人群的暴露前预防。对确诊 HIV 感染时伴有机会性感染的患者,可考虑推迟 2～4 周后再启动抗逆转录病毒治疗,因此前的重点应是治疗机会性感染。延迟抗病毒治疗可通过降低机会性感染的抗原负担来降低后续出现的免疫炎性反应重建综合征的严重程度。但对晚期 HIV 感染患者(CD4+ T 淋巴细胞计数<50/μL)来说,应尽快启动 cART 治疗。

一旦决定要启动治疗,临床医生须决定使用哪些药物组成初始治疗方案。药物选择不仅会影响治疗的短期疗效且会影响患者未来治疗方案的选择。初始治疗方案通常是最有效的,因为此时病毒还没有产生明显的耐药性。任何单药治疗 HIV 均可能会迅速产生诱导耐药,故必须采用多药联合方案进行治疗。由于患者可能感染携带耐药基因的病毒,建议在开始治疗前进行病毒耐药基因分析,以优化抗逆转录病毒药物的选择。表 97-24 列出了目前推荐的可用作初治患

者的初始联合治疗药物。阿巴卡韦和利匹韦林与其他药物联用的方案可能比较适用于 HIV RNA 水平＜100 000 拷贝/mL 的患者。目前尚不清楚 HIV RNA 含量＜50 拷贝/mL 的患者接受 cART 治疗是否可获益。启动治疗后,期望血浆 HIV RNA 水平能可在 1～2 个月内快速下降至少 1 个 log 值(10 倍),之后 6 个月内缓慢下降到＜50 拷贝/mL。与此同时 CD4⁺ T 淋巴细胞计数应增加 100～150/μL 并在治疗的第 1 个月后活性明显增强,之后估计每年增加 50～100 个直到 CD4⁺ T 淋巴细胞绝对值接近正常。许多临床医生认为未达上述治疗终点是更改治疗方案的一项指征。其他更改治疗方案的原因包括 CD4⁺ T 淋巴细胞计数持续下降、HIV RNA 水平持续升高到 200 拷贝/mL 以上、临床恶化或出现药物毒性(**表 97-25**)。与初始治疗相同,更改治疗可能会对未来的治疗选择产生持久影响。因治疗失败(临床进展或实验室参数恶化)而更改治疗方案时,尝试使用至少两种新的活性药物很重要。耐药性检测可指导更改方案(见下文)。若患者是因药物毒性而调整治疗可仅替换该药。需要强调的是,为了准确判别是否为药物毒性,最好坚持正在使用的治疗方案一段时间以区分药物毒性和疾病进展。药物毒性通常出现 1～2 周后开始有好转迹象。很重要的是,因药物治疗失败而更改治疗方案前应确认治疗失败是否是在患者坚持制订的方案基础上出现的。跟初始治疗一样,新的治疗方案越简单患者的依从性越高。治疗期间应每 3～6 个月监测一次血浆 HIV RNA 水平,若因病毒载量升高而更改治疗方案时监测应更频繁,或在更改方案时加测一次。

为制订初始治疗方案或治疗失败患者的最佳治疗方案,可通过检测 HIV 准种的基因型或表型判断其对抗逆转录病毒药物的敏感性,并通过药物浓度监测来确定合适的剂量。基因型检测可通过 cDNA 测序完成。表型检测通常是检测病毒酶在不同药物浓度下的酶活性,也可用于判断辅助受体亲嗜性。这些检测方法通常可检出出现率≥10% 的亚种。下一代测序可检测频率低于 1% 的亚种。一般建议在耐药病毒传播风险较高的地区(如美国和欧洲)启动治疗时及治疗过程出现病毒学失败需更换药物时进行耐药性检测。耐药性检测在区分耐药病毒与患者依从性差方面具有特殊价值。由于耐药病毒恢复为野生型的速度很快,建议在患者仍接受已失败的抗病毒方案时(更改方案前)进行耐药性检测。血浆药物浓度检测也

表 97-25　HIV 感染患者更改抗逆转录病毒治疗方案的指征ᵃ
初始治疗 4 周后血浆 HIV RNA 水平下降不到 1 个 log 值
除外感染、疫苗接种或实验室误差等影响,出现血浆 HIV RNA 较最低值明显升高(升高 3 倍或以上)
CD4⁺ T 细胞计数持续下降
病情恶化
药物副作用

ᵃ 一般来说,新方案中需至少包括两种可能有效的药物。除非因药物毒性需调整治疗,此时仅需更换一种药物即可。

可用于制订个体化治疗。一些研究者使用抑制系数(即患者血浆病毒水平/IC50)来判断药物的治疗剂量是否合适。努力治疗但仍有部分患者接受最佳治疗时 HIV 持续高水平复制,虽然抗逆转录病毒治疗没能完全抑制病毒复制,但此类患者仍将可从治疗中受益。

除以上讨论的已获批药物外,大量临床实验药物也可能会作为有效治疗 HIV 感染的选择。目前已开发的治疗药物干扰病毒复制周期的每一步(**图 97-3**)。此外,随着与控制病毒复制相关的免疫系统的作用越来越多地被发现,其他治疗方法(一般称为"基于免疫的疗法")正作为抗病毒药物的补充而蓬勃发展。尚在早期临床试验的抗病毒药物包括核苷和核苷酸类似物、蛋白酶抑制剂、融合抑制剂、受体和辅助受体拮抗剂、整合酶抑制剂及新的抗病毒策略如反义核酸和成熟抑制剂。基于免疫的疗法包括 IFN-α、骨髓移植、基因改造后可抵抗 HIV 感染或增强免疫的淋巴细胞的过继治疗、利用失活 HIV 激活免疫治疗或其成分 IL-7 和 IL-15。

HIV 与医疗保健相关工作者

医疗保健相关人员尤其是经常接触 HIV 感染患者的医务人员可能会在工作中感染 HIV,这种可能性并不大(见上文"HIV 的职业传播:医疗保健相关工作者、实验室工作者和卫生保健机构"),但是确切存在的。1984 年报道了第一例 HIV 职业传播(即患者传染给医务人员)病例,目前大多数国家都出现过此类病例报道。上文已提及,全球每年约有 1 000 名(范围为 200～5 000 名)医疗保健相关工作者因锐器伤而感染 HIV。

2010 年,美国做了一项关于 HIV 职业传播情况的调查,纳入了 57 名在职业暴露后感染 HIV 的医疗保健相关工作者,发现感染途径分别为:48 例经透皮损伤(割伤、刺伤)感染,5 例经黏膜皮肤感染,2 例同时经透皮损伤感染

和黏膜皮肤感染，2 例感染途径不明。57 名医务人员中有 49 人暴露于 HIV 感染患者的血液，3 人暴露于 HIV 浓缩提取物，1 人暴露于血性液体，4 人暴露于不明液体。其中实验室工作人员 19 人（其中临床实验室技术员 16 人），护士 24 人，内科医生 6 人，外科医生 2 人，透析技师、呼吸治疗师、健康助理、尸体防腐技师各 1 人，后勤人员 2 人。美国还报道了另外 140 余例医疗保健相关工作者 HIV 感染病例，不过目前尚不清楚这些病例是否均为职业暴露感染。研究表明，透皮暴露后的感染率约为 0.3%，黏膜暴露后的感染率约为 0.09%，破损皮肤暴露后的感染率估计低于黏膜暴露。与暴露于 HIV 感染患者的血液相比，暴露于 HIV 感染患者的其他液体或者组织时的传播风险较小。此外，美国还进行了一项对 3 420 名骨科医生进行的血清学调查，结果显示，尽管有 75% 在 HIV 高感染率地区工作，且其中 39% 曾在缝合时意外暴露于 HIV 感染患者的血液，但无人感染 HIV。这说明经缝合针刺伤感染 HIV 的风险比抽血针（空心针）要小很多。

医疗保健相关工作者的职业感染大多是由针刺伤造成的。若使用针头时严格遵守锐器操作规范则此类感染事故的发生会显著减少。数据显示，因针刺伤而感染 HIV 的病例中，27% 是由于废弃针头处置不当造成的（其中超过一半是由于针头重复使用），23% 在尝试建立静脉通路时发生，22% 在抽血过程中发生，16% 与肌内注射或皮下注射有关，12% 与静脉输液有关。

临床医生应将可能的 HIV 职业暴露事件视为紧急医疗事件，以确保及时启动暴露后管理，必要时采用抗逆转录病毒药物进行暴露后预防（postexposure antiretroviral prophylaxis，PEP）。是否启动 PEP 需要综合考虑很多因素，如职业暴露情况是否严重（比较严重的情况包括皮肤损伤较深、器材上有血液、被留置于患者静脉或动脉的器具刺伤、感染源为晚期 HIV 感染患者、暴露后未采用 cART 暴露后预防）、暴露人员是否妊娠或者母乳喂养，HIV 是否为耐药毒株、PEP 方案毒性等。需要指出的是，无论是否启动 PEP，暴露者均应及时清理伤口并消毒。美国公共卫生部指南推荐以下两种 PEP 方案：① 如果暴露情况较轻，则使用两种核苷类似物逆转录酶抑制剂，为期 4 周；② 如果暴露情况较重，则需在前方案基础上加用另一种药物，同样为期 4 周；大多数时候会采用第二种方案。详细内容参见新版《美国公共卫生部指南：HIV 职业暴露管理及暴露后预防》（CDC，2005 年）。该指南着重强调了严格遵守 PEP 方案、跟踪治疗、不良事件（如血清转换）监测、专家咨询等事项。

关于 HIV 及其他血源性病原体职业暴露后的诊治问题可通过美国国家临床医生职业暴露后预防热线（PEPline）咨询，电话为 888 - 448 - 4911。该热线提供全天候的免费咨询服务，详见 www.nccc.ucsf.edu 网站。该热线在处理一些特殊或棘手的情况（如 HIV 为耐药毒株或暴露者处于妊娠状态

时）尤为有用。

1991 年 7 月 CDC 颁布了一项指南旨在有效减少 HIV 职业传播风险。该指南指出医疗保健相关工作者必须遵守标准防护措施，有渗出性损伤及湿疹的工作人员不得直接护理 HIV 患者，侵入性治疗所使用的可复用器械必须经过严格消毒。为做好标准防护措施，每一份标本均应视为来自血源性病原体感染患者，切实谨慎对待每一份标本。所有标本都要双层包裹，抽血时必须佩戴手套，液体洒出时应立即用漂白剂消毒。

虽然风险较小但职业传播确实存在，为了更好地保护医疗保健相关工作者，需要指出的是，每年约 200 名医疗保健相关工作者死于 HBV 的职业传播感染。广泛推行 HBV 疫苗可使此类感染及引起的死亡大幅下降。针刺伤后 HBV 的感染风险要远远高于 HIV（见上文"传播"一节）。很多针刺伤所致的职业传播病例中，患者虽然 HBV 和 HIV 双阳，但医疗保健相关工作者仅感染了 HBV。考虑到很多 HIV 患者合并 HBV 感染，因此所有接触 HIV 患者的医疗保健相关工作者均应该接种 HBV 疫苗。

HIV 感染患者另一常见的感染病是结核病（pulmonary tuberculosis，TB）且可传染给医疗保健相关工作者。医疗保健相关工作者应该每年进行 PPD 检查，如果皮试结果为阳性，则要接受为期 6 个月的异烟肼治疗。此外，要对确诊结核病的患者进行呼吸道隔离。近年来，由于耐药结核（包括在非洲发现的泛耐药结核）的出现，结核病职业感染问题日益严重，尤其是已感染 HIV 的工作人员。

关于 HIV 传播的另一个棘手的问题是由医疗保健相关工作者向患者的传播。上文"HIV 的职业传播：医疗保健相关工作者、实验室工作者和卫生保健机构"小节已对此进行了讨论。理论上来讲，上文提及的标准防护措施，同样适用于保护患者不被医疗保健相关工作者传播。

预防性 HIV 疫苗

基于人类行为模式研制安全有效的 HIV 疫苗对防止 HIV 传播有重要意义。从人类抗感染的历史长河来看，得益于安全有效疫苗的研制，很多传染性疾病都得到了很好的控制和预防。一般来说，疫苗研制的思路是人体在自然感染过程中会产生足够有效的免疫应答，而疫苗就是通过模仿这种免疫应答来预防病毒感染。绝大多数情况下，即便是天花、脊髓灰质炎、麻疹和流感这些严重的疾病，人体均能够清除感染原并终身免疫。然而不幸的是，HIV 感染时并非如此。人体对 HIV 的自然免疫应答无法清除体内的病毒，二重感染并不少见。未来研制预防性 HIV 疫苗的难点在于病毒变异率高、病毒存在非细胞接触型及细胞接触型传播、HIV 前病毒将自身整合到靶细胞的基因组中从而避免其暴露于免疫系统而形成潜伏感染、可能需要建立有效的黏膜免疫、难以建立精确的 HIV 感染的保护性免疫等。少数被称为"精英控制者"的

HIV 感染患者,能在不接受 cART 的情况下将病毒血症水平控制在极低水平或检测不到。甚至有些个体虽多次接触 HIV 但未被感染。这表明人体中潜存着一些具有保护性的宿主防御因素或者针对 HIV 的免疫应答。早期研制的一种包膜蛋白 gp120 疫苗,目标是诱导人体内产生中和抗体但并未取得成功,在新鲜外周血单核细胞中进行的试验发现,这种疫苗诱导产生的抗血清不能中和培养的 HIV 原代分离株。鉴于此,美国和泰国开展的两项Ⅲ期临床试验采用的是可溶性 gp120,但均未取得成功。此外,两项独立的旨在诱导 $CD8^+$ T 淋巴细胞应答以预防感染,或即使预防感染失败亦可控制感染后病毒血症的疫苗均以失败告终,两个目标均未实现。最近,泰国正在 16 000 名流行率低的异性恋配偶中开展了一项临床试验(RV144)来测试疫苗的有效性,该疫苗是利用可表达多种病毒蛋白并引起包膜蛋白大量产生的痘病毒载体(poxvirus vector prime)研制的。疫苗初步显示有保护性作用(尽管较低),这是全世界首个阳性结果报道。实验结果显示该疫苗对 HIV 的有效预防率为 31%,虽尚不足以使其应用于临床,但确实是 HIV 疫苗研制过程中的一个重要突破。RV144 的后续研究表明,该疫苗的作用可能与对 HIV 包膜上高度可变的 V1~V2 区域中的某些恒定抗原表位产生的非中和或弱中和抗体反应有关。目前已开展更进一步的研究,旨在通过各种方法包括加大包膜蛋白的疫苗剂量以改进 RV144 的试验结果。

　　HIV 疫苗研制的另一个思路是,在 HIV 包膜上生成某些抗原表位,这些抗原表位可以作为免疫原来诱导机体产生广泛中和型抗体。奇怪的是只有大约 20% 的 HIV 感染患者在自然感染时会产生广泛中和型抗体,并且在感染 2~3 年后才会产生这种抗体。这种抗体可以中和很多种 HIV 原代分离株,但是对感染患者体内的自体病毒似乎没有效果。研究发现,随着时间推移,这些广泛中和型抗体会表现出高度的体细胞突变从而获得成熟的亲和力和广泛中和能力。当前 HIV 疫苗研制的目标是开发出构象正确的 HIV 包膜抗原表位,通过序贯免疫来诱导未感染机体产生广泛中和型抗体。此方法是否可行还有待检验。

预防

　　教育、咨询和行为矫正是 HIV 预防战略的基石。很多时候 HIV 感染患者并不知晓自己已感染 HIV。美国 110 万的 HIV 感染患者中有 16%~18% 并不知晓自身感染状况,49% 的感染病例是由那些不知晓自己已感染 HIV 的患者传播的。针对这一情况,CDC 建议将 HIV 筛查列为常规,所有 13~64 岁的青少年及成人都应接受 HIV 筛查。HIV 筛查时需告知被筛查人,但不需要签署知情同意书。被筛查人若不选择退出则视为同意进行 HIV 筛查。

有高危行为者应增加 HIV 筛检频次。为判断可能从 cART 中获益的人群进行了很多研究,无论是对可能不知晓自身已感染 HIV 且可能将 HIV 传播给他人的人群还是有高危行为的未感染人群进行行为矫正时,均应以这些研究数据为基础。主要针对三类人群进行行为矫正,包括不知晓自身 HIV 感染状况的人、可能会传播 HIV 的人,以及有高危行为的人。引导这些人进行"安全性行为"可减少甚至避免 HIV 传播。防止 HIV 经性传播最有效的方法是禁止性接触,不过这很难实行。当然还有很多方法可以减少 HIV 传播,例如筛查性伴侣双方的 HIV 抗体,如果两人 HIV 抗体均为阴性则应该认识到与第三者发生性行为是一种高危行为;如果其中一方阳性,则可通过使用避孕套来减少 HIV 的传播风险。需要注意的是,使用避孕套并不能完全避免 HIV 传播。事实上,即使使用避孕套仍有 10% 的可能性会发生 HIV 传播,这主要是因为避孕套破损或者避孕套使用不当(如性行为过程中未全程使用避孕套)所致。乳胶避孕套在防止 HIV 渗漏方面较好,而自然皮肤避孕套(natural skin condom,用羊肠等做成)较差。避孕套不能用矿物油凝胶进行润滑,因其可能容易导致避孕套破裂。口交比肛交发生 HIV 传播的风险更低,可能是男男同性恋中传播风险最低的性行为方式。必须强调的是,尽管通过口交传播 HIV 的可能性远低于通过直肠或者阴道传播的可能性,但不意味认为口交是完全安全的,上文"传播"一节曾介绍过因口交而感染 HIV 的病例报道。对于女性来说,使用凝胶内含抗逆转录病毒药物的局部杀菌剂可有效降低通过阴道感染 HIV 的风险。与同性或双性发生性行为的男性每日口服抗逆转录病毒药物进行暴露前预防(pre-exposure prophylaxis,PrEP)可有效预防其 HIV 感染。如果严格遵守上述预防方案,有效性可高达 90% 以上,然而能否严格遵守这些预防方案是目前面临的最大问题。

　　包皮环切术可使成年男性 HIV 感染风险降低 50%~65%。目前很多国家(尤其是发展中国家)正大力推行这一措施。注射吸毒者防止 HIV 感染最有效的方法是戒除毒品,然而这一点很难做到。不愿戒毒或不能戒除毒品的注射吸毒者应该避免与他人共用针头和注射用具。然而,因文化及社会原因难以避免共用针具,这对防止 HIV 传播非常不利。另外,若需重复使用针头和注射器,每次使用完后均应用消毒剂(如未经稀释的次氯酸钠,即家用漂白剂)消毒。一些组织会向吸毒者提供无菌针头以换取用过的针头,这种做法也能有效减少 HIV 传播。为了防止注射吸毒者将 HIV 传播给其性伴侣,需对其进行 HIV 筛查和 HIV 知识宣教。口服预防药物对预防注射吸毒者 HIV 感染也有效。如何预防 HIV 经输血/血液制品传播及母婴传播参见上文"传播"一节。

第 98 章
病毒性胃肠炎 | Chapter 98 Viral Gastroenteritis

Umesh D. Parashar, Roger I. Glass · 著 | 李娜 · 译

急性感染性胃肠炎是一种世界范围内的常见病,各年龄段均可发病。它是发展中国家儿童死亡的主要原因,每年约有 70 万人死于急性感染性胃肠炎,占据了包括美国在内的发达国家儿童住院总人数的 10%～12%。老年人,尤其是健康状况衰退的,患急性胃肠炎后发生严重并发症和死亡的风险极高。急性胃肠炎在健康成人中很少致死,但会增加大量的医疗和社会成本(如工作时间损失)。

几种肠道病毒已被确认为急性感染性肠胃炎的重要病原体(表 98 - 1、图 98 - 1)。大多数病毒性胃肠炎由 RNA 病毒引起,本章也介绍了少数几种 DNA 病毒(如腺病毒 40 型及41 型)。这些病毒感染后的常见临床表现为:急性发作的呕吐和/或腹泻,可伴有发热、恶心、腹痛、纳差和全身不适。表 98 - 2 列出了病毒性胃肠炎与细菌性胃肠炎的鉴别要点。然而,仅凭临床表现及流行病学特点很难进行鉴别,通常需要进一步的实验室检查来帮助确诊。

表 98 - 1		人类病毒性胃肠炎相关病原体			
病毒名称	科	基因组	主要危险年龄组	临床严重程度	检测技术
A 组轮状病毒	呼肠孤病毒科	双链分段 RNA	＜5 岁儿童	+ + +	EM、EIA(商品)、PAGE、RT - PCR
诺如病毒	杯状病毒科	单股正链 RNA	所有年龄段	+ +	EM、RT - PCR
札幌病毒	杯状病毒科	单股正链 RNA	＜5 岁儿童	+	EM、RT - PCR
星状病毒	星状病毒科	单股正链 RNA	＜5 岁儿童	+	EM、EIA、RT - PCR
腺病毒(主要 40 型和 41 型)	腺病毒科	双链 DNA	＜5 岁儿童	+ / + +	EM、EIA(商品)、PCR

缩略词:EIA, enzyme immunoassay, 酶免疫分析法;EM, electron microscopy, 电镜;PAGE, polyacrylamide gel electrophoresis, 聚丙烯酰胺凝胶电泳;PCR, polymerase chain reaction, 聚合酶链反应;RT - PCR, reverse-transcription PCR, 逆转录-聚合酶链反应。

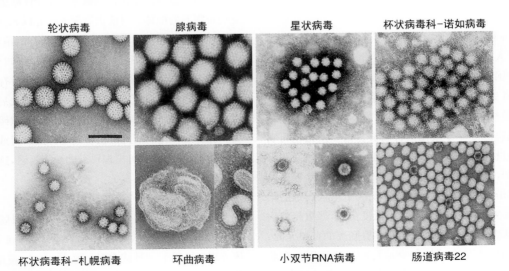

图 98 - 1 **病毒性胃肠炎常见的病原体。**

表 98-2 病毒性胃肠炎和细菌性胃肠炎的鉴别

特征	病毒性胃肠炎	细菌性胃肠炎
背景	发展中国家和发达国家发病率相似	卫生条件差的地区发病率更高
致病量	多数低病毒载量（10～100 个病毒颗粒）即可致病	高细菌负荷量（＞10^5 个细菌）致病：大肠埃希菌、沙门菌、弧菌；中细菌负荷量（10^2～10^5 细菌）致病：空肠弯曲杆菌；低细菌负荷量（10～100 个细菌）致病：志贺菌
季节性	温带地区，冬季高发；热带地区，全年均可发病	夏季或雨季较高发，尤其是在疾病负担较重的发展中国家
潜伏期	多数 1～3 日，诺如病毒更短	多数 1～7 日（如弯曲杆菌、大肠埃希菌、志贺菌、沙门菌）；产肠毒素型细菌仅需数小时（如金黄色葡萄球菌、蜡样芽孢杆菌）
宿主	主要是人类	取决于物种，人类（如志贺菌、沙门菌）、动物（如弯曲杆菌、沙门菌、大肠埃希菌）和水（如弧菌）
发热	轮状病毒和诺如病毒感染常见，其他病原体感染少见	常见于引起炎症性腹泻的病原体（如沙门菌、志贺菌）
呕吐	症状明显，可能是唯一的临床表现，尤其是儿童患者	常见于产肠毒素型细菌感染，其他病原菌不常见
腹泻	常见，几乎都是无血性的	炎症性腹泻，症状突出，偶为血性
病程	诺如病毒和札幌病毒 1～3 日，其他病毒 2～8 日	产肠毒素型细菌 1～2 日，其他大部分细菌 2～8 日
诊断	是排他性诊断。商品化 EIA 试剂盒可用于检测轮状病毒和腺病毒，其他病毒病原体的鉴定仅限于科研和公共卫生实验室	粪便白细胞和隐血检查有助于鉴别诊断。粪便培养，有时采用特殊培养基进行培养以鉴定特定病原体。分子诊断技术在流行病学研究中应用价值较高，但多数实验室并不常规开展
治疗	应给予补液和营养支持治疗。避免使用抗生素和抑制胃肠动力药	多数患者仅需补液支持疗法。以下情况推荐使用抗生素：志贺菌引起的痢疾、霍乱弧菌引起的腹泻，以及艰难梭菌引起的结肠炎

■ 人杯状病毒

病原学

诺沃克病毒的直径为 27～40 nm，为一微小、无包膜、圆形、二十面体病毒，电镜下观察分离的病毒株无相对固定的表面形态。诺沃克病毒不能在体外细胞培养，也无动物模型，因此很难对其进行分离鉴定。基因克隆及序列分析表明，病毒基因组为单股正链 RNA，全长约 7.5 kb，并含分子量为 60 kDa 的单一结构蛋白，与典型杯状病毒相似。根据分子特征将这类病毒分为两类（均属于杯状病毒科）：诺如病毒和札幌病毒（以前分别称为诺沃克样病毒和札幌样病毒）。

流行病学

🌐 诺沃克病毒和其他人杯状病毒感染在全世界范围内流行，大多数成年人都有这些病毒的抗体。此类病毒经粪-口途径传播，发展中国家由于卫生习惯较差，因此感染并获得病毒抗体的年龄通常更早。全年可发生感染，在寒冷的季节高发。诺如病毒可能是社区中轻度胃肠炎最常见的病原体，各年龄段均可，而札幌病毒主要导致儿童胃肠炎。诺如病毒也可引起旅行者腹泻，世界上许多地区的军队都暴发过疫情。现有的有限数据表明，诺如病毒是大龄儿童和成人病毒性胃肠炎的首要病因，也是幼儿病毒性胃肠炎中仅次于轮状病毒的第二位病原体。在美国，自从引进轮状病毒疫苗后，严重轮状病毒感染的病例减少，诺如病毒已成为儿童胃肠炎的首要元凶。诺如病毒也被确认为是全球胃肠炎流行的主要病因。在美国，90%以上的非细菌性胃肠炎暴发是由诺如病毒引起的。

病毒主要通过粪-口途径传播，也可通过呕吐物排出。感染极少量的病毒即具有传染性，传播途径包括空气传播、直接接触污染物、人与人密切接触。急性期患者排毒量大，此时传染性最强。在志愿者中进行的诺沃克病毒相关研究表明，无症状感染者、出现临床表现前的感染者或疾病缓解数周后的患者，仍有排毒。而免疫功能缺陷患者的排毒时间更长。

发病机制

目前尚不清楚病毒颗粒附着的确切位置及其细胞受体。研究数据表明，存在于一些"分泌型"个体胃十二指肠上皮的与人类组织血型抗原相似的碳水化合物（糖类），可作为诺沃克病毒附着的配体。目前仍需深入研究以充分地阐明诺沃克病毒和碳水化合物的相互作用，包括潜在的菌株特异性变化。志愿者感染后，空肠上部出现可逆性病变，如绒毛变宽变钝、微绒毛变短、内层上皮空泡化、隐窝增生、固有层多核中性粒细胞和淋巴细胞浸润。上述病变在症状消失后仍可持续 4 日以上，这与碳水化合物和脂肪吸收不良、刷状缘酶水平下降有关。腺苷酸环化酶活性并没有改变。虽然胃或结肠没有组织病理学上的改变，但可出现胃运动功能延迟，这可能与本病的典型症状恶心和呕吐有关。

临床表现

诺沃克病毒和其他人类杯状病毒引起胃肠炎的平均潜伏期为 24 h（12～72 h），随后突然起病。病程通常 12～60 h，临床表现包括以下一种或多种：恶心、呕吐、腹部绞痛和腹泻。儿童主要表现为呕吐，而成人则更多表现为腹泻。全身症状常见头痛、发热、畏寒和肌肉酸痛等。解黄色稀水便,无脓血、黏液或白细胞。外周血白细胞计数一般正常,也有少数出现白细胞增多伴淋巴细胞相对减少。极少数病例会致死,通常是由于脆弱群体(如健康状况不佳的老年患者)严重脱水所致。

免疫

诺沃克病毒感染后致病率约 50%,并可获得对感染病毒株的短期免疫。对诺沃克病毒的免疫能力与抗体水平呈负相关,即先前具有较高诺沃克病毒抗体水平的人更易患病。这一现象表明部分人群有患病的遗传倾向。组织血型抗原包括 ABO 血型、Lewis 血型和分泌型血型表型可能影响诺如病毒的易感性。

诊断

对诺沃克病毒和其他几种人类杯状病毒基因组进行分子克隆和测序,使得基于聚合酶链反应(PCR)法检测粪便和呕吐物的病毒的技术得以发展及应用。酶免疫分析(EIA)技术主要基于重组杆状病毒载体中表达衣壳蛋白产生的病毒样颗粒,可用于检测粪便中的病毒或对特定病毒抗原的血清学反应。这些新的诊断技术如电子显微镜、免疫电镜和人源成分检测的 EIA 试剂盒,较传统的检测方法更为灵敏。然而,由于人类杯状病毒具有很大的遗传和抗原多样性,目前尚无任何单一的检测方法能够检出全部人类杯状病毒。此外,虽然这些技术逐渐被公共卫生实验室采纳用于对胃肠炎暴发患者的粪便样本进行常规筛查,但由于其复杂性,目前仍主要在研究实验室应用。商品化 EIA 试剂盒在临床实践中的灵敏性和实用性有限,适用于暴发疫情中大样本的筛查,只需少数阳性即可确定诺如病毒为病因。

治疗 · 诺沃克病毒和其他人类杯状病毒感染

诺沃克病毒和其他人类杯状病毒感染是自限性的,通常仅需口服补液。如果出现严重脱水,则需要静脉补液治疗。目前尚无理想的抗病毒药物。

预防

应视具体情况进行流行病学预防,如控制食品和水源污染,解雇感染的食品加工者,通过良好的个人卫生来减少人与人传播,对被污染的物品进行消毒等。由于缺乏对自然感染的长期免疫,免疫预防的确切作用尚不清楚,但诺沃克病毒疫苗的研发工作从未停止。在一项临床研究中,一种候选的诺沃克病毒样颗粒疫苗被证明可以抵御同源病毒的感染。

■ 轮状病毒

病原学

轮状病毒属于呼肠孤病毒科。病毒基因组由 11 段双链 RNA 组成,外包 3 层二十面体的蛋白质衣壳,无包膜,呈球形,直径约为 75 nm。病毒蛋白 6(Viral protein 6,VP6)是主要的结构蛋白,决定了轮状病毒的群体特异性,也是商品化免疫分析的靶点。轮状病毒主要有 7 组(A、B、C、D、E、F、G),在人类轮状病毒感染的主要由 A 组引起,少数为 B 组和 C 组。两种外壳蛋白 VP7(G 蛋白)和 VP4(P 蛋白)决定了病毒的血清型特异性、可诱导产生中和抗体,并分别决定了轮状病毒的 G 型和 P 型。轮状病毒基因组分段的特征可能会导致其在共感染期间进行基因重组(即在病毒之间交换基因组片段),这一特性可能在病毒进化中起到作用,目前已被用于开发动物-人轮状病毒重组疫苗。

流行病学

全世界,几乎所有儿童都在 3～5 岁时都感染过轮状病毒。新生儿感染很常见,但通常是无症状的或症状轻微,这可能是由于母体或母乳的抗体的保护作用。与发达国家相比,发展中国家轮状病毒初次感染者的年龄更低,季节流行特征不明显,罕见轮状病毒株引起的感染更常见。此外,由于缺乏有效的补液治疗,轮状病毒已成为发展中国家儿童腹泻相关死亡的主要原因,其中撒哈拉以南非洲和南亚儿童死亡率最高。

初次感染者年龄 >3 个月即可能是症状性的,4～23 个月大的婴幼儿发病率最高。再次感染很常见,但严重程度会随着再感染次数增加而降低。因此,大龄儿童和成人发生严重轮状病毒感染较幼龄儿童少见。然而,一些特殊人群也可感染轮状病毒,如轮状病毒腹泻儿童的父母或其他照护者、免疫功能低下者、旅行者和老年人,因此在成人胃肠炎的鉴别诊断中也应考虑该病毒感染。

在热带地区,轮状病毒感染在全年都有发生,季节性不明显;在温带地区,它在寒冷的秋季和冬季高发。在美国引进轮状病毒疫苗之前,每年轮状病毒感染多始于西南部秋季和冬季初(10—12 月),并在整个大陆迁移,在东北部的冬末和春季(3—5 月)达到峰值。这种特征性流行模式的原因尚不清楚,可能与各州之间出生率的差异有关,这种差异可能会影响每次轮状病毒流行季后易感婴儿的累积率。自 2006 年对婴儿进行常规轮状病毒疫苗接种后,美国轮状病毒感染流行的季节性和地域性模式特征发生了巨大的改变(**图 98-2**)。最近两个流行季节(2010—2012 年)的数据表明,轮状病毒检出量较接种前的基线水平下降了 74%～90%,且两个流行季节的轮状病毒检测阳性率均低于 10%/年(接种前基线中位数为 26%)。在疫苗接种后的 5 年(2007—2012 年)中,轮状病毒活动出现了 2 年一次的增长模式,但其在每个流行季节的活动性仍然远低于疫苗接种前的基线水平。

轮状病毒感染性腹泻期间,粪便中排出大量病毒(10^7～10^{12}/g)。EIA 法检测到的粪便中排毒时间通常为 1 周内,但在免疫功能受损的个体中可能会延长至 >30 日;需采用灵敏的分子检测技术(如 PCR)监测更长时间。病毒主要通过粪-口途径传播。其可能通过呼吸道分泌物、人与人接触或污染的环境表面传播,这可能与各种卫生条件下 3 岁以内患儿快

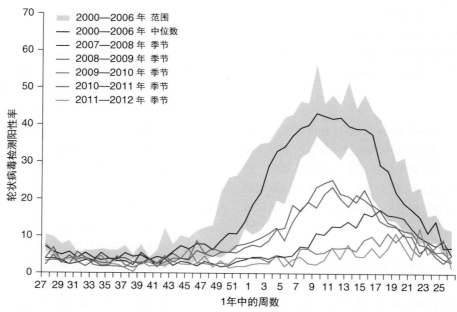

图 98-2　轮状病毒检测阳性率,2000 年 7 月到 2012 年 6 月每年的某一周。2000—2006 年轮状病毒检测阳性的最大或最小百分比可发生在 6 个基线季节中的任何一个。数据来自国家呼吸道和肠道病毒监测系统(摘自:CDC,2012 年)。

速获得抗体有关。

在人类中发现了 A 组轮状病毒至少有 10 种不同的 G 血清型,但主要流行的只有 5 种(G1、G2、G3、G4 和 G9)。虽然人轮状病毒株与动物病毒株具有高度遗传同源性,但动物与人之间的传播并不常见。

自 1982 年以来,中国成人中发生了几次大规模的 B 组轮状病毒感染性胃肠炎,印度也发现了这种病毒感染。而 C 组轮状病毒仅在世界上几个国家的一小部分儿童胃肠炎病例中报道过。

发病机制

轮状病毒感染并最终破坏空肠近端绒毛上皮中的成熟肠道细胞。吸收性绒毛上皮的缺失以及分泌性隐窝细胞的增殖,共同导致了分泌性腹泻。肠上皮细胞特有的刷状缘酶减少,导致未代谢双糖的累积和随之发生的渗透性腹泻。小鼠的研究表明,轮状病毒非结构性蛋白 NSP4 具有肠毒素的功能,可通过改变上皮细胞功能和通透性而引起分泌性腹泻。此外,轮状病毒可通过激活肠壁的肠神经系统来诱发液体分泌。数据表明,尽管血清中的抗原和 RNA 水平明显低于粪便,但急性轮状病毒感染的儿童病例中仍常见轮状病毒抗原血症和病毒血症。

临床表现

轮状病毒感染的临床表现可无症状、轻微发病,也可出现严重症状,表现为致命性胃肠炎、脱水。经过 1～3 日的潜伏期后,突然起病,初始症状通常为频繁呕吐,接着是腹泻。高达 1/3 的患者可有高热(体温＞39℃)。稀水样便,很少含有红细胞或白细胞。胃肠道症状一般在 3～7 日缓解。

有报道称儿童轮状病毒感染后可出现呼吸和神经系统症状,但其因果关系尚未得到证实。此外,轮状病毒感染也可能导致一系列临床情况,如婴儿猝死综合征、坏死性小肠结肠炎、肠套叠、川崎病和 1 型糖尿病等,但均未得到有效的证实。

轮状病毒不是艾滋病患儿的主要机会性病原体。对严重免疫功能缺陷的儿童,轮状病毒可引起长期腹泻,排毒时间延长,极少数情况下出现系统性播散。接受骨髓移植的免疫抑制患者也是出现严重甚至致命性轮状病毒感染的高危人群。

免疫

轮状病毒感染患者肠道和血清中的病毒特异性分泌型 IgA 抗体具有保护性。但肠道表面的病毒特异性 IgA 抗体仅短暂产生,只能在短期内起到全面预防作用。然而,每一次感染和随后的再感染都会逐渐增强机体对其的免疫力。因此,严重感染的情况多见于婴幼儿第一次或第二次感染。免疫记忆对再感染时减轻疾病的严重程度至关重要。

诊断

很难通过临床表现对轮状病毒及其他肠道病毒感染性疾病进行鉴别。由于粪便中排出大量的病毒,通常可以采用商品化的 EIA 试剂盒或分子检测技术(如凝胶电泳、探针杂交或 PCR)来检测病毒 RNA 以确诊。

治疗·轮状病毒感染

轮状病毒胃肠炎可导致严重脱水,因此应尽早采取合适的治疗措施。对大多数可以口服液体的儿童来说,标准的口服补液疗法即可,但严重脱水或因呕吐而不能耐受口服治疗的患者则可能需要静脉补液治疗。已有临床研究评估了益生菌、碱式水杨酸铋、脑啡肽酶抑制剂和硝唑尼特的治疗价值,但其疗效尚不确切。

应避免使用抗生素和胃肠动力抑制剂。对于慢性症状性轮状病毒病感染的免疫功能缺陷儿童，口服免疫球蛋白或初乳可能使症状缓解，至今尚未有特效抗病毒药物，临床治疗决策通常是经验性的。

预防

轮状病毒感染率在发展中国家和发达国家中并无明显差异，说明改善卫生条件及提高婴幼儿营养状况并不能减少该病的发病率，因此研制有效的轮状病毒疫苗已成为预防轮状病毒性肠炎的主要手段，也是当今世界卫生组织疫苗发展计划的首要任务之一。1998 年第一种轮状病毒疫苗在美国获得许可生产，然而有报道出现少数肠套叠、严重肠梗阻病例，仅 1 年即退出了市场。

2006 年，在北美、欧洲和拉丁美洲进行的大规模临床试验中报道了两种新型轮状病毒疫苗的预期安全性和有效性结果。这两种疫苗都是由美国推荐的婴儿常规免疫接种的疫苗，使得全美国轮状病毒住院率和急诊率迅速下降了 70%～80%。此外，疫苗接种的间接效益（如群体免疫）也在许多情况中体现出来。2009 年 4 月，世界卫生组织（WHO）建议在全世界所有国家应用轮状病毒疫苗。截至 2013 年 5 月，共有非洲和亚洲的 42 个国家（包括 5 个低收入国家），将轮状病毒疫苗纳入其国家儿童计划免疫中。墨西哥和巴西引进轮状病毒疫苗后，儿童腹泻导致的死亡人数有所下降。一些国家疫苗上市后的监管过程中报道了少数肠套叠个例，但疫苗接种明显利大于弊，因而并未改变疫苗的监管政策。

在发展中国家，轮状病毒感染具有不同流行病学特征，更常见于与其他肠道病原体共感染，更易出现并发症和营养不良，可能对口服轮状病毒疫苗的性能产生不利影响，正如这些地区预防脊髓灰质炎、霍乱和伤寒的口服疫苗所面临的难题一样。因此，强烈推荐对非洲和亚洲等资源匮乏地区的轮状病毒疫苗有效性进行评估，目前相关的试验已开展并完成。

与预期一致，与发达国家相比，轮状病毒疫苗在这些地区的预防效果中等（50%～65%）。然而，在这些疾病负担较高的地区，即使一种中等效力的轮状病毒疫苗也可能带来相当大的公共卫生效益。

病毒性肠胃炎的其他病原体

肠道腺病毒 40 型和 41 型，属于 F 亚群，为直径 70～80 nm 的双链 DNA，占幼儿腹泻病因的 2%～12%。与引起呼吸道疾病的腺病毒不同，肠道腺病毒很难在体外培养，但可以采用商品化的 EIA 试剂盒检测。腺病毒 31 型和 42～49 型与 HIV 患者、其他免疫功能低下患者腹泻有关。

星状病毒是直径为 28～30 nm，具有典型的二十面体结构的单股正链 RNA。至少有 7 种血清型，其中血清型 1 最常见。星状病毒是儿科常见的病原体，占儿童轻中度胃肠炎病因的 2%～10%。检测粪便标本中的病毒的简易免疫分析法，以及分离鉴定病毒株的分子技术的开展，将有助于更全面地评估这些病原体的致病机制。

环曲病毒是直径为 100～140 nm、有包膜的单股正链 RNA 病毒，被认为是马（伯尔尼病毒）和牛（布雷达病毒）胃肠炎的病因。它们导致人类腹泻的作用机制尚不清楚，但一项加拿大的研究已经证实了环曲病毒排泄与新生儿院内获得性胃肠炎和坏死性小肠结肠炎有关。但它们之间的因果关系尚需进一步的研究。

小双节 RNA 病毒是一种小的双段、双链 RNA 病毒，可引起多种动物胃肠炎。它们作为常见致人类胃肠炎的病原体的作用机制尚不清楚，但几项研究发现，小双节 RNA 病毒与成人 HIV 感染者的胃肠炎有关。

在腹泻患者的粪便中还发现了其他几种病毒（如肠道病毒、呼肠病毒、瘟病毒和细小病毒 B），但它们在胃肠炎中的致病机制尚不清楚。主要引起严重呼吸道疾病的病毒感染后也可表现为腹泻，如严重急性呼吸综合征相关冠状病毒（severe acute respiratory syndrome-associated coronavirus, SARS‐CoV）、流感 A/H5N1 病毒和目前流行的流感 A/H1N1 病毒株。

第 99 章
急性病毒性肝炎 | Chapter 99
Acute Viral Hepatitis

Jules L. Dienstag · 著 | 李娜 · 译

急性病毒性肝炎是一种主要影响肝脏的全身性感染。几乎所有的急性病毒性肝炎都是由以下 5 种病毒引起的：甲型肝炎病毒（hepatitis A virus, HAV）、乙型肝炎病毒（hepatitis B virus, HBV）、丙型肝炎病毒（hepatitis C virus, HCV）、乙型

肝炎病毒相关的 δ 因子或丁型肝炎病毒（hepatitis D virus, HDV）和戊型肝炎病毒（hepatitis E virus, HEV）。HBV 是一种 DNA 病毒，但可像逆转录病毒一样复制；另外 4 种人类肝炎病毒都是 RNA 病毒。这些病毒的分子特征和抗原特性不同，但其所引起的肝炎临床表现相似。各型病毒性肝炎的临床表现均可从无症状或症状不明显，至暴发性、致命性急性感染；另一方面，慢性肝病从亚临床持续感染到迅速进展，如肝硬化，甚至肝细胞癌，则更常见于经血液传播的肝炎病毒（HBV、HCV 和 HDV）感染。

■ **病毒学与病因学**

甲型肝炎

HAV 是一种无包膜的直径约 27 nm 的 RNA 病毒，耐

热、酸和乙醚，属于小 RNA 病毒科嗜肝病毒属（**图 99 - 1**）。病毒颗粒由 4 种衣壳多肽（即 VP1、VP2、VP3 和 VP4）组成，由一个含 7 500 个核苷酸基因组的多蛋白产物翻译后剪切而来。煮沸 1 min、甲醛和氯或紫外线照射可使病毒灭活。尽管分离出的 HAV 中核苷酸序列变异度高达 20%，且已知可感染人类的有 4 种基因型，但 HAV 所有病毒株只有一个血清型，在免疫学上无法区分。甲型肝炎的潜伏期约为 4 周。HAV 仅在肝脏复制，但在潜伏期末以及急性黄疸或其他症状出现前，病毒可存在于肝脏、胆汁、粪便和血液中。HAV 在肝脏中存在时间稍长，但一旦出现明显黄疸，粪便排毒、病毒血症和传染性即迅速减弱。HAV 可以在体外重复培养。

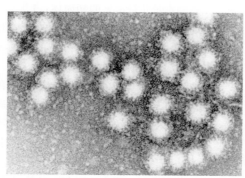
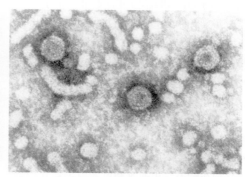

图 99 - 1 HAV 病毒颗粒和乙型肝炎患者血清的电子显微镜下表现。 左：从急性甲型肝炎患者粪便中纯化并通过抗 HAV 抗体聚集的 HAV 病毒颗粒，大小约 27 nm。右：一名乙型肝炎患者的浓缩血清，显示了 3 种形态的 HBsAg 颗粒：42 nm 大病毒颗粒、管型颗粒和 22 nm 小球形颗粒。132 000×（HDV 颗粒与 HBV 42 nm 的病毒颗粒类似，但更小，直径 35~37 nm；HEV 病毒颗粒类似于 HAV 病毒颗粒，但稍大，32~34 nm；HCV 病毒颗粒直径约 55 nm）。

甲型肝炎急性期血清转氨酶水平升高，粪便中仍有排毒，可检测到抗 HAV。早期产生的抗体主要是抗- HAV IgM，可持续数月（一般约 3 个月），很少超过 6~12 个月。然而在恢复期，抗- HAV 则主要为抗- HAV IgG（**图 99 - 2**）。因此，急性期血清抗- HAV IgM 可诊断甲型肝炎。急性期后，血清抗- HAV IgG 持续阳性，并可对再次感染产生免疫。中和抗体活性与抗- HAV 的出现一致，其中抗- HAV IgG 具有抵御 HAV 感染的保护作用。

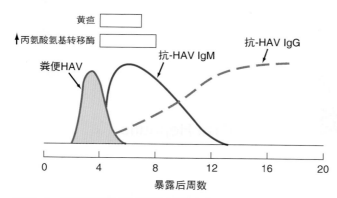

图 99 - 2 HAV 感染后的典型临床及实验室表现。 ALT，丙氨酸氨基转移酶。

乙型肝炎

HBV 是一种 DNA 病毒，基因组结构非常紧密，体积小，

呈圆形，大小为 3 200 bp，HBV DNA 编码 4 组复杂的多结构病毒产物。HBV DNA 负链有 4 个开放区，分别称为 S、C、P 及 X，能高效编码全部已知的 HBV 蛋白质（**图 99 - 3**），详见

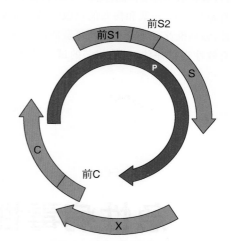

图 99 - 3 乙型肝炎病毒（HBV）紧凑的基因组结构。 这种结构部分基因重叠，允许 HBV 编码多种蛋白质。S 基因编码"主要"包膜蛋白，HBsAg。位于 S 基因上游的前 S1 和前 S2，联合 S 基因编码两个较大的蛋白质："中"蛋白质（前 S2 基因和 S 基因的产物）；"大"蛋白质（前 S1、前 S2 和 S 基因的产物）。最大的基因 P，编码 DNA 聚合酶。C 基因编码两种核衣壳蛋白：① HBeAg，一种可溶性的分泌蛋白（从基因的前 C 区开始）；② HBcAg，细胞内核心蛋白（在前 C 区之后开始）。X 基因编码 HBxAg，可激活细胞和病毒基因的转录，其临床相关性尚不清楚，但与 p53 结合可能有致癌作用。

下文。HBV 曾经被认为是一种独特的病毒,现在被认为是动物病毒嗜肝病毒科(嗜肝 DNA 病毒)的一员,被归类为嗜肝病毒 1 型。嗜肝病毒中其他类似的病毒可感染某些特定的物种(旱獭、地松鼠和树松鼠,以及北京鸭)。与 HBV 一样,它们都存在 3 种形态的颗粒,与 HBV 的包膜和核衣壳病毒抗原相对应,其在肝内复制,但存在于肝外其他部位,含有自身的内源性 DNA 聚合酶,具有部分双链和部分单链基因组,嗜肝 DNA 病毒属于双链 DNA 逆转录病毒,具有独特的逆转录复制模式,可引起急慢性肝炎、肝细胞癌。嗜肝病毒不是直接从 DNA 模板复制 DNA,而是以一个"前基因组"RNA 中间产物为模板进行逆转录(此过程 DNA 聚合酶参与)生成负链 DNA。然后,再通过 DNA 依赖性 DNA 聚合酶以负链 DNA 为模板,合成正链 DNA,并在肝细胞核中形成共价闭合环状 DNA,作为信使 RNA 和前基因组 RNA 的模板。病毒蛋白质由信使 RNA 翻译,蛋白质和基因组被包装成病毒并由肝细胞分泌。虽然目前的临床数据表明,HBV 很难在体外培养,但已有多个细胞系可被 HBV DNA 转染。这种转染的细胞支持 HBV 完整病毒及其组成蛋白的体外复制。

病毒蛋白质和病毒颗粒 · HBV 有 3 种形态的颗粒结构(表 99 - 1),数量最多的是直径 22 nm 的小球形颗粒以及管型颗粒,这些颗粒均由与病毒相同的包膜蛋白组成,抗原特性一致,并被认为是过量的病毒包膜蛋白。血清中存在大量的直径约 42 nm 的双壳大球形颗粒,其与小球形颗粒和管型颗粒数量相比约 1∶100(或 1 000),代表完整的 HBV 病毒颗粒(图 99 - 1)。表达在病毒颗粒外表面、小球形颗粒及管型颗粒上的包膜蛋白,称为乙肝病毒表面抗原(HBsAg)。HBsAg 和病毒颗粒在血液中的浓度可分别达到 500 μg/mL 和 10 万亿粒/mL。包膜蛋白(即 HBsAg)是 HBV S 基因的产物。

表 99 - 1　肝炎病毒的命名和特征

肝炎类型	病毒颗粒(nm)	形态学	基因组[a]	分类	抗原(s)	抗体	备注
HAV	27	二十面体,无包膜	7.5 kb RNA,线性,ss,+	嗜肝病毒	HAV	抗- HAV	早期粪便排毒 诊断:抗- HAV IgM 既往感染:抗- HAV IgG
HBV	42	双壳颗粒(表面和核心)球形	3.2 kb DNA,圆形,ss/ds	嗜肝 DNA 病毒	HBsAg HBcAg HBeAg	抗- HBs 抗- HBc 抗- HBe	血液传播病毒;携带状态 急性期诊断:HBsAg、抗- HBc IgM 慢性期诊断:抗- HBc IgG、HBsAg 病毒复制标志物:HBeAg、HBV DNA 侵犯肝、淋巴细胞、其他器官
	27	核衣壳			HBcAg HBeAg	抗- HBc 抗- HBe	核衣壳含有 DNA 和 DNA 聚合酶,存在于肝细胞核,HBcAg 不易在循环检出,HBeAg(可溶性、非颗粒)和循环中 HBV DNA 与传染性和完整病毒相关
	22	小球形和管型病毒颗粒;代表过量的病毒包膜蛋白			HBsAg	抗- HBs	>95% 的急性乙型肝炎患者可检测到 HBsAg;存在于血清、体液、肝细胞胞质中;抗- HBs 是具有保护性功能的抗体
HCV	50~80	有包膜	9.4 kb RNA,线性,ss,+	丙型肝炎病毒属	HCV C100 - 3 C33c C22 - 3 NS5	抗- HCV	经血液传播,既往被称为非甲非乙型肝炎 急性期诊断:抗- HCV(C33c、C22 - 3、NS5),HCV RNA 慢性期诊断:抗- HCV(C100 - 3、C33c、C22 - 3、NS5)和 HCV RNA 位于肝细胞胞质
HDV	35~37	有包膜,核心为 HDV 颗粒,外包 HBsAg	1.7 kb RNA,环状,ss,-	类似于类毒和植物病毒的卫星病毒(delta 病毒属)	HBsAg HDAg	抗- HBs 抗- HDV	有缺陷的 RNA 病毒,需要 HBV(或其他嗜肝 DNA 病毒)的辅助功能;HDV 抗原(HDAg)存在与肝细胞核 诊断:抗- HDV、HDV RNA;HBV/HDV 共感染:抗- HBc IgM 和抗- HDV IgM;HDV 重叠感染:抗- HBc IgG 和抗- HDV
HEV	32~34	非封闭二十面体	7.6 kb RNA,线性,ss,+	戊型肝炎病毒属	HEV 抗原	抗- HEV	经消化道传染的肝炎,在美国很少见,发生在亚洲、地中海国家、中美洲 诊断:抗- HEV IgM/IgG(不常规检测)位于粪便、胆汁、肝细胞浆中

[a] ss,单链;ss/ds,部分单链,部分双链;-,负链;+,正链。

包膜 HBsAg 亚型决定簇包括一个共同抗原决定簇 a 和两对亚型决定簇（d/y 和 w/r）。乙型肝炎病毒共有至少 8 个亚型和 10 个基因型（A～J）。基因型和亚型的地理分布各不相同：基因型 A（即 adw 亚型）和 D（ayw）主要分布于美国、欧洲，而基因型 B（adw）和 C（adr）则主要见于亚洲。临床病程和结局与亚型无关，但基因型 B 与基因型 C 或 D 相比，一般肝病进展更为缓慢，肝硬化以及肝细胞癌发生的概率更低或延迟出现。基因型 A 的患者更容易清除循环病毒血症，并获得自发的或抗病毒治疗后 HBeAg 和 HBsAg 的血清学转换。此外，某些基因型更倾向于"前 C 区"突变（详见下文）。

前 S 基因位于 S 基因上游（图 99 - 3），编前 S 基因产物，包括 HBV 表面聚合人血清白蛋白受体和肝细胞膜蛋白受体。前 S 区实际上包含前 S1 基因和前 S2 基因。根据翻译的起始位置，合成 3 种潜在的 HBsAg 基因产物。S 基因的蛋白产物 S 蛋白，即 HBsAg（主要蛋白），S 区及相邻的前 S2 区的产物为中蛋白，前 S1、S2 及 S 区的产物为大蛋白。与小球形和管型 HBV 病毒颗粒相比，完整的 42 nm 病毒颗粒富含大蛋白。HBV 感染期间可同时检测到前 S 蛋白及其相应的抗体，前 S 抗原血症的存在时间似乎与其他代表病毒复制的标志物一致（详见下文）。但是前 S 蛋白的临床相关性较小，不包含在常规血清学检测项目中。

完整的 42 nm 病毒颗粒包含直径约 27 nm 的核心颗粒。核衣壳蛋白是由 C 基因编码合成的。核衣壳核表面表达的抗原是乙型肝炎核心抗原（HBcAg），其相对应的抗体为抗-HBc。第三种 HBV 抗原是乙型肝炎 e 抗原（HBeAg），是 HBV 核心颗粒中的一种可溶性蛋白质，在免疫学上与完整的 HBcAg 不同，但为同一 C 基因编码的产物。C 基因有两个起始密码子，前 C 区和 C 区（图 99 - 3）。如果翻译起始于前 C 区，蛋白产物为 HBeAg，它有一个信号肽，可将其结合至细胞滑面内质网（与分泌有关的细胞器）从而将其分泌到循环中。如果翻译从 C 区开始，则蛋白质产物是 HBcAg，它没有信号肽，不分泌，但它存在于核衣壳颗粒中，结合并整合 RNA，最终包含 HBV DNA。核衣壳核心也有一个 DNA 聚合酶，它指导 HBV DNA 的复制和修复。当病毒蛋白质内的包装完成时，不完整的正链合成停止，这说明了单链间隙和间隙大小的差异。HBcAg 颗粒存在于肝细胞中，可通过免疫组化染色法检测到，由胞质中形成的 HBsAg 包裹，装配成完整的病毒颗粒后释放入血。因此，血液中一般不能测到游离的 HBcAg。核衣壳蛋白 HBeAg 可分泌入血，为一个代表 HBV 复制和相对传染性的定性标志物，方便，易于检测。

与 HBeAg 阴性或抗-HBe 阳性血清相比，HBsAg、HBeAg 双阳性血清具有更高传染性，并可能存在乙型肝炎病毒颗粒（和可检测的 HBV DNA，详见下文）。例如，HBsAg、HBeAg 双阳性的母亲其子女被传染乙型肝炎的概率＞90%，而 HBsAg 阳性、抗-HBe 阳性的母亲发生母婴传播的概率较小（10%～15%）。

在急性乙型肝炎的早期，HBeAg 短暂出现，其消失可提示临床症状改善及感染减轻。急性感染 3 个月后血清中 HBeAg 持续阳性可能预示着发展为慢性感染，慢性乙型肝炎 HBeAg 阳性往往意味着病毒持续复制，有传染性，并可能发生炎症性肝损伤（除围生期获得性 HBV 感染后的前几十年，详见下文）。

第三个也是最大的 HBV 基因，P 基因（图 99 - 3），编码 HBV DNA 聚合酶，如上所述，这种酶同时具有 DNA 依赖性 DNA 聚合酶和 RNA 依赖性逆转录酶活性。第四个基因，X 基因，编码一种小的非颗粒蛋白，即乙型肝炎 x 抗原（HBxAg），能够激活病毒和细胞基因的转录（图 99 - 3）。在细胞质中，HBxAg 可能影响线粒体的钙释放，从而激活信号转导途径，刺激 HBV 逆转录和 HBV DNA 复制。这种反式激活可能会增强 HBV 的复制，HBxAg 及其抗体的临床相关性可能与严重的慢性肝炎和肝细胞癌有关。这种反式激活还可以增强 HBV 以外其他病毒的转录和复制，如 HIV。X 基因激活的细胞过程包括人干扰素 γ 基因和 I 类主要组织相容性基因，这些可能有助于增强 HBV 感染肝细胞对细胞毒性 T 细胞的易感性。X 基因的表达也可诱导程序性细胞死亡（凋亡）。然而 HBxAg 的临床价值有限，临床并不常规检测。

血清学和病毒学标志物 · 当一个人感染 HBV 后，在 1～12 周（通常 8～12 周）血清中第一个检测到病毒标志物为 HBsAg（图 99 - 4）。HBsAg 可在血清转氨酶升高和临床症状出现前 2～6 周即在循环中检测到，持续至急性乙型肝炎整个黄疸期或症状期及其之后。在典型病例中，HBsAg 在黄疸后 1～2 个月即消失，很少持续超过 6 个月。HBsAg 消失后，血清中即可检测到抗-HBs，并长期存在。由于 HBcAg 位于细胞内，并包裹在 HBsAg 内，不在血液中循环，因此 HBV 感染患者的血清中不能常规检测到 HBcAg。相比之下，抗-HBc 在血清中较易检出，在 HBsAg 出现后的最初 1～2 周、抗-HBs 出现前数周至数月即可检出。由于 HBV 感染后抗-HBs 的出现时间有差异，有时需要数周或更长时间才能检测到 HBsAg 的消失和抗-HBs 的出现。在这个"间隙"或"窗口"期间，抗-HBc 可能是目前或近期 HBV 感染的唯一血清学证据，若血清抗-HBc 阳性，而 HBsAg 和抗-HBs 均阴性，则可能与输血相关的乙型肝炎感染有关。由于目前 HBsAg 和抗-HBs 的免疫检测技术灵敏度增加，这种"窗口期"很少出现。在一些人中，HBV 感染数年后，抗-HBc 在血循环中持续时间可能比抗-HBs 更长。因此，抗-HBc 阳性并不一定意味着病毒复制活跃，大多数抗-HBc 可能表示既往 HBV 感染。然而，少数情况下当 HBsAg 低于检出下限时，抗-HBc 代表低水平的乙型肝炎病毒血症；有时抗-HBc 阳性可能是交叉反应或假阳性免疫反应所致。可通过检测抗-HBc 免疫球蛋白的类型来区分近期或既往 HBV 感染。在急性感染后的前 6 个月内，主要是抗-HBc IgM，而在 6 个月后，则主要是抗-HBc IgG。因此，目前或近期急性乙型肝炎患者，包括抗-

HBc 窗口期的患者,其血清抗- HBc IgM 阳性。既往患乙型肝炎已康复的患者,以及慢性乙型肝炎患者,血清中主要是抗- HBc IgG。少数情况下,≤1%～5%的急性 HBV 感染者血中 HBsAg 水平太低而检测不出。在这种情况下,抗- HBc IgM 阳性可确诊急性乙型肝炎。少数患者血清 HBsAg 水平低于当前检出下限(低病毒载量),则其抗- HBc 以 IgG 为主。一般来说,乙型肝炎患者恢复后,抗- HBs 和抗- HBc 会长期或终身存在。

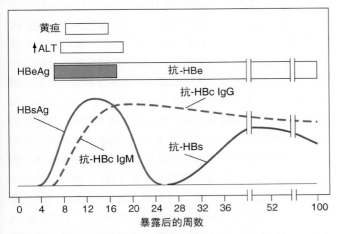

图 99 - 4 急性乙型肝炎典型临床及实验室表现。ALT,丙氨酸氨基转移酶。

抗- HBs 的出现与 HBV 感染消退存在时间相关性,血清中抗- HBs 的出现对 HBV 再感染具有保护作用,表明抗- HBs 是一种保护性抗体。因此,HBV 感染的预防策略应基于使易感人群循环中产生足量的抗- HBs(详见下文)。在约10%的慢性乙型肝炎患者中,可以检测出低水平、低亲和力的抗- HBs。这种抗体是针对亚型决定簇产生的,而非患者的HBsAg。它的出现被认为与刺激抗体生成细胞相关克隆有关,无临床价值,也不代表乙型肝炎病毒的清除。存在这种非中和性抗体的 HBsAg 阳性患者应归类为慢性 HBV 感染。

另一种代表 HBV 感染的可检测血清标志物为 HBeAg,它与 HBsAg 同时出现或在其后不久出现。HBeAg 代表病毒大量复制,反映了循环中存在完整的病毒颗粒以及 HBV DNA(除外前 C 区突变而不能合成 HBeAg 的患者,参见"基因突变")。前 S1 和前 S2 蛋白也在复制的峰值期间表达,但常规的技术尚无法检测这些基因产物。在自限性 HBV 感染中,HBeAg 在转氨酶水平达峰后不久、HBsAg 消失之前即消失,随后出现抗- HBe,这一时期传染性相对较低(图 99 - 4)。由于在急性感染期代表 HBV 复制的标志物出现时间短暂,因此在典型的急性 HBV 感染病例中,检测这些标志物几乎没有临床应用价值。相比之下,HBV 复制的标志物为慢性感染患者提供了有价值的信息。

与典型的急性 HBV 感染模式不同,慢性 HBV 感染 6 个月后 HBsAg 仍可阳性,抗- HBc 主要是 IgG 类,抗- HBs 检测

不出或水平较低(参见"实验检查")(图 99 - 5)。在慢性 HBV 感染早期,血清和肝细胞核中都能检出 HBV DNA,这些 DNA 以游离形式存在,此期 HBV 相对高复制,传染性及肝损伤的机会最大;HBeAg、HBV DNA 分别为代表 HBV 复制的定性和定量标志物,在此阶段,包括病毒完整颗粒在内的 3 种形态的 HBV 都存在于血循环中。随着时间的推移,慢性 HBV 感染逐渐由相对复制期转为相对非复制期。这种情况每年发生率约为 10%,伴随 HBeAg 到抗- HBe 的血清学转换。在许多情况下,这种血清学转换通常伴随短暂的、轻度的、急性肝炎样转氨酶水平升高,代表了细胞介导的对受感染肝细胞的免疫清除作用。在慢性感染的非复制阶段,当 HBV DNA 进入肝细胞核中,可能会整合到宿主基因组中。在此阶段,循环中往往只有球形和管形的 HBV,而无完整的病毒颗粒,肝损伤会逐渐好转。大多数此类患者被称为乙肝病毒携带者。事实上,复制期和非复制期只是相对的,即使在所谓的非复制期,采用高灵敏度的基因扩增探针(如 PCR)仍可检测到≤10^3 的病毒复制;如病毒复制量低于这个阈值,肝损伤的机会和传染性均较低。这些差异在病理生理学上和临床上均有意义。少数情况下,HBV 感染可从非复制期转为复制期。这种自发的再活化伴随 HBeAg 和 HBV DNA 的再出现,有时还可伴随抗- HBc IgM 的出现及肝损伤的加重。由于在慢性乙型肝炎急性发作期可再次出现高水平的抗- HBc IgM,因此依靠抗- HBc IgM 和抗- HBc IgG 来分别区分急、慢性 HBV 感染并不完全可靠。在这种情况下,患者的病史则尤为重要。

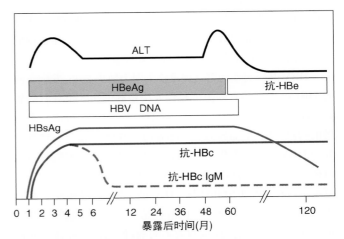

图 99 - 5 野生型慢性乙型肝炎的典型实验室检查特征。慢性感染的相对复制期,血清中可检测出 HBeAg 和 HBV DNA,与传染性和肝损伤有关。从复制期到相对非复制期的血清转换率约为 10%/年,伴随急性肝炎样 ALT 水平升高;在非复制期,传染性和肝损伤程度较低。在 HBV 基因组前 C 区突变所致的 HBeAg 阴性慢性乙型肝炎中,即使 HBeAg 阴性,仍存在 HBV 复制。

基因突变・HBV 的整个基因组均可发生突变,临床分离的不表达典型病毒蛋白的 HBV 可能与单个或多个基因位点突变有关。例如,病毒变异株通常缺乏核衣壳蛋白,极少数缺

乏包膜蛋白,或两者均缺乏。引起最广泛关注的为两种自然发生的 HBV 变异。其中一种最初发现于地中海国家的严重慢性 HBV 感染患者,在这些患者中可检测出 HBV DNA,但抗-HBe 阳性,而 HBeAg 阴性。此类患者被发现感染了一种 HBV 变异株,该变异株前 C 区基因突变以致无法编码 HBeAg。尽管前 C 区有几个潜在的突变位点(C 基因编码 HBeAg 所必需的基因区,参见"病毒学和病因学"),但这类患者最常见的突变是单个碱基置换,前 C 基因 1 896 位核苷酸 G 至 A 突变。这种置换突变导致 TGG 色氨酸密码子被终止密码子 TAG 替换,从而阻止了 HBeAg 的翻译过程。另一种突变发生于核心启动子区,阻止了编码区转录 HBeAg,并产生 HBeAg 阴性的病毒株。前 C 区发生此类突变的患者不表达 HBeAg,可能患有严重的肝病,并更快进展至肝硬化,或者在慢性乙型肝炎自然病程的后期、病情较为严重时才被诊断出来。一个患者可同时感染"野生型"HBV 和前 C 区突变型 HBV,或者野生型 HBV 感染后发生 HBV 变异株的感染。此外,以色列和日本的一系列暴发性 HBV 感染即由前 C 区突变的 HBV 感染所致。然而,在北美和西欧,暴发性乙型肝炎感染则主要发生在野生型 HBV(无 C 区突变)感染患者,不过前 C 区突变或前 C 区突变合并 HBV 整个基因组的其他突变都很常见,即使患者表现为典型的、自限性的、程度较轻的 HBV 感染。在地中海国家和欧洲,目前最常见的慢性乙型肝炎为前 C 区突变的 HBeAg 阴性 HBV 感染。在美国,HBV 基因型 A(不易发生 1 896G→A 突变)普遍存在,前 C 区突变 HBV 少见。然而,随着来自亚洲和欧洲的移民增多,美国 HBeAg 阴性 HBV 感染者的比例也有所增加,现在占慢性乙型肝炎患者的 30%~40%。这种 HBeAg 阴性慢性乙型肝炎的特点是低 HBV DNA 水平(通常≤10^5 IU/mL),转氨酶水平可持续升高、高于正常范围的周期性波动,或在正常和升高之间周期性波动。

HBV 基因突变的第二种重要类别为缺失突变,发生在所有 HBsAg 亚型共有的免疫显性 α 决定簇的 145 位甘氨酸到精氨酸的单个氨基酸置换。这种 HBsAg 的突变造成一个关键的构象变化,从而导致抗-HBs 的中和活性丧失。这种特异的 HBV/α 突变发生于主动免疫和被动免疫两种情况下,此时体液免疫的压力可能有助于病毒的进化("逃逸")。少数乙肝疫苗接种后产生中和性抗-HBs 的人群,以及接受了高效人单克隆抗-HBs 制剂治疗的肝移植受者仍可能感染 HBV。虽然这一类突变的具体机制尚不明确,但它们的存在可能使疫苗接种策略和血清学诊断变得更为复杂。

慢性乙型肝炎患者使用核苷(酸)类似物进行抗病毒治疗时,会出现不同类型的突变,如 HBV 聚合酶的"YMDD"基序突变和类似突变,参见第 100 章。

肝外部位 · 在肝外部位(如淋巴结、骨髓、循环淋巴细胞、脾脏和胰腺等)都发现了 HBeAg 和 HBV DNA。HBV 似乎与上述任何肝外部位的组织损伤无关,但目前认为这些存在于"偏远"储存器中的病毒可能与原位肝移植后 HBV 的复发感染有关(但并非必要)。目前这种肝外 HBV 的临床相关性研究有限。

丁型肝炎

δ 肝炎因子或 HDV 是 δ 病毒属的唯一成员,是一种缺陷 RNA 病毒,需与 HBV 或其他嗜肝 DNA 病毒共感染并在其辅助下才能复制增殖。HDV 比 HBV 稍小,直径为 35~37 nm,对福尔马林(甲醛)敏感,结构复杂。其核衣壳表达 HDV 抗原(HDAg),包含病毒基因组,与 HBV 抗原无抗原同源性。HDV 核心外包 HBV 的 HBsAg,除了 HBsAg 的组成蛋白(主要蛋白、中蛋白和大蛋白)外,其与 HBV 不可区分。基因组很小,含 1 700 个核苷酸,单股负链共价闭合的环状 RNA,与 HBV DNA 不同源(除了聚合酶的一小部分基因序列),但具有与植物卫星病毒或类病毒基因组相同的特征和滚环模型复制方式。HDV RNA 包含许多内部互补的区域,因此它可以通过内部碱基配对折叠形成一个独特的、非常稳定的杆状结构,其中包含一个非常稳定、自我剪切和自我连接的核酶。HDV RNA 在细胞核中的复制需要宿主 RNA 聚合酶 Ⅱ,通过将基因组 RNA 转录为互补反义链(正链)RNA 来介导 RNA 合成。反过来,反义基因组 RNA 可在宿主 RNA 聚合酶 Ⅰ 的作用下作为基因组 RNA 合成的模板。HDV RNA 只有一个开放阅读框,HDAg 作为反义链产物,是唯一已知的 HDV 蛋白;HDAg 有两种存在形式:一种是小 HDAg,含 195 种氨基酸,可促进 HDV RNA 复制;另一种是大 HDAg,含 214 种氨基酸,可能抑制病毒复制,但对抗原组装成病毒是必需的。已证实 HDV 抗原可直接结合到 RNA 聚合酶 Ⅱ 上,从而激活转录过程。虽然 HDV 感染和肝损伤需借助于 HBV,但在无 HBV 的情况下,细胞内 HDV RNA 仍可复制。目前已有报道 HDV 分离株之间存在基因组异质性。然而,这种遗传多样性的病理生理和临床转归机制尚不十分清楚。HDV 共有 8 个基因型,其中以 1 型为主。

HDV 与 HBV 同时感染称为共感染,发生在 HBV 感染基础上的 HDV 感染称为重叠感染;具有某种 HBsAg 亚型的 HDV 感染供体移植到具有另一种 HBsAg 亚型的受体时,HDV 更倾向于与受体的 HBsAg 亚型结合,而不是供体的。因为 HDV 完全依赖于 HBV,所以 HDV 感染与 HBV 感染的持续时间一致(或不超过后者)。HDV 复制往往抑制 HBV 复制,因此丁型肝炎患者 HBV 的复制水平较低。HDV 抗原主要在肝细胞核中表达,偶尔在血清中也可检测出。急性 HDV 感染时,抗-HDV 主要为 IgM,持续 30~40 日在症状出现后即消失,此时抗-HDV 尚不可检出。在自限性感染中,抗-HDV 滴度较低且短暂存在,在 HBsAg 和 HDV 抗原清除后很少能被检测出。在慢性 HDV 感染中,循环中抗-HDV 滴度较高,可同时检测到抗-HDV IgM 和 IgG。在 HDV 复制期间,肝脏中检出 HDV 抗原,血清和肝脏中可检出 HDV RNA。

丙型肝炎

丙型肝炎既往被定义为"非甲非乙型肝炎",HCV 是一种线性单股正链 RNA 病毒，含 9 600 个核苷酸，其基因组序列与虫媒黄病毒和瘟病毒相似，HCV 是黄病毒科丙肝病毒属的唯一成员。HCV 基因组包含一个大的开放阅读框（基因），编码含约 3 000 个氨基酸的病毒多聚蛋白，翻译后被剪切并产生 10 个病毒蛋白质。基因组的 5′端由非翻译区（包含一个内部核糖体入口位点 IRES）和毗邻的编码 3 种结构蛋白（即核衣壳核心蛋白 C 和两种结构包膜糖蛋白 E1 和 E2）的基因构成。5′端非翻译区和核心基因在各基因型间高度保守，但包膜蛋白编码区高变，该区在不同型分离株间各不相同，可能允许病毒逃避对易感病毒包膜蛋白的宿主免疫抑制。基因组的 3′端也包括一个非翻译区及编码 7 种非结构蛋白（p7、NS2、NS3、NS4A、NS4B、NS5A 和 NS5B）的基因。p7 是一种膜离子通道蛋白，对 HCV 的有效组装和释放是必需的。NS2 半胱氨酸蛋白酶将 NS3 从 NS2 上剪切下来，NS3 - 4A 丝氨酸蛋白酶将所有下游蛋白从多聚蛋白中剪切下来。参与病毒复制的重要非结构蛋白包括 NS3 螺旋酶、NS3 - 4A 丝氨酸蛋白酶、多功能膜相关磷蛋白 NS5A（病毒复制膜网的一个必要组成部分，NS4B 也是）和 NS5B RNA 依赖的 RNA 聚合酶（图 99 - 6）。因为 HCV 不通过 DNA 中间产物复制，所以它不整合到宿主基因组中。HCV 在循环中的滴度通常不高（$10^3 \sim 10^7$ 个病毒/mL），大小为 $50 \sim 80$ nm，较难检测出。尽管如此，HCV 的复制率仍然很高，10^{12} 个病毒/日；半衰期为 2.7 h。黑猩猩是一个有用的动物模型，但较为笨重。尽管缺乏一个强健、可复制的、体型较小的动物模型，但已有记录表明 HCV 可在含有人肝移植的免疫缺陷小鼠模型、转基因小鼠和大鼠模型中复制。虽然体外复制很困难，但肝细胞癌衍生细胞系中的复制子支持基因修饰、截短或全长 HCV RNA（但不是完整病毒）的复制；已证明感染性假型逆转录病毒 HCV 颗粒可产生功能性包膜蛋白。2005 年，报道了体外细胞培养下 HCV 的完全复制和完整的 55 nm 病毒颗粒。HCV 通过非肝特异性 CD81 受体和肝特异性紧密连接蛋白 claudin - 1 进入肝细胞。HCV 进入细胞所结合的宿主受体被越来越多地发现，包括封闭蛋白、低密度脂蛋白受体、糖胺聚糖、清道夫受体 B1 和表皮生长因子受体等。HCV 是一种脂病毒脂质体，可伪装成脂蛋白，有着与低密度和极低密度脂蛋白相同的装配和分泌途径，这可能限制其对适应性免疫系统的可见性，也可能解释其逃避宿主免疫抑制和免疫清除的能力。病毒进入和脱包膜后，由内质网膜上的 IRES 启动翻译，HCV 多聚蛋白在翻译时和翻译后被宿主细胞蛋白酶以及 HCV NS2 - 3 和 NS3 - 4A 蛋白酶剪切。参与 HCV 复制的宿主辅因子包括亲环素 A（与 NS5A 结合并产生病毒复制所需的构象变化）和肝特异性宿主 microRNA miR - 122。

目前通过核苷酸测序技术已经鉴定出 HCV 有至少 6 个不同的主要基因型（和 1 个次要基因型 7）及≥50 个亚型。各基因型在序列同源性上彼此差异≥30%，亚型差异约 20%。同一个基因型或亚型内以及同一宿主的 HCV 可能存在差异，但不足以定义一个新的基因型，这些基因内差异被称为准种，在序列同源性上仅相差百分之几。由于基因高突变性导致 HCV 的基因型和准种多样性，从而干扰有效的体液免疫。已证实有 HCV 的中和性抗体，但它们往往短暂存在，且 HCV 感染不会诱导对不同病毒株甚至同一病毒株再次感染的持久免疫。因此，在急性 HCV 感染后，异源或同源免疫似乎都不常见。有些 HCV 基因型分布于世界各地，而其他基因型则在地域上较为局限（见"流行病学和全球特征"）。此外，不同基因型对抗病毒治疗的反应性存在差异，但致病性或临床病程方面一致（基因型 3 除外，更易发生肝脂肪变性和临床进展）。

目前可用的第三代免疫分析技术，包括核心、NS3 和 NS5 区的蛋白质，在急性感染期间检测抗- HCV 抗体。HCV 感染最敏感的标志物为 HCV RNA，需通过 PCR 或转录介导的扩增（transcription-mediated amplification，TMA）技术进行基因扩增（图 99 - 7）。为了使实验室和商业化检测 HCV RNA 定量分析标准化，HCV RNA 以国际单位（IU/mL）的形式报告结果；广泛动态范围的定量分析检测 HCV RNA 的灵敏度可低至 5 IU/mL。感染后数日内抗- HCV 出现前即可检测出 HCV RNA，且在 HCV 感染期间持续存在。检测 HCV RNA 的灵敏分子探针的应用揭示了感染者外周血淋巴细胞中存在 HCV 的复制，但与淋巴细胞中的 HBV 一样，HCV 淋巴细胞感染的临床相关性尚不清楚。

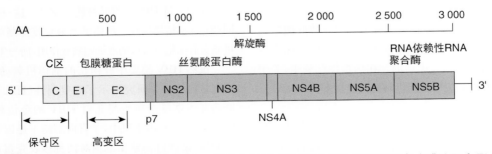

图 99 - 6 HCV 病毒基因组及其相关的含 3 000 个氨基酸病毒蛋白。5′端的 3 个结构基因是核心 C 区，它编码核衣壳，包膜 E1 和 E2 编码包膜糖蛋白。5′端非翻译区和 C 区在各分离病毒株中高度保守，而包膜区 E2 含有高变区。3′端有 7 个非结构区：p7，一种与结构蛋白相邻的膜蛋白，为离子通道蛋白；NS2，编码半胱氨酸蛋白酶；NS3，编码丝氨酸蛋白酶和 RNA 解旋酶；NS4 和 NS4b；NS5A，一种多功能的膜相关磷蛋白，是病毒复制膜网的关键组成部分；NS5B，编码 RNA 依赖性 RNA 聚合酶。在翻译整个多聚蛋白后，由宿主和病毒蛋白酶将其剪切为单个蛋白。

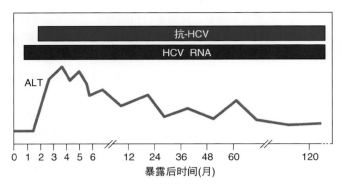

图 99-7 **急性丙型肝炎进展为慢性的典型实验室检查特征**。最早可检测的血清指标为丙型肝炎病毒 RNA（HCV RNA），随后丙氨酸氨基转氨酶（ALT）升高，抗- HCV 出现。

戊型肝炎

HEV 既往被认为是流行性或经消化道传播的非甲非乙型肝炎，HEV 是一种消化道传播的病毒，主要流行于印度、亚洲、非洲和中美洲地区，可引起临床症状明显的肝炎；HEV 是这些地区急性肝炎最常见的病因；全球约 1/3 的人口可能曾感染过 HEV。其流行病学特征类似于甲型肝炎，病毒颗粒直径在 27～34 nm，无包膜，类似于 HAV，含 7 200 个核苷酸，为单股正链 RNA 基因组。HEV 有 3 个开放阅读框（open reading frames，ORF）（基因），其中最大的 *ORF1* 编码参与病毒复制的非结构蛋白。中等大小的 *ORF2* 编码核衣壳蛋白（主要的非结构蛋白），最小的 *ORF3* 编码一种功能尚不确定的结构蛋白。HEV 尽管有 5 种基因型，但只有 1 个血清型，且基因组异质性高达 25%，其中只有 4 种基因型在人类中被检测到；基因型 1 和 2 毒力较强，而基因型 3 和 4 毒力较弱，并可能引起亚临床感染。这种病毒的延续主要依赖动物宿主，尤其是猪。然而，在 HEV 和 HAV 或其他小核糖核酸病毒之间不存在基因组或抗原同源性。尽管 HEV 与杯状病毒相似，但它与任何已知的病原体都明显不同，因此将其归为戊型肝炎病毒科戊肝病毒属。目前已在粪便、胆汁和肝脏中检测到病毒，在潜伏期后期粪便中即有病毒排出。急性感染早期检出的抗- HEV 主要以 IgM 为主，而感染 3 个月后则主要以抗- HEV IgG 为主。目前，HEV 感染的临床血清学或病毒学检测的有效性和可靠性有限，但可以在专业实验室（如 CDC）进行。

■ 发病机制

在一般情况下，没有一种肝炎病毒可直接导致肝细胞病变。有证据表明，病毒性肝炎所致的急性肝损伤的临床表现和预后是由宿主的免疫应答决定的。在病毒性肝病中，关于乙型肝炎和丙型肝炎的免疫发病机制的研究最多。

乙型肝炎

肝组织学和功能正常的非活动性 HBV 病毒携带者的存在表明 HBV 并不直接引起细胞病变。细胞免疫功能缺陷的 HBV 感染者更易转为慢性，而不是清除病毒，这一现象提示细胞免疫应答在乙型肝炎相关肝损伤发病机制中的作用。实验室应用最广泛的模型为特异性杀伤的细胞毒性 T 细胞，可

特异性识别宿主和肝细胞表面的 HBV 抗原。核衣壳蛋白（HBcAg，也可能有 HBeAg）少量存在于细胞膜上，是病毒靶抗原，与宿主抗原一起激活细胞毒性 T 细胞并破坏 HBV 感染的肝细胞。急性肝炎感染后恢复者与进展为慢性肝炎者之间，或轻度和重度（暴发性）急性 HBV 感染者之间结局的差异可有以下原因：CD8+ T 细胞应答的稳定性和广泛多克隆性的差异；HBV 特异性辅助 CD4+ T 细胞的水平不同；病毒特异性 T 细胞的衰减、耗竭；病毒 T 细胞表位的逃逸突变使病毒逃避 T 细胞遏制；T 细胞产生的抗病毒细胞因子的修饰。

虽然在急性乙型肝炎期间激活了大批细胞毒性 T 细胞，并消除了被病毒感染的肝细胞，但在实验室感染的黑猩猩动物模型中，在 T 细胞最大限度地浸润到肝脏以及出现肝损伤的生化和组织学证据之前，即有超过 90% 的 HBV DNA 从肝和血液中消失。这一现象表明，与细胞病变抗病毒机制无关的固有免疫系统和炎症细胞因子参与了对 HBV 感染的早期免疫应答，这一作用表明 HBV 复制的中间产物从受感染的肝细胞胞质清除，共价闭合环状病毒 DNA 从细胞核中被清除。反过来，固有免疫系统对 HBV 感染的应答主要由自然杀伤（natural killer，NK）细胞毒性、免疫抑制性细胞因子[如白细胞介素（IL-10）和转化生长因子（TGF-β）]激活、抑制性受体表达信号减少（如主要组织相容性复合物）或受感染肝细胞上活化受体表达的信号增加。此外，NK 细胞减少辅助性 CD4+ T 细胞，导致 CD8+ T 细胞减少以及对 HBV 应答的病毒特异性 T 细胞耗竭。最终，普遍认为 HBV 感染恢复的主要原因为适应性免疫系统的 HBV HLA 特异性细胞毒性 T 细胞应答。

关于病毒毒力和宿主因子在 HBV 所致肝损伤的发病机制和转归结局中的相对重要性仍存在争议。如上所述，HBV 前基因突变可致更严重的 HBV 感染（严重慢性和重型肝炎），此表明在某些情况下，相对致病性是由病毒而不是宿主因素主导的。与单纯的 HBV 感染相比，HDV 合并 HBV 感染可加重肝损伤，体外转染表达 HDV 抗原的 HDV 基因，在没有任何免疫影响的情况下出现继发坏死，也支持病毒本身对致病性的影响。同样，在因晚期慢性乙型肝炎而接受肝移植的患者中，新的肝脏偶尔会出现快速进行性肝损伤。这一临床模式与新肝脏的异常组织学模式有关，即胆汁淤积性肝炎，其在超微结构上表现为大量 HBsAg 导致细胞内窒息。这一观察表明，在预防同种异体移植排斥反应所需的有效免疫抑制剂的影响下，HBV 可能对肝细胞有直接的致细胞病变作用，而与免疫系统无关。

虽然 HBV 感染中肝损伤的确切机制尚不明确，但对核衣壳蛋白的相关研究揭示了高复制性（HBeAg 阳性）慢性乙肝病毒感染母亲所生婴儿对 HBV 的免疫耐受性。在表达 HBeAg 的转基因小鼠中，子宫内暴露于足以穿过胎盘的最小量 HBeAg 即可诱导 T 细胞对两种核衣壳蛋白的耐受。反过来，这也可以解释为什么当感染发生在生命早期阶段时，不会被免疫清除，而是导致持续终身感染。

母婴传播的 HBV 感染在东亚等地方病流行国家较常

见,而成年获得性 HBV 感染则在西方国家及地区多见。新生儿期感染与获得对 HBV 的高水平免疫耐受性和缺乏急性肝炎有关,往往导致慢性终身性感染。新生儿 HBV 感染可无症状,直至数十年后在发生肝硬化和肝细胞癌时才被发现(见"并发症和后遗症")。相反,当 HBV 感染发生在青春期或成年早期时,宿主对 HBV 感染肝细胞的免疫应答往往很强,往往表现为急性肝炎样疾病,通常预后良好。成年获得性感染很少转为慢性,且发生肝细胞癌的风险很低。根据这些表现,一些权威专家将 HBV 感染分为"免疫耐受"期、"免疫清除"期和"病毒残留"期。这种简单的分期模式不适用于西方典型的自限性、急性乙型肝炎的成人,他们没有免疫耐受期。新生儿获得性 HBV 感染,必定经过免疫耐受期,但在最初的几十年,可能不发生肝损伤(一些人称为"免疫耐受"阶段),但仍会有间歇性暴发的肝坏死炎症活动。此外,在生命后几十年(所谓的免疫应答或免疫不耐受阶段),可出现明显的肝损伤和进行性肝纤维化,对 HBV 的免疫耐受水平仍然很高。更准确地说,新生儿获得性 HBV 感染患者在耐受和不耐受之间存在动态平衡,其结果决定了慢性感染的临床表现。新生儿感染者在生命早期的免疫耐受水平相对较高,在生命后期的免疫耐受水平相对较低(但很少丧失)。

丙型肝炎

在 HCV 感染所致的肝损伤发病中,细胞介导的免疫应答和 T 细胞对抗病毒细胞因子的修饰有助于多细胞先天性和适应性免疫应答。HCV 可以在多水平高效破坏并逃逸宿主的免疫应答。暴露于 HCV 后,宿主细胞识别病毒产物基序(模式识别受体),将病毒与"自体"区分开,产生干扰素及其他细胞因子,从而激活先天性和适应性免疫应答。慢性丙型肝炎患者的肝内 HLA Ⅰ 类限制性细胞毒性 T 细胞靶向于核衣壳、包膜和非结构病毒蛋白抗原,然而这种病毒特异性细胞毒性 T 细胞与肝损伤程度或恢复并不完全相关。不过一个专家共识指出病毒激活的 CD4$^+$ 辅助性 T 细胞在 HCV 所致肝损伤发病机制中的作用,此类细胞激活细胞因子刺激 HCV 特异性 CD8$^+$ 细胞毒性 T 细胞。与慢性感染者相比,HCV 感染后恢复者的这些应答似乎更为强烈(数量更多、病毒抗原特异性更为多样、功能更有效、持续时间更长)。导致慢性感染的原因是 CD4$^+$ T 细胞增殖缺陷,使其免疫应答能力迅速下降,CD8$^+$ T 细胞靶向病毒表位突变,使 HCV 逃逸免疫介导的清除作用,上调功能受损甚至衰竭细胞上的抑制受体。尽管人们关注的焦点是适应性免疫应答,但 HCV 病毒蛋白通过阻断 1 型干扰素应答、抑制干扰素信号传导和效应分子在干扰素信号级联中的作用来干扰固有免疫应答。一些 HLA 等位基因与自限性丙型肝炎有关,其中机制最确切的为 IL28B 基因的 CC 单倍型,它编码 λ3 干扰素,这是固有免疫系统抗病毒防御的一个组成部分。当与 HLA Ⅱ级 DQB1＊03：01 结合时,IL28B 的相关性更强。IL28B 基因非 CC 型多态性与清除 HCV 感染失败之间的关联与 IL28B 上游的染色体 19q13.13 移位突变有关,

在与受损的 HCV 清除相关的新干扰素基因(IFN - λ4)中 ΔG 的多态性而产生一个开放阅读框。当成功的适应性免疫应答所需的 HLA Ⅰ 类分子表达不足时,固有免疫系统的 NK 细胞也参与抑制 HCV 感染。在 HCV 持续感染中,外周和肝内 NK 细胞毒性均不起作用。除了免疫应答的复杂性之外,HCV C 区、NS4B 和 NS5B 已被证明能够抑制免疫调节核因子(NF)- κB 通路,从而下调抗凋亡蛋白,并增加肿瘤坏死因子 TNF - α 所介导的细胞死亡。具有不利的(非 CC,与 HCV 清除率降低相关)IL28B 等位基因的丙型肝炎患者 NK 细胞和固有免疫功能下降。值得注意的是,大量的病毒准种多样性和 HCV 序列的变异使病毒能够逃避宿主的体液免疫和细胞免疫应答。

最后,病毒抗原(HCV NS3 和 NS5A)与宿主自身抗原(细胞色素 P450 2D6)之间的交叉反应可能与丙型肝炎及一些自身免疫性肝炎的抗肝肾微粒体(LKM)抗原抗体阳性(抗-LKM)有关(参见第 100 章)。

■ 肝外表现

免疫复合物介导的组织损伤可能在急性乙型肝炎的肝外表现中起着致病作用。急性乙型肝炎时,偶发的前驱期血清病样综合征似乎与 HBsAg - 抗- HBs 循环免疫复合物沉积在组织血管壁有关,补体系统激活和血清补体水平下降,从而导致急性乙型肝炎。

慢性乙型肝炎患者可能会出现其他免疫复合物相关疾病。部分患者伴有肾病综合征、肾小球肾炎,肾小球基底膜可见 HBsAg、免疫球蛋白和补体 C3 沉积。尽管慢性 HBV 感染患者中发生广泛性血管炎(结节性多动脉炎)的比例不足 1%,但 20%~30% 的结节性多动脉炎患者血清中 HBsAg 阳性。在这些患者中,受累的中小型动脉含有 HBsAg、免疫球蛋白和补体成分。病毒性肝炎的另一种肝外表现是原发性混合性冷球蛋白血症(essential mixed cryoglobulinemia,EMC),最初被认为与乙型肝炎有关。这种疾病的临床特征为关节炎、皮肤血管炎(明显的紫癜),偶尔还表现为肾小球肾炎和血清中存在多种循环免疫复合物冷沉淀。许多这种综合征患者同时有慢性肝病,但与 HBV 感染无明显相关性。相反,有很大一部分慢性 HCV 感染患者,循环免疫复合物中含有 HCV RNA。免疫复合物沉积相关性肾小球肾炎是另一种公认的慢性丙型肝炎肝外表现。

■ 病理学

所有类型病毒性肝炎的典型形态学病变相似,包括单核细胞的全小叶浸润、肝细胞坏死、Kupffer 细胞增殖和不同程度的胆汁淤积。大量有丝分裂、多核细胞的存在和"玫瑰花结"或"假腺泡"的形成证明存在肝细胞再生。浸润的单核细胞主要为小淋巴细胞,其次为少量浆细胞和嗜酸性粒细胞。肝细胞损伤包括肝细胞变性和坏死、细胞解体、细胞膨胀和肝细胞嗜酸性变性(形成所谓的凋亡小体)。胞质呈毛玻璃样的大肝细胞可见于慢性而非急性 HBV 感染,这些细胞 HBsAg 阳性,可用免疫组化地衣红和醛复红染色的方法鉴定。在简单的病毒性肝炎中,网硬蛋白结构保留。

在丙型肝炎中,组织学损伤主要表现为肝窦内皮细胞活化、淋巴细胞聚集、脂肪浸润(其中基因型 3 更常见,与纤维化程度加重有关),炎症少见;偶尔出现胆道上皮细胞堆积而无基底膜中断,可造成胆管损伤。丁型肝炎有时会发生微泡脂肪变性。戊型肝炎中常见的组织学损伤为明显的胆汁淤积。目前也有报道一个致胆汁淤积的 HAV 病毒变异株,使得急性 HAV 感染恢复缓慢。

急性肝炎偶尔会导致一种更严重的组织损伤,即桥接坏死,也称为亚急性或融合性坏死或界面性肝炎。肝小叶间的"桥接"是由于肝细胞大量坏死融合,网状结构塌陷所致。典型的"桥接"由密集的网状组织、炎性碎片和变性肝细胞组成,在两个汇管区之间或两个中央静脉之间形成带状融合性坏死灶。这种病变与预后相关,具有此类病变的多数患者呈亚急性病程,在数周至数月内死亡,或发展为严重的慢性肝炎和肝硬化。然而,在急性肝病患者中,桥接坏死与预后不良之间无明显相关性。因此,在慢性肝炎患者中该病变被证实具有预后意义(参见第 100 章),但在急性肝炎患者中该病变的意义

不大,因此在急性肝炎患者中不再常规进行肝活检来明确是否有此病变。在大规模肝坏死(急性重型肝炎,"急性黄色萎缩")中,尸检多可见到一个缩小的柔软肝脏。组织学检查显示大部分小叶的肝细胞大量坏死和脱落,网状结构广泛塌陷和凝结。可通过血管造影引导下的经颈静脉路径进行肝活检,来获取组织学证据以明确暴发性或严重肝炎的病因,即使已出现严重的凝血功能障碍也可进行这种有创性手术。

免疫组化和电镜技术证实 HBsAg 定位于受感染肝细胞的胞质和质膜。相比之下,HBcAg 主要位于细胞核,偶尔也少量表达于细胞质和胞膜上。HDV 抗原定位于肝细胞核,而 HAV、HCV 和 HEV 抗原则定位于细胞质。

■ 流行病学和全球特征

🌐 在肝炎病毒的血清学检查结果出现之前,所有病毒性肝炎都应视作"传染性"或"血源性传播"肝炎。然而,由于传播模式有重叠,不同类型的病毒性肝炎不能仅依据临床或流行病学特征进行鉴别(表 99 - 2)。各种病毒性肝炎最准确的鉴定方法是特异的血清学检查。

表 99 - 2　病毒性肝炎的临床和流行病学特征

特征	HAV	HBV	HCV	HDV	HEV
潜伏期(日)	15～45,平均 30	30～180,平均 60～90	15～160,平均 50	30～180,平均 60～90	14～60,平均 40
起病方式	急性	隐匿或急性	隐匿	隐匿或急性	急性
影响年龄段	儿童,年轻成人	年轻成人(性和经皮穿刺),婴儿,幼儿	所有年龄段,成人更常见	所有年龄段(与 HBV 类似)	暴发流行病例:年轻成人(20～40 岁) 散发病例:老年人(>60 岁)
传播方式					
粪-口	+++	−	−	−	+++
经皮穿刺	罕见	+++	+++	+++	−
围生期	−	+++	±[a]	+	−
性传播	±	++	±[a]	++	−
临床表现					
严重程度	轻	少数严重	中等	少数严重	轻
暴发性	0.1%	0.1%～1%	0.1%	5%～20%[b]	1%～2%[e]
进展为慢性	无	少数(1%～10%,90% 为新生儿)	常见(85%)	常见[d]	无[f]
携带者	无	0.1%～30%[c]	1.5%～3.2%	可变的[g]	无
发生肝癌	无	+(新生儿感染)	+	±	无
预后	良好	年龄越大、体质越弱,预后越差	中等	急性感染好 慢性感染差	好
预防	Ig,灭活疫苗	HBIG,重组疫苗	无	HBV 疫苗(HBV 携带者无)	疫苗
治疗	无	干扰素 拉米夫定 阿德福韦酯 聚乙二醇干扰素 恩替卡韦 替比夫定 替诺福韦	聚乙二醇干扰素＋利巴韦林,博赛匹韦,特拉匹韦	聚乙二醇干扰素±	无[h]

[a] 主要与 HIV 共感染和高水平病毒血症的索引病例,风险约 5%。[b] 急性 HBV/HDV 共感染高达 5%,HDV 与慢性 HBV 重叠感染高达 20%。[c] 世界各地和各国的亚群体差异很大,详见正文。[d] 在急性 HBV/HDV 共感染中,慢性的发生率与 HBV 相同;在 HDV 重叠感染中,慢性不变。[e] 10%～20% 为孕妇。[f] 免疫抑制的同种异体肝移植受者或其他免疫抑制宿主中可见。[g] 地中海国家很常见,北美和西欧很少见。[h] 轶事报道和回顾性研究表明,聚乙二醇干扰素和/或利巴韦林对治疗慢性戊型肝炎有效,可见于免疫功能低下患者。

缩略词:HBIG,乙型肝炎免疫球蛋白。其他缩略词详见正文。

甲型肝炎

甲型肝炎病毒几乎完全通过粪-口途径传播。不良的个人卫生习惯和过度拥挤的环境是造成 HAV 人-人传播的主要原因。大规模的暴发流行以及散在的病例被追溯到曾接触了受污染的食物、水、牛奶、冻覆盆子和草莓、从墨西哥进口的洋葱和贝类等。家庭和机构内的传播也很常见。早期流行病学特征表明甲型肝炎多发生在秋末冬初。在温带地区，每5～20年随着新的非免疫人群出现可暴发一次大流行，然而在发达国家，甲型肝炎的发病率一直在下降，可能与卫生条件的改善有关，因此不存在上述循环模式。目前尚未发现急性 HAV 感染后的病毒携带者，该病毒在自然界的延续可能与非传染性、症状不明显的亚临床感染者、摄入受污染食物、引用受污染的或来自疫区的水和/或与环境宿主污染有关。

抗- HAV 代表既往感染过 HAV，在普通人群中，年龄越大、社会经济地位越低其水平越高。20 世纪 70 年代，在美国约有 40% 的城市人口有既往感染过 HAV 的血清学证据，其中多数人主诉未出现过症状性肝炎。然而，在随后的几十年里，美国抗- HCV 阳性率持续下降。在发展中国家，普遍存在儿童时期接触、感染和继发免疫。随着发达国家儿童亚临床感染率的下降，出现了一个成人易感队列。成人甲型肝炎患者更易出现临床症状，因此自相矛盾的是，随着 HAV 感染率的下降，易感人群中出现临床症状明显甚至严重甲型肝炎的可能性却增加。至疫区旅行是非疫区成人感染的常见方式。最近公认的流行性 HAV 感染的高发疫源地或人群包括：儿童护理中心、新生儿重症监护病房、与同性发生性关系的男性性滥交者、注射吸毒者以及新的有过密切接触而尚未接种疫苗的国际收养儿童，其中大多数来自甲型肝炎中至高度流行的国家。虽然甲型肝炎很少经血液传播，但有几例接受凝血因子浓缩物治疗后出现暴发的案例。美国引入了高危儿童甲型肝炎疫苗接种计划，使得 HAV 感染的年发病率下降超过 70%，新感染的发患者群从儿童转移到了年轻成人。在最近的 1999—2006 年美国公共卫生国家健康和营养检查调查（NHANES）中，美国人抗- HAV 阳性率为 35%，这表明（与 1988—1994 年的调查相比）19 岁以上的成人感染率和固有免疫应答较稳定，但在 6～19 岁的儿童中疫苗诱导的免疫应答率增加。

乙型肝炎

长期以来乙型肝炎被认为主要经皮穿刺接种传播，但过时的名称"血清性肝炎"不能准确表明 HBV 感染的流行病学谱。如下所述，大多数经输血传播的肝炎不是由 HBV 引起的，且约 2/3 的急性乙型肝炎患者并无确切的经皮穿刺暴露史。现在认识到，许多乙型肝炎病例由不明显的非经皮穿刺暴露或隐匿经皮穿刺传播引起。HBsAg 几乎存在于感染者的所有体液中，经皮或非经皮给实验动物接种实验发现，至少其中一些体液（尤其是精液和唾液）具有传染性，但是比血清的传染性要小。在非经皮穿刺传播的 HBV 感染方式中，经口摄入可能是一种潜在但可能性较小的传染模式。相比之下，最重要的两种传播途径为亲密接触（尤其是性接触）和母婴传播。

在撒哈拉以南非洲地区，幼儿间的亲密接触被认为与人群乙型肝炎的高发病率有关。围生期传播主要是由慢性乙型肝炎母亲传染给新生儿，罕见病例由母亲在妊娠晚期或产后早期患急性乙型肝炎所致。围生期传播在北美和西欧很少见，但是在东亚和发展中国家的发生率很高，且是 HBV 延续的重要模式。虽然确切的围生期传播模式尚不清楚，且约 10% 的感染可能是宫内获得的，但流行病学证据表明，大多数感染发生在分娩时，而与母乳喂养无关。HBV 围生期传播的发生与 HBeAg 阳性和高水平病毒复制有关；90% 的 HBeAg 阳性母亲和仅 10%～15% 的抗- HBe 阳性母亲可将 HBV 传染给她们的后代。大多数情况下，新生儿的急性感染无明显临床症状，但很可能演变为慢性感染。

全球 3.5 亿～4 亿 HBsAg 携带者是人类 HBV 的主要宿主。美国和西欧的正常人群中血清 HBsAg 阳性率仅为 0.1%～0.5%，但在东亚及一些热带国家和地区，以及唐氏综合征、麻风病、白血病、霍奇金病或结节性多动脉炎、慢性肾疾病患者、血液透析患者和注射吸毒者中却高达 5%～20%。

其他 HBV 感染的高危人群包括：急性感染者的配偶、性滥交者（尤其是与同性发生性关系的男性性滥交者）、接触血液的医护人员、需要反复输血（尤其是血液制品浓缩物）的患者（如血友病患者）、社区居民和发展中国家残疾人托管机构的员工、囚犯和少数慢性病患者的家庭成员。在献血志愿者中，抗- HBs 阳性率为 5%～10%，但在社会经济阶层较低、老年人群和上述接触血液制品的人群中，抗- HBs 阳性率则较高。由于对供者血液进行了高灵敏度的病毒学筛选，输血导致的 HBV 感染风险仅有 1/23 万。

感染率、传播方式和人类行为共同造就了 HBV 感染的不同地域性流行模式。在东亚和非洲，乙型肝炎是新生儿和幼儿的一种常见病，主要通过母婴传播的方式延续。在北美和西欧，乙型肝炎常见于青春期和年轻成人，这一时期亲密性接触、娱乐或职业性经皮穿刺暴露较多。然而，从高患病率地区到低患病率地区的移民增加，在一定程度上使得高患病率和低患病率区的地域界定不再明显。随着 20 世纪 80 年代初乙肝疫苗的引进，许多国家普遍开展儿童乙肝疫苗接种计划，这些国家新发 HBV 感染率及慢性感染的严重不良结局事件（包括肝细胞癌）显著下降了（约 90%）。表 99-3 列出了推荐进行 HBV 感染筛查的高危人群。

丁型肝炎

全世界范围内均有 HDV 感染，但有两种流行病学模式。在地中海国家（北非、南欧、中东），HDV 感染往往重叠于 HBV 感染，主要通过非经皮穿刺途径尤其是亲密接触传播。在美国和北欧等非流行地区，HDV 感染往往仅限于经常接触血液和血液制品的人，主要是注射吸毒者和血友病患者。HDV 感染可通过吸毒者或从流行地向非流行地移民的方式

表 99-3 推荐进行 HBV 感染筛查的高危人群
出生在 HBV 感染率高（≥8%）和中等（≥2%）的国家/地区的人，包括移民和领养儿童，出生在美国且婴儿期未接种疫苗的人，父母来自 HBV 高发地区的人
乙型肝炎患者的家庭成员和性接触者
HBsAg 阳性母亲所生的婴儿
注射吸毒者
有多个性伴侣或有性传播疾病史的人
曾与同性发生过性行为的男性
劳教所的囚犯
丙氨酸氨基转移酶或天冬氨酸氨基转移酶水平升高的人
血液、血浆、器官、组织和精液供者
HCV 或 HIV 感染者
血液透析患者
孕妇
有血液或体液暴露史并有可能需要暴露后预防（如针刺、黏膜暴露、性侵犯）的人群
需要免疫抑制或细胞毒性药物治疗的人群（如风湿性或炎症性肠病需 TNF-α 治疗）

输入。因此，人口迁移模式和增加经皮穿刺传播的人类行为在 HDV 感染的输入和传播中起着重要作用。有时，丁型肝炎的移民流行病学表现为重症肝炎的大暴发，如发生在南美偏远村庄和美国城市中心的暴发流行。最终这种丁型肝炎的暴发，无论是与急性乙型肝炎共感染还是重叠感染，都可能使流行地和非流行地之间的区域界定变得模糊。在全球范围内，甚至在 HDV 流行的意大利，HDV 感染在 20 世纪 90 年代末有所下降，当时为控制 HBV 感染而采取的公共卫生措施使 HDV 感染率每年下降 1.5%。尽管如此，21 世纪第一个 10 年中 HDV 的感染率并不比 20 世纪 90 年代低；1970—1980 年感染的幸存者以及最近从流行国家至非流行国家的移民一直维系着该病毒的高感染率。

丙型肝炎

20 世纪 70 年代初，对献血者进行常规 HBsAg 筛查和禁止商业血源减少了输血相关肝炎的发生率，但并未完全消除。在 20 世纪 70 年代，输入经 HBsAg 筛查后的志愿者血液仍有约 10% 的可能感染肝炎（高达 0.9%/输血单位），其中 90%～95% 的病例已根据血清学检查排除甲型和乙型肝炎，因此被归类为"非甲非乙型"肝炎。对于需要输注浓缩血液制品（如凝血因子浓缩物）的患者，其感染风险更高，可高达 20%～30%。

在 20 世纪 80 年代，将有艾滋病高危因素的献血志愿者排除在外，并对供血者进行抗-HIV 筛查，进一步将输血相关肝炎的发生率降至 5% 以下。在 20 世纪 80 年代末和 90 年代初，首次对非甲非乙型肝炎（ALT 和抗-HBc，均提示供血者具有更高的可能性将非甲非乙型肝炎传播给受血者）进行"替代"筛查检验，随后在发现 HCV 后，第一代抗-HCV 免疫分析技术的应用进一步降低了输血相关性肝炎的发生率。1986—1990 年对输血相关肝炎进行了一项前瞻性研究显示，引入替代检验后，一所城市大学医院的输血相关性肝炎发病率从基线的 3.8%/人（0.45%/输血单位）降至 1.5%/人

（0.19%/输血单位），而在引入第一代抗-HCV 检测技术后，这一指标则降至 0.6%/人（0.03%/输血单位）。第二代抗-HCV 检测技术的引入将输血相关丙型肝炎的发生率降低到 1/10 万，而第三代抗-HCV 检测技术及供者血液 HCV RNA 的自动化检测，更是将输血相关的 HCV 感染率降为 1/230 万。

丙型肝炎除了经输血传播外，还可以通过其他经皮穿刺途径传播，如注射毒品。此外，HCV 还可以通过职业接触血液传播，血液透析机构的感染可能性增加。加强对供血者的筛查后输血相关丙型肝炎的发病率下降，但丙型肝炎的总体发病率仍保持不变，直到 20 世纪 90 年代初丙型肝炎的总体发病率下降了 80%，此期注射吸毒者的数量也有所减少。在将抗-HCV 阳性血液从供血库中清除后，偶尔有静脉（而非肌肉内）应用免疫球蛋白（IG）制剂的受者患丙型肝炎的案例。

有输血相关肝炎史的患者约有 90% 存在 HCV 感染的血清学证据（几乎所有病例都发生在 1992 年之前，当时尚未引入第二代 HCV 筛查技术）；血友病和其他用接受凝血因子治疗的患者、注射吸毒者、60%～70% 散发的缺乏可识别的危险因素的"非甲非乙型"肝炎患者、0.5% 的自愿献血者；1999—2002 年在美国进行的一项调查显示，美国总人口的 1.6%，即约 410 万人（其中 320 万人存在病毒血症），其中大多数人并不知道自己有感染。此调查未纳入监狱囚犯和注射吸毒者等高危人群，因此实际患病率可能更高。世界上大多数国家的 HCV 感染率相当，全球约有 1.7 亿人感染 HCV，但在一些国家（如埃及）HCV 感染率极高，在某些城市 HCV 感染人数甚至超过总人口的 20%（在 1960 年以前出生的人群高达 50%）。埃及的高发病率归因于 20 世纪 50～80 年代（此期广泛采用静脉注射吐酒石法根除血吸虫病）不规范的医疗操作和不安全的注射方式。在美国，非裔和墨西哥裔美国人 HCV 感染率高于白种人。1988—1994 年，30～40 岁的成年男性 HCV 感染率最高。然而在 1999—2002 年进行的一项调查中，这一高发年龄段则为 40～49 岁。自 1995 年以来，高发年龄段增长至 45～65 岁，丙型肝炎相关死亡率的增加与这一长期趋势一致。因此，尽管 20 世纪 90 年代新发 HCV 感染减少了 80%，但 HCV 的感染率仍由一批高龄患者维持，该人群在 30～40 年前（20 世纪 60—70 年代）通过静脉注射吸毒而感染了 HCV。1999 年之后艾滋病死亡人数下降，在 2007 年 HCV 感染相关死亡率超过了 HIV 感染相关死亡率；>70% 的丙肝相关死亡发生在 1945—1965 年"婴儿潮"期出生的人群中。与总人群 1.6% 的 HCV 感染率相比，1945—1965 年出生人群的 HCV 感染率为 3.2%，占所有感染者的 3/4。因此，在 2012 年，CDC 建议，无需明确是否有高危因素，应对 1945—1965 年出生的所有人进行 HCV 感染筛查，这项提议具有一定的成本效益，预计可筛查出 80 万感染者。由于有高效的抗病毒治疗方法，这种筛查有可能避免 20 万例肝硬化、4.7 万例肝细胞癌甚至 12 万例肝炎相关死亡的发生。

丙型肝炎占慢性肝患者数的 40%，是肝移植最常见的指征，据估计在美国每年有 8 000～10 000 人死于 HCV 感染。世界各地 HCV 基因型的分布各不相同。在世界范围内，基因型 1 最常见。在美国，70% 的 HCV 感染为基因型 1，30% 为基因型 2 和基因 3；在非裔美国人中，90% 的 HCV 感染为基因型 1。在埃及主要为基因型 4；基因型 5 多见于南非，基因型 6 多见于香港，基因型 7 多见于中非地区。大多数抗-HCV 阳性的无症状献血者及 20%～30% 的急性丙型肝炎报告病例不属于公认的高危组。然而当仔细询问病史时，许多上述献血者确实可回忆出既往有过高危行为。

作为一种经血液传播的疾病，HCV 可能通过性传播和母婴传播，但这两种传播方式都不足以导致丙型肝炎。尽管有报道称 10%～15% 的急性丙型肝炎患者有高危性行为，但多数研究未能证实 HCV 通过性传播。据估计，性传播和母婴传播的可能性约为 5%，但一项前瞻性研究显示，一夫一妻制性伴侣之间的传播概率仅为 1%，远远低于 HIV 和 HBV 感染的传播概率。此外，性传播似乎仅发生在有多个性伴侣和有性传播疾病的亚组人群。母乳喂养不会增加婴儿感染 HCV 的风险。卫生工作者的感染率并未明显高于一般人群，但是卫生工作者更容易通过意外穿刺伤而感染 HCV，这一比例约为 3%。家庭成员的接触感染也很罕见。

除 1945—1965 年出生的人外，表 99-4 列出了 HCV 感染的其他高危人群。在免疫抑制的患者中，抗-HCV 可能阴性，需要进一步检测 HCV RNA 来诊断。尽管新发的急性丙型肝炎病例很罕见，但在 30～40 年前静脉吸毒的其他方面健康的人群中新诊断病例却很普遍。这类病例往往数年未被发现，直到通过常规体检、保险申请和志愿献血时才被发现。尽管总体上 HCV 感染的年发病率持续下降，但自 2002 年以来，15～24 岁的年轻注射吸毒者增加，新 HCV 感染率持续上升（占所有急性病例的 2/3 以上），这些人不同于老年人群，尚未学会采取预防措施来阻止血源性感染。

表 99-4 推荐进行 HCV 感染筛查的高危人群

1945—1965 年出生的人
曾静脉吸毒的人
HIV 感染者
1987 年以前使用过凝血因子浓缩物治疗的血友病患者
曾长期接受血液透析的患者
不明原因转氨酶水平升高者
1992 年 7 月之前接受过输血或移植者
丙型肝炎阳性供体的血液或器官的受者
丙型肝炎妇女所生的子女
卫生保健、公共安全和急救医务人员发生针刺伤或暴露于 HCV 污染血液后
丙型肝炎感染者的性伴侣

戊型肝炎

戊型肝炎常见于印度、亚洲、非洲、中东和中美洲，与甲型肝炎类似，此类肝炎病毒主要经消化道传播。暴发流行多发

生于水源受到污染后，如雨季后，偶尔也会有散发病例。HEV 不同于其他肠道病原体的流行病学特征是：很少发生与感染者亲密接触后的人际传播所导致的继发感染。引起流行地区大型水源性疫情暴发的主要是基因型 1 和基因型 2，对 HAV 有免疫力的人群增加，主要是年轻人，抗体的阳性率可达 30%～80%。美国等非 HAV 流行地，具有明显临床表现的急性戊型肝炎极为罕见。美国公共卫生中心进行的 1988—1994 年 NHANES 调查中，抗-HEV 的阳性率为 21%，主要为亚临床感染、基因型 3 和基因型 4 感染，老年男性多见（>60 岁）。在非流行地，几乎不存在散发的 HEV 感染病例。然而，在美国发现了从流行地移民而致的输入病例。有证据表明，HEV 这一人畜共患病病毒的主要宿主为猪，这可能是非流行地主要为亚临床感染的原因。

■ 临床和实验室特征

症状和体征

急性病毒性肝炎通常有一段时间的潜伏期（不同病毒类型长短各异）。一般来说，甲型肝炎的潜伏期为 15～45 日（平均 4 周），乙型和丁型肝炎的潜伏期为 30～180 日（平均 8～12 周），丙型肝炎的潜伏期为 15～160 日（平均 7 周），戊型肝炎的潜伏期为 14～60 日（平均 5～6 周）。急性病毒性肝炎的前驱症状是全身性的，且个体差异很大。全身性症状如厌食、恶心、呕吐、疲劳、不适、关节痛、肌痛、头痛、畏光、咽炎、咳嗽和感冒等，可在黄疸前 1～2 周出现。恶心、呕吐和厌食常与嗅觉和味觉的变化有关。甲型和戊型肝炎常有 38～39℃（100～102℉）的低热，乙型和丙型肝炎相对少见，除非乙型肝炎出现血清病样综合征；少数情况下出现 39.5～40℃（103～104℉）的高热，可伴有全身症状。患者可能在黄疸症状前 1～5 日出现尿色加深和陶土色大便。

黄疸出现后，全身性前驱症状通常会好转，但一些患者可出现轻度体重减轻（2.5～5 kg），且可持续于整个黄疸期。肝脏变大变软，可能导致右上腹疼痛和不适。少数情况下患者会出现胆汁淤积，提示存在肝外胆道梗阻。10%～20% 的急性肝炎患者存在脾大和颈腺病。少数病例在黄疸期出现蜘蛛痣，在恢复期消失。恢复期全身症状消失，但通常仍有明显的肝大和生化检查异常。黄疸后期 2～12 周不等，而在急性乙型肝炎和丙型肝炎中通常更长。在所有的甲型和戊型肝炎病例中，临床症状完全消退且生化指标完全恢复通常需要 1～2 个月，在 3/4 的非复杂自限性乙型和丙型肝炎病例（健康成人中，95%～99% 的急性乙型肝炎为自限性，而丙型肝炎仅 15% 为自限性）中，临床和生化指标完全恢复通常为黄疸后 3～4 个月。其余的病例生化指标恢复可能更久。有相当一部分病毒性肝炎患者也可出现黄疸。

急性或慢性 HBV 感染时可合并 HDV 感染，HBV 感染的持续时间决定了 HDV 感染的持续时间。当急性 HDV 和 HBV 共感染时，症状可能更为严重，但一般情况下其临床表现和生化指标可能与单独的急性 HBV 感染相似。与急性

HBV 感染者不同,慢性 HBV 感染者可促进 HDV 的持续复制,此时急性 HDV 感染常发生于未能治愈的急性 HBV 感染患者,或更多情况下是慢性乙型肝炎重叠急性丁型肝炎。在这种情况下,HDV 重叠感染可造成慢性 HBV 感染者临床症状加重,或类似于急性病毒性肝炎。慢性乙型肝炎患者重叠 HDV 感染后常导致临床症状加重(详见下文)。

除了与其他肝炎病毒的重叠感染外,慢性乙型肝炎患者出现急性肝炎样表现,也可能伴随自发性 HBeAg 到抗-HBe 的血清学转换,或自发性再活化(即从相对不复制转为复制并具有传染性)。慢性 HBV 感染者使用细胞毒性或免疫抑制药物被撤药后,这类治疗性免疫抑制患者也可能发生这种再活化。在这些情况下,免疫能力的恢复使得细胞介导的对 HBV 感染肝细胞的细胞免疫应答恢复。偶尔慢性乙型肝炎的急性发作可能与前 C 区突变有关(见"病毒学和病因学"),这些患者的后续病程可能表现为周期性加重。使用细胞毒性药物化疗也可导致慢性 HCV 的再活化,抗 TNF-α 疗法可导致 HBV 和 HCV 的再活化。

实验室检查

血清天冬氨酸氨基转移酶(AST,以前称谷草转氨酶)和丙氨酸氨基转移酶(ALT,以前称为谷丙转氨酶)在急性病毒性肝炎的前驱期有不同程度的升高,并早于胆红素水平的升高(图 99-2 和图 99-4)。然而,这些酶水平的高低并不能反映肝细胞损伤的程度。通常在出现临床黄疸时达到峰值(400~4 000 IU 或更高),并在急性肝炎恢复期逐渐降低。无黄疸型肝炎的诊断主要依靠临床表现和转氨酶水平的升高。

当血清胆红素>43 μmol/L(2.5 mg/dL)时,通常可出现皮肤巩膜黄染。当出现明显黄疸时,血清胆红素水平通常升高到 85~340 μmol/L(5~20 mg/dL)。即使血清转氨酶水平已降低,血清胆红素水平仍可持续升高。在大多数情况下,血清总胆红素中结合胆红素和非结合胆红素水平均等。长期血清胆红素水平>340 μmol/L(20 mg/dL)并持续至病毒性肝炎病程后期,则病情一般较重。然而,在合并溶血性贫血的患者中(如 G-6-PD 缺乏和镰状细胞性贫血),由于有叠加的溶血导致血清胆红素水平升高很常见。在这些患者中,胆红素水平可超过 513 μmol/L(30 mg/dL),但并不一定提示预后不良。

中性粒细胞减少和淋巴细胞可短暂减少,随后淋巴细胞相对增多。在急性期,异型淋巴细胞(2%~20%)较常见。急性病毒性肝炎患者的凝血酶原时间(prothrombin time,PT)检测很重要,因为 PT 值的延长反映肝脏合成能力严重受损,意味着广泛的肝细胞坏死,提示预后较差。有时在血清胆红素和转氨酶水平仅轻度升高时,也可出现 PT 的延长。严重病毒性肝炎患者长期恶心、呕吐、碳水化合物摄入不足和肝糖原储备不足时偶尔会出现低血糖。血清碱性磷酸酶可能正常或轻微升高,非复杂急性病毒性肝炎患者很少有血清白蛋白降低。一些患者可出现短期轻度脂肪泻、镜下血尿和少量蛋

白尿。

在急性病毒性肝炎时,可有多种 γ-球蛋白常轻度升高。病毒性肝炎急性期约有 1/3 的患者血清 IgG 和 IgM 水平升高,但急性甲型肝炎患者以血清 IgM 升高为主。病毒性肝炎的急性期,可能出现抗平滑肌和其他细胞成分的抗体、低滴度的类风湿因子、抗核抗体和少量嗜异性抗体。在丙型和丁型肝炎中,抗-LKM 抗体可能阳性,但两种类型肝炎中的抗-LKM 抗体种类不同,也不同于 2 型自身免疫性肝炎的抗-LKM 抗体类型(参见第 100 章)。病毒性肝炎的自身抗体是非特异性的,也可见于其他病毒性疾病或全身性疾病。而在肝炎病毒感染期间和之后出现的病毒特异性抗体则是具有重要诊断价值的血清学标志物。

如前所述,常规采用血清学检查来确诊甲型、乙型、丁型和丙型肝炎。目前尚无常规检测粪便或血清中 HAV 的技术。因此,主要通过急性感染期间检测到抗-HAV IgM 来诊断甲型肝炎(图 99-2)。类风湿因子可导致假阳性结果。

血清 HBsAg 阳性可诊断为 HBV 感染。极少数情况下,急性 HBV 感染时血清 HBsAg 水平较低,即使采用当代的高灵敏度的免疫分析技术仍无法测出。此时血清抗-HBc IgM 阳性也可诊断为 HBV 感染。

血清 HBsAg 滴度与疾病严重程度无明显相关性。事实上,血清 HBsAg 浓度与肝细胞损伤程度呈负相关。例如,血清 HBsAg 滴度在免疫抑制患者中最高,而在慢性肝病患者中相对较低(轻度慢性肝炎患者较重度患者高),在急性重型肝炎患者中极低。这些结果表明,乙型肝炎患者肝细胞损伤程度和临床病程与患者对 HBV 的免疫应答能力有关,而与循环中 HBsAg 的水平无关。不过在免疫功能正常的人群中,代表 HBV 复制的标志物与肝损伤之间存在相关性(详见下文)。

乙型肝炎患者另一个重要的血清学标志物是 HBeAg,其阳性代表具有相对传染性。由于急性乙型肝炎早期 HBeAg 一般均为阳性,所以 HBeAg 的检测在慢性感染时意义更大。

对于乙型肝炎表面抗原血症持续时间未知的患者(如献血时发现 HBsAg 阳性),抗-HBc IgM 的检测可能有助于区分急性或近期感染(抗-HBc IgM 阳性),以及慢性感染(抗-HBc IgM 阴性,抗-HBc IgG 阳性)。类风湿因子滴度较高可能会出现抗 HBc IgM 假阳性。此外,在慢性乙型肝炎急性发作时,可再次出现抗-HBc IgM 阳性。

急性乙型肝炎 HBsAg 阳性的患者很少出现抗-HBs 阳性,但 10%~20% 的慢性 HBV 感染者可能有低水平的抗-HBs。这种抗体并不针对共同抗原决定簇 a,而是针对异型亚型决定簇(例如,具有 ad 亚型的 HBsAg 和 y 亚型的抗-HBs)。大多数情况下,存在这种血清学模式不代表感染两种不同亚型的 HBV,这种抗体的存在也并不提示 HBsAg 的清除。这种抗体尚无确切的临床意义(见"病毒学和病因学")。

接种乙肝疫苗获得免疫后,抗-HBs 是唯一阳性的血清学标志物。常见的乙型肝炎血清学标志物及其检测价值见

表 99 - 5。在肝脏和血清中可进行 HBV DNA 检测。与 HBeAg 一样,血清 HBV DNA 是代表 HBV 复制的一个标志物,但 HBV DNA 的检测更为灵敏,且可定量。第一代 HBV DNA 杂交检测技术的灵敏度为 $10^5 \sim 10^6$ 个病毒/mL,低于此相对阈值则传染性较低,不易发生肝损伤,HBeAg 通常为阴性。目前,对 HBV DNA 的检测已从灵敏度低的杂交检测技术转为高灵敏度的基因扩增技术(如基于聚合酶链反应的 PCR 技术,可检测出 10 或 100 个/mL 的病毒);最常应用灵敏度最高($5 \sim 10$ IU/mL)、测定范围最广($10^0 \sim 10^9$ IU/mL)的商品化的 PCR 检测试剂盒。当前判断乙型肝炎传染性和肝损伤的阈值为 $10^3 \sim 10^4$ IU/mL,而随着扩增分析技术灵敏度的不断提高,可检测到上述阈值以下的结果。上述标志物有利于慢性乙型肝炎患者抗病毒治疗期间随访 HBV 的复制情况(参见第 100 章)。除围生期获得性 HBV 感染(详见上文)后的最初几十年外,免疫功能正常的慢性乙型肝炎患者的 HBV 复制水平(即血清 HBV DNA 水平)与肝损伤程度之间密切相关。高水平的血清 HBV DNA、病毒抗原表达的增加均与肝脏坏死性炎症活动密切相关,除非免疫抑制干扰了细胞毒性 T 细胞对病毒感染细胞的应答;抗病毒药物抑制 HBV 的复制,促进肝脏组织学病变的恢复。慢性乙型肝炎患者中,高水平的 HBV DNA 可增加肝硬化、肝功能失代偿和肝细胞癌的风险(见"并发症和后遗症")。

表 99 - 5　HBV 感染的常见血清学模式

HBsAg	抗-HBs	抗-HBc	HBeAg	抗-HBe	意义
+	−	IgM	+	−	急性乙型肝炎,传染性强ᵃ
+	−	IgG	+	−	慢性乙型肝炎,传染性强
+	−	IgG	−	+	急性 HBV 感染趋向恢复或慢性乙型肝炎,传染性弱 HBeAg 阴性(前 C 区突变)乙型肝炎(慢性或少数急性)
+	+	+	+/−	+/−	HBsAg 亚型和异型抗-HBs(常见) HBsAg 向抗-HBs 的血清学转换(罕见)
−	−	IgM	+/−	+/−	急性乙型肝炎ᵃ 抗-HBc 窗口期
−	−	IgG	−	+/−	低水平 HBV 携带 既往 HBV 感染
−	+	IgG	−	+/−	乙型肝炎恢复期
−	+	−	−	−	接种乙肝疫苗后 既往 HBV 感染? 假阳性

ᵃ 抗 HBc - IgM 在慢性乙型肝炎急性发作时可重新出现。

丙型肝炎患者转氨酶水平常呈周期性升高。血清抗-HCV 阳性是丙型肝炎的特异性诊断标志物。现有的免疫分析技术可在转氨酶升高初期即检测到抗-HCV,并持续至恢复后(罕见)和慢性感染期间(常见)。非特异性会干扰抗-HCV 的免疫分析检测,特别是在验前概率较低的人,如志愿献血者或循环中有类风湿因子的人,因为此因子可以非特异性地结合到分析试剂上。在这种情况下,可检测 HCV RNA 以鉴别抗-HCV 真阳性还是假阳性。HCV RNA 检测是目前判断 HCV 感染最灵敏的方法,是确诊丙型肝炎的"金标准"。HCV RNA 可以在转氨酶水平急性升高前或抗-HCV 出现前检测出。此外,慢性丙型肝炎患者大部分可持续检出 HCV RNA,少数可间歇性检出,一些肝功能正常的人 HCV RNA 也可阳性,如非活动性携带者。极少数抗-HCV 阴性的丙型肝炎患者中,检测出 HCV RNA 即可诊断。如果患者有明确的血液或血制品经皮穿刺暴露史,且出现特征性肝炎表现,但所有上述检测均为阴性,则可诊断为不明病原体引起的肝炎。

检测 HCV RNA 所需的基因扩增技术有两种类型:一种是支链互补 DNA(bDNA)检测技术,其检测信号(与 cDNA 探针结合的可检测的比色酶)被放大;另一种是通过 PCR 或 TMA 的方法进行靶向基因扩增(即合成病毒基因组的多个拷贝),其中病毒 RNA 被逆转录为 cDNA,然后通过基因扩增的方法使 DNA 循环合成。这两种方法都可以对"病毒载量"进行定量分析,PCR 和 TMA 的灵敏度($10 \sim 10^2$ IU/mL)较 bDNA(10^3 IU/mL)高,检测的参考范围较广($10 \sim 10^7$ IU/mL)。HCV RNA 水平与疾病的严重程度及预后无明显相关性,但可用于预测评估抗病毒治疗的反应性,也有助于鉴定 HCV 的基因型(参见第 100 章)。

一部分丙型肝炎患者血清抗-HBc 阳性,提示既往可能暴露于多种血液性传播肝炎病毒。此类患者抗-HBc 几乎都是 IgG 类,代表既往 HBV 感染(HBV DNA 低于检出下限),很少为当前低病毒载量的 HBV 感染。

肝内 HDV 抗原检测或更为实际的血清抗-HDV 检测

（抗-HDV 滴度升高或重新出现），可诊断 HDV 感染。循环中存在 HDV 抗原也可诊断急性 HDV 感染，不过仅在短时间内可检测到。由于 HBsAg 消失后抗-HDV 往往检测不到，因此对急性自限性 HBV 和 HDV 感染进行回顾性血清学诊断较为困难。由于抗-HDV 可能较晚出现，因此急性感染的早期诊断可能会推迟 30～40 日。

急性肝炎患者血清中 HBsAg 和抗-HDV 均阳性，抗-HBc 的类型有助于判断 HBV 与 HDV 感染的关系。抗-HBc IgM 阳性不足以区分急性或慢性 HBV 感染，但其阳性为近期 HBV 感染的可靠指标，其阴性则提示既往感染。急性 HBV 和 HDV 共感染时，可检测到抗-HBc IgM，而在慢性 HBV 感染重叠急性 HDV 感染时，抗 HBc 主要为 IgG 类。HDV RNA 的检测有助于评估 HDV 的复制情况及传染性。

急性戊型肝炎的血清学和病毒学过程与急性甲型肝炎完全相似，短期粪便排毒和病毒血症，最初 3 个月的免疫应答主要以抗-HEV IgM 为主，随后被持续存在的抗-HEV IgG 替代。不同可靠性的戊型肝炎诊断技术已被商品化，但在美国并不常规使用。在美国，血清学和病毒学诊断试验仅在 CDC 及其他特殊实验室进行。

急性病毒性肝炎通常无需肝活检，除非诊断困难或临床表现倾向于慢性肝炎。

急性病毒性肝炎有一套简易诊断方法。急性肝炎患者至少应进行 4 项血清学检查：HBsAg、抗-HAV IgM、抗-HBc IgM 和抗-HCV（表 99-6）。HBsAg 阳性，无论抗-HBc IgM 阳性与否，均代表 HBV 感染。如抗-HBc IgM 阳性，则为急性 HBV 感染；如抗-HBc IgM 阴性，则为慢性 HBV 感染。HBsAg 阴性而抗-HBc IgM 阳性，也可诊断为急性乙型肝炎。抗-HAV IgM 阳性可诊断为急性甲型肝炎。如抗-HAV IgM 与 HBsAg 均阳性，可诊断为 HAV 和 HBV 共感染；如抗-HBc IgM 阳性（无论 HBsAg 阳性与否），则为同时患急性甲型和乙型肝炎；如果抗-HBc IgM 阴性，则诊断为慢性乙型肝炎重叠急性甲型肝炎。抗-HCV 阳性提示急性丙型肝炎，有时在病程中需测定 HCV RNA 或重复测定抗-HCV 以进一步确诊。如果流行病学背景一致，但缺乏相关血清学标志物，可暂时诊断为"非甲非乙非丙型"肝炎。

表 99-6 急性肝炎患者的简易诊断方法

患者的血清型检查				
HBsAg	抗-HAV IgM	抗-HBc IgM	抗 HCV	诊断意义
+	−	+	−	急性乙型肝炎
+	−	−	−	慢性乙型肝炎
+	−	−	−	慢性乙型肝炎重叠急性甲型肝炎
+	+	+	−	急性甲型和乙型肝炎

（续表）

患者的血清型检查				
HBsAg	抗-HAV IgM	抗 HBc-IgM	抗 HCV	诊断意义
−	+	−	−	急性甲型肝炎
−	+	+	−	急性甲型和乙型肝炎（HBsAg 低于检出下限）
−	−	+	−	急性乙型肝炎（HBsAg 低于检出下限）
−	−	−	+	急性丙型肝炎

对于慢性肝炎患者，首诊应至少检测 HBsAg 和抗-HCV。抗-HCV 支持慢性丙型肝炎诊断，同步检测 HCV RNA 可进一步确诊。慢性乙型肝炎进行血清学诊断时，应检测 HBeAg 和抗-HBe 以评估其相对传染性。HBV DNA 检测有助于定量评估病毒复制水平，且灵敏度更高，在抗病毒治疗期间意义较大（参见第 100 章）。转氨酶水平正常的慢性乙型肝炎患者，如 HBeAg 阴性，应定期进行血清学检查以鉴别病毒携带者和 HBeAg 阴性的慢性乙型肝炎，后者病毒活性可出现变化并伴随活动性坏死性炎症。表现为严重暴发性肝病、严重慢性肝病、慢性乙型肝炎急性加重、有频繁经皮穿刺暴露史及来自 HDV 流行地的乙型肝炎患者应进行抗-HDV 检测。

预后

既往体健的甲型肝炎患者几乎都能完全康复，而无临床后遗症。同样，在急性乙型肝炎患者中，95%～99% 既往体健的成人病程较短，恢复较彻底。然而一些特定的临床表现和实验室检查结果提示病情复杂、病程较长。老年和有严重合并症的患者病程可能迁延，且发生严重肝炎的概率较大。病程早期即表现为腹水、外周水肿和肝性脑病等，往往提示预后较差。此外，PT 值延长、低血清白蛋白血症、低血糖和血清胆红素水平明显升高均提示严重的肝细胞坏死。有上述临床和实验室表现的患者应立即住院。甲型和乙型肝炎的病死率非常低（约 0.1%），但年龄越大，基础疾病越多，病死率越高。需住院治疗的急性乙型肝炎患者的死亡率为 1%。丙型肝炎急性期表现较乙型肝炎轻，无黄疸型更为常见，且很少致死，但确切的死亡率不详。印度和亚洲暴发的水源性戊型肝炎总体病死率为 1%～2%，而孕妇高达 10%～20%。在 HEV 流行的国家，暴发性戊型肝炎多数在慢性肝病基础上重叠了急性戊型肝炎（"慢加急性"肝病）。急性乙型和丁型肝炎重叠感染的患者并不一定比单独急性乙型肝炎的患者死亡率高；在注射吸毒者急性 HBV 和 HDV 共感染的数次疫情中，病死率约为 5%。当慢性乙型肝炎患者重叠 HDV 感染时，出现暴发性和致死性肝炎的可能性大大增加。目前尚不清楚丁型肝炎的死亡率，但有记录表明，当乙型肝炎病毒携带者比例较高的人群暴发严重的 HDV 重叠感染时,病死率>20%。

■ 并发症和后遗症

少数甲型肝炎患者可在急性肝炎症状明显恢复后数周至数月内复发。再次出现急性肝炎的临床表现,转氨酶水平升高,有时可出现黄疸,以及粪便排出 HAV。急性甲型肝炎的另一个少见的类型为胆汁淤积性肝炎,表现为淤胆性黄疸和皮肤瘙痒。少数情况下肝功能异常可持续数月甚至长达 1 年。即使出现上述并发症,甲型肝炎仍然是自限性的,不会进展为慢性肝病。在急性乙型肝炎的前驱期,5%~10%的患者会出现血清病样综合征,表现为关节痛或关节炎、皮疹、血管性水肿,少数患者还可出现血尿和蛋白尿。这些症状多在黄疸期前出现,因而常常被误诊为风湿性疾病。可通过检测血清转氨酶水平(多数情况下升高)和血清 HBsAg 来确诊。如上所述,EMC 是一种免疫复合性疾病,可使慢性丙型肝炎复杂化,也是 B 细胞淋巴增生性疾病(极少数情况下可演变为 B 细胞淋巴瘤)的一部分。此外,丙型肝炎与皮肤疾病(如迟发性皮肤卟啉病和扁平苔藓)也可能存在相关性,但确切机制尚不清楚。最后,由于 HCV 依赖于脂蛋白的分泌和装配途径,同时 HCV 与葡萄糖代谢有相互作用,因此 HCV 感染可能发生肝脂肪变性、高胆固醇血症、胰岛素抵抗(以及其他代谢综合征的表现)和 2 型糖尿病。肝脂肪变性和胰岛素抵抗都会加速肝纤维化进展,并降低抗病毒治疗效果(**参见第 100 章**)。

病毒性肝炎最可怕的并发症是急性重型肝炎(大面积肝坏死),但幸运的是这种情况并不多见。急性重型肝炎主要发生于乙型、丁型和戊型肝炎,但是罕见暴发性的甲型肝炎病例主要见于老年人和慢性肝病患者(有的报道为慢性乙型和丙型肝炎)。暴发性病毒性肝炎超过 50%为乙型肝炎,其中相当大比例的病例与 HDV 感染相关,另一部分则合并慢性丙型肝炎。丙型肝炎很少有暴发性病例,但如上所述,1%~2%的戊型肝炎可能出现致命的急性重型肝炎,其中孕妇比例高达 20%。患者通常有肝性脑病的表现,并很可能演变为深度昏迷。肝脏通常缩小,且 PT 值过度延长。如果出现肝脏体积迅速缩小、胆红素水平迅速升高、PT 值明显延长,甚至转氨酶水平可能下降,同时伴有精神错乱、定向障碍、嗜睡、腹水和水肿等临床症状和体征,则表明患者出现伴有肝性脑病的肝衰竭。脑水肿很常见,脑干压迫、胃肠道出血、败血症、呼吸衰竭、心血管衰竭和肾脏衰竭等是终末期肝病的表现。死亡率极高(深度昏迷患者的死亡率>80%),但幸存者则可能达到生化指标和组织学上的完全恢复。如果急性重型肝炎患者能够及时获得供肝而进行肝移植,则可能挽救生命。

急性乙型肝炎患者临床症状基本恢复后,检测 HBsAg 是否消失尤为重要。在发现能有效区分急性肝炎和慢性乙型肝炎急性肝炎样加重(自发性再活化)的实验室指标之前,据观察表明约 10%的既往体健者在急性乙型肝炎发作后 6 个月内仍保持 HBsAg 阳性。其中约一半的患者可在随后的几年里将 HBsAg 从循环中清除,但有 5%的患者最后演变为慢性

HBsAg 携带者。最新的研究表明,在既往体健、免疫功能正常的年轻人中,急性乙型肝炎感染后转为慢性的比例仅为 1%。不过早些时候这一比例可能被过高估计,主要是由于误纳入了慢性乙型肝炎急性发作的这部分患者。这些患者在急性发作前为慢性 HBsAg 携带,此后很难出现 HBsAg 阴性的血清学转换。无论慢性率是 10%还是 1%,这部分患者的血清中都有抗-HBc IgG;与抗原的亚型特异性相反,抗-HBs 阴性或者滴度较低(见"实验室特征")。这些患者可能为:① 无症状携带者;② 有低级别、轻度慢性肝炎;③ 有中度至重度慢性肝炎,伴或不伴肝硬化。新生儿、唐氏综合征患者、慢性血液透析患者和免疫抑制患者(包括 HIV 感染者)在急性 HBV 感染后转变为慢性的可能性尤其大。

慢性肝炎是急性乙型肝炎后期的一个重要并发症,发生在少数急性病患者中,但更常见于那些没有经历过急性病程的慢性感染患者,如新生儿感染或免疫抑制患者的感染(**参见第 100 章**)。以下临床和实验室表现提示急性肝炎进展为慢性肝炎:① 厌食、体重减轻、疲劳和持续性肝大的临床症状的未完全缓解;② 慢性严重急性病毒性肝炎期间,肝活检中出现桥接/界面坏死或多小叶肝坏死;③ 急性病后 6~12 个月内血清转氨酶、胆红素、球蛋白水平仍未恢复正常;④ 急性肝炎后 HBeAg 阳性持续>3 个月或 HBsAg 阳性持续>6 个月。

虽然合并急性丁型肝炎感染不会增加急性乙型肝炎转变为慢性的可能,但丁型肝炎有可能加重慢性乙型肝炎的严重程度。丁型肝炎的重叠感染可将非活动或轻度的慢性乙型肝炎转变为严重的、进行性加重的慢性肝炎和肝硬化;同时可加速慢性乙型肝炎的病程。一部分慢性乙型肝炎患者重叠 HDV 感染可导致急性重型肝炎。据 30 多年来的纵向研究表明,慢性丁型肝炎患者肝硬化和肝细胞癌的年发病率分别为 4%和 2.8%。虽然 HDV 和 HBV 共感染可导致严重的肝病,但一些患者可表现为轻症肝炎甚至无活动性携带者,在感染早期变为惰性。

急性 HCV 感染后转为慢性的可能性为 85%~90%。许多慢性丙型肝炎患者早期是无症状的,但在急性期后 10~20 年内,约 20%进展为肝硬化;在转诊中心报道的一些病例中,有 50%的慢性丙型肝炎患者发生了肝硬化。在美国和欧洲,在慢性肝病终末期需要肝移植的患者中,慢性丙型肝炎至少占据了 40%,但大多数慢性丙型肝炎患者在感染后最初的 20 年内发病率和死亡率都是较低的。慢性丙型肝炎的进展可能受年龄增长、感染持续时间长、免疫抑制、过量饮酒、合并肝脂肪变性、合并其他肝炎病毒或 HIV 感染的影响。事实上,随着 HIV 感染率的增加,出现了一些严重、快速进展的慢性乙型肝炎和丙型肝炎病例(**参见第 97 章**)。相反,HAV 和 HEV 都不会引起免疫正常者的慢性肝病。然而,在接受器官移植、细胞毒性药物化疗、HIV 感染的免疫抑制患者也出现了慢性戊型肝炎的病例。

病毒性肝炎罕见的并发症包括胰腺炎、心肌炎、非典型肺

炎、再生障碍性贫血、横断性脊髓炎和周围神经病变。慢性乙型肝炎患者，特别是在婴儿期或童年早期感染，尤其是 HBeAg 阳性和/或伴高水平 HBV DNA 的患者，发生肝细胞癌的风险增加。慢性丙型肝炎患者发生肝细胞癌的风险也会增加，不过一般仅见于合并肝硬化患者，且通常是在数十年（一般为 30 年）后发生。儿童乙型肝炎很少为无黄疸型，面部、臀部和四肢的无瘙痒性丘疹和淋巴结病（儿童丘疹性肢端皮炎或 Gianotti - Crosti 综合征）。

急性甲型、乙型和丙型肝炎等自限性肝炎很少会诱发自身免疫性肝炎（参见第 100 章）。

■ 鉴别诊断

其他病毒性疾病如传染性单核细胞增多症，巨细胞病毒、单纯疱疹病毒和柯萨奇病毒引起的疾病，以及弓形虫病等均可能与病毒性肝炎具有相似的临床表现，也可导致血清转氨酶升高，少数出现血清胆红素水平升高。如果 HBsAg、抗 - HBc、抗 - HAV IgM 和抗 - HCV 均阴性，可进一步采用异嗜性和血清学检查以鉴别诊断。系统性病毒感染几乎都可以伴随转氨酶水平升高，其他需与病毒性肝炎肝损伤鉴别的罕见病因有：钩端螺旋体、念珠菌、布鲁菌、分枝杆菌和肺孢子虫感染。详细完整的用药史尤为重要，因为许多药物和一些麻醉剂都能产生急性肝炎或胆汁淤积的表现。既往有过不明原因急性肝炎"反复发作"史同样重要。这些病史提示可能有慢性肝炎。酒精性肝炎通常血清转氨酶水平无明显升高，但可能存在其他酒精（乙醇）中毒的表现，如活检时出现脂肪浸润、中性粒细胞炎症反应聚集和"酒精性透明蛋白"，这更倾向于酒精性肝损伤而非病毒性肝损伤。急性肝炎可伴有右上腹疼痛、恶心、呕吐、发热和黄疸，故应与急性胆囊炎、胆总管结石或上行性胆管炎鉴别。急性病毒性肝炎患者对手术的耐受性较差，因此排除这一诊断尤为重要，有些较为疑难的病例进行开腹手术前可能需要经皮肝活检。老年人的病毒性肝炎常被误诊为胆总管结石或胰腺癌所致的梗阻性黄疸。由于老年人的急性肝炎可能非常严重，手术死亡率很高，因此有必要进行全面的评估以排除原发性实质性肝病，包括生化检查、胆道树的放射学检查，甚至肝活检。另一个与急性肝炎临床表现较相似的临床综合征为伴有肝被动充血或低灌注的右心室衰竭，如发生休克、严重低血压和严重左心室衰竭时。这一系列鉴别诊断还应包括任何可干扰静脉回流心脏的疾病，如右心房黏液瘤、缩窄性心包炎、肝静脉阻塞（Budd - Chiari 综合征）或静脉闭塞性疾病。一般通过临床表现即可鉴别这些心血管疾病和病毒性肝炎。妊娠期急性脂肪肝、妊娠胆汁淤积、子痫和 HELLP（溶血，肝功能指标升高，血小板降低）综合征与妊娠期病毒性肝炎较难鉴别。极少数情况下，恶性肿瘤转移至肝脏也可出现急性甚至暴发性病毒性肝炎。偶尔，遗传性或代谢性肝病（如 Wilson 病、α_1 -抗胰蛋白酶缺乏症）和非酒精性脂肪性肝病常需与急性病毒性肝炎鉴别。

治疗·急性病毒性肝炎

既往体健的乙型肝炎患者急性肝炎发作后恢复率为 99%，因此抗病毒治疗不太可能提高恢复率，也非必须应用。少数严重的急性乙型肝炎病例中，有应用口服核苷（酸）类似物（与治疗慢性乙型肝炎相同的剂量）治疗成功的案例（参见第 100 章）。虽然尚未进行相关临床试验来确定这种方法的有效性和疗程，但大多数专家建议对严重急性乙型肝炎患者应用核苷（酸）类似物（恩替卡韦或替诺福韦，是最有效和最不易耐药的抗病毒药物）进行抗病毒治疗，而轻-中度急性乙型肝炎不应用。治疗应持续至 HBsAg 发生血清转换后 3 个月或 HBeAg 发生血清转换后 6 个月。

典型的急性丙型肝炎恢复率很低，多数进展为慢性肝炎，小型临床试验的 meta 分析表明，α 干扰素单药疗法（300 万 U，每周 3 次）有效，可诱导 30%～70% 的患者发生持续免疫应答，从而大大降低了转化为慢性的概率。在德国一项纳入了 44 例急性丙型肝炎患者的多中心研究中，感染后平均 3 个月内开始采用强化 α 干扰素治疗（500 万 U/d×4 周，然后每周 3 次×20 周），持续的病毒学应答率为 98%。尽管目前建议对急性丙型肝炎进行治疗，但最佳方案、疗程和开始治疗的时间仍有待商榷。目前许多专家推荐一个 24 周疗程（感染发病后 2～3 个月内开始）的长效聚乙二醇干扰素联合核苷（酸）类似物利巴韦林的治疗方案，但是尚未证明联合应用利巴韦林的价值（具体剂量详见第 100 章）。黄疸患者和女性患者急性丙型肝炎感染后恢复率更高，现在已经确定了与自发性恢复（IL28B CC 单倍体）和持续性感染（非 CC 单倍体）相关的遗传标志物，这种基因检测有助于确定治疗急性丙型肝炎的必要性和及时性，CC 基因型患者早期干预阈值较高，而非 CC 基因型患者则较低。特拉匹韦或博赛匹韦是两种蛋白酶抑制剂，目前已被批准用于慢性丙型肝炎基因型 1 的治疗（参见第 100 章），但尚未被批准用于急性丙型肝炎。此外，以聚乙二醇干扰素为基础的急性丙型肝炎治疗具有高疗效，添加蛋白酶抑制剂会增加花费和副作用，且可能并未增加疗效。然而 2014 年以来，随着全口服、短疗程、低耐药的抗病毒药物出现，新的治疗方法将应用于急性丙型肝炎，并且可能在暴露后（如职业暴露）立即服用以防止感染和肝炎的发生。在过去的 20 年中，急性丙型肝炎的发病率明显下降，因此除了注射吸毒者和接触丙型肝炎污染针头的卫生工作者外，很少有机会能识别急性丙型肝炎患者并对其进行治疗。发生此类职业暴露后，当检测到 ALT 升高和提示急性丙型肝炎的 HCV RNA(风险仅为约 3%)时,应开始治疗。

尽管有上述这些特殊的治疗措施,但大多数典型的急性病毒性肝炎病例一般不需要特殊的治疗。多数患者不需要住院治疗,严重病例除外。强迫和长时间的卧床休息对全面康复并无必要,但是许多患者在限制体力活动后自我感觉会更好。建议高热量饮食,因为许多患者可能会在傍晚出现恶心,因此主要的热量摄入应在耐受性最好的早晨。如果患者持续呕吐而无法耐受口服时,应在急性期加强静脉营养支持。应避免使用可引起胆汁淤积等不良反应和经肝代谢的药物。如果出现严重瘙痒,可加用胆酸螯合树脂类药物。糖皮质激素在治疗急性病毒性肝炎(即使是有严重桥接坏死病例)中没有价值,甚至可能有害,可增加转为慢性感染(如急性乙型肝炎转为慢性)的风险。

一般无须将肝炎患者隔离,除非是甲型或戊型肝炎患者有大便失禁或乙型(无论是否伴有丁型肝炎)和丙型肝炎患者存在难以控制的大出血。因为大多数甲型肝炎住院患者排毒量很少或不排毒,因此这些患者在住院期间传染给别人的可能性很低。因此,不再推荐烦琐的肠道预防措施。虽然处理甲型肝炎患者的便盆或粪便时应戴手套,但这与其他所有住院患者应采取的基本预防措施并无两样。对于乙型和丙型肝炎患者,应强调血液预防措施(即避免不戴手套直接接触血液和其他体液),无须采取肠道预防措施。简单的手卫生(如洗手)的重要性毋庸置疑。所有患者应采取的基本预防措施适用于病毒性肝炎患者。住院患者可能在症状明显、血清转氨酶和胆红素水平显著下降以及患者恢复正常后出院。轻微的转氨酶升高不应视为逐渐恢复正常活动的禁忌。

在急性重型肝炎中,治疗的主要原则是维持体液平衡、循环和呼吸支持、控制出血、纠正低血糖和治疗其他致昏迷状态的并发症,以促进患者进行肝脏再生和修复。应限制蛋白质摄入,并口服乳果糖或新霉素。对照试验证实糖皮质激素治疗无效。同样,尚未证实换血疗法、血浆转换、人-人交叉循环、猪肝脏交叉灌注、血液灌注和体外肝脏辅助装置能提高存活率。预防性使用抗生素等精细的重症监护是提高生存率的一个因素。急性重型肝炎患者原位肝移植的比例越来越高,且效果良好。

■ 预防

由于急性病毒性肝炎的治疗措施有限,而慢性病毒性肝炎的抗病毒治疗烦琐、费用昂贵,且并非均有效(**参见第 100 章**),因此免疫预防是重中之重。各种病毒性肝炎的预防方法

不同。在过去,免疫预防完全依赖于对数百名健康供体血浆进行冷乙醇分离纯化的含抗体球蛋白制剂的被动免疫。目前,采用疫苗对于甲型、乙型和戊肝肝炎进行主动免疫是首选预防措施。

甲型肝炎

IG 的被动免疫和灭活疫苗的主动免疫均可起到预防作用。所有的 IG 都含有足够保护作用浓度的抗-HAV。暴露前或潜伏期早期给予 IG 能有效预防甲型肝炎的发作。对于甲型肝炎患者的密切接触者(如家庭成员、性伴侣、机构成员),建议在暴露后尽早给予 0.02 mL/kg 的有效预防剂量。即使在接触后长达 2 周内应用仍然有一定的预防价值。已经接种过甲型肝炎疫苗者、临时接触者(办公室、工厂、学校或医院)、大多数可能有免疫的老年人或已知血清中有抗-HAV 的人,无须进行预防。日托中心一旦发现儿童或工作人员患有甲型肝炎,应在中心内或患儿家庭进行预防免疫。多数情况下,甲型肝炎暴发的传染源得到确认时,往往已经太晚而无法应用 IG 进行潜伏期内有效的预防。不过采取相应的预防措施仍然会减少继发病例的发生率。对于前往热带国家、发展中国家和非常规旅游地区的游客,在无可应用的疫苗之前,建议采用 IG 进行预防。如旅游时间<3 个月,给予 0.02 mL/kg 的剂量;如旅行时间较长或当地居民,建议每 4~6 个月给予 0.06 mL/kg 的剂量。血浆提取的免疫球蛋白给药是安全的,所有现有的大量 IG 都要经过病毒灭活步骤,且通过 PCR 技术检测不出 HCV RNA。肌内注射大量 IG 不会传播 HBV、HCV 或 HIV。

由组织培养减活的 HAV 制成的福尔马林灭活疫苗已被证明安全、有免疫原性,并能有效预防甲型肝炎。甲型肝炎疫苗被批准用于 1 岁上的人群,并在初次接种后约 4 周起即可提供足够的保护作用。如果可以在预期暴露的 4 周内(如至流行地旅游)接种,甲型肝炎疫苗是暴露前免疫预防的首选方法。如果旅行更迫在眉睫,应加用 IG(0.02 mL/kg),并应与第一剂疫苗在不同点注射。由于疫苗接种提供了长期的保护(接种后产生保护水平的抗-HAV 可持续 20 年),有持续暴露风险的人(如经常出差或长期停留在流行地区的人)应接种疫苗,疫苗应代替重复多次注射 IG。在甲型肝炎疫苗引入后不久,即建议对生活在甲型肝炎高发病率社区的儿童进行接种。1999 年,这一提议被扩大到包括生活在 HAV 高感染率的州、县和社区的所有儿童。截至 2006 年,美国公共卫生署免疫实践咨询委员会建议对所有儿童进行常规甲型肝炎疫苗接种。其他被认为是 HAV 感染高危并需要进行接种的人群包括:军事人员、甲型肝炎周期性暴发的人群(如阿拉斯加当地居民)、日托中心的员工、灵长类动物管理者、暴露于甲型肝炎或粪便样本的实验室工作人员以及慢性肝病的患者。有些临床经验表明慢性丙型肝炎患者发生暴发性甲型肝炎的风险增加,慢性丙型肝炎和慢性乙型肝炎的患者同样均需要接种甲型肝炎疫苗,不过该观点未得到广泛认可。其他公认的甲型

肝炎感染高危人群也应接种疫苗,包括与同性发生性关系的男性、注射吸毒者、凝血功能障碍而需频繁使用凝血因子浓缩物的患者、从美国前往甲型肝炎中度至高度流行国家的人、密切接触甲型肝炎患者需采用暴露后预防,以及收养来自甲型肝炎中度至高度流行国家儿童的家庭成员和其他密切接触者。两种批准应用的疫苗制剂的推荐剂量和注射频率不同(**表 99 - 7**),均为肌内注射。据报道,甲型肝炎疫苗可有效预防家庭和日托中心的继发急性甲型肝炎病例。由于该疫苗提供了长期的保护,且用法更为简单,2006 年美国公共卫生署免疫实践咨询委员会推荐甲型肝炎疫苗在 2～40 岁健康人的暴露后预防效果上优于 IG。对于年轻人或老年人、免疫抑制患者和慢性肝病患者应联合使用 IG。据报道,在美国甲型肝炎导致的死亡率与甲型肝炎疫苗应用后年新发病率下降平行。

表 99 - 7	甲型肝炎疫苗接种计划		
年龄(岁)	注射剂次	剂量	时间表(月)
HAVRIX(葛兰素史克)[a]			
1～18	2	720 ELU[b](0.5 mL)	0、6～12
≥19	2	1 440 ELU(1 mL)	0、6～12
VAQTA(默克)			
1～18	2	25 单位(0.5 mL)	0、6～18
≥19	2	50 单位(1 mL)	0、6～18

[a] 这种甲肝疫苗和乙肝疫苗的联合疫苗 TWINRIX,被授权应用在成人(年龄≥18 岁)中以同时预防这两种病毒。每 1 mL 含有 720 ELU 甲肝疫苗和 20 μg 乙肝疫苗。建议在第 0、1 和 6 个月接种。[b] 酶联免疫分析单位。
缩略词:ELU,酶联免疫分析单位。

乙型肝炎

直到 1982 年,乙型肝炎的预防仍主要为被动免疫,使用标准 IG(含少量抗- HBs)或含高滴度抗- HBs 的乙型肝炎免疫球蛋白(HBIG)。标准 IG 的有效性至今仍不确定,甚至在几项临床试验中 HBIG 的有效性也受到质疑,其作用似乎只是减少临床发病率,而并无预防作用。1982 年引进的第一种主动免疫疫苗是从健康的 HBsAg 携带者血浆中提纯的不具传染性的直径约 22 nm 球形 HBsAg 颗粒制备的。1987 年,血浆来源的疫苗被一种从重组酵母中提取的基因工程疫苗所取代。后者由非糖基化的 HBsAg 颗粒组成,但在其他方面与天然 HBsAg 不可区分,两种重组疫苗获准在美国使用。目前的推荐预防措施可分为暴露前预防和暴露后预防。

宜进行暴露前免疫预防的情况包括:频繁暴露于危险因素、接触血液的卫生工作者、公共安全监管者、血液透析患者和工作人员、发育障碍监护机构的患者和工作人员、注射吸毒者、劳改所的囚犯、有多个性伴侣或性传播疾病的患者、与同性发生性关系的男性、需要长期高剂量使用血液制品的血友病患者、慢性 HBV 感染者的家庭成员和性伴侣、在流行地区长期居住或旅行的人、18 岁以下未接种疫苗的儿童或青少

年、未接种疫苗的阿拉斯加当地儿童、太平洋岛民或来自流行国家的第一代移民者、出生于 HBV 感染率≥2%的国家的人、慢性肝病患者、<60 岁糖尿病患者(≥60 岁由医生视情况决定)、终末期肾病患者、艾滋病感染者,接种乙肝疫苗的 3 个时间点为:0、1 和 6 个月,应在三角肌注射,而不是臀肌注射,其他可选时间详见表 99 - 8。妊娠不是疫苗接种的禁忌。在乙型肝炎发病率低的地区如美国,尽管有安全有效的乙肝疫苗,但给高危人群接种疫苗却无效。在美国,引进疫苗后乙型肝炎的发病率仍持续增加;实际上仅<10%的目标高危人群接种了疫苗,约 30%的散发性急性乙型肝炎患者不属于上述任何高危人群。因此,为降低美国等低流行地区的乙肝发病率,建议在儿童期普及乙肝疫苗接种。对于在普及新生婴儿疫苗接种前出生的未接种儿童,建议在青少年早期(11～12 岁)进行疫苗接种,目前已建议扩展至所有 0～19 岁未接种疫苗的儿童。在 HBV 高流行地区(如亚洲),儿童普遍接种乙肝疫苗使近 10～15 年乙肝及其并发症(包括肝细胞癌)的发生率显著降低。

目前可用的两组重组乙型肝炎疫苗具有可比性,一种含有 10 μg HBsAg(Recombivax - HB),另一种含有 20 μg HBsAg(Engerix - B),两种疫苗的推荐注射剂量各不相同(表 99 - 8)。表中也列出了可与乙肝疫苗同时注射的其他儿童疫苗(表 99 - 8)。

对于持续暴露于 HBV 的未接种者,建议在暴露后预防注射 HBIG(使循环中快速出现高滴度的抗- HBs)并接种乙肝疫苗(以达到长期免疫,并可减轻暴露后的临床疾病)。对于 HBsAg 阳性母亲所生的围生期暴露婴儿,应在出生后立即在大腿注射单剂量的 0.5 mL HBIG,然后在出生后 12 h 内开始 3 个剂次的重组乙肝疫苗注射(详细剂量见上文)。对于直接经皮穿刺接种或经黏膜暴露于 HBsAg 阳性血液或体液(如意外针刺伤、其他黏膜渗透或摄入)的患者,在暴露后应尽快给予单次 0.06 mL/kg 的 HBIG 肌内注射,然后在第 1 周内开始第一剂乙肝疫苗注射。对于与急性乙型肝炎患者有性接触的患者,应在 14 日内给予单次 0.06 mL/kg 的 HBIG 肌内注射,随后进行乙肝疫苗全程接种。HBIG 和乙肝疫苗可以同时应用,但应在不同的部位注射。成人在乙肝疫苗全程接种后应检测抗- HBs 以评估是否获得免疫力,由于乙肝疫苗在婴儿中普遍具有免疫原性,因此不建议对儿童进行疫苗接种后抗- HBs 的检测。

乙肝疫苗提供保护作用的确切时间尚不清楚。但 80%～90%的免疫功能正常的成人疫苗接种者在至少 5 年内仍保持抗- HBs 的保护水平,60%～80%可保持至 10 年,在婴儿期接种后至少持续 20 年。此后,即使在检测不出抗- HBs 时,仍能有效预防临床乙型肝炎、乙型肝炎表面抗原血症和慢性 HBV 感染。目前不建议常规进行加强免疫接种,抗- HBs 阴性的免疫抑制患者或有持续经皮穿刺暴露风险而缺乏保护性抗体的免疫功能正常人群除外。具体来说,对于血液透析患者,

目标人群	注射剂次	剂量	时间表（月）
RECOMBIVAX - HB(默克)[a]			
婴儿，儿童(<1～10 岁)	3	5 μg(0.5 mL)	0、1～2、4～6
青少年(11～19 岁)	3 或 4	5 μg(0.5 mL)	0～2、1～4、4～6 或 0、12、24 或者 0、1、2、12
	或		
	2	10 μg(1 mL)	0、4～6(11～15 岁时)
成人(≥20 岁)	3	10 μg(1 mL)	0～2、1～4、4～6
血液透析患者[b]			
<20 岁	3	5 μg(0.5 mL)	0、1、6
≥20 岁	3	40 μg(4 mL)	0、1、6
ENGERIX - B(葛兰素史克)[c]			
婴儿，儿童(<1～10 岁)	3 或 4	10 μg(0.5 mL)	0、1～2、4～6 或 0、1、2、12
青少年(11～19 岁)	3 或 4	10 μg(0.5 mL)	0、1～2、4～6 或 0、12、24 或 0、1、2、12
成人(≥20 岁)	3 或 4	20 μg(1 mL)	0～2、1～4、4～6 或 0、1、2、12
血液透析患者[b]			
<20 岁	4	10 μg(0.5 mL)	0、1、2、6
≥20 岁	4	40 μg(2 mL)	0、1、2、6

表 99 - 8 暴露前乙肝疫苗接种时间表

[a] 该制造商生产了一种获得许可证的乙型肝炎、B 型流感嗜血杆菌和脑膜炎奈瑟菌联合疫苗 Comvax，用于婴幼儿。注射剂量和时间表详见说明书。[b] 这一组还包括其他免疫功能会受损的人群。[c] 该制造商还生产了两种乙肝联合疫苗：① Twinrix，含重组乙肝疫苗和灭活甲肝疫苗的复合疫苗，被批准用于成人(≥18 岁)预防甲型和乙型肝炎感染。每 1 mL 的剂量含有 720 ELU 的失活 HAV 和 20 μg 的重组 HBsAg。此剂量推荐注射时间为 0、1 和 6 个月。② Pediatrix，含重组乙肝疫苗和白喉、破伤风类毒素、百日咳及灭活的脊髓灰质炎病毒的联合疫苗，被批准用于婴儿和儿童。注射剂量和时间表详见说明书。

建议疫苗接种后每年进行抗 - HBs 检测；当抗 - HBs 水平降至 <10 mIU/mL 时，建议加强免疫。如上所述，对于甲型和乙型肝炎的高危人群，可接种一种联合疫苗，其中含有 720 个酶联免疫分析单位（ELU）的灭活 HAV 和 20 μg 的重组 HBsAg(0、1 和 6 个月)。

丁型肝炎

通过给易感人群接种乙肝疫苗，可以预防丁型肝炎感染。目前尚无可预防 HBsAg 携带者重叠 HDV 感染的免疫制剂。因此，主要的预防措施为避免经皮暴露，减少与丁型肝炎感染者密切接触。

丙型肝炎

IG 对预防丙型肝炎无效，不再被推荐用于围生期、针刺伤或性接触的暴露后预防。虽然已研制出可诱导产生 HCV 包膜蛋白抗体的原型疫苗，但目前还没有一种成功的丙肝疫苗问世。基因型和准种异质性以及病毒快速突变以逃避中和抗体的特性，使得研制可有效预防 HCV 感染的疫苗困难重重。预防输血相关丙型肝炎的措施包括：杜绝商业血源，对志愿供血者严格筛查；用替代性标志物(如 ALT，目前已不再推荐)和抗 - HBc(识别供者血液中是否有血源性传播病毒片段的标志物)对供者血液进行筛查。引入抗 - HIV 筛查试验以排除艾滋病高危人群献血，以及采用灵敏度越来越高的血清学和病毒学筛查试验对 HCV 感染进行筛查。

在缺乏主动或被动免疫的情况下，预防丙型肝炎的措施包括：行为改变和暴露预防。将无症状性肝炎患者纳入医疗管理范畴这一建议有次要益处，即有助于识别接触后有感染风险的人群。一个所谓的回顾计划被用于推荐识别 1992 年以前接受输血而供血者后来被证实患有丙型肝炎的人。另外，推进进行抗 - HCV 检测的人群还包括：出生于 1945—1965 年在 1992 年第二代丙型肝炎筛查试验出现以前接受输血或器官移植的所有人、曾注射吸毒(或通过非注射途径服用其他非法药物)者、慢性血液透析患者、1987 年以前从不洁血制品中获得凝血因子的凝血功能障碍患者、转氨酶水平升高的患者、暴露于 HCV 阳性血液或污染针头的卫生工作者、接受丙型肝炎供者的血液或器官移植的患者、HIV 感染者、针刺伤或其他非经皮穿刺暴露于 HCV 感染物品的卫生保健和公共安全人员、丙型肝炎患者的性伴侣以及 HCV 阳性母亲所生的儿童(表 99 - 4)。

对于稳定的一夫一妻制性伴侣，丙型肝炎的性传播概率极低，不建议采取屏障避孕措施。对于有多个性伴侣或患有性传播疾病的人，丙型肝炎的性传播风险增加，建议采取屏障避孕措施(乳胶避孕套)。丙型肝炎患者应避免与性伴侣和家人共享剃刀、牙刷和指甲刀等物品。对于丙型肝炎母亲所生的婴儿，不建议采取特殊预防措施，也不必限制母乳喂养。

戊型肝炎

IG 能否预防戊型肝炎尚不确定。目前已研制出安全有效的重组基因型 1 疫苗，同时也可预防其他基因型感染，主要在流行地区研制及使用，而美国没有。

第 100 章
慢性肝炎 | Chapter 100 Chronic Hepatitis

Jules L. Dienstag · 著 | 李娜 · 译

慢性肝炎是一系列病因和严重程度不同、肝脏坏死和炎症持续至少 6 个月的肝脏疾病。轻症慢性肝炎不进展或进展缓慢,重症慢性肝炎可有肝脏瘢痕形成及肝组织重构,并最终进展为肝硬化。慢性肝炎有几种分类,包括慢性病毒性肝炎、药物性慢性肝炎和自身免疫性慢性肝炎。很多情况下根据临床和实验室检查特征分远不止这三类,一些"特发性"病例也被认为是自身免疫性慢性肝炎。后来逐渐发现,另外一些疾病也可表现出慢性肝炎的临床和实验室特征:遗传和代谢性疾病[如 Wilson 病(铜蓄积)]、α_1 抗胰蛋白酶缺乏症和非酒精性脂肪性肝病,甚至有时是酒精性肝损伤。尽管所有类型的慢性肝炎都有相似的临床、实验室和组织病理学特征,但慢性病毒性肝炎和慢性自身免疫性肝炎特征较独特,值得单独讨论。急性肝炎详见第 99 章。

慢性肝炎的分类

各种类型的慢性肝炎最常见的是依据肝损伤部位和不同程度的组织病理学表现来区分。从较轻的慢性持续性肝炎和慢性小叶性肝炎,到较重的慢性活动性肝炎。最初定义时认为这种分类方式可提示预后,但随后的临床经验观察否定了这个观点。慢性肝炎不再仅依据组织病理学特征分类,而是根据临床表现、血清学和组织学等一系列综合变量进行分类。慢性肝炎的分类基于:① 病因;② 组织炎症坏死活动或分级;③ 进展程度或分期。因此,仅凭临床表现或肝活检获取的组织学证据都不足以对几种慢性肝炎进行分类和鉴别。

■ 按病因分类

(1)慢性病毒性肝炎,可依据临床和血清学检查来诊断,包括乙型肝炎、乙型肝炎合并丁型肝炎或丙型肝炎。

(2)自身免疫性肝炎,根据血清学特征可分为几个亚型,Ⅰ 型和 Ⅱ 型(也可能有 Ⅲ 型)。

(3)药物性慢性肝炎。

(4)一系列病因不明或隐源性慢性肝炎(表 100 - 1)。下文将详细阐明。

表 100 - 1	慢性肝炎的临床和实验室特征		
肝炎类型	诊断性检查	自身抗体	治疗
慢性乙型肝炎	HBsAg、抗 - HBc IgG、HBeAg、HBV DNA	罕见	IFN - α、PEG IFN - α 口服抗病毒药物 一线:恩替卡韦、替诺福韦 二线:拉米夫定、阿德福韦、替比夫定
慢性丙型肝炎	抗 - HCV、HCV RNA	抗 - LKM1[a]	PEG IFN - α 联合利巴韦林、特拉匹韦[b]、博赛匹韦[b]
慢性丁型肝炎	抗 - HDV、HDV RNA、HBsAg、抗 - HBc IgG	抗 - LKM3	IFN - α、PEG IFN - α[c]
自身免疫性肝炎	ANA[d](均质型)、抗 - LKM1(±)、高球蛋白血症	ANA、抗 - LKM1、抗 - SLA[e]	泼尼松、硫唑嘌呤
药物性肝炎	—	罕见	停药
隐源性肝炎	均阴性	无	泼尼松? 硫唑嘌呤?

[a] 抗肝肾微粒体抗体-1(见于 Ⅱ 型自身免疫性肝炎和一些丙型肝炎患者)。[b] 与 PEG IFN 和利巴韦林联合作为三联用药方案。在编写和出版本章的过程中,另外两种药物西咪韦和索非布韦被批准用于治疗丙型肝炎(见 www.hcvguidelines.org)。[c] 早期的临床试验证实了 IFN - α 治疗的有效性,由于 PEG IFN - α 可能更有效,目前已经逐渐取代了标准的 IFN - α。[d] 抗核抗体(Ⅰ 型自身免疫性疾病)。[e] 抗可溶性肝抗原抗体(Ⅲ 型自身免疫性疾病)。

缩略词:HBc,乙型肝炎核心;HBeAg,乙型肝炎 e 抗原;HBsAg,乙型肝炎表面抗原;HBV,乙型肝炎病毒;HCV,丙型肝炎病毒;HDV,丁型肝炎病毒;IFN - α,α 干扰素;IgG,免疫球蛋白 G;LKM,肝肾微粒体;PEG IFN - α,聚乙二醇化干扰素 α;SLA,可溶性肝抗原。

■ 慢性肝炎分级

分级是根据肝脏活检对肝脏坏死性炎症活动程度的组织学评估。评估的重要组织学特征包括：① 汇管区及周围炎症坏死的程度和炎症细胞对汇管区肝细胞界板的破坏（即碎屑样坏死或界面性肝炎）；② 桥接坏死（指两个汇管区之间，或汇管区和中央静脉之间出现的互相连接的坏死带）的程度；③ 肝细胞变性和小叶内点灶状坏死的程度；④ 汇管区炎症的程度。有几个评分系统可对这些组织学特征进行量化评分，应用最普遍的是美国常用的慢性肝炎组织学活动指数（HAI）

和欧洲常用的 METAVIR 评分（表 100-2）。根据这些组织学病变的存在和程度，慢性肝炎可分为轻度、中度和重度。

■ 慢性肝炎分期

根据肝纤维化的程度对慢性肝炎进行分期，可反映疾病的进展水平。当肝纤维化广泛存在形成纤维间隔包绕肝实质结节，导致肝小叶结构破坏则称为肝硬化。以肝纤维化程度为基础进行分期，按 0～6 分（HAI）或 0～4 分（METAVIR）进行评分（表 100-2）。几种无创诊断技术可对肝组织学分期进行粗略的评估，包括纤维化的血清学标志物和肝脏弹性成像检查。

表 100-2　慢性肝炎的组织学分级和分期

组织学表现		肝炎活动指数（HAI）[a]		METAVIR[b]	
		严重程度	评分	严重程度	评分
肝脏坏死性炎症活动程度（分级）					
汇管区及周围坏死,包括碎屑样坏死和/或桥接坏死（BN）		无	0	无	0
		轻度	1	轻度	1
		轻-中度	2	中度	2
		中度	3	重度	3
		重度	4	桥接坏死	是
					否
小叶内坏死	连续	一无	0	无或轻度	0
		一点灶状	1	中度	1
		一第三区部分	2	重度	2
		一第三区大部分	3		
		一第三区 + 少量桥接坏死	4		
		一第三区 + 多处桥接坏死	5		
		一全小叶或多小叶	6		
	灶性	一无	0		
		一10 倍镜≤1 处	1		
		一10 倍镜 2～4 处	2		
		一10 倍镜 5～10 处	3		
		一10 倍镜＞10 处	4		
汇管区炎症		无	0		
		轻度	1		
		中度	2		
		中度-明显	3		
		明显	4		
		总分	0～18		A0 - A3[c]
肝纤维化（分期）					
无			0		F0
汇管区纤维化-部分			1		F1
汇管区纤维化-大部			2		F1
桥接坏死-少量			3		F2
桥接坏死-多处			4		F3
不完全性肝硬化			5		F4
肝硬化			6		F4
		总分	6		4

[a] Ishak K，Baptista A，Bianchi L，et al：Histologic grading and staging of chronic hepatitis. J Hepatol 22：696，1995。[b] Bedossa P，Poynard T，French METAVIR Cooperative Study Group：An algorithm for grading activity in chronic hepatitis C. Hepatology 24：289，1996。[c] 坏死性炎症分级：A0 = 无；A1 = 轻度；A2 = 中度；A3 = 重度。

慢性病毒性肝炎

经消化道传播的两种病毒性肝炎(甲型肝炎和戊型肝炎)都是自限性的,通常不会引起慢性肝炎,不过有少数报道指出急性甲型肝炎可诱导遗传易感者发生自身免疫性肝炎,戊型肝炎(**参见第99章**)可引起免疫抑制患者(如肝移植后)的慢性肝病。相比之下,慢性乙型肝炎、丙型肝炎,以及乙型肝炎重叠丁型肝炎患者均可表现出完整的慢性肝炎病程。

■ 慢性乙型肝炎

年龄是影响急性乙型肝炎慢性化的因素。出生时获得性感染可表现为无临床症状的急性感染,但转为慢性的机会为90%,而免疫功能正常的年轻成人感染后通常表现为症状明显的急性肝炎,转为慢性的风险仅约为1%。然而,大多数成人慢性乙型肝炎患者多数无确切的急性病毒性肝炎史。慢性乙型肝炎患者的肝损伤程度(分级)不同,从不活动的携带者到轻-中-重度活动不等。在成人慢性乙型肝炎中,组织学特征对预后具有重要意义。在一项对慢性乙型肝炎患者的长期研究中,研究者发现,轻度慢性肝炎患者的5年生存率为97%,中至重度慢性肝炎患者的5年生存率为86%,而慢性肝炎和坏死后肝硬化患者的5年生存率仅为55%。这些研究队列的15年生存率分别为77%、66%和40%。然而最近的观察研究表明轻度慢性肝炎患者的预后并非如此乐观,随访1~13年,超过1/4的患者已发展为重度慢性肝炎和肝硬化。

除组织学改变外,慢性乙型肝炎患者更应考虑的重要的因素是乙型肝炎病毒(HBV)复制的程度。如**第99章**所述,无论血清乙型肝炎 e 抗原(HBeAg)阳性与否均可发生慢性HBV感染,且一般来说,无论是 HBeAg 阳性还是 HBeAg 阴性的慢性乙型肝炎,HBV DNA 水平与肝损伤程度和进展的风险有关。在 HBeAg 阳性慢性乙型肝炎中,根据 HBV 的复制情况可分为两个阶段。相对复制阶段的特征是:血清 HBeAg 阳性,HBV DNA>10^3~10^4 IU/mL,有时>10^9 IU/mL;肝脏中肝细胞内核衣壳抗原(主要是乙型肝炎核心抗原,HBcAg)阳性;具有较高的传染性;通常伴随肝损伤。相比之下,相对非复制阶段的特点是:缺乏 HBV 复制的常规血清标志物(及 HBeAg 阴性)、抗-HBe 阳性、HBV DNA<10^3 IU/mL、肝细胞内 HBcAg 阴性,传染性和肝损伤程度最小。复制期的患者慢性肝炎往往更为严重,而非复制期的患者慢性肝炎程度一般较轻,或为不活动的乙型肝炎携带者。HBeAg 阳性的慢性乙型肝炎患者自发性从相对复制期转为非复制期的可能性约为10%/年。然而,根据 HBV 复制和组织学表现进行分类并不总是一致的。在 HBeAg 阳性的慢性 HBV 感染者中,特别是亚洲国家较常见出生时或儿童早期获得的 HBV 感染,在生命最初几十年表现为高水平的 HBV 复制(宿主对 HBV 的耐受性较高时)及可忽略程度的肝损伤机会均等。这类人群可能在最初数十年内肝病无进展;然而在生命的中间几十年,由于宿主对 HBV 的相对耐受性下降,逐渐开始出现肝损伤;最后在生命的后期,这些儿童期获得性 HBV 感染者发生肝硬化、肝细胞癌(HCC)甚至肝病相关死亡的风险都增加。慢性乙型肝炎患者肝损伤的发病机制**详见第99章**。

🌐 在地中海和欧洲国家以及亚洲(相应地,除 A 型以外的其他 HBV 基因型),HBeAg 阴性慢性乙型肝炎[即慢性 HBV 感染,但病毒复制活跃,HBV DNA 易于检测,而 HBeAg 阴性(抗-HBe 阳性)]较 HBeAg 阳性慢性乙型肝炎更常见。与 HBeAg 阳性慢性乙型肝炎患者相比,HBeAg 阴性慢性乙型肝炎患者的 HBV DNA 水平较 HBeAg 阳性患者低几个数量级(≤10^5~10^6 IU/mL)。大多数此类患者都是在自然病程后期发生前 C 区或核心启动子突变(大多为早期发病,年龄在40~50岁,较 HBeAg 阳性慢性乙型肝炎患者发病年龄大);这些突变阻止了 HBV 基因组前 C 区(前 C 区突变)HBeAg 的翻译,或下调前 C 区 mRNA 的转录(核心启动子突变,**参见第99章**)。尽管其 HBV DNA 水平往往低于 HBeAg 阳性慢性乙型肝炎患者,但 HBeAg 阴性慢性乙型肝炎患者仍可出现进行性肝损伤(并发肝硬化和 HCC),以转氨酶水平不断波动为表现的肝病周期性再活化("反跳")。HBeAg 阴性肝病患者的生化和组织学活性往往与 HBV 复制水平密切相关,与上文提及的在生命早期获得性 HBV 感染的亚洲 HBeAg 阳性慢性乙型肝炎患者不同。值得重申的一点是,在 HBeAg 阳性和 HBeAg 阴性患者中,HBV 的复制水平是导致最终发展为肝硬化和 HCC 的最重要的危险因素。与 HBeAg 阳性慢性乙型肝炎患者相比,HBeAg 阴性慢性乙型肝炎患者的 HBV DNA 水平较低,治疗后更易转阴,但这类患者停止抗病毒治疗后获得持续应答的可能性较小(详见下文)。无症状乙型肝炎病毒携带者 HBsAg 阳性,血清转氨酶水平正常,HBeAg 阴性,且 HBV DNA≤10^3 IU/mL。这种血清学特征不仅见于非活动的携带者,也可见于相对静止期的 HBeAg 阴性的慢性患者。鉴别这两者需进行连续数月的生化指标和病毒学监测。

慢性乙型肝炎的临床表现范围很广,从无症状感染到症状严重,甚至是终末期致命性肝衰竭。如上所述,大多数患者往往是隐匿起病,除极少数是由于急性乙型肝炎发作后治疗失败所致。**第99章**阐述了急性乙型肝炎转为慢性的临床和实验室特征。

疲劳是一种常见症状,而持续性或间歇性黄疸常见于严重或晚期患者。间歇性黄疸加深、不适和纳差的复发以及疲劳加剧,都提示急性肝炎;这种病情恶化可能是自发性的,通常可以找到病毒再活化的证据;可能导致进行性肝损伤;当发生于肝硬化患者时,可能会导致肝脏失代偿。肝硬化发生在慢性肝炎终末期,其并发症包括腹水、水肿、食管胃底静脉曲张出血、肝性脑病、凝血功能障碍和脾功能亢进。有时患者可能因为上述并发症而就诊。慢性乙型肝炎的肝外并发症与急性乙型肝炎前驱期症状相似,与循环中乙型肝炎抗原-抗体免疫复合物的沉积有关。包括常见的关节痛和关节炎,以及罕见的紫癜性皮肤病变(白细胞破碎性血管炎)、免疫复合物性肾小球肾炎和全身性血管炎(结节性多动脉炎),**参见第99章**。

慢性乙型肝炎的实验室检查不能充分反映肝组织学炎症的轻重程度。慢性乙型肝炎转氨酶水平通常不会太高,但可能在100~1 000 IU范围内波动。正如急性病毒性乙型肝炎一样,丙氨酸氨基转移酶(ALT)的水平往往高于天冬氨酸氨基转移酶(AST)。然而,一旦肝硬化诊断确立,AST往往会超过ALT。碱性磷酸酶的水平往往正常或仅轻微升高。在严重病例中,血清胆红素中度升高[51.3~171 μmol/L(3~10 mg/dL)]。严重或终末期患者可出现低白蛋白血症和凝血酶原时间延长。自身免疫性肝炎与慢性乙型肝炎相比,可能有高球蛋白血症和循环自身抗体阳性。慢性HBV感染的病毒学标志物详见**第99章**。

治疗·慢性乙型肝炎

虽然重度慢性乙型肝炎较轻-中度慢性乙型肝炎更易进展为肝硬化,但所有的慢性乙型肝炎均可为进展性的,主要发生在HBV复制活跃的患者。此外,在HCC高危的慢性乙型肝炎患者中,HBV持续高水平复制者发生HCC的风险最高;相反,HBV DNA复制从最初高水平而随时间自发降低的人群HCC发生风险则较低。因此,慢性乙型肝炎的治疗目的应是抑制病毒的复制。尽管临床试验往往侧重于1~2年内达到的临床终点(例如,将HBV DNA抑制到低于检出下限、HBeAg和HBsAg转阴、肝组织学改善、ALT恢复正常),这种短期的收益仍可降低临床进展、肝脏失代偿和死亡的风险。迄今为止,已有7种药物被批准用于治疗慢性乙型肝炎:注射用α干扰素(IFN-α)、聚乙二醇干扰素[与聚乙二醇PEG结合的长效干扰素(PEG IFN)]及口服抗病毒药物(拉米夫定、阿德福韦酯、恩替卡韦、替比夫定和替诺福韦)。

自20世纪90年代中期以来,乙型肝炎的抗病毒治疗迅速发展,HBV DNA检测的灵敏度也迅速提高。评估干扰素和拉米夫定疗效的临床试验中,采用了检测阈值为10^5~10^6拷贝/mL的低灵敏度杂交检测法测定HBV DNA;评估阿德福韦、恩替卡韦、替比夫定、替诺福韦和聚乙二醇干扰素的临床研究中,采用了灵敏度更高的基因扩增法(聚合酶链式反应PCR)法测定HBV DNA,检测阈值为10^1~10^3拷贝/mL(或IU/mL)。明确这些区别有助于比较上述药物疗效评估的临床试验结果(下文将按出版的时间顺序阐述这些药效试验)。

干扰素

α干扰素(IFN-α)是第一个被批准用于治疗慢性乙型肝炎的药物。虽然目前已不再用于治疗乙型肝炎,但标准干扰素在肝炎治疗史上仍有重要的意义,且为抗病毒治疗积累了宝贵的经验。对于免疫功能正常的HBeAg阳性慢性乙型肝炎成人患者[往往具有高水平的HBV DNA($>10^5$~10^6拷贝/mL)和慢性肝炎的组织学证据],皮下注射干扰素的疗程为16周,500万单位每日1次,或1 000万单位每周3次,约30%的患者HBeAg可转阴,且核酸杂交检测法测不出HBV DNA(即降低到<10^5~10^6拷贝/mL),同时肝脏组织学也得到改善。从HBeAg到抗-HBe的血清转换率约为20%,在早期试验中HBsAg转阴率约为8%。成功的干扰素治疗和血清学转换往往伴随着急性肝炎样转氨酶水平升高,可能与细胞毒性T细胞对HBV感染肝细胞的清除作用增强有关。治疗成功后复发较罕见(1%或2%)。HBV DNA水平较低、ALT水平较高的患者对干扰素治疗应答的可能性较高。尽管儿童对干扰素治疗的应答与成人一样,但干扰素对出生时获得性感染的幼儿无效。同样,干扰素治疗对以下患者无效:免疫抑制患者、新生儿期获得性感染的亚洲患者、ALT仅轻度升高或失代偿期慢性乙型肝炎患者(此类患者干扰素治疗甚至是有害的,有时可促进肝脏失代偿,并导致严重的不良反应)。在治疗期间出现HBeAg转阴的患者中,长期的随访表明80%的患者HBsAg彻底转阴(即治疗后9年内所有的感染相关血清学标志物及ALT均正常)。此外,干扰素应答者的长期无并发症生存率有所改善、HCC发生率降低,均证明成功的抗病毒治疗可改善慢性乙型肝炎患者的自然病程。

HBeAg阴性慢性乙型肝炎患者短期干扰素治疗的初步试验结果不尽人意,研究结果表明,短期干扰素治疗仅在治疗过程中短暂抑制HBV复制,但几乎从未产生持续的抗病毒应答。然而,在随后进行的慢性乙型肝炎患者的干扰素治疗试验中,将疗程延长至1.5年,约有20%的患者出现持续数年的长期缓解,伴随HBV DNA和转氨酶水平的抑制。

干扰素治疗的并发症包括:全身"流感样"症状、骨髓抑制、情绪波动(易怒、抑郁、焦虑)、自身免疫反应(尤其是自身免疫性甲状腺炎),以及各种副作用,如脱发、皮疹、腹泻、四肢麻木和刺痛。除自身免疫性甲状腺炎外,上述副作用在降低剂量或停止治疗后均是可逆的。

虽然与新一代抗病毒药物比不再有竞争性,但干扰素确实是第一种成功抗病毒治疗的药物,并设定了一个用以评估疗效的标准:后续抗病毒药物在病毒学、血清学、生化学和组织学上的持续应答能力；治疗后数年期间病毒学和生化学指标的巩固情况；慢性乙型肝炎自然病程的改善。标准干扰素已被长效 PEG IFN（详见下文）取代，干扰素治疗无应答者可选择下列其中一种新型口服核苷（酸）类似物治疗。

拉米夫定

拉米夫定是第一个被批准应用的核苷类似物，双脱氧核苷拉米夫定可抑制 HIV 和 HBV 的逆转录酶活性，是治疗慢性乙型肝炎的有效药物。尽管通常被新的、更有效的药物所取代，但拉米夫定在新型抗病毒药未获批或不能负担新型抗病毒药费用的国家和地区仍在应用。临床试验中，HBeAg 阳性慢性乙型肝炎患者应用拉米夫定 100 mg/d 治疗 48～52 周后，可使 HBV DNA 平均下降约 5.5 $\log_{10}$ 拷贝/mL，且通过 PCR 法约 40% 的患者 HBV DNA 检测阴性。治疗后 HBeAg 转阴率为 32%～33%，HBeAg 血清转换（即从 HBeAg 阳性转为抗-HBe 阳性）率为 16%～21%，40%～75% 的患者血清 ALT 正常化，50%～60% 的患者出现组织学改善，20%～30% 的患者纤维化延迟出现，并可预防肝硬化进展。即使是对干扰素耐药（如 HBV DNA 水平较高的亚组）或既往干扰素治疗失败的患者也可能发生 HBeAg 血清学应答。对于干扰素治疗慢性乙型肝炎来说，ALT 水平接近正常的患者不太可能实现 HBeAg 应答（但是 HBV DNA 可受到抑制），而 ALT 水平高于 5 倍正常值上限的患者预期的 1 年 HBeAg 血清学转换率为 50%～60%。一般来说，只有 HBV DNA 水平下降至 <10^4 拷贝/mL（相当于约 10^3 IU/mL）的患者才会发生 HBeAg 血清学转换。拉米夫定相关的 HBeAg 应答伴随治疗后的 HBsAg 血清学转换，与干扰素诱导 HBeAg 应答后的情况一致。在接受为期 1 年治疗过程中发生 HBeAg 应答的西方国家患者中，停止治疗后仍可持续应答 4～6 个月，其中绝大多数患者（>80%）在此之后可获得持久应答。因此，获得 HBeAg 应答是一个可靠的停药指征。有报道称亚洲患者应答的持久性降低，因此为维持 HBeAg 的应答，在发生 HBeAg 血清学转换后，仍需接受一段时间的巩固治疗，西方国家患者 ≥6 个月，而亚洲患者 ≥1 年。治疗后密切监测随访有助于及时发现 HBV 再活化并恢复治疗。如果拉米夫定治疗对 HBeAg 无影响，目前的方案是继续治疗直至出现 HBeAg 应答，但抑制 HBV 复制及减少肝损伤可能需要长期治疗；治疗后 5 年，HBeAg 的血清学转换率可提高到 50%。在第 1 年之后，随着治疗的进行，组织学可不断改善；经过 3 年

拉米夫定的治疗，大多数患者的肝脏坏死性炎症活动减少，甚至多达 3/4 的患者肝硬化可发生逆转。

在拉米夫定治疗的第 1 年中 HBsAg 很少转阴，因此有人认为基于干扰素的治疗优于拉米夫定；然而实际上，标准干扰素和拉米夫定单药治疗的 HBsAg 转阴率都很低。拉米夫定和干扰素联合治疗的临床试验中，无论是初治患者还是既往干扰素治疗无应答的患者，均未显示联合治疗优于拉米夫定单药治疗。

在 HBeAg 阴性的慢性乙型肝炎患者中（即 HBV 前 C 区和核心启动子突变的患者），拉米夫定治疗 1 年可使 3/4 的患者 HBV DNA 抑制及 ALT 正常化，约 2/3 的患者获得组织学改善。治疗后 HBV DNA 水平下降约 4.5 $\log_{10}$ 拷贝/mL（基线 HBV DNA 水平低于 HBeAg 阳性乙型肝炎患者），且采用灵敏的 PCR 扩增技术分析约 70% 的患者 HBV DNA 可转阴。由于初始 HBeAg 阴性，HBeAg 阴性慢性乙型肝炎患者不能像 HBeAg 阳性者那样，获得 HBeAg 应答这样一个停药指征；停药后几乎都会出现病毒再活化。因此，这些患者需要长期治疗，随着治疗时间的延长，HBV DNA 抑制和 ALT 正常化的比例也在增加。

与安慰剂对照组相比，拉米夫定无明显的临床和实验室副作用。然而对于肌酐清除率降低的患者，拉米夫定应减量。在拉米夫定治疗期间，有 1/4 的患者出现短暂的 ALT 升高，类似于干扰素治疗期间和自发性 HBeAg 到抗-HBe 血清学转换期间的 ALT 升高。这些 ALT 的升高可能是抑制 HBV 复制的细胞毒性 T 细胞活性恢复所致。然而，类似的 ALT 升高在安慰剂组也有相同的发生频率，但与 HBeAg 血清学转换相关的 ALT 升高仅见于接受拉米夫定治疗的患者。当结束 1 年疗程时，20%～30% 的拉米夫定治疗组患者血清 ALT 有 2～3 倍的升高，这表明 HBV 再复制使肝细胞再次受损。多数情况下停药后反跳症状短暂且轻微，但也有患者病情加重，尤其是肝硬化患者，因此在终止治疗后应密切监测随访临床和病毒学应答情况。许多权威专家建议肝硬化患者应长期用药，因为停药后反跳可能使病情恶化并导致肝脏失代偿。

拉米夫定长期单药治疗可能导致 M204V（蛋氨酸→缬氨酸）或 M204I（蛋氨酸→异亮氨酸）突变，主要发生在 HBV DNA 聚合酶的酪氨酸-蛋氨酸-天冬氨酸-天冬氨酸（YMDD）基序中的第 204 位氨基酸，类似于接受此药治疗的 HIV 感染者发生的突变。治疗 1 年，15%～30% 的患者发生 YMDD 突变；且突变率随着治疗的年限而增加，在第 5 年达到 70%。最终，发生 YMDD 突变的患者会出现临床、生化和组织学应

答的减退。因此,如果初期使用拉米夫定单药治疗,那么一旦出现拉米夫定耐药(临床上表现为 HBV DNA 和 ALT 水平升高),需添加另一种对 YMDD 突变体敏感的抗病毒药物(如阿德福韦、替诺福韦,详见下文)。

目前,尽管拉米夫定非常安全,且在世界范围的其他地区仍被广泛使用,但在美国和欧洲,拉米夫定已被更有效、耐药性更好的抗病毒药物所取代(详见下文),它不再被推荐作为一线用药。尽管如此,拉米夫定作为第一个成功治疗乙型肝炎的口服抗病毒药物,表明聚合酶抑制剂的应用可以获得病毒学、血清学、生化学和组织学的改善。拉米夫定已被证明可有效治疗失代偿期乙型肝炎患者(有干扰素应用禁忌),其中部分患者的失代偿可逆转。此外,在肝硬化或肝纤维化晚期患者中,拉米夫定被证实能有效降低发生肝功能失代偿的风险及稍微降低 HCC 的发生率。在美国引入拉米夫定治疗乙型肝炎的 50 年来,HBV 相关终末期肝病患者的肝移植率减少了约 30%,进一步证实了口服抗病毒药物治疗对慢性乙型肝炎自然病程的有益影响。

拉米夫定单药治疗常可使 HIV 感染者快速出现 YMDD 变异体,因此慢性乙型肝炎患者在治疗前应进行抗-HIV 检查;如果确诊 HIV 感染,则禁用拉米夫定 100 mg/d 的剂量单药治疗 HBV。这些患者应同时接受抗 HIV 和 HBV 的治疗,抗 HIV 药物方案应包含至少两种积极抗 HBV 作用的药物;抗逆转录病毒治疗(ART)通常包含两种可抗 HBV 的药物(如替诺福韦和恩曲他滨),但如果方案中包括拉米夫定,则剂量应为 300 mg/d。拉米夫定在妊娠期的安全性尚未确定,但该药在啮齿动物中无致畸作用,已安全用于 HIV 感染和 HBV 感染的孕妇。甚至有限的数据表明,在妊娠晚期,高水平乙型肝炎病毒血症($\geqslant 10^8$ IU/mL)的母亲服用拉米夫定可以降低乙型肝炎围生期传播的可能性。

阿德福韦酯

阿德福韦酯(阿德福韦的前体)是一种单磷酸腺苷的无环核苷酸类似物,按 10 mg/d 的剂量口服可将 HBV DNA 降低 3.5~4 $\log_{10}$ 拷贝/mL,对初治患者和干扰素治疗无应答患者同样有效。在 HBeAg 阳性慢性乙型肝炎患者中,为期 48 周的阿德福韦酯治疗可使半数以上的患者得到组织学改善(并减少肝纤维化进展)及 ALT 正常化,HBeAg 血清学转换率为 12%,HBeAg 转阴率为 23%,HBV DNA 转阴率(PCR 法检测不出)为 13%~21%。与干扰素和拉米夫定类似,

ALT 基线水平较高的患者(如 ALT 高于 5 倍正常值上限的患者)接受阿德福韦酯治疗更可能实现 HBeAg 应答,HBeAg 血清学转换率为 25%。阿德福韦诱导的 HBeAg 血清学转换较为持久(一项研究中为 91%),因此如上所述,巩固治疗一段时间后,实现 HBeAg 应答可作为阿德福韦停药的指征。尽管延长治疗超过 1 年的相关疗效数据有限,但随着治疗的继续,生化学、血清学和病毒学的指标都会逐渐改善。

在 HBeAg 阴性的慢性乙型肝炎患者中,10 mg/d 的阿德福韦酯治疗 48 周可使 2/3 的患者获得组织学改善,3/4 的患者 ALT 正常化,1/2~2/3 的患者 HBV DNA 转阴(PCR 法检测不出)。与拉米夫定一样,这类患者无法实现 HBeAg 应答(一个潜在的停药指征),当终止阿德福韦治疗时,往往会出现 HBV 再活化,所以需要长期治疗。1 年疗程后继续治疗,可使疗效得到巩固,治疗 5 年后,约 3/4 患者的肝脏炎症改善、肝纤维化消退,70% 的患者 ALT 恢复正常,接近 70% 的患者 HBV DNA 转阴。在一项研究中,阿德福韦治疗 5 年停药后,仍可持续抑制 HBV DNA 和 ALT,但大多数 HBeAg 阴性患者都会接受长期治疗,除非 HBsAg 转阴(非常罕见)。

阿德福韦含有一个灵活的无环连接体,避免了突变氨基酸的空间位阻,而不是像拉米夫定的 L-核糖苷环那样。此外,磷酸化阿德福韦的分子结构与自然底物非常相似,因此阿德福韦的突变也会影响与自然底物 dATP 的结合。这可能是阿德福韦酯耐药率远低于拉米夫定的原因之一,在临床试验中治疗 1 年内未发现有耐药现象。然而在随后的几年中,阿德福韦的耐药性开始出现[主要是 236 位氨基酸(N236T)天冬酰胺→苏氨酸,181 位氨基酸(A181V/T)丙氨酸→缬氨酸或苏氨酸],治疗 2 年后发生率为 2.5%,治疗 5 年后发生率为 29%(HBeAg 阴性患者中的数据)。在 HBV 和 HIV 共感染且 CD4$^+$ T 细胞计数正常的患者中,阿德福韦酯对 HBV 有显著的抑制作用(一项研究中有 5 $\log_{10}$)。此外,阿德福韦酯对拉米夫定耐药、YMDD 突变的 HBV 有效,并可在拉米夫定诱导的突变体出现时使用。当拉米夫定耐药出现时,添加阿德福韦(即保留拉米夫定以防止阿德福韦耐药的出现)优于更换为阿德福韦。阿德福韦突变型 HBV 患者几乎均对拉米夫定(或新型药物如恩替卡韦,详见下文)治疗有应答。过去当研究阿德福韦用于治疗 HIV 感染时,需要 60~120 mg 的剂量才能抑制 HIV,但在此剂量下药物具有肾毒性。即使是 30 mg/d 的剂量,仍有 10% 的患者肌酐升高 44 μmol/L(0.5 mg/dL)。然而,在 10 mg/d

的有效抗 HBV 剂量下,很少出现肌酐升高。各种治疗相关的肾毒性很少在 6~8 个月治疗前出现。肾小管损伤是一种罕见的潜在副作用,在治疗期间建议监测肌酐,但阿德福韦酯的治疗指数很高,在临床试验中观察到高剂量治疗下获得的肾毒性是可逆的。对于有潜在肾脏疾病的患者,肌酐清除率为 30~49 mL/min 时,应将阿德福韦酯的给药频率降至每 48 h 1 次;肌酐清除率为 10~29 mL/min 时,应降至 72 h 1 次;透析患者,如血液透析的患者应降至每周 1 次。阿德福韦酯的耐受性很好,停药期间和停药后的 ALT 升高情况与拉米夫定临床试验中观察和描述的相似。阿德福韦的一个优点是其耐药性相对较低,但不如其他获批的口服药物有效,它不能像其他药物一样快速或均匀地抑制 HBV DNA,在所有药物中促使 HBeAg 血清学转换的可能性最小,20%~50% 的患者未能使 HBV DNA 下降 2 $\log_{10}$("主要是无应答者")。基于这些原因,在初治患者和拉米夫定耐药患者中,阿德福韦已被更有效、耐药率更低的核苷酸类似物替诺福韦(详见下文)取代,而不再被推荐作为一线用药。

聚乙二醇干扰素

在长效 PEG IFN 被证实可有效治疗丙型肝炎后(详见下文),这种更方便使用的药物被用来评估在慢性乙型肝炎中的疗效。每周给药 1 次的 PEG IFN 较需频繁应用的标准干扰素更有效,目前开展了几项大规模的临床试验,用于比较 PEG-IFN 和口服核苷(酸)类似物在 HBeAg 阳性和 HBeAg 阴性慢性乙型肝炎患者中的治疗价值。

在 HBeAg 阳性慢性乙型肝炎中进行了两项大规模研究。其中一项研究纳入了 307 名受试者,评估 PEG IFN-α2b 治疗的疗效(100 μg/周×32 周,然后减为 50 μg/周×20 周,疗程共为 52 周,以 PEG IFN 联合口服拉米夫定作对照组)。另一项研究纳入了 814 名主要来自亚洲的患者,评估 PEG IFN-α2a 的疗效(180 μg/周×48 周),其中 3/4 的患者 ALT≥2 倍正常值上限,对照组为拉米夫定单药治疗组和 PEG IFN 联合拉米夫定治疗组。PEG IFN 单药治疗组疗程(48~52 周)结束时,HBeAg 转阴率约为 30%,HBeAg 血清学转换率为 22%~27%,HBV DNA 转阴率为 10%~25%(通过 PCR 法检测<400 拷贝/mL),34%~39% 的患者 ALT 恢复正常,HBV DNA 平均减少 2~4.5 $\log_{10}$ 拷贝/mL(PEG-IFN-α2a)。在这些临床试验中,PEG IFN 单药治疗结束 6 个月后,HBeAg 转阴率约为 35%,HBeAg 血清学转换率约为 30%,HBV

DNA 转阴率为 7%~14%,32%~41% 的患者 ALT 恢复正常,HBV DNA 平均下降 2~2.4 $\log_{10}$ 拷贝/mL。尽管 PEG IFN 联合拉米夫定治疗组在治疗结束时可在一个或多个血清学、病毒学或生化学指标上优于其他治疗组,但在结束治疗后 6 个月,联合治疗对照组(在两项研究中)和拉米夫定单药治疗组(在 PEG IFN-α2a 试验中)均未显示出优于 PEG IFN 单药治疗组疗效。此外,3%~7% 接受 PEG IFN 治疗(联合或不联合拉米夫定)的患者发生了 HBsAg 血清学转换,其中一些血清学转换出现在治疗结束时,但许多发生在治疗后随访期间。接受 PEG IFN 治疗的 HBeAg 阳性患者中 HBeAg 转阴的可能性与 HBV 基因型有关(A>B>C>D)(PEG IFN-α2b,而非 PEG IFN-α2a)。

基于上述研究结果,有些专家指出 PEG IFN 单药疗法应是 HBeAg 阳性慢性乙型肝炎的首选一线疗法,但这一结论仍有争议。尽管 1 年疗程的 PEG IFN 诱导的持续应答率(治疗后 6 个月)高于口服核苷(酸)类似物,但实际上口抗病毒服药在治疗 1 年后并未停用,因此这一结果可靠性有待商榷。相反,口服抗病毒药物方便且无副作用,可以长期口服或直到出现 HBeAg 应答后。口服核苷(酸)类似物治疗 2 年后的 HBeAg 应答率≥PEG IFN 治疗 1 年后的 HBeAg 应答率,口服抗病毒药物的优点是:无需注射、没有难以耐受的副作用、无需进行频繁的实验室监测、直接和间接医疗费用较低,且使用方便。如果仅纳入一小部分患者且均进行 PEG IFN 治疗,在治疗期间或治疗后立即检测 HBsAg 的应答率极低,在这么小的群体中来评估 PEG IFN 治疗后的 HBsAg 应答情况是不合理的。此外,早代核苷(酸)类似物和新型更有效的核苷(酸)类似物治疗数年后患者的 HBsAg 应答率相当,治疗第 1 年内 HBsAg 转阴率与 PEG IFN 一致,但在第 2 年及以后则超过 PEG IFN(详见下文)。当然,在 PEG IFN 治疗过程中不产生病毒耐药,但新型抗病毒药物的耐药率更低(初治患者采用恩替卡韦和替诺福韦治疗 3~6 年的耐药率≤1%,详见下文)。最后,新型抗病毒药物甚至拉米夫定对 HBV DNA 的抑制作用超过了 PEG IFN,有时甚至可达几个数量级。

一项纳入了 564 例 HBeAg 阴性慢性乙型肝炎患者接受 PEG IFN-α2a 治疗(180 μg/周×48 周,对照组为拉米夫定单药治疗以及联合治疗)的临床试验表明,PEG-IFN 单药治疗在疗程结束时可使 HBV DNA 平均下降 4.1 $\log_{10}$ 拷贝/mL,HBV DNA 转阴(PCR 检测<400 拷贝/mL)率为 63%,38% 的患者

ALT 正常化,HBsAg 转阴率为 4%。尽管在结束治疗时,拉米夫定单药治疗和拉米夫定联合 PEG IFN 治疗均优于 PEG IFN 单药治疗,但在治疗结束后 6 个月上述优势却并不明显(拉米夫定单药治疗和拉米夫定联合 PEG IFN 治疗组 HBV DNA 平均下降 2.3 $\log_{10}$ 拷贝/mL,HBV DNA 转阴率为 19%,ALT 正常化为 59%)。对该试验的受试者进行长达 5 年的随访,在 2/3 初始接受 PEG IFN 治疗的随访者中,17% 的患者 HBV DNA 维持在 <400 拷贝/mL,22% 的患者 ALT 保持正常;HBsAg 转阴率逐渐增加到 12%。在约半数拉米夫定单药治疗组的随访者中,7% 的患者 HBV DNA 仍 <400 拷贝/mL,16% 的患者 ALT 仍保持正常;到第 5 年 HBsAg 转阴率为 3.5%。在 HBeAg 阴性慢性乙型肝炎患者中,PEG IFN 治疗与标准干扰素治疗一样,仅很少的患者在疗程结束后维持了应答,引发了关于短疗程 PEG IFN 治疗和长期更有效、耐药率更低的核苷(酸)类似物治疗的相对价值的疑问。此外,PEG IFN 对 HBeAg 阴性慢性乙型肝炎患者的确切疗效尚未得到证实。在仅有的一项关于 HBeAg 阴性慢性乙型肝炎患者 PEG IFN 治疗的临床对照试验中,比较了 PEG IFN 联合利巴韦林与 PEG FIN 单药治疗丙型肝炎的疗效。在这项试验中,两组中仅有 7.5% 的患者出现 HBV DNA 转阴(<400 拷贝/mL),而无 HBsAg 转阴发生。

在接受 PEG IFN 治疗的患者中,HBeAg 和 HBsAg 应答与 *IL28B* 基因 CC 型有关,这是在 PEG IFN 治疗慢性丙型肝炎的试验中所确定的有利基因型。此外,HBsAg 定量水平的降低也与慢性乙型肝炎对 PEG IFN 的应答有关并可对其进行预测。在治疗最初 12~24 周内 HBsAg 水平未能下降或在第 24 周时未降至 2×10^4 IU/mL,则提示 PEG‐IFN 治疗效果欠佳,应停药。

恩替卡韦

恩替卡韦是一种口服环戊基鸟苷类似物聚合酶抑制剂,似乎是最有效的抗乙型肝炎病毒药物,耐受性与拉米夫定一致。一项临床试验纳入了 709 名 HBeAg 阳性慢性乙型肝炎患者,比较了口服恩替卡韦(0.5 mg/d)与拉米夫定(100 mg/d)的疗效。在第 48 周时,恩替卡韦优于拉米夫定:HBV DNA 下降水平(平均 6.9 $\log_{10}$ 拷贝/mL 比 5.5 $\log_{10}$ 拷贝/mL)、HBV DNA 转阴率(<300 拷贝/mL;67% 比 36%)、组织学改善(炎症性坏死 HAI 评分减少 ≥2 分;72% 比 62%)和 ALT 正常化(68% 比 60%)。两种治疗方案的 HBeAg

转阴率(22% 比 20%)和血清学转换率(21% 比 18%)接近。恩替卡韦治疗 96 周,HBV DNA 转阴率为 80%(拉米夫定组为 39%),HBeAg 血清学转换率为 31%(拉米夫定组为 26%)。恩替卡韦治疗 3~6 年后,HBeAg 血清学转换率为 39%~44%,HBsAg 转阴率为 5%~6%。同样,在一项纳入了 638 例 HBeAg 阴性慢性乙型肝炎患者的临床试验中,在第 48 周时,口服恩替卡韦(0.5 mg/d)优于拉米夫定(100 mg/d):HBV DNA 平均下降水平(5.0 $\log_{10}$ 拷贝/mL 比 4.5 $\log_{10}$ 拷贝/mL)、HBV DNA 转阴率(90% 比 72%)、组织学改善(70% 比 61%)和 ALT 正常化(78% 比 72%)。初治患者接受恩替卡韦治疗的 96 周期间未发现耐药突变,在一组治疗长达 6 年的受试者中,耐药率仅为 1.2%。恩替卡韦诱导的 HBeAg 血清学转换与其他抗病毒药物一样持久。恩替卡韦是一种高屏障耐药且高效的抗乙肝病毒药物,已成为慢性乙型肝炎患者的一线抗病毒治疗药物。

恩替卡韦对拉米夫定耐药的 HBV 感染同样有效。在一项纳入了 286 名拉米夫定耐药患者的临床试验中,在治疗 48 周时进行评估,恩替卡韦(1 mg/d)优于拉米夫定:HBV DNA 平均下降水平(5.1 $\log_{10}$ 拷贝/mL 比 0.48 $\log_{10}$ 拷贝/mL)、HBV DNA 转阴率(72% 比 19%)、ALT 正常化(61% 比 15%)、HBeAg 转阴率(10% 比 3%)和 HBeAg 血清学转换率(8% 比 15%)。然而,在拉米夫定耐药的患者中,第 48 周时恩替卡韦的耐药率为 7%。恩替卡韦耐药同时需要 YMDD 突变和另一个位点突变(如 T184A、S202G/I 或 M250V),但据记录,在拉米夫定耐药的慢性乙型肝炎患者中,4 年后恩替卡韦耐药率逐渐上升至 43%。因此,对于拉米夫定耐药的乙型肝炎患者来说,恩替卡韦可能不如阿德福韦或替诺福韦有效。

在临床试验中,恩替卡韦安全性较好。此外,接受恩替卡韦治疗的患者在治疗期间和治疗后,ALT 反跳现象较罕见且相对轻微。肌酐清除率降低的患者应减量应用。恩替卡韦对 HIV 的抗病毒活性较低,对 HIV‐HBV 共感染者,不能仅用恩替卡韦进行单药抗 HBV 治疗。

替比夫定

替比夫定是一种胸腺嘧啶核苷类似物,与恩替卡韦疗效相当,但对 HBV DNA 的抑制作用稍差(HBeAg 阳性患者下降的中位值略低,为 6.4 $\log_{10}$;HBeAg 阴性患者下降的中位值为 5.2 $\log_{10}$)。在注册的临床试验中,口服替比夫定(600 mg/d)治疗 HBeAg

阳性患者和 HBeAg 阴性患者：HBV DNA 下降至＜300 拷贝/mL（60% 比 88%）、ALT 正常化（77% 比 74%），以及组织学改善（65% 比 67%）。尽管治疗 1 年后患者对替比夫定（M204I 突变，而非 M204V 突变）的耐药率低于拉米夫定，但治疗 2 年后的耐药突变率高达 22%。患者对替比夫定的耐受性一般良好，少数患者可能有无症状肌酸激酶升高，极少数患者会出现周围神经病变；肌酸清除率降低的患者应减少给药频率。替比夫定疗效较好但耐药突变率高，因而限制了其应用；替比夫定既不推荐作为一线用药，也未被广泛使用。

替诺福韦

富马酸替诺福韦酯是一种无环核苷酸类似物，用于治疗 HIV 感染的有效抗逆转录病毒药物，与阿德福韦相似，但在抑制 HBV DNA 和诱导 HBeAg 应答方面更有效；它对野生型和拉米夫定耐药型 HBV 都有很强的抗病毒活性，对阿德福韦应答缓慢和/或受限的患者也有效。口服替诺福韦 300 mg/d×48 周，可使 HBeAg 阳性患者和 HBeAg 阴性患者：HBV DNA 水平下降 6.2 $\log_{10}$［其中 76% 低于检出下限（＜400 拷贝/mL）］比 4.6 $\log_{10}$（其中 93% 低于检出下限）；ALT 正常化（68% 比 76%）；组织学改善（74% 比 72%）。在 HBeAg 阳性患者中，替诺福韦治疗后 1 年、2 年、3 年和 5 年的 HBeAg 血清学转换率分别为 21%、27%、34% 和 40%；1 年、2 年和 5 年的 HBsAg 转阴率分别为 3%、6% 和 8%。替诺福韦治疗 5 年，87% 的患者获得了组织学改善，包括纤维化评分降低（51%）和肝硬化逆转（71%）。替诺福韦治疗 5 年的安全性较好［极低的肾毒性（1%）、骨密度轻度降低（约 0.5%）］，耐药性极低（5 年内无记录）。因此，替诺福韦已取代阿德福韦作为慢性乙型肝炎一线治疗和拉米夫定耐药慢性肝炎的附加治疗。肌酐清除率降低的患者应减少替诺福韦的给药频率。

目前应用的 6 种抗病毒药物之间的比较详见**表 100-3**，它们抑制 HBV DNA 的有效性如**图 100-1**所示。

联合治疗

尽管拉米夫定和 PEG IFN 联合治疗对 HBV DNA 的抑制作用较单药治疗更为明显（且可降低拉米夫定的耐药率），但这种联合治疗 1 年所获得的持续应答并不如 PEG IFN 单药治疗 1 年好。迄今为止，口服核苷（酸）类似物联合治疗在病毒学、血清学或生化学方面的疗效不比单药治疗好。一项为期 2 年的临床试验比较了恩替卡韦和替诺福韦联合治疗与恩替卡韦单药治疗的疗效，对于一小部分 HBV DNA 水平较高的患者（≥10^8 IU/mL），联合治疗组 HBV DNA 降至＜50 IU/mL 的比例较恩替卡韦单药治疗组高（79% 比 62%），但两组患者的 HBeAg 应答或其他任何终点事件均无差异，即使是在 HBV DNA 水平较高的亚群患者中。另一方面，无交叉耐药的联合用药（如拉米夫定联合阿德福韦或替诺福韦）有可能降低甚至消除耐药性。在未来，治疗模式可能会从目前的单药序贯疗法转为联合治疗，但并不适用于所有患者，主要是针对一些特定人群（例如，HBV DNA 水平较高的患者和免疫抑制患者等）。然而，设计和实施可证明联合治疗在疗效和耐药性上优于恩替卡韦或替诺福韦单药治疗的临床试验仍较困难。对于已经多重药耐药的患者［对核苷类似物（拉米夫定、恩替卡韦、替比夫定）和核苷酸类似物（阿德福韦、替诺福韦）均耐药］，恩替卡韦联合替诺福韦治疗已被证明可有效抑制 HBV DNA 和降低耐药性。

新型抗病毒药和治疗方案

除了 7 种获批的抗乙型肝炎病毒药物外，恩曲他滨是一种氟胞嘧啶核苷类似物，其在结构、疗效和耐药性方面与拉米夫定非常相似，但并不优于拉米夫定。恩曲他滨联合替诺福韦治疗方案被批准用于抗 HIV 感染，似乎也可以用于治疗乙型肝炎（尤其是拉米夫定耐药的患者）。然而，无论是恩曲他滨单药或联合其他药物均未被批准用于乙型肝炎的治疗。一些最初较有前景的抗病毒药因为毒性已被弃用（如克利夫定，在临床试验阶段发现其可导致肌病）。直接作用抗病毒药物在治疗慢性乙型肝炎方面非常成功，所以更多的非常规方法，如免疫疗法（如 Toll 样受体激动剂）或基因操作（如 RNA 干扰基因沉默以抑制 HBV DNA 转录），不太可能有竞争力，除非它们能被证明在有效抗 HBV 感染（获得 HBsAg 血清学转换）方面能超越当前抗病毒药物。目前抗 HBV 治疗的研究重点仍在单药疗法上；联合治疗是否会起到协同或加强作用有待进一步的研究。

治疗建议

一些学术团体和医师专家团队已提出了慢性乙型肝炎的治疗共识，最权威和最新的（无医药公司资助）是美国肝病研究学会（AASLD）和欧洲肝病学会（EASL）。尽管这些建议略有不同，但在大多数要点上达成了共识（**表 100-4**）。对于非活动"非复制"的乙肝病毒携带者（HBeAg 阴性、ALT 正常及 HBV DNA≤

表 100 - 3　聚乙二醇干扰素(PEG IFN)、拉米夫定、阿德福韦、恩替卡韦、替比夫定和替诺福韦治疗慢性乙型肝炎的比较[a]

特征	PEG IFN[b]	拉米夫定	阿德福韦	恩替卡韦	替比夫定	替诺福韦
给药途径	皮下注射	口服	口服	口服	口服	口服
疗程[c]	48～52 周	≥52 周	≥48 周	≥48 周	≥52 周	≥48 周
耐受性	较差	较好	较好,建议监测肌酐值	较好	较好	较好,建议监测肌酐值
HBeAg 血清学转换						
治疗 1 年	18%～20%	16%～21%	12%	21%	22%	21%
治疗≥1 年	NA	5 年时高达 50%	3 年时高达 43%[d]	2 年时 31%　6 年时 44%	2 年时 30%	5 年时 40%
HBV DNA 平均下降水平(log$_{10}$拷贝/mL)						
HBeAg 阳性	4.5	5.5	中位值 3.5～5	6.9	6.4	6.2
HBeAg 阴性	4.1	4.4～4.7	中位值 3.5～3.9	5.0	5.2	4.6
1 年疗程结束时 HBV DNA 转阴率(PCR 法,<300～400 拷贝/mL,阿德福韦<1 000 拷贝/mL)						
HBeAg 阳性	10%～25%	36%～44%	13%～21%	67%(4 年时 91%)	60%	76%
HBeAg 阴性	63%	60%～73%	48%～77%	90%	88%	93%
1 年疗程结束时 ALT 正常化比例						
HBeAg 阳性	39%	41%～75%	48%～61%	68%	77%	68%
HBeAg 阴性	34%～38%	62%～79%	48%～77%	78%	74%	76%
HBsAg 转阴率						
1 年	3%～4%	≤1%	0	2%	<1%	3%
≥1 年	1 年疗程 5 年时 12%	无相关数据	5 年时 5%	6 年时 6%	无相关数据	5 年时 8%
1 年时组织学改善率(HAI 评分下降≥2 分)						
HBeAg 阳性	6 个月后 38%	49%～62%	53%～68%	72%	65%	74%
HBeAg 阴性	6 个月后 48%	61%～66%	64%	70%	67%	72%
病毒耐药率	无	1 年时 15%～30%,5 年时 70%	1 年时无,5 年时 29%	1 年时≤1%[e],6 年时 1.2%[e]	1 年时高达 5%,2 年时高达 22%	1 年时 0,5 年内 0
妊娠药物分级	C	C[f]	C	C	B	B
1 年花费(美元 $)	约 18 000	约 2 500	约 6 500	约 8 700[g]	约 6 000	约 6 000

[a] 总体来说,这些比较结论是基于在注册临床试验中每种药物单独与安慰剂对照所获得的数据,因为除了极少数例外,这些结论并非基于这些药物之间的直接比较试验,因此应谨慎解释其相对优势和劣势。[b] 虽然标准的 IFN-α(每日或每周 3 次)被批准治疗慢性乙型肝炎,但它目前已被每周 1 次且更有效的 PEG IFN 所取代。标准干扰素并不优于 PEG IFN。[c] 临床疗效试验中得出的疗程结论,在临床实践中可能有所不同。[d] 由于在临床试验治疗的第 2 年,计算机产生的随机误差导致治疗药物与安慰剂的分配错误,因此第 1 年后的 HBeAg 血清血转换率数据是基于正确应用阿德福韦的小部分亚群的估计值(Kaplan-Meier 分析)。[e] 拉米夫定耐药患者治疗 1 年的耐药率为 7%(治疗 4 年为 43%)。[f] 尽管被定为 C 级,但拉米夫定在 HIV 感染或患艾滋病的妇女妊娠期有着大量的安全使用记录。[g] 对于拉米夫定难治性患者约为 $17 400。

缩略词:ALT,丙氨酸氨基转移酶;HAI,肝炎活动指数;HBeAg,乙型肝炎 e 抗原;HBsAg,乙型肝炎表面抗原;HBV,乙型肝炎病毒;NA,无可用数据;PEG IFN,聚乙二醇干扰素;PCR,聚合酶链式反应。

10^3 IU/mL)不推荐进行治疗,也无有效的治疗方案。对于 HBeAg 阳性和 HBV DNA> $2×10^4$ IU/mL 的患者,AASLD 建议 ALT 超过 2 倍正常值上限则应进行治疗(EASL 建议对 HBV DNA> $2×10^3$ IU/mL 且 ALT 大于正常值上限的 HBeAg 阳性患者进行治疗)。对于 ALT≤2 倍正常值上限的 HBeAg 阳性患者,其获得持续应答的可能性不大,且可能需长期治疗,目前不建议进行抗病毒治疗。这种模式在出生时获得性感染的亚洲患者的早期生活中很常见;在这组患者中,如年龄>40 岁、ALT 水平持续在 2 倍正常值上限的高值和/或有 HCC 家族史,应考虑进行治疗,尤其是肝脏活检提示中度至重度坏死性炎症活动或纤维化。这组患

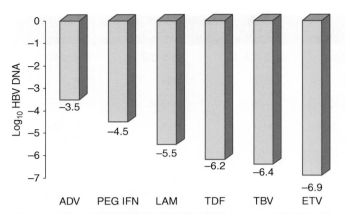

图 100-1 抗病毒药物治疗乙型肝炎的相对疗效,由 HBeAg 阳性慢性乙型肝炎患者 HBV DNA 下降水平(log$_{10}$值)反映。这些数据来自作为药物获批基础的大型随机对照注册试验的独立报道。多数情况下,这些数据并非药物之间的直接比较,因为研究人群不同,患者的基线变量并不总是一致的,试验中 HBV DNA 检测技术的灵敏度和参考范围也不同。ADV,阿德福韦酯;ETV,恩替卡韦;LAM,拉米夫定;PEG IFN,聚乙二醇干扰素 α2a;TBV,替比夫定;TDF,富马酸替诺福韦酯。

者晚年 ALT 水平升高时,应进行抗病毒治疗。对于 HBeAg 阴性的慢性乙型肝炎患者,ALT 升高>2 倍正常值上限(EASL 为高于正常值上限),且 HBV DNA>2×10^3 IU/mL,建议进行抗病毒治疗。如 HBV DNA>2×10^3 IU/mL,而 ALT 为正常值上限的 1~2 倍,应考虑进行肝脏活检,以协助评估在有实质性肝损伤的情况下是否需要治疗(根据 EASL 指南则建议对该亚组患者进行治疗,因为有 ALT 的升高)。

对于代偿期肝硬化患者,由于抗病毒治疗被证实可延缓临床进展,因此无论 HBeAg 与 ALT 水平如何,只要 HBV DNA>2×10^3 IU/mL(据欧洲肝病学会只要检测阳性而无论水平高低)则应进行抗病毒治疗;对于 HBV DNA<2×10^3 IU/mL 的患者,如 ALT 不升高,建议暂不治疗而进行密切监测随访。对于失代偿

表 100-4 慢性乙型肝炎的治疗指南[a]

HBeAg 状态	临床表现	HBV DNA(IU/mL)	ALT	建议
HBeAg 阳性	[b]	>2×10^4	≤2 倍正常值上限[c,d]	暂不治疗;定期监测。年龄>40 岁、有 HCC 家族史和/或 ALT 持续 2 倍升高,可进行肝脏活检以协助评估是否需治疗
	慢性肝炎	>2×10$^{4\,d}$	>2 倍正常值上限[d]	治疗[e]
	代偿期肝硬化	>2×10^3	大于或小于正常值上限	口服药物治疗[e],不用 PEG IFN
	失代偿期肝硬化	<2×10^3	>正常值上限	可考虑治疗[f]
		阳性	大于或小于正常值上限	口服抗病毒[g]治疗[e],不用 PEG IFN;推荐肝移植
		阴性	大于或小于正常值上限	观察;推荐肝移植
HBeAg 阴性	[b]	≤2×10^3	≤正常值上限	非活动携带者,无需治疗
	慢性肝炎	>10^3	1~2 倍正常值上限[d]	考虑肝脏活检;如肝活检提示中至重度严重或纤维化,则治疗[h]
	慢性肝炎	>10^4	>2 倍正常值上限[d]	治疗[h,i]
	代偿期肝硬化	>2×10^3	大于或小于正常值上限	口服抗病毒治疗[e],不用 PEG IFN
	失代偿期肝硬化	<2×10^3	>正常值上限	可考虑治疗[f]
		阳性	大于或小于正常值上限	口服抗病毒[g]治疗[e],不用 PEG IFN;推荐肝移植
		阴性	大于或小于正常值上限	观察;推荐肝移植

[a] 美国肝病研究学会(AASLD)的实践指南。除脚注所示外,这些指南与欧洲肝病学会(EASL)发布的指南相似。 [b] 肝病临床表现往往较轻或不活动,多数此类患者不用肝脏活检。 [c] 这种模式在出生时获得性 HBV 感染的亚洲患者的早期生活中很常见。 [d] 根据 EASL 指南,如果 HBV DNA>2×10^3 IU/mL,且 ALT>正常值上限,则开始治疗。 [e] 有效、耐药屏障较高的口服抗病毒药物(恩替卡韦或替诺福韦)或 PEG IFN 可作为一线治疗用药(详见正文)。这些口服抗病毒药物(而非 PEG IFN)可用于治疗干扰素难治性/不耐受性患者和免疫功能低下的患者。PEG IFN 每周皮下注射 1 次,疗程 1 年;口服抗病毒药物每日 1 次,疗程至少 1 年,可能长期服用或到发生 HBeAg 血清学转换后至少 6 个月。 [f] 根据 EASL 指南,代偿期肝硬化患者只要 HBV DNA 检测阳性,即使 ALT 正常,也可考虑治疗。多数权威专家建议此类患者进行长期治疗,即使 HBeAg 阳性患者发生 HBeAg 血清学转换。 [g] 由于耐药性的出现会导致失代偿期肝硬化的抗病毒作用丧失和病情进一步恶化,因此推荐应用低耐药性药物:恩替卡韦或替诺福韦单药治疗,或易产生耐药的拉米夫定(或替比夫定)联合阿德福韦。应立即开始治疗。 [h] 由于 HBeAg 血清学转换不可控,因此治疗的目的是抑制 HBV DNA 并维持 ALT 正常。PEG IFN 每周皮下注射 1 次,疗程 1 年;应在停药后 6 个月密切监测以明确持续应答情况,因为大部分应答在治疗后都会消失。口服药物恩替卡韦或替诺福韦每日 1 次,通常长期口服,或直到发生伴随 HBsAg 血清学转换的病毒学和生化学应答(极少数情况下)。 [i] 对于老年患者和纤维化晚期患者,治疗的阈值应降至 HBV DNA>2×10^3 IU/mL。

缩略词:AASLD,美国肝病研究学会,ALT,丙氨酸氨基转移酶;EASL,欧洲肝病学会;HBeAg,乙型肝炎 e 抗原;HBsAg,乙型肝炎表面抗原;HBV,乙型肝炎病毒;PEG IFN,聚乙二醇干扰素。

表 100 - 5 聚乙二醇干扰素和口服核苷类似物治疗慢性乙型肝炎的比较		
项目	PEG IFN	核苷类似物
给药方式	每周 1 次,注射	每日 1 次,口服
耐受性	较差,密切监测	较好,适当监测
疗程	48 周	≥1 年,多数患者长期服药
HBV DNA 下降的最大平均值	4.5 $\log_{10}$	6.9 $\log_{10}$
对高水平 HBV DNA($\geq 10^9$ IU/mL)患者的有效性	否	是
HBeAg 血清学转换		
1 年治疗期间	约30%	约20%
>1 年治疗期间	无可用数据	30%(2 年)～50%(5 年)
HBeAg 阴性患者治疗后 HBV DNA 抑制情况	第 5 年时 17%	第 4 年时 7%(拉米夫定)
HBsAg 转阴率		
1 年治疗期间	3%～4%	0～3%
>1 年治疗期间	无可用数据	治疗 5 年时 3%～8%
HBeAg 阴性治疗 1 年后	5 年时 12%	5 年时 3.5%
抗病毒耐药性	无	拉米夫定:1 年时约 30%,5 年时约 70% 阿德福韦:1 年时 0,5 年时约 30% 替比夫定:1 年时高达 4%,2 年时 22% 恩替卡韦:6 年时≤1.2% 替诺福韦:5 年时 0
适用于肝硬化、肝移植、免疫低下患者	否	是
每年治疗花费	＋＋＋＋	＋～＋＋

缩略词:HBV,乙型肝炎病毒;HBeAg,乙型肝炎 e 抗原;HBsAg,乙型肝炎表面抗原;PEG IFN,聚乙二醇干扰素。

期肝硬化患者,无论血清学和生化学指标如何,只要 HBV DNA 阳性,则应进行治疗。失代偿期肝硬化患者应进行肝移植的评估。

在 7 种可用于治疗乙型肝炎的药物中,PEG IFN 取代了标准干扰素,恩替卡韦取代了拉米夫定,替诺福韦取代了阿德福韦。推荐 PEG IFN、恩替卡韦或替诺福韦作为一线用药(表 100 - 3)。PEG IFN 疗程短、治疗 1 年后的 HBeAg 应答率最高且不诱导病毒突变,但它需要皮下注射、使用不便、需要更频繁的临床和实验室监测,且耐受性相对较差。口服核苷类似物在大多数患者中需要长期服用,单药治疗时,拉米夫定和替比夫定较易促病毒突变,阿德福韦略少,恩替卡韦(拉米夫定耐药的患者除外)和替诺福韦罕见。口服抗病毒药物无需注射或烦琐的实验室监测,且耐受性很好,可使 50%～90% 的患者获得组织学改善,对 HBV DNA 的抑制作用较 PEG IFN 强,甚至对那些干扰素治疗无应答的患者也有效。与 PEG IFN 相比,口服抗病毒药物在第 1 年治疗期间不太可能出现 HBeAg 应答,往往到治疗第 2 年年末才会产生与 PEG IFN 治疗 1 年相同的 HBeAg 应答(甚至 HBsAg 应答)率(且无相关的

副作用)(表 100 - 5)。尽管阿德福韦和替诺福韦的安全性较好,但仍建议监测肌酐值。大量妊娠期间成功应用拉米夫定的经验(详见上文)未发现其有致畸性。干扰素似乎不会引起先天异常,但其具有抗增殖的特性,因此在妊娠期间应避免使用。妊娠期间使用阿德福韦不会导致出生缺陷,但可能会增加自然流产的风险。关于恩替卡韦在妊娠期间的安全性尚无已发表的数据。足够的动物试验数据和有限的临床数据表明,替比夫定和替诺福韦在妊娠期可安全使用。一般来说,在获得更多数据之前,应禁用或慎用拉米夫定以外的其他抗乙肝病毒药物。

如上所述,有些临床医生倾向于使用 PEG IFN 进行初治,而其他医生和患者更喜欢口服抗病毒药物作为一线治疗。对于失代偿期肝硬化患者,耐药性的出现可能导致病情进一步恶化和抗病毒疗效的丧失。因此,在这一亚群患者中,应使用耐药屏障较高的药物(如恩替卡韦或替诺福韦)或联合治疗。代偿期或失代偿期肝硬化患者均不应使用 PEG IFN。

对于接受肝移植的终末期慢性乙型肝炎患者,如不进行抗病毒治疗几乎都会出现新肝脏的再感染。大

多数患者表现为高水平病毒血症携带者，肝损伤程度极小。在抗病毒治疗之前，相当一部分患者出现严重的乙型肝炎相关肝损伤，有时表现为急性重型肝炎，有时表现为原发性严重慢性乙型肝炎的快速复发（**参见第 99 章**）。然而，目前主要通过乙型肝炎免疫球蛋白联合其中一种口服核苷（酸）类似物用于预防肝移植后乙型肝炎的复发；初步的数据推荐使用更新、更有效、耐药性更低的口服抗病毒药物（而非乙型肝炎免疫球蛋白）用于移植后的治疗。

HBV-HIV 共感染者可能患有进展性的 HBV 相关性肝病，偶尔也会因 ART 后的免疫重建而导致乙型肝炎严重恶化。HBV-HIV 共感染者禁止采用拉米夫定单药治疗，因为 HIV 的耐药性突变会快速诱发两种病毒对拉米夫定的耐药性。阿德福韦已成功地用于治疗 HBV-HIV 共感染患者的慢性乙型肝炎，但已不再被认为是抗 HBV 的一线药物。恩替卡韦抗 HIV 活性较低且可导致 HIV 选择性耐药突变。因此，HBV-HIV 共感染患者应避免使用恩替卡韦。替诺福韦及替诺福韦联合恩曲他滨（复方片剂）是公认的抗 HIV 疗法，也是 HBV-HIV 共感染者抗 HBV 感染治疗的最佳方案。一般来说，对 HBV-HIV 共感染者，即使尚未达到抗 HIV 感染治疗的标准，也建议同时治疗 HBV 和 HIV。

因恶性肿瘤而接受细胞毒性药物化疗的慢性乙型肝炎患者，以及接受免疫抑制剂、抗细胞因子或抗肿瘤坏死因子治疗的患者，在化疗期间肝细胞膜上 HBV 的复制和病毒表达增强，同时细胞免疫功能受到抑制。当停止化疗时，这些患者有乙型肝炎再活化的风险，且通常较为严重，有时甚至致命。这种反跳再活化表明针对大量表达 HBV 的靶器官的细胞毒性 T 细胞的功能恢复。在开始化疗之前预防性应用拉米夫定被证实可以降低这种再活化的风险。更新型、更有效的口服抗病毒药物在预防乙型肝炎再活化方面也更有效，且对抗病毒药物耐药的风险更低。化疗结束后抗病毒治疗的最佳疗程尚不清楚，但对于非活动的乙型肝炎携带者和基线 HBV DNA 水平$>2 \times 10^3$ IU/mL 的患者，建议继续治疗 6 个月，直至达到标准的临床终点（表 100 - 4）。

■ 慢性丁型肝炎（δ 肝炎）

慢性丁型肝炎病毒（hepatitis D virus，HDV）可能与急性 HBV 共感染，但其感染率不高于急性乙型肝炎的慢性化率。即虽然 HDV 共感染可增加急性乙肝的严重程度，但 HDV 不会增加急性乙型肝炎进展为慢性的可能性。然而，当 HDV 重叠于慢性 HBV 感染者时，HDV 感染往往会长期存在，且

可导致肝病恶化。除严重程度外，慢性乙型肝炎合并丁型肝炎与单独慢性乙型肝炎的临床和实验室表现相似。相对严重和进展性的慢性肝炎，通常可伴或不伴肝硬化，但轻度慢性肝炎例外。然而少数情况下，慢性乙型肝炎合并丁型肝炎的患者会表现为轻微肝炎甚至不活动的携带者（罕见），经过数年的感染而变得惰性。慢性丁型肝炎一个显著的血清学特征是循环中抗肝肾微粒体抗体（抗 - LKM）阳性。然而，丁型肝炎中的抗 - LKM（抗 - LKM3）是针对尿苷二磷酸葡萄糖醛酸转移酶的，与自身免疫性肝炎患者和部分丙型肝炎患者中的抗 - LKM1 不同（详见下文）。慢性 HDV 感染的临床和实验室表现详见第 99 章。

治疗·慢性丁型肝炎

目前尚无有效的治疗方法。糖皮质激素无效且不推荐使用。初步临床试验表明，常规剂量和疗程的 IFN-α 仅在治疗期间短暂降低 HDV RNA 和转氨酶水平，但对疾病的自然病程没有影响。相反，高剂量的 IFN-α（900 万单位/次，每周 3 次，共 12 个月）可使多达 50% 的患者 HDV 不再复制，并获得临床改善。此外，据观察治疗后的获益可持续 15 年，并可使一些患者肝坏死和炎症分级降低、晚期肝纤维化逆转（改善期）和 HDV RNA 清除。推荐的治疗方案是高剂量的干扰素长期治疗，疗程至少 1 年，在应答者中应延长治疗至 HDV RNA 和 HBsAg 转阴。PEG IFN 也被证明可有效治疗慢性丁型肝炎（例如，约 1/4 的患者治疗 48 周后可使 HDV RNA 转阴，且至少维持到治疗后 24 周），可替代标准干扰素疗法，且用法更为方便。治疗乙型肝炎的核苷（酸）类似物抗病毒药物对丁型肝炎均无效。对于慢性丁型肝炎导致的终末期肝病患者，肝移植治疗有效。如果新肝脏中丁型肝炎复发而无乙型肝炎相关标志物表达（这种血清学表现在免疫功能正常的人群中罕见，但在移植患者中很常见），肝损伤程度较轻。事实上，慢性丁型肝炎的移植效果优于慢性乙型肝炎。在这些患者中，可考虑乙型肝炎免疫球蛋白联合核苷类似物治疗乙型肝炎。

■ 慢性丙型肝炎

无论丙型肝炎病毒（HCV）感染的流行病学模式如何，50%～70% 的急性丙型肝炎会转为慢性；即使在急性丙型肝炎后转氨酶水平恢复正常的病例中，慢性感染也很常见，使得急性丙型肝炎后慢性 HCV 感染的可能性高达 85%。直到近期，当 19 号染色体上 *IL28B* 基因（编码 IFN - λ3）的单核苷酸多态性（single nucleotide polymorphism，SNP）位点的变化被确定与干扰素抗病毒治疗的应答有关（详见下文）时，才逐渐解释了与慢性感染相关的宿主差异因素。该突变与急性感染

后的自发性消退相关：C/C 基因型 53%，C/T 基因型 30%，T/T 基因型仅 23%。当 IL28B 单倍型与 HLA II 级 DBQ1 * 03：01 附近一个 SNP 位点 G/G 单倍型结合时，急性感染后 HCV 清除率更大。

随访 20 年，20%～25% 的慢性丙型肝炎患者进展为肝硬化。这种情况也可能发生在临床症状较轻的慢性肝炎患者，包括无症状、转氨酶仅轻度升高、肝活检提示轻度慢性肝炎的患者。即使在接受临床研究试验肝功能代偿良好的慢性丙型肝炎患者（无慢性肝病并发症、肝脏合成能力正常）中，肝硬化的发病率也可高达 50%。大多数丙型肝炎患者初诊时无症状，且无急性丙型肝炎病史（例如，在尝试献血时、申请人寿保险前进行实验室检查评估时或常规体检时发现 HCV 感染的患者）。许多丙型肝炎患者获得 HCV 感染的途径并不明确，有相当大一部分患者可能回忆出很久以前有过经皮穿刺暴露史（如使用注射药物），这可能是大多数感染的原因；这些感染大多发生在 20 世纪 60 年代和 70 年代，然而直到数十年后才引起临床关注。

约 1/3 的慢性丙型肝炎患者转氨酶水平正常或接近正常；这些患者中有 1/3～1/2 肝活检表现为慢性肝炎，但绝大多数患者肝损伤的分级和肝纤维化的分期往往较轻。部分患者肝损伤可能更为严重（肝硬化少见），很可能是既往组织学炎症坏死活动所致。在转氨酶水平持续正常超过 5～10 年的患者中，很少出现组织学进展。然而，大约 1/4 转氨酶水平正常的患者随后出现转氨酶升高，一旦出现生化学指标的异常则可有组织损伤的进展。因此，即使转氨酶正常的患者，也建议进行持续的临床监测和抗病毒治疗。

慢性丙型肝炎的进展很快，且终末期慢性丙型肝炎可能导致肝衰竭，但大多数慢性丙型肝炎患者的长期（10～20 年以上）预后还是相对良好的。输血相关慢性丙型肝炎患者与配对组未发生丙型肝炎的输血患者 10～20 年的死亡率并无差异。肝炎组的死亡更可能是由肝衰竭引起的，且此类患者在 10 年间发生肝脏失代偿的可能性约为 15%，但大多数（近 60%）患者可持续无症状且代偿良好，而无慢性肝病的临床后遗症。总体来说，绝大多数慢性丙型肝炎患者的进展非常缓慢和隐匿，然而约 1/4 的慢性丙型肝炎患者最终会进展为终末期肝硬化。事实上，由于 HCV 感染非常普遍，且部分患者最终会进展为终末期肝病，因此丙型肝炎是肝移植最常见的指征。在美国，丙型肝炎占所有慢性肝病的 40%；截至 2007 年，丙型肝炎所造成的死亡率超过了 HIV/AIDS 相关的死亡率；截至 2012 年，报道的丙型肝炎所造成的死亡率超过其他所有法定感染病（HIV、结核、乙型肝炎和其他 57 种感染）。此外，由于 1945—1965 年"婴儿潮"期间出生的人群中 HCV 感染率要明显高出很多，因此与丙型肝炎相关的死亡率有 3/4 发生在这个年龄组。转诊偏倚可能是导致报告中三级医疗中心的患者队列结局事件更严重（20 年进展率≥20%）以及血液制品相关的急性肝炎或社区筛查中发现的肝炎患者队列的

结局事件较为良好（20 年进展率仅为 4%～7%）的原因。然而，尚无法解释的是肝硬化发生率的变化幅度很大，因接受污染的抗-D 人免疫球蛋白而感染丙型肝炎的妇女在 17 年中进展为肝硬化的比例仅为 2%，而因接受污染的静脉免疫球蛋白感染者在 11 年内进展为肝硬化的比例则高达 30%。

据报道，慢性丙型肝炎的肝病进展更可能发生在年龄较大、感染持续时间较长、组织学分期和分级较高、准种多样性更复杂、肝脏铁负荷增加、伴随其他肝脏疾病（酒精性肝病、慢性乙型肝炎、血色素沉着症、α_1 抗胰蛋白酶缺乏症和脂肪性肝炎）、HIV 感染和肥胖的患者。然而在这些变量中，感染持续时间最为重要，其他一些变量可能在某种程度上也反映了疾病的病程（如准种多样性、肝脏铁沉积）。慢性丙型肝炎的其他流行病学或临床特征（如急性肝炎的严重程度、转氨酶活性水平、HCV RNA 水平、急性肝炎期间是否有黄疸等）均不能预测最终结局。尽管多数慢性丙型肝炎随着时间进展缓慢，但慢性丙型肝炎后肝硬化可能在数十年后导致 HCC；丙型肝炎肝硬化患者的 HCC 年发病率为 1%～4%，主要发生在 HCV 感染 30 年及以上的患者。

判断慢性丙型肝炎预后的最佳指标是肝组织学，肝纤维化的发生速率可能缓慢、中度或快速。坏死和炎症程度较轻以及纤维化程度较轻的患者预后良好，肝硬化进展缓慢。相比之下，在中度至重度坏死性炎症活动或纤维化（包括纤维间隔或桥接纤维化）的患者中，10～20 年内极有可能进展为肝硬化。以下因素可能加速纤维化进展：HIV 感染、合并其他原因肝病、过量饮酒和肝脂肪变性。丙型肝炎相关代偿期肝硬化患者中，10 年生存率接近 80%；死亡率为 2%～6%/年；失代偿期患者为 4%～5%/年；如上所述，HCC 发病率为 1%～4%/年。慢性丙型肝炎自然病程的估计是基于美国人群现有的 HCV 感染率和疾病进展率数据。主要以"婴儿潮"时期出生的慢性丙型肝炎比例为权重，估算出发病率的峰值出现在 2015 年。1990 年美国丙型肝炎患者的肝硬化发病率为 5%，2010 年为 25%，预计到 2020 年为 37%。估计死亡率的峰值会出现在 2032 年。慢性丙型肝炎患者肝损伤的发病机制详见第 99 章。

慢性丙型肝炎的临床特征与慢性乙型肝炎相似。疲劳最常见，黄疸较罕见。慢性丙型肝炎患者由免疫复合物介导的肝外并发症较慢性乙型肝炎少见（但慢性丙型肝炎患者的免疫复合物检查通常呈阳性），但冷球蛋白血症除外（参见第 99 章），冷球蛋白血症与皮肤血管炎、膜增生性肾小球肾炎，以及淋巴增生性疾病（如 B 细胞淋巴瘤）和不明原因的单克隆免疫球蛋白病有关。此外，慢性丙型肝炎可能有非免疫复合物损伤所致的肝外并发症。包括干燥综合征、扁平苔藓、迟发性皮肤卟啉病、2 型糖尿病和代谢综合征（包括胰岛素抵抗和脂肪性肝炎）。

慢性丙型肝炎的实验室特征与慢性乙型肝炎患者相似，但转氨酶水平往往波动更大（转氨酶活性的特征性周期模式）

且水平更低,特别是长期患病患者。慢性丙型肝炎患者的一个不太好解释的现象是有时会出现自身抗体阳性。很少有自身免疫性肝炎(详见下文)和高球蛋白血症患者有抗-HCV的假阳性免疫检测。另一方面,一些血清学确诊的慢性丙型肝炎患者循环抗-LKM阳性。这些抗体是抗-LKM1的,如在2型自身免疫性肝炎患者中所见(见下文),直接针对细胞色素P450 IID6的33个氨基酸序列。在一些慢性丙型肝炎患者中,抗-LKM1的出现可能是由于抗-LKM1识别的表位与两段HCV多蛋白的部分序列同源性所致。此外,这种自身抗体在一些慢性丙型肝炎患者中的存在表明,自身免疫可能参与慢性丙型肝炎的发病机制。

慢性丙型肝炎的组织病理学特征,尤其是丙型肝炎与乙型肝炎的鉴别要点,详见第99章。

治疗·慢性丙型肝炎

自1991年引入IFN-α治疗慢性丙型肝炎后,这25年间丙型肝炎的治疗有了很大的进展。治疗方案包括PEG IFN联合利巴韦林,2011年首次在HCV基因型1患者中引入蛋白酶抑制剂特拉匹韦或博赛匹韦与PEG IFN联合利巴韦林的三联治疗方案。在2003年第一个核苷类似物索非布韦获批后,丙型肝炎的抗病毒治疗方案开始发生转变。截至2016年,共有不少于6种的、全口服、高效(>95%)、低耐药、耐受性好、疗程短(通常为12周)的直接作用抗病毒药物联合治疗方案。丙型肝炎抗病毒治疗的显著历史进展意义非凡。

干扰素时代(1991—2011年)

基于干扰素的治疗已经被21世纪20年代引入的直接作用抗病毒药物(direct-acting antiviral,DAA)所取代。然而,许多关于慢性丙型肝炎抗病毒治疗的重要经验仍然来自基于干扰素的治疗,目前DAA治疗已克服了许多基于干扰素治疗的局限性和应答差异性。

首次获批后,通过皮下注射给予IFN-α(3次/周×6个月),所达到持续的病毒学应答(sustained virologic response,SVR)(图100-2)(治疗完成后≥6个月,通过PCR法检测不出HCV RNA)率<10%。疗程延长1倍,但不增加剂量或改变干扰素剂型,可使SVR率增加到约20%;如果联合应用利巴韦林(每日1次,一种口服鸟嘌呤核苷)可使SVR率可增加到40%。利巴韦林单药治疗无效,不会明显降低HCV RNA水平,但利巴韦林可通过降低治疗结束时应答(治疗期间评估获得应答,并维持到治疗结束)后病毒学复发的可能性,从而加强干扰素的疗效(图100-2)。

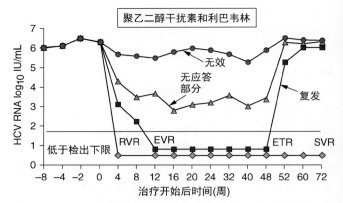

图 100-2 **根据聚乙二醇干扰素(PEG IFN)联合利巴韦林的抗病毒治疗丙型肝炎基因型1或4在48周疗程(基因型2或3的疗程为24周)中和之后的疗效对病毒学应答进行分类。** 治疗第24周,无应答者可分为无效应答者(HCV RNA减少<2 log10 IU/mL)或部分应答者(HCV RNA减少≥2 log10 IU/mL,但仍可检测出)。在应答者中,HCV RNA可在4周内降至低于检出下限(采用灵敏扩增试验)(RVR,快速病毒学应答);12周内可减少≥2 log10 IU/mL(EVR,早期病毒学应答);如果12周时HCV RNA转阴,则定义为"完全"EVR;或治疗结束时,即48周HCV RNA转阴(ETR,治疗结束应答)。在应答者中,如果在ETR后24周(即第72周)HCV RNA仍低于检出下限,则患者有持续的病毒学应答(SVR),但如果再次检测出HCV RNA,则认为患者复发。治疗后第24周的SVR(SVR24)已被治疗后第12周的SVR(SVR12)取代,SVR12的价值已被证明等同于SVR24。在接受直接作用抗病毒药物治疗的患者中,几乎所有患者都能达到RVR和EVR(经授权许可,引自:courtesy of Marc G. Ghany,National Institute of Diabetes and Digestive and Kidney Diseases,National Institutes of Health and the American Association for the Study of Liver Diseases. Hepatology 49:1335,2009)。

利巴韦林可能的作用机制包括:轻度直接抑制HCV复制、抑制宿主次黄嘌呤核苷单磷酸脱氢酶(导致细胞内GTP池耗竭)、免疫调节、诱导病毒基因组错误突变和增强干扰素刺激的基因表达。利巴韦林的作用机制尚不十分清楚,但其与直接作用抗病毒药物联用可保持协同作用(详见下文)。干扰素可激活JAK-STAT信号转导途径,最终在细胞内形成具有抗病毒特性的基因及其蛋白质产物。丙型肝炎蛋白质可抑制JAK-STAT信号通路,外源性干扰素可使干扰素刺激基因的表达及其抗病毒作用恢复。

PEG IFN联合利巴韦林治疗可使应答率(SVR率)提高至55%,基因型1和4>40%,基因型2和3>80%。即使可能没有生化学和病毒学应答,但大约3/4的患者治疗后可获得组织学改善。在慢性丙型肝炎中,ALT水平可在治疗过程中急剧下降,在前12周治疗期间高达90%的病毒学应答,在此之后的应答罕见。多数复发出现在治疗后12周内,因此治疗后第12周的SVR大致相当于24周的SVR,SVR12已成为新的评估标准。SVR非常持久,有成功治疗10年后依旧维持ALT正常、组织学改善及血清和肝脏中HCV RNA阴性的记录,而在持续应答2年后的"复发"几乎是闻所未闻的。因此,慢性丙型肝炎抗病毒治疗的 SVR 相当于治愈,可显著改善肝病的预后(详见下文)。

与干扰素治疗的病毒学应答有关的患者因素包括:有利的基因型(基因型 2 和 3 与基因型 1 和 4 相对;基因型 1b 与基因型 1a 相对)、基线 HCV RNA 水平低(<80 万 IU/mL)、低 HCV 准种多样性、组织学表现为轻度肝炎和轻度纤维化(尤其是无肝硬化)、免疫功能低下、肝脏铁负荷低、年龄<40 岁、女性,以及不伴肥胖、胰岛素抵抗、2 型糖尿病和肝脂肪变性的患者。HCV RNA 水平较高、肝组织学病变较重和病毒准种高度多样性,都可导致感染持续时间延长和干扰素应答能力下降。对干扰素治疗的应答较差也与下列因素有关:非裔美国人(与基因型 1 的比例较高、早期治疗病毒动力学较慢、HCV 特异性免疫功能受损及 *IL28B* 等位基因的宿主遗传差异有关,但不能完全解释,如下所述)、拉丁美洲裔人和治疗依从性差(<80% 的干扰素和利巴韦林剂量,以及<80% 的规定治疗时间)。最可能对干扰素有应答的患者病情最不可能进展,反之亦然。对于干扰素联合利巴韦林治疗的患者,基因型 1 患者通常疗程应满 48 周,可获得 40%~45% 的 SVRs,而对于基因型 2 和 3 的患者,24 周的疗程即可获得 80% 的 SVRs(可通过应答速度及相关辅助因子来制订确切的疗程,详见下文)。

病毒基因变化可以导致一些患者对治疗应答的差异(例如,在基因型 1b 患者中,非结构蛋白 5A 基因的氨基酸替代突变可使患者对干扰素的应答增强)。在上文急性丙型肝炎自发性恢复的介绍中,全基因组关联研究中发现,IFN 基因突变对基因型 1 患者抗病毒治疗的应答有重大影响。PEG IFN 联合利巴韦林治疗患者的研究中,编码 IFN-λ3(一种Ⅲ型干扰素,其受体较 IFN-α 受体分布更离散,更集中于肝细胞)的 *IL28B* SNP 突变体与应答显著相关。该位点 C 等位基因纯合子(C/C 型)患者的 SVR 率最高(约 80%),T 等位基因纯合子(T/T 型)患者的 SVR 率最小(约 25%),C/T 基因杂合子患者具有中等水平的应答力(SVR 约 35%)。

干扰素治疗的相关副作用已在上文慢性乙型肝炎治疗这一章节中介绍。利巴韦林治疗最明显的副作用是溶血;一般血红蛋白减少 2~3 g 或血细胞比容(红细胞比容)减少 5%~10%,但也有一小部分患者表现为严重的快速溶血,导致症状性贫血。因此,密切监测血细胞计数至关重要,以下患者应避免使用利巴韦林:贫血或血红蛋白病患者、贫血可诱发缺血性事件的冠

心病或脑血管病患者、肾功能不全患者(药物经肾脏排泄)、妊娠期[药物具有致畸性,育龄妇女此药治疗过程中必须严格采取有效的避孕措施(干扰素治疗过程中也应避孕,且由于其抗增殖特性,妊娠期也禁用干扰素)]。当出现症状性贫血时,可能需要减少利巴韦林剂量或添加促红细胞生成素以提高红细胞水平;促红细胞生成素被证明可以改善患者的生活质量,但不增加获得 SVR 的可能性。如果在治疗过程中停用利巴韦林,SVR 率下降,但只要未停用利巴韦林且利巴韦林总剂量超过计划剂量的 60%,就可以维持治疗应答。

利巴韦林还可引起鼻腔和胸部充血、瘙痒和痛风。干扰素-利巴韦林联合治疗比干扰素单药治疗更难耐受,更容易出现需减量应用或治疗中断的情况。

病毒动力学研究表明,尽管血清中病毒颗粒的半衰期只有 2~3 h,但 HCV 以 10^{12} 个病毒颗粒/日的高复制率维持其在血循环中的水平。IFN-α 阻断病毒的产生和释放,其疗效随着药物剂量的增加而增加。此外,干扰素治疗期间感染细胞的累积死亡率与 HCV RNA 水平呈负相关;受感染肝细胞死亡最快的患者治疗 3 个月时更可能出现 HCV RNA 转阴;临床实践中,早期病毒学应答(early virologic response,EVR)失败,即治疗 12 周时 HCV RNA 下降<$2\log_{10}$,则提示很难获得 SVR。而 4 周内 HCV RNA 转阴的患者[即快速病毒学应答(RVR)]获得 SVR 的可能性非常高(图 100-2)。然而令人惊讶的是,基于高剂量干扰素的诱导治疗并未获得更高的 SVR 率。

2001 年起,标准干扰素治疗慢性丙型肝炎被 PEG IFN 取代。PEG IFN 在体内的消除时间比标准干扰素长 7 倍(相当长的半衰期),并且药物血清浓度维持时间延长,允许每周给药 1 次(而不是每周 3 次)。与频繁应用短效干扰素所导致的反复药物峰值(可导致相关副作用)和谷值(无有效血药浓度)不同,使用 PEG IFN 随着时间的推移可获得稳定和持久的药物浓度。每周 1 次的 PEG IFN 单药治疗的效果是标准干扰素单药治疗的 2 倍,接近标准干扰素联合利巴韦林治疗的效果,并且与标准干扰素治疗一样具有良好的耐受性,但无标准干扰素治疗所导致的难以控制的血小板和白细胞减少。2011 年引入蛋白酶抑制剂治疗 HCV 基因型 1(详见下文)患者,在此之前的数十年中对所有 HCV 基因型患者均主要采用 PEG IFN 联合利巴韦林的治疗方案。

目前可用的聚乙二醇干扰素有两种:① PEG IFN-α2b,分子量为 12 kDa 的线性 PEG 分子结合至 IFN-α2b；② PEG IFN‐α2a，分子量更大的40 kDa的分枝状PEG分子结合至IFN‐α2a。由于PEG IFN‐α2a体积大、血管外分布容积小，可不按体重给药，而体积较小、药物分布容积大的PEG IFN‐α2b需依据体重给药。虽然关于这两种PEG IFN的注册临床试验在设计、利巴韦林剂量及副作用的评估方面不同，但一般PEG IFN‐α2a剂量为180 μg，PEG IFN‐α2b为1.5 μg/kg。试验中两种PEG IFN所联合的利巴韦林剂量：基因型1患者为1 000 mg（＜75 kg）至1 200 mg（≥75 kg），基因型2和3为800 mg；随后为PEG IFN‐α2b治疗的患者制订了一个更广泛的利巴韦林剂量/体重范围：基因型1：＜65 kg，800 mg；65～85 kg，1 000 mg；85～105 kg；1 200 mg；＞105 kg，1 400 mg。对于两种药物，推荐疗程：基因型1为48周，基因型2和3为24周（难治性患者，可延长至48周，尤其是晚期肝纤维化或肝硬化和/或HCV RNA水平较高的患者）。两种PEG IFN的注册临床试验中，PEG IFN‐α2a的耐受性及疗效较PEG IFN‐α2b稍好（基因型1的SVR：41%～51%比42%），随后的直接比较试验及随机试验的系统综述也获得了证实（基因型1～4的SVR：48%～55%比32%～40%）。

在2011年引入蛋白酶抑制剂之前，推荐的治疗方案均为PEG IFN联合利巴韦林，除非有利巴韦林使用禁忌（详见上文）。然而，即使引入蛋白酶抑制剂治疗基因型1和4患者，在2013年底前PEG IFN联合利巴韦林仍是基因型2和3患者的标准治疗方案。对于PEG IFN联合利巴韦林治疗的患者，12周时定量检测HCV RNA水平有助于指导治疗；如果此时HCV RNA下降＜2log₁₀，则SVR发生的概率极低，继续治疗无效。如果12周时HCV RNA下降达2 log₁₀（EVR），治疗结束时约2/3患者可获得SVR；如果12周时HCV RNA转阴（"完全"EVR），则SVR率超过80%（图100‐2）。

根据基线变量和治疗病毒学应答情况来调整治疗策略，可增加PEG IFN联合利巴韦林治疗的SVR率。根据影响应答的基线变量（如HCV RNA＞8×10⁵ IU/mL，体重＞85 kg）来调整治疗方案：通过提高PEG IFN剂量（例如，PEG IFN‐α2a最高可用到270 μg）和/或利巴韦林剂量（如果能耐受或添加促红细胞生成素，最高可达1 600 mg/d）；通过将基因型1患者和病毒学应答较慢［即HCV RNA不能在4周内迅速转阴（缺乏快速病毒学应答，RVR）］的患者的疗程从48周延长至72周；以及将有4周RVR的基因型1和4患者（≤20%）的疗程缩短至24周，尤其是在

HCV RNA基线水平较低、SVR率约90%的亚组。

免疫功能低下的患者和HIV‐HCV共感染者对干扰素联合利巴韦林治疗的应答能力降低，失代偿期肝病及终末期肾病患者禁用。由于干扰素联合利巴韦林治疗的一系列缺点（需注射、复杂的实验室监测、副作用和耐受性差、疗效中等、干扰应答的变量和患者因素多、需不断调整治疗方案，以及可能无效等），最终在2016年被针对所有基因型的直接作用抗病毒药物所取代（详见下文）。抑制干扰素治疗应答的多数变量并不影响这些药物，甚至难治性的患者也可直接作用抗病毒药物产生应答，与标准患者的应答一致（详见下文）。

慢性HCV感染者的肝病相关死亡率增加。另一方面，慢性丙型肝炎抗病毒治疗成功可提高生存率（并减少肝移植的需求）、降低肝功能衰竭风险、降低肝相关死亡率和全因死亡率、减缓慢性丙型肝炎的进展，以及逆转肝纤维化甚至肝硬化。在慢性丙型肝炎肝硬化患者中，如果不能获得SVR，则10年和20年生存率降低，但如果获得SVR，则患者10年和20年的生存率与普通人群一致。尽管治疗成功可降低肝硬化患者（以及晚期肝纤维化患者）的发病率和肝功能衰竭发生率（10年减少1/4～1/3）、降低肝移植的需求和HCC的发生率（10年减少1/14），肝脏相关死亡和HCC发生的风险虽然已经明显降低但仍持续存在，因此肝硬化患者在获得SVR后，仍需持续进行临床随访和癌变监测。另一方面，如未获得SVR，则基于干扰素的治疗不能降低HCC发生的风险。同样，对于对PEG IFN联合利巴韦林治疗无应答的患者，三项临床试验表明，PEG IFN长期维持治疗并不能降低组织学进展及肝脏失代偿的风险（包括肝细胞癌的发展）。幸运的是，PEG IFN联合利巴韦林治疗无应答者现在可以用直接作用抗病毒药物进行复治，其SVR率与初治患者相当（详见下文）。

第一代蛋白酶抑制剂（2011—2013年）

HCV RNA基因组编码单个多聚蛋白，在翻译过程中和翻译后被宿主和病毒编码的蛋白酶剪切。NS3‐4A病毒蛋白具有丝氨酸蛋白酶活性，参与病毒多蛋白剪切。特拉匹韦和博赛匹韦是NS3‐4A丝氨酸蛋白酶抑制剂。特拉匹韦或博赛匹韦作为第一代口服直接作用抗病毒药物，与PEG IFN联合利巴韦林三联治疗，在2011年被美国FDA批准用于临床，推荐用于基因型1（非其他基因型）慢性丙型肝炎成人患者的代偿性肝脏疾病，可以是初治患者，也可以是既往治疗失

败的患者。虽然目前已被更有效、全口服药物取代，但第一代蛋白酶抑制剂代表了慢性丙型肝炎治疗的突破，并确立了其用于评估后续治疗方案疗效的里程碑。

特拉匹韦和博赛匹韦单药治疗期间患者可能迅速出现耐药，所以这些药物必须与 PEG IFN 和利巴韦林联合使用。尤其是利巴韦林，可能显著降低蛋白酶抑制剂治疗方案的复发率，因此不能应用或不能耐受利巴韦林的患者不太可能从这些药物的添加中获益。特拉匹韦和博赛匹韦方案包括：三联治疗（蛋白酶抑制剂联合 PEG IFN 和利巴韦林）和二联治疗（PEG IFN 联合利巴韦林）。含有特拉匹韦的三联治疗时长为 12 周，随后进入二联治疗阶段，其时长根据第 4 周和第 12 周的 HCV RNA 水平（"应答-引导治疗"）和前期三联治疗疗效来制订。以博赛匹韦为基础的治疗方案包括 4 周导入期的双联治疗（PEG FIN 联合利巴韦林），随后进入三联治疗阶段，某些情况下，可适当延长二联治疗时长，并根据第 4、8 和 24 周的 HCV RNA 水平以及前期的治疗疗效制订应答-引导治疗的疗程。

对于 HCV 基因型 1 患者，含蛋白酶抑制剂的三联方案与 PEG IFN 联合利巴韦林的双联方案相比，可显著提高 RVR 率和 SVR 率。接受特拉匹韦治疗的初治患者，在 12 周的三联治疗以及随后的 12～36 周双联疗法后，高达 79% 的患者获得了 SVR；获得 EVR（4 周和 12 周时 HCV RNA 转阴）和依据应答-引导治疗在 24 周停止治疗（12 周的三联疗法，12 周的双联疗法）的患者中，SVR 率为 83%～92%。应用博赛匹韦进行初治的研究中，59%～66% 的患者获得 SVR，8 周出现 HCV RNA 转阴的患者 SVR 率高达 86%～88%。考虑蛋白酶抑制剂治疗的复杂性，治疗无效是停药的绝对指征，即在关键治疗阶段 HCV RNA 并未下降是提示治疗无应答的确切指征（TVR：HCV RNA 在第 4 周或第 12 周＞1 000 IU/mL，或在第 24 周仍为阳性；BOC：HCV RNA 在第 12 周＞100 IU/mL，或在第 24 周仍为阳性）。

既往 PEG IFN 联合利巴韦林治疗失败的患者中，以特拉匹韦为基础的治疗可使 83%～88% 的既往复发者、54%～59% 的部分应答者（HCV RNA 减少≥2 log$_{10}$ IU/mL，但未转阴）和 29%～33% 的无效应答者（HCV RNA 减少＜2 log$_{10}$ IU/mL）获得 SVR。博赛匹韦治疗获得的 SVR 率稍低：既往治疗后复发者 75%、既往部分应答者 40%～52%、无效应答者 30%～40%。绝大部分蛋白酶抑制剂无应答的患者存在耐药相关的变异/置换（resistance-associated variants/substitutions，RAV），但这些变异并非不变，在 1.5～

2 年内几乎所有病例都再次出现野生型 HCV。既往复发者和初治患者接受蛋白酶抑制剂治疗后 SVR 率最高（白种人＞黑种人），既往部分应答者较低，既往无效应答者仍然较低，合并肝硬化的既往无效应答者最低，这部分患者未从 PEG IFN 联合利巴韦林治疗中获益。对蛋白酶抑制剂三联治疗方案的应答 IL28B C 基因型患者高于非 C 基因型患者，HCV 基因型 1b 型患者高于 1a 型患者，早期纤维化患者高于晚期纤维化患者，白种人患者高于黑种人患者，体质指数（BMI）较低的患者高于 BMI 高的患者，且对于博赛匹韦，在 4 周的 PEG IFN 联合利巴韦林导入治疗阶段 HCV RNA 减少超过 1 log$_{10}$。年龄和 HCV RNA 水平影响较小，胰岛素抵抗并不影响对这些抗病毒药物的应答。

这两种蛋白酶抑制剂都有很强的毒性。接受特拉匹韦治疗的患者中，约 6% 出现严重的全身性（躯干和四肢）皮疹，通常为大片融合的、瘙痒性斑丘疹（所有服药患者均需进行密切的皮肤科随访，症状最严重的患者应进行全身性糖皮质激素治疗）。其他常见的副作用包括瘙痒、直肠灼烧、恶心、腹泻、疲劳、味觉障碍（味觉改变或异味）和贫血（需要密切监测），这些副作用可能是相对难治的，有时需要输血，甚至住院治疗（尤其是肝硬化患者且既往治疗无应答者）。博赛匹韦治疗的患者半数出现贫血，高达 30% 出现中性粒细胞减少，3%～4% 出现血小板减少。博赛匹韦的其他副作用包括疲劳、恶心、头痛、味觉障碍、口干、呕吐和腹泻。

这两种药物的不方便之处为需频繁服药，必须每 8 h 随餐服药 1 次（TVR 加 20 g 脂肪餐）。可能与许多药物存在相互作用，这使得蛋白酶抑制剂的使用更为复杂。由于特拉匹韦和博赛匹韦均可被 CYP3A4 消除和抑制，因此这些药物不能与其他诱导 CYP3A4 或依赖 CYP3A4 消除的药物一起使用。必须仔细检查这些蛋白酶抑制剂和患者服用的其他药物之间是否存在任何潜在的相互作用，并提供便捷的网站来查询这些药物之间的相互作用（www.hep-drugintractions.org）。

与 PEG-IFN 联合利巴韦林的双联治疗方案相比，含蛋白酶抑制剂的三联治疗方案可提高基因型 1 患者的 SVR 率（例如，初治患者的 SVR 为 66%～79% 比 38%～44%），但含蛋白酶抑制剂的三联治疗方案不耐受性增强、应答-引导治疗方案复杂和治疗无效的停药规则、每日 3 次随餐同服的高药片负担，需要注射 PEG IFN 和利巴韦林，同时还要考虑到它们的不耐受性和多种药物间的相互作用。此外，一旦这些药物开始联用，副作用可能更加严重和复杂，尤其是在肝硬化患者中,欧洲的研究报道显示肝硬化患者严重不良事件高达 45%,死亡率高达 3%。所有这些问题,以及快速发展的新一代和全口服直接作用抗病毒药物的进展(详见下文),共同抑制了这些新抗病毒药物的使用热度。经过短暂的推荐治疗(2011—2013 年),这些药物变得过时而不再被推荐。

现代直接作用抗病毒药物联合治疗
(2013 年至今)

自 2013 年底以来,丙型肝炎新型抗病毒药物的数量大幅增加,目前基于 PEG IFN 的治疗已被 6 种药物取代,这些药物全口服、不含干扰素、高效(>95% SVR)、耐受性好、耐药屏障高、给药简单、剂量低、疗程短(8~12 周),多数情况下,泛基因型有效(表 100 - 6)。这些直接作用抗病毒药物分 3 类:NS3/4 蛋白酶抑制剂(由单个 HCV 多聚蛋白剪切并组成结构蛋白和非结构蛋白)、NS5B 核苷和非核苷聚合酶抑制剂[干扰参与合成病毒 RNA 的 RNA 依赖性 RNA 聚合酶(复制酶)]和 NS5A 抑制剂(干扰 HCV RNA 复制复合物所必需的膜相关酸磷蛋白)。

第一种新药物(于 2013 年 11 月获批)是西咪匹韦,针对基因型 1 患者的第二代蛋白酶抑制剂,随后(2013 年 12 月获批)是索非布韦,一种泛基因型核苷酸聚合酶抑制剂。对于基因型 1 患者,这两种药物都必须与 PEG IFN 和利巴韦林联合使用;对于基因型 2 和 3,索非布韦与利巴韦林联合使用,无需 PEG IFN,但是这些治疗方案已经被全口服、无干扰素、直接作用抗病毒药物(direct-acting antivirals, DAA)的联合方案所取代,很少需要利巴韦林,治疗的适应证有限。

西咪匹韦· 当西咪匹韦与 PEG IFN 联用时,其疗效(基因型 1b>1a)与第一代蛋白酶抑制剂相似,但只需每日给药 1 次,而不需要复杂的应答-引导治疗。与第一代蛋白酶抑制剂一样,西咪匹韦的应用也因药物之间相互作用及副作用(包括光过敏、皮疹和轻度高胆红素血症)而受限。此外,HCV NS3 Q80K 多态性感染患者的药物疗效显著降低,治疗前需进行基因检测,约 1/3 的需治疗的患者因此被证实不宜用此药治疗。西咪匹韦很少被提议与 PEG IFN 及利巴韦林联用。另一方面,西咪匹韦(150 mg)与索非布韦(400 mg)联合治疗 12 周,在治疗无肝硬化的初治者(97% SVR$_{12}$)或复治者(95% SVR$_{12}$),以及有肝硬化的初治者(88% SVR$_{12}$)或难治性患者(79% SVR$_{12}$)均有效(仍为基因型 1 的推荐方案)。

索非布韦· 索非布韦是第一个获批的非蛋白酶抑制剂直接抗病毒药物,具有一系列的优点:高效、高耐药屏障、泛基因型活性、耐受性极好且不良反应少(最常见的为轻度疲劳、失眠、头痛和恶心),每日口服 1 次,与其他药物之间的相互作用少。索非布韦对所有基因型(1~6 型)都有效;初治患者和既往对基于 PEG IFN 和基于蛋白酶抑制剂的治疗无应答者均有效;和 PEG IFN/RBV 或不含干扰素药物联用;与 RBV 或 NS5A 抑制剂联用;疗程短则 8~12 周,长则达 24 周。目前,索非布韦与蛋白酶抑制剂西咪匹韦(详见上文)或更常见的与 3 种 NS5A 抑制剂之一联合使用。因此,索非布韦包含在基因型 1 的 6 个推荐方案中的 4 个、基因型 4 的 4 个推荐方案中的 2 个,以及基因型 2、3、5 和 6 的 2 个推荐方案的全部(表 100 - 6)。

索非布韦/雷迪帕韦· 在丙型肝炎治疗中起主导作用的直接作用抗病毒药物组合是索非布韦(400 mg)联合 NS5A 抑制剂雷迪帕韦(90 mg),每日 1 次,固定剂量,单粒,2014 年 10 月获批用于治疗基因型 1、4 和 6。Ⅲ期临床试验用于治疗初治的非肝硬化患者、初治的肝硬化和非肝硬化患者、复治的肝硬化和非肝硬化患者,疗程 8 周、12 周或 24 周,均联合利巴韦林或不联合利巴韦林治疗。在初治的肝硬化患者中,97%~99% 的受试者获得了 SVR$_{12}$,将疗程从 12 周延长至 24 周或联用利巴韦林并未获益。此外,对于基线 HCV RNA<6×10^6 IU/mL 的初治非肝硬化患者,8 周的疗程与 12 周疗程(94%~95% SVR$_{12}$)的疗效一样,可推荐用于部分患者的治疗。在肝硬化患者中,97%~100% 的初治患者获得了 SVR$_{12}$(将疗程从 12 周延长到 24 周或联合利巴韦林并未获益)。然而,既往对基于干扰素的治疗无应答的肝硬化患者,12 周疗程的疗效(86% SVR$_{12}$)低于 24 周疗程(100% SVR$_{12}$)。这种联合治疗对 HIV - HCV 共感染者和非裔美国人同样有效,在失代偿期肝硬化患者和肝移植后丙型肝炎患者中疗效显著。另一方面,索非布韦/雷迪帕韦治疗晚期肾衰竭的安全性和有效性尚未确定,所有含索非布韦的治疗方案都可能使服用胺碘酮的患者出现严重的心动过缓,尤其是与 β 受体阻滞剂同服;含索非布韦的联合治疗方案禁与胺碘酮同用。药物之间的相互作用很少,但是 P - gp 诱导剂(如圣约翰草和利福平)和质子泵抑制剂(如奥美拉唑)可能会降低索福布韦/雷迪帕韦的药物浓度。对这些药物产生基线 RAV 的患者对索非布韦/雷迪帕韦的应答没有降低。

帕利瑞韦/利托那韦、奥比他韦和达塞布韦· 2014 年 12 月,利托那韦(100 mg)与增强的蛋白酶抑制剂帕利瑞韦(150 mg)、NS5A 抑制剂奥比他韦(25 mg)、非

表 100-6 慢性丙型肝炎抗病毒治疗的适应证和建议ᵃ

治疗的标准适应证

所有慢性 HCV 感染患者(HCV RNA 阳性,伴或不伴 ALT 升高),除了那些由于合并症而预期寿命较短的患者

纤维化的各阶段;晚期纤维化(METAVIR 评分 3 期)/肝硬化(METAVIR4 期)最高优先级(不再进行治疗前活检,目前已被肝纤维化无创诊断技术如肝脏弹性成像取代)

既往对基于干扰素的治疗无效的患者(HIV-HCV 共感染、肾功能不全、非裔美国人、IL28B 非 C 单倍型、肥胖、胰岛素抵抗、肝功能失代偿等)

对目前直接作用口服抗病毒药物联合治疗方案应答无下降者

复治建议

既往基于干扰素治疗或直接作用抗病毒药物治疗后复发者、部分应答者或无应答者(详见下文基因型特异性建议)

不推荐抗病毒治疗

妊娠(利巴韦林致畸性,直接作用抗病毒联合治疗的安全性未知)

有抗病毒药物应用禁忌证

治疗方案(基于 AASLD-IDSA 丙肝指南,www.hcvguidelines.org)ᵇ

初治患者或既往 PEG IFN/利巴韦林治疗后复发者
基因型 1a
一线治疗:雷迪帕韦+索非布韦,12 周

　　　　帕利瑞韦/利托那韦+奥比他韦+达塞布韦+RBV,12 周(无肝硬化)或 24 周(有肝硬化)

　　　　索非布韦+西咪匹韦,12 周(无肝硬化)或±RBV 24 周(肝硬化)

　　　　达拉他韦+索非布韦,12 周(无肝硬化)或±RBV 24 周(肝硬化)

　　　　格拉瑞韦+艾尔巴韦,12 周(无肝硬化或肝硬化无 ELB NS5A RAVs)或+RBV×16 周(ELB NS5A RAV)

　　　　索非布韦+维帕他韦,12 周

基因型 1b
一线治疗:雷迪帕韦+索非布韦,12 周

　　　　帕利瑞韦/利托那韦+奥比他韦+达塞布韦,12 周

　　　　索非布韦+西咪匹韦,12 周(无肝硬化)或±RBV 24 周(肝硬化)

　　　　达拉他韦+索非布韦,12 周(无肝硬化)或±RBV 24 周(肝硬化)

　　　　格拉瑞韦+艾尔巴韦,12 周

　　　　索非布韦+维帕他韦,12 周

基因型 2
一线治疗:索非布韦+维帕他韦,12 周
二线治疗:达拉他韦+索非布韦,12 周(无肝硬化)或 16～24 周(肝硬化)

基因型 3
一线治疗:索非布韦+维帕他韦,12 周

　　　　达拉他韦+索非布韦,12 周(无肝硬化)或±RBV 24 周(肝硬化)

基因型 4
一线治疗:索非布韦+维帕他韦,12 周
二线治疗:雷迪帕韦+索非布韦,12 周
一线治疗:帕利瑞韦/利托那韦+奥比他韦+RBV,12 周(无达塞布韦)
二线治疗:格拉瑞韦+艾尔巴韦,12 周

基因型 5,6
一线治疗:索非布韦+维帕他韦,12 周
二线治疗:雷迪帕韦+索非布韦,12 周

既往 PEG IFN/利巴韦林治疗失败的非肝硬化患者
基因型 1a
一线治疗:雷迪帕韦+索非布韦,12 周

　　　　帕利瑞韦/利托那韦+奥比他韦+达塞布韦+RBV,12 周

　　　　索非布韦+西咪匹韦,12 周

　　　　达拉他韦+索非布韦,12 周

　　　　格拉瑞韦+艾尔巴韦,12 周(无 ELB NS5A RAV)或+RBV×16 周(ELB NS5A RAV)

　　　　索非布韦+维帕他韦,12 周

基因型 1b
一线治疗:雷迪帕韦+索非布韦,12 周

　　　　帕利瑞韦/利托那韦+奥比他韦+达塞布韦,12 周

　　　　索非布韦+西咪匹韦,12 周

二线治疗:达拉他韦+索非布韦,12 周
一线治疗:格拉瑞韦+艾尔巴韦,12 周

　　　　索非布韦+维帕他韦,12 周

（续表）

治疗方案（基于 AASLD‑IDSA 丙肝指南，www.hcvguidelines.org）[b]

基因型 2
一线治疗：索非布韦 + 维帕他韦，12 周
二线治疗：达拉他韦 + 索非布韦，12 周

基因型 3
一线治疗：索非布韦 + 维帕他韦，12 周
　　　　　达拉他韦 + 索非布韦，12 周

基因型 4
一线治疗：索非布韦 + 维帕他韦，12 周
二线治疗：雷迪帕韦 + 索非布韦，12 周
一线治疗：帕利瑞韦/利托那韦 + 奥比他韦 + RBV，12 周（无达塞布韦）
二线治疗：格拉瑞韦 + 艾尔巴韦，12 周（既往复发）或 + RBV 16 周（既往无应答）

基因型 5，6
一线治疗：索非布韦 + 维帕他韦，12 周
二线治疗：雷迪帕韦 + 索非布韦，12 周

既往 PEG IFN/利巴韦林治疗失败的代偿期肝硬化患者
基因型 1a
一线治疗：雷迪帕韦 + 索非布韦 + RBV，12 周
　　　　　雷迪帕韦 + 索非布韦，24 周
　　　　　索非布韦 + 维帕他韦，12 周
　　　　　格拉瑞韦 + 艾尔巴韦，12 周（无 ELB NS5A RAV）或 + RBV×16 周（ELB NS5A RAV）
　　　　　帕利瑞韦/利托那韦 + 奥比他韦 + 达塞布韦 + RBV，24 周
二线治疗：索非布韦 + 西咪匹韦 ± RBV，24 周（无 Q80K 突变）
　　　　　达拉他韦 + 索非布韦 ± RBV，24 周

基因型 1b
一线治疗：雷迪帕韦 + 索非布韦 + RBV，12 周
　　　　　雷迪帕韦 + 索非布韦，24 周
　　　　　索非布韦 + 维帕他韦，12 周
　　　　　格拉瑞韦 + 艾尔巴韦，12 周
　　　　　帕利瑞韦/利托那韦 + 奥比他韦 + 达塞布韦，12 周
二线治疗：索非布韦 + 西咪匹韦 ± RBV，24 周
　　　　　达拉他韦 + 索非布韦 ± RBV，24 周

基因型 2
一线治疗：索非布韦 + 维帕他韦，12 周
二线治疗：索非布韦 + 达拉他韦，16 周或 24 周

基因型 3
一线治疗：索非布韦 + 维帕他韦，12 周
二线治疗：达拉他韦 + 索非布韦 + RBV，24 周

基因型 4
一线治疗：索非布韦 + 维帕他韦，12 周
二线治疗：雷迪帕韦 + 索非布韦 + RBV，12 周
一线治疗：帕利瑞韦/利托那韦 + 奥比他韦 + RBV，12 周（无达塞布韦）
二线治疗：格拉瑞韦 + 艾尔巴韦，12 周（既往治疗后复发）或 + RBV 16 周（既往无应答）
　　　　　雷迪帕韦 + 索非布韦，24 周

基因型 5，6
一线治疗：索非布韦 + 维帕他韦，12 周
二线治疗：雷迪帕韦 + 索非布韦，12 周

与直接作用抗病毒药物联合治疗应答降低有关的特征

基因型和亚型（基因型 1a 对几种药物的应答低于基因型 1b）
复治患者
晚期肝纤维化（桥接纤维化、肝硬化）
依从性差

[a] 建议及指南更新较快；最新治疗指南请查阅 www.hcvguidelines.org。[b] 一线方案为斜体字；其他为二线方案。
药物剂量：索非布韦 400 mg；雷迪帕韦 90 mg；帕利瑞韦 150 mg；利托那韦 100 mg；奥比他韦 25 mg；达塞布韦 250 mg；利巴韦林，按体重：1 000 mg（<75 kg）～1 200 mg（≥75 kg）；西咪匹韦 150 mg；达拉他韦 60 mg；艾尔巴韦 50 mg；格拉瑞韦 100 mg；维帕他韦 100 mg。
缩略词：AASLD，美国肝病研究学会；ALT，丙氨酸氨基转移酶；ELB NS5A RAV，艾尔巴韦 NS5A 耐药相关突变/置换；HCV，丙型肝炎病毒；IFN，干扰素；IDSA，美国感染病学会；PEG IFN，聚乙二醇干扰素；IU，国际单位（1 IU/mL 等同于 2.5 拷贝/mL）；RBV，利巴韦林。

核苷酸聚合酶抑制剂达塞布韦(250 mg),联合按体重给药的利巴韦林(共 5 种药物)被批准用于治疗基因型 1 和 4。帕利瑞韦/利托那韦和奥比他韦的复方制剂,每日服用 1 次,达塞布韦(单独的药片)和按体重计的利巴韦林(当包括在方案内时)每日给药 2 次。在临床试验中,这种联合治疗方案在初治和复治的基因型 1 患者中的 SVR$_{12}$率达到了 87%～100%;如联合治疗方案中不含利巴韦林,基因型 1a 的应答率比基因型 1b 低约 7%。因此,基因型 1a 的初治患者应选择含利巴韦林的联合方案治疗 12 周(无肝硬化,95%～97% SVR$_{12}$),或 24 周(代偿期肝硬化,94% SVR$_{12}$);而在基因型 1b 患者中,联合治疗方案无需包括利巴韦林,非肝硬化和肝硬化患者的疗程均为 12 周(99%～100% SVR$_{12}$)。在既往治疗无应答的非肝硬化患者中,联合治疗 12 周,其中基因型 1a 患者用利巴韦林(96% SVR$_{12}$),基因型 1b 不用利巴韦林(100% SVR$_{12}$)。在既往治疗无应答的肝硬化患者中,基因型 1a 患者联合应用利巴韦林治疗 24 周[既往治疗复发者和部分应答者 100% SVR$_{12}$,既往治疗无应答者 95% SVR$_{12}$(其中无利巴韦林方案 80% SVR$_{12}$)],而基因型 1b 疗程仅为 12 周,且不用利巴韦林(100% 的 SVR$_{12}$)。对于基因型 4,含有利巴韦林但不含达塞布韦的联合治疗方案疗程为 12 周,可用于初治和复治患者(100% SVR$_{12}$),包括代偿期肝硬化患者。2016 年 7 月,FDA 批准了长效制剂达塞布韦,每日 1 次而无需每日 2 次给药;对于基因型 1a 患者,仍需每日注射 2 次利巴韦林。

这种联合治疗方案的耐受性良好,副作用一般较轻,如疲劳、乏力、失眠、头痛和瘙痒。可能会出现高胆红素血症(主要是未结合胆红素)和 ALT 升高,但在治疗期间或治疗后不久就会消失。由于可能出现高胆红素血症和潜在的肝毒性(FDA 于 2015 年 10 月发布的关于肝硬化患者治疗后肝功能衰竭/失代偿的警告),因此失代偿期肝硬化患者不推荐采用这种联合治疗方案,接受治疗的肝硬化患者应密切监测失代偿发生情况。然而,这种联合治疗方案被证实对晚期肾功能不全患者安全且有效。与其他含有蛋白酶抑制剂的治疗方案类似,与诱导 CYP3A4 或依赖于 CYP3A4 消除的其他药物之间的相互作用较为常见。在开始使用这种联合治疗方案之前,密切排查潜在的药物间的相互作用非常重要(www.hepdruginteractions.org)。

与索非布韦/雷迪帕韦相比,该方案的缺点是基因型 1a 需要每日 2 次的利巴韦林治疗,并禁用于失代偿期肝硬化患者;优点是对于既往无效应答的肝硬化患者疗程仅为 12 周,且无需使用利巴韦林,适用于肾衰竭患者。

索非布韦和达拉他韦·达拉他韦,一种 NS5A 抑制剂,连同聚合酶抑制剂索非布韦,于 2015 年 7 月被 FDA 批准用于治疗基因型 3,2016 年 2 月被批准用于治疗基因型 1。在批准用于治疗基因型 3 的时候,达拉他韦弥补了其他可用的联合直接作用抗病毒药物的不足。尽管基因型 3 的数据是最可靠的,但基因型 1 和 2 的临床试验证实了这种联合治疗方案的疗效,推荐作为一线治疗(基因型 1)和替代治疗(基因型 2)方案,有时需联合应用利巴韦林(表 100-6)。达拉他韦(60 mg,片剂)和索非布韦(400 mg,单独片剂),均每日服药 1 次,疗程 12～24 周。

在初治或复治患者的临床试验中,达拉他韦联合索非布韦治疗 12 周的 SVR$_{12}$率在基因型 1 为 98%(基因型 1a 和 1b 结果相当)、基因型 2 为 92%,基因型 3 为 89%。对于非肝硬化患者,联合利巴韦林或延长疗程至 24 周并不能提高疗效。在代偿期肝硬化患者中,有限的前瞻性数据和来自观察性队列研究的数据表明,将疗程延长到 24 周,无论是否使用利巴韦林,均能提高疗效。在肝硬化患者中,93% 的 Child-Pugh A 和 B 级患者获得 SVR$_{12}$,而只有 56% 的 Child-Pugh C 级失代偿期肝硬化获得 SVR$_{12}$。对于基因型 3 和肝硬化患者,该联合治疗方案对初治患者有效(94% SVR$_{12}$),但对既往无应答者疗效相对低(69% SVR$_{12}$)。该联合治疗方案对 HIV-HCV 共感染者也有效。

与其他索非布韦-NS5A 抑制剂联合治疗方案一样,达拉他韦联合索非布韦的方案耐受性良好(轻度疲劳、头痛、恶心、腹泻的发生率为 5%～14%),但当与胺碘酮(禁忌证)联用时,尤其是与 β 受体阻滞剂合用时,可导致严重的心动过缓。由于达拉他韦是 CYP3A 的底物,CYP3A 诱导剂可以降低达拉他韦的血药水平,而 CYP3A 抑制剂可增加达拉他韦的血药水平。同样,达拉他韦,一种 P-gp、OATP1B1、1B3 及 BCP 的抑制剂,可以增加以这些转运蛋白为底物的药物的血药水平。如上文所述的其他直接作用抗病毒药物,在开始治疗前应排查潜在的药物之间的相互作用(www.hep-drugintractions.org)。

尽管达拉他韦联合索非布韦被批准用于治疗基因型 1 和 3,并被推荐作为基因型 2 的替代方案,但这种联合用药的热度不如其他疗效更好、更简单的治疗方案。

艾尔巴韦/格拉瑞韦·NS5A 抑制剂艾尔巴韦

(50 mg)与NS3/4蛋白酶抑制剂格拉瑞韦(100 mg)被制成一种固定剂量的复方片剂,2016年1月被批准用于治疗基因型1和4,每日1次(空腹或随食物同服)。在临床试验中,12周的疗程对初治或复治的非肝硬化或代偿期肝硬化患者有效。在初治患者中,这种联合治疗方案所获得的SVR$_{12}$在基因型1a患者中为92%,基因型1b为99%,基因型4为100%(不过此基因型患者数量很少);纳入了10名基因型6患者,但只有80%的患者达到了SVR$_{12}$。肝硬化和非肝硬化患者的SVR$_{12}$率相当(7%和94%)。然而对于这种联合用药方案,约11%的基因型1a患者在基线时具有NS5A多态性,即RAV。NS5a RAV可使初治患者艾尔巴韦/格拉瑞韦(与上下文中提及的其他联合治疗方案的基线RAV不同)的疗效从99%降到58%。因此,所有基因型1a的患者都需要进行基线RAV检测;如果存在RAV,延长治疗至16周且联合按体重计的利巴韦林,可使SVR$_{12}$率达到预期的近100%的水平。在复治的患者中,对将疗程延长至16周和联合利巴韦林均进行了研究。但一般来说,在无基线NS5A RAV的情况下,不含利巴韦林的方案治疗12周,并未增加SVR$_{12}$率(94%～97%)。对于基因型1a患者,既往对PEG IFN/利巴韦林无应答的患者中,12周的艾尔巴韦/格拉瑞韦(不含利巴韦林)的方案有效,但基线NS5A RAV的患者除外,这类患者需要联合利巴韦林治疗16周。在既往蛋白酶抑制剂治疗无应答的患者中,即使没有基线NS5A RAV,也应在12周的疗程中加入利巴韦林;存在基线NS5A RAV的情况下,疗程应延长至16周,且联用利巴韦林。基因型1b患者的此联合治疗方案疗程为12周,NS5A RAV的存在与否对治疗无影响,唯一需调整方案的是既往对蛋白酶抑制剂方案无应答者,此类患者的治疗需加用利巴韦林。对于基因型4患者,所有既往治疗无应答者(无论是PEG IFN/利巴韦林还是蛋白酶抑制剂方案)的推荐方案是16周的艾尔巴韦/格拉瑞韦联合利巴韦林(表100-6)。

这种联合治疗方案对HIV-HCV共感染患者和终末期肾衰竭患者(包括需要血液透析的患者)同样有效,但禁用于失代偿期肝硬化患者。与其他含蛋白酶抑制剂的方案一样,艾尔巴韦/格拉瑞韦联合治疗方案可能会出现转氨酶升高和潜在肝毒性。由于这些药物由肝脏排出,失代偿期肝病患者的血药浓度可能会大幅升高。因此,在治疗过程中,所有接受治疗的患者都应定期随访ALT,当ALT升高10倍以上或出现结合胆红素、碱性磷酸酶升高、凝血酶原时间延长时,应停药。

艾尔巴韦/格拉瑞韦联合治疗方案的耐受性很好,只有极轻微的副作用(疲劳、头痛、恶心的发生率为5%～11%),而这些副作用在安慰剂受试者中发生率相当。艾尔巴韦和格拉瑞韦都是CYP3A的底物,与多种药物有潜在的相互作用。因此,这种联合治疗方案不应与潜在的CYP3A诱导剂合用;相反,CYP3A和OATP1B1抑制剂可导致血浆艾尔巴韦和格拉瑞韦浓度异常升高。在开始治疗之前,最好排查潜在的药物之间的相互作用(www.hep-drugintractions.org)。

与基因型1和4的其他可选治疗方案相比,艾尔巴韦/格拉瑞韦的缺点和不便之处是:需要检测基线NS5A RAV。但优点是:适用于肝硬化和非肝硬化患者、初治和复治患者,以及肾功能正常和肾功能不全的患者。

索非布韦/维帕他韦·高效、泛基因型NS5A抑制剂维帕他韦(100 mg)与聚合酶抑制剂索非布韦(400 mg)被制成一种固定剂量的复方片剂。于2016年6月被批准用于治疗基因型1～6,用于初治和复治的非肝硬化及肝硬化患者。不需要联合使用利巴韦林,包括基因型2和3的患者,不推荐用于失代偿期肝硬化患者。

在一系列的临床试验中,这种联合治疗方案(无利巴韦林)治疗12周,在基因型1、2、4、5和6中产生SVR$_{12}$率为99%(范围97%～100%),在基因型3中SVR$_{12}$率为95%。基线NS5A RAV对应答无影响。

在这种药物组合出现以前,基因型3的患者,尤其是肝硬化患者和既往对其他治疗无效的患者,被证明是最难治的患者亚群。在治疗基因型3的初治患者时,12周的索非布韦/维帕他韦(95% SVR$_{12}$)优于24周的索非布韦联合利巴韦林(80% SVR$_{12}$)。在基因型3的患者中,索非布韦/维帕他韦联合治疗12周在非肝硬化患者(97% SVR$_{12}$)和肝硬化患者(91% SVR$_{12}$),以及初治患者(97% SVR$_{12}$)和复治患者(90% SVR$_{12}$)中的疗效相当均优于24周的索非布韦联合利巴韦林(SVR$_{12}$分别为87%、66%、86%和63%)。在肝硬化无效应答者中,大多数无干扰素治疗方案(包括达拉他韦联合索非布韦,特别批准用于该基因型)可获得60%～75%的SVR$_{12}$,而PEG IFN、利巴韦林和索非布韦联合治疗方案可将SVR$_{12}$率提高到80%。索非布韦/维帕他韦在复治患者中,非肝硬化患者和肝硬化患者的疗效相似(SVR$_{12}$率分别为91%和89%),这是无干扰素方案治疗肝硬化无效应答者最高纪录的SVR$_{12}$。最后,在基因型为1～4和6的失代偿期Child-Pugh B级肝硬化患者(其中复治患者占

55%）中，索非布韦/维帕他韦联合利巴韦林治疗 12 周后获得的 SVR_{12} 率为 94%，优于不联合利巴韦林的索非布韦/维帕他韦方案治疗 12 周（83% SVR_{12}）或 24 周（86% SVR_{12}）。

与其他全口服直接作用抗病毒药物一样，索非布韦/维帕他韦的耐受性非常好，在非肝硬化和代偿期肝硬化患者中，超过 10% 出现轻度头痛和疲劳，但发生率与安慰剂组相当；在失代偿期肝硬化患者中，轻度疲劳、头痛、恶心、失眠、腹泻和贫血（含利巴韦林方案）发生率超过 10%。与其他含索非布韦的方案一样，索非布韦/维帕他韦不应与胺碘酮（可能导致严重心动过缓）合用，P‑gp 诱导剂和中至强效 CYP3A 诱导剂可降低索非布韦和/或维帕他韦的血药浓度。建议在治疗前检查药物之间的相互作用（www.hepdrugintractions.org）。基线 RAV 不影响这种联合治疗方案的应答。

未来的直接作用抗病毒联合治疗（2017 年）

上述提及的各种直接作用抗病毒药治疗方案可以满足目前的大多数治疗需求。然而，其他的高效、泛基因型药物联合治疗方案也正在研制开发中。例如，将一种研究性蛋白酶抑制剂（"GS‑9857"）添加到聚合酶抑制剂/NS5A 抑制剂的组合索非布韦/维帕他韦中，可获得一种耐受性很好的三联药物组合，可使所有 HCV 基因型和亚型患者［非肝硬化/肝硬化、初治/复治（包括既往 NS5A 治疗，且与既往接受直接作用抗病毒药物治疗的数量无关）、不受基线 NS5A RAV 影响］获得 97% 的 SVR_{12}。几种目前正在研究中的药物组合甚至可以缩短疗程。一个小的探索性试验中，6 周的索非布韦联合试验性泛基因型、超高效、极低耐药性的 NS5A 抑制剂可使 12 名患者获得 100% 的 SVR_{12}。在 Ⅱ 期临床试验中，两种高效的泛基因型直接作用抗病毒药物组合（一种蛋白酶抑制剂"ABT‑493"联合一种 NS5A 抑制剂"ABT‑530"）治疗 8 周，可使初治的基因型 1、2 和 3 的非肝硬化患者获得 100% SVR_{12}；在基因型为 3 的肝硬化患者和基因型为 4、5 和 6 的患者中，该方案治疗 12 周也可获得 100% 的疗效。在既往直接作用抗病毒药物治疗失败的患者中，12 周不含利巴韦林的方案可获得 95% 的 SVR_{12}；基线 NS5A 和蛋白酶抑制剂 RAV 均不影响 SVR_{12} 的发生率。尚未发现安全性问题，药物之间相互作用较少。目前这些有前景的联合用药方案正在进行 Ⅲ 期临床试验。

发展较慢的是宿主蛋白抑制剂，如口服、非免疫抑制亲环素 A（在 HCV 复制过程中与 NS5A 相互作用）抑制剂和皮下注射的针对宿主肝脏表达的 micro‑RNA‑122（促进 HCV 复制）的反义寡核苷酸拮抗剂。考虑到全口服、短疗程、高效、直接作用抗病毒药物的加速进展，这些替代方案可能不实用或不具竞争力。而且，两种方案的发展都因新出现的毒性（与亲环素抑制剂有关的胰腺炎和与 micro‑RNA‑122 有关的黄疸）而受阻。

关于直接作用抗病毒药物对慢性丙型肝炎自然病程影响的数据仍然较少，但初步研究发现成功治疗丙型肝炎，可逐渐减少肝纤维化的进展，逆转晚期纤维化（肝硬化），改善失代偿期肝硬化患者的生存率，减少丙型肝炎患者的肝移植率。根据目前已知的慢性丙型肝炎的患病率、自然病程和进展率，以及直接作用抗病毒治疗的疗效及其对丙型肝炎并发症的影响，模型估计表明这些治疗方案的有效开展和应用很有可能在 2015—2050 年使丙型肝炎的疾病负担（肝脏相关死亡率、HCC 发生率、失代偿期肝硬化发生率、肝移植率）降低 50%～70%。

治疗建议

由于新药的研制和获批速度如此之快，美国肝病研究学会（AASLD）和美国感染病学会（IDSA）一直在为丙型肝炎患者提供最新治疗建议的共识。在 www.hcvguidelines.org 网站上可以在线获取根据最新数据定期修订的治疗建议，可在治疗开始前查询这些数据（表 100‑6）。欧洲肝病学会（EASL）定期发布类似（但不完全相同）的丙型肝炎治疗建议（www.easl.eu），最近一次更新是在 2016 年 9 月。

治疗前应明确 HCV 的基因型，因为基因型决定了特定的治疗方案（表 100‑6）。在治疗前、治疗期间和治疗后应定期监测血清 HCV RNA 水平，以评估治疗的应答情况，这一点非常关键。此外，基线水平可能有助于明确治疗疗程［例如，在基因型 1 和 HCV RNA $< 6 \times 10^6$ IU/mL 的非肝硬化患者中，可选择 8 周（而非通常的 12 周）的索非布韦/雷迪帕韦联合治疗方案］。治疗的目的是在治疗期间清除 HCV RNA 且在治疗结束后至少 12 周内病毒仍为阴性（SVR_{12}）。

抗病毒治疗指征

慢性丙型肝炎患者只要血清 HCV RNA 阳性，无论转氨酶水平升高与否、慢性肝炎的分级和分期（门静脉或桥接纤维化）情况，均应用直接作用抗病毒药物进行抗病毒治疗。唯一例外的是预期寿命较短的患者，此类患者进行丙型肝炎治疗并不会延长生存时间。当然，对于晚期肝病患者来说，应及早进行抗病毒治疗。

尽管转氨酶水平持续正常的患者在组织学上进展很慢或根本不进展，但他们对抗病毒治疗的应答和转氨酶水平升高的患者一样。因此，尽管可以选择观察而不治疗，但这些患者仍建议进行抗病毒治疗。如前所述，抗病毒治疗已被证实可提高生存率和无并发症生存率、减缓（和逆转）肝纤维化的进展。

HCV基因型决定了治疗方案的选择（表100-6）。同样，肝硬化/晚期肝纤维化的存在与否也决定了治疗方案的选择，包括所用的抗病毒药物种类、疗程和是否需联用利巴韦林（表100-6）。治疗前肝脏活检以评估肝脏组织学分级和分期，提供了关于既往丙型肝炎进展的大量实质性信息并可预测其未来的进展情况。此外，尚可以提供影响治疗应答的组织学因素，如脂肪变性和肝纤维化分期。治疗使组织学严重程度不同的患者获得改善，以及肝纤维化无创诊断技术（例如，肝脏弹性成像技术）准确性的提高和普遍开展，无创方法在多数情况下已取代了有创的组织学，如果在治疗前即有肝硬化/晚期纤维化，HCC的发生风险通过成功地治疗大大减少，但仍未被消除，即使在获得SVR后，仍需每年进行2次治疗后影像学HCC监测（以及每1~3年进行内镜检查以随访食管静脉曲张情况）。在基线早期肝纤维化的患者中，获得SVR后，可不进行上述监测随访。

在基于干扰素或直接作用抗病毒药物的治疗后复发或无应答的患者，可选择直接作用抗病毒药物治疗方案进行复治（表100-6）。对于对直接作用抗病毒药物联合治疗无应答的患者，可选择的方案包括：延长失败方案的治疗时间、添加利巴韦林或改变药物类别（例如，在蛋白酶抑制剂和聚合酶抑制剂治疗失败后，转换为含有NS5A的联合治疗方案）。在有肝硬化或需要紧急复治的情况下，蛋白酶抑制剂联合聚合酶抑制剂治疗失败或NS5A联合治疗失败的患者，应进行RAV检测，并基于这种耐药性检测来制订新的治疗方案。此类患者治疗的其他详细信息，请访问www.hcvguidelines.org。

急性丙型肝炎患者也可以选择一种获批用于治疗慢性丙型肝炎的直接作用抗病毒药物进行抗病毒治疗（**参见第99章**）；建议推迟12~16周（甚至长达6个月）的观察期后再进行治疗，此阶段可能发生自发性恢复，且多数急性丙型肝炎病例在临床上并不严重或进展不快。急性丙型肝炎的治疗疗程尚不明确，但在一项纳入20名患者的小规模研究中，6周的索非布韦/雷迪帕韦足以获得100%的SVR$_{12}$。生化学和组织学表现较轻的慢性丙型肝炎患者进展缓慢，可暂不治疗而密切随访。但这些患者对抗病毒治疗的应答与转氨酶水平升高和组织学表现更严重的肝炎患者一样好。

考虑到直接作用抗病毒药物治疗的成本很高，最初是建议晚期纤维化/肝硬化患者进行抗病毒治疗。然而，一些医疗保险公司和药房福利管理机构则依赖这种存在争议的治疗指征来限制轻度纤维化患者的治疗。不幸的是，如果出现纤维化进展后才治疗，可错过预防慢性丙型肝炎所有严重结局事件（肝衰竭、死亡/移植、HCC）的机会，一旦出现晚期纤维化，治疗可使上述严重结局事件减少，但不能完全消除。因此，建议对轻度丙型肝炎患者进行治疗（因为它具有成本效益）。

代偿期肝硬化患者对治疗有应答，对直接作用抗病毒药物持续应答的可能性与非肝硬化患者相当。失代偿期肝硬化患者不适合基于干扰素的抗病毒治疗方案，但对聚合酶抑制剂和NS5A抑制剂（如索非布韦/雷迪帕韦、索非布韦/维帕他韦）的直接作用抗病毒药物联合方案应答良好，但含有蛋白酶抑制剂的联合治疗方案有潜在的肝细胞毒性和致肝功能失代偿的风险，因此失代偿期肝硬化患者禁用此类方案。失代偿期肝硬化患者应进行肝移植评估。直接作用抗病毒药物不仅对等待肝移植的终末期肝病患者有效，而且对肝移植后复发丙型肝炎的患者也有效。理想情况下，患者应在肝移植前接受治疗。然而，令人担忧的是，根除HCV感染将使这些患者不能接受HCV感染者的供肝、潜在的捐赠库缩小、获得供肝及时移植的机会减少。因此，目前对于丙型肝炎引起的终末期肝病，提倡将丙型肝炎相关终末期肝病患者的直接作用抗病毒药物治疗推迟到肝移植后。然而对于每一位患者，移植前还是移植后治疗，都应进行全面的个体化评估。HCV感染相关冷球蛋白血症的皮肤和肾血管炎可能对抗病毒治疗有应答，但在基于干扰素的治疗停止后很少获得持续应答，建议延长治疗甚至可能长期治疗。既然已出现更有效的直接作用抗病毒药物，12周的基于索非布韦的治疗已被证明可使冷球蛋白血症血管炎患者SVR$_{12}$率超过80%。轶事报道指出，基于干扰素的抗病毒治疗可能对与丙型肝炎相关的迟发性皮肤卟啉病或扁平苔藓有效。而更具吸引力的直接作用抗病毒药物在这些患者的有效性尚待确定。

HCV-HIV共感染患者的丙型肝炎比单纯HCV感染者进展快且更严重。尽管HCV-HIV共感染患者对基于干扰素的HCV抗病毒治疗的应答较差，但他们对直接作用抗病毒药物联合治疗方案的应答与单纯HCV感染者一样。

在HCV-HIV感染患者中，利巴韦林可增强地丹诺辛的毒性（如乳酸酸中毒）和司他夫定的脂肪萎缩作用，齐多夫定可加重利巴韦林相关的溶血性贫血，因此应避免这些药物组合。

有注射吸毒史和酗酒史的患者可以成功治疗慢性丙型肝炎,最好与戒毒和戒酒方案同时进行。此外,由于注射吸毒者可向他人传播 HCV,是造成 HCV 在人群中持续传播的主要原因,因此通过减少这种传播,可放大治疗主动注射吸毒者的作用。获批的直接作用抗病毒药物口服联合治疗方案对轻度至中度肾衰竭患者有效,且无需调整剂量,但对于严重肾功能损害(肌酐清除率<30 mL/min)患者,含索非布韦的联合治疗方案的相关数据较少。对于此类患者,包括接受血液透析的患者,基因型 1a、1b 和 4 的推荐联合治疗方案是艾尔巴韦/格拉瑞韦治疗 12 周。基因型 1a 的患者,如果血红蛋白水平超过 10 g/dL,帕利瑞韦/利托那韦、奥比他韦和达塞布韦,联合利巴韦林(200 mg/d)可作为一种替代方案,但需要警惕利巴韦林所诱导的溶血性贫血。对于严重肾功能损害和 HCV 基因型 2、3、5或 6 的患者,建议使用 PEG IFN 联合低剂量利巴韦林(200 mg/d,如果血红蛋白超过 10 g/dL)的治疗方案。任何经获批的口服联合治疗方案均可使肾移植患者的 SVR_{12} 率接近 100%。

治疗方案的选择·对于临床医生来说,从大量推荐的全口服直接作用抗病毒药物联合治疗方案中选择最合适的方案有时很困难。在某些情况下,治疗方案的选择是由保险公司决定的,但是如果不考虑成本因素,临床医生如何在众多选项中进行选择呢?最受欢迎的方案是固定剂量的单片复方制剂索非布韦/雷迪帕韦,它对除 2 和 3 以外的所有基因型有效,用于基因型 1 和低水平病毒血症的非肝硬化患者,疗程可短至 8 周。对于基因型 2 和 3,推荐的联合治疗方案为固定剂量的单片复方制剂索非布韦/维帕他韦。因为这种联合治疗方案对所有基因型都非常有效,为了简单起见,将来临床医生可能会在所有患者(晚期肾衰竭患者除外)中采取类似这种"一刀切"的方案。如上所述,失代偿期肝硬化中禁用含蛋白酶抑制剂的直接作用抗病毒药物联合治疗方案(艾尔巴韦/格拉瑞韦;帕利瑞韦/利托那韦、奥比他韦和达塞布韦;西咪匹韦和索非布韦)。对于晚期肾衰竭患者,艾尔巴韦/格拉瑞韦和帕利瑞韦/利托那韦、奥比他韦和达塞布韦被证实比非含索非布韦-NS5A 的联合治疗方案更安全有效。

自身免疫性肝炎

■ 定义

自身免疫性肝炎是一种慢性疾病,以持续的肝细胞坏死和炎症为特征,通常伴有纤维化,严重病例可进展为肝硬化和

肝衰竭。严重的自身免疫性肝炎如果不治疗,6 个月的死亡率可能高达 40%。根据目前对自身免疫性肝炎自然病程的估计,治疗组 10 年生存率为 80%~98%,未治疗组为 67%。这种疾病伴随突出的肝外自身免疫性疾病和异常血清免疫学表现,提示自身免疫参与发病机制。其既往被定义为类狼疮样和浆细胞肝炎也体现了这一概念。然而,并非所有病例均表现为自身抗体阳性和其他自身免疫性疾病的典型特征;在更广泛的"特发性"或隐源性慢性肝炎分类中,许多(也许是大多数)病因也可能是自身免疫性的。排除了病毒性肝炎、代谢/遗传紊乱(包括非酒精性脂肪性肝病)和药物性肝损伤的一系列病因不明的异质性肝病,其中有一部分很可能是自身免疫性肝炎。

■ 免疫发病机制

证据表明,自身免疫性肝炎患者出现进行性肝损伤是由细胞免疫介导的对肝细胞的攻击所致。遗传易感性被认为是自身免疫性肝炎的主要发病因素,而这种肝脏特异性损伤是由环境因素[如化学、药物(如米诺环素)或病毒]触发的。例如,患者既往有明显自限性急性甲型、乙型或丙型肝炎病而导致自身免疫性肝炎,可能归因于遗传易感性。支持这类肝炎自身免疫发病机制的证据包括:① 在肝脏,组织病理学损伤表现为大量细胞毒性 T 细胞和浆细胞浸润;② 常有自身抗体阳性(抗核抗体、抗平滑肌抗体、抗甲状腺抗体等,详见下文)、类风湿因子和高球蛋白血症;③ 合并其他自身免疫性疾病,如甲状腺炎、类风湿关节炎、自身免疫性溶血性贫血、溃疡性结肠炎、膜增生性肾小球肾炎、青少年型糖尿病、腹腔疾病和干燥综合征,在患有自身免疫性肝炎的患者及其亲属中发病率增加;④ 与自身免疫性疾病相关的组织相容性易感单倍型,如 HLA-B1、HLA-B8、HLA-DR3 和 HLA-DR4,以及扩展的单倍型 *DRB1 * 0301* 和 *DRB1 * 0401* 等位基因,在自身免疫性肝炎患者中很常见;⑤ 这类慢性肝炎对糖皮质激素/免疫抑制治疗有应答,对多种自身免疫紊乱有效。

细胞免疫在自身免疫性肝炎的发病机制中起着重要作用。体外研究表明,自身免疫性肝炎患者的 $CD4^+$ T 淋巴细胞可对肝细胞膜蛋白敏感并破坏肝细胞。假设含有与肝抗原相似表位的交叉反应抗原的分子模拟激活这些 T 细胞,这些 T 细胞浸润并导致肝损伤。细胞毒性淋巴细胞的免疫调控异常(调节性 $CD4^+$ $CD25^+$ T 细胞功能受损)也可能参与其中。对自身免疫性肝炎遗传易感性的研究表明,某些单倍体与上述疾病有关,细胞毒性 T 淋巴细胞抗原(*CTLA-4*)和肿瘤坏死因子 α(*TNFA * 2*)的多态性也与此有关。尚未完全确定这类肝损伤相关的确切触发因素、遗传影响、细胞毒性和免疫调节机制。

关于自身免疫性肝炎发病机制的有趣线索来自这种疾病患者中普遍存在血清自身抗体阳性。这些自身抗体主要有针对核[所谓的抗核抗体(ANA),主要是均质型]和平滑肌的抗体(所谓的抗平滑肌抗体,针对肌动蛋白、波形蛋白和骨骼蛋

白)、抗 F-肌动蛋白抗体、抗肝肾微粒体抗体（抗-LKM,详见下文）、抗"可溶性肝抗原"抗体（针对尿嘧啶-鸟嘌呤腺嘌呤转运 RNA 抑制蛋白）、抗 α-肌动蛋白抗体、抗肝特异性去唾液酸糖蛋白受体（或"肝凝集素"）抗体和其他针对肝细胞膜蛋白的抗体。其中一些为特异性的诊断标志物,但它们在自身免疫性肝炎发病机制中的作用尚不确定。

体液免疫参与肝外自身免疫性疾病和特发性肝炎的发病机制。自身免疫性肝炎患者的关节痛、关节炎、皮肤血管炎和肾小球肾炎等是由循环免疫复合物在受累组织血管中的沉积,继而激活补体、促进炎症和组织损伤所导致。虽然急性和慢性病毒性肝炎患者有特异性的病毒抗原抗体复合物,但自身免疫性肝炎免疫复合物的性质尚未明确。

■ 临床表现

自身免疫性肝炎的许多临床表现与慢性病毒性肝炎相似。可隐匿起病或急性起病,起病初的表现与急性病毒性肝炎不易鉴别,反复发作"急性肝炎"的表现并不罕见。约 1/4 的患者无临床表现,依据异常的肝脏实验室检查确诊。一部分自身免疫性肝炎患者具有明显的临床表现。这些患者主要是中青年妇女,有明显的高球蛋白血症和循环中高滴度的ANA。这组患者红斑狼疮（lupus erythematosus, LE）标志物阳性（最初被称为"狼疮性"肝炎）,其他自身免疫性疾病常见,常见表现为疲劳、不适、厌食、闭经、痤疮、关节痛和黄疸,偶尔会出现关节炎、斑丘疹（包括皮肤血管炎）、结节性红斑、结肠炎、胸膜炎、心包炎、贫血、氮质血症和干燥综合征（角膜结膜炎、口干）。一些患者往往直到出现肝硬化的并发症,如腹水和水肿（与门静脉高压和低蛋白血症有关）、肝性脑病、脾功能亢进、凝血功能障碍或食管胃底静脉曲张破裂出血等时才至医院就诊。

自身免疫性肝炎的病程长短不一。疾病或组织损伤较轻（如无桥接的碎屑样坏死）的患者很少进展为肝硬化,但这类患者仍需进行定期的临床监测随访;未治疗的患者多达半数在 15 年内可能进展为肝硬化。在北美,肝硬化在非裔美国人中比在白种人中更常见。严重的系统性自身免疫性肝炎（转氨酶水平超过 10 倍正常值上限、明显高球蛋白血症、"侵袭性"组织损伤——桥接坏死或多小叶塌陷、肝硬化）的患者 6 个月的死亡率可能高达 40%。这种严重的病例仅占总数的20%;轻度疾病的自然病程是可变的,常因自发性缓解和加重而加重。尤其是不良的预后征象包括:起病初表现为多小叶塌陷的组织学表现,治疗 2 周后血清胆红素仍未下降。肝衰竭、肝昏迷、肝硬化的其他并发症（如静脉曲张破裂出血）和反复感染可导致死亡。在确诊肝硬化的患者中,晚期并发症可能出现肝癌,但发生率低于病毒性肝炎肝硬化。

自身免疫性肝炎的实验室检查特点与慢性病毒性肝炎相似。肝生化学检查一般是异常的,但可能与个别病例的临床严重程度及组织病理学特征不相关。许多自身免疫性肝炎患者的血清胆红素、碱性磷酸酶和球蛋白水平正常,仅转氨酶轻

度升高。血清 AST 和 ALT 水平在 100～1 000 单位范围内升高和波动。在严重的病例中,血清胆红素水平可中度升高[51～171 $\mu mol/L$（3～10 mg/dL）]。疾病活动明显或晚期的患者可出现低白蛋白血症。血清碱性磷酸酶水平可轻度升高或接近正常。在少数患者中,碱性磷酸酶水平可显著升高;这类患者的临床和实验室特征与原发性胆汁性肝硬化重叠。凝血酶原时间往往延长,特别是在疾病晚期或活动期。

高丙种球蛋白血症（>2.5 g/dL）在自身免疫性肝炎中很常见,类风湿因子往往阳性。如上所述,血清自身抗体通常阳性,最典型的是均质型 ANA。抗平滑肌抗体的特异性相对较低,与慢性病毒性肝炎中的阳性率类似。由于一些自身免疫性肝炎患者的血循环中球蛋白水平较高,有时这些球蛋白可能会在检测病毒抗体的固相酶免疫分析试验中发生非特异性的结合。如上所述,最常见于丙型肝炎病毒抗体的检测中。事实上,对自身免疫性肝炎中自身抗体的研究导致了对自身免疫性肝炎新分类的认识。Ⅰ型自身免疫性肝炎是常见于北美和北欧的典型综合征,常见于年轻女性,可表现为明显的高球蛋白血症、狼疮样特征、血清 ANA 阳性、HLA-DR3 或HLA-DR4（尤其是 *B8-DRB1 * 03*）。与Ⅰ型自身免疫性肝炎相关的还有抗肌动蛋白体和非典型核周型抗中性粒细胞浆抗体（peri-nuclear antineutrophilic cytoplasmic antibodies, pANCA）。

Ⅱ型自身免疫性肝炎常见于儿童,在地中海人群中更常见,与 HLA-DRB1 和 HLA-DQB1 单倍型有关,ANA 通常阴性,抗-LKM 阳性。实际上抗-LKM 是一组异质性抗体。在Ⅱ型自身免疫性肝炎中,主要为抗-LKM1,针对细胞色素P450 2D6。这与一些慢性丙型肝炎患者的抗-LKM 相同。抗-LKM2 见于药物性肝炎,而抗-LKM3（针对二磷酸尿苷葡萄糖醛酸转移酶）见于慢性丁型肝炎患者。Ⅱ型自身免疫性肝炎的另一种自身抗体则针对肝细胞溶质甲基转移酶环化脱氨酶（抗肝细胞溶质 1 型抗体）。目前关于Ⅲ型自身免疫性肝炎的分类仍存在争议。这些患者 ANA 和抗-LKM1 均阴性,但血清抗可溶性肝抗原抗体阳性。大多数为女性患者,临床表现与Ⅰ型自身免疫性肝炎患者相似,但可能更为严重。有学者认为Ⅲ型自身免疫性肝炎似乎并不能独立归为一类,而属于Ⅰ型自身免疫性肝炎;这种亚分类尚未被国际专家共识所采纳。

肝活检组织学异常与慢性病毒性肝炎相似。门静脉束支扩张并延伸至门静脉周围肝细胞界板而浸润肝实质（界面性肝炎或碎屑样坏死）,主要是单核细胞浸润,自身免疫性肝炎也可能有浆细胞浸润。肝小叶实质表现为坏死性炎症活动,肝细胞再生表现为"玫瑰花结"形成、肝界板增厚和再生的"假小叶"。常见间隔纤维化、桥接纤维化和肝硬化。早期自身免疫性肝炎患者表现为急性肝炎样疾病,小叶和小叶中心（而不是更常见的汇管区）坏死。胆管损伤和肉芽肿少见。然而,一部分自身免疫性肝炎患者的组织学、生化学和血清学表现与

原发性胆汁性肝硬化重叠。

诊断标准

一个国际专家小组提出了一套自身免疫性肝炎的诊断标准。应排除遗传性肝病、病毒性肝炎、药物性肝病和酒精性肝病等肝病；并出现高球蛋白血症、自身抗体阳性和特征性组织学表现等，则应考虑自身免疫性肝炎可能。这个国际专家组还制定了一个全面的诊断评分系统，有助于非典型病例的确诊，而典型病例一般不需要。有助于诊断的因素包括：女性，主要转氨酶升高，球蛋白升高及其水平，抗核抗体、抗平滑肌抗体、抗-LKM1 或其他自身抗体阳性，并发其他自身免疫性疾病，特征性组织学表现（界面肝炎、浆细胞浸润、玫瑰花结），HLA-R3 或 HLA-DR4 标志物阳性，对治疗有应答（详见下文）。一个更简化、更具体的评分系统主要基于 4 个变量：自身抗体、血清 IgG 水平、典型的或伴随的组织学特征，以及病毒性肝炎标志物阴性。不利于诊断的因素有：碱性磷酸酶升高、线粒体抗体阳性、病毒性肝炎标志物阳性、肝毒性药物使用史或过量饮酒史、胆管损伤的组织学证据，或脂肪浸润、铁超负荷和病毒包涵体等非典型组织学表现。

鉴别诊断

在慢性肝炎的早期，自身免疫性肝炎的表现可能类似于典型的急性病毒性肝炎（**参见第 99 章**）。如果没有组织学评估，仅根据临床或生化学标准很难鉴别严重慢性肝炎和轻度慢性肝炎。青少年 Wilson 病可能最初仅表现为慢性肝炎，很久之后才会出现明显的神经系统症状及 Kayser-Fleischer 环（角膜周围后弹力层膜铜沉积）。这个年龄组的患者应进行血清铜蓝蛋白、血铜、尿铜及肝铜量的测定以明确诊断。坏死后或隐源性肝硬化及原发性胆汁性肝硬化与自身免疫性肝炎临床表现相似，酒精性肝炎和非酒精性脂肪性肝炎也可能出现自身免疫性肝炎的许多常见临床表现；一般通过询问病史，结合生化学、血清学和组织学特征即可以鉴别上述疾病与自身免疫性肝炎。当然，自身免疫性肝炎和慢性病毒性肝炎之间的区别并不总是明确，尤其是自身免疫性疾病患者出现病毒性抗体阳性或病毒性肝病患者出现自身抗体阳性。此外，如果有肝外表现如关节炎、皮肤血管炎或胸膜炎，以及循环中自身抗体阳性，则需与风湿免疫系统疾病鉴别，如类风湿性关节炎和系统性红斑狼疮等。进展性坏死炎症性肝病的临床和生化学特征可将慢性肝炎和其他与严重肝病无关的疾病鉴别开来。极少数情况下，肝静脉流出道梗阻（Budd-Chiari 综合征）的表现与自身免疫性肝炎相似，但一般伴有肝大、疼痛、腹水，并结合血管成像技术可进一步鉴别。其他需鉴别诊断的疾病包括：腹腔疾病和缺血性肝病，根据临床和实验室表现较易与自身免疫性肝炎鉴别。

最后，自身免疫性肝炎的表现与自身免疫性胆道疾病（如原发性胆汁性肝硬化、原发性硬化性胆管炎，甚至更罕见的是线粒体抗体阴性的自身免疫性胆管炎）的表现有时重叠。这种重叠综合征很难分类，通常可通过对治疗的应答来进行确诊或鉴别。

治疗 · 自身免疫性肝炎

自身免疫性肝炎主要应用糖皮质激素治疗。几项对照临床试验已证明糖皮质激素可有效改善患者的症状、临床、生化学和组织学表现，并提高生存率。预计高达 80% 的患者会有治疗应答。不幸的是，临床试验还未发现能预防进展为肝硬化的方法。然而，在治疗应答的患者中已经报道了肝纤维化和肝硬化逆转的实例，并且在 1 年内获得快速治疗后应答的患者肝硬化发生率明显降低。尽管有人主张使用泼尼松龙（泼尼松的肝代谢产物），但泼尼松同样有效，且受到大多数权威专家的青睐。治疗可以 20 mg/d 开始，但美国较流行的治疗方案为 60 mg/d 的起始剂量。这种高剂量在 1 个月内逐渐减量到 20 mg/d 的维持量。另一种但同样有效的替代方法是，以半量泼尼松（30 mg/d）联合硫唑嘌呤（50 mg/d）开始治疗。当硫唑嘌呤维持在 50 mg/d 时，泼尼松的剂量在 1 个月内逐渐减量到 10 mg/d 的维持量。联合治疗的优点是：在 18 个月的疗程中，类固醇激素相关的严重、危及生命的并发症（例如，库欣综合征样表现、高血压、糖尿病和骨质疏松症）从 66% 降到 20% 以下。硫嘌呤甲基转移酶等位基因突变体的遗传分析与硫唑嘌呤相关细胞减少症或疗效无关，并且在自身免疫性肝炎患者中不进行常规评估。在联合治疗方案中，6-巯基嘌呤可取代其前药硫唑嘌呤，但很少需要。然而，单用硫唑嘌呤或隔日糖皮质激素治疗均不能有效缓解病情。在非肝硬化患者中使用布地奈德的治疗经验有限，表明这种副作用较少的类固醇激素药物可能有效。虽然已证明严重自身免疫性肝炎（AST≥10 倍正常值上限，或≥5 倍正常值上限且血清球蛋白≥2 倍正常值上限，肝活检提示桥接坏死或多小叶坏死，临床表现明显）治疗有效，轻度慢性肝炎无治疗指征。轻度或无症状性自身免疫性肝炎的疗效尚未确定。

疲劳、厌食、乏力和黄疸往往在数日到数周内缓解；生化学指标的改善需数周至数月，伴随血清胆红素和球蛋白水平下降，以及血清白蛋白的增加。血清转氨酶水平下降通常较迅速，但仅 AST 和 ALT 改善不能代表患者恢复；组织学改善通常需 6～24 个月，表现为单核细胞浸润及肝细胞坏死减少。尽管如此，转氨酶水平仍是评估疾病相对活动性的重要指标，许多权威专家不提倡通过反复的肝活检来评估疗效、指导更换方案或停药决定。快速应答在老年患者（≥69 岁）和 HLA DBR1 * 04 患者中更为常见；尽管快速应答者发展为肝硬化(甚至需要肝移植)较缓慢,但其在治疗后复发的速度不亚于慢速应答者。疗程至少 12～18 个月。在逐渐减量和停止治疗后复发的可能性≥50%,治疗后组织学改善为轻度慢性肝炎的患者也不除外,因此大多数患者需要长期维持剂量的治疗。停用泼尼松治疗后继续硫唑嘌呤[2 mg/(kg·d)]单药治疗可以降低复发率。长期低剂量泼尼松(≤10 mg/d)维持治疗也被证明可以控制自身免疫性肝炎的进展,但硫唑嘌呤维持治疗在控制病情缓解方面更有效。

临床难治性病例,应考虑高剂量糖皮质激素单药加强疗法(60 mg/d)或糖皮质激素(30 mg/d)联合高剂量硫唑嘌呤(150 mg/d)治疗。治疗 1 个月后泼尼松的剂量可以每月减少 10 mg,硫唑嘌呤的剂量可以每月减少 50 mg,直到减至常规维持剂量。对这一方案无效的患者可以用环孢素、他克莫司或吗替麦考酚酯治疗。然而迄今为止,仅有限的轶事报道支持这些治疗方案。如果药物治疗失败,或慢性肝炎进展为肝硬化或伴有危及生命的肝功能失代偿并发症,肝移植是唯一的治疗方法;如治疗 2 周后胆红素水平仍未下降,应建议患者尽早考虑肝移植。多数情况下,移植后的新肝脏自身免疫性肝炎复发较罕见,但在其他肝病中发生率高达 35%～40%。

与所有慢性肝病患者一样,自身免疫性肝炎患者应接种甲型和乙型肝炎疫苗,且如果可行的话,最好在免疫抑制治疗开始前进行接种。

致谢

感谢 Kurt J. Isselbacher, MD 在本章早期版本所作的贡献。

第 101 章
肠道病毒、猪细小病毒和呼肠孤病毒感染

Chapter 101
Enterovirus, Parechovirus, and Reovirus Infections

Jeffrey I. Cohen · 著 | 李娜 · 译

肠道病毒

■ 分类和特征

肠道病毒是小核糖核酸病毒科的成员,因其具有在胃肠道中的繁殖能力而被定义为肠道病毒。虽然被叫作肠道病毒,但它们并不是引起胃肠炎的主要原因。采用分子检测技术已鉴定出肠道病毒有 100 多种人类血清型:3 种脊髓灰质炎病毒血清型、21 种柯萨奇病毒 A 组血清型、6 种柯萨奇病毒 B 组血清型、28 种埃可病毒血清型、肠道病毒 68～71 型及新型肠道病毒(从肠道病毒 73 型始)。人类肠道病毒被重新分类为 4 种,即 A 型、B 型、C 型、D 型肠道病毒。基于低核苷酸序列同源性和病毒蛋白的差异性,埃可病毒 22 型和 23 型被重新分类为猪细小病毒 1 型和 2 型。2007—2008 年 CDC 在美国进行的肠道病毒监测显示,最常见的肠道病毒血清型为柯萨奇病毒 B1,其次是埃可病毒 18 型、9 型和 6 型。这 4 种病毒共占所有病毒分离株的 52%。

人类肠道病毒包含一个单链 RNA 基因组,由一个 4 种病毒蛋白组成的二十面体衣壳包围。这些病毒无包膜,在酸性环境中(包括胃内)稳定。对含氯清洁剂敏感,但对标准消毒剂(如乙醇、洗涤剂)有抵抗作用,并能在室温下持续数日。

■ 发病机制与免疫

肠道病毒的相关发病机制大都经由脊髓灰质炎病毒感染的相关研究获得。口服脊髓灰质炎病毒后,病毒感染胃肠道黏膜上皮细胞,然后扩散至扁桃体和派尔集合淋巴结的黏膜下淋巴组织,并在其内复制。接着病毒扩散至局部淋巴结,随后出现病毒血症,病毒在网状内皮系统的器官中复制。某些情况下会出现第二次病毒血症,病毒在各类组织中进一步复制,有时可引起症状性疾病。

脊髓灰质炎病毒是否在病毒血症期间到达中枢神经系统(central nervous system,CNS)或是否通过周围神经传播尚不清楚。由于人类病毒血症出现在神经系统病变前,因此认为病毒经血流侵犯中枢神经系统。脊髓灰质炎病毒受体是免

疫球蛋白超家族的成员。脊髓灰质炎病毒感染仅限于灵长类，主要是因为它们的细胞表达病毒受体。研究表明，脊髓灰质炎病毒受体位于神经肌肉连接处肌终板膜区，如果在病毒血症期间病毒进入肌肉，它可以穿过神经肌肉连接处轴突到达前角细胞。对表达脊髓灰质炎病毒受体的猴子和转基因小鼠的研究表明，如果切断坐骨神经，肌内注射后脊髓灰质炎病毒并不会到达脊髓。综上所述，这些研究表明脊髓灰质炎病毒可以通过神经通路从肌肉直接传播到中枢神经系统。

脊髓灰质炎病毒通常可在感染后 3～5 日在血液中培养出，此时尚未产生中和抗体。感染 1 周后，病毒在继发部位的复制开始减弱，但在胃肠道中的复制仍持续进行。脊髓灰质炎病毒在感染后 3 周内可从口咽排出，在胃肠道排出长达 12 周；而低丙种球蛋白血症患者脊髓灰质炎病毒排出时间可达 20 年以上。口服减毒脊髓灰质炎病毒在胃肠道复制期间可发生突变，在数日内即恢复为神经毒力更强的表型。然而，可能需要额外的突变才能恢复完全的神经毒力。一名 12 年前感染脊髓灰质炎病毒的低丙种球蛋白血症患者在接受静脉注射免疫球蛋白后突发四肢瘫痪和呼吸肌麻痹并死亡。分析显示病毒已恢复至更为野生型的序列。

胃肠道体液免疫和分泌免疫对控制肠道病毒感染具有重要意义。肠道病毒诱导特异性 IgM 抗体（通常存在持续＜6 个月）和特异性 IgG 抗体（终生存在）。衣壳蛋白 VP1 是中和抗体的主要靶点，它通常能对同一血清型引起的继发疾病提供终身免疫保护作用，但不能预防感染或病毒脱落。肠道病毒也能诱导细胞免疫，但其意义尚不明确。目前细胞免疫功能受损的患者在感染肠道病毒时是否会出现异常严重的疾病尚不清楚。相比之下，无丙种球蛋白血症患者的严重感染揭示了体液免疫在调控肠道病毒感染中的重要性。据报道有造血细胞移植受者发生播散性肠道病毒感染。IgA 抗体有助于减少脊髓灰质炎病毒在胃肠道中的复制和脱落。母乳中含有肠道病毒特异性 IgA 抗体，可以保护人类免受感染。

■ 流行病学

🌐 肠道病毒在世界范围内广泛分布。超过 50% 的非脊髓灰质炎肠道病毒感染和超过 90% 的脊髓灰质炎病毒感染为亚临床感染。临床表现通常非特异，常伴有发热；只有少数的感染有特异的临床症状。大多数肠道病毒感染的潜伏期为 2～14 日，但通常＜1 周。

肠道病毒感染在社会经济水平低下地区更为常见，尤其是在人口密集地区和卫生条件较差的热带地区。婴幼儿感染最为常见，出生几日内的婴儿、年龄较大的儿童和成人发生严重疾病的概率最高。在发展中国家，儿童通常就在幼时就被感染，脊髓灰质炎病毒感染很少导致瘫痪；而在卫生条件较好的国家，年龄较大的儿童和成人更多为血清病毒抗体阴性，易被感染并发展为瘫痪。被动获得的母体抗体可降低新生儿出现症状性感染的风险。幼儿是最常见的肠道病毒排毒者，通常是家庭暴发性感染的主要传染源。在温带地区，肠道病毒感

染在夏季和秋季高发；而热带地区没有明显的季节性模式。

大多数肠道病毒主要通过粪-口或口-口途径传播。患者在症状性疾病发作前及发作后不久传染性最强，此时病毒大量存在于粪便和咽喉中。摄入受病毒污染的食物或水也可致病。某些肠道病毒（如肠道病毒 70 型，可引起急性出血性结膜炎）可通过手眼直接接触传播。一些引起呼吸道疾病的病毒（如柯萨奇病毒 A21）则主要通过空气传播。肠道病毒可以经胎盘从母亲传染给胎儿，导致新生儿严重疾病。尚未有肠道病毒通过输血或昆虫叮咬传播的案例。有医院育婴室发生柯萨奇病毒和埃可病毒院内传播的报道。

■ 临床特征

脊髓灰质炎病毒感染

大多数脊髓灰质炎病毒感染无症状。在 3～6 日的潜伏期后，约 5% 的患者出现轻微疾病（顿挫型脊髓灰质炎），表现为发热、精神不振、咽喉痛、厌食、肌痛和头痛。这些症状通常在 3 日内缓解。约 1% 的患者出现无菌性脑膜炎（非瘫痪性脊髓灰质炎）。脑脊液检查表现为：淋巴细胞增多、血糖水平正常、蛋白质水平正常或稍高，早期可能出现多形核白细胞。在一些患者中，尤其是儿童，在无菌性脑膜炎发作之前可能出现精神不振和发热。

瘫痪性脊髓灰质炎 · 瘫痪性脊髓灰质炎并不常见。感染 1 日至数日后，出现无菌性脑膜炎的症状，并伴随着严重的背部、颈部和肌肉疼痛，以及迅速或逐渐进展的运动肌无力。少数情况疾病呈双相性，先是无菌性脑膜炎，随后是明显的恢复，但之后（1～2 日后）又出现发热和瘫痪；这种模式在儿童中较成人更常见。肌无力多不对称，近端比远端明显，可累及下肢（最常见）、上肢或腹部、胸部及延髓肌群。瘫痪多随发热而加重，热退后瘫痪不再进展。部分患者有尿潴留。查体可发现受累区域肌无力、肌束震颤、肌张力降低、反射活动减弱或消失。反射消失前可出现短暂的反射亢进。患者常主诉较多，但感觉系统的客观查体多数正常。延髓麻痹（球麻痹）可导致吞咽困难、饮水进食呛咳、声音嘶哑或失声。吸气困难、延髓呼吸中枢受累、膈神经或肋间神经麻痹可导致呼吸功能不全，进一步进展或脊髓严重受累可导致循环衰竭。大多数瘫痪患者在感染数周至数月后可恢复部分功能。约 2/3 的患者残留神经后遗症。

瘫痪在老年人、孕妇和出现中枢神经系统症状时仍剧烈运动或遭受创伤的人中更常见。扁桃体切除术者易患延髓型脊髓灰质炎，肌内注射会增加患肢瘫痪的风险。

疫苗相关脊髓灰质炎 · 口服疫苗后患脊髓灰质炎的风险估计为 1/250 万剂。免疫缺陷患者的风险则高达 2 000 倍，尤其是低或无丙种球蛋白血症患者。1997 年以前，美国平均每年有 8 例与疫苗相关的脊髓灰质炎在接种者或其接触者身上发生。随着 1997 年实施注射型脊髓灰质炎灭活疫苗（inactivated poliovirus vaccine，IPV）和口服脊髓灰质炎减毒活疫苗（oral poliovirus vaccine，OPV）的序贯方案，以及 2000 年实施全

IPV 免疫方案的建议的改变，接种相关脊髓灰质炎的病例数减少。1997—1999 年，美国报告了 6 例此类病例；自 1999 年以来，没有报告任何病例。

脊髓灰质炎后综合征 · 脊髓灰质炎后综合征表现为既往很久前患过脊髓灰质炎在已经恢复后隔了很多年（如 20～40 年）新出现肌无力、疲乏、肌束震颤和肌群疼痛伴萎缩。女性多见，而且急性病后的时间间隔增加。通常是进行性起病，肌无力有时会扩展到最初患病期间并未受累的肌群。预后一般良好，通常进展缓慢，平稳期为 1～10 年。脊髓灰质炎后综合征被认为是由于进行性功能障碍和运动神经元的丧失，这些运动神经元弥补了原发感染时丢失的神经元，而不是持续或再活化的脊髓灰质炎病毒感染。

其他肠道病毒

据估计，美国每年有 500 万～1 000 万例由脊髓灰质炎病毒以外的肠道病毒引起的症状性疾病病例。在新生儿中，肠道病毒是无菌性脑膜炎和非特异性发热性疾病最常见的病原体。不同临床综合征可能由一些特定的血清型引起（**表 101 - 1**）。

表 101 - 1	肠道病毒相关临床表现的血清型	
	病毒血清型	
临床表现	柯萨奇病毒	埃可病毒（E）和肠道病毒（ENT）
急性出血性结膜炎	A24	E70
无菌性脑膜炎	A2、4、7、9、10、B1 - 5	E4、6、7、9、11、13、16、18、19、30、33、Ent70、71
脑炎	A9；B1 - 5	E3、4、6、7、9、11、18、25、30、Ent71
病毒疹	A4、5、9、10、16、B1、3 - 5	E4 - 7、9、11、16 - 19、25、30、Ent71
新生儿全身性疾病	B1 - 5	E4 - 7、9、11、14、16、18、19
手足口病	A5 - 7、9、10、16、B1、2、5	Ent71
疱疹性咽峡炎	A1 - 10、16、22、B1 - 5	E6、9、11、16、17、25、30、Ent71
心肌炎和心包炎	A4、9、16、B1 - 5	E6、9、11、22
瘫痪	A4、7、9、B1 - 5	E2 - 4、6、7、9、11、18、30、Ent70、71
胸膜痛	A1、2、4、6、9、10、16、B1 - 6	E1 - 3、6、7、9、11、12、14、16、19、24、25、30
肺炎	A9、16、B1 - 5	E6、7、9、11、12、19、20、30、Ent - D68、71

非特异性发热性疾病（夏季流行性感冒） · 肠病毒感染最常见的临床表现是非特异性发热。在 3～6 日的潜伏期后，患者出现急性发热、精神不振和头痛。少数患者出现上呼吸道症状、恶心、呕吐。症状通常持续 3～4 日，大多病例在 1 周

内痊愈。秋末冬初多见于其他呼吸道病毒的共同感染，但肠道病毒引起的发热性疾病在夏季和秋初高发。

新生儿全身性疾病 · 婴儿中最严重的肠道病毒感染发生在出生后第 1 周，3 个月大的时候也可发生严重的疾病。新生儿常出现类似细菌性败血症的表现，如发热、易怒和嗜睡。实验室异常包括白细胞增多伴核左移、血小板减少、肝功能指标异常和脑脊液淋巴细胞异常增多。该病可并发心肌炎和低血压、急性重型肝炎（暴发性肝炎）和弥散性血管内凝血、脑膜炎或脑膜脑炎、肺炎。尽管有母亲近期病毒感染的证据，但新生儿肠道病毒感染和细菌性败血症仍较难鉴别。

无菌性脑膜炎与脑炎 · 在儿童和年轻成人中，高达 90% 的无菌性脑膜炎是由肠道病毒引起的，且有据可循。无菌性脑膜炎患者典型的临床表现为：急性发热、寒战、头痛、畏光和眼球运动疼痛，恶心和呕吐也很常见。检查提示脑膜炎，而无局部神经症状；也可出现明显嗜睡或易怒。有些患者，发热可能短暂消退，但数日后复热且伴随脑膜炎症状。其他系统表现可能提供肠道病毒感染的证据，包括腹泻、肌痛、皮疹、胸痛、心肌炎和疱疹。脑脊液检查示细胞计数绝对增多；脑脊液细胞分类显示在症状出现后 1 日内从以中性粒细胞为主转变为以淋巴细胞为主，细胞总数不超过 1 000/μL。脑脊液葡萄糖水平通常正常（与流行性腮腺炎感染时脑脊液葡萄糖水平低相反），蛋白质水平正常或稍高。有时较难于已接受部分治疗的细菌性脑膜炎鉴别。在温带地区，肠道病毒性脑膜炎在夏季和秋季高发，而其他病原导致的病毒性脑膜炎在冬春季较为常见。症状通常在 1 周内缓解，而脑脊液异常可持续数周。成人肠道病毒性脑膜炎往往比儿童更为严重。很少有神经后遗症，大多数患者预后良好。

肠道病毒所致的脑炎较无菌性脑膜炎少见。少数伴有明显炎症的肠道病毒性脑膜炎可能是并发了轻微的脑炎，这种脑炎表现为进行性嗜睡、定向障碍，有时可出现癫痫。很少会发生严重的原发性脑炎。10%～35% 的病毒性脑炎是由肠道病毒引起的。免疫功能正常的患者通常预后良好。

低丙种球蛋白血症、无丙种球蛋白血症或严重联合免疫缺陷的患者可发展为慢性脑膜炎或脑炎；其中约一半患者出现皮肌炎样综合征，表现为外周性水肿、皮疹和肌痛，也可患有慢性肝炎。患者在接受免疫球蛋白替代治疗时可能出现神经系统疾病。在这种情况下，埃可病毒（尤其是埃可病毒 11 型）是最常见的病原体。

除脊髓灰质炎病毒以外的肠道病毒引起的瘫痪偶有发生，但通常比脊髓灰质炎轻。大多数病例是由肠道病毒 70 型或 71 型、柯萨奇病毒 A7 或 A9 引起的。格林-巴利综合征也与肠道病毒感染有关。虽然早期的研究表明肠道病毒与慢性疲劳综合征相关，但在近期的研究中并未得到证实。

胸膜痛（博恩霍尔姆病） · 胸痛患者出现急性发热、胸膜炎性胸壁痉挛性疼痛或上腹痛。成人多表现为胸痛，而儿童则多为腹痛。阵发性剧烈针刺样疼痛通常持续 15～30 min，

并伴有大汗、呼吸急促。阵发性发作后 1 h 内,体温达到热峰,疼痛消失后即热退。受累肌肉有触痛,偶可触及胸膜摩擦感。白细胞计数和胸部 X 线检查通常正常。大多数病例是流行期间由柯萨奇病毒 B 组引起的。症状通常在几日内消失,且很少复发。治疗方法包括口服非甾体抗炎药,或对受累肌肉进行热疗。

心肌炎和心包炎

据估计,肠道病毒可导致多达 1/3 的急性心肌炎病例。在一些急性心肌和心包炎患者的心包积液和心肌组织中检测到柯萨奇病毒 B 及其 RNA。大多数肠道病毒性心肌炎或心包炎发生在新生儿、青少年或年轻成人。超过 2/3 的患者是男性。患者常出现上呼吸道感染,随后出现发热、胸痛、呼吸困难、心律失常,偶尔出现心力衰竭。一半的患者有心包摩擦音,心电图提示 ST 段抬高或 ST-T 改变。血清心肌酶水平往往升高。新生儿通常症状较重,而大多数年龄较大儿童和成人可完全康复。高达 10% 的病例进展为慢性扩张型心肌病。慢性缩窄性心包炎也可能是其后遗症。

病毒疹

肠道病毒感染是导致儿童夏秋季皮疹的主要原因。虽然多种肠道病毒均可引起皮疹,但某些类型的皮疹与特定的综合征有关。埃可病毒 9 型和 16 型常表现为皮疹伴发热,皮疹可孤立或融合,从颜面部开始,蔓延到躯干和四肢。埃可病毒 9 型是风疹样(孤立性)皮疹最常见的病因。与风疹不同,肠道病毒性皮疹发生在夏季,与淋巴结病无关。热退后会出现玫瑰花样疹,面部和躯干出现斑疹和丘疹。由埃可病毒 16 型引起的波士顿皮疹是一种玫瑰花样皮疹。肠道病毒还可引起其他多种皮疹,包括多型红斑(图 14-25)和水疱性、荨麻疹、瘀点或紫癜性病变,也可表现为类似于麻疹中黏膜 Koplik 斑的病变(图 14-2)。

手足口病

如图 101-1,经过 4~6 日的潜伏期后,手足口病患者出现发热、厌食和精神萎靡症状,随后出现咽喉痛,口腔黏膜和舌部出现散在疱疹(图 14-23),接着手背出现疱疹样病变伴触痛,有时可波及手掌。小的斑丘疹可融合成疱疹并迅速溃烂。约 1/3 的患者出现上腭、悬雍垂或扁桃体病变,1/3 的患者出现足(包括足底)或臀部皮疹。该病具有高度传染性,幼儿的发病率接近 100%。病变通常在 1 周内痊愈。大多数病例是由于柯萨奇病毒 A16 或肠道病毒 71 型引起。

🌐 1998 年台湾发生肠道病毒 71 型感染,导致数千例手足口病或疱疹性咽峡炎(见下文)。严重并发症包括中枢神经系统疾病、心肌炎和肺出血。约 90% 的死亡病例为 ≤5 岁的儿童,死亡原因可能与肺水肿或肺出血有关。中枢神经系统疾病包括无菌性脑膜炎、弛缓性麻痹(类似于脊髓灰质炎),以及伴有肌阵挛和震颤或共济失调的菱脑炎。有中枢神经系统并

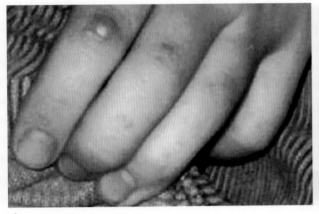

A

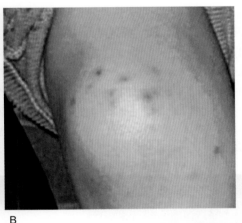

B

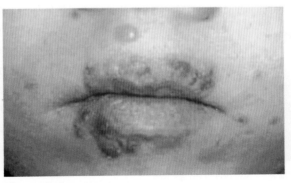

C

图 101-1 手(A)、足(B)、口(C)疱疹。1 名柯萨奇病毒 A6 感染的 6 岁男孩(图片转载自 CDC 新的感染病)。

发症的平均年龄为2.5岁,脑炎患者的头颅MRI检查通常表现为脑干病变。6个月后随访儿童可有持续性吞咽困难、脑神经麻痹、通气不足、四肢无力和萎缩的表现;3年后随访则可出现持续性神经后遗症、发育迟缓和认知功能受损。

2008—2010年,中国又暴发了一次肠道病毒71型感染疫情,近50万人感染,126人死亡。感染伴随发热、皮疹、脑干脑炎伴肌阵挛,以及肢体颤抖;部分病例进展为癫痫和昏迷。肺部表现包括肺水肿和出血;有时可有肌酸激酶MB水平升高,但一般无心肌坏死。

在亚洲其他国家,每2～3年发生一次周期性流行。然而,这种病毒在美国、欧洲和非洲的传播率较低。在美国,手足口病最常与柯萨奇病毒A16感染有关。2011年11月至2012年2月,美国几个州暴发了柯萨奇病毒A6引起的手足口病,19%的受感染者接受住院治疗。

疱疹性咽峡炎

疱疹性咽峡炎通常由柯萨奇病毒A组引起,表现为急性发热、咽喉痛、吞咽痛和溃疡性红斑基底上的灰白色丘疹样病变。病变可持续数周,出现在软腭、扁桃体前部和悬雍垂上,集中在口腔后部。与疱疹性口腔炎相比,肠道病毒性疱疹性咽峡炎不引起牙龈炎。柯萨奇病毒A10引起的急性淋巴结咽炎表现为口咽后部白色或黄色结节,周围有红斑。病变不会溃疡。

急性出血性结膜炎

急性出血性结膜炎患者出现急性发作的严重眼痛、视物模糊、畏光和眼睛水性分泌物。查体可见眼睑水肿、结膜水肿和结膜下出血,常伴有点状角膜上皮细胞剥脱性角膜炎和结膜滤泡形成(**图101-2**),常有耳前腺体病变。肠道病毒70型和柯萨奇病毒A24可导致流行性和医院获得性传播。20%的患者出现全身性症状,如头痛、发热等,通常在10日内痊愈。急性出血性结膜炎起病急骤、病程短,可与其他眼部感染(如腺病毒和沙眼衣原体感染)性疾病鉴别。该病流行期间,一些

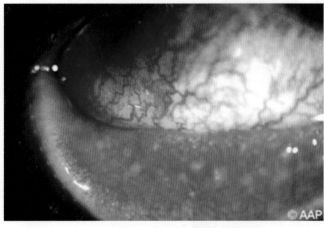

图101-2 肠道病毒70型引起的出血性结膜炎。(经授权许可,引自:Red Book 2012;Committee on Infectious Diseases, 29th ed.经美国儿科学会许可使用)。

由肠道病毒70型引起的急性出血性结膜炎可能会致瘫痪。

其他临床表现

肠道病毒是儿童肺炎和普通感冒的罕见原因。2014年秋季,美国43个州有500多人感染了肠道病毒D68,这些人患有轻度到重度的呼吸道疾病。几乎所有报告的病例都是儿童,其中许多患有哮喘。在肠道病毒D68暴发性感染期间,在一些出现不明原因急性神经系统疾病患者的上呼吸道标本中检出该病毒,但脑脊液中并未检出,目前该病毒与神经系统疾病之间的相关性尚不清楚。一些患有1型糖尿病的儿童在尸检时从胰腺中分离出柯萨奇病毒B。然而,大多数情况下该病毒较难分离。其他与肠道病毒感染相关的疾病包括腮腺炎、支气管炎、细支气管炎、哮吼、传染性淋巴细胞增多症、多发性肌炎、急性关节炎和急性肾炎。

■ 诊断

对肠道病毒进行分离鉴定的传统方法为体外细胞培养。肠道病毒感染患者粪便、鼻咽或喉部的样本培养通常呈阳性,但从这些部位分离出病毒并不能证明与疾病直接相关,因为在亚临床感染患者中病毒可在这些部位定植长达数周。从喉部分离出病毒较从粪便中更能说明与疾病相关,因为喉部排毒时间较短。脑脊液、血清、体液或组织培养阳性率较低,但阳性结果可确诊。在一些病例中,病毒只能从血液或脑脊液中分离出来,因此多位点培养很重要。感染早期培养阳性率较感染后期高。多数人类肠道病毒可在接种细胞培养后1周内检测出。培养阴性的可能原因有:存在中和抗体、所用培养细胞敏感性差或样品处理不当。柯萨奇病毒A组可能需要接种到特殊的细胞培养系或哺乳期小鼠。

肠道病毒血清型的鉴定主要有助于流行病学研究,除少数病例外几乎没有临床价值。重要的是在疾病流行期间能够及早识别肠道病毒所致的严重感染,并将脊髓灰质炎病毒的疫苗株与喉部或粪便中的其他肠道病毒鉴别开来。所有疑似脊髓灰质炎的患者,应送检粪便和咽喉部标本培养,并对急性期和恢复期血清标本进行检测。在脑脊液培养阴性的情况下,往往可采用粪便(起病后2周内留取)培养阳性来确诊脊髓灰质炎。如果怀疑脊髓灰质炎病毒感染,应至少间隔1日取两个或两个以上的粪便和咽喉拭子样本,并尽快进行肠道病毒培养。如果分离出脊髓灰质炎病毒,应将其送CDC鉴定其为野生型还是疫苗衍生型病毒。

逆转录酶聚合酶链反应(RT-PCR)被应用于脑脊液、血清、尿液、粪便、结膜、喉拭子和组织中的病毒核酸扩增。肠道病毒通用型PCR检测试剂盒可以检测所有人类肠道病毒。条件控制合适,脑脊液的PCR检测具有高灵敏度(70%～100%)和特异度(>80%),并且比培养更快。当患者脑膜炎症状出现3日以后检测或感染由肠道病毒71型引起,脑脊液的PCR检测可能为阴性。在这些病例中,应采用咽拭子或直肠拭子进行PCR检测,但是其特异度没有脑脊液高。

PCR法在传播性疾病的诊断中也具有极高的灵敏度和

特异度,尤其是在接受免疫球蛋白治疗的免疫缺陷患者中,此类患者病毒培养往往阴性,可采用 PCR 法对肠道病毒感染进行诊断和随访。抗原检测法的灵敏度低于 PCR 法。

肠道病毒感染的血清学诊断受限于血清型数量多和缺乏共同抗原。少数情况下,出现血清学转换可进一步确诊培养结果,但血清学检测通常仅限于流行病学研究。在起病初期及起病后 4 周应收集血清标本并冷冻。中和抗体效价的测定是抗体水平测定最准确的方法,相较下补体结合效价的测定通常灵敏度差些。病毒特异性 IgM 抗体的滴度在急性和慢性感染中均升高。

治疗·肠道病毒感染

多数肠道病毒感染症状较轻,呈自限性;然而当出现心脏、肝脏或中枢神经系统症状时则需要加强支持性治疗。静脉、鞘内或脑室内应用免疫球蛋白被用于治疗慢性肠道病毒性脑膜脑炎和低/无丙种球蛋白血症患者的皮肌炎,并取得了显著的成功。治疗过程中患者病情稳定或缓解,然而有些患者治疗后病情却持续恶化。静脉注射免疫球蛋白可预防此类患者出现严重肠道病毒性疾病。静脉注射含高滴度抗病毒抗体的免疫球蛋白已用于某些新生儿危及生命的感染中,这些新生儿可能没有从母体获得抗体。一项临床试验纳入了肠道病毒感染的新生儿病例,结果表明应用含极高抗体滴度的免疫球蛋白可降低病毒血症的发生率。然而,这项研究太小无法显示出显著的临床意义。肠道病毒抗体的水平因免疫球蛋白制剂不同而各异。普来可那立治疗新生儿严重肠道病毒性疾病的 II 期临床试验已完成,但是截至本文撰写时,还未报告相关结果,也没有以慈善赠药的方式提供该药物。本类疾病禁用糖皮质激素。

在疾病流行期间,保持良好的洗手习惯以及穿长袍戴手套对减少肠道病毒感染的院内传播非常重要。肠道病毒感染发生后 7 日内应采取肠道预防措施。针对肠道病毒 71 型的候选疫苗目前正在研制中。

预防和根除脊髓灰质炎病毒

🌐(**参见第 5 章**)1952 年美国脊髓灰质炎病例达到 57 879 例高峰后,1955 年引入了 IPV,1961 年引入了 OPV,最终根除了西半球野生型脊髓灰质炎病毒引起的疾病。自 1979 年以来,美国未再报道新发病例,当时一些宗教团体拒绝免疫接种。在西半球,野生型脊髓灰质炎病毒导致的瘫痪末次记录在案的时间为 1991 年。

1988 年,世界卫生组织(WHO)通过了 2000 年前根除脊髓灰质炎的决议。1988—2001 年,全世界的病例数减少了99% 以上,2001 年报道的确诊病例只有 496 例。野生 2 型脊

髓灰质炎病毒自 1999 年以来未在世界范围内检测到。美国在 1994 年宣布已完全消灭了野生型脊髓灰质炎病毒传播,西太平洋地区为 2000 年,欧洲地区为 2002 年。然而,在 2002 年共报道了 1 922 例小儿麻痹症,印度占了 1 600 例。事实上,在 2001 年 496 例病例达到最低点后,21 个既往从未出现脊髓灰质炎病例的国家报道了 2002—2005 年从 6 个脊髓灰质炎流行国家输入的病例。到 2006 年,这 21 个国家的脊髓灰质炎病毒传播大多有所减少。2012 年,共报道了 293 例脊髓灰质炎病例(年度最少病例),其中 85% 来自尼日利亚、巴基斯坦和阿富汗,3 个仅剩的仍有脊髓灰质炎流行的国家(表**101 - 2**)。截至 2013 年 11 月,2013 年有 390 例脊髓灰质炎病例,而 2012 年有 293 例。这一增长与输入病例显著增加有关,其中索马里有 180 多例,肯尼亚和叙利亚各有 10 多例,喀麦隆和埃塞俄比亚有 10 多例。同样在 2013 年,在以色列的污水中发现了野生型脊髓灰质炎病毒,这促使了针对脊髓灰质炎病毒的大规模 OPV 疫苗接种运动。截至 2013 年 11 月,印度自 2011 年 1 月以来未报道脊髓灰质炎病例。脊髓灰质炎病毒应引起未免疫或部分免疫的旅行者的关注。2013 年脊髓灰质炎病毒输入病例占约 50%。显然,全球根除脊髓灰质炎对于消除野生型病毒输入的风险是必要的。据认为,疫苗接种率不理想、散在的未接种疫苗的儿童、卫生条件差和拥挤、疫苗储存条件不当以及对疫苗中一种血清型的反应水平降低等,促进了疫情的暴发。尽管全球根除运动显著减少了地方性脊髓灰质炎病例的数量,但鉴于发展中国家大量无症状感染者和国家政局不稳定,人们对根除脊髓灰质炎是否是一个现实目标提出了质疑。

表 101 - 2　2012 年实验室确认的脊髓灰质炎病例

国家	传播类型	病例数
尼日利亚	地方性流行	130[a]
巴基斯坦	地方性流行	74[b]
阿富汗	地方性流行	46[c]
乍得	输入	17[d]
刚果民主共和国	疫苗衍生型	17
肯尼亚	疫苗衍生型	3
也门	疫苗衍生型	2
中国	疫苗衍生型	2
尼日尔	地方性流行	1
索马里	疫苗衍生型	1
共计		293

[a] 在这些病例中,有 8 例是疫苗衍生型的。[b] 在这些病例中,有 16 例是疫苗衍生型的。[c] 在这些病例中,有 9 例是疫苗衍生型的。[d] 在这些病例中,有 12 例是疫苗衍生型的。

资料来源:来自世界卫生组织(WHO)。

由于 3 种类型的疫苗衍生脊髓灰质炎病毒的循环传播，脊髓灰质炎暴发的发生率一直在上升，特别是在疫苗接种率较低的地区。在埃及，1983—1993 年有 32 例疫苗衍生型脊髓灰质炎；在多米尼加共和国和海地，2000—2001 年有 21 例；在印度尼西亚，2005 年有 46 例；在尼日利亚，2005—2012 年有 385 例；在刚果民主共和国，2008—2012 年有 64 例；在巴基斯坦，2012 年有 16 例，2013 年至少 30 例。这些 OPV 衍生型脊髓灰质炎病毒在循环中检测消失后（可能超过 2 年）可恢复为更具神经毒力的表型。用 OPV 进行强化接种后，伊斯帕尼奥拉的疫情迅速终止。2005 年，报道了一名未接种疫苗的美国妇女在从中美洲和南美洲回来后，出现了疫苗衍生型脊髓灰质炎病例。同年，在明尼苏达州发现一名未接种疫苗的免疫受损婴儿排出疫苗衍生的脊髓灰质炎病毒，进一步调查发现同一社区 22 名婴儿中有 4 名婴儿有该病毒排出，5 名婴儿均无症状。这些疫情强调需要保持高水平的疫苗覆盖率，并继续监测病毒的流行。

大多数发达国家使用 IPV，而大多数发展中国家（包括脊髓灰质炎仍然流行或近期有流行的国家）使用 OPV。虽然接种 OPV 的同时可以肌内注射其他疫苗（活疫苗或减毒疫苗），但由于可能增加疫苗相关瘫痪的风险，在口服脊髓灰质炎疫苗接种后的第 1 个月内应避免不必要的肌内注射。自 1988 年以来，一种高效脊髓灰质炎灭活病毒疫苗已在美国上市。

仅单独接种几剂 OPV 后，发展中国家儿童个别脊髓灰质炎病毒血清型的血清阳性率可能仍不理想；一剂或多剂 IPV 可提高这些血清型的血清阳性率。对于一个特定的血清型，由于缺乏其他血清型的干扰，仅含该血清型的单价 OPV 比三价疫苗更具免疫原性。随着野生 2 型脊髓灰质炎病毒的根除，二价 OPV（1 型和 3 型）被证明优于三价 OPV，已成为消除脊髓灰质炎的首选疫苗，并显著降低了尼日利亚的脊髓灰质炎发病率。随着野生型脊髓灰质炎发病率的下降和与循环疫苗衍生型病毒相关的脊髓灰质炎病例的增加，世界卫生组织（WHO）正在研究 IPV 能否从需要较少生物遏制的 OPV 病毒株制备，并最终取代 OPV。

OPV 和 IPV 诱导的抗体持续至少 5 年。两种疫苗都能诱导 IgG 和 IgA 抗体。与 IPV 受者相比，OPV 受者排毒量较少，在暴露于脊髓灰质炎病毒后野生型病毒再感染的发生率较低。虽然 IPV 安全且有效的，但 OPV 具有易给药、低成本和诱导肠道免疫的优点，从而降低了社区野生型病毒传播的风险。由于全球根除脊髓灰质炎的进展和与疫苗相关的脊髓灰质炎病例的持续发生，2000 年在美国提议为儿童进行脊髓灰质炎疫苗接种全 IPV 方案，接种时间为 2 个月、4 个月、6～18 个月和 4～6 岁。在口服 OPV 前，应注意脊髓灰质炎疫苗相关的风险。成人疫苗接种建议见表 101-3。

人们担忧一旦消灭脊髓灰质炎病毒的地方性传播，就会

表 101-3　成人脊髓灰质炎病毒疫苗接种建议
1. 美国的大多数成年人在儿童时期接种过疫苗,在美国接触野生型脊髓灰质炎病毒的风险很小。建议对暴露风险高于一般人群的高危人群进行免疫接种,包括: 　a. 前往脊髓灰质炎病毒流行或可能流行地区的旅行者 　b. 野生型脊髓灰质炎病毒引起疾病的社区或人群成员 　c. 处理可能含有野生型脊髓灰质炎病毒标本的实验室工作人员 　d. 与可能分泌野生型脊髓灰质炎病毒的患者密切接触的卫生保健工作者 2. 对于需要免疫的成人,建议使用三剂 IPV。第二剂应在第一剂后 1～2 个月;第三剂应在第二剂后 6～12 个月 3. 已完成初级免疫接种的成人如野生型脊髓灰质炎病毒的暴露风险增加,应接受单剂量的 IPV。未完成初级免疫的成人应接受剩余所需剂量的 IPV

缩略词：IPV，注射型脊髓灰质炎灭活疫苗。
资料来源：修改自 Pickering LK, ed. Red Book 2012；Committee on Infectious Diseases, 29th ed.

停止接种疫苗。造成这种担忧的原因有以下几点：一些免疫功能低下的人脊髓灰质炎病毒的排毒时间超过 10 年，疫苗衍生型脊髓灰质炎病毒可以传播并引起疾病，研究实验室中存在野生型脊髓灰质炎病毒。

猪细小病毒

人类猪细小病毒（HPeV）和肠道病毒一样，是小核糖核酸病毒科的成员，共有 16 种血清型，童年早期易感染。HPeV-1 感染全年均可发生，而其他猪细小病毒感染则在夏季和秋季高发。HPeV 感染与肠道病毒感染相似，可能导致新生儿全身性疾病、无菌性脑膜炎、脑炎、短暂性麻痹、发疹、呼吸道病和胃肠炎。HPeV-1 是最常见的血清型，通常引起轻微疾病，但美国婴儿的死亡与 HPeV-1、HPeV-3 和 HPeV-6 有关。与肠道病毒一样，HPeV 可从鼻咽、粪便和呼吸道分泌物等标本中分离出。使用全肠道病毒引物进行 PCR 检测无法测出 HPeV，PCR 检测主要由 CDC 和研究性实验室进行，许多商业实验室并不进行该病毒 PCR 检测。

呼肠孤病毒

呼肠孤病毒是包含 3 种血清型的双链 RNA 病毒。血清学研究表明，大多数人在儿童时期感染了呼肠孤病毒。大多数感染无症状，或仅引起轻微上呼吸道症状。呼肠孤病毒被认为是婴儿和儿童轻度胃肠炎或脑膜炎的罕见病因。一些感染患者体内抗呼肠孤病毒抗体水平升高，且在一些研究中通过 PCR 法从肝胆组织中检测出呼肠孤病毒 RNA，因此有了 3 型呼肠孤病毒与特发性新生儿肝炎和肝外胆道闭锁相关的推测。新的原呼肠孤病毒与人类疾病有关，如马来西亚的马六甲病毒和坎帕病毒与发热和急性呼吸系统疾病有关，来自巴厘岛的旅行者携带的尼尔森湾病毒与急性呼吸系统疾病有关。

第 102 章

麻疹 | Chapter 102
Measles（Rubeola）

Kaitlin Rainwater-Lovett, William J. Moss · 著 | 李娜 · 译

■ 定义

麻疹是一种高度传染性的病毒性疾病,其特征为前驱期出现发热、咳嗽、鼻炎和结膜炎等,随后出现全身性斑丘疹。在普遍开展麻疹疫苗免疫接种之前,据估计全世界每年有500 万～800 万人死于麻疹。

■ 概况

麻疹疫苗免疫接种计划的开展,在降低全球麻疹的发病率和死亡率方面已取得了显著进展。在美洲,部分基于泛美卫生组织(PAHO)定期全国性麻疹疫苗接种运动(补充免疫活动,简称 SIA)的成功战略,加强了疫苗接种和监管工作,并保证了常规麻疹疫苗接种的高覆盖率,中断了麻疹病毒的地方性传播。两剂麻疹疫苗的高覆盖率使美国在 2000 年消除了地方性麻疹病毒的传播。近期,大规模麻疹疫苗接种运动,以及儿童计划免疫增加了麻疹疫苗常规接种的覆盖面并提供第二剂麻疹疫苗,使得撒哈拉以南非洲和亚洲麻疹的发病率和死亡率明显下降。

2003 年,世界卫生大会通过了一项决议,要求各成员在2005 年底前将麻疹死亡人数减少 50%(与 1999 年的估计数相比)。这个目标已实现。2008 年全球麻疹的死亡率进一步下降,在这一年中估计有 164 000 人(可能范围:115 000～222 000 人)死于麻疹。这些成果证明了麻疹疫苗的巨大公共卫生意义。然而,最近在欧洲和非洲发生的大规模麻疹疫情说明了在控制麻疹流行中所面临的挑战:在这些疫情暴发中,麻疹被输入到已消除了麻疹病毒本土传播的国家。

全球麻疹和风疹倡议合作伙伴,包括美国红十字会、联合国基金会、联合国儿童基金会、美国 CDC 和世界卫生组织(WHO),在减少全球麻疹发病率和死亡率方面发挥着重要作用。自 2001 年启动以来,该倡议为 80 多个国家的政府和社区提供了日常免疫活动、大规模疫苗接种运动和疾病监测系统的技术和财政支持。通过其 2012—2020 年全球麻疹和风疹战略计划,该倡议的目标是到 2015 年将全球麻疹的死亡人数减少 95%(与 2000 年估计数相比),到 2020 年世界卫生组织 6 个地区中的至少 5 个要消灭麻疹疫情。随着消除麻疹区域目标的确立,全球消灭麻疹很可能在不久的将来成为公共卫生目标。

■ 病原学

麻疹病毒是一种球形、不分节段的单股负链 RNA 病毒,属于副黏病毒科麻疹病毒属。麻疹最初是一种人畜共患病,起源于约 1 万年前的一种古老的在动物与人之间传播的麻疹病毒,当时人类的数量已达到足以维持病毒传播的规模。虽然 RNA 病毒通常具有较高的突变率,但麻疹病毒被认为是一种抗原单一型病毒,即可诱导保护性免疫的表面蛋白在时间和空间上都保持其抗原结构。这种稳定性的公共卫生意义在于,几十年前由单一麻疹病毒株开发的麻疹疫苗在世界范围内仍然具有保护作用。麻疹病毒的抵抗力较弱,紫外线和高温都能使其灭活,而减毒的麻疹疫苗病毒保留了这些特性,因此麻疹疫苗运输和储存都需冷链条件。

■ 流行病学

麻疹病毒是最具传染性的直接传播病原体。在易感者不到 10% 的人群中即可发生暴发。传播链在家庭接触者、学龄儿童和卫生保健工作者中很常见。麻疹病毒没有潜在或持续的感染性,不会造成长期的传播,也无动物宿主。因此,麻疹病毒只能通过连续不断的急性感染链在人类群体中建立持续性感染,这需要源源不断的易感个体。当被动获得的母体抗体丢失时,新生儿易受麻疹病毒感染;未接种疫苗时,这些婴儿占据了大部分的新易感个体。

流行性麻疹具有典型的时间模式特征,即每年的季节性小流行叠加在 2～5 年或更长周期的大流行上。在温带地区,每年麻疹的暴发通常发生在冬末春初。这些每年暴发的疫情可能归因于促进传播的社交网络(如学校儿童聚集)及有利于麻疹病毒生存和传播的环境因素。麻疹病例在大人群的流行性间歇期持续发生,但发病率较低。由于易感人群在连续出生队列中的积累及疫情暴发后易感人群数量的减少,出现每几年一次的较长周期的大流行。

易感的家庭和机构接触者的发病率超过 90%。麻疹发生的平均年龄取决于与感染者的接触率、母体抗体的保护性下降及疫苗覆盖率。在人口密集、疫苗接种覆盖率低的城市环境中,麻疹是婴幼儿的一种常见病。根据世界卫生组织

(WHO)扩大免疫规划建议的接种时间表,在许多国家,绝大部分儿童在 9 个月前常规接种麻疹疫苗,1 岁时累积分布可达到 50%。随着麻疹疫苗覆盖率的增加或人口密度的降低,麻疹发病的年龄分布移向年龄较大的儿童。在这种情况下,麻疹病例主要见于学龄儿童。婴儿和幼儿如果没有接种疫苗,尽管易感,但其接触麻疹病毒的速度不足以在这个年龄组造成巨大的疾病负担。随着疫苗接种覆盖面的进一步扩大,病例的年龄分布可能会转移到青少年和成人;这种分布在美国的麻疹暴发中可见,需要针对这些较高年龄的人群制订有针对性的麻疹疫苗接种计划。

麻疹患者在出疹前几日和出疹期具有传染性,此时血液和体液中麻疹病毒含量最高,咳嗽、流涕和打喷嚏等可促进病毒传播,传染性最强。麻疹在出现典型症状前即具有传染性,阻碍了有效隔离措施的早期开展。细胞免疫功能受损的儿童排毒时间可能延长。

医疗环境是麻疹病毒公认的传播场所。儿童可能在前驱期时去过医疗机构,当时虽未能确诊,但已具有传染性,并可能传染给了易感接触者。卫生保健工作者可以从患儿身上获得麻疹病毒,并传播给他人。可以通过以下措施减少院内传染:① 对传染性疾病保持高度警惕;② 出现麻疹疑似病例时及时采取适当的隔离预防措施;③ 对易感儿童和卫生保健工作者接种麻疹疫苗;④ 记录卫生保健工作者对麻疹的免疫性(即有接种了两剂麻疹病毒疫苗或麻疹病毒抗体检测的证据)。

随着麻疹的控制工作越来越成功,公众对麻疹作为一种疾病的风险的认识逐渐减少,取而代之的是对麻疹疫苗相关的可能不良事件的担忧。因宗教信仰或哲学原因反对接种疫苗,或对严重不良事件无根据的担心(见下文"主动免疫"),而导致了许多麻疹疫情的发生。

■ 发病机制

麻疹病毒主要通过短距离的飞沫传播,少数也可通过长时间悬浮在空气中的小颗粒气溶胶传播。空气传播在学校、医生办公室、医院和封闭的公共场所等环境中较易发生。病毒可以通过直接接触受感染的分泌物传播,但在污染物中存活时间不长。

感染麻疹后,经历约 10 日的潜伏期后出现发热,约 14 日后出疹。这一潜伏期在婴儿可能更短,而成人可能更长(可长达 3 周)。当麻疹病毒沉积在呼吸道、口咽或结膜的上皮细胞上时,即具有传染性(**图 102 - 1A**)。在感染后的最初 2~4 日,麻疹病毒在呼吸道黏膜局部增殖并扩散至引流淋巴结。病毒随受感染白细胞(主要是单核细胞)进入血流,产生原发性病毒血症,将感染传播到整个网状内皮系统。感染后 5~7 日起,进一步复制导致第二次病毒血症,并在全身传播麻疹病毒。麻疹病毒在这些靶器官中的复制及机体的免疫应答,使机体在感染后 8~12 日出现麻疹的症状和体征,也标志着潜伏期的结束(**图 102 - 1B**)。

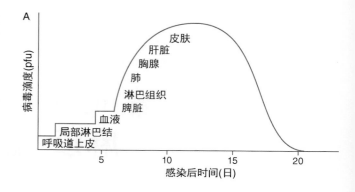

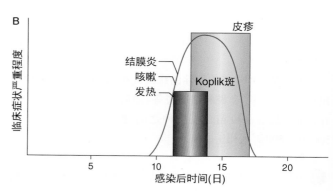

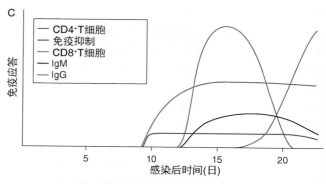

图 102 - 1 **麻疹病毒感染:发病机制、临床特征和免疫应答**。A. 麻疹病毒的传播,初起为呼吸道感染,后逐渐扩散传播至皮肤。B. 临床体征和症状,包括 Koplik 斑和皮疹。C. 麻疹病毒感染的抗体和 T 细胞免疫应答。麻疹的症状和体征与宿主免疫应答一致(修改自:WJ Moss,DE G fin;Nat Rev Microbiol 4;900,2006)。

■ 免疫应答

宿主对麻疹病毒的免疫应答对于病毒清除、临床恢复和建立长期免疫至关重要(**图 102 - 1C**)。前驱期早期非特异性免疫应答(也称固有免疫应答)包括激活自然杀伤细胞和增加抗病毒蛋白的产生。适应性免疫应答包括麻疹病毒特异性抗体和细胞应答。从母体获得抗体可获得被动免疫力,接受抗麻疹病毒免疫球蛋白对暴露的易感个体具有保护性,均说明麻疹病毒抗体的保护意义。感染后首先产生的麻疹病毒特异性抗体为 IgM 抗体,随后则主要为 IgG1 和 IgG4。IgM 抗体是初次感染的标志物,再暴露或疫苗复种后不再产生。

无丙种球蛋白血症(先天性不能产生抗体)儿童可完全从麻疹中恢复,而 T 淋巴细胞功能严重缺陷儿童病情往往较重或致命,证明了细胞免疫在麻疹病毒感染中的重要性。初始的 T_H1 应答(以干扰素 γ 为特征)对病毒清除至关重要,而随后的 T_H2 应答(以白细胞介素 4 为特征)促进具有保护性的麻疹病毒特异性抗体产生。

野生型麻疹病毒感染后通常可获得终生保护性免疫。对麻疹病毒的免疫记忆体现在持续产生抗麻疹病毒特异性抗体和循环中麻疹病毒特异性 $CD4^+$ 和 $CD8^+$ T 淋巴细胞。

然而非常矛盾的是,麻疹病毒感染引起强烈的免疫应答,但抑制非麻疹病毒抗原的免疫应答,并持续至急性恢复数周至数月后。这种免疫抑制状态增强了对引起肺炎和腹泻的细菌和病毒继发感染的易感性,并占据了麻疹相关发病率和死亡率的很大比例。回忆抗原(如结核菌素)的延迟型超敏反应被抑制,细胞和体液对新抗原的免疫应答受损。已有麻疹病毒感染后肺结核再活动及自身免疫性疾病缓解的病例报道,并都归因于这一时期的免疫抑制。

患者诊治方法 · 麻疹

临床医师应将发热和全身性红斑疹患者纳入麻疹疑似案例,尤其是当处于麻疹病毒流行期或患者有前往流行地区的病史时。必须采取适当的预防措施以防止院内传染。确诊需要进一步的实验室检查,在大暴发期间与确诊病例有过接触即可确诊。治疗措施主要是支持性的,包括服用维生素 A 和抗生素(参见下文"治疗")。麻疹相关并发症,如继发性细菌感染和脑炎等,可能发生在急性病后,需要密切监测,尤其是免疫功能低下的患者。

■ 临床表现

对于大多数患者,麻疹感染后引起典型的症状和体征(图 102-1B)。暴露后 10 日左右开始出现发热和不适,随后出现咳嗽、鼻炎和结膜炎。这些症状和体征在 4 日内逐渐加重。出疹前 2 日在口腔黏膜上可出现 Koplik 斑(参见图 14-2)。麻疹的特征性皮疹(参见图 14-3)在感染后 2 周开始出现,此时临床表现最为严重,也与宿主对复制病毒的免疫应答一致。其他的症状与体征可能有头痛、腹痛、呕吐、腹泻和肌痛。

Koplik 斑(参见图 14-2)是麻疹最有特征性的体征,为直径约 1 mm 的灰白色小点,周围有红晕。病变首先出现在下磨牙相对的颊黏膜上,然后迅速增多并累及整个颊黏膜。发疹后逐渐消失。

麻疹的典型皮疹始于耳后、颈部和沿着发际的红色斑丘疹。向下发展遍及面部、躯干和上肢(参见图 14-3),第 2 日末皮疹可累及下肢和足部。躯干和四肢皮疹常融合,并可能出现瘀点。出疹 3~4 日后皮疹开始消退,消退顺序与出疹时相同。疹退后,皮肤可留有脱屑,尤其是营养不良的患儿。

由于麻疹的特征性皮疹是细胞免疫应答的结果,因此细胞免疫受损的患者可能不出现皮疹(例如,艾滋病患者,参见第 97 章)。此类患者病死率很高,并经常发生由麻疹病毒引起的巨细胞性肺炎。除 HIV-1 感染以外的其他原因(如癌症化疗)导致的 T 淋巴细胞缺陷也可导致麻疹病情加重。

一例接种了福尔马林灭活麻疹疫苗(1963—1967 年在美国及 1970 年前在加拿大使用)并随后暴露于野生型麻疹病毒的患者出现了严重的非典型麻疹综合征。非典型皮疹始于手掌和足底,并向中心蔓延到近端的四肢和躯干,面部未累及。皮疹初起为红斑和斑丘疹,常常发展为水疱、瘀点或紫癜病变(参见图 14-22)。

■ 鉴别诊断

麻疹应与其他可导致发热、皮疹和结膜炎的疾病鉴别,包括风疹、川崎病、传染性单核细胞增多症、玫瑰疹、猩红热、落基山斑疹热、肠道病毒或腺病毒感染及药物过敏。风疹症状相对较轻,不伴咳嗽,有特异性淋巴结病。幼儿急疹热退出疹,为玫瑰疹(参见图 14-5)。传染性单核细胞增多症的非典型淋巴细胞增多与麻疹患儿常见的白细胞减少症形成对照。

■ 诊断

对熟悉麻疹的临床医生来说诊断并不困难,尤其是在暴发流行期间。Koplik 斑(参见图 14-2)是麻疹早期具有特征性的体征,对诊断帮助极大。以下情况时临床诊断较为困难:① 在疾病前驱期;② 被动获得抗体或预先免疫而导致皮疹减弱;③ 免疫功能低下儿童或严重营养不良细胞免疫功能受损的儿童没有皮疹或皮疹延迟出现;④ 在麻疹发病率较低,而其他病原体是以发热和皮疹为主要原因的地区。

CDC 对麻疹确诊的要求是:① 全身性斑丘疹持续时间≥3 日;② 发热≥38.3℃(101°F);③ 咳嗽、鼻炎或结膜炎。

血清学检测是实验室诊断最常用的方法。单份血清或咽洗液标本中检测到麻疹病毒特异性 IgM 抗体即可确诊急性感染,急性期和恢复期双份血清麻疹病毒特异性 IgG 抗体滴度增高 4 倍以上即可辅助临床诊断。免疫功能正常者初次感染,可在出疹后 1~3 日内检测到病毒抗体,并在 2~4 周达到峰值水平。麻疹病毒特异性 IgM 抗体可能直到出疹后 4~5 日或更长时间才能检测到,通常在出疹后 4~8 周降至低于检出下限。

目前有几种检测麻疹病毒抗体的方法。中和试验灵敏度和特异度较高,且其结果与保护性免疫高度相关,但此技术需要麻疹病毒在细胞培养中传播,因此昂贵且费力。目前主要采用商品化的酶免疫分析试剂盒。麻疹也可以通过呼吸道分泌物、鼻咽或结膜拭子、血液或尿液标本处理后接种至细胞培养并分离出病毒来诊断。也可直接检测呼吸道分泌物、尿液或活检组织中的巨细胞来辅助诊断。

合成针对麻疹病毒基因高度保守区域的引物,并采用 RT-PCR 法检测临床标本中麻疹病毒 RNA。该试验具有极高的灵敏度和特异度,也有助于分子流行病学研究识别和确定麻疹病毒基因型,以及鉴定野生型和疫苗衍生型病毒株。

治疗·麻疹

麻疹没有特定的抗病毒药物。治疗措施包括一般的支持治疗，如水化、应用退热药。由于继发性细菌感染是麻疹发病和死亡的主要原因，因此应对有细菌感染临床证据的患者（如肺炎、中耳炎）及时进行抗生素治疗。肺炎链球菌和 b 型流感嗜血杆菌是麻疹后细菌性肺炎的常见病因，针对这些病原体的疫苗可能会降低麻疹后继发细菌感染的发生率。

维生素 A 对麻疹治疗有效，并能显著降低发病率和死亡率。世界卫生组织（WHO）建议对所有≥12 月龄的麻疹患儿连续 2 日使用 20 万 U 的维生素 A（每日 1 次）。低龄儿童建议较低剂量：6～12 月龄 10 万 U（每日 1 次），<6 月龄 5 万 U（每日 1 次）。对于维生素 A 缺乏的患儿，建议在 2～4 周后加用第三剂。虽然在美国维生素 A 缺乏并不常见，但实际上美国许多麻疹患儿的血清维生素 A 水平很低，且此类儿童麻疹相关发病率也有所增加。美国儿科学会感染病委员会建议，对于因麻疹及其并发症住院的儿童以及免疫缺陷的麻疹患儿，应考虑连续给予 2 个剂次的维生素 A；这些患儿有维生素 A 缺乏的眼部症状、肠道吸收受损，或中度到重度营养不良，或最近移民自麻疹死亡率高的地区。维生素 A 有肠外和口服给药两种方式。

病例报道了在经雾化和静脉注射利巴韦林治疗后，既往体健的孕妇、免疫功能受损的麻疹肺炎患者以及免疫功能受损的麻疹脑炎患者得到了康复。然而，利巴韦林在麻疹中的临床疗效尚未在临床试验中得到确证。

■ 并发症

麻疹的大多数并发症涉及呼吸道，包括麻疹病毒复制本身和继发性细菌感染所致。麻疹期间可发生急性喉气管支气管炎，并可能导致气道阻塞，尤其是幼儿。麻疹病毒在肺部的复制而引起的巨细胞性肺炎可在免疫功能低下的儿童中发生，包括那些感染了 HIV-1 的儿童。许多麻疹患儿出现腹泻，导致营养不良。

麻疹的大多数并发症是由于急性麻疹后持续数周至数月的免疫抑制状态引起的呼吸道继发性细菌感染所致。中耳炎和支气管肺炎最常见，可能由肺炎链球菌、b 型流感嗜血杆菌或葡萄球菌引起。发热复发或发热不随皮疹而消退提示继发性细菌感染。

麻疹并发症很少涉及中枢神经系统，一旦累及则很严重。麻疹后脑脊髓炎的发生率约为 1/1 000，主要是年龄较大的儿童和成人。脑脊髓炎在出疹后 2 周内发生，以发热、癫痫和各种神经系统异常症状为特征。脑室周围脱髓鞘、对髓鞘碱性

蛋白的免疫应答的诱导，以及大脑中无麻疹病毒，均表明麻疹后脑脊髓炎是由麻疹病毒感染引起的一种自身免疫性疾病。急性感染数月至数年后发生的其他中枢神经系统并发症包括麻疹包涵体脑炎（measles inclusion body encephalitis，MIBE）和亚急性硬化性全脑炎（subacute sclerosing panencephalitis，SSPE）。与麻疹后脑脊髓炎相比，MIBE 和 SSPE 是由持续性麻疹病毒感染引起的。MIBE 是一种罕见但致命的并发症，影响有细胞免疫功能缺陷的个体，通常在感染后数月发生。SSPE 是一种缓慢进展的疾病，其特征是癫痫发作、认知和运动功能逐渐恶化，并在麻疹病毒感染后 5～15 年死亡。SSPE 最常见于<2 岁的感染麻疹病毒的患儿。

■ 预后

大多数麻疹患者可恢复并对再感染产生长期保护性免疫。麻疹病死率随平均感染年龄、人群营养和免疫状况、麻疹疫苗覆盖率和获得医疗保健的机会而不同。在既往接种过疫苗而又被感染的人中，疾病的严重程度较轻，死亡率明显较低。在发达国家，<1/1 000 的麻疹患儿死亡。在撒哈拉以南非洲的流行地区，麻疹病死率可能为 5%～10% 或更高。麻疹是难民营和国内流离失所人群中儿童死亡的主要原因，在这些地区病死率可高达 20%～30%。

■ 预防

被动免疫

暴露后即刻给予人免疫球蛋白可减轻麻疹的临床病程。在免疫功能正常的人中，暴露 72 h 内注射免疫球蛋白通常可以预防麻疹病毒感染，而且几乎总是可以预防临床麻疹。即使在接触后 6 日内给予免疫球蛋白，仍能预防或改善疾病。建议对有可能发生严重麻疹的易感家庭和医院接触者使用免疫球蛋白进行预防，尤其是<1 岁婴幼儿、免疫功能低下者（包括以前接种过麻疹减毒活疫苗的艾滋病病毒感染者）和孕妇。除早产儿外，<6 月龄的婴儿通常获得母体抗体而得到部分或全部保护。如果一个家庭成员诊断出麻疹，那么家庭中所有未免疫的儿童都应该接受免疫球蛋白。建议肌内注射剂量为 0.25 mL/kg，免疫功能受损者为 0.5 mL/kg，最大总剂量为 15 mL。静脉注射免疫球蛋白含有抗麻疹病毒抗体；常规剂量为 100～400 mg/kg，通常在静脉注射免疫球蛋白后 3 周或更长时间内对麻疹暴露起到足够的预防作用。

主动免疫

第一种麻疹减毒活疫苗是通过鸡胚成纤维细胞接种麻疹病毒 Edmonston 株来产生 Edmonston B 病毒，该病毒于 1963 年在美国获得许可。进一步通过 Edmonston B 病毒获得了毒性更弱的 Schwarz 疫苗株，目前在世界上许多地方作为标准。Moraten（"毒力更弱的 Enders"）疫苗株于 1968 年获得许可并在美国使用，在遗传学上与 Schwarz 疫苗株密切相关。

冻干麻疹疫苗相对稳定，但重组疫苗迅速失效。活的减毒麻疹疫苗在光和热下灭活，重组后在 20℃ 时约丧失一半效力，在 37℃ 时丧失几乎所有效力。因此，重组前后必须保持

冷链。接种后 12～15 日出现抗体，滴度在 1～3 个月达到峰值。麻疹疫苗通常与其他减毒活疫苗联合接种，如麻疹、腮腺炎和风疹（MMR）疫苗，以及麻疹、腮腺炎、风疹和水痘（MMR‑V）疫苗。

首次接种疫苗的推荐年龄为 6～15 个月，代表了血清血转化的最佳年龄和在该年龄之前获得麻疹的概率之间的平衡。儿童麻疹疫苗接种后获得保护水平抗体的比例在 9 个月时约为 85%，在 12 个月时约为 95%。伴随疫苗接种的常见儿童疾病可能会降低免疫应答水平，但这种疾病不是停止疫苗接种的合理理由。麻疹疫苗在 HIV‑1 感染的儿童和成人中具有良好的耐受性和免疫原性，但是抗体水平可能下降。由于 HIV‑1 感染儿童存在严重野生型麻疹病毒感染的可能，建议常规接种麻疹疫苗，但免疫功能严重受损的儿童除外。麻疹疫苗接种对于其他严重缺乏细胞免疫功能的人是禁忌，因为有可能发生由疫苗病毒导致的渐进性肺部或中枢神经系统感染。

疫苗诱导的免疫保护作用可持续至少数十年。据估计，免疫后 10～15 年的二次疫苗失败率约为 5%，但在 12 个月后进行疫苗接种时，二次疫苗失败率可能较低。抗体浓度的降低并不意味着完全丧失保护性免疫：次级免疫应答通常发生在再次接触麻疹病毒时，在没有明显临床疾病的情况下抗体滴度可迅速上升。

目前获得许可的麻疹疫苗的标准剂量对免疫功能正常的儿童和成人是安全的。约 5% 的血清阴性疫苗接种者发热至 39.4℃（103℉），2% 的疫苗接种者出现短暂皮疹。据报道，轻度暂时性血小板减少症的发病率为 1/40 000 剂 MMR 疫苗。

1998 年《MMR 疫苗可能导致自闭症和肠道炎症综合征》的报道吸引了许多公众的注意力。该报道发表后导致英国疫苗覆盖率下降，并为对流行病学证据的误解和向公众传播非科学结果提供了重要的教训。一个病例系列的出版引起了人们的关注，报道了 12 名患有退化性发育障碍和慢性肠炎的儿童，其中 9 名儿童患有自闭症。12 例中的 8 例，父母将发育迟缓的发生归因于 MMR 疫苗接种。这种简单的时间关联被误解和歪曲为一种可能的因果关系，首先是该研究报告的主要作者，其次是媒体和公众的因素。随后，几项全面的审查和额外的流行病学研究驳斥了 MMR 疫苗接种和自闭症之间因果关系的证据。

■ 麻疹根除的前景

全球麻疹控制的进展重新引发了对麻疹根除的讨论。与脊髓灰质炎病毒的根除不同，根除麻疹病毒不会带来有潜在毒力的疫苗病毒和环境病毒宿主长期释放病毒的挑战。然而，与根除天花相比，需要更高水平的人群免疫来阻断麻疹病毒的传播，需要更高技能的卫生保健工作者接种麻疹疫苗，由于出疹前即具有传染性，因此通过病例检测和环接种遏制麻疹病毒将更加困难。新的工具，如麻疹疫苗的气溶胶管理，将促进大规模的疫苗接种运动。尽管取得了巨大进展，但麻疹仍然是疫苗可预防的全球儿童死亡的首要原因，并在疫苗接种覆盖率低的发达国家持续引发疫情。

第 103 章
风疹（德国麻疹）
Chapter 103
Rubella（German Measles）

Laura A. Zimmerman, Susan E. Reef · 著 | 李娜 · 译

风疹在过去被视为麻疹或猩红热的一种变异。直到 1962 年风疹病毒才被分离出来。20 世纪 40 年代初澳大利亚风疹流行后，眼科医生 Norman Gregg 注意到母亲在妊娠早期感染风疹可导致婴儿发生先天性白内障，并首次描述了先天性风疹综合征（congenital rubella syndrome，CRS）。

■ 病因

风疹病毒属于披盖病毒科，是风疹病毒属的唯一成员。风疹病毒是一种单链 RNA 病毒，有包膜，直径为 50～70 nm，核心蛋白被单层脂蛋白包膜包围，包膜上含两种糖蛋白（E1 和 E2）呈尖峰样突起。风疹病毒只有一种抗原类型，人类是风疹病毒唯一已知的宿者。

■ 发病机制与病理

后天获得性风疹的发病机制已有很多研究，但由于该病一般较轻，相关病理学数据有限。风疹病毒通过飞沫经呼吸道在人际传播，首先定植于鼻咽部，在此复制并扩散到淋巴结。随后发生病毒血症，孕妇常可引起胎盘感染。胎盘病毒复制可导致胎儿器官感染。被感染胎儿 CRS 病理诊断明确，几乎所有器官都被发现有感染，但 CRS 的发病机制的描述却

不甚清楚。风疹病毒感染的组织学表现各异,从没有明显影响到引起细胞破坏。胎儿感染一般是慢性,可持续到胎儿在子宫内发育的整个过程,甚至出生后长达1年的时间。

获得性风疹患者可在出疹前7日至出疹后5～7日释放病毒。临床和亚临床感染均有传染性。患有CRS的婴儿体内分泌物中可释放大量病毒,尤其是在1岁以下婴儿的咽喉部分泌物和尿液中。风疹的暴发,包括一些医院内暴发,都由可追溯的CRS病例引发。因此,只有对风疹免疫的人才能接触患有CRS或先天感染风疹病毒但没有出现CRS症状的婴儿。

■ **流行病学**

美国近期最大的一次风疹暴发流行发生在1964—1965年,当时估计约有1 250万病例,导致约2万例CRS。自1969年在美国实施常规风疹疫苗计划接种以来,每年报道的风疹病例数下降了99%以上;1995年以来,19～35月龄儿童接种风疹疫苗的覆盖率已超过90%;1980年以来,幼儿园和一年级入学儿童接种风疹疫苗的覆盖率已超过95%。1989年,美国制定了消除风疹和CRS的目标;2004年,一个专家小组一致认定美国不再是风疹的流行地区。用于确定地方病传播依据不足的标准包括:低发病率、全国范围内风疹抗体血清学效价普遍较高、疫情少且局限(即少数个例),以及缺乏地方病毒传播(通过基因测序法评估)。在美国,风疹病毒的地方性传播自2001年起中断;然而,2012年报道了3例由母亲在国外感染风疹所致的婴儿CRS病例。因此,卫生保健提供者应对于从没有风疹控制计划的国家移民或返回的患者有风疹感染可能,以及她们婴儿出现CRS的可能性保持警惕。

🌐 虽然风疹和CRS在美国不再流行,但它们仍然是全球重要的公共卫生问题。1999年全世界报告的风疹病例数约为90万,2012年该数字稳步下降至94 030。然而,这一数据可能被严重低估,因为许多国家的病例是通过麻疹监测系统而非专门风疹监测系统确定的。2010年,据估计全球共发生了10.3万起风疹病例。

■ **临床表现**

获得性风疹

获得性风疹通常表现为全身性斑丘疹,一般持续约3日(图103-1),不过高达50%的病例可能是亚临床感染或无皮疹。皮疹通常不明显,肤色深的患者不易发现。在儿童中,皮疹通常是疾病的第一征兆。然而,在年龄较大的儿童和成人中,出疹前1～5日常常有前驱症状,表现为低热、疲倦乏力和上呼吸道症状。潜伏期平均约为14日(12～23日)。

淋巴结肿大,尤其是枕部和耳后淋巴结肿大,可在暴露后第2周发现。虽然获得性风疹通常被认为是一种良性疾病,受感染的成人常见关节痛和关节炎,尤其是女性。少数病例出现血小板减少和脑炎。

先天性风疹

风疹病毒感染的最严重后果可能发生在女性妊娠期,特别是妊娠早期3个月内感染。由此产生的并发症可能有:流

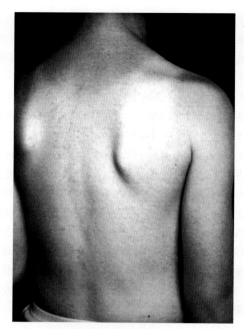

图103-1 儿童轻度风疹的斑丘疹表现。

产、胎儿死亡、早产或者有先天性缺陷的活产。胎儿在宫内感染风疹病毒可能导致多种生理缺陷(表103-1),最常见于眼、耳和心脏。这一系列严重出生缺陷被称为先天性风疹综合征(CRS)。除了永久性生理缺陷外,还有许多短暂的身体症状,包括血小板减少伴紫癜或瘀点(如皮肤红细胞生成、"蓝莓-松饼综合征")。有些婴儿可能患有先天性风疹病毒感染,但没有明显的CRS症状或体征,被称为"仅先天性风疹感染婴儿"。

表103-1 先天性风疹综合征患儿常见的暂时性和永久性表现

暂时性表现	永久性表现
肝肿大	听力障碍、耳聋
间质性肺炎	先天性心脏缺陷(动脉导管未闭、肺动脉狭窄)
血小板减少伴紫癜、瘀点(如皮肤红细胞生成、"蓝莓-松饼综合征")	眼部缺陷(白内障、角膜混浊、小眼症、色素性视网膜病变、先天性青光眼)
溶血性贫血	
骨钙化不良	小头畸形
宫内生长迟缓	中枢神经系统后遗症(精神和运动迟缓、自闭症)
腺病	
脑膜脑炎	

■ **诊断**

获得性风疹

获得性风疹的临床诊断较为困难,主要由于其皮疹表现与其他疾病皮疹类似、风疹的临床表现多种多样,以及很高比例的亚临床和轻度感染。临床表现可能与风疹相似的疾病有:猩红热、玫瑰疹、弓形虫病、传染性红斑、麻疹,以及同样表现为枕下和耳后淋巴结肿大的疾病。因此,风疹病毒感染

的实验室诊断被认为是确认急性病例的唯一可靠方法。

通过血清学和病毒学方法对风疹感染进行实验室诊断。对于获得性风疹，最常采用血清学诊断：急性期血清标本中 IgM 抗体阳性，或恢复期血清标本中 IgG 抗体滴度较急性期升高 4 倍及以上可确诊。酶联免疫吸附试验 IgM 捕获技术被认为是最准确的血清学诊断方法，也可采用间接 IgM 检测法。风疹病毒感染后长达 6 周内可检测到 IgM 抗体。如果在出疹后第 5 日之前取的标本 IgM 阴性，应重复进行血清学检查。少数情况下可能出现风疹病毒再感染且出现 IgM 抗体。为了检测 IgG 抗体滴度升高以证明急性感染，应在起病后 7～10 日采集急性期血清标本，并在第一个标本后 14～21 日采集恢复期血清标本。

IgG 亲和力检测与 IgG 检测结合使用。低亲和力抗体显示近期感染。成熟（高亲和力）的 IgG 抗体则提示可能至少 2 个月前发生感染。抗体亲和力检测有助于区分原发性感染和再感染。亲和力检测在诊断孕妇风疹和评估 CRS 风险方面可能有较大的价值。

风疹病毒可在前驱期和出疹后长达 2 周内从血液和鼻咽分泌物中分离出来。然而，由于获得性风疹患者在出疹前及出疹后最多 4 日内病毒分泌量最大，因此这是收集病毒培养标本的最佳时间窗。也可以通过 RT - PCR 的方法检测风疹病毒 RNA 来诊断。

先天性风疹

当婴儿同时患有白内障、听力障碍和心脏缺陷时，可做出 CRS 的临床诊断，大约 10% 的 CRS 婴儿出现上述表现模式。婴儿可能出现不同的缺陷组合，这取决于感染发生的孕龄。听力障碍是 CRS 最常见的单一缺陷。然而与获得性风疹一样，强烈建议进行先天性风疹感染的实验室检查，因为大多数临床症状都是非特异性的，并可能与其他宫内感染有关。CRS 的早期诊断有助于对特定残疾患者进行适当的医疗干预，并促使感染控制措施的实施。

用于确诊 CRS 的诊断试验包括血清学检查和病毒检测。对于患有先天性感染的婴儿，血清 IgM 抗体通常可持续 6 个月，但有的在出生后 1 年仍可以检测到。有些情况下，直到 1 个月大时才可检测到 IgM 抗体，因此对于有 CRS 症状但出生后不久血清检测为阴性的婴儿，应在 1 个月后重新检测。如果从母体被动获得 IgG 抗体，则风疹血清 IgG 滴度持续超过预期时间（即风疹滴度不会以每月 2 倍的稀释率下降），这是确诊 CRS 的另一个血清学标准。

在先天性感染中，风疹病毒最常见从咽喉拭子中分离出来，尿液和脑脊液不太常见。患有先天性风疹的婴儿排毒时间可长达 1 年，但出生后 6 个月内获取的标本病毒培养阳性率较高。也可通过 RT - PCR 的方法检测 CRS 患儿的风疹病毒。

孕妇风疹诊断

在美国，风疹 IgG 抗体筛查是常规产检的一部分。血清 IgG 抗体阳性的孕妇被认为具有免疫性。易感孕妇应在产后接种疫苗。

暴露于风疹病毒的易感孕妇应在急性期检测 IgM 抗体、急性期和恢复期双份血清标本检测 IgG 抗体效价升高 4 倍以上，以确定其是否存在妊娠期感染。有急性感染迹象的孕妇必须接受临床监测，且须确定母体感染时的孕龄，以评估胎儿感染的可能性。在妊娠前 11 周感染风疹病毒的女性中，高达 90% 分娩了 CRS 婴儿；在妊娠前 20 周母体感染的女性中，婴儿 CRS 的比例为 20%。

治疗 · 风疹

风疹病毒感染没有特效的治疗方法。对各种症状，如发热和关节痛，宜采取对症治疗。免疫球蛋白不能预防风疹病毒暴露后感染，因此不推荐作为暴露后的常规预防措施。虽然免疫球蛋白可以改变或抑制症状，但它带来的安全感毫无根据，因为孕妇在暴露后不久即接受免疫球蛋白治疗，依然可能有患先天性风疹的婴儿出生。只有接触过风疹的孕妇在任何情况下都不考虑终止妊娠时，才应考虑应用免疫球蛋白。这种情况下，在风疹暴露后 72 h 内，注射 20 mL 免疫球蛋白可降低但并不能消除风疹的风险。

■ 预防

20 世纪 60 年代初发生一次毁灭性大流行，当时分离出风疹病毒，风疹疫苗于 1969 年得到开发并获得许可。目前，全世界使用的大多数含风疹疫苗（rubella-containing vaccines，RCV）主要是：麻疹和风疹（MR）联合疫苗，或麻疹、腮腺炎和风疹（MMR）联合疫苗。一种含麻疹、腮腺炎、风疹和水痘（MMRV）的四价疫苗已上市但并未被广泛使用。

风疹感染造成的公共卫生负担主要由 CRS 病例数来决定。1964—1965 年美国风疹流行期间有超过 3 万例妊娠期感染。活产婴儿中约有 2 万例 CRS，其中 >1.1 万例先天耳聋，>3 500 例失明，近 2 000 例智力障碍。这种流行病的代价超过了 15 亿美元。在 1983 年，每个患有 CRS 的儿童平均花费约为 20 万美元。

在大多数国家，几乎没有记录在案的 CRS 相关的流行病学证据。发展中国家已报道了一系列 CRS 病例。在实施计划免疫之前，地方性流行期的 CRS 发病率为（0.1～0.2）/1 000 活产，大流行期的 CRS 发病率为（1～4）/1 000 活产。在风疹病毒传播和育龄妇女易感的地区，CRS 病例可持续发生。

预防获得性风疹和 CRS 最有效的方法是接种 RCV。一个剂次即可诱导超过 95% 的年龄 ≥1 岁的人发生血清转换，可长期甚至终身获得免疫保护。目前最常用的疫苗是 RA27/3 病毒株。目前美国对常规风疹疫苗接种的建议是在 12～15 月龄时接种第一剂 MMR 疫苗，在 4～6 岁时接种第二剂。风疹疫苗接种的目标群体包括年龄 ≥1 岁的儿童、无免疫证据的青少年和成人、聚集环境中的个体（如大学生、军人、儿童护理和保健工作者）以及易感女性妊娠前后。

理论上风疹减毒活疫苗病毒有传播给发育中胎儿的风险，已知妊娠的妇女不应接受 RCV。此外，应在接种 RCV 后 28 日内避孕。在对 680 名接种了风疹疫苗却不知已妊娠的女性的随访研究中，没有一名婴儿出生时有 CRS。妊娠期间接种 RCV 通常不是考虑终止妊娠的理由。

截至 2012 年，世界卫生组织（WHO）的 194 个成员中有 134 个（69%）建议将 RCV 纳入儿童计划免疫中。在美洲地区、欧洲地区、东南亚地区和西太平洋地区已经确立了控制或消除风疹和 CRS 的目标。其他两个地区（东地中海和非洲）尚未制定此类目标。

第 104 章
流行性腮腺炎 | Chapter 104 Mumps

Steven A. Rubin, Kathryn M. Carbone · 著 | 李娜 · 译

■ 定义

流行性腮腺炎是一种以急性发作的、单侧或双侧腮腺或其他唾液腺肿胀伴触痛为特征的疾病，呈自限性，持续至少 2 日，而无其他明显病因。

■ 病原学

流行性腮腺炎是由腮腺炎病毒引起的，腮腺炎病毒属于副黏病毒科，基因组为单负链、非分段 RNA，含 15 384 个碱基，编码至少 8 种蛋白质：核衣壳蛋白（N）、磷酸化蛋白（P）、病毒颗粒蛋白（V）、基质蛋白（M）、融合蛋白（F）、小疏水性蛋白（SH）、血凝素-神经氨酸酶蛋白（HN）和大蛋白（L）。N、P 和 L 蛋白共同调控负责基因组转录和复制的聚合酶活性。病毒基因组被含有 M、F、SH 和 HN 蛋白的宿主细胞衍生的脂质双层包膜包围。M 蛋白参与病毒装配，而 HN 和 F 蛋白负责细胞附着和进入，是病毒中和抗体的主要靶点。V 和 SH 蛋白是辅助蛋白，是宿主抗病毒反应的拮抗剂；前者干扰干扰素应答，后者干扰 TNF-α 介导的凋亡信号通路。由于 SH 基因的高变异性，它的核苷酸序列被用于鉴别病毒的"基因型"，适用于分子流行病学研究。迄今为止，已通过 SH 基因序列确定了 12 个腮腺炎病毒基因型，被定为 A-N（不包含 E 和 M，它们分别与 C 和 K 基因型合并）。

临床分离病毒株的核苷酸测序显示：病毒基因型 D 和 G 主要分布于西半球；F、C 和 I 基因型分布于亚太地区；B、H、J 和 K 基因型分布于南半球。虽然已鉴定出许多腮腺炎病毒基因型，且有些基因型与其他基因型在抗原性上有所不同，但只有一个血清型，而且没有证据表明一些循环病毒株较其他病毒株更具毒力或传染性。

■ 流行病学

流行性腮腺炎是一种世界范围内的流行病，未接种疫苗的国家或地区平均每 3～5 年流行一次。通常发生在儿童和年轻人聚集的地方，如学校、军营和其他机构。在没有国家腮腺炎疫苗接种计划的国家，据估计每年全球发病率为（100～1 000）/10 万。自 1967 年美国引进腮腺炎疫苗后，报道的病例数急剧下降。到 2001 年，报道的病例数不足 300 例，较无疫苗接种时期减少了 99.8%。直到 2006 年，美国的腮腺炎发病率一直处于历史最低水平，然而这一年却报道了 6 584 例腮腺炎，这是 1987 年以来最大的一次腮腺炎暴发。在 2006 年暴发时，流行性腮腺炎在全球范围内复苏，包括疫苗接种覆盖率较高的国家。在随后的 2 年中美国报道的病例数急剧下降，但在 2009—2010 年又急剧上升，在纽约和新泽西发生了重点疫情，在 2011 年又在加利福尼亚发生了重点疫情。CDC 最近的一项研究表明，在美国主要城市（94.8%）两剂麻疹-腮腺炎-风疹（MMR）疫苗接种的覆盖率仍然处于或非常接近控制这些儿童感染所需的水平。但是，疫苗覆盖率不足的重点地区仍然使一些儿童面临感染风险。世界各地仍有散在大规模流行性腮腺炎疫情暴发，有时也发生在该病曾得到控制的国家。

虽然从历史上看，腮腺炎是一种未接种疫苗儿童的易患病，在无疫苗接种时期，5～9 岁儿童的发病率最高，但现在流行性腮腺炎多发于年龄较大人群，主要是大学生，他们当中多数在幼儿时期曾接种过腮腺炎疫苗。年龄分布的转变和接种人群中腮腺炎的发生可能是几个巧合的结果，包括：① 促进呼吸道病毒在青年人中传播的情况（例如，居住在大学宿舍）；② 随着时间的推移疫苗免疫力减弱；③ 缺乏野生型病毒株的地方性周期循环以增强疫苗诱导的免疫应答；④ 持续的全球流行病（由于缺乏流行性腮腺炎疫苗接种计划，或者存在此计划但流行性腮腺炎疫苗接种率仍较低）。腮腺炎疫苗诱导的

免疫力随时间显著下降,可能是由于抗体滴度和亲和力均下降。腮腺炎疫苗诱导的免疫力随着时间的推移而减弱有相关研究支持,这项研究表明,第三剂 MMR 疫苗显著降低了腮腺炎的发病率,然而该研究无合适的控制对照,无法排除所观察到的腮腺炎发病率下降与干预无关的可能性。因此,第三剂 MMR 疫苗的有效性仍有待进一步考察。

■ 发病机制

人类是腮腺炎病毒感染的唯一天然宿主。腮腺炎的平均潜伏期为 19 日(7～23 日)。病毒通过飞沫、唾液和气溶胶经呼吸道传播。流行性腮腺炎病毒感染后排毒时间通常为起病前 1 周至起病后 1 周,而在接种疫苗的个体中这一时间窗要更短。患者在临床症状出现前 1～2 日传染性最大。相关呼吸系统疾病和动物研究的推论表明,初始病毒复制可能发生在鼻黏膜或上呼吸道黏膜上皮。单核细胞和区域淋巴结内的细胞可能会被感染,这种感染促进病毒血症的发展,并可能引起一系列急性炎症反应。腮腺炎病毒复制的典型部位包括唾液腺、睾丸、胰腺、卵巢、乳腺和中枢神经系统(CNS)。

由于腮腺炎很少致命,对其病理学研究甚少。该病毒在腺上皮中复制良好,但典型的腮腺炎并不都是流行性腮腺炎。受累的腺体血管周围和间质有单核细胞浸润,并有明显的水肿伴出血。唾液腺和睾丸生精小管的生发上皮中可见腺泡和上皮导管细胞坏死。病毒可能通过脉络丛或病毒血症期间的单核细胞传递进入脑脊液(CSF)。相关数据有限,但典型的腮腺炎脑炎似乎是继发于呼吸道传播,可能是一种副感染过程,证据有:静脉周围脱髓鞘、血管周围单核细胞炎症和神经元相对保留。尽管比较罕见,但原发性脑炎可能与脑组织中分离出的腮腺炎病毒有关。此外,在妊娠早期和晚期都发现了胎盘和子宫内传播的证据。

■ 临床表现

多达一半的腮腺炎病毒感染是无症状的或仅表现为非特异性呼吸道症状。无明显症状的感染在成人中比儿童中更常见。流行性腮腺炎的前驱症状包括低热、全身不适、肌痛、头痛和厌食。流行性腮腺炎是急性发作的单侧或双侧腮腺或其他唾液腺肿胀,持续 >2 日,而无其他明显原因。70%～90% 的症状性感染患者出现腮腺炎表现,通常在前驱症状出现 24 h 内,但有时可长达 1 周才出现。腮腺炎通常是双侧的,但双侧一般不同时受累。约 1/3 的病例为单侧腮腺受累。腮腺肿胀伴有触痛,耳垂和下颌角之间的空隙闭塞(**图 104 - 1 和图 104 - 2**)。患者常主诉耳痛,进食、吞咽或发声困难。腮腺管口常红肿。与腮腺相比,颌下腺和舌下腺的受累率较低,且几乎从不单独受累。腺体肿胀持续加重数日,后逐渐消退,并通常在 1 周内消失。复发性涎腺炎是流行性腮腺炎的一种罕见后遗症。在约 6% 的腮腺炎病例中,双侧唾液腺肿胀继发的淋巴引流受阻可导胸骨前可凹性水肿,常伴有颌下腺炎,很少伴有致命的声门上水肿。

附睾-睾丸炎是流行性腮腺炎的第二常见表现,15%～30% 的病例为青春期后男性,其中 10%～30% 双侧受累。睾

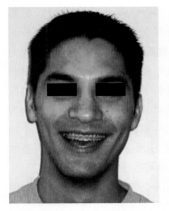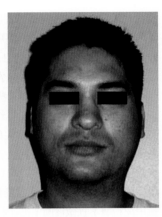

图 104 - 1　一个患者在患腮腺炎前(左)和急性双侧腮腺炎第 3 日(右)的比较。(经授权许可,引自:patient C. M. From Shanley JD. The resurgence of mumps in youngadults and adolescents. Cleve Clin J Med 2007;74:42 - 48. Reprinted with permission. Copyright ⓒ 2007 Cleveland Clinic Foundation. All rights reserved)。

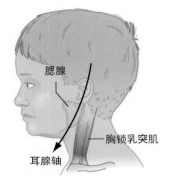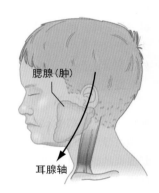

图 104 - 2　腮腺示意图感染腮腺炎病毒(右)与正常腺体(左)相比。颈淋巴结肿大通常位于假想线后方(经授权许可,引自:Gershon A et al: Mumps, in Krugman's Infectious Diseases of Children, 11th ed. Philadelphia, Elsevier, 2004, p 392)。

丸炎,伴有发热,通常发生在腮腺炎的第 1 周,也可在腮腺炎起病后 6 周或在没有腮腺炎的情况下发生。睾丸疼痛并伴有触痛,可以肿大至正常大小的几倍,通常可在 1 周内缓解。约半数受累的男性出现睾丸萎缩。尽管据估计约 13% 的单侧睾丸炎患者及 30%～87% 的双侧睾丸炎患者存在生育力低下,但腮腺炎导致的不孕较为罕见。约 5% 的腮腺炎女性发生卵巢炎,表现为下腹疼痛和呕吐,但一般不导致不孕或过早绝经。青春期后女性腮腺炎也可出现乳腺炎。

约 50% 的病例出现脑脊液淋巴细胞异常增多,表明腮腺炎病毒侵入中枢神经系统;然而,症状性中枢神经系统疾病通常表现为无菌性脑膜炎,出现在 <10% 的病例中,男性多见。无菌性脑膜炎的中枢神经系统症状(如颈项强直、头痛和嗜睡)在腮腺炎后 5 日左右出现,即使没有腮腺受累的情况下也经常出现。在最初的 24 h 内,脑脊液中以多形核白细胞为主(1 000～2 000 个细胞/μL),但到第 2 日则几乎均是淋巴细胞。脑脊液中的葡萄糖水平可能较低,蛋白质水平较高,类似于细菌性脑膜炎。腮腺炎性脑膜炎呈自限性,死亡或长期后

遗症风险较低。脑神经麻痹偶尔会导致永久性后遗症,尤其是耳聋。报道的腮腺炎相关耳聋发病率为 1/100 000～1/1 000。在约 0.1% 的感染中,腮腺炎病毒可引起脑炎,表现为高热、意识水平明显改变、癫痫发作和局灶性神经症状。脑电图检查可有异常发现。有时在一些幸存者中可发现永久性后遗症,成人感染较儿童更易出现不良结果。腮腺炎脑炎的死亡率约为 1.5%。其他可能与腮腺炎相关的中枢神经系统症状包括:小脑共济失调、面瘫、横贯性脊髓炎、脑积水、格林-巴利综合征(急性炎症性脱髓鞘性多发性神经病)、弛缓性瘫痪和行为改变。

流行性腮腺炎胰腺炎的发病率约为 4%,可表现为腹痛,但血中淀粉酶不宜做诊断依据,因为其水平升高可能与单独的腮腺炎或胰腺炎有关。流行性腮腺炎病毒可导致青少年型糖尿病的说法仍存在争议。心肌炎和心内膜弹性纤维增生症较为罕见,并是自限性的,但也可能称为腮腺炎感染的严重并发症。然而,高达 15% 的病例出现流行性腮腺炎相关的心电图异常。其他少见的并发症包括:甲状腺炎、肾炎、关节炎、肝病、角膜炎和血小板减少性紫癜。肾功能异常多见,但严重的致命的肾炎却很罕见。大量的自然流产是否与妊娠期流行性腮腺炎有关仍存在争议。妊娠期腮腺炎似乎不会导致早产、低出生体重儿或胎儿畸形。

■ 鉴别诊断

流行性腮腺炎暴发期间,依据有腮腺炎的表现及近期接触史,很容易做出诊断。但是,当疾病发病率较低时,应考虑其他可导致腮腺炎的原因,并需要相关的实验室检查以确诊。腮腺炎的感染性原因包括:其他病毒(如艾滋病病毒、柯萨奇病毒、3 型副流感病毒、甲型流感病毒、EB 病毒、腺病毒、细小病毒 B19、淋巴细胞性脉络丛脑膜炎病毒、人疱疹病毒 6 型)、革兰阳性细菌、非典型分枝杆菌和巴尔通体属。其他革兰阴性或厌氧菌很少导致腮腺炎。腮腺炎也可出现在结节病、干燥综合征、Mikulicz 综合征、Parinaud 综合征、尿毒症、糖尿病、异食癖(如洗衣粉摄入)、营养不良、肝硬化和一些药物治疗基础上。单侧腮腺炎可由腮腺导管阻塞、囊肿或肿瘤引起。在没有腮腺炎或唾液腺肿大,而是以其他内脏器官和(或)中枢神经系统受累症状为主时,需要进一步实验室诊断。当与腮腺炎表现一致的症状出现在腮腺以外的器官时,还应考虑相应实体器官本身的疾病。如睾丸扭转也可导致疼痛明显的阴囊肿块,类似于腮腺炎睾丸炎。其他病毒(如肠道病毒)也可能导致无菌性脑膜炎,临床表现上与腮腺炎病毒不易区分。

■ 实验室诊断

实验室诊断主要基于 RT - PCR 法检测出血清学病毒 RNA。病毒抗原的检测(例如,通过特异性免疫荧光染色法对培养的临床标本进行腮腺炎病毒检测)效率相对较低,目前并不常用。

基于 RT - PCR 的检测,可以直接从临床标本或与标本共培养的细胞中提取病毒 RNA。口腔拭子是最佳的病毒检测标本,尤其是在起病后 2 日内获得;此外,腮腺炎病毒在咽喉拭子和唾液中也较易检测到,脑膜炎时在脑脊液中也可检测到。流行性腮腺炎期间可出现明显的病毒血症,但血液中很少

检测到腮腺炎病毒。在症状出现第 1 周后,临床标本中的病毒 RNA 水平迅速降低,在一些研究中,接种两剂疫苗的受试者的病毒检出率明显低于未接种疫苗或仅接种了一剂疫苗的受试者。RT - PCR 假阴性率可能很高,在一些研究中接近 70%。

通常采用酶联免疫吸附试验(enzyme-linked immunosorbent assay,ELISA)进行流行性腮腺炎的血清学诊断,但须谨慎解释所得数据。接种腮腺炎疫苗的人群 IgM 抗体通常阴性,因此接种疫苗的人 IgM 阴性并不能排除流行性腮腺炎诊断。此外,无论疫苗接种情况如何,如果在病程中太早(症状出现第 3 日之前)或太迟(症状出现后超过 6 周)进行血清检测,都可能检测不到 IgM。基于急性期和恢复期双份血清 IgG 滴度升高的诊断也存在问题:恢复期血清中的 IgG 滴度可能只是理论上高于急性期血清。因此,病毒 RNA 或抗原检测对确诊的价值要远远大于血清学检测。目前很少采用传统的、耗费人力的血清学检测,如补体结合试验、血凝素抑制试验和病毒中和试验等。用更快的 ELISA 法替换这些功能性血清检测的主要缺点是:后者检测所有病毒特异性抗体,包括那些非中和性抗体(即非保护性抗体)。因此,用 ELISA 法检测血清阳性的个体并不一定具有保护水平的抗体。虽然腮腺炎病毒中和抗体具有预防疾病的作用,但目前尚无具有保护作用的血清绝对抗体滴度预测值。在这方面,腮腺炎不同于其他呼吸道感染,如麻疹。

治疗 · 流行性腮腺炎

流行性腮腺炎通常是一种良性的、自限性疾病。流行性腮腺炎及其相关并发症的治疗主要是对症和支持治疗。应用止痛药、对腮腺区进行热敷或冷敷可能有效。睾丸疼痛可以通过局部冷敷和使用阴囊托来缓解,也可以使用麻醉阻滞。对于严重的睾丸炎,糖皮质激素和白膜切开均无效。少数睾丸炎患者的病例报道表明,皮下注射干扰素 α2b 可能有助于保护器官和生育能力。有时可通过腰椎穿刺缓解脑膜炎引起的头痛。无证据表明腮腺炎免疫球蛋白在预防腮腺炎方面有效,因此不推荐用于治疗或暴露后预防。

■ 预防

疫苗接种是唯一可行的控制措施。几乎所有发达国家都使用含腮腺炎的疫苗,但在许多国家,腮腺炎不是一种需传报疾病,疫苗接种往往是自愿的。然而,在使用腮腺炎疫苗的地方,疫苗接种产生了巨大的影响,流行性腮腺炎的发病率通常降低超过 90%。尽管腮腺炎疫苗接种计划取得了巨大成功,但全球仍在持续发生大规模腮腺炎疫情,即使是在两剂疫苗接种高覆盖率的地区。虽然在过去,疫情暴发的主体是中小学的幼儿(通常未接种疫苗),但近期的疫情主要涉及年轻成人,尤其是在校大学生。虽然一些国家认为初次和二次(免疫减弱)疫苗接种失败可能是腮腺炎暴发的原因,在其他国家也

可能有其他因素,如不按推荐的疫苗接种时间表接种、疫苗接种时间表的变化导致队列缺失或人口统计学的改变,如发生大规模移民等。

在美国,仅接种腮腺炎疫苗的效益成本比较直接成本(如医疗费用)高 13 倍,较社会成本(包括患者和其护理者的生产力损失)高 24 倍。世界各地使用了数种流行性腮腺炎病毒疫苗;在美国,只使用减毒活 Jeryl Lynn 疫苗株。目前推荐腮腺炎疫苗作为联合三价麻疹腮腺炎风疹疫苗(M-M-R® II)或四价麻疹腮腺炎风疹水痘疫苗(Proquad®)的一部分。美国市场不再生产单价腮腺炎疫苗,但其他国家可能有。

在注射含有腮腺炎疫苗之前,医生应始终遵循免疫实践咨询委员会(Advisory Committee on Immunization Practices, ACIP)的最新建议。目前建议儿童接种两剂含腮腺炎疫苗的疫苗:第一剂在 1 岁或之后,间隔至少 28 日再接种第二剂。在美国,儿童通常在 4~6 岁接种第二剂。

2009 年,ACIP 修订了其关于卫生保健人员腮腺炎免疫证据的建议,包括:① 记录在案的接种了两剂含有活腮腺炎疫苗的制剂;② 获得免疫或确诊病例的实验室证据;③ 1957 年前出生。对于 1957 年以前出生的未接种疫苗的卫生保健人员,如果缺乏腮腺炎免疫的实验室证据或腮腺炎的实验室诊断,卫生保健机构应考虑按适当的时间间隔给其接种两剂 MMR 疫苗;在腮腺炎暴发期间,建议这部分个体接种疫苗。

腮腺炎疫苗含有减毒活病毒。不建议孕妇、对疫苗成分有致命性过敏反应的个体或临床上有显著初级或次级免疫抑制的人群接种(有关详细信息,请参阅 CDC 网站 www.cdc.gov/vehicles/pubs/acip list.htm 上的 ACIP 指南)。少数受种者在腮腺炎疫苗接种后不久出现发热和腮腺炎。疫苗接种后的过敏反应(如皮疹和瘙痒)少见,且通常较轻并自限。某些疫苗株(Jeryl Lynn 疫苗株除外)可能导致较严重的并发症,如无菌性脑膜炎。

流行性腮腺炎的免疫与中和抗体有关,但是确切的保护性尚不确定。约 95% 的 Jeryl Lynn 疫苗株接种者发生血清学转换,然而一剂疫苗的有效性为 80%,两剂疫苗的有效性为 90%。近期的研究数据表明,疫苗接种后血清阳性率随着时间的推移而下降。目前用于评估在免疫计划中加入第三剂疫苗的价值的研究正在进行。虽然人们普遍认为腮腺炎病毒仅有一种血清型,但已检测到病毒分离株之间的抗原差异。目前仍不清楚这种差异是否会导致免疫逃逸。免疫应答中的细胞免疫分支作用尚不清楚,但有证据表明,它可能有助于限制病毒传播和减少并发症。

致谢

作者感谢并向本章早期版本的作者 Dr. Anne Gershon 致敬。

第 105 章
狂犬病病毒和其他弹状病毒感染 | Chapter 105 Rabies and Other Rhabdovirus Infections

Alan C. Jackson·著 | 李娜·译

狂犬病

狂犬病是由狂犬病病毒感染引起的一种快速进展的急性感染病,主要侵犯人和动物的中枢神经系统(central nervous system,CNS)。病毒通常由动物媒介传播。狂犬病有脑炎型和麻痹型,疾病进展并最终死亡。

■ 病原学

狂犬病病毒属于弹状病毒科。弹状病毒科有狂犬病病毒属和水疱性病毒属,含有致人类疾病的病毒种。狂犬病病毒属于狂犬病病毒属,它能感染多种动物,传染给人类时可引起严重的神经系统疾病。狂犬病病毒为单链 RNA 病毒,含有一个非分段的负义(反义)基因组,由 11 932 个核苷酸组成,编码 5 种蛋白质:核衣壳蛋白(N)、磷蛋白(NS)、基质蛋白(M)、糖蛋白(G)和一个大的聚合酶蛋白(L)。狂犬病病毒变异株与特定的动物宿主有关,可以通过特异的核苷酸序列来鉴别。据报道,狂犬病病毒属的另外 6 种非狂犬病病毒也可引起类似狂犬病的临床表现。水疱性口炎病毒属于水疱性病病毒属,可引起牛、马或其他动物的水疱形成及溃疡,也可导致人类轻度自限性全身性疾病(见下文"其他弹状病毒")。

■ 流行病学

🌐 狂犬病是一种人畜共患病,除南极洲和一些岛屿外,世界各地的许多种哺乳动物都可能患狂犬病。人多因被患病动物咬伤而感染狂犬病病毒。据估计全世界每年犬狂犬病死亡人数约5.5万,大多在亚洲和非洲,以农村人群和儿童为主。因此,在许多资源匮乏和资源有限的国家,狂犬病仍然是对人类的一大威胁。然而在拉丁美洲,近几年对犬的狂犬病控制已经取得了相当大的成功。美国和大多数其他资源丰富的国家已经消灭了地方性犬狂犬病。狂犬病在野生动物中广泛流行,在不同的国家已经发现了各种各样的动物宿主。2012年的监测数据表明美国(包括波多黎各)有6 162例确诊的动物狂犬病。仅有8%的病例发生在家畜身上,其中猫257例,犬84例,牛115例。在北美野生动物宿主中(包括蝙蝠、浣熊、臭鼬和狐狸)感染呈地方性流行,每个动物宿主都有一个或多个狂犬病病毒变异株。狂犬病"溢出"到其他野生动物物种和家畜身上。除夏威夷外,美国各州都存在蝙蝠狂犬病病毒变异株,导致了美国大多数的本土获得性人狂犬病病例。浣熊狂

犬病是整个美国东海岸的地方流行病。臭鼬狂犬病主要在中西部各州以及加利福尼亚州。狐狸狂犬病主要发生在得克萨斯州、新墨西哥州、亚利桑那州和阿拉斯加州。

在加拿大和欧洲,用含有狂犬病疫苗的诱饵很好地控制了红狐的狂犬病疫情。加拿大也采用了类似的措施来控制浣熊狂犬病。

从人类或其他哺乳动物分离出的狂犬病病毒变异株可通过RT-PCR法进行扩增和测序来鉴定,也可采用单克隆抗体法。这些技术对暴露史不详的人帮助较大。在世界范围内,大多数的人类狂犬病都是由地方流行性犬狂犬病和犬-犬传播引起的,并可通过从流行区返回的旅行者输入新的病例。在北美,人狂犬病通常与蝙蝠传播有关;在这些病例可能并无已知的蝙蝠咬伤或其他蝙蝠接触史。大多数人类病例与银发三色蝙蝠体内的蝙蝠狂犬病病毒变异株有关。这些小蝙蝠的咬伤可能无法识别,且病毒

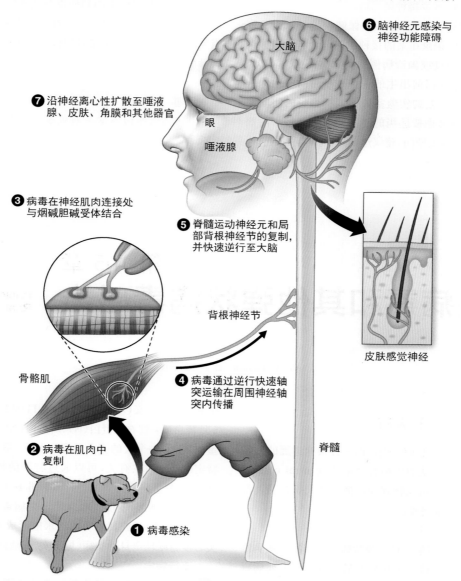

图 105-1　狂犬病病毒致病示意图。通过动物咬伤感染狂犬病病毒后。(经授权许可,引自:Jackson AC: Human disease, in Rabies: scientific basis of the disease and its management, 3rd ed., AC Jackson [ed], Oxford, UK, Elsevier Academic Press, 2013, pp 269-298)。

可能已经适应了在皮温下于皮肤的细胞中复制。

非咬伤性暴露传播相对罕见。实验室或含有数百万巴西自由尾蝙蝠的洞穴中的气溶胶很少引起人类狂犬病。有来自角膜移植传播的案例，在得克萨斯州、佛罗里达州和德国，也有接受患狂犬病而未确诊的供体的实体器官移植和血管导管（用于肝移植）后感染的案例。尽管实施了屏障保护技术以防止卫生保健工作者被传染，但人际传播极为罕见。

发病机制

狂犬病的潜伏期（即暴露至起病的时间间隔）通常为 20～90 日，但少数病例可能数日或长达 1 年以上。目前认为在大多数潜伏期内，狂犬病病毒存在于或接近暴露部位（图 105-1）。在肌肉中，病毒与神经肌肉连接处突触后膜上的烟碱乙酰胆碱受体结合，但病毒进入皮肤和皮下组织的确切机制尚不清楚。狂犬病病毒沿周围神经通过逆行快速轴突运输向心性扩散到脊髓或脑干，传播速率可达 250 mm/d。一旦病毒进入中枢神经系统，它会通过神经解剖连接的快速轴突运输迅速传播至中枢神经系统的其他区域。狂犬病病毒主要侵犯神经元，很少感染星形胶质细胞。中枢神经系统感染后，病毒可沿着感觉和自主神经离心性扩散至其他组织，如唾液腺、心脏、肾上腺和皮肤。狂犬病病毒在唾液腺的腺泡细胞中复制，并分泌至狂犬病动物的唾液中，以作为病毒的载体。没有充分的证据表明狂犬病病毒经由血液传播。

病理学研究显示狂犬病的中枢神经系统有轻微的炎症改变，在软脑膜、血管周围区域和脑实质（包括被称为 Babes 结节的小胶质结节）有单核细胞炎症浸润。神经元退行性改变通常不明显，几乎没有证据表明有神经元死亡，有时可观察到噬神经细胞现象。鉴于该病的临床严重程度和致命后果，病理改变却出奇地轻微。狂犬病最典型的病理特征是内基小体（Negri 小体）（图 105-2）。内基小体是由狂犬病病毒蛋白质和病毒 RNA 组成的脑神经元中的嗜酸性包涵体。这些包涵体出现在少数受感染的神经元中，在小脑的浦肯野细胞和海马的锥体神经元中常见，在皮质和脑干神经元中不常见。并不是所有的狂犬病病例均能观察到内基小体。缺乏明显的神经元退行性改变引生了一个概念——即神经元功能障碍，而非神经元死亡，是导致狂犬病临床疾病的主要原因。目前狂犬病行为改变（包括狂犬病动物的攻击性行为等）的基础尚不清楚。

临床表现

在狂犬病病例中，在出现任何症状或体征前开始暴露后预防（PEP）至关重要。狂犬病通常根据临床症状即可疑诊。该病通常表现为非典型脑炎，意识相对清醒。当进入病程晚期已发展至昏迷时，可能很难再诊断狂犬病。少数患者出现急性弛缓性麻痹。本病分前驱期、急性神经系统症状期和昏迷期，在昏迷期，即使采取了积极的治疗措施，也无法改变死亡的结局（表 105-1）。

前驱期

狂犬病的前驱期临床表现一般非特异，包括发热、全身不

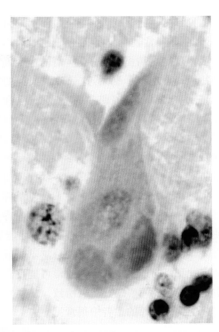

图 105-2　小脑浦肯野细胞胞质中的 3 个大的 Negri 小体，来自墨西哥一名被狂犬病犬咬伤后感染狂犬病病毒而死亡的 8 岁男孩。（经授权许可，引自：AC Jackson，E Lopez-Corella：N Engl J Med 335：568，1996. © Massachusetts Medical Society）。

表 105-1　狂犬病的临床分期		
分期	一般持续时间	症状和体征
潜伏期	20～90 日	无
前驱期	2～10 日	发热，全身不适，厌食、恶心、呕吐；伤口处感觉异常、疼痛或瘙痒
急性神经系统疾病		
脑炎型（80%）	2～7 日	焦虑、躁动、多动、行为怪异、幻觉、自主神经功能障碍、恐水症
麻痹型（20%）	2～10 日	四肢无力性麻痹进展为四肢瘫痪伴面瘫
昏迷，死亡[a]	0～14 日	

[a] 极少恢复。

数据来自：MAW Hattwick：Rabies virus，in Principles and Practice of Infectious Diseases，GL Mandell et al（eds）. New York，Wiley，1979，pp 1217-1228. Adapted with permission from Elsevier.

适、头痛、恶心和呕吐。也可能出现焦虑或兴奋。狂犬病最早的特异性神经症状包括暴露部位及其附近的感觉异常、疼痛或瘙痒，50%～80% 的患者有其中一种或多种情况，这些表现强烈支持狂犬病诊断。伤口通常至此愈合，这些症状可能反映了局部背根或脑感觉神经节感染相关的炎症变化。

脑炎型狂犬病

人类狂犬病有两种急性神经系统表现：80% 为脑炎型（兴奋型），20% 为麻痹型。脑炎型狂犬病的一些表现，如发热、精神失常、幻觉、易激惹和癫痫发作，在其他病毒性脑炎中

也可看到。常见自主神经功能障碍,并可能导致多涎、汗毛竖立、心律失常和阴茎异常勃起。在脑炎型狂犬病中,高兴奋性发作后通常会出现完全清醒期,随着病情的进展而变短。狂犬病脑炎的特点是早期脑干累及,这导致了典型的"恐水症"(吞咽,尤其是喝水时引起的膈肌和副呼吸肌、喉和咽部肌肉的疼痛性痉挛)和"怕风"(由气流刺激引起的相同特征)。这些症状可能是由于受感染脑干神经元的功能障碍造成的,这些神经元通常抑制疑核附近的吸气神经元,从而导致保护呼吸道的过激防御反射。唾液分泌过多和吞咽能障碍共同导致了典型的症状"口吐白沫"(图105-3)。脑干功能障碍进展迅速,除非应用支持性措施延长病程,否则在数日内昏迷并最终死亡。即使采取了这些措施,晚期并发症仍可能有心脏和(或)呼吸衰竭、水平衡紊乱(抗利尿激素分泌不当或尿崩症)、非心源性肺水肿和胃肠道出血。心律失常可能是由于感染了脑干重要中枢导致功能障碍或心肌炎所致。多器官衰竭在重症监护病房接受积极治疗的患者中很常见。

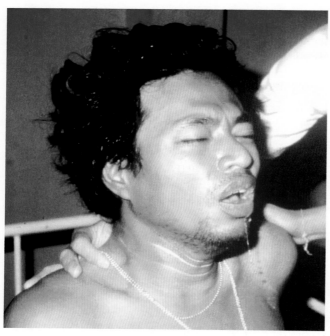

图105-3 恐水症引起的呼吸肌痉挛。一个脑炎型狂犬病的患者试图喝水。(经授权许可,引自:Copyright DA Warrell, Oxford, UK)。

麻痹型狂犬病

大约20%的患者为麻痹型狂犬病,以肌无力表现为主,无脑炎型狂犬病的主要特征(过度兴奋、恐水和怕风)。早期即出现明显的松弛性肌无力,往往始于被咬的四肢,并逐渐蔓延,最终导致四肢瘫痪和面神经无力。括约肌受累常见,感觉受累通常较轻微,这些病例常被误诊为格林-巴利综合征。麻痹型狂犬病患者可比脑炎型狂犬病患者多活几日,但仍然会发生多器官衰竭。

■ 实验室检查

大多数狂犬病患者的常规实验室检查结果正常或非特异

异常。全血细胞计数一般正常。脑脊液检查常有轻度单核细胞增多,主要为淋巴细胞,蛋白质水平轻度升高。严重的异常淋巴细胞增生(>1 000白细胞/μL)不见,应注意与其他疾病鉴别诊断。狂犬病患者的头颅CT检查通常正常。头颅MRI检查可能显示脑干或其他灰质区域的信号异常,但这些表现是可变的且非特异。脑电图检查可能仅提示非特异性异常。当然,对于狂犬病疑似病例所采取的实验室检查手段,应覆盖其他潜在可治疗的疾病(见下文"鉴别诊断")。

■ 诊断

在北美,通常诊断出狂犬病的时候已经到病程晚期,即使临床表现很典型。当患者出现急性非典型脑炎或急性弛缓性麻痹,包括那些怀疑格林-巴列综合征的患者,应考虑狂犬病的诊断。无动物咬伤史在北美很常见。狂犬病患者无恐水症并不罕见。一旦怀疑有狂犬病,应进行狂犬病特异的实验室检查以确诊。诊断有价值的样本包括血清、脑脊液、新鲜唾液、颈部皮肤活检样本和脑组织(死亡前很少获得)。皮肤活检发现毛囊底部皮肤神经中存在狂犬病病毒抗原可确诊,因此通常从颈部的多毛部皮肤中提取标本。角膜印迹涂片诊断率低,一般不采用。临终前狂犬病特异性实验室检查阴性不能排除狂犬病诊断,需隔段时间重复试验以明确诊断。

狂犬病病毒特异性抗体

既往未免疫的患者血清狂犬病病毒中和抗体阳性具有诊断价值。然而,由于狂犬病病毒首先感染神经组织,可能到疾病晚期才产生血清抗体。抗体可能在症状出现后的几日内被检测出来,但有些患者死亡时仍未检测到抗体。脑脊液中的狂犬病病毒特异性抗体表明,无论免疫状态如何,都存在狂犬病脑炎。"狂犬病"患者恢复后而血清中无中和抗体,那么此患者狂犬病的诊断是可疑的。

RT-PCR扩增

RT-PCR法检测狂犬病病毒RNA具有较高的灵敏度和特异度。该技术可以检测新鲜唾液标本、皮肤、脑脊液和脑组织中的病毒。此外,带有基因测序的RT-PCR法可以鉴定狂犬病病毒变异体,从而可以识别潜在的感染源。

直接荧光抗体试验

直接荧光抗体试验(direct fluorescent antibody,DFA)通过与带有荧光的染料结合而识别狂犬病病毒抗体,具有高灵敏度和特异度,可以快速进行并应用于皮肤活检和脑组织。在皮肤活检中,在毛囊基部的皮肤神经中可检测到狂犬病病毒抗原。

■ 鉴别诊断

如果没有动物暴露史,或没有可回忆的动物(如蝙蝠)暴露史,较难诊断狂犬病。由于大多数其他原因,狂犬病的临床表现通常与大多数其他病毒所致的急性病毒性脑炎有很大不同,如单纯疱疹性脑炎和虫媒病毒(如西尼罗河病毒)性脑炎。早期的神经症状可能发生在咬伤部位,并且可能出现早期脑干受累的表现,此时意识尚清醒。抗N-甲基-D-天冬氨酸受体(抗 NDMA 受体)脑炎发生在年轻患者(尤其是女性)中,以行为改变、自主神经功能紊乱、通气不足和癫痫为特征。感染后(免疫介导的)脑脊髓炎可能伴随流感、麻疹、腮腺炎或其他感染,也可能是接种源于神经组织的狂犬病疫苗所致的后遗症,此类疫苗仅在资源有限和匮乏的国家使用。狂犬病可能出现异常的神经精神症状,并可能被误诊为精神疾病。狂犬恐惧症是指一种对狂犬病过分恐惧的心理疾病,通常潜伏期短于狂犬病,具有攻击性行为,无法沟通,恢复期长。

如前所述,麻痹型狂犬病表现可能与格林-巴列综合征相似。在这些病例中,发热、膀胱功能障碍、感觉检查正常和脑脊液淋巴细胞增多支持狂犬病的诊断。相反,格林-巴列综合征可能是接种了源于神经组织的狂犬病疫苗(如哺乳鼠脑疫苗)的并发症,并可能被误诊为麻痹型狂犬病(即疫苗失效)。

治疗 · 狂犬病

目前尚无治疗狂犬病的特效方法。最近,有许多抗病毒药、氯胺酮和治疗性(诱导性)昏迷的联合治疗失败案例,这些措施被用于一个健康的幸存者身上,在其体内检测到狂犬病病毒抗体。在进行实验性治疗之前,应征求专家意见。姑息疗法可能适用于某些患者。

■ 预后

狂犬病基本上是一种致命性疾病,但在潜伏期早期,通过适当的暴露后治疗多数情况下是可以预防的(见下文)。有 7 个详细记录在案的狂犬病存活案例。除了其中一个患者外,另外 6 个患者都在发病前接种了狂犬病疫苗。未接种疫苗的唯一幸存者在出现临床症状时血清和脑脊液中都检测出了狂犬病病毒中和抗体。然而大多数狂犬病患者,即使在重症监护病房进行了积极的治疗,一般都在发病后几日内死亡。

■ 预防

暴露后预防

狂犬病尚无有效的治疗方法,因此暴露后尽早预防至关重要。**图 105-4** 揭示了暴露后预防(PEP)的策略。根据接触史和当地的流行病学特征,由医师来决定是否采取 PEP。犬、猫或雪貂健康且能被隔离并观察 10 日。如果观察期间动物仍然健康,则不需要 PEP。如果观察期间动物出现狂犬病症状,应立即进行安乐死;头部应冷藏运输至实验室,通过 DFA 法寻找狂犬病病毒,并通过细胞培养和(或)小鼠接种法进行病毒分离。除犬、猫或雪貂以外的任何动物应立安乐死,并将头部送检实验室。在高风险暴露和犬狂犬病流行的地区,无须等待实验室检查结果即可开始 PEP。如果实验室检出结果为阴性,则证实动物的唾液不含狂犬病病毒,应中止免疫预防。如果动物在暴露后逃逸,必须被视为狂犬病,且必须启动 PEP,除非来自公共卫生官方的信息另有说明(如该地区没有地方性狂犬病)。尽管存在争议,但当一个人(如小孩或熟睡的成人)与蝙蝠在同一空间出现,并且无法排除未被识别的咬伤时,可能需要启动 PEP。

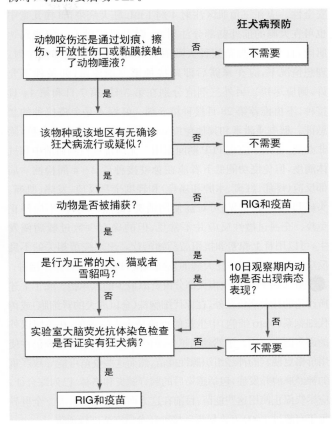

图 105-4　狂犬病暴露后预防策略。RIG,狂犬病免疫球蛋白[经授权许可,引自：L Corey, in Harrison's Principles of Internal Medicine, 15th ed. E Braunwald et al (eds)：New York, McGraw-Hill, 2001]。

PEP 包括局部伤口的正确处理、主动和被动免疫。局部伤口的处理至关重要,可以大大降低狂犬病病毒感染的风险。伤口处理应及时进行,即使在 10 日观察期结果未出免疫接种尚未开始之前均有效。所有咬伤和抓伤应使用肥皂水彻底清洗。失活组织应进行清创、破伤风抗毒素预防,必要时使用抗生素治疗。

所有既往未接种过疫苗的人(但不包括已获得免疫的人)都应该被动地接受狂犬病免疫球蛋白(immune globulin, RIG)治疗。如果不能立即使用 RIG,则应在第一剂疫苗接种后 7 日内使用。第 7 日之后,内源性抗体产生,被动免疫实际上可能产生反作用。如果解剖上可行,足量的 RIG(20 IU/kg)应渗透到咬伤部位;咬伤部位渗透后剩余的所有的 RIG 应在远处进行肌内注射。对于多个或大的伤口,可能需要稀释 RIG,以便获得足够的容量以充分渗透至所有伤口部位。如果黏膜部分暴露,则足量的 RIG 应肌内注射治疗。狂犬病疫苗和 RIG 不应在同一部位注射或使用同一注射器。美国市场上销售的 RIG 是从高免疫的人类供体血清中纯化出来的。与某些国家仍在使用的马源制剂相比,这些人源性 RIG 耐受性要更好(见下文)。人源性 RIG 的严重不良反应罕见,部分可能出现局部疼痛和低热。

在美国,有两种纯化的灭活狂犬病疫苗可用于狂犬病PEP。与早期疫苗相比,它们具有高度的免疫原性和显著的安全性。应在三角肌区注射 4 剂 1 mL 狂犬病疫苗(在儿童中也可在大腿的前外侧部分注射)。臀大肌注射不一定能到达肌肉,且与少数疫苗接种失败有关,因此不应在此部位注射。理想情况下,应在暴露后即刻接种第一剂疫苗;如条件不允许,则应尽快。另外三剂应分别在第 3 日、第 7 日和第 14 日接种,不再推荐第 28 日接种第 5 剂。妊娠不是免疫接种的禁忌证。糖皮质激素和其他免疫抑制药物可能干扰主动免疫,除非必要,否则不应在 PEP 期间服用。无须常规检测血清中和抗体滴度,但免疫功能低下者应在免疫接种后 2～4 周检测。局部反应(疼痛、红斑、水肿和瘙痒)和轻度全身反应(发热、肌痛、头痛和恶心)很常见;可对症使用消炎、退热药物,但不应停止免疫。全身过敏性反应并不常见,但的确有少数过敏病例发生,可以用肾上腺素和抗组胺药物治疗。出现疫苗相关的不良反应时,应仔细评估狂犬病的发病风险,再决定是否停止接种。

🌐 狂犬病 PEP 的负担大部分由资源最少的人承担。除了上述所讨论的狂犬病疫苗外,在原代细胞株(仓鼠或犬的肾细胞)或传代细胞系(Vero 细胞)中生长的疫苗是令人满意的,在美国以外的许多国家可用。虽然越来越少,但少数发展中国家至今仍在使用价格更便宜的神经组织源性疫苗,然而这些疫苗可能导致严重的神经麻痹并发症,包括感染后的脑脊髓炎和格林-巴列综合征。应尽快停止使用这些疫苗,目前在这方面已取得了进展。全世界每年有超过 1 000 万人暴露后接种狂犬病疫苗进行预防。

如果没有人源性 RIG,可采用纯化的马源性 RIG 并以同样的方式使用,剂量为 40 IU/kg。在注射马源性 RIG 前,应1:10 稀释后皮内注射以评估其过敏性。近年来,马源性 RIG 的过敏反应和血清疾病发生率较低。

暴露前狂犬病疫苗接种

对于从事有狂犬病暴露风险的职业,或因兴趣爱好(如前往狂犬病流行区的旅行者)而有狂犬病暴露风险的人,应进行狂犬病疫苗接种预防。主要计划包括在第 0、7、21 或 28 日接种三剂狂犬病疫苗。血清中和抗体的检测有助于评估后续是否需要加强免疫。当既往接种免疫过的个体暴露于狂犬病时,应在第 0 日和第 3 日注射两剂加强剂疫苗。局部伤口处理始终重要。如上所述,不应给以前接种过疫苗的人使用 RIG。

其他弹状病毒

■ 其他狂犬病病毒属

🌐 在欧洲、非洲、亚洲和澳大利亚,发现了越来越多的除狂犬病毒以外的狂犬病病毒属病毒,主要感染蝙蝠种群。其中 6 种病毒(欧洲蝙蝠狂犬病病毒 1 型和 2 型、澳大利亚蝙蝠狂犬病病毒、伊尔库特病毒和杜文黑基病毒)引起了极少数与狂犬病类似的人类疾病。莫科拉病毒是一种从非洲鼩鼱分离的未知宿主种的狂犬病病毒属病毒,也可能引起与狂犬病类似的人类疾病。

■ 水疱性口炎病毒

水疱性口炎是牛、马、猪和某些野生哺乳动物的一种病毒性疾病。水疱性口炎病毒是弹状病毒科水疱病毒属的一员。马和牛的水疱性口炎主要在美国西南部散在暴发。动物感染后口腔组织、乳头和足部出现严重水疱及溃疡,临床上较难与更危险的口蹄疫鉴别。通常呈季节性流行,一般始于春末,可能由节肢动物媒介传播。尽管病毒不能穿透完整的皮肤,但也可能发生动物-动物直接传播。人类传染通常是由于直接接触感染的动物(特别是牛),少数是在实验室暴露之后。人类水疱性口炎早期表现为结膜炎,随后为一种急性流感样症状,伴有发热、寒战、恶心、呕吐、头痛、球后疼痛、肌痛、胸痛、全身不适、咽炎和淋巴结炎。口腔黏膜或手指上可能出现小疱样病变。脑炎非常罕见。该病通常持续 3～6 日,后期可完全康复。亚临床感染较常见。依据急性期和恢复期的血清中和抗体和补体结合抗体滴度升高可做出血清学诊断。治疗主要是对症治疗。

第 106 章
节肢动物和啮齿动物传播病毒感染

Chapter 106
Arthropod-Borne and Rodent-Borne Virus Infections

Jens H. Kuhn, Clarence J. Peters · 著 | 姚雨濛 · 译

本章概述了选出的由节肢动物和啮齿动物传播病毒的主要特征。这类病毒中有许多在自然界中动物之间传播,但从不感染人类。其他一些病毒可偶然感染人类,但其中只有一部分诱发人类疾病。此外,某些病毒被定期引入人群,或通过某些节肢动物(特别是昆虫和蜱类)或慢性感染的啮齿动物在人类之间传播。这些人畜共患的病毒在分类学上多种多样,

因此在病毒形态、复制策略、基因组组织和基因组序列等方面从根本上彼此不同。虽然病毒在分类学中的归类对自然维持策略、抗病毒药物敏感性及发病机制的特定方面具有启发性，但分类并不能准确地预测病毒在人类中可导致哪些临床症状和体征（如果有的话）。人畜共患病毒正在进化，也能经常发现新的人畜共患病毒。由于影响媒介、储库、野生动物、牲畜和人类的环境发生变化，人畜共患病毒的兽疫学和流行病学持续发生着变化。人畜共患病的病毒在热带地区数量最多，但也存在于温带甚至寒冷气候中。人畜共患病毒的分布和季节性活动可能发生变化，其改变速度很大程度上取决于可影响病毒载体和储库密度以及感染发生的生态条件（如降雨量和温度）。

节肢动物传播的病毒（虫媒病毒）在其媒介从病毒血症的脊椎动物（通常是非人类的）吸血后导致感染；一些节肢动物也可通过唾液激活的传播而感染。此后，随着病毒穿透肠道并在全身扩散进入唾液腺，节肢动物媒介发生慢性全身感染；这种病毒的播散称为外孵化（extrinsic incubation），通常在蚊子体内持续 1～3 周。这时，如果唾液腺受累，节肢动物媒介有能力在随后吸血时通过感染脊椎动物来使传播链继续。另一种在节肢动物媒介中维持病毒的机制是经卵传播（transovarial transmission）。节肢动物一般不受感染影响，自然脊椎动物伙伴通常只发生短暂病毒血症，不发生明显疾病。

啮齿动物携带的病毒通过啮齿动物之间的传播得以在自然界中维持，啮齿动物受到长期感染。通常，啮齿动物与病毒的特异性很高，在保虫宿主中明显疾病罕见。

病原学

节肢动物和啮齿动物所传播的人畜共患病的病毒至少有7个科：沙粒病毒科、布尼亚病毒科、黄病毒科、正黏病毒科、呼肠孤病毒科、弹状病毒科和披膜病毒科（表 106 - 1）。

表 106 - 1 感染人类的动物源性节肢动物和啮齿动物传播病毒				
病毒群	**病毒（缩略词）**	**主要保虫宿主**	**媒介**	**综合征**[a]
甲病毒属（巴马森林血清复合群）	巴马森林病毒（BFV）	马、有袋动物	吸血蠓（Culicoides marksi）、蚊子（Aedes camptorhynchus、A. normanensis、A. notoscriptus、A. vigilax、Culex annulirostris）	A/R
甲病毒属（Semliki 森林血清群）	基孔肯雅病毒（CHIKV）	蝙蝠、非人类灵长类动物	蚊子（Aedes、Culex spp.）	A/R[b]
	Mayaro 病毒（MAYV）	非人类灵长类动物、负鼠、啮齿动物	蚊子（主要是 Haemagogus spp.）	A/R
	O'nyong-nyong 病毒（ONNV）	不详	蚊子（特别是 Anopheles gambiae、A. funestus、Mansonia spp.）	A/R
	Una 病毒（UNAV）	鸟类、马、啮齿动物	蚊子（Aedes、Anopheles、Coquillettidia、Culex、Ochlerotatus、Psorophora spp.）	F/M
	罗斯河病毒（RRV）	袋鼠科、啮齿动物	蚊子（Aedes normanensis、A. vigilax、Culex annulirostris）	A/R
	Semliki 森林病毒（SFV）	鸟类、啮齿动物	蚊子（Aedes、Culex spp.）	A/R
甲病毒属（东部马脑炎病毒血清群）	东部马脑炎病毒（EEEV）	淡水沼泽鸟类	蚊子（Aedes、Coquillettidia、Culex spp.、Culiseta melanura、Mansonia perturbans、Psorophora spp.）	E
甲病毒属（委内瑞拉马脑炎病毒血清群）	Everglades 病毒（EVEV）	硬毛棉鼠（Sigmodon hispidus）	蚊子（Culex cedecei）	F/M、E
	Mucambo 病毒（MUCV）	非人类灵长类动物、啮齿动物	蚊子（Culex、Ochlerotatus spp.）	F/M、E
	Tonate 病毒（TONV）	苏里南有冠拟琼鸟（Psarocolius decumanus）	蚊子（Culex portesi）	F/M、E
	委内瑞拉马脑炎病毒（VEEV）	马类、啮齿动物	蚊子（Aedes、Culex spp.、Psorophora confinnis）	F/M、E
甲病毒属（西部马脑炎病毒血清群）	Sindbis 病毒（SINV）	鸟类	蚊子（Culex、Culiseta spp.）	A/R
	西部马脑炎病毒（WEEV）	兔类、雀形目鸟类	蚊子（Culex tarsalis）	E

（续表）

病毒群	病毒（缩略词）	主要保虫宿主	媒介	综合征[a]
沙粒病毒属（旧大陆）	拉沙病毒（LASV）	Natal 多乳鼠（*Mastomys natalensis*）	无	F/M、VHF
	Lujo 病毒（LUJV）	不详	无	VHF
	淋巴细胞性脉络丛脑膜炎病毒（LCMV）	家鼠（*Mus musculus*）	无	E、F/M、（VHF）
沙粒病毒属（新大陆）	Chapare 病毒（CHPV）	不详	无	VHF
	Guanarito 病毒（GTOV）	短尾对齿动物（*Zygodontomys brevicauda*）	无	VHF
	胡宁病毒（JUNV）	旱地暮鼠（*Calomys musculinus*）	无	VHF
	马丘波病毒（MACV）	大暮鼠（*Calomys callosus*）	无	VHF
	Sabiá 病毒（SABV）	不详	无	VHF
	Whitewater Arroyo 病毒（WWAV）[c]	白喉木鼠（*Neotoma albigula*）	无	(E)
布尼亚病毒科（属未确定）	Bangui 病毒（BGIV）	不详	不详	F/M
	Gan Gan 病毒（GGV）	不详	蚊子（*Aedes*、*Culex* spp.）	A/R
	Tataguine 病毒（TATV）	不详	蚊子（*Anopheles* spp.）	F/M
	Trubanaman 病毒（TRUV）	不详	蚊子（*Anopheles*、*Culex* spp.）	(A/R)
Coltiviruses	科罗拉多蜱热病毒（CTFV）	粗尾巴木鼠（*Neotoma cinerea*）、哥伦比亚地松鼠（*Spermophilus columbianus*）、鹿鼠（*Peromyscus maniculatus*）、金毛地松鼠（*Spermophilus lateralis*）、最小花栗鼠（*Tamias minimus*）、北美豪猪（*Erethizon dorsata*）、黄松花栗鼠（*Tamias amoenus*）	硬蜱（主要是 *Dermacentor andersoni*）	E、F/M
	Eyach 病毒（EYAV）	兔类动物、啮齿动物	硬蜱（*Ixodes ricinus*、*I. ventalloi*）	E、F/M
	鲑鱼河病毒（SRV）	不详	硬蜱（*Ixodes* spp.）	E、F/M
黄病毒属（蚊子传播）	1~4 型登革热病毒（DENV 1~4）	非人类灵长类动物	蚊子（主要 *Aedes aegypti*、*A. albopictus*）	F/M、VHF
	日本脑炎病毒（JEV）	鹭科涉水鸟类（尤其是鹭类）、马、猪	蚊子（*Culex* spp.，尤其是 *C. tritaeniorhynchus*）	E
	Kokobera 病毒（KOKV）	袋鼠科、马	蚊子（*Culex* spp.）	A/R
	Murray Valley 脑炎病毒（MVEV）	鸟类	蚊子（主要是 *Culex annulirostris*）	E
	Rocio 病毒（ROCV）	红尾雀（*Zonotrichia capensis*）	蚊子（*Aedes*、*Culex*、*Psorophora* spp.）	E
	圣路易斯脑炎病毒（SLEV）	Columbiform 即雀形目鸟类（雀、麻雀）	蚊子（主要是 *Culex* spp.，尤其是 *C. nigripalpus*、*C. pipiens*、*C. quinquefasciatus*、*C. tarsalis*）	E
	Usutu 病毒（USUV）	雀形目鸟类	蚊子（*Culex* spp.，尤其是 *C. pipiens*）	(E)
	西尼罗河病毒（WNV）[d]	雀形目鸟类（黑鸟类、乌鸦、雀、麻雀）、小型哺乳动物、马	蚊子（*Culex* spp.，尤其是 *C. pipiens*、*C. quinquefasciatus*、*C. restuans*、*C. tarsalis*）	E

（续表）

病毒群	病毒（缩略词）	主要保虫宿主	媒介	综合征[a]
	黄病毒（YFV）	非人类灵长类动物（*Alouatta*、*Ateles*、*Cebus*、*Cercopithecus*、*Colobus* spp.）	蚊子（*Aedes* spp.，尤其是 *A. aegypti*）	VHF
	寨卡病毒（ZIKV）	非人类灵长类动物（*Macaca*、*Pongo* spp.）	蚊子（*Aedes* spp.）	A/R、F/M
黄病毒属（蜱传播）	Kyasanur 森林病病毒（KFDV）[c]	长尾攀鼠（*Vandeleuria oleracea*）、屋顶鼠（*Rattus rattus*）	硬蜱（主要是 *Haemaphysalis spinigera*）、沙壁虱（*Ornithodoros savignyi*）	VHF
	Omsk 出血热病毒（OHFV）	迁徙鸟类、啮齿动物	硬蜱（主要是 *Dermacentor* spp.）	VHF
	Powassan 病毒（POWV）	红松鼠（*Tamiasciurus hudsonicus*）、白足鹿鼠（*Peromyscus leucopus*）、土拨鼠（*Marmota monax*）、其他小型哺乳动物	硬蜱（尤其是 *Ixodes cookei*，其他 *Ixodes* spp.、*Dermacentor* spp.）	E
	蜱传脑炎病毒（TBEV）	雀形目鸟类、鹿、真盲缺目、山羊、公鸡、小型哺乳动物、啮齿动物、绵羊	硬蜱（*Ixodes gibbosus*、*I. persulcatus*、*I. ricinus*；sporadically *Dermacentor*、*Haemaphysalis*、*Hyalomma* spp.）	E、F/M、(VHF)
汉坦病毒属（旧大陆）	Amur/Soochong 病毒（ASV）	韩国田鼠（*Apodemus peninsulae*）、	无	VHF
	Dobrava-Belgrade 病毒（DOBV）	高加索田鼠（*Apodemus pon-ticus*）、条纹田鼠（*Apodemus agrarius*）、黄颈田鼠（*Apodemus flavicollis*）	无	VHF
	Gou 病毒（GOUV）	褐鼠（*Rattus norvegicus*）、屋顶鼠（*R. rattus*）、东方家鼠（*Rattus tanezumi*）	无	VHF
	汉坦病毒（HTNV）	条纹田鼠（*A. agrarius*）	无	VHF
	Kurkino 病毒	条纹田鼠（*A. agrarius*）	无	VHF
	Muju 病毒（MUJV）	韩国红背田鼠（*Myodes regulus*）	无	VHF
	Puumala 病毒（PUUV）	河岸田鼠（*Myodes glareolus*）	无	(P)、VHF
	Saaremaa 病毒（SAAV）	条纹田鼠（*A. agrarius*）	无	VHF
	汉城病毒（SEOV）	褐鼠（*R. norvegicus*）、屋顶鼠（*R. rattus*）	无	VHF
	Sochi 病毒	高加索田鼠（*A. ponticus*）	无	VHF
	Tula 病毒（TULV）	普通田鼠（*Microtus arvalis*）、东欧田鼠（*Microtus levis*）、田野田鼠（*Microtus agrestis*）	无	(P)、VHF
汉坦病毒（新大陆）	Anajatuba 病毒（ANJV）	Fornesi 小啸鼠（*Oligoryzomys fornesi*）	无	P
	Andes 病毒（ANDV）	长尾鼠（*Oligoryzomys longicaudatus*）	无	P
	Araraquara 病毒（ARAV）	毛尾鼠（*Necromys lasiurus*）	无	P

病毒群	病毒(缩略词)	主要保虫宿主	媒介	综合征[a]
汉坦病毒（新大陆）	Araucária 病毒（ARAUV）	黑足鼠（*Oligoryzomys nigripes*）	无	P
	Bayou 病毒（BAYV）	沼稻大鼠（*Oryzomys palustris*）	无	P
	Bermejo 病毒（BMJV）	Chacoan 鼠（*Oligoryzomys chacoensis*）	无	P
	Black Creek Canal 病毒（BCCV）	硬毛棉鼠（*S. hispidus*）	无	P
	Blue River 病毒（BRV）	白足鹿鼠（*P. leucopus*）	无	P
	Castelo dos Sonhos 病毒（CASV）	巴西鼠（*Oligoryzomys eliurus*）	无	P
	Choclo 病毒（CHOV）	黄褐色鼠（*Oligoryzomys fulvescens*）	无	F/M
	El Moro Canyon 病毒（ELMCV）	Sumichrast 收获鼠（*Reithrodontomys sumichrasti*）、西部收获鼠（*Reithrodontomys megalotis*）	无	P
	Juquitiba 病毒（JUQV）	黑足鼠（*O. nigripes*）	无	P
	Laguna Negra 病毒（LANV）	小个鼠（*Calomys laucha*）	无	P
	Lechiguanas 病毒（LECV）	黄色鼠（*Oligoryzomys flavescens*）	无	P
	Maciel 病毒（MCLV）	暗皮毛鼠（*Necromys obscurus*）	无	P
	Maripa 病毒	不详	无	P
	Monongahela 病毒（MGLV）	北美鹿鼠（*P. maniculatus*）	无	P
	Muleshoe 病毒（MULV）	硬毛棉鼠（*S. hispidus*）	无	P
	New York 病毒（NYV）	白足鹿鼠（*P. leucopus*）	无	P
	Orán 病毒（ORNV）	长尾鼠（*O. longicaudatus*）	无	P
	Paranoá 病毒	不详	无	P
	Pergamino 病毒	Azara 鼠（*Akodon azarae*）	无	P
	Río Mamoré 病毒（RIOMV）	普通刚毛鼠（*Neacomys spinosus*）	无	P
	Sin Nombre 病毒（SNV）	北美鹿鼠（*P. maniculatus*）	无	P
	Tunari 病毒（TUNV）	不详	无	P
内罗病毒（克里米亚-刚果出血热病毒群）	克里米亚-刚果出血热病毒（CCHFV）	牛、犬、山羊、野兔、刺猬、鼠、鸵鸟、山羊	主要为硬蜱（*Hyalomma* spp.）	VHF
内罗病毒（Dugbe 病毒群）	Dugbe 病毒（DUGV）	北方巨袋大鼠（*Cricetomys gambianus*）、Zébu 牛（*Bos primigenius*）	吸血蠓（*Culicoides* spp.）、硬蜱（*Amblyomma*、*Hyalomma*、*Rhipicephalus* spp.）	F/M
	内罗毕绵羊病毒「（NSDV）	绵羊	硬蜱（*Haemaphysalis*、*Rhipicephalus* spp.）、蚊子（*Culex* spp.）	F/M
内罗病毒（Sakhalin 病毒群）	Avalon 病毒（AVAV）	欧洲鲱鱼海鸥（*Larus argentatus*）	硬蜱（*Ixodes uriae*）	（Polyradi- culo- neuritis?）

（续表）

病毒群	病毒(缩略词)	主要保虫宿主	媒介	综合征[a]
内罗病毒(Thiafora 病毒群)	Erve 病毒(ERVEV)	大白齿鼠(*Crocidura russula*)	?	(Thunder-clap head-ache?)
环状病毒	Kemerovo 病毒(KEMV)	鸟类、啮齿动物	硬蜱(*Ixodes persulcatus*)	E、F/M
	Lebombo 病毒(LEBV)	不详	蚊子(*Aedes*、*Mansonia* spp.)	F/M
	Orungo 病毒(ORUV)	骆驼、牛、山羊、非人类灵长类动物、绵羊	蚊子(*Aedes*、*Anopheles*、*Culex* spp.)	E、F/M
	Tribeč 病毒(TRBV)[g]	河岸田鼠(*M. glareolus*)、鸟类、普通松树田鼠(*Microtus subterraneus*)、山羊、野兔	硬蜱(*Ixodes persulcatus*、*I. ricinus*)	F/M
正布尼亚病毒(按蚊 A 血清群)	Tacaiuma 病毒(TCMV)	非人类灵长类动物	蚊子(*Anopheles*、*Haemagogus* spp.)	F/M
正布尼亚病毒(Bunyamwera 血清群)	Batai 病毒(BATV)[h]	鸟类、骆驼、牛、山羊、啮齿动物、绵羊	蚊子(*Aedes abnormalis*、*A. curtipes*、*Anopheles barbirostris*、*Culex gelidus*、其他属)	F/M
	Bunyamwera 病毒(BUNV)	鸟类、奶牛、山羊、马、绵羊	蚊子(*Aedes* spp.)	F/M
	Cache Valley 病毒(CVV)	牛、鹿、狐狸、马、非人类灵长类动物、浣熊	蚊子(*Aedes*、*Anopheles*、*Culiseta* spp.)	F/M
	Fort Sherman 病毒(FSV)	不详	蚊子?	F/M
	Germiston 病毒(GERV)	啮齿动物	蚊子(*Culex* spp.)	F/M
	Guaroa 病毒(GROV)	不详	蚊子(*Anopheles* spp.)	F/M
	Ilesha 病毒(ILEV)	不详	蚊子(*Anopheles gambiae*)	F/M、(VHF)
	Ngari 病毒(NRIV)	不详	蚊子(*Aedes*、*Anopheles* spp.)	F/M、VHF
	Shokwe 病毒(SHOV)	啮齿动物	蚊子(*Aedes*、*Anopheles*、*Mansonia* spp.)	F/M
	Xingu 病毒(XINV)	不详	不详	F/M
正布尼亚病毒(Bwamba 血清群)	Bwamba 病毒(BWAV)	不详	蚊子(*Aedes*、*Anopheles*、*Mansonia* spp.)	F/M
	Pongola 病毒(PGAV)	牛、驴、山羊、绵羊	蚊子(*Aedes*、*Anopheles*、*Mansonia* spp.)	F/M
正布尼亚病毒(California 血清群)	California encephalitis 病毒(CEV)	兔类、啮齿动物	蚊子(*Aedes*、*Culex*、*Culiseta*、*Psorophora* spp.)	E、F/M
	Inkoo 病毒(INKV)	牛、狐狸、野兔、野牛、鹿、麋鹿、驼鹿、啮齿动物	蚊子(*Aedes* spp.)	E、F/M
	Jamestown Canyon 病毒(JCV)		蚊子(*Aedes*、*Culiseta*、*Ochlerotatus* spp.)	E、F/M
	La Crosse 病毒(LACV)	花栗鼠、松鼠	蚊子(*Ochlerotatus triseriatus*)	E、F/M
	Lumbo 病毒(LUMV)	不详	蚊子(*Aedes pembaensis*)	E、F/M
	Snowshoe hare 病毒(SSHV)	雪鞋兔、松鼠、其他小型哺乳动物	蚊子(*Aedes*、*Culiseta*、*Ochlerotatus* spp.)	E、F/M
	Tahyňa 病毒(TAHV)	牛、犬、真盲缺目、狐狸、野兔、马、猪、啮齿动物	蚊子(*Aedes*、*Culex*、*Culiseta* spp.)	E、F/M

（续表）

病毒群	病毒（缩略词）	主要保虫宿主	媒介	综合征[a]
正布尼亚病毒（C 群血清群）	Apeú 病毒（APEUV）	裸尾毛负鼠（*Caluromys philander*）及其他负鼠、啮齿动物、簇绒卷尾猴（*Cebus apella*）	蚊子（*Aedes*、*Culex* spp.）	F/M
	Caraparú 病毒（CARV）	啮齿动物、簇绒卷尾猴（*C. apella*）	蚊子（*Culex* spp.）	F/M
	Itaquí 病毒（ITQV）	卷尾猴（*Cebus* spp.）、负鼠、啮齿动物	蚊子（*Culex* spp.）	F/M
	Madrid 病毒（MADV）	卷尾猴（*Cebus* spp.）、负鼠、啮齿动物	蚊子（*Culex* spp.）	F/M
	Marituba 病毒（MTBV）	卷尾猴（*Cebus* spp.）、负鼠、啮齿动物	蚊子（*Culex* spp.）	F/M
	Murutucú 病毒（MURV）	卷尾猴（*Cebus* spp.）、负鼠、白喉树懒（*Bradypus tridactylus*）、啮齿动物	蚊子（*Coquillettidia*、*Culex* spp.）	F/M
	Nepuyo 病毒（NEPV）	蝙蝠（*Artibeus* spp.）、啮齿动物	蚊子（*Culex* spp.）	F/M
	Oriboca 病毒（ORIV）	卷尾猴（*Cebus* spp.）、负鼠、啮齿动物	蚊子（*Aedes*、*Culex*、*Mansonia*、*Psorophora* spp.）	F/M
	Ossa 病毒（OSSAV）	啮齿动物	蚊子（*Culex* spp.）	F/M
	Restan 病毒（RESV）	不详	蚊子（*Culex* spp.）	F/M
	Zungarococha 病毒（ZUNV）	不详	不详	F/M
正布尼亚病毒（Guama 血清群）	Catu 病毒（CATUV）	蝙蝠、卷尾猴（*Cebus* spp.）、负鼠、啮齿动物	蚊子（*Culex* spp.）	F/M
	Guama 病毒（GMAV）	蝙蝠、卷尾猴（*Cebus* spp.）、吼猴（*Alouatta* spp.）、有袋动物、啮齿动物	蚊子（*Aedes*、*Culex*、*Limatus*、*Mansonia*、*Psorophora*、*Trichoprosopon* spp.）	F/M
正布尼亚病毒（Nyando 血清群）	Nyando 病毒（NDV）	不详	蚊子（*Aedes*、*Anopheles* spp.）、白蛉（*Lutzomyia* spp.）	F/M
正布尼亚病毒（Simbu 血清群）	Iquitos 病毒（IQTV） Oropouche 病毒（OROV）	不详 狨猴（*Callithrix* spp.）、白喉树懒（*B. tridactylus*）	不详 吸血蠓（*Culicoides paraensis*）、蚊子（*Coquillettidia venezuelensis*、*Culex quinquefasciatus*、*Mansonia* spp.、*Ochlerotatus serratus*）	F/M F/M
正布尼亚病毒（Wyeomyia 血清群）	Wyeomyia 病毒（WYOV）	不详	蚊子（*Wyeomyia* spp.）	F/M
白蛉病毒（Bhanja 血清复合物）	Bhanja 病毒[i]（BHAV）	牛、四趾刺猬（*Atelerix albiventris*）、山羊、绵羊、条纹地松鼠（*Xerus erythropus*）	硬蜱（*Amblyomma*、*Dermacentor*、*Haemaphysalis*、*Hyalomma*、*Rhipicephalus* spp.）	E，F/M
	Heartland 病毒	牛、鹿、麋鹿、山羊、绵羊?	硬蜱（*Amblyomma americanum*）	F/M
	严重发热伴血小板减少综合征病毒（"SFTSV"）[j]	牛、鸡、犬、山羊、啮齿动物、绵羊?	硬蜱（*Haemaphysalis longi-cornis*、*Rhipicephalus microplus*）	F/M、VHF
白蛉病毒（Candiru 血清复合物）	Alenquer 病毒（ALEV）	不详	不详	F/M
	Candiru 病毒（CDUV）	不详	不详	F/M
	Escharate 病毒（ESCV）	不详	不详	F/M

（续表）

病毒群	病毒（缩略词）	主要保虫宿主	媒介	综合征[a]
	Maldonado 病毒（MLOV）	不详	不详	F/M
	Morumbi 病毒（MRBV）	不详	不详	F/M
	Serra Norte 病毒（SRNV）	不详	不详	F/M
白蛉病毒（Punta Toro 血清复合物）	Punta Toro 病毒（PTV）	不详	白蛉（*Lutzomyia* spp.）	F/M
白蛉病毒（白蛉热血清复合物）	Chagres 病毒（CHGV）	不详	白蛉（*Lutzomyia* spp.）	F/M
	Chios 病毒	不详	不详	E
	裂谷热病毒（RVFV）	牛、绵羊	蚊子（*Aedes*、*Anopheles*、*Coquillettidia*、*Culex*、*Eretmapodites*、*Mansonia* spp.）	E、F/M、VHF
	白蛉热塞浦路斯病毒（SFCV）	不详	不详	F/M
	白蛉热那不勒斯病毒（SFNV）	不详	白蛉（*Phlebotomus papatasi*、*P. perfiliewi*、*P. perniciosus*）	F/M
	白蛉热西西里病毒（SFSV）	真盲缺目、最小黄鼠狼（*Mustela nivalis*）、啮齿动物	白蛉（尤其是 *Phlebotomus papatasi*）	F/M
	白蛉热土耳其病毒（SFTV）	不详	白蛉（*Phlebotomus* spp.）	F/M
	托斯卡纳病毒（TOSV）	不详	白蛉（*Phlebotomus papatasi*、*P. perfiliewi*）	E、F/M
白蛉病毒（Uukuniemi 血清复合物）	Uukuniemi 病毒（UUKV）	鸟类、牛、啮齿动物	硬蜱（*Ixodes* spp.）	F/M
Quaranjaviruses 病毒属	Quaranfil 病毒（QRFV）	鸟类	硬蜱（*Argas arboreus*）	F/M
Seadornaviruses 病毒属	Banna 病毒（BAV）	牛、猪	蚊子（*Aedes*、*Anopheles*、*Culiseta* spp.）	E
Thogotoviruses 病毒属	Dhori 病毒（DHOV）[k]	蝙蝠、骆驼、马	蚊子（*Aedes*、*Anopheles*、*Culex* spp.）、硬蜱（*Dermacentor*、*Hyalomma*、*Ornithodoros* spp.）	E、F/M
	Thogoto 病毒（THOV）	骆驼、牛	硬蜱（*Amblyomma*、*Hyalomma*、*Rhipicephalus* spp.）	E、F/M
水疱病毒属	Chandipura 病毒（CHPV）	刺猬	蚊子（*Aedes aegypti*）、白蛉（*Phlebotomus*、*Sergentomyia* spp.）	E、F/M
	Isfahan 病毒（ISFV）	硕大沙土鼠（*Rhombomys opimus*）	白蛉（*Phlebotomus papatasi*）	F/M
	Piry 病毒（PIRYV）	灰色四眼负鼠（*Philander opossum*）	蚊子（*Aedes*、*Culex*、*Toxorhynchites* spp.）	F/M
	水疱性口炎印第安纳病毒（VSIV）	牛、马、猪	白蛉（*Lutzomyia* spp.）	F/M
	新泽西水疱性口炎病毒（VSNJV）	牛、马、猪	吸血蠓（*Culicoides spp.*）、黄潜蝇、蚊子（*Culex*、*Mansonia* spp.）、muscoid 蝇（*Musca* spp.）、simuliid 蝇	F/M

[a] 缩略词指的是最常与病毒相关的综合征：A/R，关节炎/皮疹；E，脑炎；F/M，发热/肌痛；P，肺部；VHF，病毒出血热。当病例极为罕见或有争议时，缩略词放在括号内。[b] 在旧文献中，基孔肯雅病毒常被列为 VHF 的病原体。然而，后来的研究表明，大多数情况下"基孔肯雅出血热"患者与一种或多种登革热病毒共同感染，该观察表明引起 VHF 的实际上是严重登革热。[c] Whitewater-arroyo 病毒常被列为 VHF 的病原体，但尚无与该病毒相关令人信服的数据发表。[d] 也包括 Kunjin 病毒。[e] 包括最新描述的 Kyasanur 森林病的 Alkhurma/Alkhumra 变种。[f] 也被称为 Ganjam 病毒。[g] 也被称为 Brezová 病毒、Cvilín 病毒、Kharagysh 病毒、Koliba 病毒或 Lipovník 病毒。[h] 也被称为 Čalovo 病毒或 Chittoor 病毒。[i] 也被称为 Palma 病毒。[j] 病毒的最终名称还未确定。文献中使用过的其他名字包括淮阳山病毒（Huaiyangshan 病毒，HYSV）和河南热病毒（Henan fever 病毒，HNFV）。[k] 也被称为 Astra 病毒和 Batken 病毒。

沙粒病毒科

感染人类的沙粒病毒科(Arenaviridae)成员都属于沙粒病毒属(*Arenavirus*)。该属成员分为两个主要的系统发育分支:旧大陆病毒(拉沙-淋巴细胞性脉络丛脑膜炎血清复合物)和新大陆病毒(Tacaribe 血清复合物)。人类沙粒病毒形成球形、卵圆形或多形包膜和带刺病毒体(直径 50~300 nm),从被感染细胞的质膜萌出。这些粒子包含双向方向上编码结构蛋白的两个基因组单链 RNA(S,~3.5 kb;L,~7.5 kb)。大多数沙粒病毒通过慢性感染啮齿类动物而在自然界中持续存在。旧大陆的病毒由鼠科鼠类维持,往往发生持续病毒血症,并通常垂直地和水平地传播病毒。新大陆病毒见于环状啮齿类动物中;通常为水平传播,也可能发生垂直感染,并可能见到持续性病毒血症。不可思议的是,每一种沙粒病毒明显适应一种特定类型的啮齿动物。人类通常通过吸入或直接接触受感染啮齿动物的排泄物或分泌物而感染(例如,收割机中的啮齿动物气溶胶;谷仓或房屋中雾化风干的啮齿动物尿液或粪便;陷阱中与啮齿动物的直接接触)。人与人之间的沙粒病毒传播罕见。

布尼亚病毒科

布尼亚病毒科包括 4 个医学上重要的属:汉坦病毒属(*Hantavirus*)、内罗病毒属(*Nairovirus*)、正布尼亚病毒属(*Orthobunyavirus*)和白蛉病毒属(*Phlebovirus*)。所有这些属的成员均形成球形到多形的包膜病毒体,包含 3 个负性(汉坦病毒、内罗病毒、正布尼亚病毒)或双极性的(内罗病毒)基因组单链 RNA(S,~1~2 kb;M,3.6~5.3 kb;L,6.4~12.3 kb)。布尼亚病毒在受感染细胞的高尔基复合体中成熟,形成直径 80~120 nm 的颗粒,并通过胞吐作用从这些细胞排除。

汉坦病毒在布尼亚病毒中独一无二,因为汉坦病毒不由节肢动物传播,而是在自然界中长期由啮齿动物释放病毒体。鼠类和环齿类啮齿动物含有旧大陆汉塔病毒,新大陆汉塔病毒见于环齿类啮齿动物。与沙粒病毒一样,每一个汉坦病毒通常特异性地与特定类型啮齿动物相适应。然而,汉坦病毒不引起啮齿动物宿主的慢性病毒血症,只水平地从啮齿动物传播到啮齿动物。与沙粒病毒相似,汉坦病毒主要通过吸入或直接接触啮齿动物排泄物或分泌物而感染人类,人际传播不常见(值得注意的例外是安第斯病毒)。尽管存在重叠,但人类旧大陆汉坦病毒通常是导致肾综合征出血热的病因,而新大陆病毒通常导致汉坦病毒肺综合征。

内罗病毒由硬蜱(Ixodid ticks)保存并垂直(经卵传播和经发育期)传播给其子代。该病毒通过存在病毒血症的脊柱动物宿主发生水平传播。人类通常经蜱虫叮咬或在处理受感染脊椎动物时受到感染。

正布尼亚病毒主要由蚊子传播,很少由蠓传播,存在于有病毒血症的脊椎动物中间宿主。许多正布尼亚病毒在其蚊子宿主中也发生经卵传播。许多正布尼亚病毒与人类感染和疾病有关。根据抗原交叉反应,认为它们属于约 19 个血清群,但随着新的基因组数据和系统发育分析的积累,目前正在对这一分组进行修订。在至少 9 个血清群中发现了人类病毒。

白蛉病毒在其节肢动物宿主中垂直(经卵)传播,通过病毒血症的脊椎动物宿主水平传播。白蛉病毒分为两组:Phlebotomus 组由白蛉传播,Uukuniemi 组由蜱传播。白蛉病毒至少存在 10 个血清复合体,这些血清复合体中至少有 4 种存在人类病原体。

黄病毒科

黄病毒科目前包括 4 个属,其中一个属(黄病毒属)包含节肢动物传播的人类病毒。狭义上的黄病毒具有单链正义 RNA 基因组(~11 kb),形成直径 40~60 nm 的球形包膜颗粒。这里讨论的黄病毒属于系统发育上和抗原上不同的两个群体,分别由蚊子和硬蜱在脊椎动物间传播。吸食病毒宿主血液时,媒介通常被感染;如同这里讨论的大多数其他病毒一样,人类是偶然的宿主,通常由被节肢动物叮咬发生感染。虽然有经卵传播记载,节肢动物水平维持黄病毒感染。某些特殊情况下,黄病毒也可通过气溶胶或受污染的食品传播,尤其是生奶可以传播蜱传脑炎病毒。

正黏病毒科

正黏病毒科包括两个医学上相关的节肢动物传播病毒属:*Quaranjavirus* 和 *Thogotovirus*。前者通过硬蜱在鸟类中传播,而后者则偏好哺乳动物宿主储库,硬蜱和蚊子均可传播。

呼肠孤病毒科

呼肠孤病毒科病毒含线性、多段、双链 RNA 基因组(总共 16~29 kb)。这些病毒产生的颗粒具有二十面体对称性,直径为 60~80 nm。与这里讨论的所有其他病毒不同,呼肠孤病毒不含包膜,因此对清洁剂灭活不敏感。目前已识别出 15 种呼肠孤病毒。人类的节肢动物携带病毒存在于 *Coltivirus* 属(Spinareovirinae 亚科)、环状病毒属(*Orbivirus*)和 *Seadornavirus* 属(Sedoravirinae 亚科)中。节肢动物携带的 Coltiviruses 病毒有 12 个基因组片段。Coltivirus 通过多种蜱类进行经发育期传播,但不是经卵传播。因此,总体传播周期的维系涉及被蜱虫叮咬感染的病毒血症的哺乳动物宿主。节肢动物传播的环状病毒有 10 个基因组片段,由蚊子或硬蜱传播,而相关的 Seadornaviruses 有 12 个基因组片段,仅由蚊子传播。

弹状病毒科

弹状病毒科包括在单股反链病毒目中。9 个弹状病毒属的病毒具有线性、非分段、单链负性的 RNA 基因组(11~15 kb),形成子弹状的多形包被颗粒(长 100~430 nm,宽 45~100 nm)。只有水疱病毒属(*Vesiculovirus*)包括有人类节肢动物传播病毒,所有这些病毒都由昆虫(吸血蠓、蚊子和白蛉)传播。弹状病毒的一般性质在**第 105 章**进行了更详细讨论。

披膜病毒科

批膜病毒科成员病毒具有线性、单链和正链 RNA 基因组(9.7~11.8 kb),形成有包膜的二十面体病毒体(直径 60~70 nm)从被感染细胞的质膜萌出。这里讨论的 Togaviruses 都是 *Alphavirus* 属成员,通过蚊子在脊椎动物中传播。

表106-2 动物源性节肢动物传播或啮齿动物传播病毒性疾病的地理分布（联合国地理图）

地区	疾病类型[a]						
	沙粒病毒性	布尼亚病毒性	黄病毒性	正粘病毒性	呼肠孤病毒性	弹状病毒性	披膜病毒性
非洲	拉沙热，Lujo 病毒感染	Bangui 病毒、Batai 病毒、Bhanja 病毒、Bunyamwera 病毒及 Bwamba 病毒感染；克里米亚-刚果出血热病毒、Dugbe 病毒、Germiston 病毒、Ilesha 病毒感染；内罗毕绵羊病病毒；裂谷热病病毒，Nyando 病及 Pongola 病毒感染；Ngari 病病毒，白蛉热病毒/Pappataci 热病毒/白蛉热病病毒；Shokwe 病毒，Tataguine 病毒感染	登革热/严重登革热（Usutu 病毒感染），西尼罗河病毒感染，黄病毒、寨卡病毒感染	Dhori 病毒，Quaranfil 病毒及 Thogoto 病毒感染	Lebombo 病毒，Orungo 病毒及 Tribeč病毒感染	—	基孔肯雅病毒病，O'nyong-nyong 病毒、Semliki 森林病毒和 Sindbis 病毒感染
中亚	—	Bhanja 病毒感染，克里米亚-刚果果出血热	蜱传病毒性脑炎	Dhori 病毒感染	—	Isfahan 病毒感染	—
东亚	—	克里米亚-刚果果出血热，出血性登革热/重症登革热，肾综合征出血热，白蛉热/Pappataci 日本脑炎，严重发热伴血小板减少综合征	Kyasanur 森林病，蜱传病毒性脑炎	—	Banna 病毒感染	—	—
南亚	—	Batai 病毒和 Bhanja 病毒感染，克里米亚-刚果出血热，登革热，重症登革热，肾综合征出血热，日本脑炎，内罗毕绵羊病毒感染，Kyasanur 森林病，白蛉热/Pappataci 热/西尼罗河病毒感染	Dhori 病毒，Quaranfil 病毒，Thogoto 病毒感染	—	—	Chandipura 病毒及 Isfahan 病毒感染	基孔肯雅热
东南亚	—	Batai 病毒感染，肾综合征出血热，登革热，重症登革热，西尼罗河病毒感染，Kyasanur 森林病	—	—	—	—	基孔肯雅热
西亚	—	Batai 和 Bhanja 病毒感染，克里米亚-刚果出血热，重症登革热，肾综合征出血热，白蛉热/Pappataci 病毒性脑炎，Kyasanur 森林病	Dhori 和 Quaranfil 病毒感染	—	—	—	基孔肯雅热
拉丁美洲和加勒比海地区	"巴西出血热"，Chapare 病毒感染，胡宁/阿根廷出血热，淋巴细胞性脉络丛脑膜炎，马丘波/玻利维亚出血热，"委内瑞拉出血热"	Alenquer 病毒、Apeú 病毒、Bunyamwera 病毒、Candiru 病毒、Caraparú 病毒、Cache Valley 病毒、Chagres 病毒、Escharate 病毒、Catu 病毒、Fort Sherman 病毒、Guama 病毒、Guaroa 病毒感染，汉坦病毒肺综合征；Itaquí 病毒、Juquitiba 病毒、Madrid 病毒、Maldonado 病毒、Marituba 病毒、Mayaro 病毒、Morumbi 病毒、Murutucú 病毒、Nepuyo 病毒和 Oriboca 病毒感染；Oropouche 病毒和 Ossa 病毒、Punta Toro 病毒、Restan 病毒、Serra Norte 病毒、Tacaiuma 病毒、Trinidad 病毒、Wyeomyia 病毒和 Zungarococha 病毒感染	登革热/重症登革热，Rocio 病毒感染，黄热	—	—	Piry 病毒病，水疱性口炎病毒病、印第安纳热	基孔肯雅热，Mayaro 病毒感染、Mucambo 病毒、Tonate 病毒和 Una 病毒感染，委内瑞拉马热

（续表）

地区	疾病类型[a]						
	沙粒病毒性	布尼亚病毒性	黄病毒性	正粘病毒性	呼肠孤病毒性	弹状病毒性	披膜病毒性
北美洲	淋巴细胞性脉络丛脑膜炎/脑膜脑炎（Whitewater Arroyo 病毒感染）	（Avalon 病毒）和 Cache Valley 病毒感染，加利福尼亚（脑膜）脑炎；汉坦病毒肺综合征，Heartland 病毒及 Nepuyo 病毒感染	登革热/重症登革热，Powassan 脑炎，圣路易斯脑炎，西尼罗河病毒感染	—	科罗拉多蜱热，鲑鱼河病毒感染	水疱性口炎病毒/Indiana 热	东部马脑炎病毒感染，Everglades 病毒感染，西部马脑炎病毒
欧洲	淋巴细胞性脉络丛脑膜炎/脑膜脑炎	（Avalon 病毒）和 Bhanja 病毒感染，加利福尼亚（脑膜）脑炎，克里米亚-刚果出血热，Inkoo 病毒感染，肾综合征出血热/Pappataci 热/白蛉热，Uukuniemi 病毒感染	登革热/重症登革热，蜱传病毒脑炎，Omsk 出血热，（Usutu 病毒感染），西尼罗河病毒感染	Dhori 病毒和 Thogoto 病毒感染	Eyach 病毒，Kemerovo 病毒及 Tribeč 病毒感染	—	基孔肯雅热，Sindbis 病毒感染
大洋洲	—	Gan Gan 病毒和(Trubanaman 病毒)感染	澳大利亚脑炎病毒，登革热/重症登革热，日本脑炎病毒；Kokobera 病毒感染，Murray Valley 脑炎病毒，西尼罗河病毒感染，墨卡病毒感染	—	—	—	巴马森林病毒感染，罗斯河病，Sindbis 病毒感染

[a] 引号表示在国际疾病分类第 10 版 (ICD-10) 没有认可的情况下的常见用法。ICD-10 未承认的疾病被指定为"病毒感染"。当病例数为罕见或有争议时，疾病名称放在括号号内。

流行病学

节肢动物传播和啮齿动物传播病毒的分布受其宿主和/或媒介所居住区域的限制。因此，患者的地理来源或旅行史可以为鉴别诊断提供重要线索。表 106-2 列出了多数节肢动物传播和啮齿动物传播感染的大致地理分布。这些疾病中的许多可以在农村或城市环境中获得，这些疾病包括黄热病、登革热（dengue，以前称为 dengue fever）、重症登革热（以前称为登革出血热和登革休克综合征）、基孔肯雅热、汉城病毒引起的肾综合征出血热、白蛉热那不勒斯病毒和白蛉热西西里病毒引起的白蛉热和 Oropouche 病毒病。

诊断

在疑似病毒感染的患者中，蚊子叮咬史没什么诊断意义，但蜱叮咬史更有诊断价值。感染沙粒病毒或汉坦病毒者有时会报道啮齿动物接触史。尽管流行病偶尔可提供足够的临床和流行病学线索以进行假设病原学诊断，所有病例均需要实验室诊断。对于大多数节肢动物和啮齿动物传播的病毒，能从急性期血清样本（在发病后 3 或 4 日内收集）中获得分离物。配对血清样本被用于证明抗体滴度上升。为快速检测病毒性出血热而进行了大量努力，并已生产出可靠的检测抗原的酶联免疫吸附分析（ELISA）、IgM 捕获 ELISA 和多重聚合酶链反应（PCR）检测。这些试验可以根据单份血清样本在数小时内给出诊断，特别适用于重症患者。更敏感的逆转录聚合酶链反应（RT-PCR）可以根据没有可检测抗原的样本做出诊断，也可以提供有关病原体的有用遗传学信息。

汉坦病毒感染不同于这里讨论的其他病毒感染，因为严重急性疾病为免疫病理学性；患者出现的血清 IgM 是敏感和特异性测试的基础。诊断时，脑炎患者通常不再有病毒血症或抗原血症，并且通常在脑脊液（CSF）中没有病毒。这种情况下，血清学方法检测 IgM 和 RT-PCR 的价值很高。IgM 捕获 ELISA 越来越多地被用于血清和脑脊液的同时检测。IgG-ELISA 或经典血清学可用于病毒既往接触史的评估，其中许多的病毒在医疗基础设施稀缺地区传播，有时只引起轻微或亚临床感染。

综合征

节肢动物或啮齿动物传播病毒感染时人类可能出现的反应范围很广，人们对这些感染结局的认识有限。感染这些病毒的人可能不出现疾病表现。如果发生了病毒性疾病，通常可归为以下五大类：关节炎伴皮疹、脑炎、发热伴肌痛、肺病或病毒性出血热（VHF）（表 106-3）。这些类别经常重叠。例如，西尼罗河和委内瑞拉马脑炎病毒感染在此按脑炎讨论，但在流行期间，许多患者表现出更温和的发热综合征。同样地，裂谷热病毒最被熟知为 VHF 原因，但发热的发生率要高得多，脑炎和失明也偶尔发生。淋巴细胞性脉络丛脑膜炎病毒在这里被归类为发热伴肌痛的原因，因为该综合征是最常见的疾病表现。即使在感染这种病毒期间发生中枢神经系统（CNS）疾病，神经系统表现通常轻微，并且首先出现发热伴肌痛。感染任何类型的登革热病毒（1、2、3 或 4 型）被认为是发热伴肌痛的原因，因为此综合征是迄今为止全世界最常见的表现。然而，重症登革热是一种发病机制复杂的 VHF，在世界某些地区的儿科实践中具有巨大意义。不幸的是，大多数已知的节肢动物或啮齿动物传播的病毒性疾病都没有用现代医学方法进行详细研究，因此可用的数据可能是不完整或有偏倚的。读者必须认识到，有关地理分布的数据往往是模糊的：文献往往未清楚注明数据是与特定病毒分布有关，还是与观察到的人类疾病区域有关。此外，几十年来，病毒和病毒疾病的名称也发生了多次变化。在这里，病毒和分类名称符合国际病毒分类委员会的最新报告，疾病名称也在很大程度上符合世界卫生组织的国际疾病分类第 10 版（ICD-10）和最新的更新。

表 106-3	人畜共患节肢动物传播或啮齿动物传播病毒引起的临床综合征
综合征	病毒[a]
关节炎伴皮疹（A/R）	布尼亚病毒科：Gan Gan 病毒和（Trubanaman）病毒 黄病毒科：Kokobera 病毒和寨卡病毒 披膜病毒科：巴马森林病毒、基孔肯雅病毒、Mayaro 病毒、O'nyong-nyong 病毒、罗斯河病毒、Semliki 森林病毒和 Sindbis 病毒
脑炎（E）	沙粒病毒科：淋巴细胞性脉络丛脑炎病毒和（Whitewater Arroyo）病毒 布尼亚病毒科：Bhanja 病毒、加利福尼亚脑炎病毒、Chios 病毒、Inkoo 病毒、詹姆士城峡谷病毒、La Crosse 病毒、Lumbo 病毒、裂谷热病毒、雪鞋兔病毒、Tahyña 病毒、Toscana 病毒 黄病毒科：日本脑炎病毒、Murray Valley 脑炎病毒、Powassan 病毒、Rocio 病毒、圣路易斯脑炎病毒、蜱传脑炎病毒、（Usutu 病毒）和西尼罗河病毒 正黏病毒科：Dhori 病毒和 Thogoto 病毒 呼肠孤病毒科：Banna 病毒、科罗拉多蜱热病毒、Eyach 病毒、Kemerovo 病毒、Orungo 病毒和鲑鱼河病毒 病毒科：Chandipura 病毒 披膜病毒科：东部马脑炎病毒、Everglades 病毒、Mucambo 病毒、Tonate 病毒、委内瑞拉马脑炎病毒和西部马脑炎病毒

（续表）

综合征	病毒[a]
发热伴肌痛（F/M）	沙粒病毒科：拉沙病毒和淋巴细胞性脉络丛脑膜炎病毒 布尼亚病毒科：Alenquer 病毒、Apeú 病毒、Bangui 病毒、Batai 病毒、Bhanja 病毒、Bunyamwera 病毒、Bwamba 病毒、Cache Valley 病毒、加利福尼亚脑炎病毒、Candiru 病毒、Caraparú 病毒、Catu 病毒、Chagres 病毒、Choclo 病毒、Dugbe 病毒、Escharate 病毒、Fort Sherman 病毒、Germiston 病毒、Guama 病毒、Guaroa 病毒、Heartland 病毒、Ilesha 病毒、Inkoo 病毒、Iquitos 病毒、Itaquí 病毒、Jamestown Canyon 病毒、La Crosse 病毒、Lumbo 病毒、马德里病毒、Maldonado 病毒、Marituba 病毒、Morumbi 病毒、内罗毕绵羊病病毒、Nepuyo 病毒、Ngari 病毒、Nyando 病毒、Oriboca 病毒、Oropouche 病毒、Ossa 病毒、Pongola 病毒、Punta Toro 病毒、Restan 病毒、裂谷热病毒、白蛉热塞浦路斯病毒、白蛉热西西里病毒、白蛉热土耳其病毒、Serra Norte 病毒、"严重发热伴血小板减少综合征病毒"、Shokwe 病毒、雪鞋兔病毒、Tacaiuma 病毒、Tahyňa 病毒、Tataguine 病毒、Thogoto 病毒、Toscana 病毒、Uukuniemi 病毒、Wyeomyia 病毒、Xingu 病毒、Zungarococha 病毒 黄病毒科：1～4 型登革热病毒、蜱传脑炎病毒、寨卡病毒 正黏病毒科：Dhori 病毒和 Quaranfil 病毒 呼肠孤病毒科：科罗拉多蜱热病毒、Eyach 病毒、Kemerovo 病毒、Lebombo 病毒、Orungo 病毒、鲑鱼河病毒、Tribeč病毒 弹状病毒科：Chandipura 病毒、Isfahan 病毒、Piry 病毒、印第安纳州水疱性口炎病毒、新泽西州水疱性口炎病毒 披膜病毒科：Everglades 病毒、Mucambo 病毒、Tonate 病毒、Una 病毒、委内瑞拉马脑炎病毒
肺病（P）	布尼亚病毒科：Anajatuba 病毒、Andes 病毒、Araucária 病毒、Bayou 病毒、Bermejo 病毒、Black Creek Canal 病毒、Blue River 病毒、Castelo dos Sonhos 病毒、El Moro Canyon 病毒、Juquitiba 病毒、Laguna Negra 病毒、Lechiguanas 病毒、Maciel 病毒、Monongahela 病毒、Muleshoe 病毒、New York 病毒、Orán 病毒、Paranoá 病毒、Pergamino 病毒、（Puumala 病毒）、Río Mamoré 病毒、Sin Nombre 病毒、（Tula 病毒）、Tunari 病毒
病毒出血热（VHF）	沙粒病毒科：Chapare 病毒、Guanarito 病毒、胡宁病毒、拉沙病毒、Lujo 病毒、（淋巴细胞性脉络丛脑膜炎病毒）、马丘波病毒、Sabiá 病毒 布尼亚病毒科：Amur/Soochong 病毒、克里米亚-刚果出血热病毒、Dobrava - Belgrade 病毒、Gou 病毒、汉坦病毒、（Ilesha 病毒）、Kurkino 病毒、Muju 病毒、Ngari 病毒、Puumala 病毒、裂谷热病毒、Saaremaa 病毒、Seoul 病毒、"严重发热伴血小板减少综合征"病毒、Sochi 病毒、Tula 病毒 黄病毒科：1～4 型登革热病毒、Kyasanur 森林病毒、Omsk 出血热病毒、（蜱传脑炎病毒）、黄热病毒

[a] 当人类感染极其罕见或存在争议时，病毒名字放在括号内。

■ 关节炎伴皮疹

关节炎是几种病毒性疾病的常见伴随表现，如乙型肝炎、细小病毒 B19 感染和风疹，有时还伴随腺病毒、肠道病毒、疱疹病毒和腮腺炎病毒感染。两种未分组的布尼亚病毒：Gan Gan 病毒和 Trubanaman 病毒，以及黄病毒中 Kokobera 病毒与单例多关节病有关。节肢动物携带的甲病毒也是引起关节炎的常见原因，通常为急性发热性疾病，伴有斑丘疹。风湿性受累包括单关节痛、关节周围肿胀和（不太常见的）关节积液。大多数甲病毒感染在儿童较在成人中更轻微，关节表现也较少。温带气候中，这些疾病是夏季疾病。不存在特殊疗法或经许可的疫苗。最重要的甲病毒关节病是巴尔马森林病毒感染、基孔肯雅热、罗斯河病（Ross River disease）和 Sindbis 病毒感染。1959—1961 年 O'Nyong-Nyong 病毒（O'Nyong-Nyong 热）引起了一场尽管为孤立性的大规模（＞200 万例）流行病。Mayaro 病毒、Semliki 森林病毒和 Una 病毒过去曾造成孤立病例或有限、不频繁的流行病（每年 30 至数百例）。感染这些病毒的症状和体征通常与基孔肯雅热相似。

基孔肯雅热

基孔肯雅病毒引起的疾病是非洲农村地区的地方病。非洲和亚洲的城镇和城市都曾发生间歇性流行。埃及伊蚊是城市地区常见的疾病传播媒介。2004 年，从印度洋地区（特别是在 Réunion 和毛里求斯）开始发生了广泛流行，最有可能由旅行者导致传播；白纹伊蚊被确定为该次流行期间基孔肯雅病毒的主要媒介。2013—2014 年，加勒比群岛报道了数千例

基孔肯雅病毒感染（疑似数万例）。该病毒由加勒比地区的旅行者输入到意大利、法国和美国。由于美国南部各州存在合适的蚊媒，基孔肯雅病毒对美国大陆构成威胁。这种疾病在成人中最为常见，成人中的临床表现可能很戏剧性。2～10 日的潜伏期后基孔肯雅热突然发作。表现为鞍状发热（通常很严重）和严重关节痛，伴有寒战和全身症状和体征，如腹痛、厌食、结膜充血、头痛、恶心和畏光。游走性多关节炎主要影响踝部、足部、手部和手腕的小关节，但较大的关节不一定幸免。皮疹可能在发病初期或发病后几日出现；皮疹往往在疾病第 2 日或第 3 日热退同时出现。皮疹在躯干和四肢最为严重，可能脱皮。幼儿体征不明显，因此住院率较低。儿童也常出现大疱性皮疹，而非斑丘疹/瘀点样皮疹。有母胎传播的报道，在某些病例中导致胎儿死亡。恢复可能需要数周时间，一些老年患者可能会在数年内持续遭受关节疼痛、反复积液或僵硬。持续的体征和症状可能在 HLA - B27 阳性患者中尤其常见。除关节炎外，偶见瘀点，鼻出血也不少见，但基孔肯雅病毒不应被视为 VHF 病原体。一些患者发生白细胞减少。天冬氨酸转氨酶（AST）和 C 反应蛋白浓度升高、血小板计数轻度下降。基孔肯雅热的治疗依赖于非甾体抗炎药物，有时对难治性关节炎依赖氯喹治疗。

巴马森林病毒感染与罗斯河病

巴马森林病毒和罗斯河病毒造成的疾病单从临床上无法区分（因此两种感染以前常用的疾病名称均为"流行性多关节炎"，*epidemic polyarthritis*）。自 20 世纪初以来，罗斯河病毒

在澳大利亚、巴布亚新几内亚和南太平洋地区引起流行病,并每年继续在农村和郊区造成~4 800 例疾病。1979—1980 年,病毒席卷太平洋岛屿,造成超过 50 万例感染。罗斯河病毒主要由诺曼底伊蚊(Aedes normanensis)、维吉尔伊蚊(Aedes vigilax)和环纹库蚊(Culex annulirostris)传播。沙袋鼠和啮齿动物可能是主要的脊椎动物宿主。近年来,巴马森林病毒感染呈上升趋势。2005—2006 年,澳大利亚约记录了 2 000 例病例。巴马森林病毒由伊蚊和库蚊传播,并已从吸血蠓中分离出。脊椎动物宿主仍有待确定,但血清学研究指向马和负鼠。

在所调查的人类巴马森林病毒和罗斯河病毒感染中,55%~75%的人群无症状;然而,这些病毒性疾病可能使人严重衰弱。潜伏期为 7~9 日,起病突然,常由使人丧失活动能力的对称性关节痛起病。通常同时或随后不久出现非瘙痒性、弥漫性斑丘疹(更常见于巴马森林病毒感染),但在一些患者中斑丘疹可以先于关节疼痛数日出现。如低热、乏力、头痛、肌痛和恶心等全身症状在许多患者中并不存在或缺乏。大多数患者因关节受累而在相当长一段时间(≥6 个月)内丧失行动能力,干扰抓握、睡眠和行走。尽管肘部、肩膀和足趾也可受到影响,踝部、指间关节、膝盖、掌指关节和腕关节最常受累。关节周围肿胀和腱鞘炎常见,1/3 的患者发生真正的关节炎(更常见于罗斯河病)。关节痛可能伴随有肌痛和颈项僵硬。只有一半的关节炎患者能在 4 周内恢复正常活动,10%的患者在 3 个月后仍需限制活动。偶有患者症状持续 1~3 年,但不伴进行性关节病。

在这两种感染的诊断中,临床实验室数值正常或可有不同。类风湿因子和抗核抗体检测为阴性,红细胞沉降率急剧升高。关节液含有 1 000~60 000/μL 的单核细胞,巨噬细胞内通常能检测到病毒抗原。IgM 抗体在此感染中具有诊断价值,但是这种抗体偶尔可持续数年。可能在蚊子接种后从血液中分离到病毒或在疾病早期细胞培养中有病毒生长。由于每年的流行病对澳大利亚经济造成巨大影响,目前正在研制一种灭活的罗斯河病毒疫苗。非甾体抗炎药如萘普生或乙酰水杨酸治疗有效。

Sindbis 病毒感染

Sindbis 病毒由感染的蚊子在鸟类间传播。在农村环境中尤其可能感染欧洲北部或非洲南部的变种。在<1 周的潜伏期后,Sindbis 病毒感染以皮疹和关节痛起病。全身临床体征不明显,体温轻度升高或完全不发热。皮疹持续~1 周,从躯干开始出现并向四肢扩散,从斑丘疹演变为常伴水疱形成的丘疹。关节炎呈多关节、游走性,致人丧失活动能力,急性期在数日内缓解。踝关节、肘关节、膝关节、指(趾)骨关节、腕关节受累,近端关节和中轴关节受累程度轻得多。关节的持续疼痛和偶尔持续的关节炎是重要问题,尽管不伴有畸形,但可延续数月甚至数年之久。

寨卡病毒(Zika virus)感染

更新的信息请参阅**第 108 章**。寨卡病毒是一种新发病原

体,通过伊蚊在非人类的灵长类和人类之间传播。人类感染通常为良性,很容易被误诊为登革热或流感。寨卡病毒感染的特点是流感样的临床症状,包括发热、头痛和不适。斑丘疹、结膜炎、肌痛和关节痛通常伴随以上症状或在其后出现。寨卡病毒感染最初于 1947 年在非洲被记录,此后在东南亚和南亚发现。近年来,密克罗尼西亚和波利尼西亚报道的寨卡病毒感染人数逐步增加。

■ 脑炎

主要的脑炎病毒见于布尼亚病毒科、黄病毒科、弹状病毒科和披膜病毒科。然而,其他科的独立病原体也会引起孤立脑炎病例,包括多里病毒(Dhori virus)和托高土病毒属(thogotovirus,正黏液病毒科)以及版纳病毒(Banna virus,呼肠孤病毒科)。虫媒病毒性脑炎是季节性疾病,通常发生于温暖的月份。根据生态因素,发病率随时间和地点不同而显著不同。致病病毒在病例-感染率(即临床感染与亚临床感染之比)、致死率和残留疾病方面存在很大差异。人类不是这些病毒的重要扩散者。

本节讨论的所有病毒性脑炎都有相似的发病机制。感染的节肢动物从人身上吸血,从而引发感染。最初的病毒血症来自淋巴系统。病毒血症导致病毒从多部位进入中枢神经系统,可能由嗅觉神经上皮感染通过筛板进入;由感染的巨噬细胞以"特洛伊木马"方式进入;或由脑部毛细血管感染进入。在病毒血症阶段,除由蜱传播的黄病毒脑炎可能表现为明确的发热和全身疾病阶段外,患者可能很少或没有明显疾病表现。

中枢神经系统病灶部分直接由神经元感染和继发损伤引起,部分由水肿、炎症和其他间接作用引起。虫媒病毒性脑炎的常见病理特征是神经元的局灶坏死、炎症性神经胶质结节和血管周围淋巴细胞聚集(perivascular lymphoid cuffing)。受累区域表现出"豪华灌注"现象,总血流量正常或增加、氧摄取量低。典型的患者表现出非特异性体征和症状的前驱症状,包括发热、腹痛、咽痛和呼吸道症状。随后很快出现头痛、脑膜症状、畏光和呕吐。人类感染的严重程度从没有体征/症状到发热伴头痛、无菌性脑膜炎和彻底的脑炎不等。这些症状出现的比例和严重程度因所感染的病毒而异。不太严重的病例中,大脑更深层结构的受累可能表现为疲倦、嗜睡和智力缺损(如精神状态检查所显示)。更严重的患者有明显意识不清,可能进入昏迷状态。震颤、腹部反射消失、脑神经麻痹、偏瘫、单瘫、吞咽困难、肢带综合征和额叶症状均常见。西尼罗河和日本脑炎病毒感染后,有发生脊髓和运动神经元病的记录。可能很早或在病程中出现癫痫和局灶性体征。一些患者出现突然发热、抽搐和其他中枢神经系统受累症状。急性脑炎通常持续数日至 2~3 周。感染可能致命或恢复缓慢,需要数周或数月才能获得最大可恢复功能,或康复不完全而存在持续的长期缺陷。恢复阶段,常见无法集中注意力、疲劳、颤抖和个性改变。

虫媒病毒性脑炎的诊断依赖于对发热伴中枢神经系统疾

病患者的仔细评估和进行实验室检查以确定病因。临床医生应当注意：① 直到收到检测结果，考虑使用阿昔洛韦对疱疹病毒脑膜脑炎进行经验性治疗并使用抗生素治疗细菌性脑膜炎；② 排除中毒和代谢性或肿瘤性原因，包括副癌综合征、高氨血症、肝衰竭和抗 NMDA 受体脑炎；③ 排除脑脓肿或脑卒中（中风）。如果流行病学相关，应考虑钩端螺旋体病、神经性梅毒、莱姆病、猫抓病和近期被描述的病毒性脑炎［如尼帕病毒感染（Nipah virus）］。脑脊液检查通常显示白细胞计数轻度升高至数千或数万个。这一过程早期，白细胞中大部分可能为多形核细胞，但后期通常以单核细胞为主。脑脊液葡萄糖浓度一般正常。这一结果表现也有例外：例如在东部马脑炎中，在疾病前 72 h 多形核白细胞可能占优势，并可能出现脑脊液糖降低。淋巴细胞性脉络丛脑膜炎/脑膜脑炎中，淋巴细胞计数可能为数千，葡萄糖浓度可能降低。通常在疾病发作时或临近发作时可检测到体液免疫反应。对血清（急性期或恢复期）和脑脊液均应检测 IgM 抗体和行蚀斑减数中和试验（plaque-reduction neutralization assay）和/或（RT）- PCR 检测病毒。尽管已从重症日本脑炎病毒患者脑脊液中培养到病毒，但通常无法从血液或脑脊液中分离出病毒。对脑脊液进行 RT - PCR 可获得阳性结果。病毒抗原存在于脑组织中，但可能仅在局部分布。脑电图通常显示弥漫性异常，不能直接用于诊断。

医学影像学的经验仍在不断增加。除了先前存在的疾病或偶尔可见弥漫性水肿，计算机断层扫描（CT）和磁共振成像（MRI）扫描结果可能正常。由于大多数患者不存在特征性病变，影像学结果通常为非特异的，但可以用来排除其他疑似病因。重要的是要记住，如果在疾病早期进行检查可能会产生阴性结果，但后期可能会发现病变。如东部马脑炎（局灶性异常）和严重日本脑炎（双侧丘脑出血性病变）可形成医学影像学，可检测到的病灶。

昏迷患者可能需要治疗颅内压升高、抗利尿激素分泌不当、呼吸衰竭或癫痫。不存在针对这些病毒性脑炎的特殊治疗方法。唯一可行的预防措施是媒介管理和针对传播病毒节肢动物的个人防护。对于日本脑炎或蜱传病毒性脑炎，某些情况下应考虑接种疫苗（见下文相关部分）。

布尼亚病毒：加利福尼亚（脑膜）脑炎

加利福尼亚脑炎病毒（California encephalitis virus）的分离确立了了加利福尼亚血清群正布尼亚病毒是导致脑炎的病原体。然而，加利福尼亚州脑炎病毒仅与极少数脑炎病例有关，而其近亲拉克罗斯病毒（La Crosse virus）是该血清群脑炎的主要原因（美国每年约 70 例）。拉克罗斯病毒感染引起的加利福尼亚州（脑膜）脑炎最常见于美国中西部地区北部，但也见于该国中部和东部的其他地区，最常见于西弗吉尼亚州、田纳西州、北卡罗来纳州和乔治亚州。血清群包括 13 种其他病毒，其中一些病毒［如 Inkoo 病毒、詹姆斯城峡谷（Jamestown Canyon）病毒、Lumbo 病毒、雪鞋兔（snowshoe hare）病毒和 Tahyña 病毒］也可引起人类疾病。经卵传播是加利福尼亚血

清群病毒在伊蚊和黄蚊亚属（Ochlerotatus）中传播的重要部分。拉克罗斯病毒的蚊媒是 Ochlerotatus triseriatus。除了经卵传播之外，通过吸病毒血症的花栗鼠和其他哺乳动物血液和性传播也可导致这种蚊子的感染。O. triseriatus 在树洞、废弃轮胎等处繁殖，在白昼时吸血。这种蚊子的习性与人类病例的以下危险因素相关：森林区内的娱乐活动、位于森林边缘的住宅以及住宅周围含水的废弃轮胎。基于这些发现所进行的强化环境改造已经降低了美国中西部一高度流行地区的疾病发生率。

大多数人类感染发生于 7—9 月间。亚洲虎蚊（A. alopictus）能有效地将拉克罗斯病毒传播给小鼠，也能在实验室中经卵传播该病原体。这种具有攻击性的嗜人蚊子具有城市化的能力，其对病毒向人类传播的可能影响令人担忧。疫区中人类拉克罗斯病毒抗体阳性率≥20%，这一数字表明感染常见，但往往是无症状的。中枢神经系统疾病主要见于＜15 岁的儿童。

拉克罗斯病毒引起的疾病从伴随精神不清的无菌性脑膜炎到严重且偶尔致命的脑炎（致死率＜0.5%）不等。潜伏期为 3～7 日。尽管可能有前驱症状/体征，但中枢神经系统疾病发作突然，表现为发热、头痛和嗜睡，通常伴有恶心和呕吐、抽搐（一半患者）和昏迷（1/3 患者）。局灶性癫痫、轻偏瘫、震颤、失语症、舞蹈、巴宾斯基征和其他明显神经功能障碍常见，但遗留疾病则不常见。大约 10% 的患者在接下来的数月内反复癫痫发作。尽管有报道称儿童的学习成绩有所下降，偶尔也有轻微性格改变，但拉克罗斯病毒感染的其他严重后遗症罕见。

拉克罗斯病毒感染患者血白细胞计数通常升高，有时达 20 000/μL，通常伴有左移。脑脊液白细胞计数通常为 30～500/μL，以单核细胞为主（但是在某些患者中 25%～90% 的细胞是多形核细胞）。血液蛋白浓度正常或略升高，葡萄糖浓度正常。基于血清和脑脊液 IgM 捕获分析的特异性病毒学诊断可有效诊断。唯一能分离出病毒的人体解剖部位是大脑。

在 1～2 周急性期内的治疗为支持性治疗，癫痫、脑水肿和抗利尿激素分泌不当是重要关注点。由于副作用，拉克罗斯病毒感染儿童的静脉注射利巴韦林 2b 期临床试验在增加剂量期间中止。

詹姆斯城峡谷（Jamestown Canyon）病毒与几例成人脑炎病例有关，常在发病时伴有严重呼吸道疾病。纽约、威斯康星州、俄亥俄州、密歇根州、安大略和北美其他地区已经记录到人类感染这种病毒，在这些地区，媒介蚊子 stimulans 伊蚊（Aedes stimulans）吸食其主要宿主白尾鹿的血液。Tahyña 病毒存在于中欧、俄罗斯、中国和非洲。该病毒是发热性疾病的主要原因，但也可引起咽炎、肺部综合征、无菌性脑膜炎或脑膜脑炎。

黄病毒

最重要的黄病毒性脑炎是日本脑炎病毒、圣路易斯脑炎

病毒、蜱传脑炎病毒和西尼罗河病毒感染。澳大利亚脑炎（Murray Valley 脑炎）和 Rocio 病毒感染与日本脑炎表现相似，但仅偶尔在澳大利亚和巴西有所记录。Powassan 病毒已导致～50 例通常是重症的病例（致死率～10%），多数发生在加拿大东部和美国儿童中。Usutu 病毒仅引起个别的人类感染病例，但这种感染可能诊断不足。

日本脑炎 · 日本脑炎是亚洲最重要的病毒性脑炎。每年报道 35 000～50 000 例病例和 15 000 多例死亡。日本脑炎病毒遍布亚洲，包括远东的俄罗斯、日本、中国、印度、巴基斯坦和东南亚，并在西太平洋岛屿偶尔引起流行病。在托雷斯海峡群岛发现了这种病毒存在，在其附近的澳大利亚大陆发现了 5 例人类脑炎病例。这种病毒尤其常见于吸引自然鸟类脊椎宿主并为三带喙库蚊（Culex tritaeniorhynchus）等将病毒传给人类的蚊子提供丰富繁殖场所的灌溉稻田地区。病毒可导致猪、马形成脑炎，猪和马的额外扩增作用可能也很重要。对这些额外的扩增宿主进行疫苗接种可以减少病毒传播。

日本脑炎的临床症状出现在 5～15 日的潜伏期之后，范围从非特异性发热（恶心、呕吐、腹泻、咳嗽）到无菌性脑膜炎、脑膜脑炎、急性弛缓性麻痹和严重脑炎不等。常见症状有小脑症状、脑神经麻痹、认知和语言障碍。帕金森病样表现和癫痫常见于严重病例。存在有效的疫苗。夏季间前往亚洲农村的旅行者需要接种疫苗。如果旅行时间超过 3 周，日本脑炎的风险大约为每周每5 000～20 000 名旅行者中 1 人患病。通常间隔 28 日进行共两次肌内注射，第二次注射至少在旅行前 1 周完成。

圣路易斯脑炎 · 圣路易斯脑炎病毒（St. Louis encephalitis virus）在蚊子和鸟类间传播。这种病毒在美国西部和中部农村居民中引起一种低水平的地方性感染，其中 *tarsalis* 库蚊（Culex tarsalis）是传播媒介（见下文"西部马脑炎"）。城市化程度较高的蚊子 pipiens 库蚊（Culex pipiens）和 *quinquefasciatus* 库蚊（Culex quinquefasciatus）是导致美国中部和东部城市成百上千病例流行病的罪魁祸首。大多数病例发生于 6 月至 10 月。城市蚊子滋生于有机物含量高的积水和污水，黄昏时很容易在房屋内和房屋周围吸人血。消除明渠和充满垃圾的排水系统费用高昂，可能难以实现，但对房屋进行筛选和实施个人防护措施或是预防感染的有效方法。农村蚊媒在黄昏和户外最为活跃，通过改变活动方式和使用驱蚊剂可以避免蚊虫叮咬。

疾病的严重程度随着年龄增长而增加。圣路易斯脑炎毒感染导致的无菌性脑膜炎或轻症脑炎集中在儿童和青年成人中，而严重和致命病例主要见于老年人。所有年龄组的感染率都相似，因此老年人更易发病是衰老的生物学后果。圣路易斯脑炎在 4～21 日的潜伏期后突然发作，有时有前驱症状，以发热、嗜睡、精神错乱和头痛起病。此外，颈部僵硬、低血压、反射亢进、肌阵挛和震颤也很常见。严重的病例包括神经麻痹、偏瘫和癫痫发作。患者经常主诉排尿困难，可能尿液存在病毒抗原以及脓尿。总体死亡率一般在 7% 左右，但

在 >60 岁患者中可能达到 20%。疾病恢复缓慢。在老年康复患者中，情绪不稳定、注意力和记忆力差、肌无力和震颤通常延长。圣路易斯脑炎患者的脑脊液中通常有数十到数百个白细胞，以淋巴细胞为主，伴左移。这些患者的脑脊液葡萄糖浓度正常。

蜱传病毒性脑炎 · 蜱传播的脑炎病毒目前分为 4 类：西欧/欧洲亚型（以前称为"欧洲脑炎病毒"）、西伯利亚亚型（乌拉尔亚型，以前称为"俄罗斯春夏脑炎病毒"）、远东亚型和跳跃亚型（louping ill subtype，以前称为跳跃病病毒，或在日本被称为 Negishi 病毒）。小型哺乳动物和松鸡、鹿和绵羊是扩散这些病毒的脊椎动物，病毒由蜱传播。感染风险因地理区域而异，并可高度局限于某一特定区域。人类感染通常发生于户外活动遭蜱叮咬后或饮用感染山羊或其他感染动物（牛、羊）的生奶（未经高温消毒）后。奶类似乎是羊跳跃病病毒的主要传播途径，该病毒很少引起疾病。西欧亚型病毒主要由篦子硬蜱（Ixodes ricinus）从斯堪的纳维亚传播到乌拉尔山脉。（乌拉尔）西伯利亚病毒主要由全沟硬蜱（Ixodes persulcatus）通过乌拉尔山脉从欧洲传播到太平洋；跳跃病病毒似乎主要局限于英国。每年有数千例蜱传脑炎病毒感染记录在案。人类蜱传病毒性脑炎发生于 4—10 月，其中 6—7 月为高峰。

西方/欧洲病毒通常导致双峰疾病。在 7～14 日的潜伏期之后，疾病以持续 2～4 日的发热-肌痛阶段开始（关节痛、发热、头痛、肌痛、恶心），认为其与病毒血症有关。随后出现几日的缓解期，接着发生发热和脑膜症状的复发。中枢神经系统阶段（发病前 7～10 日）从较年轻患者中较常见的轻度无菌性脑膜炎到伴有昏迷、癫痫、震颤和运动症状的严重（脑膜）脑炎不等。脊髓和髓质受累可导致典型的肢带麻痹和呼吸麻痹。大多数西欧/欧洲病毒感染患者恢复（致死率为 1%），只有少数患者有信号缺陷。然而，（乌拉尔）西伯利亚病毒感染的致死率达到 7%～8%。

远东病毒（Far Eastern viruses）的感染过程通常比较突然。这些病毒引起的脑炎综合征有时从无缓解期的发热-肌痛阶段开始，症状比西欧/欧洲综合征更严重。死亡率高（20%～40%），主要后遗症常见，最显著的是下肢、躯干和颈部近端肌肉的下运动神经元麻痹，约出现于一半患者中。血小板减少症有时发生在最初发热性疾病时，类似于如 Kyasanur 森林病等其他一些蜱传黄病毒感染的早期出血期。疾病早期可能从血液中分离出病毒。在中枢神经系统阶段，血清和/或脑脊液中可检测到 IgM 抗体。

蜱传病毒性脑炎的诊断主要依靠血清学和 RT-PCR 检测到病毒基因组。感染不存在特殊针对性的治疗。然而，奥地利、德国和俄罗斯使用鸡胚细胞（FSME Immun 和 Encepur）生产出有效的明矾佐剂福尔马林灭活病毒疫苗。奥地利疫苗间隔 1～3 个月使用两剂似乎在野外有效，第 0 日和第 14 日接种疫苗时抗体反应相似。由于已有罕见的疫苗接种后格林-巴利综合征病例报道，因此疫苗接种应仅保留给传

播季节可能在某疫区经历农村接触的人群。西方/欧洲和远东变种的交叉中和作用已确立,但还未有关于福尔马林灭活疫苗交叉保护的现场研究发表。

由于流行地区 0.2%～4% 的蜱类可能存在感染,因此针对蜱传病毒性脑炎的免疫球蛋白预防性使用有所增加。尽管没有可用的对照数据来证明该措施的有效性,但可能应当及时给予高滴度特异性抗体制剂。由于存在抗体介导的感染加重或抗原-抗体复合物在组织中沉积的风险,应考虑使用免疫球蛋白。

西尼罗河病毒感染 · 西尼罗河病毒(West Nile virus)现在是美国虫媒病毒性脑炎的主要原因。2012 年共报道了 2 873 例侵袭性神经系统疾病(如脑膜炎、脑炎、急性弛缓性麻痹),其中 270 人死亡,2 801 例非神经系统侵袭性感染。西尼罗河病毒最初描述为由非洲、亚洲和南欧的库蚊在野生鸟类中传播。此外,该病毒还在非洲与严重和致命性肝坏死有关。西尼罗河病毒于 1999 年传入纽约市,随后传播到美国东北部的其他地区,造成乌鸦、外来动物园鸟类和其他鸟类死亡。随后病毒继续传播,目前在几乎所有州以及加拿大、墨西哥、南美洲和加勒比群岛都曾发现。*pipiens* 库蚊仍然是美国东北部的主要媒介,但也涉及其他几种库蚊和白纹伊蚊。美国其他地区中,松鸦与乌鸦和其他鸦科鸟类相竞争,均是病毒扩散者和病毒的致命目标。

西尼罗河病毒是一种常见的不伴中枢神经系统受累的发热性疾病(潜伏期为 3～14 日),但偶尔引起无菌性脑膜炎和严重脑炎,尤其是老年人中。西尼罗河病毒引起的发热-肌痛综合征与其他病毒引起的发热-肌痛综合征不同,主要表现为常见而非偶尔出现的躯干斑丘疹(尤其见于儿童),以及淋巴结病的发生。背痛、疲劳、头痛、肌痛、眶后疼痛、咽喉痛、恶心和呕吐以及关节痛(但不是关节炎)是常见的伴随症状,可能持续数周。脑炎、后遗症和死亡在老年人、糖尿病患者和高血压患者以及既往有中枢神经系统损伤的患者中更为常见。除了更严重的运动后遗症和认知后遗症,更轻的异常可能包括震颤、运动功能轻微异常和执行功能丧失。强烈的临床兴趣和实验室诊断方法的可获得性使一些不寻常的临床特征得以定义。这些特征包括脉络膜视网膜炎、伴有类似脊髓灰质炎组织病变的迟缓性麻痹以及不伴有弥漫性脑炎的发热与局灶性神经功能缺损的最初表现。免疫抑制患者可能有暴发性或持续性中枢神经系统感染。通过移植和输血可发生病毒传播,所以必须通过核酸检测来筛查血液和器官供体。偶尔发生孕妇的胎儿西尼罗河病毒感染。

弹状病毒:Chandipura 病毒感染

在印度,Chandipura 病毒似乎是一种越来越重要的新发人类病毒,通过蚊子和白蛉在刺猬间传播。人类中,这种疾病以一种类似流感样疾病起病,伴有发热、头痛、腹痛、恶心和呕吐;这些症状后出现神经损伤和感染相关的或自身免疫介导的脑炎。Chandipura 病毒感染的特点是儿童中的高致死率。印度每年有数百例感染病例记录。其他节肢动物传播弹状病毒(Isfahan 病毒、Piry 病毒、印第安纳州水疱性口炎病毒、新泽西州水疱性口炎病毒)感染可能会模仿 Chandipura 病毒感染早期发热阶段的表现。

披膜病毒

东部马脑炎 · 此种疾病主要发生在美国东海岸的沼泽地区,一些内陆区域远至密歇根。受感染者在每年 6—10 月间寻求医疗照护。在此期间,鸟类- Culiseta 蚊子的循环会蔓延到 sollicitans 伊蚊或 vexans 伊蚊等其他蚊子上,后两者更可能以哺乳动物为食。人们对引进的嗜人蚊子白纹伊蚊(*A. albopictus*)的潜在作用表示担心,该种蚊子被发现存在东部马脑炎病毒感染,且是实验室中一种有效的实验载体。马类是病毒的常见对象。与未接种疫苗的马接触或与人类疾病有关,但马在病毒扩增中很可能不起重要作用。

东部马脑炎在 5～10 日的潜伏期后突然发作,进展迅速,致死率为 50%～75%,且生还者后遗症多见,是虫媒病毒性疾病中最具破坏性的一种。这一严重程度可从尸检大脑中发现的广泛坏死病变和多形核细胞浸润反映出。CSF 急性多形核性细胞增多是严重性的另一个征兆,通常发生在疾病的前 1～3 日。此外,白细胞增多伴核左移是常见特征。福尔马林灭活疫苗已被用于保护实验室工作人员,但通常无法获得或不适用。

委内瑞拉马脑炎 · 委内瑞拉马脑炎病毒(Venezuelan equine encephalitis viruses)分为兽疫(epizootic)病毒(IA/B 和 IC 亚型)和地方性动物病(enzootic)病毒(ID、IE 和 IF 亚型)。与之密切相关的地方性动物病性病毒是 Everglades 病毒、Mucambo 病毒和 Tonate 病毒。地方性动物病病毒主要存在于潮湿的热带森林环境中,并保存于蚊虫和啮齿动物之间。这些病毒能引起人类疾病,但对马没有致病性,也不会引起兽疫。地方性动物病病毒是急性发热性疾病的常见原因。Everglades 病毒已经在佛罗里达州导致人类脑炎。根据遗传变化速率推测 Everglades 病毒在＜200 年前被引入佛罗里达州。Everglades 病毒与 ID 亚型病毒关系最为密切,该亚型病毒的进化产物似乎是南美洲活跃的兽疫变种。

兽疫病毒的自然周期不详,但在美洲造成马和人类中周期性的广泛兽疫/流行病。这些兽疫/流行病是马和骡子中高水平病毒血症的结果,马和骡子将病毒传播给几种类型的蚊子。受感染的蚊子反过来感染人类并使病毒不断传播。人类也有高水平的病毒血症,但其在病毒传播中的作用尚不清楚。从 20 世纪 30 年代起,南美洲内的委内瑞拉马热兽疫以≤10 年的间隔反复发生,直至 1969 年中美洲和墨西哥发生大规模的兽疫蔓延,1971 年疫情传到得克萨斯州南部。基因测序表明,该次暴发的病毒来源于兽医疫苗中残留的"未灭活"的 IA/B 亚型病毒。疫情在得克萨斯州由一种最初美国军队研制的供人使用的减毒活疫苗(TC - 83)终止;随后,导致该兽疫的病毒被用于进一步生产兽用灭活疫苗。此后直到 1995 年哥伦比亚、委内瑞拉和墨西哥再一次发生兽疫前,未再发生兽疫。这些兽疫中的病毒和此前的 IC 亚型兽疫病毒与已知的地方性流行动物病 ID 病毒存在亲缘关系。这一发现表明，动物病毒在进行着主动进化和选择。

兽疫期间存在普遍人类感染，10%～60%的感染者发生临床疾病。大多数感染引起明显的急性发热性疾病，而相对较少（5%～15%）导致神经系统疾病。支持中枢神经系统受累概率低的证据为实验室环境中接触气溶胶或因疫苗接种事故引起的许多感染中没有脑炎病例发生。最近一次大规模的委内瑞拉马热流行于 1995 年，发生于哥伦比亚和委内瑞拉。在 85 000 多例临床病例中有 4%（儿童中的比例高于成人）出现神经系统症状/体征，导致 300 例死亡。

委内瑞拉马热的预防取决于马类接种减毒 TC‐83 疫苗或该变种制备的灭活疫苗。地方动物流行的病毒与兽疫病毒在基因和抗原上不同，用兽疫病毒制备的疫苗对前者的保护相对无效。人类可以通过 Everglades 病毒、Mucambo 病毒和委内瑞拉马脑炎病毒制备的类似疫苗获得免疫保护，但由于存在反应源性、对胎儿或有致病性以及可获得性有限，疫苗的使用仅限于实验室人员。

西方马脑炎 · 西方马脑炎病毒（western equine encephalitis virus）在美国的主要周期是在 *tarsalis* 库蚊和鸟类之间，主要是麻雀和雀类鸟类。马和人都可感染病毒并患脑炎，但并不在自然界中造成病毒扩增。圣路易斯脑炎病毒（St. Louis encephalitis virus）在存在西方马脑炎病毒的同一地区以类似的周期传播；前者引起的疾病比后者（7～10 月）早一个月发生。20 世纪 30—50 年代，美国西部、中部和加拿大发生了大规模的马脑炎流行，但近年来该疾病并不常见。1964—2010 年，美国仅有 640 例病例报道。发病率的下降可能部分反映了灌溉项目中采用的综合蚊虫管理方法以及农业杀虫剂使用量的增加。西方马脑炎发病率的下降几乎可以确定地反映出人类在黄昏时分——主要媒介的叮咬高峰期间——待在关闭窗户室内的趋势增加。

经过 5～10 日的潜伏期，西方马脑炎病毒引起典型的弥漫性病毒性脑炎，发病率增加，年轻人，特别是 2 岁以下的儿童发病率增加。此外，年轻人和高龄老人的致死率也很高（总体为 3%～7%）。1/3 在急性疾病期间发生抽搐的患者此后有癫痫发作。小于 1 岁的婴儿存在严重运动和智力损伤风险，尤其是出生后第一个月内的婴儿。5～9 岁后，男性患临床脑炎的人数是女性的 2 倍。发病率的这一差异可能与男孩在户外更多接触媒介有关，但也可能部分由于生物学差异造成。福尔马林灭活疫苗已被用于保护实验室工作人员，但一般难以获得。

发热伴肌痛

发热伴肌痛综合征最常与人畜共患病的病毒感染有关。表 106‐1 中列出的许多病毒可能导致了至少一些该综合征病例，但这些病毒中只有一些与这一综合征显著相关并且具有生物医学重要性。发热伴肌痛综合征通常以突然出现的发热、寒战、剧烈肌痛和不适等症状起病。患者也可能报道关节或肌肉疼痛，但未发现真正关节炎。有典型厌食症状，也可伴有恶心甚至呕吐。头痛很常见，可能很严重，伴畏光和眶后疼痛。体格检查阳性结果很少，通常仅限于结膜充血，触诊肌肉或上腹时疼痛。症状/体征的持续时间变化很大（一般为 2～5 日），在某些情况下会出现双相病程。疾病范围从亚临床到暂时丧失行为能力不等。不太常见的发现包括非瘙痒性斑丘疹。可能发生鼻出血，但不一定代表有出血倾向。少数的患者可能发生无菌性脑膜炎。考虑到患者畏光症和肌痛以及缺乏脑脊液检查的机会，在偏远地区很难做出诊断。尽管在一些患者身上发现了咽炎或肺浸润的放射学证据，但引起这种综合征的病原体并不是主要的呼吸道病原体。

鉴别诊断包括非黄疸性钩端螺旋体病、立克次体病及本章所讨论的其他综合征的早期阶段。发热伴肌痛综合征通常被描述为"流感样"，但通常没有咳嗽和鼻炎，所以不太可能与流感混淆，除非在最早期阶段。治疗是支持性的，但由于乙酰水杨酸可能加重出血或 Reye 综合征，因此应当避免其使用。这种综合征的患者一般结局为完全康复，但是在某些患者中可有长期衰弱和非特异性症状，特别是感染了淋巴细胞性脉络丛脑膜炎病毒或 1～4 型登革热病毒后。

预防病毒感染最好是基于媒介控制，然而可能很昂贵或无法实现。对蚊子的控制来说，破坏繁殖地通常是最经济和环保的方法。新出现的控制技术包括释放转基因蚊子和传播 Wolbachia 细菌以限制蚊子的繁殖率。根据病媒及其习性，其他可能的方法包括使用纱窗或其他屏障（如氯菊酯涂层蚊帐）防止病媒进入住所、明智地在皮肤表面涂节肢动物驱虫剂［如 N,N‐二乙基甲苯酰胺（DEET）］、穿长袖和最好是氯菊酯涂层的衣物，以及避开媒介的栖息地和高峰活动时间。

沙粒病毒（Arenaviruses）

淋巴细胞性脉络丛脑膜炎/脑膜脑炎是唯一一种主要导致发热伴肌痛的人类沙粒病毒感染。淋巴细胞性脉络丛脑膜炎病毒通过普通家鼠（*Mus musculus*）排泄物和分泌物的气溶胶传播给人类。病毒主要通过感染母鼠垂直传播在鼠中维持。垂直感染的小鼠有持续病毒血症，一生都传播病毒，病毒浓度在所有组织中都很高。受感染的宠物仓鼠也可与人类有关联。因为这种病毒作为 T 细胞功能的模型被广泛应用于免疫学实验室，并且可以无声地感染细胞培养物和肿瘤细胞系，在科学家和照看动物者中可能发生感染。此外，患者可能有在啮齿动物出没的房屋居住史或其他啮齿动物接触史。据报道，阿根廷、德国和美国成年人的抗体流行率为 5%～10%。

淋巴细胞性脉络丛脑膜炎/脑膜脑炎不同于一般的发热伴肌痛综合征之处在于其起病平缓。偶尔与该病相关的病症有睾丸炎、短暂脱发、关节炎、咽炎、咳嗽和斑丘疹。估计 1/4 的患者（或更少）经历 3～6 日的发热期。短暂缓解后，许多患者再次出现发热，伴有严重头痛、恶心和呕吐，脑膜症状持续约 1 周（中枢神经系统阶段）。这些患者几乎总是完全康复，罕见的有明显脑炎症状的患者也是如此。一过性脑积水可使康复延迟。在最初的发热阶段，常见白细胞减少和血小板减少，通常可从血液中分离病毒。中枢神经系统阶段时，病毒可从脑脊液分离，血液中存在抗体。淋巴细胞性脉络丛脑膜炎/脑膜脑炎的发病机制被认为与将病毒直接接种到成年小鼠体内类似。免疫反应袭击导致 T 细胞介导的免疫病理性脑膜炎。脑膜炎期时脑脊液单核细胞计数在每微升数百到数千之间，1/3 的患者脑脊液糖降低。

IgM 捕获 ELISA、免疫组化和逆转录聚合酶链反应（RT-PCR）可用于诊断淋巴细胞性脉络丛脑膜炎/脑膜脑炎。血清和脑脊液中的 IgM 捕获 ELISA 通常可产生阳性结果，已开发出用于检测脑脊液的 RT-PCR 方法。由于近期器官移植引起的暴发性感染患者没有免疫应答，因此需要免疫组织化学或 RT-PCR 进行诊断。对有明显白细胞减少和血小板减少的急性发热患者应怀疑感染。无菌性脑膜炎患者中，以下任何一项均提示淋巴细胞性脉络丛脑膜炎/脑膜脑炎：明显的发热性前驱症状、成人、秋季发病、脑脊液葡萄糖水平低或脑脊液单核细胞数＞1 000/μL。孕妇中，感染可导致胎儿受累，造成先天性脑积水和脉络膜视网膜炎。由于母亲的感染可能轻微，只引起短暂的发热性疾病，可疑情况下应在母亲和胎儿身上均寻找病毒抗体，尤其是在 TORCH（弓形虫、风疹、巨细胞病毒、单纯疱疹和 HIV）阴性的新生儿脑积水时。

布尼亚病毒

许多种的布尼亚病毒能导致发热伴肌痛。此类病毒的多种造成了个体感染，通常不引起流行病，如正布尼亚病毒按蚊 A 血清群（如 Tacaiuma 病毒）、Bwamba 血清群（Bwamba 病毒、Pongola 病毒）、Guama 血清群（Catu 病毒、Guama 病毒）、Nyando 血清群（Nyando 病毒）和 Wyeomyia 血清群（Wyeomyia 病毒）；未分类的布尼亚病毒 Tataguine 病毒；白蛉病毒-Bhanja 复合体（Bhanja 病毒、Heartland 病毒）和 Candiru 复合体（Alenquer 病毒、Candiru 病毒、Escharate 病毒、Maldonado 病毒、Morumbi 病毒和 Serra Norte 病毒）；汉坦病毒-Choclo 病毒；以及 Dugbe 病毒和内罗毕绵羊病的 nairovirus。相关正布尼亚病毒 Bunyamwera 血清群（Bunyamwera、Batai、Cache Valley、Fort Sherman、Germiston、Guaroa、Ilesha、Ngari、Shokwe 和 Xingu 病毒）中的 Ngari 病毒最近在非洲引起了一场大规模流行病。

正布尼亚病毒 C 群血清群·进入南美洲丛林的人类中最常见的虫媒病毒感染包括 Apeú 病毒、Caraparú 病毒、Itaquí 病毒、马德里病毒、Marituba 病毒、Murutucú 病毒、Nepuyo 病毒、Oriboca 病毒、Ossa 病毒、Restan 病毒和 Zungarocoecha 病毒。这些病毒引起急性发热性疾病，在新热带森林中由蚊子传播。

正布尼亚病毒 Simbu 血清群·Oropouche 病毒在中美洲和南美洲由一种吸血蠓 *Culicoides paraensis* 传播，该蠓通常在可可壳和城镇其他蔬菜碎屑中高密度地繁殖。巴西和秘鲁

的几个城镇曾有涉及数千名患者的暴发性流行病报道。在一些患者中发现皮疹和无菌性脑膜炎。Iquitos 病毒是新近发现的 Oropouche 病毒的重配株和近亲，易被误当作 Oropouche 病毒，其整体流行病学意义尚待确定。

白蛉病毒白蛉热血清群（phlebovirus sandfly fever serocomplex）·以前白蛉热的一个称呼为"3 日热"，它指导性地描述了与这种良性感染相关的短暂致病过程。病程中既无皮疹也无中枢神经系统受累，通常完全康复。白蛉热由至少 6 种不同白蛉热血清群的白蛉病毒引起：Chagres 病毒、白蛉热塞浦路斯病毒、白蛉热那不勒斯病毒、白蛉热西西里病毒、白蛉热土耳其病毒和托斯卡纳病毒。白蛉热那不勒斯病毒、白蛉热西西里病毒和托斯卡纳病毒是该群中最重要的人类病原体。*Phlebotomus* 白蛉可能是在小型哺乳动物中传播病毒，并通过叮咬感染人类。雌性白蛉在吸血时可能经口受到感染，并在第二次吸血后产卵时将病毒传播给后代。这一突出的经卵传播使病毒的控制困难。

白蛉热在环地中海地区存在，通过巴尔干半岛向东延伸到中国的部分地区以及西亚。Chagres 病毒是巴拿马的地方病。在农村和城市环境中都能发现白蛉，它们以飞行距离短和体型小而闻名；小体型使它们能够穿过标准的纱窗和蚊帐。在自然灾害和战争之后曾有流行病的描述。第二次世界大战后，为控制疟疾在欧洲部分地区进行的广泛喷洒大大减少了白蛉种群和白蛉热那不勒斯病毒的传播，白蛉热的发病率继续较低。

流行地区常见的疾病模式为旅行者和军人发病率高，而在儿童期感染后得到保护的当地人口中很少或没有疾病。托斯卡纳病毒感染在夏季农村居民和度假者中常见，特别是在意大利、西班牙和葡萄牙；返回德国和斯堪的纳维亚的旅行者中有一些病例。该疾病可表现为无合并症的发热性疾病，但通常伴有无菌性脑膜炎，可从脑脊液中分离出病毒。

Punta Toro 病毒是一种不属于白蛉热血清复合物的白蛉病毒，但与此复合物成员一样由白蛉传播。在拉丁美洲的热带森林中，Punta Toro 病毒引起一种白蛉热样疾病，其媒介栖息于扶墙上。流行病学尚无报道，但流行地区村庄居民的抗体阳性率表明终身的累积接触率＞50%。

黄病毒

引起发热伴肌痛综合征最重要的临床黄病毒是 1～4 型登革热病毒。事实上，登革热是全球最重要的节肢动物传播病毒性疾病，每年有 5 000 万至 1 亿人感染。25°N 和 25°S 纬度之间 1～4 型登革热病毒的传播全年发生，但已有该病毒季节性入侵美国和欧洲的记录。这 4 种病毒都以埃及伊蚊为主要媒介。由于蚊子在热带和亚热带地区的传播越来越多，以及受感染人类的跨国旅行，世界上广大地区都易输入登革热病毒。因此，登革热和重症登革热（见下文"病毒性出血热"）越来越普遍。例如，夏威夷和美国南部存在有利于 1～4 型登革热病毒通过埃及伊蚊（*A. aegypti*）传播的条件。登革热病

毒的次要媒介白纹伊蚊（*A. albopictus*）范围目前从亚洲延伸到美国、印度洋、欧洲部分地区和夏威夷。埃及伊蚊通常在人类居住地附近繁殖，使用来自水罐、花瓶、废弃容器、椰子壳和旧轮胎等处相对新鲜的水源。蚊子通常栖息在住所，在白天吸血。在美国南部预计会有登革热病例暴发，特别是在装水容器可能会有埃及伊蚊滋生的墨西哥边境地区。有空调的封闭住所可能会抑制包括1～4型登革热病毒在内的许多虫媒病毒的传播。

登革热的潜伏期平均为4～7日，典型的患者突然出现发热、额部头痛、眶后疼痛、背痛以及严重肌痛。这些症状给了登革热一个俗称"断骨热"。通常在第1日出现短暂斑疹，也会出现淋巴结病、腭部水疱和巩膜充血。疾病可能持续1周，伴随着其他症状和临床症状，通常包括厌食、恶心或呕吐，以及明显的皮肤超敏。在第3～5日接近热退的时候，斑丘疹于躯干出现并蔓延到四肢和面部。单纯性登革热常出现鼻出血和散在瘀点，在急性疾病时，此前存在的胃肠道病变可能出血。

登革热的实验室检查结果包括白细胞减少、血小板减少和血清转氨酶浓度升高。诊断依靠恢复期用IgM-ELISA或配对血清学或急性期用抗原检测ELISA或RT-PCR。如果使用蚊子接种或蚊子细胞培养，急性期很容易从血液中分离出病毒。

呼肠孤病毒

几种环状病毒（Lebombo病毒、Kemerovo病毒、Orungo病毒和Tribeč病毒）和coltivirus病毒属（科罗拉多扁虱热病毒、Eyach病毒和鲑鱼河病毒）可导致人类的发热伴肌痛。除了Lebombo病毒和Orungo病毒外，所有这些病毒都通过蜱类传播。最重要的呼肠孤病毒性节肢动物传播疾病是科罗拉多蜱热。美国每年报道几百例患该疾病的患者。在海拔1 200～3 000 m的西部山区，3—11月间通过被感染硬蜱安氏矩头蜱（*Dermacentor andersoni*）叮咬获得感染。小型哺乳动物为其扩增宿主。最常见的表现是发热和肌痛；脑膜脑炎并不少见，出血性疾病、心包炎、心肌炎、睾丸炎和肺部表现也有报道。少数患者出现皮疹。也有白细胞减少和血小板减少发生。疾病通常持续7～10日，通常为双相的。自20世纪初以来，最重要的鉴别诊断疾病为落基山斑疹热（但是科罗拉多蜱热在科罗拉多州更常见）和兔热病。科罗拉多蜱热病毒在红系血细胞中持续复制数周，可在红细胞中找到。这一特征能在免疫荧光染色的红细胞涂片中检测到，对诊断有帮助，并在筛查献血者时很重要。

■ 肺病

汉坦病毒肺综合征（HPS）于1993年首次被描述，但通过免疫组化（1978年）和血清学（1959年）对病例的回顾性鉴定支持HPS是一种最近发现的疾病而不是一种真正新疾病的观点。病原体是有独特系统发育谱系的汉坦病毒，与环齿类啮齿动物亚家族棉鼠亚科（Sigmodontinae）有关。北美鹿鼠（*Peromyscus maniculatus*）长期感染Sin Nombre病毒，是美

国最重要的HPS宿主。其他一些相关病毒（Anajatuba病毒、Andes病毒、Araraquara病毒、Araucária病毒、Bayou病毒、Bermejo病毒、Black Creek Canal病毒、Blue River病毒、Castelo dos Sonhos病毒、El Moro Canyon病毒、Juquitiba病毒、Laguna Negra病毒、Lechiguanas病毒、Maciel病毒、Monongahela病毒、Muleshoe病毒、New York病毒、Orán病毒、Paranoá病毒、Pergamino病毒、Río Mamoré病毒和Tunari病毒）在北美和南美引起该病，但Andes病毒不同寻常，因为它与人际传播有关。HPS影响居住在啮齿动物可进入住处或从事有啮齿动物接触风险职业的农村居民。每种啮齿动物都有其独特的习性；就鹿鼠而言，这些习性包括生活在人类居住区及其周围。

HPS以持续3～4日（范围，1～11日）的前驱症状起病，包括发热、不适、肌痛，许多情况下还会出现胃肠道紊乱，如腹痛、恶心和呕吐。头晕常见，偶尔眩晕。严重的前驱症状/体征可能会引起一些患者寻求医疗照护，但大多数病例在肺病期开始时才被识别。典型症状是血压稍低、心动过速、呼吸急促、轻度低氧血症、血小板减少，以及肺水肿的早期影像学表现。胸部体检阳性结果往往出人意料的少。汉坦病毒VHF（见下文）时出现的血管受累的结膜和皮肤症状罕见。接下来的几小时内，失代偿可能迅速发展为严重低氧血症和呼吸衰竭。

HPS的鉴别诊断包括腹部外科疾病和肾盂肾炎，以及立克次体病、脓毒血症、脑膜炎球菌血症、鼠疫、兔热病、流感和回归热。急性期血清的IgM抗体检测最能做出特异性诊断，即使在前驱期也能取得阳性结果。使用Sin Nombre病毒抗原进行的测试可检测引起HPS的相关汉坦病毒。有时，异型病毒只在IgG-ELISA中反应，但鉴于这些病毒在正常人群中的血清流行率很低，阳性结果高度可疑。疾病最初7～9日内的血块以及检测组织时，RT-PCR通常呈阳性。这种检测方法在识别鹿鼠活动范围以外区域和非典型病例中的致病病毒方面很有用。

前驱期时HPS的鉴别诊断困难，但就诊时或此后的24 h内，许多有诊断价值的临床特征变得明显。咳嗽通常在开始时不存在。胸片可见间质性水肿。随后，心脏大小正常的情况下可出现双侧肺泡水肿，呈向中心性分布；偶尔水肿最初为单侧性。胸膜积液常见。几乎总是可以见到明显血小板减少、循环非典型淋巴细胞伴左移（通常伴有白细胞增多）；血小板减少是重要的早期线索。血液浓缩、低蛋白血症和蛋白尿也应查找诊断原因。尽管血小板减少几乎总是会发生，部分凝血活酶时间延长是规律，但只有少数严重疾病患者存在凝血功能障碍的临床依据或弥散性血管内凝血（DIC）的实验室指标。严重疾病患者也有酸中毒和血清乳酸浓度升高。常见肾功能检测结果轻度升高，但严重HPS患者的血清肌酐浓度往往明显升高。一些新大陆除Sin Nombre病毒外的汉坦病毒（如Andes病毒）与更多肾脏受累有关，但此类病例很少被

研究。

在 HPS 患者就诊后最初几小时内的处理至关重要。目标是通过氧气疗法、气管插管和加强呼吸管理（如果需要）来预防严重低氧血症。在此期间，低血压和休克伴随血细胞比容的增加需要大量补液治疗，但这种干预措施应谨慎进行。由于心输出量低、心肌抑制和肺血管通透性增加，应当有预期地在肺毛细血管楔压的指导下使用升压药物并予以适度输液治疗。轻症病例可通过频繁监测和不插管的输氧来处理。许多患者需要插管来治疗低氧血症和休克。严重的病例最好在休克前就进行体外膜氧合。该操作对于心脏指数为 2.3 L/(min·m²) 或动脉氧分压/吸入氧分数（PaO₂/FiO₂）比值<50 且对常规支持治疗无反应的患者有指征。即使处理得当，致死率仍保持在 30%～40%，但大多数在住院前 48 h 存活的患者可在几日内拔管出院，不带有明显后遗症。抗病毒药物利巴韦林在体外抑制汉坦病毒，但在一项开放标签研究中，对患者没有显著疗效。

病毒性出血热（VHF）

VHF 是一组基于血管不稳定和血管完整性下降的异常表现。直接或间接攻击微血管系统会导致通透性增加（尤其是血小板功能下降时），导致实际破损与局部出血（止血带阳性）。病例出现血压下降，严重时出现休克。皮肤潮红和结膜充血是控制局部循环时常见、可观察到的异常现象。出血很少发生。大多数患者中，出血是广泛血管损伤的一种迹象，而不是危及生命的失血量。在某些 VHF 中，特定器官可能特别受到损害。例如，肾脏是肾综合征出血热综合征（HFRS）的主要靶点，肝是黄热病和丝状病毒病的主要靶点。然而，在所有这些疾病中，全身循环障碍至关重要的。VHF 的发病机制尚不清楚，并且在与该综合征相关的病毒中存在差异。某些病毒感染中，对血管系统甚至是靶器官实质细胞的直接损伤是一个重要因素；其他病毒感染中，可溶性介质在出血或体液再分布的发生中起主要作用。

大多数 VHF 患者的急性期与病毒复制和病毒血症有关。VHF 以发热伴肌痛起病，通常是突然出现（沙粒病毒例外，其感染通常缓慢起病）。在几日内，患者因愈发加重的虚脱就诊，经常伴有腹痛或胸痛、厌食、头晕、严重头痛、感觉过敏、畏光、恶心或呕吐，以及其他胃肠道不适。初步检查通常只显示有结膜充血、肌肉或腹部触诊有压痛、临界低血压或体位性低血压（可能伴有心动过速）的急性病患者。瘀点（通常最容易在腋下看到）、头部和胸部潮红、眶周水肿和蛋白尿常见。AST 浓度通常在起病或起病后 1～2 日内升高。在 HFRS 和严重登革热患者中，由血管渗漏引起的血液浓缩通常明显。重病患者可发展出更严重的临床体征、出现休克和其他致病毒导致的典型发现。休克、多发性出血和中枢神经系统受累（脑病、昏迷、癫痫）都是预后不佳的信号。

VHF 的主要诊断线索之一是在特定综合征的潜伏期内有至疫区的旅行史。除了汉城病毒（Seoul virus）、登革热病毒

和黄热病病毒感染时，这些病毒都有城市宿主/媒介，至农村旅行特别提示 VHF 诊断。此外，鉴别诊断中考虑的几种疾病——恶性疟、志贺菌病、伤寒、钩端螺旋体病、回归热和立克次体病是可治疗并且潜在威胁生命的。

由于需要病毒特异性治疗和支持措施，因此早期识别 VHF 非常重要。治疗措施包括迅速及减少不良损害的住院治疗、考虑到患者毛细血管通透性增加的审慎液体疗法、强心药物治疗、使用升压药物使血液维持于支持肾脏灌注水平、治疗相对常见的继发性细菌（以及罕见的真菌）感染、遵循指征补充凝血因子和血小板以及治疗出血性疾病患者时常用的预防措施。只有存在明确的 DIC 实验室证据，且实验室对治疗的监测可行情况下，才应治疗 DIC；这一治疗无证实的益处。现有证据表明，VHF 患者的心输出量下降，对通常用于治疗细菌性败血症相关休克所采用的液体负荷反应不佳。有几种 VHF 可接受特殊治疗。遇到 VHF 时应当采取严格的屏障护理和其他预防措施，防止医务人员和来访者感染，但在登革热病毒、汉坦病毒、裂谷热病毒或黄热病病毒所致疾病时除外。

目前仍在发现新型导致 VHF 的病原。除以下所列病毒外，最新加入的可能是未分类的弹状病毒 Bas‑Congo 病毒，该病毒与刚果民主共和国的 3 例 VHF 有关。然而，还未满足 Koch 假设以证明其因果关系。

沙粒病毒

引起 VHF 最重要的沙粒病毒是胡宁病毒、拉沙病毒和马丘波病毒。Chapare 病毒、Guanarito 病毒、Lujo 病毒和 Sabiá 病毒曾导致有限和/或不常见的暴发或个别病例。

胡宁（Junín）/阿根廷出血热和马丘波（Machupo）/玻利维亚出血热 · 这些严重疾病（胎儿致死率达到 15%～30%）分别由胡宁（Junín）病毒和马丘波（Machupo）病毒引起。其临床表现相似，但由于病毒的啮齿动物宿主分布和行为不同，其流行病学有所不同。到目前为止，胡宁/阿根廷出血热仅在阿根廷农村地区有记录，而马丘波/玻利维亚出血热似乎仅限于玻利维亚农村地区。感染病原体几乎总是会导致疾病，所有年龄段和性别均会受影响。人与人或医院内传播罕见，但曾有发生。胡宁/阿根廷出血热曾从康复期男性患者传播给妻子，此表明需要对沙粒病毒出血热患者进行咨询以避免在康复后数周内发生亲密接触。与拉沙热（见下文）模式相比，一般均出现通常严重的血小板减少症，出血常见，中枢神经系统功能障碍（如明显的混乱、上肢和舌震颤、小脑症状）在由胡宁病毒和马丘波病毒引起的疾病中常见得多。有些病例主要为神经系统疾病病程，预后不良。

由于血小板减少、白细胞减少和蛋白尿是典型表现，临床实验室有助于诊断。胡宁/阿根廷出血热可在疾病的前 8 日内用恢复期血浆进行治疗。在缺乏被动抗体治疗的情况下，以拉沙热的推荐剂量行利巴韦林 IV 治疗可能对所有由沙粒病毒引起的南美洲 VHF 有效。针对胡宁/阿根廷出血热存在一种安全、有效的减毒活疫苗。对疫区超过 25 万高危人群进

行疫苗接种后,这种 VHF 的发病率明显下降。实验动物中,该疫苗对马丘波/玻利维亚出血热具有交叉保护作用。

拉沙热(Lassa fever)· 拉沙病毒已知在尼日利亚、塞拉利昂、几内亚和利比里亚导致地方病和流行病,但其在西非可能分布更广泛。在拉沙病毒流行的国家,拉沙热是发热性疾病的重要原因。例如,在塞拉利昂的一家医院内,实验室确诊的拉沙热始终占内科病住院患者的 1/5。仅在西非,每年可能发生数万次拉沙病毒感染。拉沙病毒可以通过近距离接触发生传播。这种病毒通常在恢复期出现在尿液中,在恢复早期可能出现在精液中。已有医院感染病例发生,但若使用适当的无菌注射技术,医院获得性感染不常见。所有年龄段和性别都易感,疾病的发病率在旱季最高,但全年都发生传播。

在 VHF 病原体中,只有沙粒病毒导致的疾病通常缓慢起病,疾病潜伏期为 5～16 日。拉沙热患者中只有 15%～30% 出现出血;浅肤色的患者常出现斑丘疹。积液常见,男性多见的心包炎可能在晚期出现。孕妇死亡率高于通常的 15%～30%,尤其是在妊娠的最后 3 个月。胎儿死亡率高达 90%。子宫切除或可提高孕妇生存率,但是关于拉沙热和妊娠的数据仍然很少。这些数据表明,对于拉沙病毒感染妇女应予以考虑中断妊娠。白细胞计数正常或轻度升高,血小板计数正常或略低。约 20% 的患者中,耳聋与临床改善同时发生,某些患者中,耳聋为永久性、双侧性。可能发生再感染,但未发生严重疾病。

高水平病毒血症或血清 AST 浓度高从统计学上预示着致命性结局。因此,AST 浓度 >150 IU/mL 的患者应接受利巴韦林静脉注射治疗。这种抗病毒核苷类似物在回顾性对照中记录似乎能有效降低病死率。然而,需要牢记其可能出现的副作用,如可逆性贫血(通常不需要输血)、依赖性溶血性贫血和骨髓抑制。利巴韦林应当缓慢静脉输注,剂量为 32 mg/kg;此后 4 日内每 6 h 输注 16 mg/kg,然后每 8 h 输注 8 mg/kg,持续 6 日。灭活的拉沙病毒疫苗在临床前研究中显示失败。

布尼亚病毒(Bunyaviruses)

引起 VHF 最重要的布尼亚病毒是克里米亚-刚果出血热病毒(Crimean-Congo hemorrhagic fever virus)、汉坦病毒(hantaviruses)、裂谷热病毒(Rift Valley fever virus)和"严重发热伴血小板减少综合征病毒"("severe fever with thrombocytopenia syndrome virus.")。其他布尼亚病毒,如 Ngari 病毒和 Ilesha 病毒的 Garissa 变种,曾在非洲引起 HVF 的零星暴发。

克里米亚-刚果出血热(CCHF)· 这种严重的 VHF 地理分布广泛,可出现在携带病毒的蜱虫所出现的所有地方。由于 CCHF 病毒传播蜱虫倾向以家畜和某些野生哺乳动物为食,兽医学血清调查是监测特定区域病毒流行的最有效机制。人类通过被蜱虫叮咬或压碎受感染蜱虫获得感染。家畜不会生病,但会形成病毒血症。因此,在剪羊毛、屠宰动物和接触最近屠宰的受感染动物生皮或尸体时有获得 CCHF 的风险。医院获得性流行常见,通常与广泛血液接触或针扎有关。

尽管与其他 VHF 大致相似,CCHF 可导致弥漫性肝脏损伤,造成一些患者黄疸。临床实验室值提示 DIC, AST、肌酸激酶和胆红素浓度升高。即使在疾病早期,未存活下来的患者在这些指标浓度上也比存活患者有更明显的变化,而且也出现白细胞增多症而非白细胞减少症。此外,未存活的患者比幸存者的血小板减少也更显著、更早出现。静脉注射利巴韦林治疗的益处仍在激烈争论中,但临床经验和对临床实验室结果指标不佳患者的回顾性比较显示利巴韦林可能有效。不建议使用人类或兽用疫苗。

肾综合征出血热(HFRS)· HFRS 是当今最重要的 VHF,亚洲每年发生 10 万多例严重疾病,欧洲每年发生数千例轻症感染。这种疾病在欧洲大陆广泛分布。主要的致病病毒是 Puumala 病毒(欧洲)、Dobrava-Belgrade 病毒(巴尔干半岛)和汉坦病毒(东亚)。Amur/Soochong 病毒、Gou 病毒、Kurkino 病毒、Muju 病毒、Saaremaa 病毒、Sochi 病毒和 Tula 病毒也可引起 HFRS,但频率较低,而且在地理上区域分布更有限,取决于保虫宿主分布。汉城病毒(Seoul virus)由于与褐鼠(褐家鼠)有关,是一种特殊病毒;由于这些啮齿动物通过船舶迁徙,该病毒分布于世界范围。汉城病毒分布广泛,但在亚洲只造成轻微或中度 HFRS,人类疾病在世界许多地区很难识别。大多数 HFRS 病发生在农村居民或度假者身上,但汉城病毒感染除外,该病毒可从城市或农村环境或从受污染的实验室鼠群中获得。韩国和中国农村地区的典型汉坦病毒感染最常见于春季和秋季,与啮齿动物密度和农业活动有关。啮齿动物唾液和粪便中也存在病毒,人类感染主要通过啮齿动物的尿液气溶胶获得。HFRS 患者没有传染性。

严重 HFRS 分为 4 个阶段。发热期持续 3～4 日,表现为突然发热、头痛、严重肌痛、口渴、厌食,常伴有恶心和呕吐。畏光、眶后疼痛和眼球运动疼痛常见,视力可能因睫状体炎症而变得模糊。典型表现为面部、颈部 V 区和背部潮红以及咽部充血、眶周水肿和结膜充血。瘀点通常发生于受压部位、结膜和腋窝。背部疼痛和肋脊角叩击痛代表大量腹膜后水肿。存在轻至中度 DIC 的实验室依据。HFRS 的其他实验室发现包括蛋白尿和活性尿沉渣。低血压期持续数小时至 48 h,以血压下降和偶尔的休克开始。发热期典型的相对心动过缓被心动过速取代。激肽激活显著。血细胞比容升高反映血管渗漏增加。发生白细胞增多伴左移、血小板减少持续。出现循环非典型淋巴细胞,实际上是激活的 CD8+ 和较小程度上的 CD4+ T 细胞。尿蛋白明显,尿比重降至 1.010。因局部和全身循环改变导致尤其是皮质髓质交界处的小管坏死,使得肾循环充血、受损,以及发生少尿。少尿期时,出血倾向继续存在,可能在很大程度上是由于尿毒症出血缺陷所致。肾功能恢复前少尿持续 3～10 日,肾功能恢复标志着多尿期开始(多尿和低渗尿),有发生脱水和电解质异常的风险。

HFRS 的轻症病例可能非常不典型。症状可能只包括发热、胃肠道异常和短暂性少尿,随后出现低渗尿。Puumala 病毒感染是欧洲最常见的 HFRS(流行性肾病,*nephropathia epidemica*）病因，导致明显轻症的疾病表现，但总体表现相同。仅10%的患者有出血表现，通常记录有低血压而非休克，仅约一半的患者出现少尿。主要特征可能是发热、腹痛、蛋白尿、轻度少尿，有时有视力模糊或青光眼，随后出现多尿和低渗尿。致死率<1%。

在疫区有农村接触史的患者中应该怀疑HFRS。对该病的及时识别可以快速对患者收住入院并对休克和肾衰竭进行预期性的治疗。有用的临床实验室参数包括白细胞增多，可能表现为白血病样、伴有核左移，血小板减少和蛋白尿。在入院时或入院后24~48 h，用IgM捕获ELISA很容易诊断出HFRS。汉坦病毒分离困难，但对临床早期采集的血块或死亡后采集的组织进行RT-PCR应当能获得阳性结果。如果需要明确鉴定出所感染的病毒，通常会进行这种检测。

治疗的主要方法是处理休克、依靠血管加压剂、适度晶体输注、静脉注射人血清白蛋白，以及通过及时的透析治疗肾衰竭以防止过度水合可能导致的肺水肿，以及控制可能增加颅内出血概率的高血压。如果疾病最初4日内开始使用静脉注射利巴韦林，可以降低严重病例的致死率和致病率。致死率可高达15%，但给予恰当治疗后应<5%。尚无明确的后遗症。

裂谷热(Rift Valley fever)· 裂谷热病毒的自然范围以前限制于撒哈拉以南非洲，由于大量降雨，病毒的传播明显增强。1997年的"厄尔尼诺南部振荡"现象促进了裂谷热随后向阿拉伯半岛蔓延，并在2000年造成流行。该病毒也在马达加斯加被发现，并被引入埃及，1977—1979年、1993年以及之后的几年里在埃及引起了重大流行。裂谷热病毒在自然中通过经卵传播在洪水伊蚊中保存，可能也存在脊椎动物扩散者。特别是在暴雨期间的传播增加导致了以牛、山羊或绵羊中高水平病毒血症为特征的动物流行。许多种蚊子随后吸这些动物的血并被感染，从而增加了人类感染的可能性。通过卫星遥感可以探测到与暴雨有关的生态变化，可以预测裂谷热病毒的传播可能性。高分辨率卫星还可以探测到洪水中滋生蚊子的特殊洼地。此外，病毒可通过与家畜血液或气溶胶接触传播。因此，家畜分娩期间传播风险很高，流产物和胎盘都需要小心处理。由于死后组织中的厌氧糖酵解会导致酸性环境，可快速灭活布尼亚病毒，因此屠宰的动物没有传染性。裂谷热没有人际传播或医院内传播的记录。

由于裂谷热病毒的不同寻常之处在于能引起数种临床综合征。大多数感染表现为发热—肌痛综合征。一小部分感染导致VHF，伴有肝脏显著受累。肾衰竭和DIC也常见。可能有10%的轻微感染者发生视网膜血管炎，一些患者视力永久受损。眼底检查显示视网膜水肿、出血、梗死以及视神经退化。一小部分患者中(<1/200)视网膜血管炎之后发生病毒性脑炎。

裂谷热尚无有效治疗方法。发生在急性发热综合征后的视网膜疾病和脑炎都可缓解，伴血清中和抗体出现，以上事件表明只需给予支持性治疗。通过给牲畜接种疫苗能最有效地预防流行病。这种病毒在进入埃及后的传播能力表明包括美

国在内的其他可能接受病毒的地区应该制定应对计划。裂谷热如同委内瑞拉马脑炎一样，可能只用足够的有效减毒活疫苗库存就能得到控制，但这种全球库存不可用。一种福尔马林灭活疫苗可使人类产生免疫力，但该疫苗数量有限，且需要接受3次注射；建议有潜在接触的实验室工作人员和在撒哈拉以南非洲工作的兽医接种该疫苗。一种新型减毒活疫苗MP-12正在进行人体试验，可能很快就可用于一般使用。该疫苗安全，被许可用于绵羊和牛。

严重发热伴血小板减少综合征· 这是一种最近描述的由以前未知且仍未分类的白蛉病毒引起的蜱传疾病。过去的几年中，中国报道了多例人类感染，日本和韩国也发现了一些病例。临床表现从轻度非特异性发热到严重VHF不等，致死率高(>12%)。

黄病毒

引起VHF的最重要的黄病毒是蚊媒1~4型登革热病毒和黄热病病毒。这些病毒广泛分布，每年造成数万至数十万次感染。Kyasanur森林病病毒和Omsk出血热病毒在地理上分布十分局限，但是重要的造成VHF的蜱传黄病毒，有时伴发病毒性脑炎。蜱传性脑炎病毒已在少数患者中引起VHF。目前还没有治疗这些VHF的方法，但印度已经使用一种灭活疫苗以预防Kyasanur森林病。

重症登革热(Severe dengue)· 感染1、2、3或4型登革热病毒恢复后的几周内，该次感染对异种登革热病毒再次感染的短暂保护作用通常会减弱。异种病毒再感染可导致典型登革热，或少见情况下的严重登革热。过去20年内，埃及伊蚊已经逐渐再次入侵拉丁美洲和其他地区，并且被感染者的频繁旅行已从许多地区引进了多种1~4型登革热病毒的变种。因此，美洲和加勒比地区形成的多种登革热病毒血清型的高流行传播模式导致重症登革热成为重大问题。每年数以百万计的1~4型登革热病毒感染中，重症登革热约50万例，致死率约为2.5%。血管通透性和休克的发生取决于多种因素，如是否存在增强和非中和性抗体、年龄(12岁后严重登革热的易感性显著下降)、性别(女性比男性更易感染)、种族(白种人比黑种人更易感染)、营养状态(营养不良状态具有保护性)或感染顺序(如1型登革热病毒感染后发生2型登革热病毒感染似乎比4型登革热病毒后2型登革热病毒感染似乎更为危险)。此外，每种登革热病毒存在相当大的异质性。例如，2型东南亚登革热病毒变种比其他变种更可能导致重症登革热。

重症登革热可通过检测出血倾向(止血带试验、瘀点)或在没有基础疾病(如先前存在的胃肠道病变)情况下出现明显出血来识别。血管通透性增加可能导致休克。在较轻的重症登革热病例中，典型登革热起病后2~5日，通常是热退之时，出现不安、嗜睡、血小板减少(<100 000/μL)和血液浓缩。登革热时经常出现的斑丘疹也可能出现在重症登革热中。更严重的病例中，休克很明显，伴有低脉压、发绀、肝大、胸腔积液和腹水；一些患者出现严重瘀斑和胃肠道出血。休克期只持续1~2日。

重症登革热的病毒学诊断可用常规方法进行。然而,多种黄病毒感染会导致对该属几个成员病毒的广泛免疫应答,这种情况可能导致 IgM 和 IgG 免疫应答缺乏病毒特异性。通过针对几种黄病毒抗原的检测可寻求二级抗体反应,以证实具有特征性的广谱反应性。

大多数休克患者对密切监测、供氧和输注晶体(或严重情况下输注胶体)能迅速反应。所报道的病死率随病例确定性和治疗质量不同而有很大差异。然而,大多数重症登革热患者对支持治疗反应良好。在热带一个有经验的中心内,总体致死率可能低至 1%。

控制登革热和重症登革热的关键是控制埃及伊蚊,这同时也降低城市内黄热病和基孔肯雅病毒的传播风险。由于垃圾库中存在不可降解的轮胎和长寿命塑料容器(降雨期间盛水后完美的蚊子繁殖地)以及杀虫剂抗药性的存在,控制措施变得困难。城市贫困和公共卫生界无法动员民众响应消灭蚊子繁殖地的需要也是缺乏蚊子控制的因素。目前三期临床试验正在拉丁美洲、亚洲和澳大利亚评估一种基于减毒黄病毒17D 平台的四价减毒登革热活疫苗。至少有另外两种基于改良重组登革热病毒的减毒活候选疫苗在一期临床试验中进行评估,但结果并不乐观。

黄热病 · 在 1900 年发现黄热病病毒(Yellow fever virus)由埃及伊蚊传播之前,黄热病病毒已在非洲和欧洲造成重大流行。新大陆中的城市黄热病是埃及伊蚊定植的结果,埃及伊文原本是非洲的蚊子。此后,非洲以及中美洲和南美洲丛林中不同类型的蚊子和非人类灵长类动物均发现携带有黄热病病毒。向人类的传播是偶然发生的,发生在被吸病毒血症猴子血的蚊子叮咬后。在确认埃及伊蚊是黄热病的传播媒介后,控制策略针对于增强对蚊子的控制。今天,城市的黄热病传播仅发生于一些非洲城市,但南美洲大城市存在这种威胁,在那里已经发生了埃及伊蚊再次蔓延,而由同一种蚊子传播的 1~4 型登革热病毒常见。尽管存在高效、安全的疫苗,南美洲每年仍发生数百例丛林黄热病病例,非洲每年发生数千例丛林和城市病例(2013 年估计有 29 000~60 000 例)。

黄热病是一种典型 VHF,伴有显著肝坏死。病毒血症通常持续 3 或 4 日,随后是一段"中毒"阶段。严重病例的这一后期出现特征性的黄疸、出血、黑色呕吐物、无尿和终末期谵妄,可能部分与肝脏的广泛受累有关。血液白细胞计数可以正常或降低,并且在终末期经常很高。通常可发现蛋白尿,且可很明显。随着终末期或重症病例时发生肾衰竭,血尿素氮浓度相应升高。肝功能测试中检测到的异常从轻症病例的 AST 浓度轻度升高到严重紊乱不等。

城市的黄热病可以通过控制埃及伊蚊来预防。持续的森林循环要求所有潜在传播地区的访客接种减毒活 17D 变种疫苗病毒,该病毒不能通过蚊子传播。除少数的例外,对疫苗的反应极少;10 日内可产生免疫并持续至少 25~35 年。对鸡蛋过敏者必须谨慎考虑接种疫苗。虽然没有证据表明疫苗对胎儿造成有害影响,但孕妇只有在有确定黄热病病毒感染风险时才应接种疫苗。由于疫苗接种与几例<6 月儿童的脑炎病例有关,该年龄组中不应接种,除非接触风险很高,6~8 个月大的婴儿也不建议接种。曾有罕见、严重、多系统的不良反应(有时致命性)报道,尤其在老年人中,因此在给年龄≥60 岁者注射疫苗前应当权衡受益风险。然而,未接种黄热病疫苗旅行者的死亡人数超过因接种疫苗死亡的人数,应对前往相关地区的旅行者实行自由的疫苗接种政策。有关黄热病分布和黄热病疫苗要求变化的及时信息可以从美国 CDC(http://www.cdc.gov/vac cine/vpd-vac/yf/default.htm)获得。

第 107 章
埃博拉病毒和马尔堡病毒感染

Chapter 107
Ebolavirus and
Marburgvirus Infections

Jens H. Kuhn · 著 | 史庆丰 · 译

丝状病毒科的几种病毒可在人类中引起严重而致命的病毒性出血热。人类感染丝状病毒是一种极为罕见的事件,极有可能通过直接或间接接触携带有丝状病毒的健康哺乳动物宿主或接触感染、患病及死亡的非人灵长类动物发生感染。丝状病毒具有很强的传染性,但传播性不高。人与人之间的自然传播通过直接与人(通常是皮肤与皮肤)接触或接触受感染者的体液和组织,没有证据表明这种传播可通过气溶胶或呼吸道飞沫而发生。感染进程迅速从流感样发展为出血性表现,通常以多器官功能障碍综合征和休克为终点。治疗丝状病毒感染必须完全支持,因为目前还没有特别有效的抗病毒药物或疫苗。

丝状病毒被世界卫生组织（WHO）归类为生物风险4级病原体。因此，所有处理怀疑含有丝状病毒的材料只能在最高等级的（生物安全4级）实验室进行。处理这些病毒的人员必须穿戴合适的个人防护用品（参见下文"预防"），并严格遵循标准操作流程。怀疑丝状病毒感染时，应立即联系有关当局和WHO参考实验室。

■ 病原学

丝状病毒科包括3个属：奎瓦病毒属、埃博拉病毒属和马尔堡病毒属（表107-1和图107-1）。现有数据表明，奎瓦病毒、洛洛维和莱斯顿型埃博拉病毒（reston virus, RESTV）对人不致病。其余4种埃博拉病毒：本迪布焦型埃博拉病毒（bundibugyo virus, BDBV）、扎伊尔型埃博拉病毒（zaire virus, ZEDV）、苏丹型埃博拉病毒（sudan virus, SUDV）和塔伊夫森林病毒（taï Forest virus, TAFV）可引起埃博拉出血热[国际疾病分类，第10版（ICD-10），编码A98.4]。马尔堡病毒（marburg virus, MARV）和Ravn病毒是引起马尔堡病毒病（ICD-10 编码A98.3)的病原体。

表107-1　丝状病毒分类	
当前分类和命名法	**以前分类和命名法**
单分子负链RNA病毒目丝状病毒科　马尔堡病毒属　　马尔堡病毒种　　　马尔堡病毒　　　　病毒1：马尔堡病毒　　　　病毒2：Ravn病毒　　埃博拉病毒属　　塔伊夫森林埃博拉病毒种　　　病毒：塔伊夫森林病毒　　莱斯顿型埃博拉病毒种　　　病毒：莱斯顿型埃博拉　　苏丹型埃博拉病毒种　　　病毒：苏丹埃博拉　　扎伊尔型埃博拉病毒种　　　病毒：扎伊尔型埃博拉　　本迪布焦型埃博拉病毒种　　　病毒：本迪布焦型埃博拉　奎瓦病毒属　　洛洛维奎瓦病毒种　　　病毒：洛洛维病毒	单分子负链RNA病毒目丝状病毒科　马尔堡病毒　　维多利亚湖种　　　马尔堡病毒　　　　病毒：维多利亚湖马尔堡病毒　埃博拉病毒属　　科特迪瓦埃博拉病毒属　　　病毒：科特迪瓦埃博拉病毒　　莱斯顿型埃博拉病毒种　　　病毒：莱斯顿型埃博拉　　苏丹型埃博拉病毒种　　　病毒：苏丹埃博拉　　扎伊尔型埃博拉病毒种　　　病毒：扎伊尔型埃博拉

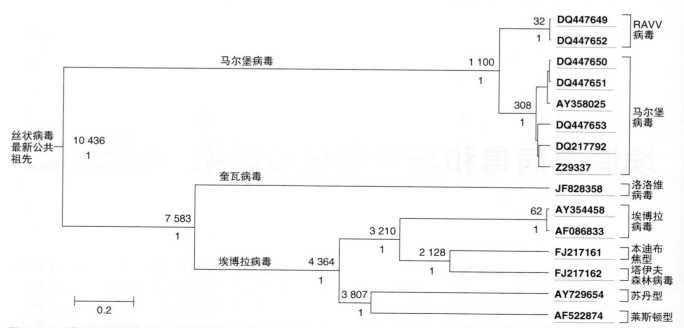

图107-1　**丝状病毒系统发育/进化。**所有已知丝状病毒代表性分支变种的贝叶斯联合分析（以加下划线的genbank登记号表示）。最大支序置信树上每个节点上用最近公共祖先（most recent common ancestor, MRCA）表示。后验概率值低于MRCA的年估计值。位点替代比例由CDC的Serena Carroll博士分析。

丝状病毒的 RNA 基因组为线性、非分段、单链、负股、长度约为 19 kb。这些基因组包含 6 个或 7 个编码基因并编码以下 7 种结构蛋白：核蛋白、聚合酶辅因子（VP35）、基质蛋白（VP40）、糖蛋白（GP1,2）、转录辅因子（VP30）、二级基质蛋白（VP24）和 RNA 依赖的 RNA 聚合酶（L 蛋白）。奎瓦病毒和埃博拉病毒（而不包括马尔堡病毒）可编码 3 种功能未知的非结构蛋白（sGP、ssGP 和 Δ 肽）。丝状病毒在人类病毒颗粒中是独特的，它们是多形性细丝，呈环形或六边形（宽约 80 nm，平均长度≥790 nm）。这些包膜病毒包含螺旋状核衣壳，并被 GP1,2 覆盖（图 107 - 2）。

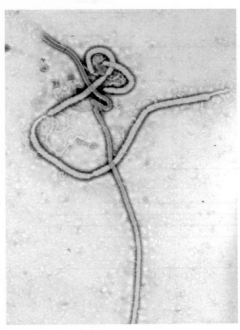

图 107 - 2　**埃博拉病毒颗粒**。埃博拉病毒的第一张透射电子显微照片，1976 年扎伊尔埃博拉病毒暴发期间分离自一名患者的血液样本，并接种至 Vero 细胞培养基中。图示为丝状病毒的典型而独特的丝状结构和多形结构（PHIL ID♯1833，由 CDC Fredrick A. Murphy 拍摄）。

流行病学

迄今为止（即截至 2014 年 12 月 3 日），共发生了 20 012 例人丝状病毒感染和 8 058 例感染死亡记录（图 107 - 3）。这些数据既强调了丝状病毒感染的高杀伤力（死亡/患病人数，40.3%）又强调了总体低死亡率（相对健康人群的而言）。就目前而言，丝状病毒的自然感染不会构成全球性威胁。致病性的丝状病毒似乎只分布于非洲赤道地区，但如果自然环境或人为环境变化，可能改变这种分布，导致丝状病毒宿主迁移和非人类宿主与人类之间的接触增加。大多数已记录的 EVD 和 MVD 暴发可追溯至将感染传播给其他人的指标病例。这些接触传播链表明，自 1967 年丝状病毒被发现以来，大约只有 50 起宿主至人的自然传播事件发生。暴发频率、感染病例数和总体杀伤力可能取决于特定的病因、受影响国家的地理位置、社会经济条件及当地习俗。特别地，过去个人防护用品和可重复使用的医疗设备（如注射器和针头）的可用性

影响总体发病例数，并且改变当地的下葬仪式（如仪式清洗）或进行手套预防，暴发疫情得到遏制。在过去的 20 年中，EVD 和 MVD 的发病率可能有所增加（图 107 - 3），但这种变化是否是由丝状病毒活动增加、丝状病毒宿主和人类之间更频繁的接触，或者监测能力的持续改善而发生仍存在争议。

EVD 和 MVD 暴发与不同的地理条件和气候有关，并可能与不同的宿主或储存者有关。4 种人致病性 EVD 在潮湿的雨林中普遍存在。EVD 的暴发通常与森林中狩猎或接触丛林肉类（如猿类、其他非人灵长类动物、羚羊或灌木猪）有关。生态研究表明，EVD 可能是野生黑猩猩和大猩猩种群中广泛而致死的兽源性病原体。然而迄今为止，埃博拉病毒从野生非灵长类动物的复制分离株只有 TAFV，该病毒是 1994 年从科特迪瓦西部一只死去的黑猩猩体内分离。另一方面，MARV 和 Ravn 的感染宿主以干旱林地栖息为主。流行病学调查显示，MVD 的暴发总是与探访自然或人工洞穴、矿井有关。以洞穴居住为生的翼（果）蝠是 MARV 和 Ravn 的自然和亚临床感染宿主。怀疑蝙蝠是埃博拉病毒的宿主，但目前缺乏确凿的证据。事实上，只有 ZEDV 和 RESTV 的抗体或基因组片段检测与食草蝙蝠和食虫蝙蝠有着少许的联系，而 BDBV、SUDV 和 TAFV 的宿主尚未明确。

发病机制

人类感染主要通过损伤的皮肤或黏膜表面直接接触受污染的体液或通过肠外接种（例如，通过意外针刺或在设备缺乏的医院重复使用针头）发生。许多研究表明，无论是体外实验还是体内实验（一些人类疾病的动物模型），都揭示丝状病毒暴露后的关键致病事件。丝状病毒表面的 GP1,2 通过与尚未识别的细胞表面分子和细胞内受体 Niemann - Pick C1 结合来确定其细胞和组织嗜性。

丝状病毒感染的病原学特征之一是明显抑制免疫系统。丝状病毒的第一个靶向位点是局部巨噬细胞、单核细胞和树突状细胞。几种丝状病毒结构蛋白（特别是 VP35、VP40 和 VP24）通过抑制干扰素途径从而抑制先天性免疫反应，继而促使大量丝状病毒感染。子代病毒大量分泌，如已证明的血液[>10^6 个斑块形成单位（pfu）/ml 人类血清]和淋巴管中的高滴度，并播散至大多数组织。丝状病毒可感染额外的吞噬细胞，如巨噬细胞（肺泡、腹膜、胸膜）、肝内的 Kupffer 细胞和小胶质细胞，以及其他靶细胞（如肾上腺皮质细胞、成纤维细胞、肝细胞、内皮细胞和各种上皮细胞）。感染导致可溶性信号分子的分泌（随细胞类型的不同而变化），这很可能是调节免疫反应和多器官功能障碍综合征发展的关键因素。例如，感染的巨噬细胞通过分泌促炎细胞因子进行应答，导致巨噬细胞进一步募集至感染部位。相反，感染树突状细胞不能激活细胞因子的分泌，主要组织相容性 II 类抗原的表达部分被抑制。在缺乏反应性炎症细胞应答的情况下，免疫抑制的发生与淋巴结、脾脏和胸腺中大量淋巴消耗有关。动物研究结果表明，大量淋巴细胞的凋亡是造成消耗的直接原因，这一现

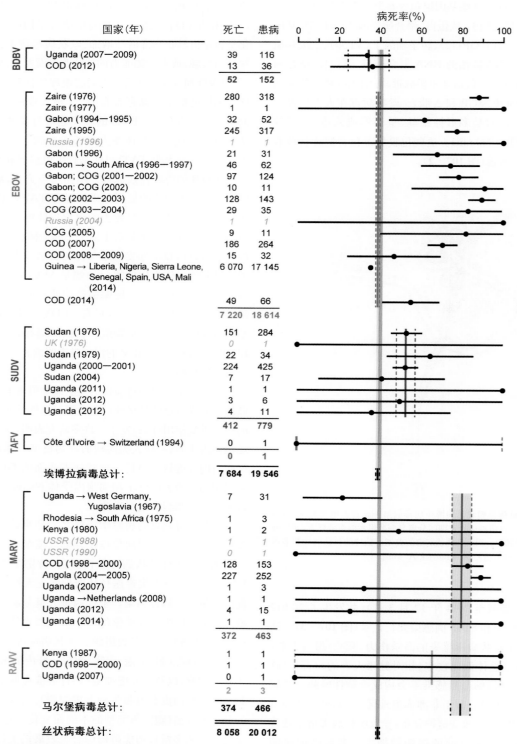

图 107-3　人丝状病毒病暴发的特点。8 种已知的丝状病毒中有 6 种曾在人类中引起疾病。病毒的暴发按时间顺序排列。实验室感染呈灰色和斜体。箭头表示国际输出事件。中间的一列汇总了感染病例总数和死亡病例总数（扎伊尔型埃博拉数据截至 2014 年 12 月 3 日）。每次暴发的致死人数/病死率以 0～100% 的比例绘制（黑点），并辅以 99% 的置信区间（黑色水平线）。由特定病毒引起的总病死率用垂直加粗线表示，垂直加粗的虚线表示相对应的 99% 置信区间；所有埃博拉病毒、马尔堡病毒和所有丝状病毒感染的总病死率用垂直灰色条表示。BDBV：本迪布焦型埃博拉病毒，COD：刚果民主共和国（前扎伊尔），COG：刚果共和国，EBOV：扎伊尔型埃博拉病毒，MARV：马尔堡病毒，RAVV：Ravn 病毒，SUDV：苏丹型埃博拉病毒，TAFV：塔伊夫森林型埃博拉病毒，UK：英国，USSR：苏联（现在的俄罗斯）。

象解释了患者所出现的严重淋巴细胞减少。所造成的结果不仅包括丝状病毒的大量播散,而且促使患者易继发细菌和真菌感染。

丝状病毒感染的其他致病特征包括凝血系统严重紊乱和血管完整性受损。弥散性血管内凝血是丝状病毒感染患者凝血系统严重失衡的原因。血小板减少、组织因子浓度增加、凝血因子消耗、纤维蛋白降解产物(D-二聚体)浓度增加和C反应蛋白浓度下降是感染的典型特征。随后,被微血栓阻断的小血管可导致靶组织(尤其是性腺、肾脏、肝脏和脾脏)在没有明显炎症的情况下发生广泛坏死/缺氧性梗死。此外,还可在内脏、黏膜和皮肤中观察到瘀点、瘀斑、大量内脏积液和其他出血症状。然而,很少发生严重失血现象。细胞因子异常或其他因素,如一氧化氮和内皮细胞的直接感染和活化可能是导致血管内皮通透性上调的原因。这种上调导致体液重新分布(第三间隔),间质性和心肌水肿,以及低血容量性休克是常见的临床进展。临床症状很难改善,其通常表现为在病毒特异性免疫反应过程中病毒滴度下降。

■ 临床表现

MVD和EVD不能仅仅通过临床表现的观察来区分。不同丝状病毒感染引起的临床症状发生率无显著差异(表107-2)。潜伏期为3~25日,此后感染者出现双相综合征,1~2日的相对缓解并分为两个阶段。第一阶段(发病至第5~7日)与流感症状相似,以突然发热和寒战、严重头痛、咳嗽、肌痛、咽炎、大关节关节痛、黄斑丘疹和其他体征/症状为主(表107-2)。第二阶段(发病5~7日及以后)涉及胃肠道[腹痛伴呕吐和(或)腹泻]、呼吸道(胸痛、咳嗽)、血管系统(体位性低血压、水肿)和中枢神经系统(精神错乱、昏迷、头痛)。典型的出血表现还包括结膜下注射、鼻出血、呕血、血尿和黑便(表107-2)。

表107-2 丝状病毒3次代表性暴发中感染患者临床体征/症状的分布

体征/症状	幸存者的频率(%)			死亡病例的发生率(%)		
	BDBV	EBOV	MARV	BDBV	EBOV	MARV
腹痛	88	68	59	93	62	57
流产	未报告	5	未报告	未报告	2	未报告
厌食	83	47	77	80	43	72
无尿	未报告	0	未报告	未报告	7	未报告
关节或肌肉痛	83	79	55	86	50	55
虚弱	未报告	95	未报告	未报告	85	未报告
穿刺部位出血	未报告	5	0	未报告	8	7
牙龈出血	未报告	0	23	未报告	15	36
任何部位出血	未报告	未报告	59	未报告	未报告	71
血便	未报告	5	未报告	未报告	7	未报告
胸痛	未报告	5	18	未报告	10	4
结膜充血	未报告	47	14	未报告	42	42
惊厥	未报告	0	未报告	未报告	2	未报告
咳嗽	未报告	26	9	未报告	7	5
腹泻	92	84	59	87	86	56
呼吸困难	26	未报告	36	57	未报告	58
感觉迟钝	未报告	5	未报告	未报告	0	未报告
鼻出血	未报告	0	18	未报告	2	34
发热	100	95	100	100	93	92
头痛	84	74	73	93	52	79
听力损伤	未报告	11	未报告	未报告	5	未报告
吐血	未报告	0	68	未报告	13	76
血肿	未报告	0	0	未报告	2	3
血尿	未报告	16	未报告	未报告	7	未报告

（续表）

体征/症状	幸存者的频率（%）			死亡病例的发生率（%）		
	BDBV	EBOV	MARV	BDBV	EBOV	MARV
咯血	未报告	11	9	未报告	0	4
肝大（无黄疸）	未报告	5	未报告	未报告	2	未报告
打嗝	17	5	18	40	17	44
腰痛	未报告	26	5	未报告	12	8
黄斑丘疹	35	16	未报告	33	14	未报告
不适或疲劳	96	未报告	86	100	未报告	83
黑粪症	未报告	16	41	未报告	8	58
恶心与呕吐	92	68	77	87	73	76
瘀斑	未报告	0	9	未报告	8	7
喉痛或吞咽困难	43	58	43	60	56	43
脾大	未报告	5	未报告	未报告	2	未报告
呼吸急促	未报告	0	未报告	未报告	31	未报告
耳鸣	未报告	11	未报告	未报告	1	未报告

注：BDBV，本迪布焦型埃博拉；EBOV，扎伊尔型埃博拉；MARV，马尔堡病毒。

实验室典型表现为左移位白细胞减少症（细胞计数低至1 000/μL），血小板减少（细胞计数低至50 000/μL），肝和胰腺酶浓度增加（天冬氨酸转氨酶＞丙氨酸转氨酶，γ-谷氨酰转移酶，血清淀粉酶），低钾血症，低蛋白血症。肌酐和尿素浓度随蛋白尿升高，凝血酶原和部分凝血活酶时间延长。

患者通常在感染后的4～14日死亡。经长时间幸存的患者有时会有后遗症，如关节痛、虚弱、虹膜睫状体炎、听力丧失、肌痛、睾丸炎、腮腺炎、精神病、复发性肝炎、横断性脊髓炎或眼色素层炎。以前受典型斑丘疹影响的皮肤区域出现暂时性脱发和脱皮，这是该病的明显后果。少数情况下，丝状病毒能在幸存者的肝脏、眼睛或睾丸中持续存在，并可能在康复数月后复发引起疾病。

■ 诊断

丝状病毒感染不能仅仅根据临床表现来诊断。对发热进行鉴别诊断时，需要考虑赤道非洲的多种典型疾病。这些疾病绝大多数发病率都比丝状病毒感染要高，因此鉴别诊断时可考虑为候选。恶性疟原虫和伤寒是与EVD和MVD极为相似的感染病，同样还有肠出血性大肠埃希菌肠炎、革兰阴性败血症（包括志贺菌病）、脑膜炎球菌败血症、立克次体感染、暴发性病毒性肝炎、钩端螺旋体病、麻疹和其他病毒性出血热（特别是黄热病）。其他疾病，如毒蛇咬伤、华法林中毒，以及许多短暂或遗传性血小板和血管疾病，也必须考虑在内。若有探访洞穴或矿井，直接接触蝙蝠、非人类灵长类动物（尤其是猿类）或食用灌木肉、在农村医院住院或治疗、直接接触当地病重居民等经历，应怀疑丝状病毒感染。

如果根据流行病学、暴露史和（或）临床表现怀疑EVD或MVD时，专家和公共卫生当局（包括WHO）应立即引起重视。EVD和MVD的实验室诊断相对简单，但需要最高级别防护（生物安全4级，丝状病毒流行国家通常不具备这种条件），或者接受过现场培训的人员现场使用合适的诊断分析。因此，应谨慎收集诊断样本，并使用合适的个人防护用品和严格的屏障护理技术。在遵守既定的生物安全预防措施前提下，应将样品以合适的运送装置送往国家或国际WHO参考实验室。急性期血液/血清是首选的诊断样本，因为它通常含有高滴度的丝状病毒和丝状病毒特异性抗体。

目前诊断丝状病毒感染的方法有逆转录聚合酶链反应（检测阈值，每毫升血清1 000～2 000个病毒基因拷贝数）和抗原捕获酶联免疫吸附试验（ELISA），分别检测丝状病毒基因和丝状病毒组分。直接IgM和IgG或IgM捕获ELISA用于检测感染晚期患者（即那些可产生免疫反应的患者，包括幸存者）的丝状病毒特异性抗体。所有这些分析都可以在用异硫氰酸胍（用于聚合酶链反应）或钴-60辐照（用于ELISA）处理过的样品上进行，或采用其他有效措施使丝状病毒不具感染性。病毒分离培养和空斑定量评价/诊断操作相对容易，但必须在最高级别防护实验室进行。可对正确灭活的样品或培养物进行电子显微镜检查帮助确诊，因为丝状病毒具有独特的丝状形态（图107-2）。福尔马林固定皮肤活检进行的大体诊断是安全的。

治疗·丝状病毒的治疗

对疑似/确诊丝状病毒感染患者的任何治疗必须由经验丰富的专家使用正确的个人防护用品（见下文

"预防")加强安全预防措施。EVD 和 MVD 的治疗目前是支持性治疗,因为还没有可接受的/批准的、有效的、特定的抗病毒药物或疫苗可用。超免疫马球蛋白是个特例,在俄罗斯已被批准用于紧急治疗实验室感染,但缺乏令人信服的疗效数据。鉴于丝状病毒具有极高的病死率,特设专家组可制订特殊方案,用以概述对暴露个体的治疗,其中一种方案已在实验性非人灵长类动物中显示出前景。目前的选择方案包括:① 使用重组表达丝状病毒 GP1,2 的水疱性口咽炎印第安纳病毒疫苗进行暴露后接种;② 特异性针对丝状病毒基因组或转录产物的微小干扰 RNAs 或磷酸二酰胺吗啉低聚物;③ 丝状病毒特异性抗体或抗体鸡尾酒(恢复期血清尚未被证明有效);④ 使用合成腺苷类似物(BCX4430)作为非强制性 RNA 链终止剂。如果没有这些候选治疗方案,治疗措施包括一般用于严重败血症、脓毒症、休克的措施,应增加对低血压和灌注不足、全身和肺循环系统血管渗漏、弥散性血管内凝血和明显出血、急性肾衰竭和电解质(尤其是钾)紊乱的处理。疼痛管理和服用退热止吐药也应考虑在内。

■ 并发症

考虑到丝状病毒感染可引起严重的免疫抑制,应牢记随后的继发感染并尽早进行正确治疗。妊娠和分娩可导致严重和致命的并发症,这是由于凝血因子大量消耗、流产和(或)婴儿出生时严重失血。

■ 预后

丝状病毒感染的预后一般较差,结果可能在一定程度上取决于病毒感染的类型(图 107 - 3)。康复可能需要数月,典型的后遗症包括皮肤脱皮、脱发、虚脱、体重减轻、睾丸炎、健忘症、精神错乱等。少见的是,丝状病毒可持续存在于明显健康的幸存者中,并在以后通过未知手段重新激活,或者通过性传播。因此,建议幸存者在临床症状消失后至少 3 个月内使用避孕套或禁止性行为。

■ 控制和预防

目前尚无丝状病毒疫苗。预防丝状病毒在自然界的感染是困难的,因为尚未完全了解病毒的生态学特点。如上所述,食果穴居翼状蝙蝠(埃及罗塞特蝙蝠)已被证实为 MARV 和 Ravn 的健康携带者。因此,对生活在这些蝙蝠栖息地方的人而言,避免与它们直接或间接接触是十分必要的。由于埃博拉病毒的宿主尚未明确,预防感染是十分困难的。EVD 的暴发与蝙蝠无关,与狩猎或食用非人灵长类动物有关。将埃博拉病毒引入非人灵长类种群的机制尚不清楚。因此,对当地人和旅行者的最佳建议是避免接触灌木肉、非人灵长类动物和蝙蝠。

相对简单的护理屏障技术、小心地使用合适的个人防护用品以及检疫措施通常足以终止或至少遏制丝状病毒疾病的暴发。隔离丝状病毒感染患者,避免在没有合适的个人防护用品的情况下直接与患者接触,通常足以防止病原体在自然条件下不通过飞沫或气溶胶进一步传播。预防丝状病毒感染的标准防护用品包括一次性手套、隔离衣、鞋套和面罩/护目镜。条件允许情况下,可使用 N95/N100 口罩进一步限制感染风险。进行一些高风险的医疗操作(如插管或吸痰)时,应考虑使用正压式面罩。用于治疗丝状病毒感染患者的医疗设备,如手套或注射器,除非正确使用经安全测试的灭菌或适当的消毒方法,否则不得重复使用。由于丝状病毒是包膜病毒,可使用相对简单的消毒剂(1% 脱氧胆酸钠、二乙醚或酚类化合物)进行消毒。建议使用 1∶100 的含氯溶液进行物表消毒,用 1∶10 的含氯溶液处理排泄物/尸体。必要时,对于潜在污染的材料应进行高压灭菌、辐照或销毁。

第 108 章
寨卡病毒感染和
寨卡相关先天畸形

Chapter 108
Zika Virus Infection and
Zika-Associated Congenital Abnormalities

David M. Morens, Anthony S. Fauci・著 | 史庆丰・译

寨卡病毒和登革热病毒一样,同属黄病毒科且同为虫媒传播病毒。尽管大多数人寨卡病毒感染为无症状,或症状轻到无法识别,但大约 20% 的感染会导致登革热样疾病,伴有发热、肌痛和皮疹。长期以来寨卡病毒一直被认为对人类影

响有限,2013 年起寨卡病毒在全球范围内从东南亚向南太平洋岛屿蔓延;2015—2016 年,它波及南美洲、中美洲、加勒比地区以及美国波多黎各联邦和美属维尔京群岛。在流行期间,2016 年美国 50 多个洲、哥伦比亚地区以及许多其他国家都观察到了与旅行有关和输出病例。许多初级医疗机构面临诊断寨卡病毒以及向患者提供寨卡病毒实际风险和未知风险的挑战。在最新的大流行期间,寨卡病毒在一些国家与胎儿发育中的小头畸形和其他出生缺陷有着时间上和地理上的关联。在成人中,寨卡病毒感染与 Guillain - Barr 综合征有关,罕见情况下可导致急性脑膜脑炎和骨髓炎。

历史和背景

寨卡病毒在 1947 年乌干达蚊子和灵长类动物监测期间偶然发现,长期被认为是一种低危险的虫媒病毒(即节肢动物传播病毒,最初局限在非洲的赤道地区,随后在某个未知时间传播至亚洲的赤道地区)。寨卡病毒长期在野生灵长类动物和树栖蚊子之间进行地方性传播。直至 2013 年才有研究描述了寨卡病毒的致畸和神经系统并发症。

2013 年以来,寨卡病毒已经在全球传播,并传播至假定起源地(西非)导致佛得角的流行。2 年或更短的时间内,寨卡病毒从南太平洋岛屿跨域 1 万公里传播到西非岛屿。目前尚不清楚这种长期以来无法适应人类传播的地方病毒在突然传播期间的流行病学特征和导致致命流行病中的临床表现。

除登革热外,迄今为止还没有任何节肢动物传播的病毒地域扩散,而且包括登革热在内的虫媒病毒也没有如此迅速地扩散。寨卡病毒突然暴发的原因尚不清楚,因为该病毒在非洲和亚洲/东南亚部分地区已存在数十年,但未引起公共疫情。这种爆炸性传播的可能因素包括人类活动(数百万人次的空中、航行和陆地旅行)、人口易感性以及主要传播媒介——埃及伊蚊在日益拥挤的城市环境中不断扩增。

截至 2016 年 9 月,美洲和加勒比地区的 48 个国家正在经历寨卡病毒的地域性传播(包括波多黎各的暴发性流行)。2016 年南太平洋波利尼西亚岛(美属萨摩亚)同时也发生寨卡流行。波多黎各的疫情涉及该岛的所有地区,并且该病毒多次传入美国。2016 年 7 月,在佛罗里达州迈阿密以北的一个街区出现了与地方性(本地)蚊媒传播有关的寨卡病毒暴发;公共卫生官员预测还会发生更多此类疫情。

寨卡病原学

寨卡是黄病毒科(不仅包括许多虫媒病毒,还包括一些非虫媒病毒,如丙型肝炎病毒)的一种阳性、单链 RNA 病毒(即黄病毒)。虫媒传播的黄病毒包括 37 种蚊媒病毒,如黄热病、登革热、西尼罗河和日本脑炎病毒;12 种蜱媒病毒,如蜱媒脑炎和鄂木斯克出血热病毒。

寨卡和其他黄病毒的表面糖蛋白在其附着和融合域内含有病毒特异性表位、黄病毒复合物或与其他病毒共享表位的黄病毒组,在某些情况下还含有其他黄病毒。这些特征对血清学诊断具有重要意义:在一种以上黄病毒流行或使用黄病毒疫苗的地方,黄病毒初次暴发后的二级和更高级暴露会促使免疫系统产生记忆反应。其结果是高滴度抗体在血流中的循环,这些抗体不仅与过去和目前感染的黄病毒具有血清学反应性,而且还与个体从未暴露过的黄病毒有关,这使得血清学诊断变得困难或不可能。

包括寨卡病毒在内的所有 RNA 病毒通过新宿主群体传播时都会发生变异。因此,在目前的大流行期间,并不意外寨卡菌株已经多样化。与 2013—2014 年太平洋寨卡病毒密切相关的美洲毒株基因组呈现与 2007 年在雅普州(密克罗尼西亚联邦)引起流行的毒株基因组略有不同,而且在基因序列上与亚洲和非洲的老毒株差异更大。然而,没有证据表明大流行毒株进化出更易传播的新表型特性。随着系统发育和流行病学研究的深入,未来将披露出更多的信息。幸运的是,目前用于检测病毒、病毒 RNA 和抗病毒抗体的研究测试和诊断测试能够识别当前所有的寨卡病毒株和人类抗体。

与所有 RNA 病毒和大多数 DNA 病毒一样,单克隆抗体以及对登革热病毒的免疫血清和超免疫抗血清都能增强寨卡病毒体外感染 FcR 的细胞。这种现象被称为抗体依赖性感染增强(antibody-dependent infection enhancement,ADE),并在流行病学上与登革热出血热有关。ADE 被广泛怀疑参与不同登革热血清型的连续感染后发生严重登革热疾病(登革热出血热和登革热休克综合征)。ADE 甚至被怀疑发生在实验性登革热疫苗接种后的登革热感染中。因此,据推测登革热免疫(在美洲许多地方很常见,包括波多黎各和维尔京群岛)可能使人们更容易受寨卡病毒感染,甚至更容易患严重的寨卡病,包括(如一些人推测的)受感染孕妇的出生缺陷婴儿。

然而,到目前为止没有证据表明登革热/黄病毒免疫患者会出现更严重的寨卡病或寨卡相关临床表现。作为黄病毒感染的普遍体外症状,ADE 并不一定能指示感染者的实际风险。相对其他黄病毒抗体(如日本脑炎病毒),即使它们在体外试验中介导 ADE,寨卡病毒抗体似乎也不会使人处于登革病的严重风险中。在全球范围内,数百万人生活在多种黄病毒传播区域,在黄病毒疫苗接种的地方没有证据表明连续感染/接触黄病毒会增加临床严重性风险。关于登革热免疫人群患寨卡病的风险,只能通过大规模前瞻性流行病学研究来回答。

病毒与虫媒生态学

与大多数虫媒病毒一样,寨卡长期以来一直存在于地方性的 Sylvatic 水库中,偶尔也会感染进入这种环境的人类(如猎人)。虫媒病毒宿主库包括一种或多种蚊子或虱子以及一种或多种脊椎动物。在非洲,寨卡似乎长期存在于包括野生灵长类动物和非洲伊蚊的地方性生态循环中。与西尼罗河等黄病毒的宿主不同,寨卡宿主循环似乎没有涉及鸟类或家畜。

由于需要与两个(或更多)遗传差异巨大宿主(如蚊子和灵长类)保持持续的共适应,可以预料的是虫媒病毒将限制于狭小的生态环境中,这无疑会限制它们转换至新宿主的能力。然而系统发育研究表明,这些病毒总体上具有通过未知机制适应新生态位的能力。早期寨卡毒株已适应并产生灵长类动物—非洲伊蚊—灵长类动物的传播模式,最新的寨卡毒株出现人—埃及伊蚊—人传播现象。

在西半球目前的大流行中,人们认为寨卡病毒主要由埃及伊蚊传播,后者也是黄热病和登革热病毒以及与之无关的基孔肯雅热病毒的传播媒介。然而,近年来寨卡病毒的暴发也与另外两种蚊子媒介传播有关:鸡蚊伊蚊和白纹伊蚊。在美洲,寨卡病毒已从白纹伊蚊中分离出来,但后者在寨卡传播中的潜在作用仍有待确定。这一问题对美国尤为重要,因为白纹伊蚊在美国大陆的分布比埃及伊蚊更加广泛,且至少可在美国 40 个州和加拿大大部分地区短暂流行。这种分布可能会增加从寨卡流行地区返回的旅行者或其他受感染个体可能引起美国城镇等小型暴发的风险。然而,只有在美国佛罗里达州、得克萨斯州和路易斯安那州的某些地区具备寨卡暴发风险。除已发现的蚊媒外,16 种其他伊蚊和 7 种非伊蚊(包括 2 种库蚊)中也分离出寨卡病毒。迄今没有证据表明这些蚊子参与寨卡传播。

了解媒介蚊虫的行为对控制寨卡病毒(以及登革热、黄热病和基孔肯雅病毒)引起的疾病至关重要。埃及伊蚊和白纹伊蚊都是生活常见的蚊子,它们在人类住所或生活地周围充满水的固体容器(包括橡胶轮胎、花盆和丢弃的罐子和瓶子)中产卵或繁殖。这些蚊子水平和垂直飞行范围有限,因此寨卡病毒和其他黄病毒造成的传播危害既不具有广泛地域性,也不与一般卫生设施、积水或沼泽问题有关。蚊子的飞行距离约为 150 m,因而寨卡病毒对个人的危害主要来自人们生活(特别是房屋内、门廊上以及靠近房屋的院子里)、工作或娱乐等邻近环境。因此,了解媒介蚊虫的生物学特性对于设计控制方法和指导患者预防寨卡病毒感染具有重要意义。

发病机制与自然史

关于寨卡病毒病的了解相对较少,因为直到最近才有少数人类感染病例被报道。然而,通过与登革热和其他相关黄病毒类比,人们发现寨卡病毒的感染开始于受感染蚊子的"叮咬"。若刺穿小血管失败,雌蚊可能将被寨卡病毒感染的唾液注入毛细血管周围组织,感染朗格汉斯和其他树突状细胞,然后沿着淋巴管转移至局部淋巴结。在淋巴结内,病毒在巨噬细胞和单核细胞中大量繁殖。经过数日的潜伏期(平均 5～7 日,在某些情况下可能长达 12 日,且在这段时间内淋巴感染扩散),病毒血症发作时携带游离病毒和病毒感染的单核细胞遍布全身,引起发热和临床症状。患者可能在 1 周内出现病毒血症;在此期间,病毒培养和寨卡病毒聚合酶链反应(polymerase chain reaction,PCR)通常阳性,未受感染的蚊子叮咬可能会导致蚊子中肠感染。在人类感染后的第 5～7 日,病毒血症开始消失,导致病毒无法进一步传播。

寨卡病毒的循环包括如下步骤:蚊子从病毒血症的人吸食血液,引起中肠感染,8～12 日潜伏期内病毒会传播到蚊子的唾液腺。随后,蚊子可能再吸食其他人血液,将唾液注入下一个易感人类的毛细血管周围组织,从而传播病毒。虽然绝大多数人类寨卡病毒感染是由人—蚊子—人传播途径引起的,也可由性传播引起的(从男性到女性),很少发生男性—男性、女性—男性的传播。偶然情况下,输血和实验室事故也可引起相关感染。

目前还无法精确判断感染男性性传播寨卡病毒的风险水平。巴西的研究人员认为,性传播可能对病毒的整体传播起到重要作用。然而,相关证据有限。大概是因为它们存在"免疫特权"部位,受感染男性(包括不知道自己已被感染的人)的睾丸可能在数周内存在寨卡病毒或寨卡病毒 RNA。PCR 检测表明,寨卡病毒 RNA 即便无法在血液内检测出,该病毒可在男性精液中存活至少 6 个月。

没有证据表明睾丸长期感染对男性有害。然而,这些男性可能将病毒传播给他们的性伴侣,包括孕妇或试图怀孕的妇女。据推测,这些受感染男性引发的性传播的风险随着时间的推移降至 0,但这一假设尚未得到证实或量化。这种长时间的感染会对性伴侣造成额外风险,并使安全性行为的全面咨询变得尤为重要。CDC 建议,寨卡病毒流行期间孕妇的男性伴侣要么在怀孕期间避免性行为,要么使用安全套。尿液和唾液可检出活寨卡病毒引起了(未经证实的)人与人之间可直接传播的推测。与几乎所有可引起急性感染的相关病毒一样,据推测寨卡病毒可以突破胎盘屏障暴露胎儿(见下文)。

临床表现

早期流行病学监测和人类感染研究将寨卡病毒感染描述为轻度或不明显的登革热样疾病(即发热、结膜充血、一次或多次黄斑或黄斑丘疹、眶后疼痛、肌肉疼痛、关节痛、腰椎背痛和虚脱)(图 108 - 1)。隐性感染与显性感染的比率约为 5∶1(在不同的研究中,结果有所不同)。但是所有的研究发现,隐性(无症状,或有轻微症状,但不会导致识别为寨卡疾病)比显性病例数更多。特异性皮疹可能出现在感染的早期或后期,通常是粉红色,细斑丘疹,躯干比四肢更突出。然而,与麻疹引起的皮疹相似,它可能首先出现在脸上,然后蔓延至躯干和四肢。尽管个体之间存在显著的变异,但斑丘疹通常轻微,边缘融合,有时模糊不清。即使用指尖触摸也很难辨认,在肤色较深的人中很容易被忽略。通常可以看到 Köbner 现象,其中病变在皮肤按压或损伤区域最明显。在急性起病后 1 周左右可以看到细麸样剥落,但绝不会发生片状或石膏样脱落。尽管大多数黄病毒感染可导致皮疹相关性(尤其是皮肤脱落引起的)瘙痒,但越来越多的研究显示,寨卡感染患者在疾病过程中的某个阶段可出现异常严重的瘙痒,且皮肤没有脱落,但

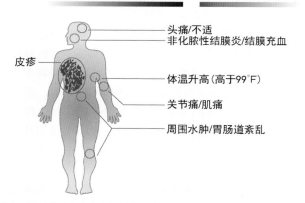

图 108-1　人感染寨卡病毒后的症状和体征。

在硬腭上有一个点状瘀斑。

　　肌痛在大肌肉群中最为明显,如股四头肌。眼外肌运动引起的眼眶后疼痛也比较明显。发热比较常见,但通常不超过 40.0℃,并且可能在第 5 日左右以"马鞍"(或"驼背")形式复发。虚弱和虚脱经常可持续数日。其他常见的主诉包括厌食、胃肠不适、周围水肿和异常或金属味。在美国确诊的寨卡病例应立即向州和地方卫生部门报告。

寨卡并发症

　　在南美洲和中美洲一些国家(特别是巴西),孕妇的寨卡病毒感染与一系列出生缺陷有关,包括小头畸形、脑钙化、小脑萎缩、视觉缺陷、关节畸形、肢体缩小缺陷和许多其他问题,以及在子宫内或出生时未发现明显缺陷婴儿的迟发性问题。这些迟发性问题包括眼部损伤、发育迟缓、癫痫发作、进食问题和持续哭泣。这些问题所涉及的范围和发病率正在深入研究,但许多问题仍未得到解决。

　　2016 年初,在巴西东北部流行的寨卡病毒与流行性小头畸形之间的时间-地理关联引起了 WHO"国际关注突发公共卫生事件"的警告和声明。许多患有小头畸形、其他出生缺陷的婴儿及流产的胎儿已被发现寨卡病毒感染,或在神经组织中发现寨卡病毒 RNA 序列,表明有活动性感染。据报道,在巴西东北部巴伊亚州,妊娠早期感染寨卡的孕妇其胎儿小头畸形发病率在 1%～13%。美洲一些国家报道了已证实或疑似可能与孕妇寨卡病毒感染有关的小头畸形/其他胎儿畸形病例。然而迄今为止,这些地区显性发病率远低于巴西东北部。奇怪的是,巴西其他经历过寨卡流行地区的出生缺陷病例远少于巴西东北部。

　　截至 2016 年 9 月,南美洲其他寨卡流行的国家报道显示,出现小头畸形/出生缺陷的比例较低或出生缺陷发病率很少升高。迄今为止,只有一个南美国家(主要是该国的一个地区)报道的寨卡相关出生缺陷的发病率远高于其他所有国家,这一点目前无法解释。已提出的可能性包括流行病发生的时间差异(由于受感染孕妇开始接受治疗,出生缺陷发病率较低

的国家预计会上升),孕妇感染的发病率不同,除寨卡病毒外未被发现的媒介可能是真正的致病因子(大多数专家认为不可能),一种或多种未知的辅助因子参与寨卡病毒相关的出生缺陷。目前正在恒河猴模型中进行胎儿感染后寨卡疾病发病机制和自然史的研究。

　　经典致畸理论中,胎儿器官发育最快时期(即胎儿大脑发育 6～14 周)和胎儿免疫系统发育之前致畸风险最大。寨卡病毒与其他病毒的致畸性数据一致,已明确妊娠早期的致畸风险最大。然而,寨卡小头畸形的发病机制和自然史尚未明确。已报道案例显示寨卡病毒对脑和眼以外的特定胎儿器官的损伤频率要低,这提高了寨卡病毒可能不是通过致畸破坏器官发育而损害胎儿的可能性,而是通过不受胎儿免疫系统控制的侵袭性病毒脑炎(它可能将妊娠早期病毒的感染识别为"自我")或者是通过胎盘的母体抗病毒抗体。许多体外和动物研究表明,寨卡病毒具有神经嗜性并直接产生神经毒性效应,导致胎儿脑发育过程中出现小头畸形和脑损伤,即"胎儿脑破裂综合征"。

　　现有数据尚不能量化妊娠期间寨卡病毒的风险,尽管两项高质量研究估算寨卡病毒感染孕妇中,所有类型的严重出生缺陷发生率为 1%～29%。和其他致畸病毒(尤其是风疹)经验所预期相同的是,截至 2016 年年中研究开始表明,包括严重小头畸形在内的严重出生缺陷,往往是由妊娠早期或中期寨卡病毒感染引起的。

　　一些研究声称孕妇有症状性疾病(如皮疹病)比无症状性感染更容易导致胎儿感染。然而,这些数据中有许多是通过回顾性研究产生,并且有明显先天性寨卡病毒感染的婴儿是由无寨卡感染孕妇分娩。临床数据和实验灵长类动物数据表明,寨卡病毒感染的孕妇可能比非妊娠感染的妇女或感染的男性患病毒血症的时间更长。然而,目前尚不清楚这种差异是由于妊娠期免疫功能改变所致,还是更可能是由于胎儿的持续性感染所致。

　　与寨卡病毒流行相关的神经并发症报道频率较低,估计每 4 000 例感染中有 1 例出现 Guillain-Barré 综合征。此外,还有免疫介导并发症的报道,包括罕见的脑膜脑炎和急性脊髓炎病例,但是因果关系尚未确定。除了出生缺陷和神经并发症导致死亡之外,一些罕见的寨卡病毒致死病例几乎主要发生在无相关基础疾病的老年人。其中有 2 个病例报道伴有血小板减少症。

诊断和鉴别诊断

　　在寨卡"纯粹"流行地区,通常可以在临床基础上可靠地做出诊断。然而,在美洲同时流行的登革热和基孔肯雅病毒也可以导致类似的临床疾病,并由相同的蚊子传播,因此特定临床诊断(包括对疫区返回旅行者或从流行地区移民到美国或欧洲)是有问题的。CDC 最近为临床医生和实验室工作人员提供了诊断建议。在疾病急性期,可以通过分离寨卡病毒

或通过 PCR 检测寨卡病毒 RNA 来进行诊断。这些检测通常只能通过参照实验室获得，包括国家卫生部门或 CDC。寨卡 IgM 抗体在疾病临床期或结束时产生，但与其他黄病毒交叉反应时往往是非特异性的，IgM 尚未广泛应用于商业检测。尽管在紧急使用授权下，美国已经有了几种新的诊断测试可用，但仍存在样本时间和结果解释等问题。急性窗口期感染（7 日左右）可通过病毒分离或 PCR 确认，1 周后可通过尿液检测来确认。

既往使用血清学诊断寨卡病毒可能存在一些问题，因为可以与其他黄病毒的血清学存在交叉反应以及疫苗暴露或免疫的受试个体存在血清交叉反应。虽然基孔肯雅病毒也可引起类似临床症状，并由相同的虫媒进行传播，但它不与寨卡病毒血清学发生交叉反应。由经验丰富的黄病毒专家解释黄病毒血清学结果是可取的，因为涉及结果较为复杂可能会使临床医生和实验室人员混淆。

小关节多发性关节炎和大关节持续性关节痛有助于诊断阿尔法病毒感染，如基孔肯雅病毒或澳大利亚罗斯河病毒。根据患者的病史和推测感染地点，需要和流感、钩端螺旋体病、麻疹（在没有充分疫苗接种的地区）、风疹及其他急性发热疾病进行鉴别诊断。在美国，实验室确诊寨卡病毒后应立即报告给州和当地卫生部门。

治疗

目前尚无针对寨卡病毒感染的特殊治疗方案。对患者管理的方式主要包括卧床休息和支持性护理。当同时感染多种虫媒病毒时，病毒的特定诊断对预测和预防/管理并发症非常重要。例如，登革热病毒感染时应避免使用阿司匹林以减少出血并发症，并且可能需要监测一些患者的血细胞比容上升而发生的休克综合征，从而可以迅速实施急救治疗。对于基孔肯雅病毒感染，应监测和管理患者的急性关节痛和慢性关节炎。CDC 建议，在某些情况下（特别是孕妇）发热和疼痛应仅用对乙酰氨基酚治疗。

孕妇、备孕和可能已被寨卡病毒感染胎儿/婴儿的管理

CDC 建议孕妇尽可能推迟去寨卡病毒流行的地方旅行，如果孕妇或备孕的妇女必须旅行，她们应事先咨询他们的医疗服务者，并做好计划采取预防措施以避免接触蚊子。这类妇女应立即由其医疗服务者对已知或疑似寨卡病毒感染进行评估，并在怀孕期间进行随访。关于先天性寨卡病毒感染、寨卡病毒相关小头畸形或胎儿颅内钙化的婴儿评估和检测指南，请访问 https://www.cdc.gov/zika/hc providers/index.html。

CDC 继续频繁发布和更新信息，以支持妇女和已经或可能接触过寨卡病毒的夫妇进行管理和咨询。由于相关建议和最新信息经常发生变化，因此从业者最好定期查 CDC 网站

（https://www.cdc.gov/zika/）。泛美卫生协会、WHO 和其他国家、专业机构也提出了其他推荐。推荐涉及不同类型的暴露，包括生活在疫区的妇女和夫妇的暴露，可能前往疫区的妇女和夫妇的暴露，以及生活在美国大陆地区妇女的暴露，这些地区虽然没有经历过寨卡病毒流行，但它们可能仍然暴露于受感染的性伴侣。这种咨询的最重要目标是采用多种可行方法来保护孕妇（包括受精、准备怀孕以及受精前 2～3 周）免受寨卡病毒感染。

预防和控制

由于目前没有疫苗或有效药物，预防必须依靠社区和政府的努力（包含教育和咨询、病媒控制、感染诊断）以及个人的防护。CDC 临时应对计划草案（可在网站 http://www.cdc.gov/zika/public-health-partners 查阅）代表了在国家、州和地方层面的寨卡病毒控制框架。从业人员在咨询和教育患者方面依然发挥着重要作用，因为这些患者可能会对寨卡病毒感染的复杂性以及随着寨卡病毒大流行的发展而不断报道的媒体信息和数百项科学研究而感到困惑。

在疫苗可应用之前，寨卡病毒感染的预防主要依赖于个人防护和公共卫生。个人防护包括避免接触蚊子和蚊子滋生区域，使用驱虫剂，穿覆盖暴露皮肤的衣服以及使用避孕套进行性接触。公共卫生方法包括疾病和病媒监测，教育和认识措施以及蚊媒控制。蚊媒控制的主要形式有减少来源（物理清除蚊子繁殖地）、幼虫杀虫剂（通过向蚊子排卵的水中添加杀虫剂杀死幼虫）、成虫杀虫剂（使用家用空间喷雾器、室外卡车、车载喷雾器或低空飞行的飞机空中喷洒杀虫剂，杀灭成虫）。由于单独使用这些方法中的任何一种功效都不理想，因此有必要同时使用所有方法。为了持续有效，必须频繁而重复的添加杀虫剂：由于幼虫连续孵化，成年蚊虫种可在喷雾后 1～2 日恢复到先前水平。

一个多世纪前，美国陆军在 William Crawford Gorgas（日后陆军外科医生）的指导下，没有用任何现代控制手段在古巴哈瓦那和其他港口以及巴拿马运河区消灭了埃及伊蚊。20 世纪中期以前，采用 DDT 杀虫剂等基本方法，西半球几乎消灭了埃及伊蚊。通过现有的方法，对携带寨卡和其他黄病毒的埃及伊蚊控制是可能的，但需要相当大的社会和政治意愿、资金，培训一大批蚊媒控制人员，以及公众愿意参与减少蚊媒滋生地并让蚊媒控制人员在他们经营场所进行操作。

目前，一些现有的黄病毒疫苗机构正转向寨卡病毒，并加快通常漫长的疫苗开发过程。临床试验的各个阶段疫苗基于以下技术平台：DNA 疫苗技术；包含以登革热为主体并嵌入编码寨卡外部蛋白基因的减毒活嵌合体；寨卡病毒颗粒灭活；水疱性口炎病毒为载体表达寨卡病毒蛋白；以及 mRNA 疫苗技术。然而，最早要到 2018 年才能获得可用于一般用途的有效寨卡疫苗。

与此同时，针对寨卡病的最佳预防措施包括使用驱虫剂、做好个人防护、用衣服覆盖暴露的皮肤、使用屏风和空调、定期清除垃圾，并清除有利于蚊虫繁殖的庭院/家居积水。随着寨卡病毒和相关小头畸形的研究展开，人们预计对寨卡病的理解和对临床医生的建议将发生变化。管理寨卡病毒感染患者或关注寨卡病毒暴露患者的医疗服务者应定期查阅 CDC、州和地方卫生部门、专业协会提供的最新信息以及已出版的医疗和公共卫生研究文献。

第 6 篇

朊 病 毒

第 109 章
朊病毒 | Chapter 109
Prion Diseases

Stanley B. Prusiner, Bruce L. Miller·著 | 林佳冰·译

朊病毒是一种可自我复制并具有感染性的蛋白质。部分朊病毒可导致中枢神经系统(CNS)退化。一旦朊病毒被认为可引起中枢神经系统罕见疾病,如克雅病(CJD),则就像越来越多的研究表明的那样,朊病毒也可能在阿尔茨海默病(AD)和帕金森病(PD)等这类常见病中发挥着关键作用。越来越多的数据表明,Aβ 朊病毒引起阿尔茨海默病,α 突触核蛋白朊病毒引起帕金森病,tau 朊病毒引起额颞叶痴呆(FTD),与此同时克雅病是由 PrP^{Sc} 蛋白的积累引起的。在本章中,我们仅讨论克雅病,克雅病通常表现为快速进行性痴呆和运动异常。这种疾病持续进展,在发病后 9 个月内死亡。大多数克雅病患者的年龄在 50～75 岁,但是也有报道最年轻及最年长的患者年龄为 17 岁和 83 岁。

克雅病是由朊病毒蛋白(PrP)组成的朊病毒所引起的一种疾病。PrP 朊病毒通过与朊病毒蛋白(PrP^C)的正常细胞亚型结合并刺激 PrP^C 转化为致病亚型 PrP^{Sc} 来繁殖。PrP^C 富含 α 螺旋,β 结构很少,而 PrP^{Sc} α 螺旋较少,β 结构较多(图 109-1)。PrP 中的 α—β 结构转变是这组朊病毒疾病的基础(表 109-1)。

表 109-1 朊病毒术语	
朊病毒	缺乏核酸的蛋白质感染性颗粒。朊病毒完全由自我复制的交替折叠蛋白质组成。不同的朊病毒株表现出不同的生物学特性,这些特征是可表观遗传的。PrP 病毒引起绵羊和山羊的瘙痒症、疯牛病,以及人类的相关神经退行性疾病,如克雅病(CJD)
PrP^{Sc}	朊病毒蛋白的致病异构体。该蛋白质是瘙痒病朊病毒纯化制剂中唯一可识别的大分子
PrP^C	朊病毒蛋白质的细胞亚型。PrP^C 是 PrP^{Sc} 的前身
PrP 27-30	PrP^{Sc} 的片段,通过用蛋白酶 K 进行有限的消化来截短 NH2-末端而产生 PrP 27-30 保留了朊病毒的感染性并聚合成淀粉样蛋白
PRNP	位于人类 20 号染色体上的 PrP 基因
朊病毒杆	朊病毒的聚集体主要由 PrP 27-30 分子组成。由去污剂提取和 PrP^{Sc} 的有限蛋白水解产生。形态学和组织学上与许多淀粉样蛋白无法区分
PrP 淀粉样蛋白	含有朊病毒病的动物或人类大脑中含有 PrP 的淀粉样蛋白,经常积聚成斑块

在朊病毒的研究中,出现了 4 个新的概念:① 朊病毒是唯一已知的不含核酸的可传播病原体,除朊病毒外所有的感染因子都拥有由 RNA 或 DNA 组成的基因组,这些基因组可指导其后代的合成。② 朊病毒疾病可能表现为传染性、遗传性和散发性疾病,没有其他单一病因的疾病具有如此广泛的临床表现。③ 朊病毒病是由 PrP^{Sc} 的积累引起的,其结构与其前体 PrP^C 的结构有本质区别。④ 不同的朊病毒株表现出不同的生物学特性,这是表观遗传。也就是说,PrP^{Sc} 可以多种不同的构象存在,其中许多构象可能指向了特定的疾病表型。

在朊病毒复制过程中,如何将一个 PrP^{Sc} 分子的特定构象赋予 PrP^C 以产生具有相同构象的新的 PrP^{Sc},尚不清楚。此外,也还不清楚是哪些因素决定中枢神经系统中特定的 PrP^{Sc} 分子的沉积位置。

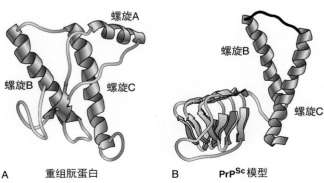

图 109-1 朊病毒蛋白质的结构。 A. 叙利亚仓鼠重组(rec)PrP(90-231)的 NMR 结构。据推测,rec PrP(90-231)的 α 螺旋形式的结构类似于 PrP^C 的结构。对被认为是 PrP^{Sc} 与 PrP^C 结合的界面进行观察 rec PrP(90-231),显示的是:α 螺旋 A(残基 144-157)、B(172-193)和 C(200-227)。扁平带描绘了 β 链 S1(129-131)和 S2(161-163)。B. PrP^{Sc} 的结构模型。90-160 区域已被建模为 β 螺旋结构,而 COOH 末端螺旋 B 和 C 如 PrP^C 中一样被保留。

朊病毒疾病谱

散发性的克雅病是人类最常见的朊病毒疾病。散发性克雅病（sCJD）约占所有人类 PrP 朊病毒病病例的 85%，遗传性朊病毒病占所有病例的 10%～15%（表 109 - 2）。家族性克雅病（fCJD）、格斯特曼综合征（Gerst-mann-Sträussler-Scheinker, GSS）和致命性家族性失眠症（FFI）都是由 PrP 基因突变引起的主要遗传性朊病毒病。

感染性 PrP 朊病毒疾病占所有病例的 1% 以下，感染似乎在这些疾病的自然史中不起重要作用，但朊病毒的易感性是一个重要的生物学特征。新几内亚先民的库鲁病（Kuru）被认为是在仪式性的食人行为中，食用死亡亲属的大脑所致。随着 20 世纪 50 年代末仪式性的食人行为的停止，库鲁病几乎消失了，除了少数最近才出现的潜伏期超过 40 年的患者。医源性克雅病（iCJD）可能是朊病毒患者接种疫苗中的意外。欧洲青少年和青年人的变异克雅病（vCJD）多是食用了感染了牛海绵状脑病（BSE）的牛肉。医源性克雅病病例尽管很少，但偶有发生，但是已经采取了许多防止 PrP 朊病毒扩散传播的公共卫生措施，医源性克雅病目前正在下降。

有 6 种动物的疾病是由朊病毒引起的（表 109 - 2）。绵羊和山羊的瘙痒症是典型的朊病毒病。水貂脑病、疯牛病、猫海绵状脑病和外来有蹄类脑病都被认为是食用了朊病毒感染的食物引起的。英国的疯牛病在 20 世纪 80 年代末开始流行，并被证明是工业上的同类相食行为引起的。而疯牛病最初是一种偶发性事件，还是受绵羊瘙痒病传染，还不得而知。慢性消耗性疾病（CWD）是北美地区鹿和麋鹿特有的一种朊病毒疾病，其起源尚不确定。与其他朊病毒疾病相比，CWD 具有很强的传染性。感染但无症状的鹿科动物的粪便中含有可能导致 CWD 传播的朊病毒。

流行病学

克雅病遍布世界各地。散发性克雅病的发病率约为 1/100 万，因此每 1 万人中就有约 1 例死亡。散发性克雅病是一种年龄依赖性神经退行性疾病，随着发达国家和发展中国家老年人群的不断扩大，其发病率预计会稳步上升。尽管已报道过许多克雅病的聚集地，但每一个地区发生了的 PrP 基因突变都是独有的。对于散发性和家族性病例，均无法确认其病原体的常见暴露因素。尽管有关这种潜在接种途径的猜测仍在继续，但流行病学研究并没有证实摄入瘙痒病感染的绵羊或山羊肉会成为人类克雅病的原因。特别令人感兴趣的是克雅病的猎鹿人，因为在一些狩猎群中，高达 90% 的被捕杀的鹿被证明藏有慢性消耗性朊病毒。鹿或麋鹿中的朊病毒是否已经传染给牛、羊或直接传染给人类，目前还不清楚。对啮齿动物的研究表明，可以发生朊病毒的口腔感染，但与脑内感染相比，该过程效率低。

表 109 - 2　PrP 朊病毒病

疾病	宿主	发病机制
人类		
Kuru 病	原始人	通过仪式性的食人行为感染
医源性克雅病, iCJD	人类	朊病毒感染的人生长激素、硬脑膜移植等引起的感染
变异克雅病, vCJD	人类	牛朊病毒感染
家族性克雅病, fCJD	人类	*PRNP* 的种系突变
格斯特曼综合征, GSS	人类	*PRNP* 的种系突变
致命性家族性失眠症, FFI	人类	*PRNP* 的种系突变（D178N, M129）
散发性克雅病, sCJD	人类	体细胞突变或自发性转化为 PrP^{Sc}？
散发性致命性失眠症, sFI	人类	体细胞突变或自发性转化为 PrP^{Sc}？
动物		
瘙痒病	绵羊、山羊	遗传上易感
疯牛病, BSE	牛	被朊病毒污染的肉骨粉
传染性水貂脑病, TME	水貂	绵羊或牛的朊病毒感染
慢性消耗性疾病, CWD	骡鹿，麋鹿	未知
猫海绵状脑病, FSE	猫	被朊病毒污染的牛肉
外来有蹄类脑病	捻角羚, 安氏林羚或羚羊	被朊病毒污染的肉骨粉

缩略词：BSE, 牛海绵状脑病；CJD, 克雅病；CWD, 慢性消耗性疾病；fCJD, 家族性克雅病；FFI, 致命性家族性失眠症；FSE, 猫海绵状脑病；GSS, 格斯特曼综合征；HGH, 人类生长激素；iCJD, 医源性克雅病；MBM, 肉骨粉；sCJD, 散发性克雅病；sFI, 散发性致命性失眠症；TME, 传播性水貂脑病；vCJD, 变异克雅病。

发病机制

根据局限于中枢神经系统的病理变化，人类朊病毒疾病最初被归类为病因不明的神经退行性疾病。随着库鲁病和克雅病向类人猿的传播，研究人员开始将这些疾病视为由慢病毒引起的传染性中枢神经系统疾病。尽管对克雅病的家族聚集情况已有较好的记录，但考虑到克雅病向动物的传播，这种记录的意义令人困惑。随着发现这些患者的 *PRNP* 基因突变，遗传性克雅病的意义才逐渐明确。朊病毒的概念解释了疾病如何同时表现为遗传性疾病和传染性疾病。此外，无论是散发性的、显性遗传的还是感染性获得的，所有朊病毒疾病都涉及 PrP 的异常代谢。

区分朊病毒和一般病毒的一个主要特征是朊病毒两种 PrP 亚型都由染色体基因编码。在人类中，PrP 基因被命名为 *PRNP*，位于 20 号染色体的短臂上。PrP^{Sc} 的有限蛋白水解产生一个较小的抗蛋白酶的分子，分子量约为 142 个氨基酸，命名为 PrP 27 - 30。PrP^{C} 在同一条件下发生完全水解

（**图 109 - 2**）。在去污剂存在时，PrP27 - 30 聚合成淀粉样蛋白。通过有限蛋白水解和去污剂提取形成的朊病毒棒与聚集在中枢神经系统中形成 PrP 淀粉样斑块的细丝是难以区分的。用刚果红染色后，在脑组织中发现的朊病毒棒和 PrP 淀粉样细丝均表现出相似的超微结构形态和绿-金双折射。

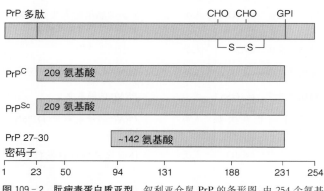

图 109 - 2 朊病毒蛋白质亚型。叙利亚仓鼠 PrP 的条形图，由 254 个氨基酸组成。在处理 NH2 和 COOH 末端后，PrP^C 和 PrP^{Sc} 均由 209 个残基组成。在有限蛋白水解后，PrP^{Sc} 的 NH2 末端被截短以形成由约 142 个氨基酸组成的 PrP 27 - 30。GPI：糖基磷脂酰肌醇锚定位点；S - S：二硫键；CHO：N - 连接糖。

朊病毒株

不同的朊病毒株表现出不同的生物学特性，并且是表观遗传的。朊病毒株的存在引发了一个问题，即如何将可遗传的生物信息加密到核酸以外的分子中。各种类型的朊病毒都是由孵育时间和神经元空泡分布决定的。PrP^{Sc} 的沉积模式与空泡分布有关，因此沉积模式也被用来描述朊病毒株。

有明显的证据表明，在 PrP^{Sc} 的三级结构中加密菌株特异性信息是由两种不同的遗传性人朊病毒疾病向小鼠传递的，并表达出人-鼠 PrP 基因嵌合体。在致命性家族性失眠症中，去糖基化后的 PrP^{Sc} 的蛋白酶抗性片段分子量为 19kDa，而在家族性克雅氏病和大多数散发的朊病毒疾病中，其分子量为 21kDa（**表 109 - 3**）。这种分子质量的差异是因为两个人类 PrP^{Sc} 分子在 NH2 末端的蛋白分解位点不同，导致了不同的三级结构。这些不同的构象并不意外，因为 PrP 的氨基酸序列不同。

来自致命性家族性失眠症患者大脑的提取物将疾病传递给人-鼠 PrP 基因嵌合体并诱导形成 19kDa 的 PrP^{Sc} 的小鼠，而来自家族性克雅病和散发性克雅病患者的大脑提取物在表达相同转基因的小鼠中产生 21kDa 的 PrP^{Sc}。在第二次传代中，这些差异得到了延续，表明即使 PrP^{Sc} 的氨基酸序列是不变的，嵌合的 PrP^{Sc} 可以根据蛋白酶抗性片段的大小以两种不同的构象存在。

表 109 - 3	在有遗传性朊病毒的人身上产生的不同的朊病毒株传染给转基因小鼠的疾病^a				
接种物	寄主物种	宿主 PrP 基因型	孵育时间[天±扫描电镜]（n/n₀）	PrP^{Sc}（kDa）
无	人类	致命家族性失眠（D178N、M129）		19
致命性家族性失眠症	小鼠	Tg(MHu2M)	206 ± 7(7/7)	19
致命性家族性失眠症 → Tg(MHu2M)	小鼠	Tg(MHu2M)	136 ± 1(6/6)	19
无	人类	家族性克雅病（E200K）		21
家族性克雅病	小鼠	Tg(MHu2M)	170 ± 2(10/10)	21
家族性克雅病→Tg(MHu2M)	小鼠	Tg(MHu2M)	167 ± 3(15/15)	21

a Tg(MHu2M) 表达人-小鼠 PrP 嵌合体基因的小鼠。
注：临床病理表型由 PrP^{Sc} 的构象决定，符合人朊病毒从 FFI 患者向转基因小鼠的传递结果。
缩略词：fCJD，家族性克雅病；FFI，致命性家族性失眠症；SEM，平均值的标准差。

对发现散发性致命性失眠症（sFI）患者的研究则需要进行扩展。虽然他们没有携带任何 *PRNP* 基因突变，但患者的临床和病理表型与致命性家族性失眠患者难以区分。此外，在他们的大脑中发现了 19kDa 的 PrP^{Sc}，并且在朊病毒疾病传递给人-鼠 PrP 基因嵌合体的小鼠时，也发现了 19kDa 的 PrP^{Sc}。这些结果表明，疾病的表型是由 PrP^{Sc} 的构象决定的，而不是由氨基酸序列决定的。PrP^{Sc} 是 PrP^C 转换为新的 PrP^{Sc} 的模板。当朊病毒进入 PrP 基因嵌合体小鼠体内时，PrP^{Sc} 的构象发生了变化并出现了一种新的朊病毒株。

利用细菌产生的重组（rec）PrP 产生了许多新的朊病毒株，将 rec PrP 聚合成淀粉样纤维并接种到高水平表达 PrP^C 的野生型小鼠中，大约 500 日后，小鼠死于朊病毒病。"合成朊病毒"在小鼠体内的孵化时间取决于淀粉样纤维聚合的条件。高稳定性淀粉样蛋白产生稳定的朊病毒孵化时间长，低稳定性淀粉样蛋白产生的朊病毒孵化时间短，中等稳定性的淀粉样蛋白产生中等稳定性和中等孵育时间的朊病毒，这些都与早期的研究一致，表明合成的和自然产生的朊病毒的孵化时间与朊病毒的稳定性直接成正比。

物种屏障

研究 PrP 的一级和三级结构在朊病毒病传播中的作用，为这些疾病的发病机制提供了新的思路。PrP 的氨基酸序列编码朊病毒的种类，朊病毒从其最后传代的哺乳动物中获得

PrP^{Sc}序列。虽然 PrP 的一级结构可能是 PrP^C 三级结构最重要甚至唯一的决定因素,但 PrP^{Sc} 似乎起着确定新生 PrP^{Sc}c 分子三级结构的模板,因为它们是由 PrP^C 形成的。反过来,朊病毒多样性似乎在 PrP^{Sc} 的构象中被加密,因此朊病毒株似乎代表了 PrP^{Sc} 的不同构象。

一般而言,PrP 朊病毒病从一个物种传播到另一个物种是低效的,因为并非所有脑内接种的动物都会发病,而那些生病的动物只有在长时间的潜伏期后才会表现出疾病,但是潜伏期可能接近动物的自然寿命。这种传播的"物种屏障"与接种宿主中 PrP^C 的氨基酸序列和朊病毒接种物中 PrP^{Sc} 的氨基酸序列之间的相似程度有关。宿主和供体 PrP 之间序列相似性的重要性证明 PrP^C 在朊病毒转化过程中直接与 PrP^{Sc} 相互作用。

散发性和遗传性 PrP 朊病毒疾病

几种不同的情况可能解释了散发性朊病毒疾病的起源:① 体细胞突变,遵循与遗传疾病中种系突变相似的路径。在这种情况下,突变的 PrP^{Sc} 必须能够以野生型 PrP^C 为靶点,这一过程已知可能发生于某些突变,但对其他突变的可能性较小。② 从种群的角度来看,在极少数情况下能跨越分离野生型 PrP^C 和 PrP^{Sc} 的活化能屏障,这让大多数人幸免于难,而老年人的发病率约为 1/100 万。③ 在一些正常细胞中,PrP^{Sc} 可能以低水平存在,在那里它执行一些重要的,但还未知的功能。这些细胞中的 PrP^{Sc} 可能低到常规生物测定无法检测到的水平。在一些代谢改变状态下,清除 PrP^{Sc} 的细胞机制可能会受到损害,随后 PrP^{Sc} 的形成率将开始超过被清除率。第三种可能的机制是更有意义的,因为它表明 PrP^{Sc} 不仅仅是第一和第二种机制中提出的错误折叠的蛋白质,而是具有功能的交替折叠分子。此外,如上文所述,PrP^{Sc} 可能采用的多种构象会使 PrP^{Sc} 或另一种类似朊病毒的蛋白质在缺乏新蛋白质合成的情况下在信息存储的短期记忆过程中发挥作用。

已发现 40 多个不同的突变导致人类 PRNP 基因的非保守替换,从而区分不同的遗传性人类朊病毒疾病。基因的八肽重复区域中的错义突变和扩增是家族性形式的朊病毒病的原因。PRNP 基因的 5 个不同突变也与遗传性朊病毒疾病相关。

虽然在家族中表型可能发生显著变化,但特定的表型往往伴随着特定突变。通常在密码子 180、183、200、208、210 和 232 处观察到与典型散发性克雅病密切相关的临床表型。密码子 102、105、117、198 和 217 处的取代与朊病毒病的格斯特曼综合征变体相关。正常人 PrP 序列含有 5 个重复的 8 个氨基酸序列。从 2~9 个中额外插入的八倍体通常引起变异表型,表型包括从与散发性克雅病无法区分的病症或是持续多年的缓慢进行性痴呆疾病,到与阿尔兹海默症类似的早发性疾病。如果在同一等位基因的多态残基 129 处编码蛋氨酸,密码子 178 处的突变导致天冬酰胺替代天冬氨酸,则会产生致命性家族性失眠症。如果 D178N 突变发生在同一等位基因 129 位的缬氨酸编码处,则可观察到典型的克雅病。

■ 人 PRNP 基因多态性

多态性影响朊病毒对散发性、遗传性和感染病的易感性。129 位的蛋氨酸/缬氨酸多态性不仅调节一些遗传性朊病毒疾病的发病年龄,还可以确定临床表型。129 号密码子纯合子易患散发性克雅病的研究结果支持了一种朊病毒的产生模型,该模型有利于同源蛋白之间的 PrP 相互作用。

在小鼠 PrP 中 218 位碱基残基赖氨酸的取代在转基因小鼠的朊病毒复制中产生显性负抑制作用。在日本 12% 的人口中,在人 PrP 的 219 位也发现了同样的赖氨酸,而且这个群体似乎对朊病毒病有抵抗力。在位置 171 处取代了碱性残基精氨酸,也发现了朊病毒复制的显性阴性抑制,含精氨酸的绵羊对瘙痒病朊病毒具有抗性,但对脑内接种的牛海绵状脑病朊病毒敏感。

感染性 PrP 朊病毒病

■ 医源性克雅病

角膜移植、受污染的脑电图(EEG)电极植入和外科手术都可能导致克雅病的意外传播。来自未被怀疑患有克雅病的捐赠者的角膜移植到健康的受体身上,这些受体在不同的潜伏期后患上了克雅病。同样,在植入 18 个月后,两名患有难治性癫痫的年轻患者因脑电图电极去污不当而导致克雅病。

外科手术可能导致患者意外接种朊病毒,大概是因为手术室的某些仪器或装置在克雅病患者接受手术时受到污染。这些研究的流行病学具有很强的提示性,但目前仍缺乏确切证据。

硬脑膜移植

记录到 160 例硬脑膜移植后克雅病的临床资料。所有的移植物似乎都是来自同一个制造商,他们的制备程序不足以使人朊病毒失活。还有一例克雅病发生在心包移植修复鼓膜穿孔后。

人类生长激素与垂体促性腺激素治疗

来自人类垂体的被污染的人类生长激素(HGH)制剂的克雅病朊病毒的传播,已经导致了 180 名年龄在 10~41 岁之间的老年痴呆患者的致命性小脑障碍。这些患者每 2~4 日注射一次人类生长激素,持续 4~12 年。如果认为这些患者是通过注射含有朊病毒的人类生长激素制剂而患上克雅病,可能的潜伏期会从 4~30 年不等。目前只有重组人类生长激素被用于治疗,因此污染朊病毒可能不再是一个问题。接受人垂体促性腺激素治疗的妇女有 4 例克雅病。

变异克雅病

变异克雅病的地理限制和年代限制,增加了牛海绵状脑病朊病毒通过食用受污染的牛肉传播给人类的可能性。已发生超过 190 例变异克雅病病例,其中 90% 以上发生在英国。据报道,在法国、爱尔兰、意大利、荷兰、葡萄牙、西班牙、沙特阿拉伯、美国、加拿大和日本定居或当地居民中也有变异克雅病。

过去 10 年里，变异克雅病病例数量的稳步下降表明，欧洲不会出现类似于疯牛病和库鲁病的朊病毒病流行。但可以肯定的是，应防止朊病毒污染的肉类进入人类食品供应中。

变异克雅病由牛海绵状脑病朊病毒引起的最有说服力的证据来自表达牛 PrP 转基因的小鼠中的实验。牛海绵状脑病和变异克雅病朊病毒均能有效地传递给这些转基因小鼠，并且具有相似的潜伏期。与散发性克雅病朊病毒相比，变异克雅病朊病毒不能有效地将疾病传播给表达人鼠 PrP 嵌合体的转基因小鼠。早期对非转基因小鼠的研究表明，牛海绵状脑病和变异克雅病可能来自同一来源，因为两种接种物都传播的疾病具有相似且很长的潜伏期。

试图确定牛海绵状脑病和变异克雅病朊病毒的起源依赖于小鼠的传代研究（部分研究在前文中已有描述），以及对 PrP^{Sc} 的构象和糖基化的研究。一种情况表明，在制备过程中，会选择一种特定的牛 PrP^{Sc} 构象以增加耐热性，当牛食用受朊病毒污染的肉骨粉（mbm）并被感染且其内脏制成更多的肉骨粉时，则对牛进行重新选择。随着欧洲对牛肉供应的保护，变异克雅病病例几乎消失了。

■ 神经病理学

克雅病患者的大脑在大体检查中经常没有可识别的异常。存活数年的患者有不同程度的脑萎缩。

在光学显微镜下，克雅病的病理特征是海绵状变性和星形胶质细胞增生。克雅病和其他朊病毒疾病缺乏炎症反应是这些退行性疾病的一个重要病理特征。海绵状变性的特点是神经细胞体之间的神经细胞中有许多 1～5 μm 的空泡。通常海绵状改变发生在大脑皮质、壳核、尾状核、丘脑和小脑的分子层。星形胶质细胞增生是朊病毒疾病的一个持续但非特异性的特征。纤维状星形胶质细胞广泛增殖于感染克雅病朊病毒的大脑灰质。充满胶质丝的星形细胞过程形成广泛的网络。

在约 10% 的克雅病病例中发现淀粉样斑块。从人和动物身上纯化的克雅病朊病毒在有限蛋白水解过程中，经去污剂处理后表现出淀粉样蛋白的超微结构和组织化学特征。在第一篇对部分日本克雅病例研究的文章中，在小鼠大脑中发现了淀粉样斑块，这些斑块可被抗 PrP 抗体染色。

格斯特曼综合征的淀粉样斑块在形态上与库鲁病或瘙痒病不同。格斯特曼综合征斑块由淀粉样蛋白的中心致密核组成，周围有较小的淀粉样蛋白球。在超微结构上，它们由淀粉样纤维的放射状纤维网组成，很少或没有神经变性。斑块可分布于整个大脑，但最常见于小脑，且通常位于血管附近。在某些格斯特曼综合征疾病中发现了丛生性血管病变。

在变异克雅病中，一个特征是"花斑"的存在。这些花斑由一个 PrP 淀粉样蛋白的中心核心组成，周围有液泡，图案像是花上的花瓣。

■ 临床特征

约 1/3 的克雅病患者出现非特异性前驱症状，可能包括疲劳、睡眠障碍、体重减轻、头痛、焦虑、眩晕、不适和不明确的疼痛。大多数克雅病患者皮质功能受损。同样，精神症状，如抑郁、精神病和视觉幻觉，往往是疾病的决定性特征。这些缺陷几乎总是在数周或数月内发展为一种严重的痴呆状态，其特征是记忆力丧失、判断力受损，以及几乎所有智力功能方面的衰退。少数患者出现视力障碍或小脑步态和协调障碍。通常小脑功能减退后会很快出现进行性痴呆。视觉问题通常始于视力模糊和视力下降，随后迅速发展为痴呆。

其他症状和体征包括锥体外功能障碍，表现为僵硬、面容模糊或（不太常见）舞蹈样运动；锥体体征（通常轻微）；癫痫发作（常见）和感觉减退（不太常见）；核上性注视麻痹；视神经萎缩；以及植物性体征，如体重、温度、出汗或月经的变化。

肌阵挛

大多数克雅病患者（约 90%）在整个疾病过程中出现不同时间的肌阵挛。与其他非自愿运动不同，肌阵挛在睡眠中持续存在。震颤的肌阵挛往往由响亮的声音或亮光引起。值得强调的是，肌阵挛既不是特异性的，也不局限于克雅病，而且往往发生在克雅病晚期。伴有肌阵挛的痴呆也可能是由于阿尔兹海默症、路易体痴呆、皮质基底部变性、隐球菌性脑炎或肌阵挛性癫痫症（波罗的海肌阵挛）引起的。

临床过程

在有记录的克雅病意外传播给人类的病例中，临床疾病发生前的潜伏期为 1.5～2 年。在其他情况下，潜伏期可长达 40 年。大多数克雅病患者在临床体征和症状出现后 6～12 个月死亡，而有些患者的存活期长达 5 年。

■ 诊断

60 岁的无发热患者的痴呆症、肌阵挛和周期性电脉冲群通常预示着克雅病。克雅病的临床异常仅限于中枢神经系统。尽管在罕见的克雅病病例中观察到轻微的 CSF 多细胞增多，但同时有发热、红细胞沉降率升高、血液中白细胞增多或脑脊液（CSF）中的细胞增多症，应提醒医生考虑其他病因来解释患者的中枢神经系统功能紊乱。

典型病程的变化出现在疾病的遗传和传播形式中。家族性克雅病的平均发病年龄早于散发性克雅病。在格斯特曼综合征疾病中，共济失调通常是一个突出的表现特征，痴呆症在疾病病程的后期发生。格斯特曼综合征的发生早于克雅病（平均年龄为 43 岁），通常比克雅病进展缓慢；死亡通常发生在发病后 5 年内。致命性家族性失眠症的特点是失眠和自主神经障碍；痴呆症只发生在疾病的最后阶段，已有罕见的散发病例。变异克雅病有一个不寻常的临床过程，有一个突出的精神前驱症状，可能包括视觉幻觉和早期共济失调，而弗兰痴呆通常是变异克雅病的晚期症状。

■ 鉴别诊断

许多疾病都与克雅病相似。路易体痴呆最容易被误认为克雅病。它可以亚急性的方式表现,具有谵妄、肌阵挛和锥体外特征。其他需要考虑的神经退行性疾病包括阿尔兹海默症、额颞叶痴呆、皮质基底部退化、进行性核上性麻痹、类神经质脂肪融合病和 Lafora 型肌阵挛性癫痫。弥散加权成像和液体衰减反转恢复(FLAIR)磁共振成像(MRI)没有异常,可以很好地将这些痴呆状态与克雅病区分开来。

桥本脑病是一种亚急性进行性脑病,脑电图上有肌阵挛和周期性三相复合物,对于每一例疑似克雅病病例都应排除桥本脑病。桥本脑病可通过在血液中发现高滴度的抗甲状腺球蛋白或抗甲状腺过氧化物酶(抗微粒体)抗体进行诊断,并通过糖皮质激素治疗进行改善。与克雅病不同,桥本脑病通常会有严重的波动。

颅内血管炎可产生几乎所有与克雅病相关的症状和体征,有时无全身异常。肌阵挛与脑血管炎相关,但局灶性癫痫发作可能会带来混淆。显著的头痛、肌阵挛消失、缺损逐步改变、脑脊液异常和 MRI 或血管造影异常的局灶性白质改变都更提示血管炎。

副肿瘤性疾病,特别是边缘性脑炎和皮质性脑炎,也可以与克雅病相似。在许多这样的患者中,痴呆症出现在肿瘤诊断之前,并且在一些患者中,从来没有发现过肿瘤。检测副肿瘤抗体往往是区分这些病例与克雅病的唯一方法。

其他需要区分的疾病包括神经性梅毒(**参见第 78 章**)、艾滋病-痴呆综合征(**参见第 97 章**)、进行性多灶性白质脑病(**参见第 36 章**)、亚急性硬化性全脑炎、进行性风疹-全脑炎、单纯疱疹性脑炎(**参见第 36 章**)、弥漫性颅内肿瘤(脑胶质瘤病)、缺氧性脑病、透析性痴呆、尿毒症、肝性脑病、电压门控钾通道(VGkC)自身免疫性脑病,以及锂或铋中毒。

■ 实验室检测

克雅病和其他人类朊病毒疾病的唯一特异性诊断测试是测量 PrP^{Sc}。使用最多的方法是有限蛋白水解产生 PrP27 - 30,变性后进行免疫分析检测。构象依赖性免疫测定(CDI)是基于在 PrP^C 中暴露但在 PrP^{Sc} 中隐藏的免疫反应性抗原决定簇。在人类中,如果检测到 PrP^{Sc},可以通过脑活检来确定克雅病的诊断。如果没有尝试测量 PrP^{Sc},但是在脑活检中发现克雅病中经常出现的病理变化,也可以下诊断(见上文"神经学")。皮质带状和基底神经节高信号对 FLAIR 和弥散加权磁共振成像诊断克雅病的高灵敏度和特异性大大降低了对疑似克雅病患者进行脑活检的需求。因为 PrP^{Sc} 并不是均匀分布在整个中枢神经系统,所以在有限的样本中,如活组织检查中,PrP^{Sc} 的明显缺失并不能排除朊病毒病。尸检时,应采集足够的脑样本,用于 PrP^{Sc} 免疫分析,最好是构象依赖性免疫测定,以及组织切片的免疫组织化学分析。

为了确定散发性克雅病或家族性朊病毒病的诊断,必须对 PRNP 基因进行测序。如果没有病史表明是来自外源性朊病毒的感染,发现野生型 PRNP 基因序列可以诊断散发性克雅病。编码非保守氨基酸取代的 PRNP 基因序列突变的识别

有利于家族性朊病毒病诊断。

CT 结果可能正常或显示皮质萎缩。MRI 对于区分散发性克雅病与大多数其他病症是有价值的。在 FLAIR 序列和弥散加权成像中,约 90% 的患者表现出基底节和皮质条带的强度增加(**图 109 - 3**)。这种模式在其他神经退行性疾病中未见,但可少见于病毒性脑炎、副肿瘤综合征或癫痫发作。当出现典型的磁共振成像模式时,且所使用设备合格时,可有助于诊断。然而,一些散发性克雅病病例没有表现出这种典型的模式,还需要其他早期诊断方法。

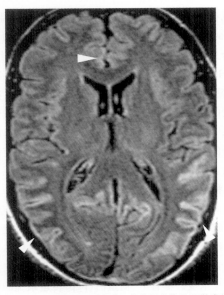

图 109 - 3 T$_2$ 加权(液体衰减反转恢复)磁共振成像显示散发性克雅病患者皮质强度增高。 这种所谓的"皮质带状"加上 T$_2$ 或扩散加权成像中基底节的强度增加,可以帮助诊断克雅病。

脑脊液大部分是正常的,但可能表现出蛋白质升高,很少有轻微的细胞增生。尽管某些克雅病患者的脑脊液中应激蛋白 14 - 3 - 3 升高,但其他疾病患者的脑脊液中也发现类似的 14 - 3 - 3 升高,因此这种升高并不特异。同样,克雅病患者可出现脑脊液神经元特异性烯醇化酶和 tau 升高,但也不具有诊断特异性。

虽然只有大约 60% 的个体表现出典型的模式,但脑电图在克雅病诊断中通常是有用的。在克雅病的早期阶段,脑电图通常是正常的,或者只表现出分散的 θ 活动。在大多数高级情况下,可以看到重复的、高压的、三相的和多相的尖锐放电,但在许多情况下,它们的存在是短暂的。这些持续时间 < 200 ms 的立体声周期性突发事件的出现,每 1~2 s 发生一次,非常有助于克雅病的诊断。这些放电通常是对称的,但并不总是对称的,且在振幅上可能存在单侧优势。随着克雅病的进展,正常的背景节奏变得片段化且变慢。

■ 克雅病患者的护理

虽然克雅病不应被认为是具有传染性的,但它是可传播的。气溶胶意外接种的风险很小,但是如果涉及产生气溶胶

的操作均应在经过认证的生物安全柜中进行。CDC 和国家卫生研究院要求使用 2 级生物安全实验室、设备和设施。护理克雅病患者的主要问题是医护人员不小心被针刺伤感染。对克雅病患者进行检测后，脑电图和肌电图针不应重复使用。

病理学家或其他太平间员工没有理由拒绝对临床诊断为克雅病的患者进行尸检。这里概述的标准微生物学实践，以及具体的去污建议，可以被认为是治疗克雅病患者和处理感染标本的充分预防措施。

克雅病朊病毒的灭活

朊病毒对常见的灭活程序有极强的抵抗力，对灭菌的最佳条件也存在一些分歧。一些研究者建议在室温下用 1 N（当量）NaOH 处理克雅病污染的材料，但我们认为该程序可能不适合灭菌。建议在 134℃ 下高压灭菌 5 h 或用 2 N（当量）NaOH 处理数小时，以达到朊病毒灭菌效果。"灭菌"一词意味着朊病毒的完全破坏，任何残留的传染性都是有害的。最近的研究表明，结合在不锈钢表面上的散发性克雅病朊病毒在 134℃ 下高压灭菌 2 h 仍可存活，而在高压灭菌之前将结合的朊病毒暴露于酸性洗涤剂溶液中，可使得朊病毒易于失活。

预防和治疗

目前尚无已知有效的治疗方法来预防或治疗克雅病。吩噻嗪和吖啶抑制培养细胞中 PrP^{Sc} 形成的发现启发了克雅病患者中奎纳克林的临床研究。不幸的是，奎纳克林未能减缓克雅病患者认知功能下降的速度，这可能是因为在大脑中没有达到治疗浓度。尽管 P-糖蛋白（pgp）转运系统的抑制导致小鼠大脑中的奎纳克林水平显著增加，但用该药物治疗并不能延长朊病毒的孵化时间。这种方法是否可用于治疗克雅病尚待确定。

与吖啶类药物一样，抗-PrP 抗体已被证明能从培养细胞中清除 PrP^{Sc}。此外，无论是注射给药还是转基因，当朊病毒通过外围途径（如腹膜内接种）引入时，这种抗体已被证明可以预防朊病毒病。但是这些抗体在对朊病毒进行脑内接种的小鼠中无效。一些药物，包括多硫酸戊糖、卟啉和苯肼衍生物，如果在接种后很快开始在脑内注射，则会延迟用朊病毒接种的动物的发病。

引起其他神经退行性疾病的不同朊病毒

有越来越多的文献证明，除了 PrP，其他蛋白包括淀粉样 β（Aβ）、tau、α 突触核蛋白和亨廷顿蛋白都可以成为朊病毒。实验研究表明，表达突变体淀粉样前体蛋白（app）的转基因小鼠在接种聚合成淀粉样原纤维的合成 Aβ 肽或从阿尔兹海默症患者的脑中制备的提取物后约 1 年时间里，可产生含有由 Aβ 肽组成的淀粉样蛋白的淀粉样斑块。转基因小鼠和培养细胞中的突变 tau 可触发 tau 聚集成纤维，类似于神经纤维缠结和采摘体中的纤维。这种缠结在阿尔兹海默症、额颞叶痴呆、皮克病和一些创伤后脑损伤病例中均有发现，可能均是由 Aβ 和/或 tau 的朊病毒亚型引起的。

在接受胎儿黑质神经元移植后约 10 年的晚期帕金森病患者中，在移植细胞中发现含有富含 β 折叠 α 突触核蛋白的路易体，这表明错误折叠 α 突触核蛋白的轴突转运进入移植神经元，在那里它开始聚集新生神经元。α 突触核蛋白形成纤维，并结合成路易体。这些研究结果与多系统萎缩（MSA）的研究相一致，认为突触核病变是由朊病毒引起的。注射到转基因小鼠中的 MSA 患者的脑匀浆在大约 3 个月内传递致命的神经变性。此外，注射到野生型小鼠中的重组突触核蛋白启动了突触核蛋白原纤维的沉积。

总之，大量的证据在继续积累，认为引起阿尔兹海默症、帕金森病、额颞叶痴呆、肌肉萎缩性侧面硬化病甚至亨廷顿舞蹈症的蛋白质获得了自我繁殖的替代构象。每一种神经退行性疾病都是由一种不同的蛋白质引起的，这种蛋白质经过构象转换成为朊病毒。朊病毒解释了神经退行性疾病的许多共同特征：① 发病率随年龄增长而增加；② 多来的稳定进展；③ 从中枢神经系统的一个区域扩散到另一个区域；④ 由淀粉样纤维组成的蛋白质沉积；⑤ 遗传性神经退行性疾病的晚期发作。值得注意的是，含有 PrP^{Sc} 的淀粉样斑块是人和动物 PrP 朊病毒疾病的非必需特征。此外，阿尔兹海默症中的淀粉样斑块与痴呆水平无关。然而，可溶性（寡聚体）Aβ 肽水平确与记忆丧失和其他智力缺陷相关。

第 7 篇
真 菌 感 染

第 110 章
真菌感染的诊断和治疗 | Chapter 110 Diagnosis and Treatment of Fungal Infections

John E. Edwards Jr. · 著 | 苏逸 · 译

■ 专业术语和微生物学

传统上,根据解剖位置和流行病学将真菌感染分成特定类型。解剖学分类常分为皮肤黏膜感染和深部器官感染;流行病学分类常分为地方性感染和机会性感染。虽然黏膜皮肤感染可导致严重疾病,但很少致命。深部器官感染在许多情况下也会引起严重疾病,且与黏膜皮肤感染相比,往往是致命的。地方性真菌病(如球孢子菌病)是由真菌引起的,这些真菌不属于人类正常微生物群的一部分,而是从环境获得的。机会性真菌病通常是由组成正常人类微生物群的病原体(如念珠菌和曲霉)引起的,因其在自然界的普遍性使它们很容易被免疫受损宿主获得(表 110 - 1)。当宿主的免疫反应失效时,机会性真菌会引起严重的感染,使生物体从无害的共生体转变为侵入性病原体。通常现代的治疗方法可能巧合地导致宿主微生物群失衡,也可能直接干扰宿主的免疫反应,导致免疫系统的效力减弱。相比在免疫功能正常的个体,免疫功能低下的患者获得的地方性真菌病往往引起更严重的疾病。

表 110 - 1 地方性真菌病和机会性真菌病

地方性真菌病[a]	机会性真菌病
球孢子菌病	念珠菌病
组织胞浆菌病	曲霉病
芽生菌病	隐球菌病
暗色丝孢霉病	毛霉病(接合菌病)
青霉病	赛多孢子菌病
孢子丝菌病	毛孢子菌病
副球孢子菌病	镰刀菌病
	肺孢子虫病

[a] 地方性真菌病也可作为机会性感染发生。

患者深部器官感染几乎完全通过吸入的方式获得。皮肤感染是由血源传播引起的,更常见的传播途径是与土壤(多数地方性真菌的自然储存库)直接接触。皮肤真菌可通过人与

人之间的传播获得,但大多数感染是由环境接触引起的。机会性真菌念珠菌从正常的定植部位(通常是胃肠道黏膜)侵入宿主。一般来说,先天免疫是抵抗真菌的主要防御机制。虽然抗体是在许多真菌感染期间(甚至在共生期间)形成的,但它们通常不构成宿主防御的主要模式。然而,在特定的感染中,如下文所述,抗体滴度的测定可能是一种有用的诊断试验。

在真菌感染的临床讨论中常用的另外 3 个术语是酵母菌、丝状真菌和双相真菌。酵母菌被视为圆形的单细胞或芽生的病原体。念珠菌和隐球菌常被归类为酵母菌。丝状真菌在室温和入侵组织中以被称为菌丝的丝状形式生长。曲霉属、根霉属(引起毛霉病,又称接合菌)和其他感染皮肤引起的癣与其他相关皮肤状况的真菌被归为丝状真菌。酵母菌和丝状真菌在这一分类中发生了变化。例如,当念珠菌感染组织时,酵母相和菌丝相都可能存在[除了光滑念珠菌(*C. glabrata*),后者只在组织中形成酵母]。相比之下,隐球菌只以酵母相形式存在。双向真菌是一个用来描述真菌的术语,这种真菌在组织中以酵母相或大的球形结构生长,但在室温下在环境中以丝状形式生长。属于这一类的真菌病原体引起芽生菌病、副球孢子菌病、球孢子菌病、组织胞浆菌病和孢子菌病。

几乎所有真菌感染的发生率都大幅上升。机会性感染由于器官和干细胞移植及其他疾病引发相关的免疫抑制、癌症相关细胞毒性化疗、抗生素的大量使用及近期单克隆抗体的使用增加而发生率增加。

🌐 在全球范围内,地方性真菌病的发病率在人口大量增长的地方有所增加。当先进的医疗保健技术进入一个区域时(例如,对癌症或器官移植进行更积极的治疗),机会性真菌病的发病率增加。

■ 诊断

任何真菌感染的确诊都需要对侵入组织的真菌进行组织病理学鉴定,有炎症反应的证据。确定炎症反应对于明确曲霉感染尤为重要。曲霉是普遍存在的,可以在空气中存在,漂浮在活检材料上。因此,在某种罕见但重要的情况下,在显微镜下处理某个物种时,曲霉成为一种体外污染物,导致错误的

诊断。最常用于鉴定真菌的染色剂是 PAS（periodic acid-Schiff）和六胺银（Gomori methenamine silver）。与其他真菌不同,念珠菌在革兰染色组织涂片上可见。苏木精和伊红染色不足以鉴定组织标本中的念珠菌。脑脊液（CSF）墨汁染色可诊断隐球菌病。大多数实验室现在使用荧光增白剂结合荧光显微镜来鉴定液体标本中的真菌。

各种用于深部器官真菌感染诊断的试验进行了广泛的研究,获得了不同程度的特异性和敏感性的结果。最可靠的检测方法是血清和脑脊液中粗球孢子菌的抗体;尿、血清和脑脊液中的组织胞浆菌抗原;血清和脑脊液中的隐球菌荚膜抗原。这些检测一般具有 90% 的敏感性和特异性,但是由于实验室之间的差异,建议在多个场合进行测试。半乳甘露聚糖试验已在欧洲广泛使用,目前已在美国获准用于曲霉病的诊断。有关半乳甘露聚糖的关注来源是假阴性结果的发生率,以及需要进行多个系列检测以降低这种发生率。念珠菌的 β-葡聚糖试验也在评估中,但与半乳甘露聚糖试验一样,还需要额外的验证,该试验的阴性预测值约为 90%。这两种测试的使用频率都在不断增加,特别是用于指导开始治疗的时间和治疗的持续时间。半乳甘露聚糖试验正在血清和支气管肺泡灌洗液中进行评估。许多检测抗原的聚合酶链反应分析和核酸杂交技术都处于发展阶段,目前还没有广泛应用。

念珠菌是迄今为止从血液中分离的最常见的真菌。目前广泛使用的任何自动血培养系统都能检测到念珠菌属,但溶血离心技术提高了血培养对念珠菌和不常见的生物体［如组织胞浆菌（H. capsulatum）］的敏感性。当怀疑有播散性真菌感染时,应使用溶解离心法。

除球孢子菌病、隐球菌病和组织胞浆菌病外,目前还没有完全有效和广泛应用的血清学技术来诊断播散性真菌感染。检测地方性真菌病的皮肤测试不再可用。

治疗·真菌感染

本文旨在简要概述真菌感染治疗中使用抗真菌药物的一般策略。疗程、时间表和用药在本节接下来的特定真菌病章节中详细介绍。这里引用的剂量是成人侵袭性感染的标准剂量。

由于真菌生物是真核细胞,与人类细胞含有大多数相同的细胞器（具有许多相同的生理功能）,因此抗真菌药物需要能够有选择地杀死或抑制真菌但对人类细胞无毒,对这类药物的鉴定是非常难的。临床上使用的抗真菌药物远少于抗细菌药物。

两性霉素 B

20 世纪 50 年代末,两性霉素 B（AmB）的引入彻底改变了深部器官真菌感染的治疗。在 AmB 出现之前,隐球菌性脑膜炎和其他播散性真菌感染几乎总是致命的。在引进 AmB 近 10 年来,它是治疗威胁生命的真菌感染的唯一有效药物。AmB 仍然是最广谱的抗真菌药物,但有几个缺点,包括严重的肾毒性、缺乏口服制剂,以及治疗过程中令人不适的副作用（发热、寒战和恶心）。为了避免肾毒性和输注副作用,开发了 AmB 脂质体,并在临床上几乎取代了原来的胶状脱氧胆酸盐制剂（但是仍有旧的制剂）。脂质制剂包括脂质体 AmB（L-AmB,每日 3～5 mg/kg）和 AmB 脂质复合物（ABLC,每日 5 mg/kg）。第三种制剂为 AmB 胶体分散剂（ABCD,每日 3～4 mg/kg）,因为与输液相关的副作用发生率很高,很少使用。

AmB 的脂质配方比脱氧胆酸配方贵得多。对于包括中枢神经系统（CNS）感染在内的特定临床真菌感染,不同制剂的疗效、毒性和优势的经验仍在积累中。这些药物在中枢神经系统渗透或肾毒性方面是否有临床意义上的差异仍存在争议。尽管存在这些问题,尽管费用昂贵,但在发达国家,AmB 脂质制剂现在比 AmB 脱氧胆酸盐更常用。在发展中国家,因为其脂肪配方的费用较高,AmB 脱氧胆酸盐仍然是首选的。

唑类药物

这类抗真菌药物比 AmB 具有重要的优势：唑类药物很少或没有肾毒性,可以口服。早期的唑类药物包括酮康唑和咪康唑,它们已被新的治疗深部器官真菌感染的药物所取代。唑类药物的作用机制是抑制真菌细胞壁中麦角固醇的合成。与 AmB 不同,这些药物被认为是抑菌剂,而不是杀菌剂。

氟康唑

氟康唑自问世以来,在多种严重真菌感染的治疗中发挥了极其重要的作用。其主要优点是口服和静脉注射制剂的可用性、半衰期长、大多数体液（包括眼液和脑脊液）的渗透性良好、毒性最小（特别是相对于 AmB）。它的缺点包括（通常是可逆的）肝毒性、脱发（高剂量时）、肌肉无力和口干伴有金属味。氟康唑对曲霉病、毛霉病或尖端赛多孢菌（Scedosporium apiospermum）感染无效。它用于光滑念珠菌（Candida glabrata）和克柔念珠菌（Candida krusei）的效果比新型唑类药物差。

氟康唑已成为治疗球孢子虫性脑膜炎的首选药物,但是使用该药治疗后可能出现复发。此外,氟康唑可作为隐球菌性脑膜炎的巩固和维持治疗。该制剂在治疗念珠菌血流感染方面与 AmB 一样有效。氟康唑治疗念珠菌血流感染的有效性和药物相对最低的毒性,以及对血液播散性念珠菌感染的诊断技术的缺乏,导致了念珠菌血流感染管理模式的改变。现在的照护标准是用抗真菌药物治疗所有念珠菌血流感染患者，并在可行的情况下改变其所有的血行播散线路，而不仅仅是清除一条可疑的血行播散线路，然后观察患者。常用的氟康唑治疗念珠菌血流感染的方案是400 mg/d，直到最后一次血培养阳性后2周。

氟康唑被认为可有效预防骨髓移植受者和高危肝移植患者的真菌感染。它在白血病患者、低CD4$^+$T细胞计数的艾滋病患者以及在外科重症监护病房的患者中的一般应用仍然存在争议。由于担心耐药念珠菌感染和曲霉感染，许多临床医生开始使用棘白菌素类药物进行治疗，一旦证实念珠菌对氟康唑敏感，排除曲霉感染，仍会选择氟康唑治疗。

伏立康唑

伏立康唑有口服和静脉注射两种剂型，其对念珠菌[包括光滑念珠菌（C. glabrata）和克柔念珠菌（C. krusei）]的作用范围比氟康唑更广，并且对曲霉、梭状芽孢杆菌和镰刀菌有活性。一般认为伏立康唑是治疗曲霉病的首选一线药物。一些病例报告显示，伏立康唑对球孢子菌病、芽生菌病和组织胞浆菌病患者有效，但由于数据有限，不建议使用该药物对地方性真菌病进行初始治疗。伏立康唑（与氟康唑相比）的缺点之一是它与许多易受真菌感染的患者使用的药物有更多的相互作用。肝毒性、皮疹（包括光敏性）和视觉障碍较为常见。现在建议对服用伏立康唑的患者进行皮肤癌监测。此外，伏立康唑比氟康唑价格更高。该药物在肝脏中被CYP2C9、CYP3A4和CYP2C19完全代谢，存在人类CYP2C19活性的遗传变异性，所以建议监测用药患者的伏立康唑血药浓度水平。肝衰竭患者的剂量应相应减少。无须对肾功能不全进行剂量调整，但是由于静脉输液是用环糊精配制的，因此不应将其用于严重肾功能不全的患者。

伊曲康唑

伊曲康唑有静脉和口服（胶囊和混悬液）制剂。与其他唑类药物相比，口服伊曲康唑患者的血药浓度较低。伊曲康唑是治疗轻中度组织胞浆菌病和芽生菌病的首选药物，常用于慢性黏膜皮肤念珠菌病。它已经被美国FDA批准用于发热伴中性粒细胞减少的患者。伊曲康唑也被证明对治疗慢性球孢子菌病、孢子丝菌病和尖端赛多孢（S. apiospermum）感染有用。用伊曲康唑成功治疗的皮肤黏膜和表皮的真菌感染包括口咽部念珠菌病（尤其是艾滋病患者）、花斑癣、头癣和甲真菌病。伊曲康唑的缺点包括其对脑脊液的渗透性差、在口服混悬液和静脉注射制剂中均使用环糊精、胶囊

形式的药物吸收利用度较低以及需要监测服用胶囊治疗播散性真菌病患者的血药浓度水平。目前有病例报告患者服用伊曲康唑导致严重充血性心力衰竭，引起关注。与其他唑类药物一样，伊曲康唑也能引起肝毒性。

泊沙康唑

泊沙康唑被FDA批准用于预防高危患者因严重免疫损害而导致的曲霉病和念珠菌病。它还被批准用于口咽部念珠菌病的治疗，对接合菌病、镰刀菌病、曲霉病、隐球菌病和各种其他形式的念珠菌感染的治疗已经被评估。已有相关研究对泊沙康唑治疗接合菌病、镰刀菌病和曲霉病的挽救疗法进行了探讨。一项对90多例患者的研究取得了令人鼓舞的结果，结果提示接合菌病对其他治疗方案不敏感。尚未报道泊沙康唑治疗念珠菌血流感染的试验。病例报道描述了该药物在球孢子菌病和组织胞浆菌病中的疗效。对照试验表明它在急性白血病患者和骨髓移植受者中作为预防性用药的有效性。此外，泊沙康唑还被发现对氟康唑耐药的念珠菌有效。一项早于伏立康唑和棘白菌素的使用的大规模研究对泊沙康唑作为曲霉病的补救疗法的结果表明它是补救疗法的替代品。

棘白菌素类

棘白菌素类，包括FDA批准的卡泊芬净、阿尼芬净和米卡芬净，大大增加了抗真菌药物的种类。这三种试剂都能抑制β-1,3-葡聚糖合成酶，而β-1,3-葡聚糖合成酶是真菌细胞壁合成所必需的，并不是人类细胞的组成部分。这些制剂目前都不能口服。棘白菌素类药物被认为是念珠菌的杀菌剂，是曲霉的抑菌剂。该类药物迄今为止最大的用途是抗念珠菌感染。该类药物有两个优点：对所有的念珠菌属具有广谱活性和相对较低的毒性。所有棘白菌素类的最低抑菌浓度（MIC）对近平滑念珠菌（Candida parapsilosis）的抑制率最高，尚不清楚是否MIC值越高，药物对该物种的临床疗效越低。棘白菌素类是最安全的抗真菌药物。

在对照试验中，卡泊芬净在治疗念珠菌血流感染和侵袭性念珠菌病方面至少与AmB一样有效，在治疗念珠菌性食管炎方面也与氟康唑一样有效。另外，卡泊芬净作为曲霉病的抢救治疗也具有一定的疗效。美国FDA已批准阿尼芬净用于治疗非中性粒细胞减少症患者的念珠菌血流感染，治疗念珠菌性食管炎、腹腔感染和腹膜炎。在对照试验中，已证明阿尼芬净对念珠菌血流感染和侵袭性念珠菌病的疗效不劣，并可能优于氟康唑。它治疗念珠菌性食管炎与氟康唑同样有效。当阿尼芬净与环孢菌素、他克莫司或伏立康唑

一起使用时,两种药物的组合都不需要调整剂量。米卡芬净已被批准用于治疗食管念珠菌病和念珠菌血流感染,以及用于接受干细胞移植的患者。在一项平行对照研究中,米卡芬净在治疗念珠菌血流感染方面不劣于卡泊芬净。迄今为止的研究表明,米卡芬净和环孢菌素联合用药不需要调整两种药物的剂量。当使用雷帕霉素同时给药米卡芬净时,雷帕霉素的血浆药物浓度-时间曲线下的面积增加,通常需要减少其剂量。在开放性试验中,米卡芬净治疗深部曲霉和念珠菌感染取得了良好的效果。

氟胞嘧啶(5-氟胞嘧啶)

随着新型抗真菌药物的开发,氟胞嘧啶的使用减少了。这种药剂现在最常用于与 AmB(脱氧胆酸盐或脂质制剂)联合治疗隐球菌性脑膜炎。氟胞嘧啶具有一种独特的作用机制,可以在真菌细胞内转化为对真菌细胞有毒性的 5-氟尿嘧啶。对化合物的抗药性限制了其作为单一药物的使用。氟胞嘧啶几乎总是与 AmB 联合使用。它能很好地渗透到脑脊液中,因此与 AmB 联合使用治疗隐球菌性脑膜炎。氟胞嘧啶与 AmB 联合治疗也被推荐用于治疗念珠菌性脑膜炎,单独使用 AmB 的比较试验尚未完成。当该药物与 AmB

联合使用时,氟胞嘧啶可导致显著且频繁的骨髓抑制。

灰黄霉素和特比萘芬

历史上,灰黄霉素主要用于癣感染。这种药剂通常给药时间较长。特比萘芬主要用于甲真菌病,也用于癣。在比较研究中,特比萘芬与伊曲康唑一样有效,都比灰黄霉素更有效。

外用抗真菌药

关于治疗皮肤真菌感染和甲真菌病的药物的详细讨论超出了本章的范围,读者可参考皮肤学文献。许多种类的化合物被用来治疗皮肤常见的真菌感染。所用的唑类药物包括克霉唑、益康唑、咪康唑、奥昔康唑、硫康唑、酮康唑、噻康唑、布托康唑和特康唑。总的来说,阴道念珠菌病的局部治疗是成功的。由于认为各种阴道制剂的功效几乎没有差别,因此医生和/或患者根据偏好和有效性来选择制剂。口服 150 mg 氟康唑的优点是不需要反复经阴道内给药。制霉菌素是用于口咽鹅口疮和阴道念珠菌病的多烯类抗真菌药。其他类别的有用药剂包括环吡酮胺、碘炔三氯酚、特比萘芬、萘夫替芬、托萘酯和十一碳烯酸。

第 111 章
组织胞浆菌病 | Chapter 111
Histoplasmosis

Chadi A. Hage, L. Joseph Wheat・著 | 苏逸・译

■ 病因学

🌐 组织胞浆菌(*Histoplasma capsulatum*)是一种热型双相真菌,是组织胞浆菌病的病原体。在大多数地方病流行区,荚膜组织胞浆菌荚膜变种(*H. capsulatum* var. *capsulatum*)是致病因子。在非洲,也发现了荚膜组织胞浆菌荚膜杜波变种(*H. capsulatum* var. *duboisii*)。杜波变种(var. *duboisii*)与荚膜变种(var. *capsulatum*)不同,因为杜波变种更大。在中美洲和南美洲,组织胞浆菌病是常见的,是由不同地区不同基因型的荚膜组织胞浆菌荚膜杜波变种的分支引起的。

菌丝相是组织胞浆的自然感染形式,具有独特的形态,有

小分生孢子型和大分生孢子型。微孢子呈椭圆形,足够小(2~4 µm),可到达终末细支气管和肺泡。感染宿主后不久,菌丝相转化为酵母相,在巨噬细胞和其他吞噬细胞内被发现。酵母相的形态特征是小(2~5 µm),偶尔有狭窄的出芽。在实验室中,菌丝相在室温下生长最好,而酵母相则在 37℃ 的浓缩培养基上生长。

■ 流行病学

🌐 组织胞浆菌病是北美最普遍的地方性真菌病。这种真菌性疾病在全世界都有报道,但其特有性在北美洲、中美洲和南美洲、非洲和亚洲的某些地区尤为显著。在欧洲,经常被诊断

出来的组织胞浆菌病主要是来自其他大陆的移民或旅行者。在美国,流行地区遍布俄亥俄和密西西比河流域,与这些地区土壤的湿润和酸性有关。富含鸟类或蝙蝠粪便的土壤促进组织胞浆菌的生长和孢子形成。含有这种病原体的土壤被破坏后,会导致微生物的气溶胶化和附近人群暴露。与高水平暴露相关的活动包括洞穴探险、挖掘、清理鸡笼、拆除和改造旧建筑以及砍伐枯树。在高度流行地区以外发现的大多数病例都是输入性疾病,如在前往美洲、非洲或亚洲后在欧洲被报道的病例。

■ 发病机制与病理学

吸入小分生孢子后感染(图111-1)。一旦到达肺泡间隙,小分生孢子就被肺泡巨噬细胞迅速识别和吞噬。此时,小分生孢子转化为萌芽的酵母相(图111-2),这是组织胞浆菌

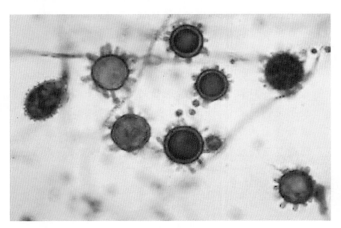

图111-1　组织胞浆菌带刺球形分生孢子(乳酚棉蓝染色剂)。

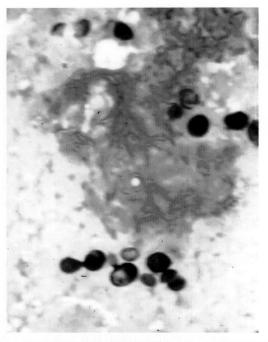

表111-2　支气管肺泡灌洗液组织胞浆菌小(2～5μm)而窄出芽酵母相(六胺银染色)。

病发病机制中不可或缺的一个过程,取决于吞噬细胞内钙和铁的可用性。酵母相能够在静止的巨噬细胞内生长和繁殖。中性粒细胞和淋巴细胞被吸引到感染部位。在细胞免疫发展之前,酵母相利用转移媒介噬菌体转移到局部引流淋巴结,在那里通过血行播散均匀地扩散到整个网状内皮系统。感染后2周左右产生足够的细胞免疫。T细胞产生干扰素γ,协助巨噬细胞杀死病原体并控制疾病的进展。白细胞介素-12和肿瘤坏死因子-α(TNF-α)在细胞与组织胞浆菌中起着重要作用。在免疫正常宿主中,巨噬细胞、淋巴细胞和上皮细胞最终组织形成含有病原体的肉芽肿。这些肉芽肿通常是纤维组织和钙化,自流行地区的健康个体中常见钙化的纵隔淋巴结和肝脾钙化。在免疫正常宿主中,组织胞浆菌感染可对再感染产生一定的免疫力。在细胞免疫功能受损的患者中,感染是不受控制的,可以播散。进行性播散组织胞浆菌病(PDH)可累及多个器官,最常见的是骨髓、脾脏、肝脏(图111-3)、肾上腺和皮肤黏膜。与潜伏结核不同,潜伏性组织胞浆菌病很少再度活动。

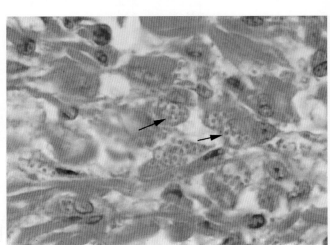

表111-3　肝脏组织标本(伊红染色)组织胞浆菌细胞内酵母相(箭头)。

结构性肺病(如肺气肿)会损害肺组织胞浆菌病的清除,从而导致慢性肺病。这一慢性过程的特点是进行性炎症反应、组织坏死和类似结核空洞纤维化过程。

■ 临床表现

组织胞浆菌病的临床范围从无症状感染到危及生命的疾病。疾病的发病率、范围和严重程度取决于暴露强度、暴露个体的免疫状态以及宿主的潜在肺部结构。

在低水平暴露的免疫功能正常宿主中,大多数组织胞浆菌感染可以是无症状的,或是轻微的和自限性的。在流行地区的成人中,50%～80%进行了皮肤检查和/或放射线检查证明以前的感染没有临床表现。当症状确实出现时,通常在暴露后1～4周出现。大量接触会导致类似流感的疾病,包括发热、发冷、出汗、头痛、肌痛、厌食、咳嗽、呼吸困难和胸痛。胸部影像学通常显示肺炎伴有肺门突出或纵隔淋巴结肿大。

肺部浸润可以是轻度暴露的局灶性浸润,也可以是重度暴露的弥漫性浸润。关节痛或关节炎等类似风湿病症状,通常与结节性红斑有关,发生在 5%～10% 的急性组织胞浆菌病患者中。心包炎也可以进展。以上这些表现是急性感染的炎症反应,而不是病原体的直接作用。肺门或纵隔淋巴结可能坏死并合并形成大的纵隔肿块,可导致大血管、近端气道和食管受压。这些坏死淋巴结也可破裂并在纵隔结构之间形成瘘管(如支气管食管瘘)。

PDH 通常见于免疫功能低下的患者,占病例的 70%。常见危险因素包括 AIDS(CD4$^+$ T 细胞计数,$<200/\mu L$)、老年人或儿童、预防或治疗移植后排斥反应的免疫抑制药物(如泼尼松、霉酚酸酯、钙调磷酸酶抑制剂和生物反应调节剂)、甲氨蝶呤、抗肿瘤坏死因子-α 制剂或治疗炎性关节炎或克罗恩病的其他生物反应药物。

PDH 的范围从急性、快速致命过程(伴有弥漫性间质或网状结节性肺浸润引起呼吸衰竭、休克、凝血功能障碍和多器官衰竭)到亚急性的局部器官分布。常见症状包括发热和体重减轻。肝脾大也很常见。其他表现可能包括脑膜炎或局灶性脑损伤、口腔黏膜溃疡、胃肠道溃疡和肾上腺功能不全。对于表现更严重或有潜在免疫抑制的患者,尤其是 AIDS 患者,及时认识到这种毁灭性疾病至关重要(**参见第 97 章**)。

慢性空洞性组织胞浆菌病见于有结构性肺病(如大疱性肺气肿)的吸烟者。这种慢性疾病的特点是排痰性咳嗽、呼吸困难、低热、盗汗、体重减轻。胸部影像学通常显示与肺结核相似的上叶浸润、空洞和胸膜增厚。在没有治疗的情况下,病程进展缓慢。

纤维化纵隔炎是组织胞浆菌病的一种罕见而严重的并发症。在某些患者中,由于未知的原因,急性感染会在肺门和纵隔淋巴结周围进行性纤维化。可累及为单侧或双侧,双侧累及预后较差。主要表现为上腔静脉综合征、肺血管阻塞和气道阻塞。患者可能会出现复发性肺炎、咯血或呼吸衰竭。纤维化纵隔炎 1/3 的病例致命。

在愈合的组织胞浆菌病中,钙化的纵隔淋巴结或肺实质可能侵蚀气道壁而引起咯血。这种情况称为支气管结石病。

🌐 中美洲和南美洲由不同基因家族引起的组织胞浆菌病的临床特点和治疗方法与北美相似。杜氏变种(var. *duboisii*)引起的非洲组织胞浆菌病在临床上是不同的,其特征是皮肤和骨骼频繁受累。

■ 诊断

真菌培养仍然是诊断组织胞浆菌病的金标准。然而,培养结果时间长达 1 个月,在病情较不严重的情况培养往往为阴性。约 75% 的 PDH 和慢性肺组织胞浆菌病培养阳性。支气管肺泡灌洗(BAL)液培养阳性的病例约有一半,这些病例包括急性肺组织胞浆菌病导致肺部弥漫性浸润,导致低氧血症。在 PDH 中,BAL 液、骨髓抽吸液和血培养阳性率最高。慢性肺组织胞浆菌病的痰培养或支气管冲洗液培养通常呈阳

性。然而,在其他形式的组织胞浆菌病中,培养通常是阴性的。

细胞病理学或活检材料的真菌染色显示病原体结构与组织胞浆酵母菌相似,有助于 PDH 的诊断,约有一半病例结果阳性。弥漫性肺浸润患者的 BAL 液(图 111‐2)、骨髓活检样本和其他相关器官(如肾上腺)的活检样本中均可见酵母相。有时,酵母相出现在严重 PDH 患者的血液涂片中。人工制品和其他真菌成分有时会被染色,并可能被误认为组织胞浆酵母相。

体液组织胞浆菌抗原的检测对于诊断 PDH 和急性弥漫性肺组织胞浆菌病具有重要意义。如果同时检测尿液和血清,该技术的敏感性在 PDH 患者中 $>95\%$,在急性肺组织胞浆菌病患者中 $>80\%$。抗原水平与 PDH 疾病的严重程度相关,并可用于跟踪疾病进展,因为通过有效的治疗,抗原水平可降低。抗原水平的升高也预示着复发。在脑膜炎患者的脑脊液和肺炎患者的 BAL 液中可以检测到抗原。交叉反应发生在非洲组织胞浆菌病、芽生菌病、球孢子菌病、副球孢子菌病和马尔尼菲青霉菌(*Penicillium marneffei*)感染。

血清学检验,包括免疫扩散分析和补体结合,对免疫功能正常患者的组织胞浆菌病的诊断有用。急性组织胞浆菌病患者血清抗体可升高 4 倍。血清学检测对慢性肺组织胞浆菌病的诊断也有作用。血清学的限制包括在疾病早期病程中的敏感性(需要至少 1 个月的时间产生抗体)不佳,在免疫抑制人群中的敏感性欠佳,以及感染后可检测抗体持续数年。既往感染过患者的阳性结果可能导致其他的疾病被误诊为活动性组织胞浆菌病。

治疗·组织胞浆菌病

组织胞浆菌病的治疗建议见**表 111‐1**。治疗适用于所有 PDH 或慢性肺组织胞浆菌病患者,以及伴有弥漫性肺浸润所致低氧血症的急性肺组织胞浆菌病患者。在大多数肺部组织胞浆菌病病例中,因为暴露程度不重,不建议治疗;若感染无症状或症状轻微、亚急性、不进展性,无须治疗即可痊愈。

组织胞浆菌病的首选治疗方法包括在更严重的病例中使用两性霉素 B(AmB)的脂质体和在其他病例中使用伊曲康唑。AmB 脂质体对 AIDS 患者 PDH 的治疗效果优于 AmB 脱氧胆酸盐制剂。对于低肾毒性风险患者而言,脱氧胆酸盐制剂是脂质体的替代品。泊沙康唑、伏立康唑和氟康唑是不能服用伊曲康唑患者的替代药物。

在需要住院治疗的严重病例中,优先考虑 AmB 脂质体,后可考虑使用伊曲康唑。对于脑膜炎患者,应在改用伊曲康唑前 4～6 周给予 AmB 脂质体。在免疫抑制者中,尽管免疫重建炎性综合征(IRIS)可能随

组织胞浆菌病分型	治疗推荐	注释
急性伴有弥漫性浸润和/或低氧血症中度至重度肺疾病	AmB 脂质体（每日 3～5 mg/kg）±糖皮质激素 1～2 周；后伊曲康唑（200 mg）12 周。监测肝肾功能	轻症患者通常在没有治疗的情况下恢复，但如果患者的病情在 1 个月后没有改善，则应考虑使用伊曲康唑
慢性/空洞性肺病	伊曲康唑（200 mg 每日 1 次或每日 2 次）至少 12 个月。监测肝功能	继续治疗直到影像学检查没有进一步改善。停止治疗后监测复发情况
进展播散性	AmB 脂质体（每日 3～5 mg/kg）1～2 周；后伊曲康唑（200 mg 每日 2 次）至少 12 个月。监测肝肾功能	推荐 AmB 脂质体，由于价格原因 AmB 脂质体复合物可能会被使用。若免疫抑制状态的程度不能被降低，应给予慢性维持治疗
中枢神经系统	AmB 脂质体（每日 5 mg/kg）4～6 周；后伊曲康唑（200 mg 每日 2 次或每日 3 次）至少 12 个月。监测肝肾功能	由于复发的风险很高，建议使用更长疗程的 AmB 脂质体治疗。伊曲康唑应持续到脑脊液或 CT 检测正常

缩略词：AmB，两性霉素 B。

后发生，但如果可能的话，仍应降低免疫抑制的程度。抗逆转录病毒治疗可改善 AIDS 患者 PDH 的预后，建议采用这种方法。目前尚不清楚是否应推迟抗逆转录病毒治疗以避免 IRIS。

应监测伊曲康唑的血药浓度，以确保适当的药物暴露，高效液相色谱法测定的母体药物及其羟基代谢物的目标浓度为 1～5 μg/mL，微生物法测定的目标浓度为 2～10 μg/mL。药物相互作用应仔细评估：伊曲康唑不仅能被细胞色素 P450 代谢清除，而且还能抑制细胞色素 P450。这种情况会导致它与许多其他药物之间的相互作用。

急性肺组织胞浆菌病的治疗时间为 6～12 周，而 PDH 和慢性肺组织胞浆菌病的治疗时间≥1 年。PDH 治疗期间和治疗后至少 1 年，应监测尿液和血清中的抗原水平。抗原水平稳定或升高表明治疗失败或复发。

以前，一旦组织胞浆菌病被诊断出来，建议对 AIDS 患者进行终身伊曲康唑维持治疗。然而如今，对抗逆转录病毒治疗反应良好的患者、CD4+ T 细胞计数至少为 150/μL（最好＞250/μL）、完成至少 1 年伊曲康唑治疗的患者以及既没有活动性组织胞浆菌病的临床证据也没有超过 4 ng/mL 的尿抗原水平的患者，不需要维持治疗。如果免疫抑制程度可以被降低（通过某些类似被用于 AIDS 患者的方法），接受免疫抑制治疗的患者也不需要进行维持治疗。

纤维性纵隔炎是既往纵隔感染组织胞浆菌病的一种慢性纤维性反应，不是活动性感染，抗真菌治疗往往没有效果。对于 1 个月仍未痊愈的肺组织胞浆菌病患者以及持续纵隔淋巴结肿大的患者，抗真菌治疗的效果尚不清楚。

第 112 章
粗球孢子菌病 | Chapter 112
Coccidioidomycosis

Neil M. Ampel·著 | 苏逸·译

■ 定义和病因

粗球孢子菌病，通常被称为谷热（见下文"流行病学"），是由球孢子属的两种土生真菌引起的。遗传分析已经证实存在粗球孢子菌（*C. immitis*）和波萨球孢子菌（*C. posadasii*）。这两个物种通过临床表现和常规实验室培养不可区分的。因此,在本章余下的部分中,这些病原体将被简单地称为粗球孢子菌。

流行病学

🌐 粗球孢子菌病局限于西半球北纬 40°和南纬 40°之间。在美国,高流行地区包括加利福尼亚州圣华金谷和亚利桑那州中南部地区。然而,感染可能在美国西南部的其他地区获得,包括加利福尼亚州南部沿海县、内华达州南部、犹他州西南部、新墨西哥州南部和得克萨斯州西部(包括格兰德河谷)。在美国以外,粗球孢子菌病是墨西哥北部以及中美洲局部地区的地方病。在南美洲,流行地区包括哥伦比亚、委内瑞拉、巴西东北部、巴拉圭、玻利维亚和阿根廷中北部。

直接接触含有粗球孢子菌的土壤会增加感染的风险。由于粗球孢子菌难以从土壤中分离出来,目前也尚不清楚潜在感染土壤的精确特征。在美国,几起粗球孢子菌病的暴发与在公认的地方病流行区域周边对美洲印第安人遗址的考古中挖掘土壤有关。这些案例通常涉及相对干旱地区的冲积土,温度适中。粗球孢子菌在地表以下 2～20 cm 深处被分离出来。最近在华盛顿州东部发现了 3 例粗球孢子菌病病例,这可能表明流行区域正在扩大。

在流行区,许多粗球孢子菌感染病例发生时没有明显的土壤或灰尘暴露。气候因素似乎增加了这些地区的感染率。尤其是,雨季后的干燥期与伴有症状的病例数量的显著增加有关。总的来说,在过去 10 年中,美国的发病率大幅上升,2011 年流行地区每 10 万居民中有近 43 例病例。大部分增长发生在亚利桑那州中南部(该州大部分人口居住的地方),以及加利福尼亚州南部圣华金谷(人口较少)。导致这种增加的因素尚未完全阐明,没有感染过粗球孢子菌病的老年人的涌入也是因素之一。其他因素包括如气候变化、施工活动、提高认识和病例报告。卫生保健提供者在评估正居住在或去过流行地区的肺炎患者时应考虑粗球孢子菌病。

发病机制、病理学和免疫反应

在琼脂培养基和土壤中,粗球孢子菌以丝状霉菌的形式存在。在这种菌丝结构中,个别的细丝(菌丝)伸长和分枝,一些向上生长。菌丝内的交替细胞退化,留下桶形的有活性的部分,称为节孢子。节分生孢子大小约 2 μm×5 μm,可在空气中长时间传播。由于它们体形很小,它们能够避开最初的机械黏膜防御,深入支气管树深处,感染非免疫宿主。

一旦在易感宿主中,节孢子扩大、变圆,并形成内隔。由此产生的结构称为球粒(图 112-1),其尺寸可达 200 μm,是粗球孢子菌特有的。分隔内包含有称为内孢子的单核元素。球粒可破裂并释放出能自己发育成球粒的内孢子包,从而使感染在局部播散。如果回到人工培养基或土壤中,真菌会恢复到菌丝体阶段。

动物研究的临床观察和数据有力地支持了强有力的

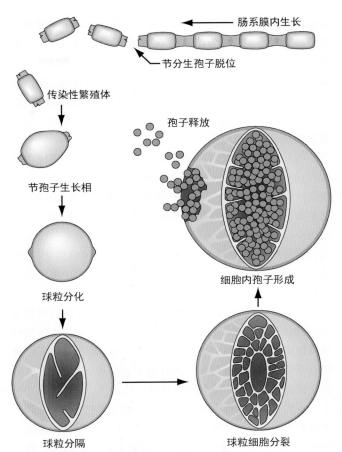

图 112-1　**粗球孢子菌的生命循环。**(来自 TN Kirkland, J Fierer: Emerg Infect Dis 2: 192, 1996)。

细胞免疫反应在宿主控制球孢子菌病中的关键作用。在肺部感染已吸收的患者中通常会发现含有小球体的坏死性肉芽肿。在播散性疾病中,肉芽肿通常形成不良或根本不发育,多核白细胞反应经常发生。在无症状或最初肺部感染消退的患者中,常规会记录到对粗球孢子菌抗原的迟发型超敏反应。

临床和实验室表现

感染者中,60%完全无症状,其余 40%的症状主要与肺部感染有关,包括发热、咳嗽和胸膜性疼痛。出现症状的风险随着年龄的增长而增加。粗球孢子菌病通常被误诊为社区获得性细菌性肺炎。

原发性粗球孢子菌病有多种皮肤表现。在一些病例中发现由黄斑丘疹组成的毒性红斑。结节性红斑(图 14-40),通常出现在下肢,或为多形红斑(图 14-25),通常呈项链状分布,这些表现在妇女中尤其常见。关节痛和关节炎可能会进展。原发性粗球孢子菌病的诊断包括盗汗史或深度疲劳史、外周血嗜酸性粒细胞增多、胸片提示肺门或纵隔淋巴结肿大。胸膜性胸痛很常见,但胸腔积液的发生率不到 10%。这种积液总是与同一侧的肺浸润有关。胸腔积液的细胞成分是单核的,粗球孢子菌很少在积液中生长。

在大多数患者中,原发性粗球孢子菌病通常在数周内无后遗症消退。可能会出现一些肺炎并发症。肺结节是原发性肺炎的残余物。一般为单一结节,常位于上叶,直径≤4 cm,常规胸片上常发现无症状患者的肺部结节。钙化不常见。粗球孢子菌肺结节很难从影像学上与肺恶性肿瘤鉴别。像恶性肿瘤一样,粗球孢子菌结节常在正电子发射断层扫描中强化。然而,常规 CT 常显示粗球孢子菌病多发结节,可通过活检鉴别恶性肿瘤和粗球孢子菌感染。

当一个结节将其内容物挤入支气管后形成一个薄壁的外壳时,就会出现空洞。这些空洞可能与持续性咳嗽、咯血和胸膜炎性胸痛有关。偶尔情况下,会有空洞破裂进入胸膜腔,引起脓胸。患者出现急性呼吸困难,胸部 X 线片显示肺组织体积缩小,出现气液平面。慢性或持续性肺粗球孢子菌病表现为长期发热、咳嗽和体重减轻,影像学表现为肺瘢痕化、纤维化和空洞形成。这些表现最常见于其他原因引起的慢性肺部疾病患者。

在某些病例中,原发性肺炎表现为肺部弥漫性网状结节(通过胸部 X 线平片所见),伴有呼吸困难和发热。在强烈的环境暴露或严重抑制细胞免疫的环境中(如在 AIDS 患者中),可能发生原发性弥漫性粗球孢子菌肺炎,伴随着与真菌性血流感染相关的不受限制的真菌生长。

不到 1%的患者在胸腔外发生播散。男性患者(尤其是非洲裔美国人或菲律宾血统的患者)以及细胞免疫功能低下的患者(包括 HIV 感染患者和外周血 $CD4^+$ T 细胞计数 $<250/\mu L$ 的患者)、接受长期糖皮质激素治疗的患者、接受同种异体实体器官移植的患者、正在接受肿瘤坏死因子-α 拮抗剂治疗的患者更容易发生播散。在妊娠中期或晚期感染的妇女也有感染播散的危险。常见的播散部位包括皮肤、骨骼、关节、软组织和脑膜。播散常发生在有或无症状的肺部感染之后,可涉及一个或多个部位。在原发性肺部感染后的头几个月内播散明显。

粗球孢子菌性脑膜炎,如果不治疗,是致命的。患者通常表现为持续性头痛,有时伴有嗜睡和精神错乱。若存在脑膜刺激征,往往不严重。脑脊液(CSF)检查显示淋巴细胞增多伴严重的糖水平降低和蛋白质水平升高。偶尔发现脑脊液嗜酸性粒细胞增多症。无论是否经过适当的治疗,患者都可能出现脑积水,临床表现为精神状态明显下降,通常伴有步态障碍。

■ 诊断

如上所述,粗球孢子菌病常被误诊为社区获得性细菌性肺炎。可提示临床医生粗球孢子菌病诊断的线索包括外周血嗜酸性粒细胞增多、影像学报告肺门部或纵隔淋巴结肿大、明显疲劳和抗生素治疗效果不佳。

血清学诊断在粗球孢子菌病的诊断中起着重要作用。有几种方法可供使用,包括传统的试管沉淀试验(TP)、补体结合试验(CF)、免疫扩散法(IDTP 和 IDCF)、酶免疫分析(EIA)检测 IgM 和 IgG 抗体。感染后血清中出现 TP 和 IgM

抗体,并持续数周。这些指标对测定疾病是否进展没有帮助,也无法在脑脊液中检测出。CF 和 IgG 抗体在疾病较晚过程中出现,持续时间长于 TP 和 IgM 抗体。CF 滴度升高与临床进展相关,CSF 中出现的 CF 抗体提示有粗球孢子菌性脑膜炎。临床疾病随着时间的推移痊愈,抗体也随之消失。

粗球孢子菌 EIA 具有商业实用性,常被用作血清学筛查工具。IgM - EIA 偶尔会出现假阳性,特别是在无症状的个体中。此外,虽然 IgG - EIA 的敏感性和特异性高于 CF 和 IDCF 分析,但 EIA 中观测到的密度与 CF 和 IDCF 血清学效价无关。

粗球孢子菌在 37℃的温度下在各种人工培养基(包括血琼脂)上生长 3～7 日。因此,在疑似粗球孢子菌病病例中,获取痰或其他呼吸道液体和组织的样本进行培养是非常有用的。如果不小心吸入粗球孢子菌会对实验室造成严重危害。因此,临床实验室应警惕这种诊断的可能性。粗球孢子菌可以直接鉴定,用氢氧化钾处理样本对明确诊断方面少有帮助,对患者的痰或其他呼吸道标本进行巴氏染色或六胺银染色,可在相当一部分粗球孢子菌肺部感染的患者的标本中检出球体。对于固定组织(如从活检标本中获得的组织),可用苏木精或六铵银染色来显示伴有周围炎症的球体。

目前市场已有针对粗球孢子菌尿抗原和血清抗原的检测试剂,尤其适用于疾病严重或播散的免疫抑制患者。组织胞浆菌病或芽生菌病可能会出现假阳性结果。一些实验室通过聚合酶链反应进行基因学检测。

治疗·粗球孢子菌病

目前,两类主要的抗真菌药物可用于治疗粗球孢子菌病(表 112 - 1)。虽然两性霉素 B 曾经是常规的处方,但现在它在所有治疗方案中只被保留用于最严重的播散病例,并且用于三唑类药物治疗失败的粗球孢子菌脑膜炎患者的鞘内或脑室内给药。两性霉素 B 的原始配方分散体为脱氧胆酸盐,通常每日或每周 3 次 0.7～1.0 mg/kg 静脉注射的剂量。新型脂质制剂两性霉素 B 脂质复合物(ABLC)、两性霉素 B 胶体分散体(ABCD)和两性霉素 B 脂质体复合物(L - AMB)具有较低的肾毒性。脂质体使用方法为每日或每周 3 次,5 mg/kg 静脉注射。

三唑类药物是用于治疗粗球孢子菌病的主要药物。临床试验已经证实氟康唑和伊曲康唑治疗有效。有证据显示伊曲康唑对骨和关节的感染也有效。因为它可以渗透到 CSF 中,氟康唑可用于治疗粗球孢子菌病脑膜炎,伊曲康唑也可以使用。这两种药物的最低

表 112-1	球孢子菌病的临床表现、发生频率和对免疫功能正常宿主的初步治疗建议	
临床表现	发生频率(%)	推荐治疗
无症状感染	60	无
原发性肺炎(局部)	40	大部分病例:无[a]
弥漫性肺炎	<1	两性霉素 B 后口服三唑类长期治疗
肺后遗症	5	
结节	—	无
空洞	—	大部分病例:无[b]
慢性肺炎	—	三唑类长期治疗
播散性疾病	<1	
皮肤、骨骼、关节、软组织	—	三唑类长期治疗[c]
脑膜炎	—	三唑类终身治疗[d]

[a] 对于细胞免疫功能低下的宿主,以及那些症状和体征持续并且严重程度加重的宿主,包括盗汗 3 周以上、体重减轻 10% 以上、补体固定滴度 1:16 以上以及胸部影像学提示广泛的肺受累,均需进行治疗。[b] 建议对持续症状进行治疗(通常使用口服三唑类药物如氟康唑和伊曲康唑)。[c] 在严重的病例中,临床医生会使用两性霉素 B 作为初始治疗。[d] 使用三唑类药物失败时,推荐脑室内或鞘内使用两性霉素 B。可能发生脑积水,需要脑脊液分流术。
注:剂量和持续时间见正文。

成人口服剂量为 400 mg/d。伊曲康唑的最高剂量为每日 3 次,每次 200 mg,氟康唑可以给予更大的剂量。两类新型抗真菌药物泊沙康唑和伏立康唑目前也可获得。数据显示在氟康唑治疗失败时,这两种药物对粗球孢子菌感染均有效,也可用于脑膜炎。在妊娠早期 3 个月使用高剂量三唑类药物治疗可能会致畸。两性霉素 B 应被认为是治疗妊娠期粗球孢子菌病的药物。

大多数局灶性原发性肺粗球孢子菌病患者不需要治疗。需考虑抗真菌治疗的情况包括潜在的细胞免疫缺陷患者和病灶广泛伴有长期症状和体征的患者。具体标准包括症状持续 2 个月以上、夜间盗汗 3 周以上、体重减轻 10% 以上、血清 CF 抗体滴度 1:16 以上、X 线胸片显示广泛肺部受累。

弥漫性肺粗球孢子菌病是一种特殊情况。大多数这种情况的患者都为低氧血症和危重病患者,许多临床医生倾向于使用两性霉素 B 初始治疗,临床表现改善后改用口服三唑类抗真菌药。

原发性粗球孢子菌病遗留的结节不需要治疗。如上所述,这些结节不容易通过放射学成像与肺恶性肿瘤区别开来。密切的临床随访和活检可用来鉴别两者。大多数肺空洞不需要治疗。有持续性咳嗽、胸膜炎性胸痛和咯血症状的患者应考虑使用抗真菌治疗。肺粗球孢子菌病偶尔会继发感染,通常表现为空腔内的气液平面。常见病原体为细菌菌群或曲霉属,应考虑针对这些病原体的治疗。除了持续性咯血或脓气胸外,很少需要手术。对于慢性粗球孢子菌病,通常需要持续至少 1 年的长期抗真菌治疗,监测症状、影像学变化、痰培养和血清学滴度。

大多数播散性粗球孢子菌病需要长期的抗真菌治疗。治疗持续时间取决于症状和体征的消退情况以及血清 CF 抗体滴度的显著下降。这种治疗通常持续至少几年。停止治疗后,15%~30% 的患者会复发。

粗球孢子菌性脑膜炎是一项特殊的挑战。虽然大多数患者对口服三唑类药物的治疗有反应,但 80% 的患者在停止治疗后出现复发。因此建议终身治疗。在三唑类药物治疗失败的情况下,可使用鞘内或脑室内两性霉素 B 给药。该操作需要大量的专业知识,只能由经验丰富的医疗人员进行。脑膜炎合并脑积水,除需适当的抗真菌治疗外,还需分流脑脊液。对于所有粗球孢子菌病性脑膜炎病例,均应当谨慎进行专家咨询。

■ 预防

目前还没有成熟的方法来降低流行地区居民感染粗球孢子菌病的风险,但避免与未开垦的土壤或可见含尘的土壤直接接触是合理的。对于细胞免疫抑制的个体,发生症状性粗球孢子菌病的风险比一般人群更大。对于那些即将接受同种异体实体器官移植的患者,当有证据表明有活动性或近期获得粗球孢子菌病时,抗真菌治疗是合适的。移植过程中曾发生过几例供者传播的粗球孢子菌病。如果可能的话,在移植前应该对来流行地区的捐赠者进行粗球孢子菌病筛查。其他情况下使用抗真菌药物预防的数据有限。对于生活在流行地区的 HIV-1 感染患者,不建议使用抗真菌药物来预防症状性粗球孢子菌病。大多数专家都会给有活动性粗球孢子菌病病史或粗球孢子菌血清学阳性并在初始治疗中使用肿瘤坏死因子-α 拮抗剂的患者使用三唑类药物。

第 113 章
芽生菌病 | Chapter 113 Blastomycosis

Donna C. Sullivan, Rathel L. Nolan Ⅲ · 著 | 苏逸 · 译

芽生菌病是一种全身性脓性肉芽肿性感染,为吸入皮炎芽生菌(*B. dermatitidis*)分生孢子后累及肺部。肺芽生菌病从无症状感染到急性或慢性肺炎各不相同。血源性播散常见于皮肤、骨骼和泌尿生殖系统,并可累及几乎任何器官。

■ 病原体

皮炎芽生菌是 *Ajellomyces dermatitidis* 的无性状态。根据是否具有抗原 A 确定了两个血清型。不同的基因型组已被 rDNA 聚合酶链反应限制性片段长度多态性和微卫星标记所区分。皮炎芽生菌表现出热双向性,在室温下以菌丝体相生长,在 37℃ 下以酵母相生长。实验室中在 30℃ 下培养的菌丝相分离出菌株最为可靠。确定的鉴定通常需要在 37℃ 下转化为酵母相,或者现在更普遍地使用核酸扩增技术检测菌丝相生长。在显微镜下,酵母相细胞的直径通常为 8 ～ 15 μm,具有厚的折光细胞壁,多核,并显示出一个单一的、大的、宽基的芽(**图 113 - 1**)。

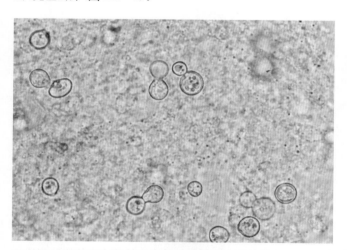

图 113 - 1　胸壁脓肿抽吸出宽基发芽的酵母相皮炎芽生菌。注意存在多核、细胞壁增厚和宽基出芽的现象。

■ 流行病学

大多数芽生菌病病例报道在北美。流行地区包括与密西西比河和俄亥俄河流域毗邻的州的东南部和中南部、中西部州以及与大湖毗邻的加拿大各省。纽约和加拿大沿圣劳伦斯河有一个小的流行区域。急性芽生菌病通常只在北美被发现,而在非流行地区的芽生菌病表现为一种慢性疾病。

在北美以外,芽生菌病散在发生于尼日利亚、津巴布韦、突尼斯、沙特阿拉伯、以色列、黎巴嫩和印度。这种疾病在非洲最常被报道。

早期的研究表明,从事户外工作的中年男性患病风险最大。然而,报道的疫情并不能提示该病原体对性别、年龄、种族、职业或季节的偏好。这种生物在自然界中所处的特殊生态位仍不确定,皮炎芽生菌可能在富含有机杂物的森林地区温暖湿润的土壤中以微孢子的形式生长。无论是与工作还是与娱乐相关,接触土壤后吸入分生孢子是感染有关的常见因素。人类疾病的暴发发生在同时暴露的犬发病之前。人畜共患病传播很少见,但也有报道发病与犬咬伤、宠物蜜熊咬伤、猫抓伤和动物尸检有关。

■ 发病机制

肺泡巨噬细胞和多核白细胞对皮炎芽生菌吸入分生孢子的吞噬和杀灭至关重要。这些天然免疫应答介质与肺表面活性物质等局部宿主因子的相互作用,在抑制病原体转化为致病酵母相方面起着重要作用。这种抑制作用可防止出现症状性疾病,并可解释暴发中高频率的无症状感染。一旦病原体转化为厚壁酵母相,吞噬和杀灭更困难,更容易在临床上进展为明显的感染。最终,T 淋巴细胞反应,特别是 Th1 反应是限制感染和播散的主要因素。此外,酵母相转化导致酵母相特异性蛋白的表达,如 120 kDa 糖蛋白黏附素 BAD‐1 和胚泡酵母相特异性蛋白 1(bys1)。BAD‐1 具有很好的致病性,是体液免疫和细胞免疫的主要表位。被公认为信号肽的 bys1 的作用尚未确定。

患者诊治方法 · 芽生菌病

芽生菌病通常表现为急性或慢性肺炎,对抗菌治疗无效。无论是急性还是慢性病程,芽生菌病与许多其他疾病的病程相似。例如,急性肺芽生菌病的症状

和体征可能与细菌性肺炎或流感的症状和体征难以区分,而慢性肺芽生菌病可能与恶性肿瘤或肺结核相似。皮肤病变常被误诊为基底细胞癌或鳞状细胞癌、坏疽性脓皮病或角化病。喉部病变常被误认为是鳞状细胞癌。因此,临床医生必须保持高度的警惕,并确保生活在或曾经访问过芽生菌病流行地区的患者的分泌物或活检材料接受仔细的组织学评估。对于肺炎患者,如果他们对抗细菌药物治疗没有反应,需要警惕芽生菌病。

■ 临床表现

急性肺部感染通常与点源性疾病暴发有关。典型症状包括突然发热、发冷、胸膜炎性胸痛、关节痛和肌痛。咳嗽最初不一定出现,但随着疾病的发展,表现为脓痰。X线胸片通常显示肺泡浸润合并实变。胸腔积液和肺门淋巴结肿大是罕见的。大多数被诊断为肺芽生菌病的患者患有慢性无痛性肺炎,伴有发热、体重减轻、咳嗽和咯血的症状和体征。最常见的放射学表现是肺泡浸润伴或不伴空洞、类似支气管癌的肿块病变和纤维结节浸润。血源性播散到皮肤、骨骼和泌尿生殖道,最常与慢性肺疾病相关。虽然芽生菌病不被认为是机会性感染,但免疫抑制已被认为是更严重的肺部受累如与粟粒性疾病或弥漫性肺浸润相关的呼吸衰竭(成人呼吸窘迫综合征)的危险因素。在AIDS晚期,病死率已达到50%以上。大多数死亡发生在治疗的初始几日。有地方性真菌感染的实体器官移植受者,包括组织胞浆菌病和芽生菌病,往往存在更严重的肺部疾病和播散。在这些患者中,芽生菌病的死亡率为36%。

🌐 在非洲,肺部感染病例通常包括骨骼受累(通常是椎骨受累)、胸壁或腿的皮下脓肿。在非洲患者中,可以观察到所有在北美观察到的芽生菌病范围内的临床表现。这些患者中慢性和弥漫性骨病患病率的增加可能反映出脊柱疾病在当地常被当作结核进行经验性治疗而被延误诊断。

皮肤病是芽生菌病最常见的肺外表现。皮肤病变主要为两种类型:疣状型(更常见)和溃疡型。骨髓炎发生在多达1/4的皮炎芽生菌感染。脊椎、骨盆、骶骨、头骨、肋骨和长骨最常受累。皮炎芽生菌骨髓炎患者常伴有邻近的软组织脓肿或慢性鼻窦流涕。在男性患者中,芽生菌病可涉及前列腺和附睾。

中枢神经系统(CNS)疾病发生在不到5%的免疫功能正常的芽生菌病患者中。最近的一项多中心回顾性研究分析了22例中枢神经系统疾病患者,其中12例(54%)至少符合一项免疫抑制标准。尽管大多数中枢神经系统芽生菌病病例与其他部位的感染相关,但回顾性分析病例中,22.7%仅与中枢神经系统有关。中枢神经系统疾病通常表现为脑脓肿,已在约40%的AIDS患者中报道。较不常见的中枢神经系统疾病是颅内或硬脊膜外脓肿和脑膜炎。

■ 诊断

芽生菌病的确诊需要从痰、支气管冲洗液、脓液或活检材料中培养出病原体。标本应接种到真菌培养基上,如伴或不伴氯霉素的沙氏葡萄糖琼脂。皮炎芽生菌可在5～10日内看到,但如果标本中只有少数病原体,则可能需要培养至30日。通过对肺炎患者湿痰或皮肤病变处刮屑的显微镜检查,可发现具有特征性的宽基出芽酵母相,从而做出推定诊断。由于敏感性和特异性有限以及与其他真菌抗原的交叉反应性,通过补体固定、免疫扩散或酶免疫分析对皮炎芽生菌抗体进行血清学检测对诊断几乎没有价值。

一种检测尿液和血清中抗原的芽生菌抗原检测方法在商业上是可行的,并且具有相当的敏感性和特异性(MiraVista Diagnostics,Indianapolis,IN)。抗原检测在尿液中比在血清中更敏感。这种抗原测试可能有助于监测患者的治疗过程或早期检测复发。在培养基中检测到生长后,化学发光DNA探针(AccuProbe;GenProbe Inc.,San Diego,CA)通常用于确认皮炎芽孢杆菌。基于重复序列的PCR可以使用(Diversilab系统;Bioma_rieux,Durham,NC)。分子鉴定技术目前仅用于对传统诊断方法的补充。

治疗 · 芽生菌病

美国感染病学会出版了芽生菌病治疗指南。选择合适的治疗方案必须基于疾病的临床形式和严重程度、患者的免疫状态和抗真菌药物的毒性(表113-1)。虽然有很好的文献记录急性肺部感染可以自愈,但是没有标准来区分哪些患者疾病在没有治疗的情况下会进展或消退。因此,所有的芽生菌病患者都应该接受治疗。

轻度至中度的肺部感染或肺外非中枢神经系统感染的免疫功能正常的患者,可选择伊曲康唑。疗程通常为6～12个月。两性霉素B(AmB)作为严重免疫抑制患者存在威胁生命的疾病或中枢神经系统感染时或使用伊曲康唑治疗期间疾病持续进展时启动的治疗方案。虽然没有严格的研究,但AmB脂质制剂为不能耐受AmB脱氧胆酸盐的患者提供了一种替代品。大多数非中枢神经系统感染的患者,在最初使用AmB疗程(通常持续2周)后其临床表现有所改善,可改用伊曲康唑完成6～12个月的治疗。氟康唑因其对中枢神经系统的良好渗透性,可用于AmB初治后的脑脓肿或脑膜炎患者。

伏立康唑已成功应用于难治性芽生菌病、免疫抑制患者的芽生菌病,并具有良好的中枢神经系统疾病脑脊液的渗透性。泊沙康唑也用于难治性肺疾病。棘白菌素类对皮炎芽生菌有不同的活性,因此不用于治疗芽生菌病。

表 113 – 1 芽生菌病的治疗ᵃ

疾病	初始治疗	替换治疗
肺炎	AmB 脂质体,3～5 mg/kg 或 AmB 脱氧胆酸盐,0.7～1.0 mg/(kg·d)(总剂量:1.5～2.5 g)	伊曲康唑 200～400 mg/d(一旦患者病情稳定)
播散性		
CNS	AmB 脂质体,3～5 mg/kg 或 AmB 脱氧胆酸盐,0.7～1.0 mg/(kg·d)(总剂量:至少 2 g)	氟康唑,800 mg/d(若患者对全程 AmB 不能耐受)
非 CNS	AmB 脂质体,3～5 mg/kg 或 AmB 脱氧胆酸盐,0.7～1.0 mg/(kg·d)(总剂量:1.5～2.5 g)	伊曲康唑 200～400 mg/d(一旦患者病情稳定)
免疫功能正常的患者/非威胁生命的疾病		
肺部或播散性(非CNS)	伊曲康唑 200～400 mg/d 或 AmB 脂质体 3～5 mg/(kg·d)或 AmB 脱氧胆酸盐 0.5～0.7 mg/(kg·d)(对伊曲康唑不能耐受的患者或者治疗过程中疾病进展)	氟康唑 400～800 mg/d 或酮康唑 400～800 mg/d
免疫受损患者ᵇ		
各种感染	AmB 脂质体,3～5 mg/kg 或 AmB 脱氧胆酸盐,0.7～1.0 mg/(kg·d)(总剂量:1.5～2.5 g)	伊曲康唑 200～400 mg/d(非中枢神经系统疾病,临床表现改善)

ᵃ 治疗通常持续 6～12 个月。对于骨关节疾病,通常需要 12 个月的疗程。ᵇ 伊曲康唑的辅助治疗可考虑用于免疫功能持续受损的患者。氟康唑(800 mg/d)可能对中枢神经系统感染或不能耐受伊曲康唑的患者有用。
缩略词:AMB,两性霉素 B;CNS,中枢神经系统。

■ 预后

对于轻中度肺部感染及不累及中枢神经系统的肺外疾病的依从性较好的免疫功能患者,治愈率为 90%～95%。骨关节疾病通常需要 12 个月的治疗。在伊曲康唑初始疗程后复发的感染患者中,只有不到 5% 对第二疗程反应良好。

致谢

感谢密西西比大学名誉教授 Stanley W. Chapman 博士的持续帮助和支持,并感谢他在早期版本中对本章的贡献。

第 114 章
隐球菌病 | Chapter 114
Cryptococcosis

Arturo Casadevall·著 | 苏逸·译

■ 定义和病因

隐球菌是一种酵母样真菌,是隐球菌病的病原体。新型隐球菌(C. neoformans)和格特隐球菌(C. gattii)都能引起人类隐球菌病。新型隐球菌的两个变种格鲁比变种(C. neoformans var. grubii)和新型变种(C. neoformans var. neoformans)分别与血清型 A 和 D 相关。格特隐球菌虽然没有被分为不同的变种,但具有不同的抗原,包括血清型 B 和 C。大多数临床微生物学实验室并不常规地区分新型隐球菌和格特隐球菌,或是不同的变种,而是简单地识别和报告所有分离株为新型隐球菌(C. neoformans)。

■ 流行病学

隐球菌病最早于 19 世纪 90 年代被描述,到 20 世纪中叶仍然相对罕见,由诊断技术进展、免疫抑制患者数量增加时,报道的流行率显著升高。虽然隐球菌感染的血清学证据在免疫功能正常的个体中很常见,但在缺乏免疫功能受损的情况下,隐球菌病相对罕见。感染新型隐球菌风险高的个体包括血液恶性肿瘤患者、需要持续免疫抑制治疗的实体器官移植受者、需要糖皮质激素治疗的患者、晚期 HIV 感染患者和 $CD4^+$ T 淋巴细胞计数<200/μL 的患者。相反的,格特隐球菌病与特异性免疫缺陷无关,常发生在免疫功能正常的个体中。

🌐 隐球菌感染源于环境。新型隐球菌和格特隐球菌存在于不同的生态位。新型隐球菌经常在被鸟类排泄物污染的土壤中发现,并且很容易从被鸽子粪便污染的阴凉潮湿土壤中获得。相反的,在鸟类粪便中没有发现格特隐球菌。隐球菌存在于多种树栖物种,包括几种桉树。在世界各地都发现了新型隐球菌菌株;然而在临床和环境分离株中,格鲁比变种(血清型 A)比新型变种(血清型 D)更常见。人们一直认为格特隐球菌在地理分布上局限于热带地区,直到 1999 年,一种新型血清型 B 菌株引起隐球菌病暴发于温哥华。这种暴发已经蔓延到美国,太平洋西北部的几个州越来越多地发生格特隐球菌感染。

最近估计全球隐球菌的病例约为 100 万例,每年死亡人数超过 60 万。因此隐球菌是重要的人类感染病原体。自 20 世纪 80 年代初 HIV 大流行以来,绝大多数隐球菌病病例发生在 HIV 患者身上(**参见第 97 章**)。为了了解 HIV 感染对隐球菌病流行病学的影响,我们注意到在 20 世纪 90 年代初,纽约市每年有超过 1 000 例隐球菌病脑膜炎,远远超过了所有细菌性脑膜炎病例。随着有效抗逆转录病毒治疗的出现,被治疗的个体中与 HIV 相关的隐球菌病的发病率急剧下降。因此,世界上大多数隐球菌病发生在资源有限的地区。令人沮丧的是,这种疾病在抗逆转录病毒治疗不易获得的地区(如非洲和亚洲的部分地区)仍然很常见。在这些地区,多达 1/3 的 HIV 患者患有隐球菌病。在 HIV 感染者中,那些表达 IgM 的记忆性 B 细胞百分比下降的人可能更容易患隐球菌病。

■ 发病机制

隐球菌感染是通过吸入雾状有感染性的颗粒而获得的。这些颗粒的确切性质尚不清楚。两种主要的形式是干燥的小酵母细胞和芽孢。对最初感染的发病机制知之甚少。血清学研究表明隐球菌感染是在儿童时期获得的,但尚不清楚最初的感染是否有症状。鉴于隐球菌感染是常见的,而疾病是罕见的,专家共识指出肺防御机制在免疫完整的个人体内可以高度有效地遏制这种真菌。目前尚不清楚最初的感染是否会导致免疫状态,或者大多数人在一生中是否会受到频繁和反复的感染并且这些感染在没有临床症状的情况下就会消失。然而,有证据表明,部分人群感染隐球菌后会进入长期的潜伏期,有活性的病原体可以长时间潜伏,

部分表现为肉芽肿的形式。因此,吸入隐球菌细胞和/或孢子后,可被清除或进入潜伏状态。隐球菌细胞在肺组织中长期存在的结果尚不清楚,但动物研究的证据表明,这种生物的长期存在可能改变肺部的免疫环境,并容易引起过敏性气道疾病。

隐球菌病通常临床表现为慢性脑膜脑炎。真菌通过肺外传播进入中枢神经系统(CNS)的机制仍不清楚。隐球菌细胞穿过血脑屏障的机制是一个值得深入研究的课题。目前的证据表明,真菌细胞可以直接通过细胞迁移穿过内皮细胞和在巨噬细胞内类似"特洛伊木马"发生入侵。隐球菌具有明确的毒力因子,包括多糖荚膜的表达、制造黑色素的能力及酶(如磷脂酶和尿素酶)的精化,这些酶能提高组织中真菌细胞的存活率。在这些毒力因子中,荚膜和黑色素的产生被广泛研究。隐球菌荚膜具有抗吞噬功能,荚膜多糖对宿主免疫功能具有多种有害作用。隐球菌感染可引起很少或不引起组织炎症反应。隐球菌病的免疫功能紊乱是由于大量的荚膜多糖释放到组织中,可能会干扰局部免疫反应(**图 114‑1**)。在临床实践中,荚膜多糖是隐球菌感染的诊断标记物抗原。

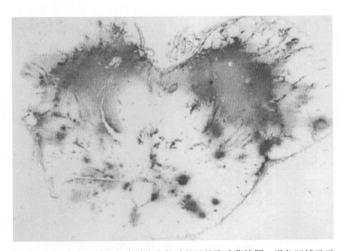

图 114‑1 人类脑组织免疫组化染色后显示的隐球菌抗原。褐色区域显示为 1 例死于隐球菌脑膜炎的患者中脑沉积了多糖(经授权许可,引自:SC Lee et al: Am J Pathol 148:1267, 1996)。

患者诊治方法·隐球菌病

当任何患者的检查结果提示慢性脑膜炎时,在鉴别诊断中应考虑到隐球菌病。隐球菌病的发病率增加与存在潜在的免疫抑制疾病或状态,如晚期 HIV 感染或实体器官移植相关。当此类患者有头痛或神经系统症状的病史时,需要高度考虑到隐球菌病。

■ 临床表现

隐球菌病的临床表现反映了真菌感染的部位。隐球菌引起的疾病谱主要包括脑膜炎和肺炎,但皮肤和软组织感染也

会发生。事实上,隐球菌病可以影响任何组织或器官。中枢神经系统受累通常表现为慢性脑膜炎的症状和体征,如头痛、发热、嗜睡、感觉障碍、记忆障碍、脑神经麻痹、视力损害和假性脑膜炎。隐球菌性脑膜炎与细菌性脑膜炎的不同之处在于,许多隐球菌感染患者的症状持续数周。此外,隐球菌性脑膜炎可能没有典型的脑膜刺激征,如假性脑膜炎。进展缓慢的病例可以表现为亚急性痴呆。隐球菌病可导致突然的灾难性的视力丧失。

肺隐球菌病通常表现为咳嗽、痰量增加和胸痛。格特隐球菌(C. gattii)感染的患者可出现肉芽肿性肺部肿块,称为隐球菌瘤。少数病例出现发热。与中枢神经系统疾病一样,肺隐球菌病也可以经历一个缓慢的病程,大多数病例可能不会引起临床关注。事实上,许多病例都是在为其他诊断疾病而进行胸片检查时偶然发现出异常。肺隐球菌病可与既往恶性肿瘤、糖尿病和结核病等疾病有关。

皮肤病变在播散性隐球菌病患者中很常见,并且变化很大,包括丘疹、斑块、紫癜、水疱、肿瘤样病变和皮疹。自从抗逆转录病毒治疗出现以来,HIV 感染患者的隐球菌疾病谱变化很大,与 HIV 相关的隐球菌病和与 HIV 无关的隐球菌病之间的区别不再相关。在 HIV 患者和实体器官移植受者中,皮肤隐球菌病的病变常与传染性软疣病变相似(**图 114 - 2,参见第 92 章**)。

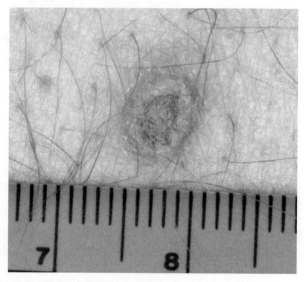

图 114 - 2 播散性真菌感染。肝移植受者出现 6 处皮肤损伤,与图示相似。活检和血清抗原检测显示隐球菌。病变的重要特征包括表现为良性的肉色丘疹,中央脐状凹陷类似传染性软疣(照片由 Lindsey Baden 医生提供)。

■ 诊断

隐球菌病的诊断需要在正常无菌组织中证实存在酵母细胞。用墨汁对脑脊液(CSF)真菌细胞荚膜进行染色是一种有效的快速诊断技术。墨汁中的隐球菌细胞具有独特的外观,因为它们的荚膜排斥墨汁颗粒。然而,CSF 墨汁检查可能会在真菌负荷较低的患者中产生阴性结果。这种检查应该由受

过训练的人进行,因为白细胞和脂肪球有时会被误认为是真菌细胞。脑脊液和血培养隐球菌阳性可诊断隐球菌病。在隐球菌性脑膜炎中,脑脊液检查通常显示伴单核细胞增生的慢性脑膜炎改变和蛋白质水平升高。一种特别有用的检测方法是在脑脊液和血液中检测隐球菌抗原(CRAg)。该方法基于隐球菌多糖的血清学检测,具有敏感性和特异性。CRAg 阳性结果为疑似隐球菌病提供了强有力的证据;然而,由于在肺隐球菌病中的结果往往是阴性的,该试验在诊断肺疾病方面的作用不大,在监测治疗反应方面的作用有限。

🌐 在 HIV 感染流行率较高的非洲地区,对 CD4$^+$ T 淋巴细胞计数较低的 HIV 感染患者进行常规血液 CRAg 筛查,可能会识别出有高风险的可能需要治疗的隐球菌病患者。同样,在泰国,CRAg 筛查显示因肺炎住院的 HIV 感染患者中,隐球菌感染占很大比例。在资源有限的地区,正在开发的价格合理的床旁 CRAg 检测可获得巨大的诊断效益。

治疗·隐球菌病

在选择隐球菌病的治疗方法时,必须考虑感染部位和宿主的免疫状态。该病有两种一般表现形式:① 肺隐球菌病,无肺外播散的证据;② 肺外(全身)隐球菌病,伴或不伴脑膜脑炎。免疫功能正常宿主的肺隐球菌病有时会在没有治疗的情况下自愈。然而,鉴于隐球菌物种有从肺部播散的倾向、无法精确测量宿主的免疫状态以及以氟康唑进行低毒性治疗的有效性,目前的建议对免疫功能正常个体的肺隐球菌病进行氟康唑治疗(200～400 mg/d,持续 3～6 个月)。虽然两性霉素 B(AmB 每日 0.5～1 mg/kg,持续 4～6 周)可能需要用于更严重的病例,但无中枢神经系统累及的免疫功能正常宿主的肺外隐球菌病可采用相同的治疗方案。一般而言,无中枢神经系统受累的肺外球菌病需要较少的强化治疗,但要注意隐球菌病的发病率和死亡与脑膜受累有关。因此,只有在仔细评估脑脊液显示没有隐球菌颅内感染的证据后,才能决定将隐球菌病归类为“肺外无中枢神经系统受累”。对于无艾滋病及无明显免疫损伤的中枢神经系统累及的宿主,大多数机构建议在诱导期使用 AmB(每日 0.5～1 mg/kg)进行初步治疗,随后在巩固期使用氟康唑(400 mg/d)进行长期治疗。对于没有伴随免疫抑制条件的隐球菌性脑膜炎,建议的治疗方案是每日 AmB(0.5～1 mg/kg)加氟胞嘧啶(100 mg/kg),持续 6～10 周。或者,患者可以每日使用 AmB(0.5～1 mg/kg)加氟胞嘧啶(100 mg/kg)治疗 2 周,然后使用氟康唑(400 mg/d)治疗至少 10 周。免疫抑制患者除长期使用氟康唑巩固治疗以防止复发外,均采用相同的初始

治疗方案。

HIV 感染患者的隐球菌病总是需要积极治疗,除非免疫功能改善,否则被认为是不可治愈的。因此,在艾滋病背景下对隐球菌病的治疗分为两个阶段:诱导治疗(旨在减轻真菌负荷和减轻症状)和终身维持治疗(防止临床症状复发)。无中枢神经系统受累证据的肺部和肺外隐球菌病可用氟康唑(200～400 mg/d)治疗。对于病情较严重的患者,可将氟胞嘧啶(每日 100 mg/kg)添加到氟康唑方案中并持续 10 周,此后可终身进行氟康唑维持治疗。对于有中枢神经系统受累的HIV 感染患者,大多数权威机构建议使用 AmB 进行诱导治疗。可接受的治疗方案是每日 AmB(0.7～1 mg/kg)加氟胞嘧啶(100 mg/kg),持续 2 周,随后至少 10 周使用氟康唑(400 mg/d),然后使用氟康唑(200 mg/d)进行终身维持治疗。氟康唑(400～800 mg/d)加氟胞嘧啶(每日 100 mg/kg)治疗 6～10周,随后氟康唑(200 mg/d)作为维持治疗是一种替代疗法。新的三唑类药物如伏立康唑和泊沙康唑对隐球菌菌株有很强的活性,在临床上似乎有效,但这些药物治疗隐球菌病的临床经验有限。对于使用 AmB 脱氧胆酸盐治疗产生肾损害的患者,可用 AmB 脂质制剂替代治疗。卡泊芬净和米卡芬净对隐球菌都不是有效的,因此这两种药物在隐球菌病的治疗中都没有作用。隐球菌性脑膜脑炎常伴有颅内压升高,颅内压升高被认为是大脑和脑神经受损的原因。对中枢神经系统隐球菌病的适当治疗需要谨慎注意到降颅压治疗,包括反复治疗性腰椎穿刺和放置分流管来减压。最近的研究表明,在 HIV 感染患者的抗真菌治疗中短期加入的γ 干扰素可以增加隐球菌从脑脊液中的清除率。

对正在接受氟康唑维持治疗的先前治疗过隐球菌病的 HIV 感染患者中,如果抗逆转录病毒治疗导致免疫功能改善,可中断抗真菌药物治疗。然而,当抗逆转录病毒治疗产生免疫功能反弹时,某些有成功治疗隐球菌病史的维持治疗受者可发展成免疫重建综合征。

预后和并发症

即使使用抗真菌治疗,隐球菌病也与高发病率和死亡率相关。对于大多数隐球菌病患者来说,最重要的预后因素是潜在免疫缺陷的程度和持续时间,这些缺陷使他们容易患上该病。因此,对于没有明显的免疫功能障碍的个人,隐球菌病往往是可以治愈的,但在严重的免疫抑制患者(如艾滋病患者)中,可以期望的最好的结果是,抗真菌治疗可以诱导缓解,然后可以维持终身抑制治疗。在抗逆转录病毒治疗出现之前,艾滋病隐球菌病患者的中位总生存期<1 年。肿瘤性疾病患者的隐球菌病预后特别差。对于 CNS 隐球菌病,预后较差的标志物包括脑脊液墨汁染色阳性(真菌感染重负荷的证据)、高 CSF 压力、低 CSF 葡萄糖水平、低 CSF 细胞增多(<2/μL)、从神经系统外部获得酵母细胞、缺乏荚膜多糖抗体、CSF或血清 CRP 的隐球菌抗原水平≥1∶32,并伴有使用糖皮质激素或血液系统恶性肿瘤。因为甚至在免疫系统相对完好的患者中,也常出现隐球菌病复发,因此无法保证治疗后一定痊愈。中枢神经隐球菌病的并发症包括脑神经损害、视力丧失和认知障碍。

预防

隐球菌病没有疫苗。在高危患者(如晚期 HIV 感染和CD4+ T 淋巴细胞计数<200/μL 的患者)中,使用氟康唑(200 mg/d)一级预防可有效降低疾病的发生率。由于抗逆转录病毒治疗提高了 CD4+ T 淋巴细胞计数,因此它构成了一种免疫预防形式。然而,在免疫重建环境下的隐球菌病已在HIV 感染患者和实体器官移植受者中报道。

第 115 章
念珠菌病 | Chapter 115
Candidiasis

John E. Edwards Jr · 著 | 苏逸 · 译

念珠菌属有 150 多种,其中只有少数能引起人类疾病。除去罕见的例外(但是例外的数量在增加),与人类发病相关的病原体包括白色念珠菌(*C. albicans*)、高里念珠菌(*C. guilliermondii*)、克柔念珠菌(*C. krusei*)、近平滑念珠菌(*C.*

parapsilosis)、热带念珠菌（*C. tropicalis*）、乳酒念珠菌（*C. kefyr*）、葡萄牙念珠菌（*C. lusitaniae*）、都柏林念珠菌（*C. dubliniensis*）、光滑念珠菌（*C. glabrata*）。它们在自然界中无处不在，栖息于胃肠道（包括口腔和口咽）、女性生殖道和皮肤。自古以来就有在虚弱患者中描述的念珠菌病病例，但念珠菌作为常见人类病原体的出现，是从引入现代的治疗方法抑制正常宿主防御机制开始的。在这些相对较新的进展中，最重要的是使用抗细菌药物来改变正常的人类微生物群，使非细菌物种在共生菌群中变得更加普遍。随着抗真菌药物的引入，念珠菌感染的原因从几乎完全显性的白色念珠菌转变为共同参与的光滑念珠菌和上述其他物种。目前，非白色念珠菌感染的患者约占所有念珠菌血流感染和血液播散性念珠菌病病例的一半。认识到这一变化在临床上很重要，因为不同菌种对新的抗真菌药的敏感性不同。在医疗治疗常用的发达国家，念珠菌是最常见的医院获得性感染病原体。

念珠菌是一种小的、薄壁的卵球形酵母菌，直径为 $4\sim6\,\mu m$，通过出芽繁殖。这种属的病原体以 3 种形式存在于组织中：芽生孢子、假菌丝和菌丝。念珠菌在简单的培养基上容易生长；溶解离心法促进了它从血液中的获得。通过生物化学测试（目前使用自动化设备）或特殊琼脂（如 CHROMagar）鉴定物种。

■ 流行病学

🌐 念珠菌在自然界中普遍存在。在世界范围内，这些真菌以共生体的形式存在于人类、动物、食物和无生命物体中。在发达国家，通常使用先进的医疗方法（见下文"治疗"），念珠菌是最常见的医疗保健相关病原体之一。在美国，念珠菌是住院患者的血液中第四常见的分离物。在缺乏先进医疗护理的国家，黏膜皮肤念珠菌感染（如鹅口疮）比深部器官感染（很少发生）更为常见。然而，随着医疗保健的进步，如广谱抗生素治疗、更积极的肿瘤治疗、免疫抑制剂在维持器官移植中的应用等，深部器官念珠菌病的发病率稳步上升。近几十年来，由于 HIV 的流行，鹅口疮和念珠菌性食管炎的发病率大幅上升。总的来说，近几十年来，念珠菌引起的全球感染率呈现稳步上升。

■ 病原体

最严重的念珠菌感染中，病原体通过血液传播，在主要器官中形成微脓肿和小脓肿。虽然确切的机制尚不清楚，但由于抗菌药物抑制细菌，念珠菌可能大量生长后从黏膜表面进入血流；或者，在某些情况下，病原体可能从皮肤进入。从芽生孢子阶段到假菌丝和菌丝阶段的变化通常被认为是生物体渗透到组织的一个过程。然而，光滑念珠菌即使不转化为假菌丝或菌丝，也可以引起广泛的感染。目前认为念珠菌对上皮细胞和内皮细胞的黏附是入侵和感染的第一步，该现象已被广泛研究，并已鉴定出几种黏附素。生物膜的形成在发病机制中也很重要。大量对血液播散性念珠菌病病例的回顾已经确定了与播散性疾病相关的易感因素或条件（表 115 - 1）。接受抗菌药物治疗的妇女可能会患阴道念珠菌病。

表 115 - 1 公认的血液播散性念珠菌病的可预测因素和条件	
抗细菌药物	腹腔和胸腔手术
留置静脉导管	细胞毒性化疗
静脉营养液输入	实体器官移植患者使用免疫抑制剂
留置导尿管	使用呼吸机
肠外糖皮质激素使用	中性粒细胞降低
严重烧伤	出生低体重（新生儿）
HIV 相关低 CD4$^+$ T 细胞计数	糖尿病

先天免疫是抵御血液播散性念珠菌病最重要的防御机制，中性粒细胞是这种防御的最重要组成部分。巨噬细胞也起着重要的防御作用。STAT1、Dectin - 1、CARD9、T_H1 和 T_H17 淋巴细胞对先天性防御作用显著（见下文"临床表现"）。虽然许多免疫能力强的个体都有念珠菌抗体，但这些抗体在机体防御中的作用尚不清楚。在未来的研究中，最有可能发现播散性念珠菌病的多种遗传多态性。

■ 临床表现

黏膜皮肤念珠菌病

鹅口疮的特征是口、舌或食管上有白色、黏附、无痛、离散或融合的斑块，偶尔在口角处出现裂缝。这种由念珠菌引起的疾病也可发生在与假牙（义齿）接触的地方。从病变处削刮的碎屑进行革兰染色可以辨认出病原体。在年轻健康的个体身上出现鹅口疮应该对其潜在的 HIV 感染进行调查。鹅口疮更常被视为严重虚弱疾病的非特异性表现。外阴阴道念珠菌病伴有瘙痒、疼痛和阴道分泌物，通常很薄，但在严重的病例中可能含有白色的"凝乳"。一小部分复发性外阴阴道炎患者在念珠菌上 β-葡聚糖的主要识别因子 Dectin - 1 的表面表达缺乏。这种缺陷导致 Card9 通路功能不理想，最终增加了阴道感染反复发作的倾向。

其他念珠菌性皮肤感染包括甲沟炎，指甲皮肤界面疼痛肿胀；甲真菌病，一种很少由该属引起的真菌性指甲感染；间擦疹，一种皮肤皱褶内有脓疱及红斑的红色刺激；龟头炎，龟头的红色脓疱感染；芽生菌性指间糜烂，手或足趾指间的感染；毛囊炎，胡须部位最常出现脓疱；肛门周围念珠菌病，肛门周围出现瘙痒、红斑、脓疱感染；尿布疹，婴儿常见的红斑脓疱周围感染。另一种全身性播散性皮肤念珠菌病主要发生在婴儿身上，其特征是躯干、胸部和四肢广泛暴发。与血源性播散性念珠菌病诊断相关的皮肤大结节性病变（图 115 - 1）表明了念珠菌向多个器官和皮肤播散的高概率。虽然病变主要见于用细胞毒药物治疗的免疫功能受损患者，但也可能在无中性粒细胞减少的患者中发生。

慢性黏膜皮肤念珠菌病是一种头发、指甲、皮肤和黏膜的多相性感染，虽有间歇性治疗，感染仍持续存在。疾病的发作通常发生在婴儿期或生命的前 20 年内，但在极少数情况下发

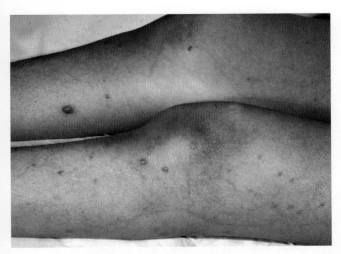

图 115 - 1　与血液播散性念珠菌病相关的大结节性皮肤病变。念珠菌在组织病理学检查中通常可见但不总是可见。对部分活检标本进行培养，真菌可以生长。因此，为了获得最佳的鉴定结果，应同时进行组织病理学检查和真菌培养（图片由 Dr. Noah Craft 和 the Victor Newcomer collection at UCLA 提供，由 Logical Images 存档；经许可使用）。

生在后半生。病情可能较轻，局限于皮肤或指甲的特定区域，也可能是严重的畸形形式（念珠菌肉芽肿），其特征是皮肤外生性生长。慢性黏膜皮肤念珠菌病通常与特异性免疫功能障碍有关；最常见的报道是 T 淋巴细胞在体外对念珠菌抗原刺激的反应中不能增殖或分泌细胞因子。部分受影响患者的 STAT1 基因突变导致 γ 干扰素、白细胞介素-17 和白细胞介素-22 不足。

　　大约一半的慢性黏膜皮肤念珠菌病患者存在相关的内分泌异常，这些异常一起被称为自身免疫性多内分泌疾病-念珠菌病-外胚层营养不良（APECED）综合征。这种综合征是由于自身免疫调节器（AIRE）基因突变引起的，在芬兰人、伊朗犹太人、撒丁人、意大利北部人和瑞典人中最为普遍。通常在疾病发作后出现的表现包括甲状旁腺功能减退、肾上腺功能不全、自身免疫性甲状腺炎、Graves 病、慢性活动性肝炎、脱发、少年发作的恶性贫血、吸收不良和原发性低血糖。此外，牙釉质发育不良、白斑病、髓核营养不良和鼓膜钙化也可能发生。慢性黏膜皮肤念珠菌病患者很少发生血液播散性念珠菌病，可能是因为他们的中性粒细胞功能保持完好。

深部侵袭性念珠菌病

深部侵袭性念珠菌感染可由血源性播散引起，也可以不是。深部食管感染可由浅部食管糜烂中的病原体渗透引起；关节或深部伤口感染可由皮肤中的病原体扩散引起；由导管引起的肾脏感染由病原体通过尿路传播。腹腔内器官和腹膜感染可由穿孔引起。胆囊感染则是由于病原体从胃肠道逆行迁移到胆道引流系统。

　　更常见的深部侵袭性念珠菌病是念珠菌血流感染的并发症，由来自不同器官的血源性播散所致。一旦病原体进入血管腔内（从胃肠道进入，或更不常见的通过留置血管内导管从皮肤进入），它可能通过血液向各种深部器官扩散。大脑、脉

络膜视网膜（图 115 - 2）、心脏和肾脏最常受累，而肝脏和脾脏较少受累（更常见于中性粒细胞减少症患者）。事实上几乎任何器官都可受累，包括内分泌腺、胰腺、心脏瓣膜（自然或人工）、骨骼肌、关节（自然或人工）、骨骼和脑膜。念珠菌也可以通过血液途径播散到皮肤上，引起典型的大结节性病变（图 115 - 1）。通常在受累的皮肤下会有明显的肌肉疼痛。累及脉络膜视网膜和皮肤是非常重要的，因为这两个部位受累提示血源性播散广泛导致多个深部器官形成脓肿的可能性非常高。眼部受累（图 115 - 2）可能需要特殊治疗（例如，部分玻璃体切除术或眼内注射抗真菌药物），以防止永久性失明。所有念珠菌血流感染患者不论是否有眼部表现，均应进行眼部检查。

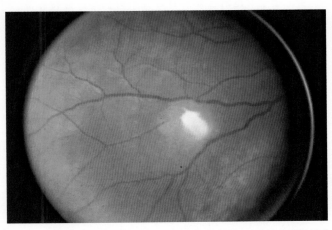

图 115 - 2　血源性念珠菌眼内炎。一个典型的灰白色病变从脉络膜投射到玻璃体内，引起周围的浑浊。病变主要由炎症细胞而不是病原体组成。这种类型的病变可能会导致广泛的玻璃体炎症，最终导致失明。部分玻璃体切除术，结合静脉注射和玻璃体内抗真菌治疗，可能有助于控制病变（图片经授权许可，来自：Dr. Gary Holland）。

■ 诊断

　　念珠菌感染的诊断是通过湿片法（生理盐水和 10% 氢氧化钾）、组织革兰染色、高点酸品红染色或六胺银染色在有炎症的情况下见到假菌丝或菌丝来确定。苏木精染色中没有病原体不能可靠地排除念珠菌感染。诊断时最具挑战性的方面是确定哪些分离出念珠菌株的患者具有血液播散性念珠菌病。例如，从痰、尿或腹膜导管中获得念珠菌可能表明仅仅是定植而不是深部感染，而从留置血管内导管患者的血液中分离出念珠菌可能反映出念珠菌在血液中不连续地从导管中排出或在导管上生长。尽管对抗原和抗体检测系统进行了广泛的研究，但目前还没有一种广泛可用和有效的诊断试验来区分念珠菌在血液中无关紧要的播散还是血液培养阳性提示念珠菌可通过血液播散到多个器官。关于 β-葡聚糖试验的效用，许多研究正在进行中。目前，其最大效用是其阴性预测值（~90%）。同时，眼部或大结节性皮肤病变的存在高度提示了多个深部器官的广泛感染。尽管目前正在对其他感染试验进行广泛的研究，如聚合酶链反应（PCR），但这些试验都没有得到充分的验证或广泛的应用。

治疗·念珠菌感染

皮肤黏膜念珠菌感染

皮肤黏膜念珠菌感染的治疗总结在表115-2中。

念珠菌血流感染和疑似播散性念珠菌病

所有念珠菌血流感染患者都应全身使用抗真菌药治疗。一定比例的患者，包括许多与留置血管内导管相关的念珠菌血流感染患者，可能患有"良性"念珠菌血流感染，而不是深部器官植入。然而，由于没有可靠的方法来区分良性念珠菌血流感染和深部器官感染，并且由于有比两性霉素B毒性小的抗真菌药物可供使用，因此对有或无深部器官受累临床证据的念珠菌血流感染进行抗真菌治疗已成为实践的标准。此外，如果存在留置血管内导管，最好在可行时移除或更换装置。

表115-3列出了治疗念珠菌血流感染和疑似播散性念珠菌病的药物。使用了两性霉素B各类脂质制剂、三种棘白菌素类、唑类（氟康唑和伏立康唑）；在某一类别中，没有一种制剂明显优于其他制剂。大多数机构根据其特定的微生物流行病学、最小毒性的策略和成本考虑从每一类中选择一种药剂。除非认为可能存在唑类耐药性，否则氟康唑是治疗非中性粒细胞减少、血流动力学稳定患者念珠菌血流感染和疑似播散性念珠菌病的首选药物。如前所述，在可能唑类耐药的情况下，初步治疗取决于每个医院的微生物流行病学。例如，某些医院有很高光滑念珠菌的获得率，而其他医院没有。在经常获得非白色念珠菌物种的机构，通常是在等待敏感性测试结果的同时开始使用棘白菌素类药物的。对于血流动力学不稳定或中性粒细胞减少的患者，需要用广谱药物进行初始治疗；这些药物包括多烯类、棘白菌素类或如伏立康唑等广谱唑类药物。一旦临床治疗反应已经被评估，病原体已被鉴定到，治疗方案可以相应地改变。目前，绝大多数白色念珠菌对氟康唑敏感。光滑念珠菌和克柔念珠菌对氟康唑的敏感度较低，对多烯类和棘白菌素类的敏感度较高。近平滑念珠菌在体外对棘白菌素的敏感性较低，但这种较低的敏感性被认为是无意义的。

关于特定念珠菌感染的治疗，存在一些概论。从痰中获取念珠菌几乎不代表潜在的肺念珠菌病，本身也不需要抗真菌治疗。同样，膀胱留置导管患者尿液中的念珠菌可能仅代表定植，而不是膀胱或肾脏感染；然而在病情较重的患者中，因为无法区分下尿路或上尿路定植与感染，系统治疗较为积极。如果分离出的

表115-2 皮肤黏膜念珠菌感染的治疗

疾病	推荐治疗	替换方案
皮肤黏膜	局部唑类	局部制霉菌素
阴道	口服氟康唑（150 mg）或唑霜或栓剂	制霉菌素栓剂
口腔	克霉唑滴剂	制霉菌素、氟康唑
食管	氟康唑片（100～200 mg/d）或伊曲康唑混悬液（200 mg/d）	卡泊芬净、米卡芬净或两性霉素B

是白色念珠菌，大多数临床医生使用口服氟康唑，而不是用两性霉素B冲洗膀胱，后者在过去更常用。卡泊芬净的使用取得了成功，尽管棘白菌素类在尿液中的排泄率很低，但它们可能是一种选择，特别是对于非白色念珠菌分离株。药物使用剂量和持续时间与播散性念珠菌病相同。术后患者腹腔引流口获得念珠菌的意义尚不清楚，但启动治疗较为积极，因为大多数受影响的患者都存在易于发生播散性念珠菌病的相关因素。

切除感染的瓣膜和长期的抗真菌治疗是治疗念珠菌性心内膜炎的合适方法。虽然尚无明确的研究，但患者通常使用全身抗真菌药（表115-2）治疗数周，然后使用口服唑类药物（通常为氟康唑400～800 mg/d）进行数月或数年的慢性抑菌治疗（有时不确定）。

血源性念珠菌性眼内炎是眼科治疗中的一个特殊问题。当病变扩大或威胁到黄斑时，静脉注射多烯类药物和氟胞嘧啶（每日4次，每次25 mg/kg）已成为首选方案，但是尚未有与其他方案的比较研究报告。随着越来越多的关于唑类药物和棘白菌素类药物的数据获得，涉及这些药物的新策略正在制订中。最重要的方案是进行部分玻璃体切除术。这种手术可以消除感染并保持视力，否则可能会因玻璃体瘢痕而失去视力。所有念珠菌血流感染患者都应接受眼科检查，因为这种眼部并发症的发生率相对较高。这种检查不仅能在病程早期发现正在进展的眼部病变；对病变的识别也意味着深部器官脓肿形成的可能性约为90%，并可提示治疗时间比推荐的最后一次血培养阳性后2周仍要长。虽然共识基于非常小的研究数据，但念珠菌性脑膜炎的推荐治疗方法是多烯类（表115-3）加氟胞嘧啶（25 mg/kg，每日4次）。成功治疗念珠菌假体材料感染（如人工关节）需要去除感染的材料，然后根据分离株的药物敏感性和当地能提供的药物选择长期服用的抗真菌药物。

表 115 – 3　播散性念珠菌病的治疗用药

药物	给药方式	剂量	注释
两性霉素 B 脱氧胆酸盐	仅静滴	0.5～1.0 mg/(kg·d)	可用脂质体替代
两性霉素 B 脂质体			
脂质体（AmBiSome，Abelcet）	仅静滴	3.0～5.0 mg/(kg·d)	
脂类复合物（ABLC）	仅静滴	3.0～5.0 mg/(kg·d)	
胶状分散体（ABCD）	仅静滴	3.0～5.0 mg/(kg·d)	与频繁的输液反应相关
唑类[b]			
氟康唑	静滴或口服	400 mg/d	最常用
伏立康唑	静滴或口服	400 mg/d	多种药物相互作用 批准用于非中性粒细胞减少症患者的念珠菌血流感染
棘白菌素类			广谱抗念珠菌；批准用于播散性念珠菌病
卡泊芬净	仅静滴	50 mg/d	
阿尼芬净	仅静滴	100 mg/d	
米卡芬净	仅静滴	100 mg/d	

a 关于肾衰竭的负荷剂量和调整，可见 Pappas PG et al: Clinical practice guidelines for the management of candidiasis: 2009 update by the Infectious Diseases Society of America. Clin Infect Dis 48：503，2009。建议的治疗时间为最后一次血培养阳性和感染症状和体征缓解后至少 2 周。b 尽管酮康唑已被批准用于治疗播散性念珠菌病，但它已被本表所列的新药物所取代。泊沙康唑已被批准用于中性粒细胞减少患者和口咽部念珠菌病的预防。FDA，US.美国食品药品监督管理局。

■ 预防

使用抗真菌药物预防念珠菌感染一直存在争议，但已有一些基本原则。大多数中心对异基因干细胞移植受者给予预防性氟康唑（400 mg/d）治疗。在大多数中心，高危肝移植受者也接受了氟康唑预防治疗。对中性粒细胞减少症患者的预防措施在不同的中心有很大的不同；许多中心选择对该类人群进行预防性使用氟康唑（200～400 mg/d），或使用两性霉素 B 的脂质制剂（AmBiSome，1～2 mg/d）。卡泊芬净（50 mg/d）也被推荐。一些中心使用了伊曲康唑混悬液（200 mg/d）。泊沙康唑（每日 3 次，每次 200 mg）也已被 FDA 批准用于中性粒细胞减少症患者的预防，并且越来越受欢迎。

有时对风险很高的外科患者进行预防。在普通外科或重症监护病房中，几乎所有患者都没有且不应广泛使用预防措施，这是一种常见的做法，原因有 3 个：① 播散性念珠菌病的发病率相对较低；② 成本效益比不理想；③ 需考虑到广泛预防会增加耐药性。

除非经常复发，否则不建议常规药物预防 HIV 感染患者的口咽或食管念珠菌病。

第 116 章
曲霉病 | Chapter 116
Aspergillosis

David W. Denning · 著 | 张尧 · 译

曲霉病是指由近 50 种具有致病性或过敏性的曲霉所引起的疾病的总称。只有在 37℃ 能够生长的曲霉才会引起侵袭性感染，而其他曲霉可引起过敏综合征。大多数侵袭性曲霉病、几乎所有的慢性曲霉病和大多数过敏性综合征均由烟曲霉引起。黄曲霉在一些医院中更为多见，与烟曲霉相比更容易引起鼻窦感染、皮肤感染和角膜炎。黑曲霉可以引起侵袭性感染,但更常见于呼吸道定植以及引起外耳炎。土曲霉仅引起侵袭性疾病且通常预后较差。构巢曲霉偶尔会引起侵袭性感染,主要发生于慢性肉芽肿病患者中。

流行病学与生态学

曲霉在全世界均有分布,最常见于降解的植物(如堆肥)和垫料。这种透明(无色素)、有分隔、分枝的霉菌可以在菌丝生长的顶端产生大量的分生孢子(孢子)。曲霉存在于室内、室外的空气中,物体表面,以及地表水库的水中。每日可以释放数个到数百万个分生孢子,大量的分生孢子出现在干草仓和其他落满灰尘的环境中。引起感染的孢子量尚不明确,在免疫功能正常的个体中,只有强烈的暴露(如参与施工工作、处理发霉的树皮或干草、堆制肥料)才足以引起感染。由于鼻窦或呼吸道定植或指甲感染引起的抗原持续暴露可加重过敏综合征。高效空气微粒滤芯(high-effiiency particulate air,

HEPA)过滤通常可以预防感染,因此应当在手术室和高危患者住院区域安装和监测 HEPA 过滤器。

曲霉孢子暴露后发生侵袭性曲霉病的潜伏期变化很大,文献报道为 2~90 日。因此,社区获得性的感染菌株往往表现为住院期间的侵袭性感染,但是医院获性感染也很常见。医院感染暴发常与医院中空气源被污染直接相关。

全球曲霉病的发病率和患病率是估算的(表 116-1)。然而,由于几乎所有低收入和中等收入国家的诊断能力不足,这些估计的准确性不确定。曲霉病的不同临床表现在不同的地理位置有很大差异,特别值得注意的是,慢性肉芽肿性鼻窦炎在中东和印度以外地区很少见,真菌性角膜炎在尼泊尔、缅甸、不丹和印度尤为常见(发病率分别为 800/10 万和 113/10 万)。继发于肺结核的慢性肺曲霉病的潜在影响直到最近才得到重视,包括危及生命的咯血、痰涂片阴性结核病的误诊以及结核病后发病率的普遍增加。

表 116-1 不同类型曲霉病的发病率和诊断手段的敏感性			
参数	疾病类型		
	侵袭性	慢性	过敏性
发病率/100 000a	8.6	10.4	?b
患病率/100 000a	—	32.8	286c
全球疾病负担d	~200 000	~3 000 000	~10 000 000
未治疗的死亡率	~100%	~50%	<1%
呼吸道标本诊断的敏感性			
培养	✓	✓	✓
镜检	✓	?	?
抗原检测	✓✓	?	✓✓✓
实时 PCR	✓✓✓	✓✓✓	✓✓✓
血标本诊断的敏感性			
培养	✗	✗	✗
抗原检测	✓✓	✓	✗
G 试验(β-D-葡聚糖)	✓✓	✓	?
实时 PCR	✓✓	?	?
IgG 抗体	✓	✓✓✓✓	✓✓
IgE 抗体	✗	✓✓	✓✓✓✓

a 发病率和患病率的数据来自欧洲。网址:www.ecdc.europa.eu/en/publications/publications/risk-assessment-impact-environmental-usage-of-triazoles-on-aspergillus-spp-resistance-to-medical-triazoles.pdf。b 人们并非生来就有过敏性真菌疾病;每年发病率尚不清楚。c 过敏性支气管肺曲霉病和真菌致敏性严重哮喘。d Brown et al:Human fungal infections:the hidden killers. Sci Transl Med 2012:4:165rv13。e 灵敏度划分:✓有限(培养阳性率 10~30%);✓✓较高;✓✓✓>80%;✓✓✓✓约 95%。
缩略词:PCR,polymerase chain reaction,聚合酶链反应。

危险因素和发病机制

侵袭性曲霉病的主要危险因素是严重的中性粒细胞减少和糖皮质激素使用,且风险随着这些情况的持续时间延长而增加。更高剂量的糖皮质激素不仅增加了侵袭性曲霉病的感染风险,也增加了感染后的死亡风险。中性粒细胞和(或)巨噬细胞功能障碍也是感染的重要危险因素,这一点已被曲霉病发生在慢性肉芽肿性疾病、HIV 感染晚期和复发性白血病患者中得以证实。侵袭性曲霉病在医疗重症监护病房中的发病率日益增加,表明对于免疫功能正常的患者,糖皮质激素使用或一般抗感染状态导致的保护性反应暂时消失是一个重要的危险因素。许多患者有既往肺部疾病的病史,典型的如肺炎或慢性阻塞性肺疾病。使用英夫利昔单抗、阿达木单抗、阿仑单抗、达利珠单抗和利妥昔单抗治疗也可增加侵袭性曲霉病的风险,贝伐单抗可能也有相似的影响。此外,患有严重的肝脏疾病和骨髓中高水平的储存铁也是如此。

慢性肺曲霉病患者具有多种潜在的肺部疾病,包括肺结核、既往气胸或慢性阻塞性肺疾病。除了某些细胞因子调节缺陷外,这些患者具有免疫能力,这些缺陷大多引起无法产生炎症免疫(TH1 - like)反应或无法充分控制炎症反应。糖皮质激素可加速疾病进展。

过敏性支气管肺曲霉病(ABPA)与 IL - 4Ra、IL - 10 和 *SPA*2 基因(以及其他)的多态性、囊性纤维化跨膜电导

调节基因(*CFTR*)的杂合性有关。这些关联表明机体对烟曲霉产生 TH2 样和"过敏"反应有强烈的遗传基础。

CD4$^+$ CD25$^+$ T(Treg)细胞在决定疾病表型方面也有重要的作用。值得注意的是,高剂量糖皮质激素治疗 ABPA 几乎不会导致侵袭性曲霉病。

■ 临床特征和患者分型

见表 116 - 2。

器官	疾病类型			
	侵袭性(急性和亚急性)	慢性	腐生性	过敏性
肺	侵犯血管(在中性粒细胞减少患者中)、不侵犯血管、肉芽肿性	慢性空洞、慢性纤维化	曲霉球(单个)、气道定植	真菌致敏性严重哮喘
鼻窦	急性侵袭性	慢性侵袭性、慢性肉芽肿性	上颌窦曲霉球	过敏性真菌性鼻窦炎、嗜酸性真菌性鼻窦炎
脑	脓肿、出血性梗死、脑膜炎	肉芽肿性、脑膜炎	无	无
皮肤	急性播散、局部侵袭(创伤、烧伤、静脉注射处)	外耳炎、甲真菌病	无	无
心脏	心内膜炎(天然或人工瓣膜)、心包炎	无	无	无
眼	角膜炎、眼内炎	无	无	无报道

表 116 - 2　曲霉病的主要临床特征

侵袭性肺曲霉病

侵袭性疾病的发生率和进展速度都随着免疫功能受损程度的增加而增加。侵袭性曲霉病可分为急性和亚急性,病程分别为≤1 个月和 1~3 个月。80%以上的侵袭性曲霉病累及肺部。最常见的临床特征是没有任何症状,包括咳嗽(有时有痰)、无特征的胸部不适、轻微咯血和呼吸急促。尽管发热对糖皮质激素有反应,但病情仍在发展。高危患者早期诊断的关键在于对疾病保持高度的警惕、筛查外周血曲霉抗原(白血病患者中)以及紧急胸部 CT 检查。侵袭性曲霉病是尸检中最常见的误诊。

侵袭性鼻窦炎

侵袭性曲霉病患者中,鼻窦部感染占 5%~10%,尤其是在白血病患者和接受造血干细胞移植的患者中。除了发热之外,最常见的症状是鼻部或面部不适、鼻塞和鼻腔分泌物(有时是血性的)。鼻内镜检查提示任何部位有苍白、灰暗或坏死的组织。鼻窦部 CT 或 MRI 是必要的,但不能在疾病早期区分侵袭性曲霉鼻窦炎和先前存在的过敏性鼻窦炎或细菌性鼻窦炎。

支气管炎

罕见情况下,只有呼吸道受到曲霉的感染。其表现从急性或慢性支气管炎到溃疡性或伪膜性支气管炎。这些病例在肺移植受者中尤其常见。正常人、ABPA 患者、囊性纤维化患

者和(或)支气管扩张患者,以及免疫功能受损患者,均可出现黏液栓阻塞。

播散性曲霉病

在免疫功能受损最严重的患者中,曲霉通常从肺部播散到多个器官——最常见的是脑,其次为皮肤、甲状腺、骨、肾脏、肝脏、胃肠道、眼睛(眼内炎)和心脏瓣膜。除皮肤病变外,最常见的特征为 1~3 日临床情况逐渐恶化,伴有低热、轻度脓毒症,以及实验室检查异常(这些异常的结果缺乏特异性)。在大多数情况下,至少有一个感染部位在死亡前变得明显。血培养几乎总是阴性的。

脑曲霉病

脑的血源性播散是侵袭性曲霉病的一种严重并发症。可出现单个或多个病灶。急性病程中,出血性脑梗死最为典型,脑脓肿较为常见。更罕见的表现包括脑膜炎、霉菌性动脉瘤和脑肉芽肿病变(类似脑肿瘤)。鼻窦也可发生局部播散。术后感染很少发生,常在神经外科手术后服用糖皮质激素而加重。本病可表现为急性或亚急性感染,伴有情绪改变、局灶性体征、癫痫发作和精神状态下降。MRI 是最有用的即时检查,脑部 CT 平扫通常缺乏特异性,由于肾功能不全增强检查往往无法进行。

心内膜炎

大多数曲霉性心内膜炎是由于手术过程中污染导致的人

工瓣膜感染。天然瓣膜的感染亦有报道,主要是播散性曲霉病和使用非法静脉注射药物患者的特征表现。培养阴性心内膜炎伴有大的赘生物是最常见的表现,栓子切除术偶尔能明确诊断。

皮肤曲霉病

曲霉的播散有时会导致皮肤病变,通常表现为红色或略带紫色的无痛性区域,逐渐发展为坏死的焦痂。在中性粒细胞减少的患者静脉导管插入处和烧伤患者中曲霉可直接侵犯皮肤;也可发生在创伤之后。手术后伤口可能会发生曲霉感染(尤其是黄曲霉)。

慢性肺曲霉病

慢性空洞性肺曲霉病(又称半侵袭性肺曲霉病、慢性坏死性肺曲霉病或复杂性曲霉球)的特征(图116-1)是一个或多个肺空洞在数月或数年内不断扩大,伴有肺部症状和全身表现,如疲劳、体重减轻等(3个月内出现的肺曲霉病最好归类为亚急性侵袭性肺曲霉病)。慢性肺曲霉病常常最初被误诊为肺结核,几乎所有的慢性肺曲霉病患者具有既往肺部疾病史(如结核、非结核分枝杆菌感染、结节病、类风湿肺病、气胸、肺大疱等)或肺部手术史。发病通常较为隐匿,且系统性表现较肺部症状更为突出。空洞可能具有液平或典型的真菌球,但是空洞周围渗出和多发的空洞(伴或不伴胸膜增厚)是典型的表现。空洞内壁不规则和空洞壁增厚提示疾病活动。在血液中几乎均可以检测到曲霉特异性IgG抗体(通常是沉淀素),并且随着治疗的成功,其水平会慢慢下降。有些患者同时感染非结核分枝杆菌和(或)其他细菌,即使没有真菌球。也可见到一个或多个曲霉结节,可类似于早期肺癌并形成空洞。如果不治疗,慢性肺曲霉病通常进展(有时相对较快)为单侧或上叶纤维化。这种终末期表现称为慢性纤维化肺曲霉病。

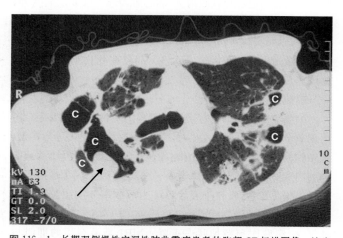

图116-1 长期双侧慢性空洞性肺曲霉病患者的胸部CT扫描图像。该患者既往有多次双侧气胸病史,1990年曾行双侧胸膜固定术。CT扫描显示多个大疱,痰培养物为烟曲霉。患者起初血清曲霉抗体检测呈弱阳性,后来呈强阳性(沉淀素)。该CT扫描(2003年)显示双肺混合性的厚壁和薄壁空洞(以C标记),右肺大空洞中可能有真菌球(黑色箭头)形成。合并有双侧胸膜增厚。

曲霉球

曲霉球(真菌球)可发生在约20%的直径≥2.5 cm的肺空洞中。单个(单纯性)曲霉球的症状和体征很轻微,包括咳嗽(有时有痰)、咯血、气喘和轻度疲劳。更为明显的症状和体征与慢性空洞性肺曲霉病有关,应予以治疗。绝大多数曲霉球是由烟曲霉引起的,但是黑曲霉也较为常见,特别是在糖尿病患者中。由黑曲霉引起的曲霉球可以导致草酸过多症和肾功能不全。曲霉球最显著的并发症是危及生命的咯血,为疾病的特征表现。有些真菌球会自行分解,但空洞仍有可能受到感染。

慢性曲霉性鼻窦炎

这个广泛的定义包括以下3个分类:鼻窦真菌球、慢性侵袭性鼻窦炎和慢性肉芽肿性鼻窦炎。鼻窦真菌球仅局限于上颌窦(除少数病例可累及蝶窦外),由慢性腐生体组成,窦腔内充满真菌球。上颌窦疾病与先前的上颌根管治疗和慢性(细菌性)鼻窦炎有关。约90%的CT扫描显示局灶高密度,与结石有关;在MRI扫描中,T₂加权信号降低,而在细菌性鼻窦炎中增强。切除真菌球是有效的治疗方法,组织学和放射学检查可以证实无组织浸润。

相比之下,慢性侵袭性鼻窦炎表现为缓慢的破坏性过程,可累及任何鼻窦,最常见的为筛窦和蝶窦。患者通常有一定程度的免疫功能低下(如糖尿病、HIV感染等),也可为免疫功能正常。鼻窦影像学表现为一个或多个鼻窦混浊、局部骨破坏和局部结构侵犯。鉴别诊断广泛,包括许多其他的真菌感染。蝶窦炎通常由细菌引起。除了有慢性鼻腔分泌物、鼻塞、嗅觉丧失、持续头痛外,常见的临床特征与局部关键结构的累及有关。特征性的表现如眶尖综合征(失明和眼球突出),可表现为面部肿胀,海绵窦血栓形成,颈动脉阻塞,垂体窝、脑和颅底侵犯。

曲霉引起的慢性肉芽肿性鼻窦炎最常见于中东和印度,常由黄曲霉引起。临床表现出现较晚,表现为面部肿胀、单侧眼球突出。组织学上典型的肉芽肿反应可与慢性侵袭性鼻窦炎鉴别,其典型的组织学表现为伴有低级别混合细胞浸润的组织坏死。通常可以检测到黄曲霉IgG抗体。

过敏性支气管肺曲霉病

在几乎所有的病例中,ABPA是机体对烟曲霉的超敏反应;极少数情况下是由其他曲霉和真菌所致。在二级医院的哮喘患者中约2.5%的患者会出现ABPA,在肺囊性纤维化患者中高达15%。黏液栓阻塞支气管腔引起的咳嗽、肺炎、实变和呼吸困难是ABPA的典型表现,有些患者可咳出脓性痰栓。在给予全身糖皮质激素治疗前常有嗜酸性粒细胞升高。主要的诊断方法包括血浆总IgE浓度升高(通常>1 000 U/mL)、烟曲霉提取物皮肤点刺试验阳性或曲霉属特异性IgE和IgG抗体阳性。气道中的高密度黏液栓是高度特异性表现。中央支气管扩张是特征性表现,一些患者可发展为慢性空洞性肺曲霉病。

真菌致敏性严重哮喘(SAFS)

许多患有严重哮喘的成年人不符合诊断标准或ABPA但对真菌过敏。尽管烟曲霉是一种常见的过敏原,但许多其他真菌(如枝孢霉、链格孢属)也与皮肤点刺试验和(或)特异性IgE放射过敏原吸附试验有关。血清总IgE浓度<1 000 U/mL,支气管扩张较为常见。

过敏性鼻窦炎

与肺一样,鼻窦也可表现出对曲霉和其他真菌的过敏反应。患者表现为对抗生素无效的慢性(如多年的)鼻窦炎。许多患者患有鼻息肉,所有的患者都有鼻窦黏膜充血和鼻窦充满黏液样物质。过敏性真菌性鼻窦炎的组织学特征为局灶嗜酸性粒细胞增多和夏科-雷登(Charcot-Leyden)结晶。去除异常的黏液和息肉,局部或偶尔给予糖皮质激素治疗,通常可以治愈。症状和体征的持续存在或复发可能需要更广泛的手术(筛窦切除术)和局部抗真菌治疗。复发很常见,多在其他细菌或病毒感染之后出现。

浅部曲霉病

曲霉可引起角膜炎和外耳炎。前者可能很难早期诊断以挽救患者的视力;治疗需要局部手术清创以及强化局部抗真菌治疗。外耳炎通常通过清创和局部使用抗真菌药物来治疗。

■ 诊断

有一些检测技术已被确认可用来确诊任何类型的曲霉病(表116-1)。急性侵袭性曲霉病的患者感染器官的霉菌负荷量相对较多,因此培养、分子诊断、抗原检测、组织病理学通常可以明确诊断。但是,由于疾病的进展快,为了有效地挽救患者的生命,仅给诊断留取了狭窄的时间窗,并且由于凝血功能异常、呼吸衰竭等其他原因,往往无法进行侵入性检查。目前,约40%的侵袭性曲霉病病例在临床上被漏诊,仅在尸检时确诊。受累器官的组织学检查表现为大量曲霉菌丝侵犯组织血管引起组织梗死,或较少菌丝和有限的炎症的急性坏死。曲霉菌丝是透明的、狭窄的、有分隔的、分枝呈45°角的菌丝,在感染组织中无酵母形式存在。菌丝可以在细胞学和显微镜下观察到,因此提供了一种快速诊断的方法。

由于其他多种真菌(较为罕见)的病理表现与曲霉相似,培养对疾病的确诊至关重要。细菌培养基对于培养的敏感性低于真菌培养基。因此,若临床医生不要求真菌培养则可能造成误诊。培养也可能为假阳性(如在气道有曲霉定植的患者中)或假阴性,仅有10%~30%的侵袭性曲霉病患者在任意时刻的培养呈阳性。呼吸道标本和血标本的抗原检测和实时聚合酶链反应(PCR)比培养更快、灵敏度更高。

曲霉抗原检测依赖于曲霉生长过程中释放的半乳甘露聚糖。血清抗原检测阳性通常比临床或影像学表现早数日。预防性抗真菌治疗和经验治疗会降低抗原检测的敏感性。

曲霉病的确诊需要满足以下条件:① 直接取自无菌部位的标本(如脑脓肿)培养阳性;② 取自感染部位的标本组织学

检测和培养均阳性(如鼻窦或皮肤)。大多数侵袭性曲霉病的诊断都是根据较少的资料推断出来的,包括在高分辨胸部CT中出现的晕轮征,这种征象表现为结节周围的毛玻璃样影,代表局部的出血性梗死。虽然其他真菌也可产生晕轮征,但曲霉是目前为止最常见的原因。在中性粒细胞减少的患者中感染早期约7天即可出现晕轮征,可提示早期诊断,是预后良好的特征。厚的CT层面及其他技术因素可以造成晕轮征的假象。侵袭性肺曲霉病的其他常见放射学特征包括结节和胸膜梗死或空洞,10%的患者可出现胸腔积液。

对于慢性侵袭性曲霉病,曲霉抗体检测虽然不精确但非常有价值。结节活检可显示菌丝被慢性炎症细胞包围,有时伴有肉芽肿形成。成功治疗后抗体滴度下降。培养很少阳性,但在检查或唑类药物耐药方面很重要。痰液的实时PCR检查常呈强阳性。一些慢性肺曲霉病患者血清总IgE和曲霉特异性IgE的滴度也升高。

ABPA和真菌致敏性严重哮喘可以通过血清总IgE水平和特异性IgE水平的升高以及皮肤点刺试验进行诊断。过敏性曲霉性鼻窦炎通常是通过组织学诊断的,血液中沉淀抗体可能有一定的价值。

■ 治疗

具有抗曲霉活性的抗真菌药物包括伏立康唑、伊曲康唑、泊沙康唑、卡泊芬净、米卡芬净和两性霉素B(AmB)。在选择这些药物之前,必须考虑药物与唑类药物的相互作用。此外,唑类药物的血浆浓度在不同患者之间存在很大差异,因此许多专家建议监测血药浓度以确保药物浓度足够但不过量。急性侵袭性曲霉病建议初始静脉治疗,对于其他需要抗真菌治疗的疾病建议给予口服治疗。目前的治疗推荐见表116-3。

伏立康唑是侵袭性曲霉病的首选药物,卡泊芬净、泊沙康唑和脂质体相关AmB是二线药物。AmB对土曲霉和构巢曲霉没有抗菌活性。由于治疗的复杂性,建议对侵袭性感染的患者进行感染病咨询。对于急性侵袭性曲霉病联合治疗(伏立康唑加棘白菌素)可能对非中性粒细胞减少的患者有益。免疫重建会使疾病恢复复杂化。侵袭性曲霉病的治疗疗程从3个月到数年不等,取决于患者的免疫状态和对治疗的反应。如果治疗反应不理想且免疫重建未完成,则会出现疾病复发。

伊曲康唑是目前治疗慢性和过敏性曲霉病的首选口服药物。当治疗失败、出现耐药或严重不良反应时,可选伏立康唑或泊沙康唑。伊曲康唑的推荐剂量为每日2次,每次200 mg,在治疗过程中需要监测血药浓度。慢性空洞性肺曲霉病可能需要终身治疗,其他类型的慢性和过敏性曲霉病的治疗疗程需要个体化评估。

在许多地区,包括北欧、印度、中国和北美,对一种或多种唑类药物耐药的情况虽然不常见,但可存在于环境中分离的菌株中。耐药性可能与农作物中使用的唑类杀真菌药有关。此外,在长期治疗过程中,可能会出现多种机制引起的耐药性,在抗真菌治疗过程中培养阳性提示需要进行药物敏感性

表 116 - 3　曲霉病的治疗[a]

分类	首选方案	证据级别[b]	注意事项	备选方案	评价
侵袭性[c]	伏立康唑	AI	药物相互作用（特别是与利福平）、肾衰竭（仅静脉用药）	AmB、卡泊芬净、泊沙康唑、米卡芬净	作为首选方案,伏立康唑的治疗反应比 AmB 多 20%。对于非中性粒细胞减少的患者,可考虑联合棘白菌素治疗
预防	泊沙康唑、伊曲康唑溶液	AI	伊曲康唑会引起腹泻、呕吐,可与长春新碱相互作用	米卡芬净、雾化吸入 AmB	一些中心建议监测伊曲康唑和泊沙康唑的血药浓度
单个曲霉球	手术治疗	BII	多发空洞性病变:手术预后差,首选药物治疗	伊曲康唑、伏立康唑、腔内注射 AmB	最好切除带有曲霉球的单个大的空洞
慢性肺曲霉病[c]	伊曲康唑、伏立康唑	BII	质子泵抑制剂或 H₂受体阻滞剂会引起伊曲康唑胶囊吸收不良	泊沙康唑、静脉使用 AmB 或米卡芬净	在治疗过程中可能会出现耐药,特别是血药浓度低于治疗浓度时
ABPA/SAFS	伊曲康唑	AI	与糖皮质激素有相互作用,包括吸入制剂	伏立康唑、泊沙康唑	在多数病例中,长期治疗可能获益。没有证据证明治疗可以改善支气管扩张或肺纤维化

[a] 治疗疗程参见正文。[b] 证据级别指指南中的级别［TJ Walsh et al: Treatment of aspergillosis: Clinical practice guidelines of the Infectious Diseases Society of America (IDSA). Clin Infect Dis 46: 327, 2008］。[c] 这些患者需要感染病专家的会诊咨询。

注意:伏立康唑、伊曲康唑的口服剂量一般为 200 mg BID,泊沙康唑悬浮液的口服剂量一般为 400 mg BID。成人静脉注射伏立康唑的剂量为 6 mg/kg q12h×2 次(负荷剂量);继予 4 mg/kg q12h;儿童和青少年需要更大的剂量。血药浓度监测有助于优化治疗剂量。卡泊芬净的治疗剂量为首剂 70 mg,继予 50 mg QD;一些权威机构建议对体重 >80 kg 的患者使用 70 mg QD 的剂量,肝功能不全的患者需要降低剂量。米卡芬净的预防剂量为 50 mg QD,治疗剂量至少为 150 mg QD;这种药物尚未被美国 FDA 批准用于预防性治疗。AmB 脱氧胆酸的剂量为 1 mg/kg(若患者可以耐受),有几种策略可用于最小化肾功能不全。脂质相关 AmB 的剂量为 3 mg/kg (AmBisome)或 5 mg/kg(Abelcet)。对于 AmB 的雾化剂量有不同的推荐方案,但均未得到 FDA 的批准。其他可能影响治疗剂量的因素包括年龄,伴随药物,肾、肝和肠道功能障碍和药物的耐受性。

缩略词: AmB,amphotericin B,两性霉素 B;ABPA,allergic bronchopulmonary aspergillosis,过敏性支气管肺曲霉病;SAFS,severe asthma with fungal sensitization,真菌致敏性严重哮喘。

检测。对伊曲康唑和伏立康唑均耐药是最常见的交叉耐药类型。糖皮质激素只有在合理的抗真菌治疗下才能用于慢性空洞性肺曲霉病。

在一些类型的曲霉病中,手术治疗具有重要作用,包括鼻窦真菌球和单发的肺曲霉球,侵袭性曲霉病累及骨、心脏瓣膜、鼻窦和肺,脑脓肿,角膜炎和眼内炎,其中鼻窦真菌球和肺曲霉球可以通过手术治愈。在过敏性真菌性鼻窦炎中,去除异常的黏液和息肉,给予局部和偶尔的系统性糖皮质激素治疗,通常可以治愈。而持续或复发的症状和体征提示可能需要更广泛的手术(筛窦切除术)和局部抗真菌治疗。在慢性肺曲霉病中,手术治疗通常会导致严重的并发症。对于有问题的咯血,支气管动脉栓塞是首选的治疗方法。

■ 预防

目前普遍认为,对于可以预测到的中危或高危患者(如急性髓系白血病诱导治疗后),需要对浅表和全身念珠菌病以及侵袭性曲霉病进行预防性抗真菌治疗。通常选用氟康唑治疗,但对曲霉没有活性。伊曲康唑胶囊无效,伊曲康唑溶液疗效中等,泊沙康唑溶液更有效。一些数据支持静脉注射米卡芬净。没有一种预防治疗方案是完全成功的。

■ 预后

若免疫重建成功,侵袭性曲霉病是可以治愈的,而过敏性和慢性曲霉病则不然。侵袭性曲霉病在得到治疗的情况下,死亡率约为 50%,若误诊则死亡率为 100%,伏立康唑耐药的菌株感染的死亡率为 88%。脑曲霉病、曲霉性心内膜炎、双侧广泛侵袭性肺曲霉病的预后很差,晚期艾滋病患者、复发的白血病患者以及接受同种异体造血干细胞移植的患者的侵袭性曲霉感染预后也很差。

慢性空洞性肺曲霉病发病 6 个月后死亡率约为 30%,之

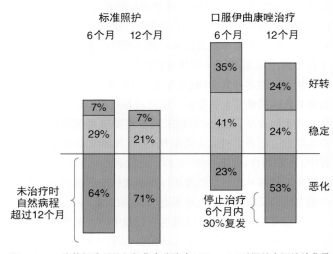

图 116 - 2　比较标准照护与伊曲康唑治疗(400 mg/d)对慢性空洞性肺曲霉病在 6 个月和 12 个月的影响(引自: R Agarwal, et al: Itraconazole in chronic cavitary pulmonary aspergillosis: a ran-domised controlled trial and systematic review of literature. Mycoses 56: 559, 2013)。

后死亡率降至约 15%。未抗真菌治疗 12 个月后,70% 的患者出现病情恶化,30% 的患者病情稳定(图 116-2)。在接受抗真菌治疗的患者中,治疗失败的约占 30%,如果存在唑类药物耐药,则治疗失败的概率更大。

ABPA 和 SAFS 患者对抗真菌治疗均有应答,约 60% 的患者对伊曲康唑治疗有反应,约 80% 的患者对伏立康唑和泊沙康唑治疗有反应(如果能耐受)。如果哮喘的严重程度下降,可减少吸入糖皮质激素的剂量,停止口服糖皮质激素。

第 117 章
毛霉病 | Chapter 117
Mucormycosis

Brad Spellberg, Ashraf S. Ibrahim · 著 | 张尧 · 译

毛霉病是指由毛霉亚门(既往称为接合菌纲)毛霉目中的真菌引起的一组危及生命的感染。由毛霉目引起的感染最准确的说法为毛霉病,但是某些地方仍使用接合菌病这个术语。毛霉病具有高度侵袭性和快速进展性,导致发病率和死亡率均高于许多其他感染。然而,最近的研究表明,随着新的治疗方法的出现,毛霉病的死亡率有所下降。高度怀疑是诊断的关键,在确诊前尽早开始治疗对于改善预后是必要的。

病原学

🌐 毛霉目中所有的真菌在医学上分为 7 科(表 117-1),所有的这些真菌均可导致毛霉病。在毛霉目中,米根霉(属于毛霉科)是目前西半球最常见的感染病原体。其次,在毛霉科中引起类似感染的较少见的病原体为小克根霉、微小根毛霉、伞状横梗霉(既往称为伞枝犁头霉)、雅致鳞质霉和毛霉种(尽管

表 117-1 引起毛霉病的真菌分类(毛霉亚门,毛霉目)

科	属(某些为种)
毛霉科	米根霉 小孢根霉 根毛霉属 毛霉属 放射毛霉属
横梗霉科	横梗霉属(既往称茎霉属、犁头霉属)
小克银汉霉科	小克银汉霉属
枝霉科	科克霉属
被孢霉科	被孢霉属
瓶霉科	瓶霉属 鳞质霉属
共头霉科	共头霉属

以毛霉命名,但很少引起毛霉病)。此外,有报道越来越多的毛霉病由感染小克银汗霉属(小克银汉霉科)引起,特别是在高度免疫抑制的患者中。尽管其他毛霉目真菌是某些特定地理区域毛霉病的主要病原体(如印度的雅致鳞质霉和中国的不规则毛霉),仍仅有罕见的病例报道证实毛霉目其他科的真菌可以引起毛霉病。

发病机制

毛霉目真菌是一种广泛存在的环境真菌,人类可持续接触到这些真菌。这些真菌主要在患有糖尿病或巨噬细胞功能缺陷的患者中引起感染(例如,在中性粒细胞减少症或糖皮质激素治疗的患者中)。患者体内游离铁的浓度升高,不仅有助于血清和组织中的真菌生长,同时也可以增加毛霉病的风险。在患有终末期肾病铁过载的患者中,使用去铁胺治疗可以导致迅速致命的播散性毛霉病,这种药物是一种人体宿主的铁螯合剂,可作为真菌铁载体,直接将铁提供给毛霉目真菌。此外,患有糖尿病酮症酸中毒(DKA)的患者发生鼻脑毛霉病的风险很高。酸中毒会导致铁与血清中的螯合蛋白解离,导致真菌存活和毒力增强。尽管如此,大多数患有毛霉病的糖尿病患者都没有酸中毒,即使没有酸中毒,高血糖会通过至少以下 3 种可能的机制直接增加毛霉病的感染风险:① 铁螯合蛋白的高度糖基化,破坏正常铁的螯合;② 上调与毛霉目真菌结合的哺乳动物细胞受体(mammalian cell receptor,GRP78),增加对组织的侵入(高血糖和高的游离铁水平,可以独立增强 GRP78 的表达);③ 诱导巨噬细胞功能缺陷。

流行病学

毛霉病通常发生在糖尿病、实体器官或造血干细胞移植(hematopoietic stem cell transplantation,HSCT)、长期中性粒细胞减少或恶性肿瘤患者中。大多数糖尿病患者在出现毛霉病时并没有酸中毒。此外,当患者出现毛霉病时,通常没有既往诊

断的糖尿病史。在这种情况下,毛霉病可能为高血糖的首次临床识别,这一点已被最近的糖皮质激素使用所揭示。因此,即使没有已知的糖尿病史,如果存在高血糖,也必须保持对毛霉病的高度怀疑。在接受造血干细胞移植的患者中,非中性粒细胞减少期和中性粒细胞减少期的毛霉病发生率至少相同,这可能与使用糖皮质激素治疗移植物抗宿主病有关。在免疫正常的个体中,在创伤后植入土壤或植被后(如由于自然灾害或机动车事故),或在医疗机构中通过静脉导管、SC 注射或用湿的敷料浸泡皮肤后,毛霉病可以表现为独立的皮肤或皮下感染。

使用伊曲康唑或伏立康唑进行预防性抗真菌治疗可能增加毛霉病的风险。这些患者通常表现为播散性毛霉病,这是最致命的一种疾病类型。在接受泊沙康唑或棘白菌素预防性治疗的患者中也有突破性毛霉病的报道。

■ 临床特点

根据临床表现和特定解剖部位的累及程度,毛霉病可分为至少 6 个临床类型:鼻-眶-脑、肺、皮肤、胃肠道、播散性和其他。这些类型的侵袭性毛霉病倾向于影响宿主防御中有特定缺陷的患者。例如,伴有 DKA 的糖尿病患者通常表现为鼻-眶-脑型,而很少发展为肺部或播散性感染。相反,肺毛霉病最常见于接受化疗的白血病患者和接受造血干细胞移植的患者。

鼻-眶-脑毛霉病

鼻-眶-脑毛霉病仍然是最常见的类型。大多数病例发生在糖尿病患者中,尽管这些糖尿病患者(可能是糖皮质激素诱发)越来越多地出现在移植患者中,通常为糖皮质激素诱导的糖尿病。鼻-眶-脑毛霉病的初始症状是非特异性的,包括眼或面部疼痛和面部麻木,随后出现结膜充血和视力模糊。半数以上的病例可能无发热。只要患者有正常的骨髓功能,白细胞计数通常会明显升高。如果不治疗,感染通常从筛窦扩散到眼眶,导致眼外肌功能受损和眼球突出,通常伴有球结膜水肿。对侧眼的体征和症状的出现,导致双侧眼球突出、球结膜水肿、视力下降和眼肌麻痹,是不好的预测,提示海绵窦血栓形成。

通过肉眼检查,在真菌感染的最早期受感染的组织可能表现正常,随后发展为伴或不伴水肿的红斑期,然后表现为红紫色斑块,最后发展为黑色坏死性焦痂。感染有时会从鼻窦延伸到口腔,引起上颚的疼痛性坏死性溃疡,这是晚期的临床表现,提示广泛、明确的感染。

皮肤毛霉病

皮肤毛霉病可能由真菌的外部植入引起或由血液播散引起。外部植入相关的感染被报道见于外伤(如机动车事故或自然灾害)引起的土壤暴露、植物穿透伤(如荆棘)、药物注射(如胰岛素)、导管插入、外科敷料污染和使用胶带固定气管导管。皮肤毛霉病具有高度的侵袭性,可侵入肌肉、筋膜甚至骨。在毛霉病中,坏死性筋膜炎的死亡率接近 80%。在血行播散感染的患者中坏死性皮肤病变也与极高的死亡率有关。然而,随着迅速、积极的外科清创,孤立的皮肤毛霉病具有良好的预后和低的死亡率。

胃肠道毛霉病

在过去,胃肠道毛霉病主要发生在早产儿,伴播散性疾病和坏死性小肠结肠炎。然而,在成人有中性粒细胞减少或其他免疫功能抑制的患者中病例报道显著增加。此外,胃肠道感染被报道为一种医院感染,与服用受污染的木质搅拌器搅拌的药物有关。与恶心、呕吐相关的非特异性腹痛和腹胀是最常见的症状。胃肠道出血很常见,内镜检查可见胃内真菌团块。该疾病可进展为内脏穿孔,死亡率极高。

播散性和其他感染

血流播散性毛霉病可源于任何主要部位的感染。播散最常见的部位是脑,但也可在其他任何器官发现播散性病变。播散到脑的患者死亡率接近 100%。即使没有中枢神经系统的累及,播散性毛霉病的死亡率也超过 90%。其他类型的毛霉病可影响身体的任何部位,包括骨、纵隔、气管、肾脏,以及(与透析相关的)腹膜。

■ 诊断

对毛霉病的诊断需要较高的临床怀疑指数。不幸的是,尸检结果表明多达一半的病例仅在死后被诊断。由于毛霉目真菌是环境真菌,确诊需要无菌部位标本(如细针穿刺、组织活检标本或胸腔积液)培养阳性,或侵袭性毛霉病的组织病理学证据。当患者有相应的危险因素以及疾病的临床和影像学证据时,来自非无菌部位标本(如痰液或支气管肺泡灌洗液)培养阳性可以对毛霉病做出可能的诊断。然而,鉴于及早给予治疗的紧迫性,应在等待确诊的同时对患者进行治疗。

活检组织的病理学检查仍是确诊最敏感和特异的方法(图 117-1)。活检组织的特征病理学表现为:宽的(≥6~30 μm)、厚壁、带状、无隔膜的菌丝,分支呈直角。其他真菌,包括曲霉属、镰刀菌属和赛多孢子菌属,菌丝有隔膜、较细,分支呈锐角。由于在标本处理过程中组织折叠可能产生人造隔膜(也可能改变菌丝分支的角度),因此真菌菌丝的宽度和带状形态是区分毛霉病最可靠的特征。过碘酸-希夫(PAS)染色或六胺银染色能最有效地显示毛霉目真菌,如果微生物负荷高,也可采用苏木精-伊红染色。虽然组织病理学检查可以鉴定毛霉目真菌,但只有培养才能鉴定特定的种。聚合酶链反应(PCR)作为一种诊断毛霉病的工具正在研究中,但尚未得到美国 FDA 的批准,也没有得到广泛的应用。

遗憾的是,只有不到一半的毛霉病培养阳性。然而,毛霉目真菌并不是苛养微生物,在培养基上往往生长迅速(如 48 h 内)。对于培养敏感性低的可能解释是,毛霉目真菌形成的丝状结构,在组织匀浆过程中被杀死,这是临床微生物实验室制备组织培养的标准方法。因此,当怀疑诊断为毛霉病时,应建议实验室将组织切片,置于培养皿中央,而非匀浆。不同的分离株对最佳生长温度也有很大的变异,因此建议在室温和 37℃ 同时培养。

影像学检查常常表现为一些轻微的变化,会低估疾病的严重程度。例如,鼻眶毛霉病患者的头部或鼻窦 CT 或 MRI 最常见的表现是鼻窦炎,与细菌性鼻窦炎难以区分。尽管有

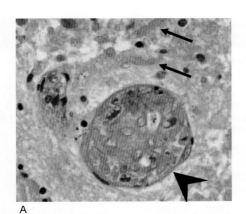

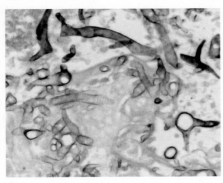

图 117-1 米根霉感染的脑组织病理切片。A. 脑实质中宽的、带状、无隔膜菌丝(细箭头所指),血管内血栓形成伴有大量的血管内菌丝(粗剪头所指)(苏木精-伊红染色);B. 广泛的、宽的、带状菌丝侵入脑实质(Gomori 六胺银染色)。

进展性疾病的临床证据,但在鼻窦骨中也常常无异常发现。MRI 对眼眶及中枢神经系统疾病的检测灵敏度(约 80%)高于 CT。高危患者应当接受内镜检查和(或)外科探查,并对疑似感染部位进行活检。如果怀疑是毛霉病,应在确诊的同时开始使用多烯类抗真菌药物进行初始经验治疗。

■ 鉴别诊断

其他霉菌感染,包括曲霉病、赛多孢子菌病、镰刀菌病,以及由着色真菌(棕色土壤微生物)引起的感染,可引起与毛霉病相同的临床表现。组织病理学检查可以鉴别毛霉菌和其他真菌,培养阳性则可以鉴定到种。如上文所述,由于首选的抗真菌治疗药物不同(如多烯类治疗毛霉目真菌和广谱三唑类治疗大多数有隔真菌)。由蛙粪霉属和耳霉属引起的虫霉目真菌病也可引起相同的临床表现。在组织病理学上,这些真菌可能与毛霉目真菌表现相似,只有通过培养才能可靠地与后者鉴别。

在有鼻窦炎和眼球突出的患者中,必须排除由细菌性病原体(最常见的是金黄色葡萄球菌,但也有链球菌和革兰阴性菌)引起的眼眶蜂窝织炎和海绵窦血栓形成。鼻硬结克雷伯杆菌是一种罕见病原体,可引起无痛性面部鼻硬结综合征,表现类似于毛霉病。此外,Tolosa-Hunt 综合征可引起疼痛性眼肌麻痹、上睑下垂、头痛和海绵窦炎症,由于前者没有进展性,活检和临床随访可以鉴别 Tolosa-Hunt 综合征和毛霉病。

治疗 · 毛霉病

总体原则

毛霉病的成功治疗需要以下 4 个关键点:① 早期诊断;② 尽可能去除感染的潜在易感因素;③ 手术清创;④ 及时抗真菌治疗。毛霉病的早期诊断至关重要,因为早期开始治疗与提高存活率有关。在治疗期间逆转(或预防)宿主防御系统的潜在缺陷也是至关重要的(例如,通过停止或减少免疫抑制剂的剂量或通过快速恢复正常血糖和正常的酸碱状态)。最后,应避免对活动性毛霉病的患者使用铁剂,因为铁会加剧动物模型的感染。输血通常会由于溶血而导致游离铁的释放,因此对红细胞输注建议采用保守的态度。

在毛霉病时,血管血栓形成和引起的组织坏死可导致抗真菌药物向感染部位的渗透性变差。因此,清除所有的坏死性组织对疾病的根除至关重要。研究表明,外科手术(通过 Logistic 回归分析和多个病例-系列研究)是毛霉病预后良好的一个独立因素。来自一项回顾性研究的有限数据支持采用术中冰冻确定感染组织的边缘,保留缺乏感染证据的组织。一个多学科团队,包括内科医生、感染病专家和感染部位相关的外科专家,通常是治疗毛霉病所必需的。

抗真菌治疗

毛霉病的初始治疗应以多烯类抗真菌药物为基础(表 117-2),但对于免疫功能良好的患者,可能通过手术根除的轻微局部感染(如独立的筋膜上的皮肤感染)除外。两性霉素 B(AmB)脱氧胆酸盐仍然是唯一获得批准的治疗毛霉病的抗真菌药物。然而,AmB 的脂质制剂肾毒性明显较低,可以给予更高的剂量,在这方面可能比 AmB 脱氧胆酸盐更有效。根据回顾性生存数据分析和良好的脑穿透性,脂质体两性霉素 B(LAmB)较两性霉素 B 脂质复合物(ABLC)更适合于治疗中枢神经系统感染,对非中枢神经系统感染则无明显优劣。

治疗毛霉病的抗真菌药物最佳剂量尚不清楚。通常对于成人和儿童,AmB 脱氧胆酸盐的起始剂量为 1 mg/(kg·d),LAmB 和 ABLC 为 5 mg/(kg·d)。考虑到多烯类药物对大脑的穿透性有限,LAmB 治疗 CNS 毛霉病的剂量可考虑上调至 7.5 或 10 mg/(kg·d)。由于代谢的自动诱导会导致药物水平降低,因此将 LAmB 剂量提高到 10 mg/(kg·d)以上没有任何益处,而 5 mg/(kg·d)的剂量对非中枢神经系统感染可能是足够的。由于缺乏相关数据和药物的潜在毒性,ABLC 剂量增加到 5 mg/(kg·d)以上是不可取的。

表 117-2 治疗毛霉病的一线抗真菌治疗方案选择[a]

药物	推荐剂量	优势及研究证据	缺陷
初始抗真菌治疗			
AmB 脱氧胆酸盐	1.0～1.5 mg/kg，QD	• ＞50 多年的临床研究 • 价格便宜 • 唯一一个获得批准的治疗毛霉病的药物	• 毒性大 • CNS 穿透性差
LAmB	5～10 mg/kg，QD	• 比 AmB 脱氧胆酸盐的肾毒性小 • 比 AmB 和 ABLC 的 CNS 穿透性强 • 在小鼠模型和一项回顾性临床研究中，比 AmB 脱氧胆酸盐预后好	• 价格昂贵
ABLC	5 mg/kg，QD	• 比 AmB 脱氧胆酸盐的肾毒性小 • 小鼠模型和回顾性临床研究显示与棘白菌素联用可获益	• 价格昂贵 • 对 CNS 感染效果可能劣于 LAmB
初始联合治疗[b]			
卡泊芬净联合多烯类脂质体	首剂 70 mg，静脉注射，后续 50 mg/d，≥2 周 儿童中 50 mg/m²	• 完善的毒性记录 • 在小鼠播散性毛霉病模型中有协同作用 • 回顾性临床研究显示在鼻-眶-脑毛霉病中疗效较好	• 对于联合治疗的临床数据非常少
米卡芬净或阿尼芬净联合多烯类脂质体	100 mg/d，≥2 周 米卡芬净：儿童 4 mg/kg，QD；低出生体重儿 10 mg/kg，QD 阿尼芬净：儿童 1.5 mg/kg，QD	• 完善的毒性记录 • 在小鼠播散性毛霉病模型中与 LAmB 具有协调作用	• 无临床数据

[a] 初始治疗应当包括多烯类药物。对于拒绝或不能耐受多烯类药物治疗的患者或者免疫功能相对较好、病情较轻可以手术清除（如独立的筋膜上的皮肤感染）的患者，非多烯类药物可能是合适的。[b] 联合治疗毛霉病的益处（从动物或小规模的回顾性人类研究中获得的）需要前瞻性的随机试验进一步证实。不建议增加任何一种棘白菌素的剂量，因为当剂量≥3 mg/kg QD 时反而导致联合治疗的益处消失。

缩略词：ABLC，AmB lipid complex，两性霉素 B 脂质复合物；AmB，amphotericin B，两性霉素 B；CNS，central nervous system，中枢神经系统；LAmB，liposomal AmB，脂质体两性霉素 B。

出处：修改自 B Spellberg et al：Clin Infect Dis 48：1743，2009。

研究发现，棘白菌素与多烯类脂质体联合治疗可以提高播散性毛霉病小鼠（包括中枢神经系统感染）的存活率。在一项鼻-眶-脑毛霉病的小型回顾性临床研究中发现，棘白菌素与多烯类脂质体联合治疗比多烯类单药治疗明显改善患者预后。尽管在这些有限的数据的基础上可以考虑联合治疗，但仍需要明确的临床试验来证实联合治疗是否比单药治疗具有真正的优势。由于在临床前研究模型中棘白菌素剂量的增加反而导致疗效丧失，因此棘白菌素应按照 FDA 批准的标准剂量使用。

与去铁胺不同，铁螯合剂地拉罗司对临床分离的毛霉有杀真菌作用。在 DKA 和播散性毛霉病的小鼠中，地拉罗司-LAmB 联合治疗可以协同提高生存率，减轻脑内真菌负荷。遗憾的是，一项随机、双盲、Ⅱ期安全性临床试验证明，地拉罗司（联合 LAmB）治疗的患者死亡率过高。值得注意的是，这项研究的研究人群主要是进展期恶性肿瘤患者，仅有少数病例仅以糖尿病为唯一危险因素。因此，在进展期恶性肿瘤患者中禁用地拉罗司治疗，但其在不伴有恶性肿瘤的糖尿病患者中的作用（其临床前研究模型中疗效甚佳）尚不明确。泊沙康唑是唯一获得 FDA 批准的具有体外

抗毛霉菌活性的唑类药物。然而，药代动力学/药效学数据引起了对口服泊沙康唑能否达到足够的体内浓度可靠性的担忧。此外，泊沙康唑治疗鼠类毛霉病的疗效不如 AmB，并且在治疗米曲霉感染的小鼠中，疗效也并不优于安慰剂。此外，泊沙康唑-多烯类联合治疗小鼠毛霉病并不优于多烯类单药治疗，也没有相关数据关于人类的联合治疗。

重组细胞因子和中性粒细胞输注在毛霉病的初始治疗中的作用尚不清楚，但是直观上看早期恢复中性粒细胞数量应该可以提高存活率。有限的数据表明，高压氧在具有适当技术专长和设施的中心可能有用。

一般来说，抗毛霉病的真菌药物应持续使用，直到感染的临床症状和体征好转，潜在的免疫抑制得到缓解。对于正在接受免疫抑制药物治疗的毛霉病患者，只要给予免疫抑制治疗，都需要给予预防性抗真菌治疗。

目前正在研究影像学随访在决定预后和治疗时间方面的作用。来自Ⅱ期 DEFEAT Mucor 的研究数据表明，早期影像学进展（在最初 2 周内）并不能预测长期的死亡风险，早期影像学稳定/消退也不能预测长期的生存。因此，在对短期、连续的影像学结果做出判断时应谨慎，应更加重视临床反应，特别是在开始治疗后的前 2～4 周。

第 118 章
浅部真菌和不常见的系统性真菌病 | Chapter 118 Superficial Mycoses and Less Common Systemic Mycoses

Carol A. Kauffman·著 | 张尧·译

地方性真菌病（双相型真菌）

双相型真菌以霉菌的形式存在于离散的环境中，可以产生分生孢子，是疾病的传播形式。在组织中和温度>35℃的环境中，霉菌转换为酵母。其他地方性真菌病——组织胞浆菌病、球孢子菌病和芽生菌病，将在第 111、112 和 113 章中分别讨论。

■ 孢子丝菌病

病原学

🌐 申克孢子丝菌是一种温度相关的双相型真菌，广泛存在于世界各地的泥苔藓、腐烂的植被和土壤中。

流行病学和发病机制

孢子丝菌病最常见于参加户外工作的个体，如园林绿化、园艺和树木种植。受感染的动物可将申克孢子丝菌传染给人类。1998 年，里约热内卢地区暴发了一场孢子丝菌病，其中涉及人数>2 000，该疾病可追溯到对这种感染高度敏感的猫。孢子丝菌病主要是局部皮肤和皮下组织的感染，是由创伤后接种分生孢子引起的。骨关节孢子丝菌病并不常见，多见于酗酒的中年男性，肺孢子丝菌病几乎只发生在慢性阻塞性肺疾病的患者中，他们从环境中吸入分生孢子后发病。播散性感染很少发生，几乎都发生在免疫抑制的患者中，特别是艾滋病患者。

临床表现

皮肤接种分生孢子后数日至数周，在接触部位出现丘疹，随后原发皮损通常破溃，但疼痛不明显。类似的病灶沿着靠近原发病灶的淋巴管逐渐发展（图 118 - 1）。一些患者发展为固定性的疣状或溃疡性的皮肤病变，病变有局限性，没有淋巴扩张。皮肤淋巴管型孢子丝菌病的鉴别诊断包括诺卡菌病、兔热病、非结核分枝杆菌感染（尤其是海分枝杆菌）和利什曼病。骨关节孢子丝菌病可表现为慢性滑膜炎或化脓性关节炎。肺孢子丝菌病必须与结核病和其他真菌性肺炎鉴别。多发的溃疡性皮损，无论是否扩散到内脏器官（包括中枢神经系统），都是播散性孢子丝菌病的特征。

诊断

来自皮肤病变的标本在室温条件下培养时，申克孢子丝

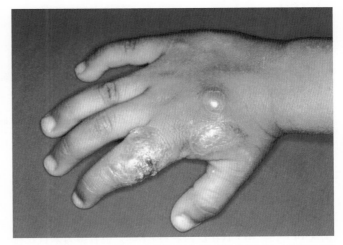

图 118 - 1　多发结节病灶出现在小男孩的示指被荆棘刺伤后。培养提示申克孢子丝菌（由 Dr. Angela Restrepo 提供）。

菌很容易以霉菌的形式生长。活检标本的组织病理学检查可以表现为肉芽肿和化脓性病变的混合，有时在特殊染色下可以看到微小的椭圆形或雪茄形酵母。血清学检查没有意义。

治疗和预后

美国感染病学会发表了关于各种类型孢子丝菌病的管理指南（表 118 - 1）。伊曲康唑是皮肤淋巴管型孢子丝菌病的首选药物。氟康唑效果较差；伏立康唑和泊沙康唑尚未用于孢子丝菌病的治疗。饱和碘化钾（SSKI）溶液对皮肤淋巴管型孢子丝菌病也有效，且成本远低于伊曲康唑。但是 SSKI 的不良反应耐受性较差，包括金属味、唾液腺肿胀、皮疹和发热。特比萘芬似乎有效，但仅用于少数患者。皮肤淋巴管型孢子丝菌病的治疗疗程应在所有病灶都消退后持续 2～4 周，通常为 3～6 个月。肺和骨关节孢子丝菌病应使用伊曲康唑治疗至少 1 年。严重肺部感染和播散性孢子丝菌病，包括累及中枢神经系统的孢子丝菌病，初始使用两性霉素 B（AmB）治疗，好转后再序贯使用伊曲康唑治疗。艾滋病患者需要终身服用伊曲康唑抑菌治疗。皮肤淋巴管型孢子丝菌病的治愈率为 90%～100%，但其他类型的孢子丝菌病对抗真菌治疗反应较差。

表 118 - 1 地方性真菌病的推荐治疗

疾病	一线治疗	替代治疗/评价
孢子丝菌病		
皮肤,皮肤淋巴管型	伊曲康唑,200 mg/d,直至病灶吸收后2～4周	SSKI,逐渐加量 特比萘芬,500 mg,BID
肺,骨关节	伊曲康唑,200 mg,BID,12个月	对于重度肺部疾病使用 AmB 脂质体,直至病情稳定;序贯伊曲康唑
播散型,中枢神经系统	AmB^b 脂质体,4～6周	AmB 后序贯伊曲康唑,200 mg,BID,12个月;对于 AIDS 患者伊曲康唑维持治疗:200 mg/d 直至 CD4$^+$ T 细胞计数>200/μL,12个月
副球孢子菌病		
慢性(成人型)	伊曲康唑,100～200 mg/d,6～12个月	TMP - SMX,160/800 mg,BID,12～36个月
急性(幼年型)	AmB^c 直至病情好转	AmB 后序贯伊曲康唑,200 mg,BID,12个月
青霉菌病		
轻到中度	伊曲康唑,200 mg,BID,12周	对于 AIDS 患者伊曲康唑维持治疗:200 mg/d 直至 CD4$^+$ T 细胞计数>100/μL,6个月
重度	AmB^c 直至病情好转	AmB 后序贯伊曲康唑,200 mg,BID,12周;伊曲康唑维持治疗:同轻到中度

^a 初始剂量为5～10滴,TID,加入水中或果汁中。如可耐受,每周每剂增加10滴,直至40～50滴,TID。^b AmB 脂质体的剂量为3～5 mg/(kg·d);当累及中枢神经系统时应使用较高的剂量。^c AmB 去氧胆酸盐的剂量为0.1～1.0 mg/(kg·d)。

缩略词:AmB,amphotericin B,两性霉素 B;SSKI,saturated solution of potassium iodide,饱和碘化钾溶液;TMP - SMX,trimethoprim-sulfamethoxazole,甲氧苄啶-磺胺甲噁唑。

副球孢子菌病

病原学、流行病学和发病机制

巴西副球孢子菌是一种温度相关的双相型真菌,分布于中美洲和南美洲的潮湿地区,尤其是巴西。男女差异显著,比例从14:1到70:1(在巴西农村)不等。患者多为来自农村的中老年男性。巴西副球孢子菌病是由吸入环境中的分生孢子引起的。对于大多数患者,疾病很少在最初感染时发生,而是在数年后才出现,可能是潜伏感染后的重新激活。

临床表现

副球孢子菌病主要表现为两种综合征:急性或青少年型和慢性或成年型。急性型并不常见,多见于<30岁的人群,特征性表现为网状内皮系统的播散性感染。免疫抑制的患者也可表现为这种典型和快速进展的疾病。慢性副球孢子菌病约占90%,多见于老年男性。主要的临床表现为进展性肺疾病,主要在肺下叶,伴有纤维化。另一种慢性副球孢子菌病的常见表现是鼻腔和口腔的溃疡性和结节性黏膜病变,必须与利什曼病(参见第126章)和鳞状细胞癌鉴别。

诊断

确诊依靠病原体的培养。在化脓性标本或活检组织中,检测到独特的厚壁酵母伴有周围多发窄颈的芽可以做出疑似诊断。

治疗和预后

伊曲康唑是治疗副球孢子菌病的首选药物(表118 - 1)。酮康唑也有效但毒性更大;伏立康唑和泊沙康唑已成功应用于少数病例。磺胺类药物也是有效且成本最低的药物,但磺胺类药物治疗反应较慢,复发率较高。重症患者应初始使用AmB治疗。副球孢子菌病的患者对治疗的反应良好,但在慢性疾病中,肺纤维化通常是进展性的。

青霉菌病

病原学、流行病学和发病机制

马尔尼菲青霉菌是一种温度相关的双相型真菌,普遍存在于越南、泰国和其他几个东南亚国家的土壤中。青霉菌病的流行病学与竹鼠有关,竹鼠可以感染青霉菌,但很少发病。这种疾病最常发生在有竹鼠的农村地区,但没有证据表明这种感染可以直接从老鼠传染给人类。感染在免疫抑制的宿主中是罕见的,而且大多数病例是在晚期艾滋病患者中。感染是由于从环境中吸入分生孢子所致。这种病原体在肺中转换为酵母形式,然后通过血行途径播散到网状内皮系统。

临床表现

青霉菌病的临床表现与播散性组织胞浆菌病相似,包括发热、乏力、体重减轻、呼吸困难、腹泻(在某些病例中)、淋巴结肿大、肝脾大和皮肤病变,这些病变通常表现为丘疹,中央呈脐状,类似于传染性软疣(参见第92章)。

诊断

青霉菌病的确诊需要血液、皮肤、骨髓或淋巴结的活检样本培养到马尔尼菲青霉菌。这种病原体通常在1周内以霉菌形式生长,并能产生独特的红色色素。组织病理学检查和血液或皮肤病变处标本涂片显示椭圆形或类椭圆形酵母菌样病原体且伴有中央隔膜,可快速做出疑似诊断。

治疗和预后

严重疾病的患者应初始使用 AmB 治疗直至病情好转;随后可以改为伊曲康唑治疗(表118 - 1)。症状轻微的患者可以从一开始就使用伊曲康唑治疗。对于艾滋病患者,建议使用伊曲康唑进行抑制治疗直到免疫重建(与抗逆转录病毒药物成功治疗 HIV 感染相关)。如果不治疗,播散性青霉菌病通常是致命的。治疗后的死亡率约为 10%。

暗色丝孢霉病

在这些常见的土壤病原体中(也称为着色真菌),黑色素会使菌丝和/或分生孢子呈黑色。暗色丝孢霉病这一术语是用来描述任何着色真菌的感染。这一定义包括两种特定的综合征——足菌肿和着色芽生菌病,以及由这些病原体引起的所有其他类型的感染。需要注意的是,只有大约一半的足菌肿是由真菌引起的,真菌性足菌肿既可以由透明霉菌引起,也可以由暗色真菌引起。其余由放线菌引起(参见第 71 章)。大多数真菌在直接接种后引起局部的皮下感染,但也可以发生播散性感染和严重的局灶性内脏感染,特别是在免疫抑制的患者中。

病原学

有很多着色真菌可引起人类的感染。它们均存在于土壤或植物中,其中一些会导致经济上重要的植物病害。引起足菌肿最常见的病因是马杜拉菌属。着色真菌属和支孢瓶霉属是引起着色芽生菌病最主要的病原体。播散性感染和局灶性内脏感染是由多种着色真菌引起的;链格孢霉属、外瓶霉属、弯孢属、瓶霉菌属是引起人类感染较常见的霉菌。最近,在注射被明脐蠕孢属污染的甲泼尼龙后,引起严重的甚至致命的 CNS 和骨关节感染的大暴发。

流行病学和发病机制

足菌肿和着色芽生菌病是通过皮肤接种获得的。这两种综合征几乎全部见于热带和亚热带地区,主要发生在经常接触这种病原体的农村劳动者中。通过吸入、创伤性接种到眼睛或皮肤、注射被污染的药物引起感染。黑色素是所有着色真菌的致病因子。几种病原体,特别是班替支孢瓶霉和麦氏喙枝孢霉,具有嗜神经性,会引起中枢神经系统感染。在免疫抑制的患者中,或者当着色真菌直接注射到深部组织结构中时,这些病原体可能侵入血管,并类似于更常见的机会性感染,如曲霉病。

临床表现

足菌肿是一种慢性的皮下和皮肤感染,通常发生在下肢,其特征性表现是肿胀、窦道形成和颗粒排出,这些颗粒实际上是从窦道排出的真菌菌落。随着感染的进展,邻近的筋膜和骨结构开始受累。这种疾病是惰性的和毁灭性的,多年来进展缓慢。并发症包括感染骨的骨折和反复的细菌感染。

着色芽生菌病是一种惰性的皮下感染,其特征性表现是结节样、疣状或斑片状的无痛性病灶,主要发生在下肢,数月至数年生长缓慢。几乎不会像足菌肿那样延伸到邻近的结构。长期的后果包括细菌双重感染、慢性淋巴水肿和(很少的)进展为鳞状细胞癌。

着色真菌是过敏性真菌性鼻窦炎最常见的病因,也是侵袭性真菌性鼻窦炎的少见病因。外伤性角膜接种可引起角膜炎。即使在许多免疫抑制的患者中,通过皮肤接种通常会在皮肤入侵部位出现局部囊肿样、结节样病变。然而,其他免疫抑制的患者会发展为肺炎、脑脓肿或播散性感染。硬膜外注射被明脐蠕孢属污染的类固醇可导致脑膜炎、基底部卒中、硬膜外脓肿或蜂窝织炎、脊椎骨髓炎和蛛网膜炎。

诊断

暗色真菌感染的诊断是通过病原体培养阳性来确定的。然而,在足菌肿中,当患者出现以肿胀、窦道和颗粒为特征的病变时,可以做出初步的临床诊断。组织病理学检查和培养对于明确病原体是霉菌而非放线菌是必需的。在着色芽生菌病中,诊断依赖于组织中硬化体的病理学证实(类似于大酵母的深棕色、厚壁、有分隔的真菌);培养可以明确引起感染的暗色真菌。对于其他感染,病原体的生长对于鉴别透明霉菌感染(如曲霉或镰孢菌)和暗色真菌感染是至关重要的。没有针对暗色真菌的血清学检测。聚合酶链反应(PCR)检测越来越多地用于暗色真菌感染的诊断,但只能通过真菌参考实验室获得。

治疗和预后

足菌肿和着色芽生菌病的治疗包括手术切除病变和使用抗真菌药物。对于足菌肿和着色芽生菌病,如果在病灶广泛播散之前进行手术切除是最有效的。在着色芽生菌病中,冷冻手术和激光治疗取得了不同程度的成功。可选择的抗真菌药物有伊曲康唑、伏立康唑和泊沙康唑。伊曲康唑的临床经验最多,新型唑类药物在体外具有活性并且已在一些患者中报道有效,但临床经验较少。氟胞嘧啶和特比萘芬也可用于治疗着色芽生菌病。着色芽生菌病和足菌肿是一种慢性惰性感染,很难治愈,但不会危及生命。

采用适当的抗真菌药物治疗播散性和局灶性内脏感染,药物的选择取决于感染的部位和程度、体外试验,以及药物对特定感染病原体的临床经验。AmB 对许多这类病原体无效,但已成功用于治疗其他病原体。伊曲康唑治疗局部感染的经验最为丰富。伏立康唑越来越多地用于播散性感染或累及中枢神经系统的感染,因为该药物在中枢神经系统内可以达到足够的浓度,而且静脉注射和吸收良好的口服制剂都可使用。泊沙康唑的作用尚不明确,但可能会扩大。播散性和局灶性内脏感染,特别是累及中枢神经系统的感染,与高死亡率有关。

机会性真菌感染

透明霉菌的两个属镰刀菌属和赛多孢子菌属,以及一种酵母样的真菌属毛孢子菌属已成为免疫缺陷患者感染的重要病原体。在临床表现上镰刀菌属和赛多孢子菌属引起的感染常与侵袭性曲霉病重叠,在组织中表现与曲霉类似。在免疫正常的宿主中,这些真菌可引起皮肤、皮肤结构和皮下组织的局部感染,但它们作为免疫缺陷患者感染的原因将在本节予以强调。

■ 镰刀菌病

病原学、流行病学和发病机制

镰刀菌属已被发现存在于世界各地的土壤和植物中,已成为免疫功能明显受损患者的主要机会感染病原体。大多数患者在吸入分生孢子后发生感染,但摄入和直接接种也可导致疾病。软性隐形眼镜佩戴者中暴发的严重镰刀菌性角膜炎可追溯到某一特定品牌的隐形眼镜溶液和个别被污染的隐形眼镜。播散性感染多见于血液系统恶性肿瘤、中性粒细胞减少、接受造血干细胞移植或实体器官移植或严重烧伤的患者。

临床表现

在免疫功能正常的人群中,镰刀菌可引起各种器官的局部感染。这些病原体通常会引起真菌性角膜炎,并可蔓延至眼前房,引起失明,甚至需要角膜移植。由镰刀菌属引起的甲真菌病,虽然对免疫功能正常的患者来说是一种常见的困扰,但在中性粒细胞减少的患者中可能是血源性播散的重要来源,应当积极寻找和治疗。在严重免疫抑制的患者中,镰刀菌病具有血管侵袭性,临床表现与曲霉病相似。肺部感染的特点是多发结节样病灶。鼻窦感染可能侵犯邻近结构。播散性镰刀菌病主要发生在血液系统恶性肿瘤中性粒细胞减少的患者和异体干细胞移植受者中,尤其是那些有移植物抗宿主病的患者。播散性镰刀菌病不同于播散性曲霉病,在镰刀菌病中常可见到皮肤病变;常表现为结节或坏死,通常伴有疼痛,并随时间在不同部位出现(图 118 - 2)。

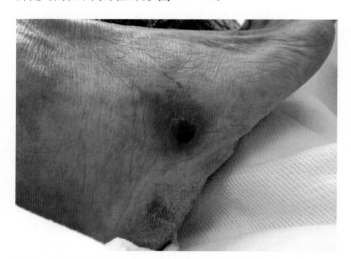

图 118 - 2　足部疼痛性坏死性病灶持续超过 1 周,出现在一名有急性白血病且持续性中性粒细胞减少 2 个月的女性患者中。穿刺组织培养镰刀菌属阳性(由 Dr. Nessrine Ktaich 提供)。

诊断

诊断依赖于受累组织中镰刀菌属的生长,以及受累组织的组织病理学检查证实组织中存在有隔菌丝的侵袭。在组织中该病原体很难与曲霉属鉴别,因此培养对于鉴别很重要。一个极其有用的诊断线索是血培养的生长,在 50% 的镰刀菌病患者中血培养呈阳性。镰刀菌没有血清学检测。PCR 技术已被证明是有用的,但只能通过真菌参考实验室获得。

治疗和预后

镰刀菌属对许多抗真菌药物有抗药性。推荐 AmB 脂质制剂[至少 5 mg/(kg·d)]、伏立康唑(200～400 mg/d,BID)或泊沙康唑(300 mg/d)。许多医生同时使用 AmB 的脂质制剂和伏立康唑或泊沙康唑,因为在必须开始治疗时,无法获得药物敏感性信息。对于任何一种唑类药物均应监测血清药物浓度,以确保药物得以充分吸收,并避免伏立康唑的毒性反应。播散性镰刀菌病的死亡率高达 85%。随着抗真菌治疗的改进,死亡率已降至约 50%。然而,在中性粒细胞减少的患者中,死亡率接近 100%。

■ 赛多孢子菌病

病原学

赛多孢子菌属包括多种病原体。引起人类感染的主要原因是尖端赛多孢子菌,其有性形式是波氏假阿利什菌和多育赛多孢子菌。尖端赛多孢子菌复合体包含数个不同的种,但是在这里均简称为尖端赛多孢子菌。

流行病学和发病机制

尖端赛多孢子菌广泛分布于世界各地的温带滩涂、沼泽、池塘、粪肥和土壤中。这种病原体可以引起肺炎、播散性感染及溺水患者的脑脓肿。在土壤中也发现了多育赛多孢子菌,但受地理限制更大。感染主要通过吸入分生孢子引起,也可通过皮肤或眼睛直接接种引起。

临床表现

在免疫功能正常的人群中,赛多孢子菌属是引起足菌肿的主要原因。意外的角膜接种引起的角膜炎是一种威胁视力的感染。对于血液系统恶性肿瘤(尤其是伴有中性粒细胞减少的急性白血病)患者,接受实体器官或造血干细胞移植的患者以及接受糖皮质激素治疗的患者,赛多孢子菌属具有血管侵袭性,可引起肺炎和广泛播散的脓肿。肺部感染与曲霉球类似;结节、空洞和肺叶浸润是常见的表现。播散性感染可累及皮肤、心脏、大脑和许多其他器官。皮肤病变不像镰刀菌病那样常见或疼痛。

诊断

诊断依赖于受累组织中赛多孢子菌属的生长,以及受累组织的组织病理学检查证实组织中有隔菌丝的侵袭。培养证据是必不可少的,因为在组织中赛多孢子菌属很难与曲霉属鉴别。组织入侵的证据也是必要的,因为这些无处不在的环境霉菌可能只是污染或定植。多育赛多孢子菌可以在血培养中生长,但尖端赛多孢子菌通常不能。目前尚无对赛多孢子菌的血清学检测。PCR 技术已被证明是有效的,但只有通过真菌参考实验室才能获得。

治疗和预后

赛多孢子菌属对 AmB、棘白菌素类和一些唑类药物具有耐药性。伏立康唑是赛多孢子菌属的首选药物,泊沙康唑也可用于该感染。在体外多育赛多孢子菌几乎对所有的抗真菌药物都有耐药性;在伏立康唑治疗方案中添加特比萘芬等制剂是一种尝试,因为体外数据表明,对某些多育赛多孢子菌可能具有协同作用。侵袭性尖端赛多孢子菌病的死亡率约 50%,但侵袭性多育赛多孢子菌病的死亡率仍然高达 85%～100%。

毛孢子菌病

病原学

毛孢子菌属包含许多种,其中一些可引起头发和指甲的局部感染。引起侵袭性感染的主要病原体是阿萨希毛孢子菌。毛孢子菌在体外以酵母样菌落的形式生长。然而,在体内也可以看到菌丝、假菌丝和关节孢子。

流行病学和发病机制

这些酵母菌通常存在于土壤、污水和水中,在极少数情况下可定植于人体的皮肤和胃肠道。大多数感染是通过吸入真菌或经中央静脉导管进入引起的。系统性感染几乎只发生在免疫抑制的患者中,包括血液系统恶性肿瘤、中性粒细胞减少、接受实体器官移植或正在接受糖皮质激素治疗的患者。

临床表现

播散性毛孢子菌病与侵袭性念珠菌病类似,真菌血症通常是感染的始发表现。肺炎、皮肤病变和脓毒血症也很常见。皮肤病变初始表现为丘疹或结节,周围有红斑,并进展为中央坏死。慢性感染类似肝脾念珠菌病(慢性播散性念珠菌病)。

诊断

系统性毛孢菌子病的诊断依赖于受累组织或血液中病原体培养阳性。皮肤病变的组织病理学检查显示酵母样形式、关节孢子和菌丝混合存在,可作为毛孢子菌病的早期诊断。血清隐球菌抗原胶乳凝集试验在播散性毛孢子菌病患者中可能是阳性的,因为波氏假阿利什菌和新型隐球菌有共同的多糖抗原。

治疗和预后

AmB 的应答率一直令人失望,许多毛孢子菌分离株在体外具有耐药性。伏立康唑似乎是抗真菌药物的选择,治疗剂量为 200～400 mg BID。播散性毛孢子菌感染的死亡率高达70%,但随着如伏立康唑等新的唑类药物的应用,死亡率正在下降。然而,中性粒细胞减少的患者很可能死于这种感染。

浅部皮肤感染

皮肤和皮肤结构的真菌感染是由霉菌和酵母菌引起的,不会侵袭深层组织,而仅仅通过寄生在皮肤、毛囊和指甲的浅层引起疾病。这些病原体是人类真菌感染最常见的原因,但很少引起严重感染。

酵母菌感染

病原学

亲脂性酵母菌马拉色菌具有两种形态,其以酵母形式在皮肤上生存,但转化成菌丝形式导致疾病。大多数种的生长需要外源性脂质。

流行病学和发病机制

马拉色菌是人体背部、胸部、头皮和面部的正常菌群,这些部位的角质层富含皮脂腺。这种病在潮湿地区比较常见。这些病原体不会侵入角质层以下的结构,一般不会引起炎症反应。

临床表现

马拉色菌属可引起花斑癣(又称花斑糠疹)、毛囊炎和脂溢性皮炎。花斑癣表现为颈部、胸部或上臂扁平、圆形、有鳞屑的色素减退或色素沉着的斑块。病灶通常无症状,但也可发痒。它们可能被误认为是白癜风,但后者不是鳞屑状的。毛囊炎发生在背部和胸部,类似于细菌性毛囊炎。脂溢性皮炎表现为眉毛、胡须部位、鼻唇沟和头皮的红斑样瘙痒性鳞屑状病变。婴儿的头皮病变称为摇篮帽,成人称为头皮屑。在晚期艾滋病患者中脂溢性皮炎可以是致命的。真菌血症和播散性马拉色菌属感染很少发生,几乎总是发生在通过中心静脉导管接受肠外脂质制剂的早产儿中。

诊断

马拉色菌感染在大多数情况下是临床诊断。如果将收集到的碎屑加入氢氧化钾溶液,放置在载玻片上制成涂片,可以在显微镜下看到出芽的酵母和短分隔菌丝的混合物。为了从疑似有播散性感染的患者中培养到秕糠马拉色菌,必须向培养基中添加无菌橄榄油。

治疗和预后

局部药膏和洗液,包括硫化硒洗发液、酮康唑洗发液或乳膏、特比萘芬乳膏和环匹罗司乳膏,对治疗马拉色菌感染有效,通常使用 2 周。温和的局部糖皮质激素药膏有时用于治疗脂溢性皮炎。对于病变广泛的感染,可使用伊曲康唑(200 mg/d)或氟康唑(200 mg/d)治疗 5～7 日。对罕见的马拉色菌属引起的真菌血症,采用 AmB 或氟康唑治疗,并及时拔除导管,停止输注肠外脂质。尽管经常复发,马拉色菌的皮肤感染是良性和自限性的。全身感染的预后取决于宿主的潜在状况,但大多数感染的婴儿预后良好。

皮肤真菌(霉菌)感染

病原学

引起人类皮肤感染的霉菌包括毛癣菌属、小孢子菌属和表皮癣菌属。这些病原体不是正常皮肤菌群的组成部分,可以生活在皮肤角质化的结构内,因此称为皮肤癣菌。

流行病学和发病机制

皮肤癣菌在世界各地都有分布,这种病原体的感染是非常常见的。有些病原体只在人类中引起疾病,可通过人与人之间的接触以及接触被感染者污染的物品(如梳子或潮湿的地板)传播。一些种会导致猫和犬感染,并且很容易从这些动物传染给人类。最后,一些皮肤癣菌可通过与土壤接触传播。典型的环状病变是病原体在角质层中以离心方式向外生长的结果。真菌入侵指甲通常通过外侧或浅表甲板,然后蔓延至整个指甲;当毛干受到累及时,可以在毛干内部或周围发现病原体。症状是由真菌抗原引起的炎症反应引起的,而不是组织入侵引起的。皮肤癣菌感染在男性患者中比女性患者中更常见,而且孕酮已经被证明可以抑制皮肤癣菌的生长。

临床表现

皮肤癣菌感染通常被称为癣。这个术语令人困惑,因为并没有涉及蠕虫。在拉丁语中,癣是蠕虫的意思,描述了该皮肤病变的蛇形特征,是一种不太令人混淆的名称,与受影响的身体部位的名称结合使用。如头癣(头)、足癣(足)、体癣(体)、股癣(胯部)和甲癣(指甲,但是在这个部位感染更常被称为甲真菌病)。

头癣最常见于3~7岁的儿童。患有头癣的儿童通常表现为边界清楚的鳞屑性斑块,皮肤正上方的毛干被折断,导致脱发。体癣表现为边界清楚、环形、瘙痒的鳞屑性病灶,皮损中心消退。通常有一个或几个小的病灶。在某些情况下,体癣可累及躯干大部分或表现为伴脓疱形成的毛囊炎。皮疹应与接触性皮炎、湿疹和牛皮癣鉴别。股癣几乎只在男性中出现。会阴部皮疹表现为红斑和脓疱,有离散的鳞屑边缘,无卫星灶,常有瘙痒。皮疹必须与酵母菌性间擦疹病、红癣和银屑病鉴别。

足癣也在男性中比女性更常见。它通常起始于足趾间的网状空间;表现为脱皮、浸渍和瘙痒,随后出现鳞屑状瘙痒皮疹沿着足的外侧和足底表面发展。随之而来的是足底角化过度。足癣与下肢蜂窝织炎有关,因为链球菌和葡萄球菌可以通过足趾间的裂隙进入组织。与指甲相比,甲真菌病更容易感染趾甲,在足癣患者中最为常见。指甲变厚、变色,甚至碎裂,几乎都会出现甲剥离。甲真菌病更容易发生在老年人和有血管疾病、糖尿病和指甲损伤的人群中。真菌感染必须与银屑病鉴别,银屑病可以类似于甲真菌病,但通常伴有皮肤损伤。

诊断

许多皮肤癣菌感染是通过临床表现诊断的。如果诊断有疑问,通常见于儿童头癣患者,应在病灶边缘使用手术刀刮取皮肤鳞屑,加入氢氧化钾制成涂片,在显微镜下检查菌丝的存在。当怀疑暴发或患者对治疗没有反应时,则需要进行培养。指甲的培养对于诊断和治疗都是非常有用的。

治疗和预后

皮肤癣菌感染通常对局部治疗有反应。乳液或喷雾剂比乳霜更容易涂抹在大面积或多毛区域。特别是对于腿癣,感染部位应尽可能保持干燥。当患者出现大面积皮肤病变时,口服伊曲康唑或特比萘芬可加速其消退(表118-2)。特比萘芬与药物的相互作用少于伊曲康唑,通常是一线药物。局部治疗对甲真菌病不起作用,但是环匹罗司指甲油每日一次使用1年有时是有效的。伊曲康唑和特比萘芬均可积聚于甲板内,可用于治疗甲真菌病(表118-2)。这些药物比灰黄霉素和酮康唑更有效且耐受性更好。关于治疗需要做出的主要决定是,指甲受累程度能否证明使用全身性抗真菌药物是合理的,这些药物有副作用,可能与其他药物相互作用,而且价格昂贵。不鼓励仅为美观的原因进行治疗。股癣和足癣复发很常见,应及早使用局部药膏治疗,以避免发展成更广泛的疾病。25%~30%的病例在治疗后出现甲癣复发。

表118-2 广泛的癣和甲真菌病的推荐治疗		
抗真菌药物	推荐剂量	评价
广泛的皮肤癣感染		
特比萘芬	250 mg/d,1~2周	短期治疗时不良反应很轻微
伊曲康唑[a]	200 mg/d,1~2周	短期治疗时除了药物相互作用外,不良反应很轻微
甲真菌病		
特比萘芬	250 mg/d,3个月	略优于伊曲康唑;监测肝脏毒性
伊曲康唑[a]	200 mg/d,3个月 **或**	药物相互作用常见;监测肝脏毒性
	200 mg,BID,1周,每月一次,3个月	很少引起低钾血症、高血压、水肿;充血性心力衰竭患者慎用

[a] 伊曲康唑胶囊需要食物和胃酸吸收,伊曲康唑溶液需要空腹吸收。

第119章
肺孢子菌感染 | Chapter 119
Pneumocystis Infections

Henry Masur, Alison Morris · 著 | 王萌冉 · 译

■ 定义和描述

肺孢子菌是一种机会性病原体,是免疫功能低下的宿主[特别是艾滋病病毒感染者(**参见第97章**)和器官移植者、血液恶性肿瘤患者及接受免疫抑制治疗者]肺炎的重要原因。这种微生物于1906年在啮齿动物中被首次发现,最初被认为是原生动物。由于肺孢子菌不能通过传统培养证实,我们对

其生物学的了解有限,但后来发展的分子生物学技术已经证明,该微生物实际上属于真菌。以前被称为卡氏肺孢子虫,现在已更名为耶氏肺孢子菌。

■ 流行病学

耶氏肺孢子菌肺炎最初引起关注是在第二次世界大战期间,欧洲许多营养不良的孤儿发生感染。这种疾病后来在其他免疫抑制人群中被发现,但在艾滋病被发现之前,以及对器官移植和自身免疫紊乱的人群应用免疫抑制剂治疗之前,这种疾病很少见。1981 年,肺孢子菌肺炎首次在与男性发生性关系的男性和无明显免疫抑制原因的静脉吸毒者中报道。这些病例后来被认为是第一个被称为获得性免疫缺陷综合征(艾滋病)的病例(**第 97 章**)。随着艾滋病的流行,肺孢子菌肺炎的发病率急剧上升:没有化学预防或抗逆转录病毒治疗,80%~90% 的北美和西欧艾滋病患者病程中会出现一次或多次肺孢子菌肺炎发作。随着抗肺孢子菌预防和联合抗逆转录病毒治疗的引入,其发病率有所下降,但在美国和西欧,肺孢子菌肺炎仍然是艾滋病相关死亡的主要原因,尤其是在那些未接受抗逆转录病毒治疗或肺孢子菌肺炎预防的患者,以及直到被证实严重免疫抑制才发现感染了艾滋病病毒的患者当中。

肺孢子菌肺炎也可以出现在未感染艾滋病病毒的患者中,这些患者因血液或其他恶性肿瘤、接受干细胞或实体器官移植以及接受免疫抑制药物治疗而导致免疫功能受损。肺孢子菌肺炎的发病率取决于免疫抑制的程度。在接受肿瘤坏死因子-α 抑制剂和抗淋巴细胞单克隆抗体治疗风湿病或其他疾病的患者中,肺孢子菌肺炎的报道越来越多。虽然免疫正常宿主的临床肺孢子菌肺炎尚未明确记录,但研究表明,肺孢子菌有机体可以在免疫功能不明显受损的儿童和成人的气道中定居,其与免疫功能正常患者的急慢性综合征,如慢性阻塞性肺疾病(COPD)的相关性正在研究中。

🌐 在一些发展中国家,发现艾滋病病毒感染者中的肺孢子菌肺炎发病率低于工业化国家。这种较低的发病率可能是由于结核病和细菌性肺炎等疾病的发生率较高,很多患者通常在免疫功能尚未被抑制到足以感染肺孢子菌之前,就发生了死亡。肺孢子菌暴露和诊断不明的地域性因素也可能解释一些国家肺孢子菌肺炎的明显较低的发病率。

■ 发病机制与病理学

生命周期和传输

肺孢子菌的生命周期包括有性生殖和无性生殖,在不同的点以不同的形式存在,如包囊或前包囊的形式存在。血清学和分子生物学研究表明,大多数人早期即可能暴露于肺孢子菌。传统认为肺孢子菌是由潜在感染的再活化发展而来的,但也存在来自环境和人之间传播的感染。肺孢子菌肺炎的暴发表明可能发生院内传播,对啮齿动物的研究表明,免疫正常宿主可以作为卡氏肺孢子菌(啮齿动物中的感染亚种)向免疫正常或免疫抑制宿主传播的传染源。然而,肺孢子菌属

感染是具有种特异性的,因此人类只能够通过感染耶氏肺孢子菌的其他人类所感染;而不能被肺孢子菌其他亚种如鼠肺孢子菌或兔肺孢子菌所感染。呼吸隔离在预防肺孢子菌肺炎患者向其他免疫抑制患者传播方面的效用一直存在争议,目前尚未有明确的证据表明将耶氏肺孢子菌肺炎患者与其他免疫抑制患者隔离是有效的。

免疫的作用

细胞或体液免疫缺陷易导致肺孢子菌肺炎。$CD4^+$ T 淋巴细胞在宿主预防肺孢子菌方面起着关键作用。对于艾滋病病毒感染患者,耶氏肺孢子菌肺炎的发病率与 $CD4^+$ T 淋巴细胞计数成反比:至少 80% 的病例发生在 $CD4^+$ T 淋巴细胞计数 <200 个细胞/μL 的患者当中,其中大多数病例 $CD4^+$ T 淋巴细胞计数 <100 个细胞/μL。$CD4^+$ T 淋巴细胞计数的特异性较低,因此在预测未感染艾滋病病毒的免疫抑制患者发生肺孢子菌肺炎的风险时价值有限。

肺病理学

肺孢子菌对肺部有独特的趋向性。它可能通过呼吸道被吸入肺泡中。临床上只有在免疫功能受损的情况下才会发生明显肺炎表现。肺孢子菌在肺中增殖,引起单核细胞反应。肺泡充满蛋白样物质,肺泡损伤导致肺泡毛细血管损伤和表面活性物质异常。染色的肺组织切片通常表现为泡沫样或空泡状的肺泡内渗出(**图 119-1A**)。间质性水肿和纤维化可能发生,肺泡内可见被银或其他物质染色的病原体。此外,还可以通过组织进行比色或免疫荧光染色观察到肺孢子菌(**图 119-1B~D**)。

■ 临床特征

临床表现

耶氏肺孢子菌肺炎通常表现为急性或亚急性肺炎,最初可能仅表现为呼吸困难感,但随后可以出现发热、干咳,伴有明显呼吸急促,最终导致呼吸衰竭死亡。肺孢子菌肺炎的肺外表现一般较为罕见,但也可以累及几乎任何器官,尤其是淋巴结、脾脏和肝脏。

体格检查

肺孢子菌肺炎的体格检查结果是非特异性的。患者在静息状态下或运动时可以出现氧饱和度降低,如果不治疗会发展为严重低氧血症。患者最初的胸部检查可能没有任何异常,也不伴有异常呼吸音,但后期如果不治疗,会出现弥散性啰音和肺部阴影。艾滋病感染患者的口腔鹅口疮可以提示患耶氏肺孢子菌肺炎的风险增加。

实验室发现

常规实验室试验结果对发现肺孢子菌肺炎无特异性手段。由于肺损伤,血清乳酸脱氢酶(LDH)水平可以部分升高,但正常的 LDH 水平并不排除肺孢子菌肺炎。反之,升高的 LDH 水平也不能提示肺孢子菌肺炎。外周血白细胞计数可能升高,但增加不明显。肝肾功能基本正常。

影像学表现

病程早期,患者的 X 线胸片检查可能是正常的,患者症

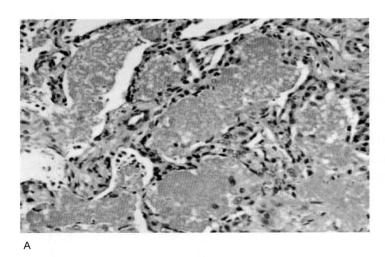

A

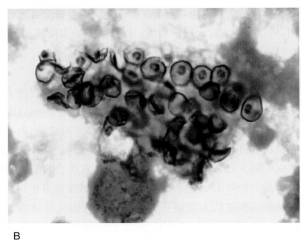

B

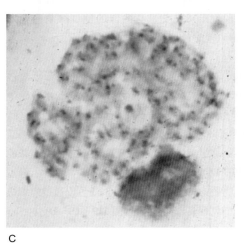

C

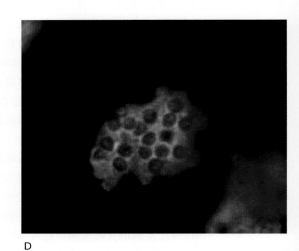

D

图 119-1 **耶氏肺孢子菌肺炎病理**。A.苏木精和伊红染色的支气管肺活检显示肺泡内充满嗜酸性成分。B.支气管肺泡灌洗液六胺银染色。C.肺泡灌洗液标本吉姆萨染色。D.肺泡灌洗液标本免疫荧光染色。

状也较轻。肺孢子菌肺炎的典型放射学表现包括肺门或周围对称的弥漫性双侧间质浸润(图 119-2A)。间质浸润可进展为肺泡充盈(图 119-2B)。高分辨率胸部 CT 显示几乎所有肺孢子菌肺炎患者肺部呈弥漫性磨玻璃样影(图 119-2C)。正常的胸部 CT 基本上可以排除肺孢子菌肺炎。囊肿和气胸也是常见的影像学表现(图 119-2D)。此外,还可以出现各类不典型的影像学表现,如不对称阴影、上叶浸润、纵隔淋巴结肿大、肺结节、空洞和胸前积液等。

■ 诊断

诊断检查的样本选择取决于患者的病情轻重以及相应医疗场所所具备的检查手段。在 20 世纪 90 年代以前,肺孢子菌肺炎的诊断通常是通过肺活检来确定的,后来又采用了经支气管肺活检。肺组织苏木精和伊红染色显示泡沫状肺泡浸润(图 119-1A)。这种外观是肺孢子菌肺炎的病理学特征,但是肺孢子菌不能通过此种染色方式进行特异性鉴定。肺孢子菌肺炎的诊断通常通过对病原体的高度特异性染色[如用六胺银染色(图 119-1B)、甲苯胺蓝或 Giemsa 染色(图 119-1C)或用特异性免疫荧光抗体(图 119-1D)染色]在肺组织或肺泡灌洗液中确定。

支气管肺泡灌洗液检查发现耶氏肺孢子菌对于无论是艾滋病患者或者其他病因导致的免疫抑制患者的肺孢子菌肺炎的诊断具有将近 100% 的敏感性及特异性。病原体主要是通过对肺组织进行特定染色来确定的。虽然咳痰或咽拭子的敏感性非常低,但在经验丰富的医生指导下的诱导性下呼吸道样本可能具有高度的敏感性和特异性。然而,据报道,诱导痰对肺孢子菌肺炎的敏感性也具有较大的差异(范围为 55%～90%),这可能取决于患者的临床特点和诱导痰的质量。

近年来,许多实验室开始对呼吸道标本进行聚合酶链反应(PCR)检测肺孢子菌。然而,这种聚合酶链反应检测因为较高的敏感性,以至于很难区分肺孢子菌呼吸道定植(即急性肺炎是由于其他因素引起的,但在肺中仍可检出较低水平肺孢子菌 DNA 的患者)和那些确实由肺孢子菌引起的急性肺炎患者。因此,临床上选择恰当的样本进行聚合酶链反应试验,如果肺孢子菌 DNA 呈阴性,对于排除肺孢子菌肺炎的价值可能比明确将该疾病归因于肺孢子菌更高。

此外,肺孢子菌肺炎的患者血清学检测 $1,3-\beta-D$ 葡聚

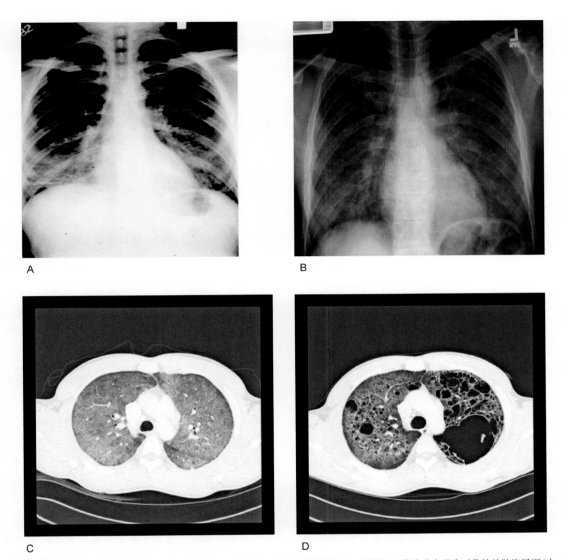

图 119-2　耶氏肺孢子菌肺炎的影像学表现。A. 后前位 X 线胸片表现为对称性间质浸润。B. 后前位 X 线胸片表现为对称性的肺泡浸润（由 Alison Morris 提供）。C. CT 图像可见两肺弥漫性间质渗出及磨玻璃影。D. CT 图像可见两肺弥漫性间质渗出、磨玻璃影及肺气囊。

糖水平常常出现不同程度的升高，但迄今为止没有任何血清学检测能够提供确定的敏感性或特异性。

■ 病程与预后

未经治疗的肺孢子菌肺炎通常是致命的。艾滋病患者通常病程较长，进展较慢，可能仅表现为轻度运动不耐症或胸闷，而无发热或咳嗽，X 线胸片多正常或接近正常，进展数日、数周甚至数月后，开始出现发热、咳嗽、弥漫性肺泡浸润和严重低氧血症。少数艾滋病患者和大多数其他原因导致的免疫抑制患者可能出现急性起病，在几日内即可发展为呼吸衰竭。个别患者也会出现低血容量性休克。少数患者可以出现肺外表现，如累及皮肤或软组织、视网膜、大脑、肝脏、肾脏或脾脏，但这些表现不具有特异性，只能通过组织学进行诊断。

影响死亡率的因素通常包括患者的年龄、免疫抑制程度、基础肺部疾病、血清白蛋白水平低、需要机械通气及气胸等。随着重症监护技术的进展，需要气管插管和呼吸支持的肺孢子菌肺炎患者的预后已得到改善，现在很大程度上取决于合并症和原发基础疾病的预后。由于患者通常在初始治疗的 4～8 日没有明显改善，因此只要治疗不违反患者意愿或者影响患者合并症的预后，推荐给予至少 10 日的支持治疗。如果患者的病情在治疗 3～4 日后持续恶化，或在治疗 7～10 日后仍未改善，则应重新评估其病情，以确定是否存在其他合并感染（在初步评估中遗漏或在治疗过程中发展），或是否存在非感染过程（如充血性心力衰竭、肺动脉瘤、动脉栓塞、肺动脉高压、药物毒性或肿瘤过程等）加重呼吸衰竭。

治疗 · 耶氏肺孢子菌肺炎

治疗肺孢子菌肺炎的首选是甲氧苄啶磺胺甲噁唑（TMP-SMX），可采取静脉注射或口服治疗 14～21 日（表 119-1）。相较于其他药物而言，TMP-SMX 具

表 119-1　耶氏肺孢子菌肺炎的治疗策略(14～21 日方案)

药物	剂量和给药途径	副作用
首选药物		
甲氧苄啶-磺胺甲噁唑	甲氧苄啶(5 mg/kg)联合磺胺甲噁唑(25 mg/kg),每6～8 h 给药一次,口服或静脉给药(2 粒加倍剂型,每日 3～4 次)	发热、皮疹、血细胞减少、肝功能不全、高钾血症
替代治疗		
甲氧苄啶 加 氨苯砜	5 mg/kg,6～8 h 1 次,口服 加 100 mg,每日 1 次,口服	溶血反应(G-6-PD 缺乏)、高铁血红蛋白血症皮疹、发热、胃肠道不适
阿托伐醌	750 mg,每日 2 次,口服	皮疹、发热、肝功能不全
克林霉素 加 伯氨喹	300～450 mg,6 h 1 次或 600 mg,6～8 h 1 次,口服 15～30 mg,每日 1 次,口服	溶血反应(G-6-PD 缺乏)、高铁血红蛋白血症、中性粒细胞减少、皮疹
喷他脒	3～4 mg/kg,每日 1 次,静脉给药	低血压、氮质血症、心律失常(尖端扭转)、胰腺炎、血糖异常、低钙血症、中性粒细胞减少、肝炎
辅助治疗		
泼尼松或甲泼尼龙	40 mg,每日 2 次,使用 5 日 40 mg,每日 1 次,使用 5 日 20 mg,每日 1 次,使用 11 日 口服或静脉给药	消化道溃疡、血糖升高、血压升高、情绪变化

有相似的疗效以及良好的耐受性,它主要是通过干扰机体叶酸代谢发挥作用。然而,TMP-SMX 也可引起白细胞减少、肝功能异常、皮疹、发热及过敏性反应等,并且艾滋病患者对 TMP-SMX 的过敏反应发生率更高。如果存在肾功能不全或药物相关不良反应,建议检测血清药物浓度。维持给药 2 h 后血药浓度在 $100～150\ \mu g/mL$ 范围内可以明显改善预后。由于不能通过传统培养的方式获得肺孢子菌菌株,因此实验室通常无法测定 TMP-SMX 的耐药性。然而目前已经在肺孢子菌中发现了与 TMP-SMX 耐药相关的基因突变,可以使其在体外产生磺胺抵抗。这些突变与治疗反应的临床相关性尚不清楚。一种用来治疗弓形虫的口服磺胺嘧啶联合乙胺嘧啶的复合片,通常也非常有效。此外,也可以使用氨苯砜联合乙胺嘧啶或氨苯砜联合甲氧苄啶的治疗方案。

　　静脉注射喷他脒或克林霉素联合伯氨喹疗法可以用于不能耐受 TMP-SMX 治疗及 TMP-SMX 失败患者。静脉注射喷他脒的时间不得少于 60 min,以避免潜在的致命性低血压,不良反应可能是严重的和不可逆转的,包括肾功能不全、血糖异常(可能在初次输注后几日或几周发生危及生命的低血糖,随后出现高血糖)、中性粒细胞减少和尖端扭转型心律失常。克林

霉素联合伯氨喹也可以作为替代治疗,但伯氨喹只能通过口服途径给药,这对不能摄入或吸收口服药物的患者是不利的。

　　肺孢子菌肺炎治疗的一个主要进展是认识到糖皮质激素可以提高艾滋病患者中重度呼吸衰竭(空气 $PO_2 < 70\ mmHg$ 或肺泡动脉氧梯度 $\geqslant 35\ mmHg$)的生存率。糖皮质激素似乎可以减少目标治疗后肺部病原体死亡所致的炎症反应。联合糖皮质激素的治疗应该是艾滋病患者的标准治疗方法,同时也可能对其他免疫缺陷患者有效。当针对肺孢子菌肺炎初始治疗启动后,即使尚未明确诊断,也应开始联合糖皮质激素治疗中重度病情患者。如果艾滋病患者或其他免疫缺陷患者在感染肺孢子菌肺炎时正在接受高剂量糖皮质激素治疗,调整糖皮质激素剂量在理论上是有一定获益的,但目前尚未有明确证据表明具体的调整策略。

　　目前还没有明确的临床试验证据确定对于 TMP-SMX 治疗失败的肺孢子菌肺炎患者的最佳治疗策略。如果没有发现其他合并的可干预的感染性或非感染性疾病,且确定呼吸衰竭是由耶氏肺孢子菌感染引起的情况下,部分研究认为可将 TMP-SMX 改为静脉注射喷他脒克林霉素联合伯氨喹啉治疗,另外还有部分

研究认为可在 TMP－SMX 治疗基础上联合其他药物,而不是更换方案。如果患者尚未接受糖皮质激素治疗,则应考虑将其纳入方案联合治疗,剂量和疗程通常根据临床经验确定,这取决于患者在开始肺孢子菌肺炎治疗时接受的糖皮质激素疗程。

对于在抗逆转录病毒治疗开始前出现肺孢子菌肺炎的艾滋病患者,大多数情况下,应在肺孢子菌肺炎治疗的前 2 周内开始抗逆转录病毒治疗。然而,免疫重建炎性综合征(IRIS)可能会发生,因此启动抗逆转录病毒治疗的决定需要大量的专业知识,包括与肺孢子菌肺炎恢复相关的最佳时机以及任何患者启动抗逆转录病毒治疗时相关的其他因素。

■ 预防

预防肺孢子菌肺炎最有效的方法是去除免疫抑制的原因,可以通过停用免疫抑制剂治疗或治疗基础疾病(如艾滋病)。肺孢子菌肺炎的高危人群可以在易感期内通过药物预防获益。对于艾滋病患者,CD4$^+$ T 淋巴细胞计数是敏感的可靠标志,低于 200 个细胞/μL 的计数是开始药物预防的指征(表 119－2)。对于未接受抗逆转录病毒治疗的艾滋病患者,无论 CD4$^+$ T 淋巴细胞计数如何,口腔念珠菌感染或既往肺孢子菌肺炎发生史也是药物预防的指征。对于未接受抗逆转录病毒治疗的患者,任何既往与艾滋病相关的肺炎等疾病都应鼓励使用药物预防。但是,对于那些未能良好依从抗逆转录病毒治疗的患者,一般对于肺孢子菌肺炎药物预防的依从性可能也较差。

表 119－2　耶氏肺孢子菌肺炎的药物预防

药物	剂量及给药途径	相关说明
一线治疗药物		
TMP－SMX	每日 1 次,每次 1 粒,口服(单倍制剂双倍剂量)	过敏发生率高 对非危及生命的过敏反应重新进行评估,考虑剂量递增方案
替代治疗药物		
氨苯砜	50 mg,每日 2 次或 100 mg,每日 1 次,口服	溶血反应(G－6－PD 缺乏相关)
氨苯砜 + 乙胺嘧啶 + 亚叶酸钙	50 mg,每日 1 次,口服 50 mg,每周 1 次,口服 25 mg,每周 1 次,口服	亚叶酸钙可以改善乙胺嘧啶导致的血细胞下降
氨苯砜 + 乙胺嘧啶 + 亚叶酸钙	200 mg,每周 1 次,口服 75 mg,每周 1 次,口服 25 mg,每周 1 次,口服	亚叶酸钙可以改善乙胺嘧啶导致的血细胞下降
喷他脒	300 mg,每月雾化治疗	气雾剂可引起支气管痉挛。喷他脒可能不如 TMP－SMX 或氨苯砜方案有效
阿托伐醌	1 500 mg,每日 1 次,口服	需要脂肪餐以获得最佳吸收效果

缩略词:G－6－PD,葡萄糖－6－磷酸脱氢酶;TMP－SMX,甲氧苄啶－磺胺甲噁唑。

对于无艾滋病病毒感染的患者,目前尚没有足够敏感性及特异性的实验室检查,包括 CD4$^+$ T 淋巴细胞计数在内,可以预测耶氏肺孢子菌肺炎的发生。易感期通常是根据基础疾病和免疫抑制治疗的临床经验来估计。长期接受高剂量糖皮质激素治疗的患者容易感染肺孢子菌肺炎。需要进行药物预防的糖皮质激素暴露阈值存在争议,但对于每日接受超过 20 mg 泼尼松,持续时间超过 30 日的患者,应强烈考虑此类预防性治疗。

TMP－SMX 是最有效的预防药物:很少有患者在规律服用 TMP－SMX 进行预防时出现肺孢子菌肺炎的暴发。每日服用一片加倍药片是最有经验的治疗方案,但对于不同人群的患者,也可以考虑每日服用一片单倍药片或每周服用 2～

3 次双倍药片。

对于不能耐受 TMP－SMX 的患者(通常是因为过敏或骨髓抑制),可选择的药物包括每日氨苯砜、每周氨苯砜、每月喷他脒雾化治疗等。对 TMP－SMX 过敏的患者有时可以在采用逐步增加剂量的情况下耐受该药物。氨苯砜与磺胺类药物的交叉反应在部分患者中可以观察到,因此氨苯砜很少用于有危及生命的 TMP－SMX 过敏反应史的患者。喷他脒雾化是非常有效的,但它不如 TMP－SMX 有效,可能无法对通气不良的肺部提供预防作用。阿托伐醌也是有效的预防药物,并且耐受性良好。然而,该药物仅作为口服制剂提供,胃肠道运动或功能异常患者的胃肠道吸收程度通常难以预测。

第 8 篇
原生动物和
蠕虫感染

第 120 章
寄生虫感染的实验室诊断 | Chapter 120 Laboratory Diagnosis of Parasitic Infections

Sharon L. Reed, Charles E. Davis·著 | 张尧·译

寄生虫感染诊断的基础是患者的病史。疾病的流行病学尤其重要,因为许多寄生虫感染的风险与职业、娱乐或到疾病高流行地区旅行密切相关。如果对主要寄生虫的流行病学和生活史缺乏基本知识,很难系统地诊断寄生虫感染。因此,本章对重要的人类寄生虫的医学分类详述了其地理分布、传播途径、人体中的寄生部位和生活史阶段。这些内容和表格旨在为主要寄生虫感染的正确诊断流程提供指导,关于每一种感染更全面的资料,读者还可参阅其他相关章节(**第 121~124、126~129、131~135 章**)。表 120-1~表 120-3 分别总结了扁虫、蛔虫和原虫感染的地理分布、寄生部位和诊断方法。

表 120-1　扁虫感染

寄生虫	地理分布	生活史宿主			诊断		
		中间宿主(传播)	终末宿主	寄生阶段	体液或组织	血清学检查	其他
绦虫							
肠绦虫							
牛带绦虫	全世界	牛	人	卵、节片	粪便	—	运动的节片
微小膜壳绦虫	全世界	面粉甲虫	人、鼠类[a]	卵	粪便	—	
阔节裂头绦虫	全世界	桡足类-鱼类[b]	人、其他哺乳动物	卵、节片	粪便	—	1%的患者出现巨幼细胞性贫血
猪带绦虫	全世界	猪	人	卵、节片	粪便	WB	特别是在墨西哥、中美洲、南美洲和非洲
胃绦虫							
细粒棘球绦虫(棘球蚴病)	牧羊和狩猎区	羊、骆驼、人、其他	犬	棘球蚴	肺、肝脏	WB、EIA	胸部影像学、CT、MRI
多房棘球绦虫(棘球蚴病)	靠近北极的地区	啮齿动物、人	狐狸、犬、猫	棘球蚴	肝脏	—	可类似于胆管细胞癌
猪带绦虫[c]	全世界	猪、人	人	囊尾蚴	肌肉、中枢神经系统	WB	CT、MRI、影像学
吸虫							
肠吸虫							
布氏姜片吸虫	中国、印度	螺-荸荠	人	卵	粪便	—	—
异形吸虫	远东、印度	螺-鱼	人	卵	粪便	—	—
横川后殖吸虫	远东、巴尔干半岛、北非	螺-鱼	人	卵	粪便	—	—
肝吸虫							
华支睾吸虫	中国、东南亚	螺-鱼	人	卵	粪便、胆汁	—	复发性细菌性胆管炎

（续表）

寄生虫	地理分布	生活史宿主			诊断		
		中间宿主(传播)	终末宿主	寄生阶段	体液或组织	血清学检查	其他
肝片形吸虫	牧羊地区	螺-水田芹	人、羊	卵	粪便[d]、胆汁	EIA	肝硬化、门脉高压
肺吸虫							
并殖吸虫属	东方、非洲、美洲	螺-螃蟹/蝲蛄	人、其他哺乳动物	卵、成虫	肺、痰、粪便	WB、EIA	胸部影像学、CT、MRI
血吸虫							
曼氏血吸虫	非洲、中美洲、南美洲、西印度	螺	人	卵、成虫	粪便	EIA、WB	直肠活检、肝脏活检
埃及血吸虫	非洲	螺	人	卵、成虫	尿液	WB	肝脏、尿液、膀胱活检
日本血吸虫	远东	螺	人	卵、成虫	粪便	WB	肝脏活检

[a] 幼虫也可在人和鼠类的肠绒毛中成熟。[b] 当有两个中间宿主时，第一个中间宿主与第二个中间宿主之间用破折号隔开，终末宿主被第二个中间宿主感染。[c] 猪带绦虫既可引起肠道感染，也可引起囊尾蚴病。它的卵与牛带绦虫相同，两者的头节和节片不同。[d] 在疾病急性期，卵很少进入粪便。

注：CNS，中枢神经系统；EIA，酶免疫测定；WB，蛋白质印迹法。表 120-1～表 120-3 中列出的血清学检查可在商业上或佐治亚特兰大 CDC 获得。

表 120-2 蛔虫感染

寄生虫	地理分布	生活史宿主			诊断		
		中间宿主(传播)	终末宿主	寄生阶段	体液或组织	血清学检查	其他
肠蛔虫							
蠕形住肠线虫(蛲虫)	温带和热带地区	粪-口	人	卵	肛周皮肤	—	"透明胶带"法
毛首鞭形线虫(鞭虫)	温带和热带地区	土壤、粪-口	人	卵	粪便	—	直肠脱垂
似蚓蛔线虫(人蛔虫)	温带和热带地区	土壤、粪-口	人	卵	粪便	—	肺部移行的症状/体征
十二指肠钩口线虫(旧大陆钩虫)	欧亚大陆、非洲、太平洋	土壤到皮肤	人	卵、幼虫	粪便	—	肺部移行的症状/体征、贫血
美洲板口线虫(新大陆钩虫)	美洲、非洲、全世界	土壤到皮肤	人	卵、幼虫	粪便	—	肺部移行的症状/体征、贫血
粪类圆线虫(类圆线虫病)	潮湿的热带和亚热带	土壤到皮肤	人	幼虫	粪便、痰、十二指肠液	EIA	免疫低下患者中播散感染
菲律宾毛细线虫	东南亚、中国台湾、埃及	生鱼片	鸟	卵、幼虫、成虫	粪便	—	吸收不良/自发感染、活检
组织蛔虫							
旋毛形线虫(旋毛虫病)	全世界	猪/人	猪/人	幼虫	肌肉	EIA	肌肉活检
班氏吴策线虫(丝虫病)	热带和亚热带沿海地区	蚊	人	微丝蚴	血液、淋巴结	EIA、RAPID、PCR[b]	夜间周期性[a]
马来布鲁线虫(丝虫病)	亚洲、印度次大陆	蚊	人	微丝蚴	血液	EIA、RAPID、PCR[b]	周期性
罗阿罗阿线虫(非洲眼线虫)	西非和中非	芒果蝇(斑虻属)	人	微丝蚴	血液	LIPS[b]、PCR[b]	可能肉眼可见、白昼
旋盘尾线虫(河盲症)	非洲、墨西哥、中美洲和南美洲	蚋	人	幼虫、成虫	皮肤、眼	LIPS[b]、PCR[b]	皮肤结节或活检检查
麦地那龙线虫	非洲	剑水蚤	人	幼虫、成虫	皮肤	—	可能肉眼可见
广州管圆线虫	东南亚、非洲、加勒比海	螺/蛞蝓、虾/鱼	鼠	幼虫	脑脊液(罕见)	—	嗜酸细胞性脑膜炎

（续表）

寄生虫	地理分布	生活史宿主			诊断		
		中间宿主（传播）	终末宿主	寄生阶段	体液或组织	血清学检查	其他
幼虫移行综合征							
巴西钩口线虫（匐行疹）	热带和温带	土壤到皮肤	犬/猫、人	幼虫	皮肤	—	犬和猫钩虫
犬弓首线虫和猫弓首线虫（内脏幼虫移行）、贝利蛔线虫	热带和温带	土壤、粪便-口	犬/猫、浣熊、人	幼虫	内脏、中枢神经系统、眼	EIA	也可由蛔虫的其他种引起

[a] 除了在南太平洋获得的感染，血标本应在午夜抽取。[b] 血清 LIPS（荧光素酶免疫沉淀系统）和 PCR（聚合酶链反应）可向美国国立卫生研究院寄生虫病实验室索取：301 - 496 - 5398.

缩略词：CNS，中枢神经系统；CSF，脑脊液；EIA，酶免疫测定；RAPID，快速免疫层析测定。

表 120-3　原虫感染

寄生虫	地理分布	生活史宿主			诊断		
		中间宿主（传播）	终末宿主	寄生阶段	体液或组织	血清学检查	其他
肠原虫							
溶组织内阿米巴（阿米巴病）	全世界，特别是热带	粪-口	人	滋养体、包囊	粪便、肝脏	EIA、抗原检测	超声、肝脏 CT、PCR
蓝氏贾第鞭毛虫（鞭毛虫病）	全世界	粪-口	人	滋养体、包囊	粪便	抗原检测	DFA、PCR
贝氏等孢球虫	全世界	粪-口	人	卵囊	粪便	—	快速抗酸染色[a]
隐孢子虫	全世界	粪-口	人、其他动物	卵囊	粪便	抗原检测	快速抗酸染色[a]、DFA、活检、PCR
圆孢子虫	全世界？	粪-口	人、其他动物？	卵囊	粪便	—	快速抗酸染色[a]、改良番红染色、免疫荧光、PCR
微孢子虫：比氏肠孢子虫、脑炎微孢子虫属（微孢子虫病）	全世界？	？	动物、人	孢子	粪便	—	改良三色染色、活检、PCR
自由生活阿米巴							
耐格里属	全世界	温水	人	滋养体、包囊	CNS、鼻腔	DFA	活检、鼻拭子、培养
棘阿米巴属	全世界	土壤、水	人	滋养体、包囊	CNS、皮肤、角膜	DFA	活检、皮肤碎屑、培养
狒狒巴拉姆希阿米巴	美洲	土壤？	人、其他动物？	滋养体、包囊	脑	DFA	活检、PCR
血和组织原虫							
疟原虫属（疟疾）	亚热带和热带	蚊子	人	无性生殖期	血	RDT	PCR
微小巴贝虫（巴贝虫病）	美国，特别是新英格兰	蜱	啮齿动物、人	无性生殖期	血	IIF	无脾症患者有风险、PCR
罗得西亚锥虫（非洲昏睡病）	撒哈拉以南非洲东部	舌蝇	人、食草动物	鞭毛体形式	血、CSF	IIF[b]	偶尔可从淋巴结
冈比亚锥虫（非洲昏睡病）	撒哈拉以南非洲西部	舌蝇	人、猪	鞭毛体形式	血、CSF	卡片凝集试验[c]、IIF	偶尔可从淋巴结
枯氏锥虫（恰加斯病）	墨西哥到南美洲	猎蝽科昆虫	人、犬、野生动物	无鞭毛体、鞭毛体形式	多器官/血液	IIF、EIA	免疫抑制患者中再活化
热带利什曼原虫等	热带和亚热带广泛分布	白蛉（白蛉属）	人、犬、啮齿动物	无鞭毛体	皮肤	IFA、EIA[d]	活检、皮肤碎屑、培养

（续表）

寄生虫	地理分布	生活史宿主			诊断		
		中间宿主（传播）	终末宿主	寄生阶段	体液或组织	血清学检查	其他
巴西利什曼原虫（黏膜皮肤利什曼病）	墨西哥到南美洲	白蛉（罗蛉属）	人、犬、啮齿动物	无鞭毛体	皮肤、黏膜	IFA[b]、EIA	活检、皮肤碎屑、培养
杜氏利什曼原虫（黑热病）	热带和亚热带广泛分布	白蛉（白蛉属）	人、犬、野生动物	无鞭毛体	RE系统	IFA[b]、EIA	活检、培养、PCR
刚地弓形虫（弓形虫病）	全世界	人、其他哺乳动物	猫	猫、滋养体	CNS、眼、肌肉、其他	EIA、IIF	PCR

a 金胺荧光染色和改良抗酸染色能最好的证明抗酸性。b 可与CDC联系（404-718-4100）。c 卡片凝集试验是由世界卫生组织向流行国家提供的。d 特异性有限，对杜氏利什曼原虫更敏感。

缩略词：CNS，中枢神经系统；CSF，脑脊液；DFA，直接荧光抗体；EIA，酶免疫测定；IFA，间接荧光抗体；IIF，间接免疫荧光；PCR，聚合酶链反应；RDT，快速检测试验；RE，网状内皮。

　　除了选择正确的诊断流程外，医生还必须为患者提供咨询，以确保标本采集正确并及时送达实验室。例如，班氏丝虫病很难通过实验室检查确诊，除非在夜间接近午夜时抽血，因为微丝蚴在这个时间段比较活跃。当怀疑有寄生虫感染时，应提前通知实验室人员和外科病理学家。与实验室工作人员和外科病理学家的持续互动可以提高由最擅长的专家仔细检查体液或活检标本中的寄生虫的可能性。

肠道寄生虫

　　大多数的蠕虫和原虫都是通过粪便排出体外的。现在许多实验室都使用粪便收集试剂盒，指导患者将部分样本直接转移到细菌培养基和固定剂中，从而提高检出率。如果没有试剂盒，应指导患者在清洁的打蜡或纸板容器中收集粪便，并在容器上记录收集时间。冷藏条件下滋养体可以保存数小时，原虫包囊和蠕虫卵可以保存数日。应避免水（可能含有自由生活的原虫）或尿液（可能损害滋养体）的污染。应在服用钡剂或其他放射性检查造影剂之前，以及在服用止泻药和抑酸药治疗之前采集粪便标本，因为这些物质可以改变粪便的黏稠度从而干扰寄生虫的显微镜检查。由于大多数寄生虫在粪便中循环脱落，应对隔日采集的至少3个标本进行检查。单个样品检测的灵敏度低于50%。

　　粪便标本的检查包括肉眼检查和显微镜检查。水样或疏松的粪便更可能含有原虫滋养体，但在粪便中也可发现原虫包囊和所有阶段的蠕虫。如发现蠕虫成虫或绦虫节片，应及时运送至实验室或清洗并保存于固定液中，以便日后检查。唯一具有运动节片的绦虫是肥胖带绦虫即牛带绦虫，患者有时会把它带到医生处就诊。由于牛带绦虫的虫卵在形态学上与猪带绦虫（囊虫病的病因）的虫卵无法区分，因此其运动能力是一个重要的鉴别特征。

　　粪便标本的显微镜检查包括直接湿涂片、浓聚技术和永久性染色。在最终接受寄生虫卵和寄生虫检查阴性报告之前，医生应该坚持让实验室进行以上每一项检查。一些肠道寄生虫在粪便以外的标本中更容易被发现。例如，有时需要检查十二指肠内容物以检测蓝氏贾第鞭毛虫、隐孢子虫和类圆线虫的幼虫。使用"透明胶纸法"技术检测肛周皮肤上的蛲虫卵，有时也可发现因运动节片破裂后沉积在肛周的牛带绦虫卵（表120-4）。

表 120-4　粪便中寄生虫的实验室诊断替代方法[a]

寄生虫及粪便中的阶段	替代的诊断方法
绦虫	
牛带绦虫卵和节片	肛周"透明胶纸法"检测虫卵
猪带绦虫卵和节片	血清学；脑囊虫病的脑活检
吸虫	
华支睾吸虫卵	胆汁寻找虫卵、胆管炎寻找成虫
肝片形吸虫卵	胆汁寻找虫卵、胆管炎寻找成虫
并殖吸虫卵	血清学；痰、肺活检或脑活检寻找幼虫
血吸虫卵	血清学；直肠活检（特别是曼氏血吸虫）、尿液（埃及血吸虫）、肝脏活检和肝脏超声
蛔虫	
蛲形住肠线虫卵和成虫	肛周"透明胶纸法"检测虫卵和成虫
毛首鞭形线虫卵	无
似蚓蛔线虫卵和成虫	肺部疾病中痰标本寻找幼虫
钩虫卵，偶有幼虫	肺部疾病中痰标本寻找幼虫
类圆线虫幼虫	十二指肠抽吸或空肠活检、血清学、播散性疾病中痰或肺组织寻找丝状幼虫
原虫	
溶组织内阿米巴滋养体和包囊	血清学；肝脏活检找滋养体
蓝氏贾第鞭毛虫滋养体和包囊	十二指肠抽吸或空肠活检
贝氏等孢球虫卵囊	十二指肠抽吸或空肠活检[b]
隐孢子虫卵囊	十二指肠抽吸或空肠活检[b]
微孢子虫孢子	十二指肠抽吸或空肠活检[b]

a 染色和浓聚技术在正文中讨论。b 等孢子球虫和隐孢子虫具有抗酸性。

有两种常规溶液可用于制作湿涂片以鉴定蠕虫和原生的不同生活阶段：生理盐水用于滋养体、包囊、虫卵和幼虫；稀碘液用于原虫的包囊和卵。绝不能用碘液检查标本的滋养体，因为碘液能杀死寄生虫，从而消除其特有的运动性。

检测少量包囊和虫卵最常见的两种浓聚方法是醛醚沉淀法（formalin-ether sedimentation）和硫酸锌浮聚法（zinc sulfate flotation）。醛醚沉淀法效果较好，因为所有的寄生虫都会有沉淀物，但不是所有的寄生虫都会上浮。在浓聚之前应制作好永久染色的滋养体载玻片。可以使用浓聚物制备用于包囊和虫卵染色的载玻片。

在许多情况下，特别是在鉴别溶组织内阿米巴与其他阿米巴时，从湿涂片或浓聚物中鉴定寄生虫是初步尝试性的，能够研究细胞内细节的永久涂片染色才能做出最终的鉴定结果。对于鉴定工作，铁-苏木精染色是一种很好的方法，但三色染色可以在 1 h 内完成，也是一种令人满意的方法，这种方法也可用于保存在聚乙烯醇固定剂中的标本，以发现寄生虫。改良抗酸染色和荧光金胺显微镜是诊断和鉴别多种肠道原虫（包括隐孢子虫和环孢子虫）的有效方法，而直接荧光抗体检测是隐孢子虫和贾第鞭毛虫常用的检测方法。引起 HIV 感染患者慢性腹泻的微孢子虫可能会被遗漏，除非采用特殊的改良三色染色或用钙荧光白染色进行荧光显微镜筛查（表 120-3）。

血液和组织寄生虫

原虫和蠕虫对组织的入侵使诊断技术的选择更加困难。例如，医生必须知道，溶组织内阿米巴的滋养体主要位于肝脓肿的脓肿壁，所以吸取阿米巴肝脓肿的脓液很少能发现溶组织内阿米巴。对于年轻的埃塞俄比亚移民或从伴有血尿的从非洲返回的美国旅行者，尿液沉渣是诊断埃及血吸虫感染最好的标本。表 120-1～表 120-3 为主要组织寄生虫感染的地理分布和寄生部位提供了快速指南，有助于医生选择合适的体液或活检部位进行显微镜检查。表 120-5 和表 120-6 提供了从特定解剖部位采集标本鉴定寄生虫的额外资料。在其他体液标本中检测寄生虫的实验室程序与在粪便中使用的检查程序相同。对于所有的体液标本，医生都应坚持使用湿片、浓聚技术和永久性染色。三色染色或铁-苏木精染色对除血液外的所有体液标本中的组织蠕虫效果都是满意的，但是用吉姆萨染色法（Giemsa staining）或赖特染色法（Wright staining）更容易观察到微丝蚴和血液中的原虫。

表 120-5　血液和其他体液中寄生虫的鉴定

体液，寄生虫	富集/染色	培养技术
血液		
疟原虫属	厚和薄涂片/吉姆萨染色或赖特染色	无诊断价值
利什曼原虫属	白细胞层/吉姆萨染色	CDC 提供媒介
非洲锥虫[a]	白细胞层，阴离子柱/湿片和吉姆萨染色	小鼠和大鼠接种[b]
枯氏锥虫[c]	与非洲锥虫相同	动物接种
刚地弓形虫	白细胞层/吉姆萨染色	成纤维细胞系
微丝蚴[d]	过滤/湿片和吉萨姆染色	无
尿液		
埃及血吸虫	离心/湿涂片	无
微丝蚴（乳糜尿中）	与血液相同	无
脑脊液		
非洲锥虫	离心，阴离子柱/湿片和吉姆萨染色	与血液相同
福氏耐格里阿米巴	离心/湿片和吉姆萨染色或三色染色	大肠埃希菌覆盖的非营养琼脂

[a] 罗得西亚锥虫和冈比亚锥虫。[b] 向小鼠腹腔注射 0.2 mL 全肝素化血（大鼠 0.5 mL）。5 日后，每日检测尾血是否有上述锥虫。致电 CDC（770-488-7775）获取诊断和治疗信息。[c] 常规技术只有在急性期检测阳性。动物接种诊断约在 50% 的恰加斯病患者中阳性。[d] 应当抽取日间（10:00～14:00）和夜间（22:00～02:00）的血标本以最大限度地提高斑氏吴策线虫（除太平洋株外均是夜间活动）、马来布鲁线虫（夜间活动）和罗阿罗阿线虫（日间活动）的检出率。

表 120-6　用于寄生虫感染诊断的小流程

寄生虫及其阶段	流程
旋盘尾线虫和链尾曼森线虫微丝蚴	皮肤活检：用细针挑起皮肤，从多个部位切除重约 1 mg 至深度约 0.5 mm 的组织。称量每个样本的重量，置于 0.5 mL 的生理盐水中 4 h，直接或稀释后检查生理盐水湿片或吉姆萨染色。计算微丝蚴的数量[a]

（续表）

寄生虫及其阶段	流程
罗阿罗阿线虫成虫和旋盘尾线虫成虫和微丝蚴	皮下结节活检：用吉姆萨染色常规病理切片和压印涂片
旋毛形线虫幼虫（可能还有猪带绦虫囊尾蚴）	肌肉活检：切除约 0.1 g 三角肌或腓肠肌，并在两个载玻片之间挤压，进行直接显微镜检查
血吸虫卵，特别是曼氏血吸虫	直肠活检：取黏膜的 4 个部位，剪取 2 mg 组织，固定在玻片上，直接覆盖第二张玻片，直接在 10 倍显微镜下观察。可以用乙醇固定或染色
冈比亚锥虫和罗得西亚锥虫锥鞭毛体	下疳或淋巴结穿刺[b]：用 18 号穿刺针穿刺病灶中央，滴一滴在载玻片上，检查有无运动形式。若取材不足，可采用吉姆萨染色
棘阿米巴属滋养体或包囊	角膜刮片：请眼科医生采样，立即进行吉姆萨染色并在大肠埃希菌覆盖的营养琼脂上培养
皮肤和皮肤黏膜利什曼原虫属	皮肤病变的拭子、抽吸物或穿刺活检：在皮肤病灶边缘采取标本进行压印涂片和吉姆萨染色，在 CDC 提供的特殊媒介上进行切片和培养

[a] 计数＞100/mg 与明显的并发症风险相关。[b] 淋巴结穿刺在某些感染中是禁忌，应慎重选择。

在吉姆萨染色的血液涂片中最常见的寄生虫是疟原虫、微丝蚴和非洲锥虫（表 120－5）。大多数恰加斯病患者通常表现为慢性期，此时在血涂片中无法用显微镜检测到枯氏锥虫。在检测微丝蚴和非洲锥虫时，湿片有时比染色涂片更敏感，因为这些活跃的寄生虫可以引起红细胞在显微镜下显著的运动。采用聚碳酸酯（孔隙大小 3~5 μm）过滤器过滤血液有助于微丝蚴的检出。利什曼原虫和枯氏锥虫的细胞内无鞭毛体可以在外周血的染色涂片中观察到，但是骨髓、肝脏和脾脏的抽吸物是引起黑热病的利什曼原虫和慢性恰加斯病的枯氏锥虫显微镜检查和培养的最佳标本来源。疟疾的诊断和各种疟原虫之间的鉴别主要是通过染色的厚、薄血膜的显微镜检查做出的（**参见第 123 章**）。在很多疟疾高发的农村地区可能由于缺乏实验室基础设施和专业技术知识，因此越来越多地使用快速检测技术（rapid detection tests，RDT）来填补这一空白。RDTs 是采用针对种特异性抗原［富含组氨酸的蛋白 2（PfHRP2）或恶性疟原虫醛糖酶］或保守的疟原虫抗原（乳酸脱氢酶）的单克隆抗体进行免疫层析捕获分析。世界卫生组织（WHO）赞助了一个重要的测试项目来评估不同的 RDTs。据报道，在许多地区，特别是 *pfhrp2* 基因缺失的地区，检测阳性率较低。聚合酶链反应（PCR）也可以诊断和明确疟原虫亚种的感染和鉴定，但主要作为科研工具。诺氏疟原虫是一种猴疟原虫，已被确认为马来西亚婆罗洲和东南亚其他地区感染人数不断增加的原因，用 PCR 或其他分子检测技术可以鉴别诺氏疟原虫和三日疟原虫。

虽然大多数组织寄生虫采用传统的苏木精-伊红染色，但对于外科活检标本也应使用适当的特殊染色剂。外科病理学家习惯于对诱导的痰液和支气管活检组织采用银染色诊断肺孢子虫，可能需要提醒他们检查肺组织湿片和铁-苏木素染色以发现蠕虫卵和溶组织内阿米巴。临床医生应该向外科医生和病理学家提供建议，以确定能采用最佳的技术来诊断通过某些特定程序获得的标本中的寄生虫（表 120－6）。简单的操作，如皮肤切除术对于诊断盘尾丝虫病、直肠活检组织对于诊断血吸虫病、皮肤病变穿刺活检对于诊断和培养引起皮肤和皮肤黏膜利什曼病的利什曼原虫，但是若不适当的获得或处理标本，可能会漏诊。

非特异性检查

嗜酸性粒细胞增多（＞500/μL）通常伴随着大多组织蠕虫的感染；在旋毛虫病和丝虫病的移行期嗜酸性粒细胞的绝对值可能很高（表 120－7）。肠道蠕虫只在幼虫肺部移行过程中才引起嗜酸性粒细胞增高。嗜酸性粒细胞不是原虫感染的表现。引起脑脊液嗜酸性粒细胞增高的寄生虫包括线虫（如管圆线虫属、颚口线虫属、弓首线虫属和贝利蛔线虫属）以及扁虫（如猪带绦虫属和血吸虫属）。

表 120－7	与嗜酸性粒细胞增多相关的寄生虫[a]
寄生虫	**评论**
绦虫	
细粒棘球绦虫	当包囊破裂时
猪带绦虫	在肌肉中形成包囊时和脑囊虫病的脑脊液中
吸虫	
并殖吸虫属	急性期均升高
肝片形吸虫	急性期可能升高
华支睾吸虫	多变的
曼氏血吸虫	在 50% 的感染者中
埃及血吸虫	在 25% 的感染者中
日本血吸虫	急性期可高达 6 000/μL

（续表）

寄生虫	评论
蛔虫	
似蚓蛔线虫	幼虫移行期
钩虫	幼虫移行期
粪类圆线虫	移行期和感染早期影响较大
丝虫[b]	多变的，但可高达5 000~8 000/μL
弓首线虫属	>3 000/μL
巴西钩口线虫	伴有大量的皮肤破溃
棘颚口线虫	幼虫在内脏移行时和嗜酸性粒细胞脑膜炎
广州管圆线虫	在嗜酸性粒细胞脑膜炎中
哥斯达黎加管圆线虫	幼虫在肠系膜血管移行的过程中

[a] 事实上，每一种蠕虫都与嗜酸性粒细胞增多有关。这张表格包括在感染期间经常引起嗜酸性粒细胞升高的常见和罕见寄生虫。[b] 班氏吴策线虫、布鲁线虫、罗阿罗阿线虫、旋盘尾线虫。

与严重钩虫感染引起的小细胞低色素贫血一样，其他非特异性的实验室异常可能提示在特定地理和/或环境暴露的患者中存在寄生虫感染。在非洲移民者中肝硬化的生化证据或尿液沉渣异常无疑增加了血吸虫病的可能性，发热的旅行者或移民出现贫血和血小板减少是疟疾的表现之一。CT和MRI也有助于许多组织寄生虫感染的诊断，已成为诊断脑囊虫病和脑弓形虫病的重要辅助手段。

抗体和抗原的检测

对许多重要的组织寄生虫可用抗体进行诊断，表120-8中所列出的大部分抗体可从亚特兰大CDC获得。表中未列出的血清学检查结果应谨慎做出解释。

表120-8 寄生虫感染的血清学和分子诊断[a]

寄生虫感染	抗体	抗原或DNA/RNA
绦虫		
包虫病	WB、EIA	
囊虫病	WB	
吸虫		
肺吸虫病	WB、EIA[b]	
血吸虫病	EIA、WB	
肝片吸虫病	EIA[b]	
蛔虫		
类圆线虫病	EIA	
旋毛虫病	EIA	
弓首线虫病	EIA	
丝虫病	EIA[c]	RAPID[c]

（续表）

寄生虫感染	抗体	抗原或DNA/RNA
原虫		
阿米巴病	EIA	EIA[b]、RAPID[b]、PCR
蓝氏贾第鞭毛虫病	幼虫在内脏移行时和嗜酸性粒细胞脑膜炎	EIA[b]、RAPID[b]、DFA、PCR
隐孢子虫病	在嗜酸性粒细胞脑膜炎中	EIA[b]、DFA、RAPID[b]、PCR
疟疾（所有种）	IIF[d]	RAPID、PCR
巴贝虫病	IIF	PCR
恰加斯病	IIF、EIA	PCR
利什曼病	IIF、EIA	PCR[b]
弓形虫病	IIF、EIA(IgM)[e]	PCR[b]
微孢子虫病		PCR
圆孢子虫病		PCR
棘阿米巴病		DFA、PCR
耐格里阿米巴病		DFA、PCR
巴拉姆希阿米巴病		DFA

[a] 除非特别注明，所有的检测均由CDC提供。[b] 仅在科研或商业实验室。[c] 可在美国国立卫生研究院获得（301-496-5398）或商业购买。[d] 对疾病急性期的治疗作用有限。[e] 对诊断近3个月内的感染需要由研究实验室进行额外的检测。注意：DFA，直接荧光抗体；EIA，酶免疫测定；IIF，直接免疫荧光；PCR，聚合酶链反应；RAPID，快速免疫层析测定；WB，蛋白质印迹法。大多数寄生虫的抗原和抗体检测试剂盒可通过商业获得。大多列出的PCR可通过CDC和商业或研究实验室获得。联系CDC(404-718-4100)。

抗体检测的价值受到多种因素的限制。例如，制备厚和薄血膜仍然是个别患者诊断疟疾的首选方法，因为对疟原虫诊断的抗体滴度发展缓慢，并且不能区分不同的疟原虫种——这是患者治疗中的一个关键问题。丝虫的抗原可与其他线虫的抗原发生交叉反应。与其他大多数寄生虫的抗体检测一样，在丝虫抗体检测中抗体阳性不能区分既往和现在的感染。除去这些特殊的限制，许多热带寄生虫具有严格的地理分布，这一点增加了工业化国家旅行者体内抗体的出现和消失对于疾病的诊断价值。此外，世界上有很大一部分人口曾暴露于刚地弓形虫，所以弓形虫IgG抗体的存在并不能作为该疾病活动的证据。

可用于诊断肠道寄生虫感染的抗体很少，但溶组织内阿米巴是一个重要的例外。敏感、特异的血清学检测在阿米巴病的诊断中具有重要价值。用酶联免疫吸附法检测抗原或用荧光抗体法检测整个生物体的商业试剂盒现在可用于几种原虫的诊断（表120-8）。

分子技术诊断

对特定寄生虫基因组进行重复多次的DNA探针杂交以及特定DNA片段PCR扩增现已被确定为诊断一些原虫感染的有效技术（表120-8）。尽管PCR非常敏感，但它是传统寄生虫检测技术的补充,只有在显微镜检查和免疫诊断方法不能确定可能的诊断时才采用 PCR 技术。例如,只有多次血涂片阴性或未能鉴别感染的物种时才能采用 PCR 技术诊断或管理疟疾。除了抗凝血标本的 PCR 外,CDC(www.cdc.gov/dpdx/)和一些商业实验室还针对某些特定的寄生虫提供粪便标本、活检标本和支气管灌洗液的 PCR 检查(表 120‑8)。PCR 技术目前主要用于原虫的诊断,但积极的研究工作可能会确定其诊断一些蠕虫的可行性。

第 121 章
抗寄生虫药物

Chapter 121
Agents Used to Treat Parasitic Infections

Thomas A. Moore · 著 | 陈璋璋 · 译

寄生虫感染影响了世界一半以上的人口并造成了巨大的健康负担,尤其是在更加流行的欠发达国家。由于森林砍伐、人口变化、全球变暖和其他气候事件等影响因素,包括疟疾在内的寄生虫病的影响在过去几十年中有所扩大。尽管在疫苗开发和传播途径方面做出了巨大努力,但药物治疗仍然是控制寄生虫感染的最有效手段。耐药性的发展和扩散、新型抗寄生虫药物的开发缓慢以及假药的泛滥都阻碍了对某些寄生虫传播的有效控制。以控制或消除 AIDS、结核病和疟疾等威胁为目标的全球倡议已经取得了一些成功,对于寄生虫感染的控制,我们有理由保持乐观的态度。认识到"被忽视的"热带病所造成的实际负担,目前已开展多国合作来研发和使用有效的抗寄生虫药物。目前正在研发几种热带病的疫苗,开展抗寄生虫疫苗的临床试验。

本章专门讨论治疗寄生虫感染的药物。后续章节列出了针对人类寄生虫病的具体治疗建议。本章所涉及的大多数药物均经美国 FDA 批准,但在治疗某些感染时仍为试验用药。文中标有星号(*)的药物可通过 CDC 药物服务处获得(电话:404‑639‑3670 或 404‑639‑2888;www.cdc.gov/ncpdcid/dsr/)。标有匕首(†)的药物只能通过其制造商获得,可以从 CDC 获得这些制造商的联系信息。

表 121‑1 对每种药物做了概述(包括其他章节中涵盖的一些药物),包括药物的主要毒性、抗菌谱、妊娠期和哺乳期使用的安全性。

表 121‑1　治疗寄生虫感染的药物概述

药物及分类	寄生虫感染	不良反应	主要的药物相互作用	妊娠分级[a]	乳汁分泌
4‑氨基喹啉					
阿莫地喹	疟疾[b]	粒细胞缺乏症、肝毒性	无资料	未分级	无资料
氯喹	疟疾[b]	偶见:瘙痒、恶心、呕吐、头痛、头发脱色、剥脱性皮炎、可逆性角膜混浊 罕见:不可逆的视网膜损伤、指甲变色、恶病质	抗酸剂和高岭土:减少氯喹的吸收 氨苄西林:氯喹使其生物利用度降低 西咪替丁:血清氯喹浓度升高 环孢菌素:氯喹升高其血清浓度	未分级[c]	是
8‑氨基喹啉					
伯氨喹	疟疾[b]	常见:G‑6‑PD 缺乏导致溶血 偶见:高铁血红蛋白血症,GI 紊乱 罕见:CNS 症状	奎纳克林:伯氨喹增加其毒性	禁忌	无资料

（续表）

药物及分类	寄生虫感染	不良反应	主要的药物相互作用	妊娠分级[a]	乳汁分泌
他非诺喹	疟疾[b]	常见：G-6-PD 缺乏导致溶血，轻度胃肠道不适 偶见：高铁血红蛋白血症、头痛	无资料	未分级	无资料
氨基醇类					
卤泛群	疟疾[b]	常见：腹痛、腹泻 偶见：ECG 异常（剂量依赖性的 QTc 和 PR 间期延长）、恶心、瘙痒。有心脏病或在用药 3 周内口服甲氟喹者禁用	禁止与延长 QTc 间期的药物合并使用	C	无资料
苯芴醇	疟疾[b]	偶见：恶心、呕吐、腹泻、腹痛、厌食、头痛、头晕	无显著的相互作用	未分级	无资料
氨基糖苷类					
巴龙霉素	阿米巴病[b]、脆弱双核阿米巴感染、贾第虫病、隐孢子虫病、利什曼病	常见：GI 紊乱（仅限口服） 偶见：肾毒性、耳毒性、前庭毒性（仅限肠外给药）	无显著的相互作用	未分级[c]	无资料
两性霉素 B 两性霉素 B 脱氧胆酸盐 安浮特克（InterMune） 两性霉素 B 胶状分散体，ABLC（Abelcet） 两性霉素 B 脂质复合物（AmBisome） 两性霉素 B 脂质体	利什曼病[d]、阿米巴脑膜脑炎	常见：发热、寒战、低钾血症、低镁血症、肾毒性 偶见：呕吐、呼吸困难、低血压	抗肿瘤药：肾毒性、支气管痉挛、低血压 糖皮质激素、ACTH、洋地黄：低钾血症 齐多夫定：骨髓和肾毒性增加	B	无资料
锑剂	利什曼病				
五价锑[e]		常见：关节痛、肌痛、胰腺炎、心电图改变（QT 延长、T 波扁平或倒置）	无显著的相互作用	未分级	是
葡甲胺锑酸盐		常见：关节痛/肌痛、胰腺炎、心电图改变（QT 延长、T 波扁平或倒置）	抗心律失常药和三环类抗抑郁药：心脏毒性增加	未分级	无资料
青蒿素及衍生物	疟疾[f]	偶见：神经毒性（共济失调、抽搐）、恶心、呕吐、厌食、接触性皮炎			
蒿乙醚			无资料	未分级	是[g]
蒿甲醚			无临床意义的相互作用	C	是[g]
青蒿琥酯[c]			甲氟喹：青蒿琥酯浓度下降，清除速度加快	C	是[g]
双氢青蒿素			甲氟喹：吸收增加	未分级	是[g]

（续表）

药物及分类	寄生虫感染	不良反应	主要的药物相互作用	妊娠分级[a]	乳汁分泌
阿托伐醌	疟疾[b]、巴贝斯虫病	常见：恶心、呕吐 偶见：腹痛、头痛	利福平、四环素降低其血浆浓度；甲氧氯普胺降低其生物利用度	C	无资料
唑类 氟康唑 伊曲康唑 酮康唑	利什曼病	严重：肝毒性罕见；剥脱性皮炎、即刻过敏反应	华法林，口服降糖药、苯妥英、环孢素、茶碱、地高辛、多非利特、奎尼丁、卡马西平、利福布汀、白消安、多西他赛、长春新碱、匹莫齐特、阿普唑仑、地西泮、咪达唑仑、三唑仑、维拉帕米、阿托伐他汀、西立伐他汀、洛伐他汀、辛伐他汀、他克莫司、西罗莫司、茚地那韦、利托那韦、沙奎那韦、阿芬太尼、丁螺环酮、甲泼尼龙、三甲曲沙：唑类升高上述药物的血浆浓度 卡马西平、苯巴比妥、苯妥英、异烟肼、利福布汀、利福平、抗酸剂、H₂受体拮抗剂、质子泵抑制剂、奈韦拉平：降低唑类血浆浓度 克拉霉素、红霉素、茚地那韦、利托那韦：升高血浆中唑类浓度	C	是
苯并咪唑类					
阿苯达唑	蛔虫病、毛细线虫病、肝吸虫病、皮肤幼虫驱除、囊尾蚴病[b]、包虫病[b]、蛲虫病、嗜酸性小肠结肠炎、颚口线虫病、钩虫病、淋巴丝虫病、微孢子虫病、类圆线虫病、旋毛虫病、毛圆线虫病、鞭虫病、内脏幼虫迁移	偶见：恶心、呕吐、腹痛、头痛、可逆性脱发、氨基转移酶升高 罕见：白细胞减少症、皮疹	地塞米松、吡喹酮：阿苯达唑亚砜的血药浓度增加约50%	C	是[g]
甲苯咪唑	蛔虫病[b]、毛细线虫病、嗜酸性小肠结肠炎、蛲虫病[b]、钩虫病[b]、旋毛虫病、毛圆线虫病、鞭虫病[b]、内脏幼虫迁移	偶见：腹泻、腹痛、氨基转移酶升高 罕见：粒细胞缺乏症、血小板减少症、脱发	西咪替丁：抑制甲苯咪唑代谢	C	无资料
噻苯达唑	类圆线虫病[b]、皮肤幼虫驱除[b]、内脏幼虫迁移[b]	常见：厌食、恶心、呕吐、腹泻、头痛、头晕、芦笋般的尿味 偶见：嗜睡、眩晕、结晶尿、氨基转移酶升高、精神病 罕见：肝炎、癫痫、血管神经性水肿、Stevens–Johnson 综合征、耳鸣	茶碱：噻苯达唑增加其血清浓度	C	无资料
三氯苯达唑	肝片吸虫病、肺吸虫病	偶见：腹部绞痛、腹泻、胆绞痛、短暂性头痛	无资料	未分级	是
苄硝唑	恰加斯病	常见：皮疹、瘙痒、恶心、白细胞减少症、感觉异常	无显著的相互作用	未分级	无资料
克林霉素	巴贝斯虫病、疟疾、弓形虫病	偶见：假膜性结肠炎、腹痛、腹泻、恶心/呕吐 罕见：瘙痒、皮疹	无显著的相互作用	B	是[g]

（续表）

药物及分类	寄生虫感染	不良反应	主要的药物相互作用	妊娠分级[a]	乳汁分泌
糠酸二氯尼特	阿米巴病	常见：胃肠胀气 偶见：恶心、呕吐、腹泻 罕见：瘙痒	未见报道	禁忌	无资料
依氟鸟氨酸[b]（二氟甲基鸟氨酸，DFMO）	锥虫病	常见：全血细胞减少症 偶见：腹泻、癫痫 罕见：暂时性听力下降	无显著的相互作用	禁忌	无资料
依丁米和去氢依米丁[c]	阿米巴病、肝片吸虫病	严重：心脏毒性 常见：注射部位疼痛 偶见：头晕、头痛、GI 症状	未见报道	X	无资料
叶酸拮抗剂					
二氢叶酸还原酶抑制剂					
乙胺嘧啶	疟疾[b]、异孢子虫病、弓形虫病[b]	偶见：叶酸缺乏 罕见：皮疹、癫痫、严重皮肤反应（中毒性表皮坏死松解、多形红斑、Stevens - Johnson 综合征）	磺胺类药物、氯胍、齐多夫定：同时使用增加骨髓抑制的风险	C	是
氯胍和氯丙胍	疟疾	偶见：荨麻疹 罕见：血尿、GI、紊乱	无显著的相互作用	C	是
甲氧苄啶	圆孢子虫病、异孢子虫病	高钾血症、胃肠不适、轻度口炎	甲氨蝶呤：清除率降低 华法林：作用延长 苯妥英钠：肝代谢增加	C	是

二氢蝶酸合成酶抑制剂：磺胺类
  磺胺嘧啶
  磺胺甲噁唑
  磺胺多辛
	疟疾[b]、弓形虫病[b]	常见：GI 紊乱、过敏性皮炎、结晶尿
		罕见：严重的皮肤过敏（中毒性表皮坏死松解症、多形性红斑、Stevens - Johnson 综合征）、粒细胞缺乏症、再生障碍性贫血、呼吸道超敏反应、肝炎、间质性肾炎、低血糖、无菌性脑膜炎
			噻嗪类利尿剂：老年患者发生血小板减少症的风险增加
			华法林：磺胺类药物延长其作用
			甲氨蝶呤：磺胺类增加其浓度
			苯妥英：磺胺类药物代谢减少
			磺脲类药物：磺胺类药物可延长其药效
				B	是

二氢蝶酸合成酶抑制剂：砜类					
氨苯砜	利什曼病、疟疾、弓形虫病	常见：皮疹、厌食症 偶见：溶血、高铁血红蛋白血症、神经病变、过敏性皮炎、厌食、恶心、呕吐、心动过速、头痛、失眠、精神病、肝炎 罕见：粒细胞缺乏症	利福平：降低氨苯砜的血浆浓度	C	是
烟曲霉素	微孢子虫病	罕见：中性粒细胞减少症、血小板减少症	未见报道	无资料	无资料
呋喃唑酮	贾第虫病	常见：恶心/呕吐、褐色尿 偶见：直肠瘙痒、头痛 罕见：溶血性贫血、双硫仑反应、MAO 抑制剂相互作用	使用 MAO 抑制剂给药＞5 日存在高血压危象的风险	C	无资料
双碘喹啉	阿米巴病[b]、小袋纤毛虫病、脆弱双核阿米巴感染	偶见：头痛、皮疹、瘙痒、甲状腺功能亢进、恶心、呕吐、腹痛、腹泻 罕见：视神经炎、周围神经病变、癫痫、脑病	无显著的相互作用	C	无资料
伊维菌素	蛔虫病、皮肤幼虫驱除、颚口线虫病、罗阿丝虫病、淋巴丝虫病、盘尾丝虫病[b]、疥疮、类圆线虫病[b]、鞭虫病	偶见：发热、瘙痒、头痛、肌痛 罕见：低血压	无显著的相互作用	C	是[g]

（续表）

药物及分类	寄生虫感染	不良反应	主要的药物相互作用	妊娠分级[a]	乳汁分泌
大环内酯类					
阿奇霉素	巴贝斯虫病	偶见：恶心、呕吐、腹泻、腹痛 罕见：血管性水肿、黄疸	环孢菌素和地高辛：阿奇霉素增加其浓度 奈非那韦：升高阿奇霉素浓度	B	是
螺旋霉素[h]	弓形虫病	偶见：GI 紊乱、短暂的皮疹 罕见：血小板减少、婴儿 QT 间期延长、胆汁淤积性肝炎	无显著的相互作用	未分级[c]	是 g
甲氟喹	疟疾[b]	常见：头晕、恶心、头痛 偶见：混乱、噩梦、失眠、视觉障碍、短暂和无临床症状的 ECG 异常，包括窦性心动过缓、窦性心律失常、一级房室传导阻滞、QTc 间期延长和 T 波异常 罕见：低血压	使用甲氟喹后＜3 周给予卤泛群可能会产生致命的 QTc 间期延长。甲氟喹可降低抗惊厥药的血浆浓度。青蒿琥酯降低甲氟喹浓度，加快其清除速度	C	是
美拉肿醇[e]	锥虫病	常见：心肌损伤、脑病、周围神经病变、高血压 偶见：G-6-PD 诱导的溶血、结节性红斑麻风 罕见：低血压	无显著的相互作用	未分级	无资料
敌百虫	血吸虫病	常见：腹痛、恶心、呕吐、腹泻、头痛、眩晕、支气管痉挛 罕见：胆碱能症状	无显著的相互作用	B	否
米替福新	利什曼病[b]、原发性阿米巴脑膜脑炎	常见：轻度短暂的（1～2 日）GI 紊乱治疗前 2 周内（治疗结束后消失）、晕车 偶见：肌酐和氨基转移酶的可逆性升高	无显著的相互作用	未分级	无资料
硝柳胺[e]	肠绦虫[b]	偶见：恶心、呕吐、头晕、瘙痒	无显著的相互作用	B	无资料
硝呋莫司[e]	恰加斯病	常见：恶心、呕吐、腹痛、失眠、感觉异常、虚弱、震颤 罕见：癫痫（均为可逆、剂量依赖性的）	无显著的相互作用	未分级	无资料
硝唑尼特	隐孢子虫病[b]、贾第虫病[b]	偶见：腹痛、腹泻 罕见：呕吐、头痛	无显著的相互作用	B	无资料
硝基咪唑类					
甲硝唑	阿米巴病[b]、小袋纤毛虫病、麦地那龙线虫病、贾第虫病、滴虫病[b]、脆弱双核阿米巴感染	常见：恶心、头痛、厌食、口腔金属味 偶见：呕吐、失眠、眩晕、感觉异常、双硫仑反应 罕见：癫痫、周围神经病变	华法林：甲硝唑增强其作用 双硫仑：精神反应 苯巴比妥、苯妥英钠：加快甲硝唑清除 锂：甲硝唑升高其血清浓度 西咪替丁：甲硝唑的半衰期延长	B	是
替硝唑	阿米巴病[b]、贾第虫病、滴虫病	偶见：恶心、呕吐、口腔金属味	见甲硝唑	C	是
奥沙尼喹	血吸虫病	偶见：头晕、瞌睡头痛、橙色尿、氨基转移酶升高 罕见：癫痫	无显著的相互作用	C	无资料
巴龙霉素	阿米巴病[b]、脆弱双核阿米巴感染、贾第虫病、隐孢子虫病、利什曼病	常见：GI 紊乱（仅限口服） 偶见：肾毒性、耳毒性、前庭毒性（仅限肠外给药）	无显著的相互作用	口服：B 胃肠外：未分级[c]	无资料

（续表）

药物及分类	寄生虫感染	不良反应	主要的药物相互作用	妊娠分级[a]	乳汁分泌
羟乙磺酸喷他脒	利什曼病、锥虫病	常见：低血压、低血糖、胰腺炎、IM 注射部位的无菌性脓肿、GI 紊乱、可逆的肾衰竭 偶见：肝毒性、心脏毒性、谵妄 罕见：即刻过敏反应	无显著的相互作用	C	无资料
哌嗪和衍生物					
哌嗪	蛔虫病、蛲虫病	偶见：恶心、呕吐、腹泻、腹痛、头痛 罕见：神经毒性、癫痫	未见报道	C	无资料
乙胺嗪[e]	淋巴丝虫病、罗阿丝虫病、热带肺嗜酸性粒细胞增多症	常见：剂量依赖性的恶心、呕吐 罕见：发热、寒战、关节痛、头痛[s]	未见报道	未分级[c]	无资料
吡喹酮	肝吸虫病[b]、囊尾蚴病、裂头蚴病、膜壳绦虫病、绦虫病、后睾吸虫病、肠吸虫病、肺吸虫病、血吸虫病[b]	常见：腹痛、腹泻、头晕、头痛、乏力不适 偶见：发热、恶心 罕见：瘙痒、呃逆	无显著的相互作用	B	是
双羟萘酸噻吩嘧啶	蛔虫病、嗜酸性小肠结肠炎、蛲虫病[b]、钩虫病、毛圆线虫病	偶见：GI 紊乱、头痛、头晕、氨基转移酶升高	无显著的相互作用	C	无资料
咯萘啶	疟疾	偶见：头痛、恶心	目前未见报道	B	是
奎纳克林[h]	贾第虫病[b]	常见：头痛、恶心、呕吐、口腔苦味 偶见：皮肤、巩膜、尿液变橙黄色，治疗开始 1 周后出现，停药后 4 个月恢复 罕见：精神病、剥脱性皮炎、视网膜病变、G-6-PD 诱导的溶血、牛皮癣恶化、双硫仑反应	伯氨喹：奎纳克林增强其毒性	C	无资料
奎宁和奎尼丁	疟疾、巴贝斯虫病	常见：金鸡纳反应（耳鸣、高音耳聋、头痛、烦躁不安、恶心、呕吐、腹痛、视觉障碍、体位性低血压）、高胰岛素血症导致有生命危险的低血糖 偶见：耳聋、溶血性贫血、心律失常、快速滴注导致低血压	碳酸酐酶抑制剂、噻嗪类利尿剂：减少奎尼丁的肾脏消除 胺碘酮、西咪替丁：增加奎尼丁浓度 硝苯地平：降低奎尼丁浓度，奎尼丁减慢硝苯地平的代谢 苯巴比妥、苯妥英、利福平：奎尼丁肝脏消除增加 维拉帕米：减少奎尼丁的肝清除率 地尔硫䓬：奎尼丁的清除率降低	X	是[g]
喹诺酮类					
环丙沙星	圆孢子虫病、异孢子虫病	偶见：恶心、腹泻、呕吐、腹痛/不适、头痛、烦躁不安、皮疹 罕见：肌痛/关节痛、肌腱断裂、中枢神经系统症状（紧张、激动、失眠、焦虑、噩梦或偏执）；抽搐	丙磺舒：环丙沙星血药浓度升高 茶碱、华法林：环丙沙星增加其血清浓度	C	是

（续表）

药物及分类	寄生虫感染	不良反应	主要的药物相互作用	妊娠分级[a]	乳汁分泌
舒拉明[e]	锥虫病	常见： 即刻：发热、荨麻疹、恶心、呕吐、低血压；延迟的（长达24 h）：剥脱性皮炎、口腔炎、感觉异常、畏光、肾功能不全 偶见：肾毒性、肾上腺毒性、视神经萎缩、即刻过敏反应	无显著的相互作用	未分级	无资料
四环素类	小袋纤毛虫病、脆弱双核阿米巴感染、疟疾；淋巴丝虫病（多西环素）	常见：GI 紊乱 偶见：光敏性皮炎 罕见：剥脱性皮炎、食管炎、肝毒性	华法林：四环素延长华法林的作用	D	是

[a] 根据美国 FDA 妊娠分级 A~D、X。[b] FDA 批准的适应证。[c] 美国以外的国际组织推荐可用于妊娠期妇女。[d] 只有两性霉素 B 被 FDA 批准用于该适应证。[e] 通过 CDC 获取。[f] 只有蒿甲醚（与苯芴醇合用）和青蒿琥酯已被 FDA 批准用于该适应证。[g] 可能是无害的。[h] 通过制造商获取。

缩略词：ACTH，促肾上腺皮质激素；AV，房室；CNS，中枢神经系统；ECG，心电图；G-6-PD，葡萄糖-6-磷酸脱氢酶；GI，胃肠道；MAO，单胺氧化酶。

阿苯达唑

与所有苯并咪唑类相似，阿苯达唑通过选择性结合线虫中的游离 β-微管蛋白起作用，抑制微管蛋白的聚合和葡萄糖的微管依赖性摄取。在线虫的胃肠细胞中产生不可逆的损伤，导致其饥饿、死亡并被宿主排出。这种对细胞代谢的基础性破坏可以治疗多种寄生虫疾病。

阿苯达唑很难经胃肠道吸收，与高脂餐同时服用可使其吸收增加 2~6 倍。胃肠道吸收差可能有利于肠道寄生虫的治疗，但成功治疗组织寄生虫感染（如包虫病和神经囊尾蚴病）需要足够量的活性药物到达感染部位。阿苯达唑的代谢产物阿苯达唑亚砜可使药物具有肠道外的治疗效果。阿苯达唑亚砜可通过血脑屏障，使脑脊液浓度显著高于同期血浆浓度。脑脊液中高浓度的阿苯达唑亚砜使阿苯达唑可用于治疗神经囊尾蚴病。

阿苯达唑主要在肝脏代谢，但关于该药物在肝病患者中使用的数据很少。单剂量使用阿苯达唑治疗基本无副作用（总体频率≤1%）。长疗程的使用（如用于囊性和肺泡棘球蚴病治疗）与肝功能异常和骨髓毒性相关。因此，当给予长疗程使用时，阿苯达唑在 28 日的治疗周期中，需要有 14 日的间歇期。与能影响细胞色素 P450 酶系的药物合用时，应谨慎长期使用全剂量阿苯达唑（800 mg/d）。

阿莫地喹

阿莫地喹被广泛用于治疗疟疾已有 40 多年历史。与氯喹（另一种主要的 4-氨基喹啉）类似，由于较普遍的耐药性，阿莫地喹现在很少使用。阿莫地喹通过与亚铁血红素络合干扰疟原虫色素的形成。口服后，它作为前药被迅速吸收，血浆中主要代谢产物单去乙基阿莫地喹是抗疟作用的活性形式。阿莫地喹及其代谢产物均在尿液中排泄，但没有关于肾功能受损患者剂量调整的建议。反复使用该药会导致粒细胞缺乏症和肝毒性，因此该药不应用于预防。尽管该药耐药普遍，但与其他抗疟药物（如青蒿琥酯、磺胺多辛-乙胺嘧啶）联用时，阿莫地喹治疗某些寄生虫感染还是有效的，尤其是在儿童中。

虽然阿莫地喹在美国已经批准上市，但市场上并未有阿莫地喹供应。

两性霉素 B

见表 121-1 和第 110 章。

锑剂[*]

虽然有药物不良反应，需长程的注射治疗，但五价锑化合物（Sbv）在世界范围内仍是各类型利什曼病的一线治疗药物，主要因为它们有效且价格合理，并经得起时间的考验。五价锑只有经生物还原为三价锑（Ⅲ）才有活性，后者可抑制谷胱甘酰亚精胺还原酶，该酶是参与利什曼原虫氧化应激反应的关键酶。利什曼原虫利用谷胱甘酰亚精胺而非谷胱甘肽（哺乳动物细胞利用）的现象可以解释锑剂对寄生虫的特异性活性。药物被网状内皮系统吸收，并定位于网状系统，可以增强它们对利什曼原虫的活性。葡萄糖酸锑钠是美国唯一可获得的五价锑盐；法语国家主要使用葡甲胺锑酸盐。

耐药性是某些地区的主要问题。虽然在 20 世纪 70 年代印度发现了对 Sbv 的低水平耐药，但在 1990 年之前，增加的每日推荐剂量（20 mg/kg）和延长的治疗时间（28 日）在日益升高的耐药率下仍取得了令人满意的治疗效果。此后，Sbv 在印度东部的黑热病患者中长期治愈的能力一直在不断下降。合并 HIV 感染会削弱药物的治疗反应。

葡萄糖酸锑钠可溶于水，经注射给药。锑剂有两个消除阶段：当静脉注射药物时，第一相的平均半衰期<2 h；终末消除相的平均半衰期接近 36 h，这一相较慢的原因可能是五价锑转化为三价锑，后者可能是导致长期治疗常见副作用的原因。

青蒿素衍生物[*]

青蒿琥酯、蒿甲醚、蒿乙醚和母体化合物青蒿素是来自蒿属植物黄花蒿（Artemisia annua）的倍半萜内酯。这类药物在体内的抗疟活性比其他抗疟药物至少高 10 倍，而且与已知的抗疟药物之间没有交叉耐药性。因此，它们已成为治疗严重恶性疟疾的一线药物。青蒿素化合物对血液中疟原虫的无性生殖期迅速起效，但对肝内期疟原虫没有活性。青蒿素及其衍生物脂溶性高,易穿透宿主和寄生虫的细胞膜。感染疟疾的宿主红细胞内青蒿素及其衍生物的浓度比未感染宿主的红细胞内浓度高 100 倍,这可能是药物对疟疾具有高选择性作用的原因之一。蒿甲醚和青蒿琥酯在体内转化成活性形式二氢青蒿素,发挥抗疟作用。在血红素或分子铁的存在下,二氢青蒿素的内过氧化物部分分解,产生自由基和其他破坏寄生虫蛋白质的代谢物。不同的青蒿素衍生物,可用于口服、直肠给药、静脉注射或肌内注射。在美国,静脉注射青蒿琥酯可通过 CDC 疟疾热线(770 - 488 - 7788,M - F,0800 - 1630 EST;休息时间:770 - 488 - 7100)获得,用于治疗严重的奎尼丁无反应性疟疾。青蒿素及其衍生物在循环系统中迅速被清除,短的半衰期限制了它们预防和单剂量治疗的价值。这类药物应与另一种长效药(如青蒿琥酯-甲氟喹、双氢青蒿素-哌喹)组合使用。蒿甲醚和本芴醇的组合制剂可用于治疗对氯喹和抗叶酸药物耐药的急性单纯性恶性疟疾。

阿托伐醌

阿托伐醌是羟基萘醌药物,通过选择性抑制寄生虫线粒体电子传递发挥广谱的抗寄生虫活性。当与乙胺嘧啶和阿奇霉素一起使用时,该药物显示出治疗弓形虫病和巴贝斯虫病的有效活性。阿托伐醌对疟原虫具有新型的作用方式,抑制细胞色素 bc1 复合物的电子传递系统。该药物对红内期和红外期疟原虫都具有活性;由于它不能根除肝脏中的休眠体,所以必须对间日疟原虫或卵形疟原虫感染患者进行彻底的预防。

马拉隆®是阿托伐醌和氯胍的固定剂量组合,用于预防疟疾及治疗急性无并发症的恶性疟原虫感染。马拉隆对多重耐药的恶性疟有效。尚未报道过对阿托伐醌耐药的案例。

阿托伐醌的生物利用度差异很大。单剂量口服吸收缓慢,与脂肪餐同时服用可增加吸收 2～3 倍,剂量最多 750 mg。中度肝功能不全患者的消除半衰期增加。由于药物存在蓄积的可能性,肌酐清除率<30 mL/min 的人通常禁用阿托伐醌。轻度至中度肾功能不全患者无须调整剂量。

阿奇霉素

见表 121 - 1 和第 41 章。

唑类

见表 121 - 1 和第 110 章。

苄硝唑*

该硝基咪唑衍生物口服用于治疗恰加斯病,急性感染的治愈率为 80%～90%。苄硝唑通过产生氧自由基来发挥抗寄生虫活性,由于寄生虫抗氧化酶的相对缺乏,因此比哺乳动物细胞对苄硝唑更敏感。苄硝唑通过下调巨噬细胞中的亚硝酸盐、IL - 6 和 IL - 10 的合成来改变促炎介质和抗炎介质之间的平衡。苄硝唑具有高度亲脂性且易吸收。该药物大部分被代谢,只有 5% 以原形经尿液排泄。苄硝唑耐受性良好,不良反应很少见,通常为胃肠不适或皮疹伴瘙痒。

氯喹

氯喹为 4 -氨基喹啉,具有高效、快速的杀灭裂殖体和配

子体的活性,对红细胞内期的卵形疟原虫和三日疟原虫及敏感的间日疟原虫和恶性疟原虫都有抑制作用。它对肝内期的疟原虫(间日疟原虫和卵形疟原虫)没有活性。感染宿主的红细胞氯喹浓度显著高于正常红细胞。由于细胞外空间和酸性食物液泡之间的相对 pH 梯度,氯喹作为一种弱碱可富集于红内期疟原虫的食物液泡中。一旦进入酸性食物液泡,氯喹就迅速转变为膜不透性质子化形式并被捕获。疟原虫酸性食物泡中氯喹的持续富集导致该部位的药物浓度比血浆高 600 倍。高浓度的氯喹使食物液泡内的 pH 上升,高于酸性蛋白酶的最佳活性所需的 pH,抑制疟原虫的血红素聚合酶;导致疟原虫被自身产生的代谢废物杀死。与敏感的疟原虫相比,耐氯喹的疟原虫可快速地将氯喹排出,使其酸性食物液泡中维持较低的氯喹浓度。羟氯喹是氯喹的同类物,其抗疟效力与氯喹相当,由于高剂量应用时眼毒性较氯喹高,因此首选用于治疗合并自身免疫性疾病的患者。

氯喹吸收良好,有广泛的组织结合力,需要给予负荷剂量,快速产生有效的血浆浓度。口服给药后 2～3 h 血浆中浓度达到的治疗浓度(首选途径)。氯喹可以静脉给药,但静脉用药血浓度过快升高可导致癫痫发作或因心血管衰竭而死亡。氯喹的平均半衰期为 4 日,随着血浆中浓度的下降,排泄率降低,在药物敏感的地区可用每周 1 次的给药方式进行预防。约一半的母体药物在尿液中排出,对于急性疟疾和肾功能不全的患者,不应减少剂量。

环丙沙星

见表 121 - 1 和第 41 章。

克林霉素

见表 121 - 1 和第 41 章。

氨苯砜

见表 121 - 1 和第 77 章。

去氢依米丁

依米丁是吐根中提取的生物碱,去氢依米丁由依米丁合成,毒性更小。这两种药物都对溶组织内阿米巴具有活性,并通过阻断肽链延伸而抑制蛋白质合成,从而发挥作用。肠外给药后,依米丁迅速吸收,迅速分布至全身,并以原形从尿液中缓慢排出。这两种药物都禁用于肾病患者。

乙胺嗪*

乙胺嗪是抗寄生虫药哌嗪的衍生物,具有悠久而成功的使用历史,目前仍然是淋巴丝虫病和罗阿丝虫病的治疗选择,也被用于内脏幼虫迁移。虽然哌嗪本身没有抗丝虫活性,但乙胺嗪的哌嗪环对药物活性至关重要。乙胺嗪的作用机制仍未完全清楚,可能的机制包括抑制寄生虫胆碱能肌肉受体而导致的固定化、破坏微管的形成以及肠虫表面膜的改变,导致宿主免疫系统的杀伤增强。乙胺嗪增强嗜酸性粒细胞的黏附特性。虽然乙胺嗪在治疗丝虫病时,患者有不同的疗效,但尚未观察到药物选择性耐药的发生(即当药物在人群中广泛使用时活性逐渐降低)。每月给药可有效预防班氏丝虫病和罗

阿丝虫病。

乙胺嗪口服后吸收良好，在 1~2 h 内达血浆峰浓度，无肠道外给药形式。该药物主要通过肾脏排泄消除，经粪便排泄<5%。肾功能不全的患者多剂量给药时，应根据肌酐清除率减少给药剂量。尿液的碱化可减少肾脏排泄，延长乙胺嗪的半衰期。在盘尾丝虫病的患者中使用可以引起 Mazzotti 反应，伴有瘙痒、发热和关节痛。与其他哌嗪类相似，乙胺嗪对蛔虫具有活性，合并感染蛔虫的患者可在治疗后排出活虫体。

糠酸二氯尼特

糠酸二氯尼特是一种取代的乙酰苯胺，肠内用药可根除溶组织内阿米巴的包囊。糠酸二氯尼特吸收后被肠腔或黏膜中的酶水解，释放出糠酸和二氯尼特酯；后者直接作为一种抗阿米巴虫药。

糠酸二氯尼特单独给予无症状带阿米巴包囊者。对于阿米巴急性感染的患者，二氯尼特通常与 5-硝基咪唑如甲硝唑或替硝唑联合给药。口服给药后，糠酸二氯尼特被迅速吸收。当与 5-硝基咪唑共同给药时，体循环中仅出现二氯尼特；在 1 h 内达到血浆浓度峰值，并在 6 h 内消失。大约 90% 的口服剂量在 48 h 内通过尿液排出，主要是葡萄糖醛酸苷代谢物。妊娠和哺乳期妇女以及<2 岁的儿童中禁用糠酸二氯尼特。

依氟鸟氨酸*

依氟鸟氨酸（二氟甲基鸟氨酸，DFMO）是鸟氨酸的氟化类似物。尽管最初作为抗肿瘤药物，但依氟鸟氨酸已被证明可有效治疗某些锥虫病。尽管非洲人类锥虫病的发病率不断上升，但这种有效药物一度停产。然而，在发现依氟鸟氨酸是一种有效的化妆品脱毛剂后，药物生产又恢复了。

依氟鸟氨酸对冈比亚布氏锥虫感染的所有阶段具有特异性活性，但它对罗德西亚布氏锥虫无效。该药物是鸟氨酸脱羧酶的不可逆的自杀抑制剂，鸟氨酸脱羧酶是聚胺和亚精胺生物合成的第一种酶，聚胺对于合成谷胱甘酰亚精胺是必需的，后者是维持细胞内硫醇正确氧化还原状态和去除活性氧代谢物所需的酶。然而，聚胺对于真核生物中的细胞分裂也是必需的，并且鸟氨酸脱羧酶在锥虫和哺乳动物中是相似的。依氟鸟氨酸的选择性抗寄生虫活性可部分归因于锥虫酶的结构，该酶缺乏在哺乳动物鸟氨酸脱羧酶上发现的 36aa 的 C-端序列。这种差异可减少鸟氨酸脱羧酶的转化，并且锥虫中的聚胺比哺乳动物宿主减少更快。依氟鸟氨酸对罗德西亚布氏锥虫的效果较弱是相对于冈比亚布氏锥虫而言的，罗德西亚布氏锥虫可产生更快的替代抑制酶的能力。

依氟鸟氨酸的毒性较低，但比传统疗法昂贵。它可以静注或口服给药。肾衰竭时应减少剂量。依氟鸟氨酸很容易穿过血脑屏障，脑脊液中浓度在严重中枢神经系统损伤的人群中最高。

烟曲霉素†

烟曲霉素是一种不溶于水的抗生素，来自烟曲霉，对微孢子虫具有活性。当局部用于治疗由脑胞内原虫引起的眼部感染时，该药是有效的。全身给药时，烟曲霉素有效，但在治疗的第 2 周所有患者均发生血小板减少症；停药后，这种副作用很快逆转。烟曲霉素抑制微孢子虫复制的机制尚不明确，可能通过不可逆地阻断活性位点而抑制甲硫氨酸氨肽酶-2。

呋喃唑酮

呋喃唑酮是硝基呋喃衍生物，是治疗贾第虫病的有效替代药物，还对贝氏等孢子球虫有活性。因为它是唯一能够以液体制剂存在的抗贾第虫的活性药物，故最常用于幼儿。与甲基咪唑的还原活化不同，呋喃唑酮在蓝氏贾第鞭毛虫滋养体中的还原活化过程涉及 NADH 氧化酶。药物的杀虫效应与还原产物的毒性相关，这会损伤包括 DNA 在内的重要细胞成分。虽然口服给药时呋喃唑酮被认为大部分未被吸收，但全身不良反应的发生表明情况并非如此。超过 65% 的药物剂量作为标记代谢物从尿液中回收。奥美拉唑会降低呋喃唑酮的口服生物利用度。

呋喃唑酮是一种单胺氧化酶（MAO）抑制剂，因此在与其他药物（特别是间接作用的拟交感神经胺）同时给药以及在治疗期间食用含有酪胺的食品和饮料时应谨慎使用。然而，接受呋喃唑酮的患者尚未报告高血压危象，有人认为由于呋喃唑酮在数日内逐渐抑制 MAO，如果治疗仅限于 5 日疗程，则风险很小。由于溶血性贫血可发生在葡萄糖-6-磷酸脱氢酶（G-6-PD）缺乏和谷胱甘肽不稳定的患者中，因此哺乳期妇女和新生儿禁用呋喃唑酮。

卤泛群

卤泛群是 9-菲甲醇衍生物，是一种三类芳基氨基醇，最初在第二次世界大战疟疾化疗项目中被鉴定为潜在抗疟药之一。它的活性与氯喹类似，是治疗耐氯喹的恶性疟原虫的口服替代药物。

虽然对卤泛群的作用机制知之甚少，但认为其与 4-氨基喹啉机制相同，与铁卟啉IX形成复合物并干扰血红蛋白的降解。

卤泛群表现出不稳定的生物利用度，但当与脂肪餐一起服用时，其吸收显著增强。卤泛群的半衰期为 1~2 日，主要在粪便中排泄。通过细胞色素 P450 酶 CYP3A4 代谢成 N-去丁基-卤泛群。治疗期间应避免服用葡萄柚汁，因为它可通过抑制肠细胞水平的 CYP3A4 来增加卤泛群的生物利用度和卤泛群诱导的 QT 间期延长。

双碘喹啉

双碘喹啉（二碘羟基喹啉），一种羟基喹啉，是一种有效的肠内给药制剂，用于治疗阿米巴病、小袋纤毛虫病和脆弱双核阿米巴感染。其作用机制尚不清楚。口服后吸收差。由于该药物含有 64% 的有机结合碘，因此甲状旁腺疾病患者应谨慎使用。在双碘喹啉治疗期间偶尔会发生碘性皮炎。治疗期间可能会使血清蛋白结合碘浓度升高，并可能干扰某些甲状腺功能检查。这些影响可能会在停止治疗后持续 6 个月。肝病患者禁用双碘喹啉。最严重的不良反应是高剂量长疗程相关的反应(视神经炎、外周神经病),如果遵循推荐的剂量方案,一般不发生这种反应。

伊维菌素

伊维菌素(22,23-二氢阿维菌素)是由土壤中的放线菌阿维链霉菌产生的大环内酯类阿维菌素的衍生物。伊维菌素在低剂量下对多种蠕虫和体外寄生虫具有活性。它是治疗盘尾丝虫病、类圆线虫病、皮肤幼虫驱除和疥疮的首选药物。伊维菌素对淋巴丝虫的微丝蚴具有较高活性,但没有杀丝虫成虫活性。当伊维菌素与其他药物如乙胺嗪或阿苯达唑联用治疗淋巴丝虫病时,有协同作用。伊维菌素对蛔虫和蛲虫有活性,对鞭虫具有不同的有效性,但对钩虫无效。广泛使用伊维菌素治疗绵羊和山羊肠道线虫感染产生耐药性,这种发展可能预示着人类医疗应用中可能产生的问题。

伊维菌素通过打开神经肌肉膜相关的谷氨酸依赖性氯离子通道起作用。氯离子的流入导致超极化和肌肉麻痹,特别是线虫咽部,导致口服摄入营养物的阻塞。由于这些氯离子通道仅存在于无脊椎动物中,因此仅在寄生虫中看到麻痹作用。

伊维菌素在人类的应用中仅有口服制剂。该药物蛋白结合率高,几乎完全通过粪便排泄。食物和啤酒均显著增加伊维菌素的生物利用度。伊维菌素在全身广泛分布。动物研究表明,它在脂肪组织和肝脏中的浓度最高,在脑中几乎没有浓度。很少有数据根据药代动力学的影响来指导宿主的治疗。

伊维菌素通常以150~200 μg/kg的单剂量给药。在没有寄生虫感染的情况下,伊维菌素治疗剂量下的副作用很小。丝虫感染患者的不良反应包括发热、肌痛、头晕不适以及(偶见)体位性低血压。这种副作用的严重程度与寄生虫感染的强度有关,在寄生虫负荷较大的个体中症状更多。在盘尾丝虫病的治疗中,也可能发生皮肤水肿、瘙痒和轻度眼睛刺激。不良反应通常是自限性的,偶尔需要使用退烧药或抗组胺药对症治疗。伊维菌素治疗盘尾丝虫病的严重并发症包括在重度感染罗阿丝虫患者中发生的脑病。

苯芴醇

苯芴醇是由中国军事医学科学院(北京)于20世纪70年代合成的芴芳基氨基醇衍生物,对红细胞裂殖期的多种疟原虫有活性。该药物与其他芳基氨基醇(奎宁、甲氟喹和卤泛群)在结构和作用机制上一致。苯芴醇通过与血红素(一种血红蛋白代谢的降解产物)的相互作用而发挥其抗疟作用。尽管其抗疟活性比青蒿素衍生物差,但推荐的苯芴醇方案复发率较低。与卤泛群相似,该药具有可变的口服生物利用度,伴随脂肪餐的口服生物利用度显著增加,疟疾患者的终末消除半衰期为4~5日。

蒿甲醚和苯芴醇具有协同效应,蒿甲醚和苯芴醇的联合制剂可有效治疗耐氯喹和抗叶酸药物的恶性疟疾。

甲苯咪唑

甲苯咪唑是广谱抗寄生虫的苯咪唑药物,广泛用于治疗肠虫病。其作用机制与阿苯达唑相似。然而,它是寄生虫苹果酸脱氢酶更有效的抑制剂,并且对肠道线虫表现出比其他苯并咪唑更具特异性和选择性的作用。

甲苯咪唑仅以口服形式给药,但胃肠道吸收差;只有5%~10%的给药剂量可进入血浆。胃肠道吸收的部分在肝脏中广泛代谢。代谢物出现在尿液和胆汁中,肝脏或胆道功能受损导致患者血浆甲苯咪唑浓度升高。肾功能损害者不需要减少剂量。由于甲苯咪唑吸收差,其副作用发生率低,有时会出现短暂的腹痛和腹泻,多见于寄生虫负荷大的患者。

甲氟喹

甲氟喹是预防耐氯喹疟疾的首选药物,高剂量可用于治疗。尽管在非洲和东南亚部分地区发现了对其耐药的恶性疟原虫,但甲氟喹在世界上大多数地区是有效药物。甲氟喹与卤泛群、奎宁的交叉耐药只存在少部分地区。像奎宁和氯喹一样,甲氟喹仅对疟原虫的红内期有活性。然而,与奎宁不同,甲氟喹对DNA的亲和力相对较差,因此不会抑制疟原虫核酸和蛋白质的合成。尽管甲氟喹和氯喹都能抑制疟原虫色素形成和血红素降解,但甲氟喹的不同之处在于它与血红素形成复合物,该复合物可能对疟原虫有毒。

由于盐酸甲氟喹水溶性差,胃肠外给药时有剧烈刺激性,因此它只能以片剂给药。药物吸收受呕吐和腹泻的影响,随餐或餐后给药时吸收显著增加。大约98%的药物与蛋白质结合,主要通过胆汁和粪便排出体外,肾功能不全者不需要剂量调整。血液透析不能清除药物及其主要代谢物,透析患者不需调整剂量。不同种族的人群有药代动力学差异。然而,在临床实践中,与宿主免疫状态和寄生虫敏感性相比,这些区别不太重要。在肝功能受损的患者中,甲氟喹的消除会延长,导致血浆药物浓度升高。

参与需要警觉性和精细运动协调活动的患者应谨慎使用甲氟喹。FDA最近一项审查发现,头晕、眩晕或耳鸣可能因药物治疗而持续存在,可能是永久性的,因此强烈要求黑框警告。如果患者长期给药,建议定期评估,包括肝功能和眼科检查。偶发睡眠异常(失眠、异常梦),少见精神病和癫痫发作;甲氟喹不应用于神经精神病患者,包括抑郁症、广泛性焦虑症、精神病、精神分裂症和癫痫。如果在预防用药期间出现急性焦虑、抑郁、烦躁或混乱,这些表现可能是更严重不良反应的早期症状,应及时停用该药物。

甲氟喹与奎宁、奎尼丁或产生β受体阻滞作用的药物同时使用可能导致严重的心电图异常或心搏骤停。甲氟喹给药3周内不得使用卤泛群,因为可能会发生潜在的QTc间期致命性延长。没有关于使用卤泛群后再使用甲氟喹的数据。甲氟喹与奎宁或氯喹同时给药可能会增加惊厥的风险。甲氟喹可降低抗惊厥药的血浆浓度。同时使用抗逆转录病毒治疗的患者应慎用甲氟喹,因为甲氟喹对利托那韦的药代动力学有影响,而肝脏CYP3A4活性或利托那韦蛋白结合并不能解释这一点。应在第一剂甲氟喹治疗前至少3日完成减毒活细菌的疫苗接种。

前往疟疾流行地区的育龄妇女应被告知不要怀孕,并鼓励她们在用甲氟喹预防疟疾期间及此后的 3 个月进行避孕。然而,如果意外怀孕,则使用甲氟喹不应作为终止妊娠的指征。对前瞻性监测病例的分析表明,使用甲氟喹未增加出生缺陷和流产的发生率。

美拉胂醇*

美拉胂醇自 1949 年以来一直用于治疗人非洲锥虫病,这种三价砷化合物主要用于治疗累及神经系统的人非洲锥虫病,也用于治疗对舒拉明或喷他脒耐药的早期感染。与其他含有重金属的药物一样,美拉胂醇与几种不同蛋白质的巯基相互作用。然而,它的抗寄生虫作用似乎更有特异性。谷胱甘酰亚精胺还原酶是参与锥虫和利什曼原虫的氧化应激管理的关键酶,通过将二硫化谷胱甘酰亚精胺还原为二硫醇衍生物二氢谷胱甘酰亚精胺,有助于维持细胞内还原环境。美拉胂醇隔离二氢谷胱甘酰亚精胺,剥夺寄生虫的主要巯基抗氧化物,并抑制谷胱甘酰亚精胺还原酶,剥夺寄生虫负责保持谷胱甘酰亚精胺被还原的必需酶系统。这些影响是协同的。砷对锥虫的选择性作用是由于美拉胂醇与还原型谷胱甘酰亚精胺的亲和力大于哺乳动物赖以维持高硫醇水平的其他单硫醇(如半胱氨酸)。美拉胂醇通过腺苷转运蛋白进入寄生虫,而耐药寄生虫缺乏这种转运系统。

美拉胂醇通过静脉给药。少量药物进入脑脊液,但能达到治疗浓度。该药迅速排出体外,约 80% 的砷存在于粪便中。

美拉胂醇的毒性很大。最严重的不良反应是反应性脑病,影响 6% 的治疗人群,通常在治疗开始后 4 日内发生,平均死亡率为 50%。糖皮质激素可以与美拉胂醇一起使用延缓该不良反应的进展。由于美拉胂醇具有强烈的刺激性,因此必须注意避免药物外渗。

敌百虫

敌百虫对埃及血吸虫有选择性活性。该有机磷化合物是一种前药,通过非酶途径转化为敌敌畏(2,2-二氯乙烯基二甲基磷酸酯,DDVP),这是一种高效活性化合物,不可逆地抑制乙酰胆碱酯酶。血吸虫的胆碱酯酶比人体内的胆碱酯酶对敌敌畏更敏感。敌百虫的确切作用机制尚不明确,该药物可抑制介导葡萄糖转运的酪氨酸乙酰胆碱受体。

敌百虫连续给药 3 剂,间隔 2 周。单次口服后,敌百虫在 6 h 内使血浆胆碱酯酶活性降低 95%,并迅速恢复正常。然而,红细胞胆碱酯酶水平恢复正常需要 2.5 个月。接受治疗的患者在治疗后至少 48 h 内不应接触神经肌肉阻滞剂或有机磷酸酯类杀虫剂。

甲硝唑和其他硝基咪唑类

见表 121-1 和第 41 章。

米替福新

20 世纪 90 年代早期,最初作为抗肿瘤药物开发的米替福新(十六烷基磷酸胆碱)在体外和实验动物模型中对利什曼原虫、克氏锥虫和布氏锥虫具有显著的抗增殖活性。在锑剂广泛耐药的印度,米替福新是第一种被证明高效且抗内脏利

什曼病活性与两性霉素 B 相当的口服药物。米替福新在先前未治疗的内脏利什曼病也是有效的。米替福新治疗皮肤利什曼病的治愈率与锑剂相当。米替福新也对自由生活的福氏耐格里阿米巴原虫有效。

米替福新通过与细胞信号转导途径的相互作用和磷脂和甾醇生物合成的抑制产生抗寄生虫活性。临床上未观察到对米替福新的耐药性。该药物易从胃肠道吸收,分布广泛,蓄积在一些组织中。治疗印度内脏利什曼病,28 日的疗效与两性霉素 B 相当,缩短至 21 日的疗程也可能有效。

根据已发表的临床试验中人群的排除标准,米替福新在下列人群中限制使用:年龄 <12 岁或 >65 岁者、患终末期疾病者、哺乳期妇女、HIV 感染者和严重肾肝功能不全者。

氯硝柳胺†

氯硝柳胺对多种成体绦虫具有活性,但对组织绦虫无效。它也是一种软体动物杀灭剂,用于蜗牛控制计划。该药物通过在寄生虫线粒体中解偶联氧化磷酸化,阻止肠绦虫吸收葡萄糖,导致寄生虫死亡而发挥作用。氯硝柳胺在体外迅速引起肠绦虫的痉挛性麻痹。由于药物的副作用、需要长疗程治疗、建议同时使用泻药、最重要的是有购买的限制(如患者需实名从制造商处购买)限制了该药的使用。

氯硝柳胺口服吸收差。片剂应在早晨空腹使用,并且前一晚的晚餐应服用流质,服药 1 h 后再次给予相同剂量药物。治疗膜壳绦虫病,一个疗程 7 日,通常需重复一个疗程。绦虫的头节和近端节段在与氯硝柳胺接触时被杀死,在肠道中被消化。然而,成体绦虫的崩解导致活卵的释放,理论上可导致自体感染。虽然对猪肉绦虫感染患者发展成囊尾蚴病的担忧已被证明是没有根据的,但仍建议在首次给药后 2 h 给予轻泻剂。

硝呋莫司*

硝呋莫司是硝基呋喃化合物,是治疗急性恰加斯病廉价且有效的口服药物。锥虫缺乏过氧化氢酶并且具有非常低水平的过氧化物酶,因而它们非常容易受到氧气的还原副产物的影响。当在锥虫中还原硝呋莫司时,形成硝基阴离子自由基并进行自动氧化,导致产生过氧化物阴离子 O_2^-、过氧化氢(H_2O_2)、氢过氧自由基($\cdot HO_2$)和其他具高反应性和细胞毒性的分子。尽管哺乳动物细胞中大量的过氧化氢酶、过氧化物酶和超氧化物歧化酶可中和这些破坏性自由基,硝呋莫司仍具有较差的治疗指数。药物治疗需长疗程,但由于在 40%～70% 的受者中表现出药物毒性,可能必须中断治疗。硝呋莫司吸收良好并经历快速和广泛的生物转化,<0.5% 的原药在尿液中排出。

硝唑尼特

硝唑尼特是一种 5-硝基噻唑化合物,用于治疗隐孢子虫病和贾第虫病;它也对其他肠道原生动物有效。该药物已被批准用于 1～11 岁的儿童。

硝唑尼特的抗原虫机制是干扰丙酮酸-铁氧化还原蛋白

酶(PFOR)依赖性电子转移反应,从而破坏厌氧能量代谢。研究表明,来自蓝氏贾第鞭毛虫的 PFOR 酶在没有铁氧化还原蛋白的情况下通过电子转移直接还原硝唑尼特。小球隐孢子虫的 DNA 衍生的 PFOR 蛋白序列与蓝氏贾第鞭毛虫的相似。干扰 PFOR 酶依赖性电子转移反应可能不是硝唑尼特发挥抗原虫作用的唯一途径。

口服给药后,硝唑尼特迅速水解成活性代谢产物替唑尼特(硝唑尼特的去乙酰化合物),替唑尼特通过葡萄糖醛酸化代谢。硝唑尼特建议与食物一起服用,但并没有任何研究说明替唑尼特和替唑尼特葡糖苷酸的药代动力学在禁食与喂食的受试者中是否有不同。替唑尼特在尿液、胆汁和粪便中排泄,而替唑尼特葡糖苷酸在尿液和胆汁中排泄。尚未有硝唑尼特在肝和/或肾功能受损患者中的药代动力学研究。替唑尼特与血浆蛋白高度结合(>99.9%)。因此,当与治疗窗窄的其他高血浆蛋白结合率的药物合并使用时应谨慎,因为两者可能竞争结合位点。

奥沙尼喹

奥沙尼喹是四氢喹啉衍生物,虽然该药物的敏感性在不同的区域相差较大,但仍是治疗曼氏血吸虫的有效替代药物。奥沙尼喹具有抗胆碱能特性,主要作用方式为通过 ATP 依赖性酶促进药物活化,产生烷基化必需的大分子中间体(包括 DNA)。在治疗成人血吸虫病中,奥沙尼喹产生与吡喹酮相似但发展较慢的特征性改变,在治疗 4~8 日后效果变得明显。

奥沙尼喹单剂量口服吸收良好,食物会延缓其吸收并降低生物利用度。约 70% 的给药剂量以无活性代谢物形式从尿液中排出。应提醒患者尿液可能变橙红色。该药的不良反应不常见且轻微,有幻觉和癫痫发作的报道。

巴龙霉素(氨苷菌素)

巴龙霉素属于氨基糖苷类药物,于 1956 年首次分离,是一种用于治疗肠道原虫感染的口服药物。注射用巴龙霉素对印度内脏利什曼病有效。

巴龙霉素通过与氨酰基-tRNA 位点中的 30S 核糖体 RNA 结合,导致 mRNA 密码子的误读,抑制寄生虫蛋白质合成。与标准治疗药物相比,巴龙霉素对蓝氏贾第鞭毛虫的活性较低;与其他氨基糖苷类似,巴龙霉素在肠道吸收差,肠道中高浓度的药物弥补了这种相对较弱的活性。全身吸收或给药,巴龙霉素可引起耳毒性和肾毒性。然而,该药全身吸收非常有限,肾功能正常的患者无须担心毒性。通常无局部给药制剂。

羟乙磺酸喷他脒

喷他脒是利什曼病和锥虫病的次选药物,可经胃肠外和雾化给药。作用机制尚不明确,已知的作用包括与锥虫动基体 DNA 的相互作用;通过降低鸟氨酸脱羧酶活性来干扰多胺合成;抑制 RNA 聚合酶、核糖体功能、核酸和蛋白质的合成。

羟乙磺酸喷他脒给药后吸收充分,与组织高度结合,在数周内缓慢排泄,消除半衰期为 12 日。每日注射的人没有达到稳态血浆浓度,喷他脒在组织中广泛蓄积,主要是肝脏、肾脏、肾上腺和脾脏。喷他脒难以渗入 CNS。雾化给药时,喷他脒

的肺部浓度增加。

哌嗪

哌嗪的抗肠虫活性仅限于蛔虫病和蛲虫病。哌嗪作为突触外 γ-氨基丁酸(GABA)受体激动剂,引起线虫躯体肌肉组织中氯离子流入,使肌纤维超极化,虫体弛缓性麻痹,导致活虫排出。应事先告知患者这种可能会产生令人不安的情况。

吡喹酮

吡喹酮是杂环吡嗪并喹啉衍生物,广谱抗吸虫和绦虫,是治疗血吸虫病的主要治疗药物,也是社区控制计划的重要组成部分。

吡喹酮的作用与细胞内钙离子浓度的改变有关。该药的作用机制尚未完全明确,主要作用机制是损伤虫体皮层,引起强直性挛缩,失去对宿主组织的依附,最终导致崩解或排出。吡喹酮可引起虫体隐藏抗原的暴露,使其易受宿主免疫攻击。吡喹酮还可改变血吸虫葡萄糖代谢,包括降低葡萄糖摄取、乳酸释放、糖原含量和 ATP 水平。

吡喹酮以原形发挥其抗虫活性,口服吸收良好,大部分经肝脏首过清除。当与食物,尤其是碳水化合物或西咪替丁一起服用时,药物的浓度增加。糖皮质激素、氯喹、卡马西平和苯妥英可降低药物的血清浓度。吡喹酮在人体中完全代谢,80% 的给药剂量在 4 日内以代谢物的形式从尿液中回收。目前尚不清楚吡喹酮是否能透过胎盘屏障,但回顾性研究表明它在妊娠期间使用是安全的。

严重的血吸虫病患者可能出现腹部不适、恶心、头痛、眩晕和嗜睡,这些症状在给药后 30 min 开始出现,可能需要解痉药对症治疗,通常会在几小时后自行消失。

磷酸伯氨喹

伯氨喹是一种 8-氨基喹啉化合物,广谱抗人体内的所有类型疟原虫的红外期,能有效根除疟原虫在肝脏中的增殖,是根除间日疟原虫感染的首选药物。伯氨喹需经人体代谢起作用。它在体内迅速代谢,只有一小部分以原形排泄。伯氨喹的 3 种氧化代谢产物的抗疟原虫活性机制仍不清楚,可能的机制是其同时影响嘧啶合成和线粒体电子传递链。伯氨喹代谢产物的抗疟活性明显低于母体药物,但它们的溶血活性大于母体药物。

伯氨喹经胃肠外给药后能引起明显的低血压,因此只能通过口服给药。口服后胃肠道吸收迅速且完全。

患者在用药之前应进行 G-6-PD 缺乏症的检测。无论患者的 G-6-PD 状态如何,该药都可以诱导血红蛋白氧化成高铁血红蛋白。伯氨喹耐受性良好。

氯胍(氯丙胍)

氯胍能抑制疟原虫二氢叶酸还原酶,与阿托伐醌联合口服用于治疗无并发症的疟疾,或与氯喹一起用于预防氯喹耐药发生率低的非洲地区的恶性疟原虫感染。

氯胍通过其活性代谢产物环氯胍抑制寄生虫的二氢叶酸还原酶,破坏脱氧胸苷酸合成,从而干扰参与核酸复制所需的

嘧啶生物合成的关键步骤。叶酸补充剂不会降低药物的疗效；服用阿托伐醌/氯胍的育龄妇女应继续服用叶酸补充剂，以防止神经管出生缺陷。

氯胍口服吸收完全，饮食不影响其吸收，蛋白结合率为75%，主要通过肝脏生物转化和肾脏排泄；40%～60%的给药剂量以原形从肾脏排泄。肝功能不全患者的清除减慢，药物浓度升高。

双羟萘酸噻吩嘧啶

双羟萘酸噻吩嘧啶为四氢嘧啶双羟萘酸酯，是一种安全、耐受性良好、价格低廉的药物，用于治疗各种肠内线虫感染，但对于鞭虫病无效。双羟萘酸噻吩嘧啶通常单剂量给药。作用靶点是线虫躯体肌肉表面的烟碱型乙酰胆碱受体。噻吩嘧啶使线虫的神经肌肉接头去极化，导致其不可逆的麻痹，使线虫自然排出。

双羟萘酸噻吩嘧啶在肠道吸收差，>85%的给药剂量以原形经粪便排泄。肠道吸收的药物在体内部分代谢，经尿液排泄。哌嗪与双羟萘酸酯存在拮抗作用，不应合用。

双羟萘酸噻吩嘧啶用于治疗肠道蠕虫感染的口服剂量毒性小。不建议孕妇或 12 个月以下的儿童使用。

乙胺嘧啶

乙胺嘧啶是二氨基吡啶类，与短效磺酰胺合用可有效治疗疟疾、弓形虫病和异孢子虫病。与哺乳动物细胞不同，引起这些感染的寄生虫不能利用已形成的嘧啶，而需完全依赖嘧啶的从头合成，其中叶酸衍生物是该途径必需的辅助因子。随着恶性疟原虫和间日疟原虫对乙胺嘧啶耐药率的上升，乙胺嘧啶的使用受到了限制。寄生虫对乙胺嘧啶的耐药机制为其二氢叶酸还原酶的单个氨基酸被取代，降低了酶对药物的结合亲和力。

乙胺嘧啶吸收良好，血浆蛋白结合率为 87%。在健康志愿者中，药物浓度保持在治疗水平达 2 周，疟疾患者的药物浓度较健康志愿者低。

乙胺嘧啶在常规剂量下，除了偶发的皮疹，几乎没有毒性，血液恶病质罕见。高剂量治疗弓形虫病时会发生骨髓抑制，应联用亚叶酸。

咯萘啶

咯萘啶是由中国研究人员于 1970 年首次合成的苯并萘啶衍生物，是有效的抗疟药。与氯喹一样，咯萘啶通过与 β-血红素形成复合物来抑制血红素生成，从而增强血红素诱导的溶血作用。该药比氯喹更有效：只需氯喹浓度的 1/100 就能完全裂解疟原虫。它还抑制谷胱甘肽依赖性血红素降解。虽然两者作用机制相似，但对于耐氯喹的疟原虫，咯萘啶仍有效。在青蒿素耐药率较低的地区，该药与青蒿琥酯联合应用于治疗恶性疟原虫或间日疟原虫引起的无并发症的急性感染。

咯萘啶很容易被吸收，广泛分布于全身，由肝脏代谢，并通过尿液和粪便排出体外。对于严重肝脏或肾脏损害的患者禁用。咯萘啶在体外表现为 CYP2D6 和 P-糖蛋白两者的抑制剂，对服用心脏病药物（如美托洛尔和地高辛）的患者可能

有临床意义的相互作用。

奎纳克林 *

奎纳克林是唯一被 FDA 批准用于治疗贾第虫病的药物。尽管其于 1992 年停产，但奎纳克林可通过 CDC 药物服务从其他来源获得。奎纳克林的抗原虫机制尚未完全阐明。该药物抑制 NADH 氧化酶——与激活呋喃唑酮相同的酶。人类细胞和蓝氏贾第虫对奎纳克林不同的摄取率可以解释药物的选择性毒性。原虫对奎纳克林的耐药性与药物摄取减少相关。

奎纳克林迅速从肠道吸收，广泛分布于人体组织中。由于双硫仑样作用，用药期间最好避免摄入酒精。

奎宁和奎尼丁

当与另一种药物合用时，金鸡纳生物碱奎宁口服可有效治疗无并发症的耐氯喹疟疾和巴贝斯虫病。奎宁对所有形式的无性血液期疟原虫有快速的抗虫活性。美国只有奎尼丁（奎宁的右旋异构体）可用于严重的疟疾。奎宁富集于疟原虫的酸性食物泡中，抑制高反应性的毒性血红素分子转变为无毒疟色素聚合物的非酶促聚合反应。

奎宁口服容易吸收。在疟疾的患者中，奎宁的消除半衰期根据感染的严重程度而增加。可通过增加血浆糖蛋白的浓度来减少药物的毒性。奎宁在体内广泛代谢，主要代谢酶为 CYP3A4；只有 20% 的给药剂量以原形在尿液排泄。药物的代谢物也经尿液排泄，这可能是肾衰竭患者产生毒性的原因。同时服用西咪替丁时，奎宁的肾脏排泄减少；当尿液呈酸性时，肾脏排泄增加。药物很容易透过胎盘。

奎尼丁与奎宁比较，抗疟原虫更有效，毒性更大。在使用过程中需要心脏监测。严重肾功能不全患者必须减少剂量。

螺旋霉素 †

螺旋霉素是大环内酯类，用于治疗妊娠期急性弓形虫病和先天性弓形虫病。虽然作用机制与其他大环内酯类相似，但螺旋霉素治疗弓形虫病的疗效与其快速且广泛的细胞内渗透相关，这使巨噬细胞内药物浓度比血清浓度高 10～20 倍。

螺旋霉素迅速且广泛分布于全身，胎盘浓度是血清浓度的 5 倍。该药主要通过胆汁排出体外，仅有 20% 的给药剂量以活性化合物的形式从尿中排泄。

螺旋霉素的严重不良反应很少见。在所有大环内酯类中，螺旋霉素的药物相互作用风险最低。虽然治疗的并发症很少见，但在新生儿中，可能产生危及生命的室性心律失常，这些不良反应会随着停药而消失。

磺胺类药物

表 121-1 和第 41 章。

舒拉明 *

舒拉明是尿素衍生物，是治疗早期非洲锥虫病的首选药物。该药是聚阴离子，通过与蛋白质形成稳定的复合物，抑制寄生虫能量代谢所必需的多种酶起作用。相比对人类相同酶的作用而言，舒拉明能更有效地抑制所有锥虫的糖酵解酶。

舒拉明经胃肠外给药，与血浆蛋白结合并在输注后数周

维持低浓度。它在体内几乎不代谢,不能穿透 CNS。

他非诺喹

他非诺喹是一种 8-氨基喹啉,有潜在的预防疟疾复发的作用。当药物用于预防时,其长的半衰期(2～3 周)允许更长的给药间隔。他非诺喹在临床试验中耐受性良好。当他非诺喹与食物一起服用时,其吸收增加 50%,并且最常见的不良事件(轻度胃肠紊乱)发生也减少了。与伯氨喹一样,他非诺喹是一种有效的氧化剂,在患有 G-6-PD 缺乏症和高铁血红蛋白血症的患者中引起溶血。

四环素

见表 121-1 和第 41 章。

噻苯达唑

噻苯达唑于 1961 年发现,是众多苯并咪唑衍生物中最有效的药物。与其他同等有效的药物相比,其不良反应的发生率更高,因此该药的使用率显著下降。

噻苯达唑对大多数感染人类的肠道线虫有活性。虽然其抗蠕虫活性的确切机制尚未完全阐明,但其机制可能类似于其他苯并咪唑药物:即抑制寄生虫 β-微管蛋白的聚合。该药物还抑制蠕虫特异性富马酸还原酶。在动物中,噻苯达唑具有抗炎、解热和镇痛作用,这可以解释其在麦地那龙线虫病和旋毛虫病中的用途。噻苯达唑还抑制一些线虫的卵和/或幼虫的产生,并可抑制随后在粪便中传播的卵或幼虫的发育。尽管在绵羊中出现了耐噻苯达唑的毛圆线虫病,但在人类中没有关于耐药性的报道。

噻苯达唑以片剂和口服混悬液给药。药物经胃肠道迅速吸收,也可通过皮肤吸收。噻苯达唑应在饭后服用。该药大部分在肝脏中代谢,最初 24 h 排出大部分给药剂量。噻苯达唑的常规剂量取决于患者的体重,但有些治疗方案是基于寄生虫特异性的。肾或肝功能衰竭患者不建议调整剂量,但应谨慎使用。

噻苯达唑与茶碱同时给药可导致茶碱浓度上升＞50%。因此,在应用本品时需密切监测茶碱的血清浓度。

替硝唑

替硝唑是硝基咪唑类药物,可有效治疗阿米巴病、贾第虫病和毛滴虫病。与甲硝唑一样,替硝唑必须经寄生虫代谢系统的还原活化才能发挥作用。替硝唑抑制寄生虫中新 DNA 的合成,并使已有 DNA 降解。替硝唑的还原性自由基衍生物使 DNA 烷基化,从而对寄生虫造成细胞毒性损伤。这种损伤似乎是由短期存在的还原性中间体产生的,导致 DNA 螺旋不稳定和断裂。替硝唑的作用机制和副作用与甲硝唑相似,但替硝唑的不良事件较少且症状更轻。此外,替硝唑的半衰期显著延长(＞12 h),单剂量给药可达治愈的效果。

三氯苯达唑

虽然大多数苯并咪唑具有广谱的抗寄生虫活性,但它们对肝片吸虫的活性很小或没有活性。而三氯苯达唑对片吸虫和并殖吸虫有高度选择性作用,对线虫、绦虫和其他吸虫几乎没有活性。三氯苯达唑对片吸虫的所有阶段都有效。三氯苯达唑的活性亚砜代谢物通过独特的非平面构型结合到吸虫微管蛋白上,破坏基于微管的过程。澳大利亚和欧洲已报道兽医使用三氯苯达唑时出现耐药性,但人类使用中尚未有耐药性的报道。

三氯苯达唑口服后吸收迅速,与食物一起服用可增加吸收并缩短活性代谢物的消除半衰期。亚砜和砜代谢物的蛋白结合率都很高(＞99%)。三氯苯达唑常规以单剂量或双剂量给药。目前没有肝肾功能不全者剂量调整的临床数据,考虑到三氯苯达唑的短疗程和广泛的肝脏代谢,可能不需要剂量调整。没有关于药物相互作用的信息。

甲氧苄啶-磺胺甲噁唑

见表 121-1 和第 41 章。

第 122 章
阿米巴病和自生生活阿米巴的感染

Chapter 122
Amebiasis and Infection with Free-Living Amebas

Rosa M. Andrade, Sharon L. Reed·著 | 张尧·译

阿米巴病

■ 定义

阿米巴病是一种肠道原虫溶组织内阿米巴的感染。大约

90% 的感染是无症状的,剩下的 10% 表现为从痢疾到肝或其他器官的脓肿等一系列的临床症状。

■ 生活史和传播

溶组织内阿米巴是通过摄取被含包囊的粪便污染的水和

食物或经手传播的。食源性传播最为普遍,尤其当食品加工者正在排出包囊,或者使用被粪便污染的土壤、肥料或水种植食品时。除了饮用受污染的水外,较少见的传播方式包括口交和肛交,以及在极少数情况下通过结肠冲洗装置直接在直肠接种感染。运动性滋养体在小肠内从包囊中释放出来,在大多数患者中,滋养体在大肠中是无害的共生状态。成囊后,感染性包囊随粪便排出,可在潮湿环境中存活数周。在一些患者中,滋养体侵袭肠黏膜引起有症状的结肠炎,或进入血液引起肝、肺或脑的远处脓肿。活动性痢疾患者的滋养体可能不会形成包囊,运动性吞噬红细胞的滋养体常出现在新鲜粪便中。但是,滋养体在空气或胃酸环境中会迅速死亡,因此不能传播感染。

流行病学

世界上大约有 10% 的人感染过内阿米巴原虫,其中大多数是非侵袭性的迪斯帕内阿米巴原虫。阿米巴病是由溶组织内阿米巴感染引起的,是寄生虫感染死亡的第三大常见原因(仅次于血吸虫病和疟疾)。侵袭性结肠炎和肝脓肿在男性中的发病率是女性的 7 倍,这种差异归因于补体介导的杀伤功能的差异。由内阿米巴原虫引起的临床疾病范围广泛,部分原因是这两种内阿米巴物种的差异。溶组织内阿米巴具有独特的同工酶、表面抗原、DNA 标记和毒性特性,可将其与其他遗传性相关和形态学相同的阿米巴种区别,如迪斯帕内阿米巴和莫西科夫斯基内阿米巴。

大多数无症状携带者,包括男男性行为者(men who have sex with men,MSM)和艾滋病患者,具有迪斯帕内阿米巴定植并且感染具有自限性。在这方面,迪斯帕内阿米巴不同于其他肠道病原体如隐孢子虫和贝氏囊孢子虫等,在免疫功能正常的宿主中引起自限性疾病,但在艾滋病患者中可引起致命性腹泻。这些观察结果表明,迪斯帕内阿米巴不会引起侵袭性疾病。

与迪斯帕内阿米巴不同,溶组织内阿米巴可引起侵袭性疾病,这一点已被近期韩国、中国和印度的报道所证实,并且在 HIV 阳性的患者中,阿米巴血清转化、侵袭性阿米巴病和阿米巴肝脓肿的发病率高于 HIV 阴性的患者。在另一项研究中,10% 无症状的溶组织内阿米巴定植患者继续发展为阿米巴结肠炎,而其余的无症状患者在 1 年内清除了感染。

最近在小鼠盲肠感染的模型中证实莫西科夫斯基阿米巴可能引起腹泻、体重减轻和结肠炎。然而,该物种的致病力尚不清楚。一项对孟加拉国达卡市 Mirpur 社区儿童的前瞻性研究发现,大多数患有与莫西科夫斯基阿米巴相关腹泻的儿童同时感染了至少一种其他肠道病原体。

内阿米巴感染发病率最高的地区(由于卫生条件不足和人口拥挤)包括热带地区的大多数发展中国家,特别是墨西哥、印度、中美洲和南美洲国家、热带亚洲和非洲国家。在孟加拉国一个疾病高流行地区对学龄前儿童进行的 4 年随访研究表明,80% 的儿童至少有一次溶组织内阿米巴的感染,53%

的儿童有一次以上的感染。天然的获得性免疫确实发生了,与粪便中抗主要黏附凝集素半乳糖-N-乙酰氨基半乳糖胺凝集素(galactose N-acetylgalactosamine,Gal/GalNAc)的分泌型 IgA 抗体有关,但通常是短暂的。在发达国家,患阿米巴病的主要风险人群是归国的旅行者、近期的移民、男同性恋者、军事人员和机构收容者。来自六大洲热带医学诊所的 GeoSentinel Surveillance Network 的数据显示,在长期旅行者中(旅行时间>6 个月),由溶组织内阿米巴引起的腹泻是最常见的诊断。

发病机制和病理学

在肠腔内可发现滋养体(图 122-1)和包囊(图 122-2),但只有溶组织内阿米巴滋养体具有侵袭组织的特性。

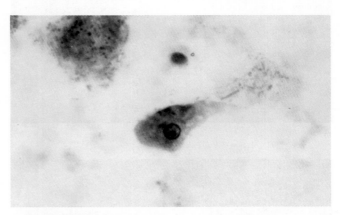

图 122-1　溶组织阿米巴的滋养体。可见单个核,具有居中的点状核仁。

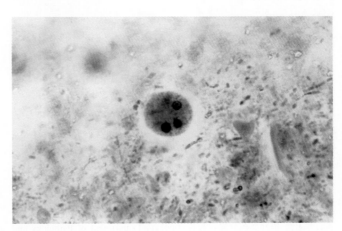

图 122-2　溶组织阿米巴的包囊。可见 4 个核中的 3 个(三色染色)。

滋养体直径在 20~60 μm,含有液泡和一个具有特征性中央核仁的核。在动物中,肠道黏液的消耗、弥漫性炎症和上皮障碍的破坏,使得滋养体与肠道黏膜相接触。滋养体通过 Gal/GalNAc 凝集素附着在结肠黏液和上皮细胞上。最早的肠道病变是盲肠、乙状结肠或直肠黏膜的微小溃疡,可以溶解红细胞、炎症细胞和上皮细胞。直肠镜检查可以看到边缘堆积样的小溃疡,溃疡间的黏膜正常(图 122-3A)。溃疡在正常表面黏膜下的延伸,导致典型的"烧瓶样"溃疡,在坏死组织的边缘和存活组织内含有滋养体。尽管在动物的早期病变中常伴有中性粒细胞的浸润,但人类肠道感染的特点是炎症细胞缺乏,部分原因可能是滋养体可以溶解中性粒细胞(图122-3B)。溃疡的特点是治愈后是很少或没有瘢痕。然而,偶尔也会发生肠道全层坏死和穿孔。

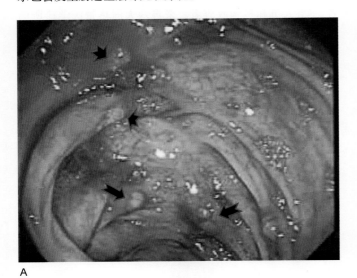

A

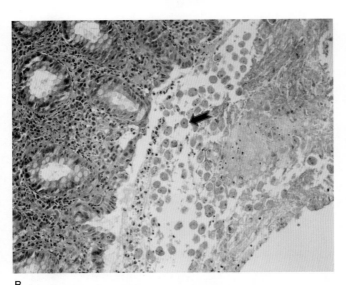

B

图122-3 **肠阿米巴病的内镜和组织病理学特征**。A. 结肠镜检查发现溃疡(箭头);B. 侵袭性阿米巴结肠炎中的炎症浸润和溶组织阿米巴滋养体(箭头)(苏木精-伊红染色)(经授权许可,引自:Department of Pathology and Gastroenterology, VA San Diego Medical Center)。

罕见情况下,肠道感染可引起肠腔肿块形成或阿米巴肿(亦称阿米巴肉芽肿)。上覆黏膜通常较薄并有溃疡,而肠壁的其他层则表现为增厚、水肿及出血,这种情况导致肉芽组织大量形成,而仅有很少的纤维组织反应。

许多毒力因子与溶组织内阿米巴侵袭通过腺体间的上皮细胞有关。其中一个由细胞外半胱氨酸蛋白酶构成的毒力因子,可降解胶原蛋白、弹性蛋白、IgA、IgG和过敏毒素C3a和C5a。其他酶类可以破坏肠道黏膜上皮细胞间的糖蛋白键。

阿米巴可裂解中性粒细胞、单核细胞、淋巴细胞,以及结肠和肝细胞。阿米巴的细胞溶解作用似乎需要直接与靶细胞接触,可能与磷脂酶A和成孔多肽的释放有关。溶组织内阿米巴滋养体也可引起人体细胞的凋亡。吞噬作用是一种保护因子,如果受到抑制,会导致寄生虫增殖缺陷。这个过程可能是由钙调蛋白样钙结合蛋白3调控的,它在吞噬体的起始和形成过程中与肌动蛋白和肌球蛋白配对。另一种毒力因子是具有对活性氧、活性氮(如一氧化氮)或S-亚硝基硫醇[如S-亚硝基谷胱甘肽(GSNO)和S-亚硝基半胱氨酸(CySNO)]的抵抗能力。在组织入侵过程中,溶组织内阿米巴滋养体在其自身代谢和宿主防御的作用下持续暴露于活性氧和活性氮物质中。过氧化氢调节基序结合蛋白的过表达似乎增加了溶组织内阿米巴的细胞毒性。由于溶组织内阿米巴缺乏谷胱甘肽和谷胱甘肽还原酶,它依靠其硫氧还蛋白/硫氧还蛋白还原酶系统来预防、调节和修复氧化应激引起的损伤。这种抗氧化系统作用广泛,因为它可以减少活性氮的种类并使用其他的电子供体,如还原型烟酰胺腺嘌呤二核苷酸。目前治疗阿米巴病的标准药物甲硝唑似乎是通过抑制这种抗氧化系统发挥其抗寄生虫作用。以该系统为靶点的新的治疗药物,如auranofin,也已证实在体外和体内均对这种寄生虫有效。

肝脓肿可能是无症状的,通常发生在肠道定植之前。血管壁细胞溶解和血栓形成可导致早期血管损害。滋养体通过门静脉系统入侵静脉到达肝脏。溶组织内阿米巴对补体介导的细胞溶解具有抵抗力——这是其在血液中存活的关键。相比之下,迪斯帕内阿米巴可被补体迅速溶解,因此仅限于肠腔。将阿米巴接种到仓鼠的门静脉系统会导致急性细胞浸润,主要由中性粒细胞组成。随后,中性粒细胞因为与阿米巴接触被溶解,中性粒细胞毒素的释放可能导致肝细胞坏死。肝实质细胞被坏死物质所取代,坏死物质边缘被一层薄的充血的肝组织所包围。肝脓肿的坏死物通常被描述为"鱼酱"样,但这种液体颜色多变,由无菌颗粒碎片组成,几乎没有细胞。在脓肿的包膜附近往往会发现阿米巴。

宿主的先天性免疫和获得性免疫是决定侵袭性疾病易感性及其临床预后的重要因素。虽然中性粒细胞对宿主上皮细胞具有细胞毒作用,被认为是肠道和肝脏阿米巴病组织损伤的原因,但最近的一项研究表明,中性粒细胞对易感小鼠可能具有保护作用。由抗Gr-1抗体(如抗外周中性粒细胞)引起的中性粒细胞减少,导致C3H/HeJ小鼠死亡以及CBA小鼠病情严重(两种小鼠均易受到溶组织内阿米巴感染),但对C57BL/6小鼠(对该寄生虫感染有先天性抵抗力)无影响。

抗菌肽(如组织相关蛋白酶)是先天性免疫的重要组成部分,在小鼠模型中由溶组织内阿米巴在侵袭肠道的过程中诱导产生。在该模型中,盲肠组织蛋白酶相关抗菌肽(cathelicidin-related antimicrobial peptide, CRAMP)mRNA在3日内增加4倍以上,在7日内增加100倍以上。然而,溶组织内阿米巴仍然对组织蛋白酶介导的杀伤作用具有抵抗性,这可能是因为该抗菌肽被阿米巴半胱氨酸蛋白酶消化导致。

🌐 IgA 在对溶组织内阿米巴的获得性免疫中起关键作用。在孟加拉国学龄儿童中进行的一项研究显示,Gal/GalNAc 诱导的肠道 IgA 可使新的溶组织内阿米巴感染风险降低 64%。血清 IgG 抗体无保护作用,抗体滴度与病程有关而与疾病的严重程度无关。血清 IgG 有反应的儿童比血清 IgG 无反应的儿童更有可能发生新的溶组织内阿米巴感染。在来自同一个社区的婴儿中,通过母乳喂养给予特异性 IgA 的被动免疫可使感染溶组织内阿米巴的风险降低 39%,并使其在出生后第 1 年内溶组织内阿米巴相关腹泻疾病的风险降低 64%。

在发展中国家营养不良儿童原虫(包括溶组织内阿米巴)的感染率升高证实了营养和免疫之间的联系。对阿米巴病的抵抗力与脂肪细胞因子瘦素受体的多态性有关。在孟加拉国一项队列研究中发现,R223 瘦素受体等位基因突变的儿童感染溶组织内阿米巴的可能性几乎是传统 Q223 等位基因儿童的 4 倍。这种突变的等位基因在许多阿米巴病高发的地理区域(如孟加拉国和印度)过度表达。

临床症状

肠阿米巴病

阿米巴感染最常见的类型是无症状的包囊通过。即使在疾病高流行地区,大多数患者都有迪斯帕内阿米巴定植。

有症状的阿米巴结肠炎出现在摄入感染性溶组织内阿米巴包囊 2～6 周后。逐渐出现下腹疼痛和轻度腹泻,随后出现不适、体重减轻和弥漫性下腹或背部疼痛。盲肠受累可能与急性阑尾炎类似。重度痢疾患者每日可能会多达 10～12 次大粪。大便含少量粪质,主要由血液和黏液组成。与细菌性痢疾相比,阿米巴痢疾的患者发热不到 40%。几乎所有患者的大便亚铁血红素呈阳性。

暴发型肠道感染很罕见,并且主要发生在儿童中,表现为严重的腹痛、高热和大量腹泻。患者可能出现中毒性巨结肠,伴有严重的肠道扩张和肠壁内积气。接受糖皮质激素治疗的患者有患严重阿米巴病的风险。少见情况下,患者会发展成慢性阿米巴结肠炎,会与炎症性肠病混淆。严重阿米巴病并发症和糖皮质激素治疗之间的关系强调了在诊断炎症性肠病时排除阿米巴病的重要性。偶然情况下,阿米巴肿引起的腹部肿块而无症状,很容易在钡剂检查时与癌症混淆。在这种情况下,血清学检查阳性或活检可以避免不必要的手术治疗。阿米巴后结肠炎综合征,如阿米巴结肠炎治愈后持续腹泻,是有争议的,没有证据表明阿米巴感染会复发,因此重复治疗通常没有效果。

阿米巴肝脓肿

溶组织内阿米巴引起的肠外感染以肝脏最为常见。在离开阿米巴病流行地区后,95% 的旅行者在 5 个月内出现阿米巴肝脓肿。年轻的阿米巴肝脓肿患者比老年患者更容易出现

急性期症状,其典型症状持续时间小于 10 日。大多数患者表现为发热、右上腹疼痛,钝痛或胸膜炎性痛,并可向肩部放射。常有肝脏触痛和右侧胸腔积液。黄疸很少见。虽然最初的感染部位是结肠,但只有不到 1/3 的阿米巴肝脓肿患者有活动性腹泻。来自流行地区的老年患者更容易表现为持续 6 个月的亚急性病程,伴有体重减轻和肝大。大约 1/3 的慢性病患者表现为发热。临床诊断阿米巴肝脓肿可能是困难的,因为症状和体征往往是非特异性的。由于 10%～15% 的患者仅表现为发热,因此在不明原因发热的鉴别诊断中必须考虑阿米巴肝脓肿(参见第 13 章)。

阿米巴肝脓肿的并发症

胸膜肺受累是阿米巴肝脓肿最常见的并发症,据报道有 20%～30% 的患者发生胸膜肺受累。临床表现包括无菌性胸腔积液,肝脏邻近播散和破裂进入胸膜腔。无菌性胸腔积液和邻近播散通常可通过药物治疗解决,但直接破裂进入胸膜腔则需要引流。肝支气管瘘可引起咳嗽,咳出大量坏死物质,其中可能含有阿米巴。这种严重的并发症预后良好。脓肿破裂进入腹膜可能表现为慢性的渗漏或急腹症,需要经皮穿刺引流和药物治疗。脓肿破裂进入心包预后最差,通常来自肝左叶脓肿。它可能发生在药物治疗期间,需要手术引流。

其他肠外部位

泌尿生殖道可通过结肠阿米巴虫病的直接播散或感染的血行播散而累及。生殖器疼痛性溃疡可继发于肠道或肝脏感染的播散,以外观穿孔和大量分泌物为特征。这两种情况对药物治疗都有很好的效果。据报道,在大型临床病例研究中,不到 0.1% 的患者出现脑部受累。症状和预后取决于病变的大小和位置。

诊断实验

实验室诊断

粪便检查、血清学检查和肝脏无创影像学检查是诊断阿米巴病最重要的检查方法。提示阿米巴结肠炎的粪便检查结果包括亚铁血红素阳性、中性粒细胞缺乏、阿米巴包囊或滋养体阳性。阿米巴结肠炎的确诊需要找到溶组织内阿米巴的嗜血滋养体(图 122 - 1)。由于滋养体会被水、干燥或钡剂迅速杀死,因此至少需要检查 3 个新鲜的粪便标本。同时采用湿片镜检、标本浓聚物碘染色和三色染色寻找包囊(图 122 - 2)和滋养体(图 122 - 1)3 种方法,可以诊断 75%～95% 的病例。阿米巴原虫的培养更为敏感,但这种诊断方法并非常规应用。如果大便检查呈阴性,结肠镜下行溃疡边缘活检可能会增加阳性率,但因为有肠穿孔的风险,在暴发型结肠炎期间这种方法是危险的。结肠肿块活检标本中发现滋养体可以证实阿米巴肿的诊断,但在肝脏的抽吸物中,很少能找到滋养体,这是由于滋养体存在于肝脓肿的包膜中,而非脓肿的坏死中心。准确的诊断需要医生的经验,因为滋养体可能与中性粒细胞混淆,包囊在形态学上必须与哈门内阿米巴、结肠内阿米巴和微小内蜒阿米巴鉴别,因为这些原虫不会引起

临床疾病,也不需要治疗。遗憾的是,溶组织内阿米巴的包囊无法在显微镜下与迪斯帕内阿米巴和莫西科夫斯基阿米巴鉴别。因此,只有在显微镜下检测到摄取红细胞的内阿米巴滋养体,才能诊断溶组织内阿米巴。在敏感性方面,以检测溶组织内阿米巴 Gal/GalNAc 凝集素为基础的粪便诊断试验,与聚合酶链反应和培养分离后同工酶分析相比,具有良好的优越性。

血清学是侵袭性阿米巴病寄生虫学诊断的重要补充。酶联免疫吸附试验和琼脂扩散试验在 90% 以上的结肠炎、阿米巴肿或肝脓肿患者中呈阳性。阳性检测结果结合相关的临床表现提示疾病活动,因为血清学结果通常在 6~12 个月内转阴。即使在疾病高流行地区,如南非,只有不到 10% 的无症状患者阿米巴血清学检测阳性。间接血凝试验的结果解释比较困难,因为滴度可以保持阳性长达 10 年。

多达 10% 的急性阿米巴肝脓肿患者可能表现为血清学阴性,因此在最初结果为阴性的疑似病例,应在 1 周内重复检测。与迪斯帕内阿米巴携带者相比,大多数无症状的溶组织内阿米巴携带者会产生抗体。因此,血清学检查有助于评估非流行地区无症状、排出包囊的个体发生侵袭性阿米巴病的风险。在进行糖皮质激素治疗之前,还应对溃疡性结肠炎患者进行阿米巴病血清学检查,以防止因未发现的阿米巴病而发展成暴发型结肠炎或中毒性巨结肠。

常规的血液学和生化检查通常对侵袭性阿米巴病的诊断没有太大帮助。大约 3/4 的阿米巴肝脓肿患者会出现白细胞增多($>10\,000/\mu L$),特别是在症状急性期或出现并发症的情况下。侵袭性阿米巴病不会引起嗜酸性粒细胞增多。如果存在贫血,通常是多因素的。即使有大的肝脓肿,肝酶水平也正常或轻微升高。碱性磷酸酶水平通常升高,并可能持续数月。转氨酶升高提示有急性疾病或并发症。

影像学检查

X 线钡剂检查对急性阿米巴结肠炎患者具有潜在危险。阿米巴肿通常先通过钡剂灌肠发现,但活检是与癌症鉴别的必要手段。

影像学技术如超声、CT 和 MRI 等均可用于检测阿米巴肝脓肿的圆形或椭圆形低回声囊肿。超过 80% 症状持续$>$10 日的患者有肝右叶单发脓肿(**图 122-4**)。约 50% 症状持续$<$10 日的患者有多发性脓肿。与并发症相关的发现包括右肺上叶大的脓肿($>$10 cm),可破裂进入胸膜腔;多发病灶,必须与化脓性脓肿鉴别;左叶病灶,可破裂进入心包。由于脓肿在对治疗有反应的患者中吸收缓慢,并且在治疗期间病灶可能增大,因此频繁的超声检查可能会干扰判断。2/3 的患者可在 6 个月内完全吸收,但 10% 的患者可能持续异常长达 1 年。

鉴别诊断

肠阿米巴病的鉴别诊断包括弯曲杆菌(**参见第 64 章**)、肠侵袭性大肠埃希菌(**参见第 58 章**)、志贺菌属(**参见**

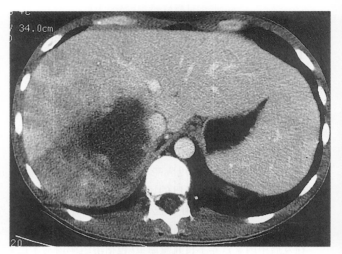

图 122-4 **肝右叶大的阿米巴脓肿的腹部 CT 扫描。**(经授权许可,引自:Department of Radiology, UCSD Medical Center, San Diego 提供)。

第 63 章)、沙门菌(**参见第 62 章**)和弧菌(**参见第 65 章**)引起的细菌性腹泻(**参见第 30 章**)。虽然典型的阿米巴结肠炎患者发热不明显,并且粪便亚铁血红素阳性、中性粒细胞较少,但正确诊断需要细菌培养、粪便镜检和阿米巴血清学检查。正如上文已经提到的,在炎症性肠病患者中,必须排除阿米巴病。

由于表现出的体征和症状多种多样,阿米巴肝脓肿很容易与肺或胆囊疾病或没有任何局部体征的发热疾病混淆,如疟疾(**参见第 123 章**)或伤寒(**参见第 62 章**)。对于高危人群如最近在美国境外旅行者(**参见第 6 章**)和机构收容者应考虑该诊断。一旦影像学检查确定了肝脓肿,最重要的鉴别诊断是阿米巴肝脓肿和化脓性肝脓肿。化脓性肝脓肿患者通常年龄较大,有潜在肠道疾病史或近期手术史。阿米巴血清学检查有助于鉴别诊断,但有时需要脓肿穿刺物进行革兰染色和培养来鉴别这两种疾病。

治疗·阿米巴病

肠道疾病

治疗阿米巴病的药物可根据其主要作用部位进行分类(**表 122-1**)。肠道内抗阿米巴药物吸收率低,它们在肠道中浓度很高,但仅对靠近黏膜的包囊和滋养体有作用。在美国只有两种肠道内抗阿米巴药物:双碘喹啉和巴龙霉素。使用肠道内抗阿米巴药物的适应证包括根除结肠炎或肝脓肿患者的包囊和治疗无症状携带者。大多数无症状排出包囊患者同时有迪斯帕内阿米巴的定植,这并不需要特殊的治疗。然而,谨慎的做法是治疗排出包囊的无症患者,除非通过特异性抗原检测试验明确证明是迪斯帕内阿米巴定植。

表 122 - 1　阿米巴病的治疗药物

适应证	治疗
无症状携带者	肠道内抗阿米巴药物：双碘喹啉（650 mg/片），650 mg TID，20 日；或巴龙霉素（250 mg/片），500 mg TID，10 日
急性结肠炎	甲硝唑（250/500 mg/片），750 mg 口服或静脉注射 TID，5～10 日；或替硝唑，2 g/d，口服 3 日 **加** 上文提到的肠道内抗阿米巴药物
阿米巴肝脓肿	甲硝唑 750 mg 口服或 IV 5～10 日；或替硝唑 2 g 口服，单剂；或奥硝唑[a] 2 g 口服，单剂 **加** 上文提到的肠道内抗阿米巴药物

[a] 在美国未获得批准。

口服或肠外给药后，组织抗阿米巴药物在血液和组织中达到高浓度。硝基咪唑类化合物，特别是甲硝唑的出现，是治疗侵袭性阿米巴病的一大进展。阿米巴结肠炎患者应给予静脉或口服甲硝唑治疗。副作用包括恶心、呕吐、腹部不适和类似双硫仑样反应。另一种长效咪唑类化合物替硝唑在美国也同样有效。所有患者还应接受肠道内抗阿米巴药物的全疗程治疗，因为甲硝唑不能根除包囊。甲硝唑的耐药性已在实验室中被筛选发现，但尚未在临床分离株中发现。复发并不罕见，并且当治疗剂量或疗程不足时可能会出现再感染或无法从肠道中清除阿米巴原虫。

阿米巴肝脓肿

甲硝唑是治疗阿米巴肝脓肿的首选药物。在发展中国家，长效的硝基咪唑类药物（替硝唑和奥硝唑）作为单剂治疗是有效的。随着早期诊断和治疗，无并发症的阿米巴肝脓肿死亡率＜1%。没有证据表明两种药物联合治疗比单药治疗更有效。对南非肝脓肿患者的研究表明，72%无肠道症状的患者有肠道溶组织内阿米巴的感染，因此所有的治疗方案都应该包括一种肠道内抗阿米巴药物来根除包囊以防止进一步传播。阿米巴肝脓肿很少复发。

90%以上的患者对甲硝唑治疗反应显著，在治疗 72 h 内疼痛和发热均减轻。肝脓肿的穿刺指征为：① 需要排除化脓性脓肿的可能，尤其是多发病灶患者；② 治疗 3～5 日无临床反应；③ 有破裂的风险；④ 避免左叶脓肿破裂进入心包。没有证据表明穿刺，即使是大的脓肿（达 10 cm），会加速愈合。即使肝脓肿已经破裂，经皮穿刺引流也可能成功。除非出现肠穿孔或破裂进入心包，应考虑手术治疗。

■ 预防

阿米巴感染是通过摄入被包囊污染的食物或水而传播的。由于无症状的携带者每日可排出多达 1 500 万个包囊，因此预防感染需要足够的卫生设施和根治包囊携带者。在高危地区，避免食用未削皮的水果和蔬菜以及使用瓶装水，可以减少感染。由于包囊对供水浓度的氯有抵抗力，因此建议使用碘消毒（高碘甘氨酸）。没有有效的预防措施。

自生生活阿米巴的感染

■ 流行病学

自生生活的阿米巴棘阿米巴属和耐格里属分布在世界各地，并已从各种淡水和半咸水中分离出来，包括湖泊、水龙头、温泉、游泳池、暖气和空调设备，甚至可以从健康儿童的鼻腔中分离出来。形成包囊可以保护原虫免受干燥和食物匮乏的影响。嗜肺军团菌在供水系统中持续存在的部分原因可能是自生生活的阿米巴原虫，特别是耐格里属阿米巴的慢性感染。巴拉姆希阿米巴属已从土壤样品中分离出来，包括一个花盆中的土壤样本，该样本与一名儿童的致命感染有关。

■ 耐格里属感染

由福氏耐格里阿米巴引起的原发性阿米巴脑膜脑炎是由于摄入被包囊和滋养体污染的水或吸入被污染的灰尘导致的，导致嗅觉神经上皮受到入侵。报道表明，感染最常见于健康的儿童或年轻人，他们经常在湖泊或温水游泳池中游泳。罕见情况下，一些患者因使用受污染的水进行鼻腔冲洗而发生感染。潜伏期 2～15 日后，出现严重头痛、高热、恶心、呕吐和脑膜刺激征。第三、第四、第六对脑神经受累出现畏光和麻痹是常见的。随后可能迅速出现癫痫和昏迷。预后普遍较差：大多数患者在 1 周内死亡。最近，2 名幸存的儿童接受了米替福新的治疗，是一种 CDC 提供的治疗耐格里属感染的试验药物。

对于任何化脓性脑膜炎的患者，若革兰染色、抗原检测和培养均未发现细菌的依据，应考虑耐格里属的感染。其他实验室检查与暴发性细菌性脑膜炎相似，颅内压升高、脑脊液白细胞计数升高（最高可达 20 000/μL）、蛋白质升高和葡萄糖降低。诊断依赖于对新鲜脑脊液标本湿片中运动滋养体的检测。在健康成人中可以检测到耐格里属阿米巴的抗体，因此血清学检查对急性感染的诊断没有价值。

■ 棘阿米巴属感染
肉芽肿性阿米巴性脑炎

棘阿米巴属的阿米巴感染是缓慢进展（惰性）过程，通常发生在慢性疾病或虚弱的患者中。危险因素包括淋巴组织增殖紊乱、化疗、糖皮质激素治疗、红斑狼疮和 AIDS。感染通常从鼻窦、皮肤或肺的病灶通过血流途径到达中枢神经系统。在中枢神经系统，发病是隐匿的，该综合征的表现常与占位性病变相仿。精神状态改变、头痛和颈强直，可伴有局灶性表现,如脑神经麻痹、共济失调和偏瘫。在播散性棘阿米巴感染的艾滋病患者中经常发现含有阿米巴的皮肤溃疡或硬结节,是明确诊断重要的部位。

检查脑脊液中的滋养体可能对诊断有帮助,但由于颅内压升高,腰椎穿刺可能是禁忌。CT 通常可以显示脑皮质和皮质下的低密度病灶,这些病灶与栓塞性梗死一致。在其他患者中,多个水肿的强化病灶可能与弓形虫病的 CT 表现相类似(参见第 128 章)。在湿片或活检标本中找到棘阿米巴的滋养体和包囊可确诊。在接种大肠埃希菌的无营养琼脂培养基上培养可能有助于诊断。美国 CDC 提供的荧光素标记的抗血清可用于活检标本中原虫的检测。在艾滋病肉芽肿阿米巴脑炎的患者中,由于这些患者的肉芽肿形成不良,其病程可能加快(仅存活 3~40 日)。多种抗生素被用来治疗棘阿米巴感染,但感染几乎都是致命的。CDC 现在已提供了米替福新,当该药物被纳入治疗方案时可以提高生存率。

角膜炎

在过去 30 年中,棘阿米巴引起的角膜炎的发病率有所上升,部分原因是基于诊断水平的提高。早期的感染与眼睛的创伤和暴露于污染水源有关。目前,大多数感染与长时间佩戴隐形眼镜有关,少数病例与准分子激光原地角膜消除术(LASIK)有关。危险因素包括使用自制的生理盐水、游泳时佩戴隐形眼镜,以及消毒不当。由于隐形眼镜可能会引起显微镜下的角膜微创伤,早期的角膜表现可能是非特异性的。最初的症状通常包括流泪和异物的疼痛感。一旦感染确立,进展迅速;典型的临床征象是角膜中央旁的环状物,表现为角膜脓肿。随后可能出现更深的角膜侵犯和视力丧失。

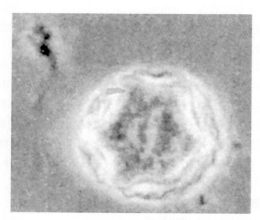

图 122‑5　相差显微镜下卡氏棘阿米巴的双层壁包囊。[经授权许可,引自:DJ Krogstad et al, in A Balows et al(eds):Manual of Clinical Microbiology, 5th ed. Washington, DC, American Society for Microbiology, 1991]。

鉴别诊断包括细菌、分枝杆菌和疱疹病毒感染。可在角膜刮取物或活检组织中发现棘阿米巴的不规则多边形包囊(图 122‑5),滋养体可在特殊培养基上生长。包囊对现有的药物耐药,因此药物治疗的效果令人失望。一些研究表明,羟乙磺酸丙氧苯咪滴眼液部分有效。严重感染通常需要角膜移植术。

■ 巴拉姆希阿米巴感染

巴拉姆西阿米巴是一种自由生活的阿米巴,既往被称为阿米巴细线虫(leptomyxid ameba),是免疫功能抑制患者阿米巴脑膜脑炎的重要病原体。典型的病程呈亚急性,伴有局灶性神经系统体征、发热、癫痫和头痛,发病后 1 周至数月内死亡。脑脊液检查显示单核细胞或中性粒细胞增多,蛋白质升高,葡萄糖正常或降低。影像学检查可以发现多发的低密度病灶(图 122‑6)。这种多发占位病灶和脑脊液细胞增多提示巴拉姆希阿米巴的感染。美国 CDC 提供荧光抗体可用于脑活检标本的检测。用于治疗少数幸存患者的药物包括戊双脒、氟胞嘧啶、磺胺嘧啶和大环内酯类。美国 CDC 建议将米替福新包括在内,对其他的自生生活阿米巴也有效。鉴别诊断包括结核瘤(参见第 74 章)和脑囊虫病(参见第 135 章)。

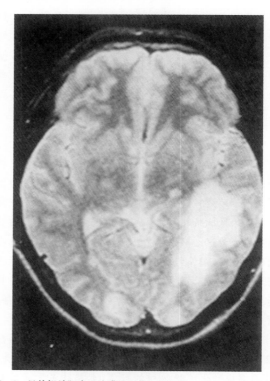

图 122‑6　巴拉姆希阿米巴脑膜脑炎的 MRI 扫描。可见顶枕部大的病灶及其他部位小病灶(经授权许可,引自:Department of Radiology, UCSD Medical Center, San Diego)。

第 123 章
疟疾 | Chapter 123
Malaria

Nicholas J. White, Joel G. Breman · 著 | 王萌冉 · 译

> "人类只有三个大敌人：发热、饥荒和战争；其中最强大、最可怕的是发热。"
>
> ——威廉·奥斯勒

疟疾是由受感染的按蚊叮咬传播的原生动物疾病。它是人类寄生虫病中最重要的一种，它在 106 个国家约有 30 亿人口传播，每日造成约 2 000 人死亡。一些国家采用高效控制计划，死亡率正在下降。疟疾已经从美国、加拿大、欧洲和俄罗斯被消灭。然而，在 20 世纪末和 21 世纪初，它的流行率在热带的许多地区上升。寄生虫的抗药性增加，其载体的抗药性增加，以及人类的旅行和迁徙都促成了这种复苏。在美国南部和东部的几个地区和欧洲，在疟疾输入后偶尔发生局部传播，这表明对非疟疾国家仍有持续危险。尽管有许多成功的新的控制措施和有希望的研究措施，但疟疾仍然像几个世纪以来那样，是如今热带社区的沉重负担，对非濒危国家造成威胁，以及对旅行者形成危险。

病原学

疟原虫属的 6 个物种几乎引起人类所有的疟疾感染。它们是恶性疟原虫、间日疟原虫、两种形态上相同的卵形疟原虫同系物种（如最近的证据所建议的）、三日疟原虫，以及东南亚猴疟原虫诺氏疟原虫（表 123‑1）。虽然几乎所有的死亡都是由恶性疟原虫引起的，但诺氏疟原虫和间日疟原虫也会引起严重的疾病。人类感染始于雌性按蚊在血餐期间从其唾液腺接种疟原虫孢子（图 123‑1）。疟原虫的这些微小的活动形式通过血流迅速传到肝脏，在那里它们侵入肝实质细胞并开始无性繁殖。通过这种扩增过程（称为肝内或经前细胞分裂或 Merogony），单个子孢子最终可产生 10 000～30 000 个以上的子孢子。肿胀的受感染的肝细胞最终破裂，向血液中排出活动的新生代。然后这些新生代侵入红细胞（RBC），每 48 h 繁殖 6～20 倍（P. Knowlesi，24 h；P. Malariae，72 h）。当寄生虫的血液密度达到约 50/µL（成人血液中约 1 亿寄生虫），感染的症状阶段就开始了。在间日疟原虫和卵形疟原虫感染中，有一部分肝内形态不会立即分裂，而是在生殖开始前 3 周至 1 年内保持惰性。这两种疟原虫的休眠形式通常是导致复发的原因。

表 123‑1　感染人类的疟原虫特征比较

特征	特定物种[a]			
	恶性疟原虫	间日疟原虫	卵形疟原虫	三日疟原虫
肝内期持续时间（日）	5.5	8	9	15
每个感染后肝细胞释放的裂殖子数量	30 000	10 000	15 000	15 000
红细胞期持续时间（h）	48	48	50	72
红细胞易患性	年轻细胞（但可以侵入所有年龄段的细胞）	网织红细胞以及 2 周左右的红细胞	网织红细胞	成熟红细胞
形态	通常只有环状，香蕉状配子体[b]	不规则形状的大环和滋养体；红细胞增大	感染的红细胞呈扩大和椭圆形，有簇状末端	呈带状或矩形的滋养体
色素颗粒颜色	黑色	黄棕色	深棕色	棕黑色
复发可能性	无	有	有	无

[a] 在东南亚，从猴类中分离到的诺氏疟原虫也可以引起人类感染，幼稚的环状结构与恶性疟原虫相似，而年老的滋养体则与三日疟原虫相似。可靠的鉴定需要分子基因分型。 [b] 高于 2% 的寄生虫血症水平提示恶性疟原虫感染。

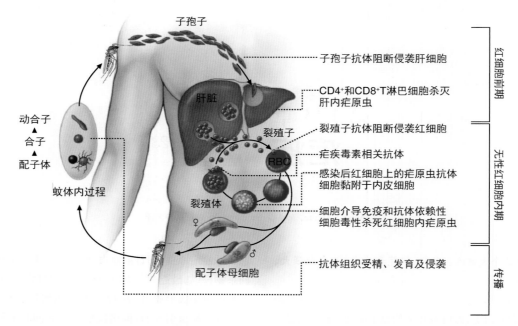

图 123 - 1　疟原虫在人体及蚊体内发育及传播的过程（红细胞）。

进入血流后,裂殖子迅速侵入红细胞并成为滋养层。附着通过特定的红细胞表面受体介导。对于恶性疟原虫来说,网织红细胞结合蛋白同系物 5(PfRh5)是红细胞侵袭必不可少的。Basigin(CD147,emmprin)是 PfRh5 的红细胞受体。对于间日疟原虫,这种受体与 Duffy 血型抗原 Fya 或 Fyb 有关。大多数西非人和起源于该地区的人携带 Duffy 阴性 FYFY 表型,因此对间日疟原虫有抵抗力。在红细胞内发育的早期阶段,不同寄生物种的小"环型"在光学显微镜下表现相似。随着滋养层的扩大,物种特性变得明显,色素变得明显,寄生虫呈不规则或变形虫状。在红细胞内的生命周期结束时,寄生虫已经消耗了红细胞血红蛋白的 2/3,并且已经成长,占据细胞的大部分。这个时候发生了多核分裂,被称为裂殖体,然后红细胞破裂释放出 6～30 个子代裂殖子,每个子代都有可能侵入新的红细胞并重复这个循环。人类的疾病是由无性寄生虫红细胞的入侵和破坏以及宿主的反应所直接引起的。从肝脏释放后(间日疟原虫、卵形疟原虫、疟疾疟原虫、诺氏疟原虫),一些血期寄生虫发展成形态上不同的、寿命更长的性形式(配子细胞),可以传播疟疾。在恶性疟原虫中,几个无性周期的延迟先于这种转变为配子细胞生成。

雄性和雌性配子细胞在叮咬雌性按蚊的血粉中被摄取后,在昆虫的中肠中形成合子。这种合子成熟为卵母细胞,卵母细胞穿透并包围蚊子的肠壁。由此产生的卵囊通过无性分裂扩大,直到它暴发,释放出无数活动的孢子,然后这些孢子在血淋巴中迁移到蚊子的唾液腺,等待下一次"喂食"时接种到另一个人身上。

流行病学

疟疾发生在大部分热带地区。恶性疟原虫主要分布在非

洲、新几内亚和伊斯帕尼奥拉(即多米尼加共和国和海地),间日疟原虫在中美洲更常见。这两个物种在南美洲、印度次大陆、东亚和大洋洲的流行率大致相同。疟原虫在大多数流行地区,特别是整个撒哈拉以南非洲地区都有发现,但并不常见。卵形疟原虫在非洲以外的地区相对不常见,而且在发现它的地方,其所含的分离物少于 1%。在婆罗洲岛和东南亚其他地方发现了感染诺氏疟原虫的患者,但程度较轻,主要宿主是长尾猕猴和猪尾猕猴。

疟疾的流行病学是复杂的,甚至在相对较小的地理区域内也可能有很大的差异。地方性传统上定义为 2～9 岁儿童的寄生虫血症率或可触及脾脏率,分为低地方性(<10%)、中地方性(11%～50%)、高地方性(51%～75%)和全地方性(>75%)。直到最近,在规划控制项目时很少见使用这些指数,现在许多国家正在进行国家调查以评估项目进展。在有恶性疟原虫严重传播的全新和高流行地区(如非洲热带或新几内亚沿海的某些地区),人们每日可能会遭受一次以上的感染性蚊虫叮咬,并在一生中反复受到感染。在这种情况下,疟疾的发病率和死亡率在儿童早期相当可观。在这些地区,对疾病的免疫力很难获得,幼儿的疾病负担很高。然而,到成年时,大多数疟疾感染是无症状的。随着控制措施的进展和城市化进程的扩大,环境条件不利于传播,各年龄组可能丧失保护性免疫力,易患病。持续、频繁、全年感染被称为稳定传播。在传播率低、不稳定或集中的地区,没有获得完全的保护性免疫,并且症状性疾病可能在所有年龄段发生。这种情况通常存在于低流行地区,称为不稳定传播。即使在传播稳定的地区,症状性疾病的发病率也往往会增加,这与雨季蚊子繁殖和传播的增加相一致。疟疾在某些地区,特别是那些疟疾不稳

定的地区,如印度北部(旁遮普地区)、非洲之角、卢旺达、布隆迪、南非和马达加斯加,表现得像一种流行病。当环境、经济或社会条件发生变化时,如干旱后的暴雨或从非疟疾地区向高传播地区的迁移(通常是难民或工人),以及未能投资于国家项目时,流行病可能会发展。由于战争或内乱导致疟疾控制和预防服务的中断,疫情会加剧。这种情况通常会导致所有年龄组的相当大的死亡率。

疟疾流行病学的主要决定因素是按蚊媒介的数量(密度)、人类的叮咬习惯和寿命。400 种以上按蚊中有 100 种以上可以传播疟疾,但 40 种左右的按蚊在传播效率上与疟疾媒介有很大差异。更具体地说,疟疾的传播与媒介的密度、人类每日每只蚊子叮咬次数的平方以及蚊子存活 1 日的概率的 1/10 成正比。蚊子的寿命特别重要,因为从配子细胞摄取到随后的接种(孢子虫)期间,蚊子的生命周期的一部分持续 8~30 日,这取决于环境温度。因此,为了传播疟疾,蚊子必须存活或超过 7 日。在较冷的温度下[即<16℃(60.8°F)或间日疟原虫和<21℃(69.8°F)或恶性疟原虫]不能完成孢子虫的繁殖。因此,在低于这些温度或高海拔时不会发生传播。疟疾暴发和传播发生在非洲东部的高地(>1 500 m),而这些地方以前没有传播媒介。非洲的冈比亚按蚊(anopheles gambiae)是疟疾最有效的蚊子媒介,它们是长寿的,在热带气候中密度高,易于繁殖,并且比其他动物更易叮咬人类。昆虫学接种率(即每人每年的孢子虫阳性蚊虫叮咬次数)是衡量疟疾传播最常见的指标,在拉丁美洲和东南亚的某些地区<1,在热带非洲的一些地区>300。

疟疾病程中红细胞改变

入侵红细胞后,生长中的疟原虫逐渐消耗和降解细胞内蛋白质,主要是血红蛋白。潜在毒性的血红素通过脂质介导的结晶作用解毒为生物惰性的血清素(疟疾色素)。这种寄生虫还通过改变红细胞膜的转运特性、暴露隐性表面抗原和插入新的寄生虫衍生蛋白来改变红细胞膜。红细胞的形状变得更不规则,更具抗原性,变形性更小。

恶性疟原虫感染时,细胞侵入 12~15 h 后,红细胞表面出现膜突起。这些"旋钮"挤出一种高分子量、抗原变异、应变特异性红细胞膜黏附蛋白(PfEMP1),它介导对静脉和毛细血管内皮受体的黏附,这一事件称为细胞黏附。已经确定了几种血管受体,其中细胞间黏附分子 1 可能是大脑中最重要的,其他包括胎盘中的硫酸软骨素 B 和大多数其他器官中的 CD36。因此,受感染的红细胞黏附在体内,最终阻塞毛细血管和小静脉。在同一阶段,这些恶性疟原虫感染的红细胞也可能黏附未感染的红细胞(形成玫瑰花结)和其他寄生红细胞(凝集)。细胞黏附、玫瑰花结形成和凝集过程是恶性疟发病机制的核心。它们导致含有成熟形式寄生虫的红细胞在重要器官(特别是大脑)中被隔离,在那里它们干扰微循环流动和新陈代谢。隔离的寄生虫继续发展,超出了宿主的

主要防御机制:脾脏处理和过滤。因此,在恶性疟原虫的外周血中,只有较年轻的无性生殖寄生虫"环型"在循环,而且外周寄生虫血症的水平可能会低估体内寄生虫的真实数量。严重疟疾还与未感染红细胞变形能力降低有关,这会影响未感染红细胞通过部分阻塞的毛细血管和小静脉,并缩短红细胞存活率。

在其他人类疟疾患者中,不会发生隔离,而且在外周血涂片上,寄生虫发育的所有阶段都很明显。而间日疟原虫、卵形疟原虫和三日疟原虫对幼年红细胞(间日疟原虫、卵形疟原虫)或老细胞(三日疟原虫)表现出明显的偏好,并产生很少>2%的寄生虫血症,恶性疟原虫可侵入所有年龄的红细胞,并可能与非常高的寄生虫血症有关。

宿主反应

最初,宿主通过激活非特异性防御机制对疟原虫感染做出反应。疟疾患者脾脏免疫和过滤清除功能增强,同时加速了对寄生和未感染红细胞的清除。脾脏能够清除受损的寄生虫环,并将一旦感染的红细胞返回循环,从而缩短它们的生存期。当裂殖子破裂时,逃逸脾切除的寄生细胞被破坏。释放的物质可诱导巨噬细胞的活化和促炎细胞因子的释放,从而引起发热并产生其他病理效应。温度≥40℃(104°F)会损害成熟的寄生虫;在未经治疗的感染中,这种温度的作用是进一步使寄生循环同步,最终产生规律性的发热高峰和僵硬,这些最初是用来表征不同的疟疾。这些有规律的发热模式(每日可见,每 2 日一次,每 3 日一次)目前很少在接受及时有效抗疟治疗的患者中出现。

在采取控制措施之前,镰状细胞病、血红蛋白 C 和 E、遗传性卵母细胞增多症、珠蛋白生成障碍性贫血(地中海贫血)和葡萄糖-6-磷酸脱氢酶(G-6-PD)缺乏症的地理分布与恶性疟原虫疟疾的地理分布非常相似。这一相似性表明,这些遗传疾病提供了防止恶性疟原虫死亡的保护。例如,HbA/S 杂合子(镰状细胞特征)可使死于严重恶性疟疾的风险降低 6 倍。含血红蛋白 S 的红细胞在低氧紧张状态下损害寄生虫的生长,含血红蛋白 S 和 C 的恶性疟原虫感染红细胞由于黏附素 PfEMP1 的表面呈现降低,细胞黏附性降低。高寄生密度时,HbA/E 杂合子中的寄生虫增殖减少。在美拉尼西亚,患有 α 地中海贫血的儿童在生命的早期似乎有更频繁的疟疾(间日疟原虫和恶性疟原虫),这种感染模式似乎可以保护他们免受严重疾病的侵袭。在黑色素卵母细胞增多症中,刚性红细胞抵抗裂殖子侵袭,红细胞内环境恶劣。

非特异性宿主的防御机制阻止了感染的扩展,随后的菌株特异性免疫反应控制了感染。最终,暴露在足够的菌株下,可以防止高水平的寄生虫血症和疾病,但不能防止感染。由于这种无病感染状态(早产),无症状寄生虫病在成人和年龄较大的儿童中很常见,这些儿童居住在传播稳定和强烈的地

区（即全区或高地方病流行区）以及部分低传播地区。免疫主要是特异性的或同时感染疟原虫的种类和菌株。体液免疫和细胞免疫都是保护的必要条件，但它们的机制还不完全清楚（图 123 - 1）。免疫个体的血清 IgM、IgG 和 IgA 水平有多克隆增加，但是这些抗体中的许多与保护无关。对多种寄生虫抗原的抗体可能协同作用，限制寄生虫的体内复制。在恶性疟原虫的病例中，这些抗原中最重要的是变异蛋白 PfEMP1 的表面黏附。免疫成人的被动转基因 IgG 已被证明可以降低儿童的寄生虫血症水平。母亲抗体的被动转移有助于婴儿在出生后的头几个月对严重疟疾的相对（但不完全）保护。当一个人在一个流行地区以外生活几个月或更长时间时，这种复杂的疾病免疫力就会下降。

一些因素阻碍了细胞对疟疾免疫的发展。这些因素包括感染的红细胞表面没有主要的组织相容性抗原，这妨碍了 T 细胞的直接识别；疟疾抗原-特异性免疫无反应；疟疾寄生虫的巨大菌株多样性，以及寄生虫在 ERY 上表达变异免疫显性抗原的能力。在感染过程中血小板表面发生改变。如果不进行治疗，寄生虫可能会在血液中持续数月或数年（如果是疟原虫，持续数十年）。疟疾免疫反应的复杂性、寄生虫逃避机制的复杂性，以及缺乏与临床免疫相关的良好体外试验，都减缓了有效疫苗的进展。

临床特征

疟疾是热带国家发热的常见原因。疟疾的最初症状是非特异性的；不适感、头痛、疲劳、腹部不适和伴随发热的肌肉疼痛都与轻微病毒性疾病的症状相似。在某些情况下，突出的头痛、胸痛、腹痛、咳嗽、关节痛、肌痛或腹泻可能提示另一种诊断。尽管疟疾患者头痛可能很严重，但脑膜炎患者的颈部僵硬和畏光症状不会出现。虽然肌痛可能很突出，但通常不如登革热严重，肌肉也不像钩端螺旋体病或斑疹伤寒那样柔软。恶心、呕吐和体位性低血压是常见的。典型的疟疾性阵发性是相对不常见的，其中发热、寒战和有规律的间隔出现，提示感染间日疟原虫疟疾或卵形疟原虫疟疾。最初发热通常是不规则的（恶性疟原虫疟疾可能永远不会有规律）；非免疫个体和儿童的体温通常升高到 40℃（104°F）以上，伴有心动过速，有时伴有谵妄。任何一种疟疾都可能发生儿童发热性抽搐，但全身性发作与恶性疟原虫特别相关，可能预示着脑病（脑型疟疾）的发展。急性疟疾有许多临床异常，但大多数无并发症感染的患者除了发热、不适、轻度贫血和（在某些情况下）可触及脾脏外，几乎没有其他异常的身体表现。贫血在传播稳定地区的幼儿中很常见，特别是在抵抗已影响抗疟药物疗效的地区。在患有急性疟疾的非免疫个体中，脾脏需要几日时间才能触诊到，但在疟疾流行地区，脾大在其他健康个体中所占比例很高，并反映出反复感染。肝脏轻微肿大也很常见，尤其是在幼儿中。轻度黄疸在成人中很常见；它可能在患有其他简单疟疾的患者中发生，通常会在 1~3 周内消退。疟

疾与脑膜炎球菌败血症、斑疹伤寒、肠热病、病毒性皮疹和药物反应中所见的皮疹无关。皮肤或黏膜的点状出血以病毒性出血热和钩端螺旋体病为特征，在严重的恶性疟原虫中很少发生。

■ 重症恶性疟

经过适当及时的治疗，无并发症的恶性疟原虫（即患者可以吞咽药物和食物）的死亡率＜0.1%。然而，一旦发生重要器官功能障碍或感染红细胞的总比例增加到 2% 以上（与成人的 ＞10^{12} 寄生虫相对应的水平），死亡率风险就会急剧上升。严重恶性疟的主要表现见表 123 - 2，预后不良的特征见表 123 - 3。

表 123 - 2 重症恶性疟的临床特征

特征	表现
主要	
无法唤醒的昏迷/脑型疟	不能定位或对有害刺激做出适当反应；全身抽搐后昏迷持续时间超过 30 min
酸中毒	动脉酸碱度＜7.25 或血浆碳酸氢盐水平＜15 mmol/L；静脉乳酸水平＞5 mmol/L；表现为深大呼吸，通常称为呼吸窘迫"
重度正色素正细胞性贫血	血细胞比容＜15% 或血红蛋白水平＜50 g/L（＜5 g/dL），寄生虫血症＜10 000/μL
肾功能不全	血清或血浆肌酐水平 ＞ 265 μmol/L（＞3 mg/dL）；成人尿量（24 h）＜400 mL 或＜12 mL/kg；补液无改善
肺水肿/成人呼吸窘迫综合征	非心源性肺水肿，常因水钠潴留而加重
低血糖	血糖水平＜2.2 mmol/L（＜40 mg/dL）
低血压/休克	1~5 岁儿童收缩压＜50 mmHg 或成人收缩压＜80 mmHg；核心/皮肤温差＞10℃；毛细血管充盈＞2 s
出血/弥散性血管内凝血	牙龈、鼻和胃肠道的严重出血和出血和/或弥散性血管内凝血的证据
惊厥	24 h 内超过 2 次全身性发作；持续发作活动的迹象，有时是轻微的（例如，没有肢体或面部运动的强直阵挛性眼部运动）
其他	
血红蛋白尿[a]	肉眼可见的黑色、棕色或红色尿液；与氧化剂药物和红细胞酶缺陷（如 G - 6 - PD 缺乏）的影响无关
极度虚弱乏力	虚弱，不能独立坐立[b]
高寄生虫血水平	非免疫缺陷患者的寄生虫血症水平＞5%（任何患者的寄生虫血症水平＞10%）
黄疸	血清总胆红素水平＞50 mmol/L（＞3 mg/dL），合并寄生虫密度为 100 000/μL 或其他重要脏器功能障碍的证据

[a] 血红蛋白尿也可能发生在简单的疟疾和服用伯氨喹的 G - 6 - PD 缺乏症患者中。[b] 一般指能独立坐立的儿童。

缩略词：G - 6 - PD，葡萄糖-6-磷酸脱氢酶。

表 123 - 3　重症恶性疟预后不良的特征
临床
强烈的兴奋躁动
过度换气（呼吸窘迫）
低体温［<36.5℃（<97.7℉）］
出血
深度昏迷
反复惊厥
无尿
休克
实验室检查
生化
低血糖（<2.2 mmol/L）
高乳酸血症（>5 mmol/L）
酸中毒（动脉血 pH<7.3,血清 HCO_3^-<15 mmol/L）
血肌酐升高（>265 μmol/L）
总胆红素升高（>50 μmol/L）
肝酶升高（AST/ALT 为正常值上限的 3 倍）
肌酶升高（肌酸激酶）
尿酸升高（>600 μmol/L）
血液学
白细胞升高（>12 000/μL）
重度贫血（PCV<15%）
凝血异常
血小板计数降低（<50 000/μL）
凝血酶原时间延长（>3 s）
部分凝血活酶时间延长
纤维蛋白原减少（<200 mg/dL）
寄生虫学
高水平寄生虫血症
>100 000/μL 时死亡率增加
>500 000/μL 时高死亡率
>20%的寄生虫被鉴定为含有色素的滋养体和裂殖体
>5%带有可见色素的中性粒细胞

缩略词：ALT,丙氨酸转氨酶；AST,天冬氨酸转氨酶；CPK,肌酸激酶；PCV,血细胞比容。

脑型疟

昏迷是恶性疟的一个特征和不祥特征,尽管经过治疗,但与成人死亡率（约 20%）和儿童死亡率（15%）有关。任何迟钝、精神错乱或异常行为都应十分认真地对待。抽搐后发作可能是逐渐的或突然的。

脑型疟表现为弥漫性对称性脑病,局灶性神经症状不常见。虽然可以检测到一些被动的头部弯曲阻力,但没有脑膜刺激的迹象。眼睛可能是发散的,嚓嘴反射是常见的,但其他原始反射通常不存在。除深度昏迷外,角膜反射仍保持不变。肌肉张力可以增加或减少。肌腱反射是可变的,足底反射可能是屈肌或伸肌;腹部和提睪反射不存在。可以看到屈肌或伸肌的姿势。在常规眼底镜检查中,约 15%的患者有视网膜出血;瞳孔扩张和间接检眼镜检查,这个数字增加到 30%~40%。其他眼底异常（**图 123-2**）包括视网膜混浊（30%~60%）、乳头水肿

（8%儿童,成人罕见）、棉絮斑（<5%）和视网膜血管或血管段脱色（偶尔出现）。约 10%的成人和高达 50%的脑型疟疾儿童出现抽搐,通常是全身性的并经常反复发作。更隐蔽的癫痫活动也很常见,尤其是在儿童中,可能表现为反复强直阵挛性眼球运动,甚至是多涎。虽然成人很少（即<3%的病例）出现神经性后遗症,但约 10%的存活于脑型疟疾的儿童,尤其是那些患有低血糖、严重贫血、反复发作和深度昏迷的儿童,在恢复意识时仍有神经功能缺损;偏瘫、脑瘫、皮质盲、耳聋和认知障碍已有报道。大部分缺损在 6 个月内明显改善或完全消除。然而,随着时间的推移,一些其他缺陷的患病率也在增加;大约 10%的脑型疟存活儿童有持续的语言缺陷。在学习、计划和执行功能、注意力、记忆和非语言功能方面也可能存在缺陷。这些儿童的癫痫发病率增加,预期寿命缩短。

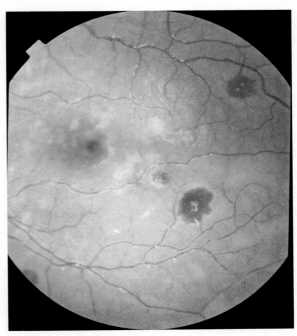

图 123-2　脑型疟的眼内表现。黄斑周围白化以及视网膜中心出血（经授权许可,引自：N. Beare, T. Taylor, S. Harding, S. Lewallen, and M. Molyneux）。

低血糖

低血糖是严重疟疾的一个重要和常见并发症,与预后不良有关,在儿童和孕妇中尤其有问题。疟疾中的低血糖是由于肝糖原异生失败以及宿主和疟原虫（在较小程度上）消耗葡萄糖的增加所致。更复杂的情况在于,作为治疗恶性疟原虫的药物,奎宁具有强效的促胰岛素分泌作用。在接受奎宁治疗的孕妇中,高胰岛素低血糖症尤其麻烦。在严重疾病中,低血糖的临床诊断是困难的:没有常见的体征（出汗、"鸡皮疙瘩"、心动过速）,低血糖引起的神经损伤与疟疾引起的神经损伤无法区分。

酸中毒

酸中毒是严重疟疾死亡的一个重要原因,是有机酸积累

的结果。高乳酸血症通常与低血糖症共存。在成人中，同时存在的肾损害通常是酸中毒的复合物；在儿童中，可为酮症酸中毒造成。还有一些尚未确认的有机酸是酸中毒的主要原因。酸中毒呼吸，有时被称为"呼吸窘迫"，是预后不良的迹象。其次是循环衰竭，对体积扩张或肌力药物治疗不敏感，最后是呼吸停止。在严重疟疾中，碳酸氢盐或乳酸的血浆浓度是最好的生化预测因子。低血容量不是酸中毒的主要原因。乳酸性酸中毒是由组织中的厌氧糖酵解综合引起的，在这些组织中，隔离的寄生虫干扰微循环流动，寄生虫产生乳酸，肝和肾乳酸清除失败。严重酸中毒预后差。

非心源性肺水肿

即使经过几日的抗疟治疗，患有严重恶性疟的成人也可能出现非心源性肺水肿。成人呼吸窘迫综合征变异的发病机制尚不清楚。死亡率>80%。过度用力静脉输液会加重这种情况。非心源性肺水肿也可发生在其他非复杂性间日疟，并可以恢复正常。

急性肾损伤

急性肾损伤在严重恶性疟原虫中很常见，但少尿性肾衰竭在儿童中很少见。肾衰竭的发病机制尚不清楚，但可能与红细胞分离和凝集干扰肾微循环流动和代谢有关。临床和病理上，这种综合征表现为急性肾小管坏死。肾皮质坏死从未发生。急性肾衰竭可能与其他重要器官功能障碍同时发生（在这种情况下，死亡风险很高），也可能随着其他疾病表现的消失而进展。在幸存者中，排尿在中位时间4日内恢复，血清肌酐水平在平均17日内恢复正常。早期透析或血液过滤大大提高了患者生存的可能性，特别是在急性高凝性肾衰竭中。

血液系统异常

贫血的原因是脾脏清除红细胞的速度加快，寄生虫裂殖吸虫破坏红细胞，红细胞生成无效。在严重疟疾中，感染和未感染的红细胞显示变形能力降低，这与贫血的预后和发展相关。所有红细胞的脾清除率均增加。在非免疫个体和传播不稳定的地区，贫血会迅速发展，往往需要输血。由于反复的疟疾感染，非洲许多地区和新几内亚岛的儿童可能会出现严重贫血，这是由于未感染红细胞存活率缩短和明显的红细胞生成障碍所致。贫血是抗疟药物耐药性的一种常见后果，可导致反复或持续感染。

恶性疟原虫感染常见轻微的凝血功能异常，轻度血小板减少是常见的（正常血小板计数应引起对疟疾诊断的疑问）。在严重疟疾患者中，<5%有明显出血，并有弥散性血管内凝血的迹象。应激性溃疡或急性胃糜烂引起的呕血也可能很少发生。

肝功能异常

轻度溶血性黄疸在疟疾中很常见。严重的黄疸与恶性疟原虫感染有关；成人比儿童更常见；由溶血、肝细胞损伤和胆汁淤积引起。当伴有其他重要器官功能障碍（常为肾功能损害）时，肝功能不全预后不良。肝功能不全导致低血糖、乳酸

酸中毒和药物代谢受损。恶性疟患者偶尔会出现深部黄疸（伴有溶血、肝和胆汁淤积成分），但没有其他重要器官功能障碍的证据，在这种情况下预后良好。

其他并发症

艾滋病病毒携带者/艾滋病和营养不良易使无免疫个体患上更严重的疟疾；疟疾性贫血因同时感染肠道蠕虫，尤其是钩虫而恶化。败血症可能使严重疟疾复杂化，尤其是儿童。在儿童时期，将严重疟疾与脓毒症与附带的寄生虫病区分开来是非常困难的。在流行地区，沙门菌菌血症与恶性疟原虫感染特别相关。胸部感染和导管引起的尿路感染在昏迷3日以上的患者中很常见。吸入性肺炎可能伴随全身抽搐。表123-4总结了严重恶性疟并发症的频率。

表123-4 恶性疟严重并发症的相对发生率			
并发症	非妊娠成人	妊娠女性	儿童
贫血	+	+ +	+ + +
惊厥	+	+	+ + +
低血糖	+	+ + +	+ + +
黄疸	+ + +	+ +	+
肾功能不全	+ + +	+ + +	-
肺水肿	+ +	+ + +	+

注：-，无；+，少见；++，较常见；+++，多见。

■ 妊娠女性感染疟疾

疟疾在妊娠早期会导致流产。在疟疾传播率高的地区，初生和继发妊娠妇女中的恶性疟原虫与低出生体重（平均减少约170 g）有关，从而增加婴儿死亡率。一般来说，尽管胎盘微循环中寄生红细胞大量积累，但在稳定传播区域的受感染母亲仍然没有症状。母体艾滋病病毒感染使孕妇患更频繁和更高密度的疟疾感染，使新生儿易患先天性疟疾感染，并加剧与疟疾有关的出生体重下降。

在疟疾传播不稳定的地区，孕妇容易受到严重感染，尤其容易感染高水平寄生虫血症，并伴有贫血、低血糖和急性肺水肿。胎儿窘迫、早产、死产或低出生体重是常见的结果。胎儿死亡在严重疟疾中很常见。先天性疟疾发生在母亲被感染的新生儿中，其发病率和寄生虫血症水平与母体血液和胎盘中的寄生虫密度直接相关。妊娠期间日疟也与出生体重（平均110 g）下降有关，但与恶性疟的情况相比，这种作用在多胎妊娠妇女中更为明显。每年约有35万妇女死于分娩，其中大多数死亡发生在低收入国家，因分娩时出血导致的产妇死亡与疟疾引起的贫血有关。

■ 儿童感染疟疾

每年死于恶性疟的66万人中，大多数是非洲儿童。痉挛、昏迷、低血糖、代谢性酸中毒和严重贫血在患有严重疟疾的儿童中相对常见，而深黄疸、少尿急性肾损伤和急性肺水肿

则不常见。严重贫血的儿童可能会出现深呼吸困难，这在过去被错误地归因于"贫血充血性心力衰竭"，但实际上通常是由代谢性酸中毒引起的，通常伴有低血容量。一般来说，儿童能很好地耐受抗疟药物，并且对治疗反应迅速。

■ 疟疾的传播

疟疾可通过输血、针杆损伤、受感染注射吸毒者共用针头或器官移植传播。这些环境中的潜伏期通常很短，因为没有红细胞前期的发育阶段。这些病例的临床特点和治疗方法与自然获得性感染相同。不需要用伯氨喹进行根治性化疗或输血传播间日疟原虫和卵形疟原虫感染。

疟疾的慢性并发症

■ 热带脾大（高反应性疟疾相关脾大）

慢性或反复的疟疾感染会导致高丙种球蛋白血症，正常色素性、正常细胞性贫血；在某些情况下还会导致脾大。热带非洲和亚洲疟疾流行区的一些居民对反复感染表现出异常的免疫反应，表现为脾大、肝大、IgM 和疟疾抗体的血清滴度显著升高、肝窦性淋巴细胞增多和（非洲）外周 B 细胞增多。这种综合征与 CD8$^+$ T 淋巴细胞的细胞毒性 IgM 抗体、CD5$^+$ T 淋巴细胞的抗体及 CD4$^+$ 与 CD8$^+$ T 细胞比率的增加有关。这些事件可能导致无抑制的 B 细胞产生 IgM 和冷球蛋白（IgM 聚集物和免疫复合物）的形成。这种免疫过程刺激网状内皮增生和清除活性，最终产生脾大。高反应性脾大患者出现腹部肿块或腹部有拖拽感，偶尔出现尖锐腹痛，提示脾周炎。贫血和某种程度的全血细胞减少通常是明显的，在某些情况下，在外周血涂片中找不到寄生虫。呼吸道和皮肤感染的脆弱性增加；许多患者死于严重的败血症。生活在流行地区的高反应性脾大患者应接受抗疟化学预防，结果通常良好。在非流行地区，建议进行抗疟疾治疗。在某些不易治疗的情况下，克隆性淋巴增生可能发展，然后可演变为恶性淋巴增生性疾病。

■ 三日疟相关肾病

慢性或反复感染疟原虫（可能与其他疟原虫）可导致肾小球可溶性免疫复合物损伤，导致肾病综合征。由于只有很小比例的受感染患者发展为肾脏疾病，因此其他不明因素必须促成这一过程。组织学表现为局灶性或节段性肾小球肾炎，毛细血管基底膜裂开。电子显微镜下可见内皮下致密沉积物，免疫荧光显示补体和免疫球蛋白沉积；在儿童肾组织样本中，通常可见疟原虫抗原。具有选择性蛋白尿的基底膜免疫荧光沉积（主要是 IGg3）的粗颗粒模式比具有非选择性蛋白尿的细颗粒（主要是 IGg2）模式具有更好的预后。三日疟肾病通常对抗疟药物或糖皮质激素和细胞毒性药物治疗反应不佳。

■ 伯基特淋巴瘤和 EB 病毒感染

疟疾相关的免疫失调可能会引起淋巴瘤病毒的感染。伯基特淋巴瘤与 EB 病毒密切相关。这种儿童肿瘤的流行率在非洲的贫困地区很高。

诊断

■ 疟原虫的检测

疟疾的诊断是建立在被染色的外周血涂片中寄生虫的无性形式的证据之上的。血液涂片阴性后，如果怀疑程度高，应重复涂片。在罗曼诺夫斯基染色法中，最好使用 pH 7.2 的吉姆萨；也可以使用菲尔德、赖特或利什曼染色法。薄血涂片（图 123 - 3 和图 123 - 4）和厚血涂片（图 123 - 5、图 123 - 6、图 123 - 7 和图 123 - 8）都应检查。薄血涂片应迅速风干，用无水甲醇固定，并染色，然后在油浸（放大 1 000 倍）下检查膜尾红细胞。寄生虫血症的水平以每 1 000 个红细胞的寄生红细胞数表示。厚实的血膜可能是不均匀的，涂片应彻底干燥和染色，不得固定，由于在染色过程中红细胞的许多层相互重叠并被溶解，因此厚膜具有使寄生虫集中（比薄血膜集中 40～100 倍）的优点，从而提高诊断灵敏度。计算寄生虫和白细胞（WBC），并根据总白细胞计数计算单位体积的寄生虫数量。或者，假设白细胞计数为 8 000/μL，这个数字转换为每微升的寄生红细胞数。浸油时应至少计算 200 个白细胞。因为是人工制品，所以解读血涂片主要依靠经验。在判断厚涂片为阴性之前，应在油浸条件下检查 100～200 个区域。在高传播区域，在部分免疫个体中，可耐受高达 10 000 个寄生虫/μL 血液，而无症状或体征。因此，在这些地区，疟疾寄生虫的检测是敏感的，但在确定疟疾是疾病原因方面的特异性较低。低密度寄生虫血症在其他引起发热的疾病中很常见。

快速、简单、敏感和特异的抗体诊断棒或卡片测试检测恶性疟原虫特异性、富含组氨酸的蛋白 2（PfHRP2）、乳酸脱氢酶或醛缩酶抗原，目前广泛用于对照项目（表 123 - 5）。其中一些快速诊断试验携带第二种抗体，可以将恶性疟原虫与危险性较低的疟疾区分开来。基于 PfHRP2 的检测可能在急性感染后数周内保持阳性。在感染频繁的高传播地区，这一特征是缺点，但对于服用抗疟药物并清除周围寄生虫血症的患者（但在这些患者中，PfHRP2 试验仍然呈强阳性）诊断严重疟疾具有价值。快速诊断测试由于其简单和快速，正在许多领域取代显微镜检查。它们的缺点是不能量化寄生虫血症。

寄生虫血症与预后之间的关系是复杂的。一般来说，寄生虫>105/μL 的患者死亡风险增加，但无免疫性患者死亡的计数要低得多，部分免疫性患者可耐受寄生虫血症水平高出许多倍，只有轻微症状。在严重疟疾中，外周血膜中的成熟恶性疟原虫（即 20% 以上有可见色素的疟原虫）占优势，或 5% 以上的中性粒细胞中存在吞噬性疟原虫色素，表明预后不良。在恶性疟原虫感染中，配子体血症在无性寄生高峰后 1 周达到高峰。由于恶性疟原虫的成熟配子细胞（与其他疟原虫不同）不受大多数抗疟药物的影响，因此它们的持续存在并不构成耐药性的证据。吞噬性疟原虫色素有时见于外周血单核细胞或多形核白细胞内，如果不能检测到疟原虫，可能为最近的

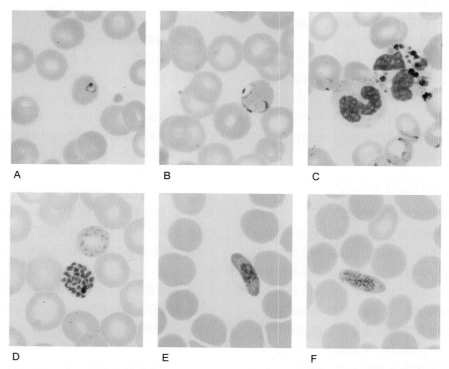

图 123-3　**恶性疟原虫的血涂片**。A. 早期滋养体；B. 晚期滋养体；C. 多核细胞及滋养体内的色素颗粒；D. 成熟的滋养体；E. 磁性配子体；F. 雄性配子体（Bench Aids for the Diagnosis of Malaria Infections，2nd ed）。

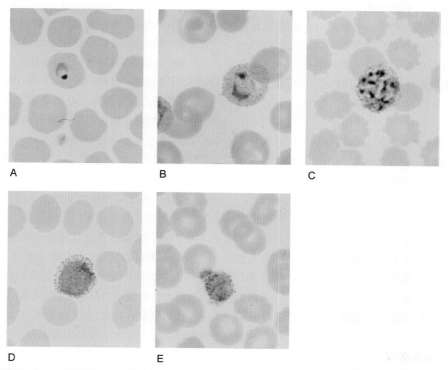

图 123-4　**间日疟原虫的薄血涂片**。A. 早期滋养体；B. 晚期滋养体；C. 成熟的裂殖体；D. 成熟的滋养体；E. 磁性配子体（经世界卫生组织授权许可，引自：Bench Aids for the Diagnosis of Malaria Infections，2nd ed）。

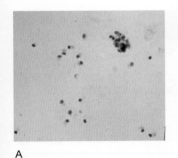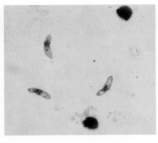

图 123-5　恶性疟原虫的厚血涂片。A. 滋养体；B. 配子体（经世界卫生组织授权许可，引自：Bench Aids for the Diagnosis of Malaria Infections, 2nd ed）。

感染提供线索。在寄生虫清除后，这种吞噬性疟原虫色素在外周血膜上的几日内或在经皮穿刺后骨髓抽吸物或骨髓涂片中表达的液体中的时间更长。用荧光染料吖啶橙对寄生虫进行染色，可以更快速地诊断患有低水平寄生虫病的患者中的疟疾（但不是感染的形态）。

用聚合酶链反应（PCR）扩增寄生虫核酸进行分子诊断，比用显微镜或快速诊断试验更为敏感，可以检测疟原虫和确定疟原虫种类。虽然目前在标准的临床环境中不可行，但在

流行地区的参考中心中使用了聚合酶链反应。在流行病学调查中，敏感的聚合酶链反应检测可能被证明在识别无症状感染方面非常有用，因为控制和根除计划将寄生虫的流行率降低到非常低的水平。用间接荧光抗体或酶联免疫吸附试验进行血清学诊断可能在未来的流行病学研究中被证明是有用的。血清学在急性疾病的诊断中没有地位。

■ 实验室检查

正色素性贫血、正常细胞性贫血是常见的。白细胞计数通常是正常的，但是它可能在非常严重的感染中升高。轻度单核细胞增多、淋巴细胞减少和嗜酸性粒细胞增多，急性感染后数周内出现反应性淋巴细胞增多和嗜酸性粒细胞增多。红细胞沉降率、血浆黏度、C反应蛋白及其他急性期蛋白水平较高。血小板计数通常减少到约 $105/\mu L$。严重感染可能伴随着延长凝血酶原和部分凝血活酶时间以及更严重的血小板减少。即使在轻度感染中，抗凝血酶Ⅲ水平也会降低。在简单疟疾中，电解质、血尿素氮（BUN）和肌酐的血浆浓度通常是正常的。严重疟疾的发现可能包括代谢性酸中毒，血浆中葡萄糖、钠、碳酸氢盐、钙、磷酸盐和白蛋白浓度较低，乳酸、尿素

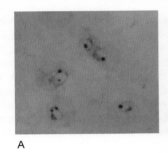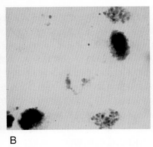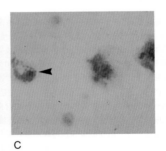

图 123-6　间日疟原虫的厚血涂片。A. 滋养体；B. 裂殖体；C. 配子体（经世界卫生组织授权许可，引自：Bench Aids for the Diagnosis of Malaria Infections, 2nd ed）。

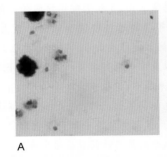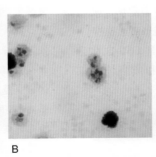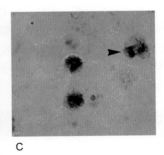

图 123-7　卵形疟原虫的厚血涂片。A. 滋养体；B. 裂殖体；C. 配子体（经世界卫生组织授权许可，引自：Bench Aids for the Diagnosis of Malaria Infections, 2nd ed）。

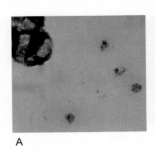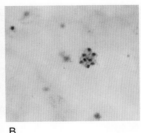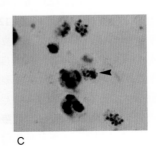

图 123-8　三日疟原虫的厚血涂片。A. 滋养体；B. 裂殖体；C. 配子体（经世界卫生组织授权许可，引自：Bench Aids for the Diagnosis of Malaria Infections, 2nd ed）。

表 123－5 疟疾诊断的标准方法[a]

方法	程序	优点	缺点
厚血涂片[b]	血的厚度最好不均匀，但要足够薄。用 Giemsa 染色、Field 染色或其他 Romanowsky 染色剂染色干燥、未固定的血样。每 200 个白细胞(或低密度时每 500 个白细胞)的无性寄生虫计数。分别计算配子胞数[c]	敏感(0.001%寄生虫血症)；物种特异性；便宜	需要经验(可能被误认为是低水平寄生虫病)；低估了真实数量
薄血涂片[d]	用 Giemsa、Field 或其他 Romanowsky 染色剂固定。每 1 000 个红细胞中含有无性寄生虫的红细胞计数。在严重疟疾中，评估寄生虫的发育阶段并计算含有疟疾色素的中性粒细胞[e]。分别计算配子体[c]	快速；物种特异性；便宜；在严重疟疾中，提供预后信息[e]	不敏感(<0.05%寄生虫血症)；间日疟原虫分布不均匀，因为受感染的红细胞通常聚集
PfHRP2 油尺或卡片测试	将一滴血滴在棒或卡片上，然后将其浸入洗涤液中。寄生抗原的单克隆抗体捕获显示为一条彩色带	准确且相对便宜；快速；敏感度与厚血涂片相似或略低于厚血涂片(~0.001%寄生虫血症)	仅检测恶性疟原虫；感染后数周仍呈阳性；不能定量分析恶性疟原虫血症
血浆乳酸脱氢酶量油尺或卡片测试	将一滴血滴在棒或卡片上，然后将其浸入洗涤液中。寄生抗原的单克隆抗体捕获显示为两条彩色带。一个带是属特异性的(所有疟原虫属)，另一个带是恶性疟原虫的特异性	快速；敏感性与恶性疟原虫厚涂片相似或略低于厚涂片(~0.001%寄生虫血症)	比 PfHRP2 试验更难制备；可能会漏掉间日疟原虫、卵形疟原虫和三日疟原虫的低水平寄生虫血症，可能不会区分不同种类的疟原虫；不能定量分析恶性疟原虫的寄生虫血症
吖啶橙染色微管浓缩法	血液在含有吖啶橙、抗凝剂和漂浮物的专用试管中收集。离心后，将寄生细胞集中在浮筒周围，进行荧光显微镜检查	灵敏度与厚血涂片相似或优于厚血涂片(~0.001%寄生虫血症)；非常适合快速处理大量样本	不特异或定量；需要荧光显微镜检查

[a] 疟疾不能在临床上准确诊断，实验室确认可能延迟，故应在临床诊断基础上开始治疗。在世界上疟疾流行且传播率高的地区，低水平无症状的寄生虫血症在其他健康人群中很常见。因此，疟疾可能不是发热的原因。尽管在这种情况下，>10 000 寄生虫/μL(~0.2%寄生虫血症)的存在确实表明疟疾是发热的原因。抗体和聚合酶链反应试验除了越来越多地用于混合感染的基因分型和物种形成以及在流行地区无症状居民中检测低水平寄生虫病外，对疟疾的诊断没有任何作用。[b] 无性生殖寄生虫/200 白细胞×40＝寄生虫计数/μL(假设白细胞计数为 8 000/μL)。参见图 123－6～图 123－9。[c] 恶性疟原虫配子体血症可能在无性寄生虫清除后持续数日或数周。无无性寄生虫血症的配子体血症不表明有活动性感染。[d] 寄生红细胞(%)×红细胞比容×1 256＝寄生虫计数/μL。见图 123－4和图 123－5。[e] 高水平寄生虫血症水平即>100 000 个寄生虫/μL(~2%寄生虫血症)与重症疟疾的风险增加有关，但一些患者患有重症疟疾，计数较低。在任何水平的寄生虫血症中，>50%的寄生虫是小环(细胞质厚度小于细胞核宽度的一半)的发现具有相对良好的预后。在 20%以上的寄生虫中存在可见色素，或在 5%以上的多形核白细胞中存在吞噬色素(表明大量近期分裂虫)，预后较差。PfHRP2 的持久性在高传播环境中是一个缺点，在高传播环境中，许多无症状的人都可能阳性，但在低传播环境中，当患者以前接受过未知治疗(在流行地区，通常由抗疟药物组成)时，可以用来诊断优势。一个阳性的 PfHRP2 测试表明，该疾病是恶性疟疾，即使血液涂片是阴性的。
缩略词：LDH，乳酸脱氢酶；PfHRP2，恶性疟原虫富含组氨酸蛋白 2；RBC，红细胞；WBC，白细胞。

氮、肌酐、尿酸盐、肌肉和肝脏酶以及结合和未结合的胆红素升高。高丙种球蛋白血症在免疫和半免疫受试者中常见。尿液分析通常能得出正常结果。成人和儿童脑疟疾患者腰椎穿刺时脑脊液(CSF)平均开放压力为~160 mm；通常 CSF 含量正常或总蛋白水平[<1.0 g/L(<100 mg/dl)]和细胞计数(<20/μL)略有升高。

治疗 · 疟疾

当来自或来自病区的患者出现发热时，应立即制备和检查厚血涂片与薄血涂片(**表 123－6**)，以确认诊断并确定感染寄生虫的种类(**图 123－4～图 123－9**)。如果第一次涂片呈阴性且强烈怀疑疟疾，则应至少每 12~24 h 进行一次血涂片，持续 2 日。或者，应进行快速抗原检测卡或贴测试。严重疟疾患者或不能口服药物的患者应接受肠外抗疟治疗。如果对感染生物体的抵抗状态有任何疑问，应将其视为抵抗。抗疟药物敏感性试验可以进行，但很少可用，对个别病例的预测价

值很低，结果太慢，无法影响治疗选择。有几种药物可以口服。药物的选择取决于感染寄生虫的可能敏感性。尽管间日疟原虫(来自印度尼西亚、大洋洲、东亚和南亚，以及中美洲和南美洲的部分地区)对氯喹耐药的证据越来越多，但氯喹仍然是非恶性疟原虫(间日疟原虫、奥瓦尔疟原虫、三日疟原虫、诺氏疟原虫)的一线治疗方案。但印度尼西亚和巴布亚新几内亚除外，在那里，高水平的抗药性间日疟原虫流行。

近年来，恶性疟的治疗发生了根本性的变化。在所有流行地区，世界卫生组织(WHO)现在建议以青蒿素为基础的联合疗法(ACTS)作为治疗简单恶性疟的一线疗法。这些组合对其他疟疾患者也非常有效。这些快速和可靠有效的药物在温带国家有时是不可用的，在这些国家，治疗建议受到注册可用药物的限制。许多亚洲和非洲国家通常出售假冒或不合格的抗疟药物。因此，在购买时及以后，尤其是当患者没有按预期做出反应时，需要小心。抗疟药物特性见**表 123－7**。

表 123 - 6　疟疾的治疗方案[a]

疾病类型	方案
非重症疟疾	
已知对氯喹敏感的间日疟原虫、三日疟原虫、卵形疟原虫、诺氏疟原虫、恶性疟原虫[b]	氯喹(首剂 10 mg/kg,续贯 12、24 和 36 h 后 5 mg/kg;或续贯 24 h 后 10 mg/kg,48 h 后 5 mg/kg)或阿莫地喹(10~12 mg/kg,治疗 3 日)
间日疟原虫或卵形疟原虫感染的根治性治疗	除上述氯喹或阿莫地喹外,在热带地区还可使用伯喹(每日 0.5 mg/kg),对于间日疟原虫,应给予 0.25 mg/kg,持续 14 日,以防止复发。在轻度 G-6-PD 缺乏症患者中,每周应给予 0.75 mg/kg,持续 8 周。在严重的 G-6-PD 缺乏症中不应使用伯氨喹
敏感的恶性疟[c]	青蒿琥酯[d](每日 4 mg/kg,使用 3 日)联合单剂磺胺多辛(25 mg/kg)/嘧啶(1.25 mg/kg)或青蒿琥酯[d](每日 4 mg/kg,使用 3 日)联合阿莫地喹(每日 10 mg/kg,使用 3 日)[e]
耐多药的恶性疟原虫	蒿甲醚(1.5/9 mg/kg,与食物一起服用,使用 3 日)或青蒿素(4 mg/kg,使用 3 日)联合甲基氟喹(首剂 24~25 mg/kg,续贯 8 mg/kg,使用 3 日;或第 2 日 15 mg/kg 然后第 3 日 10 mg/kg)[e]或二氢青蒿素哌喹(2.5/20 mg/kg,使用 3 日)
二线治疗或输入性疟疾治疗	青蒿素(2 mg/kg,使用 7 日)或奎宁(10 mg/kg,每日 3 次,使用 7 日)联合以下 3 种药物中的 1 种:四环素(4 mg/kg,每日 4 次,使用 7 日);多西环素(3 mg/kg,连续 7 日);克林霉素(10 mg/kg,使用 7 日);或阿托伐喹-普格奈尔(每日 20/8 mg/kg,与食物同服,使用 3 日)
重症恶性疟[g]	
	青蒿琥酯[d](首剂 2.4 mg/kg,静脉注射,续贯第 12 h,第 24 h 2.4 mg/kg,必要时每日使用[h]) 或上述药物不可用时,蒿甲醚(3.2 mg/kg,肌内注射,续贯每日 1.6 mg/kg) 或盐酸奎宁(20 mg/kg[i],滴注时间 >4 h;续贯 10 mg/kg,每 8 h 一次,滴注时间 2~8 h) 或奎尼丁(首剂 10 mg/kg[j],滴注时间 1~2 h;续贯每小时 1.2 mg/kg,并进行心电监护)

[a] 在疟疾流行地区,除孕妇和婴儿外,应在所有恶性疟治疗中加入单剂量的伯喹(0.25 mg/kg)作为配子体杀灭剂,以防止传播。即使在 G-6-PD 缺乏症患者中,这种疗法也被认为是安全的。[b] 现在很少有地区有氯喹敏感的恶性疟原虫。[c] 在某些已知对青蒿琥酯有效的地区。[d] 在某些温带国家地区青蒿素可能无法获得。[e] 目前已有可提供固定剂量的复合制剂,世界卫生组织现在推荐青蒿素联合疗法作为所有热带国家恶性疟原虫的一线疗法,并提倡使用固定剂量的联合疗法。[f] 不应给孕妇或 8 岁以下的儿童服用四环素或多西环素。[g] 一旦患者恢复到可以口服液体的程度,就应该用口服疗法代替。[h] 青蒿琥酯是一种可供选择的药物。体重 <20 kg 的儿童的剂量应为 3 mg/kg。东南亚大型研究的数据显示,与奎宁相比,使用青蒿琥酯治疗死亡率低 35%,非洲大型研究显示,与奎宁相比,青蒿琥酯死亡率降低 22.5%。[i] 如果在过去的 24 h 内确实使用了奎宁或奎尼丁治疗剂量,则不应使用负荷剂量。一些当局建议使用较低剂量的奎尼丁。[j] 可以配在 0.9% 盐水和 5%~10% 葡萄糖水溶液中输注,应小心控制奎宁和奎尼丁的输注速度。

缩略词:G-6-PD,葡萄糖-6-磷酸脱氢酶。

表 123 - 7　抗疟疾药物的特性

药物	药代动力学特性	抗疟活性	轻度毒性	严重毒性
奎宁 奎尼丁	良好的口服和静脉吸收(奎宁);表观分布容积降低,但血浆蛋白结合率增加加约 90%(主要是与 α_1-酸性糖蛋白结合);奎宁在疟疾患者中半衰期约为 16 h,在健康人群中约为 11 h;奎尼丁在疟疾患者中半衰期约为 13 h,健康人群约为 8 h	主要作用于血液滋养体血症期,可以杀死间日疟原虫、卵形疟原虫、三日疟原虫(但不能杀灭恶性疟原虫)的配子体;对肝内期不起作用	常见:奎宁中毒(耳鸣)、高频听力丧失、恶心、呕吐、烦躁不安、体位性低血压、心电图 QTc 间期延长(奎宁 <10%,奎尼丁 >25%) 罕见:腹泻、视力障碍、皮疹 说明:非常苦	常见:低血糖 罕见:低血压、失明、失聪、心律失常、血小板减少、溶血、肾溶血综合征、血管炎、淤胆型肝炎、神经肌肉瘫痪 说明:奎尼丁心脏毒性相对更大
氯喹	良好的口服吸收,非常快速的静脉吸收;复杂的药代动力学;巨大的表观分布容积(不受疟疾影响);由疟疾分布过程确定的血药浓度曲线;半衰期为 1~2 个月	与奎宁相似,但主要作用于无性循环早期	常见:恶心、烦躁、深色皮肤人群易出现瘙痒、体位性低血压、轻度心电图 QT 间期延长 罕见:角膜病变、皮疹 说明:较苦,耐受性良好	急性:低血压休克、心律失常、神经系统交叉反应 慢性:视网膜病变(累积剂量 >100 g)、骨骼肌或心肌病
哌喹	较好的口服吸收,可能因脂肪摄入增强;药物动力学类似氯喹	与氯喹相似,但对于耐多药的恶性疟原虫仍具有一定活性	上腹部疼痛、腹泻、轻度心电图 QT 间期延长	目前没有发现
阿莫地喹	良好的口服吸收,体内可以大量转化为活性代谢产物去甲基二喹	与氯喹相似	恶心(口感比氯喹好)	粒细胞缺乏症;肝炎,主要是预防性使用;不应与依非韦仑一起使用

（续表）

药物	药代动力学特性	抗疟活性	轻度毒性	严重毒性
伯氨喹	口服可以完全吸收,尚未发现活性代谢产物;半衰期为 5～7 h	根治;可以清除肝内的间日疟原虫和卵形疟原虫;可以杀灭恶性疟原虫各期的配子体	恶心、呕吐、腹泻、腹痛、溶血、高铁血红蛋白血症	严重 G - 6 - PD 缺乏患者出现大量溶血反应
甲氟喹	较好的口服吸收,尚无静脉制剂;半衰期为 14～20 日(疟疾患者可能缩短)	与奎宁相仿	恶心、头晕、烦躁、思维模糊、失眠、噩梦、分离感	神经精神反应、抽搐、脑病
卤氟烷	与脂肪摄入密切相关的吸收度,半衰期为 1～3 日,活性代谢产物半衰期为 3～7 日	与奎宁相仿	腹泻	心脏传导障碍;房室传导阻滞;显著的心电图 QT 间期延长;潜在致死性室性快速性心律失常
本芴醇	与脂肪摄入密切相关的吸收度,半衰期为 3～4 日	与奎宁相仿	尚未发现	尚未发现
青蒿素及其衍生物(蒿甲醚及青蒿琥酯)	良好的口服吸收,静脉蒿甲醚的吸收较慢且变化较大;蒿甲醚体内转化为活性代谢产物二氢青蒿素;体内清除速率极快,半衰期<1 h	更广泛的时期特异性,比其他抗疟药物起效更快;对肝内期无效;可以杀灭除恶性疟原虫成熟配子体以外的所有疟原虫	网织红细胞计数减少(但不是贫血);高剂量可以导致中性粒细胞减少;在某些情况下,重症疟疾伴高寄生虫血症治疗后可以出现迟发性贫血	过敏、荨麻疹、发热
乙胺嘧啶	良好的口服吸收,静脉吸收变化较大,半衰期约为 4 日	作用于红内期,主要作用于成熟形态;可用于预防	耐受性较好	巨幼细胞贫血、全血细胞减少、肺内渗出
氯胍	良好的口服吸收;体内转化成活性代谢产物环鸟苷;半衰期约为 16 h;口服避孕药及妊娠状态可减少转化	可用于预防	耐受性良好;口腔溃疡及少见脱发	肾功能不全患者多见巨幼细胞贫血
阿托伐醌	与脂肪摄入密切相关的吸收度,半衰期为 30～70 h	主要作用于滋养体血症期	尚未发现	尚未发现
四环素替加环素	较高的吸收度,四环素半衰期约为 8 h,多西环素半衰期约为 18 h	抗疟活性较弱;不应单独用于治疗	胃肠道不适,骨骼肌、牙齿色素沉积,光敏,良性颅高压	肾功能受损患者应用四环素类药物,可能出现肾衰竭

重症疟疾

在大量研究中,与奎宁治疗的死亡率相比,注射青蒿素(一种水溶性青蒿素衍生物)使亚洲成人和儿童患严重恶性疟的死亡率降低了 35%,非洲儿童的死亡率降低了 22.5%。因此,青蒿琥酯已成为世界各地严重疟疾患者的首选药物。青蒿琥酯可以静脉注射,也可以肌内注射。蒿甲醚和密切相关的药物蒿甲醚(arteether)是由肌内注射剂提供的油基制剂;它们被不稳定地吸收,并且不能提供与 artesunate 相同的生存益处。青蒿琥酯的直肠栓剂已被开发为一种以社区为基础的转诊前治疗农村热带地区不能口服药物的患者。在没有立即接受肠外治疗的社区中,转诊前给予直肠用青蒿琥酯可降低重病儿童的死亡率风险。虽然青蒿素化合物比奎宁安全,比奎尼丁安全得多,但在美国只有一种制剂。静脉用青蒿琥酯已获得美国 FDA 的批准,可通过 CDC 药物管理局(Drug Service)获得(联系方式见章末)。在美国,抗心律失常的奎尼丁

葡萄糖酸盐与奎宁一样有效,而且由于更容易获得,取代奎宁治疗疟疾。如果要避免心律失常和低血压,必须密切监测奎尼丁的使用。如果血浆总水平超过 8 μg/mL,或 QTc 间期超过 0.6 s,或 QRS 复合物基线加宽超过 25%,则应减慢输注速度或暂时停止输注。如果出现心律失常或生理盐水无反应性低血压,应停止使用该药物治疗。奎宁比奎尼丁更安全;除非受试者患有心脏病,否则不需要进行心血管监测。

严重恶性疟是一种医疗紧急情况,需要加强护理和谨慎管理。患者应称重,如果昏迷,应将其侧躺称重。经常评估患者的病情是必要的。高剂量糖皮质激素、尿素、肝素、右旋糖酐、去铁氧胺、肿瘤坏死因子 α 抗体、高剂量苯巴比妥(20 mg/kg)、甘露醇或大容量液体或白蛋白丸等辅助治疗在临床试验中被证明无效或有害,不应使用。在急性肾衰竭或严重代谢性酸中毒时,应尽早进行血液滤过或血液透析。

对于严重疟疾,应立即开始非肠道抗疟治疗。青

蒿琥酯，无论是静脉注射还是肌内注射，都是首选的药物；它管理简单，安全，快速有效。它不需要对肝功能不全或肾衰竭进行剂量调整，而且应该用于患有严重疟疾的孕妇。如果青蒿琥酯不可用，并且使用了蒿甲醚、奎宁或奎尼丁，则必须给予初始剂量，以便尽快达到治疗浓度。奎宁和奎尼丁如果快速注射都会引起危险的低血压；当静脉注射时，必须小心控制速率。如果这种方法是不可能的，奎宁可以通过大腿前深部注射。严重疟疾的奎宁和奎尼丁的最佳治疗范围尚不确定，但奎宁和奎尼丁的血浆总浓度分别为 8~15 mg/L 和 3.5~8.0 mg/L 是有效的，不会造成严重毒性。在严重疟疾中，这些生物碱的全身清除率和表观分布量显著降低，血浆蛋白结合增加，因此在一定剂量下获得的血液浓度更高。如果患者病情严重或出现急性肾衰竭或 2 日以上，应将奎宁或奎尼丁的维持剂量减少 30%~50%，以防止药物的毒性累积。初始剂量不应减少。如果安全可行，可考虑对患有严重疟疾的患者进行交换输血，但是该程序的确切适应证尚未商定，也没有明确证据表明该措施是有益的，尤其是青蒿琥酯治疗。抽搐应立即用静脉注射（或直肠注射）苯二氮䓬类药物治疗。预防性抗惊厥药物在儿童中的作用尚不确定。如果呼吸支持不可用，则不应给予足量的苯巴比妥（20 mg/kg）以防止抽搐，因为它可能导致呼吸停止。

当患者无意识时，每 4~6 h 测量一次血糖水平。所有患者应连续输注葡萄糖，理想情况下血液浓度应保持在 4 mmol/L 以上。低血糖（<2.2 mmol/L 或 40 mg/L）应立即用高剂量葡萄糖治疗。每 6~12 h 测一次寄生虫计数和血细胞比容水平。贫血迅速发展，如果血细胞比容<20%，则应缓慢输注全血（最好是新鲜的）或填充细胞，并注意循环状态。应每日检查肾功能。患有严重贫血和酸中毒的儿童需要立即输血。准确的评估至关重要。严重疟疾，尤其是成人，由于过度水合（导致肺水肿）和过低水合（导致肾损害）之间的分界线很薄，因此很难管理体液平衡。一旦患者能喝水，就应该用口服疗法代替静脉注射疗法。

轻症疟疾

由间日疟原虫、诺氏疟原虫、三日疟原虫和卵形疟原虫敏感菌株引起的感染应使用口服氯喹（总剂量，25 mg/kg）或已知有效的 ATC 进行治疗。在许多热带地区，耐药恶性疟原虫的分布、频率和强度都在增加。现在人们普遍认为，为了预防耐药性，恶性疟原虫应在流行地区采用药物组合而不是单一药物治疗；同样的原理已成功应用于结核病、艾滋病病毒携带者/艾滋病

和癌症的治疗。这种组合策略是基于同时使用两种或两种以上具有不同作用模式的药物。ACT 疗法现在被推荐为全世界受疟疾影响的恶性疟原虫的一线治疗方法。这些方案对成人、儿童和妊娠头 3 个月后都是安全有效的（目前关于安全性的不确定性妨碍了它们在妊娠头 3 个月的使用）。快速消除的青蒿素成分通常是一种青蒿素衍生物（青蒿琥酯、青蒿醚或二氢青蒿素），给药 3 日，而联合用药物通常是一种更缓慢消除的恶性疟原虫敏感的抗疟药。WHO 目前建议采用 5 种 ACT 方案。在有多药耐药恶性疟原虫的地区（亚洲和南美的部分地区，包括那些有耐甲氟喹寄生虫的地区），应使用蒿甲醚腔安替林、青蒿琥酯甲氟喹或二氢青蒿素哌喹；这些方案的治愈率＞90%。在有敏感寄生虫的地区，也可使用上述组合，青蒿琥酯-磺胺多辛嘧啶或青蒿琥酯-阿莫地喹。青蒿琥酯-吡哌啶仍在评估中。尽管在流行地区很少使用，但阿托伐醌氯胍在任何地方都是非常有效的，它的成本高，而且有迅速出现耐药性的倾向。柬埔寨西部和缅甸东部出现抗青蒿素恶性疟原虫引起了极大关注。这些寄生虫的感染会慢慢地从血液中清除，清除时间通常超过 3 日，而使用 ACT 的治愈率会降低。

美氟喹与呕吐和头晕的发生率增加有关，但 3 日的 ACT 治疗方案都具有良好的耐受性。作为一线治疗后复发的二线治疗，可能会给予不同的 ACT 方案；另一种替代方案是 7 日疗程的青蒿琥酯或奎宁加四环素、多西环素或克林霉素。四环素和多西环素不能给孕妇或 8 岁以下的儿童服用。口服奎宁极其苦涩，经常产生包括耳鸣、高音耳聋、恶心、呕吐和烦躁症状的辛可宁。坚持 7 日的奎宁治疗常常依从性不佳。

在服用任何口服抗疟药物后，应监测患者呕吐 1 h。如果有呕吐，应重复给药。以症状为基础的治疗，使用温热的海绵和对乙酰氨基酚，可以降低发热，从而降低患者呕吐的倾向。轻微的中枢神经系统反应（恶心、头晕、睡眠障碍）常见。在亚洲，对甲氟喹治疗的严重不良神经精神反应的发生率约为 1/1 000，但在非洲人和高加索人中可能高达 1/200。所有抗疟喹啉（氯喹、甲氟喹和奎宁）都加剧了与疟疾相关的直立性低血压，儿童比成人耐受性更好。孕妇、幼儿、不能耐受口服治疗的患者以及患有疑似疟疾的无免疫个体（如旅行者）应仔细评估并考虑住院治疗。如果对感染疟疾的物种有任何疑问，应给予针对恶性疟原虫治疗。阴性的血涂片不太可能导致疟疾，但不能完全排除它；1 日和 2 日后应再次检查厚的血膜以排除诊断。接受疟疾治疗的非免疫患者应每日进行寄生虫计数，直到厚

膜呈阴性。如果 48 h 内寄生虫血症的水平不低于入院值的 25%，或者寄生虫血症在 7 日内仍未消除（并确保依从性），则可能存在耐药性，应改变治疗方案。

为了消除持续性肝期并防止复发（根治性治疗），在实验室检测 G-6-PD 缺乏后，间日疟原虫或卵形疟原虫感染患者应每日服用伯喹（0.5 mg/kg，或在温带地区获得的感染，0.25 mg/kg），持续 14 日。如果患者有轻微的 G-6-PD 缺乏症变种，可以每周给予一次 0.75 mg/kg（最多 45 mg）的伯喹，持续 8 周。患有间日疟或卵形疟的孕妇在分娩前不应使用伯喹，但应使用氯喹（每周 5 mg/kg）进行抑制性预防，然后进行根治性治疗。

并发症

急性肾衰竭

补液要充足，但血尿素氮或肌酐水平升高时，应限制液体的使用，以防止容量过载。与其他形式的高分解代谢性急性肾衰竭一样，肾脏替代疗法最好在早期进行。血液滤过和血液透析比腹膜透析更有效，并且与较低的死亡率相关。一些肾功能损害的患者尽管尿液量偏少，但也足以控制体液平衡；如果没有其他透析迹象，这些病例可以保守治疗。肾功能通常在几日内改善，但完全恢复可能需要几周时间。

急性肺水肿（急性呼吸窘迫综合征）

患者应将床头抬高 45°，并给予氧气和静脉利尿剂。肺动脉阻塞压力可能正常，表明肺毛细血管通透性增加。如果上述措施失败，应尽早启动正压通风。

低血糖

最初缓慢注射 50% 葡萄糖（0.5 g/kg），之后再输注 10% 葡萄糖 [0.10 g/(kg·h)]。此后应定期检查血糖水平，因会经常发生低血糖，特别是在接受奎宁或奎尼丁治疗的患者中。在重病患者中，低血糖通常与代谢性（乳酸）酸中毒同时发生，预后不良。

其他并发症

出现自发性出血的患者应给予新鲜血液和维生素 K 静脉注射。抽搐应给予静脉或直肠苯二氮䓬类药物治疗，必要时还应给予呼吸支持。任何有抽搐的无意识患者，尤其是持续性换气过度的患者应怀疑吸入性肺炎；应给予静脉注射抗生素和氧气，并进行呼吸道清理。在抗疟治疗过程中，如无明显原因，患者病情突然恶化，应怀疑为低血糖或革兰阴性菌败血症。在疟疾流行地区，高比例的儿童患有寄生虫病，通常不可能明确区分严重疟疾和细菌性败血症。这些儿童从一开始就应该同时服用抗疟药和广谱抗生素。由于非伤寒沙门菌感染特别常见，因此应选择经验抗生素来覆盖这些生物体。对于任何年龄段对抗疟治疗没有反应的重病患者，都应考虑使用抗生素。

预防

近年来，疟疾的预防、控制和研究取得了长足的进展。经杀虫剂处理的蚊帐（ITN）的分布已被证明能将非洲儿童的全因死亡率降低 20%。新的药物已经被发现和开发，一个候选疫苗（RTS,S 疫苗）将很快被考虑注册。全球抗击艾滋病、结核病和疟疾基金，总统的疟疾倡议（由美国国际开发署资助，由 CDC 与流行国家合作管理），联合国儿童基金会以及其他组织，正在为流行国家购买高效药物、长效 ITN 和喷洒住所的杀虫剂。疟疾研究和控制正受到国家过敏和感染病研究所、CDC、维康信托基金会、比尔和梅林达·盖茨基金会（简称盖茨基金会）、疟疾多边倡议、回退疟疾伙伴关系以及 WHO 等的大力支持。这是一个值得称赞的目标，但是由于按蚊繁殖地的广泛分布、大量感染者、持续使用无效的抗疟药物以及人力和物力资源、基础设施和控制方案不足，全球消灭疟疾在近期是不可实现的。2007 年底，盖茨基金会呼吁并承诺致力于根除疟疾，WHO 总干事 Margaret Chan 大力推动所有疟疾倡议，特别是那些旨在发现和实施新干预措施的倡议。通过明智地使用杀虫剂杀死蚊子的媒介物、快速诊断、患者管理，以及在有效和可行的情况下，对高危人群（如孕妇、幼儿和来自世界各地的旅行者）进行间歇预防治疗、季节性疟疾化学预防或化学预防，可以遏制疟疾。疟疾研究人员正在加紧努力，以更好地了解寄生虫与人类蚊子的相互作用，并制订更有效的控制和预防干预措施。在开发疟疾疫苗方面投入巨大，而且在实地试验中重组蛋白-孢子靶向佐剂疫苗（RTS,S）对非洲儿童有 30%～60% 的疗效，但在近期内，仍然没有办法找到一种安全、高效且长效持久的疫苗可供普遍使用（参见第 5 章）。事实上，即使最年轻的受试者，在接种 RTS,S 疫苗 4 年后，其保护作用也会降低至原先的 16% 左右。虽然一种或几种疟疾疫苗在更遥远的范围内前景广阔，但预防和控制措施仍然依赖于抗载体和药物使用战略。此外，最近的进展还受到以下威胁：按蚊媒介中杀虫剂抗性的增加和行为变化（避免 ITN 接触）以及恶性疟原虫中青蒿素抗性的传播。

■ 疟疾的个人防护

在疾病地区采取简单措施减少被感染蚊子的叮咬非常重要。这些措施包括避免在蚊虫的高峰期（通常是黄昏到黎明）暴露在蚊虫体内，并使用含有 10%～35% DEET（或者，如果 DEET 不可接受，则使用 7% 异丙啶）、合适的衣物、ITN 或其他杀虫剂浸渍材料的驱虫剂。使用残留的拟除虫菊酯处理的蚊帐的广泛使用降低了夜间病媒在室内叮咬的地区疟疾的发病率。

化学预防

预防建议取决于对疟原虫物种药物敏感性的当地模式和获得疟疾感染的可能性的了解（表 123 - 8；www.cdc.gov/travel/yellowbook/2014/chapter-3-infectious-diseases-related-to-travel/malima）。当存在不确定性时,应使用有效的抗恶性疟原虫药物[阿托伐醌氯胍（马拉隆）、多西环素或甲氟喹]。化学预防从来都不是完全可靠的,即使他们正在服用预防性抗疟药物,在对前往流行地区的患者进行发热鉴别诊断时也应始终考虑疟疾。

表 123 - 8 预防疟疾药物

药物	用途	成人剂量	儿童剂量	说明
阿托伐醌氯胍	耐氯喹或甲氟喹的恶性疟原虫流行地区的预防	成人剂型[a],每日 1 粒,口服	5～8 kg：儿童剂型[b],每日 1/2 粒 8～10 kg：儿童剂型,每日 3/4 粒 10～20 kg：儿童剂型,每日 1 粒 20～30 kg：儿童剂型,每日 2 粒 30～40 kg：儿童剂型,每日 3 粒 ≥40 kg：成人剂型,每日 1 粒	出发前往疫区前 1～2 日开始服用,直至离开疫区后 7 日,每日服用 阿托伐醌对于严重肾功能不全患者(肾小球滤过率<30 mL/min)禁用 由于缺少临床数据,目前不推荐用于妊娠女性以及体重<5 kg 的儿童 需要与食物或乳制品同服
磷酸氯喹	仅用于氯喹敏感的恶性疟原虫[c]流行地区或间日疟流行地区	300 mg,口服,每周 1 次	5 mg/kg,口服,每周 1 次；最大单次剂量 300 mg	出发前往疫区前 1～2 周开始服用,直至离开疫区后 4 周,每周同一时间服用 磷酸氯喹可能加重银屑病
多西环素	用于氯喹或甲氟喹耐药的恶性疟原虫流行地区的预防	100 mg,口服,每日 1 次(妊娠女性除外)	≥8 岁：2 mg/kg,不超过成人剂量	出发前往疫区前 1～2 日开始服用,直至离开疫区后 4 周,每日服用 多西环素不能用于妊娠女性或 8 岁以下儿童
羟基氯喹硫酸盐	用于氯喹敏感的恶性疟原虫流行地区或间日疟原虫流行地区的一线氯喹预防的替代药物	310 mg,口服,每周 1 次	5 mg/kg,口服,每周 1 次；最大不超过成人剂量 310 mg	出发前往疫区前 1～2 周开始服用,直至离开疫区后 4 周,每周同一时间服用 可能加重银屑病
甲氟喹	耐氯喹的恶性疟原虫流行地区的预防	228 mg,口服,每周 1 次	≤9 kg：4.6 mg/kg,口服,每周一次 10～19 kg：1/4 粒口服,每周 1 次 20～30 kg：1/2 粒口服,每周 1 次 31～45 kg：3/4 粒口服,每周 1 次 ≥46 kg：1 粒口服,每周 1 次	出发前往疫区前 1～2 周开始服用,直至离开疫区后 4 周,每周同一时间服用 甲氟喹不适用于对该药物或相关药物(如奎宁或奎尼丁)过敏的患者,也不适用于活动性或近期抑郁症、广泛性焦虑症、精神分裂症、其他精神疾病或癫痫发作患者；对有精神障碍或抑郁症病史患者慎用 不推荐用于合并心脏传导异常的患者
伯氨喹	间日疟原虫流行地区的预防 预防间日疟原虫或卵形疟原虫的复发	30 mg/kg,口服,每日 1 次 30 mg/kg,口服,每日 1 次,服用至离开疟疾流行区域后 14 日	0.5 mg/kg,口服,每日 1 次,不超过成人剂量,与食物同服 0.5 mg/kg,不超过成人剂量,口服,每日 1 次,服用至离开疟疾流行区域后 14 日	出发前往疫区前 1～2 日开始服用,直至离开疫区后 7 日,每日服用 禁用于 G-6-PD 缺乏症患者；也禁用于妊娠女性及哺乳期女性,除非经母乳喂养的婴儿的 G-6-PD 水平正常 本疗法适用于长期暴露于见日疟原虫或卵形疟原虫患者；除非母乳喂养的婴儿有 G-6-PD 水平正常,否则仅用于 G-6-PD 缺乏者以及妊娠女性和哺乳期女性

[a] 成人剂型每粒包含 250 mg 阿托伐醌和 100 mg 氯胍。[b] 儿童剂型每粒包含 62.5 mg 阿托伐醌和 25 mg 氯胍。[c] 氯喹敏感的疟疾区域目前已经很少。

来源：CDC：www.cdc.gov/malaria/travelers/drugs.html。

孕妇到疾病地区旅行时应注意潜在的危险。应鼓励所有在流行地区有危险的孕妇定期参加产前诊所。甲氟喹是唯一一种建议或孕妇前往抗药性疟疾地区的药物；这种药物在妊娠的第二和第三个 3 个月通常被认为是安全的,而且关于第一个 3 个月暴露的数据虽然有限,但令人放心。氯喹和氯胍被认为是安全的。其他预防性抗疟药物在妊娠期的安全性尚未确定。在疟疾流行地区,抗疟疾预防已被证明可以降低 3 个月至 4 岁儿童的死亡率。然而,在许多国家,这不是一个在后勤或经济上可行的选择。间歇预防治疗或季节性疟疾化学预防的替代方案表明,它有望在婴儿、幼儿和孕妇中得到更广泛的应用。在流行地区(通常是移居到疟疾流行地区的外籍人士)由无免疫母亲所生的儿童应自出生起接受预防。

旅行者应在出发前2日至2周开始服用抗疟药物,以便发现任何不良反应,并在需要时提供治疗性抗疟血液浓度(表123-8)。在旅行者离开流行区后,抗疟预防应持续4周,除非服用了阿托伐醌或伯喹;这些药物对感染的肝脏阶段有显著的作用(因果预防),并且可以在离开流行区后1周停止使用。如果疑似疟疾是在旅行者出国期间发生的,那么在当地获得可靠的诊断和抗疟疾治疗是首要任务。在特殊情况下,可考虑使用阿托伐醌-氯胍(连续3日)或其他药物对疟疾进行假定的自我治疗;在前往疾病地区之前和疾病开始后,应尽快寻求自我治疗的医学建议。应尽一切努力通过寄生虫学研究确认诊断。

阿托伐醌-氯胍(马拉隆;3.75/1.5 mg/kg 或 250/100 mg,每日成人剂量)是一种固定的组合,每日一次,成人和儿童都能很好地耐受,其不良胃肠道反应比氯胍-氯胍少,不良中枢神经系统反应比甲氟喹少。正是氯胍本身,而不是抗叶酸代谢产物环鸟苷,与阿托伐酮协同作用。这种组合对所有类型的疟疾都有效,包括多药耐药的恶性疟原虫。药物最好与食物或牛奶饮料一起服用,以优化吸收。关于这一方案在妊娠期间的安全性,没有足够的数据。

甲氟喹(每周250 mg 盐,成人剂量)已被广泛用于疟疾预防,因为它通常对多药耐药的恶性疟原虫有效,且耐受性相当好。这种药物在预防剂量下与罕见的精神病发作和癫痫发作有关;在用于治疗的较高剂量下,这些反应更为频繁。预防剂量的甲氟喹更常见的副作用包括轻度恶心、头晕、思维模糊、睡眠模式紊乱、梦境活跃和不适。对于已知对甲氟喹或相关化合物(如奎宁、奎尼丁)过敏的旅行者以及患有活动性或近期抑郁症、焦虑症、精神病、精神分裂症、另一种主要精神疾病或癫痫的人,禁止使用该药物;对于患有心脏传导障碍的人,不建议使用甲氟喹。虽然证明它有心脏毒性的证据非常微弱,但正常情况下。对妊娠期间甲氟喹预防的安全性的信心正在增强;在非洲的研究中,发现甲氟喹预防在妊娠期间是有效和安全的。然而,在泰国的一项研究中,用甲氟喹治疗疟疾与死产风险增加相关,这种不良反应在随后没有出现。

每日给药多西环素(每日100 mg,成人剂量)是一个有效的替代方案,阿托伐醌或甲氟喹。多西环素通常耐受性良好,但可能引起外阴阴道鹅口疮、腹泻和光敏性,不能用于8岁以下的儿童或孕妇。

氯喹在大多数地区已不再被用来预防恶性疟原虫感染,但在巴拿马运河以西和以北的中美洲国家、加勒比国家和中东一些国家,氯喹被用于预防和治疗其他人类疟虫引起的疟疾,以及恶性疟原虫疟疾。抗氯喹间日疟原虫已在东亚、大洋洲、中美洲和南美洲部分地区报道。这种

药物通常耐受性很好,但是有些患者由于不适、头痛、视觉症状(可逆性角膜病变)、胃肠道不耐受或瘙痒而不能服用。氯喹在妊娠期间被认为是安全的。慢性给药超过5年后,可能会出现典型的剂量相关的视网膜病变,但这种情况在用于抗疟疾预防的剂量下很少见。特殊或过敏反应也很少见。骨骼肌和/或心肌病是一个长期预防性使用的潜在问题,这种肌病更可能发生在用高剂量药物治疗类风湿关节炎。神经精神反应和皮肤皮疹是不寻常的。当连续使用时,一种相关的氨基喹啉,与粒细胞缺乏症(2 000人中约1人)和肝毒性(16 000人中约1人)的高风险有关。因此,这种药剂不应用于预防。

8-氨基喹啉化合物伯喹(成人每日剂量,0.5 mg/kg 或30 mg与食物一起服用)已被证明对成人抗药性恶性疟原虫和间日疟原虫的预防是安全有效的。该药物可用于前往有或没有抗药性恶性疟原虫的地区以及对其他推荐药物不耐受的人。腹痛和溶血这两类主要的副作用不常见,药物与食物同服,注意不要给 G-6-PD 缺乏的人服用,因为这可能导致严重的溶血。旅行者必须接受 G-6-PD 缺乏测试,并在接受伯氨喹前显示其水平在正常范围内。不能给孕妇或新生儿服用伯氨喹。在疟疾消除项目的恶性疟原虫疟疾治疗方案中,推荐使用单剂量 0.25 mg/kg 的伯喹作为杀配子细胞剂,同时使用 ACT。

过去,二氢叶酸还原酶抑制剂吡美沙明和普罗瓜尼(氯胍)被广泛应用,但恶性疟原虫和间日疟原虫的快速选择耐药性限制了它们的应用。抗疟喹啉,如氯喹(一种4-氨基喹啉)作用于红细胞0期寄生虫的发育,而二氢叶酸还原酶抑制剂也抑制了肝脏中的前红细胞生长(因果预防)和蚊子的发育(孢子死亡活性)。氯胍是安全且耐受性良好的,尽管约8%使用该药物的人口腔溃疡;它被认为是妊娠期抗疟预防的安全药物。由于严重毒性的发生率不可接受,主要是剥脱性皮炎和其他皮疹、粒细胞缺乏症、肝炎和肺嗜酸性粒细胞增多症(发生率为1/7 000;致命反应为1/18 000),因此不建议预防性使用吡美沙明和磺胺多辛联合使用。在一些国家,已使用吡美胺与氨苯砜(每周 0.2/1.5 mg/kg;成人剂量 12.5/100 mg)的组合。氨苯砜可能引起高铁血红蛋白血症和过敏反应,并且(在较高剂量下)可能造成粒细胞缺乏症的严重风险。普罗瓜尼和吡美沙明-氨苯砜组合在美国不可用。

因为抗疟药物耐药性的传播和强度越来越大(图123-2和图123-10),CDC 建议旅行者和他们的提供者在选择抗疟化学预防时考虑他们的目的地、旅行类型、当前的药物和健康风险。东南亚和撒哈拉以南非洲的药店货架上越来越多地出现假冒和不合格抗疟药物(和其他药物)的问题,因此旅行者在前往一个有疟疾风险的国家之前,应从良好的来源购买预防药物。评估疟疾预防失败或治疗的咨询可从州和地方卫生部门和 CDC 疟疾热线(770-488-7788)或 CDC 紧急行动中心(770-488-7100)获得。

第 124 章
巴贝虫病 | Chapter 124
Babesiosis

Edouard G. Vannier, Peter J. Krause · 著 | 王萌冉 · 译

巴贝虫病是近年来新出现的一种由蜱传播巴贝虫属原生动物寄生虫引起的感染病,这种原生动物寄生虫可侵入并最终溶解红细胞(RBC)。大多数病例发生在美国,特别是东北部和中西部上部,欧洲及世界其他地区也有散发病例报道,主要由果氏巴贝虫引起。感染通常在年轻人和健康人中是轻微的,但在 50 岁以上的人和免疫功能受损的患者中可能是严重的,有时是致命的。

病原学和流行病学
地理分布

目前在野生和家养动物中已发现了 100 多种巴贝虫亚种,其中一些亚种可以导致人类感染。果氏巴贝虫主要寄生于小型啮齿动物,是人类巴贝虫病最常见的病原体,在美国东北部和中西部地区流行。这两个地区的 7 个州(康涅狄格州、马萨诸塞州、明尼苏达州、新泽西州、纽约州、罗得岛州和威斯康星州)占报告病例的 95% 以上。其他病因包括西海岸的邓卡尼巴贝虫和邓卡尼巴贝虫类生物体,以及肯塔基州、密苏里州和华盛顿州等地的分歧巴贝虫。

在欧洲,人类巴贝虫病的主要致病病原体是分歧巴贝虫,但维纳托勒姆巴贝虫和果氏巴贝虫也有报道。在亚洲地区,日本、中国大陆及台湾地区都有果氏巴贝虫感染的病例报道。我国曾报道了一例因维纳托勒姆巴贝虫引起的静脉曲张。澳大利亚曾报道了一例果氏巴贝虫感染病例。哥伦比亚、埃及、印度、莫桑比克和南非也有由于不确定的巴贝虫亚种引起的散发病例。

发病率

自 2011 年巴贝虫病开始引起广泛关注以来,美国已经报道了 1 100 多起病例。这个数字意味着过去 10 年间发病率增加了 5 倍。巴贝虫病的发病率明显被低估,因为疾病的症状多是非特异性的,而且年轻健康的人通常表现为轻微或无症状的感染,可能不会寻求诊治。仅有不到 50 例分歧巴贝虫、类分歧巴贝虫和维纳托勒姆巴贝虫感染的病例报道。由邓卡尼巴贝虫和邓卡尼巴贝虫类生物引起的巴贝虫病也呈散发性,报道的病例不到 10 例。

传播途径

在美国,果氏巴贝虫主要通过鹿蜱(肩胛硬蜱)的若虫期传播给人类,与传播莱姆病(参见第 82 章)和人类粒细胞变性浆细胞增多病(参见第 83 章)的微生物是同一种。传播通常发生在 5—10 月,其中 3/4 的病例出现在 7 月和 8 月。邓卡尼巴贝虫和类分歧巴贝虫的传播媒介被认为是太平洋扁虱和齿形扁虱。在欧洲,蓖麻扁虱是分歧巴贝虫和维纳托勒姆巴贝虫的宿主。在日本地区,类似果氏巴贝虫的微生物也可以在卵扁虱中发现。

巴贝虫病有时也可以通过输血或血液制品获得。果氏巴贝虫是向美国 FDA 报告的最常见的输血传播病原体,已查明 170 多例此类病例。此外,还有 3 例由邓卡尼巴贝虫引起的输血传播病例。尽管大多数病例发生在 6—11 月,但输血传播病例全年散发。超过 80% 的病例发生在流行地区。输血传播的巴贝虫病可发生在非流行地区,当巴贝虫感染的血液产品从流行地区出口到非流行地区或者流行地区的无症状感染者到非流行地区献血或者非流行地区的居民到流行地区旅行发生感染后回到非流行地区献血。1979—2009 年报道的经输血传播巴贝虫病病例中,大约 3/4 发生在这一时期的最后 10 年,约 1/5 的患者死亡。

目前已有报道约 7 例疑似或确诊的先天性果氏巴贝虫感染。其他新生儿巴贝虫病的病例多是通过输血或蜱虫叮咬获得的。

临床表现
无症状果氏巴贝虫感染

至少 20% 的成人和 40% 的儿童在果氏巴贝虫感染后没有出现症状。无论治疗与否,急性巴贝虫病发病后无症状感染状态仍可持续 1 年以上。无症状感染患者目前并无远期并发症的依据,然而无症状感染者在献血时可能传播感染。

轻度到中度果氏巴贝虫疾病

症状通常在蜱虫叮咬后 1~4 周和输血后 1~9 周(最长可达 6 个月)的潜伏期后出现。患者会逐渐出现不适、疲劳或虚弱。发热可达 40.9℃(105.6℉),并伴有以下一种或多种症状:寒战、出汗、头痛、肌痛、关节痛、恶心、厌食和干咳等。

不常见的症状包括咽喉痛、畏光、腹痛、呕吐、体重减轻、呼吸短促和抑郁。在体格检查中，发热是最显著的特征，也可以有皮肤瘀斑和瘀点。红斑性皮疹意味着并发莱姆病可能（参见第82章），偶尔可以出现脾大和肝大，但通常无淋巴结累及。黄疸、轻度咽部红斑、视网膜病变伴碎片性出血和视网膜梗死很少发生。症状通常持续1~2周，但疲劳可能持续数月。

重症果氏巴贝虫病

严重的巴贝虫病需要住院治疗，通常发生在患有以下一种或多种疾病的患者中：年龄＞50岁、新生儿早产、男性、无脾、艾滋病、恶性肿瘤、血红蛋白病和接受免疫抑制剂治疗。超过1/3的住院患者可出现并发症，包括急性呼吸窘迫综合征、弥散性血管内凝血、充血性心力衰竭、肾衰竭、脾梗死和脾破裂等。出现并发症的患者往往有严重贫血（血红蛋白，≤10 g/L）。住院时间14日以上、重症监护病房住院2日以上或死亡等不良预后的预测因素包括：碱性磷酸酶水平升高（＞125 U/L）和寄生虫血症。住院患者的死亡率为5%~9%，免疫功能低下患者和经输血传播巴贝虫病患者的死亡率约为20%。

其他巴贝虫感染

邓卡尼巴贝虫感染可以从无症状到致命。临床表现与果氏巴贝虫感染相似。美国报道的3名感染分歧巴贝虫的患者都需要住院治疗，其中1人死亡。在欧洲，大多数分歧巴贝虫感染发生在脾脏功能不全的人身上。潜伏期为1~3周。突然起病，症状包括发热（＞41℃或105.8°F）、寒战、出汗、头痛、肌痛、腰痛和腹痛，血红蛋白尿和黄疸常见，并可能发生轻微的肝大。如果不治疗感染，患者往往会出现肺水肿和肾衰竭。在欧洲，4名感染了维纳托勒姆巴贝虫的患者均接受过脾脏切除术，他们的病情从轻微到严重不等，但未出现死亡。我国报道的一名感染维纳托勒姆巴贝虫的儿童具有完整的脾脏并最终存活。

■ 发病机制

贫血是巴贝虫病发病的一个重要特征。由受感染红细胞破裂引起的溶血性贫血会产生细胞碎片，这些碎片可能积聚在肾脏中并导致肾衰竭。此外，贫血的原因可能也包括完整的红细胞在脾脏中被巨噬细胞清除。在红细胞膜上表达的巴贝虫抗原促进脾巨噬细胞的摄取。此外，红细胞由于巴贝虫产生的氧化应激和宿主的免疫反应，变形能力较差，当红细胞试图挤过静脉血管时，无法变形的红细胞因此被过滤掉。另外，细胞因子作用导致的骨髓抑制也可能导致贫血。

控制和清除巴贝虫感染需要适当的免疫反应。一些证据表明过度免疫反应可能导致感染后发病。利用实验室小鼠进行的研究已经清楚地证明，CD4⁺T细胞是抵抗和清除果氏巴贝虫感染的关键。CD4⁺T细胞是干扰素γ（IFN-γ）的主要来源之一，缺乏这种细胞因子会导致小鼠对果氏巴贝虫高度易患。IFN-γ是宿主抵抗邓卡尼巴贝虫感染的关键，自然杀

伤细胞也是其主要来源。在啮齿类动物中，邓卡尼巴贝虫比果氏巴贝虫感染更严重，肺部炎症为主要表现。肿瘤坏死因子-α在肺泡间隔周围表达，而IFN-γ在肺血管周围表达。阻断任何一种细胞因子都能促进感染邓卡尼巴贝虫的小鼠存活。

■ 诊断

对于居住或旅行在巴贝虫流行区的患者，应考虑巴贝虫病的诊断，尤其春末、夏末、初秋或输血后6个月内出现发热性疾病时。当症状比平时更严重或更持久时，应考虑莱姆病或人类粒细胞变性浆细胞增多病与巴贝虫的合并感染。

实验室检查有助于巴贝虫病的诊断。全血细胞计数常显示贫血和血小板减少。低血细胞比容、血红蛋白和结合珠蛋白水平、网织红细胞计数和乳酸脱氢酶水平升高与溶血性贫血一致。肝功能常显示碱性磷酸酶、天冬氨酸和丙氨酸转氨酶以及胆红素水平升高。尿液分析可显示血红蛋白尿、尿胆原升高和蛋白尿。血尿素氮和血清肌酐水平升高表明肾功能受损。

确诊通常需要显微镜下利用吉姆萨染色薄血涂片（图124-1）。巴贝虫的滋养体多呈圆形、梨形或阿米巴样。环状结构最常见，但没有恶性疟原虫滋养体典型的中心褐色沉积物（血凝素）（图125-1B）。此外，巴贝虫不具有裂殖体和配子体，偶尔可以出现四分体（"马耳他杂交"现象）。四分体是果氏巴贝虫、邓卡尼巴贝虫和类分歧巴贝虫在人类红细胞中的特征性表现。由于寄生红细胞的数量可能较低，巴贝虫的诊

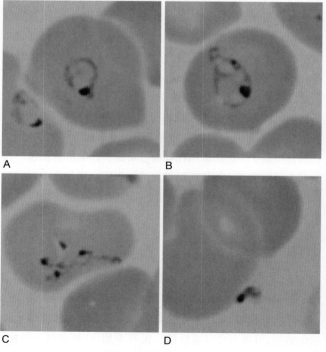

图124-1 果氏巴贝虫薄血涂片吉姆萨染色。果氏巴贝虫是红细胞的专性寄生虫。滋养体可呈环状（A）或阿米巴样（B）；裂殖子可排列成特征性的四分体（C）；细胞外虫体也可以见到，特别是当寄生虫血症水平较高时（D）（经授权许可，引自：E Vannier, PJ Krause: N Engl J Med 366: 2397, 2012)。

断可能需要反复多次血涂片检查,特别是在出现症状时。免疫功能正常的宿主的寄生虫血症水平可在 1%～20%,而免疫功能低下患者的寄生虫血症水平可高达 85%。如果显微镜不能发现巴贝虫,但仍疑似诊断为该疾病,建议采用聚合酶链反应(PCR)扩增巴贝虫 18S rRNA 基因,定量聚合酶链反应技术的出现大大降低了果氏巴贝虫的检测阈值。

血清学检查也可以提示及确定巴贝虫病的诊断。最常用的方法是间接免疫荧光抗体试验。IgM 滴度≥1∶64,IgG 滴度≥1∶1 024 提示有活动性或近期感染。滴度通常在 6～12 个月下降。抗果氏巴贝虫抗体不会与邓卡尼巴贝虫或分歧巴贝虫抗原发生交叉反应。在分歧巴贝虫感染中,血清学检查的价值有限,因为在抗体能被检出前即可出现症状。感染分歧巴贝虫患者的血清与感染类分歧巴贝虫或维纳托勒姆巴贝虫的患者血清存在交叉反应。

治疗 · 巴贝虫病

无症状的果氏巴贝虫感染

无症状的果氏巴贝虫感染的患者通常无法被诊断和治疗。目前的指南建议只有在寄生虫血症持续存在超过 3 个月时,可对无症状感染患者进行抗生素治疗。目前正在寻找能够检测血液变化的实验室检查手段,希望能够发现更多无症状的感染患者,从而研究明确此类患者是否需要接受治疗。

轻度至中度巴贝虫病

口服阿托伐醌和阿奇霉素 7～10 日,是目前治疗轻度至中度巴贝虫病的推荐组合(表 124 - 1)。二线治疗方案可以选用克林霉素联合奎宁。症状通常在治疗开始后 48 h 内开始缓解,但完全缓解可能需要数周至数月的时间。治疗效果差的患者应当考虑是否合并存在莱姆病或人类粒细胞性间浆细胞增多症。在抗巴贝虫药物的第一个前瞻性试验中,比较了阿托伐醌联合阿奇霉素与克林霉素联合奎宁对成人的疗效。这两种药物组合在缓解症状和消除寄生虫血症方面同样有效。15%接受阿托伐醌联合阿奇霉素治疗以及 72%接受克林霉素联合奎宁治疗的受试者出现了不良反应,约 1/3 接受克林霉素联合奎宁治疗以及约 2%接受阿托伐醌联合阿奇霉素治疗的受试者因严重不良反应而必须停止治疗。

重症果氏巴贝虫病

克林霉素静脉注射联合奎宁口服 7～10 日,是重症巴贝虫病的推荐治疗方法。静脉注射奎尼丁可代替口服奎宁,但由于存在 QT 延长和多形性室性心动过速的风险,因此需要心电监测。

表 124 - 1 人类巴贝虫病的治疗

成人	儿童
果氏巴贝虫感染(轻度至中度[a,b])	
阿托伐醌(750 mg 每 12 h 一次,口服) **联合** 阿奇霉素(第一日 500 mg,后日 250 mg,口服)	阿托伐醌(20 mg/kg 每 12 h 一次,口服;最大单次剂量750 mg) **联合** 阿奇霉素[10 mg/kg 第一日,每日一次,口服(最大单次剂量500 mg),此后 5 mg/kg 每日一次,口服(最大单次剂量 250 mg)]
果氏巴贝虫感染(重度[c,d])	
克林霉素(300～600 mg 静脉注射,每 6 h 一次或者 600 mg 口服,每 8 h 一次) **联合** 奎宁(650 mg 口服,每 6～8 h 一次) **联合** 考虑血浆置换	克林霉素(7～10 mg/kg 静脉注射,每 6～8 h 一次或者 7～10 mg/kg 口服,每 6～8 h 一次;最大单次剂量 600 mg) **联合** 奎宁(8 mg/kg 口服,每 8 h 一次;最大单次剂量 650 mg) **联合** 考虑血浆置换
分歧巴贝虫感染	
血浆置换 **联合** 克林霉素(600 mg 静脉注射,每 6～8 h 一次) **联合** 奎宁(650 mg 口服,每 8 h 一次)	血浆置换 **联合** 克林霉素(7～10 mg/kg 静脉注射,每 6～8 h 一次;最大单次剂量 600 mg) **联合** 奎宁(8 mg/kg 口服,每 8 h 一次;最大单次剂量 650 mg)

[a] 治疗疗程 7～10 日。[b] 高剂量阿奇霉素(600～1 000 mg)联合阿托伐醌已被推荐用于免疫受损的宿主。[c] 治疗通常持续 7～10 日,但其持续时间可能有所不同。对于免疫功能严重受损的患者,治疗应至少持续 6 周,包括血液涂片找寄生虫阴性后 2 周。[d] 在少数病例中可以考虑选用下列三药联合方案治疗果氏巴贝虫感染,但其疗效尚不确定:阿托伐醌、阿奇霉素联合克林霉素;阿托伐醌、阿奇霉素联合多西环素;阿托伐醌、克林霉素和多西环素;阿托伐醌、多西环素和青蒿素;阿托伐醌-丙胍、阿奇霉素联合奎宁;阿奇霉素、克林霉素联合多西环素。

来源:ME Falagas, MS Klempner: Clin Infect Dis 22:809, 1996; PJ Krause et al: N Engl J Med 343:1454, 2000; PJ Krause et al: Clin Infect Dis 46:370, 2008; CM Shih, CC Wang: Am J Trop Med Hyg 59:509, 1998; CP Stowell et al: N Engl J Med 356:2313, 2007; JM Vyas et al: Clin Infect Dis 45:1588, 2007; GP Wormser et al: Clin Infect Dis 50:381, 2010。

标准的抗菌治疗有时不足以使症状完全缓解和消除寄生虫血症,特别是在脾切除术、艾滋病、恶性肿瘤或接受免疫抑制治疗(包括 B 细胞淋巴瘤的利妥昔单抗)导致免疫抑制的患者中。在这类患者中,抗菌治疗应至少持续 6 周,包括在血液涂片找巴贝虫阴性后 2 周。高剂量阿奇霉素(600～1 000 mg/d)联合阿托伐醌已成功应用于免疫功能低下患者。但在一些病例中出现了对阿托伐醌联合阿奇霉素治疗方案的耐药情况。对于阿托伐醌联合阿奇霉素治疗无效以及不能耐受克林霉素联合奎宁的患者,可以考虑使用替代方案(表124-1)。

对于患有高寄生虫血症水平(≥10%)、严重贫血(血红蛋白,<10 g/dL)或肺、肝或肾损害的患者,建议进行部分或完全的红细胞交换输血。每日监测寄生虫血症和血细胞比容,直到症状消失,寄生虫血症水平<5%。

其他巴贝西亚感染

邓卡尼巴贝虫感染的治疗方案通常包括静脉注射克林霉素(每日3～4次,每次600 mg或每日2次,每次1 200 mg)和口服奎宁(每日3次,每次600～650 mg)治疗7～10日。治疗分歧巴贝虫的方案可以静脉注射克林霉素(每日3～4次,每次600 mg;或每日3次,每次900 mg;或每日一次,每次1 200 mg),再加

上口服奎宁或奎尼丁(每日3次,每次650 mg)。

🌐 在欧洲,分歧巴贝虫感染被认为是一种紧急医疗情况。推荐的治疗方法是立即血液置换,静脉注射克林霉素联合口服奎宁或静脉注射奎尼丁。部分病例经血液置换和克林霉素单药治疗后可治愈。贫血可能持续1个月以上,可能需要额外输血纠正。

■ 预防

目前尚没有可供人类使用的疫苗,也没有有效的预防药物。居住在流行地区的个人,尤其是那些有严重巴贝虫病风险的人,应该穿覆盖身体下部的衣服,并在衣服上涂上防虫剂(如二乙基甲苯酰胺),并限制在5—10月份蜱虫大量繁殖时到户外活动。户外活动后应彻底检查皮肤,并用镊子去除蜱虫。有巴贝虫病症状或巴贝虫血清学阳性病史的人无限期推迟献血。

第125章
疟疾和巴贝虫图集

Chapter 125
Atlas of Blood Smears of Malaria and Babesiosis

Nicholas J. White, Joel G. Breman · 著 | 王萌冉 · 译

可引起人类疟疾的血液原生动物寄生虫有6种(**参见第123章**):潜在致命且通常具有耐药性的恶性疟原虫、复发的寄生虫包括间日疟原虫和卵形疟原虫(可能是两种形态上相同的卵型疟原虫)、能够低密度多年持续存活的三日疟原虫,以及居住在东南亚热带森林或其附近的个体中发现的诺氏疟原虫。诺氏疟原虫是一种猴寄生虫,显微镜下类似恶性疟原虫(幼年型)和三日疟原虫(老年型),但分子生物学手段证实其与前述两种是不同类型。

疟原虫在显微镜下(放大1 000倍)很容易在用特殊染料染色的厚或薄的血涂片中看到(如Giemsa染色、Field染色、Wright染色、Leishman染色)。表125-1总结了疟原虫的形态特征。在厚

的血涂片中,红细胞被水裂解后会留下染色的白细胞和疟原虫,从而可以检测到低至50个疟原虫/μL的密度。这种灵敏度是薄膜血涂片的100倍。在薄膜血涂片中,细胞是固定的,疟原虫在红细胞内可见。薄膜血涂片对鉴别疟原虫的种类更有帮助,尤其是对于重症恶性疟原虫感染的预后有用。与死亡率增加有关的因素包括:高疟原虫计数、更成熟的疟原虫(>20%含有可见疟疾色素)和吞噬性疟疾色素(5%以上的中性粒细胞)。

巴贝虫(**参见第124章**)是一种类似恶性疟原虫的小环状结构微生物,与疟原虫不同,巴贝虫不会导致寄生虫产生色素,也不会形成裂殖体或配子体。

疟疾和巴贝虫图集见**图125-1～图125-9**。

	恶性疟	**间日疟**	**卵形疟**[b]	**三日疟**
无性繁殖成虫	通常为细的蓝色圆环状,寄生虫血症水平可能超过2%	不规则、较大较厚的环状,随虫体生长具有多形性;寄生虫血症水平较低	规则、致密的环状,扩大为蓝色成熟的滋养体;寄生虫血症水平较低	致密、较厚的环状,成熟为致密的圆形滋养体;寄生虫血症水平低

表125-1 疟原虫的形态特征[a]

（续表）

	恶性疟	间日疟	卵形疟[b]	三日疟
裂殖体	外周血中少见；可形成 8～32 个裂殖子，含深棕色色素	常见；可形成 12～18 个裂殖子，含橙棕色色素	可形成 8～14 个裂殖子，含棕色或黑色色素	可形成 8～10 个裂殖子，含深棕色或黑色色素
配子体	香蕉状；雄性呈浅蓝色，雌性呈深蓝色；细胞质中有少量分散的黑色色素颗粒	圆形或椭圆形；雄性呈淡蓝色圆形，雌性呈椭圆状深蓝色；三角形核，含少量橙棕色色素颗粒	较大、圆形、密集呈蓝色（类似三日疟），但 James 点更明显，含棕色色素颗粒	较大，椭圆形；雄性呈淡蓝色，雌性呈深蓝色；含较大的黑色色素颗粒
红细胞改变	红细胞大小正常；随着寄生虫的成熟，红细胞胞质变白，细胞变圆，细胞质中可能出现散在红点（毛勒裂隙）	红细胞体积增大；随着寄生虫的成熟，淡红色原点的数量增加	红细胞变成椭圆形，有簇状末端，红色圆点较突出	红细胞大小与形态正常，无红色斑点

[a] 诺氏疟原虫的早期滋养体与恶性疟原虫相似。诺氏疟原虫成熟的滋养体及裂殖体与三日疟原虫的区别在于：① 诺氏疟原虫的滋养体可能具有双染色质点，每个红细胞有 2 个或 3 个寄生虫，并可能导致更高水平的寄生虫血症；② 诺氏疟原虫成熟的裂殖体有 16 个裂殖子，而三日疟的裂殖体为 8～10 个裂殖子。根据最近的证据，两种形态相同的同系物种。[b] 根据最新的研究表明，卵形疟与间日疟可能为两种形态学类似的疟原虫。

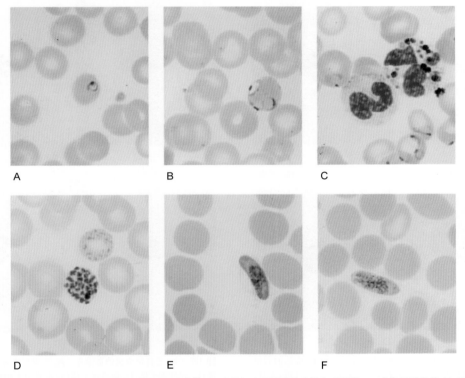

图 125-1　**恶性疟原虫的血涂片**　A. 幼小的滋养体；B. 成熟的滋养体；C. 多核细胞及滋养体中的色素颗粒；D. 成熟的裂殖体；E. 磁性配子体；F. 雄性配子体（经世界卫生组织授权许可，引自：Bench Aids for the Diagnosis of Malaria Infections，2nd ed）。

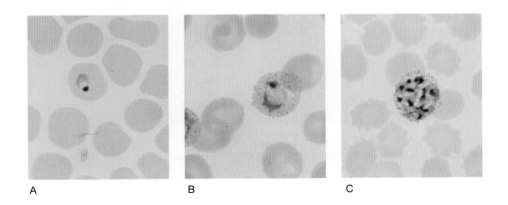

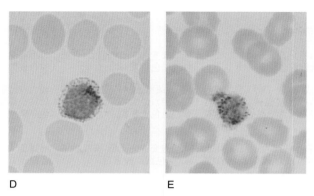

图125-2 间日疟原虫的血涂片。A. 幼稚的滋养体；B. 成熟的滋养体；C. 成熟的裂殖体；D. 雌性配子体；E. 雄性配子体（经世界卫生组织授权许可，引自：Bench Aids for the Diagnosis of Malaria Infections，2nd ed）。

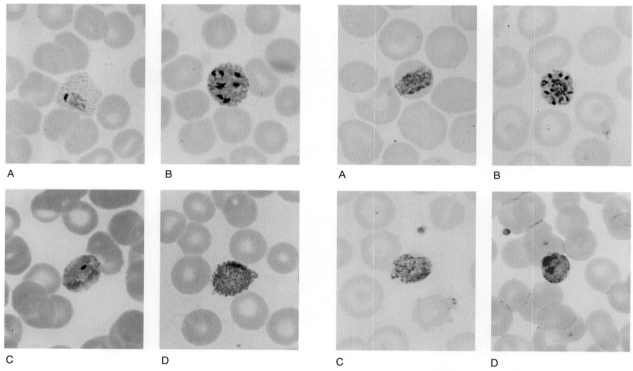

图125-3 卵形疟原虫的血涂片。A. 成熟的滋养体；B. 成熟的裂殖体；C. 雄性配子体；D. 雌性配子体（经世界卫生组织授权许可，引自：Bench Aids for the Diagnosis of Malaria Infections，2nd ed）。

图125-4 三日疟原虫的血涂片。A. 成熟的滋养体；B. 成熟的裂殖体；C. 雄性配子体；D. 雌性配子体（经世界卫生组织授权许可，引自：Bench Aids for the Diagnosis of Malaria Infections，2nd ed）。

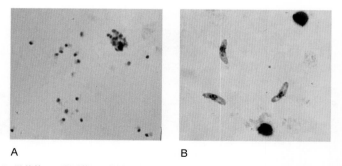

图125-5 恶性疟原虫的厚血涂片。A. 滋养体；B. 配子体（经世界卫生组织授权许可，引自：Bench Aids for the Diagnosis of Malaria Infections，2nd ed）。

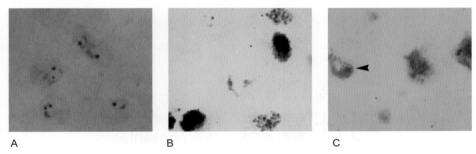

图 125-6　间日疟原虫的厚血涂片。A. 滋养体；B. 配子体；C. 配子体（经世界卫生组织授权许可，引自：Bench Aids for the Diagnosis of Malaria Infections，2nd ed）。

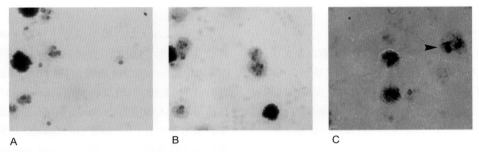

图 125-7　卵形疟原虫的厚血涂片。A. 滋养体；B. 裂殖体；C. 配子体（经世界卫生组织授权许可，引自：Bench Aids for the Diagnosis of Malaria Infections，2nd ed）。

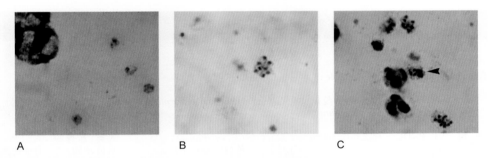

图 125-8　三日疟原虫的厚血涂片。A. 滋养体；B. 裂殖体；C. 配子体（经世界卫生组织授权许可，引自：Bench Aids for the Diagnosis of Malaria Infections，2nd ed）。

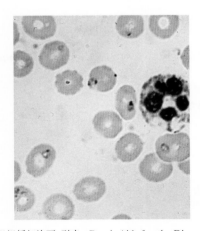

图 125-9　巴贝虫滋养体的薄血涂片。（经世界卫生组织授权许可，引自：Bench Aids for the Diagnosis of Malaria Infections，2nd ed）。

第 126 章
利什曼病 | Chapter 126 Leishmaniasis

Shyam Sundar · 著 | 姚雨濛 · 译

■ 定义

利什曼病由利什曼属的单细胞真核专性细胞内原虫引起，包括复杂的一组疾病，主要影响宿主的网状内皮系统。不同种的利什曼原虫引起不同的临床综合征，从自愈性皮肤溃疡到致命性的内脏疾病。这些综合征分为三大类：内脏型利什曼病（VL）、皮肤型利什曼病（CL）和黏膜型利什曼病（ML）。

■ 病原与生命周期

利什曼病由动基体目（Kinetoplastida）和锥体科（Trypanosomatidae）中利什曼属（*Leishmania*）的约 20 种原

虫引起（表 126-1）。数个临床上重要的种属为 Viannia 亚种。这些微生物通过"旧大陆"（亚洲、非洲和欧洲）中白蛉属（*Phlebotomus*）的白蛉亚科白蛉（phlebotomine sandflies）和"新大陆"（美洲）中的罗蛉属（*Lutzomyia*）的白蛉进行传播。传播可能是人源型的（anthroponotic，即虫媒将已感染者的感染传播给健康人）或动物源型的（zoonotic，即虫媒将感染者从动物宿主传播给人类）。曾有记录显示地中海地区的静脉吸毒者通过共用感染针头而造成了人际间的传播。子宫内向胎儿的传播很少发生。

表 126-1 利什曼病的地理分布及典型流行病学

病原及流行地区	临床综合征	种	媒介	宿主	传播	环境
杜氏利什曼原虫复合体（*Leishmania donovani* Complex）						
南亚	VL、PKDL	杜氏利什曼原虫（*L. donovani*）	银足白蛉（*Phlebotomus argentipes*）	人类	人源型	农村及家庭
苏丹、南苏丹、索马里、埃塞俄比亚、肯尼亚、乌干达	VL、PKDL	杜氏利什曼原虫	东方白蛉（*P. orientalis*）、马丁尼白蛉（*P. martini*）	人类、苏丹的啮齿动物、犬科动物	人源型，偶有动物源型	大多数为人类住所周围，偶有森林
地中海盆地、中东、中亚、中国	VL、CL	婴儿利什曼原虫（*L. infantum*）	恶毒白蛉（*P. perniciosus*）、阿氏白蛉（*P. ariasi*）	犬、狐狸、豺	动物源型	家庭及人类住所周围
中东、沙特阿拉伯、也门	VL	杜氏利什曼原虫	恶毒白蛉（*P. perniciosus*）、阿氏白蛉（*P. ariasi*）	犬、狐狸、豺	动物源型	家庭及人类住所周围
中美洲和南美洲	VL、CL	婴儿利什曼原虫[a]	长须罗蛉（*Lutzomyia longipalpis*）	狐狸、狗、负鼠	动物源型	家庭、人类住所周围及城市周边
阿塞拜疆、亚美尼亚、格鲁吉亚、哈萨克斯坦、吉尔吉斯斯坦、塔吉克斯坦、土库曼斯坦、乌兹别克斯坦	VL	婴儿利什曼原虫	杜兰白蛉（*P. turanicus*）	人类、狗、狐狸	人源型、动物源型	家庭
热带利什曼原虫（*L. tropica*）						
西印度到土耳其、北非和东非的部分地区	CL、复发性利什曼病	热带利什曼原虫（*L. tropica*）	司氏白蛉（*P. sergenti*）	人类	人源型	城市家庭、人类住所周围
硕大利什曼原虫（*L. major*）						
西亚和中亚、北非和撒哈拉以南非洲	CL	硕大利什曼原虫	巴氏白蛉（*P. papatasi*）、迪博克白蛉（*P. duboscqi*）	尼罗河大鼠、啮齿动物	动物源型	森林、人类住所周围的

（续表）

病原及流行地区	临床综合征	种	媒介	宿主	传播	环境
硕大利什曼原虫（*L. major*）						
哈萨克斯坦、土库曼斯坦、乌兹别克斯坦	CL	硕大利什曼原虫	巴氏白蛉（*P. papatasi*）、迪博克白蛉（*P. duboscqi*）	沙鼠	动物源型	农村
埃塞俄比亚利什曼原虫（*L. aethiopica*）						
埃塞俄比亚、乌干达、肯尼亚	CL、DCL	埃塞俄比亚利什曼原虫	长足白蛉（*P. longipes*）、佩迪福白蛉（*P. pedifer*）	蹄兔	动物源型	森林及人类住所周围的
Viannia 亚种						
秘鲁、厄瓜多尔	CL、ML	秘鲁利什曼原虫（*V.*）［*L.（V.）peruviana*］	疣肿罗蛉（*Lutzomyia verrucarum*）、秘鲁罗蛉（*L. peruensis*）	野生啮齿动物	动物源型	安第斯山谷
圭亚那、苏里南、法属圭亚那、厄瓜多尔、巴西、哥伦比亚、玻利维亚	CL、ML	圭亚那利什曼原虫（*V.*）	安闲罗蛉（*L. umbratilis*）	树懒、树栖食蚁兽、负鼠	动物源型	热带雨林
中美洲、厄瓜多尔、哥伦比亚	CL、ML	巴拿马利什曼原虫（*V.*）*panamensis*	*trapidoi* 罗蛉（*L. trapidoi*）	树懒	动物源型	热带森林和森林砍伐区
南美洲和中美洲	CL、ML	巴西利什曼原虫（*V.*）	罗蛉亚种、安闲罗蛉、惠尔康白蛉（*Psychodopygus wellcomei*）	森林啮齿动物、人类住所周围的动物	动物源型	热带森林和森林砍伐区
墨西哥利什曼原虫复合体（*L. mexicana* Complex）						
中美洲和南美洲北部	CL、ML、DCL	亚马逊利什曼原虫（*L. amazonensis*）	黄盾罗蛉（*L. flaviscutellata*）	森林啮齿动物	动物源型	热带森林和森林砍伐区
	CL、ML、DCL	墨西哥利什曼原虫（*L. mexicana*）	奥尔麦克罗蛉（*L. olmeca*）	多种森林啮齿动物和有袋动物	动物源型	热带森林和森林砍伐区
	CL、DCL	*Pifanoi* 利什曼原虫（*L. pifanoi*）	奥尔麦克罗蛉（*L. olmeca*）	多种森林啮齿动物和有袋动物	动物源型	热带森林和森林砍伐区

a 婴儿利什曼原虫（*L. infantum*）在新大陆被命名为恰氏利什曼原虫（*L. chagasi*）。

缩略词：CL，皮肤型利什曼病；DCL，弥漫性皮肤型利什曼病；ML，黏膜型利什曼病；PKDL，黑热病后皮肤型利什曼病；VL，内脏型利什曼病。

利什曼原虫以两种形式存在：① 细胞外，以有鞭毛的前鞭毛体（promastigotes，长度为 10～20 μm）存在于白蛉虫媒中；② 细胞内，以无鞭毛的无鞭毛体（amastigotes，长度为 2～4 μm，图 126-1）存在于包括人类等脊椎动物宿主中。前鞭毛体通过雌性白蛉的喙进入脊椎动物宿主的皮肤。在寄生虫进入宿主的部位首先遇到并处理前鞭毛体的宿主细胞中，中性粒细胞占主导地位。感染的中性粒细胞可能发生凋亡，并释放将被巨噬细胞摄入的活寄生虫，或者凋亡细胞本身可能被巨噬细胞和树突状细胞吞食。寄生虫在巨噬细胞内以无鞭毛体的形式繁殖，导致细胞破裂并随后遭其他巨噬细胞入侵。当吸食受感染宿主血液时，白蛉会吸入无鞭毛虫，这些无鞭毛体在蛉的后中肠内转化为鞭毛型，并以二分裂方式繁殖。然后，前鞭毛虫迁移到前中肠，并可在蛉吸血时感染新的宿主。

■ 流行病学

利什曼病发生于 98 个国家，其中大多数是处在热带和温带地区的发展中国家。每年有 150 多万例病例发生，其中 70 万～

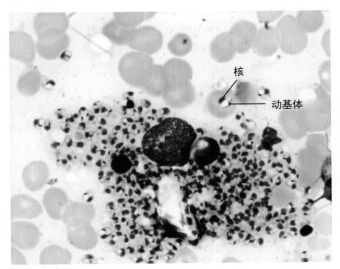

图 126-1 **含有大量细胞内无鞭毛体（2～4 μm）的巨噬细胞**。见于内脏型利什曼病患者的脾脏 Giemsa 染色涂片中。每一个无鞭毛体包含一个核和一个由多个线粒体 DNA 拷贝组成的特征性动基体。在一些细胞外的寄生虫也可见。

核

动基体

120 万为皮肤型(CL,及其变种),20 万～40 万为内脏型(VL)。超过 3.5 亿人存在感染风险,总患病人数为 1 200 万。尽管利什曼原虫的分布受到白蛉虫媒分布的限制,但人类利什曼病在世界范围内呈上升趋势。

内脏型利什曼病

内脏型利什曼病(VL,也被称为 kala-azar,印地语中的意思是"黑热病")由杜氏利什曼原虫复合体引起,包括杜氏利什曼原虫和婴儿利什曼原虫(在新大陆被称为恰氏利什曼原虫),分别造成人源型和动物源型感染传播。印度及其邻近的孟加拉国、苏丹、南苏丹、埃塞俄比亚和巴西是 VL 的四大发病中心,占全球 VL 负担的 90%。其中,印度是受影响最严重的国家。人畜共患 VL 在中东的所有国家、巴基斯坦和从西亚至中国的其他国家均有报道。地方流行疫区也存在于从苏联的独立国家,主要是格鲁吉亚和阿塞拜疆。在非洲之角,苏丹、南苏丹、埃塞俄比亚、肯尼亚、乌干达和索马里也有 VL 报道。在苏丹和南苏丹,虽然动物源型传播也同时发生,但大规模的疫情被认为是人源传播的。VL 在西非和撒哈拉以南非洲罕见。

地中海 VL 长期以来是由婴儿利什曼原虫引起的地方病,具有大规模的犬科动物宿主,主要在 HIV 感染出现之前见于婴儿中。在欧洲地中海地区,70% 的成人 VL 病例与合并 HIV 感染有关。由于这两种感染对免疫系统的共同影响,这种组合是致命的。静脉吸毒者尤其危险。其他形式的免疫抑制(如与器官移植相关)也使患者易于发生 VL。在美洲,由婴儿利什曼原虫引起的疾病是从墨西哥到阿根廷的地方病,但新大陆 90% 的病例报道来自巴西东北部。

免疫发病机制

感染杜氏利什曼原虫或婴儿利什曼原虫的大多数个体都可发起成功的免疫应答并控制感染,而不发展出有症状的疾病。在皮内注射杀灭的前鞭毛体 48 h 后,个体在接受利什曼素皮肤试验(也称为 Montenegro 皮肤试验)时对利什曼抗原表现出迟发型超敏反应(DTH)。小鼠模型结果显示,对利什曼原虫感染的获得性抵抗力的形成受到抗原呈递细胞 IL-12 的产生和随后 T 细胞亚群辅助性 T 细胞 1(T_H1)分泌的 IFN-γ、TNF-α 和其他促炎细胞因子的控制。发生活动性 VL 患者的免疫应答是复杂的,除了多种促炎细胞因子和趋化因子的产生增加外,活动性疾病患者的血清中 IL-10 水平显著升高,并且病变组织中 IL-10 mRNA 表达增强。VL 中 IL-10 的主要致病活性可能是调节宿主巨噬细胞以提高寄生虫的生存和生长。IL-10 可通过下调 TNF-α 和一氧化氮产生使巨噬细胞对活化信号无应答,从而抑制巨噬细胞对无鞭毛体的杀伤。树突状细胞和巨噬细胞的多种抗原递呈功能也被 IL-10 抑制。被抑制的患者利什曼素皮肤试验不呈阳性,它们的外周血单核细胞在体外对利什曼素抗原也无反应。网状内皮系统器官主要受累,脾、肝和某些部位的淋巴结明显肿大。扁桃体和肠道黏膜下层也有大量寄生虫浸润。骨髓功能障碍导致全血细胞减少。

临床特征

在印度次大陆和非洲之角地区,所有年龄的人都受到 VL 影响。在美洲和地中海盆地的疫区,免疫功能正常的婴儿、幼儿及免疫功能缺陷的成人尤其经常受累。VL 最常见的表现是突发中度发热至高热,伴僵直和寒战。发热可能持续数周,强度逐渐降低,患者可能会在再次发热前短暂退热。起病后第 2 周时脾脏可能可触及,根据病程长短不同,脾脏可能变得巨大(图 126-2)。随之很快出现肝大(通常中等程度)。淋巴结病在世界上大多数疫区常见,但在印度次大陆罕见。患者体重减轻,感觉虚弱,皮肤因色素沉着逐渐变暗,在棕色皮肤的个体中最容易见到。晚期可有低蛋白血症,可能表现为足部水肿和腹水。早期出现贫血,并可能严重到引起充血性心力衰竭。鼻出血、视网膜出血、胃肠道出血与血小板减少有关。麻疹、肺炎、结核病、细菌性或阿米巴性痢疾和胃肠炎等继发感染常见。带状疱疹、水痘、皮肤疖子和疖疮也可能发生。若不经治疗,该病对大多数患者,包括 100% 的 HIV 合并感染者,都是致命性的。

白细胞减少症和贫血发生较早,随后发生血小板减少症。血清免疫球蛋白有明显的多克隆升高。血清的肝脏转氨酶水

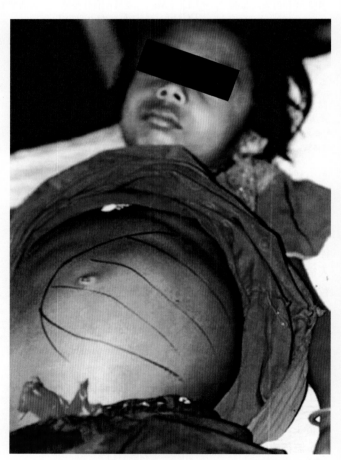

图 126-2 内脏型利什曼病患者存在的巨脾。 脾脏可从腹部表面见到。脾大是内脏型利什曼病最重要的特征。

平升高可见于很大比例的患者中,血清胆红素水平偶尔升高。肾功能不全不常见。

实验室诊断

组织穿刺抽吸物涂片见到无鞭毛体是诊断 VL 的金标准(图 126-1)。脾脏涂片的敏感性大于 95%,而骨髓涂片(60%~85%)和淋巴结穿刺抽吸涂片(50%)的敏感性较低。对抽吸物进行培养可增加敏感性。脾脏穿刺是侵入性的操作,未经训练的人员操作可能很危险。目前有几种血清学技术被用于检测利什曼原虫抗体。一种酶联免疫吸附试验(ELISA)和间接免疫荧光抗体试验(IFAT)被应用于成熟的实验室中。

🔵 然而,该领域中,一种基于检测保存于婴儿利什曼原虫驱动蛋白区、由 39 个氨基酸组成的重组抗原(rK39)抗体的快速免疫色谱测试在世界范围内使用。该试验只需一滴指尖血或血清,15 min 内即可读取结果。除东非外(敏感性和特异性均较低),rK39 快速诊断试验(RDT)在免疫功能正常的个体中敏感性为~98%、特异性为 90%。在苏丹,基于一种新型合成多聚蛋白 rK28 的检测比基于 rK39 的 RDT 更敏感(96.8%),更特异(96.2%)。用聚合酶链反应(PCR)对利什曼原虫核酸行定性检测和用实时 PCR 行定量检测目前仅限于专门的实验室中,尚未用于疫区 VL 的常规诊断。PCR 可以区分感染人体的利什曼原虫的主要种类。

鉴别诊断

VL 很容易被误诊为疟疾。其他可能模仿 VL 的发热性疾病包括伤寒热、结核病、布鲁菌病、血吸虫病和组织胞浆菌病。门静脉高压引起的脾大、慢性髓系白血病、热带脾大综合征和(在非洲)血吸虫病也可能与 VL 混淆。疫区的患者出现发热伴有中性粒细胞减少或全血细胞减少强烈提示 VL 诊断;长期患病者出现高 γ-球蛋白血症可巩固诊断。非流行国家中,任何患者出现发热时,仔细询问旅行史是必不可少的。

治疗 • 内脏型利什曼病

一般原则

严重贫血应通过输血予以纠正,其他合并症应及时处理。由于最佳药物、剂量和疗程随流行区域的不同而不同,VL 的治疗复杂。尽管已完成推荐的治疗,一些患者仍会复发(通常在 6 个月内),因此建议延长随访时间。五价锑剂是世界上大多数流行地区的首选药物,但在印度比哈尔邦(Bihar)普遍存在对锑剂的耐药性。在那里,最好使用两性霉素 B(AmB)脱氧胆酸盐或米替福新(miltefosine)。印度对 AmB 的剂量要求低于美洲、非洲或地中海地区。在地中海国家,费用很少是问题,首选药物是脂质体两性霉素 B。免疫功能正常的患者中,使用 AmB 脱氧胆酸盐和脂质制剂

时复发不常见。随着新药物和给药系统变得可以获取以及对锑化合物的耐药性出现,抗利什曼病的治疗近期发生了演变。

除 AmB(脱氧胆酸和脂质制剂)外,在美国只有 CDC 提供抗利什曼病的药物。

五价锑化合物

有两种五价锑(Sb^V)制剂:葡萄糖酸锑钠(sodium stibogluconate,每毫升 Sb^V 100 mg)和锑酸葡胺(meglumine antimoniate,每毫升 Sb^V 85 mg)。每日剂量为 20 mg/kg 静脉输注或肌内注射,治疗持续 28~30 日。非洲、美洲和大部分旧大陆的治愈率超过 90%。但由于耐药性,印度比哈尔邦的治愈率低于 50%。Sb^V 治疗的不良反应常见,包括关节痛、肌痛和血清氨基转移酶水平升高。心电图改变常见。ST 段凹形抬高不重要,但 QTc 延长至 >0.5 s 可能预示室性心律失常和猝死。化学性胰腺炎常见,但通常不需要中断治疗,严重的临床胰腺炎发生于免疫抑制患者中。

两性霉素 B

AmB 目前在印度比哈尔邦用作一线药物。在世界其他地方,AmB 用于最初的五价锑剂治疗失败时使用的。传统的 AmB 脱氧胆酸盐每隔 1 日以 0.75~1.0 mg/kg 的剂量给药,共输注 15 次。几乎所有 AmB 输液时均可发生发热伴寒战的不良反应。恶心、呕吐及输液部位的静脉血栓也很常见。每次输注前,可通过服用如扑尔敏之类的抗组胺药和如对乙酰氨基酚之类的退热药使急性毒性反应降至最低。AmB 可导致肾功能不全和低钾血症。极少数情况下也会引起超敏反应、骨髓抑制和心肌炎,均为致命性的反应。

为取代脱氧胆酸盐制剂而开发的几种 AmB 脂质制剂首先被网状内皮组织吸收。由于几乎没有游离药物可引起毒性反应,可在短时间内给予大量药物。脂质体 AmB 在世界各地广泛应用于 VL 治疗。AmB 脂质体终末半衰期可达~150 h,单次给药数周后,动物的肝脏和脾脏仍可检测到药物。这是唯一被美国 FDA 批准用于治疗 VL 的药物,治疗方案为第 1~5 日、第 14 日和第 21 日每日 3 mg/kg(总剂量 21 mg/kg)。然而,世界不同地区的总剂量需求差异很大。在亚洲,总剂量为 10~15 mg/kg;在非洲,总剂量为~18 mg/kg;地中海、美洲地区的总剂量 ≥20 mg/kg。每日的剂量是灵活的(1~10 mg/kg)。印度的一项研究显示,单次给药 10 mg/kg 治愈了 96% 患者的感染。脂质体 AmB 的副作用通常轻微,包括输液反应、背痛和偶见的可逆性肾毒性。

巴龙霉素

巴龙霉素(paromomycin,氨苷菌素)是一种具有抗利什曼原虫活性的氨基环醇-氨基糖苷类抗生素。它抗利什曼原虫的作用机制尚未明确。巴龙霉素在印度被批准用于治疗 VL,肌内注射,剂量为每日基础 11 mg/kg,持续 21 日。该方案的治愈率为 95%。然而,其他疫区的最佳剂量尚未确定。巴龙霉素是一种相对安全的药物,但有些患者会出现肝毒性、可逆性耳毒性、肾毒性(罕见情况下)和手足抽搐。

米替福新

米替福新(miltefosine)是一种烷基磷酸胆碱类药物,是第一种被批准用于治疗利什曼病的口服的化合物。该药物半衰期长(150~200 h),作用机制尚不十分清楚。印度次大陆患者的推荐治疗方案为:体重＜25 kg 的患者每日 50 mg,治疗 28 日;体重≥25 kg 的患者每日 2 次,每次 50 mg,治疗 28 日;2~11 岁儿童中,每日 2.5 mg/kg,治疗 28 日。这些方案在印度的治愈率为 94%。然而,最近来自印度次大陆的研究表明治愈率出现下降。其他地区的剂量仍有待确定。由于其半衰期较长,米替福新易诱导利什曼原虫产生耐药性。其副作用包括在 40% 和 20% 的患者中出现轻到中度的呕吐和腹泻,这些反应通常在几日内自发消除。罕见的严重过敏性皮炎、肝毒性和肾毒性的病例也曾有报道。由于米替福新价格昂贵,且与重大不良事件相关,因此最好接受直接观察下的给药,以确保治疗完成并最大限度地降低诱导耐药性的风险。由于米替福新在大鼠体内具有致畸性,因此禁止在妊娠期间以及育龄妇女中(除非治疗后至少 3 个月内严格采取避孕措施)使用。

多药治疗

利什曼病的多药联合治疗可能是未来的首选。它在 VL 中的潜在优势包括:① 疗程和住院时间缩短使得依从性更好、费用更低;② 较低的药物剂量和/或较短的治疗疗程,所以毒性更小;③ 对任意一种药物产生耐药性的可能性降低。在印度的一项研究中,一剂脂质体 AmB(5 mg/kg)之后米替福新治疗 7 日、巴龙霉素治疗 10 日,或同时米替福新和巴龙霉素(均每日常规剂量)治疗 10 日,治愈率＞97%(所有三种组合)。在非洲,Sb^V 联合巴龙霉素治疗 17 日与给予 Sb^V 30 日一样有效和安全。

经治疗的 VL 患者预后

自 VL 的恢复很快。治疗开始 1 周内,体温减退、脾大恢复、体重增加和血液学参数恢复明显。经过有效治疗,治疗后评估的组织抽吸物中将不能发现寄生虫。6~12 个月的持续临床改善提示治愈。一小部分患者(确切数字取决于使用的方案)发生复发,但对 AmB 脱氧胆酸盐或脂质制剂治疗的反应良好。

免疫抑制宿主中的 VL

35 个国家曾报道了 HIV/VL 合并感染。两种感染都流行的地区,VL 在 HIV-1 感染患者中表现为一种机会性感染。在疫区,HIV 感染可使发生 VL 的风险增加数倍。合并感染的患者通常表现出典型的 VL 表现,但由于免疫功能丧失,也可以非典型特征和不同寻常的解剖部位受累起病,如皮肤、口腔黏膜、胃肠道、肺和其他器官的浸润。血清学诊断试验通常为阴性。可以从不寻常的地方找到寄生虫,如支气管肺泡灌洗液和血液黄层。脂质体 AmB 是 HIV/VL 合并感染(初治和复发治疗)的首选药物。在第 1~5 日、10 日、17 日、24 日、31 日和 38 日以 4 mg/kg 的剂量给药,总剂量 40 mg/kg 被认为是最佳的,并经过 FDA 批准。但大多数患者在 1 年内发生复发。在脂质体 AmB 不易获得的地方,也可以使用五价锑剂和 AmB 脱氧胆酸盐。通过抗逆转录病毒治疗以重建患者的免疫力使地中海盆地的合并感染率急剧下降。相比之下,非洲和亚洲国家的 HIV/VL 合并感染率正在上升。埃塞俄比亚受影响最为严重:高达 30% 的 VL 患者也同时感染了 HIV。因为 CD4$^+$ T 细胞计数恢复到＞200/μL 确实可降低复发率,抗逆转录病毒治疗(除抗利什曼病治疗外)是治疗 HIV/VL 合并感染的基石。有证据表明,用脂质体 AmB 进行二级预防可延缓复发,但尚未有最佳方案得到确定。

■ 黑热病后皮肤型利什曼病

在印度次大陆、苏丹和其他东非国家,2%~50% 的患者在 VL 期间或治愈之后出现皮肤损伤。最常见的是色素不足的黄斑、丘疹和/或结节,或皮肤以及偶尔口腔黏膜的弥漫性浸润。非洲和印度的疾病在几个方面存在差异,表 126-2 列出了这两个地区的黑热病后皮肤型利什曼病(PKDL)的重要特征。图 126-3 展示了一例印度患者的疾病。

PKDL 中,寄生虫很少出现在色素不足的黄斑上,但在结节性病变中更容易被发现和培养出。结节的细胞浸润比黄斑严重。淋巴细胞是主要的细胞,其次最常见的是组织细胞和浆细胞。大约一半的病例中,可见上皮样细胞单独分散开或形成致密的肉芽肿。诊断依据病史和临床发现,但 rK39 和其他血清学检查在大多数情况下是阳性的。印度的 PKDL 用五价锑剂治疗 60~120 日。这一漫长的疗程常常导致患者不遵

表 126 - 2　东非及印度次大陆黑热病后皮肤型利什曼病的临床、流行病学及治疗特征

特征	东非	印度次大陆
最常受累国家	苏丹和南苏丹	孟加拉国
VL 患者发病率	~50%	2%~17%
VL 和 PKDL 之间的间隔	VL 时至 6 个月	6 个月至 3 年
年龄分布	主要儿童	任何年龄
既往 VL 病史	有	不一定
活动性 VL 时是否存在 PKDL 皮疹	是	否
葡萄糖酸锑钠治疗	2~3 个月	2~4 个月
自然病程	大多数患者自发愈合	小部分患者自发愈合

缩略词：PKDL，黑热病后皮肤型利什曼病；VL，内脏型利什曼病。

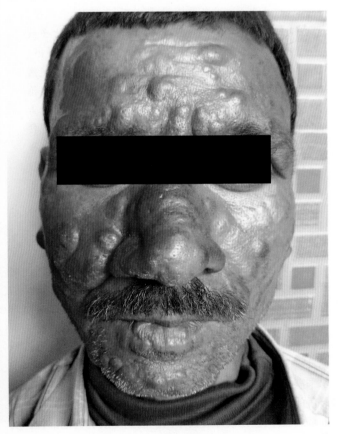

图 126 - 3　一例印度患者的黑热病后皮肤型利什曼病。注意大小不等的结节累及整个面部。患者面部呈红色，一些大结节的表面发生变色。

医嘱。替代方案——分散在几个月内的几个疗程的 AmB 对大多数患者来说昂贵且不可接受。每日口服常规剂量的米替福新 12 周能治愈大多数的印度 PKDL 患者。在东非，大多数患者可自发愈合。对于那些有持续性病变的患者，用五价锑剂治疗 60 日反应良好。

皮肤型利什曼病

CL 可以大致分为旧大陆和新大陆两种形式。旧大陆由热带利什曼原虫（*Leishmania tropica*）引起的 CL 是人源型感染，其范围仅限于城市或郊区地区。动物源型 CL 最主要由硕大利什曼原虫（*Leishmania major*）引起，自然寄生于几种沙漠啮齿动物中。这些动物在中东、非洲和中亚的广大地区充当保虫宿主。人类疾病的局部暴发很常见。目前，阿富汗和巴基斯坦受重大疫情影响，主要与难民和人口流动有关。在像阿富汗这样的 CL 流行地区和国家，游客和执行任务的军人中发现了越来越多的 CL 病例，以及越来越多的 HIV 感染者的合并感染。埃塞俄比亚利什曼原虫（*Leishmania aethiopica*）仅限于埃塞俄比亚、肯尼亚和乌干达的高地，在那里它是蹄兔的一种自然寄生虫。新大陆 CL 主要是人畜共患病，最常由墨西哥利什曼原虫（*Leishmania mexicana*）、Viannia 亚种的巴拿马利什曼原虫 [*Leishmania（Viannia）panamensis*] 和亚马逊利什曼原虫（*Leishmania amazonensis*）引起。相当多种的森林动物可作为其宿主，人类中这些物种的感染主要见于农村。由于广泛的城市化和森林砍伐，Viannia 亚种的巴西利什曼原虫 [*Leishmania（Viannia）braziliensis*] 已经适应了人类住所周围和城市中的动物，并且由此种病原体导致的 CL 正日益成为一种城市疾病。在美国，得克萨斯州有个别原发的 CL 病例。

免疫发病机制

与 VL 一样，CL 中的促炎（T_H1）反应可能导致无症状或亚临床的感染。然而，在某些个体中，免疫反应会引起溃疡性皮肤病变，其中大部分会自发愈合、留下瘢痕。愈合之后通常可对同种寄生虫的再感染产生免疫力。

临床特征

白蛉叮咬几日后或几周后，形成一个丘疹，并变为结节，随后结节在数星期或数月内形成溃疡。溃疡通常不疼痛，底部由坏死组织和结痂的血清组成，但有时会发生继发细菌性感染。溃疡边缘隆起，质硬。病变可以是单个或多个的，大小从 0.5 cm 到 >3 cm 不等（图 126 - 4）。淋巴播散和淋巴结受累可能很明显，并可能先于皮肤病变出现。可能伴有卫星病灶，尤其见于硕大利什曼原虫和热带利什曼原虫感染。病灶通常在 2~15 个月后自发愈合。由硕大利什曼原虫和墨西哥利什曼原虫引起的病变往往愈合迅速，而由热带利什曼原虫和 Viannia 亚种的寄生虫引起的病变则愈合缓慢。热带利什曼原虫引起的 CL 中，在已愈合的病灶中心或周边会形成新的病变，通常呈鳞片状、红斑样丘疹和结节。这种症状被称为复发性利什曼病（*leishmaniasis recidivans*）。墨西哥利什曼原虫和 Viannia 亚种的秘鲁利什曼原虫 [*Leishmania（Viannia）peruviana*] 引起的病变与旧大陆中的相似。然而，耳郭的病变在前者感染中常见、慢性、呈破坏性。墨西哥利什曼原虫是引起所谓的"墨西哥自愈性溃疡"——chiclero 溃疡的元凶。

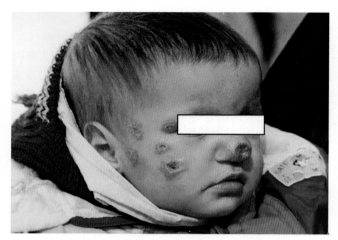

图126-4 玻利维亚儿童的皮肤型利什曼病。多处白蛉咬伤导致多发性溃疡。溃疡的边缘突起(由瑞士日内瓦世界卫生组织退休医务官 P. Desjeux 提供)。

暴露在外身体部位(如脸和手)的 CL 病变、形成永久性瘢痕和社会污名化可能导致焦虑和抑郁,并可能影响 CL 患者的生活质量。

鉴别诊断

流行地区的居民或旅行者中的典型病史(昆虫叮咬后发生导致的溃疡事件)强烈提示 CL。皮肤结核病、真菌感染、麻风病、结节病和恶性溃疡有时候被误诊为 CL。

实验室诊断

从病损处获得的物质中找到无鞭毛体仍然是诊断金标准。皮肤伤口涂片、抽吸物或病变活检物的显微镜检查被用来检测寄生虫。涂片或活检组织培养可获得利什曼原虫。PCR 比显微镜和培养法更敏感,并可以将利什曼原虫鉴定至种水平。这一信息在治疗决策中很重要,因为治疗反应可能因物种而异。同工酶谱分析被用于研究目的的物种测定。

治疗·皮肤型利什曼病

尽管大多数病例的病变自发愈合,病灶扩散或持续表明可能需要治疗。由"自愈物种"引起的一个或几个小病灶可以用外用药物治疗。对于面部、手部或关节的病变、多发性病变、大溃疡、淋巴扩散、有可能发展为 ML 的新大陆 CL 和 HIV 合并感染患者的 CL,需要进行全身性治疗。

五价锑剂是所有形式 CL 治疗的一线药物,其剂量同 VL 治疗,为 20 mg/kg 持续 20 日。这一规则的例外是由 Viannia 亚种圭亚那利什曼原虫 [Leishmania (Viannia) guyanensis] 和埃塞俄比亚利什曼原虫引起的 CL,两者治疗首选药物分别为羟乙磺酸戊烷脒(pentamidine isethionate,该盐 4 mg/kg 间隔 48 h 注射两剂)和巴龙霉素(每日 16 mg/kg,埃塞俄比

亚利什曼原虫锑剂治疗无效)。复发时第二个疗程的治疗通常有效。在秘鲁,外用咪喹莫特(imiquimod,5%~7.5%)联合肠外锑剂被证明比单用锑剂能更快治愈 CL。旧大陆和新大陆的 CL 中,唑类和三唑类都曾被使用,治疗效果有所不同,但其适应证尚未在临床试验中被充分评估。硕大利什曼原虫感染中,口服氟康唑(200 mg/d,治疗 6 周)的治愈率高于服用安慰剂(79% 对 34%),治愈感染也更快。不良反应包括胃肠道症状和肝毒性。酮康唑(600 mg/d,治疗 28 日)对巴拿马和危地马拉的由巴拿马利什曼原虫和墨西哥利士曼原虫引起的 CL 有效性为 76%~90%。米替福新 2.5 mg/kg 的剂量治疗 28 日应用于 CL 治疗中,对硕大利什曼原虫感染有效。在哥伦比亚,CL 由巴拿马利什曼原虫引起,米替福新治疗也有效,治愈率为 91%。然而,对于巴西利什曼原虫感染,米替福新的效果不太一致。在巴西,米替福新治疗了 71% 的圭亚那利什曼原虫感染患者。其他药物,如氨苯砜、别嘌醇、利福平、阿奇霉素和己酮可可碱,被单独或联合使用,但大多数的相关研究设计存在不足,阻止了有意义结论的得出。

小病变(直径≤3 cm)可通过病变处注射足以使病变发白剂量(0.2~2.0 mL)的五价锑剂方便地每周治疗一次,直到痊愈。一种单纯含有 15% 硫酸巴龙霉素或同时含有 0.5% 庆大霉素或 12% 甲苄索氯铵(methylbenzonium chloride)的软膏,在 20 日内治愈了 70%~82% 硕大利什曼原虫引起的病变,可能也适用于其他种引起的疾病。通过 FDA 认证的射频发生器进行热疗和液氮冷冻疗法也已成功应用。

弥漫性皮肤型利什曼病(DCL)

DCL 是一种罕见的利什曼病类型,在南美洲、中美洲由亚马逊利什曼原虫和墨西哥利什曼原虫引起,在埃塞俄比亚、肯尼亚由埃塞俄比亚利什曼原虫引起。DCL 的特点是对寄生虫缺乏细胞介导的免疫应答,原虫复制不受控制,持续不减。在体外,DTH 反应不发生,淋巴细胞对利什曼原虫抗原无反应。DCL 患者具有极化的免疫应答,免疫抑制细胞因子水平高,包括 IL-10、TGF-β 和 IL-4,而 IFN-γ 浓度低。严重的免疫抑制导致广泛的皮肤疾病。病变最初可能局限于面部或肢体,但在数月或数年内扩散到皮肤的其他部位。病变可能对称或不对称地分布,包括丘疹、结节、斑块和弥漫性浸润部位。这些病变不形成溃疡。皮肤苍白的患者中,上覆的皮肤通常呈红斑状。病变处充满了寄生虫,因此易于找到病原。DCL 不能自发愈合,很难治疗。若要预防复发和耐药性产生,应在病变愈合后、不再分离出寄生虫后继续治疗一段时间。新大陆中,给予重复 20 日疗程的五价锑剂,中间停药间隔 10 日。米替福新已被应用了数月,初始治疗反应良好。

应尝试联合治疗。在埃塞俄比亚，巴龙霉素（每日 14 mg/kg）和葡萄糖酸锑钠（每日 10 mg/kg）的组合是有效的。

■ 黏膜型利什曼病

Viannia 亚属自亚马孙河流域到巴拉圭和哥斯达黎加分布广泛，是造成深部溃疡和黏膜型利什曼病（ML）的病原（表 126‑1）。在巴西利什曼原虫感染中，皮肤病变可能同时伴有疾病的黏膜扩散或数年后再扩散。ML 通常由巴西利什曼原虫引起，很少由亚马逊利什曼原虫、圭亚那利什曼原虫和巴拿马利什曼原虫引起。患有慢性 CL 病灶的年轻男性尤其具有风险。总的来说，～3% 的感染者发展为 ML。并非每个患 ML 的患者都有既往 CL 病史。ML 几乎完全限于美洲。极少数情况下，ML 也可能由旧大陆物种引起，如硕大利什曼原虫、婴儿（恰氏）利什曼原虫或杜氏利什曼原虫。

免疫发病机制及临床特点

免疫反应极化为 T_H1 反应，IFN‑γ 和 TNF‑α 显著增加，T_H2 细胞因子（IL‑10 和 TGF‑β）水平不等。与 CL 相比，ML 患者的 DTH 反应更强，外周血单核细胞对利什曼原虫抗原反应强烈。寄生虫通过淋巴管或血液播散至上呼吸道黏膜组织。强烈的炎症导致组织破坏，随后出现严重残疾。鼻部或口腔内或周围的病变（espundia，鼻咽黏膜利什曼病，图 126‑6）是 ML 的典型表现。患者通常能提供 ML 发生 1～5 年前有自行愈合的 CL 病史。通常，ML 表现为鼻塞和出血，随后是鼻软骨破坏、鼻中隔穿孔和鼻梁塌陷。咽部和喉部的继发受侵导致吞咽和发声困难。口唇、面颊和软腭也可能受累。继发细菌感染常见，吸入性肺炎可能是致命性的。尽管 T_H1 免疫程度高，DTH 反应强烈，但 ML 无法自行愈合。

实验室诊断

组织活检对鉴定寄生虫必不可少，但除非使用 PCR 技术，否则检出率很低。DTH 反应强阳性无法区分既往和现症感染。

治疗·黏膜型利什曼病

首选治疗方案是五价锑剂以 Sb^V 20 mg/kg 的剂量给药 30 日。ML 患者需要长期随访，反复进行口咽和鼻腔检查。治疗失败或复发时，患者可以接受另一疗程的锑剂治疗，但随后可能由于寄生虫的耐药性而变得对治疗无反应。在这种情况下，应当使用 AmB。AmB 脱氧胆酸盐总剂量 25～45 mg/kg 是合适的。目前还没有脂质体 AmB 的对照试验，但认为给予 2～3 mg/kg 治疗 20 日是足够的。米替福新（2.5 mg/kg 治疗 28 日）治愈了玻利维亚 71% 的 ML 患者。病灶越广泛，预后就越差。因此，及时、有效的治疗和定期随访至关重要。

利什曼病的预防

没有疫苗可用于任何形式利什曼病的预防。伊朗实行硕大利什曼原虫活疫苗接种（"leishmanization"）。人源型利什曼病由发现病例、治疗病例和使用杀虫剂浸渍的蚊帐、窗帘和喷洒后效杀虫剂以控制媒介来控制。控制动物源型利什曼病更为困难。犬类使用含杀虫剂的项圈、治疗受感染家养犬和捕杀街犬的措施被用于防止婴儿利什曼原虫传播，其效果不确定。在巴西，一种犬类疫苗被发现可以使人类和犬类中动物源型 VL 发病率降低。Leishmune™ 和 Leish‑Tec™ 这两种疫苗在巴西获得许可，Leishmune 为接种疫苗的犬提供了重要保护。Canileish™ 是欧洲开发的首款得到许可的犬类疫苗。使用蚊帐和驱虫剂进行个人预防可以降低新大陆中 CL 感染的风险。

第 127 章
恰加斯病和非洲锥虫病 | Chapter 127
Chagas Disease and African Trypanosomiasis

Louis V. Kirchhoff，Anis Rassi Jr.·著 | 姚雨濛·译

锥虫属包含许多原生动物物种，但只有克氏锥虫（*Trypanosom cruzi*）、布氏锥虫冈比亚亚种（*Trypanosom brucei gambiense*）和布氏锥虫罗得西亚亚种（*Trypanosom brucei rhodesiense*）引起人类疾病。克氏锥虫是造成美洲恰加斯病的病原，布氏锥虫冈比亚亚种和布氏锥虫罗得西亚亚种是引起非洲锥虫病的病原。

恰加斯病（美洲锥虫病）

■ 定义

恰加斯病，又称美洲锥虫病，是由原虫克氏锥虫引起的一种人畜共患病。急性恰加斯病通常为由最初病原体感染引起一种轻微的发热性疾病。急性疾病自然消退后，大多数感染

者一生均处在慢性恰加斯病的不确定阶段,其特征是亚临床寄生虫血症、易检测到克氏锥虫 IgG 抗体并没有相关的体征和症状。10%~30% 的慢性感染患者中出现心脏和/或胃肠道症状,并可导致严重疾病,甚至造成死亡。

生命周期和传播

克氏锥虫由噬血锥蝽(triatomine insects,通常称为锥鼻虫,reduviid bugs)在哺乳动物宿主中传播。这些昆虫通过吸食动物或人类血液中循环的寄生虫而受感染。摄入的锥虫在锥蝽肠道中繁殖,其感染性形式在随后吸血时随粪便排出。当皮肤、黏膜或结膜被含有感染性寄生虫的粪便污染时,虫体就会被传播到第二个脊椎动物宿主。克氏锥虫也可通过输注感染者血液、器官移植、母亲与其未出生孩子之间、摄入被污染的食物或饮料以及实验室事故传播。

病理学

寄生虫进入部位最初感染的局部组织学变化特征为:白细胞和皮下组织细胞内存在寄生虫、发生间质水肿、淋巴细胞浸润和邻近淋巴结的反应性增生。病原体通过淋巴管和血流播散后,主要是肌肉(包括心肌)(图 127-1)和神经节细胞含有大量寄生虫。感染组织切片中存在的典型假囊肿是繁殖寄生虫的细胞内聚集物。

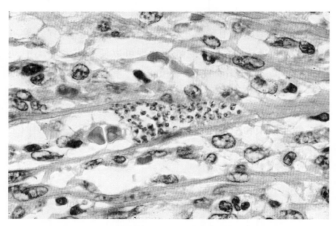

图 127-1 一名死于急性恰加斯心肌炎的儿童心肌中的克氏锥虫。视野中心是一个含有几十个克氏锥虫无鞭毛体的心肌细胞(苏木精和伊红,900 倍)。

慢性克氏锥虫感染时,心脏是最常受影响的器官,改变包括心室壁变薄、双心室扩大、心尖动脉瘤和附壁血栓。广泛淋巴细胞浸润、弥漫性间质纤维化和心肌细胞萎缩常见。虽然传统组织学方法很难在心肌组织中发现寄生虫,但免疫组织化学和聚合酶链反应(PCR)等更为敏感的寄生虫检测技术常常能检出慢性病灶中的克氏锥虫抗原和寄生虫 DNA。传导系统异常经常影响希氏束的右束支和左前支。在胃肠道慢性恰加斯病(megadiease)中,食管和结肠可能表现出不同程度的扩张。显微镜下,可见淋巴细胞浸润的局灶性炎性病变,肠肌层丛神经元数目可明显减少。积累的证据表明,持续存在的寄生虫和伴随的慢性炎症,而非自身免疫机制,是慢性克氏锥虫感染患者的病理基础。

流行病学

克氏锥虫只见于美洲。携带克氏锥虫的野生动物和家养哺乳动物、感染的锥蝽点状分布于美国南部至阿根廷南部。当受感染的媒介在拉丁美洲大部分地区常见的原始木材、土坯和石头房屋中定居时,人类就进入了传播的循环。因此,人类克氏锥虫感染主要是墨西哥、中美洲和南美洲农村地区穷人的健康问题。农村地区大多数新发的克氏锥虫感染发生于儿童,但因为大多数病例得不到确诊,其发病率不详。历史上,输血相关的克氏锥虫传播是许多流行国家的一个严重公共卫生问题。然而,由于已对捐献血液实施了血清学筛查的有效方案,通过这种途径的传播已基本得到消除。有几十例的病例报告描述了合并 HIV 和慢性克氏锥虫感染、经历克氏锥虫急性复发的病例。这些患者通常表现为克氏锥虫脑脓肿,是在免疫功能正常人群中无法见到的一种疾病表现。据估计,目前有 800 万人长期感染克氏锥虫,每年 14 000 人死于该病。其发病率和死亡率使恰加斯病成为拉丁美洲最严重的寄生虫病负担。

近年来,在一些该病流行国家由于成功计划(包括媒介控制、捐献血液筛选和高危人群教育)已使克氏锥虫传播率显著下降。1991 年起在南美洲“南锥体”国家(乌拉圭、巴拉圭、玻利维亚、巴西、智利和阿根廷)开始的一项主要计划为这一进展的提供了大部分框架。乌拉圭和智利在 20 世纪 90 年代末已确立不再有主要住家媒介物种(Triatoma infistans)的传播,巴西在 2006 年宣布已无疾病传播。阿根廷的传播也明显减少。南美洲北部国家和中美洲国家也启动了类似的控制计划。

急性恰加斯病在美国很少见,共有 22 例自体传播和 7 例输血传播病例的报道。此外,克氏锥虫曾从 3 个受感染者身上传染给 5 个器官接受者,其中 2 例通过心脏移植感染。据报道,只有一名从拉丁美洲返回美国的游客患有急性恰加斯病,而欧洲和加拿大分别报告了 3 例和 1 例该病。相比之下,近年来美国慢性克氏锥虫感染的流行率大幅上升。据估计,目前美国有 2 300 万来自恰加斯病流行国家的移民,其中约 1 700 万是墨西哥人。据估计,生活在美国的克氏锥虫感染者总数为 30 万人。2007 年 1 月起美国对血液供应进行克氏锥虫感染筛查。献血者中,克氏锥虫感染的总患病率约为 1/13 300,至目前为止,已确定并永久拒绝了近 3 000 名受感染献血者(见下文“诊断”)。

临床病程

急性恰加斯病的最初症状在寄生虫入侵至少 1 周后出现。当有虫体通过皮肤裂口进入时,可能会出现红斑和肿胀的硬结区域(锥虫肿,chagoma),伴局部淋巴结病。当结膜为感染入口时,可表现为 Romaña 征,单侧无痛性眼睑及眼周组织水肿的组合,是急性恰加斯病的典型表现。这些最初的局部症状可能伴随不适、发热、厌食和面部和下肢水肿。可能发生全身淋巴结肿大和肝脾大。严重的心肌炎很少发生,急性恰加斯病的大多数死亡由心力衰竭引起。神经系统症状并不常见,但偶尔发生脑膜脑炎,尤其是在 2 岁以下儿童中。通常,4～8 周几乎所有患者的急性体征和症状都自动消失,开始进入无症状或不确定形式的慢性克氏锥虫感染。

症状性慢性恰加斯病在最初感染的几年甚至几十年后变得明显。心脏常受累,症状由心律失常、节段性或扩张型心肌病和血栓栓塞引起。右束支传导阻滞是常见的心电异常,但其他类型的室内和房室传导阻滞、室性期前收缩(早搏)、心动过速和缓慢性心动过速也经常发生。心肌病常导致双心室心力衰竭,晚期以右心衰竭为主。可能会发生附壁血栓到脑或其他部位的血栓栓塞。猝死是恰加斯心脏病的主要死因,其次是充血性心力衰竭和脑卒中(中风)。巨食管患者有吞咽困难、吞咽痛、胸痛和反流。严重食管功能不全的患者可发生误吸(尤其是在睡眠期间),反复发作的吸入性肺炎常见。体重减轻、恶病质和肺部感染可导致死亡。巨结肠患者遭受腹痛和慢性便秘困扰,容易形成粪结。晚期巨结肠可导致梗阻、肠扭转、败血症和死亡。

■ 诊断

急性恰加斯病的诊断需要检测到寄生虫。用显微镜检查新鲜的抗凝血剂或血液黄层是观察能运动的微生物最简单的方法。血薄涂片和厚涂片的 Giemsa 染色也能看到寄生虫。含吖啶橙染色剂的微量红细胞比容管也可以用于同样目的。在急性恰加斯病病例中,由经验丰富的工作人员反复使用这些方法,都可获得高比例的阳性结果。血清学检查在诊断急性恰加斯病中不起主要作用。传统寄生虫学检查呈阴性的感染患者中,包括在先天性恰加斯病婴儿中,PCR 检测通常能给出阳性结果。

慢性恰加斯病通过检测与克氏锥虫抗原结合的特异性 IgG 抗体来诊断。此时,找到寄生虫并非最为重要。在拉丁美洲,市场上有大约 30 种检测试验,包括几种基于重组抗原的检测方法。尽管这些测试通常显示出良好的敏感性和合理的特异性,但通常对于其他感染性和寄生虫性疾病或自身免疫性疾病患者的样本,可能会出现假阳性反应。此外,确认试验也是一个持续的挑战。出于这些原因,世界卫生组织建议至少对样本进行两种检测试验,并在每次检验中包括特征明确的阳性和阴性对照样本。恰加斯放射免疫沉淀分析(RIPA)是一种高度敏感和特异的、检测克氏锥虫抗体的确认方法,已根据《临床实验室改进修正案》获得批准,并可在作者之一(L.V.K.)的实验室可进行。2006 年,美国 FDA 批准了一项筛查血液和器官供体中克氏锥虫感染的试验(Ortho *T. cruzi* ELISA Test System;Ortho - Clinical Diagnostics, Raritan, NJ)。自 2007 年 1 月以来,绝大多数美国献血者已经接受了筛查,阳性单位已经接受了恰加斯 RIPA 的确认检测。2010 年,FDA 批准了第二个供者筛查试验(Abbott PRISM® Chagas Assay;Abbott Laboratories,Abbott Park, IL),2011 年批准了一个酶条试验(Abbott ESA Chagas)。用 PCR 检测慢性感染者的克氏锥虫 DNA 已被广泛研究。不幸的是,这种方法未显示出其敏感性比血清学更可靠。

治疗 · 恰加斯病

恰加斯病的治疗仍不尽如人意。多年来,只有硝呋莫司(nifurtimox)和苄硝唑(benznidazole)两种药物可用于此病的治疗。令人遗憾的是,这两种药物的疗效都不佳,并可能引起恼人的副作用。

急性恰加斯病中,硝呋莫司可显著缩短症状和寄生虫血症的持续时间,降低死亡率。然而,有限的研究表明,只有约 70% 的急性感染是可通过一足疗程的治疗治愈。硝呋莫司的常见副作用包括厌食、恶心、呕吐、体重减轻和腹痛。对药物的神经系统反应可能包括不安、定向障碍、失眠、抽搐、感觉异常、多神经炎和癫痫。这些症状通常在减少剂量或停药后消失。成人每日推荐剂量为 8～10 mg/kg,青少年每日剂量 12.5～15 mg/kg,1～10 岁儿童每日剂量 15～20 mg/kg。该药物应每日分 4 次口服,治疗应持续 90～120 日。硝呋莫司可从美国位于亚特兰大的 CDC 药品服务处获得(电话:404 - 639 - 3670)。

苄硝唑的药效与硝呋莫司相似,甚至优于硝呋莫司。据报道,在 1 岁生日前接受治疗的先天性感染婴儿中,治愈率>90%。副作用包括皮疹和周围神经病变,罕见粒细胞减少。推荐的口服剂量为成人每日 5 mg/kg,儿童每日 5～10 mg/kg,治疗 60 日,每日剂量分 2～3 次给药。苄硝唑通常被认为是在拉丁美洲的首选药物。

🌐 处于恰加斯病不确定期或慢性有症状期的成人是否应使用硝呋莫司或苄硝唑进行治疗的问题,多年来一直存在争议。长期慢性感染患者的治愈率明显低于急性或近期慢性感染患者的治愈率,这一事实是该争论的中心。没有来自随机对照试验的确凿证据可表明硝呋莫司或苄硝唑治疗处于不确定期或慢性有症状期的成人可降低症状出现或进展,或是降低死亡率。根据一些观察性研究的结果,CDC 在 2006 年召集的一个专家小组建议,对于年龄<50 岁、推测处于长期、不确定阶段的克氏锥虫感染者甚至是轻度到中度疾病的成年人,应当给予治疗。巴西、阿根廷、哥伦比亚、玻利维亚和萨尔瓦多正在进行一项大型随机临床试验(BENEFIT 多中心试验),旨在评估苄硝唑在 2 856 名患有慢性恰加斯心脏病(无晚期病变)成人(18～75 岁)的寄生虫学和临床疗效,但结果在 2015 年前无法获得。与之相比,随机研究表明对儿童的治疗是有效的。目前拉丁美洲当局和 CDC 专家小组的共识是,所有 18 岁以下的克氏锥虫感染者和近期内被感染的所有成人都应该使用苄硝唑或硝呋莫司治疗。

实验动物和更少的人类研究中,有对抗真菌唑类药物在治疗恰加斯病作用的研究。迄今为止,这些药物都没有表现出足以证明其在人类应用中合理性的抗克氏锥虫活性。该类药物中的几种新药在动物研究中显示出了前景,目前正在第2阶段临床试验中进行评估。

与克氏锥虫感染相关的心脏和/或胃肠道疾病患者应咨询恰当的亚专科专家进行进一步评估和治疗。起搏器可用于恶性心律失常患者。植入式心律转复除颤器对恰加斯心脏病患者的有效性尚未确定,目前正在一项前瞻性随机试验中进行研究。对于终末期恰加斯心肌病患者,心脏移植是治疗的一种选择;巴西和美国已经完成了150多例此类移植。与因其他原因进行心脏移植的患者相比,恰加斯病心脏移植受者的存活率似乎更高。这种更好的结局可能是因为大多数有症状的慢性恰加斯病患者的病变仅限于心脏。

■ 预防

🌐 由于药物治疗有局限性,也无疫苗可用,流行国家控制克氏锥虫的传播取决于通过喷洒杀虫剂、改善住房环境和对高危人群进行教育来减少住所的病媒种群。如上所述,这些措施加上对献血者的血清学筛查,显著减少了许多流行国家的寄生虫传播。建议游客避免在流行国家农村地区破旧的房屋中睡觉。蚊帐和驱虫剂可以提供额外的保护。

鉴于慢性克氏锥虫感染可能造成严重后果,对所有来自疫区、移民到美国来的人检测感染依据是明智的。识别出携带寄生虫者可对其进行定期心电图监测,对于检测早期心脏病和指导进一步的诊断试验和治疗至关重要。先天性传播的可能性是筛查的另一个理由。克氏锥虫在美国被列为风险2类病原体,在一些欧洲国家被列为风险2类病原体。实验室工作人员进行寄生虫或受感染媒介和哺乳动物研究时,并按其所在区域风险类别一致的控制级别工作。

睡眠病(非洲锥虫病)

■ 定义

睡眠病,或称人类非洲锥虫病(HAT),是由属于布氏锥虫复合体的有鞭毛的原虫引起,由采采蝇传播给人类。未经治疗患者中,锥虫首先引起发热性疾病,几个月或几年后造成进行性神经损伤或死亡。

■ 寄生虫及其传播

东非(罗得西亚)和西非(冈比亚)两种类型的睡眠病分别由布氏锥虫罗得西亚亚种(*T. b. rhodesiense*)和布氏锥虫冈比亚亚种(*T. b. gambiense*)引起。这些亚种在形态上无法区分,但导致的疾病流行病学和临床上不同(表127-1)。寄生虫通过舌蝇属的吸血采采蝇传播。当昆虫从受感染的哺乳动物宿主吸取血液时获得感染。在媒介的中肠内经过多次增殖后,寄生虫迁移到唾液腺。在随后媒介叮咬哺乳动物宿主时,寄生虫被接种至宿主发生传播。注入的锥虫在血液(图

127-2)和其他细胞外空间中复制,并通过进行抗原变异以长期逃避免疫破坏,这是一个由基因转换驱动的过程。在这个过程中,生物体表面的糖原蛋白抗原结构发生周期性变化。

表127-1	西非型和东非型锥虫病的比较	
比较点	西非型(冈比亚型)	东非型(罗德西亚型)
病原体	布氏锥虫冈比亚亚种	布氏锥虫罗得西亚亚种
媒介	采采蝇(须舌蝇群)	采采蝇(morsitans群)
主要宿主	人类	羚羊和牛
人类疾病	慢性(晚期CNS疾病)	急性(早期CNS疾病)
病程	数月至数年	<9个月
淋巴结病	明显	少有
寄生虫血症	低	高
流行病学	农村人群	野外工作人员、农村人口、狩猎公园的旅游者

缩略词:CNS,中枢神经系统。

来源:经允许转载自 LV Kirchhoff, in GL Mandell et al (eds): *Principles and Practice of Infectious Diseases*, 7th ed. Philadelphia, Elsevier Churchill Livingstone, 2010。

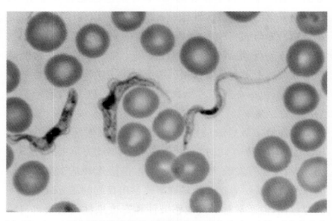

图127-2 **大鼠血液中的布氏锥虫罗得西亚亚种寄生虫。** 纤细形态的寄生虫被认为是哺乳动物宿主中发生繁殖的形式,粗短形态者的是不分裂者,能够感染昆虫媒介(Giemsa,1 200倍)(经授权许可,引自:Dr. G. A. Cook, Madison,WI)。

■ 发病机制与病理学

被感染的采采蝇叮咬后1周左右会出现自限性炎性病变(锥虫下疳)。随着寄生虫通过淋巴管和血流传播,随后发生全身性发热性疾病。不累及中枢神经系统(CNS)的全身性HAT通常被称为1期疾病。在这一阶段,广泛的淋巴结病和脾大反映了明显的淋巴细胞和组织细胞增殖和桑葚胚细胞的侵犯,这些细胞是可能参与产生IgM的浆细胞。由于血管周围同时有寄生虫和淋巴细胞浸润,淋巴结和脾脏可能发生动脉内膜炎。心肌炎在1期疾病患者中频繁发生,在罗得西亚亚种感染中尤其更为常见。

1期HAT伴发的血液系统表现包括中度白细胞增多、血小板减少和贫血。主要由多克隆IgM组成的高水平免疫球蛋白是一个恒定的特征,嗜异性抗体、DNA抗体和类风湿因

子常被检测出。高水平的抗原-抗体复合物可能在组织损伤和促进寄生虫播散的血管通透性增加中起作用。

2 期疾病涉及对中枢神经系统的侵犯。锥虫在血管周围区域的存在伴随着单核细胞严重浸润。脑脊液(CSF)的异常包括压力升高、总蛋白浓度升高和脑脊液淋巴细胞增多。此外,锥虫常可从脑脊液中找到。

■ 流行病学

🌐 引起睡眠病的锥虫只在撒哈拉以南非洲找到。在 20 世纪 60 年代中期几乎被根除,在 1990 年代又再次出现,主要见于乌干达、苏丹、中非共和国、刚果民主共和国和安哥拉。然而,随后控制活动的增加使许多疫区的发病率降低,2009 年向世界卫生组织报道的病例少于 10 000 例。尽管报告不足是一个长期存在的问题,但迄今为止所取得的控制水平是 2009 年召集专家小组制定根除 HAT 愿景的基础。

人类是冈比亚亚种锥虫的唯一宿主,该亚种广泛分布于中非和西非的热带雨林中。冈比亚亚种锥虫病主要是农村人口的问题,游客很少受到感染。中非、东非大草原和林地的耐锥虫羚羊是罗得西亚亚种锥虫的主要宿主。牛也可以感染这种和其他种的锥虫,但一般都会发生感染。由于感染风险来自接触吸野生动物血的采采蝇,因此人类仅在偶然的情况下感染罗得西亚锥虫,通常是在参观或于有感染猎物和病媒存在的地区工作时感染。每年,有 1～2 起在东非公园获得 HAT 的输入病例报告给美国 CDC 中心。

■ 临床病程

一些患者在寄生虫接种处出现一个疼痛的锥虫下疳。血源和淋巴播散(1 期疾病)以出现发热为特征。通常,高热持续数日、间隔不发热期。淋巴结病在冈比亚亚种锥虫病中表现明显。淋巴结是分离的、可移动的、有弹性、非痛性。颈淋巴结经常可见,颈后三角区淋巴结肿大(或称 Winterbottom 征)是典型的表现。瘙痒和斑丘疹常见。不固定的表现包括不适、头痛、关节痛、体重减轻、水肿、肝脾大和心动过速。1 期 HAT 的鉴别诊断包括许多热带地区常见的与发热有关的疾病。HIV 感染、疟疾和伤寒在存在 HAT 风险的人群中常见,需要予以考虑。

中枢神经系统侵犯(2 期疾病)的特点是隐匿发展的、多变的神经系统表现,伴随进行性的脑脊液异常。表现为逐渐淡漠和白天嗜睡(因此被称为"睡眠病"),有时与不安及夜间失眠交替出现。眼神无精打采,伴随丧失自主性,言语可能变得断断续续、模糊。锥体外体征可能包括舞蹈动作、震颤和肌颤。共济失调常见,伴有步态蹒跚、肌张力增高和震颤,患者可能看上去像患有帕金森病。在最后阶段,进行性的神经损伤以昏迷和死亡终结。

冈比亚型和罗得西亚型 HAT 的最显著区别在于后者病程更为急性。通常,在患有罗得西亚亚种锥虫病的游客中,全身感染症状,如发热、不适和头痛在旅行结束前或回家后不久即出现。与发热无关的持续性心动过速在罗得西亚型早期常见,在中枢神经系统疾病出现之前,心律失常和充血性心力衰竭可能导致死亡。一般来说,未经治疗的罗得西亚亚种锥虫病会在数周至数月内导致死亡,通常在血液淋巴阶段和中枢神经系统阶段之间没有明确区分。与此不同的是,冈比亚亚种锥虫病可阴燃数月甚至数年。

■ 诊断

对 HAT 的确诊需要检测到寄生虫。如果存在下疳,应挤出液体直接用光学显微镜检查找高活动性的锥虫。液体也应当固定并行 Giemsa 染色。疾病早期的淋巴结针吸获取物质也应进行类似的检查。湿剂和 Giemsa 染色的连续血样的薄涂片和厚涂片检查也是有用的。如果最初在血液中没有发现寄生虫,则应努力浓缩微生物,这可以在含有吖啶橙的微红细胞比容管中进行。或者,也可以通过显微镜直接检查 10～15 mL 抗凝血液的黄血层。

在 1 期疾病患者的血液中发现寄生虫的可能性高于 2 期,在感染罗得西亚亚种锥虫的患者中发现寄生虫的可能性高于感染冈比亚亚种者。骨髓穿刺抽吸物中也可以找到锥虫;抽吸物以及血液、血黄层、淋巴结穿刺物和脑脊液可以接种到液体培养基。对所有怀疑 HAT 的患者进行脑脊液检查很重要。可能与 2 期疾病相关的脑脊液异常包括:脑脊液细胞计数增加、开启压力增加,以及总蛋白和 IgM 水平增加。离心后的脑脊液沉积物中可见锥虫。从其他部位找到锥虫的患者若存在任何脑脊液异常,都必须被视为中枢神经系统受累的病理学特征,必须及时进行 CNS 疾病的特定治疗。对于有 CSF 淋巴细胞增多的未找到寄生虫的患者,应在鉴别诊断中考虑到结核性脑膜炎和 HIV 相关 CNS 感染(如隐球菌病)。

许多血清学检测,如冈比亚亚种的卡片凝集试验(CATT)可以帮助诊断 HAT。其易于使用的特点使其在流行病学调查中具有价值,但其不同的敏感性和特异性要求有关治疗的决定必须以找到寄生虫为基础。已经开发出精确的检测人类非洲锥虫的 PCR 方法,但大多数疫区缺乏必要的技术和人力资源,阻碍了它们的广泛应用。

治疗·睡眠病

用于治疗 HAT 的药物有舒拉明(suramin)、戊烷脒(pentamidine)、依氟鸟氨酸(eflornithine)和有机砷剂美拉肿醇(melarsoprol)。在美国,这些药物可以从 CDC 获得。HAT 的治疗必须根据感染的亚种、是否存在中枢神经系统疾病、不良反应和偶尔的耐药性来进行个体化治疗。HAT 的治疗药物选择汇总在表 127-2 中。

苏拉明对第一阶段的罗得西亚锥虫亚种 HAT 非常有效。然而,苏拉明可造成严重不良反应,必须在医生严密监测下给药。应给予 100～200 mg 静脉注射测试剂量以检测超敏反应。成人在第 1、5、12、18 和 26 日的剂量为 20 mg/kg。该药物通过缓慢静脉输注新鲜制备的 10% 水溶液给予。大约每 20 000 名患者中

表 127-2　人类非洲锥虫病的治疗[a]		
	临床分期	
致病病原	1(CSF正常)	2(CSF异常)
冈比亚锥虫 (西非型)	戊烷脒 备选：舒拉明	依氟鸟氨酸 备选：NECT 美拉肿醇[b]
罗德西亚锥虫 (东非型)	舒拉明 备选：戊烷脒	美拉肿醇[b]

[a] 剂量与疗程，见正文。[b] 短疗程。
缩略词：CSF，脑脊液；NECT，硝呋莫司-依氟鸟氨酸联合治疗。

有1人对该药物发生立即、严重和潜在致命性的反应，出现恶心、呕吐、休克和抽搐。较不严重的反应包括发热、畏光、瘙痒、关节痛和皮疹。肾损害是苏拉明最常见的不良反应。治疗过程中常出现短暂蛋白尿。每次给药前都要做尿液分析，如果蛋白尿增多或沉淀物中出现红细胞和管型，则应停止治疗。肾功能不全患者不应使用苏拉明。

戊烷脒是治疗1期冈比亚型HAT的一线药物。成人和儿童的剂量均为 4 mg/(kg·d)，IM 或 IV 治疗7～10日。常见的即刻不良反应包括恶心、呕吐、心动过速和低血压。这些反应通常是短暂的，不需要停止治疗。其他不良反应包括肾毒性、肝功能异常、中性粒细胞减少、皮疹、低血糖和无菌性脓肿。苏拉明是治疗冈比亚锥虫病1期疾病的备选药物。

依氟鸟氨酸治疗两个阶段的冈比亚睡眠病都非常有效。在 FDA 批准其应用的试验中，这种药物治愈了600名2期疾病中＞90%的患者。推荐的治疗计划是每日 400 mg/kg，分为4次静脉注射，持续2周。不良反应包括腹泻、贫血、血小板减少、癫痫发作和听力丧失。治疗所需的高剂量和长疗程是导致依氟鸟氨酸难

以广泛使用的缺点。一项比较成人2期冈比亚型HAT患者标准依氟鸟氨酸治疗（每日 400 mg/kg，注射超过 6 h，使用 14 日）与硝呋莫司-依氟鸟氨酸联合治疗（NECT；口服硝呋莫司每日 15 mg/kg，分3次给药，联合静脉依氟鸟氨酸每日 200 mg/kg，分2次给药，均治疗7日）的随机试验显示，联合治疗能提高疗效并减少不良反应，使该药物适合一线应用。

砷剂美拉肿醇是治疗伴 CNS 受累的罗得西亚型HAT 的首选药物，也是治疗2期冈比亚型锥虫病的备选药物。目前推荐的"短疗程"美拉肿醇已被证明疗效不比几十年内惯用的罗得西亚型锥虫病治疗的疗程差，以前的疗程长达数周，毒性更大。短疗程的方案治疗10日，每日 2.2 mg/kg 静脉注射，每次联合泼尼松龙（1 mg/kg）治疗。

美拉肿醇毒性很强，应谨慎使用。如前所述，所有接受美拉肿醇治疗的患者都应给予泼尼松龙，以降低药物诱发脑病的可能性。如果不进行泼尼松龙预防，在某些系列中，急性脑病的发病率高达18%。反应性脑病的临床表现包括高热、头痛、震颤、言语障碍、癫痫，甚至昏迷和死亡。在出现脑病的第一个症状时应停止使用美拉肿醇治疗，但在症状消失后的几日内，可谨慎地以较低剂量重新开始治疗。药物外渗会导致强烈的局部反应。呕吐、腹痛、肾毒性和心肌损伤也可能发生。

■ 预防

HAT 在非洲造成了复杂的公共卫生和兽疫问题。在许多领域，通过集中根除病媒和治疗受感染人类的控制项目取得了相当大的进展。人们可以通过避开已知存在受感染昆虫的地区、穿着防护服和使用驱虫剂来降低患锥虫病的风险。不建议进行化学药物预防，也不存在可防止寄生虫传播的疫苗。

第 128 章
弓形虫感染 | Chapter 128
Toxoplasma Infections

Kami Kim, Lloyd H. Kasper · 著 | 姚雨濛 · 译

■ 定义

弓形虫病由专性细胞内寄生虫冈地弓形虫（*Toxoplasma gondii*）感染引起。出生后获得的急性感染可无症状，但可导致包囊终身存在于宿主组织中。在急性和慢性弓形虫病中，

该寄生虫可导致明显的临床疾病,包括淋巴结病、脑炎、心肌炎和肺炎。先天性弓形虫病是一种新生儿感染,由被感染的母亲经胎盘将寄生虫传给胎儿。新生儿在出生时可能无症状,但大多数在日后可表现出一系列症状和体征,包括脉络膜视网膜炎、斜视、癫痫和精神运动发育迟缓。免疫功能正常的个体中,弓形虫病也可表现为食源性或水源性的急性疾病(通常为脉络膜视网膜炎)。

病原学

刚地弓形虫(*T. gondii*)是一种可以同时感染鸟类和哺乳动物的细胞内球虫。弓形虫的生命周期中有两个不同阶段可产生有传染性的寄生虫(图 128-1)。在无性增殖阶段,含有缓殖子的组织包囊或含有子孢子的孢子化卵囊被中间宿主(如人、小鼠、绵羊、猪或鸟)摄入。包囊被酸性 pH 胃内分泌物快速消化。缓殖子或子孢子被释放,进入小肠上皮,并转化为快速分裂的速殖子。除红细胞外,速殖子可以在所有哺乳动物细胞中存在、复制。弓形虫可主动穿透细胞、形成纳虫空泡,并在液泡内继续复制。当寄生虫达到一定量数量时,宿主和寄生虫内的细胞内包括钙离子流变化的信号传导使空泡内的寄生虫流出。宿主细胞被破坏,释放的速殖子开始感染相邻细胞。受累器官内速殖子的复制周期引起细胞病变。大多数速殖子可被宿主的体液免疫和细胞免疫反应消灭。全身速殖体感染后 7~10 日,形成含有许多缓殖子的包囊。这些组织包囊可于宿主各器官中形成,但主要存在于中枢神经系统(CNS)和肌肉内。这一慢性阶段的发生使得弓形虫生命周期中的无性增殖阶段得以完成。免疫受损宿主的活动性感染很可能是由于自发释放的包囊内寄生虫

在中枢神经系统内快速转化为速殖子,并无法被免疫系统遏制。

生命周期中的有性增殖阶段发生于猫(终末宿主)体内。弓形虫的有性增殖阶段由猫科动物宿主体内卵囊的形成定义。此肠上皮细胞周期开始于摄入缓殖子组织包囊,经过几个中间阶段,最终产生配子体。配子体融合产生合子,合子被包裹在坚硬的壁中,并以未孢子化卵囊的形式从粪便中排出。在环境温度下暴露于空气 2~3 日后,非感染性卵囊形成孢子以产生 8 个子孢子后代。孢子形成的卵囊可被中间宿主摄入(如清空猫砂盆的人或在谷仓中翻找的猪)。弓形虫在中间宿主体内完成其生命周期。

孢子化卵囊可耐受严酷的环境且传播性强,被认为是维多利亚州(加拿大不列颠哥伦比亚省)和南美洲所报告的暴发感染案例的水源性感染源头。

流行病学

刚地弓形虫可广泛感染哺乳动物与鸟类。其血清学流行率取决于地区和人口年龄。通常,炎热、干旱的气候条件与低感染率有关。在美国和大多数欧洲国家中,血清阳性率随着年龄和接触的增加而增加。例如,美国 5%~19% 的 10~19 岁个体和 10%~67% 的 50 岁以上个体有接触的血清学依据。在中美洲、法国、土耳其和巴西,血清阳性率较高。由于对食源性感染的认识提高,全球血清阳性率普遍下降。

传播途径

经口传播

大多数人类弓形虫感染病例通过经口途径自被污染的土壤、食物或水中摄入孢子化卵囊获得。急性猫科感染期间,猫

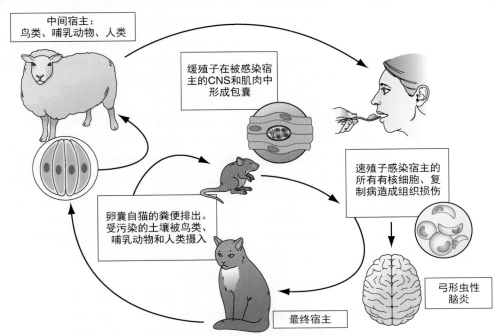

图 128-1 弓形虫的生命周期。猫是终末宿主,在猫体内有性增殖阶段得以完成。猫粪中的卵囊可以感染各种动物,包括鸟类、啮齿动物、家畜和人类。食用动物肌肉中的缓殖子可能感染食入未完全煮熟的肉制品者,特别是羊肉和猪肉。人类疾病可以有多种形式,但先天性感染和免疫抑制人群大脑内潜伏感染再激活引起的脑炎是最重要的表现。CNS,中枢神经系统。

图中标注:
- 中间宿主:鸟类、哺乳动物、人类
- 缓殖子在被感染宿主的CNS和肌肉中形成包囊
- 速殖子感染宿主的所有有核细胞、复制病造成组织损伤
- 卵囊自猫的粪便排出。受污染的土壤被鸟类、哺乳动物和人类摄入
- 最终宿主
- 弓形虫性脑炎

每日可排泄多达 1 亿个虫体。含子孢子的卵囊非常稳定且具有高度传染性,可在土壤或水中存活多年。卵囊传播期间受到感染的人类产生针对卵囊/子孢子的阶段特异性抗体。

儿童和成人也可以从含有缓殖子的组织包囊中获得感染。摄入单个包囊即可造成人类感染。未烹熟或冷冻不充分的肉类是发达国家的重要感染源。在美国,有证据显示羊肉产品和猪肉产品中存在含缓殖体的包囊,但刚地弓形虫的总体检出率逐渐下降。牛肉的阳性率要低得多,或低至 1%。直接摄入各种肉制品中的缓殖子包囊将导致急性感染。

通过血液或器官传播

除了经口传播外,刚地弓形虫还可以直接由血清阳性供体通过移植的心脏、心-肺、肾脏、肝脏或胰腺传播给血清阴性受体。冷藏的抗凝血液中可培养出存活的寄生虫,成为接受输血者的感染源。在骨髓、造血干细胞、肝移植受者中,以及艾滋病患者中,有弓形虫感染再激活的报道。尽管抗体滴度通常无法用于监测弓形虫感染状态,具有较高抗体滴度的个体在造血干细胞移植后发生感染再激活的风险可能相对更高。因此,对抗体滴度较高的受体进行常规血聚合酶链反应(PCR)筛查可能合理。最后,实验室人员在被污染的针头、玻璃器皿或感染组织污染后可导致感染。

经胎盘传播

平均来说,所有妊娠期间感染弓形虫的妇女中约有 1/3 将寄生虫传播给胎儿,其余的则生下正常、未受感染的婴儿。在影响胎儿结局的各种因素中,感染时的胎龄最为关键(见下文)。很少有数据支持母亲的复发性感染是先天性疾病的来源,但是有免疫抑制妇女(如 HIV 感染或接受高剂量糖皮质激素者)造成传播的罕见病例报道。因此,妊娠前血清阳性的妇女通常可以受保护不发生急性感染,并且不会娩出先天性感染的新生儿。

以下一般指南可用于评估先天性感染。如果母亲在妊娠前≥6 个月受到感染,基本上没有风险。如果在妊娠前<6 个月内感染,经胎盘感染的可能性随着感染与妊娠之间间隔的减少而增加。确认急性弓形虫病的妇女应接受建议采取适当措施以防止感染后 6 个月内受孕。妊娠期内,如果母亲在妊娠前 3 个月感染,经胎盘感染的发生率最低(~15%),但新生儿疾病最为严重。如果母亲感染发生在妊娠晚期,经胎盘感染的发生率最高(65%),但婴儿通常在出生时无症状。出生时正常的受感染婴儿可能比未受感染儿童的学习障碍和慢性神经后遗症发生率更高。只有一小部分(20%)感染弓形虫的妇女出现感染的临床症状。诊断通常在常规的妊娠后血清学检查显示有特异性抗体时被首先重视。

发病机制

当宿主摄入含有缓殖子的组织包囊或含有子孢子的卵囊时,寄生虫通过消化过程从包囊中释放出来。缓殖子可抵抗胃蛋白酶作用并侵入宿主胃肠道。在肠上皮细胞(或其他肠道相关细胞)内,寄生虫进行形态转换,产生侵袭性速殖子。

这些速殖子诱导寄生虫特异性分泌性 IgA 反应。寄生虫从胃肠道播散到各类器官,特别是淋巴组织、骨骼肌、心肌、视网膜、胎盘和中枢神经系统。寄生虫在这些部位中感染宿主细胞、复制并侵入相邻细胞。以这种方式,形成感染的特征性表现:细胞死亡、局部坏死,伴有周围急性炎症反应。

在免疫正常宿主中,体液和细胞免疫应答均控制感染;寄生虫毒力和嗜组织性可能为菌株特异性的。速殖子被多种免疫机制隔离,包括诱导寄生抗体、用自由基中间物激活巨噬细胞、产生干扰素 γ(IFN-γ)和刺激 CD8$^+$ 细胞毒性 T 淋巴细胞。这些抗原特异性淋巴细胞能够杀死细胞外寄生虫和感染寄生虫的靶细胞。随着速殖子从急性感染宿主体内清除,含有缓殖子的组织囊肿开始出现,通常出现在中枢神经系统和视网膜内。研究表明,弓形虫分泌信号分子进入受感染的宿主细胞,这些分子调节宿主基因表达、宿主代谢和宿主免疫反应。虽然最初认为免疫系统不能清除有缓殖子的包囊,最近的小鼠模型研究表明,CD8$^+$ T 细胞和交替激活的巨噬细胞都能在体内杀死包囊。然而,一些包囊仍能持续存在,清除包囊的能力可能取决于感染宿主的遗传背景。

在免疫功能低下或胎儿宿主中,缺乏控制速殖子感染传播所必需的免疫因子。这种改变的免疫状态使速殖子持续存在,并导致进行性局灶性破坏,进一步导致器官衰竭(即坏死性脑炎、肺炎和心肌炎)。

据认为所有感染者都发生含有缓殖子包囊的持续感染,但此种终身感染通常为亚临床性。虽然缓殖子处于缓慢代谢阶段,但包囊在中枢神经系统内确实可以退化和破裂。随着新的含缓殖子包囊的出现,这种变性过程是免疫功能低下个体复发感染的最可能来源,也是免疫功能正常宿主中抗体滴度持续存在的最可能来源。尽管这一概念存在争议,但弓形虫的持续存在被认为是导致各种神经精神疾病的一个因素,包括精神分裂症和双相情感疾病。啮齿动物中,感染明显对行为有显著影响,使掠夺行为增加。

■ 病理学

复制中的速殖子引起的细胞死亡和局灶性坏死在任何感染组织或细胞类型中均引起强烈的单核炎症反应。这些炎性病变的常规组织病理染色很少能显示速殖子。然而,带有寄生虫抗原特异性抗体的免疫球蛋白荧光染色可显示寄生虫体或其抗原的依据。在这种由速殖子引起的炎症过程中,含缓殖子的囊肿只在发育早期引起炎症,甚至这种炎症可能是对速殖子抗原存在的反应。一旦包囊成熟,炎症过程就不能再被检测到,而包囊在脑基质内维持免疫学静止,直至其破裂。

淋巴结

急性感染期间,淋巴结活检显示出特征性表现,包括滤泡增生和不规则的组织巨噬细胞簇和嗜酸性细胞质。这些标本中很少见到肉芽肿。虽然速殖子通常不可见,但可以通过将受感染的组织接种到小鼠体内以造成疾病或通过 PCR 来寻找。弓形虫基因片段 PCR 扩增是确立淋巴结速殖子感染的有效而敏感的方法。

眼睛

眼部单核细胞、淋巴细胞和浆细胞浸润可能产生单灶或多灶性损伤。急性坏死性视网膜炎后,后房内可见肉芽肿性病变和脉络膜视网膜炎。其他眼部并发症包括虹膜环炎、白内障和青光眼。

中枢神经系统

中枢神经系统受累时,可有局灶性和弥漫性脑膜炎发生,并有坏死和小胶质结节表现。无 AIDS 患者的坏死性脑炎特征为小的弥漫性病变,邻近区域有血管围白细胞聚集。在AIDS 群体中,除单核细胞、淋巴细胞和浆细胞外,还可能存在多形核白细胞。含有缓殖子的包囊常与坏死组织边界相邻。由于对 AIDS 的联合抗逆转录病毒治疗(cART),弓形虫感染的发生率在发达国家已有下降。其在资源不足环境中的发生率未知。

肺和心脏

在死于弓形虫病的 AIDS 患者中,40%~70%存在肺部和心脏受累。新生儿和免疫缺陷患者中可发生间质性肺炎。明显可见被单核细胞和浆细胞浸润的增厚、水肿的肺泡间隔。这种炎症可能扩展到内皮细胞壁。肺泡膜内可见速殖子和含缓殖子的包囊。可由其他微生物病原体引起继发的支气管肺炎。在死于弓形虫病的 AIDS 患者中,心肌组织中的包囊和寄生虫聚集明显。被炎性细胞包围的局灶性坏死与透明坏死和心肌细胞破坏有关。一些患者的心包炎与弓形虫有关。

胃肠道

人类胃肠道弓形虫感染的罕见病例表现为黏膜溃疡。近交系小鼠(C57BL/6)中,急性感染可在 7~9 日内导致致死性回肠炎。这种炎症性肠病已在其他几种哺乳动物中得到确认,包括猪和非人类灵长类。虽然人类炎症性肠病与急性或复发性弓形虫感染之间的关系尚未确定,但是已经有研究通过有丝分裂原活化蛋白激酶磷酸化、核因子 κB 易位和 IL-8分泌的证据,证实了人类肠道上皮细胞可以识别感染。

其他部位

播散性感染的病理改变与淋巴结、眼部和中枢神经系统的病理变化相似。在 AIDS 患者中,骨骼肌、胰腺、胃和肾脏可能受累,伴有坏死、炎细胞侵入和(罕见的)常规染色可检测到的速殖子。大量坏死性病变可直接导致组织破坏。此外,这些不同组织急性感染的继发反应也有报道,包括胰腺炎、肌炎和肾小球肾炎。

■ 宿主免疫应答

急性弓形虫感染在免疫健全宿主中引起一系列保护性免疫应答。弓形虫在肠道黏膜水平侵入宿主,引发黏膜免疫反应,包括抗原特异性分泌性 IgA 的产生。针对 p30(SAG1)的血清 IgA 抗体滴度是先天性和急性弓形虫病的一个有用标志物。急性感染母亲的乳清 IgA 含有高滴度弓形虫抗体,能在体外阻断肠细胞感染。小鼠体内,针对寄生虫的 IgA 肠分泌物丰富,并与黏膜 T 细胞的诱导有关。

在宿主体内,弓形虫迅速诱导产生可检测水平的 IgM 和IgG 血清抗体。IgG 类单克隆性丙种球蛋白病可发生在先天性感染的婴儿中。先天性感染新生儿的 IgM 水平可能增加。感染引起的多克隆 IgG 抗体在体外有血清补体存在时具有杀寄生虫性,也是 Sabin-Feldman 染色试验的基础。然而,细胞介导免疫是宿主感染过程中由寄生虫引起的主要保护反应。巨噬细胞在吞噬抗体调理化的寄生虫后被激活。这种激活作用可以通过氧依赖或非氧依赖过程导致寄生虫死亡。如果寄生虫没有被吞噬,而是通过主动穿透进入巨噬细胞,寄生虫则会继续复制。这种复制可能代表了向远隔器官转运和播散的机制。

弓形虫刺激人树突状细胞产生强烈的 IL-12 应答。已确定通过 CD40/154 进行共同刺激的需求。CD4$^+$ 和 CD8$^+$ T细胞应答具有抗原特异性,进一步刺激多种扩大 T 细胞和自然杀伤细胞功能的重要淋巴因子产生。弓形虫是一种有效的Th1 表型诱导物,IL-12 和 IFN-γ 在控制寄生虫在宿主中的生长中起重要作用。炎症反应的调节至少部分受控于 Th2应答,包括血清阳性个体中 IL-4 和 IL-10 的生成。无症状患者和有活动性感染患者的 CD4$^+$ 与 CD8$^+$ 比值都可能降低。这种转变可能与疾病综合征有关,但不一定与疾病结局有关。CD4$^+$ 和 CD8$^+$ 表型的人类 T 细胞克隆对寄生虫感染的巨噬细胞有细胞溶解作用。这些 T 细胞克隆产生"微生物双稳态性"的细胞因子。IL-18、IL-7 和 IL-15 上调 IFN-γ 生成,可能在急性和慢性感染中起重要作用。IFN-γ 的作用可能是矛盾性的,同时也刺激宿主的下调反应。

尽管认为弓形虫感染在艾滋病患者或其他免疫功能低下的患者中会复发,抗体滴度在建立再激活或随访感染活动中并不有用。尽管 AIDS 患者血清学结果可能临界阳性或低度,但血清学结果是阴性时提示其他诊断。弓形虫再激活AIDS 患者的 T 细胞不能同时分泌 IFN-γ 和 IL-2。这些关键免疫细胞因子生成中的这种改变导致发生持续感染。弓形虫感染往往发生于 AIDS 晚期,即 T 细胞依赖性保护丧失,尤其是 CD8$^+$ T 细胞的缺乏最为明显时。

■ 临床表现

在免疫系统健全的人中,急性弓形虫病通常是无症状和自限性的。这种情况下获得感染的 80%~90% 的成人和儿童不被发现。此种感染的无症状性使得妊娠期间发生感染的母亲难以诊断。与之相比,先天性感染儿童的广泛临床表现包括严重神经系统并发症,如脑积水、小头畸形、智力迟钝和脉络膜视网膜炎。若产前感染严重,可能发生多器官衰竭和随后的宫内胎儿死亡。在儿童和成人中,慢性感染可在一生中持续存在,对免疫健全宿主影响很小。

免疫功能正常患者的弓形虫病

急性弓形虫病最常见的表现是颈部淋巴结病。淋巴结可以是单个或多发,通常无痛性,相互分离,硬度不同。淋巴结病也可出现于枕下、锁骨上、腹股沟和纵隔区域淋巴结。20%～30%有症状的患者出现全身淋巴结肿大。20%～40%的淋巴结病患者同时也有头痛、不适、疲劳和发热［通常体温＜40℃（＜104℉）］。小部分有症状者有肌痛、咽喉痛、腹部疼痛、斑丘疹、脑膜脑炎和精神错乱。免疫功能正常宿主中，与感染相关的罕见并发症包括肺炎、心肌炎、脑病、心包炎和多肌炎。与急性感染相关的体征和症状通常在数周内消失，但是淋巴结病可能持续数月。在一次流行中，25 名咨询医生的患者中只有 3 人被正确诊断出弓形虫病。如果在鉴别诊断中考虑到弓形虫病，应在淋巴结活检前行常规实验室和血清学检查。

🌐现已认识到在南美洲流行的弓形虫基因型可能比北美或欧洲常见的基因型毒力更强。这些基因型可能与免疫功能正常个体的急性或复发性眼病有关，也与免疫正常个体的肺炎和暴发性败血症有关。因此，详细的病史对于确定诊断至关重要。

常规实验室检查结果除轻微淋巴细胞增多、红细胞沉降率升高和血清氨基转移酶水平的微量增加外通常无特殊。在有脑病或脑膜脑炎证据的病例中脑脊液（CSF）评估显示颅内压升高、单核细胞增多（10～50 个细胞/mL）、蛋白质浓度轻微增加，以及（偶尔的）丙种球蛋白水平增加。脑脊液进行弓形虫 DNA 靶序列 PCR 扩增可能有益。慢性感染者的脑脊液正常。

免疫功能受损患者的感染

艾滋病患者和接受淋巴增生性疾病免疫抑制治疗的患者发生急性弓形虫病的风险最大。也有使用抗肿瘤坏死因子治疗后弓形虫病的报道。感染可能是由潜在感染的重新激活导致，或从血液或移植器官等外源性来源获得寄生虫所致。在 AIDS 患者中，＞95%的弓形虫脑炎（TE）病例被认为是由于复发性感染所致。大多数这些病例中，当 CD4$^+$ T 细胞计数低于 100/μL 时就会发生脑炎。免疫功能低下宿主中，该疾病若不治疗，可能很快致命。因此，正确的诊断并开始适当的治疗对于预防暴发性感染是必要的。

弓形虫病是 AIDS 患者中枢神经系统的主要机会性感染。虽然地理起源可能与感染频率有关，但与免疫受损宿主

疾病的严重程度无关。弓形虫血清学阳性的 AIDS 患者有很高的脑炎风险。在当前的 cART 出现之前，美国成人 AIDS 患者中 15%～40%有 *T. gondii* 潜伏感染，其中约 1/3 发生 TE。对于不知道自己 HIV 阳性状态者来说，TE 仍可能是一种主要表现出的感染。

免疫抑制患者急性弓形虫病的症状和体征主要涉及中枢神经系统（图 128 - 2）。超过 50%的临床表现患者有颅内受累。临床表现范围从非局灶性到局灶性功能障碍。中枢神经系统表现包括脑病、脑膜脑炎和团块病灶。患者可能出现精神状态改变（75%）、发热（10%～72%）、癫痫发作（33%）、头痛（56%）和局灶性神经症状（60%），包括运动障碍、脑神经麻痹、运动障碍、辨距障碍、视野丧失和失语症。

随着感染进展，有弥漫性皮质功能障碍证据的患者出现局灶性神经疾病。这种改变的疾病不仅是由于寄生虫直接入侵引起的坏死性脑炎，也由继发效应，包括血管炎、水肿和出血引起。感染发作从跨数周的隐匿过程到伴有暴发性局灶障碍的急性起病不等，包括偏瘫、偏瘫、视野缺损、局部头痛和局灶性癫痫。

尽管病变可以发生在中枢神经系统的任何地方，但最常涉及的区域似乎是脑干、基底节、垂体和皮质髓质交界处。脑干受累引起各种神经功能紊乱，包括脑神经麻痹、辨距障碍和共济失调。伴基底神经节感染时，患者可能发生脑积水、舞蹈运动和舞蹈症。弓形虫通常引起脑炎，脑膜受累不常见。脑脊液检查结果可能无特殊异常，也可能包括细胞计数和蛋白（而不是葡萄糖浓度）轻度升高。尽管如此，许多 TE 患者的脑脊液中都可通过 PCR 检测到寄生虫。

脑弓形虫病必须与 AIDS 患者中枢神经系统的其他机会性感染或肿瘤鉴别。鉴别诊断包括单纯疱疹脑炎、隐球菌脑膜炎、进行性多灶性白质脑病和原发性中枢神经系统淋巴瘤。垂体受累可引起全垂体功能减退和血管加压素（抗利尿激素）不恰当分泌引起的低钠血症。HIV 相关的神经认知障碍（HAND）可能表现为认知损害、注意力丧失和记忆改变。接受 TE 治疗但仍表现有神经功能紊乱的患者行脑活检常常无法识别病原体。

对弓形虫感染患者的尸检已显示多个器官的受累，包括

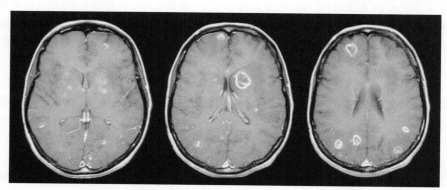

图 128 - 2　一名 36 岁艾滋病患者的弓形虫脑炎。MRI 扫描显示多发病变（T$_1$ 加权，钆增强）。

肺、胃肠道、胰腺、皮肤、眼睛、心脏和肝脏。弓形虫肺炎可与肺孢子菌肺炎混淆。呼吸系统受累通常表现为呼吸困难、发热和干咳，并可迅速发展为伴有咯血、代谢性酸中毒、低血压和(偶尔的)弥散性血管内凝血的急性呼吸衰竭。组织病理学研究显示坏死和混合细胞浸润。找到病原体是有用的诊断指示，但该微生物也可以在健康组织中见到。心脏感染通常无症状，但也可能与心脏压塞或双心室衰竭有关。有胃肠道和肝脏感染的记录。

先天性弓形虫病

美国每年出生的 400～4 000 名婴儿发生先天性弓形虫病。妊娠期急性弓形虫感染的母亲通常无症状，大多数这样的妇女通过产前血清学筛查得以诊断。胎盘感染会导致胎儿的血源性感染。随着妊娠继续，感染胎儿的比例增加，但感染的临床严重程度下降。尽管受感染的儿童最初可能无症状，但 *T. gondii* 的持续存在可导致再激活和临床疾病，最常见为数十年后发生脉络膜视网膜炎。与严重残疾相关的因素包括诊断和开始治疗的延迟、新生儿缺氧和新生儿低血糖、严重视力损害(见下文"眼部感染")、未矫正的脑积水和颅内压升高。如果治疗正确，70%以上的儿童在随访评估中的发育、神经和眼科检查正常。使用乙胺嘧啶、磺胺药物和叶酸治疗 1 年可以被耐受，毒性小(见下文"治疗")。

眼部感染

据估计，弓形虫感染在美国和欧洲导致了 35% 脉络膜视网膜炎病例。既往认为大多数眼部疾病由先天性感染引起。免疫健全个体中新发眼部弓形虫病比以往认识到的更多，并与维多利亚(不列颠哥伦比亚省)和南美洲的暴发感染有关。有不同类型的眼部表现，包括视力模糊、暗点、畏光和眼痛。黄斑受累伴中央视力丧失及眼球震颤，继发于固定不良。眼外肌受累可能导致集合障碍及造成斜视。对疑似先天性感染的新生儿应进行眼科检查。随着炎症消退，视力有所改善，但脉络膜视网膜炎的偶发性发作常见，这种发作会进行性破坏视网膜组织并导致青光眼。眼科检查显示黄白色、棉絮样斑块，边缘模糊充血。随着病灶成熟，视网膜色素内边界清晰的白色斑块和黑色斑点变得更加明显。病变通常位于视网膜后极附近；可能单发，但更常见者为多个。先天性病变可为单侧或双侧性，并有大量脉络膜视网膜变性伴广泛纤维化依据。这些受累区域周围是正常的视网膜和脉管系统。在 AIDS 患者中，视网膜病变通常很大，伴有弥漫视网膜坏死，同时包括游离速殖子和含有缓殖子的包囊。弓形虫性脉络膜视网膜炎可能是发生脑炎的前驱症状。

■ 诊断

组织和体液

急性弓形虫病的鉴别诊断可通过恰当的培养、血清学检测和 PCR(表 128-1)进行。虽然只可在专门实验室中进行，但从血液或其他体液进行弓形虫分离可通过将样本接种至小鼠腹腔内完成。若接种后 6～10 日的小鼠腹腔液中未发现寄生虫，可在接种后 4～6 周评价其抗弓形虫血清效价。从患者体液中分离出弓形虫反映急性感染状态，而从活检组织中分离出弓形虫仅表明存在组织包囊，不应当误认为是急性弓形虫病的证据。潜伏、无症状感染患者的持续性寄生虫血症罕见。淋巴结组织学检查可能提示上述特征性改变。淋巴结中见到速殖子可确立急性弓形虫病的诊断。与小鼠亚接种一样，含有缓激子的包囊的组织学表现可证实弓形虫的既往感染，但对急性感染无诊断学意义。

表128-1 弓形虫病的鉴别实验室诊断		
临床背景	其他诊断	区别特征
单核细胞增多综合征	Epstein-Barr 病毒感染	血清学
	巨细胞病毒感染	血清学、PCR 或培养
	HIV 感染	血清学、病毒载量
	巴尔通体感染(猫抓病)	活检(PCR 或培养)、血清学
	淋巴瘤	活检
先天性感染	巨细胞病毒感染	病毒培养、PCR
	单纯疱疹病毒感染	病毒培养、PCR
	风疹病毒感染	病毒培养、血清学
	梅毒	血清学
	李斯特菌病	细菌培养
免疫健全个体的脉络膜视网膜炎	结核病	细菌培养、血清学、血清学培养
	梅毒	
	组织胞浆菌病	
AIDS 患者的脉络膜视网膜炎	巨细胞病毒感染	病毒培养、PCR
	梅毒	血清学
	单纯疱疹病毒感染	病毒培养、PCR
	水痘-带状疱疹病毒感染	病毒培养、PCR
	真菌感染	培养
AIDS 患者的 CNS 病灶	淋巴瘤或转移性肿瘤	组织活检
	脑脓肿	活检和培养
	进行性多灶性白质脑病	JC 病毒 PCR
	真菌感染	活检和培养
	分枝杆菌感染	活检和培养

缩略词：CNS，中枢神经系统；PCR，聚合酶链反应。
来源：经授权许可，引自 JD Schwartzman: Toxoplasmosis, in Principles and Practice of Clinical Parasitology. Hoboken, Wiley, 2001。

血清学

上述方法具有很高的诊断价值，但由于寄生虫在体内生长或组织化学方法鉴定速殖子时存在的困难，上述方法的使用受到限制。血清学检测已成为诊断的常规方法。

血清中同时存在抗弓形虫 IgG 和 IgM 抗体可以确定急性弓形虫感染的诊断。存在循环 IgA 有利于急性感染的诊断。Sabin-Feldman 染色试验、间接荧光抗体试验和酶联免疫吸附试验(ELISA)均能很好地测定弓形虫的循环 IgG 抗体。感染后 2～3 周即可检测到阳性 IgG 滴度(>1:10)。滴度通常在 6～8 周达到峰值，并缓慢下降到一新的基线水平，这一基线水平维持终身。随着时间推移，抗体亲和力增加，可以在妊娠期的困难病例中用于确定感染可能是何时发生的。为更好地确定感染时间，血清 IgM 滴度应与 IgG 滴度一起检测;应使用双抗体夹心 IgM - ELISA 或 IgM 免疫吸附试验（IgM - ISAGA）。这两种检测方法都特异且敏感,与其他商业检测相比假阳性结果少。双抗体夹心 IgA - ELISA 检测在胎儿和新生儿先天性感染中比 IgM - ELISA 敏感性高。尽管 IgM 阴性、IgG 阳性滴度的结果表明既往感染,但 IgM 可持续 >1 年,不一定反映急性疾病。如果怀疑急性弓形虫病,可以进行更广泛的血清学检查。美国,Palo Alto 医学基金会的弓形虫血清学实验室可以进行检测（http://www.pamf.org/serology/clinicianguide.html）。

分子诊断

分子诊断方法可以独立于血清反应,直接检测生物样品中的弓形虫。PCR 获得的结果在诊断 TE 时敏感性、特异性和临床应用价值高,在资源匮乏的环境中 PCR 技术可变得更易获得。实时 PCR 技术是一种很有前途的定量检测技术。分离株可以确定基因型,也可获得多态性序列,从而鉴定精确菌株。具有多态性标记的分子流行病学研究在关联疾病临床体征和症状与不同弓形虫基因型方面非常有用。

免疫功能正常的成人或儿童

对于仅出现淋巴结病的患者,IgM 滴度阳性提示急性感染,有治疗指征（见下文"治疗"）。应在 3 周内复测血清 IgM 滴度。在 IgM 滴度不升高的情况下,IgG 滴度升高表明存在感染,但不是急性感染。如果 IgG 或 IgM 存在临界升高,应在 3～4 周内重新评估滴度。

免疫抑制宿主

AIDS 患者 TE 的假设临床诊断依据临床表现、暴露史（以阳性血清学为依据）和影像学评估。为检测弓形虫潜伏感染,HIV 感染者应在确诊 HIV 感染后立即检测弓形虫 IgG 抗体。采用这些标准时,预测值高达 80%。97% 以上有弓形虫病的 AIDS 患者血清中存在弓形虫 IgG 抗体。血清 IgM 抗体通常无法检测到。尽管 IgG 滴度与活动性感染无关,但血清学上的感染证据几乎总是先于 TE 发生。因此,确定所有 HIV 感染者的弓形虫抗体状态非常重要。AIDS 伴有 TE 患者的抗体滴度可能为阴性到 1∶1 024 之间。只有少于 3% 的患者在诊断 TE 时存在无法检测到的弓形虫抗体。

TE 患者存在可通过 CT 或 MRI 显示的局灶或多灶性异常。神经影像学评估应包括头颅双剂量增强 CT。通过该检查可以发现单个和往往是多发的可对比增强病灶（<2 cm）。MRI 通常显示位于双侧半球的多发性病变,基底节和皮质髓质交界处最常受累,MRI 对治疗效果的评价比 CT 更敏感（图 128 - 2）。由于 CNS 淋巴瘤 40% 为多灶性,50% 为环状增强的,这些表现不能用于确立弓形虫感染的诊断。

MRI 和 CT 扫描的假阴性率约为 10%。MRI 扫描发现的单一病灶为原发 CNS 淋巴瘤可能性更大（淋巴瘤中孤立性病变的可能性是 TE 的 4 倍）,并强化了进行脑活检操作的论点。抗弓形虫药物的治疗性试验常常被用来评价诊断。乙胺

嘧啶联合磺胺嘧啶或克林霉素对假设弓形虫脑病的治疗可在第 3 日时可量化地改善 >50% 患者的临床情况。使用亚叶酸钙预防骨髓毒性。到第 7 日时,>90% 接受治疗的患者表现出改善迹象。相反,如果患者对治疗没反应或患淋巴瘤,第 7 日时临床症状和体征就会恶化。这类患者无论是否改变治疗均需进行脑活检。这种手术现在可以通过立体定向 CT 引导的方法进行,减少了并发症可能性。脑活检找弓形虫可在 50%～75% 病例中阳性。脑脊液 PCR 也可能证实弓形虫病,或提示其他诊断（表 128 - 1）,如进行性多灶性白质脑病（JC 病毒阳性）或原发性中枢神经系统淋巴瘤（Epstein - Barr 病毒阳性）。增强 CT 和 MRI 是目前 TE 的标准影像学诊断检查。与其他疾病一样,影像学表现可能滞后于临床反应。病灶消退可能需要 3 周至 6 个月的时间。一些患者尽管放射学检查结果恶化,但临床表现有所改善。

先天性感染

顾虑的问题在于,当孕妇存在近期弓形虫感染依据时,胎儿是否受到感染。羊水弓形虫 B1 基因 PCR 分析取代了胎儿血液取样。血清学诊断基于出生第 1 周后（排除胎盘漏的时间范围）IgG 的持续存在或 IgM 滴度阳性。应每 2 个月重复一次 IgG 测定。在生命第 1 周后的 IgM 升高提示急性感染。高达 25% 的感染新生儿可能血清阴性,并且常规体格检查结果正常。因此,通过眼科检查、脑脊液检查和影像学检查评估眼睛和大脑对确定诊断具有重要意义。

眼弓形虫病

血清抗体滴度可能与眼底的活动性病变无关,特别是在先天性弓形虫病中。一般来说,IgG 滴度阳性（如有必要,用未稀释的血清测量）联合典型病灶可确定该诊断。应用 Goldmann - Witmer 系数表示的眼液中的抗体生成曾被用于眼部疾病诊断,但其结果并不总是与 PCR 结果对应。如果病变不典型,且血清抗体滴度处于低度阳性范围,则诊断为推测性的。寄生虫抗原特异性多克隆 IgG 检测以及寄生虫特异性 PCR 有助于诊断。相应的,根据前房穿刺时间和抗体分析结果,60%～90% 的患者可通过实验室检查支持眼部弓形虫病的临床诊断。其余病例中,实验室假阴性诊断或临床错误诊断的可能性无法进一步阐明。

治疗·弓形虫病

先天性感染:先天性感染的新生儿使用每日口服乙胺嘧啶（1 mg/kg）和磺胺嘧啶（100 mg/kg）联合亚叶酸治疗 1 年。根据体征和症状,泼尼松（每日 1 mg/kg）可用于先天性感染。美国的一些州和有些国家对孕妇（法国、奥地利）和/或新生儿（丹麦、美国马萨诸塞州）进行筛查。管理和治疗方案因国家和治疗中心而异。大多数专家使用螺旋霉素治疗妊娠早期急性弓形

虫病,妊娠 18 周后发生血清转化或是确认胎儿感染病例中,使用乙胺嘧啶、磺胺嘧啶、亚叶酸治疗。这一治疗存在争议:包括少数未经治疗妇女的临床研究未能证明该治疗在预防先天性弓形虫病的效果。然而,研究确实表明妊娠期间的治疗可以降低先天性感染的严重程度。许多妊娠早期感染的妇女选择终止妊娠。对不终止妊娠的孕妇在产前给予抗生素治疗以降低婴儿弓形虫感染的频率和严重程度。无症状先天性弓形虫病儿童的最佳治疗疗程尚不清楚,但是美国大多数临床医生根据芝加哥的美国国家协作网"先天性弓形虫病研究"进行的队列研究,对这样的儿童进行为期 1 年的治疗。

免疫功能正常患者

只有淋巴结病的免疫功能正常的成人和较大年龄儿童中,除非有持续、严重的症状,否则不需要特殊治疗。眼部弓形虫病患者通常用乙胺嘧啶联合磺胺嘧啶或克林霉素,有时联合泼尼松治疗 1 个月。治疗应该由熟悉弓形虫病的眼科医生进行。眼部疾病可以在不治疗的情况下有自限性,但对于严重或靠近中心凹或视盘的病变,通常考虑采用治疗。

免疫功能低下患者的感染

一级预防

免疫功能低下的患者中,弓形虫病如果不治疗很快就会致命,因此 AIDS 患者应当对急性弓形虫病进行治疗。在引入 cART 之前,能够耐受治疗的 TE 患者中位生存时间 >1 年。尽管存在毒性,但在 cART 出现以前,需要这些治疗 TE 的药物以存活。随着 cART 的应用,HIV 感染患者的生存率提高,TE 的发病率下降。

在非洲,许多患者只有在发生机会性感染后才被诊断为 HIV 感染。因此,如果要实现后续 cART 的益处,这些机会性感染的最佳管理至关重要。由于缺乏血清学检测和影像学设施,资源不足地区的 TE 发病率尚不清楚。AIDS 患者刚地弓形虫血清学阳性并伴 CD4$^+$ T 淋巴细胞计数 <100/μL 者应接受针对 TE 的预防治疗。

在目前可用的药物中,资源贫乏环境中由于乙胺嘧啶加磺胺嘧啶的首选组合无法获得,甲氧苄啶磺胺甲噁唑(TMP-SMX)似乎是 TE 治疗的有效替代。推荐作为预防 PcP 首选方案的 TMP-SMX(一片双剂量药片)每日剂量对 TE 有效。如果患者不能耐受 TMP-SMX,建议替代使用同样对 PcP 有效的氨苯砜-乙胺嘧啶。也可以考虑阿托伐醌联合或不联合乙胺嘧啶。用氨苯砜、乙胺嘧啶、阿奇霉素、克拉霉素或雾化戊烷脒进行预防

性治疗可能不够。弓形虫血清学阴性、未接受 PcP 预防性治疗的 AIDS 患者如果 CD4$^+$ T 细胞计数下降至 <100/μL,则应当复测弓形虫 IgG 抗体。如果发生血清学转化,则应按上述方法对患者进行预防治疗。

中止一级预防

目前的研究表明,对 cART 有反应且 CD4$^+$ T 淋巴细胞计数已维持 3 个月 >200/μL 的患者可以停止 TE 预防治疗。虽然 CD4$^+$ T 淋巴细胞计数 <100/μL 的患者发生 TE 的风险最高,尚未确定细胞计数增加到 100~200/μL 时该疾病发生风险会升高。因此,当计数增加至 >200/μL 时应停止预防治疗。中止治疗可降低药物负担、药物毒性、药物相互作用或筛选出耐药病原体的可能性以及花费。如果 CD4$^+$ T 淋巴细胞计数再次降至 <100~200/μL,应重新开始预防。

除非由于 cART 治疗发生免疫重建、CD4$^+$ T 细胞计数 >200/μL,已完成 TE 初始治疗的患者应无限期接受治疗。乙胺嘧啶联合磺胺嘧啶及亚叶酸钙的联合治疗对该治疗目的有效。该方案中磺胺嘧啶的备选药物是克林霉素。

中止二级预防(长期维持治疗)

接受二级预防治疗的患者在完成初步治疗后,当没有症状并且存在免疫功能恢复依据时,复发风险低。HIV 感染者在 cART 后 CD4$^+$ T 淋巴细胞计数应当至少 6 个月 >200/μL。这一建议与更广泛的数据一致,这些数据表明,在晚期 HIV 疾病期间停止对其他机会性感染的二级预防是安全的。建议重复磁共振脑扫描。如果 CD4$^+$ T 淋巴细胞计数降至 <200/μL,应重新进行二级预防。

预防

应就弓形虫感染来源向所有 HIV 感染者提供咨询。不吃未煮熟的肉类和避免接触卵囊污染的物质(如猫砂盆)可以减少弓形虫原发感染机会。具体来说,羊肉、牛肉和猪肉的内部温度应烹至 165~170°F;从更实际的角度来看,烹饪至肉内部不再呈粉红色通常可以满足这一要求。在花园工作后,应彻底洗手,所有水果和蔬菜都应清洗干净。由于蛤蚌类的滤食机制会浓缩卵囊,进食生贝类是弓形虫病的一个危险因素。

如果患者养猫,则应每日清洁或更换猫砂盆,最好是由 HIV 阴性、无感染者/非孕妇进行清洁或更换;或者,在更换猫砂盆后彻底洗手。如有可能,应每日更换,因为新鲜排出的卵囊不会产生子孢子,也不具传染性。应鼓励患者将猫放在室内,不要收养或处理流浪猫。猫只能吃罐装或干的商业食品或熟食,不能吃生的或未煮熟的肉。无须建议患者与其养

的猫分离或让猫进行弓形虫检测。用于输注给弓形虫血清阴性、免疫功能受损者的血液应当进行弓形虫抗体筛查。尽管这种血清学筛查不常规开展,但如果血清阴性的妇女暴露于有感染弓形虫风险的环境条件中,则应在妊娠期间进行数次筛查以寻找感染证据。HIV 阳性者应严格遵守这些预防措施。

第 129 章
原虫肠道感染和滴虫病 | Chapter 129
Protozoal Intestinal Infections and Trichomoniasis

Peter F. Weller · 著 | 王青青 · 译

原虫感染

贾第鞭毛虫病

蓝氏贾第鞭毛虫(也被称为 G. lamblia 或 G. duodenalis)是一种在世界范围内分布的原虫寄生虫,寄生于人类和其他哺乳动物的小肠内。贾第鞭毛虫病在发达国家和发展中国家是最常见的寄生虫病,引起地方性和流行性肠道疾病及腹泻。

生活史与流行病学

原虫(图 129-1)的感染起始于人体摄入环境中的原虫包囊,随后这些包囊在小肠内脱囊,并释放出带有鞭毛的滋养体(图 129-2),后者通过二分裂方式进行繁殖。贾第鞭毛虫通常引起小肠近端感染,不会经血液播散。滋养体在管腔内保持游离或通过腹侧的吸盘附着在黏膜上皮上。当环境改变时,滋养体会变成形态迥异的包囊,并随粪便排出,因此其经常在粪便中被发现。滋养层可能存在甚至大量存在于松散或潮湿的粪便中,正是它的包囊使其在体外存活并起到传播作用。包囊无法耐受加热或干燥状态,但在冷水中能存活数月。包囊的排泄数量差异很大,有的粪便可达 10^7 个/g。

人体一次性摄入 10 个包囊就足以引起感染。因为包囊在排泄后具有传染性,所以该病的人际传播主要发生在粪便卫生差的地方。贾第鞭毛虫病在日托中心尤其普遍,人际传播也发生在其他粪便卫生较差的地方,并且多发生在粪口接触时。如果贾第鞭毛虫包囊污染了已经烹调过的食物,可能会引起该疾病传播。水传播导致偶发性感染(如在露营者和旅行者中)和大都市地区的疾病大流行。小到山间溪流大到市政水库的地表水都有可能被粪便中的贾第鞭毛虫包囊污染。贾第鞭毛虫体型较小的包囊、在冷水中包囊存活时间的延长以及包囊对常规加氯消毒剂的耐受性均增加了该病原体经水传播的可能性。此外,通过将水煮沸或过滤可清除活包囊。

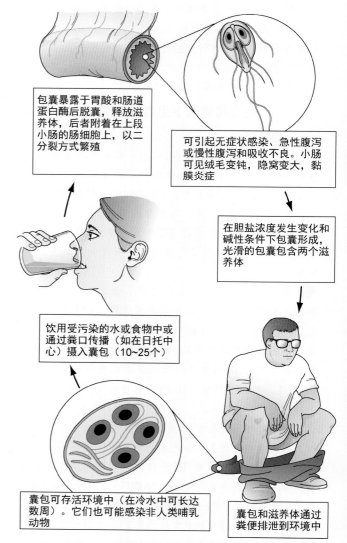

包囊暴露于胃酸和肠道蛋白酶后脱囊,释放滋养体,后者附着在上段小肠的肠细胞上,以二分裂方式繁殖

可引起无症状感染、急性腹泻或慢性腹泻和吸收不良。小肠可见绒毛变钝,隐窝变大,黏膜炎症

在胆盐浓度发生变化和碱性条件下包囊形成,光滑的包囊包含两个滋养体

饮用受污染的水或食物中或通过粪口传播(如在日托中心)摄入囊包(10~25个)

囊包可存活环境中(在冷水中可长达数周)。它们也可能感染非人类哺乳动物

囊包和滋养体通过粪便排泄到环境中

图 129-1 **贾第鞭毛虫的生活史**。(经授权许可,引自:RL Guerrant et al:Tropical Infectious Diseases:Principles,Pathogens and Practice 2nd ed,p987. © 2006,Elsevier Science)。

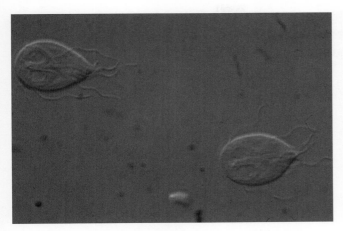

图 129 - 2 有鞭毛的双核贾第鞭毛虫滋养体。

🌐 在美国,贾第鞭毛虫(以及隐孢子虫,见下文)是引起经水传播胃肠炎流行的常见原因。贾第鞭毛虫在发展中国家很常见,旅行者可能会发生感染。目前公认的贾第鞭毛虫基因型或集合体有几种。人类感染是由集合体 A 和集合体 B 引起,而其他类型的集合体更常见于其他动物,包括猫和犬。就像发现来自水库的海狸与疾病流行有关一样,一项观察性研究发现犬和猫可感染包含集合体 A 和 B 的贾第鞭毛虫,从而表明这些动物可能导致人类感染。和隐孢子虫病一样,贾第鞭毛虫病也造成了巨大的经济负担,主要花费来自安装防止水传播流行病的滤水系统、对较大社区流行病的管理,以及对疾病流行的评估和治疗。

病理生理学

不是所有感染患者均出现症状的原因以及贾第鞭毛虫引起小肠功能改变的机制尚不清楚。虽然滋养层附着于上皮,但它们并不侵入上皮,并可能引起肠上皮细胞凋亡、上皮细胞屏障功能障碍,以及上皮细胞吸收和分泌功能障碍。由此导致的刷状缘细胞酶活性缺失可引起乳糖不耐受,也可在少数感染的成人和儿童中表现出严重的吸收不良。在大多数感染中,肠道的形态是不发生改变的。然而,在慢性感染且有症状的患者中,组织病理学表现(包括扁平绒毛)和临床表现有时类似热带口炎性腹泻和麦麸敏感性肠病。此外,贾第鞭毛虫病引起腹泻的发病机制尚不清楚。

贾第鞭毛虫感染的发展过程可多种多样。病程可表现为突然中止,也可表现为短暂的、复发的或慢性的过程。贾第鞭毛虫的寄生具有基因变异性,这种变异可能导致不同的感染过程。寄生特点和宿主因素可能很大程度上决定了感染的过程和引起疾病的特点。人体发生感染时,会出现细胞和体液免疫应答,但它们在疾病发病机制和/或感染控制中起到的确切作用尚不清楚。由于低丙种球蛋白血症患者长期遭受严重感染,对治疗反应不佳,体液免疫应答似乎很重要。年轻人较老年人、初次暴露人群较慢性暴露人群更易受感染,表明感染可能引起机体产生部分保护性的免疫应答。

临床表现

贾第鞭毛虫病可表现为从无症状性腹泻到暴发性腹泻和吸收不良的不同临床症状。大多数感染者无症状,但流行病调查发现有症状病例的比例可能更高。症状可能突发,也可能缓慢发展。贾第鞭毛虫病急性期患者在至少 5～6 日的潜伏期(通常 1～3 周)后出现症状。明显的早期症状包括腹泻、腹痛、腹胀、嗳气、胀气、恶心和呕吐。虽然腹泻很常见,但上消化道症状如恶心、呕吐、腹胀和腹痛可能仍是主要表现。该病急性期的持续时间通常大于 1 周,在此期间腹泻通常会消退。贾第鞭毛虫病患者既往可有或无急性期表现,而发展至慢性期。腹泻不一定很明显,但可出现肠胃胀气增多、解稀便、含硫嗳气和(有时)体重减轻。症状可能是持续的或偶发的,并可能持续数年。有些长期症状较轻的患者只在病史回顾时才意识到不适感。发热、便血和/或黏液便,以及结肠炎的其他症状和体征并不常见,并提示是不同的疾病或伴随疾病。与许多肠道细菌感染引起的急性功能障碍性症状相比,该疾病引起的症状往往是间歇性反复出现并且逐渐衰弱。由于病情较轻,且有慢性感染倾向,患者可能会在病情晚期寻求医疗建议。但此时病情可能很严重,并已出现吸收不良、体重减轻、生长迟缓和脱水的表现。该病还可以有一些肠外表现,如荨麻疹、前葡萄膜炎和关节炎。这些是否由贾第鞭毛虫病引起还是伴随症状尚不清楚。

低丙种球蛋白血症的患者中贾第鞭毛虫病可表现严重,并可能使既存的肠道疾病恶化,如发生在囊性纤维化的患者中。在艾滋病患者中,贾第鞭毛虫可引起难治性肠道疾病。

诊断

贾第鞭毛虫病通过检测粪便中的抗原、包囊、粪便或小肠中的滋养体以及核酸扩增试验(NAATS)进行确诊(表 **129 - 1**)。包囊呈椭圆形,大小为(8～12)μm×(7～10)μm,特征是含有 4 个核。滋养层呈梨形,背面凸起,形态扁平,有 2 个核和 4 对鞭毛(图 **129 - 2**)。贾第鞭毛虫病有时候很难确诊。应直接检查新鲜或适当保存的粪便以及采取浓缩方法协助诊断。由于包囊排出的方式多变,有时可能无法检测到,因此可能需要反复检测粪便、十二指肠液取样和小肠活检来检测该寄生虫。粪便中贾第鞭毛虫抗原检测的敏感性和特异性与显微镜检查相似,而且更容易操作。更新的 NAATS 敏感性高,但目前并不是普遍应用于临床。

治疗・贾第鞭毛虫病

甲硝唑(250 mg,每日 3 次,持续 5 日)的治愈率通常大于 90%。替硝唑(口服 2 g)可能比甲硝唑更有效。阿苯达唑(每日 400 mg,5～10 日)与甲硝唑疗效相似,副作用较少。硝唑尼特(500 mg,每日 2 次,3 日)是治疗贾第鞭毛虫病的替代药物。巴龙霉素是一种口服的

表 129 - 1　原虫肠道感染的诊断

寄生虫	粪便 O+P^a	粪便抗酸染色	粪便抗原免疫检测	粪便 NAATS^b	其他
贾第鞭毛虫	+		+	+	
隐孢子虫	−	+	+	+	
等孢子球虫		+		+	
环孢子虫		+		+	
微孢子虫	−			+	粪便特殊染色,组织切片检查

^a O+P,虫卵和寄生虫。^b 核酸扩增检测。

氨基糖苷类药物,但吸收效果并不好。关于该药物如何发挥药效的资料较少,但目前多用于治疗有症状的孕妇。

虽然几乎所有的患者都对治疗有反应并得到治愈,但也有一些慢性贾第鞭毛虫病患者在病原体根除后症状缓解延迟。对于后一种患者,残留症状可能反映了小肠酶再生延迟。在再次治疗之前,应通过检测粪便明确是否为持续感染。反复治疗后仍持续感染的患者应通过检查家庭成员、亲密接触者、环境资源以及筛查低丙种球蛋白血症进行再感染评估。在经历多疗程后的难治病例中,长期使用甲硝唑(每日 750 mg,连续 21 日)或多种药物的不同组合可成功治疗。

预防

通过食用未受污染的食物和水以及在对感染儿童护理时加强个人卫生可以预防贾第鞭毛虫病。煮沸或过滤可能受到污染的水可预防感染。

隐孢子虫病

免疫力正常的人类感染隐孢子虫(属于球虫类寄生虫)时可引起自限性腹泻,但在艾滋病患者或其他免疫功能缺陷患者会引起严重腹泻。大多数人类隐孢子虫感染由人隐孢子虫(特别是在美国、撒哈拉以南非洲和亚洲)和微小隐孢子虫(在欧洲)引起。

生活史与流行病学

隐孢子虫在世界范围内广泛分布。隐孢子虫病源于人类摄入卵囊(在非免疫状态人体中微小隐孢子虫卵囊一半的感染量约为 132 个),随后卵囊逸出子孢子,依次附着并感染肠上皮细胞。随后该寄生虫进入无性和有性周期,在此过程隐孢子虫可继续感染肠上皮细胞,并产生卵囊经粪便排出。隐孢子虫可感染很多动物,微小隐孢子虫可以经动物传播给人类。由于卵囊经粪便排出体外即具有传染性,所以在日托中心以及家庭接触者和医护人员中常发生人际传播。水源传播(特别是人隐孢子虫的传播)可引起旅行者感染和同源性疾病流行。卵囊耐受性强,常规含氯消毒剂无法杀灭。饮用水和

娱乐用水(如游泳池、滑水)逐渐被认为是隐孢子虫感染源。

病理生理学

尽管肠上皮细胞的纳虫空泡中含有隐孢子虫,但分泌性腹泻的机制尚不明确。组织活检也无法发现特征性的病理改变。隐孢子虫主要感染部位在小肠内,呈斑点状分布。在一些患者中,隐孢子虫可存在于咽部、胃和大肠中,也可存在于呼吸道中。尤其是在艾滋病患者中,当累及胆道时,可导致乳头狭窄、硬化性胆管炎或胆囊炎。

临床表现

无论在免疫正常患者还是免疫抑制患者中,均可出现无症状感染。在免疫功能正常患者中,潜伏期达 1 周,随后出现症状,一般包括水样非血性腹泻,有时伴有腹痛、恶心、厌食、发热伴或不伴体重减轻。在这些宿主中,症状通常在 1～2 周后消退。相反,在免疫抑制的宿主(尤其是 CD4⁺ T 细胞计数＜100/μL 的艾滋病宿主)中,通常表现为慢性、持续性、频繁腹泻,并可导致脱水、电解质紊乱。排便量 1～25 L/d。可能出现严重的体重减轻、消瘦和腹痛。胆道累及可表现为中上腹或右上腹疼痛。

诊断

从粪便中检查小卵囊可协助诊断,该小卵囊(直径 4～5 μm)比粪便期的大多数其他寄生虫都要小(表 129 - 1)。由于传统的虫卵和寄生虫粪便检查(O + P)无法检测到隐孢子虫,因此需要进行特定的检测。通过多种技术(包括改良抗酸、直接免疫荧光染色和酶免疫分析)检查非同天的粪便,可以提高检测阳性率。目前更新后的 NAAT 正在被应用。目前也通过光镜和电子显微镜在小肠和少数大肠活检标本的肠上皮顶端表面发现隐孢子虫。

治疗·隐孢子虫病

硝唑沙奈德已被美国 FDA 批准用于治疗隐孢子虫病,成人可服用片剂(500 mg,每日 2 次,服用 3 日),儿童也可服用。然而,到目前为止,这种药物还不能有效治疗合并 HIV 感染的患者,但通过抗逆转录病毒治疗可以提高其免疫状态,也可改善隐孢子虫病。另外,

该类患者的治疗还包括支持治疗,如补液、平衡电解质及服用止泻药物。胆道梗阻可能需要乳头切开或放置 T 形管。尽量避免接触人类或动物粪便中的感染性卵囊以预防感染。使用亚微米滤水器可以最大限度地减少经饮用水感染的概率。

■ 囊孢子虫病

球虫类寄生虫贝氏囊孢子虫(旧称贝氏等孢球虫)引起人类肠道疾病。人体通过摄入卵囊而感染,之后卵囊侵入肠上皮细胞并经历有性和无性发育周期。从粪便中排出的卵囊并不会立即具有传染性,需要进一步发展为成熟卵囊。

尽管贝氏囊孢子虫可感染很多动物,但我们目前对这种寄生虫在人类中的流行病学或流行率知之甚少。该疾病在热带和亚热带国家最常见。急性感染多起病于突然发热、腹痛和水样非血性腹泻,并可持续数周或数月。在患有艾滋病或其他病因引起的免疫功能低下患者中,贝氏囊孢子虫病通常不是自我限制的,症状类似于隐孢子虫病,伴有慢性、大量的水样腹泻;也可能会出现嗜酸性粒细胞增多症,而后者在其他肠道原虫感染罕见(表 129 - 1)。通常对粪便进行改良的抗酸染色并发现大卵囊(约 25 μm)可协助诊断。卵囊可能呈低水平、间断性排泄;如果反复的粪便检查阴性,则可能需要通过抽吸或小肠活检(通常通过电子显微镜检查)对十二指肠内容物进行取样。NAATs 是目前有前景的较新的诊断工具。

治疗 · 囊孢子虫病

复方新诺明(TMP - SMX,160/800 mg,每日 4 次,服用 10 日;对于 HIV 感染患者,则每日 3 次,持续 3 周)治疗有效。对于磺胺类药物无法耐受的患者,可使用乙胺嘧啶(50~75 mg/d)。艾滋病患者可能会复发,需要用 TMP - SMX 维持治疗(160/800 mg,每周 3 次)。

■ 环孢子虫病

环孢子虫可以引起腹泻相关疾病,并分布在全球各地:美国、亚洲、非洲、拉丁美洲和欧洲都报道过环孢子虫病。这种寄生虫的流行病学尚未明确,但目前已认识到可经水和食物传播(如罗勒、豌豆和进口树莓传播)。环孢子虫引起的疾病谱目前尚未全部描述出来。一些感染的患者可能没有症状,但许多人会出现腹泻、流感症状、胀气和嗳气。这种疾病可以是自限性的,可以进展也可以逐渐消退,或者在许多病例中出现长期腹泻、厌食和上消化道症状,在一些病例中会出现持续乏力和体重减轻。腹泻可能持续 1 个月以上。在 HIV 感染患者中,环孢子虫感染可导致肠道疾病。

在小肠活检标本的上皮细胞中可以检测到这种寄生虫,后者可以某种方式引起分泌性腹泻。环孢子虫病不会引起便血和粪白细胞增多,提示环孢子虫并不是通过破坏小肠黏膜致病。虽然常规粪检查 O + P 无法诊断,但通过检测到大便中直径 8~10 μm 的球形卵囊可以协助诊断(表 129 - 1)。需要特殊的粪便检查才能检测到卵囊,这些卵囊具有不同程度的抗酸性,在紫外线显微镜下观察时荧光。更新的 NAATs 已被证明检测敏感性高。长期腹泻的患者,无论是否有出国旅行史,都应与环孢子虫病鉴别。

治疗 · 环孢子虫病

TMP - SMX(160/800 mg,每日 2 次,服用 7~10 日)可用于治疗环孢子虫病。HIV 感染患者在治疗后可能会复发,因此可能需要长期的抑制治疗。

■ 微孢子虫病

微孢子虫是一种专性细胞内寄生原虫,能感染很多动物并引起人类疾病,特别是作为 HIV 感染患者的机会性病原体。微孢子虫属于一种独特的门,即微孢子门,其中包含几十个属和数百个种。不同的小孢子因其发育生命周期、超微结构特点和核糖体 RNA 分类而不同。在微孢子虫复杂的生命周期中产生了具有感染性的孢子(图 129 - 3)。微孢子虫目中的脑炎微孢子虫属、匹里虫属、小孢子虫属、Vittaforma、Trachipleistophora、Anncalia、微孢子虫属和肠上皮细胞微孢子虫属被认为是人类疾病的病因。虽然某些微孢子虫引起的疾病在免疫功能正常患者呈自限性,或无症状性感染,但微孢子虫如何致病尚不清楚。

微孢子虫病在艾滋病患者中最为常见,在其他免疫抑制患者中不常见,在免疫功能正常宿主中少见。毕氏肠微孢子虫和肠脑炎微孢子虫(以前称为 Septata 微孢子虫)引起的肠道感染被认为是引起艾滋病患者慢性腹泻和消瘦的原因。10%~40% 的慢性腹泻患者感染上述微孢子虫。在胆囊炎患者的胆道中也发现了这两种病原体。肠脑炎微孢子虫播散感染也可引起发热、腹泻、鼻窦炎、胆管炎和细支气管炎。在艾滋病患者中,Hellem 脑炎微孢子虫可引起浅表性角膜结膜炎、鼻窦炎、呼吸道疾病和播散性感染。曾有文献报道皮里虫引起肌炎。在免疫功能正常的患者中,小孢子虫属、Vittaforma 和微孢子虫属可引起创伤相关的基质性角膜炎。

微孢子虫是一种小的革兰阳性微生物,具有大小为 (0.5~2)μm × (1~4)μm 的成熟孢子。通过苏木精和伊红、吉姆萨或组织革兰染色,在光学显微镜下可观察到细胞内孢子,但诊断组织中的微孢子虫感染仍需要电子显微镜检查。通过改良的三色染色或变色 2R 染色和 Uvitex 2B 或钙荧光染色对

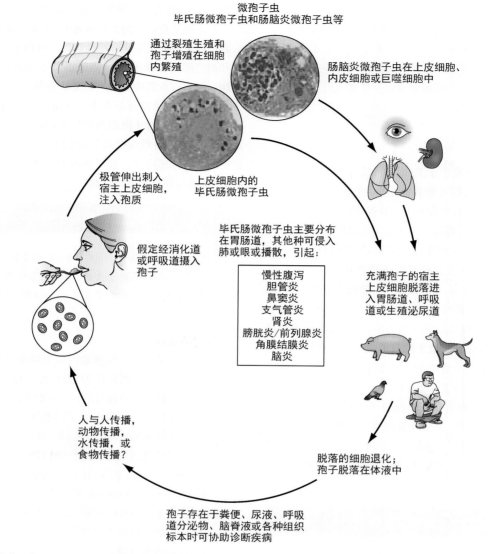

微孢子虫
毕氏肠微孢子虫和肠脑炎微孢子虫等

通过裂殖生殖和孢子增殖在细胞内繁殖

肠脑炎微孢子虫在上皮细胞、内皮细胞或巨噬细胞中

极管伸出刺入宿主上皮细胞，注入孢质

上皮细胞内的毕氏肠微孢子虫

假定经消化道或呼吸道摄入孢子

毕氏肠微孢子虫主要分布在胃肠道，其他种可侵入肺或眼或播散，引起：

慢性腹泻
胆管炎
鼻窦炎
支气管炎
肾炎
膀胱炎/前列腺炎
角膜结膜炎
脑炎

充满孢子的宿主上皮细胞脱落进入胃肠道、呼吸道或生殖泌尿道

人与人传播，动物传播，水传播，或食物传播？

脱落的细胞退化；孢子脱落在体液中

孢子存在于粪便、尿液、呼吸道分泌物、脑脊液或各种组织标本时可协助诊断疾病

图 129-3 **微孢子虫生活史。**（经授权许可，引自：RL Guerrant et al：Tropical Infectious Diseases：Principles，Pathogens and Practice 2nd ed，p1128.© 2006. Elsevier Science）。

粪便或十二指肠抽吸物涂片进行处理，可发现孢子，从而可协助诊断小肠微孢子虫病。目前尚无治疗微孢子虫感染明确有效的方法。对于 Hellem 脑炎微孢子虫引起的浅表性角膜结膜炎，用夫马菌素悬浮液进行局部治疗已显示出疗效（**参见第 121 章**）。对于艾滋病患者，毕氏微孢子虫和肠脑炎微孢子虫引起肠道感染时，阿苯达唑治疗可能有效（**参见第 121 章**）。

■ **其他肠道原虫**

小袋虫病

🌐 结肠小袋虫是一种大型纤毛原虫，可产生一系列类似阿米巴病的大肠疾病。这种寄生虫在世界上广泛分布。由于它会感染猪，所以在养猪的地方更容易出现人感染。感染性包囊可通过水在人际传播，但许多病例是由于在屠宰、使用猪粪作肥料或猪粪污染水源时摄入了从猪粪中的包囊。

摄取的囊肿释放滋养体，这些滋养体驻留在大肠中并复制。许多感染患者无症状，但有些人出现间歇性腹泻，少数人

发展为暴发性痢疾。在有症状的患者中，肠道的病理改变（肉眼和显微镜下）与阿米巴病相似，伴有不同程度的黏膜浸润、局灶性坏死和溃疡。与阿米巴病不同，小袋虫病很少通过血液传播到其他器官。通过检测粪便或结肠组织标本中的滋养体可以诊断。四环素（500 mg，每日 4 次，服用 10 日）可以有效治疗该疾病。

芽囊原虫病

人芽囊原虫是一种致病性不确定的病原体。一些在粪便中存在人芽囊原虫的患者通常无症状，而另一些则有腹泻和相关的肠道症状。有数据评估发现在其他可以引起腹泻的细菌、病毒或原虫中，不是所有感染患者出现症状。由于人芽囊原虫的致病性尚不明确，芽囊原虫感染的治疗既无特异性，也非一致有效，因此肠道症状明显的患者应充分评估有无其他感染性腹泻原因。如果芽囊原虫感染相关腹泻症状明显，可以使用甲硝唑（750 mg，每日 3 次，服用 10 日）或 TMP-SMX

（160 mg/800 mg，每日 2 次，服用 7 日）治疗。

脆弱双核阿米巴原虫感染

脆弱双核阿米巴原虫是肠道原虫中独特的一种，它具有滋养体阶段而没有包囊阶段。目前尚不清楚滋养体存活并传播感染的机制。当脆弱双核阿米巴原虫感染患者出现症状时，症状一般较轻，包括间歇性腹泻、腹痛和厌食症。通过检测粪便中的滋养体进行诊断，由于滋养体形态的不稳定性，需要在收集粪便标本后立即保存才能提高检出率。由于粪便排泄率不同，可以通过隔天采集多个样本进行检测，以提高检出率。双碘喹啉（650 mg，每日 3 次，服用 20 日）或巴龙霉素（25～35 mg/kg，每日 3 次，服用 7 日）可用于治疗该疾病。

滴虫病

不同种的毛滴虫可存在于口腔（与牙周炎有关）中，偶尔也存在于胃肠道中。阴道毛滴虫是美国最常见的原虫，是泌尿生殖道的病原体，也是引起有症状性阴道炎的主要病因（**参见第 35 章**）。

生活史与流行病学

阴道毛滴虫是一种梨形的、活动力强的病原体，大小约 $10 \mu m \times 7 \mu m$，通过二分裂复制，定植于女性的下生殖道和男性的尿道和前列腺。在美国，每年约有 300 万妇女感染。虽然该病原体在潮湿环境中能存活数小时，并可通过直接接触感染，几乎所有滴虫病病例都是通过性交传播引起。在有多个性伴侣的人和有其他性传播疾病的人中该疾病的流行率最高（**参见第 35 章**）。

临床表现

尽管有些感染阴道毛滴虫的男性出现尿道炎，少数人出现附睾炎或前列腺炎，但多数无症状。相比之下，女性感染时潜伏期为 5～28 日，通常有症状，表现为阴道分泌物恶臭（通常为黄色）、外阴红斑和瘙痒、排尿困难或尿频（30%～50%的患者）和性交困难。然而，这些症状并不能帮助我们清楚地区分滴虫病和其他类型的感染性阴道炎。

诊断

对阴道分泌物或前列腺分泌物湿片进行显微镜检查来检测运动毛滴虫，已成为常规的诊断方法。虽然这种方法提供了一种即时诊断，但在阴道分泌物的常规评估中，它对阴道毛滴虫的检测敏感度仅为 50%～60%。直接免疫荧光抗体染色比湿贴法更敏感（70%～90%）。阴道毛滴虫可在男性和女性尿道中反复出现，经前列腺按摩后可在男性尿道中检出。美国 FDA 批准了一种新的 NAAT，即 APTIMA，它对尿液和女性宫颈内拭子和阴道拭子的敏感性和特异性高。

治疗毛滴虫病

甲硝唑（单次 2 g 或 500 mg，每日 2 次，服用 7 日）或替硝唑（单次 2 g）治疗有效。所有性伴侣必须同时接受治疗，以防止再次感染，尤其对于无症状男性。针对非淋菌性尿道炎治疗后仍有症状性尿道炎的男性，应予以甲硝唑治疗可能存在的毛滴虫病。在妊娠期间感染的患者可口服甲硝唑，目前尚无替代药品。再感染通常意味着治疗失败，部分阴道毛滴虫菌株已对甲硝唑有较高的耐药性。针对这些高耐药性的菌株感染，可予以较高口服剂量的甲硝唑或替硝唑，或肠外给药，或同时口服和阴道给药治疗。

第 130 章
蠕虫感染 | Chapter 130
Introduction to Helminthic Infections

Peter F. Weller · 著 | 缪青 · 译

单词 helminth 来源于希腊语 helmins（寄生虫）。蠕虫非常普遍，根据种类不同，它们可能以自由生活的生物体存在，或以植物或动物宿主的寄生形式存在。寄生蠕虫与特定的哺乳动物和其他宿主物种共同进化。因此，大多数蠕虫感染局限于非人类宿主，只有少数情况下，这些人畜共患病寄生虫会意外引起人类感染。

人类的寄生蠕虫分为两个门：① 线形动物门，包括线虫

（蛔虫）；② 扁形动物门，包括绦虫和吸虫。人类的寄生蠕虫居住在人体内，引起真正的感染。其他属的寄生虫仅存在于人类黏膜表面（比如，引起蝇蛆病和疥疮的寄生虫），仅仅是侵扰，而不是感染。

蠕虫寄生虫与原生动物寄生虫在几个方面有很大的不同。首先，原生动物寄生虫是单细胞生物，而蠕虫寄生虫是多细胞生物，具有分化的器官系统。其次，寄生蠕虫有复杂的生

命周期,需要在人类宿主之外分步发展。大多数的蠕虫在人类宿主中不能完成复制,它们在哺乳动物宿主内发展到一定阶段,作为其必需生命周期的一部分,必须在宿主之外进一步成熟。在其生命周期的"非人类"阶段,蠕虫要么以自由生物的形式存在,要么以寄生虫的形式存在于另一宿主物种中,并逐渐成熟到能够感染人类的新发展阶段。只有2个例外(胸骨圆线虫和菲律宾毛细线虫,它们能在人体内再感染),人体宿主内的成虫数量增加(也就是虫量)需要反复的外源性再感染。对于原生动物寄生虫来说,短暂甚至一次暴露(如一个蚊虫叮咬传播疟疾)可能会导致迅速激烈的寄生虫载量和严重的感染。相反,对于除了上述两个寄生虫之外的其他蠕虫而言,通常需要多种且持续的接触传染形式才能增加虫量,如摄入含有肠道寄生虫的虫卵或接触含有传染性曼陀罗血吸虫尾蚴的水源。此特点与个人蠕虫感染密切相关,也与正在进行的全球努力密切相关,而这些努力旨在将人类的蠕虫感染情况减少到最低程度。

蠕虫感染倾向于激活宿主的免疫反应,引起人体组织和血液中嗜酸性粒细胞增多。许多原生动物感染则不会引起被感染者的嗜酸性粒细胞增多症。只有3个例外(两种肠道原生动物寄生虫:Cystoisospora belli 和脆弱双核阿米巴以及由组织传播的肉孢子虫属)。蠕虫诱导的嗜酸性粒细胞增多的程度往往与幼虫或成虫侵入组织的程度有关。例如,一些蠕虫感染,包括急性血吸虫病(Katayania 综合征)、肺吸虫病、钩虫和蛔虫感染,嗜酸性粒细胞增多在感染早期最为明显,此时是幼虫迁移并随之在组织中发育最为明显的阶段。在明确感染阶段。局部组织中嗜酸性粒细胞聚集在蠕虫周围,但血嗜酸性粒细胞增多可能是间歇性的,轻度的或不存在的。寄生虫感染如果局限于组织内(如棘球蚴)或限制在人体的肠腔内(比如成虫或绦虫),嗜酸性粒细胞通常在正常范围。

■ 线虫

线虫是不分段的蛔虫。自然界中线虫种类繁多。在数千种线虫中,很少有人类寄生虫。大多数线虫是自由生存的,这些物种在不同的生态环境中进化生存,它们生活在海水、淡水或土壤中。研究比较多的是秀丽隐杆线虫,它是一种自由生存的线虫。线虫可能是植物的有益寄生虫,也可能是有害寄生虫。寄生线虫与哺乳类寄主共同进化,没有能力在其他寄主体内完成完整的生命周期。不同寻常的是,如果人类暴露于非人类寄生线虫的感染阶段,当幼虫在不合适的人类宿主中迁移和死亡时,可引起炎症和免疫反应,引发人畜共患线虫感染。例如,通过蚊子媒介传播犬蛔虫感染引起的肺硬币样病变,摄入了含有浣熊贝蛔虫的虫卵而引起的嗜酸性脑炎,摄入了大鼠肺蛔虫的幼虫而引起的嗜酸性脑膜炎。

人类的线虫寄生虫,包括寄生在肠道内或肠道外血管或组织部位的线虫。蛔虫是双性的,有不同的雄性和雌性形态

(除了胸甲蛔虫,其成年雌性在人类肠道中是雌雄同体的)。根据种类不同,受精卵可释放幼虫或含有幼虫的卵。线虫的发育有成虫阶段和幼虫阶段。寄生虫的典型特征是被一层持久的外层角质层所包围。线虫有神经系统和肌肉系统,肌肉系统包括在角质层下的肌肉细胞;线虫还有一个向外伸展的肠道,包括进入口腔和拉长的以肛门孔为终点的肠道。成虫的体型从很小到＞1 m 长不等(例如,麦地那龙线虫是最长的)。

根据寄生虫的种类不同,人类感染线虫的途径也不同。摄入由人类粪便传播的虫卵是许多肠道寄生虫(如蛔虫)的一个全球健康问题。在其他物种中,受感染的幼虫会穿透接触粪便污染土壤的皮肤(如 S. stercoralis),或在被受感染昆虫(如丝虫病)叮咬后穿过皮肤。某些线虫感染是通过食用特定的动物源性食品(如生的或未煮熟的猪肉或野生食肉哺乳动物引起的旋毛虫病)而获得的。如上所述,只有两种线虫,即胸甲线虫和腓立比线虫,能够在体内重新感染人类。因此,对于所有其他线虫来说,线虫量的增加都必须归因于持续的外源性再感染。

■ 绦虫

寄生人类的绦虫称为 tapeworms。成虫绦虫是一种细长、分节、雌雄同体的扁形虫,它们生活在肠道中,或者以幼虫的形式生活在肠外组织中。绦虫包括一个头部(头节)和一些附着的节段(节片)。蠕虫通过它们的侧弯附着在肠道上,这些侧弯可能具有吸盘、钩子和凹槽。侧弯是新节片形成的场所。绦虫没有功能性的肠道,每条绦虫都通过其特殊的表面被膜被动而积极地获取营养。成熟的节片既有雄性器官,也有雌性器官,但授精通常发生在两个节片之间。受精卵通过粪便排出。当被中间宿主摄入时,卵子释放出一个钩球蚴,穿透肠道,在组织中进一步发展为囊尾蚴。人类通过摄取含有囊尾蚴的动物组织而被感染,由此产生的绦虫在小肠近端发育并驻留(例如,梭状带绦虫、锥虫)。另一种情况,如果人类摄入这些通过人类或动物粪便传播的绦虫卵,就会形成钩球蚴,并且能够形成占位性的肠腔外囊性病变,比如由 T. solium 引起的囊虫病和由棘球蚴引起的包虫病。

■ 吸虫

吸虫是一种医学上很重要的吸虫,包括血吸虫、肠道吸虫、组织吸虫。成年吸虫常常为绿色叶形扁虫。口腔和/或腹吸盘帮助成年吸虫保持其在原先的位置。吸虫有口腔但没有远端肛门。营养物质既可以通过皮肤获得,也可以通过进入盲肠获得。除了血吸虫(血吸虫是双性的),吸虫是雌雄同体的。卵通过人类粪便(片形吸虫、支睾吸虫、日本裂体吸虫、曼氏裂体吸虫)、尿液(血吸虫)或痰和粪便(副吸虫)传播。排出的卵会释放毛蚴,通常释放入水中,感染特定的蜗牛物种。在蜗牛体内,寄生虫繁殖,释放尾蚴。根据具体种类不同,毛蚴可以穿透皮肤(血吸虫),也可以发育成可与植物(如豆瓣菜中的片吸虫)、鱼类(支睾吸虫)或蟹类(副吸虫)一起摄入的后

囊蚴。

结论

🌐 许多所谓被忽视的热带病是由蠕虫感染引起的。许多蠕虫感染对健康的影响是多种多样的,而受感染者体内的蠕虫数量的增加需要经常性反复的接触。在全球区域,即使在儿童时期也会接触到特定的蠕虫(如粪便来源的肠道线虫、蚊虫传播的丝虫、经含有蜗牛的水源传播的血吸虫),被感染个体的发病可导致营养、发育、认知能力和功能的损害。目前正在进行的全球大规模治疗方案旨在减少当地特定蠕虫的范围及其对当地居民健康的影响。

第 131 章
旋毛虫病和其他组织线虫感染

Chapter 131
Trichinellosis and Other Tissue Nematode Infections

Peter F. Weller · 著 | 缪青 · 译

线虫是细长的对称蛔虫。具有医学意义的寄生线虫可大致分为肠内线虫和组织线虫。这一章涵盖了引起旋毛虫病、内脏和眼幼虫移行症、皮肤幼虫移行症、脑血管圆线虫病和颚口虫病的组织线虫。所有这些人畜共患感染都是偶然接触感染性线虫所致。这些感染的临床症状在很大程度上是由于侵入性幼虫阶段(旋毛虫除外)没有在人体内达到成熟期。

旋毛虫

旋毛虫病是在食用含有旋毛虫包囊的肉类(如猪肉或食肉动物的其他肉类)后发生的。虽然大多数感染是轻微和无症状的,但严重感染可导致严重肠炎、眼眶周围水肿、肌炎和死亡(不常见)。

生命周期与流行病学

引起人类感染的旋毛虫有 8 种。有两种分布在世界各地:*T. spiralis* 和 *T. pseudospiralis*。*T. spiralis* 存在于各种食肉和杂食性动物中,而 *T. pseudospiralis* 则存在于哺乳动物和鸟类中。*T. nativa* 常见于北极地区,并感染熊类。*T. nelsoni* 常见于赤道非洲东部,在食肉动物及食腐动物(如鬣狗及丛林猪)当中常见;在欧洲、西非和西亚的食肉动物中发现了 *T. britovi*,但在家养猪中没有发现。*T. murrelli* 出现在北美的野生动物中。

人类食用含旋毛虫的肉类后,消化酸和蛋白酶释放包囊内的幼虫(图 131 - 1)。幼虫侵入小肠黏膜,成熟为成虫。1 周后雌性蠕虫释放新生幼虫,通过循环迁移到横纹肌。除 *T. pseudospiralis*、*T. papuae* 和 *T. zimbabwensis* 外的其他旋毛虫幼虫通过诱导肌肉细胞结构的根本转变而形成包囊。尽管宿主的免疫反应可能有助于排出肠内成虫,但它们对寄居在鳞肌肉的幼虫几乎没有杀伤力。

人类旋毛虫病通常是由于食用受感染的猪肉制品而引起的,因此几乎可以在任何食用家畜或野猪肉的地方发生感染。人类旋毛虫病也可以从其他动物的肉中获得,包括犬(亚洲和非洲部分地区)、马(意大利和法国)、熊和海象(在北部地区)。牛(食草动物)并不是旋毛虫的天然宿主,但是当牛肉被污染或掺有旋毛虫猪肉时,就与疫情有关。禁止向猪喂食生垃圾的法律大大减少了旋毛虫病在美国的传播。在这个国家每年大约报道 12 例旋毛虫病,但大多数轻微的病例可能仍未确诊。美国和加拿大最近的疫情暴发可归因于食用野生动物(特别是熊肉),以及相对不常见的猪肉。

发病机制和临床特征

旋毛虫病的临床症状来源于寄生虫侵入肠道、幼虫迁移和肌囊形成的一系列阶段(图 131 - 1)。大多数轻度感染(每克肌肉少于 10 只幼虫)没有症状,而重度感染(每克肌肉大于 50 只幼虫)可能危及生命。在感染后的第 1 周内,大量寄生虫侵入肠道,偶尔会导致腹泻。腹痛、便秘、恶心或呕吐也可能比较明显。

感染后第 2 周开始出现幼虫迁移和肌肉侵犯等症状。迁移的幼虫引起明显的局部和全身过敏反应,伴有发热和嗜酸性粒细胞增多,眼眶周围和面部水肿很常见,结膜下、视网膜和甲床出血("碎片状"出血)也很常见。有时会出现黄斑丘疹、头痛、咳嗽、呼吸困难或吞咽困难。心肌炎伴快速心律失常或心力衰竭,以及较少见的脑炎或肺炎,都可能进展导致大多数旋毛虫病患者死亡。

在感染后 2～3 周开始出现肌肉包囊时,出现肌炎、肌痛、肌肉水肿和乏力的症状,通常与迁移幼虫的炎症反应重叠。最常见的受累肌群包括眼外肌、二头肌、下颌、颈部、下背部和膈膜的肌肉。感染后 3 周达到高峰,症状只有在长期的恢复期才会逐渐消退。*T. psudospiralis* 的感染方式不太常见,幼

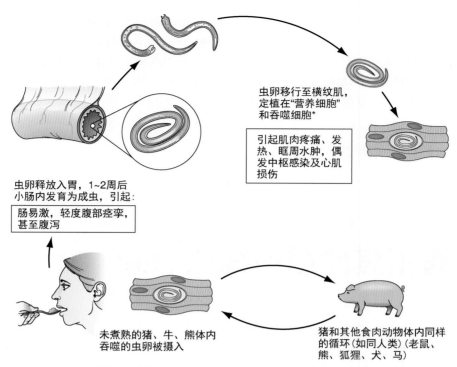

虫卵移行至横纹肌，定植在"营养细胞"和吞噬细胞*

引起肌肉疼痛、发热、眶周水肿，偶发中枢感染及心肌损伤

虫卵释放入胃，1~2周后小肠内发育为成虫，引起：

肠易激，轻度腹部痉挛，甚至腹泻

未煮熟的猪、牛、熊体内吞噬的虫卵被摄入

猪和其他食肉动物体内同样的循环（如同人类）（老鼠、熊、狐狸、犬、马）

*T. papuae、T. zimbabwensis 和 T. pseudospiralis 不形成包囊

图 131-1　生活史。spiralis（世界性）；nelsoni（赤道非洲）；britovi（欧洲、西非、西亚）；nativa（北极）；murrelli（北美）；papuae（巴布亚新几内亚）；zimbabwensis（坦桑尼亚）；pseudospiralis（国际化）；CNS（中枢神经系统）。

虫不包裹在肌肉中，引起长期的多肌炎样病症。

实验室检测和诊断

90%有症状的旋毛虫病患者伴有血嗜酸性粒细胞增多，在感染后 2～4 周血嗜酸性粒细胞达到 50%以上。在大多数有症状的患者中，血清中肌酶（肌酸磷酸酶）水平升高，应详细询问患者是否食用猪肉或野生动物肉，以及其他食用同样肉类的人是否患病。临床诊断的依据是发热、嗜酸性粒细胞增多症、眼眶周围水肿，食用可疑食物后肌痛。寄生虫特异性抗体效价通常在感染的第 3 周后才上升，可作为确诊依据。另一种确诊方式需要至少 1 g 受累肌肉的活检标本，在肌腱插入

附近取样的阳性率最高。新鲜肌肉组织应在玻片间受压，显微镜检查（图 131-2），因为仅常规组织病理学切片检查可能遗漏幼虫。

治疗·旋毛虫病

大多数轻微感染的患者在卧床休息、退烧药和止痛剂治疗后恢复得很好。泼尼松（强的松）等糖皮质激素（表 131-1）对重度肌炎和心肌炎有益。美苯达唑和阿苯达唑对肠道内的寄生虫有活性，但对包囊幼虫的药效尚未达到显著的除虫效果。

预防

猪肉煮熟直到它不再是粉红色，或者在 -15℃冷冻 3 周，幼虫可能会被杀死。然而，北极海象或熊肉中的 T. nativa 幼虫在冷冻状态下具有相对比较强的抵抗力。

■ 内脏和眼睛的幼虫移行

内脏幼虫移行是一种由寄生于非人类宿主的线虫引起的综合征。在人体内，这些幼虫不发育为成虫，而是通过宿主组织迁移，引起嗜酸性炎症。内脏幼虫移行最常见的形式是犬弓蛔虫幼虫引起的弓蛔虫病，由猫蛔虫引起的情况不多见，猪蛔虫引起的更不常见。罕见的嗜酸性脑膜炎是由浣熊蛔虫引起的。

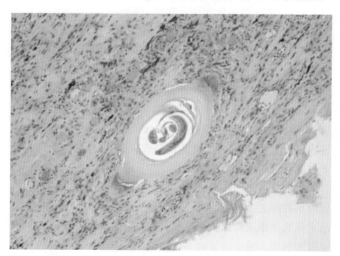

图 131-2　旋毛虫幼虫在横纹肌组织中包囊，包囊呈典型的透明质化。

表 131−1		组织线虫感染的治疗
感染	**严重程度**	**治疗**
旋毛虫病	轻	支持治疗
	中	阿苯达唑[400 mg×（8～14）d]或甲苯咪唑[200～400 mg, TID×3 d, 然后 400 mg, TID×（8～14）d]
	重	添加糖皮质激素（如泼尼松，1 mg/kg, QD×5 d）
内脏幼虫移行症	轻中度	支持治疗
	重	糖皮质激素（如上所述）
	眼	没有完全定义，阿苯达唑（800 mg, BID 成人，400 mg 儿童）与糖皮质激素×5～20 日始终有效
皮肤幼虫移行症		伊维菌素（单剂量，200 μg/kg）或阿苯达唑（200 mg×3 d）
血管圆线虫病	轻中度	支持治疗
	重度	糖皮质激素（如上所述）
颚口线虫病		伊维菌素（200 μg/kg, QD×2 d）或阿苯达唑（400 mg, BID×21 d）

生命周期与流行病学

🌐 犬蛔虫分布在世界各地的犬类中。犬进食受感染的卵后，释放弓蛔虫幼虫。幼虫穿透肠壁，经血管内移入犬类组织，大部分仍处于发育停滞状态。在妊娠期间，一些幼虫在母犬中恢复迁移，并在产前（通过胎盘传播）或出生后（通过吸吮）感染幼犬。在哺乳期的母犬和幼犬体内，幼虫回到肠道，发育成成虫，虫卵从粪便中释放出来。虫卵必须经过数周的胚胎孕育才能具有传染性。人类感染弓蛔虫病的主要原因是吃了被幼犬粪便污染的土壤，这些粪便中含有具感染性弓蛔虫的卵。内脏幼虫迁移在习惯吃土的儿童中最常见。

发病机制和临床特征

临床发病多见于学龄前儿童。当人类摄入弓蛔虫的卵后，幼虫就会孵化并穿透肠黏膜，它们由肠黏膜循环到各种样的器官和组织。幼虫侵入肝脏、肺、中枢神经系统（CNS）和其他部位，引起强烈的局部嗜酸性肉芽肿反应。临床疾病的严重程度取决于幼虫的数量、组织分布、再感染和宿主免疫反应。大多数轻微感染是无症状的，可能只表现为血液嗜酸性粒细胞增多症。内脏幼虫迁移的典型症状为发热、不适、体重减轻、纳差、咳嗽、气促、皮疹。肝脾大比较常见。另外，可伴有异常的周边嗜酸性粒细胞增多症，细胞数可达到 90%。癫痫发作或行为障碍比较少见。罕见的死亡是由于严重的神经、肺或心肌受累引起的。

当弓蛔虫幼虫入侵眼睛时，眼睛会出现幼虫移行综合征。嗜酸性肉芽肿最常见于视网膜的后极，在包裹的幼虫周围形成。视网膜损伤可以类似成视网膜细胞瘤的表现，误诊可能

导致不必要的摘除。眼睛损伤包括眼内炎、葡萄膜炎和绒毛膜视网膜炎。单侧视觉障碍，斜视、眼睛疼痛是最常见的症状。与内脏幼虫移行不同，眼部弓蛔虫病通常发生在没有异食癖病史的较大儿童或年轻人中，这些患者很少有嗜酸性粒细胞增多或内脏表现。

诊断

除嗜酸性粒细胞增多外，白细胞增多和高血红蛋白血症也可能很明显。大约一半的肺炎症状患者在 X 线胸片上出现短暂的肺浸润。临床诊断可通过弓蛔虫抗体的酶联免疫吸附试验确定。对弓蛔虫病的虫卵进行粪便检查是没有价值的，因为其幼虫在人类中不会发育成产卵的成虫。

治疗・内脏及眼内移行

绝大多数弓蛔虫感染是自限性的，不需要特殊的治疗就可治愈。严重心肌、中枢神经系统、肺受累时，糖皮质激素可用于减少炎症性并发症。可用的打虫药物包括美苯达唑和阿苯达唑，但还没有确切的证据表明这些药可以改变幼虫迁移的过程。可采取的防控措施包括禁止在公共场所公园和操场排泄犬粪、给犬除虫、预防儿童异食癖。治疗眼内疾病的方法尚未完全明确，但阿苯达唑联合促肾上腺皮质激素治疗是有效的（表 131−1）。

皮肤的游走性幼虫病

皮肤移行性幼虫（匐形疹）是一种蛇形皮肤疹，是由钩虫的穴居幼虫引起的，常见于犬、猫巴西钩虫。幼虫通过犬和猫的排泄物孵化，在土壤中成熟。在犬和猫出没的地区，比如房屋门廊下，如果人类皮肤接触到土壤后，就会被感染。皮肤幼虫迁移常见于温暖潮湿气候地区的儿童和旅行者中，包括美国东南部。

幼虫穿透皮肤后，在迁移至皮肤-上皮结合部位时，顺着迁移路径会形成弯曲的红肿区域。幼虫 1 日前进几厘米。严重的瘙痒性病变可能发生在身体的任何地方，如果患者曾躺在地上，症状可能会更严重。囊泡和球茎形成于晚些时候。动物钩虫幼虫在人体内无法成熟，即使不进行治疗，幼虫会在几周到几个月的时间内死亡，人体皮肤损伤也会消失。诊断一般基于临床特征。皮肤活检很少发现幼虫。伊维菌素或阿苯达唑可缓解症状（表 131−1）。

广州管圆线虫

广州管圆线虫，即鼠肺蠕虫，是导致人类嗜酸性粒细胞脑膜炎最常见的病因（图 131−3）。

生命周期与流行病学

🌐 流行区域主要在东南亚和太平洋盆地，但目前已蔓延至世界其他地区，进入加勒比群岛、中美洲、南美洲和美国南部的一些国家。成虫在鼠肺内产生幼虫，迁移到胃肠道，随粪便排出。它们在陆生蜗牛和树虱体内发育成具有感染性的幼

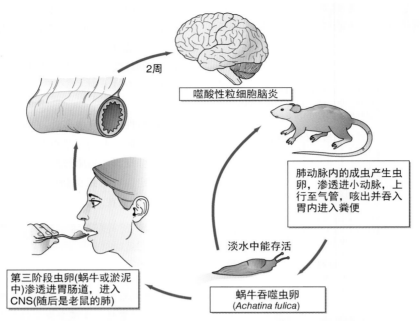

图 131-3　生命周期。广州管圆线虫(鼠肺蠕虫)见于东南亚、太平洋岛屿、古巴、澳大利亚、日本、中国、毛里求斯和美国港口。CNS,中枢神经系统。

虫。人类感染的方式包括：食用生的受感染的软体动物；食用软体动物黏液污染的蔬菜、螃蟹、淡水虾；食用受感染的海鱼(吞食软体动物)。人类感染后幼虫随之迁移到人体大脑。

发病机制和临床特征

幼虫感染后,可造成人体的病理性反应,如局部明显的嗜酸性炎症和出血感染严重时,可能导致神经系统后遗症或死亡。最终虫体在中枢神经系统中死亡,死亡虫体周围形成组织坏死和肉芽肿。人体在食入幼虫 2～35 日后出现临床症状,患者通常表现为隐匿的或突然的前额、枕骨或双侧颞部的剧烈疼痛,另外颈部僵硬、恶心、呕吐和感觉异常也很常见。发热、颅内及眼外神经麻痹、癫痫发作、精神异常、嗜睡较为少见。

实验室检测

疑似病例的脑脊液(CSF)检查是必需的,一般发热,脑脊液压力升高,白细胞计数 150～2 000/μL,嗜酸性细胞百分比>20%。蛋白质含量增多,糖水平正常。CSF 中很少发现广州管圆线虫的幼虫,外周血嗜酸性粒细胞可轻度升高。诊断主要依靠嗜酸性脑膜炎的临床表现和流行病学病史。

治疗·广州管圆线虫

特异性药物对血管圆线虫病无益处,反而可加重炎症性脑损伤。处理措施主要包括支持性治疗,包括镇痛药、镇静剂和严重情况下使用的糖皮质激素(表131-1)。腰椎反复穿刺放出脑脊液可以缓解症状。在大多数患者中,脑血管圆线虫病的病程是自限的,可痊愈。预防措施包括充分烹煮蜗牛、蟹、虾及检查蔬菜

是否被软体动物侵染。流行地区引起嗜酸性粒细胞性脑膜炎的其他寄生虫或真菌病原体可能包括颚口线虫病(见下文)、并殖吸虫病(**第 134 章**)、血吸虫病(**第 134 章**)、神经囊虫病(**第 135 章**)和球孢子菌病(**第 112 章**)。

◼ 颚口线虫病

人感染颚口线虫幼虫可引起嗜酸性粒细胞脑膜炎、迁移性皮肤肿胀、或眼部和内脏器官的侵袭性肿块。

生命周期与流行病学

人颚口病在许多国家都有发生,在东南亚、中国和日本部分地区尤其流行。在自然界中,成熟的成虫寄生在猫、犬的肠道内。排入水中的卵孵化成第一阶段的幼虫,并被 Cyclops(水蚤)所吞食。被感染的水蚤,或其他受感染的中间宿主被许多食肉动物(鱼类、青蛙、鳗鱼、蛇、鸡和鸭)摄入,可发育成具有感染性的第三阶段幼虫。人类通过食用生的或未煮熟的鱼或家禽而感染。生鱼菜肴,如日本和泰国的生鱼片,是造成许多人颚口线虫病的原因。泰国局部应用青蛙或蛇肉做膏药的行为亦导致了一些病例的发生。

发病机制和临床特征

幼虫迁移到皮肤、内脏、神经或眼部组织而引起一系列临床症状。人体感染幼虫后,可引起局部炎症,伴有疼痛、咳嗽、血尿、发热和嗜酸性粒细胞增多;皮肤可出现疼痛、瘙痒、移行性肿胀,尤其见于肢体远端或眶周。皮肤肿胀通常持续约 1 周,但在许多年期间经间歇性复发。幼虫侵入眼中会引起危及视力的炎症反应。幼虫可沿着一条较大的神经轨迹向上迁移并侵袭中枢神经系统,导致嗜酸性粒细胞脑膜炎伴髓脑

炎，是一种严重的并发症。患者表现为神经根性疼痛，躯干或四肢感觉异常，有些很快并发截瘫。如出现脑部局灶性出血和组织损伤，往往是致命的。

诊断和治疗

根据皮肤移行性肿胀伴明显的外周嗜酸性粒细胞增多症，结合居住环境和饮食特点，通常可以临床诊断出颚口线虫病。然而，有些患者可能无前驱的皮肤肿胀，仅表现为眼部或

神经系统受累，此种情况下，可见到 CSF 中嗜酸性粒细胞增多（通常伴有血性或黄色的脑脊液），但 CSF 中几乎不可能发现虫体。手术切除皮下或眼部组织寄生虫的方法，尽管可行性很低，但可以同时诊断和治疗。阿苯达唑或伊维菌素可能有所帮助（表 131 - 1）。目前，中枢系统受累的治疗主要是支持性治疗，一般会使用糖皮质激素。在流行地区，预防主要通过充分烹煮鱼和家禽。

第 132 章
肠道线虫感染 | Chapter 132
Intestinal Nematode Infections

Peter F. Weller, Thomas B. Nutman · 著 | 缪青 · 译

全世界有超过 10 亿人感染了一种或多种肠道线虫。表 132 - 1 总结了肠道主要寄生虫线虫感染的生物学和临床特点。在排泄物卫生条件差的地区，尤其是在热带和亚热带资源贫乏的国家，这种寄生虫最为常见，但在资源丰富的国家，移民和难民中发现这种寄生虫的频率也越来越高。线虫感染通常不是致命的，但它们会导致营养不良和工作能力下降。有趣的是，这些蠕虫感染可以保护一些个人免受过敏性疾病。人类有时可能会感染非人体寄生的线虫，这些动物源性感染病会导致毛圆线虫病、异尖线虫病、毛细血管病和腹部血管圆线虫病。

肠内线虫是蛔虫，成熟时长度从 1 mm 到数厘米不等（表 132 - 1）。生命周期复杂多变。有些种类，如粪类圆线虫和蛲虫，可以直接在人际传播，而另一些种类，如蛔虫、美洲钩虫和十二指肠钩虫，则需要土壤中才能发育。由于大多数寄生虫不会自我复制，所以要获得大量的成虫，就需要在其感染阶段反复接触寄生虫，无论是幼虫还是卵。因此，临床发病，不同于无症状感染，一般只在流行地区长期居住才发生，通常与感染强度呈相关性。在营养不良的人群中，肠道寄生虫感染可能损害生长发育。嗜酸性粒细胞和血清 IgE 水平升高是许多蠕虫感染的特征，如果无法用其他原因解释，应立即寻找肠道蠕虫。寄生虫免疫逃避和宿主对这些感染的免疫反应机制尚未得到详细阐明，但人类对肠道线虫似乎没有明显的免疫保护作用。

■ 蛔虫病

蛔虫是人体最大的肠道线虫，体长可达 40 cm。大多数受感染的个体虫量低，无症状。临床发病源于幼虫在肺部的迁移或成虫在肠道的影响。

生命周期

成虫生活在小肠腔内。成熟的蛔虫非常多产，每日有多达 24 万个虫卵随粪便排出体外。蛔虫卵在环境中的抵抗力很强，在土壤中成熟数周后就具有感染性，可持续数年。被感染的卵被吞下后，肠内孵化的幼虫侵入黏膜，通过循环进入肺，进入肺泡，上行进入支气管树，通过吞咽回到小肠并在那里发育成成虫。最初感染与产卵之间相隔 2～3 个月。成虫寿命为 1～2 年。

流行病学

蛔虫广泛分布在热带和亚热带地区以及其他潮湿地区，包括美国东南部农村地区。通常通过粪便污染的土壤进行传播，这是由于缺乏卫生设施或使用人类粪便作为肥料造成的。年幼的孩子由于他们的手-口粪便传播的倾向，受影响最大。流行地区以外的感染少见，不过可通过摄入运输蔬菜上的虫卵发生。

临床特征

食卵后 9～12 日，幼虫迁移入肺，在此期间患者可能出现刺激性干咳和胸骨下灼烧性不适，咳嗽或深吸气可加重这种不适。呼吸困难和痰中带血较少。发热较常出现。嗜酸性粒细胞增多在这一症状期出现，数周后逐渐消退。胸部 X 线片可能显示嗜酸性肺炎（Löffer 综合征）的证据，圆形浸润区域为几毫米到几厘米大小。浸润可能是短暂和间歇性的，在数周后消失。在寄生虫有季节性传播的地方，季节性的嗜酸性粒细胞肺炎可在既往感染和致敏的宿主中发生。

在已确诊的感染中，小肠中的成虫通常不会引起任何症状。在严重感染中，特别是在儿童中，一大团缠结的蠕虫可引起疼痛和小肠梗阻，有时并发肠套叠、穿孔或肠扭转。当单个

表 132 - 1　主要人类肠道寄生线虫

特征	寄生线虫				
	蛔虫属（线虫）	美洲板口线虫、十二指肠钩口线虫（钩虫）	粪类圆线虫	毛首鞭形线虫（鞭虫）	蠕形肠蛲虫（蛲虫）
全球人类患病率（1/100 万）	807	576	100	604	209
流行区	全世界	炎热、潮湿的地区	炎热、潮湿的地区	全世界	全世界
感染阶段	虫卵	丝状幼虫	丝状幼虫	虫卵	虫卵
感染途径	经口	经皮肤	经皮肤或自体感染	经口	经口
蠕虫胃肠道定植	空肠腔	空肠腔	小肠黏膜	盲肠、结肠黏膜	盲肠、阑尾
成虫体积	15～40 cm	7～12 mm	2 mm	30～50 mm	8～13 mm（雌虫）
幼虫经肺路径	是	是	是	否	否
孵育时间ᵃ（日）	60～75	40～100	17～28	70～90	35～45
寿命	1 年	美洲板口线虫：2～5 年十二指肠钩口线虫：6～8 年	几十年（由于自体感染）	5 年	2 个月
繁殖力（卵/日/虫）	240 000	美洲板口线虫：4 000～10 000 十二指肠钩口线虫：6～8	5 000～10 000	3 000～7 000	2 000
主要症状	少见，胆道梗阻或严重时出现胃肠道梗阻	严重缺铁性贫血	胃肠道症状，吸收不良或严重感染脓毒血症	肠道症状或严重感染时出现贫血	肛门瘙痒症
可诊断阶段	粪便虫卵	新鲜粪便的虫卵，陈旧粪便的幼虫	粪便或十二指肠液中幼虫，严重感染时痰中幼虫	粪便虫卵	肛周皮肤上的醋酸纤维素带的虫卵
治疗	甲苯达唑阿苯达唑伊维菌素	甲苯达唑阿苯达唑	伊维菌素阿苯达唑	甲苯达唑阿苯达唑伊维菌素	甲苯达唑阿苯达唑

ᵃ 一个由成熟的雌虫感染到产卵的时间。

蠕虫迁移到异常部位时，它们可能引起疾病。大虫可以进入胆道并阻塞胆道，导致胆道绞痛、胆囊炎、胆管炎、胰腺炎、或肝脓肿（不常见）。成虫沿食管迁移可引起咳嗽和口腔排出蠕虫。在流行地区，肠道和胆道蛔虫病可与急性阑尾炎和胆结石并列，作为外科急腹症的病因。

实验室检测

大多数蛔虫病可以通过显微镜检测粪便样本中的蛔虫卵（65 μm×45 μm）来诊断。有时候患者在粪便或口鼻（较不常见）中发现成虫（可通过其巨大的体型和光滑的米色表面识别）时就诊。在肺外迁移早期发生嗜酸性细胞肺炎时，即在粪便中出现诊断性卵之前，在痰或胃吸引物中便可发现幼虫。这一早期阶段就已出现的嗜酸性粒细胞增多症通常在已确诊的感染中降到最低水平。在胃肠道的增强显像中，成虫可能偶尔会被观察到。腹部 X 线平片可显示肠梗阻患者充满气体的肠襻中有大量蠕虫。超声及内镜逆行胆管造影可检测到胰胆管的蠕虫，后一种方法也被用来获取胆道蛔虫。

治疗·蛔虫病

蛔虫病的治疗应该始终以预防潜在的严重并发症为主。阿苯达唑（400 mg/次）、美苯达唑（100 g/d 2 次；或 500 mg/d）、伊维菌素（150～200 μg/kg 1 次）有效。然而，这些药物在妊娠期间是禁忌的，轻度腹泻和腹痛是这些药物罕见的副作用。局部肠梗阻应采用鼻胃吸引、静脉输液治疗、鼻胃管灌注哌嗪，但完全梗阻及其严重并发症需要立即进行手术干预。

钩虫

两种钩虫（十二指肠钩虫和美洲钩虫）是造成人类感染的原因。大多数感染者无症状。钩虫病是由多种因素共同导致的：很大的虫量，长期的感染，铁摄入量不足。最终导致缺铁性贫血，有时伴低白蛋白血症。

生命周期

成人钩虫长约 1 cm，用口牙（钩虫属）或切板（板口线虫属)附着小肠黏膜并吸血(成年钩虫 0.2 mL/d)及细胞间液。成年钩虫每日产成千上万个卵。卵与粪便一起沉积在土壤中,杆状体幼虫在土壤中孵化并在 1 周内发育为感染性丝状体幼虫。感染性幼虫通过血液进入皮肤并到达肺部,入侵肺泡并上行至呼吸道,随后随吞咽进入小肠。从皮肤入侵到粪便中排出虫卵需要 6~8 周,十二指肠钩虫的时间可能更长。如果吞下十二指肠钩虫,幼虫直接在肠道黏膜能生存和发展。成年钩虫可能存活 10 年以上,但通常十二指肠钩虫存活 6~8 年,美洲钩虫存活 2~5 年。

流行病学

十二指肠钩虫在南欧、北非、北亚很普遍,而美洲钩虫在西半球和赤道非洲占主导地位。两个物种在许多热带地区重叠,特别是东南亚。在大多数地区,年龄较大的儿童感染钩虫的概率和程度最高。在农村地区,农田被人类粪便施肥,劳作的成人也可能受到严重感染。

临床症状

大多数钩虫感染是无症状的。在既往致敏的宿主中,受感染的幼虫可在皮肤渗透处引起瘙痒性斑疹皮炎(钩虫痒病),以及皮下迁移的锯齿状痕迹(类似于皮肤幼虫的迁移,**参见第 131 章**)。幼虫迁移至肺有时会引起轻微的暂时性肺炎,但这种情况在钩虫感染比在蛔虫病中发生的频率要低。在肠道早期,感染者可能会出现上腹部疼痛(通常伴有餐后加重)、炎症性腹泻或其他腹部症状,同时伴有嗜酸性粒细胞增多。慢性钩虫感染的主要后果是缺铁。如果摄入足够的铁,症状是最轻微的,但是营养不良的个体会出现进行性缺铁性贫血和低蛋白血症的症状,包括虚弱和呼吸急促。

实验室检测

粪便中找到特征性的 40~60 μm 大小虫卵可确诊。为检测轻微感染,可能需要对标本进行粪便浓缩处理。这两种卵在光镜下无法分辨。在粪便样本不新鲜的情况下,这些卵可能已经孵化出来释放杆状幼虫,这些幼虫需要与胸腺吸虫的幼虫区分开来。小细胞低色素性贫血,偶尔伴有嗜酸性粒细胞增多或低白蛋白血症,是钩虫病的特征。

治疗 · 钩虫感染

几种安全高效的驱虫药物,包括阿苯达唑(400 mg 一次)和美苯达唑(500 mg 一次),均可根除钩虫感染。轻度缺铁性贫血通常可以单独口服铁治疗。严重的钩虫病伴蛋白质丢失和吸收不良,需要营养支持和口服铁的补充以及除虫治疗。目前担忧的是,苯并咪唑(美苯达唑和阿苯达唑)对人体钩虫的有效性正在减弱。

犬钩虫和巴西钩虫

犬钩虫,一种犬类的钩虫,是人类嗜酸性粒细胞肠炎的一个原因,特别是在澳大利亚东北部。在这种人畜共患的感染中,成虫附着在小肠上(内镜可以观察到它们),引起腹痛和强烈的局部嗜酸性粒细胞增多。使用美苯达唑(每日 2 次,每次 100 mg,3 日)或阿苯达唑(400 mg 一次)或内镜下去除治疗均有效。这两种动物钩虫均可引起皮肤幼虫迁移("匐形疹",**参见第 131 章**)。

类圆线虫病

类圆线虫与众不同的地方在于它在人类宿主中复制的能力,这在蠕虫中是独一无二的(毛细线虫属除外,见下文)。因为受感染的幼虫是在体内产生的,所以导致机体持续自我感染。因此,类圆线虫病可以在没有进一步暴露于宿主外源性感染幼虫的条件下,持续数十年。在免疫功能不全的宿主,大量入侵的类圆线虫幼虫可广泛传播,可致人死亡。

生命周期

除了寄生发育外,类圆线虫还可以在土壤中完成发育周期(图 132‑1)。这种能力使得寄生虫在没有哺乳动物宿主的情况下,依然能够生存。在粪便中传播的杆状幼虫可直接或在环境中发育后转变为感染性丝状幼虫。人类可通过皮肤接触含丝状幼虫粪便污染的土壤获得类圆线虫病。幼虫通过血液流到肺内,进入肺泡,上升到支气管树,被吞咽从而到达小肠。当幼虫发育成成虫时,会进入小肠近端黏膜。体长 2 mm 的成年雌虫通过单性生殖繁殖,成年雄虫不存在。卵在肠黏膜中孵化,释放出杆状幼虫,这些幼虫迁移到管腔,并随粪便进入土壤。另一种情况,肠内杆状幼虫可直接发育成丝状幼虫,穿透结肠壁或肛周皮肤,进入循环,重复迁移,造成持续的内部再感染。这种自身循环感染,使得圆线虫病可以持续几十年。

流行病学

类圆线虫分布在热带地区和其他湿热地区,在东南亚、撒哈拉以南非洲和巴西地区尤为常见。在美国,这种寄生虫在东南部部分地区流行,在移民、难民、旅行者和居住在流行地区的军人中都有发现。

临床特征

在不复杂的类圆线虫病中,许多患者无症状或有轻微的皮肤和/或腹部症状。复发性荨麻疹常累及臀部和手腕,是最常见的皮肤表现。迁移的幼虫会引起一种病理性的丝状突起,幼虫流(流动的幼虫)。瘙痒、隆起、红斑病变,在幼虫迁移过程中进展速度可达 10 cm/h。成年寄生虫钻入十二指肠空肠黏膜,可引起腹部疼痛(通常为中上腹痛),与消化性溃疡疼痛相似,但与进食无关。可表现为恶心、腹泻、胃肠道出血、轻度慢性结肠炎、体重下降。早期严重感染可造成小肠梗阻。肺部症状在单纯类圆线虫病中很少见。嗜酸性粒细胞增多症很常见,其水平随时间波动。

类圆线虫病持续的自身感染周期通常受到宿主免疫系统未知因素的制约。对宿主免疫的抑制,特别是用糖皮质激素疗法,以及其他不太常用的免疫抑制药物,可导致过度感染,产生大量丝状幼虫,引起结肠炎、肠炎或吸收不良。在播散性

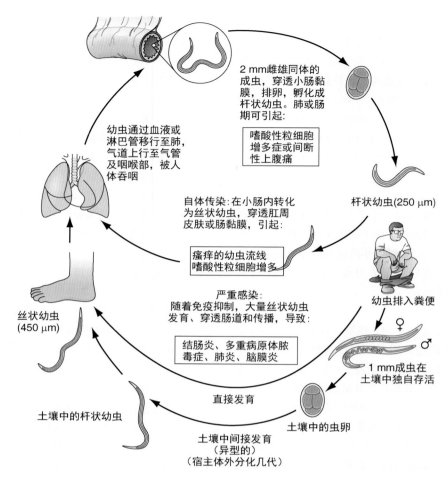

图 132-1 **类圆线虫的生命周期**。(经授权许可,引自:Guerrant RL et al:Tropical Infections Diseases:Principles, Pathogens and Practice, 2nd ed. p1276 © 2006. Elsevier Sciene)。

类圆线虫病中,幼虫不仅侵袭胃肠组织和内脏,还侵袭中枢神经系统、腹膜、肝脏和肾脏。此外,由于肠道菌群穿透被破坏的黏膜屏障,而可能发生菌血症。革兰阴性菌脓毒症、肺炎或脑膜炎可能使临床过程复杂化,或者成为主要的临床过程。嗜酸性粒细胞增多症在严重感染患者中不多见。播散性类圆线虫病,特别是因临床未怀疑此类感染而给予糖皮质激素治疗,可导致死亡。类圆线虫病是人类 T 淋巴细胞病毒 1 型感染的常见并发症,但在 HIV1 型感染者中,播散性类圆线虫病并不常见。

诊断

在不复杂的类圆线虫病中,粪便中发现杆状幼虫是诊断的依据。杆状幼虫长 250 μm,颊腔短,这点与钩虫幼虫不同。在非复杂性感染中,很少有幼虫通过,而单次粪便检查仅约 1/3 有阳性发现。连续检查和琼脂板检测方法的使用提高了粪便诊断的灵敏度。在不复杂的类圆线虫病(但不是在严重感染)中,粪便检查可能反复阴性。类圆线虫幼虫也可以通过抽吸或活检十二指肠空肠内容物来发现。类圆线虫血清抗体酶联免疫吸附法是诊断单纯感染的一种敏感方法。这种血清学检测应该用于那些有潜在接触史的患者,特别是那些患有嗜酸性粒细胞增多症和/或由于其他疾病使用糖皮质激素治疗的患者。播散性类圆线虫病,可在粪便中寻找丝状幼虫,并从可能的幼虫迁移区域进行采样,包括痰液、支气管肺泡灌洗液或手术引流液。

治疗·类圆线虫病

即使在无症状状态下,也必须治疗类圆线虫病,因为有可能造成随后的播散和致命的严重感染。伊维菌素[200 μg/(kg·d),连续 2 日]的治疗效果优于阿苯达唑(400 mg/d,共 3 日)。对播散性类圆线虫病,用伊维菌素治疗应该延长至少 5～7 日,或直到寄生虫被根除。在免疫功能不全的宿主,伊维菌素的疗程,在初次治疗 2 周后应反复进行。

■ 鞭虫病

鞭虫感染大多数是无症状的,但严重感染可能会引起胃肠道症状。如同其他土壤传播的蠕虫一样,鞭虫在全球热带和亚热带都有分布,最常见的是来自世界上资源贫乏地区的贫困儿童。

生命周期

成虫寄生在结肠和盲肠中,前部穿过表面黏膜。成虫产下的无数卵随粪便排出体外,在土壤中成熟。人摄入后,受感染的卵在十二指肠中孵化,在转移到大肠前释放出成熟的幼虫。整个周期需要约 3 个月,成虫可以存活数年。

临床特征

鞭虫的组织反应是轻微的。大多数感染者没有症状或表现为嗜酸性粒细胞增多。严重的感染可能导致贫血、腹痛、厌食症,以及类似炎症性肠病的黏液血便。儿童大量感染可导致直肠脱垂,他们经常遭受营养不良和其他腹泻疾病。中度鞭虫数量也会导致生长迟缓。

诊断和治疗

粪便检查很容易发现典型的 $50\sim20\ \mu m$ 柠檬形状的鞭虫卵。成虫 $3\sim5\ cm$ 长,有时可以在直肠镜下看到。美苯达唑($500\ mg$ 一次)或阿苯达唑($400\ mg/d$,共 3 次)治疗安全,疗效中等,$70\%\sim90\%$ 的治愈率。伊维菌素[$200\ \mu g/(kg \cdot d)$,共 3 剂]也安全,但不像苯并咪唑那么有效。

■ 蛲虫病

🌐 在温带国家比在热带国家更常见。在美国约 4 000 万人感染了蛲虫,与儿童感染的病例不成比例。

生命周期与流行病学

成虫身长 1 cm,生活在盲肠内。妊娠期雌性蠕虫夜间迁移到肛周区域并释放多达 2 000 个未成熟的虫卵。虫卵在数小时内变得有感染性,并通过手口传播。摄取的卵孵化为幼虫并成熟为成虫。生命周期约 1 个月,成虫存活约 2 个月。自我感染是由于肛门周围的搔抓和带菌性卵从手上或指甲下转移到口腔造成的。由于人与人之间的传播很容易,蛲虫感染在家庭成员中很常见。

临床特征

大多数蛲虫是无症状的。肛周瘙痒是主要症状。由于雌性蠕虫在夜间迁徙,瘙痒在夜间通常更严重,它可能会导致表皮脱落和细菌二重感染。严重感染可能会引起腹痛和体重减轻。在极少数情况下。蛲虫侵入女性生殖道,引起外阴阴道炎和盆腔或腹腔肉芽肿。嗜酸性粒细胞增多较少见。

诊断

因为蛲虫卵不会从粪便中释放出来,因此不能通过常规的粪便卵和寄生虫测试做出诊断。可以将透明醋酸纤维素带于早晨放置于肛门周围区域,将纤维素带转移到玻片上,镜检将检测到虫卵,虫卵为卵圆形,大小 $55\ \mu m \times 25\ \mu m$,沿一侧扁平。

治疗 · 蛲虫病

蛲虫病感染儿童和成人应使用美苯达唑($100\ mg$,单次)或阿苯达唑($400\ mg$,单次)治疗,2 周后重复相同的治疗。建议对家庭成员进行治疗,以消除无症状宿主可能的再次感染。

■ 毛圆线虫病

🌐 通常是食草动物的寄生虫,偶尔感染人类,特别是在亚洲和非洲。人类误食受污染的绿叶蔬菜上的幼虫而感染。幼虫不会在人体内迁移,而是在小肠中直接成熟为成虫。但严重的感染可能会导致轻度贫血和嗜酸性粒细胞增多。在大便检查中,毛圆线虫卵与钩虫卵相似,但更大($85\ \mu m \times 115\ \mu m$)。治疗包括美苯达唑或阿苯达唑(参见第 121 章)。

■ 异尖线虫病

🌐 异尖线虫病是由于误食未煮熟的含异尖线幼虫的咸水鱼而引起的一种胃肠道感染。由于生鱼片越来越受欢迎,美国的异尖线虫病发病率增加了。大多数病例发生在日本、荷兰、智利,这些地区的生鱼片、绿色腌鲱鱼、酸橘汁腌鱼是国家的主要食材来源。异尖线虫寄生于大型海洋哺乳动物体内,如鲸鱼、海豚和海豹。作为海洋食物链中的复杂寄生生命周期的一部分,传染性幼虫迁移到各种鱼的肌肉系统。简单异尖线虫和伪新地线虫均与人类异尖线虫有关,但是一种相同的胃综合征可能是由寄生于食鱼鸟类的胃瘤线虫的幼虫引起的。

当人类食用受感染的生鱼时,活的幼虫可能会在 48 h 内咳出,或者幼虫可能会立即进入胃黏膜。几小时后,剧烈的上腹疼痛伴恶心,时有呕吐,类似于急腹症。内镜下可直接显像、影像学造影可显示蛔虫轮廓、组织病理学检查可确诊。在内镜检查中抓取穴居幼虫是有效的。此外,幼虫可进入小肠,穿透黏膜,引起嗜酸性肉芽肿性反应。摄入感染性食物后 1~2 周可出现症状,包括间歇性腹痛、腹泻、恶心、发热,类似克罗恩病的表现。钡剂检查可提示诊断,并可通过外科治疗性手术切除肉芽肿确诊。因为这些幼虫在人类中无法成熟,所以粪便中没有虫卵。血清学检查已经发展起来,但还没有广泛应用。

咸水鱼的异尖线虫幼虫在以下几种条件下可被杀死:$-20℃$ 冷冻 3 日,被烹饪至 $60℃$,或者吹风式冻结。通过盐渍、腌制或冷熏制通常无法杀死。没有药物治疗方法,应进行外科或内镜切除。

■ 毛细线虫病

🌐 肠道毛细血管病是由于食用了感染菲律宾毛细线虫的生鱼而引起的。随后的自体感染可导致严重的消瘦综合征。多发生在菲律宾、泰国,偶尔发生在亚洲其他地区。当人类食用受感染的生鱼时,其幼虫在肠道内成熟为成虫,产生的幼虫入侵肠道引起炎症和绒毛脱落。毛细线虫病起病隐匿,伴有非特异性腹痛和水样腹泻。如果不及时治疗,渐进性自身感染可导致蛋白质丢失性肠病、严重吸收不良,最终死于恶病质、心力衰竭或二重感染。诊断通过在粪便检查中发现花生形状($20\sim40\ \mu m$)的特征性虫卵。病情严重患者需要住院和支持性治疗,同时还需要使用阿苯达唑($200\ mg$,每日 2 次,共 10 日,参见第 121 章)进行长期驱虫治疗。

■ 腹部管圆线虫病

腹腔管圆线虫病常见于拉丁美洲和非洲。人体在摄食受哥斯达黎加管圆线虫污染的植物后引起嗜酸性细胞回肠炎,是人畜共患寄生虫病。哥斯达黎加管圆线虫通常寄生于棉花鼠和其他啮齿动物,以雄虫和蜗牛作为中间宿主。人类因不小心吞下落在水果和蔬菜上的软体动物黏液中的感染性幼虫而感染,儿童的风险最高。幼虫穿过肠壁,迁移到肠系膜动脉,在那里发育成成虫。虫卵沉积在肠壁引起强烈的嗜酸性肉芽肿反应,成虫可引起肠系膜动脉炎、血栓形成,或者是肠梗死。症状可能与阑尾炎相似,包括腹痛、压痛、发热、呕吐和右侧髂窝肿块。白细胞增多及嗜酸性粒细胞增多比较明显。增强 CT 的典型表现是肠道炎症伴肠梗阻,但最终的诊断通常是通过手术切除部分肠道组织而确定,病理检查显示肠壁增厚,管圆线虫卵周围有嗜酸性肉芽肿。在非外科病例中,由于不能在粪便中检测到幼虫和虫卵,诊断仅基于临床依据。腹腔管圆线虫病的药物治疗效果尚不明确。对于症状严重的患者,严密随访和手术切除是治疗的主要手段。

第 133 章
丝虫及相关感染 | Chapter 133
Filarial and Related Infections

Thomas B. Nutman, Peter F. Weller · 著 | 缪青 · 译

丝虫病是一种生活在皮下组织和淋巴管中的线虫。8 种丝虫感染人类(表 133-1),其中 4 种可引起严重的丝虫感染,分别是班氏吴切线虫、马来丝虫、盘尾丝虫和罗阿丝虫。全世界估计有 1.7 亿人感染丝虫病,是通过特定种类的蚊子或其他节肢动物传播的,需要进行一个复杂的生命周期,包括感染性幼虫阶段存在于昆虫体内,成虫驻留在人类淋巴或皮下组织。成虫的后代是微丝蚴,根据种类不同,大小在 200～250 μm 长和 5～7 μm 宽不等。可以笼罩或不笼罩在一个松散的鞘内,可以在血液中循环或通过皮肤迁移(表 133-1)。为了完成整个生命周期,节肢动物摄取微丝蚴,并在 1～2 周发育成新的感染幼虫。成虫可存活多年,而微丝蚴可存活 3～36 个月。细菌内共生体沃尔巴克氏体已在所有阶段马来丝虫的细胞内被发现,吴策线虫、曼森线虫和盘尾丝虫已经成为抗丝虫病的药物靶点。

表 133-1　丝虫病的特征

病原体	节律	分布	载体	成虫定植	微丝蚴定植	外壳
班氏丝虫	夜行性	分布于世界各地,包括南美洲、非洲、南亚、巴布亚新几内亚、中国、印度尼西亚	库蚊、按蚊(蚊子)	淋巴组织	血	+
	亚周期型	太平洋东部	伊蚊(蚊子)	淋巴组织	血	+
马来丝虫	夜行性	东南亚、印度尼西亚、印度	曼蚊属、疟蚊(蚊子)	淋巴组织	血	+
	亚周期型	印度尼西亚、东南亚	轲蚊属、曼蚊属(蚊子)	淋巴组织	血	+
帝汶丝虫	夜行性	印度尼西亚	按蚊(蚊子)	淋巴组织	血	+
罗阿丝虫	昼行性	西非和中非	斑虻(鹿虻)	皮下组织	血	+
盘尾丝虫	无	拉丁美洲、非洲	蚋属昆虫(黑蝇)	皮下组织	皮肤、眼	−
孟欧丝虫	无	拉丁美洲	库蠓(摇蚊)	不确定	血	−
		加勒比海	蚋属昆虫(黑蝇)			
常现曼森线虫	无	拉丁美洲、非洲	库蠓(摇蚊)	体腔、肠系膜、肾周组织	血	−
链尾丝虫	无	西非和中非	库蠓(摇蚊)	皮下组织	皮肤	

一般来说,只有在重复、长时间暴露于有感染性的幼虫时才会被感染。自从丝虫病的疾病发展相对缓慢,这些感染可能诱导慢性感染,伴有长期消耗。就临床表现的性质、严重程度和时间而言,原发于流行地区并终身暴露于丝状病毒感染的患者可能与旅者及新近迁入这些地区的患者存在显著差异。其特点是,丝虫病在新发患者群中比在流行地区的当地人中更为严重。

淋巴丝虫病

淋巴丝虫病由班氏丝虫、马来丝虫或帝汶丝虫引起,丝状成虫驻留在淋巴通道或淋巴结中,在那里它们可能存活 20 多年。

■ 流行病学

🌐 班氏丝虫是分布最广的人类丝状寄生虫,据估计有 1.1 亿人受到影响,分布在热带和亚热带地区。包括亚洲和太平洋诸岛、非洲、南美洲和加勒比盆地。人类是唯一确定的寄生虫宿主。一般来说,亚周期形式只在太平洋岛屿区域发现。在其他地方,班氏丝虫具有夜间周期性。夜间微丝蚴病的周期型在外周血中白天少见,夜间增多,而亚周期型在外周血中始终存在,中午后达到最高水平。班氏丝虫的自然媒介为城市环境中的库蚊和农村地区的按蚊或伊蚊。

马来丝虫病主要发生在印度东部、印度尼西亚、马来西亚和菲律宾。马来丝虫根据微丝蚴病的周期性特征分为两种形式。较常见的夜间形式在沿海稻田传播,而亚周期形式在森林中被发现。马来丝虫不仅感染人类,也感染猫。帝汶丝虫的分布局限于印度尼西亚东南部的岛屿。

■ 病理学

主要的病理变化是由淋巴炎性损伤引起的,这通常是由成虫引起的,而不是由微丝蚴引起的。成虫生活在传入淋巴结或淋巴窦中,引起淋巴管扩张和血管壁增厚。浆细胞、嗜酸性粒细胞和巨噬细胞在感染的血管内和周围浸润,伴有内皮细胞和结缔组织增生,导致淋巴管曲张、淋巴瓣膜受损或功能不全。淋巴水肿和慢性淤血改变,皮肤表面出现坚硬或强韧的水肿。丝状感染的后果是由于蠕虫的直接影响和宿主对寄生虫的炎症反应共同造成的。炎症反应可导致肉芽肿和增殖性病变,这一过程发生在淋巴梗阻之前。人们认为,只要蛔虫还能存活,淋巴管症状会一直很明显,同时虫体的死亡会导致加剧的肉芽肿反应和纤维化。最终结局是淋巴管梗阻,尽管有侧支形成,但淋巴管功能仍然受到损伤。

■ 临床特征

淋巴丝虫病通常无症状(或亚临床症状)的微丝蚴血症、阴囊积液(图 133-1)、急性腺淋巴管炎(ADL)和慢性淋巴疾病。在班氏线虫或马来线虫流行地区,绝大多数感染者虽然外周血中有大量的循环微丝蚴,但很少有明显的丝虫病临床表现。尽管临床上无症状的,但几乎所有的班氏线虫或马来线虫微丝蚴血症患者都有一定程度的亚临床疾病,包括显微镜下血尿和/或蛋白尿、扩张(和扭曲)的淋巴管(影像学显示)以及男性班氏线虫感染-阴囊淋巴管扩张(超声检测)。尽

管有这些发现,大多数人似乎多年来都没有临床症状。在比较少的情况下,感染会发展成急性或慢性疾病。

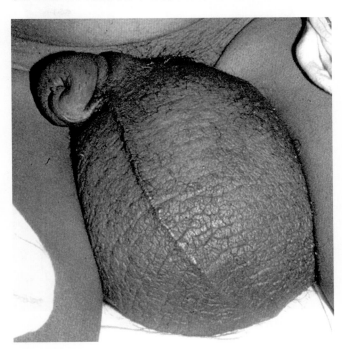

图 133-1　阴囊囊肿与班氏吴氏线虫感染有关。

ADL 的特点是高热、淋巴炎症(淋巴管炎和淋巴结炎)和短暂的局部水肿。淋巴管炎是逆行性的,从淋巴结向外延伸,引流成虫所在的区域。局部淋巴结经常肿大,整个淋巴通道可能硬化和发炎。同时还可能发生局部血栓性静脉炎。在布鲁格丝虫病患者中,单个局部脓肿可能沿受累的淋巴道形成,随后向皮肤表面裂开。班氏丝虫病和布鲁格丝虫病中,淋巴腺炎和淋巴管炎可累及上肢和下肢,但仅班氏丝虫感染累及生殖器淋巴管。生殖器累及可表现为精索炎、附睾炎、阴囊痛和压痛。在流行地区,另一种急性疾病——皮肤淋巴管腺炎(DLA)——被认为是一种综合征,可导致高热、寒战、肌无力和头痛。水肿性炎性斑块与正常皮肤分界明显。囊泡、溃疡和色素沉着也可能比较明显。通常有外伤、烧伤、辐照、虫咬、点状损伤或化学损伤病史。侵入性病变,特别是指间病变是常见的。DLA 常被诊断为蜂窝织炎。

如果淋巴损伤继续发展,短暂的淋巴水肿可发展为淋巴梗阻和象皮病相关的永久性改变(图 133-2)。早期凹陷性水肿,随后引起坚硬的水肿,可发生皮下组织增厚,角化过度。皮肤会产生裂缝,如同增生性改变。这些血管化的病变组织的二重感染成为一个问题。在生殖器受累常见的班氏丝虫病中,可能会发生阴囊积水(图 133-1)。在晚期,这种情况可能发展为阴囊淋巴水肿和阴囊象皮病。此外,如果腹膜后淋巴管梗阻,肾淋巴管压力增高,可导致肾淋巴管破裂,并发乳糜尿,多为间歇性,上午最为明显。

进入流行地区的旅行者或移居者的丝状体感染的临床表

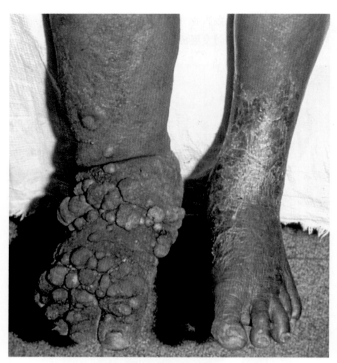

图 133-2　班氏丝虫感染,与下肢相关的象皮腿病。

现是独特的。对于3～6个月新近暴露的患者,如果被感染媒介叮咬的次数足够多,可能发展为急性淋巴或阴囊炎症,同时可伴有或不伴有荨麻疹和局部血管水肿。肱骨内上髁、腋窝、股骨或腹股沟区的淋巴腺炎,常伴逆行性进展的淋巴管炎。急性发作是短暂的,通常不伴有发热。由于长时间接触感染的蚊子,如果不加以治疗,这些损伤会变得更加严重,并导致永久性的淋巴炎症和阻塞。

■ **诊断**

只有通过对寄生虫的检测才能做出明确的诊断,因此可能是困难的。定位于淋巴管或淋巴结的成虫在很大程度上是不可获取的。在血液、阴囊积液或其他体液(偶尔)中可以发现微丝状蚴。通过聚碳酸酯圆柱形孔过滤器(孔径3 μm)或固定在2%福尔马林中的液体离心、液体浓度被浓缩,可以直接或更灵敏地对这种液体进行显微镜检查。采血的时间很关键,应该根据所涉及的地方病区的微丝虫的周期性。许多被感染的人都无微丝蚴血症,在这种情况下很难确诊。根据班氏丝虫的循环抗原检测诊断微丝蚴血症和隐性(amicrofilaremic)感染。目前市面上有两种检测方法:酶联免疫吸附试验(ELISA)和快速免疫印迹卡试验。这两种方法的敏感性均为93%～100%,特异性接近100%,目前尚无针对布鲁氏丝虫病循环抗原的检测。

基于酶联反应(PCR)的血液班氏丝虫及马来丝虫的DNA检测已被开发出来。许多研究表明,这种诊断方法的灵敏度与寄生虫学方法相当甚至更高。

在疑似淋巴丝虫病的病例中,通过高频超声结合多普勒技术检查阴囊、淋巴结或(女性患者)乳腺,可鉴别扩张淋巴内活动的成虫。虫体可以在多达80%的丝虫感染男性患者精

索淋巴中显示。班氏丝虫成虫在淋巴管内有一种独特的活动模式(称为丝虫舞蹈征)。放射性核素淋巴闪烁四肢显像可靠地显示广泛的淋巴腺异常,可出现于亚临床或出现临床病理表现的患者。虽然在描述与感染相关的解剖变化方面具有潜在的应用价值,淋巴闪烁学成像不太可能在可疑感染患者的诊断评估中占据首要地位。它主要是一种研究工具,虽然它已被广泛用于任何原因的淋巴水肿的评估。嗜酸性粒细胞增多、血清IgE和抗丝虫病抗体浓度升高支持淋巴丝虫病的诊断。然而,丝虫抗原和其他蠕虫抗原之间存在广泛的交叉反应性,包括常见的肠蛔虫。因此,对血清学结果的解读是困难的。此外,流行地区的居民接触受感染的蚊子后,可对丝虫病抗原敏感(从而在血清学上呈阳性),但没有明显的丝虫病感染。

与淋巴丝虫病相关的ADL必须和血栓性静脉炎、感染和创伤区分开来。逆行进化是一种特征,有助于区分丝状淋巴管炎和上升的细菌性淋巴管炎。慢性淋巴水肿也必须与恶性肿瘤水肿、术后瘢痕、创伤、慢性水肿状态、先天性淋巴系统异常区分开来。

治疗·淋巴丝虫病

随着淋巴丝虫病临床症状定义的更新和评估临床状态的新工具(如超声、淋巴造影、循环丝虫病抗原检测、PCR)的出现,可以考虑基于感染状态的治疗方法。

口服乙胺嗪[DEC:6 mg/(kg·d),12日],具有杀死丝虫及微丝蚴的属性,是治疗活动性淋巴丝虫病的首选药物(由微丝蚴血症、抗原阳性或超声波检出成虫明确)。另外,阿苯达唑(400 mg,每日2次,口服,21日)也证明对丝虫有效。口服多西环素(针对细胞内沃尔巴克氏体)4～6周或使用DEC/阿苯达唑7日也具有显著的大丝虫病杀灭活性。在为期3周的多西环素疗程中加入DEC治疗淋巴丝虫病是有效的。

单剂量阿苯达唑(400 mg)联合DEC(6 mg/kg)或伊维菌素(200 μg/kg)的方案均具有持续的微丝虫病杀灭效果,是非洲(阿苯达唑/伊维菌素)和其他地区(阿苯达唑/DEC)根除淋巴丝虫病的主要方案(见下文"预防和控制")。

正如已经提到的,越来越多的证据表明,尽管可能没有症状,但实际上所有人都是对于班氏丝虫或马来微丝虫病有一定程度的亚临床症状(血尿、蛋白尿、淋巴闪烁检查异常)。在美国,建议对每名有微丝血症的人进行无症状的早期治疗,以防止进一步的淋巴损伤。对于ADL的支持治疗(包括服用退热药和镇痛药)建议,如果可能继发性细菌感染,需要使用抗生素治疗。同样,由于淋巴疾病与成虫的存在有关,因此推荐使用DEC治疗微丝虫阴性的成虫携带者。

对于有慢性淋巴丝虫病表现的人,治疗方案应注

重卫生,预防继发性细菌感染,物理治疗在发病率控制方面得到了广泛的认可。该疗法与大多数非丝虫淋巴水肿的推荐疗法相似,有许多名称,包括复方消肿理疗和复方淋巴水肿治疗。阴囊水肿(**图133-1**)可以通过手术治疗。有慢性淋巴丝虫病表现者,药物治疗应保留有活动性感染证据者时使用。然而,无论疾病活动情况如何,6周疗程的多西环素已经被证明可以改善淋巴水肿。

DEC治疗的副作用包括发热、寒战、关节痛、头痛、恶心和呕吐。这些反应的发展和严重程度都与血液中循环的微丝虫的数量直接相关。不良反应可能是对死亡和垂死寄生虫释放的抗原的急性过敏反应,也可能是从细胞内释放出的沃尔巴克体共生体诱导的炎症反应。

伊维菌素在治疗丝虫病时,其副作用与DEC相似。在感染罗阿丝虫合并微丝血症的患者中,DEC同伊维菌素一样(见下文罗阿丝虫病),可引起严重的颅内并发症。用于单剂量治疗时,阿苯达唑的副作用相对较少。

■ 预防和控制

为了保护自己不受丝虫病感染,个人必须采取个人防护措施避免接触受感染的蚊子,包括蚊帐,使用含有氯菊酯等杀虫剂。以社区为基础的干预是消除淋巴丝虫病这一公共卫生问题的当前途径。这种方法的基本原则是,每年大规模地分配抗微丝虫药物——阿苯达唑联合DEC(除盘尾丝虫病共同流行的地区以外的所有地区:见盘尾丝虫病治疗,见下文)或伊维菌素,可显著抑制微丝虫病。如果压制得以持续,那么可以阻止传播。

世界卫生组织(WHO)于1997年制定了消灭淋巴丝虫病全球方案,其基础是在非洲区域每年大规模单次使用阿苯达唑和DEC,在非洲使用阿苯达唑加伊维菌素。从2013年底获得的信息来看,到目前为止,已有53个国家的7.92亿人参加了这项活动。淋巴丝虫病不仅在某些特定地区得到了根除,而且还带来了附带的好处,即避免致残和肠道寄生虫的治疗。另外,其他疾病(如疥疮和虱子感染)。全球计划的战略正在改进中,并正试图将这一努力与其他大规模治疗战略(如驱虫计划、疟疾控制、沙眼防治)结合起来,采取综合防治策略。

热带肺嗜酸性粒细胞增多症

热带肺嗜酸性粒细胞增多症(TPE)是一种独特的综合征,在一些感染了驻留淋巴细胞丝虫种的个体中发生。男性和女性的比例为4∶1,通常是在生命的第三个10年。大多数病例来自印度、巴基斯坦、斯里兰卡、巴西、圭亚那和东南亚。

■ 临床特征

主要特征包括丝虫病流行地区居住史,有突发性咳嗽、喘息(通常为夜间发生,可能与细菌性丝虫病的夜间周期性有关)、体重减轻、低热、淋巴结病,明显嗜酸性粒细胞增多

(3 000/μL)。胸部X线或CT扫描可能正常,但通常显示支气管血管明显。弥漫性粟粒性病变或斑点样混浊可能存在于肺中、下肺野。心肺功能测试显示大多数病例有限制性异常,一半患者伴有阻塞性异常。典型病例,血清IgE总水平(4～40 KIU/mL)和抗丝虫抗体滴度显著升高。

■ 病理学

在TPE中,微丝虫和寄生虫抗原被肺迅速从血液中清除。临床症状源于某些患者清除寄生虫引起的过敏和炎症反应,在其他网状内皮器官中的微丝虫可引起肝大、脾大或淋巴结肿大。一个明显的肺泡内嗜酸性粒细胞浸润常被报道,伴随而来的是细胞毒性促炎物质的释放,炎症性嗜酸性粒细胞蛋白可能介导TPE的某些病理反应。在没有成功治疗的情况下,间质纤维化可导致进行性肺损伤。

■ 鉴别诊断

TPE必须与哮喘、Löffer综合征、支气管肺曲霉病、过敏性肉芽肿性血管炎(Churg-Strauss综合征)、系统性血管炎(最显著的是,结节性动脉炎和肉芽肿性血管炎)、慢性嗜酸性粒细胞性肺炎和特发性嗜酸性粒细胞增多症区分开来。

治疗·热带肺嗜酸性粒细胞增多症

DEC的日用量为4～6 mg/kg,使用14日。症状通常在治疗开始后3～7日内消失。复发发生在12%～25%的病例中(有时间隔数年后)。需要重复治疗。

盘尾丝虫病

■ 流行病学

盘尾丝虫病(河盲症)是由丝状线虫旋盘尾丝虫引起的,据估计全世界35个国家有3 700万人感染该病。大多数感染旋盘尾丝虫的人生活在非洲赤道地区,从大西洋海岸一直延伸到红海。在美洲,墨西哥、危地马拉、哥伦比亚、厄瓜多尔、委内瑞拉和巴西发现了散发病例,也门也发现了相关病例。

■ 病因

人类感染始于被感染的黑蝇叮咬后,受感染的幼虫在皮肤上沉积。幼虫发育成成虫,通常见于皮下结节。感染后约7个月至3年,雌虫会释放出微丝虫,这些微丝虫会从小结结通过组织转移到真皮。当雌蝇从寄主的皮肤中摄取微丝虫,这些微丝虫就会发展成具有感染性的幼虫,感染就会传染给其他人。成年旋盘尾丝虫雌性40～60 cm,雄性3～6 cm,成虫寿命可达18岁,平均为9年。由于黑蝇媒沿着自由流动的河流和溪流繁殖(特别是在急流中),而且通常将其飞行限制在离这些繁殖地点几公里以内的地区,因此在这些地区叮咬和疾病传播最为严重。

■ 病理学

盘尾丝虫病主要影响皮肤、眼睛和淋巴结。与淋巴丝虫病病理不同,盘尾丝虫病的损伤是由小丝虫病引起的,而不是

由成虫引起的。在皮肤上,有轻微但慢性的炎症变化,可导致弹性纤维丧失、萎缩和纤维化。皮下结节(盘尾藻)主要由包围成虫的纤维组织组成,通常伴随由内皮层包围的炎症细胞(淋巴起源为特征)的外围环。眼内新生血管形成和角膜瘢痕形成导致角膜混浊和失明。前室和后室炎症常导致前葡萄膜炎、绒毛膜视网膜炎和视神经萎缩。虽然点状混浊是由于死亡或濒死小丝虫病周围的炎症反应造成的,但大多数盘尾丝虫病的发病机制仍不清楚。

■ 临床特征

皮肤

瘙痒和皮疹是盘尾丝虫最常见的表现。瘙痒可以使人丧失行为能力,皮疹是典型的丘疹性皮疹(图133-3),是全身的,而不是局部的。长期的感染会导致皮肤的过度和过早起皱、弹性纤维的丧失和表皮萎缩,从而导致皮肤松弛或多余、色素沉着或不足。局部湿疹样真皮炎可引起角化过度、结垢和色素改变。在一种免疫反应亢进的盘尾丝虫皮炎(常被称为sowdah或盘尾丝虫真皮炎)中,当皮肤中的微丝状细胞被清除时,由于发生了严重的炎症,受影响的皮肤会变暗。

图133-3 盘尾丝虫病引起的丘疹性疹出。

盘尾丝虫

🌐 皮下结节,可触及和/或可见,含有成虫。在非洲患者中,它们在肩胛骨、骶骨、股骨大转子、前外侧嵴上、其他的骨突起上很常见。在南美洲和中美洲的患者中,结节倾向于优先在身体的上部发育,尤其是头部、颈部和肩膀。结节大小不一,特征是坚硬而不软。据估计,每一个可触及的结节有4个更深的不可触及的结节。

眼部组织

视觉损害是盘尾丝虫病最严重的并发症,通常只影响中度或重度盘尾丝虫病患者。眼睛的所有部位都可能出现病变。最常见的早期发现是结膜炎合并畏光。点状角膜炎是濒死微丝虫周围的急性炎症反应,表现为"雪花状"混浊,常见于年轻患者,无明显并发症。

🌐 硬化性角膜炎发生在1%～5%的感染者中,是非洲盘尾丝虫病患者失明的主要原因。非洲约5%的感染者发生前葡萄膜炎和虹膜环炎。在拉丁美洲,葡萄膜前束并发症(瞳孔畸形)可能导致继发性青光眼。由于视网膜色素上皮萎缩和色素沉着,发生特征性绒毛膜视网膜病变,可能出现视野收缩和明显的视神经萎缩。

淋巴结

轻度到中度淋巴结病是常见的,特别是在腹股沟和股骨区域,由于重力作用,增大的淋巴结可能下垂("腹股沟悬吊"),有时会导致腹股沟和股骨疝。

系统表现

一些严重感染的人会发展成恶病质,失去脂肪组织和肌肉。在失明的成年人中,死亡率增加了3～4倍。

■ 诊断

最终的诊断取决于在切除的结节中发现成虫,更常见的,皮肤小片中发现微丝蚴。皮肤小片是通过角质层巩膜穿孔获得的,采集无血皮肤活检样本,延伸至表皮下,或者用针尖将皮肤提起,用无菌手术刀切下一小片(1～3 mm)。活检组织在组织培养基中培养或在玻璃载玻片或平底微量滴定板上的盐水中培养。在培养2～4 h后(在轻度感染中或偶尔过夜),低倍镜可见微细丝虫从皮肤中突现出来。

嗜酸性粒细胞增多和血清IgE水平升高是常见的,但是因为它们发生在许多寄生虫感染中。它们本身并不是诊断性的。专门实验室使用特异性抗体检测盘尾丝虫,PCR检测皮肤小片中的丝虫DNA,具有高度敏感性和特异性。

治疗·盘尾丝虫病

治疗的主要目的是防止不可挽回的损伤和减轻症状。当结节位于头部(因为产生微丝虫病的成虫接近眼睛)时,手术切除是必要的,但药物是治疗的主要方法。伊维菌素是一种半合成的大环内酯,对小丝虫病具有活性,是治疗盘尾丝虫病的一线药物。口服单次150 μg/kg,一年或半年一次。目前建议更频繁地给药(每3个月一次)缓解瘙痒及皮肤疾病。

🌐 治疗后大多数人没有反应。瘙痒、皮肤水肿和/或斑丘疹发生在1%～10%的人中。然而,在非洲旋盘尾丝虫和罗阿丝虫共同流行的地区,伊维菌素是有药物禁忌的(如孕妇或哺乳期妇女),因为可发生严重的治疗后脑病,特别是在严重罗阿微丝虫血症(>8 000微丝虫/mL)的患者中。虽然伊维菌素治疗导致微丝虫载量显著下降,但其疗效可能是短暂的(在某些情况下小于 3 个月)。对于症状持续的患者,有时需要更频繁地给予伊维菌素。

6 周疗程的多西环素是针对大丝虫病,可使雌性成虫长期不育。

▣ 预防

病媒控制在高流行地区是有益的,杀虫剂喷洒可很容易控制这些地区的繁殖,但大多数盘尾丝虫病流行地区不适合这种类型的控制。以社区为基础,伊维菌素每 6～12 个月给药一次,可阻断流行地区的传播。这种措施与病媒控制一起,已经在拉丁美洲大部分地区消除了感染,并降低了非洲许多地方性病例的疾病流行率。目前暂无药物被证明对预防旋盘尾丝虫感染有效。

罗阿丝虫病

▣ 病因学和流行病学

罗阿丝虫病是 L. loa(非洲眼虫)引起的,它常见于非洲西部和中部的热带雨林。成人寄生虫(雌性,50～70 mm 长,0.5 mm 宽;雄性,25～35 mm 长,0.25 mm 宽),生活在皮下组织。微丝蚴在血液中流通,其日变化周期在中午 12 点至下午 2 点之间达到高峰。

▣ 临床特征

流行地区当地人的丝虫病表现可能不同于临时居民或访客。在本土人群中,丝虫病往往是一种无症状的微丝虫病感染。只有在成虫结膜下迁移后才能发现感染(图 133 - 4),也可能表现为间歇性的卡拉巴丝虫性肿块,即局部短暂性的血管性水肿和红斑区域,四肢较为常见,其他部位出现的频率较低。肾病、脑病和心肌病可发生,但罕见。在非流行地区患者中,过敏症状占多数,卡拉巴丝虫性肿块发作更频繁,使人衰弱,微丝虫病较少见,嗜酸性粒细胞增多,抗丝虫病抗体水平升高。

▣ 病理学

对丝虫病表现的发病机制认识不足。目前认为卡拉巴丝虫性肿块是对成虫抗原的超敏反应。

▣ 诊断

确诊丝虫病需要检测外周血中的微丝虫病,或将成虫从眼睛中分离出来(图 133 - 4),或从治疗后肿胀部位采集的皮下活检标本中分离出来。专业实验室中基于 PCR 技术可检测血液中罗阿丝虫 DNA,而且非常敏感和特异。另外,一些新的基于重组抗原的血清学技术也很可行。在实践中,诊断通常必须基于典型的病史和临床表现、血嗜酸性粒细胞增多症和抗丝虫抗体水平升高,特别是在前往流行地区的旅行者中,他们通常无微丝蚴血症。其他旅行者中的临床发现包括高丙种球蛋白血症,血清 IgE 水平升高,白细胞和嗜酸性粒细胞计数升高。

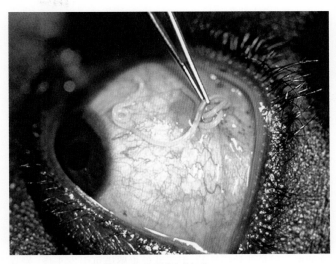

图 133 - 4　成虫在结膜下迁移后通过手术切除。

治疗 · 罗阿丝虫病

DEC[8～10 mg/(kg·d)],持续 21 日]对成虫和微丝蚴均有效,但在罗阿丝虫病完全缓解之前,往往需要多个疗程。严重的微丝菌血症,治疗过程中可能发生过敏或其他炎症反应,包括中枢神经系统受累导致昏迷和脑炎。严重感染可以先用血浆分离置换去除小丝虫病,然后用糖皮质激素(40～60 mg/d 泼尼松)序贯DEC[0.5 mg/(kg·d)]治疗。若抗微丝蚴治疗无不良反应,泼尼松剂量可迅速递减,DEC 剂量逐渐增加至10 mg/(kg·d)。

阿苯达唑或伊维菌素可有效降低微丝负荷,但是这两种药物都没有得到美国 FDA 的批准。此外,伊维菌素在 >8 000 微丝虫/mL 患者中禁用,因为该药物可导致西非和中非严重感染患者的严重不良事件(包括脑病和死亡)。DEC(300 mg/w)是一种有效的丝虫病预防方案。

链尾丝虫病

🌐 链尾丝虫主要发现于从加纳到刚果民主共和国的非洲热带森林地带,通过叮咬蚊蠓传播。临床主要表现为皮肤瘙痒、丘疹性皮疹和色素沉着改变。许多感染者有腹股沟腺病,但是大多数患者是无症状的。通过对皮肤剪片中特征性微丝虫的检测可做出诊断。伊维菌素单剂量 150 μg/kg 可持续抑制皮肤中的微丝虫病,可能是治疗链尾丝虫病的首选。

常现曼森线虫感染

🌐 分布在非洲中部和南美洲东北部的常现曼森线虫是通过蠓传播的。成虫存在于浆膜腔中——心包、胸膜和腹膜,以及肠系膜、肾周和腹膜后组织中。微丝虫在血液中循环,没有周期性。感染的临床和病理特征尚不清楚。大多数患者似乎无症状，但临床表现可能包括暂时性血管水肿和手臂、面部或身体其他部位的瘙痒（类似于罗阿丝虫病的卡拉巴丝虫性肿块），发热、头痛、关节痛和右上腹疼痛。心包炎和肝炎偶有发生。诊断是基于血液或浆膜积液中发现的微血蚴。常现曼森丝虫病，通常与外周血嗜酸性粒细胞增多和抗丝虫抗体升高有关。

随着常现曼森丝虫沃尔巴克体内共生体的鉴定，多西环素（200 mg，BID），持续 6 周，已被确定为治疗这种感染的第一有效药物。

孟欧丝虫感染

孟欧丝虫的分布局限于中南美洲和某些加勒比岛屿。人体内很少发现成虫，微丝蚴在血液中循环，没有周期性。尽管这种虫一般是非致病性的，但孟欧丝虫感染可引发头痛、关节痛、发热、肺部症状、腺病、肝大、瘙痒和嗜酸性粒细胞增多。通过检测外周血中的微丝来进行诊断。伊维菌素是治疗这种感染的有效药物。

麦地那龙线虫病

病因学和流行病学

由于全球消灭麦地那龙线虫的努力，麦地那龙线虫引起的感染急剧下降。2012 年，全世界只有 542 例确诊病例。感染目前仅在乍得、埃塞俄比亚、马里和南苏丹流行。

人类在喝水的过程中，摄入了水蚤，这种甲壳类动物是感染性的丝虫幼虫的中间宿主。幼虫通过胃壁或肠壁，交配随后发育成熟。成年雄虫可能死亡：雌虫发育超过 1 年，通常转移到下肢的皮下组织。当这种身长 30 cm 到 1 m 的雌虫接近皮肤时，一个水疱就会形成，几日后就会分解形成溃疡。当水疱破裂时，大量活动的杆状幼虫会被释放到死水中，被水蚤的摄入，完成了生命周期。

临床特点

在水疱形成之前，麦地那龙线虫病的临床表现很少或不明显。当出现发热和过敏症状时，一般包括眼眶周围水肿、气喘和荨麻疹。虫体的出现与局部疼痛和肿胀有关。当水疱破裂（通常是浸泡在水中的结果），成虫释放富含幼虫的液体，症状得到缓解。新出现的成虫周围的浅层溃疡需要几周到几个月的时间才能愈合。然而，这种溃疡可继发感染，其结果是蜂窝织炎、局部发炎、脓肿形成或破伤风（不常见）。有时成虫并没有出现，而是被包裹并钙化。

诊断

如上所述，诊断是基于随着成虫的出现而成立的。

治疗 · 麦地那龙线虫病

通过在一根棍上缠绕几厘米逐渐取出线虫仍然是常见的和有效的方法。线虫可以通过手术切除。没有药物能有效治疗麦地那龙线虫病。

预防

预防仍然是唯一的真正的控制措施，它取决于提供安全的饮用水。

人畜共患丝虫的感染

主要影响犬、猫和浣熊的恶丝虫有时会意外感染人类，影响小型哺乳动物的布鲁格丝虫和盘尾丝虫也是如此。因为人类是一个不正常的宿主，寄生虫永远不会完全发育。由犬心线虫引起的肺恶丝虫感染，通常在人类中表现为一个孤立的肺结节。胸部疼痛、咯血和咳嗽是不常见的。感染 D. repens（来自犬）或 D. tenuis（来自浣熊）可导致人类局部皮下结节。动物源性布鲁格丝虫感染可产生孤立的淋巴结肿大，而人畜共患病盘尾丝虫病可引起结膜下肿物。嗜酸性粒细胞水平和抗丝虫抗体滴度通常不升高。切除活检既是诊断又是治疗。这些感染通常对药物没有反应。

第 134 章
血吸虫病和其他吸虫感染

Chapter 134
Schistosomiasis and Other Trematode Infections

Charles H. King, Adel A. F. Mahmoud · 著 | 缪青 · 译

吸虫类，又称扁形虫，属于扁形动物门，是一种形态学和生物学方面均具有异质性的生物体。人感染吸虫发生在许多地理区域，可造成相当大的发病率和死亡率。依赖吡喹酮一种药物治疗大多数吸虫感染增加了在这些寄生虫产生耐药性

的可能性，已经报道了一些药物疗效降低的实例。20 世纪 70 年代，为了减少血吸虫病的影响，广泛使用奥沙尼喹，导致出现了显著的耐药性。目前，血吸虫 6 号染色体上的一个数量性状位点被确定为耐药性的遗传基础。

病因及其生命周期

为了临床目的，可以根据吸虫成虫阶段侵袭的组织（血液、胆道、肠道或肺），将人类主要的吸虫感染进行分类（表 134-1）。吸虫在宏观尺寸上（从 1 cm 到几厘米）具有一些共同的形态特征：背腹扁平，双侧对称体（成虫），两个吸盘突出。除了血吸虫外，所有的人类吸虫都是雌雄同体的。生命周期是最终宿主（哺乳动物/人类），其中成年蠕虫开始有性繁殖，中间宿主（蜗牛）中幼虫发生无性繁殖。某些吸虫可能需要一个以上的中间宿主。人类感染可通过直接穿透完整的皮肤或通过摄入而起作用。在人类内部成熟时，成虫开始有性繁殖和产卵。蠕虫卵离开最终宿主留在排泄物或痰中，在达到合适的环境条件后，它们开始孵化，释放自由生活的毛蚴，寻找特定的蜗牛宿主。在无性繁殖后，尾蚴从被感染的蜗牛中释放出来。在某些种类中，这些生物会传染给人类，或者它们找到了第二种中间宿主，形成包囊成为后期囊幼虫，进入人类的感染阶段。

在吸虫感染中的宿主-寄主关系是这些生物体某些生物学特性的产物：它们是多细胞的，在宿主体内经历几个发育阶段，通常导致慢性感染。一般而言，蠕虫感染在人群中的分布过于分散，也就是说，它遵循一个负二项统计分布，其中大多数受感染的个体虫量负担小，而一小部分人感染严重。受

严重感染的少数人特别容易出现疾病后遗症，在流行地区感染中的流行病学意义重大。最近的证据表明，受感染人群的发病率比以往认为的要高。由于吸虫感染导致的发病率和死亡反映了多因素的过程，是由感染强度和宿主之间的一种微妙的平衡反应的倾斜导致的，这种倾斜启动并调节免疫和病理反应。此外是寄生虫的基因和人类宿主导致感染和疾病的结果。吸虫通过迁移或驻留在宿主组织内造成感染，与中度至重度的外周血嗜酸性粒细胞增多相关；这种相关性在保护和免疫病理后遗症方面具有重要意义，是一种有用的临床感染指标。

患者诊治方法 · 吸虫感染

对疑似吸虫感染患者的治疗方法从一个问题开始：你去过哪里？详细的地理历史、接触淡水湖和沉溺于当地的饮食习惯（没有确保食品和饮料的安全）都是目前疾病史的基本因素。检查计划必须对疑似感染进行详细的身体检查和测试。诊断是基于在排泄物、痰或（很少见）组织样本中相关阶段寄生虫的检出，或基于敏感和特异的血清学检测。咨询熟悉这些感染的医生或美国 CDC 有助于指导诊断和选择治疗方案。

全球范围吸虫感染的流行病学

除了国际旅行者，吸虫感染在高收入国家相当罕见，因为良好的卫生环境阻断了吸虫传播，而且传播与在寄生虫生命

种类	传播	流行区
血吸虫		
曼氏裂体吸虫	蜗牛释放尾蚴穿透皮肤	非洲、南美洲、中东
日本血吸虫	蜗牛释放尾蚴穿透皮肤	中国、菲律宾、印度尼西亚
间插血吸虫	蜗牛释放尾蚴穿透皮肤	西非
湄公血吸虫	蜗牛释放尾蚴穿透皮肤	东南亚
埃及血吸虫	蜗牛释放尾蚴穿透皮肤	非洲、中东
肝(胆)吸虫		
华支睾吸虫	食入淡水中的囊蚴	东亚
麝猫后睾吸虫	食入淡水中的囊蚴	东亚、泰国
猫肝吸虫	食入淡水中的囊蚴	东亚、非洲
肝片吸虫	食入水生植物或水中的囊蚴	世界范围
大片形吸虫	食入水生植物或水中的囊蚴	散发、非洲
肠道吸虫		
布氏姜片虫	食入水生植物中的囊蚴	东南亚
异形吸虫	食入淡水中的囊蚴或半咸水鱼	东亚、北非
肺吸虫		
卫氏并殖吸虫及相关物种	食用蟹类或小龙虾	除南美和欧洲的其他国家

表 134-1　主要的人类吸虫感染

周期中充当中间宿主的特定蜗牛物种的分布有关。相比之下,在非洲、亚洲和南美洲欠发达地区,寄生虫吸虫感染相当普遍,估计有 4.4 亿过去或现在感染血吸虫的人以及另外 6 000 万人感染其他食源性吸虫。这些感染造成的后果是不良的,它们导致多年的慢性炎症性疾病,显著影响行为状态和与健康相关的生活质量。全球疾病负担估计表明,在全世界 90 多个流行国家中,每年至少丧失 500 万的健康生命年。

血吸虫病

人类血吸虫病是由 5 种寄生吸虫属引起的:曼氏血吸虫、日本血吸虫、湄公血吸虫,而间插血吸虫可引起肠和肝血吸虫病,埃及血吸虫引起泌尿生殖系统血吸虫病。感染可能导致相当多的肠道、肝脏或泌尿道病变,极少部分患者死亡。其他血吸虫(如鸟类)可能入侵人类皮肤,但随后死于皮下组织,只产生自限性的皮肤表现。

■ 病因学

人类感染是由感染尾蚴穿透完整的皮肤引起的。从淡水中被感染的蜗牛体内释放出来的虫子,其长度约为 2 mm,具有附着并易于穿透皮肤的前部、腹部吸盘。一旦进入皮下组织中,尾蚴转化为血吸虫,形态、膜和免疫发生改变。外膜由 3 层膜转变为 7 层膜结构,并在人体内的整个生命周期中保持这种结构。这种转化,被认为是血吸虫适应人类生存的主要机制。血吸虫在 2~4 日通过静脉或淋巴管开始迁移,到达肺,最后到达肝实质。性成熟的虫体在特定的解剖位置进入静脉系统:肠静脉(曼氏血吸虫、日本血吸虫、湄公血吸虫和间插血吸虫)、膀胱静脉和其他骨盆静脉(埃及血吸虫)。交配后,怀孕的成年雌虫会逆着静脉的血液流向小的支流,它们在血管内储存卵。血吸虫卵(图 134-1)具有不同种类的特殊形态特征。在蛋壳微孔中酶分泌的帮助下,卵子穿过宿主组织的静脉壁到达肠道或尿道,并被粪便或尿液排出体外。大约 50% 的卵子保留在局部的宿主组织(肠道或尿道)中,或者通过静脉血液流到肝脏和其他器官。到达淡水的血吸虫卵孵化,释放自由生活的毛蚴,寻找蜗牛的中间宿主,经历几个无性繁殖的周期。最后,感染尾蚴从蜗牛体内脱落,完成传播周期。

成年血吸虫体长 1~2 cm。雄性略短于雌性,扁平的身体和前面弯曲的边缘形成了抱雌沟,成年雌虫通常被固定在其中。雌虫更修长,更苗条,截面更圆。两性之间生化和生殖转变的确切性质还不清楚,配对的调节机制也不清楚。成体血吸虫寄生于宿主静脉系统的特定部位。什么引导成年肠血吸虫到肠系膜上静脉或下静脉的分支或成年埃及吸虫到膀胱丛的机制尚不清楚。此外。成虫抑制凝血级联反应,并逃避宿主免疫反应的机制尚不确定。血吸虫的基因组较大(~270 Mb),分布在 7 对常染色体和 1 对性染色体上。日本血吸虫、曼氏血吸虫和埃及血吸虫基因组的测序为深入了解吸虫基因组和蛋白质组学特征提供了机会,为发现新的药物靶点和了解发病机制的分子基础提供了机会。

■ 流行病学

🌐 血吸虫感染在人群中的全球分布取决于寄生虫和宿主因素,关于流行和全球分布的信息尚不准确。目前,这 5 种血吸虫估计在南美洲、加勒比、非洲、中东和东南亚感染 2 亿~3 亿人(大多数是儿童和年轻人)。值得注意的是,与寄生虫有关的疾病在活动性感染缓解后仍然存在。在成年人中造成了巨大的健康负担。目前可能感染血吸虫相关疾病的总人数约为 4.4 亿。在有利于传播的条件下生活的人总共约 7 亿,这反映了血吸虫病对全球公共卫生的重大影响。

在流行地区,每年新发感染(发病率)的比率一般较低。另一方面,在 3~4 岁时开始患病,并在 12~20 岁逐渐达到高峰,患病率随流行地区不同(最高可达 100%)而变化。随后,患病率在较年长人群(40 岁以上)中趋于稳定或略有下降。感染强度(以粪便或尿卵计数衡量,在大多数情况下与成虫载量相关)随着 12~20 岁流行率上升而变化,然后在较年长年

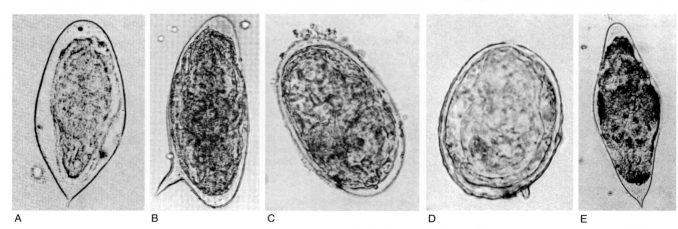

图 134-1 **血吸虫卵形态,是寄生虫生命周期的诊断阶段。** A. 埃及血吸虫卵(尿液样本),较大(约 140 mm),末端有脊柱。B. 曼氏血吸虫卵(粪便样本),较大(约 150 mm),有薄壳和侧脊。C. 日本血吸虫卵(粪便),比日本血吸虫(~90 mm)小,具有小的脊柱或钩状结构。D. 湄公血吸虫卵(粪便),与日本血吸虫相似,但较小(~65 mm)。E. 间插血吸虫卵(粪便),比埃及血吸虫卵(~190 mm)大,脊椎骨长而尖(经授权许可,引自:LR Ash, TCOrihel: Atlas of Human Parasitology, 3rd ed. Chicago, ASCP Press, 1990)。

龄组中显著下降。这种下降反映抵抗力的获得或由于水接触模式的变化(因为年长人群暴露较少)。血吸虫感染在人类流行病学中有一种特殊的模式。大多数感染者的吸虫载量都很轻,只有一小部分患者出现严重感染。这可能是由于吸虫造成的传染性存在对人类遗传易感性的差异造成的。

血吸虫感染引起的疾病是病原学、宿主、相关病毒感染以及营养和环境因素共同作用的结果。大多数疾病综合征都与人体内存在一个或多个寄生虫阶段有关。流行地区人口的疾病表现一般与感染强度、持续时间、宿主的年龄和遗传易感性有关。总体而言,肠血吸虫感染的人群中严重的血吸虫特异性疾病相对少见。而泌尿生殖系统血吸虫病的症状在临床上多见于埃及血吸虫感染的人群。此外,所有形式的吸虫感染都与亚临床全身性疾病相关,可显著影响机体和认知功能,引起生长发育迟缓、营养不良和慢性炎症性贫血等。新统计表明,慢性血吸虫病总发病率比以前估计的要大得多。

在血吸虫及 HIV 病毒共流行区,血吸虫病似乎是艾滋病蔓延和进展的辅助因素。因此,应更强调对艾滋病病毒/艾滋病危险人群中吸虫感染的治疗。

发病机制和免疫

尾蚴浸润导致真皮和真皮下炎症反应而引起的皮炎,是由体液和细胞介导的。当寄生虫在受感染个体的肝脏中接近性成熟并开始产卵时,就可能发生急性血吸虫病或片山综合征(一种血清疾病样疾病,见“临床特征”)。相关抗原过量可导致可溶性免疫复合物的形成,该复合物可沉积于多个组织,引发多种病理反应。在慢性血吸虫病中,大多数疾病表现是由于宿主组织中残存虫卵导致的。这些卵周围的肉芽肿反应是细胞介导的,并通过细胞因子、纤维细胞和体液反应的级联来正性和负性地调节。肉芽肿的形成始于卵细胞内活体生物分泌抗原引起的一系列炎症细胞的募集。最初招募的细胞包括吞噬细胞、抗原 T 细胞和嗜酸性粒细胞。成纤维细胞、巨噬细胞、B 淋巴细胞随后占优势。随着时间的推移,这些累积的损害达到寄生虫卵所致损害的许多倍,从而导致器官肿大和梗阻。在慢性感染的实验动物或人类中,宿主对血吸虫卵的免疫调节或下调反应在限制肉芽肿病变的范围及病情方面起着重要作用。潜在的机制涉及另一调节细胞因子的级联反应和独特的抗体。肉芽肿病变之后,纤维化开始形成,导致更永久性的疾病后遗症。由于血吸虫病也是一种慢性感染,抗原-抗体复合物的积累导致肾小球沉积,可能引起严重肾病。

血吸虫病的后遗症是肝脏疾病。卵母细胞经门静脉血液栓塞至肝脏。它们的大小约 150 μm × 60 μm(曼氏血吸虫),可以驻留在窦前区域,形成肉芽肿。肉芽肿可导致感染个体的肝大(图 134 - 2)。血吸虫肝大还与某些Ⅰ类和Ⅱ类人类白细胞抗原(HLA)单倍型和标志物有关,它的遗传基础似乎是多基因的。窦前门静脉阻塞可引起多种血流动力学改变,包括门静脉高压症以及在门体交界处和其他部位的分流形成。食管静脉曲张最容易破裂,并引起反复呕血发作。由于肝门静脉血流的变化缓慢,通过肝脏的血流的代偿性动脉化得以建立。虽然这种代偿机制可能引起某些代谢方面的不良后果,但肝细胞灌注的保留可使肝功能在数年内保持正常。

肝组织第二个最重要的病理改变与纤维化有关,它一般位于门静脉周围(Symmer 黏滞管-干纤维化),但可能是弥漫性的。弥漫性纤维化时,可以在卵沉积和肉芽肿形成的区域看到,但也可以在遥远的位置看到,如门静脉。血吸虫病导致肝脏的单纯纤维化病变,当合并其他毒性因素或感染性因素(如乙型肝炎或丙型肝炎病毒)时,发生肝硬化。成纤维细胞与 T 淋巴细胞相互作用导致纤维组织沉积于细胞外基质中。一些细胞因子,如 IL - 2、IL - 4、IL - 1。已知转化生长因子-β,能刺激纤维化形成。这一过程可能取决于宿主的遗传结构。此外,能够支持 T 细胞反应和纤维化的调节细胞因子,如 LL - 10、γ 干扰素、IL - 12,可能在调节反应中发挥作用。

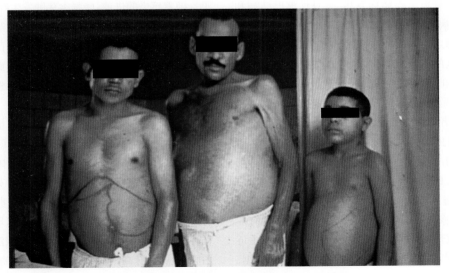

图 134 - 2 **曼氏血吸虫病引起的慢性肝脾大。**慢性曼氏血吸虫感染患者典型表现为肝脾大、腹水、消瘦症状。

虽然上述描述的重点是肉芽肿的形成和肝纤维化,但类似的过程也发生在泌尿生殖系统的吸虫病。输尿管下端肉芽肿形成阻碍尿流,继发输尿管积水和肾盂积水。膀胱内类似的病变导致乳头状瘤样结构向其腔内突出,这些可能导致溃烂和/或出血。慢性感染阶段与膀胱壁的瘢痕和钙沉积有关。在妇女中,累及产道可导致宫颈或阴道壁息肉和脆性,导致接触性出血,明显增加艾滋病病毒传播的风险。继发性不孕或生育力不足也可由女性生殖器血吸虫病引起,可累及子宫、输卵管或卵巢。在男性中,埃及血吸虫感染可导致前列腺和睾丸病变伴血精症。男性和女性都会发生会阴浅表皮肤病变。

血吸虫病免疫的研究,无论是先天的还是后天的,都扩大了我们对这些反应成分和靶抗原的认识。然而,关键问题是人类是否获得了对血吸虫的免疫力。流行病学数据认为,在年轻人感染过程中出现获得性免疫。对流行地区感染人群进行根治性治疗,其次需鉴别再感染模式。某些易感的个体迅速获得再次感染,而另一些耐药的个体缓慢获得再次感染。这种差异可以用传播、免疫反应或遗传易感性的差异来解释。获得性免疫的机制包括抗体、补体和几种效应细胞,特别是嗜酸性粒细胞。此外,血吸虫感染的强度与5号染色体的某一个区域有关。在几项研究中,一些保护性血吸虫抗原已被确定为候选疫苗。但到目前为止,还没有在人体内评估过。

临床特征

血吸虫病的疾病表现一般分为3个阶段,不同种类的血吸虫病表现不同,感染强度不同,宿主年龄、宿主遗传等因素也不同。在尾蚴侵犯的阶段,可能会观察到一种形式的皮炎,就是所谓的游泳者瘙痒,最常发生在曼氏血吸虫和日本血吸虫感染时,在入侵后2~3日表现为皮肤受感染部位的瘙痒性斑丘疹。当人类接触到鸟类血吸虫时,病情尤其严重。在美国北部的淡水湖周围,尤其是在春季和夏季,也可以看到这种皮炎。尾蚴皮炎是一种自限性的临床疾病。在吸虫成熟期和产卵初期(皮肤入侵后4~8周),可能发生急性血吸虫病或Katayama综合征(一种血清疾病样发热、全身性淋巴结病和肝脾大)。急性吸虫病患者外周血嗜酸性粒细胞增多。在粪便中检测到血吸虫卵之前,可以检测到寄生虫特异性抗体。

🌐 因为到流行地区的旅行增加了,急性血吸虫病已成为世界范围内一个重要的临床疾病。旅行者在淡水中游泳或涉水时接触寄生虫,回国后出现急性症状。急性血吸虫病病程一般为良性,但在旅行者和移民中,血吸虫感染严重会导致中枢神经系统(CNS)血吸虫病甚至死亡。

慢性血吸虫病的主要临床表现根据种类不同而不同。肠道吸虫(曼氏血吸虫、日本血吸虫、湄公血吸虫和间插血吸虫)引起肠道和肝脾疾病,以及与门静脉高压有关的几种表现。在肠道阶段,可能在感染后几个月开始,可能持续数年,有症状的患者的特点是腹部绞痛、血便和贫血。患者也可能主诉疲劳和日常行为受限,并可能出现生长迟缓和贫血的证据。一种较为隐蔽的血吸虫病,其发病率一般被低估。肠道血吸

虫病的严重程度往往与吸虫载量有关。吸虫病是一种慢性病程,可能导致结肠息肉病,埃及和乌干达等一些流行地区已经报道了这种病。

疾病的肝脾期表现为早期(感染的第1年,尤其是儿童),由于寄生虫引起的肉芽肿病变而导致肝大。15%~20%的感染者出现肝大,它与感染强度大致相关,更常见于儿童,可能与特定的HLA单倍体有关。在随后的感染阶段,血流窦前阻塞导致门静脉高压和脾大(图134-2)。此外,门静脉高压可能导致食管下端静脉曲张和其他部位静脉曲张。血吸虫性肝病患者在肝大阶段可能会出现腹部右上象限"拖痛",这种疼痛可能会以脾大的形式转移到左上象限。食管静脉曲张出血可能是这一阶段的第一个临床表现。患者可能会经历多次出血,但似乎可以忍受其影响,因为足够的肝血流量在相当长的一段时间内维持正常的肝功能。在晚期疾病中,典型的纤维化改变伴随着肝功能恶化和腹水的发生、低蛋白血症和凝血功能障碍。肝脏的病毒感染(尤其是乙型和丙型肝炎)、毒性损伤(过量摄入乙醇、接触有机毒素或黄曲霉素)、营养不良很可能加速或加重肝功能的恶化。

曼氏血吸虫病和日本血吸虫病的肠道和肝脏疾病的程度和严重程度已经得到很好的描述。虽然最初认为日本血吸虫可能引起更严重的疾病表现,因为成虫可以产生比曼氏血吸虫多10倍的卵,但后来的研究并没有支持这一说法。对感染湄公血吸虫和间插血吸虫个体的临床观察还不够详细,部分原因是这些生物的地理分布有限。

埃及血吸虫感染的临床表现发生较早,个体感染率较高。高达80%的儿童感染埃及血吸虫,伴有排尿困难、尿频和血尿。血尿有时仅在排尿结束时发生。尿液检查显示红细胞和白蛋白以及异常高频率的细菌性尿路感染和尿沉渣细胞化生。其表现与感染强度、膀胱肉芽肿的存在及随后的溃疡有关。伴随膀胱肉芽肿形成的局部影响,输尿管下端梗阻导致输尿管积水和肾盂积水,这在25%~50%的感染儿童中可见。随着感染的进展,膀胱肉芽肿发生纤维化,在膀胱镜下可见典型的砂斑。在许多流行地区,膀胱鳞状细胞癌与埃及血吸虫感染之间存在联系,这种恶性肿瘤比移行细胞癌更易在较年轻的年龄组中发现。事实上,埃及血吸虫已经被归类为人类致癌物。生殖器血吸虫病(如前描述)是成年男女中一种常见的症状。

在慢性血吸虫病期间,其他器官可能发生重大疾病。肺部和中枢神经系统疾病已被证实:在其他部位,如皮肤和生殖器官,较少受到感染。在肺血吸虫病中,栓塞的卵滞留在小动脉中,产生急性坏死性小动脉炎和肉芽肿形成。在曼氏血吸虫和日本血吸虫感染过程中,血吸虫卵在门体侧支循环发育后到达肺;在埃及血吸虫感染过程中,卵可能通过膀胱和体循环的连接直接到达肺。随后纤维组织沉积导致闭塞性动脉内膜炎、肺动脉高压和肺心病。最常见的症状是咳嗽、发热和呼吸困难。肺心病可以根据右侧心脏突出和肺动脉扩张的影

像学诊断。右心衰竭的明显证据可以在晚期病例中看到。

中枢神经血吸虫病虽然不及肺表现常见,但是重要的,与日本血吸虫感染有关。迁徙的吸虫在大脑中产卵并引起肉芽肿反应。在某些流行地区(如菲律宾),这种症状在受感染者中出现的频率为 2%～4%。日本血吸虫感染是这些地区癫痫的第二大常见病因。曼氏血吸虫和埃及血吸虫感染与横贯性脊髓炎有关。此症状是由于卵子移动到脊髓周围的静脉丛所致。在曼氏血吸虫中,横贯性脊髓炎通常发生在门静脉高压及门静脉分流形成后的慢性阶段,这使得卵子可以进入脊髓静脉。这种理论过程已经受到挑战,因为一些报道表明横贯性脊髓炎发生在曼氏吸虫感染的早期。尚需要更多的信息来证实这些观察结果。在埃及血吸虫引起的血吸虫病过程中,虫卵可能通过膀胱静脉和全身静脉之间的连接而传播,从而导致脊髓疾病,这在任何感染阶段都可能发现。血吸虫性横贯性脊髓炎病灶的病理研究可能会发现卵以及坏死或肉芽肿病灶。患者通常表现为急性或快速进展的小腿无力伴括约肌功能障碍。

■ 诊断

非血吸虫病流行地区的医生面临着很大的诊断挑战。在临床上最常见的情况,旅行者带着血吸虫急性综合征的症状和体征返回——也就是片山综合征或尾蚴皮炎。正确诊断的关键是彻底调查患者在流行地区的旅行史和是否暴露于淡水水源——无论是慢跑还是快跑。在返回的旅行者中对发热的鉴别诊断包括一系列感染,其病因是病毒(比如登革热)、细菌(比如伤寒、钩端螺旋体病),立克次体或原生动物(如疟疾)。在 Katayama 综合征的病例中,及时诊断是必要的,需要基于临床表现、高水平外周血嗜酸性粒细胞增多症和血清学抗体检测阳性。CDC 提供两种检测方法:Falcon 筛选试验/酶联免疫吸附试验(FAST-ELISA)和验证性酶联免疫转移斑点(EITB),两种检测方法均具有较高的敏感性和约 96% 的特异性。在某些情况下,排便或排尿检查可能发现虫卵。

已确定感染的个体通过地理历史、特征临床表现和排泄物中血吸虫卵的存在综合诊断。血清学检查或循环血吸虫抗原检查也可确诊。本试验可用于血液、尿液或其他体液(如脑脊液)。对于疑似血吸虫感染的患者,用加藤厚涂片或任何其他浓度法进行粪便检查,通常可以鉴别出大多数感染严重的患者,但不能鉴别出所有轻度感染的个体。对于后者,即时检测尿液中寄生虫循环的负极抗原试验对于确定是否存在活动性曼氏吸虫感染以及监测治疗后感染的清除情况可能非常有用。对于埃及血吸虫,尿液可通过沉淀物显微镜或通过核孔滤过固定体积来检测。通过检测尿液沉积物中的寄生虫 DNA 可以进一步提高灵敏度。加藤厚涂片和核孔滤过提供了感染强度的定量数据,对评估组织损伤程度和监测治疗效果具有重要意义。血吸虫感染也可以通过检查组织标本(通常是直肠活检标本)来诊断。除极少情况外,其他活检程序(如肝脏活组织检查)不需要。

血吸虫肝大的鉴别诊断必须包括所有病因的病毒性肝炎、粟粒性结核、疟疾、内脏利什曼病、酗酒,以及肝和门静脉阻塞的原因。血尿的鉴别诊断包括细菌性膀胱炎、结核感染、泌尿系统结石及恶性肿瘤。

治疗·血吸虫病

血吸虫病的治疗取决于感染的阶段和临床表现。除使用局部皮肤病药物以缓解瘙痒外,没有特定的治疗方法用于由鸟类血吸虫引起的尾蚴皮炎。急性血吸虫病或 Katayama 综合征的治疗需要根据每个病例进行适当调整。虽然可使用抗血吸虫药物,但它对成熟的吸虫没有显著的影响。对于严重的急性血吸虫病,需要在急性护理环境中进行处理,并采取支持性措施,考虑给予糖皮质激素治疗以减轻炎症。一旦急性关键期结束,就需要进行特定的药物以消除寄生虫。适用于所有已确诊感染的个人,应给予根除寄生虫的治疗。首选的药物是吡喹酮,根据受感染的种类(表 134-2),40～60 mg/(kg·d),分 2～3 顿。吡喹酮治疗可使约 85% 的病例得到治愈,虫卵计数减少 90%。在 5 岁以下儿童的有效性相对较低。这些儿童更有可能需要重复治疗才能治愈。药物副作用的发生率较低,而那些确实发生的通常不会影响治疗过程。对单一药物的依赖增加了血吸虫产生耐药性的可能。迄今为止,这种耐药性似乎没有临床意义。不同阶段的抗血吸虫治疗对疾病的影响不同。早期肝大和膀胱病变在用药后会消失,但较晚期表现无法消退(如纤维化)。对于其他表现如肝细胞衰竭或呕血复发的患者,需要采取其他治疗方法。这些干预措施的使用遵循一般医学和外科原则。

表 134-2　人体吸虫感染的药物治疗

感染类型	药物选择	成人剂量及疗程
血吸虫		
曼氏血吸虫、埃及血吸虫、间插血吸虫	吡喹酮	20 mg/kg,BID×1 d
日本血吸虫、湄公血吸虫	吡喹酮	20 mg/kg,TID×1 d
肝(胆)血吸虫		
华支睾吸虫、泰国肝吸虫、猫肝吸虫	吡喹酮	25 mg/kg,TID×1 d
肝片吸虫、大片形吸虫	三氯苯咪唑	10 mg/kg,单顿
肠道吸虫		
布氏姜片吸虫、异形吸虫	吡喹酮	20 mg/kg,TID×1 d
肺吸虫		
卫氏并殖吸虫	吡喹酮	20 mg/kg,TID×2 d

■ 预防和控制

🌐 血吸虫病的传播依赖于人类行为。由于感染在全球流行地区的地理分布没有明确划分，前往流行地区的旅行者应谨慎行事，不管水流速度如何，也不管声称安全与否，需避免与所有淡水体接触。一些局部药物应用于皮肤时，可能会抑制尾蚴渗透，但目前没有一种是有效的。如果出现接触，强烈建议与卫生保健提供者进行随访。在流行地区居民中预防感染是一项重大挑战。这些地区的居民将淡水用于卫生、家庭、娱乐和农业目的。目前采取了多种防治措施，包括杀灭软体动物、提供卫生用水和污水处理、药物和健康教育等，以改变接触水的行为模式。目前对血吸虫病流行国家的建议强调使用多种方法。随着口腔、有效、广谱抗血吸虫药物（吡喹酮）的出现，药物治疗在降低感染强度、逆转疾病方面效果显著。这种积极影响的持续时间取决于寄生虫在任何特定流行地区的传播动力学。预防和控制研究的最终目标是研制疫苗。虽然有一些有希望的线索，但这个目标在未来十年可能无法实现。

肝脏（胆汁）血吸虫

🌐 几种感染人类的胆道吸虫在东南亚和亚洲很常见。其他物种在欧洲、非洲和美洲传播。根据其在人类中的迁移途径，这些感染可分为支睾吸虫属和片吸虫组（表 134-1）。

■ 支睾吸虫病和后睾吸虫

🌐 华支睾吸虫病，又称中国或东方吸虫病，是东南亚以鱼类为食的哺乳动物的地方病。人类是偶然的宿主，在中国、越南和韩国，人类感染的患病率最高。感染麝猫后睾吸虫和猫肝吸虫是存在于猫和犬中的人畜共患病寄生虫，偶尔会传播给人类，特别是在泰国（麝猫后睾吸虫）、东南亚和东欧（猫肝吸虫）。这些关于人群中传染媒介的精确地理分布数据是不成熟的。

以上 3 种的任何一种感染都是由摄入生的或煮得不充分的淡水鱼形成的，这些淡水鱼含有后期囊幼虫。这些生物体在十二指肠中脱囊，释放的幼虫通过肝胰壶腹并在胆管内发育为成虫。成熟的吸虫是扁平而细长的，长度为 1~2 cm。雌雄同体的吸虫通过释放小的有盖卵来繁殖，它们随胆汁进入肠道，并被粪便排泄。在特定的淡水蜗牛（第一个中间宿主）环境中完成生命周期，随后蜗牛释放尾蚴，成为淡水鱼类中感染性的后期囊幼虫。

除晚期后遗症外，华支睾吸虫病和后睾吸虫的确切临床症状尚不明确。因为大多数受感染的个体都有较低的虫量，许多症状轻微。中度至重度感染可伴有右上腹部隐痛。与此相反，慢性或反复感染与胆管炎、胆汁性肝炎和胆道梗阻等表现有关。胆管癌在流行病学上与中国华支睾吸虫病和泰国东北部麝猫后睾吸虫感染有关。这种相关性导致这些感染性物质被认为人类致癌物。

■ 肝片吸虫病

🌐 肝片吸虫和大片吸虫是世界范围内的人畜共患疾病，在养羊业国家尤其流行。在南美洲、欧洲、非洲和澳大利亚报道

了人感染病例。最近估计在世界范围内流行 1 700 万例。据报秘鲁和玻利维亚某些地区有高度地方性。在大多数流行地区，主要的种类是肝片吸虫，但在亚洲和非洲，已观察到与大片吸虫有不同程度的重叠。

人类通过摄取附着在某些水生植物（如西洋菜、菱角和荸荠）上的后期囊幼虫而获得肝片吸虫病。食用受污染的水或食用用这些水清洗过的食品也可能感染。也有通过食用含有未成熟吸虫的新鲜制备的生肝脏而获得人类感染。当后期囊幼虫脱囊穿透肠壁，经腹腔进入肝包膜时，引起感染。成虫通过肝实质迁移，最终到达胆管，在那里它们产生大的有盖卵，这些卵在胆汁中通过胃肠道排泄到外部环境。吸虫的生命周期是在特定蜗牛（第一个中间宿主）体内完成的，然后在水生植物上形成囊胞。

肝片吸虫病的临床特征与感染的阶段和强度有关。急性疾病发生于寄生虫迁移（感染后 1~2 周）过程中，表现为发热、右上腹疼痛、肝大和嗜酸性粒细胞增多症。肝脏断层扫描（CT）可能显示多个实质空洞或迁移痕迹。当寄生虫到达最终栖息地时，症状和体征通常会消退。在慢性感染患者中，很少表现为胆管梗阻和胆汁性肝硬化。肝癌和肝片吸虫病没有关系。

■ 诊断

任何胆道吸虫感染的诊断都有赖于高度的怀疑、适当的地理区域病史以及粪便检查特征性虫卵。此外，通过记录外周血嗜酸性粒细胞增多症或对肝脏进行影像学检查，可获得额外证据。血清学检查对轻度感染者尤其有帮助。

治疗 · 胆道吸虫病

药物治疗（吡喹酮或三氯苯达唑）见表 134-2。胆道解剖病变或恶性肿瘤的患者按照一般医学指南处理。

肠吸虫

🌐 两种肠道吸虫引起了世界范围内特定地理区域的人类感染（表 134-1）。大姜片虫（成虫 2 cm×7 cm）是东南亚的特种，而小的异形吸虫则发现于埃及尼罗河三角洲。感染是由于食入附在水生植物（姜片虫）、淡水或咸水鱼类（异形吸虫）中的囊状吸虫引起的，这些吸虫在人的肠道中成熟，卵与粪便一起传播。大多数感染肠道吸虫的个体是无症状的。在严重的姜片虫感染中，可能会遇到腹泻、腹痛和吸收不良。异形吸虫的严重感染可能与腹痛和黏液腹泻有关。通过检测粪便样本中特征形状的虫卵建立诊断。治疗药物选择吡喹酮（表 134-2）。

肺吸虫

🌐 卫氏并殖肺吸虫病（表 134-1）及相关物种（如非洲并殖

吸虫)是除北美洲和欧洲以外世界许多地区的地方病。地方性在西非、中美洲、南美洲和亚洲尤其明显。在自然界中,卫氏并殖吸虫的宿主是野生和家养猫科动物。在非洲,非洲并殖吸虫已经在其他物种中被发现,如犬。成年肺吸虫,长度为7~12 mm,被发现包覆在感染者的肺部。在罕见的情况下,可在中枢神经系统(脑并殖吸虫病)或腹腔内发现吸虫成囊。人类通过摄入小龙虾和淡水蟹的肌肉和内脏中有传染性的后期囊幼虫而获得肺吸虫感染。在流行地区,这些甲壳类动物被生吃或腌制。一旦微生物到达十二指肠,它们就会穿过肠壁、腹膜腔、膈膜和胸膜腔到达肺。细支气管中可发现在被囊性病变包围的成熟吸虫。寄生虫的卵要么被痰排出体外,要么被吞食,然后被粪便带到外界。在蜗牛和淡水甲壳纲动物体内完成生命周期。

当成熟的吸虫黏附在肺组织中,会引起出血和坏死,导致包囊形成。邻近肺实质显示嗜酸性粒细胞炎性浸润的证据。包囊的直径通常为 1~2 cm,包含 1~2 个吸虫。随着产卵开始,包囊通常在细支气管中破裂,这一事件使得虫卵离开人类宿主。较老的包囊会形成增厚的壁,可能会发生钙化。在肺吸虫病的活跃期。肺组织围绕寄生虫包囊可能出现肺炎、支气管炎、支气管扩张和纤维化的证据。

肺并吸虫病在每个中度到重度感染的个体中表现尤为明显。咳褐色痰或血痰伴外周血嗜酸性粒细胞增多通常是本病的表现。X 线胸片检查显示胸膜炎。在慢性病例中,支气管炎或支气管扩张症占多数,但这些情况很少导致肺脓肿。肺的影像学表现为特征改变,表现为片状密度、空洞、胸膜融合和环状

阴影。脑并殖肺吸虫病表现为空间占位性病变或癫痫。

■ 诊断

肺并殖吸虫病是通过检测痰和/或粪便中的寄生虫卵来诊断的。血清学对卵阴性和脑并殖吸虫病有相当大的帮助。鉴别诊断包括活动性结核、细菌性肺脓肿和肺癌。

治疗 · 肺吸虫

治疗药物选择吡喹酮(表 134‐2)。对于肺损伤或脑损伤,可能需要其他的医疗或外科治疗。

组织吸虫的控制与预防

非疫区居民在访问疫区时,唯一有效的预防措施是避免误食当地的植物、鱼类或甲壳类动物,如需进食,应彻底清洗及煮熟。医生给旅客的建议中应包括关于水和食物的准备和使用的指导(参见第 6 章)。在疫区居民中阻断传播依赖于避免摄入感染阶段的虫体,妥善处理粪便和痰以防止在环境中孵化虫卵。这两种方法在很大程度上依赖于社会经济的发展、健康教育和彻底的行为改变。在经济进步、财政和社会改善的国家,传播减少。控制疫区流行的第三种方法是对具有最高传播风险的个体(如那些感染严重的人)选择性地使用药物。吡喹酮是一种广谱、安全和有效的驱虫剂,它的可获得性为减少人群中感染的宿主提供了一种手段。然而,这些吸虫感染作为可感染多种动物的人畜共患病,使得控制措施的制订较为复杂。

第 135 章
绦虫感染 | Chapter 135
Cestode Infections

A. Clinton White Jr., Peter F. Weller · 著 | 缪青 · 译

虫的最终宿主,也可能是中间宿主。微小膜壳绦虫是分段的寄生虫。成虫生活在胃肠道,但幼虫几乎可以在任何器官中找到。人绦虫感染可分为两大类,其中一类,人类是最终宿主,成年绦虫生活在胃肠道(牛肉绦虫、裂头绦虫、膜壳绦虫属和犬绦虫)。另一类,人类是中间宿主,在组织中存在幼虫,这类疾病包括包虫病、裂头蚴病和多头蚴病。人类可能是猪肉绦虫的两个阶段可同时存在人类的肠道。

条纹样绦虫通过位于头节的吸杯或钩附着在肠黏膜上,

头节后面是短而窄的颈颈部,节片从此处生出。随着每一个节片的成熟,新的不成熟的节片从颈部向后继续生成替代原先节片的位置。逐渐伸长的节片称为横裂体,构成了绦虫的主体。物种之间的长度是不同的。在一些绦虫中,绦虫可能由 1000 多个节片组成,可能有几米长。成熟的节片是雌雄同体的,产生卵随后释放,由于不同绦虫种的卵在形态上是相同的,不同头节或节片在形态上是不同的,后者为物种水平的诊断鉴定提供了依据。

大多数人类绦虫需要至少一个中间宿主来完成幼虫的发育。在中间宿主摄入节片上的虫卵后,幼虫的钩球蚴被激活,脱离虫卵,进入肠道黏膜。钩球蚴迁移到组织并发育成包囊虫(单头节)、多头蚴(多头节),或包虫囊(带有子囊的包囊,每个包囊含有几个原头节)。最终宿主摄取含有包囊的组织,使头节能够发育成绦虫。

牛带绦虫病和亚洲绦虫病

🌐 在所有食用未煮熟牛肉的国家都有牛绦虫。它在撒哈拉以南非洲和中东国家最为普遍。亚洲绦虫与牛带绦虫有密切关系,在亚洲发现,猪是中间宿主。这两个物种的临床表现和形态学非常相似,因此被放在一起讨论。

病因和发病机制

人类是牛带绦虫和亚洲绦虫成虫阶段的唯一最终宿主。绦虫,能达到 8 m 长度,有 1 000～2 000 个节片,栖息在上段空肠。牛带绦虫的头节有 4 个突出的吸盘,而亚洲绦虫有一个没有包装的顶突。每个妊娠节有 15～30 个子宫分支(与之相反,猪带绦虫有 8～12 个)。虫卵与猪带绦虫不能区别,它们的尺寸为 30～40 μm,含有钩球蚴,有一层厚厚的褐色条纹状外壳。沉积在植物上的卵可以存活数月或数年,直到它们被牛或其他食草动物(牛带绦虫)或猪(亚洲绦虫)吞食。吞下后释放的胚胎侵入肠壁,携带至横纹肌或内脏,在那里转化为囊尾幼,用生肉或未煮熟的肉时,这种形式会感染人类。囊尾幼虫摄取后,成虫发育需要 2 个月的时间。

临床表现

患者经常是通过发现粪便中的节片意识到感染。节片常能活动。节片排出肛门时,患者可能会主诉肛门周围不适。可出现轻微腹痛或不适、恶心、食欲改变、虚弱、体重下降。

诊断

诊断是通过检测粪便中的卵或节片来进行的。肛门周围区域也可能有虫卵,如果粪便中没有发现节片或虫卵,应使用透明胶带拭子检查肛门周围区域(如蛲虫感染,**参见第 132 章**)。要将牛带绦虫或亚洲绦虫和猪带绦虫区别出来,需要对成熟的节片进行检查。头节的检测可区分这 3 个种类。血清学检测对诊断没有帮助。可以检测到嗜酸性粒细胞增多和血清 IgE 水平升高。

治疗·牛带绦虫和亚洲绦虫

一剂吡喹酮(10 mg/kg)是非常有效的。

预防

预防感染的主要方法是充分的烹饪牛肉或猪肉内脏;暴露在 56℃ 温度下 5 min 将会损害囊状虫。冷藏、长时间盐渍或冷冻在 -10℃ 9 日也可杀死牛肉中的囊尾幼虫。一般的预防措施包括牛肉的检测及人类粪便的妥善处理。

猪肉绦虫和囊尾幼虫病

猪肉绦虫在人体内有两种不同的感染形式,即肠内的成虫感染和组织内的幼虫感染(囊虫病)。人类是猪肉绦虫唯一终末宿主,猪是通常的中间宿主,但其他的动物也可能是幼虫的栖息地。

🌐 在世界各地养猪和接触人类粪便的地区都发现了猪肉绦虫。然而,在拉丁美洲、撒哈拉以南非洲、中国、印度和东南亚地区发病最多。在工业化国家,囊虫病的发生主要是来自流行地区的感染者感染所致。

病因和发病机制

绦虫成虫一般位于空肠上部。头节通过吸盘和两排挂钩连接。成年绦虫通常能存活几年。通常约 3 m 长,可能有多达 1 000 个节片,每只产生多达 5 万只虫卵。节片被释放并排泄到粪便中,这些节片的卵对人和动物都具有感染性。卵可以在环境中存活几个月。猪中间宿主摄入卵细胞后,幼虫被激活,离开虫卵并穿透肠壁,并被带到许多组织中。它们最常出现在颈部、舌和躯干的横纹肌中。在 60～90 日,包囊幼虫发育。这种囊幼虫可以存活数月至数年。通过摄入含有囊尾幼虫未煮熟的猪肉,人类出现肠道绦虫的感染。引起人类囊虫病的感染是由于摄入了绦虫卵,通常与绦虫携带者密切接触而形成。如果携带产卵绦虫的个体吞下了自己粪便中的卵,就可能发生自体感染。

临床表现

猪肉绦虫感染可能无症状。患者可发现排泄物中含有节片。其他症状并不常见。

囊虫病的临床表现多种多样。囊尾蚴可以在身体的任何地方发现,但最常见的是在大脑、脑脊液(CSF)、骨骼肌、皮下组织或眼睛中发现。囊尾幼虫病的临床表现取决于囊尾幼虫的数量和位置,以及相关炎症反应或瘢痕形成的程度。神经表现最常见(图 135 - 1)。癫痫发作与脑实质囊尾幼虫周围的炎症有关。癫痫发作可以是全身性、局灶性或杰克逊性癫痫。脑积水的原因是囊尾幼虫阻塞脑脊液并伴有炎症,或蛛网膜炎导致脑脊液流出梗阻。颅内压增高的症状,包括进行性头痛、恶心、呕吐、视力改变、头晕、共济失调或意识混乱等症状往往很明显。脑积水患者可能视神经乳头水肿或精神状态改变。当囊尾幼虫在大脑底部或蛛网膜下腔发育时,可引起慢性脑膜炎或蛛网膜炎、沟通性脑积水、出血或脑卒中(中风)。

诊断

通过检出卵或节片可诊断肠猪肉绦虫感染,如牛带绦虫所述。更敏感的方法包括抗原捕获酶联免疫吸附法(ELISA)、聚合酶链反应(PCR)和绦虫阶段特异性抗原的血清学检测,目前仅作为研究技术。囊虫病的诊断是有区分的。共识会议确定了诊断的绝对、主要、次要和流行病学标准(表 135 - 1)。只有对寄生虫进行明确的描述,才可能实现明确诊断(绝对标准)。要实现这一要求,需要通过对切除组织中寄生虫的组织学观察、眼睛(前房、玻璃体、视网膜下区域)的眼底镜观察,或通过神经影像学显示包含特征性头节的囊性病变(图 135-1)。随着神经影像学分辨率的提高,在许多病例中都可以发现头节。在其他情况下,临床诊断是基于临床表现、影像学研究、血清学检查和暴露史的结合。

表 135-1 人包虫病的诊断标准

1. 绝对标准
  a. 通过组织学或显微镜检查活检材料显示囊虫病
  b. 用眼底镜观察眼睛中的寄生虫
  c. 特征性脊柱侧凸囊性病变的神经放射学表现

2. 主要标准
  a. 神经放射学病变提示神经囊尾蚴病
  b. 酶联免疫转移印迹法检测血清中囊虫病抗体
  c. 自行或单独应用阿苯达唑或吡喹酮治疗颅内囊性病变

3. 次要标准
  a. 神经影像学检查发现与脑囊虫病相符合的病变
  b. 临床症状提示神经囊尾蚴病
  c. 用酶联免疫吸附法检测脑脊液中囊尾蚴或囊尾蚴抗原的抗体
  d. 中枢神经系统以外的囊虫病的证据(如雪茄状软组织钙化)

4. 流行病学标准
  a. 居住在囊虫病流行地区
  b. 经常前往囊虫病流行地区
  c. 与感染猪肉绦虫人群的家庭接触

确诊标准:一项绝对标准或两项主要标准、一项次要标准和一项流行病学标准。
拟诊标准:① 一项主要标准加上两项次要标准;② 一项主要标准加一项次要标准和一项流行病学标准;③ 三项次要标准加一项流行病学标准。
资料来源:修改自 OH Del Brutto et al: Neurology 57: 177, 2001。

神经影像学表现提示神经囊虫病是主要的诊断标准(图135-1)。囊状病变伴或不伴强化(如环形强化)、一个或多个结节钙化(也可能伴有强化)或局灶性强化病变。脑实质的囊尾蚴虫通常直径为5~20 mm,圆形。蛛网膜下腔或裂隙的囊性病变可扩大至直径6 cm,并可呈分叶状。在蛛网膜下腔或脑室的囊幼虫,壁可能很薄,包囊液通常与脑脊液密度一致。阻塞性脑积水或基底膜增强可能是间质外神经囊虫病 CT 的唯一表现。经验丰富的神经放射学家通过在 MRI 或 CT 下

往脑室内注入造影剂,可见脑室或蛛网膜下腔的囊性幼虫。CT 对钙化灶的识别较 MRI 更为敏感。而 MRI 更适合于鉴别囊性病变、头节和增强。

第二个主要诊断标准是检测囊尾幼虫的特异性抗体。虽然大多数使用未分离抗原的测试具有高的假阳性和假阴性结果,但这个问题可以通过使用更具体的免疫印迹试验来克服。用小扁豆凝集素纯化的糖蛋白进行免疫印迹分析,具有99%的特异性和灵敏度。然而,单颅内病变或钙化的患者血清检测可能阴性,其血清标本的诊断敏感性均高于 CSF,所有诊断抗原均已克隆,利用重组抗原进行检测的研究正在进行中。利用单克隆抗体检测血液中的寄生虫抗原或脑脊液也可促进诊断和患者随访。这些检测现在已经可以用于患者。

研究表明,临床标准可以帮助在选定的病例中诊断。来自流行地区单一强化病变患者出现癫痫,常规检查,并没有证据表明系统性疾病(如没有发热、腺病、或胸部影像学异常),CT 上丛集圆形的直径5~20 mm病灶,不伴有中线移位,这种表现几乎都是由脑囊尾幼虫病引起的。最后,自行缓解或单靠阿苯达唑治疗后缓解,这与神经囊尾蚴病相一致。

次要的诊断标准包括神经影像学表现,但囊尾幼虫病的特征性表现较少。临床表现提示神经棘球蚴病(如癫痫发作、脑水肿或精神状态改变),中枢神经系统(CNS)以外的囊尾幼虫病的证据(如雪茄状软组织钙化),或 ELISA 检出脑脊液中抗体。流行病学标准包括暴露于绦虫携带者或感染猪肉绦虫的家庭成员,之前或目前居住在流行地区,或经常去疫区旅行。

确诊的患者可以是一个绝对标准,也可以是两个主要标准、一个次要标准和一个流行病学标准的组合(表135-1)。以下情况支持可能的诊断:① 一项主要标准加两项次要标准;② 一项主要标准加一项次要标准和一项流行病学标准;③ 三项次要标准加一项流行病学标准。虽然脑脊液在神经囊虫病中通常是异常的,但不是特征性的。患者可能有脑脊液细胞增多,主要是淋巴细胞、中性粒细胞或嗜酸性粒细胞。CSF 中蛋白质水平可能升高,糖浓度通常正常,但可能会降低。

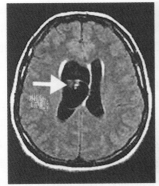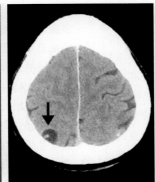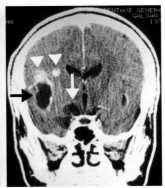

图 135-1 神经囊尾蚴病是由猪肉绦虫引起的。 神经系统感染可以根据寄生虫的位置和活力进行分类。当寄生虫在脑室的时候,它们常引起梗阻性脑积水。左侧:磁共振成像显示侧脑室囊尾蚴,合并脑积水,箭头指向囊状寄生虫内的节段。中间:CT 显示实质囊尾蚴,强化的囊肿壁和内囊尾蚴(箭头)。右侧:多发囊尾蚴,包括先前感染的钙化灶(箭头),基底池活的囊尾蚴(白色箭头)和一个位于大脑侧裂较大的退化的囊尾蚴(黑色箭头)(经授权许可,引自:JC Bandres et al: Clin Infect Dis 15: 799, 1992, © The University of Chicago Press)。

治疗·猪肉绦虫病或囊尾幼虫病

肠道感染猪肉绦虫采用单剂量吡喹酮（10 mg/kg）治疗。然而，吡喹酮偶尔在伴有隐匿性囊虫病的中枢神经系统中引起炎症反应。氯硝柳胺（2 g）也有效，但不广泛。

神经囊尾幼虫病的初步治疗应基于对症治疗，以治疗癫痫或脑积水为重点。癫痫发作通常可以用抗癫痫治疗来控制。如果实质病变消失不伴有钙化，且患者没有癫痫发作，那么在1～2年后，抗癫痫药物治疗通常可以停止。安慰剂对照试验正在证明抗寄生虫药物治疗实质神经囊虫病的临床优势。在大多数研究中已经观察到其可快速缓解神经影响学异常。但临床上的获益不那么显著，主要旨在缩短复发性癫痫发作的时间和减少多次复发性癫痫患者的数量。对于脑实质囊虫病的治疗，大多数权威倾向于使用抗寄生虫药物，如阿苯达唑[15 mg/（kg·d），持续8～28日]或吡喹酮[50～100 mg/（kg·d），分3次给药，持续15～30日]。阿苯达唑和吡喹酮[每日50 mg/（kg·d）]联合使用可能对多发病灶更有效。多蛛网膜下腔包囊患者往往需要较长的疗程或联合治疗。这两种药物都可能加剧垂死寄生虫周围的炎症反应，从而加剧癫痫发作或脑积水。对我们来说，接受这些药物的患者应该小心监测。治疗期间应使用高剂量的糖皮质激素。由于糖皮质激素诱导吡喹酮的首关代谢，可能降低吡喹酮的抗寄生虫作用，故应联合应用西咪替丁抑制吡喹酮的代谢。

对于脑积水患者，紧急降低颅内压是主要的治疗方法。对于阻塞性脑积水，首选的方法是通过内镜手术切除囊尾幼虫。然而，这种干预并不总是可行的。另一种方法最初是进行分流手术，如脑室-腹腔分流。历史上，分流通常失败，但与抗寄生虫药物和糖皮质激素联合使用可达到低失败率。开颅切除包囊只是偶尔需要，但是第四脑室包囊的一种替代方法。对于蛛网膜下腔包囊或巨大囊尾幼虫患者，需要糖皮质激素等抗炎药物来减轻蛛网膜炎及合并的血管炎。大多数权威人士建议延长抗寄生虫药物的疗程，并在脑积水时进行分流。甲氨蝶呤在需要长期治疗的患者中应使用以限制类固醇使用。在弥漫性脑水肿和颅内压升高的患者由于多发性炎症病变，糖皮质激素是治疗的主要药物，应避免使用抗寄生虫药物。对于眼睛及脊髓病变，药物引起的炎症可引起不可逆损伤。眼病应通过手术治疗。最近的数据表明，内科或外科治疗都可以用于治疗脊柱疾病。

预防

肠道绦虫感染的预防措施包括对猪肉进行与上述牛肉类

似的处理。囊尾幼虫病的预防包括通过良好的个人卫生、有效的粪便处理和肠道感染人群的治疗和预防，尽量减少食用粪源性虫卵的机会。为了消灭疾病，对人类和猪群进行了大规模药物治疗。最后，预防猪囊尾幼虫病的疫苗在研究中显示出希望，目前正在开发中。

■ 包虫病

棘球蚴病是一种由细粒棘球绦虫、多房棘球蚴或福氏棘球蚴幼虫期引起的感染。细粒棘球绦虫可引起囊性包虫病及单房囊性病变。在家畜与犬共同饲养的大多数地区普遍存在。分子证据表明，细粒棘球绦虫实际上可能属于多个物种。具体来说，来自羊、牛、猪、马和骆驼的菌株可能代表不同的物种。在所有的大陆都能发现这种寄生虫，在中国、中亚、中东、地中海地区、东非和南美洲的部分地区流行率很高。多房棘球蚴，可引起局部浸润性的多叶肺泡病变，见于高山、亚北极地区或北极地区，包括加拿大、美国、中欧和北欧、中国和中亚。福氏棘球蚴引起多囊性包虫病，仅在美洲中部和南部发现。

如同其他绦虫，包虫物种既有中间宿主也有最终宿主。最终宿主是在其粪便中传递虫卵的犬科动物。细粒棘球绦虫的虫卵在绵羊、牛、人、山羊、骆驼等中间宿主体内发育成包囊。另外，鼠和其他啮齿类动物是多房棘球蚴的中间宿主。当一只犬（细粒棘球绦虫）或一只狐狸（多房棘球蚴）吞食了含有包囊的受感染肉类，寄生虫的生命周期就完成了。

病因学

在犬空肠中存活5～20个月的小的（5 mm）成年细粒棘球蚴，只有3种节片：① 不成熟的；② 成熟的；③ 妊娠的。妊娠期卵裂释放的卵在形态上与带绦虫卵相似，抵抗力很强。人类摄入卵后，胚胎从卵中出来，进入肠道黏膜，进入门静脉循环，并被带到各种器官，最常见的是肝脏和肺。幼虫发育为充满液体的单囊包虫，由外膜和内胚层组成。子囊发育自胚层的内部，就像萌发的囊性结构称为育囊一样。新幼虫被称为原头蚴，在幼育囊大量发育。包囊在一段时间内缓慢膨胀。

多房棘球蚴的生命周期同其他相似，除了野生犬科动物（如狐狸）是最终宿主，而小型啮齿类动物是中间宿主。然而，多房棘球蚴的幼虫形态大不相同，它们仍然处于增殖阶段，寄生虫总是多房的，没有育囊或原头蚴的囊泡通过从生发层外周扩展的过程逐渐侵入宿主组织。

临床特征

缓慢增大的棘球蚴包囊一般无症状，直到其扩大的大小在受累器官内的占位作用引起症状为止。肝和肺是这些包囊最常见的部位。大约2/3的细粒棘球蚴感染和几乎所有的多房棘球蚴感染都与肝有关。由于包囊扩大到足以引起症状的程度需要数年的时间，因此在常规的X线或超声检查中可能会偶然发现包囊。

有症状的肝棘球蚴病患者最常表现为腹痛或右上象限可触及的肿块。胆管受压或包囊液漏入胆道可能类似于反复发作的胆石症,胆道梗阻可导致黄疸。包虫包囊破裂或间歇性漏出可引起发热、瘙痒、荨麻疹、嗜酸性粒细胞增多或过敏反应。肺包虫病可破入支气管树或胸膜腔,引起咳嗽、痰咸、呼吸困难、胸痛或咯血。包虫包囊破裂可自发发生或在手术中发生,可导致原头节多灶播散,形成附加包囊。其他表现是由于骨(侵袭骨髓腔、缓慢的骨侵蚀导致病理性骨折)、中枢神经系统(占位性病变)、心脏(传导缺陷、心包炎)和骨盆(盆腔肿块)。

多房棘球蚴幼虫的特征性表现为缓慢增长的肝肿瘤,逐渐破坏肝脏并扩展到重要的结构。患者经常主诉上腹部疼痛。肝大和梗阻性黄疸可能是明显的。病灶可浸润相邻器官(如膈肌、肾脏、肺)或转移到脾脏、肺或脑。

诊断

影像学检查对棘球蚴的诊断和评价具有重要意义。普通 X 线片可以确定细粒棘球蚴的肺包囊(通常是密度均匀的圆形肿块),但是可能会遗漏其他器官的包囊,除非包囊壁钙化(如肝脏)。MRI、CT 及超声显示界限清楚的包囊,伴厚或薄的囊壁。当较老的包囊中含有大量富含原头节的棘球蚴砂,这些成像方法可以检测到不同密度的液体。然而,最具病理特征的发现(如果可以发现),是较大包囊中的子包囊,这种表现类似于 CT 上的蛋壳或囊壁钙化,提示细粒棘球蚴感染,有助于将包囊与肿瘤、细菌性或阿米巴性肝脓肿、血管瘤区分开来。相反,肺泡包虫包囊在超声或 CT 显示为分辨不清的实性肿块伴中央坏死及斑块样钙化。

细粒棘球蚴感染可以通过抽吸液检查原节或钩来诊断。但通常不推荐诊断性洗液,因为有漏液的危险,可能导致感染播散或过敏反应,血清检测有所帮助,但是阴性试验并不排除

棘球蚴病的诊断。肝脏中的包囊引起约 90% 的病例抗体反应阳性,而高达 50% 的肺包囊患者的血清检测阴性。用免疫印迹法检测特异性棘球蚴抗原的抗体特异性最高。

治疗·棘球蚴病

囊性棘球蚴病治疗是根据包囊的大小、位置、表现和患者的整体健康状况来确定的。传统上手术是最主要且明确的治疗方法。目前建议对细粒棘球蚴感染进行超声分期(**图 135 - 2**)。小的 CL、CE1 和 CE3 病变可能对阿苯达唑治疗有反应。对于 CE1 病变和不复杂的 CE3 病变,现在推荐 PAIR(经皮穿刺、注射头节杀伤剂和重复抽吸)治疗方案,而不是手术。对于表面的包囊(因为有破裂的危险),包囊有多个厚的内部间隔分裂(蜂窝状),包囊与胆道相通时,禁止使用 PAIR 疗法。用于二级预防,对于 PAIR 治疗中液体不慎泄漏所致的腹膜棘球蚴病,为了进行二级预防,应在治疗前至少 2 日给予阿苯达唑[15 mg/(kg·d),分两次给药],并在治疗后继续给药至少 4 周。超声或 CT 引导下抽液,可通过对吸液中原节的测定确认诊断。抽吸后,应注射造影剂,以检测与胆道的隐匿通道。另外,应通过可视胆汁染色和量油计检查液体。如果没有发现胆汁,也没有看到交通,可再次使用造影剂,随后注入头节杀虫剂(通常为 95% 乙醇,另一种是高渗盐水)。这种方法如果由熟练的医生实施,其治愈率和复发率与术后相当,但围术期发病率较低,住院时间较短。经验丰富的医生,可以通过注射套管针治疗一些

包囊

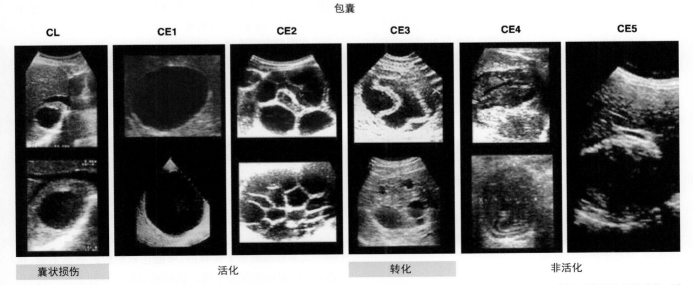

| CL | CE1 | CE2 | CE3 | CE4 | CE5 |

囊状损伤   活化   转化   非活化

图 135 - 2 治疗囊性包虫病引起的颗粒棘球绦虫应根据其生存能力而定,可由放射学表现来估计。超声表现包括病变分为活动性、过渡性和非活动性。活动性囊肿包括 CL 型(囊性病变,无明显囊壁)、CE1[囊壁可见,内回声(雪花征)]、CE2(囊壁可见,内分隔)。移行囊肿(CE3)可能有脱落的层流膜或部分塌陷。非活性囊肿包括 CE4 型(非均质性肿块)和 CE5 型(厚壁钙化囊肿)(经授权许可,引自:RL Guerrant et al:Troplcal Infections Diseases:Principles, Pathogens and Practice,2nd ed,p1312. © 2005)。

CE2病灶。原囊内的子包囊可能需要单独穿刺以及置管引流。

对于复杂的细粒棘球蚴(如与胆道相通者)、大多数胸腔和颅内包囊,以及对于不可能行PAIR治疗的区域,手术仍然是主要的治疗手段。用于肝的细粒棘球蚴患者,首选的手术方法是囊周切除术,切除整个包囊和周围纤维组织。手术或PAIR过程中漏液造成过敏性反应及感染性原节播散,后者的预防需要防止包囊溢出和用高渗盐水浸泡洞巾。由于高钠血症、中毒或硬化性胆管炎的问题,不再推荐注射头节杀伤药物。阿苯达唑对棘球蚴有活性,应从肝切除术前几日开始辅助性给药,对细粒棘球蚴应持续给药数周。吡喹酮[50 mg/(kg·d),持续2周]可加速原头节的死亡。阿苯达唑单独用药12周至6个月可获得约30%的治愈率,另有50%得到改善。在很多治疗失败的病例中,PAIR和额外的药物治疗可成功治疗细粒棘球蚴感染。最好通过一系列影像学研究来评估治疗的反应,并注意包囊的大小和稳定性。有些包囊即使没有原头节,也可能不能显示完全的放射分辨率。其中一些包囊具有部分放射学分辨率(如CE4或CE5),可以仅通过观察来随访处理。

手术切除仍是治疗多房棘球蚴感染的首选方法。彻底清除寄生虫为治愈提供最佳机会。建议在治疗性手术后,持续使用阿苯达唑治疗至少2年。正电子发射断层扫描可以用来随访疾病活动。大多数病例诊断时已处于不可能完全切除的阶段,在这些病例中,阿苯达唑的治疗应无限期地持续,并进行仔细的监测。在某些情况下,由于必须切除的肝脏范围较大,可以进行肝移植。然而,持续的免疫抑制有利于多房棘球蚴的复制和移植后的再感染。无限期的阿苯达唑治疗是必需的。

预防

🌐 在流行地区,棘球蚴病可以通过以下方式预防:给受感染的犬服用吡喹酮,避免使犬接近被感染的动物,给羊接种疫苗。限制流浪犬的数量,对降低人类感染的流行率是有帮助的。在欧洲,多房棘球蚴感染与园艺有关,处理土壤时应戴手套。

■ 微小膜壳绦虫病

🌐 微小膜壳绦虫(短小绦虫)感染是所有绦虫感染中最常见的,流行于世界温带和热带地区。感染是通过粪便、口腔污染传播的,常见于福利院儿童。

病因和发病机制

微小膜壳绦虫是唯一不需要中间宿主的人类绦虫。幼虫和成虫阶段的生命周期都发生在人类身上。成虫是最小的人类绦虫类,大约2 cm长,生活在回肠近端。节片在粪便中很

少见,释放直径30~44 μm的球形卵,每个都包含一个带有6个小钩的钩球蚴。虫卵立即具有传染性,并在体外环境中无法存活>10日。当卵细胞被新宿主摄入时,使六钩蚴得以释放,穿透肠绒毛,成为囊尾幼虫。幼虫回到肠腔,附着在黏膜上,10~12日后发育成成虫。虫卵在排入粪便前也可能孵化,导致肠道虫量不断增加导致自体感染。虽然微小膜壳绦虫成虫的寿命只有4~10周,但其自体感染会使感染持续。

临床表现

微小膜壳绦虫感染和许多肠道寄生虫一样,通常是无症状的。当感染严重时,就会出现厌食症、腹痛和腹泻。

诊断

通过在粪便中发现虫卵来诊断感染。

治疗·微小膜壳绦虫

吡喹酮(25 mg/kg一次)是首选的治疗方法,因为它对肠绒毛中的成虫和囊尾幼虫都有作用。硝唑尼特(500 mg,BID,3日)可以作为替代药物。

预防

良好的个人卫生和改善卫生条件可以根除这种疾病。大规模药物治疗结合卫生条件改善已控制了流行病。

■ 长膜壳绦虫病

长膜壳绦虫,是啮齿绦虫的一种,它偶尔会感染幼儿,因为幼儿会摄入未煮熟的谷物食品中的幼虫,这些幼虫由跳蚤和其他昆虫释放。感染通常是无症状的,可通过检测粪便中的虫卵来诊断。吡喹酮可治愈大多数病例。

■ 裂头绦虫病

🌐 阔节裂头绦虫和其他裂头绦虫分布于北半球、中非和南美洲的湖泊、河流和三角洲中。

病因和发病机制

成年绦虫是最长的绦虫(可达25 m),它通过位于细长的头节上的吸盘附着在回肠上,偶尔也附着在空肠黏膜上。成虫有3 000~4 000个节片,它们每日向粪便中释放100万个卵。如果一个卵到达水中,它会孵化并释放出一个自由游动的胚胎,这个胚胎可以被小型淡水甲壳类(独眼虫或镖水蚤)吃掉。受感染甲壳类动物体内含有发育的原尾蚴,被鱼吞食后,幼虫会迁移到鱼肉中,然后成长为全尾蚴或者裂头幼虫,人类通过食用受感染的生鱼或熏鱼而感染。在3~5周内,绦虫在人体肠内成熟为成虫。

临床表现

大多数感染是无症状的,可能包括短暂的腹部不适、腹泻、呕吐、虚弱和体重下降。偶尔可引起急性腹痛和肠梗阻。在少数情况下,迁移的节片可能诱发胆管炎或胆囊炎。

🌐 由于绦虫吸收大量维生素B_{12},并干扰回肠对维生素B_{12}的吸收,可导致人体维生素B_{12}缺乏。但这一后果仅在斯堪的

纳维亚半岛引起人们的注意,那里多达 2% 的受感染患者(尤其是老年人),患有类似恶性贫血的巨细胞性贫血,并可能出现维生素 B_{12} 缺乏症的神经后遗症。

诊断

通过检测粪便中的特征性卵,很容易做出诊断。虫卵,一端是一个带盖的外壳,另一端是一个旋钮。可表现为轻度至中度嗜酸性粒细胞增多。

治疗 · 裂头绦虫病

吡喹酮(5~10 mg/kg 一次)疗效显著。如维生素 B_{12} 缺乏,应给予肠外维生素 B_{12}。

预防

将鱼加热至 54℃ 5 min,或在 −18℃ 下冷冻 24 h 可预防感染。将鱼长时间放置在高浓度的盐水中可杀死虫卵。

■ 复孔绦虫病

犬复孔绦虫是一种常见的猫犬绦虫,可意外感染人类。犬、猫、人类(偶尔)会因为摄入含有囊尾幼虫的跳蚤而感染。儿童比成人更容易感染。大多数感染是无症状的,但是也会出现腹痛、腹泻、肛门瘙痒、荨麻疹、嗜酸性粒细胞增多症,或粪便中出现节段。诊断是通过粪便中检出虫卵或节片而成立的。如阔节裂头蚴感染,治疗包括吡喹酮。预防需要对宠物犬或猫进行驱虫治疗和跳蚤控制。

■ 裂头蚴病

人类可以感染迭宫绦虫属裂头蚴的全尾蚴幼虫。以下方式均可被感染:饮用含有受感染剑水蚤的水;食用受感染的蛇、鸟或哺乳动物;用受感染的肉作为药膏。虫在组织中缓慢迁移,感染常见表现为皮下组织肿胀。眼眶周围组织可能受累,眼裂头蚴病可能会损害眼睛。手术切除是治疗局部裂头蚴病的有效方法。

■ 多头蚴病

这是一种罕见的由犬绦虫(多头绦虫或系列绦虫)的幼虫期(多头蚴)引起的人类感染,表现为占位性包囊。与囊尾幼虫病相似,中枢神经系统和皮下组织受累最为常见。确诊和治疗都需要手术切除病变。药物一般是无效的。

第 9 篇
毒伤、虫袭、咬伤和蜇伤

第 136 章
毒蛇及海洋动物暴露引起的疾病

Chapter 136
Disorders Caused by Venomous
Snakebites and Marine Animal Exposures

Charles Lei, Natalie J. Badowski, Paul S. Auerbach, Robert L. Norris · 著 │ 陈翔 · 译

本章概述了毒蛇、海洋动物咬伤和中毒患者的评估和管理的一般原则。由于发达国家重度咬伤和叮伤的发生率相对较低,缺乏相关的临床研究,因此治疗决策往往基于轶事信息。

毒蛇咬伤

■ 流行病学

世界上的毒蛇主要是蝰蛇科(蝰蛇亚科:东半球蝰蛇;蝮蛇亚科:新大陆和亚洲颊窝蝰蛇)、眼镜蛇科(包括眼镜蛇、银环蛇、海蛇、金环蛇和所有澳大利亚毒蛇)、屋蛇科(穴蝰亚科:穴蝰)及游蛇科(一个大科,其中大多数种是无毒的,只有少数种对人类具有危险的毒性)。大多数蛇咬伤发生在温带和热带气候的发展中国家,人们主要以农业和渔业为生。估计最近每年全世界有 120 万~550 万例蛇咬伤,其中 421 000~1 841 000 例有毒液螫入,造成 20 000~94 000 人死亡。这个估计出来的数据波动范围很大,反映了在毒蛇影响最严重的地区,收集准确数据存在巨大的挑战。许多患者不寻求医院治疗,报告和记录通常都不完整。

■ 蛇的解剖/鉴定

典型的蛇毒输送器官由位于眼睛下方和后方的双侧毒腺组成,通过导管与上颌前部的中空尖牙相连。在蝰蛇(蝰蛇和颊窝蝰蛇)中,这些尖牙长且高度活动;蛇在休息时,它们会折回到口的顶部,攻击时会变成直立状态。眼镜蛇的尖牙则较小,相对固定在直立的状态。大约 20% 的颊窝蝰蛇咬伤和更高比例的其他蛇咬伤(海蛇可高达 75%)是"干"咬伤,这意味着不会释放毒液。在所有毒蛇咬伤中,约 50% 有毒液螫入。

毒蛇和非毒蛇的区分是比较困难的。蝰蛇的特征是三角形头部(许多无害的蛇也存在这个特征)、椭圆形瞳孔(也见于一些无毒蛇,如王蛇和蟒蛇)、较大的上颌尖牙,颊窝蝰蛇头部两侧的热敏感小窝(颊窝器)有助于定位猎物和攻击瞄准。新大陆响尾蛇的尾巴末端有一系列环锁的角蛋白板(即响尾),当蛇快速摆动尾巴时,会发出嘶嘶的声音,这种声音是响尾蛇感应到威胁的警告信号。通过花纹来辨别毒蛇是巨大的误导,因为许多无害的蛇的花纹会高度模仿同一地区的毒蛇。

■ 毒液及临床表现

蛇毒是由酶、低分子量多肽、糖蛋白和其他成分组成的高度可变的复杂混合物。在这些有害成分中,出血蛇毒素促进血管渗漏,并引起局部和全身出血。蛋白水解酶引起局部组织坏死,在各个步骤影响凝血途径,损害器官功能。透明质酸酶促进毒液通过结缔组织扩散。心肌抑制因子降低心输出量,缓激肽引起血管舒张和低血压。神经毒素在突触前或突触后起作用,阻断神经肌肉连接处的传导,导致肌肉麻痹。大多数蛇毒会对患者产生多系统的影响。

毒蛇咬伤后,出现症状和临床表现的时间可以非常多变,

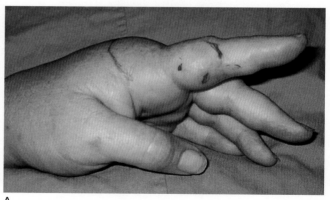

A

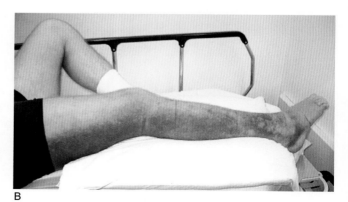

B

图 136-1 北太平洋响尾蛇(黑响尾蛇)毒伤。A. 轻度毒伤。注意手指在咬伤 2 h 后出现水肿和早期瘀斑。B. 重度毒伤。注意足踝咬伤 5 日后出现广泛的瘀斑。

取决于毒蛇的种类、咬伤的解剖位置和注射的毒液量。大多数蝰蛇和一些具有坏死性毒液的眼镜蛇造成的毒伤会引起进行性局部疼痛、肿胀、瘀斑(图 136 - 1),以及(在数小时到数日内)出血性或充满血清的小疱和大疱。在重度咬伤中,可有显著的组织缺失(图 136 - 2 和图 136 - 3)。全身检查结果是非常多变的,包括心动过速或心动过缓、低血压、全身乏力、味觉改变、口腔麻木、肌肉肌束震颤、肺水肿、肾功能不全和自发性出血(基本上来自任何解剖部位)。神经毒性眼镜蛇,如金环蛇(金环蛇属)、许多澳大利亚眼镜蛇[如死亡蛇(棘蛇属)和虎蛇(虎蛇属)]、一些眼镜蛇(眼镜蛇属)和一些蝰蛇[如南美响尾蛇(响尾蛇属)和印度罗素蝰蛇(山蝰)],会引起神经系统功能障碍。早期症状包括恶心、呕吐、头痛、感觉异常或麻木,以及精神状态改变。患者可能出现脑神经异常(如上睑下垂、吞咽困难),随后出现周围运动无力。重度毒伤可导致肌肉麻痹,包括呼吸肌,并导致呼吸衰竭和误吸引起死亡。海蛇毒伤导致局部疼痛(易变)、全身肌痛、牙关紧闭症、横纹肌溶解和进行性松弛性麻痹,这些症状可延迟数小时出现。

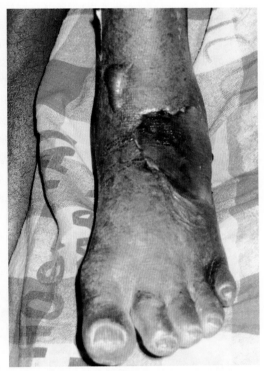

图 136 - 2　印度西南部罗素蝰蛇(山蝰)咬伤 5 日后,早期、严重、全层坏死。

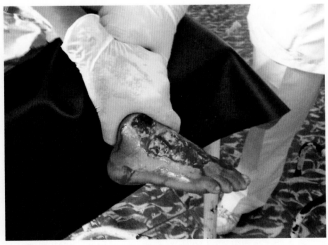

图 136 - 3　哥伦比亚一名儿童被颊窝蝰蛇咬伤 10 日后出现重度坏死。(图片经授权许可,来自:Jay R. Stanka)。

治疗·毒蛇咬伤

现场处理

对被毒蛇咬伤的人进行院前护理最重要的一个方面是迅速运送到医疗机构,该医疗机构需要配备有支持性治疗(呼吸支持和循环支持)和抗毒血清治疗设备。过去推荐的大多数急救措施大多没有什么益处,有些甚至会使病情恶化。正确的做法是用夹板固定被咬的肢体,以减少出血和不适,情况允许的话,保持被咬肢体与心脏同一水平。在发展中国家,应鼓励当地居民即刻向配备有抗蛇毒药物的医疗机构寻求医疗护理,而不是咨询传统的治疗师,避免延误治疗。不建议捕获和运输具有攻击性的蛇类,无论是活的还是死的。从安全距离拍摄的蛇的数码照片可有助于确定蛇的种类和治疗决策。

应避免对咬伤部位进行切割和/或抽吸,因为这些措施不但无效,还会加重局部组织损伤。同样地,敷用药膏、冰块和电击也是无效的并会带来潜在伤害。为限制毒液扩散而使用的技术或装置(如淋巴阻塞绷带、止血带)也是无效的,限制潜在的坏死性毒液的扩散,可能导致更严重的局部组织损伤。止血带的使用会导致功能丧失和截肢,即使并没有毒液螫入。

眼镜蛇毒有神经毒性,对局部组织无明显影响,可通过压力固定来限制毒素传播,这种方法是立即用绷带(如绉布、弹性绷带)包裹整个肢体,然后固定。为了保证这个方法有效,包扎压力必须精确(上肢 40～70 mmHg,下肢 55～70 mmHg),并且患者必须被抬出现场,因为无论咬伤的解剖部位如何,行走产生的肌肉活动会将毒液泵入体液循环中并扩散。压力固定只能在以下情况下使用:攻击的蛇类被可靠地识别出来,并且已知主要是神经毒性,救援人员熟悉压力包扎技术,所需的补给随时可用,并且患者可以完全被固定并送至医疗机构。满足这一系列条件的情况基本上是很罕见的,尤其是在这种咬伤最常见的地区。

医院处理

在医院,患者应密切监护(生命体征、心律、血氧饱和度、尿量),同时迅速收集病史,并进行快速、彻底的体格检查。为了客观评价局部毒伤的进展，应标记被咬肢体的肿胀程度，每隔15 min测量一次肢体周长，直到肿胀情况稳定为止。观察期间，四肢应位于心脏同一水平。一旦开始静脉注射，应立即清除现场使用的措施（如绷带、包布），但要注意到松开这些包扎物时，可能会出现低血压和心律失常，这是由于被阻滞的含有毒液的酸中毒的血液被释放到了循环中。应在未受影响的四肢建立两条大口径静脉输液留置管。由于可能出现凝血功能障碍，应尽量减少静脉穿刺，且避开无法压迫的部位（如锁骨下静脉）。早期低血压是由于血液聚集到肺血管床和内脏血管床所致。随后，主要是全身性出血、溶血和血管内容量损失进入软组织起重要作用。如果有任何血流动力学不稳定的迹象，应使用生理盐水（20～40 mL/kg，静脉注射）进行液体复苏；如果对盐水输注的反应不显著，可使用5%白蛋白（10～20 mL/kg，静脉注射）。只有在完成了积极的液体复苏和抗毒血清给药（见下文）后，才能加用血管升压药（如多巴胺）。如果出现凝血功能障碍，中心静脉置管是有风险的，但有创血流动力学监测（中心静脉压和/或持续动脉压）在这种情况下是有帮助的。应仔细观察神经毒性毒伤的患者是否有脑神经功能障碍（如上睑下垂）的迹象，通常发生在吞咽困难或呼吸功能不全（需要气管插管）之前。

应尽快抽血进行分型和交叉配血试验，并进行实验室评估。重要的检查包括：全血细胞计数，用于确定出血或溶血程度以及是否存在血小板减少；肝肾功能；凝血试验，用于诊断消耗性凝血病；肌酸激酶，提示横纹肌溶解；以及检测尿液中的血液或肌红蛋白。在发展中国家，20 min的全血凝固试验可以可靠地诊断凝血功能障碍。将几毫升新鲜血液放入新的干净的普通玻璃容器（如试管），静置20 min。然后将试管一次性倾斜至45°，确定是否有凝块形成，如果没有，则诊断为凝血功能障碍。对重度毒伤或有严重合并症时，可行动脉血气分析、心电图和胸部X线检查。存在凝血功能障碍时，任何动脉穿刺都需要非常小心，并且必须选择易于直接压迫止血的解剖部位进行。抗毒血清治疗后（见下文），应每6 h复测一次实验室值，直到临床稳定。如果初始实验室值正常，应每小时复测全血细胞计数和凝血试验，直到明确无全身性毒伤症状出现为止。

有毒液螫入的毒蛇咬伤的主要治疗方法是迅速使用对应的抗毒血清。抗毒血清是通过向动物（通常是马或羊）注射医学上有意义的蛇的毒液而生产出来的。家畜对毒液产生抗体后，采集它们的血清，将抗体分离

出来用于制备抗毒血清，这涉及IgG分子不同程度的消化和纯化。抗毒血清应用的目的是在毒液附着到靶组织上并引起有害影响之前，让抗体（或抗体片段）结合循环中的毒液，使之失活。抗毒血清可以是单特异性的（只针对某一种蛇类），也有多特异性的（覆盖该地区几个医学上有意义的蛇类），但除了其特异性针对的这一种或几种蛇类以外，很少对其他蛇类的毒液产生交叉保护作用，除非是同源的毒液。因此，使用的抗毒血清必须是针对攻击患者的蛇类，如果所选的抗毒血清不包含该种蛇毒的抗体，不但没有好处，还可能导致不必要的并发症（见下文）。在美国，寻找合适的抗毒血清方面，可以向毒物控制中心求助。

对于被蝰蛇或细胞毒性眼镜蛇咬伤的患者，使用抗毒血清的指征包括显著的进行性局部症状（如软组织肿胀穿过了关节或超过咬伤肢体的一半面积）和任何全身性毒伤症状（全身症状或体征、实验室检查异常）。在评估不明蛇咬伤后的局部软组织肿胀时必须谨慎，因为一些相对无害的蛇类的唾液会在咬伤部位引起轻度水肿；在这种咬伤中，抗毒血清是无用的，反而可能带来潜在伤害。在抗毒血清起效之前，坏死性蛇毒会迅速与局部组织结合，因此抗毒血清在防止坏死性蛇毒引起的组织损伤方面的作用有限。一旦确定需要抗毒血清，应立即使用，以限制进一步的组织损伤和全身效应。被神经毒性眼镜蛇咬伤后，任何神经毒性迹象（如脑神经功能障碍、周围神经病变）都提示需要使用抗毒血清。一般来说，抗毒血清只能改变游离蛇毒的活性，对已经造成的机体损伤（如肾衰竭、瘫痪）没有益处，只能随着时间的推移和其他支持性治疗才能得以改善。

美国和加拿大关于毒蛇咬伤处理的具体建议见表136-1。抗毒血清的包装上会说明所覆盖的物种、给药方法、起始剂量和重复给药的必要（如果有的话）。但是，抗毒血清包装中的信息并不完全准确和可靠。有条件的话，建议医师向蛇咬伤管理专家咨询抗毒血清使用的指征和剂量。

抗毒血清只能静脉注射，开始时应缓慢输注，医生需要在床旁陪护，在出现急性不良反应时立即进行干预。若没有不良反应，输注速度可逐渐增加，直至所要求的起始剂量（总时间约为1 h）。如果患者的急性临床症状恶化或无法稳定，或者最初得到控制的毒液效应复发，可能需要进一步的抗毒血清治疗。对情况稳定的患者，是否需要进一步使用抗毒血清取决于循环中未结合的蛇毒成分持续作用的临床证据。对于蝰蛇咬伤，一般应持续使用抗毒血清，直到患者表现出明显

表 136-1 美国和加拿大毒蛇咬伤的处理ᵃ

颊窝蝰蛇咬伤[响尾蛇(响尾蛇属和小响尾蛇属)、水蝮蛇(食鱼蝮)和铜斑蛇(铜头蝮)]

- 稳定气道、呼吸和循环
- 监护(生命体征、心律和血氧饱和度)
- 建立两条大口径静脉输液留置管
  - 低血压患者,输注生理盐水(20～40 mL/kg IV)
  - 患者持续低血压,考虑使用 5% 白蛋白(10～20 mL/kg IV)
- 迅速收集病史并进行全身体格检查
- 尽可能识别出造成咬伤的蛇类
- 每隔 15 min 测量并记录患肢的周长,直到肿胀稳定为止
- 送检实验室检查(CBC、生化、PT/INR/PTT、纤维蛋白原水平、FDP、血型和交叉配血试验、尿检)
  - 如果指标正常,每小时复测 CBC 和凝血功能,直到明确无全身性毒伤症状出现
  - 如果指标异常,在使用抗毒血清 6 h 后复测(见下文)
- 毒伤严重程度的判别
- 无毒伤:只有牙痕("干"咬伤)
- 轻度:只有局部症状(如疼痛、瘀斑、非进行性肿胀)
- 中度:明显的进行性肿胀、全身症状或体征和/或实验室检查异常
- 重度:神经功能障碍、呼吸窘迫和/或心血管不稳定、休克
- 联系当地毒物控制中心
- 根据情况确定和使用抗毒血清:Crotalidae Polyvalent Immune Fab(CroFab)(绵羊血清)(BTG International Inc.,West Conshohocken,PA)。
  - 起始剂量
    - 基于毒伤严重程度
      - 无毒伤或轻度毒伤:不需要
      - 中度:4～6 瓶
      - 重度:6 瓶
    - 使用 250 mL 生理盐水溶解
    - 不需要过敏性测试,不需要预处理
    - 静脉注射时间要超过 1 h(医生需要在床旁看护)
- 如果对抗毒血清产生急性反应:
  - 停止输注
  - 使用标准剂量的肾上腺素(IM/IV;后者仅适用于重度低血压)、抗组胺药(IV)和糖皮质激素(IV)治疗
  - 反应得到控制后,尽快重新输注抗毒血清(可以使用更大体积的生理盐水稀释)
- 监测临床状态至少 1 h
  - 稳定或改善:收治入院
  - 进展或未改善:重复起始剂量(并重复此模式,直到患者病情稳定或改善)
- 一般不需要血液制品;如果需要,只能在使用抗毒血清后使用
- 根据需要加强破伤风免疫
- 一般不需要预防性使用抗菌药物,除非到医院前切割和用口吮吸了患处
- 疼痛管理:根据需要选择对乙酰氨基酚和/或麻醉剂;避免使用水杨酸盐和非甾体抗炎药
- 收治入院(如果没有毒伤症状,在出院前至少监护 8 h)
  - 需要额外的 CroFab(每 6 h 2 瓶,额外使用 3 剂,密切监护)
  - 监测是否有筋膜室压力升高的迹象(见正文)
  - 提供伤口护理(见正文)
  - 开始物理治疗(见正文)
- 出院时,提醒患者可能出现凝血功能障碍复发和迟发性血清病的症状/体征

银环蛇咬伤(珊瑚蛇属和西部珊瑚蛇)

- 稳定气道、呼吸和循环
- 监护(生命体征、心律和血氧饱和度)
- 建立一条大口径静脉输液留置管,并输注生理盐水
- 迅速收集病史并进行全身体格检查
- 尽可能识别出造成咬伤的蛇类
- 实验室检查帮助不大
- 联系当地毒物控制中心
- 根据情况确定和使用抗毒血清:Antivenin(东部珊瑚蛇)(马血清)(通常被称作北美银环蛇抗毒血清;Wyeth Pharmaceuticals,New York,NY)ᵇ
  - 参见抗毒血清包装说明
  - 3～5 瓶抗毒血清溶解在 250 mL 生理盐水中
  - 静脉注射时间要超过 1 h(医生需要在床旁看护)
  - 若在抗毒血清的作用下,毒伤仍持续恶化,则重复初始剂量(可能总共需要 10 瓶)
- 如果对抗毒血清产生急性不良反应:
  - 停止输注
  - 使用标准剂量的肾上腺素(IM/IV;后者仅适用于重度低血压)、抗组胺药(IV)和糖皮质激素(IV)治疗
  - 反应得到控制后,尽快重新输注抗毒血清(可以使用更大体积的生理盐水稀释)

（续表）

- 如果有任何神经功能障碍的迹象（如任何脑神经异常，如上睑下垂）：
  - 乙酰胆碱酯酶抑制剂试验（见表 136-2）
  - 有任何吞咽或呼吸困难的迹象，进行气管插管和辅助通气（可能需要数日或数周）
- 根据需要加强破伤风免疫
- 一般不需要预防性使用抗菌药物，除非到医院前切割和用嘴吮吸了患处
- 即使没有任何毒伤迹象，也要收治入院（重症监护病房）；至少监护 24 h

a 本建议仅针对美国和加拿大毒蛇咬伤患者的处理，不适用于世界其他地区。b 出版时，只剩下一批抗毒血清，有效期至 2015 年 4 月 30 日。

缩略词：CBC，complete blood count，全血细胞计数；FDP，fibrin degradation products，纤维蛋白降解产物；PT/INR/PTT，prothrombin time/international normalized ratio/partial thromboplastin time，凝血酶原时间/国际标准化比值/部分凝血活酶时间。

改善（如生命体征稳定、疼痛减轻、凝血功能恢复）。神经毒性眼镜蛇咬伤比较难以用抗毒血清逆转。一旦造成神经毒性损伤并且需要气管插管时，继续使用抗毒血清已不太可能有更大的益处。在这种情况下，患者必须保持机械通气，直到恢复，这可能需要几日或几周。

抗毒血清的不良反应有速发型超敏反应（非变应性和变应性过敏反应）和迟发型超敏反应（血清病）。速发型超敏反应的临床表现包括荨麻疹、喉部水肿、支气管痉挛和低血压。尽管某些抗毒血清的制造商建议进行皮试，但这种测试不敏感且不具特异性，应省略。在世界范围内，抗毒血清的质量参差不齐。其中一些产品的急性非变应性过敏反应发生率超过了 50%。因此，一些权威机构建议治疗前静脉注射抗组胺药（如苯海拉明，1 mg/kg，不超过 100 mg；西咪替丁，5～10 mg/kg，不超过 300 mg），甚至可以预防性使用肾上腺素（0.01 mg/kg，不超过 0.3 mg，SC/IM）。不过这两种预防性用药是否真的有益，还需要进一步的研究证实。使用晶体对患者进行适度的血液扩容可以减缓急性血压下降。在输注抗毒血清时，应随时备好肾上腺素和通气设备。出现荨麻疹和轻度瘙痒可能预示着急性过敏反应，也可表现为支气管痉挛或急性心力衰竭。如果患者对抗毒血清产生急性反应，应暂停输注，并立即肌内注射肾上腺素、静脉注射抗组胺药和糖皮质激素。反应得到控制后，如果毒伤的严重程度需要继续使用抗毒血清，那么需要使用生理盐水将抗毒血清进一步稀释，然后尽快重新开始输注。在顽固性低血压的情况下（极罕见），输注抗毒血清的同时，可静脉缓慢滴注肾上腺素，滴速控制在刚好出现临床效应。过程中必须密切监护患者，最好将患者安置在重症监护病房。血清病通常在使用抗毒血清后 1～2 周出现，可表现为发热、寒战、荨麻疹、肌痛、关节痛、淋巴结肿大和肾功能障碍或神经功能障碍。血清病的治疗主要是系统性使用糖皮质激素（如口服泼尼松，每日 1～2 mg/kg），直到所有的症状都消失，然后在 1～2 周内逐渐减

量。口服抗组胺药和止痛药可额外缓解症状。

血液制品在毒伤患者的处理中几乎是没有必要的。许多蛇类的毒液会耗尽血液中的凝血因子，导致血小板计数减少或红细胞比容降低。不过通常在使用足够的抗毒血清后数小时内回升。如果有必要使用血液制品（如出血患者的血小板计数低至危急值），应该在抗毒血清充分给药后才能使用，以避免持续的消耗性凝血功能障碍加重。

横纹肌溶解和溶血以标准方式进行处理即可。出现急性肾衰竭的患者应由肾病科医生进行评估，并根据需要进行血液透析或腹膜透析。这种肾衰竭通常是由急性肾小管坏死引起的，往往是可逆的。但是，如果出现双侧皮质坏死，肾功能的预后极差，可能需要长期透析并进行肾移植。

对于被含有突触后神经毒素的蛇咬伤的患者，乙酰胆碱酯酶抑制剂（如氯化腾喜龙和新斯的明）可促进神经功能改善。如表 136-2 所述，如果客观证据提示蛇咬伤患者存在神经功能障碍，应接受乙酰胆碱酯酶抑制剂试验。如果症状出现改善，可以根据需要使用长效新斯的明。如果新斯的明反复给药，试图避免气管插管，则需要密切监护以防止误吸。乙酰胆碱酯酶抑制剂不能替代特异性抗毒血清（如果有的话）。

表 136-2　乙酰胆碱酯酶抑制剂在神经毒性蛇毒伤中的应用

1. 有明确客观证据显示神经毒性（如上睑下垂或无法保持向上凝视）的患者，应接受一剂试验剂量的氯化腾喜龙（如有）或新斯的明
   a. 阿托品预处理：0.6 mg，静脉注射（儿童，0.02 mg/kg，至少 0.1 mg）
   b. 治疗：
   　氯化腾喜龙：10 mg，静脉注射（儿童，0.25 mg/kg）
   　或
   　新斯的明：1.5～2.0 mg，肌内注射（儿童，0.025～0.08 mg/kg）
2. 如果 5 min 后客观证据明显好转，用以下方法治疗：
   a. 新斯的明：0.5 mg 静脉注射/皮下注射（儿童，0.01 mg/kg），每 30 min 一次，视需要而定
   b. 阿托品：0.6 mg，静脉注射，连续输注超过 8 h（儿童，0.02 mg/kg，超过 8 h）
3. 密切监测气道情况，必要时进行气管插管

咬伤的伤口护理包括用肥皂和水进行简单的清洁；使用干燥、无菌的敷料；用夹板固定患肢，并在指（趾）间垫上衬垫。开始抗毒血清治疗后，四肢应抬高，高于心脏水平，以减少肿胀。破伤风疫苗应酌情加强。在北美洲，蛇咬伤后一般不需要预防性使用抗菌药物，因为继发感染的发病率很低。在继发细菌感染比较常见且结局不良的地区，预防性使用抗菌药物（如头孢菌素）比较普遍。如果使用了错误的急救措施，包括切开或用口吮吸咬伤部位，可以考虑使用抗菌药物。止痛药应选择对乙酰氨基酚或麻醉性镇痛药。由于水杨酸盐和非甾体抗炎药对凝血功能有影响，因此应尽量避免使用。

大多数蛇咬毒伤都是毒液的皮下注射。有时毒液可以更深入地注入肌肉筋膜间隙，特别是体形巨大的蛇类咬伤小腿、前臂和手。患肢的肌肉内肿胀可伴有剧烈疼痛、力量下降、感觉改变、发绀和明显的无脉搏症状，提示有肌肉筋膜间隙综合征。如果临床上担心筋膜下肌肉水肿会妨碍组织灌流，可采用微创技术（如 Wick 导管和数字化压力显示装置）监测筋膜室压力。如果筋膜室压力高（>30～40 mmHg），则在使用抗毒血清时应保持四肢抬高。如果患者血流动力学稳定，可以静脉注射一剂甘露醇（1 g/kg），以减轻肌肉水肿。如果治疗 1 h 后，筋膜室压力仍然升高，应进行外科会诊，必要时行筋膜切开术。虽然动物实验的研究证据表明筋膜切开术可能会加重肌肉坏死，但为保护神经功能，筋膜室减压仍然是必要的。幸运的是，蛇咬伤后筋膜间隙综合征的发病率很低，需要行筋膜切开术的病例不到 1%。不过，仍然有必要保持警惕。对有必要行筋膜切开术的患者，应尽可能在患者知情同意的情况下进行。

咬伤后几日的伤口护理应包括在凝血功能恢复后对明显坏死的组织进行仔细的无菌清创。完整的充满血清的小疱和出血性疱疹应保持原状。如果破裂，应使用无菌技术进行清创。对受损肌肉的清创应持保守态度，因为有证据表明，这些肌肉损伤在抗毒血清治疗后可以很好的恢复。

为使患者恢复功能状态，应尽快开展物理治疗。长期功能丧失（如运动受限、感觉功能受损）的发生率尚不清楚，但可能相当高（>30%），尤其是蝰蛇咬伤。

任何有毒伤症状的患者应留院观察至少 24 h。在北美洲，有明显的蝰蛇"干"咬伤患者应留院观察至少 8 h，因为显著的毒伤症状偶尔会延迟数小时出现。在被几种眼镜蛇（包括银环蛇、小尾眼镜蛇）、一些非北美洲的蝰蛇［如驼峰颊窝蝰蛇（瘤鼻蝮）］和海蛇咬伤后，全身症状的发作通常延迟数小时。被这些蛇咬伤的患者应留院观察至少 24 h。病情不稳定的患者应收入重症监护病房。

出院时，应告知毒蛇咬伤患者伤口感染的症状和体征、抗毒血清相关的血清病以及潜在的长期后遗症，如罗素蝰蛇咬伤所致的垂体功能不全。如果毒伤的急性发作期出现了凝血功能障碍，那么极有可能在咬伤后的 2～3 周内复发。在这种情况下，应告知患者在这段时间内避开择期手术，也不要进行高创伤风险的活动。另外，还应提供门诊止痛治疗、伤口处理和物理治疗。

发病率和病死率

在可快速获得医疗护理和特异性抗毒血清的地区，毒蛇咬伤患者的病死率较低。例如在美国，接受抗毒血清治疗的患者病死率不到 1%。美国大多数蛇咬伤死亡主要是东部菱背响尾蛇和西部菱斑响尾蛇（分别是钠脊响尾蛇和大响尾蛇）造成。其他国家则主要是眼镜蛇（眼镜蛇属）、地毯纹蝰蛇和锯鳞蝰蛇（锯鳞蝰属）、罗素蝰蛇（山蝰）、大型非洲蝰蛇（咝蝰属）、矛头颊窝蝰蛇（洞蛇属）和热带响尾蛇（响尾蛇属）。

肢体不健全（定义为患肢的永久性功能丧失）的发病率很难估计，但意义重大。肢体不健全可能是由于肌肉、神经、血管损伤或瘢痕性挛缩。这种肢体不健全会给发展中国家的患者带来毁灭性的后果，因为这意味着他们失去了工作能力，无法养家糊口。在美国，响尾蛇咬伤后的功能丧失往往比铜斑蛇（铜头蝮）和水蝮蛇（食鱼蝮）咬伤后更为常见和严重。

全球考虑

🌐 在许多蛇咬伤很常见的发展中国家，医疗保健资源和抗毒血清的缺乏导致了高发病率和病死率。在许多国家，现有的抗毒血清对当地一些医学上有重要意义的蛇毒是非特异性的和无效的。在这些地区，关于毒蛇咬伤的实际影响以及所需要的特异性抗毒血清的种类和覆盖谱，还需要进一步研究。在发展中国家，如果没有准确的统计数据支持，抗毒血清制造商很难开始并批量生产恰当的抗血清。不过有证据表明，生产新的抗毒血清比与现有的抗毒血清更具成本效益。正如将恰当的抗毒血清引入医疗匮乏的地区一样，教育当地居民如何预防蛇咬伤，并向医疗保健工作者培训正确的患者处理方法同样重要。由经验丰富的医疗工作者撰写的当地蛇咬伤处理标准化操作规程应及时更新并广泛传阅。在患者可能求医的第一个医疗点（如初级保健中心），必须能够提供恰当的抗毒血清，尽量减少仅仅为了使用常规的抗毒血清疗法而将患者转诊到距离远、水平高的医疗机构。在这些偏僻的诊所，医务工作者必须具备使用抗毒血清相关的技能和信心，以便在需要时及时使用抗毒血清治疗（并应对可能出现的不良反应）。

海洋毒伤

大多海洋生物毒伤的处理本质上是支持性治疗。针对特定的情况,可以使用特异性的抗毒血清治疗。

■ 无脊椎动物

刺胞动物

刺胞动物(如水螅虫、火珊瑚、水母、葡萄牙军舰水母和海葵)的刺细胞内的高尔基体分泌出一种特有的刺状细胞器,称为刺丝囊[cnidae,也叫 cnidocyst,是穿刺刺丝囊(nematocyst)、黏性刺丝囊(ptychocyst)和卷缠刺丝囊(spirocyst)的总称]。在每一个细胞器内都有刺针("螺纹管")和毒液。在蜇入过程中,通过机械刺激释放和排出刺丝囊。这些生物体中的毒液含有四亚甲基二砜四胺、5-羟色胺、组胺、血清素和高分子量毒素等生物活性物质,这些物质都能改变细胞对离子的通透性。患者通常会立即感到刺痛或灼热、瘙痒、感觉异常以及脉搏辐射痛。皮肤变红、变黑、水肿、起水疱,并可能出现表层坏死的迹象。还有大量关于神经系统、心血管系统、呼吸系统、风湿、胃肠道、肾脏和眼部症状的描述,特别是在海葵、僧帽水母和钵水母叮咬之后,还可能会出现过敏反应。据报道,已有数百人死亡,其中大多是由澳大利亚箱形水母、口冠海蜇、僧帽水母和手曳水母引起的。Irukandji 综合征,与澳大利亚箱形水母及其他物种有关,是一种潜在的致命疾病,最常见的特征是高血压、背部、胸部和腹部重度疼痛、恶心、呕吐、头痛、出汗;在最严重的情况下,会出现心肌肌钙蛋白升高、肺水肿并最终导致低血压。这种综合征被认为是由细胞因子和一氧化氮介导的内源性儿茶酚胺释放所致,至少部分是如此。

救援人员应注意,不同的刺胞动物(以水母为代表)的毒伤对局部治疗可能有不同的反应。因此,本章中的建议必须根据当地物种和临床实践进行调整。在稳定过程中,应立即使用大剂量利多卡因(最多 4%)清洁患处皮肤,利多卡因是一种多用途的药剂,有助于缓解多种物种造成的疼痛。醋(5%乙酸)、外用乙醇(40%~70%异丙醇)、小苏打(碳酸氢钠,尤其是太平洋黄金水母)、木瓜蛋白酶(未经处理的肉类嫩化剂)、新鲜柠檬或酸橙汁、橄榄油和糖可能有效,这取决于发起蜇伤的生物种类。家用氨水本身可能会引起皮肤刺激。

任何水母蜇伤都不推荐使用压力固定技术。对于有毒的澳大利亚箱形水母蜇伤,应该使用醋。局部加热(不超过45℃/113℉),一般是浸泡在热水中,应该同样有效。霞水母和金水母推荐使用小苏打匀浆(50%小苏打,50%水)。隔着薄干布或塑料薄膜使用商业化(化学)冷藏包或冰袋,已被证实对轻度和中度蓝瓶僧帽水母蜇伤有效,但效果可能不如加热好。香水、须后水和高浓度乙醇是无效的,甚至可能是有害的;禁止使用福尔马林、乙醚、汽油和其他有机溶剂。剃除毛发有助于去除残留的刺丝囊。应避免清水冲洗和摩擦,这会导致黏附的刺丝囊进一步蜇伤。

去污后,局部使用麻醉软膏(利多卡因、苯唑卡因)、抗组

胺药(苯海拉明)或糖皮质激素(氢化可的松)可能会有所帮助。去污后持续性剧烈疼痛可使用吗啡、哌替啶、芬太尼或其他麻醉性镇痛药。地西泮(2~5 mg,缓慢滴注)或 10%葡萄糖酸钙(5~10 mL)静脉给药可能会对肌肉痉挛有效。联邦血清实验所(见下文"抗毒血清及其他救助资源")提供了一种绵羊源性 IgG 抗毒血清,用于治疗澳大利亚和印度-太平洋水域的箱形水母蜇伤。然而,尽管已有关于其临床疗效的报道,但有一种观点认为,抗毒血清不能足够快速地结合毒液,因此无法解释其作用。在有其他明确证据之前,目前仍然建议使用。Irukandji 综合征的治疗可能需要使用阿片类镇痛药和 $MgSO_4$,并积极治疗高血压(酚妥拉明,5 mg,IV)。有全身反应的患者应至少观察 6~8 h,以便监测不良反应,老年人应检查心律失常。患者可能会出现炎症后色素沉着和患处皮肤的持续性过敏。

Safe Sea 是一种"防水母"的防晒霜(www.nidaria.com),入水前涂在皮肤上,可以使刺丝囊的识别和释放机制失效,已经成功地对大量海洋刺胞生物进行了测试,并可预防和减少腔肠动物蜇伤的影响。在可能的情况下,进入海洋水域应穿潜水服。

海绵动物

许多海绵会产生激泌毒素,存在于其表面和分泌物中。因此,触摸海绵可导致皮炎,或"海绵潜水员病",这是一种坏死性皮肤反应。如果二氧化硅或碳酸钙的小针状体刺入皮肤,还可导致刺激性皮炎。这种刺激性皮炎无法与过敏区分出来,所以两者的治疗是相同的。小心擦干患处,并用胶带去除嵌入皮肤的针状体。立即涂上醋,然后每日 3~4 次,每次10~30 min。如果没有醋,可以使用外用酒精。在去除皮肤的针尖和污渍后,可以涂抹糖皮质激素软膏或抗组胺软膏。重度水疱应接受系统性糖皮质激素治疗,并在 2 周内逐渐减量。轻微症状会在 3~7 日内消退,但皮肤大面积受累可能导致全身性症状,包括发热、头晕、恶心、抽筋和蚁走感。

环节虫

环节虫有一排排柔软的、仙人掌状的刺,能造成剧烈的刺痛。刺伤后的症状与刺丝囊毒伤相似。不治疗的话,疼痛通常会在几小时后消退,但炎症可能会持续 1 周(图 136-4)。患者应尽量忍住抓挠的冲动,因为这会使刺入皮肤的刺断掉。肉眼可见的刚毛应使用手术钳和胶带或商品化的撕拉面膜去除;或者,可以使用一层薄薄的橡胶水泥来黏住然后剥开刚刺。使用醋、酒精、少量利多卡因或未经处理的肉类嫩化剂(木瓜蛋白酶)可以提供额外的缓解。局部炎症应采用局部或系统性糖皮质激素治疗。

海胆

有毒的海胆有中空的、充满毒液的钙化棘刺,也可以是含毒液腺的三爪球状叉棘。有一些种类,外棘刺的表皮鞘也有毒液分布。毒液含有有毒成分,包括甾类糖苷、溶血素、蛋白酶、5-羟色胺和胆碱能物质。接触到任何一种毒液装置都会

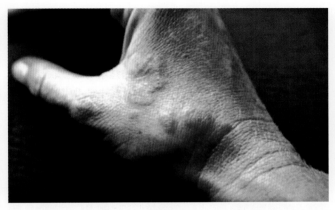

图 136-4 潜水员手上被环节虫蜇伤后的皮疹。(经授权许可,图片由 Paul Auerbach 提供)。

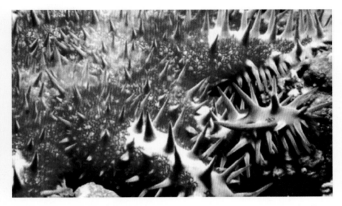

图 136-5 长棘海星的棘刺。(经授权许可,图片由 Paul Auerbach 提供)。

立即产生剧烈的刺痛。进入关节的一根或多根棘刺可导致滑膜炎,如果棘刺长期停留在关节内或附近,随着时间的推移,滑膜炎可能进展成关节炎。如果多根棘刺刺入皮肤,患者可能会出现全身性症状,包括恶心、呕吐、麻木、肌肉麻痹和呼吸窘迫。原发症状消失后 7～10 日可能会出现迟发型超敏反应。

患处应立即浸入可以忍受的热水中［不超过 45℃ (113°F)］。叉棘应该被剔除,这样毒液就不会继续蜇入。应尽量移除可触及到的嵌入皮肤的棘刺,但可能会折断并留在患者体内。去除棘刺后,残留在皮肤的棘刺表面的染料看起来像是有棘刺残留,但其实并没有什么影响。软组织放射摄影或 MRI 可以确认是否存在残留的棘刺,如果棘刺靠近重要部位(如关节、神经血管束),则可能需要转诊尝试手术移除。残留的棘刺会造成肉芽肿,这些肉芽肿易于切除,也便于在病灶内注射己曲安奈德(5 mg/mL)。对近端指间关节的慢性肉芽肿性关节炎,需要行滑膜切除术和肉芽组织切除术。Erbium-YAG 激光消融术可以有效破坏嵌入足部的多个海胆棘刺,并在表面水平就能识别,且不会造成邻近组织的热坏死。在被黑海海胆(推测是 Diadema species)的多个棘刺蜇伤后,分别观察到嗜酸细胞性肺炎和局部/弥漫性神经病变。这些现象的病理生理学尚不明确。

海星

长棘海星主要是表皮下的腺组织产生毒液,毒液通过其多刺的表面释放出来(图 136-5)。皮肤穿刺会引起疼痛、出血和局部水肿,通常 30～180 min 后会缓解。多处穿刺可能出现局部肌肉麻痹等反应;残留的碎片可能导致肉芽肿病变和滑膜炎。也有一个长棘海星毒伤后肝酶升高的病例报道。紧急热水浸泡疗法、局部麻醉、伤口清洁以及异物清除对患者均有益。

海参

海参的体壁会产生海参素(一种类似斑蝥素的液体毒素)。在受到威胁时,这种毒素会聚集在伸出的触角器官中。在水下,海参素只会引起轻微的接触性皮炎,但有明显的角膜和结膜刺激。严重的会导致失明。皮肤可用 5% 乙酸(醋)、木瓜蛋白酶或异丙醇解毒。眼部处理,应先使用 1～2 滴 0.5%丙美卡因进行麻醉,并用 100～250 mL 生理盐水冲洗,随后进行裂隙灯检查以确定角膜缺损情况。

鸡心螺

鸡心螺由一个可分离的镖状牙齿向猎物注射芋螺毒素,并诱发破伤风使猎物麻痹。这种蜇伤不易被察觉,开始只导致小范围的、灼热的点状伤口,随后出现局部缺血、发绀和麻木。也有吞咽困难、晕厥、构音障碍、上睑下垂、视力模糊和瘙痒的病例记录。会诱导麻痹的毒伤,最终会导致呼吸衰竭、昏迷和死亡。没有特异的抗毒血清。压力固定法(见下文"章鱼")、热水浸泡法和局部麻醉剂已成功地应用于实践。应该检查伤口是否有异物残留。如果滕喜龙试验呈阳性,建议使用氯化腾喜龙治疗麻痹。

章鱼

澳大利亚蓝圈章鱼(黄斑章鱼和新月章鱼)咬伤后会出现严重的毒伤甚至死亡。尽管它们的长度很少超过 20 cm,但它们的唾液含有一种极强的神经毒素(河鲀毒素),通过阻断钠的传导来抑制周围神经传导。重度毒伤几分钟就能导致口腔和面部麻木,并迅速进展为完全松弛性麻痹,包括呼吸肌衰竭。毒伤发生后,应立即在蜇伤部位垫上网垫(约 7 cm×7 cm×2 cm),网垫上进行 15 cm 宽的压力环向固定。压力应保持与静脉-淋巴相同,并保留远端动脉搏动。患肢要用夹板固定。一旦患者被运送到最近的医疗机构,就可以解开绷带。由于没有解毒剂,且对河鲀毒素的被动免疫疗法(兔 IgG 抗体)仅在小鼠体内有效,故主要是支持性治疗。呼吸衰竭患者需要机械通气。在辅助通气的情况下,患者即使完全瘫痪,意识也可能会保持清醒。即使是严重的毒伤,通常在 4～10 h 内就能有明显好转,但完全恢复可能需要 2～4 日。后遗症是罕见的,除非出现了缺氧。

■ 脊椎动物

对于所有穿透性损伤,应进行急救。此外,必须考虑到海水的弧菌属(Vibrio)、淡水的嗜水气单胞菌(Aeromonas hydrophila)以及其他"水生细菌"的局部伤口感染,特别是当棘刺和刺针仍然嵌在体内时。

黄貂鱼

黄貂鱼造成的损伤既是毒伤,也是外伤。胸腔和心脏贯穿伤、大血管撕裂和筋膜间隙综合征均已出现过。它的毒液含有 5-羟色胺、5′-核苷酸酶和磷酸二酯酶,可立即引起剧烈疼痛,并可持续 48 h。伤口会异常疼痛(疼痛程度在 30～60 min 达到峰值,持续时间达 48 h),经常出现缺血、愈合不良、伴有邻近软组织肿胀和长期残疾。全身性反应包括虚弱、发汗、恶心、呕吐、腹泻、心律失常、晕厥、低血压、抽筋、肌束震颤、麻痹和(在极少数情况下)死亡。由于毒素的不同,淡水黄貂鱼可能比海洋黄貂鱼造成的伤害更严重。

鲉

鲉属于鲉科,包括鲉、蓑鲉和石鱼。一种具有神经肌肉毒性的复杂毒液通过 12 或 13 根背棘、2 根盆棘和 3 根肛棘输送。一般来说,石鱼的蜇伤是最严重的(可危及生命);鲉的蜇伤是中等严重;狮子鱼的蜇伤则是最轻的。像黄貂鱼一样,鲉的蜇伤也会立即产生剧烈疼痛。石鱼蜇伤带来的疼痛可持续数日。鲉蜇伤的全身表现与黄貂鱼相似,但可能更为明显,尤其是石鱼蜇伤,它可导致严重的局部组织坏死和重要器官衰竭。石鱼蜇伤造成的罕见死亡通常发生在 6～8 h。市面上有一种石鱼抗毒血清可以使用。

其他鱼类

有 3 种海洋鲇鱼(东方鲇、帆鲇、普通海鲇)以及几种淡水鲇鱼会蜇伤人类。毒液通过 1 个背棘和 2 个胸棘运输。从临床上看,鲇鱼蜇伤可以与黄貂鱼相媲美,但是海洋鲇鱼通常比淡水鲇鱼的蜇伤更严重。刺尾鱼、鲈鱼、银鲛和带角有毒鲨鱼也会造成人类蜇伤。

鸭嘴兽

鸭嘴兽是一种有毒的哺乳动物。雄性鸭嘴兽 2 条后肢上各有一个角状的刺,刺与股部的毒腺相连。皮肤刺伤会导致软组织水肿和疼痛,可持续数日或数周。护理方面主要是支持性的,热水疗法在这种情况下没有什么帮助。

治疗·海洋脊椎动物蜇伤

所有海洋脊椎动物蜇伤都以类似的方式处理。除了石鱼蜇伤和重度鲉蜇伤(见下文),其他都没有抗毒血清可供使用。应立即将患处浸入不会引起烧伤的热水[45℃(113°F)]中 30～90 min,或直到疼痛得到明显缓解。但若反复使用热水疗法可能会引起疼痛复发。禁止使用冷冻疗法,也没有数据支持使用抗组胺药和类固醇。阿片类药物有助于缓解疼痛,1% 利多卡因、0.5% 布比卡因和碳酸氢钠 5 : 5 : 1 混合可用于局部伤口浸润和区域神经阻滞。在浸润和局麻后,必须对伤口进行探查和清创。放射摄影(特别是 MRI)有助于识别异物。探查和清创后,用温热无菌水、生理盐水

或 1% 聚维酮碘溶液大力冲洗伤口。维持局部加压 10～15 min 可以控制出血。一般来说,伤口应保持开放以便二期愈合或延迟一期愈合治疗。破伤风免疫需要加强。对于重度伤口和免疫低下宿主的蜇伤,应考虑抗菌药物治疗。初始抗菌药物应覆盖葡萄球菌和链球菌。若患者免疫功能低下、伤口愈合不佳或者感染进展了,抗菌药物的覆盖范围应该扩大到覆盖弧菌。气单胞菌感染与淡水相关的伤口有相似的关系。

患者诊治方法·海洋毒伤

熟悉当地的海洋动物群并识别损伤模式是很有用的。

大的贯穿伤或锯齿状撕裂伤(尤其是下肢),且从伤口的大小和形状而言,产生的疼痛远比想象的要剧烈,那么很可能是黄貂鱼的毒伤。如上文所述,较小的刺伤则代表海胆(图 136-6)或海星的活动。石质珊瑚

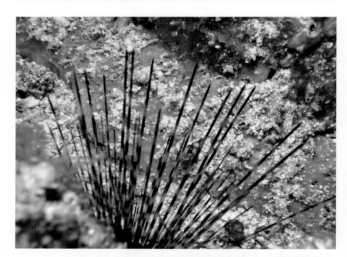

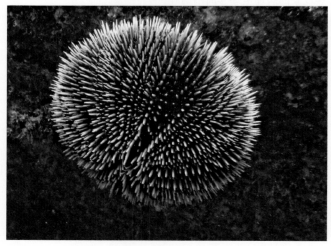

图 136-6　多刺海胆。(经授权许可,图片由 Dr. Paul Auerbach 提供)。

会造成粗糙的擦伤,在极少数情况下才会造成撕裂伤和贯穿伤。

腔肠动物(海洋无脊椎动物)的蜇伤有时可以根据其特殊的皮肤表现诊断出来。裸露皮肤的弥漫性荨麻疹往往表明暴露于水螅虫碎片和海葵幼虫。水母触须接触的皮肤,会出现线性的、鞭状的皮肤表现。而恐怖的箱形水母蜇伤,会出现交叉线外观,在几小时内进展成深紫色,预示着皮肤坏死。用铝盐基药物治疗伤口可能会造成结痂。与火珊瑚的接触会立即引起疼痛和刺激皮肤红,与暴露于完整的水螅虫后留下的印记类似,但更严重。由顶针水母和幼虫海葵引起的海水浴者暴发,可能会产生一种弥漫性皮疹,由成簇的红斑疹或凸起的丘疹组成,并伴有强烈的瘙痒(**图 136 - 7**)。有毒的海绵会在暴露的皮肤上产生灼热和疼痛的红疹,可能会起水疱,随后脱落。因为几乎所有的海洋动物蜇伤都会引发炎症,所以局部红斑、肿胀和腺病都是非特异性的。

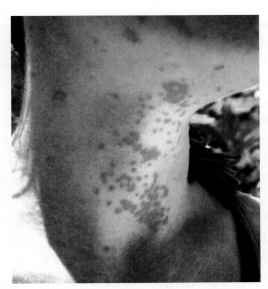

图 136 - 7 由顶针水母和海葵幼虫引起的典型的海水浴者暴发的红斑疹和丘疹。

抗毒血清及其他救助资源

在美国,找到一种特异性抗毒血清的最好方法是联系该地区的毒物控制中心寻求帮助。潜水员警报网络是一个非营利组织,旨在协助照顾受伤的潜水员,也可帮助处理海洋暴露伤患。可通过网站 www.diveralertnetwork.org 或 24 小时热线(919)684 - 9111 联系他们。在澳大利亚,联邦血清实验所(Commonwealth Serum Laboratories, CSL; 45 Poplar Road, Parkville, Victoria, Australia 3052; www.csl.com.au; 61 - 3 - 9389 - 1911)制造了一种箱形水母毒伤的抗毒血清和

一种石鱼(以及重度鮋)毒伤的抗毒血清。在使用箱形水母抗毒血清时,时间是至关重要的。对于心脏和呼吸系统失代偿,需要连续静脉注射至少 1 安瓿(最多 6 安瓿),最好用生理盐水 1∶10 稀释。对于石鱼(以及重度鮋)毒伤,每刺穿 1~2 处,肌内注射 1 安瓿特异性抗毒血清,最多 3 安瓿。

海洋中毒

■ 雪卡

流行病学与发病机制

在美国,与鱼类相关的雪卡中毒是最常见的非细菌性食物中毒。虽然大多数美国病例发生在佛罗里达和夏威夷,但是随着全国范围内鱼类的运输,所有临床医生都需要了解雪卡中毒。雪卡中毒几乎只涉及热带和亚热带的海洋珊瑚礁鱼,常见于印度洋、南太平洋和加勒比海。据全球估计,每年有 20 000~50 000 人会受到这种中毒的影响。超过 400 种不同的鱼类与雪卡毒素有关,但 75% 的中毒主要涉及生活在珊瑚礁的梭鱼、鲷鱼、杰克鱼和石斑鱼。雪卡毒素是由双鞭藻岗比毒甲藻中的一种温水海洋礁微藻产生的,被鱼类食用后通过食物链进行生物累积。在鱼肉和内脏中已分离出 3 种主要的雪卡毒素:CTX - 1、CTX - 2 和 CTX - 3。最新研究表明,CTX - 1 激活了星形胶质细胞。此外,在伤害性神经元中表达的非选择性阳离子通道 TRPV1,可能在雪卡中毒造成的神经系统紊乱中起了重要作用。大多数(若非全部)雪卡毒素不受冻干、热、冷和胃酸的影响。雪卡毒素不会影响鱼的气味、颜色和味道。烹饪方法可能会改变毒素的相对浓度。

临床表现

首发症状在摄入后 15~30 min 内就可以出现,但通常发生在 2~6 h 内。症状在随后的 4~6 h 内逐渐加重。大多数患者在摄入后 12 h 内出现症状进展,几乎所有患者都在 24 h 内患病。报道的症状和体征有 150 多个,包括表 136 - 3 所示的症状。腹泻、呕吐和腹痛通常在食用了含雪卡毒素的鱼类后 3~6 h 出现。症状可能持续 48 h,然后就会逐渐缓解(即使

系统	体征和症状
胃肠道	腹痛、恶心、呕吐、腹泻
神经系统	感觉异常、瘙痒、舌喉麻木或灼热、吞咽时有"碳酸"感、牙痛或牙齿感觉障碍、吞咽困难、发抖、肌束震颤、动脉粥样硬化、假性脑膜炎、失语症、共济失调、眩晕、下肢疼痛无力、视物模糊、短暂失明、反射减退、癫痫、昏迷
皮肤	结膜炎、斑丘疹、皮肤水疱、皮肤划痕症
心血管	心动过缓、心脏传导阻滞、低血压、中枢性呼吸衰竭[a]
其他	寒战、排尿困难、呼吸困难、性交困难、虚弱、疲劳、鼻塞和鼻干、失眠、流涎、发汗、头痛、关节痛、肌痛

表 136 - 3 雪卡中毒的代表性症状和体征

[a] 心动过速和高血压可能是发生在潜在的重度短暂性心动过缓和低血压后。死亡是罕见的。

没有治疗)。一个典型的诊断病征是冷热触觉的逆转,某些患者会在3~5日后出现这种症状,并可持续数月。曾有过雪卡中毒病史的患者可能会出现更加严重的反应。摄入鹦嘴鱼(鹦嘴鱼毒素)的人可能会出现典型的雪卡中毒症状以及"二期"综合征(延迟5~10日出现),即运动性共济失调、辨距困难和静止性/动作性震颤。这种综合征可能持续2~6周。

诊断

鉴别诊断包括麻痹性贝类中毒、嗜酸性粒细胞脑膜炎、E型肉毒中毒、有机磷杀虫剂中毒、河鲀毒素中毒和精神性过度通气。目前,由于没有常规的实验室检测方法检测人体血液中的雪卡毒素,雪卡中毒主要依赖于临床诊断。液相色谱-质谱法可用于检测雪卡毒素,但临床价值有限,因为大多数医疗机构没有相关的设备。可以使用雪卡毒素酶免疫分析或放射免疫分析法来检测部分可疑鱼类,但即使这些测试也可能无法检测到导致鱼肉中毒所需的极微量的毒素(0.1 ppb)。一种新的神经母细胞瘤检测可能足够敏感以检测微量毒素,但目前还未供临床使用。

治疗·雪卡中毒

雪卡中毒的治疗主要是基于症状的支持性治疗。恶心和呕吐可以用止吐药控制,如奥坦西隆(4~8 mg,静脉注射)。吐根糖浆和活性炭不建议用于雪卡中毒。低血压可能需要静脉注射晶体,在极少数情况下还需要使用升压药。导致心功能不全和低血压的缓慢性心律失常通常对阿托品(0.5 mg,静脉注射,最多2 mg)反应良好。可能还需要目标导向液体治疗和升压治疗。冷水淋浴或给予羟嗪(25 mg,口服,每6~8 h)可减轻瘙痒。据报道,阿米替林(25 mg,口服,每日2次)可以缓解瘙痒和感觉迟钝。在3例对阿米替林无反应的患者中,妥卡尼似乎是有效的。硝苯地平已被用于治疗头痛和循环不良,以防止低血压,但只有在中毒的初始急性期过后才能使用。静脉输注甘露醇可能有益于中度或重度液体充足患者,尤其是缓解令人痛苦的神经系统或心血管系统症状,不过这种疗法的疗效已受到挑战且尚未得到确切证明。在急性期(第1~5日)内,起始剂量为每日1 g/kg,输注45~60 min。如果症状改善,可在3~4 h内给予第二剂,第2日可给予第三剂。在接受治疗的患者中,必须小心避免脱水。抵抗雪卡毒素中毒的作用机制可能是高渗脱水作用,它能逆转雪卡毒素诱导的施万细胞水肿。甘露醇也可能以某种方式作为"羟基清除剂",或在细胞膜上竞争性地抑制雪卡毒素。

雪卡中毒恢复期间,患者应在6个月的饮食中避免鱼(新鲜和腌制)、鱼酱、贝类、贝类酱、酒精饮料、坚果和坚果油。应避免在雪卡中毒流行区食用鱼类。所有珊瑚礁中的食肉大型鱼类都有可能含有雪卡毒素。不建议食用海鳝和热带海洋鱼类的内脏。

■ 腹泻性贝类中毒

腹泻性贝类中毒一般是食用了会引起腹泻的贝类。第一次疑似事件发生在1961年的荷兰,随后在日本、英国有暴发,最近一次是在中国。引起腹泻的原因是脂溶性软海绵酸和鳍藻毒素复合物,它们抑制丝氨酸和苏氨酸蛋白磷酸酶,从而导致肠道细胞蛋白质积累和液体的持续分泌,进而导致腹泻。贝类通过食用赤潮藻摄入这些毒素,特别是鳍藻属和原甲藻属。

症状包括腹泻、恶心、呕吐、腹痛和寒战。发病时间在30 min到12 h内,通常是自限性的,大多数患者在3日或4日内康复,只有少数患者需要住院治疗。治疗是支持性的,注意水合作用。通过小鼠生物测定、免疫分析和高效液相色谱荧光检测(HPLC-FLD)可以检测食品样品中的毒素。

■ 麻痹性贝类中毒

麻痹性贝类中毒是由摄入任何一种野生或养殖的滤食性生物引起的,包括蛤、牡蛎、扇贝、贻贝、石鳖、帽贝、海星和沙蟹。它们的毒性来源于它们通过进食各种浮游赤潮藻(如Protogonyaulax、Ptychodiscus和Gymnodinium)和原生动物而积累和浓缩的化学毒素。单细胞浮游植物是食物链的基础,在温暖的夏季,这些生物在营养丰富的沿海温带和亚热带水域中"开花"。在美国,麻痹性贝类中毒主要来自东北部、太平洋西北部和阿拉斯加的海产品。这些浮游生物可以向水中释放大量有毒代谢物,并导致鸟类和海洋种群的死亡。麻痹性贝类毒素是水溶性、热稳定性和耐酸性,一般烹饪和冷冻不能破坏。被污染的海鲜外观、气味和味道都正常。最具特征、最有效、最常见的麻痹性贝类毒素是石房蛤毒素。石房蛤毒素似乎可以阻断钠的传导,抑制轴突和肌膜水平的神经肌肉传导。大于75 μg/100 g食品的毒素浓度是对人类有害的。1972年新英格兰"赤潮"期间,青口贝中的石房蛤毒素浓度超过了9 000 μg/100 g食品。

口内和口周感觉异常(尤其是口唇、舌和牙龈)在食用受污染的贝类后几分钟到几小时内发作,这些感觉异常迅速进展,累及颈部和远端肢体。刺痛和烧灼感随后变为麻木。其他症状迅速出现,包括头晕、不平衡、不协调、虚弱、反射亢进、语无伦次、构音障碍、流涎、吞咽困难、口渴、腹泻、腹痛、恶心、呕吐、眼球震颤、辨距困难、头痛、发汗、失明、胸痛和心动过速。进食后2~12 h可能出现松弛性麻痹和呼吸功能不全。在没有缺氧的情况下,患者在瘫痪的同时通常可保持意识清醒。多达12%的患者死亡。

治疗 · 麻痹性贝类中毒

麻痹性贝类中毒的治疗主要是基于症状的支持性治疗。如果患者在食用后的几小时内就医，应进行洗胃，然后用 2 L(200 mL 一份)2% 碳酸氢钠溶液冲洗；这种干预没有被证明是有益的，主要是基于这样一种观念：胃酸可能会增强石房蛤毒素的效力。由于很快会出现呼吸困难，因此不建议催吐。经验性建议活性炭(50～100 g)和泻药(山梨糖醇，20～50 g)的使用，因为这些贝类毒素能很好地与炭结合。一些笔者建议不要使用镁基溶液(如某些泻药)，并提出高镁血症可能导致神经传导抑制。

最严重的问题是呼吸麻痹。患者应至少留院观察 24 h，以便监测是否存在呼吸窘迫的迹象。呼吸衰竭、气管插管和辅助通气的敏锐判断，可有效预防心肌缺氧和脑损伤。如果患者活过了 18 h，预后良好，可以完全康复。

直接的人类血清分析来鉴定导致麻痹性贝类中毒的毒素的方法目前尚未应用到临床，目前广泛使用的小鼠生物测定法可能被自动化组织培养生物测定法所取代。一种多克隆酶联免疫吸附试验(ELISA)来鉴别毒素的方法正在开发中，HPLC-FLD 也一样。此外，一种可以同时检测麻痹性贝类毒素、腹泻性贝类毒素和记忆丧失性贝类毒素的抑制免疫测定正在研究中。

■ 软骨藻酸中毒（记忆丧失性贝类中毒）

1987 年底，在加拿大东部，曾食用软骨藻酸污染的贻贝的人群出现了胃肠道和神经系统症状(记忆丧失性贝类中毒)的暴发。在这次暴发中，毒素的来源是一种被贻贝吞食的菱形藻。自加拿大暴发以来，这种毒素已在美国、英国和西班牙的贝类中有检出。1991 年，华盛顿州发生了软骨藻酸中毒的流行，原因是食用了蛏子。软骨藻酸是一种可溶于水的、热稳定的神经兴奋性氨基酸，与红藻氨酸和谷氨酸的生化类似，它可以与红藻氨酸型谷氨酸受体结合，亲和力是红藻氨酸的 3 倍，是谷氨酸的 20 倍。用小鼠生物测定法和 HPLC 可以测定贝类中软骨藻酸的含量。贝类中软骨藻酸的限值为 20/1 000 000。

摄入污染贻贝后 24 h 内出现的异常包括唤醒、意识错乱、定向障碍和记忆丧失。发病时间的中位数为 5.5 h。其他显著的体征和症状包括剧烈头痛、恶心、呕吐、腹泻、腹部绞痛、打嗝、心律失常、低血压、癫痫、眼肌麻痹、瞳孔扩张、竖毛、轻偏瘫、缄默、面瘫、兴奋、情绪不稳定、昏迷、支气管分泌物增多和肺水肿。尸检时对脑组织的组织学研究表明，神经元坏死或神经细胞消亡和星形胶质细胞增多，在海马和杏仁核中表现最为明显，这与红藻氨酸中毒动物的表现相似。原发性中毒几个月后，患者仍表现出慢性残余的记忆障碍和运动性神经病变或轴突功能丧失。非神经症状不会持续存在。

治疗 · 软骨藻酸中毒

软骨藻酸中毒的治疗主要是基于症状的支持性治疗。因为红藻氨酸的神经病理学几乎完全是由癫痫介导的，所以重点应该放在抗惊厥治疗上，地西泮和其他一些药物应该是有效的。

■ 鲭鱼中毒

鲭鱼中毒可能是全球最常见的海鲜中毒类型。鲭鱼中毒主要是食用了鲭鱼，包括长鳍金枪鱼、蓝鳍金枪鱼、黄鳍金枪鱼、马鲛鱼、秋刀鱼、颌针鱼、刺鲅、飞鱼和鲣鱼，以及非鲭鱼鱼类，如海豚鱼、卡瓦鱼、沙丁鱼、黑枪鱼、欧洲沙丁鱼、凤尾鱼、鲱鱼、琥珀鱼和澳大利亚洋鲑鱼。在美国的东北部和大西洋中部地区，蓝鱼与鲭鱼中毒有关。目前发现越来越多的非鲭鱼鱼类与鲭鱼中毒有关，这种综合征更适合称为伪过敏性鱼类中毒。

在保存和冷藏不充分的情况下，这些深色或红色的鱼的肌肉组织会被摩根变形杆菌和肺炎克雷伯菌分解，随之 L-组氨酸脱羧为组胺、磷酸组胺和盐酸组胺。有毒鱼类所含组胺水平为 20～50 mg/100 g，有时会高于 400 mg/100 g。然而，这种中毒也有可能是其他化合物导致的，因为高剂量口服组胺时并不会出现同样的症状。据推测，这种未知的毒素可能通过抑制组胺代谢、促进肥大细胞脱粒释放内源性组胺或作为组胺受体激动剂发挥作用。无论这种毒素具体是什么，都是热稳定的，不会被家庭和商业烹饪所破坏。受影响的鱼通常有强烈的金属味或胡椒味；然而，它们在外观、颜色和风味上可能是正常的。并非所有食用受污染鱼类的人都会生病，可能是因为鱼类体内的腐烂分布不均匀。

服食后 15～90 min 内出现症状。大多数病例都是轻微的，口唇和口腔有刺痛感、轻微的腹部不适和恶心。更严重和更常见的表现包括脸红(界限分明；紫外线照射会加剧；尤其在面部、颈部和上躯干上明显)，发热感(核心体温不升高)、结膜充血、瘙痒、荨麻疹和血管神经性水肿。可进展为支气管痉挛、恶心、呕吐、腹泻、上腹部疼痛、腹部绞痛、吞咽困难、头痛、口渴、咽炎、牙龈灼热、心悸、心动过速、头晕和低血压。如果不治疗，症状通常在 8～12 h 内消失。由于胃肠道组胺酶被阻断，服用异烟肼的人的反应可能更严重。

治疗 · 鲭鱼中毒

治疗主要是使用抗组胺药(H_1 或 H_2)逆转组胺效应。如果支气管痉挛严重，可使用吸入性支气管扩张剂，或在罕见的、极为严重的情况下注射肾上腺素。糖皮质激素没有什么帮助。长时间的恶心和呕吐，可排空胃里的毒素，可以用止吐药来控制，如奥坦西隆和氯吡嗪。如果标准的止痛药无效，鲭鱼中毒导致的持续性头痛可能会对西咪替丁或类似的抗组胺药产生反应。

第 137 章
体外寄生虫感染和节肢动物损伤 | Chapter 137
Ectoparasite Infestations and
Arthropod Injuries

Richard J. Pollack, Scott A. Norton · 著 | 王青青 · 译

体外寄生虫包括节肢动物和其他动物门的动物,寄生在动物的皮肤或毛发中,宿主动物为它们提供食物和庇护所。体外寄生虫可以穿透宿主的表面或皮下,也可以通过口部和特殊的爪子附着。这些微生物可能造成直接的机械损伤,消耗血液或营养物质,引起过敏反应,接种毒素,传播病原体,引发恐惧或厌恶情绪。人类是多种体外寄生虫的唯一宿主或专性宿主,并可作为许多其他寄生虫的兼性或转续(偶然)宿主。

体外寄生或可造成宿主损伤的节肢动物包括昆虫(如虱子、跳蚤、臭虫、黄蜂、蚂蚁、蜜蜂和苍蝇)、蛛形纲动物(蜘蛛、蝎子、螨和蜱)、千足虫和蜈蚣。某些线虫(蠕虫),如钩虫(**参见第131章**),能穿透并在皮肤内移行,故属于体外寄生虫。在其他门中不常见的体外寄生虫包括舌虫类(舌形虫)和水蛭。

节肢动物通常在试图吸血时或在通过咬、刺或分泌毒液保护自己时,会对宿主造成伤害。各种蛛形纲动物(蜘蛛和蝎子)、昆虫(蜜蜂、黄蜂、胡蜂、蚂蚁、苍蝇、臭虫、毛虫和甲虫)、千足类动物和蜈蚣在这些行为中会对宿主造成不良影响。同样,某些通常感染非人类动物的体外寄生虫(如虱子、咬人的螨和跳蚤)对医学也有重要意义。在美国,节肢动物咬叮引起的损伤多样多变,以至于如果没有真正的标本和分类学专业知识,就很难判断出确切的致病病原体。

疥疮

人类痒螨,属于人疥螨变种,是引起皮肤瘙痒病的常见原因,目前全球约3亿人同时感染。受精的雌螨(长约0.3 mm)寄居在角质层内,每日排卵≤3个。6条腿的幼虫成熟到8条腿的若虫,随后发育为成虫。受精后的成年雌螨在8日后出现在皮肤表面,然后(再)侵入同一宿主或另一宿主的皮肤。新受精的雌螨主要通过皮肤直接接触实现人体间传播;在拥挤、不卫生条件以及与多个伴侣发生性关系会促进疥螨传播。一般来说,疥螨在没有宿主接触的情况下1日左右就会死亡。通过共享受污染的被褥或衣物传播疥螨的发生率远低于人们通常认为的概率。在美国,疥疮可能占皮肤科就诊量的5%。疾病暴发常发生在幼儿园、医院、疗养院和其他居住机构。

与疥疮相关的瘙痒和皮疹主要是由于对螨及其分泌物/排泄物产生过敏反应所致。一个人在最初感染时通常会有6周的无症状期,随后才出现强烈瘙痒,但再次感染时会立即产生过敏反应,没有延迟。隧道周围会出现炎症表现,伴有嗜酸性粒细胞、淋巴细胞和组织细胞浸润,随后出现散在的过敏性皮疹。由于免疫力和抓挠的限制作用,大多数人通常感染<15个疥螨。上千个疥螨引起的感染通常称为厚痂性疥疮(以前称为挪威疥疮),可能是与糖皮质激素使用、免疫缺陷及神经或精神疾病(影响瘙痒症状和/或抓挠反应)有关。

瘙痒通常在夜间和热水淋浴后加剧。往往很难找到典型的隧道,因为它们数量很少,并且可能会被抓痕掩盖。隧道位于表皮呈深色波浪线,长3~15 mm。疥疮最常见于手腕掌侧,并沿着指蹼分布。男性阴茎和阴囊也会受累。小丘疹和水疱,通常伴有湿疹斑、脓疱或结节会对称地出现在这些部位:在抓破的区域、脐和腰线周围、腋窝,以及臀部和大腿上部。除婴儿外,面部、头皮、颈部、手掌和足底通常也会累及。厚痂疥疮通常类似于牛皮癣,主要特点为广泛的厚层痂皮、鳞状斑块和指甲营养不良。虽然厚痂疥疮具有高度传染性,并可引起医院典型疥疮暴发,但一般看不到典型的隧道,且不伴瘙痒症状。

当患者出现瘙痒、表皮对称性的抓痕、丘疹水疱性皮损,尤其与受感染家庭成员有接触史的时候,应考虑疥疮。应该寻找隧道,并用无菌针或手术刀挑破隧道的尽端,然后用显微镜检查刮取物中是否有螨、疥螨卵和疥螨粪便。皮肤活检(包括使用氰基丙烯酸盐黏合剂进行浅层活检)或刮取物检查、丘疹水疱病变处的皮肤镜检查以及对病变处留样取出的透明玻璃纸胶带进行显微镜检查也可协助诊断。在未识别到疥螨或疥螨卵的情况下,通常基于瘙痒史、临床检查和流行病学进行诊断。其他原因引起皮炎经常被误诊为疥疮,尤其是当临床假定有疾病"暴发"时。寄生在其他动物的疥螨感染人类时可能会引起短暂的刺激,但它们不会在人类中寄生或繁殖。

治疗·疥疮

氯菊酯乳膏(5%)的毒性低于1%林丹制剂,对林丹耐受的疥螨感染有效。洗完澡后,在耳后和颈部指

间间隙、脐部和指甲下涂上薄层疥疮药膏,8～14 h 后用肥皂水洗掉。成功治疗厚痂疥疮的方法是需要预先涂抹 6% 水杨酸等角膜溶解剂,然后在头皮、面部和耳上涂抹疥疮药膏。必要时需要重复治疗或连续使用几种药物治疗。伊维菌素尚未获得美国 FDA 批准用于治疗任何形式的疥疮,但顿服该药物 200 μg/kg 对无基础疾病的患者治疗有效;厚痂疥疮的患者可能需要两次剂量,两次间隔 1～2 周。所有经 FDA 批准的杀疥疮药都是处方药。

在有效治疗后的 1 日内,疥疮一般不具有传染性,但已死亡的螨虫及其残余产物引起的瘙痒性过敏性皮炎通常会持续数周。不必要的局部药物再治疗可能引起接触性皮炎。抗组胺剂、水杨酸盐和炉甘石洗剂可以止痒,局部糖皮质激素对有效治疗后的瘙痒很有效。床上用品和衣物应在高温或热压下清洗和干燥,以防止再次感染。与疥螨患者密切接触的人,即使无症状,也应同时接受治疗。

恙螨和其他咬人螨

恙螨幼虫通常在温暖的季节、在热带、亚热带和温带地区(较少)的草地或灌木丛中,寄生于老鼠。它们生活在低矮的植被上,并附着在路过的哺乳动物宿主身上。幼虫在进食时,会分泌含有蛋白质水解酶的唾液,在宿主的皮肤上形成管状的凹陷,螨虫可通过该凹陷摄入组织液。该唾液具有强抗原性,可引起异常瘙痒的丘疹、丘疹水疱性病变或丘疹荨麻疹性病变(直径≤2 cm)。既往对该唾液抗原敏感的人,在幼虫附着数小时内便会形成丘疹。一旦附着在皮肤上,螨虫会表现成微小红水疱。一般情况下,病变会出现水疱并伴有出血。抓挠通常会损坏螨虫虫体。瘙痒和灼烧感常常持续数周。皮疹常见于踝部和衣物阻挡螨虫扩散的部位。驱蚊剂对预防恙螨幼虫叮咬很有用。

许多寄生于人类住所周围的鸟类和啮齿动物的螨类可侵入人类家庭并咬人。在北美洲,北方禽螨、鸡螨、热带鼠螨和家鼠螨通常寄生于家禽、各种鸟类和小型哺乳动物,在宿主的巢内和巢周围富集。在它们的自然宿主死亡或离开巢穴后,这些螨类经常入侵人类的栖息地。虽然螨类由于体积小而很少被发现,但它们的叮咬可能引起疼痛和瘙痒。一旦确定病因,需通过驱赶宿主、移除巢穴、使用杀螨剂清洁筑巢区域来消除啮齿动物和鸟类相关的螨。寄生在谷物、稻草、奶酪、干草或其他产品上的蒲螨和其他螨,偶尔会引起类似的皮疹和不适,并可能产生一种独特的"彗星征"皮肤病变——涡纹样荨麻疹性斑疹。

诊断螨相关性皮炎(包括恙螨幼虫引起的皮炎)依赖于确认螨的种类或与螨的接触史。口服抗组胺药或局部使用类固醇药物可暂时抑制螨引起的瘙痒,但不能消除螨。

蜱叮咬和蜱麻痹

蜱附着在皮肤上,"无痛地"进食,血液是它们唯一的食物。它们的唾液分泌物具有生物活性,除了能传播多种病原体外,还能产生局部反应,引起发热和麻痹。硬蜱(Ixodid)和软蜱(Argasid)是蜱的两个主要科。一般来说,软蜱附着时间小于 1 h,在脱落后留下红斑。非洲、美国西部和墨西哥的一些蜱会产生有痛的出血性病变。硬蜱更为常见,传播大多数由蜱传播的疾病,医生和患者都很熟悉。硬蜱附着在宿主上,并在几日内或有时超过 1 周的时间内进食。在硬蜱叮咬的部位,通常形成小面积的硬结,伴有紫癜,周围可能伴有红色边缘。有时会出现坏死的焦痂,称为 tâche noire。慢性结节(持续存在的蜱咬肉芽肿)直径可达几厘米,在蜱被清除后可能会持续数月。这些肉芽肿可以通过注射皮质激素或手术切除来治疗。蜱虫引起的发热与任何病原体的传播无关,通常伴有头痛、恶心和不适,但通常在蜱虫被清除后的 36 h 内消退。

蜱麻痹,一种类似于吉林-巴尔综合征的急性上升性的弛缓性麻痹,目前认为是由蜱唾液中的一种或多种毒素引起的,这种毒素会阻断神经肌肉传导并降低神经传导。目前有 60 多种蜱类叮咬之后可引起该并发症,尽管在美国犬蜱和木蜱(革蜱属)最常见。在蜱叮咬后的 6 日内会出现对称性双下肢乏力,几日内呈对称性上升,最终可能导致四肢和脑神经完全瘫痪。深部肌腱反射减弱或消失,但感觉系统查体和腰椎穿刺检查结果通常是正常的。尽管患者的病情可能会在 1 日内持续恶化,但如果去除蜱症状通常会在几小时内迅速改善,并在几日后完全恢复。如果无法去除蜱,可能会导致构音困难、吞咽困难,最终死于呼吸麻痹。需要通过找到蜱才能确诊该疾病,通常蜱会藏在头皮下。全环硬蜱的唾液是引起澳大利亚蜱虫麻痹常见的原因,其抗血清可以有效地逆转由这些蜱虫引起的瘫痪。

尽管一些蜱传病毒的传播速度可能更快,但目前认为在蜱附着人体的最初 36 h 内去除硬蜱似乎可以防止莱姆病、巴贝虫病、无形体病和埃立克体病的传播。通常需要用尖头镊子紧紧地夹住蜱的口器周围,通过牵引将其取出。小心处理(避免蜱破裂)和使用手套可避免意外污染蜱液体中的病原体。使用封闭敷料、热敷或其他药物(试图诱导蜱分离)只会延迟虱子的去除。随后对蜱附着部位进行消毒。蜱的口器有时会留在皮肤中,但如果不去除,一般会在几日内自动脱落。CDC 制定的指南中建议,在莱姆病的流行区域(从马里兰州到缅因州、威斯康星州和明尼苏达州)发生疑似鹿蜱(图 137 - 1)咬伤的成年患者,可在蜱去除的 72 h 内顿服多西环素(200 mg)进行预防治疗,而不需要等待移行红斑的出现或蜱试验结果、莱姆病血清抗原结果。目前这一建议还有些争议。

虱子感染(虱病)

所有 3 种人类虱子的若虫和成虫每日至少进食一次,专门吸取人类血液。头虱(pediculus capitis)主要寄生于头皮毛

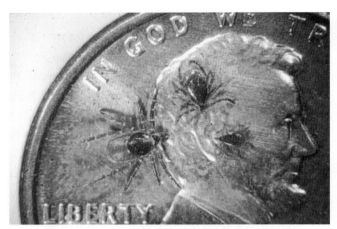

图137-1 美国硬币上的鹿壁虱（肩胛硬蜱，黑腿蜱）。幼虫（耳下）、若虫（右面）、成年雄性（上面）和成年雌性（左面）。

发，体虱（人虱）主要寄生在衣服上，而螃虱或阴虱（pthirus pubis）主要寄生于阴毛上。在一些容易致敏的人身上，虱子的唾液会产生瘙痒性麻疹或荨麻疹。雌性头虱和阴虱把卵牢牢地粘在头发上，而雌性体虱把卵粘在衣服上，特别是沿着衣服的缝线。在卵内发育约10日后，若虫孵化。空卵壳可能会黏附数月后脱落。

在北美，头虱寄生于约1%的小学适龄儿童。头虱主要通过头对头的直接接触传播，而不是通过诸如共用的头套、床单、毛刷和其他美容工具等物品传播。头虱的慢性感染往往是无症状的。瘙痒主要对虱子唾液过敏引起，并且通常短暂且症状轻。从人身上取下的头虱在1日内死于干燥和饥饿。据目前了解，头虱不作为任何病原体的载体。

体虱一般只有在进食时才会离开衣服。如果与宿主分离，一般在2日内干燥死亡。在大多数西方国家，发现体虱通常出现在一小部分贫困人群身上，但在发生自然或人为灾害后，当无家可归的受害者与这些受感染人群共同居住并密切接触时，体虱感染可能会逐渐流行。体虱是通过直接接触或共享受感染的衣物和床上用品而获得的。这些虱子是虱传（流行）斑疹伤寒（参见第83章）、虱传回归热（参见第81章）和地沟热（参见第69章）的媒介。虱子咬伤引起的瘙痒性损伤常常发生在颈部周围。慢性感染导致炎症后色素沉着和皮肤增厚，称为寄生虫性黑皮病。

螃虱或阴虱主要通过性接触传播。这些虱子主要出现在阴毛上，腋毛或面部毛发（包括睫毛）的附着率较低。儿童和成人可通过性接触或近距离非性接触感染阴虱。咬伤部位出现强烈的瘙痒，直径约3 mm的蓝斑（尾状黄斑）。眼睑炎通常提示睫毛的感染。

在头发或衣服上检测到牢固黏附的幼虱时，人们常常怀疑到虱病。然而，实际上许多幼虱都是以前感染过虱子死亡或孵化后的残骸，而假虱子通常被误认为虱感染。因此，确诊虱感染，最好是在衣服上发现活虱。

治疗·虱子感染

一般来说，只有在发现活虱时才需要治疗。幼虱的存在仅能说明既往感染——不一定是当前的感染。用细齿梳子机械地清除虱子及其卵（图137-2）往往起不到根除作用。治疗新发感染通常需要～1%氯菊酯或除虫菊酯局部治疗10 min，约10日后应用第二次。治疗后仍残留的虱子可能对拟除虫菊酯耐药。慢性感染可以用0.5%马拉硫磷治疗≤12 h。林丹治疗只需要4 min，但似乎效果较差，可能会造成更大的不良反应，特别是当滥用时。曾有关于头虱对氯氰菊酯、马拉硫磷和林丹耐药的报道。FDA批准的较新的局部杀虫药物包括苄醇、二甲聚硅氧烷、多杀菌素和伊维菌素。尽管感染了头虱的儿童，或者身体上残留有以前感染的虱残骸，经常被校外隔离，但这种做法越来越被认为是不合理和无效的。

体虱通常通过洗澡和换洗衣服来消灭。对于多毛的患者，需要从头部到足部局部应用杀虫剂。衣服和床上用品的体虱在≥55℃（≥131℉）的干衣机中加热30 min或热压下可有效去除。在战争期间和自然灾害之后，可能需要紧急大规模地清除衣物和衣物上的虱子，以减少体虱传播病原体的风险。

除眼睑感染（睑板虱病）外，其他阴虱感染可使用局部杀虫剂治疗。眼睑感染时可局部涂抹凡士林3～4日以达到治疗效果。

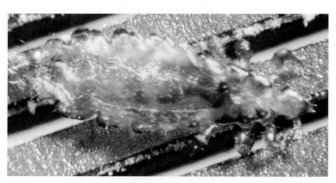

图137-2 成年雌头虱。在虱子（虱子卵）梳上。

■ 蝇蛆病（蝇感染）

蝇蛆病是指几种蝇幼虫（蛆）侵入活组织或坏死组织或体腔，并出现不同的临床症状的一组疾病。

在中美洲和南美洲的森林地区，人马蝇（人肤蝇）的幼虫会产生直径≤3 cm的疖样（烫伤样）丘疹或皮下结节。一只受精的成年雌性马蝇捕获一只蚊子或另一只吸血昆虫，并将其卵放在腹部。几日后，当携带虫卵的昆虫攻击人类或牛时，宿主皮肤温暖和潮湿的环境刺激卵孵化。新生的幼虫能迅速穿透完整的皮肤。经过6～12周的发育，成熟的幼虫从皮肤上长出来，落到地上化蛹，然后变成成虫。

非洲人瘤蝇（人皮蝇）将卵产在潮湿的沙子或落叶上，或晾晒衣物上，尤其是那些被尿液或汗液污染的衣物。幼虫一旦与寄主接触后便从卵中孵化出来，并穿透皮肤，产生烫伤样的皮损，大约9日后成熟的幼虫就会从皮损中出现。疖性蝇蛆病是一种不舒服的病变，中央有一个呼吸孔，在水中会发出气泡。皮下的移动感可能会引起患者严重的情绪困扰。

如果空气孔被凡士林或其他闭塞物覆盖，可诱导引起疖性蝇蛆病的幼虫出现。可以通过向周围组织注射局部麻醉剂来去除虫体，因为某些蝇种具有向上的刺可以将蛆牢牢固定，所以有时需要手术切除。

其他蝇蛆可引起非疖性蝇蛆病。例如，马胃蝇的幼虫在马身体两侧孵化出来，很可能与人类接触并引起感染。在穿透人类皮肤后，这些幼虫很少成熟，反而可能在真皮中迁移数周。由此引起的瘙痒和蛇形喷发样改变，类似于犬或猫钩虫引起的皮肤幼虫迁移（**参见第 131 章**）。家兔和啮齿类胃蝇（黄蝇属种）的幼虫偶尔引起皮肤或气管肺蝇蛆病。

某些苍蝇会被血液和脓液吸引，把卵产在开放的或引流的伤口上。新孵化的幼虫进入伤口或患病的皮肤。几种绿蝇的幼虫（Lucilia、Phaenicia 属种）通常停留在表面，局限于坏死组织。特殊培养的无菌"外科蛆"有时被有意用于伤口清创。螺旋蝇、锥蝇和果蝇的幼虫更深入地侵入活组织，产生大的化脓性病变。感染伤口的幼虫也可能进入体腔，如口腔、鼻、耳、鼻窦、肛门、阴道和下尿路，特别是在意识障碍或身体虚弱的患者中。从而由无害的寄生演变到破坏，如鼻部受累、脑膜炎和耳聋。治疗包括去除蛆和组织清创。

引起疖性蝇蛆病和创面蝇蛆病的蛆虫也可能引起眼病。后遗症包括眼睑结节、视网膜脱离和眼球损坏。在大多数情况下，在人类粪便中发现的蛆是由苍蝇在最近排泄的粪便沉积的卵或幼虫引起的，而不是由肠道蛆感染引起的。

舌形虫病

舌形虫（舌虫）栖息于爬行动物和食肉哺乳动物的呼吸道。在中东锯齿舌虫引起的人类感染很常见，这是由于该舌虫的包囊幼虫存在于绵羊和山羊的肝脏或淋巴结中，这是舌虫真正的中间宿主。幼虫迁移到鼻咽，产生一种急性自限性综合征，称为 Halzoun 或 Marrara，其特征是喉和耳痛、瘙痒、咳嗽、声音嘶哑、吞咽困难和呼吸困难。严重水肿可能导致阻塞，需要进行气管造口术。此外，也有眼部侵犯报道。在大量的鼻腔分泌物或呕吐物中出现长度≤10 mm 的幼虫可协助诊断。当人类接触腕带蛇舌状虫卵污染的食物或饮料时，或处理过腕带蛇舌状虫的最终宿主非洲蟒蛇之后，常常会出现感染。幼虫在各种器官内密集，但很少引起症状。因为包囊在蜕皮过程中会扩大，所以可能需要手术切除，但它们通常是在尸检时偶然发现的。寄生虫引起的病变可能被误认为恶性肿瘤，需要病理学诊断明确。东南亚和中美洲报道了其他舌形虫类引起皮肤幼虫迁移型综合征的病例。

水蛭感染

医学上有意义的水蛭是环节蠕虫，它们用角质化的锋利的口腔附着在宿主上，通过肌肉吸盘吸血。药用水蛭（欧洲医蛭）仍被偶尔用于医疗，以减少外科皮瓣或再植体部位的静脉充血。但这一操作可能会引起持续性出血、伤口感染、肌坏死和由定植水蛭食管的嗜水气单胞菌引起的败血症。

普遍存在的水生水蛭，能寄生于鱼、青蛙和乌龟，很容易附着在人的皮肤上并贪婪地吸血。更臭名昭著的是生长在热带雨林潮湿植被中的树栖水蛭，附着在人的皮肤时通常无痛，当吸血吃饱时，会自行分离。水蛭素是水蛭分泌的一种强大的抗凝剂，在水蛭脱落后会导致持续出血。水蛭所致伤口愈合缓慢，很少见到细菌感染。非洲、亚洲和南欧的几种水生水蛭可以进入口腔、鼻和生殖泌尿道，并附着在黏膜表面，附着位置可与食管和气管一样深。外部附着的水蛭通常在吸血后脱落，但通过轻轻刮除水蛭用于附着和进食的前后吸盘来加快清除。一些机构不太赞同使用酒精（乙醇）、盐、醋、驱虫剂、火或加热仪器或其他有毒物质去除水蛭。内部附着的水蛭可能在接触含盐漱口水时会脱落，也可以被医用镊子去除。

蜘蛛咬伤

在目前可识别的 3 万多种蜘蛛中，只有约 100 种具有足够长的尖牙，能够穿透人类皮肤。一些蜘蛛用来使制动和消化猎物的毒液会导致皮肤坏死和全身中毒。大多数蜘蛛咬伤伴有疼痛，无害，但是隐遁蜘蛛或背蜘蛛（loxosceles 种）和寡妇蜘蛛（latrodectus 种）的咬伤伴毒素注入可能会危及生命。识别是哪种蜘蛛侵袭很重要，因为对寡妇蜘蛛的咬伤有特殊的治疗方法，而且蜘蛛造成的伤害通常是由其他原因造成的。除了部分病例报道患者注意到蜘蛛咬伤或发现蜘蛛咬伤后逃离外，大多数蜘蛛咬伤的报道多合并有其他损伤或细菌感染，如耐甲氧西林金黄色葡萄球菌（MRSA）。

隐遁蜘蛛咬伤和坏死性蛛形纲动物

棕色隐遁蛛主要生活在美国中南部，在中美洲、南美洲、非洲和中东也有相似的物种。棕色隐遁蜘蛛咬伤通常只造成轻微的伤害，包括水肿和红斑。然而，毒液注入人体偶尔会引起皮肤和皮下组织的严重坏死，更罕见的是引起全身溶血。这些蜘蛛对人类没有攻击性，只有在受到威胁或被压在皮肤上时才会引起咬伤。它们藏在岩石和原木下，或者在洞穴和动物洞穴里。它们侵入家庭，在壁橱里、衣服褶里、储藏室、车库和阁楼里的家具和垃圾下面寻找黑暗而不受干扰的藏身之处。这些蜘蛛在一些家庭中数量众多，但它们很少咬人。咬伤往往发生在受害者穿衣服时，主要发生在手部、手臂、颈部和下腹。

最初，咬伤是无痛的，或者可能产生刺痛感。在接下来的几小时内，这个部位变得疼痛和瘙痒，中央硬结被一个苍白的缺血区包围，而缺血区本身被一个红斑区包围。在大多数情况下，病变在几日内不经治疗也会消退。在严重的病例中，红斑扩散，病变中心出血或坏死，并伴有大疱。几周后，会形成黑色焦痂并脱落,留下一个溃疡,最终可能形成一个凹陷的瘢痕。伤口通常发生在6个月内愈合,但如果累及脂肪组织,可能需要3年。局部并发症包括神经损伤和继发性细菌感染。咬后72 h内可出现发热、寒战、虚弱、头痛、恶心、呕吐、肌痛、关节痛、黄斑丘疹和白细胞增多。关于北美棕色隐居蜘蛛咬伤导致的死亡报道尚未得到证实。

治疗隐遁蜘蛛咬伤

初期管理包括RICE(休息、冰敷、挤压、抬高)。如有需要,应使用止痛药、抗组胺药、抗生素和破伤风预防药物。开放早期清创或手术切除的伤口会延迟愈合。没必要使用抗生素或氨苯砜。应密切监测患者溶血、肾衰竭和其他系统并发症的迹象。

寡妇蜘蛛咬伤

黑寡妇蜘蛛是美国东南部一种常见的蜘蛛,体长≤1 cm,腿长5 cm,腹部呈亮黑色,腹部有红色沙漏标记。在世界其他温带和亚热带地区也可出现其他具有危险性的寡妇蜘蛛。雌寡妇蜘蛛的叮咬因其强大的神经毒素而臭名昭著。

寡妇蜘蛛在石头、圆木、植物或岩石堆下,在谷仓、车库和户外的黑暗区域里结网。最常在夏季和初秋发生叮咬,常常发生在蜘蛛网被打乱或蜘蛛被困住或被激怒时。最初的叮咬常被认为是尖锐的针孔刺伤,或者可能会被忽视。较少见到尖牙刺伤。注射毒液不会导致局部坏死,有些人也不会出现其他症状。突触前神经毒素是毒液中活性最高的成分,它不可逆地与突触前神经末梢结合,导致乙酰胆碱、去甲肾上腺素和其他神经递质释放并最终耗尽。疼痛性痉挛可能在60 min内从咬伤部位扩散到四肢和躯干肌肉。腹部肌肉的极度僵硬和异常疼痛可能提示腹膜炎,触诊时腹部不柔软,一般不需要手术。疼痛在最初的12 h开始减弱,但可能在自然缓解前的几日或几周内复发。其他的神经后遗症可能包括留涎症、出汗、呕吐、高血压、心动过速、呼吸困难、焦虑、头痛、虚弱、肌肉颤抖、感觉异常、反射亢进、尿潴留、子宫收缩和早产。有关于出现横纹肌溶解症和肾衰竭并发症的报道,尤其在非常年轻、老年或虚弱的人中,可能出现呼吸骤停、脑出血或心脏衰竭致命。

治疗·寡妇蜘蛛咬伤

治疗包括RICE和破伤风预防治疗。对止痛药和抗痉挛药(如苯二氮䓬类或美索巴莫)无反应的高血压需要特定的抗高血压药物。因黑寡妇和红背蜘蛛抗毒血清的潜在过敏反应或可能引起血清病,目前对其治疗的有效性和安全性尚有争议。

狼蛛和其他蜘蛛

狼蛛是毛蜘蛛,在美国有30种,主要分布在西南部。从中美洲或南美洲进口的狼蛛已经成为家养宠物。狼蛛只有在受到威胁时才会咬人,通常不会造成比蜜蜂叮咬更大的伤害,但有时毒液会引起深度疼痛和肿胀。一些种类的狼蛛身上覆盖着有毒毛,当狼蛛受到威胁时,会用后腿摩擦它的背腹部,此时这些毛发会刷落。毛发可以穿透人体皮肤,产生瘙痒性丘疹,可能会持续数周。接触智利玫瑰狼蛛(一种受欢迎的宠物蜘蛛)后,如果不戴手套或不洗手,会导致毛发转移到眼睛,进而导致严重的眼部炎症。咬伤的治疗包括局部清洗和抬高咬伤部位、预防破伤风和止痛。抗组胺药和局部或全身糖皮质激素用于治疗毒毛接触者。

雪梨漏斗网蜘蛛(属于澳大利亚的漏斗网蜘蛛)、巴西游走蛛和南美香蕉蜘蛛是世界上最危险的蜘蛛,因为它们具有很大的攻击性和强大的神经毒素。雪梨漏斗网蜘蛛的毒素可引起一种快速进行性神经运动综合征,可在2 h内致命。香蕉蜘蛛的咬伤可引起严重的局部疼痛,随后出现严重的全身症状和呼吸麻痹,可在2~6 h内死亡。这些蜘蛛咬伤后可使用特异性抗毒血清治疗。黄囊蜘蛛(Cheiracanthium种)在世界各地的家庭中很常见。它们的咬伤虽然疼痛,但通常只会导致轻微的红斑、水肿和瘙痒。

蝎子蜇伤

蝎子是以地面生活的节肢动物和小蜥蜴为食的蛛形纲动物。它们通过从尾端的毒刺中注射毒液来麻痹猎物并保护自己。痛苦但相对无害的蝎子叮伤需要与致命的蜇伤区分,目前已知的1 000种物种中约有30种可潜在致命,每年全世界范围内可引起5 000多人死亡。蝎子在夜间活动,白天隐藏在裂缝或洞穴中,或在木头、宽松的树皮或岩石下。它们偶尔进入房屋和帐篷,可能会藏在鞋子、衣服或床上用品中。蝎子只有在受到威胁时才会蜇人。

在美国约40种的蝎子中,只有树皮蝎子,如西南部的墨西哥雕像木蝎(C. exilicouda)产生的毒液可能对人类致命。这种毒液含有神经毒素,能使钠通道保持续开放。这种毒液通常引起轻微肿胀,但对受伤部位轻敲(轻敲试验)可以加重疼痛、感觉异常和感觉过敏。这些症状很快蔓延到其他部位;在数小时内出现脑神经功能障碍和骨骼肌的过度紧张。患者出现不安、视力模糊、眼球运动异常、大量唾液、流泪、流涕、口齿不清、分泌物处理困难、出汗、恶心和呕吐。肌肉抽搐和颤抖症状,可能被误认为是癫痫发作。并发症包括心动过速、心律失常、高血压、高热、横纹肌溶解和酸中毒。症状在约5 h内发展到最严重程度,随后在1~2日缓解,但疼痛和感觉异常可以持续数周。在幼儿和老年人中最常见出现可致命的呼吸骤停。

中东和北非的以色列金蝎、印度红蝎、地中海沿岸、北非和中东的肥尾蝎种以及巴西蝎的毒液都会导致内源性儿茶酚胺的大量释放,并伴有高血压急症、心律失常、肺水肿及心肌损伤。发生在特立尼达地区的Tityus trinitatis叮伤时可引起急性胰腺炎,而南非的粗尾蝎和Buthotus蝎蜇伤可引起中枢神经系统中毒表现。伊朗的Hemiscorpius lepturus叮咬后可发生组织坏死和溶血。

大多数其他种类的蝎蜇伤后会立即引起局部剧烈疼痛,随后出现水肿、瘀斑和烧灼感。症状通常在几小时内消失,皮肤不会脱落。有时人体会对毒液产生过敏反应。

识别出蝎子种类有助于确定治疗过程。非致命种类的蝎子蜇伤予以冰袋、止痛药或抗组胺药治疗已足够。大多数受害者只会感到局部不适,如果出现脑神经或神经肌肉功能障碍的症状,他们可以在家里按照指示返回急诊室进行治疗。如果蜇咬蝎子注入毒性较大的毒液,则需要积极的支持性治疗和准确地使用抗毒血清以降低死亡率。保持患者冷静,在刺入部位敷上加压包扎和冷敷可减少毒液吸收。持续静脉滴注咪达唑仑可控制蝎子叮伤引起的躁动、颤抖和非自主肌肉运动。由于存在呼吸骤停的风险,有神经肌肉症状的患者在使用该药物和其他镇静剂或麻醉剂治疗期间必须进行密切监测。硝苯地平、硝普钠、肼苯哒嗪或哌唑嗪可用于治疗高血压和肺水肿。使用阿托品可以控制较危险的缓慢性心律失常。

有几个国家的市场上可以购买到用于治疗一些危险蝎种蜇咬的抗蛇血清。FDA 批准的抗墨西哥雕像木蝎马血清现在可用。静脉注射抗毒血清可迅速逆转脑神经功能障碍和肌肉症状。尽管有效,但成本分析表明,抗毒血清应仅用于最严重的中毒情况。

膜翅目昆虫刺伤

为了防御或征服猎物而叮咬的昆虫属于膜翅目昆虫,包括蜜蜂、黄蜂、大黄蜂、胡蜂和蚂蚁。它们的毒液含有大量的胺、肽和酶,能引起局部和全身反应。多处刺伤引起毒性作用可造成人类死亡,但每年美国因膜翅目昆虫刺伤造成的 100 例以上死亡几乎都是由过敏反应引起的。

蜜蜂和黄蜂叮伤

蜜蜂(欧洲蜜蜂)的刺很特别。蜜蜂叮人的时候,它的叮人器和附着的毒液囊会从身体上脱落。毒液囊的肌肉收缩可将毒液注入皮肤。其他种类的蜜蜂、蚂蚁和黄蜂有成熟的叮咬机制,可以连续叮咬多次。蜜蜂、大黄蜂和群居胡蜂通常只有在群体受到干扰时才会攻击。非洲蜜蜂(现在分布在南美洲和中美洲,以及美国南部和西部)对很小的侵犯行为都会产生强烈的反应。虽然非洲蜜蜂的叮咬比其他地区同类蜜蜂含有更少的毒液,但受害者往往会被多次叮咬,因此被注射的毒液总量更大。大多数报道有"蜜蜂叮伤"的病例,其中的患者很有可能是被胡蜂叮伤。

不同种类的膜翅目昆虫的毒液在生物化学和免疫学上具有不同特点。直接毒性效应是由小分子化合物如血清素、组胺、乙酰胆碱和几种激肽的混合物介导的。蜜蜂毒液中的多肽毒素包括破坏细胞膜的蜂毒肽、导致组胺释放的肥大细胞脱粒蛋白、神经毒素和抗炎化合物安度肽。毒液中的酶包括透明质酸酶和磷脂酶。蜜蜂和黄蜂的毒液之间似乎没有交叉致敏作用。

简单的膜翅目叮伤会引起即刻疼痛、风团和局部水肿,所有这些症状通常在几小时内消失。多个刺伤可导致呕吐、腹泻、全身水肿、呼吸困难、低血压和非过敏性循环衰竭。横纹肌溶解症和血管内溶血可导致肾衰竭。当出现几百只蜜蜂的叮咬时,毒液可直接导致(非过敏性)死亡。刺伤舌或口腔时可能会导致危及生命的上呼吸道水肿。

叮咬后常出现明显的局部反应,伴有红斑、水肿、热和压痛,常在刺伤 1~2 日病变扩散超过 10 cm。这些反应可能与细菌性蜂窝织炎相似,但是由超敏反应引起,而非由继发性感染引起。这种反应往往会在随后的再次叮咬中复发,但很少伴有过敏反应,并且毒液免疫治疗无法预防复发。

据估计,美国 0.4%~4.0% 的人对膜翅目叮伤表现为速发型超敏反应,15% 的人可能有通过阳性皮肤试验表现出来的无症状致敏反应。经历严重过敏反应的人在随后被相同或相似的物种叮伤后,可能会有类似的反应。偶尔,之前有轻微反应的人会对随后的刺伤产生更严重的反应。昆虫叮伤引起的轻微过敏反应表现类似于其他原因引起,包括恶心、腹部绞痛、全身性荨麻疹、潮红和血管性水肿。严重的反应,包括上呼吸道水肿、支气管痉挛、低血压和休克,可能迅速致命。严重的反应通常在刺伤后 10 min 内开始,很少在叮咬 5 h 后发生。

嵌入皮肤的蜜蜂刺应尽快移除,以减少毒液注入量。毒刺和毒液囊可以用刀片、信用卡边缘或指甲刮掉,也可以用镊子取出。局部应应清洗消毒冰敷,以减缓毒液播散。抬高叮咬部位和使用止痛药、口服抗组胺药和局部炉甘石洗剂有助于缓解症状。大的局部反应可能需要短期口服糖皮质激素治疗。多处刺伤的患者应密切监测 24 h,以确定是否有肾衰竭或凝血功能障碍。

出现过敏反应时应皮下注射 0.3~0.5 mL 盐酸肾上腺素 1∶1 000 稀释液进行治疗;必要时每 20~30 min 重复一次。静脉注射肾上腺素(2~5 mL 1∶10 000 溶液,缓慢推注)用于严重休克患者。止血带可以减缓毒液的扩散。必要时予以注射抗组胺药、液体复苏、支气管扩张剂、补充氧气、插管和血管收缩药物治疗。应观察患者 24 h,判断有无复发性过敏反应。

有昆虫叮伤过敏史的人应该携带过敏反应试剂盒

和预先装好的含有肾上腺素的注射器，以便自己服用。这些患者在使用自备药物后应立即就医。

反复注射减毒毒液可产生对毒液的免疫球蛋白抗体 IgG，并降低复发性过敏反应的发生率。目前市场上提供有蜜蜂、黄蜂和小黄蜂毒液脱敏试剂和皮肤过敏测试。皮肤试验和毒液特异性放射性过敏吸附试验（RASTS）的结果有助于筛选需要免疫治疗的患者，并指导治疗方案。

螯蚁

刺火蚁是美国的一个重要医学问题。火蚁（红火蚁属）从得克萨斯州到北卡罗来纳州的南部各州蔓延，现在分布在加利福尼亚州、新墨西哥州、亚利桑那州和弗吉尼亚州。它们的巢穴一旦受到轻微的干扰，就会引发大量蚂蚁的涌入，一个人身上可能被刺伤多达 10 000 根。当火蚁侵入住宅时，老年人和不能移动的人受到攻击的风险很高。

火蚁通过强有力的下颚附着在皮肤上，旋转身体，同时用后位毒刺反复注射毒液。生物碱毒液由细胞毒性和溶血性哌啶类及几种具有酶活性的蛋白质组成。最初的风团反应、烧灼感和瘙痒会在约 30 min 内消失，24 h 内出现无菌脓疱。脓疱在接下来的 48 h 内溃烂，然后在≥1 周内愈合。常出现持续数日的大面积红斑和水肿，在少数情况下可能压迫神经和血管。过敏反应发生在不到 2% 的受害者身上，有合并出现癫痫发作和单神经炎的病例报道。刺伤时可冰敷、局部使用糖皮质激素和口服抗组胺药治疗。应清洁脓疱，然后用绷带和抗生素软膏覆盖，以防止细菌感染。对过敏反应给予肾上腺素并采取支持治疗。火蚁提取液可用于皮肤测试和免疫治疗，似乎可以降低过敏反应的发生率。

欧洲火蚁（小红蚁）最近已成为美国东北部和加拿大南部的公共卫生害虫。美国西部是农田蚁（农蚁属）的发源地。农田蚁叮伤后引起的局部疼痛反应通常延伸到淋巴结，并可伴有过敏反应。南美洲的子弹或康茄舞蚂蚁（子弹蚁）在当地被称为 Hormiga Veiniticuatro（"24 小时蚂蚁"），这是一个名称，指的是叮咬后持续 24 h 搏动性、剧痛，并可注射强大的麻痹性神经毒素 poneratoxin。

双翅目昆虫（苍蝇和蚊子）叮咬

某些蝇类的成虫在脊椎动物身上摄取血液和组织液时，通常会引起较大的疼痛刺激伤，产生局部过敏反应，并可能传播病原体。蚊虫叮咬，微小的"看不见"蚊虫和沙蝇通常会引起风团和瘙痒性丘疹。小驼背黑蝇（simuliids）撕裂皮肤，造成血液组织液流出，伴有疼痛和瘙痒。局部淋巴结病、发热或过敏反应偶尔发生。非洲广泛分布的鹿虻和马虻以及采采蝇是一种长度≤25 mm 的粗壮苍蝇，白天会攻击宿主，并造成大出血刺伤，伴疼痛。家蝇不吸食血液，而是用口器来划伤皮肤，并以组织液和盐为食。苍蝇咬伤除了造成的直接伤害之外，还存在传播各种病原体和伤口继发感染的风险。

治疗·蝇蚊叮咬

苍蝇咬伤的治疗是对症治疗。局部应用抗瘙痒剂、糖皮质激素或防腐剂可减轻瘙痒和疼痛。出现过敏反应时可能需要口服抗组胺药。较大伤口继发感染时可能需要抗生素治疗。

蚤叮咬

常见的人咬跳蚤包括犬跳蚤、猫跳蚤（栉头蚤属）和鼠跳蚤（印度鼠蚤），它们寄生在各自的寄主身上及寄主的巢穴中。受感者会出现瘙痒性红斑丘疹（丘疹性荨麻疹），偶尔会在咬伤部位出现水疱和细菌感染。对症治疗包括使用抗组胺药、局部使用糖皮质激素和局部使用止痒药。

通过移除和处理动物巢穴、经常清洁宠物床上用品、使用接触杀虫剂和系统杀虫剂对宠物和住宅进行杀虫，可以消除跳蚤的感染。如果宠物定期接受抗寄生虫剂和昆虫生长调节剂的治疗，可能会减少或预防家中的跳蚤感染。

与其他跳蚤一样，穿皮潜蚤是一种无翅的横向扁平昆虫，以血液为食。也被称为沙蚤或 Jigger（不要与 Chigger 混淆），它分布在非洲和美洲的热带地区。成年雌性沙蚤通常生活在沙土中，通常在足趾间、指甲下或赤脚足底的皮肤下挖洞。受精的沙蚤在 2 周内通过大量吸食宿主血液从针孔大小长到豌豆大小。它们产生皮损类似白色脓疱，伴中心黑色凹陷，可能伴有瘙痒或疼痛。偶尔出现的并发症包括破伤风、细菌感染和足趾自动截肢（阿洪病）。通过用无菌针或手术刀去除完整的跳蚤、破伤风疫苗接种和局部应用抗生素可以治疗潜蚤病。

半翅目（臭虫）咬伤

丽蝇科的几种臭虫可叮咬人类并引起过敏反应，有时伴有疼痛。锥鼻虫之所以被称为锥鼻虫，是因为它们的头很长，包括刺客臭虫和车轮臭虫，它们以其他昆虫为食，只为了自卫而叮咬脊椎动物；而接吻虫通常以脊椎动物血为食。夜晚进食的接吻虫的叮咬是无痛的。人体对这种咬伤的反应取决于先前的过敏反应，主要表现包括柔软的瘙痒性丘疹、水疱或大疱、广泛的荨麻疹、发热、淋巴结病和（很少）过敏反应。用局部止痒药或口服抗组胺药治疗臭虫叮咬。对臭虫咬伤过敏的人应备有肾上腺素试剂盒。某种臭虫可传播克氏锥虫，可引起新大陆锥虫病（也称为恰加斯病）（**参见第 127 章**）。

臭虫（臭虫属）呈全世界分布，主要隐藏在床垫、床架和其他家具、墙壁、画框的缝隙中，并藏在松散的墙纸下。臭虫数量已经回升，最近数量达到了水平状态，并自 20 世纪中叶以来首次迅速蔓延。这些虫子现在是家庭、宿舍和酒店、游轮甚至医疗设施中常见的害虫。一般来说，虫子白天躲起来，晚上吃血餐。它们的叮咬是无痛的，但几日后，致敏的人会在中心出血点周围出现红斑、瘙痒和水疱。臭虫不会传播病原体。

■ 蜈蚣咬伤和干足虫性皮炎

蜈蚣的尖牙能穿透人类皮肤并分泌毒液,产生强烈的灼痛、肿胀、红斑和无菌淋巴管炎。偶尔会出现头晕、恶心和焦虑,也有合并横纹肌溶解症和肾衰竭的病例报道。治疗包括局部冲洗、使用冷敷料、口服止痛药或局部利多卡因浸润以及破伤风预防。

千足虫是温顺的,不咬人,但可分泌防御液体,可能引起人类皮肤烧伤和变色。受累的皮肤一夜变为棕色,可能起水疱并脱落。累及眼睛会引起剧烈的疼痛和炎症,导致角膜溃疡甚至失明。处理方法包括用大量的水或盐水冲洗,使用止痛剂以及脱皮皮肤的局部护理。

■ 毛虫叮咬和皮炎

一些蛾类的毛虫身上覆盖着能产生机械刺激的毛或刺,可能含有或被毒液覆盖。与这些毛虫或它们的毛发接触可能导致鳞翅目或毛虫中毒。这种反应通常包括即刻的灼热感,随后出现局部肿胀和红斑,偶尔出现局部淋巴结病、恶心、呕吐和头痛。对南美毛虫巨型蚕蛾(Lonomia obliqua)的罕见反应可导致弥散性凝血致命性出血性休克。在美国,皮炎最常与接触 io、puss、鞍背蛾和棕尾蛾的毛发有关。即使与其他毛虫脱落的毛发接触,如舞毒蛾幼虫,也会在随后产生一种叫"芥子"的瘙痒性荨麻疹或丘疹皮疹。刺可能掉落在树干或晾干的衣物上,也可能在空气中传播,刺激眼睛和上呼吸道。毛虫叮咬的治疗包括反复使用黏合剂或玻璃纸胶带去除毛发,然后在显微镜下进行识别。局部冰袋、局部糖皮质激素和口服抗组胺药可缓解症状。

■ 甲虫水疱和皮炎

一些甲虫家族成员已经具有独立产生(与化学不相关的)水疱毒素的能力。当蜕皮时,水疱甲虫(黄蜂科)会挤出斑蝥素,这是一种低分子量的毒素,人体接触后 2~5 h 会产生薄壁水疱(直径不超过 5 cm)。水疱不痛也不瘙痒,不经治疗 10 日内破裂消退。严重的斑蝥素暴露后可能引起肾炎。当人们坐在地上,在花园里工作,或是处理甲虫时,就会接触。某些甲虫(隐翅虫科)的血淋巴中含有一种有效的发疱剂,即隐翅虫素。当这些甲虫被压碎或擦到皮肤上时,释放的液体会导致疼痛、发红、松弛的大疱。这些甲虫遍布世界各地,但在非洲部分地区(在那里它们被称为"内罗毕苍蝇")和亚洲西南部是数量最多和问题最多的。夜间与飞行甲虫接触或无意将水疱毒素转移到手指上后,可能会出现眼损伤。破裂的水疱应保持清洁并用绷带包扎,很少需要药物或其他治疗。

普通地毯甲虫的幼虫身上装饰着密集排列的华丽毛发,称为矛形刚毛。与这些幼虫或其刚毛接触会导致致敏个体的皮肤反应延迟。这些损伤通常被误认为是臭虫叮咬。

■ 妄想感染

一个人毫无根据地认为,感染了节肢动物或其他寄生虫(Ekbom 综合征、妄想性寄生虫病,或者 Morgellons 综合征),这种情况下治疗很棘手。不幸的是,该疾病并不罕见。患者会描述一些东西存在于皮肤上或在皮肤上移动的不舒服感觉。由于瘙痒、感觉异常和假想的昆虫叮咬,常常会出现抓痕和自发性溃疡。患者通常认为一些看不见的或尚未被描述的生物正在感染他们的皮肤、衣服、家庭或周围环境。通常,患者会提供感染物标本作为证据,感染物标本通常由植物饲料和不咬人节肢动物、皮肤碎片、植物、棉绒和其他无生命碎屑组成。在评估可能存在妄想性寄生虫病的患者时,必须排除节肢动物引起的感染叮咬、内分泌疾病、神经病变引起的感觉障碍、阿片类药物和其他药物的使用、环境刺激物(如玻璃纤维线)和其他可以引起刺痛感的原因。这些患者经常反复寻求医疗咨询,抵制对其症状的其他解释,并通过自我治疗加剧其不适。长期使用匹莫嗪或其他精神药物比心理治疗更有帮助。妄想性寄生虫病患者往往会产生一种不可动摇的信念,即他们受到一种目前未知的病原体的感染,而且他们的个人生活、家庭支持和工作支持都在逐渐崩塌。

致谢

感谢 Andrew Spielman 和 James H. Maguire 在前几版中对本章所作的大量贡献。

附录
临床重要实验室数值 | Laboratory Values of Clinical Importance

Alexander Kratz, Michael A. Pesce, Robert C. Basner, Andrew J. Einstein · 著 | 王萌冉,姚雨濛 · 译

本附录包含常见实验室检测参考值的表格。参考值受到多种因素影响。影响的变量包括研究人群、样本运输的持续时间和方式、实验室方法和仪器,甚至用于收集样本的容器类型。因此,本附录中给出的参考或"正常"范围可能不适用于所有实验室,这些数值仅应用作一般指导原则。只要有可能,应当使用执行检测实验室所提供的参考值以解释实验室数据。本附录中提供的数值反映的是非妊娠成人的典型参考范围。儿科的参考范围以及妊娠患者的数值可能与附录中的数据有很大不同。

在编写附录时,作者考虑到国际单位制(SI)在大多数国家和某些医学期刊中使用,然而临床实验室可能会继续以"传统的"或常规的单位报告结果。因此,附录同时提供了这两种单位。除了数字保持不变而仅改变术语的情况(meq/L 改为 mmol/L,或 mIU/mL 改为 IU/L)仅给出 SI 单位外,文本中也使用这两种系统。

表 1 血液与凝血			
分析物	标本	SI 单位	传统单位
活化凝血时间	WB	70～180 s	70～180 s
活化蛋白 C 抵抗(凝血因子 V Leiden)	P	不适用	比值＞2.1
ADAMTS13 活性	P	≥0.67	≥67%
ADAMTS13 抑制剂活性	P	不适用	≤0.4 U
ADAMTS13 抗体	P	不适用	≤18 U
Alpha₂ 抗纤溶酶	P	0.87～1.55	87%～155%
抗磷脂抗体谱			
PTT－LA(狼疮抗凝物筛查)	P	阴性	阴性
血小板中和试验	P	阴性	阴性
稀释蛇毒筛查	P	阴性	阴性
抗心磷脂抗体	S		
IgG		0～15 任意单位	0～15 GPL
IgM		0～15 任意单位	0～15 MPL
β2 糖蛋白 1 抗体	S		
IgG		0～20 任意单位	0～20 SGU
IgM		0～20 任意单位	0～20 SMU
抗凝血酶Ⅲ	P		
抗原的		220～390 mg/L	22～39 mg/dL
功能性		0.7～1.30 U/L	70%～130%
抗 Xa 检测(肝素检测)	P		
普通肝素		0.3～0.7 kIU/L	0.3～0.7 IU/mL
低分子量肝素		0.5～1.0 kIU/L	0.5～1.0 IU/mL

（续表）

分析物	标本	SI 单位	传统单位
达那肝素（Orgaran）		0.5～0.8 kIU/L	0.5～0.8 IU/mL
自身溶血试验	WB	0.004～0.045	0.4%～4.50%
葡萄糖自身溶血试验	WB	0.003～0.007	0.3%～0.7%
出血时间（成人）		<7.1 min	<7.1 min
C4 结合蛋白	P	305～695 mg/L	30.5～69.5 mg/dL
	S	275～604 mg/L	27.5～60.4 mg/dL
血块凝缩	WB	0.50～1.00/2 h	50%～100%/2 h
冷沉淀纤维蛋白原	P	阴性	阴性
D-二聚体	P	220～740 ng/mL FEU	220～740 ng/mL FEU
血细胞分类计数	WB		
相对计数			
中性粒细胞		0.40～0.70	40%～70%
杆状核细胞		0.0～0.05	0～5%
淋巴细胞		0.20～0.50	20%～50%
单核细胞		0.04～0.08	4%～8%
嗜酸性粒细胞		0.0～0.6	0～6%
嗜碱性粒细胞		0.0～0.02	0～2%
绝对计数			
中性粒细胞		$(1.42～6.34)\times10^{9}$/L	1 420～6 340/mm³
杆状核细胞		$(0～0.45)\times10^{9}$/L	0～450/mm³
淋巴细胞		$(0.71～4.53)\times10^{9}$/L	710～4 530/mm³
单核细胞		$(0.14～0.72)\times10^{9}$/L	140～720/mm³
嗜酸性粒细胞		$(0～0.54)\times10^{9}$/L	0～540/mm³
嗜碱性粒细胞		$(0～0.18)\times10^{9}$/L	0～180/mm³
红细胞计数	WB		
成年男性		$(4.30～5.60)\times10^{12}$/L	$(4.30～5.60)\times10^{6}$/mm³
成年女性		$(4.00～5.20)\times10^{12}$/L	$(4.00～5.20)\times10^{6}$/mm³
红细胞寿命	WB		
正常生产		120 日	120 日
铬标记，半衰期（$t_{1/2}$）		25～35 日	25～35 日
红细胞沉降率	WB		
女性		0～20 mm/h	0～20 mm/h
男性		0～15 mm/h	0～15 mm/h
优球蛋白溶解时间	P	7 200～14 400 s	120～240 min
Ⅱ因子、凝血酶原	P	0.50～1.50	50%～150%
Ⅴ因子	P	0.50～1.50	50%～150%
Ⅶ因子	P	0.50～1.50	50%～150%
Ⅷ因子	P	0.50～1.50	50%～150%
Ⅸ因子	P	0.50～1.50	50%～150%
Ⅹ因子	P	0.50～1.50	50%～150%
Ⅺ因子	P	0.50～1.50	50%～150%
Ⅻ因子	P	0.50～1.50	50%～150%

（续表）

分析物	标本	SI 单位	传统单位
Ⅷ因子筛查	P	不适用	存在
因子抑制物检测	P	<0.5 Bethesda 单位	<0.5 Bethesda 单位
纤维蛋白(原)降解产物	P	0～1 mg/L	0～1 μg/mL
纤维蛋白原	P	2.33～4.96 g/L	233～496 mg/dL
葡萄糖-6-磷酸脱氢酶(红细胞)	WB	<2 400 s	<40 min
Ham 试验(酸性血清)	WB	阴性	阴性
红细胞比容	WB		
成年男性		0.388～0.464	38.8～46.4
成年女性		0.354～0.444	35.4～44.4
血红蛋白			
血浆	P	6～50 mg/L	0.6～5.0 mg/dL
全血	WB		
成年男性		133～162 g/L	13.3～16.2 g/dL
成年女性		120～158 g/L	12.0～15.8 g/dL
血红蛋白电泳	WB		
血红蛋白 A		0.95～0.98	95%～98%
血红蛋白 A2		0.015～0.031	1.5%～3.1%
血红蛋白 F		0～0.02	0～2.0%
A、A2 或 F 以外的血红蛋白		不存在	不存在
肝素诱导的血小板减少症抗体	P	阴性	阴性
不成熟血小板分数(IPF)	WB	0.011～0.061	1.1%～6.1%
关节液晶体	JF	不适用	见不到结晶
关节液黏蛋白	JF	不适用	仅存在 1 型粘蛋白
白细胞			
碱性磷酸酶(LAP)	WB	0.2～1.6 μkat/L	13～100 μ/L
计数(WBC)	WB	(3.54～9.06)×10⁹/L	(3.54～9.06)×10³/mm³
平均红细胞血红蛋白量(MCH)	WB	26.7～31.9 pg/cell	26.7～31.9 pg/cell
平均红细胞血红蛋白浓度(MCHC)	WB	323～359 g/L	32.3～35.9 g/dL
网织红细胞平均红细胞血红蛋白量(CH)	WB	24～36 pg	24～36 pg
平均红细胞体积(MCV)	WB	79～93.3 fL	79～93.3 μm³
平均血小板体积(MPV)	WB	9.00～12.95 fL	9.00～12.95
红细胞渗透脆性	WB		
直接		0.003 5～0.004 5	0.35%～0.45%
间接		0.003 0～0.006 5	0.30%～0.65%
部分凝血活酶时间,活化的	P	26.3～39.4 s	26.3～39.4 s
纤溶酶原	P		
抗原的		84～140 mg/L	8.4～14.0 mg/dL
功能的		0.70～1.30	70%～130%
纤溶酶原激活物抑制剂 1	P	4～43 μg/L	4～43 ng/mL
血小板聚集	PRP	不适用	对腺苷二磷酸、肾上腺素、胶原、瑞斯托菌素和花生四烯酸的聚集反应>65%
血小板计数	WB	(165～415)×10⁹/L	(165～415)×10³/mm³
血小板,平均体积	WB	6.4～11 fL	6.4～11.0 μm³

（续表）

分析物	标本	SI 单位	传统单位
前激肽释放酶测定	P	0.50～1.5	50%～150%
前激肽释放酶筛查	P		未检测到缺陷
蛋白 C	P		
总抗原		0.70～1.40	70%～140%
功能性		0.70～1.30	70%～130%
蛋白 S	P		
总抗原		0.70～1.40	70%～140%
功能性		0.65～1.40	65%～140%
游离抗原		0.70～1.40	70%～140%
凝血酶原基因突变 G20210A	WB	不适用	不存在
凝血酶原时间	P	12.7～15.4 s	12.7～15.4 s
原卟啉，游离红细胞	WB	红细胞的 0.28～0.64 μmol/L	红细胞的 16～36 μg/dL
红细胞分布宽度	WB	<0.145	<14.5%
爬虫酶时间	P	16～23.6 s	16～23.6 s
网织红细胞计数	WB		
成年男性		0.008～0.023 红细胞	0.8%～2.3% 红细胞
成年女性		0.008～0.020 红细胞	0.8%～2.0% 红细胞
网织红细胞血红蛋白含量	WB	>26 pg/细胞	>26 pg/细胞
瑞斯托菌素辅因子（功能性 von Willebrand 因子）	P		
O 型血		平均正常值的 0.75	平均正常值的 75%
A 型血		平均正常值的 1.05	平均正常值的 105%
B 型血		平均正常值的 1.15	平均正常值的 115%
AB 型血		平均正常值的 1.25	平均正常值的 125%
血清素释放试验	S	<0.2 释放	<20% 释放
镰状细胞试验	WB	阴性	阴性
蔗糖溶血	WB	<0.1	<10% 溶血
凝血酶时间	P	15.3～18.5 s	15.3～18.5 s
凝血酶-抗凝血酶（TAT）复合物	P	<4 μg/L	<4 ng/mL
总嗜酸性粒细胞	WB	(150～300)×10⁶/L	150～300/mm³
转铁蛋白受体	S,P	9.6～29.6 nmol/L	9.6～29.6 nmol/L
血黏度			
血浆	P	1.7～2.1	1.7～2.1
血清	S	1.4～1.8	1.4～1.8
von Willebrand 因子（VWF）抗原（Ⅷ因子：R 抗原）	P		
O 型血		平均正常值的 0.75	平均正常值的 75%
A 型血		平均正常值的 1.05	平均正常值的 105%
B 型血		平均正常值的 1.15	平均正常值的 115%
AB 型血		平均正常值的 1.25	平均正常值的 125%
von willebrand 因子胶原结合	P	590～2 490 单位/L	59～249 单位/dL
von Willebrand 因子多聚体	P	正常分布	正常分布
白血球：见"白细胞"			

缩略词：JF，关节液；P，血浆；PRP，富血小板血浆；S，血清；WB，全血。

表 2 临床化学与免疫学			
分析物	标本	SI 单位	传统单位
乙酰乙酸	P	49～294 μmol/L	0.5～3.0 mg/dL
促肾上腺皮质激素（ACTH）	P	1.3～16.7 pmol/L	6.0～76.0 pg/mL
丙氨酸转氨酶（ALT、SGPT）	S	0.12～0.70 μkat/L	7～41 U/L
白蛋白	S	40～50 g/L	4.0～5.0 mg/dL
醛缩酶	S	26～138 nkat/L	1.5～8.1 U/L
醛固酮（成人）			
仰卧位、正常钠饮食	S,P	＜443 pmol/L	＜16 ng/dL
直立、正常	S,P	111～858 pmol/L	4～31 ng/dL
甲胎蛋白（成人）	S	0～8.5 μg/L	0～8.5 ng/mL
α1 酸性糖蛋白	S	0.50～1.2 g/L	50～120 mg/dL
α₁ 抗胰蛋白酶	S	1.0～2.0 g/L	100～200 mg/dL
氨，按 NH_3	P	11～35 μmol/L	19～60 μg/dL
淀粉酶（依赖方法）	S	0.34～1.6 μkat/L	20～96 U/L
雄烯二酮（成人）	S		
男性		0.81～3.1 nmol/L	23～89 ng/dL
女性			
绝经前		0.91～7.5 nmol/L	26～214 ng/dL
绝经后		0.46～2.9 nmol/L	13～82 ng/dL
血管紧张素转换酶（ACE）	S	0.15～1.1 μkat/L	9～67 U/L
阴离子间隙	S	7～16 mmol/L	7～16 mmol/L
载脂蛋白 A-1	S		
男性		0.94～1.78 g/L	94～178 mg/dL
女性		1.01～1.99 g/L	101～199 mg/dL
载脂蛋白 B	S		
男性		0.55～1.40 g/L	55～140 mg/dL
女性		0.55～1.25 g/L	55～125 mg/dL
动脉血气	WB		
（HCO_3^-）		22～30 mmol/L	22～30 meq/L
PCO_2（海平面，FiO_2 0.21）		4.7～6.0 kPa	35～45 mmHg
pH		7.35～7.45	7.35～7.45
PO_2（海平面，FiO_2 0.21，年龄相关）		8.9～13.8 kPa	67～104 mmHg
pH7.40 及 37℃时的碳氧血红蛋白和高铁血红蛋白		≤0.01	≤1%
天冬氨酸转氨酶（AST、SGOT）	S	0.20～0.65 μkat/L	12～38 U/L
自身抗体	S		
抗着丝点抗体 IgG		≤29 AU/mL	≤29 AU/mL
抗双链（天然）DNA		＜25 IU/L	＜25 IU/L
抗肾小球基底膜抗体			
定性 IgG、IgA		阴性	阴性
定量 IgG 抗体		≤19 AU/mL	≤19 AU/mL

（续表）

分析物	标本	SI 单位	传统单位
抗组蛋白抗体		<1.0 U	<1.0 U
抗 Jo‑1 抗体		≤29 AU/mL	≤29 AU/mL
抗线粒体抗体		不适用	<20 单位
抗中性粒细胞胞质自身抗体		不适用	<1:20
丝氨酸蛋白酶 3 抗体		≤19 AU/mL	≤19 AU/mL
髓过氧化物酶抗体		≤19 AU/mL	≤19 AU/mL
抗核抗体		不适用	1:40 阴性
抗壁细胞抗体		不适用	检测阴性
抗 RNP 抗体		不适用	<1.0 U
抗 Scl70 抗体		不适用	<1.0 U
抗 Smith 抗体		不适用	<1.0 U
抗平滑肌抗体		不适用	<1.0 U
抗 SSA 抗体		不适用	<1.0 U
抗 SSB 抗体		不适用	阴性
抗甲状腺球蛋白抗体		<40 KIU/mL	<40 IU/mL
抗甲状腺过氧化物酶抗体		<35 KIU/L	<35 IU/L
B 型钠尿肽（BNP）	P	年龄和性别特异：<100 ng/L	年龄和性别特异：<100 pg/mL
本周蛋白，血清定性	S	不适用	检测阴性
本周蛋白，血清定量	S		
游离 kappa		3.3～19.4 mg/L	0.33～1.94 mg/dL
游离 lambda		5.7～26.3 mg/L	0.57～2.63 mg/dL
K/L 比值		0.26～1.65	0.26～1.65
β_2-微球蛋白	S	1.1～2.4 mg/L	1.1～2.4 mg/L
胆汁酸	S		
胆酸		0～1.9 μmol/L	0～1.9 μmol/L
鹅去氧胆酸		0～3.4 μmol/L	0～3.4 μmol/L
脱氧胆酸		0～2.5 μmol/L	0～2.5 μmol/L
熊去氧胆酸		0～1.0 μmol/L	0～1.0 μmol/L
总胆汁酸		0～7.0 μmol/L	0～7.0 μmol/L
胆红素	S		
总胆红素		5.1～22 μmol/L	0.3～1.3 mg/dL
直接		1.7～6.8 μmol/L	0.1～0.4 mg/dL
间接		3.4～15.2 μmol/L	0.2～0.9 mg/dL
C 肽	S	0.27～1.19 nmol/L	0.8～3.5 ng/mL
C1 酯酶抑制剂蛋白	S	210～390 mg/L	21～39 mg/dL
CA 125	S	<35 kU/L	<35 U/mL
CA 19‑9	S	<37 kU/L	<37 U/mL
CA 15‑3	S	<33 kU/L	<33 U/mL
CA 27‑29	S	0～40 kU/L	0～40 U/mL
降钙素	S		
男性		0～7.5 ng/L	0～7.5 pg/mL
女性		0～5.1 ng/L	0～5.1 pg/mL

（续表）

分析物	标本	SI 单位	传统单位
钙	S	2.2～2.6 mmol/L	8.7～10.2 mg/dL
离子钙	WB	1.12～1.32 mmol/L	4.5～5.3 mg/dL
二氧化碳含量（TCO$_2$）	P（海平面）	22～30 mmol/L	22～30 meq/L
碳氧血红蛋白（一氧化碳含量）	WB		
非吸烟者（在非吸烟环境中）		0.0～0.025	总血红蛋白（Hgb）量的 0～2.5%
吸烟者		0.04～0.09	总 Hgb 量的 4%～9%
意识丧失与死亡		>0.50	总 Hgb 量的>50%
癌胚抗原（CEA）	S		
非吸烟者		0.0～3.0 µg/L	0.0～3.0 ng/mL
吸烟者		0.0～5.0 µg/L	0.0～5.0 ng/mL
铜蓝蛋白	S	250～630 mg/L	25～63 mg/dL
氯化物	S	102～109 mmol/L	102～109 meq/L
胆固醇（LCL，Total，HDL）：范围取决于个别的患者因素；见 2013 ACC/AHA 血液胆固醇治疗指南			
胆碱酯酶	S	5～12 kU/L	5～12 U/mL
嗜铬粒蛋白 A	S	0～95 µg/L	0～95 ng/mL
补体	S		
C3		0.83～1.77 g/L	83～177 mg/dL
C4		0.16～0.47 g/L	16～47 mg/dL
总补体		60～144 CAE 单位	60～144 CAE 单位
皮质醇			
空腹，8:00～0:00	S	138～690 nmol/L	5～25 µg/dL
0:00～20:00		138～414 nmol/L	5～15 µg/dL
20:00 到第 2 日 8:00		0～276 nmol/L	0～10 µg/dL
C 反应蛋白	S	<10 mg/L	<10 mg/L
C 反应蛋白，高敏	S	心脏风险 低：<1.0 mg/L 平均：1.0～3.0 mg/L 高：>3.0 mg/L	心脏风险 低：<1.0 mg/L 平均：1.0～3.0 mg/L 高：>3.0 mg/L
肌酸激酶（总量）	S		
女性		0.66～4.0 µkat/L	39～238 U/L
男性		0.87～5.0 µkat/L	51～294 U/L
肌酸激酶- MB	S		
质量		0.0～5.5 µg/L	0.0～5.5 ng/mL
总活性分数（电泳法）		0～0.04	0～4.0%
肌酐	S		
女性		44～80 µmol/L	0.5～0.9 mg/dL
男性		53～106 µmol/L	0.6～1.2 mg/dL
冷球蛋白	S	不适用	检测阴性

（续表）

分析物	标本	SI 单位	传统单位
环瓜氨酸肽（CCP）抗体（IgG）	S	阴性：＜20 单位 弱阳性：20～39 单位 中度阳性：40～59 单位 强阳性：≥60 单位	阴性：＜20 单位 弱阳性：20～39 单位 中度阳性：40～59 单位 强阳性：≥60 单位
胱抑素 C	S	0.5～1.0 mg/L	0.5～1.0 mg/L
脱酰胺醇溶蛋白肽（DGP）抗体，IgA	S		
阴性		≤19 单位	≤19 单位
弱阳性		20～30 单位	20～30 单位
阳性		≥31 单位	≥31 单位
脱酰胺醇溶蛋白肽（DGP）抗体，IgG	S		
阴性		≤19 单位	≤19 单位
弱阳性		20～30 单位	20～30 单位
阳性		≥31 单位	≥31 单位
脱氢表雄酮（DHEA）（成人）			
男性	S	6.2～43.4 nmol/L	180～1 250 ng/dL
女性		4.5～34.0 nmol/L	130～980 ng/dL
硫酸脱氢表雄酮（DHEA）	S		
男性（成人）		100～6 190 μg/L	10～619 μg/dL
女性（成人，绝经前）		120～5 350 μg/L	12～535 μg/dL
女性（成人，绝经后）		300～2 600 μg/L	30～260 μg/dL
11 脱氧皮质醇（成人）（化合物 S）	S	0.34～4.56 nmol/L	12～158 ng/dL
二氢睾酮			
男性	S,P	1.03～2.92 nmol/L	30～85 ng/dL
女性		0.14～0.76 nmol/L	4～22 ng/dL
多巴胺	P	0～130 pmol/L	0～20 pg/mL
抗肌内膜抗体，IgA	S	＜1∶10	＜1∶10
抗肌内膜抗体，IgG	S	＜1∶10	＜1∶10
肾上腺素	P		
仰卧位（30 min）		＜273 pmol/L	＜50 pg/mL
坐位		＜328 pmol/L	＜60 pg/mL
站立位（30 min）		＜491 pmol/L	＜90 pg/mL
促红细胞生成素	S	4～27 U/L	4～27 U/L
雌二醇	S,P		
女性			
月经期			
卵泡期		74～532 pmol/L	＜20～145 pg/mL
月经中峰		411～1 626 mol/L	112～443 pg/mL
黄体期		74～885 pmol/L	＜20～241 pg/mL
绝经后		217 pmol/L	＜59 pg/mL
男性		74 pmol/L	＜20 pg/mL
雌酮	S,P		
女性			

（续表）

分析物	标本	SI 单位	传统单位
月经期			
卵泡期		<555 pmol/L	<150 pg/mL
黄体期		<740 pmol/L	<200 pg/mL
绝经后		11～118 pmol/L	3～32 pg/mL
男性		33～133 pmol/L	9～36 pg/mL
游离脂肪酸（非酯化的）	P	0.1～0.6 mmol/L	2.8～16.8 mg/dL
铁蛋白	S		
女性		10～150 μg/L	10～150 ng/mL
男性		29～248 μg/L	29～248 ng/mL
促卵泡激素（FSH）	S,P		
女性			
月经期			
卵泡期		3.0～20.0 IU/L	3.0～20.0 mIU/mL
排卵期		9.0～26.0 IU/L	9.0～26.0 mIU/mL
黄体期		1.0～12.0 IU/L	1.0～12.0 mIU/mL
绝经后		18.0～153.0 IU/L	18.0～153.0 mIU/mL
男性		1.0～12.0 IU/L	1.0～12.0 mIU/mL
果糖胺	S	<285 μmol/L	<285 μmol/L
半乳凝素-3	S		
低危		≤17.8 μg/L	≤17.8 ng/mL
中危		17.9～25.9 μg/L	17.9～25.9 ng/mL
高危		≥25.9 μg/L	≥25.9 ng/mL
γ-谷氨酰转移酶	S	0.15～0.99 μkat/L	9～58 U/L
胃泌素	S	<100 ng/L	<100 pg/mL
胰高血糖素	P	40～130 ng/L	40～130 pg/mL
葡萄糖	WB	3.6～5.3 mmol/L	65～95 mg/dL
葡萄糖（空腹）	P		
正常		4.2～5.6 mmol/L	75～100 mg/dL
糖尿病风险增加		5.6～6.9 mmol/L	100～125 mg/dL
糖尿病		空腹≥7.0 mmol/L	空腹≥126 mg/dL
		口服葡萄糖耐量试验时 2 h 浓度≥11.1 mmol/L	口服葡萄糖耐量试验时 2 h 浓度≥200 mg/dL
		有高血糖症状的患者中随机葡萄糖水平≥11.1 mmol/L	有高血糖症状的患者中随机葡萄糖水平≥200 mg/dL
生长激素	S	0～5 μg/L	0～5 ng/mL
糖化血红蛋白 A_1c	WB	0.04～0.06 Hgb 分数	4.0%～5.6%
糖尿病前期		0.057～0.064 Hgb 分数	5.7%～6.4%
糖尿病		根据美国糖尿病协会建议，糖化血红蛋白 A_1c 水平≥0.065 Hgb 分数	根据美国糖尿病协会建议，糖化血红蛋白 A_1c 水平≥6.5%
糖化血红蛋白 A_1c 与估计平均血糖（eAG）	WB	eAg mmoL/L = 1.59 × HbA$_1$c - 2.59	eAg(mg/dL) = 28.7 × HbA$_1$c - 46.7

（续表）

分析物	标本	SI 单位	传统单位
同型半胱氨酸	P	4.4～10.8 μmol/L	4.4～10.8 μmol/L
人绒毛膜促性腺激素（HCG）	S		
非妊娠女性		＜5 IU/L	＜5 mIU/mL
妊娠 1～2 周		9～130 IU/L	9～130 mIU/mL
妊娠 2～3 周		75～2 600 IU/L	75～2 600 mIU/mL
妊娠 3～4 周		850～20 800 IU/L	850～20 800 mIU/mL
妊娠 4～5 周		4 000～100 200 IU/L	4 000～100 200 mIU/mL
妊娠 5～10 周		11 500～289 000 IU/L	11 500～289 000 mIU/mL
妊娠 10～14 周		18 300～137 000 IU/L	18 300～137 000 mIU/mL
妊娠中期		1 400～53 000 IU/L	1 400～53 000 mIU/mL
妊娠晚期		940～60 000 IU/L	940～60 000 mIU/mL
人附睾蛋白 4（HE-4）	S	0～150 pmol/L	0～150 pmol/L
β-羟丁酸	P	60～170 μmol/L	0.6～1.8 mg/dL
17-羟基孕酮（成人）	S		
男性		＜4.17 nmol/L	＜139 ng/dL
女性			
卵泡期		0.45～2.1 nmol/L	15～70 ng/dL
黄体期		1.05～8.7 nmol/L	35～290 ng/dL
免疫固定	S	不适用	条带检测阴性
免疫球蛋白,定量（成人）			
IgA	S	0.70～3.50 g/L	70～350 mg/dL
IgD	S	0～140 mg/L	0～14 mg/dL
IgE	S	1～87 KIU/L	1～87 IU/mL
IgG	S	7.0～17.0 g/L	700～1 700 mg/dL
IgG1	S	2.7～17.4 g/L	270～1 740 mg/dL
IgG2	S	0.3～6.3 g/L	30～630 mg/dL
IgG3	S	0.13～3.2 g/L	13～320 mg/dL
IgG4	S	0.11～6.2 g/L	11～620 mg/dL
IgM	S	0.50～3.0 g/L	50～300 mg/dL
抑制素 A	S		
男性		≤2.0 ng/L	≤2.0 pg/mL
女性			
卵泡早期		1.8～17.3 ng/L	1.8～17.3 pg/mL
卵泡中期		3.5～31.7 ng/L	3.5～17.3 pg/mL
卵泡晚期		9.8～90.3 ng/L	9.8～90.3 pg/mL
月经中期		16.9～91.8 ng/L	16.9～91.8 pg/mL
黄体早期		16.1～97.5 ng/L	16.1～97.5 pg/mL
黄体中期		3.9～87.7 ng/L	3.9～87.7 pg/mL
黄体晚期		2.7～47.1 ng/L	2.7～47.1 pg/mL
绝经后		＜1.0～2.1 ng/L	＜1.0～2.1 pg/mL
胰岛素	S,P	14.35～143.5 pmol/L	2～20 μU/mL
铁	S	7～25 μmol/L	41～141 μg/dL

（续表）

分析物	标本	SI 单位	传统单位
铁结合力	S	45～73 μmol/L	251～406 μg/dL
铁结合力饱和度	S	0.16～0.35	16%～35%
缺血性修饰白蛋白	S	<85 KU/L	<85 U/mL
关节液晶体	JF	不适用	未见晶体
关节液粘蛋白	JF	不适用	仅存在 1 型粘蛋白
酮（丙酮）	S	阴性	阴性
乳酸	P,动脉的	0.5～1.6 mmol/L	4.5～14.4 mg/dL
	P,静脉的	0.5～2.2 mmol/L	4.5～19.8 mg/dL
乳酸脱氢酶	S	2.0～3.8 μkat/L	115～221 U/L
板层小体计数	AMF		
未成熟		<15 000/μL	<15 000/μL
不明确		15 000～50 000/μL	15 000～50 000/μL
成熟		>50 000/μL	>50 000/μL
卵磷脂/鞘磷脂(L/S)比值	AMF		
未成熟		≤1.5	≤1.5
过渡期		1.5～1.9	1.5～1.9
成熟		2.0～2.5 或更高	2.0～2.5 或更高
脂肪酶	S	0.51～0.73 μkat/L	3～43 U/L
脂蛋白(a)	S	0～300 mg/L	0～30 mg/dL
脂蛋白相关磷脂酶 A2	S,P	0～234 μg/L	0～234 ng/mL
黄体生成素(LH)	S,P		
女性			
月经期			
卵泡期		2.0～15.0 U/L	2.0～15.0 mIU/mL
排卵期		22.0～105.0 U/L	22.0～105.0 mIU/mL
黄体期		0.6～19.0 U/L	0.6～19.0 mIU/mL
绝经后		16.0～64.0 U/L	16.0～64.0 mIU/mL
男性		2.0～12.0 U/L	2.0～12.0 mIU/mL
镁	S	0.62～0.95 mmol/L	1.5～2.3 mg/dL
变肾上腺素	P	<0.5 nmol/L	<100 pg/mL
高铁血红蛋白	WB	0.00～0.01	总 Hgb 量的 0～1%
肌红蛋白	S		
男性		20～71 μg/L	20～71 μg/L
女性		25～58 μg/L	25～58 μg/L
去甲肾上腺素	P		
仰卧位(30 min)		650～2 423 pmol/L	110～410 pg/mL
坐位		709～4 019 pmol/L	120～680 pg/mL
站立位(30 min)		739～4 137 pmol/L	125～700 pg/mL
氨基端肽(交联),NTx	S		
女性,绝经前		6.2～19.0 nmol BCE	6.2～19.0 nmol BCE
男性		5.4～24.2 nmol BCE	5.4～24.2 nmol BCE
BCE＝骨胶原蛋白当量			

（续表）

分析物	标本	SI 单位	传统单位
N-末端 B 型钠尿肽前体	S,P	至 75 岁<125 ng/L	至 75 岁<125 pg/mL
		>75 岁<450 ng/L	>75 岁<450 pg/mL
5′核苷酸酶	S	0.00～0.19 μkat/L	0～11 U/L
渗透浓度	P	275～295 mOsmol/kg 血清水	275～295 mOsmol/kg 血清水
骨钙素	S	11～50 μg/L	11～50 ng/mL
含氧量（年龄及性别相关）	WB		
动脉性（海平面）		17～21 mL/dL	17～21 vol%
静脉性（海平面）		10～16 mL/dL	10～16 vol%
氧饱和度（海平面）	WB	分数：	百分比：
动脉性		0.91～1.0	91%～100%
静脉性,手臂		0.60～0.85	60%～85%
甲状旁腺素（完整）	S	8～51 ng/L	8～51 pg/mL
碱性磷酸酶	S	0.56～1.63 μkat/L	33～96 U/L
磷酸酶,碱性骨	S		
男性		≤20 μg/L	≤20 ng/mL
女性			
绝经前		≤14 μg/L	≤14 ng/mL
绝经后		≤22 μg/L	≤22 ng/mL
无机磷	S	0.81～1.4 mmol/L	2.5～4.3 mg/dL
钾	S	3.5～5.0 mmol/L	3.5～5.0 meq/L
前白蛋白（转甲状腺素蛋白）	S	170～340 mg/L	17～34 mg/dL
降钙素原	S	<0.1 μg/L	<0.1 ng/mL
孕酮	S,P		
女性：卵泡期		<3.18 nmol/L	<1.0 ng/mL
黄体中期		9.54～63.6 nmol/L	3～20 ng/mL
男性		<3.18 nmol/L	<1.0 ng/mL
催乳素	S		
男性		53～360 mg/L	2.5～17 ng/mL
女性		40～530 mg/L	1.9～25 ng/mL
前列腺特异性抗原（PSA）	S	0.0～4.0 μg/L	0.0～4.0 ng/mL
游离前列腺特异性抗原	S	总 PSA 介于 4～10 μg/L,且游离 PSA：	总 PSA 介于 4～10 μg/L,且游离 PSA：
		>0.25 前列腺癌风险降低	>25%前列腺癌风险降低
		<0.10 前列腺癌风险升高	<10%前列腺癌风险升高
蛋白质组分	S		
白蛋白		35～55 g/L	3.5～5.5 g/dL（50%～60%）
球蛋白		20～35 g/L	2.0～3.5 g/dL（40%～50%）
α1		2～4 g/L	0.2～0.4 g/dL（4.2%～7.2%）
α2		5～9 g/L	0.5～0.9 g/dL（6.8%～12%）
β		6～11 g/L	0.6～1.1 g/dL（9.3%～15%）
γ		7～17 g/L	0.7～1.7 g/dL（13%～23%）

（续表）

分析物	标本	SI 单位	传统单位
总蛋白	S	67～86 g/L	6.7～8.6 g/dL
丙酮酸	P	40～130 μmol/L	0.35～1.14 mg/dL
视黄醇结合蛋白	S	0.71～2.9 μmol/L	1.5～6.0 mg/dL
类风湿因子	S	＜15 kIU/L	＜15 IU/mL
血清素	WB	0.28～1.14 μmol/L	50～200 ng/mL
血清蛋白电泳	S	不适用	正常模式
性激素结合球蛋白（成人）	S		
男性		11～80 nmol/L	11～80 nmol/L
女性		30～135 nmol/L	30～135 nmol/L
钠	S	136～146 mmol/L	136～146 meq/L
生长调节素-C（IGF-1）（成人）	S		
16 岁		226～903 μg/L	226～903 ng/mL
17 岁		193～731 μg/L	193～731 ng/mL
18 岁		163～584 μg/L	163～584 ng/mL
19 岁		141～483 μg/L	141～483 ng/mL
20 岁		127～424 μg/L	127～424 ng/mL
21～25 岁		116～358 μg/L	116～358 ng/mL
26～30 岁		117～329 μg/L	117～329 ng/mL
31～35 岁		115～307 μg/L	115～307 ng/mL
36～40 岁		119～204 μg/L	119～204 ng/mL
41～45 岁		101～267 μg/L	101～267 ng/mL
46～50 岁		94～252 μg/L	94～252 ng/mL
51～55 岁		87～238 μg/L	87～238 ng/mL
56～60 岁		81～225 μg/L	81～225 ng/mL
61～65 岁		75～212 μg/L	75～212 ng/mL
66～70 岁		69～200 μg/L	69～200 ng/mL
71～75 岁		64～188 μg/L	64～188 ng/mL
76～80 岁		59～177 μg/L	59～177 ng/mL
81～85 岁		55～166 μg/L	55～166 ng/mL
生长抑素	P	＜25 ng/L	＜25 pg/mL
游离睾酮			
女性，成人	S	10.4～65.9 pmol/L	3～19 pg/mL
男性，成人		312～1 041 pmol/L	90～300 pg/mL
总睾酮	S		
女性		0.21～2.98 nmol/L	6～86 ng/dL
男性		9.36～37.10 nmol/L	270～1 070 ng/dL
甲状腺球蛋白	S	13～318 μg/L	1.3～31.8 ng/mL
甲状腺结合球蛋白	S	13～30 mg/L	1.3～3.0 mg/dL
甲状腺刺激激素（促甲状腺激素）	S	0.34～4.25 mIU/L	0.34～4.25 μIU/mL
促甲状腺激素受体抗体	S	≤1.75 IU/L	≤1.75 mIU/mL

（续表）

分析物	标本	SI 单位	传统单位
游离甲状腺素（fT₄）	S	9.0～16 pmol/L	0.7～1.24 ng/dL
总甲状腺素（T₄）	S	70～151 nmol/L	5.4～11.7 μg/dL
甲状腺素指数（游离）	S	6.7～10.9	6.7～10.9
组织型转谷氨酰胺酶（tTG）抗体，IgA	S		
阴性		<4.0 单位/mL	<4.0 单位/mL
弱阳性		4.0～10.0 单位/mL	4.0～10.0 单位/mL
阳性		>10.0 单位/mL	>10.0 单位/mL
组织型转谷氨酰胺酶（tTG）抗体，IgG	S		
阴性		<6.0 单位/mL	<6.0 单位/mL
弱阳性		6.0～9.0 单位/mL	6.0～9.0 单位/mL
阳性		>9.0 单位/mL	>9.0 单位/mL
转铁蛋白	S	2.0～4.0 g/L	200～400 mg/dL
转铁蛋白，碳水化合物缺乏，为酒精使用	S	0.017	1.7%
甘油三酯	S	0.34～2.26 mmol/L	30～200 mg/dL
游离三碘甲状腺原氨酸（fT₃）	S	3.7～6.5 pmol/L	2.4～4.2 pg/mL
总三碘甲状腺原氨酸（T₃）	S	1.2～2.1 nmol/L	77～135 ng/dL
肌钙蛋白 I	S,P		
健康人群第 99 百分位		依赖方法	依赖方法
肌钙蛋白 T	S,P		
健康人群第 99 百分位		0～14 ng/L	0～14 ng/L
尿素氮	S	2.5～7.1 mmol/L	7～20 mg/dL
尿酸	S		
女性		0.15～0.33 mmol/L	2.5～5.6 mg/dL
男性		0.18～0.41 mmol/L	3.1～7.0 mg/dL
血管活性肠多肽	P	0～60 ng/L	0～60 pg/mL
锌原卟啉	WB	0～400 μg/L	0～40 μg/dL
锌原卟啉（ZPP）-血红素比	WB	0～69 μmol ZPP/mol 血红素	0～69 μmol ZPP/mol 血红素

缩略词：AMF，羊水；P，血浆；S，血清；WB，全血。

来源：NJ Stone et al：J Am Coll Cardiol 63：2889 - 2934，2014。

表3　药物治疗及毒性浓度监测				
药物	**治疗浓度范围**		**毒性浓度范围**	
	国际通用范围	传统范围	国际通用范围	传统范围
对乙酰氨基酚	66～199 μmol/L	10～30 μg/mL	>1 320 μmol/L	>200 μg/mL
阿米卡星				
峰浓度	34～51 μmol/L	20～30 μg/mL	>60 μmol/L	>35 μg/mL
谷浓度	0～17 μmol/L	0～10 μg/mL	>17 μmol/L	>10 μg/mL
阿米替林/去甲阿米替林	430～900 nmol/L	120～250 ng/mL	>1 800 nmol/L	>500 ng/mL
苯丙胺	150～220 nmol/L	20～30 ng/mL	>1 500 nmol/L	>200 ng/mL
溴苯丙胺	9.4～18.7 mmol/L	75～150 mg/dL	>18.8 mmol/L	>150 mg/dL
轻度毒性			6.4～18.8 mmol/L	51～150 mg/dL
严重毒性			>18.8 mmol/L	>150 mg/dL
致死量			>37.5 mmol/L	>300 mg/dL

（续表）

药物	治疗浓度范围		毒性浓度范围	
	国际通用范围	传统范围	国际通用范围	传统范围
咖啡因	25.8～103 μmol/L	5～20 μg/ml	>206 μmol/L	>40 μg/mL
卡马西平	17～42 μmol/L	4～10 μg/mL	>85 μmol/L	>20 μg/mL
氯霉素				
峰浓度	31～62 μmol/L	10～20 μg/mL	>77 μmol/L	>25 μg/mL
谷浓度	15～31 μmol/L	5～10 μg/mL	>46 μmol/L	>15 μg/mL
利眠宁	1.7～10 μmol/L	0.5～3.0 μg/mL	>17 μmol/L	>5.0 μg/mL
氯硝西泮	32～240 nmol/L	10～75 ng/mL	>320 nmol/L	>100 ng/mL
氯氮平	0.6～2.1 μmol/L	200～700 ng/mL	>3.7 μmol/L	>1 200 ng/mL
可卡因			>3.3 μmol/L	>1.0 μg/mL
可待因	43～110 nmol/mL	13～33 ng/mL	>3 700 nmol/mL	>1 100 ng/mL（致命）
环孢素				
肾移植后				
0～6 个月	208～312 nmol/L	250～375 ng/mL	>312 nmol/L	>375 ng/mL
6～12 个月	166～250 nmol/L	200～300 ng/mL	>250 nmol/L	>300 ng/mL
>12 个月	83～125 nmol/L	100～150 ng/mL	>125 nmol/L	>150 ng/mL
心脏移植				
0～6 个月	208～291 nmol/L	250～350 ng/mL	>291 nmol/L	>350 ng/mL
6～12 个月	125～208 nmol/L	150～250 ng/mL	>208 nmol/L	>250 ng/mL
>12 个月	83～125 nmol/L	100～150 ng/mL	>125 nmol/L	150 ng/mL
肺移植				
0～6 个月	250～374 nmol/L	300～450 ng	>374 nmol/L	>450 ng/mL
肝移植				
初始剂量	208～291 nmol/L	250～350 ng/mL	>291 nmol/L	>350 ng/mL
维持剂量	83～166 nmol/L	100～200 ng/mL	>166 nmol/L	>200 ng/mL
地昔帕明	375～1 130 nmol/L	100～300 ng/mL	>1 880 nmol/L	>500 ng/mL
地西泮及其衍生物				
地西泮	0.7～3.5 μmol/L	0.2～1.0 μg/mL	>7.0 μmol/L	>2.0 μg/mL
去甲西泮	0.4～6.6 μmol/L	0.1～1.8 μg/mL	>9.2 μmol/L	>2.5 μg/mL
地高辛	0.64～1.6 nmol/L	0.5～1.2 ng/mL	>3.1 nmol/L	>2.4 ng/mL
丙吡胺	5.3～14.7 μmol/L	2～5 μg/mL	>20.6 μmol/L	>7 μg/mL
多虑平和去甲基多虑平				
多虑平	0.36～0.98 μmol/L	101～274 ng/mL	>1.8 μmol/L	>503 ng/mL
去甲基多虑平	0.38～1.04 μmol/L	106～291 ng/mL	>1.9 μmol/L	>531 ng/mL
乙醇				
行为改变			>4.3 mmol/L	>20 mg/dL
法定上限			≥17 mmol/L	≥80 mg/dL
严重的急性暴露			>54 mmol/L	>250 mg/dL
乙二醇				
中毒剂量			>2 mmol/L	>12 mg/dL
致死剂量			>20 mmol/L	>120 mg/dL
乙琥胺	280～700 μmol/L	40～100 μg/mL	>700 μmol/L	>100 μg/mL
依维莫司（谷浓度）				
肾移植	3.1～8.34 nmol/L	3～8 ng/mL	>12.5 nmol/L	>12 ng/mL
肿瘤	5.2～10.4 nmol/L	5.0～10.0 ng/mL	>12.5 nmol/L	>12 ng/mL
非氨酯（谷浓度）	126～252 μmol/L	30～60 μg/mL	毒性范围尚不明确	
氟卡尼	0.5～2.4 μmol/L	0.2～1.0 μg/mL	>3.6 μmol/L	>1.5 μg/mL

（续表）

药物	治疗浓度范围		毒性浓度范围	
	国际通用范围	传统范围	国际通用范围	传统范围
加巴喷丁（谷浓度）	11.7～116.8 μmol/L	2～20 μg/mL	毒性范围尚不明确	
庆大霉素				
峰浓度	10～21 μmol/mL	5～10 μg/mL	>25 μmol/mL	>12 μg/mL
谷浓度	0～4.2 μmol/mL	0～2 μg/mL	>4.2 μmol/mL	>2 μg/mL
海洛因（二乙酰海洛因）			>700 μmol/L	>200 ng/mL（如吗啡）
布洛芬	49～243 μmol/L	10～50 μg/mL	>970 μmol/L	>200 μg/mL
丙咪嗪（及其代谢产物）				
去甲丙咪嗪	375～1 130 nmol/L	100～300 ng/mL	>1 880 nmol/L	>500 ng/mL
全丙咪嗪＋去甲丙咪嗪	563～1 130 nmol/L	150～300 ng/mL	>1 880 nmol/L	>500 ng/mL
异丙醇			>8.3 mmol/L	>50 mg/dL
拉莫三嗪	11.7～54.7 μmol/L	3～14 μg/mL	>58.7 μmol/L	>15 μg/mL
左乙拉西坦	29～176 μmol/L	5～30 μg/mL	毒性范围尚不明确	
利多卡因	5.1～21.3 μmol/L	1.2～5.0 μg/mL	>38.4 μmol/L	>9.0 μg/mL
锂	0.5～1.3 mmol/L	0.5～1.3 meq/L	>2 mmol/L	>2 meq/L
美沙酮	1.0～3.2 μmol/L	0.3～1.0 μg/mL	>6.5 μmol/L	>2 μg/mL
甲基苯丙胺	0.07～0.34 μmol/L	0.01～0.05 μg/mL	>3.35 μmol/L	>0.5 μg/mL
甲醇			>6 mmol/L	>20 mg/dL
甲氨蝶呤				
低剂量	0.01～0.1 μmol/L	0.01～0.1 μmol/L	>0.1 μmol/L	>0.1 μmol/L
高剂量（24 h）	<5.0 μmol/L	<5.0 μmol/L	>5.0 μmol/L	>5.0 μmol/L
高剂量（48 h）	<0.50 μmol/L	<0.50 μmol/L	>0.5 μmol/L	>0.5 μmol/L
高剂量（72 h）	<0.10 μmol/L	<0.10 μmol/L	>0.1 μmol/L	>0.1 μmol/L
吗啡	232～286 μmol/L	65～80 ng/mL	>720 μmol/L	>200 ng/mL
霉酚酸	3.1～10.9 μmol/L	1.0～3.5 ng/mL	>37 μmol/L	>12 ng/mL
硝普盐（硫氰酸盐）	103～499 μmol/L	6～29 μg/mL	860 μmol/L	>50 mg/dL
去甲阿米替林	190～569 nmol/L	50～150 ng/mL	>1 900 nmol/L	>500 ng/mL
苯巴比妥	65～172 μmol/L	15～40 μg/mL	>258 μmol/L	>60 μg/mL
苯妥英	40～79 μmol/L	10～20 μg/mL	>158 μmol/L	>40 μg/mL
游离苯妥英	4.0～7.9 μg/mL	1～2 μg/mL	>13.9 μg/mL	>3.5 μg/mL
%游离	0.08～0.14	8%～14%		
扑米酮及其代谢产物				
扑米酮	23～55 μmol/L	5～12 μg/mL	>69 μmol/L	>15 μg/mL
苯巴比妥米那	65～172 μmol/L	15～40 μg/mL	>215 μmol/L	>50 μg/mL
普鲁卡因胺				
普鲁卡因胺	17～42 μmol/L	4～10 μg/mL	>43 μmol/L	>10 μg/mL
N-乙酰普鲁卡因胺	22～72 μmol/L	6～20 μg/mL	>126 μmol/L	>35 μg/mL
奎尼丁	6.2～15.4 μmol/L	2.0～5.0 μg/mL	>19 μmol/L	>6 μg/mL
水杨酸盐	145～2 100 μmol/L	2～29 mg/dL	>2 900 μmol/L	>40 mg/dL
雷帕霉素（谷浓度）				
肾移植	4.4～15.4 nmol/L	4～14 ng/mL	>16 nmol/L	>15 ng/mL
他克莫司（FK506）（谷浓度）				
肾移植及肝移植				
初始量	12～19 nmol/L	10～15 ng/mL	>25 nmol/L	>20 ng/mL
维持量	6～12 nmol/L	5～10 ng/mL	>25 nmol/L	>20 ng/mL
心脏移植				
初始量	19～25 nmol/L	15～20 ng/mL		
维持量	6～12 nmol/L	5～10 ng/mL		

（续表）

药物	治疗浓度范围		毒性浓度范围	
	国际通用范围	传统范围	国际通用范围	传统范围
茶碱	56～111 μg/mL	10～20 μg/mL	>168 μg/mL	>30 μg/mL
硫氰酸盐				
硝普盐注射后	103～499 μmol/L	6～29 μg/mL	860 μmol/L	>50 μg/mL
非吸烟者	17～69 μmol/L	1～4 μg/mL		
吸烟者	52～206 μmol/L	3～12 μg/mL		
妥布霉素				
峰浓度	11～22 μg/L	5～10 μg/mL	>26 μg/L	>12 μg/mL
谷浓度	0～4.3 μg/L	0～2 μg/mL	>4.3 μg/L	>2 μg/mL
托吡酯（谷浓度）	5.9～58.9 μmol/L	2.0～20.0 μg/mL	毒性范围尚不明确	
丙戊酸	346～693 μmol/L	50～100 μg/mL	>693 μmol/L	>100 μg/mL
万古霉素				
峰浓度	14～28 μmol/L	20～40 μg/mL	>55 μmol/L	>80 μg/mL
谷浓度	3.5～10.4 μmol/L	5～15 μg/mL	>14 μmol/L	>20 μg/mL
唑尼沙胺（谷浓度）	47～188 μmol/L	10～40 μg/mL	毒性范围尚不明确	

表4　维生素及矿物质			
药物	分析物	参考范围	
		国际通用范围	传统范围
铝	血清	<0.2 μmol/L	<5.41 μg/L
砷	全血	0.0～0.17 μmol/L	0～13 μg/L
镉	全血	<44.5 nmol/L	<5.0 μg/L
辅酶 Q10（泛醌）	血浆	433～1 532 μg/L	433～1 532 μg/L
β 胡萝卜素	血清	0.07～1.43 μmol/L	4～77 μg/dL
铜	血清	11～22 μmol/L	70～140 μg/dL
叶酸	红细胞	340～1 020 nmol/L（细胞）	150～450 ng/mL（细胞）
叶酸	血清	12.2～40.8 nmol/L	5.4～18.0 ng/mL
铅	血清		
成人		<0.5 μmol/L	<10 μg/dL
儿童		<0.25 μmol/L	<5 μg/dL
汞	全血	0～50 μmol/L	0～10 μg/L
硒	血清	0.8～2.0 μmol/L	63～160 μg/L
维生素 A	血清	0.7～3.5 μmol/L	20～100 μg/dL
维生素 B_1（硫胺素）	血清	0～75 nmol/L	0～2 μg/dL
维生素 B_2（核黄素）	血清	106～638 nmol/L	4～24 μg/dL
维生素 B_6	血浆	20～121 nmol/L	5～30 ng/mL
维生素 B_{12}	血清	206～735 pmol/L	279～996 pg/mL
维生素 C（抗坏血酸）	血清	23～57 μmol/L	0.4～1.0 mg/dL
维生素 D（1,25-羟基,总）	血清、血浆	36～180 pmol/L	15～75 pg/mL
维生素 D（25-羟基,总）	血浆	75～250 nmol/L	30～100 ng/mL
维生素 E	血清	12～42 μmol/L	5～18 μg/mL
维生素 K	血清	0.29～2.64 nmol/L	0.13～1.19 ng/mL
锌	血清	11.5～18.4 μmol/L	75～120 μg/dL

（续表）

组成部分	参考范围	
	国际通用范围	传统范围
渗透压	292～297 mmol/kg（水）	292～297 mOsm/L
电解质		
钠	137～145 mmol/L	137～145 meq/L
钾	2.7～3.9 mmol/L	2.7～3.9 meq/L
钙	1.0～1.5 mmol/L	2.1～3.0 meq/L
镁	1.0～1.2 mmol/L	2.0～2.5 meq/L
氯化物	116～122 mmol/L	116～122 meq/L
二氧化碳	20～24 mmol/L	20～24 meq/L
二氧化碳分压	6～7 kPa	45～49 mmHg
pH	7.31～7.34	
葡萄糖	2.22～3.89 mmol/L	40～70 mg/dL
乳酸	1～2 mmol/L	10～20 mg/dL
总蛋白		
腰椎	0.15～0.5 g/L	15～50 mg/dL
脑池	0.15～0.25 g/L	15～25 mg/dL
脑室	0.06～0.15 g/L	6～15 mg/dL
白蛋白	0.066～0.442 g/L	6.6～44.2 mg/dL
免疫球蛋白 G	0.009～0.057 g/L	0.9～5.7 mg/dL
免疫球蛋白 G 指数[b]	0.29～0.59	
寡克隆带	<2 条,同步血中无	
氨	15～47 μmol/L	25～80 μg/dL
肌酐	44～168 μmol/L	0.5～1.9 mg/dL
髓鞘碱性蛋白	<4 μg/L	
脑脊液压力		50～180 mmH$_2$O
脑脊液量（成人）	0～150 mL	
红细胞	0	0
白细胞		
总数	0～5/ μL	
白细胞分类		
淋巴细胞	60%～70%	
单核细胞	30%～50%	
中性粒细胞	无	

表5　脑脊液[a]

[a] 由于脑脊液浓度为平衡值,建议同时检测血浆中相同指标。然而,在达到平衡状态前存在时间延迟,血浆成分在脑脊液中的水平可能会出现快速波动（如血糖水平）,可能经过一定时间后才达到稳定值。[b] IgG 指数=脑脊液 IgG(mg/dL)×血清白蛋白(g/dL)/[血清 IgG(g/dL)×脑脊液白蛋白(mg/dL)]。

表6 尿液分析和肾功能检测

组成部分	参考范围	
	国际通用范围	传统范围
酸度,可滴定	20～40 mmol/d	20～40 meq/d
醛固酮	正常饮食：6～25 μg/d	正常饮食：6～25 μg/d
	低盐饮食：17～44 μg/d	低盐饮食：17～44 μg/d
	高盐饮食：0～6 μg/d	高盐饮食：0～6 μg/d
铝	0.19～1.11 μmol/L	5～30 μg/L
氨	30～50 mmol/d	30～50 meq/d
淀粉酶		4～400 U/L
淀粉酶/肌酐清除率（$[Cl_{am}/Cl_{cr}]\times 100$）	1～5	1～5
砷	0.07～0.67 μmol/d	5～50 μg/d
尿本周蛋白,定性	不适用	未检出
尿本周蛋白,定量		
游离 κ	1.4～24.2 mg/L	0.14～2.42 mg/dL
游离 λ	0.2～6.7 mg/L	0.02～0.67 mg/dL
k/L 值	2.04～10.37	2.04～10.37
钙（10 meq/d 或 200 mg/d 食物钙摄入）	<7.5 mmol/d	<300 mg/d
氯化物	140～250 mmol/d	140～250 mmol/d
柠檬酸盐	320～1240 mg/d	320～1240 mg/d
铜	<0.95 μmol/d	<60 μg/d
粪卟啉（Ⅰ型和Ⅲ型）	0～20 μmol/mol 肌酐	0～20 μmol/mol 肌酐
游离皮质醇	55～193 nmol/d	20～70 μg/d
肌酸		
女性	<760 μmol/d	<100 mg/d
男性	<380 μmol/d	<50 mg/d
肌酐	8.8～14 mmol/d	1.0～1.6 g/d
多巴胺	392～2 876 nmol/d	60～440 μg/d
嗜酸性粒细胞	<100 嗜酸性粒细胞/mL	<100 嗜酸性粒细胞/mL
肾上腺素	0～109 nmol/d	0～20 μg/d
肾小球滤过率	>60 mL/(min · 1.73 m²)	>60 mL/(min · 1.73 m²)
	（对于非裔美国人,将结果乘以 1.21）	（对于非裔美国人,将结果乘以 1.21）
葡萄糖（葡萄糖氧化酶法）	0.3～1.7 mmol/d	50～300 mg/d
5-氢吲哚乙酸	0～78.8 μmol/d	0～15 mg/d
羟脯氨酸	53～328 μmol/d	53～328 μmol/d
尿碘		
WHO 碘缺乏症分类		
无碘缺乏	>100 μg/L	>100 μg/L
轻度碘缺乏	50～100 μg/L	50～100 μg/L
中度碘缺乏	20～49 μg/L	20～49 μg/L
重度碘缺乏	<20 μg/L	<20 μg/L
酮（丙酮）	阴性	阴性
17 酮甾体	3～12 mg/d	3～12 mg/d

（续表）

组成部分	参考范围	
	国际通用范围	传统范围
偏苯肾上腺素		
肾上腺素	30~350 μg/d	30~350 μg/d
去甲肾上腺素	50~650 μg/d	50~650 μg/d
微量白蛋白		
正常	0.0~0.03 g/d	0~30 mg/d
微量白蛋白尿	0.03~0.30 g/d	30~300 mg/d
临床蛋白尿	>0.3 g/d	>300 mg/d
微量白蛋白/肌酐值		
正常	0~3.4 g/mol 肌酐	0~30 μg/mg 肌酐
微量白蛋白尿	3.4~34 g/mol 肌酐	30~300 μg/mg 肌酐
临床蛋白尿	>34 g/mol 肌酐	>300 μg/mg 肌酐
β_2-微球蛋白	0~160 μg/L	0~160 μg/L
去甲肾上腺素	89~473 nmol/d	15~80 μg/d
N-端肽（交联）		
女性,绝经前	17~94 nmol BCE/mmol 肌酐	17~94 nmol BCE/mmol 肌酐
女性,绝经后	26~124 nmol BCE/mmol 肌酐	26~124 nmol BCE/mmol 肌酐
男性	21~83 nmol BCE/mmol 肌酐	21~83 nmol BCE/mmol 肌酐
渗透压	100~800 mOsm/kg	100~800 mOsm/kg
草酸盐		
男性	80~500 μmol/d	7~44 mg/d
女性	45~350 μmol/d	4~31 mg/d
pH	5.0~9.0	5.0~9.0
磷酸盐（磷）（随摄入量变化）	12.9~42.0 mmol/d	400~1 300 mg/d
卟吩胆色素原	无	无
钾（随摄入量变化）	25~100 mmol/d	25~100 meq/d
蛋白	<0.15 g/d	<150 mg/d
蛋白/肌酐值	男性：15~68 mg/g	男性：15~68 mg/g
	女性：10~107 mg/g	女性：10~107 mg/g
尿沉渣		
红细胞	0~2/高倍视野	
白细胞	0~2/高倍视野	
细菌计数	无	
结晶	无	
膀胱细胞	无	
鳞状细胞	无	
管状细胞	无	
宽大管型	无	
上皮细胞管型	无	
颗粒管型	无	
透明管型	0~5/低倍视野	
红细胞管型	无	
蜡样管型	无	

（续表）

组成部分	参考范围	
	国际通用范围	传统范围
白细胞管型	无	
钠（随摄入量变化）	100～260 mmol/d	100～260 meq/d
比重		
限制摄入水 12 h 后	＞1.025	＞1.025
摄入水 12 h 后	≤1.003	≤1.003
管状重吸收，磷	0.79～0.94 滤过量	79%～94% 滤过量
尿素氮	214～607 mmol/d	6～17 g/d
尿酸（正常饮食）	1.49～4.76 mmol/d	250～800 mg/d
香草杏仁酸	＜30 μmol/d	＜6 mg/d

缩略词：BCE＝骨胶原蛋白当量。

致谢

对于 Daniel J. Fink 博士、Patrick M. Sluss 博士、James L. Januzzi 博士、Kent B. Lewandrowski 博士、Amudha Palanisamy 博士和 Scott Fink 博士对本章先前版本的贡献表示感谢。

我们还感谢 Alex Rai 博士和 Jeffrey Jhang 博士提出的有益建议。